Praxis der Chirurgie
Allgemein- und Viszeralchirurgie

Praxis der Chirurgie
Allgemein- und Viszeralchirurgie

Herausgegeben von Hans Lippert

Bearbeitet von

H. D. Becker
H.-P. Bruch
M. W. Büchler
Th. Bürger
H. J. Buhr
H. Dralle
J. Fahlke
E. Faist
B. Falkenberg
H. Fansa
I. Gastinger
Ch. Gebhardt
St. Geroulanos
H. Groitl
T. Hau
J. Hauss
R. Heemken
M. U. Heim
K. Hempel
A. Hirner
J. N. Hoffmann
U. T. Hopt
M. Hünerbein
P. Husslein
Ch. Huth
E. A. Jung
O. Kisker
W. Klug
L. Kochilas
J. Köhler
K. Kohlhaw
A. Kramer
A. J. Kroesen
H. Lehnert
K. Leimkühler
H. Lippert
D. Lorenz
Th. Lorf
P. Malfertheiner
B.-Ch. Manegold
Th. Manger
R. Mantke
F. Meyer
H. Meyer
W. Meyer
A. Michalopoulos
K. Miller
J. M. Müller
M. Nagel
St. Piatek
K. Plogmeier
M. Pross
K. Raab
H. B. Reith
K. Rellos
K. Ridwelski
B. Ringe
H. Röding
M. Rothmund
H.-D. Saeger
J. Scheele
M. Schein
P. M. Schlag
W. Schneider
P. Schrenk
H.-U. Schulz
K. Sedlarik
Ch. A. Seiler
G. Späth
J. Tautenhahn
H. W. Waclawiczek
P. K. Wagner
W.-U. Wayand
R. J. Weinel
G. Weiß
W. Weißauer
R. Wenzl
D.-H. Wittmann
St. Wolff
A. Woltmann
A. Zielke

443 Abbildungen
440 Tabellen

1998
Georg Thieme Verlag Stuttgart · New York

Zeichnungen:
Christiane und Michael von Solodkoff, Neckargemünd

Umschlaggrafik:
Martina Berge, Erbach-Ernsbach

Die Deutsche Bibliothek – CIP-Einheitsaufnahme

Praxis der Chirurgie, Allgemein- und Viszeralchirurgie : 440 Tabellen / hrsg. von Hans Lippert. Bearb. von H. D. Becker ... [Zeichn.: Christiane und Michael von Solodkoff]. – Stuttgart ; New York : Thieme, 1998

Wichtiger Hinweis: Wie jede Wissenschaft ist die Medizin ständigen Entwicklungen unterworfen. Forschung und klinische Erfahrung erweitern unsere Erkenntnisse, insbesondere was Behandlung und medikamentöse Therapie anbelangt. Soweit in diesem Werk eine Dosierung oder eine Applikation erwähnt wird, darf der Leser zwar darauf vertrauen, daß Autoren, Herausgeber und Verlag große Sorgfalt darauf verwandt haben, daß diese Angabe **dem Wissensstand bei Fertigstellung des Werkes** entspricht.

Für Angaben über Dosierungsanweisungen und Applikationsformen kann vom Verlag jedoch keine Gewähr übernommen werden. **Jeder Benutzer ist angehalten,** durch sorgfältige Prüfung der Beipackzettel der verwendeten Präparate und gegebenenfalls nach Konsultation eines Spezialisten festzustellen, ob die dort gegebene Empfehlung für Dosierungen oder die Beachtung von Kontraindikationen gegenüber der Angabe in diesem Buch abweicht. Eine solche Prüfung ist besonders wichtig bei selten verwendeten Präparaten oder solchen, die neu auf den Markt gebracht worden sind. **Jede Dosierung oder Applikation erfolgt auf eigene Gefahr des Benutzers.** Autoren und Verlag appellieren an jeden Benutzer, ihm etwa auffallende Ungenauigkeiten dem Verlag mitzuteilen.

© 1998 Georg Thieme Verlag
Rüdigerstraße 14
D-70469 Stuttgart
Printed in Germany
Satz: Druckhaus Götz GmbH
D-71636 Ludwigsburg
Gesetzt auf CCS Textline (Linotronic 630)
Druck: Offizin Andersen Nexö, 04442 Zwenkau

ISBN 3-13-106561-3   1 2 3 4 5 6

Geschützte Warennamen (Warenzeichen) werden **nicht** besonders kenntlich gemacht. Aus dem Fehlen eines solchen Hinweises kann also nicht geschlossen werden, daß es sich um einen freien Warennamen handele.

Das Werk, einschließlich aller seiner Teile, ist urheberrechtlich geschützt. Jede Verwertung außerhalb der engen Grenzen des Urheberrechtsgesetzes ist ohne Zustimmung des Verlages unzulässig und strafbar. Das gilt insbesondere für Vervielfältigungen, Übersetzungen, Mikroverfilmungen und die Einspeicherung und Verarbeitung in elektronischen Systemen.

Anschriften

Becker, H. D., Prof. Dr. med.
Chirurgische Universitätsklinik
Klinikum am Schnarrenberg
Allgemeinchirurgie
Hoppe-Seyler-Str. 3
D-72076 Tübingen

Bruch, H.-P., Prof. Dr. med.
Chirurgische Klinik der
Medizinischen Universität zu Lübeck
Ratzeburger Allee 160
D-23538 Lübeck

Büchler, M. W., Prof. Dr. med.
Medizinische Fakultät der Universität Bern
Klinik für Viszerale und Transplantationschirurgie
Inselspital
Murtenstr. 35
CH-3010 Bern

Bürger, Th., Dr. med.
Medizinische Fakultät der Otto-von-Guericke-
Universität
Klinik für Allgemein-, Viszeral- und Gefäßchirurgie
Leipziger Str. 44
D-39120 Magdeburg

Buhr, H. J., Prof. Dr. med.
Klinikum Benjamin Franklin der FU
Chirurgische Klinik und Poliklinik
Allgemein-, Gefäß- und Thoraxchirurgie
Hindenburgdamm 30
D-12200 Berlin

Dralle, H., Prof. Dr. med.
Medizinische Fakultät der Martin-Luther-Universität
Halle-Wittenberg
Klinik für Allgemeinchirurgie
Klinikum Kröllwitz
Ernst-Grube-Str. 40
D-06120 Halle/Saale

Fahlke, J., Dr. med.
Medizinische Fakultät der Otto-von-Guericke-
Universität
Klinik für Allgemein-, Viszeral- und Gefäßchirurgie
Leipziger Str. 44
D-39120 Magdeburg

Faist, E., Prof. Dr. med.
Medizinische Fakultät der Ludwig-Maximilians-
Universität
Klinikum Großhadern
Chirurgische Klinik und Poliklinik
Marchioninistraße 15
D-81377 München

Falkenberg, B., Dr. med.
Medizinische Fakultät der Otto-von-Guericke-
Universität
Klinik für Allgemein-, Viszeral- und Gefäßchirurgie
Leipziger Str. 44
D-39120 Magdeburg

Fansa, H., Dr. med.
Medizinische Fakultät der Otto-von-Guericke-
Universität
Klinik für Plastische, Wiederherstellungs- und
Handchirurgie
Leipziger Str. 44
D-39120 Magdeburg

Gastinger, I., Priv.-Doz. Dr. med.
Carl-Thiem-Klinikum
Chirurgie
Thiem-Str. 111
D-03048 Cottbus

Gebhardt, Ch., Prof. Dr. med.
Klinikum Nürnberg Nord
Klinik für Abdominal-, Thorax- und endokrine
Chirurgie
Flurstr. 17
D-90419 Nürnberg

Geroulanos, St., Prof. Dr. med.
Onassis Cardiac Surgery Centre
Surgical Intensive Care Unit
Sygrou Ave 356
GR-17674 Athen

Groitl, H., Priv.-Doz. Dr. med.
Medizinische Fakultät der Friedrich-Alexander-
Universität Erlangen-Nürnberg
Chirurgische Klinik und Poliklinik
Krankenhausstr. 12
D-91054 Erlangen

Hau, T., Prof. Dr. med.
Nordwest-Krankenhaus Sanderbusch
Klinik für Allgemein-, Thorax- und Gefäßchirurgie
Hauptstraße
D-26452 Sande

Hauss, J., Prof. Dr. med.
Medizinische Fakultät der Universität Leipzig
Klinik für Abdominal-, Transplantations- und Gefäßchirurgie
Liebigstr. 20a
D-04103 Leipzig

Heemken, R., Dr. med.
Nordwest-Krankenhaus Sanderbusch
Klinik für Allgemein-, Thorax- und Gefäßchirurgie
Hauptstraße
D-26452 Sande

Heim, M. U., Prof. Dr. med.
Medizinische Fakultät der Otto-von-Guericke-Universität
Institut für Transfusionsmedizin und Immunhämatologie
Leipziger Str. 44
D-39120 Magdeburg

Hempel, K., Prof. Dr. med.
Bundesverband der Deutschen Chirurgen
Wendemuthstr. 5
D-22041 Hamburg

Hirner, A., Prof. Dr. med.
Klinik und Poliklinik für Chirurgie
der Rheinischen Friedrich-Wilhelms-Universität Bonn
Sigmund-Freud-Str. 25
D-53105 Bonn

Hoffmann, J. N., MD
Medizinische Fakultät der Ludwig-Maximilians-Universität
Klinikum Großhadern
Chirurgische Klinik und Poliklinik
Marchioninistraße 15
D-81377 München

Hopt, U. T., Prof. Dr. med.
Medizinische Fakultät der Universität Rostock
Klinik und Poliklinik für Chirurgie
Schillingallee 35
D-18057 Rostock

Hünerbein, M., Dr. med.
Robert-Rössle-Klinik der Humboldt-Universität Berlin
Abt. für Chirurgie und Chirurgische Onkologie
Lindenberger Weg 80
D-13127 Berlin

Husslein, P., Prof. Dr. med.
Universitätsklinik für Frauenheilkunde
Abteilung für Geburtshilfe und Gynäkologie
Währinger Gürtel 18–20
A-1090 Wien

Huth, Ch., Prof. Dr. med.
Medizinische Fakultät der Otto-von-Guericke-Universität
Klinik für Herz- und Thoraxchirurgie
Leipziger Str. 44
D-39120 Magdeburg

Jung, E. A., Dr. med.
Westpfalz-Klinikum Kaiserslautern
Institut für Anästhesiologie
Hellmut-Hartert-Str. 1
D-67655 Kaiserslautern

Kisker, O., Dr. med.
Children's Hospital
Surgical Research Laboratory
Enders 103
300 Longwood Avenue
US-02115 Boston/Mass.

Klug, W., Prof. Dr. med.
Universitätsklinikum Carl Gustav Carus der TU Dresden
Klinik und Poliklinik für
Viszeral-, Thorax- und Gefäßchirurgie
Fetscherstr. 74
D-01307 Dresden

Kochilas, L., MD, PhD
Thomas Jefferson University
Jefferson Medical College
Department of Pediatrics
Division of Neonatal-Perinatal Medicine
1025 Walnut Street
US-Philadelphia/PA 19107

Köhler, J., Dr. med.
Klinikum Nürnberg Nord
Klinik für Abdominal-, Thorax- und endokrine Chirurgie
Flurstr. 17
D-90419 Nürnberg

Kohlhaw, K., Dr. med.
Medizinische Fakultät der Universität Leipzig
Klinik für Abdominal-, Transplantations- und Gefäßchirurgie
Liebigstr. 20a
D-04103 Leipzig

Kramer, A., Prof. Dr. med.
Institut für Hygiene und Umweltmedizin
der Ernst-Moritz-Arndt-Universität
Hainstr. 26
D-17493 Greifswald

Kroesen, A. J., Dr. med.
Klinikum Benjamin Franklin der FU
Chirurgische Klinik und Poliklinik
Allgemein-, Gefäß- und Thoraxchirurgie
Hindenburgdamm 30
D-12200 Berlin

Lehnert, H., Prof. Dr. med.
Medizinische Fakultät der Otto-von-Guericke-
Universität
Zentrum für Innere Medizin
Klinik für Endokrinologie und Stoffwechselkrankheiten
Leipziger Str. 44
D-39120 Magdeburg

Leimkühler, K., Dr. med.
Krankenanstalten Gilead
Klinik für Anästhesiologie und operative Intensivtherapie
Burgsteig 13
D-33617 Bielefeld

Lippert, H., Prof. Dr. med.
Medizinische Fakultät der Otto-von-Guericke-
Universität
Klinik für Allgemein-, Viszeral- und Gefäßchirurgie
Leipziger Str. 44
D-39120 Magdeburg

Lorenz, D., Prof. Dr. med.
Medizinische Fakultät der Ernst-Moritz-Arndt-
Universität
Klinik und Poliklinik für Chirurgie
Friedrich-Löffler-Str. 23 b
D-17489 Greifswald

Lorf, Th., Dr. med.
Medizinische Fakultät der Georg-August-Universität
Zentrum Chirurgie
Klinik für Transplantationschirurgie
Robert-Koch-Str. 40
D-37075 Göttingen

Malfertheiner, P., Prof. Dr. med.
Medizinische Fakultät der Otto-von-Guericke-
Universität
Klinik für Gastroenterologie, Hepatologie und
Infektiologie
Leipziger Str. 44
D-39120 Magdeburg

Manegold, B.-Ch., Prof. Dr. med.
Medizinische Fakultät der Universität Heidelberg-
Mannheim
Chirurgische Klinik
Abt. für Endoskopie
Theodor-Kutzer-Ufer 1 – 3
D-68167 Mannheim

Manger, Th., Dr. med.
Medizinische Fakultät der Otto-von-Guericke-
Universität
Klinik für Allgemein-, Viszeral- und Gefäßchirurgie
Leipziger Str. 44
D-39120 Magdeburg

Mantke, R., Dr. med.
Medizinische Fakultät der Otto-von-Guericke-
Universität
Klinik für Allgemein-, Viszeral- und Gefäßchirurgie
Leipziger Str. 44
D-39120 Magdeburg

Meyer, F., Dr. med.
Medizinische Fakultät der Otto-von-Guericke-
Universität
Klinik für Allgemein-, Viszeral- und Gefäßchirurgie
Leipziger Str. 44
D-39120 Magdeburg

Meyer, H., Dr. med.
Agnesstr. 58
D-22301 Hamburg

Meyer, W., Dr. med.
Klinikum Nürnberg Nord
Klinik für Abdominal-, Thorax- und endokrine
Chirurgie
Flurstr. 17
D-90419 Nürnberg

Michalopoulos, A., Dr. med.
Onassis Cardiac Surgery Centre
Surgical Intensive Care Unit
Sygrou Ave 356
GR-17674 Athen

Miller, K., Prof. Dr. med.
Klinikum Benjamin Franklin der FU
Urologische Universitätsklinik
Hindenburgdamm 30
D-12203 Berlin

Müller, J. M., Prof. Dr. med.
Universitätsklinikum Charité
Klinik und Poliklinik für Chirurgie
Schumannstr. 21/22
D-10117 Berlin

Nagel, M., Priv.-Doz. Dr. med.
Universitätsklinikum Carl Gustav Carus der TU Dresden
Klinik und Poliklinik für
Viszeral-, Thorax- und Gefäßchirurgie
Fetscherstr. 74
D-01307 Dresden

Piatek, St., Dr. med.
Medizinische Fakultät der Otto-von-Guericke-
Universität
Klinik für Allgemein-, Viszeral- und Gefäßchirurgie
Leipziger Str. 44
D-39120 Magdeburg

Plogmeier, K., Dr. med.
Medizinische Fakultät der Otto-von-Guericke-
Universität
Klinik für Plastische, Wiederherstellungs- und
Handchirurgie
Leipziger Str. 44
D-39120 Magdeburg

Pross, M., Dr. med.
Medizinische Fakultät der Otto-von-Guericke-
Universität
Klinik für Allgemein-, Viszeral- und Gefäßchirurgie
Leipziger Str. 44
D-39120 Magdeburg

Raab, K., Dr. med.
St.-Willehad-Hospital
Radiologische Abteilung
Ansgaristr. 12
D-26382 Wilhelmshaven

Reith, H. B., Priv.-Doz. Dr. med.
Medizinische Fakultät der Julius-Maximilians-
Universität
Chirurgische Klinik und Poliklinik
Josef-Schneider-Str. 2
D-97080 Würzburg

Rellos, K., Dr. med.
Onassis Cardiac Surgery Centre
Surgical Intensive Care Unit
Sygrou Ave 356
GR-17674 Athen

Ridwelski, K., Dr. med.
Medizinische Fakultät der Otto-von-Guericke-
Universität
Klinik für Allgemein-, Viszeral- und Gefäßchirurgie
Leipziger Str. 44
D-39120 Magdeburg

Ringe, B., Prof. Dr. med.
Medizinische Fakultät der Georg-August-Universität
Zentrum Chirurgie
Klinik für Transplantationschirurgie
Robert-Koch-Str. 40
D-37075 Göttingen

Röding, H., Prof. Dr. med.
Klinikum Ernst v. Bergmann
Chirurgische Klinik
Charlottenstr. 72
D-14467 Potsdam

Rothmund, M., Prof. Dr. med.
Klinikum der Philipps-Universität
Zentrum für Operative Medizin I
Klinik für Allgemeinchirurgie
Baldinger Straße
D-35043 Marburg

Saeger, H.-D., Prof. Dr. med.
Universitätsklinikum Carl Gustav Carus der TU Dresden
Klinik und Poliklinik für
Viszeral-, Thorax- und Gefäßchirurgie
Fetscherstr. 74
D-01307 Dresden

Scheele, J., Prof. Dr. med.
Medizinische Fakultät der Friedrich-Schiller-
Universität
Klinik für Chirurgie
Abt. für Allgemeine und Viscerale Chirurgie
Bachstr. 18
D-07743 Jena

Schein, M., MD
Cornell University/Medical College
New York Methodist Hospital
506 Sixth Street
US-Brooklyn/N. Y. 11 215 – 9008

Schlag, P. M., Prof. Dr. med.
Robert-Rössle-Klinik der Humboldt-Universität Berlin
Abt. für Chirurgie und Chirurgische Onkologie
Lindenberger Weg 80
D-13125 Berlin

Schneider, W., Prof. Dr. med.
Medizinische Fakultät der Otto-von-Guericke-
Universität
Klinik für Plastische, Wiederherstellungs- und
Handchirurgie
Leipziger Str. 44
D-39120 Magdeburg

Schrenk, P., Dr. med.
Allgemeines Krankenhaus
2. Chirurgische Abteilung
Krankenhausstr. 9
A-4020 Linz

Schulz, H.-U., Dr. med.
Medizinische Fakultät der Otto-von-Guericke-
Universität
Klinik für Allgemein-, Viszeral- und Gefäßchirurgie
Leipziger Str. 44
D-39120 Magdeburg

Sedlarik, K., Priv.-Doz. Dr. med. †

Seiler, Ch. A., Dr. med.
Medizinische Fakultät der Universität Bern
Klinik für Viszerale und Transplantationschirurgie
Inselspital
Murtenstr. 35
CH-3010 Bern

Späth, G., Prof. Dr. med.
Klinik unD-Poliklinik für Chirurgie
der Rheinischen Friedrich-Wilhelms-Universität Bonn
Sigmund-Freud-Str. 25
D-53105 Bonn

Tautenhahn, J., Dr. med.
Medizinische Fakultät der Otto-von-Guericke-Universität
Klinik für Allgemein-, Viszeral- und Gefäßchirurgie
Leipziger Str. 44
D-39120 Magdeburg

Waclawiczek, H. W., Prof. Dr. med.
Landeskrankenanstalt Salzburg
I. Chirurgische Abteilung
Müllner Hauptstr. 48
A-5020 Salzburg

Wagner, P. K., Prof. Dr. med.
Klinikum Rosenheim
Klinik für Allgemein-, Gefäß- und Thoraxchirurgie
Pettenkoferstr. 10
D-83022 Rosenheim

Wayand, W.-U., Prof. Dr. med.
Allgemeines Krankenhaus
2. Chirurgische Abteilung
Krankenhausstr. 9
A-4020 Linz

Weinel, R. J., Priv.-Doz. Dr. med.
Kreiskrankenhaus Bad Soden-Salmünster
Chirurgische Abteilung
Bad-Sodener-Str. 18
D-63628 Bad Soden-Salmünster

Weiß, G., Dr. med.
Medizinische Fakultät der Otto-von-Guericke-Universität
Klinik für Allgemein-, Viszeral- und Gefäßchirurgie
Leipziger Str. 44
D-39120 Magdeburg

Weißauer, W., Prof. Dr. med.
Leerstetter Str. 44
D-90530 Wendelstein

Wenzl, R., Dr. med.
Universitätsklinik für Frauenheilkunde
Abteilung für Geburtshilfe und Gynäkologie
Währinger Gürtel 18–20
A-1090 Wien

Wittmann, D.-H., Prof. Dr. med.
Medical College of Wisconsin
Dept. of Surgery, MCMC
8700 West Wisconsin Ave, Box 205
US-53226 Milwaukee/WI

Wolff, St., Dr. med.
Medizinische Fakultät der Otto-von-Guericke-Universität
Klinik für Allgemein-, Viszeral- und Gefäßchirurgie
Leipziger Str. 44
D-39120 Magdeburg

Woltmann, A., Dr. med.
Chirurgische Klinik der
Medizinischen Fakultät zu Lübeck
Ratzeburger Allee 160
D-23538 Lübeck

Zielke, A., Dr. med.
Klinikum der Philipps-Universität
Zentrum für Operative Medizin I
Klinik für Allgemeinchirurgie
Baldinger Straße
D-35043 Marburg

Vorwort

In den letzten Jahren erschienen gute Lehrbücher und ausgezeichnete Operationslehren, deren Ausrichtung sich auf den gesamten Lehrstoff der Chirurgie konzentriert. Mit der Darstellung der Allgemein- und Viszeralchirurgie in einem Textbuch soll der weitgehend ausgebildete Student angesprochen werden, aber vor allem soll, wie das auch bereits erfolgreich in anderen Fachgebieten geschah, dem jungen Kollegen auf dem Weg zum Facharzt ein Buch zur Hand gegeben werden, in dem er aktuelle Leitlinien und Handlungsanleitungen für die tägliche Praxis finden kann.
Wesentliche Bereiche der Allgemeinchirurgie wie Diagnostik, Aufklärung, Thromboseprophylaxe, Hämo- und Volumentherapie, medikamentöse Behandlung, chirurgische Intensivtherapie, Chirurgie der Infektionen, Qualitätssicherung, Dokumentation und Krankenhaushygiene sind enthalten. Auf die für die Viszeralchirurgie so wichtige Endoskopie, sowohl unter diagnostischem wie auch therapeutischem Aspekt, legten wir großen Wert. Die besser werdenden Geräte für die Diagnostik provozieren die Mehrfachuntersuchungen. Deshalb werden sinnvolle Konzepte für die Diagnosefindung vorgestellt, um unnötige Belastungen für den Patienten zu vermeiden und nebenbei auch die Kosten zu reduzieren. Die beste Erstdiagnostik ist aber immer noch das ausführliche Gespräch und die klinische Untersuchung.
In diesem Buch ist ebenfalls die neue Ausbildungsordnung für die Chirurgie berücksichtigt. Der Anteil des ambulanten Operierens steigt, deshalb ist diesem Bereich ein eigenes Kapitel gewidmet. Die Anästhesie wie auch die wichtige Schmerztherapie mit der zu beachtenden Pharmakologie sind in eigenen Beiträgen gewürdigt.
Die Abdominalverletzungen, das Polytrauma und die Verbrennungen stellen besondere Situationen dar, die eine geordnete, auf die Lebenserhaltung gerichtete rasche Handlungsweise erfordern. Für das Verständnis der organbezogenen Themen und zur Demonstration der Therapievarianten sind modifizierte Wiederholungen in den einzelnen Kapiteln beabsichtigt und sogar bewußt gewollt. Pathophysiologische und pathologische Gesichtspunkte werden dort berücksichtigt, wo es für die wichtigste Entscheidung in der Chirurgie – die Indikationsstellung – erforderlich ist. Fachübergreifende Probleme haben wir unter Einbeziehung von Nachbardisziplinen beschrieben, dies gilt insbesondere für die Bearbeitung komplexer chirurgischer Fragen.
Die diagnostische und therapeutische Konsequenz von Krankheiten in der Allgemein- und Viszeralchirurgie, vor allem bei der Tumorbehandlung, hat sich in den letzten Jahren verändert. Multimodale Konzepte, die auch einem Wandel unterliegen, haben die Heilungschancen verbessert und gehören heute zum Standard. Daneben sind unterschiedliche Operationstechniken weiterentwickelt worden.
Die Plastische Chirurgie ist zwar seit kurzem eine eigene Fachrichtung, wir haben aber die Fälle aus diesem Gebiet – einschließlich der Handchirurgie – in diesem Buch aufgenommen, die häufig im Praxisalltag des Allgemeinchirurgen auftauchen. Auf die gesonderte Einbeziehung der Unfall-, Kinder- und Neurochirurgie sowie der Orthopädie haben wir bewußt verzichtet, weil hier bereits entsprechende Bücher erschienen sind.
Eine detaillierte bildliche Darstellung der einzelnen Operationsschritte war von uns nicht vorgesehen, da sehr gute Operationslehren im gleichen Verlag vorliegen. Der Ablauf häufiger Operationen wird jedoch in übersichtlicher Form kurz und prägnant in Einzelschritten dargestellt, um dem Leser klare Handlungsanleitungen vorzugeben. Diesem Zweck dient auch die übersichtliche Zusammenstellung der Operationsindikationen.
Es ist unsere Absicht, mit der praxisorientierten Darstellung unter Nutzung von Entscheidungskaskaden die Arbeit der chirurgisch tätigen Kolleginnen und Kollegen zu erleichtern. Kompetente Autoren aus den einzelnen Bereichen der Chirurgie haben mit ihren Beiträgen dieses Anliegen unterstützt. Wir bedanken uns herzlich dafür. Des weiteren danke ich meiner Sekretärin, Frau T. Franz, für ihre tatkräftige Unterstützung. Dem Georg Thieme Verlag, insbesondere Frau Dr. G. Volkert, Frau U. Ströle und Herrn K.-H. Fleischmann, sei für die gute Zusammenarbeit gedankt.

Magdeburg, im Herbst 1997   Hans Lippert

Inhaltsverzeichnis

Diagnostik

1 Leitsymptome, Laboruntersuchungen und mikrobiologische Diagnostik 2
H. Lippert

    Leitsymptome 2
        Schmerz 2
        Erbrechen 4
        Gastrointestinale Blutung 5
        Ikterus 5
        Fieber 6
        Sonstige Symptome 6
    Laboruntersuchungen 6
    Mikrobiologische Diagnostik 7

2 Bildgebende Diagnostik 10

Röntgen, Computertomographie, Szintigraphie, MRT 10
K. Raab und T. Hau

        Grundlagen der Bildgebung mit Gammastrahlen 10
        Verfahren im einzelnen 10
            Röntgenaufnahmen 10
            Röntgendurchleuchtung 11
            Computertomographie (CT) ... 11
            Szintigraphie 11
            Strahlenschutz 12
        Kernspintomographie 12
        Gezielte radiologische Diagnostik ... 13
        Häufige diagnostische Problemstellungen ... 15
            Thoraxorgane 15
            Abdomen 19
            Thorax/Abdomen 22

Sonographie 29
R. Mantke

        Abdomen 29
        Schilddrüse 32
        Sonographie bei Bauch- und Thoraxtrauma 34
        Postoperative Sonographie 35
        Endosonographie 35
        Duplex- und Farb-Doppler-Sonographie .. 35

3 Chirurgische Endoskopie – Diagnostik und Therapie 38
B.-Ch. Manegold und H. Groitl

    Ösophagogastroduodenoskopie (ÖGD) 38
    Fremdkörperextraktion 39
        Bougierung und Inzision 40
        Ballondilatation 41
        Endoprothetik 43
        Ernährungssonden 45
        Blutstillung 47
        Fibrinklebung 51
        Fistuloskopie 51
        Enteroskopie 51
    Koloileoskopie 52
        Polypektomie 53
        Blutstillung bei AUGIB 54
        Dilatation von Stenosen 54
        Dekompression 56
        Fremdkörperextraktion 57
    Endoskopische retrograde Cholangiopankreatikographie (ERCP) 57
        Endoskopische Sphinkterotomie der Papilla Vateri (EST) 59
        Transpapilläre Choledochusdrainage (TPCD) 61
        Endoskopische Therapie von Erkrankungen des Pankreasgangsystems ... 63
    Bronchoskopie 64
        Vorgehen bei Mukostase und Atelektase .. 65
        Vorgehen bei Hämoptoe 65
        Rekanalisation von Stenosen 66
        Fremdkörperextraktion 68
        Fibrinklebung 68
        Intubationshilfe 69
        Perkutane Punktionstracheostomie ... 70

4 Diagnostik bei Vorerkrankungen und Schwangerschaft 71

Nierenfunktionsstörung 71
H. Lippert

        Präoperative Untersuchung und Operationsvorbereitung 71
        Postoperative Komplikationen 71

Leberfunktionsstörungen 72
H. Lippert

Präoperative Untersuchung und Operationsvorbereitung ... 72
Perioperative Therapie ... 73
Postoperative Leberfunktionsstörung bei
normaler perioperativer Funktion ... 73

AIDS ... 75
D.-H. Wittmann und M. Schein

Grundlagen ... 75
HIV-Infektionen und AIDS-Entstehung ... 75
Übertragung ... 75
Serologische Tests ... 76
Quantitative Erfassung von HIV im Serum ... 76
Richtlinien ... 76
Infektionsrisiko für den Chirurgen ... 76
Patientenrisiko durch HIV-infizierte
Chirurgen ... 77
Infektionsschutz ... 77
Verhalten nach Kontakt mit potentiell infek-
tiösem Blut oder Körperflüssigkeiten ... 78
Chirurgische Behandlung von AIDS-
Patienten ... 78
Krankheitsverlauf ... 78

Strategie ... 78
Behandlungsziel ... 79
Operationsindikation ... 79
Elektive Operationen ... 79
Notfalloperationen des Gastrointestinal-
traktes ... 80
Ethische Entscheidungen ... 81

Schwangerschaft ... 82
St. Wolff und H. Lippert

Hernien ... 82
Appendizitis ... 82
Erkrankungen der Gallenblase und Gallen-
wege ... 83
Pankreatitis ... 83
Obstipation und Ileus ... 83
Ulkus ... 83
Entzündliche Darmerkrankungen ... 84
Hämorrhoiden ... 84
Familiäre adenomatöse Polyposis (FAP) ... 84
Maligne Tumoren ... 84
Traumen ... 84
Becken-Bein-Venenthrombose ... 85

Operative Therapie – allgemeiner Teil

5 Chirurgische Basistechniken, Drainagen und Katheter ... 88
H. Lippert

Lagerung, Instrumentarium, Schnittführung
und Nähte ... 88
Lagerung ... 88
Biopsiematerial und Präparate ... 88
Instrumentarium ... 88
Schnittführung ... 89
Nahtmaterial ... 89
Nadeln ... 90
Fadenligatur ... 90
Umstechung und Naht ... 91
Belastung von Intestinalnähten ... 93

Drainagen, Katheter und Sonden ... 93
H.-U. Schulz und H. Lippert

Drainagen ... 94
Nomenklatur ... 94
Drainmaterialien ... 96
Größenklassifikation ... 97
Indikationen zur Drainage ... 97
Technik der Drainage ... 100
Venöse Zugänge ... 106
Punktion peripherer Venen ... 106
Punktion zentraler Venen ... 107
Venae sectio ... 110
Pflege venöser Katheter ... 112
Kanülierung von Arterien ... 112
Sonden ... 113
Magensonde ... 113
Duodenalsonde ... 113
Miller-Abbott-Sonde ... 114

Nasobiliäre Sonde ... 114
Sengstaken-Blakemore-Sonde ... 115
Linton-Nachlas-Sonde ... 115

6 Operationsindikation ... 116
H. Lippert und F. Meyer

7 Operationsrisiken ... 120
R. Mantke und H. Lippert

Risiken des Herz-Kreislauf-Systems ... 120
Koronarsklerose und Myokardinfarkt ... 120
Rhythmusstörungen und Myokard-
insuffizienz ... 120
Hypertonie und zerebrovaskuläre
Insuffizienz ... 122
Risiken bei pulmonalen Funktionsstörungen ... 122
Risiken bei endokrinen Funktionsstörungen ... 123
Diabetes mellitus ... 123
Nebennierenrindeninsuffizienz ... 123
Risiken bei Störungen des Gerinnungs-
systems ... 123
Funktionsstörungen von Leber und Niere ... 124
Präoperative Risikoklassifizierung ... 124
Wundinfektionen ... 124
Evaluation des Operationsrisikos durch Score-
systeme ... 125
Delayed-type hypersensitivity testing
(DTH) ... 125
Prognostic nutritional index (PNI) ... 125
Hospital prognostic index (HPI) ... 126
Sepsis-related mortality score (SRMS) ... 126

8 Aufklärung ... 128
H. Lippert, J. Tautenhahn und W. Weißauer

Rechtsgrundlagen und ärztliche Aufgabe ... 128
    Grundsätze ... 128
    Therapeutische Aufklärung (Sicherungsaufklärung) ... 128
    Eingriffs-(Selbstbestimmungs-)Aufklärung ... 128
        Einwilligung in den Heileingriff und Aufklärungspflicht ... 128
        Inhalt und Umfang der Aufklärung ... 129
        Diagnoseaufklärung ... 129
        Verlaufsaufklärung ... 129
        Risikoaufklärung ... 129
Praxis: Rechtsprechungsgrundsätze ... 130
    Aufklärende Personen ... 130
    Zeitpunkt der Aufklärung ... 130
    Das „Wie" der Aufklärung ... 130
    Adressat der Aufklärung ... 131
    Dokumentation der Aufklärung ... 131
    Dokumentation der Behandlung ... 131
Praxis: Sonderfälle ... 132
    Fremdsprachiger Patient ... 132
    Bewußtloser, Suizident und psychisch Kranker ... 132
    Religionsgemeinschaft Zeugen Jehovas ... 132
    Intraoperative Erweiterung des Eingriffes ... 133
    Eignung der Praxen und Krankenhäuser ... 133
    Erprobung neuer Verfahren am Menschen ... 134
    Patienten mit AIDS ... 134
Praxis: Zwischenfall ... 135
    Verschuldungsprinzip ... 135
    Formen der Haftung ... 135
    Was sollte man tun? ... 135

9 Operationsvorbereitung ... 137

Vorbereitung aus chirurgischer Sicht ... 137
M. Pross und H. Lippert

    Psychologische Vorbereitung ... 137
    Physische Vorbereitung ... 137
    Organisatorische Vorbereitung ... 137

Vorbereitung aus der Sicht des Anästhesisten ... 139
E. A. Jung

    Dringlichkeit der Operation ... 139
    Narkosevorbereitung ... 139
    Begleituntersuchungen ... 140
    Risikoeinschätzung ... 140
    Einschätzung und Verbesserung des Patientenzustandes ... 140
    Prämedikationsvisite ... 141
    Narkoseverfahren ... 141
    Patientenaufklärung ... 141
    Nüchternheitsgebot ... 141
    Fremdblutsparende Maßnahmen ... 141
    Postoperative Analgesie ... 142
    Medikamentöse Prämedikation ... 142
    Eingriffsplanung ... 143
    Perioperative Phase ... 143
    Postoperative Phase ... 143
    Postoperative Schmerzbekämpfung ... 144

10 Antibiotikaprophylaxe und -therapie ... 145
R. Heemken und T. Hau

Allgemeine Behandlungsgrundsätze ... 145
    Antibiotische Therapie ... 145
        Intraperitoneale Infektionen ... 145
        Gallengangsinfektionen ... 145
        Leberabszesse ... 145
        Pankreatitis und pankreatische Abszesse ... 145
        Vaskuläre Infektionen ... 146
        Weichteilinfektionen ... 147
        Wundinfektionen ... 147
        Postoperative Pneumonie ... 147
        Harnwegsinfektionen ... 147
    Antimykotische Therapie und Prophylaxe in der Chirurgie ... 147
    Perioperative Antibiotikaprophylaxe ... 148
        Pharmakogenetik und Toxizität des Antibiotikums ... 148
        Ergebnisse klinischer Studien ... 149

Einsatz der Antibiotika und Antimykotika in der Chirurgie ... 150
    Penicilline ... 150
        Penicillin G ... 150
        Ampicillin ... 151
        Antistaphylokokkenpenicilline ... 151
        Ureidopenicilline ... 151
    Cephalosporine ... 152
        Cefazolin-Gruppe ... 153
        Cefuroxim-Gruppe ... 153
        Cefoxitin-Gruppe ... 153
        Cefotaxim-Gruppe ... 153
        Ceftazidim-Gruppe ... 154
        Oralcephalosporine ... 154
    Carbapeneme ... 154
    β-Lactamase-Inhibitoren ... 155
    Gyrasehemmer ... 156
    Aminoglykoside ... 156
    Antianaerobika ... 157
        Chloramphenicol ... 157
        Metronidazol ... 158
        Clindamycin ... 158
    Glykopeptide ... 158
    Makrolide ... 159
    Tetracycline ... 159
    Folsäureantagonisten ... 160

11 Thromboseprophylaxe ... 161

Thromboserisiko und Maßnahmen zur Thromboseprophylaxe ... 161
Th. Manger und R. Mantke

    Häufigkeit ... 161
    Maßnahmen ... 162
        Frühmobilisation und physikalische Therapie ... 162
        Medikamentöse Thromboseprophylaxe ... 162
        Thromboseprophylaxe bei Sonderformen der chirurgischen Behandlung ... 164

Nebenwirkung: heparininduzierte Thrombozytopenie (HIT) 165
G. Weiß und H. Lippert

    Verlaufsformen 165
    Diagnostik der HIT II 165
    Therapie 165
    Prophylaxe 166

12 Hämo- und Volumentherapie 167

Hämotherapie 167
M. U. Heim

    Vorbereitung zur Bluttransfusion 167
    Indikationen zur speziellen Substitutionstherapie 167
    Blut und Blutbestandteilkonserven 168
        Vollblutkonserve 168
        Erythrozytenkonzentrate (EK) 168
        Thrombozytenkonzentrate 169
        Gefrorenes Frischplasma (GFP) 169
    Notfalltransfusionen 170
    Eigenbluttransfusion 170

Perioperative Volumentherapie 170
K. Leimkühler und M. U. Heim

    Physiologie und Pathophysiologie 170
    Prä-, intra- und postoperative Flüssigkeitsverluste 171
    Infusionslösungen für den perioperativen Volumenersatz 171
        Kristalloide Infusionslösungen 171
        Natürliche kolloidale Lösungen 171
        Künstliche Kolloide 172
    Monitoring 174
    Flüssigkeitstherapie 174

13 Lokal- und Leitungsanästhesie 176
    E. A. Jung

Lokalanästhetika 176
    Eigenschaften 176
    Zusätze 176
    Nebenwirkungen der gebräuchlichen Lokalanästhetika 176
Praxis der Lokalanästhesie 177
    Vorbereitungen 177
    Techniken in der Lokalanästhesie 177
        Intravenöse Regionalanästhesie (Biersche Anästhesie) 177
        Interskalenäre Blockade des Plexus brachialis nach Winnie 178
        Axilläre Blockade des Plexus brachialis 179
        Periphere Blockade des N. ulnaris 180
        Periphere Blockade des N. medianus 181
        Periphere Blockade des N. radialis 182
        Blockade des Plexus lumbalis im Inguinalbereich (3-in-1-Block) 183
        Fußblock 184
        Rückenmarksnahe Verfahren 185
        1. Spinalanästhesie 185
        2. Periduralanästhesie 187

14 Wunde und Wundheilungsstörungen 190

Wunde und Wundbehandlung 190
K. Sedlarik, St. Piatek und H. Lippert

    Definition der Wunde 190
    Beziehungen zwischen Wunde und Gesamtorganismus 190
        Bedeutung der Immunitätslage bei der Wundheilung 190
    Einteilung und Entstehungsursachen von Wunden 190
        Traumatische Wunden 191
        Chronische Wunden 193
    Wundheilung 195
        Phasen der Wundheilung 195
        Formen der Wundheilung 198
        Störungen der Wundheilung 200
    Wundbehandlung 202
        Erstversorgung der Gelegenheitswunde 202
        Verband und Verbandwechsel 203
        Behandlung der primär heilenden Wunde 205
        Behandlung der sekundär heilenden Wunde 205

Infektionen in der Chirurgie 207
T. Hau und R. Heemken

    Mikrobiologie 207
        Bakterien 207
        Hefen und Pilze 211
        Parasiten 214
    Normale Flora 214
    Infektabwehr 216
        Lokale Infektabwehr 216
        Phagozytose 217
        Humorale Immunität und Komplementsystem 218
    Weichteilinfektionen 218
        Allgemeines 218
        Systematik der Weichteilinfektionen 219
        Abszedierende Weichteilinfektionen 219
        Phlegmonöse Weichteilinfektionen 220
        Ulzeröse Weichteilinfektionen 221
        Gangränöse Weichteilinfektion 221
    Tetanus 224
    Nosokomiale Infektionen 225
        Wundinfektionen 225
        Harnwegsinfektionen 229
        Pneumonien 230
        Kathetersepsis 230

Systemic inflammatory response syndrome (SIRS) und Sepsis 231
E. Faist und J. N. Hoffmann

    Pathogenese und Immunomechanistik 231
        Lokale Interaktion von humoralen und zellulären Aktionspotentialen während der Akut-Phase-Antwort nach Trauma 233
        Die systemische Entzündungsreaktion als Wegbereiter für die Endorganschädigung 236
        Schlußfolgerung 238

15 Medikamentöse Therapie in der Chirurgie .. 239
H. Lehnert

Vorbemerkungen 239
Krankheitsbilder 239
    Kardiovaskuläre Erkrankungen 239
        Koronare Herzkrankheit (KHK) 239
        Myokardinfarkt 240
        Herzinsuffizienz 241
        Bakterielle Endokarditis 242
        Arterielle Verschlußkrankheit und akutes
        Ischämiesyndrom 243
    Bronchopulmonale Erkrankungen 243
        Chronisch-obstruktive Bronchitis und
        Asthma bronchiale 243
        Interstitielle Lungenerkrankungen 245
        Schlafapnoesyndrom 245
    Metabolische Erkrankungen 246
    Diabetes mellitus 246
        Wasser- und Elektrolythaushalt 249
        Säure-Basen-Haushalt 253
    Endokrine Erkrankungen 254
        Schilddrüsenerkrankungen 254
        Störungen des Calciumstoffwechsels ... 258
        Erkrankungen der Nebennierenrinde ... 259
        Phäochromozytom 263
    Arterielle Hypertonie 264

16 Chirurgische Intensivtherapie 267

Allgemeine Grundsätze 267
H. Lippert und G. Weiß

Akute respiratorische Insuffizienz 268
L. Kochilas und St. Geroulanos

    Definition 268
    Risikofaktoren 269
    Präoperative Vorbereitung und präventive
    Maßnahmen 270
    Ätiologie und Pathogenese 271
    Evaluation und Überwachung 273
    Häufige Ursachen der akuten respiratori-
    schen Insuffizienz 275

Lungenthrombembolie 283
G. Weiß und H. Lippert

    Pathophysiologie 283
    Klinik 284
    Diagnostik und klinischer Schweregrad 284
    Therapie 286
    Rezidivprophylaxe 287

Nierenfunktionsstörungen 287
G. Weiß und H. Lippert

Peri- und postoperative Analgesie 289
K. Rellos und St. Geroulanos

    Methoden der postoperativen Schmerz-
    behandlung 290
        Systemische Pharmakotherapie 290
        Postoperative Schmerztherapie 295
Postoperative Ernährung 299
    Grundlagen der Ernährungstherapie 299
    A. Michalopoulos und St. Geroulanos

        Postaggressionsstoffwechsel 299
        Mangelzustände 300
        Beurteilung des Ernährungszustandes ... 300
        Künstliche Ernährung 302
    Ernährungstherapie bei Organinsuffizienz .. 305
    H. Lippert und G. Weiß

Operative Therapie – spezieller Teil

17 Trauma 310

Abdominaltrauma 310
M. Nagel, H.-U. Schulz und H.-D. Saeger

    Stumpfes Bauchtrauma 310
    Perforierendes Bauchtrauma 314
    Thorakoabdominales Kombinationstrauma .. 315
    Allgemeine Grundsätze der Therapie 316
        Explorative Laparotomie 317
    Spezielle Verletzungen 318
        Milz 318
        Leber 320
        Pankreas, Duodenum und Gallenwege ... 324
        Magen, Dünndarm, Dickdarm und
        Mesenterium 327
        Therapie 328
    Abdominopelvine Verletzungen 329
    Zwerchfell 329
    Retroperitoneale Gefäßverletzungen 330
    Verletzungen des Urogenitalsystems 332

Polytrauma 335
H.-U. Schulz, K. Ridwelski und H. Lippert

    Definition und Einleitung 335
    Pathophysiologie 336
    Präklinische Erstversorgung 337
    Management in der Rettungsstelle 341
        Personelle und technische Voraus-
        setzungen 341
        Versorgung des Schwerverletzten 341
    Therapeutischer und diagnostischer Stufen-
    plan 344
    Spezielle Organverletzungen 349
        Kopf 349
        Thorax 351
        Bewegungsapparat 357
        Weichteilverletzungen 358

Verbrennungen 359
H. Meyer, K. Plogmeier und W. Schneider

- Einleitung 359
- Pathogenese und Klassifikation 359
- Pathophysiologie 360
- Symptome 361
- Diagnostik 361
- Präklinische Erstversorgung 362
  - Kühlung 362
  - Intubation 362
  - Schocktherapie 362
  - Verlegung in Verbrennungszentren 363
- Klinische Erstversorgung 363
  - Aufnahme und Anamnese 363
  - Intubation und Beatmung 363
  - Bronchoskopie 364
  - Zugänge und Katheter 364
  - Infusionstherapie 364
  - Infusionstherapie bei Kindern 364
- Wundversorgung 365
  - Débridement 365
  - Escharotomie und Fasziotomie 365
  - Temporäre Deckung 366
  - Definitive Deckung 367
- Verbände 369
- Ruhigstellung 369
- Nachbehandlung 369

18 Chirurgische Onkologie 371
P. M. Schlag und M. Hünerbein

Epidemiologie und Ätiologie maligner Tumoren 371
- Epidemiologie 371
- Ätiologie 371
  - Karzinogenese 371

Definition, Biologie und Staging maligner Tumoren 373
- Definition 373
- Biologie 373
  - Histopathologische Klassifikation 373
  - Tumorprogression und Metastasierung ... 373
  - Staging, Typing, Grading 374

Diagnostik 375
- Präoperative Diagnostik 376
  - Anamnese 376
  - Untersuchungen 376
  - Diagnostische operative Eingriffe 380
- Intraoperative Diagnostik 381

Therapie 382
- Operative Behandlung 382
  - Ziele 382
  - Präoperative Vorbereitung 382
  - Kurative chirurgische Tumortherapie 383
  - Rezidiv- und Metastasenchirurgie 383
  - Palliative Therapie 384
- Multimodale Therapie 385
  - Präoperative (neoadjuvante) Therapie ... 385
  - Intraoperative tumorspezifische Therapie . 385
  - Postoperative adjuvante Therapie 386
  - Regionale Chemotherapie 386
- Immunologische Therapie 387
- Photodynamische Therapie 387

Onkologische Notfälle 388
- Metabolische Störungen 388
- Vena-cava-Syndrom 388
- Gastroenterologische Notfälle 389
- Rückenmarkskompression 389
- Pathologische Fraktur 390
- Paravasale Injektion von Zytostatika 390

Supportivtherapie 390
- Ernährung 390
- Schmerztherapie 390
- Antiemetika 391
- Alopezieprophylaxe 391
- Stomatitis 391

Nachsorge 391
- Beurteilung des Therapieerfolges 391

19 Hals 393
P. K. Wagner und M. Rothmund

Halsverletzungen 393
- Anamnese und Befund 393
- Therapie 393
  - Gefäßverletzungen 393
  - Verletzungen der oberen Atemwege 393
  - Nervenverletzungen 394
  - Verletzung des Ductus thoracicus bzw. Ductus lymphaticus dexter 394

Halsschwellung 395
- Kongenitale Anomalien 395
  - Mediane Halszysten und -fisteln 395
  - Laterale Halszysten und -fisteln 395
- Entzündungen 395
  - Karbunkel 395
  - Unspezifische Lymphadenitis, Halsabszeß und -phlegmone 396
  - Halslymphknotentuberkulose 396
- Tumoren 396
  - Lipom 396
  - Malignome 396

20 Endokrine Organe 399

Schilddrüse 399
A. Zielke und M. Rothmund

- Gutartige Schilddrüsenerkrankungen 399
  - Diagnostik 399
  - Differentialdiagnose 402
  - Schilddrüsenerkrankungen mit Euthyreose 403
  - Schilddrüsenerkrankungen mit Hyperthyreose 404
  - Thyroiditis 407
  - Gutartige Schilddrüsentumoren 408
  - Therapie 410
- Maligne Schilddrüsentumoren 415
  - Pathogenese 415
  - Anamnese 415
  - Klinik 415

Klassifikation	416
Diagnostik	416
Therapie	418
Begutachtung	420

Nebenschilddrüsen 422
P. K. Wagner und M. Rothmund

Anatomie	422
Funktion	422
Hyperparathyroidismus	422
Primärer Hyperparathyroidismus (HPT)	423
Sekundärer Hyperparathyroidismus	427

Endokrine Pankreastumoren 429
O. Kisker und M. Rothmund

Insulinom	430
Maligne Insulinome	433
Gastrinom	433
Endokrine Pankreastumoren im Rahmen der multiplen endokrinen Neoplasie I (MEN-I-Syndrom)	436
Funktionell nicht aktive endokrine Pankreastumoren	437
Andere endokrine Pankreastumoren	437

Nebenniere 438
H. Dralle

Zugangswege zur Nebenniere und Technik der Adrenalektomie	439
Hormonaktive Tumoren	439
Primärer Aldosteronismus	439
Hyperkortisolismus	441
Syndrome mit vermehrter Androgenproduktion bzw. mit Feminisierung und adrenogenitales Syndrom (AGS)	443
Adrenomedulläre Hyperplasie, Phäochromozytom und Paragangliom	443
Hormoninaktive Tumoren und Inzidentalome	447

21 Brustdrüse 450

Erkrankungen 450
J. Fahlke und H. Lippert

Gutartige Erkrankungen der Brustdrüse	450
Mammakarzinom	451
Epidemiologie und Ätiologie	451
Symptome	451
Diagnostik	452
Differentialdiagnose	454
Korrelation: Radiologie – Morphologie	454
Klassifikation	454
Invasive Diagnostik und Histologie	454
Operative Therapie	455
Verlauf und Komplikationen	461
Nachbehandlung und Prognose	462
Spezielle Krankheitsbilder	463
Begutachtung	464

Mammarekonstruktion 465
K. Plogmeier, H. Meyer und W. Schneider

Einleitung	465
Zeitpunkt der Rekonstruktion	466
Primäre Rekonstruktion	466
Verzögerte Rekonstruktion	466
Möglichkeiten der Rekonstruktion	466
Rekonstruktionsmethoden	467
Operative Verfahren	468
Operationsplanung	468
Rekonstruktion durch autologes Gewebe	469
Mammarekonstruktion durch vorhandenes Gewebe und Prothese	472
Rekonstruktion des Nippel-Areolen-Komplexes	473

22 Ösophagus und Zwerchfell 474
J. M. Müller

Ösophagus	474
Grundlagen	474
Anatomie und Zugänge	474
Diagnostik	474
Operationsvorbereitung und Aufklärung	477
Ösophagusdivertikel	477
Abtragung eines zervikalen Ösophagusdivertikels mit Myotomie des M. cricopharyngeus	478
Abtragung eines epiphrenischen Ösophagusdivertikels mit Myotomie des tubulären Ösophagus	479
Abtragung eines parabronchialen Divertikels	479
Spätfolgen	479
Refluxkrankheit	479
Definition und Pathogenese	479
Symptomatik	480
Diagnostik	480
Endobrachyösophagus, Barrett-Ösophagus	480
Therapie	481
Operationsmethoden	481
Spezielle Problematik	483
Postoperative Behandlung	484
Postoperative Komplikationen	484
Spätfolgen	484
Achalasie	484
Pathogenese	484
Symptomatik	484
Diagnostik und Stadieneinteilung	484
Therapie	485
Seltene Funktionsstörungen der Speiseröhre	486
Verletzungen der Speiseröhre	486
Ursachen	486
Symptomatik	486
Therapie	486
Prognose	487
Spontane Verletzungen der Speiseröhre	487
Säure- und Laugenverätzung der Speiseröhre	488
Benigne Tumoren der Speiseröhre	488
Symptomatik und Diagnose	488
Therapie	488
Postoperative Therapie	489

Postoperative Komplikationen 489
Ösophaguskarzinom 489
    Charakteristika 489
    Symptomatik 490
    Diagnose 490
    Indikation und Kontraindikation zur
    Operation 490
    Wahl und Radikalität des Operations-
    verfahrens 491
    Technik der Speiseröhrenresektion 491
    Ersatz der Speiseröhre 493
    Anastomose zwischen Speiseröhrenstumpf
    und Ersatzorgan 495
    Postoperative Therapie 495
    Postoperative Komplikationen 495
    Spätprognose 496
Zwerchfell 496
    Grundlagen 496
        Anatomie 496
        Diagnostik 496
    Angeborene Erkrankungen des Zwerchfells . . 497
    Erworbene Zwerchfellrelaxation 497
    Hernien 497
        Hiatushernien 497
        Extrahiatale Hernien 499
    Zwerchfellverletzungen 499

23 Magen und Duodenum 500
    H. D. Becker und H. Lippert

Topographische Anatomie 500
    Gefäßversorgung des Magens und proxi-
    malen Duodenums 500
    Lymphabfluß des Magens und proximalen
    Duodenums 501
    Nervale Versorgung des Magens und proxi-
    malen Duodenums 501
Zugangswege bei Operationen am Magen und
proximalen Duodenum 501
    Indikationen zur Operation am Magen 502
Peptische Ulcera 502
    Demographische Vorbemerkungen 502
    Pathophysiologie 503
    Diagnostik 503
        Charakteristika der Ulkusformen 504
    Therapie 504
        Medikamentöse Behandlung des Ulcus
        ventriculi und Ulcus duodeni 504
        Chirurgische Behandlung des chronischen
        Ulcus ventriculi und Ulcus duodeni 505
    Ulkuskomplikationen 511
        Ulkusblutung 511
        Ulkusperforation 512
Gesonderte Ulkusformen 513
    Ulcus Dieulafoy 513
    Cushing-Ulkus 513
    Curling-Ulkus 514
    Streßulkus (akute hämorrhagische Gastritis) . 514
Folgezustände nach Operationen am Magen . . . 514
    Frühkomplikationen 514
    Postgastrektomiebeschwerden 514
        Dumpingsyndrom 515
        Afferent-loop-Syndrom 516
        Efferent-loop-Syndrom 517
        Postoperative Gallerefluxgastritis 517
    Rezidivulcera nach Magenresektion 518
        Rezidivulkus nach Billroth-I-Resektion . . . 518
        Ulcus pepticum jejuni nach Billroth-II-
        Resektion 518
    Magenstumpfkarzinom 518
Beschwerden nach Vagotomie 519
    Dysphagie nach Vagotomie 519
    Magenentleerungsstörungen nach Vago-
    tomie 519
    Durchfälle nach Vagotomie 520
    Rezidivulcera nach Vagotomie 520
Gutartige Neubildungen am Magen 520
Magenkarzinom 521
    Präkanzerosen und Risikoerkrankungen . . 522
    Ausbreitung 522
    Pathologie 523
    Klassifikation 523
    Klinische Symptomatik 527
    Diagnostisches Vorgehen 527
    Behandlung 529
    Kardiakarzinome 534
    Magenstumpfkarzinom 535
    Magenlymphome 535
    Magensarkome 536
Erkrankungen des Duodenums: Divertikel und
Tumoren 537
    Duodenaldivertikel 537
        Extraluminäre Duodenaldivertikel 537
        Intraluminale Duodenaldivertikel 537
    Doppelbildung des Duodenums 537
    Tumoren des Duodenums 537
        Gutartige Duodenaltumoren 538
        Maligne Duodenaltumoren 538
Seltene chirurgische Erkrankungen des
Magens 538
    Morbus Ménétrier 538
    Magenvolvulus 538
    Fremdkörper und Bezoar 538
Eingriffe am Magen bei morbider Fettsucht . . . 539

Gutachterliche Aspekte nach Magen-
operationen 540
H. Lippert

24 Leber 541

Infektionen 541
T. Hau

    Bakterielle Abszesse 541
        Pathogenese und Bakteriologie 541
        Klinik 541
        Diagnostik 542
        Therapie 543
        Komplikationen 545
        Prognose 545
    Amöbenabszeß der Leber 545
        Epidemiologie 545

Pathogenese und Pathologie 545
Klinik 545
Diagnostik 545
Differentialdiagnostische Überlegungen .. 546
Komplikationen 546
Therapie 546
Prognose 546
Echinococcuszysten 546
Pathogenese und Pathologie 546
Klinik und Diagnostik 547
Komplikationen 547
Therapie 548
Prognose 548

Tumoren 549
H. Lippert und J. Scheele

Symptome 549
Anamnese 549
Diagnostik 549
Differentialdiagnostik 550
Intraoperative Diagnostik und Kontrolle .. 551
Einteilung der Lebertumoren 551
Allgemeinindikation zur Leberteil-
resektion 551
Spezielle Indikationen zur Operation
benigner und maligner Lebertumoren 552
Aufklärung des Patienten 555
Operationsvorbereitung 555
Anatomie 555
Physiologie 556
Grundsätzliche Aspekte der Leber-
resektion 557
Operatives Vorgehen bei der Leberresek-
tion 557
Grundzüge der operativen Verfahren 558
Postoperative Phase 559
Metabolische Reaktion nach Leberteil-
resektion 560
Begutachtung nach Leberteilresektion 560
Palliative Therapie bei malignen Leber-
tumoren 560
Budd-Chiari-Syndrom 561
Aszites 561

Portale Hypertension 563
H. W. Waclawiczek

Anatomie, Pathologie und Pathophysiologie
des Pfortaderkreislaufes 563
Portovenöse Zuflußstörungen – prähepa-
tischer Block 563
Intrahepatische Durchflußstörungen – intra-
hepatischer Block 564
Hepatovenöse Abflußstörungen – post-
hepatischer Block 564
Folgen einer anhaltenden portalen Hyper-
tonie 564
Diagnostik des Pfortaderhochdruckes 564
Portale Druckmessungen 564
Ösophagogastroskopie 565
Sonographie 565
Abdominelle Doppler- und Farb-Doppler-
Sonographie 565

Leberperfusionsmessung 565
Radiologische Methoden 565
Ösophagusvarizenblutung 565
Pathologische Anatomie 565
Inzidenz 566
Diagnostik 566
Krankheitsverlauf und Risikofaktoren 566
Therapie der akuten Ösophagusvarizen-
blutung 566
Primärblutungsprophylaxe bei Ösophagus-
varizen 570
Rezidivblutungsprophylaxe bei Ösophagus-
varizen 571
Lebertransplantation 573

25 Gallenblase und Gallenwege 576

Steinleiden und Entzündungen 576
W.-U. Wayand und P. Schrenk

Cholezystolithiasis 576
Epidemiologie 576
Ätiologie und Pathogenese 576
Symptome 576
Diagnostik 577
Differentialdiagnose 578
Komplikationen 578
Indikation zur Operation 578
Aufklärung 579
Therapie 579
Verlauf und Prognose 583
Postcholezystektomiesyndrom 583
Begutachtung 583
Choledocholithiasis 583
Papillotomie 584
Akute Cholezystitis 584
Stadien, Pathogenese, Diagnostik ... 584
Komplikationen 585
Therapie 585
Chronische Cholezystitis 585
Sonderformen 585
(Verschluß-)Ikterus 586
Cholangitis 586
Papillenstenose 586
Gallengangatresie 586
Choledochuszysten 586
Caroli-Syndrom 586
Ausblick 586

Karzinome 587
Th. Manger

Gallenblasenkarzinom 587
Epidemiologie und Ätiologie 587
Klassifikation 587
Pathologie 587
Symptome 588
Diagnostik 588
Operative Therapie 588
Laparoskopische Cholezystektomie und
Gallenblasenkarzinom 589
Palliative Therapie 590
Prognose 590

Nachsorge 590
Gallengangskarzinom 590
    Epidemiologie und Ätiologie 590
    Pathologie 590
    Symptomatik 591
    Diagnostik 591
    Operative Therapie 592
    Palliative Therapie 592
    Prognose 593

Rekonstruktive Eingriffe am Gallenwegsystem bei benigner Gallengangstriktur 594
Th. Manger

    Allgemeines 594
    Symptomatik 594
    Diagnostik 595
    Einteilung benigner Strikturen der Gallenwege 595
    Operationsindikation 596
    Techniken und Risiken der Gallenwegsrekonstruktion 596

26 Ileus 598
G. Späth und A. Hirner

Definition 598
Kausale Pathogenese 598
    Mechanischer Ileus 598
    Funktioneller/paralytischer Ileus 599
    Primär vaskulärer Ileus 600
Formale Pathogenese 601
    Lokale Auswirkungen auf den Darm ... 601
    Systemische Auswirkungen 601
Symptome 602
    Hoher Dünndarmileus 602
    Tiefer Dünndarmileus 602
    Dickdarmileus 602
    Funktioneller Ileus 602
Diagnostik 603
    Anamnese 603
    Klinischer Befund und körperliche Untersuchung 603
    Apparative Untersuchungen 603
Therapie 606
    Erstmaßnahmen 606
    Differentialtherapeutische Abwägung und konservative Ileustherapie 606
    Konservative Therapie ausgewählter mechanischer Ileusformen 608
    Operative Therapie 609
Verlauf 610
    Prognose 610
    Komplikationen 610
Spezielle Krankheitsbilder 611
    Ogilvie-Syndrom 611
    Toxisches Megakolon 611
    Arteriomesenteriale Duodenalkompression 611

27 Peritoneum und Omentum majus 613

Peritoneum 613
H.-P. Bruch und A. Woltmann

    Peritonitis 613
        Anatomische Grundlagen 613
        Definition der Peritonitis 614
        Pathophysiologie 614
        Geschichtliche Entwicklung 616
        Ätiologie 617
        Symptome und Diagnostik 619
        Therapie 621
        Prognosefaktoren 626

Omentum majus 627
B. Falkenberg

    Anatomie und Physiologie 627
    Erkrankungen 628
        Sekundäre Torsion und Inkarzeration ... 628
        Adhäsionen 628
        Durchblutungsstörungen und Netztorsionen 628
        Entzündungen 628
        Tumoren 628
    Chirurgische Eingriffe am großen Netz ... 628
        Netzresektion 628
        Netzverlängerung 629
        Netztransposition 629

28 Milz und Lymphsystem 632

Milz 632
R. J. Weinel und J. Scheele

    Anatomie 632
    Physiologie 632
    Erkrankungen 633
        Hypersplenismus 633
        Hereditäre Sphärozytose 634
        Hereditäre hämolytische Anämie ... 635
        Thalassaemia major 635
        Hereditäre Ellyptozytose 636
        Erworbene hämolytische Anämien ... 636
        Idiopathische thrombozytopenische Purpura (ITP) 637
        Thrombotische thrombopenische Purpura (TTP) 637
        Idiopathische Myelofibrose 638
        Morbus Hodgkin 638
        Milzarterienaneurysma 639
        Zysten und Tumoren der Milz ... 639
        Milzabszeß 639
        Akzessorische und ektopische Milzen ... 640
    Milztrauma 640
    Splenosis 642
    Operative Therapie 642
        Splenektomie 642
        Milzerhaltende Operation 643
        Komplikationen 644

Lymphatisches System 645
R. J. Weinel und J. Scheele

Anatomie 645
Untersuchungsmethoden 645
　Lymphographie 645
　Lymphszintigraphie 645
　Lymphödem 645

29 Exokrines Pankreas 648

Akute Pankreatitis 648
Ch. A. Seiler, H.-U. Schulz, H. Lippert und M. W. Büchler

Definition und Einleitung 648
Klassifikation 648
Epidemiologie 649
Ätiologie 649
Pathophysiologie 649
Klinisches Bild 650
Diagnostik 651
Beurteilung des Schweregrades 651
Therapie 652

Chronische Pankreatitis 658
H.-U. Schulz, P. Malfertheiner und H. Lippert

Definition und Einleitung 658
Klassifikation 658
Epidemiologie 658
Ätiologie 659
Pathophysiologie 660
Klinisches Bild 660
Diagnostik 660
Differentialdiagnose 662
Komplikationen 663
Therapie 663
Bewertung chirurgischer Therapiemöglichkeiten 666
Prognose 667

Pankreastumoren 667
Ch. A. Seiler, St. Piatek, H. Lippert und M. W. Büchler

Benigne Tumoren 667
Maligne Tumoren: Einteilung 668
Maligne Tumoren:
Karzinome des exokrinen Pankreas 668
　Lokalisation und Klassifikation 668
　Epidemiologie 669
　Ätiologie und Pathogenese 669
　Symptome 669
　Diagnostik 670
　Differentialdiagnose 672
　Chirurgische Therapie 672
　Prognose 674
　Multimodale Therapiekonzepte 674
　Nachbehandlung und onkologische Nachsorge 674
Maligne Tumoren: periampulläres Karzinom . 675
Maligne Tumoren: endokrine Pankreastumoren 676

30 Ileum und Jenunum 677

Entzündliche Erkrankungen 677
H. J. Buhr und A. J. Kroesen

Morbus Crohn 677
　Epidemiologie 677
　Risiken und Ätiopathogenese 677
　Pathogenese 678
　Krankheitsspezifische Prinzipien und Überlegungen 678
　Diagnostik 679
　Operative Therapie 681

Spezielle Krankheitsbilder 685
H. Lippert

Strahlenenteritis 685
　Ätiologie 685
　Symptome, Diagnostik und Therapie . . . 685
Dünndarmfisteln 686
　Ätiologie 686
　Symptome und Diagnostik 686
　Therapie 686
Dünndarmdivertikel 686
Kurzdarmsyndrom 686
　Symptome und Therapie 686
Darmverletzungen 687

Tumoren 687
D. Lorenz

Benigne Dünndarmtumoren 687
　Symptome 687
　Diagnostik 688
　Therapie 688
　Verlauf und Prognose 688
Maligne Dünndarmtumoren 689
　Pathogenese 689
　Symptome 689
　Diagnostik 690
　Therapie 690
　Prognose 691

Untere intestinale Blutung 691

31 Appendix 692
H. Lippert

Appendizitis und Appendektomie 692
Appendizitis 692
　Pathogenese 692
　Symptome 692
　Diagnostik 693
　Differentialdiagnose 694
　Konservative Therapie 696
Appendektomie 696
　Indikation und Kontraindikation 696
　Aufklärung 696
　Operatives Vorgehen 697
　Konventionelle versus laparoskopische Appendektomie 698
　Drainage nach Appendektomie 699
　Perioperative Maßnahmen 699
　Verlauf 699

Komplikationen 699
Prognose 700
Appendizitis bei Kindern, Schwangeren und
älteren Menschen 700
Kinder 700
Schwangere 701
Ältere Menschen 701
Spezielle Appendizitisformen 701
Primär chronische Appendizitis 701
Granulomatöse Appendizitis 701
Akute Entzündungsform mit lokaler Tumor-
bildung 701
Begutachtung 701
Ausblick 701

Andere Erkrankungen der Appendix 702
Karzinoidtumoren 702
Mukozelen 702
Adenokarzinome 702
Villöse Adenome 702
Primär maligne Lymphome 702

32 Kolon, Rektum und Anus 703

Kolon und Rektum – gutartige Erkrankungen . . 703
Colitis ulcerosa 703
H. J. Buhr und A. J. Kroesen

Epidemiologie 703
Risiken, Ätiopathogenese und Klinik 703
Pathologische Anatomie 703
Verlauf und Komplikationen 703
Symptome 704
Diagnostik 704
Differentialdiagnose 705
Therapie 706
Verlauf 710
Begutachtung 711

Divertikulose und Divertikulitis 713
Ch. Gebhardt, W. Meyer und J. Köhler

Pathologische Anatomie 713
Symptome 713
Diagnostik 714
Differentialdiagnose 715
Therapie 715
Komplikationen und Prognose 718
Begutachtung 718

Adenome 719
Ch. Gebhardt, W. Meyer und J. Köhler

Pathogenese 719
Pathologische Anatomie 719
Symptome 719
Diagnostik 720
Therapie 720

Polyposis coli 722
Ch. Gebhardt, W. Meyer und J. Köhler

Ischämische Kolitis 723
B. Falkenberg

Anatomische Grundlagen 723
Ätiologie und Pathogenese 723
Klinik und Diagnostik 723
Differentialdiagnose 724
Therapie 724

Untere intestinale Blutung 724
B. Falkenberg

Ursachen 724
Diagnostik 725
Therapie 725

Pseudoobstruktion des Kolons 726
B. Falkenberg und H. Lippert

Definition 726
Pathophysiologie 726
Klinik und Diagnostik 726
Therapie 726

Kolon und Rektum – bösartige Erkrankungen . . 727
Ch. Gebhardt, W. Meyer, J. Köhler, H. Lippert
und J. Fahlke

Kolorektale Karzinome 727
Pathogenese und Epidemiologie 727
Pathologische Anatomie 727
Lokalisation 727
Histopathologie 727
Tumorausbreitung 728
TNM-Klassifikation und Stadieneinteilung . 728
Diagnostik 729
Therapie 731
Postoperativer Verlauf 734
Spätergebnisse 734
Notfalleingriffe 734
Palliativeingriffe 735
Adjuvante Therapiemaßnahmen 735
Begutachtung 735

Lokoregionäres Rezidiv beim kolorektalen Karzinom 736
H. Lippert und J. Fahlke

Chirurgische Therapie 736
Symptome 737
Strategie 737
Diagnostik im Rahmen der Nachsorge 737
Behandlungsmöglichkeiten 738

Kolon und Rektum – Enterostoma 739
B. Falkenberg

Einführung 739
Indikation zur Stomaanlage 739
Präoperative Vorbereitung 740
Operative Technik 740
Komplikationen 741
Kontinenz der Stomata 741

Anus 741
B. Falkenberg

Allgemeines 741
Anatomie 741
Untersuchungsgang 742
Anästhesie 743

Vor- und Nachbehandlung 743
Spezielle Krankheitsbilder 744
    Marisken 744
    Kondylome 744
    Analfissur 744
    Perianale Thrombose 745
    Hämorrhoiden 745
    Entzündungen 749
    Rektumprolaps 751
    Verletzungen 751
    Analkarzinom 752
    AIDS (acquired immune deficiency
    syndrome) 753

33 Hernien 754
H. B. Reith

Einleitung 754
Definitionen 755
Brüche der Leistenregion 755
  Pathogenese 755
  Symptome 755
  Diagnostik 755
    Anamnese 755
    Körperliche Untersuchung 755
    Apparative Untersuchungen 756
    Differentialdiagnostische Überlegungen . . 756
  Therapie 756
    Indikation, Kontraindikation 756
    Konservative Behandlung 756
    Operative Behandlung 756
  Spezielle Krankheitsbilder 762
    Inkarzerierte Hernie 762
    Leistenhernie beim Kind 763
    Sonstige Hernien 763
  Begutachtung 764
Hernien der Bauchdecke 764
  Epigastrische Hernie 764
  Nabelhernien 764
  Narbenhernie 764
  Parastomale Hernie 767

34 Retroperitoneum 768
H. Dralle

Tumoren 768
  Symptome 768
  Diagnostik 768
  Operationsindikation 768
  Operative Therapie 768
  Nachsorge 769
Verletzungen und Hämatome 769
  Symptome 769
  Diagnostik 769
  Operationsindikation 769
  Operative Therapie 770
Retroperitoneale Fibrose 770
  Symptome 770
  Diagnostik 770
  Operationsindikation 771
  Therapie 771

35 Organtransplantationen 772

Grundlagen 772
Th. Lorf und B. Ringe

  Aktueller Stand der Transplantation 772
  Transplantationsimmunologie 772
    HLA-System und Bedeutung der Übereinstimmung 772
    Pathophysiologie der Abstoßung 773
    Immunsuppression 774
  Organspende 775
    Hirntod des Spenders 775
    Organisation und Vorbehandlung der Spender 777
    Zuweisung der Organe 777
    Organentnahme 778
    Organkonservierung 778
  Ausblick 779

Nierentransplantation 780
K. Kohlhaw und J. Hauss

  Voraussetzungen des Empfängers 780
    Alter und Erkrankungen 780
    Technische Besonderheiten 781
    Empfängerauswahl und organisatorische Maßnahmen 782
    Vorbereitung des Empfängers 783
  Transplantation und postoperativer Verlauf . . 783
    Operationsablauf 783
    Postoperatives Vorgehen 785
    Komplikationen in der Frühphase 787
    Komplikationen im Langzeitverlauf . . . 793
    Prognose und Langzeitergebnisse 794
  Besonderheiten bei Operationen an transplantierten Patienten 794
    Appendizitis 795
    Herniotomie 795
    Gefäßeingriffe 795
  Nierentransplantation nach Lebendspende . . 795

Lebertransplantation 796
B. Ringe und Th. Lorf

  Vorbereitung des Empfängers zur Lebertransplantation 796
    Grundsätzliches zur Transplantationsindikation 796
    Indikationskategorien und Kontraindikationen 797
    Auswahl der Patienten und Voruntersuchungen 797
  Transplantationsindikation bei verschiedenen Erkrankungsgruppen 798
    Chronische parenchymatöse Lebererkrankungen 798
    Cholestatische Lebererkrankungen 799
    Stoffwechselkrankheiten 800
    Malignome 800
    Akutes Leberversagen 800
    Indikationen zur Transplantation im Kindesalter 801
  Technik der Lebertransplantation 801

Prinzipielle Aspekte 801
Standardoperation 801
Modifikationen 801
Postoperativer Verlauf 802
Komplikationen 802
Indikationen zur Retransplantation 803
Immunsuppression 803
Nachbetreuung 803
Ergebnisse und Ausblick 803

Pankreastransplantation 804
U. T. Hopt

Pathophysiologische Grundlagen 804
Indikation 804
Typ-I-Diabetiker mit (prä-)terminaler Niereninsuffizienz 805
Typ-I-Diabetiker mit gut funktionierendem Nierentransplantat 805
Typ-I-Diabetiker mit weitgehend normaler Nierenfunktion 805
Spezielle Risikofaktoren und Voruntersuchungen 805
Eingriffsvorbereitung 805
Operationsablauf 806
Spenderoperation 806
Empfängeroperation 806
Postoperativer Verlauf 807
Postoperative Überwachung und medikamentöse Therapie 807
Pankreasspezifische Komplikationen 808
Prognose 809
Funktionsrate 809
Metabolismus, Spätschäden und Lebensqualität 809
Langzeitverlauf 809

36 Gefäßchirurgie 811
Th. Bürger

Arterien 811
Untersuchungsverfahren 811
Allgemeine präoperative Vorbereitung und postoperative Nachsorge 811
Präoperative Vorsorge 811
Postoperative Nachsorge 811
Akuter Arterienverschluß 811
Arterielle Embolie 811
Akuter Mesenterialarterienverschluß ... 813
Akuter Nierenarterienverschluß 814
Akute arterielle Thrombose 814
Chronische arterielle Verschlußkrankheiten . 815
Allgemeines 815
Spezielle Lokalisationen 816
Aneurysmen 821
Allgemeines 821
Spezielle Lokalisationen 822
Arterienverletzungen 825
Arteriovenöse Fisteln 826
Traumatische arteriovenöse Fisteln 826
Angeborene arteriovenöse Fisteln (kongenitale Angiodysplasien) 826

Begutachtung 826
Venen 827
Untersuchungsverfahren 827
Ausblick 827
Akute Venenerkrankungen 827
Verletzungen (venöse Blutungen) 827
Oberflächliche Venenthrombose 827
Tiefe Venenthrombose (Phlebothrombose) . 828
Chronische Venenerkrankungen 830
Primäre Varikose 830
Sekundäre Varikose und postthrombotisches Syndrom 831
Begutachtung 831
Ausblick 831
Lymphödem 832
Primäres und sekundäres Lymphödem 832
Hämodialyseshunts 833
Allgemeines 833
Externe Hämodialysefisteln (Quinton-Scribner-Shunt) 833
Subkutane Hämodialysefisteln 833
Fisteln mit körpereigenen Gefäßen 834
Fisteln mit Gefäßersatzmaterialien 835
Postoperative Nachsorge und Pflege 835

37 Thorax 837
K. Ridwelski und Ch. Huth

Diagnostik thorakaler Erkrankungen 837
Anamnese, klinische und Laboruntersuchung 837
Sputumanalyse 838
Bildgebende Diagnostik 838
Lungenfunktionsdiagnostik 839
Invasive thoraxchirurgische Diagnostik ... 840
Einschätzung der Operabilität 842
Operationsvorbereitung und Lagerung 844
Operative Zugangswege 845
Zugänge zu den Pleurahöhlen 845
Kombinierte thorakoabdominale Zugänge . 846
Transdiaphragmale Zugänge 846
Chirurgische Techniken 846
Rippenresektion 846
Lösungen pleuraler Verwachsungen 846
Präparation und Versorgung der Lungengefäße 847
Bronchusverschluß 847
Lungenparenchymnaht 848
Postoperative Intensivtherapie und Komplikationen 848
Postoperative Intensivtherapie 848
Postoperative Komplikationen 848
Spezielle Erkrankungen 849
Pleura 849
Pneumothorax 849
Pleuraerguß 849
Hämatothorax 850
Pleuraempyem 850
Chylothorax 851
Primäre und sekundäre Pleuratumoren ... 851
Lunge 852

Angeborene Erkrankungen	852
Entzündliche Erkrankungen	852
Bullöses Emphysem	854
Benigne Lungentumoren	854
Maligne Lungentumoren	854
Mediastinum	857
Akute Mediastinitis	857
Mediastinaltumoren	857

38 Herz 859
Ch. Huth

Allgemeines	859
Erkrankungen im einzelnen	859
Koronare Herzerkrankung	859
Klappenerkrankungen	860
Angeborene Herzfehler	861
Thorakale Gefäßerkrankungen	861
Transplantationen	862
Herzrhythmusstörungen	862
Schrittmacherimplantationen	862
Defibrillatorimplantation	867
Allgemeine Probleme der Schrittmacher- und Defibrillatorpatienten	867
Thoraxtrauma	868
Lungenembolie	869

39 Plastische und Handchirurgie 870

Plastische Chirurgie	870
Grundlagen	870
W. Schneider und H. Fansa	
Wunde	870
Nahttechnik	870
Z-Plastik	871
Defektdeckung	871
Weichteiltumoren	876
H. Lippert	
Benigne Weichteiltumoren	877
Maligne Weichteiltumoren	878
Handchirurgie	879
W. Schneider und H. Fansa	
Diagnostik	879
Operationsvoraussetzungen	879
Verletzungen der Hand	881
Haut- und Weichteilverletzungen	881
Beugesehnenverletzungen	882
Strecksehnenverletzungen	883
Verletzungen der Knochen und Gelenke	884
Verletzungen der Gefäße	885
Verletzungen der Nerven	885
Amputationsverletzungen	886
Verbrennungen	887
Infektionen der Hand	887
Paronychie und Panaritium subunguale	887
Panaritium	888
Hohlhandphlegmone	888
Erkrankungen der Hand	889
Dupuytren-Kontraktur	889
Nervenkompressionssyndrome	889
Rheumatische und degenerative Erkrankungen	890
Tumoren	891
Ganglion	891
Angeborene Fehlbildungen	892

40 Urologie 893
K. Miller

Diagnostik	893
Anamnese	893
Körperliche Untersuchung	893
Urologische Sonographie	894
Drainage des oberen Harntraktes	894
Drainage des unteren Harntraktes	894
Harnröhrenkatheterismus	894
Suprapubische Blasendrainage	897
Differentialtherapie zur Drainage des unteren Harntrakts	898
Operationstechnische Aspekte	899
Harnleiterchirurgie	899
Blasenchirurgie	899
Urologische Notfälle	900
Anurie	900
Harnverhalt	901
Harnsteinkolik	901
Urosepsis	901
Akutes Skrotum	901
Paraphimose	902
Verletzungen	902

41 Gynäkologie 903
R. Wenzl und P. Husslein

Eileiter – Extrauteringravidität	903
Pathogenese	903
Symptomatik	903
Diagnostik	903
Differentialdiagnose	904
Therapie	904
Postoperative Maßnahmen und Komplikationen	906
Vorgehen bei seltenen Implantationsstellen	907
Ovar – Tumoren	907
Pathogenese	907
Symptome	908
Diagnostik	908
Differentialdiagnose	908
Operative Therapie	908
Uterus – Leiomyomatose	912
Pathogenese	912
Symptome	912
Diagnostik	912
Therapie	913
Postoperative Maßnahmen und Komplikationen	913
Endometriose	913
Pathogenese	913

Symptome ... 914
Diagnose ... 914
Indikation und Klassifikation ... 915
Differentialdiagnose ... 915
Therapie ... 915
Gynäkologische Notfälle ... 916
Akute vaginale Blutung ohne Schwangerschaft ... 916
Ursachen ... 916
Vorgehen ... 917
Blutungen bei Schwangerschaft ... 917

42 Ambulante Chirurgie ... 918
W. Klug

Ambulantes Operieren ... 918
Definition und Vorbemerkungen ... 918
Qualitätssicherung ... 918
Voraussetzungen zur Durchführung einer ambulanten Operation ... 919
Forensische Vorbedingungen ... 919
Organisatorischer Ablauf ... 920
Vorteile einer ambulanten Operation für den Patienten ... 921
Probleme einer ambulanten Operation für den Patienten ... 921
Praxisrelevante Infektionen ... 924
Furunkel ... 924
Karbunkel ... 924
Schweißdrüsenabszeß ... 924
Infiziertes epidermales Retentionsatherom ... 924
Subkutane Phlegmone ... 925
Erysipel ... 925
Erysipeloid ... 925
Lymphangitis acuta ... 925
Spezielle Infektionsursachen ... 925
Pyogene Handinfektion, Panaritium, Interdigitalphlegmone ... 926
Unguis incarnatus ... 926
Relevante aseptische Handerkrankungen ... 926

Rahmenbedingungen

43 Nosokomiale Infektionen und hygienisches Management ... 930
A. Kramer

Begriff, Ätiopathogenese und Prävalenz ... 930
Prophylaxe ... 931
Allgemeine Grundsätze ... 931
Distanzierung (Schwarz-Weiß-Trennung) ... 932
Sterilisation ... 933
Desinfektion ... 934
Antiseptik ... 936
Impfprophylaxe ... 937
Qualitätssicherung der Hygiene ... 937

44 Leistungserfassung, Qualitätssicherung, Wirtschaftlichkeit ... 940
I. Gastinger und H. Lippert

Entwicklung und gesetzliche Grundlagen ... 940
Definitionen ... 940
Leistungserfassung ... 940
Qualitätssicherung ... 941
Praxis der Leistungserfassung und Qualitätssicherung ... 942
Klassifikationen ... 942
Methodik der Leistungserfassung ... 942
Methodik der Qualitätssicherung ... 942
Ausblick ... 943

45 Dokumentation ... 946
H. Röding

Anamnese ... 946
Aufnahmeuntersuchung ... 947
Aufklärung ... 947
Verlaufsdokumentation ... 948
Intraoperative Dokumentation ... 948
Operationsbericht ... 948
Epikrise ... 949
Zusammenfassung ... 949

46 Weiterbildungsordnung ... 950
K. Hempel

Ausbildung, Weiterbildung und Fortbildung ... 950
Weiterbildungskategorien ... 951
Weiterbildungsordnung Chirurgie ... 952
Schwerpunkt „Viszeralchirurgie" ... 954

Sachverzeichnis ... 955

Diagnostik

1 Leitsymptome, Laboruntersuchungen und mikrobiologische Diagnostik

H. Lippert

Jede Diagnose ist nur so gut wie die Informationen, auf denen sie beruht.

Der Weg vom Symptom zur Diagnose ist abhängig vom Wissensstand des Arztes: „Was ich nicht kenne, kann ich nicht diagnostizieren". Deshalb ist jede ärztliche Untersuchung – die Anamnese und paraklinische Messung eingeschlossen – eine wissenschaftlich-analytische Aufgabe und ein Lernprozeß. Jede Anamnese stellt eine Lebensgeschichte dar, die Respekt, Verständnis, Diskretion und Zuwendung von uns verlangt; dies gilt für das ganze Berufsleben. Zwar werden die Erfahrungswerte und der Erkenntnisstand größer, aber das Lernen wird trotzdem nicht beendet.

Wird ein Symptom beschrieben, sind folgende Fragen zu beantworten:
- Woher kommt das Symptom?
- Welche Ursachen kann es haben, welche Intensität – abnehmend oder zunehmend – besitzt es?
- Bedroht es das Leben des Patienten?
- Bestehen Risikofaktoren und Komplikationen?
- Was muß ich tun, um mit hoher Spezifität und Sensitivität möglichst rasch, mit individuell akzeptabler Belastung des Patienten und mit vertretbaren Kosten, zu einer Diagnose zu kommen?
- Bin ich mit der Problematik überfordert und brauche ich den Rat anderer Fachkollegen?
- Habe ich dem Patienten vermittelt, daß er Vertrauen haben kann und ich alles tun werde, um ihm zu helfen?
- Habe ich eine sachgerechte, unmißverständliche Dokumentation vorgenommen, die auch anderen Kollegen als Entscheidungshilfe nützt?
- Ist der Überweisungs-, Konsiliar- und Diagnostikanforderungsschein leserlich und mit klarer Fragestellung ausgefüllt?

Jede Diagnostik erfolgt nach einem erprobten Konzept. Die Anamnese und die klinische Untersuchung haben einen Anteil von über 70% an der Diagnose.

Die erste Orientierung wird sich nach den aktuellen Beschwerden richten. Dabei ist das Symptom Schmerz nach Art, Lokalisation, Ausbreitung, mindernden oder zunehmenden Faktoren, Periodizität und Begleiterscheinungen zu analysieren. Die Intensität des Schmerzes und die Relation zur Zeit sind nicht exakt bestimmbar. Das Ausmaß der Beschwerden wird deutlich, wenn die Auswirkungen auf den Tagesablauf erfragt werden.

Allgemeine Angaben über Schlaf, Appetit, Gewichtsverhalten, Krankheitsgefühl, Schwäche und Lebensgewohnheiten werden vor den organbezogenen Untersuchungen erfaßt, ebenso ist nach Medikamenteneinnahme, Rauchen, Alkohol, Drogenkonsum, Milieu und Arbeitssituation zu fragen.

Das dominierende organbezogene Symptom ist zunächst in den Mittelpunkt der Untersuchung zu stellen. Andere Symptome wie Brustschmerz, Dyspnoe, Herzklopfen, Arrhythmie, Husten, periphere Ödeme, Hämoptoe, Aussehen der Zunge, Mundgeruch, Bauchschmerz, Erbrechen, Stuhlveränderungen, Dysphagie, Nahrungsunverträglichkeit, Miktionsverhalten und Zahnveränderungen werden systematisch registriert.

Psychische Veränderungen, Bewußtseinsstörungen, Schwindelgefühl, Hör- und Sehstörungen, Sprach- und Gedächtnisstörungen, Schluckstörung, Taubheitsgefühl, Koordinationsstörungen sowie eine Einschränkung von Motorik und Sensibilität der Extremitäten und Hautveränderungen werden nach den Regeln der medizinischen Sachkunde erfaßt. Die Kenntnisse der Untersuchungstechnik einzelner Organbereiche werden durch die medizinische Grundausbildung vorausgesetzt.

Der wesentliche Schritt nach der Analyse der Symptome ist die Feststellung physikalischer Zeichen und die körperliche Untersuchung. Die dabei erfaßten Daten sind zu einer Differentialdiagnose zusammenzufassen.

Zusatzuntersuchungen führen dann zur Bestätigung oder Korrektur der Diagnose, wenig invasive Untersuchungen sind zu bevorzugen. Die Sensitivität und Spezifität einer Untersuchungsmethode ist hierbei zu beachten. Die Wertung eines Labor- oder Sonographiebefundes ist immer dem klinischen Untersuchungsergebnis unterzuordnen.

Die bakteriologische Untersuchung bei einer Infektion und die Biopsie bei einer pathologischen Gewebeveränderung beeinflussen direkt die Therapie. Aber auch diese Methoden bedürfen stets einer kritischen Würdigung.

Die Zeitspanne vom Symptom zur Diagnose muß – in ärztlicher Hand liegend – kurz und der Dringlichkeit angepaßt sein. Die Therapie einer vitalen Bedrohung erfolgt parallel zu einer raschen organbezogenen Diagnostik. Die klinische Diagnostik orientiert sich an wesentlichen Leitsymptomen. Diese weisen uns auf Störungen von Systemen des Organismus hin. Es ist nicht möglich, aus der Sicht eines Fachgebietes diese Vielfalt darzustellen. Beispiele können jedoch das Prinzip des Diagnostikprozesses aufzeigen.

Leitsymptome

Schmerz

Einer der häufigsten Beschwerdekomplexe ist der Schmerz. Der Patient benennt die Lokalisation des Schmerzes als Punkt oder als Region. Dies kann der Ort der Schmerzentstehung oder fortgeleitet sein (Abb. 1.1). Die Region eines übertragenen Schmerzes (refered pain) ist die Head-Zone. Die Fortleitung eines subdiaphragma-

Leitsymptome, Laboruntersuchungen und mikrobiologische Diagnostik

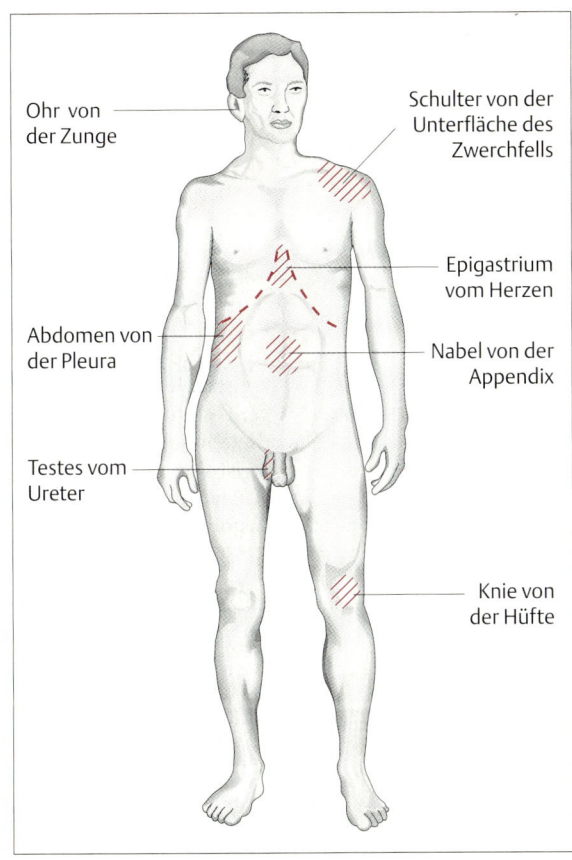

Abb. 1.1 Beispiele für fortgeleiteten Schmerz.

len Schmerzes (Milzruptur, subphrenischer Abszeß, Gallenblasenentzündung) in die Schulterregion ist ein typisches Beispiel. Bei der Anamnese ist der akute vom chronischen Schmerz zu unterscheiden.

Der häufige abdominale Schmerz ist differentialdiagnostisch – wie der Kopfschmerz und der Rückenschmerz – schwer einzugrenzen. Zu erfragen sind Beginn, Dauer, Intensität, Ausgangspunkt, Veränderung und Qualität des Schmerzes. Zusammenhänge mit Operationen im Bauchraum, Trauma, Erkrankungen, Medikamenten- oder Nahrungsaufnahme müssen abgeklärt werden.

Der chronische Schmerz im Abdomen ist nach Organerkrankung oder funktioneller Störung zu unterscheiden. Die Zuordnung regionaler Bauchschmerzen zu organbezogenen Erkrankungen ist in Tab. 1.1 dargestellt.

Das Symptom Schmerz in Verbindung mit anderen Zeichen ergibt weitere Hinweise. Durchfall im Zusammenhang mit Bauchschmerz kann eine akute Gastroenteritis, Kolitis, Pankreatitis oder auch paradoxes Zeichen einer Peritonitis sein.

Der postoperative Abdominalschmerz nimmt innerhalb von 1–2 Tagen nach der Operation ab. Zunehmender Schmerz im Zusammenhang mit Fieber oder einer Darmparalyse kann auf eine Anastomoseninsuffizienz, eine Peritonitis, einen Ileus oder eine ischämische Darmschädigung hinweisen.

Blut im Abdomen führt zu einer peritonealen Reizung, so daß eine Nachblutung Symptome einer Peritonitis auslösen kann.

Die Relation von Dauer und Ausmaß des Schmerzes läßt eine weitere Eingrenzung der Schmerzursachen zu. Der

Tabelle 1.1 Lokalisation, Art und Differentialdiagnose bei Bauchschmerzen (nach Hahn 1996)

Ort	Art des Schmerzes	Differentialdiagnose
Rechter Oberbauch	krampfartig rezidivierend	Cholezysto-/Choledocholithiasis, Ulcus duodeni, chron. Pankreatitis mit Papillenstenose, Urolithiasis
	konstant	chron. Pankreatitis, Pankreas-, Gallenblasenkarzinom, Hepatitis, Stauungsleber, Pleuritis, Lebermetastasen, Cholezystitis, atypische Appendizitis
	nahrungsabhängig	Ulcus duodeni, Cholezystolithiasis, Pankreatitis
Mittlerer Oberbauch	lageabhängig	Refluxkrankheit
	brennend/bohrend	Hiatushernie
	belastungsabhängig	cave Herzerkrankung
	krampfartig	Ulcus duodeni, Gastritis
	konstant	Pankreas-, Magenkarzinom, Pankreatitis
Linker Oberbauch	mit wechselnder Intensität	Ulcus ventriculi, chron. Pankreatitis, Milzerkrankung, Kolonkarzinom, Ureterstein, Kolitis
	gleichbleibend	Zwerchfellhernie (z. B. posttraumatisch)
Rechter Mittel- und Unterbauch	krampfartig oder permanent zunehmend	Appendizitis, Ureterstein, Extrauteringravidität, gestielte Ovarialzyste, Kolitis, Ileitis
	chronisch rezidivierend	Zäkumtumor, Morbus Crohn, terminale Ileitis, Adnexitis, Wurmerkrankung, Hernia inguinalis
Linker Mittel- und Unterbauch	krampfartig bis gleichbleibend	Kolontumor, Ureterolithiasis, Kolitis, Divertikulitis, Zystitis, Koprostase, Extrauteringravidität, Ovarialzyste, Hernia inguinalis, Harnverhaltung
Diffuser Bauchschmerz		thorakale, kardiale, endokrine Ursache

plötzliche Beginn mit sofortigem heftigem Bauchschmerz ist ein Zeichen einer Perforation (Ulkusperforation, Abszeß, Aortenaneurysma, Darminfarkt) oder einer Ischämie.

Der schnell zunehmende Schmerz kann durch eine gedeckte Perforation, einen Strangulationsileus, eine Gallenkolik, Nieren-Harnleiter-Kolik, Appendizitis, Divertikulitis, Pankreatitis und ektope Schwangerschaft ausgelöst sein.

Ein langsamer Beginn schafft differentialdiagnostisch die größten Probleme. Sowohl Entzündungen, tumoröse Veränderungen, Harnverhalten wie auch Fortleitung (Herz, Lunge, Prostata) sind möglich. Das Ausmaß der Reaktion des Patienten auf den Schmerz bestimmt die Dringlichkeit der operativen Diagnostik und der Therapie. Abbildung 1.2 zeigt eine allgemeine Handlungsanleitung.

Erbrechen

Das Leitsymptom Erbrechen kann zentrale, toxische und viszerale Ursachen haben.

Zentrale Ursachen sind durch Reizung des Brechzentrums (Hirntumor, Migräne, epidurale Blutung) verursacht. Toxische Reizungen können z.B. durch Medikamente (Chemotherapeutika, Digitalispräparate) oder Staphylokokkenenterotoxine, fieberhafte Erkrankungen, Lebertrauma, Urämie und endokrine Störungen ausgelöst werden. In der Chirurgie treten viszerale Ursachen häufiger auf, dabei handelt es sich um Motilitätsstörungen, die den gesamten Gastrointestinalbereich betreffen können (Tab. 1.2).

Das Erbrechen führt zu einem Flüssigkeitsverlust und einer Elektrolytverschiebung im Blut.

Postoperativ ist eine Darmparalyse für 1–2 Tage normal. Ein Singultus weist auf den mit Sekret gefüllten Magen oder die Motilitätsstörung hin. Es ist dann besser, die Entlastung mit der Magensonde vorzunehmen als das unkontrollierte Erbrechen abzuwarten (Aspirationsgefahr). Eine länger als 48 Stunden bestehende Darmparalyse (Rückfluß aus der Magensonde, keine Peristaltik) bedarf der Abklärung.

Der Arzt sollte das Erbrochene inspizieren: Handelt es sich um erbrochene Nahrung, blutiges oder kaffeesatzartiges Erbrochenes, sauren hellen Magensaft oder gelbliches Erbrochenes, das ausschließlich aus dem Magen stammt? Gallenhaltiges, grünes Erbrochenes kommt aus

Tabelle 1.2 Ursachen von Übelkeit und Erbrechen

Nicht gastrointestinal	Gastrointestinal
Intrakranielle Druckerhöhung	Achalasie des Ösophagus
Meningitis, Epilepsie, Migräne	Zenkersches Divertikel
	Ösophaguskarzinom
Glaukom	Magenausgangsstenose
Morbus Ménière (Schwindel)	Gastroparese
	Duodenalstenose
Anorexia nervosa, Bulimie	Ileus
Medikamente	Pankreatitis
Gifte, Alkohol	postoperative Motilitätsstörung
Fieber, Sepsis	Hämatemesis (Ösophagusvarizen, Ulkusblutung)
Gravidität	
Angina pectoris	Tumoren mit Darmobstruktion (extra- oder intraluminär)
Hypertensive Krise	
Diabetische Ketoazidose	
Leberkoma	Peritonitis
Urämie	retroperitoneales Hämatom
Nebenniereninsuffizienz	Darmverletzung
Psychogenes Erbrechen	Appendizitis
Hyperkaliämie	Gastroenteritis
	Divertikulitis

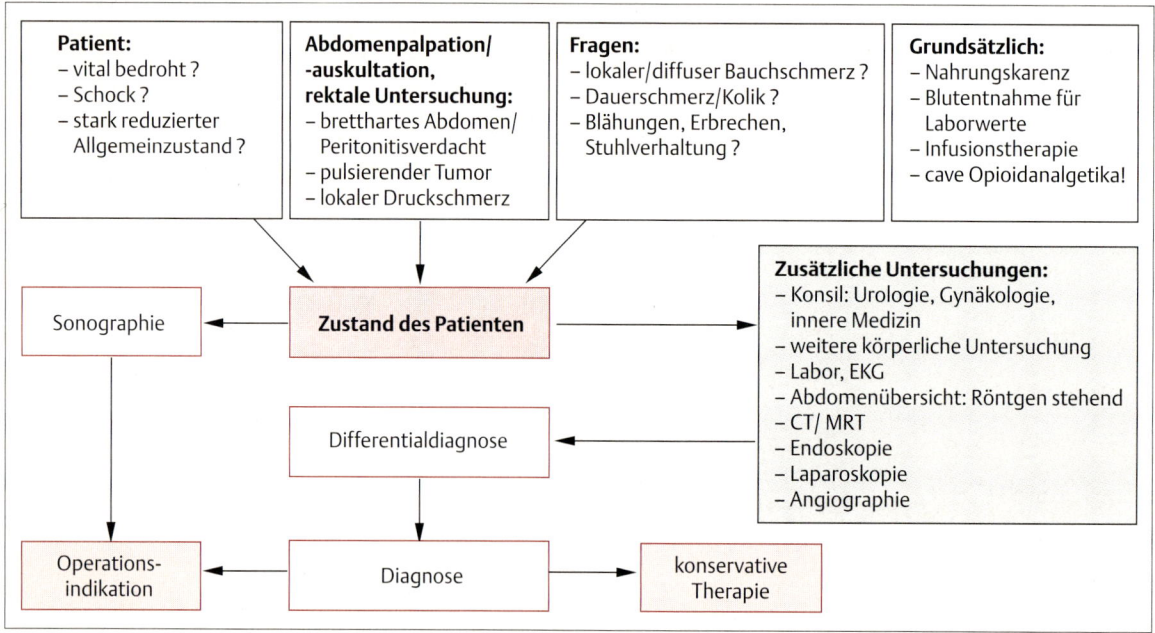

Abb. 1.2 Allgemeine Handlungsanleitung beim Bauchschmerz.

dem oberen Dünndarm, fäkulentes, braunes, übelriechendes aus unteren Darmabschnitten. Erbrochenes, das wie dünner Stuhl aussieht, weist auf einen bestehenden Ileus der tiefen Darmabschnitte hin.

Gastrointestinale Blutung (vgl. Kapitel 3, 22, 23, 32)

Unter dem Symptom Bluterbrechen, Teerstuhl oder blutiger Stuhlgang, verbunden mit Tachykardie und Hautblässe (Schocksymptom), kann in unterschiedlicher Zeitfolge eine lebensbedrohliche Situation entstehen. Anamnestisch ist hier die Zeitspanne vom ersten Auftreten der Blutung bis zum Untersuchungszeitpunkt zu ermitteln. Eine bekannte Ulkuskrankheit, die Einnahme von Antikoagulanzien, Lebererkrankungen, Aszites, Pankreaserkrankungen, Operationen (z. B. abdominelle Gefäßchirurgie), Nasenbluten und Analverletzungen können Hinweise auf die Blutungsart geben. Die häufigsten gastrointestinalen Blutungen stammen aus einem gastrointestinalen Ulkus oder aus Ösophagusvarizen (Tab. 1.3).

Wichtig ist es, das Ausmaß des Blutverlustes und die aktuelle Aktivität der Blutung zu ermitteln. Eine Hypotension oder das Absetzen von blutigem Stuhl bei einer Blutung des oberen Gastrointestinaltraktes weist auf einen erheblichen Blutverlust hin. Die Diagnostik ist rasch durch die Endoskopie, evtl. auch durch die Angiographie zu komplettieren. Die Untersuchung muß feststellen:
– Besteht noch eine aktive Blutung (arteriell, venös)?
– Sind Zeichen einer durchgemachten Blutung (Gefäßstumpf, Koagel auf einem Ulkusgrund) vorhanden?
– Gibt es einen anamnestischen Hinweis, obwohl kein Zeichen einer frischen Blutung vorhanden ist?

Die Untersuchung der Blutung bei einem Gastroduodenalulkus mittels Endoskopie und die dadurch mögliche Einteilung nach Forrest berücksichtigt die Blutungsaktivität. Das Forrest-I-A-Stadium liegt vor, wenn endoskopisch eine arteriell spritzende Blutung nachweisbar ist. Im Forrest-I-B-Stadium besteht eine Sickerblutung, im Stadium Forrest II ist die Blutungsquelle sichtbar, jedoch liegt aktuell keine Blutung vor (vgl. Kapitel 3).

Blutgerinnungsstörungen sind auszuschließen. Die Schocktherapie ist sofort einzuleiten (vgl. Kapitel 16), d. h. der Patient ist stationär, evtl. sogar intensiv-medizinisch zu betreuen.

Ikterus

Der Ikterus ist zuerst an der Gelbfärbung der Skleren zu erkennen. Oft klagt der Patient über Juckreiz, Kratzwunden zeigen dies zusätzlich. Es besteht Handlungsbedarf, wenn ein Galleabflußhindernis vorliegt.

Die Differentialdiagnose ist sehr umfangreich (Tab. 1.4). Es muß in der Anamnese ermittelt werden, ob es sich um einen schmerzlosen oder unter Schmerzen entstandenen Ikterus handelt. Eine topographische Einteilung (prähepatisch, hepatisch, posthepatisch) oder eine nach funktionellen Gesichtspunkten (Bilirubinstoffwechsel, Galleabfluß) ist oft nicht eindeutig möglich. Ein interdisziplinäres Konsil (Gastroenterologe, Hepatologe) ist dringend erforderlich.

Kolikartige Schmerzen im rechten Oberbauch als vorausgegangenes Symptom lassen auf eine Choledocholithiasis schließen. Andere Abflußhindernisse sind in Tab. 1.4 aufgeführt. Nach Ausschluß eines prähepatischen Ikterus und einer Virushepatitis ist beim schmerzlosen Ikterus an ein Pankreaskarzinom zu denken. Wesentlich zur Differenzierung trägt die Labordiagnostik und die Sonographie bei. Sind die Gallenwege dilatiert, ist meist ein Galleabflußhindernis die Ursache. Die dann folgende endoskopische retrograde Cholangiopankreatikographie (ERCP) lokalisiert das Hindernis und bietet die Möglichkeit, durch Einlage eines Gallenwegsendotu-

Tabelle 1.3 Blutungsursachen

Oberer Gastrointestinaltrakt	Unterer Gastrointestinaltrakt
Ulcus duodeni	Hämorrhoiden
Ulcus ventriculi	Karzinom
Ösophagus-Magen-Varizen	Angiodysplasie
Ulcus pepticum jejuni	Divertikel
Karzinome	Polyp
Erosionen	Kolitis (Colitis ulcerosa, ischämische Kolitis)
Mallory-Weiss-Syndrom	
Ösophagitis, Gastritis	Endometriose
Angiodysplasie	rektale oder anale Verletzung
Zustand nach Papillotomie	
Hämobilie (Zustand nach Lebertrauma)	Meckelsches Divertikel
Ulcus Dieulafoy	Darminvagination
Boerhaave-Syndrom	
Blutungen im Nasen-Rachen-Raum	

Tabelle 1.4 Ursachen des Ikterus

Prähepatischer Ikterus	Polytransfusion, ausgedehnte Hämatome (Rückresorption), Crush-Syndrom (Muskelquetschung), hämolytischer Ikterus, mechanische Hämolyse (Operationen mit Herz-Lungen-Maschine), chemisch-toxische Hämolyse
Hepatozellulärer Ikterus	Leberzirrhose, Sepsis, Narkosemedikation (postoperativ), Medikamente, Virushepatitis (A, B, C, D, E), Leberzellkarzinom, Metastasen, intrahepatische Cholestase, Autoimmunhepatitis
Posthepatischer Ikterus	Choledocho-, Hepatikolithiasis, Cholangitis, Tumoren, Parasiten, Zysten, Pankreatitis, Papillenstenose, Pankreaskopfkarzinom, Lymphome, Hepatome, Metastasen, benigne duktale Kompression, Gallengangsverletzung, Gallengangsstenose

bus den Ikterus temporär zu entlasten. Alternativ ist eine perkutane transhepatische Cholangiodrainage (PTCD) möglich. Diese ist indiziert, wenn eine endoskopisch-interventionelle Entlastung des Ikterus nicht gelingt. Eine unmittelbare Operationsindikation ergibt sich nur selten. Die Domäne der Chirurgie liegt in der elektiven kurativen permanenten Beseitigung der Ursache eines posthepatischen Ikterus und der palliativen permanenten Gewährleistung der Gallepassage in den Dünndarm (z.B. biliodigestive Anastomose).

Fieber

Bei der Bewertung des Leitsymptoms Fieber wird unterschieden: rasch ansteigendes, allmählich einsetzendes oder kontinuierlich vorhandenes Fieber, diaphasischer Verlauf, Schüttelfrost, periodische Fieberschübe, septisches Fieber mit Kreislaufreaktion. Das Fieber ist im Zusammenhang mit einer Grundkrankheit (Infektion, Tumor, Lymphogranulomatose, Leukämie, Anaphylaxie) oder als Folge einer Arzneimittelreaktion zu bewerten. In der Chirurgie erfordert insbesondere die Beurteilung des postoperativen Fiebers Fingerspitzengefühl. Hier ist die erhöhte Körpertemperatur vor allem als physiologische Reaktion zu bewerten, die eine Heilung fördert. Eine Temperaturerhöhung nach einer Operation kann 1–2 Tage anhalten (nicht über 38 °C), sollte aber eine fallende Tendenz aufweisen. Andernfalls hat das Fieber den Stellenwert eines behandlungsbedürftigen Symptoms, nach dessen Ursache gesucht werden muß. Der anamnestische Hinweis auf präexistierende mögliche Ursachen des Fiebers (Fremdkörper, Herzklappen, Bluttransfusion, zentralvenöser Katheter, kontaminierte Operation) erklärt die Temperaturerhöhung. Die Aktivierung eines ruhenden Infektionsherdes (Mittelohr, Nasennebenhöhlen, Parotis, Bronchien, Harnwege, Zähne) kann durch die Operation oder die Gabe von Immunosuppressiva ausgelöst werden.

Eine Suche nach dem Ausgangsort des Fiebers sollte die relativ häufigen extraabdominellen Ursachen (Urintraktinfektion 40%, Wunden 25%, pulmonale Komplikation 15%) berücksichtigen (Abb. 1.3).

Sonstige Symptome

Symptome wie Dyspnoe, periphere Ödeme, Leistungsschwäche, Claudicatio intermittens, Herzrhythmusstörungen, Gewichtsabnahme, Durchfall, Infektionshäufigkeit, Bewegungseinschränkung, Sensibilitätsstörung oder Schwindelerscheinung bedürfen einer gesonderten Abklärung und der Einbeziehung anderer Fachrichtungen.

Laboruntersuchungen

Die Laboruntersuchung orientiert sich an der Anamnese und der klinischen Untersuchung. Risikofaktoren und Begleiterkrankungen beeinflussen das Ausmaß der Laboranforderung (Tab. 1.5). Eine umfangreiche Blutgerinnungsuntersuchung ist erforderlich, wenn Blutungen in

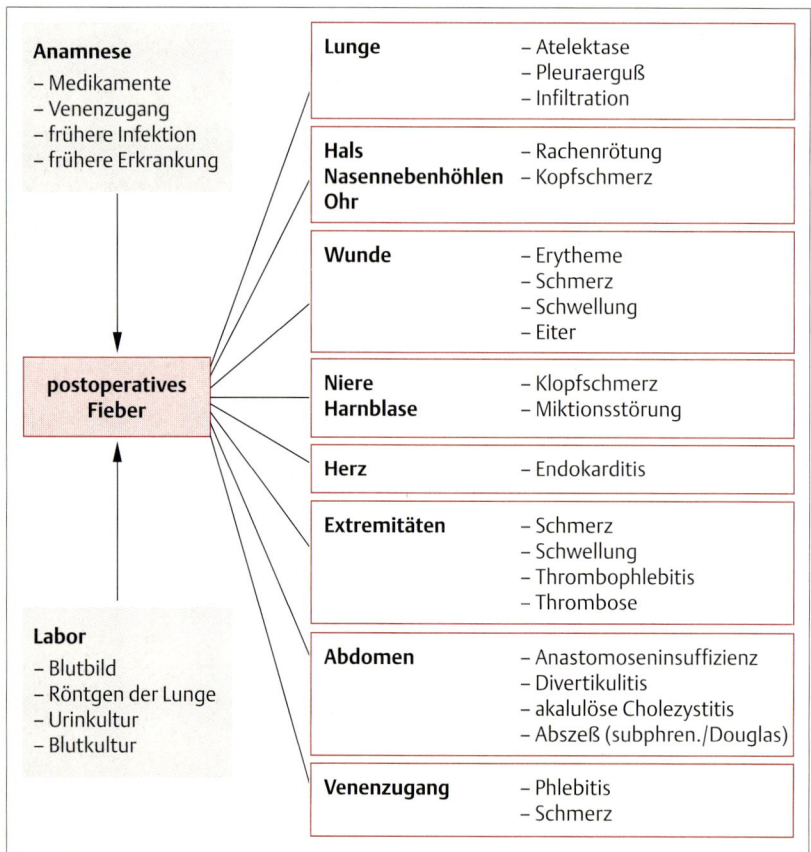

Abb. **1.3** Mögliche Ursachen bei postoperativem Fieber.

Tabelle 1.5 Basisdiagnostik in der Chirurgie in Abhängigkeit vom Ausmaß der Erkrankung, der Risikofaktoren und der vorgesehenen Elektivoperation

Herz	Lunge	Blut	Niere	Leber	Stoffwechsel	Blutgefäße	Gastrointest. Funktion	Ernährung	Immunologie
EKG	Röntgen der Lunge	Gerinnung	Kreatinin	a) Syntheseleistung:	Blutzucker	(Venen und Arterien)	Malabsorptionstest	Eiweiß	Hauttest-Reaktivität
(Belastungstest) Ergometrie	Spirotest	Blutbild	Harnstoff	– Blutgerinnung – Cholinesterase	Elektrolyte	Pulse	Röntgen der Magen-Darm-Passage	Albumine	Immunstatus
Echokardiographie	Blutgasanalyse	Blutgruppe	(Kreatininclearance)	b) Schädigungsparameter: – Transaminasen	Säure-Basen-Haushalt	Duplex	pH-Metrie		
Koronarographie				– Bilirubin – GLDH – Ammoniak	Hormone Enzymdiagnostik				

der Anamnese angegeben werden (Hämaturie, abnorme Hämatombildung oder Nachblutungen bei früheren Operationen sind zu erfragen), Leber- oder Nierenerkrankungen vorliegen oder Medikamente wie Aspirin, Antikoagulanzien, Rheumamedikamente und Kreislaufmittel eingenommen wurden. Eine Urinanalyse wird zur Erfassung einer Harnwegsinfektion, einer Glukosurie und Proteinurie angefertigt.

Serumelektrolyte sind immer dann routinemäßig zu messen, wenn in der Anamnese festgestellt wird, daß Diuretika oder Hormonpräparate eingenommen wurden. Bei Nierenfunktionsstörungen, Diarrhö, Erbrechen, kardialen Erkrankungen ist mit einer Verschiebung der Normalwerte zu rechnen. Der Blutzucker- und der Kreatininwert dienen der Erfassung eines bisher unbekannten Diabetes mellitus oder einer Nierenfunktionsstörung.

Funktionsuntersuchungen des Gastrointestinaltraktes sind bei anamnestischen Hinweisen (chronische Pankreatitis, Sprue, Achalasie, Motalitäts- und Sphinkterfunktionsstörungen, Inkontinenz) sinnvoll (vgl. Kapitel 3). Wichtig für den postoperativen Verlauf ist der Ernährungsstatus und der Eiweißhaushalt, eine Hypalbuminämie begünstigt Wundheilungsstörungen. Die präoperative Korrektur ist, wenn möglich, vorzunehmen. Die Immunfunktion ist ebenfalls meist mit dem Eiweißhaushalt verbunden. Besteht der Verdacht auf eine Anergie, sind ein Immunstatus oder Hauttests sinnvoll. Ein anergischer Patient besitzt ein hohes Infektionsrisiko (cave: Pilze, Viren).

Bei onkologischen Operationen ist eine Messung der Tumormarker als Ausgangs- und Vergleichswerte für die Nachsorge notwendig (vgl. Kapitel 18).

Mikrobiologische Diagnostik

Im Zusammenhang mit einer Operation ist die Infektionsprophylaxe und -therapie ein Hauptanliegen in der perioperativen Phase. Die physiologische Besiedlung des Nasen-Rachen-Raumes, der Haut und des Gastrointestinaltraktes kann Manifestationsort und Ausgangspunkt für eine Infektion sein (Tab. 1.6). Der exakte Nachweis von Erregern wird durch die Auswahl des Untersu-

Tabelle 1.6 Normales Erregervorkommen im Gastrointestinaltrakt (nach Müller und Hahn)

Aerobe Bakterien
Escherichia coli, Enterokokken, Staphylokokken, vergrünende Streptokokken, Pseudomonaden
Anaerobe Bakterien
Bacteroides, Bifidobakterien, Laktobazillen, Aktinomyzeten, Clostriden
Pilze
Candidaarten, Geotrichumarten
Protozoen
Entamoeba coli, Endolimax nana, Trichomonas hominis

Tabelle 1.7 Empfehlung zur Materialgewinnung für die mikrobiologische Untersuchung

Lunge	endotracheale Aspiration, Lungenpunktion, bronchoskopische Absaugung, bronchoalveoläre Lavage
Pleura	Thorakozentese
Harntrakt	Mittelstrahl- oder Katheterurin, suprapubische perkutane Harnblasenaspiration
Abszeß	Nadelaspiration des noch geschlossenen Abszesses unter Luftabschluß
Wunde	Entnahme aus der Wundtiefe (Abstrich, ohne Hautkontakt)
Gasödem	Klinische Diagnose! Nachweis von Clostridien in der Muskelnekrose (kein Abstrich, sondern Gewebeentnahme)
Systemische Infektion	Blutkultur (vorgewärmtes Transportmedium), Zytomegalievirus-, HIV-, Serumtests
Gewebe	Biopsie: – Nachweis von Erregern im Gewebe (z. B. Helicobacter pylori), – Pilznachweis (Candida, Aspergillus), – Virusnachweis (Immunhistologie mit monoklonalen Antikörpern: Herpes-simplex-Virus; Polymerase-Kettenreaktion [PCR]: Zytomegalievirus [CMV], Herpesvirus, Rotaviren)

chungsmaterials, den raschen Transport und die umgehende Bearbeitung beeinflußt. Die Materialgewinnung und der adäquate Transport (Anaerobier) sollte mit dem zuständigen mikrobiologischen Labor abgestimmt sein. Allgemeine Empfehlungen sind der Tab. 1.7 zu entnehmen.

Eine wiederholte Untersuchung ist wegen des Erregerwechsels, der durch die Therapie oder eine veränderte Immunabwehr entstehen kann, sinnvoll. Das Vorhandensein eines Erregers muß dabei nicht Infektion bedeuten, denn eine mikrobiologische Besiedlung ist physiologisch. Aus der klinischen Erfahrung heraus sind bei vielen Infektionsarten die wichtigsten Erreger bekannt (Tab. 1.8).

Literatur

1 Bailey, H.: Chirurgische Krankenuntersuchung, 8. Aufl. Barth, Heidelberg 1991
2 Epstein, O., G. D. Perkin, D. P. de Bono, J. Cookson: Bild-Lehrbuch der klinischen Untersuchung. Thieme, Stuttgart 1994
3 Hahn, E. G., J. F. Riemann: Klinische Gastroenterologie, 3. Aufl. Thieme, Stuttgart 1996
4 Norton, L. W., G. Steele, B. Eiseman: Surgical Decision Making, 3rd ed. Saunders, Philadelphia 1993
5 Schmitt, W., W. Hartig: Allgemeine Chirurgie, 11. Aufl. Barth, Heidelberg 1991

Tabelle 1.8 Erreger und Infektionsart in der Chirurgie (nach Schmitt)

Aerobier

Grampositive Kokken
Staphylokokken

Staphylococcus aureus (koagulasepositiv, Exotoxinbildner): Furunkel, Mastitis, Pneumonie, Osteomyelitis, Sepsis, Enterokolitis, Abszesse, Wundinfektionen

Staphylococcus epidermis (koagulasenegativ): Wund-, ZNS- und Harnweginfektionen, Sepsis (venöser Dauerkatheter, Implantation von Kunststoffen); Endokarditis

Staphylococcus saprophyticus (koagulasenegativ): Harnweginfektionen

Streptokokken

A-Streptokokken (Str. pyogenes): (63 Typen, verschiedene Exotoxine [Streptolysin, Streptokinase]): Tonsillitis, Pharyngitis, Wundinfektionen, Erysipel, Scharlach, Sepsis

B-Streptokokken (Str. agalactiae): schwere Infektionen bei Neugeborenen (Sepsis, Meningitis), bei Erwachsenen Osteomyelitis, Pneumonie, Abszeß, Harnweginfektionen

C-(F- und G-)Streptokokken: Sepsis, Endokarditis, Wundinfektionen und Pneumonien

D-Streptokokken (Str. faecalis): Sepsis, Meningitis, Endokarditis, Cholezystitis

Streptococcus mitior (mitis) und Str. milleri: Endokarditis, Hirn-, Leber- und Douglas-Abszesse

Streptococcus pneumoniae (Pneumokokken): Pneumonie, Otitis media, Sinusitis, Meningitis, Peritonitis

Grampositive sporenlose Stäbchen
Corynebakterien

Corynebacterium diphtheriae (Exotoxinbildner): Rachendiphtherie, Wunddiphtherie

Corynebacterium jeikeium (sog. JK-Gruppe): Endokarditis, Sepsis bei Abwehrschwäche

Erysipelothrix rhusiopathiae: Schweinerotlauf

Mykobakterien

Mycobacterium tuberculosis, Mycobacterium bovis und Mycobacterium africanum: Tuberkulose von Mensch und Tier

Mycobacterium kansasii, M. xenopi, M. avium, und M. intracellulare: nichttuberkulose Mykobakteriosen, Lungenaffektionen, Arthritis, Nephritis, Meningitis, Lymphadenitis, Hautinfektionen, Osteomyelitis

Mycobacterium leprae: Lepra

Nokardien

Nocardia asteroides: Lungenaffektion, systemische Infektion mit Organabszessen, superfiziale Form mit Haut- und Schleimhautinfektion bei Immunabwehrschwäche (Transplantation, AIDS, Lymphom)

Grampositive, sporenbildende Stäbchen

Bacillus anthracis: Milzbrand (Anthrax) mit Lokalisation an der Haut, in der Lunge und im Magen-Darm-Kanal

Fortsetzung ▶

Tabelle 1.**8** (Fortsetzung)

Anaerobier

Gramnegative Stäbchen
(Enterobakterien)

Escherichia coli:
Verdauungstraktinfektionen: Kolienteritis der Säuglinge durch enteropathogene E.-coli-Stämme, Durchfallserkrankungen bei Erwachsenen durch Enterotoxinbildende Stämme mit Haftfaktoren, ruhrähnliche Krankheitsbilder durch enteroinvasive Kolistämme
Extraintestinale Infektionen: Pyelonephritis, Otitis, Sepsis, Gallenweginfektionen, Peritonitis, Meningitis (Säuglingsalter)

Proteusgruppe

Proteus vulgaris, Proteus mirabilis, Providencia stuartii, Providencia rettgeri, Morganella morganii): Harnweg- und Wundinfektionen, Sepsis, Hospitalinfektionen auf urologischen Stationen

Klebsiella pneumoniae: Pneumonie, Lungenabszesse, Cholangitis, Harnweginfektionen und Sepsis

Enterobacter cloacae und Enterobacter aerogenes: Wund- und Harnweginfektionen, Pneumonie, Meningitis und Sepsis (besonders bei immunsupprimierten Patienten)

Serratia marcescens: Atem-, Harnweg- und Wundinfektionen, Sepsis, Hospitalinfektionen (besonders bei abwehrgeschwächten Patienten)

Pseudomonaden

Pseudomonas aeruginosa: Infektionen von Verbrennungswunden und Hautulzerationen, Harnweg- und Atemweginfektionen, Meningitis, septische Thrombosen, Sepsis, schwere Enterokolitiden mit Erbrechen

Pseudomonas cepacia, P. maltophilia, P. fluorescens: Wundinfektionen, Sepsis, Endokarditis

Grampositive Kokken

Peptococcus- und Peptostreptococcus-Arten: Wundinfektionen, Hirn-, Lungen-, Leber-, odontogene und tuboovariäre Abszesse, Peritonitis, Salpingitis

Gramnegative Kokken

Veillonella parvula: meistens in Mischkultur bei Infektionen durch sporenlose Anaerobier

Grampositive, sporenlose Stäbchen
Aktinomzyten

Actinomyces israelii: Aktinomykose, generell verbunden mit Mischinfektionen (aerobe und/oder anaerobe Mikroorganismen)

Grampositive, sporenbildende Stäbchen
Clostridien

Clostridium tetani (Exotoxinbildner): Tetanus

Clostridium perfringens, Clostridium novyi, Clostridium septicum und Clostridium histolyticum (Exotoxinbildner): Gasödem (Gasbrand)

Clostrium difficile (Exotoxinbildner): antibiotikainduzierte pseudomembranöse Kolitis

Gramnegative, sporenlose Stäbchen
Bacteriodaceae

Intestinale Bacteroidesgruppe (B. fragilis, B. vulgatus, B. thetaiotaomicron, B. distasonis): Peritonitis, eitrige Appendizitis, perineale und pararektale Abszesse

Orale Bacteroidesgruppe (B. melaninogenicus, B. asaccharolyticus, B. oralis, B. buccalis): Hirnabszesse, Aspirationspneumonie, Otitis, odontogene Infektionen

Fusobacterium nucleatum, F. necrophorum: Pneumonie, Hirn- und Leberabszeß, Sepsis, Infektionen des weiblichen Genitales

Pilze

Aspergillus (A. fumigatus, A. niger, A. clavatus, 300 weitere Spezies): Allergische bronchiale Aspergillose, chronische nekrotisierende Aspergillose, Aspergillus-Endokarditis, Aspergillom, invasive Aspergillose

Mucorales (Phycomycetes, Mucor, Rhizopus, Absidia): rhinozerebrale Mukormykose, kutane, pulmonale, gastrointestinale Mukormykoseform

Candida (C. albicans, C. parapsilosis, C. tropicalis): Haut-, Schleimhautkandidiasis, invasive Kandidiasis (Candidasepsis), (Peritonitis, Endokarditis, Candidaüberwucherung enteral, Handblase

Protozoen

Toxoplasma (T. gondii): Lymphadenitis, Pneumonie, Myokarditis, Enzephalitis, konnatale Toxoplasmose

Leishmania (L. tropica, L. major): kutane Leishmaniose, Hautgeschwüre

Entamoebia (E. histolytica): Amöbenkolitis, Amöbenabszeß der Leber, Hirnabszeß, Amöbendysenterie

Pneumocystis carinii: Pneumonie bei Immunsuppression und AIDS

Würmer

Zestoden (Bandwürmer): (Echinococcus granulosa, E. multilocularis): Echinokokkose, Echinokokkuszyste der Leber, des Hirns und der Lunge, Asthma bronchiale

Askariden (Ascaris lumbobricoides): Cholezystitis, Cholangitis, Appendizitis, Invaginationsileus

Enterobius (E. vermicularis): Analekzem mit Afterjuckreiz, Appendizitis

Trichinella (T. spiralis): Gastroenteritis, fieberhafte Myalgien

2 Bildgebende Diagnostik

Röntgen, Computertomographie, Szintigraphie, MRT
K. Raab und T. Hau

Grundlagen der Bildgebung mit Gammastrahlen

Gammastrahlen sind elektromagnetische Wellen und ihrer Natur nach mit dem Licht zu vergleichen. Sie besitzen eine kürzere Wellenlänge und eine höhere Energie als Licht. Die physikalischen Eigenschaften beider Strahlenarten sind zum Teil durchaus vergleichbar (Tab. 2.1). Neben den physikalischen Wirkungen der Gammastrahlen existieren jedoch noch chemische (Tab. 2.2) und biologische (Tab. 2.3).

In der Diagnostik sind die physikalischen Eigenschaften der Gammastrahlen erwünscht, sie erbringen die Informationen. Die chemischen und biologischen Wirkungen sind dagegen unerwünscht.

Tabelle 2.1 Physikalische Eigenschaften der Gammastrahlen

Schwächung (dichteabhängig)
Streuung
Durchdringungsfähigkeit
Schwärzung fotografischer Emulsionen
Erregung von Lumineszenz
Halbleitereffekt

Tabelle 2.2 Chemische Wirkungen von Gammastrahlen

Bildung von Radikalen
Sprengung von Bindungen

Tabelle 2.3 Biologische Wirkungen von Gammastrahlen

Stochastische (unabhängig von der Dosis, unterliegen Zufallsgesetzmäßigkeiten):
– Induktion von Mutationen,
– Induktion von Malignomen.

Nichtstochastische (dosisabhängig, manifestieren sich oberhalb von Schwellenwerten):
– Hauterythem,
– Trübung der Augenlinse.

Verfahren im einzelnen

Röntgenaufnahmen

Gammastrahlen sind für die menschlichen Sinnesorgane nicht wahrnehmbar. Deshalb nutzt man die physikalischen Eigenschaften der Gammastrahlen, um sie auf Umwegen sichtbar zu machen.

In der Röntgendiagnostik werden die Gammastrahlen in der Röntgenröhre hergestellt. Es handelt sich um einen evakuierten Glaskolben, der zwei Elektroden enthält. Nach Anlegen einer hohen Spannung (20 bis 130 kV) wandern Elektronen von der Kathode (negativer Pol) zur Anode (positiver Pol) und werden dort abgebremst. Die dabei frei werdende Energie wird in der Form von Wärme und der sog. charakteristischen oder Bremsstrahlung emittiert. Diese stellt die nutzbare Gammastrahlung dar. Die Röntgenfilmkassette enthält zwei Folien, auf die Kristallmischungen aufgebracht sind (Calciumwolframat), die nach Auftreffen von Gammastrahlen Lichtblitze emittieren (Lumineszenz). Zwischen den Folien befindet sich der Röntgenfilm, der sowohl durch die Gammastrahlen selbst als auch durch die Lichtblitze von den Folien, die ihn einschließen, belichtet wird. Gewebe von geringer Dichte lassen viel Gammastrahlen passieren und schwärzen den Film stärker als hochgradig schwächende Gewebe (z. B. Knochen). In den letzten Jahren hat sich eine Methode etabliert, die den Halbleitereffekt der Gammastrahlen zur Bildgebung ausnutzt. Es handelt sich um die sogenannten Speicherfolien. Dabei wird in der Röntgenfilmkassette statt der Film-Folien-Kombination (Vorderfolie, Film, Hinterfolie) eine Halbleiterfolie plaziert, die nach Exposition durch ein Laserabtastsystem ausgelesen wird. Das registrierte Strahlenprofil wird auf einem Computermonitor als „Röntgenbild" dargestellt und kann in einem digitalen Archivierungssystem (PACS) gespeichert und über einen Laserimager bei Bedarf auf Film ausgeprintet werden.

Die Höhe der Röhrenspannung bestimmt die Eigenschaften der entstehenden Gammastrahlen. Je höher die Spannung, um so höher die Durchdringungsfähigkeit der Strahlen. Mit steigender Durchdringungsfähigkeit sinkt aber auch der Bildkontrast. Eine Zunahme der Objektdichte erfordert demnach eine höhere Aufnahmespannung, um eine verwertbare Filmschwärzung zu erzielen. Das führt aber gleichzeitig zu flauen Röntgenaufnahmen, es sei denn, es gelingt, die Objektdicke zu reduzieren. Das wird mit Erfolg vor allem bei der Mammographie und bei Aufnahmen des Abdomens durch Kompression praktiziert.

Mit der Erhöhung der Aufnahmespannung wird jedoch eine weitere unerwünschte Eigenschaft der Gammastrahlen bildwirksam – die Streustrahlung. Sie entsteht im durchstrahlten Objekt und breitet sich weitgehend ungerichtet im Raum aus. Dadurch reduziert sie zusätzlich den Bildkontrast. Auch die Streustrahlung kann durch Kompression, vorwiegend jedoch durch Optimierung der Abbildungsgeometrie und Streustrahlenfilter (Raster) reduziert werden.

Die Röntgenaufnahme stellt immer die Summation der Schwächungen aller im Strahlenbündel erfaßten Objekte in einer Ebene dar, aus dem dreidimensionalen Original wird eine zweidimensionale Abbildung. Zur Zuordnung einzelner Bildanteile in der Tiefenausdehnung ist deshalb in aller Regel die Anfertigung einer zweiten Aufnahme in einer um 90° gekippten Ebene erforderlich. Reicht die Aufnahme in der zweiten Ebene nicht aus, können ggf. zusätzliche Aufnahmen in schrägen Durchmessern oder sog. Schichtaufnahmen angefertigt werden.

Röntgendurchleuchtung

Bei der Durchleuchtung wird das Strahlenprofil (der durch die Schwächung modulierte, d.h. informationstragende Röntgenstrahl) in Echtzeit dargestellt. Deshalb eignet sich die Methode besonders zur Darstellung bewegter Objekte und für intraoperative Untersuchungen. Auch bei der Durchleuchtung wird das Lumineszieren von Kristallen nach Auftreffen von Röntgenstrahlen zur Bildgebung ausgenutzt. Die Strahlen treffen nach Durchtritt durch den Körper auf eine Leuchtschicht (z.B. Calciumwolframat). Das dort entstehende Licht nimmt eine Bildverstärkerröhre auf und projiziert das Bild auf einen Sekundärschirm. Dort nimmt eine Videokamera das Signal auf und gibt es nach Verstärkung auf einem Fernsehmonitor wieder. Dieses Bildverstärkerfernsehsystem (BV–TV) ist strahlensparender als die frühere konventionelle Durchleuchtung. Die geometrische Auflösung, die Bildgüte, ist jedoch geringer als bei Filmfolienaufnahmen. Außerdem ist die Strahlenbelastung für Patienten und Personal höher als bei der Aufnahmetechnik.

> Zur Diagnostik von Frakturen und in der Thorax- und in der Abdominaldiagnostik werden primär stets Röntgenaufnahmen angefertigt!

Der Ausschluß von Frakturen unter Durchleuchtung ohne vorherige Röntgenaufnahmen ist ein Kunstfehler. Stand der Technik sind an Durchleuchtungsgeräten elektronische Bildspeicher, die die Durchleuchtungsbilder aufzeichnen und auf die Weise z.B. im Operationssaal die Strahlenbelastung reduzieren helfen.

Computertomographie (CT)

Die CT ist eine Form der Röntgenaufnahmetechnik, die letztlich eine kontinuierliche, dreidimensionale Abbildung des Körpers ermöglicht. Grundlage der Abbildungsentstehung ist auch hier die Lumineszenz. Röntgenröhre und Bildwandler sind in definiertem Abstand auf einem kreisförmigen Bewegungssegment montiert und rotieren während der Strahlenexposition. Dabei wird fortlaufend das Schwächungsprofil aufgezeichnet. Diese Aufzeichnungen werden zusammen mit den jeweiligen Ortskoordinaten in einem Computer gesammelt, der dann dem Körperquerschnittspunkt einen Grauwert zuordnet. Die Grauwerte sind in einer Skala von –1000 (Luft) bis +1000 (Calcium) normiert und werden in Houndsfield-Einheiten angegeben. Die Aneinanderreihung benachbarter Körperquerschnitte läßt dann die Darstellung einer dreidimensionalen Schwächungsverteilung zu – man kommt zur 3-D-Darstellung des Körpers.

Moderne CT-Geräte führen während des Scanvorgangs gleichzeitig eine Translationsbewegung (Tischvorschub) des Patienten durch. Damit wird ein spiralförmiges Schwächungsprofil aufgezeichnet, was einer schnellen dreidimensionalen Abbildung von Körperabschnitten dient. Dadurch gelingen kontinuierliche Darstellungen von Objekten (z.B. Gefäßen), die dann in beliebigen Raumebenen betrachtet werden können.

Szintigraphie

Die Szintigraphie ist eine Methode, die die Abbildung von Körperstrukturen mit Hilfe von Gammastrahlen erlaubt, die jedoch im Inneren des Körpers emittiert und durch Detektorsysteme außerhalb des Körpers aufgezeichnet werden. Dazu ist es erforderlich, dem Patienten radioaktive Isotope zu verabreichen. Radioaktive Isotope sind Stoffe mit gleichen chemischen und unterschiedlichen physikalischen Eigenschaften. Bei gleicher Protonenzahl verfügen Stoffe wie Technetium, Radon und Jod über unterschiedliche Anzahlen von Neutronen. Vom Kohlenstoff sind 7 Isotope bekannt, 12 C bis 16 C. Nur 12 C und 13 C sind stabil, die übrigen sind instabil (radioaktiv) und zerfallen unter Aussendung von Korpuskular- und Protonenstrahlung in stabile Atomkerne. Dieser Zerfall führt zu Alpha-, Beta- und Gammastrahlung.

Diagnostische Bedeutung in der Medizin kommt vor allem der Gammastrahlung zu, die die nötige Reichweite besitzt, um auch außerhalb des Körpers registriert werden zu können. Da radioaktive Isotope vom Stoffwechsel wie nichtradioaktive behandelt werden, ergibt sich die Möglichkeit, Stoffwechselvorgänge örtlich und zeitlich zu registrieren. Bekanntestes Beispiel ist die Schilddrüsendiagnostik. Wird Jod 125 i.v. appliziert, baut die Schilddrüse auch Jod 125 in die Hormonmoleküle ein. Das markierte Hormon liegt dann in hoher Konzentration in der Schilddrüse (und z.B. auch in Metastasen anderer Lokalisation von Schilddrüsenkarzinomen) vor. Die emittierten Gammastrahlen können registriert werden. Dazu benutzt man wie in der Röntgendiagnostik die Erzeugung von Lumineszenz. Ein sog. Szintillationszähler registriert die Gammastrahlen, die auf einen Kristall treffen und Lichtblitze auslösen. Der nachgeschaltete Verstärker (Sekundärelektronenvervielfacher) wandelt die Lichtimpulse in Stromimpulse um. Diese können analog über einen Farbdrucker oder digital nach Umwandlung ausgegeben werden. Es resultiert ein planares (zweidimensionales Bild) der Verteilung des Isotops. Neuere technische Entwicklungen gestatten durch eine

Tabelle 2.4 Indikationen zur nuklearmedizinischen Diagnostik (Szintigraphie)

Knochenmetastasensuche
Diagnostik von Frakturen (Os naviculare)
Diagnostik von Schilddrüsentumoren und ihrer Metastasen
Diagnostik von Nebennierentumoren
Diagnostik der Lungenembolie
Myocardszintigraphie

Rotation des Meßkopfes um den Patienten auch die Darstellung der dreidimensionalen Verteilung der markierten Moleküle im Körper.
In der Schilddrüsendiagnostik finden sich sog. kalte Knoten (fehlende Aktivitätsanreicherung, z.B. in Zysten oder Malignomen) sowie heiße Knoten (Orte mit Überproduktion von Schilddrüsenhormonen, z.B. in autonomen Adenomen). Auch Orte erhöhter Knochenumbauvorgänge (Frakturen, Metastasen) können auf diese Weise geortet werden (Tab. 2.4).

Strahlenschutz

Gammastrahlen existieren seit Bestehen der Welt. Alle Lebewesen setzen sich mit den Wirkungen der Strahlen auseinander und haben Anpassungsmechanismen entwickelt, um z.B. strahlenbedingte Chromosomenbrüche wieder zu reparieren.

Natürliche Strahlenbelastung

- Kosmische Strahlung 0,3 (mSv/Jahr).
- Terrestrische Strahlung 0,5 (mSv/Jahr).
- Radon in der Wohnung 1,3 (mSv/Jahr).
- Inkorporation 0,3 (mSv/Jahr).

Zivilisatorische Strahlenbelastung

- Medizin 1,5 (mSv/Jahr).
- Kerntechnische Anlagen 0,01 (mSv/Jahr).
- Fall out (Atomwaffenversuche) 0,01 (mSv/Jahr).
- Berufliche Strahlenbelastung 0,01 (mSv/Jahr).
- Forschung, Haushalt 0,02 (mSv/Jahr).

Strahlenrisiko (Malignominduktion) einer Thoraxaufnahme in 2 Ebenen

- Lunge 0,002 Promille.
- Schilddrüse 0,0005 Promille.
- Knochenmark 0,0015 Promille.
- Weibliche Brust 0,0015 Promille.

Risiken des täglichen Lebens (Mortalität/a/1 Mill. EW)

- Kardiovaskuläre Erkrankungen 4780.
- Krebs 1700.
- Auto- und Hausunfälle 370.
- Suizide 100.
- Feuer, Flugunfälle 38.
- Thoraxübersichtsaufnahme 0,18.

Strahlendosis im täglichen Leben

- Flug Frankfurt – New York 0,1 mSv.
- Thorax 0,07 mSv.
- Kolondoppelkontrastuntersuchung 6,9 mSv.

Möglichkeiten zur Reduzierung der Strahlenbelastung in der Röntgendiagnostik (Patient)

- Qualifizierte Indikationsstellung zur Röntgenuntersuchung.
- Wahl des geeigneten Bilderzeugungssystems:
  - Aufnahme, Durchleuchtung, CT,
  - Einzelaufnahme, Serientechnik,
  - Großformataufnahme, Bildverstärkerfotografie, Kinematographie, Videoaufzeichnung.
- Qualitätskontrollen des Bilderzeugungssystems:
  - Prüfung von Strahler und Kassetten,
  - Prüfung der Filmentwicklungsmaschinen.
- Optimale Einstellungs- und Belichtungstechnik (Qualifikation des Personals):
  - Einblendung des Strahlenfeldes,
  - korrekte Lagerung des Patienten,
  - Wahl optimaler Expositionswerte (Spannung, Röhrenstrom),
  - korrekte zeitliche Aufnahmephase (Inspiration/Exspiration, ggf. Herzphase),
  - Minimierung der Anzahl von Aufnahmen (auch Reduzierung von Fehlaufnahmen),
  - Minimierung der Durchleuchtungszeit.
- Anwendung von Strahlenschutzmitteln:
  - Bleiabdeckung,
  - Gonadenschutz.

Möglichkeiten zur Reduzierung der Strahlenbelastung in der Röntgendiagnostik (Personal)

- Abstand halten.
- Reduzierung der Strahlenexposition des Patienten.
- Vermeidung von Manipulationen im Nutzstrahlenbündel.
- Verwendung von Streustrahlenblenden (Bleiglaswände).
- Tragen von Schutzkleidung.
- Tragen von Bleiglasbrillen.
- Untertischröhrenposition bei Durchleuchtung nach Möglichkeit wählen.

Kernspintomographie

Abbildungsgeometrisch ist die Kernspintomographie (Syn. Magnetresonanztomographie, MRT) mit dem Spiral-CT zu vergleichen. Ein Körpervolumen wird hinsichtlich seiner physikalischen Eigenschaften dreidimensional erfaßt. Die zugrundeliegenden physikalischen Prinzipien sind jedoch völlig verschieden. Der Bildpunkt im CT spiegelt die Schwächungseigenschaften des Volumenelements des Körpers für Röntgenstrahlen wider. Der Bildpunkt im MRT steht für die Verteilung von Protonen im Körper. Die Verteilung der Protonen (ggf. die anderer Partikel) kann durch deren Verhalten in Magnetfeldern festgestellt werden. Dazu nutzt man eine Eigen-

Röntgen, Computertomographie, Szintigraphie, MRT

Tabelle 2.5 Vorteile der MRT gegenüber der CT

Bessere Differenzierung von Weichteilprozessen im Bereich von
- Gehirn
- Rückenmark
- Herz
- Muskulatur
- Tumoren
- Gelenken

Keine Strahlenbelastung

Tabelle 2.6 Grenzen der MRT

Längere Untersuchungszeiten
Unzureichende Abbildung ossärer Strukturen
Beeinträchtigung durch metallische Fremdkörper (Schrittmacher, Implantate, Clips)
Geometrisches Auflösungsvermögen

Tabelle 2.7 Kontraindikationen für eine MRT

Träger von Herzschrittmachern und Neurostimulatoren
Metallische Fremdkörper, insbesondere im Auge
Ältere magnetische Aneurysmaclips
Operationen mit Einlage von Clips vor weniger als 6 Wochen
Intubierte oder nicht kooperative Patientinnen und Patienten
Schwangerschaft in den ersten 3 Monaten
Klaustrophobie

schaft von Atomkernen, den sog. Kernspin. Atomkerne drehen sich um eine Raumachse. Die Ausrichtung der Drehachse im Raum ist zufällig. Wirkt ein starkes Magnetfeld von außen auf das System, richten sich die Drehachsen entlang der Kraftlinien des Feldes aus. Legt man an dieses System ein senkrecht zum magnetischen Feld ausgerichtetes Hochfrequenzfeld an, weichen die Spinachsen in Form einer Kreiselbewegung (Präzession) aus. Für jede Kernart existieren charakteristische Präzessionsfrequenzen. Nach Abschalten des Hochfrequenzfeldes richten sich die Spinachsen wieder im Magnetfeld aus. Die Rückbewegung im Magnetfeld induziert einen elektrischen Strom, der gemessen werden kann, und dessen Frequenz der der Präzession entspricht.
Durch Wahl der Meßzeiten lassen sich unterschiedliche Signalintensitäten gewinnen, die von der Eigenschaft der Substanzen und auch der Geschwindigkeit der Atomkerne abhängen. Die dreidimensionale Darstellung der Signalintensitäten liefert dem CT-Bild vergleichbare Abbildungen – allerdings völlig anderer Objekteigenschaften. Daraus resultieren auch ganz neue Möglichkeiten der Gewinnung von Information aus dem Körperinneren, die gegenwärtig noch nicht ansatzweise ausgeschöpft werden können. Die wesentlichen Vorteile der MRT gegenüber der CT sind in Tab. 2.5 aufgelistet, die Grenzen der MRT in Tab. 2.6 genannt. Bisher sind schädigende Wirkungen durch die verwendeten Magnetfelder nicht bekannt geworden.

Sicherheitsaspekte für Patient und Personal bei der Magnetresonanztomographie

Das stationäre Magnetfeld eines MR-Tomographen kann 0,5–2 Tesla betragen, hieraus resultieren Risiken für Patienten und Personal. Vorwiegend früher verwendete magnetische Aneurysmaclips im Bereich der Hirnarterien können dislozieren und zu einer subarachnoidalen Blutung führen. Metallsplitter im Auge können ebenfalls in Bewegung versetzt werden und z. B. den Sehnerv schädigen. Die bei der MRT verwendeten Hochfrequenzen sind nicht ionisierend, es resultiert also keine Strahlenbelastung. Die elektromagnetischen Wellen induzieren im Gewebe eine leichte Erwärmung. Ein hohes Risiko stellen die Hochfrequenzen für Träger von Herzschrittmachern dar. Der Herzschrittmacher kann die Hochfrequenz aufnehmen und Rhythmusstörungen und Verbrennungen verursachen, und er kann selbst gestört oder zerstört werden. Metallimplantate (Hüftgelenkprothesen) sowie Amalgamfüllungen sind in der Regel nicht ferromagnetisch und stellen somit meist kein Problem dar. Kontraindikationen für eine MRT sind in Tab. 2.7 aufgeführt.

Gezielte radiologische Diagnostik

Planung

Der Chirurg hat ein diagnostisches Problem, zu dessen Lösung er sich die Mitarbeit des Radiologen sichern sollte, nicht nur bei der Durchführung, sondern schon bei der Planung von Untersuchungen. Deshalb muß primär das diagnostische Problem ausreichend dargestellt werden, um dann das sinnvollste Vorgehen festlegen zu können. Wünschenswert wäre es, wenn sich der Chirurg vor jeder Anforderung von Röntgenuntersuchungen vorher in einem Gespräch mit dem Radiologen beraten würde, das ist jedoch für die Routine nicht praktikabel. Um so wichtiger ist die suffiziente Ausfüllung des Röntgenanforderungsscheines. Das Formulieren der Anforderung für eine Untersuchung ist eine ärztliche Leistung. Der Chirurg kann einen wichtigen Beitrag zum Strahlenschutz leisten, wenn er die in Tab. 2.8 aufgeführten Grundsätze beachtet. Röntgenanforderungsscheine nach dem Muster „z. B. Thorax" sind ein Symptom mangelhafter Zusammenarbeit zwischen Chirurg und Radiologe und sollten als Alarmzeichen aufgefaßt werden. Die Abb. 2.1 stellt einen vorbildlich ausgefüllten Röntgenanforderungsschein dar.

Reihenfolge der Untersuchungen

Die Reihenfolge bei der Durchführung von Untersuchungen ist selbstverständlich darauf ausgerichtet, schnellstmöglich die therapierelevante Information zu erhalten. Es gibt jedoch einige methodenspezifische Probleme, die bei der Planung der Diagnostik zu beachten sind.
- Abdominelle Sonographie: immer vor Röntgenuntersuchungen des Magen-Darm-Traktes mit Bariumkontrastmitteln, da diese zu erheblichen Artefakten in der Sonographie führen. Wasserlösliche Kontrastmittel sind bei sonographischen Untersuchungen weni-

Tabelle 2.**8** Vorbereitung des Patienten vor einer radiologischen Untersuchung

Aufklärung über die Untersuchung
Anamnese bezüglich Kontrastmittelunverträglichkeiten oder einer Schilddrüsenüberfunktion vor Untersuchung mit jodhaltigen Kontrastmitteln
Bestimmung des Kreatinins vor Untersuchungen mit nierengängigen Kontrastmitteln
Bestimmung der Transaminasen vor Untersuchungen mit lebergängigen Kontrastmitteln
Bestimmung des Quick-Wertes vor angiographischen Untersuchungen
Reinigung des Intestinaltraktes vor Dünn- und Dickdarmuntersuchungen
Nahrungskarenz 3 Stunden vor Untersuchungen des Magens und vor Untersuchungen mit jodhaltigen Kontrastmitteln (Verminderung der Aspirationsgefahr bei Unverträglichkeitsreaktionen)

ger hinderlich, wobei jedoch beachtet werden muß, daß bei intestinalen Kontrastmittelverabreichungen häufig auch Luft mit eingebracht wird, die bei der Sonographie ebenfalls störend wirkt.

- Kontrastmitteluntersuchungen des Magen-Darm-Traktes sollten von „unten" nach „oben" durchgeführt werden, die Röntgenuntersuchung des Kolons sollte also vor der Röntgenuntersuchung des Dünndarms oder des Magens erfolgen, um Vorbereitungszeit für die nachfolgende Untersuchung zu gewinnen.
- CT-Untersuchungen des Abdomens sollten immer vor Röntgenuntersuchungen des Magen-Darm-Traktes mit Bariumkontrastmittel erfolgen, da durch die hohe Dichte des Bariums erhebliche Artefakte im CT-Bild entstehen können.
- Nuklearmedizinische Untersuchungen der Schilddrüse sollten vor der Anwendung jodhaltiger Röntgenkontrastmittel durchgeführt werden, da ansonsten die nuklearmedizinischen Ergebnisse über einen Zeitraum von 14 Tagen bis 3 Wochen verfälscht sein können.

Vorbereitung des Patienten

Eine Reihe von Untersuchungen mit bildgebenden Verfahren erfordern eine Vorbereitung des Patienten (Tab. 2.**8**).

St. Willehad-Hospital • 25382 Wilhelmshaven • Ansgaristraße 12 • Telefon (0 44 21) 208-0
Radiologische Abteilung • Chefarzt: Dr. med. K. Raab • Telefon (04421) 20 83 33

Name: *Mustermann*
Vorname: *Emil*
Geb.-Datum: *11.11.11*
Kasse: *BEK*

Anamnese/Fragestellung:
Vor 2 Std. plötzlicher linksseitiger Thoraxschmerz
Abgeschwächtes Atemgeräusch li.

Überweiser/Station: *Chir. 8*
Datum: *13.11.96*
Unterschrift Stationsarzt: *Meier*

gewünschte Untersuchung:
Thorax in 2 Eb

Patient kommt: zu Fuß / mit Stuhl *X* / im Bett
Darf aufstehen: Ja *X* Nein
Rö-Paß vorhanden: Ja Nein *X*

Hier schon geröntgt: Ja *X* Nein
Wann? *12/95*
Schwangerschaft: Ja Nein
letzte Regel:

Andernorts? Ja *X* Nein
Wenn ja – Wann: *1971* Wo: *Ohio* Organ: *Thorax*
Frühere Röntgenbestrahlung? Ja Nein *X* Wann:
Frühere Anwendung radioaktiver Substanzen? Ja Nein *X* Wann:

Eine genaue Angabe des Namens hilft der Röntgenassistentin evtl. vorhandene Voraufnahmen zu finden. Die Betrachtung der Voraufnahmen hilft, Fehlaufnahmen zu vermeiden.

Wichtig für die Entscheidung, ob Thoraxaufnahmen im Stehen und in 2 Ebenen möglich sind. Die „Liegelunge" im Bett ist einfacher für die Röntgenassistentin anzufertigen, besitzt aber einen geringeren diagnostischen Aussagewert.

Termin der letzten Regel ist wichtig für die Terminierung von Röntgenuntersuchungen (10-Tage-Regel), um Strahlenbelastungen in der Frühschwangerschaft zu vermeiden.

Hilft bei der Beschaffung von auswärtigen Voraufnahmen, die diagnostische Hilfen sein und unnötige Zusatzuntersuchungen sparen können.

Abb. 2.**1** Röntgenanforderungsschein.

Häufige diagnostische Problemstellungen

Thoraxorgane

Notfalldiagnostik

Im Rahmen der Notfalldiagnostik konzentriert man sich auf einfach und schnell durchzuführende Untersuchungen, das sind in der Regel konventionelle Röntgenaufnahmen (Tab. 2.**9**, 2.**10**). In der Traumatologie kann der frühzeitige Einsatz der CT sinnvoll sein, die dann gewöhnlich als Nativuntersuchung (ohne Kontrastmitteleinsatz) erfolgt und bei entsprechendem Trauma auch orientierende Schichten des Abdomens (Abklärung der Frage von Verletzungen/Blutungen intraabdomineller Organe) umfassen sollte.

Die Szintigraphie wird bei Verdacht auf Lungenembolie zum Einsatz kommen, wenn sie verfügbar ist. Ihr Wert liegt vor allem in der Möglichkeit des Ausschlusses von Embolien. Ein unauffälliges Perfusionsszintigramm schließt eine therapeutisch bedeutsame Lungenembolie aus. In letzter Zeit wird die CT (Spiral-CT) mit Gewinn zur Diagnostik der Lungenembolie eingesetzt.

Präoperative Diagnostik

Die präoperative Diagnostik der Thoraxorgane beschränkt sich fast ausschließlich auf konventionelle Röntgenaufnahmen.
CT, MRT oder Szintigraphie spielen lediglich im Rahmen des Stagings bei Eingriffen in der Onkologie eine Rolle.
Die Indikationsstellung (Tab. 2.**11**) zur Anfertigung von Röntgenaufnahmen der Thoraxorgane setzt die Erhebung der Anamnese und eine klinische Untersuchung voraus. Es gibt keinen „Routine-Thorax". Eine präoperative Röntgenuntersuchung der Thoraxorgane ist indiziert, wenn
– mit hinreichender Wahrscheinlichkeit pathologische Befunde zu erwarten sind, die auf andere, schonendere Weise nicht abzuklären sind und
– aufgrund des operativen Eingriffes mit einiger Wahrscheinlichkeit Befunde auf postoperativ anzufertigenden Röntgenaufnahmen zu erwarten sind, die nur durch den Vergleich mit kurzfristig präoperativ angefertigten Aufnahmen bewertet werden können.

Tabelle 2.**9** Röntgendiagnostik beim Notfall

Technik	Fragestellung
Übersichtsaufnahme in 2 Ebenen im Stehen	Standardtechnik
Übersichtsaufnahmen in 2 Ebenen im Sitzen	bei Patienten, die nicht stehen können
Übersichtsaufnahme im Liegen in a. p. Projektion	bei bettlägerigen Patienten
Zusatzaufnahme in Exspiration	Ausschluß Pneumothorax, bronchiale Obstruktion
Spezialaufnahmen des Thoraxskeletts in 2 Ebenen	Verdacht auf Rippenfraktur

Tabelle 2.**10** Konventionelle Röntgendiagnostik beim Notfall

Befund	Diagnose	Ursache
Lokalisierte fleckige Zeichnungsvermehrung	Pneumonie (Abb. 2.**2**) Kontusion, Aspiration	primär (Entzündung), sekundär (Tumor, Lungeninfarkt, Aspiration, Kontusion)
Allgemeine fleckig-streifige Zeichnungsvermehrung	Lungenstauung (Abb. 2.**3**)	kardiale Dekompensation (z. B. Herzinfarkt)
	Alveolitis	Allergie, Pneumokoniose
	Lymphangiosis carcinomatosa	Tumor
	Alveolarzellkarzinom	Tumor
	Lungenfibrose	primär (idiopathisch), sekundär (Pneumokoniose, Entzündung, Allergie)
Flächige Zeichnungsvermehrung mit Volumenzunahme (Lappenspaltverlauf und Lage des Mediastinums beachten!)	Erguß (Abb. 2.**4**)	Entzündung (Pleuropneumonie), sekundär (Tumor, kardiale Dekompensation, Lungeninfarkt, Kontusion, Blutung, begleitend [sympathisch] bei abdominellen Affektionen)
Flächige Zeichnungsvermehrung mit Volumenabnahme	Atelektase (Abb. 2.**4**)	Pneumonie mit Sekretobstruktion, Aspiration, Lungeninfarkt
Rundliche solitäre Verschattung	Raumforderung (Abb. 2.**5**, 2.**6**)	Primärtumor (maligne oder benigne), Metastase, Tuberkulom, karnifizierende Pneumonie, Rundatelektase, Aspergillom
Rundliche multiple Verschattungen	Raumforderungen	Entzündung (z. B. spezifisch), Metastasen, Pneumokoniosen, Hamartome
Aufgehobene Lungenzeichnung	Pneu (Abb. 2.**7**)	Spontanpneu (wahrscheinlich kleine Emphysemblase rupturiert), traumatisch (Rippenfraktur), iatrogen (Subklaviapunktion, Intubation)
	Emphysemblase (Bulla)	idiopathisch

2 Bildgebende Diagnostik

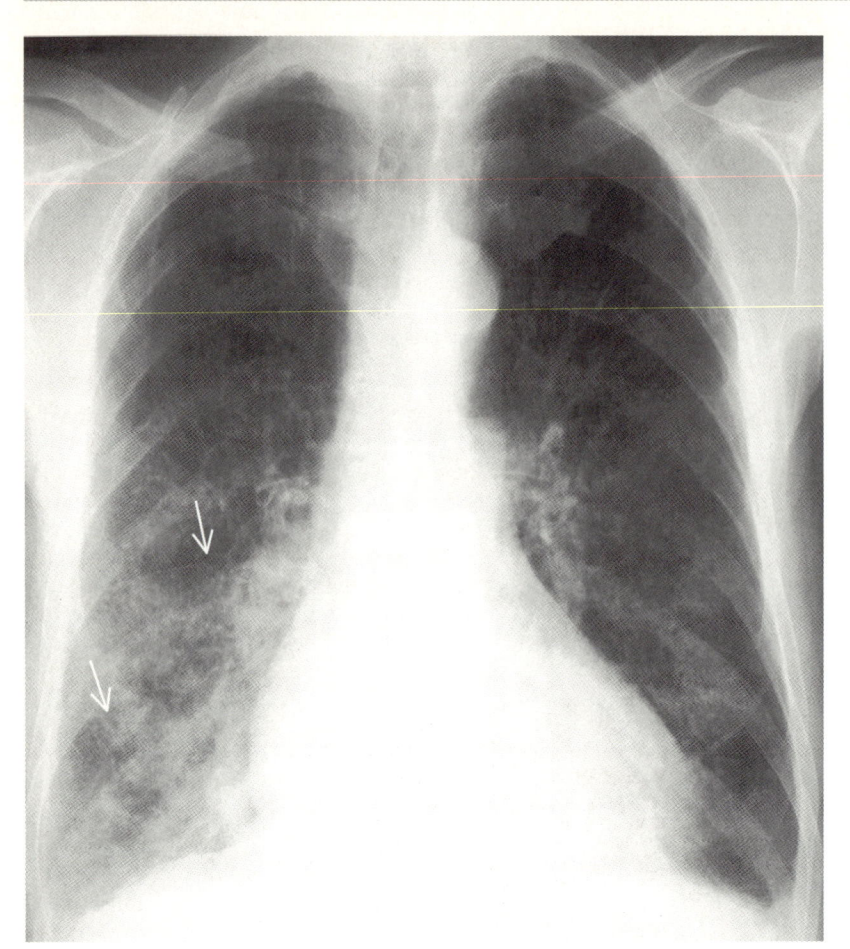

Abb. 2.**2** *Thoraxübersicht:* fleckige Zeichnungsvermehrung im rechten Mittel-/Untergeschoß (→). *Bronchopneumonie.*

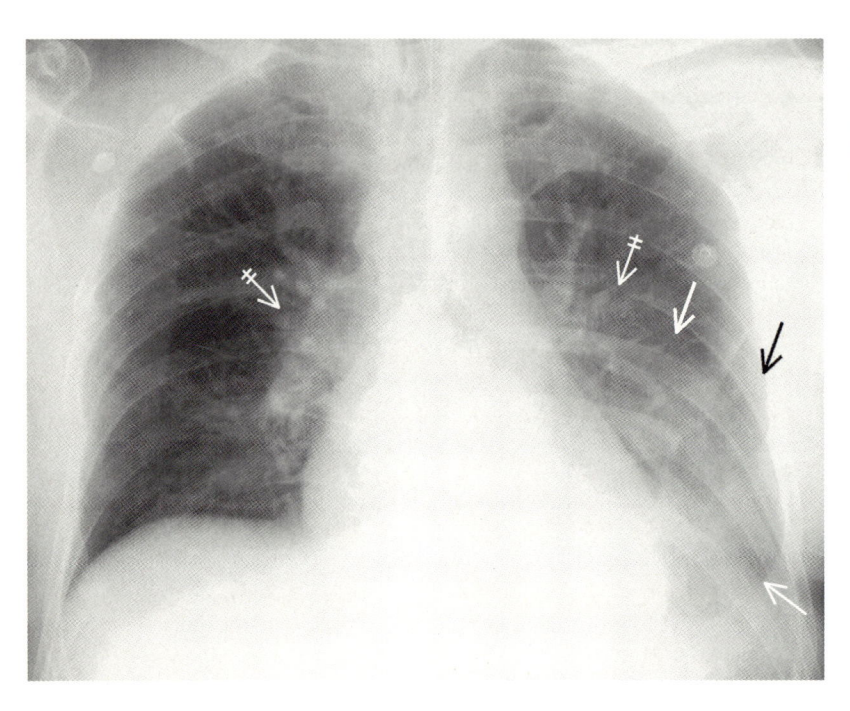

Abb. 2.**3** *Thoraxübersicht:* vermehrter Durchmesser und unscharfe Begrenzung der zentralen und peripheren lungengefäße (↔). *Lungenstauung, zusätzlich Pleuraerguß links* (→).

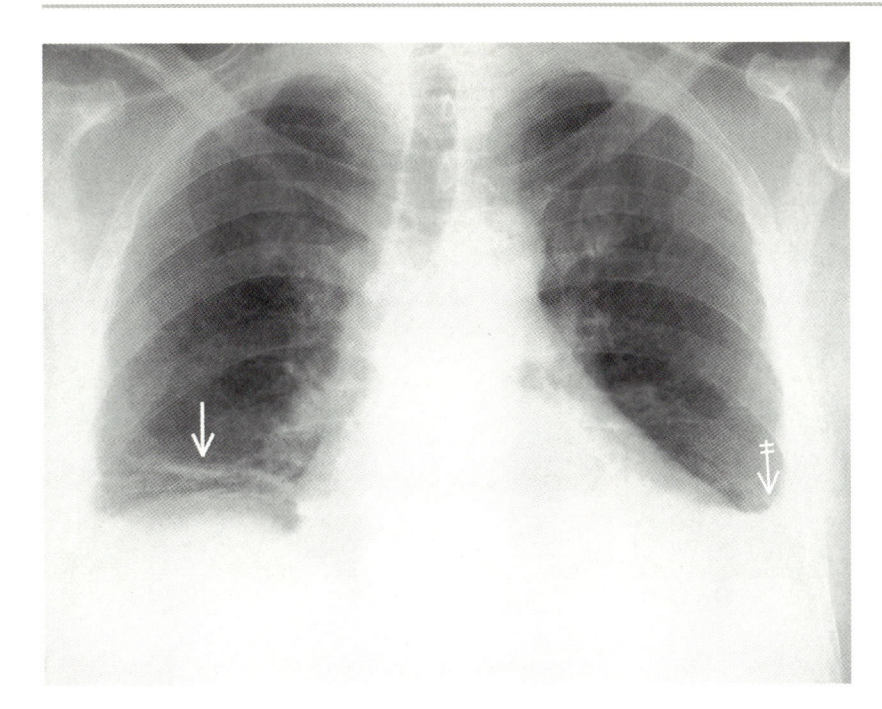

Abb. 2.4 *Thoraxübersicht:* Transparenzminderung des linken Untergeschosses bei nicht abgrenzbarer Zwerchfellkuppel und Ausfüllung des Sinus phrenicocostalis (↔). *Pleuraerguß links.* Keilförmige, streifige Verdichtung des Lungenparenchyms im rechten Lungenuntergeschoß (→). *Atelektase rechts basal.*

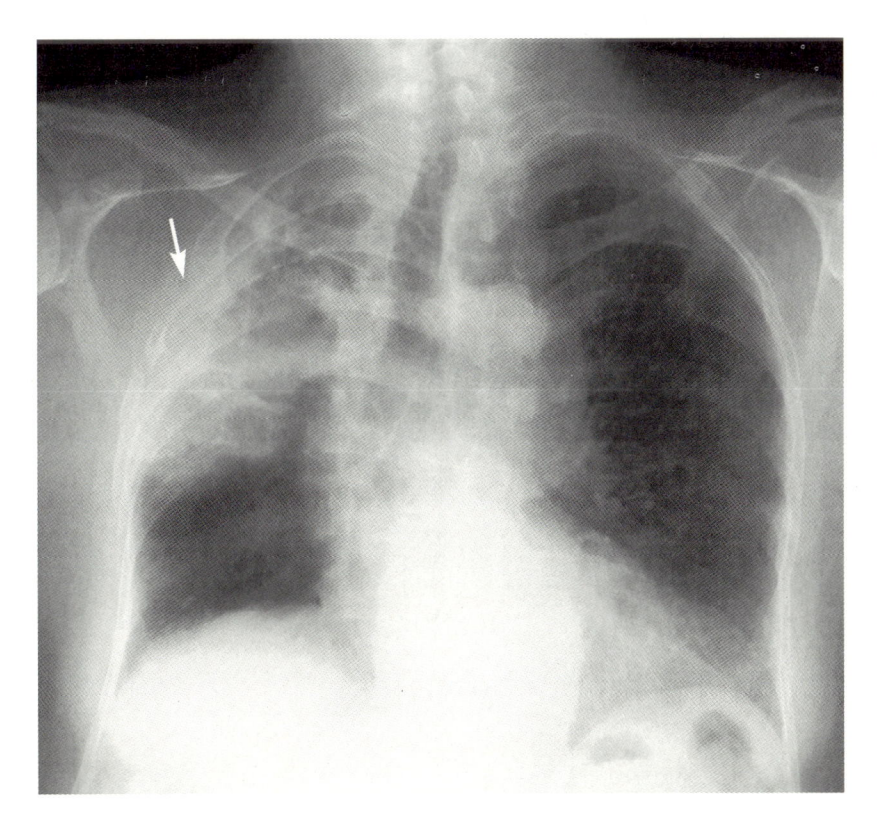

Abb. 2.5 *Thoraxübersicht:* Verdichtung im Bereich des rechten Obermittelgeschosses bei gleichzeitiger Rippenarrosion (→) und partiellem Kollaps von Lungengewebe mit leichter Verziehung des Mediastinums nach rechts. *Peripheres Bronchialkarzinom vom sog. Ausbrechertyp (Pancoast-Tumor).*

2 Bildgebende Diagnostik

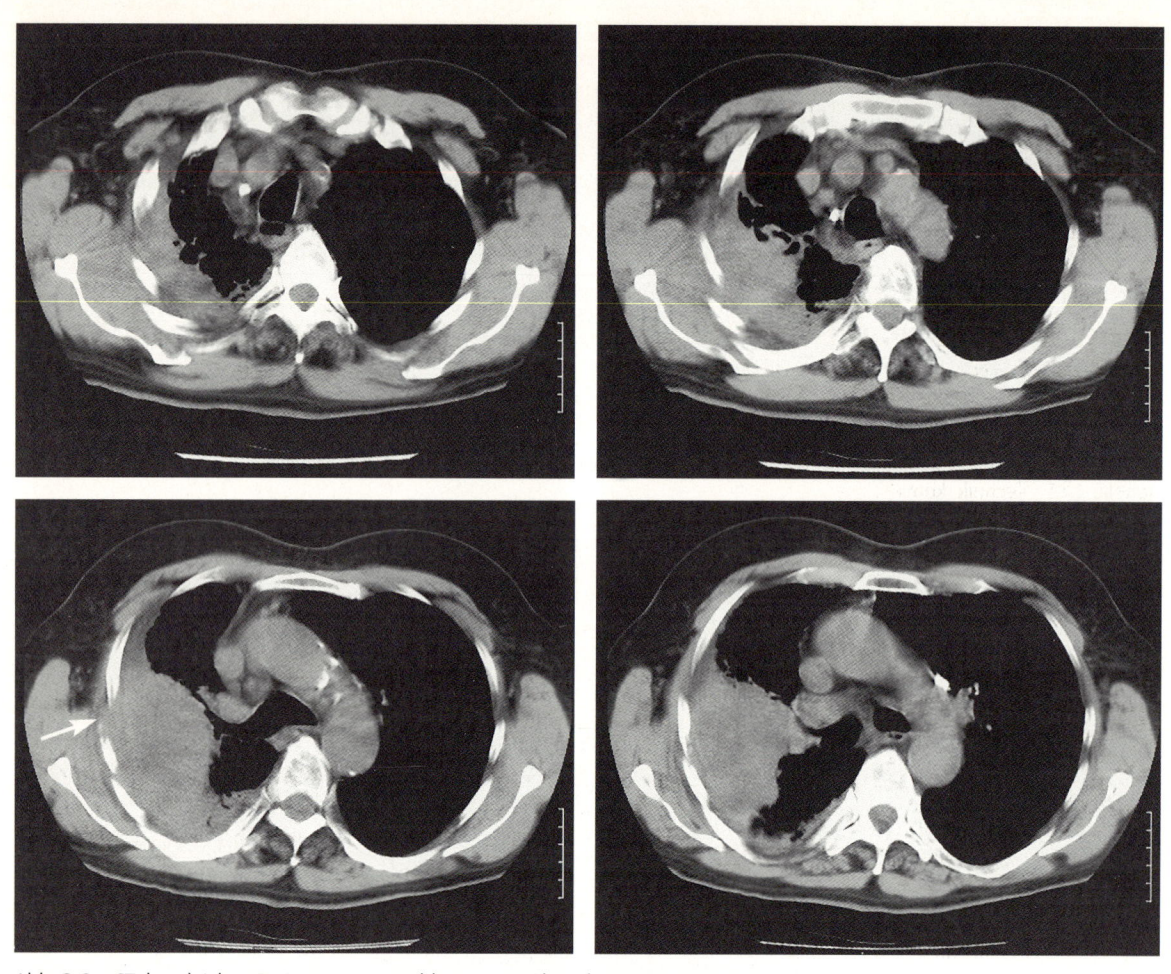

Abb. 2.6 *CT* des gleichen Patienten wie in Abb. 2.5 mit erkennbaren Tumormassen und Rippendestruktionen (→).

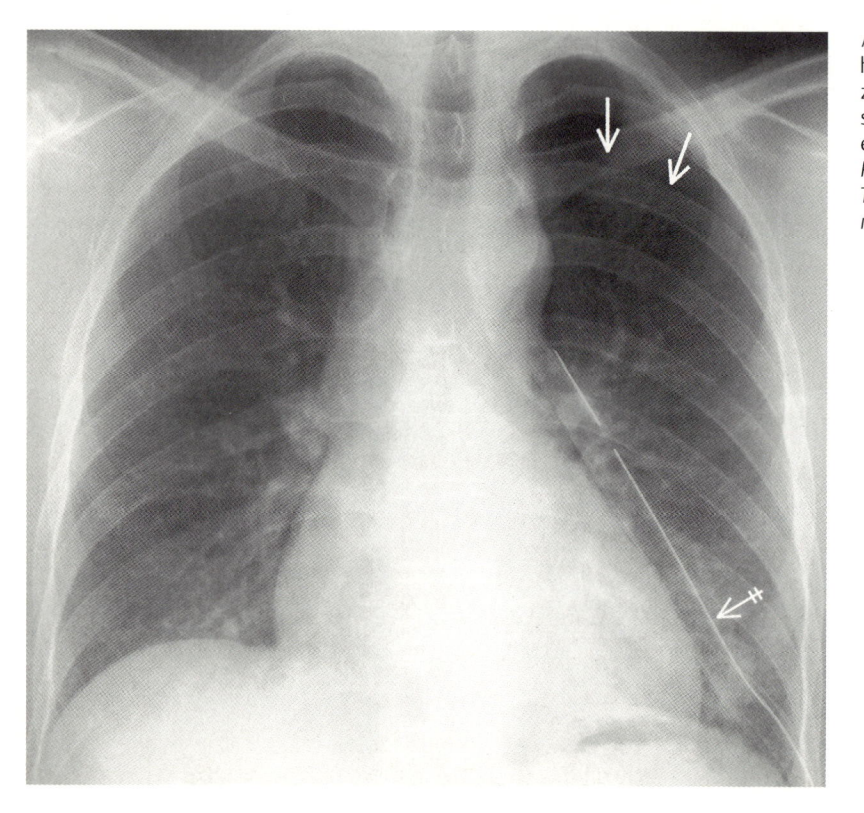

Abb. 2.7 *Thoraxübersicht:* aufgehobene periphere Lungengefäßzeichnung in der linken Lungenspitze (→). Zustand nach Einlage einer Bülau-Drainage (⇢). *Pneumothorax, bei Zustand nach Totalkollaps der Lunge noch unzureichende Entfaltung.*

Tabelle 2.11 Indikationen zur präoperativen Röntgenuntersuchung der Thoraxorgane

Alter über 45 Jahre

Mehr als 20 Zigaretten pro Tag

Herzfehler oder koronare Herzerkrankung

Ödeme

Thoraxschmerzen

Atembeschwerden oder Stridor

Nicht nur kurzzeitige Intubationsnarkose

Malignomanamnese

Tabelle 2.12 Technik konventioneller postoperativer Röntgenaufnahmen

Übersichtsaufnahme im Liegen, möglichst mit Rasterkassette

Übersichtsaufnahmen im Sitzen, ggf. in 2 Ebenen, wenn möglich

Darstellung venöser Katheter nach Neueinlage mit Kontrastmittel

Tabelle 2.13 Indikationen zur postoperativen konventionellen Röntgenaufnahme der Thoraxorgane

Indikation	Fragestellung
Aufnahmeuntersuchung Intensivstation	Herzgröße, Lungengefäße, Lungenbelüftung
Kontrolle unter Beatmung täglich	Tubuslage, Belüftung, Infiltration, Erguß, Pneumothorax, Mediastinalveränderungen
Kontrolle eingebrachter Fremdkörper	Lage, Komplikationen (Pneu, Blutung)

Postoperative Diagnostik

Die postoperative Diagnostik der Thoraxorgane erfordert überwiegend konventionelle Röntgenaufnahmen (Tab. 2.12 – 2.14). Die Szintigraphie kann beim Verdacht auf Lungenembolie eingesetzt werden, wenn der Patient transportfähig ist. Die Computertomographie wird in ausgewählten Fällen erforderlich (Tab. 2.15).

Abdomen

Diagnostik bei akuten Krankheitsbildern

Primäres Untersuchungsverfahren bei akuten abdominellen Erkrankungen ist neben der Sonographie die konventionelle Röntgenübersichtsaufnahme des Abdomens. Relativ frühzeitig sollte man sich jedoch zum Ein-

Tabelle 2.14 Beurteilungskriterien für die Lage von Kathetern, Sonden, Schrittmachern

Objekt	Korrekte Lage
Intubationstubus	4 – 6 cm oberhalb der Carina
Subklavia-/Jugulariskatheter	2 – 4 cm oberhalb Vorhofebene in V. cava superior
Pacemaker	Boden rechter Ventrikel
Nasogastrale Verweilsonde	Spitze und Seitenlöcher unterhalb des Zwerchfells

Tabelle 2.15 Indikationen zur CT der Thoraxorgane in der postoperativen Phase

Verdacht auf Abszeß bzw. Empyem im Bereich von Lunge und Pleura

Abklärung von Mediastinalveränderungen (Mediastinitis, Blutung, Pneumomediastinum)

Verdacht auf atypischen (z. B. subpulmonalen) Pneumothorax

Tabelle 2.16 Untersuchungsverfahren bei akuten abdominellen Erkrankungen

Technik	Fragestellung
Übersichtsaufnahmen in 2 Ebenen (Rückenlage a. p., Linksseitenlage im horizontalen Strahlengang oder im Stehen a. p.)	Primäruntersuchung, Standardtechnik
Übersichtsaufnahme a. p.	Standardtechnik beim Kind (Strahlenschutz)
Magen-Darm-Passage (mit wasserlöslichem Kontrastmittel, ggf. Barium-KM)	Lokalisation (oder Behebung) einer Passagebehinderung
Kolonkontrasteinlauf (mit wasserlöslichem Kontrastmittel, ggf. Barium-KM)	Lokalisation einer Passagebehinderung
Angiographie (digitale Subtraktionsangiographie)	Lokalisation (oder Behandlung) einer Blutung, Lokalisation (oder Behandlung) eines Gefäßverschlusses
Urographie i. v.	Konkrement
Cholegraphie (überwiegend als ERCP, ggf. als perkutane transhepatische Cholegraphie)	Konkrement, Tumor
CT (nativ und/oder mit Kontrastmittelbolus)	Trauma, Pankreatitis, postoperative Komplikationen

Tabelle 2.17 Befundmuster auf Röntgenübersichtsaufnahmen ("bone, stone, gas, mass")

Befunde	Diagnose
Skelettalterationen ("bone")	Frakturen, Metastasen, Entzündungen, Demineralisation, reaktive Fehlhaltung
Verkalkungen ("stone")	
– in der Pankreasregion	kalzifizierende Pankreatitis
– in der Nierenregion	Konkremente, Papillennekrose (Tbk)
– in der Harnblasenregion	Konkremente, Prostataverkalkungen
– in der Gallenblasenregion	Konkremente (Abb. 2.8)
– in der Leber	Echinococcus, Granulome
– in der Appendixregion	Appendikolith
– im Bereich der Gefäße	Arteriosklerose, Aneurysmen(!)
– in der Milz	Granulome, Bruzellose
– im Uterus/Adnexen	Myom, Dermoid, Tbc
Fremdkörper	iatrogen, Ingestion, Manipulation (Abb. 2.20)
Luftansammlungen extraluminal ("gas")	
– subphrenische Luftsichel	Perforation eines Hohlorganes (Abb. 2.9)
– Spiegel im Organparenchym	Abszeß, Nekrose
– Luft in Darmwand	Gangrän, Kolitis
Spiegel in Dünn- und Dickdarm	paralytischer Ileus, Gastroenteritis
Dünndarmspiegel	mechanischer Ileus, Invagination, reaktiv bei z. B. Pankreatitis (Abb. 2.10)
Dickdarmspiegel	mechanischer Ileus (Abb. 2.11), Obstipation
Aerobilie	Gallensteinileus postoperativ, Zustand nach Papillotomie
Verlagerung von Darmstrukturen ("mass")	Aszites, Tumor, Abszeß, Gallenblasenhydrops, Pankreatitis
Verbreiterter Flankenschatten, unscharfe Psoaskontur	retroperitoneale Affektion

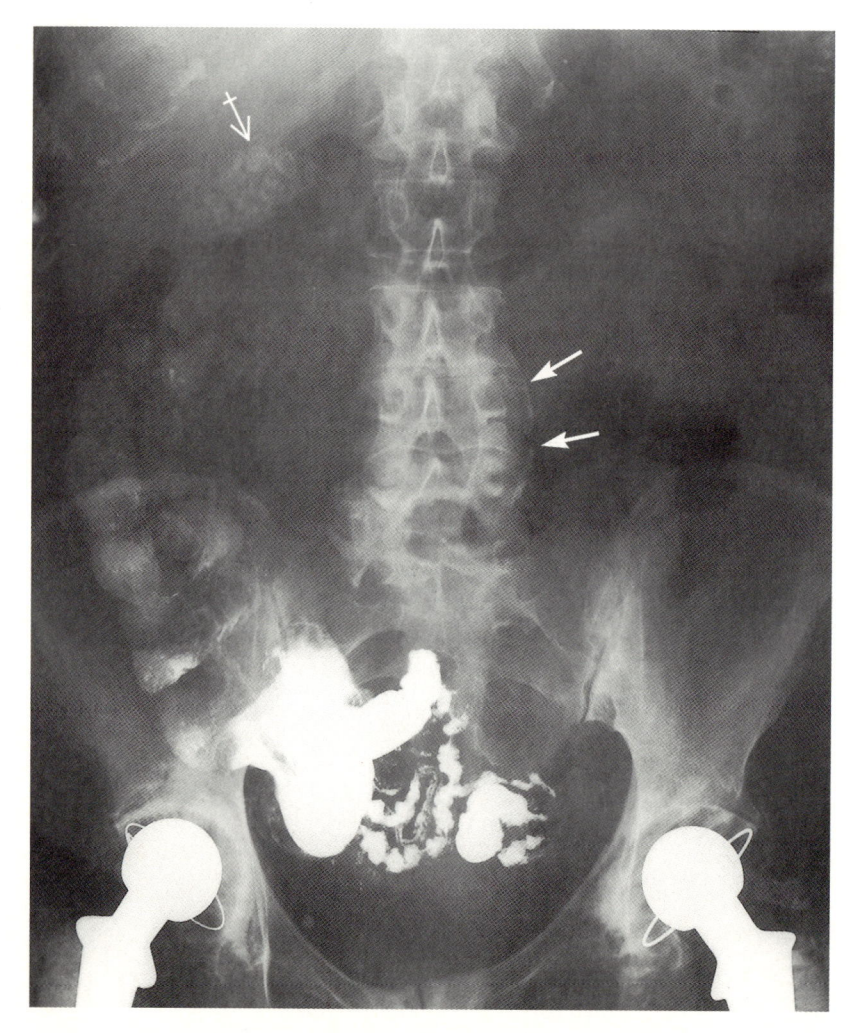

Abb. 2.8 *Abdomenübersicht:* Restfüllung des terminalen Ileums und des Zäkums nach vorausgegangenem Breischluck. Sichelförmige Kalkschale in Projektion links neben die Wirbelsäule (→). *Aortenaneurysma,* nebenbefundlich *Steingallenblase* (↔). Zustand nach TEP beidseits.

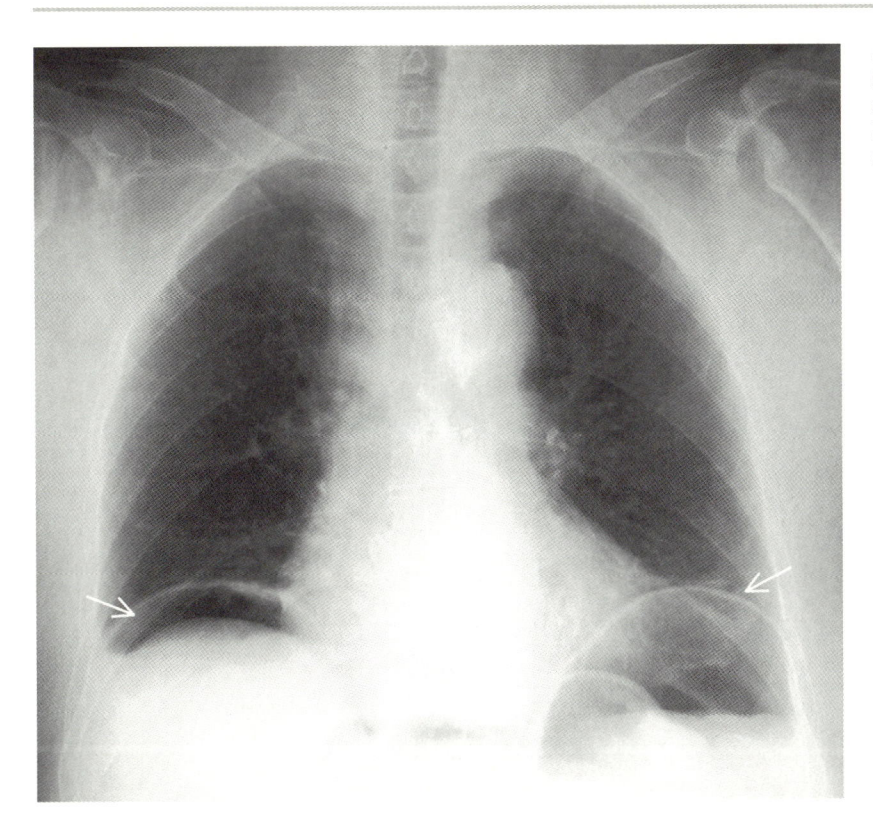

Abb. 2.**9** *Thoraxübersicht im Stehen:* beidseits ausgeprägte Luftansammlungen unterhalb der Zwerchfellkuppe (→). *Sigmaperforation bei Sigmadivertikulitis.*

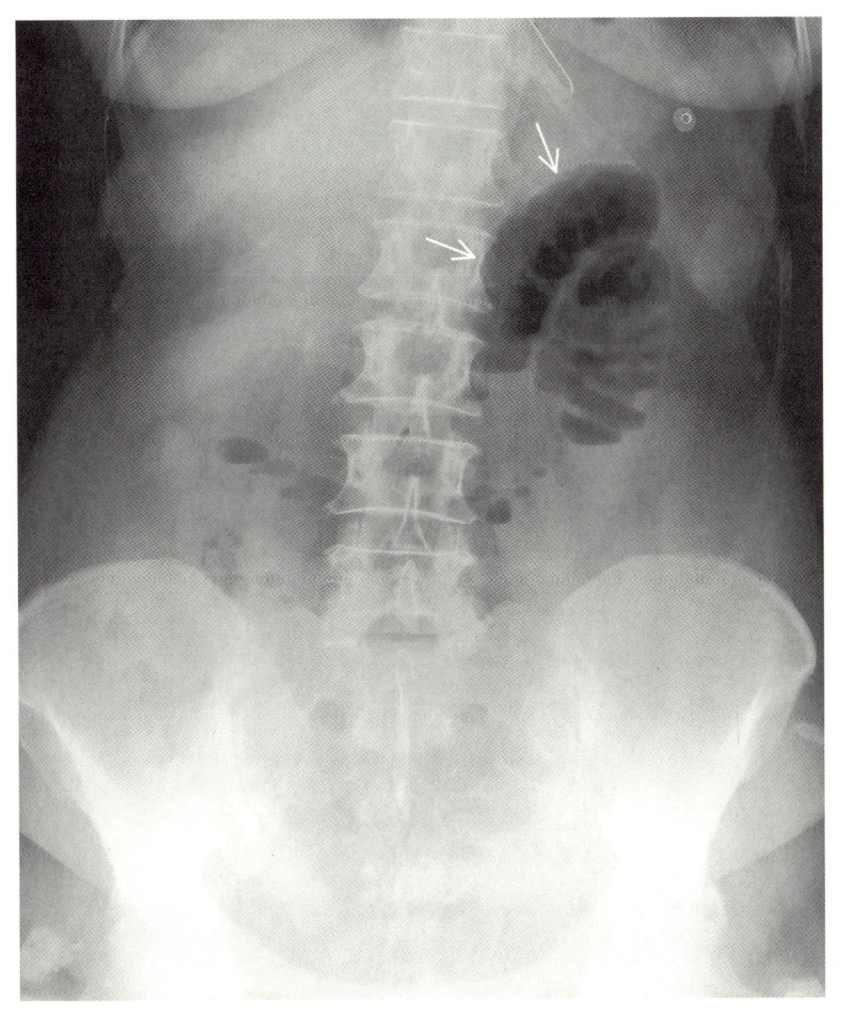

Abb. 2.**10** *Abdomenübersicht im Stehen:* isolierte Überblähung von Jejunumschlingen (→) (sentinel loop). *Akute Pankreatitis.*

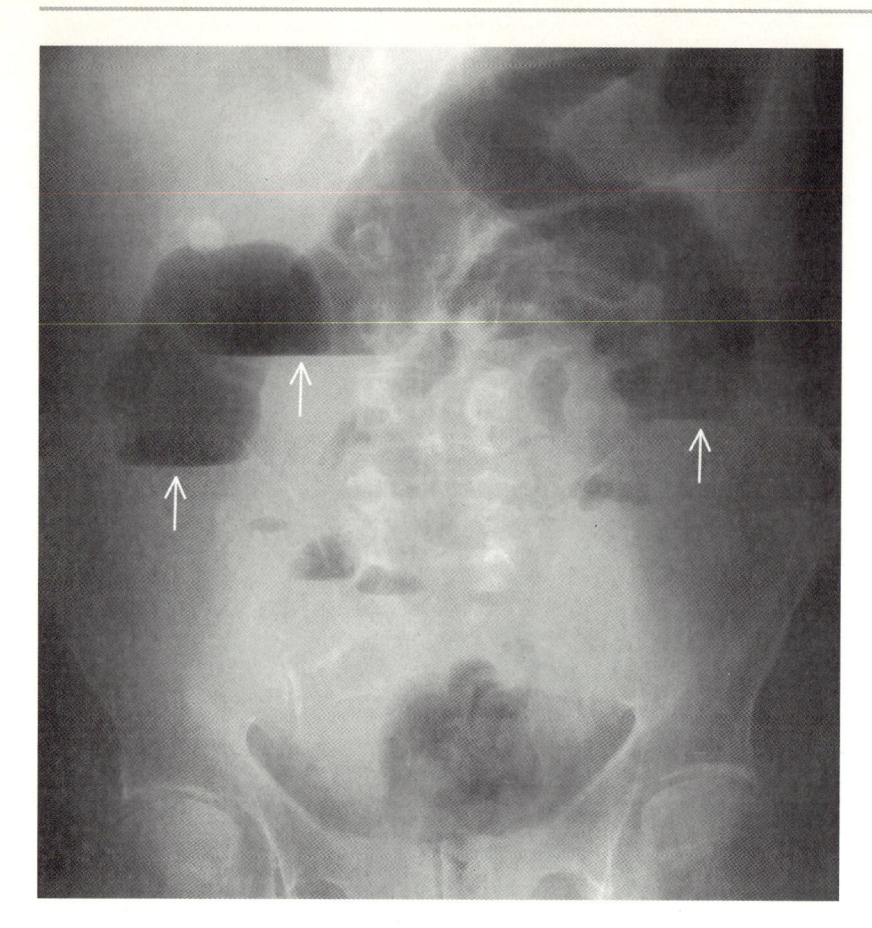

Abb. 2.11 *Abdomenübersicht im Stehen:* massive Überblähung des Kolons mit Spiegelbildungen in unterschiedlichem Niveau (→). *Mechanischer Dickdarmileus* bei Briden.

satz der CT entschließen. Gegebenenfalls können zusätzlich Kontrastmitteluntersuchungen des Magen-Darm-Traktes, der Gefäße oder der Gallengänge erforderlich werden (Tab. 2.**16**, 2.**17**). MRT und nuklearmedizinische Methoden spielen eine untergeordnete Rolle.

Thorax/Abdomen

Untersuchungsmöglichkeiten

P = Primäre Untersuchungsmethode
E = Erforderliche Zusatzuntersuchung
F = Fakultative Untersuchungen

Ösophagusdivertikel

P Konventionelle Röntgendoppelkontrastdarstellung: Dokumentation der Morphologie und des Funktionsablaufes.
E Ösophagoskopie: bei Verdacht auf Malignität oder Fistel.
F CT: bei Verdacht auf Malignität oder Fistel.

Refluxösophagitis

P Konventionelle Röntgenuntersuchung: im Monokontrast zur Funktionsbeurteilung; im Doppelkontrast (in Hypotonie) zur Beurteilung der Morphologie.
E Ösophagoskopie: zur Differenzierung der Entzündung.

Zwerchfellhernie

P Konventionelle Röntgendoppelkontrastdarstellung (Abb. 2.**12**): Dokumentation der Morphologie und des Funktionsablaufes; Beurteilung einer etwaigen Fixation oder Passagebehinderung.
E Ösophagoskopie: bei Verdacht auf Malignität oder Fistel.
F CT: bei Verdacht auf Malignität oder Fistel.

Ösophaguskarzinom

P Konventionelle Röntgenuntersuchung in Doppelkontrasttechnik: zur Bestimmung der Tumorausbreitung (auch submuköse Infiltration).
P Ösophagoskopie: bei Tumorverdacht; zur histologischen Sicherung.
E Endosonographie, CT oder MRT: zur Ausbreitungsdiagnostik.

Ulcus ventriculi/Ulcus duodeni

P Endoskopie: Abklärung der Dignität incl. Biopsie.
E CT oder MRT: bei nachgewiesenem Malignom zur Ausbreitungsdiagnostik.
E Konventionelle Röntgenuntersuchung in Doppelkontrasttechnik (Abb. 2.**13**): präoperativ zur OP-Planung; alternativ zur Endoskopie bei Patienten, die die Endoskopie ablehnen oder die nicht umfassend endoskopierbar sind.

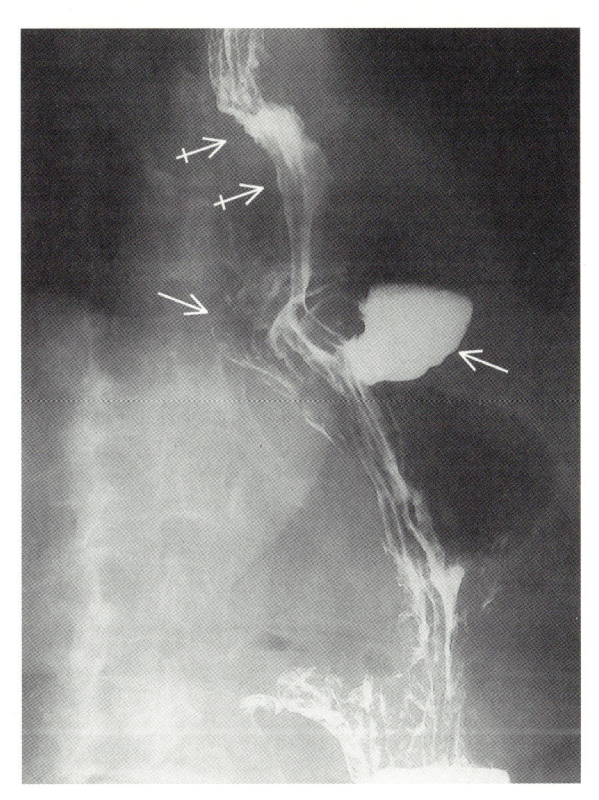

Abb. 2.**12** *Übersichtsaufnahme* bei MDP: Darstellung einer ca. faustgroßen Portion des Magens oberhalb des Zwerchfells (→). Gleichzeitige Schlängelung des Ösophagus (↔). *Hiatusgleithernie.*

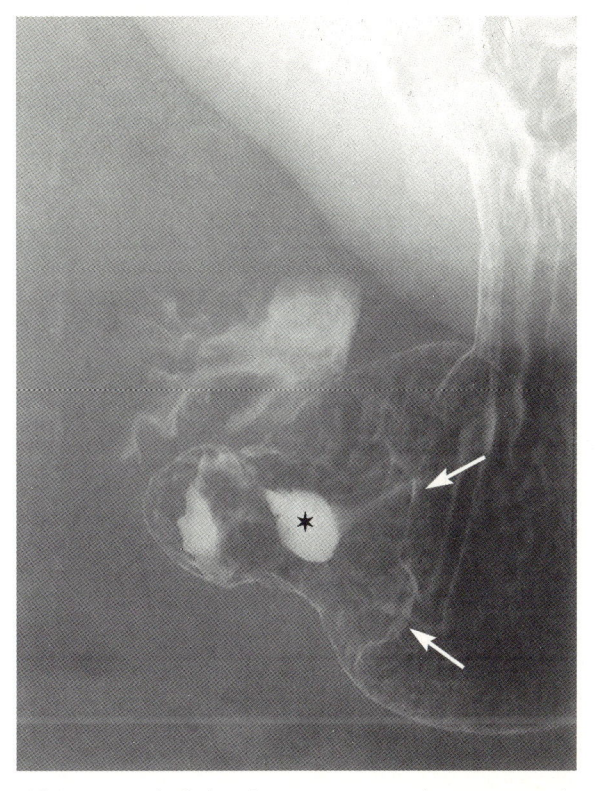

Abb. 2.**13** *Zielaufnahme* bei Magenuntersuchung in Doppelkontrasttechnik. Darstellung einer monströsen Schleimhautschwellung mit zentraler Anschoppung einer Nische (*). *Kallöses Ulkus* im präpylorischen Antrum.

Magenkarzinom

P Gastroskopie: bei Tumorverdacht.
E CT oder MRT: bei nachgewiesenem Malignom zur Ausbreitungsdiagnostik.
E Konventionelle Röntgenuntersuchung in Doppelkontrasttechnik: präoperativ zur OP-Planung; alternativ zur Endoskopie bei Patienten, die die Endoskopie ablehnen oder die nicht umfassend endoskopierbar sind.

Leberabszeß

P Sonographie: bei eindeutigem Befund ggf. mit Drainage.
E CT: zur differentialdiagnostischen Abklärung gegen Malignom, Echinococcus.

Lebertumoren

P Sonographie: als Screening bzw. zum Tumorausschluß bei klinischem Verdacht.
E CT (Abb. 2.**14**): bei unklarem Sonographiebefund bzw. Diskrepanz zwischen klinischem Befund und Sonographie; bei geplanter Leberresektion zur Bestimmung der Operabilität bzw. Operationsplanung.
F Angiographie: präoperativ, wenn die CT keine ausreichende Aussage zuläßt; vor Transplantation.

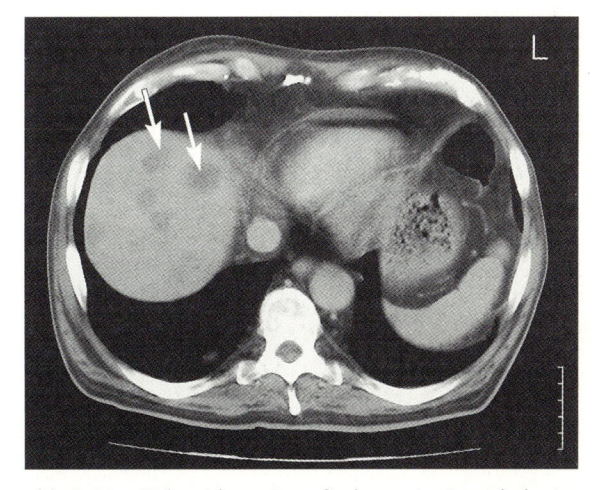

Abb. 2.**14** *CT:* hypodense Raumforderung im Bereich der Leberkuppe (→). *Lebermetastasen bei Pankreaskarzinom.*

Cholelithiasis

P Sonographie: als alleinige Methode, wenn mit hinreichender Sicherheit Gallengangssteine ausgeschlossen werden können.
E ERCP: bei Verdacht auf Gallengangssteine, ggf. incl. Papillotomie (Abb. 2.**15**):
E Intravenöse Cholegraphie oder intraoperative Cholegraphie: bei nicht möglicher ERCP und Verdacht auf Gallengangskonkremente.

Aszites

P Sonographie: zur Klärung der Dignität.
E CT: bei Verdacht auf Tumor zur Lokalisations- und Ausbreitungsdiagnostik.

Lymphome

P Sonographie und CT: zur Feststellung der Ausbreitung und ggf. zur Primärtumorsuche.
E Lymphographie (Abb. 2.**16**, 2.**17**): zur diffizileren Beurteilung wenig oder nicht vergrößerter Lymphknoten.

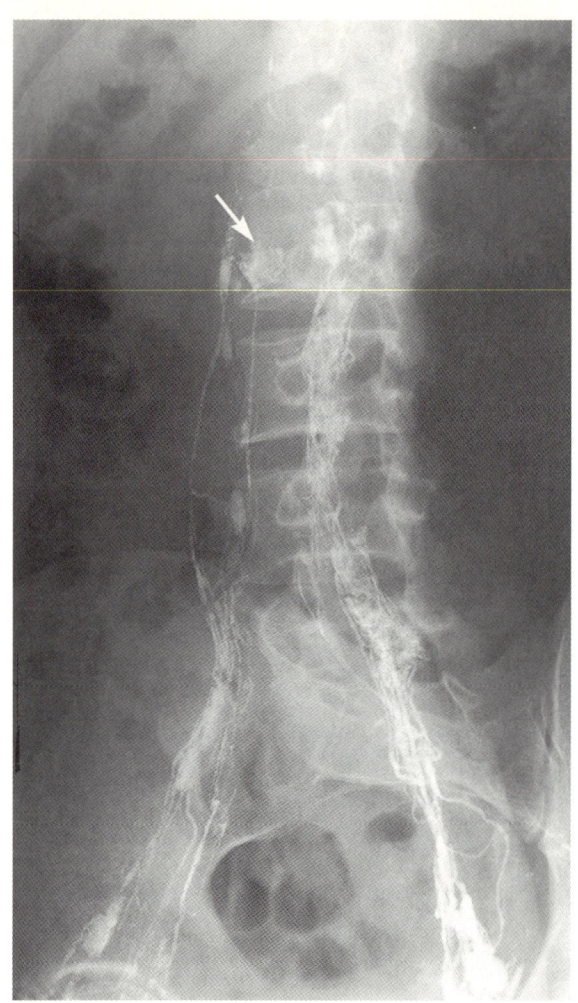

Abb. 2.**16** *Fußlymphographie (Füllungsaufnahme):* unauffällige Abbildung der Lymphgefäße. Rechts paraaortal Füllungsdefekt in einem Lymphknoten (→).

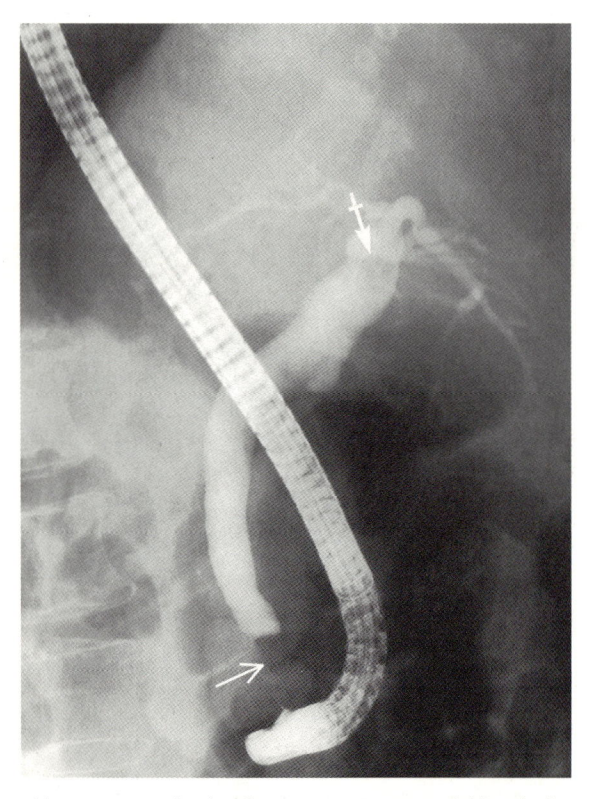

Abb. 2.**15** *ERC:* haubenförmiger Kontrastmittelabbruch des distalen Choledochus (→). Zusätzlich annähernd kugelförmige Kontrastmittelaussparung im proximalen Hepatocholedochus (↔). Nach Papillotomie Entfernung zweier *Gallengangskonkremente*.

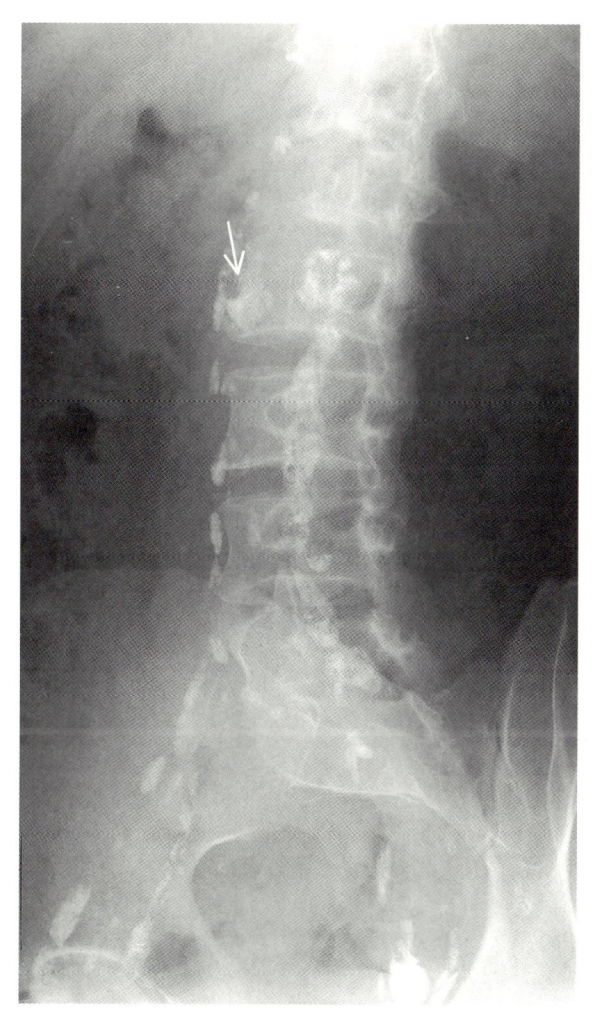

Abb. 2.17 *Fußlymphographie (Speicheraufnahme):* Gleicher Patient wie in Abb. 2.16 mit Darstellung einer becherförmigen Auftreibung des Lymphknotens (→) bei gleichzeitigem Füllungsdefekt (Egg-cup-Phänomen). *Lymphknotenmetastase* bei Teratokarzinom des Hodens.

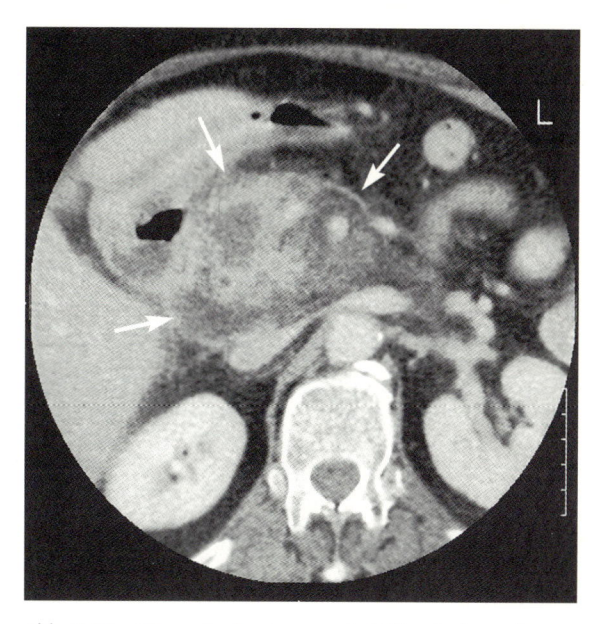

Abb. 2.**18** *CT:* großvolumige gemischtförmig hypo-/hyperdense Raumforderung im Bereich des Pankreaskopfes (→). *Fortgeschrittenes Pankreaskopfkarzinom* mit Infiltration des umgebenden Fettgewebes.

Pankreatitis

- P Sonographie: zur Diagnostik des Ausmaßes der Erkrankung und als Basis zur Verlaufsbeobachtung.
- P CT (Abb. 2.18): zur vollständigen Darstellung der Infiltration, der Ausbreitung in die Umgebung (Sonographie häufig durch Meteorismus in der Aussage eingeschränkt) sowie zur Abgrenzung nekrotischer Anteile, zur DD Pankreatitis/Tumor.
- E ERCP: zur Beurteilung des Gangsystems (Schweregrad chronischer Pankreatitiden, Stenosen oder Konkremente als Abflußhindernisse), ggf. mit Papillotomie zur Beseitigung von Abflußbehinderungen.

Morbus Crohn

- P Dünndarmdoppelkontrastdarstellung nach Sellink (Abb. 2.**19**): die aussagekräftigste Methode zur Beurteilung des Dünndarms ist die Darstellung mit einem bariumhaltigen Kontrastmittel über eine Duodenal-

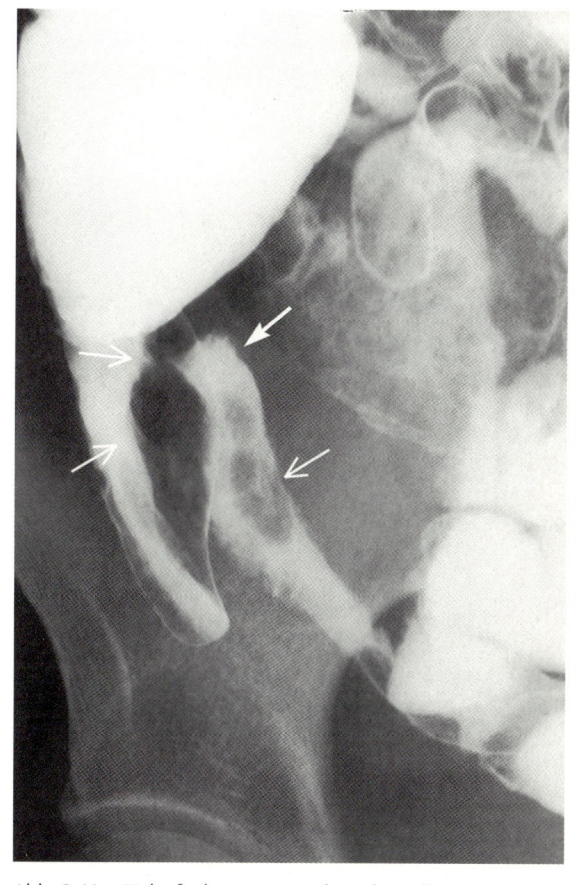

Abb. 2.19 *Zielaufnahmen:* Dünndarmdarstellung nach Sellink mit rohrförmiger Einengung des terminalen Ileums (→) und Kompressionseffekt auf das Zäkum *Ileitis terminalis (Morbus Crohn).*

sonde im Doppelkontrast (Tylose, Wasser) in Hypotonie. Eine herkömmliche Magen-Darm-Passage ist nicht aussagekräftig genug und sollte unterbleiben.
- E Koloskopie: zur Erfassung von etwaigem Befall des Kolon mit gleichzeitiger Biopsiemöglichkeit.
- F Sonographie oder CT: zur Darstellung von etwaigen Fisteln oder Abszessen.

Appendizitis

- F Sonographie: in geeigneten Fällen zum Nachweis einer Infiltration der Appendix oder eines perityphlitischen Abszesses, falls nicht primär nach klinischer Untersuchung operiert wird.

Kolonkarzinom

- P Koloskopie: ggf. mit Biopsie.
- E Retrograde Kolondarstellung (Abb. 2.**20**, 2.**21**): in Doppelkontrast oder mit wasserlöslichem Kontrastmittel, wenn eine vollständige Koloskopie nicht möglich ist, ggf. zum Ausschluß bzw. Nachweis eines Zweittumors.
- E Sonographie: zur Ausbreitungsdiagnostik (z. B. Lebermetastasen, Umgebungsinfiltration: endokavitäre Sonographie).
- E CT: zur Ausbreitungsdiagnostik (aber **vor** retrograder Kolondarstellung).

Sigmadivertikulitis

- P Sigmoidoskopie: ggf. mit Biopsie.
- E Retrograde Kolondarstellung: in Doppelkontrastdarstellung oder mit wasserlöslichem Kontrastmittel (bei Perforationsverdacht), wenn keine vollständige Koloskopie möglich ist.
- F CT: bei Verdacht auf Penetration bzw. Perforation oder Abszedierung.

Leistenhernie

- F Abdomenübersichtsaufnahme: im Rahmen der Notfalldiagnostik, falls nicht primär operiert wird.

Retroperitonealfibrose

- P Sonographie und MRT: zur Erfassung der Ausdehnung und der Einbeziehung der großen Gefäße.
- E Angiographie (digitale Subtraktionsangiographie): bei resultierenden Durchblutungsstörungen.
- E Intravenöse Urographie: zur Beurteilung einer evtl. Einbeziehung der Ureteren.

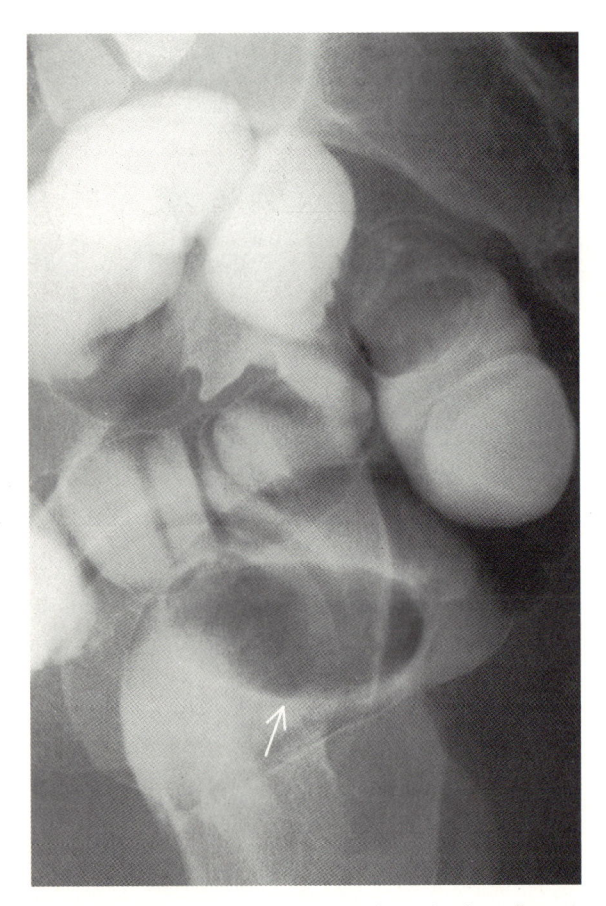

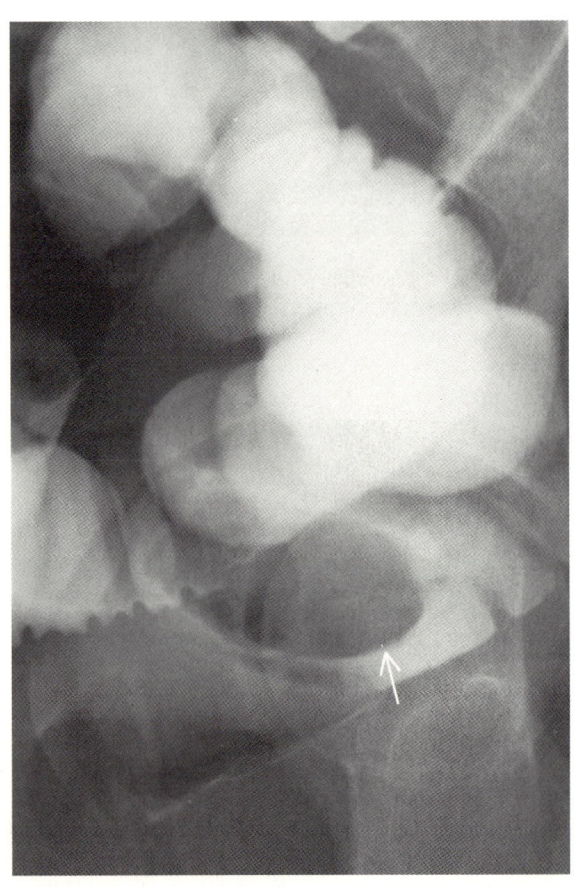

Abb. 2.**20** *Zielaufnahme* bei retrograder Kolondarstellung mit wasserlöslichem Kontrastmittel. Oväläre Kontrastmittelaussparung (→) im Bereich des Rektums. *Fremdkörper* (mit Heroin gefülltes Kondom).

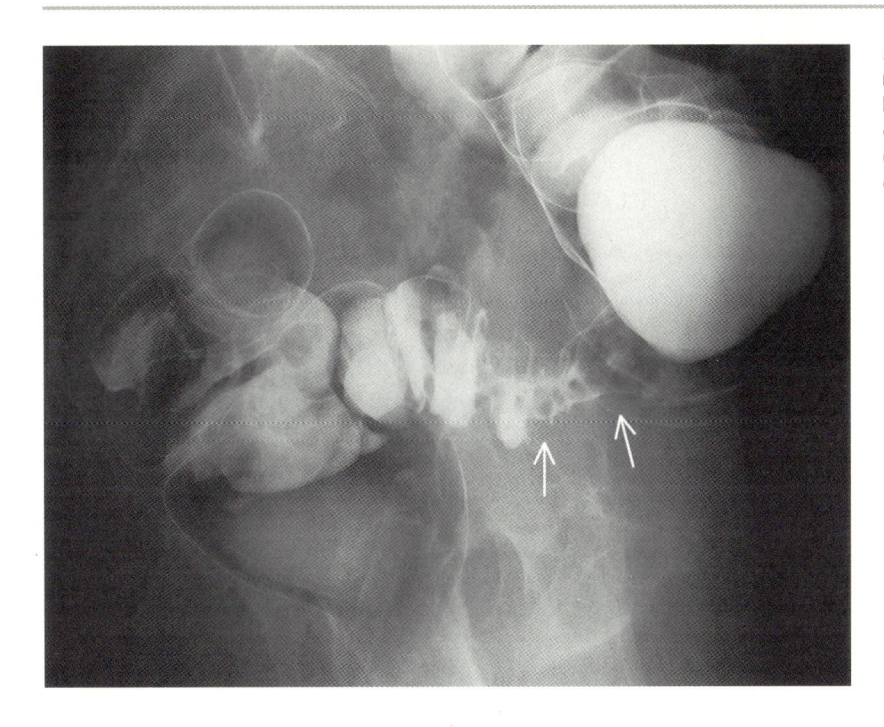

Abb. 2.21 *Zielaufnahme* bei retrograder Kolondarstellung in Doppelkontrasttechnik. Hochgradige Stenosierung des Sigmas (→) durch ein zirkulär wachsendes *Karzinom*.

Retroperitoneale Tumoren

P Sonographie: Suchmethode bei Verdacht.
P CT oder MRT (Abb. 2.**22**): zur exakten Ausbreitungsdiagnostik oder bei nicht aussagekräftiger Sonographie.
E Urographie: zur Beurteilung einer evtl. Einbeziehung der Ureteren.
F Lymphographie: bei unklarem Befund von CT oder MRT.

Struma

P Sonographie: zur Beurteilung des Parenchyms (Zyste, Adenom, Entzündung).

E Konventionelle Ösophagographie mit Breischluck: zur Beurteilung der Ausdehnung und Funktion (Schluckakt, Einengung von Trachea und Ösophagus, Tracheomalazie).
E Szintigraphie: zur Beurteilung der Funktion (autonomes Adenom, Malignom) und evtl. zur Metastasensuche.
F CT: zur Beurteilung eines substernalen Anteils, ggf. zur Metastasendiagnostik (bei Kontrastmittelgabe erst **nach** Szintigraphie!)

Brustdrüse

P Mammographie: Standardmethode zur Malignomdiagnostik.
E CT: zur Ausbreitungsdiagnostik bei nachgewiesenem Malignom.
F Sonographie: ergänzend bei juveniler (strahlendichter) Mamma, zur Differenzierung zystischer Strukturen.
F MRT: bei ausgeprägten mastopathischen Veränderungen, zur Rezidivdiagnostik (mindestens ein Jahr Abstand zur Operation).

Gefäße

P Dopplersonographie
E Digitale Subtraktionsangiographie (Abb. 2.**23**): bei nachgewiesener behandlungsbedürftiger Durchblutungsstörung; im Rahmen der internventionellen Radiologie.
E Phlebographie: bei Verdacht auf Thrombose; zur Operationsplanung bei Varikosis.
E CT (Abb. 2.**24**): zur Operationsplanung bei Aortenaneurysmen.
F MRT: evtl. zukünftig alternativ zur Angiographie/CT, wenn die Kosten-Nutzen-Relation stimmt.

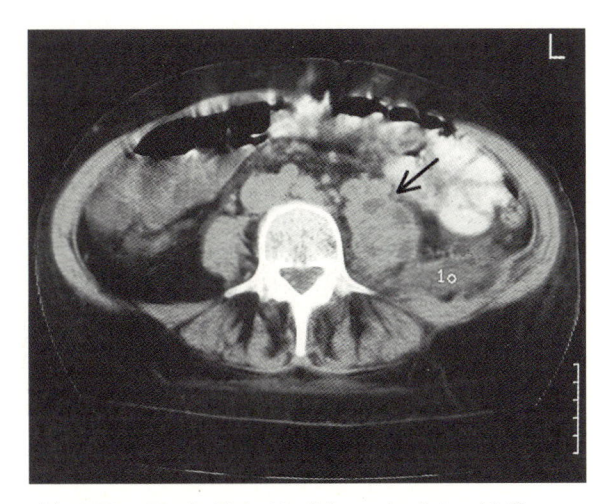

Abb. 2.22 *CT:* erhebliche Verdickung des linken M. iliopsoas (→) mit inhomogener Binnenstruktur. *Psoasabszeß*.

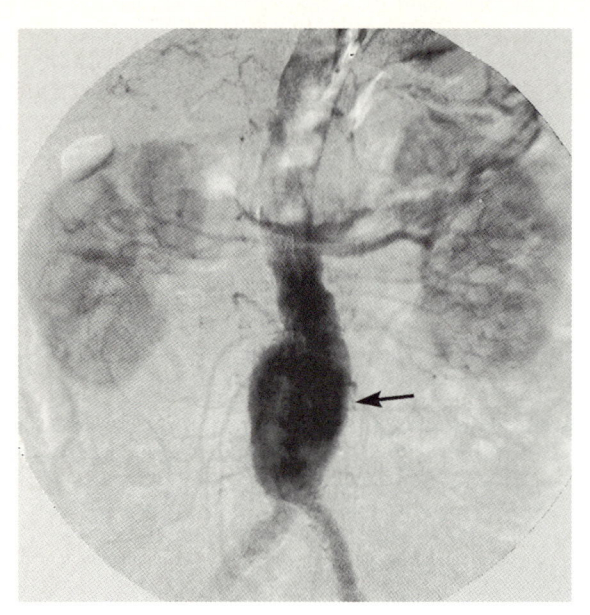

Abb. 2.**23** *Aortographie:* Aussackung des Aortenlumens distal des Abgangs der Nierenarterien (→), bis auf die Bifurkation reichend. *Infrarenales Aortenaneurysma.*

Onkologie

P Sonographie: zur Diagnostik Primärtumor/Staging, Suchmethode.
E CT (Abb. 2.**25**): zur Diagnostik Primärtumor/Staging.
F Angiographie (Abb. 2.**26**, 2.**27**): zur Operationsplanung; im Rahmen interventioneller Eingriffe (Embolisation, intraarterielle Chemotherapie).
F MRT: zur Diagnostik Primärtumor/Staging Retroperitoneum, kleines Becken.

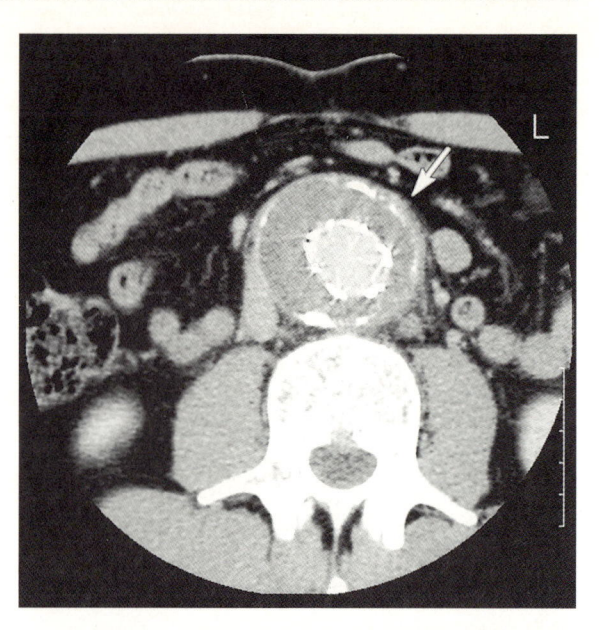

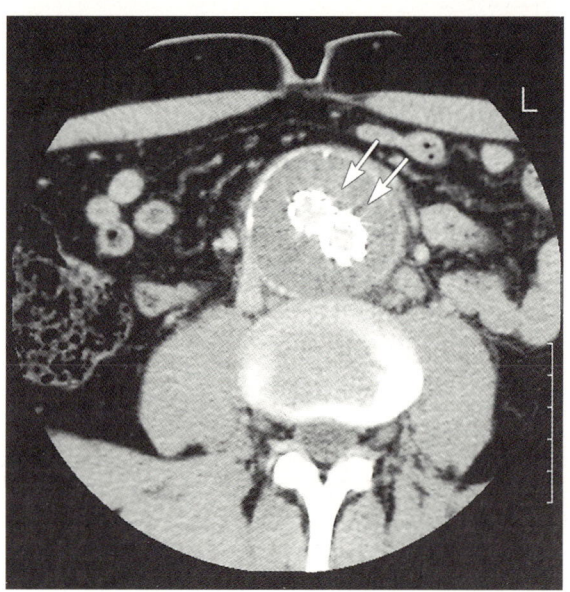

Abb. 2.**24** *CT:* gleicher Patient wie in Abb. 2.23 nach Versorgung des Aneurysmas mit einer perkutan über die A. femoralis eingebrachten *endoluminalen Bifurkationsprothese* (→).

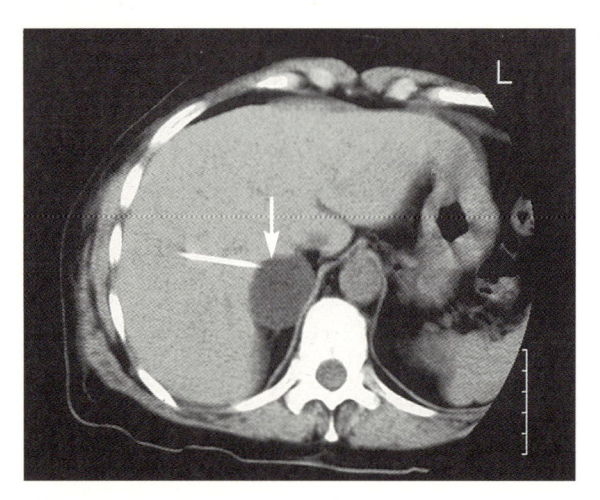

Abb. 2.**25** *CT:* hypodense Raumforderung im Bereich der rechten Nebenniere (→). Die CT-gestützte Punktion ergab eine *Metastase eines Mammakarzinoms.*

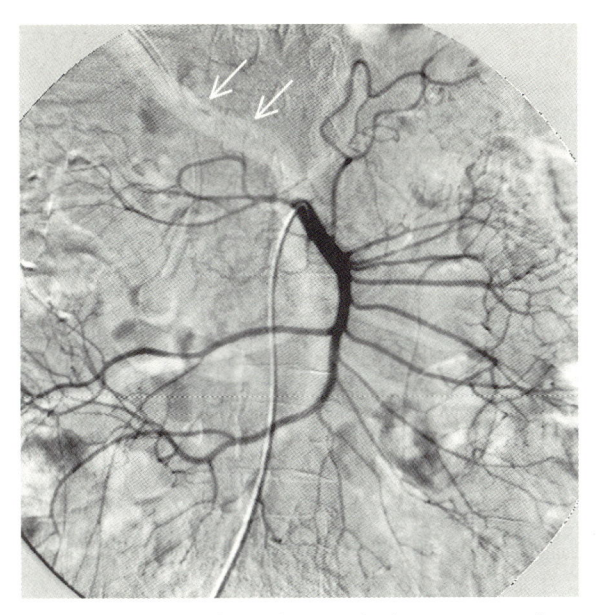

Abb. 2.26 *Mesenterikographie:* mit gleichzeitiger Darstellung der Pfortader (→) im Rückstrom. Selektive Sondierung der A. mesenterica superior. Präoperative Untersuchung bei *Pankreaskopfkarzinom*.

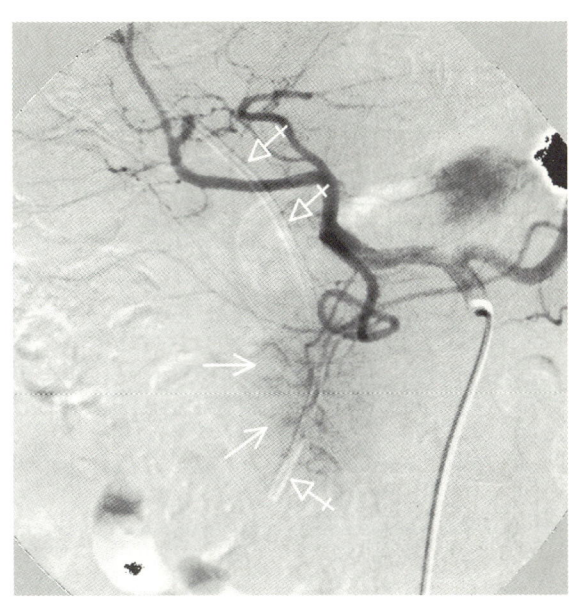

Abb. 2.27 *Zöliakographie:* gleicher Patient wie in Abb. 2.26. Selektive Sondierung des Truncus coeliacus und Konstrastierung des Tumors (→). Mit abgebildet ist eine präoperativ eingelegte innere Drainage im Bereich des Choledochus (↔).

Literatur

1 Beyer, D.: Diagnostik des akuten Abdomens mit bildgebenden Verfahren. Springer, Berlin 1985
2 Bittner, R. C.: Leitfaden Radiologie. Fischer, Stuttgart 1996
3 Burgener, F. A., M. Kormano: Röntgenologische Differentialdiagnostik, 2. Aufl. Thieme, Stuttgart 1993
4 Fuchs, H.-F.: Gastrointestinaltrakt. Springer, Berlin 1990
5 Fuchs, W.: Radiologie. Diagnostik durch bildgebende Verfahren. Huber, Bern 1996
6 Kahn, T.: Leber – Galle – Pankreas. Thieme, Stuttgart 1996
7 Krestin, G.: Radiologie des Gastrointestinaltraktes. Huber, Bern 1993
8 Krestin, G. P.: Akutes Abdomen. Thieme, Stuttgart 1994
9 Lüning, M., R. Felix: Komplexe bildgebende Diagnostik: Becken. Thieme, Stuttgart 1994
10 Möller, T.: Röntgennormalbefunde, 2. Aufl. Thieme, Stuttgart 1996
11 Reeders, J.W.A.J., G.N.J. Tytgat: Ösophagus, Magen, Darm. Thieme, Stuttgart 1991
12 Rosenbusch, G., J. W. A. J. Reeders: Kolon. Thieme, Stuttgart 1993
13 Thurn, P., E. Buecheler: Einführung in die radiologische Diagnostik, 9. Aufl. Thieme, Stuttgart 1992

Sonographie

R. Mantke

Im Rahmen der prä- und postoperativen Beurteilung von Bauchraum, Schilddrüse, Bauchdecke, Pleura und Gelenken oder auch organübergreifend beim akuten Abdomen sowie beim Bauchtrauma ist die Sonographie für den Chirurgen unverzichtbar. Nach der Weiterbildungsordnung für den Facharzt gehört die B-Bild-, Duplex- und Farb-Doppler-Sonographie zur Ausbildung in der Chirurgie.

Abdomen

Die Leber bietet als solides parenchymatöses Organ im rechten Oberbauch mit direkter Ankopplung an die Bauchwand ideale Voraussetzungen für eine Sonographie, dementsprechend umfangreich sind hier ihre Einsatzmöglichkeiten (Tab. 2.18). Der Nachweis von Leberzysten, Hämangiomen oder soliden intrahepatischen Raumforderungen (Adenome, primäre Lebertumoren, Metastasen) gelingt in der Regel ab einem Durchmesser von 0,5 – 1 cm (Abb. 2.28). Sonographisch eindeutig sichtbare intrahepatische Tumoren bieten sich für eine histologische Sicherung durch eine Feinnadelpunktion – mit vertretbar geringem Risiko – an. Besondere Bedeutung kommt der Detektion und Verlaufsbeurteilung von Lebermetastasen zu.

> Über 90 % der malignen Lebertumoren sind Metastasen kolorektaler Karzinome!

Metastasen von Kolonkarzinomen imponieren dabei häufig als echoreich (2, 4, 5). Die Sonographie der Gallen-

Tabelle 2.18 Indikation zur sonographischen Untersuchung der Leber und Beitrag zur Diagnose (nach Kremer u. Dobrinski)

Differenzierung von Tastbefunden im rechten Oberbauch	Metastasen-, Zystenleber, große Tumoren benachbarter Organe (Niere, Nebenniere, Pankreas, Gallenblase); diffuse Parenchymveränderungen wie bei Fettleber, Zirrhose
Schmerzen und Druckgefühl im rechten Oberbauch – gemeinsam mit Fieber und Leukozytose	Gallensteine, Stauungsleber, Metastasenleber, Echinococcus, Zeichen für Cholezystitis, Leberabszeß, subphrenischer Abszeß, Einblutung in eine Leberzyste
Ikterus	Methode der Wahl zur Unterscheidung eines intrahepatischen „medizinischen" von einem extrahepatischen „chirurgischen" Ikterus
Pathologische Leberwerte	Fettleber (Ultraschallbefund sehr empfindlich, aber leider sehr unspezifisch), Hinweise auf eine Zirrhose; bei Hepatitis oft Normalbefund der Leber
Maligne Tumoren	Zeichen für Lebermetastasen oder für Metastasen z. B. in der Leberpforte; dann oft Obstruktion der Gallenwege
Leberpunktion	Bestimmung des optimalen Punktionsorts

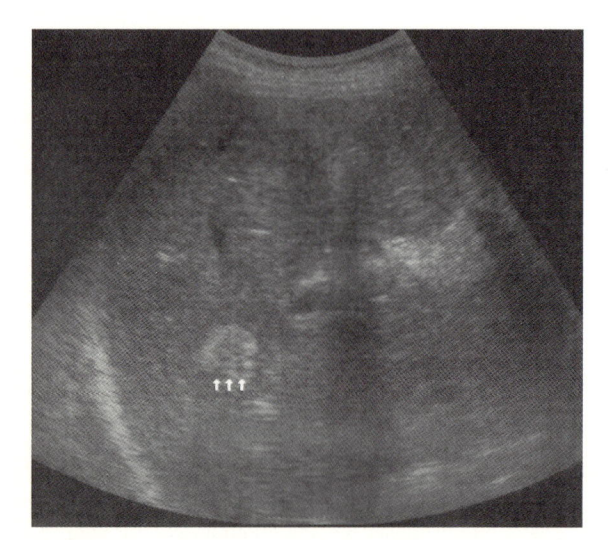

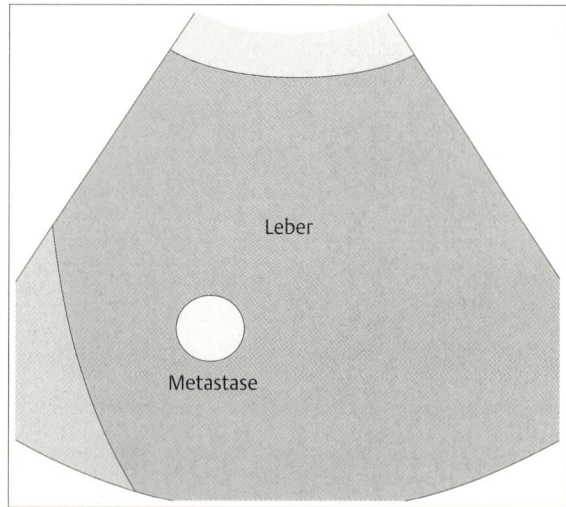

Abb. 2.28 Lebermetastase im rechten Leberlappen 1 Jahr nach einem Rektumkarzinom.

blase und der ableitenden Gallenwege ist eine seit Jahren etablierte Methode zur Diagnosesicherung einer Cholelithiasis, Cholezystitis oder Cholestase. Die intrahepatischen Gallenwege verlaufen entlang den Verzweigungen der Portaläste und sind normalerweise nicht darstellbar. Da die Einmündungsstelle des Ductus cysticus durch eine Sonographie nicht dargestellt werden kann, wird sonographisch der Ductus hepatocholedochus als eine Einheit beurteilt. Gestaute intrahepatische Gallenwege oder ein über 9 mm dilatierter Ductus hepatocholedochus (Tab. 2.19) sprechen für ein Abflußhindernis (Tumor, Stein, chronische Pankreatitis). Bei einem Zustand nach Cholezystektomie ist auch eine Erweiterung des Ductus hepatocholedochus auf über 9 mm physiologisch und wird als Kompensationsmechanismus interpretiert.

Tabelle 2.19 In der Chirurgie wichtige sonographische Maße

Durchmesser Ductus hepatocholedochus	< 6 mm, ab 9 mm sicher pathologisch
Durchmesser Ductus pancreaticus	< 2 mm
Gallenblasenwand	< 5 mm
Milz	vordere Milzkante – Hilus (Dicke) 4 cm, anterior/posterior (Breite) 7 cm, Länge 11 cm

Die Darstellung von Gallenblasensteinen und die typische Symptomatik einer Cholezystolithiasis genügen für die Indikationsstellung zur Cholezystektomie (Abb. 2.29)!

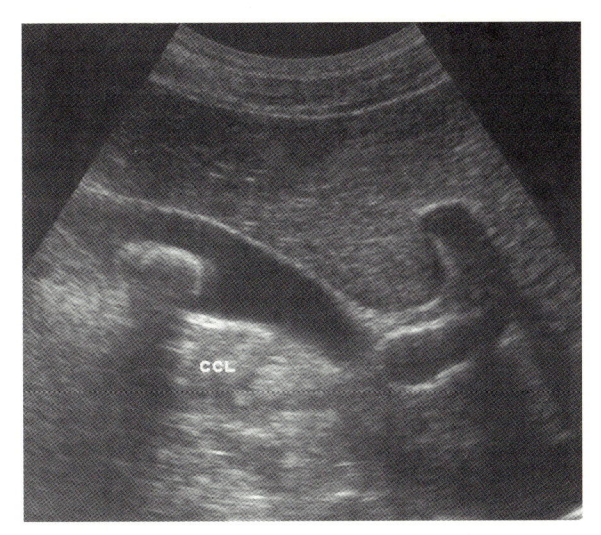

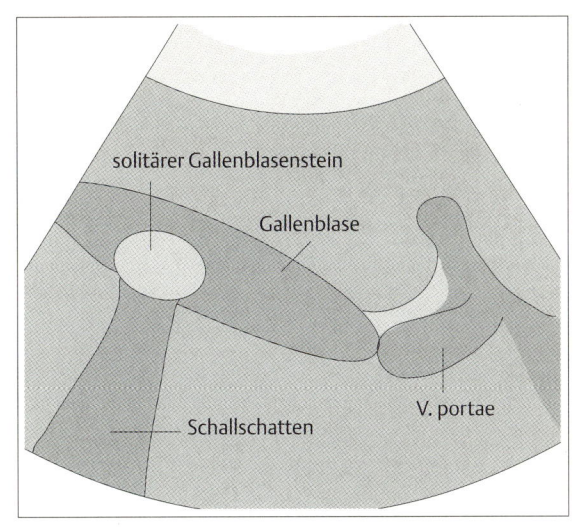

Abb. 2.29 Solitärer großer symptomatischer Gallenblasenstein mit Schallschatten. CCL = Cholezystolithiasis.

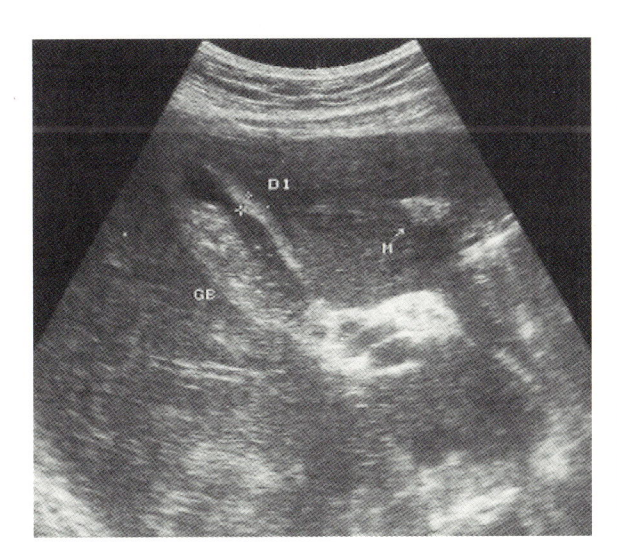

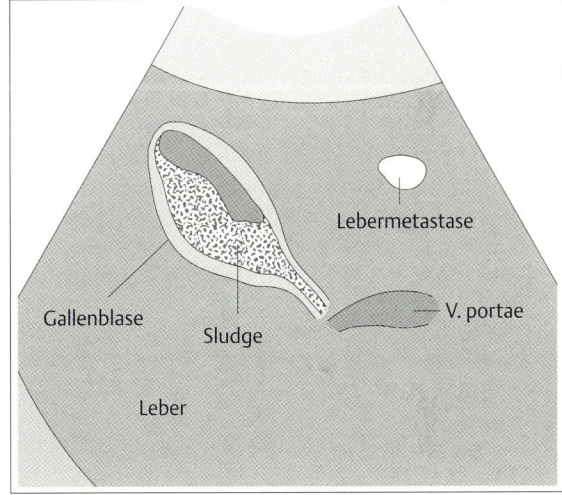

Abb. 2.30 Cholezystitis mit Sludgebildung und Wandverdickung auf über 5 mm bei einem Pankreaskopfkarzinom. GB = Gallenblase, D1 = Durchmesser Gallenblasenwand, M = Metastase.

Beim Nachweis einer Cholezystolithiasis ist mit einer Sensitivität von ca. 98 % und mit einer Spezifität von ca. 95 % zu rechnen. Gallensteine sind ab einer Größe von 3–4 mm als helle echoreiche Reflexe in der echofreien zystischen Gallenblase zu erkennen, sind in der Regel bei einer Umlagerung des Patienten beweglich und können in Abhängigkeit von ihrem Mineralsalzgehalt einen Schallschatten erzeugen. Eine Wandverdickung der Gallenblase auf 5 mm, ein Hydrops, eingedickte Galle oder perivesikale Flüssigkeit sind die typischen sonographischen Anzeichen einer Cholezystitis (Abb. 2.30). Bei der Detektion und dem Nachweis einer Metastasierung in den rechten Leberlappen im Rahmen eines Gallenblasenkarzinoms ist die Sonographie ebenfalls die Methode der ersten Wahl.

Eine sichere Beurteilung des Pankreas ist leider durch eine Sonographie nicht immer möglich, intestinale Luftüberlagerungen oder die retroperitoneale Lage erschweren die Untersuchung, insbesondere beim adipösen Patienten (Abb. 2.31).

Die Sonographie des Pankreas wird v. a. zur Differenzierung von Tastbefunden im Oberbauch, bei Verdacht auf einen Pankreastumor oder auf Pseudozysten, beim unklaren Ikterus, zur Punktion eines Pankreasprozesses und im Rahmen einer akuten oder chronischen Pankreatitis eingesetzt!

Bei einer akuten Pankreatitis eignet sich die Sonographie wegen des bereits anfangs bestehenden Meteorismus eher zur Verlaufskontrolle, ist der CT jedoch deutlich unterlegen. Infolge des Pankreasödems kommt es zu einer Abnahme des Binnenstrukturechos. Nekrosezonen imponieren als schlecht abgrenzbare echoarme Zonen mit geringer dorsaler Schallverstärkung. Bei der chronischen

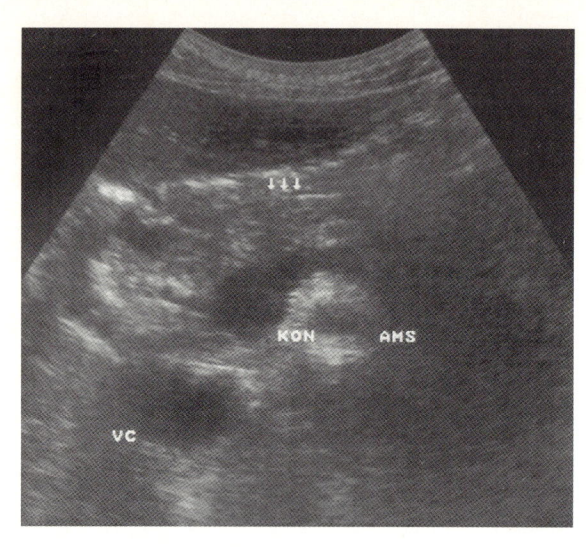

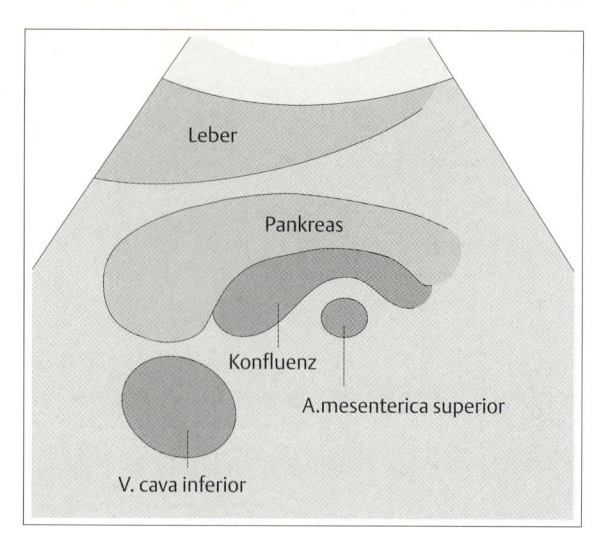

Abb. 2.31 Oberbauchtransversalschnitt mit Darstellung des Pankreas und seiner Lagebeziehung zu den anderen Oberbauchstrukturen. VC = V. cava, KON = Konfluenz V. mesenterica und Milzvene, AMS = A. mesenterica superior.

Pankreatitis findet man unter Umständen einen erweiterten Pankreasgang (> 2 mm) oder Pankreaspseudozysten, die Binnenechos sind vergröbert und evtl. zeigt sich eine Pankreatikolithiasis. Pankreaspseudozysten lassen sich sonographisch sehr gut im Verlauf beurteilen und ggf. punktieren. Um die sonographische Verdachtsdiagnose eines Pankreaskarzinoms stellen zu können, bedarf es neben der Dokumentation eines tumorös wirkenden Pankreas in der Regel noch der Heranziehung weiterer indirekter Kriterien, wie dem Nachweis einer Cholestase, von Lymphomen, Lebermetastasen oder einer Infiltration von V. portae bzw. A. mesenterica superior.

Die Sonographie der Milz erlaubt ihre genaue Größenbestimmung und eine Abgrenzung zu den umgebenden Organstrukturen. Da die Milz im Normalfall weder der Palpation noch Perkussion zugänglich ist, ist die Sonographie für den klinischen Alltag von großer Bedeutung. Der Nachweis einer Splenomegalie im Rahmen hämatologischer Grunderkrankungen oder einer portalen Hypertension gelingt sonographisch in der Regel problemlos. Milzzysten, Infarkte, Verkalkungen oder Abszesse sind seltener, können aber in der Regel ab einer Größe von 5–10 mm erkannt werden.

Die sonographische Beurteilung des Magen-Darm-Traktes erfordert eine große Erfahrung, und der Interpretation der Befunde sollte man immer sehr kritisch gegenüberstehen. Ausgeprägte Wandverdickungen des Gastrointestinaltraktes und Motilitäts- oder Passagestörungen mit entsprechender Retention von Flüssigkeit lassen sich gut erkennen. Bei der Diagnostik von Tumoren des Magen-Darm-Traktes ist die Sonographie sicher überfordert. Die ulzerophlegmonöse Appendizitis läßt sich mit einer Trefferquote von bis zu 85% darstellen (6). Bei den milderen Formen der akuten Appendizitis ist die Sonographie nicht aussagekräftig genug. Dennoch sollte die Indikation zur Appendektomie immer klinisch gestellt werden, die Sonographie dient hierbei in erster Linie dem Ausschluß anderer relevanter Erkrankungen im Abdominalbereich. Bei der Sigmadivertikulitis kann der sonographische Nachweis einer druckdolenten pathologischen Kokarde (Darmwandverdickung) mit eingeschränkter bzw. aufgehobener Peristaltik zur Diagnosefindung beitragen.

Zur sonographischen Untersuchung gehört auch die Beurteilung des harnableitenden Systems. Insbesondere die Detektion von Nierenzysten, Nierentumoren und einer Harnstauung mit Sichtbarwerdung und Dilatation des Nierenbecken-Nierenkelch-Systems bereiten sonographisch keine Probleme. Solitäre Nierenzysten werden häufig bei einer Sonographie entdeckt, bei etwa 50% der über fünfzigjährigen Patienten finden sich solitäre asymptomatische Nierenzysten (2). Eine atypische zystische Struktur (polyzyklisch, nicht echofrei, keine Schallverstärkung) bedarf immer einer weiteren urologischen Abklärung. Eine Nephrolithiasis (echoreiche Reflexzone mit Schallschatten) läßt sich sicher erst ab einer Steingröße von > 5 mm nachweisen und erfordert sehr viel Erfahrung (vgl. Kapitel 40, Abb. 40.2). Der Stein, der eine Obstruktion einzelner Nierenkelche verursacht oder der einen Schallschatten aufweist, läßt sich sonographisch wesentlich leichter identifizieren. Der Längenunterschied zwischen rechter und linker Niere sollte nicht mehr als 1,5 cm betragen. Die Breite des Parenchyms unterliegt starken Schwankungen (1,5–2,5 cm). Der ventrale und dorsale Parenchymdurchmesser und die Breite des zentralen Nierenechos können dabei zueinander in Beziehung gesetzt werden, um den Parenchym-Pyelon-Index zu errechnen (junger Erwachsener PPI = 1,6 : 1) (3). Bei etwa 10% ist mit einer Nierenanomalie zu rechnen (2), so können dystope Nieren, Schrumpfnieren Nierenagenesie wie auch Hypoplasien vorkommen.

Schilddrüse

Die Sonographie der Glandula thyroidea ist fester Bestandteil der Schilddrüsendiagnostik (vgl. Kapitel 20, S. 401). Mit der Volumetrie läßt sich die Größe einer Struma gut bestimmen und vor allem im Verlauf beurteilen (Tiefe cm × Breite cm × Länge cm × 0,479 = Volumen in ml/Normalwert rechter + linker Lappen < 40 ml). Die Identifikation umschriebener Parenchymveränderungen wie z.B. von Kalkeinlagerungen (echoreich mit Schallschatten), adenomatösen Knoten (echoreiche Raumforderung), adenomatösem Knoten mit zystischer Degeneration (echoarme Raumforderung) oder von Schilddrüsenzysten (echofreie Raumforderung) gelingt problemlos, und Punktionen zur histologischen Sicherung des erhobenen Befundes sind ambulant und komplikationsarm durchzuführen (Abb. 2.32). Während sich der hyperplastische Knoten (adenomatöser Schilddrüsenknoten) überwiegend (85%) echoreich darstellt, ist das echte follikuläre Adenom fast immer echoarm, wobei kein Rückschluß auf die Autonomität gezogen werden kann (2). Da Karzinome meist echoarm sind, bedürfen echoarme Knoten immer einer histologischen Abklärung. Die Kriterien für ein erhöhtes Malignitätsrisiko von umschriebenen Schilddrüsenparenchymveränderungen (Abb. 2.33) zeigt Tab. 2.20. Eine sonographische

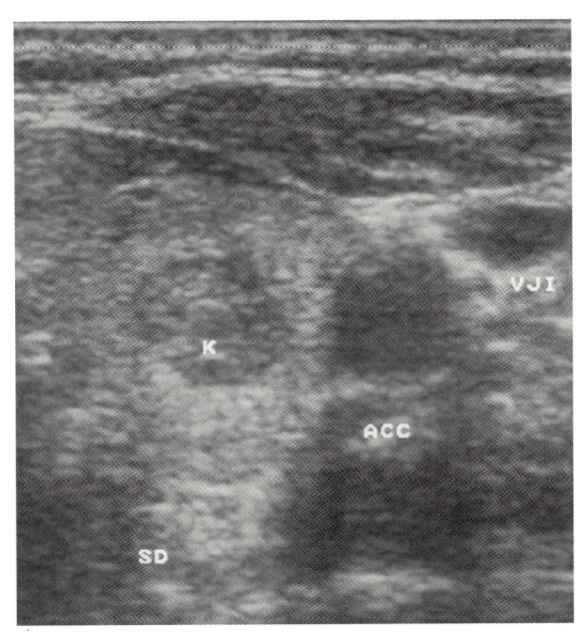

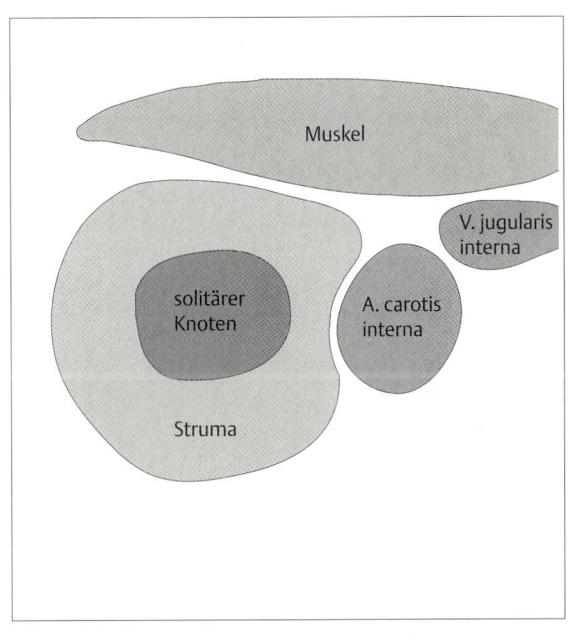

Abb. 2.**32** Adenomatöser echoarmer Schilddrüsenknoten, Schilddrüse transversal. K = Knoten, SD = Schilddrüse, ACC = A. carotis communis, VJI = V. jugularis interna.

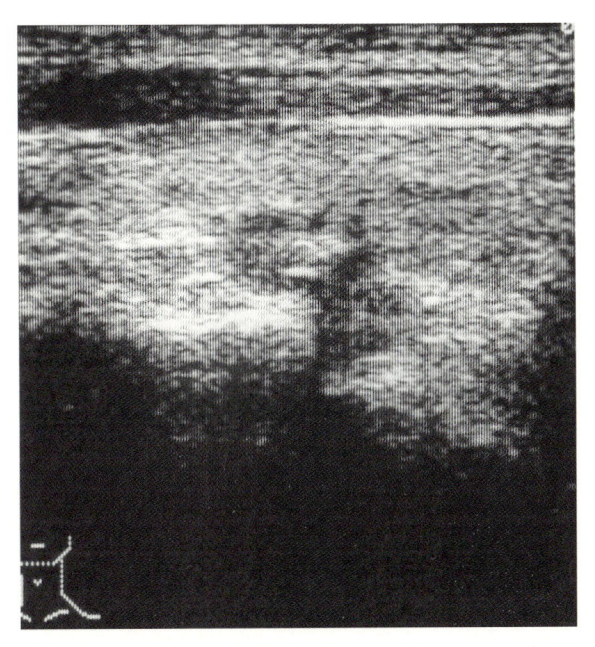

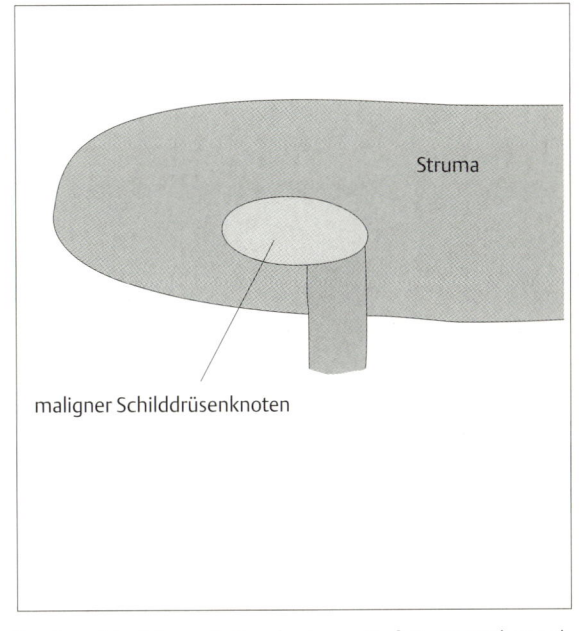

Abb. 2.**33** Solitärer Schilddrüsenknoten (histologisch papilläres Karzinom) (mit freundl. Genehmigung Prof. Dr. M. Rothmund, Zentrum für Operative Medizin I, Marburg).

Tabelle 2.20 Kriterien für ein erhöhtes Malignitätsrisiko bei sonographischen Schilddrüsenveränderungen (nach Lerch)

Knoten mit echoarmem Parenchym

Solitäre Knoten

Knoten mit inhomogener Binnenstruktur

Knoten mit unscharfer Begrenzung

Knoten mit Überschreitung der Organkapsel

Knoten mit eingeschränkter Beweglichkeit beim Schluckakt

Knoten in einer Rezidivstruma

Knoten bei Kindern und Jugendlichen

Knoten nach Radiojodbehandlung

Knoten bei familiär belasteten Patienten

Differenzierung aufgrund der Echogenität zwischen Hashimoto-Thyroiditis, Basedow-Struma, Thyroiditis de Quervain oder der Riedel-Thyroiditis ist nicht immer sicher möglich, und hier dient die Sonographie nur als zusätzliches Kriterium. In der Regel findet man bei diesen Erkrankungen aufgrund der verminderten Follikelbildung ein echoärmeres Binnenmuster (3). Die Darstellung der Nebenschilddrüsen am oberen und unteren hinteren Schilddrüsenpol gelingt nur bei der Ausbildung eines Nebenschilddrüsenadenoms. Ein zuverlässiger sonographischer Nachweis darf nur angenommen werden bei einer dreieckigen oder trapezförmigen, echoarmen, von der Schilddrüse gut abgrenzbaren Raumforderung von mehr als 6 mm, die sich an typischer Stelle befindet bei ansonsten unauffälligem Schilddrüsenparenchym (4).

Sonographie bei Bauch- und Thoraxtrauma

Bei der Akutdiagnostik polytraumatisierter Patienten (vgl. Kapitel 17) oder beim isolierten Thorax- und Abdominaltrauma lassen sich zwei Fragen sonographisch mit ausreichender Sicherheit beantworten:

1. Liegt eine Blutung intraabdominal oder intrathorakal aufgrund des Traumas vor?
2. Liegt eine Verletzung der parenchymatösen Organe des Abdomens vor?

> Jeder traumatisierte Patient sollte bei Einlieferung in die Rettungsstelle bzw. Notaufnahme sofort einer orientierenden Sonographie von Thorax und Abdomen unterzogen werden!

Zu den intraabdominalen Prädilektionsstellen für Flüssigkeit gehören der Recessus hepatorenalis (Morrison-Pouch), der perisplenische und der Douglas-Raum und intrathorakal der Recessus phrenicocostalis (Abb. 2.34). Bei Fehlen von freier Flüssigkeit und kreislaufstabilem Patienten kann dann im Anschluß die Untersuchung der parenchymatösen Organe (Leber, Milz, Pankreas, Nieren) vorgenommen werden. Freies Blut in der Bauchhöhle stellt sich, wenn frisch, als echoleerer Raum zwischen den Organen dar. Der differentialdiagnostisch zu erwägende Aszites dagegen imponiert durch feine schwebende Binnenechos (Fibrinfäden). Differentialdiagnostisch ist auch an Urin oder ausgetretenen Darminhalt zu denken. Bei zweifelhaften Befunden und Widersprüchen zur klinischen Situation gibt eine sonographische Probepunktion schnell und sicher Gewißheit. Die Lokalisation der Flüssigkeit spiegelt in keiner Weise die Lokalisation der Organverletzung wider, sondern nur die Lage des Patienten zum Zeitpunkt der Untersuchung bzw. beim Transport. Bei kleiner Flüssigkeitsmenge und kreislaufstabilem Patienten ist die Sonographie ideal zur Verlaufsbeurteilung geeignet, wenn keine Operationsindikation gegeben ist. Kontrolluntersuchungen sollten dann in einem individuell festgelegten Intervall (z. B. alle 4 Stunden) oder bei einer Verschlechterung des Allgemein- oder Kreislaufzustandes erfolgen. Eine isolierte Flüssigkeitsmenge im Morrison-Pouch von 1 cm Breite kann dabei etwa einem Blutverlust von 500 ml entsprechen (4). Intrakapsuläre Hämatome werden wegen ihres Echoverhaltens häufig bei der Primäruntersuchung

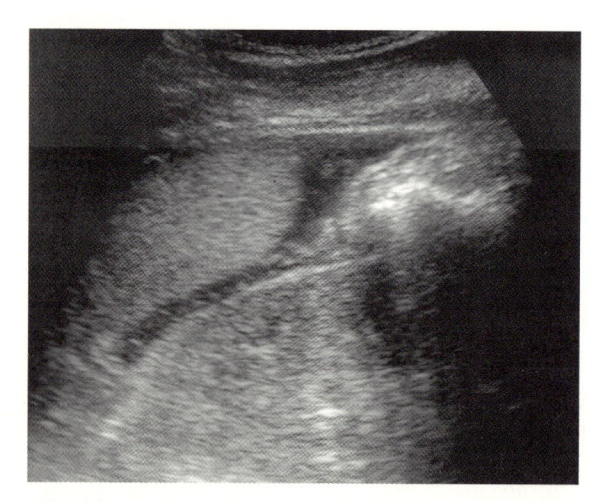

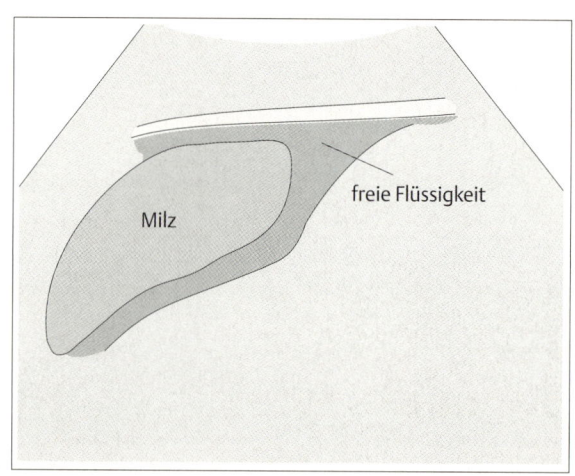

Abb. 2.34   Freie Flüssigkeit intraabdominal (perilienal) nach Verkehrsunfall.

übersehen. Im weiteren Verlauf erscheinen sie aufgrund ihrer Organisation als unscharfe echoarme Raumforderungen. Der Hämatothorax stellt sich im Flankenschnitt als echofreie Raumforderung im Recessus phrenicocostalis gut dar und ist bei entsprechendem Trauma mit einer Bülau-Drainage zu versorgen. Ein Hämoperikard oder ein ausgedehntes retroperitoneales Hämatom lassen sich ebenfalls gut durch eine Sonographie sichern.

Postoperative Sonographie

Die postoperative Sonographie hilft, Komplikationen nach chirurgischen Eingriffen rechtzeitig zu erkennen und therapieren zu können.

> Die wesentlichen Indikationen zu einer postoperativen Sonographie sind der Verdacht auf eine Nachblutung, einen Abszeß, einen Pleuraerguß, ein Bilom, einen Ileus, eine Pankreatitis oder eine Cholezystitis!

Lokale postoperative Flüssigkeitsansammlungen, vor allem subhepatisch oder subphrenisch, können Hämatome oder Serome sein und bedürfen keiner speziellen Therapie, solange sie symptomlos bleiben. Ein Abszeß ist von einem entsprechenden klinischen Befund (Leukozytose, Fieber, Schmerzen) begleitet und imponiert sonographisch inhomogen mit schwebenden Binnenechos und eventuell mit Lufteinschlüssen. Therapie ist die sonographiegestützte Drainage nach vorheriger Probepunktion. Probleme bei der sonographischen Diagnostik bereiten allerdings interenterische Abszedierungen, die wegen der hier häufigen Lufteinlagerungen schwer zu orten sind.

Endosonographie

Die Endosonographie ermöglicht zusätzlich zur endoskopischen Beurteilung der Schleimhautverhältnisse die Darstellung der Wandschichten des Gastrointestinaltraktes und somit eine Aussage über die Größenverhältnisse gastrointestinaler Tumoren, ihrer Infiltration und einer regionären Metastasierung. Die Ankopplung der Ultraschallsonde erfolgt entweder über eine Auffüllung des Hohlorganes mit Wasser oder über einen mit Wasser aufzufüllenden Ankoppelballon. Endosonographisch beurteilt werden der Ösophagus, der Magen, das Duodenum, das Pankreas und das Rektum (Abb. 2.**35**). Da bei einer Endosonographie in der Regel sowohl die Mukosa, die Submukosa, die Muscularis propria und die angrenzenden Strukturen zu erkennen sind, ist bereits präoperativ eine T-Klassifizierung der Tumoren möglich, was die Therapieentscheidung deutlich beeinflussen kann.

Duplex- und Farb-Doppler-Sonographie

Mit der Verknüpfung der B-Bild- mit der Doppler-Sonographie entstand die Duplex- und die Farb-Doppler-Sonographie. Diese ermöglichte erstmals, im B-Bild sichtbare Gefäße auch funktionell in bezug auf ihren Blutfluß zu beurteilen. Der Nachweis einer peripheren arteriellen Durchblutungsstörung und deren Lokalisation gelingt duplexsonographisch schnell und zuverlässig. Die Phlebographie wurde mittlerweile fast vollständig durch die Farb-Doppler-Sonographie verdrängt, da durch diese auch die Phlebothrombose sowohl im akuten Stadium als auch im Verlauf sicher beurteilt werden kann (Abb. 2.**36**). Phlebographien als Golden Standard sollten nur noch zu gutachterlichen Fragen, bei zweifelhaften duplexsonographischen Befunden oder im Rahmen aktiver fibrinolytischer Maßnahmen und dann nur bei der Diagnosestellung durchgeführt werden. In der Karotischirurgie kommt der Duplexsonographie eine besondere Bedeutung zu. Die Einschätzung der hämodynamischen Relevanz einer Karotisstenosierung oder des Risikos einer Thrombembolie ist mit der Farb-Doppler-Sonographie mit hoher Spezifität und Sensitivität möglich (Abb. 2.**37**). Einige Kliniken verzichten deshalb sogar auf eine präoperative supraaortale Angiographie, wenn Duplexsonographie und intrakranielle Doppler-Sonographie eindeutig die Indikation zur Operation bestimmen. Intraabdominal können die Aorta (Aneurysmen bzw.

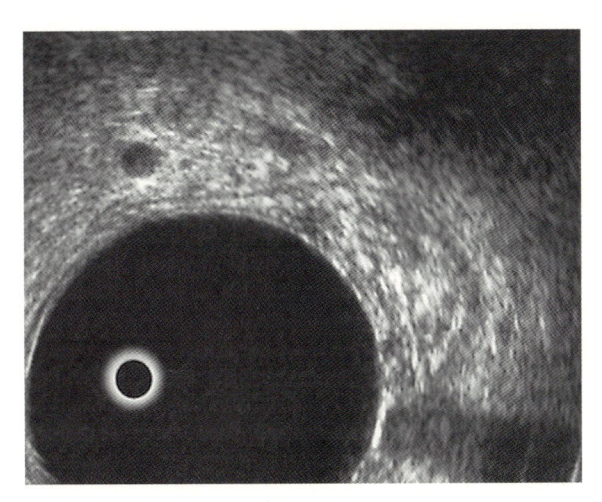

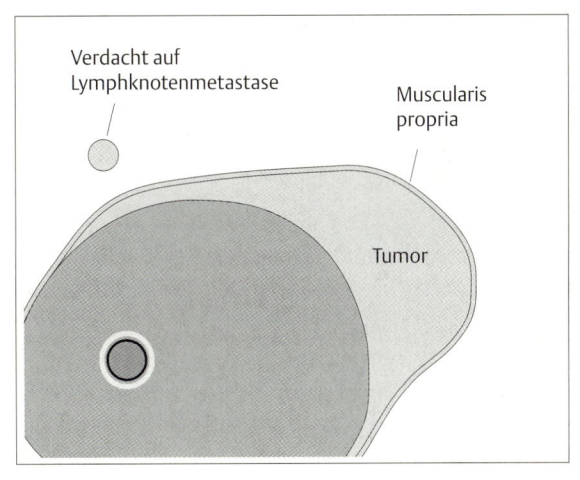

Abb. 2.**35** Endosonographie eines Rektumkarzinoms (T2 N1).

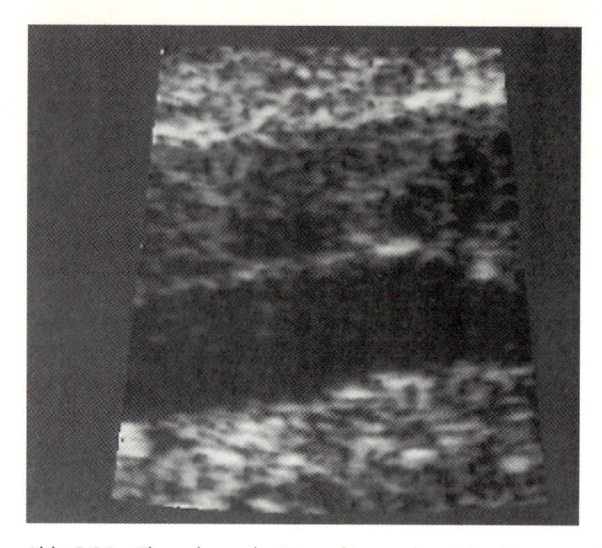

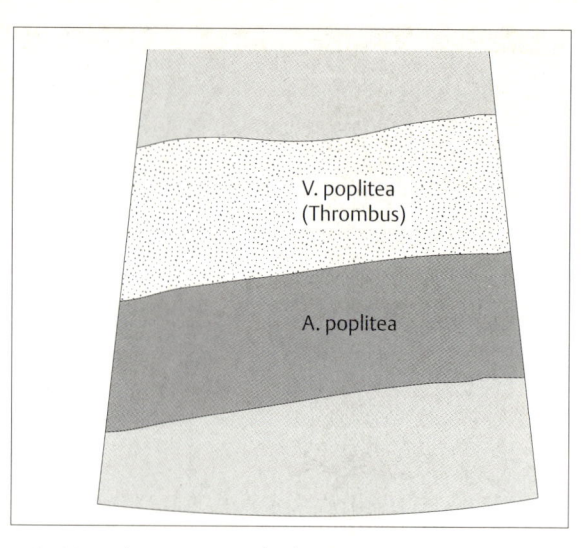

Abb. 2.**36** Thrombose der V. poplitea: echoreiche Binnenstruktur im Venenlumen im Vergleich zur A. poplitea, Venen nicht komprimierbar.

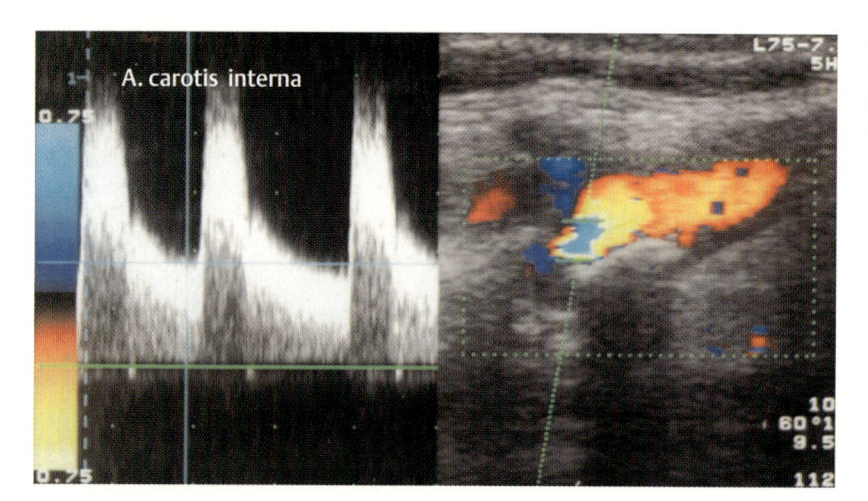

Abb. 2.**37** Mittelgradige A.-carotis-interna-Stenose (50–70%) mit einer systolischen Spitzengeschwindigkeit über 140 cm/s.

Thromben) und ihre Abgänge (Truncus coeliacus, A. mesenterica superior und inferior und die A. renalis beidseits) dargestellt und hämodynamisch beurteilt und so Stenosierungen nachgewiesen werden (Abb. 2.**38**) (7). Bei Patienten mit Leberzirrhose oder Patienten nach orthotoper Lebertransplantation ist der Nachweis einer regelrechten Durchblutung von Pfortader und A. hepatica von besonderer Bedeutung (Abb. 2.**39**). Auch hier kommt einer der wesentlichen Vorteile der Sonographie, die beliebige für den Patienten völlig unbelastende Wiederholbarkeit der Untersuchung, zum Tragen.

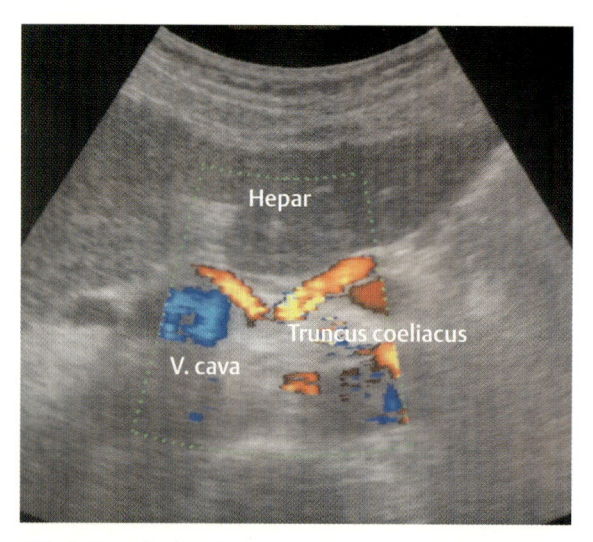

Abb. 2.**38** Oberbauch transversal mit Darstellung des Truncus coeliacus.

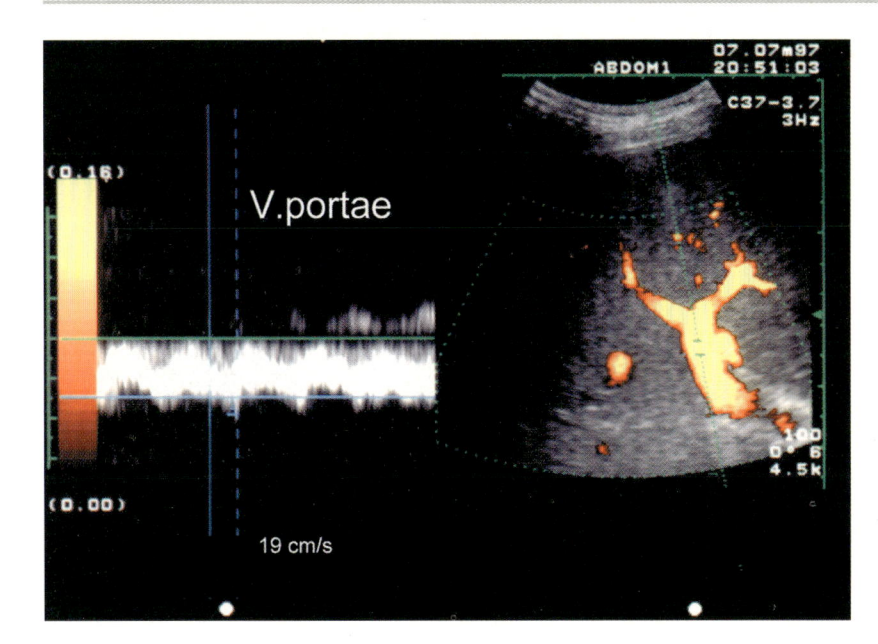

Abb. 2.**39** Darstellung der V. portae nach Lebertransplantation.

Literatur

1. Hust, W., D. Preim, H. Bundschu: Der Parenchym-Pywlon-Index. Eine wertvolle Hilfe in der Beurteilung renaler Erkrankungen. In Rettenmaier, G., E. Loch, H. Hansmann: Ultraschalldiagnostik in der Medizin. Thieme, Stuttgart 1981
2. Kremer, H., W. Dobrinski: Sonographische Diagnostik. Urban & Schwarzenberg, München 1988
3. Maier, R.: Ultraschalldiagnostik der Schilddrüse. Schattauer, Stuttgart 1984
4. Scheible, W., B. Gosnik, G. R. Leopold: Gray scale echographic patterns of hepatic metastatic disease. Amer. J. Roentgenol. 129 (1977) 983
5. Schmidt, G.: Ultraschallkursbuch. Thieme, Stuttgart 1996
6. Truong, S., G. Arlt, V. Schumpelick: Chirurgische Sonographie. Enke, Stuttgart 1991
7. Wolf, K.-J., F. Fobbe: Farbkodierte Duplexsonographie. Thieme, Stuttgart 1993

3 Chirurgische Endoskopie – Diagnostik und Therapie

B.-Ch. Manegold und H. Groitl

Grundlagen

Endoskopie ist die Inspektion innerer Oberflächen mit Hilfe optischer Instrumente, den Endoskopen. Der Zugang hierzu ist bereits vorhanden oder muß neu geschaffen werden. In der Allgemein- und Viszeralchirurgie unterscheidet man intraluminale und intrakavitäre Endoskopie. Die Therapie oder Operation mit Endoskopen wird als Endochirurgie oder minimal-invasive Chirurgie bezeichnet. Das Endoskop ist in diesem Fall ein chirurgisches Instrument.

Ösophagogastroduodenoskopie (ÖGD)

Indikation

Die ÖGD ist indiziert bei Nachweis von oder Verdacht auf Erkrankungen der Speiseröhre, der Kardia, des Magens oder des Duodenums, zur Therapiekontrolle und zur Überwachung von Risikopatienten (3.1). Darüber hinaus wurde ein breites Spektrum endochirurgischer Therapieverfahren entwickelt.

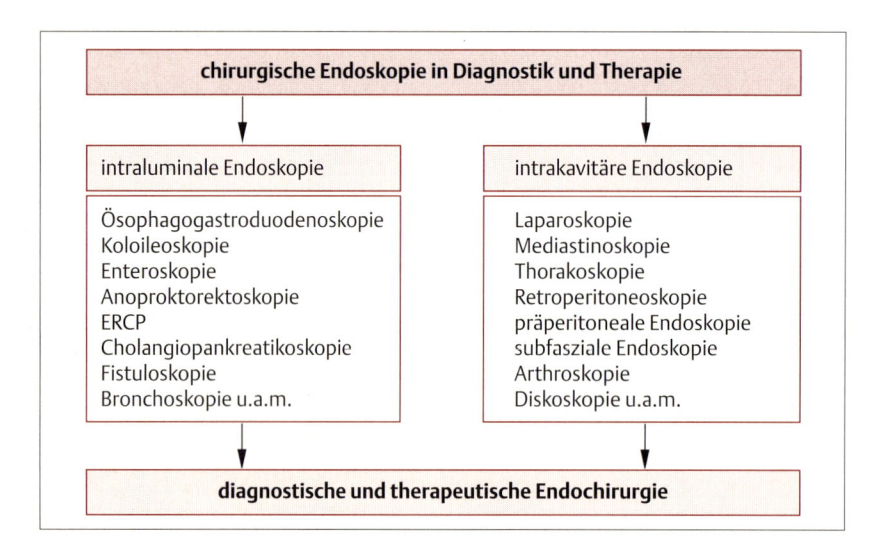

```
                chirurgische Endoskopie in Diagnostik und Therapie
                          │                              │
              intraluminale Endoskopie        intrakavitäre Endoskopie
              ─────────────────────────       ─────────────────────────
              Ösophagogastroduodenoskopie     Laparoskopie
              Koloileoskopie                  Mediastinoskopie
              Enteroskopie                    Thorakoskopie
              Anoproktorektoskopie            Retroperitoneoskopie
              ERCP                            präperitoneale Endoskopie
              Cholangiopankreatikoskopie      subfasziale Endoskopie
              Fistuloskopie                   Arthroskopie
              Bronchoskopie u.a.m.            Diskoskopie u.a.m.
                          │                              │
                    diagnostische und therapeutische Endochirurgie
```

Die Endoskopie, speziell die intraluminale Endoskopie, befindet sich in ständiger Fortentwicklung, so daß die hier aufgezeigten Möglichkeiten zur endoskopischen Diagnostik, Prävention, Behandlung und Nachsorge chirurgischer Erkrankungen nur eine kurze Momentaufnahme darstellen. Neue Therapieverfahren und damit neue Indikationen werden durch neue Technologien eröffnet.

Dieses Kapitel beschränkt sich im wesentlichen auf die endoluminalen Endoskopietechniken mit flexiblen Endoskopen.

Das flexible Endoskop ist wasserdicht und wird in speziellen Waschautomaten mechanisch, chemisch und thermisch desinfiziert. Eine Sterilisation flexibler Endoskope ist nur durch Ethylenoxidgas möglich. Je nach Bildübertragung sind herkömmliche Fiberglasendoskope von elektronischen Videoendoskopen zu trennen.

Es ist zu bedenken, daß die Routine-ÖGD bei Instrumentenlage im oberen Duodenalknie mit nur flüchtigem Einblick in den absteigenden Schenkel des Duodenums endet und somit den größten Teil des Zwölffingerdarmes unberücksichtigt läßt. Dennoch ist die Spiegelung der Flexura duodenojejunalis bei spezieller Fragestellung möglich. Eine Bildwandlerkontrolle ist hierbei hilfreich.

Instrumentarium

Verwendet werden bei der ÖGD 110 cm lange flexible Instrumente, deren Spitze in vier Richtungen steuerbar ist. Außendurchmesser des Endoskopes und Weite des Instrumentierkanals sind je nach Gerätetyp unterschiedlich (Tab. 3.1).

Allgemeine Zusatzinstrumente zur Biopsie, Fremdkörperextraktion, Polypektomie, Koagulation und Injektion stehen in Form von Zangen, Greifern, Körbchen, Schlingen, Hochfrequenz-Diathermie-Sonden, Nadeln und Kathetern in großer Vielfalt zur Verfügung.

3.1 Indikationen zur ÖGD (18, 20)

Präoperativ

Dysphagie
Blutung aus dem oberen Gastrointestinaltrakt
Odynophagie (Schluckschmerz)
Oberbauchschmerzen
Kontrolle pathologischer Vorbefunde
Tumorstaging, Endosonographie

Operativ-endoskopisch (endochirurgisch)

Fremdkörperextraktion
Bougierung, Inzision, Dilatation
Blutstillung
Ernährungssonden, PEG
Dekompression
Klebung
Polypektomie
Tumortherapie
Endoprothetik

Intraoperativ

Lokalisation vom Operateur nicht tastbarer/nicht sichtbarer Befunde
Prüfung auf Unversehrtheit/Dichtigkeit
Kombination mit intrakavitären Eingriffen

Postoperativ

Nachblutung
Anastomoseninsuffizienz
Anatomosenstenose
Therapiekontrolle
Fistuloskopie
Kontrolle pathologischer Vor- oder Zweitbefunde

Vorbereitung des Patienten

Der Patient muß mindestens 6 Stunden nüchtern sein, er liegt horizontal in stabiler Linksseitenlage. Eine Rachenanästhesie erfolgt mit etwa 4 Hüben Xylocainspray. Im Falle einer Prämedikation (3–5 mg Midazolam i.v.) ist eine pulsoximetrische Überwachung erforderlich. Die Bestimmung von Laborparametern ist bei rein diagnostischer Ösophagogastroduodenoskopie, auch mit Zangenbiopsie, nicht notwendig. Kontraindikation zur ÖGD sind allein akute kardiale oder pulmonale Dekompensation. Peritonitis und mangelhafte Kooperation des Patienten sind relative Gegenanzeigen.

Fremdkörperextraktion

Die älteste endochirurgische Maßnahme ist die Fremdkörperextraktion aus der Speiseröhre. Fremdkörper in der Speiseröhre sind Notfallsituationen, da durch den Fremdkörperdruck Schleimhaut- und Wandschädigungen bis zur Ösophagusperforation auftreten können. Fremdkörper im Ösophagus sollten daher zum frühestmöglichen Zeitpunkt, abhängig von der klinischen Dringlichkeit und von der letzten Nahrungsaufnahme, endoskopisch extrahiert werden. Fremdkörper im Magen haben ihre Gefährlichkeit zunächst verloren. Scharfkantige, sperrige, spitzige und toxische (Knopfbatterien, Drogencontainer) Fremdkörper sollten jedoch frühzeitig aus dem Magen entfernt werden, um Komplikationen zuvorzukommen (Abb. 3.**1**). Bei allen übrigen Fremdkörpern im Magen kann der Spontanabgang beobachtet werden (Tab. 3.**2**).

Jeder verschluckte Fremdkörper ist, sofern er sich noch in Speiseröhre oder Magen befindet, endoskopisch durch Schlingen, Zangen oder Körbchen entfernbar. Bei Kindern, bei Erwachsenen auch bei größeren oder zahlreichen Fremdkörpern ist die Extraktion in Intubations-

Tabelle 3.**1** Verschiedene Gastroskope der Firma Olympus/Tokyo (die Hersteller Fujinon und Pentax bieten ein ähnliches Sortiment an)

Gerätetyp (Olympus)	Gesichtsfeld	Außendurchmesser am Distalteil (mm)	Außendurchmesser am Einführungsteil (mm)	Arbeitslänge (mm)	Instrumentierkanal (mm)	Maximale Abwinkelung
GIF-N30	120°	5,0	5,3	1025	2,0	180°
GIF-P10	100°	9,0	9,0	1025	2,0	210°
GIF-P30	120°	9,0	9,0	1025	2,2	240°
GIF-100	120°	9,8	9,5	1030	2,8	210°
GIF-XQ10	100°	9,8	9,8	1025	2,8	210°
GIF-XQ20	100°	9,8	9,8	1030	2,8	210°
GIF-XQ30	120°	9,8	9,8	1025	2,8	240°
GIF-Q30	140°	11,0	11,0	1025	2,8	240°
GIF-1T10	100°	12,8	12,6	1025	3,7	180°
GIF-1T20	100°	11,2	11,3	1025	3,7	180°
GIF-1T30	120°	11,2	11,3	1025	3,3	240°
GIF-XT30	95°	13,7	13,2	1025	6,0	180°

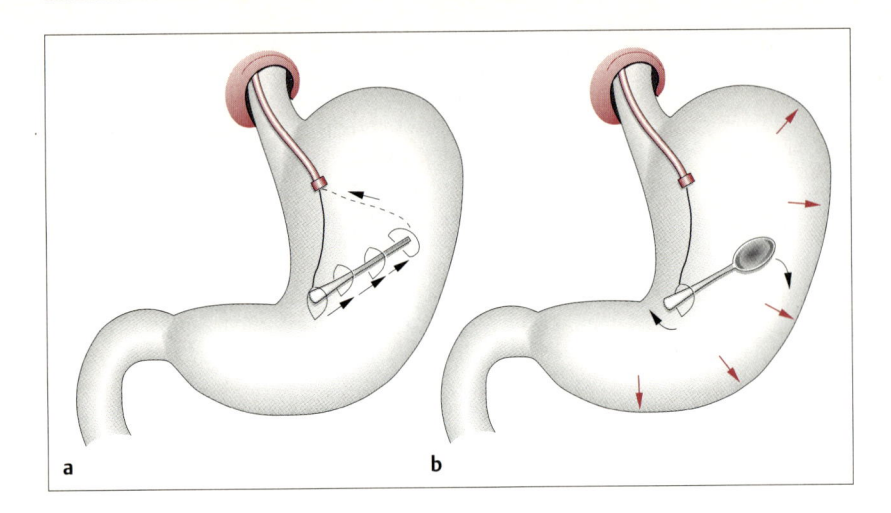

Abb. 3.1 a, b Fremdkörperextraktion aus dem Magen. Längliche Fremdkörper werden mit einer Schlinge leichter am Distalende eingefangen. Die Schlinge wandert über den Fremdkörper an dessen Proximalende zur Extraktion. Wird die Schlinge am Proximalende nicht griffig, ist der Fremdkörper durch maximale Insufflation des Magens endogastral zu wenden.

Tabelle 3.2 Vorgehen bei verschluckten Fremdkörpern

Ösophagus	Notfallindikation! Extraktion 6 Std. nach letzter Mahlzeit
Magen	Spontanabgang abwarten, Extraktion nicht vor 7 Tagen

bzw. Larynxmaskennarkose zu empfehlen. Bei Rückenlage des Patienten ist der gastrale Fremdkörper oftmals im Sekretsee der Fornixkuppel versteckt und leichter in Linksseitenlage des Patienten ergreifbar. Nach erfolgter Extraktion sollte eine Kontroll-ÖGD die Vollständigkeit der Fremdkörperextraktion und die Unversehrtheit von Ösophagus, Kardia und Magen nachweisen (11).

Bougierung und Inzision

Bougierung von Stenosen

Das subjektive Empfinden des Patienten über das Ausmaß seiner Schluckstörung stimmt mit dem objektiven Grad der Enge sehr oft nicht überein (Tab. 3.3). Organische Passagestörungen an Speiseröhre oder Kardia können bei bestehender Dysphagie bougiert werden.
Zur Bougierung wird ein schmalkalibriges Endoskop durch die Enge magenwärts vorgeschoben. Danach wird ein Eder-Puestow-Pilotdraht unter Bildwandlerkontrolle in den Magen eingeführt, das Endoskop entfernt und die Stenose mit Savary-Gilliard-Bougies gedehnt. Die Bougierung erfolgt, je nach Widerstand, in 1- bis 3-mm-Stufen bis auf einen Durchmesser von 15 mm. Bei der anschließenden Kontroll-ÖGD ist auf Unversehrtheit und Bluttrockenheit der erweiterten Enge zu achten. Zum Ausschluß der Malignität ist von vornherein zu biopsieren. Folgebougierungen werden bei Wiederauftreten dysphagischer Beschwerden, nicht nach kalendermäßig festgelegtem Intervall vorgenommen.
Die Bougierungstherapie ist angezeigt z. B. bei stenosierender Refluxösophagitis, bei Verätzungsstenosen, Anastomosenengen und Stenosen nach Strahlentherapie. Bei Stenosen aufgrund maligner Erkrankungen ist die Bougierungsbehandlung allein nur von kurzfristigem Effekt.
Das Risiko der Bougierung ist die Ösophagusperforation. Es ist reduzierbar, wenn auf Blutspuren am zurückgezogenen Bougie geachtet und der Bougierungsvorgang für das nächststärkere Bougie nicht erzwungen wird. Der Bougierungsvorgang ist bei hartnäckigen Stenosen in Intervallen von 2 Tagen zu wiederholen und behutsam fortzuführen. Jede Bougierungssitzung sollte mit einer Kontroll-Ösophagoskopie abgeschlossen werden.

Inzision von Anastomosenengen

Stenosen nach Gastrektomie an der Ösophagojejunostomie, nach Ösophagusresektion an der Ösophagogastrostomie können nahtbedingt anulär nur wenige Millimeter kurz oder ischämiebedingt tubulär mehrere Zentimeter lang sein. Tubuläre Stenosen bedürfen der wiederholten Bougierung. Anuläre Stenosen können durch mercedessternförmige Inzision mit einer Hochfrequenz-Diathermie-Nadel und Ablation der Stenosesegmente mit der Schlinge in einer Sitzung definitiv erweitert werden (Abb. 3.2). Die Inzision ist bei exzentrischen Stenosen zur stärksten Narbenformation auszurichten, da hier der Narbenzug am kräftigsten ist. Eine Perforation ist nicht zu befürchten, da außerhalb der Anastomose ein breites postoperatives Narbenfeld besteht (5). Eine Biopsie aus der Enge dient dem histologischen Nachweis eines lokalen Tumorrezidivs.

Tabelle 3.3 Stadien der Dysphagie (nach Mellow u. Pinkas)

Grad 0	Schluckvermögen ungestört
Grad I	gelegentlicher Bolusverschluß
Grad II	Schluckfähigkeit nur für Breikost
Grad III	Schluckfähigkeit nur für Flüssigkeiten
Grad IV	Regurgitation von Speichel

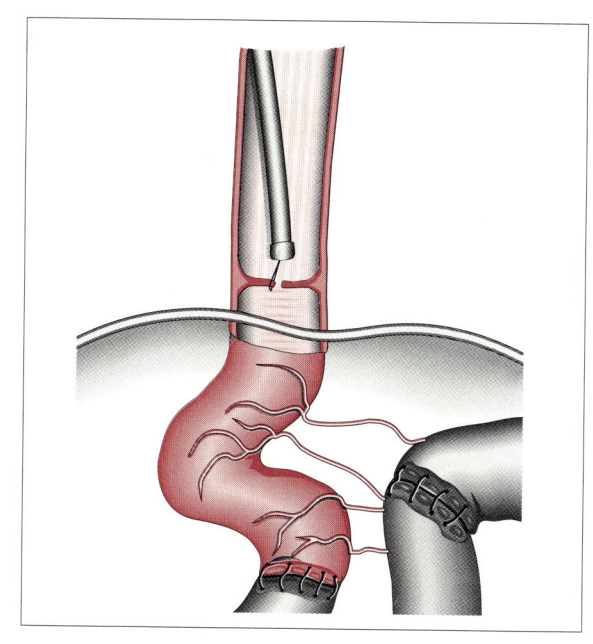

Abb. 3.2 Nahtbedingte Anastomosenstenose nach Gastrektomie und Ösophagojejunostomie End-zu-End. Narbeninzision mit einer Hochfrequenzdiathermienadel.

Inzision beim Zenkerschen Divertikel

Das übliche Vorgehen beim Zenkerschen Divertikel ist die Abtragung des Divertikelsackes durch einen kollaren Hautschnitt. Bei endoskopischem intraluminalem Zugang kann ein erfahrener Endoskopiker den Ösophagus mit einer kaliberstarken pilotdrahtgeführten Sonde zunächst schienen. Dann wird der Steg zwischen Ösophagus und Divertikel mit einem Koagulationsinstrument in Richtung auf die Ösophagussonde gespalten. Im allgemeinen dient jedoch die Endoskopie intraoperativ dem Chirurgen zur exakten Lokalisation des Divertikels.

Bougierung nach Verätzung

Verätzungen der Speiseröhre (Tab. 3.4) und des Magens kommen im Kindesalter akzidentell, im Jugend- und Erwachsenenalter aus suizidaler Absicht vor. Initial stehen Schmerz- und Schockbekämpfung im Vordergrund. Auch bei laryngoskopischem Ausschluß von Ätzspuren an Mund und Rachen kann auf eine diagnostische ÖGD nicht verzichtet werden. Aufgabe der ÖGD ist, sofort – innerhalb von 24 Stunden – das Ausmaß der Schleimhaut- und Wandschädigung nach Flächen- und Tiefenausdehnung in Speiseröhre, Magen und Duodenum abzuschätzen.

Tabelle 3.4 Stadien der Ösophagusverätzung (nach Savary)

Grad I	Hyperämie und Ödem
Grad II	oberflächlich erodierte Mukosa mit feinem Exsudatfilm
Grad III	ulzerierte hämorrhagische Mukosa, Wandnekrose, zähes Exsudat

Bei ausgedehnten und tiefen Wandschädigungen an Speiseröhre oder Kardia sind vorsichtige Bougierungsmaßnahmen frühzeitig, bereits ab dem 5. Tag nach Verätzung vorzunehmen und in zweitägigen Abständen zu wiederholen. Von Ballondilatationen ist initial Abstand zu nehmen. Beim Bougieren warnt ein fühlbarer Widerstand vor weiterem Vorgehen. Die Ballondilatation ist dagegen auf einen definierten Dilationsdruck und einen definierten Dilationsdurchmesser vorbestimmt. Ein Gefühl für den Widerstand der Enge besteht bei der Ballondilatation nicht.

Ballondilatation

Pneumatische oder hydrostatische Dilatation

Ballonkatheter werden unter endoskopischer Sicht durch den Instrumentierkanal des Endoskopes (TTS = through the scope) oder unter Bildwandlerkontrolle über einen endoskopisch gelegten Pilotdraht (OTW = over the wire) in die zu dilatierende Enge gebracht. Bei der OTW-Dilatation kann das Endoskop zur endoskopischen Beobachtung des Dilatationsvorganges neben dem Dilatationskatheter erneut eingeführt werden. Die Katheter haben eine Ballonlänge von 3–8 cm und im geblähten Zustand einen Ballondurchmesser von 6–25 mm (TTS) bzw. 6–40 mm (OTW). Je geringer der Ballondurchmesser ist, desto größer ist die Dilatationskraft (Abb. 3.3 a, b).

Die Ballonfüllung erfolgt mit Aqua dest. oder verdünntem Kontrastmittel unter Zuhilfenahme einer Injektionspistole. Die Dilatationsdrücke erreichen 25–50 psi. Der vorgegebene Dilatationsdruck wird bis zu 3 Minuten aufrecht erhalten. Jeder Ballon erzielt bei angegebenem Arbeitsdruck genau definierte Zylindermaße, Überdilatationen kommen nicht vor. Taillenbildungen am geblähten Ballon sind vermeidbar, wenn zunächst mit schmalkalibrigem Ballon und höherem Insufflationsdruck dilatiert wird. Anschließend erfolgt eine endoskopische Kontrolle des dilatierten Segmentes.

Bei Dilatation unter Röntgendurchleuchtung ist zunächst das aufzudehnende Segment am oberen und unteren Rand der Engstelle zu markieren. Dies geschieht durch Aufkleben von Metallmarken außen am Thorax oder innen durch endoskopische Injektion von Lipiodol. Die Dilatationsballons haben am proximalen und distalen Ballonende eine röntgendichte Markierung, damit sie exakt in der Stenose plaziert werden. Es ist darauf zu achten, daß der kontrastmittelgefüllte Ballon bei maximalem Insufflationsdruck an der Engstelle keine Taille bildet. Somit wäre gesichert, daß die Enge auf ganzer Länge tatsächlich auf den gewünschten Durchmesser erweitert wurde.

Vorteil der Ballondilatation ist, daß nur radiale Kräfte zur Wirkung kommen und nicht, wie bei der Bougierung, radiale und axiale Scherkräfte. Das Trauma durch Ballondilatation ist aber nur unwesentlich geringer. Nachteilig ist, daß das Gefühl für den Gewebewiderstand fehlt. Der Ballon ersetzt nicht das Bougie.

Ballondilatationen kommen zur Anwendung bei Anastomosenstenosen, bei funktionellen Passagestörungen am Pylorus nach Ösophagusresektion und Magenhochzug,

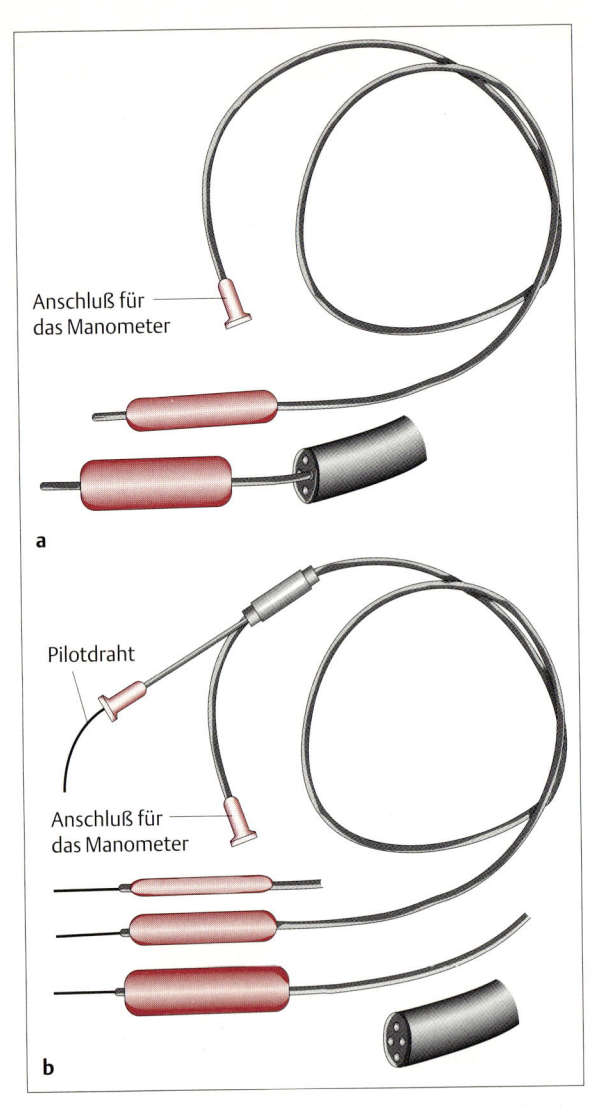

Abb. 3.3 Pneumatische Dilatation. **a** TTS (through the scope), **b** OTW (over the wire).

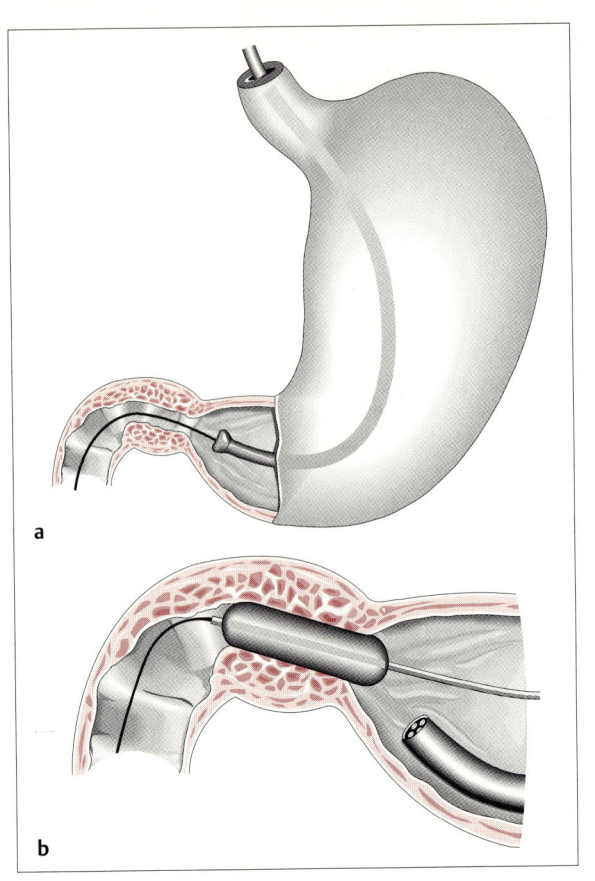

Abb. 3.4 Pneumatische Dilatation einer Stenose am oberen Duodenalknie (z. B. bei Morbus Crohn). Bei dieser Lokalisation würde ein OTW-Ballon bei höherem Widerstand in der Enge zusammen mit dem Pilotdraht in den Magen zurückgleiten. Ein TTS-Ballon könnte die Duodenalwand perforieren, wenn das Endoskop die Enge nicht primär passiert. Daher erfolgt die Dilatation primär mit einem pilotdrahtgeführten TTS-Ballon, anschließend mit einem OTW-Ballon unter endoskopischer Kontrolle. **a** Einführung des Pilotdrahtes. **b** Auffädeln des OTW-Ballons auf den Pilotdraht.

nach postulzerösen Magenausgangsstenosen und bei stenosierendem duodenalem Morbus Crohn (Abb. 3.4). Gelingt die Passage einer Enge auch mit schmalkalibrigem Endoskop nicht, ist zur Vermeidung einer Perforation unter Bildwandkontrolle ein weicher Pilotdraht über die Enge hinaus einzuführen, das Endoskop zu entfernen und über den Pilotdraht ein Pilotkatheter aufzufädeln. Nach Entfernen des Pilotdrahtes und Kontrastmittelgabe über den Katheter ist unter Bildwandlerkontrolle seine korrekte intraluminale Lage zu sichern. Nach Wiedereinführen des Pilotdrahtes, Entfernen des Kontrastmittelkatheters, Auffädeln des Endoskopes auf den Pilotdraht und Vorschub eines TTS-Ballons über den liegenden Pilotdraht kann nun mit dem Dilatationsvorgang begonnen werden.

Achalasie der Kardia

Die Schluckstörung bei Achalasie der Kardia, dem fehlenden Eröffnungsreflex am ösophagokardialen Übergang, wird zu oft zu spät diagnostiziert. Die Patienten erleiden Umschulungen, psychiatrische Behandlung und soziale Isolation. Deutliche endoskopische Zeichen der Achalasie sind Sekret- und tagealter Speiseverhalt in der unteren Hälfte des erweiterten Ösophagus und ein feinschaumiger Belag auf intakter Schleimhaut in den oberen Ösophagusabschnitten. Ösophagusseitig ist die Kardiaschleimhaut anusrosettenartig aufgefaltet. Der ösophagokardiale Übergang ist nur gegen leichten Widerstand auch mit dem kaliberstärksten Endoskop durchfahrbar. In Inversion umzwingt die Kardia das eingeführte Instrument hufeisenförmig. Magen und Duodenum sind in der Regel unauffällig, nicht selten liegt ein duodenogastraler Gallereflux vor.

Die Therapie besteht in der pneumatischen Dilatation der Kardia in der OTW-Technik auf einen Durchmesser von 30–40 mm für 3 Minuten. Der Ballonkatheter (Ballonlänge etwa 8 cm) wird über einen Eder-Puestow-Führungsdraht unter Bildwandlerkontrolle in der Kardia plaziert. Die Dilatation ist oft schmerzhaft. Nach erfolgter Dilatation wird zum Ausschluß einer tieferen Wandläsion mit dem Endoskop eine Kontrolle durchgeführt.

Die pneumatische Dilatation bei Achalasie ist Therapiestandard, sie muß gelegentlich wiederholt werden. Bessert sich das Beschwerdebild nach mehrmaliger Dilatation innerhalb eines Jahres nicht, so kann die Indikation zur Kardiomyotomie gestellt werden. Die Anwendung des Starkschen Dilatators oder des Rieder-Moeller-Ballons ist obsolet.

Neu ist die Injektion von Botulinustoxin in den Kardiasphinkter in Höhe der Schleimhautgrenze in 5 Einzeldepots zu je 1 ml von insgesamt 100 Einheiten. Die bisherigen Langzeitergebnisse sind jedoch nicht überzeugend.

Endoprothetik

Palliative endoskopische Pertubation (PEP)

Bei inoperablen Tumoren der Speiseröhre und der Kardia, bei Tumorrezidiven nach Ösophagusresektion oder Gastrektomie sowie bei Kompression des Ösophagus von außen durch maligne Raumforderungen im Mediastinum kommen bei Dysphagie III. und IV. Grades primär endoskopische Palliativmaßnahmen in Betracht. Bougierungen, Dilatationen, Tumordestruktionen durch Schlingenablation, Laser oder Injektion ulzerogener und nekrotisierender Substanzen müßten wegen Wiederzunahme von Tumorwachstum und Dysphagie kurzfristig wiederholt werden. Dagegen wird durch Implantation eines Platzhalters in Form eines Plastiktubus eine dauerhafte Rekanalisation angestrebt. Nach korrekter Plazierung des Tubus ist das Schluckvermögen zumindest für breiige Kost sofort wiederhergestellt.

Zur Implantation eines konventionellen Plastiktubus bedarf es der Allgemeinnarkose und der Bildwandlerkontrolle. Der Tubus besteht aus Silicon oder Siliconlatex, er ist zwischen 10 und 18 cm lang bei einem Durchmesser außen von 16 mm und innen von 13 mm. Ein tulpenförmiger Trichter am Proximalende und Schultern oder eine schräg abstehende Manschette am Distalende vermeiden eine Tubusdislokation nach distal bzw. proximal. Vor Tubusimplantation muß die Tumorstenose auf etwa 10–15 mm bougiert und anschließend endoskopisch auf Unversehrtheit kontrolliert werden. Bei Tumorstenosen im zervikalen Ösophagus ist vor Tubusimplantation zu bronchoskopieren, um einen Tumoreinbruch in das Tracheobronchialsystem mit oder ohne Entwicklung einer ösophagorespiratorischen Fistel zu erkennen. Nach Tubusplazierung ist erneut zu bronchoskopieren, um eine Trachealkompression durch den Ösophagustubus auszuschließen.

Pull-Technik

Zur Tubusimplantation bevorzugen wir die Pull-Technik mit Hilfe des pilotdrahtgeführten Nottingham-Introducers (Abb. 3.**5 a – c**). Obere und untere Tumorgrenze sind zuvor unter Bildverstärkerkontrolle von außen durch auf den Thorax aufgeklebte Metallmarken oder von innen durch Injektion von Lipiodol markiert. Nach Tubusimplantation, Extraktion von Nottingham-Stab und Pilotdraht hat man sich von der korrekten Tubuslage endoskopisch zu überzeugen. Der Tubustrichter soll voll entfaltet sein und allseitig schlüssig der Ösophaguswand

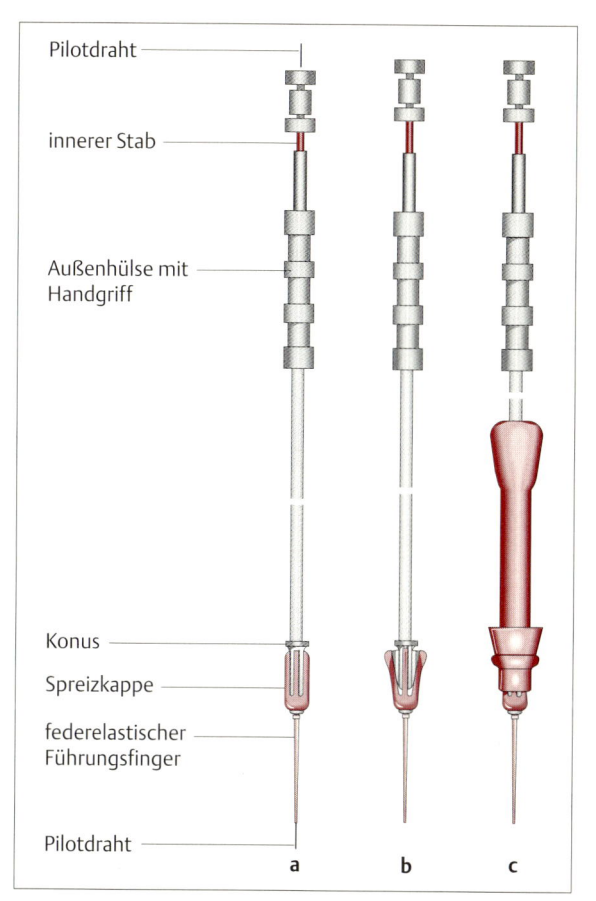

Abb. 3.**5** Nottingham-Introducer, bestehend aus einem inneren Metallspiralstab und einer äußeren Metallspiralhülse. Am Distalende der Hülse befindet sich ein Metallkonus. Auf den Konus wird eine seitlich längs mehrfach eingeschnittene Spreizkappe aus Plastik aufgesetzt und am Stab mittels eines flexiblen Führungsfingers aufgeschraubt. **a** Der innere Stab ist voll eingeführt, die Spreizhülle ist vom Konus gelöst. **b** Der innere Stab ist zurückgezogen, die Spreizhülse ist über dem Konus gespannt. **c** Ein Tubus ist auf dem Nottingham-Stab fest aufgespannt, das Gerät ist zur Perturbation (Pull-Technik) bereit.

anliegen. Der Tubusschaft soll für das 10 mm starke Gastroskop ungehindert passierbar sein. Das distale Tubusende soll axial in das tumorfreie Segment von Speiseröhre oder Magen ragen. Eine Röntgenkontrastuntersuchung ist bei Beschwerdefreiheit des Patienten und unkompliziertem Pertubationsverlauf überflüssig, der Patient kann wieder flüssig-breiige Kost zu sich nehmen.

Push-Technik

Bei der Push-Technik ist der Tubus auf ein schmalkalibriges Endoskop aufgefädelt. Er wird mit einem Schubstab (Pusher), der oberhalb vom Tubus ebenfalls dem Endoskop aufsitzt, in die Tumorstenose geschoben (Abb. 3.**6**). Das Endoskop ist dadurch mechanisch sehr belastet. Die Push-Technik wird bei Tumorrezidiven z.B. nach Gastrektomie angewendet. Auf Röntgendurchleuchtungskontrolle sollte auch hier nicht verzichtet werden.

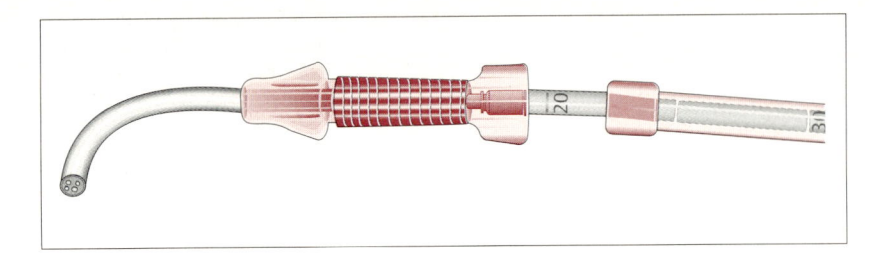

3 Chirurgische Endoskopie – Diagnostik und Therapie

Abb. 3.6 Push-Technik zur Tubusimplantation. Ein Tubus ist zusammen mit dem Schubstab auf einem dünnkalibrigen Endoskop aufgefädelt.

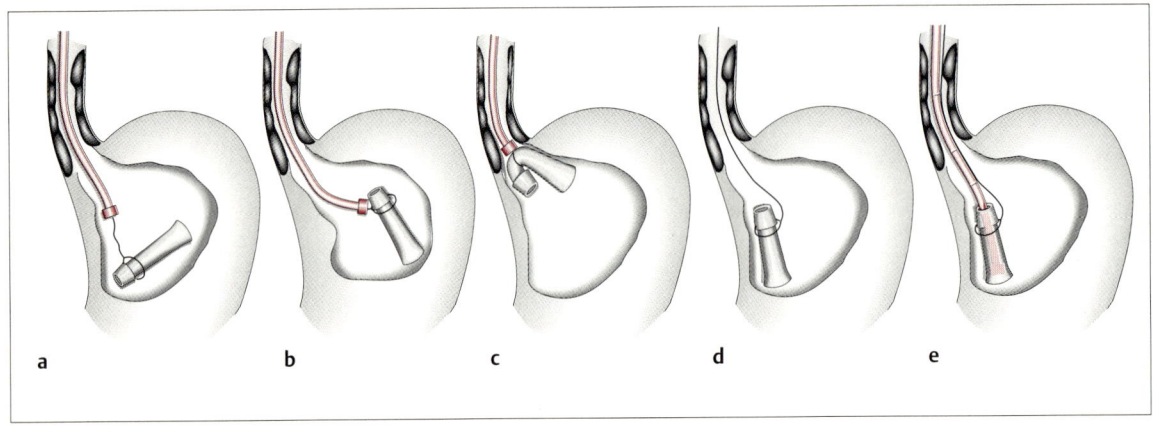

Abb. 3.7 Tubusextraktion bei Tubusdislokalisation in den Magen.
a, b Intragastrale Wendung durch Fassen des distalen Tubusendes. **c** Doppelflintenmanöver nach vorheriger Bougierung der Tumorstenose. **d** Entfernen des Endoskopes über die zurückbleibende Schlinge. **e** Wiedereinführen des Endoskopes neben der Schlinge und Auffädeln des Tubusschaftes auf dem Endoskop. Entfernen von Tubus und Endoskop zusammen mit der Schlinge.

Tubusbergung

Ein in den Magen dislozierter Tubus sollte nicht dem Spontanabgang überlassen, sondern endoskopisch entfernt werden. Hierzu muß er vor Extraktion zunächst intragastral gewendet werden (Abb. 3.7 a, b). Bei vorheriger Ösophagusbougierung ist die Tubusextraktion im Doppelflintenmanöver in der Hand des Erfahrenen möglich (Abb. 3.7c), wobei das Tubusende möglichst dicht an das Endoskop herangezogen wird. Gelingt dies nicht, ist das Endoskop bei zurückbleibender Schlinge zu entfernen. Der Tubus wird dabei, am Distalende oralwärts gerichtet, mit der Schlinge in situ gehalten. Das Endoskop wird neben der Schlinge neu eingeführt und in den Tubusschaft geschoben. Die Schlinge wird sodann um Tubus und Endoskop geschlossen und zusammen mit diesem extrahiert (Abb. 3.7d, e).

Selbstexpandierende Metallstents (SEMS)

Metallgitterendoprothesen haben den Vorteil, im zusammengefalteten Zustand ihres Applikationssystems ohne vorherige Bougierung in die zu erweiternde Enge gebracht zu werden. Nach Lösung eines Haltemechanismus entfaltet sich die Prothese allmählich zu ihrem vorgegebenen Durchmesser und übt auf die Enge eine permanente Dilatationskraft aus. Einige Prothesentypen verkürzen sich während der Expansion. Bildwandlerkontrolle ist zur Markierung der Stenosegrenzen, zur Einbringung des Führungsdrahtes für den Stentapplikator und zur exakten Lagekontrolle des Stents vor, während und nach der Expansion erforderlich. Metallgitter- oder Metallspiralstents ohne Membranumhüllung werden durch Tumor- oder Granulationsgewebe durchwachsen, so daß schon nach 3–4 Wochen endoskopische Maßnahmen in Form von Hochfrequenzdiathermie oder Argon-Plasma-Koagulation zur Rekanalisation notwendig sind.
Membranummantelte Stents halten das Lumen offen, Gewebeeinsprossungen sind nicht möglich. Selbst ösophagorespiratorische Fisteln und postoperative Nahtinsuffizienzen werden zuverlässig abgedichtet (Abb. 3.8, 3.9). Es besteht jedoch eine erhöhte Neigung zur Stentdislokation.

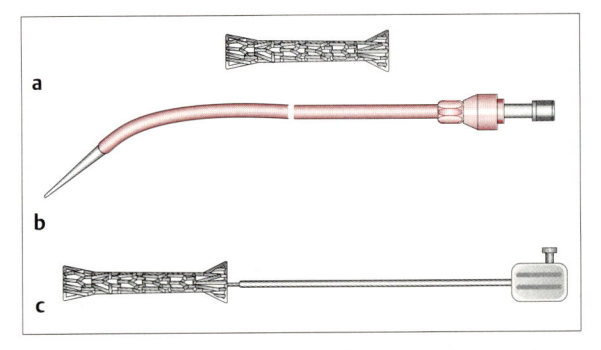

Abb. 3.8a Gianturco-Rösch-Metallgitterstent mit Siliconummantelung. **b** Bougie (grau) und Einführungshülse (rot), **c** Prothese mit Einführungsstab und Freisetzungsmechanismus. Die Prothese wird nach Entfernen des Bougies über den Trichter an der Einführungshülse in die Einführungshülse eingeschoben und entfaltet sich beim Verlassen selbsttätig.

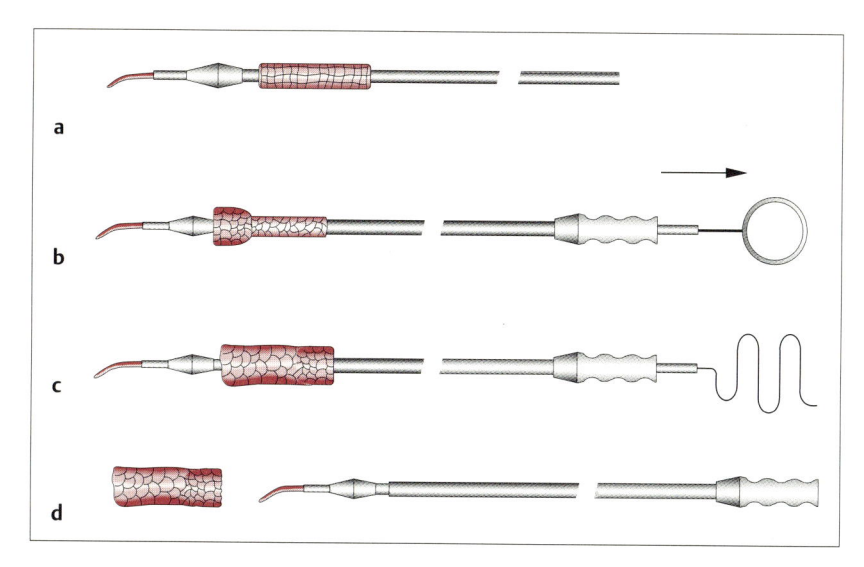

Abb. 3.**9** Ultraflexendoprothese. **a** Der Stent ist auf dem Applikator fixiert und wird mit ihm über einen Führungsdraht in die Enge transportiert. **b** Der Haltefaden ist teilweise gezogen, das Distalende der Prothese expandiert. **c** Der Haltefaden ist vollständig gezogen, die Prothese voll expandiert. **d** Entfernen des Applikators.

Als Vorteil der Metallstents gelten das weitere effektive Lumen bei geringerer Wandstärke, ihre hohe Flexibilität und damit ihre bessere Anpassung an die Motilität, die Implantierbarkeit in intravenöser Sedierung, die Vermeidung von Bougierungsvorgängen und die ambulante Anwendbarkeit. Trotzdem ist zur Sicherheit der Methode und für den Komfort des Patienten die Intubationsnarkose grundsätzlich zu empfehlen. Die selbstexpandierenden Metallstents (SEMS) sind in rascher Weiterentwicklung.

Ernährungssonden

Nasojejunale Ernährungssonden

Die künstliche enterale Ernährung kommt für Patienten, die nicht essen dürfen, nicht essen wollen oder nicht essen können, in Betracht. Die künstliche enterale Ernährung ist hinsichtlich Pflegeaufwand, Komplikationsmuster und Kosten wesentlich günstiger, effektiver und patientenfreundlicher als die parenterale Ernährung durch zentralvenösen Zugang.

Zur Plazierung einer nasojejunalen Ernährungssonde wird ein Gastroskop möglichst über das untere Duodenalknie vorgeschoben und ein Seldinger-Draht durch den Instrumentierkanal eingeführt. Das distale weichere Drahtende wird sich an einer Kerckringschen Falte verhaken und, schlaufenförmig umgebogen, bis zur Flexura duodenojejunalis vorgeschoben. Bildwandlerkontrolle ist hilfreich. Nach Entfernen des Endoskopes wird der peroral herausgeführte Draht transnasal umgeleitet. Auf den umgeleiteten Draht wird die Ernährungssonde aufgefädelt und bis an die Flexura duodenojejunalis oder darüber hinaus gebracht. Nach Entfernen des Pilotdrahtes und Fixierung der Sonde ist die korrekte Lage und Funktion der Sonde durch Kontrastmittelinjektion zu überprüfen. Bei Kieferklemme kann mit einem schmalkalibrigen Gastroskop primär transnasal eingegangen werden.

Perkutane endoskopische Gastrostomie (PEG)

Nachteil nasojejunaler Ernährungssonden sind deren Neigung zur Dislokation, Belästigung des Patienten und die stille Aspiration. Eine PEG ist dagegen lagestabil, unsichtbar und hat ein weiteres effektives Lumen (Außendurchmesser 15–22 Charr). Steriles Arbeiten ist Voraussetzung.

Durchzugstechnik

Unter gastroskopischer und diaphanoskopischer Kontrolle wird in einem abgedunkelten Raum der luftgeblähte Magen nach Palpation von außen und nach Stichinzision von Haut und Faszie in Lokalanästhesie punktiert. Über die Kanüle wird ein Zugfaden eingefädelt, der gastroskopisch gefaßt und peroral vorgezogen wird. Präoral wird die PEG-Sonde angeknotet, mit dem anderen Ende des Zugfadens durch Mund und Speiseröhre an die im Magen steckende Punktionskanüle heran- und mit dieser durch Magen- und Bauchwand herausgezogen (13). Die innere Halteplatte soll der Magenschleimhaut gut anliegen; dies wird endoskopisch kontrolliert. Die Sonde wird außen mit Klemmvorrichtungen und Fixomull ohne Naht fixiert. Sie kann 6 Stunden nach Implantation bedient werden (Abb. 3.**10**).

Die Durchzugstechnik hat den Nachteil, daß bei höhergradigen Ösophagusstenosen zuvor auf ca. 12 mm bougiert werden muß, damit die im Durchmesser 2 cm messende Halteplatte die Stenose passiert. Bei malignen Tumoren an Pharynx, Ösophagus oder Kardia könnten Tumorzellverbände in den Punktionskanal der Bauchwand verschleppt werden und zur Ausbildung von Impfmetastasen Anlaß geben. Das Risiko der Impfmetastasen wird durch die Direktpunktionstechnik vermindert.

Direktpunktionstechnik

Unter gastroskopischer und diaphanoskopischer Kontrolle wird statt eines Fadens ein Pilotdraht durch die Punktionskanüle geschoben, der Punktionskanal bou-

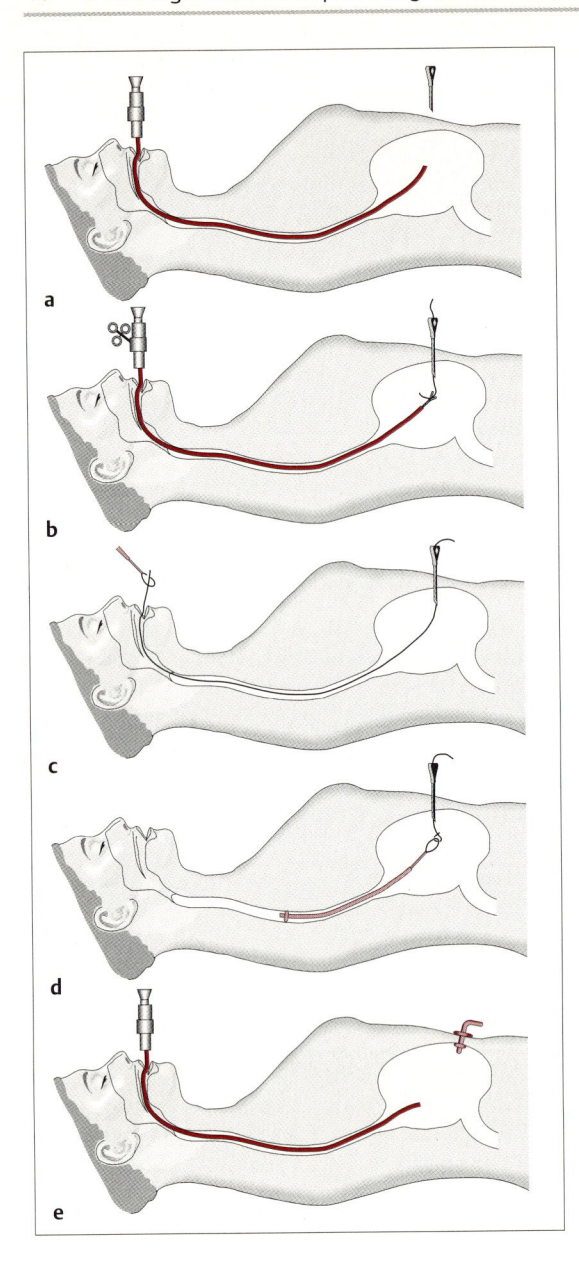

46 3 Chirurgische Endoskopie – Diagnostik und Therapie

◀ **Abb. 3.10** Perkutane endoskopische Gastrostomie (Durchzugsverfahren). **a** Punktion des Magens unter gastroskopischer und diaphanoskopischer Kontrolle. **b** Einfädeln des Zugfadens durch die Kanüle und Fassen desselben mit einer Zange im Magen. **c** Präorale Ausleitung des Zugfadens und Ankopplung der PEG-Sonde präoral. **d** Durchzug derselben. **e** Abschließende Kontroll-ÖGD zur Beurteilung des korrekten Anliegens der gastralen Halteplatte an der Magenwand.

giert und schließlich ein Ballonkatheter mittels Mandrin und Splitkanüle eingeführt (Abb. 3.**11**). Der Ballon ist mit Aqua dest. zu blocken. Nachteilig ist der Bougierungsvorgang, der zur Dislokation und Abknickung des Pilotdrahtes sowie zum Pneumoperitoneum führen kann. Außerdem besteht eine Dislokationsbereitschaft des Katheters nach intraperitoneal mit unbeabsichtigter und zunächst unbemerkter Sondenkostinfusion in die freie Bauchhöhle.

Spezielle Techniken

Die PEG kann nach Gastrektomie als perkutane endoskopische Jejunostomie (PEJ) und nach Ösophagektomie mit Magenhochzug oder nach Billroth-I-Operation als perkutane endoskopische Duodenostomie (PED) angelegt werden.
Zur Entfernung der Durchzugs-PEG wird der Außenschenkel der PEG-Sonde im Hautniveau gekappt und der innere Sondenteil samt Halteplatte endoskopisch gefaßt und extrahiert. Der innere Sondenteil sollte nicht von außen nach intragastral versenkt und dem Spontanabgang überlassen werden. Eine mit Halteplatte versehene PEG-Sonde sollte auch nicht durch Zug durch die Bauchdecke entfernt werden.
Ist ein Sondenwechsel vorgesehen, wird ein Zugfaden am äußeren Schenkel der PEG-Sonde hautnah fixiert und dieser oberhalb der Fixierung gekappt. Der innere Sondenteil wird endoskopisch gefaßt und mit dem nachlaufenden Zugfaden präoral hervorgezogen. Hier wird die neue Sonde angeknüpft und unter Verwendung der bisherigen gastrokutanen Fistel durch Zug am Zugfaden neu plaziert.
Die Entfernung einer Sonde nach Direktpunktion geschieht nach Ablassen des Halteballons und ohne endo-

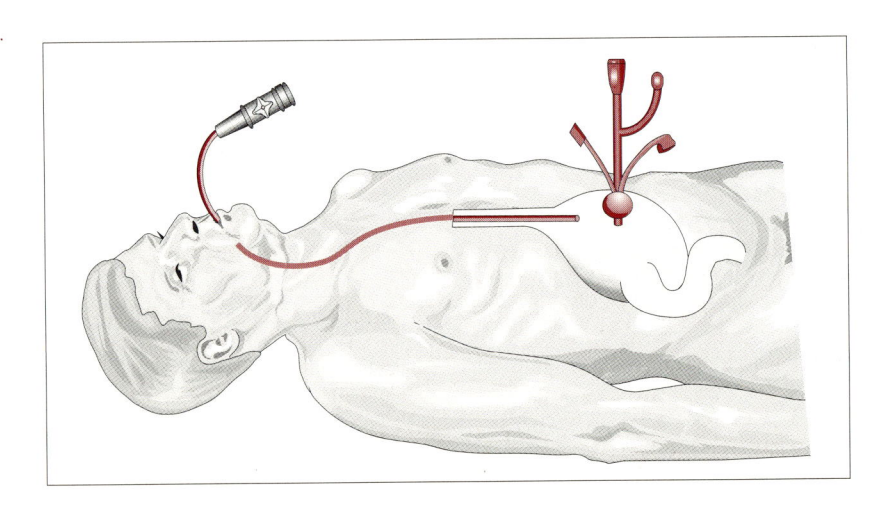

Abb. 3.11 Perkutane endoskopische Gastrostomie (Direktpunktionsverfahren). Die Ernährungssonde ist bereits eingeführt, der Mandrin zur Sondenführung gezogen. Der Halteballon ist geblockt, die Split-Kanüle noch nicht vollständig entfernt.

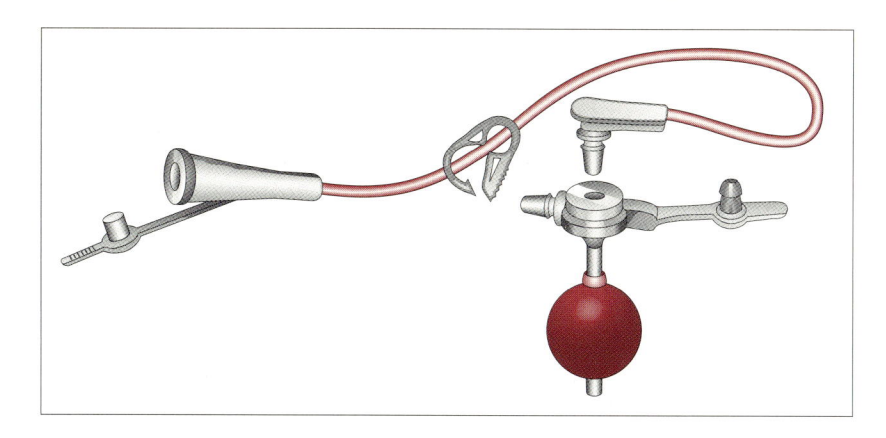

Abb. 3.**12** PEG-Sondenwechsel zum „Button" wahlweise mit oder ohne Schlauchverlängerung.

skopische Hilfe. Die Neuimplantation einer Sonde kann den bisherigen Kanal nutzen, solange er sich nicht narbig verschlossen hat. Dies ist in der Regel nach 2 Tagen der Fall.

Ist 2–3 Wochen nach PEG die gastrokutane Fistel ausreichend fest, kann die PEG-Sonde durch eine kurze Ballonsonde (sog. „Button") ausgetauscht werden. Diese schließt im Hautniveau ab, wird durch Steckverschluß verschlossen und ist somit von außen kaum sichtbar. Zur Ernährung kann eine Schlauchverlängerung zum Infusionssystem angeschlossen werden (Abb. 3.**12**).

Dekompression

Bei chronischem Ileus, z.B. durch Peritonealkarzinose, kann die PEG mit Ableitung nach außen eine nasogastrale Sonde zur Darmdekompression ersetzen.

Blutstillung

Bei akuter oberer gastrointestinaler Blutung (AOGIB) ist die ÖGD während Schockbekämpfung erste diagnostische Maßnahme (1). Eine Magensonde vor ÖGD ist schädlich und irreführend. Sie ruft artefiziell blutende Schleimhautläsionen hervor und muß bei aktiv blutendem Ulcus duodeni trotz Lavage keine Blutspur aspirieren.

Vorbereitung des Patienten

Voraussetzungen zur ÖGD bei AOGIB sind Kreislaufstabilität, anamnestische Orientierung über Voroperationen, vorbestehende Erkrankungen und Medikationen, Nahrungskarenz, Kenntnis von aktuellen Hb-, HT-, MCV- und Quick-Wert. Je schwerwiegender der aktuelle Blutverlust ist, um so wichtiger sind Bereitstellung von Blutkonserven und im Notfall die Anwesenheit eines Anästhesieteams. Die Untersuchung findet im endoskopischen Eingriffsraum statt, der mit allen Möglichkeiten zum Monitoring, zur Reanimation, zur endoskopischen Therapie und Dokumentation ausgestattet sein muß. Die Assistenz einer in der Endoskopie erfahrenen Krankenpflegekraft ist unverzichtbar. Sofern es die Umstände zulassen, liegt der Patient in stabiler Linksseitenlage. Entfernbarer Zahnersatz ist herausgenommen, der Patient ist von seiner Straßenkleidung befreit und trägt einen Schutzkittel.

Tabelle 3.**5** Endoskopie bei akuter oberer gastrointestinaler Blutung (AOGIB)

Fünf Fragen an den Endoskopiker	Zwei Aufgaben für den Endoskopiker
1. Wo blutet es?	1. Endoskopische Blutstillung.
2. Was blutet?	2. Verhütung des Blutungsrezidivs.
3. Wie aktiv blutet es?	
4. Wieviele Blutungsquellen gibt es?	
5. Wie ist die Prognose?	

Instrumentarium

Bevorzugt wird ein flexibles Fiberglasendoskop mit weitem Instrumentierkanal. Bei Verwendung elektronischer Videoendoskope kann es bei aktiver Blutung zum Farb-Blurring und dadurch zu Interpretations- und Identifikationsschwierigkeiten kommen.

Befundbeschreibung

Der Endoskopiker hat während der Notfallendoskopie bei akuter oberer Gastrointestinalblutung (AOGIB) fünf Fragen zu beantworten und zwei Aufgaben zu erfüllen, die in Tab. 3.**5** aufgeführt sind.

Die Diagnose „Blut im Magen – keine Sicht" kann nicht zufriedenstellen. Nahezu immer läßt sich zwischen intragastralem Blutkuchen und Magenwand Luft insufflieren und die Region des Magendaches, das von der Lagerung des Patienten abhängig ist, einwandfrei beurteilen.

Tabelle 3.**6** Stadien der Blutungsaktivität (nach Forrest)

Forrest I	aktive Blutung
Ia	– spritzende Blutung
Ib	– sickernde Blutung
Forrest II	Blutungsstigmata stattgehabter Blutung
IIa	– sichtbarer, nicht blutender Gefäßstumpf
IIb	– adhärentes Koagulum
IIc	– hämatinbedeckter Ulkusgrund
Forrest III	gereinigter Ulkusgrund

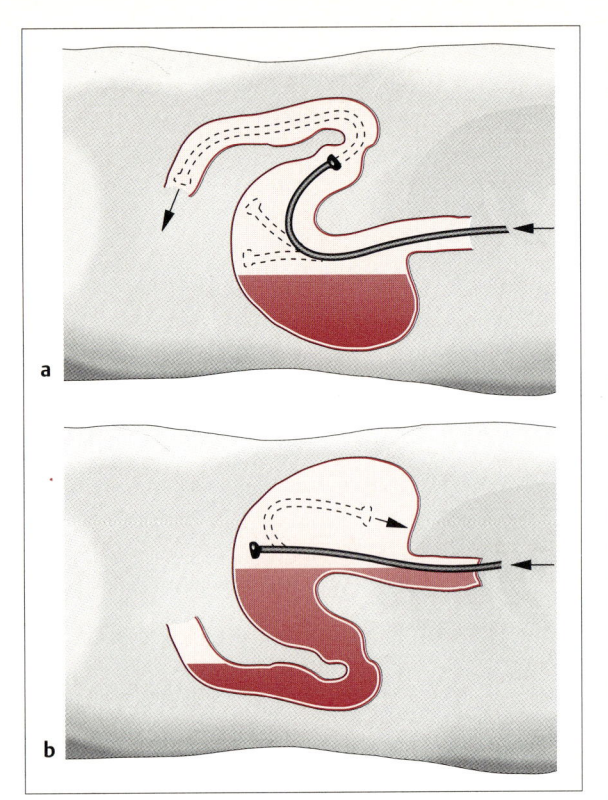

Abb. 3.13 Lagewechsel bei Sichtbehinderung im Magen durch Mageninhalt. **a** In Linksseitenlage Übersicht über Antrum, Pylorus, Duodenum und kleine Kurvertur. **b** In Rechtsseitenlage Übersicht über Kardia, Fornix und große Kurvatur.

Nach Umlagerung des Patienten von der Links- zur Rechtsseitenlage ist ein zuvor blutverdeckter Magenanteil zur Inspektion freigegeben (Abb. 3.13a, b). Zur Lokalisation der Blutungsquelle genügt zunächst die Zuordnung zu chirurgischen Segmenten: Blutung im Ösophagus, an der Kardia, im Magen oder im Duodenum, im oberen, mittleren oder unteren Drittel, an der Vorder- oder Hinterwand, links oder rechts.
Es ist zu unterscheiden zwischen dem seltenen blutenden Polypen und der häufigen blutenden Varize, zwischen einer wahrscheinlich benignen oder einer wahrscheinlich malignen Ulzeration. Die Blutungsaktivität von Magen- und Duodenalgeschwüren wird nach Forrest klassifiziert (Tab. 3.6). Ist eine Blutungsquelle gefunden und endoskopisch versorgt, sollte eine potentielle zweite oder dritte synchrone Blutungsquelle ausgeschlossen werden.
Aus den Risikofaktoren des Ulkus zusammen mit den Risikofaktoren des Patienten läßt sich das Risiko eines Blutungsrezidivs prognostisch ableiten (Tab. 3.7).

Blutstillung bei Ulkusblutung

Die Stillung einer aktiven Ulkusblutung geschieht am zuverlässigsten durch Injektion einer Suprareninlösung (1 : 10 000) und durch nachfolgende Injektion eines Fibrinkleberdepots jeweils in den Ulkusgrund unmittelbar neben dem blutenden Gefäß. Die Suprarenininjektion erfolgt in einzelnen Depots von je 1–2 ml bis zum Blutungsstillstand, maximal von 10 ml (Abb. 3.14). Anschließend erfolgt die Injektion des Fibrinklebers unter Verwendung einer Doppellumenkanüle, ebenfalls in Einzeldepots von je 1–2 ml bis zu einer Gesamtmenge von 4 ml. Der pharmakologische Effekt des Suprarenins ist nur passager, der Fibrin-Clot bleibt dagegen über Tage in situ. Er fördert die Angioblasten- und Fibroblasteneinsprossung und wird vollständig zellulär eingebaut. Die Anwendung von Polidocanol am Magen ist wegen Induzierung von Nekrosen verboten.
Die Injektionstherapie zur Hämostase aktiver Ulkusblutungen hat alle thermischen (HF-, Laser-, Kryokoagulation) Blutstillmaßnahmen verdrängt. Das Clipverfahren (Abb. 3.15) hat die anfänglichen Schwierigkeiten in der Handhabung überwunden und setzt sich als mechanisches Blutstillungsverfahren immer mehr durch.
Voraussetzung für eine effektive endoskopische Hämostase ist die Kontrolle des Behandlungserfolges. Dies heißt, daß jede endoskopische Blutstillungsmaßnahme im Stadium F Ia und F Ib sowie jede endoskopische Maßnahme zur Prophylaxe eines Blutungsrezidivs im Stadium F IIa und F IIb am Folgetag endoskopisch zu kontrollieren ist. Bei erneuten Zeichen eines aktiven (F Ia und F

Tabelle 3.7 Risikofaktoren für ein Blutungsrezidiv

Risiken des Patienten	Risiken des Ulkus
Alter über 60 Jahre	Blutungsstadium F Ia, F IIa, F IIb
Behandlungsbedürftige Begleiterkrankungen (Herz, Lunge, Niere, Gefäßsystem, Leber)	Blutstrahl > 1 mm
Vorherige Ulkusblutung	Ulkusgröße > 2 cm
Hb initial unter 8 g/%	Ulkusgrund Doppler-positiv
Schockindex (Puls/RR) > 1	Ulkuslokalisation – Bulbushinterwand – kleine Kurvatur oberhalb des Angulus
Transfusionsbedarf > 4–6 Einheiten innerhalb 24 h	Helicobacter-Persistenz
Mangelnde Kooperation	
Medikamente (z. B. Steroide, nichtsteroidale Antirheumatika, Antikoagulanzien)	
Moderne Streßfaktoren (z. B. Alter, Armut, Arbeitslosigkeit, Ausländer, Asyl)	
Alkohol, Nikotin	

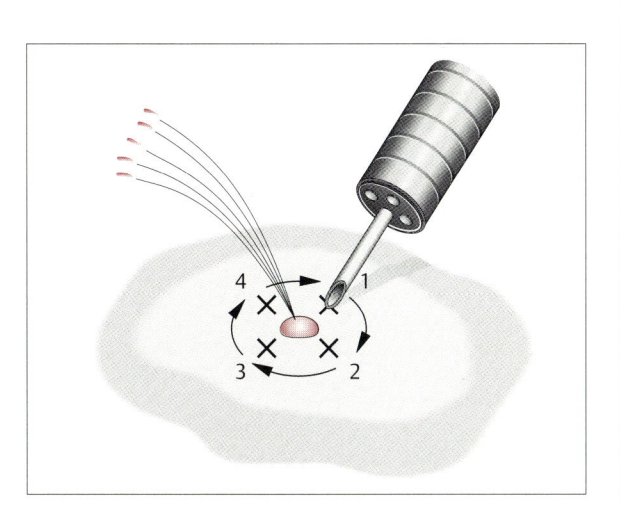

Chirurgische Endoskopie – Diagnostik und Therapie

Abb. 3.**14** Endoskopische Blutstillung durch Injektion (Suprareninlösung) unter Verwendung einer einlumigen Nadel. Der erste Einstich erfolgt am oralen, endoskopnahen Rand der Blutungsquelle.

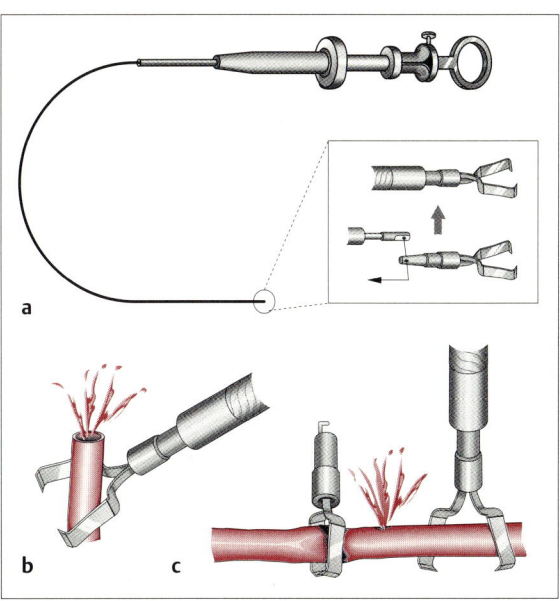

Abb. 3.**15** Endoskopische Blutstillung durch Clips. **a** Clipapplikator und Clip. Der Clip wird vor Einführen des Endoskopes vor dessen Distalende auf den Applikator montiert. Er wird nach Fassen des blutenden Gefäßes vom Applikator freigesetzt. **b** Clipverschluß eines Gefäßstumpfes. **c** Clipverschluß eines blutenden Gefäßverlaufes.

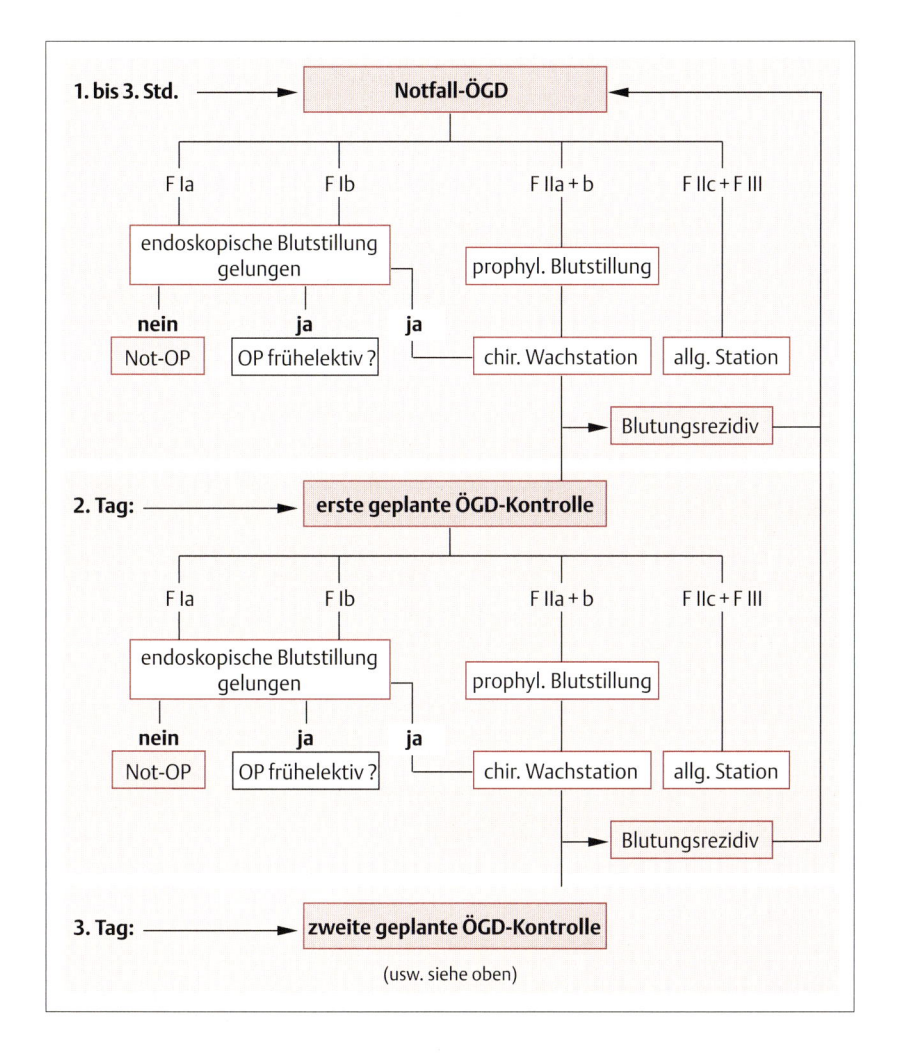

Abb. 3.**16** ÖGD als „endoskopischer Verbandswechsel" bei Zustand nach akuter oberer gastrointestinaler Blutung und initialer endoskopischer Hämostase.

Ib) oder drohenden (F IIa und F IIb) Blutungsrezidivs sind die endoskopischen Blutstillungsmaßnahmen zu wiederholen, bis blutungsfreie (F IIc oder F III) Verhältnisse erreicht sind (12).

> Die tägliche „Ulkusvisite" kann auch als „endoskopischer Verbandswechsel" bezeichnet werden (Abb. 3.**16**)!

Die Doppler-sonographische Beurteilung des Ulkusgrundes zur Entdeckung eines durchströmten Blutgefäßes hat sich noch nicht allgemein durchgesetzt.
Nach den endoskopischen Hämostaseverfahren ist die begleitende medikamentöse Behandlung zur Sekretionshemmung und zur Eradikation des Helicobacter pylori notwendig.
Eine operative Ulkustherapie ist angezeigt bei nicht beherrschbarem Blutungsschock, bei gleichzeitig bestehender Ulkusperforation, bei nicht erreichbarer Hämostase nach Anwendung von maximal 10 ml Suprarenin (1 : 10000) und 4 ml Fibrinkleber sowie nach Blutungsrezidiven bei penetrierenden Ulcera an der Bulbushinterwand oder an der kleinen Kurvatur des Magens oberhalb der Angulusfalte.

> Auch endoskopische Blutstillung ist minimal-invasive Chirurgie!

Blutstillung bei Varizenblutung

Ballontamponade

Aktive Blutungen aus Ösophagusvarizen können, nach endoskopischem Ausschluß einer anderen Blutungsquelle, initial durch Ballontamponade mit der Linton-Nachlas-Sonde gestillt werden. Die Kompressionssonde wird transnasal eingeführt. Bei Plazierungsschwierigkeiten gelingt die pilotdrahtgeführte Sondenlegung. Dabei wäre das distale Sondenende zuvor zu kappen. Die Linton-Nachlas-Sonde (Abb. 5.**23b**) wird mit 500–600 ml Luft gefüllt und mit einem Gewicht von 500–600 g (eine volle 250-ml-Infusionsglasflasche) unter Zug gesetzt. Zum Nachweis der korrekten Sondenlage ist eine Röntgen-Thoraxkontrolle des im Bett liegenden Patienten unbedingt erforderlich. Die Sondenblockade sollte nach 6–12 Stunden aufgehoben werden, um Drucknekrosen an Kardia und Ösophagus zu vermeiden. Die entblockte Sonde wird vorsorglich bis zur Einleitung

Tabelle 3.**8** Klassifikation der Ösophagusvarizen (nach Dagradi)

Grad	
Grad I	nur bei Inspiration sichtbar
Grad II	gestreckt verlaufende Varixstränge (Durchmesser 2–3 mm)
Grad III	geschlängelt verlaufende Varixstränge (Durchmesser 3–4 mm)
Grad IV	korkenzieherartig geschlängelte Varizen mit oder ohne oberflächliche kirschrote Flecken (Durchmesser 4–5 mm)
Grad V	traubenförmig lumenfüllende Varizen mit oder ohne oberflächliche kirschrote Flecken (Durchmesser über 5 mm)

der Varizenverödungstherapie in situ und ohne Zug belassen. Das Ausprägungsstadium der Ösophagusvarizen wird nach Dagradi klassifiziert (Tab. 3.**8**).

Sklerosierungstherapie

Die Sklerosierung hat zum Ziel, Ösophagusvarizen im unteren Ösophagusviertel – dort liegen sie subepithelial – durch Injektion einer ulzerogenen Substanz (Polidocanol 1%) zu thrombosieren. Die Injektionen erfolgen para- und intravariköses in Mengen von je 0,5–1,5 ml in 3–4 Depots pro Ebene im Abstand von je 2 cm oralwärts (Abb. 3.**17 a–c**). Es entsteht ein glasiges Ödem, in dem die Varizenstränge zu verschwinden scheinen. Die Injektion zielt in die Submukosa, nicht in die Muscularis propria, um Wandnekrosen zu vermeiden. Die Sklerosierung ist bis zur vollständigen Verödung 2- bis 3mal in je fünftägigen Abständen zu wiederholen. Das klinische Bild bestimmt den Handlungsbedarf.
Da sich durch Rekanalisation thrombosierter Varixstränge Varizen mit der Gefahr des Blutungsrezidivs neu bilden können, sind im ersten Jahr vierteljährliche, später jährliche Kontrollösophagoskopien, ggf. mit Wiederholungssklerosierungen, dringend zu empfehlen.

> Sklerosierung von Ösophagusvarizen ist eine Palliativtherapie, da der portale Druck nicht gesenkt wird!

Eine im Strahl sprudelnde Ösophagusvarizenblutung kann durch intravariköse Injektion einer nur geringen Menge (1–2 ml) eines Histoacryl-Lipiodol-Gemisches 1 : 1 umgehend gestillt werden.

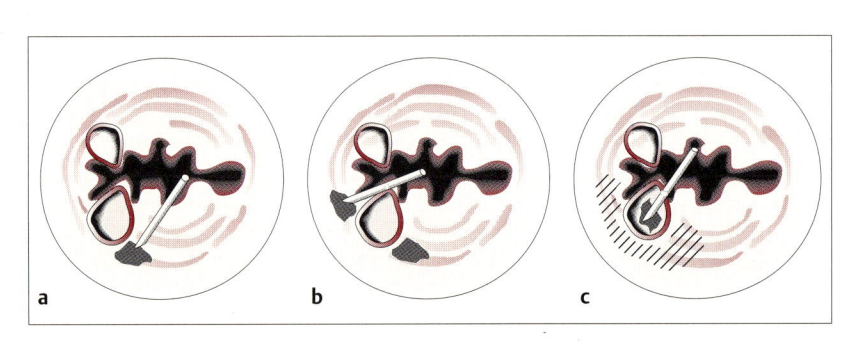

Abb. 3.**17** Wandsklerosierung bei Ösophagusvarizen:
a, **b** zunächst paravasale Injektion, **c** abschließende intravasale Injektion.

Fornix- und Fundusvarizenblutungen sind durch intravasale Injektion des Histoacryl-Lipidol-Gemisches zu behandeln. Eine Röntgenaufnahme des Abdomens mit Zwerchfelleinstellung weist den intravasal gehärteten und mit Kontrastmittel versetzten Kleber als Varizenausguß in wurmartiger Konfiguration nach. Der erstarrte Kleber wird sich nach wenigen Wochen durch die Magenschleimhaut abstoßen. Es entstehen dadurch vorübergehend oberflächliche, nicht blutende Schleimhautdefekte. Das für die Ösophaguswandsklerosierung vorgesehene Verödungsmittel Polidocanol darf wegen der hohen Ulzerogenität am Magen und Duodenum nicht angewendet werden!

Banding

Die Saugligatur von Ösophagusvarizen vermeidet die intramuköse Injektion von Substanzen mit dem grundsätzlichen Risiko der Allergie, der Bakteriämie, der tiefen Wandnekrose, der Perforation und Stenose (17). Die Ligatur verursacht jedoch großflächigere, wenn auch seichtere Schleimhautdefekte. Blutungsrezidive sind nicht auszuschließen. Pro Sitzung können 4–6–10 Gummiringe plaziert werden. Das Banding ist bei aktiver Varizenblutung gegenüber der Sklerosierungstechnik durch den „Tunneleffekt" der aufgesetzten Applikationshülse und des dadurch bedingten eingeengten Gesichtsfeldes im Nachteil. Bei vorausgegangener Sklerosierungstherapie ist das Banding nur eingeschränkt anwendbar (Abb. 3.**18a–c**).

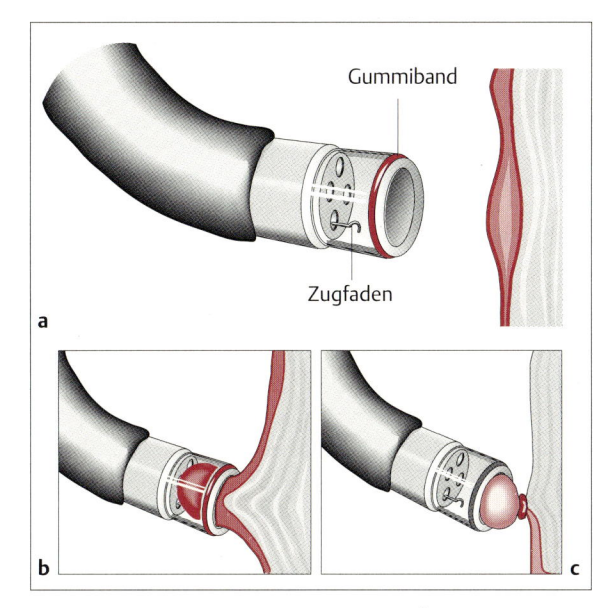

Abb. 3.**18** Gummibandsaugligatur bei Ösophagusvarizen. **a** Auf das Distalende des Endoskopes ist ein äußerer Zylinder aufgesetzt. Mit einem Zugfaden durch den Instrumentierkanal des Endoskopes kann ein innerer Zylinder in den Außenzylinder hereingezogen werden. Dabei springt ein zuvor aufgesetztes Gummiband vom Innenzylinder ab. **b** Ansaugen einer Varize in das Zylindersystem. **c** Hereinziehen des Innenzylinders, dadurch Lösung des Gummibandes und Ligatur der Varize.

Fibrinklebung

Nahtinsuffizienzen nach Ösophagusresektion oder Gastrektomie können endoskopisch durch Fibrinklebung erfolgreich verschlossen werden (3). Voraussetzung ist, daß vor dem Klebevorgang eine ausgiebige Spülung der Nekrosehöhle mit mechanischem Débridement erfolgte. Der Klebevorgang geschieht unter endoskopischer Sicht über einen doppellumigen Katheter und simultaner Injektion der Kleberkomponenten Fibrinogen und Thrombin. Die Kleberkomponenten kommen erst in der Insuffizienzhöhle miteinander in Kontakt und führen sofort zu einer Vernetzung und Clotbildung. Der Spül- und Klebevorgang ist täglich zu wiederholen.

> Fibrinklebung ist Chirurgie mit endoskopischen Mitteln!

Fistuloskopie

Wundheilungsstörungen an Anastomosen oder Nähten mit Ausbildung postoperativer enterokutaner Fistelsysteme erfordern in der Regel Wiederholungseingriffe durch Laparotomie oder Thorakotomie.
In günstigen Fällen ist ein enterokutaner Fistelkanal mit schmalkalibrigen flexiblen Endoskopen (Bronchoskop) von außen bis in das intestinale Hohlorgan zu spiegeln. Es lassen sich auf endoskopischem Weg Nekrosen und Gewebesequester entfernen, das Granulationsgewebe durch Bürsten anfrischen und das Fistelsystem durch Injektion des Fibrinklebers zum Verschluß bringen (3). Selbst über lange Zeit persistierende High-output-Fisteln sind auf diese Weise zum Verschluß gebracht worden.

Enteroskopie

Die Spiegelung des gesamten Dünndarmes ist noch nicht befriedigend gelöst (15). Es konkurriert eine Pull- mit einer Pushtechnik.
Die Pulltechnik bedient sich eines 3 m langen dünnkalibrigen Enteroskopes mit aufblähbarem Ballon am Distalende. Der Ballon und mit ihm das Instrument werden durch die Peristaltik des Dünndarmes bis zur Ileozäkalregion transportiert. Die Pushtechnik verwendet einen Führungstubus, der den Weg vom Ösophagus über Kardia und Magen bis in das absteigende Duodenum versteift. Dadurch wird der Vorschub des Gerätes bis in die oberen Jejunumschlingen ermöglicht. Das Gerät kann auch peranal über die Valvula Bauhini in das terminale Ileum vorgeschoben werden, indem der Versteifungstubus die Sigmaschleife bis zur linken Flexur begradigt.
Am effektivsten ist z.Z. die intraoperative Endoskopie unter Verwendung eines peroral einzuführenden langen Gastroskopes oder Koloskopes. Bei eröffnetem Abdomen schient der Operateur das Endoskop zur Passage des Magens und des Duodenums und streift bei weiterem Vorschub den Dünndarm ziehharmonikaartig auf den Endoskopschaft auf. Auf diese Weise ist das terminale Ileum bis hin zum ileozäkalen Übergang erreichbar.

Die Enteroskopie über künstliche Stomata nach perkutaner endoskopischer Jejunostomie oder Zäkostomie hat bislang keine klinische Verbreitung gefunden.

Koloileoskopie

Man unterscheidet zwischen totaler Koloskopie (TCS) mit Inspektion des terminalen Ileums und partieller Koloskopie (PCS). Die Koloskopie ersetzt auch bei Inversion der Instrumentenspitze in der Ampulla recti eine sorgfältige proktologische Untersuchung mit Inspektion, digitaler Palpation und Proktoskopie nicht. Die starre Rektoskopie ist unverzichtbar zur präzisen Lokalisation eines pathologischen Befundes im Rektum nach Höhe ab Linea dentata und in der Zirkumferenz.

Indikation s. 3.2

3.2 Indikationen zur Koloskopie (18, 21)

Präoperativ
Akute untere gastrointestinale Blutung (AUGIB)
Positiver Hämocculttest
Unklare Unterbauchschmerzen
Kontrolle pathologischer Vorbefunde
Staging chronisch entzündlicher Darmerkrankungen (CEDE)
Tumorsuche, Tumorprophylaxe
Rektale Endosonographie

Operativ-endoskopisch (endochirurgisch)
Polypektomie
Blutstillung
Dekompression
Fremdkörperbergung

Intraoperativ
Lokalisation nicht tastbarer/nicht sichtbarer Befunde
Prüfung auf Unversehrtheit/Dichtigkeit

Postoperativ
Nachblutung
Anastomosenstenose
Therapiekontrolle
Fistuloskopie
Onkologische Nachsorge

Instrumentarium

Verwendet werden 130 cm lange, flexible Instrumente, deren Spitze in vier Richtungen abwinkelbar ist. Ihr Außendurchmesser liegt unter 14 mm, ihr Instrumentierkanal über 3,0 mm (Tab. 3.**9**).
Zusatzgeräte zur Biopsie, Polypektomie, Injektion, Dilatation, Fremdkörperbergung etc. sind, wie bei den Ösophagogastroduodenoskopien beschrieben, in großer Vielzahl vorhanden.

Vorbereitung des Patienten und Untersuchungsgang

Am Vortag der Untersuchung wird nachmittags ein Abführmittel (Prepacol) eingenommen und abends nur flüssige Kost gegeben. Am Morgen des Untersuchungstages erfolgt eine perorale Darmspülung mittels 3–4 l Golytely-Lösung, ein Liter wird pro Stunde gegeben. Soll die Untersuchung bereits am Vormittag stattfinden, ist mit der peroralen Darmspülung schon am Vortag mit 3 l zu beginnen und am Morgen des Untersuchungstages mit einem weiteren Liter fortzusetzen. Eine Analgosedierung, z.B. mit 3–5 mg Midazolam und 15–30 mg Pentazocin i.v. unter Pulsoximetriekontrolle ist empfehlenswert, bei postoperativer Nachsorge, insbesondere nach Hemikolektomie, jedoch meist überflüssig. Die Möglichkeit zur Röntgendurchleuchtungskontrolle erleichtert für Patient und Untersucher den Untersuchungsvorgang, ermöglicht eine korrekte anatomische Zuordnung eines operationsbedürftigen Befundes und gestattet eine simultane Kontrastmitteldokumentation z.B. der Länge und des Verlaufes einer endoskopisch nicht passierbaren Stenose. Die Untersuchung beginnt in Linksseitenlage des Patienten und wird in Rückenlage bis zum Zäkalpol fortgesetzt. Bei schwieriger Passage der rechten Flexur ist eine Rechtsseitenlage des Patienten hilfreich. Die Inspektion des terminalen Ileums ist bei chronisch entzündlichen Darmerkrankungen (CEDE) und seltenen Formen der unteren gastrointestinalen Blutung notwendig.

Tabelle 3.**9** Verschiedene Koloskope der Firma Olympus/Tokyo (die Hersteller Fujinon und Pentax bieten ein ähnliches Sortiment an)

Gerätetyp (Olympus)	Gesichtsfeld	Außendurchmesser am Distalteil (mm)	Außendurchmesser am Einführungsteil (mm)	Arbeitslänge (mm)	Instrumentierkanal (mm)	Maximale Abwinkelung
PCF-20	120°	11,2	11,3	1330	2,8	230°
CF-P20	120°	12,2	11,2	1330	3,2	230°
Cf-10M	120°	13,0	13,3	1030	3,2	180°
CF-20M	120°	13,0	13,3	1030	3,2	160°
CF-10-i	120°	13,0	13,3	1330	3,2	180°
CF-30	140°	12,8	12,9	1330	3,2	230°
CF-1T20	120°	13,8	13,7	1330	4,2	230°

Polypektomie

Der typische Polyp des Kolons ist das Adenom. Es wächst breitbasig, flach erhaben, an der Basis tailliert oder gestielt (Abb. 3.**19**) und ist oberflächlich glatt, flach papillär oder zottig.

Etwa 90% aller kolorektalen Karzinome entstehen aus einem Adenom. Es gibt die Adenom-Dysplasie-Karzinom-Sequenz.

Histologisch sind tubuläre von villösen Strukturen zu unterscheiden, häufig sind Mischformen. Je größer, je breitbasiger der Polyp, je mehr villöse Anteile enthalten sind, um so größer ist das Risiko bereits bestehender Malignität. Seltener sind fokale Schleimhauthyperplasien, Lipome, Hamartome, Karzinoide.

Ein Polyp wird koloskopisch abgetragen. Voraussetzungen sind normale Blutgerinnungsparameter, einwandfreie Darmreinigung und eine risikoadaptierte Indikationsstellung. Die Abtragung erfolgt mit einer Hochfrequenzdiathermieschlinge. Die Polypektomie ist einfach bei gestieltem Polyp, die Abtragung erfolgt in Stielmitte (Abb. 3.**20a**). Bei an der Basis eingekerbtem Polyp ist zu beachten, daß die Schlinge exakt an der Polyp-Schleimhaut-Grenze geschlossen wird und die tiefere Darmwand nicht miterfaßt (Abb. 3.**20b**). Sessile Polypen und Polypen, die sattelförmig auf einer Haustrenfalte reiten, können in mehreren Stücken bluttrocken komplett abgetragen werden (Abb. 3.**20c**). Die Unterspritzung mit physiologischer Kochsalzlösung kann die Abtragung flach erhabener Polypen erleichtern. Dieses Vorgehen ist jedoch nach pathohistologischen Kriterien nicht immer sinnvoll.

> Wichtig ist, daß der abgetragene Polyp zur histologischen Untersuchung vollständig geborgen wird. Ein verlorener oder verkochter Polyp kann als Untersuchungskomplikation gewertet werden!

Je nach Lokalisation, Größe und Wuchsform eines Polypen ist zu überlegen, ob nicht eine offen-chirurgische bzw. laparoskopisch-chirurgische Polypektomie durch Kolotomie oder Segmentresektion der sicherere Weg wäre, insbesondere wenn aus anderer Indikation eine Laparotomie ohnehin vorgesehen ist.

Blutstillung nach Polypektomie

Blutungen nach koloskopischer Polypektomie werden durch Injektion einer Suprareninlösung (1:10000) in die Abtragungsstelle gestillt. Hierbei ist es günstig, den Patienten so zu lagern, daß die blutende Abtragungsstelle nach oben zeigt. Sehr wirksam sind Blutstillungsmaßnahmen durch Hämoclips. Transfusionsbedürftige Nachblutungen können noch nach mehrtägigem blutungsfreiem Intervall auftreten. Eine Blutungsprophylaxe durch Ligatur mit einer Fadenschlinge oder Infiltration des Polypenstiels mit einer Suprareninlösung vor der Abtragung ist nur selten angezeigt.

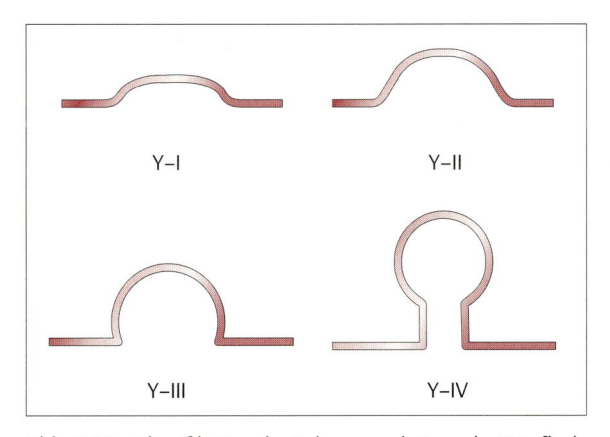

Abb. 3.**19** Klassifikation der Polypen nach Yamada. Y-I = flach erhabener Polyp, Y-II = polypös erhabener Polyp mit breiter Basis, Y-III = Polyp mit eingekerbter Basis, Y-IV = gestielter Polyp.

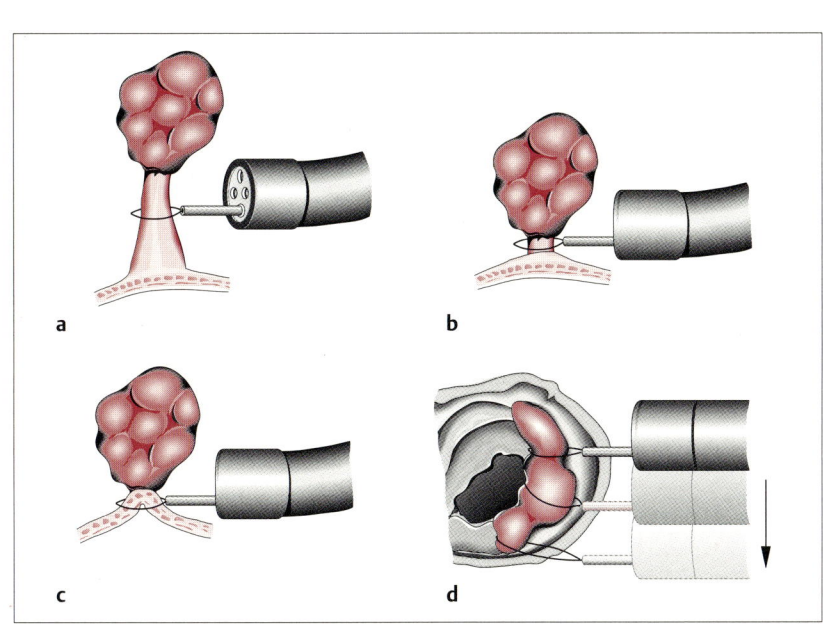

Abb. 3.**20** Koloskopische Polypektomie. **a** Langgestielter Polyp, Abtragung in Stielmitte. **b** Kurzgestielter Polyp, Abtragung nahe dem Polypenkopf. **c** Polyp mit eingekerbter Basis, die Schlinge hat zuviel Darmwand erfaßt, es droht die Perforation durch Koagulation. **d** Polypektomie eines sessilen Polypen in mehreren Partikeln (Piece-meal-Technik).

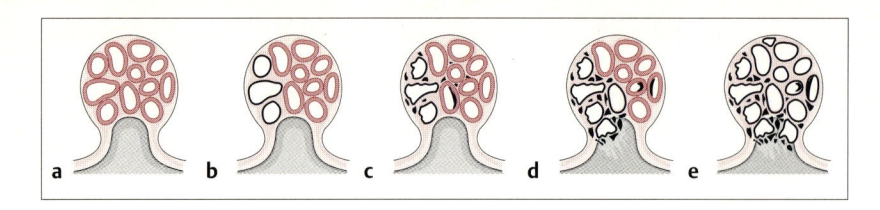

Abb. 3.**21** Adenom-Dysplasie-Karzinom-Sequenz. **a** Tubuläres Adenom. **b**, **c** Adenom mit schweren Zelldysplasien, die Muscularis mucosae (schwarze Linie) nicht überschreitend. **d** Adenom mit invasivem Karzinom (maligner Polyp). **e** Polypöses Karzinom.

Postpolypektomiesyndrom

Als Postpolypektomiesyndrom werden umschriebene Schmerzen in Projektion auf die Abtragungsstelle bezeichnet. Es besteht Fieber, Leukozytose, Druckschmerz. Das Syndrom wird hervorgerufen durch wandpenetrierende Koagulationsnekrosen und kann sich bis zur gedeckten und schließlich freien Darmperforation verstärken. Meist bildet es sich jedoch unter kritischer klinischer Kontrolle spontan zurück (8).

Histologische Untersuchung

Die histologische Untersuchung des abgetragenen Polypen hat den Dysplasiegrad der Epithele und Epithelverbände in Relation zur Muscularis mucosae besonders zu berücksichtigen. Wird diese Grenze durch dysplastische Epithelverbände überschritten, liegt im biologischen Sinn ein Karzinom vor. Unter der Voraussetzung, daß diese Epithelverbände weder an Lymphgefäße noch Venen Anschluß gefunden haben, daß die Abtragungsebene tumorfrei ist und daß es sich um ein hochgradig differenziertes Adenokarzinom handelt, gilt die endoskopische Polypektomie als kurativ (Abb. 3.**21**). Erreichen die Epithelverbände jedoch die Abtragungsebene oder konnte ein Tumoreinbruch in Lymph- oder Blutgefäße festgestellt werden, besteht die Möglichkeit einer regionalen oder überregionalen Metastasierung. Es ist dann eine Kolonresektion erforderlich, auch wenn bei einer Kontrollkoloskopie bioptisch kein Tumorzellnachweis an der Polypektomiestelle erbracht werden konnte.

Da der Schleimhautdefekt nach Polypektomie innerhalb von nur 14 Tagen vollständig ausheilen kann, ist eine dringend notwendige Kontrollkoloskopie zur Identifikation der Polypektomiestelle innerhalb dieser Frist vorzunehmen. Diese Kontrollkoloskopie kann gegebenenfalls auch intraoperativ bei eröffnetem Abdomen durch peranalen Zugang erfolgen.

Blutstillung bei AUGIB

Die akute untere Gastrointestinalblutung (AUGIB) neigt zum spontanen Stillstand, aber auch zum Blutungsrezidiv (7). Die Indikation zur notfallmäßigen Klärung der Blutungsursache bleibt also bestehen. Nach Ausschluß einer anorektalen Blutung durch Proktorektoskopie und einer Blutungsquelle im oberen Gastrointestinaltrakt durch ÖGD erfolgt die Vorbereitung zur totalen Koloskopie durch perorale Darmspülung mit Golytely-Lösung (1 l/h), ggf. über eine nasogastrale Sonde. Die Vorbereitung kann schon nach 2–3 Stunden abgeschlossen sein. Die Koloskopie erfolgt möglichst auf einem Röntgendurchleuchtungstisch, um bei Lokalisation einer Blutungsquelle eine präzise anatomische Zuordnung geben zu können. Ist bei einwandfreien Untersuchungsbedingungen endoskopisch weder im oberen, noch im unteren Gastrointestinaltrakt eine Blutungsquelle festzustellen, kommen im Falle eines kreislaufwirksamen Blutungsrezidivs radiologische Methoden zur Anwendung: der Erythrozytenscan (positiv bei Blutverlusten um 0,5 ml/min) oder die selektive Angiographie (positiv bei Blutverlusten um 1–2 ml/min).

Blutende Polypen können koloskopisch abgetragen werden. Sind sie Ursache massiver Blutungen, enthalten sie im Stiel ein kaliberstarkes Gefäß. Entsprechende Vorsicht ist geboten! Die meist multipel im rechtsseitigen Kolon auftretenden Angiodysplasien sind arterio-venöse Malformationen im Schleimhautniveau. Sie werden durch Koagulationsmethoden (HF-Diathermie, Argonplasmakoagulation, Laser) beseitigt. Gegebenenfalls ist eine intraoperative Endoskopie zur Lokalisation der Blutungsquelle erforderlich

Divertikelblutungen sind nur selten im aktiv blutenden Stadium und somit exakt punktförmig diagnostizierbar. Ein erfahrener Endoskopiker kann eine aktive Divertikelblutung durch Injektion einer Suprareninlösung (1:10000) in den Divertikelrand stillen. Meist ist durch die perorale Darmspülung das Divertikellumen gereinigt. Enthält es ein Koagulum, so handelt es sich entweder um hereingelaufenes, leicht herausspülbares Blut oder um einen auf der tatsächlichen Blutungsquelle festsitzenden Thrombus. Die Beschreibung des divertikeltragenden Kolonsegmentes im linksseitigen oder rechtsseitigen Hemikolon ist in der Regel ausreichend, um beim Blutungsrezidiv eine gezielte Hemikolektomie vorzunehmen.

Blutungen aus frischen Anastomosen werden koloskopisch behandelt, ein Nahtbruch ist nicht zu befürchten.

Massive peranale Blutungen sind aus arterioenteralen Fisteln zu erwarten, wenn es nach gefäßchirurgischen Eingriffen (z.B. nach aortofemoralem Bypass) zur Ausbildung von Anastomosenaneurysmen gekommen ist. Endoskopische Therapieversuche sind unbedingt zu unterlassen.

Tumorblutungen sprechen auf Argonplasmakoagulation oder auf Laserkoagulation initial gut an, werden aber rezidivieren.

Dilatation von Stenosen

Rekanalisation von postoperativen Stenosen im Rektum. Anastomosen nach tiefer anteriorer Rektumresektion können hochgradig bis auf einen Durchmesser von nur 2–3 mm narbig schrumpfen, ohne daß eine Ileussymptomatik und ohne daß ein Tumorrezidiv vorliegt. Die Narbenstenosen sind nur wenige Millimeter lang.

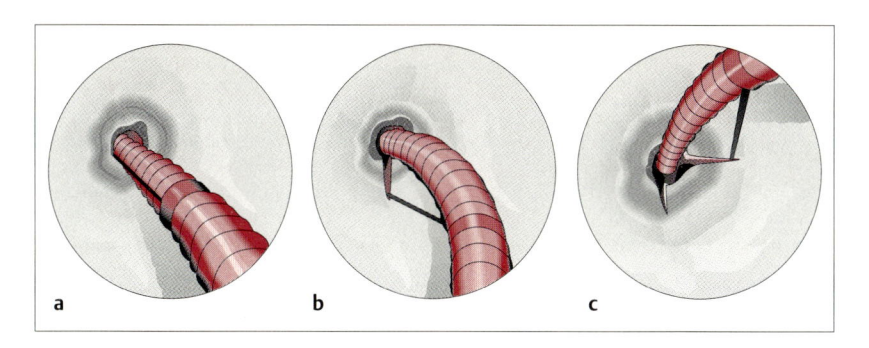

Chirurgische Endoskopie – Diagnostik und Therapie 55

Abb. 3.**22 a–c** Inzision einer narbigen Anastomosenmenge mit dem Sphinkterotom.

Anstelle einer Anastomosenresektion mit Reanastomosierung kommen primär endochirurgische Maßnahmen in Betracht. Die Stenose wird radiär mercedessternartig durch Laser oder Sphinkterotom (Abb. 3.**22**) soweit inzidiert, bis das Endoskop die Enge ohne Widerstand passiert. Hierzu sind oft 2–3 Sitzungen erforderlich. Eine Ballondilatation in der TTS-Technik kann angeschlossen werden.

Rekanalisation von postoperativen Stenosen im intraperitonealen Bereich. Bei endoskopisch primär nicht passierbarer Stenose und fehlender Übersicht über den prästenotischen Kolonverlauf ist bei Verwendung pilotdrahtgeführter Bougies (Savary-Gilliard) oder Dilatationsballons (OTW) eine Röntgendurchleuchtungskontrolle erforderlich. Dadurch kann gewährleistet werden, daß sich der Pilotdraht sicher intraluminär im prästenotischen Kolon befindet. Die korrekte Lage des Pilotdrahtes ist überprüfbar durch Injektion von wasserlöslichem Kontrastmittel durch den Instrumentierkanal des Endoskopes in das prästenotische Kolonsegment oder durch Auffädeln eines Katheters, Rückzug des Pilotdrahtes und Kontrastmittelgabe durch den Katheter. Das Kontrastmittel muß das Schleimhautfaltenrelief im prästenotischen Kolon darstellen, bevor der Dilatationsvorgang beginnt. Darmwandperforationen durch Fehllage des Pilotdrahtes lassen sich so vermeiden.

Rekanalisation von postoperativen Stenosen bei vorliegendem Anus praeternaturalis. Bei Anastomosenstenosen und Vorliegen eines Anus praeter naturalis kann ein langer weicher Pilotdraht koloskopisch transanal durch die Enge geschoben und mittels eines zweiten Koloskopes über den Anus praeter naturalis ausgeleitet werden. Die Bougierung kann unter diesen Umständen auch ohne Durchleuchtungskontrolle erfolgen (Abb. 3.23). In der Regel genügen Dilatationen auf

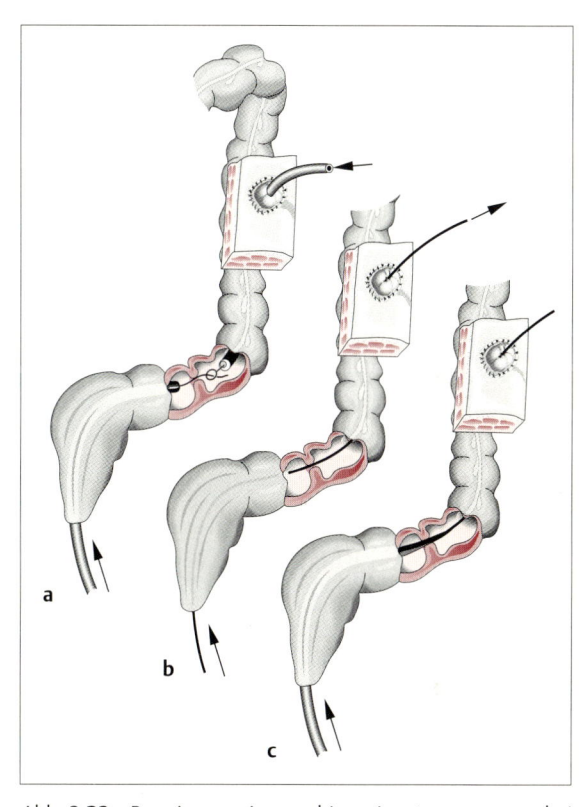

Abb. 3.**23** Bougierung einer narbigen Anastomosenenge bei Vorliegen eines Anus praeter naturalis. **a** Ein Führungsdraht wird über das peranal eingeführte Koloskop durch die Anastomosenenge geschoben. **b** Der Führungdraht wird mit einem über den Anus praeternaturalis eingeführten zweiten Koloskop mit einer Schlinge gefaßt und über den Anus praeternaturalis ausgeleitet. **c** Bougierung der Enge mittels Savary-Gilliard-Bougie.

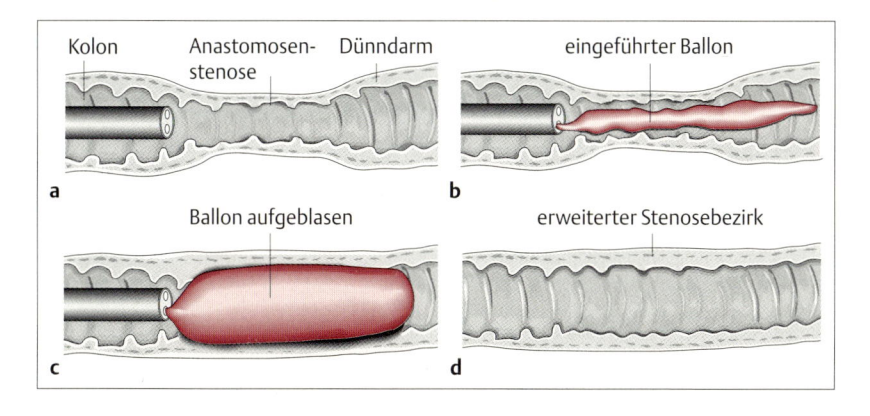

Abb. 3.**24 a–d** Pneumatische Dilatation einer Ileotransversostomie mit dem Ballonkatheter TTS.

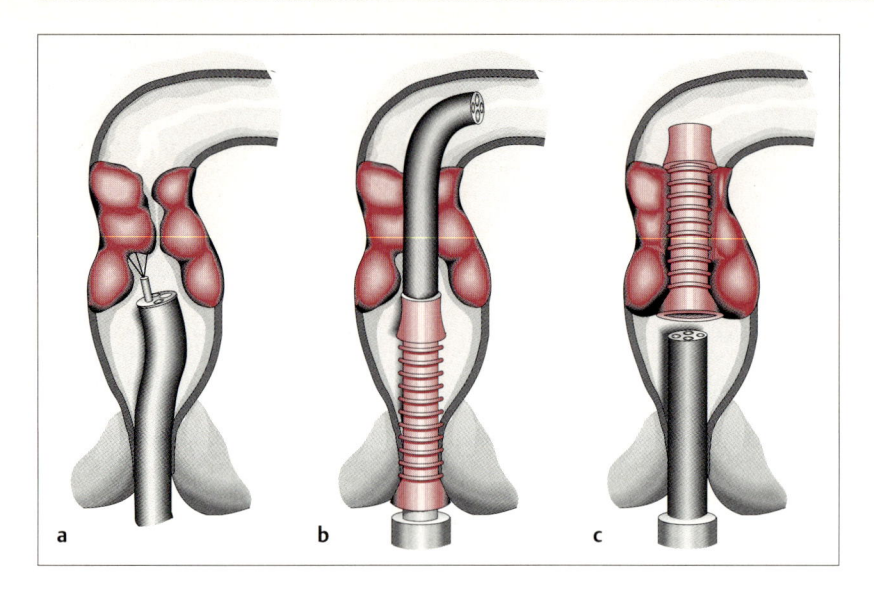

Abb. 3.**25 a–c** Endoprothetik bei Tumorstenose am Enddarm. **a** Laserrekanalisation der Tumorstenose. **b** Eine Plastikprothese wird, dem Endoskop aufsitzend, in der Push-Technik mit einer Schubhülse („Pusher") in die Tumorstenose eingeführt. **c** Endoskop und Schubhülse sind zurückgezogen, die Prothese ist in situ.

15 mm, um eine ungehinderte Stuhlpassage und ungehinderte endoskopische Nachsorge zu erzielen.

Rekanalisation von Stenosen bei chronisch entzündlichen Darmerkrankungen (CEDE). Klinisch relevante Anastomosenstenosen einer Ileotransversostomie bei Morbus Crohn werden ebenfalls erfolgreich mit TTS-Ballonen erweitert (Abb. 3.**24**). Vor einer Anastomosenresektion oder Strikturoplastik sollten die Möglichkeiten der koloskopischen Dilatationsmaßnahmen ausgeschöpft worden sein.

Rekanalisation von Tumorstenosen

Stenosen im Rektum bei nicht resektablem primärem Rektumkarzinom oder intraluminalem Rektumkarzinomrezidiv können, sofern ein Kolostoma absolut abgelehnt wird, durch koloskopische Anwendung des Nd-YAG-Lasers rekanalisiert werden. Zur Darmvorbereitung genügt ein Klistier, sofern es der Patient auch halten kann. Die Rekanalisierung bis zur freien Passage des Koloskopes (Durchmesser 14 mm) ist oft nicht in einer Sitzung zu erreichen. Es bedarf der 2- bis 3fachen Wiederholung in zweitägigen Abständen, jeweils mit Energieanwendung von 10 000 bis 15 000 Joule. In der Regel ist die Maßnahme im weiteren Verlauf wegen fortschreitenden Tumorwachstums in 4wöchentlichen Abständen zu wiederholen. Ein Behandlungserfolg ist eingetreten, wenn der nächtliche Stuhldrang durch Überlaufinkontinenz beseitigt ist und die Nachtruhe des Patienten ungestört bleibt. Tagsüber werden 3–4 Stuhlentleerungen als Therapieerfolg toleriert.

Die Implantation einer Kunststoff- oder Metallgitterprothese in die Tumorstenose des Rektums ist wiederholt versucht worden (Abb. 3.**25**). Prothesen und Stents im Rektum haben jedoch eine hohe Tendenz zum Spontanabgang. Für eine akzeptable Endoprothetik des Enddarmes bei inoperablem Rektumkarzinom gibt es bislang keine Lösung.

Dekompression

Die Pseudoobstruktion des Kolons (Ogilvie-Syndrom) führt durch Luft- und Flüssigkeitsretention zu einer Überblähung des Kolonrahmens auf einen Durchmesser von über 12 cm. Neben der drohenden Zäkumperforation kommt es durch Atonie und Zwerchfellhochstand zu erheblichen kardiorespiratorischen Störungen. Der röntgenologische Ausschluß eines operationspflichtigen organischen Passagehindernisses durch Einlauf mit was-

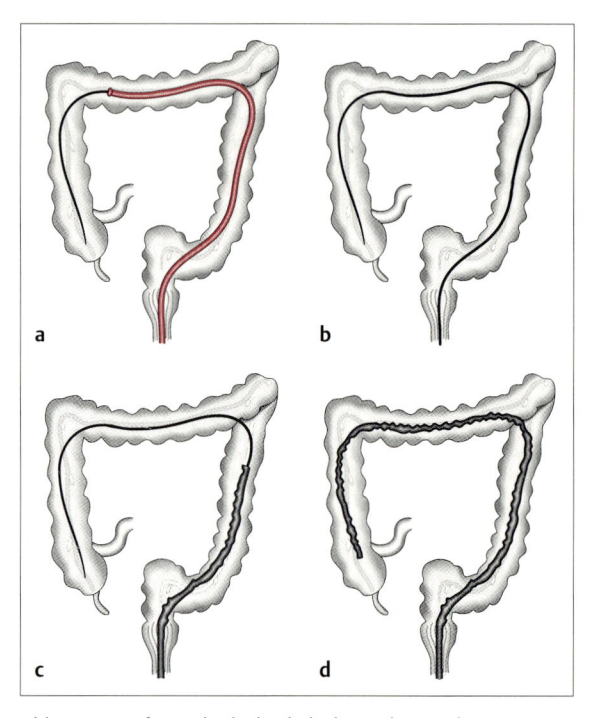

Abb. 3.**26 a–d** Technik der koloskopischen Dekompression des Kolons im Vorschubverfahren. **a** Koloskopisches Einlegen eines Führungsdrahtes in das Zäkum. **b** Entfernung des Koloskopes. **c** Auffädeln der Dekompressionssonde. **d** Entfernen des Führungsdrahtes.

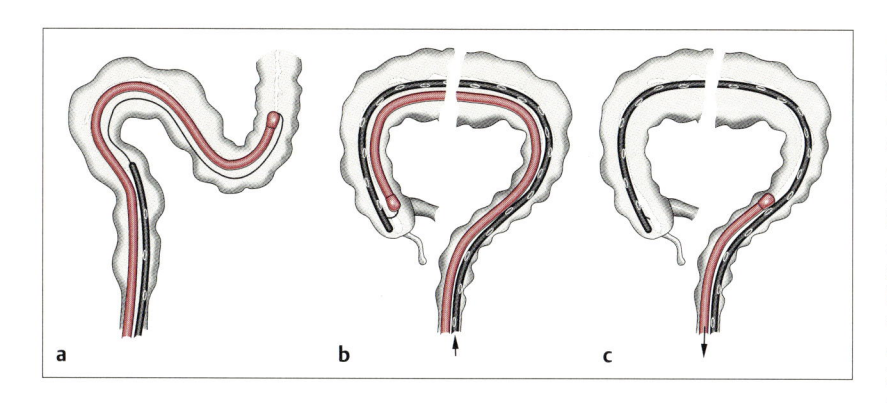

Abb. 3.**27 a – c** Technik der koloskopischen Dekompression des Kolons im Gleitzugverfahren.
a Ein Zugfaden ist durch den Instrumentierkanal des Koloskopes geschoben und am Distalende herausgeführt. Auf den Zugfaden ist die Dekompressionssonde aufgefädelt. **b** Das Koloskop zieht die Dekompressionssonde bis in das Zäkum. Der Zugfaden wird über das Koloskop entfernt. **c** Rückzug des Endoskopes unter Zurücklassen der Dekompressionssonde.

serlöslichem Kontrastmittel wird durch die Koloskopie mit Absaugen von Luft und Flüssigkeit diagnostisch und gleichzeitig therapeutisch ergänzt.

Dekompressionssonde

Der endoskopische Behandlungserfolg wird aufrecht erhalten durch Einlegen eines langen, fingerdicken Darmrohres mit multiplen Seitenlöchern, möglichst bis über die rechte Flexur hinaus. Das Rohr wird in einen Sekretbeutel abgeleitet. Es bleibt über 24 Stunden liegen und geht mit der wiedereinsetzenden Motilität nach 24–48 Stunden spontan ab. Die Implantation der Dekompressionssonde geschieht über einen speziellen, nach Einführen versteifbaren Pilotdraht unter Durchleuchtungskontrolle. Um die fingerdicke Sonde über die Flexuren vorschieben zu können, muß die Sonde zusammen mit einem silikonisierten Innenkatheter auf den Pilotdraht aufgefädelt und vorgeschoben werden. Innenkatheter und Pilotdraht werden bei korrekter Sondenlage extrahiert (Abb. 3.**26 a – d**).

Das koaxiale Vorschubverfahren hat im Gleitzugverfahren eine methodische Alternative (Abb. 3.**27 a – c**). Beim Gleitzugverfahren ist das Risiko der Sondendislokation beim Rückzug des Koloskopes jedoch deutlich erhöht.

Perkutane endoskopische Zäkostomie (PEZ)

Die perkutane Zäkostomie zur Kolondekompression erfolgt – analog zur perkutanen endoskopischen Gastrostomie (PEG) – unter koloskopischer Sicht und diaphanoskopischer Kontrolle nach Stichinzision in Lokalanästhesie durch Punktion des Zäkums. Durch die Punktionskanüle wird ein Faden in den Zäkalpol eingeführt. Der Faden wird koloskopisch gefaßt und vor den Analkanal gebracht. Hier erfolgt die Ankopplung der PEG-Sonde (Durchmesser 15 Charr).

Durch Zug am perkutanen Fadenende wird die Dekompressionssonde durch das gesamte Kolon an die Eintrittsstelle der Kanüle herangeführt und mit ihr durch Darm- und Bauchwand gezogen. Eine Halteplatte an der Mukosaseite und eine äußere Halteplatte sichern die Sondenlage.

Statt eines PEG-Bestecks kann auch ein Rehbein-Bougie mit aufgesetztem dicklumigem Pezzer-Katheter (34–36 Charr) in der beschriebenen Durchzugstechnik eingelegt werden. Wird die Fistel nicht mehr benötigt, kann der Katheter im Hautniveau gekappt, sein innerer Anteil in das Zäkum abgeschoben und dem Spontanabgang überlassen werden. Die verbleibende enterokutane Fistel verschließt sich innerhalb weniger Tage.

Fremdkörperextraktion

Verschluckte Fremdkörper verharren nach ungestörter spontaner Passage des gesamten Dünndarmes gelegentlich im Kolon vor den Flexuren. Bei Anwendung forcierter Abführmaßnahmen droht die Wand zu perforieren. Bei der Vorbereitung zur koloskopischen Fremdkörperbergung ist auf Laxanzien zu verzichten. Man beschränkt sich auf Nahrungskarenz und perorale Darmspülung. Zur Extraktion bedient man sich, je nach Fremdkörperart, der Biopsiezange, der Polypektomieschlinge oder des Dormia-Korbes. Bei schattengebenden kleinen Fremdkörpern ist Bildwandlerkontrolle hilfreich.

Endoskopische retrograde Cholangiopankreatikographie (ERCP)

ERCP ist die retrograde Darstellung der Gallenwege und des Pankreasgangsystems durch Sondierung der Papilla Vateri unter duodenoskopischer Sicht und Kontrastmittelinjektion unter Röntgenkontrolle. Die ERCP dient dem Nachweis oder Ausschluß von Erkrankungen des biliopankreatischen Systems. Voraussetzung für eine ERCP sind bei bestehenden Beschwerden kritisch bewertete Laborparameter, eine sorgfältig durchgeführte Oberbauchsonographie, ggf. eine CT und in Zukunft eine MRT.

3.3 Indikationen zur ERCP (9, 10, 18)

Präoperativ
Verdacht auf Erkrankung der Papilla Vateri
Verdacht auf Erkrankung der Gallenwege
Verdacht auf Erkrankung des Pankreasgangsystems

Operativ-endoskopisch (endochirurgisch)
Endoskopische Sphinkterotomie der Papilla Vateri (EST)
Extraktion von Gallengangsteinen
Transpapilläre Choledochusdrainage (TPCD)
Transpapilläre Pankreasgangdrainage (TPPD)
Duktale Endoskopie

Intraoperativ
Keine Indikation zur ERCP

Postoperativ
Zurückgelassenes Konkrement im Gallengang
Gallefistel, Pankreasfistel
Postoperativer Ikterus
TPCD-Wechsel
Kontrolle nach transduodenaler Papillenexzision

Instrumentarium

Es wird ein Duodenoskop mit Seitblickoptik verwendet, die Arbeitslänge beträgt etwa 120 cm, der Außendurchmesser liegt unter 13 mm und der Durchmesser des Instrumentierkanals zwischen 2,0 und 4,2 mm, die Instrumentenspitze ist in vier Richtungen abwinkelbar (Tab. 3.**10**).
Zur retrograden Cholangiographie stehen verschiedene Sonden zur Verfügung, denen eine röntgendichte, unterschiedlich konfigurierte Metallspitze gemeinsam ist.

Vorbereitung des Patienten

Der Patient muß seit 6 Stunden nüchtern sein und befindet sich in Bauchlage mit nach rechts gerichtetem Kopf auf einem Röntgendurchleuchtungstisch. Die intravenöse Sedierung erfolgt mit 3–5 mg Midazolam und 20 mg Butylscopolamin, ggf. mit zusätzlich 15–30 mg Pentazocin. Das Monitoring von P_{O_2}, Blutdruck und Puls ist notwendig. Bei Zustand nach Magenresektion nach Billroth II mit oder ohne Braunscher Anastomose erleichtert die Rückenlage des Patienten dem Untersucher die anatomische Orientierung. Die Magenresektion mit Anastomosierung nach Roux Y macht das Auffinden der Papilla Vateri oft unmöglich. Bei Magenersatz nach Longmire ist die Passage der Jejunoduodenostomie oft erschwert.

Untersuchungsgang

Zum sicheren Ausschluß pathologischer Veränderungen an Speiseröhre, Kardia, Magen und Bulbus duodeni ist vor der ERCP stets eine ÖGD mit progradsichtigem Gastroskop vorzunehmen. Die ERCP allein deckt eine korrekte Inspektion des oberen Gastrointestinaltraktes nicht ab.
Nach Passage des Ösophagusmundes wird das Duodenoskop blind durch die Speiseröhre und unter nur orientierender Sicht zügig durch Magen, Pylorus und Bulbus duodeni in das absteigende Duodenum vorgeschoben. Hier erreicht die Seitblickoptik einen gezielten Aufblick auf die Papilla Vateri.
Die Papilla Vateri liegt am Übergang vom oberen zum mittleren Drittel des absteigenden Duodenums dorsomedial. Sie ist regelmäßig am Kreuzpunkt einer Plica longitudinalis mit einer Plica transversalis zu identifizieren. Die Papilla Vateri ist außerordentlich formvariant. Sie ist flach, nahezu im Schleimhautniveau gelegen und evtl. unter einer überlappenden Kerckringschen Falte verborgen. Sie ist raupenförmig prominent mit langem intramuralem Verlauf oder stumpfkegelig vorgewölbt. Bei bis zu 5 % findet sich ein juxtapapilläres Duodenaldivertikel. Die Papille liegt dann deren Unter- oder Seitenrand an, durchläuft stegartig den Divertikelgrund und

Tabelle 3.**10** Verschiedene Duodenoskope der Firma Olympus/Tokyo (die Hersteller Fujinon und Pentax bieten ein ähnliches Sortiment an)

Gerätetyp (Olympus)	Gesichtsfeld	Außendurchmesser am Distalteil (mm)	Außendurchmesser am Einführungsteil (mm)	Arbeitslänge (mm)	Instrumentierkanal (mm)	Maximale Abwinkelung
PJF-7,5	90°	7,6	7,5	1235	2,0	120°
JF-20	100°	11,0	11,0	1235	2,2	120°
JF-1T10	80°	12,0	11,0	1235	2,8	120°
JF-1T20	80°	12,0	11,0	1235	3,2	120°
JF-1T30	100°	12,0	11,0	1235	3,2	120°
TJF-10	80°	13,0	12,5	1235	4,2	120°
TJF-30	100°	13,0	12,5	1235	4,2	120°
TJF-M20	80°	14,0	13,0	1215	5,5	120°
CHF-B20	80°	4,1	4,5	1870	1,7	160°

läßt die Divertikelhälften beidseitig liegen oder sie mündet im Grund eines enghalsigen Divertikels und ist dann endoskopisch weder sicht- noch sondierbar.

Bei Sondierung der Papilla Vateri und Kontrastmittelinjektion kann nicht vorausgesagt werden, ob das gewünschte Gangsystem – Pankreasgang oder Gallengang – primär dargestellt wird. Jedes dargestellte Gangsystem sollte, auch wenn nicht nach ihm gesucht wurde, auf ganzer Länge röntgenologisch dokumentiert werden. Durch Änderung des Sondenwinkels am Porus der Papille ist das gesuchte Gangsystem auffindbar (Abb. 3.28).

Gelingt die Darstellung des gewünschten Ganges nach wiederholter Sondierung des Papillenstomas nicht, ist spätestens nach 10 Minuten die Untersuchung zu beenden. Es bestünde sonst eine erhöhte Gefahr des Papillenödems mit nachfolgender exsudativer Pankreatitis bis hin zur operationspflichtigen Pankreasnekrose.

Die ERCP ist kein steriler Eingriff, aber ein Eingriff unter bewußt keimreduzierten Bedingungen.

Endoskopische Sphinkterotomie der Papilla Vateri (EST)

Bei Nachweis einer Choledocholithiasis durch ERCP oder andere bildgebende Verfahren ist – unabhängig vom Status der Gallenblase und vom Alter des Patienten – die endoskopische Sphinkterotomie der Papilla Vateri (EST) zur Steinextraktion angezeigt, sofern zu erwarten ist, daß die nachgewiesenen Konkremente auch mit transpapillären endoskopischen Maßnahmen entfernbar sind (16). Bei gleichzeitiger Cholezysto- und Choledocholithiasis ist erwiesen, daß das „therapeutische Splitting", nämlich die transpapilläre endoskopische Sanierung der abführenden Gallenwege durch EST vor Cholezystektomie dem Patienten mehr Vorteile bringt als eine offenchirurgische Cholezystektomie mit Choledochusrevision. Das zweizeitige Vorgehen ist risikoärmer als eine Operation in einer Sitzung, sei sie konventionell oder laparoskopisch (19).

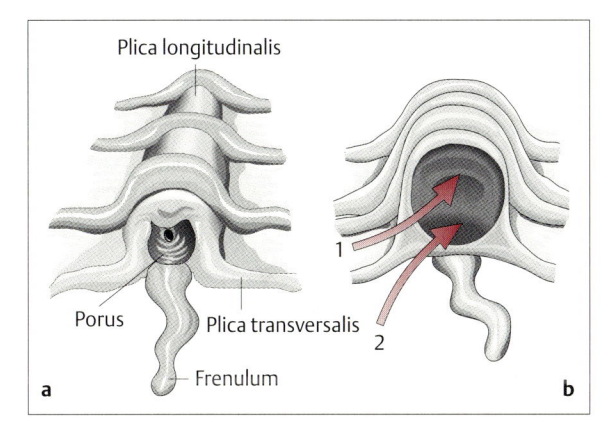

Abb. 3.28a, b Schematische Aufsicht auf die Papilla Vateri. Intubationsrichtung zur retrograden Cholangiographie (1) und zur retrograden Pankreatikographie (2).

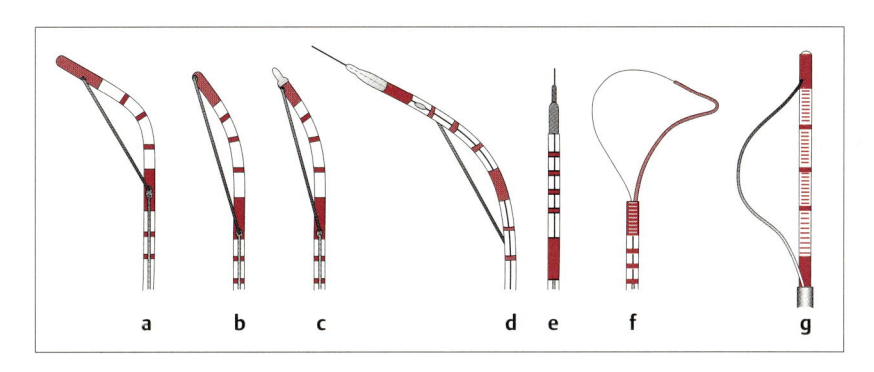

Abb. 3.29 Verschiedene Sphinkterotome. a Standardsphinkterotom. b Precut-Sphinkterotom. c Sphinkterotom für die Papilla Santorini. d Führungsdrahtsphinkterotom. e Nadelsphinkterotom. f B-II-Sphinkterotom nach Soehendra. g B-II-Sphinkterotom nach Sohma.

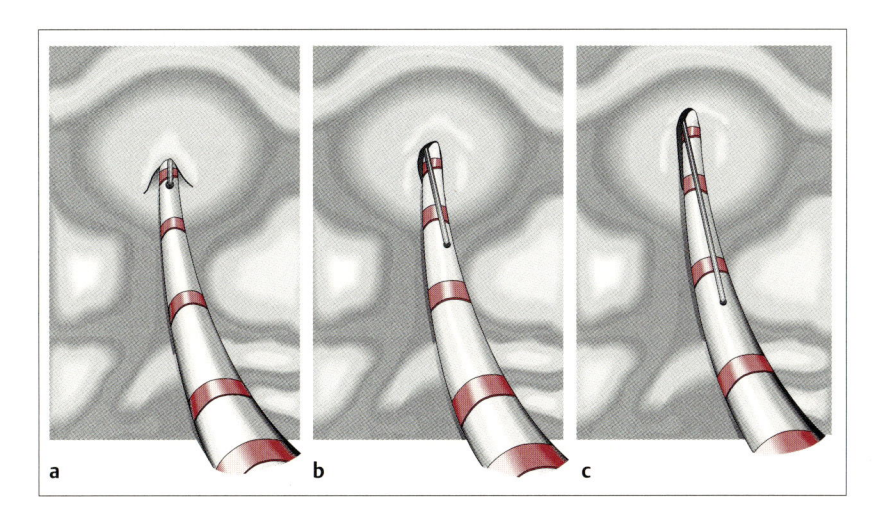

Abb. 3.30 Technik der Sphinkterotomie. a Das Sphinkterotom ist selektiv tief biliärwärts eingeführt. b Rückzug des Sphinkterotoms. c Korrekte Einführungstiefe und Katheterlage bei 11 Uhr; jetzt kann sphinkterotomiert werden.

Instrumentarium

Das Sphinkterotom besteht im wesentlichen aus etwa 215 cm Plastikschlauch und 215 cm Draht (Abb. 3.**29a–g**). Der Draht kommt 3 mm vor dem Distalende des Sphinkterotoms aus dem Schlauch heraus und ist hier im Schlauchinneren verankert. Er tritt 3 cm oberhalb davon in den Schlauch wieder ein. Durch Zug am Proximalende des Kathetersystems strafft sich der Draht am Distalende bogensehnenartig. Diese Spannung ist reversibel.

Vorgehen bei Choledocholithiasis

Eine transpapilläre endoskopische Sanierung der extrahepatischen Gallenwege bei Choledocholithiasis ist unter Ausschöpfung spezieller Verfahren in bis zu 98 % möglich. Auch dies ist minimal-invasive Chirurgie.
Bei der endoskopischen Sphinkterotomie der Papilla Vateri (EST) wegen Choledocholithiasis ist zu beachten, daß das Sphinkterotom röntgenkontrolliert einwandfrei im biliären Gangsystem liegt, aber zum Schnitt soweit zurückgezogen wird, daß der Schneiddraht nur zu einem Drittel seiner Länge in die Papille eingeführt ist (Abb. 3.**30a–c**).
Zum Schnitt kommt ein monopolarer HF-Diathermiestrom in kurzen Pulsen intermittierend zur Anwendung. Der Untersucher kann sich in den Schnittpausen von der korrekten Lage des Sphinkterotoms, der Schnittrichtung, vom Schneideffekt und vom potentiellen Einsetzen einer Blutung überzeugen.
Die Sphinkterotomie wird nur bis an die Plica transversalis herangeführt und ist somit sphinktererhaltend (Abb. 3.**31**). Es bleibt eine ausreichende Restfunktion des Sphincter papillaris und des Sphincter choledochus bestehen.

Steinextraktion. Nach erfolgreicher EST wird die Steinextraktion unmittelbar angeschlossen. Dies geschieht am schonendsten mit einem Ballonkatheter (Ballondurchmesser 10–16 mm). Bei multiplen Konkrementen soll ein Stein nach dem anderen extrahiert werden. Beim Versuch, mehrere Konkremente auf einmal zu extrahieren, kann es zu Steineinklemmungen kommen. Der Ballonkatheter hat ein offenes Distalende, das zur Kontrastmittelinjektion oder zur Ballonführung über einen Pilotdraht genutzt werden kann.
Bei stark dilatiertem Ductus hepatocholedochus wird der Ballonkatheter am Stein vorbeigleiten, ohne ihn zu extrahieren. Hier kommt der Dormia-Korb zum Einsatz.

Mechanische Lithotripsie. Ist das Konkrement in Relation zur Weite der Sphinkterotomie zu groß, muß es intrakanalikulär zertrümmert werden (Abb. 3.**32a–d**). Hierzu ist das Konkrement in einem Korb einzufangen, anschließend der Plastikschlauch vom Zugdraht des Korbes zu entfernen und durch einen mechanisch stabi-

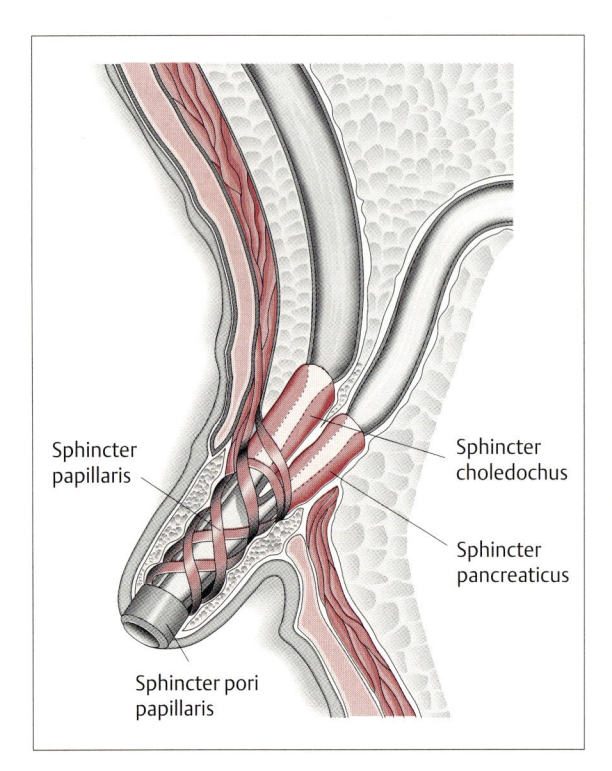

Abb. 3.**31** Schematischer Querschnitt durch die Papilla Vateri mit Darstellung des Sphincter pori papillaris, des Sphincter papillaris, des Sphincter choledochus und des Sphincter pancreaticus. Die EST durchtrennt den Sphincter pori papillaris und den Sphincter papillaris etwa zur Hälfte. Der Sphincter choledochus bleibt immer erhalten („sphinktererhaltende Sphinkterotomie").

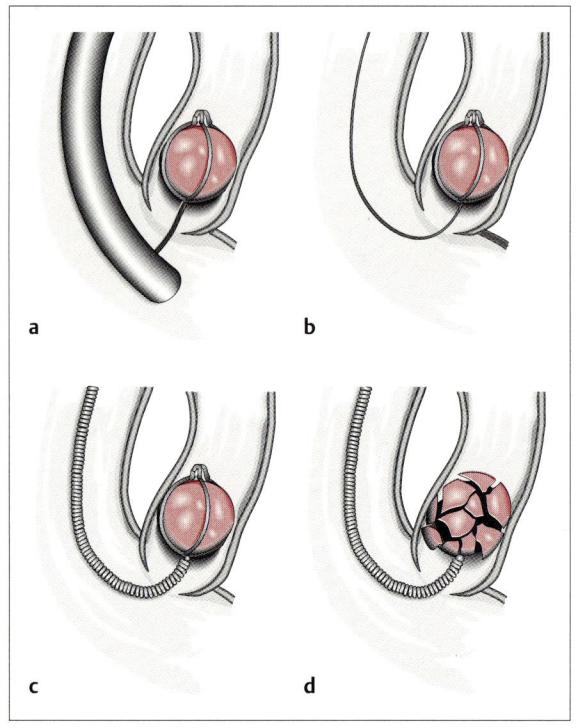

Abb. 3.**32** Technik der mechanischen Lithotripsie. **a** Einfangen des Konkrementes in einem Dormia-Korb. **b** Entfernen von Endoskop und Plastikschlauch. **c** Auffädeln eines Spiraldrahtschlauches auf den Zugdraht des Dormia-Korbes. **d** Mechanische Lithotripsie des Konkrementes.

Chirurgische Endoskopie – Diagnostik und Therapie

Einsatz einer nasobiliären Sonde. Ist das Konkrement mit dem Korb nicht zu fassen, ist eine nasobiliäre Sonde, die für eine stabile Lage im Duodenum schlaufenförmig vorgeformt ist, einzulegen (Abb. 3.**33**). Die Sonde ist 220 cm lang, ihr Durchmesser beträgt außen 2,2 und innen 1,2 mm. Sie wird durch den Instrumentierkanal des Endoskopes über die gespaltene Papille bis an die Hepatikusgabel vorgeschoben. Das Endoskop wird unter entsprechendem Vorschub der Sonde vorsichtig unter Röntgendurchleuchtungskontrolle extrahiert. Die Sonde wird abschließend transnasal umgeleitet. Mit liegender nasobiliärer Sonde kommt der Patient zur extrakorporalen Schockwellenlithotripsie (ESWL). Zur Lithotripsie wird das Gallengangskonkrement durch Kontrastmittelgabe über die nasobiliäre Sonde röntgenologisch geortet.

Nach 1–3 Lithotripsiesitzungen ist durch erneute Kontrastmittelfüllung der nasobiliären Sonde der Erfolg dieser Behandlung erkennbar. Die Steinfragmente sind endoskopisch per Ballonkatheter zu entfernen.

Vorgehen bei akuter biliärer Pankreatitis

Eine Steineinklemmung in der Papilla Vateri ist ein hochakutes Krankheitsbild. Es verursacht heftige Gallenwegskoliken, Ikterus, Fieber und Begleitpankreatitis. Sonographisch ist eine Erweiterung des Ductus hepatocholedochus nachweisbar. Es besteht eine dringende, notfallmäßige Indikation zur Sphinkterotomie der Papilla Vateri mit Steinextraktion. Der eingeklemmte Papillenstein blockiert oft die Einführung des Sphinkterotoms in das Orificium der Papille, so daß manchmal eine Sphinkterotomie mit Nadelpapillotom von außen durch das Papillendach auf das Konkrement vorgenommen werden muß.

Transpapilläre Choledochusdrainage (TPCD)

Bei Verschlußikterus durch Tumorobstruktion des Ductus hepatocholedochus dient die transpapilläre Choledochusdrainage der Wiederherstellung des Galleablaufes.

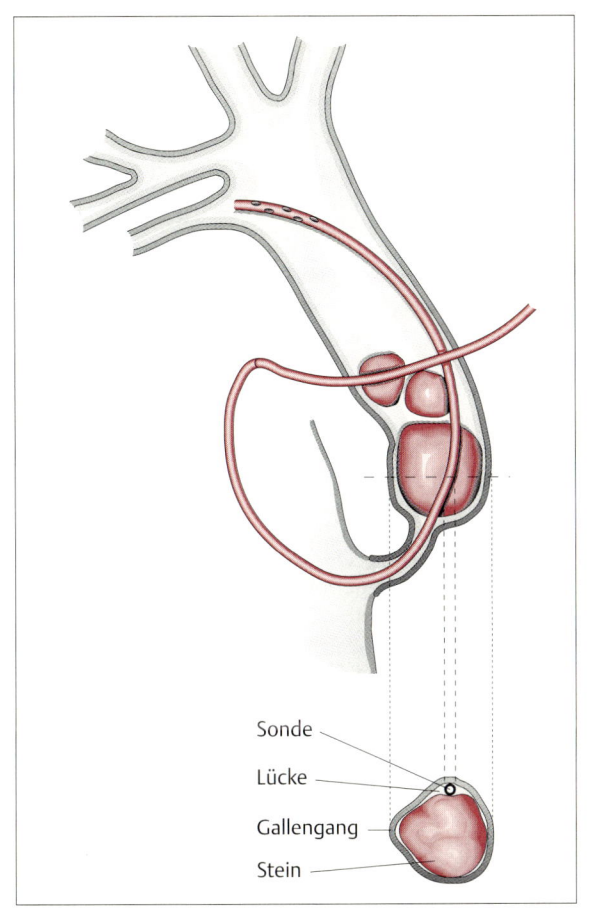

Abb. 3.**33 a, b** Nasobiliäre Sonde im Gallengang in situ. Galleablauf auch über die Zwischenräume zwischen Stein, Sonde und Choledochuswand.

leren Spiraldrahtschlauch zu ersetzen. Am Zugdraht wird eine Handwinde angeschlossen, über die ein erheblicher Druck auf das im Korb eingefangene Konkrement ausgeübt wird. Das Konkrement zerbricht. Die Steinfragmente werden endoskopisch durch Ballonkatheter entfernt.

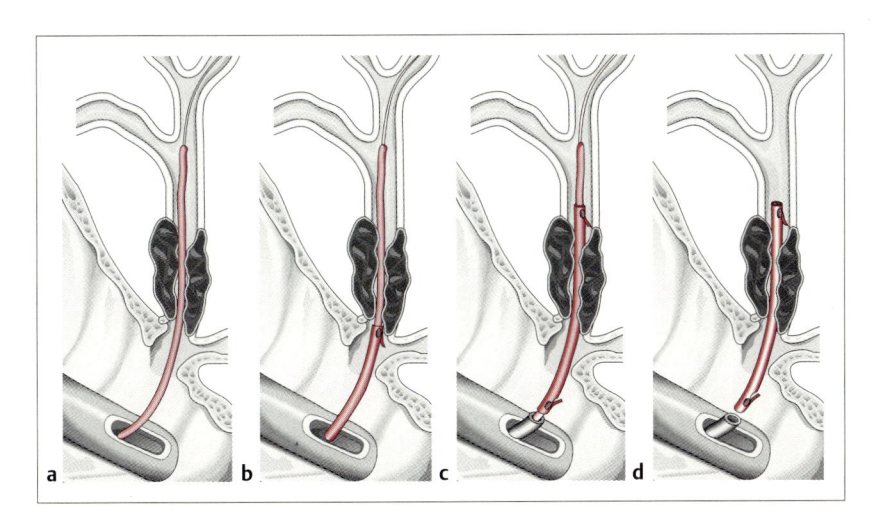

Abb. 3.**34** Technik der TPCD. **a** Pilotdraht und Pilotkatheter haben die Tumorstenose am Ductus hepatocholedochus passiert. **b** Beginnender Vorschub der Plastikprothese. **c** Plastikprothese mit gesamtem Implantationsbesteck in situ. **d** Definitive Lage der Plastikprothese. Pilotdraht und Pilotkatheter sind bereits entfernt. Der Schubkatheter liegt noch im Endoskop.

Die TPCD ist so effektiv, daß sie bei jedem Gallengangsverschluß durch tumorverdächtige Raumforderungen unabhängig von der Dignität des Befundes und der Operabilität des Patienten indiziert ist. Die Klärung von Ursache und Operabilität ist eine Aufgabe nach Prothesenimplantation bei abklingendem Ikterus und abklingender Cholangitis.

Einsatz einer Plastikprothese. Bei Nachweis einer Tumorstenose im extrahepatischen biliären System durch retrograde Cholangiographie (ERC) wird nach bluttrockener biliärwärts gerichteter EST ein Gerätewechsel zu einem Duodenoskop mit weitem Instrumentierkanal vorgenommen. Es soll eine möglichst großlumige Prothese (9,6–12 Charr) implantiert werden. Hierzu ist erneut eine Sondierung des Papillenstomas und des Gallenwegsystems mittels Pilotdraht und Pilotkatheter, der eine röntgendichte Markierung am Distalende aufweist, erforderlich.

Liegen Pilotdraht und Pilotkatheter im prästenotisch dilatierten Gallengang (Abb. 3.**34 a–d**), werden Gallengangprothese und gleichkalibriger Schubkatheter auf das Pilotsystem aufgefädelt und durch den Instrumentierkanal des Endoskops in die Stenose vorgeschoben.

Das Distalende der Prothese soll abschließend etwa 1–2 cm in das Duodenum ragen. Die korrekte Prothesenfunktion zeigt sich am sofortigen Abstrom gestauter, trüber Galle in das Duodenum und – unter Durchleuchtungskontrolle – am zunehmenden Kontrastmittelsee im unteren Duodenalknie.

Jede Gallenwegsprothese neigt zur Obstruktion durch Galle- oder Speiseinkrustation, so daß nach etwa 4 Monaten bei Wiederauftreten von Pruritus, Ikterus oder Fieber ein Prothesenwechsel stattfinden muß.

Die TPCD ist erschwert bei periampullären fortgeschrittenen Tumoren, die rasch zu einem Lymphödem der Schleimhaut und zu einer kompletten und festen Ummauerung der intrapapillären Gallengangsabschnitte führen.

Die TPCD ist erschwert auch bei hilusnahen Stenosen der Konfiguration Klatskin II und III (Abb. 3.**35**) bzw. Bismuth II und III (Abb. 3.**36**). Hier ist trotzdem zu versuchen, beide Ductus hepatici zu drainieren; die Doppeldrainage gelingt allerdings nur in etwa 20% der Fälle (6).

Perkutane transhepatische Choledochusdrainage (PTCD). Gelingt die TPCD nicht, ist die perkutane transhepatische Choledochusdrainage (PTCD) angezeigt (Abb. 3.**37**); diese Maßnahme ist in der Regel Sache interventioneller Radiologen.

Implantation von Metallstents. Die endoskopisch-transpapilläre Implantation selbstexpandierender Metallstents (SEMS) zur Entlastung gestauter Gallenwege kommt nur als sekundäre Maßnahme in Betracht, Malignität der Stenose und Inoperabilität des Patienten müssen erwiesen sein.

Alle angebotenen Metallstents weisen gegenüber Plastikstents ein deutlich weiteres Stentlumen und damit eine deutlich längere Funktion bei geringerer Okklusionsrate auf.

Die Implantation der Metallstents ist z. Z. noch schwierig und belastet das Endoskop. Nachteilig ist ferner, daß sie, einmal gelegt, selbst offen chirurgisch nur unter großer Mühe entfernt werden können (Abb. 3.**38 a–d**).

Auch diese Prothesen können dislozieren, perforieren und vom Tumorgewebe durchwachsen werden; sie sind nicht komplikationsfrei. Ihre Überlegenheit über auswechselbare Plastikprothesen ist noch nicht abschließend erwiesen. Die ideale selbstexpandierende Gallenwegsendoprothese ist noch nicht gefunden.

Abb. 3.35 Klassifikation der Tumorstenosen an der Hepatikusgabel nach Klatskin.

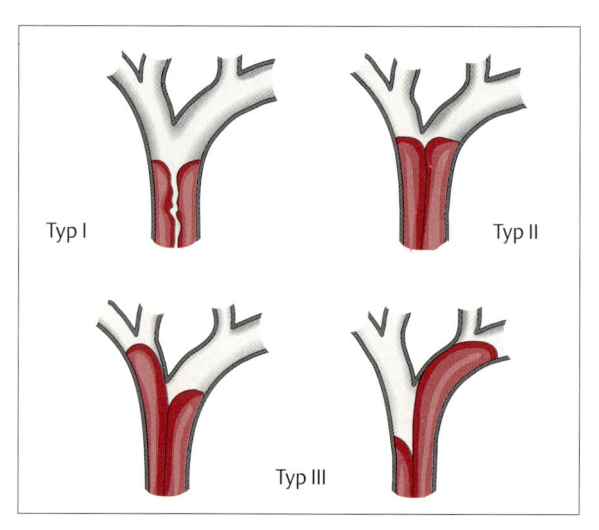

Abb. 3.36 Klassifikation der Tumorstenosen an der Hepatikusgabel nach Bismuth (vgl. weitere gebräuchliche Einteilung nach Corlette und Bismuth Abb. 25.**4**).

Chirurgische Endoskopie – Diagnostik und Therapie **63**

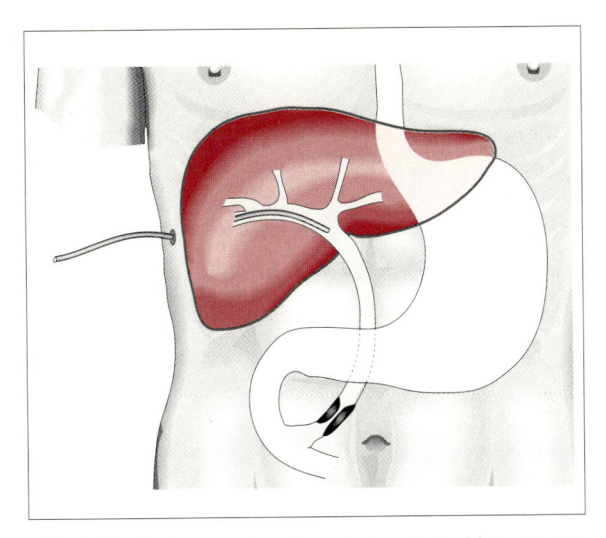

Abb. 3.**37** Perkutane transhepatische Galleableitung zunächst mit Ableitung nach außen als Vorbereitung zur Galleableitung nach innen durch perkutane Implantation einer Prothese.

Abb. 3.**38** Selbstexpandierender Gallenwegsstent Endocoil. **a** Spiralstent auf dem Applikator zur Insertion. **b** Freisetzen des Distalteiles des Stents: Dilatation und Verkürzung des Stents. **c** Freisetzen des Proximalteils des Stents: Dilatation und weitere Verkürzung des Stents. **d** Vollständige Expansion des Stents nach 2–3 Minuten.

Endoskopische Therapie von Erkrankungen des Pankreasgangsystems

Pankreatikolithiasis, umschriebene Pankreasgangstenosen, Pankreaszysten und Pankreasfisteln sind in ausgesuchten Fällen der endoskopischen symptomatischen Therapie zugänglich. Insgesamt ist jedoch der Erfolg der endoskopischen Therapie nicht voraussagbar. Die Inspektion des Ductus pancreaticus mit Mother-Child-Endoskopen hat sich noch nicht durchgesetzt.

Vorgehen bei Pankreatikolithiasis

Durch Spaltung der Papilla Vateri pankreasgangwärts lassen sich im Hauptgang freibewegliche Konkremente mittels Ballon oder Korb extrahieren, sofern nicht Gangstenosen zwischen Papille und Konkrement eine Extraktion unmöglich machen. Durch Einlegen einer nasopankreatischen Sonde und anschließender ESWL können Pankreasgangkonkremente zertrümmert und extraktionsfähig werden.

Vorgehen bei Pankreasgangstenosen

Kurzstreckige Stenosen des Ductus pancreaticus können, sofern erreichbar, durch Ballondilatation oder Katheterbougierung erweitert werden. Langstreckigere Stenosen werden durch Langzeitdilatation mittels transpapillärer Pankreasgangdrainage (TPPD) erweitert. Die Drainage ist nach 3 Monaten zu entfernen.

Vorgehen bei Pankreaszysten

Hat eine sonographisch nachgewiesene symptomatische Zyste Anschluß an den Pankreasgang, kann sie durch die TPPD duodenalwärts abgeleitet werden. Das Drain wird nach sonographisch kontrollierter Zysten-

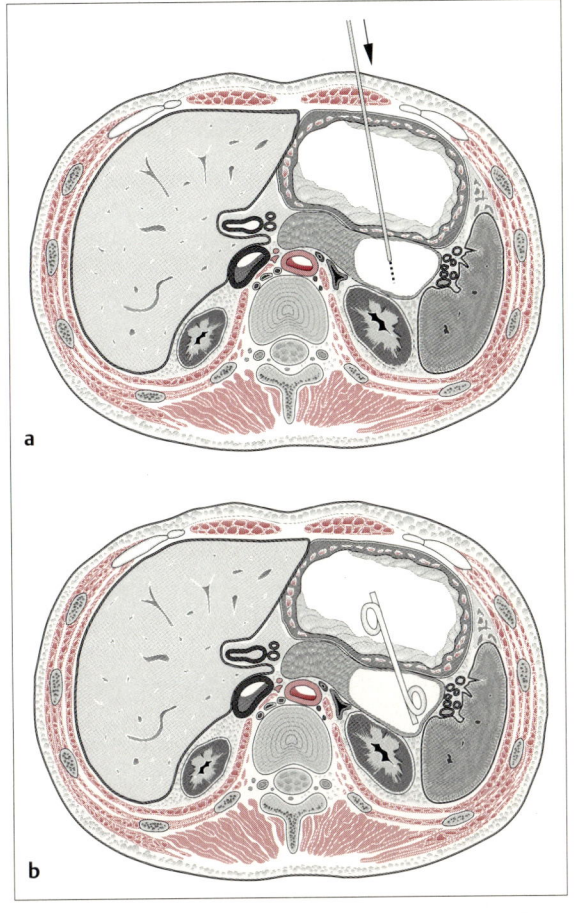

Abb. 3.**39a**, **b** Pankreatozystogastrostomie mit Doppel-Pigtail-Katheter durch perkutane gastroskopisch kontrollierte Punktion.

schrumpfung und Zystenorganisation endoskopisch gezogen.
Hat die Zyste keine Verbindung zum Pankreasgangsystem, kann sie bei inniger Verwachsung mit der Magen- oder Duodenalwand unter endoskopischer Sicht magen- oder duodenalwärts als Pankreatozystogastrostomie oder -duodenostomie drainiert werden (Abb. 3.**39 a, b**). Auch diese Drainage wird nach Schrumpfung der Zyste (nach ca. 3 Monaten) endoskopisch entfernt. Insgesamt kommt den endoluminal-endoskopischen Interventionen am Pankreasgangsystem, gemessen an den interventionellen Verfahren am Gallenwegsystem, eine eher untergeordnete Bedeutung zu.

Bronchoskopie

Die Beherrschung der Bronchoskopie ist für den Chirurgen bei Eingriffen an der Trachea, der Bifurkation oder dem Bronchialsystem von größter Wichtigkeit. Auch außerhalb resezierender oder rekonstruktiver Maßnahmen an den zentralen Atemwegen gehört die Tracheobronchoskopie diagnostisch und therapeutisch zum täglichen chirurgischen Handwerkszeug.

Instrumentarium

Das flexible Instrument ist etwa 60 cm lang, sein Durchmesser liegt zwischen 5 und 6 mm und der des Instrumentierkanals bis 2,8 mm.
Das Instrument ist am Distalende in 2 Richtungen abwinkelbar (Tab. 3.**11**).
Das starre Bronchoskop ist speziellen Einsätzen wie Fremdkörperextraktion, Laseranwendung, Stentimplantation und transbronchiale Biopsie vorbehalten (Abb. 3.**40**).

Untersuchungsgang

Der Patient muß nüchtern sein. Nach sorgfältiger Lokalanästhesie der Nasenwege und des Rachens durch 10%ige Lidocainlösung mit einem Pumpspray erfolgt eine Sedierung durch die i.v. Verabreichung von bis zu 5mg Midazolam.

3.4 Indikationen zur Bronchoskopie

Präoperativ

Verdacht auf Tumor
Heiserkeit, persistierender Husten
Dyspnoe, Stridor
Asthma ohne Vorgeschichte
Blutiges, purulentes Sputum
Supraklavikuläre Lymphknotenvergrößerung
Kontrolle pathologischer Vorbefunde
Thorax-, Inhalationstrauma
Hautemphysem
Verdacht auf Bronchusruptur
Ösophagorespiratorische Fistel
Ösophaguskarzinom in den proximalen zwei Dritteln des Ösophagus

Operativ-endoskopisch (endochirurgisch)

Sekretverhalt, Atelektase
Aspiration, Fremdkörper
Zentrale Atemwegsstenose, Stent
Bronchusfistel
Intubationsprobleme
Hämoptoe

Intraoperativ

Lokalisation von Resektionsgrenzen
Aspiration von Blut oder Mageninhalt
Lagekontrolle des Trachealtubus

Postoperativ

Kontrolle der Bronchusnaht und des Bronchusstumpfes
Tumornachsorge

Das Bronchoskop wird transnasal oder peroral in Rükkenlage des Patienten eingeführt. Die endotracheale Oberflächenanästhesie erfolgt mit 10–15 ml 2- bis 4%iger Lidocainlösung über den Instrumentierkanal. Bei beatmeten Patienten wird über den oro- bzw. nasotrachealen Tubus und über ein Y-Stück eingegangen. Hierzu

Tabelle 3.**11** Verschiedene Bronchoskope der Firma Olympus/Tokyo (die Hersteller Fujinon und Pentax bieten ein ähnliches Sortiment an)

Gerätetyp (Olympus)	Gesichtsfeld	Außendurchmesser am Distalteil (mm)	Außendurchmesser am Einführungsteil (mm)	Arbeitslänge (mm)	Instrumentierkanal (mm)	Maximale Abwinkelung
BF-N20	75°	1,8	2,2	550	–	160°
LF-2	90°	3,8	4,0	600	1,5	120°
BF-P10	90°	4,8	5,0	550	2,0	180°
BF-P30	120°	4,9	5,0	550	2,2	160°
BF-1T10	90°	5,9	6,0	550	2,6	160°
BF-1T20D	100°	5,9	6,0	550	2,6	160°
BF-1T30	120°	5,9	6,0	550	2,8	180°
BF-3C30	120°	3,6	3,6	550	1,2	180°

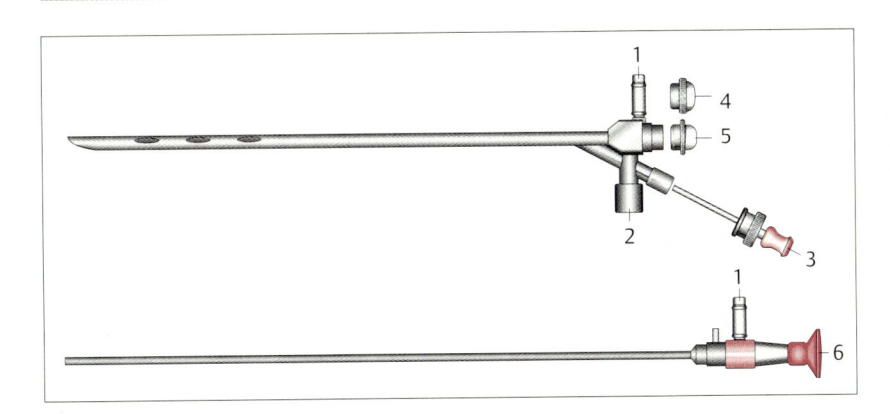

Abb. 3.**40** Starres Broncho-skop: offener Rohrschaft mit Anschluß für Kaltlicht (1), Beatmungsschlauch (2), Arbeitskanal (3), Fenster (4) und Dichtungskappe (5) für die Optik (6).

ist das Endoskop mit wasserlöslichem Gel gleitfähig zu machen. Eine Pulsoxymetrie ist in jedem Fall erforderlich.
Die Inspektion des Tracheobronchialbaumes erfolgt bei Betätigung des Abwinklungsmechanismus durch Rotation des Gerätes im linken Handgelenk des Untersuchers.

Vorgehen bei Mukostase und Atelektase

Der durch Schmerz insuffiziente Hustenstoß nach Thorax- oder Abdominaltrauma führt zu mangelnder Expektoration, Mukostase, schwerer Pneumonie und Empyem. Persistieren Sekretverhalte oder Atelektasen trotz Lagerung und physikalischer Therapie, ist die Sekretabsaugung angezeigt.
Die bronchoskopisch geführte Absaugung ist wesentlich effektiver und schonender als die blinde Katheteraspiration. Von einer intravenösen Sedierung zur Bronchialtoilette ist eher abzusehen, da der durch das Absaugmanöver provozierte Hustenreiz Sekret aus der Peripherie der Atemwege dem Absauginstrument entgegenbringt. Das Sekret kann in eine zwischen Bronchoskop und Absaugschlauch geschaltete Sekretfalle für eine bakteriologische, zytologische oder immunologische Untersuchung aufgefangen werden.
Bei zähen Sekreten ist die Bronchiallavage nach Instillation eines rasch wirkenden Mukolytikums (Acetylcystein oder Tacholiquin) evtl. mehrfach am Tage zu wiederholen (4). Eine Überblähung der Lungen durch Beutelbeatmung ist widersinnig. Der zur Atelektase führende Sekretpfropf muß abgesaugt, nicht zur Peripherie verlagert werden.
Verkrustetes Sekret, Borken (sog. Bronchialsteine) und großflächige Membranen sind schneller und effektiver mit einem starren Instrument und größeren Zangen zu entfernen.

Vorgehen bei Hämoptoe

Jede unklare Hämoptoe ist eine zwingende Indikation für eine Tracheobronchoskopie zur Lokalisation der Blutungsquelle, zur Identifikation der Blutungsursache und, falls möglich, zur Durchführung endoskopischer blutstillender Maßnahmen. Je bedrohlicher die Situation ist, desto wichtiger ist die Kooperation mit dem Anästhesisten.

Kleine Blutungsquellen stehen nach Aufträufeln oder lokaler Injektion von Suprarenin 1:10 000. Blutstillend sind auch Koagulationsmaßnahmen mittels HF-Diathermie, Argongaskoagulation (APC, Argonbeamer) oder Nd-YAG-Laser.
Bei größeren Blutungen ist der Patient nach bronchoskopischer Seitenlokalisation der Blutung auf die blutende Thoraxseite in steile Kopftieflage zu lagern. Es kann versucht werden, durch Blockung des blutenden Segmentbronchus mit einem Ballonkatheter notfallmäßig eine Hämostase herbeizuführen (Abb. 3.41).
Persistiert die Blutung, muß durch einseitige Intubation des nicht blutenden Hauptbronchus mit einem Beatmungstubus die Atmung sichergestellt werden. Dies erfolgt am schnellsten unter bronchoskopischer Sicht und Blockade der Bifurkation durch den Tubuscuff (Abb. 3.42).
Eine stabile Tamponade des blutenden Bronchialsystems wird mit Hilfe des Doppellumentubus nach Carlens erreicht (Abb. 3.43). Hierbei wird der blutende Hauptbronchus selektiv intubiert und geblockt.
Die Bronchustamponade nach Friedl (Abb. 3.44) erfordert die Anwendung des starren Bronchoskopes.

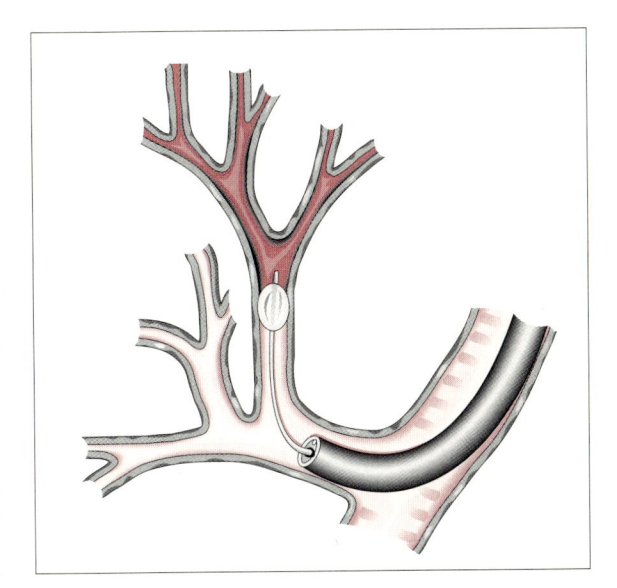

Abb. 3.**41** Bronchoskopische Blutstillung durch Ballontamponade des blutenden Segmentbronchus. Das Endoskop kann über die liegende Ballonsonde nicht entfernt werden.

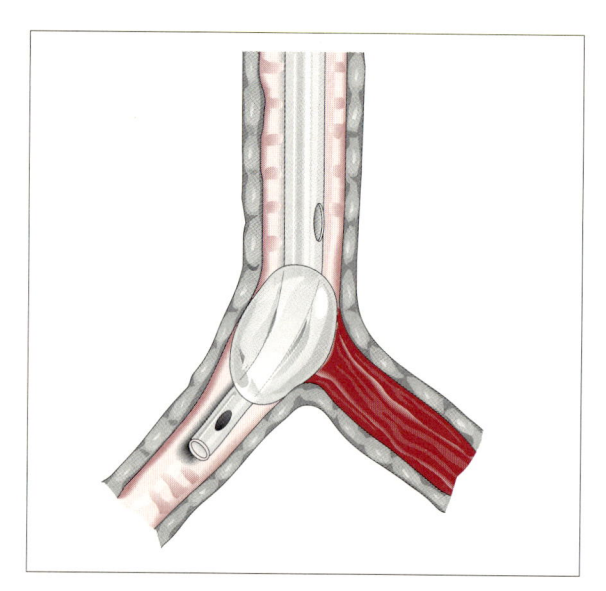

Abb. 3.42 Blutstillung durch Intubation des nicht blutenden Hauptbronchus mit Blockung des blutenden Hauptbronchus an der Bifurkation durch den Tubuscuff.

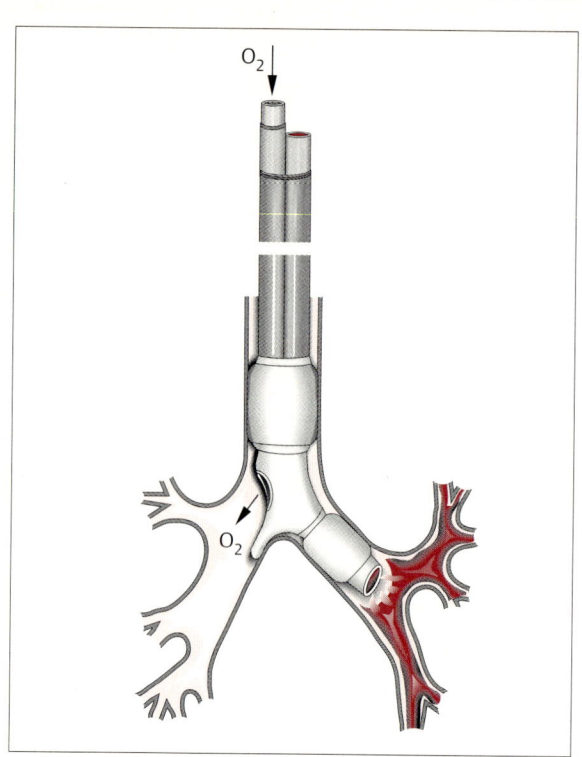

Abb. 3.43 Blutstillung mit dem Doppellumentubus (Carlens) durch Intubation und Blockung des blutenden Hauptbronchus.

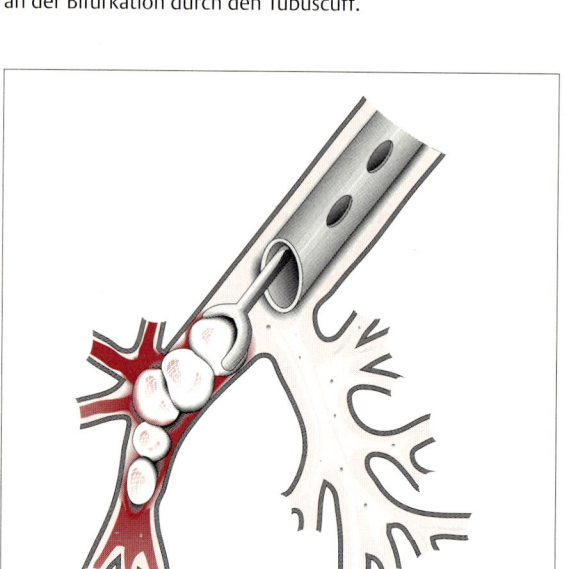

Abb. 3.44 Blutstillung durch Friedlsche Tamponade über das starre Bronchoskop.

Rekanalisation von Stenosen

Tumorstenosen

Die palliative Rekanalisation von Tracheobronchialstenosen bei endoluminalem exophytischem Tumorwachstum ist auch fiberendoskopisch in Intubationsnarkose durch Nd-YAG-Laser oder Argon-Plasmakoagulation möglich. Es ist auf Verwendung eines nicht brennbaren Trachealtubus zu achten. Durch Laserablation abgetragene Partikel und Koagulationsrauchgase müssen abgesaugt werden. Dies setzt der fiberendoskopischen Lasertherapie am Tracheobronchialsystem deutliche Grenzen.

Das starre Beatmungsbronchoskop mit Jetventilation und doppeltem Instrumentieransatz bietet wesentlich größere Sicherheiten und Handlungsmöglichkeiten (Abb. 3.**45 a, b**). Der Tumor kann durch den schrägen Instrumentenschnabel und durch Achsdrehung des starren Bronchoskopes abgeschert und in größeren Stücken abgetragen werden. Blutstillung erfolgt durch den komprimierenden Vorschub des Instrumentes.

Kleine, exophytische, kaum stenosewirksame Tumoren können fiberbronchoskopisch mit der Schlinge abgetragen werden.

Benigne Trachealstenosen

Membranartige Trachealstenosen, seien sie angeboren, nach Tracheotomie oder Langzeitbeatmung entstanden, müssen vor einer Laseranwendung von tracheomalazischen Engen und Trachealkompression von außen strikt getrennt werden, um Verletzungen der Luftröhre und ösophagotracheale Fisteln zu vermeiden (Abb. 3.**46 a–c**).

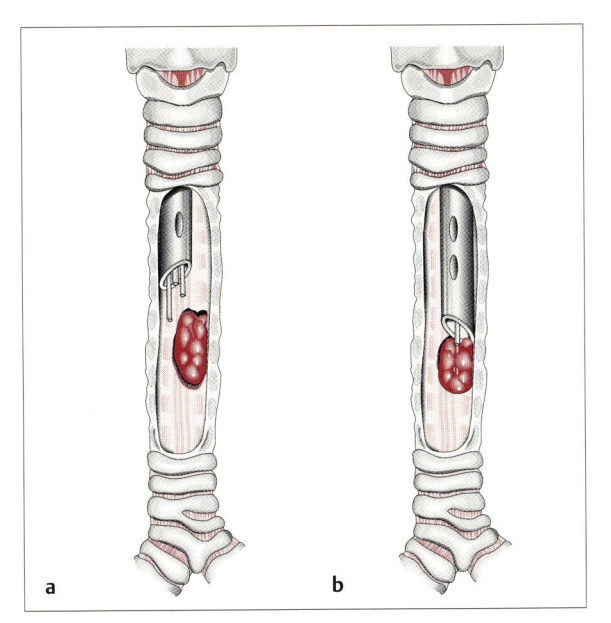

Chirurgische Endoskopie – Diagnostik und Therapie

Abb. 3.**45** Trachealtumor, endoskopische Entfernung **a** Laserablation; im Bronchoskopschaft Optik, Lasersonde und Katheter zur Rauchabsaugung. **b** Abscheren des Tumorrestes mit dem Bronchoskop, Blutstillung durch Kompression mit dem Bronchoskop und Entfernung der Tumorpartikel durch Sog bzw. Greifzange.

Abb. 3.**46** Benigne erscheinende Trachealstenosen. **a** Membranartige Narbenstenose nach Langzeitbeatmung. **b** Tracheomalazie durch Kollaps von Trachealknorpelspangen. **c** Trachealstenose durch von außen verdrängenden Tumor.

Einsatz von Stents

Stenosen der Trachea und Hauptbronchien infolge extra- oder intraluminaler Tumoren lassen sich durch Implantation selbstexpandierender Prothesen aus Plastik oder Metallfilamenten dauerhaft aufweiten (Abb. 3.47). Bei ösophagorespiratorischen Fisteln sind membranummantelte (covered) Stents zum Fistelverschluß erforderlich. Pilotdrahtgeführte Implantationssysteme werden in Intubationsnarkose nach fiberbronchoskopischer Markierung der Tumorgrenzen unter Bildwandlerkontrolle durch den Beatmungstubus eingeführt (Abb. 3.48). Andere Stents werden durch den Schaft eines starren Bronchoskopes, wiederum andere im Griff einer Haltezange unter laryngoskopischer Sicht plaziert.

Für längere und steifere Stents ist der Einsatz eines starren Beatmungsbronchoskopes erforderlich. Die zur Verfügung stehenden Stents haben eine unterschiedliche Expansionskraft, die dem Kompressionsdruck des Gewebes anzupassen ist.

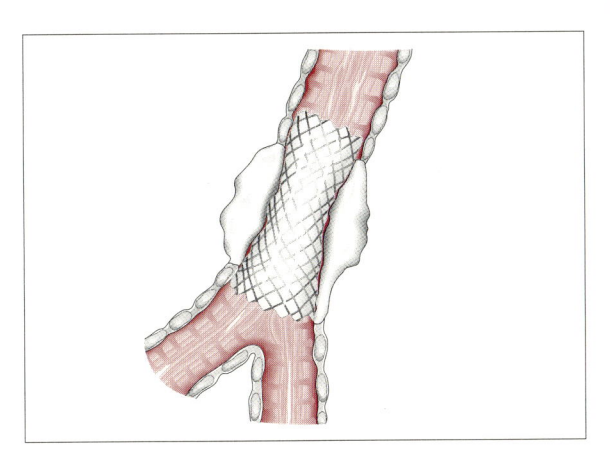

Abb. 3.**47** Metallstent (Telestep) in situ bei Tumorstenose der Trachea.

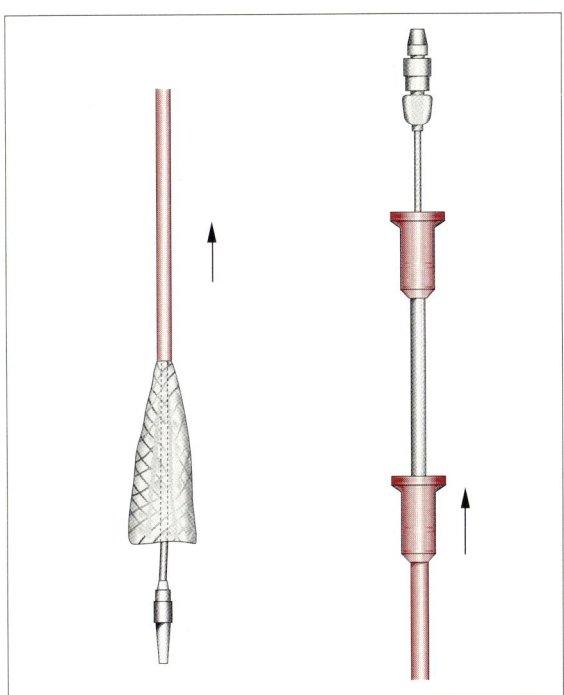

Abb. 3.**48** Selbstexpandierender Metallstent (Telestep) mit Applikator: links der aus dem Applikator austretende Stent, rechts Bedienungshandgriff.

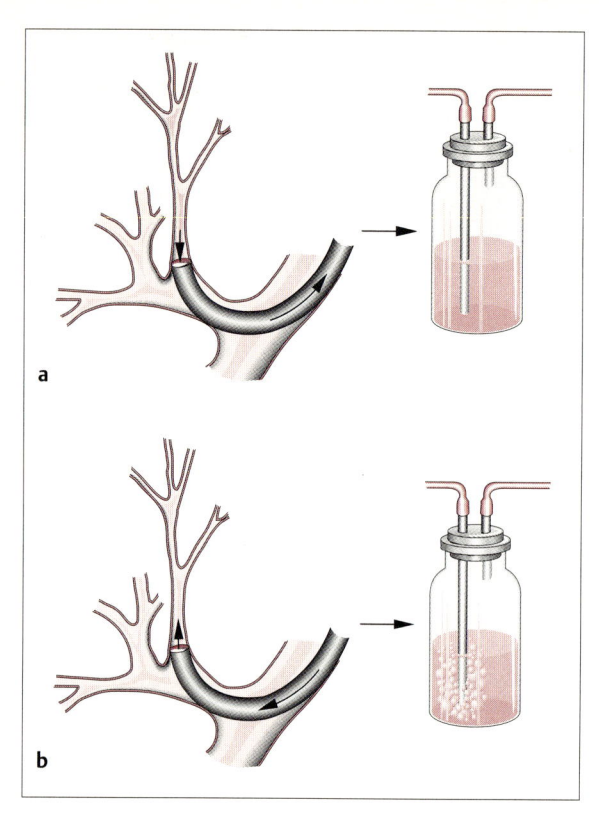

Abb. 3.49 Periphere Lungenfistel. **a** Bei Lage des Bronchoskopes im fistelnden Segment und Sog erlischt der Luftaustritt im Wasserschloß. **b** Bei unveränderter Lage des Bronchoskopes und Luftinsufflation kommt es zu erneutem Luftaustritt im Wasserschloß.

Narbenstenosen nach Langzeitbeatmung können durch HF-Koagulation erweitert werden.

Fremdkörperextraktion

Kleine Fremdkörper (Nadeln, Heftzwecken, Zahnkronen) lassen sich fiberendoskopisch in intravenöser Sedierung extrahieren. Zur Fremdkörperextraktion ist der perorale Zugang unter Verwendung eines Beißschutzringes zu wählen.

Von der Gastroskopie her bekannten Greifinstrumente stehen für die Bronchoskopie in entsprechend schmalkalibriger Ausführung zur Verfügung.

Bei Kleinkindern ist die Verwendung des starren Beatmungsbronchoskopes und Allgemeinnarkose Voraussetzung. Ein erfahrener Endoskopiker benutzt auch bei Säuglingen das flexible Bronchoskop mit der Beatmungsmaske nach Groitl.

Die Extraktion von Nußkernen – die häufigste aspirierte Fremdkörperart im Kleinkindesalter – erfordert Geduld und Geschick, da Erdnußkerne in feuchtem Milieu aufquellen, während des Extraktionsversuches zerbrechen und zur Gegenseite aspiriert zu werden drohen.

Fibrinklebung

Bronchusstumpfinsuffizienzen und periphere Lungenparenchymfisteln können endoskopisch durch Verklebung verschlossen werden.

Bronchusstumpffistel

Eine Bronchusstumpffistel tritt in der Regel zwischen dem 3. und 7. postoperativen Tag bei noch liegender Bülau-Drainage auf. Bei partieller Nahtinsuffizienz wird der Fistelkanal durch Bürstung mit einer Zytologiebürste von aufliegendem nekrotischem Material gereinigt, es soll eine kapilläre Blutung entstehen. Anschließend Injektion des Fibrinklebers submukös in unmittelbarer Umgebung der Fistelöffnung zur Einengung des Fistelkanals. Nach Einlegen eines lyophilisierten Knochenspans Verschluß des Fistelganges mit einer Fibrinplombe intrakanalikulär unter Ausbildung eines kleinen Kleberdepots im Bronchusstumpf (14).

Periphere Lungenfistel

Bei peripheren Lungenfisteln und liegender Bülau-Drainage muß zunächst das das Leck unterhaltende Bronchialsegment aufgefunden werden (2). Dies geschieht auf

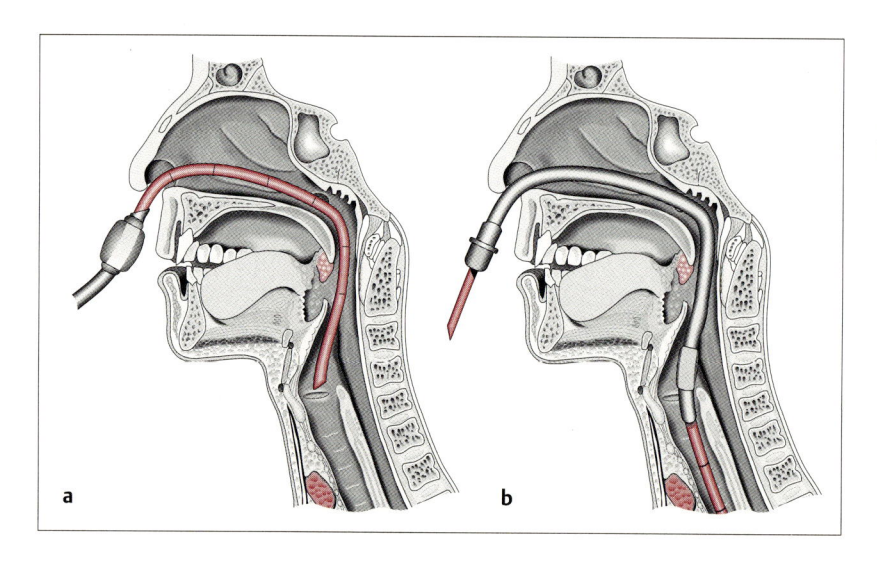

Abb. 3.50 Intubationshilfe, transnasal. **a** Bronchoskopspitze vor der Stimmritze. **b** Vorschub des Beatmungstubus über das Bronchoskop in die Trachea.

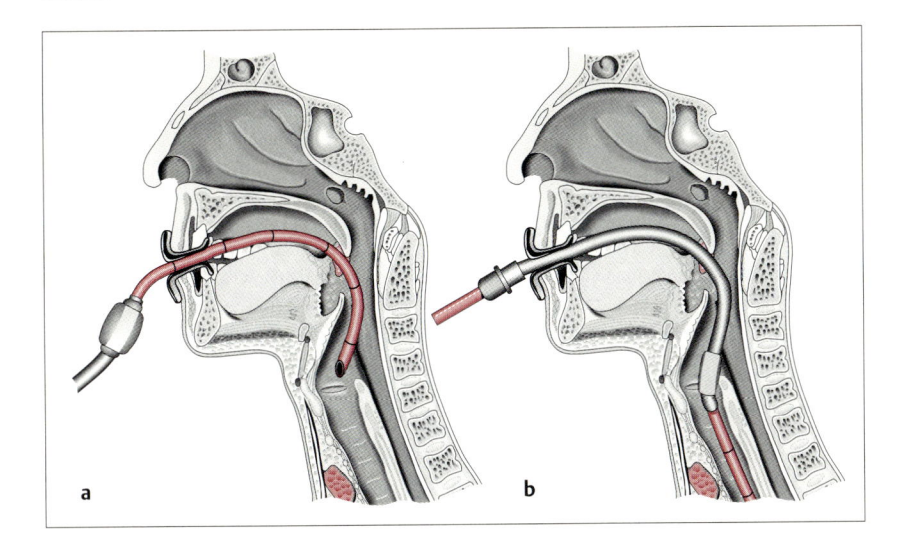

Chirurgische Endoskopie – Diagnostik und Therapie **69**

Abb. 3.**51** Intubationshilfe, peroral. **a** Bronchoskopspitze vor der Stimmritze. **b** Vorschub des Beatmungstubus über das Bronchoskop in die Trachea. Die Verwendung eines Beißschutzringes ist dringend zu empfehlen.

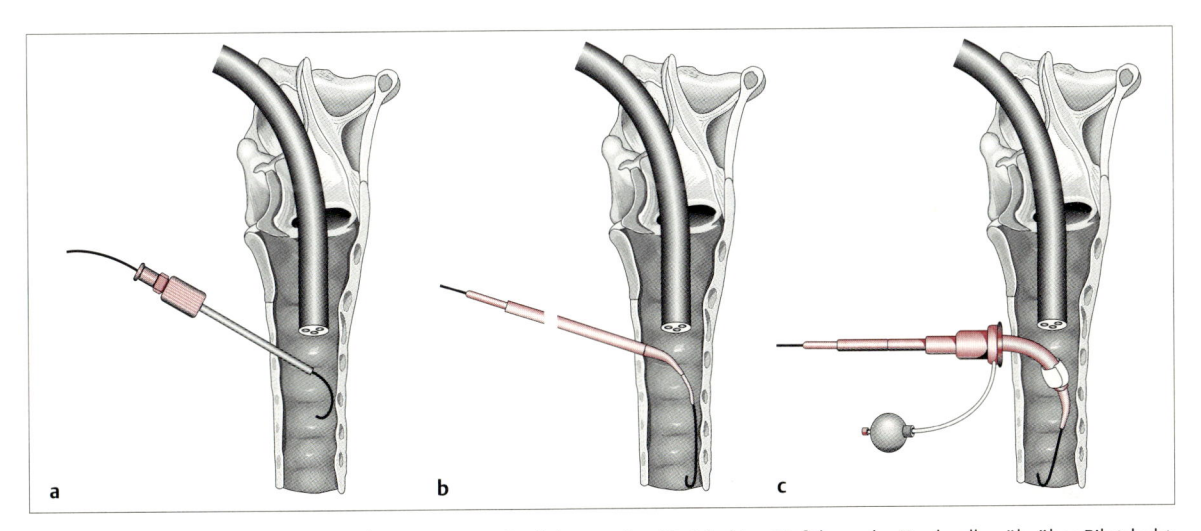

Abb. 3.**52** Perkutane Punktionstracheostomie. **a** Punktion der Trachea zwischen 1. und 2. Trachealknorpel, Einführung des Pilotdrahtes. **b** Bougierung der Punktionsöffnung über den Pilotdraht. **c** Einführen der Trachealkanüle über Pilotdraht und Bougie. Alle Schritte erfolgen unter tracheoskopischer Kontrolle eines Bronchoskopes.

der entsprechenden Lungenseite durch konsekutive selektive Intubation der einzelnen Segmente mit dem Bronchoskop. Allein durch Okklusion des fistelnden Segmentbronchus mit dem Endoskop wird der Luftaustritt im Wasserschloß versiegen (Abb. 3.49a).
Bei Luftinsufflation über den Instrumentierkanal wird am Wasserschloß erneut ein Luftaustritt nachzuweisen sein (Abb. 3.49b).
Die Identifikation des für das Luftleck verantwortlichen Subsegmentes kann durch die gezielte Subsegmentblockade mittels eines Ballonkatheters erfolgen. Nach Auffinden des Lecks kann bei unveränderter Lage des Endoskops ein Doppellumenkatheter gezielt in das entsprechende Subsegment eingelegt und Fibrinkleber unter allmählichem Rückzug des Katheters weit peripher eingegeben werden.

Intubationshilfe

Bei Intubationsschwierigkeiten (Morbus Bechterew, HWK-Fraktur, Kieferklemme, Myositis ossificans usw.) kann eine endoskopische Intubationshilfe erforderlich werden. Mit auf dem Bronchoskop aufgefädeltem und gleitfähig gemachtem Beatmungstubus ist der transnasale Zugang zu bevorzugen. Der Rachenraum ist zur besseren Übersicht mit einem Schlundrohr vorher gut abzusaugen. Nach Passage der Rima glottis und sicherer intratrachealer Lage des Bronchoskopes wird der Beatmungstubus über dem Endoskop als Schiene in die Trachea eingeführt (Abb. 3.**50a, b**). Die korrekte Lage des Tubus wird bei Rückzug des Bronchoskopes bestätigt.
Bei Schädelbasisbruch oder beabsichtigten Eingriffen im Nasennebenhöhlenbereich ist der etwas schwierigere orotracheale Zugang zu wählen (Abb. 3.**51a, b**).

Perkutane Punktionstracheostomie

Bei Patienten mit prolongierter Beatmungszeit ist mit Komplikationen der oralen oder nasalen Langzeitintubation zu rechnen. Unter fiberbronchoskopischer Kontrolle und Diaphanoskopie kann in Lokalanästhesie nach Hautinzision die Trachea bei überstrecktem Kopf zwischen dem 1. und 2. oder 2. und 3. Trachealknorpel von außen punktiert werden (22). Über einen durch die Kanüle endotracheal eingelegten Pilotdraht wird die Punktionsstelle dilatiert und abschließend eine Beatmungskanüle eingeführt (Abb. 3.**52a–c**). Bei elastischen Trachealringen im Jugendalter kann es trotz bronchoskopischer Sicht zur Verletzung der Trachealhinterwand mit ösophagotrachealer Fistel kommen.

Literatur

1 Becker, H.D., M. Starlinger, R. Teichmann, K. E. Grund, J. Mellert: Therapie des blutenden Ulcus duodeni und ventriculi. Chirurg 61 (1990) 222–227
2 Frey, D. J. M.: Endoskopischer Verschluß von peripheren Lungenfisteln. In Manegold, B. C., V. Lange, R. Salm: Technik der Fibrinklebung in der endoskopischen Chirurgie. Springer, Heidelberg 1994 (S.27–35)
3 Groitl, H., J. Scheele: Initial experience with the endoscopic application of fibrin tissue adhesive in the upper gastrointestinal tract. Surg. Endosc. 1 (1987) 93–97
4 Groitl, H: The flexible bronchofiberscope in the intensive care unit. The optimal postoperative care. Endoscopy 13 (1981) 100–103
5 Groitl, H.: Endoscopic treatment of scar stenosis in the upper GIT. Endoscopy 16 (1984) 168–170
6 Horn, J., A. Gebauer, R. Sander, J. Schimmler: Die untere Intestinalblutung. Chirurg 61 (1990) 228–235
7 Huibregtse, K.: Endoscopic biliary and pancreatic drainage. Thieme Stuttgart 1988
8 Jentschura, D., M. Raute, J. Winter, Th. Henkel, M. Kraus, B. C. Manegold: Complication in endoscopy of the large gastrointestinal tract. Surg. Endosc. 8 (1994) 672–676
9 Manegold, B. C., M. Jung: Endoskopisch-therapeutische Eingriffe am Duodenum und der Papilla Vateri (mit Dünndarm). Chirurg 58 (1987) 383–391
10 Manegold, B. C., M. Jung: Endoskopisch-therapeutische Eingriffe an den Gallen- und Pankreaswegen. Chirurg 58 (1987) 393–401
11 Manegold, B. C.: Fremdkörper im Gastrointestinaltrakt. In Ottenjann, R., M. Classen: Gastroenterologische Endoskopie. Enke, Stuttgart 1991 (S. 527–552)
12 Manegold, B. C., H. J. Meier-Willersen: Endoskopische Therapie der Blutung im oberen Gastrointestinaltrakt. Chir. Gastroenterol. 12 (1996) 43–48
13 Ponsky, J. L., M. W. L. Gauderer: Percutaneous endoscopic gastrostomy: a non-operative technique for feeding gastrostomy. Gastrointest. Endosc. 27 (1987) 9–11
14 Pridun N.: Der Verschluß bronchopleuraler Fisteln mit Fibrinkleber. In Manegold, B. C., M. Jung: Fibrinklebung in der Endoskopie. Springer, Heidelberg 1988 (S. 23–27)
15 Salm, R., Ch. von Hüllen, K. Rückauer: Perkutane endoskopische Intestinoskopie. In Fuchs, K. H., H. Hamelmann, B. C. Manegold: Chirurgische Endoskopie im Abdomen. Blackwell, Berlin 1992 (S. 202–209)
16 Soehendra, N., H. Seifert, F. Thonke, U. Seitz, Y. G. Wang: Endoskopische Techniken zur Therapie der Choledocholithiasis. Chirurg 65 (1994) 413–417
17 Soehendra, N., K. F. Binmoeller, H. Seifert, H. W. Schreiber: Praxis der therapeutischen Endoskopie. Thieme, Stuttgart 1997
18 Stiegmann, G. V., J. Goff, J. Sun: Technique and early clinical results of endoscopic variceal ligation. Surg. Endosc. 3 (1989) 73–78
19 Sungler, P., P. M. Heinermann, F. Mayer, O. Boeckl: Laparoskopische Cholecystektomie bei Cholecysto-Choledocholithiasis. Therapeutisches Splitting oder konventionelles Vorgehen? Chirurg 64 (1993) 1012–1017
20 Troidl, H., K. Vestweber, E. Eypasch: Endoskopisch-therapeutische Verfahren an Ösophagus und Magen (ohne Blutung). Chirurg 58 (1987) 369–382
21 Waldmann, D., K. Rückauer, R. Salm: Endoskopisch-therapeutische Eingriffe im colorektalen Bereich. Chirurg 58 (1987) 402–408
22 Walz, M. K., A. Hellinger, M. V. Walz, K. Nimitz, K. Peitgen: Die translaryngeale Tracheostomie. Chirurg 68 (1997) 531–535

4 Diagnostik bei Vorerkrankungen und Schwangerschaft

Nierenfunktionsstörung

H. Lippert

Zu einer gründlichen Anamnese bezüglich des harnableitenden Systems gehört Information über die Häufigkeit des Wasserlassens, Urinmenge, Dysurie, Nokturie, Inkontinenz, Harnverhalten oder Hämaturie. Zurückliegende und aktuelle Erkrankungen der Niere, Nierensteine, Hypertonie, Diabetes mellitus, Arteriosklerose, Herzerkrankungen oder Leberzirrhose müssen hinsichtlich der Schwere analysiert werden. Die Einnahme von Diuretika oder potentiell nephrotoxischen Medikamenten ist zu ermitteln.

Bei der klinischen Untersuchung sind Ödeme, Dehydratation, eine Hyperventilation, Pleura- oder perikardiale Ergüsse auszuschließen.

Die Urinanalyse gibt Auskunft über das spezifische Gewicht, die Menge und den pH-Wert des Urins. Nach einer Proteinurie und Glukosurie, nach Ketonkörpern, Bilirubin, Urobilirubin und okkultem Blut im Urin sollte gesucht werden. Die Auswertung des Urinsediments und die mikrobiologische Untersuchung des Urins komplettieren die Analyse.

Durch eine Blutuntersuchung werden der Kreatinin- und Harnstoffwert, die Natrium- und Calciumkonzentration, eine Anämie und Gerinnungsdefekte erfaßt.

Zur Beurteilung von Morphologie und Funktion der Niere sind die Sonographie, das CT, das Isotopennephrogramm oder das intravenöse Pyelogramm (IVP) sinnvoll. Eine Arteriographie und Biopsie der Niere kann in Ausnahmefällen für die Diagnostik hilfreich werden.

Präoperative Untersuchung und Operationsvorbereitung

Die konsiliarische Betreuung durch einen Nephrologen ist bei niereninsuffizienten Patienten erforderlich. Bei der Untersuchung sind die folgenden Punkte zu berücksichtigen:
- Eine Infektion des harnableitenden Systems ist auszuschließen!
- Auf eine Dehydratation, Elektrolytstörung (Hyperkaliämie!) oder Hypovolämie ist zu achten!
- An metabolische Störungen (Azidose, Alkalose) ist zu denken!
- Harnabflußbehinderungen müssen vor dem elektiven Eingriff beseitigt werden!
- Bei Anämie: Ein Hämatokrit von 25% und ein Hämoglobinwert von 9 g/100 ml sollte mindestens erreicht sein!
- Die Hämodialyse sollte am Tag vor der Operation und dann am 2. oder 3. Tag postoperativ geplant werden!
- Bei Niereninsuffizienz, insbesondere im Zusammenhang mit einem Diabetes mellitus, ist eine verzögerte Magen-Darm-Passage bis hin zur neuropathischen Gastroparese auszuschließen (Aspirationsgefahr!)!
- Bei kardiovaskulären Begleitkrankheiten oder Instabilität ist der zentralvenöse Druck und eine Blutoxygenation zu überwachen!
- Die Operationsvorbereitung sollte eine Überwässerung insbesondere bei Dialysepatienten vermeiden!
- Es ist daran zu denken, daß bei einer Spinalanästhesie das Risiko einer Hypotension besteht!
- Der Dialyseshunt bei Hämodialysepatienten sollte nicht für eine routinemäßige Blutentnahme oder Infusion benutzt werden. Eine Kompression durch Blutdruckmanschette, Verbände oder Lagerung) ist zu vermeiden!

Postoperative Komplikationen

Eine bestehende Funktionsstörung der Niere kann durch eine Operation verschlechtert werden. Deshalb sind präventive Maßnahmen erforderlich.

Der verminderte Abbau von Narkotika und Muskelrelaxanzien ist zu beachten.

Zu achten ist auf die Atem- und Kreislaufdepression, die Serumelektrolyte (Kaliumwert!) sind zu kontrollieren. Die Anämie wird zwar von Patienten mit chronischer Dialyse gut toleriert, bei gleichzeitiger ischämischer Herzerkrankung besteht jedoch die Gefahr einer Angina pectoris oder sogar eines Infarktes, wenn der Sauerstoffmangel, bedingt durch die Anämie, nicht ausgeglichen wird.

Bei Medikamentenapplikation ist auf die Eliminationsrate und die mögliche Dialysegängigkeit zu achten.

Akutes postoperatives Nierenversagen
(vgl. Kapitel 16)

Diese Störung kann durch prärenale, renale oder postrenale Ursachen entstehen.

Prärenale Ursache:
- Hypovolämie,
- kardiale Insuffizienz,
- Nierenarterienerkrankung,
- Aortendissektion,
- Embolie.

Renale Ursachen:
- akute tubuläre Nekrose,
- toxischer und Medikamenteneinfluß (Antibiotika!),
- Myoglobinurie (Crush-Syndrom),
- Nephritis.

Postrenale Ursachen:
- Ureterstenose,
- Tumor im harnableitenden Bereich,
- Prostatahyperplasie,
- Urethrastriktur,
- retroperitoneale Fibrose.

Wird die stündliche Urinproduktion von mindestens 50 ml/h unterschritten, ist an eine Niereninsuffizienz zu denken. Nach Bauch-, gynäkologischer oder Wirbelsäulenoperation gibt es gelegentlich Blasenentleerungsstörungen. Der zunehmende „Unterbauchtumor" bei einer Überlaufblase oder der Harnverhaltung ist klinisch und sonographisch als volle Blase identifizierbar. Eine Harnblasenkatheterkorrektur oder erneute Harnableitung ist erforderlich.

Literatur

1 Lawin, P.: Praxis der Intensivbehandlung, 6. Aufl. Thieme, Stuttgart 1993

Leberfunktionsstörungen

H. Lippert

Jeder chirurgische Eingriff, der die Bauchhöhle betrifft und eine Allgemeinnarkose erfordert, kann die Leberfunktion beeinträchtigen. Dies trifft insbesondere zu, wenn bereits eine Funktionsstörung oder pathologische Veränderung vorliegt.

Präoperative Untersuchung und Operationsvorbereitung

Zur Analyse sind die Laborparameter Transaminasen, GLDH, Bilirubin, alkalische Phosphatase, Cholinesterase, ammoniale Blutgerinnungsfaktoren und Albuminwert zu messen.
Ein niedriger Hämatokritwert (< 30 %) und ein bereits bestehender erhöhter Kreatininwert sind Warnzeichen für eine Nierenfunktionsstörung (hepatorenales Syndrom). Eine Hepatitis (A, B, C) ist auszuschließen. EKG, eine Röntgenaufnahme der Lunge und eine Sonographie der Leber sind zur Beurteilung erforderlich.

Ziele der Operationsvorbereitung:
- Korrektur der Blutgerinnungsstörung (Gabe von Vitamin K, Fresh-frozen-Plasma),
- Erreichen eines normalen Albuminwertes,
- Korrektur der Nierenfunktion und Ausgleich von Elektrolytstörungen,
- Sanierung von Begleitinfektionen,
- Aszitestherapie.

> Bei einer akuten Hepatitis ist die elektive Chirurgie jeder Art zu vermeiden. Es besteht Infektionsgefahr für das Personal!

Notfälle

In Notfallsituationen (Unfall, Peritonitis usw.) ist für eine Intensivtherapie zu sorgen. Hepatologen sind in die Behandlung mit einzubeziehen.

Verschlußikterus

Bei einem Verschlußikterus, der über eine längere Zeit (3 Wochen) besteht, sind folgende Störungen möglich:
- Kreislaufdysfunktion (Hypotonie),
- erheblicher Hautjuckreiz,
- verminderte Urinproduktion (cave hepatorenales Syndrom),
- höheres Infektionsrisiko,
- verminderte Ansprechbarkeit von Katecholaminen,
- Blutgerinnungsstörungen (mit erniedrigter peripherer Gefäßwandresistenz [Hämatome!]).

Es bleibt deshalb eine individuelle Entscheidung, ob die Gallenwegsobstruktion zunächst durch eine endoskopische perkutan-transhepatische Drainage oder sofort definitiv durch eine Operation beseitigt wird.
Grundsätzlich ist die präoperative Therapie darauf auszurichten, daß das Infektionsrisiko gesenkt (Antibiotikagabe, selektive Darmdekontamination, Verabreichung von Globulinen), und die Nierenfunktion verbessert wird (cave: keine nephrotoxischen Medikamente!) und daß eine Korrektur der Hypoalbuminämie, Hyponatriämie und Anämie erfolgt. Eine Dialysemöglichkeit sollte vorhanden sein.

Leberzirrhose

Patienten mit einer Leberzirrhose haben ein erheblich erhöhtes Operationsrisiko und eine erhöhte postoperative Sterblichkeit. Dies korreliert mit der Child-Pugh-Klassifikation. Operationen bei Patienten der Gruppe Child C haben (in Abhängigkeit von dem Ausmaß des Eingriffs) eine Letalität von über 50 % (!). Jeder Patient mit einer Leberzirrhose sollte präoperativ nach entsprechendem Risiko klassifiziert werden. Eine postoperative Intensivtherapie ist erforderlich. Die Gefahr des akuten Leberversagens muß erkannt werden (Tab. 4.1).

Leberfunktionsstörungen

Tabelle 4.1 Zeichen des Leberversagens und Therapie

Symptom	Unruhe, delirante Zustände, Desorientiertheit, Foetor hepaticus oder uraemicus, gastrointestinale Blutung, nosokomiale Infektion, ARDS
Klinik	Ikterus, Aszites, Ateminsuffizienz, Kreislaufstörungen, Fieber (Sepsis!) (cave: spontane Peritonitis ohne Leukozytose)
Laborwerte	Bilirubin ↑ Ammoniak ↑ Cholinestase ↓ Blutgerinnung ↓ Albumine ↓ Kreatinin ↑ Hypoglykämie
EEG	Hirnödem
Therapie	Intensivtherapie, Beatmung, parenterale Ernährung, Darmentleerung und Entkeimung (Antibiotika), Gerinnungsfaktorensubstitution, Frischblut, Vitamin K, Komainfusionslösung (verzweigtkettige Aminosäuren), Gabe von Diuretika und Dopamin, Plasmapherese, Lebertransplantation

Tabelle 4.2 Postoperative Leberdysfunktion

Extrahepatische (posthepatische) Ursachen:
– Gallengangsverschluß (Choledochusstein, Papillenstenose)
– Gallengangsverletzung
– Leberarterienligatur
– Pankreatitis (Papillenstenose)
– akalkulöse Cholezystitis

Hepatozelluläre Dysfunktion:
– Leberischämie (Hepatitis, Medikamente, Arterienverschluß, Pfortaderthrombose)
– Medikamente (Tab. 4.3)
– parenterale Ernährung
– Leberverfettung
– Virushepatitis
– Transfusion

Cholestase:
– Ischämie
– Sepsis
– Medikamente
– parenterale Ernährung

Prähepatische Ursachen und Bilirubinüberproduktion:
– hämolytische Anämie
– Bluttransfusion
– Sepsis
– Blutresorption
– „offene" Herzchirurgie
– Gilbert-Syndrom

Perioperative Therapie

Ein erfahrener Anästhesist (!) sollte die Narkosevorbereitung überwachen. Zur Operationsvorbereitung gehört eine Darmspülung und eine Antibiotikaprophylaxe. Die Thromboseprophylaxe mit Heparin sollte kritisch nach dem Gerinnungsstatus gesehen werden. Es muß mit einem hohen intraoperativen Blutverlust gerechnet werden. Hypotension und Hypoxie anläßlich der Narkoseeinleitung können bereits ein hepatorenales Syndrom auslösen. Ein Auskühlen des Patienten begünstigt die Gerinnungsstörungen. Der zentralvenöse Druck, die Urinproduktion, der arterielle Druck, der periphere O_2-Wert und der Säure-Basen-Haushalt sind in kurzen Abständen zu messen. Es besteht eine höhere Infektionsgefahr (nosokomiale Infektion).

Postoperative Leberfunktionsstörung bei normaler perioperativer Funktion

Die postoperative Leberfunktionsstörung (Tab. 4.2) kann durch extrahepatische Ursachen, eine hepatozelluläre Fehlfunktion (Tab. 4.3), eine intrahepatische Cholestase oder eine Überproduktion von Bilirubin bedingt sein. Eine durch eine Isoflurannarkose induzierte Hypotension bei vorbestehender akuter normovolämischer Hämodilution führt zu einer deutlichen Beeinträchtigung der Leberperfusion, Oxygenierung und Funktion der Leber mit Schädigung der hepatozellulären Integrität (2).

Literatur

1 Cobb, C. C., R. W. Chapman: Hepatic problems. In Morris, P. J., R. A. Malt: Oxford Textbook of Surgery, Vol. 1. Oxford Univ. Press, New York 1994
2 Nölde, G.: Einfluß verschiedener anästhesiologischer Maßnahmen auf die Saustoffversorgung der Leber. Habil., Freiburg 1992

Tabelle 4.3 Hepatotoxische Arzneimittel und perioperative Auswirkungen (nach Cobb u. Chapman)

	Auswirkung		Auswirkung
Analgetika		**Herz-Kreislauf-Mittel**	
– Acetaminophen (Paracetamol)	akute Hepatitis	– Amiodaron	chronische Hepatitis, Zirrhose
– Dextropropoxyphen	Cholostase	– Diltiazem	Granulome
Antiphlogistika		– Methyldopa	akute Hepatitis, chronische aktive Hepatitis
– Benoxaprofen	Cholostase	– Nifedipin	Cholostase
– Diclofenac	akute oder cholostatische Hepatitis	– Perhexilen	chronische Hepatitis, Zirrhose
– Ibuprofen	akute oder cholostatische Hepatitis	– Procainamid	Cholostase
– Indomethacin	akute Hepatitis	– Quinidin	akute Hepatitis: Granulome
– Phenylbutazon	akute oder cholostatische Hepatitis, Granulome	**Anästhetika**	
– Sulindac	akute oder cholostatische Hepatitis	– Enfluran	akute Hepatitis
		– Fluroxen	akute Hepatitis
Antibiotika und Antimykotika		– Halothan	akute Hepatitis
– p-Aminosalicylsäure	akute Hepatitis	– Isofluran	akute Hepatitis
– Augmentin	Cholostase	– Methoxyfluran	akute Hepatitis
– Chloramphenicol	akute Hepatitis	– Trichloroethylen	akute Hepatitis
– Erythromycin	Cholostase	**Hypoglykämika**	
– Ethionamid	akute Hepatitis	– Chlorpropamid	Cholostase
– Flucloxacillin	Cholostase	– Glibenclamid	Cholostase
– Fusidinsäure	Cholostase	– Tolbutamid	Cholostase
– Griseofulvin	Cholostase	**Psychopharmaka**	
– Isoniazid	akute Hepatitis, chronische aktive Hepatitis	– Phenothiazin	Cholostase
– Ketoconazol	akute oder cholostatische Hepatitis	**Verschiedene Mittel**	
– Nitrofurantoin	akute Hepatitis, chronische aktive Hepatitis	– Kontrazeptiva	Cholostase, Budd-Chiari-Syndrom
– Penicillin	akute oder cholostatische Hepatitis, Granulome	– Carbamazepine	Cholostase
– Pyrazinamid	akute Hepatitis	– Corticosteroide	Steatosis
– Rifampicin	Cholostase, unkonjungierte Hyperbilirubinämie		
– Tetracyclin	Steatosis (Pankreatitis)		
Antimetabolite			
– Azathioprin	akute Hepatitis, Cholostase, Purpura, Venenthrombose		
– Bleomycin	Steatosis		
– Busulfan	Cholostase		
– Chlorambucil	akute Hepatitis		
– Ciclosporin	Cholostase		
– Fluorodeoxyuridin	primär-sklerosierende Cholangitis		
– 6-Mercaptopurin	akute Hepatitis, Cholostase		
– Methotrexat	chronische Hepatitis, Zirrhose		
– Thioguanin	akute Hepatitis, Venenthrombose		

AIDS*

D. H. Wittmann und M. Schein

Grundlagen

AIDS (acquired immunodeficiency syndrome), das durch die Infektion mit HIV (human immunodeficiency virus) verursacht wird, scheint sich zur größten jemals beschriebenen epidemischen Infektion zu entwickeln. Erstmal wurde das Virus 1981 beschrieben. Die geschätzte Gesamtzahl der HIV-infizierten Erwachsenen betrug 1996 30 Millionen, bis zum Jahr 2000 wird mit einem Anstieg auf über 40 Millionen gerechnet (2, 10). In der Chirurgie werden HIV-Infektionen wegen des Risikos der Übertragung der HI-Viren von infizierten Patienten auf den Chirurgen (und umgekehrt), des chirurgischen Managements von AIDS-Patienten im allgemeinen und der Behandlung einer zunehmenden Zahl chirurgischer Komplikationen bei Patienten mit AIDS (Tab. 4.4) zunehmend relevanter. Die ständig wachsende unbeschränkte globale Mobilität von Einzelpersonen und ganzer Bevölkerungsgruppen fordert auch von Chirurgen, die in bisher relativ HIV-freien Regionen tätig waren, sich mit chirurgischen Problemen in Zusammenhang mit AIDS vertraut zu machen.

Tabelle 4.4 Komplikationen nach Notfalleingriffen bei AIDS (nach Bizer u. Mitarb.)

Komplikationen, gesamt	50%
MOF/Sepsis	18%
Pneumonie	13%
Wunddehiszenz	10%
Wundinfektionen	10%
Costridium-difficile-bedingte Kolitis	5%
Harnwegsinfektionen	3%

HIV-Infektionen und AIDS-Entstehung

HIV ist ein RNA-Retrovirus. Nach Eintritt in den Wirt siedelt es sich primär in zirkulierenden CD4-Lymphozyten an, die eine Schlüsselrolle in der zellvermittelten Immunität spielen. Die HIV-Infektion schreitet langsam voran und führt über Jahre hinweg zu einem zunehmenden Verlust der CD4-Zellpopulation, bis schließlich ein manifester Immundefekt entsteht, der zur Entstehung von AIDS und zum Tod führt. Das natürliche Fortschreiten der Erkrankung von der HIV-Infektion über die Serokonversion, die asymptomatische Phase, den frühsymptomatischen ARC (AIDS related complex) bis schließlich zur vollständigen Ausbildung von AIDS spiegelt sich in einer zunehmenden Schwächung der körpereigenen Immunität wider, deren Ausdruck die abnehmende Zahl der CD4-Lymphozyten ist (Tab. 4.5). Eine neue Definition von AIDS wurde im Jahre 1993 durch das Center for Disease Control (CD) (10) eingeführt, eine gekürzte Version ist in Tab. 4.6 dargestellt. Auf jeden Patienten mit manifestem AIDS kommen etwa 8 geschätzte Fälle einer HIV-Infektion. Die meisten von ihnen sind asymptomatisch.

Übertragung

HIV kann nicht durch sozialen Kontakt übertragen werden. Eine Übertragung findet durch sexuellen Kontakt (homosexuell oder heterosexuell), parenteral durch Blut oder Blutprodukte und von der Mutter auf das Kind (perinatal, intrauterin oder über die Muttermilch) statt. Aufgrund der gestiegenen Wachsamkeit und eingeführter Vorsichtsmaßnahmen verändert sich die Epidemiologie der HIV-Infektion. Die Infektionsrate homosexueller Männer nimmt ab, ebenso die HIV-Übertragung durch Bluttransfusion und Organtransplantation. Im Zunehmen begriffen ist die Infektion durch heterosexuelle Übertragung und Drogenabhängige.

Tabelle 4.5 Spektrum und Verlauf von HIV-Infektionen (bei fehlender antiviraler Therapie)

Zeit ab der Infektion	Klinisches Bild	CD4-Zellzahl
0	virale Ansteckung	$1000 \pm 500/mm^3$
1.–3. Woche	„akute virusbedingte Syndrome" (mononukleoseähnlich)	transient ↓
6.–12. Woche	Serokonversion (kann bis 6 Monate verzögert sein)	normal
0–8 Jahre	asymptomatisch ± Lymphadenopathie	Reduktion von 60–100/mm^3/Jahr
4–8 Jahre	frühe symptomatische HIV-Infektion oder AIDS-bezogener Komplex (ARC): Leistungsknick, andere Symptome (Gewichtsverlust, Durchfall)	400–200/mm^3
6–10 Jahre	AIDS: spezifische opportunistische Infektionen und Neoplasien	< 200/mm^3 im Mittel 50/mm^3
8–12 Jahre nach AIDS	Tod	0–50/mm^3

---

* Übersetzt von J. Fahlke

4 Diagnostik bei Vorerkrankungen und Schwangerschaft

Tabelle 4.6 Klinische Definitionen von AIDS (gekürzt nach der 1993 von der CDC herausgegebenen Definition)

Primäre neurologische Erkrankungen (Demenz, Myelopathie, periphere Neuropathie)
Opportunistische Infektionserkrankungen:
- Pneumocystis-carinii-Pneumonie
- Kryptosporidose
- Toxoplasmose
- extraintestinale Strongyloidiasis
- Isosporiasis
- Kandidose
- Cryptococcus-Infektion
- Mykobakterieninfektionen
- Cytomegalievirusinfektionen
- nicht tuberkulöse Mykobakterieninfektionen
- Herpes-simplex-Infektionen der Haut bzw. Schleimhaut
- Lungentuberkulose
- häufig wiederkehrende bakterielle Pneumonie
- Herpes zoster
- Salmonellensepsis

Neoplasie:
- Kaposi-Sarkom
- Non-Hodgin-Lymphom

Andere:
- HIV-assoziierte Thrombozytopenie

CD4-Lymphozytenzahl $< 200 \text{ mm}^3$

Ein Chirurg, der ausländische Touristen oder Einwanderer betreut, sollte mit den verschiedenen Möglichkeiten der HIV-Übertragung, wie durch die Weltgesundheitsorganisation beschrieben, vertraut sein. Übertragungsmöglichkeit 1 tritt vor allem in Amerika, Westeuropa und Australien auf, wo 90% der HIV-Infektionen unter homosexuellen Männern und Drogensüchtigen vorkommen. Übertragungsmuster 2 dominiert in Afrika südlich der Sahara, wo die Infektion durch heterosexuelle Kontakte erfolgt; dies führt dazu, daß die Zahl infizierter Männer und Frauen in etwa gleich groß ist. Übertragungsmuster 3 wird in Osteuropa, Nordafrika, im Mittleren Osten und vor allem in Asien beobachtet, wo relativ wenige HIV-Infektionen auftreten. Die meisten Infizierten hatten Kontakt in Staaten, wo das Übertragungsmuster 1 und 2 dominiert. Länder wie Haiti und Thailand entwickeln ein individuelles Übertragungsmuster, das durch eine Epidemie innerhalb der Heterosexuellen geprägt ist.

Serologische Tests

Der Standard-Screening-ELISA-Test zum Nachweis von HIV weist eine Sensitivität von 99,5% auf, jedoch nur eine sehr geringe Spezifität von 13%. Deshalb sollte bei positivem ELISA ein Western-blot-Test durchgeführt werden, da er eine bessere Spezifität besitzt. Falsch positive serologische Ergebnisse nach HIV-Test sind sehr selten, trotzdem wird empfohlen, HIV-positive Patienten ohne anamnestische Risikofaktoren ein zweites Mal zu testen. Im Falle eines positiven ELISA und negativen Western-blot-Testes sollte letzterer nach 2–3 Monaten wiederholt werden, um auszuschließen, daß die getesteten Personen sich in der Phase der Serokonversion befanden.

Der häufigste Grund falsch negativer Ergebnisse ist das Intervall zwischen der 6. und 12. Woche, die Zeit zwischen dem Auftreten der Infektion und der Serokonversion. In diese Zeit fällt auch die höchste Infektionsgefahr durch Blut von Infizierten, da die Konzentration von HIV am höchsten ist.

Quantitative Erfassung von HIV im Serum

Nach neueren Untersuchungen entwickeln etwa 20% der mit HIV Infizierten innerhalb von 5 Jahren AIDS, weitere 12% bleiben über einen Zeitraum von 20 Jahren frei davon. Zur besseren Abschätzung der Prognose und der Infektiosität wurden Meßmethoden entwickelt, die eine Bestimmung der HIV-1-Ribonucleinsäure (HIV-1-RNA) als Surrogat des Virus im Serum erlauben (6, 14).

Diese Methode ist der klassischen $CD4^+$-T-Zell-Messung zur Bestimmung der Prognose überlegen. Neuere klinische Befunde belegen, daß das Ausmaß der Virämie zur Zeit der beste Marker des HIV-Stadiums ist und daß die initiale HIV-1-RNA hohe prognostische Bedeutung besitzt. Als Ersatz für die tatsächliche Anzahl der freien Viren im Serum werden durch die HIC-1-RNA-Bestimmung folgende Kriterien erfüllt:

1. Der HIV-1-RNA-Ausgangswert korreliert sehr gut mit der Prognose.
2. Es besteht eine gute prognostische zeitabhängige Beziehung zwischen HIC-1-RNA und Krankheitsausgang.
3. Eine verminderte HIV-1-RNA-Konzentration im Serum nach antiviraler Therapie belegt eine Prognoseverbesserung.

Somit kann diese Methode auch zur Abschätzung der Infektiosität bei chirurgischen Eingriffen benutzt werden.

Richtlinien

Genaue Richtlinien für den Chirurgen und Kategorien, wann die Patienten auf eine HIV-Infektion getestet werden sollten, werden kontrovers diskutiert. In den USA wird üblicherweise gefordert, daß der Test erst nach einer schriftlichen Aufklärung des Patienten erfolgen darf. Da Tage und nicht nur Stunden erforderlich sind, um beide Tests durchzuführen, spielt eine akute Testung vor Notfalloperationen derzeit keine Rolle. Daher ist es unvermeidbar, daß chirurgische Eingriffe vorgenommen werden bei Patienten, die möglicherweise HIV-infiziert sind (18). Hinsichtlich der elektiven Eingriffe empfiehlt die CDC eine HIV-Serologie als Routineaufnahmeuntersuchung in Regionen mit zu erwartenden Infektionsraten über 1%. Spezifische Indikationen für eine HIV-Testung sind in Tab. 4.7 angegeben.

Infektionsrisiko für den Chirurgen

Das Risiko für den Chirurgen, der einen HIV-infizierten Patienten operiert, sich mit dem Virus zu infizieren, wird als sehr gering eingeschätzt. Bis 1992 wurden von keinen Fällen einer HIV-Übertragung auf den Chirurgen oder die instrumentierende Schwester berichtet. Im allgemeinen hängt das Risiko ab von:

Tabelle 4.7 Indikationen für eine präoperative HIV-Testung

Patienten mit sexuell übertragbarer Erkrankung

High-risk-Patienten: Homo- oder bisexueller Mann, Drogenabhängige, Hämophile, Patienten mit sexuellem Kontakt mit HIV-positiven Partnern, Prostituierte (?)

Patienten mit dem erhöhten Risiko einer stattgehabten HIV-Infektion:
  bei generalisierter Lymphadenopathie, Fieber, Durchfall, Gewichtsverlust oder Demenz unklarer Ursache, dem Vorhandensein einer der opportunistischen Infektionen oder Neoplasie, die in Tab. 4.5 aufgeführt sind

Blut-, Samen- oder Organspender (die einzige Gruppe, bei denen der AIDS-Test vorgeschrieben ist)

- der Rate an HIV-Infizierten in der Population,
- der Häufigkeit der Exposition (z.B. Notfallversorgung mit Kontakt zu infiziertem Blut oder Körperflüssigkeiten),
- dem Risiko der Serokonversion nach Kontakt (4).

Die Häufigkeit von Schnitt- oder Stichverletzungen durch scharfe Instrumente während verschiedener Operationen beträgt 1,5–15%, mit einem mittleren Risiko von 5 auf 100 Eingriffe. Das Risiko einer HIV-Übertragung durch eine Nadelstichverletzung beträgt 1 zu 300 (0,3%). Die Nadeln für chirurgische Nähte können nur eine wesentlich geringere Blutmenge übertragen als Kanülen. Dies reduziert das Risiko einer Übertragung von HIV-Viren während der Operation. In der Tat gibt es derzeit keinen Fall einer Serokonversion nach Nadelstichverletzung. Zur richtigen Abschätzung des Risikos sei an dieser Stelle bemerkt, daß das Risiko einer Übertragung von Hepatitis-B- oder -C-Viren um ein Vielfaches größer ist. Das führt dazu, daß die Inzidenz von Hepatitis-B-Antigenen im Serum bei HIV-infizierten Patienten bei etwa 36% liegt, was noch einmal die doppelt so große Gefahr einer Hepatitis-B-Übertragung unterstreicht (19).

Patientenrisiko durch HIV-infizierte Chirurgen

Abgesehen von den bekannten Fall eines HIV-infizierten Zahnarztes, der fünf seiner Patienten infizierte, gibt es keine dokumentierten Fälle einer Übertragung der Infektion vom Chirurgen auf den Patienten während einer Operation. Trotzdem ist eine Übertragung theoretisch möglich. Statistische Untersuchungen schätzen, daß ein Kontakt des operierten Patienten mit dem Blut des Chirurgen bei etwa 0,8% aller chirurgischen Operationen auftritt, so daß eine Übertragung von HIV auf den Patienten während einer Operation durch einen infizierten Chirurgen in 1 : 41 667 bis 1 : 416 670 Fällen auftreten könnte (das hängt davon ab, ob die Serokonversionsrate 0,3 oder 0,03% beträgt). In den USA wird geschätzt, daß 4–5 Fälle pro Jahr auftreten können (2). Es muß betont werden, daß das Gesamtrisiko einer HIV-Übertragung von einem Chirurgen auf den Patienten äußerst gering ist im Vergleich zu anderen schlecht kontrollierbaren Risikofaktoren wie das Geschick des Chirurgen, seine klinische Einschätzung des Operationsbefundes usw.

Konsensus

Derzeit existiert keine Übereinstimmung darin, unter welchen Umständen ein Chirurg auf das Vorliegen einer HIV-Infektion untersucht werden soll (jeder oder nur ausgewählte?) und welche praktischen Einschränkungen sich für einen HIV-positiven Chirurgen daraus ergeben. Trotzdem sollte nach den Empfehlungen der American Medical Association ein HIV-infizierter Chirurg entweder keine invasiven Eingriffe durchführen oder den Patienten über seine Infektion aufklären (2). An dieser Stelle sei auch darauf verwiesen, daß das Risiko einer Übertragung von Hepatitis-B- oder -C-Viren von infizierten Chirurgen auf den Patienten als wesentlich höher einzuschätzen ist.

Infektionsschutz

Die CDC empfiehlt „Vorsichtsmaßnahmen bei der Arbeit mit Blutprodukten und Körperflüssigkeiten" mit dem Ziel einer Vorbeugung der Übertragung von HIV (und anderen Viren) auf Mitarbeiter im Gesundheitswesen. Diese Vorsichtsmaßnahmen schließen Vorkehrungen zur Verhinderung eines Haut- oder Schleimhautkontaktes mit Blut oder Körperflüssigkeiten eines Patienten ein, z.B. die Verwendung von Handschuhen, Kitteln und Mundtüchern mit Augenschutz. Chirurgen oder Operationsschwestern mit offenen Hautläsionen sollten nicht an Operationen beteiligt werden.

Allgemeine Vorsichtsmaßnahmen

Allgemeine Vorsichtsmaßnahmen waren weder geeignet, die HIV-Übertragung signifikant zu vermindern, noch haben sie sich als kosteneffektiv erwiesen, außerdem war die Akzeptanz bei ihrer Anwendung gering. Das Hauptproblem bestand darin, daß der Chirurg sie nicht auf sich bezogen hat und daß sie nicht geeignet waren, vor Instrumentenverletzungen während chirurgischer Eingriffe zu schützen.

Spezifische chirurgische Vorsichtsmaßnahmen
(Tab. 4.8)

Spezifische chirurgische Vorsichtsmaßnahmen erweisen sich in ihrer Anwendung bei Operationen an Patienten mit nachgewiesener HIV-Infektion oder bei Hochrisikopatienten, die einen serologischen Test ablehnen, als effektiv. Die Zahl der Personen, die bei Operationen an dieser Patientengruppe beteiligt sind, sollte auf ein Minimum reduziert werden. Am Eingriff sollten möglichst nur erfahrene Chirurgen und eine erfahrene OP-Schwester beteiligt sein. Der Thermocauter sollte anstelle des Skalpells verwendet werden; eine Hand-zu-Hand-Übergabe scharfer Instrumente ist zu vermeiden, statt dessen sollten die Instrumente in einer Nierenschale abgelegt und so überreicht werden. Außerdem muß eine besonders sicher schützende chirurgische Operationskleidung verwendet werden (doppelte Handschuhe bieten keinen zusätzlichen Schutz) (7).

Tabelle 4.8   Spezifische Vorsichtsmaßnahmen in der Chirurgie beim Umgang mit AIDS-Patienten

1. Hände waschen vor und nach jedem Kontakt!
2. Handschuhe tragen bei zu erwartendem Kontakt mit Körperflüssigkeiten!
3. Gesichtsmaske (mit Augenschutz) tragen zum Schutz vor Blutspritzern, Körperflüssigkeit und Hustenauswurf!
4. Gesonderte Entsorgung kontaminierter Gegenstände!
5. Besondere Sorgfalt bei der Lagerung von Nadeln, Skalpell und weiterer Instrumente nach dem Gebrauch!
6. Kein Einsatz von OP- und Pflegepersonal mit offenen Wunden!

Verhalten nach Kontakt mit potentiell infektiösem Blut oder Körperflüssigkeiten

Die Möglichkeit einer Infektion besteht durch Verletzung an einer Nadel oder einem scharfen Instrument oder dem Haut- oder Schleimhautkontakt mit Patientenblut oder -körperflüssigkeiten, besonders dann wenn Haut- oder Schleimhautverletzungen bestehen (Tab. 4.9). Blut oder bluthaltige Flüssigkeiten sind gefährlicher als andere Körperflüssigkeiten. Bei einem evtl. erfolgten Kontakt sollten die betroffenen Hautstellen unmittelbar danach mit Seife gewaschen und die Schleimhäute mit Wasser abgespült werden. Wenn der serologische Status des Patienten unbekannt ist, sollte eine Testung auf HIV, Hepatitis-B- und Hepatitis-C-Viren folgen (nach entsprechend der Gesetzgebung erfolgter vorheriger Aufklärung des Patienten). Eine serologische Testung des betroffenen Chirurgen muß unmittelbar nach dem Kontakt sowie 12 Wochen und 6 Monate danach erfolgen. Der betroffene Mitarbeiter sollte auf eine akut febrile, den Symptomen der Mononukleose ähnliche Erkrankung achten, die 1–6 Wochen nach erfolgter HIV-Übertragung auftritt. Während der nächsten drei Monate, in denen möglicherweise die Serokonversion erfolgt, sollte er kein Blut oder Sperma spenden und nur geschützten Geschlechtsverkehr haben, um einer möglichen HIV-Übertragung auf andere vorzubeugen. In dieser Situation ist der Wert einer prophylaktischen Gabe von AZT, einem effektiven Anti-HIV-Medikament, nach wie vor unklar. Diese wird z.Z. nur nach einer massiven Exposition, wie z.B. einer Bluttransfusion oder intramuskulären Injektionen mit sicher bekannten HIV-infizierten Produkten, empfohlen oder dann, wenn ein hohes Risiko vorliegt, daß das betroffene Produkt HIV-infiziert war. Entscheidet man sich zur AZT-Gabe, so sollte diese innerhalb von 48 Std. begonnen und über 28 Tage fortgesetzt werden. Das Medikament ist aber teratogen und besitzt weitere schwere Nebenwirkungen. Wenn das Testergebnis in dieser Phase negativ ausfällt, sollte die HIV-Serologie nach 12 Monaten wegen der Möglichkeit einer durch die AZT-Gabe verzögerten Serokonversion wiederholt werden (2).

Chirurgische Behandlung von AIDS-Patienten

Krankheitsverlauf

Obwohl die mittlere Zeit zwischen HIV-Infektion und Tod 10 Jahre beträgt, sind Fälle einer nichtprogressiven HIV-Infektion berichtet worden, die bis zu 15 Jahre latent blieb. Somit ist es nicht möglich, für den HIV-infizierten Patienten eine exakte individuelle Prognose der Erkrankung zu geben. Verbesserte Behandlungsmöglichkeiten durch antivirale und antibakterielle Therapie und Vorbeugemaßnahmen vor opportunistischen Infektionen haben dazu geführt, daß mehr AIDS-Patienten länger in einem besseren Gesundheitszustand verbleiben. Trotzdem ist AIDS eine meist tödlich verlaufende Erkrankung mit einer durchschnittlichen Zeitspanne von der Diagnosestellung bis zum Tod von weniger als zwei Jahren (10). Die schwere Immunparalyse bei manifester HIV-Infektion macht die Patienten für eine Vielzahl opportunistischer Infektionen und Neubildungen des gesamten Körpersystems besonders anfällig. In der Regel führt eine bakterielle Infektion zum Tod (15, 16).

Strategie

Es gibt keine exakte Methode zur Bestimmung der Schwere der Erkrankung, um die weitere Prognose abzuschätzen und die chirurgische Entscheidungsfindung zu unterstützen. Trotzdem ist es vernünftig, jede chirurgische Intervention von dem zu erwartenden therapeutischen Nutzen-Risiko-Verhältnis und damit vom individuellen Stadium der HIV-Infektion des betroffenen Patienten abhängig zu machen. Eine präoperative Leukopenie korreliert mit einer schlechten Wundheilung (17). Das Vorhandensein einer Katabolie (11), die als Verlust von 10% des Körpergewichts in den letzten 6 Monaten vor Aufnahme definiert ist und niedrige Albuminwerte (< 2,5 g/dl) aufweist, hat eine extrem schlechte postoperative Überlebensrate (3). Die Kombination einer opportunistischen Infektion mit erniedrigten Albuminwerten korreliert mit einem schlechten Überleben (8). Wie zu erwarten, ist die Morbidität und Mortalität signifikant höher nach nicht elektiven Eingriffen, wobei die schlechten Ergebnisse nach Notfalleingriffen in den 90er Jahren verbessert werden konnten (13). Das Auftreten von Komplikationen wie Kaposi-Sarkom, Lymphome oder eine nichttuberkulöse Mykobakterieninfektion signalisiert das Endstadium der Erkrankung mit einer schlechten Überlebensprognose von wenigen Monaten (13). Die absolute Zahl der CD4-T-Lymphozyten, die ein

Tabelle 4.9   Prophylaxe bei hohem HIV-Infektionsrisiko (Chirurg BDC 36 [1997])

Exposition	Prophylaxe*
Tiefe Stiche nach Schnittverletzung	Retrovir, AZT, Zidovudin (2 × 250 mg)
Versehentliche Injektion oder Infusion von infektiösem Material	Epivir, 3TC, Lamivudin (2 × 150 mg)
Kontamination von Schleimhaut	Crixivan, IDV, Indinavir (3 × 800 mg) (nicht bei Schwangerschaft)

* Beginn: so schnell wie möglich, 2–4 Wochen Behandlungsdauer

Ausdruck für die Immunkompetenz des Patienten ist, korreliert mit dem Stadium der Erkrankung (Tab. 4.**5**) und sollte bei der Entscheidungsfindung herangezogen werden.

Behandlungsziel

Das Ziel der chirurgischen Behandlung von AIDS-Patienten unterscheidet sich nicht von der unheilbar an Krebs erkrankter Patienten und besteht darin, bei entsprechender Lebensqualität das Leben zu verlängern und Beschwerden zu lindern. So werden z. B. auch palliative Resektionen bei Patienten mit Ösophagus- oder Pankreaskarzinomen durchgeführt, bei denen die zu erwartende Lebenszeit oftmals nicht länger als ein Jahr beträgt. Ebenso sollten auch Patienten mit AIDS nicht von vornherein von einer Operation ausgeschlossen werden, bloß weil die Prognose als schlecht eingeschätzt wird. Ähnlich wie bei krebskranken Patienten, die mit palliativer Zielstellung chemotherapeutisch behandelt werden, werden chirurgische Eingriffe bei immunsupprimierten AIDS-Patienten oftmals dadurch unmöglich, daß die körpereigenen Reserven zur Bekämpfung einer klinischen und laborchemisch manifesten Infektion stark vermindert sind. Eine akkurate Anamnese zusammen mit einer gründlichen körperlichen Untersuchung und bei Bedarf einer CT sind präoperativ notwendig. Besteht eine Indikation zur Operation, sollte dieser Eingriff gegen den körperlichen Zustand des Patienten, seine Lebenserwartung, seinen eigenen Willen und den des Ehepartners (oder Lebensgefährtens) sowie der Familie abgewogen werden.

Operationsindikation

Die Indikationen zur Operation bei AIDS-Patienten sind in 4.**1** dargestellt. Elektive Eingriffe mit diagnostischer oder therapeutischer Zielstellung sollten bei relativ „gesunden" Patienten mit einer ausreichend langen Lebenserwartung vorgenommen werden, um möglichst akzeptable Ergebnisse zu erzielen. Notfallchirurgische Eingriffe andererseits werden in der Regel durchgeführt, um mit der Erkrankung im Zusammenhang stehende oder davon unabhängig auftretende lebensgefährliche Komplikationen zu beherrschen. Die meisten chirurgischen Eingriffe bei AIDS sind gut dokumentiert (4, 13) und werden im folgenden kurz diskutiert. Die am häufigsten durchgeführten Operationen bei AIDS-Patienten sind nach Häufigkeit geordnet: Operationen am Galletrakt, Appendektomien, Operationen bei Darmverschluß und bei Blutung.

Elektive Operationen

Ein breites Spektrum elektiver chirurgischer Operationen kann auch bei AIDS-Patienten durchgeführt werden (20), meistens bei AIDS-bezogenen Indikationen. Explorative Laparotomien werden sehr oft zur Gewinnung von Lymphknoten durchgeführt, wobei häufig ein laparoskopisches Vorgehen möglich ist.

4.1 Indikationen zur Operation bei AIDS

Elektive Eingriffe

Diagnostische Maßnahmen: Lymphknotenbiopsie (Lymphom, Tuberkulose); Hautbiopsien (Kaposi-Sarkom); Laparotomie (oder Laparoskopie) zur Lymphknoten- oder Leberbiopsie.
„Supportive Maßnahme: Schaffung eines venösen Zuganges.
Therapeutische Maßnahme: Splenektomie bei Thrombozytopenie; Operationen bei anorektalen Komplikationen (bei Homosexuellen).

Notfalleingriffe

Durch AIDS verursachte Krankheitsbilder: Perforation, Ischämie, Obstruktion („akutes Abdomen") oder Blutung, Neoplasien oder Infektionen.
Nicht durch AIDS verursachte Krankheitsbilder: akute Cholezystitis, akute Appendizitis.

Galletrakt

Eine Einbeziehung des biliären Systems durch Lymphome oder im Rahmen des Kaposi-Sarkoms sowie bei Infektionen der Gallenblase mit Cryptosporidum oder Zytomegalievirus machen häufig die Cholezystektomie notwendig.

Appendix vgl. S. 692 ff.

Milz

Die Splenektomie wird häufig wegen durch AIDS verursachte idiopathische thrombozytopenische Purpura, die refraktär gegenüber einer medikamentösen Behandlung sind, notwendig.

Anorektum

Da Erkrankungen im Analbereich wesentlich seltener bei drogenabhängigen als bei homosexuellen Patienten auftreten, liegt es auf der Hand, daß sie vor allem durch Verletzungen mit nachfolgender Infektion bei schlechter immunologischer Abwehrlage hervorgerufen werden.

Analfistel. Die unteren Analfisteln werden mit einer konventionellen Fistelspaltung versorgt, während bei suprasphinktären Fisteln die Fadentechnik nach Seton angewandt werden sollte.

Analfissur. Sie wird mit einer Exzision und einer Sphinkterotomie behandelt.

Traumatische Ulzerationen. Analulcera, welche üblicherweise proximal der Linea dentata auftreten, sind in der Regel superinfiziert und können maligne entarten. Von den Ulcera sollte kein mikrobiologischer Abstrich gewonnen werden, zusätzlich sollte eine Biopsie zur Bestimmung des Erregers (Herpes-simplex-Virus, Zytomegalievirus, Chlamydien, Treponema pallidum, Haemophilus ducreyi) und zum Ausschluß einer malignen Erkrankung (Plattenepithelkarzinom, Lymphom, Kaposi-Sarkom) erfolgen. Sollte eine Behandlung mit Antibiotika und lokal wirkenden antiseptischen Maßnahmen nicht zum Erfolg führen, muß die Exzision des Ulkus bis zum Grund einschließlich der Ränder erfolgen. Gute Resultate wurden berichtet, wenn nach der Exzision der Defekt mit einem Lappen gedeckt wurde (5).

Condyloma acuminata. Sie werden durch eine Infektion mit dem humanen Papillomavirus hervorgerufen und sind ein häufiger Befund bei HIV-positiven homosexuellen Männern. Eine lokale Exzision ist gegenüber destruktiven Behandlungsverfahren vorzuziehen, weil sie eine weitere histologische Untersuchung ermöglicht. Diese kann u. U. Aufschluß über die Entstehungsursache geben. Außerdem ist ein sicherer Ausschluß der immer häufiger auftretenden Plattenepithelkarzinome, die mit diesen Läsionen assoziiert sind, möglich.

Lymphom und Karzinom. Das Plattenepithelkarzinom wird wie bei nicht HIV-infizierten Patienten behandelt. Bei einem anorektalen Lymphom, das in der Regel als großflächiger Tumor auftritt, ist eine Chemotherapie indiziert.

Kaposi-Sarkom. Es wird mit Chemotherapie oder lokaler Lasertherapie behandelt, eine chirurgische Exzision wird nur sehr selten diesen beiden Behandlungsverfahren notwendig.

Notfalloperationen des Gastrointestinaltraktes

Notfalloperationen können durch AIDS-bedingte Komplikationen notwendig werden. Aber auch Erkrankungen, die nicht in Zusammenhang mit AIDS stehen (z. B. akute Appendizitis), können einen notfallmäßigen Eingriff erfordern. Das Erkennen solcher Erkrankungen bei AIDS-Patienten ist mitunter schwierig, da ihre Symptomatik durch die vorhandenen AIDS-Symptome verschleiert wird.

Klinik

Der Bauchschmerz ist ein schwieriges Problem bei AIDS-Patienten, er wird durch opportunistische gastrointestinale Infektionen (Tab. 4.10), Organvergrößerungen, eine retroperitoneale Lymphadenopathie und durch Ileus hervorgerufen. Es bestehen häufig chronische gastrointestinale Beschwerden, eine generelle Schwäche und Störungen des Geisteszustandes, die durch Infektionen des zentralen Nervensystems oder eine Enzephalopathie verursacht wurden. Bei diesen vielen Symptomen

Tabelle 4.**10** Durch AIDS hervorgerufene gastrointestinale Komplikationen

Organ	Pathologie	Manifestation
Oropharynx	Kandidose, CMV-, Herpes-simplex-Infektion, Leukoplakie	Stomatitis, Gingivitis, Ulzerationen
	Kaposi-Sarkom	Obstruktion, Ulzeration, Blutung, Dysphagie
Speicheldrüsen	lymphoepitheliale Zysten, Squamosazellkarzinom, Kaposi-Sarkom, Lymphom	Vergrößerung der Speicheldrüsen (beidseitig), Mundtrockenheit
Ösophagus	Kandidose, CMV-, Herpes-simplex-Infektion	Ösophagitis, Ulzerationen, Dysphagie, Perforation
	Kaposi-Sarkom	Blutung, Obstruktion, Perforation
Magen, Duodenum, Dünndarm	CMV-Infektion, Kaposi-Sarkom, Lymphom	gastroduodenale Ulcera, obere gastrointestinale Blutung, Magenausgangsstenose, Magen- und Zwölffingerdarmperforationen, Dünndarmperforation
	Kaposi-Sarkom, Lymphom	Darmverschluß, Perforation
Leber/Galle	CMV-, MAI-, PCC-, Cryptosporidiuminfektion	Hepatitis
	CMV-, Cryptosporidiuminfektion	sklerosierende cholangitisähnliche Syndrome
	Lymphom, Kaposi-Sarkom	Gallengangsverschlußcholangitis
	Lymphom, Kaposi-Sarkom, CMV-, Cryptosporidiuminfektion	Cholezystitis
Pankreas	CMV-, Cryptosporidiuminfektion, Toxoplasmosis, mycobacteriumbedingte Tuberkulose, Kandidose	akute Pankreatitis
Kolon	CMV-Infektion	ulzerative Proktokolitis, Thyphlitis, Blutung, Perforation
	MAI-Infektion	
	Cryptosporidiumsinfektion, Kaposi-Sarkom	Durchfall, Obstruktion, Blutung, Perforation
Anorektum	Trauma, CMV-Infektion, sexuell übertragbare Stoffe, Kaposi-Sarkom, Lymphom, Squamosazellkarzinom	Proktitis, Fisteln, Ulcera, perianale Infektionen, Tumoren, Proktalgien, Tenesmen, Blutung
	Human-papilloma-Viren	Condyloma acuminata, Squamosazellkarzinome

ist es schwierig – vor allem wenn kein Fieber und keine Leukozytose vorhanden ist –, die klinischen Zeichen eines akuten Abdomens herauszufiltern und den Patienten einer chirurgischen Versorgung zuzuführen. Von 904 AIDS-Patienten mit Bauchschmerzen wurden nur 4% laparotomiert (12).

Die Diagnose wird in Abhängigkeit von einem Wechsel der Grundbeschwerdesymptomatik des Patienten und des klinischen Krankheitsbildes gestellt. Das macht mehrere chirurgische Untersuchungen im Verlauf notwendig, die durch selektiv durchgeführte Laboruntersuchungen vervollständigt werden (Blutbild, Serumelektrolyte und Amylase, mikrobiologische Untersuchungen). Zusätzlich können Röntgenaufnahmen des Thorax und Abdomens und eine CT, evtl. sogar eine Laparoskopie erforderlich sein.

Durch AIDS verursachte Krankheitsbilder

Eine durch AIDS verursachte Erkrankung des Gastrointestinaltraktes kann verschiedene chirurgische Krankheitsbilder hervorrufen (Tab. 4.**10**). Im allgemeinen ist die notfallmäßige Laparotomie bei gastrointestinaler Blutung, einer Obstruktion oder Perforation sowie einer Ischämie, bei Kaposi-Sarkomen, Lymphomen und bei zytomegalievirusbedingten oder nicht tuberkulösen Mykobakterieninfektionen (13) erforderlich. Diese Erkrankungen treten v. a. im Endstadium der Erkrankung und bei einem schlechten Allgemeinzustand des Patienten auf, dies kann dazu führen, daß chirurgische Interventionen nur bei vitaler Indikation durchgeführt werden. Eine gestörte Geweberegeneration, eine geschwächte Abwehrlage und eine geringe Lebenserwartung sollten mit berücksichtigt werden, wenn während der Operation zwischen einer intestinalen Anastomose oder der Anlage eines Anus praeter entschieden werden muß. Ebenfalls Berücksichtigung finden sollten die schlechten Voraussetzungen bei der Entscheidung zur Länge des zu resezierenden Darmes und bei den Techniken des Bauchdeckenverschlusses.

Nicht durch AIDS verursachte Krankheitsbilder

Die häufigsten nicht durch AIDS verursachten Erkrankungen, die eine chirurgische Therapie erfordern, sind die akute Cholezystitis und die Appendizitis, beide können jedoch bei AIDS in ihrer Entstehung begünstigt werden. Das klinische Bild kann wegen der Grunderkrankung atypisch verlaufen, was im Falle der akuten Appendizitis zu einer häufigen Verzögerung in der Diagnose sowie zu Fehldiagnosen und einer Perforationsrate von 40% (19) führt. Deshalb sollten diese Patienten besonders sorgfältig untersucht werden. Bei der Operation muß ein großer Hautschnitt erfolgen, und die Operationstechnik sollte so gewebeschonend wie möglich sein. Es muß alles getan werden, um das postoperative Risiko einer Wundinfektion nicht zu vergrößern. So sollte die Wunde z. B. offen bleiben und sekundär heilen. In einer gut dokumentierten Studie (3) wiesen viele AIDS-Patienten beträchtliche Risikofaktoren zum Zeitpunkt der erforderlichen Notfalloperationen auf, 64% waren in schlechtem Ernährungszustand mit Gewichtsverlust.

Das Serumalbumin betrug < 3 g/dl bei 70% und < 2,5 g/dl bei 33% der Fälle; alle diese Patienten verstarben. Die CD4-Zahl betrug < 200 mm^3 bei nur 8% und die Leukozytenzahl < 5000 bei 48% und < 1000 bei 5%. Die Letalität bei dieser Studie wurde mit 40% angegeben, bei Patienten mit AIDS-bedingten Infektionen mit 47%; es zeigte sich jedoch, daß mit zunehmender Erfahrung die Letalität bei diesen Eingriffen sinkt.

Ethische Entscheidungen

Kann ein Chirurg gezwungen werden, einen HIV-positiven oder AIDS-Patienten zu operieren? Der Eid des Hippokrates verlangt vom Chirurgen, jeden Patienten zu operieren, der eine Operation benötigt, unabhängig von anderen Faktoren – wir sollten an diesem Prinzip festhalten. Trotzdem sind in den Vereinigten Staaten die Mehrzahl der Chirurgen mit diesem ethischen Grundprinzip nicht einverstanden. In einer Umfrage unter 1000 Chirurgen stimmten 90% für das Recht des Chirurgen, solchen Patienten die Behandlung verweigern zu können. Andererseits variieren die Empfehlungen medizinischer Gesellschaften zwischen der Meinung, daß das Verweigern einer Behandlung wegen eines Patienten mit AIDS unethisch sei bis hin zu der Meinung, daß der Arzt das Recht habe zu entscheiden, wen er operiert, besonders in Notfallsituationen (2). Andere ethische Grundsatzentscheidungen bei AIDS-Patienten sind denen bei Patienten mit terminellen Krebsleiden vergleichbar: Operieren oder nicht? Soll man ihnen jede mögliche medizinische Versorgung wie z. B. parenterale Ernährung oder Hämodialyse ermöglichen? Die Antworten sind nicht einfach und erfordern eine enge Zusammenarbeit zwischen dem Chirurgen und dem AIDS-Spezialisten und ebenso die Einbeziehung verschiedener anderer Fachdisziplinen. Werden all diese Grundsätze und Auswahlkriterien bei der Therapieentscheidung berücksichtigt, ist der Chirurg in der Lage, das Leben von an AIDS erkrankten Patienten zu verlängern und die Lebensqualität zu verbessern, bei gleichzeitig extrem geringem Risiko für ihn und sein Team sich mit dem HIV zu infizieren.

Literatur

1 Baltirnore, D.: Lessons from people with nonprogressive HIV infection. New Engl. J. Med. 332 (1995) 259–260
2 Bartlett, J. C.: HIV infection and surgeons. Curr. Probl. Surg. 29 (1992) S. 197–280
3 Bizer, L. S., R. Pettorino, A. Ashikari: Emergency abdominal operations in the patient with acquired immunodeficiency syndrome. J. Amer. Coll. Surg. 180 (1995) 205–209
4 Consten, E. C. J., J. J. B. van Lanschot, C. P. Henny et al: General operative aspect of human immunodeficiency virus infection and aquired immunodeficiency syndrome. J. Amer. Coll. Surg. 80 (1995) 366–380
5 Consten, E. C. J., J. F. M. Slors, S. A. Danner et al: Local excision and mucosal advancement for anorectal ulceration in patients infected with human immunodeficiency virus. Brit. J. Surg. 82 (1995) 891–894
6 DeGruttola, V., R. Gelman, S. Lagakos: The use of CD4 lymphocyt count to evaluate therapy for HIV disease. In Finkelstein, D., D. A. Shoenfeld: AIDS Clinical Trials. Wiley, New York 1995 (pp 129–142)

7 Deziel, D. J., M. J. Hyster, A. Doolas et al: Major abdominal operations in aquired immunodeficiency syndrome. Amer. Surgn. 56 (1990) 445–450
8 Diettrich, N. A., J. C. Cacioppo, G. Kaplan, S. M. Cohen: A growing spectrum of surgical disease in patients with human immunodeficiency virus; acquired immunodeficiency syndrome. Arch. Surg. 126 (1991) 860–866
9 Empfehlungen zur Prophylaxe bei hohem HIV-Infektionsrisiko. Chirurg BDC 36 (1997) 86–87
10 Fauci, A. S. H. C. Lane: Human immunodeficiency virus (HIV) disease. AIDS and related disorders. In Isselbacher, K. J. et al: Harrison's Principies of Internal Medicine, 13th ed. Mc Graw-Hill, New York 1994
11 Grunfeld, C.: What causes wasting in AIDS? New Engl. J. Med. 333 (1996) 123–124
12 LaRaja, R. D., R. E. Rothenberg, J. W. Odom, S. C. Mueller: The incidence of intra-abdominal surgery in acquired immunodeficiency syndrome: a statistical review of 904 patients. Surgery 104 (1989) 175–179
13 Lowy, A. M., P. S. Barie: Laparotomy in patients infected with human immunodeficiency virus: indications and outcome. Brit. J. Surg. 81 (1994) 942–945
14 Mellors, J. W., C. R. Rinaldo, P. Gupta, R. M. White, J. A. Todd, L. A. Kingsley: Prognosis in HIV-1 infection predicted by the quantity of virus in plasma. Science 272 (1996) 1167–1170
15 Smith, L. E.: Sexually tranmitted disease. In Gordon, P. H., S. Nivatvongs: Colon, Rectum and Anus. Quality Medical Publ., St. Louis 1992
16 Stein, M., P. O'Sullivan, T. Wachtel et al: Causes of death in persons with human immunodeficiency virus infection Amer. J. Med. 93 (1992) 387–390
17 Wexner, S. D., W. B. Smithy, J. W. Milsom, Th. Dailey: The surgical management of anorectal diseases in AIDS and pre-AIDS patients. Dis. Colon Rect. 29 (1986) 719–723
18 Whitfield, G., A. Stotter, R. M. Graham, M. J. Wiseika: Operative procedures in patients subsequently found to be human immunodeficiency virus positive. Brit. J. Surg. 82 (1995) 991–993
19 Whitney, T. M., J. R. Macho, T. R. Russel: Appendicitis in acquired immunodeficiency syndrome. J. Surg. Amer. 164 (1992) 467–471
20 Wilson, S. E., G. Robinson, R. A. Williams et al: Acquired immune deficiency syndrome (AIDS). Indications for abdominal surgery, pathology, and outcome. Ann. Surg. 210 (1989) 428–434

Schwangerschaft

St. Wolff und H. Lippert

Die häufigsten chirurgisch relevanten Erkrankungen während der Schwangerschaft spielen sich im Bauchraum ab. Stellt der behandelnde Gynäkologe die Frau mit „Bauchschmerzen" dem Chirurgen vor, so ist die Untersuchung mit größter Sorgfalt und Geduld – im Zweifelsfall einschließlich stationärer Beobachtung erforderlich. Während Laboruntersuchungen keiner Begrenzung unterliegen, ist die Anwendung von Röntgenstrahlen auf das Äußerste zu beschränken. Bei der bildgebenden Diagnostik ist die Sonographie das Mittel der Wahl. Durch das Wachstum des Uterus kommt es zu „Lageanomalien", die die klinische Diagnostik erschweren. Andererseits sind die noch vor 30 Jahren herrschenden Vorurteile über schlechte Wundheilung und hohe Letalität bei operativen Eingriffen während der Schwangerschaft dank moderner Anästhesie und Intensivtherapie nicht mehr aufrecht zu erhalten.

Die Frage, ob chirurgische Eingriffe während der Schwangerschaft auch laparoskopisch durchgeführt werden können, wird kontrovers diskutiert. Während noch vor 5 Jahren die Schwangerschaft eine absolute Kontraindikation zur Laparoskopie darstellte, werden heute Cholezystektomien, Appendektomien und gynäkologische Eingriffe laparoskopisch vorgenommen. Die Kritiker der Methode (2) befürchten die für Mutter und Kind schädliche Hyperkapnie und Azidose während der Laparoskopie.

Hernien
(vgl. Kapitel 33)

Bauchwandbrüche sind bei Frauen im fertilen Alter eine Seltenheit. Die Schwangerschaft selbst wirkt auf Leisten- und Schenkelhernien eher protektiv. Der sich vergrößernde Uterus verdrängt die Dünndarmschlingen und das Netz nach kranial und deckt die Bruchpforten ab. Nur in seltenen Fällen einer Inkarzeration wird eine operative Therapie notwendig.

Durch die Auflockerung des Bindegewebes und die Druckerhöhung im Abdomen kommt es jedoch während der Schwangerschaft zum vermehrten Auftreten von **Hiatushernien** (ca. 13%) (9). Daraus resultieren Refluxbeschwerden mit retrosternalen Schmerzen und Sodbrennen. Da sich die Hernien postpartal in fast allen Fällen wieder zurückbilden, bedarf es selten einer chirurgischen Therapie. Allgemeine Maßnahmen (kleine Mahlzeiten, Rauchverbot und das Meiden von Kaffee und Alkohol) und eine medikamentöse Therapie mit Antazida (Maalox 70, Maaloxan forte, Gastropulgit 50, Talcid), Dopaminantagonisten (Bromoprid, Metoclopramid [MCP-ratiopharm]) und H2-Rezeptorantagonisten (Cimetidin [Tagamet], Ranitidin [Sostril, Zantic], Famotidin [Pepdul]) ist hier die Therapie der Wahl.

Appendizitis
(vgl. Kapitel 31)

Die Appendizitis ist unter den chirurgischen Erkrankungen die häufigste. Die Inzidenz einer Appendizitis während der Schwangerschaft liegt bei 1% und somit nicht über der Häufigkeit bei Nichtschwangeren. Vermehrt tritt die Appendizitis im 2. Trimenon auf. Während im ersten Drittel der Schwangerschaft die Symptome der Appendizitis in typischer Weise vorliegen, kommt es mit fortschreitender Schwangerschaft bedingt durch die Lageverschiebung der Appendix im Abdomen zur Verschleierung der Symptome. So kann sich der Schmerz aufgrund einer typischen Lageveränderung z.B. auf den rechten Rippenbogen projizieren und eine Cholezystitis vortäuschen. Diese häufig auftretende Lokalisation läßt sich jedoch in einigen Fällen nicht beobachten. Ein kurzes Mesenteriolum des Zäkums oder vorausgegangene

Verwachsungen verhindern die Verschiebung nach kranial. In diesen Fällen drängt sich der Uterus vor die Appendix, was die palpatorische Untersuchung erschwert. Typisch ist bei diesen Patientinnen ein Psoas- und Flankenschmerz sowie Schmerzen bei der rektalen Untersuchung. Auch die Beurteilung der Bauchwand zur Einschätzung einer Abwehrspannung kann gerade bei Erstgebährenden erschwert sein, da die Bauchdeckenmuskulatur in ihrem Grundtonus vermindert ist. Da Laborwerte und Temperatur auch schwangerschaftsbedingt verändert sein können, gilt das besondere Augenmerk der Erfassung aller Symptome (Übelkeit, Erbrechen, Obstipation, Fieber) und der wiederholten klinischen Untersuchung. Eine Sonographie sollte unbedingt durchgeführt werden.

Bei dem Verdacht auf eine Appendizitis sollte die Indikation zur Operation frühzeitig gestellt werden, da bei Schwangeren die Perforationsrate deutlich höher liegt und die Symptomatik nicht mit der Schwere des Lokalbefundes korrelieren muß. Zwar konnte in den letzten Jahren die Letalität gesenkt werden, doch liegt sie mit 2–4% deutlich über der Sterblichkeit der Nichtschwangeren (10). Die medikamentöse Behandlung besteht bei Verdacht auf eine Perforation in einer präoperativen One-shot-Prophylaxe mit Penicillinderivaten (Unacid, Augmentan) und bei intraoperativer Peritonitis im Fortsetzen der antibiotischen Behandlung und in einer zusätzlichen Anaerobiertherapie (Metronidazol).

Bei der Laparatomie bietet der rechtsseitige Pararektalschnitt bzw. der Medianschnitt die günstigsten Voraussetzungen für eine Schonung des Uterus und einen guten Zugang zur Appendix.

Erkrankungen der Gallenblase und Gallenwege
(vgl. Kapitel 25)

Das Hochsteigen des Uterus führt relativ häufig zu Beschwerden der Gallenblase und der Gallenwege. Hinzu kommt eine Hypercholesterinämie, die zu einer vermehrten Steinbildung führen kann. Es resultiert der charakteristische Schmerz am rechten Rippenbogen, der bis in die Schulter ausstrahlen kann. Gesichert wird die Diagnose über die klinische und die Ultraschalluntersuchung. Die unkomplizierte Cholezystolithiasis stellt während der Schwangerschaft keine Indikation zur Operation dar. Ihre Therapie besteht in allgemeinen Maßnahmen (Diät) und einer medikamentösen Behandlung mit Spasmolytika (Butylscopolaminiumbromid [Buscopan]) und Antibiotika (Penicilline/Cefalosporine). Operationsindikationen ergeben sich beim Auftreten von
- akuter Cholezystitis (bei erfolgloser konservativer antibiotischer Therapie),
- Gallenblasenempyem,
- Verschlußikterus.

Neben der chirurgischen Behandlung des Verschlußikterus bietet sich ebenfalls die Möglichkeit der endoskopischen Papillotomie mit Steinextraktion. In der Hand des erfahrenen Endoskopikers ist die dabei anfallende Strahlenbelastung für den Feten gering.

Pankreatitis
(vgl. Kapitel 29)

Die akute Pankreatitis tritt mit einer Häufigkeit von 0,002–0,26% in der Schwangerschaft auf (11). In der Regel handelt es sich um eine Begleitpankreatitis bei biliärer Genese. Während die ödematöse Form unter Nahrungskarenz, parenteralen Ernährung und medikamentöser Therapie meist rückläufig ist, bedürfen die hämorrhagische und die nekrotisierende Form der breiten Palette der Intensivtherapie. (Therapie vgl. Kapitel 29, S. 652 ff). Die mütterliche Letalität entspricht dem Kollektiv der nichtschwangeren Patientinnen, und ein Abort wird induziert. Die Behandlung der Mutter und ihrer lebensbedrohlichen Erkrankung hat hierbei den absoluten Vorrang.

Obstipation und Ileus
(vgl. Kapitel 26)

Der herabgesetzte Tonus der glatten Muskulatur kann während der Schwangerschaft zu **Obstipation** und im schlimmsten Fall zum **paralytischen Ileus** führen. Diese Form des oft beschriebenen Ileus tritt in der Praxis selten auf. Häufiger (in 90%) ist der **mechanische Ileus** bedingt durch vorausgegangene Operationen und Verwachsungen und die Lageverschiebung des Uterus (10).

Die Therapie richtet sich nach der Art der Erkrankung:
- Obstipation: ballaststoffreiche Kost und Gabe von Laxanzien (Laxiplant, Normacol, Agiolax, Laxoberal, Bifiteral). Cave: keine aloe, paraffinöl- und ricinushaltigen Präparate verabreichen!
- Mechanischer Ileus: absolute Operationsindikation!
- Paralytischer Ileus: Intensivtherapie (ZVK, parenterale Ernährung, Magensonde, Ausgleich der Volumen- und Elektrolytverschiebungen).

Die Diagnose wird anhand der charakteristischen Symptome wie Obstipation, Widerstandsperistaltik, später Darmatonie, Erbrechen, abdomineller Schmerz und geblähtes Abdomen gestellt.

Laborchemisch können Elektrolytverschiebungen entdeckt und so die Diagnose erhärtet werden. Die sonst obligatorische Röntgenleeraufnahme des Abdomens sollte nur in Zweifelsfällen durchgeführt werden, Verlaufskontrollen sind kontraindiziert. Ist die Indikation zur Operation gestellt, unterscheidet sich die chirurgische Therapie nicht von dem sonst üblichen Vorgehen.

Ulkus
(vgl. Kapitel 23)

Ulkuserkrankungen während der Schwangerschaft sind eine Seltenheit, da die Hormonverschiebungen offensichtlich eine protektive Wirkung auf die Schleimhäute im Magen und Duodenum ausüben. Bei Patientinnen mit positiver Ulkusanamnese bessert sich in 9 von 10 Fällen die Symptomatik während der Gravidität.

Die Therapie besteht in der Gabe von Antazida (Maalox 70, Maaloxan forte, Talcid, Dimethicon) und H2-Antagonisten (Cimetidin [Tagamet], Ranitidin [Sostril, Zantic], Famotidin [Pepdul]).

Bei der Therapie der Komplikationen (Perforation, Blutung) gelten die gleichen Kriterien wie bei nichtschwangeren Patientinnen.

Entzündliche Darmerkrankungen
(vgl. Kapitel 30 und 32)

Entzündliche Darmerkrankungen wie der Morbus Crohn und die Colitis ulcerosa treten bevorzugt bei jungen Frauen im fertilen Alter auf und sind so nicht selten auch während der Schwangerschaft aktiv. Die Prognose für Mutter und Kind hängt von der Aktivität der Erkrankung ab. Im inaktiven Stadium beeinflußt weder der Morbus Crohn noch die Colitis ulcerosa den Verlauf der Schwangerschaft.

Nach Literaturangaben ist der Verlauf der Schwangerschaft bei einer aktiven **Colitis ulcerosa** beeinträchtigt. Das Risiko eines Abortes bzw. einer Frühgeburt liegt hierbei deutlich höher als bei nichtaktiver Erkrankung. Eine Kolitis, die sich während der Schwangerschaft erstmals manifestiert, nimmt in 54–68% einen schweren Verlauf mit einer mütterlichen Letalität zwischen 10 und 15% (1). Die Therapie besteht in der üblichen Behandlung mit Sulfasalazinen (Salazosulfapyridin: Azulfidine, Colo-Pleon: 5-Aminosalicylsäure/Mesalazin: Salofalk, Claversal) und Corticoiden. Kontraindiziert sind immunsuppressive Substanzen, wie z.B. Azathioprin, da sie zu fetalen Mißbildungen führen können. Die Behandlung mit Sulfasalazin und Prednisolon stellt trotz der Plazentagängigkeit kein Risiko für den Feten dar, da das Bilirubin zwar aus seiner Eiweißbindung verdrängt wird, aber kein Kernikterus auftritt. Eine chirurgische Therapie ergibt sich nur beim toxischen Megakolon, das zur Proktokolektomie zwingt. Die meisten Autoren raten dann zu einem Verschluß nach Hartmann mit endständigem Ileostoma. Kontinuitätserhaltene Operationen sind erst nach Beendigung der Schwangerschaft zu erwägen.

Ein exazerbierter **Morbus Crohn** während der Schwangerschaft wirkt sich nicht ungünstig auf die Schwangerschaft aus. Nach Miller (6) kann in 83,5% der Fälle mit einem normalen Schwangerschaftsablauf und einem gesunden Kind gerechnet werden. Eine chirurgische Therapie bleibt auf die Komplikationen (Fistelbildung, Stenosen) beschränkt.

Bei der **Divertikulitis** handelt es sich in der Regel um eine Erkrankung des höheren Lebensalters, so daß sie bei Schwangeren eine Seltenheit ist. Die Therapie erfolgt konservativ, nur bei einer Divertikelperforation muß chirurgisch interveniert werden.

Hämorrhoiden
(vgl. Kapitel 32)

Bei 38% der Frauen treten während der Schwangerschaft Hämorrhoiden auf, die in 80% der Fälle mit einem Prolaps oder einer Thrombose vergesellschaftet sind; Analfissuren werden bei 5% beobachtet (1).

Die Therapie erfolgt konservativ durch Stuhlregulierung, Sitzbäder und lokale Salbenapplikation. Bei Versagen dieser Behandlung muß operativ vorgegangen werden.

Familiäre adenomatöse Polyposis (FAP)
(vgl. Kapitel 32)

Diese Erkrankung wird durch einen genetischen Defekt auf dem Chromosom 5 verursacht. Der Chromosomendefekt löst mehrere neoplastische Veränderungen aus, wobei kolorektale Karzinome und Desmoide die häufigsten sind. Nach Kadmon (5) treten Desmoide bei 2–4 Personen/1 Mio Einwohner auf, bei Kranken mit FAP aber in 2,7–14%. Gesicherte Wachstumsfaktoren scheinen Traumen, aber auch hormonelle Einflüsse zu sein. So werden Desmoide bei jungen Frauen im zeitlichen Zusammenhang mit einer Schwangerschaft beobachtet. Die umfassende Therapie für Desmoide kann erst nach der Gravidität erfolgen.

Die FAP ist bei Kindern bis zum 10. Lebensjahr symptomlos. Ab dem 20. Lebensjahr manifestieren sich Bauchschmerzen, Durchfälle, abdominelle Krämpfe und Blutbeimengungen. Das Entartungsrisiko wird durch eine bestehende Schwangerschaft beschleunigt. Die Therapie besteht in der Proktokolektomie mit ileoanalem Pouch oder Ileostomie nach Beendigung der Schwangerschaft. Ob die Schwangerschaft vorzeitig beendet wird, muß mit der Patientin gemeinsam entschieden werden.

Maligne Tumoren
(vgl. Kapitel 18)

Maligne Tumoren kommen während der Schwangerschaft sehr selten vor, jedoch werden Frühsymptome häufig fehlgedeutet und der Tumor erst im fortgeschrittenen Stadium diagnostiziert. Bei der Therapie gelten die Kriterien der Tumorchirurgie. In den letzten beiden Schwangerschaftsmonaten kann die operative Therapie des Tumors mit einer Sectio verbunden werden, vorher besteht ggf. die Indikation zur Interruptio, wenn eine teratogene medikamentöse Behandlung (Chemotherapie) oder eine Radatio der Patientin notwendig ist.

Traumen
(vgl. Kapitel 17)

Die häufigste Verletzungsursache in der Gravidität ist mit 54% der Verkehrsunfall unterschiedlicher Schwere. Hinsichtlich Diagnostik und Therapie gelten hier die gleichen Kriterien wie bei nichtschwangeren Verunfallten.

Bei **stumpfen Bauchtraumen** kann der erhöhte intraabdominelle Druck schneller zu Verletzungen der parenchymatösen Organe führen. Es sollte auch bedacht werden, daß die Klinik nicht mit der Schwere der Verletzung korrelieren muß. Dies gilt vor allem für Blutverluste, da das gesteigerte Herzminutenvolumen der Graviden eine gesteigerte Toleranz vortäuschen kann. Selbst bei einer Reduktion des Blutvolumens um 30–35% kann bei der Schwangeren der Blutdruck normal bleiben, da eine Reduktion der Uterusdurchblutung vorgenommen wird. Dadurch kann es zur fetalen Hypoxie und ggf. zum Fruchttod kommen. Das stumpfe Bauchtrauma sollte immer stationär überwacht werden.

Hinsichtlich der Behandlung von **Frakturen der Extremitäten** ergeben sich keine Besonderheiten in bezug auf die Behandlung. Beckenfrakturen sind aufgrund der hohen Blutverluste besonders aufmerksam zu beobachten.

Becken-Bein-Venenthrombose

(vgl. Kapitel 36)

Becken-Bein-Venenthrombosen während der Schwangerschaft sind eine Rarität, die Inzidenz liegt bei 0,018% (bis max. 0,2%). Die eigentliche Gefahr besteht postpartal, wo die Erkrankungshäufigkeit auf 0,15–0,23% steigt (4). Die Diagnose sollte anhand der klinischen Zeichen und der nichtinvasiven Methoden (Doppler-Sonographie, Venenverschlußplethysmographie und Thermographie) gestellt werden. Bei der Seltenheit des Krankheitsbildes sollte an genetisch bedingte Ursachen gedacht werden, die etwa in 17% der Venenthrombose zu erwarten sind (8). Es sind die Proteine C und S, Antithrombin III, Plasminogen, Fibrinogen und Heparinkofaktor II neben den üblichen Gerinnungsparametern zu bestimmen.

Im eigenen Krankengut erkrankte eine 23jährige Erstgebährende in der 10. SSW an einer Becken-Bein-Venenthrombose. Die Ursache war ein Protein-C-Mangel. Rabl und Fruhwirth (7) berichten über eine 26jährige Frau, die in der 38. SSW an einer Becken-Bein-Venenthrombose erkrankte. Nach Thrombektomie kam es trotz a. v. Fistel zum postpartalen Reverschluß. Eine Lysetherapie war erfolglos. Der Protein-C-Gehalt war normal, der funktionelle Protein-S-Gehalt erniedrigt.

Die Therapie der Thrombose sollte, wenn möglich, in der Thrombektomie bestehen. Medikamentös ist ab der 12. SSW Heparin einsetzbar, da es nicht plazentagängig und nicht teratogen ist und ein geringes Blutungsrisiko beinhaltet. Auch der prophylaktische und therapeutische Einsatz von niedrigmolekularem Heparin setzt sich während der Gravidität zunehmend durch. Bei dem Einsatz von Heparin vor der 12. SSW kann es zur vorzeitigen Plazentalösung infolge eines Hämatoms kommen. Cumarine sind während der Schwangerschaft kontraindiziert, da sie teratogen wirken und die Warfarin-Embryopathie auslösen können.

Literatur

1 Arendt, R.: Verdauungskanal. In Beller, F. K., H. Kyank: Erkrankungen während der Schwangerschaft, 5. Aufl. Thieme, Stuttgart 1990
2 Cibils, L. A.: Surgical Diseases in Pregnancy. Springer, Berlin 1990
3 Darryl Amos, J. et al: Laparoscopic surgery during pregnancy. Amer. J. Surg. 171 (1996) (435–437)
4 Grospietsch, G.: Erkrankungen in der Schwangerschaft. Wissenschaftl. Verl.-Ges., Stuttgart 1990
5 Kadmon, M., G. Möslein, H. J. Buhr, Chr. Herfarth: Desmoide bei Patienten mit familiärer adenomatöser Polyposis. Chirurg 66 (1995) 997–1005
6 Miller, J. P.: Inflammatory bowel disease in pregnancy. J. roy. Soc. Med. 79 (1986) 221
7 Rabl, H., H. Fruhwirth: Die klinische Bedeutung von Protein-C- und -S-Mangelzuständen für das chirurgische Patientenkollektiv. Langenbecks Archiv 377 (1992) 75–80
8 Schmidtke, J.: Erbliche Dispositionen zu thrombotischen Erkrankungen. Dtsch. Ärztebl. 90 (1993) 2271–2272
9 Student, I., A. Student, K. Goeschen: Das stumpfe Bauchtrauma während der Schwangerschaft. Chir. Prax. 51 (1996) 175–182
10 Wulf, K. H., H. Schmidt-Matthiesen. Klinik der Frauenheilkunde und Geburtshilfe, Band 5. Schwangerschaft, Teil 2. Urban & Schwarzenberg, München 1994
11 Zastrow, R.: Pankreas. In Beller, F. K., H. Kyank: Erkrankungen während der Schwangerschaft, 5. Auf. Thieme, Stuttgart 1990

Operative Therapie – allgemeiner Teil

5 Chirurgische Basistechniken, Drainagen und Katheter

H. Lippert

Lagerung, Instrumentarium, Schnittführung und Nähte

Für jede Operation sind Grundvoraussetzungen zu erfüllen. Es sind dies die Indikation (vgl. Kapitel 6), die Einwilligung des Patienten zur Operation, die Risikobewertung (vgl. Kapitel 7), die Fähigkeit des Operationsteams und des Anästhesisten, die gesamte Problematik zu beherrschen, eine gute Vorbereitung, die Lagerung des Patienten sowie eine mitdenkende und vorausschauende Instrumentation.

Alle wesentlichen Abläufe im Operationssaal unterliegen einer Dokumentationspflicht (vgl. Kapitel 45), die für Ärzte und Pflegepersonal gilt. Wesentliche Faktoren einer OP-Dokumentation sind in Tab. 5.1 zusammengefaßt.

Tabelle 5.1   Erforderliche Dokumentation einer Operation

1. Entgegennahme des Patienten:
   - Aktenkontrolle
   - Patientenübergabe
   - Daten, Name, Geburtsdatum
   - OP-Saal und Operationsart
2. Besonderheiten (pflegerische Aspekte):
   - Hautschäden
   - Kontrakturen
   - Nervenschäden
   - Schmerzen
   - Anus-praeter-Träger
   - Allergien
   - Beeinträchtigung von Sehen und Hören
   - Zahnersatz
3. Zeiten:
   - Rüstzeit
   - Schnitt-Naht-Zeit
   - Wartezeit
4. Lagerung:
   - Lagerungsart
   - OP-Tisch
   - Neutralelektrode
   - Blutsperre
   - Röntgen intraoperativ zu erwarten
5. Zählung vor und nach OP:
   - Bauchtücher, Kompressen, Tupfer
   - Instrumente
   - Implantate (Serien-, Chargen-Nr.)
   - Materialverbrauch
6. Intraoperative Besonderheiten:
   - Drainagen
   - Tamponaden
   - Gips
   - Röntgen
   - Medikamente
7. Zustand des Patienten nach der Operation

Lagerung

Die Lagerung beginnt in der Regel nach der Narkoseeinleitung, die in Rückenlage erfolgt. Für jede Operation ist eine spezifische Lagerung erforderlich. Zu bedenken ist, daß der „Infusionsarm" für den gesamten Zeitraum zugänglich sein muß. Eine Polsterung, um Läsionen am N. radialis oder N. ulnaris zu vermeiden, ist sinnvoll. Zu beachten ist auch, daß während der Operation keine Last auf dem Arm abgelegt wird. Die Beine werden oberhalb der Patella mit einem breitem Gurt befestigt.

Zu bedenken ist, daß ablaufende Desinfektionslösung Pfützen bilden kann, die möglicherweise zu verbrennungsähnlichen Hautalterationen führen.

In der Chirurgie werden Hochfrequenzgeräte zum Schneiden und Koagulieren genutzt. Hierzu ist die Befestigung einer Neutralelektrode am Körper erforderlich. Es ist darauf zu achten, daß der Patient während des Koagulierens keinen Kontakt zu Metallteilen des Operationstisches hat, da dadurch Verbrennungen an der Haut entstehen können.

Biopsiematerial und Präparate

Insbesondere bei onkologischen Operationen sind Biopsien erforderlich. Es gilt, Schnittränder, Lymphknoten, Punktate und Präparate zu untersuchen. Wird während der Operation ein Schnellschnitt gewünscht, erhält der Pathologe das Frischmaterial sofort. Der Gefrierschnitt wird, je nach Gewebe, innerhalb von etwa 10 Minuten befundet. Die Lagerung des nicht am gleichen Tage befundeten Gewebes erfolgt in der Regel in einer Formalinlösung. Abstriche zur Ermittlung von Erregern werden der Mikrobiologie rasch zugeleitet. Sind gesonderte Untersuchungen gewünscht (z. B. Elektronenmikroskopie), ist mit dem Untersucher Rücksprache zu nehmen.

Instrumentarium

Die Operation beginnt mit der Durchtrennung und endet mit der Vereinigung der Gewebe. Dazwischen liegt die Zielvorstellung der Operation, zu der Nähte, Blutstillung und Gewebemanipulation gehören. In Abhängigkeit von der Gewebeart sind Instrumente und Operationstechniken verschieden, die Techniken sind in den entsprechenden Bänden von Kremer u. Lierse (2) nachzulesen. Das Hauptziel der operativen Strategie sollte es sein, die Operation einfach und sicher zu gestalten. Sämtliche Geräte und Instrumente sind von eingewiesenem und qualifiziertem Personal zu bedienen. Dieses hat die Funktionstüchtigkeit vor der Operation geprüft und die ent-

sprechenden Vorschriften der Handhabung und des Arbeitsschutzes beachtet. Das Angebot an chirurgischen Instrumenten umfaßt mehr als 10 000 Einzelprodukte. Neuentwicklungen u. a. für die minimal-invasive Chirurgie gibt es jährlich. Die Verwendung von elektrischem Messer, Laserstrahlen, Kryochirurgie, Ultraschall, Infrarot- und Argonkoagulation erlaubt differenzierte Einsätze zur Blutstillung und Parenchymdurchtrennung.
Die wesentlichsten chirurgischen Instrumente sind Skalpell, Pinzetten, Scheren, Klemmen und Wundhaken.

Schnittführung

Die Schnittführung bei einer Operation richtet sich nach dem Zielorgan und einem dafür notwendigen Zugangsweg.
Typische Beispiele für einen Hautschnitt:
- Kragenschnitt nach Kocher: Zugang zur Schilddrüse, zur Tracheotomie und Mediastinoskopie.
- Mediane Längssternotomie: Zugang zum vorderen Mediastinum und zum Herzen.
- Mediane Laparotomie (Ober- und Unterbauch): Längsdurchtrennung der Linea alba, wobei der Nabel links umschnitten wird. Zugang zum Magen, Duodenum und Querkolon.
- Rippenbogenrandschnitt: Zugang rechts zu Galle und Leber, links zu Milz und Pankreasschwanz; die jeweilige Verlängerung zu einer queren Oberbauchlaparotomie erlaubt ausgedehnte Operationen an allen Oberbauchorganen
- Paramedianschnitt: Unter Schonung des M. rectus abdominis wird lateral des Muskels die Faszie durchtrennt.
- Transrektalschnitt, Durchtrennung des M. rectus abdominis in Längsrichtung rechts: möglicher Zugang für eine konventionelle Gallenoperation.
- Wechselschnitt: Zugang für eine konventionelle Appendektomie (Kapitel 31, S. 697).
- Pfannenstiel-Schnitt: Haut und Faszie werden suprasymphysär quer durchtrennt, die Faszie vom Muskel abgeschoben und dann Muskulatur und Peritoneum in Längsrichtung gespalten.
- Minimal-invasive Chirurgie: Anlage eines Pneumoperitoneums (CO_2) oder Helium, Zugang zur Abdominalhöhle über eine paraumbilikal eingeführte Kanüle, danach Einführung von Trokaren, über die eine Kamera und Arbeitsinstrumente eingebracht werden.

Nahtmaterial

Das in der Chirurgie verwendete Nahtmaterial wird nach Stärke und Resorbierbarkeit des Fadens, Verpackungsart, Art und Stärke der Nadel und Reißkraft des Fadens unterschieden. Die übliche Angabe des Fadens erfolgt nach dem Dezimalsystem (metric), das den Fadendurchmesser in $1/10$ mm angibt: Ein Faden der Stärke 1 hat somit einen Durchmesser von 0,1 mm (Europäische Pharmakopöe) (Tab. 5.2). Nach der US-Pharmakopöe (USP) weist die Fadenstärke 0 einen Fadendurchmesser von 0,4 mm auf. Dickere Fäden werden mit weiteren Stärken 1, 2, 3 usw. und dünnere mit 2 – 0, 3 – 0 bezeichnet.
Das Nahtmaterial ist in speziellen Doppelfolien eingeschweißt und in zusätzlichen Lagerbehältern oder Nahtmagazinen verpackt. Nahtmaterial muß steril und gewebeverträglich sein sowie ein gutes Knüpfverhalten und eine ausreichende Festigkeit während des Heilungspro-

Tabelle 5.2   Europäische Pharmakopöe (Ph. Eur.) (aus Ethicon: Nahtmaterial, Klammern, Implantate)

Resorbierbar (Catgut)	Metric	Nichtresorbierbar sowie synthetisch resorbierbar	Durchmesserspanne in mm
	0,01	12 – 0	0,001 – 0,009
	0,1	11 – 0	0,010 – 0,019
	0,2	10 – 0	0,020 – 0,029
	0,3	9 – 0	0,030 – 0,039
	0,4	8 – 0	0,040 – 0,049
8 – 0	0,5	7 – 0	0,050 – 0,069
7 – 0	0,7	6 – 0	0,070 – 0,099
6 – 0	1	5 – 0	0,100 – 0,149
5 – 0	1,5	4 – 0	0,150 – 0,199
4 – 0	2	3 – 0	0,200 – 0,249
3 – 0	2,5	2 – 0	0,250 – 0,299
3 – 0	3	2 – 0	0,300 – 0,349
2 – 0	3,5	0	0,350 – 0,399
0	4	1	0,400 – 0,499
1	5	2	0,500 – 0,599
2	6	3	0,600 – 0,699
3	7	5	0,700 – 0,799
4	8	6	0,800 – 0,899
5	9	7	0,900 – 0,999

Tabelle 5.3   Nahtmaterial (Handelsnamen)

Resorbierbar		Nichtresorbierbar	
monofil	polyfil	monofil	polyfil
Maxon	Vicryl	Prolene	Mersilene
PDS	Polysorb	Ethilon	Surgidac
Biosyn	Dexon II	Surgipro	Stahldrahtunterstützungsnähte
Monocryl	Bondek	Manolene	Ventrofil
	Serafit	Gore-Tex	Tevdek
		Resolon	Terylene
		Mopylen	Perma-Hand-Seide
		Surgilene	
		Seralon	
		Premio	
		Seralene	

zesses aufweisen. Es kann aus tierischen (Catgut, Seide) und pflanzlichen (Flachs, Zwirn) Grundstoffen oder synthetischem Material (Polyamid, Polyester, Polyglactin, Polyglykolsäure, Polypropylen) bestehen. Edelstahl und Titan dienen der Herstellung von Drahtnähten.

Für Anwendungen am Magen-Darm-Trakt, in der Thorax- und Unfallchirurgie finden Klammernahtinstrumente, Clips und einfache Metallklammern Verwendung. Resorbierbare Klammern und Clips wie auch nichtresorbierbare Klammernähte sind verfügbar.

Nadeln

Die Ansprüche, die an die in der Chirurgie verwendeten Nadeln gestellt werden, sind folgende: Sie müssen biegsam und biegefest sein, dürfen nicht brechen und müssen das Gewebe leicht penetrieren können.

Ein wesentliches Kennzeichen ist die Art der Verbindung von Nadel und Faden, die von der Art der Nadel – Öhrnadel oder öhrlose Nadel – abhängt. Bei den Öhrnadeln wird der Faden in ein Federöhr oder Fädelöhr eingebracht, die Nadel-Faden-Verbindung wird als traumatisch bezeichnet. Der Nachteil dieser gefädelten Nadel-Faden-Verbindung besteht darin, daß die sperrige Fadendopplung am Nadelöhr eine größere Gewebetraumatisierung auslöst. Daneben gibt es auch die öhrlose stufenlose Nadel-Faden-Kombination, die als atraumatisch bezeichnet wird.

Die Nadeln unterscheiden sich außerdem in ihrer Form, ihrem Querschnitt, der Nadelspitze, -größe und -stärke. Nach der Form unterscheiden wir gerade (heute selten benutzt) und gebogene Nadeln. Der Grad der Biegung, die Größe der Krümmung und die Relation zur Nadellänge wird als halbgebogen oder kreisförmig bezeichnet, wobei in 1/4-, 3/8-, 1/2- oder 5/8-Biegung unterteilt wird. Die Nadelformen haben zur Kennzeichnung große Buchstaben. Die Einteilung und Kennzeichnung der Nadeln ist leider nicht einheitlich, so daß bestellungsspezifische Angaben beachtet werden müssen.

So gibt es atraumatische Nadeln SH, JB, MH (Ethicon) = 1/2kreisförmige Rundkörpernadeln mit einer Bogenlänge von 25,9 mm (SH und JB) und 36,4 mm (MH); RB-1 = 18,5 mm. Daneben sind traumatische Nadeln mit Federöhr auf dem Markt, z. B. G Nr. 10 oder 11 (Catgut).

Nach dem Querschnitt können wir runde und scharfe Nadeln unterscheiden. Die runden Nadeln finden bei weichem Gewebe – z.B. am Darm – Anwendung, die scharfen Nadeln setzt man z.B. an der Haut an.

Fadenligatur

Chirurgische Knoten müssen erlernt und geübt werden! Nähte und Knoten aus verschiedenem Fadenmaterial finden Anwendung in allen chirurgischen Disziplinen. Der sichere Sitz eines Knotens vermeidet Nachblutungen und Nahtinsuffizienzen. Der Knoten muß einem Druck standhalten und darf sich nicht selbständig öffnen. Diese Gefahr besteht bei sehr glattem monofilem Nahtmaterial. Wegen der geringen Traumatisierung eignet es sich aber besonders gut für Gefäßnähte oder Umstechungen.

Eine Ligatur ist eine fest Umschnürung um eine Gewebestruktur. Meist sind es Blutgefäße, deren Lumen so verschlossen wird; dazu sollte stets ein feines Material verwendet werden. Zu fest geknüpfte Ligaturen schnüren

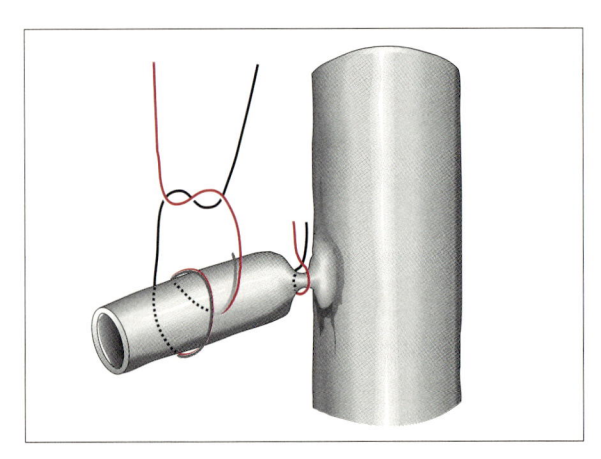

Abb. 5.1   Durchstichligatur eines ligierten Gefäßastes (nach Nockemann).

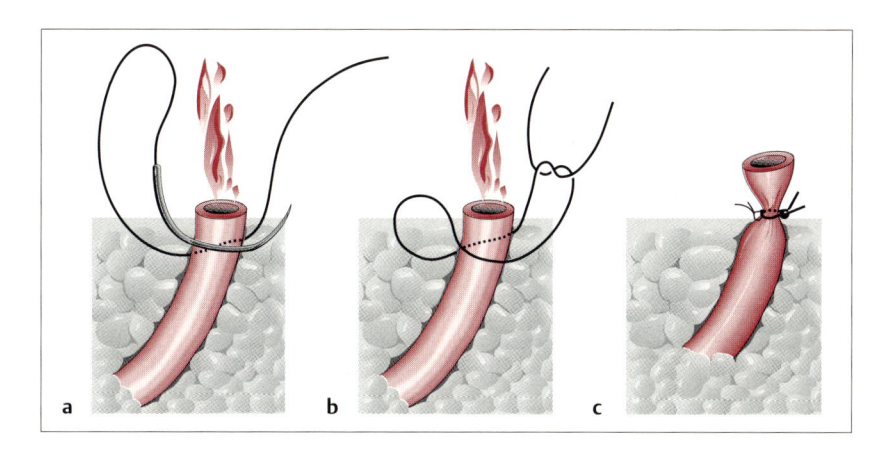

Abb. 5.2 Blutstillung durch Umstechung. **a** Die Gefäßöffnung wird gekreuzt umstochen. **b** Die gekreuzte Fadenschlinge ist gelegt. **c** Die Gefäßlichtung ist durch die gekreuzte Fadenschlinge geschlossen.

das Gewebe in Fragmente ab, zu locker geknüpfte können ein Blutgefäß nicht verschließen. Es sollte nur soviel Gewebe ligiert werden, wie unbedingt erforderlich. Große Umschnürungen (Massenligaturen) verursachen große Gewebenekrosen. Die exakte Ligatur eines Gefäßes sollte sorgfältig erfolgen. Schnelle, fehlerhafte Unterbindungen dauern länger und schaden mehr. Das Anklemmen eines Gefäßes sichert zunächst die Blutstillung, so daß dann eine effektive Unterbindung oder Umstechung – eine verbesserte Ligatur – erfolgen kann (Abb. 5.1, 5.2 a–c). Der Faden wird, bevor er das Gefäßlumen verschließt, im Gewebe verankert, so daß ein Abrutschen nicht möglich ist. Ligaturen und Umstechungen können mit jedem Nahtmaterial ausgeführt werden. An Schleimhäuten sind resorbierbare Fäden besser geeignet, weil die Gefahr der Fadenfisteleitung geringer ist. Nach dem Knoten werden die Fadenenden auf 2–3 mm bei dünner Seide, 3–4 mm bei resorbierbarem Material und 4–5 mm bei monofilem Nahtmaterial abgeschnitten.

Umstechung und Naht

Die gebogene Nadel, die atraumatische oder gefädelte Nadel-Faden-Kombination wird mit einem Nadelhalter in der Regel von rechts nach links in Richtung auf den Operateur gestochen. Die Hand macht eine drehende Bewegung von der Pronation in die Supination durch.

Ein einfaches Durchschieben durch das Gewebe läßt die Nadel brechen. Wird der Gewebebereich, der mit einer Naht zu vereinigen ist, zu groß, ist es sinnvoll, die Nadel aus dem einen Gewebebereich auszustechen und mit dem Nadelhalter neu zu fassen. Wird ein Blutgefäß umstochen, so soll damit ein Abrutschen des Knotens verhindert werden. Ein Z-förmiges Umstechen ist empfehlenswert und garantiert den sicheren Sitz.

Wir unterscheiden bei der Naht die Einzelknopf- und die fortlaufende Naht (Tab. 5.4), einreihige oder mehrreihige Nähte, Einschicht- oder Allschichtnähte. Unterschiedliche Nahttechniken (vgl. Operationslehre von Kremer u. Lierse [2]) sind für nahezu alle Gewebebereiche entwickelt worden, es gibt eine Zuordnung von Nahtmaterial und Gewebeart (Tab. 5.5).

Tabelle 5.4 Vergleich von Einzel- und fortlaufender Naht (aus Nockemann, P. F.: Die chirurgische Naht, 4. Aufl. Thieme, Stuttgart 1992)

	Einzelnähte	Fortlaufende Nähte
Wundverschluß	punktförmig dauerhaft weniger dicht für Gas und Flüssigkeit	gleichmäßig dauerhaft Gefahr der Wundraffung dicht für Gas und Flüssigkeit
Reißkraft der Naht	groß	geringer (besonders bei biologischen Nahtmitteln)
Reißkraft der Wunde	geringer	größer
Nahtspannung in der Wundlänge	wechselnd	gleich
Durchblutung der Wundränder	örtlich gefährdet durch Druck	Druckausgleich in ganzer Länge
Fremdkörperreiz – versenkte Naht – Oberflächennaht	 größer geringer	 geringer größer
Zeitaufwand	groß	gering
Materialverbrauch	groß	gering

Die Gewebevereinigung mit Klebstoffen (Fibrinkleber) findet Anwendung an parenchymatösen Organen, großen Wundflächen, zur Nahtsicherung und Defektverklebung.

Als allgemeine Empfehlung für die chirurgische Naht gilt: In Körperhöhlen wird resorbierbares Nahtmaterial verwendet, Ausnahme sind mechanisch beanspruchte Regionen wie z. B. Gefäßnähte. Bei Narbenhernien sind langsam resorbierbare oder nichtresorbierbare Nahtmaterialien zu empfehlen. Die Traumatisierung durch die Naht sollte gering sein, deshalb sind Nadel-Faden-Kombinationen (atraumatische Naht) und möglichst dünnes Material zu verwenden, wenn es die mechanische Beanspruchung erlaubt.

Die Nahtfestigkeit soll nicht die Durchblutung unterbrechen und zu Gewebenekrosen führen. Andererseits ist z. B. die feste Allschichtnaht (Kopfschwarte) zur Blutstillung erwünscht. Nähte und Nahtmaterial soll gewebeadaptiert angewendet werden. Die gleiche Anforderung ist an die Nadelqualität zu stellen. Führende Nahtmaterialhersteller (Auto-Suture, Braun, Deknatel, Ethicon, Gore, Impra, Resorba, Serac-Wiesner) haben alle Varianten und Nadel-Faden-Modifikation im Angebot.

Bei resorbierbaren Nahtmaterialien sind kurz-, mittel- und langfristige Resorptionszeiten zu beachten (Tab. 5.6). Rasch heilende Gewebe, wie Schleimhäute und Subkutangewebe, sind mit kurzfristig resorbierbaren Kunststoffäden zu vernähen. Bei Kindern oder noch wachsenden Jugendlichen ist zu bedenken, daß eine Anastomose nicht durch starre, unresorbierbare Nähte oder Klammern stenotisch werden darf.

Für die Fadenstärke gibt es keine einheitlichen Richtlinien, so daß Gewohnheiten des Chirurgen oder auch unterschiedliche operative Schulen die Anwendung beeinflussen. Allgemein akzeptiert ist die Verwendung von möglichst dünnem, nichtresorbierbarem Nahtmaterial (monofil, 3–0) für den Verschluß der Hautwunde. Die apparative Klammerung der Haut ist in gleicher Weise sinnvoll und zeitsparend.

Die Naht des Subkutangewebes ist umstritten. Die Verkleinerung von Hohlräumen kann aber mit resorbierbarem Nahtmaterial erfolgen. Oft reicht die Einlage einer Redon-Drainage zum Verkleinern des subkutanen Bereiches aus. Gefäßunterbindungen erfolgen mit mittelfri-

Tabelle 5.5 Zuordnung von Gewebe, Nahtmittel und -technik

Anwendungsbeispiele	Nahtmaterial	Nahttechnik	Stärke (USP)	Handelsname
Hautnähte	nichtresorbierbar (Polyester, Polyamide), monofil, polyfil, Klammern resorbierbar, intrakutan	Einzelknopf, fortlaufend o. Klammern fortlaufend o. Einzelnaht	2–0 bis 6–0 4–0 bis 6–0	Seralon, Prolene, Ethilon, Surgipro, Resolon, Mopylen, Synthofil, Hautklammern Maxon, Vicryl, Polysorb, PDS, Biosyn, Monocryl
Hautstütznaht	Zwirn, Stahldraht (polyfil, beschichtet mit Polyethylen)	Allschichtstütznaht des Abdomens	2,3	Ethibond Excel (Stahldrahtunterstützungsnaht), Ventrofil-Serag-Entlastungsnahtbesteck
Subkutangewebe	resorbierbar, polyfil	wenige Einzelnähte	2–0, 3–0	Vicryl, Polysorb, PGA Resorba, Bondek, Serafit
Faszie	verzögert resorbierbar oder nichtresorbierbar	Einzelknopf o. fortlaufend	2–0 bis 1	PDS II, PGA Resorba, Dexon II, Bondek, CV-0/CV-2 Gore Tex, Vicryl, Polysorb, Surgidac, Mersilene, Terylene
Darmanastomosen	resorbierbar, nichtresorbierbar, Klammern	Einzelknopf o. fortlaufend	3–0, 4–0	Vicryl, Polysorb, Maxon, Dexon II, Biosyn
Gallenwege	resorbierbar	Einzelnaht o. fortlaufend	5–0 bis 7–0	Maxon, PDS, Vicryl, Biosyn
Gefäße	nichtresorbierbar	fortlaufend o. Einzelnaht	3–0 bis 10–0	Prolene, Gore, Nylon, Premio, Surgilene, Tevdek II, Seralene

Tabelle 5.6 Beispiele für resorbierbares Nahtmaterial

Molekül	20–30% Restzugfestigkeit in Anz. der Tage	Massenresorption in Anz. der Tage
Polyglykol	21	60–90
Glykolid/Lactide	21	56–70
Polyglykonat	42	180–210
Polydioxanon	42	180–210
Polyglecapron 25	14	120
Glykomer 631	21	110
Glykolid/Lactide (bestrahlt)	7	45–50
Catgut plain	7–10	ca. 70
Catgut chrom	14	ca. 90

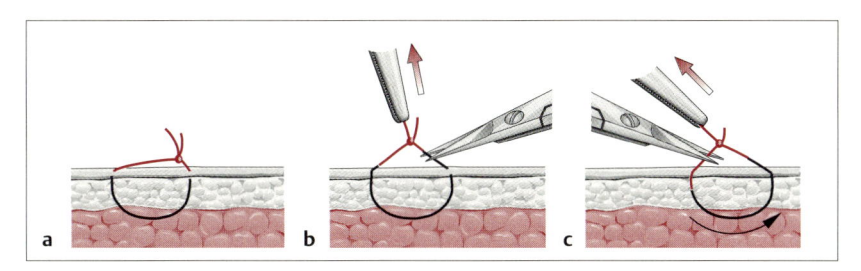

Abb. 5.**3a–c** Entfernen der Hautnähte. **a** Hautnaht: Der rot eingezeichnete Teil des Fadens liegt auf der Haut und ist evtl. infiziert. **b** Richtige Fadenentfernung: Der Knoten wird mit einer anatomischen Pinzette angehoben und der Faden unter dem Knoten dadurch etwas aus dem Gewebe herausgezogen. Das herausgezogene Fadenteil wird mit einer Schere durchgeschnitten und der ganze Faden durch weiteren Zug am Knoten oder Fadenende herausgezogen. Fadenabschnitte, die sich auf der Haut befunden haben (rot), werden nicht durch den Stichkanal gezogen und können somit keine nachträgliche Infektion verursachen. **c** Hier wird der Faden, der auf der Haut lag (rot), durch den Stichkanal gezogen und kann somit eine Infektion hervorrufen.

stig resorbierbarem Material. Faszien können mit einer einzel- oder fortlaufenden Naht vernäht werden. Eine Vernarbung dauert hier allerdings mehrere Wochen, deshalb sollte nur langfristig resorbierbares oder sehr gewebeverträgliches nichtresorbieres Material angewendet werden.

Bei allen Operationen am Magen-Darm-Trakt wird in der Regel synthetisches resorbierbares Nahtmaterial eingesetzt. Sowohl die einreihige wie auch die zweireihige Naht werden praktiziert. Hilfreich für Anastomosen am Ösophagus, Magen, Kolon und Rektum sind zirkuläre und lineare Klammernähte. Die Verwendung von Kompressionsanastomosen mit einem resorbierbaren Doppelring ist ebenfalls möglich (Valtrac). Gefäßnähte werden mit monofilem, atraumatischem, nichtresorbierbarem Nahtmaterial ausgeführt. An Parenchymorganen (Leber, Milz, Niere) sind einfache Nähte schlecht zu knüpfen, deshalb ist hier die Anwendung resorbierbarer Nahtwiderlager (z.B. Ethisorb) zu empfehlen.

Bei Implantationen von faszienverstärkenden Materialien (Goretex, Mersilene, Vicryl) sind Fäden dem Implantat anzupassen (unresorbierbare Fäden bei dauerhaften Implantaten). Für nahezu alle Gewebenähte gibt es zahlreiche Nahtmodifikationen (vgl. 2, 4).

Die Entfernung von Nahtmaterial der Haut sollte möglichst frühzeitig erfolgen, um Stichkanalzeichnungen zu vermeiden. Der zeitliche Ablauf der Wundheilung ist aber zu beachten. Wundränder sind nach 8–10 Tagen ausreichend fest.

Je nach Alter und Allgemeinzustand des Patienten können Fäden bis zum 14. Tage belassen werden. Sind die Hautnähte durch intrakutane Entlastungsnähte gesichert, ist eine frühere Entfernung möglich, ohne eine Wunddehiszenz befürchten zu müssen. Je besser ein Wundbereich durchblutet ist, umso schneller heilt die Wunde; dies beeinflußt den Zeitpunkt der Fadenentfernung. Bei der Fadenentfernung ist zu beachten, daß der außerhalb der Wunde gelegene keimbeladene Fadenanteil nicht durch die Wunde gezogen wird (Abb. 5.**3a–c**).

Belastung von Intestinalnähten

Im Schleimhautbereich sind Epitheldefekte nach 3–5 Tagen geschlossen. Bereits nach 6 Stunden ist eine Darmnaht durch die Serosaverklebung gas- und flüssigkeitsdicht. Die mechanische Belastbarkeit einer Intestinalnaht ist in den ersten 10 Tagen noch herabgesetzt. Es besteht ein Zusammenhang mit der Kollagenfasersynthese, die ihr Maximum am 10. postoperativen Tag erreicht.

Bei besonderer Belastung nach Mehrfacheingriffen in der Bauchhöhle sind zur Vermeidung eines Platzbauches Bauchdeckenstrukturnähte erforderlich.

Literatur

1 Harmsen, G.: Operationsabläufe von A–Z. Blackwell Wissenschaft, Berlin 1994
2 Kremer, K., W. Lierse, W. Platzer, H. W. Schreiber, S. Weller: Chirurgische Operationslehre in 10 Bänden. Thieme, Stuttgart ab 1989
3 Middelanis, J., M. Lien, L. Steinmüller, R. Döhler: OP-Handbuch. Grundlagen, Instrumentarium, OP-Ablauf. Springer, Berlin 1995
4 Nockemann, P. F.: Die chirurgische Naht, 4. Aufl. Thieme, Stuttgart 1992

Drainagen, Katheter und Sonden

H.-U. Schulz und H. Lippert

Seit den Anfängen der Chirurgie werden Drainagen, Katheter und Sonden zur Ableitung von Sekreten aus Körperhöhlen, Wunden oder Organen verwendet. Ebenso lange währt die Diskussion um Materialien, Techniken und Indikationen. Der Einsatz von Drainagen beruht auch heute noch zum Teil auf überlieferten Regeln und persönlicher Empirie sowie subjektiven Vorstellungen.

Exakte wissenschaftliche Untersuchungen haben erst in den letzten Jahren Indikationen und Gefahren von Drainagen relativ klar umrissen. In jüngerer Zeit werden Katheter und Sonden nicht nur zur Sekretableitung aus dem Körper, sondern auch zur Applikation von Medikamenten, Infusionen, Nährstoffen usw. in den Körper benutzt.

Drainagen

Nomenklatur

Drainage: passiv, aktiv

Passive Drainagen. Sie funktionieren nach dem Prinzip des geringsten Widerstandes. Sie erfordern das Vorhandensein eines natürlichen Druckgradienten. Im einfachsten Fall handelt es sich dabei um wenig effektive Überlaufdrainagen, deren Funktion durch die Schwerkraft unterstützt wird. Typische Beispiele sind das simple Schlauchrohr, das Penrose-Drain und die Mikulicz-Drainage. Je kleiner der Durchmesser des Drains ist, desto größer ist auch die Drainagewirkung aufgrund von Kapillarkräften. Auf diesem physikalischen Prinzip basiert die Easy-flow-Drainage (Abb. 5.4a–o, 5.5a–c).

Aktive Drainagen. Sie sind charakterisiert durch das Vorhandensein eines externen Unterdrucks, durch den ein Druckgradient (Sog) erzeugt wird. Der Unterdruck kann durch elektrische Pumpen oder Wandarmaturen aufgebaut werden. Aktive Drainagesysteme sind wesentlich effektiver als passive. Durch den Sog kann es jedoch zur

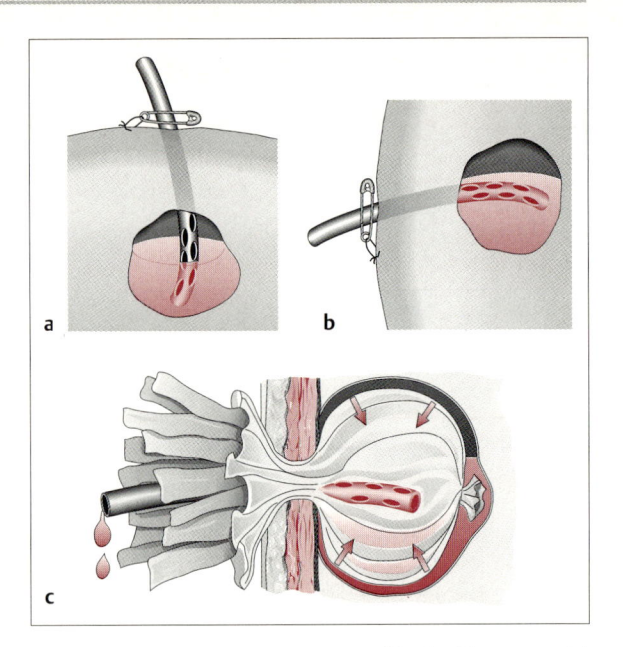

Abb. 5.5 Passive Drainagen. Reine Überlaufdrainagen (**a**) sind wenig effektiv und sollten deshalb nicht angewendet werden. Schwerkraftdrainagen (**b**) haben demgegenüber eine höhere Effizienz, die ggf. durch Umwickeln mit Gazestreifen i.S. einer Mikulicz-Drainage (**c**) noch erhöht werden kann (rot = zu drainierende Flüssigkeit).

Okklusion des Drainlumens durch angesaugte Gewebe kommen, woraus u.U. ein Funktionsverlust resultiert. Ein weiterer Nachteil der Saugdrainagen besteht darin, daß der Patient an das Bett gebunden und damit relativ immobil ist. Eine Sonderform der aktiven Drainage ist das im angloamerikanischen Schrifttum als Sump-Drainage bezeichnete System, bei dem zum Offenhalten der seitlichen Perforationen ein zweites, dünneres Drain in das Hauptdrain eingeführt ist (Abb. 5.4l). Dieses innere Drain erlaubt (im allgemeinen über ein Bakterienfilter) den Eintritt von Luft und wirkt somit dem Kollabieren des Hauptdrains entgegen. Dreilumige Sump-Drains ermöglichen überdies eine lokale Spüldrainage.

Drainage: offen, halbgeschlossen, geschlossen

Hinsichtlich ihrer Beziehung zur Raumluft unterscheidet man offene, halbgeschlossene und geschlossene Drainagesysteme (Abb. 5.6a–e).

Offene Drainagen sind immer passiv. Sie entleeren die Sekrete direkt in das Verbandmaterial. Häufig notwendige Verbandwechsel, Mazerationen der Haut und ein hohes Risiko aszendierender Infektionen schränken die Indikationen stark ein.

Halbgeschlossene Drainagen sind an einen Auffangbehälter angeschlossen, der gewechselt werden kann. Halbgeschlossene Drainagen werden auch als halboffene Drainagen bezeichnet. Passive halbgeschlossene Drainagen (d.h. ohne Sog) sind weit verbreitet, bergen jedoch das Risiko des Zurücklaufens von Sekret in die Wunde und damit der Infektion in sich. Schon ein geringer Sog, der aus der passiven eine aktive halboffene Drainage (z.B. Redon-Drainage, Sump-Drainage) macht,

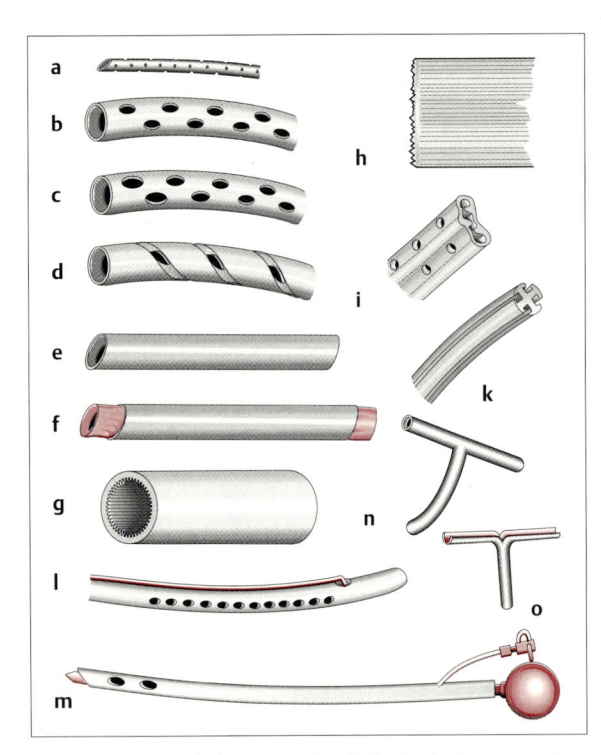

Abb. 5.4 Beispiele für unterschiedliche Drain-Formen: **a** Redon-Drain, **b** konventionelles (Schlauch-) Drain, **c** Ulmer Drain, das sich gegenüber dem konventionellen Drain durch zur Spitze hin größer werdende Perforationen auszeichnet, **d** Spiraldrain, **e** einfaches Penrose-Drain, **f** Penrose-Drain mit Gazestreifen, **g** Easy-flow-Drainagerohr, **h** Easy-flow-Drainagestreifen, **i** Reliavac-Drain, **k** Blake-Drain, **l** Doppellumendrain mit Luftzufuhr, wie es als Sump-Drain verwendet wird, **m** Doppellumendrain mit Trokar für die Thoraxdrainage, **n** T-Drain zur Galleableitung aus dem Choledochus, das zur Erleichterung der Extraktion an der Dreiwegestelle eingekerbt und am T-Schenkel der Länge nach aufgeschnitten werden kann (**o**).

Drainagen, Katheter und Sonden **95**

Abb. 5.**6** Offene, halbgeschlossene und geschlossene Drainagen. Bei der offenen Drainage (**a**) entleert sich das Sekret in den Verband. Bei der halbgeschlossenen Drainage (**b**, **c**) muß der volle Sammelbehälter gewechselt werden. Halbgeschlossene Drainagen können passiv (**b**) oder aktiv (**c**) sein. Bei der geschlossenen Drainage ist der Drainageschlauch fest mit dem Sammelbehälter verbunden. Die Sekrete werden über einen Ablaßstutzen entleert. Die Robinson-Drainage (**d**) ist ein typisches Beispiel für eine passive geschlossene Drainage.

a

b

c — Vakuumflasche

d — Rücklaufventil; Auslaßstutzen mit Bakterienfilter

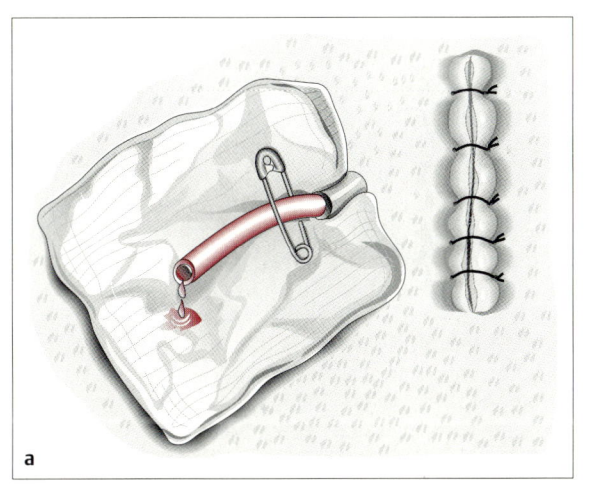

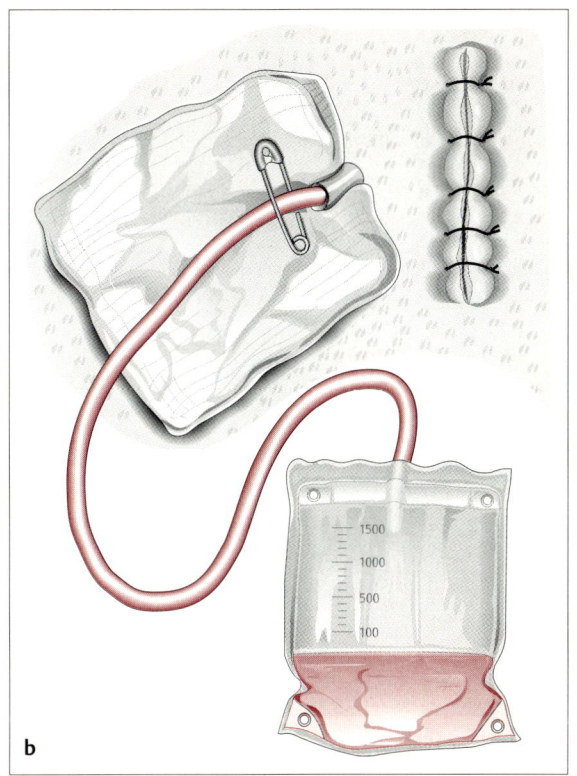

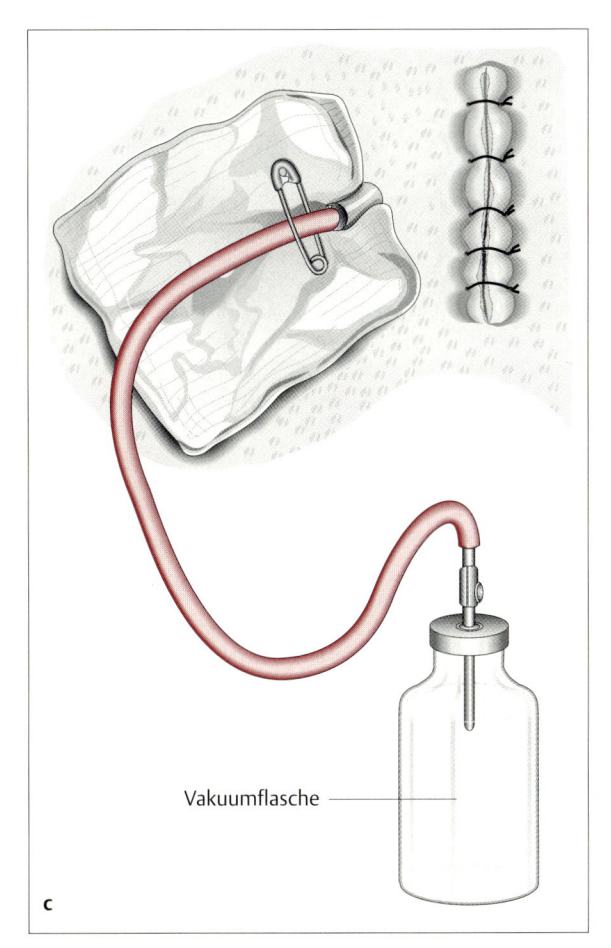

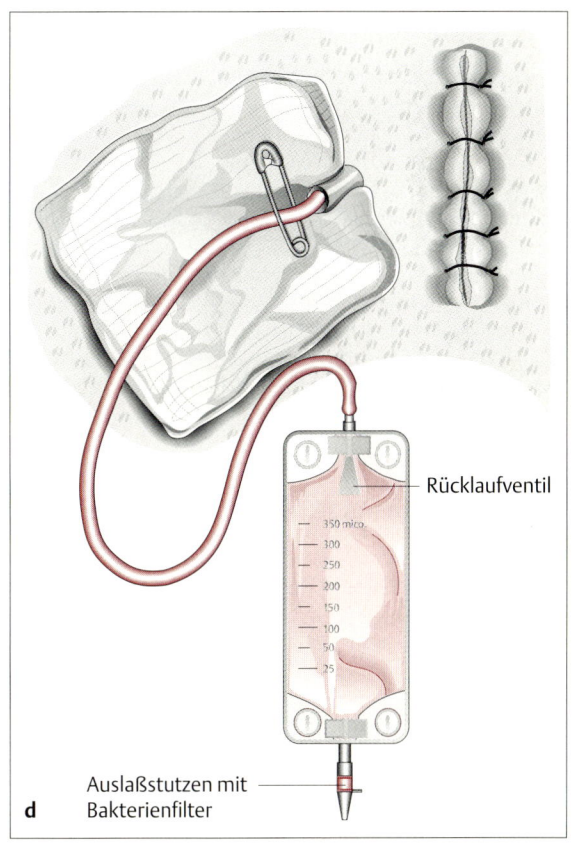

Abb. 5.**6** Fortsetzung S. 96 ▶

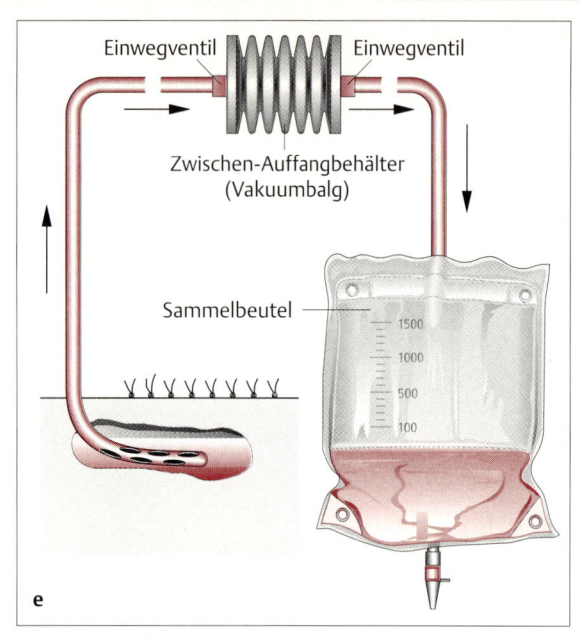

Abb. 5.6 (Fortsetzung)
Bei der aktiven geschlossenen Drainage (**e**) dient ein eigenelastischer Vakuumbalg als Unterdruckquelle und Zwischen-Auffangbehälter. Durch Kompression des Balges wird der Inhalt in den Sammelbeutel entleert und gleichzeitig ein erneuter Sog aufgebaut. Ventile bestimmen die Richtung des Sekretflusses und verhindern dessen Reflux in die Wunde.

kann das Zurückfließen von Sekreten verhindern und damit das Infektionsrisiko reduzieren.

Geschlossenes System. Hier ist der Ableitungsschlauch mit dem Auffangbehälter untrennbar verbunden. Der Reflux von Sekreten wird durch ein Ventil zwischen Schlauch und Behälter verhindert. Der Behälter kann durch einen Auslaßstutzen entleert werden, wobei ein Bakterienfilter der Keimaszension entgegenwirkt. Die aktive Form des geschlossenen Systems besitzt neben einem eigenelastischen Auffangbehälter ein zweites Ventil, das in einen größeren Sammelbeutel führt. Drückt man den eigenelastischen Behälter zusammen, entleert er sich über das Auslaßventil. Durch die Tendenz dieses Behälters, seine ursprüngliche Form wieder anzunehmen (d.h. sich auszudehnen), wird der Sog erneut aufgebaut.

Drainage: therapeutisch, prophylaktisch

Therapeutische Drainagen haben das Ziel, bereits vorhandene Ansammlungen von Pus, Nekrosen und Sekreten abzuleiten bzw. Fisteln oder Wunden offenzuhalten. Die Indikationen sind meist klar und allgemein akzeptiert.

Prophylaktische Drainagen sollen bewirken, daß sich postoperativ vom Operateur erwartete Ansammlungen von Blut, Eiter, Galle, Pankreassaft, Dünndarmsekret usw. nach außen entleeren. Gelegentlich wird auch argumentiert, daß durch das Sekret chirurgische Komplikationen frühzeitig zu erkennen sind. Die prophylaktische Anwendung von Drainagen ist bei zahlreichen Eingriffen umstritten (2,4). Einzelheiten werden im Abschnitt Indikationen besprochen.

Drainmaterialien

Jedes Drain ist ein Fremdkörper. An Drainmaterialien, die u. U. längere Zeit im Körper verbleiben müssen, werden deshalb hohe Anforderungen hinsichtlich Effizienz, Biostabilität und -kompatibilität gestellt; prinzipiell sollten nur inerte Natur- oder Kunststoffe verwendet werden. Entscheidend für die Materialauswahl ist auch die vorgesehene Drainagetechnik: So ist bei Saugdrainagen rigides Material als Kollabierschutz erforderlich, während sich bei passiven Drainagen wegen besserer Handhabung und Mobilisierbarkeit des Patienten flexibles Material empfiehlt. Praktische Bedeutung haben heute chemisch modifizierte Naturstoffe (Latex, Kautschuk, Weichgummi) sowie reine Kunststoffe (Silicon, Polyethylen, Polyvinylchlorid, Polyurethane).

Latex ist das wahrscheinlich am häufigsten verwendete Drainmaterial. Es ist relativ preiswert und fördert überdies die Epithelisierung eines Drainagekanals innerhalb von 10 Tagen. Als wesentlicher Nachteil wird die Begünstigung aszendierender Infektionen angesehen. Bei längerem Verbleib im Körper kann das Material spröde werden und somit beim Entfernen brechen. Der natürliche Latexsaft dient auch als Ausgangsstoff für weitere zur Drainherstellung benutzte Materialien wie Kautschuk und Weichgummi.

Kautschuk wird wegen seiner geringen Biostabilität und ungünstigen Oberflächeneigenschaften kaum noch verwendet.

Weichgummi gilt als besonders effektiv in der Drainage der Pleurahöhle und der Gallenwege. Infektionen sind relativ selten, jedoch verstopfen diese Drains leicht, zudem begünstigen sie die Ausbildung enterokutaner Fisteln. Wegen seiner granulationsbegünstigenden Wirkung ist Gummi jedoch gut geeignet, bereits bestehende Fisteln durch die schnelle Ausbildung eines lokalisierten Kanals zu drainieren. Aufgrund schlechter Biostabilität und ungünstiger Oberflächeneigenschaften wird Gummi heute nahezu ausnahmslos nur noch zur T-Drainage der Gallenwege verwendet.

Silicone sind weniger reaktiv als die meisten anderen Materialien. Sie besitzen neben einer hohen Biostabilität und -kompatibilität auch günstige Oberflächeneigenschaften. Aufgrund der geringen Gewebsreaktion auf diese Materialien sind sie für einige Eingriffe jedoch ungeeignet, wie z.B. zur Gallenwegs- oder Fisteldrainage. Das Risiko der Infektion, Verstopfung und Fistelbildung ist geringer als bei anderen Drainmaterialien. Ein Nachteil dieser weichen Drains wird darin gesehen, daß sie beim Ziehen leicht abreißen können. Zudem sind Silicone relativ teuer.

Für **Polyethylen** treffen im wesentlichen die für Gummi getroffenen Aussagen zu.

Polyvinylchlorid (PVC) sollte nur für extrakorporal verbleibende Drainageteile Verwendung finden. Zur Herstellung einigermaßen flexibler Drains ist der Zusatz von Weichmachern erforderlich, die lokale Reizerscheinungen wie Hautrötung, Granulationen an der Austrittsstelle und materialinduzierten Sekretfluß bewirken können.

Tabelle 5.7 Größenklassifikation von Drains, Kathetern und Sonden (Maßeinheit ist das Charrière*)

Charrière (Charr) French (Fr)	Millimeter (mm)	Inches (in)	Charrière (Charr) French (Fr)	Millimeter (mm)	Inches (in)
1	0,33	0,013	24	8,00	0,314
2	0,67	0,026	25	8,33	0,328
3	1,00	0,039	26	8,67	0,341
4	1,33	0,052	27	9,00	0,354
5	1,67	0,066	28	9,33	0,367
6	2,00	0,079	29	9,67	0,380
7	2,33	0,092	30	10,00	0,393
8	2,67	0,105	31	10,33	0,406
9	3,00	0,118	32	10,67	0,419
10	3,33	0,131	33	11,00	0,432
11	3,67	0,144	34	11,33	0,445
12	4,00	0,157	35	11,67	0,458
13	4,33	0,170	36	12,00	0,472
14	4,67	0,183	37	12,33	0,485
15	5,00	0,196	38	12,67	0,498
16	5,33	0,210	39	13,00	0,511
17	5,67	0,223	40	13,33	0,524
18	6,00	0,236	41	13,67	0,537
19	6,33	0,249	42	14,00	0,550
20	6,67	0,262	43	14,33	0,563
21	7,00	0,275	44	14,67	0,576
22	7,33	0,288	45	15,00	0,590
23	7,67	0,301	46	15,33	0,603

1 Charr = 1 Fr = 0,333 mm = 0,0131 in
1 in = 1 Zoll = 25,4 mm

Aufgrund seiner physikalischen Eigenschaften ist PVC für Vakuumdrainagen mit hohem Unterdruck bisher jedoch unentbehrlich.
Polyurethane (PUR) sind ökologisch unbedenklicher als PVC. Diese Materialien ähneln in ihren physikalischen Eigenschaften dem Kautschuk, besitzen jedoch günstigere Oberflächeneigenschaften und eine höhere Biostabilität. Unter Berücksichtigung ihrer Biostabilität und -kompatibilität empfehlen sich heutzutage vor allem Drainagen aus Silicon und Polyurethan (1, 7, 10).

Größenklassifikation

Die Größe von Drains, Kathetern und Sonden wird auf der Basis ihres Außendurchmessers klassifiziert. Die Maßeinheit ist entsprechend internationaler Übereinkunft und Standardisierung (ISO/DIN 9626) das Charrière (Charr oder Ch). Weitere gebräuchliche Maßeinheiten sind French (Fr) und Inch (in). Ein Charrière entspricht $\frac{1}{3}$ Millimeter bzw. 1 French. Eine Übersicht über die Umrechnung zwischen Charrière, Millimeter und Inches gibt Tab. 5.7.
Noch komplizierter wird die Situation, wenn Punktionskanülen in die Betrachtung einbezogen werden. Auch ihre Größe wird auf der Grundlage des Außendurchmessers klassifiziert. Die Maßeinheit ist jedoch das Gauge (G). Die Größenskala des Gauge reicht von 10 (größte Größe) bis 30 (kleinste Größe). Jedem Gauge-Wert ist nach ISO 6009 ein Farbcode zugeordnet, an dem die Kanülengröße auch optisch erkennbar wird. Eine direkte Umrechnung von Gauge in Millimeter, Charrière, French oder Inches ist nicht möglich. Die Tab. 5.8 veranschaulicht die Gauge-Skala in Relation zum Farbcode sowie zum Außendurchmesser der Kanülen in Millimetern.

Indikationen zur Drainage

Therapeutische Drainage

Therapeutische Drainagen der Peritonealhöhle werden vor allem angewandt bei Peritonitis, nekrotisierender Pankreatitis, Abszessen, gastrointestinalen und urogenitalen Fisteln sowie bei einigen Verletzungen im Rahmen von Bauchtraumata. Bei der Plazierung der Drains ist zu berücksichtigen, daß es im Bauchraum neben der Schwerkraft, die die Sekrete zum Douglas-Raum hin befördert, aktive Flüssigkeitsströmungen gibt, die zu den Zwerchfellkuppeln hin gerichtet sind (Abb. 5.7a).

Generalisierte Peritonitis. Hier ist die alleinige Drainage der Abdominalhöhle zwecklos, da jedes Drain innerhalb weniger Stunden nach seiner Plazierung von der Peritonealhöhle abgekapselt wird (3). Eine Drainage der gesamten Peritonealhöhle ist nicht möglich, da Drains immer nur lokal Sekrete ableiten können. Einer zusätzlichen Spülbehandlung (Abb. 5.7b, c) liegt das Konzept einer mechanischen Reinigung zum Zwecke des Auswaschens von Pus, Detritus, Bakterien und Toxinen zugrunde. Die Wirksamkeit der Peritoneallavage in der Peritonitisbehandlung ist jedoch nicht erwiesen, da kontrollierte klinische Studien bisher fehlen (8).

Tabelle 5.8 Größenklassifikation und Farbcode für Kanülen (Größeneinheit ist das Gauge)

Gauge (G)	Millimeter (mm)	Inches (in)	Farbcode
10	3,40	0,134	braun-oliv
11	3,00	0,118	gelb-grün
12	2,70	0,106	weiß-blau
13	2,40	0,094	purpur
14	2,11	0,083	hellgrün
15	1,83	0,072	blaugrau
16	1,65	0,065	weiß
17	1,50	0,059	rot-violett
18	1,27	0,050	rosa (pink)
19	1,07	0,042	creme (beige)
20	0,97	0,038	gelb
21	0,81	0,032	dunkelgrün
22	0,71	0,028	schwarz
23	0,64	0,025	dunkelblau
24	0,56	0,022	mittelpurpur
25	0,51	0,020	orange
26	0,46	0,018	braun
27	0,41	0,016	mittelgrau
28	0,36	0,014	blaugrün
29	0,33	0,013	rot
30	0,30	0,012	gelbweiß

Bauchtraumata. Zur Wertigkeit von Drainagen bei ihrer operativen Versorgung liegen keine kontrollierten klinischen Studien vor. Hier wird sich der Operateur an der eigenen Erfahrung orientieren. Belegt ist lediglich, daß bei Leberverletzungen eine extrahepatische Gallenwegsdrainage die Ergebnisse nicht verbessert (8).

> Ein Drain ist kein Ersatz für adäquate chirurgische Technik und subtile Blutstillung. Jedes Drain ist ein Fremdkörper, dessen Insertion potentielle Risiken in sich birgt. Die Indikation zur Drainage sollte daher immer im Einzelfall überprüft werden!

Prophylaktische Drainage

Nach **elektiver Cholezystektomie, Appendektomie und Splenektomie** sind prophylaktische Drainagen nicht erforderlich. Ihr Einsatz kann sogar eine erhöhte Komplikationsrate und verlängerte postoperative Liegezeit bewirken (Übersicht bei 8). Bei sorgfältiger operativer Technik sind Gallelecks, Stumpfinsuffizienzen und Blutungen äußerst selten. Der häufig als Argument für eine passive Drainage ins Feld geführte Wert als früher Indikator von Komplikationen ist nicht erwiesen. Im Zweifelsfall sollte eine geschlossene (z.B. Robinson-)

Nekrotisierende Pankreatitis. In diesem Fall ist die Unwirksamkeit einer Spüldrainage der gesamten Bauchhöhle durch kontrollierte klinische Studien belegt. Da das Pankreas retroperitoneal gelegen ist, wird das Zielgebiet durch die Spülung nicht erreicht. Zudem wurde nach mehr als 3tägiger kontinuierlicher Spülung eine erhöhte Rate infektiöser Komplikationen beobachtet. Dennoch scheint es, daß jüngere Patienten von einer frühzeitigen Lavage profitieren könnten. Günstige Effekte wurden auch beschrieben bei Zusatz von Antibiotikalösungen und Proteinaseinhibitoren zur Spülflüssigkeit. Eine lokale Spülbehandlung (kontinuierlich oder in Etappen) der Pankreasloge nach erfolgter Nekrosektomie ist heute ein fester Bestandteil im Behandlungskonzept der nekrotisierenden Pankreatitis (Übersicht bei 6,8,9).

Abszesse. Sie bilden die klassische Indikation für eine therapeutische Drainage. Obwohl kontrollierte klinische Studien fehlen, herrscht weitgehende Übereinstimmung über diese Indikation. Bei der Drainage von Abszessen lösen sonographie- oder CT-gestützte Verfahren operative Eingriffe immer mehr ab.

Organperforationen ohne lokale Abszedierung (Magen- und Duodenalulcera, Appendizitis, Cholezystitis, Divertikulitis): Hier wird zumeist drainiert, obwohl die Wertigkeit dieser Maßnahme nicht erwiesen ist. Wesentlicher als eine Drainage ist eine sorgfältige chirurgische Versorgung sowie der Einsatz von Antibiotika.

Enterokutane Fisteln können durch aktive Drainagen effektiv kontrolliert werden.

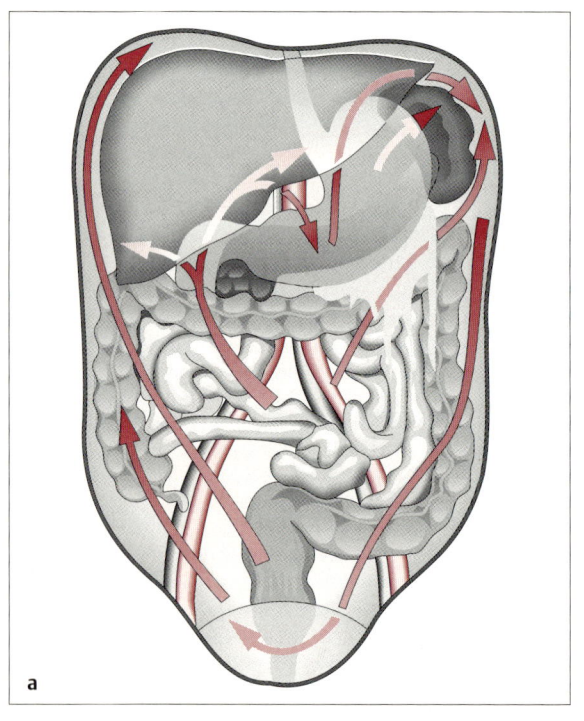

Abb. 5.7 Flüssigkeitsströme in der Peritonealhöhle (**a**), die aufgrund der Schwerkraft zum Douglas-Raum sowie aufgrund des durch die Zwerchfellkontraktionen bedingten Sogs in die Subphrenien gerichtet sind (nach Hollender u. Mitarb.). Die Drainage der Peritonealhöhle hat diesen Flüssigkeitsströmen Rechnung zu tragen. Mittels kontinuierlicher Vierquadrantenspülung (**b**) oder dorsoventraler Lavage (**c**) sollen Pus, Detritus, Bakterien und Toxine aus der Peritonealhöhle gespült werden.

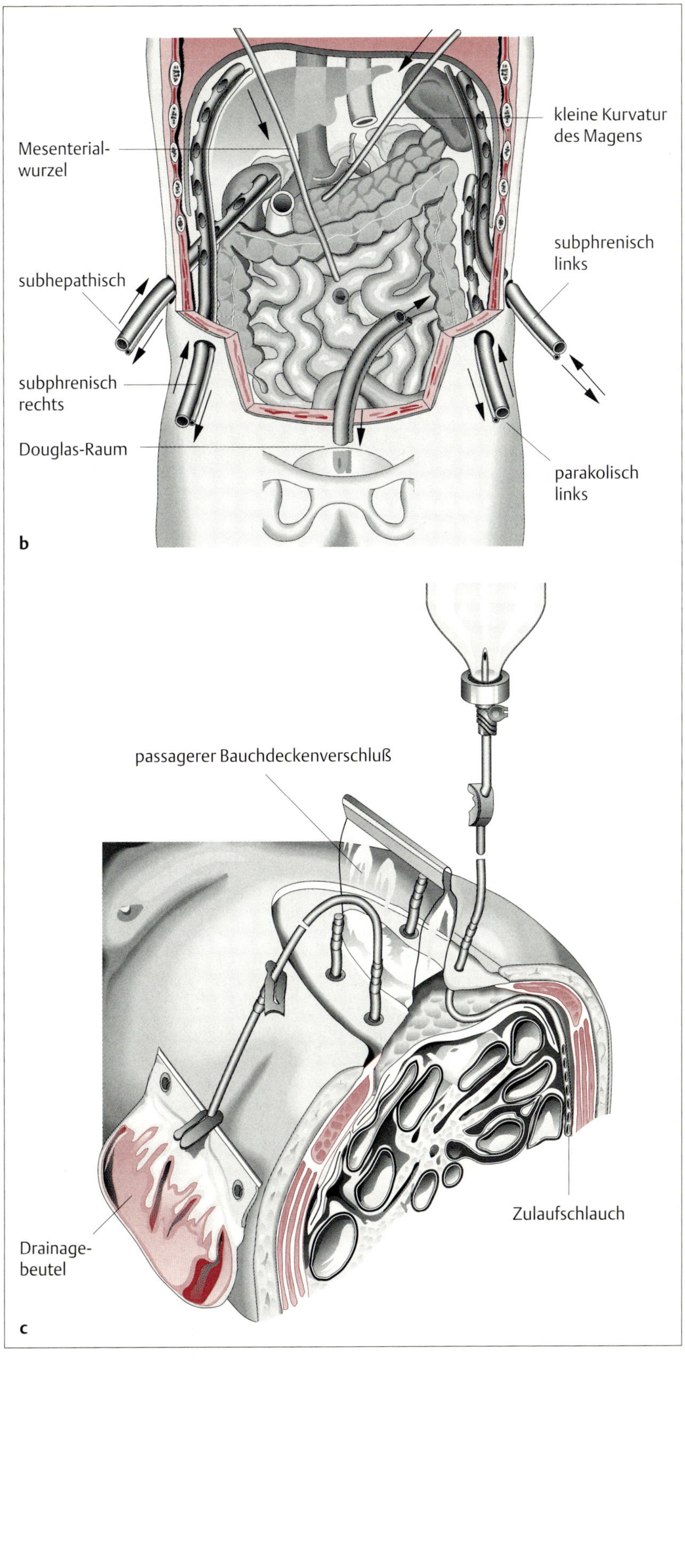

Drainagen, Katheter und Sonden **99**

Abb. 5.**7 b, c**

Mesenterial-
wurzel

kleine Kurvatur
des Magens

subhepathisch

subphrenisch
links

subphrenisch
rechts

Douglas-Raum

parakolisch
links

b

passagerer Bauchdeckenverschluß

Drainage-
beutel

Zulaufschlauch

c

oder zumindest halbgeschlossene aktive (z. B. Redon-) Drainage eingelegt werden, die nach spätestens 48 Stunden entfernt wird.

> Die prophylaktische Anwendung passiver Drains muß generell in Frage gestellt werden. Wenn eine prophylaktische Drainage für erforderlich gehalten wird, sollte jedoch ein geschlossenes Saugdrainagesystem zur Anwendung kommen!

Elektive Eingriffe am **Pankreas** werden im Regelfall mit einer Drainage abgeschlossen. Reiner Pankreassaft ist zwar in der Bauchhöhle harmlos, da die meisten Verdauungsenzyme erst durch Kontakt mit Galle oder Duodenalsekret aktiviert werden. Diese Kontaminationsgefahr ist nach Eingriffen am Pankreas aufgrund der unmittelbaren Nachbarschaft dieser Strukturen jedoch relativ groß.

Nach elektiven Eingriffen an **Magen und Dünndarm** wird im allgemeinen selten drainiert. Deshalb gibt es auch keine Studien zur Wertigkeit von Drainagen bei diesen Eingriffen. Allgemein akzeptiert ist jedoch, daß bei einem schwierigen Verschluß des Duodenalstumpfes eine Drainage gelegt wird. Dieses Drain sollte mindestens 7–10 Tage belassen bleiben, da erst in diesem Zeitraum die meisten Insuffizienzen auftreten. Elektive Resektionen wegen eines Morbus Crohn bedürfen z. B. im allgemeinen keiner Drainage.

Anastomosen am **Dickdarm** haben eine wesentlich höhere Insuffizienzrate als solche am Dünndarm. Experimentelle Studien haben belegt, daß passive Drains, die an Kolonanastomosen gelegt werden, die Komplikationsrate erhöhen. Die Fähigkeit von Peritoneum und Omentum, insuffiziente Anastomosen abzudichten, ist ein weiteres Argument gegen die routinemäßige Drainage. Zur Drainage wird jedoch geraten, wenn der Dickdarm im Anastomosenbereich durch Fäzes stark verunreinigt ist oder wenn eine Anastomose in der Nähe von entzündetem Gewebe angelegt werden muß. Der Verschluß der Sakralhöhle nach abdominoperinealer Rektumexstirpation ist eine gesicherte Indikation für eine (halb-)geschlossene Drainage. Bei primärem Wundverschluß plus Drainage wurden weniger Wundinfektionen und Allgemeinkomplikationen beobachtet als bei offener Behandlung (8).

Bei **gynäkologischen Operationen** ist der Wert einer prophylaktischen (halb-)geschlossenen Drainage des Beckens belegt. Die Rate infektiöser Komplikationen ließ sich durch Drainage nach abdominaler Hysterektomie von 25 % auf 11 % reduzieren, nach vaginaler Hysterektomie von 32 % auf 8 %. Bei diesen Eingriffen ist der Effekt prophylaktischer Drainagen dem der prophylaktischen Gabe von Antibiotika ebenbürtig (8).

Prophylaktische Drainagen nach Operationen an der **Mamma** sind weitgehend akzeptiert. Es gibt keine Studie, in der die Wertigkeit Drainage vs. Nichtdrainage untersucht wurde. Kontrollierte Studien haben jedoch belegt, daß im Vergleich zur passiven Drainage aktive (halb-)geschlossene Systeme die Rate an Wundrandnekrosen und Wundinfektionen reduzieren und die Verweildauer verkürzen (8).

Prophylaktische Saugdrainagen reduzieren die Rate an Wundrandnekrosen, Seromen und Hämatomen auch nach **plastisch-rekonstruktiven** und **handchirurgischen Eingriffen.** Der Sog bewirkt überdies ein gutes Aneinanderhaften transplantierter Gewebe auf ihren neuen Lagern, was der Vaskularisation und Wundheilung dienlich ist. Sinngemäß trifft dies auch für Eingriffe an **Schilddrüse** und **Nebenschilddrüsen** zu. Eingriffe mit minimalinvasiven Techniken sollten nach den gleichen Regeln drainiert werden wie die entsprechenden Eingriffe in offener Technik.

> Die zunehmende Verbreitung der Sonographie läßt postoperative Flüssigkeitsansammlungen und die Notwendigkeit einer Reoperation frühzeitig erkennen. Die Indikationen zur prophylaktischen Drainage werden dadurch immer weiter eingeschränkt!

Technik der Drainage

Abdominale Drainage

Die Plazierung eines Drains muß – wie jeder chirurgische Eingriff – unter sterilen Kautelen vorgenommen werden. Auch am offenen Abdomen oder Thorax wird vor der Stichinzision die Haut noch einmal desinfiziert. Mit einem spitzen Skalpell erfolgt sodann eine Hautinzision, deren Länge dem Durchmesser des zu plazierenden Drains angepaßt sein muß. Mit Kornzange oder Overholt-Dissektor wird stumpf von außen nach innen ein Tunnel geschaffen, durch den das Drain von innen nach außen gezogen wird. Während die eine Hand des Operateurs das Instrument führt, liegt die andere zum Schutz vor Organläsionen (Darm, Leber, Milz, Lunge) von innen der Bauch- oder Thoraxwand an korrespondierender Stelle an. Redon-Drainagen werden mit einem Metallspieß ohne vorherige Hautinzision von innen nach außen durch die Bauchwand geleitet, was keinesfalls blind erfolgen darf. Vielmehr liegt dabei die Spitze des Spießes auf dem Zeigefinger der rechten Hand, so daß der Vorgang unter Fingerführung erfolgen kann und das Risiko von Organverletzungen gering ist. Die Spitze des Drains wird direkt an das zu drainierende Areal gelegt, wobei ein unmittelbarer Kontakt zu Anastomosen vermieden werden muß.

> Auch bei Verwendung weicher, relativ gewebefreundlicher Materialien sollten Drains wegen der Arrosionsgefahr niemals in direkter Nähe von Anastomosen oder Gefäßen plaziert werden!

Die Perforationen des Drains müssen den zu drainierenden Prozeß in gesamter Länge erfassen. Gelegentlich müssen zu diesem Zweck zusätzliche Perforationen geschaffen werden. Dies gelingt am besten mit einer Luerschen Hohlmeißelzange, weniger gut mit einer Schere. Thoraxdrains mit Trokar können in idealer Weise durch ein Skalpell zusätzliche Perforationen erhalten, wobei der Trokar als Widerlager dient. Die Ableitung des Drains muß am tiefsten Punkt des zu drainierenden Prozesses erfolgen, um eine effektive Drainage zu gewährleisten. Dies ist insbesondere bei passiven Drainagen von Bedeutung.

> Ein direktes Ausleiten von Drains durch die Wunde begünstigt das Entstehen von Narbenhernien und Wundinfektionen. Drains werden deshalb über separate Inzisionen ausgeleitet, die ca. 5 cm von der Wunde entfernt sein sollten!

Ist das Drain plaziert, wird nochmals seine Lage an der Spitze und im Verlauf kontrolliert. Ragen Drainperforationen in die Bauch- oder Thoraxwand oder sogar aus der Haut heraus, wird einfach die Spitze des Drains gekürzt. Drains werden an der Haut mit nicht zu dünnem Nahtmaterial fixiert. Diese Naht verhindert eine Dislokation der Drains sowohl nach außen als auch nach innen. Gleichzeitig kann damit eine zu großzügige Hautinzision eingeengt werden, was zur Verhinderung eines Sekretflusses neben dem Drain wichtig ist. Nach der Fixation sollte ohne Verzug der Sammelbeutel angeschlossen und die Funktionstüchtigkeit der Drainage durch eine lokale Spülung überprüft werden. Postoperative Spüldrainagen müssen noch intraoperativ begonnen werden, um eine Okklusion der Drains durch Fibrinkoagel zu verhindern. Das Entfernen der Drains erfolgt, sobald sie ihren Zweck erfüllt haben oder funktionslos geworden sind. Prophylaktisch gelegte Drains werden nach spätestens 48 Stunden entfernt, was in einem Schritt erfolgen sollte. Vor dem Ziehen wird das Drain mit einer Kocher-Klemme okkludiert, um Koagel, die sich zumeist an der Drainspitze befinden, mit zu entfernen. Verbleiben diese in situ, bilden sie einen günstigen Nährboden für Bakterien und können somit Ausgangspunkt für eine spätere Abszedierung werden. Die Liegedauer therapeutischer Drainagen orientiert sich am Fördervolumen. Sie werden bei nachlassendem Sekretfluß entfernt, was zur Förderung der Ausbildung eines mitunter erwünschten Fistelkanals schrittweise erfolgen kann. Bei diesem sog. „Kürzen" der Drains ist auf eine anschließende sichere Fixation zu achten. Diese ist auf einfache Weise zu erreichen, indem man die ehemalige Fixationsnaht erhält und unter ihr eine Sicherheitsnadel durchschiebt, die anschließend durch das Drain geschoben wird (Abb. 5.8).

Da Drains gelegentlich an den Ligaturen abscheren und in die Wunde schlüpfen können, empfiehlt sich eine gründliche Dokumentation von Anzahl, Art und Lokalisation der plazierten Drainagen. Dies trifft auch zu für die Entfernung der Drains. Prinzipiell sollten nur Drains mit röntgendichter Markierung angewendet werden.

Fehler und Komplikationen. Die häufigsten Fehler bei der Drainage sind in Abb. 5.9 a–f veranschaulicht. Auf die Notwendigkeit einer Fixation der Drains an der Haut mittels Naht oder Sicherheitsnadel wurde bereits hingewiesen. Beim Schaffen der Drainkanäle sollte man sorgfältig darauf achten, daß keine Läsionen an Organen (Leber, Milz, Darm, Lunge) oder Blutgefäßen gesetzt werden. Wann immer eine Drainage entbehrlich scheint, sollte auf sie verzichtet werden.

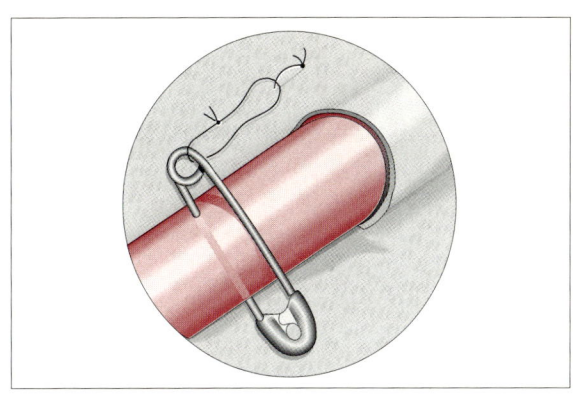

Abb. 5.8 Fixation eines schrittweise entfernten Drains an der Haut mittels Sicherheitsnadel.

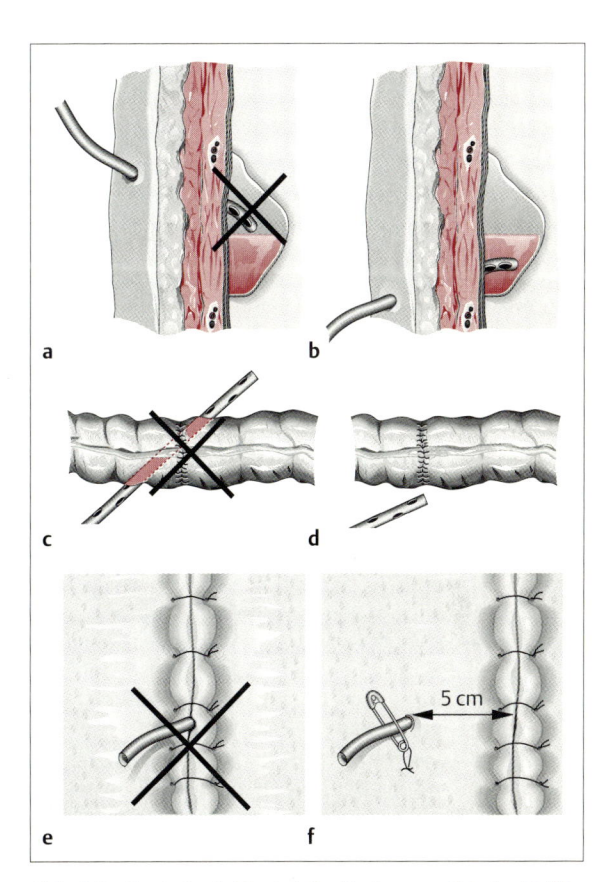

Abb. 5.9 Typische Fehler bei der Drainage: **a** Falsche Einführung und Lage des Drains. **b** Ein Drain muß immer am tiefsten Punkt der Flüssigkeitsansammlung liegen. **c** Falsche Plazierung des Drains mit Kontakt zur Darmanastomose. **d** Richtige Plazierung des Drains mit Abstand zur Darmanastomose. **e** Falsche Ausleitung der Drainage durch die Operationswunde. **f** Richtige Ausleitung der Drainage über eine separate Hautinzision, die mindestens 5 cm von der Wunde entfernt sein sollte.

Trotz verbesserter Materialien und technischer Neuerungen (wie z. B. Bakterienfilter, Antirefluxklappen) kann jede Drainage Komplikationen herbeiführen (Tab. 5.9). Ein Drain ist ein Fremdkörper, den der Organismus abzuscheiden versucht. Die daraus resultierende

Tabelle 5.9 Mögliche Gefahren, Komplikationen und Nachteile von Drainagen

Ineffiziente Drainage

Aszendierende Infektion

Druckschädigung der Gewebe mit resultierender Blutung oder Perforation von Hohlorganen

Erhöhte Rate an Fisteln nach Darmanastomosen

Vermehrte Bildung von Adhäsionen

Risiko der Darmobstruktion durch Drains

Erhöhtes Risiko von Narbenhernien

Gefahr der Retention von Drainmaterial in der Wunde

Möglichkeit der Ausbreitung von Tumorzellen entlang des Drainkanals beim Entfernen der Drainagen nach onkologischen Eingriffen

Schmerzen beim Entfernen der Drainagen

Extraktion von Darmschlingen, Netzanteilen, Ovarien usw. beim Entfernen der Drains

Vermittlung eines unberechtigten Sicherheitsgefühls beim Operateur

Zusätzliche Kosten

vermehrte Adhäsionsbildung ist die häufigste Drainagekomplikation. Die Liste der Fehler- und Komplikationsmöglichkeiten macht plausibel, daß einerseits die Indikation zur Drainage streng gestellt werden sollte und andererseits ein Drain zu entfernen ist, sobald es nicht mehr fördert oder seinen Zweck erfüllt hat.

Thoraxdrainage

Thoraxdrainagen dienen der Entfernung von Luft (Pneumothorax), Erguß (Serothorax, Pleuraerguß), Blut (Hämatothorax) oder Kombinationen der genannten Materialien aus der Pleurahöhle. Sie sollten immer aktive, geschlossene Drainagen sein. Wenn es sich um im Pleuraspalt angesammelte seröse Flüssigkeit handelt, kann eine Ableitung auch durch Thorakozentese (Pleurapunktion und Aspiration der Flüssigkeit) erfolgen.

Die Insertionsstelle und Richtung der Drainplazierung hängt vom zu drainierenden Material ab. Flüssigkeit ist meist in Zwerchfellnähe lokalisiert, so daß in einer solchen Situation (Hämatothorax, Pleuraerguß) das Drain im Recessus phrenicocostalis liegen muß. Das Drain wird oberhalb des Zwerchfells im 4. oder 5. Interkostalraum in der mittleren Axillarlinie (Bülau-Punkt) eingebracht und etwa 15 cm in Richtung der Lungenspitze vorgeschoben (A in Abb. 5.**10**). Mittels Sonographie kann man das Zwerchfell gut abgrenzen, um die Drainage sicher in den Pleuraspalt zu legen. Steht die Sonographie nicht zur Verfügung, ist man mit einer Insertion der Drainage oberhalb der Mamille in der Regel auf der sicheren Seite. Bei einem Pneumothorax hingegen sammelt sich die Luft meist in der Pleurakuppel. Darum wird das Drain in der Regel im 2. Interkostalraum in der Medioklavikularlinie eingebracht (B in Abb. 5.**10**). Von diesem Monaldi-Punkt aus kann man ein Thoraxdrain zu fast jedem Punkt der Pleurahöhle dirigieren. Prinzipiell ist aber bei jeder Indikation die Plazierung der Drainage

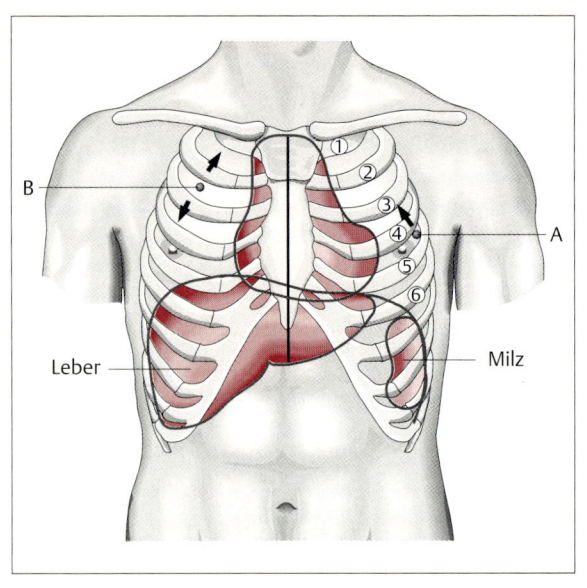

Abb. 5.10 Möglichkeiten der Anlage einer Thoraxdrainage. Bei Flüssigkeitsansammlungen (Hämatothorax, Pleuraerguß) wird die Drainage bevorzugt vom 4. oder 5. Interkostalraum aus in der mittleren Axillarlinie plaziert (A = Bülau-Punkt). Da sich Luft hingegen meist am höchsten Punkt, d. h. in der Pleurakuppel, sammelt, kann bei einem Pneumothorax die Plazierung des Drains vom 2. oder 3. Interkostalraum aus in der Medioklavikularlinie (B = Monaldi-Punkt) von Vorteil sein. Diese Technik hat ein geringeres Risiko als die erstgenannte. Prinzipiell sind jedoch unabhängig von der Indikation beide Insertionswege möglich. Aus diesem Grunde sollte im Notfall jeder Arzt die Technik anwenden, die er am besten beherrscht. Insertionsstelle (●) und mögliche Plazierungsrichtungen (♦) des Thoraxdrains.

sowohl vom Bülau- als auch vom Monaldi-Punkt aus möglich. Im Notfall sollte jeder Arzt die Technik anwenden, die er am besten beherrscht. Bei der Wahl des Thoraxdrains muß ein ausreichend großer Drainagedurchmesser berücksichtigt werden. Beim Pneumothorax sollte dieser nicht unter 21, beim Hämatothorax nicht unter 30 Charr liegen.

Technik. Der Eingriff beginnt mit der Desinfektion und dem sterilen Abdecken der für das Einbringen der Drainage vorgesehenen Region. Die Lokalanästhesie muß nicht nur die Haut, sondern den gesamten Punktionskanal bis hin zum Periost der angezielten Rippe erreichen. Wenn der Patient bei Bewußtsein ist, sollte zusätzlich ein systemisch wirkendes Analgetikum verabreicht werden. Die etwa 2 cm lange Hautinzision erfolgt mit einem Skalpell bis auf die Rippe. Am Oberrand der Rippe wird mit einem Overholt-Dissektor die Interkostalmuskulatur gespreizt. Zwischen den Branchen des Overholts eröffnet man mit dem Zeigefinger der anderen Hand stumpf die Pleura und führt durch den so geschaffenen Kanal das Thoraxdrain ein (Abb. 5.**11 a – d**). Diese Technik nennt man auch Minithorakotomie. Die Hautwunde wird durch eine U-Naht mit einem Polypropylenefaden der Stärke 0 eingeengt, das Drain in diesen Faden eingeknüpft und damit vor einer Dislokation gesichert.

Drainagen, Katheter und Sonden **103**

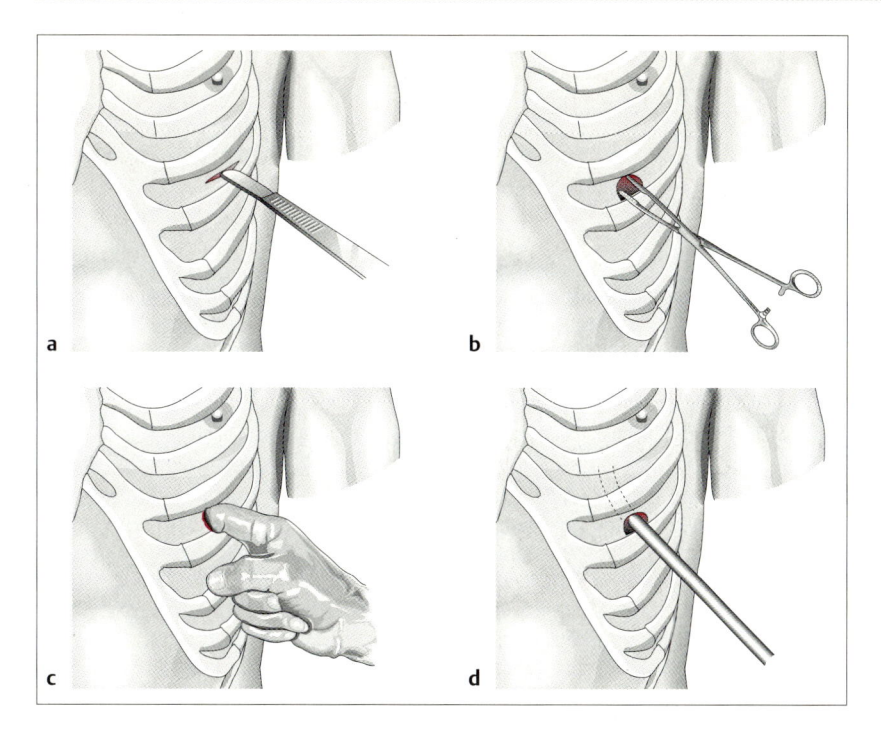

Abb. 5.11 Technik der Thoraxdrainage. **a** Mit einem Skalpell wird die Haut auf ca. 2 cm Länge bis zur Rippe inzidiert. **b** Danach erfolgt die stumpfe Präparation am Oberrand der Rippe mit einem Overholt-Dissektor oder einer Schere. **c** Mit dem Zeigefinger wird die Pleura stumpf eröffnet und der Drainagekanal digital kontrolliert. **d** Schließlich erfolgt die Einlage des Thoraxdrains in den geschaffenen Kanal.

In Notfallsituationen ist die Verwendung eines Drains mit Trokar vorteilhaft, da die Drainage durch Punktion relativ schnell plaziert werden kann. Auch bei Verwendung eines Thoraxdrains mit Trokar sollte jedoch eine Hautinzision mittels Skalpell erfolgen. Der in der Technik der Thoraxdrainage mit einem trokarverstärkten Drain Unerfahrene wendet im Notfall bevorzugt die kraniobasale Insertionstechnik an, da sie gegenüber der basokranialen Technik ein geringeres Risiko von Organverletzungen aufweist.

Wenn das Thoraxdrain angenäht ist, erfolgt eine nochmalige Hautdesinfektion. Die Wunde wird mit einem sterilen Verband abgedeckt. Das Thoraxdrain wird anschließend über einen Adapter mit einem ca. 2 m langen Latexschlauch verbunden, der an eine Saugvorrichtung (Wandarmatur, Pumpe) und ein Flüssigkeitsreservoir angeschlossen ist. Nach der Konnektion des Drains an die Saugvorrichtung wird der Adapter auf beiden Seiten mit Pflasterstreifen vor einer Dekonnektion geschützt (Abb. 5.**12a–e**). Abschließend erfolgt eine röntgenologische Dokumentation der Lage des Thoraxdrains. Im Falle von Korrekturen am Drainagesystem (z. B. beim Wechsel der Absaugeinheit) wird das Thoraxdrain (nie der damit konnektierte Absaugschlauch) mit zwei kräftigen Kocher-Klemmen, die in einem Winkel von 90° zueinander angesetzt werden, abgeklemmt. Man verhindert dadurch das erneute Kollabieren der Lunge. Diese Klemmen sollten stets griffbereit am Patientenbett vorhanden sein. Der Gebrauch dieser Klemmen erübrigt sich, wenn zur Drainage ein modernes Einwegabsaugsystem (Abb. 5.**13**) verwendet wird. In diesen Systemen eingebaute Ventile garantieren einen Luft- und Flüssigkeitsstrom in nur eine Richtung, wodurch eine relativ hohe Sicherheit (vor allem hinsichtlich eines Spannungspneumothorax) gegeben ist.

Der zur Absaugung von Luft, Erguß oder Blut aus dem Pleuraspalt erforderliche Unterdruck kann durch eine Wandarmatur (z. B. zentrale Druckluft- oder Vakuumanlage) oder durch eine elektrische Membranpumpe erzeugt werden. Die ursprüngliche Thoraxdrainage nach Bülau war nur eine passive Heberdrainage, bei der das drainierte Sekret in eine flüssigkeitsgefüllte Flasche abgeleitet wurde. Mit der Erweiterung dieses Systems auf

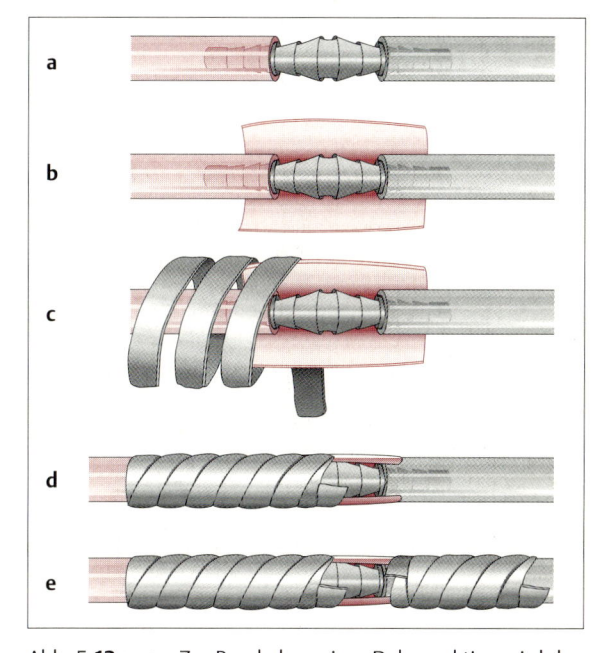

Abb. 5.**12a–e** Zur Prophylaxe einer Dekonnektion wird der zwischen Thoraxdrain und Absaugschlauch eingebrachte Adapter beidseits mit Pflasterstreifen an den Schläuchen fixiert.

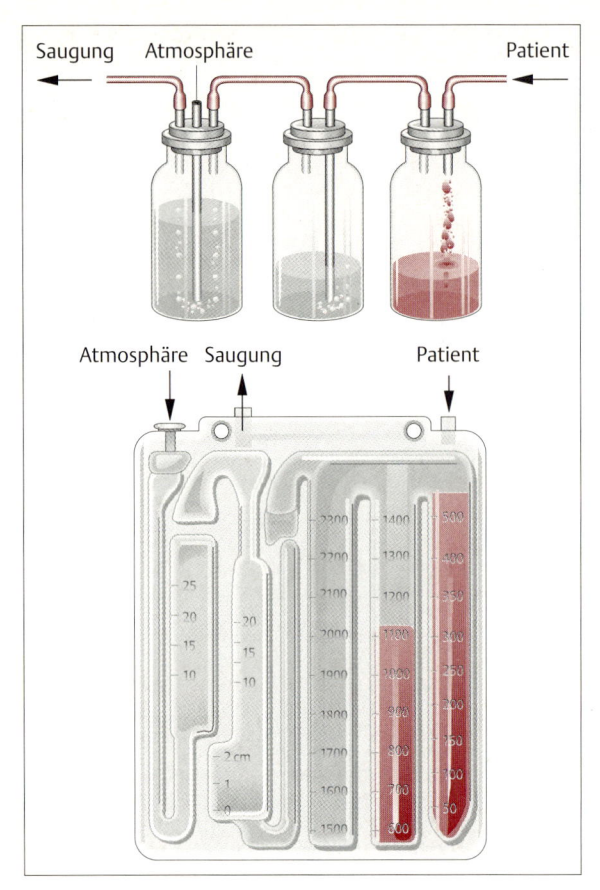

Abb. 5.13 Modernes System einer Thoraxdrainageeinheit, das alle drei Flaschen in einem Gehäuse vereinigt. Diese steril gelieferten Einwegsysteme haben gegenüber dem herkömmlichen Flaschensystem zahlreiche Vorteile.

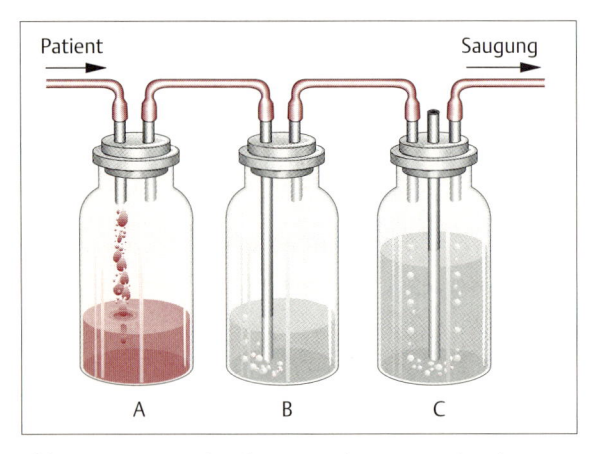

Abb. 5.14 Prinzip der Thoraxsaugdrainage nach Bülau. Drei miteinander verbundene Glasflaschen gewährleisten die Funktion des Systems. Flasche A dient als Sammelbehälter für das zu drainierende Sekret. Flasche B hat eine Ventilfunktion, die das Zurückströmen von Luft in den Pleuraspalt und damit ein erneutes Kollabieren der Lunge verhindert. Mit dem in Flasche C enthaltenen Saugrohr wird der für die Saugung erwünschte Sog (in cmH$_2$O) eingestellt.

drei miteinander verbundene Glasflaschen, die am Fußboden aufgestellt wurden (Abb. 5.**14**), war auch eine Saugung möglich. Jeder dieser Flaschen hat dabei ihre spezifische Funktion: die (vom Patienten aus gesehen) erste Flasche dient als Sammelbehälter für das drainierte Sekret. Die mittlere Flasche dient als „Wasserschloß" bzw. Ventil. Die in ihr enthaltene Flüssigkeit ermöglicht es der Luft, den Pleuraspalt zu verlassen. Gleichzeitig verhindert sie, daß Luft wieder in den Pleuraspalt eindringt. Auf diese Weise wird der physiologische Unterdruck im Pleuraspalt aufrechterhalten. Sprudelnde Luftblasen im Wasserschloß deuten auf ein Leck in der Drainage hin, das in Lunge/Bronchien, Thoraxwand, Schlauchsystem oder Drainageeinheit lokalisiert sein kann. Die dritte Flasche dient der Regulation des Sogs. Sie enthält Wasser und ein Saugrohr. Durch die Eintauchtiefe des Saugrohrs in das Wasser wird der Sog eingestellt. In den meisten Fällen genügt ein Sog von 15–20 cm H$_2$O für eine erfolgreiche Thoraxdrainage. Das obere Ende des Saugrohres ist nach außen offen. Sobald der an der Saugung (Pumpe, Wandarmatur) eingestellte Sog den gewünschten Druck im Pleuraspalt unterschreitet, wird Luft durch das Saugrohr angesaugt. Ein mäßiges Aufsteigen von Luftblasen im Wasser zeigt die Funktionstüchtigkeit der Drainage an. Eine Verstärkung des Sogs an der Saugung bewirkt keine Druckänderung im Pleuraspalt, sondern lediglich einen schnelleren Luftstrom durch das System. In modernen Thoraxdrainageeinheiten sind alle drei Flaschen in einem Behältnis vereinigt (Abb. 5.**13**), was hinsichtlich Praktikabilität, Hygiene und Sicherheit sowie beim Patiententransport Vorteile hat. Außerdem kann im Falle eines massiven Hämatothorax das in der sterilen Einheit aufgefangene Blut über ein Autotransfusionsgerät der Zirkulation des Patienten wieder zugeführt werden. Nachteile sind die geringere Saugleistung (max. 25 cm H$_2$O gegenüber max. 50 cm H$_2$O beim offenen System) und die höheren Kosten. Bei regelrechter Funktion der Saugung bewegt sich die im Schlauchsystem befindliche Flüssigkeit atemsynchron. Anderenfalls ist an die Möglichkeit einer Verstopfung durch Blutkoagel oder in die Öffnungen des Drains angesaugtes Lungengewebe zu denken.

Jedes Thoraxdrainagesystem bedarf einer aufmerksamen Kontrolle und Pflege, da von seiner regelrechten Funktion das Leben des Patienten abhängen kann. Aus diesem Grunde sollte mindestens 3mal täglich die Funktion des Systems anhand einer Checkliste (Tab. 5.**10**) kontrolliert und das Ergebnis dokumentiert werden.

Fehler und Komplikationen. Fehler bei der Anlage und Komplikationen beim Betreiben einer Thoraxdrainage können für den Patienten schwerwiegende Folgen haben. Der Ungeübte steht oft vor dem Problem, das Drain sicher im Pleuraspalt zu plazieren. Bei zu weit kaudal gewählter Insertionsstelle gelangt man leicht in die Peritonealhöhle (Abb. 5.**15 a**), woraus Verletzungen parenchymatöser Abdominalorgane wie Leber oder Milz resultieren können. Diese Komplikation läßt sich vermeiden, wenn man sich das Zwerchfell sonographisch darstellt. Alternativ kann man die weniger riskante kraniobasale Insertion vom Monaldi-Punkt aus wählen. Beim männlichen Patienten ist jedoch auch die basokraniale Inser-

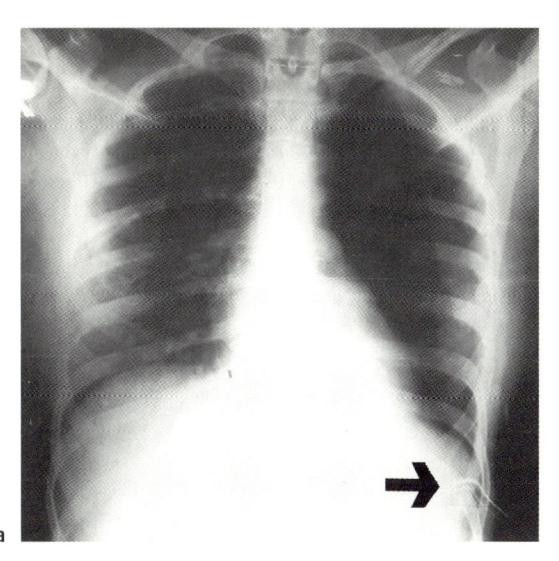

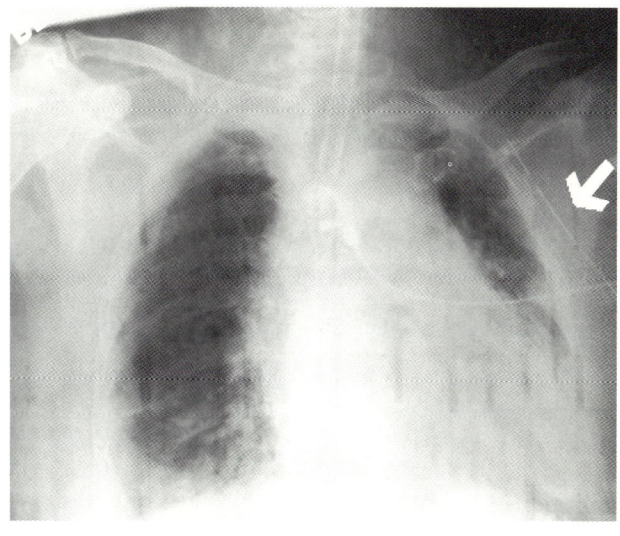

Abb. 5.15 Fehlplazierung von Thoraxdrains: **a** in die Peritonealhöhle bzw. **b** in die Weichteile der Thoraxwand.

Tabelle 5.10 Checkliste zur Überprüfung der Funktion einer Thoraxsaugdrainage

- ✓ Atmung des Patienten regelrecht
- ✓ Kein Hautemphysem vorhanden
- ✓ Verband an der Insertionsstelle des Drains sauber und trocken
- ✓ Schlauchsystem nicht abgeknickt
- ✓ Keine Lecks in Schläuchen bzw. an Konnektionsstellen
- ✓ Konnektionsstellen mit Pflaster gesichert
- ✓ Absaugeinheit tief genug plaziert (stehend auf dem Fußboden, hängend am Bett), damit die Drainage durch die natürliche Schwerkraft unterstützt wird
- ✓ Ausreichende Kapazität im Sammelbehälter
- ✓ Wasserpegel in Wasserschloß und Saugkontrollflasche korrekt
- ✓ Übereinstimmung von festgelegtem und aktuellem Sog
- ✓ Kein Anhalt für Luftleck (keine Luftblasen im Wasserschloß)
- ✓ Kein Anhalt für Verstopfung (atemsynchrone Bewegung der Flüssigkeit im Schlauchsystem)
- ✓ Zwei kräftige Kocher-Klemmen am Patientenbett griffbereit
- ✓ Keine Unfallgefahr durch ungünstig plazierte Schläuche

tion mit relativ geringem Risiko möglich, wenn man das Drain kranial der Mamille einbringt. Bei der Frau gilt diese Aussage unter Berücksichtigung der Mamma analog. Tabuzonen für die Anlage von Thoraxdrainagen sind der Rücken (dorsal der hinteren Axillarlinie) sowie die Regionen kranial des 2. und kaudal des 5. Interkostalraumes sowie medial der Medioklavikularlinie. Bei der Verwendung von trokarverstärkten Drains kann es durch die Spitze des Trokars zu Verletzungen von Lunge, Herz und intrathorakalen oder interkostalen Gefäßen kommen. Dieses Risiko umgeht man, indem man mit seiner linken Hand das Drain etwa 5 cm von der Spitze entfernt fest umklammert, während die rechte Hand die Drainage unter leichtem Druck vorschiebt und dirigiert. Gelangt man mit dem Drain in den Pleuraspalt, geht der Gewebewiderstand verloren. Das dadurch drohende zu tiefe Eindringen des Drains in den Thorax wird verhindert, indem das Drain durch die an der Thoraxwand anschlagende linke Hand gestoppt wird. Bei korpulenten Patienten wird die Dicke der Thoraxwand in der Regel unterschätzt. Dadurch kann es passieren, daß ein Drain einmal nicht seinen Weg in den Pleuraspalt findet, sondern in die extrapleuralen Weichteile abgleitet (Abb. 5.**15 b**). Diese Komplikation tritt praktisch nie bei einer Drainplazierung mittels Minithorakotomie auf, sondern immer nur bei Punktionsinsertionen von trokarverstärkten Drains. Man kann sie verhindern, indem man die Haut bis auf die vorgesehene Rippe inzidiert, den Trokar auf den Oberrand der Rippe aufsetzt und einen Stichwinkel zwischen Drain und Thoraxwand von etwa 60° beachtet. Bei der Drainage eines Hämatothorax besteht die Gefahr, daß Blutkoagel das Schlauchsystem verstopfen. Dadurch sistiert die Blutförderung, und es entsteht fälschlicherweise der Eindruck, daß die Blutung zum Stillstand gekommen ist. Durch regelmäßiges „Melken" oder Ausstreifen der Ableitungsschläuche kann man Koagel aus der Drainage entfernen und ein Verstopfen derselben verhindern. Lecks im Thoraxdrain, in der Thoraxwand (z. B. insuffizienter Verschluß der Insertionsstelle des Drains) oder an der Konnektionsstelle zwischen Thoraxdrain und Ableitungsschlauch (Abb. 5.**12**) können einen erneuten Lufteintritt in den Pleuraspalt ermöglichen, woraufhin die Lunge wieder kollabiert und ein Pneumothorax entsteht. Wenn ein Ventilmechanismus besteht, der Luft in den Pleuraraum hinein-, aber nicht wieder hinausläßt, entwickelt sich ein Spannungspneumothorax. Diesen erkennt man an der Verschlechterung des klinischen Zustandes des Patienten (Tachykardie, Hypotonie, Sättigungsabfall, Zyanose, gestaute Halsvenen, ZVD-Anstieg). Zur Entlastung eines Spannungspneumothorax, der eine lebensbedrohliche Komplikation darstellt, muß die Drainge schnellstmöglich wieder funktionstüchtig gemacht werden. Alternativ kann man den intrapleuralen Überdruck durch das Einstechen einer Kanüle im 2. oder 3. Interkostalraum medioklavikulär entlasten.

Bei Verwendung von Einweg-Einheiten zur Sekretabsaugung ist Vorsicht beim Abklemmen der Schläuche geboten. Hier muß darauf geachtet werden, daß bei einer Unterbrechung der Saugung der Absaugschlauch nach außen offenbleibt, damit die Luft aus dem Drainagesystem entweichen kann. Um dieser Gefahr aus dem Wege zu gehen, sollte man es sich angewöhnen, Kocher-Klemmen prinzipiell nur am Thoraxdrain selbst anzusetzen, nicht jedoch an den Absaugschläuchen. Aber auch ein Thoraxdrain darf nicht immer bedenkenlos abgeklemmt werden. Zur Prophylaxe eines (Spannungs-) Pneumothorax muß das Abklemmen unterbleiben, wenn der Verdacht auf das Vorliegen eines Luftlecks in Lunge oder Bronchien (erkennbar z.B. durch sprudelnde Luftblasen im Wasserschluß) besteht. Wenn in solchen Situationen die Absaugeinheit gewechselt werden muß, kann man den Schlauch etwa 5 cm tief in eine Flasche mit sterilem Wasser oder Kochsalzlösung eintauchen. Dadurch wird ein Wasserverschluß hergestellt, der das Entweichen von Luft gestattet und deren Wiedereintritt verhindert. Alternativ läßt man das Thoraxdrain offen. Der Eintritt einer geringen Menge von Luft in den Pleuraraum ist nicht so gefährlich wie ein Spannungspneumothorax bei abgeklemmtem Drain.

Wie der Überdruck, kann auch das abrupte Anlegen eines zu hohen Soges schaden. Wenn die Lunge total kollabiert war, sollte man sie *allmählich* wieder ausdehnen. Auf diese Weise kann man die Entwicklung eines Reexpansionslungenödems verhindern, das eine eigenständige Letalität hat. Insbesondere bei Kleinkindern muß ein zu starker intrathorakaler Unterdruck vermieden werden. Wenn es nicht gelingt, einen Pneumothorax mit *einer* Drainage zu beherrschen, kann man das Therapieziel gelegentlich durch Einbringen einer zweiten Drainage erreichen. Analog gilt diese Aussage auch für abgekapselte Flüssigkeitsansammlungen. Müssen mehrere Saugdrainagen angelegt werden, sollte man sie an separate Unterdruckquellen anschließen. Y-Adapter verursachen unterschiedliche Flußraten in den abgeschlossenen Drains und sollten daher auf Ausnahmesituationen beschränkt bleiben.

Entfernen von Thoraxdrains. Vor dem Entfernen eines Thoraxdrains wird röntgenologisch kontrolliert, daß die Lunge der Thoraxwand anliegt und die Pleurahöhle keine sichtbaren Flüssigkeitsansammlungen mehr aufweist. Ist dies der Fall, wird das Thoraxdrain mit zwei kräftigen Kocher-Klemmen abgeklemmt. Klagt der Patient jetzt über Atembeschwerden, deutet das auf ein Fortbestehen eines Pneumothorax hin, und die Saugung sollte fortgeführt werden. Im anderen Fall kann man das Drain ziehen. Dazu wird der Verband entfernt, die Insertionsstelle desinfiziert und die zur Fixierung des Drains gelegte Hautnaht gelöst. Man fordert den Patienten auf, tief einzuatmen und zieht das Drain schnell heraus, wenn sich die Lunge des Patienten in maximaler Inspirationsstellung befindet. Dadurch wird das bei der Entfernung des Drains kurzzeitig entstehende Pleuraleck durch Lungengewebe abgedichtet. Auch beim Beatmeten entfernt man das Thoraxdrain in maximaler Inspirationsstellung der Lunge. Moderne Respiratoren verfügen über einen Schalter, mit dem der Beatmungsrhythmus kurzzeitig in Inspirationsstellung unterbrochen werden kann. Alternativ oder zusätzlich kann man zum Abdichten des Lecks in der Thoraxwand auch eine U-Naht um die Insertionsstelle vorlegen und diese simultan mit dem Ziehen des Drains blitzschnell zuziehen oder die Insertionsstelle mit einer vaselinegetränkten Kompresse abdichten.

Drainage des unteren Harntraktes s. Kapitel 40, S. 894.

Venöse Zugänge

Venöse Zugänge werden benötigt zur intravasalen Flüssigkeits- und Medikamentenapplikation, zur Volumentherapie, zur parenteralen Ernährung, zum Kreislaufmonitoring (zentralvenöser Druck, ZVD) sowie zur Entnahme von Blut für diagnostische Zwecke. Die Wahl des venösen Zugangs muß der Indikation angemessen sein. So benötigt man zur ZVD-Messung, zur parenteralen Ernährung und zur Hämodialyse zentralvenöse Katheter, während zur Infusionsbehandlung, Medikamentenapplikation und für die meisten Fälle einer Volumentherapie durchaus periphervenöse Zugänge genügen. Speziell für die Volumentherapie ist weniger die Lage des venösen Zugangs als vielmehr die Flußrate entscheidend. Diese Flußrate hängt vom Lumen des Katheters, dem Infusionsdruck und der Viskosität der infundierten Lösung ab. Physiologische Kochsalzlösung hat bei einem Infusionsdruck von 4 Pa in Abhängigkeit vom Katheterlumen folgende Flußrate:
– 18-G-Katheter: ca. 200 ml/min,
– 16-G-Katheter: ca. 330 ml/min,
– 14-G-Katheter: ca. 450 ml/min.

Spezielle Fragen der Volumentherapie werden in Kapitel 12 und 17 besprochen. Hier sollen nachfolgend die Techniken der Schaffung peripher- und zentralvenöser Zugänge mit ihren Vor- und Nachteilen erläutert werden.

Punktion peripherer Venen

Periphere Venen werden am häufigsten zur Schaffung venöser Zugänge genutzt. Bevorzugter Punktionsort ist die V. cephalica im Verlauf des Unterarms (Abb. 5.16). Venen am Handrücken (cave Schmerzen, leichtes Abknicken bei Bewegungen), in der Ellenbeuge (cave Gefahr der Nerven- oder Arterienverletzung, leichtes Abknicken bei Bewegungen) und am Bein (cave Thrombose- und Embolierisiko) kommen nur sekundär in Frage.

Technik. Proximal der vorgesehenen Punktionsstelle wird eine Staubinde angelegt, damit sich die Venen besser füllen und deutlicher hervortreten. Nach der Hautdesinfektion wird die Haut unterhalb der Punktionsstelle mit dem Daumen der linken Hand gestrafft, so daß die Vene fixiert ist und bei der Punktion nicht wegrollen kann. Die Punktion erfolgt lateral der Vene und in einem Abstand von 0,5–1 cm zu ihr in Richtung auf das Gefäß unter Beachtung eines Winkels von ca. 30° zwischen Kanüle und Hautoberfläche (Abb. 5.17a–c). Der Blutaustritt dokumentiert die regelrechte intravasale Kanülenlage. Nun wird das Stahlmandrin etwa 2 mm weit zu-

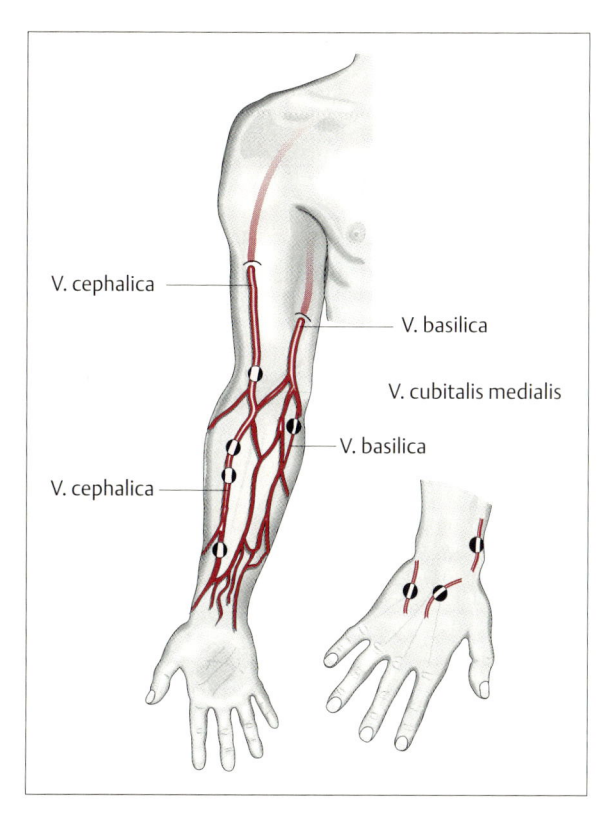

Abb. 5.16 Möglichkeiten zur Schaffung venöser Zugänge am Arm (nach Burchardi).

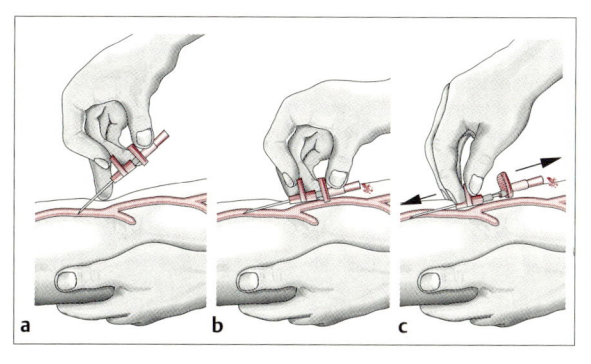

Abb. 5.17 Technik der Gefäßpunktion. **a** Das Gefäß wird im Winkel von ca. 30° zwischen Hautoberfläche und Kanüle anpunktiert. **b** Aus der Kanüle fließendes Blut dokumentiert den Punktionserfolg. **c** Anschließend wird das Stahlmandrin ca. 2 mm weit zurückgezogen und die Kanüle flach in Richtung des Gefäßverlaufes vorgeschoben. Anschließend wird die Kanüle mit einem Pflaster vor der Dislokation gesichert.

rückgezogen und die Kanüle flach in das Gefäßlumen geschoben. Nach Lösen der Staubinde erfolgt eine Probeinjektion von physiologischer Kochsalzlösung, bei der es lokal nicht zu einer Ödembildung kommen und der Patient keine Beschwerden angeben darf, sonst muß die Kanüle entfernt und an anderer Stelle erneut plaziert werden. Die Kanüle wird sicher fixiert, um eine Dislokation zu vermeiden. Diese peripheren Venenzugänge dienen der Blutentnahme sowie der Infusions- und Medikamentenapplikation. Sie sind kostengünstig, einfach anzulegen und bilden nur selten einmal die Eintrittspforte für eine katheterbedingte Infektion. Sie dislozieren jedoch relativ leicht und können eine Phlebitis mit konsekutiver Thrombosierung des Gefäßes verursachen. Bei ihrer Anlage in der Nähe von Gelenken penetriert die Kanülenspitze bei Bewegungen leicht die Venenwand. Zur Infusion hyperosmolarer (Kohlenhydrat- oder Aminosäuren-) Lösungen sind sie nicht geeignet.

Man kann jedoch auch von peripher gelegenen Venen aus Katheter in zentralvenöse Gefäßabschnitte vorschieben. Dies geschieht unter streng aseptischen Kautelen unter Verwendung von sterilen Handschuhen und Abdecktüchern. Das Vorgehen entspricht prinzipiell dem bei der Anlage peripherer Venenzugänge beschriebenen. Über die intravasal plazierte Kanüle wird ein geeigneter Katheter eingebracht und dessen Spitze bis zur gewünschten Position vorgeschoben. Statt der Methode mit Punktionskanüle und darüber plaziertem Katheter kann der Katheter jedoch auch in Seldinger-Technik (Abb. 5.**18**) eingebracht werden. Dabei wird das Gefäß weniger traumatisiert, und durch die Verwendung eines Führungsdrahtes kann man Venenklappen und physiologische Gefäßabknickungen meist besser überwinden als bei der anderen Vorgehensweise. Die für diese Zwecke verwendeten Katheter sind meist 70 cm lang und haben Zentimetermarkierungen, an denen man den in das Gefäß eingebrachten Katheterabschnitt erkennen kann. Bei einer Punktion von der rechten Ellenbeuge aus beträgt die Distanz bis zur oberen Hohlvene, in der die Katheterspitze zu liegen kommen soll, beim 175 cm großen Patienten ca. 45 cm. Von der linken Ellenbeuge hingegen muß man den Katheter beim gleichgroßen Patienten ca. 55 cm tief einbringen. Ungeachtet dieser Orientierungsmaße bedarf jeder zentralvenös liegende Katheter vor seiner Inbetriebnahme einer röntgenologischen Lagedokumentation. Es kann nämlich vorkommen, daß diese Katheter ihren Weg in die V. jugularis, die V. subclavia der Gegenseite oder bei zu tiefer Plazierung ins Herz nehmen. Im Gegensatz zu den rein peripheren Venenzugängen ermöglichen die peripher angelegten und zentral hochgeschobenen Katheter die Messung des ZVD sowie die Infusion hyperosmolarer Lösungen. Sie dislozieren selten, wenn sie mit einer Naht an der Haut fixiert werden. Ein Problem dieser Zugänge ist die hohe Rate katheterbedingter Hospitalinfektionen, die auch durch eine langstreckige subkutane Tunnelierung nicht wesentlich gesenkt werden kann.

Punktion zentraler Venen

Der wesentliche Vorteil des zentralvenösen Zugangs via Direktpunktion von V. subclavia, V. jugularis interna oder V. jugularis externa gegenüber dem hochgeschobenen peripheren Venenkatheter ist die kürzere Verlaufsstrecke des Katheters in der Vene, gegenüber der Venae sectio zusätzlich die geringere Gewebe- und Gefäßtraumatisierung. Beides führt zur Verlagerung von Infektionen auf spätere Zeitpunkte und damit zu einer längeren Liegezeit, was die höheren Kosten der Punktionssets und die höhere Komplikationsrate mehr als aufwiegt. Für eine kurzzeitige Volumentherapie werden kurze, dicklu-

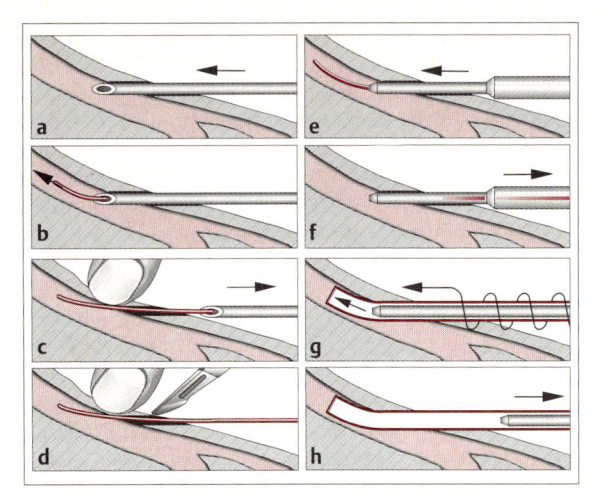

Abb. 5.18 Gefäßpunktion in Seldinger-Technik. **a** Das Gefäß wird unter streng aseptischen Kautelen mit einer dünnen Stahlkanüle punktiert. **b** Durch diese Kanüle wird ein Führungsdraht intravasal vorgeschoben. **c** Nach Zurückziehen der Stahlkanüle und **d** kleiner Hautinzision an der Punktionsstelle wird **e** ein Gefäßdilatator mit aufgesetzter Führungshülse in das Gefäßlumen eingebracht. **f** Nach Zurückziehen des Führungsdrahtes wird **g** die Führungshülse über den Gefäßdilatator unter Drehbewegungen in das Gefäß vorgeschoben. **h** Nach Zurückziehen des Gefäßdilatators kann über die Hülse ein Katheter plaziert oder direkt mit einer Volumentherapie begonnen werden.

mige Katheter bevorzugt, während sich zur Medikamentenapplikation, parenteralen Ernährung und zum ZVD-Monitoring längere und dünnere Katheter besser eignen. In der Intensivmedizin hat sich die Verwendung mehrlumiger Katheter durchgesetzt, die eine Applikation von Medikamenten, Infusions- und Ernährungslösungen usw. über separate Lumina ermöglichen. Eine besondere Indikation zur Zentralvenenpunktion stellt die Schaffung eines temporären Zugangs zur Hämodialyse und anderer Verfahren der maschinellen Unterstützung einer eingeschränkten Nierenfunktion dar, wofür spezielle dicklumige Katheter mit 2 oder 3 Lumina Verwendung finden.

Technik. Die Punktion zentraler Venen erfolgt unter streng aseptischen Kautelen in Lokalanästhesie. Sie erfordert Übung und sollte vom Ungeübten nur unter Anleitung eines Erfahrenen ausgeführt werden. Zur Verbesserung der Venenfüllung empfiehlt es sich (insbesondere bei Hypovolämie), den Oberkörper des Patienten um etwa 30° abzusenken (Anheben des Fußendes des Bettes). Dies dient gleichzeitig der Prophylaxe einer Luftembolie.

Punktion der V. jugularis externa (VJE): Der Kopf des Patienten wird rekliniert und zur Gegenseite gedreht, wodurch sich der subkutane Venenverlauf meist deutlich abzeichnet. Der ansprechbare Patient sollte zusätzlich zum Pressen (Valsalva) aufgefordert werden. Das sichtbare Gefäß wird dann in Seldinger-Technik (Abb. 5.18) mit einer aufgesetzten und mit physiologischer Kochsalzlösung gefüllten 5-ml-Spritze wie eine periphere Vene punktiert (Abb. 5.19). Eine zentralvenöse Katheterlage läßt sich aufgrund der anatomischen Verhältnisse im Bereich der Klavikula häufig nicht erzielen. Aus diesem Grunde eignet sich diese Vene eher für kurzzeitige (Volumen-)Infusionen. Wenn die VJE trotz Kopftieflage des Patienten nicht sichtbar wird, sollte man auf ihre Punktion verzichten. Der variable Verlauf des Gefäßes macht eine treffsichere Punktion in dieser Situation nahezu unmöglich.

Punktion der V. jugularis interna (VJI): Die VJI verläuft mit großer Konstanz unter dem M. sternocleidomastoideus. Sie liegt lateral der A. carotis communis und etwas oberflächlicher als diese. Die rechtsseitige VJI-Punktion sollte wegen des kürzeren und geradlinigeren Weges zur oberen Hohlvene gegenüber der linksseitigen bevorzugt werden. Außerdem drückt die Spitze eines via linke VJI oder V. subclavia eingeführten Katheters gegen die Wand der oberen Hohlvene, was zu Gefäßwandalterationen bis hin zur Perforation führen kann. Der Kopf des Patienten wird rekliniert und zur Gegenseite gedreht. Der Punktionsort liegt in der Mitte der Strecke zwischen Mastoid und Sternoklavikulargelenk (Abb. 5.20), wobei man sowohl transmuskulär als auch am Vorderrand des M. sternocleidomastoideus eingehen kann. Am Hinterrand des Muskels verläuft der N. accessorius, der unbedingt geschont werden muß. Unter fortwährender Aspiration an der aufgesetzten mit physiologischer Kochsalzlösung gefüllten 5-ml-Spritze wird die Punktionskanüle lateral der mit der linken Hand palpierten A. carotis communis in Richtung auf den medialen Rand des klavikulären Muskelansatzes vorgeschoben. Dies erfolgt in einem Winkel von 30–40° zwischen Hautoberfläche und Kanüle. In 2–4 cm Tiefe stößt man auf die VJI, was durch das Einströmen von dunklem Blut in die Spritze sichtbar wird. Der Katheter wird dann in Seldinger-Technik bis zur oberen Hohlvene vorgeschoben. Die Distanz vom Punktionsort bis zur regelrechten Lage der Katheterspitze beträgt beim 175 cm großen Patienten ca.

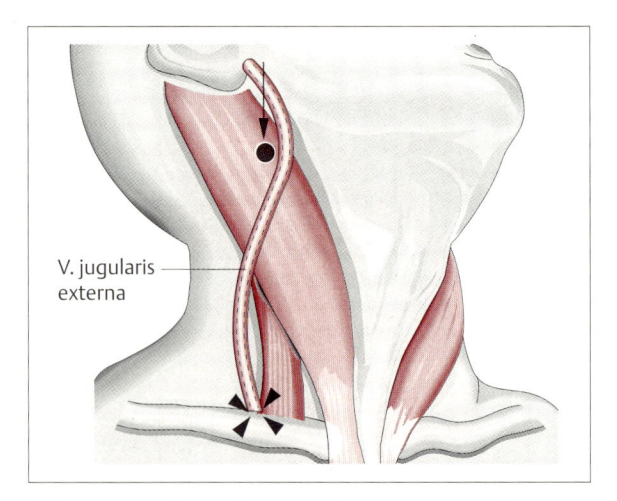

Abb. 5.19 Punktion der V. jugularis externa: Punktionsort (●) und Stichrichtung (↓). Das enge Gefäßlumen, eine weite Verzweigung der Vene in kleine Nebenäste und eine im Bereich der Klavikula lokalisierte Venenklappe können häufig das Vorschieben eines Katheters bis in die V. cava superior verhindern.

15 cm bei Punktion der rechten VJI und ca. 17 cm bei Punktion der linken VJI. An der gewünschten Position wird der Katheter mit einem monofilen, nicht resorbierbaren Faden der Stärke 3 – 0 an der Haut fixiert. Nach abschließender Hautdesinfektion wird ein steriler Verband angelegt.

Punktion der V. subclavia (VS): Die VS verläuft vom lateralen Rand der ersten Rippe nach dorsal zum medialen Drittel der Klavikula. Die A. subclavia liegt dorsokranial bzw. dorsolateral der VS. Da die VS aufgrund ihrer bindegewebigen Fixation selbst im Schock nicht kollabiert, ist sie das für den zentralvenösen Zugang in Notfallsituationen am besten geeignete Gefäß. Ihre Punktion ist allerdings schwieriger und risikoreicher als die der VJI. Für die Punktion der VS sind in der Literatur mehrere Basistechniken (Abb. 5.**21**) beschrieben, die zudem vielfach modifiziert wurden. Die komplikationsärmste und deshalb am weitesten verbreitete Methode ist die der infraklavikulären Punktion nach Aubaniac, die nachfolgend näher erläutert werden soll. Die Lokalanästhesie muß das schmerzempfindliche Periost von Klavikula und 1. Rippe erreichen. Der bevorzugte Punktionsort liegt in der Medioklavikularlinie in der gut tastbaren Mohrenheim-Grube, ca. 1 Querfinger unterhalb der Klavikula. Unter fortwährender Aspiration an der aufgesetzten mit physiologischer Kochsalzlösung gefüllten 5-ml-Spritze wird die Punktionskanüle in einem Winkel von ca. 30° zur Haut in Richtung auf den kranialen Rand des Sternoklavikulargelenkes vorgeschoben. Dabei sucht man zunächst Knochenkontakt mit dem Unterrand der Klavikula, unter dem die Kanüle zwischen Klavikula und 1. Rippe hinter das Schlüsselbein geführt wird. Zwischen mittlerem und medialem Klavikuladrittel stößt man in einer Tiefe von 3 – 6 cm auf die VS, was durch das Einströmen von dunklem Blut in die Spritze sichtbar wird. Der Katheter wird dann in Seldinger-Technik bis zur oberen Hohlvene vorgeschoben. Die Distanz vom Punktionsort bis zur regelrechten Lage der Katheterspitze beträgt beim 175 cm großen Patienten ca. 14 cm bei Punktion der rechten VS und ca. 16 cm bei Punktion der linken VS. Fixierung und Verband erfolgen wie bei der VJI beschrieben.

Punktionen der V. subclavia über einen supraklavikulären Zugang nach Yoffa, der V. anonyma (Angulus venosus) und der V. axillaris sind Ausnahmeindikationen vorbehalten und dürfen nur vom Erfahrenen ausgeführt werden.

Punktion der V. femoralis (VF): Die VF ist aufgrund ihres großen Lumens insbesondere für einen schnellen Volumenersatz geeignet. Sie verläuft in der Leistenbeuge parallel zur A. femoralis und medial von dieser. Der bevorzugte Punktionsort befindet sich 2 – 3 cm distal des gut palpablen Leistenbandes und 1 cm medial der im Regelfall ebenfalls gut palpablen A. femoralis. Bei fehlendem Puls sollte die Punktion der VF nur vom Erfahrenen oder unter Duplexkontrolle erfolgen. Mit einer auf die

Abb. 5.**20** Punktion der V. jugularis interna: Punktionsort (●) und Stichrichtung (↓).

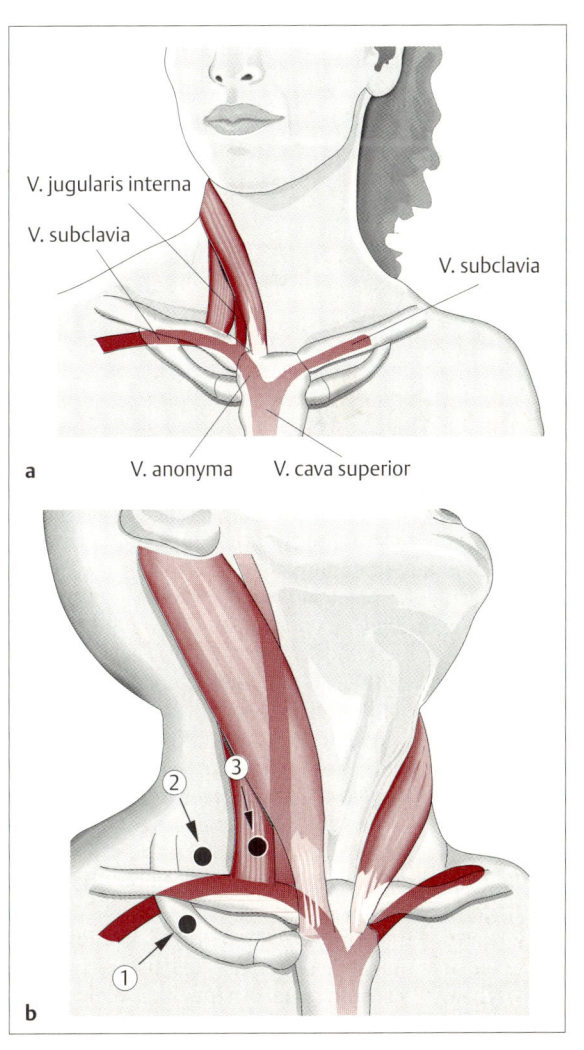

Abb. 5.**21** Punktion der V. subclavia. **a** Topographie der Venen im Bereich der oberen Thoraxapertur. **b** Punktionsort (●) und Stichrichtung (↓): 1 = infraklavikulärer Zugang nach Aubaniac, 2 = supraklavikulärer Zugang nach Yoffa, 3 = Punktion der V. anonyma (Angulus venosus).

Kanüle aufgesetzten mit physiologischer Kochsalzlösung gefüllten 5-ml-Spritze wird unter fortwährender Aspiration in Richtung auf das Leistenband punktiert, wobei zwischen Kanüle und Haut ein Winkel von 30–45° bestehen sollte. Der Punktionserfolg wird durch das Einströmen von venösem Blut in die Spritze ersichtlich. Dies ist meist in einer Tiefe von 3–5 cm der Fall. Katheterplazierung, -fixierung und Verband erfolgen wie bei der Punktion von VJI beschrieben. Aufgrund der unmittelbaren Nachbarschaft zur keimreichen Anogenitalregion besteht für VF-Katheter ein sehr hohes Infektions- und damit auch Thromboserisiko. Aus diesem Grunde sollte ein VF-Katheter ausschließlich zum kurzzeitigen Volumenersatz gelegt und nach Kreislaufstabilisierung, spätestens aber nach 24 Stunden wieder entfernt werden.

Komplikationen. Fehlpunktionen und Arterienverletzungen sind die häufigsten Komplikationen. Bei Anwendung der Seldinger-Technik mit dünnen Kanülen bleiben sie meist ohne wesentliche Folgen. Sehr selten entstehen arteriovenöse Fisteln oder Punktionsaneurysmen. Die Punktion der Arterie erkennt man am pulssynchronen Einspritzen hellroten Blutes in die mit einer Kochsalzlösung gefüllte Spritze. Eine lokale Kompression der Arterie für 2–3 Minuten wirkt der Ausbildung eines größeren Hämatoms entgegen. Danach kann die Punktion wiederholt werden. Pneumothorax (selbst nach Stunden), Hämatothorax, „Infusionsthorax", Luftembolien und Schädigungen von Plexus brachialis, N. phrenicus und Trachea sind schwerwiegender. Sie treten fast ausschließlich bei mißlungener Punktion der VS auf. Beim linksseitigen Zugang kann der Ductus thoracicus verletzt werden, bei Punktion der VF der N. femoralis. Zur Vermeidung von Luftembolien sollte der Patient immer mit abgesenktem Oberkörper gelagert werden. Röntgenkontrollen sind nach einer Punktion zentraler Venen obligat zur Dokumentation der regelrechten Lage des Katheters sowie zum Ausschluß von Komplikationen (Fehlplazierung, Dislokation oder Schlaufenbildung des Katheters, Pneumo-, Hämato- oder Infusionsthorax). Bei zu tiefer Lage des Katheters im Herzen drohen Klappendysfunktionen, Papillarmuskelschädigungen und Endokarditiden. In solchen Fällen wird der Katheter zurückgezogen und die neue Lage nochmals röntgenologisch dokumentiert. Alternative Möglichkeiten der Kontrolle der Katheterplazierung (z. B. EKG, Durchleuchtung, Ultraschall) sind in bestimmten Situationen hilfreich, sie haben aber keinen dokumentarischen Wert. Aus diesem Grunde muß auch nach ihrer Anwendung eine Thoraxaufnahme angefertigt werden. Wenn keine ernsthaften Gründe dagegensprechen, sollte man zuerst immer die rechte VJI punktieren. Bei einer Fehlpunktion wird im Regelfall auf die rechte VS ausgewichen. Gelingt auch diese Punktion nicht, sollte nach Möglichkeit nicht die linke VJI oder VS punktiert, sondern nach alternativen Möglichkeiten eines zentralvenösen Zugangs gesucht werden.

> Eine beidseitige Punktion (d. h. rechts und links) zentraler Venen innerhalb von 24 Stunden ist nur beim vital bedrohten Patienten statthaft. Sie birgt das Risiko eines doppelseitigen Pneumothorax in sich. Muß dennoch innerhalb der genannten Frist beidseitig punktiert werden, bedarf der Patient für mindestens 24 h einer ITS-Überwachung mit kontinuierlichem Monitoring von Blutdruck, Herzfrequenz, transkutaner Sauerstoffsättigung und ZVD!

Komplikationen, die erst mehrere Tage nach erfolgreicher Punktion auftreten, sind meist infektiöser Natur. Unter ihnen dominieren lokale Infektionen der Punktionsstelle, die jedoch intravasal fortgeleitet und zu einer Bakteriämie, Sepsis oder septischen Thrombose führen können. Die katheterinduzierte Sepsis ist eine gefürchtete Komplikation zentraler Venenkatheter, der man durch sorgfältiges und steriles Arbeiten, regelmäßige Verbandwechsel und penible Katheterpflege (s. u.) entgegenwirken kann.

Beim Annähen der Katheter ist darauf zu achten, daß die Naht nicht um den Katheter selbst geschlungen wird, statt dessen werden die in den heute üblichen Punktionssets enthaltenen Fixierungshilfen verwendet. Beim direkten Annähen des Katheters bestehen mehrere Risiken. So kann es bei zu festem Anziehen des Knotens zu einer Einengung des Lumens kommen, was eine verminderte Flußrate bis hin zum völligen Funktionsverlust des Katheters zur Folge hat. Andererseits sind diese durch das Nahtmaterial am Katheter hervorgerufenen Einschnürungen Prädilektionsstellen für Materialbrüche. Wenn unkooperative Patienten am Katheter ziehen, kann sich der Faden in das Kathetermaterial einschneiden. Es entstehen Schlauchdefekte, aus denen Infusionslösungen und Blut auslaufen können. Schlimmstenfalls entstehen Luftembolien oder bei völligem Abscheren der Katheter Katheterembolien.

Venae sectio

Wenn eine perkutane Venenpunktion nicht möglich ist (z. B. bei Gerinnungsstörungen, Frakturen im Schultergürtelbereich oder ausgedehnten Verletzungen/Verbrennungen/Hautalterationen an den Prädilektionsstellen), der Patient die Punktion ablehnt, der Arzt die Punktionstechnik nicht beherrscht oder zusätzlich zu perkutan durch Punktion eingebrachten Kathetern weitere venöse Zugänge benötigt werden, kommt eine operative Venenfreilegung in Betracht. Geeignet sind insbesondere die Venen in der Ellenbeuge und die V. saphena magna (am medialen Malleolus oder in der Leistenbeuge vor ihrer Einmündung in die V. femoralis). Die V. jugularis sollte man nach Möglichkeit schonen, da dieser Gefäßzugang u. U. in späteren Lebensabschnitten für andere Indikationen (z. B. Port- oder Pacemakerimplantation) benötigt wird. Da bei der Venae sectio die Vene im Regelfall ligiert werden muß oder sekundär thrombosiert, ist im Gegensatz zur perkutanen Venenpunktion eine nochmalige Nutzung des Gefäßes als venöser Zugang zu einem späteren Zeitpunkt im allgemeinen nicht möglich.

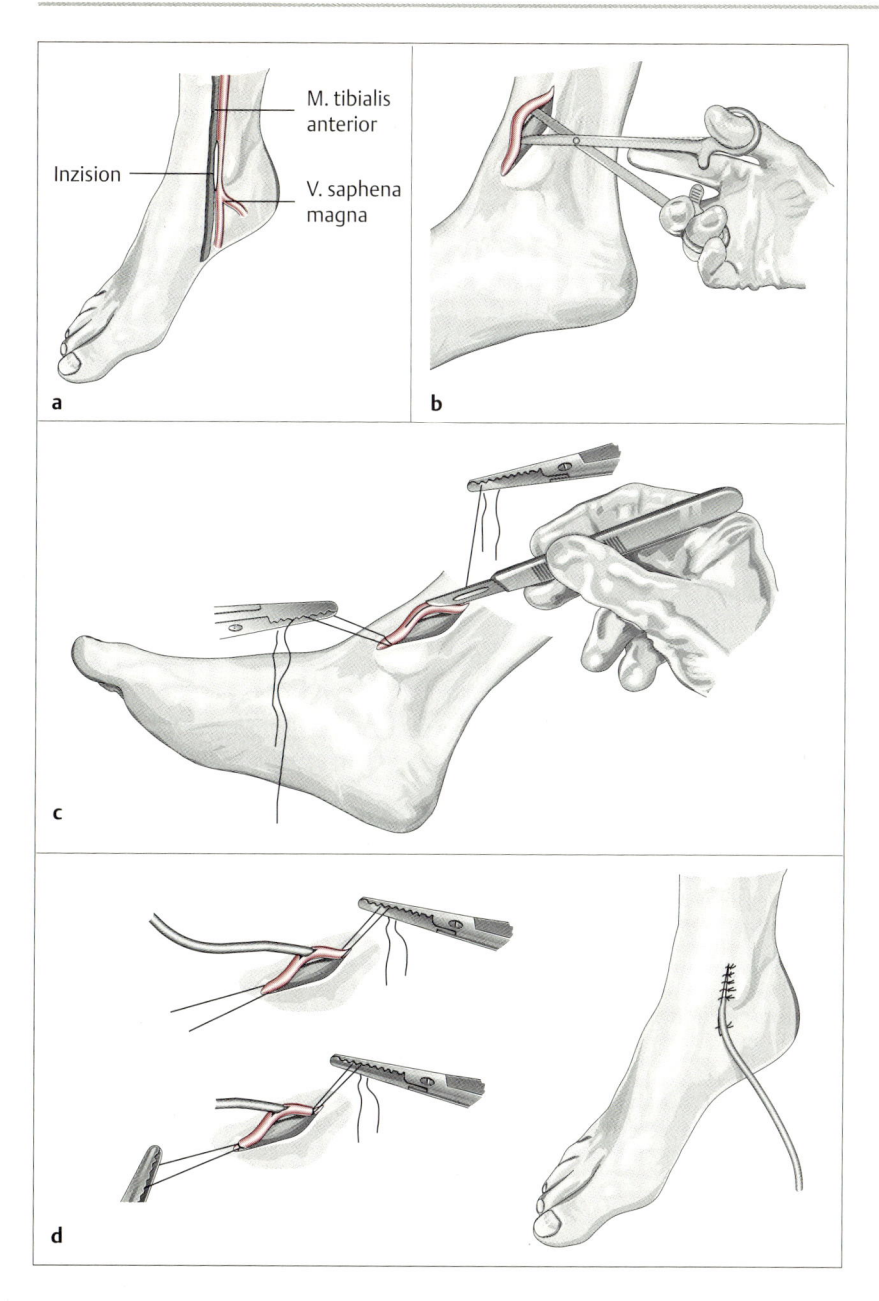

Abb. 5.22 Technik der Venae sectio. **a** Unter streng aseptischen Kautelen wird die Haut über der Vene auf ca. 1 cm Länge längs inzidiert. **b** Mit einem kleinen Overholt wird das Subkutangewebe parallel zum Venenverlauf stumpf gespreizt, bis das Gefäß vollständig frei von Bindegewebe ist. **c** Die Vene wird dann distal mit einem geflochtenen resorbierbaren Faden der Stärke 4–0 ligiert und proximal mit gleichem Nahtmaterial angeschlungen. **d** Über eine Venotomie wird der mit physiologischer Kochsalzlösung entlüftete Katheter in das Gefäßlumen eingeführt und bis zur gewünschten Länge vorgeschoben (nach Burchardi).

Technik. Durch Anlegen einer proximalen Staubinde wird eine geeignete Vene sichtbar gemacht und ihr Verlauf auf der Haut mit einem Markierungsstift angezeichnet. Nach Desinfektion der Haut und sterilem Abdecken des Operationsfeldes mit einem Schlitz- oder Lochtuch erfolgt die Lokalanästhesie. Unter streng aseptischen Kautelen wird die Haut über der Vene auf ca. 1 cm Länge längs inzidiert (Abb. 5.22a). Quere Inzisionen sollten unterbleiben, da sie die die Venen begleitenden Nerven und Lymphgefäße schädigen. Mit einem kleinen Overholt wird das Subkutangewebe parallel zum Venenverlauf stumpf gespreizt, bis das Gefäß vollständig frei von Bindegewebe ist (Abb. 5.22b). Die Vene wird sodann distal mit einem geflochtenen resorbierbaren Faden der Stärke 4–0 ligiert und proximal mit gleichem Nahtmaterial angeschlungen (Abb. 5.22c). Über eine Venotomie, die mittels Skalpell oder Irisschere erfolgen kann, wird der mit physiologischer Kochsalzlösung entlüftete Katheter in das Gefäßlumen eingeführt (Abb. 5.22d) und bis zur gewünschten Länge (rechte Ellenbeuge ca. 45 cm, linke Ellenbeuge ca. 55 cm, V. saphena magna 3–5 cm) vorgeschoben. Wenn sich an dieser Stelle Blut aspirieren läßt und eine Probeinjektion von physiologischer Kochsalzlösung ohne Anwendung von größerem Druck möglich ist, wird der Katheter zum Schutz vor einer Dislokation und Blutung aus der Venotomie über der Vene mit dem vorgelegten Faden eingeknüpft. Nach Desinfektion der Wundränder erfolgt der Hautverschluß durch zwei Einzelknopfnähte, in die der Katheter nochmals eingeknüpft werden kann. Der Knoten darf dann jedoch nicht zu fest angezogen werden, um das Katheterlumen nicht einzuengen. Mit einem sterilen Verband wird der Eingriff abgeschlossen. Zentral gelegte Katheter bedürfen vor ihrer Inbetriebnahme einer Röntgenkontrolle ihrer korrekten intravasalen Lage. Die Komplikationsrate der Venae sectio ist im Vergleich zur direkten Punktion zentraler Venen geringer, die Fehlermöglichkeiten ähnlich und die Gewebetraumatisierung größer. Ihr Hauptproblem ist die frühzeitig (zumeist nach 3–5 Tagen) auftretende Infektion.

Pflege venöser Katheter

Durch eine wenig traumatisierende Punktionstechnik (bevorzugt die nach Seldinger), sorgfältiges und steriles Arbeiten, regelmäßige Verbandwechsel und penible Katheterpflege ist im Regelfall eine längerfristige Nutzung (2–3 Wochen) zentralvenöser Katheter möglich. Periphervenöse Katheter müssen hingegen im allgemeinen wöchentlich gewechselt werden. Generell ist die Punktionsstelle wie eine Wunde zu behandeln, täglich zu desinfizieren sowie mit sterilem, atmungsaktiven Material zu verbinden. Beim Verbandwechsel wird die Punktionsstelle auf Infektionszeichen (Rötung, subkutanes Infiltrat, Eiterentleerung) untersucht. Infusionssysteme werden einschließlich evtl. angeschlossener Dreiwegehähne täglich, zentralvenöse Druckmeßsysteme alle 2 Tage gewechselt. Vor die Katheter geschaltete Bakterienfilter können die Rate katheterassoziierter Infektionen nicht reduzieren und sind somit entbehrlich. Nicht benutzte Ansatzstücke an Dreiwegehähnen werden mit einer Erhaltungsinfusion versehen oder mit einer sterilen Kappe verschlossen. Zur Injektion von Medikamenten vorgesehene Gummimembranen werden vor der Punktion desinfiziert. Eine Indikation zur prophylaktischen Antibiotikagabe allein wegen eines zentralen Venenkatheters besteht nicht. Blut und Blutderivate als potentielle Nährböden für Bakterien werden, wenn möglich, nicht über zentrale Venenkatheter transfundiert.

Zur Vermeidung infektiöser und thrombotischer Komplikationen sollten Strömungsturbulenzen im Katheter vermieden werden. Dies bedeutet, daß ein kontinuierlicher Fluß im Sinne eines geschlossenen Systems in nur eine Richtung stattfinden sollte. Aus diesem Grunde ist die Blutentnahme aus zentralen Venenkathetern schädlich und auf Ausnahmeindikationen zu beschränken. Bei Notwendigkeit der Blutentnahme und gleichzeitiger Unmöglichkeit einer peripheren Venenpunktion sollte das Blut bevorzugt aus einer arteriellen Verweilkanüle entnommen werden. Wird bei Verwendung mehrlumiger Katheter zeitweilig ein Lumen nicht benutzt, empfiehlt sich die Anlage einer sog. Erhaltungsinfusion (z. B. mit physiologischer Kochsalzlösung). Die vielfach empfohlene „Plombierung" nicht genutzter Zuläufe mit Heparin kann eine bakterielle Kolonisation des Katheterlumens nicht verhindern und ist deshalb aus der Sicht einer Infektionsprophylaxe sinnlos.

Jeder Venenkatheter ist ein Fremdkörper, der Komplikationen hervorrufen kann. Deshalb müssen Venenkatheter entfernt werden, wenn die zu ihrer Anlage führende Indikation nicht mehr gegeben ist. Eine vorzeitige Entfernung macht sich erforderlich bei lokaler Infektion der Punktionsstelle. Entwickelt der Patient Sepsiszeichen, für die keine andere Ursache gefunden werden kann, muß der venöse Katheter als möglicher Herd ebenfalls entfernt werden. Wenn in einer solchen Situation die Punktionsstelle keine Infektionszeichen aufweist, kann man einen Wechsel des Katheters über einen Führungsdraht in Erwägung ziehen. Vor Entfernung eines als infiziert vermuteten Katheters wird eine Blutkultur durch Punktion einer anderen Vene (keinesfalls Aspiration von Blut aus dem Katheter!) gewonnen. Die Spitze des Venenkatheters wird dann der mikrobiologischen Untersuchung zugeführt. Katheter, die im Notfall unter nicht streng aseptischen Bedingungen gelegt worden sind, müssen schnellstmöglich nach Beheben der Notfallsituation entfernt und ggf. durch einen anderen Zugang ersetzt werden. Nach der Entfernung eines Venenkatheters genügt eine manuelle Kompression der Punktionsstelle mit einem sterilen Tupfer, bis die Blutung aufhört. Dies kann mehrere Minuten dauern, wenn es sich um dicklumige (insbesondere Dialyse-)Katheter handelt, die entsprechend große Defekte an der Venenwand hinterlassen. Bis zur Bildung von Schorf sollte die Punktionsstelle weiterhin steril verbunden werden.

Kanülierung von Arterien

Die Kanülierung von Arterien ist indiziert zum invasiven Kreislaufmonitoring beim instabilen Patienten. Sie bietet darüber hinaus die Möglichkeit der multiplen Entnahme arterieller Blutproben, wie es beim Beatmeten zur Blutgasanalyse benötigt wird. Als Zugang eignet sich vor allem die A. radialis. In Ausnahmesituation kann auf die A. dorsalis pedis zurückgegriffen werden. In die A. femoralis sollte wegen der hohen Komplikationsrate (schwere Blutungen, Punktionsaneurysmen, arteriovenöse Fisteln, Lymphfisteln, arterielle Thrombose mit Amputationsbedrohung der betroffenen Extremität) ein Verweilkatheter nach Möglichkeit nicht eingebracht werden. Eine Ausnahme bildet der vital bedrohte Patient, bei dem die Kanülierung der A. radialis und A. dorsalis pedis nicht möglich ist oder nicht gelingt. Wie beim venösen Zugang kommt prinzipiell auch die Möglichkeit einer operativen Arterienfreilegung und -kanülierung (Arteriae sectio) in Betracht. Dazu wird v. a. die A. temporalis superficialis verwendet, die meist gut palpabel ist und ohne Komplikationen ligiert werden kann.

Kanülierungstechnik der A. radialis. Die A. radialis ist im Regelfall am Handgelenk volar und radial palpabel. Sie verfügt in der Mehrzahl der Fälle über einen gut ausgebildeten Kollateralkreislauf, der aus der A. ulnaris gespeist wird. Ischämische Folgen an den Fingern sind deshalb nur selten zu befürchten. Da sie aber vorkommen können, muß vor jeder Kanülierung der A. radialis die Suffizienz des ulnaren Kollateralkreislaufes geprüft werden. Dies geschieht am schnellsten und sichersten mit einem Ultraschall-Doppler. Aufwendiger ist die Untersuchung mit einem Duplexgerät. Stehen beide Möglichkeiten nicht zur Verfügung, kann man sich mit dem Allen-Test behelfen. Dabei komprimiert der Untersucher gleichzeitig fest die A. radialis und A. ulnaris des Patienten für eine Minute, während der Patient 10mal hintereinander die Hand zur Faust ballt. Beim unkooperativen Patienten wird dazu eine Hilfsperson benötigt, die das (dann passive) Ballen der Faust übernimmt. Nach dem zehnten Faustschluß wird der Blutstrom der A. ulnaris wieder freigegeben, während die A. radialis noch komprimiert bleibt. Ist der Ulnariskreislauf intakt, wird die blasse, ischämische Hand innerhalb von 5–7 Sekunden wieder rosig. Erfolgt die Rötung der Finger zwischen 8 und 15 Sekunden, liegt ein eingeschränkter, in allen anderen Situationen ein unzureichender Kollateralkreislauf vor. Bei eingeschränkter Kollateralzirkulation *sollte man nicht,* bei unzureichender *darf man nicht* die A. radialis kanülieren. Der Allen-Test ist subjektiv und kann bei hypotoner Kreislaufsituation eine nicht intakte Kollateralzirkulation vortäuschen. Ist man sich der Intaktheit der ulnaren Kollateralisierung nicht sicher, sollte man den Patienten unter keinen Umständen gefährden, auf die Kanülierung der A. radialis verzichten, die Indikation überprüfen und ggf. eine andere Arterie kanülieren. Das Ergebnis der Überprüfung des ulnaren Kollateralkreislaufs ist in den Krankenunterlagen zu dokumentieren. Hat man sich von der Intaktheit der Kollateralzirkulation überzeugt, wird das Handgelenk des Patienten dorsal extendiert, der Unterarm supiniert und die so exponierte Volarseite des Handgelenks fixiert. Die palpatorisch oder mittels Doppler lokalisierte Arterie wird unter streng aseptischen Kautelen in Lokalanästhesie mit einer 20-G-Kanüle punktiert. Die Punktionstechnik entspricht im wesentlichen der bei der peripheren Venenpunktion beschriebenen (Abb. 5.**17**). Der Erfolg der Punktion wird am pulssynchronen Blutaustritt erkennbar. Alternativ zur Punktionstechnik mit offener Kanüle kann mit aufgesetzter mit physiologischer Kochsalzlösung gefüllten 5-ml-Spritze oder in Seldinger-Technik punktiert werden. Die Kanüle wird in Neutralposition des Handgelenks mit einem monofilen, nicht resorbierbaren Faden der Stärke 3–0 an der Haut fixiert, an ein Druckmeßsystem angeschlossen und steril verbunden.

Komplikationen. Bei Beachtung der genannten Prämissen sind Komplikationen selten. Nach Fehlpunktionen kommt es häufig zum Gefäßspasmus, der einen erneuten Punktionsversuch für mehrere Stunden verhindern kann. Nach Kanülierung der A. radialis treten bei bis zu 40% der Patienten temporäre oder bleibende Gefäßverschlüsse auf. Sie verursachen allerdings nur selten eine klinische Symptomatik. Gelegentlich wird ein Muskelschwund im Bereich des Thenars beobachtet. Ischämische Nekrosen der Finger sind eine Rarität, wenn die ulnare Kollateralzirkulation intakt ist. Lokale Infektionen der Punktionsstelle kommen gelegentlich vor, während eine aszendierende Infektion entgegen der Strömungsrichtung des sauerstoffreichen Blutes nahezu nie stattfindet. Dennoch sollten die für die Pflege venöser Katheter beschriebenen Grundprinzipien auch für arterielle Verweilkanülen Beachtung finden. Komplikationsreiche Kanülierungen der A. femoralis (s.o.) und A. axillaris sollte man nach Möglichkeit vermeiden. Arterienkanülen sind als solche zu kennzeichnen (rote Aufkleber mit der Aufschrift „Arterie"), um versehentliche intraarterielle Injektionen zu vermeiden. Bei der Entfernung von Arterienkanülen muß die Punktionsstelle für 24 Stunden mit einem Kompressionsverband versorgt werden, um Blutungskomplikationen vorzubeugen.

Sonden

Sonden finden in der Medizin vielfältige Verwendung zu diagnostischen, prophylaktischen und therapeutischen Zwecken. Prinzipiell ist jedes Körperlumen, das mit der Außenwelt über eine Öffnung kommuniziert, sondierbar. Die vom Chirurgen am häufigsten angewendeten bzw. in Notfallsituationen wichtigen Sonden werden nachfolgend beschrieben.

Magensonde

Die Sondierung des Magens erfolgt zur temporären Sekretableitung bei Patienten mit Oberbauchparalyse oder mechanischer Magenausgangsstenose. Bei per os stattgehabten Intoxikationen und bei Blutungen im oberen Gastrointestinaltrakt kann der Magen über eine weitlumige Sonde freigespült werden. Bewußtlose erhalten zur Aspirationsprophylaxe routinemäßig eine Magensonde. Zur Ernährung sind Magensonden wegen der Aspirationsgefahr weniger gut geeignet, für diese Indikation sollte besser eine Duodenalsonde zum Einsatz kommen.

Die Plazierung der an einen Sekretbeutel adaptierten Magensonde erfolgt über eines der Nasenostien. Alle nasal eingeführten Sonden werden an der Spitze mit lidocainhaltigem Gleitmittel bestrichen. Der kooperative Patient sitzt bei der Plazierung und wird aufgefordert, fortwährend zu schlucken. Nur auf diese Weise öffnet sich der Kehldeckel und gibt den Weg zum Ösophagus frei. Hustenreiz, Dyspnoe und Zyanose zeigen eine Dislokation der Sonde in die oberen Luftwege an. In solchen Situationen füllt sich außerdem der Sekretbeutel mit Expirationsluft. Beim Bewußtlosen plaziert man die Sonde vorteilhafterweise unter laryngoskopischer Sicht, ggf. unter Verwendung einer Magill-Zange. Die mit Längenmarkierungen versehene Sonde liegt beim 175 cm großen Patienten bei etwa 45 cm aboral der Zahnreihe korrekt. Zur Lagekontrolle wird eine 50-ml-Spritze an die Sonde adaptiert. Die Aspiration grünlicher Flüssigkeit zeigt eine korrekte Positionierung an. Zusätzlich kann man mit der Spritze Luft insufflieren, wobei mit dem Stethoskop im Epigastrium ein knurrendes Geräusch auskultierbar ist. Länger liegende Magensonden können Druckulcera an der Nase, im Hypopharynx sowie an der Ösophagusschleimhaut hervorrufen. Deshalb ist in solchen Fällen (komatöse Patienten, Langzeitbeatmete usw.) die Indikation zur Anlage einer perkutanen endoskopischen Gastrostomie (PEG) zu prüfen.

Duodenalsonde

Duodenalsonden dienen diagnostischen Zwecken (Aspiration von Duodenalsekret) oder der Ernährung. Sie werden im Prinzip wie eine Magensonde plaziert. Zur Erleichterung der Pyloruspassage sind sie im Regelfall an der Spitze mit einer Olive zur Beschwerung versehen oder mit einem flexiblen Mandrin verstärkt. Die Passage durch den Pylorus wird erleichtert, wenn der Patient auf der rechten Körperseite liegt. Vor der Beschickung einer Duodenalsonde mit Sondennahrung ist ihre regelrechte Lage distal des Pylorus durch eine Röntgenaufnahme zu

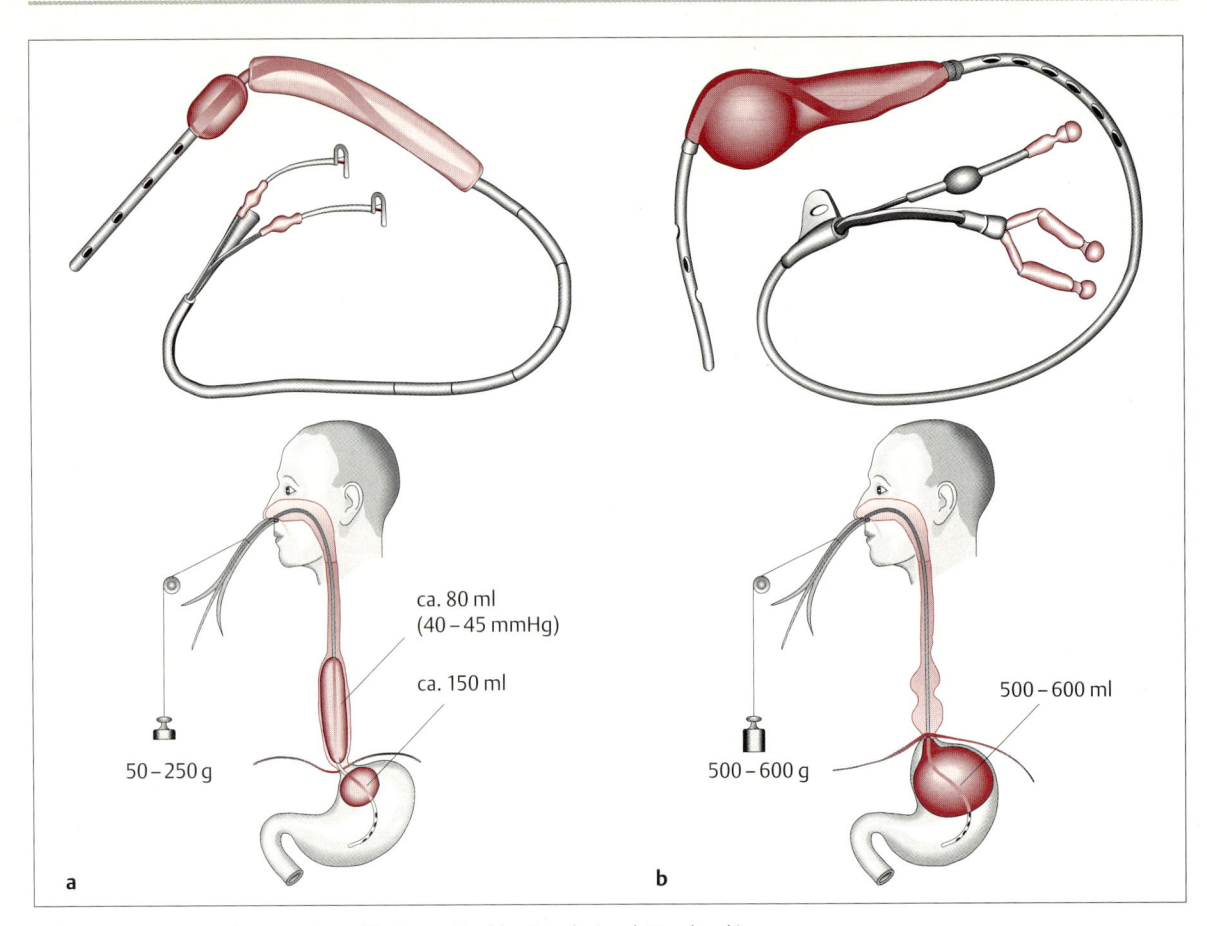

Abb. 5.23 **a** Sengstaken-Sonde und **b** Linton-Nachlas-Sonde (nach Burchardi).

kontrollieren. Duodenalsonden sind meist dünner als Magensonden und rufen deswegen seltener Druckulcera hervor, dislozieren jedoch leicht in den Magen. In vielen Fällen ist es erforderlich, sowohl eine Magensonde (zur Sekretentlastung und Aspirationsprophylaxe) als auch zusätzlich eine Duodenalsonde (zur Ernährung) zu legen. Mit der zunehmenden Verbreitung der PEG hat die Duodenalsonde an Wertigkeit verloren.

Miller-Abbott-Sonde

Die Indikation der Miller-Abbott-Sonde (MAS) ist die Sekretentlastung des Dünndarmes beim paralytischen Ileus. Die MAS entspricht einer überlangen, doppellumigen Duodenalsonde. Das an der Spitze mit multiplen Perforationen versehene Sondenlumen dient der Sekretentlastung, während über das zweite Lumen ein unmittelbar hinter der metallbeschwerten Spitze befindlicher Ballon mit Flüssigkeit gefüllt werden kann. Vor der Plazierung muß die Funktionstüchigkeit einer MAS geprüft werden. Die MAS wird mit leerem Ballon wie eine Magen- oder Duodenalsonde über ein Nasenostium in den Magen plaziert. Anschließend füllt man den Ballon mit ca. 10 ml wasserlöslichem Röntgenkontrastmittel auf und bringt den Patienten in Rechtsseitenlage. Eine Passage des Ballons über den Pylorus hinweg in das Duodenum kann mit der Peristaltik spontan erfolgen, was mitunter jedoch zeitaufwendig ist. Günstiger ist eine gezielte Plazierung mit dem Gastroskop oder unter Röntgendurchleuchtungskontrolle. Die MAS wird durch die Peristaltik durch den gesamten Dünndarm transportiert, wobei der Ballon als Volumenreiz die Peristaltik anregt. Zur Lagedokumentation der MAS sind tägliche Röntgenkontrollen empfehlenswert. Wenn die MAS ihren Zweck erfüllt hat, wird der Ballon durch Aspiration des Kontrastmittels entleert und die Sonde um 10 cm pro Stunde vorsichtig manuell zurückgezogen. Ein Abschneiden des am Ende der MAS befindlichen Metallansatzes und Wandernlassen der Sonde mit dem Ziel ihres Abganges per vias naturales ist nicht zu empfehlen. In solchen Fällen verschwinden beide Enden der Sonde im Magen-Darm-Trakt, bilden Schlingen und Knoten und gestalten eine MAS-Entfernung selbst mittels Koloskopie schwierig.

Nasobiliäre Sonde

Nasobiliäre Sonden (NBS) stellen eine schonende Möglichkeit der temporären externen Galleableitung bei Patienten mit Verschlußikterus oder Cholangitis dar, wenn eine definitive Therapie nicht unmittelbar möglich oder nicht erwünscht ist. Die Sonden werden endoskopisch transpapillär in den D. choledochus eingeführt. Sie dislozieren leicht, so daß ihre Anwendung im Regelfall auf einige wenige Tage beschränkt ist.

Sengstaken-Blakemore-Sonde

Die Sengstaken-Blakemore-Sonde (SBS, Abb. 5.**23a**) dient der mechanischen Blutstillung bei der endoskopisch nicht stillbaren Ösophagusvarizenblutung. Es handelt sich um eine drei- oder vierlumige Sonde, die an ihrem vorderen Drittel zwei Ballons trägt. Sie wird mit entleerten Ballons über ein Nasenostium in den Magen eingeführt. Vor der Plazierung muß die Funktionstüchtigkeit der SBS geprüft werden. Wenn die Sonde im Magen liegt, wird der distale Ballon mit ca. 150 ml Kochsalzlösung gefüllt. Anschließend zieht man die Sonde zurück, bis sich ein federnder Widerstand einstellt. Der distale Ballon liegt jetzt subkardial im Magen und verhindert ein Herausrutschen der SBS. Am aus der Nase herausragenden Ende der Sonde wird ein Dauerzug von 50–250 g (z.B. 100-ml-Infusionsflasche mit Inhalt) installiert. Anschließend füllt man den proximalen Ballon mit ca. 80 ml Kochsalzlösung auf, womit der Kompressionseffekt auf die Varizen erzielt wird. Das Fassungsvermögen des Ballons ist in Abhängigkeit von der Größe der SBS variabel (50–150 ml), so daß die Packungsbeilage beachtet werden sollte. Der kooperative Patient gibt ein retrosternales Druckgefühl an, wenn der Ballon genügend gefüllt ist. Der zentrale Schlauch dient der Entleerung von Mageninhalt. Er ermöglicht weitere Magenspülungen und damit eine Kontrolle, ob die Blutung zum Stillstand gekommen ist. Vierlumige SBS haben einen zusätzlichen Spülansatz, so daß Zu- und Ablauflumen separiert sind. Nach 24 Stunden muß der proximale Ballon für ca. 1 Stunde entlastet und der Ösophagus auf diese Weise dekomprimiert werden, um Druckschäden an der Schleimhaut zu vermeiden.

Linton-Nachlas-Sonde

Die Linton-Nachlas-Sonde (LNS, Abb. 5.**23b**) wird eingesetzt zur mechanischen Blutstillung bei der endoskopisch nicht stillbaren Fundusvarizenblutung. Sie ist zwei- oder dreilumig und besitzt im Gegensatz zur SBS nur einen Ballon. Wie die MAS und die SBS, muß auch die LNS vor ihrer Plazierung auf Funktionstüchtigkeit geprüft werden. Die Anwendung der LNS ist im Prinzip identisch mit der der SBS. Die birnenförmige Konfiguration des Ballons der LNS ermöglicht jedoch eine effektive Blutstillung auch bei Fundusvarizen. Der in den Magen eingeführte Ballon wird mit 500–600 ml Kochsalzlösung aufgefüllt. Die zur effektiven Varizenkompression erforderliche Zugkraft liegt mit 500–600 g um ein Vielfaches höher als bei der SBS.

Literatur

1. Chassin, J. L.: Allgemeinchirurgische Operationen. Gastrointestinaltrakt. Springer, Berlin 1983 (S. 10–14)
2. Dürr, V., B. Ulrich: Drainagen in der Bauchchirurgie. In Encke, A., K. Kremer: Praktische Chirurgie, Bd. 102. Enke, Stuttgart 1986
3. Duthie, H. L.: Drainage of the abdomen. New Engl. J. Med. 287 (1972) 1081–1083
4. Hollender, L. F., H. Calderoli, N. DeManzini: Drainage der Bauchhöhle. In Siewert, J. R., F. Harder, M. Allgöwer, A. Blum, W. Creutzfeldt, L. F. Hollender, H. F. Peiper: Chirurgische Gastroenterologie, Bd. 1, 2. Aufl. Springer, Berlin 1990 (S. 295–306)
5. Moss, J. P.: Historical and current perspectives on surgical drainage. Surg. Gynecol. Obstet. 152 (1981) 517–527
6. Niederau, C., H. U. Schulz: Current conservative treatment of acute pancreatitis: evidence from animal and human studies. Hepato-Gastroenterol. 40 (1993) 538–549
7. O'Connor, T. W., T. B. Hugh: Abdominal drainage: a clinical review. Aust. N. Z. J. Surg. 49 (1979) 253–260
8. Schulz, H. U., H. Lippert: Drainagen in der Allgemeinchirurgie. In Huchzermeyer, H., H. Lippert: Gastroenterologie und Visceralchirurgie. Gronemann, Walsrode 1996 (S. 342–361)
9. Schulz, H. U., Th. Manger, G. Weiss, H. Lippert: Therapie der akuten Pankreatitis. Klinikarzt 25 (1996) 40–49
10. Schumpelick, V., P. Klever, Ch. Töns, H. Zeller: Drainagen – Materialien und physikalische Grundlagen. Chirurg 64 (1993) 77–84

6 Operationsindikation

H. Lippert und F. Meyer

Indikation

Die Erstellung der Operationsindikation gehört zu den verantwortungsvollsten Aufgaben eines Chirurgen. Solange Operationen durchgeführt werden, stellt sich die Frage nach Sinn und Berechtigung eines vorgenommenen operativen Eingriffs und den daraus folgenden Konsequenzen für den Patienten.

Indikation zur Operation (indicare = anzeigen) bedeutet, über die Notwendigkeit einer Operation zu entscheiden, den richtigen Zeitpunkt zu erkennen sowie die Art der operativen Versorgung und ihre Vorbereitung und Durchführung festzulegen. Die Erstellung der Indikation umfaßt auch das Abwägen der operativen Erfolgsaussichten gegenüber konservativen Therapiemaßnahmen (d. h. zwischen Operation und Nichtoperation) unter Berücksichtigung individueller Besonderheiten des Kranken.

Die Entscheidung für einen operativen Eingriff ergibt sich oft erst im Laufe eines bisweilen komplizierten Prozesses, in den das nosologische Risiko (nosos = Krankheit), das Operationsrisiko, die Operabilität und Operationseinwilligung eingehen (9).

Dazu sind neben den operativen Gefahren auch mögliche Folgeerscheinungen und ferner Lebenserwartung sowie -qualität zu kalkulieren (7). Der Realisierung des Machbaren ist dabei das Sinnvolle und Verantwortbare gegenüberzustellen. Operatives Vorgehen ist daher nur dann zu rechtfertigen, wenn es das überlegene Therapieverfahren darstellt und nicht als Alternativmethode anzusehen ist (16).

In früherer Zeit war eine Operation ausschließlich auf ein Symptom bzw. den Notfall bezogen. Bis zur Gegenwart hat sich ein breites Spektrum operativer Indikationen entwickelt: von der dringlich angezeigten Notfallversorgung bis zu geplanten (elektiven) Eingriffen, auch aus prophylaktischer Intention. Darüber hinaus spielen ästhetische oder palliative Aspekte zunehmend eine Rolle.

Jeder operative Eingriff stellt aus juristischer Sicht tatbestandsmäßig eine vom Patienten gewährte, bewußt herbeigeführte Körperverletzung dar, deren Rechtswidrigkeit nur durch die Einwilligung des Patienten aufgehoben werden kann und die nur durch ihre Notwendigkeit und Erfolgsaussicht legitimiert wird. Die Ausführung eines chirurgischen Eingriffs entsprechend einer gestellten Operationsindikation erfordert das freiwillige Einverständnis des Patienten zur Operation nach den Regeln einer angemessenen Aufklärung. Dabei müssen

- Art und Umfang des Eingriffes erläutert,
- seine häufigen Komplikationsmöglichkeiten sowie ggf.
- vergleichbare Therapieoptionen aufgeführt werden.

Das Aufklärungsgespräch sollte den Wünschen und Erfordernissen des Patienten wie auch juristischen Anforderungen entsprechen (vgl. Kapitel 8, S. 128 ff) und vom Vertrauen des Patienten in den operierenden Arzt getragen sein.

Die Indikation zu einem chirurgischen Eingriff stellt in der Regel der Operateur, zunehmend auch ein Ärztekonsil verschiedener Fachrichtungen; die Hauptlast der Verantwortung bei der Indikationsstellung liegt jedoch auf dem operierenden Arzt. Unter Ausbildungsbedingungen wird die Indikation durch den übergeordneten Oberarzt gestellt, der Assistenzarzt führt den Eingriff dann unter fachärztlicher Anleitung aus.

> Die Indikationsstellung ist eine äußerst bedeutsame Handlung des operativ tätigen Arztes und erfordert neben chirurgischer Erfahrung hervorragende Kenntnisse zum Krankheitsbild, insbesondere zu Heilungschancen und Häufigkeitsraten spezifischer Komplikationen!

Der Operateur muß den Allgemeinzustand eines Patienten und wesentliche Krankheitszeichen zuverlässig und schnell erfassen können. Er muß verantwortungsbewußtes Abwägen mit risikobereiter Entscheidungsfreude unter Trennung des Wesentlichen vom Unwesentlichen verbinden (3). Außerdem ist neben individuellen Gegebenheiten dem wissenschaftlichen Erkenntnisstand und Fortschritt in der Chirurgie und der gesamten Medizin Rechnung zu tragen.

Der entscheidende Operateur hat daher über fundierte Kenntnisse der Operationstechnik und -methoden, Anatomie, Pathophysiologie, Histopathologie, Diagnostik, Pharmakologie und Mikrobiologie zu verfügen. In die Entscheidungsfindung fließen außer Prognose und Operabilität auch die präoperativen Befunde ein, die durch klinische, laborchemische und konsiliarische Untersuchungen erhoben worden sind. Während die Prognose durch Letalität und Komplikationsspektrum bestimmt wird, leitet sich die Operabilität aus patientenspezifischen Faktoren der Grundkrankheit (z. B. Tumorausdehnung), den Nebenerkrankungen und den einzelnen Untersuchungsbefunden ab. Unabdingbare Voraussetzung ist deshalb die gründliche Untersuchung des Patienten (18). Neben Anamnese, Lokalbefund und Diagnose werden die Funktion lebenswichtiger Organe, das Alter und der Allgemeinzustand des Patienten als Kriterien der Operabilität einbezogen.

Die Begriffe Operationsindikation und Operabilität sind dabei zu trennen. Beispielsweise kann eine Operation bei einem Kranken indiziert sein, der insgesamt inoperabel ist. Ein Prozeß hingegen, z. B. ein Karzinom, kann in-

operabel sein bei einem Kranken, der sich in einem durchaus operablen Zustand befindet (10).
Oberstes Gebot bei der Entscheidung darüber, ob eine Operation erfolgen soll, ist es, das Wohl des Patienten zu sichern. So ist es unabdingbar, daß durch die Operation die Beschwerden gelindert werden. Deshalb müssen das Letalitätsrisiko des indizierten Eingriffes, das durch das Grundleiden bedingte und das operationstechnische Risiko sowie durch die Operation gesetzte Nebenschäden und das individuelle Risiko des Patienten (aufgrund von Nebenerkrankungen und Alter) berücksichtigt werden. Des weiteren sind im Fall des konservativen Abwartens spätere, mit der Operation verbundene Komplikationsmöglichkeiten vom Patienten von vornherein abzuwenden bzw. Reeingriffe zu vermeiden oder zu begrenzen. Weit schwieriger jedoch ist es, eine operative Indikation zu verneinen bzw. auszusetzen. Dies trifft z.B. bei der stationären Beobachtung einer subakuten Appendizitis zu, wo die Frage, ob eine Operation notwendig ist, mehrfach neu gestellt wird. Bei der akut nekrotisierenden Pankreatitis ist das Aussetzen der Operation und erst die richtige Wahl des Operationszeitpunktes wesentlich für eine effektive Nekrosektomie. Entscheidend ist die rechtzeitige Indikationsstellung, um nachteilige Folgen des Zeitverlustes, insbesondere bei Notfällen und alten Patienten, herz- und neurochirurgischen Eingriffen, wo die Komplikationsrate am höchsten ist (6), zu minimieren.
Die Entscheidungsfindung ist genauso hierarchischen Strukturen unterworfen wie die tägliche Organisation des Operationsprogramms und Klinikregimes. Neben den manuell-operativen Fertigkeiten muß auch die Fähigkeit zu kompetenter Einschätzung chirurgisch relevanter Erkrankungen sowie die Abwägung der Heilungschancen nach einer Operation beim chirurgisch tätigen Arzt über Jahre wachsen.
Die Operationsindikation unterliegt abhängig vom Krankheitsbild verschiedenen Kriterien. Man unterscheidet absolute und relative Indikation.

Absolute Indikation

Unter absoluter Indikation versteht man die dringend anzuratende Operation als Therapie der Wahl mit den besten Behandlungsergebnissen; es existiert daneben keine sinnvolle alternative Behandlungsmöglichkeit bzw. es gewährleistet kein anderer Behandlungsweg die gleiche Heilungschance. Beispiele sind akutes Abdomen, arterielles Aneurysma, Herzklappenfehler, mechanischer Ileus oder Patellaquerfraktur. Es zählen hierzu insbesondere Erkrankungen und Verläufe, bei denen der Patient ohne Operation an den Folgen sterben würde (5). Innerhalb der absoluten Indikation wird nach Operationszeitpunkt unterschieden in:
– sofortige,
– dringliche,
– aufgeschoben dringliche und
– nicht dringliche Indikation (15).

Dringliche Operationen wiederum lassen sich unterteilen in:
– dringliche, nicht geplante (Appendektomie) und
– bedingt dringliche, geplante (z.B. diagnostische Exstirpation bei einem suspekten Tumor).

Sie dienen – bei einer Versorgung innerhalb von Stunden – nach angemessener präoperativer Vorbereitung der Beseitigung unmittelbarer Lebensgefahr bzw. der Abwehr irreversibler Schäden. (Nicht dringliche, geplante Operationen [Wahl- bzw. Elektiveingriffe] hingegen gehören zur relativen Indikation und werden bei optimalen Voraussetzungen durchgeführt.)

Vitale Indikation. Sie stellt einen Sonderfall der sofortigen absoluten Indikation dar und erfordert die umgehende operative Versorgung im Sinne einer Notoperation zur Rettung des Lebens. Solcherlei Notfälle sind:
– freie Blutungen, z.B.
  • in die Bauchhöhle (rupturiertes Aortenaneurysma, stumpfes Bauchtrauma mit Ruptur parenchymaler Organe) oder
  • in den Thorax,
– die gastrointestinale Blutung mit der Gefahr des hämorrhagischen Schocks,
– die intrakranielle Blutung oder
– die freie Perforation in die Bauchhöhle (Magen-, Darmperforation, Perforationsperitonitis).

Die Übergänge zwischen absoluter Indikation im allgemeinen und vitaler Indikation im besonderen sind fließend. Eine arterielle Embolie der A. femoralis beispielsweise stellt eine absolute Indikation zur Operation dar. Unbehandelt würde eine vitale Indikation aus der entstehenden Extremitätengangrän erwachsen. Diese Indikation bezieht sich dann auf ein anderes erforderliches Operationsverfahren, die Amputation, die wiederum mit einer höheren Letalität belastet ist (10). Auch nicht direkt lebensbedrohliche Krankheiten können so zu Notoperationen zwingen, da eine vitale Gefährdung bei verschlepptem Verlauf eintreten kann: Weitere Beispiele dafür sind die eingeklemmte Hernie mit der Gefahr eines mechanischen Ileus oder der akute Bandscheibenvorfall mit der Möglichkeit eines Querschnittsyndroms. Schwierig wird die Abwägung simultan vorliegender, vital bedrohlicher Krankheitsbilder (Polytrauma) hinsichtlich ihrer zeitlich gestaffelten, absolut dringlich indizierten operativen Versorgung. Die Frage der Operabilität rückt hierbei in den Hintergrund.
Häufig ist bei vitaler Indikation wegen des schlechten Allgemeinzustandes des Patienten eine Aufklärung extrem erschwert oder gar unmöglich. Dann ist nach Ermessen entsprechend den vorgegebenen Regeln und nach der Annahme zu handeln, wie der Patient vernünftigerweise mutmaßlich entschieden hätte (vgl. Kapitel 8, S. 131).

Relative Indikation

Die relative Indikation umfaßt Eingriffe, bei denen die konservative Behandlung gegenüber der chirurgischen gleichwertige Aussichten hinsichtlich eines Therapieerfolges aufweist. Die Operation stellt eine alternative Behandlungsoption dar, wobei die chirurgische ebenso Vorteile und Probleme zeigt wie die rein konservative Therapievariante. Die Überlegenheit der Operation gegenüber anderen Behandlungsformen ist begrenzt (5). Die Indikation zur Operation muß daher sehr sorgfältig geprüft werden.

Des weiteren ist eine relative Operationsindikation dann gegeben, wenn die Erkrankung nach konservativer Therapie wiederkehrt (Rezidiv) oder wenn die medikamentöse Behandlung ineffektiv ist (9). Hierzu gehören u.a. das Duodenalulkus, der Morbus Crohn und das Basedow-Syndrom.

Die relative Indikation betrifft außerdem häufig Anfangsstadien von Erkrankungen. Beispiele sind die Operationen von Herzfehlern, der Colitis ulcerosa oder des Morbus Crohn.

Ein schwerwiegendes Problem bedeutet die Lungenembolie hilusnaher Gefäße in der Abwägung zwischen konservativer und operativer Therapie, wo eine gleichwertige Prognose besteht. Auch hier ist das Operationsrisiko besonders genau abzuwägen.

Eine Operationsindikation kann sich aber auch erst im Verlaufe eines Behandlungsregimes ergeben, wenn andere Therapieoptionen Operabilität herbeigeführt oder andererseits nicht zum Erfolg geführt haben. Beispiele hierfür sind das medikamentenresistente, rezidivierend komplikationsträchtige Ulcus duodeni bzw. das Analkarzinom bei erfolgloser Radiochemotherapie. Weiterhin ist in diesem Zusammenhang ein durch neoadjuvante Radiochemotherapie (präoperativ) erreichtes Down staging eines ehemals inoperablen Karzinoms anzuführen.

Die **soziale bzw. psychische Indikation** stellt eine Sonderform dar, bei der aufgrund von körperlicher Entstellung plastisch-chirurgische und kosmetische Eingriffe für indiziert angesehen werden. Diese sollen bei negativen Auswirkungen auf die Lebensqualität und Psyche des Patienten Abhilfe schaffen. Grundsätzlich gilt hier, je weniger dringlich und je größer das Risiko des Eingriffes, um so sorgfältiger und umfassender ist die Aufklärung vorzunehmen.

Eine **prophylaktische (vorbeugende) Indikation** besteht dann, wenn zum gegebenen Zeitpunkt keine Operation aus absoluter oder relativer Sicht notwendig ist, jedoch Komplikationen für die Folgezeit abgewendet werden können (5). Typisches Beispiel hierfür ist die chirurgische Sanierung einer Cholezystolithiasis vor einer offenen Herzoperation, gelegentlich auch die Appendektomie.

Eine andere Einteilungsmöglichkeit unterscheidet diagnostische und therapeutische Operationen, deren Indikation sich aus dem Ziel ergibt.

Bei einer **diagnostischen Operation** besteht die Intention darin, einen diagnostischen Erkenntnisgewinn zu erzielen, so z.B. im Rahmen des Stagings von Lymphomen durch eine explorative Laparotomie.

Die **therapeutische Operation** wird dann als Indikation angesehen, wenn zum Zwecke einer definitiven Behandlung operative Methoden angewendet werden, z.B. bei Perforation, Cholezystektomie, Frakturosteosynthese.

Therapeutisch können kurative und palliative Eingriffe voneinander abgegrenzt werden. Kurative Operationen umfassen die Heilung durch Beseitigung des Krankheitsherdes (z.B. Tumor) bzw. pathophysiologischer Zustände (arterielle Embolie).

Palliative Eingriffe haben zum Ziel, lebensbedrohliche, schmerzhafte und unangenehme Folgen von Erkrankungen bei nicht heilbaren Grunderkrankungen zu lindern (fortgeschrittenes Karzinomstadium (9). Tumorverkleinernde Operationen sollen beispielsweise die Lebensqualität verbessern und ein vorübergehendes Erholen des Patienten ermöglichen. Durch rein palliative Operationen hat sich die Palette der Operationsindikationen wesentlich erweitert.

> Die Operationsindikation stellt keine unabänderliche Größe dar. Abhängig vom Zustand des Patienten, von unvorhergesehenen Verläufen und auch wissenschaftlich unterschiedlichen Auffassungen der Schulmedizin sind Änderungen jederzeit möglich und stellen Zeichen des Fortschritts in der modernen Operationslehre dar!

Eingriffe mit relativer Operationsindikation sind als nicht dringlich und planbar (elektiv) anzusehen und können zum Zeitpunkt der Wahl nach entsprechender Vorbereitung im Tagesbetrieb der Klinik vorgenommen werden (9).

Aus einer Operationsindikation ist kein Rückschluß auf die Operationsmethode zu ziehen. Minimal-invasive Eingriffe oder Manipulationen (Stentimplantation) zur Abwendung einer akuten Bedrohung können hier einbezogen werden.

Kontraindikationen

Kontraindikationen zur Operation liegen dann vor, wenn ein chirurgisches Vorgehen nachteilige Folgen für den Patienten mit sich bringen kann und die konservative Therapie die indizierte Behandlung darstellt. Die Operation verbietet sich, wenn ihr Risiko höher als das der konservativen Therapie ist (z.B. Cholezystektomie bei dekompensierter Herzinsuffizienz, Eingriffe bei Cumarinbehandlung, frischer Myokardinfarkt, Coma diabeticum, moribunder Patient). Beispielhaft ist die heutzutage primär nicht mehr vorgenommene Operation des Analkarzinoms, wo anstelle eines chirurgischen Eingriffes eine Radiochemotherapie indiziert und erst bei Nichtansprechen eine Operation gerechtfertigt ist. Eine dislozierte geschlossene Fraktur bei infektiöser Hauterkrankung operativ zu versorgen, ist ebenfalls kontraindiziert. Aus psychiatrischer Sicht stellen fehlender Heilungswille sowie die ungenügende Fähigkeit zu aktiver Mitarbeit ein weiteres Kriterium für eine Kontraindikation dar.

> Kontraindikationen sind nicht immer als absolut, sondern entwicklungsbedingt als relativ anzusehen!

Literatur

1 Berchthold, R., H. Hamelmann, H. J. Peiper: Chirurgie – Indikationsstellung, 2. Aufl. Urban & Schwarzenberg, München 1990 (S. 5)
2 Bier, A., H. Braun, H. Kümmell: Chirurgische Operationslehre, 8. Aufl. Hrsg. v. E. Derra, P. Huber, W. Schmitt. Bd. 1: Allgemeine Operationslehre. Barth, Leipzig 1969 (S. 60–61)
3 Bochnik, H. J., C. Gärtner-Huth: Kriterien der Operabilität aus neurologisch-psychiatrischer Sicht. Chirurg 51 (1980) 142–149
4 Brock, M.: Operability in neurosurgery. Acta neurochir. 59 (1981) 1–12
5 Dvorak-Lansloot, J.: Allgemeine und spezielle Chirurgie, 8. Aufl. Jungjohann, Neckarsulm 1993 (S. 2–3)
6 Eyrich, K.: Kriterien der Operabilität aus anaesthesiologischer Sicht. Chirurg 51 (1980) 134–139
7 Häring, R.: Risiko in der Chirurgie – Analyse und Kalkulation. de Gruyter, Berlin 1988 (S. 3–6)
8 Hornbostel, H.: Kriterien der Operabilität aus internistischer Sicht. Chirurg 51 (1980) 140–141
9 Karavias, Th., M. Mischo-Kelling: Chirurgie und Pflege. Schattauer, Stuttgart 1994 (S. 25–29)
10 Kern, E.: Kriterien der Operabilität aus chirurgischer Sicht. Chirurg 51 (1980) 129–133
11 Kirschner, M.: Allgemeine und spezielle chirurgische Operationslehre. Hrsg. v. N. Guleke, R. Zenker. 1. Band, Teil II: Allgemeine Operationslehre, 2. Aufl. Springer, Berlin 1958 (S. 274–278)
12 Lindenschmidt, Th.-O., A. Dönhardt: Operationsgefährdung durch innere Erkrankungen und vorgeschrittenes Alter. In Kremer, K., F. Kümmerle, H. Kunz, R. Nissen, H. W. Schreiber: Intra- und postoperative Zwischenfälle, 2. Aufl., Bd. I. Thieme, Stuttgart 1981 (S. 3–33)
13 Müller, M.: Chirurgie – für Studium und Praxis. Med. Verl. & Inf.-dienste 1994 (S. 9)
14 Reding, R., H. Wolff, W. Kiene: Grundlagen der Chirurgie – Allgemeine Chirurgie. Hrsg. v. H. Wolff. 1984, Barth, Leipzig 1984 (S. 25–26)
15 Schmitt, W., W. Hartig: Allgemeine Chirurgie – theoretische Grundlagen der operativen Medizin, 10. Aufl. Barth, Leipzig 1985 (S. 481–484)
16 Schumpelick, V., N. M. Bleese, U. Mommsen: Chirurgie, 2. Aufl. Enke, Stuttgart 1989 (S. 3–6)
17 Schweiger, H.: 257. Operationsindikation – wer bestimmt die Grenzen? Langenbecks Arch. Chir. Suppl. (Kongreßbericht 1992) 449–451
18 Seyfarth, H., E. Jaeger: Praktische Operationskunde und Instrumentenlehre – Leitfaden für das Operationspersonal, 3. Aufl. Fischer, Jena 1969 (S. 21–23)
19 Streicher, H. J.: Grundriß chirurgischer Indikationen – vom Leitsymptom zur Operation, ein Ratgeber für Studenten und Ärzte. Thieme, Stuttgart 1969 (S. 1–30)

7 Operationsrisiken

R. Mantke und H. Lippert

Intra- und postoperative Komplikationen und Zwischenfälle sind nicht zu vermeiden, und jeder Chirurg sollte darauf vorbereitet sein. Die präoperative Risikoeinschätzung des Patienten und die Erkennung bereits präoperativ vorhandener pathogenetischer Faktoren trägt in entscheidendem Maße zur Verringerung des Operationsrisikos bei. Die Art des operativen Eingriffs einerseits und der physiologische und psychische Zustand des Patienten andererseits bestimmen das individuelle Operationsrisiko des einzelnen Patienten.

Kernpunkt bei der Indikationsstellung zu einer Operation muß dabei sein, die individuell vertretbare Grenze des Operationsrisikos nicht zu überschreiten. So kann es vorkommen, daß bei einem schlechten Allgemeinzustand eines Patienten aktuell eine Inoperabilität vorliegen kann, auch bei prinzipieller Operationsindikation. Besondere Bedeutung hat neben dem Einschätzen des eigenen operativen Könnens die präoperative Untersuchung und Diagnostik, um letztendlich nicht allein, sondern im Team eine Indikation zur Operation zu stellen und den Eingriff mit einem vertretbaren Risiko durchführen zu können. Allein die Kenntnis latenter Risikofaktoren eines Patienten hilft beim Vermeiden zusätzlicher negativer Faktoren und kann so dazu beitragen, die perioperative Gefährdung des Patienten zu senken, auch wenn die Risikofaktoren nicht eliminiert werden können.

Unter dem Begriff Operationsrisiko ist zu verstehen: die Wahrscheinlichkeit für das Auftreten einer perioperativen Komplikation bzw. einer zusätzlichen Erkrankung (incl. Mortalität) gegenüber einer Normalpopulation ohne Operation als Summe aus dem individuellen Risiko des Patienten, dem Risiko des Eingriffes und der Erfahrung des Operationsteams (Abb. 7.**1**).

Risiken des Herz-Kreislauf-Systems

Koronarsklerose und Myokardinfarkt
(vgl. Kapitel 15 u. 38)

Die koronare Herzkrankheit birgt besondere Gefahren, da sie nicht immer präoperativ zu erkennen ist und vor allem erst unter der Narkose und dem operativen Streß relevant werden kann. Neben dem Alter eines Patienten bestimmt das Vorhandensein einer Koronarsklerose wesentlich die Langzeitmorbidität und -mortalität nach einem chirurgischen Eingriff (1,5,10). Bei Männern über dem 40sten Lebensjahr und bei bestehender koronarer Arterienerkrankung ist in bis zu 4,1 % mit einem perioperativen Infarkt zu rechnen. Patienten ohne koronare Herzkrankheit, aber mit einer peripheren arteriellen Verschlußkrankheit, zeigen dagegen lediglich eine Infarktinzidenz von 0,8 %. Erhöhter kardialer O_2-Verbrauch während einer Operation und die mögliche Abnahme der Koronarperfusion im bereits stenosierten Bereich begünstigen die Entstehung einer Myokardhypoxie und letztlich die perioperative Myokardinfarktgenese. Bei Patienten mit dem Verdacht auf eine koronare Herzkrankheit ist unbedingt ein Belastungs-EKG durchzuführen. Um eine sichere Diagnose der kardialen Erkrankung treffen zu können, kann ein Linksherzkatheter bzw. eine Koronarographie nötig sein (6).

Da bei Zustand nach Myokardinfarkt das Operationsrisiko deutlich erhöht ist, sollten innerhalb der ersten sechs Monate nach Infarkt keine elektiven Eingriffe durchgeführt werden. Je kürzer die Zeit zwischen einem bereits stattgefundenen Myokardinfarkt und einer Operation, um so höher liegt das Reinfarktrisiko, wobei die Stärke der myokardialen Schädigung entscheidender auf die Mortalität der Operation einwirkt als das Zeitintervall. Die Zweiterkrankung ist ebenfalls von übergeordneter Bedeutung, so ist im ersten Jahr nach AMI (acute myocardial infarction) die Operationsmortalität bei einer Appendizitis nicht generell signifikant erhöht, wohl aber z. B. bei Patienten, die wegen einer Hüftgelenksfraktur operativ versorgt werden müssen (7).

> Das Risiko eines Reinfarkts entspricht erst nach 3 Jahren demjenigen eines Patienten ohne Infarkt in der Anamnese!

Intraoperativ ist in jedem Fall die Aufrechterhaltung eines hohen O_2-Partialdruckes und einer regelrechten Kreislaufperfusion einzuhalten. Sinnvoll ist es, bei einem Ellektiveingriff präoperativ die Möglichkeit der Verbesserung der präoperativen Ausgangssituation durch eine koronare Ballondilatation oder eine Bypassoperation durch einen Kardiologen zu prüfen.

Rhythmusstörungen und Myokardinsuffizienz

> Herzrhythmusstörungen werden präoperativ häufig diagnostiziert und bedürfen in der Regel immer einer kardiologischen Abklärung, um schwerwiegende Erkrankungen des Herzens (z. B. Koronarsklerose oder Myokardinsuffizienz) nicht zu übersehen!

Vom internistischen Fachkollegen ist abzuklären, ob und wie weit eine präoperative Therapie der Reizbildungs- oder Reizleitungsstörung erfolgen kann, um das Risiko einer kardialen Komplikation zu reduzieren. Tachykardien gleich welcher Genese erhöhen die Gefahr einer Myokardischämie und sollten deshalb unbedingt präoperativ abgeklärt werden. Bradykardien mit Sinus-

Operationsrisiken

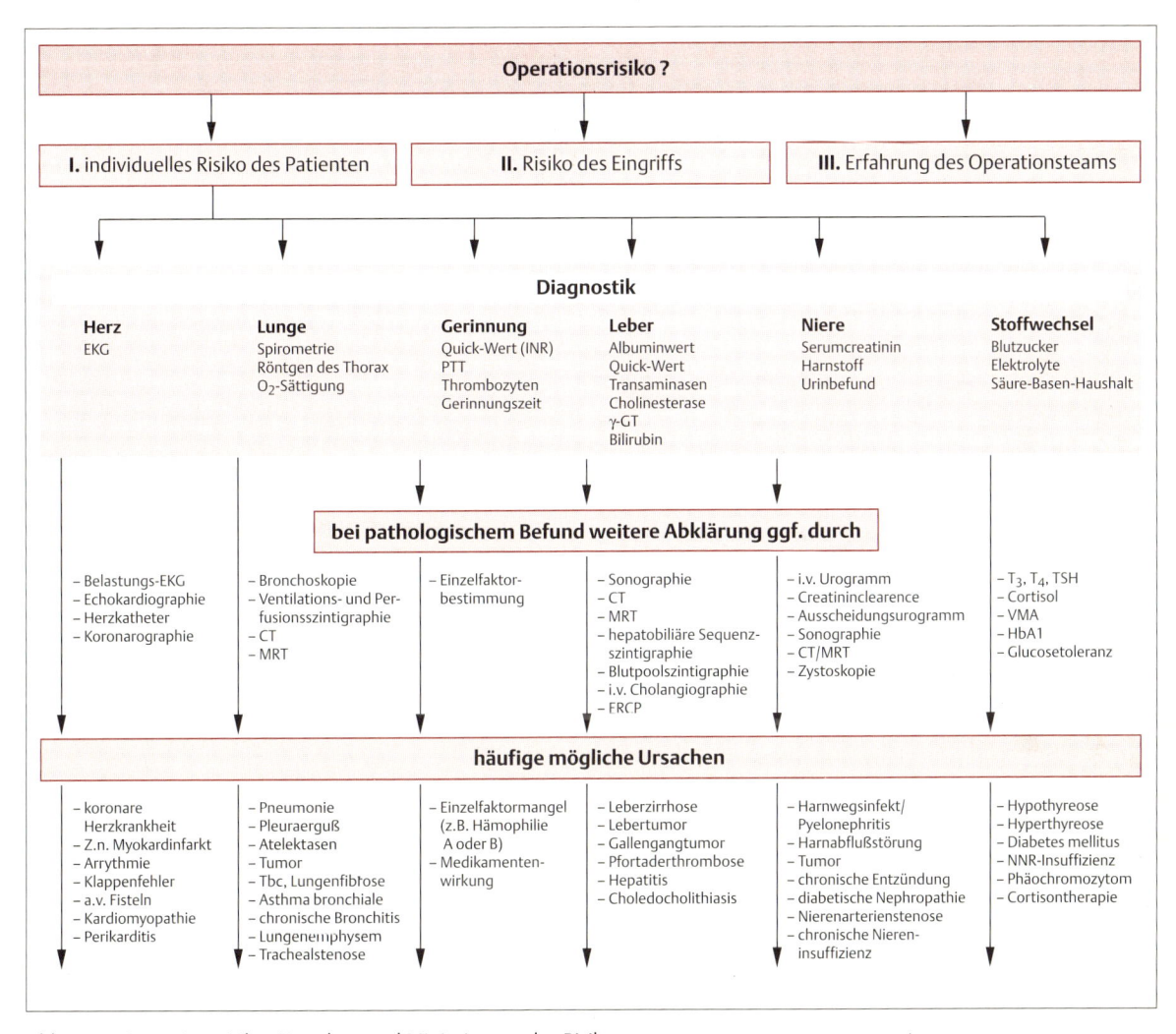

Abb. 7.1 Operationsrisiko: Ursachen und Minimierung des Risikos.

Operationsrisiko?
- I. individuelles Risiko des Patienten
- II. Risiko des Eingriffs
- III. Erfahrung des Operationsteams

Diagnostik

Herz	Lunge	Gerinnung	Leber	Niere	Stoffwechsel
EKG	Spirometrie Röntgen des Thorax O$_2$-Sättigung	Quick-Wert (INR) PTT Thrombozyten Gerinnungszeit	Albuminwert Quick-Wert Transaminasen Cholinesterase γ-GT Bilirubin	Serumcreatinin Harnstoff Urinbefund	Blutzucker Elektrolyte Säure-Basen-Haushalt

bei pathologischem Befund weitere Abklärung ggf. durch

– Belastungs-EKG – Echokardiographie – Herzkatheter – Koronarographie	– Bronchoskopie – Ventilations- und Perfusionsszintigraphie – CT – MRT	– Einzelfaktor- bestimmung	– Sonographie – CT – MRT – hepatobiliäre Sequenz- szintigraphie – Blutpoolszintigraphie – i.v. Cholangiographie – ERCP	– i.v. Urogramm – Creatininclearence – Ausscheidungsurogramm – Sonographie – CT/MRT – Zystoskopie	– T$_3$, T$_4$, TSH – Cortisol – VMA – HbA1 – Glucosetoleranz

häufige mögliche Ursachen

– koronare Herzkrankheit – Z.n. Myokardinfarkt – Arrythmie – Klappenfehler – a.v. Fisteln – Kardiomyopathie – Perikarditis	– Pneumonie – Pleuraerguß – Atelektasen – Tumor – Tbc, Lungenfibrose – Asthma bronchiale – chronische Bronchitis – Lungenemphysem – Trachealstenose	– Einzelfaktormangel (z.B. Hämophilie A oder B) – Medikamenten- wirkung	– Leberzirrhose – Lebertumor – Gallengangtumor – Pfortaderthrombose – Hepatitis – Choledocholithiasis	– Harnwegsinfekt/ Pyelonephritis – Harnabflußstörung – Tumor – chronische Entzündung – diabetische Nephropathie – Nierenarterienstenose – chronische Niereninsuffizienz	– Hypothyreose – Hyperthyreose – Diabetes mellitus – NNR-Insuffizienz – Phäochromozytom – Cortisontherapie

---

rhythmus, z. B. bei trainierten Sportlern, bedürfen keiner Therapie. Alle anderen Formen der Bradykardien müssen ebenfalls vom Internisten abgeklärt werden. Dabei entscheidet dieser in Abhängigkeit vom Grad der AV-Blockierung über die Notwendigkeit der Therapie. Die Implantation eines temporären oder eines permanenten Schrittmachers kann dabei nötig werden. Patienten mit Herzschrittmacher sind perioperativ besonders zu überwachen, um mögliche Funktionsstörungen rechtzeitig zu erkennen. Während des Eingriffs wird vorzugsweise mit einem bipolaren Koagulator gearbeitet, um die Schrittmacherfunktion nicht zu beeinflussen. Extrasystolen, die vereinzelt auch beim Herzgesunden vorkommen, weisen bei gehäuftem Auftreten (paarweise oder in Salven) auf eine kardiale Schädigung hin und sind kardiologisch abzuklären.

Die Herzinsuffizienz, die häufig klinisch sichtbar und anamnestisch eruierbar ist, kann in Abhängigkeit von ihrem Stadium zu einer erheblichen perioperativen Gefährdung führen (Tab. 7.1). Die Röntgenaufnahme des Thorax, auf der ein vergrößertes und dilatiertes Herz zu erkennen ist, erhärtet die Diagnose. Die Herzinsuffizienz ist ein klinisches Syndrom und keine Diagnose.

Tabelle 7.1 Einteilung der Herzinsuffizienz nach der NYHA (New York Heart Association)

Schweregrad	Symptomatik (z. B. Dyspnoe, Nykturie, Ödeme, Zyanose, Stauungsbronchitis, Leistungsabfall, Pleuraerguß, Hepatomegalie)
I	Patienten mit einer Herzkrankheit, die in Ruhe und unter Belastung ohne Beschwerden sind
II	Patienten mit einer Herzkrankheit, deren Leistungsfähigkeit ab einer mittelschweren körperlichen Belastung eingeschränkt ist
III	Patienten mit einer Herzkrankheit, die schon bei geringen Belastungen deutlich eingeschränkt sind, in Ruhe jedoch beschwerdefrei sind
IV	Patienten mit einer Herzkrankheit, die schon unter Ruhebedingungen Beschwerden haben

> Die Ursache einer Herzinsuffizienz sollte präoperativ immer abgeklärt werden, um eine gezielte Therapie einleiten zu können (Tab. 7.2)!

Tabelle 7.2 Mögliche Ursachen der Herzinsuffizienz

Koronare Durchblutungsstörungen

Kardiomyopathien

Klappenfehler bzw. Herzmißbildungen

Hypertonie

Arteriovenöse Fisteln

Zustand nach oder akuter Myokardinfarkt

Rhythmusstörungen

Herzbeuteltamponade bzw. Perikarditis

Hypovolämie oder Schock

Hyperthyreose

Perioperativ auftretende Volumenschwankungen und die teilweise negativ ionotop wirkenden Narkotika können intraoperativ zu einer verminderten Koronarperfusion und zum Auftreten eines akuten Linksherzversagens führen. Infolgedessen haben Patienten mit einer präoperativ latenten oder gar manifesten Herzinsuffizienz eine erhöhte Operationsletalität. Eine Therapie mit Digitalispräparaten und Diuretika ermöglicht oft eine deutliche Verbesserung der kardialen Ausgangssituation.

Hypertonie und zerebrovaskuläre Insuffizienz
(vgl. Kapitel 15)

> Die Hypertonie erhöht durch ihre unmittelbaren Folgen wie vaskuläre Arteriosklerose (koronar, zerebral, renal) und durch die begleitende Linksherzhypertrophie das perioperative Risiko!

Bei Elektiveingriffen sollte die Hypertonie zuvor medikamentös eingestellt werden. Bei Patienten mit zerebrovaskulären Durchblutungsstörungen ist die Autoregulation des Gehirns häufig signifikant gestört. Ein perioperativ auftretender Druckabfall kann zur zerebralen Ischämie mit der postoperativen Ausprägung eines Insultes (Apoplex/TIA) führen.
Vor großen elektiven Eingriffen ist z.B. bei Stenosierungen der extrakraniellen Gefäße eine vorherige Sanierung dieser in Erwägung zu ziehen. Bei Patienten über dem 55. Lebensjahr ist bei jedem sechsten mit einer Erkrankung der supraaortalen Arterien, insbesondere der A. carotis zu rechnen. Bei einer positiven Anamnese (TIA, Stroke oder Amaurosis fugax), bei Patienten, die gefäßchirurgisch behandelt werden sollen und bei großen allgemeinchirurgischen Elektiveingriffen sollte präoperativ generell eine Duplexsonographie der supraaortalen Arterien erfolgen. Eine transkranielle Ableitung der A. cerebri media dient intraoperativ zum Durchblutungsmonitoring des ZNS, wird aber v.a. bei gefäßchirurgischen Rekonstruktionen an den supraaortalen Arterien eingesetzt.

Risiken bei pulmonalen Funktionsstörungen

> Verschiedene Symptome wie Belastungsdyspnoe, chronischer Husten und rezidivierende Infekte der oberen Luftwege geben anamnestisch Hinweise auf vorbestehende obstruktive oder restriktive Lungenerkrankungen!

Objektivieren kann man bestehende Symptome am einfachsten über eine Spirometrie, die routinemäßig vor jedem Eingriff durchgeführt werden kann (Tab. 7.3). Vitalkapazität und forcierte expiratorische Sekundenkapazität dienen dabei als sensitive Parameter zur Risikoabschätzung (6,8). Bei anamnestisch nachgewiesener pulmonaler Funktionsstörung und pathologischer Spirometrie ist ein Pulmologe zur weiteren Abklärung des Operationsrisikos und einer möglichen Vorbereitung auf den Elektiveingriff hinzuzuziehen. Bei Patienten mit eingeschränkter pulmonaler Funktion sind sowohl präoperativ als auch intra- und postoperativ arterielle Blutgasanalysen indiziert, um rechtzeitig durch eine Variation der Anästhesieführung das Operationsrisiko zu minimieren. Besonders kritisch erscheint dabei die postoperative Phase, bei der es, bedingt durch eine noch anhaltende Sedierung oder durch Schmerzen, häufig zu einer zusätzlichen pulmonalen Funktionseinschränkung kommt (zu flache Atmung, zu schlechtes Abhusten von Sekret, postoperative diaphragmale Dysfunktion). Eine verlängerte Nachbeatmung oder zumindest die Applikation von Sauerstoff ist bei diesen Patienten häufig erforderlich. Zuvorgenannte Maßnahmen, ein postoperatives Atemtraining, Lagerungsdrainage, Inhalationen, Sekretolytika und eine ausreichende Schmerzausschaltung

Tabelle 7.3 Restriktive und obstruktive Ventilationsstörungen und Spirometrie

Funktionsstörung	Beispiel	Folge	Spirometrie
Restriktive Störung	Pneumonie Tumor Pleuraerguß Atelektasen Tbc, Lungenfibrose	Verringerung der ventilierten/perfundierten Lungenoberfläche	Erniedrigung der Vitalkapazität bei in der Regel normaler expiratorischer Sekundenkapazität
Obstruktive Störung	Asthma bronchiale chronische Bronchitis Tracheastenose Lungenemphysem	Erhöhung des Strömungswiderstandes	Einschränkung der expiratorischen Sekundenkapazität bei erst später abfallender Vitalkapazität

verringern das Auftreten postoperativer Pneumonien. Bei der Operationsvorbereitung zur Lungenresektion bzw. bei deutlich pathologischer Vitalkapazität (<50%) oder pathologischer forcierter expiratorischer Sekundenkapazität (<50%) sind weitere Untersuchungen wie Bronchoskopie und Radioisotopen-Lungenperfusions- und Lungenventilationsszintigraphie dringend zu empfehlen.

Risiken bei endokrinen Funktionsstörungen

Diabetes mellitus (vgl. Kapitel 15)

Der Diabetes mellitus kann den Verlauf einer chirurgischen Erkrankung erheblich komplizieren. Zur Operation ist die diabetische Stoffwechsellage allerdings keine Kontraindikation, da sie in der Regel schnell beherrscht werden kann.

> Eine begleitende Mikro- und Makroangiopathie und die dadurch bedingten Durchblutungsstörungen können eine verzögerte Wundheilung und das vermehrte Auftreten von Infektionen bedingen!

Koronar- und Zerebralsklerose, die ebenfalls mit dem Diabetes vergesellschaftet sein können, erhöhen das Risiko auf ihre Weise (2). Die diabetische Nephropathie kann ein erhöhtes Operationsrisiko bewirken. Ziel einer präoperativen Vorbereitung ist es, die Blutglucosewerte zu normalisieren. Der Einsatz von und ggf. die Umstellung auf H-Insulin haben sich dabei bestens bewährt.

Nebennierenrindeninsuffizienz
(vgl. Kapitel 15 u. 20)

Die Nebennierenrindeninsuffizienz kann primär auftreten (Morbus Addison) oder sekundär vorliegen als Folge einer Hypophyseninsuffizienz. Für den chirurgischen Alltag ist die Nebenniereninsuffizienz als Folge ein Corticoidtherapie von größter Bedeutung. Das Auftreten einer perioperativen Hypotonie mit akuter Kreislaufinsuffizienz ist dabei besonders gefürchtet. Je länger eine Corticoidtherapie der geplanten Operation vorausgegangen ist, desto geringer ist die Funktionsbereitschaft der Nebennierenrinde einzuschätzen. Eine perioperative Applikation von Corticosteroiden ist dabei unerläßlich (ggf. nach Rücksprache mit einem Endokrinologen). Die Applikation von 100–300 mg eines Hydrocorticoides am Operationstag und die tägliche Reduzierung um 50% bis zum Ausgangswert hat sich dabei in der Praxis bewährt.

Risiken bei Störungen des Gerinnungssystems

Schwere intra- und postoperative Blutungen lassen sich nur vermeiden, wenn Störungen im System der Blutgerinnung rechtzeitig präoperativ erkannt werden. Durch eine anamnestische Befragung der Patienten (Blutungserscheinungen nach Schnittwunden oder Zahnextraktionen, häufige blaue Flecken, Nasenbluten) ist der Verdacht auf eine Gerinnungsstörung zu stellen. Durch Bestimmung der Thromboplastinzeit (Quick-Wert) und der partiellen Thromboplastinzeit (PTT) werden alle wesentlichen Faktoren des endogenen und exogenen Gerinnungssystems erfaßt. Eine Störung oder Verminderung eines Faktors unter 30% macht sich deutlich in einer Verringerung des Quick-Wertes oder in einer Verlängerung der PTT bemerkbar. Zur differenzierten Diagnose und Substitution sind dann in der Regel Einzelfaktorenbestimmungen und die Rücksprache mit einem Hämostaseologen nötig. Die Differenzierung eines angeborenen Einzelfaktormangels (z. B. Hämophilie A) von einer globalen Störung der Faktorproduktion (z. B. Leberzirrhose) ist essentiell für die Indikationsstellung und Vorbereitung zur Operation.

Vor der Operation sind in ausreichendem Maße Substitutionsmaterialien bereitzustellen. Die Substitution hat bereits präoperativ zu beginnen, damit zur Operation eine ausreichende Gerinnungsaktivität vorliegt, und dauert in der Regel bis zur Wundheilung (ca. 21 Tage). Zur Substitution ist die Kenntnis der Faktorhalbwertzeiten essentiell (Tab. 7.4). Die Blutungszeit ist ein hervorragender Parameter zur Bestimmung der Thrombozytenfunktion, wenig aufwendig und billig und sollte deshalb in die präoperative Gerinnungsdiagnostik mit einbezogen werden (9). Die Zählung der Thrombozyten im Blutbild ist obligat und ermöglicht das schnelle Erkennen einer Thrombozytopenie, unter der immer mit einem erhöhten Operationsrisiko zu rechnen ist. Eine alleinige Substitution ist zwar im Notfall hilfreich, vor einem Elektiveingriff ist jedoch die Ursache der Thrombozytopenie/-pathie (Morbus Werlhof, Hypersplenismus, Analgetika) abzuklären und wenn möglich zu beseitigen.

Bei einer cumarininduzierten Gerinnungsstörung reicht im allgemeinen die orale Gabe von 20 mg Vitamin K zur Normalisierung des Quick-Wertes aus. Die i. v. Verabreichung eines Prothrombinkomplexpräparates (z. B. PPSB-Konzentrat) macht auch eine Notfalloperation möglich.

> Bei weiterbestehender Indikation zur Cumarin- bzw. Acetylsalicylsäureapplikation ist präoperativ überlappend auf eine Heparininjektion umzustellen!

Tabelle 7.4 Halbwertzeiten wichtiger Gerinnungsfaktoren

Faktor	Zeit
I = Fibrinogen	3–4 Tage
II = Prothrombin	2–3 Tage
V	12–15 Std.
VII	4–6 Std.
VIII	8–12 Std.
IX	16–20 Std.
X	24–36 Std.
XI	3 Tage
XII	2–3 Tage
XIII	4–6 Tage
Antithrombin III	4 Tage

Funktionsstörungen von Leber und Niere
(vgl. Kapitel 4 u. 24)

Die Leber als zentrales Stoffwechselorgan ist perioperativ einer deutlichen Mehrbelastung ausgesetzt, so daß zuvor kompensierte Schädigungen des Leberparenchyms dekompensieren können. Durch die präoperative Bestimmung von Transaminasen, alkalischer Phosphatase, Serumbilirubin und γ-GT ist eine präoperative Leberschädigung in der Regel diagnostizierbar. Die Untersuchung der Gerinnungsfaktoren (Quick-Wert) und des Serumalbumins gibt Auskunft über die Syntheseleistung der Leber. Patienten mit aktiver Virushepatitis oder einer manifesten Leberzirrhose sind so leicht zu erkennen. Eine aktive Virushepatitis verbietet natürlich die Elektivoperation. Bei Patienten mit einer Leberzirrhose ist die Indikation zu einer Elektivoperation insbesondere intraabdominell sehr kritisch zu stellen, da einerseits durch die verminderte Syntheseleistung ein Mangel an Gerinnungsfaktoren (II, VII, IX, X) besteht und andererseits durch die portale Hypertension eine extreme Stauung der intraabdominalen Venen vorliegen kann, welche besondere Erfahrung und Sorgfalt intraoperativ erlangt. Sollte eine Operation bei diesen Patienten, die auch ein hohes Risiko einer postoperativen Entgleisung aufweisen, nicht zu umgehen sein, so ist die Versorgung in einem Zentrum mit Erfahrung in der Leber- und Transplantationschirurgie anzustreben, um die Gefährdung des Patienten so gering wie möglich zu halten. Leberschädigende Narkotika und Medikamente sind dabei strikt zu vermeiden. Eine selektive Darmdekontamination präoperativ sorgt für eine verringerte NH_3-Produktion im Interstinum. Des weiteren finden leberprotektive Infusionen (Comafusin) und Medikamente (z. B. L-Ornithin-L-aspartat) prophylaktischen und therapeutischen Einsatz in der Chirurgie bei manifester Leberzirrhose. Die orale Gabe von Lactulosepräparaten hat sich dabei ebenfalls bewährt.

Die Niere mit ihren wichtigen Aufgaben der Körperentgiftung durch Ausscheidung und der Aufrechterhaltung eines ausgeglichenen Mineral- und Säure-Basen-Haushaltes ist im Gegensatz zur Leber durch eine Dialyse temporär ersetzbar. Dennoch hat ein akuter perioperativer Ausfall der Nierenfunktion entscheidenden Einfluß auf das Operationsrisiko. Ein Operationstrauma kann bei einer bereits vorgeschädigten Niere, aber auch bei der gesunden Niere, zur Dekompensation und zur Dialysepflicht führen. Serumcreatininwert, Harnstoff- und Urinbefund reichen zum Screening der Patienten in der Regel aus. Bei zweifelhaften Befunden erfolgt die Bestimmung der Creatinincleareance im Sammelurin, ein Isotopennephrogramm oder ein i. v. Urogramm sowie eine Sonographie der Harnorgane. Bei einer glomerulären Filtrationsrate von unter 30 ml/min ist mit einer deutlichen Einschränkung der Nierenfunktion zu rechnen. Durch intraoperativ erhöhten Stickstoffanfall und in der Regel unvermeidbare Kreislaufschwankungen kommt es dann schnell zur Dekompensation und der Notwendigkeit der forcierten medikamentösen Diurese, Dialyse oder kontinuierlich venovenösen Hämofiltration. Elektrolytverschiebungen und Azidose können durch die eingeschränkte Nierenfunktion nicht mehr suffizient ausgeglichen werden. Präoperative Risiken wie akute Entzündungen im harnableitenden System oder postrenale Stauungen sind unbedingt vor einer Elektivoperation zu beseitigen. Bei deutlicher Einschränkung der Nierenfunktion ist die Rücksprache mit einem Nephrologen bereits präoperativ sinnvoll. Entscheidend ist, daß ein überdurchschnittliches Operationstrauma durch große Gewebsläsionen vermieden wird, zirkulatorische Probleme nicht entstehen und ein ausreichendes Flüssigkeitsangebot für die Nieren und eine kontinuierliche Harnausscheidung vorhanden sind.

> Eine postoperative Überwachung von Patienten mit Leber- oder Niereninsuffizienz auf einer Intensivstation ist dringend zu empfehlen!

Präoperative Risikoklassifizierung

Es stehen zur präoperativen Klassifizierung der Patienten, die chirurgisch behandelt werden sollen, international mehrere Systeme zur Verfügung. Einfach und in der Praxis bewährt hat sich der ASA (Physical Status der American Society of Anesthesiology) (s. Tab. 9.**2**). Mit steigender ASA-Klassifizierung ist mit einer erhöhten Morbidität und Letalität zu rechnen (3, 11). Bei Notfallpatienten erhöht sich in der Regel das Risiko gegenüber der Elektivoperation und wird mit einem E (Emergency) vor der ASA-Klasse gekennzeichnet. Ein Zusammenhang zwischen perioperativer Mortalität und ASA-Klasse zeigt Tab. 7.**5**. Die Mortalitätsrate der Klasse IV ist somit 97,5fach erhöht gegenüber Patienten mit der ASA-Klasse I. Trotz der mangelnden Wissenschaftlichkeit hat die ASA wegen ihrer Einfachheit eine international weite Verbreitung gefunden.

Wundinfektionen (vgl. Kapitel 14)

Nach Operationen oder Verletzungen kann es zum Auftreten von Wundinfektionen durch Eitererreger kommen. Die Häufigkeit der Wundinfektionen schwankt dabei von < 4 % bei elektiven aseptischen Operationen (z. B. Leistenhernie bzw. Struma) bis zu 50 % bei der perforierten Appendizitis. Von Bedeutung für das Auftreten einer Wundinfektion sind dabei das Alter des Patienten, der Funktionszustand des Immunsystems, die Zahl und die Virulenz der in die Wunde gelangten Erreger, das Ausmaß der Gewebstraumatisierung, die Sorgfalt der Blutstillung, ein Eiweiß- oder ein Vitaminmangel (Abb. 7.**2**).

Tabelle 7.5 Perioperative Mortalität von Patienten in bezug auf die ASA-Klassifikation (nach Vacanti)

Klasse	Patienten (n)	Todesfälle	Mortalitätsrate (%)
I	50703	43	0,08
II	12601	34	0,27
III	3626	66	1,8
IV	850	66	7,8
V	608	57	9,4

patientenabhängige Risikofaktoren	Umweltfaktoren
Karzinome, Niereninsuffizienz, Leberzirrhose, Schock, Gerinnungsstörungen, chronische Herz-Lungen-Erkrankungen, Nikotinabusus, Diabetes, Adipositas, hohes Alter, Ernährungszustand, vorbestehende Infektionen, Behandlungen mit Immunsuppressiva, Corticosteroide, Zytostatika, Radiatio, Antikoagulation	mangelnde Hygiene, Katastrophen, Feuchtigkeit, Hitze, Konzeption des Operationssaales, Klimaanlage, Wahl des Operationszeitpunktes

Infektionsrisikofaktoren in der Chirurgie

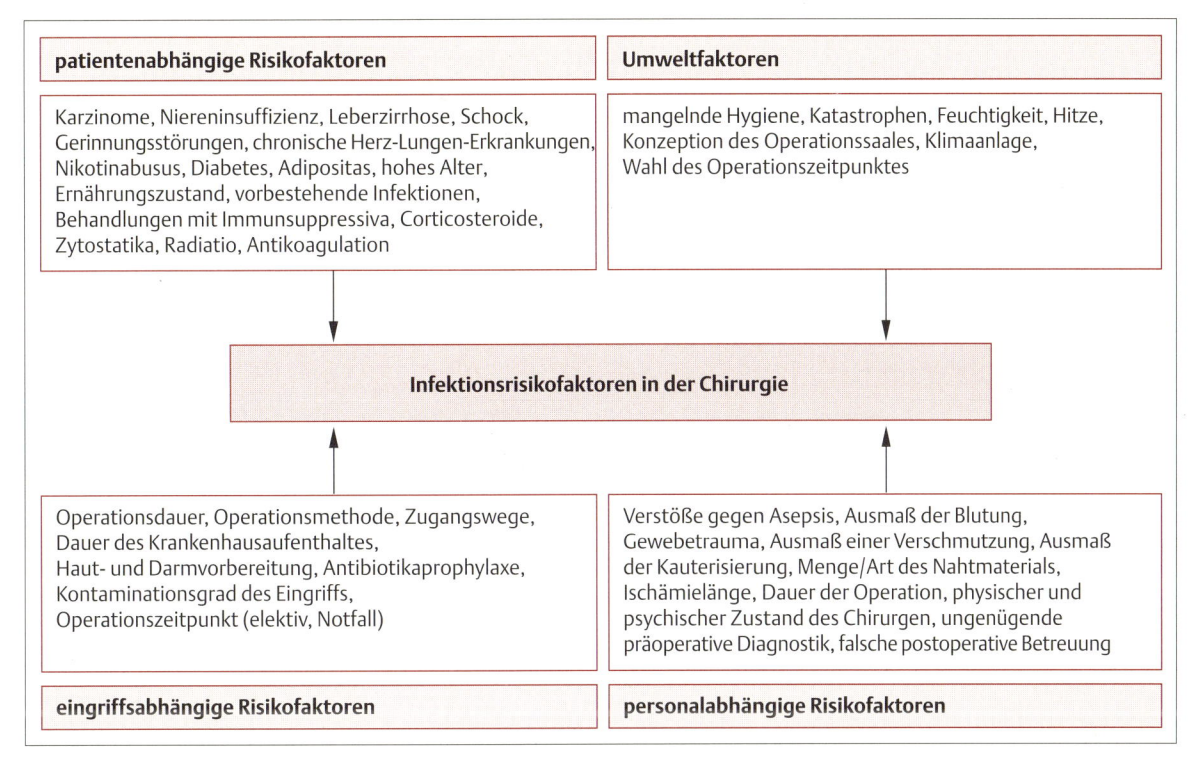

Operationsdauer, Operationsmethode, Zugangswege, Dauer des Krankenhausaufenthaltes, Haut- und Darmvorbereitung, Antibiotikaprophylaxe, Kontaminationsgrad des Eingriffs, Operationszeitpunkt (elektiv, Notfall)	Verstöße gegen Asepsis, Ausmaß der Blutung, Gewebetrauma, Ausmaß einer Verschmutzung, Ausmaß der Kauterisierung, Menge/Art des Nahtmaterials, Ischämielänge, Dauer der Operation, physischer und psychischer Zustand des Chirurgen, ungenügende präoperative Diagnostik, falsche postoperative Betreuung
eingriffsabhängige Risikofaktoren	**personalabhängige Risikofaktoren**

Abb. 7.**2** Mögliche Ursachen von Wundinfektionen.

Bei streng aseptischen Eingriffen dominieren meist Staphylo- und Streptokokken, wohingegen bei Eröffnung des Gastrointestinaltraktes (bedingt aseptische Operationen) Enterobakterien im Vordergrund stehen. Wenn beim Vorliegen der typischen Infektionszeichen im Wundbereich (Rubor, Calor, Dolor, Tumor) eine sofortige Wunderöffnung mit der Einlage einer lockeren Tamponade erfolgt, ist dies in der Regel mit keiner Erhöhung der perioperativen Sterblichkeit verbunden. Der Einsatz einer unmittelbar vor der Operation durchgeführten Antibiotikaapplikation hat gerade im Rahmen der bedingt aseptischen Chirurgie zu einer deutlichen Reduzierung der Wundinfektionen und infektionsbedingten Komplikationen geführt.

Evaluation des Operationsrisikos durch Scoresysteme

Nach den Richtlinien des American College of Surgeons kann man postoperative Komplikationen unterteilen in: Komplikationen innerhalb der ersten 48 postoperativen Stunden und in Komplikationen vom 3.–30. postoperativen Tag (4). Während erstere (z. B. akuter Herzinfarkt, Apoplex, respiratorische Insuffizienz, metabolische Entgleisungen, technische Probleme) häufig direkte Folgen der Operation oder der Anästhesie sind, ist die Ursache letzterer (z. B. Lungenembolien, Wundinfektionen, Peritonitis, systemische Sepsis, Multiorganversagen) oft in Stoffwechselentgleisungen, der Entwicklung eines SIRS/ Sepsis oder eines inadäquat reagierenden Immunsystems zu suchen (Abb. 7.**3**). Neben der üblichen klinischen und laborchemischen Untersuchungen können einige Score- und Testsysteme präoperativ helfen, Risikopatienten zu identifizieren. Die dabei erhobenen Daten beziehen sich in der Regel auf große allgemeinchirurgische gastrointestinale Operationen.

Delayed-type hypersensitivity testing (DTH)

Dieser Test dient zur Bestimmung des Status der zellvermittelten Immunität durch die Messung der Hautreaktion vom verzögerten Typ (Typ IV). Dem Organismus werden dabei bekannte Antigene, wie z. B. Candida-Antigen, Tuberkulose- oder Streptokokken-Antigene, präsentiert. Die Antigenapplikation erfolgt in der Regel mit einem fertigen Testbesteck (z. B. Multitest Merieux) auf der Unterarminnenseite. Die Reaktion wird nach 48 Stunden abgelesen. Eine positive Reaktion erhält man ab einer Hautinduration > 2 mm im Durchmesser. Ein reaktiver Patient spricht dabei auf zwei oder mehr Antigene an, ein relativ anerger Patient nur auf ein Antigen, und ein anerger Patient zeigt keine nachweisbare Induration nach 24 oder 48 Stunden. Anerge Patienten haben ein etwa 30%iges Risiko, postoperativ an einer Sepsis zu versterben (4). Die Möglichkeit, das Testergebnis in einen Score einzubringen, besteht.

Prognostic nutritional index (PNI)

Neben dem DTH korrelieren der Serumtransferrinspiegel und der Serumalbuminwert mit der Häufigkeit postoperativer Komplikationen (4). Eine Hypoalbuminämie < 3 g/dl erhöht das postoperative Komplikationsrisiko um das 2,5fache. Patienten mit einem Serumtransferrinspiegel unter 170 mg/dl zeigten in Studien eine 2,5- bis 5fach erhöhte postoperative Morbidität. Der PNI enthält

7 Operationsrisiken

```
┌─────────────────────────────────────────────────────────────────────┐
│ Einschätzung des Risikos postoperativer Komplikationen              │
│ Unterscheidung von zwei Risikoperioden                              │
└─────────────────────────────────────────────────────────────────────┘
```

Prüfung des Risikos von Komplikationen in den ersten 48 Stunden postoperativ

Komplikationen durch Anästhesie oder Operation ausgelöst
Bewertung folgender Organsysteme zur präoperativen Einschätzung der Patienten:
- kardiovaskuläres System
- Urogenitalsystem
- Atmungssystem
- Blutsystem

nachgewiesene Infektionen

Operationsaufschub

Prüfung des Risikos von Komplikationen vom 3.–30. postoperativen Tag

die meisten Komplikationen resultieren aus metabolischen Entgleisungen, der Entwicklung einer Sepsis oder eines gestörten Immunsystems

Die Einschätzung eines erhöhten Risikos beruht auf der klinischen Untersuchung incl. Anamnese und Laboruntersuchungen

Warnende Signale sind:
- Untergewicht oder andere Zeichen einer Malnutrition
- psychische oder physische Einschränkungen und akuter Gewichtsverlust
- nichtheilende Wunden, Pilzbesiedelungen
- niedrige Serumalbuminwerte

objektive Kriterien zur Bestätigung des klinischen Urteils

- Sepsis-related mortality score
- Delayed-type hypersensitivity testing
- Prognostic nutritional index
- Hospital prognostic index

Modifikation der chirurgisch-anästhesiologischen Vorgehensweise
- keine Operation
- verschobene oder modifizierte Operation

Operation nach ursprünglichem Plan

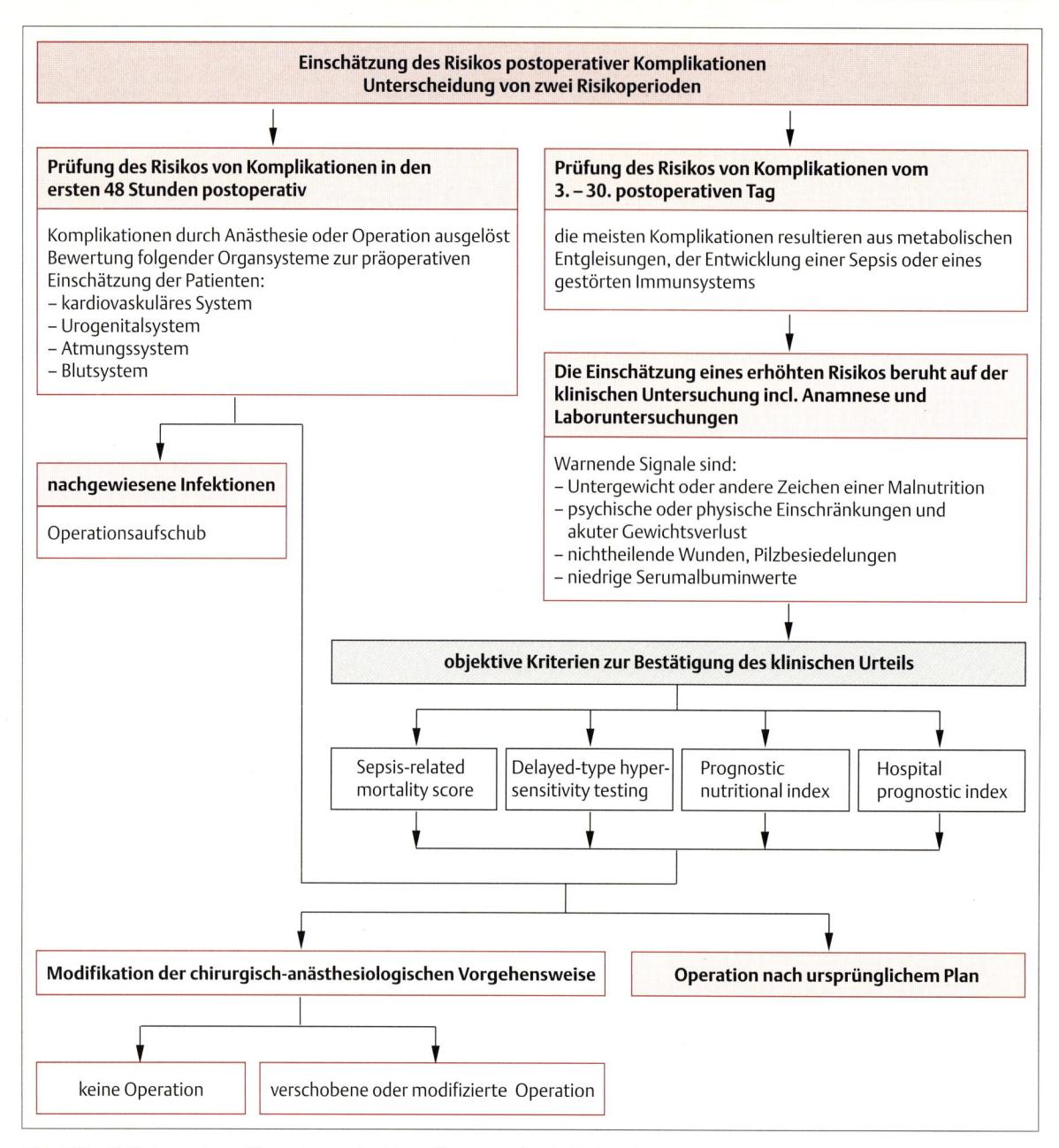

Abb. 7.3   Risikobewertung für postoperative Komplikationen (nach Christon).

neben anderen Parametern die als am wichtigsten angesehenen Variabeln:
Serumalbumin, Serumtransferrin und den DTH. Mit dem PNI ist eine Einteilung in ein hohes (46% Komplikationen und 33% Mortalität), mittleres (30% Komplikationen und 4% Mortalität) und niedriges (7,9% Komplikationen und 2,6% Mortalität) Risikokollektiv möglich.

Hospital prognostic index (HPI)

Dieser Index zur Risikoeinschätzung bezieht neben den bereits beim PNI beschriebenen Parametern die Diagnose des Patienten und den Infektionszustand mit ein, kommt jedoch nicht zu wesentlich anderen Aussagen als der PNI (4).

Sepsis-related mortality score (SRMS)

Wie bereits zuvor beschrieben, ist bei bis zu 30% der im DTH anergen Patienten mit Tod infolge einer Sepsis zu rechnen. Mit Hilfe des SRMS wird versucht, die anergen Patienten, die wahrscheinlich an einer Sepsis versterben werden, zu eruieren. Als wesentliche Parameter zur Identifizierung dieser Patienten dienen dabei: DTH, Serumalbuminwert, Patientenalter, Serumproteingehalt, Hämoglobinwert, Leukozyten-, Granulozyten- und Lymphozytenanzahl, IgG- und IgA-Gehalt sowie der Serumspiegel des β_2-Globulins. So kann bei einem Patienten mit einem großen allgemeinchirurgischen Eingriff mit einem Serumalbumin von unter 2,2 g/l und einem anergen Hauttest in bis zu 75% mit einem letalen Ausgang gerechnet werden, wenn präoperativ keine Verbesserung der klinischen Ausgangssituation erreicht werden kann.

Durch den Einsatz der Durchflußzytometrie ist eine genaue Analyse des Immunstatus möglich, wodurch prognostisch wichtige Entscheidungen getroffen werden können. Therapeutische Interventionen mit Interferonen zur Stimulierung des Immunsystems gehören jedoch noch nicht zum klinischen Alltag.

Literatur

1 Ashton, C. M., N. J. Perersen, N. P. Wray, C. L. Kiefe, J. K. Dunn, L. Wu: The incidence of perioperative myocardial infarction in men undergoing noncardiac surgery. Ann. intern. Med. 119 (1993) 953
2 Charlson, M. E., C. R. MacKenzie, J. P. Gold: Preoperative autonomic function abnormalities in patients with diabetes mellitus and patient with hypertension. J. Amer. Coll. Surg. 179 (1994) 1
3 Cheng, K. W., C. H. Wang, R. T. Ho, B. Jawan: Outcome of surgery and anesthesia in patients 80 years of age and older. Acta anesthesiol. Sin. 32 (1994) 37
4 Christou, N. V.: Evaluation of operative risk. Sci. Amer. Surg. 2 (1988) 2–15
5 Farkouh, M. E., C. S. Rihal, B. J. Gersh, T. W. Rooke, J. W. Hallett: Influence of coronary heart disease on morbidity and mortality after lower extremity revascularisation surgery. J. Amer. Coll. Cardiol. 24 (1994) 1290
6 Halt, J. W., T. C. Bower, K. J. Cherry, P. Gloviczki, J. W. Joyce: Selection and preparation of high risk patients for repair of abdominal aortic aneurysms. Mayo Clin. Proc. 69 (1994) 763
7 Kjoller, E., A. Dirksen: Assessment of surgical risk. Is the time between myocardial infarction and a possible surgical procedure of significance for a surgical risk. Ugeskr. Laeg. 24 (1991) 1854
8 Launo, C., S. Palermo, R. Riello, M. P. Cammardella, V. Invitto: Respiratory function tests and operative risk in thoracic surgery. Minerva anesthesiol. 58 (1992) 485
9 Martin, E., F. Fleicher: Perioperative Gerinnungsstörungen, Diagnostik und Therapie. Springer, Berlin 1992
10 Shah, K. B., B. S. Kleinmann, T. L. Rao, H. K. Jacobs: Angina and other risk factors in patients with cardiac diseases undergoing noncardiac operations. Anesth. and Analg. 70 (1990) 235
11 Vacanti, C. J., R. J. VanHouten, R. C. Hill: A statistical analysis of the relationship of physical status to postoperative mortality in 68 388 cases. Anesth. and Analg. 49 (1970) 564

8 Aufklärung

H. Lippert, J. Tautenhahn und W. Weißauer

Rechtsgrundlagen und ärztliche Aufgabe

Grundsätze

Die Information des Patienten über die für ihn wesentlichen Faktoren der Behandlung gehört zu den Grundpflichten des Arztes. Denn nach dem Behandlungsvertrag soll der Arzt den Patienten, dem er Rat und Hife geben soll, als selbstverantwortlichen Partner mit Respekt vor dessen persönlichen Rechten betrachten. Das Beziehungsgefüge zwischen Patient und Arzt soll ein größtmögliches Maß an Vertrauen und informierter Bereitschaft für die notwendigen Maßnahmen herstellen. Erkrankte benötigen neben Gespräch und Trost auch Einsicht in ihre Erkrankung und Information über Therapiemöglichkeiten und Risiken sowie über den Beitrag, den sie selbst zur Erzielung des Heilerfolgs leisten können. Nach Anlaß und Ziel sowie nach den rechtlichen Konsequenzen von Informationsmängeln werden unterschieden:
- therapeutische Aufklärung (Sicherungsaufklärung),
- Eingriffsaufklärung (Selbstbestimmungsaufklärung),
- Aufklärung zu anderen Zwecken, z. B. über eine infauste Prognose bei inkurabler Krankheit oder über wirtschaftliche Aspekte (Behandlungskosten).

Therapeutische Aufklärung (Sicherungsaufklärung)

Im Interesse der bestmöglichen medizinischen Versorgung ist der Arzt gehalten, den Kranken rechtzeitig und vollständig aufzuklären, soweit therapeutische Gründe dies gebieten. Die ärztliche Information soll das medizinisch Notwendige vorbereiten und unterstützen. Der Arzt erteilt Ratschläge, etwa was der Patient zur Abwehr von Gesundheitsgefahren und zur Verbesserung seines Gesundheitszustandes sowie zur Unterstützung der ärztlichen Behandlung tun oder unterlassen kann. Hierzu gehören auch Diätvorschläge, Hinweise zur Erkennung von Komplikationen durch den Patienten und zur Befolgung ärztlicher Verordnungen, Abraten von Alkohol- und Nikotingenuß und Hinweise zur Anwendung von Arzneimitteln einschließlich ihrer Bewertung bezüglich der Verkehrstauglichkeit. Auch die Mitteilung der Diagnose und Prognose der Erkrankung kann Teil der therapeutischen Aufklärung sein. In Fällen, in denen der Kranke sich einem gebotenen diagnostischen oder therapeutischen Eingriff widersetzt, gehört es zu den besonders wichtigen Berufspflichten jeden Arztes, den Patienten mit aller Dringlichkeit auf die Notwendigkeit der Behandlung hinzuweisen und alles zu unternehmen, damit dieser seine Weigerung aufgibt.

Verweigert der Patient die Behandlung und verläßt er das Krankenhaus, so ist er auf die Gefahren aufmerksam zu machen, die sich ergeben, wenn eine Operation nicht rechtzeitig durchgeführt wird. Auch kann eine Informationspflicht gegenüber dem Hausarzt bestehen.

> Fehler in der therapeutischen (Sicherungs-)Aufklärung sind Behandlungsfehler. Falls sie zu einem Gesundheitsschaden oder zum Tod des Patienten führen, haftet der Arzt für sie zivil- und strafrechtlich genauso wie für eine schuldhafte Fehldiagnose oder für Mängel seiner operativen Leistung!

Eingriffs-(Selbstbestimmungs-)Aufklärung

> Die Einwilligung in ärztliche Heileingriffe ist aufgrund von Verfassungsprinzipien erforderlich und in diesem Rahmen auch die ärztliche Aufklärung!

Einwilligung in den Heileingriff und Aufklärungspflicht

Jeder Eingriff in die Körperintegrität – auch der vital indizierte dringende Heileingriff – bedarf nach der Rechtsprechung der Zivil- und Strafgerichte der Einwilligung des willensfähigen Patienten (oder seines gesetzlichen Vertreters), der die für seine Entscheidung wesentlichen Umstände kennt. Der willensfähige Patient kann auch aus rational nicht nachvollziehbaren Gründen eine eindeutig indizierte und selbst eine lebensrettende Behandlung ablehnen. Die Gefahr einer Fehlentscheidung des Patienten nimmt die Rechtsprechung als Preis für den Schutz des Selbstbestimmungsrechts in Kauf.
Die Patientenautonomie ist bisher weder im Strafgesetzbuch durch einen Sondertatbestand gegen die eigenmächtige Heilbehandlung geregelt, noch gibt es nähere Regelungen im BGB über die Einwilligung in die Heilbehandlung und die ärztliche Aufklärungspflicht. Rechtsgrundlage der von der Rechtsprechung zur Eingriffseinwilligung und zur Eingriffsaufklärung entwickelten Grundsätze sind die Verfassungsprinzipien, die zu Achtung und Schutz der Würde und Freiheit des Menschen und seines Rechtes auf Leben und körperliche Unversehrtheit verpflichten (Art. 1 Abs. 1 und 2, Art 2 Abs. 1 und 2, S. 1 GG). Selbst durch eine noch so umfassende Aufklärung kann aber der Arzt seine Verantwortung für eine den Standards der Medizin und seines Fachgebietes entsprechende Behandlung nicht an den Patienten weitergeben (8) und sich damit freizeichnen.

Es gibt Situationen, in denen der Verzicht auf eine vollständige Aufklärung, z. B. über die Prognose des Leidens, im Sinne des Patienten sein kann: Die Pflicht zur Aufklärung kann dann nicht weiter reichen als die Fähigkeit des Patienten, die Wahrheit über die Diagnose und Prognose zu ertragen. Herr des Aufklärungsgeschehens in der Selbstbestimmungsaufklärung ist der Patient. Er kann die totale Aufklärung fordern, sich aber auch ausdrücklich oder stillschweigend mit einer Teilaufklärung begnügen oder – in schriftlicher Form – auf sie verzichten. In der Einschätzung des mutmaßlichen Willens des Patienten und seiner psychischen Belastbarkeit können Ärzte irren. Im Bemühen, den Kranken zu schonen, gehen sie ein persönliches Risiko ein.

Bei der Eingriffsaufklärung, einem der am meisten diskutierten arztrechtlichen Themen, sehen sich Rechtsprechung und Ärzteschaft als legitime Sachwalter kollidierender Patienteninteressen. Der Arzt muß versuchen, im konkreten Fall diese Interessen aufeinander abzustimmen und einen Interessenausgleich zu finden durch folgende Maßnahmen:

- Wahrung des Selbstbestimmungsrechts und der Entscheidungsfreiheit des Patienten (voluntas aegroti), aber auch seiner gesundheitlichen Interessen (salus aegroti), indem er – notfalls nachdrücklich – auf die Einwilligung in notwendige Eingriffe drängt.
- Gesprächsführung und Gesprächsinhalte, die auf die individuellen Bedürfnisse, Aufnahmefähigkeit, Intellekt und Psyche des Patienten ausgerichtet sind, aber zugleich den strengen Anforderungen der Rechtsprechung genügen.
- Informationen, die einerseits wahrheitsgemäß sind, andererseits aber durch die Art und Weise der Aufklärung den Patienten nicht irreversibel ängstigen und schädigen.
- Schaffung eines tragfähigen Vertrauensverhältnisses und von Konsens über die Maßnahme, aber auch einer notwendigen Sicherung des Arztes gegen das Prozeßrisiko einer unzureichenden Aufklärung.

Inhalt und Umfang der Aufklärung

Eine selbstbestimmte Entscheidung kann der Patient nur treffen, wenn er über die für ihn wesentlichen Umstände informiert ist. Diese Informationen, die der Arzt dem Patienten zu vermitteln hat, umfassen die medizinischen Befunde, die Diagnose und die Prognose seiner Erkrankung ohne Behandlung, die Art und Bedeutung des geplanten Eingriffs, die ernsthaft in Betracht kommenden Behandlungsalternativen, die Erfolgsaussichten des Eingriffs, seine sicheren oder möglichen nachteiligen Folgen und seine Risiken. Der Patient muß durch diese Informationen in die Lage versetzt werden, die Chancen gegen die Risiken abzuwägen, um so die Indikationsentscheidung des Arztes in großen Zügen nachzuvollziehen.

Die rechtliche Konstruktion stellt darauf ab, daß nach § 223 StGB jeder Eingriff in den Körper eines anderen Menschen den Tatbestand einer Körperverletzung erfüllt, der aber dann nicht rechtswidrig ist, wenn der Patient wirksam einwilligt (§ 226 a StGB).

Die Selbstbestimmungsaufklärung umfaßt u. a. Diagnose, Verlaufs- und Risikoaufklärung (3).

Diagnoseaufklärung

Die Diagnose und die sich aus ihr ableitende Krankheitsprognose ist die Grundlage der Eingriffsindikation. Soll der Patient seinen Entscheidungsspielraum nutzen, so muß ihn der Arzt auch über etwaige Unsicherheiten der Diagnose und Krankheitsprognose informieren. Eine nähere Aufklärung erfordern Sonderinteressen des Patienten, die sich z. B. aus seinem Beruf ergeben können, wie z. B. Verlust oder Versteifung eines Fingers bei einem Pianisten. Das Einfühlen in die psychische und soziale Situation des Patienten, in seine Befürchtungen und Hoffnungen, ist im Rahmen der Vertrauensbeziehung zwischen Arzt und Patient unerläßlich.

Bei inkurablen Erkrankungen mit infauster Diagnose ist das Ziel des Aufklärungsgespräches nicht die Einwilligung des Patienten in einen Heileingriff, sondern eine Information über seine Lebensperspektiven. Die oft zitierte Täuschung des Dichters Storm über die Natur seiner Erkrankung, der wir den „Schimmelreiter" verdanken, hat nichts mit den Anforderungen an die Eingriffsaufklärung zu tun; sie ist an den Kategorien der „barmherzigen Lüge" zu messen: Seine Erkrankung war nicht therapierbar.

Bei der Eingriffsaufklärung können dagegen unzureichende oder verharmlosende Informationen den Patienten irreführen. Der von K. Bauer stammende Rat: „Was der Arzt sagt, muß wahr sein, aber nicht alles, was wahr ist, muß er sagen" ist dahingehend zu ergänzen, daß der Arzt die Fragen des Patienten wahrheitsgemäß und vollständig zu beantworten hat (1). Die unvollständige Aufklärung (Teilaufklärung) unter Berufung auf das „therapeutische Privileg" erkennt die Rechtsprechung prinzipiell an, wenn es darum geht, schwerwiegende und nicht wieder gutzumachende Gesundheitsschäden, die sich durch die Konfrontation mit der vollen Wahrheit ergeben würden, von dem Patienten abzuwenden (10). In der Praxis ist jedoch Zurückhaltung mit der Teilaufklärung geboten, wenn nicht der Patient selbst zu erkennen gibt, daß er die volle Wahrheit nicht zu erfahren wünscht.

Verlaufsaufklärung

Die Verlaufsaufklärung erstreckt sich auf Art, Umfang und Durchführung des Eingriffs. Der Patient muß, wenn er sich entscheiden soll, in den Grundzügen wissen, welches Ziel der Eingriff hat und worauf er sich dabei einläßt. Er soll vergleichen können, was ohne und mit dem Eingriff auf ihn zukommt (z. B. Organverluste oder Funktionseinschränkungen als notwendige oder mögliche Operationsfolgen im Vergleich mit den bei der Ablehnung der Operation zu erwartenden Krankheitsfolgen). Dabei geht es nicht um die Vermittlung operationstechnischer Details und medizinischen Fachwissens; jedes Zuviel an Aufklärung in diesem Bereich ist kontraproduktiv, weil es den ohnehin mit Informationen strapazierten Patienten überlastet.

Risikoaufklärung

Der Arzt muß den Patienten über die Gefahren des Eingriffes und über mögliche dauernde oder vorübergehende Begleiterscheinungen informieren. Spezielle Anforderungen, die sich aus der privaten und beruflichen Lebensführung des Patienten ergeben, und seine Entscheidungspräferenzen sind zu berücksichtigen. Eingriffsspezifische Risiken, die im Fall der Verwirklichung das Leben des Patienten schwer belasten, sind aufklärungsbedürftig, auch wenn sie sehr selten, aber für den Eingriff typisch und für den Laien überraschend sind (Rekurrensparese bei Thyroidektomie, Akzessoriusparese bei Lymphknotenprobeexzision, Halbseitenlähmung nach Angiographie, Nervenlähmung bei Lagerung, Hodenatrophie bei Leistenbruch, Sudeck-Dystrophie nach Knochenoperation, Atem- bzw. Herzstillstand nach Stellatumblockade). Einen vorläufigen Schlußpunkt in den aggravierenden Anforderungen setzte das Urteil des BGH vom 17.12.1991. Danach ist das Risiko der Infektion mit Hepatitisvirus und mit HIV (1 : 1 Mio. je Konserve) präoperativ aufklärungspflichtig, wenn eine intra- oder postoperative Bluttransfusion ernsthaft in Betracht kommt.

Praxis: Rechtsprechungsgrundsätze

Die Rechtsprechung verpflichtet den Arzt, sich an die von ihr entwickelten Grundsätze zu halten, wenn er forensische Risiken vermeiden will. Die Aufklärungspflicht in ihrer gegenwärtigen Ausgestaltung ist damit Richterrecht.
Gefordert wird die Aufklärung nur über schicksalshafte Risiken und nicht über beherrschbare, weil bei den letzteren der Arzt unter dem Aspekt des schuldhaften Behandlungsfehlers haftet.

> Für die Intensität der Aufklärung gilt: Je notwendiger und dringlicher (Zeitfaktor) ein Eingriff ist, desto geringer werden die Anforderungen an die ärztliche Aufklärungspflicht nach Umfang und Intensität!

Beim lebensnotwendigen unaufschiebbaren Eingriff können sich die Anforderungen an die Aufklärungspflicht auf nahezu Null reduzieren, weil der Patient, der gerettet werden will, hier keine echte Wahl hat. Andererseits werden die Anforderungen umso strenger, je schwerer der geplante Eingriff und seine sicheren oder möglichen nachteiligen Folgen und seine Risiken wiegen und je unsicherer die Diagnose und/oder Erfolgsprognose ist (2, 4, 5, 7).
Behandlungsalternativen sind dann zu erörtern, wenn sie im konkreten Fall ernsthaft in Betracht kommen, etwa weil ein anderer Eingriff zwar geringere Chancen bietet, aber auch mit geringeren Risiken verbunden ist oder weil zwar die Chancen gleich sind, aber andersartige Risiken bestehen.

Aufklärende Personen

Die Aufklärung ist eine Aufgabe der Ärzte, nicht der Pflegekräfte. Wirken verschiedene Ärzte am gleichen Patienten, so hat jeder über die Eingriffe aufzuklären, die er durchführt, also z.B. der Anästhesist und nicht der Chirurg über die Narkose. Die Delegation der Aufklärung an einen anderen Arzt setzt voraus, daß dieser den Eingriff und die individuellen Umstände des konkreten Falles kennt, über die aufzuklären ist. Bei der Delegation innerhalb der Abteilung müssen strikte Organisationsanweisungen bestehen, deren Einhaltung stichprobenweise zu kontrollieren ist (8).

Zeitpunkt der Aufklärung

Der Patient muß Zeit und Gelegenheit haben, das Für und Wider abzuwägen. Er sollte über Befunde, Diagnose und Therapieverlauf schrittweise informiert werden. Vor elektiven Eingriffen sollte die Aufklärung schon im Rahmen der ambulanten Untersuchung erfolgen, spätestens aber 24 Stunden vor der Operation. Bei ambulanten Eingriffen kann die Aufklärung am gleichen Tag genügen, wenn es sich nicht um einen schwerwiegenden Eingriff handelt.
Bei dringlichen Eingriffen müssen Umfang der Aufklärung und Überlegungsfrist u.U. drastisch reduziert werden.

> Bei elektiven Eingriffen darf kein Zeit- und Entscheidungsdruck auf den Patienten ausgeübt werden! Bei der Aufklärung auf dem Operationstisch oder vor dem Operationssaal können sich Patienten darauf berufen, daß sie bei ihren Entscheidungen nicht mehr frei waren!

Die Verbindlichkeit der von der Rechtsprechung geforderten Fristen ist relativ. Da es sich um Selbstbestimmungsaufklärung handelt, kann der Patient auch entscheiden, daß er keine weitere Überlegungsfrist benötigt und daß der Eingriff sofort durchgeführt werden soll.

> Nach Einnahme bestimmter Medikamente (Prämedikation, Analgetika), im Schockzustand oder unter hoher Schmerzbelastung kann die Aufnahme- und Entscheidungsfähigkeit des Patienten aufgehoben sein. Die Aufklärung muß vor der Prämedikation erfolgen!

Das „Wie" der Aufklärung

Die Art und Weise, wie der Arzt die Aufklärung durchführt, überläßt die Rechtsprechung seinem Ermessen. Wichtig ist allerdings, daß die Aufklärung in laienverständlicher Sprache erfolgt und an das Auffassungsvermögen des Patienten angepaßt ist. Dieser muß Gelegenheit erhalten, weiterführende Fragen zu stellen.
Nach allen Erfahrungen übersteigen die Anforderungen der Rechtsprechung an Umfang und Intensität der Aufklärung das Auffassungsvermögen des Patienten bei weitem. Vor allem die Risikoaufklärung droht an einer

emotionalen Sperre zu scheitern. Eine gutgeführte Aufklärung vermag aber in vielen Fällen den Patienten zu beruhigen, weil die irrationalen Ängste vor dem Unbekannten oft die realen Risiken übersteigen.

Adressat der Aufklärung

Adressat der Aufklärung ist der einsichts- und urteilsfähige, also aus rechtlicher Sicht einwilligungsfähige Patient. Nur der Einwilligungsfähige kann wirksam in den Eingriff einwilligen. Für die noch nicht willensfähigen Minderjährigen entscheiden die gesetzlichen Vertreter. Dies sind beide Elternteile, jedoch kann ein Elternteil den anderen ermächtigen, in seinem Namen zu entscheiden. Bei kleinen Routineeingriffen darf der Arzt davon ausgehen, daß der mit dem Minderjährigen erschienene Elternteil von dem anderen ermächtigt ist. Bei mittelschweren Eingriffen sollte der Arzt sich durch Rückfrage bei dem erschienenen Elternteil vergewissern und dies durch eine Notiz in der Dokumentation der Aufklärung erkennbar machen. Bei sehr schwerwiegenden Eingriffen muß der Arzt sich Gewißheit verschaffen, daß eine Ermächtigung besteht. Im Ergebnis zwingt dies dazu, auch den anderen Elternteil zum Aufklärungsgespräch hinzuzuziehen.

> Kinder bis zum 14. Lebensjahr gelten als nicht einwilligungsfähig; Minderjährige vom 14. bis 18. Lebensjahr können selbst einwilligen, wenn sie nach ihrer psychosozialen Reife imstande sind, die Aufklärung zu verstehen und eine selbstbestimmte Entscheidung zu treffen!

Für nicht willensfähige Volljährige muß bei aufschiebbaren Eingriffen ein Betreuer bestellt werden. Bei eiligen Eingriffen kann das Vormundschaftsgericht auch selbst einwilligen. Bei unaufschiebbaren Eingriffen, bei denen weder gesetzliche Vertreter zur Verfügung stehen, noch das Vormundschaftsgericht angegangen werden kann, entscheidet der Arzt nach dem mutmaßlichen Willen des Patienten. Nahe Angehörige, die nicht als Betreuer bestellt sind, können nicht über die Einwilligung entscheiden. Wenn dazu Zeit und Gelegenheit ist, sollten sie aber als Auskunftspersonen zum mutmaßlichen Willen des Patienten gehört werden. Das „Patiententestament" und andere schriftliche Erklärungen, die der Patient im Zustand der Willensfähigkeit über künftige Behandlungsmaßnahmen abgegeben hat, sind bei der Ermittlung des mutmaßlichen Willens heranzuziehen.
Sowohl die Aufklärung des Patienten als auch die der Angehörigen über eine infauste Prognose erfordert große Vorsicht und den Hinweis auf mögliche Zweifel an der Diagnose und Prognose. Die Folgen für den Patienten (Suizidgefahr) und die Angehörigen (reaktive Depressionen der Ehefrau) sind zu bedenken.

Dokumentation der Aufklärung

Weder Aufklärung noch Einwilligung bedürfen der Schriftform. Die Schriftform (Aufklärungsbestätigung und Einwilligungserklärung mit Unterschrift des Patienten) wird jedoch meist von den Krankenhausträgern zur Sicherung der Beweisführung vorgeschrieben. Da die Einwilligung einen Rechtfertigungsgrund darstellt und die wirksame Einwilligung die ordnungsgemäße Aufklärung voraussetzt, muß der Arzt die Aufklärung und Einwilligung des Patienten beweisen. Dazu genügen keine allgemein gehaltenen Formulare, in denen der Patient bestätigt, über alle Risiken aufgeklärt worden zu sein. Bewiesen werden muß im Prozeß, über welche Risiken sowie ernsthaft in Betracht kommende Behandlungsalternativen usw. aufgeklärt wurde. Der Zeugenbeweis ist hier meist ungenügend, weil zugezogene Mitarbeiter sich nach Jahren im Prozeß weder an den Patienten, noch an den Gesprächsinhalt erinnern können (7, 8).
Das Aufklärungsgespräch und seine Dokumentation sind unerläßlich, weil nur hier die individuellen Umstände des Krankheitsfalles und der Behandlung erörtert werden können und der Patient seine Fragen stellen kann. Merkblätter und Aufklärungsbögen im Rahmen der Stufenaufklärung können dieses Gespräch vorbereiten und den Patienten befähigen, weiterführende Fragen zu stellen oder bewußt darauf zu verzichten. Bestätigt der Patient aber im Dokumentationsteil, daß er die schriftliche Basisinformation gelesen und verstanden hat, so erleichtert dies dem Arzt die Dokumentation, die sich dann auf die individuellen Gesprächsinhalte reduziert.

> Je genauer auf den jeweiligen Einzelfall abgestimmt die Gesprächsinhalte auf Merkblättern und Aufklärungsbögen eingetragen werden, desto geeigneter sind sie als Beweismittel für Arzt und Krankenhausträger!

Dokumentation der Behandlung

Die Dokumentation der Behandlung ist deutlich zu unterscheiden von der der Aufklärung. Sie dient als Gedächtnisstütze für den behandelnden Arzt und zur Information der vor-, mit- und nachbehandelnden Ärzte; sie dient also der Sicherheit des Patienten im Behandlungsgeschehen. Art und Umfang der Dokumentation richten sich nach den sachlichen Bedürfnissen und damit nach dem, was die einzelnen Fachgebiete selbst als dokumentationspflichtig ansehen. Die Dokumentationspflicht ergibt sich aus dem Arzt-Patienten-Vertrag und dem Krankenhausaufnahmevertrag; sie ist auch Standespflicht nach § 11 Abs. 1 BÄO, jedoch nur teilweise gesetzliche Pflicht (z.B. § 34 Strl. Sch. VO, § 29 Abs. 2 RöntgVO, Kammergesetze der Länder). Regelungen zur Aufzeichnungspflicht sind auch in den Bundesmantelverträgen für Ärzte sowie in Empfehlungen der Bundesärztekammer und der Deutschen Krankenhausgesellschaft enthalten.
Der Patient hat den schuldhaften Behandlungsfehler und dessen Ursächlichkeit für den Gesundheitsschaden im Schadenersatzprozeß zu beweisen. Dabei räumt ihm die Rechtsprechung erhebliche Beweiserleichterungen ein, vom Beweis des ersten Anscheins bis hin zur Umkehr der Beweislast. Der Arzt ist verpflichtet, zum Beweis der ordnungsgemäßen Behandlung die Kranken-

unterlagen im Prozeß vorzulegen. Weisen sie in beweiserheblichen Punkten Lücken auf, so kehrt sich insoweit die Beweislast zugunsten des Patienten um; der Arzt muß dann beweisen, was er in der konkreten Situation getan hat.

Praxis: Sonderfälle

Fremdsprachiger Patient

Ist der Patient der deutschen Sprache nicht ausreichend mächtig, muß der Arzt die Aufklärung so gestalten, daß die Gefahr eines Mißverständnisses ausgeschlossen ist. Eine sprachkundige, vertrauenswürdige Person (nicht nur ein geprüfter Übersetzer) können die Unterredung übersetzen. Die Personalien der übersetzenden Person sollten in der Krankenakte und/oder auf dem unterzeichneten Aufklärungsformular notiert werden.

Bewußtloser, Suizident und psychisch Kranker

Die Aufklärung des Arztes setzt die Eigenwilligungsfähigkeit des Patienten voraus, nicht seine Geschäftsfähigkeit. Nicht einwilligungsfähig sind Kinder unter 14 Jahren (vgl. oben) und Bewußtlose sowie geistig behinderte oder psychisch kranke Volljährige, die außerstande sind, das Aufklärungsgespräch zu verstehen und/oder eine selbstbestimmte Entscheidung für oder gegen den Eingriff zu treffen (6).

Der psychisch Kranke ist immer aufzuklären, wenn er die notwendige Einsichtsfähigkeit in Bedeutung und Tragweite des ärztlichen Eingriffs besitzt (4); die Bestellung eines Betreuers steht dem nicht entgegen. Fehlt die Einwilligungsfähigkeit, so hat der Arzt den gesetzlichen Vertreter aufzuklären bzw. dafür zu sorgen, daß ein Betreuer bestellt wird. Dies gilt auch bei Patienten, deren Auffassungs- oder Urteilsvermögen durch die Krankheit oder eine schwere Verletzung, durch Medikamenteneinwirkung, Alkoholabusus oder starke Schmerzen erheblich gemindert ist.

Wird der Patient bewußtlos in die Klinik eingeliefert (z.B. als Unfallopfer) und ist der Eingriff unaufschiebbar, so muß der Arzt bei dringenden Operationen nach dem mutmaßlichen Willen des Patienten handeln. Er sollte, soweit dazu Zeit bleibt, die nahen Angehörigen befragen, um den mutmaßlichen Willen des Patienten zu ermitteln, wenn es hier Zweifel geben kann. Liegt weder eine wirksame Willenserklärung des Patienten, noch die eines gesetzlichen Vertreters vor, so handelt der Arzt in dieser Situation unter dem Gesichtspunkt der Geschäftsführung ohne Auftrag. Der Eingriff in die Körperintegrität ist gerechtfertigt, wenn die Operation dem Interesse und dem wirklichen oder mutmaßlichen Willen des Patienten entspricht (§ 683 BGB) und wenn sie in ihrer Durchführung dem Interesse des Geschäftsherrn mit Rücksicht auf dessen wirklich oder mutmaßlichen Willen entspricht (4, 13).

> Läßt sich ein individueller mutmaßlicher Wille des Patienten nicht ermitteln, so darf davon ausgegangen werden, daß gerade in Situationen hoher gesundheitlicher Gefährdung der Lebenswille stärker ist als der Betroffene selbst dies vor der Erkrankung/Verletzung angenommen hätte. Es kann dann der Grundsatz gelten: in dubio pro vita!

Mit der Übernahme der Behandlung hat der Arzt eine Garantenstellung, er muß das Beste, das Wirksamste für seinen Patienten tun. Bei Unglücksfällen trifft den Arzt, wie jeden anderen Staatsbürger, die Hilfeleistungspflicht nach § 323 c StGB; dabei handelt es sich um ein Vorsatzdelikt. Dem Hilfeleistungsruf muß er folgen, wenn nicht von anderer Seite bessere und wirksamere Hilfe geleistet werden kann. Es kommt für eine Verurteilung nach § 323 c StGB nicht darauf an, ob das Unterlassen der Hilfeleistung zu einem Gesundheitsschaden und zum Tod des Patienten geführt hat.

Trotz der Hilfeleistungspflicht gibt es kein ärztliches Behandlungsrecht gegen den Willen des Patienten. Von dem Prinzip, daß auch die Ablehnung einer vital indizierten Behandlung durch den willensfähigen Patienten respektiert werden muß, gibt es nur eine große Ausnahme: Die Rechtsprechung bejaht die Verpflichtung des Arztes, den Patienten zu behandeln, der nach einem Suizidversuch die Tatherrschaft verloren hat (und z.B. nach Einnahme von Schlaftabletten bewußtlos ist). Dies gilt selbst dann, wenn eindeutig feststeht, daß der Patient nicht gerettet werden will (Bilanzselbstmord). Auch hier gibt es eine Zumutbarkeitsgrenze für den Arzt, die jedoch nur bei Vorliegen ganz besonderer Umstände bejaht werden darf.

Religionsgemeinschaft Zeugen Jehovas

Für die Zeugen Jehovas besteht das imperative Glaubensgebot, Bluttransfusionen auch dann zu verweigern, wenn es um Leben und Tod geht. Regelmäßig verweigern die Angehörigen dieser Religionsgemeinschaft ausdrücklich, oft unter Vorlage notarieller Erklärungen, die prä-, intra- und postoperative Bluttransfusion. Die Erklärung des Patienten ist für den Arzt prinzipiell verbindlich.

Ist eine Operation lebensnotwendig und dringend und besteht die Chance, daß der Patient sie ohne eine Bluttransfusion übersteht, so wird der Arzt einen Eingriff nicht nur durchführen dürfen, sondern auch durchführen müssen, sei es aus der Garantenstellung oder unter dem Gesichtspunkt der allgemeinen Hilfeleistungspflicht. Er muß in dieser Situation alles tun, um die Blutverluste möglichst gering zu halten; in der äußersten Grenzsituation, in der nur noch die Bluttransfusion den

Patienten retten kann, handelt er im Hinblick auf das Selbstbestimmungsrecht rechtmäßig, wenn er keine Bluttransfusion durchführt. Es kann ihn aber unseres Erachtens auch kein rechtlicher Vorwurf treffen, wenn er in dieser notstandsähnlichen Situation Gewissensentscheidung gegen Gewissensentscheidung abwägt und seiner beruflichen Verpflichtung, menschliches Leben zu retten, den Vorrang einräumt und Blut überträgt.

In allen anderen Situationen wird er abwägen müssen, ob der Eingriff auch ohne die Möglichkeit einer Bluttransfusion indiziert ist. Ist dies zu bejahen, kann er den Eingriff nach eingehender Aufklärung des Patienten über die Risikosituation durchführen. Die rechtliche und die faktische Situation ist mit der vergleichbar, in der für die Transfusion geeignetes Blut nicht verfügbar ist.

Die Grenzen des Sorgerechts enden dort, wo Eltern die Einwilligung in die Bluttranfusion bei ihren Kindern verweigern. Geht es um einen lebensrettenden Eingriff, so muß der Arzt primär eine Entscheidung des Vormundschaftsgerichtes herbeiführen; ist dies wegen der Dringlichkeit nicht möglich, so darf und muß er sich im Hinblick auf seine Lebensrettungspflicht über den Willen der Eltern hinwegsetzen.

Intraoperative Erweiterung des Eingriffes

Grundsätzlich muß der Arzt im Rahmen der Einwilligungsaufklärung alle Eventualitäten des beabsichtigten Eingriffs mit dem Patienten erörtern, dazu gehören auch zu erwartende Besonderheiten und möglicherweise Änderungen oder Erweiterungen des Operationsplanes. Der Patient sollte veranlaßt werden, auch zu solchen Abweichungen seine Einwilligung zu geben.

Die vorausschauende Aufklärung findet jedoch eine Grenze, wo der Operationsbefund erst Auskunft über das Ausmaß der Erkrankung gibt. Auch eine umsichtige Diagnostik, Aufklärung und Operationsplanung muß nicht alle entferntesten Ereignisse oder Komplikationen, mit deren Auftreten nicht ernsthaft gerechnet werden kann, berücksichtigen. Vier Fragen helfen die Entscheidung für oder gegen die Fortführung der Operation zu treffen:

- Ist der Abbruch der Operation möglich, wäre dies mit einem tragbaren Risiko verbunden und im Sinne des Patienten?
- Handelt es sich um eine vitale, absolute oder relative Indikation? Was folgt, wenn die Operation abgebrochen wird?
- Ist ein Widerspruch des Patienten gegen das Vorgehen zu vermuten?
- Was sind die Folgen, wenn der Eingriff fortgesetzt und/oder erweitert wird?

Bei **vitaler Indikation** für eine Erweiterung oder einen zusätzlichen Eingriff intraoperativ muß der Operator die mutmaßliche Einwilligung des Patienten unterstellen und die Operation fortsetzen.

Bei einer **nicht akuten vitalen Indikation** gelten die Rechtsgrundsätze, die das OLG Frankfurt zusammengefaßt hat: Muß infolge eines Diagnoseirrtums erst während der Operation der ursprüngliche Operationsplan erweitert werden, so daß der nunmehr vorgenommene Eingriff nicht mehr durch die Aufklärung und Einwilligung des Patienten gedeckt ist, so ist der Arzt auch ohne akute vitale Indikation zur Operationserweiterung berechtigt, wenn:

- der neue Befund nach allen zum Zeitpunkt der Operation möglichen medizinischen Erkenntnissen ohne die beabsichtigte Änderung des Operationsplanes mit an Sicherheit grenzender Wahrscheinlichkeit zum Tode des Patienten in absehbarer Zeit führen müßte,
- bei Abbruch der Operation – zum Zwecke der erweiterten Aufklärung – ernsthaft mit zusätzlichen, gefährlichen Komplikationen gerechnet werden müßte, die bei sofortiger Operationserweiterung nicht entstünden,
- ein der Operationserweiterung entgegenstehender Wille des Patienten wegen der Lebensbedrohlichkeit des neuen Befundes nicht zu erwarten wäre (2, 4, 5, 8).

Zum Abbruch ist der Operateur verpflichtet, wenn die Entscheidungsmöglichkeit des Patienten für ähnlich schwerwiegende Konsequenzen aus Abbruch oder Fortsetzung der Operation höherwertig erscheint als die Mehrbelastung durch einen neuen Eingriff. Wäre ein Abbruch ohne Mehrbelastung des Patienten möglich, operiert der Arzt jedoch unter Erweiterung des Operationsplanes weiter, so macht er sich einer Körperverletzung schuldig, entweder in der Schuldform des Vorsatzes oder auch nur der Fahrlässigkeit (§§ 223, 230 StGB) (5).

Eignung der Praxen und Krankenhäuser

Der Patient ist über die Möglichkeit der Praxis oder des Krankenhauses auch im Falle eines Zwischenfalles oder einer Komplikation aufzuklären.

Der Patient ist zur stationären Behandlung einzuweisen, wenn die diagnostischen und therapeutischen Möglichkeiten der ambulanten Praxis erschöpft sind.

Die besonderen Bedingungen der ambulanten Durchführung einer Operation sind dem Patienten zu erläutern. Dies ist besonders ausführlich zu tun, wenn es sich um Eingriffe handelt, die überwiegend bisher stationär erfolgten. Eine Sicherheitsaufklärung über das Verhalten nach der Operation, Verkehrstauglichkeit, Komplikationen und Reaktionsmöglichkeiten ist vorzunehmen. Grundsätzlich ist jeder chirurgische Eingriff nach dem Standard eines erfahrenen Chirurgen durchzuführen. Auf Mängel im räumlichen, sachlichen und personellen Bereich ist hinzuweisen, insbesondere bei aufschiebbaren Behandlungen oder bei Komplikationen, die eine Verlegung in eine andere Klinik erfordern.

Nicht über jede Behandlungsalternative muß laut BGH aufgeklärt werden. Da nicht jedem Patienten eine Behandlung nach den neuesten Erkenntnissen, mit den modernsten Apparaten und durch ausgesuchte Spezialisten geboten werden kann, ist eine Aufklärung über neueste Behandlungsmethoden, die in anderen Kliniken durchgeführt werden können, nicht erforderlich, wenn die in Betracht kommenden Behandlungsmöglichkeiten der behandelnden Klinik noch dem zu fordernden Standard der entsprechenden medizinischen Grundversorgung entspricht.

Erprobung neuer Verfahren am Menschen

Neue Operationstechniken, wie das minimal-invasive Verfahren und onkologische Behandlungskombinationen, unterliegen einer Entwicklung. Bestehende Behandlungsmethoden sind oft unzureichend und es ist nach besseren zu suchen.

Den Heilversuch prägt die ins Werk gesetzte Heilabsicht, die nach gründlichen Für und Wider ihre Chance jenseits des Standorts sucht, wobei sich die Chancen für den Patienten verbessern müssen. Das Experiment hingegen dient nicht in erster Linie oder vorwiegend dem Wohl des einzelnen Kranken, sondern dem Fortschritt der Wissenschaft. Einschränkungen beim Aufklärungs- und Einwilligungserfordernis können hierbei nicht hingenommen werden. Das Recht des Heilversuchs ist im Unterschied zu dem des klinischen Experiments aus der juristischen Dogmatik des ärztlichen Heileingriffs zu entwickeln. Das Arzneimittelgesetz bestätigt diesen Ausgangspunkt und regelt den Schutz des Menschen bei der klinischen Prüfung (§ 40 Abs. 1 u. 2).

Die klinische Prüfung des Arzneimittels ist demnach nur erlaubt:
– Wenn die Risiken der betreffenden Person gemessen an der Bedeutung des Arzneimittels für die Heilkunde ärztlich vertretbar sind.
– Wenn die betreffende Person ihre Einwilligung nach Aufklärung von Wesen, Bedeutung und Tragweite der klinischen Prüfung geschäfts- und willensfähig selbst und schriftlich erteilt hat.

Bei einer Person, die an einer Krankheit leidet, zu deren Behebung das zu prüfende Arzneimittel angewendet werden soll, erlaubt das Gesetz eine Nutzung nur, wenn die Anwendung des zu prüfenden Arzneimittels nach den Erkenntnissen der medizinischen Wissenschaft angezeigt ist, um das Leben des Kranken zu retten, seine Gesundheit wieder herzustellen oder sein Leiden zu erleichtern (§ 41 AMG). Der Arzt darf hierbei das Medikament auch an eine Person verabreichen, die geschäftsunfähig oder in der Geschäftsfähigkeit beeinträchtigt ist. Kann der Letztgenannte jedoch die Tragweite des Versuches ermessen und seinen Willen danach bekunden, so muß doch neben seiner Einwilligung diejenige des gesetzlichen Vertreters oder Pflegers treten. Sind Einsicht und Selbstbestimmung nicht vorhanden, so genügt die Einwilligung des gesetzlichen Vertreters oder Pflegers. Ist jedoch die Behandlung ohne Aufschub erforderlich, um das Leben des Kranken zu retten, seine Gesundheit wiederherzustellen oder sein Leben zu erleichtern, und kann eine Einwilligung nicht herbeigeführt werden, bedarf sie nicht der wie beim klinischen Experiment unerläßlichen Schriftform, sondern es genügt, wenn sie mündlich gegenüber dem Arzt in Gegenwart eines Zeugen abgegeben wird (8). Beim Heilversuch hat hingegen die Einwilligung in schriftlicher Form und in Gegenwart eines Zeugen zu erfolgen (10).

Grundsätzlich sind vor der Erprobung neuer Verfahren und Arzneimittelanwendungen Ethikkommissionen zu befragen, die auf der Grundlage der Deklaration von Helsinki des Weltärztebundes eine Prüfung vornehmen.

Patienten mit AIDS

Die Blutentnahme verletzt die körperliche Integrität, nach derzeitiger Rechtsprechung ist eine gezielte Blutentnahme für einen HIV-Test ohne Einwilligung des Patienten nicht zulässig. Verlangt ein Patient eine umfassende gesundheitliche Untersuchung, eine differentialdiagnostische Abklärung von Beschwerden, bei denen auch eine HIV-Infektion in Betracht kommt, so gebietet die ärztliche Sorgfaltspflicht die Durchführung eines HIV-Tests. Vor einer großen, das Immunsystem des Patienten belastenden Operation oder medikamentösen Therapie kann davon ausgegangen werden, daß eine HIV-Testung erforderlich ist im Rahmen der präoperativen Immunstatusüberprüfung. In diesen Fällen schließt die allgemeine Einwilligung zur Diagnostik und Blutanalyse auch ohne explizite Nennung den HIV-Test mit ein. Der Arzt muß aber anschließend den Patienten über das Testergebnis informieren (7,8,9). Unterbleiben Aufklärung und damit Einwilligung, so wird eine sorgfältige Dokumentation für dieses Vorgehen empfohlen. Ob sie aus therapeutischen Gründen unterlassen werden darf, ist strittig.

> Ein Test ausschließlich zur Absicherung des pflegenden und ärztlichen Personals, auch nicht vor Operationen mit hohem Verletzungspotential für Operationsschwestern, -pfleger und Chirurgen, sollte nach derzeitigen Empfehlungen nicht ohne Einwilligung erfolgen!

Verweigert ein Patient den medizinisch indizierten HIV-Test trotz Aufklärung über die Notwendigkeit, so kann dies das Vertrauensverhältnis zwischen Arzt und Patient so erheblich stören, daß der Arzt zur Ablehnung der Operation berechtigt ist. Bei einem Notfall ist der Arzt zur Behandlung verpflichtet. Bei blutigen und für den Arzt und das Pflegepersonal verletzungsträchtigen, aber nicht vital indizierten Operationen kann der Arzt den HIV-Test fordern. Beim Abwägen zwischen den Interessen des Patienten und dem Schutz unbeteiligter Dritter vor einer Infektion kann argumentiert werden, daß letzteres gewichtiger ist. Relevante Gesetze und Urteile scheinen derzeit noch das Selbstbestimmungsrecht des Patienten stärker zu bewerten. Übergeht ein Arzt eine Verweigerung des Testes durch den Patienten, macht er sich der Körperverletzung (§ 223 StGB) schuldig und wird möglicherweise schadenersatzpflichtig. Andererseits würde schon eine Kündigung des Arztvertrages aufgrund ablehnender Haltung des Patienten gegenüber einem medizinisch indizierten HIV-Test als rechtsfertigungskonform beurteilt. Prinzipiell sind Ärzte verpflichtet, HIV-Infizierte zu behandeln. Ob sie auch verpflichtet sind, nicht vital indizierte Eingriffe mit hohem Infektionsrisiko (z.B. Traumatologie, Orthopädie) durchzuführen, bleibt bisher strittig (8,9). Eine gerichtliche Anordnung des Testes ist in besonderen Fällen (z.B. bei Vergewaltigung) möglich.

Praxis: Zwischenfall

Verschuldungsprinzip

Jeder Mißgriff oder Fehler, jedes noch so geringfügige Versagen in Diagnose oder Therapie, Aufklärung oder Organisation vermag die zivil- und/oder strafrechtliche Verantwortlichkeit auszulösen. Kommt es jedoch zu einem Behandlungsmißerfolg, so ist zu prüfen, ob er auf schicksalhaften, mit ärztlicher Sorgfalt nicht beherrschbaren Behandlungsrisiken oder auf schuldhaften Sorgfaltsmängeln des Arztes und seiner Mitarbeiter beruht. Der Therapiemißerfolg allein, der zu iatrogenen Schäden führt, reicht nicht aus, um eine Haftung zu begründen. Der indizierte und lege artis ausgeführte Heileingriff, in den der Patient wirksam eingewilligt hat, bleibt rechtmäßig, auch wenn er mißlingt. Stützt der Patient nun seine Klage auf die Behauptung, er sei über die Risiken nicht ausreichend aufgeklärt worden, seine Einwilligung sei deshalb nicht wirksam, so muß der Arzt die ausreichende Aufklärung beweisen (13).

Formen der Haftung

Grundsätzlich ist zwischen der zivil- und strafrechtlichen Haftung zu unterscheiden. Zivilrechtlich geht es um Ansprüche auf Schadensersatz, Einkommensverluste, Heilbehandlungskosten und Schmerzensgeld, die der Geschädigte oder – im Falle des Todes – seine Erben geltend machen. Erhält der Arzt hiervon Kenntnis, muß er dies aufgrund des Versicherungsvertrages unverzüglich seiner Haftpflichtversicherung bzw., falls er sich in einem Dienst- oder Beamtenverhältnis befindet, der Krankenhausverwaltung melden. In beiden Fällen wird vom Arzt eine schriftliche Stellungnahme verlangt.

> Die Mitteilungen an die Haftpflichtversicherung und Krankenhausverwaltung sollten sich ausschließlich auf die Schilderung des Tatbestandes ohne alle Wertungen beschränken. Diese beinhaltet den tatsächlichen Geschehensablauf, die objektive Chronologie der Ereignisse ohne eigene Beurteilung, Subjektivität, Vermutungen, Spekulationen und Schuldeingeständnisse, so wie es sich aus den Krankenblattunterlagen (z. B. Anästhesieprotokoll, Operationsbericht) ergibt!

Die Einschaltung eines Rechtsanwaltes in diesem frühen Stadium bei Schadensersatz- und Schmerzensgeldansprüchen obliegt jedem selbst. Kommt es hier zu keiner Einigung zwischen Patient und der verhandelnden Versicherung und wird als Folge ein Gerichtsverfahren, in der Regel vor dem Landgericht, anhängig, so muß der Arzt jetzt anwaltlich vertreten sein. Der Arzt sollte dabei die Wahl des Anwaltes mit der Berufshaftpflichtversicherung abstimmen.

Die Situation im Strafprozeß ist eine andere. Hier geht es um einen persönlichen Schuldvorwurf, um eine Vorstrafe! Die Verurteilung kann zu einer Geld- oder Freiheitsstrafe wegen Körperverletzung oder fahrlässiger Tötung mit den die berufliche Existenz gefährdenden Folgen führen.

Was sollte man tun?

Es gilt zunächst der Hinweis auf den Gesichtspunkt des Selbstschutzes und das Grundprinzip des Strafprozesses: „Niemand ist verpflichtet, sich selbst zu beschuldigen und an seiner Strafverfolgung durch eigenes Tun mitzuwirken." In einer BGH-Entscheidung heißt es: „Der mögliche Schädiger, auch wenn es sich um einen Arzt handelt, der zu dem Patienten in einem besonderen Vertrauensverhältnis gestanden hat, handelt nicht treuwidrig, wenn er, ohne die Tatsachen zu verdecken oder zu verschweigen, ein schuldhaftes Fehlverhalten leugnet" (12).

Nachteilige Folgerungen können daher laut Strafprozeßordnung nicht gezogen werden. Handelt es sich um einen Zwischenfall mit tödlichem Ausgang, so stellen sich die Fragen nach natürlichem oder nichtnatürlichem Tod, der Todesursache und der Benachrichtigung der Polizei. Das Vorgehen ist landesrechtlich unterschiedlich geregelt. Wenn man aber bei einer Leichenschau ein strafbares Verhalten als Todesursache nicht ausschließen kann, sollte man im Zweifel die Todesursache als ungeklärt bezeichnen und die endgültige Feststellung dem Obduzenten bzw. Pathologen überlassen und unter dieser Prämisse unverzüglich Polizei oder Staatsanwaltschaft benachrichtigen. Die Todesbescheinigung sollte soweit möglich immer ein Arzt ausfüllen, der in den Zwischenfall nicht involviert ist. Werden von den Angehörigen nach einem tödlichen Zwischenfall grundlos Vorwürfe erhoben, sollte der Beschuldigte unbedingt bei der Staatsanwaltschaft eine Sektion beantragen.

Fehlende Gesprächsbereitschaft oder ein unbedachtes Wort bei Patienten oder Angehörigen können ebenfalls Ursache für Mißtrauen und Verdacht sein, welches sich in einer Strafanzeige niederschlagen kann. Das Gespräch mit dem Geschädigten und/oder seinen Angehörigen sollte nach sofortigem Angebot in einem gewissen Abstand sorgfältig vorbereitet und aus Beweisgründen niemals alleine stattfinden. Zu oft werden Worte mißverstanden oder aus bestimmten Formulierungen Schuldeingeständnisse abgeleitet, um sie dann dem beschuldigten Arzt entgegenzuhalten. Im Gespräch mit Kollegen und dem nichtärztlichen Personal sollte der beschuldigte Arzt im Sinne der Zeugenbeeinflussung äußerste Zurückhaltung üben und keinesfalls nachträglich die vorliegenden schriftlichen Krankenblattunterlagen ändern bzw. vernichten oder unterdrücken.

> Vor dem Zugriff der Strafverfolgungsbehörden sicher aufbewahrt sollte der Betroffene für sich persönlich genaue Aufzeichnungen über den Ablauf des Zwischenfalls, markante Zeitpunkte/Zeitphasen, die beteiligten Personen, Besonderheiten in der Person des Patienten und dem Umfeld machen. Des weiteren sind sofort vor der Beschlagnahme Fotokopien der Krankenblattunterlagen und von den Röntgenaufnahmen Duplikate anzufertigen!

Kommt es unmittelbar nach einem Zwischenfall zu informatorischen Befragungen durch Polizei oder Staatsanwaltschaft, ohne daß überhaupt feststeht, ob eine strafbare Handlung vorliegt, ist der verwickelte Arzt zunächst Zeuge. Als solchen trifft ihn grundsätzlich die Pflicht wahrheitsgemäß auszusagen. Nach §55 StPO kann er jedoch die Auskunft auf solche Fragen verweigern, deren Beantwortung ihn selbst oder einen seiner Angehörigen der Gefahr aussetzen würde, wegen einer Straftat verfolgt zu werden. Das Auskunftsverweigerungsrecht kann weit gezogen werden, da das einmal unbedacht und vorschnell Gesagte gegen den Beschuldigten verwertet werden kann. Auch sollte der Beschuldigte nur schriftlich nach vorheriger rechtlicher Prüfung Stellung nehmen, um den Gefahren von Mißverständnissen, Irrtümern und Ungenauigkeiten bei den Aufzeichnungen mündlicher Erklärungen zur Sache vorzubeugen. Vermag der Arzt dagegen durch seine Aussage sofort und einwandfrei seine Unschuld zu beweisen, sollte er sich zur Sache äußern und nicht durch den Rückzug auf Rechtspositionen möglicherweise unnötigen Verdacht erregen (11, 12).

Literatur

1 Bauer, K. H.: Zur ärztlichen Aufklärungspflicht aus der Erfahrung eines Chirurgen. Stud. Ber. Kath. Akad. Bayern 20 (1963) 45
2 Carstensen, G.: Praktische Probleme der Aufklärungspflicht aus ärztlicher Sicht. Z. ärztl. Fortbild. 88 (1994) 981–986
3 Eisner, B.: Die Aufklärungspflicht des Arztes. Huber, Bern 1992
4 Franke, R.: Aufklärungspflicht und Indikation. In Franke, R.: Ärztliche Berufsfreiheit und Patientenrechte – eine Untersuchung zu den verfassungsrechtlichen Grundlagen des ärztlichen Berufsrechts und des Patientenschutzes. Enke, Stuttgart 1994 (S. 178–179)
5 Franz, K., K.-J. Hansen: Aufklärungspflicht aus ärztlicher und juristischer Sicht. Marseille, München 1993
6 Helmchen, H.: Ärztliche Aufklärung bei aufgehobener oder eingeschränkter Einwilligungsfähigkeit. Z. ärztl. Fortbild. 88 (1994) 994–998
7 Laufs, A.: Arztrecht, 4. Aufl. Beck, München 1988
8 Laufs, A., W. Uhlenbruck, H. Genzel, B.-R. Kern, D. Krauskopf, G. Schlund, K. Ulsenheimer: Handbuch des Arztrechts. Beck, München 1992
9 Rieger, H.-J.: Probleme der ärztlichen Aufklärungspflicht bei HIV-Infektionen. Z. ärztl. Fortbild. 88 (1994) 1002–1008
10 Schneider, V.: Aufklärungspflicht bei der Erprobung neuer Verfahren am Menschen aus ärztlicher Sicht. Z. ärztl. Fortbild. 88 (1994) 1015–1018
11 Ulsenheimer, K.: Aufklärungspflicht und Einverständniserklärung zur Behandlung. Chirurg BDC, 35 (1996) 74–79
12 Ulsenheimer, K., R.-W. Bock: Verhalten nach einem Zwischenfall. Chirurg BDC, 35 (1996) 110–114
13 Weißauer, W.: Die Selbstbestimmung und Einwilligungsfähigkeit des Patienten in den Heileingriff. Chirurg BDC 35 (1996) 68–73

9 Operationsvorbereitung

Vorbereitung aus chirurgischer Sicht

M. Pross und H. Lippert

Die perioperative Betreuung ist für den Patienten und für den Erfolg einer Operation von größter Bedeutung und trägt entscheidend zur Genesung des Patienten bei. Bei jedem Patienten, der operiert werden soll, muß eine Operationsvorbereitung durchgeführt werden, die nach den Untersuchungen, die zur Diagnose und zur Operationsindikation geführt haben, beginnt. Es muß zwischen elektivem Eingriff, bei dem ausreichend Zeit für die anstehenden diagnostischen Maßnahmen vorhanden ist, und Notoperationen unterschieden werden. Bei Noteingriffen müssen grundlegende gezielte diagnostische Maßnahmen genügen (1).

Die präoperative Vorbereitung des Patienten gliedert sich in psychologische, physische und organisatorische Maßnahmen. Die Verantwortung für die Durchführung und den Erfolg der Operationsvorbereitung hat der behandelnde Arzt.

Psychologische Vorbereitung

Das Arzt-Patienten-Verhältnis hat in der Beurteilung der Krankenhausbehandlung durch den Patienten neben dem Erfolg der Operation einen wichtigen Platz. Der Arzt sollte das Ziel verfolgen, gemeinsam mit dem Patienten einen Konsens über die diagnostischen Schritte und die chirurgischen Interventionen zu erreichen. Der Patient ist über den bevorstehenden Eingriff eingehend aufzuklären und seine Einwilligung ist einzuholen (vgl. Kapitel 8). Der Gesprächsführung des Arztes und des Pflegepersonals obliegt es, dem Patienten Zuversicht und das Gefühl der Geborgenheit zu vermitteln. Er muß in seiner Situation mit der Erkrankung und der bevorstehenden Operation den Eindruck gewinnen, daß er optimal behandelt wird.

Physische Vorbereitung

Die physische Vorbereitung hat das Ziel, Risikofaktoren zu erkennen, auszuschalten bzw. zu vermindern (vgl. Kapitel 7). Entscheidender Partner in dieser Phase der Operationsvorbereitung ist der Anästhesist, er ist frühzeitig mit einzubeziehen (2).

Eine ausführliche Anamnese und die allgemeine körperliche Untersuchung zur Erfassung von Vorerkrankungen, aktuellen Krankheitssymptomen und der Einnahme von Medikamenten ist die Grundlage jeder präoperativen Vorbereitung. Es existiert ein Basisprogramm (Abb. 9.1), welches bei allen chirurgischen Eingriffen anschließend durchgeführt werden sollte; spezielle Untersuchungen müssen bei besonderen Risikopatienten zusätzlich erhoben werden (4). Zu den Standardmaßnahmen gehört die Erstellung des individuellen Operationsrisikos seitens des Herz-Kreislauf-Systems, der pulmonalen Funktion, der Nieren- und Leberfunktion, der Blutgerinnung und des endokrinen Systems (vgl. Kapitel 7 und 15). Begleiterkrankungen bzw. Störungen des Stoffwechsels lassen sich aus der erhobenen Anamnese (z. B. Allergien, Diabetes mellitus, Blutungsneigung, Medikamenteneinnahme, Anfallsleiden usw.), dem körperlichen Gesamtbefund bei der klinischen Untersuchung und den Laboruntersuchungen ableiten.

Das Operationsrisiko ist aus allen Ergebnissen genauer zu definieren. Der Stationsarzt muß in dieser Phase der Vorbereitung über die Notwendigkeit zusätzlicher Untersuchungen entscheiden.

Das Konsil mit Chirurg, Anästhesist und Internist bei Risikopatienten, v. a. beim „alten" Patienten, hat die Aufgabe, das Operationsrisiko genau zu definieren und wenn notwendig eine Therapie zur Reduktion des Risikos einzuleiten (5).

Es ist selbstverständlich, daß vor Beginn eines elektiven Eingriffes erhobene pathologische Befunde, wie z. B. der Blutzuckerwert oder die Elektrolytkonzentrationen, normalisiert werden müssen. Der Operateur sollte bei Notoperationen in Abhängigkeit vom Krankheitsbild den Umfang der Untersuchungen festlegen. Ein rupturiertes Aortenaneurysma oder eine Milzruptur bedürfen der sofortigen Operation. Eine zeitliche Verschiebung durch präoperative Untersuchungen könnte den Tod bedeuten. Eine Blutabnahme für die Bestimmung der Blutgruppe, von Kreuzungsblut und andere Laborparameter ist aber in jedem Fall nötig und bedeutet keine Verzögerung. In den meisten Regionen hat auch schon der Rettungsdienst die notwendigen Blutproben abgenommen. Eine Notoperation wegen einer Appendizitis oder einem Ileus lassen etwas mehr Zeit für die Vorbereitung des Patienten (6).

Organisatorische Vorbereitung

Der Stationsarzt organisiert die Operationsvorbereitung, deren Qualität die Grundlage für den Erfolg der Operation und die Bewertung durch den Patienten darstellt. Die erklärende freundliche Durchführung pflegerischer Maßnahmen ergänzt die medizinische Betreuung. Diese Maßnahmen im Rahmen der Operationsvorbereitung sollten in jeder Einrichtung durch eine Dienstanweisung für das Pflegepersonal standardisiert werden. Sie umfassen die körperliche Reinigung durch gründliches Duschen mit antiseptischen Seifenlösungen, ein sauberes OP-Hemd und frische Bettwäsche.

138 9 Operationsvorbereitung

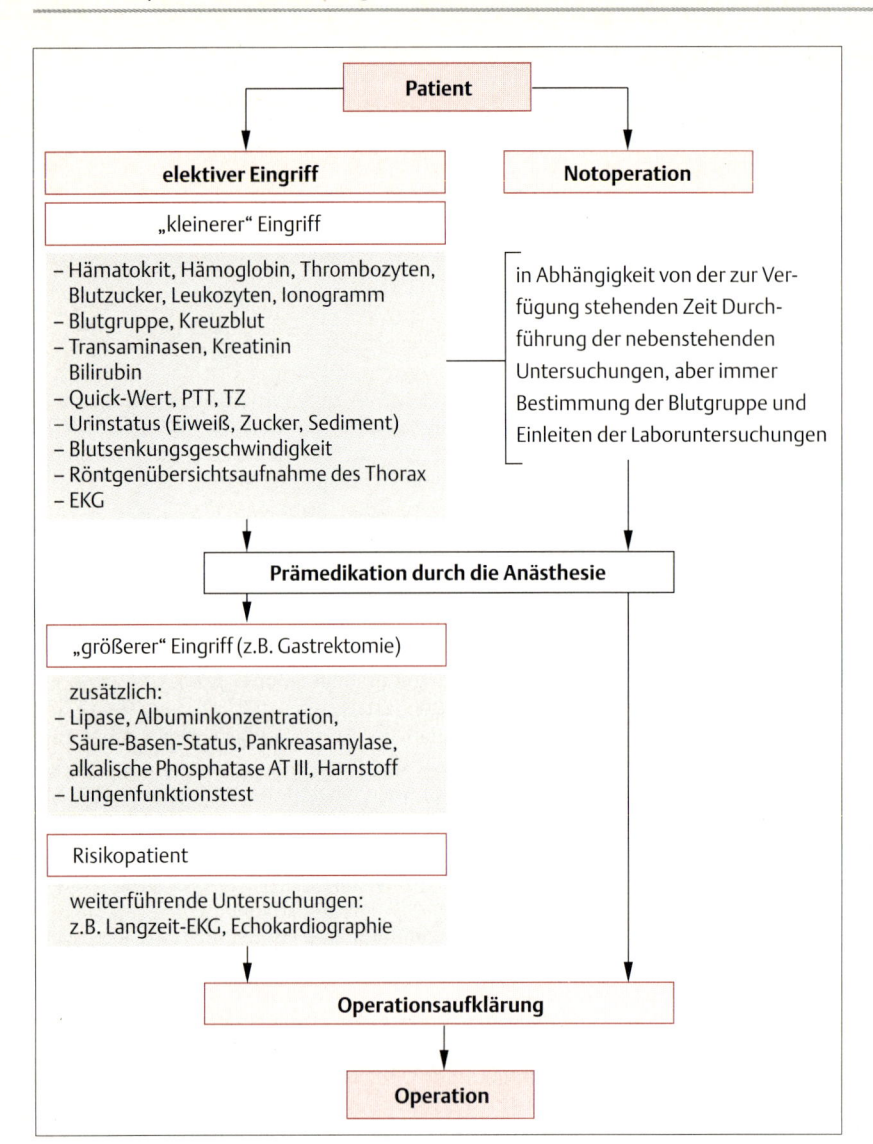

Abb. 9.1 Flußschema der präoperativen Untersuchung.

```
                          Patient
                    ┌────────┴────────┐
            elektiver Eingriff    Notoperation
                    │
            „kleinerer" Eingriff
    – Hämatokrit, Hämoglobin, Thrombozyten,
      Blutzucker, Leukozyten, Ionogramm       in Abhängigkeit von der zur Ver-
    – Blutgruppe, Kreuzblut                   fügung stehenden Zeit Durch-
    – Transaminasen, Kreatinin                führung der nebenstehenden
      Bilirubin                               Untersuchungen, aber immer
    – Quick-Wert, PTT, TZ                     Bestimmung der Blutgruppe und
    – Urinstatus (Eiweiß, Zucker, Sediment)   Einleiten der Laboruntersuchungen
    – Blutsenkungsgeschwindigkeit
    – Röntgenübersichtsaufnahme des Thorax
    – EKG

            Prämedikation durch die Anästhesie

    „größerer" Eingriff (z.B. Gastrektomie)
    zusätzlich:
    – Lipase, Albuminkonzentration,
      Säure-Basen-Status, Pankreasamylase,
      alkalische Phosphatase AT III, Harnstoff
    – Lungenfunktionstest

    Risikopatient
    weiterführende Untersuchungen:
    z.B. Langzeit-EKG, Echokardiographie

                    Operationsaufklärung
                            │
                       Operation
```

Die Durchführung, Ausdehnung und Lokalisation der Rasur oder (chemischen) Haarentfernung wird vom Operateur festgelegt und sollte erst unmittelbar vor der Operation erfolgen.
Die Wertsachen des Patienten (Geld, Brieftasche, Brille, Zahnprothese, Ringe usw.) sind am Tage vor der Operation, evtl. noch eher, an einer sicheren Stelle zu deponieren. Die Verfahrensweise muß der sicheren Verwahrung der privaten Gegenstände des Patienten und der Absicherung des Pflegepersonals dienen.
Am Operationstag ist nochmals unbedingt auf die Vollständigkeit der Unterlagen zu achten, sie alle müssen gemeinsam mit dem Patienten in den Operationssaal gebracht werden (Tab. 9.1). Das Stationspersonal sollte den Patienten in den Operationssaal bringen. Es gibt dem Patienten ein Gefühl der Geborgenheit, wenn bei dem Transport in den Operationssaal beruhigend auf ihn eingewirkt wird.
Vor elektiven Operationen am Magen-Darm-Trakt ist eine orthograde Darmlavage durchzuführen, was entscheidend zur Senkung der postoperativen Infektion beiträgt und die Arbeit des Operateurs erleichtert. Es

Tabelle 9.1 Checkliste vor der Operation des Patienten (vgl. Tab. 5.1)

Krankengeschichte?
Behandlungskurve?
Untersuchungsergebnisse mit allen Befunden (z. B. Endoskopie, Histologie)?
Röntgenaufnahmen?
Einverständniserklärungen (für die Operation und die Narkose)?
Narkoseprotokoll (Kontrolle, ob alle Forderungen des Anästhesisten erfüllt sind)?
Korrekte Reinheit des Patienten (z. B. Nabel, Rasur, Füße)?
Perioperative Antibiotikaprophylaxe?
Thromboseprophylaxe, Thrombosestrümpfe?
Sichere Verwahrung der persönlichen Gegenstände des Patienten (Brille, Zahnersatz, Hörgerät, usw.)?
Eindeutige Markierung des Operationsgebietes?
Sicherung der Identität, Ausschluß von Verwechslungen (Übergabe des Patienten durch Stationspersonal an den Operationssaal)?

gibt verschiedene Präparate (Fordtran, Klean-Prep u. a.), die zur Anwendung kommen können. Eine Trinkmenge von 2–3 l am Tag ist ausreichend. Während der Durchführung ist der Allgemeinzustand des Patienten zu beobachten. Die Veränderungen der Serumelektrolyte und die kardiale Belastung durch die Flüssigkeitsmenge sind zu kontrollieren, dieser Situation muß die Trinkmenge angepaßt werden.

Literatur

1 Christian, K.-W., H. Gervais, W. Dick: Präoperative Labordiagnostik. Anästhesiol. Intensivmed. 31 (1990) 108–110
2 Dick, W., A. Encke, P. Schuster: Prä- und postoperative Behandlung. Wiss. Verl.ges., Stuttgart 1995
3 Erdmann, E.: Die präoperative kardiovasculäre Risikobeurteilung. Internist 32 (1991) 220–225
4 Eyrich, K.: Kriterien der Operabilität aus anästhesiologischer Sicht. Chirurg 51 (1990) 134–139
5 Lauven, P. M., H. Stoeckel, B. J. Ebeling: Perioperative Morbidität und Mortalität geriatrischer Patienten. Anästh. Intensivther. Notfallmed. 25 (1990) 3–9
6 Norton, L. W., G. Steele, B. Eiseman: Surgical Decision Making. Saunders, Philadelphia 1991

Vorbereitung aus der Sicht des Anästhesisten

E. A. Jung

Über die Zusammenarbeit von Chirurgen und Anästhesisten ist viel geschrieben und noch mehr diskutiert worden. Als Tatsache bleibt jedoch bestehen, daß gemäß den Vereinbarungen der jeweiligen Berufsverbände die Indikation zum Eingriff vom Operateur gestellt wird. Dem Anästhesisten obliegt es nun, den Patienten auf die anstehende Narkose optimal vorzubereiten.

Dies wird durch einen funktionierenden interdisziplinären Dialog wesentlich erleichtert. Für den Anästhesisten ist es unabdingbar, möglichst frühzeitig und genau über die Diagnose sowie Art, Umfang und Zeitpunkt des geplanten Eingriffs informiert zu werden.

Dringlichkeit der Operation

Seitens des Operateurs erfolgt die Festlegung der Dringlichkeit. Folgende Klassifikation ist allgemein akzeptiert:

Notfalleingriff. Sofortige Operation (innerhalb einer Stunde notwendig). Es besteht eine absolute Operationsindikation zur Abwendung eines schweren Schadens für den Patienten.

Dringlicher Eingriff. Die Operation kann verzögert durchgeführt werden, jedoch sobald als möglich nach Herstellung des bestmöglichen Zustandes bei z. B. Ileus, Embolie, Perforation und größeren Frakturen. (Operation normalerweise innerhalb von 24 Stunden).

Geplante Operation. Operation frühzeitig, jedoch nicht als unmittelbar lebensrettend zu betrachten, z. B. Karzinom- und Kardiovaskularchirurgie. (Operation üblicherweise zwischen 1 und 3 Wochen.)

Elektive Operation. Operation zu einem Zeitpunkt, wenn es sowohl dem Chirurgen, dem Anästhesisten und auch dem Patienten paßt und wenn alle gut in Form sind. Eingriff: z. B. Cholezystektomie, Herniotomie, Gelenkersatz (2).

Narkosevorbereitung

Die vom Operateur festgelegte Dringlichkeit des Eingriffs hat unmittelbare Auswirkung auf Art und Umfang der nunmehr vom Anästhesisten durchzuführenden „Prämedikationsvisite". Extrembeispiele: Das polytraumatisierte, intubierte und beatmete Unfallopfer bedarf einer sofortigen Intervention – Voruntersuchungen, Patientengespräch und -einwilligung sind hier nicht möglich. Hingegen sind bei einem elektiven Eingriff in der plastischen Chirurgie Risikoeinschätzungen und -minimierung sowie ein sehr ausführliches Aufklärungsgespräch obligat.

> Je elektiver der operative Eingriff, desto ausgedehnter die präoperative Vorbereitung, detaillierter das Aufklärungsgespräch und intensiver der Hinweis auf eventuelle Komplikationen!

Bei der „Prämedikationsvisite" verschafft sich der Anästhesist einen ersten Eindruck vom Patienten. Maßgeblich hierfür sind:

– die Anamnese, wobei früheren Operationen, chronischer Medikamenteneinnahme und kardiopulmonalen Vorerkrankungen besondere Bedeutung zukommt,
– der jetzige Befund,
– die zur Operationsindikation führende Diagnose und Art und Umfang des Eingriffs.

Zur Anamneseerhebung haben sich standardisierte Fragebogen bewährt, die der Patient *vor* dem Gespräch mit dem Anästhesisten in Ruhe ausfüllen sollte. Das Vorliegen einer möglichst lückenlosen Krankenakte erleichtert zudem die Arbeit des Narkosearztes und vermeidet Rückfragen (vgl. Kapitel 8 und 45).

Begleituntersuchungen

Weitgefaßte präoperativ routinemäßig erhobene Parameter wie Laborwerte, EKG und Röntgenkontrolle des Thorax werden unter dem Aspekt des Nutzens und der Kosten zunehmend kritisch beurteilt. Die Empfehlungen über sinnvolle Screeninguntersuchungen sind sehr vielfältig. Die Basis diesbezüglicher Überlegungen sollte der Patient und sein Zustand sein, in erster Linie richten sie sich nach der Art der Operation, dem Alter des Patienten, der Anamnese und dem klinischen Befund.

Allgemein können die nachfolgenden Empfehlungen gegeben werden.

Hämoglobinbestimmung bei:
- asymptomatischen Patienten ab 40 Jahren,
- OP mit zu erwartendem hohen Blutverlust,
- kürzlichen Blutspenden,
- Anämie, Leukämie,
- vermehrter Blutungsneigung,
- Malignität,
- Nierenleiden.

Kreatininbestimmung bei:
- asymptomatischen Patienten ab 60 Jahren,
- Nierenerkrankungen,
- kardiovaskulären Erkrankungen,
- Hypertonus,
- Diabetes mellitus,
- Lebererkrankungen,
- Einnahme von Medikamenten, Medikamenten die renal ausgeschieden werden (Diuretika, Steroiden).

Glucosebestimmung bei:
- asymptomatischen Patienten ab 65 Jahren,
- Diabetes mellitus,
- Steroideinnahme.

Leberscreening bei:
- bekannten Lebererkrankungen,
- durchgemachter Hepatitis,
- chronischem Alkoholabusus,
- Blutgerinnungsstörungen.

Bestimmung der Gerinnung bei:
- geplanter Regionalanästhesie,
- Antikoagulanzientherapie,
- vermehrter Blutungsneigung des Patienten,
- vermehrter Blutungsneigung bei Blutsverwandten,
- bekannter Gerinnungsstörung,
- Lebererkrankungen.

EKG bei:
- über 40jährigen,
- Vorhofflattern und -flimmern,
- AV-Block 1°, 2°, 3°,
- SVES und VES,
- Links- und Rechtsherzhypertrophie,
- ST-Streckenveränderung als Hinweis auf myokardiale Ischämie,
- Zeichen eines durchgemachten Myokardinfarktes (Vergleichs-EKG).

Weitere Untersuchungen sind je nach Krankheitsbild angezeigt und müssen individuell angefordert werden. So ist beispielsweise die Lungenfunktion bei Operationen an Pulmo und Bronchialsystem obligat.

> Die Kombination von Anamnese und körperlicher Untersuchung ist das beste Verfahren, den Patienten optimal zu beurteilen, um davon ausgehend dann speziell indizierte weitere Untersuchungsverfahren auszuwählen!

Risikoeinschätzung

Anhand der vorliegenden Erkenntnisse nimmt der Anästhesist eine erste Risikoeinschätzung vor. Weit verbreitet ist das Klassifizierungssystem der American Society of Anesthesiologists (ASA) (Tab. 9.2).

Einschätzung und Verbesserung des Patientenzustandes

Zusätzlich wird entschieden, ob weitere (Konsiliar-)Untersuchungen vonnöten sind. Als Richtschnur für diese Maßnahme gilt immer, ob aus weiteren Erkenntnissen präoperativ zeitgerecht therapeutische Konsequenzen zur Zustandsverbesserung des Patienten abgeleitet werden können.

Diagnosen und Therapievorschläge anderer Fachabteilungen (dies werden häufig die internistischen Kollegen sein) gehen in die weitere Ablaufplanung ein. Jedoch obliegt es allein dem Anästhesisten, die Narkosefähigkeit zu attestieren. Der oft pauschal gebrauchte Begriff der „Freigabe" zur Narkose durch einen Konsiliarius ist für einen Anästhesisten sachlich und fachlich nicht zu akzeptieren. Wenn sich aber unter Berücksichtigung der individuellen Vorbefunde aus der Gesamtbelastung durch das Betäubungsverfahren und den geplanten speziellen Eingriff erhöhte Risiken hinsichtlich der Aufrechterhaltung der Vitalfunktionen ergeben, dann betrifft die Narkosefähigkeit auch die Operationsfähigkeit. Kommt der Anästhesist zu dem Ergebnis, daß hinsichtlich der Narkosefähigkeit Bedenken bestehen oder Vorbehalte wegen des Zeitpunkts der Operation und etwa notwendiger Vorbehandlungen zu machen sind, hat er darüber den Operateur zu unterrichten. Die Risikofaktoren, auf die der Anästhesist hinweist, gehen als kontraindizierende Faktoren in die Nutzen-Risiko-Bilanz ein, die

Tabelle 9.2 Risikoeinschätzung nach der American Society of Anesthesiologists (ASA)

ASA 1:	normaler, gesunder Patient
ASA 2:	leichte Allgemeinerkrankung ohne Leistungseinschränkung
ASA 3:	schwere Allgemeinerkrankung mit Leistungseinschränkung
ASA 4:	schwere Allgemeinerkrankung, die mit oder ohne Operation das Leben des Patienten bedroht
ASA 5:	moribund, Tod innerhalb von 24 Stunden mit oder ohne Operation zu erwarten

der Entscheidung des Operateurs für oder gegen den Eingriff zugrunde liegt (6).
Operateur und Narkosearzt sollten deshalb auch gemeinsam abwägen, ob ein Verschieben des Eingriffs zugunsten einer Verbesserung des Zustandes des Patienten sinnvoll erscheint.
Kommt es bei unterschiedlichen Auffassungen im Problemkreis Narkose-/Operationsfähigkeit zwischen Anästhesist und Chirurg nicht zum Konsens, so liegt es grundsätzlich beim Operateur, die Operationsindikation zu stellen. Er trägt auch die volle ärztliche und rechtliche Verantwortung dafür, daß er indizierende und kontraindizierende Faktoren korrekt gewertet hat.

Prämedikationsvisite

Neben der Anamnese- und Befunderhebung dient das Prämedikationsgespräch der Bildung einer Vertrauensbasis zwischen Patient und Anästhesist. Die klinische Erfahrung zeigt, daß die Kranken oft mehr Angst vor der Narkose empfinden als vor dem eigentlichen Eingriff. Diese Angst gilt es durch Information abzubauen. Eine vertrauensvolle Kooperation des Patienten erleichtert die Arbeit des Anästhesisten und Operateurs wesentlich.

Narkoseverfahren

Der Anästhesist bespricht mit dem Patienten das geplante Narkoseregime für den Eingriff. Hierbei werden auch die für viele Operationen möglichen und sinnvollen Alternativen und Ergänzungen zur Allgemeinanästhesie dargestellt. Es können die rückenmarksnahen Betäubungsverfahren (Spinal- und Periduralanästhesie) oder Leitungsanästhesien (Armplexus, 3-in-1-Block usw.) sowie die Kombination mit einer Allgemeinanästhesie zum Einsatz kommen. Da aber gerade die Regionalverfahren hohe Anforderungen an die Kooperationsbereitschaft des Patienten stellen, wird die Ablehnung einer solchen Methode durch den Kranken als absolute Kontraindikation betrachtet!
Rückenmarksnahe Anästhesieverfahren werden, sofern anwendbar, oft als das schonendere Betäubungsregime angesehen. Dies ist jedoch keineswegs immer der Fall. So führt beispielsweise die konsekutive Sympatholyse durch den daraus entstehenden relativen Volumenmangel zu einer erheblichen kompensatorischen Mehrarbeit des Herzens, was gerade bei Patienten mit kardiovaskulären Vorerkrankungen ein beträchtliches Risiko beinhalten kann. Gleichfalls kann es für bestimmte Patientengruppen sinnvoll sein, durch eine Allgemeinanästhesie eine maximale Streßabschirmung zu erreichen.
Die Entscheidung, welches Narkoseverfahren insbesondere für den Risikopatienten sinnvoll erscheint, erfordert profunde fachanästhesiologische Kenntnisse und muß daher dem Narkosearzt vorbehalten bleiben. Dies bedeutet jedoch keinesfalls, daß sich Chirurg und Anästhesist nicht untereinander kooperativ über ein sinnvolles Regime verständigen können und sollten.

Patientenaufklärung

Nunmehr wird der Patient über die geplante Anästhesie aufgeklärt. Dies beinhaltet folgende Punkte:
- Die Erläuterung des vorgesehenen Narkoseverfahrens mit seinen Vorteilen und typischen Risiken. Als typische Risiken werden für die Intubationsnarkose Zahnschäden, enorale Verletzungen und Heiserkeit genannt. Speziell zu möglichen dentalen Verletzungen sei angemerkt, daß diese Läsionen als inhärent angesehen werden und bei korrekter Durchführung (Facharztstandard) im patienteneigenen Risikobereich liegen.
- Im Rahmen der rückenmarksnahen und Leitungsanästhesien wird über mögliche Blutungen, Verletzungen und Infektionen aufgeklärt. Von juristischer Seite wird die Erwähnung der Punkte „Nervenläsionen bis hin zur Querschnittslähmung (SPA und PDA)" gefordert. Es liegt am aufklärenden Anästhesisten, diese Faktoren angemessen zur Darstellung zu bringen. Der „postspinale Kopfschmerz" und seine möglichen therapeutischen Konsequenzen bedürfen ebenfalls der Erwähnung.
- Je nach Größe des Eingriffs und/oder bestehenden Begleiterkrankungen ist ein invasives Monitoring notwendig. Über die Risiken und Nebenwirkungen von ZVK oder Swan-Ganz-Katheter sowie arterieller Druckmessung muß ebenfalls aufgekärt werden. Eventuell notwendige Bluttransfusionen sowie die Möglichkeit einer postoperativen Intensivbehandlung müssen mit dem Patienten besprochen werden.

Nüchternheitsgebot

Die präoperative Nahrungskarenz (inkl. Nikotin, Kaugummi, Bonbons usw.) von mindestens 6 Stunden muß eindringlichst erörtert werden. Sie ist bei allen Eingriffen unterhalb der Notfallschwelle zwingend einzuhalten. Nüchternheit bei Narkoseeinleitung minimiert das Risiko der Aspiration mit der Gefahr eines nachfolgendem ARDS mit möglicherweise letalem Ausgang. Unbeachtet bleibt oft die Tatsache, daß bei Traumapatienten als nahrungsfreies Intervall nur die Zeit zwischen letzter Alimentation und Unfall gerechnet werden darf. Stellt der Anästhesist vor Narkoseeinleitung einen Verstoß gegen das Nüchternheitsgebot fest (z. B. Zigarettengenuß), so ist er verpflichtet, unter Berücksichtigung der Dringlichkeit des Eingriffs dem Operateur von der sofortigen Durchführung der Operation abzuraten und zur Narkoseeinleitung die Nüchternheit abzuwarten. Besteht der Operateur dennoch, trotz nicht vorhandener Notfallindikation auf dem sofortigen Operationsbeginn, ist er für etwaige Komplikationen, die aus der nicht eingehaltenen Nahrungskarenz resultieren, verantwortlich.

Fremdblutsparende Maßnahmen

Bei Operationen, die voraussichtlich mit einem größeren Blutverlust einhergehen, ist der Einsatz fremdblutsparender Maßnahmen mittlerweile Standard. Es stehen verschiedene Möglichkeiten zur Verfügung.

Präoperative Hämodilution

Bei der präoperativen isovolämischen Hämodilution wird dem Patienten unmittelbar präoperativ Blut entnommen und in einen mit Stabilisator versehenen Beutel gefüllt. Als Volumenersatz wird dann eine entsprechende Menge kolloidaler Lösung infundiert. Hiermit wird durch Absenkung des Hämatokrits einerseits der intraoperative Erythrozytenverlust vermindert, andererseits die intravasale Blutviskosität herabgesetzt, was im Sinne einer Thromboseprophylaxe wünschenswert ist. Das Einsparpotential an homologen Blutkonserven ist als gering einzustufen.

Präoperative Eigenblutspende (vgl. Kapitel 12)

Die präoperative Eigenblutspende (EBS) ist bei allen elektiven, länger vorausplanbaren Eingriffen mit einem voraussichtlichen Blutverlust von mehr als 1000 ml indiziert. Als allgemein nicht spendetauglich gelten Patienten mit folgenden Vorerkrankungen: manifester Herzinsuffizienz oder KHK, unkontrolliertem Hypertonus, ausgeprägter obstruktiver oder restriktiver Lungenerkrankung, Krampf- oder Ohnmachtsanfällen, Gerinnungsstörungen, Leberinsuffizienz und Hb unter 11 g/l (4). Allerdings können fallweise auch Patienten dieser Gruppierungen nach sorgfältiger Indikationsabwägung in das Spendeprogramm aufgenommen werden.

Ziel der EBS ist es, die für den jeweiligen Eingriff erfahrungsgemäß notwendige Anzahl an patienteneigenen Erythrozytenkonzentraten und Fresh frozen plasma zu erhalten. Da die gebräuchlichen Stabilisatoren eine Lagerung von 5 Wochen zulassen, ist normalerweise die Abnahme von maximal 4 Blutkonserven (unter obligater Eisensubstitution) möglich. Diese Menge kann durch die Verabreichung von Erythropoetin noch gesteigert werden. Für besondere Indikationen (seltene Blutgruppe, Antikörper, schwierige OP-Planung) ist eine wesentlich längere Lagerzeit durch die sehr aufwendige und kostenintensive Kryokonservierung möglich.

Der Bundesgerichtshof hat entschieden, daß Patienten über die Möglichkeit der EBS aufgeklärt werden müssen. Ist die EBS am eigenen Hause nicht durchführbar, so ist dem Patienten aufzuzeigen, wo er, falls gewünscht, ihre Vorteile nutzen kann.

Intra- und postoperative Autotransfusion

Bei der intraoperativen Autotransfusion kommt in aller Regel ein Zellseparator zum Einsatz. Hierbei wird Blut aus dem Operationsgebiet abgesaugt, die Erythrozyten vom Plasma getrennt, einem Waschvorgang unterzogen und anschließend dem Patienten wieder zugeführt. Durch die Separation der Blutbestandteile und alleinige Retransfusion der roten Fraktion wird die Zufuhr aktivierter Gerinnungsfaktoren unterbunden. Hierbei darf jedoch nicht übersehen werden, daß die zellulären und plasmatischen gerinnungsaktiven Substanzen in ihrer Gesamtheit nicht retransfundiert werden und somit bei Bedarf separat ersetzt werden müssen.

Zellseparatoren sollen in infektiösen Wundgebieten nicht eingesetzt werden, da der Waschvorgang septisches Material nicht sicher entfernen kann. In der Tumorchirurgie gilt der Einsatz von Zellseparatoren wegen der Gefahr einer Aussaat von Tumorzellen bei der Retransfusion derzeit noch als kontraindiziert. Allerdings stehen Methoden der Konservenbestrahlung und somit der Elimination von reproduktionsfähigem Tumorgewebe kurz vor der klinischen Einführung, so daß der Einsatz der maschinellen Autotransfusion auch in der Tumorchirurgie in Zukunft zur Anwendung kommen kann.

Speziell in der Orthopädie und der Unfallchirurgie kommen in der postoperativen Phase eigens konstruierte Sammelgeräte zum Einsatz, die die Retransfusion von Drainagenblut ermöglichen. Hier werden allerdings die einzelnen Blutfraktionen nicht getrennt und gewaschen, so daß die Gabe von aktivierten Plasmafaktoren mit konsekutiven Gerinnungsproblemen nicht ausgeschlossen werden kann.

> Für potentiell blutreiche elektive Eingriffe ist die Kombination von präoperativer Eigenblutspende und intraoperativer maschineller Autotransfusion ein geeignetes Mittel, um auf den Einsatz von Fremdblut verzichten zu können!

In diesem Zusammenhang sei noch auf einen Sonderfall hingewiesen, der zunehmend an Bedeutung gewinnt: Angehörige der Glaubenskongregation der „Zeugen Jehovas" weisen sowohl die Bluttransfusion als auch die Blutspende kategorisch zurück. Jede klinische Einrichtung wird im fächerübergreifenden Dialog zu einem Konsens finden müssen, wie bei der Ablehnung einer Blutgabe durch den Patienten intraoperativ im lebensbedrohlichen Fall zu verfahren ist (vgl. Kapitel 8). Das Selbstbestimmungsrecht des mündigen Patienten ist grundsätzlich zu respektieren, andererseits sind Kinder nötigenfalls durch Entzug des Sorgerechts der Eltern (im Notfall auch durch Schnellentscheid der zuständigen Jurisdiktion) vor Schaden zu bewahren (vgl. Kapitel 8). Bei der Patientenaufklärung empfiehlt sich unbedingt ein Einzelgespräch.

Postoperative Analgesie

Der Wundschmerz ist für den Patienten ein zentrales, angstbesetztes Thema. Die Möglichkeiten postoperativer Analgesie dürfen deshalb im Aufklärungsgespräch nicht fehlen (s. u.).

Medikamentöse Prämedikation

Zum Abschluß der Visite wird die medikamentöse Prämedikation verordnet. Sie ist ein wichtiger Bestandteil der Narkose. Ziel ist es, einen zwar erweckbaren, aber sedierten und somit streßabgeschirmten Patienten zur Narkoseeinleitung zu bringen. In der Regel werden hierzu Benzodiazepine oder verwandte Stoffgruppen per os zugeführt. Am Vorabend der Operation wird eine geeignete Dosis zur Ein- oder Durchschlafhilfe verordnet. Bewährt haben sich für Erwachsene Midazolam (7,5–11,25 mg Dormicum), Lormetazepam (1–2 mg Noctamid) oder Dikaliumclorazepat (10–30 mg Tranxilium). Am Morgen des Operationstages erfolgt eine erneute Medikamentengabe. Ist der Eingriff erst im späteren Verlauf des Tages angesetzt, muß evtl. eine dritte Applikation erfolgen. Eine individuelle Dosisanpassung ist obligat, deshalb dürfen Verordnungen nur nach persönlichem Augenschein erfolgen. Die orale Applikation der Pharmaka verletzt nicht das Nüchternheitsgebot, vorausgesetzt sie erfolgt mit einer nur geringen Menge (1–2 Schluck) Wasser.

Eine wegen Begleiterkrankungen angesetzte Dauermedikation wird am Vorabend beibehalten (Ausnahme: orale Antidiabetika). Die Morgendosis des Pharmakons muß individuell angepaßt werden. Appliziert werden in der Regel Antihypertensiva und koronarwirksame Substanzen, um einen Rebound-Effekt durch Entzug zu vermeiden. Insulinpflichtige Diabetiker werden vom Anästhesisten nach ihren Blutzuckerwerten eingeschätzt, die abendliche und morgendliche Insulindosis wird individuell festgesetzt und Kontrollen angeordnet. Alle nicht zwingend notwendigen Substanzen, wie beispielsweise Diuretika, werden weggelassen. Anzumerken ist, daß für die Gabe von Dauermedikationen am Vorabend sowie am Tag der Operation keine starren Schemata gelten. Die Medikamentenapplikation wird durch den Anästhesisten für jeden Einzelfall individuell angeordnet (vgl. Kapitel 15).

Eingriffsplanung

Eine optimale Zusammenarbeit zwischen operativem Fach und Anästhesieabteilung beinhaltet auch eine kooperative Eingriffsplanung. Hierbei werden sowohl Belange der Patienten, als auch logistische Gesichtspunkte berücksichtigt.

Patienten mit bestimmten Konstellationen sollten möglichst als erste auf dem OP-Programm stehen. So sind Diabetiker baldmöglichst zu operieren, um die Nüchternheitsphase mit ihren etwaigen Problemen möglichst kurz zu halten. Eine unnötig lange nahrungsfreie Zeit sowie die mit dem Eingriff verbundene psychische Belastung sollten für Kinder und Greise vermieden werden, für Babys ist der sofortige Operationsbeginn nach Erreichen der Nüchternheit obligat bzw. das Füttern dem geplanten Operationsbeginn anzupassen.

Größere Eingriffe, die jedoch nicht notwendigerweise einen Aufenthalt auf einer Intensivstation beinhalten, finden zweckmäßigerweise möglichst früh statt. Dadurch wird eine längere Verweilzeit im Aufwachraum und somit intensivere postoperative Überwachung ermöglicht. Operationen, bei denen aufgrund ihrer Invasivität oder des Ausgangszustandes des Patienten postoperativ eine Überwachung auf der Intensivstation erforderlich ist, bedürfen einer engen Absprache zwischen Operateur und Anästhesist. Sie dürfen, außer im Notfall mit unmittelbarer vitaler Gefährdung, nicht begonnen werden, wenn ein Bett in der Intensivstation nicht zur Verfügung steht.

Der Einsatz eines erweiterten Monitorings und/oder die Anwendung regionalanästhesiologischer Verfahren benötigen einen gewissen Zeitaufwand für die Narkoseeinleitung. Es ist daher sinnvoll, diese Eingriffe im OP-Programm nicht an den unmittelbaren Beginn zu setzen. Der Anästhesieabteilung wird somit bei entsprechender personeller Ausstattung die Möglichkeit gegeben, bei einem solchen Patienten „überlappend" die Narkose einzuleiten und somit Zeit zu sparen.

Perioperative Phase

Intraoperativ stellt die Kommunikation zwischen Operateur und Anästhesist einen wesentlichen Sicherheitsfaktor für den Patienten dar. Nicht immer ist das Operationsgebiet für den Narkosearzt einsehbar, er ist daher auf Informationen über unerwartete Komplikationen oder wesentliche Abweichungen vom geplanten operativen Vorgehen angewiesen. Andererseits muß der Operateur über Besonderheiten des Patientenzustandes ebenfalls informiert werden, um sein Vorgehen nötigenfalls veränderten Bedingungen anpassen zu können.

Ist bei größeren Eingriffen und/oder aufgrund bestehender Vorerkrankungen nicht von vornherein eine postoperative Intensivtherapie geplant, so muß diese Frage gegen Ende der Operation gemäß dem durchgeführten Eingriff und dem Zustand des Patienten geklärt werden. Da der Anästhesist definitionsgemäß für die Vitalfunktionen des Patienten zuständig ist, wird er bei dieser Entscheidung federführend sein und dafür die Verantwortung zu übernehmen haben.

Postoperative Phase

Der anästhesiologische Aufwachraum (AWR) ist mittlerweile eine nicht mehr wegzudenkende Standardeinrichtung. Das Aufwachen aus einer Narkose bedeutet für die meisten Patienten eine ruhige, ereignislose Beendigung einer unkomplizierten Anästhesie und Operation (1). Jedoch können in der unmittelbaren postoperativen Phase jederzeit akut lebensbedrohliche Zustände entstehen, die nur mit Hilfe eines entsprechend qualifizierten Personals bewältigt werden können. Neben der allgemeinen menschlichen Zuwendung sowie der Überwachung der Vitalfunktionen bedürfen etwaige Nachblutungen und Nachwirkungen der Narkose einschließlich protrahierter Opiat- und Relaxanswirkungen der Aufmerksamkeit des AWR-Personals. Die Behandlung einer evtl. auftretenden Hypothermie sowie die Einleitung der postoperativen Schmerztherapie finden ebenfalls hier statt.

Auf die Intensivpflegestation (ICU) werden jene Patienten verlegt, deren Zustand auch bei längerer Verweilzeit im AWR nicht in dem Maße stabilisiert werden kann, daß sie auf eine Normalstation verbracht werden können. Dies gilt ebenso für Patienten, die aufgrund ihres präoperativen Ausgangszustandes und/oder wegen der Spezifität des Eingriffs postoperativ längerfristig intensiver Beobachtung und spezieller Therapie, wie beispielsweise einer Nachbeatmung, bedürfen.

Eine Zwischenstellung hat die Intermediate Care Unit (IMCU) inne. Hier werden postoperativ jene Patienten betreut, bei denen davon ausgegangen werden kann, daß sie in absehbarer Zeit (24 h) auf eine Normalstation verlegbar sind, deren Zustand momentan jedoch noch eine lückenlose intensive Beobachtung und Therapie erfordert. IMCU sind, sofern vorhanden, häufig Intensivpflegestationen angegliedert und in Häusern zu finden, die nicht über einen rund um die Uhr geöffneten AWR verfügen.

Postoperative Schmerzbekämpfung s. Kapitel 16.

Literatur

1 Feeley, W. T.: The Postanesthesia Care Unit. In Miller, R. D.: Anesthesia, 4th ed. Churchill Livingstone, New York 1994 (p. 2307)
2 Hempel, K.: Die Zusammenarbeit in der operativen Medizin aus der Sicht des Chirurgen. Anästh. Intensivmed. 32 (1991) 264
3 Hoerster, W., R. Neßler: Blockaden des Plexus lumbosacralis. In Astra Chemicals: Regionalanästhesie, 3. Aufl. Fischer, Stuttgart 1989 (S. 112)
4 Osswald, P. M., A. Lorentz, L. Jani, B. Ehmer, P. Scigilla: Maßnahmen zur Einsparung homologer Transfusionen bei orthopädischen Eingriffen. Anästh. Intensivmed. 32 (1991) 168–173
5 Stehr-Zirngibl, S., H. Zirngibl, R. Angster, K. Täger: Patientenkontrollierte Analgesie (PCA) auf Allgemeinstationen: ein Erfahrungsbericht. Anästh. Intensivmed. 36 (1995) 128–134
6 Weißauer, W.: Die Beurteilung der Narkosefähigkeit. Anästh. Intensivmed. 31 (1990) 63–65
7 Weißauer, W.: Juristische Aspekte der postoperativen Schmerzbehandlung. Anästh. Intensivmed. 34 (1993) 361–365

10 Antibiotikaprophylaxe und -therapie

R. Heemken und T. Hau

Allgemeine Behandlungsgrundsätze

Antibiotische Therapie

Bei jeder Infektion ist der Keimnachweis anzustreben, eine Behandlung mit Antiobiotika sollte nach Möglichkeit erst danach gezielt eingesetzt werden. Ist der Erreger bekannt, ergibt sich das Antibiotikum der 1. und 2. Wahl aus Tab. 10.1, sofern die Resistenzbestimmung keine andere Therapie erzwingt. Gerade bei chirurgischen Patienten liegt jedoch oft ein lebensbedrohliches Krankheitsbild vor, das eine empirische Antibiotikabehandlung ohne Nachweis des Erregers erfordert. Diese gründet sich auf die Kenntnis der Empfindlichkeit der zu erwartenden Erreger und die pharmakokinetischen Eigenschaften des Antibiotikums.

Das häufige Wechseln von Antibiotika, insbesondere wenn kein Keimnachweis gelungen ist, sollte unterbleiben. Ein Wechsel ist nur dann gerechtfertigt, wenn das verwendete Antibiotikum aufgrund der Resistenzbestimmungen unwirksam ist, die Infektion sich klinisch nicht bessert oder – bei monomikrobiellen Infektionen – eine gezielte Therapie mit einem Antibiotikum der 1. Wahl möglich ist. Die Dauer der Behandlung liegt je nach Schwere der Infektion, Erreger und Infektionsort zwischen 5 und 14 Tagen. Mißerfolge der antibiotischen Therapie chirurgischer Infektionen haben oft iatrogene Ursachen. Die häufigsten Fehler sind die Behandlung ohne Indikation, das Nichtbeachten der Pharmakokinetik, eine Polypragmasie und das Unterlassen notwendiger chirurgischer Maßnahmen.

Im folgenden wird die Antibiotikatherapie der häufigsten chirurgischen Infektionen dargestellt.

Intraperitoneale Infektionen

Die sekundäre bakterielle Peritonitis ist immer eine polymikrobielle Infektion mit aeroben und anaeroben Erregern (Tab. 10.2). Die antibiotische Therapie sollte dieses Erregerspektrum erfassen. Dies ist entweder durch eine Monotherapie mit einem Cephalosporin der Cefoxitin-Gruppe oder einem Carbapenem oder durch eine Kombination von einem Aminoglykosid, einem Cephalosporin der Cefotaxim-Gruppe oder einem Gyrasehemmer (Ciprofloxacin) und einem Antianaerobikum (Metronidazol oder Clindamycin) zu erreichen. Bei postoperativen intraperitonealen Infektionen sollte man primär auf ein Carbapenem zurückgreifen.

Frische, lokale Peritonitiden bei Perforation eines Duodenalulkus erfordern, wenn überhaupt, lediglich eine kurzfristige Therapie mit Cefazolin. Primäre Peritonitiden werden entweder durch Pneumokokken (Kinder), Staphylokokken (nephrotisches Syndrom), Clostridien oder E. coli (Leberzirrhose) verursacht und mit einem entsprechenden Antibiotikum behandelt (Tab. 10.1). Die Peritonitis bei CAPD-Patienten wird meist durch Staphylokokken hervorgerufen, eine Therapie mit Cefazolin oder Vancomycin ist angezeigt.

Gallengangsinfektionen

Die Gallengänge von Steinträgern sind in 30–80% mit E. coli, Klebsiellen, E. faecalis, Proteus, Enterobacter oder Clostridien besiedelt, ohne daß eine Infektion besteht. Nur bei einer Abflußbehinderung (Zystikusstein oder Choledochusverschlußstein) entwickelt sich das klinische Bild einer Cholezystitis bzw. Cholangitis. Die empirische Antibiotikatherapie erfolgt mit einem Cephalosporin oder Ureidopenicillin. Liegt bei der Cholangitis eine Allgemeinsepsis vor, sollten diese Substanzen mit einem Aminoglykosid kombiniert werden; alternativ kommen Imipenem oder Ciprofloxacin in Frage.

Leberabszesse

Die empirische antibiotische Behandlung der Leberabszesse richtet sich nach der Pathogenese. Abszesse, die sich auf dem Boden einer Infektion im Pfortaderkreislauf bilden, sind meist singulär und bevorzugt im rechten Leberlappen lokalisiert. Die Antibiotikatherapie ist die gleiche wie bei intraperitonealen Infektionen. Multiple, gleichmäßig über beide Lappen verteilte Abszesse sind in der Regel auf eine Einschwemmung von Bakterien über die A. hepatica bei Allgemeinsepsis, meist verursacht durch Staphylokokken oder Streptokokken, zurückzuführen. Entsprechend erfolgt die Behandlung mit Cefazolin, ggf. mit Vancomycin, evtl. in Kombination mit einem Aminoglykosid. Leberabszesse, die auf Erkrankungen der Gallenwege zurückzuführen sind, gehen meist mit einem Ikterus einher. Die zu erwartenden Keime und die antibiotische Therapie sind die gleichen wie im vorhergehenden Abschnitt.

Pankreatitis und pankreatische Abszesse

Ursächlich für das Krankheitsbild der Pankreatitis ist die Autodigestion. Erst bei Ausbildung von Nekrosen kann es sekundär zu einer Besiedlung dieser Nekrosen durch Bakterien kommen. Keime, die häufig nachgewiesen werden, sind Staphylokokken, Enterokokken, E. coli, Klebsiella und Enterobacter. Obwohl die meisten Antibiotika im Pankreas bakterizide Spiegel erreichen, ist die Fähigkeit, bei der nekrotischen Pankreatitis eine Superinfektion zu verhindern, nur für Imipenem durch klinische Studien belegt.

Tabelle 10.1 Häufig auftretende Bakterien und Antibiotikum der Wahl

Bakterium	Antibiotikum	
	der 1. Wahl	der 2. Wahl
Grampositive Aerobier		
Staphylokokken		
– S. aureus	Antistaphylokokkenpenicillin	Cephalosporin[1]
– Methicillinresistenter S. aureus	Vancomycin	Co-trimoxazol
– S. epidermidis	Cephalosporin[1]	Vancomycin
Streptokokken	Penicillin G	Erythromycin
Enterokokken		
– Harnwegsinfekt	Ampicillin	Erythromycin
– Allgemeininfekt	Ampicillin + Aminoglykosid	Vancomycin mit Aminoglykosid
Gramnegative Aerobier		
Escherichia		
– E. coli	Cephaloporin[2]	Ampicillin + Aminoglykosid
Klebsiella	Cephalosporin[2]	Aminoglykosid
Enterobacter	Imipenem	Cephalosporin[2]
Citrobacter	Imipenem	Cephalosporin[2]
Proteus	Ampicillin	Co-trimoxazol
– P. mirabilis		Cephalosporin[2]
– P. indolpositiv	Cephalosporin[2]	Imipenem
Providencia	Cephalosporin[2]	Imipenem
Serratia	Cephalosporin[2]	Imipenem
Pseudomonas		
– P. aeruginosa (Harnwegsinfekt)	Ciprofloxacin	Ureidopenicillin
– P. aeruginosa (andere Infektion)	Ureidopenicillin plus Aminoglykosid	Ceftazidim
– P. cepacia	Co-trimoxazol	Chloramphenicol
– P. maltophilia	Cephalosporin[2]	Chloramphenicol
Aeromonas	Co-trimoxazol	Aminoglykosid
Acinetobacter	Imipenem	Aminoglykosid
Grampositive Anaerobier		
Clostritidien		
– alle Clostritidien	Penicillin G	Metronidazol
– außer: C. difficile	Vancomycin	Metronidazol
Peptostreptokokken	Penicillin G	Clindamycin
Propionibakterien	Vancomycin	Metronidazol
Gramnegative Anaerobier		
Fusobakterium	Penicillin G	Metronidazol
Bacteroides, oral	Penicillin G	Metronidazol
Bacteroides, intestinal	Metronidazol	Clindamycin

[1] Cephalosporine der Cefazolin-Gruppe
[2] Cephalosporine der Cefotaxim-Gruppe und Ceftazidim
[3] Cephalosporine der Cefoxitin-Gruppe

Vaskuläre Infektionen

In der Gefäßchirurgie rechnet man mit einer Infektionsrate von 0,8–3% nach Implantation von Gefäßprothesen. Die Infektionen werden meist durch Staphylokokken, häufig S. epidermidis verursacht. In der Leiste werden auch Enterobakterien gefunden. Die Infektionen der intraabdominellen Prothesen sind meist durch koliforme Bakterien bedingt. Entsprechend wird bei der Antibiotikatherapie vorgegangen, bei erstgenannten Infektionen wird Cefazolin verwandt, bei letztgenannten Infekten sollte ein Cephalosporin der Cefotaxim-Gruppe gewählt werden.

Mykotische Aneurysmen, die als Folge einer Endokarditis auftreten, werden durch Staphylokokken oder Streptokokken verursacht. Da jedoch Blutkulturen nahezu

Tabelle 10.2 Bakteriologie der sekundären Peritonitis (nach Hau u. Mitarb.)

Erreger	(n)	(%)
Aerobier		
E. coli	235	(60)
Streptokokken	108	(28)
Enterokokken	66	(17)
Staphylokokken	29	(7)
Enterobacter/Klebsiella	101	(26)
Proteus	87	(22)
Pseudomonas	30	(8)
Candida	6	(2)
Gesamt	390	
Anaerobier		
Bacteroides	288	(72)
B. fragilis	153	(38)
Enterobakterien	94	(24)
Clostridien	67	(17)
Peptostreptokokken	55	(14)
Peptokokken	42	(11)
Propionibakterien	36	(9)
Fusobakterien	34	(8)
Gesamt	400	

immer positiv sind, sollte die Wahl des Antibiotikums der Keimdifferenzierung folgen, zumal eine langfristige Therapie erforderlich ist. Bei infizierten arteriosklerotischen Aneurysmen werden meist Staphylokokken oder Salmonellen gefunden, die beide auf Cephalosporine der Cefotaxim-Gruppe ansprechen. Sonderfälle sind die infizierten traumatischen Pseudoaneurysmen, die oft bei Rauschgiftabhängigen vorkommen. Hier findet sich mikrobiologisch häufig eine Mischinfektion aus grampositiven und gramnegativen Keimen. Die Initialtherapie sollte mit einem Cephalosporin der Cefotaxim-Gruppe begonnen werden.

Weichteilinfektionen

Staphylokokken führen zur Abszeßbildung mit rahmigem, gelbem Eiter. Allerdings werden nicht alle Abszesse durch Staphylokokken verursacht. Übler Geruch deutet immer auf die Beteiligung von Anaerobiern hin. Nur bei immunsupprimierten Patienten ist neben der chirurgischen Behandlung eine Therapie mit einem Antistaphylokokkenpenicillin oder einem Cephalosporin der Cefazolin-Gruppe erforderlich. Streptokokken rufen eine phlegmonöse, schlecht begrenzte Entzündung mit wenig Eiter hervor (z. B. Erysipel), können aber auch eine fulminante Gangrän verursachen. Das Antibiotikum der Wahl ist Penicillin G. Gangränöse Weichteilinfektionen sind meist durch enterische und anaerobe Keime verursacht. Primär sollte die Therapie mit einem Cephalosporin der Cefoxitin-Gruppe oder einem Ureidopenicillin, kombiniert mit einem β-Lactamase-Hemmer begonnen werden (Einzelheiten s. S. 152 f).

Wundinfektionen

Eine antibiotische Behandlung der infizierten chirurgischen Wunde ist in der Regel nicht erforderlich, die Drainage des Eiters oder Wundsekretes ist ausreichend. Bei systemischen Infektzeichen, die eindeutig auf die Wunde zurückzuführen sind, soll eine Antibiotikatherapie erst nach Keimbestimmung erfolgen, da häufig multiresistente Staphylokokken oder enterische Bakterien gefunden werden. Selten werden Wundinfektionen durch Streptokokken oder Clostridien verursacht. 24 Stunden postoperativ findet sich eine sehr schmerzhafte Rötung mit geringer Schwellung im Operationsgebiet, bei Clostridien zusätzlich eine subkutane Gasbildung. Das Antibiotikum der Wahl ist Penicillin G.

Postoperative Pneumonie

Die häufigsten Erreger der postoperativen Pneumonien sind multiresistente Staphylokokken, Klebsiellen, Enterobacter- und Pseudomonas-Stämme. Da es hier große Unterschiede in der Behandlung zwischen einzelnen Kliniken gibt, sollte das zu erwartende Keimspektrum in jedem Krankenhaus durch entsprechende epidemiologische Untersuchungen ermittelt werden. Auch hier gilt, daß vor Einsetzen einer Therapie der Erregernachweis erfolgen sollte, der die gezielte Behandlung bestimmt. Die meist notwendige primäre empirische Therapie richtet sich nach den epidemiologischen Gegebenheiten. Oft wird man mit Ceftazidim, ggf. in Kombination mit Vancomycin oder Imipenem, beginnen.

Harnwegsinfektionen

Die häufigsten postoperativen Infekte betreffen die Harnwege. Nach Abnahme von Urin zur bakteriologischen Untersuchung wird ungezielt Co-trimoxazol gegeben, alternativ kann auch Ampicillin verabreicht werden. Diese Behandlung wird nur dann modifiziert, wenn entsprechende Resistenzen nachgewiesen sind oder klinisch keine Besserung eintritt.

Antimykotische Therapie und Prophylaxe in der Chirurgie

In der Chirurgie kommt nur Candida eine wesentliche Bedeutung zu. Begünstigende Faktoren für eine mukokutane oder invasive Kandidiasis sind eine lange Behandlung mit Antibiotika, das Vorliegen von Diabetes mellitus, AIDS und anderen Formen der Abwehrschwäche und die i. v. Ernährung. Häufige Eintrittspforte sind Venenkatheter oder der obere Magen-Darm-Trakt. Die meisten Erreger sind Candida albicans, C. krusei, C. pseudotropicalis, C. tropicalis und C. glabrata.
Die mukokutane Kandidiasis des oberen Magen-Darm-Traktes wird mit Nystatin 6×1 ml behandelt, Ausweichpräparat ist Amphotericin B als Suspension. Die Behandlung der Harnwegsinfekte durch Candida erfolgt mit Fluconazol. Die invasive Kandidiasis (Sepsis, Pneumonie, Peritonitis) wird entweder mit Amphotericin B (cave Resistenz von C. lusitaniae) oder Fluconazol (cave Resistenz von C. tropicalis und C. krusei) behandelt. Eine antimy-

Tabelle 10.3 Antimykotika

Antimykotikum	Kommentar	Toxizität	Dosierung	Antimykotisches Spektrum
Polyene				
Amphotericin B	synergistisch mit Flucytosin	Nephrotoxizität, Fieber, Schüttelfrost	Test: 1 mg von 0,3 mg/kg bis 0,5 mg/kg tgl. steigern Gesamtdosis: max. 3 g	lebensbedrohliche, invasive Pilzerkrankungen, wirksam gegen fast alle Pilze und Hefen, C. lusitanea ist resistent
Nystatin Natamycin	keine Resorption keine i. v. Gabe	gering	6 × 0,5 Mio. IE	Candida, Blastomyces, Coccidoides immitis, Cryptococcus neoformans u. a.
Azole (systemisch)				
Fluconazol		gut verträglich	1 × 0,2 g i. v. 1 × 0,2 g oral*	Candida-Arten, Cryptococcus neoformans, C. tropicalis und C. krusei sind resistent

* bei Niereninsuffizienz Reduzierung des Dosisintervalls auf alle 48–72 h

kotische Prophylaxe in der Chirurgie ist noch nicht etabliert. Die orale Gabe von Nystatin alle 6 Stunden bei Risikopatienten zur Verhinderung einer Pilzpneumonie oder Sepsis wird oft praktiziert, Studien liegen jedoch noch nicht vor (Tab. 10.3).

Perioperative Antibiotikaprophylaxe

Durch die experimentellen Arbeiten von Burke und die klinischen von Polk hat sich gezeigt, daß sich die Inzidenz von Wundinfektionen durch die perioperative Gabe von Antibiotika signifikant reduzieren läßt. Bei der Entscheidung, ob eine Antibiotikaprophylaxe indiziert und welches Antibiotikum dabei zu verwenden ist, sollte man die nachfolgenden Punkte in die Überlegungen mit einbeziehen.

Die geplante Operation. Chirurgische Eingriffe können in vier Gruppen eingeteilt werden (Tab. 14.36). Die meisten Operationen sind der Gruppe I zuzuordnen, in der lediglich eine exogene Kontamination der Wunde möglich ist und die Infektionsrate bei guter chirurgischer Technik so niedrig liegt, daß eine Antibiotikaprophylaxe nicht angezeigt ist. Eine Ausnahme bilden solche Operationen, bei denen Fremdmaterial jeglicher Art implantiert wird (Gefäßprothesen, künstliche Gelenke, Osteosynthesematerial). Obwohl sich hier die Infektionsrate nicht erhöht, sind die Folgen einer lokalen Infektion oft katastrophal und können die Entfernung des prothetischen Materials notwendig machen; deshalb ist hier eine Antibiotikaprophylaxe indiziert. Bei Operationen der Gruppe IV liegt bereits eine Infektion vor, so daß hier eine Therapie und keine Prophylaxe notwendig ist. Als klassische Indikation für eine Antibiotikaprophylaxe verbleiben die Gruppen II und III, die ca. 20% aller chirurgischen Eingriffe ausmachen und bei denen die Wundinfektionsrate zwischen 8% und 15% liegt.

Zu erwartende Bakterien. Die meisten Infektionen werden durch Bakterien der normalen menschlichen Flora verursacht. Daher ist das zu erwartende Spektrum der Erreger je nach Art der Operation verschieden (Tab. 10.4).

Pharmakogenetik und Toxizität des Antibiotikums

In mehreren Studien hat sich herausgestellt, daß das Antibiotikum während der Operation im Gewebe einen bakteriziden Spiegel erreichen muß (Abb. 10.1). Weder

Tabelle 10.4 Zu erwartendes Keimspektrum bei verschiedenen Operationen

Operation	Bakterien
Gastroduodenale Eingriffe	Mund-Rachen-Flora, gramnegative enterische Bakterien, S. aureus
Operation der Gallenwege	gramnegative enterische Bakterien, S. aureus, E. faecalis, Clostridien
Kolorektale Eingriffe	enterische Aerobier und Anaerobier
Appendektomie	enterische Aerobier und Anaerobier
Abdominelles Trauma	enterische Aerobier und Anaerobier
Gefäßchirurgie	S. aureus, S. epidermidis, Diphtheroide, gramnegative enterische Bakterien
Unfallchirurgie	S. aureus, S. epidermidis
Thoraxchirurgie	Mund-Rachen-Flora, gramnegative enterische Bakterien, S. aureus, Streptokokken

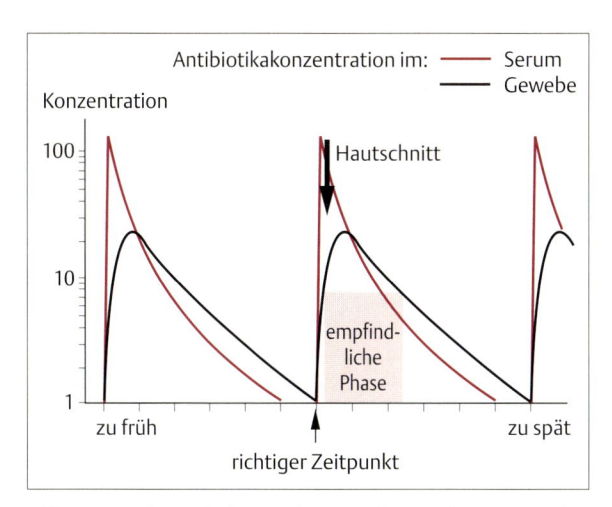

Abb. 10.1 Pharmakokinetische Grundlagen der Einmalgabe prophylaktischer Antibiotika (nach Condon u. Wittmann).

ist es notwendig, Antibiotika präoperativ zu geben, noch ist es generell erforderlich, nach Beendigung der Operation die Antibiotikatherapie fortzusetzen. Auch in klinischen Studien hat sich gezeigt, daß die Einmalgabe präoperativ effektiv ist, solange der Spiegel des Antibiotikums im Gewebe während der gesamten Operationsdauer ausreichend hoch ist. Es kann daher notwendig werden, bei längeren Operationen die Antibiotikagabe zu wiederholen. Bei den am häufigsten für die Prophylaxe verwendeten Antibiotika ist dies nach ca. 3–4 Stunden der Fall. Es sollten Antibiotika gewählt werden, deren Toxizität niedrig ist. Deshalb werden meist β-Lactam-Antibiotika zur Prophylaxe verwendet. Bei Operationen im Bereich des Dickdarms hat sich neben der i.v. Verabreichung von Antibiotika auch die lokale, d. h. perorale Gabe von nicht resorbierbaren Antibiotika zur Sterilisierung des Darm etabliert.

Ergebnisse klinischer Studien

Wie kaum auf einem anderen Gebiet der Medizin läßt sich bei der Antibiotikaprophylaxe die Wirksamkeit durch prospektive randomisierte Doppelblindstudien belegen. Da die Effektivität vieler Antibiotika durch eben diese Studien nachgewiesen ist, ergibt sich keine Notwendigkeit, andere Antibiotika zu benutzen, deren Wirksamkeit nicht in dieser Form dokumentiert ist. Die Empfehlungen zur Antibiotikaprophylaxe für die einzelnen Operationsgruppen sind in Tab. 10.5 zusammengefaßt.

Tabelle 10.5 Empfehlungen zur Antibiotikaprophylaxe

Operation	Kaiser u. Mitarb. (1986)	SIS-E (1991)	SIS-NA (1993)
Gastroduodenale Eingriffe	1. Cefazolin 1 g 2. Gentamycin 120 mg Clindamycin 600 mg	1. Cefazolin 1 g 2. Cefazolin 2 g	1. Cefazolin 2 g
Operation der Gallenwege	1. Cefazolin 1 g 2. Gentamycin 120 mg Clindamycin 600 mg	2. Cefazolin 2 g	1. Cefazolin 1–2 g Cefazolin 1 g
Kolorektale Eingriffe	1. Neomycin oral Erythromycin oral 2. Cefoxitin 3 × 2 g 3. Gentamycin 3 × 1,7 mg/kgKG Metronidazol 3 × 500 mg	1. Neomycin oral Erythromycin oral 2. Cefoxitin 2 g	1. Neomycin oral Erythromycin oral 2. Cefoxitin 1 g
Thoraxchirurgie	1. Cefazolin 4 × 1–2 g	1. Cefuroxim 1 g	1. Cefazolin 1–2 g
Gefäßchirurgie	1. Cefazolin 4 × 1 g	1. Cefazolin 1 g 2. Vancomycin 1 g bei Leisteninzision: Metronidazol 1 g	2. Cefazolin 4 × 1 g 2. Vancomycin 3 × 1 g
Unfallchirurgie	1. Cefazolin 1 g	1. Cefuroxim 1,5 g 2. Vancomycin 1 g	1. Cefazolin 1 g 2. Vancomycin 1 g

SIS-E: Surgical Infection Society of Europe
SIS-NA: Surgical Infection Society of North America

Einsatz der Antibiotika und Antimykotika in der Chirurgie

Penicilline (Tab. 10.6)

Penicillin G

Pelicillin ist ein bakterizides Antibiotikum. Da der Wirkungsmechanismus auf einer Störung des Einbaues von Peptidoglykan in die Zellwand beruht, ist die Wirkung des unveränderten Penicillins weitgehend auf grampositive Bakterien beschränkt. Resistenz gegen Penicillin ist häufig und wird verursacht durch:
- Bildung von Penicillinase (β-Lactamase), die das Medikament inaktiviert,
- Rezeptorenmangel bzw. Änderung der Rezeptoren,
- schlechte Penetration des Penicillins durch die Zellwand.

Das Aktivitätsspektrum des Penicillin G umfaßt:
- alle Gruppen der Streptokokken und Enterokokken,
- alle aeroben grampositiven und gramnegativen Kokken (N. gonorrhea, N. menigitides),
- anaerobe grampositive und gramnegative Bakterien (mit Ausnahme enterischer Stämme von B. fragilis, die Penicillinase produzieren).

Die meisten Staphylokokken und alle aeroben, gramnegativen Bakterien, insbesondere die Enterobakterien, sind resistent.

Normalerweise werden drei Dosierungsbereiche gewählt.
- 2–4 Mio. IE/d für Infektionen durch Streptokokken einschließlich S. pneumoniae,
- 8–9 Mio. IE/d für Aspirationspneumonien, Pleuraempyeme und Lungenabszesse,
- 18–24 Mio. IE/d bei durch penicillinempfindliche Keime verursachter Endokarditis und Meningitis.

Procainpenicillin ist ein Depotpräparat, das i.m. appliziert wird und zur Behandlung von Gonorrhö und Streptokokkeninfektionen Verwendung findet. Das extrem lang wirksame Benzathin-Penicillin G wird zur Behandlung chirurgischer Infektionen nicht eingesetzt.
Phenoxypenicilline, z.B. Penicillin V, sind säurefest und damit oral applizierbar. Die Dosis beträgt 0,5–3 Mio. IE dreimal täglich.
Allergische Reaktionen nach Penicillingabe werden bei 0,7–10% aller Patienten beobachtet, sie sind häufiger nach vorausgegangener Applikation von Penicillin. Nach i.v. Verabreichung können bei Hypersensitivität anaphylaktische Reaktionen mit Übelkeit, Erbrechen, Bron-

Tabelle 10.6   Penicilline

Antibiotikum	Dosierung	Toxizität	Antibakterielles Spektrum/ Indikation
Penicillin G	4 × 10 Mio. IE i.v. (10 Mio. IE/max.)*	niedrig, allergische Reaktion möglich; Neurotoxizität	Streptokokken, Treponemen, Meningokokken, Gonokokken, grampos. u. gramneg. Anaerobier (Ausnahme: B. fragilis, enterische Stämme)
Säurefeste Penicilline – Penicillin V – Propicillin – Azidocillin	3 × 500 000 IE oral	wie bei Penicillin G	leichtere Infektionen durch penicillinempfindliche Bakterien
Antistaphylokokkenpenicilline – Dicloxacillin – Flucloxacillin – Oxacillin – Cloxacillin	4 × 2 g i.v. 4 × 0,5 g oral	interstitielle Nephritis, wie bei Penicillin G	penicillinasebildende Staphylokokken
Aminopenicilline – Ampicillin – Amoxicillin	4 × 2 g i.v. 3 × 1 g oral (1–2 × 2 g i.v.)*	wie bei Penicillin G, Diarrhö und Exantheme	wie Penicillin G, zusätzlich Enterokokken, Listerien, H. influenza, Enterobakterien
Acylaminopenicilline (Ureidopenicilline)		wie bei Penicillin G	wie Penicillin G, zusätzlich Pseudomonas, Enterobakterien, Enterokokken
– Mezlocillin – Piperacillin	3 × 5 g i.v. (3 × 2 g i.v.)* 4 × 4 g i.v. (2 × 4 g i.v.)*		

* Dosierung bei Niereninsuffizienz

chospasmus, Rigor und Bludruckabfall bis zum Schock auftreten. Die Serumkrankheit (7–10 Tage nach längerer i. v. Gabe von Penicillin) ist gekennzeichnet durch Fieber, Urtikaria, Gelenkschmerzen, Lymphadenopathie und gelegentlich hämolytische Anämie. Krampfanfälle, Koma und Exitus sind als Zeichen der Neurotoxizität nach extrem hoher Dosierung (80–100 Mio. IE/d) beschrieben worden.

Pharmakokinetik:

	Dosis 70 kgKG	Konzentration im Serum/1 h	Ausscheidung	Halbwertszeit	PEB*
Penicillin G	5 Mio. IE i. v.	400 E/ml	90% Niere 10% Galle	30–45 min	50%
Procainpenicillin	1 Mio. IE i. m.	20 E/ml	90% Niere	bis 24 h	40%

* Eiweißbindung im Plasma

Ampicillin

Ampicillin ist ein halbsynthetisches Penicillin mit einem erweiterten gramnegativen Spektrum, grampositive Kokken sind hierfür genauso empfindlich wie für Penicillin G. Ampicillin zeigt eine gute Wirksamkeit gegen Enterokokken, Escherichia coli, Proteus (indolnegativ). Salmonellen und Shigellen reagieren in der Regel sensibel auf Ampicillin. Proteus (indolpositiv), Enterobacter, Klebsiella, Pseudomonas und Serratia sind resistent. Zusätzlich zu den bei der Penicillinallergie zu beobachtenden Reaktionen treten gelegentlich Erytheme mit Blasenbildung auf. Andere Nebenwirkungen sind Übelkeit, Erbrechen, Durchfall und Kolitis.

Pharmakokinetik:

	Dosis 70 kgKG	Konzentration im Serum/1 h	Ausscheidung	Halbwertszeit	PEB
Ampicillin	0,5 g i. m.	10 µg/ml	80% Niere 20% Galle	60–90 min	18%

Antistaphylokokkenpenicilline

Penicillinaseresistente Penicilline wirken gegen viele grampositive Kokken, ihr Einsatz ist aber den durch S. aureus hervorgerufenen Infektionen vorbehalten. Nahezu 10% der koagulasepositiven Staphylokokken sind resistent, diese Zahl variiert jedoch von Krankenhaus zu Krankenhaus (gebräuchliche Antistaphylokokkenpenicilline (s. Tab. 10.**1**).
Die Nebenwirkungen entsprechen denen des Penicillin G Phlebitiden werden bei i. v. Gabe von Dicloxacillin beobachtet. Beide Substanzen können auch peroral zugeführt werden.

Pharmakokinetik:

	Dosis 70 kgKG	Konzentration im Serum/1 h	Ausscheidung	Halbwertszeit	PEB
Flucloxacilliln	0,5 g i. v.	15,7 µg/ml	35% Niere	45 min	95%
Oxacillin	0,5 g i. v.	1,7 µg/ml	25% Niere	25 min	93%

Ureidopenicilline

Ureidopenicilline sind Ampicillinderivate, bei denen die Aminogruppe durch modifizierte Ureidoseitenketten substituiert ist. Die Verbindungen dieser Gruppe wirken gut gegen P. aeruginosa, Enterobakterien und Enterokokken. Bei der Therapie von Infektionen durch P. aeruginosa wird mit Aminoglykosiden eine synergistische Wirkung erzielt, bei P. aeruginosa werden vermehrt Resistenzen gefunden. Penicillinasebildende Staphylokokken sind resistent.
Die Nebenwirkungen entsprechen denen des Penicillin G. Piperacillin hat eine gute Wirksamkeit gegen Pseudomonas und Enterobakterien. Bei penicillinasebildenden Staphylokokken ist auch das Piperacillin unwirksam.

Pharmakokinetik:

	Dosis 70 kgKG	Konzentration im Serum/1 h	Ausscheidung	Halbwertszeit	PEB
Mezlocillin	2 g i.v.	65 µg/ml	60% Niere 25% Galle	55 min	30%
Piperacillin	2 g i.v.	40 µg/ml	70% Niere 30% Galle	60 min	20%

Cephalosporine (Tab. 10.7)

Es handelt sich um bizyklische β-Lactam-Antibiotika, die eng mit dem Penicillin verwandt sind. Die Wirkungsweise entspricht der der Penicilline, sie sind bakterizid und wirken nur in der Wachstumsphase der Bakterien. Die Einteilung der Cephalosporine erfolgt nach ihren biologischen Eigenschaften der im folgenden aufgeführten Gruppen, die nach einem jeweils repräsentativen Präparat bezeichnet sind. Innerhalb dieser Gruppen sind die Stoffe, was ihre antibakteriellen Spektren betrifft, weitgehend austauschbar; Dosierung s. Tab. 10.7.

Tabelle 10.7 Cephalosporine

Antibiotikum	Dosierung	Toxizität	Antibakterielles Spektrum/Indikation
Cefazolin-Gruppe – Cefazolin – Cefazedon	4 × 2 g i.v.**	allergische Reaktionen, Neutropenie	Staphylokokken, perioperative Prophylaxe
Cefuroxim-Gruppe – Cefuroxim – Cefamandol – Cefotiam	3 × 2 g i.v. (1 – 2 × 2 g i.v.)*	Alkoholunverträglichkeit, wie bei Cefazolin	gramneg. Stäbchen (außer Pseudomonas), Staphylokokken
Cefoxitin-Gruppe – Cefoxitin – Cefotetan – Cefmetazol	4 × 2 g i.v.** 2 × 2 g i.v.** 4 × 2 g i.v.**	wie bei Cefazolin	gramneg. Stäbchen, E. coli, P. mirabilis, cefazolinresistente Keime (Proteus, Klebsiella, Serratia, Morganella, Providencia, Bacteroides)
Cefotaxim-Gruppe – Cefotaxim – Ceftriaxon – Ceftizoxim – Cefmenoxim	3 × 2 g i.v. (2 × 0,5 g i.v.)* 1 × 2 g i.v. 2 × 2 g i.v. 3 × 2 g i.v.	wie bei Cefazolin	H. influenzae, K. pneumoniae, P. vulgaris
Ceftazidim-Gruppe – Ceftazidim – Cefpirom – Cefepim	2 × 2 g i.v.** (1 g)* 2 × 2 g i.v.** (1 g)* 2 × 2 g i.v.	wie bei Cefazolin	wie bei Cefotaxim, Wirkung gegen P. aeruginosa
Oralcephalosporine – Cefalexin – Cefadroxil – Cefaclor	3 × 0,5 – 1 g (1 × 1 g)* 2 × 1 g 3 × 0,5 – 1 g	wie bei Cefazolin, Erbrechen, Diarrhöen	grampos. Bakterien, geringe Aktivität gegen gramneg. Bakterien
Neuere Oralcephalosporine – Cefixim – Cefpodoximproxetil – Cefuroxim-Axetil	2 × 0,2 g oral 2 × 0,2 g oral 2 × 0,5 g oral	wie bei Cefazolin, Erbrechen, Diarrhöen	wie bei Cefalexin, zusätzlich H. influenzae, Meningokokken, Gonokokken, K. pneumoniae, P. mirabilis, P. vulgaris, M. morganii

* Dosierung bei Niereninsuffizienz
** Reduktion des Dosisintervalls auf:
 8 h bei Kreatininclearance von 50 – 30 ml/min
 12 h bei Kreatininclearance von 29 – 10 ml/min
 24 h bei Kreatininclearance von 9 – 5 ml/min
 48 h bei Kreatininclearance von < 5 ml/min

Cefazolin-Gruppe

Die Antibiotika dieser Gruppe besitzen eine gute Wirkung gegen gramnegative Stäbchen und Staphylokokken. Resistent sind P. aeruginosa, P. rettgeri, P. vulgaris, Enterokokken, Haemophilus, Serratia, B. fragilis und die meisten Stämme von Enterobacter.
Allergische Reaktionen treten bei 1–4 % aller Patienten auf, sie sind seltener als bei Penicillin. Selten werden Leberschädigung und Kolitis beobachtet.

Pharmakokinetik:

	Dosis 70 kgKG	Konzentration im Serum/1 h	Ausscheidung	Halbwertszeit	PEB
Cefazolin	1 g i.v.	52 µg/ml	92 % Niere, therapeutische Spiegel in Galle	94 min	84 %

Cefuroxim-Gruppe

Die Antibiotika dieser Gruppe sind weitgehend β-Lactamase-stabil. Das Wirkungsspektrum umfaßt alle von der Cefazolin-Gruppe abgedeckten Keime, jedoch ist die Wirksamkeit gegen grampositive Kokken nicht so gut. Dagegen besteht eine bessere Aktivität gegen fast alle gramnegativen Stäbchen. Die Wirkung gegen Staphylokokken und Haemophilus influenzae ist gut. P. aeruginosa und Enterokokken sind resistent. Die Nebenwirkungen entsprechen denen der Cefazolin-Gruppe, beim Cefamandol ist Alkoholunverträglichkeit und Hypoprothrombinämie möglich.

Pharmakokinetik:

	Dosis 70 kgKG	Konzentration im Serum/1 h	Ausscheidung	Halbwertszeit	PEB
Cefuroxim	1 g i.v.	24,1 µg/ml	90 % Niere	70 min	20 %

Cefoxitin-Gruppe

Diese Gruppe wird durch eine hohe β-Lactamase-Stabilität ausgezeichnet. Das Wirkungsspektrum umfaßt die gramnegativen Stäbchen inklusive E. coli, P. mirabilis, P. vulgaris, P. rettgeri, Morganella, Klebsiella, Serratia und Bacteroides. Resistenzen sind selten.
Die Nebenwirkungen entsprechen denen der Cefazolin-Gruppe.

Pharmakokinetik:

	Dosis 70 kgKG	Konzentration im Serum/1 h	Ausscheidung	Halbwertszeit	PEB
Cefoxitin	1 g i.v.	13,2 µg/ml	90 % Niere	45 min	50 %

Cefotaxim-Gruppe

Das Wirkungsspektrum der Substanzen in dieser Gruppe ist nur teilweise identisch. In der Regel werden grampositive und gramnegative Kokken und Enterobakterien erfaßt. Die Wirkung auf Pseudomonas ist unsicher. Resistente Keime sind B. fragilis, Enterokokken und C. difficile.
Die Nebenwirkungen gleichen denen bei anderen Cephalosporinen. Selten kommt es nach Gabe von Ceftriaxon zu einer Pseudocholelithiasis, die nach Absetzen der Therapie verschwindet.

Pharmakokinetik:

	Dosis 70 kg/KG	Konzentration im Serum/1 h	Ausscheidung	Halbwertszeit	PEB
Cefotaxim	1 g i.v.	12 µg/ml	50 % Niere	60 min	<50 %
Ceftriaxon	1 g i.v.	120 µg/ml	40–60 % Niere	385–480 min	84–97 %
Ceftizoxim	1 g i.v.	30 µg/ml	80 % Niere	70 min	<50 %
Cefmenoxim	1 g i.v.	25 µg/ml	80 % Niere	70 min	60 %

Ceftazidim-Gruppe

Ceftazidim hat nahezu das gleiche Wirkungsspektrum wie Cefotaxim, zusätzlich aber eine gute Wirksamkeit gegen P. aeruginosa.

Die Nebenwirkungen entsprechen denen anderer Cephalosporine.

Pharmakokinetik:

	Dosis 70 kgKG	Konzentration im Serum/1 h	Ausscheidung	Halbwertszeit	PEB
Ceftazidim	1 g i.v.	40 µg/ml	80–90% Niere	120 min	10%

Oralcephalosporine

Das Wirkungsspektrum der älteren Oralcephalosporine ist dem des Cefazolin ähnlich (Tab. 10.7). Die Hauptindikationen für diese Präparate sind in der Chirurgie die orale Fortführung einer i.v. Cephalosporintherapie. Die Substanzen werden nahezu vollständig resorbiert mit Blutspiegelmaxima nach 1–1,5 Stunden.

Bei den neueren Oralcephalosporinen besteht eine bessere Wirksamkeit gegen gramnegative Stäbchen, dafür ist die Aktivität gegen gramnegative Kokken herabgesetzt.
Als Nebenwirkungen finden sich Magen-Darm-Störungen, gelegentlich auch allergische Reaktionen.

Pharmakokinetik:

	Dosis 70 kgKG	Konzentration im Serum	Ausscheidung	Halbwertszeit	PEB
Cefalexin	1 g oral	24,7 µg/ml	90% Niere	60 min	12%
Cefradin	1 g oral	23 µg/ml	90% Niere	32 min	13%
Cefadroxil	1 g oral	28 µg/ml	85% Niere	90 min	20%
Cefaclor	1 g oral	27 µg/ml	60% Niere	60 min	50%
Cefixim	0,1 g oral	1,3 µg/ml	20% Niere +++ Galle	150 min	63%
Cefuroxim-Axetil	0,5 g oral	8,6 µg/ml	30–40% Niere	72 min	<40%

Carbapeneme (Tab. 10.8)

Es handelt sich um β-Lactam-Antibiotika, deren Wirkungsweise der der Penicilline und Cephalosporine entspricht. Die Carbapeneme hemmen die Zellwandsynthese der Bakterien und besitzen eine starke bakterizide Wirkung. Imipenem wird mit Cilastin kombiniert, einem Inhibitor eines renalen Enzyms, welches Imipenem metabolisiert und inaktiviert. Das Wirkungsspektrum umfaßt alle grampositiven und gramnegativen Bakterien (Tab. 10.8). Auch Anaerobier wie B. fragilis, Clostridien und Fusobakterien sind empfindlich. Imipenem ist unwirksam gegen P. cepacia, C. difficile und einige E.-faecium-Stämme. Bei 5–10% der Patienten treten leichte gastrointestinale Beschwerden mit Übelkeit, Erbrechen und Durchfall auf. Gelegentlich (<3%) werden allergische Reaktionen beobachtet.

Pharmakokinetik:

	Dosis 70 kgKG	Konzentration im Serum	Ausscheidung	Halbwertszeit	PEB
Imipenem	500 mg i.v.	20–60 µg/ml	55% Niere	60 min	25%
Meropenem	500 mg i.v.	10 µg/ml	69% Niere	60 min	2%

Tabelle 10.8 Carbapeneme

Antibiotikum	Dosierung	Toxizität	Antibakterielles Spektrum/Indikation
Carbapeneme – Imipenem/Cilastatin – Meropenem	3–4 × 0,5–1 g i.v. (1–2 × 0,5 g i.v.)* 3 × 0,5–1 g i.v. (3 × 0,5–1 g i.v.)*	Erbrechen, Durchfall, Exantheme, Krämpfe (1–2%)	alle grampos. Keime, fast alle gramneg. Keime, keine Wirkung auf Pseudom. cepacia, Xanthomonas maltophilia, einige Staph.-aureus-Stämme, alle gramneg. Stäbchen einschl. Pseudomonas

* Dosierung bei Niereninsuffizienz

β-Lactamase-Inhibitoren (Tab. 10.9)

Die β-Lactamase-Inhibitoren werden mit Penicillinen kombiniert. Durch Blockade der β-Lactamasen wird das Spektrum der Penicilline erweitert. Handelsübliche Präparate sind Kombinationen aus Clavulansäure mit Amoxicillin oder Ticarcillin, Sulbactam mit Ampicillin und Tazobactam mit Piperacillin. Sulbactam steht auch als Monopräparat zur freien Kombination zur Verfügung. Clavulansäure hat nur schwache antibakterielle Aktivität, ist aber ein starker und irreversibler β-Lactamase-Hemmer. Das Wirkungsspektrum von Amoxicillin bzw. Ticarcillin wird erweitert um β-Lactamase-bildende Stämme von S. aureus und S. epidermidis, H. influenzae, Gonokokken, E. coli, K. pneumoniae, P. mirabilis, P. vulgaris und B. fragilis. Eine Inaktivierung erfolgt jedoch weiterhin durch β-Lactamasen von Enterobacter-Stämmen und P. aeruginosa.

An Nebenwirkungen treten häufig Übelkeit, Erbrechen und Durchfall auf (10–20%).

Durch Sulbactam kommt es zu einer Hemmung der β-Lactamasen der Typen II–V und der ampicillinresistenten Bakterien S. aureus und S. epidermidis, P. mirabilis, P. vulgaris, B. fragilis, E. coli und K. pneumoniae. Pseudomonas, Serratia und Enterobacter sind resistent. Sulbactam steht zur i.v. und oralen Applikation zur Verfügung. Anämien, Thrombozytopenie, Eosinophilie und Leukozytopenie stellen zusammen mit einer möglichen Erhöhung der Leberwerte die seltenen Nebenwirkungen des Sulbactam dar.

Pharmakokinetik:

	Dosis 70 kgKG	Konzentration im Serum	Ausscheidung	Halbwertszeit	PEB
Clavulansäure	0,2 g i.v.	9,2 µg/ml	40% Niere	60 min	20%
Sulbactam	0,5 g i.v.	7 µg/ml	75% Niere	60 min	k.A.
Tazobactam	0,5 g i.v.	24 µg/ml	60–70% Niere	45 min	23%

Tabelle 10.9 β-Lactamase-Inhibitoren

Antibiotikum	Dosierung	Toxizität	Antibakterielles Spektrum/Indikation
β-Lactamase-Inhibitoren – Clavulansäure/Amoxicillin – Ticarcillin – Sulbactam/Ampicillin – Tazobactam/Piperacillin	 3 × 1,2 g i.v. (2 × 0,6–1,2 g)* 4 × 5,2 g i.v. 4 × 1 g i.v.** 3 × 4,5 g i.v. (2 × 4,5 g i.v.)*	Ikterus, Übelkeit, Bauchkrämpfe	Infektionen durch β-Lactamase-produzierende Bakterien, deren β-Lactamasen durch Clavulansäure oder Sulbactam gehemmt werden

* Dosierung bei Niereninsuffizienz
** Reduktion des Dosisintervalls auf:
  12 h bei Kreatininclearance von 15–30 ml/min
  24 h bei Kreatininclearance von 5–14 ml/min
  48 h bei Kreatininclearance von < 5 ml/min

Gyrasehemmer (Tab. 10.10)

Die neueren Gyrasehemmer gehören zur Gruppe der Fluochinolone. Die Wirkungsweise erklärt sich aus der Hemmung der bakteriellen DNS-Topoisomerasen (oder Gyrasen), die zur Nucleinsäuresynthese benötigt werden. Die für die Chirurgie wichtigsten Medikamente sind Ciprofloxacin und Ofloxacin, die fast gegen alle grampositiven und gramnegativen Bakterien wirksam sind. Unwirksam ist das Medikament gegen Clostridien und Bacteroides. Unterschiedlich empfindlich sind P. rettgeri und Serratia und ein Teil der Staphylokokken-, Enterokokken- und Pseudomonasstämme. Eine schnelle Resistenzentwicklung bei Enterobakterien ist wiederholt beobachtet worden. Nebenwirkungen treten mit einer Häufigkeit von 6% auf, führend sind gastrointestinale Beschwerden mit Übelkeit, Erbrechen und Durchfall. Gelegentlich kommt es zu Schwindel, Kopfschmerzen, Müdigkeit und anderen zentralnervösen Störungen.

Pharmakokinetik:

	Dosis 70 kgKG	Konzentration im Serum	Ausscheidung	Halbwertszeit	PEB
Ciprofloxacin	0,2 g i.v.	4 µg/ml	55% Niere	3–4 h	30%
Ofloxacin	0,4 g oral	3,5 µg/ml	74% Niere	7 h	25%

Tabelle 10.10 Gyrasehemmer

Antibiotikum	Dosierung	Toxizität	Antibakterielles Spektrum/Indikation
Ciprofloxacin	2 × 100–400 mg i.v. 2 × 125–500 mg oral (1 × 0,4 g i.v.)* (1 × 0,5 g oral)*	gastrointestinale Beschwerden, Kopfschmerzen	wirksam gegen fast alle aeroben grampos. und gramneg. Bakterien
Ofloxacin	2 × 100–200 mg oral/i.v. (1 × 0,1–0,2 g)*		

* Dosierung bei Niereninsuffizienz

Aminoglykoside (Tab. 10.11 a, b)

Antibiotika dieser Gruppe werden nahezu ausschließlich zur Behandlung von durch gramnegative Bakterien verursachten schweren Infektionen verwendet, wirken aber auch gegen viele grampositive Kokken. Enterokokken, genauso wie alle anaeroben Bakterien, sind resistent. Aminoglykoside sind bakterizid und binden irreversibel an das 30s-Ribosom (Amikacin bindet auch an 50s). Dies führt über die Störung der Proteinsynthese zum Zelltod. Die Entwicklung bakterieller Resistenzen resultiert:
– aus Verlust der Bindungsaffinität für Aminoglykoside durch Veränderung der Ribosomen,
– aus verminderter Akkumulation des Medikamentes im Bacterium,
– aus Enzyminduktion, die zu einer Acetylierung, Adneylierung oder Phosphorylierung der Aminoglykoside führt.

Die meisten gegen Gentamycin und Tobramycin resistenten gramnegativen Bakterien sind auf Amikacin empfindlich, der Umkehrschluß gilt jedoch nicht. Bei der Behandlung von Harnwegs- oder Gallenwegsinfekten sollte daran gedacht werden, daß ein pH-Wert unter 6,4 und über 8,4 zu einer Wirkungsverminderung der Aminoglykoside führt.
Die Aminoglykoside werden häufig auch bei monomikrobiellen Infektionen in Kombination mit anderen Antibiotika benutzt. Ein klinisch relevanter Synergismus wurde aber nur in zwei Situationen beobachtet: die Kombination mit Penicillin G oder Ampicillin bei der Behandlung von schweren Enterokokkeninfekten und die Kombination mit Ureidopenicillinen bei der Behandlung von Pseudomonasinfektionen.
Als Berechnungsgrundlage für die Dosierung dient das ideale Körpergewicht. Die Gabe sollte einmalig pro Tag erfolgen, die Initialdosis ergibt sich aus Tab. 10.11 a. Die Therapie muß durch die häufige Bestimmung von Serumspiegeln überwacht und gesteuert werden: Maximalspiegel 30 Minuten unmittelbar nach i.v. Verabreichung, Minimalspiegel unmittelbar vor der nächsten Gabe. Der therapeutische Bereich liegt zwischen 6–8 µg/ml für Gentamycin und Tobramycin (Amikacin: 25–30 µg/ml). Der minimale Serumspiegel sollte zwischen 1 und 2 µg/ml liegen (Amikacin: 5–10 µg/ml). Die Halbwertszeit aller Aminoglykoside beträgt 2–3 Stunden und verlängert sich auf 30–86 Stunden im Nierenversagen.
Die Aminoglykoside haben von allen Antibiotika die häufigsten und schwerwiegendsten Nebenwirkungen. Allergische Reaktionen und hämatologische Erkrankungen sind selten. Die mit der Länge der Behandlungsdauer, einer vorbestehenden Nierenerkrankung und dem Alter der Patienten korrelierten ersten Nebenwirkungen sind Nephrotoxizität und Ototoxizität. Die Ototoxizität ist gekennzeichnet durch einen Hörverlust im Hochfre-

Tabelle 10.11 a   Aminoglykoside

Antibiotikum	Dosierung	Toxizität	Antibakterielles Spektrum/Indikation
Gentamycin	4,5 – 6,0 mg/kgKG/die	Nephrotoxizität, Schädigung des VIII. Hirnnervs, Spiegelbestimmung während der Behandlung unerläßlich	alle gramneg. Stäbchen, Staphylokokken
Tobramycin	4,5 – 6,0 mg/kgKG/die		
Amikacin	15,0 – 22,5 mg/kgKG/die		

Tabelle 10.11 b   Dosisreduktion der Aminoglykoside bei Niereninsuffizienz in Abhängigkeit von der Kreatininclearance

Kreatinin-clearance (ml/min)	Gentamycin/ Tobramycin	Amikacin
> 80	5,1 mg/kgKG/24 h	15 mg/kgKG/24 h
60 – 80	4 mg/kgKG/24 h	12 mg/kgKG/24 h
40 – 60	3,5 mg/kgKG/24 h	7,5 mg/kgKG/24 h
30 – 40	2,5 mg/kgKG/24 h	4 mg/kgKG/24 h
20 – 30	4 mg/kgKG/48 h	7,5 mg/kgKG/48 h
10 – 20	3 mg/kgKG/48 h	4 mg/kgKG/48 h
< 10	2 mg/kgKG/48 h	3 mg/kgKG/48 h

quenzbereich, der am häufigsten während der Behandlung mit Amikacin beobachtet wird. Die Schädigung des Vestitibularapparates mit Gleichgewichtsstörungen, Übelkeit, Schwindel und Erbrechen wird dafür mehr bei Gabe von Gentamycin und Tobramycin gesehen. Wenn die Behandlungsdauer 2 Wochen nicht überschreitet, liegt die Inzidenz für die Schädigung des VIII. Hirnnervs bei 2% und ist bei der Hälfte der Patienten reversibel. Eine Potenzierung der Ototoxizität erfolgt durch Ethacrynsäure und Furosemid. Bei einer Therapiedauer von über 2 Wochen ist eine engmaschige Kontrolle der Gehör- und Vestibularfunktionen notwendig.

Im renalen Kortex kommt es zu einer 10- bis 50fachen Konzentrationssteigerung der Aminoglykoside im Vergleich zum Serumspiegel. Die Aminoglykoside haben einen direkten toxischen Effekt auf die Zellen des proximalen Tubulus. Aufgrund des großen Konzentrationsgradienten kann mit einer Serumspiegelbestimmung der Aminoglykoside keine Aussage über eine mögliche Nephrotoxizität gemacht werden. Häufige Kontrollen der Nierenfunktion sind unabdingbar. Andere Nebenwirkungen sind die Erhöhung der Leberenzyme, Parästhesien, Optikusneuritis und selten Enterocolitis.

Pharmakokinetik:

	Dosis 70 kgKG	Konzentration im Serum/1 h	Ausscheidung	Halbwertszeit	PEB
Gentamycin	80 mg i. m.	5,1 µg/ml	85 – 95% Niere	1,5 – 2 h	0%
Tobramycin	80 mg i. m.	3,7 µg/ml	93% Niere	1,5 – 2 h	0%
Amikacin	0,5 g i. m.	21 µg/ml	100 % Niere	2,3 h	4 – 10%

Antianaerobika (Tab. 10.12)

Chloramphenicol

Chloramphenicol war das erste Breitspektrumantibiotikum, das aus Stämmen von Streptomyces venezuelae isoliert wurde. Es ist bakteriostatisch und bindet an die 50s-Ribosomen der Bakterien. Die Substanz hat ein breites Wirkungsspektrum, das alle grampositiven und gramnegativen Anaerobier, auch B. fragilis, umfaßt. Chloramphenicol durchdringt die Blut-Hirn-Schranke, die Pleura und die Plazenta und tritt in Aszites über. Im Liquor werden 50% der Serumspiegel gemessen, auch wenn keine Meningitis vorliegt. Die wichtigsten Nebenwirkungen sind die meist irreversible Panmyelophthise, die einmal bei 100000 Behandlungen auftritt. Damit schränkt sich der Gebrauch auf eine sehr enge Indikationsstellung ein. Die Maximaldosis von 25 – 30 g darf nicht überschritten werden.

Pharmakokinetik:

	Dosis 70 kgKG	Konzentration im Serum	Ausscheidung	Halbwertszeit	PEB
Chloramphenicol	500 mg i. v.	5 µg/ml	80 – 90% Niere 20% Galle	3,5 h	50%

Tabelle 10.12 Antianaerobika

Antibiotikum	Dosierung	Toxizität	Antibakterielles Spektrum/ Indikation
Chloramphenicol	4 × 0,5 g oral oder i. v. (max. Gesamtdosis: 25 – 30 g)	lange Halbwertszeit, aplastische Panzytopenie	fast alle Anaerobier, viele grampos. und gramneg. Bakterien
Clindamycin	3 × 0,6 g oral oder i. v. (3 × 0,15 – 0,2 g)*	pseudomembranöse Enterokolitis	fast alle Anaerobier, Streptokokken, Staphylokokken
Metronidazol	3 × 0,5 g i. v. 2 × 0,4 g oral	Übelkeit, Erbrechen, Durchfall, periphere Neuropathie	alle Anaerobier

* Dosierung bei Niereninsuffizienz

Metronidazol

Metronidazol hat eine hohe Aktivität gegen anaerobe Bakterien. Das Medikament gelangt unter anaeroben Bedingungen in das Bakterium und bindet an die DNS. Dadurch kommt es zu einer Hemmung der Proteinsynthese. Das Wirkungsspektrum umfaßt alle anaeroben Keime, die Entwicklung von Resistenzen ist selten. Im Tierversuch ist Metronidazol mutagen. Nebenwirkungen sind Übelkeit, Erbrechen, Diarrhö, periphere Neuropathien, ZNS-Störungen und eine ausgeprägte Alkoholintoleranz.

Pharmakokinetik:

	Dosis 70 kgKG	Konzentration im Serum	Ausscheidung	Halbwertszeit	PEB
Metronidazol	500 mg i. v.	13 – 15 µg/ml	30% Niere 10% Galle	7 h	15%

Clindamycin

Clindamycin hemmt die bakterielle Proteinsynthese durch Bindung an die 50s-Ribosomen-Untereinheit. Das Wirkungsspektrum erstreckt sich auf grampositive Bakterien – außer Enterokokken – und alle grampositiven und gramnegativen Anaerobier. Da die Substanz in der Leber über die Galle ausgeschieden wird, ist eine Dosisreduktion bei Leberinsuffizienz angezeigt. Allergische Reaktionen und eine Erhöhung der Leberenzyme gehören zu den seltenen Nebenwirkungen. Die häufigsten unerwünschten Begleiterscheinungen sind Durchfälle bei 1 – 20% der Patienten. Die pseudomembranöse Enterokolitis kommt bei 2 – 10% aller Behandlungen vor. Die Symptome treten 2 – 25 Tage nach Behandlungsbeginn auf und verschwinden nach 3 Wochen. Clostridium difficile ist der auslösende Keim, der erfolgreich mit Vancomycin oder Metronidazol behandelt werden kann.

Pharmakokinetik:

	Dosis 70 kgKG	Konzentration im Serum	Ausscheidung	Halbwertszeit	PEB
Clindamycin	0,15 g i. v.	3,3 µg/ml	20–40% Niere +++ Galle	2,5 h	84%

Glykopeptide (Tab. 10.13 a, b)

Das Wirkungsspektrum des Vancomycins ist auf grampositive Kokken begrenzt. Die Substanz bindet irreversibel an die Bakterienzellwand, wirkt bakterizid und hemmt zuverlässig S. pyogenes, S. pneumoniae, S. viridans wie auch die methicillinresistenten S.-aureus- und S.-epidermidis-Stämme. Die Kombination von Gentamycin und Vancomycin wird zur Therapie von Infektionen mit multiresistenten Enterokokken empfohlen. Taubheit ist die schwerwiegendste Nebenwirkung und tritt bei Serumspiegeln von 80 µg/ml auf. Bei Spiegeln unter 30 µg/ml wurde sie selten beobachtet. Des weiteren kann es zu allergischen Reaktionen mit Eosinophilie, Erythem und Medikamentenfieber kommen.

Pharmakokinetik:

	Dosis 70 kgKG	Konzentration im Serum	Ausscheidung	Halbwertszeit	PEB
Vancomycin	1 g i. v.	30 µg/ml	80–90% Niere	6 h	55%

Tabelle 10.13a Glykopeptide

Antibiotikum	Dosierung	Toxizität	Antibakterielles Spektrum/Indikation
Vancomycin	4 × 0,5 g i.v. 4 × 0,25 g oral	Nephrotoxizität, Schädigung des VIII. Hirnnervs, Histaminfreisetzung	Infektionen mit methicillinresistenten Staphylokokken, Enterokokken, C. difficile

Makrolide (Tab. 10.14)

Makrolide durchdringen die bakterielle Zellwand und binden an die 50s-Ribosomen. Dadurch wird die Proteinsynthese gehemmt, die Makrolide sind bakteriostatisch. Das Wirkungsspektrum umfaßt grampositive Bakterien, wie S. pneumoniae, S. pyogenes, S. aureus, ebenso wie gramnegative Bakterien, wie H. influenza, N. gonorrhoea, N. meningitidis und Legionella. Das Medikament wird in der Leber metabolisiert. Nebenwirkungen sind Durchfall, Phlebitis, Ikterus und Schwindel.

Tabelle 10.13b Dosisreduktion der Glykopeptide bei Niereninsuffizienz

Männer: $\dfrac{\text{Gewicht (kg)} \times (140 - \text{Lebensjahre})}{72 \times \text{Serumkreatininwert (mg/dl)}}$

Frauen: $\dfrac{\text{Gewicht (kg)} \times (140 - \text{Lebensjahre}) \times 0{,}85}{72 \times \text{Serumkreatininwert (mg/dl)}}$

Pharmakokinetik:

	Dosis 70 kgKG	Konzentration im Serum	Ausscheidung	Halbwertszeit	PEB
Erythromycin	0,5 g i.v.	10 µg/ml	12–15% Niere 20–30% Galle	1,5 h	60%

Tabelle 10.14 Makrolide

Antibiotikum	Dosierung	Toxizität	Antibakterielles Spektrum/Indikation
Erythromycin Roxithromycin	3 × 0,5 g oral/i.v. 2 × 150 mg oral	gastrointestinale Beschwerden, Cholestase	Mykoplasmen, Chlamydien, Neisserien, Rickettsien, Legionellen, die meisten grampos. Bakterien

Tetracycline (Tab. 10.15)

Die Tetracycline gehören zu den bakteriostatischen Breitspektrumantibiotika, deren Gebrauch in der Chirurgie limitiert ist. Am häufigsten werden Doxycyclin und Minocyclin verwendet. Sie wirken über Hemmung der bakteriellen Proteinsynthese durch Bindung an die 30s-Untereinheit der Ribosomen. Tetracycline haben ein breites Wirkungsspektrum gegen grampositive und gramnegative Bakterien, jedoch sind Resistenzen häufig. Die meisten Tetracycline, mit Ausnahme von Doxycyclin und Minocyclin, werden in unterschiedlichen Raten aus dem Gastrointestinaltrakt aufgenommen. Alle Tetracycline, außer Doxycyclin, sollten bei Nierenversagen nicht eingesetzt werden, da sie akkumulieren und einen katabolen Effekt haben. Gastrointestinale Nebenwirkungen wie Übelkeit, Erbrechen und Anorexie sind häufig.

Pharmakokinetik:

	Dosis 70 kgKG	Konzentration im Serum	Ausscheidung	Halbwertszeit	PEB
Doxycyclin	200 mg i.v.	5 µg/ml	70% Niere	15 h	96%
Minocyclin	200 mg i.v.	3,5 µg/ml	5,9% Niere 35% Galle	15 h	75%

Tabelle 10.15 Tetracycline

Antibiotikum	Dosierung	Toxizität	Antibakterielles Spektrum/Indikation
Tetracyclin Oxytetracyclin Doxycyclin Rolitetracyclin Minocyclin	1. Tag 4 mg/kgKG 2. Tag 2 mg/kgKG alle oral, Doxycyclin und Minocyclin auch i. v.	Magen-Darm-Störungen, Leberschädigung, Photodermatosen, Gelbfärbung der Zähne bei Kindern	Chlamydien, Rickettsiosen, Listeriose, Borrelien, Tularämie, Mykoplasmen u. a.

Folsäureantagonisten (Tab. 10.16)

Co-trimoxazol, eine Kombination aus Trimethoprim und Sulfamethoxazol, wird in der Chirurgie insbesondere zur Therapie der Infektion der ableitenden Harnwege angewandt. Es wirkt über eine doppelte Hemmung der bakteriellen Folsäuresynthese. Beide Substanzen einzeln wirken nur bakteriostatisch, die Kombination hat einen bakteriziden Effekt. Die meisten aeroben Bakterien reagieren sensibel auf das Medikament, Clostridien und P. aeruginosa sind jedoch resistent. Teilweise resistent sind S. aureus, Enterokokken und Pneumokokken. In höherer Dosierung ist Co-trimoxazol gegen Pneumocystis carinii wirksam. Die beiden Substanzen werden nahezu vollständig nach oraler Gabe resorbiert. Die Rate der Nebenwirkungen liegt bei 6–8%. Bei längerer Anwendung wird eine reversible Knochenmarksdepression beobachtet.

Pharmakokinetik:

	Dosis 70 kgKG	Konzentration im Serum	Ausscheidung	Halbwertszeit	PEB
Trimethoprim	0,16 g i. v.	2 µg/ml	60% Niere	12 h	45%
Sulfamethoxazol	0,8 g i. v.	30 µg/ml	90% Niere	10 h	70%

Tabelle 10.16 Folsäureantagonisten

Antibiotikum	Dosierung	Toxizität	Antibakterielles Spektrum/Indikation
Co-trimoxazol	2 × 960 mg oral 2 × 960 mg i. v. (1 × 960 mg)*	Hämatotoxizität, allergische Reaktionen, ZNS-Toxizität	Harnwegsinfekte, bakt. Prostatitis, Pneumocystis-carinii-Pneumonie

* Dosierung bei Niereninsuffizienz

Literatur

1. Alexander, J. W., E. P. Dellinger: Surgical Infections and choise of antibiotics. In Sabiston, D. S.: Textbook of Surgery, 14 th ed. Saunders, Philadelphia 1993 (pp 221–236)
2. Altemeier, W. A., J. F. Burke, B. A. Pruitt Jr. et al.: Definitions and classifications of surgical infections. In American College of Surgeons: Manual of Control of Infection in Surgical Patients. Lippincott, Philadelphia 1976 (p. 20)
3. Bohnen, J. M. A., J. S. Solomkin, E. P. Dellinger, H. S. Bjornson, C. P. Page: Guidelines for Clinical Care: Anti-infective Agents for Intra-abdominal Infection. Arch. Surg. 127 (1992) 83–89
4. Brook, I.: Bacterial Studies of Peritoneal Cavity and Postoperative Surgical Wound Drainage Following Perforated Appendix in Children. Ann. Surg. 192 (1982) 208–212
5. Condon, R. W., D. H. Wittmann: The Use of Antibiotics in General Surgery. Curr. Probl. Surg. 12 (1991) 803–907
6. Cruse, P. J. E., R. Foard: Epidermiology of wound infection. Surg. Clin. N. Amer. 60 (1980) 27
7. Hau, T.: Medikamentöse Therapie der chirurgischen Infektionen. Zbl. Chir. 116 (1991) 24
8. Hau, T., R. Nishikawa, L. H. Danziger: Antibiotics in Surgery. Ann. Surg. 15 (1983) 177–205
9. Kaiser, A. B., J. A. Oates, A. J. J. Wood: Antimicrobial Prophylaxis in Surgery. New Engl. J. Med. 315 (1986) 1129–38
10. Page, C. P., J. M. A. Bohnen, R. Fletcher, A. T. Mc Manus, S. Solomkin, D. H. Wittmann: Antimicrobial prophylaxis for surgical wounds – guidelines for clinical care. Arch. Surg. 128 (1993) 79–88
11. Sanford, J. P., D. N. Gilbert, J. L. Gerberding, M. A. Sande: Guide to Antimicrobial Therapy. Antimicrobial Therapy, Dallas 1994
12. Simon, C., W. Stille: Antibiotikatherapie in Klinik und Praxis. Schattauer, Stuttgart 1993
13. Surgical Infection Society of Europe (SIS-E): Antimicrobial Prophylaxis in Surgery. 1991

11 Thromboseprophylaxe

Thromboserisiko und Maßnahmen zur Thromboseprophylaxe

Th. Manger und R. Mantke

Operationen gehen mit einem erhöhten Thrombose- und Embolierisiko einher. Die zugrundeliegenden pathogenetischen Faktoren der Thrombose wurden schon 1847 von Rudolf Virchow beschrieben. Seine Erkenntnis, daß die Hyperkoagulabilität des Blutes, ausgelöst durch Streß, Gewebetrauma und Verbrauch von Gerinnungsfaktoren, ungünstig ergänzt wird durch Stase und arteriosklerotische Gefäßwandveränderungen, hat dauerhafte Gültigkeit. Anfang dieses Jahrhunderts haben Chirurgen die Frühmobilisation, Beinhochlagerung und Bettgymnastik zur Prophylaxe der postoperativen Thrombose eingeführt. Trotz pharmakologischer und weiterer therapeutischer Fortschritte werden postoperativ nach wie vor in den chirurgischen Fachdisziplinen eine große Zahl venöser Thrombosen und Lungenembolien beobachtet. Der Prophylaxe von Thrombosen und ihren Komplikationen als Folge einer chirurgischen Therapie kommt deshalb eine große Bedeutung zu.

Häufigkeit

Grundsätzlich bewirkt jede Operation eine Freisetzung gerinnungsaktivierender Gewebefaktoren. Die postoperative oder auch allein die posttraumatische Immobilität führt im venösen System zu einer Strömungsverlangsamung in den unteren Extremitäten. Eine Vielzahl weiterer Faktoren wurde identifiziert, die das Thrombembolierisiko individuell abhängig von Art, Zeitdauer und Schwere der Operation erhöhen können (Tab. 11.1). Die Summe der Risikofaktoren erlaubt die Einteilung der Patienten in Kategorien mit hohem, mittlerem und niedrigem Risiko für die Entwicklung thrombembolischer Komplikationen. Für den einzelnen Patienten kann derzeit nur ein allgemeines Gruppenrisiko mit unterschiedlichem Gefährdungsgrad vorausgesagt werden (Tab. 11.2).

Im allgemeinchirurgischen Krankengut beträgt die postoperative Thromboserate ohne Heparinprophylaxe im Mittel etwa 10–30%. Extrem hoch ist diese Rate in der traumatischen und Hüftchirurgie mit bis zu 54% (elekti-

Tabelle 11.1 Wichtigste Faktoren des erhöhten Thrombembolierisikos

Hohes Alter	Adipositas
Thrombose/Embolie in der Anamnese	Infektionen
	Ovulationshemmer
Varikose	Urologische Begleiterkrankungen
Lange Operationsdauer	
Art der Anästhesie	Trauma, Polytrauma, Fraktur
Hoher Grad der Dehydrierung	thrombophile Zustände
Neurologische Erkrankungen	kardiovaskuläre Erkrankungen
Nikotinabusus	myeloproliferative Erkrankungen
Geringe prä- und postoperative Mobilisierung	maligne Tumorerkrankungen u. a.

Tabelle 11.2 Risiko einer venösen Thrombembolie

Risikokategorie	Distale tiefe Venenthrombose	Proximale tiefe Venenthrombose	Fatale Lungenembolie
Niedriges Risiko*: unkomplizierte Operationen bei Pat. < 40 Jahre ohne Risikofaktoren, OP-Dauer < 60 min bei Pat. > 40 Jahre ohne zusätzliche Risikofaktoren; Gipsverbände, Arthroskopien	< 10%	< 1%	< 0,1%
Mittleres Risiko*: allgemeinchirurgische Operationen, Pat. > 40 Jahre oder < 40 Jahre mit oraler Kontrazeption, OP-Dauer < 60 min	0–40%	2–10%	0,1–0,7%
Hohes Risiko: z. B. Pat. > 40 Jahre mit alter TVT oder LE, ausgedehnte Becken-/Bauchchirurgie bei Karzinom, größere orthopädische Eingriffe an den unteren Extremitäten	40–80%	10–30%	1–5%

* das Risiko kann durch zusätzliche Faktoren erhöht sein

ve Hüftchirurgie) der operierten Patienten (9). Die Anzahl tiefer Venenthrombosen (TVT) beträgt etwa 160/100 000 Einwohner und die Rate an daraus resultierenden Lungenembolien (LE) 60/100 000. Als äußerst belastende chronische Spätfolge drohen das postthrombotische Syndrom und die pulmonale Hypertonie.

Allein in der Bundesrepublik Deutschland versterben insgesamt jährlich etwa 15 000–25 000 Menschen an einer Lumbenembolie (11). Dies entspricht 0,14–0,4 % aller hospitalisierten Patienten. Mit einem Anteil von 12–20 % an allen postoperativen Todesfällen zählt die Lungenembolie zu den Haupttodesursachen (2).

Maßnahmen

Die Thromboseprophylaxe setzt sich zusammen aus Frühmobilisation, physikalischer Therapie und medikamentöser Prophylaxe. Nur in der Kombination wird der maximale Effekt zur Prävention der perioperativen Thrombose erzielt. Die Forderungen an eine Thromboseprophylaxe sind nach chirurgischen Richtlinien:
- Die Thrombenbildung muß wirksam verhindert werden,
- sie darf zu keiner vergrößerten Blutungsneigung führen,
- sie darf keinen Einfluß auf die Wundheilung haben,
- sie muß für den täglichen Einsatz praktikabel sein.

> Die Einheit aus Frühmobilisation, physikalischer Therapie und medikamentöser Thromboseprophylaxe führt zu einer Senkung postoperativer Thrombosen und Lungenembolien!

Frühmobilisation und physikalische Therapie

Bei der Frühmobilisation handelt es sich um eine selbstverständliche Basismaßnahme, die wirkungsvoll die immobilisatorische Hämostase beeinflußt. Die Wertigkeit einer **frühestmöglichen Bewegung** des Patienten sollte im Bewußtsein aller Ärzte fest verankert sein (8).

Durch zusätzliche physikalische Maßnahmen läßt sich die Strömungsgeschwindigkeit des Blutes weiter verbessern, ohne daß der Wert jeder einzelnen Methode eindeutig nachgewiesen ist. Bei der Verwendung von **Antithrombosestrümpfen** ist auf die korrekte Paßform mit graduiertem Anliegedruck zu achten. Bei konsequenter Handhabung der Antithrombosestrümpfe kann eine deutliche Senkung der postoperativen Thrombosen erreicht werden. Bei Verletzungen der unteren Extremitäten kann alternativ eine Hochlagerung um ca. 25 cm durchgeführt werden. Die **Krankengymnastik** stellt eine bewährte Form der Thromboseprophylaxe dar. Besonders günstig sind dabei alle Arten von aktiven Übungen. Dabei sollten die Patienten, denen es möglich ist, eine stündliche Selbstgymnastik durchführen. Ein Atemtraining führt in der Regel ebenfalls zu einer Erhöhung des venösen Rückstroms und wirkt somit im Sinne einer Thromboseprophylaxe. Durch postoperative **rhythmische pneumatische Wadenkompression** oder elektrische Stimulation der Wadenmuskulatur läßt sich der mechanische Effekt wesentlich verstärken. Diese beiden Methoden kommen jedoch wegen ihrer geringen Praktikabilität wenig zur Anwendung. Im Ergebnis einer Umfrage an westdeutschen Kliniken machten 92 % von Kompressionsstrümpfen und 20 % von Bettfahrrädern Gebrauch. Die übrigen physikalischen Maßnahmen wurden nur bei 2,4 % der Patienten eingesetzt (8).

Medikamentöse Thromboseprophylaxe

Eine generelle medikamentöse Thromboseprophylaxe ergänzt die physikalischen Maßnahmen und wird heute sowohl für den operierten/immobilisierten stationären als auch ambulant operierten/immobilisierten Patienten über 14 Jahre dringend empfohlen (9, 12).

Abhängig vom Gefährdungsgrad wurden zur medikamentösen Therapie in den vergangenen Jahren Dextrane, Cumarine, Thrombozytenaggregationshemmer und Heparine angewendet.

Der Einsatz rheologisch wirksamer Substanzen wie **Dextrane oder Hydroxyethylstärkeinfusionen** zur Thromboseprophylaxe ist möglich, bleibt aber speziellen Indikationen vorbehalten. Er ist weniger effektiv als die Verwendung von Heparin (10).

Cumarinderivate, die eine sehr gute Thrombembolieprophylaxe erlauben, werden in der prä- und unmittelbar postoperativen Chirurgie wegen ihrer schlechten Steuerbarkeit nicht eingesetzt.

Thrombozytenaggregationshemmer zeigen keine ausreichende antithrombotische Wirkung im venösen System und sind somit ebenfalls nicht zur Thrombembolieprophylaxe geeignet (9). Außerdem ist bei eventuellen Blutungskomplikationen keine Antagonisierung möglich.

In der täglichen Routine hat sich der Einsatz von konventionellem und in den letzten Jahren von niedermolekularem **Heparin** bewährt. Die niedrigmolekularen Heparine (NMH) haben in zahlreichen Studien ihre Gleichwertigkeit und auch teilweise Überlegenheit zum konventionellen Heparin unter Beweis gestellt (1, 3, 4, 7). Bei gleicher oder teilweise sogar besserer Wirksamkeit durch ihre höhere Bioverfügbarkeit und längerer Wirkdauer auch im Hochrisikobereich, zeigen die NMH wesentlich weniger Nebenwirkungen wie unerwünschte Hämorrhagien, Injektionshämatome oder lokale Injektionsschmerzen. Sie sind durch die tägliche subkutane Einmalapplikation auch entschieden leichter im klinischen Alltag einzusetzen.

Heparin wirkt als beschleunigender Kofaktor des Antithrombin III (AT III), mit dem es einen Komplex bildet. Der gebildete Heparin-AT-III-Komplex hemmt beim unfraktionierten Heparin die Thrombinbildung über die Faktoren Xa und IIa. Beim niedermolekularen Heparin (NMH) ist diese Wirkung dissoziiert und der Anti-Xa-Effekt deutlich stärker ausgeprägt als beim Standardheparin. Es wird vermutet, daß mit diesem veränderten Wirkmechanismus das unerwünschte postoperative Blutungsrisiko gesenkt werden kann. Die besondere antithrombotische Wirkung der NMH resultiert zusätzlich aus einer AT-III-unabhängigen lokalen Fibrinolyse und aus einer vom Gefäßendothel ausgehenden Hemmung der Kontaktphase des endogenen Gerinnungssystems.

Dennoch ist eine normale AT-III-Konzentration im Blut die Voraussetzung für eine optimale Thrombembolieprophylaxe mit Heparin. Die NMH sind keine einheitliche Wirkgruppe. Sie unterscheiden sich hinsichtlich ihrer Herstellung, Zusammensetzung, ihres Molekulargewichtes und vor allem hinsichtlich ihrer Wirkstärke bei der Prophylaxe von Thrombembolien (9).

Die Angaben in mg, aPTT- oder Anti-Xa-Einheiten geben keine Auskunft über die Wirksamkeit der einzelnen Präparate. Die Indikation zum Einsatz eines NMH muß deshalb kritisch und nach der in Studien (krankheitsbezogen) nachgewiesenen Wirksamkeit zur Thrombembolieprophylaxe überprüft werden.

Der Einsatz der medikamentösen Thrombembolieprophylaxe erfolgt risikobezogen (Tab. 11.3). Niedermolekulare Heparine gelten als Thromboseprophylaktika der 1. Wahl. Bei Gebrauch von Standardheparin, besonders im Hochrisikobereich (Tab. 11.2, 11.3), ist eine Applikation von 3 x 5000 IE s.c. empfehlenswert. Die Injektion erfolgt 2 Stunden präoperativ, um intraoperativ eine optimale Wirksamkeit zu erzielen. Beim Einsatz von NMH erfolgt aufgrund der längeren Halbwertzeit die Injektion nur noch 1 x täglich. Beginnt die Verabreichung am Vorabend der Operation, ist sie in diesem Intervall fortzuführen. Für die Anwendung rückenmarksnaher Anästhesieformen (Spinal- und Epiduralanästhesie) ist dieser zeitlich Ablauf eine wichtige Voraussetzung. Prinzipiell sind auch NMH bei einer rückenmarksnahen Regionalanästhesie zur Thrombembolieprophylaxe einsetzbar, wenn nicht explizit in ihrer Zulassung diese Art der Anästhesie als Kontraindikation angegeben ist (9). Vor der Entfernung eines Periduralkatheters ist jedoch eine Kontrolle der Gerinnungsparameter zu empfehlen. Bei einer Low-dose-Thrombembolieprophylaxe mit unfraktioniertem Heparin (3 x 5000 IE) oder beim Einsatz der NMH ist kein spezielles laborchemisches Gerinnungsmonitoring nötig, da keine meßbare Wirkung zu erwarten ist. Zur Kontrolle der Wirkung und Pharmakodynamik von NMH ist der Hep-Test geeignet.

Die Injektionsorte sollten generell soweit wie möglich vom Operationsort entfernt liegen, nach Möglichkeit kontralateral, um unnötige gesteigerte Hämatombildungen im Operationsgebiet zu vermeiden.

Die Dauer der Prophylaxe erstreckt sich im Regelfall bis zur vollständigen Mobilisation. Bei unkomplizierten Operationen kann erfahrungsgemäß von einem Zeitraum von 7–10 Tagen ausgegangen werden. Bei einer vorfristigen Entlassung eines Patienten aus der stationären Behandlung und weiter bestehendem erhöhten Thrombembolierisiko ist die medikamentöse Prophylaxe ambulant durch den weiterbehandelnden Arzt fortzuführen.

Als seltene Nebenwirkung der Heparingabe wird eine Thrombozytopenie (s. S. 165) beobachtet. Sie kann die Folge einer nichtimmunologischen oder auch immunologisch vermittelten Plättchenaggregation sein, die zu schweren Veränderungen der Mikro- und Makrozirkulation führen kann. Die heparininduzierte Thrombozytopenie vom Typ I (HIT I) tritt in 0,5–1% auf. Der Thrombozytenabfall ist hier nicht dramatisch, und eine Erholung der Thrombozytenzahl trotz weiterer Heparintherapie ist die Regel. Tritt die HIT I unter der Gabe von Standardheparin auf, ist ein Versuch der Umstellung auf die NMH anzuraten, da hier die heparininduzierte Thrombozytopenie seltener beobachtet wird. Die heparininduzierte Thrombozytopenie Typ II ist seltener (0,05–0,2%), aber ungleich gefährlicher. Aufgrund von Antikörperbildungen gegen ein multimolekulares Antigen aus Heparin und Thrombozyten erfolgt eine Thrombozytenaktivierung und Aggregation (9). Multiple intravasale Thromben und ein Absinken der Thrombozytenzahl, deutlich unter $100000/\mu l$ (100 G/l), sind charakteristisch. Eine Thrombose bei einer Heparin-Thromboseprophylaxe kann Symptom einer HIT sein! Hier sollte die Thrombembolieprophylaxe mit Heparin sofort abgebrochen werden. Eine spezielle Antikörperdiagnostik durch einen ELISA-Test ist mittlerweile möglich (9).

Eine Zählung der Thrombozytenzahl in kurzen Intervallen ist deshalb dringend erforderlich. Die Thrombozytenzahlen sollten vor Beginn der Heparinapplikation ermittelt und zwischen dem 3. und 5. Tag kontrolliert werden. Weitere Kontrollen empfehlen sich zweimal pro

Tabelle 11.3 Vorschläge zur risikoadaptierten medikamentösen Thrombembolieprophylaxe

Risikogruppe	Medikamentöse Thrombembolieprophylaxe (s.c.)
Niedriges Risiko: unkomplizierte Operation bei jüngeren Pat. (unter 40 Jahren) ohne Risikofaktoren und einer Operationsdauer < 60 min	1 × 1 Fertigspritze eines NMH 2 h präoperativ, weiter 1× täglich morgens
Mittleres Risiko: Allgemeinchirurgie, Operationsdauer > 60 min, Pat. > oder < 40 Jahre mit zusätzlichen Risikofaktoren; Laparoskopie	1 × 1 Fertigspritze eines NMH 2 h präoperativ (oder am Vorabend), weiter 1× täglich morgens
Hohes Risiko: Malignomchirurgie, Pat. > 40 Jahre mit mehreren Risikofaktoren, Pat. mit einer Phlebothrombose oder Lungenembolie in der Anamnese; große Traumatologie	1. Injektion: 1 × 1 Amp. eines NMH 2 h präoperativ 2. Injektion: 1 × 1 Amp. eines NMH 12 h postoperativ, weiter 1 × täglich morgens (cave: NMH muß für Hochrisikobereich zugelassen sein!) oder 5000 IE Standardheparin 2 h präoperativ, weiter alle 8 h 5000 IE Standardheparin (3 × 5000 IE)

Woche in den folgenden 14 Tagen sowie am Ende der Heparinbehandlung (5). Bei Auftreten einer HIT und weiter bestehender Notwendigkeit einer Antikoagulation kann auf Hirudin i.v. (derzeit nur in Studien) oder auf ein Cumarinderivat gewechselt werden. Unter einer Langzeitanwendung von Standardheparin (>4 Monate) besteht die Gefahr einer Osteoporose. Unter NMH ist mit einer reduzierten Osteoporoseausbildung zu rechnen. Allergische lokale Reaktionen und Veränderungen der Lebertransaminasen sind beschrieben, spielen aber eine untergeordnete Rolle.

Im Gegensatz zur physikalischen Thromboseprophylaxe ergeben sich im Rahmen der medikamentösen Prophylaxe von Thrombosen vereinzelt absolute oder relative Kontraindikationen (11.1).

11.1 Kontraindikation für den Einsatz von Heparin

Absolute Kontraindikation
HIT Typ II.
Bekannte Heparinallergie.

Relative Kontraindikation
HIT Typ I.
Florides Magen-Darm-Ulkus.
Hämorrhagische Diathese.
Thrombozytopenie.
ZNS-Operation.
Hämorrhagischer Insult.

Thromboseprophylaxe bei Sonderformen der chirurgischen Behandlung

Minimalinvasive Chirurgie (MIC)

Da eine Abschätzung des thrombembolischen Risikos bei der Laparoskopie gegenwärtig noch nicht möglich ist, verlangt die MIC eine Thrombembolieprophylaxe wie jeder andere allgemeinchirurgische Eingriff. Besonders kritisch wird in diesem Zusammenhang die mögliche Auswirkung des Pneumoperitoneums gewertet. Durch eine Erhöhung des intraabdominalen Druckes erfolgt der venöse Rückfluß langsamer als normal, was mit einem erhöhten Thromboserisiko, abhängig von der Dauer des Eingriffs, einhergehen könnte. Andererseits gilt gerade die Frühmobilisation als ein bedeutender Vorzug dieser Methode. Bis zur Klärung offener Fragen werden laparoskopische Eingriffe dem mittleren Operationsrisiko zugeordnet (6).

Ambulante Operationen

Bei ambulanten Operationen gelten die gleichen Risiken und Standards der Thrombembolieprophylaxe wie bei stationärer chirurgischer Behandlung. In der ambulanten Chirurgie sollte jedoch in jedem Fall ein NMH zum Einsatz kommen, da es – verordnet als Fertigspritze – vom Patienten selbst injiziert werden kann. Alternativ ist die Applikation über Angehörige oder einen medizinischen Pflegedienst durchführbar. Bis zu 60% der Patienten sind in der Lage, eine Selbstinjektion durchzuführen. Die Dauer der Thromboseprophylaxe sollte auch hier im Mittel 7–14 Tage betragen, jedoch in jedem Fall bis zur vollständigen Mobilisation durchgeführt werden. Gleiches gilt auch bei einer Ruhigstellung der unteren Extremitäten zum Beispiel in einem Gipsverband oder anderen immobilisierenden Verbänden (9).

Literatur

1. Anderson, D. R., B. J. O'Brien, M. N. Levine, R. Roberts: Efficacy and cost of low-molecular-weight heparin compared with standard heparin for the prevention of deep vein thrombosis after total hip arthroplasty. Ann. intern. Med. 119 (1993) 1105
2. Böttiger, B. W., J. Motsch, H. Böhrer, T. Hupp: Diagnostik und Therapie der perioperativen Lungenembolie. Zbl. Chir. 119 (1994) 616
3. Eriksson, B. I., B. A. Kalebo, B. A. Anthmyr, H. Wadenvik, L. Tengborn, B. Risberg: Prevention of deep vein thrombosis and pulmonary embolism after total hip replacement. J. Bone Jt Surg. 73 (1991) 484
4. Gazzaniga, G. M., G. Angelini, G. Pastorino: Enoxaparin in the prevention of deep venous thrombosis after major surgery: multicentric study. Int. Surg. 78 (1993) 271
5. Greinacher, A., C. Mueller-Eckhardt: Diagnostik der Heparin-assoziierten Thrombozytopenie. Dtsch. med. Wschr. 116 (1991) 1479
6. Harenberg, J.: Thromboseprophylaxe bei minimal invasiver Chirurgie (MIC). Zbl. Chir. 119 (1994) 447
7. Kakkar, V. V., A. T. Cohen, R. A. Edmonson, M. J. Phillipps, D. J. Cooper, S. K. Das, K. T. Maher, R. M. Sanderson, V. P. Ward, S. Kakkar: Low molecular weight versus standard heparin for prevention of venous thrombembolism after major abdominal surgery. Lancet 341 (1993) 259
8. Klempa, I., I. Baca, J. Menzel, H. Rasche: Thrombembolie-Prophylaxe in der Chirurgie – Ergebnis einer Umfrage an westdeutschen Krankenhäusern. Chirurg 63 (1992) 501
9. Koppenhagen, K., R. Häring: Aktuelle Aspekte zur stationären und ambulanten Thromboembolie-Prophylaxe. In Grundlagen der Chirurgie, G66, Beilage zu den Mitteilungen der Deutschen Gesellschaft für Chirurgie 1995
10. Mätzsch, T., D. Bergqvist, H. Fredin, U. Hedner: Low molecular weight heparin compared with dextran as prophylaxis against thrombosis after total hip replacement. Acta chir. scand. 156 (1990) 445
11. Schürmann, M., H. Stiegler, K. A. Riel, F. W. Schildberg: Lungenembolie im chirurgischen Krankengut. Eine retrospektive Studie über 9 Jahre. Chirurg 63 (1992) 811
12. Ulsenheimer, K.: Zur zivil- und strafrechtlichen Verantwortlichkeit des Arztes bei unterlassener Thromboseprophylaxe im poststationären und ambulanten Bereich. Chirurg BDC, 33 (1994) 128

Nebenwirkung: heparininduzierte Thrombozytopenie

G. Weiß und H. Lippert

Die Inzidenz von tiefen Venenthrombosen und Lungenthrombembolien ist insbesondere bei chirurgisch behandelten Patienten sehr hoch. Bei bestimmten Risikogruppen (z.B. Patienten mit Hüftoperationen, Thoraxeingriffen) beträgt diese bis zu 70%. Es ist u.a. der Verdienst von Kakkar, der Thromboseprophylaxe mit niedrig dosiertem Heparin zum Durchbruch verholfen zu haben. Seitdem ist die Wirksamkeit dieser Prophylaxe unbestritten. Bei einer Vielzahl von Erkrankungen ist darüber hinaus eine therapeutische Heparinisierung notwendig.

Wie viele Medikamente hat auch das Heparin Nebenwirkungen, die sich im Laufe der über 50jährigen Anwendung herauskristallisiert haben. So treten bei 10% der Fälle Unverträglichkeitserscheinungen auf, Haarausfälle, ein Anstieg der Transaminasen, Blutungen und Osteoporose gehören ebenfalls zu den bekannten Nebenwirkungen. Bereits vor 48 Jahren sind auch Thrombozytopenien unter Heparintherapie beschrieben worden, deren klinische relevante Konsequenz aber erst in den letzten Jahren erkannt worden ist.

Verlaufsformen

Die heparininduzierte Thrombozytopenie (HIT, HATT, White-clot-Syndrom) ist eine gefährliche unerwünschte Arzneimittelnebenwirkung mit hoher Letalität (18–36%) (1,4). Anhand des klinischen Verlaufs lassen sich zwei Formen von heparininduzierter Thrombozytopenie (HIT I, HIT II) unterscheiden (1, 2, 3, 4) (Tab. 11.**4**). Bei der HIT I kommt es nach 1–6 Tagen Behandlung zu einer durch Hemmung der Adenylcyclase der Thrombozyten hervorgerufenen Aktivierung der Zellen mit einer leichten Thrombozytopenie (1). Dies führt bei diesen Fällen in der Regel nur zu Thrombozytenabfällen bis zu 100 000–150 000/μl. Bei Fortsetzung der Heparintherapie kommt es zur Normalisierung, Komplikationen treten nicht auf (1, 2, 4). Bei Verwendung von niedermolekularen (LMW-)Heparinen finden sich weniger Thrombozytenabfälle.

Der HIT II bezeichnet die schwere Verlaufsform. Sie beruht auf einer immunologischen Reaktion, bei der es zur Ausbildung von IgG-Antikörpern und nachfolgender Plättchenaggregation kommt. Die Antikörper richten sich gegen den Plättchenfaktor 4 (PF 4)/Heparinkomplex (1, 2). Bekannt ist, daß unfraktionierte Heparine eher eine Antikörperbildung hervorrufen als niedermolekulare Heparine. Die HIT II führt häufig durch die Produktion von Antikörpern verzögert nach 5–14 Tagen zu schweren Thrombozytenaggregationen mit z.T. gravierenden thrombembolischen Komplikationen im arteriellen und venösen Gefäßsystem. Solche Thromben bestehen oft nur aus Thrombozyten und weniger aus Fibrin, so daß sie auch mit „white clot" bezeichnet werden. Hierbei fallen die Thrombozyten drastisch um 50% und mehr auf unter 100 000/μl und weniger ab. Die Letalität bei HIT II beträgt zwischen 18 und 36%, die Inzidenz 0,5–5% (1, 2, 3). Bei einer Reexposition mit Heparin kann es schon nach 1–3 Tagen zu solchen Reaktionen kommen.

Auch hier lösen niedermolekulare Heparine erheblich seltener eine HIT II aus.

Diagnostik der HIT II

Die Verdachtsdiagnose kann klinisch vor allem aufgrund von rezidivierenden Thrombembolien und der Abnahme der Thrombozytenzahl gestellt werden. Seit kurzer Zeit stehen auch Labortests zur Verfügung. Die Diagnose kann bestätigt werden durch Aggregationstests (Aggregometrie; Heparininduzierter-Plättchenaggregations-Test = HIPA) oder den Nachweis einer Serotoninfreisetzung aus inkubierten Spenderthrombozyten nach Kontakt mit HIT-Serum (Serotonintest). Für die Praxis eignet sich der HIPA-Test am besten (1).

Therapie

Die HIT vom Typ I verlangt keine besonderen therapeutischen Maßnahmen. Beim geringsten Verdacht auf das Vorliegen einer HIT II muß das Heparin sofort abgesetzt werden. Es ist auch an Heparin zu denken, welches sich in Spülsystemen (für Druckmessungen, Angiographien) befindet, bzw. an Medikamente, die Heparin enthalten (z.B. PPSB, heparinhaltige Salben). Die Thrombembolien werden nach den sonst üblichen Regeln therapiert (Lyse, operative Entfernung). Eine Gabe von Immunglobulinen

Tabelle 11.**4** Heparininduzierte Thrombozytopenie (nach Böck u. Heim, Scherer u. Silvanus)

	Typ I	Typ II
Häufigkeit	10%	0,5–5%
Ursache	Hemmung der Adenylcyclase der TZ	IgG-Antikörper gegen PF 4/Heparin
Beginn	mit Heparingabe	5–14 d nach Heparingabe, 1–3 d nach Reexposition
Labornachweis	–	Aggregometrie, Serotoninfreisetzung, HIPA-Test
Thrombozytenzahl	milde TZ-Penie > 100 000/μl	Abfall > 50% < 100 000/μl
Komplikationen	keine	Thrombembolien
Letalität	0%	18–36%
Therapie	keine	Absetzen von Heparin!

zur Bindung von Antikörpern kann hilfreich sein (3). Erfordert die Grunderkrankung eine Antikoagulation, müssen alternative Methoden geprüft werden. Solche alternativen Medikamente sind Hydroxyethylstärkelösung, Dextrane, Acetylsalicylsäure und Prostacyclin. Alternative Antikoagulanzien sind Danaproid-Natrium (Orgaran), ein Heparinoid mit Hemmwirkung auf Faktor Xa und Hirudin, welches spezifisch den Faktor II hemmt, oder Cumarine. Beim Orgaran werden allerdings Kreuzreaktionen von 2–12% angegeben (1, 2, 3). Gentechnologisch hergestelltes Hirudin induziert keine Thrombozytenaggregation und ist für diese Indikation als Reflucan zugelassen. Es ist z. Z. das Mittel der Wahl in der Chirurgie.

Prophylaxe

Neben einer strengen Indikationsstellung für eine Antikoagulation mit diesen Substanzen, kommen beim primären Einsatz von niedermolekularem Heparin bedeutend weniger Thrombozytopenien vor.
Eine Thrombozytenkontrolle vor Therapiebeginn mit Heparin und im Verlauf (2- bis 3tägiges Thrombozytenmonotoring) ist für die Früherkennung erforderlich.

> Patienten mit einer HIT müssen über ihre Erkrankung aufgeklärt werden und einen Vermerk im Notfallpaß erhalten!

Literatur

1 Böck, M., M. U. Heim, W. Brandstädter, H. Peschke: Die Heparin-induzierte Thrombozytopenie (HIT): Klinik, Diagnostik, Therapie. Ärztebl.-Sachsen/Anhalt 96 (1996) 24–26
2 Scherer, R., M. T. Silvanus: Das heparininduzierte thrombozytopenisch-thrombotische Syndrom. Refresher Course 22 (1996) 107–114
3 Velten, U., T. Mücke: Heparin-induzierte Thrombozytopenie. Anästh. Intensivmed. 37 (1996) 76–81
4 Warkentin, T. et al.: Heparin-induced thrombocytopenia in patients treated with low-molecular-weight heparin or unfractionated heparin. New Engl. J. Med. 332 (1995) 1330–1335

12 Hämo- und Volumentherapie

Hämotherapie

M. U. Heim

Der Ausgleich schwerer Blutverluste durch die Transfusion von Fremdblut erlaubt in der Chirurgie die Durchführung auch sehr großer und langwieriger Eingriffe. Die Entwicklung spezieller Blutkomponentenpräparate ermöglicht zudem eine Hämotherapie nach Maß. Bei dieser gezielten Substitutionstherapie kommen im Gegensatz zur Vollblutkonserve mit ihren meist lagerungsbedingt denaturierten Zell- und Plasmabestandteilen nur sauber abgetrennte Blutkomponenten zum Einsatz. Diese können entsprechend ihren funktionellen Eigenschaften optimal konserviert sowie je nach den Bedürfnissen der Patienten spezifisch eingesetzt werden und ermöglichen somit eine sparsame Nutzung des nur begrenzt verfügbaren Spenderblutes. Der transfundierende Arzt muß sich bewußt sein, daß mit dem Blut ein nicht standardisierbares individuelles Organ übertragen wird. Zur Vermeidung der damit verbundenen Risiken immunologisch bedingter Transfusionsreaktionen sowie infektiöser Übertragungen ist eine enge Zusammenarbeit zwischen den transfundierenden Ärzten und Transfusionsmedizinern erforderlich. Diese beinhaltet die bedarfsgerechte Herstellung und Aufbereitung von Fremd- und Eigenblut, die frühestmögliche Testung auf Erreger und Faktoren möglicher Unverträglichkeiten, die optimale Lagerung und patientenbezogene Zuordnung sowie Verteilung (Auslieferung) und Dokumentation.

Zur besseren Abstimmung und organisatorischen Lösung der vielfältigen Probleme ist die Benennung eines klinikspezifischen Transfusionsbeauftragten erforderlich. Dieser erstellt zusammen mit der transfusionsmedizinischen Einrichtung in Abstimmung mit den Kollegen der anderen operativen Fachdisziplinen und der Anästhesiologie (transfusionsmedizinische Kommission) schriftliche Festlegungen über notwendige Verfahrensabläufe, die auch entsprechend den aktuellen behördlichen Auflagen auf dem neuesten Stand zu halten sind.

Vorbereitung zur Bluttransfusion

Sobald für einen Patienten aufgrund der (Verdachts-) Diagnose und/oder in Verbindung mit einem geplanten Eingriff ein durch Transfusion auszugleichender Blutverlust zu erwarten ist, müssen als erstes die verschiedenen Möglichkeiten der Autotransfusion patienteneigenen Blutes erwogen werden. Dazu gehören:
- Eigenblutentnahme, (S. 170),
- Hämodilution,
- maschinelle Autotransfusion,
- Aufbereitung von Drainageblut.

Aufgrund der insbesondere mit der Gabe von Blut und Blutprodukten verbundenen Risiken einer Infektionsübertragung muß der Patient bei der Operationsvorbereitung über diese Gefahren aufgeklärt werden, auch wenn diese statistisch zum Teil minimal erscheinen. Vor einem Eingriff mit der Wahrscheinlichkeit einer Transfusion von über 5% müssen zudem dem Patienten frühzeitig die verschiedenen Alternativen der Autotransfusionsverfahren angeboten werden. Wegen der bekanntermaßen großen Unterschiede bei der operativen Versorgung in den einzelnen Kliniken muß die Transfusionswahrscheinlichkeit am besten unter Federführung des Transfusionsbeauftragten anhand klinikeigener Statistiken ermittelt werden.

Selbstverständlich sollte zur Wahrung der Wahlmöglichkeit im Interesse des Patienten die Aufklärung möglichst frühzeitig erfolgen (Dokumentation, auch bei Ablehnung!). Gleichzeitig kann dem Patienten ein mit den zuständigen Transfusionsmedizinern erstelltes ausführliches Informationsblatt in die Hand gegeben werden, in dem die organisatorischen Abläufe mit genauen Angaben über die einzuhaltenden Termine und die zuständigen Abteilungen mit Lageplan, Adresse, Telefonnummer sowie die Namen der verantwortlichen Mitarbeiter aufgeführt sind.

> Vor jeder Operation ist der zu erwartende Blutverlust zu kalkulieren und entsprechende Vorkehrungen zu treffen. Die präoperative Eigenblutentnahme ist mit dem Patienten zu besprechen!

Indikationen zur speziellen Substitutionstherapie

Für den effektiven Einsatz der gezielten Substitution mit Blutkomponenten muß die Diagnose der Grunderkrankung und die aktuelle Blutungssituation sowie die (patho-) physiologischen Eigenschaften und Regelmechanismen der Blutbildung und des Herz-Kreislauf-Systems berücksichtigt werden. Die Reserven des Organismus für die meisten Blutbestandteile sind beträchtlich, und ihre für die Aufrechterhaltung der Funktion erforderlichen Blutspiegel liegen weit unterhalb der physiologischen Normalkonzentration. Die Substitution sollte daher nicht allein nach Laborwerten, sondern vorrangig unter Abwägung der klinischen Situation erfolgen.

Nachfolgend wird anhaltsmäßig beschrieben, wann bei einem akuten Blutverlust in der Regel damit gerechnet werden muß, daß die Grenzwerte für eine gezielte Substitution mit Blutkomponenten erreicht werden. Akute Volumenverluste müssen unverzüglich ausgeglichen werden, da das Kreislaufsystem keine sofort verfügbaren Volumenreserven besitzt. Das normale intravasale Volumen ist für die Aufrechterhaltung eines ausreichenden Perfusionsdrucks in den Geweben entscheidend, um einen drohenden Schock und dessen bekannte Folgen der Mikrozirkulationsstörung zu vermeiden. Auch die dabei gefürchteten Gerinnungsveränderungen mit (beginnender) Verbrauchskoagulopathie können durch die strenge Beachtung eines normovolämischen Flüssigkeitsersatzes, gesteuert nach Blutdruck- und Frequenzwerten (< 100 mmHg RR; > 100 HF/min), in der Regel verhindert werden.

Bis zu einem Volumenverlust von 20% ($\approx$ ca. 1 l) ist die Gabe von kristalloiden Lösungen wie auch kolloidalen Plasmaersatzmitteln (Gelatine, Dextrane und Hydroxyethylstärke) als alleiniger Volumenersatz ausreichend. Albuminlösungen als natürlicher Blutbestandteil zur Aufrechterhaltung des kolloidosmotischen Druckes sollten aufgrund der begrenzten Verfügbarkeit, der hohen Kosten und der zunehmenden Kenntnisse über eine mögliche Beeinträchtigung der Lungenfunktion bei gestörter Gefäßpermeabilität zurückhaltend eingesetzt werden. Nur bei gleichzeitig auftretenden Gerinnungsstörungen, z. B. bei vorbestehender Leberinsuffizienz oder überlanger Operationsdauer ist der Volumenersatz mit gefrorenem Frischplasma (GFP) gerechtfertigt. Die Indikation dazu kann nur klinisch gestellt werden, wobei man sich bewußt sein muß, daß eine Verdünnungskoagulopathie erst bei einer Massivtransfusion ab einem Blutersatz in Höhe des gesamten Blutvolumens des Patienten (d. h. ca. > 5 l) zu erwarten ist.

Der Ersatz von Erythrozyten als Sauerstoffträger wird im allgemeinen erst ab einem unteren Grenzwert von 8 mg/dl für notwendig erachtet – bei älteren Patienten mit vermuteter oder gesicherter kardialer Vorschädigung wird oft ein Wert von > 10 mg/dl angestrebt. Da die intraoperativ gemessenen Hb- oder HK-Werte überwiegend durch den wechselnden Volumenverlust und dessen Ersatz iatrogen beeinflußt werden und daher allein wenig aussagekräftig sind, muß man sich beim Erythrozytenausgleich vorwiegend schematisch nach den abschätzbaren Blutverlusten richten. Das häufig zitierte Verhältnis der notwendigen Gabe von GFP zu Erythrozytenkonzentraten (EK) von 1 : 3 ergibt pathophysiologisch nur Sinn bei einer Massivtransfusion.

Bei Thrombozytenwerten von 70 – 100 G/l und normaler plasmatischer Gerinnung ist auch für größere Operationen eine ausreichende Hämostase gewährleistet. Bei großen Wundflächen und überlanger Operationsdauer, insbesondere in Verbindung mit extrakorporalen Kreisläufen (z. B. intraoperatives Cellsaving), kann aufgrund erworbener Aggregationsstörungen auch bei normalen Thrombozytenwerten die frühzeitige Gabe von Thrombozytenkonzentrat (TK) indiziert sein.

Blut und Blutbestandteilkonserven

Das Blut wird vorwiegend als Vollblut von gesunden Blutspendern gewonnen und in ein steriles Einmalsystem geleitet, an dem die Entnahmenadel sowie je nach Bedarf mehrere Leerbeutel angeschweißt sind. Nach Differentialzentrifugation können dann im geschlossenen System die jeweiligen Blutkomponenten übergeleitet, ggf. weiterbearbeitet und gelagert werden (je 1 Erythrozytenkonzentrat [EK], gefrorenes Frischplasma [GFP] oder auch Thrombozytenkonzentrat [TK]).

Hochkonzentrierte Blutkomponenten von Einzelspendern können durch die verschiedenen Verfahren der Apherese gewonnen werden, vornehmlich zur Herstellung von TK und GFP. In neuester Zeit gehen manche Blutspendedienste dazu über, auch EK über die Apherese zu gewinnen, wobei wahlweise mehrere Einheiten hergestellt werden können (z. B. 2 EK bei vollständiger Rückgabe des Plasmas).

Vollblutkonserve

Die in der Vollblutkonserve neben den Erythrozyten enthaltenen Zell- und Plasmabestandteile denaturieren zunehmend im Verlauf der Lagerung bei 4 °C. Insbesondere der Zellzerfall des sog. Buffy-coat (sichtbare gelblichweiße Zellschicht zwischen Erythrozyten und Plasma nach Zentrifugation) führt in der Konserve zur Gerinnungsaktivierung des Plasmas und zu Aggregatbildungen. Um die dadurch ausgelösten Nebenwirkungen zu vermeiden, wird das Vollblut innerhalb von 6 Stunden in die wirkungsvollen Bestandteile (s. o.) aufgetrennt. Durch den kombinierten Einsatz von Blutbestandteilkonserven kann auf die Vollbluttransfusion auch als Frischblut verzichtet werden.

Erythrozytenkonzentrate (EK)

Nach Zentrifugation der Vollblutkonserve werden die Erythrozyten vom Buffy-coat und Plasma abgetrennt und in eine phosphatgepufferte Additivlösung (100 ml PAGGS-M oder SAG-M) überführt. Das so gewonnene Buffy-coat-arme EK mit einem Hämatokrit von ca. 60% enthält 60 – 70 g Hb und kann bei einem normalgewichtigen Menschen von 70 kg einen Hb-Anstieg von nahezu 1 g/dl bewirken. Mit der Additivlösung wird eine bessere Lagerbarkeit sowie optimale Fließeigenschaften erreicht, so daß die Konserve ohne Zugabe von weiteren Lösungen mit einem Standardtransfusionsbesteck (Porengröße 170 – 200 µm) gegeben werden kann. Auch bei Massivtransfusionen ist der Einsatz spezieller Filter (10 – 40 µm) in der Regel nicht mehr erforderlich.

Die auf 35 Tage begrenzte Lagerbarkeit kann nur dann vollständig ausgeschöpft werden, wenn die Lagerungstemperatur ohne nennenswerte Unterbrechung der Kühlkette kontinuierlich bei 2 – 8 °C aufrechterhalten wird. Für die Lagerung sind spezielle temperaturüberwachte, erschütterungsfreie Blutlager-Kühlschränke erforderlich. Nach Erwärmung auf Zimmertemperatur und Eröffnung des Blutbeutels mit einem Filtersystem sollte die Transfusion innerhalb von 6 Stunden abgeschlossen sein. Steht bei ausreichender Vorbereitungszeit eine genügende Anzahl von Konserven zur Verfügung, werden die EK nach Blutgruppen AB0- und Rhesus-D-identisch transfundiert. Bei Blutkonservenmangel kann entsprechend dem Schema (Tab. 12.1) auf andere AB0-Blutgruppen ausgewichen werden (vgl. S. 169).

Tabelle 12.1 Identisch vs. kompatible Transfusion

Patient	Blutkonserve
Blutgruppe (Isoagglutinine)	Blutgruppe
A (Anti-B)	A, 0
B (Anti-A)	B, 0
0 (Anti-A und -B)	0
AB (–)	AB, A, B, 0

> Bei kompatiblen (verträglichen) Transfusionen können Erythrozytenkonzentrate mit *der* AB0-Blutgruppe gegeben werden, gegen die sich die Isoagglutinine des Patienten *nicht* richten!

Nach Möglichkeit, zumindest bei jungen Frauen und Kindern, sollten auch die anderen Rhesusmerkmale (C, c E, e) und das Kell-Blutgruppen-System (K, k) berücksichtigt werden: Zur Vermeidung einer Immunisierung darf der Patient kein Merkmal („Buchstaben") erhalten, welches er nicht selbst besitzt.
Da in den Standardpräparaten zur Erythrozytensubstitution im allgemeinen noch viele Leuko- und Thrombozyten (aus dem Buffy-coat) enthalten sind, können nicht nur febrile, nichthämolytische Transfusionsreaktionen, sondern auch Immunisierungen gegen HLA-Antigene der Leukozyten ausgelöst werden. Um dies insbesondere bei Transplantationspatienten (cave Abstoßungskrisen) vermeiden zu können, werden die EK durch den Einsatz spezieller Leukozytenadhäsionsfilter noch weiter gereinigt. Durch die Entfernung von mehr als 99,9 % der Leukozyten werden auch die intrazellulär persistierenden Zytomegaliviren (CMV) eliminiert, so daß diese Präparate auch für immunsupprimierte Patienten geeignet sind. Der Einsatz weiterer spezieller EK-Präparationen spielt in der Chirurgie eine untergeordnete Rolle.
Vor jeder Erythrozytentransfusion muß neben der frühzeitig bestimmten Blutgruppe und einem Antikörperscreening eine aktuelle In-vitro-Verträglichkeitstestung („Kreuzprobe") durchgeführt werden, deren Ergebnis nur für 3 Tage Gültigkeit besitzt. Die Blutprobenentnahme erfolgt durch einen Arzt, der auch die Identität auf den Anforderungsscheinen durch Unterschrift bestätigen muß (rezeptpflichtige Arzneimittel!). Die meisten schweren Transfusionszwischenfälle beruhen nämlich auf Blutproben-Patienten-Verwechslungen, seltener auf Laborfehler. Direkt vor Einleitung der Transfusion muß vom Arzt noch einmal die Identifikation des Patienten mit Bestimmung der AB0-Blutgruppe (und möglichst auch mit dem Konservenblut) als Kartentest in unmittelbarer Nähe des Patienten durchgeführt werden (Bed-side-Test).

Thrombozytenkonzentrate

Für die kurzfristige Substitution bei chirurgischen Patienten werden die Thrombozyten überwiegend aus Vollblutkonserven gewonnen, wobei für eine ausreichende therapeutische Menge 4–6 Einheiten zu einem Konzentrat mit mehr als 3×10^{11} Thrombozyten zusammengezogen werden. Für wiederholte Transfusionen empfiehlt sich der Einsatz von mit Zellseparatoren gesammelten Hochkonzentraten vom Einzelspender, um Immunisierungen gegen vielfältige Fremdantigene sowie die Infektionsrisiken zu vermindern. Obwohl im allgemeinen bei Patienten erst ab einem Grenzwert von < 20 G/l eine bedrohliche Blutung zu befürchten ist, sollte vor größeren chirurgischen Eingriffen ein Wert von 50–70 G/l angestrebt werden. Im Verlauf langwieriger Operationen, insbesondere mit extrakorporalem Kreislauf oder bei großen Wundflächen kann auch unabhängig von den gemessenen Thrombozytenwerten aufgrund einer erworbenen Thrombozytopathie eine Substitution erforderlich sein.
Eine optimale Erhaltung der Thrombozytenfunktion während der Lagerung läßt sich nur unter ständiger Bewegung bei Raumtemperatur in gasdurchlässigen Plastikbeuteln für maximal 5 Tage erreichen. Die Aggregationsfähigkeit nimmt allerdings auch dabei nach 3 Tagen deutlich ab. Thrombozytenkonzentrate sollten nach Möglichkeit AB0-Blutgruppen-gleich gegeben werden, da andernfalls zumindest bei wiederholt AB0-inkompatiblen Transfusionen die Thrombozytenüberlebenszeit eingeschränkt sein kann.
Eine Rhesus-D-Inkompatibilität beeinträchtigt zwar nicht die Funktion, aber Begleiterythrozyten im Präparat können zu einer Rh-Immunisierung führen. Dies kann durch die i.v. Gabe einer Anti-D-Prophylaxe vermieden werden.

Gefrorenes Frischplasma (GFP)

Für die Gewinnung von optimal gerinnungsaktivem GFP (syn. FFP = fresh frozen plasma) wird das Plasma innerhalb von 6 Stunden nach der Blutspende möglichst zellfrei abgetrennt und bei minus 80 °C schockgefroren, damit auch die labilen Gerinnungsfaktoren V, VIII und IX erhalten bleiben. Bei minus 30 °C gelagert, bleiben die Plasmafaktoren im GFP für mindestens 1 Jahr stabil. Zur erhöhten Infektionssicherheit werden diese Plasmen für 6 Monate in Quarantäne gelagert und erst nach erneuter Testung des Spenders für die Anwendung am Patienten freigegeben.
Um den in den letzten Jahren gestiegenen Plasmaverbrauch, insbesondere zur Fraktionierung des Faktor VIII, aber auch für Immunglobulinpräparate, decken zu können, wird Plasma mit Hilfe von Blutzellseparatoren (Plasmapherese) gewonnen. Damit sind größere Mengen vom gleichen Spender erhältlich, ohne die Induktion eines Eisenmangels durch Erythrozytenverlust.
Die Gabe von GFP ist nicht indiziert zur Substitution von Eiweiß, einzelner Gerinnungsfaktoren und -inhibitoren oder für den alleinigen Volumenersatz, da hierfür spezifische und virussichere Präparate vorhanden sind. Lediglich eine generelle Verminderung mehrerer Gerinnungsfaktoren und/oder -inhibitoren, wie sie bei Lebersynthesestörungen, Verbrauchskoagulopathie und Massivtransfusionen vorkommen, kann den Einsatz von GFP rechtfertigen. Die Indikation besteht auch für den Ersatz einzelner Gerinnungsfaktoren, solange es keine spezifi-

schen Konzentrate (z. B. für die Faktoren V und XI) gibt. Die Berechnung der erforderlichen Substitutionsmenge richtet sich nach Einheiten, wobei 1 E gerinnungsaktiver Faktor per definitionem dem Gehalt von 1 ml Plasma eines Normalspenders entspricht:

Erforderliche Faktorenkonzentration (%) (z. B. 80%)
minus
aktuell gemessene Faktorenkonzentration (%) (z. B. 30%)
mal kgKG des Patienten (z. B. 70 kg)
= notwendige Substitutionsmenge E
Gerinnungsfaktoren ($\approx$ 3500 ml GFP)

Näherungsweise kann diese Berechnung auch für das Anheben der Thromboplastinzeit nach Quick (in %) angewendet werden. Anhand des vorstehenden Berechnungsbeispiels wird aber auch ersichtlich, daß man mit der Gabe von 2–3 GFP-Beuteln à 200 ml (= 200 E Gerinnungsfaktoren) keinen therapeutischen Nutzen erreichen kann. Durch die Gabe von 2 GFP an einen ca. 70 kg schweren Patienten läßt sich z. B. der „Quick-Wert" höchstens um 5- bis 6%-Punkte anheben, was auch der Meßfehlerbreite dieses Laborwertes entspricht. Zunächst werden 50% der errechneten Dosis verabreicht und nach erneuter Kontrolle die restlich erforderliche Menge. Bei der Verbrauchkoagulopathie kann z. B. auch die Hälfte der erforderlichen AT-III-Dosis mit AT-III-Konzentraten ersetzt werden.

Bei der Verwendung von sog. virusinaktiviertem Plasma (Solvent-detergent- [SD-] oder Methylenblau- [MB-] behandelt) muß bei der Substitution der herstellungsbedingt unterschiedliche Faktorengehalt berücksichtigt werden, da hier in 200 ml Plasma meist nur 70–80% der im konventionellen GFP enthaltenen Faktoren vorhanden sind. Die generelle Anwendung dieser Plasmen, zumal in größeren Mengen an einem Patienten, kann derzeit wegen noch nicht geklärter Fragen einer ausgewogenen Faktorensubstitution oder Toxizität der zugegebenen Stoffe noch nicht allgemein empfohlen werden.

Notfalltransfusionen

Bei vitalen Indikationen im Notfall kann die Bluttransfusion bereits während der Durchführung der erforderlichen Voruntersuchungen („ungekreuzt") erfolgen, die in jedem Fall jedoch angesetzt werden müssen. Der AB0-bed-side-Test ist vor der Gabe unverzichtbar. Unabhängig von evtl. vorhandenen Notfallausweisen sollten bis zum Vorliegen des aktuellen Blutgruppenbefundes vorab nur EK mit der Blutgruppe 0 (möglichst Rh-D-negativ) eingesetzt werden (falls notwendig, zusätzlich GFP der Blutgruppe AB).

Eigenbluttransfusion

Für die sichere Vermeidung der Risiken einer Fremdbluttransfusion eignet sich am besten die Kombination der verschiedenen Verfahren der Eigenblutgewinnung und Retransfusion:
- präoperative Eigenblutspende,
- präoperative Hämodilution,
- intraoperative maschinelle Autotransfusion,
- postoperative Drainagenblutgewinnung.

Der Einsatz dieser Methoden muß frühzeitig, am besten schon bei der Indikationsstellung zur Operation gemeinsam mit den Transfusionsmedizinern und/oder Anästhesisten geplant und nach festgelegten Abläufen durchgeführt werden. Die klinikspezifischen Besonderheiten sind mit der Transfusionsmedizinischen Kommission des Krankenhauses abzustimmen.

Literatur

1 Hiller, E., M. U. Heim, R. Munker: Klinische Hämatologie. Wiss. Verlagsges., Stuttgart 1994
2 Müller-Eckhardt, Ch.: Transfusionsmedizin. Springer, Berlin 1996
3 Richtlinien zur Blutgruppenbestimmung und Bluttransfusion (Hämotherapie). Dtsch. Ärzte-Verlag, Köln 1996

Perioperative Volumentherapie

K. Leimkühler und M. U. Heim

Physiologie und Pathophysiologie

Das Gesamtkörperwasser (etwa 60% des Körpergewichts) setzt sich aus dem Intrazellulärraum (40% des KG) und dem Extrazellulärraum (20% des KG) zusammen. Letzterer besteht aus dem Interstitium (16% des KG) und dem Intravasalraum (4% des KG). Nur das intravasale Plasmawasser ist direkt therapeutisch beeinflußbar.

Zwischen den einzelnen Kompartimenten kann Wasser frei diffundieren. Durch das Vorhandensein osmotisch und onkotisch wirksamer Bestandteile werden die Volumina von Intra- und Extrazellulärraum ständig konstant gehalten. Die intravasal verbleibende Flüssigkeit wird im wesentlichen durch den kolloidosmotischen Druck (KOD) der Plasmaproteine (hauptsächlich Albumin mit 4,2–5,4 g/dl) festgehalten. Der Gesamteiweißgehalt des Plasma beläuft sich auf 6,6–8,0 g/dl, dies ergibt einen KOD von 25–28 mmHg. Mit der Entstehung von Ödemen muß bei einem KOD von < 20 mmHg (entsprechend einem Plasmaalbumingehalt von < 2,5–3,0 g/dl) gerechnet werden.

Das Blutvolumen beträgt beim Erwachsenen etwa 5 l und bildet ca. 7–8% des Körpergewichts. 75–80% davon finden sich im Niederdrucksystem von Venen, Pulmonalgefäßen und rechtem Herzen, 15% im arteriellen Hochdrucksystem und 5–10% in den Kapillaren.

Beim „physiologischen" Hämatokrit von 40–45% ist die Sauerstoffversorgung in der Peripherie nicht optimal, höhere HK-Werte haben über eine gesteigerte Blutviskosität eine vermehrte Herzarbeit zur Folge. Ein Herabsetzen des zellulären Anteils auf einen Hämatokrit zwischen 30 und 40% führt dagegen durch Erhöhung des Herzzeitvolumens und Verbesserung der Mikrozirkulation in der Regel zu einer Verbesserung der Gewebeoxygenierung. Der oftmals als „kritische Hämoglobinkonzentration" bezeichnete Wert von 10,0 g/dl (6,0 mmol/l) kann bei ausgeglichener Volumenbilanz und entsprechendem klinischen Bild daher durchaus unterschritten werden. Zu bedenken ist dabei jedoch, daß die o. g. Kompensationsmechanismen bei älteren Menschen, Kindern und Intensivpatienten eingeschränkt sein können.

Prä-, intra- und postoperative Flüssigkeitsverluste

Zahlreiche Patienten aus dem Gebiet der Chirurgie weisen perioperativ ein intravasales Flüssigkeitsdefizit auf. Dies beruht vornehmlich auf einer Unterschätzung des tatsächlichen Volumenverlustes, da dieser meist „unsichtbar" abläuft und auch mit Beendigung der Operation nicht abgeschlossen ist. Klinisch imponieren diese Patienten durch Blässe, Hypotonie, Tachykardie und orthostatische Störungen sowie konsekutiv eingeschränkte Mobilisierbarkeit.

Das Volumendefizit kommt im wesentlichen zustande durch:
- Präoperative Nüchternheit.
- Insensible Verluste über die Haut und den Respirationstrakt.
- Verdampfung über Därme und Mesenterium, die der Umgebung des Operationssaales ausgesetzt sind bzw. waren.
- Blutungen (offen oder verdeckt): Hämorrhagien in das Darmlumen oder nach retroperitoneal sowie Blutungen aus den größeren Röhren- und Beckenknochen können unbemerkt verlaufen und zu einer falsch niedrigen Einschätzung des Blutverlustes verleiten.
- Verluste in den dritten Raum: Entzündungen oder Gewebetraumen (auch operative Manipulationen!) können zum Abtransport erheblicher Flüssigkeitsmengen aus allen Körperkompartimenten mit nachfolgender Sequestrierung in einen sog. dritten Raum führen (Ödemraum).
- Enterale Drainagen wie z.B. Magensonde oder Darmfistel.

Infusionslösungen für den perioperativen Volumenersatz

Neben Blut- und Plasmaersatz, auf den an anderer Stelle eingegangen werden soll, stehen hier grundsätzlich folgende Arten von Volumenersatzmitteln zur Verfügung: kristalloide Infusionslösungen (mit oder ohne Glucosezusatz) und natürliche und künstliche Kolloidale Infusionslösungen.

Kristalloide Infusionslösungen

Kristalloide Lösungen sind bei der Volumentherapie in der perioperativen Phase das Mittel der ersten Wahl. Ihr großer Vorteil liegt in ihrer unbegrenzten Verfügbarkeit und im Fehlen nahezu jeglichen allergischen Potentials. Hier wird unterschieden zwischen kristalloiden Lösungen mit oder ohne Glucosezusatz. Da jedes Trauma und jeder operative Eingriff in der Frühphase mit einem Anstieg des Glucosespiegels vergesellschaftet ist, ist eine weitere Zufuhr von Glucose in der perioperativen Phase nicht sinnvoll. Hierzu bedarf es also einer speziellen Indikation. Diese kann bestehen bei Patienten mit:
- medikamentös eingestelltem Diabetes mellitus,
- totaler parenteraler Ernährung (TPA), bei denen die TPA in der perioperativen Phase unterbrochen wird,
- terminaler Niereninsuffizienz.

In der Hauptsache kommen Vollelektrolytlösungen wie z.B. das Ringer-Lactat zum Einsatz. Zwei-Drittel-Elektrolytlösungen (sog. „OP-Lösungen") werden vornehmlich in der frühen intra- und postoperativen Phase sowie individuell zum Ausgleich von z.B. mäßigen Kaliumverschiebungen eingesetzt (cave Hyperkaliämie). Isotone Kochsalzlösungen (NaCl 0,9%) sollten wegen der Gefahr der Hypernatriämie mit Vorsicht angewandt werden, sie werden jedoch vor allem – zusammen mit 5%iger Glucoselösung – bei dem kalium- und flüssigkeitsarm zu infundierenden niereninsuffizienten Patienten eingesetzt. Eine Auswahl gängiger kristalloider Infusionslösungen zeigt Tab. 12.**2**.

Der Nachteil konventioneller kristalloider Infusionslösungen ist ihre sehr kurze intravasale Verweildauer. Da sie infolge fehlender onkotischer Wirkung spätestens nach 30–40 Minuten in das Interstitium abwandern, begünstigen sie die Ödembildung – z.B. im Anastomosenbereich nach gastrointestinalen Eingriffen – bzw. das Auftreten pulmonaler Komplikationen. Ziel einer perioperativen Volumentherapie sollte also der Flüssigkeitsersatz möglichst unter Erhalt des onkotischen Drucks sein. Dazu stehen eine Reihe kolloidaler Infusionslösungen zur Verfügung, die nach natürlichen und künstlichen Kolloiden unterschieden werden.

Natürliche kolloidale Lösungen

Als natürliche Kolloide stehen Humanalbumin (Molekulargewicht: 69000 Dalton) in isoonkotischer (5%) und hyperonkotischer (20% bzw. 25%) Lösung, 4- oder 5%ige Plasmaproteinlösungen sowie gefrorenes Frischplasma zur Verfügung.

Humanalbumin

Die Vorteile des Humanalbumins – aber auch ein entscheidender Nachteil – liegen in seiner langen Halbwertszeit (bis zu 19 Tage!) und seinem guten Volumeneffekt (Bindung von 17 ml Wasser pro Gramm Albumin). Hier ist zu bedenken, daß bei Patienten mit stark katabolem Stoffwechsel oder gestörter Endstrombahn die intravasale Verweildauer des Humanalbumins erheblich verkürzt sein kann. Humanalbuminmoleküle können bei Patienten mit bestehendem Kapillarleck, z.B. durch Sepsis oder ARDS, die lückenhafte Basalmembran der Endstrombahnen infolge der niedrigen Molekülgröße passieren, intravasales Wasser mit sich ziehen und im Interstitium festhalten. Die Substitution mit Humanalbuminlösungen führt dann nicht selten zur Vermehrung des extrazellulären Lungenwassers und zu klinisch erkennbaren peripheren Ödemen; beides ist auch nach Regeneration der Basalmembran kaum beeinflußbar. Bei chronischen Hypalbuminämien infolge einer Synthese-

Tabelle 12.2 Kristalloide Infusionslösungen (nach Literatur- und Herstellerangaben)

Infusionslösung	Elektrolyte (mmol/l)						pH	Osmolarität
	Na⁺	Ka⁺	Ca²⁺	Mg²⁺	Cl⁻	Base		
Extrazellulärflüssigkeit	138	5	2,5	1,5	108	27	7,4	isoton
„Physiologische" NaCl-Lösung (0,9%)	154	–	–	–	154	–	6,0	isoton
Vollelektrolytlösungen								
– Ionosteril*	137	4	1,65	1,25	110	36,8		isoton
– Sterofundin**	140	4	2,5	1	106	45		isoton
Ringer-Lösung								
– DAB7	147	4	2,3	–	155,5	–		isoton
– Tutofusin	140	5	2,5	1,5	153	–		isoton
Ringer-Lactatlösung	130	5	2	–	112	27	6,5	isoton
Kaliumreiche Infusionslösungen („2/3-Infusionslösungen")								
– Tutofusin OP*	100	18	2	3	90	38		isoton

* Base: Acetat
** Base: Lactat

störung ist die Gabe von Humanalbumin ebenfalls nicht indiziert, da die exogene Zufuhr dieser Substanz die Lebersynthese weiter vermindert. Ob es überhaupt gesicherte Indikationen für den Einsatz von Humanalbumin in der perioperativen Volumentherapie bei Erwachsenen gibt, wird – nicht nur unter dem Kostengesichtspunkt – zur Zeit heftig diskutiert. Als relative Indikation gilt die Gabe nach Überschreiten des Dosislimits für künstliche Kolloide bzw. bei allergischen Reaktionen gegen diese. Auch bei Kleinkindern, Schwangeren und Frauen in der Stillzeit ist mangels Erfahrungen mit künstlichen Kolloiden Humanalbumin bei Bedarf vorzuziehen. Zu bedenken ist, daß länger anhaltende stark erniedrigte Albuminspiegel Wundheilungsstörungen begünstigen können.

Plasmaproteinlösungen

Plasmaproteinlösungen finden nur noch selten Anwendung und sollen hier nicht weiter beschrieben werden.

Gefrorenes Frischplasma

Gefrorenes Frischplasma (GFP, FFP) wird zwar vielfach als „ideales" Volumenersatzmittel bezeichnet, seine Indikation ist jedoch wegen des Risikos der Übertragung von Infektionskrankheiten (v.a. Hepatitis, AIDS) allein auf die Behandlung begleitender Gerinnungsstörungen beschränkt.

Künstliche Kolloide

Als künstliche Kolloide stehen Gelatine-, Dextran-, Hydroxyethylstärke- (HES-) Lösungen zur Verfügung. Zumeist werden sie in 0,9%iger NaCl-Lösung angeboten, zum Teil liegen sie jedoch auch in kaliumhaltiger oder natriumreduzierter Form vor. Ihre Vorteile sind die nahezu unbegrenzte Verfügbarkeit, die sehr gute Lagerbarkeit und die geringen Kosten. Sie verbessern die Fließei-

genschaften des Blutes sowie die Mikrozirkulation und – bis zu einem gewissen Grad – auch die Sauerstoffversorgung. Daneben ist die Übertragung von Infektionskrankheiten praktisch ausgeschlossen. Als nachteilig gelten die Dosislimitierung wegen spezifischer Beeinträchtigung der Thrombozytenfunktion (Dextrane und HES) wie auch gelegentliche Unverträglichkeitsreaktionen (Gelatine > Dextran > HES).

Volumenwirkung und intravasale Verweildauer sind abhängig von:
- Molekulargewicht und Verteilung des Molekulargewichts,
- Molekülstruktur,
- Konzentration der Substanz in der Lösung,
- Substitutionsgrad und -muster (bei HES).

Gelatine

Gelatinelösungen enthalten je nach Hersteller verschiedenartig vernetzte Polypeptide, die aus tierischem Kollagen gewonnen werden. Bei Konzentrationen von 3–5,5% und einem mittleren Molekulargewicht von 30 000–35 000 Dalton liegt der initiale Volumeneffekt um 80–100% und die Volumenwirkung bei etwa 2–3 Stunden. Gelatine wird in der Hauptsache renal (Diuresesteigerung!) und zum Teil enteral eliminiert, eine geringe Menge wird durch Peptidasen metabolisiert. Es besteht zwar keine zwingende Limitierung der täglichen Dosis, sie wird jedoch verschiedentlich empfohlen. Das Einsatzgebiet dieses künstlichen Kolloids ist der kurz- bis mittelfristige Volumenersatz.

Dextran

Dextran wird durch bakterielle Synthese aus Zuckersaft gewonnen. Die Elimination erfolgt renal nach Spaltung durch Dextranasen unterhalb einer Molekülgröße von 50 000 Dalton, ein Teil wird hepatisch zu CO_2 und H_2O

metabolisiert. Dextrane sind als 6%ige Lösungen mit einem mittleren Molekulargewicht von 60000–70000 Dalton (Dextran 60 bzw. 70) und als 10%ige Lösungen mit einem mittleren Molekulargewicht von 40000 Dalton (Dextran 40) verfügbar. Ihr initialer Volumeneffekt liegt etwa bei 175% (Dextran 40) bzw. 130% (Dextran 60 bzw. 70). Die intravasale Verweildauer beträgt ca. 6 Stunden (Dextran 60 und 70) bzw. 2–4 Stunden (Dextran 40).

Trotz anfänglicher Verbesserung der Mikrozirkulation durch den intravasalen Einstrom extravasaler Flüssigkeit steigert die alleinige Anwendung von Dextran letztlich Plasma- und Urinviskosität, was dann zu Oligurie und konsekutivem Nierenversagen führen kann. Dies geschieht insbesondere nach Verabreichung niedermolekularen Dextrans bei gleichzeitig vorbestehender Dehydratation. Daher muß unbedingt an eine **begleitende Substitution** mit kristalloiden Lösungen gedacht werden.

Dextran beeinträchtigt die Blutgerinnung sowohl spezifisch als auch unspezifisch. Neben einer Hemmung der Plättchenaggregation durch „Umhüllung" der Thrombozyten kommt es infolge des Dilutionseffektes zu einer Verschlechterung der plasmatischen Gerinnung. Deshalb sollten Tageshöchstdosen von 1,5 g/kgKG (1000–1500 ml) nicht überschritten werden. Vor jeder Anwendung von Dextran muß wegen der Gefahr des Auftretens anaphylaktischer bzw. anaphylaktoider Reaktionen unbedingt eine Haptenprophylaxe mit Dextran 1 (z. B. Promit) erfolgen.

Hydroxyethylstärke

Hydroxyethylstärke (HES) wird aus dem Stärkebestandteil Amylopektin abgeleitet. Das aus Glucoseeinheiten aufgebaute Molekül wird durch die menschliche α-Amylase rasch hydrolytisch gespalten und wäre in unveränderter Form als Volumenersatzmittel unbrauchbar. Daher werden Hydroxyethylgruppen an die Glucoseeinheiten gebunden, vornehmlich an die C_2-Positionen. Der Anteil der hydroxyethylierten Glucosemoleküle wird als Substitutionsgrad bezeichnet; er beträgt 0,5–0,7 (50–70%). Dies führt zu einer verzögerten Spaltung durch α-Amylase. HES-Moleküle ab einem Molekulargewicht von 70000 Dalton und kleiner werden unverändert mit dem Urin ausgeschieden, größere weiter gespalten und entweder ausgeschieden oder zu Monosaccharideinheiten abgebaut. Ein kleiner Teil der größeren HES-Moleküle läßt sich noch nach Wochen im retikuloendothelialen System nachweisen. Über die pathologische Wertigkeit dieser Speicherung im RES besteht bislang keine Einigkeit.

HES beeinflußt ebenfalls die Thrombozytenfunktion, im Gegensatz zu Dextran wird jedoch die Nierenfunktion in der Regel nicht gestört, die Diurese eher erhöht. Zwar kann die Harnviskosität bei initial erhöhten Serumkreatininwerten weiter ansteigen und zu einer Verschlechterung der Nierenfunktion führen, dies ist jedoch durch ausreichende Flüssigkeitszufuhr (Kristalloide) und exaktes Bilanzieren vermeidbar. Eine generelle Kontraindikation für die Anwendung von HES bei eingeschränkter Nierenfunktion besteht daher nicht. Vereinzelt kann unter der Therapie mit Hydroxyethylstärke eine passagere Erhöhung der Serumamylase beobachtet werden.

HES ist als nieder-, mittel- und hochmolekulare Präparation erhältlich.

Niedermolekulare HES hat im Gegensatz zu früheren Beschreibungen (40000 Dalton) ein mittleres Molekulargewicht von 70000 Dalton. Sie weist einen Substitutionsgrad von 0,5 auf, hat bei einer Konzentration von 6% (6% HES 70/0,5) eine intravasale Verweildauer von ca. 3 Stunden und ist isoonkotisch und damit isovolämisch wirksam. Ihr Einsatzgebiet ist in der Hauptsache die Therapie von Mikrozirkulationsstörungen.

Mittelmolekulare HES hat ein mittleres Molekulargewicht von 200000 Dalton, weist einen Substitutionsgrad von 0,5–0,62 auf und wird in Lösungen von 3%, 6% und 10% angeboten. Die hyponkotische 3%ige Lösung mit einem Volumeneffekt von 60% wird nur selten zur Behandlung kurzfristiger Volumenmangelzustände angewendet. Gängiger ist die 6%ige Lösung, entweder zu 50% oder 62% hydroxyethyliert (6% HES 200/0,5 bzw. 6% HES 200/0,62). Diese Präparationen sind abgesehen von einer kurzen Volumenexpansion isoonkotisch und damit isovolämisch wirksam. Sie unterscheiden sich im wesentlichen durch die Dauer ihrer Volumenwirkung (3–4 Stunden vs. 6–8 Stunden) und dienen daher zum mittel- bzw. langfristigen Volumenersatz bei z. B. polytraumatisierten Patienten. 10% HES 200/0,5 ist dagegen hyperonkotisch mit einem Volumeneffekt von 145%. Die Wirkung hält etwa 3–4 Stunden an, die Plasmahalbwertszeit beträgt 3 Stunden. Diese Darreichungsform wird zum mittelfristigen Volumenersatz bei bedrohlicher Hypovolämie verwendet. Allerdings muß hier an eine zusätzliche Substitution der interstitiellen Flüssigkeit mittels kristalloider Lösungen gedacht werden. Einer jüngeren Publikation zufolge sollen bei Anwendung mittelmolekularer HES zur Hämodilution in Einzelfällen Flankenschmerzen zu beobachten gewesen sein, deren pathologische Wertigkeit noch ungeklärt ist.

Hochmolekulare HES, das älteste Präparat, besitzt ein mittleres Molekulargewicht von 450000 Dalton bei einem Substitutionsgrad von 0,7. Diese Lösung ist, nach Spaltung der großen Moleküle, isoonkotisch und damit isovolämisch wirksam. Der Volumeneffekt hält infolge des hohen Molekulargewichts und des hohen Hydroxyethylierungsgrades 6–8, die intravasale Halbwertszeit etwa 12 Stunden an. Beobachtungen aus jüngerer Zeit lassen der hochmolekularen HES-Darreichungsform jedoch ein vermehrtes Auftreten unerwünschter Nebenwirkungen (z. B. generalisierter kutaner Pruritus) an.

Die weit verbreitete Praxis eines Dosislimits von 20 ml/kgKG für alle HES-Präparate ohne Berücksichtigung der Konzentration, des Molekulargewichts und des Substitutionsgrades läßt sich durch wissenschaftliche Daten nicht belegen. Für 6% HES 200/0,5 gibt es seit Ende 1994 eine herstellerseitig formulierte tägliche Dosisobergrenze von 33 ml/kgKG (dies entspricht 2 g HES/kg × d oder 2,5 l für einen 75 kg schweren Patienten), dies wird jedoch von verschiedenen Autoren regelmäßig überschritten, ohne daß nennenswerte Komplikationen aufgetreten sind. Eine Übersicht über die verfügbaren künstlichen kolloidalen Volumenersatzmittel zeigt Tab. 12.**3**.

Tabelle 12.3 Künstliche kolloidale Plasmaersatzmittel (nach Literatur- und Herstellerangaben)

Präparat	Konzentration (g/100 ml)	Molekulargewicht (Dalton)	Initialer Volumeneffekt (%)	Volumenwirkung (h)
Gelatine				
Harnstoffvernetzte Gelatine (z. B. Haemaccel)	3,5	35 000	80 – 100	3
Oxypolygelatine (z. B. Gelifundol)	5,5	30 000	80 – 100	3
Sukzinylierte Gelatine (z. B. Gelafundin)	3,0	35 000	80 – 100	3
Dextran				
Dextran 70 (z. B. Longasteril)	6	70 000	130	4 – 6
Dextran 60 (z. B. Macrodex)	6	60 000	130	4 – 6
Dextran 40 (z. B. Onkovertin N)	10	40 000	175	3 – 4
Hydroxyethylstärke (HES)				
HES 450/0,7* (z. B. Plasmasteril)	6	450 000	100	6 – 8
HES 200/0,62* (z. B. Elohäst)	6	200 000	110	6 – 8
HES 200/0,5*				
– (z. B. HAES-Steril 6%)	6	200 000	100	3 – 4
– (z. B. HAES-Steril 10%)	10	200 000	145	3 – 4
HES 70/0,5* (z. B. Rheohes)	6	70 000	100	3

* Substitutionsgrad

Monitoring

Die Überwachung der Flüssigkeitstherapie umfaßt neben den klinischen Parametern Blutdruck, Herzfrequenz und Körpertemperatur ein genaues Bilanzieren von Urinausscheidung, Drainage- und Sondenverlusten. Während der intensivstationären Überwachung wird das Monitoring durch einen zentralen Venenkatheter bzw. bei spezieller Indikation durch einen Pulmonalarterienkatheter ergänzt. Hinzu kommen regelmäßige Bestimmungen von Blutbild, Blutgerinnung und Elektrolyten, im Einzelfall auch von Osmolalität und arteriellen Blutgasen.

Flüssigkeitstherapie

Präoperatives Defizit (z. B. durch Nüchternphase)

Der geschätzte stündliche Basisbedarf des Patienten (4 ml/kgKG x h für die ersten 10 kg + 2 ml/kgKG x h für die zweiten 10 kg + 1 ml/kgKG x h ab 21 kg aufwärts) multipliziert mit der Anzahl der Stunden seit der letzten Nahrungsaufnahme ergibt einen ungefähren Anhalt für das vorliegende Flüssigkeitsdefizit, vorausgesetzt, der Patient befand sich zu jenem Zeitpunkt im Flüssigkeitsgleichgewicht. Dieses vorbestehende Soll wird durch kristalloide Infusionslösungen vor bzw. während der Narkoseeinleitung ausgeglichen. Wenn eine größere Hypovolämie zu erwarten ist, sollte unter Überwachung der o. g. Parameter mehr Flüssigkeit infundiert werden.

Intraoperativer Erhaltungsbedarf

Kristalloide Lösungen wie Ringer-Lactat in einer Infusionsgeschwindigkeit von 5 – 15 ml/kgKG x h können als Flüssigkeitsersatz während intraabdomineller Eingriffe verwendet werden. Die oberen Werte sind gewöhnlich bei Gefäßendoprothesen der Aorta bzw. bei größeren Darmresektionen erforderlich.

Intra- und postoperative Blutverluste

Blutverluste bis 20% (1000 – 1500 ml) werden ausschließlich durch kolloidale Volumenersatzmittel, ergänzt durch kristalloide Lösungen, kompensiert (reiner Volumenersatz – cave Ausgangs-Hb).
Bei Verlusten von mehr als 20% (> 1500 ml) kommen zusätzlich Erythrozytenkonzentrate zum Einsatz, um den Verlust an Sauerstoffträgern zu kompensieren.
Verluste von mehr als 60% (3000 ml) erfordern den Ersatz der Gerinnungsfaktoren durch zusätzliche Gabe von Frischplasma (GFP bzw. FFP).
Bei Verlusten von mehr als 80% muß evtl. auch der Thrombozytenverlust durch die Gabe von Thrombozytenkonzentraten ausgeglichen werden.

Zu beachten ist der Gesamtzustand des Patienten, eine bereits bestehende Anämie, das Alter, die Sauerstoffsättigung, der zentralvenöse Druck und zu erwartende postoperative Drainageverluste.

Postoperativer Erhaltungsbedarf

Hierzu werden kristalloide Lösungen (z.B. Ringer-Lactat) mit einer Infusionsgeschwindigkeit von 1,5–2 ml/kgKG x h oder nach dem unter „präoperatives Defizit" genannten Schema als Basistherapie unter exakter Bilanzierung bis zum 2. postoperativen Tag angewendet. Danach sollte entweder mit oralem Kostaufbau oder einer (hypokalorischen) parenteralen Ernährung begonnen werden. In Abhängigkeit von den o.g. Überwachungsparametern erfolgen Ergänzungen oder Kürzungen der Volumentherapie.

Literatur

1 Ahnefeld, F. W., H. Bergmann, C. Burri, W. Dick, M. Halmágyi, E. Rügheimer: Indikation, Wirkung und Nebenwirkung kolloidaler Volumenersatzmittel. Springer, Berlin 1975
2 Doenicke, A., D. Kettler, W. F. List, J. Tarnow, D. Thomson: Anästhesiologie, 6. Aufl. Springer, Berlin 1992
3 Firestone, L. L., Ph. L. Lebowitz, Ch. E. Cook: Praktische Anästhesie, 2. Aufl. Thieme, Stuttgart 1980
4 Lawin, P., J. Zander, B. Weidler: Hydroxyethylstärke – eine aktuelle Übersicht. Thieme, Stuttgart 1989

13 Lokal- und Leitungsanästhesie

E. A. Jung

Lokalanästhesiologische (LA) oder regionalanästhesiologische Verfahren sind seit mehr als hundert Jahren in der klinischen Praxis etabliert. Durch die Verfeinerungen in der Technik der Allgemeinanästhesie und die Einführung modernerer und immer sichererer Pharmaka zur Vollnarkose hat die Regionalanästhesie seit Beginn der fünfziger Jahre zu Unrecht an Bedeutung verloren.

Heute wird eine adäquate und individuelle postoperative Schmerztherapie als mitbestimmender Faktor zum Operationserfolg gewertet. Ambulante Operationen sowie kurze Verweilzeiten der Patienten in den Kliniken sind zum wirtschaftlichen „Muß" geworden. Dies hat zur Folge, daß regionalanästhesiologische Verfahren eine Renaissance erleben. Mit der richtigen Indikation überlegt eingesetzt sind sie eine Bereicherung in der operativen und anästhesiologische Versorgung der Patienten.

Im folgenden sollen kurz die Grundlagen, Möglichkeiten und Grenzen der Regionalanästhesie aufgezeigt werden.

Lokalanästhetika

Eigenschaften

Die Lokalanästhetika wirken an der Nervenfaser und hier speziell an der Nervenmembran. Der Einstrom von Natriumionen in die Nervenzellen wird verhindert, als Folge ist die Reizleitung unterbrochen.

Die Determinanten für die Wirksamkeit eines LA, insbesondere an peripheren Nerven, sind sein Molekulargewicht, sein pH-Wert (bzw. der seines Mediums), seine Proteinbindung, seine Lipidlöslichkeit sowie seine Konzentration.

Die pharmakologischen Eigenschaften des LA bestimmen seine analgetische Potenz (Lipidlöslichkeit), die Qualität der Analgesie (Konzentration), die Ausprägung der motorischen Blockade (Konzentration, Lipophilie), die Anschlagzeit (Dissoziationsgrad, Molekulargewicht) und die Wirkdauer (Lipidlöslichkeit, Proteinbindung).

Zusätze

Adrenalin: Mit der Beimischung von Adrenalin (1 : 200 000) läßt sich die Gewebedurchblutung und somit die Resorption des LA vermindern. Die Anschlagszeit wird hierdurch herabgesetzt und die Blockade vertieft.

Alkalinisierung: Durch Zugabe von Bicarbonat wird der pH des LA angehoben. Durch den daraus resultierenden niedrigeren Dissoziationsgrad vermag das Pharmakon das Gewebe leichter zu durchdringen.

Nebenwirkungen der gebräuchlichen Lokalanästhetika

Heute werden fast ausschließlich amidgebundene Lokalanästhetika verwendet, da die estergebundenen LA bzw. deren Abbauprodukt (Paraaminobenzoesäure) mit häufigen Nebenwirkungen (Allergien, Histaminfreisetzung) behaftet waren.

Bei hohen Blutspiegeln durch Überdosierung (Richtwerte s. Tab. 13.1) oder versehentlicher intravasaler Injektion ist mit zerebralen und kardiovaskulären Komplikationen zu rechnen.

Zerebrale Nebenwirkungen

LA passieren die Blut-Hirn-Schranke. Toxische Konzentrationen führen initial zu Unruhe, Angst, Schwindel, Hör- und Sehstörungen. Metallischer Geschmack und Kribbeln im Perioralbereich sind die ersten Anzeichen auf toxische Wirkspiegel, die in einen generalisierten zerebralen Krampfanfall und einen Atemstillstand münden können.

Kardiovaskuläre Reaktionen

LA wirken negativ inotrop. Bei toxischer Dosierung muß mit einem ausgeprägten Abfall des Herzzeitvolumens

Tabelle 13.1 Dosierung der Lokalanästhetika

	Molekulargewicht	Verteilungskoeffizient	Proteinbindung	Relative Analgesiedauer (Std.)	Höchstdosis (mit Vasokonstriktor) (mg)
Lidocain	234	2,9	64	2–3	200 (500)
Mepivacain	246	0,8	78	2–3	300 (500)
Etidocain	276	141	94	4–10	300
Prilocain	220	0,9	55	2–3	400 (600)
Bupivacain	288	27,5	96	4–10	150

gerechnet werden. Steigt der Wirkspiegel weiter, kommt es zur massiven Beeinflussung der kardialen Reizleitung bis hin zur kompletten Blockierung. Eine nach Injektion eines LA auftretende Bradykardie und Blutdruckabfall sind stets als Alarmsignal zu werten.

Toxische Wirkspiegel werden erreicht durch eine mengenmäßige Überdosierung, durch eine rasche Resorption des LA aus einem gut durchbluteten Areal sowie durch eine versehentliche intravasale Injektion.

Die Schwelle zur Toxizität ist individuell sehr unterschiedlich. Toxische Wirkungen können plötzlich auftreten und eine sofortige, adäquate Reaktion notwendig machen. Deshalb sind bei der Durchführung der LA am ZNS (Spinalanästhesie, Periduralanästhesie), der intravenösen LA, der Blockade peripherer Nerven sowie bei der Infiltration mit größeren Mengen an LA entsprechende Vorbereitungen unabdingbar.

Praxis der Lokalanästhesie

Vorbereitungen

1. Die Anamnese muß abgeschlossen sein, besonderes Augenmerk ist auf Hypertonie, Arrhythmie und Allergie zu richten. Prinzipiell ist der Patient wie für eine Allgemeinanästhesie vorzubereiten, inkl. der Laborbefunderhebung. Ein Gerinnungsstatus ist erforderlich.
2. Der Patient muß nüchtern sein (Ausnahme: Notfalleingriff). Das LA ist kein Alternativverfahren, um das Nüchternheitsgebot zu umgehen!
3. Es muß ein venöser Zugang vorhanden sein!
4. Absaugmöglichkeit, Intubationsbesteck, Sauerstoff sowie Beatmungsgerät müssen vorhanden sein!
5. Monitoring von EKG, S_{aO_2}, RR. Defibrillator in Bereitschaft!
6. Notfallmedikamente wie an jedem Anästhesiearbeitsplatz (Thiopental, Midazolam, Katecholamine, Atropin, Relaxanzien).
7. Ein in Notfalltherapie geschultes Personal muß vor Ort sein.

Diese Voraussetzungen werden bei der Beschreibung der einzelnen Techniken als vorhanden vorausgesetzt und nicht mehr eigens erwähnt!

Techniken in der Lokalanästhesie

Intravenöse Regionalanästhesie (Biersche Anästhesie)

Indikation und Kontraindikation

13.1 Indikation für eine Biersche Anästhesie

Indikationen

Operationen an der oberen oder unteren Extremität. Die Eingriffsdauer sollte 1 Stunde nicht überschreiten.

Kontraindikationen

Ablehnung der Methode durch den Patienten.
Allergie gegen Lokalanästhetika.
Unmöglichkeit der Anlage einer Blutleere.
Infektion der Extremität.

Instrumentarium

Zwei Blutleeremanschetten oder Doppelmanschette, Venenverweilkanüle (20-G-Kunststoff- oder -Butterflykanüle), Esmarchsche Binde.

Durchführung

Venösen Zugang außerhalb der betroffenen Extremität legen. Venenverweilkanüle am Handrücken (Abb. 13.1)

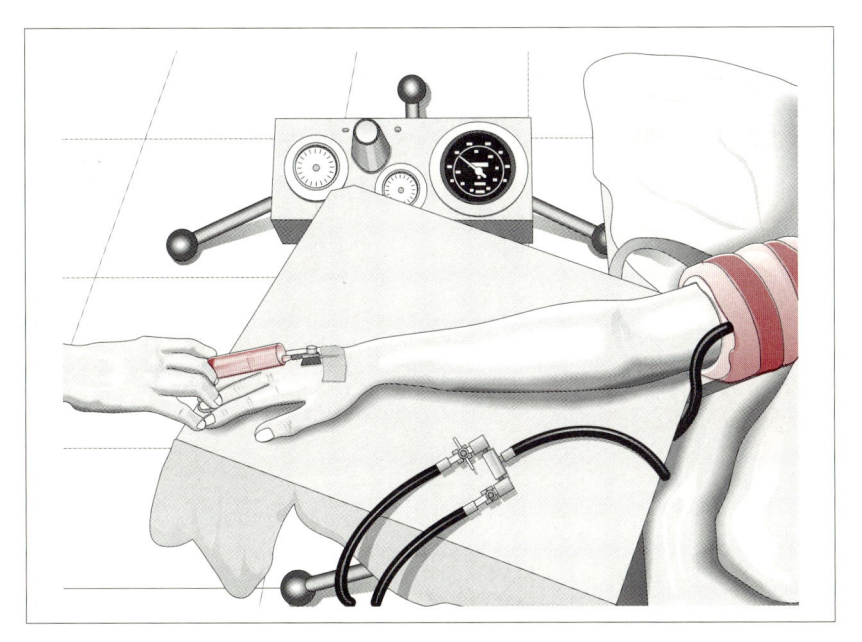

Abb. 13.1 Intravenöse Anästhesie: Anlage der Doppelmanschette zur Blutleere und Venenverweilkanüle am Handrücken.

für eine Operation an der oberen Extremität, an Fußrücken oder V. saphena für die untere Extremität. Fixierung der Kanüle!
Anlage der Blutleeremanschette(n) an Oberarm oder Mitte Oberschenkel. Auswickeln der Extremität mit der Esmarch-Binde (falls dies nicht möglich ist, Ausstreichen oder Hochlagern für einige Minuten). Aufblasen der proximalen Manschette auf RR-systol. Patient + 100 mmHg (Arm), bzw. 500 – 550 mmHg (Bein).
Injektion des LA, Verteilung durch „streichende Massage", Entfernung der Kanüle. Aufpumpen der distalen Manschette nach Erreichen der vollständigen Analgesie (10 – 15 min). Diese Manschette liegt mittlerweile im analgesierten Bereich und wird problemlos toleriert. Ablassen der proximalen Manschette. Operation.

Dosierung des LA

Keine lang wirksamen LA verwenden!

Arm: 40 – 60 ml oder 0,75 – 1 ml/kgKG 0,5 %iges Lidocain oder Prilocain oder Mepivacain.

Bein: 60 – 100 ml 0,375 %iges Lidocain.
Die Manschette bleibt blockiert bis nach dem Ende der Operation. Sie darf keinesfalls vor Ablauf von 30 Minuten nach Injektion geöffnet werden, dabei wird intermittierend geöffnet, d. h. komplettes Ablassen und sofortige erneute komplette Blockade innerhalb von 30 Sekunden (5 Sekunden offen, 30 Sekunden geschlossen) über 4 – 5 Minuten. *Genaue* Beobachtung des Patienten, um toxische Reaktionen auf LA zu erkennen. Bei Reaktion: sofortige Blockade der Manschette + evtl. Soforttherapie der Komplikation. Zuwarten für einige Minuten, dann erneutes intermittierendes Öffnen der Manschette. Eine postoperative Kontrolle des Patienten muß gewährleistet sein!

Interskalenäre Blockade des Plexus brachialis nach Winnie

Indikation und Kontraindikation

▶ **13.2 Indikation für eine interskalenäre Blockade des Plexus brachialis**

Indikationen
Operationen am Schlüsselbein.
Operationen im Schulterbereich.
Operationen an der Oberarmaußenseite.
Ideal für die adjuvante Analgesie (Plexus + ITN) bei Schulteroperationen sowie die postoperativen Schmerztherapie in diesem Bereich.

Kontraindikationen
Ablehnung der Methode durch den Patienten.
Allergie gegen LA.
Infektion an der Einstichstelle.
Kontralaterale Rekurrens- oder Phrenikusparese.

Instrumentarium

Desinfektionslösung, sterile Kompressen, steriles Abdecktuch, sterile Handschuhe, (stumpfe) Punktionskanüle mit Stimulationsmöglichkeit, zwei 20-ml-Spritzen, evtl. Nervenstimulator, Kanüle Nr. 1, evtl. Katheter mit Filter.

Durchführung

Flachlagerung des Kopfes und Drehung nach der kontralateralen Seite. Aufsuchen und Markieren der Einstichstelle.

Einstichstelle (Abb. 13.2): Interskalenäre Furche in Höhe des Krikoids. Hierzu wird der M. sternocleidomastoideus getastet. Circa 1 – 2 cm lateral kann die interskalenäre Furche identifiziert werden (Patient tief inspirieren lassen).
Das Areal wird sorgfältig desinfiziert und abgedeckt, sodann mit LA eine kleine Hautquaddel gesetzt. Mit der Kanüle Nr. 1 wird die Haut vorpunktiert, um das Eindringen der stumpfen Stimulationskanüle zu erleichtern. Nach Hautpunktion wird der Stimulator mit einer Stromstärke von 0,5 mA und mehr eingeschaltet. Die Stichrichtung führt nach medial, kaudal und gering dorsal, bis rhythmische Kontraktionen der Schulter- und Oberarmmuskulatur ausgelöst werden. Weiterer Vorschub um ca. 1 – 2 mm und Entfernung des Mandrins. Es werden nach Probeaspiration in 2 Ebenen (kein Blut, kein Liquor!) bis zu 40 ml LA eingespritzt, anschließend nach Bedarf ein Katheter zur evtl. Nachinjektion eingelegt und fixiert.
Analgesiezone s. Abb. 13.3.

Komplikationen

Intrathekale Applikation mit totaler Spinalanästhesie, toxische Wirkspiegel durch rasche Resorption oder intravasale Injektion, Phrenikus- oder Rekurrensparese.

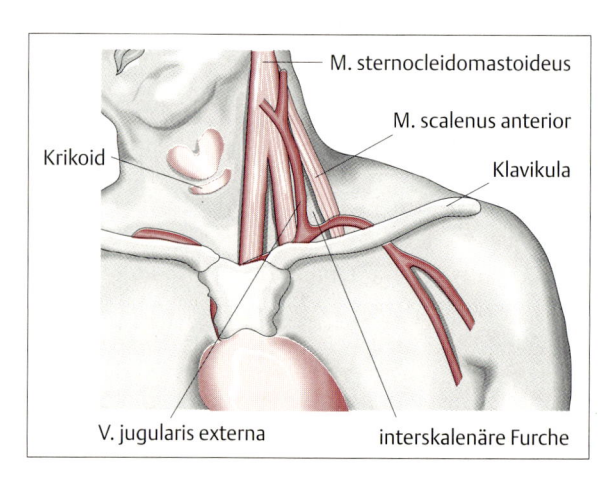

Abb. 13.2 Die Einstichstelle bei interskalenärer Blockade des Plexus brachialis ist die interskalenäre Furche.

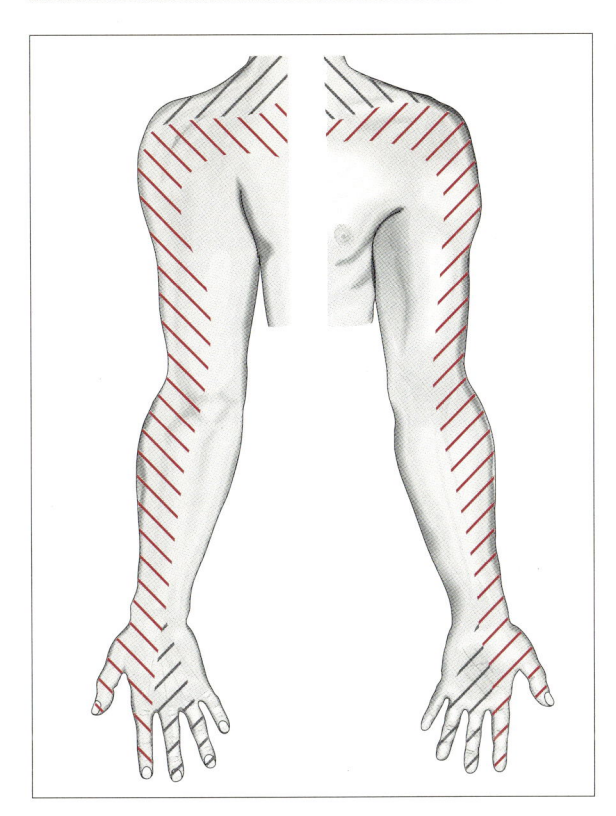

Abb. 13.3 Analgesiezone bei interskalenärer Blockade des Plexus brachialis.

Dosierung des LA

Perioperativ: Bis 30 ml 0,5%iges Bupivacain.

Postoperative Schmerztherapie: Bis 20 ml 0,25%iges Bupivacain. Kontrolle und Überwachung des Patienten nach Injektion obligat!

Axilläre Blockade des Plexus brachialis

Indikation und Kontraindikation

➡ **13.3 Indikation für eine axilläre Blockade des Plexus brachialis**

Indikationen
Operationen am Unterarm und an der Hand.
Schmerztherapie im genannten Bereich.
Sudeck-Syndrom.

Kontraindikationen
Ablehnung der Methode durch den Patienten.
Allergie gegen LA.
Ausgedehnte Infektion mit Lymphangitis.
Präoperative Nervenläsionen werden kontrovers beurteilt, ggf. Diskussion mit Operateur.

Instrumentarium

Desinfektionslösung, sterile Kompressen, steriles Abdecktuch, sterile Handschuhe, (stumpfe) Punktionskanüle mit flexiblem Anschluß (z. B. Plexufix-Nadel) bzw. Stimulationskanüle, zwei 20-ml-Spritzen, evtl. Nervenstimulator, Kanüle Nr. 1, evtl. Katheter mit Filter.

Durchführung

Rückenlagerung. Der Oberarm wird abduziert, der Unterarm um 90° gebeugt (evtl. Patient Hand unter den Kopf legen lassen), Rasur der Achselhöhle. Aufsuchen der Einstichstelle. Der die Blockade durchführende Arzt sitzt neben dem Oberkörper des Patienten, die Utensilien sind auf einem separaten Steriltisch vorbereitet.

Einstichstelle: Aufsuchen der A. axillaris. Die Gefäß-Nerven-Scheide ist meist als derber, verschieblicher Strang tastbar. Unter Tasten verfolgt man die Arterie von der vorderen Wand der Achselhöhle ca. 1,5–2 cm nach distal. Hier bietet der Humerus ein festes Widerlager (evtl. muß, um die Arterie tasten zu können, der Bizepsbauch etwas nach kranial gedrückt werden). Markieren der Einstichstelle. Desinfektion der Achselhöhle und der proximalen Oberarminnenseite, steriles Abdecken. Aufsuchen der Einstichstelle. Hautquaddel direkt über der Arterie. Vorpunktion der Haut mit Kanüle Nr. 1.
Der Arzt tastet mit seiner dem Patienten zugekehrten Hand die Arterie, die andere Hand führt die Kanüle (Handhabung wie Bleistift) in einem Winkel von 45° auf die maximale Pulsation (Abb. 13.4).
Die Gefäß-Nerven-Scheide imponiert als derber, federnder Widerstand, der mit einem spürbaren „Klack" überwunden wird. Cave vor Durchstechung der gesamten Gefäß-Nerven-Scheide. Festes Aufstecken der 1. LA-

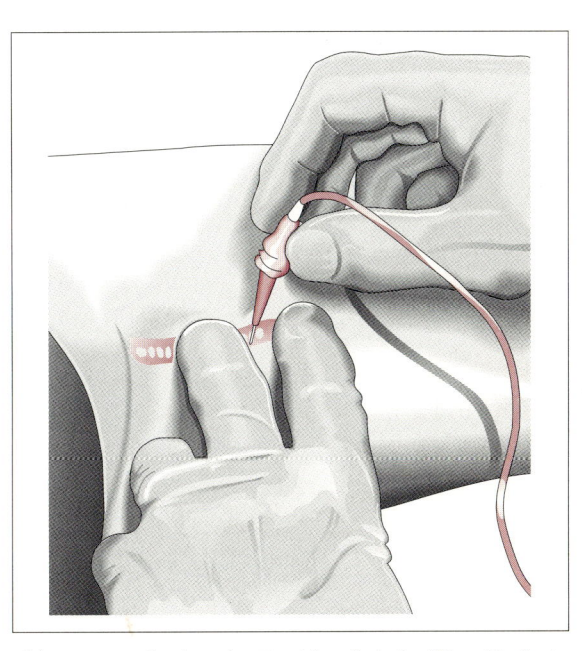

Abb. 13.4 Aufsuchen der Einstichstelle bei axillärer Blockade des Plexus brachialis.

Spritze mit freier Hand. Kanüle darf nicht mehr losgelassen werden. Aspiration in 2 Ebenen (kein Blut!). Langsame Injektion von 5 ml LA. Hierbei kann eine Lagekontrolle vorgenommen werden: Unter Injektion des LA wird die Kanüle langsam vorgeschoben. Bei Erreichen der distalen Wand der Gefäß-Nerven-Scheide verschließt diese das Kanülenlumen, der Spritzwiderstand wird deutlich höher. Beim Zurückziehen der Kanüle läßt sich das LA wieder leichter spritzen („Stop-and-go"-Phänomen).

Unter mehrfach wiederholter Aspiration Verabreichung der benötigten LA-Menge. Während des Einspritzens drücken die unteren Finger der die Kanüle führenden Hand die Gefäß-Nerven-Scheide des Patienten nach distal ab, so daß sich das LA nach proximal verteilt. Die Extremität wird hochgehalten, der Oberarm mehrmals nach proximal ausgestrichen, anschließend wird die Extremität an den Körper angelagert und gesichert (Verlust der motorischen Kontrolle!).

Modifizierte Technik bei Stimulation: Nach Durchstoßen der Gefäß-Nerven-Scheide Stimulation mit 0,5 mA und mehr. Injektion dort, wo sich die Muskulatur aller Finger durch die Stimulation kontrahiert. Anschließend wird ein evtl. vorgesehener Katheter zur Nachinjektion eingeführt und fixiert. Weiteres Vorgehen wie oben. Analgesiezone s. Abb. 13.**5**.

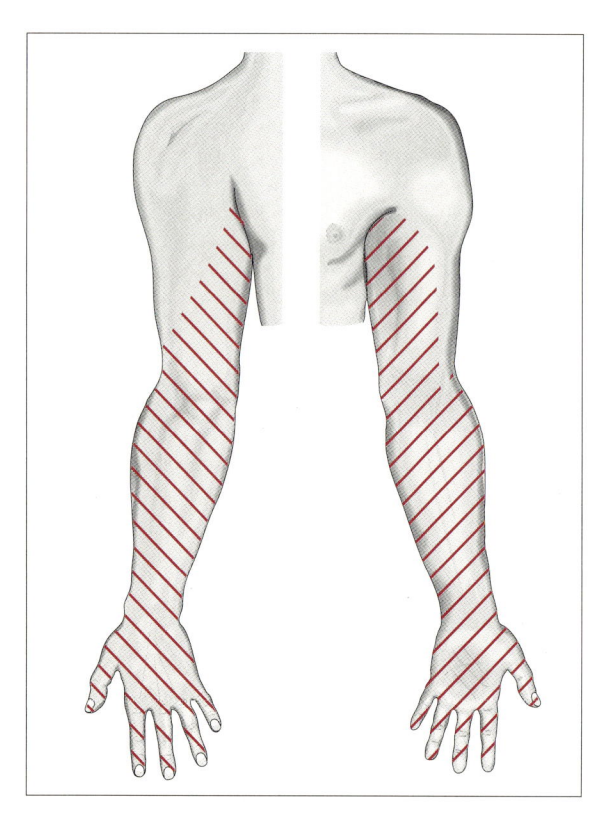

Abb. 13.**5** Analgesiezone bei axillärer Blockade des Plexus brachialis.

Komplikationen

Toxische Wirkspiegel bei rascher Resorption oder intravasaler Injektion, Blutung, Hämatom an Injektionsstelle.

Dosierung des LA

Bis 30 ml 0,5 %iges Bupivacain oder bis 40 ml 1 %iges Prilocain. Zur Versorgung frischer traumatischer Läsionen inkl. Amputationen und Replantationen hat sich die initiale Zugabe von 0,1 mg Fentanyl bewährt.

Periphere Blockade des N. ulnaris

Indikation und Kontraindikation

> 13.4 Indikation für die periphere Blockade des N. ulnaris

Indikationen

Supplementierung einer unvollständigen Plexusblockade.
Manipulationen im Versorgungsgebiet des N. ulnaris.

Kontraindikationen

Allergie gegen LA.
Infektion im Bereich der Einstichstelle.

Instrumentarium

Desinfektionslösung, Lochtuch, 5-ml-Spritze, Kanüle Nr. 18.

Durchführung

Rückenlagerung. Die Hand wird flach auf dem Handrücken gelagert, dann in der Handwurzel leicht gebeugt. Der Handwurzelbereich wird desinfiziert und abgedeckt, anschließend die Einstichstelle aufgesucht.

Einstichstelle (Abb. 13.**6**): Unmittelbar radialseitig der Sehne des M. flexor carpi ulnaris (deutlich tastbar am ulnarseitigen Rand der Handwurzel). Senkrechtes Einstechen in Richtung des Os pisiforme. Werden beim Vorschub der Kanüle Parästhesien ausgelöst, so wird in dieser Position nach Aspiration (kein Blut!) das LA gespritzt. Ist dies nicht der Fall, wird die Kanüle bis zum Knochenkontakt weiter vorgeschoben und unter Zurückziehen das LA appliziert.
Analgesiezone s. Abb. 13.**7**.

Dosierung des LA

5–10 ml 1 %iges Lidocain oder 0,5 %iges Bupivacain.

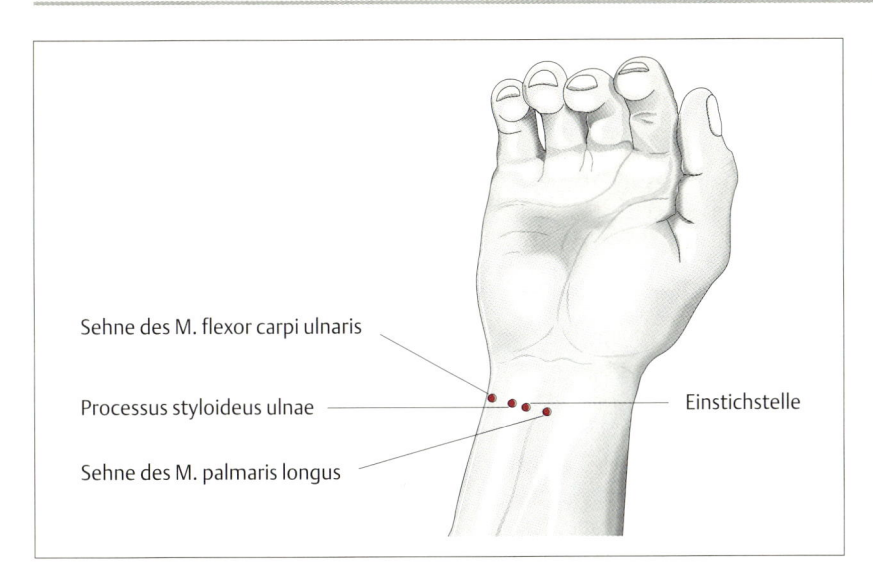

Abb. 13.**6** Einstichstelle bei peripherer Blockade des N. ulnaris.

Sehne des M. flexor carpi ulnaris
Processus styloideus ulnae
Sehne des M. palmaris longus
Einstichstelle

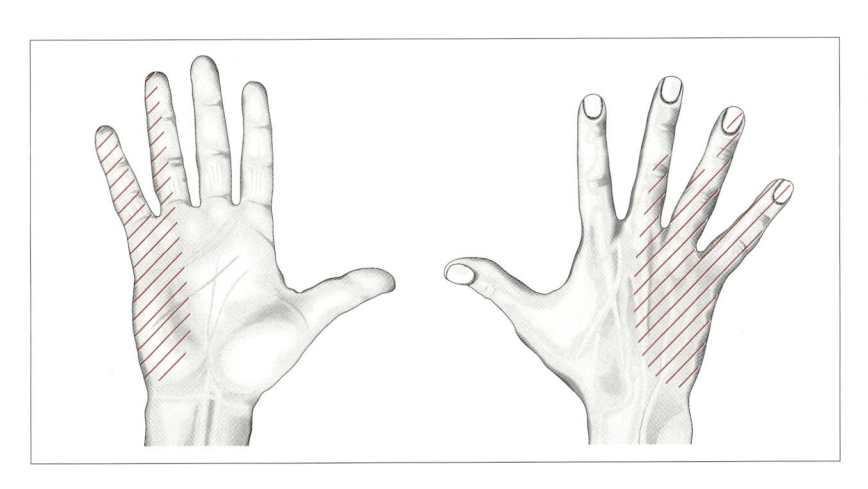

Abb. 13.**7** Analgesiezone bei peripherer Blockade des N. ulnaris.

Periphere Blockade des N. medianus

Indikation und Kontraindikation

▶ 13.5 Indikation für die periphere Blockade des N. medianus

Indikationen

Supplementierung einer unvollständigen Plexusblockade.
Manipulationen im Versorgungsgebiet des N. medianus.

Kontraindikationen

Ablehnung der Methode durch den Patienten.
Infektionen im Bereich der Einstichstelle.

Instrumentarium

Desinfektionslösung, Lochtuch, 5-ml-Spritze, Kanüle Nr. 18.

Durchführung

Rückenlagerung. Der Handwurzelbereich wird desinfiziert und abgedeckt, anschließend die Einstichstelle aufgesucht.

Einstichstelle (Abb. 13.**8**): Die Hand wird flach auf den Handrücken gelegt, anschließend wird der Patient aufgefordert, sie im Handwurzelgelenk zu beugen und die Faust zu schließen. Jetzt können die Sehnen des M. palmaris longus und des M. flexor carpi radialis getastet werden. Die Einstichstelle liegt zwischen beiden Sehnen unmittelbar proximal der Handwurzel. Senkrechtes Einstechen und fächerförmige Infiltration nach vorhergehender Aspiration (kein Blut!) in ca. 1 cm Tiefe. Werden hierbei Parästhesien ausgelöst, wird ein LA-Depot an dieser Stelle angelegt.
Analgesiezone a. Abb. 13.**9**.

Dosierung des LA

5–10 ml 1%iges Lidocain oder 0,5%iges Bupivacain.

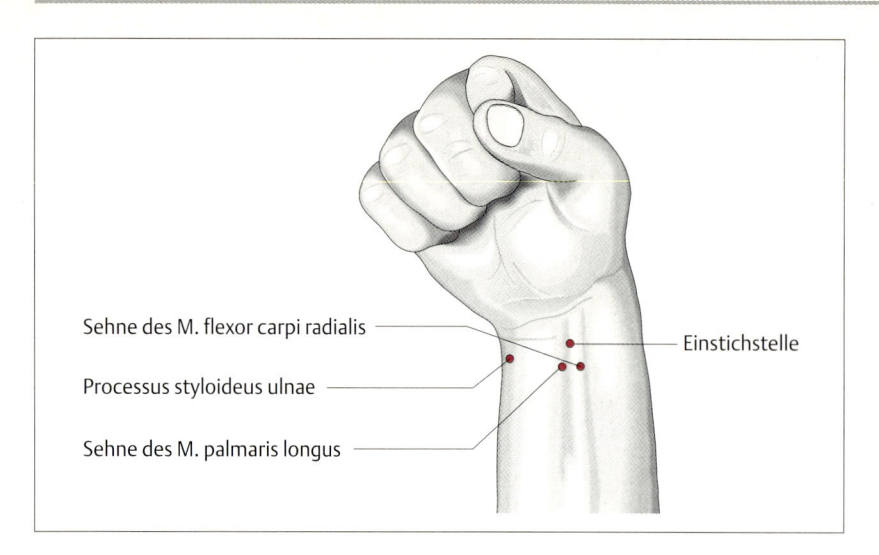

Abb. 13.8 Einstichstelle bei peripherer Blockade des N. medianus.

Sehne des M. flexor carpi radialis
Processus styloideus ulnae
Sehne des M. palmaris longus
Einstichstelle

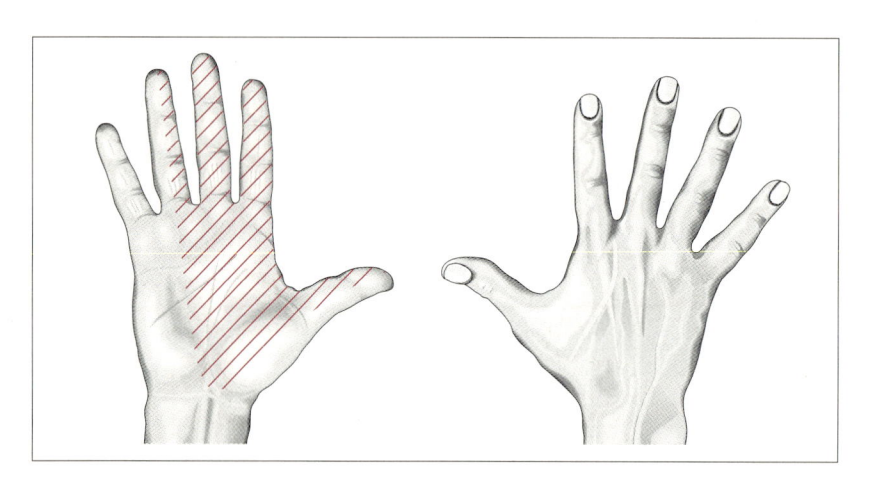

Abb. 13.9 Analgesiezone bei peripherer Blockade des N. medianus.

Periphere Blockade des N. radialis

Indikation und Kontraindikation

➡ **13.6 Indikation für die periphere Blockade des N. radialis**

Indikationen
Supplementierung einer unvollständigen Plexusblockade.
Manipulationen im Versorgungsgebiet des N. radialis.

Kontraindikationen
Ablehnung der Methode durch den Patienten.
Infektionen im Bereich der Einstichstelle.

Instrumentarium

Desinfektionslösung, Lochtuch, 5-ml-Spritze, Kanüle Nr. 18.

Durchführung

Die Hand wird seitlich auf die Ulnarseite gelagert, der Daumenbereich sowie die Radialseite des Unterarmes sind zugänglich. Die Region von Daumengrundgelenk bis distaler Unterarm wird desinfiziert und abgedeckt, dann die Einstichstelle aufgesucht.

Einstichstelle (Abb. 13.**10**): Die A. radialis wird senkrecht zum Processus styloideus ulnae getastet. Zwischen dem

Einstichstelle
A. radialis
Processus styloideus ulnae

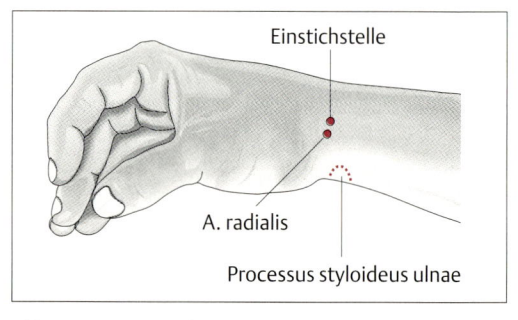

Abb. 13.10 Einstichstelle bei peripherer Blockade des N. radialis.

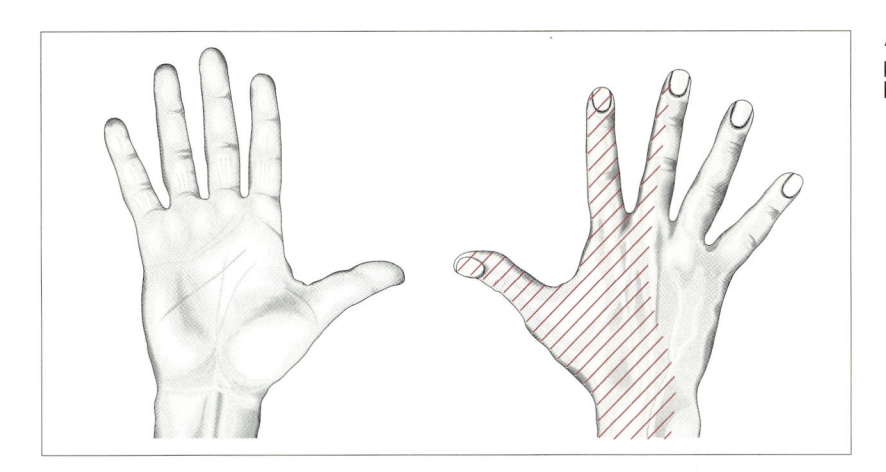

Abb. 13.11 Analgesiezone bei peripherer Blockade des N. radialis.

hier getasteten Gefäß und der Sehne des M. extensor pollicis brevis wird senkrecht zur Hautebene eingegangen, bis Parästhesien ausgelöst werden. Nach Aspiration (kein Blut!) wird das LA injiziert.
Analgesiezone s. Abb. 13.11.

Dosierung des LA

3 ml 1%iges Lidocain oder 0,5%iges Bupivacain.

Blockade des Plexus lumbalis im Inguinalbereich (3-in-1-Block)

Indikation und Kontraindikation

13.7 Indikation für die Blockade des Plexus lumbalis im Inguinalbereich

Indikationen
Bei der operativen Versorgung am Hüftgelenk, Schenkelhals und Oberschenkelschaft für die Lagerung. Perioperativ als Ergänzung zur Allgemeinanästhesie. Postoperativ zur Schmerztherapie inkl. Mobilisation. Adjuvant zur Allgemeinanästhesie bei Operationen am Kniegelenk inkl. postoperativer Schmerztherapie.

Kontraindikationen
Ablehnung der Methode durch den Patienten.
Infektion an der Einstichstelle.

Instrumentarium

Desinfektionslösung, sterile Handschuhe, sterile Kompressen, steriles Abdecktuch, zwei 20-ml-Spritzen, Kanülen Nr. 1 und Nr. 18, (stumpfe) Punktionskanüle (Plexufix) oder Stimulationskanüle mit Nervenstimulator.

Durchführung

Rückenlagerung. Aufsuchen der Einstichstelle. Hierzu wird das Leistenband identifiziert und die A. femoralis getastet. Die Injektionsstelle liegt 1 cm kaudal des Leistenbandes und 1 cm lateral der Arterie (Abb. 13.12).

Nach Desinfektion und steriler Abdeckung des Leistenbereiches Hautquaddel an der Einstichstelle. Anschließend wird mit der Kanüle Nr. 1 die Haut vorpunktiert. Senkrechtes Durchstechen der Haut mit der (stumpfen) Punktionskanüle. Direkt unter der Hautebene wird die Kanüle nach kranial auf die Pulsation der A. femoralis geführt. Die Gefäß-Nerven-Scheide bietet einen elastischen Widerstand, der überwunden wird („Klack-Phänomen"). Aspiration (kein Blut!), Applikation des LA, wobei die Gefäß-Nerven-Scheide nach distal durch die untere Finger der die Kanüle führenden Hand komprimiert wird. Ziel ist es, das LA sich möglichst nach proximal verteilen zu lassen, um die Nervenabgänge des N. obturatorius, N. femoralis und N. cutaneus femoris lateralis sicher abzudecken.

Wird ein kontinuierliches Verfahren mittels Kathetertechnik angestrebt, so wird wie folgt vorgegangen: Nach Vorpunktion der Haut mit der Kanüle Nr. 1 Einstich mit der Stimulationskanüle. Anschluß an den Nervenstimulator. Stromstärke 1 mA und mehr. Vorschub in Richtung der Arterie, bei rhythmischer Kontraktion der Beinmuskulatur weiterer Vorschub um 1–2 mm, dann Entfernung des Mandrins. Applikation des LA nach vorherge-

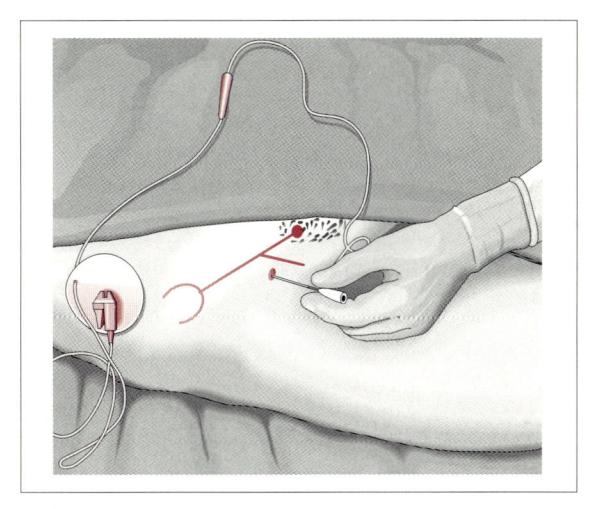

Abb. 13.12 Einstichstelle bei Blockade des Plexus lumbalis im Inguinalbereich.

hender Aspiration (kein Blut!). Zuletzt wird der Katheter eingebracht und fixiert.
Mit dieser Technik wird erreicht, daß bei unkorrekter Katheterlage zumindest initial durch den „Single shot" eine Analgesie zustandekommt.

Dosierung des LA

Perioperativ: Bis 40 ml 1%iges Scandicain oder 0,5%iges Bupivacain.

Postoperative Schmerztherapie: 20–40 ml 0,25%iges Bupivacain. Kontrolle und Überwachung des Patienten obligat!

Fußblock

Indikation und Kontraindikation

13.8 Indikation für den Fußblock

Indikationen

Operationen im Bereich der Fußzehen und des Vorfußes. Die Methode ist besonders geeignet bei Patienten mit Folgeerscheinungen des Diabetes mellitus in diesem Bereich (Zehen- und Vorfußamputationen). Die Grunderkrankung geht meist mit einem hohen Anästhesierisiko einher, das hier elegant umgangen werden kann. Die diabetische Polyneuropathie unterstützt das Gelingen der Blockade und macht die multiplen Einstiche erträglicher.

Kontraindikationen

Ablehnung der Methode durch den Patienten. Infektionen an den Einstichstellen.

Instrumentarium

Desinfektionslösung, sterile Kompressen, mehrere sterile Abdecktücher, sterile Handschuhe, vier 10-ml-Spritzen, mehrere Kanülen Nr. 1 oder Nr. 12.

Durchführung

Rückenlagerung. Die betroffene Extremität wird am proximalen Unterschenkel von einer Hilfsperson hochgehoben. Der gesamte Fuß wird bis zur Wadenmitte chirurgisch abgewaschen und auf ein steriles Tuch abgelegt und abgedeckt. Die Einstichstellen werden aufgesucht und infiltriert.

Einstichstellen: Zuerst wird die A. dorsalis pedis auf dem Fußrücken palpiert. Direkt neben der Arterie wird senkrecht eingegangen und nach negativem Aspirationstest (kein Blut!) 2–3 ml LA injiziert. Dabei wird auch versucht unter die Arterie zu gelangen. Der gleiche Vorgang wird auf der kontralateralen Seite der Arterie wiederholt (Blockade des N. fibularis profundus) (Abb. 13.**13**).

Der Fuß wird gedreht, so daß der Innenknöchelbereich zugänglich wird. Aufsuchen der A. tibialis unter dem Malleolus medialis. Hier werden ebenfalls je 2–3 ml LA lateral und kontralateral des Gefäßes verabreicht (Abb. 13.**14**). In den Raum zwischen den Malleolen und der Achillessehne kann zusätzlich noch ein LA-Depot von 5–10 ml gesetzt werden.
Unter entsprechender Rotation des Unterschenkels wird zirkulär etwa 4 Querfinger oberhalb des Unterrandes der Malleolen die Haut subkutan mit bis zu 20 ml LA unterspritzt (Blockade des N. saphenus und der Hautäste) (Abb. 13.**14** u. 13.**15**).
Analgesiezone s. Abb. 13.**16**.

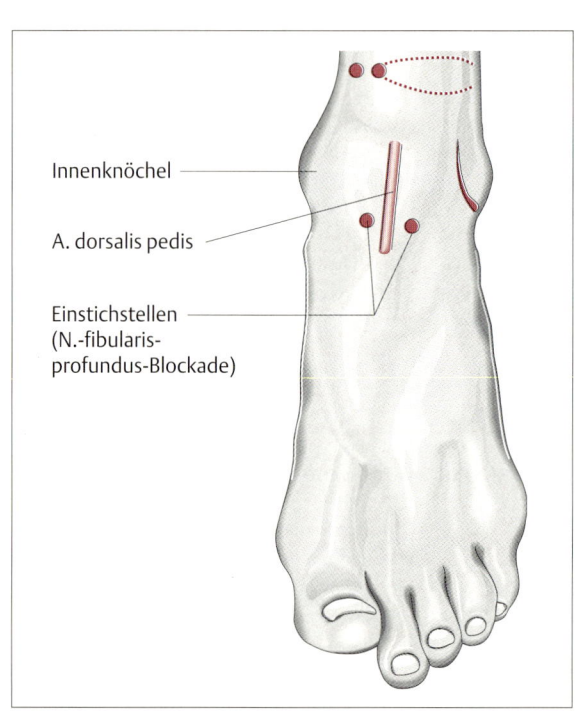

Abb. 13.**13**   Einstichstellen bei N.-fibularis-profundus-Blockade.

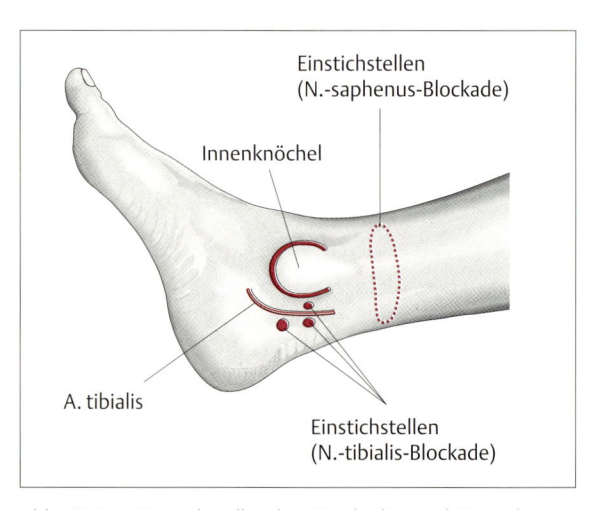

Abb. 13.**14**   Einstichstellen bei N.-tibialis- und N.-saphenus-Blockade.

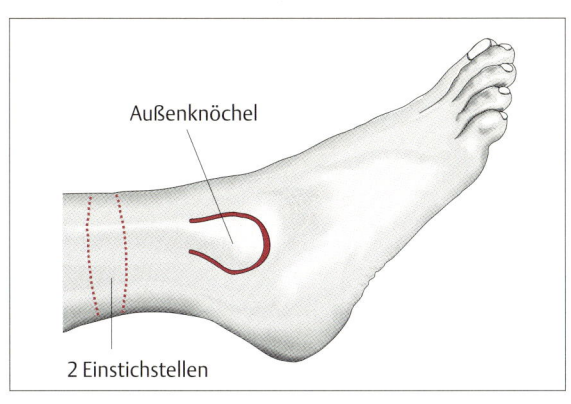

Abb. 13.**15** Einstichstellen zur Blockade der Hautäste beim Fußblock.

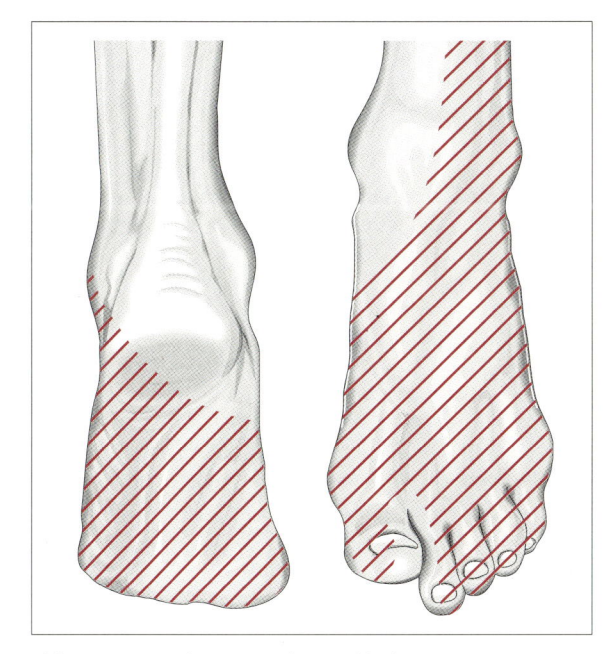

Abb. 13.**16** Analgesiezone bei Fußblock.

Dosierung des LA

Bis 40 ml 1 %iges Scandicain oder bis 30 ml 0,5 %iges Bupivacain.

Rückenmarksnahe Verfahren

Die rückenmarksnahen Verfahren sollten im folgenden skizzenhaft beschrieben werden, da das Wissen um Nutzen und Grenzen dieser Methoden für den Operateur zur Eingriffsplanung und Patientenvorbereitung wertvoll ist.
Weiterführende Informationen können den Lehrbüchern der Anästhesiologie entnommen werden. Es sei hier ausdrücklich betont, daß die Durchführung dem Erfahrenen überlassen bleiben sollte oder nur unter dessen Anleitung erfolgen darf.
Rückenmarksnahe Verfahren sind ausdrücklich nicht dazu geeignet, das Nüchternheitsgebot zur Narkose, außer bei gegebener Notfallindikation, zu verlassen. Die Durchführung einer Spinal (SPA)- oder Periduralanästhesie (PDA) kann immer mit Komplikationen behaftet sein, die ein Intubation erforderlich machen können.

> Die Anlage einer SPA oder einer PDA beim nicht nüchternen Patienten ist, außer im Notfall, eine absolute Kontraindikation!

1. Spinalanästhesie

Indikation und Kontraindikation

➡ 13.9 Indikation zur Spinalanästhesie

> **Indikationen**
>
> Eingriffe an der unteren Körperhälfte mit überschaubarer OP-Dauer und mäßigem Blutverlust.
> Alternativverfahren zur Allgemeinanästhesie, insbesondere bei Patienten mit Atemwegserkrankungen, zu erwartender schwieriger Intubation sowie Stoffwechselerkrankungen.
>
> **Absolute Kontraindikationen**
>
> Ablehnung der Methode durch den Patienten.
> Volumenmangel.
> Infektionen an der Einstichstelle.
> Generalisierte Sepsis.
> Hirndruck.
>
> **Relative Kontraindikationen**
>
> Gerinnungsstörungen.
> Erkrankungen des Rückenmarks oder andere Neuropathien.
> LWS-Beschwerden.
> Migräne oder andere Kopfschmerzanamnese.
> Höhergradige Herzinsuffizienz.

Instrumentarium

Desinfektionslösung, sterile Kompressen und Abdecktücher, Kornzange, sterile Handschuhe, Kanüle Nr. 1, Kanüle Nr. 12, 2-ml-Spritze, 5-ml-Spritze, Spinalnadel, steriles Pflaster.

Durchführung

Es hat immer eine Hilfsperson anwesend zu sein.
Der Patient wird nach Anschluß des Monitorings und einer ersten RR-Messung (keine Hypotonie!) aufgesetzt. Man läßt ihn die Arme auf den Oberschenkeln kreuzen, das Kinn wird an die Brust gelegt. Die Lendenlordose muß durch Beugung des Rückens aufgehoben sein, damit sich die Dornfortsätze der LWS entfalten. Der Patient wird von der Hilfsperson gehalten, um ihn möglichst zu immobilisieren oder im Fall eines Kollapses zu stützen. Jetzt werden die Beckenkämme getastet, deren Verbindungslinie meist durch den Zwischenwirbelraum von

L 3/4 verläuft (Abb. 13.**17**). Von hier aus wird der zur Punktion vorgesehene Intervertebralraum aufgesucht und markiert. Es darf nicht oberhalb L 2 punktiert werden, um eine Medullaverletzung zu vermeiden. Häufig wird zwischen L 3/4 oder L 4/5 eingegangen.

Die Durchführung einer SPA verlangt absolut steriles Arbeiten, deshalb wird im Bereich der LWS großflächig chirurgisch abgewaschen und nach kaudal steril abgedeckt. In die 2-ml-Spritze wird 1 %iges Lidocain aufgezogen. Am markierten Injektionsort wird die Wirbelsäule mit dem 2. und 3. Finger der freien Hand rechts und links markiert und es wird zentral zwischen den Dornfortsätzen mit der Kanüle Nr. 12 bis zum Anschlag eingegangen. Nach negativem Aspirationstest (kein Blut, kein Liquor!) werden unter Zurückziehen die 2 ml des LA bis zur Hautebene appliziert. Die Spritze wird nun abgezogen, die Kanüle verbleibt zur Markierung.

Während der Einwirkzeit des LA wird die vorausberechnete Menge des Spinalanästhetikums in die 5-ml-Spritze aufgezogen. Die Kanüle Nr. 12 wird entfernt, und es wird an gleicher Stelle senkrecht zur Hautebene mit der Spinalkanüle gerade eingegangen. Beim Vorschub stützt man sich mit der die Kanüle führenden Hand gegen den Patientenrücken ab, um ein versehentliches rasches Eindringen zu vermeiden. Der Erfahrene vermag an einem zunehmenden Widerstand das Lig. flavum mit anschließendem Erreichen des Liquorraumes zu erkennen. Zur Verifikation wird der Mandrin aus der Kanüle entfernt, im Kanülenansatz läßt sich der zurückfließende Liquor identifizieren. Der Liquor muß klar sein, Blut oder blutige Beimengungen verbieten eine Injektion.

Nun wird die Spritze mit dem Spinalanästhetikum aufgesetzt, es wird kurz aspiriert. Hierbei läßt sich der Liquor als „Schlieren" im aufgezogenen LA erkennen. Bei positiver Identifikation wird das LA verabreicht, wobei kurz vor der vollständigen Entleerung der Spritze noch einmal kurz aspiriert wird („Schlieren"?), um die korrekte Kanülenlage zu verifizieren. Der Punktionsort wird mit einem Pflaster versehen und der Patient wieder in Rückenlage verbracht.

In den ersten 20 Minuten hat nunmehr eine engmaschige RR-Kontrolle zu erfolgen, um eine etwaige durch Sympatholyse bedingte Hypotension erkennen und therapieren zu können. Außerdem hat mehrmals die Kontrolle der Analgesieausbreitung zu erfolgen. Hierzu wird der Patient mit einem Desinfektionsspray ausgehend vom oberen Thorax nach kaudal ausgetestet. Der Verlust der Kälteempfindung markiert die erreichte Anästhesiehöhe. Bei Verwendung eines „hyperbaren" LA (s. u.) kann die Ausbreitung zusätzlich durch Variation der Lagerung gesteuert werden; sie sollte über Th 6 nicht hinausgehen. Der Patient ist mit einer Sauerstoffmaske zu versehen.

Die SPA läßt sich auch als Kathetertechnik durchführen. Dieses Verfahren hat sich jedoch nicht allgemein durchgesetzt, da mit der Katheter-Periduralanästhesie ein weniger komplikationsträchtiges Verfahren zur Verfügung steht.

Spezielle Probleme: Die Möglichkeit einer schweren Hypotension durch Sympatholyse, Ausbreitung über TH 6 hinaus nach kranial (hohe Spinalanästhesie oder der totalen Spinalanästhesie mit zerebralen Krämpfen, Koma, Atemstillstand) erfordern eine lückenlose Überwachung des Patienten bis zum postoperativen Abklingen der SPA. Der postspinale Kopfschmerz oder richtiger die postspinale Komplikation ist wenngleich eine seltene, so jedoch eine typische Erscheinung nach SPA (1 – 3 %) und tritt gehäuft bei jüngeren Patienten auf. Wurde früher als Ursache ein Liquorverlust aus dem Duraloch der Punktion

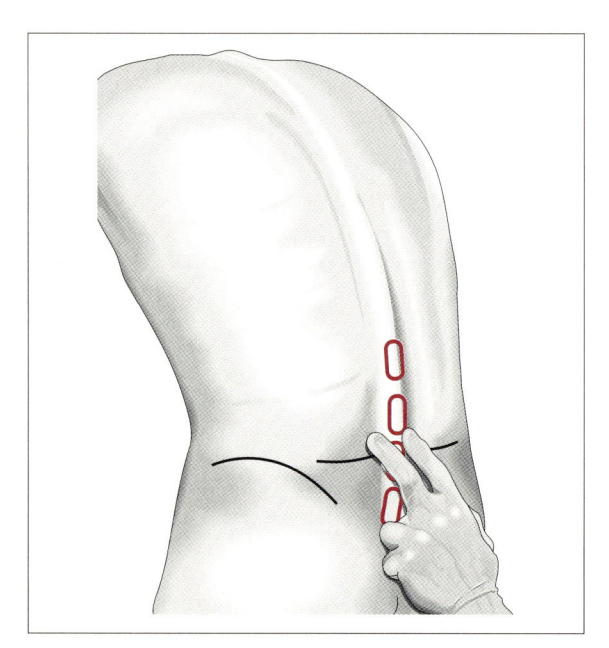

Abb. 13.17 Aufsuchen der Einstichstelle bei einer Spinalanästhesie.

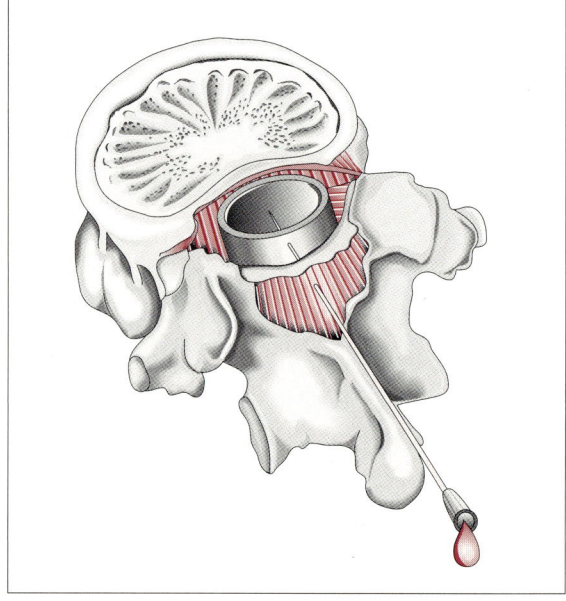

Abb. 13.18 Anatomische Verhältnisse bei der Spinalanästhesie.

postuliert, diskutiert man heute auch andere Auslöser: Reizung der Dura oder der Einfluß von Mediatoren werden hierfür ebenso angeschuldigt.
Dünnere Punktionsnadeln (bis 29 G) sowie spezielle Schliffarten haben die Inzidenz des postspinalen Kopfschmerzes spürbar gesenkt. Postoperativer (therapieresistenter) Kopfschmerz, Schwindel und sogar Hörsturz machen eine spezielle Therapie erforderlich. Immobilisation für 24 Stunden, reichliche Flüssigkeitszufuhr sowie die Verabreichung von Analgetika reichen therapeutisch zumeist aus. Persistierende Beschwerden sollten ein neurologisches bzw. HNO-ärztliches Konsil sowie die Hinzuziehung eines Anästhesisten zur Folge haben. Dieser hat ggf. über das Einbringen eines epiduralen Blutpatches an der Punktionsstelle zum Verschluß der Liquorfistel zu entscheiden.

Dosierung des LA

Verwendet werden meist 4%iges Mepivacain oder 0,5%iges Bupivacain. Die Menge richtet sich nach der gewünschten Anästhesiehöhe, das Präparat nach der voraussichtlichen OP-Dauer (s. u.).
Der Vollständigkeit halber sei noch erwähnt, daß sog. hyperbare LA (durch Glucosezusatz spezifisches Gewicht > als Liquor) zur Anwendung kommen können (Tab. 13.2). Die hyperbare Technik sollte dem Erfahrenen vorbehalten bleiben.

2. Periduralanästhesie

Im folgenden wird bei Verwendung des Begriffs „Periduralanästhesie (PDA)" von der Katheter-Priduralanästhesie ausgegangen. Sie ist einerseits das gebräuchliche Verfahren, andererseits kommen nur unter Verwendung der kontinuierlichen Kathetertechnik die Vorzüge dieser Methode voll zur Geltung.
Bei Kombination einer PDA mit einer Allgemeinanästhesie läßt sich die Belastung des Patienten mit Narkosemitteln geringer halten. Dies hat postoperativ eine raschere Erholung zur Folge. Außerdem läßt sich die PDA sowohl als Mononarkose als auch in der Kombination mit der Allgemeinanästhesie für eine postoperative gezielte Schmerztherapie hervorragend nutzen. Sie trägt damit wesentlich dazu bei, Komplikationen in der Phase nach der Operation zu minimieren und eine frühe Mobilisation des Patienten zu fördern.

Tabelle 13.2 Hyperbare lokalanästhesiologische Verfahren

OP-Bereich	Analgesie-höhe	Dosierung
Perianalbereich	S 3	1 ml (nur hyperbare Technik!)
Untere Extremität	Th 12	3 ml
Leistengegend, Hoden	Th 10	4 ml
Unterbauch	Th 6	5 ml

Indikation und Kontraindikation

13.10 Indikation zur Periduralanästhesie

Indikationen

Operationen und Schmerztherapie an Thorax, Abdomen und unteren Extremitäten.
Subileus.

Absolute Kontraindikationen

Ablehnung der Methode durch den Patienten.
Volumenmangel.
Infektionen an der Einstichstelle.
Generalisierte Sepsis.
Hirndruck.
Akutes Abdomen.

Relative Kontraindikationen

Gerinnungsstörungen.
Erkrankungen des Rückenmarks oder andere Neuropathien.
WS-Beschwerden.
Migräne oder andere Kopfschmerzanamnese.
Höhergradige Herzinsuffizienz.

Die Periduralanästhesie findet ihre Anwendung bei thorakalen und abdominellen Eingriffen sowie Operationen an den unteren Extremitäten. Sie wird ebenfalls eingesetzt zur Schmerztherapie in den genannten Bereichen. Eine spezielle Indikation stellt der Subileus dar. Hier kann durch die Sympatholyse eine Verbesserung der Symptomatik eintreten. Die Indikation wird nach entsprechender Diagnosestellung immer vom Chirurgen gestellt.
Die PDA kann, je nach Art der Operation, im Bereich der unteren Körperhälfte und der unteren Extremitäten als Mononarkose oder in Verbindung mit einer Allgemeinanästhesie zur Anwendung kommen. Die Indikation hierfür wird der Anästhesist stellen. Allerdings ist die Verständigung und Kooperation mit dem Operateur wünschenswert und hilfreich. Im Bereich des oberen Abdomens und des Thorax wird die PDA immer in Verbindung mit einer Allgemeinanästhesie durchgeführt. Hier zeigt sich der spezielle Vorteil der PDA, ihre segmentale Ausbreitung und Schmerzausschaltung.

Instrumentarium

Desinfektionslösung, sterile Kompressen, Kornzange, sterile Handschuhe und Abdecktücher, Kanüle Nr. 1, Kanüle Nr. 12, 5-ml-Spritze, spezielle „Widerstandsverlustspritze", „Tuohy"-Nadel, PDA-Katheter, Bakterienfilter (meist fertig in Sets enthalten), 10 ml 0,9%ige NaCl-Lösung.

Durchführung

Die Vorbereitung des Patienten inklusive der Lagerung entspricht denen zur SPA.

Im folgenden sei kurz die Durchführung einer lumbalen PDA unterhalb von L 2 skizziert. Hohe lumbale, thorakale oder gar zervikale PDAs sind wegen ihrer schwierigen Anatomie und der Verletzungsgefahr des Rückenmarks Fachärzten mit besonderer Ausbildung vorbehalten.
Lagerung, Aufsuchen und Markieren der Einstichstelle wie zur SPA, ebenso steriles Abwaschen und Abdecken. Lokalanästhesie etwas ausgiebiger, auch nach links und rechts der Einstichstelle.
Die Tuohy-Nadel wird mit dem Schliff nach rechts oder links senkrecht zur Hautebene eingebracht und 1 – 2 cm vorgeschoben. Nun wird der Plastikmandrin entfernt und die mit 0,9%iger NaCl-Lösung gefüllte leichtgängige „Widerstandsverlust"-Spritze aufgeschraubt. Während eine Hand die Kanüle führt und sich gegen den Patientenrücken abstützt, faßt die andere Spritze und Stempel. Unter langsamen Vorschub der Kanüle wird auf den Spritzenstempel gerade soviel Druck ausgeübt, daß kein oder nur sehr wenig 0,9 %ige NaCl-Lösung gespritzt wird. Erreicht nun das Lumen der Tuohy-Nadel den Periduralraum, kommt es durch den dort herrschenden negativen Druck zu einem schlagartigen Verlust des Widerstandes. Dadurch wird die Flüssigkeit förmlich aus der Spritze gesogen.
Jetzt wird die Nadel um 90° gedreht, so daß die Öffnung des Lumens nach kranial zu liegen kommt. Die Kochsalzlösung muß sich immer noch leicht spritzen lassen! Die Kanüle wird vorsichtig um 1 – 2 mm vorgeschoben, um das gesamte Lumen in den Periduralraum eindringen zu lassen. Nach Aspiration (kein Blut, keine „Schlieren", die auf Liquor schließen lassen würden!) werden weitere 2 – 3 ml 0,9%ige NaCl-Lösung gespritzt, um den Periduralraum etwas aufzudehnen. Danach wird die Spritze entfernt. Schießt Flüssigkeit aus der Kanüle, ist diese sofort zu entfernen, da die Dura durchstochen wurde. Falls nur einige Tropfen zurückkommen, so kann man unter Beachtung der Sterilität den Arm unter die Öffnung halten. Ist die Flüssigkeit warm, so ist es wahrscheinlich Liquor, ist sie kalt, dann handelt es sich um die gerade applizierte Kochsalzlösung. Im Zweifelsfall bringt man einen Tropfen auf einen Blutzuckerteststreifen. Bei Farbanschlag ist die Diagnose Durapunktion zu stellen und die Nadel zu entfernen.
Bei korrekter Lage der Kanüle wird nun der Katheter eingeführt. Er muß sich leicht vorschieben lassen. Niemals darf ein Katheter mit Gewalt oder gegen einen festen Widerstand eingebracht werden. Unter keinen Umständen ist es erlaubt, einen bereits vorgeschobenen Katheter bei liegender Kanüle zurückzuziehen, da hierbei die Gefahr der Abscherung besteht. Der Periduralkatheter wird nur maximal 3 – 4 cm in den Periduralraum vorgeschoben. Die Länge des Einschubs läßt sich durch Markierungen am Katheter ablesen. Hat dieser die gewünschte Position erreicht, wird unter vorsichtigen „Stopfbewegungen" die Kanüle entfernt und über den Katheter abgezogen. Nach Befestigung des Ansatzstückes wird aspiriert (kein Blut, kein Liquor!) und die Testdosis zum Ausschluß einer intrathekalen Fehllage appliziert (3 – 5 ml LA). Der Bakterienfilter wird aufgeschraubt, die Punktionsstelle mit einem sterilen Pflaster versehen und der Katheter in geeigneter Weise fixiert. Tritt innerhalb von 5 Minuten keine Wirkung analog einer Spinalanästhesie auf, so kann eine intrathekale Fehllage ausgeschlossen und mit der schrittweisen Aufspritzung der PDA begonnen werden. Hierbei ist der Patient stets zu überwachen.
Die Latenzzeit bis zum Erreichen einer ausreichenden Analgesie variiert je nach verwendetem LA von 15 bis zu 30 Minuten. Ob währenddessen für eine geplante Kombination mit einer Allgemeinanästhesie diese sofort eingeleitet wird und das vollständige Aufspritzen erst danach fortgesetzt wird, liegt im Ermessen des Anästhesisten. Diese zeitsparende Methode birgt allerdings die Gefahr einer ausgeprägten Hypotension in sich, da durch die einsetzende Sympatholyse in Kombination mit den Anästhetika ein ausgeprägter relativer Volumenmangel entstehen kann.

Spezielle Probleme: Die versehentliche Durapunktion hat eine hohe Inzidenz an postspinalem Kopfschmerz (s. unter SPA). Durch die großlumige Tuohy-Nadel wird ein Liquorverlust begünstigt. Die Therapie ist initial dieselbe wie nach SPA. Bei persistierenden Beschwerden muß der Anästhesist über die Anlage eines peridurales Blutpatches zum Verschluß der Liquorfistel entscheiden.
Durch die lumbale PDA kann eine reversible Blasenlähmung hervorgerufen werden. Deshalb ist postoperativ zur Vermeidung einer Überlaufblase auf die Blasenfunktion zu achten, falls kein Dauerkatheter eingebracht wurde.
Die Einstichstelle ist täglich auf etwaige Infektionszeichen zu kontrollieren, und das Pflaster ist zu wechseln. Bei anhaltenden Mißempfindungen oder (zunehmenden) Schmerzen im Bereich der Einstichstelle ist der Katheter zu ziehen. Das Ziehen des Periduralkatheters ist nur risikolos möglich, wenn keine gravierenden Gerinnungsstörungen vorliegen. Bei Entfernen des Katheters ist dieser auf seine Vollständigkeit zu überprüfen (das patientenseitige Katheterende ist markiert!).

Dosierung der LA

Perioperativ werden meist 1%iges Prilocain oder 0,25- bis 0,5%iges Bupivacain verwendet. Die Menge richtet sich nach der geplanten Operation und der Lokalisation der PDA. Unter Umständen kann der Zusatz eines Opioids empfehlenswert sein.
Zur postoperativen Schmerztherapie hat sich 0,125- bis 0,25%iges Bupivacain bewährt. Die Menge richtet sich auch hier nach Art der Operation und der Lokalisation der PDA. Eine kontinuierliche Verabfolgung mittels Motorspritze hat sich als günstig erwiesen. Ein Opiatzusatz auf einer Normalstation wird kontrovers diskutiert, ist jedoch nicht prinzipiell abzulehnen.
Eine erfolgreiche und risikoarme postoperative Schmerztherapie mittels PDA-Katheter ist nur in Zusammenarbeit mit einem erfahrenen Schmerztherapeuten sinnvoll. Eine gute Zusammenarbeit zwischen operativem Fachgebiet und der Anästhesiologie kann hier viel zur Zufriedenheit und Sicherheit des Patienten beitragen.

Literatur

1 Astra Chemicals: Regionalanästhesie: operativer Bereich, Geburtshilfe, Schmerztherapie, 2. Aufl. Fischer, Stuttgart 1985
2 Brown, D. L.: Spinal, epidural and caudal anesthesia. In Miller, R. D.: Anesthesia. Churchill Livingstone, New York 1994 (pp. 1505–1533)
3 Nolte, H.: Praxis der Regionalanästhesie. In Doenicke, A.: Anästhesiologie, 7. Aufl. Springer, Berlin 1995 (pp. 486–527)
4 Sirtl, C., F. Jesch: Anästhesiologisches Notizbuch, 4. Aufl. Abbot, Wiesbaden 1995

14 Wunde und Wundheilungsstörungen

Wunde und Wundbehandlung

K. Sedlarik, St. Piatek und H. Lippert

Definition der Wunde

Unter dem Begriff Wunde werden jegliche Zusammenhangstrennungen von Geweben zusammengefaßt. Die Wundheilung gehört zu den erhaltenden Funktionen des Organismus, der auf die Eventualität einer Verwundung vorprogrammiert ist. Der Verschluß des Defektes kann über zwei Mechanismen realisiert werden:
1. Im Rahmen der Regeneration wird verlorengegangenes Gewebe durch gleiches Gewebe ersetzt. Diese Fähigkeit besitzen Epidermis und Schleimhäute; bei günstiger Heilung kann es bei Knochen, Sehnen und Serosa zu einer Regeneration kommen.
2. Die meisten Wunden heilen jedoch durch eine Reparation, d. h. durch das Ersatzgewebe der Narbe aus. Die Narbe ist lediglich Flickgewebe, das in seiner Struktur vom ehemals verletzten Gewebe abweicht.

Beziehungen zwischen Wunde und Gesamtorganismus

Eine Wunde ist Bestandteil des Gesamtorganismus. Zwischen beiden besteht eine wechselseitige Beziehung, der Gesamtorganismus ist an der Heilung direkt beteiligt. Die ersten Zellen im Wundspalt entstammen dem zirkulierenden Blut. Der Wundschmerz wird über periphere Nervenbahnen an das zentrale Nervensystem geleitet, welches darauf reagiert. Sowohl Gerinnungs- als auch Immunsystem werden durch die Wundsetzung alarmiert und aktiviert. Schwere Verwundungen können zu einem Schock des gesamten Organismus führen. Die sog. posttraumatische Entzündung ist als Reaktion des gesamten Organismus auf eine Schädigung von außen her definiert. Die Antwort des geschädigten Organismus wird durch die Art der schädigenden Noxe (exogener Faktor) sowie die Reaktionslage des Gesamtorganismus (endogener Faktor) bestimmt. Die Reaktionsantwort ist von einer Vielzahl endogener Faktoren, wie Alter, Ernährungszustand, Medikation, immunologischer Status und Stoffwechsellage, abhängig.

Bedeutung der Immunitätslage bei der Wundheilung

Der Ausgang der Auseinandersetzung zwischen Mikro- und Makroorganismen wird wesentlich von Faktoren der unspezifischen Immunität und allgemeinen Abwehrbereitschaft des Organismus bestimmt. Im Rahmen der Wundreinigung erfüllt die Phagozytose eine wichtige Funktion. Sie wird durch sog. Opsonine und einzelne Faktoren des Komplementsystems stimuliert und durch Properdin und Interferon nachhaltig unterstützt. Untersuchungen in Hautfenstertechnik zu Anteilen der Granulozyten und Makrophagen im Zeitverlauf nach Skarifikation zeigten in den ersten Stunden im blutfreien Wundsekret ein Überwiegen der Granulozyten mit 95%, nach 10–24 Stunden lag der Anteil der Makrophagen bei 73,5%. Different zu den Plasmabefunden war die Zusammensetzung der Immunglobuline im Wundsekret, insgesamt waren sie vermindert. Im Verhältnis überwog IgA gegenüber IgM und IgG. Der Anteil der Albumine betrug im Wundexsudat etwa 40% des Anteils im Blutserum. Das spricht dafür, daß IgA und IgM die Hautläsion nicht nur über den Blutweg erreichen. Postoperativ findet man einen bis zu 30%igen Abfall der Immunglobuline im Blutserum. Verläuft die Heilung ohne Komplikationen, normalisiert sich die Lage sehr schnell. Dagegen führen eitrige Wundheilungsstörungen zu einem nahezu kompletten Schwund der Immunglobuline im Wundbereich. Eine Operation oder schwere Traumatisierung ist eine entscheidende Ursache eines katabolen Stoffwechsels. Dieser Zustand hat immunbiologische Folgen.

Einteilung und Entstehungsursachen von Wunden

Der Entstehungsmechanismus einer Wunde ist für Behandlung und Heilungsaussichten bedeutend. Unterschieden werden:
- traumatische,
- iatrogene,
- chronische Wunden.

Die Klassifikation traumatischer Wunden erfolgt je nach Verletzungshergang (Tab. 14.1). Unter iatrogenen Wunden werden solche nach einem operativen Eingriff oder anderen diagnostischen bzw. therapeutischen Verfahren zusammengefaßt. Defektwunden der Haut, die innerhalb von 4 Wochen keine Heilungstendenz aufweisen, gelten als chronisch und sind oft Symptom chronischer Grunderkrankungen.

Tabelle 14.1 Klassifikation traumatischer Wunden

Mechanische Verletzungen:
- Schürfwunden
- Schnittwunden
- Stichwunden einschl. Pfählungsverletzung
- Rißwunden
- Quetschwunden
- Platzwunden
- Schußwunden
- Ablederungen
- Amputationen
- Bißwunden

Thermische Verletzungen:
- Verbrennungen einschl. Stromverletzung
- Erfrierungen

Chemische Verletzungen:
- Verätzungen durch Säuren
- Verätzungen durch Laugen

Strahlenbedingte Wunden

Traumatische Wunden

Mechanische Verletzungen

Schürfwunden

Es handelt sich um eine Verletzung der obersten Hautschicht. Dabei werden zahlreiche Nervenendigungen freigelegt, wodurch diese Wunden oft intensiv schmerzen. Zuweilen läßt sich eine Tatouage mit Staub beobachten.

Schnittwunden

Sie entstehen durch die mehr oder weniger senkrechte Einwirkung scharfer Gegenstände. Kennzeichnend sind glatte, meist auseinanderklaffende Wundränder sowie eine starke Blutung. Die unmittelbare Umgebung weist makroskopisch keine Zeichen einer Traumatisierung auf. Sorgfältig sind Verletzungen tiefer gelegener Gebiete auszuschließen. Die Infektionsgefahr ist meist gering, die Prognose nach adäquater Versorgung gut. Eine Unterart ist die sog. Lappenwunde. Sie entsteht, wenn die schneidende Gewalt schräg auf das Gewebe einwirkt.

Stichwunden

Stichwunden entstehen durch das Eindringen spitzer Gegenstände auf eng umschriebener Fläche. Die Wunde klafft nicht und ist durch eine oft spärliche Blutung nach außen gekennzeichnet. Die Gefahr besteht in der Mitverletzung großer Gefäße und Nerven bzw. in der Eröffnung von Körperhöhlen einschließlich Organverletzung. Die Einschätzung dieser Wunden bezüglich Mitverletzung tieferer Strukturen richtet sich nach ihrer Form und Größe sowie dem Gegenstand, mit dem die Wunde gesetzt wurde. Auch die anatomische Lokalisation ist von Bedeutung. Eine Sonderform der Stichverletzung ist die Pfählungsverletzung, bei der ein stumpfer, pfahlartiger Gegenstand in den Körper eindringt.

Rißwunden

Rißwunden entstehen durch Zerrung oder Dehnung der Haut über die Elastizitätsgrenze. Charakteristikum sind unregelmäßige und zerfetzte Wundränder und eine meist starke Blutung.

Quetschwunden

Die Wunden entstehen infolge stumpfer Gewalteinwirkung. Ursache sind meist Stockhiebe, Maschinen- oder Fahrzeugverletzungen. Lokalisiert sind sie vorwiegend dort, wo Knochen der Haut naheliegen und das Weichteilpolster fehlt. Typisch sind klaffende, zerfetzte Wundränder und eine zumeist starke venöse Blutung. Die Wundränder sind vielfach weit unterminiert und blutunterlaufen.

Platzwunden

Sie entstehen durch eine kräftige, kurz anhaltende Gewalteinwirkung. Oft klaffen die Wundränder weit auseinander, und es läßt sich eine Einblutung in die Wunde beobachten.

Schußwunden

Unter den Wundarten nimmt die Schußwunde eine besondere Stellung ein. Neben der medizinischen hat sie auch eine forensische Bedeutung. Unterschieden werden Streif-, Durch- und Steckschüsse. Durchschüsse sind durch eine Einschuß- sowie eine größere Ausschußöffnung charakterisiert. Als Steckschüsse werden Schußwunden bezeichnet, bei denen Projektile im Körper des Verletzten zurückbleiben; sie führen zu einer Fremdkörperreaktion, oft verbunden mit einer erhöhten Infektionsgefahr oder auch einer möglichen Bleivergiftung.

Bißwunden

Es werden drei Formen unterschieden:
- eine Verletzung lediglich der Epidermis,
- eine durch das Corium gehende Wunde mit einer Verletzung unter der Haut liegender Gewebeanteile,
- eine Gewebezertrümmerung mit Substanzverlust und Blutung.

Bißwunden sind außerordentlich gefährlich, weil bei der Verletzung in der Mundhöhle (feucht-warme Kammer) vorhandene virulente Mikroorganismen oft in das Gewebe eingeschleust werden. Sowohl die Bißwunden von Tieren als auch vom Menschen sind immer durch eine Reihe pathogener Keime infiziert. Bei Bißverletzungen durch eine Katze ist in 40%, durch einen Hund in 60% und durch einen Menschen in 100% mit einer Wundinfektion zu rechnen.

Thermische Verletzungen

Verbrennungen (vgl. Kapitel 17)

Verbrennungswunden entstehen durch Hitzeeinwirkung (Wärmestrahlung oder direkten Kontakt) auf die Haut. Sie sind charakterisiert durch einen intensiven Schmerz und eine schlechte Heilungstendenz, da die ortsständigen Zellen infolge der thermischen Schädigung funktionsunfähig gemacht wurden. Die Schwere einer Verbrennungswunde ist abhängig von ihrer Tiefe (Tiefengradeinteilung I – III) sowie der flächenmäßigen Ausdehnung (Neunerregel nach Wallace). Bei umfangreichen Verbrennungen resultiert die sog. Verbrennungskrankheit (vgl. Kapitel 17). Durch die thermische Schädigung werden körpereigene Eiweiße denaturiert, so daß der Organismus sie als Fremdmaterial erkennt. Bei dieser immunologischen Umstimmung entstehen Antikörper. Das Immunsystem des Patienten wird dadurch beeinträchtigt und in Mitleidenschaft gezogen. Mitunter kann die dadurch entstandene Erschöpfung der unspezifischen Immunität zu einem letalen Ausgang führen. Bei der Verbrennungskrankheit ist aber auch ein starker Eiweiß- und Elektrolytverlust ursächlich mitverantwortlich.

Starkstromverletzungen (vgl. Kapitel 17)

Eine besondere Art der Verbrennung ist die Starkstromverletzung. Dabei entstehen scharf umschriebene Gewebezerstörungen. Werden die entstandenen Nekrosen entfernt, heilen diese Wunden oft überraschend schnell. Eine verzögerte Wundheilung ist dagegen bei einer gleichzeitigen Schädigung der regionalen Nervenstränge zu verzeichnen.

Erfrierungen

Thermisch bedingte Wunden können auch durch Kälte verursacht werden. Von entscheidender Bedeutung ist die Tiefe der Temperatur und die Dauer ihrer Einwirkung. Erfrierungswunden können nicht nur durch eine extrem tiefe Temperatur, sondern auch durch eine Temperatur um 0 °C bei naßkalter Witterung entstehen (sog. Nässegangrän). Pathophysiologische Ursache ist eine durch Kälte verursachte Kontraktion der Kapillaren und Arterien, die zu einer akuten, langanhaltenden Ischämie führt. Klinisch wird die Erfrierung in drei Schweregrade unterteilt (Tab. 14.2).

Tabelle 14.2 Schweregrade der Erfrierung

Grad I	Congelatio erythematosa	Haut taub und blaß, später reaktive Hyperämie
Grad II	Congelatio bullosa	Rötung, Schwellung, Blasenbildung
Grad III	Congelatio gangraenosa	Schwellung mit anschließender Blasenbildung und späterer Demarkation des betroffenen Areals

Chemische Verletzungen

Chemische Wunden entstehen durch Verätzungen von Haut oder Schleimhaut durch Säuren oder Laugen. Laugenverätzungen (Benzinimmersionen, Phenol, weißer Phosphor, heißer Teer, Bitumen) sind schwerwiegender einzuschätzen als Säureverätzungen (Flußsäure, Salpetersäure, Salzsäure, Schwefelsäure). Pathogenetischer Mechanismus ist eine Schädigung des Zelleiweißes. Insofern ähneln diese Wunden Verbrennungswunden. Bei Verätzungen durch Säuren kommt es zu einer Koagulationsnekrose (sog. Gerinnungsnekrose: Denaturation der Eiweiße). Laugenverätzungen sind durch eine Kolliquationsnekrose charakterisiert (sog. Erweichungs- oder Verflüssigungsnekrose: Gewebetod mit sekundärer Verflüssigung des abgestorbenen Materials). Wird die oberflächliche Hautnekrose entfernt, läßt sich eine Wunde, die nach Einwirkung von Alkalien entstand, als glasig, weich, schleimig und unscharf begrenzt beobachten, dabei ist der Wundboden dunkelbraun gefärbt. Wurde die Wunde durch Einwirkung einer Säure verursacht, entstehen Wunden, die scharf von der Umgebung abgegrenzt, fest und trocken sind. Die entscheidende Therapie ist das sofortige, mindestens 15minütige Spülen des betroffenen Hautareals unter fließendem Wasser (Verdünnung des Agens, Kühlung der Haut).

Strahlenbedingte Wunden

Ionisierende Strahlen (Röntgenstrahlen, α-, β-, γ-Strahlung) können zu Hautläsionen führen. Betroffen ist in erster Linie das Stratum basale der Epidermis aufgrund seiner großen Mitosehäufigkeit. Als Spätschäden sind schlecht heilende Geschwüre (Strahlenulcera) möglich. Diese Ulcera können im ungünstigsten Fall mit einer Latenz von 4 – 40 Jahren in Malignome transformieren (Plattenepithelkarzinom). Es werden, abhängig von der eingewirkten Strahlendosis, klinisch vier Schweregrade unterschieden (Tab. 14.3). Das Behandlungsprinzip ist dem bei Verbrennungen identisch. Die Therapie eines ulzerierten Radioderms muß chirurgisch erfolgen. Die Operation beinhaltet sowohl die radikale Exzision als auch die plastisch-chirurgische Rekonstruktion.

Tabelle 14.3 Schweregrade von Strahlenschäden

Grad I	Früherythem	Hautrötung, Schuppung, lokaler Haarausfall, voll reversibel
Grad II	Dermatitis erythematosa (Strahlendosen ab 6 Gy)	akute Hautentzündung mit Ödemen, passagerer Haarausfall
Grad III	Dermatitis bullosa (Strahlendosen von 8 – 10 Gy)	Verbrennung II. Grades, Haare und Talgdrüsen nicht regenerierbar
Grad IV	Dermatitis gangraenosa	schwer heilendes Strahlenulkus, Gefahr der malignen Transformation

Tabelle 14.4 Gewebeischämie als kausale Ursache chronischer Wunden

Grunderkrankung	Genese der Gewebeischämie		Kausaler Therapieansatz
Arterielle Verschlußkrankheit	Arteriosklerose	→ Okklusion	rheologische Maßnahmen, Rekanalisation, Bypässe
Venöse Insuffizienz	Ödeme	→ vergrößerte Diffusionsstrecke	Ödembehandlung (Kompression), chirurg. Sanierung der Veneninsuffizienz
Diabetes mellitus	Einlagerung saurer Mucopolysaccharide in die Basalmembran	→ Diffusionsbarriere	optimale Diabeteseinstellung
Dekubitus	externer Druck	→ Kompression	Druckentlastung

Chronische Wunden

> In Kenntnis der physiologischen Wundheilung von durchschnittlich 3 Wochen gilt jede Wunde, die trotz ursachenbezogener Therapie und konsequenter lokaler Behandlung nach 4 Wochen keine Heilungstendenz aufweist, als chronisch!

Ausnahme ist die großflächige, offene Wunde, die vom Rande her epithelisiert. Selbst unter guten Bedingungen benötigt diese eine längere Zeit bis zum kompletten Wundverschluß.

Eine chronische Wunde hat neben einer auslösenden eine unterhaltende Ursache, die für die Chronizität der Wunde verantwortlich ist. Die schlecht heilende Wunde ist oft das Symptom chronischer Grunderkrankungen (Tab. 14.4). Häufigste ätiologische Faktoren sind die venöse Insuffizienz sowie Mikro- als auch Makroangiopathien im Rahmen der diabetischen Stoffwechselstörung und der chronischen arteriellen Verschlußkrankheit. Ein weiteres Problem stellen Druckulzerationen bei immobilisierten Patienten dar.

Bislang sind im wesentlichen vier lokale Faktoren bekannt, die die Heilung negativ beeinflussen und sie verzögern: die lokale Hypoxie, eine Persistenz von Fibrin, eine Störung der Migration der Epithelzellen sowie die rezidivierende Infektion.

Makroskopisch ist die chronische, schlecht heilende Wunde durch die Entwicklung einer schlaffen, blassen Wundgranulation, durch aufgeworfene Wundränder und nekrotische Beläge charakterisiert. Nicht selten sind inselartig mehrere Phasen der Wundheilung – jedoch in einer ungenügenden Form – gleichzeitig in einer chronischen Wunde anzutreffen. Unter den sekundär heilenden Wunden stellen chronische Wunden als eigenständiges Problem höchste Anforderungen an die Therapie.

Dekubitus

Dekubitalulcera sind ischämische Hautschädigungen infolge anhaltender örtlicher Druckeinwirkung. Die gewebeschädigende dekubitogene Wirkung ist von der Größe des Auflagedruckes sowie dessen Verweildauer abhängig. Der Auflagedruck, der an den Gefäßen der Mikrozirkulation den transmuralen Druck (intravaskulärer minus interstitieller Druck) überschreitet und somit zu einer vollständigen Kompression der Mikrozirkulation führt, liegt bei etwa 32 mmHg (sog. kritischer Okklusionsdruck). Nach einer Druckeinwirkzeit von 2–4 Stunden entsteht ein Dekubitalulkus (Hypoxietoleranz der Hautzellen). Gefährdet sind wenig durch Unterhautfettgewebe abgepolsterte Knochenvorsprünge: Sakralbereich, Fersen, Trochanter major und lateraler Malleolus. Nach dem Ausmaß der Gewebeschädigung werden fünf Schweregrade unterschieden (Tab. 14.5). Die Dekubitusgefährdung ist anhand der Norton-Skala abzuschätzen (Tab. 14.6).

Eine frühzeitige Druckentlastung (Reduktion des Auflagedruckes, Verkürzung der Druckverweilzeit) gilt als Kausaltherapie und Prophylaxe. Die Druckentlastung kann zu einer vollständigen Wiederherstellung der Durchblutung und somit der Sauerstoffversorgung des Gewebes führen. Bei Dekubitalulcera Grad I–III ist ein konservatives Vorgehen gerechtfertigt.

Dekubitalulcera ab Grad IV sollten primär plastisch-chirurgisch versorgt werden. Akute arterielle oder venöse Arrosionsblutungen, die schwere Sepsis sowie ein Narbenkarzinom sind vitale Operationsindikationen. Eine absolute Indikation besteht bei einer Osteomyelitis, Gelenkbeteiligungen sowie multiplen tiefen Dekubitalulcera.

Diabetische Ulcera

Arteriosklerose und periphere Polyneuropathie sind kausale Faktoren des diabetischen Fußsyndroms. Entsprechend Ätiologie und Pathogenese werden drei Formen unterschieden (Tab. 14.7, 14.8). Häufig sind Bagatellverletzungen (Pediküre, drückendes Schuhwerk) das auslösende Trauma.

Neurotrophe Störungen spielen bei der Entstehung des diabetischen Fußes eine vielfältige Rolle. Betroffen sind

Tabelle 14.5 Klinische Stadieneinteilung des Dekubitus (nach Daniel 1986)

Grad I	Erythem (scharf begrenzt, schmerzlos, reversibel)
Grad II	Blasenbildung der Haut, oberflächliche Ulzerationen der Epidermis und/oder Dermis
Grad III	Ulzeration bis in die Subkutis
Grad IV	Ulzeration bis auf die Faszie und/oder Mitbefall der Muskulatur
Grad V	Mitbefall von Beckenorganen (Rektum, Vagina usw.), Knochen oder Gelenken

Tabelle 14.6 Norton-Skala und erweiterte Norton-Skala nach Dreßler zur Beurteilung der Dekubitusgefährdung*

	4 Punkte	3 Punkte	2 Punkte	1 Punkt
Norton-Skala				
Körperl. Zustand	gut	leidlich	schlecht	sehr schlecht
Inkontinenz	keine	manchmal	meistens Urin	Urin und Stuhl
Aktivität	geht ohne Hilfe	geht mit Hilfe	rollstuhlbedürftig	bettlägerig
Beweglichkeit	voll	kaum eingeschränkt	sehr eingeschränkt	voll eingeschränkt
Geistiger Zustand	klar	apathisch	verwirrt	stuporös
Erweiterte Norton-Skala				
Bereitschaft zur Kooperation	voll	wenig	teilweise	keine
Alter	< 10	< 30	< 60	> 60
Hautzustand	normal	schuppig, trocken	feucht	Allergie, Risse
Zusatzerkrankungen	keine	Fieber, Diabetes, Anämie	MS, Karzinom, Kachexie, Adipositas	Koma, Lähmung

* Dekubitusgefahr bei 14 Punkten und weniger bzw. bei weniger als 25 Punkten

Tabelle 14.7 Ätiologische Einteilung des Ulcus diabeticum (nach Chantelau et al. 1989)

1 neuropathisch-osteoarthrotischer Fuß mit oder ohne Infektion
2 ischämisch-gangränöser Fuß bei arterieller Verschlußkrankheit
3 Kombination von 1 und 2, sog. neuropathisch-ischämischer Fuß

spinales und autonomes Nervensystem in unterschiedlichen Kombinationen. Die sensible symmetrische Polyneuropathie dominiert. Der fehlende Indikator Schmerz ist ein entscheidender pathogenetischer Faktor. Daneben führt die Neuropathie auch zu Veränderungen der Fußstatik. Fehlbelastungen tragen wesentlich zur Ulkusentstehung bei.
Die periphere arterielle Verschlußkrankheit ist bei Diabetikern etwa 5mal häufiger als bei Nichtdiabetikern und durch eine stärkere Betroffenheit der distalen Arterien im Unterschenkel- und Fußbereich charakterisiert. Für das häufige Auftreten der Arteriosklerose ist die hohe Koinzidenz von Diabetes mellitus, Hyperlipidämie und Hypertonie bedeutend. Histopathologisch führen Einlagerungen von sauren Mucopolysacchariden in die Basalmembran der Arteriolen sowie Fibrinablagerungen zu einer Diffusionsstörung für Sauerstoff und zu einer Permeabilitätsstörung für weitere Zellnährstoffe.
Die Behandlung der diabetischen Fußgangrän hat die größtmögliche Extremitätenerhaltung zum Ziel. Als grundlegendes Therapiekonzept gilt: Infektionsbekämpfung, Revaskularisierung, Amputation, lokale Wundbehandlung und adäquate Schuhversorgung.

Ulcus cruris venosum

Das Ulcus cruris venosum ist Folge einer chronischen Veneninsuffizienz (primäre Varikose, postthrombotisches Syndrom) und charakterisiert deren klinisches Stadium

Tabelle 14.8 Differentialdiagnose am diabetischen Fuß

	Neuropathie	Angiopathie
Anamnese	langjähriger Diabetes + Nephropathie + Retinopathie + Hinweis für Dekompensation, HbA1c	zusätzliche Risikofaktoren, wie Fettstoffwechselstörung, chron. ischämische Herzkrankheit, Nikotinabusus
Lokalisation	plantar	Zehen, Ferse, Fußrücken
Schmerzen	wenig bis keine	schmerzhaft
Sensibilität	gestört	ungestört
Farbe	rosig	blaß, weiß
Ödem	ja	nein
Temperatur	warm	kalt
Fußpulse	ja	Defizit oder keine
Knochen	Osteoporose, Charcot-Fuß, frühzeitig Osteolysen	normale Knochenstruktur

Tabelle 14.9 Hypothesen der Entstehungsursachen des Ulcus cruris venosum

Stase
Arteriovenöse Shunts
Perikapilläres Mikroödem
Perikapilläre Fibrinmanschetten
Fibrinolysestörung
Lymphatische Insuffizienz
Okklusion von Kapillaren durch Leukozyten
Okklusion von Kapillaren durch Mikrothromben
Überschießende Fibrosierung
Gewebeschädigung durch Eisenablagerungen
Bindung von Wachstumsfaktoren an Fibrin

III (vgl. Abb. 36.9). Für das Auftreten eines Ulcus cruris venosum gibt es verschiedene Hypothesen (Tab. 14.9), was letztlich Ausdruck des noch nicht endgültig geklärten Entstehungsmechanismus ist. Morphologisch erscheint eine venös bedingte Ulzeration unregelmäßig begrenzt. Dagegen sind arteriell bedingte Ulcera meist scharf begrenzt, so daß sie oft wie ausgestanzt erscheinen. Die Beseitigung der chronischen venolymphatischen Insuffizienz und ihrer Ursachen steht im Mittelpunkt der Behandlungsstrategie. Kompressionsbehandlung und Venenchirurgie sind die wesentliche Therapie (vgl. Kapitel 36).

Ulcus cruris arteriosum

Es handelt sich um eine Geschwürbildung auf dem Boden einer arteriellen Gefäßerkrankung. Sie spiegelt das Stadium IV der arteriellen Verschlußkrankheit wider (Stadieneinteilung nach Fontaine, vgl. Tab. 36.6). Häufigste Ursachen sind die Arteriosclerosis obliterans (über 80%) sowie die Endangitis obliterans (ca. 13%). Die Nekrose tritt in Form einer Mumifikation (trockener Brand ohne bakterielle Besiedelung) oder einer Gangrän (feuchter Brand mit bakterieller Infektion, insbesondere durch Fäulniserreger) in Erscheinung. Die feuchte Gangrän kann sich in wenigen Stunden ausbreiten und zu einer ausgedehnten Phlegmone oder Sepsis führen. Prädilektionsstellen arteriosklerotischer Ulcera am Fuß sind: Endphalangen der Zehen, Nägel, Nagelbett, Köpfchen des Os metatarsale I und V, Kalkaneus und beide Malleoli. Oft ist eine ausgesprochene Progredienz der Läsionen zu beobachten. Neben den lokalen Beschwerden leiden die Patienten an allgemeinen Symptomen der arteriellen Verschlußkrankheit.

Wundheilung

Phasen der Wundheilung

Aus Gründen der Systematik werden – geprägt von morphologischen Leitkriterien – vier Wundheilungsphasen unterschieden:
1. exsudative Phase,
2. resorptive Phase,
3. proliferative Phase,
4. reparative Phase.

Die Phasen überdecken sich und können nur willkürlich voneinander abgegrenzt werden. In einer exsudativen Phase erfolgt zunächst ein provisorischer Verschluß durch das Wundsekret. In der darauffolgenden Resorptionsphase überwiegen autolytische Vorgänge. In einer Proliferationsphase wird das Granulationsgewebe ausgebildet. Diese proliferative Phase geht in eine Reparationsphase mit Ausbildung der Narbe über. Bei normaler Heilung hat die Narbe nach etwa 3 Wochen eine Reißfestigkeit von etwa 20% des Endzustandes erreicht. Die o. g. Heilphasen werden von einer Maturations- bzw. Remodellierungsphase ergänzt. In dieser Phase erfolgt im wesentlichen eine Umstrukturierung der Kollagenfasern, wobei sie teilweise durch Kollagenasen abgebaut oder aber neu vernetzt werden. Aus dem ursprünglich sehr gefäßreichen Gewebe (rote Narbe) entsteht ein kapillar- und zellarmes Bindegewebe (weiße Narbe). Die Remodellierung läuft unter der reepithelisierten Wundoberfläche ab und kann Jahre andauern.

Exsudative Phase

Die unmittelbare Folge jeder Wundsetzung ist die Blutung, mit der Blutgerinnung wird die Wundheilung eingeleitet. Der Gerinnungsablauf ist ein in sich geschlossener, ineinander übergehender Prozeß, der sich nur künstlich in einzelne Stufen einteilen läßt. Ziel dieser Vorgänge ist die Bildung eines Blutkoagulums und damit das Anhalten des Blutverlustes.
Als erste Reaktion auf die Wundsetzung läßt sich eine Vasokonstriktion in der Wunde beobachten, die 5–10 Minuten anhält, um dann von einer Vasodilatation abgelöst zu werden. Dabei wird eine starke Invasion von Blutplättchen und Leukozyten im Wundspalt beobachtet. Leukozyten bleiben dabei in großen Mengen an der Intima der Venolen haften. Innerhalb von etwa 30 Minuten ist das Endothel der Venolen im Wundspalt vollkommen von Leukozyten bedeckt. Auf dieser Schicht bleiben Thrombozyten und rote Blutkörperchen haften. Dadurch

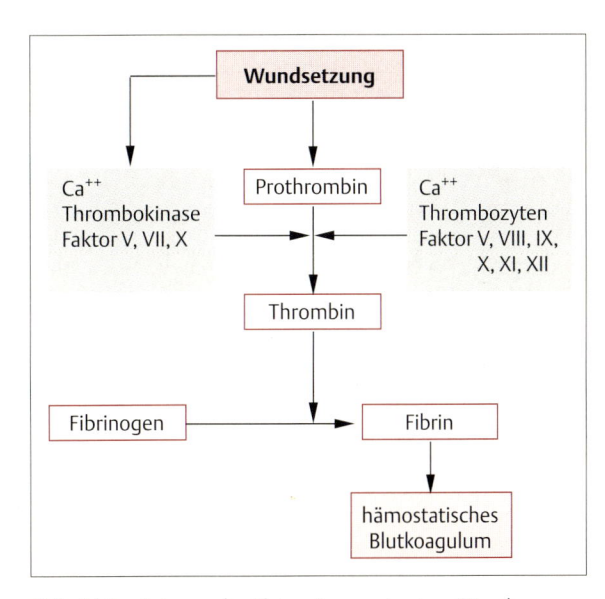

Abb. 14.1 Schema der Blutgerinnung in einer Wunde.

werden die feinen Kapillaren verstopft und eine diffuse Blutung im Wundbereich angehalten. Unter physiologischen Umständen zeigen Blutplättchen keine Adhäsionstendenz. Bei einer mechanischen Schädigung von Kapillaren und Gefäßen werden Kollagenstrukturen frei, an denen Thrombozyten sofort zur Aggregation kommen. Die so in das Wundgebiet gelangten Thrombozyten übernehmen weitere wichtige Funktionen, indem sie chemotaktische Faktoren (Wachstumsfaktoren, Arachidonsäuremetaboliten) abgeben.

An der Blutgerinnung der traumatisch durch die Wunde gesetzten Blutung beteiligt sich das gesamte Gerinnungssystem (Abb. 14.**1**). In der Endphase der Blutgerinnung wird das dort abgeschiedene Fibrin durch die Wirkung des Faktors XIII stabilisiert. Das Blutkoagulum wird so auch gegen mechanische Belastungen widerstandsfähig. Bei oberflächlichen Schürfwunden stellt das geronnene Blut die primäre Abdeckung der Wunde dar. Nach Austrocknung des thrombotischen Materials auf der Wundoberfläche entsteht ein Schorf. Unter diesem kann sich wie unter einem „natürlichen Verband" der Wundheilungsprozeß vollziehen. Nach der abgeschlossenen Epithelisation fällt der Blutschorf, der seine Funktion eines mechanischen Schutzkörpers erfüllt hat, ab.

Resorptive Phase

Während dieser Heilphase werden geschädigte oder tote Zellen phagozytiert, lysiert und abgeräumt. Eingedrungene Mikroorganismen werden so beseitigt, Fremdkörper durch Einkapselung isoliert und nekrotische Wundränder und Fibringerinnsel abgebaut. An diesen Vorgängen beteiligen sich sowohl Granulozyten als auch vor allem Makrophagen. Eine wichtige Rolle spielen humorale Vorgänge: Durch die Blutung eingeschleuste Thrombozyten geben Wachstumsfaktoren und hämotaktisch wirkende Stoffe in den Wundbereich ab, diese beeinflussen die Zellteilung und die Zellmigration.

Proliferative Phase

In dieser Phase erfolgt ein Proliferations- und Differenzierungsschub von Histiozyten zu Fibroblasten bzw. die Proliferation von Kapillaren. Entzündungszellen nehmen in der Wunde zahlenmäßig ab und es lassen sich vermehrt Proliferationszellen wie Angioblasten, Fibroblasten und Keratinozyten im zytologischen Bild der Wundoberfläche nachweisen. Alle im Wundbereich nacheinander auftretenden Zellen haben spezielle Funktionen zu erfüllen. So koordinieren die Makrophagen den Heilungsablauf, Fibroblasten schließen entstandene Gewebelücken und ersetzen untergegangene Zellstrukturen, Angioblasten bilden neue Kapillaren und bauen so ein Granulationsgewebe auf, und die Keratinozyten sorgen dafür, daß die Wundfläche reepithelisiert wird. Im Verlauf der Heilung bilden die Fibroblasten Kollagen und Mucopolysaccharide, womit das verletzte Gewebe wieder eine mechanische Reißfestigkeit erlangt (Abb. 14.**2** und 14.**3**).

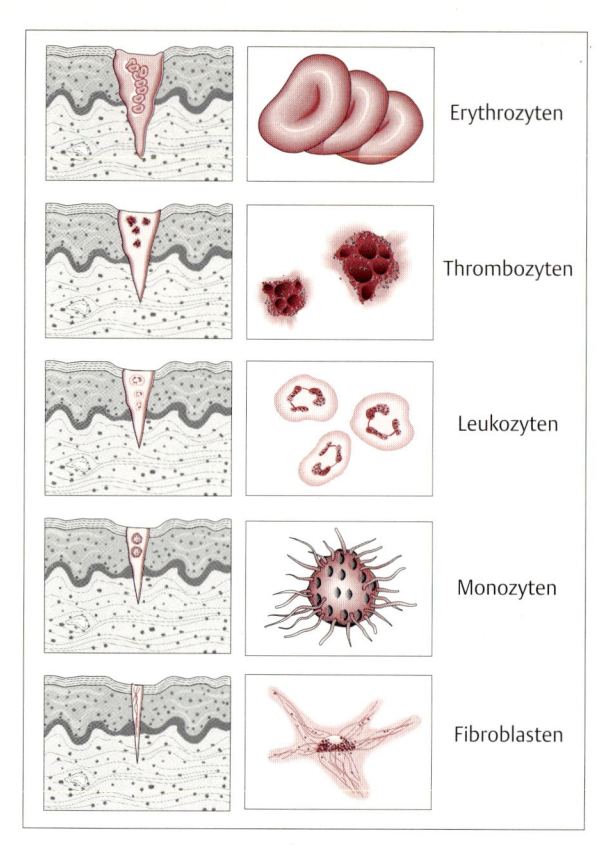

Abb. 14.**2** Zellreihe: Schematische Darstellung der chronologischen Reihenfolge der Zellen, die während der Wundgranulationsbildung in Funktion treten.

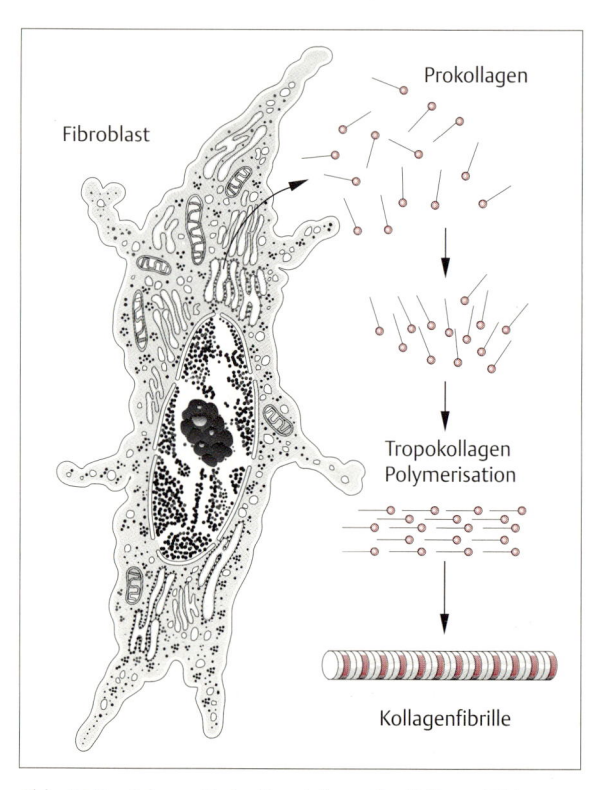

Abb. 14.**3** Schematische Darstellung der Kollagenbildung.

Reparative Phase

In der reparativen Phase kommt es zur Ausreifung der Kollagenfasern und zur Herstellung der ersten Kontinuität des Bindegewebes. Durch die Ausdifferenzierung in Myofibroblasten erfolgt eine Wundkontraktion, die Epithelisierung wird abgeschlossen. An den Wundrändern kommt es durch Wirkung von aus Leukozyten oder Mikroorganismen stammenden Enzymen (z. B. Kollagenase, Elastase) zuerst zu einer Lockerung der interzellulären Bindungen (Desmosome) der Epithelzellen bzw. Keratinozyten. Die Desmosome werden durch die Enzymwirkung aufgelöst, die Epithelzellen lösen sich aus dem Zellverband und bewegen sich in Richtung Wundmitte. Das Austrocknen einer sich in Epithelisation befindlichen Wunde führt zu Wundheilungsstörungen. Von den Wundrändern aus zueinanderlaufende Epithelzellen beenden die Mitosen und die Migration, wenn sie sich in der Wundmitte treffen. Die Überhäutung einer Hautwunde kann auch von den Adnexa (z. B. Schweißdrüsen und Haarwurzeln), die nach der Wundsetzung übriggeblieben sind, ausgehen.

Zellmigration im Rahmen der kutanen Heilung

Die Migration bzw. Bewegung verschiedener Zellarten spielt während der Wundheilung eine zentrale Rolle. Zur Wirkung kommen dabei verschiedene sog. Wachstumsfaktoren. Einige von ihnen ermöglichen die eigentliche Migration, andere die Zelladhäsion. Die Heilung der Hautwunde ist ein komplexer zellbiologischer Prozeß. Zelluläre wie auch biochemische Prozesse müssen zeitlich koordiniert ablaufen, damit ein regelrechter Heilungsprozeß abläuft. Eine entscheidende Rolle spielt die zeitlich genau regulierte Migration unterschiedlicher Zellarten. Ganz am Anfang des Heilvorganges kommt es zur Einwanderung von polymorphkernigen neutrophilen Granulozyten, die zur Reinigung des Wundgebietes und zum Abräumen von Mikroorganismen und untergegangenen Gewebeteilen benötigt werden. In zweiter Linie wandern Makrophagen in das Wundgebiet sowie Endothelzellen und Fibroblasten aus dem Wundrand. Diese Zellen bilden insgesamt das Granulationsgewebe. Den Makrophagen kommt dabei eine wesentliche Rolle bei der Freisetzung von Wachstumsfaktoren zu. Die einsprossenden Kapillaren sind für die Versorgung des neugebildeten „Ersatzgewebes" verantwortlich. Durch Synthese von extrazellulären Matrixproteinen gleichen die aus dem Wundrand in das Wundbett einwandernden Fibroblasten den bestehenden Gewebedefekt aus. Die Einwanderung von Keratinozyten ist schließlich eine wesentliche Voraussetzung für die Neubildung der Epidermis. In den späten Phasen der Wundheilung werden vermehrt T-Zellen im Wundgebiet nachgewiesen, es wird angenommen, daß sie eine Rückregulation der Matrixsynthese steuern. Histiogenetisch handelt es sich um Zellen, die ganz unterschiedlich sind. Ihre Einwanderung in das Wundgebiet muß ganz genau aufeinander abgestimmt werden. Ist das nicht der Fall, kommt es zu Heilungsstörungen, die sich mitunter in hypertrophen Narben, Keloiden, Kontrakturen oder Wunddehiszenzen und Atrophien äußern können. Bei dem ganzen Vorgang kommt den sog. chemoattraktiven Substanzen eine wesentliche Bedeutung zu, sie vermitteln die sog. Chemotaxis. Als Chemotaxis wird eine gerichtete Zellmigration entlang eines Konzentrationsgradienten eines Chemoattraktans bezeichnet. Für die einzelnen Zellspezies kommen unterschiedliche chemoattraktive Substanzen zum Einsatz. Es handelt sich einmal um kleine Eiweißverbindungen, die vorwiegend von Bakterienwänden abstammen, wie z. B. die Komplementfaktoren C5 A, oder auch Cytokine vom Typ der Wachstumsfaktoren, wie z. B. der Plättchenwachstumsfaktor (PDGF). Zu diesen Substanzen gehört auch der transformierende Wachstumsfaktor β(TGF-β), Interleukin 1 (IL-1), SIG-Integrine und weitere Faktoren, die erst in der letzten Zeit entdeckt worden sind, wie z. B. das Macrophage inflammatory protein (MIP-1α, MIP-β). Von den T-Lymphozyten lassen sich grundsätzlich zwei Arten voneinander unterscheiden. Es konnte nachgewiesen werden, daß MIP-1α auf T-Lymphozyten vom Killerphänotyp und B-Lymphozyten chemoattraktiv wirksam ist. Das MIP-1β wirkt vorwiegend auf Helfer-T-Zellen chemoattraktiv. Eine gerichtete Wanderung von unterschiedlichen Zellarten wie Makrophagen, Fibroblasten und Keratinozyten stimuliert auch das TGF-β. Die zugleich ablaufende Stimulation verschiedener Zellarten führt zur Regelung der dermalen und epidermalen Heilung. Das TGF-β stimuliert nicht nur die wundrandständigen Fibroblasten zur Migration in Richtung Wundbett, sondern steigert auch ihre Kollagensynthese.

Von Bedeutung für den Heilungsprozeß und die Zellmigration sind auch sog. Adhäsionsmoleküle. Bislang sind vier Familien von Adhäsionsmolekülen gefunden worden. Es handelt sich um Integrine, Immunglobuline, Selektine und Proteoglykanrezeptoren. Ihre Funktion bewirkt die Adhäsion von Leukozyten an das Endothel von Blutgefäßen im Wundbereich. Bei einem krankhaften Fehlen dieser Substanzen kommt es zu einer mangelhaften Einwanderung von Leukozyten in die Wunde. Eine zentrale Rolle spielen die Adhäsionsmoleküle bei der Migration einiger Zellarten, so bei der Einwanderung polymorpher neutrophiler Granulozyten, außerdem auch von Makrophagen und T-Lymphozyten. So gesehen handelt es sich bei dem Austritt der Zellen aus der Blutzirkulation nicht um einen passiven Vorgang, sondern um einen aktiven Prozeß. Die im Blut oder in den Lymphgefäßen befindlichen Zellen müssen zuerst am Endothel der Kapillaren anhaften, um dann durch die Gefäßwand in das Wundgebiet einwandern zu können. Erst durch die Zusammenarbeit der Wachstumsfaktoren, der Selektine und der β2-Integrine ist die Migration dieser Zellen möglich. Die chemoattraktiven Substanzen sind, wie wir heute wissen, in den Weibel-Palade-Körperchen verpackt, sie werden von hier aus exprimiert und zur Wirkung gebracht. Fibroblasten, Endothelzellen und Keratinozyten werden durch unterschiedliche Strukturproteine zur Migration stimuliert. Besonders die Migration von menschlichen Keratinozyten und Fibroblasten wird durch Kollagen Typ I, II, V und Fibronectin induziert. Das Laminin hat dagegen keinen Einfluß auf die Migration dieser Zellen. Aufgrund der Erkenntnisse auf diesem Gebiet wird gegenwärtig versucht, die Migration der verschiedenen Zellarten stimulierend während der Wundheilung zu steuern und den Heilungsprozeß somit positiv zu beeinflussen. Es ist damit zu rechnen, daß durch einen weiteren Zuwachs an Kenntnissen diese Zusammenhänge zur gezielten Steuerung, z.B. zur Verhinderung der Bildung von Keloiden und hypertrophen Narben in Zukunft genutzt werden könnten.

In den letzten 30 Jahren sind bedeutende Fortschritte auf dem Gebiet der Wundheilungsforschung erzielt worden. Unter anderem wurden kleine Polypeptide entdeckt, die das Zellwachstum verschiedener Zelltypen stimulieren. Es handelt sich um sog. Wachstumsfaktoren (Tab. 14.10). Diese können die Wundheilung sowohl in ihrem Verlauf beschleunigen und qualitativ verbessern als auch zur Abheilung chronischer nicht heilender Wunden beitragen. Diese Stoffe werden örtlich zur Wirkung gebracht. Es handelt sich um Substanzen, die vorwiegend aus Blutplättchen gewonnen werden können. Diese Wachstumsfaktoren beeinflussen nach ihrer örtlichen Applikation sowohl die Migration der Zellen als auch ihre Transformation bzw. Zellteilungsgeschwindigkeit. Unterschieden werden sog. autokrine Wachstumsfaktoren, die die Proliferation der eigenen Zellen stimulieren, von sog. parakrinen Wachstumsfaktoren, die von einer Zelle abgegeben werden, um eine andere Zelle zu stimulieren.

Formen der Wundheilung

Grundsätzlich lassen sich drei Formen der Wundheilung unterscheiden:
– epitheliale Wundheilung (regenerative Heilung),
– primäre Wundheilung (sanatio per primam intentionem),
– sekundäre Wundheilung (sanatio per secundam intentionem).

Während bei der primären Wundheilung die aneinanderliegenden Wundränder durch einen dünnen Spalt von neugebildetem Bindegewebe nahezu verschweißt werden, ist die sekundäre Wundheilung durch das Vor-

Tabelle 14.10 Aktivität und Wirkung der wichtigsten thrombozytären Wachstumsfaktoren

Faktor	Aktivität	Effektorzellen
PDGF	mitogen chemotaktisch	Fibroblasten glatte Muskelzellen
TGF-β	mitogen chemotaktisch (+/−) Matrixsynthese	Fibroblasten (+) Monozyten (+) Epithelzellen (−)
FGF	chemotaktisch mitogen	Fibroblasten glatte Muskelzellen Endothelzellen Keratinozyten Osteoblasten
PF-4	chemotaktisch	Monozyten Granulozyten
EGF	mitogen chemotaktisch Matrixsynthese	Fibroblasten Endothelzellen Keratinozyten

Tabelle 14.11 Wundheilungsformen

	Epitheliale Heilung	Primärheilung (p.p.)	Sekundärheilung (p.s.)
Heilungsmechanismus:			
– Granulationsgewebe	−	+	++
– Kontraktion	−	+	+++
– Epithelisation	+++	+	+

handensein eines Gewebedefektes gekennzeichnet, der mit Granulationsgewebe ausgefüllt wird. Beide Heilungsvorgänge sind qualitativ identisch. Sie unterscheiden sich in Stärke und Zeitdauer der einzelnen Gewebereaktionen (Tab. 14.11). Die epitheliale Heilung ist ein regenerativer Vorgang.

Epitheliale Wundheilung

Bei oberflächlichen Hautwunden, wo nur die Epidermis verletzt wurde (z.B. Schürfwunden), läßt sich eine regenerative Wundheilung beobachten. Diese kann auch bei kleineren Wunden unter einem Schorf stattfinden. Die Hautepithelien besitzen eine hohe Regenerationskraft, so daß diese Wunden vollständig und innerhalb von wenigen Tagen ohne Narbe abheilen.

Primäre Wundheilung

Eine primäre Heilung findet sich bei chirurgisch verschlossenen, komplikationslos abheilenden Wunden. Die aseptische, akut entzündliche Reaktion klingt hier innerhalb von wenigen (3–5) Tagen ab und ist meist nur mikroskopisch wahrnehmbar. Infolge der Blutgerinnung entsteht ein Blutkuchen auf der Wundoberfläche. Auf einer unbedeckten Wunde trocknet dieser zu einem Schorf ein, der wie ein natürlicher Wundverband fungiert. Der feine Wundspalt wird zuerst mit aus dem Blut stammendem Fibrin zusammengeklebt. Polymorphkernige Leukozyten und Makrophagen sorgen durch Phagozytose (Abb. 14.4) für die Wegräumung untergegangener Zellen. Später wird durch die Wirkung von Zellproteasen das Fibrinnetz im Wundspalt abgeräumt. Weitere resorptive Vorgänge werden durch die Neubildung von Kapillaren unterstützt. Bereits kurz nach der Wundsetzung werden einwandernde Fibroblasten im Wundspalt beobachtet. Auf der Oberfläche einer chirurgisch durch Naht verschlossenen Wunde läuft zur gleichen Zeit die Epithelisierung an, die in etwa 2 Tagen sichtbar ist.

Sekundäre Wundheilung

Die sekundäre Wundheilung ist die Domäne offen heilender Hautwunden. Die bei der primären Wundheilung auf einer quantitativ niedrigeren zellulären und biochemischen Ebene ablaufenden Vorgänge sind während der sekundären Wundheilung wesentlich ausgeprägter. Dem Ablauf der sekundären Wundheilung liegen die gleichen phasenförmigen Entzündungserscheinungen zugrunde, wobei das mesenchymale Gewebe einen besonderen Anteil hat. Die Aufgabe dieses Heilungsvorganges ist die Auffüllung eines Gewebedefektes mit Granulationsgewebe. Erst nachdem der Gewebedefekt ausgefüllt ist, kann die Reepithelisierung bzw. Überhäutung stattfinden. Im Gegensatz zur primären Wundheilung beansprucht die sekundäre einen längeren Zeitraum.

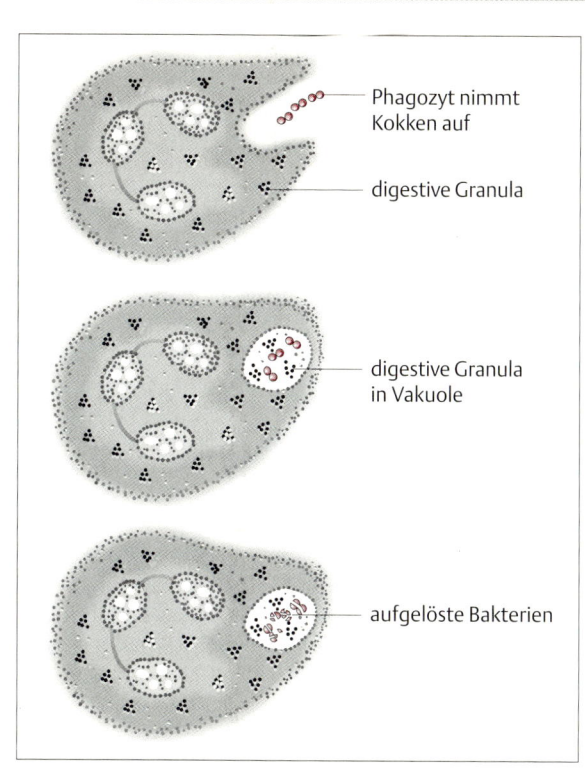

Das für die sekundäre Wundheilung charakteristische Granulationsgewebe wurde als eine vorübergehend auftretende primitive Gewebeeinheit, das sog. Histion, bezeichnet. Dieses wird nach Erfüllung seiner Aufgabe als Wundkeimgewebe und Leergerüst anschließend in den Mutterboden einbezogen und größtenteils schrittweise in Narbengewebe umgebaut. Zu den Einzelheiten des Histions gehören Kapillaren, Lymphgefäße, Parenchymzellen und ein Interstitium.

Die Bezeichnung Granulation wurde 1865 von Billroth eingeführt. Sie rührt daher, daß man bei der Entwicklung dieses Gewebes an der Wundoberfläche himbeergeleerote, glasig-transparente Knötchen (lat. granula) beobachten kann, die sich bei einer gut verlaufenden Heilung mit der Zeit vergrößern und an Zahl zunehmen, so daß schließlich eine weniger glänzende, lachsrote Fläche entsteht.

Abb. 14.**4** Schematische Darstellung der Phagozytose.

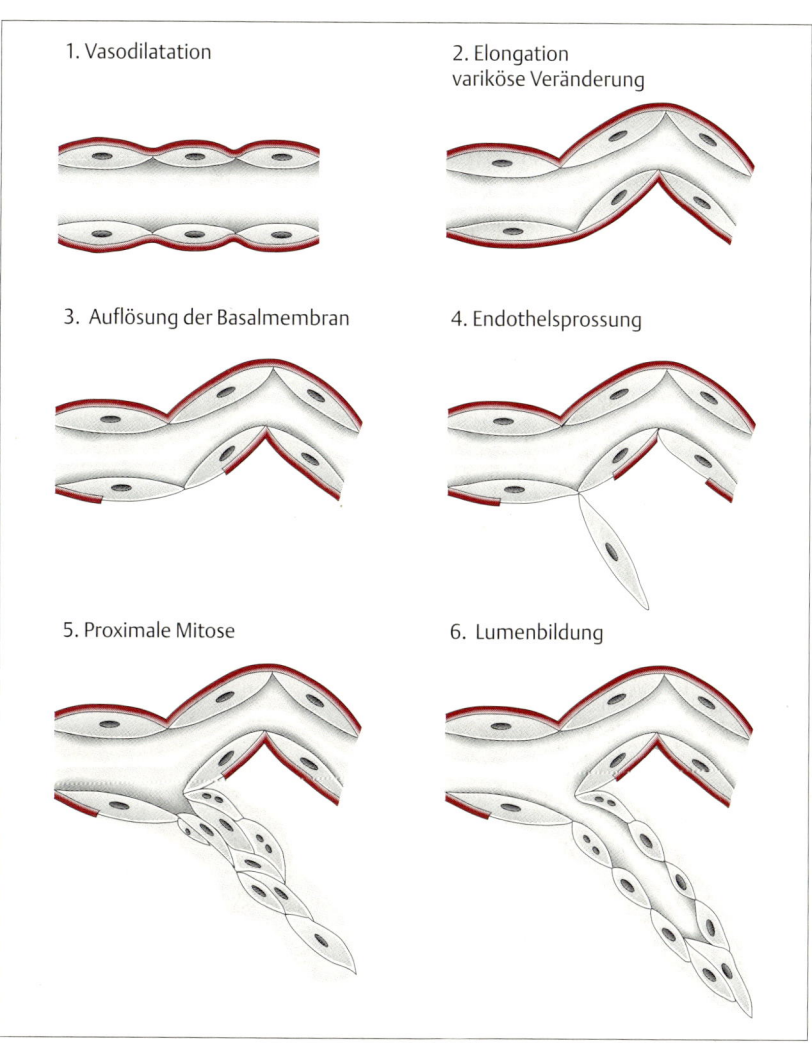

Abb. 14.**5** Schematische Darstellung der Kapillarneubildung in einer Wundgranulation.

Im Gegensatz zur Primärheilung kommt es bei einer sekundären Wundheilung zu größeren Einbußen sowohl der Morphologie als auch der Funktion des verwundeten Gewebes. Die Qualität des Heilergebnisses ist abhängig vom Ausmaß der Schädigung sowie von örtlichen und allgemeinen Reaktivitäten des Organismus. Der Behandlung einer sekundär heilenden Wunde muß mehr Aufmerksamkeit als einer primär heilenden Wunde gewidmet werden, da es während jeder Heilphase zu Heilungsstörungen kommen kann, womit die Gefahr der Bildung einer chronischen Wunde droht.

Im interstitiellen Raum läßt sich im Laufe der Entstehung des Granulationsgewebes eine Art humorale Verdauung beobachten, wobei der Zellbewegung und Zellteilung wichtige Funktionen zuteil werden. Makrophagen und polymorphkernige Leukozyten üben während dieser Granulationsbildung ihre Funktion aus. Nach dem Absterben werden lytische Enzyme freigesetzt, die auf andere Mesenchymzellen chemotaktisch wirken, wodurch es zu einer Vermehrung der Mesenchymzellen im Wundgebiet kommt.

Während der Bildung des Granulationsgewebes kommt der Kapillarneubildung eine wichtige Bedeutung zu (Abb. 14.**5**, 14.**6a, b** u. 14.**7a, b**). Neben ihrer nutritiven Funktion dienen sie auch als mechanisches Gerüst, um welches Fibroblasten die Gewebelücken ausfüllen. Die Wiederherstellung der Blut- und Lymphgefäße geht in erster Linie von präexistenten Gefäßen des Wundrandes durch Sprossung, Zellteilung und Anastomosierung aus. Anschließend folgt die Kanalisierung der Gefäßräume. Zuerst werden Kapillaren im Granulationsgewebe gebildet, die dann an das Kapillarnetz der unverletzten Wundumgebung angeschlossen werden. Die neugebildeten Endothelien verfügen über eine hohe fibrinolytische Aktivität. Das neugebildete Kapillarnetz ist außerordentlich zerbrechlich und muß vor einer Traumatisierung durch geeignete Wundauflagen geschützt werden.

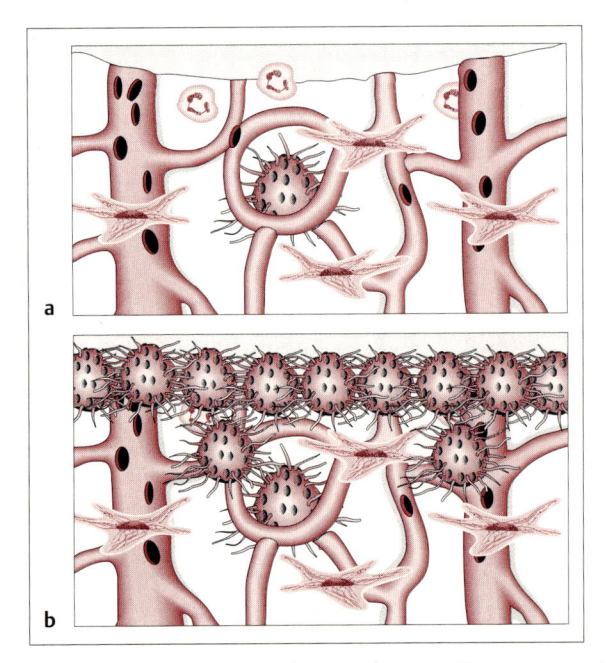

Störungen der Wundheilung

Wird der physiologische Ablauf der Wundheilung behindert, kommt es zu Wundheilungsstörungen. Die Wundheilung kann durch allgemeine und lokale Faktoren gestört sein (Tab. 14.**12**). Entsprechend morphologischer Veränderungen werden verschiedene Wundkomplikationen unterschieden (Tab. 14.**13**).

Serom

Serome sind Ansammlungen von serösem Exsudat (Lymphe, Wundsekret) in Hohlräumen im Wundbereich. Offene Lymphbahnen oder angeschnittene Lymphknoten sind eine wesentliche Ursache. Reizungen durch Fremdkörper, Massenligaturen oder Spannungszustände in der Wunde können ebenfalls zu einer Serombildung führen, auch Transsudate bei Eiweißmangelzuständen können ursächlich in Betracht kommen. Die Therapie besteht in einem sterilem Abpunktieren und der Anlage eines leichten Kompressionsverbandes. Bei Rezidiven ist ggf. eine Redon-Saugdrainage einzulegen.

Wundhämatom

Wundhämatome sind mit Blut gefüllte Hohlräume im Wundbereich und oft Folge einer mangelhaften Blutstil-

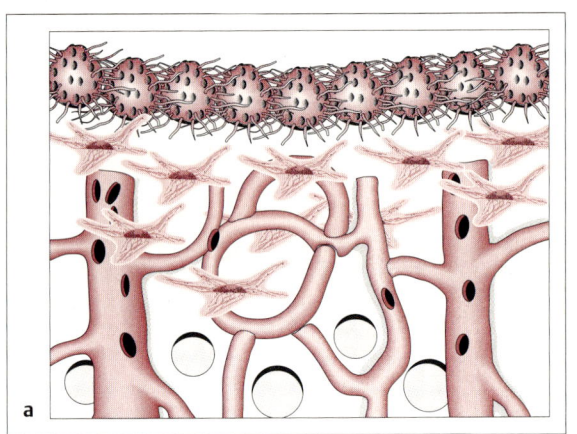

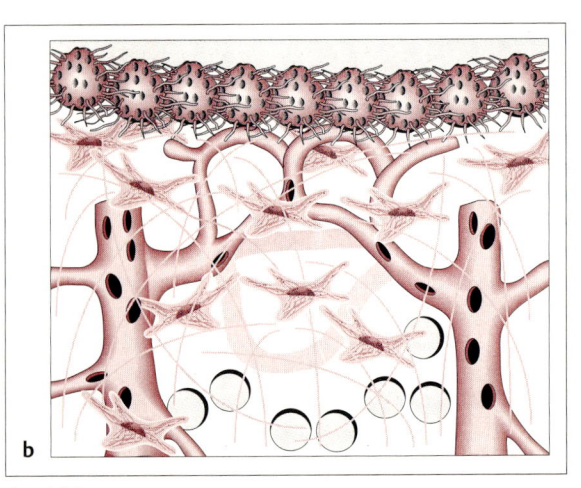

Abb. 14.**6a, b** und **7a, b** Schematische Darstellung der Granulationsbildung.

lung der in das Wundgebiet einmündenden Gefäße oder einer unvollständigen Drainage der Wundhöhle. Weitere Ursache können Blutgerinnungsstörungen (z. B. bei Antikoagulanzientherapie) sein. Größere Hämatome sollten aufgrund der bakteriellen Kontamination ausgeräumt werden. Flüssiges Blut wird abpunktiert.

Wundrandnekrosen

Wundrandnekrosen erscheinen als nicht durchblutete, demarkierte Wundränder, deren Ernährung durch Verletzung oder Stauung nutritiver Gefäße geschädigt oder unterbrochen wurde. Wesentliche Ursachen sind mangelhafte Nahttechnik, Traumatisierung von Haut- und Weichteilen sowie eine inadäquate Schnittführung.

Wundinfektion (vgl. S. 207)

Die Inzidenz für Wundinfektionen liegt unter Einbeziehung aller chirurgischen Eingriffe bei 5–10%. Wundinfektionen gehören zu den schwerwiegenden Wundkomplikationen. Sie können lokal begrenzt bleiben oder generalisieren oder es kann zu einer Organmanifestation (z. B. Osteomyelitis) kommen. Ausgehend von Wunden kann sich eine Sepsis bzw. eine metastasierende Allgemeininfektion entwickeln. Bei jeder Erörterung einer bakteriellen Präsenz muß zwischen drei Zuständen unterschieden werden:
- Kontamination: Bakterien sind vorhanden, vermehren sich aber nicht,
- Kolonisierung: Bakterien vermehren sich, aber es erfolgt keine Wirtsreaktion,
- Infektion: Ablagerung und Vermehrung von Mikroorganismen im Gewebe und entsprechende Wirtsreaktion.

Zu einer klinischen Infektion kommt es somit erst, wenn Bakterien tiefer in die Wunde und das umgebende Gewebe eindringen und eine Entzündungsreaktion hervorrufen, die durch fünf klassische Entzündungskriterien gekennzeichnet ist:
- Rötung (Rubor),
- Schwellung (Tumor),
- Überwärmung (Calor),
- Schmerz (Dolor),
- Funktionsbeeinträchtigung (Functio laesa).

Quantitative Bestimmungen der Keimzahl im Wundgewebe können in unklaren Fällen hilfreich sein. Eine Zahl von 10^5 Keimen/g Gewebe (sog. kritische Infektionsdosis) gilt als ungefähre Richtschnur für eine therapiebedürftige Infektion. Bei höheren Keimzahlen nimmt das Risiko invasiver Infektionen zu. In den meisten Fällen wird die Grenze einer Kolonisation nicht überschritten. Bei alten Patienten können die klinischen Erscheinungen einer Wundinfektion unvollständig ausgebildet sein und nicht selten bland und unerkannt verlaufen. Bei Kindern dagegen kann eine durch Infektion bedingte lokale Entzündung überschüssig verlaufen.

Tabelle 14.12 Störfaktoren der Wundheilung

Allgemeine Faktoren	Lokale Faktoren
Lebensalter	morphologische Besonderheiten: – Lokalisation – Art der Wunde/Entstehungsmechanismus – Begleitverletzungen – Fremdkörper
Grund- bzw. Begleiterkrankungen – Diabetes mellitus – Hyperbilirubinämie – Malignom – Urämie – Bindegewebserkrankungen – Defizit an Gerinnungsfaktor XIII	
	OP-Technik – Naht unter Spannung – Elektrokoagulation
Ernährungszustand – Eiweißmangel – Vitaminmangel – Mangel an Spurenelementen – Mangelernährung – Adipositas	Fibrinpersistenz
	Migrationsdefekt der Epithelien, Cytokinmangel
	Gewebeischämie
	nekrotisches Gewebe
Immunstatus – Immunsuppression – HIV-Infektion	lokale Infektion
	artifizielle Störungen seitens des Patienten
Hormonstatus	
Pharmaka – Corticoide – Zytostatika – Psychopharmaka	

Tabelle 14.13 Wundkomplikationen

Serom
Wundhämatom
Wunddehiszenz
Wundinfektion
Fremdkörperreaktion
Hypertrophe Narbenbildung
Keloide
Maligne Entartung

Wunddehiszenzen

Hierbei handelt es sich um Wundheilungsstörungen, bei denen Teile der Wundfläche nicht miteinander verkleben und nicht bindegewebig verbunden werden. Infolge von Spannungszuständen im Gewebe der Wundumgebung weichen die Wundränder auseinander. Bei einer totalen Dehiszenz der gesamten Wunde bis in ihre Tiefe resultiert eine Wundruptur (Platzbauch). In den meisten Fällen sind für das Auftreten von Wundrupturen sowohl örtliche als auch allgemeine Ursachen gleichermaßen verantwortlich.

Hypertrophe Narbenbildung und Keloide

Hypertrophe Narben bleiben im Bereich der abgeheilten Wunde lokalisiert, Keloide überschreiten die Grenze der abgeheilten Wunde und zeigen keine Tendenz der Rückbildung. Nicht selten liegen die Ursachen der überschießenden Narbenbildung in lokalen Gegebenheiten, besonders der Schnittverlauf bei Operationswunden spielt hierbei eine große Rolle. Verläuft die Nahtreihe einer Wunde vertikal zur Richtung der Spaltlinien der Haut, muß mit einer hypertrophen Narbenbildung gerechnet werden. Eine weitere Bedeutung kommt Körperregionen zu, wo infolge großer Muskelbewegung Zugkräfte in Längsrichtung der Narbe einwirken. Beim Verlauf einer solchen Narbe im Bereich eines Gelenkes kann es zu einer Narbenkontraktur mit entsprechender Funktionseinschränkung kommen. Aus hypertrophen Narben gewonnene Gewebeproben zeigen eine pathologische Art von Fibroblasten, wie es auch bei Keloiden der Fall ist. Diese Fibroblasten setzen eine inadäquat große Menge von Kollagen im Narbenbereich ab.

Wundbehandlung

Erstversorgung der Gelegenheitswunde

Der Verletzte

Die sachgerechte Wundversorgung ist ureigenste Aufgabe ärztlichen Handelns (Tab. 14.**14**). Von der sachgerechten Versorgung hängt nicht nur der Verlauf der Wundheilung, sondern auch das Schicksal des verletzten Patienten an sich ab. Bestehen Zeichen eines schweren Schocks, Bewußtlosigkeit oder der Verdacht auf innere Blutungen, muß die Wundversorgung aufgeschoben (aufgeschobene Primärversorgung) und vordringliche Behandlungsmaßnahmen eingeleitet werden. Eng verbunden mit der Sorge um den Verletzten ist stets die Erkundung des Verletzungsherganges und die Erhebung einer genauen Vorgeschichte. Zuverlässigkeitswert haben dabei die ersten Angaben, die erhoben wurden. Diese können ebenso wie die Dokumentation der Verletzungszeichen in unfallmedizinischer und auch in forensischer Hinsicht eine Bedeutung erlangen. Ideal ist eine Fotodokumentation.
Verschiedene Klassifikationen der Wunden stellen eine Relation von Wunde bzw. Weichteilschaden und Lebensbedrohung her: z. B. „Mangled Extremity Severity Score (MESS)", „Red Cross War Wounds Classification" und „Klassifikation von Weichteilschaden und Fraktur nach Tscherne" (17).

Wundversorgung

Aus praktischen Gründen wird unterschieden zwischen:
– provisorischer und
– definitiver Wundversorgung.

Im Rahmen der Sofortbehandlung sind möglichst gute Voraussetzungen für die spätere definitive Versorgung zu schaffen. Wunden sollten schon am Unfallort steril abgedeckt werden, unter häuslichen Bedingungen z.B. mit gebügelten Taschentüchern. Die Hochlagerung einer verletzten Extremität hilft eine venöse Stauung zu vermeiden und minimiert das Wundödem.
Bezüglich des definitiven Wundverschlusses unterscheidet man:
– Primärnaht,
– verzögerte Primärnaht,
– Sekundärnaht.

Voraussetzungen für den primären Verschluß einer Wunde sind:
– Die Wunde sollte nicht älter als 6 Stunden sein.
– Die Wunde darf nicht infiziert (Tier- und Menschenbiß) oder übermäßig verschmutzt sein (Öleinschmierung).
– Die Wundränder sollten nicht wesentlich unterminiert sein (Quetsch- und Schürfwunden).

> Grundregeln der primären Wundversorgung sind Säuberung, Wundrandausschneidung nach Friedrich in Lokalanästhesie und eine lückenlose Wundrandadaptation durch Naht!

Die früher restriktiv gehandhabte 6-Stunden-Grenze darf bei sauberen, gut durchbluteten und kaum kontaminierten Wunden bis auf 24 Stunden verlängert werden. Voraussetzung ist allerdings ein gründliches Débridement. Im Gesicht und an der Hand sollte keine oder nur eine geringe Wundausschneidung durchgeführt werden. Zu unterlassen ist die Primärnaht bei Wunden, die von vornherein als infektionsgefährdet anzusehen sind, wie Biß- und Schußverletzungen oder auch berufsbedingte Verletzungen von Chirurgen, Tierärzten, Landwirten, Fleischern, Kanalarbeitern usw. Ausnahmen: Nach Stichen oder Schüssen mit Eröffnung von Körperhöhlen wird der Wundkanal revidiert. Im Gesicht ist aufgrund der sehr guten Durchblutung die primäre Versorgung nach einer Wundreinigung möglich.
Die verzögerte Primär- bzw. Sekundärnaht wird insbesondere bei Wunden mit hoher Infektionsgefährdung angewandt. Die Wunde bleibt zunächst offen. Dadurch wird die Perfusion verbessert und die Ausbreitung einer Infektion minimiert. Bei der verzögerten Primärnaht erfolgt die Adaptation der Wundränder 2 bis spätestens 6 Tage nach der Verletzung, bevor sich Granulationen gebildet haben und ohne Anfrischung der Wundränder. Die Sekundärnaht erfolgt nach frühestens 8 Tagen und

Tabelle 14.**14** Notwendige Abklärung vor der Wundversorgung

Allgemeinzustand des Patienten?
Wundart und Wundausdehnung?
Lokalisation der Wunde?
Alter der Wunde?
Besonderheiten der Wundentstehung?
Blutungen aus der Wunde?
Verletzung funktionell bedeutsamen Gewebes (Gefäße, Sehnen, Nerven, Knochen)?
Konsumierende Erkrankungen?
Stoffwechselstörungen?
Durchblutungsstörungen?
Gerinnungsstörung?

Tabelle 14.15 Tetanusprophylaxe entsprechend den Empfehlungen der Ständigen Impfkommission des Bundesgesundheitsamtes (STIKO) (Stand: Oktober 1995)

Vorgeschichte der Tetanusimmunisierung (Anzahl der Impfungen)	Saubere, geringfügige Wunden Td oder DT[2]	TIG[3]	Alle anderen Wunden[1] Td oder DT[2]	TIG
Unbekannt	ja	nein	ja	ja
0–1	ja	nein	ja	ja
2	ja	nein	ja	nein[4]
3 oder mehr	ja[5]	nein	ja[6]	nein

[1] · tiefe und/oder verschmutzte (mit Staub, Erde, Speichel, Stuhl kontaminierte) Wunden, Verletzungen mit Gewebszertrümmerung und reduzierter Sauerstoffversorgung sowie Fremdkörpereindringung (z. B. Quetsch-, Riß-, Biß-, Stich-, Schußwunden),
· schwere Verbrennungen und Erfrierungen,
· Gewebsnekrosen,
· septische Aborte.

[2] Kinder unter 6 Jahren DT, ältere Personen Td (d. h. Tetanus-Diphtherie-Impfstoff mit gegenüber dem DT-Impfstoff verringertem Diphtherietoxoid-Gehalt).

[3] TIG = Tetanus-Immunglobulin, im allgemeinen werden 250 IE verabreicht, die Dosis kann auf 500 IE erhöht werden; TIG wird simultan mit Td/DT-Impfstoff angewendet.

[4] ja, wenn die Verletzung länger als 24 Stunden zurückliegt.

[5] nein, wenn seit der letzten Impfung weniger als 10 Jahre vergangen sind.

[6] nein, wenn seit der letzten Impfung weniger als 5 Jahre vergangen sind.

erst dann, wenn sich Granulationsgewebe am Wundgrund gebildet hat. Meist ist dazu eine Mobilisierung der Wundränder erforderlich, da in der Reparationsphase die Haut kaum noch verschieblich ist.

Tetanusprophylaxe im Verletzungsfall

Der Impfstatus des Verletzten ist anhand des Impfpasses abzuklären. Je nach Impfschutz und Art der Verletzung erfolgt die Tetanusprophylaxe nach den geltenden Empfehlungen der Ständigen Impfkommission des Bundesgesundheitsamtes (STIKO) (Tab. 14.15). Statt monovalentem Impfstoff sollte grundsätzlich bivalenter Diphtherie-Tetanus-Impfstoff benutzt werden. Diese Empfehlung ist mit der zunehmenden Diphtheriegefährdung und der schlechten Immunitätslage der Bevölkerung begründet. Nichtgeimpfte oder Personen mit fehlendem Impfnachweis erhalten eine Simultanimmunisierung (aktive/passive Immunisierung). Danach sollte die aktive Immunisierung fortgesetzt werden, die 2. Impfung (in der Regel mit Td-Impfstoff) im Abstand von 4–6 Wochen und die 3. Impfung 6–12 Monate später. Wichtigster Teil der Tetanusprophylaxe ist die adäquate chirurgische Wundversorgung.

Verband und Verbandwechsel

Verbandarten und Funktionen eines Verbandes

Der Verband setzt die Therapie, die mit einer Operation, Wundversorgung oder Reposition begonnen hat, kontinuierlich fort. Je nach Indikation erfüllt er verschiedene Funktionen (Tab. 14.16, 14.17). Ein guter Verband wird die Heilung wesentlich unterstützen, unsachgemäß angelegte Verbände können sie verzögern oder auch Schäden verursachen. Das Risiko von Komplikationen (Gelenkversteifung, Muskelatrophie, Gewebestrangulation, Thromboserisiko usw.) ist zu berücksichtigen.

Tabelle 14.16 Arten von Verbänden

Wund- und Schutzverband
Stützverband
Retentionsverband
Lagerungsverband, Schienen
Sonderverbände (Druckverband, Abschnürverband, Tapeverband, Kompressionsverband usw.)

Tabelle 14.17 Funktionen eines Verbandes

Schutz
Wundruhe
Entlastung, Druckentlastung
Wundkompression
Sekretaufnahme
Medikamententräger
Kälte- und Wärmeapplikation
Blutstillung
Thromboseprophylaxe

Arten der Verbandwechsel

Bei dem Verbandwechsel ist zu unterscheiden zwischen einem
– diagnostischen,
– therapeutischen und
– pflegerischen.

Der diagnostische Verbandwechsel dient der Überprüfung des Wundzustandes und der Erfassung von Wundkomplikationen, er ist Obliegenheit des Arztes. Eine absolute Indikation ist bei klinischen und/oder paraklinischen Entzündungszeichen gegeben. Bei versorgten Gelegenheitswunden ist aufgrund des Infektionsrisikos von 3–6% generell nach 24 Stunden ein diagnostischer Verbandwechsel zu fordern.

Erfolgt während des Verbandwechsels zusätzlich eine Wundbehandlung (Wunderöffnung, Débridement), handelt es sich um einen therapeutischen Verbandwechsel. Dieser erfolgt durch den Arzt.

Ein pflegerischer Verbandwechsel ist erforderlich, wenn durch das Belassen des Verbandes eine zusätzliche Schädigung (z. B. Mazeration der Haut bei sekretdurchweichtem Verband) eintreten würde. Dieser Verbandwechsel ist u. a. angezeigt bei der Stoma- und Fistelversorgung oder im Rahmen der Dekubitusprophylaxe mit druckentlastenden Verbänden, er erfolgt in der Regel selbständig durch das Pflegeteam.

Grundlagen und Durchführung des Verbandwechsels

Aseptische Verbandwechsel sind vor Verbandwechseln bei infizierten Wunden durchzuführen. Getrennte Verbandwagen sind wünschenswert. Vom Patienten zum Verbandwagen darf kein direkter Kontakt entstehen. Bei mobilen Patienten sollten die Wundverbände in einem speziell eingerichteten Verbandzimmer gewechselt werden. Der Verbandwechsel und der Wundbefund sind zu dokumentieren.

Jeder Verbandwechsel wird nach den Prinzipien der Aseptik und Antiseptik durchgeführt. Vor bzw. zwischen jedem Verbandwechsel erfolgt eine hygienische Händedesinfektion. Zum Verbandwechsel sind Schutzhandschuhe zu tragen. Wunde und Verbände werden nur mit sterilen Instrumenten oder ggf. sterilen Handschuhen berührt. Dabei spielt es keine Rolle, ob eine Wunde infiziert ist oder nicht.

Eine hohe Kontaminationsgefahr besteht bei der Entnahme von Wundauflagen oder Instrumenten aus Sammelbehältern bzw. Trommeln. Das Setsystem, in dem alle für einen Verbandwechsel benötigten Materialien steril verpackt sind, ist zu bevorzugen. Dieses System ist auch aus ökonomischer Sicht günstiger.

Für den Verbandwechsel ist die „Zwei-Personen-Technik" das Vorgehen der Wahl, sie minimiert das Risiko einer Keimkontamination des Verbandwagens und somit eine mögliche Cross-Infektion. Bei der Zwei-Personen-Technik reicht einer an („Springer"), der zweite verbindet und entfernt die Materialien, die Kontakt mit dem Patienten hatten, entweder direkt in den Abfall bzw. in desinfizierende Lösungen. Scharfe Gegenstände werden in Spezialbehältern entsorgt. Entscheidend ist das Einbahnsystem vom Verbandwagen zum Patienten und nicht wieder auf den Wagen zurück. Auch der Springer sollte Schutzhandschuhe tragen.

Bei der „Ein-Personen-Technik" übernimmt der Verbindende zunächst die Rolle des Springers. Auf einem sterilen Tuch werden die benötigten Materialien vorbereitet - Kompressen ggf. schon vorab durchtränkt –, erst dann erfolgt der eigentliche Verbandwechsel am Patienten.

Tabelle 14.**18** Wundauflagen

Inaktive	Verbandstoffe textilen Charakters
Interaktive	Folie, Hydrogele, Hydrokolloide, Alginate, Schaumstoffe
Aktive	autologe Eigenhaut, lyophilisierte Schweinehaut, autologe Keratinozytenkulturen, Wundverbände auf Kollagenbasis, Wachstumsfaktoren

Hat der Behandelnde vergessen etwas vorzubereiten, muß er erneut in die Rolle des Springers wechseln (Handschuhwechsel, Anreichen vom Verbandwagen ohne Patientenkontakt).

Verbandmaterialien

Grundsätzlich ist zwischen Wundauflagen und Befestigungsverbänden (Fixierpflaster, -vliese und -binden, Stülp- oder Schlauchverbände, Netzverbände) zu differenzieren. Abgesehen von einigen Wundauflagen, die selbsthaftend ausgerüstet sind, besteht ein vollständiger Wundverband aus der Wundauflage und einer Fixierung zu ihrer sicheren Befestigung. Wundauflagen werden nach ihrem Wirkungsprinzip (Tab. 14.**18**) unterteilt in:
– passive,
– interaktive und
– aktive.

Zur Gruppe der passiven Wundauflagen zählen alle traditionellen Kompressen aus Mull- und Vliesstoffen sowie alle kombinierten Saugkompressen. Ihre wichtigste Eigenschaft ist ihre gute Saugkraft, wodurch bereits weitreichende Beeinflussungen der Wundverhältnisse möglich sind. Die zweite Gruppe umfaßt Verbände, die aufgrund spezifischer Materialeigenschaften in Interaktion mit der Wunde treten. Grundprinzip dieser Verbände ist die Schaffung eines feuchten Wundmilieus durch Okklusion. Zusätzlich besitzen die Produkte absorbierende Eigenschaften, so daß gezielte Beeinflussungen der Wundheilungsphasen möglich sind. Die früher vielfach geübte Praxis der trockenen Wundbehandlung sekundär heilender Wunden gilt mittlerweile als obsolet. Eine optimierte Heilung unter (semi-)okklusiven Verbänden durch eine Verbesserung der Zellmigration sowie eine Förderung der Fibrinolyse und Angiogenese charakterisieren das Prinzip der feuchten Wundbehandlung (Tab. 14.**19**). Bei der Gruppe (bio-)aktiver Wundauflagen handelt es sich in erster Linie um Transplantatmaterialien. Domäne dieser Wundauflagen ist die Interimsdeckung – vorrangig von Verbrennungswunden – bzw. der definitive Wundverschluß durch Transplantation

Tabelle 14.**19** Interaktive Wundauflagen

	Indikation	Kontraindikation
Hydrogele	geringe Exsudation, sauber granulierende bzw. epithelialisierende Wunden, Rehydrierung trockener Nekrosen	Infektion, arterielle Ulcera
Hydrokolloide	mittelstarke Exsudation, belegte granulierende Wunden, Débridement	Infektion
Alginate	starke Exsudation, tiefreichende Weichteildefekte, Débridement	trockene Wunden (relative Kontraindikation)

(vgl. Kapitel 35). Durch die umfassende Charakterisierung von Wachstumsfaktoren hat die Wundbehandlung in den vergangenen Jahren einen erneuten qualitativen Entwicklungssprung erfahren. Die Modulation der gestörten Heilung durch Wachstumsfaktoren ist Gegenstand klinischer Studien. Mit der industriellen Fertigungsreife (bio-)aktiver Verbände mit Wachstumsfaktoren ist zu rechnen.

Standardisierte Wunddokumentation

Eine Objektivierung der Wundheilung ist insbesondere bei schlecht heilenden Problemwunden von Bedeutung für die Beurteilung des Heilungsablaufes. Eine lückenlose, exakte Dokumentation wird von der Rechtsprechung gefordert. Im Rechtsstreit schützt sie vor der Beweislastumkehr. Neben der Wundmorphologie sind diagnostische wie auch therapeutische Maßnahmen zu dokumentieren. Allgemeinverbindliche Dokumentationssysteme existieren bislang nicht. Routinemäßig sind in jedem Fall folgende Parameter zu berücksichtigen:
- Wundlokalisation,
- Wundgröße (Planimetrie, Volumetrie),
- Schweregrad (Ausmaß der Gewebeschädigung),
- Infektionszeichen (lokal, systemisch),
- Erregernachweis und -resistenz (insbesondere bei Risikopatienten).

Zusätzlich sollten die Granulationsgewebebildung (Menge, Farbe, Konsistenz) sowie die Epithelialisierung beurteilt werden. Als günstig erweist sich ein – zumindest klinikintern – standardisiertes Dokumentationsschema. Dieses ermöglicht eine vollständige Erhebung, verhindert subjektive Formulierungen und gestattet eine exakte Analyse des Wundheilungsverlaufes einschließlich der Überprüfung der Therapie.

Behandlung der primär heilenden Wunde

Bei der primären Wundheilung führt die Epithelregeneration bereits nach 24–48 Stunden zur Überbrückung des Wundspaltes. Eine primär heilende Hautwunde ist somit nach 1–2 Tagen geschlossen und eine Infektion von außen unter normalen Bedingungen ausgeschlossen. Damit erübrigt sich ab diesem Zeitpunkt auch ein weiterer Verband. Es sei denn, man will dem Patienten die Sicht auf die Wunde verwehren oder diese zusätzlich mechanisch schützen. Die Abnahme des Verbandes bzw. der erste Verbandwechsel sollte am 2. postoperativen Tag erfolgen. Als günstig in der postoperativen Phase erweist sich die Verwendung transparenter Hydrokolloidverbände, mit dieser Wundauflage versorgte Patienten können z.B. duschen. Bei versorgten Gelegenheitswunden ist aufgrund des höheren Infektionsrisikos bereits nach 24 Stunden ein diagnostischer Verbandwechsel erforderlich.

Je nach mechanischer Belastung wird das Nahtmaterial prinzipiell möglichst frühzeitig entfernt (Tab. 14.20). Gegebenenfalls werden zunächst Teil-, 2 Tage später Restfäden gezogen bzw. Wundklammern entfernt. An exponierten Stellen (z. B. Knie, Ellbogen streckseitig) sollte das Nahtmaterial länger belassen werden, maximal bis

Tabelle 14.**20** Richtwerte zur Nahtmaterialentfernung

Gesicht, Hals	4– 7 Tage
Rumpf	8–10 Tage
Extremitäten, behaarte Kopfhaut	12 Tage

zu 3 Wochen. Die Durchtrennung der Nähte erfolgt nach Desinfektion von Haut und Nahtmaterial mit einer kleinen spitzen Schere mit geraden Branchen oder einem spitzen Skalpell mit 11er- oder 12er-Klinge. Dabei wird der Faden aus dem Stichkanal in Richtung auf die Wunde herausgezogen und unmittelbar auf Hautniveau durchtrennt. Bei diesem Vorgehen wird vermieden, daß ein außen liegender Fadenanteil durch die Wunde gezogen wird. Wird der Faden vom Wundrand weg gezogen, kann das bei früher Entfernung des Nahtmaterials zu einer Dehiszenz führen (vgl. Kapitel 5).

Behandlung der sekundär heilenden Wunde

Primäres Ziel der Behandlung sekundär heilender Wunden ist ein rascher Wundverschluß mit gutem funktionellen und kosmetischen Ergebnis. Débridement und Ruhigstellung sind der erste Schritt der Behandlungskaskade. Wurde dem Wundverband bei der Wundheilung lange Zeit eine untergeordnete Bedeutung beigemessen, stehen heute mit interaktiven und bioaktiven Wundauflagen neue Produkte zur Verfügung, die es ermöglichen, den Wundheilungsprozeß positiv zu beeinflussen (vgl. S. 204). Ungeachtet der lokalen Möglichkeiten muß die Therapie einer Grunderkrankung optimiert werden.

Débridement

Dieser Begriff beinhaltet die Entfernung avitalen Gewebes aus einer Wunde. Befindet sich in der Wunde nekrotisches Material, wird der Heilungsprozeß behindert, da zum einen das nekrotische Material einen idealen Nährboden für Mikroorganismen darstellt und zum anderen sog. Nekrotoxine mitose- und migrationshemmend wirken, was in In-vitro-Experimenten belegt werden konnte. Drei Möglichkeiten der Wundreinigung sind zu unterscheiden:
- die chirurgische,
- die enzymatische und
- die physikalische.

Chirurgisches Débridement

Effektivste Methode des Débridements ist die chirurgische Entfernung von Nekrosen. Diese werden an der Grenze zum gesunden Gewebe exzidiert, vorhandene Taschen weit eröffnet, Fremdkörper entfernt und infizierte Areale herausgeschnitten. Für einen guten Sekretabfluß ist zu sorgen. Ziel der lokalen Sanierung ist die Umwandlung der schlecht heilenden in eine saubere Wunde. Anzustreben ist immer eine nicht infizierte Wunde. Mitunter erweist sich die lokale Anwendung anästhesierender Salben (z.B. EMLA-Creme) vor dem

Eingriff als günstig. Bei ausgedehnten Befunden sollte der Eingriff in Narkose durchgeführt werden.

Enzymatisches Débridement

Die enzymatische Wundreinigung ist eine sinnvolle Ergänzung zum chirurgischen Vorgehen, sie beschleunigt die abbauende und reinigende Phase der Wundheilung. Es stehen mehrere Präparate zur Verfügung, die an verschiedenen Substraten angreifen. Unterschieden werden indirekt wirkende Enzyme, die das eigentlich wirksame Enzym im Wundsekret aktivieren, von direkt wirkenden Enzymen, die unmittelbar Wundbestandteile aufspalten (Tab. 14.21). Der Vorteil der enzymatischen Wundreinigung liegt in ihrer Nichtinvasivität. Zur Initialbehandlung ist sie in den meisten Fällen nicht geeignet, da lediglich oberflächliche Nekrosen entfernt werden und tiefer gelegene Nekrosen oder Abszesse bestehen bleiben.

Physikalische Wundreinigung

Hierzu eignen sich in erster Linie Wundauflagen mit hohem Resorptionsvermögen. Zu diesen zählen sowohl Alginate, Hydrokolloide als auch Weichschäume (s.dort). Überschüssiges Exsudat, Zelltrümmer und Keime werden im Verband festgehalten und mit jedem Verbandwechsel entfernt. Vorteilhaft ist auch die Kombination mit den oben beschriebenen enzymatischen nekrolytischen Präparaten.

Im Rahmen der physikalischen Wundreinigung bewähren sich nach wie vor feuchte Umschläge, diese sollten mit Ringer-Lösung getränkt werden (cave Elektrolytverschiebung im Wundgebiet bei ausgiebiger Anwendung physiologischer Kochsalzlösung).

Eine mechanische Reinigung ist auch durch Duschen zu erreichen. Wegen der Ansammlung von Keimen sollten Wunden nicht gebadet werden.

Wasserstoffperoxid entfaltet eine mechanische Reinigungswirkung durch Aufschäumen. Das Wirkprinzip beruht auf der Freisetzung atomaren Sauerstoffs, wodurch eine kurzdauernde desinfizierende Wirkung erreicht wird. Bei eiternden Wunden, die einen hohen Gehalt an Katalase aufweisen, wird bei der Anwendung von Wasserstoffperoxid schlagartig Sauerstoff in Form einer erheblichen Blasenbildung freigesetzt, hierdurch wird eine mechanische Wundreinigung erreicht. Wasserstoffperoxid wirkt aber letztlich auch zelltoxisch und daher wundheilungsverzögernd.

Osmotisch wirkende Präparate (z.B. polysaccharide Granulate) führen zu einer Austrocknung der Wunde und sollten deshalb eher vermieden werden. Anzustreben ist das Prinzip der physiologischen feuchten Wundbehandlung.

Lokale Anwendung von Antibiotika

Antibiotika sind im Rahmen der lokalen Therapie sekundär heilender Wunden zurückhaltend einzusetzen. Die Verteilung ist unsicher und nicht kontrollierbar, tiefere Gewebeschichten werden nicht erreicht, die Epithelialisierung wird behindert und die Granulationsbildung gestört; zusätzlich besteht die Gefahr der Resistenzentwicklung. Allergische Reaktionen sind manchmal ebenfalls zu beobachten. Eine sinnvolle Indikation für eine antibiotische Lokalbehandlung besteht bei der chronischen und der posttraumatischen Osteomyelitis und bei infizierten Osteosynthesen: Hier haben sich Gentamycin-PMMA-Kugeln bewährt. Durch eine lokale Infiltration, Instillation oder intraarterielle Applikation von Antibiotika ist eine Keimreduktion bei einer schweren Wundinfektion möglich.

Antiseptika

Unter dem Begriff Antiseptik werden alle antimikrobiellen Maßnahmen mit prophylaktischer und/oder therapeutischer Zweckbestimmung verstanden, um einer unerwünschten Kolonisation oder Infektion vorzubeugen bzw. diese zu behandeln. Die Anforderungen an Antiseptika zur Wundbehandlung sind hoch. Als grundlegende Qualitätskriterien gelten:
– Bakterizidie,
– Gewebeverträglichkeit,
– geringe systemische Absorption (bei Toxizität).

In der Wundantiseptik wird zwischen prophylaktischer und therapeutischer Indikation unterschieden. Schwerpunkte der therapeutischen Antiseptik sind:
– chronisch infizierte Wunden ohne die Möglichkeit des Débridements,
– großflächige infizierte Wunden,
– antiseptische Nachbehandlung nach chirurgischem Débridement infizierter Wunden.

Bezüglich der Gefahr von Wundinfektionen muß der Kontaminationsgrad der Wunde beachtet und die Indi-

Tabelle 14.21   Enzympräparate

Name	Enzymart	Wirkungsweise	Angriffspunkt
B.-subtilis-Protase	Protease	direkt	Proteine, Fibrin
Clostridiopeptidase A	Kollagenase	direkt	Kollagen
Clostridienbegleitpeptidasen	Protease	direkt	Polypeptide
Desoxyribonuclease	DNase	direkt	Nucleoproteine
Plasmin	Fibrinolysin	direkt	Fibrin, Faktor I, V, VIII
Streptodornase	DNase	direkt	Nucleoproteine
Streptokinase	Plasminogenaktivator	indirekt	Fibrin
Trypsin	Protease	direkt	Proteine, Fibrin, Penicillinase

kation für eine Wundantiseptik sorgfältig abgewogen werden. Eine Vielzahl antiseptischer Lösungen sind zytotoxisch und können die Wundheilung verzögern. Dennoch sind Antiseptika stets die bessere Alternative im Vergleich zu Lokalantibiotika. Heute wird bevorzugt PVP-Jod angewandt, als Alternative für Iodophore ist aufgrund der günstigen Nutzen-Risiko-Relation Polyhexanid zu empfehlen.

Literatur

1 Bennett, N. T., G. S. Schulz: Growth factors and wound healing: Part II. Role in normal and chronic wounds. Amer. J. Surg. 166 (1993) 74
2 Chantelau, E., M. Sprau, M. Schmidt: Das Syndrom des diabetischen Fußes. Dtsch. med. Wschr. 114 (1989) 1034
3 Desmoulière, A., G. Gabbiani: Der Einfluß der Differenzierung von Myofibroblasten auf die Wundkontraktion. In Sedlarik, K. M., H. Lippert: Wundheilung und Wundauflagen. Wiss. Verlagsges., Stuttgart 1996
4 Eckert, P., M. Naber, M. Barbeg-Schneider: Immunoglobuline im Serum und im Peritonealsekret in der frühen postoperativen Phase. Chirurg 52 (1981) 403
5 Eibl-Eibesfeldt, B., S. Kessler: E. Stenger: Verbandlehre, 5. Aufl. Urban u. Schwarzenberg, München 1993
6 Hofstädter, F.: Pathologie der Wundheilung. Chirg. 66 (1995) 174
7 Iselin, M.: Aufgeschobene Dringlichkeit bei der Wundversorgung. Langenbecks Arch. klin. Chir. 301 (1962) 91
8 Kramer, A., P. Heeg, H.-P. Harke, H. Rudolph, St. Koch, W.-D. Jülich, V. Hingst, V. Merka, H. Lippert: Wundantiseptik. In Kramer, A., D. Gröschel, P. Heeg, V. Hingst, H. Lippert, M. Rotter, W. Weuffen: Klinische Antiseptik. Springer, Berlin 1993 (S. 163 – 191)
9 Küng, L. G.: Das präsakrale Dekubitalulkus. Helv. chir. Acta 53 (1986) 79
10 Lawrence, J. C.: Dressings and wound infection. Amer. J. Surg. 167 Suppl. 1A (1994) 21
11 Lawrence, M. B., T. A. Springer: Leukocytes roll on a selectin at physiological flow rates: distinction from and prerequisite through integrins. Cell 65 (1991) 327 – 336
12 Leaper, D. J.: Prophylactic and therapeutic role of antibiotics in wound care. Amer. J. Surg. 167 Suppl. 1A (1994) 15
13 Lippert, H., S. Piatek: Grundlagen und Ergebnisse der geschlossenen Wundbehandlung. In Saeger, H. D.: Qualitätssicherung und Standardisierung der Wundbehandlung. Barth, Leipzig 1995 (S. 103 – 112)
14 McClelland, D. B. L., R. F. M. Laia-Fat, J. A. Rackburn, R. van Furt: Antimicrobial defenses of damaged skin and mucous membrane. Clin. exp. Immunol. 16 (1975) 32
15 Naumann, G.: Chemotherapie in der Chirurgie. In Schmitt, W., W. Hartig: Allgemeine Chirurgie, 11. Aufl. Barth, Leipzig 1991
16 Rebuck, J. W., J. H. Crowley: A method of studying leucocytic functions in vivo. Ann. Acad. Sci. 59 (1955) 757
17 Rüder, A., O. Trentz, M. Wagner: Unfallchirurgie. Urban & Schwarzenberg, München 1995 (S. 67 – 74)
18 Scharfetter-Kochanek, K., T. S. Lange, K. Kirchberg: Mechanismen der zellulären Migration. In Mohrle, G., H.-J. Schulze, T. Krieg: Wundheilung – Wundverschluß. Springer, Berlin 1994
19 Schwemmle, K., R. Linder: Prinzipien der Wundversorgung. Chirurg 66 (1995) 182
20 Seiler, W. O., H. B. Stähelin: Dekubitus. In Sedlarik, K. M.: Wundheilung, 2. Aufl. Fischer, Jena 1993 (S. 192 – 212)
21 Ständige Impfkommission am Robert-Koch-Institut (STIKO): Impfempfehlungen. Stand Oktober 1995

Infektionen in der Chirurgie

T. Hau und R. Heemken

Mikrobiologie

Bakterien

Die Pathogenität eines Bakteriums wird bestimmt durch seine Fähigkeit, an epithelialen Oberflächen zu haften, den körpereigenen Abwehrkräften zu widerstehen und Substanzen abzusondern bzw. zu enthalten, die entweder eine lokale Gewebsschädigung oder eine systemische Toxizität herbeiführen. Im folgenden werden die für Infektionen in der Chirurgie wichtigsten Bakterien kurz besprochen, wobei die Virulenzfaktoren in den Vordergrund gestellt werden. Zur Antibiotikatherapie sei auf Kapitel 10 verwiesen.

Staphylokokken

Staphylococcus aureus

Staphylokokken sind fakultativ anaerobe, grampositive Kokken, die in traubenähnlichen Haufen wachsen. Staphylococcus aureus ist für die Ätiologie chirurgischer Infektionen der wichtigste Vertreter. Zur Erzeugung experimenteller Infektionen sind relativ hohe Zahlen dieses Bakteriums ($10^5 - 10^6$) notwendig. Fremdkörper, z.B. chirurgische Nähte, senken die zur Erzeugung einer Infektion notwendige Zahl der Bakterien jedoch um mehrere Zehnerpotenzen. Die Pathogenität der Bakterien wird zum einen durch Bestandteile der Zelloberfläche, zum anderen durch Exoenzyme und Exotoxine bestimmt. Für die charakteristische Ausbildung von Eiter sind die Zellwandbestandteile Protein A, Peptidoglykan und Teichonsäure verantwortlich, wobei das Protein A die Opsonierung des Bakteriums verhindert und Peptidoglykan und Teichonsäure durch Inhibition der Leukozytenmigration und Ödementwicklung zur Entstehung der Läsionen beitragen. Die Bedeutung anderer Zellprodukte wie Adhäsine, Schleim und Kapsel für die Pathogenität sind noch ungeklärt. Auch bilden Staphylokokken eine Reihe von Exoenzymen und Exotoxinen. Koagulase und Katalase hemmen die Phagozytose und Bakteriolyse, zytolytische Exoenzyme (α-, β-, χ-Toxin, Leukocidin) sind für die Abszeßbildung von Bedeutung (Abb. 14.**8**). Koagulasepositive Staphylokokken verursachen in der Chirurgie in erster Linie Infektionen des subkutanen Fettgewebes in Form von Abszessen und Wundinfektionen, sie sind jedoch auch Erreger nosokomialer Pneumonien und Endokarditiden. Für das Toxic-shock-

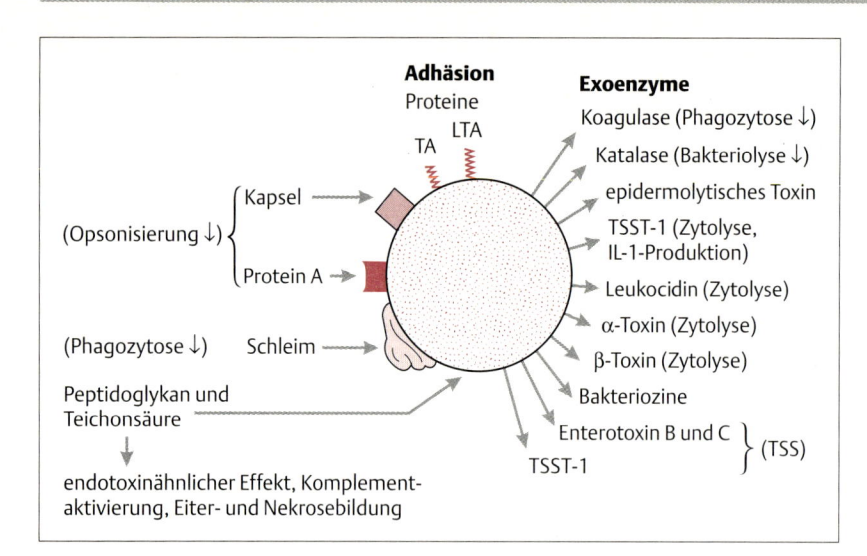

Abb. 14.8 Virulenzfaktoren von S. aureus und ihre pathogenetische Bedeutung (nach Wolff u. Mitarb. 1995).

Syndrom, das man ebenfalls im Rahmen von Staphylokokkeninfektionen beobachten kann, sind die Entertoxine B und C sowie das TSST-1-Exotoxin verantwortlich. Bei diesen Exotoxiten handelt es sich um Superantigene, die ohne Hilfe von Makrophagen direkt auf T-Zellen wirken und ein klinisches Krankheitsbild verursachen, das mit dem gramnegativen septischen Schock identisch ist.

Staphylococcus epidermidis

Von den koagulasenegativen Staphylokokken ist S. epidermidis, der, wie der Name schon sagt, zur normalen Hautflora des Menschen zählt, der wichtigste. Die pathogenetischen Mechanismen sind ähnlich wie bei S. aureus, allerdings ist die Virulenz wesentlich geringer, und Infektionen werden fast ausschließlich im Zusammenhang mit implantierten Fremdkörpern beobachtet. Insbesondere sind Sepsis bei intravenösen Kathetern, Protheseninfektionen in der Orthopädie und Gefäßchirurgie, Peritonitis bei Patienten mit Peritonealdialyse und Infektionen implantierter Herzklappen zu nennen.

Streptokokken und Enterokokken

Von den Streptokokken sind S. pyogenes und bestimmte Mitglieder der Viridansgruppe für die Infektion in der Chirurgie von Bedeutung (Tab. 14.22). Obwohl Enterokokken öfter bei Mischinfektionen, insbesondere bei intraperitonealen Infektionen, angetroffen wurden, ist ihre pathogenetische Bedeutung unklar. Unter dem Druck einer entsprechenden antibiotischen Therapie kann es jedoch zu schweren nosokomialen Infektionen kommen. Streptokokken sind grampositive Kokken, die, wie der Name sagt, in Ketten wachsen. Sie alle verursachen eine Hämolyse, wobei es sich bei S. pyogenes um eine β-Hämolyse, d.h. eine vollkommene Zerstörung der Erythrozyten, und bei den Mitgliedern der Viridansgruppe um eine α-Hämolyse, d.h. eine grünliche Verfärbung des Hämoglobins bei intakten Erythrozyten handelt. Die Faktoren, die für die Virulenz der Streptokokken verantwortlich sind, sind in Abb. 14.9 zusammengestellt. Neben S. pyogenes und den Enterokokken sind lediglich einige Mitglieder der Viridansgruppe, insbesondere S. milleri, für chirurgische Weichteilinfektionen wichtig. Die Bedeutung der von den Streptokokken produzierten Exoenzyme für ihre Pathogenizität ist noch nicht vollkommen geklärt.

Tabelle 14.22 In der Chirurgie relevante Streptokokken und Enterokokken

Species	Serologische Gruppierung	Hämolyse	Infektionen in der Chirurgie
S. pyogenes	A	β	Weichteilinfektionen, Wundinfektion
Enterokokken – E. faecalis – E. faecium	D	α, β, γ	intraabdominale Infektionen, Gallengangsinfektionen, Harnwegsinfektionen, nosokomiale Sepsis und Pneumonie
Viridansstreptokokken – S. milleri	D	α, γ	Abszesse

Clostridien

Clostridien sind grampositive, sporenformende anaerobe Bazillen, die in der Natur häufig vorkommen. Wunden sind zwar oft mit Clostridien kontaminiert, was jedoch nicht zur Diagnose einer Clostridieninfektion berechtigt, dies kann nur aufgrund des klinischen Bildes geschehen. Bei Weichteilinfektionen werden am häufigsten C. perfringens und C. ramosum beobachtet. Der Gasbrand wird in 80% aller Fälle durch C. perfringens, seltener durch C. novyi, C. septicum oder C. bifermentans verursacht. Die Schädigung der Gewebe erfolgt durch hochwirksame Exoenzyme, die für C. perfringens und C. novyi in Tab. 14.23 aufgelistet sind. Das wichtigste Toxin ist das α-Toxin, eine Lecithinase, die von allen Clostridien pro-

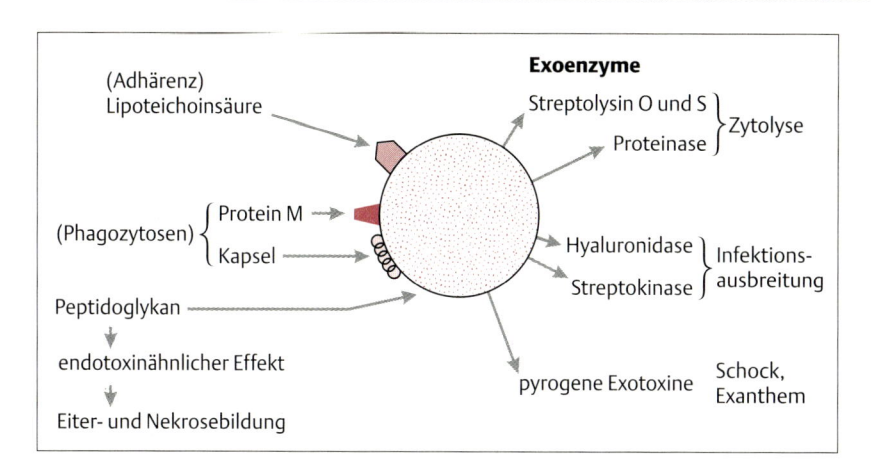

Abb. 14.**9** Virulenzfaktoren von Streptokokken und ihre pathogenetische Bedeutung.

Tabelle 14.**23** Exotoxine der Clostridien (nach Hau u. Mitarb. 1990)

	Toxin	Wirkung
C. perfringens	α-Toxin	Hämolyse, Nekrose
	β-Toxin	Nekrose, Letalität
	γ-Toxin	Letalität
	δ-Toxin	Hämolyse
	ε-Toxin	Nekrose
	η-Toxin	Letalität
	θ-Toxin	Hämolyse, Kardiotoxizität
	ι-Toxin	Nekrose
	ϰ-Toxin	Kollagenlyse
	λ-Toxin	Proteolyse
	μ-Toxin	Kollagenlyse, Infektionsausbreitung
C. novyi	α-Toxin	Nekrose
	β-Toxin	Nekrose, Hämolyse
	γ-Toxin	Nekrose, Hämolyse
	δ-Toxin	Hämolyse
	ε-Toxin	Hämolyse
	ζ-Toxin	Hämolyse

Tabelle 14.**24** In der Chirurgie wichtige gramnegative Bakterien (nach Martin u. Mitarb. 1995)

Wichtig	Weniger wichtig	Kaum wichtig
Enterobakterien	Enterobakterien	
– E. coli	– Citrobacter	Achromobacter
– Enterobacter	– Edwardsiella	Alcaligenes
– Klebsiella	– Providencia	Flavobacterium
– Proteus	– Salmonella	Moraxella
– Serratia	– Shigella	Eikenella
	– Yersinia	Kingella
P. aeruginosa	– Acinetobacter calcoaceticus	
	– Acinetobacter lwoffi	
	– Aeromonas	
	– Legionella	
	– Pseudomonas außer aeruginosa	
	– Vibrio	
	– Xanthomonas maltophilia	

Tabelle 14.**25** Pseudomonaden von chirurgischer Bedeutung (ausschließlich P. aeruginosa) (nach Martin u. Mitarb. 1995)

Species	Klinisches Bild
P. cepacia	Wundinfektion, Harnwegsinfektion
P. fluorescens	Wundinfektion, Kathetersepsis
Xanthomonas maltophila	Hautulcera, Abszesse, Wundinfektion
P. stutzeri	Wundinfektion
P. putida	Wundinfektion, Kathetersepsis
P. putrefaciens	Wundinfektion, Abszesse

duziert wird. Sie verusacht Hämolyse, zerstört Thrombozyten, führt zu ausgedehnten Kapillarschädigungen und wird deshalb mit dem klinischen Bild des Gasbrandes in Zusammenhang gebracht. Clostridien werden auch in ca. 15 % aller abdominalen Infektionen nachgewiesen, scheinen hier jedoch keine besondere pathogenetische Bedeutung zu haben.
C. tetani produziert in der vegetativen Form zwei Exoenzyme: Tetanospasmin und Tetanolysin. Tetanospasmin stört die Funktion der synaptischen Reflexe im Bereich des Rückenmarks mit Hemmung der antagonistischen Muskulatur. Dies führt zu den typischen beim Tetanus beobachteten Krämpfen.

Gramnegative enterische Bakterien und Endotoxin

Enterobakterien (Tab. 14.24) und Pseudomonaden (Tab. 14.25) sind gramnegative Stäbchen. Obwohl Enterobakterien, insbesondere E. coli, Klebsiella, Enterobacter und Proteus bei polymikrobiellen Weichteilinfektionen und bei intraabdominalen Infektionen häufig angetroffen werden, ist über den Mechanismus, durch den sie zur lokalen Gewebsschädigung führen, wenig bekannt. Wir wissen jedoch, daß P. aeruginosa mehrere extrazelluläre Proteasen produziert. Insbesondere die Elastase und die alkaline Protease sind mit Weichteil-

Lipopolysaccharid
(septischer Schock,
multiples Organversagen)

Exotoxine

Exotoxin A (Proteinsynthese)

Elastase (Proteolyse)

Lecithinase (Proteolyse)

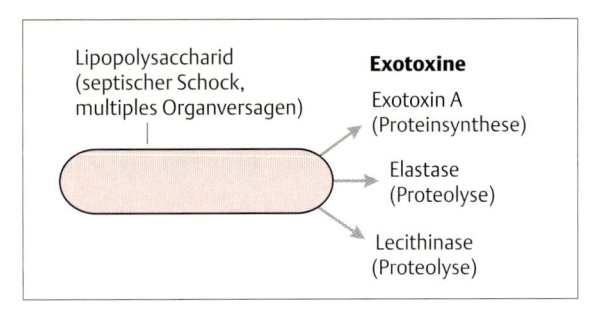

Abb. 14.**10** Virulenzfaktoren von P. aeruginosa und ihre pathogenetische Bedeutung.

nekrosen in Verbindung gebracht worden. Die Elastase soll für das typische Bild des Ecthyma gangraenosum verantwortlich sein. Wahrscheinlich greifen diese Proteasen nicht die Zelle selbst, sondern das im Bindegewebe befindliche Fibrin und Elastin an (Abb. 14.**10**).

In der äußeren Zellwand der Bakterien dieser Gruppe findet sich Lipopolysaccharid oder Endotoxin, das bei der Lyse der Bakterien in das umgebende Gewebe und die Blutbahn abgegeben wird. Das Lipopolysaccharidmolekül besteht aus einem Kern (core), einem Lipid und einem Polysaccharid. Die wesentlichen biologischen Wirkungen des Endotoxins werden nicht direkt durch das Molekül, sondern durch Mediatoren vermittelt. Endotoxin aktiviert das Komplementsystem über den klassischen und den Properidinweg, wobei der klassische Weg durch die Lipid-, der Properidinweg durch die Polysaccharidkomponente aktiviert wird. Die Aktivierung des Komplementsystems führt zur Bildung von Anaphylatoxinen (C3, C5), die Gefäßerweiterungen, Kontraktionen der Muskulatur und Chemotaxis von mononukleären und polymorphnukleären Zellen herbeiführen. Endotoxin aktiviert auch den Stoffwechsel der Arachnoidonsäure sowohl über die Cyclooxygenase mit der Produktion von Prostaglandinen (PGE_2, $PGF_{2\alpha}$) wie auch die Lipooxygenase mit der Produktion von Leukotrienen (LTC_4). Diese Substanzen verursachen Vasodilatation, Vasokonstriktion und Chemotaxis, sind aber auch notwendig für die Produktion von Interleukinen und anderen Mediatoren durch die Makrophagen und die Modulation der Effektorfunktion dieser Zellen. Der thrombozytenaktivierende Faktor wird auf Endotoxinreiz von Makrophagen, Thrombozyten und mesothelialen Zellen sezerniert und verursacht Thrombozytenaggregation, Degranulation von segmentkernigen Granulozyten, erhöhte Permeabilität der Gefäße und Schock. Die während der Sepsis zu beobachtenden Veränderungen im Gerinnungssystem, insbesondere die disseminierte intervaskuläre Gerinnung, werden durch die Aktivierung von Faktor XII und Gewebsfaktoren hervorgerufen. Wenn Makrophagen durch Endotoxin stimuliert werden, sezernieren sie Interleukine. Die wichtigsten und am besten charakterisierten sind IL-1 und IL-6 und Tumor-Nekrose-Faktor (TNF). IL-1 verursacht Fieber, die Aktivierung von Lymphozyten und Makrophagen, bei denen insbesondere die Phagozytose angeregt wird, vermehrte Adhäsion von endothelialen Zellen, intervasku-

läre Koagulation und die Produktion von Akute-Phase-Proteinen durch die Leber. Schließlich fördert es die Produktion von Prostaglandinen, Leukotrienen und thrombozytenaktivierendem Faktor. Der Tumor-Nekrose-Faktor hat ähnliche biologische Wirkung wie IL-1. Er fördert katabole Prozesse und die Vorgänge bei der Entzündung, stimuliert die Produktion von Lymphokinen, Kollagen und Kollagenase und aktiviert die Phagozyten und endothelialen Zellen. Colony stimulating factor (CSF) kontrolliert die Proliferation und die Differenzierung von Knochenmarkszellen in funktionsfähige Zellen, ist aber auch für eine erhöhte phagozytotische Aktivität der Makrophagen und eine erhöhte Prostaglandinsynthese verantwortlich. Die Produktion von Interferon (IFN) wird nicht direkt durch Endotoxin stimuliert, sondern über eine Kaskade, in der IL-1, IL-2 und Makrophagen involviert sind. Alle diese Vorgänge führen schließlich zum klinischen Bild der Allgemeinsepsis und im Extremfall zum septischen Schock und zum multiplen Organversagen.

Anaerobe Bakterien

Anaerobe Bakterien werden häufig im Rahmen von polymikrobiellen Infektionen der Weichteile und der Peritonealhöhle angetroffen (Tab. 14.**26**). Von den gramnegativen anaeroben Bakterien besitzen nur Fusobakterien ein biologisch aktives Endotoxin. Das Endotoxin von B. fragilis ist biologisch inaktiv. Die Virulenz dieser Bakterien ist von einer gewissen Sauerstofftoleranz abhängig, da sie ja fast ausschließlich in Mischinfektionen anzutreffen sind. Deshalb besteht auch eine direkte Beziehung zwischen der Produktion von Superoxiddismutase und der Virulenz dieser Bakterien. Die Virulenzfaktoren von B. fragilis sind in Abb. 14.**11** zusammengefaßt. Über die Funktion und die pathogenetische Bedeutung der einzelnen Exoenzyme ist nichts Genaues bekannt, da gramnegative anaerobe Bakterien selten als Einzelerreger auftreten und diese Enzyme nicht konstitutiv, sondern induzierbar sind. Man kann jedoch davon ausgehen, daß sie Entzündungen, Nekrose und Eiterbildung verursachen. Fusobakterien besitzen außerdem Leukocidine und Hämolysine, die die Chemotaxis behindern und eine Hämolyse verursachen. Ein anderer wichtiger Indikator für die Virulenz anaerober Bakterien ist das Vorhandensein einer Kapsel. Stämme von B. fragilis, die eine Kapsel besitzen, können in Reinkultur Abszesse verursachen, während dies bei Stämmen ohne Kapsel nicht der Fall ist. Außerdem werden kapseltragende Bakterien bei Infektionen häufiger angetroffen als z.B. im normalen Stuhl. Diese Enkapsulation scheint nicht nur für B. fragilis, sondern auch für anaerobe Kokken, Clostridien und Fusobakterien wichtig zu sein. Die Kapsel schützt vor Opsonisierung und erleichtert die Adhärenz an epithelialen und mesothelialen Oberflächen.

Seltene Bakterien

Die Charakteristika der Bakterien, die für die Chirurgie von geringer Bedeutung sind, sind in Tab. 14.**27** zusammengefaßt.

Tabelle 14.26 Inzidenz anaerober Bakterien bei Infektionen in der Chirurgie (nach Finegold 1995)

	Appendizitis	Peritonitis	Ischämische Ulcera	Weichteilinfektionen
Anzahl der mikrobiologischen Präparate	70	126	278	113
B. fragilis	35	37	17	9
Andere B. fragilis	85	127	16	23
Andere Bacteroides spp.	88	101	87	61
Fusobakterien	18	25	15	3
Andere gramneg. Bazillen	8	12	3	7
Grampos. Kokken	9	12	3	8
Gramneg. Kokken	46	44	225	78
Clostridien	22	33	16	9
Andere grampos. Bazillen	58	70	61	31
Gesamtinzidenz anaerober Bakterien	88 (94 %)	74 (59 %)	148 (53 %)	41 (36 %)

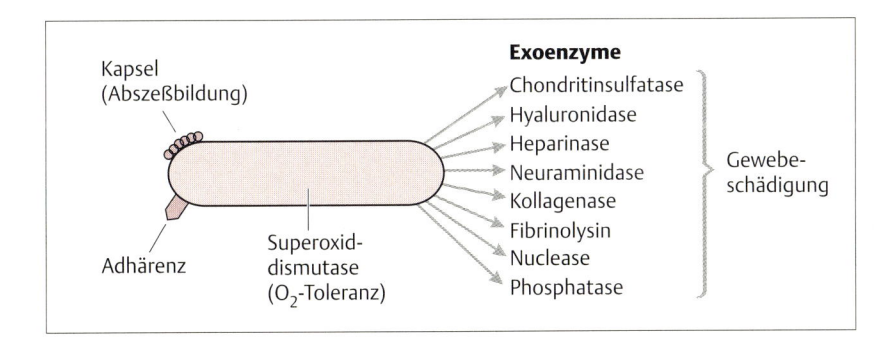

Abb. 14.11 Virulenzfaktoren von B. fragilis.

Mischinfektionen

Bakterielle Mischinfektionen sind nicht unbedingt synergistische Infektionen, wenn man Synergie als das Zusammenwirken von zwei oder mehr Bakterienstämmen versteht, das zu einem Ergebnis führt, das der individuelle Bakterienstamm allein nicht erzielen kann. Der bakterielle Synergismus wurde zum ersten Mal bei Mischinfektionen von Clostridium welschii, α-hämolysierenden Streptokokken und E. coli experimentell demonstriert. Insbesondere für die Ausbildung intraabdominaler Abszesse scheint immer eine Kombination von gramnegativen aeroben Darmbakterien und anaeroben Bakterien nötig zu sein. Neben dem Synergismus bei der Entstehung von Abszessen läßt sich auch für die lokalen Phänomene bei Weichteilinfektionen und die Allgemeinsepsis ein Synergismus verschiedener Bakterienstämme nachweisen. Der Synergismus zwischen Bakterien kann verursacht werden 1. durch Schutz gegen die Infektabwehr des Wirtes, 2. Bereitstellung von Wachstumsfaktoren oder 3. Modifikation der physikochemischen Charakteristika des Gewebes, die für das Wachstum einer bestimmten Bakterienart vorteilhaft ist. So verhindert z. B. die Anwesenheit von anaeroben Bakterien die Phagozytose von aeroben Bakterien, und in einem S. aureus kann ein Wachstumsfaktor für mikroaerophile Streptokokken sezernieren.

Hefen und Pilze

Von den Hefen und Pilzen sind die Mitglieder der Gattung Candida für die Chirurgie von Bedeutung. Die meisten Infektionen werden durch C. albicans verursacht, andere relativ häufig gefundene Vertreter sind C. glabrata, C. krusei und C. tropicalis. Normalerweise besteht ein Gleichgewicht zwischen Candida und dem menschlichen Organismus, ohne daß es zu Krankheitserscheinungen kommt. Durch verschiedene Faktoren wie Unterernährung, Behandlung mit Antibiotika oder Steroiden, intravenöser Ernährung, lang liegendem Katheter und Immunsuppression kann dieses Gleichgewicht gestört werden, und kann zu einer invasiven Infektion kommen.

Die Candidainfektion nimmt ihren Ausgang meist von einer mukokutanen Kandidiasis im Bereich der oberen Speisewege. Die Diagnose einer invasiven Kandidiasis läßt sich sicher nur durch eine Biopsie stellen, bei der die Invasion von Candida ins Gewebe direkt nachgewiesen wird. Allerdings wird insbesondere im Bereich der Intensivmedizin die persumptive Diagnose oft aus dem Zusammentreffen von Risikofaktoren wie langdauernder Antibiotikatherapie, parenteraler Ernährung oder Immunschwäche, positiven Sputum- und Urinkulturen sowie einem Anstieg der Candidatiter gestellt.

Die übrigen Pilzinfektionen, die beim Menschen beobachtet werden, beschränken sich in aller Regel auf die

Tabelle 14.27 In der Chirurgie selten angetroffene oder nur differentialdiagnostisch bedeutsame Bakterien

Bakterien	Mikrobiologische Charakteristika	Klinische Manifestation	Antibiotika der Wahl	Chirurgische Therapie
Neisseria gonorrhoeae	aerobe gramnegative runde oder ovale Kokken	Unterbauchperitonitis bei Frauen	1. Penicillin G 2. Ceftriaxon	keine
Actinomyces israeli	anaerobe grampositive Bazillen	chronische Weichteilinfektion mit Ulzeration, Abszeß- und Fistelbildung in Kopf-/Halsbereich, Thorax und Abdomen	1. Penicillin G 2. Clindamycin für 3–4 Wochen	keine
Bazillen	aerobe gramvariable sporenbildende Bazillen			
– B. antracis		Ulkus mit schwarzer Kruste, gelegentlich Enteritis, mit dem Bild eines akuten Abdomens	Penicillin G	lokale Exzision
– B. subtilis		Wundinfektionen	Vancomycin	Eröffnung der Wunde
– B. aureus		Wundinfektionen	Vancomycin	Eröffnung der Wunde
Corynebakterien	aerobe oder mikroaerophile grampositive Stäbchen, nicht sporenbildend			
– C. diphtheriae		Wundinfektionen, Ulcera	Penicillin, Diphtherieantitoxin	keine
– C. minutissimum		Erythrasma	Tetracyclin	keine
– C. jeikeium		Protheseninfektionen	Vancomycin	Prothesenexplantation
Erysipelotrix radiopathiae	schlankes grampositives Stäbchen	Erisypel mit Lymphangitis und Lymphadenitis	1. Penicillin G 2. Erythromycin	keine
Pasteurella multocida	gramnegativer Bacillus, nicht sporenbildend	Phlegmone mit Abszedierung und Lymphangitis	1. Penicillin G 2. Cephalosporine	evtl. Inzision
Streptobacillus monifiliformis	gramnegativer pleomorpher Bazillus	systemische Infektion nach Rattenbiß	Penicillin	keine
Spirillum minor	gramnegativer Bazillus mit Flagellen	systemische Infektion nach Rattenbiß	Penicillin G	keine
Eikenella corrodens	anaerober unbeweglicher gramnegativer Bazillus	Abszesse in den Weichteilen, im Abdomen und im Kopf- und Halsbereich	Ampicillin	Abszeßdrainage
Haemophilus	kleine gramnegative Stäbchen, Coccobacillus			
– H. dureyi		genitale Ulcera mit abszedierender Lymphadenitis	Ceftriaxon	Punktion der Lymphknoten
– H. aphrophilus		Weichteilabszesse	Cephalosporine	Inzision und Drainage

Tabelle 14.27 (Fortsetzung)

Bakterien	Mikrobiologische Charakteristika	Klinische Manifestation	Antibiotika der Wahl	Chirurgische Therapie
Calymmatobacterium granulomatis	kleines, pleomorphes gramnegatives Stäbchen	schmerzlose Ulcera im Genitalbereich, DD: Karzinom	Tetracyclin, Erythromycin	keine
Vibrio vulificus	kleines, motiles, etwas gekrümmtes gramnegatives Stäbchen	ulzerative Weichteilinfektion nach Meerwasserexposition	Ampillicin, Cephalosporine	Débridement
Mycobakterien	grampositive säurefeste Stäbchen			
- M. tuberculosis		intraabdominale Infektionen		keine
- M. bovis				keine
- M. marinium		nodulöse und ulzeröse Hautläsion	Kombinationstherapie: Isoniazid, Rifapin, Streptomycin, evtl. Ethambutol	keine
- M. fortuitum		chron. Ulkus nach Trauma		Exzision
- M. ulcerans		ausgedehnte Ulzeration und Fistel der Haut und des Subkutangewebes		Exzision
- M. scrofulaceum		zervikale Lymphadenitis mit Fistelbildung		Exzision
- M. leprae		kutane und subkutane Knoten, Sensibilitätsstörungen	Dapasone und Rifapin, evtl. Clofazimin	keine
Treponema pallidum	gramnegatives, schlankes, motiles, spiralförmiges Bacterium	wenig schmerzhafte Ulcera im Genitalbereich	Penicillin G, Erythromycin	keine
Yersinia pestis	gramnegativer, kurzer, nicht beweglicher Bazillus	abszedierende Lymphadenitis	Streptomycin, Tetracyclin	evtl. Inzision
Nocordia asteroides	grampositiver aerober Actinomyces mit Kokkoid und bazillären Formen	subkutane und Organabszesse bei disseminierter Form	Cotrimoxazol	evtl. Drainage/Exzision

Lunge (Histoplasmose, Blastomykose, Kokzidioidomykose, Kryptokokkose, Aspergillose) oder treten als destruierende Entzündungen im Bereich der Nasennebenhöhlen und der Orbita auf (Aspergillose, Mukormykose). Nur selten kommt es zu Krankheitsbildern, die für den Chirurgen von Interesse sind, so z. B. die gastrointestinale Mukormykose, die zur Invasion der Darmwand, zu Blutungen und Nekrosen mit nachfolgender Peritonitis führen kann. In den Tropen werden häufig Myzetome, d. h. chronische, granulomatöse Pseudotumoren des subkutanen Gewebes gefunden, die durch eine große Anzahl verschiedener Pilze hervorgerufen werden können.

Parasiten

Die für den Chirurgen bedeutsamen Parasiten sind in Tab. 14.28 zusammengefaßt. Im übrigen wird auf die speziellen Organkapitel verwiesen.

Normale Flora

Eine Übersicht über die normale Flora des Menschen gibt Abb. 14.12. Wegen der Bedeutung für die Chirurgie soll hier genauer auf die Flora des Gastrointestinaltraktes eingegangen werden. Im Speichel finden sich Bakterien der Gruppe Bacteroides, Streptokokken, Laktobazillen und grampositive Anaerobier in Konzentrationen von 10^2–10^6. Selten und in wesentlicher geringerer Konzentration werden auch Enterobakterien angetroffen. Der Magen und das Duodenum sind normalerweise steril. Allerdings führen bestimmte Erkrankungen des Magens wie Blutung, Ulcera, Karzinom, Achlorhydrie und Pylorusstenose wie auch Vagotomie und Medikation mit H2- oder Protonblockern zur Überwucherung des Magens mit den im Speichel vorkommenden Bakterien. Im Jejunum sind Enterobakterien, Bacteroides, Streptokokken, Laktobazillen und grampositive Anaerobier in sehr geringen Konzentrationen anzutreffen. Allerdings kann

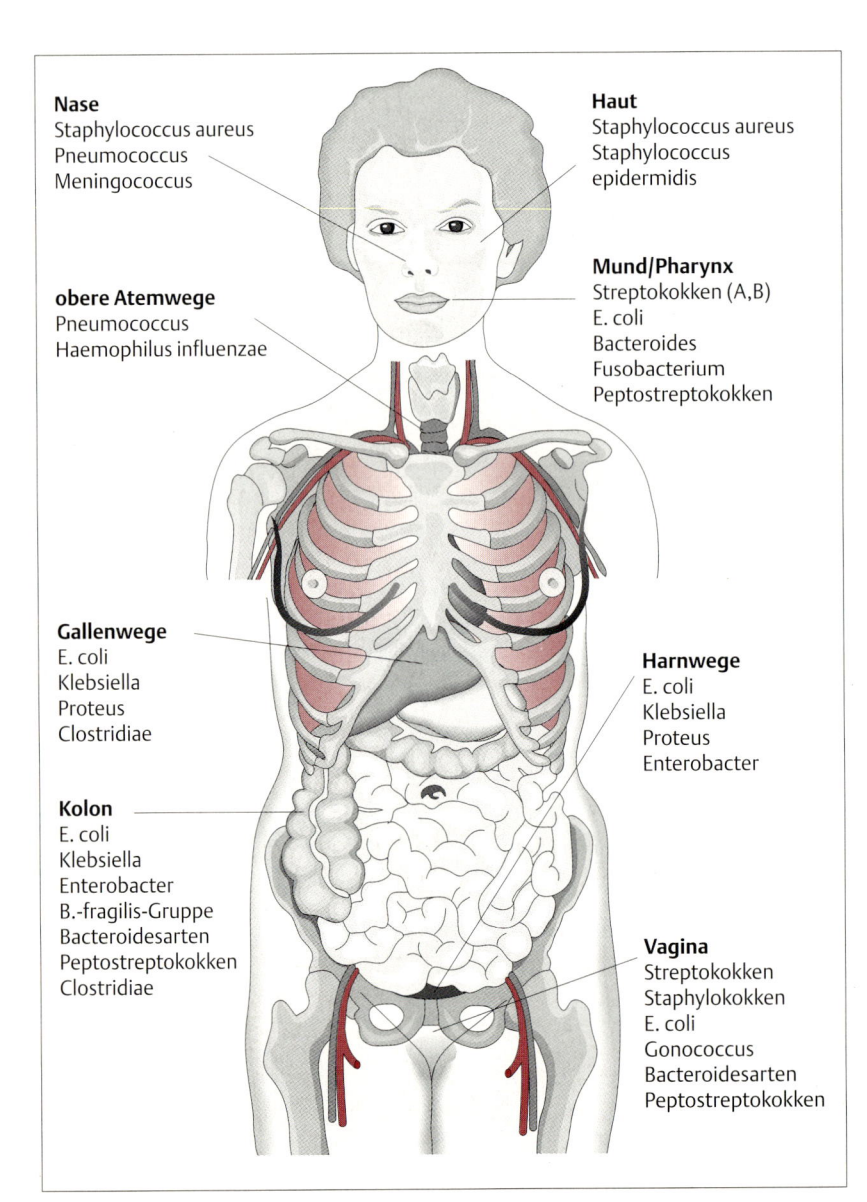

Abb. 14.12 Normale Flora und die häufigsten Kontaminationen.

Nase
Staphylococcus aureus
Pneumococcus
Meningococcus

obere Atemwege
Pneumococcus
Haemophilus influenzae

Gallenwege
E. coli
Klebsiella
Proteus
Clostridiae

Kolon
E. coli
Klebsiella
Enterobacter
B.-fragilis-Gruppe
Bacteroidesarten
Peptostreptokokken
Clostridiae

Haut
Staphylococcus aureus
Staphylococcus epidermidis

Mund/Pharynx
Streptokokken (A,B)
E. coli
Bacteroides
Fusobacterium
Peptostreptokokken

Harnwege
E. coli
Klebsiella
Proteus
Enterobacter

Vagina
Streptokokken
Staphylokokken
E. coli
Gonococcus
Bacteroidesarten
Peptostreptokokken

Tabelle 14.28 In der Chirurgie wichtige Parasiten

Parasit	Geographische Ausbreitung	Zwischenwirt/Infestationsmodus	Klinische Manifestation	Behandlung
Protozoen				
– E. histolytica	weltweit	oral	Kolitis, Leberabszesse	Metronidazol + Iodoquinol (s. Kapitel 24)
– Blantidium coli	weltweit	Schweine, Ratten, Affen/oral	Kolonperforation	chirurgische Sanierung; Tetracyclin oder Metronidazol
– Trypanosoma cruzi	Südamerika	verschiedene Tiere/oral	nodulöse oder ulzeröse Hautläsion, später Achalasie des Ösophagus möglich	Nitrofurane; chir. Intervention wegen der Achalasie selten angezeigt
Helminthen				
Nematoden:				
– Anisakis marina	weltweit	Fisch/oral	Perforation des Gastrointestinaltraktes	Thiobendazol; chirurgische Sanierung
– Trichuris trichurae	weltweit	oral	Rektumprolaps	Mebendazol; keine chirurgische Therapie
Cestoden:				
– E. granulosus	Mittelmeerländer, Südafrika	Hund/oral	singuläre Zyste in Leber, Lunge u. anderen Organen	chirurgische Sanierung (s. Kapitel 24)
– E. multilocularis	Zentraleuropa, Ostsibirien	Fuchs/oral	multiple Leberzysten	chirurgische Sanierung plus Albedazol (s. Kapitel 24)
Trematoden:				
– Chlonorchis sinesis	China	Fisch/oral	Cholangiohepatitis, Leberzirrhose	Sanierung der Gallenwege, evtl. portokavale Anastomose; Praziquantel
– Fasciola hepatica	weltweit	Schaf/oral	Cholangitis	Sanierung der Gallenwege: Bithionol
– Schistosoma mansoni	Afrika, bes. Ägypten und Sudan	Schnecken/transkutane Penetration	postnekrotische Leberzirrhose	evtl. portokavale Anastomose, Praziquantel

es auch hier bei entzündlichen Darmerkrankungen, Ileus, Blind-loop-Syndrom oder nach Magenoperationen zu einer quantitativen und qualitativen Verschiebung im Sinne der Kolonflora kommen. Im terminalen Ileum und im Kolon finden sich Enterobakterien, Bacteroides, Streptokokken, Laktobazillen und grampositive Anaerobier, wobei die Anaerobier bei weitem überwiegen und die Zahl der Bakterien zum Rektum hin auf $10^{10}/cm^3$ zunimmt.

Infektabwehr

Für die lokalen chirurgischen Infektionen sind die folgenden Aspekte der körpereigenen Abwehr von besonderer Bedeutung: die lokale Infektabwehr, die Funktion von Phagozyten und ihre Regulation und der Einfluß des chirurgischen Eingriffes auf diese Systeme. Die klassische zelluläre und humorale Immunität sowie die Cytokine und Produkte des Arachidonsäuremetabolismus sollen hier nur insofern besprochen werden, wie sie für die Regulierung dieser Vorgänge von Bedeutung sind.

Lokale Infektabwehr

Die lokale Infektabwehr wird oft vernachlässigt, obwohl sie gerade in der Chirurgie von außerordentlicher Bedeutung ist, da sie per definitionem durch den chirurgischen Eingriff verletzt wird. Hierzu gehören mechanische Barrieren wie Haut und Schleimhäute, spezielle Funktionen der Oberfläche wie Zilien und residierende Makrophagen, lokale Sekretionen, die entweder direkt bakterizid oder bakteriostatisch wirken oder eine lokale Immunität gewährleisten und die normale Flora, die sich gegen pathogene Keime zu behaupten trachtet und an die lokalen Bedingungen besser adaptiert ist (Abb. 14.**13**).

Haut

Die Haut stellt die massivste mechanische Barriere gegen eine Invasion des Körpers durch Bakterien dar und kann von diesen nur nach Verletzung penetriert werden. Außer diesem mechanischen Aspekt ist das Milieu auf

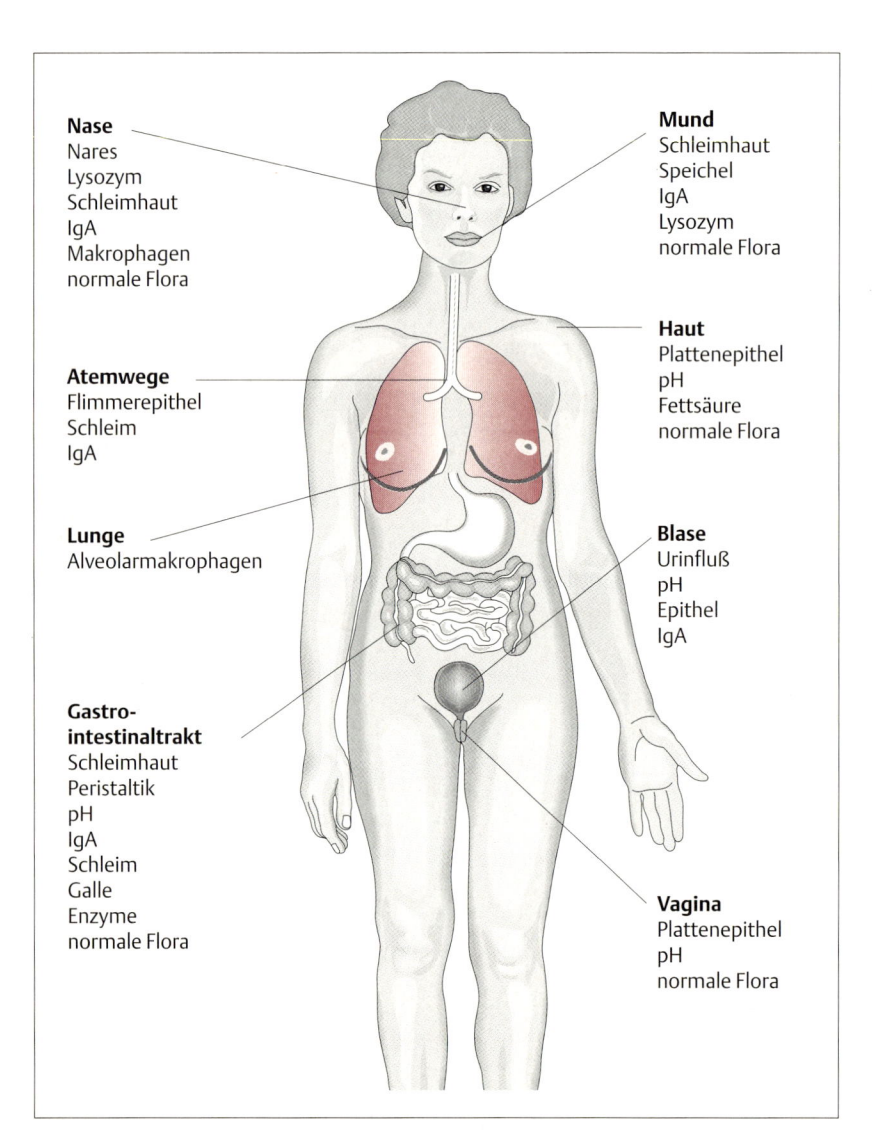

Abb. 14.**13** Übersicht über die lokale Infektabwehr.

Nase
Nares
Lysozym
Schleimhaut
IgA
Makrophagen
normale Flora

Atemwege
Flimmerepithel
Schleim
IgA

Lunge
Alveolarmakrophagen

Gastrointestinaltrakt
Schleimhaut
Peristaltik
pH
IgA
Schleim
Galle
Enzyme
normale Flora

Mund
Schleimhaut
Speichel
IgA
Lysozym
normale Flora

Haut
Plattenepithel
pH
Fettsäure
normale Flora

Blase
Urinfluß
pH
Epithel
IgA

Vagina
Plattenepithel
pH
normale Flora

der Hautoberfläche für das Wachstum von Bakterien wegen der relativen Trockenheit und bakteriostatischer Hautprodukte ungünstig.

Atemwege

Im Respirationstrakt ist vor allem die Filterfunktion der Nase sowie deren Ziliarepithel von Bedeutung. Der Kehlkopf ist für den Hustenreflex und damit für die Expektoration von Schleim und die Entfernung von Bakterien aus den oberen Atemwegen wichtig. Das Ziliarepithel der Bronchien befördert den Schleim und die darin befindlichen Bakterien und anderen Partikel mit einer konstanten Geschwindigkeit von ca. 15 μm/min wieder nach außen. Neben diesen mechanischen Abwehrmechanismen gibt es noch eine lokale Immunität, die im Nasopharynx auf der Sekretion von IgA und IgE und im unteren Respirationstrakt auf der Sekretion von IgG und IgM beruht. Der chirurgische Eingriff selbst und die Anästhesie schwächen die normalen Abwehrmechanismen des Respirationstraktes (z.B. Hustenreflex und Ziliaraktivität). Postoperativ verhindern Schmerzen – insbesondere nach Thorax- und Oberbauchaspiration – eine tiefe Atmung und den Hustenreflex.

Magen-Darm-Trakt

Die Resistenz des Mund- und Rachenraums gegen Infektionen beruht auf der mechanischen Widerstandsfähigkeit des Plattenepithels, der Sekretion von Schleim, der antibakterielle Substanzen wie Mucin, Lysozym und IgA enthält, und der Anwesenheit der normalen Flora, die kompetetiv pathogene Keime hemmt. Eine der wichtigsten Barrieren gegen das Eindringen von Bakterien in den Gastrointestinaltrakt ist das saure Milieu des Magens. Sobald dieses nicht mehr gewährleistet ist, kommt es zu einer mikrobiellen Besiedelung des sonst weitgehend sterilen Magens, Duodenums und proximalen Jejunums. Im Darm selbst nimmt die Konzentration der normalen Flora nach distal hin zu. Diese Flora ist auch der wichtigste Faktor der lokalen Infektabwehr, da sie, besser an das anaerobe Milieu adaptiert, kompetetiv pathogene Bakterien hemmt. Dazu kommt die Sekretion von Immunglobulinen, insbesondere IgA, durch das Lymphgewebe des Darmes.

Phagozytose

Phagozyten sind solche Zellen, die Bakterien in ihr Zytoplasma einschließen, also phagozytieren und dann lysieren können. Dies sind Granulozyten, deren reife Form sich ausschließlich im zirkulierenden Blut befindet, und Makrophagen, die als Monozyten im Blut oder als residierende Makrophagen (Kupffersche Zellen, Alveolarmakrophagen) im Gewebe angetroffen werden. Granulozyten reifen innerhalb von 12–14 Tagen im Knochenmark heran und werden im Blut in einer Konzentration von 2000–7000/μl angetroffen. Bevor Granulozyten ihre antibakterielle Funktion erfüllen können, müssen sie zunächst aktiviert und dazu veranlaßt werden, den Blutstrom zu verlassen und sich an den Ort der Infektion zu begeben. Dies kann durch Infektion, Trauma oder Nekrose initiiert werden und wird initial durch Cytokine wie IL-1, Tumor-Nekrose-Faktor, IFN-γ und Chemotaxine vermittelt. Dabei wird das Kleben der Granulozyten an der Gefäßwand und ihre Diapedese aus dem Gefäß heraus durch eine Gruppe von Adhäsionsmolekülen gesteuert. Nach der Diapedese wird die normalerweise ungerichtete Motilität der Granulozyten durch Chemotaxine in die entsprechende Richtung gelenkt. Die Chemotaxine binden an bestimmte Rezeptoren der Zellwand der Phagozyten und initiieren zytochemische Prozesse, die zu einer gerichteten Migration der Zelle führen. Das wichtigste Cytotaxin ist C5a, ein Produkt der Komplementkaskade. Eine Einschränkung der Leukozytenmotilität wird bei Trauma, Unterernährung, Tumoren, Infektionen, Diabetes mellitus, Leberzirrhose, Morbus Hodgkin, Steroidmedikation und unter den Einwirkungen von Lokalanästhetika beobachtet.

Die eigentliche Phagozytose erfolgt in zwei Schritten: zunächst die Adhärenz des Bakteriums an die Zelle und dann die Ingestion (Abb. 14.**14**). Dieser Vorgang wird durch die Opsonisierung des Bakteriums, d.h. durch die Anlagerung von Immunglobulin oder Komplementfaktoren (C3b), beschleunigt. Die eigentliche Bakteriolyse

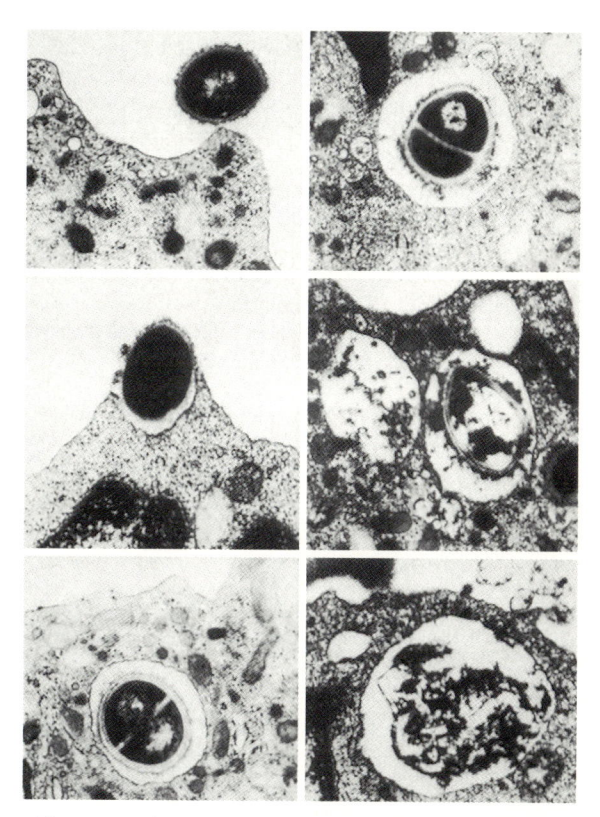

Abb. 14.**14** Phagozytose von S. aureus durch einen Granulozyten. **a** Adhärenz von S. aureus an der Zelloberfläche. **b** Einschluß des Bakteriums durch Zytoplasmabrücken. **c** Internilisation und Ausbildung eines Phagosoms. **d** Degranulation mit Skretion von hydrolytischen Enzymen in das Phagosom, dadurch Formation eines Phagolysoms. **e** Frühe Phase des bakteriellen Absterbens. **f** Vollkommene Lyse des Bakteriums (aus Howard, R. J.: Curr. Probl. Surg. 17 [1980] 267; mit freundl. Genehmigung des Autors und des Verlages).

Tabelle 14.29 Für die Chirurgie wichtige erworbene Einschränkungen der Granulozytenfunktion

	Zahl	Mobilität	Phagotytose	Bakteriolyse
Infektionen	+	+	+	+
Ernährungsstörungen	+		+	+
Maligne Tumoren	+	+		
Diabetes mellitus		+		+
Trauma/Verbrennungskrankheit		+	+	+
Medikamente	+	+	+	+

beginnt mit der Bereitstellung aktiver Sauerstoffverbindungen in den Phagozyten. Die Zerstörung der Bakterien erfolgt durch die Oxidation der Sulfhydrylgruppen der in der Bakterienwand vorhandenen Aminosäuren. Diese Vorgänge sind unter bestimmten Bedingungen nur eingeschränkt oder überhaupt nicht möglich. Dazu gehören neben kongenitalen Abnormalitäten die in Tab. 14.29 aufgeführten Krankheitszustände.

Humorale Immunität und Komplementsystem

Die für die lokale Infektabwehr wichtigen Immunglobuline sind IgG, IgM und IgA. IgA wird durch das submuköse lymphatische Gewebe der Schleimhäute produziert. Ihre Hauptfunktion ist, die Adhärenz von Bakterien an epithelialen Oberflächen zu unterbinden. Die Funktion der zirkulierenden Immunglobuline (IgG und IgM) ist die Opsonisierung der Bakterien, die Aktivierung des Komplementsystems, die Neutralisation von mikrobiellen Toxinen und die Verhinderung der Adhärenz von Bakterien an Wirtszellen. Dabei kommt dem IgM, das wegen seiner Molekülgröße das Gefäß nicht verlassen kann, die Aufgabe zu, Bakterien zu agglutinieren und das zytolytische System des Komplementsystems zu aktivieren.

Das Komplementsystem kann entweder über den klassischen oder den alternativen (Properidin) Weg aktiviert werden. Der klassische Weg wird durch die Fc-Fragmente von IgM und IgG aktiviert, der alternative Weg durch Teile der bakteriellen Zellwand (Polysaccharid, Teichonsäure). Beide Formen der Aktivierung münden in eine Kaskade ein, die einerseits zu einer Potenzierung der Komplementaktivierung führt, andererseits die in Tab. 14.30 zusammengefaßten Effektorfunktionen aufweist.

Weichteilinfektionen

Allgemeines

Die Kenntnis der Bakteriologie ist für die Diagnose und Therapie von Weichteilinfektionen bedeutsam. Man sollte sich jedoch immer vor Augen halten, daß es sich bei dem Begriff „Weichteilinfektionen" um eine klinische und weniger um eine bakteriologische Diagnose handelt. Einerseits beweist die Anwesenheit von Bakterien nicht das Vorhandensein einer Infektion, zum anderen kann das gleiche Bakterium durchaus verschiedene klinische Krankheitsbilder hervorrufen. So können aus vielen Gelegenheitswunden Clostridien isoliert werden, die jedoch nur in den seltensten Fällen zu einer typischen Clostridieninfektion in Form einer Clostridienphlegmone oder eines Gasbrandes führen. Auch kann eine anaerobe-aerobe Mischinfektion einerseits die Form eines harmlosen subkutanen Abszesses, andererseits aber die einer ausgedehnten Gangrän annehmen. Die Ausbildung von Weichteilinfektionen ist demnach nicht nur von den Bakterien und ihren Virulenzfaktoren, sondern auch von der Abwehrlage des betroffenen Patienten abhängig. Die Infektabwehr kann entweder allgemein oder durch lokale Faktoren herabgesetzt werden. Allgemeine Faktoren sind die Einschränkung der zellulären und humoralen Infektabwehr. Unter den lokalen Faktoren sind in erster Linie Durchblutungsstörungen zu nennen. Außerdem kommen Traumen – insbesondere dann, wenn daraus devitalisiertes Gewebe resultiert –, dem Lymphödem und der Schädigung des Gewebes durch Bestrahlung eine besondere Bedeutung zu. Bei Diabetes mellitus liegt sowohl eine verminderte allgemeine Infektabwehr als auch eine durch die Mikroangiopathie verursachte Ischämie vor. Schließlich können retinierte Fremdkörper ebenfalls die Entstehung einer Weichteilinfektion begünstigen.

Tabelle 14.30 Effektorfunktion der Komponente des Komplementsystems

C4a	Serotoninsekretion
C2b	kininähnlicher Effekt
C4b	Immunadhärenz
C3a	Anaphylatoxin, Chemotaxis, Vasodilatation, Leukozytenmobilisation
C3b	Opsonierung, Immunadhärenz, Sekretion von Thrombozytenfaktor III
C5a	Chemotaxis
C5b	Lyse von Thrombozyten
C5b, 6, 7	Chemotaxis
C8	Initiierung der Bakteriolyse, Membranschädigung
C9	Vollendung der Bakteriolyse

Systematik der Weichteilinfektionen

Aufgrund der geschilderten Verhältnisse fällt es schwer, eine ätiologische Klassifikation von Weichteilinfektionen zu erarbeiten. Auch eine Einteilung nach dem betroffenen Gewebe ist schwierig, da die Infektionen oft sowohl die Haut, das subkutane Fettgewebe als auch die darunter liegenden Faszien und die Muskulatur befallen. Deshalb wird eine Einteilung nach dem klinischen Erscheinungsbild der Heterogenität der Weichteilinfektionen am ehesten gerecht. Diese manifestieren sich entweder als Abszeß – einer lokalisierten und von der Umgebung gut abgekapselten Ansammlung von Eiter –, als Phlegmone – einer diffusen Entzündung des subkutanen Gewebes –, als Ulkus – eines mehr oder weniger tiefreichenden Defekts des Epithels – oder als Gangrän, einer Nekrose des Gewebes. Wir möchten uns im folgenden an die Einteilung in abszedierende, phlegmonöse, ulzerative und gangränöse Weichteilinfektionen halten (Tab. 14.**31**).

Abszedierende Weichteilinfektionen

Abszedierende Weichteilinfektionen werden gemeinhin mit S. aureus in Verbindung gebracht, Erreger, die mehr als andere die Fähigkeit besitzen, Abszesse hervorzurufen. Allerdings können auch andere Bakterien, insbesondere als Mischinfektionen, Abszesse verursachen. Zur Entstehung eines Abszesses sind neben den Exoenzymen der Bakterien auch Phagozyten erforderlich. Während des Vorgangs der Bakteriolyse produzieren die Phagozyten Enzyme und reaktive Sauerstoffverbindungen, die beim Zelltod in das umgebende Gewebe abgegeben werden. Diese Substanzen werden normalerweise durch Plasmainhibitoren inaktiviert, sind jedoch in hoher Konzentration und im Zusammenspiel mit den bakteriellen Exoenzymen in der Lage, das umgebende Gewebe zu schädigen. Das interne Milieu von Abszessen ist durch eine hohe Zahl von Bakterien und ein niedriges Oxidationsreduktionspotential gekennzeichnet. Da die Bakterien innerhalb des Abszesses nur sehr langsam wachsen, sind sie der antibiotischen Therapie schwer zugänglich. Außerdem wird die Fähigkeit der Phagozyten, Bakterien zu phagozytieren und zu lysieren, durch das niedrige Oxidationsreduktionspotential behindert.

Furunkel und Karbunkel

Ätiologie und Pathogenese

Furunkel und Karbunkel sind die ausgedehntere Form der Follikulitis, also einer Entzündung des Haarbalges, und meist durch S. aureus verursacht. Die Entzündung bleibt bei den meisten Patienten auf einen Haarbalg beschränkt und ist oberflächlich. Nur in seltenen Fällen kommt es zu einer Entzündung mehrerer Haarfollikel wie beim Furunkel oder einer ausgedehnten subkutanen Infektion wie beim Karbunkel. Dies geschieht häufig bei Patienten, deren Abwehrlage geschwächt ist wie z. B. durch Hypogammaglobulinämie, Diabetes mellitus und zytostatische bzw. immunsuppressive Therapie. Wiederholte Infektionen dieser Art sind charakteristisch für Erkrankungen, die mit einer Funktionseinschränkung von Leukozyten einhergehen (z. B. Job-Syndrom oder granulomatöse Erkrankung). Allerdings liegt die Ursache für das gehäufte Auftreten in den meisten Fällen in mangelnder Körperhygiene, Infestation mit Insekten, Hyperhydrose, Adipositas und Trauma.

Klinik und Therapie

Die Infektionen sind meist im Nacken, der Axilla oder den Genitalien lokalisiert und präsentieren sich als eine gerötete, druckdolente, spontan schmerzende, oft fluktuierende Schwellung mit multiplen Fisteln. Fieber, Leukozytose und andere Zeichen einer Allgemeininfektion sind meist vorhanden. Die Behandlung besteht in Inzision und adäquater Drainage, wobei die Inzision entweder kreuzförmig oder in Form einer kreisförmigen Exzision der den Karbunkel deckenden Haut erfolgen sollte, um eine ausreichende Drainage zu gewährleisten. Eine antibiotische Abschirmung mit Antistaphylokokkenpenicillin ist immer angezeigt (vgl. Kapitel 10).

Tabelle 14.**31** Klinische Systematik der Weichteilinfektionen

A. Abszedierende Weichteilinfektionen
1. Furunkel/Karbunkel
2. Hydroadenitis suppurativa
3. subkutane Abszesse
4. Muskelscheidenabszesse
    a) Psoasabszeß
    b) Rektusscheidenabszeß

B. Phlegmonöse Weichteilinfektionen
1. Erysipel
2. Erysipeloid
3. Phlegmone
    a) durch Streptokokken
    b) durch Haemophilus influenzae
    c) durch gramnegative Bakterien
    d) durch Clostridien

C. Ulzerative Weichteilinfektionen
1. Ekthyma
2. Ekthyma gangraenosum
3. Pyoderma gangraenosum
4. Noma

D. Gangränöse Weichteilinfektionen
1. Streptokokkengangrän
2. Gasbrand
3. synergistische Mischinfektionen
    a) synergistische Gangrän
    b) nekrotisierende Fasziitis

Hydroadenitis suppurativa

Ätiologie und Pathogenese

Die Hydroadenitis suppurativa ist eine Entzündung der Schweißdrüsen, meistens verursacht durch S. aureus, gelegentlich auch durch Proteus. Sie tritt am häufigsten in der Axillaregion von Frauen und in der Perianalregion von Männern auf. Pathogenetisch ist ein Verschluß der Schweißdrüsenausführungsgänge unabdingbar.

Klinik und Therapie

Durch die rezivierenden Entzündungen kommt es nebeneinander zu Abszeß-, Fistel- und Narbenbildung. Im akuten Schub sollten Abszesse drainiert und die Patienten mit der systemischen Gabe von Antibiotika (Antistaphylokokkenpenicillin) behandelt werden. Eine Sanierung ist in den meisten Fällen nur dadurch zu erzielen, daß im symptomarmen Intervall die Haut der betroffenen Region exzidiert und der Defekt plastisch gedeckt wird.

Subkutane Abszesse

Ätiologie und Pathogenese

Subkutane Abszesse sind wohl die häufigste chirurgische Infektion. Sie entstehen entweder durch kleine Wunden, durch die die normale Flora der Haut und der Schleimhaut in das subkutane Gewebe eindringt, oder durch Infektionen apokriner Drüsen; im Analbereich sind sie häufig die Folge einer Analfistel. Entgegen der klassischen Auffassung, daß die meisten Abszesse durch S. aureus hervorgerufen sind, handelt es sich wohl in der überwiegenden Anzahl um Mischinfektionen. Dabei ist die Lokalisation des Abszesses bzw. die dort vorherrschende normale Haut- bzw. Schleimhautflora für die Bakteriologie entscheidend.

Klinik und Therapie

Der Abszeß manifestiert sich durch lokale Schmerzen, Schwellung, Rötung, Druckdolenz und Fluktuation. Eine umgebende Zellulitis oder Lymphagitis ist manchmal vorhanden. Die Zeichen der Allgemeininfektion sind, wenn überhaupt vorhanden, meist mild.
Abszesse werden durch eine weite Inzision drainiert. Während die oberflächlichen Abszesse fast immer in Lokalanästhesie behandelt werden können, ist bei größeren und tiefer liegenden Abszessen eine Allgemeinnarkose erforderlich. Danach sollte der Abszeß über der fluktuierenden Stelle zunächst mit einer kleinen Inzision eröffnet werden. Die Abszeßhöhle wird dann mit dem Finger ausgetastet, alle Septen werden zerstört, und die Inzision wird dann entsprechend der Ausdehnung des Abszesses erweitert. Die Abszeßhöhle wird mit Kochsalzlösung gespült und kann anschließend locker mit einem Gazestreifen austamponiert werden. Eine Spülung mit einer Antibiotikalösung ist nicht nötig und mit Nebenwirkungen behaftet. Die Tamponade wird nach 24 Stunden entfernt und der Abszeß weiter durch Irrigationen mit Kochsalzlösung oder Bäder behandelt. Eine Allgemeintherapie mit der Gabe von Antibiotika ist generell nicht indiziert. Sie sollte Patienten mit Zeichen einer Allgemeinsepsis, mit Abszessen im Drainagegebiet Sinus cavernosus und Risikopatienten, z.B. mit Diabetes mellitus oder Malignomen vorbehalten bleiben. Die Wahl der Antibiotika richtet sich nach den entsprechend der Lokalisation des Abszesses zu erwartenden Bakterien oder der Gramfärbung.

Phlegmonöse Weichteilinfektionen

Ätiologie und Pathogenese

Eine Phlegmone ist eine diffuse Entzündung der Haut und des subkutanen Fettgewebes, die mit einer Infiltration durch segmentkernige Granulozyten, aber keiner Nekrose oder Eiterung einhergeht. Sie geht von Verletzungen aus, die jedoch so klein sein können, daß sie zum Zeitpunkt der Infektion nicht mehr nachweisbar sind. Nach der klassischen Meinung wird die Phlegmone durch S. pyogenes verursacht, was auch durch neuere Untersuchungen bestätigt wird. Es kommen aber auch S. aureus, andere Streptokokken, gramnegative Bakterien und – insbesondere bei Kindern – H. influenzae als Erreger in Betracht.

Klinik und Therapie

Bei allen diesen Erregern ist das klinische Erscheinungsbild gleich. Druckschmerz, Rötung, Schwellung und Allgemeinsymptome wie Unwohlsein, Fieber und Schüttelfrost sind charakteristisch. Die Grenzen der Infektion sind meist scharf demarkiert. Nekrosen finden sich selten und ein Hautemphysem nie. Ist die Phlegmone durch S. pyogenes verursacht, findet sich häufig eine Lymphangitis und Lymphadenitis. Die durch H. influenzae verursachte Zellulitis tritt bei Kindern in den ersten zwei Lebensjahren im Zusammenhang mit einer Otitis oder einer Infektion der Atemwege auf. Eine Zellulitis, verursacht von gramnegativen Keimen, tritt nach Operationen am Magen-Darm-Trakt, bei intraabdominellen Infektionen, arterieller Verschlußkrankheit und Dekubitalulcera auf. Bestehen an der klassischen Ätiologie mit Streptokokken Zweifel und kann kein Abstrich von einer primären Läsion entnommen werden, so empfehlen sich die Injektion und Reaspiration von 0,1 ml Kochsalzlösung in den Rand des Erythems zur Gewinnung von Material für die bakteriologische Untersuchung. Dieses Verfahren ist jedoch nur in der Hälfte der Fälle erfolgreich.
Die Behandlung der Phlegmone besteht in der Gabe von Penicillin G parenteral, in Immobilisation und Hochlagerung der betroffenen Körperregion. Nur bei Einschmelzungen ist eine chirurgische Therapie mit Inzision erforderlich. Liegen andere Erreger als S. pyogenes vor, muß die antibiotische Therapie entsprechend modifiziert werden.

Infektionen in der Chirurgie

Subkutane Clostridieninfektion

Einen Sonderfall stellt die Phlegmone dar, die durch Clostridien verursacht wurde. Sie tritt am häufigsten nach Abdominaloperationen sowie spontan im Bereich des Perineums, der Bauchwand, des Gesäßes und der unteren Extremität auf. Nach einer Inkubationszeit von etwa 3 Tagen kommt es zu einer leichten Schwellung, zu geringfügigen Schmerzen und einer Verfärbung der Haut. Es findet sich jedoch immer ein ausgedehntes Weichteilemphysem. Die Therapie ist wiederum die i.v. Gabe von Penicillin G. Hier ist aber immer eine chirurgische Entlastung erforderlich.

Ulzeröse Weichteilinfektionen

Ecthyma

Unter Ecthyma versteht man einen scharf begrenzten, wie ausgestanzten Hautdefekt, der oft mit einer Kruste bedeckt ist. Diese Läsion tritt am häufigsten bei Kindern auf, ist durch β-hämolytische Streptokokken verursacht und heilt unter antibiotischer Therapie und lokaler Säuberung folgenlos ab.

Ecthyma gangraenosum

Anders verhält es sich mit dem Ecthyma gangraenosum, das entweder im Rahmen einer Pseudomonassepsis oder durch eine primäre Infektion der Haut und des subkutanen Gewebes mit P. aeruginosa entsteht, wobei sich die Läsionen klinisch nur schwer unterscheiden lassen. Es findet sich eine scharf begrenzte Nekrose oder ein ausgestanzter Defekt mit umgebender Rötung. Histologisch ist eine Invasion der Bakterien in die Gefäße zu beobachten. Die Infektion tritt häufig bei immunsupprimierten Patienten z.B. im Rahmen einer Neutropenie oder einer Agammaglobulinämie auf. Es ist dabei charakteristisch, daß sich Satellitenläsionen ausbilden. Therapeutisch kommt neben einer entsprechenden antibiotischen Therapie (Aminoglykosid/Ureidopenicillin) und einer Behandlung des Grundleidens eine vollkommene Exzision der Läsion im Gesunden und eine spätere plastische Deckung mit Spalthaut in Betracht.

Pyoderma gangraenosum

Das Pyoderma gangraenosum ist eine Weichteilinfektion, die von einer Operationswunde oder einer Verletzung ausgeht. Sie ist durch extreme Schmerzhaftigkeit charakterisiert und tritt meist nach einer Inkubationszeit von 2 Wochen auf. Man kann die zentrale Zone mit Ulkus und Nekrose, eine mittlere Zone von dunkelroter Farbe und eine äußere Zone von hellroter Farbe unterscheiden. Das Ulkus ist oft schmierig-gelblich belegt. Ätiologisch besteht eine Mischinfektion aus S. aureus und mikroaerophilen Streptokokken, wobei es sich wahrscheinlich um S. evolutus handelt. Die Streptokokken können auch durch gramnegative Bakterien, Borrelien oder Clostridien ersetzt werden. Nur antibiotisch behandelt, schreitet diese Läsion langsam fort, wobei insbesondere die ausgeprägten Schmerzen für den Patienten unangenehm sind. Die Therapie besteht neben der Gabe von Antibiotika in einer weiten Exzision der Läsion mit späterer plastischer Deckung (Abb. 14.15).

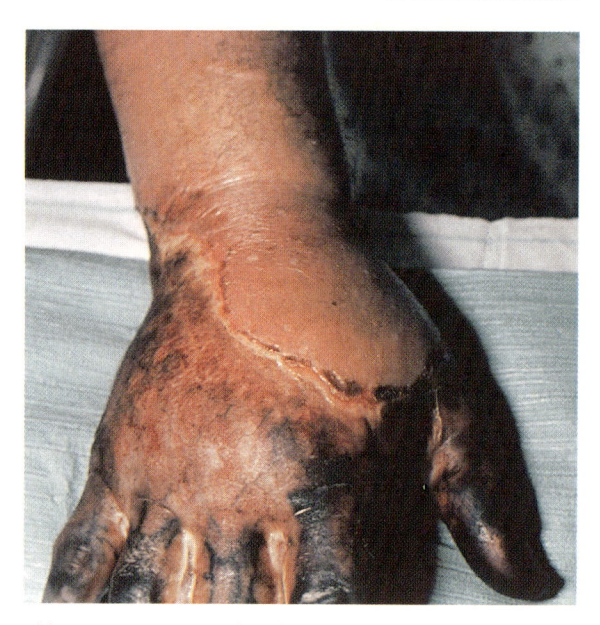

Abb. 14.15 Das typische Bild des Pyoderma gangraenosum. Man erkennt deutlich eine zentrale Zone mit Ulkus und Nekrose, eine mittlere Zone von dunkelroter und eine äußere Zone von hellroter Farbe (freundlicherweise zur Verfügung gestellt von Dr. C. A. Kallick, Cook County Hospital, Chicago).

Noma

Noma ist eine mit schweren Allgemeinsymptomen einhergehende Weichteilinfektion, die am Übergang von Schleimhäuten zur Haut, also im Bereich des Mundes, des Anus und der Vulva, auftritt. Es finden sich ausgestanzte, übelriechende Defekte. Unbehandelt schreitet die Infektion schnell fort und macht vor Periost und Knochen nicht halt. Betroffen sind meistens Kinder, deren Immunsystem durch Unterernährung oder eine vorangegangene Virus- oder Parasiteninfektionen geschwächt ist. Es handelt sich um eine Mischinfektion mit fusiformen Bazillen, Spirochäten und B. melaninogenicus, wobei das letztere Bakterium wahrscheinlich für das klinische Bild ausschlaggebend ist. Zumindest in frühen Stadien ist eine hochdosierte Therapie mit Penicillin G und eine Korrektur des Grundleidens ausreichend.

Gangränöse Weichteilinfektion

Streptokokkengangrän

Die Streptokokkengangrän ist, wie der Name schon sagt, eine fulminante Infektion mit S. pyogenes. Die Infektion tritt nach Trauma oder nach chirurgischen Eingriffen auf und involviert nicht nur die Haut und das subkutane Fettgewebe, sondern auch die darunterliegenden Faszien in Form einer nekrotisierenden Entzündung. Klinisch beginnt die Infektion mit einer schmerzhaften Rötung und Schwellung, die nach wenigen Tagen eine

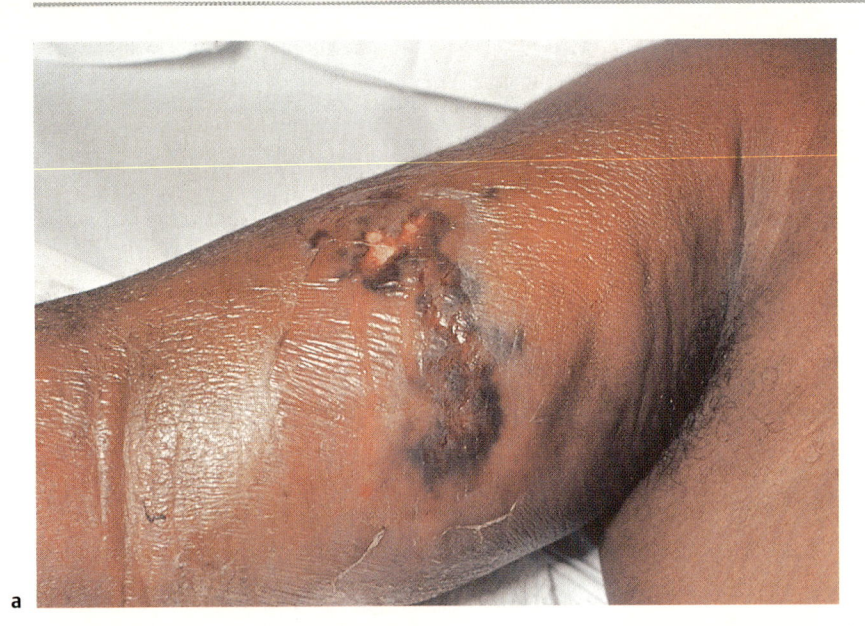

Abb. 14.16 a Das klinische Bild einer Streptokokkengangrän (nekrotisierende Faziitis) mit Rötung, Schwellung und Blasenbildung. **b** Zustand nach Débridement (freundlicherweise zur Verfügung gestellt von Dr. C. A. Kallick, Cook County Hospital, Chicago).

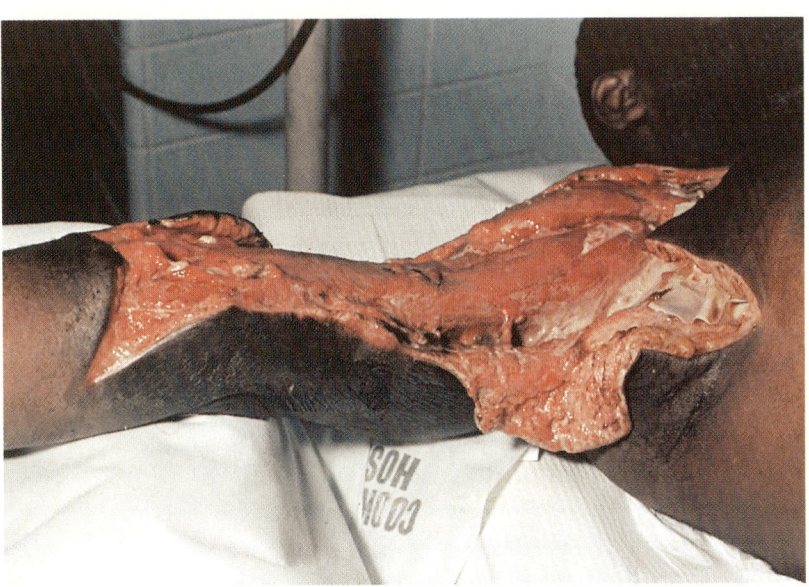

dunklere Färbung annimmt. Gleichzeitig bilden sich Blasen, aus denen sich eine gelbe bis dunkelrote Flüssigkeit entleert (Abb. 14.**16**). Wie bei der nekrotisierenden Fasziitis läßt sich eine Sonde ohne Schwierigkeiten durch alle Gewebsschichten bis in den Muskel vorschieben. Das Ödem kann so ausgedehnt sein, daß es zur Behinderung des arteriellen Zuflusses kommt, so daß eine Fasziotomie nötig wird. Die Behandlung besteht aus der i. v. Gabe von Penicillin G und einem weiten chirurgischen Débridement. Die Inzision sollte sich über die gesamte Länge des involvierten Gewebes erstrecken und bis auf die Muskulatur ausgedehnt werden, wobei nicht nekrotische Haut belassen werden kann. Oft ist ein wiederholtes Débridement und eine plastische Deckung notwendig. Amputationen sind, wenn überhaupt, nur selten erforderlich.

Gasgangrän

Der Gasbrand, eine Infektion der Muskulatur mit Clostridien, ist früher immer mit Wunden – meist Kriegsverletzungen – in Zusammenhang gebracht worden. Heute ist klar, daß die Gasgangrän auch postoperativ oder spontan auftreten kann. In 50 % der Fälle ist sie Folge einer Verletzung, 30 % der Fälle treten postoperativ und 20 % spontan auf. Der spontane Gasbrand ist oft durch C. septicum verursacht und kommt bei Patienten mit bösartigen Erkrankungen und unter Immunsuppression vor. Nach einer Inkubationszeit von durchschnittlich 4 Tagen treten plötzlich starke Schmerzen auf, die über den Bezirk der Wunde hinausgehen. Die Haut erscheint angespannt und ödematös, ist zu Anfang blaß, nimmt jedoch später eine bronzefarbene Tönung an. Gleichzeitig entwickeln sich große hämorrhagische Bullae (Abb. 14.**17 a**). Die spärliche dünn-wäßrige Sekretion hat einen süßlich-

Infektionen in der Chirurgie **223**

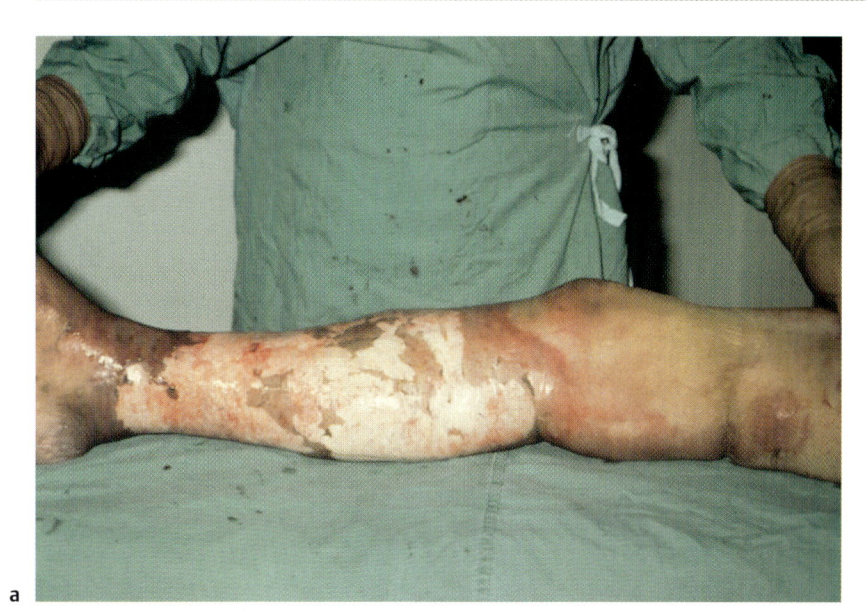

Abb. 14.**17 a** Das klinische Bild eines Gasbrandes ist charakterisiert durch angespannte, ödematöse Haut, die eine bronzefarbene Tönung aufweist. Außerdem sieht man im Bereich des Unterschenkels abgeschilferte Bullae. **b** Die Röntgenaufnahme zeigt eine ausgedehnte Gasansammlung in den Weichteilen unter Aufhebung der Septierung der Muskulatur.

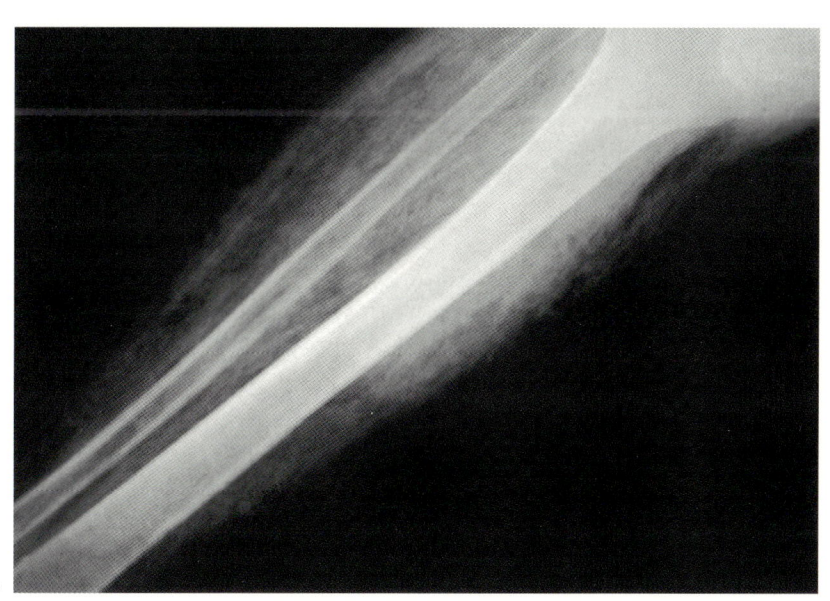

faulen Geruch, und die mikroskopische Untersuchung weist zahlreiche plumpe grampositive Stäbchen und sehr wenige entzündliche Zellen auf. Von Beginn an zeigt der Patient eine Tachykardie, die über das durch Fieber und Hypovolämie zu erwartende Maß hinausgeht. Im weiteren Verlauf treten septischer Schock, Nierenversagen und zunehmender lokaler Krepitus auf. Das Sensorium ist nicht eingeschränkt. Eine Röntgenaufnahme der Weichteile zeigt immer eine ausgedehnte diffuse Ansammlung von Gas unter Aufhebung aller Muskellogen (Abb. 14.**17 b**).

Schon aufgrund des Verdachtes sollte operativ vorgegangen werden, weil sich die endgültige Diagnose nur intraoperativ stellen läßt. Diese ergibt sich aus dem charakteristischen Aspekt der Muskulatur, der zu Beginn blaß und ödematös wie ein gekochtes Stück Fleisch, später jedoch dunkelrot ist. Beim Durchschneiden mit dem Skalpell kontrahiert sich der Muskel nicht. Erst in fortgeschrittenen Fällen tritt eine eindeutige Gangrän der Muskulatur auf. Ätiologisch ist die Gasgangrän in 80% durch C. perfringens, in den übrigen Fällen durch C. novyi, septicum oder bifermentans verursacht. In der Therapie der Gasgangrän sind die Gabe von Antibiotika und das chirurgische Débridement unumstritten. Das Antibiotikum der Wahl ist Penicillin G. Vor dem dringlichen chirurgischen Débridement sollte durch eine entsprechende Flüssigkeitszufuhr und durch Monitoring (Subklavia- oder Pulmonaliskatheter) der Patient rasch in einen optimalen Zustand gebracht werden. Die chirurgische Behandlung besteht in einem weiten Débridement und einer Spülung des Wundbereiches mit 1%iger H_2O_2-Lösung. Das gesamte nekrotische Gewebe muß entfernt werden, was bei einem in einer Extremität lokalisierten Gasbrand in 30% der Fälle die Amputation bedeutet. Immer noch kontrovers wird die hyperbare Sauerstofftherapie diskutiert, die mit 2,5 bar durchgeführt wird. Die Nebenwirkungen dieser Therapie sind Sauerstofftoxizität, Barotrauma, Caisson-Krankheit und Lungenschäden. Die Letalität des Gasbrandes unter Anwendung von hyperbarem Sauerstoff schwankt zwischen 30% und 0%.

Synergistische Gangrän und nekrotisierende Fasziitis

Während die Streptokokkengangrän und der Gasbrand durch einzelne Bakterien verursacht werden, sind synergistische Gangrän und nekrotisierende Fasziitis polymikrobielle synergistische Infektionen, wobei die Trennung zwischen den beiden Krankheitsbildern willkürlich ist und Mischformen vorkommen. Von einer Infektion können im Durchschnitt 4–5 verschiedene Bakterien angezüchtet werden, darunter anaerobe Kokken, anaerobe gramnegative Bakterien, Streptokokken, Staphylokokken und Enterobakterien. Meist werden multimorbide Patienten mit Diabetes, kardiovaskulären und renalen Erkrankungen oder Ernährungsstörungen befallen. Obwohl früher angenommen wurde, daß es sich um eine Spontanerkrankung handelt, läßt sich in fast allen Fällen ein Primärfokus, z. B. eine Wunde oder eine Erkrankung im Bereich des Darmes oder des Genitales, finden. Zu Beginn können diese Infektionen einer normalen Phlegmone ähneln. Allerdings kommt es bald zu einem ausgedehnten Krankheitsprozeß: Es finden sich Nekrosen, Ulzerationen, eine dünne, rotbraune, übelriechende Sekretion und ein Hautemphysem (Abb. 14.**18**). Oft wird die Ausdehnung der Nekrose unterschätzt, und toxische Allgemeinsymptome stehen im Vordergrund. Bei der synergistischen Gangrän sind diese nicht so ausgeprägt wie bei der nekrotisierenden Fasziitis. Während Patienten bei der synergistischen Gangrän immer über starke Schmerzen klagen, sind diese bei der nekrotisierenden Fasziitis wechselnd. Bei der Fasziitis kann auch wie bei der Streptokokkengangrän eine Sonde ohne Widerstand bis tief in das Muskelgewebe vorgeschoben werden. Mit Hilfe des klinischen Bildes und der Gram-Färbung sollte eine Diagnosestellung immer möglich sein.

Polymikrobielle Weichteilinfektionen sind immer eine Indikation für ein sofortiges radikales chirurgisches Débridement. Das gesamte nekrotische Gewebe muß entfernt werden, wobei gut durchblutete Haut belassen werden kann. Die Wunde wird dann locker tamponiert. In der Folge sollten die Verbände täglich mehrmals gewechselt werden, ein wiederholtes Débridement ist oft notwendig. Diese Patienten werden mit einer Kombination von Aminoglykosiden mit einem antianaerob wirksamen Antibiotikum (z. B. Metronidazol oder Clindamycin) oder mit einem neueren β-Lactam-Antibiotikum, das gegen Anaerobier wirksam ist (Ureidopenicillin, 7-Methoxy-Cephalosporin oder Imipenem), behandelt.

Tetanus

Ätiologie

Tetanus wird durch C. tetani bzw. sein Toxin verursacht. Die Infektion kann durch ein Trauma, eine Superinfektion von Otitiden bei perforiertem Trommelfell, über den Nabel bei Neugeborenen, im Rahmen einer Purpuralsepsis oder durch Verunreinigungen bei Injektionen und Operationen erfolgen. Jegliche Form von Weichteilverletzungen, insbesondere auch Stichwunden und Abschürfungen, können zu einer Infektion mit C. tetani führen.

Klinik

Nach einer Inkubationsperiode von durchschnittlich sieben Tagen (0–123 Tagen), gewöhnlich aber zwischen dem 4. und 14. Tag, erscheinen die ersten Symptome. Die Patienten sind unruhig und haben Kopfschmerzen. Als erste Zeichen des Muskelspasmus treten unbestimmte Schmerzen im Bereich der Kiefermuskulatur, des Halses und der Lumbalregion auf. Die Muskelspasmen entwickeln sich von kranial nach kaudal und verursachen Schwierigkeiten beim Kauen, den Risus sardonicus, Schluckstörungen, Engegefühl im Bereich des Brust-

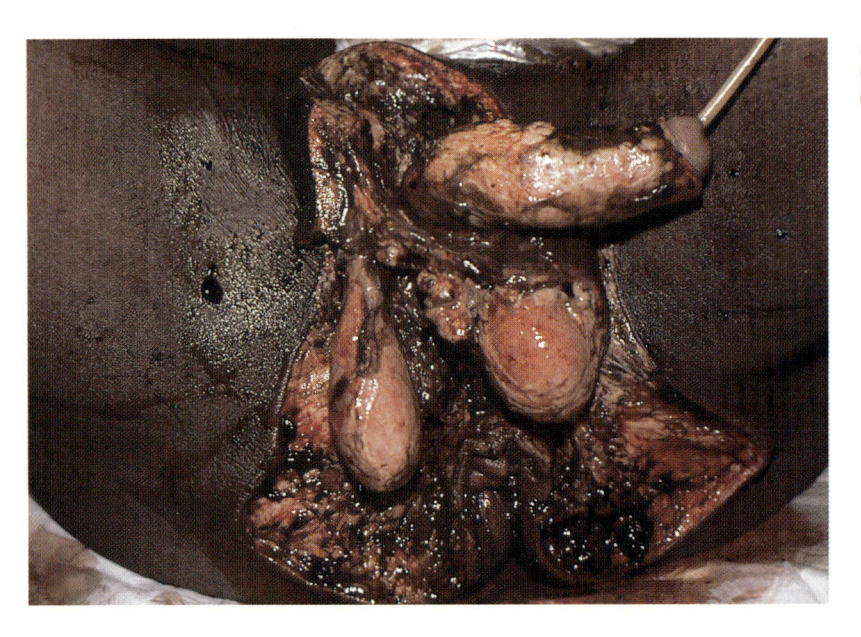

Abb. 14.**18** Synergistische Gangrän im Bereich des Skrotums (Fournier-Gangrän).

Tabelle 14.32 Differentialdiagnose des Tetanus

Hyperkalzämische Tetanie

Meningitis und Enzephalitis

Tollwut

Strychninvergiftung

Hirntumoren

Nebenwirkungen von Medikamenten

Trismus durch Infektion des Oropharynx

Stiff-Man-Syndrom

korbs, Spasmen der Abdominalmuskulatur und schließlich Opisthotonus. Auch Grand-mal-Anfälle, provoziert durch Stimuli wie Licht, Geräusche, Bewegungen, Husten und Schlucken werden beobachtet. Der Patient ist während der gesamten Krankheit nicht eingetrübt und empfindet subjektiv äußerst starke Schmerzen. Selten manifestiert sich eine Tetanusinfektion durch lokale Muskelspasmen in der Umgebung der Wunde ohne systemische Zeichen. Die Differentialdiagnose des Tetanus ist in Tab. 14.32 zusammengefaßt.

Prophylaxe

Tetanus ist eine vermeidbare Krankheit und sollte in zivilisierten Ländern lediglich von medizinhistorischem Interesse sein. Die Tab. 14.33 zeigt die Grundimmunisierung gegen Tetanus. Das Vorgehen bei frischen Wunden entsprechend den Empfehlungen der Ständigen Impfkommission des Bundesgesundheitsamtes (STIKO) s. Tab. 14.15.

Therapie

Zur spezifischen Therapie des manifesten Tetanus wird die i.v. Verabreichung von 500–10000 IE humanem Tetanushyperimmunglobulin empfohlen, zusätzlich können noch 1000 IE intrathekal injiziert werden. Das Antibiotikum der ersten Wahl ist Penicillin G. Die Wunde wird exzidiert – wobei es besonders wichtig ist, alles nekrotische Gewebe und alle Fremdkörper zu entfernen – und offen gelassen.
Der Patient sollte sediert, die Muskelkrämpfe durch die Applikation von Muskelrelaxanzien, z.B. Pancuronium oder Vecuronium, koupiert werden. Meist ist eine primäre Tracheostomie und eine kontrollierte Beatmung indiziert. Außerdem ist auf eine adäquate Ernährung, am besten auf enteralem Wege, zu achten. Die Behandlung erfolgt im übrigen nach den Regeln der Intensivmedizin, wobei insbesondere auf eine Kontrolle der Körpertemperatur und der fast immer vorhandenen Hypertension zu achten ist. Die oft auftretenden kardialen Arrhythmien sind ebenfalls adäquat zu behandeln. Die Letalität des generalisierten Tetanus beträgt immer noch 25%.

Nosokomiale Infektionen (vgl. Kapitel 43)

Nosokomiale Infektionen werden bei 2%-4% aller Krankenhauspatienten beobachtet. In der Chirurgie ist die Zahl jedoch wesentlich größer (3%-6%), wobei die Inzidenz in großen Kliniken noch höher liegt. Die wichtigsten nosokomialen Infektionen in der Chirurgie sind Wund- und Harnwegsinfektionen, nosokomiale Pneumonien und Kathetersepsis.

Wundinfektionen

Vor Einführung der Antisepsis bzw. Asepsis war die Wundinfektion auch nach elektiven chirurgischen Eingriffen die Regel. Erst zu Beginn des 20. Jahrhunderts nach Einführung der Antisepsis durch Lister und der Asepsis durch Semmelweis, die ihre wissenschaftliche Bestätigung und Begründung durch die Arbeiten von Koch und Pasteur fand, kam es zu einem Absinken der Wundinfektionen. Seitdem hat die Häufigkeit von Wundinfektionen kontinuierlich abgenommen. Allerdings ist nicht damit zu rechnen, daß sie vollkommen aus dem chirurgischen Alltag verschwinden.

Definition der Wundinfektion

Die Definition einer Wundinfektion ist in der letzten Zeit mehrmals geändert worden. Die letzte wurde 1992 vom Center for Disease Control and Prevention (CDC) entwickelt. Dabei wurde auch die Terminologie der chirurgischen Wundinfektion dahingehend geändert, daß diese unter den Oberbegriff der Infektionen des Operationsgebietes (surgical site infection = SSI) fallen: Diese kann man in Infektionen der Operationswunde selbst und in Infektionen von im Operationsgebiet liegenden Organen bzw. Räumen unterteilen. In diesem Kapitel wollen wir uns nur mit den eigentlichen Wundinfektionen beschäftigen (Abb. 14.19).

Oberflächliche Wundinfektionen

Eine oberflächliche Wundinfektion tritt innerhalb von 30 Tagen nach der Operation auf und beschränkt sich auf die Haut und das subkutane Fettgewebe. Zumindest eines der folgenden Kriterien sollte vorhanden sein:
– eine eitrige Sekretion;
– eine positive Kultur der Wundflüssigkeit oder des Wundgewebes;
– mindestens eines der in Tab. 14.34 aufgeführten klinischen Symptome einer Infektion, es sei denn, die Kulturen bleiben steril.

Tabelle 14.33 Grundimmunisierung gegen Tetanus

Alter	Darreichungsform
2 Monate	Diphtherie-Tetanus-Pertussis
4 Monate	Diphtherie-Tetanus-Pertussis
6 Monate	Diphtherie-Tetanus-Pertussis
15 Monate	Diphtherie-Tetanus-Pertussis
4–6 Jahre	Diphtherie-Tetanus-Pertussis
alle 10 Jahre	Tetanustoxoid

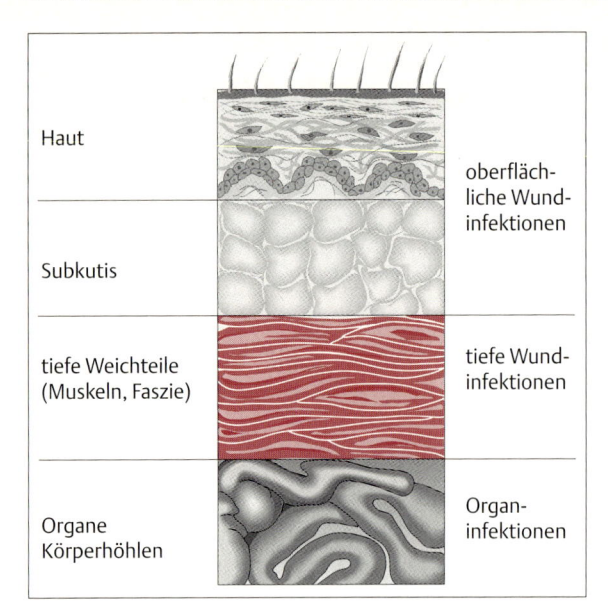

Abb. 14.19 Klassifikation von Wundinfektionen (nach Horan u. Mitarb. 1992).

Infektionen um das Nahtmaterial fallen nicht unter die Definition einer oberflächlichen Wundinfektion. Desgleichen gelten besondere Regeln für Verbrennungswunden (vgl. Kapitel 17).

Tiefe Wundinfektionen

Tiefe Wundinfektionen sind Infektionen, die innerhalb von 30 Tagen nach der Operation manifest werden. Wenn kein Fremdkörper implantiert wurde, und ein Jahr nach der Operation, wenn ein Fremdkörper implantiert wurde und die Infektion in Beziehung zu der Operation steht. Tiefe Wundinfektionen betreffen nicht nur die Haut und das subkutane Fettgewebe, sondern auch die darunter liegenden Gewebe wie Muskeln und Faszie. Eines der folgenden Kriterien sollte erfüllt sein:
- eine Sekretion aus der Tiefe der Wunde, d. h. unterhalb der Faszie, jedoch nicht aus den darunter liegenden Organen bzw. präformierten Räumen, z. B. der Peritonealhöhle;
- eine spontane Dehiszenz oder eine vom Chirurgen durchgeführte Eröffnung der Wunde, wenn Fieber über 38 °C, lokale Schmerzen oder Druckdolenz vorhanden ist, es sei denn, die Kulturen bleiben steril;
- Zeichen einer tiefen Wundinfektion aufgrund einer klinischen histologischen oder radiologischen Untersuchung.

Tabelle 14.34 Klinische Symptome einer oberflächlichen Wundinfektion

1 Schmerzen oder Druckdolenz
2 Schwellung
3 Rötung
4 Überwärmung
5 Eine aufgrund von 1–4 durchgeführten Öffnung der Wunde

Eine Infektion, die sowohl die oberflächlichen wie auch die tiefen Wundschichten betrifft, wird als tiefe Infektion klassifiziert. Infektionen von Organen und Körperhöhlen, die spontan durch die Operationswunde drainieren und keine Reoperation erforderlich machen, werden ebenfalls als tiefe Wundinfektionen klassifiziert. Diese einfachen Definitionen sind in erster Linie für epidemiologische Zwecke geschaffen worden, eignen sich jedoch auch für den klinischen Alltag.

Klassifikation der Operationswunden

Operationswunden werden in sterile, leicht kontaminierte, schwer kontaminierte und infizierte Wunden eingeteilt, wobei sich diese Einteilung auf die durchgeführte Operation bezieht (Tab. 14.35).

Risikofaktoren

Neben diesen durch die Operation vorgegebenen Risikofaktoren gibt es auch andere Ursachen, die die Gefahr einer postoperativen Wundinfektion erhöhen. Dies sind Faktoren, die entweder im Patienten selbst, in der Vorbereitung zur Operation oder in der Operation selbst begründet liegen.
Die Patientenfaktoren sind:
- hohes Alter,
- Unterernährung,
- Adipositas,
- Diabetes mellitus,
- Hypoxämie,

Tabelle 14.35 Klassifikation chirurgischer Wunden (nach Altemeier u. Mitarb. 1984)

Steril:
- keine Traumafolge,
- keine Entzündung,
- kein Bruch oder Sterilität,
- Tracheobronchialsystem, Gastrointestinaltrakt und Urogenitaltrakt intakt.

Leicht kontaminiert:
- Eröffnung des Gastrointestinaltraktes,
- Appendektomie,
- Eröffnung des Oropharynx,
- Eröffnung der Vagina,
- Eröffnung der ableitenden Harnwege bei sterilem Urin,
- Eröffnung des Gallesystems bei steriler Galle,
- minimaler Bruch der Sterilität.

Schwer kontaminiert:
- Eröffnung des unteren Gastrointestinaltraktes,
- traumatische Wunden,
- Eröffnung der ableitenden Harnwege bei infiziertem Urin,
- Eröffnung der Gallenwege bei infizierter Galle,
- Bruch der Sterilität.

Infiziert:
- bakterielle Infektion im Operationsgebiet,
- Drainage von Abszessen,
- traumatische Wunden mit Nekrosen, Fremdkörpern und Austritt von Fäzes,
- veraltete Wunden,
- Biß- oder ähnliche Wunden.

Tabelle 14.36 Risiko einer Wundinfektion (nach Haley u. Mitarb. 1985)

Zahl der Risikofaktoren	Sauber	Leicht kontaminiert	Schwer kontaminiert	Infiziert
0	1,1%	0,6%	–	6,7%
1	3,9%	2,8%	4,5%	10,9%
2	8,4%	8,5%	8,3%	18,8%
3	15,8%	17,7%	11,90%	18,8%
4	–	–	23,9%	27,7%

- Infektionen an anderer Stelle,
- Therapie mit Corticosteroiden,
- chronische Entzündungen,
- offene Wunden an anderer Stelle,
- frühere lokale Bestrahlung,
- Chemotherapie und Immunsuppression,
- AIDS.

Die perioperativen Faktoren sind:
- ein Krankenhausaufenthalt von mehr als 12 Stunden vor der Operation,
- eine vorangegangene Antibiotikatherapie.

Die intraoperativen Faktoren sind:
- lange Operationsdauer,
- ausgiebige Benutzung der monopolaren Elektrokoagulation,
- Implantation von Fremdkörpern,
- Wunddrainage,
- ungenügende Hämostase,
- Injektion von Vasokonstriktoren in die Wundumgebung,
- massive Transfusionen,
- intraoperative Hypertension.

Davon haben sich die folgenden Operationen bzw. Erkrankungen als voneinander unabhängige Risikofaktoren erwiesen:
- Operationen im Bereich des Abdomens,
- Operationen, die länger als zwei Stunden dauern,
- Operationen, die als stark kontaminiert oder infiziert klassifiziert werden,
- drei oder mehr unabhängige Vorerkrankungen.

Faßt man diese Risikofaktoren sowie diejenigen, die durch die Art der Operation gegeben sind, zusammen, so kann man die in Tab. 14.36 aufgeführten Wundinfektionsraten erwarten. Für die häufigsten Operationen sind die Prozentzahlen in Tab. 14.37 angegeben.

Bakteriologie

Die meisten Wundinfektionen werden durch Bakterien der normalen Flora des Patienten verursacht. Es sind mindestens 10^6 Bakterien nötig, um eine Infektion hervorzurufen. Dabei stehen bei sauberen Operationen grampositive Bakterien, insbesondere Staphylokokken, und bei Operationen im Bauchraum mit Eröffnung des Magen-Darm-Traktes gramnegative und polymikrobiel-

Tabelle 14.37 Risiko einer Wundinfektion bei den häufigsten allgemeinchirurgischen Eingriffen (National Nosocomial Infections Surveillance System)

	Zahl der Risikofaktoren			
	0	1	2	3
Strumektomie	0,0	0,7	3,45	–/+
Mastektomie	0,87	2,4	1,2	–/+
Herniotomie	1,0	1,9	5,2	–/+
Cholezystektomie	1,4	1,9	5,2	–/+
Gallen- und Pankreasoperation	0,0	11,93	29,01	–/+
Magenoperation	4,9	6,5	15,0	–/+
Dünndarmoperation	4,0	6,9	11,4	13,0
Appendektomie	2,4	2,3	9,4	9,7
Kolonoperation	3,2	8,5	16,1	22,2

–/+ = ungenügende Zahlen

le Infektionen im Vordergrund. Die Häufigkeit der verschiedenen Bakterien ist in Tab. 14.38 angegeben. Eine Kontamination der Wunde mit geringen Bakterienzahlen führt in der Regel nicht zu einer Infektion.

Klinik

Wundinfektionen treten meistens 3–6 Tage nach der Operation auf. Sie sind charakterisiert durch die Zeichen einer Infektion wie Rötung, Schwellung, Überwärmung und u. U. Fluktuation. Als Allgemeinsymptome können Fieber und Leukozytose auftreten. Im übrigen hängt das Aussehen der Infektionen von den verursachenden Bakterien ab. Bei grampositiven Kokken findet sich dicker, rahmiger und geruchsloser Eiter. Selten kommt es bei Wundinfektionen mit S. aureus zu einem Toxic-shock-Syndrom. Infektionen, die durch gramnegative Bakterien verursacht worden sind, treten normalerweise etwas später auf als die durch grampositive Bakterien verursachten, außerdem produzieren sie weniger Eiter. Dabei kann sich eine Wundinfektion auch als eine begrenzte Phlegmone manifestieren.

Einige Wundinfektionen treten innerhalb von 24 Stunden nach der Operation auf. Sie sind durch einen intensiven Wundschmerz charakterisiert. Es handelt sich hier um Infektionen durch S. pyogenes, die sich als diffuse Zellulitis, Lymphangitis und Lymphadenitis mit Blasen-

Tabelle 14.38 Mikrobiologie der Wundinfektionen (n = 1451) (nach Olsen u. Mitarb. 1990)

			Wundklassifikation		
			1	2	3
S. aureus	240	(16,5%)	140	51	49
Enterokokken	212	(14,6%)	63	70	79
Pseudomonas	183	(12,6%)	38	52	93
S. epidermidis	118	(8,1%)	59	26	33
Proteus	114	(7,9%)	38	37	39
E. coli	105	(7,2%)	20	46	39
Enterobakter	104	(7,2%)	27	42	35
Serratia	70	(4,8%)	13	27	30
Klebsiella	56	(3,9%)	7	26	23
Hefe	49	(3,4%)	13	16	20
Streptokokken	37	(2,5%)	21	12	4
Bacteroides	34	(2,3%)	3	17	14
Clostridien	15	(1,0%)	2	7	6
Andere	114	(8,0%)	27	62	25
Insgesamt	1451	(100%)	471	491	489

bildung im Bereich der Wunde manifestieren. Unbehandelt können sich auch tiefgehende Infektionen mit Gangrän und nekrotisierender Fasziitis entwickeln. Falls Eiter vorhanden ist, ist dieser äußerst dünnflüssig. Infektionen mit Clostridien treten ebenfalls frühzeitig auf. Die Haut zeigt wenige Veränderungen, allerdings kann es in der Tiefe der Wunde zu größeren Nekrosen kommen.

Prophylaxe

Die Chemoprophylaxe der Wundinfektionen wird in Kapitel 10 diskutiert. Hier soll auf intra- und postoperative Faktoren eingegangen werden, die sich auf die Frequenz infektiöser Wundheilungsstörungen auswirken.
- Der Zusatz von Epinephrin zum Lokalanästhetikum führt zu einer lokalen Ischämie und Abwehrschwäche und damit zu einer erhöhten lokalen Infektionsrate, wobei das Lokalanästhetikum selbst auf die Wundheilung keinen Einfluß hat.
- Die von Chirurgen seit Semmelweis vertretene Meinung, daß Haare Keimträger sein können und zu einer erhöhten Infektionsrate beitragen, ist auch in letzter Zeit wieder bestätigt worden. Allerdings führte die übliche Rasur, insbesondere dann, wenn sie am Abend vor der Operation durchgeführt wird, zu einer erhöhten Infektionsrate. Das optimale Vorgehen ist die Entfernung der Haare durch einen elektrischen Clipper, wobei kleine Hautverletzungen vermieden werden.
- Der Händedesinfektion des Chirurgen kommt ausschlaggebende Bedeutung zu, insbesondere deshalb, weil es bei einem Großteil der Operationen zu größeren und kleineren Verletzungen der Integrität der Handschuhe kommt. Nach Entfernung von grobem Schmutz und Hautfett durch eine Vorwäsche ist eine Händedesinfektion mit einem alkohol- oder jodhaltigen Desinfizienz für 5 Minuten angezeigt. Dabei ist ein ausgiebiges Benutzen von Bürsten eher schädlich.
- Bei der Auswahl von Handschuhen sollte man darauf achten, daß diese keinerlei Puder enthalten, weil auch Stärke zu einer Beeinträchtigung der lokalen Infektabwehr in der Wunde und damit zu einer erhöhten Infektion führt.
- Das Operationsfeld sollte 5 Minuten lang mit einer jodhaltigen alkoholischen Lösung auch mechanisch gereinigt werden. Es hat sich außerdem bewährt, die Patienten am Abend vor der Operation baden bzw. duschen und sie dabei eine antiseptische Seife verwenden zu lassen.
- Bei Gelegenheitswunden mit entsprechender Kontamination ist eine mechanische Reinigung der Wunden zur Verhütung von Infektionen von größter Bedeutung. Dies geschieht in erster Linie im Rahmen eines chirurgischen Débridements bzw. einer Wundausschneidung, wie sie bereits von Friedrich 1902 beschrieben wurde. Hinzu kommt die Irrigation der Wunde. Bei elektiven Eingriffen sind diese Maßnahmen unnötig, lediglich bei kontaminierten Operationen und vorbestehenden Infektionen sollte man eine Irrigation der Wunde am Ende der Operation in Erwägung ziehen. Dabei bringt die lokale Applikation von Antiseptika keine Vorteile gegenüber einer systemischen oder lokalen Anwendung von Antibiotika.
- Das Einbringen lokaler Hämostyptika in die Wunde ist mit einer erhöhten Wundinfektionsrate verbunden.
- Auch Drainagen führen zu einer erhöhten Infektionsrate, insbesondere dann, wenn es sich lediglich um Abfluß- und keine Saugdrainagen handelt. Auf jeden Fall sollten sie nicht durch die Wunde geführt und nach 24 Stunden entfernt werden.

- Die Entstehung eines Totraumes in der Wunde ist ebenfalls mit einer erhöhten Infektionsfrequenz verbunden. Der Verschluß des Totraumes durch Nähte löst dieses Problem nicht, da das Einbringen von Fremdmaterial ebenfalls zu einer erhöhten Infektionsrate führt, die noch über der durch den Totraum verursachten Infektionsrate liegt. Man sollte in diesem Fall darauf achten, daß die Wunde am Ende der Operation trocken ist.
- Die geringsten Wundinfektionsraten traten bei dem Verschluß der Wunde durch Klammerpflaster und Klammern auf. Werden Nähte verwendet, so sollten diese auf jeden Fall monofil sein. Beim Wundverschluß ist darauf zu achten, daß die Wundränder anatomiegerecht adaptiert werden und daß eine zu große Spannung auf die Naht vermieden wird.
- Postoperativ ist ein steriler Verband nur für 48 Stunden notwendig. Danach sind die Wundränder bereits so verklebt, daß Bakterien nicht mehr in die Wunde eindringen können, und eine offene Wundbehandlung angezeigt ist. Von diesem Zeitpunkt an gibt es auch keine Kontraindikationen gegen ein normales Reinigen (z. B. Duschen) der Wundregion.

Behandlung

Die Behandlung oberflächlicher Wundinfektionen ist in der Regel einfach. Sollten sich bei der Diagnose Schwierigkeiten ergeben, ist es durchaus kein Fehler, die Wunde zu punktieren, um Eiter zu dokumentieren. Der wichtigste Schritt in der Behandlung ist die Eröffnung der Wunde, wobei die Eröffnung in voller Länge einer limitierten Öffnung an einer oder mehreren Stellen vorzuziehen ist. Dies erlaubt einen besseren Abfluß des Sekrets und eine genaue Inspektion der Wunde, um Infektionen von tieferen Wundabschnitten auszuschließen. Eine Antibiotikatherapie ist im allgemeinen nicht erforderlich, es sei denn, es liegt eine umgebende Phlegmone vor, die dann meist durch Streptokokken oder Staphylokokken verursacht ist. Selbst wenn keine Antibiotikatherapie vorgesehen ist, sollte aus epidemiologischen Gründen immer ein Abstrich zur Identifikation der verursachenden Bakterien gewonnen werden.

Nach Öffnung der Wunde ist eine genaue Inspektion und Palpation des Wundgrundes angezeigt, um die Integrität der darunterliegenden Faszie sicherzustellen. Die Wunde wird zunächst mit in physiologischer Kochsalzlösung getränkter Gaze locker austamponiert. Die Anwendung von Desinfizienzien sollte sich auf den Wundrand beschränken. Nach einigen Tagen ist die Empfindlichkeit der Wunde so weit abgeklungen, daß der Patient ein Ausduschen der Wunde toleriert. Dies führt zu einer schnelleren Heilung und besseren Granulationsbildung. Während oberflächliche Wundinfektionen meist außerhalb des Operationssaales behandelt werden können, ist bei tiefen Wundinfektionen immer eine Allgemein- oder Regionalanästhesie erforderlich, und die Exploration sollte im Operationssaal durchgeführt werden. Dies sollte auch dann geschehen, wenn nach Eröffnung einer oberflächlichen Wundinfektion eitriges Sekret zwischen den Fasziennähten hervorquillt. In diesen Fällen müssen die Fasziennähte eröffnet, und es muß sorgfältig nach nekrotischen Bezirken in den Bauchdecken gesucht werden, die dann exzidiert werden. Falls keine Gefahr einer Herniation von Bauchinhalt durch die Faszienlücke besteht, kann diese offen gelassen werden, ansonsten muß sie locker mit durchgreifenden, aber nicht zu fest angezogenen Nähten geschlossen werden. Unter Umständen kann die Verwendung eines Propylene- oder Polydioxanonnetzes notwendig werden.

Harnwegsinfektionen

Definition und Epidemiologie

Die Harnwegsinfektion ist die häufigste nosokomiale Infektion und tritt nach manchen Berichten bei bis zu 10% aller hospitalisierten Patienten auf. Beim operierten Patienten ist der Grund für die Infektion meistens eine Instrumentierung der Blase, in 80% der Fälle eine transurethrale Katheterisierung. Eine Harnwegsinfektion ist definiert durch den Nachweis von mehr als 100 000 Bakterien/ml, falls der Urin nicht durch eine suprapubische Punktion der Blase gewonnen wurde. Eine Harnwegsinfektion wird in 5% aller Fälle nach einer Einmalkatheterisierung beobachtet, wobei schwangere Frauen und ältere oder sonst in ihrem Allgemeinzustand reduzierte Patienten besonders gefährdet sind. Weit häufiger werden Infektionen nach Dauerkatheterisierungen beobachtet (10%-25%). Mit der Dauer der Katheterisierung steigt auch das Risiko der Infektionen um ca. 5%-10%/die an. Die am häufigsten nachgewiesenen Bakterien s. Tab. 14.39.

Prophylaxe

Heute ist immer ein geschlossenes Drainagesystem zu fordern (vgl. Kapitel 5 und 40). Vor Einführung dieser Systeme entwickelte sich eine Bakteriurie bei fast allen Patienten innerhalb von 3–4 Tagen. Insbesondere bei erwarteter langer Liegedauer des Katheters sollte man die transurethrale Katheterisierung durch einen suprapubischen, transkutan eingeführten Blasenkatheter ersetzen. Die Katheterisierung der Blase sollte nur nach strenger Indikationsstellung erfolgen, die hygienischen und technischen Vorschriften zur Katheterisierung sollten genau beachtet werden und das Personal entsprechend geschult sein. Der Katheter sollte fixiert werden, so daß ein Vor- und Zurückgleiten vermieden wird. Es sollte immer für einen freien Abfluß des Urins gesorgt und Urin nur unter sterilen Kautelen aus dem geschlossenen System entnommen werden.

Tabelle 14.39 Häufigkeit der Erreger bei postoperativen Harnwegsinfektionen

E. coli	29,2%
P. aeruginosa	16,1%
Proteus	7,4%
Klebsiella	6,7%

Therapie

Normalerweise kommt es nach Entfernung des Katheters zu einer spontanen Rückbildung der Infektion, jedoch gibt es eine Reihe Patienten, bei denen die Infektion rezidiviert oder persistiert. Dann ist eine antibiotische Behandlung z. B. mit Cotrimazol für 3 Tage indiziert.

Pneumonien (vgl. Kapitel 16 und 37)

Definition und Epidemiologie

Nosokomiale Pneumonien werden bei 0,5%-1% aller Patienten im Krankenhaus beobachtet. Der wichtigste prädisponierende Faktor ist die endotracheale Intubation. Intubierte Patienten entwickeln eine nosokomiale Pneumonie in ca. 17%-20% aller Fälle. Andere Risikofaktoren sind hohes Alter, chronische Lungenerkrankungen, Bewußtseinstrübungen und Aspirationen.

Die am häufigsten beobachteten Erreger postoperativer Pneumonien s. Tab. 14.**40**. Diese Erreger können die Lunge theoretisch über die Atemwege oder metastatisch über den Blutstrom erreichen, wobei dem ersten Mechanismus die weitaus größere Bedeutung zukommt. Der erste Schritt ist die Besiedelung des Oropharynx mit gramnegativen Bakterien. Die Frequenz dieser Besiedelung steigt bei hospitalisierten Patienten, insbesondere bei Schwerkranken, deutlich an und liegt nach einigen Tagen Krankenhausaufenthalt bei ca. 50%. Dann kommt es zur Aspiration kleiner Mengen von Speichel und regurgitiertem Material. Dies geschieht bei operierten Patienten wahrscheinlich häufiger als allgemein angenommen. Man rechnet mit einer Aspirationsinzidenz im Verlauf einer Anästhesie von ca. 10%. Dieser Prozentsatz erhöht sich durch das gleichzeitige Vorhandensein einer Magensonde auf über 20%. Bakterien können auch durch eine Tracheostomie und durch Instrumentierung in den unteren Bronchialbaum gelangen. Schließlich kommt noch Kontamination durch Aerosole, Ventilatoren und Luftbefeuchter als Ursache in Betracht.

Für die Diagnose sind die klinischen Zeichen einer Pneumonie *und* entweder eitriger Auswurf bzw. Gewinnung von Eiter beim Absaugen *oder* ein Infiltrat im Röntgenbild *oder* Fieber erforderlich.

Prophylaxe

Prophylaktisch ist auf eine prä- und postoperative Atemtherapie und eine ausreichende Analgesie zu achten. Die Gabe von Antibiotika ist zu vermeiden. Alle zur Inhalation bestimmten Flüssigkeiten sollten steril sein und der Rückfluß von kondensiertem Wasser verhindert werden. Vernebler sollten alle 24 Stunden gewechselt werden und Luftanfeuchter, die mit Raumluft arbeiten, sind abzulehnen. Neben diesen allgemeinen Maßnahmen hat man in der letzten Zeit versucht, die Kolonisation des oberen Gastrointestinaltraktes mit gramnegativen Bakterien zu verhindern. So sollte man mit einer Prophylaxe mit H2-Blockern zurückhaltend sein, da diese zwar die Wahrscheinlichkeit von Streßulzerationen vermindern, gleichzeitig jedoch zu einer vermehrten Kolonisation des Magens mit gramnegativen Bakterien führen. Eine weitere Möglichkeit, die Kolonisation des Magens mit gramnegativen Bakterien zu verhindern, ist die selektive Darmdekontamination mit oralen, nicht resorbierbaren Antibiotika (Tobramycin, Polymyxin B, Amphothericin). Dies hat zwar zu einer Verminderung der Inzidenz nosokomialer Pneumonien, nicht jedoch zu einer Herabsetzung der Letalität bei Intensivpatienten geführt.

Therapie

Neben intensiver Atemtherapie und gezieltem bronchoskopischem Absaugen muß eine postoperative Pneumonie empirisch antibiotisch entsprechend dem zu erwartenden Keimspektrum behandelt werden. Dabei kommen β-Lactam-Antibiotika, die pseudomonaswirksam sind, oft in Kombination mit Aminoglykosiden, in Betracht (z. B. Ureidopenicillin/Gentamicin oder Ceftazidim). Sind aufgrund der lokalen Situation Staphylokokken als Erreger der nosokomialen Pneumonie häufig, sollte Vancomycin hinzugefügt werden.

Kathetersepsis

Definition und Epidemiologie

Nahezu jeder operierte Patient benötigt über kurze oder längere Zeit einen intravenösen und oft auch einen intraarteriellen Zugang. Die Inzidenz von Infektionen bei den verschiedenen intravaskulären Zugängen ist in Tab. 14.41 aufgelistet. Dabei ist die Häufigkeit von Infektionen erhöht, wenn der Zugang zur parenteralen Ernährung benutzt wird. Man schätzt, daß ca. 10%-15% aller Patienten, die zentralvenös ernährt werden, zu irgendeinem Zeitpunkt eine Kathetersepsis bekommen. Die Letalität der Kathetersepsis liegt bei 3%. Als Erreger kommen S. aureus, S. epidermidis, E. coli und auch Candida in Betracht (Tab. 14.42).

Die Diagnose einer auf einen intravenösen Katheter zurückzuführenden Sepsis wird neben dem klinischen und bakteriologischen Nachweis der Sepsis durch die lokalen Entzündungszeichen an der Kathetereintrittsstelle, das Fehlen anderer Gründe und Risikofaktoren für eine Sepsis, periphere Embolien, eine Candida-Endophthalmitis, mehr als 15 Bakterien an der Katheterspitze oder eine durch die typische Bakteriologie in der Blutkultur oder eine rasche Besserung des Zustandes des Patienten nach Entfernung des Katheters gestellt.

Tabelle 14.**40** Häufigkeit der Erreger bei postoperativen Pneumonien

P. aeruginosa	16,5%
S. aureus	11,5%
Enterobacter	11,4%
Klebsiella	11,2%
Serratia	6,9%

Tabelle 14.41 Inzidenz intravaskulärer Katheterinfektionen (nach Harmony)

	Lokale Entzündung	Katheterspitze kontaminiert	Positive Blutkultur
Periphere Infusion	15,8%	3,4%	0,5%
Arterielles Monitoring	0,8%	1,5%	0,2%
Zentralvenöse Infusion	–	11,9%	3,9%
Pulmonaliskatheter	–	5,8%	0,5%

Tabelle 14.42 Häufigkeit der Erreger bei Letalität durch Kathetersepsis

S. aureus	44,2%
S. epidermidis	13,3%
E. coli	8,8%

Prophylaxe

Zur Prophylaxe bei Katheterinfektionen ist ein aseptisches Vorgehen bei der Einführung des Katheters notwendig. Der Verband der Kathetereintrittsstelle ist alle 48 Stunden unter sterilen Bedingungen zu wechseln, dabei sollte eine antiseptische Salbe appliziert werden. So weit wie möglich sollte ein geschlossenes System erhalten bleiben. Die Infusionsschläuche sind nach der Administration von Blutprodukten und Lipiden zu wechseln. Außerdem sollten so weit wie möglich Filter benutzt werden. Alle intravaskulären Katheter werden alle 8 Tage über einen Führungsdraht gewechselt (vgl. Kapitel 5).

Therapie

Bei einer lokalen Infektion sollte der Katheter an anderer Stelle neu gelegt werden. Bei einer Sepsis unbekannter Ursache ist der Katheter über einen Führungsdraht zu wechseln. Ist eine Kathetersepsis bewiesen, wird eine Neuanlage notwendig. Die antibiotische Therapie richtet sich nach den nachgewiesenen Bakterien, mit einer empirischen Behandlung sollte man zurückhaltend sein.

Literatur

1 Altemeier, W. A., J. F. Burke, B. A. Pruitt jr., W. R. Sandsky: Manual on Control of Infection in Surgical Patients, 2nd ed., Lippincott, Philadelphia 1984
2 Cruse, P. J. E., R. Foord: The epidemiology of wound infection: a 10-year prospective study of 62 939 wounds. Surg. Clin. N. Amer. 60 (1980) 27
3 Deutsche Gesellschaft für Chirurgie: Empfehlungen zur Tetanusprophylaxe 1983
4 Draser, B. S., M. J. Hill: Human Intestinal Flora. Academic Press, London 1974
5 Finegold, S. M., W. L. George: Anaerobic infections in humans. Academic Press, San Diego 1989
6 Haley, R. W., D. H. Culver, W. M. Morgan: Identifying patients at high risk of surgical wound infection. A simple multivariate index of patient susceptibility and wound contamination. Amer. J. Epidemiol. 121 (1985) 206
7 Hau, T., E. Förster: Ätiologie, Diagnose und Therapie der Weichteilinfektionen. Zbl. Chir. 115 (1990) 521
8 Horan, T. C., R. P. Gaynes, W. J. Martone: CDC definitions of nosocomial surgical site infections (1992): a modification of CDC definitions of surgical wound infections. Infect. Control. 13 (1992) 606
9 Howard, R. J.: Host defense against infection. Curr. Probl. Surg. 17 (1980) 226, 317
10 Howard, R. J., R. L. Simmons: Surgical Infectious Disease, 3rd ed. Appleton & Lange, Norwalk 1995
11 Mandell, G. L., R. G. Douglas jr., J. E. Bennet: Principles and Practices of Infectious Diseases, 3rd ed. Churchill & Livingstone, New York 1990
12 Morrison, D. C., J. L. Ryan: Endotoxins and disease mechanisms. Ann. Rev. Med. 38 (1987) 417
13 National Nosocomial Infections Surveillance System: Nosocomial infection rates for interhospital comparison: limitations and possible solutions. Infect. Control 12 (1991) 609
14 Rotstein, O. D., T. L. Pruett, R. L. Simmons: Mechanisms of microbial synergy in polymicrobial surgical infections. Rev. infect. Dis. 8 (1984) 151
15 Solomkin, J. S., A. B. Flohr, P. G. Quie, R. L. Simmons: The role of candida in intraperitoneal infections. Surgery 88 (1980) 524
16 Wenzel, R. P.: Prevention and Control of Nosocomial Infections. Williams & Williams, Baltimore 1987
17 Wong, E. S., T. M. Hooten: Guidelines for prevention of catheter-associated urinary tract infections. Infect. Control 2: 126–130 (1981)

Systemic inflammatory response syndrome (SIRS) und Sepsis

E. Faist und J. N. Hoffmann

Pathogenese und Immunomechanistik

Unter Systemic inflammatory response syndrome (SIRS) versteht man die systemische Entzündungsreaktion als Antwort auf eine Vielzahl verschiedener, starker klinischer Noxen. Die Antwort manifestiert sich durch Erfüllung von 2 oder mehr der folgenden Bedingungen:

– Temperatur $> 38\,°C$ oder $< 36\,°C$,
– Herzfrequenz > 90 Schläge/Minute,
– Atemfrequenz > 20 Atemzüge/Minute oder $paCO_2 < 31$ Torr (4,13 kPa).
– Leukozyten $> 12\,000$ G/l bzw. < 4000 G/l oder $> 10\%$ unreife Formen.

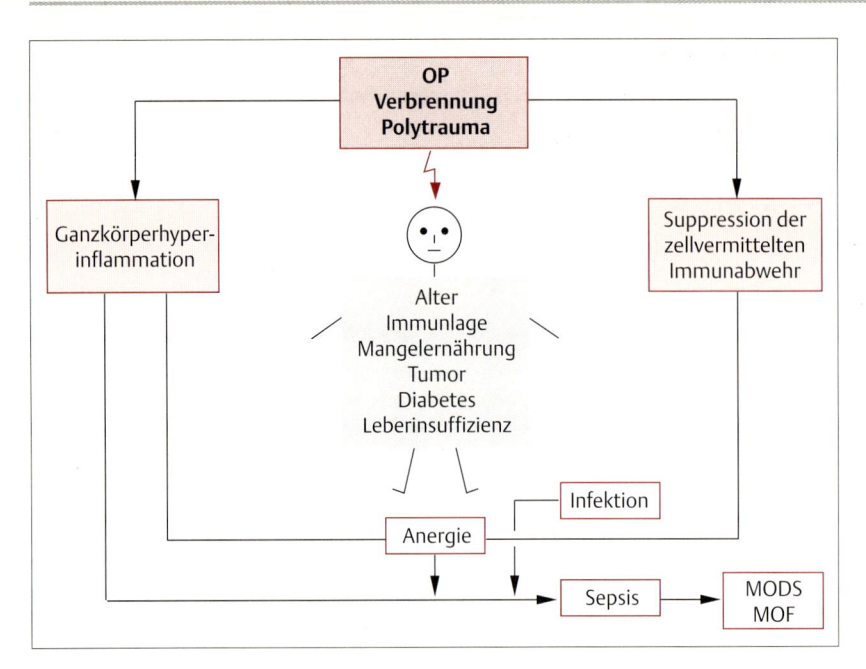

Abb. 14.20 Die beiden wesentlichen Determinanten des Entzündungsablaufs sind einerseits die Ganzkörperhyperinflammation und andererseits die Suppression der zellvermittelten Immunabwehr. Sie rufen letztendlich eine Anergie des Organismus hervor, welche die sekundäre Invasion von Mikroorganismen mit begünstigt. Als Folge treten Infektionen, Sepsis und MODS auf.

Die hier genannten Determinanten von SIRS sind identisch mit denjenigen, mit denen man auch die Sepsis, die systemische Antwort auf eine Infektion, definiert. Man spricht jedoch nur noch dann von einer Sepsis bzw. von einem infektiösen SIRS, wenn die systemische biologische Antwort des Körpers auf eine Infektion als Ursache zurückzuführen ist bzw. durch eine Endo- und/oder Exotoxinämie ausgelöst wird. Im Gegensatz dazu wird ein nicht infektiöses SIRS durch ausgedehntes Gewebstrauma (Operation, Mehrfachverletzung, Verbrennung), Ischämie und Hypoxie ausgelöst.

Während die biologische Antwort des Körpers auf Verletzungen primär der Aufrechterhaltung der Vitalfunktionen und somit der Wiederherstellung der Homöostase dient, verselbständigt sich der Entzündungsprozeß sozusagen ab einem gewissen Traumaschweregrad (Abb. 14.20). Die Entzündungsreaktion ist dann nicht mehr lokal diskriminierend, sondern wir sehen eine systemische Ganzkörperhyperinflammation, welche letztendlich auf die einzelnen Organe autodestruktiv wirken und so letztendlich zu einer Multiorgandysfunktion (MODS) und einem Multiorganversagen (MOV) führen kann. Eine zweite für die Entwicklung eines septischen Prozesses essentielle Determinante besteht in der Depression der spezifischen zellvermittelten Immunabwehr, also der Interaktion von antigenpräsentierenden und prozessierenden Monozyten/Makrophagen (M0) mit den T-Lymphozyten. Es kommt zu einer Art Dissoziation der integrierten Monozyten-T-Zell-Interaktion mit einem relativen Überangebot an M0, welche dann allerdings nicht mehr vorwärtsregulatorisch im Sinne der Antigenverarbeitung, sondern suppressorisch auf die Immunantwort einwirken (Abb. 14.21). Weiterhin zeigt sich eine reduzierte Lymphozytenproliferationskapazität auf mitogenen Reiz, die T-Zell-Rezeptorexpression (CD3, CD4) ist supprimiert, und Cytokin- und Antikörpersynthesemuster sind pathologisch verändert. Die gesamte Immunabwehrlage ist durch Anergie – einem Zustand verminderter Bereitschaft des Organismus einer Infektion zu widerstehen – gekennzeichnet.

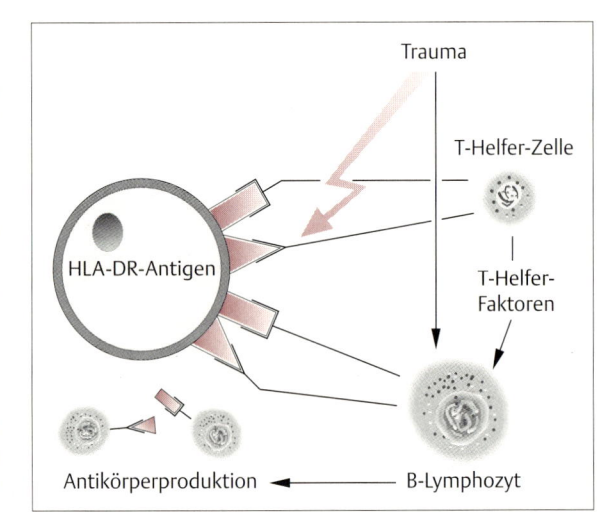

Abb. 14.21 Diese Abbildung zeigt die Angriffspunkte des Traumas auf Mechanismen der zellvermittelten Immunität. Durch die Dissoziation von Makrophagen und T-Helfer-Zellen kommt es zu einem relativen Überangebot von Makrophagen.

Klinisch äußerst bedeutsam ist auch der Umstand, daß die Anergie einerseits einen wesentlichen Faktor für die hohe Infektionsanfälligkeit des traumatisierten Organismus darstellt, aber dann auch wiederum durch diesen infektiösen Prozeß langfristig aufrechterhalten wird.

Ein sehr wesentlicher Faktor für die Entstehung von SIRS bzw. Sepsis beruht natürlich auch auf der biologischen Ausgangslage des individuellen Patienten mit Einzelparametern wie Alter, Immunstatus, Ernährungszustand, Tumormanifestation oder vorbestehende metabolische Abnormalitäten wie Diabetes oder Leberinsuffizienz.

Lokale Interaktion von humoralen und zellulären Aktionspotentialen während der Akut-Phase-Antwort nach Trauma

Eine Weichgewebsverletzung aktiviert eine lokale Entzündungsreaktion, welche folgende mechanistischen Entitäten beinhaltet:
- Eröffnung von Blutgefäßen,
- Freilegung der Kollagenmatrix,
- Austreten von Erythrozyten und Plasmaproteinen in das Gewebe,
- Aktivierung des Gerinnungs- und Fibrinolysesystems,
- Aktivierung des Kallikrein-Kinin-Systems,
- Aktivierung der Komplementkaskade über den alternativen Weg.

Es ist sehr wahrscheinlich, daß die Nebenprodukte von Koagulation und Komplementaktivierung zusammen mit anderen wichtigen biochemischen Signalen als Stimuli für die Mastzellen wirken, welche die ersten Phasen der inflammatorischen Antwort initiieren. Die spezifischen Spaltprodukte der Komplementproteine C3, C4 und C5 (die löslichen Anaphylotoxine C3a, C4a und C5a) sind identifiziert als die stärksten Stimulatoren für die Degranulation von Mastzellen. Die Ausschüttung von Kininen, Histamin und anderen inflammatorischen Proteinen aus den Mastzellen verändert die Kapillarpermeabilität und resultiert in dem Austreten von eiweißreichem Plasma in das verletzte Gewebsareal und führt hierbei zur Ausbildung des Gewebsödems. Die Durchdringung von verletztem Gewebe mit Plasmaproteinen resultiert in einer weiteren Aktivierung der Koagulations- und Komplementproteine. Fibrinniederschlag am Ort der Gewebszerstörung stellt die Initialstruktur für weitere Kollagenanlagerung und Gewebereparatur dar. Die weitere Aktivierung von Komplementproteinen resultiert jedoch in einem hochpotenten proinflammatorischen Signal, welches weiterreichende biologische Konsequenzen hat.

Die Makrophagen bestimmen den Schweregrad und die Intensität der Entzündungsantwort. Wenn nur wenig nekrotisches Gewebe und Bakterien im verletzten Gewebe vorhanden sind, werden die Makrophagen nur minimal aktiviert, und die Neutrophilen können ihre Phagozytoseleistung innerhalb der physiologischen Bandbreite erbringen. Wenn jedoch die Gewebebedingungen durch massive bakterielle Kontamination und durch große Massen an Debris charakterisiert sind, werden die Makrophagen maximal aktiviert (Abb. 14.22).

Endotoxin ist ein auf der äußeren Membran aller gramnegativen Bakterien lokalisiertes Lipopolysaccharid (LPS) und repräsentiert den wichtigsten und auch am besten erforschten Mediator, dessen Rolle innerhalb der Pathogenese des septischen Schocks kausal gesichert ist. Endotoxin setzt sich aus drei Regionen, der Polysaccharidseitenkette (0-Antigen), dem inneren Lipopolysaccharidkern (Core) sowie der Lipid-A-Komponente, zusammen. Diese Lipid-A-Komponente besteht aus einer Glucosaminstütze, an welcher langkettige Fettsäuren angeschlossen sind. Lipid A ist die konstanteste Struktur in allen gramnegativen Keimen und repräsentiert diejenige Endotoxinregion, welche für die Toxizität und die Stimulation biologischer Antworten verantwortlich ist. Lipopolysaccharid-bindendes Protein (LBP), ein 60-KDa-Akute-Phase-Lipoprotein, produziert in Hepatozyten, bindet sich mit hoher Affinität an die Lipid-A-Komponente von Endotoxin. LBP opsoniert Endotoxin und bindet als Ligand an spezifische Rezeptoren, den sog. CD14-Rezeptoren auf Monozyten/Makrophagen und Neutrophilen. Über eine lösliche Form des CD14-Rezeptors im Serum kommt es zusätzlich zur Bindung an Endothelzellen und dort zur Exprimierung von Adhäsionsproteinen (z. B. ELAM-1 oder ICAM).

Dieser LBP-LPS-Komplex stellt einen hochpotenten Mechanismus dar, die Synthese von potentiell toxischen Mediatoren – insbesondere TNF-α – in Monozyten, aber auch Granulozyten über CD14-Rezeptoren zu stimulieren (Abb. 14.23). Neben den proinflammatorischen Cytokinen TNF-α und IL-1, werden über LPS auch Proteasen, O_2-Radikale, Platelet activating factor (PAF), Eicosanoide, Prostaglandine (PGE_2), Thromboxane (TXA_2) und Leukotriene freigesetzt.

Dies resultiert in der Ausschüttung eines breiten Mediatorspektrums, wobei Tumor-Nekrose-Faktor α (TNF-α) und Interleukin-1β (IL-1β) die wichtigsten Vertreter in-

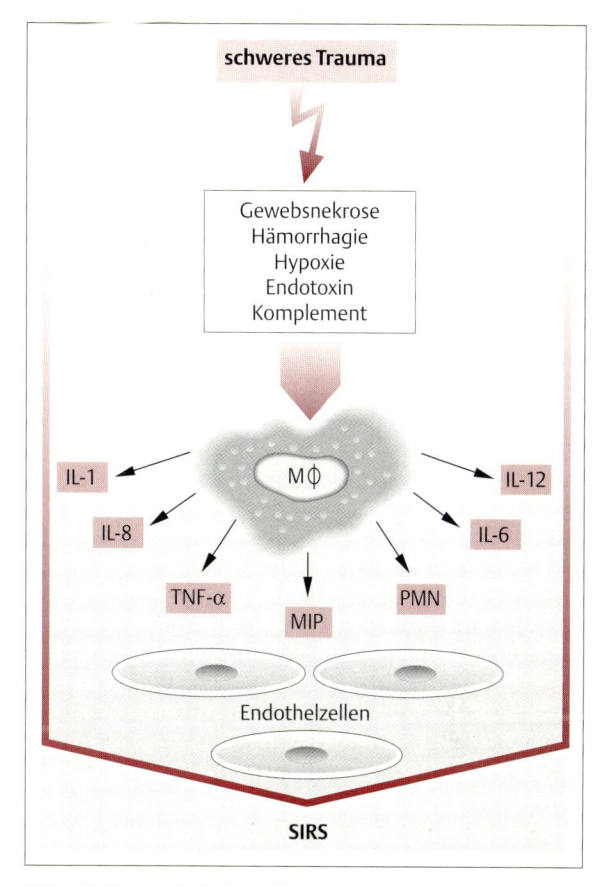

Abb. 14.**22** Einfluß des schweren Traumas auf das Makrophagen-Monozyten-System (M0). Es kommt zu einer massiven Freisetzung inflammatorischer Mediatoren, die in Interaktion mit Granulozyten und Endothelzellen zum SIRS beitragen.

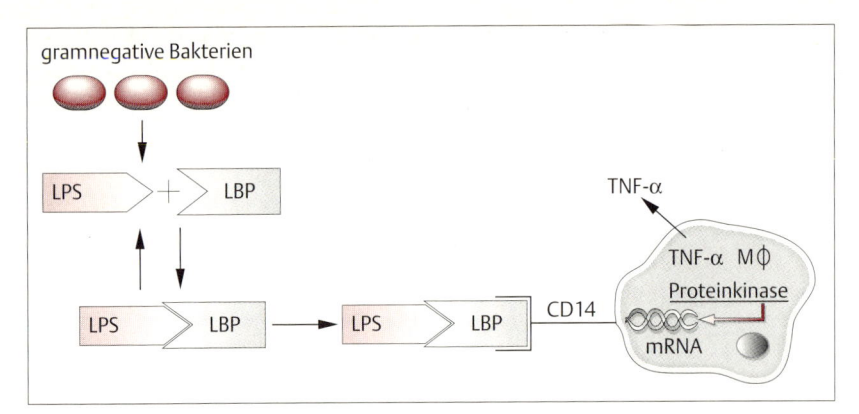

Abb. 14.23 In der Zirkulation bindet aus gramnegativen Bakterien freigesetztes Endotoxin (LPS) an das Akute-Phase-Protein LBP (lipopolysaccharid binding protein). Dieses dient als Opsonin, welches die Endotoxinbindung an CD14-Rezeptoren auf Monozyten/Makrophagen vermittelt. Das hat die Transkription und Synthese von inflammatorischen Mediatoren wie TNF-α zur Folge.

nerhalb der proinflammatorischen Mediatorkette repräsentieren und eine Reihe von nachfolgenden biologischen Reaktionen initiieren. Diese frühen oder sog. Alarmcytokine besitzen pleiotropische Aktivitäten und agieren sowohl lokal als auch systemisch. Am Ort des verletzten Gewebes agieren IL-1 und TNF an allen beteiligten Zellen innerhalb des Gewebeverbundsystems insbesondere an Fibroblasten und Endothelzellen und induzieren eine zweite Welle der Cytokinausschüttung (Abb. 14.24). Es ist gerade diese zweite Welle von Mediatormolekülen, welche den komplexen Ablauf der Kaskadensysteme innerhalb des Akute-Phase-Reaktionssystems triggern. Am Ort der Gewebsverletzung werden für PMN's hochpotente chemotaktische Cytokine (Chemokine), besonders IL-8 (Neutrophilenaktivierungsfaktor) freigesetzt, welche die Migration sowohl mononukleärer (Monozyten, Lymphozyten) als auch polymorphkerniger Zellen (Granulozyten) aus der Blutbahn durch den Endothelzellverbund hindurch kontrollieren. Nach der Auswanderung der Leukozyten in das Gewebe be-

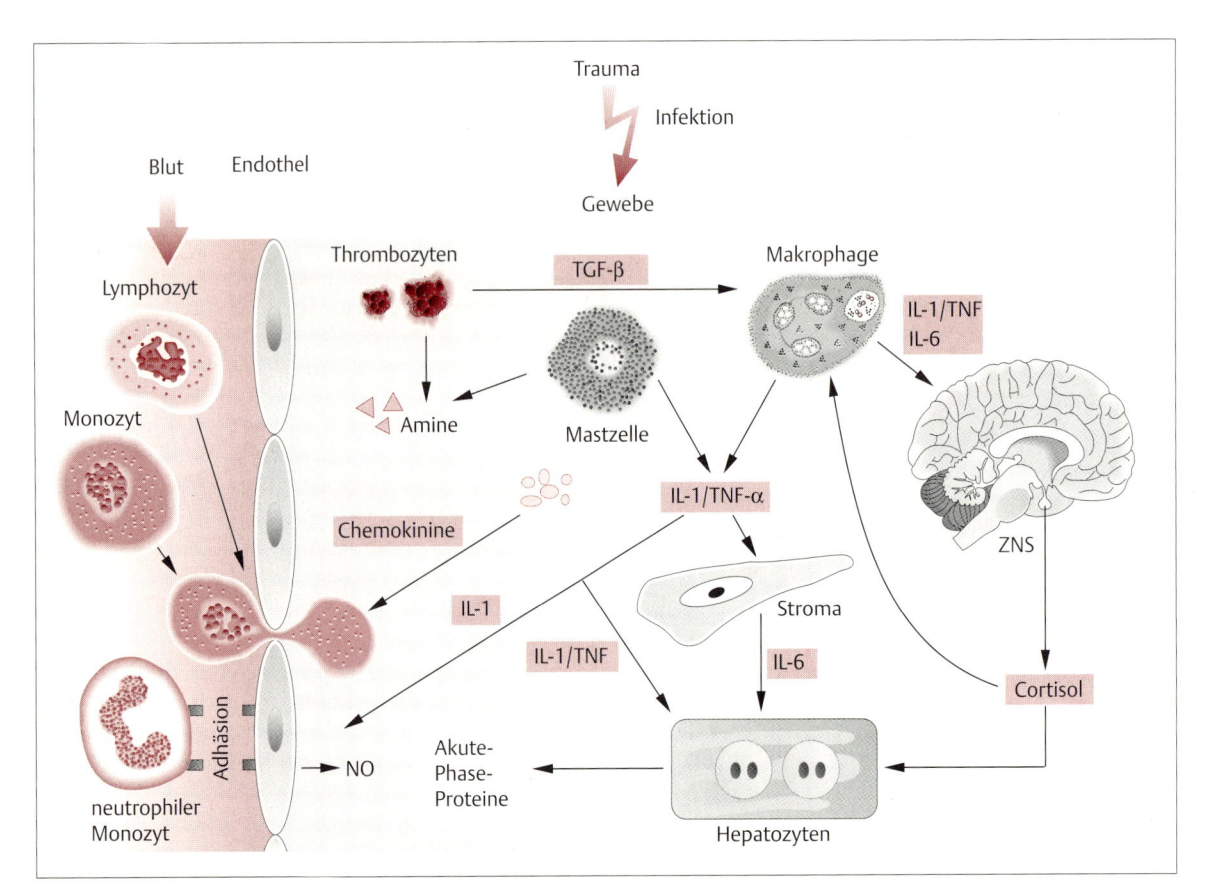

Abb. 14.24 Diese Abbildung zeigt die Auswirkung der traumatischen Gewebeschädigung auf das Endothel, das ZNS und die Leber. Sie wird durch proinflammatorische Mediatoren vermittelt. Wesentliche Protagonisten sind IL-1, IL-7 und TNF-α. IL-1 und TNF-α können über Adhäsionsmoleküle die Neutrophilenadhärenz am Endothel ermöglichen. Am Hepatozyten erfolgt unter dem Einfluß von IL-6 die Synthese von Akute-Phase-Proteinen.

ginnen diese ihr eigenes Mediatorsortiment am Ort des Zielgewebes auszuschütten, so ist z.B. der neutrophile Granulozyt, nachdem er das Lungengewebe erreicht und ins Parenchym vorgedrungen ist, eine wichtige Produktionszelle für TNF und neutrophile chemotaktische Faktoren. TNF dient aber auch besonders als Aktivierungssignal vom Makrophagen an die Neutrophilen. Dadurch wird das Phagozytosepotential der Neutrophilen beschleunigt und vergrößert, und große Mengen von Sauerstoffradikalen und lysosomalen Enzymen werden nach extrazellulär abgegeben. Die beschleunigte, von M0-TNF-mediierte phagozytotische Aktivität resultiert dann im Absterben der Neutrophilen mit konsekutiver Eiterformation. Eiterung und Nekrotisierung im Epizentrum des verletzten Gewebes wird noch weiter verstärkt, wenn die TNF-Signale in das umliegende Kapillarsystem vordringen, wo dann weitere dort anhaftende Neutrophile in einem Status maximaler Aktivierung mitten in das entzündete Gebiet geleitet werden. Die Aktivierung dieser Neutrophilen unter Ausschüttung von Sauerstoffradikalen und lysosomalen Enzymen resultiert in der Thrombosierung der umliegenden Mikrozirkulationsnetze. Dieser Prozeß dient eigentlich der Aufrechterhaltung bzw. Wiedererlangung der Homöostase mit dem Ziel, eine zunehmende Gewebszerstörung zu verhindern, infektiöse Organismen zu zerstören und Gewebsreparaturprozesse zu aktivieren. Mit diesem lokalen homöostatischen kumulativen Prozeß ist auch die Akute-Phase-Reaktion mit der Synthese von Akute-Phase-Proteinen funktionell verbunden, wobei hierfür wiederum eine Reihe anderer Mediatoren, darunter insbesondere das IL-6 als Schrittmachercytokin, verantwortlich sind. Innerhalb des Spektrums der systemischen Reaktionen auf eine lokale Entzündung ist neben der Genregulation in der Leber und der Regulation des Metabolismus insbesondere die Veränderung der Temperaturschaltung über den Hypothalamus und die Generierung der Fieberantwort zu nennen. Drei Cytokine – IL-1, TNF und IL-6 – regulieren primär im Rahmen eines protektiven Mechanismus die Fieberantwort. Diese Cytokine vermitteln die Fieberentstehung durch Induktion von Prostaglandin E_2 (PGE_2). Zur selben Zeit können IL-1 und IL-6 auch auf der Nebennieren-Hypophysen-Achse agieren, um adrenokortikotropes Hormon (ACTH) zu generieren und damit letztendlich auch die Synthese von Cortisol. Hierdurch entsteht ein negativer Feedback-Mechanismus, da Corticosteroide die Genexpression proinflammatorischer Cytokine inhibieren. Neben der niederregulatorischen Aktivität von Corticosteroiden vor allem auf die Synthese von TNF-α existieren eine Reihe anderer endogen verfügbarer Mediatoren, welche in der Lage sind, Transkription, Translation oder das fertige Protein der inflammatorischen Monokine TNF-α, IL-1, IL-6 und IL-8 zu kontrollieren und gleichzeitig antagonistische Mediatoren, primär IL-1-Rezeptorantagonist, hochzuregulieren. Als solche antiinflammatorische Cytokine sind v.a. IL-4, IL-10 und IL-13 zu nennen, sog. T_2-Typ-Lymphokine, welche primär von einer bestimmten Population von T-Helfer-Zellen (T_2) synthetisiert werden (Abb. 14.**25**).

Das Endothel spielt eine kritische Rolle innerhalb der Kommunikation zwischen dem Ort der Gewebsinflammation und den zirkulierenden Leukozyten. Wiederum sind es Cytokine wie IL-1 und TNF, welche eine wesentliche induktive Rolle bei der Genregulation und Oberflächenexpression wichtiger Adhäsions- und Integrinmoleküle spielen. Diese Moleküle interagieren spezifisch mit neutrophilen und anderen zirkulierenden Leukozyten, um deren Flußrate zu verlangsamen, um die transendotheliale Passage zu initiieren, um dann im folgenden die Migration ins Gewebe zu ermöglichen. Hierbei ist auch ein wichtiger Aspekt innerhalb des Komplexes der Akute-Phase-Reaktion zu nennen, nämlich die Modifizierung des Gefäßtonus, welcher durch Dilatation und Durchlässigkeit der Blutgefäße – insbesondere der postkapillären Venolen – bedingt ist. Daraus resultieren ein Gewebsödem, das Austreten von Erythrozyten und die Gewebsrötung. Der veränderte Gefäßtonus wird

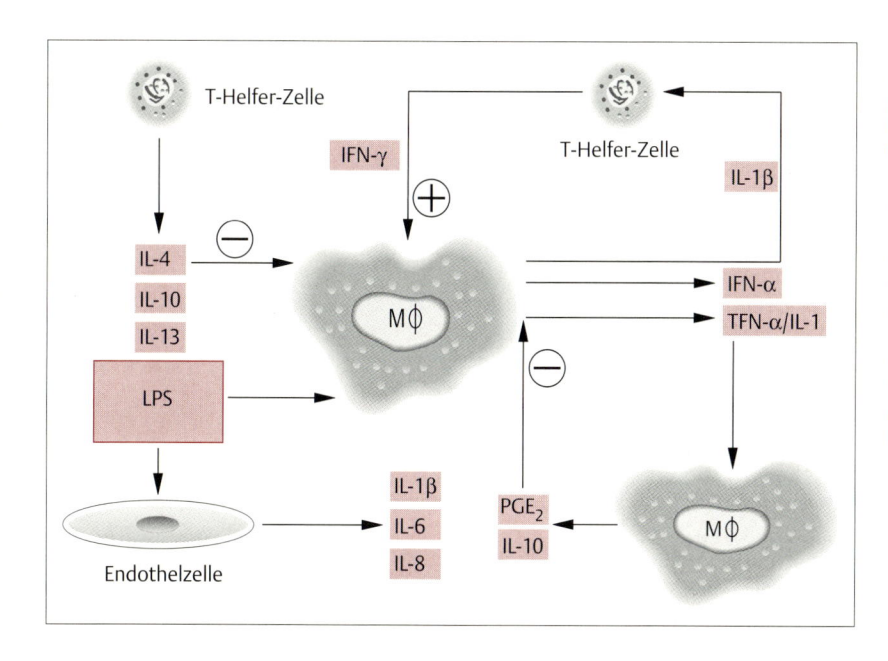

Abb. 14.**25** Endotoxin (LPS) bewirkt einerseits direkt am Makrophagen/Monozyten (M0) eine Produktion inflammatorischer Mediatoren (IL-1β, TNF-α) und andererseits an der Endothelzelle eine Mediatorfreisetzung. Gleichzeitig wird ein hochentwickeltes Gegenregulationssystem von antiinflammatorischen Cytokinen (IL-4, IL-13, IL-16), welches in T-Helfer-Zellen produziert wird, in Funktion gesetzt. Außerdem kommen auch Mo-eigene Systeme (PGE_2-, IL-10-Synthese) zum Einsatz.

wahrscheinlich auch durch die Ausschüttung starker niedermolekularer Mediatoren aus dem entzündeten Gewebe, darunter Sauerstoffradikale, Stickstoffmonoxid und Arachidonsäuremetaboliten, wie Thromboxan A_2, Prostaglandine und Leukotriene bedingt. Diese Substrate sind für die Kontrolle des Gefäßtonus im Gewebe verantwortlich und spielen ebenfalls eine wichtige Rolle bei Bronchokonstriktion und -dilatation während der akuten Phase einer Pneumonie. Zusätzlich zu diesen Mediatoren werden wichtige lokale Gewebsreaktionen auch durch die Ausschüttung von Histamin, Serotonin und Platelet activating factor (PAF) ausgelöst. Eine weitere klinische Manifestation der Akute-Phase-Reaktion ist der Schmerz, dieser wird vermittelt durch solche Moleküle wie Bradikinin, einem Peptid, das aus der Transformation von Kininogen in Kallikrein innerhalb der Gerinnungskaskade entsteht. Wie schon zuvor erwähnt, erfüllt das System der Akute-Phase-Reaktion die zentrale Aufgabe der Wiederherstellung der Homöostase, vorausgesetzt, daß die Aktivierung der Mediatoren dem Schweregrad der Verletzung bzw. dem Ausmaß der bakteriellen Noxe angepaßt ist. Bei Massivtrauma, ungünstiger Immunlage des Patienten und entsprechenden Vorerkrankungen kommt es aber dann eben sehr häufig zu einer inadäquaten exzessiven systemischen Ganzkörperentzündungsreaktion, so daß die Abwehrsysteme mit ihren Mediatoren selber zum Angreifer werden, welche sich dann in ihrer Wirkung im Sinne des positiven Feedbacks sogar verstärken.

Die systemische Entzündungsreaktion als Wegbereiter für die Endorganschädigung

Die systemische septische Antwort umfaßt dieselbe Abfolge zellulärer und humoraler Interaktionen wie oben beschrieben mit der Ausnahme, daß die Aktivierung der inflammatorischen Kaskade sich generalisiert darstellt und nicht über die klare zielgerichtete Fokusierung verfügt, welche die lokale Inflammationsantwort charakterisiert. Im Zustand einer schweren Infektion resultiert die Verbreitung von Bakterien und Endotoxin in der Aktivierung von Komplement- und Koagulationsproteinen innerhalb des vaskulären Kompartments. Die systemische Aktivierung der Mastzellen resultiert in der Ausschüttung verschiedener inflammatorischer Cytokine, was zu einer Vasodilatation und zu generalisierten Ödemen führt. Wenn, wie beispielsweise bei einer Pankreatitis, das lokale Entzündungsereignis sehr schwerwiegend ist, kann von dort so viel TNF ausgeschüttet werden, daß es zu einer umfassenden Aktivierung von Monozyten und Neutrophilen in der Zirkulation kommt. Unter diesen Bedingungen werden dann verschiedene ortsständige Makrophagen anderer Organsysteme – alveolare Makrophagen und Kupffer-Zellen – aktiviert werden, und es kommt zu dieser generalisierten Entzündungsreaktion im Sinne des Systemic inflammatory response syndrome (Abb. 14.**26**). Die weitere Steigerung der generalisierten inflammatorischen Antwort resultiert in einer umfassenden flächendeckenden Endothelanheftung der Neutrophilen innerhalb der mikrozirkulatorischen Endstrecke. Aus noch wenig geklärten Gründen beobachten wir, daß die Mikrozirkulation besonders in den viszeralen Organen, die später im Rahmen des septischen Prozesses versagen, die Zielscheibe der fein regulierten neutrophilen Aktivität darstellt. Die diffuse Neutrophilenwanderung, zusammen mit den M0-TNF-mediierten Signalen, resultiert in einer kompletten Aktivierung dieser Zellen. Aus ihrem jeweiligen intra- oder perivaskulären Standort heraus, schütten die aktivierten Neutrophilen Sauerstoffradikale und lysosomale Enzyme aus (Abb. 14.**27**). Die daraus sich entwickelnde inflammatorische Verletzung der Mikrozirkulation führt zur Leukostase, zur Zerstörung der Endothelzellen und auch zur Ausschüttung von Arachidonsäuremetaboliten mit vasokonstringierendem Potential. Aus diesen Reaktionsabläufen resultiert eine zweigipflige Verletzung der Mikrozirkulation: die durch inflammatorische Substrataggregate bedingte biomechanische und die durch Thromboxan A_2 mediierte Vasokonstriktion. Der daraus resultierende Stillstand der Mikrozirkulation führt zur Formation von Gewebsnekroseherden, welche ihrerseits wieder eine lokale Entzündungsantwort hervorrufen, wodurch dann möglicherweise der Sepsisprozeß reaktiviert wird.

Es entsteht so ein sich selbst mit Energie versorgender, aber eigentlich nutzloser Funktionszyklus, in dessen Verlauf die initiale Verletzung eine lokale Entzündungs-

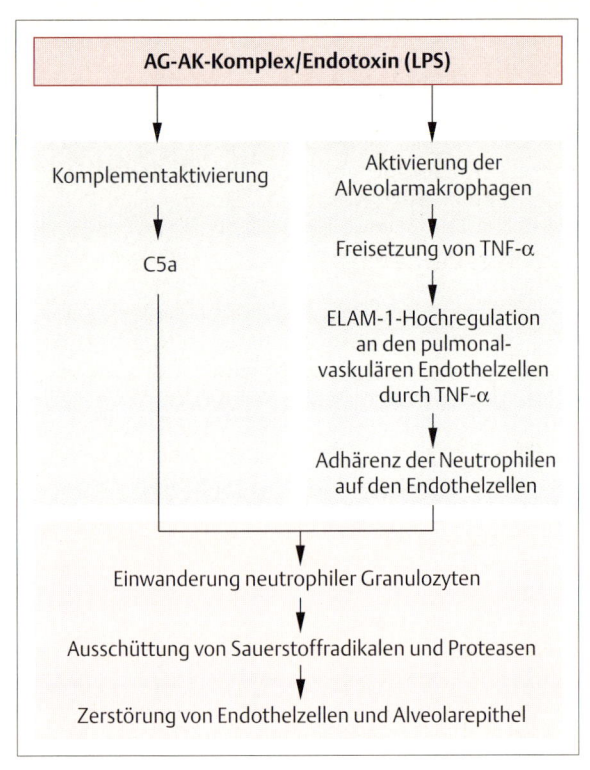

Abb. 14.26 Diese Abbildung zeigt pathophysiologische Abläufe beim akuten Lungenversagen (nach Ward u. Mitarb.). Durch Endotoxin der Antigen (AG)-Antikörper (AK)-Komplexe kommt es zur Komplementaktivierung und zur Aktivierung von Alveolarmakrophagen. TNF-α bewirkt eine Induktion von Adhäsionsmolekülen (wie ELAM-1), welche die Neutrophilenadhärenz vermitteln. Die Freisetzung von Sauerstoffradikalen und Proteasen verursacht eine Schädigung von Lungenendothel und Alveolarepithel.

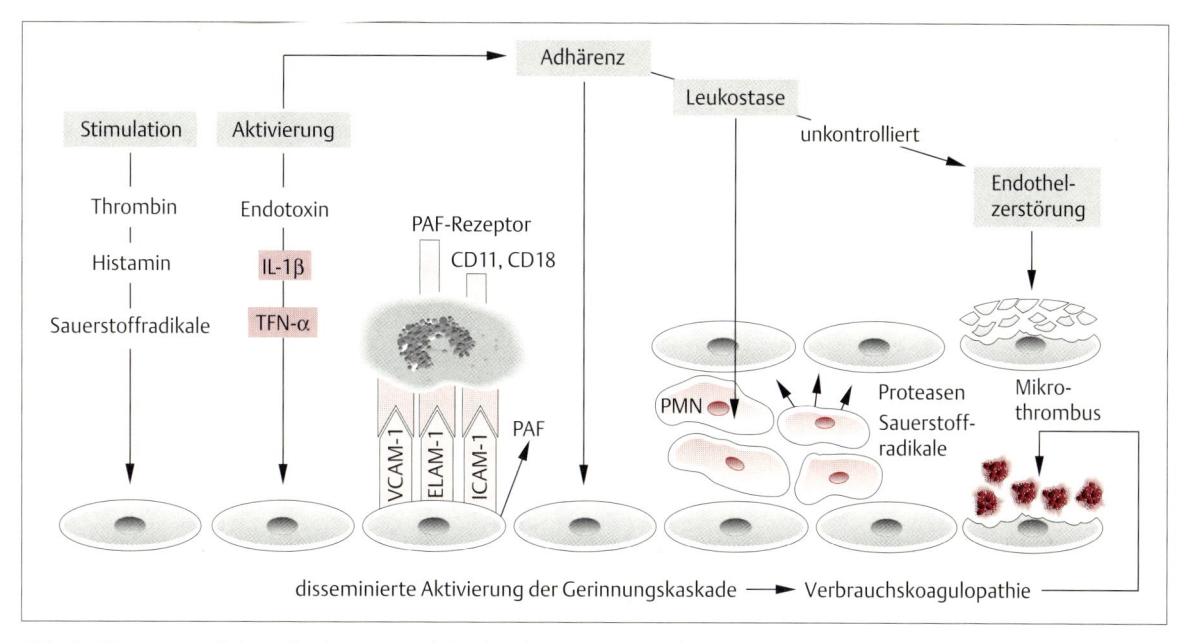

Abb. 14.27 Hier wird die Rolle der Neutrophilen bei der systemischen Entzündungsreaktion veranschaulicht. Sie werden aktiviert und adhärieren dann über verschiedene Adhäsionsmoleküle (VCAM-1, ELAM-1, ICAM-1) am Endothel. Es kommt zur Leukostase innerhalb der introzirkulatorischen Endstrecke. Die dadurch vermittelte unkontrollierte Zerstörung von Endothelzellen trägt dann zur Bildung von Mikrothromben und letztendlich zur Verbrauchskoagulopathie bei.

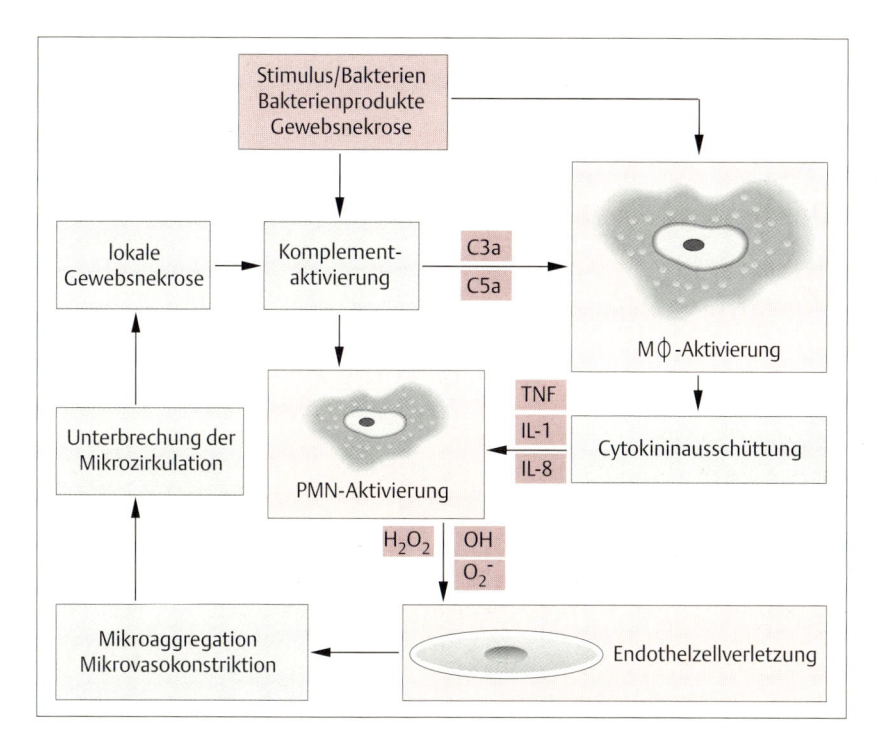

Abb. 14.28 „Circulus vitiosus" der Entzündungsantwort: Der Bakterienstimulus bzw. die Gewebsnekrose initiiert zunächst eine lokal sinnvolle Immunantwort; über eine mediatorgetriggerte Unterbrechung der Mikrozirkulation entwickelt sich dann aber eine Nekrose, was eine erneute Mediatoraktivierung zur Folge hat.

antwort hervorruft. Dieser lokale Prozeß weitet sich dann zu einer systemischen Antwort aus, und er generiert dann wiederum Verletzungen auf verschiedenen lokalen Gewebeebenen, wodurch dann letztendlich der gesamte Funktionskomplex wieder neu gestartet wird (Abb. 14.**28**). Der fortschreitende Verlust von mikrokulatorischen Funktionseinheiten innerhalb der wichtigen Organsysteme führt über die Multiorgandysfunktion zum Multiorganversagen und schließlich zum Tod des betroffenen Individuums.

Schlußfolgerung

Es existiert eine überwältigende Beweisfülle, welche unsere Vorstellung stützt, daß der sog. „septische Patient" das Opfer einer generalisierten systemischen Aktivierung der Inflammationskaskade wird. Die äußerst verzweigte und komplizierte Inflammationsantwort auf eine Verletzung, die sich für den Wirt auf Gewebsebene zunächst als unverzichtbar und benefiziell erweist, verwandelt sich in einen selbstzerstörerischen Prozeß, wenn alle inflammatorischen Systeme komplett auf systemischer Ebene aktiviert werden. Obwohl Sepsisereignisse in der Vergangenheit meistens mit einer unkontrollierten Infektion assoziiert worden sind, wissen wir heute sehr wohl, daß die systemische Entzündungsantwort tatsächlich eine unspezifische biologische Wirtsantwort darstellt und in ihrem Wesen genauso unspezifisch ist wie eine Weichgewebsentzündung. Man kann ebenso sagen, daß die septische Immunantwort – trotz der ihr traditionell zugesagten Verbindung mit schwerer Infektion – zu ihrer Aktivierung weder einer Infektion noch der Gegenwart von Bakterien bedarf. Demzufolge wurde der Begriff „Systemic inflammatory response syndrome" (SIRS) vorgeschlagen, um die früher augenscheinliche Verbindung mit einer Infektion zu eliminieren. Der Ausdruck Sepsis wird nunmehr für Erscheinungsbilder des SIRS reserviert, welche spezifisch aus einer Infektion resultieren.

15 Medikamentöse Therapie in der Chirurgie

H. Lehnert

Vorbemerkungen

Die medikamentöse Betreuung des Patienten in der perioperativen Phase ist eine Aufgabe, die mit größter Sorgfalt durchgeführt werden muß. Besondere Kenntnisse und Erfahrungen erfordert dabei die Besonderheit dieser Situation, die aus den Risikofaktoren des Patienten, der Prädisposition zu peri- und postoperativen Komplikationen und dem sogenannten Postaggressionsstoffwechsel resultiert. Für die spezifischen Eigenschaften der medikamentösen Therapie ist daher das frühzeitige Erkennen bereits vorbestehender Organerkrankungen und Funktionseinschränkungen sowie ein präventives Eingreifen bei korrigierbaren und reversiblen pathologischen Veränderungen zur Minimierung des Risikos von größter Bedeutung. Grundprinzip der medikamentösen Behandlung muß daher nicht nur eine möglichst optimale Einstellung der zu behandelnden Grunderkrankung, sondern auch eine vorwärtsschauende, das operative Risiko berücksichtigende Therapie sein.

Im folgenden sollen einige Krankheitsbilder und die therapeutischen Prinzipien so skizziert werden, daß dem Chirurgen der Zugang zu den internistischen und medikamentösen Therapiestrategien und damit ein rasches Handeln ermöglicht wird. Keinesfalls ersetzen diese Ausführungen internistische Lehrbücher und das ausführliche Gespräch mit dem internistischen Konsiliarius. Es werden daher im wesentlichen solche Krankheitsbilder genannt, deren Verlauf sich durch einen operativen Eingriff verschlechtern kann und die vice versa auch das operative Ergebnis beeinträchtigen können.

Krankheitsbilder

Kardiovaskuläre Erkrankungen

Koronare Herzkrankheit (KHK)

Definition

Bei der KHK liegt eine arteriosklerotische Erkrankung der Koronararterien vor, deren Resultat ein myokardialer O_2-Mangel ist. Sekundär kommt es dann zu einer Störung der Myokardversorgung und -funktion, die für die klinische Symptomatik und Prognose der Erkrankung verantwortlich ist.

Pathogenese, Klinik und Diagnostik

Die KHK ist Ausdruck einer multifaktoriellen Problematik, da zahlreiche Risikofaktoren wie die Hypertonie, die Hyperlipidämie mit insbesondere erhöhtem LDL-Cholesterin, der Diabetes mellitus, die Adipositas und das Rauchen verantwortlich sind. Hieraus resultieren Störungen der Endothelfunktion, Lumeneinengung, Veränderungen der Gefäßwand, Gerinnungsstörungen und schließlich Gefäßstenosen. Die Klinik der KHK ist charakterisiert durch die typischen pektanginösen Beschwerden, wobei allerdings ein präsymptomatisches Stadium besteht. Die KHK kann sich auch durch einen Myokardinfarkt oder plötzlichen Herztod ohne Prodromi manifestieren. Die Folgen einer chronischen KHK sind in erster Linie Herzinsuffizienz und Arrhythmien. Diagnostisch stehen bei der koronaren Herzerkrankung Ruhe-EKG (Erregungsrückbildungsstörungen?, Zeichen eines abgelaufenen Herzinfarktes wie Q-Zacken und R-Verlust über den Brustwandableitungen), Belastungs-EKG, eine echokardiographische Untersuchung hinsichtlich lokalisierter Wandbewegungsstörungen und die Myokardszintigraphie im Vordergrund. Beweisendes diagnostisches Verfahren ist die Koronarangiographie.

Eine absolute Indikation zur Durchführung einer Koronarangiographie besteht insbesondere bei:
– Vorhandensein einer instabilen Angina pectoris,
– Postinfarktangina,
– Infarkt in den letzten 3 – 6 Monaten bei Patienten, bei denen der operative Eingriff nicht verschoben werden kann,
– bekannter KHK vor einem großen intrathorakalen oder abdominellen Eingriff,
– grundsätzlich begründetem Verdacht auf Vorliegen einer KHK vor großer operativer Intervention.

Perioperative Risiken

Da die KHK zu den wichtigsten Risikofaktoren eines operativen Eingriffes gehört, sind die Faktoren, die im einzelnen das Risiko erhöhen, sehr sorgfältig zu analysieren. In erster Linie sind dies das noch intakte Myokard bzw. die verbliebene myokardiale Ischämie, die Kammerfunktion und die Vulnerabilität des Myokards gegenüber malignen Rhythmusstörungen. Generell gilt auch, daß insbesondere elektive Eingriffe erst 3 bis möglichst 6 Monate nach einem Infarkt durchzuführen sind; nach etwa 6 Monaten liegt das Risiko eines perioperativen Infarktes oder eines plötzlichen Herztodes konstant bei ca. 5 %. Im Gegensatz zur stabilen Angina pectoris erhöht sich das perioperative Risiko durch das Vorhandensein einer instabilen Angina pectoris deutlich.

Medikamentöse Therapie

Präoperativ. Die Basistherapie der KHK besteht in der Applikation von ASS, Nitraten, Calciumantagonisten und β-Blockern. Auswahl und Dosis richtet sich nach der klinischen Situation. Grundsätzlich wird ASS in einer Dosis von beispielsweise 100 mg täglich (mittags) gegeben und die Nitrate morgens und mittags appliziert. Hier kann z.B. Isosorbid-5-mononitrat in jeweils einer Einzeldosis von 20–60 mg oder Isosorbiddinitrat in einer Einzeldosis von 5–40 mg verabreicht werden. Relevante Nebenwirkungen der Nitrate sind vor allem Kopfschmerzen und gelegentlich Übelkeit sowie Hautrötung. Zu beachten ist ein nitratfreies Intervall während der Nacht. Calciumantagonisten besitzen ihre wesentliche Bedeutung in der Vasodilatation der Koronargefäße (insbesondere bei Verapamil), negativ chronotropen Wirkung und einem möglichen myokardprotektiven Effekt. Nifedipin wird als Dauertherapie in einer Dosis von z.B. 2×20 mg gegeben, Verapamil von 3×40–120 mg, Diltiazem von 3×60 mg. Relevante Nebenwirkungen sind insbesondere bei den Calciumantagonisten vom Nifedipintyp Kopfschmerzen, Frequenzanstieg und Knöchelödeme. Bei Verapamil sollte die Kombination mit einem β-Blocker dringend vermieden werden. Die Gabe eines β-Blockers vermag die Prognose hinsichtlich eines plötzlichen Herztodes zu verbessern und besitzt in der Sekundärprävention eine große Bedeutung. Präparate sind z.B. Atenolol in einer Dosis von 1×50–100 mg am Tag, Metoprolol 2- bis 4mal 50–100 mg am Tag und Sotalol in einer Dosis von 1- bis 2mal 80–160 mg. Die Nebenwirkungen sind vielfältig und betreffen vor allem die negativ chronotrope Wirkung, die Verschlechterung einer bestehenden AVK, mögliche metabolische Begleiterscheinungen, wie insbesondere die Hyperlipoproteinämie und – bei gleichzeitigem Bestehen eines Diabetes – die Maskierung der Symptome einer Hypoglykämie und erschwerte Einstellung eines Diabetes. Kontraindikationen sind vor allem die obstruktive Bronchitis wie auch die bestehende schwere arterielle Verschlußerkrankung.

Bei einer instabilen Angina pectoris mit Zunahme der pektanginösen Beschwerden besteht die Intensivierung der Therapie in der Durchführung einer effektiven Antikoagulation (Heparin 5000 IE als Bolus i.v., dann Vollheparinisierung mit dem Ziel, die PTT auf das 1,5- bis 2fache des Ausgangswertes zu erhöhen). Nitrate werden in dieser Form als Glyceroltrinitrat i.v. in einer Dosis von 1–6 mg/h gegeben, grundsätzlich besteht in dieser Situation die Indikation zur intensivmedizinischen Betreuung. Unmittelbar präoperativ ist es für diese Patienten sehr wichtig, daß die Prämedikation in ausreichender Weise erfolgt und auch die Narkose sehr schonend ein- und ausgeleitet wird. Ein sorgfältiges Monitoring ist selbstverständlich.

Postoperativ. In der postoperativen Phase ist vor allen Dingen bei Patienten mit einer KHK das Eintreten eines Herzinfarktes gefürchtet. Ein Charakteristikum in dieser Situation kann das Fehlen von Symptomen sein, was durch die Nachwirkung der Narkosemedizin oder den postoperativen Einsatz von Analgetika bedingt sein kann. Bei vielen dieser Patienten manifestiert sich ein Infarkt atypisch, z.B. mit schweren Rhythmusstörungen, akuter Herzinsuffizienz oder Blutdruckabfall. Der Gipfel liegt zwischen dem 3. und 4. postoperativen Tag. Deshalb ist bis zu diesem Zeitpunkt eine intensive Überwachung der Patienten unbedingt erforderlich.

Myokardinfarkt

Definition

Der Myokardinfarkt ist definiert als begrenzte Nekrose des Myokards durch den akuten Verschluß einer Koronararterie bei in aller Regel bestehender KHK.

Pathogenese, Klinik und Diagnostik

Der Infarkt ist eine Komplikation der KHK, so daß er letztlich Resultat der genannten Risikofaktorenkonstellation ist. Nahezu immer ist eine bestehende Koronarsklerose Voraussetzung (ca. 90% der Fälle), akuter Auslöser ist dagegen zumeist ein thrombotischer Gefäßverschluß. Selten sind Embolien der Koronararterien Ursache eines Herzinfarktes (bei Vorhofflimmern, Endokarditis). Wesentliche Determinanten der Infarktgröße sind Dauer der Ischämie, Ausmaß der Kollateralen und der KHK, O_2-Verbrauch sowie Reststenose. Die Klinik des akuten Myokardinfarktes ist gekennzeichnet durch das plötzliche und heftige Auftreten des Ereignisses (stärkste Schmerzen, Dyspnoe, Übelkeit, Todesangst). Wichtig ist, daß ein schmerzloser Infarkt bei Patienten mit einem Diabetes mellitus als Folge einer autonomen Neuropathie vorkommen kann. Die besondere Gefährdung liegt vor allem in dem Auftreten von malignen Herzrhythmusstörungen, Herzinsuffizienz und Schock. Die Diagnostik besteht neben der Wertung der klinischen Symptomatik in der Durchführung eines EKG und in der Erhebung des Enzymverlaufes. Zu beachten ist, daß ein infarkttypisches EKG in 30% der Fälle fehlt, zudem ist die EKG-Diagnostik erschwert bzw. unmöglich bei Linksschenkelblock, WPW-Syndrom oder vorbestehenden Infarktnarben. Die serologischen Parameter umfassen vor allen Dingen die CK-MB, das Myoglobin und Troponin T.

Perioperative Risiken

Wie oben dargestellt, darf eine elektive Operation möglichst erst 6 Monate nach einem Infarkt erfolgen, ein akutes Infarktereignis schließt damit die Durchführung einer Operation nahezu aus.

Medikamentöse Therapie

Die Therapie des akuten Myokardinfarktes ist in Tab. 15.**1** dargestellt.

Indikation zur Durchführung einer Thrombolyse ist der typische Infarktschmerz mit einer Dauer von mehr als 15 Minuten und einem Beginn, der weniger als 6 (spätestens aber 12) Stunden zurückliegt sowie gleichzeitiger ST-Erhöhung von > 0,1 mV in den Extremitätenableitungen bzw. von > 0,2 mV in den Brustwandableitungen oder dem Vorliegen eines Linksschenkelblockes. Throm-

Tabelle 15.1 Therapie des akuten Myokardinfarktes

Thrombolyse
Intensivstation mit hämodynamischem Monitoring
Bettruhe
Sedierung (Diazepam)
Eventuell Analgesie (Morphin 2 – 5 mg i. v.)
O_2 (3 l/min)
Nitrate (1 – 5 mg/h Glyceroltrinitrat)
Heparin i. v. (das 1,5- bis 2fache der PTT)
ASS 100 mg/die

bolysepräparate sind beispielsweise Streptokinase in einer Dosis von 1,5 Mio IE/30 Minuten, Urokinase 3 Mio IE/90 Minuten und rtPA 100 mg über 90 Minuten. Eine Vollheparinisierung schließt sich grundsätzlich an. In Studien konnte die höchste Reperfusionsrate für rtPA bei gleichzeitig auch den höchsten Kosten gezeigt werden. Die Kontraindikationen für eine Thrombolyse sind in Tab. 15.2 genannt.

Herzinsuffizienz

Definition

Die Herzinsuffizienz ist definiert durch die Unfähigkeit des Myokards, in Ruhe oder bei Belastung eine ausreichende Organdurchblutung zu gewährleisten. Die vier wesentlichen Kenngrößen für die myokardiale Pumpfunktion sind dabei Vorlast, Nachlast, Kontraktilität und Herzfrequenz.

Pathogenese, Klinik und Diagnostik

Die wesentlichen kardialen Ursachen einer Herzinsuffizienz sind vor allem die KHK, die arterielle Hypertonie, erworbene und angeborene Klappenerkrankungen, eine Myokarditis, Kardiomyopathie, Cor pulmonale und Rhythmusstörungen. Eine manifeste Herzinsuffizienz, bei der Symptome bereits in Ruhe bzw. bei leichten Belastungen vorliegen, kann von einer latenten unterschieden werden, hierbei treten die Symptome unter Belastung auf, unter Ruhebedingungen bilden sie sich zurück. Die Klinik der Herzinsuffizienz ist charakterisiert durch die Folgen der verminderten Pumpfunktion (Müdigkeit, eingeschränkte Leistungsfähigkeit, Dyspnoe, Ödem) und der Stauung vor dem linken bzw. rechten oder beiden Ventrikeln. Bei der Linksinsuffizienz steht vor allem die Lungenstauung im Vordergrund, bei der Rechtsinsuffizienz die Stauung im großen Venensystem. Zur Diagnose der Herzinsuffizienz sind Herz- und Lungenbefund im Röntgenthorax und Echokardiographie bedeutsam.

Perioperative Risiken

Die Herzinsuffizienz gehört zu den mit Abstand bedeutsamsten kardiovaskulären Risikofaktoren für die perioperative Situation. Ein besonders ungünstiges prognostisches Zeichen sind dritter Herzton und obere Einflußstauung.

Medikamentöse Therapie

Präoperativ. Die präoperative Behandlung der Herzinsuffizienz hat zum Ziel, Ursachen zu beseitigen oder zu korrigieren, die Herzfunktion und Hämodynamik zu verbessern, die Flüssigkeitsbilanz zu stabilisieren und Symptome und Leistungskapazität zu verbessern. Die medikamentösen Prinzipien umfassen insbesondere die Gabe von Digitalispräparaten (Kontraktilität), Diuretika und ACE-Hemmer (Vorlast, Ödeme) und – bei diastolischer Herzinsuffizienz – auch die Verabreichung von β-Blockern zur antiischämischen Therapie und Senkung der Herzfrequenz.
Glykoside wirken positiv inotrop über eine Hemmung der Na-K-ATPase. Nebenwirkungen sind insbesondere AV-Block, ektope Erregung, gelegentlich Übelkeit und Farbensehen. Kontraindikationen sind dann AV-Block 2. und 3. Grades, ein Sick-sinus-Syndrom, WPW, Hyperthyreose, Cor pulmonale, hypertrophe obstruktive Kardiomyopathie, restriktive Kardiomyopathie, Pericarditis

Tabelle 15.2 Kontraindikationen der Thrombolyse

Absolute Kontraindikationen	Relative Kontraindikationen
Aktive Blutung (Gastrointestinal-, Urogenitaltrakt)	Malignome
Hämorrhagische Diathese	Leber-, Nierenerkrankung
Maligne arterielle Hypertonie	Arterienpunktion < 10 Tage
Zerebraler Tumor	zentrale Venenpunktion < 6 Tage
Aneurysma	Schwangerschaft
Zerebrovaskulärer Insult (< 6 Monate)	
Thrombozytopenie	
Endokarditis, Sepsis	
OP, Trauma < 2 Wochen	
Vorausgegangene SK-Behandlung, Streptokokkeninfekt < 6 Monate	

constrictiva (Dosis [Erhaltungsdosis, Abklingquote] s. Therapiebücher der Inneren Medizin).

Die Wirkung von Diuretika bei der chronischen Herzinsuffizienz besteht in der Verminderung der Natrium- und Chloridrückresorption, Vorlastsenkung und damit auch Ödemausschwemmung. Die Wahl des Diuretikums richtet sich nach den Creatininwerten. Thiazide (z.B. Hydrochlorothiazid 25–75 mg/d) sind indiziert bis zu einem Creatininwert von etwa 1,8 mg/dl, bei darüberliegenden Creatininwerten sind Schleifendiuretika vorzuziehen (Furosemid mit 20 bis etwa 500 mg/d, Piretanid 3–10 mg/d) und Aldosteronantagonisten bei ausgeprägter Rechtsinsuffizienz (Spironolacton initial 2 × 200 mg, dann 2 × 100 mg); besonderes Augenmerk muß hier einer möglichen Hyperkaliämie bei eingeschränkter Nierenfunktion gewidmet werden. Bei Thiazid- und Schleifendiuretika sind Kaliumverlust und Hyponatriämie relevante Nebenwirkungen. Sinnvoll ist eine Kombination des Diuretikums mit einem ACE-Hemmer, hierdurch ist eine effektive Senkung von Vor- und Nachlast möglich. Cave: Orthostase. Initialtherapie mit einem ACE-Hemmer: Captopril 2 × 6,25 bis 2 × 12,5 mg/d. Dauertherapie z.B. 2 × 12,5 mg (maximal 50 mg) täglich. Relevante Nebenwirkungen sind Hypotonie, Hyperkaliämie insbesondere bei diabetischen Patienten, trockener Reizhusten, Exantheme und angioneurotische Ödeme.

Postoperativ. Der Patient mit einer Herzinsuffizienz ist vor allem in der postoperativen Phase gefährdet, da es hier zu einer akuten Linksherzinsuffizienz kommen kann. Ein erster Gipfel hierfür wird etwa 30–60 Minuten nach der Operation erreicht (z.B. Folge eines Absetzens des positiven endexspiratorischen Druckes), ein zweiter Gipfel 1–2 Tage später, häufig durch eine Überbilanzierung (Flüssigkeit) bedingt. Andere begünstigende Faktoren sind v.a. Rhythmusstörungen, Hochdruck, Anämie oder auch die Lungenembolie. Die Therapie eines hier auftretenden akuten Lungenödems muß unter intensivmedizinischen Bedingungen erfolgen und umfaßt die i.v. Gabe von Glyceroltrinitrat und Furosemid (Glykoside in dieser Situation bei tachykardem Vorhofflimmern oder Vorhofflattern). Weiterhin muß Sauerstoff verabreicht werden.

Bakterielle Endokarditis

Definition

Die bakterielle Endokarditis betrifft vorgeschädigte Herzklappen, die dann je nach Erregertyp einen akuten oder subakuten (Lenta-) Verlauf zeigen.

Pathogenese, Klinik und Diagnostik

Prädisponierende Faktoren sind Endothelläsionen (Turbulenz, Kofaktoren wie Antikörper), die später nicht bakterielle, thrombotische Vegetationen aufweisen, anschließend kann eine bakteriell infizierte Vegetation hinzukommen. Bei einer akuten Endokarditis handelt es sich um Erreger mit hoher Virulenz (Staphylococcus aureus), bei einer subakuten Endokarditis um solche mit mäßiger Virulenz (Streptococcus viridans). Es kann anatomisch hierbei zu ulzerösen Klappendefekten, Thromben und auch einer Peri- bzw. Myokarditis kommen. Die Klinik besteht typischerweise in einem (neu aufgetretenen) Herzgeräusch, Fieber, Anämie, Splenomegalie und Dyspnoe. Hautveränderungen umfassen Mikroembolien, petechiale Blutungen und sog. Osler-Knötchen. Typische Laborbefunde sind massiv erhöhte Entzündungszeichen, Anämie, Proteinurie und typische Veränderungen der Elektrophorese. Hauptkriterien der Diagnose der infektiösen Endokarditis sind der positive echokardiographische Befund und mehrfach positive Blutkulturen. Nebenkriterien sind Disposition (Klappenerkrankungen), Fieber, periphere Embolien, erhöhtes CRP und erhöhtes BSG sowie zirkulierende Immunkomplexe. Die Diagnose ist gesichert bei zwei Hauptkriterien oder einem Haupt- und drei Nebenkriterien oder fünf Nebenkriterien. Insbesondere die Prognose der akuten Endokarditis ist sehr ungünstig, der Verlauf der subakuten wesentlich protrahierter.

Perioperative Risiken

Eine floride Endokarditis ist eine Kontraindikation für einen elektiven chirurgischen Eingriff, abgesehen natürlich von notfallmäßigen Klappenoperationen. In der Beurteilung des Patienten ist es wichtig zu wissen, daß die folgenden Bedingungen *kein erhöhtes Endokarditisrisiko* beinhalten:
- ASD (Sekundum-Typ),
- Mitralklappenprolaps ohne MI,
- KHK,
- Zustand nach Bypass-Operation,
- Zustand nach Schrittmacherimplantation,
- Zustand nach Verschluß eines ASD/VSD,
- Zustand nach Ligatur eines offenen Ductus Botalli,
- Zustand nach Operation einer Aortenisthmusstenose.

Ein *deutlich erhöhtes Endokarditisrisiko* liegt vor bei einer künstlichen Herzklappe, Zustand nach bakterieller Endokarditis, systemisch-pulmonalem Shunt und Conduit-Implantation. Ein *mäßiges Risiko* besteht bei angeborenen Herzklappenfehlern, rheumatischen Klappenfehler, hypertropher obstruktiver Kardiomyopathie, Mitralklappenprolaps und Mitralinsuffizienz.

Medikamentöse Therapie

Das Antibiotikaregime bei infektiöser Endokarditis ist in der Tab. 15.3 genannt.

Tabelle 15.3 Einsatz von Antibiotika bei infektiöser Endokarditis

Erreger	Antibiotikum
Streptokokken (St. viridans)	Penicillin G + Gentamicin
Enterokokken	Ampicillin oder Ampicillin + Gentamicin Mezlocillin
Staphylokokken	Oxacillin/Flucloxacillin + Gentamicin
Pilze	Amphotericin B + Flucytosin

Tabelle 15.4 Endokarditisprophylaxe

Lokalisation der Infektion	Penicillingabe		Ersatzmedikament bei Penicillinallergie
	oral*	i. v.**	
Oropharynx, Respirationstrakt	Penicillin 2 Mega	Penicillin 2 Mega	Clindamycin 600 mg
Gastrointestinal-/Urogenitaltrakt	Amoxicillin 2 g	Ampicillin 2 g	Ofloxacin 400 mg
Haut(abszeß)	Flucloxacillin 2 g	Flucloxacillin 2 g	Clindamycin 600 mg

* 1 h vor (und 6 h nach Eingriff)
** unmittelbar vor Eingriff, bei hohem Risiko zusätzlich 80 mg Gentamicin i. v., zweite Gabe 8 h nach Eingriff

Das präoperative Vorgehen hinsichtlich einer Endokarditisprophylaxe ist in Tab. 15.4 dargestellt.

Arterielle Verschlußkrankheit und akutes Ischämiesyndrom (vgl. Kapitel 36)

Definition

Bei der **peripheren arteriellen Verschlußkrankheit** besteht eine arteriosklerotische Veränderung der peripheren Gefäße mit einem progressiv chronischen Verlauf.
Bei einem **akuten Ischämiesyndrom** handelt es sich um den akuten Verschluß v. a. der Arterie einer Extremität, charakterisiert durch starke Schmerzen, Hautblässe und evtl. Schockzustand.

Pathogenese, Klinik und Diagnostik

Ursachen der chronisch arteriellen Verschlußkrankheit sind die bereits oben genannten Risikofaktoren; es müssen auch vaskulitische Veränderungen differentialdiagnostisch berücksichtigt werden. Bei der akuten Ischämie ist die Ursache eine Embolie oder lokale Thrombose; arterielle Embolien stammen meistens aus dem Herzen (Vorhofflimmern, Infarkt, Endokarditis) oder dem Gefäßsystem (Aneurysmen, Plaques). Die Klinik der arteriellen Verschlußkrankheit ist in Tab. 15.5 in der Einteilung nach Fontaine dargestellt.
Bei einem akuten Ischämiesyndrom steht die perakute Symptomatik mit Schmerzen, Blässe, Pulslosigkeit, Parästhesien, Lähmungen bis hin zum Schock im Vordergrund. Die Diagnostik beinhaltet die sorgfältige Erfassung des Pulsstatus, die Knöchelarteriendruckmessung, die Doppler-Sonographie und präoperativ die Angiographie der Becken- und Beinarterien.

Tabelle 15.5 Stadien der arteriellen Verschlußkrankheit (nach Fontaine)

Stadium I	trotz arterieller Stenosierung keine Beschwerden
Stadium II	belastungsabhängige Schmerzen
– Stadium IIa	> 200 m
– Stadium IIb	< 200 m
Stadium III	Ruheschmerz
Stadium IV	Gewebsdefekt (Ulkus, Gangrän)

Medikamentöse Therapie

Präoperativ. Im Stadium I und Stadium II ist primär keine Operation indiziert, die Therapie umfaßt hier eine Behandlung der Risikofaktoren und ein programmiertes Gehtraining. Lumeneröffnende Maßnahmen und PTA müssen diskutiert werden. Im Stadium III und Stadium IVa ist, wenn möglich, die PTA oder Operation (oberhalb des Kniegelenks) indiziert, wenn nicht, muß weiter konservativ behandelt werden. Im Stadium IVb müssen alle operativen Möglichkeiten geprüft werden. Vasoaktive Substanzen, die im Stadium II eine Gehstreckenverbesserung bewirken, sind Pentoxifyllin (800–1200 mg/d) und Buflomedil (450–600 mg/d). Weiterhin vor allem Prostaglandin E_1, welches insbesondere bei i. v. Infusion eine günstige Wirkung auf Patienten mit schwerer arterieller Verschlußkrankheit besitzt. Dosierung: 40–60 µg i. v. in 250 ml physiologischer Kochsalzlösung über 2–3 Stunden. Kontraindikationen: manifeste Herzinsuffizienz, instabile Angina pectoris und maligne Rhythmusstörungen.
Beim akuten Ischämiesyndrom muß prästationär und präoperativ (Embolektomie, Thrombektomie) eine sofortige Antikoagulation mit 10 000 IE Heparin i. v., eine Schmerzbekämpfung (z. B. 100 mg Pethidin i. v. oder 30 mg Pentazocin i. v.) und eine Beintieflagerung durchgeführt werden, ebenso müssen auch isotonische und hyperonkotische Plasmaexpander gegeben werden. Dringend vermieden werden muß in dieser Situation eine i. m. Injektion, Beinhochlagerung, exogene Wärmezufuhr und Fixierung der Extremität.

Bronchopulmonale Erkrankungen

Chronisch-obstruktive Bronchitis und Asthma bronchiale

Definition

Bei der **chronisch-obstruktiven Bronchitis** handelt es sich um eine Erkrankung, bei der über einen Zeitraum von 2 Jahren, wenigstens über 3 Monate innerhalb eines Jahres, an den meisten Tagen der Woche Husten und Auswurf auftreten. Das **Asthma bronchiale** ist ebenfalls als obstruktive Atemwegserkrankung charakterisiert, die klinisch durch anfallweises Auftreten von Husten, Dyspnoe und Engegefühl charakterisiert ist. Über die chronische Entzündung der Mukosa kann es durch unterschiedliche spezifische und unspezifische Noxen zur bronchialen Hyperreaktivität kommen.

Pathogenese, Klinik und Diagnostik

Pathogenetisch bestehen fließende Übergänge zwischen Asthma bronchiale und chronisch-obstruktiver Bronchitis. Dem Asthma bronchiale liegt nach heutigem Verständnis eine humoral vermittelte Entzündungsreaktion zugrunde, bei der als Effektorzellen für die frühe und verzögerte Reaktion in erster Linie Mastzellen und eosinophile Granulozyten verantwortlich sind. Insbesondere die Infiltration des Bronchialgewebes und Lumens durch Eosinophile schafft die Voraussetzung dafür, daß die asthmatische Spätreaktion mit Bronchialödem, verstärkter Mukussekretion und Bronchokonstriktion auftreten kann. Der zunehmende Verlust des Bronchialepithels und Flimmerzellapparates führt zu einer eingeschränkten Clearance mit Sekretstau und Verlust der Abwehrfunktion. Hierdurch können dann gehäuft Infekte mit dem Bild der chronischen Bronchitis auftreten. Allergene wie Nikotin oder Schadstoffe spielen eine relevante auslösende Rolle.

Führende klinische Symptome sind Luftnot, häufig von Husten und Auswurf begleitet (chronische Bronchitis). Die typischen bronchialen Nebengeräusche (Giemen, Pfeifen, Brummen) treten vor allem bei ausgeprägter klinischer Symptomatik auf. Im Status asthmaticus kommen Unruhe, Orthopnoe, Tachypnoe und Einsatz der Atemhilfsmuskulatur hinzu. Das diagnostische Arsenal umfaßt, neben dem klinischen Befund, EKG und Röntgen der Thoraxorgane, vor allem die Lungenfunktionsanalyse (Spirometrie, Bodyplethysmographie, Bronchospasmolysetest und Blut-Gas-Analyse). Zum Nachweis einer bronchialen Hyperreaktivität werden inhalative Provokationstests durchgeführt.

Perioperative Risiken

Der Patient mit einem Asthma bronchiale ist vor allem bei deutlich eingeschränkter Lungenfunktion (Sekundenkapazität: < 50% der Vitalkapazität) durch Infektexazerbation (Folge: Pneumonie), postoperative Hustenattacken (Folge: Narbenhernien) und respiratorische Insuffizienz (Folge: sekundäre hypoxische Linksherzinsuffizienz) gefährdet. Eine mehrtätige optimale medikamentöse Einstellung ist daher dringend erforderlich. Außerordentlich wichtig ist es, zu berücksichtigen, daß diese Patienten gelegentlich mit einem vital bedrohlichen Asthmaanfall auf β-Blocker, peripher wirksame Analgetika, Antibiotika und die postoperativ zur Stimulierung der Darmtätigkeit eingesetzten Parasympathomimetika (Pyridostigminbromid, Carbachol) reagieren.

Medikamentöse Therapie

Die medikamentöse Behandlung des Asthma bronchiale hängt primär vom Schweregrad der Symptomatik ab. Dies ist in Tab. 15.6 dargestellt.

Als β-Agonisten stehen dabei dosisäquivalent Salbutamol, Fenoterolin und Terbutolin zur Verfügung. Standardpräparat als Anticholinergikum ist Ipratropiumbromid. Bei einer notwendigen Dauerdosierung von Glucocorticoiden sollten Prednisolon oder Methylprednisolon in einer Dosis von 5–7,5 mg/d eingesetzt werden. Eine ultradiane Therapie ($^2/_3$ der Dosis morgens, $^1/_3$ abends) hat sich beim Asthma bronchiale deswegen bewährt, da nachts
- der Strömungswiderstand ansteigt,
- die Sekretion von Adrenalin und Cortisol niedrig ist und
- die Sekretion von Histamin zunimmt.

Zusätzlich stehen noch als Sekretolytika Substanzen wie Ambroxol und Acetylcystein zur Verfügung. Eine der effektivsten sekretolytischen Maßnahmen ist nach wie vor eine ausreichende Flüssigkeitszufuhr (oral).

Bei einer akuten bakteriellen Exazerbation einer chronischen Bronchitis ist es vor allem wichtig, die exogenen Noxen abzustellen und rechtzeitig eine antibiotische Therapie durchzuführen. Präparate der ersten Wahl sind hierbei Makrolidantibiotika (z.B. Clarithromycin 2 × 250 mg p. o., Erythromycin 2- bis 3mal 500 mg p. o.)

Tabelle 15.6   Stufentherapie des Asthma bronchiale (nach Wettengel)

Substanz	Stufe 1 (leicht)	Stufe 2 (mäßig)	Stufe 3 (mittelschwer)	Stufe 4 (schwer)
Inhalative Steroide	–	z. B. 250–750 µg Beclometason	250–1000 µg Beclometason	250–2000 µg Beclometason
Cromoglicinsäure	4–8 mg Aerosol	bis 16 mg Aerosol	–	–
Inhalative β$_2$-Agonisten	bei Bedarf (≤ 3mal/Woche)	bei Bedarf (≤ 4mal/Tag)	bei Bedarf (≤ 4mal/Tag)	bei Bedarf (≤ 4mal/Tag)
Orale β$_2$-Agonisten	–	–	–	evtl. alternativ zu Theophyllin
Theophyllin	–	–	besonders bei nächtlichem Asthma (Serumspiegel 5–15 µg/dl)	
Anticholinergika	–	–	bei Unverträglichkeit von Theophyllin und evtl. in Kombination mit oralen β$_2$-Agonisten	
Orale Steroide	–	–	bei Exazerbation kontinuierlich in niedriger Dosis	

oder Amoxicillin (3 × 1 g p. o.), der zweiten Wahl das nach wie vor aber bewährte Doxycyclin (1. Tag 200 mg, dann 100 mg p. o.).
Die Therapie des akuten Asthmaanfalls (z. B. postoperativ), bei o. g. Unverträglichkeitsreaktionen, ist eine lebensbedrohliche Situation, die der intensivmedizinischen Betreuung bedarf. Folgende Maßnahmen stehen im Vordergrund:
- Bronchospasmolyse durch Gabe von Theophyllin (0,2 – 0,4 g als Kurzinfusion über 15 min).
- Entzündungshemmende und abschwellende Behandlung durch Glucocorticoide (250 – 500 mg Prednisolon i. v.).
- Sekretolyse durch z. B. 1 – 2 Amp. Mucosolvon i. v. und Flüssigkeitszufuhr (cave kardiale Insuffizienz).
- Sauerstoffzufuhr von maximal 2 – 4 l/min nur bei Zyanose und nach Blutgasanalyse (cave Hyperkapnie).

Problematisch ist der Einsatz von Sedativa in dieser Situation; nur bei sehr ängstlichen und unruhigen Patienten können z. B. 5 – 10 mg Diazepam langsam i. v. oder Promethazin 25 – 50 mg i. m. oder langsam i. v. gegeben werden.

Interstitielle Lungenerkrankungen

Definition

Es handelt sich hier um chronisch-entzündlich verlaufende Erkrankungen des unteren Respirationstraktes als Reaktion auf zahlreiche unterschiedliche Allergene und Noxen.

Pathogenese, Klinik und Diagnostik

Als Folge der entzündlichen Reaktion kommt es zur entzündlichen Infiltration des Interstitiums und des angrenzenden alveolären Gewebes. Aus der allmählich fortschreitenden Destruktion der alveolokapillären Funktionseinheit und dem fibrotischen Umbau des Lungengewebes kann vor allem resultieren:
- eine respiratorische Insuffizienz und
- ein Cor pulmonale.

Bekannte Auslöser umfassen z. B. organische Stäube, Medikamente, Gase, Dämpfe, bakterielle Erreger (z. B. Pneumocystis carinii).
Typische interstitielle Lungenerkrankungen mit unbekannter Ätiologie sind Sarkoidose oder pulmonale Vaskulitiden. Die klinischen Zeichen umfassen vor allem (Belastungs-)Dyspnoe, trockener Husten und Symptome des Cor pulmonale im späteren Verlauf.
Diagnostisch stehen gezielte Anamnese, Labor (Entzündungsparameter, ACE, Autoantikörper), Lungenfunktionsanalyse, Röntgenaufnahme des Thorax und ggf. bronchoalveoläre Lavage und Lungenbiopsie im Vordergrund.

Perioperative Risiken

Aufgrund der schweren Gasaustauschstörung bestehen die Risiken vor allem in der arteriellen Hypoxämie, der gestörten Atemmechanik (postoperative „Weaning"-Probleme) und den schweren Konsequenzen selbst kleiner Lungenembolien.

Medikamentöse Therapie

Präoperativ. Zu diesem Zeitpunkt stehen (falls therapeutisch notwendig) die Optimierung der immunsuppressiven Therapie und die sorgfältige Vermeidung möglicher Infektauslöser im Vordergrund. Die Behandlung einer Frühform der Lungenfibrose erfolgt mit 60 – 100 mg Prednisolon über ca. 6 Wochen, dann mit einer Reduktion der Dosis auf eine Erhaltungsdosis von 5 – 10 mg. In therapierefraktären Spätstadien ist häufig eine Sauerstofflangzeitbehandlung notwendig. Auf die perioperative Problematik der chronischen Glucocorticoidtherapie wird weiter unten eingegangen.

Postoperativ: Wegen der hochgradigen Gefährdung der Patienten bereits durch kleinere Lungenembolien muß eine konsequente Thromboseprophylaxe durchgeführt werden. Die Entwöhnung von der Beatmung muß wegen der Schwäche der Thoraxmuskulatur besonders schonend erfolgen.

Schlafapnoesyndrom

Definition

Hier liegen schlafbezogene Störungen der Atmung vor, die aufgrund der Hypoventilation zu schweren arteriellen Hypoxämien führen können.

Pathogenese, Klinik und Diagnostik

Ursächlich verantwortlich sind Atemstörungen ohne und mit Obstruktion der oberen Atemwege. Zum einen sind dies eine primäre und sekundäre alveoläre Hypoventilation und eine zentrale Apnoe, zum anderen ein obstruktives Schnarchen und eine obstruktive Apnoe. Der Atemfluß muß bei einer echten Apnoe um mehr als 10 Sekunden sistieren. Mehr als 10 solcher Phasen in einer Stunde repräsentieren einen pathologischen Apnoeindex.
Die klinischen Symptome umfassen Schnarchen, Schlafstörungen, Tagesmüdigkeit und generelle Leistungsminderung. Überzufällig häufig bei Patienten mit einer Schlafapnoe sind Adipositas, arterielle und pulmonale Hypertonie sowie Herzrhythmusstörungen. Die Diagnostik besteht in der Durchführung einer Polysomnographie im Schlaflabor.

Perioperative Risiken

Aufgrund der o. g. Begleiterkrankungen ist der Patient perioperativ vor allem durch Hypoxämien und Rhythmusstörungen gefährdet. Auch die Infarktgefahr scheint bei diesen Patienten höher zu sein. Das Krankheitsbild wird entsprechend durch Sedativa, Analgetika und Alkohol verstärkt.

Medikamentöse Therapie

Gegebenenfalls muß (insbesondere vor einer elektiven Behandlung) eine Einstellung der schlafbezogenen Problematik erreicht werden. Die Maßnahmen umfassen:
- Alkohol- bzw. Sedativakarenz,
- in leichten Fällen Therapieversuch mit der Gabe von Theophyllin (375–500 mg) abends (40–50% Ansprechrate),
- nasale CPAP-Behandlung (Therapie der Wahl),
- Einstellung der Begleiterkrankungen (arterielle Hypertonie!).

Metabolische Erkrankungen

Diabetes mellitus

Definition

Der Diabetes mellitus ist eine der häufigsten chronischen Erkrankungen der westlichen Industrienationen, dessen Prävalenz bei etwa 3–4% liegt und altersabhängig (> 65 Jahre) noch einmal deutlich ansteigt. Die einfachste Definition erfolgt unabhängig von möglichen klinischen Symptomen und bezieht sich auf chronisch erhöhte Blutglucosewerte im unbehandelten Krankheitszustand.

Pathogenese, Klinik und Diagnostik

Auf die komplexe Pathogenese der unterschiedlichsten Diabetesformen muß an dieser Stelle zugunsten einer tabellarischen Klassifikation verzichtet werden (Tab. 15.7).

Tabelle 15.7 Einteilung der Diabetesformen

Typ-I-Diabetes:	→ insulinabhängiger Diabetes (insulin dependent diabetes mellitus; IDDM)
– Typ Ia:	→ Auftreten im Kindesalter
– Typ Ib:	→ Auftreten in jedem Alter (pluriglandulär)
Typ-II-Diabetes:	→ nichtinsulinabhängiger Diabetes (non-insulin dependent diabetes mellitus, NIDDM)
– Typ IIa:	→ ohne Adipositas
– Typ IIb:	→ mit Adipositas
Sekundäre Diabetesformen:	
– Pankreaserkrankungen (z. B. Pankreatektomie, akute/chronische Pankreatitis, Hämochromatose, zystische Fibrose)	
– endokrine Erkrankungen (z. B. Phäochromozytom, Morbus Cushing, Akromegalie, Hyperthyreose)	
– Medikamente (z. B. Glucocorticoide, Diuretika, nichtsteroidale Analgetika)	
– Insulinrezeptorstörungen	
– genetische Störungen (z. B. Glykogenosen, Turner-Syndrom, Porphyrien)	
– Gestationsdiabetes	

Übergänge innerhalb der verschiedenen Diabetesformen können dabei fließend sein; so wird heute der Typ-IIa-Diabetes zunehmend auch als latent insulinpflichtiger Diabetes verstanden. Sekundäre Diabetesformen (z. B. Glucocorticoidtherapie, Gestationsdiabetes) führen zu deutlich höheren Blutzuckeranstiegen bei Patienten mit einer bestehenden Insulinresistenz. Der Typ-Ia/b-Diabetes repräsentiert eine autoimmune Störung der pankreatischen B-Zelle bei Patienten mit einem definierten immungenetischen Hintergrund (HLA, DR 3/4, B8, DQβAsp57$^-$); Ausdruck der Autoimmungenese sind nachweisbare Autoantikörper (Inselzell-AK, AK gegen GAD, Inselzell-Oberflächen-AK und Insulin-Auto-AK). Bei differentialdiagnostischen Problemen („Typ I" vs. „Typ II") ist das Vorliegen eines Typ-I-Diabetes dann wahrscheinlich, wenn:
- die Erkrankung in frühem Lebensalter auftritt,
- eine Ketoseneigung vorhanden ist,
- nur ein kurzes insulinfreies Intervall bestand,
- bestimmte HLA-Antigene vorliegen,
- Autoantikörper nachweisbar sind,
- eine weitere Autoimmunerkrankung besteht (z. B. Hashimoto-Thyroiditis, Morbus Basedow, Morbus Addison, Typ-A-Gastritis, Vitiligo; Typ Ib),
- eine niedrige basale oder stimulierte C-Peptid-Sekretion vorliegt,
- eine entsprechende Familienanamnese besteht.

Der Typ-IIb-Diabetes kommt mit ca. 80% aller Diabetesformen am häufigsten vor und ist in erster Linie Ausdruck einer Insulinresistenz, die als subnormale biologische Antwort auf eine bestimmte Konzentration von Insulin definiert wird. Die entstehende Hyperinsulinämie ist dann Ausdruck einer vermehrten Insulinsekretion der B-Zelle als Folge der Insulinresistenz. Der Typ-IIb-Diabetes tritt assoziiert auf mit anderen Störungen und Erkrankungen im Rahmen des metabolischen Syndroms, so der Adipositas, der Hypertonie und der Hyperlipoproteinämie (erhöhte Triglyceride, niedriges HDL-Cholesterin).

Klinisch stehen als charakteristische Symptome vor allem bei neu manifestiertem und schlecht eingestelltem Diabetes Polyurie, Polydipsie, Gewichtsverlust und als gravierende Problematik die diabetische Ketoazidose bzw. das hyperosmolare Koma im Vordergrund. Neben diesen Akutproblemen sind es vor allem die Spätkomplikationen, die klinisch führend sind, die Prognose beeinträchtigen und das perioperative Risikopotential darstellen. Zu nennen sind hier:
- Augenbeteiligung (Retinopathie, diabetischer Katarakt),
- Nierenbeteiligung (diabetische Nephropathie, Infektionen wie Pyelonephritis) und Neuropathie (peripher-sensomotorisch, autonom mit kardiovaskulären, gastrointestinalen und urogenitalen Manifestationen),
- periphere AVK und Erkrankungen der Haut (Ulkus),
- Beteiligung von Knochen und Gelenken (Destruktionen).

Wichtige diagnostische Parameter sind neben der Messung des Blutzuckerspiegels (ggf. im oralen Glucosetoleranztest zur Diagnosestellung) vor allem in der präoperativen Situation die Bestimmung des glykosilierten Hämoglobins (HbA$_{1c}$), der Serumelektrolyte und Ketonkörper im Urin. Eine organbezogene Diagnostik hinsichtlich der Spätkomplikationen umfaßt Retentionswerte, Albumin im Urin, EKG, Herzfrequenzvariabilität, peripherer Pulsstatus, ggf. Doppler-Sonographie und Fundusuntersuchungen.

Perioperative Risiken

Als Ausdruck der häufigen und problematischen Begleiterkrankungen sind Diabetiker öfter im operativen Krankengut repräsentiert, als es ihrer Prävalenz in der Allgemeinbevölkerung entspricht. Beispiele hierfür sind Bypassoperationen, Gefäßeingriffe, Nierentransplantationen oder Augenoperationen. Die wesentliche Problematik für den diabetischen Patienten besteht in der zunehmenden Insulinresistenz als Folge des postaggressiven Stoffwechsels (Aktivierung der Hypophysen-Nebennieren-Aktivität, des sympathischen Nervensystems und der Glucagonsekretion). Der Gesunde, nicht aber der Typ-I-Diabetiker, kann hierauf mit einer gesteigerten endogenen Insulinsekretion reagieren. In dieser Situation (bedingt durch den Eingriff), ist der diabetische Patient vor allem durch Hyperglykämie, drohende Ketoazidose, Lactatazidose, Katabolie und Thromboseneigung gefährdet. Das insgesamt deutlich erhöhte Operationsrisiko resultiert aber wesentlich aus den begleitenden Spätkomplikationen wie Makroangiopathie, Nephropathie und vor allem (noch zu häufig unterschätzt!) der autonomen diabetischen Neuropathie. Plötzliche Kreislaufstillstände (am ehesten auf dem Boden maligner Rhythmusstörungen) und stumme Infarkte kommen gehäuft bei Patienten mit kardialer autonomer Neuropathie in der perioperativen Situation vor. Schließlich ist aufgrund der gestörten zellulären Immunantwort auch die Infektionsrate deutlich erhöht und die Wundheilung verzögert.

Medikamentöse Therapie

Präoperativ. In der präoperativen Situation steht die Optimierung der Diabetesbehandlung im Vordergrund, um perioperativ Blutzuckerwerte etwa zwischen 120 und 180 mg/dl (6,6 bis 10 mmol/l) zur Vermeidung sowohl von Hyper- wie Hypoglykämien zu erzielen. Bei diätetisch gut eingestellten Typ-II-Diabetikern ist meist keine Änderung der Behandlung erforderlich. Erst bei Ausgangswerten von etwa 180 mg/dl (10 mmol/l) sollte eine zusätzliche Insulintherapie erfolgen (s.u.). Bei kleinen Eingriffen können die Patienten, deren Diabetes mit Sulfonylharnstoff behandelt wird, diese Therapie beibehalten.

Sulfonylharnstoffe senken die Blutzuckerwerte vor allem über eine Stimulation der Insulinsekretion und haben die stärkste blutzuckersenkende Wirkung aller oralen antidiabetischen Präparate. Die Maximaldosis beträgt 3 (– 4) × 3,5 mg Glibenclamid, relevante Nebenwirkungen umfassen vor allem die Gefahr der Hypoglykämie, daneben die der Gewichtszunahme. Die wesentlichen Kontraindikationen sind Insulinmangel, Schwangerschaft, Niereninsuffizienz (spätestens ab einem Creatininwert von 1,8 mg/dl) und perioperative Situation! Dabei muß bei größeren Eingriffen wegen der Insulinresistenz perioperativ eine Insulinbehandlung erfolgen.

Die **Biguanide** (heute als Präparat Metformin) verbessern die insulinvermittelte Glucoseutilisation und damit die Wirkung des endogenen (und exogenen) Insulins vor allem an der Skelettmuskulatur. Die Dosierung beträgt höchstens 2 (– 3) × 850 mg Metformin, zu den Mahlzeiten eingenommen. Nebenwirkungen sind vor allem gastrointestinale Beschwerden (Nausea, Diarrhö, B$_{12}$-Malabsorption) und die Laktazidose, die allerdings heute deutlich seltener und nur bei Mißachtung der Kontraindikationen auftritt (0,05 – 0,08 Fälle/1000 Patientenjahre). Bei einer Biguanidtherapie ist es daher extrem bedeutsam, die Kontraindikationen zu beachten (Tab. 15.**8**). Biguanide müssen zwei Tage vor Durchführung der Operation abgesetzt werden.

Ein weiteres orales antidiabetisches Präparat ist **Acarbose,** das über eine Hemmung der intestinalen α-Glucosidasen wirkt. Perioperativ ist die Gabe dieses Präparates für die Dauer der parenteralen Ernährung nicht sinnvoll. Erst nach erfolgtem Kostaufbau kann dieses Präparat wieder verabreicht werden. Prinzipiell wird Acarbose einschleichend dosiert. Beginn mit 50 mg/d, Steigerung um 50 mg jeden zweiten Tag, Maximaldosis 3 × 100 mg. Die wesentlichen Nebenwirkungen sind gastrointestinaler Natur (Meteorismus).

Die **perioperative Insulintherapie** benötigt zur präoperativen Einstellung in der Regel eine freie Mischung aus Normal-(Alt-)Insulin und Verzögerungs-(Basal-)Insulin. Für die intraoperativ oft notwendige kontinuierliche i. v. Gabe wird ausschließlich Altinsulin eingesetzt. Altinsulin besitzt bei einer s.c. Applikation von ca. 4 – 8 IE eine Wirkungsdauer von 4 – 6 Stunden, wobei das Wirkungsmaximum nach 1 – 3 Stunden eintritt. Die entsprechenden Angaben für 8 – 16 IE Basalinsulin sind 12 – 16 Stunden (Wirkungsdauer) und 4 – 8 Stunden (Wirkungsmaximum). Verzögerungsinsuline vom Ultratard- oder Ultralentetyp, die seltener eingesetzt werden, besitzen eine Wirkdauer von 24 (– 36) Stunden, ein Wirkungsmaximum ist nicht eindeutig definiert. Bei einer sogenannten konventionellen Insulintherapie werden meist zwei Insulininjektionen mit nach Menge (BE) und Zeit (6 – 7 Mahlzeiten) genau festgelegter Diät appliziert. Bei der intensivierten Insulintherapie werden Verzögerungs- und Normalinsulin aufgetrennt, d. h. separat berechnet. Die Höhe der Altinsulineinheiten richtet sich nach dem Mahlzeitenbedarf und dem Korrekturfaktor. Letzterer

Tabelle 15.**8** Kontraindikationen der Biguanidtherapie

Eingeschränkte Nierenfunktion (Creatinin > 1,3 mg/dl)

Vor i.v. Kontrastmittelgabe(!)

Schwere Lebererkrankung

Alkoholismus

Tumorerkrankungen

Situationen mit eingeschränkter Gewebsoxygenierung (respiratorische und kardiale Insuffizienz)

Hohes Lebensalter (relativ)

bezieht sich auf die Höhe der präprandialen BZ-Werte und beinhaltet die Blutzuckersenkung von 1 IE Normalinsulin zur Korrektur erhöhter Blutzuckerwerte. Bei Erwachsenen sind dies meist 30 mg/dl pro 1 IE Insulin. Zur genauen Festlegung und Berechnung muß hier eine enge Absprache mit dem diabetologischen Konsiliarius erfolgen. Grundsätzliche Vorteile der intensivierten Insulintherapie sind (neben den deutlich besseren Langzeitergebnissen) vor allem:
– prinzipiell bessere Blutzuckereinstellung,
– lange Nüchternphasen möglich; Essenszeitpunkt wählbar,
– BE in Grenzen frei wählbar,
– Anpassung an unterschiedliche Belastungen möglich,
– Anpassung an Tagesablauf möglich.

Die Blutzuckerkontrollen müssen immer zum Zeitpunkt des Wechsels der Insulinkomponenten erfolgen: vor der morgendlichen Injektion, vor dem Mittagessen, vor der abendlichen Injektion, vor dem Schlafengehen, evtl. morgens zwischen 2 und 3 Uhr (6).

Unmittelbar präoperativ sollte dann wie folgt vorgegangen werden: Bei guter Stoffwechseleinstellung muß die Insulintherapie erst am Morgen des Operationstages auf i.v. umgestellt werden. Der Normalanteil am Vorabend wird regulär s.c. injiziert, der Basalanteil um etwa 25% reduziert. Bei noch nicht ausreichender Stoffwechseleinstellung, aber notwendiger Operation, wird anstelle der Basalinsulingabe am Vorabend eine kontinuierliche Insulininfusion mit $1/20$ bis $1/30$ der Gesamttageseinheiten pro Stunde durchgeführt. Schließlich ist präoperativ noch eine Besonderheit bei Patienten mit diabetischer Gastroparese zu nennen: Hier kann als Folge der verzögerten Magenentleerung die übliche präoperative Nahrungskarenz von 8–12 nicht ausreichen, so daß Aspirationsgefahr besteht. Prophylaktisch sollte daher am Vorabend der Operation ein motilitätsförderndes Medikament (Cisaprid 5–10 mg, Paspertin 20 Tr.) gemeinsam mit einem H_2-Blocker eingenommen werden.

Intraoperativ. Als i.v. Therapie wird die Gabe von Insulin mit der von Glucose und Kalium kombiniert (GIK-Schema), dieses dient insbesondere der Vermeidung von Hypoglykämien. Insulin sollte in jedem Fall zur besseren Steuerung getrennt von Glucose und Kalium appliziert werden. Blutzuckermessungen sollten etwa alle 30–60 Minuten durchgeführt werden, um eine flexible Insulinanpassung zu ermöglichen. Insulin sollte wie folgt über den Perfusor appliziert werden:
40 E Altinsulin (U 40) + 1 ml 10%ige Humanalbumin-(oder Dextran-)Lösung + 38 ml 0,9%ige NaCl-Lösung = 1 E Insulin/ml. Infusionsrate von 0,5–2 (3) E/h je nach Blutzuckerwert. Gegebenenfalls weitere Dosiserhöhung, insbesondere bei schweren Infektionen, Sepsis, Glucocorticoidtherapie.
Glucosezufuhr: 500 ml (5 –) 10%ige Glucoselösung mit einer Infusionsrate von 50–100 ml/h.
Kaliumzufuhr: 20 mmol KCl in 500 ml Glucoselösung (Steuerung nach Serumkalium, vierstündlich).
Eine besondere Situation besteht bei diabetischen Patienten, die sich einem Eingriff am offenen Herzen unterziehen müssen. Die kardioplegischen Lösungen enthalten hohe Glucosekonzentrationen, und sowohl die eingesetzten andrenergen Pharmaka wie die Hypothermie bedingen eine ausgeprägte Insulinresistenz. Hier ist unter prinzipieller Beibehaltung des GIK-Schemas zu therapieren; die Blutzuckerwerte sind noch häufiger zu kontrollieren (3).

Postoperativ. In dieser Phase muß zum einen ein engmaschiges Monitoring der Problempatienten erfolgen, da sich insbesondere bei vorbestehender kardialer Neuropathie maligne Arrhythmien und Infarkte ereignen können. Zum anderen muß eine allmähliche Reduktion der Flüssigkeitszufuhr stattfinden; an den ersten Tagen sollte sie bei ca. 2–3 l/d liegen.
Das größte Problem (und in dieser Phase häufiger als Folge der Insulinresistenz beobachtet) ist das **ketoazidotische und hyperosmolare Koma**. Die drei Säulen der Notfalltherapie in dieser Situation sind Flüssigkeitszufuhr, Insulin- und Kaliumsubstitution. Die Volumengabe (0,9%ige NaCl-Lösung) erfolgt ZVD-gesteuert (Tab. 15.9). Die Insulinsubstitution muß schonend erfolgen, eine zu rasche Senkung des Blutzuckers (z.B. unter 200 mg/dl nach 1–2 Stunden) kann ein Hirnödem verursachen; es sollten daher zunächst 250 mg/dl nicht unterschritten werden. Es werden nur Altinsuline eingesetzt, die Applikation erfolgt ausschließlich i.v. Zunächst werden 5–10 IE i.v. gegeben, dann kontinuierlich 3–10 IE/h in oben beschriebener Perfusorlösung. Anpassung dann nach Wert, Unterschreiten von 250 mg/dl erst nach ca. 24 h. Die Kaliumgabe erfolgt ebenfalls angepaßt an die Serumwerte (Tab. 15.10).
Bicarbonat wird aufgrund mehrerer Probleme (z.B. verschlechterte O_2-Dissoziation) sehr zurückhaltend gege-

Tabelle 15.**9** Volumensubstitution durch 0,9%ige NaCl-Lösung in Abhängigkeit von ZVD und PAD

ZVD (cmH$_2$O)	PAD (mmHg)	Infusionsvolumen (l/h)
< 3	< 10	1
3–8	10–18	0,5–1
8–12	18–24	0,5
> 12	> 24	0,25

ZVD = zentraler Venendruck
PAD = Pulmonalarteriendruck

Tabelle 15.**10** Kaliumsubstitution in Abhängigkeit von Serum- und Blut-pH-Werten

Serumkalium (mval/l)	pH > 7,2 (mval/l)	pH < 7,2 (mval/l)
≥ 6,0	0	0
5,0–5,9	10	20
4,0–4,9	10–20	20–30
3,0–3,9	20–30	30–40
2,0–2,9	30–40	40–60

ben; eine Indikation besteht bei pH-Werten unter 7,0–7,1.
Dosisberechnung: Bicarbonat in mval = Base excess × 0,3 × kgKG.
Die Phosphatgabe erfolgt ebenfalls wertabhängig; unterhalb von Werten um 1,5 mg/dl besteht hier eine Indikation (initial 5–10 mmol Kaliumphosphatlösung geben [1ml enthält 1 mmol K^+ und 0,6 mmol Phosphat], dabei in den ersten 24 h maximal 70–90 mmol Phosphat).
Grundsätzlich ist in der Situation des Coma diabeticum eine Verlegung auf die internistische Intensivstation anzustreben.

Wasser- und Elektrolythaushalt

Störungen des Natrium- und Wasserhaushaltes

Definition

Störungen des Wasser- und Elektrolythaushaltes stellen prinzipiell ein Bilanzproblem (Folge eines Mißverhältnisses zwischen Aufnahme und Ausscheidung) oder ein Verteilungsproblem (Folge einer gestörten Verteilung von Elektrolyten und Wasser im Organismus) dar. Natriumsalze sind quantitativ die bedeutsamsten extrazellulären osmotisch wirksamen Substanzen; Wasser wird dagegen im Körper passiv, d. h. entlang bestehender Gradienten transportiert. Dies bedeutet, daß die Serum-Natrium-Konzentration kein Maß für den Natrium- oder Wassergehalt des Körpers ist, sondern nur das Verhältnis von Natrium und seinen Anionen zum Wasser in der Extrazellulärflüssigkeit widerspiegelt. Ein aussagefähiger Index für die intrazelluläre Osmolalität ist daher auch die Serumosmolalität. Wesentliche Störungen sind zum einen der kombinierte Natrium- und Wasserverlust, zum anderen die Hyponatriämie und die Hypernatriämie.

Pathogenese, Klinik und Diagnostik

Die **Hyponatriämie** ist eine der häufigsten Elektrolytstörungen mit einer Prävalenz von etwa 1 % bei hospitalisierten Patienten und stellt ein wesentliches präoperatives Problem dar. Konzentrationen unter 120 mmol/l im Serum sind bedrohlich, bei 105 mmol/l beträgt die Letalität etwa 60%. Die Hyponatriämie tritt typischerweise entweder bei einer vermehrten Wasserretention oder bei einem Natriumverlust auf, wobei vier unterschiedliche Mechanismen verantwortlich sind:
– Transport von Wasser aus der Zelle (z. B. bei Hypoglykämie),
– Transport von Natrium in die Zelle (z. B. bei Kaliumverlust),
– Wasserretention (z. B. bein inappropriater ADH-Sekretion),
– Natriumverlust.

Ein Natriumverlust wiederum kann bei den o.g. Ursachen eines kombinierten Wasser- und Natriumverlustes auftreten. Prinzipiell muß man bei den Ursachen der Hyponatriämie einteilen in eine Hyponatriämie mit Euvolämie, eine Hyponatriämie mit Hypovolämie und eine Hyponatriämie mit Hypervolämie. Bei Euvolämie ist in erster Linie das Syndrom der inappropriaten ADH-Sekretion (Schwartz-Bartter-Syndrom) bedeutsam. Hier gibt es zahlreiche Ursachen, die sowohl tumorbedingt wie auch nicht tumorbedingt (z. B. Lungenerkrankung, zentralnervöse Erkrankung) oder medikamenteninduziert sein können (z. B. Vincristin, Carbamazepin, Phenothiazine). Bei Hypovolämie stehen renale oder adrenalbedingte Natriumverluste im Vordergrund und bei der Hypervolämie (Synonym: Verdünnungshyponatriämie) vor allem schwere Ödeme kardialer, hepatischer oder renaler Genese (14, 16).

Die **Hypernatriämie** ist dagegen definiert als Anstieg der extrazellulären Natriumkonzentration und kann mit einem normalen, erhöhten oder erniedrigten Natriumbestand kombiniert sein. Wesentliche Ursachen sind vor allem bei alten Patienten gestörtes Durstempfinden, Verlust über die Perspiratio insensibilis, Diarrhö, Diabetes mellitus, Diabetes insipidus und iatrogen bei Infusion von hypertonen Kochsalzlösungen, Natriumhydrogencarbonat und Kontrastmittel.

Der kombinierte Verlust von Natrium und Wasser ist wesentlich häufiger als ein isolierter Verlust von Natrium oder Wasser. Prinzipiell resultiert er aus pathologisch hohen renalen oder extrarenalen Verlusten. Renal bedingte Verluste entstehen vor allem durch akutes Nierenversagen (Polyurie in der Erholungsphase) und chronisches Nierenversagen, diuretische Therapie, ketoazidotischen Diabetes mellitus, Hypoaldosteronismus und Bartter-Syndrom. Extrarenal bedingte Verluste resultieren aus gastrointestinalen Problemen (Erbrechen, Diarrhö), Verlust über die Haut und Volumenverlust bei der Dialyse.

Typische Symptome sind die des interstitiellen und plasmatischen Volumenverlustes mit reduziertem Hautturgor und erniedrigtem Blutdruck. Laborchemische Veränderungen sind häufig uncharakteristisch, Natriumkonzentrationen im Serum können erniedrigt, normal oder auch erhöht sein. Typischerweise sind Serumcreatinin- und Harnstoffwerte erhöht, da die glomeruläre Filtrationsrate erniedrigt ist, wobei Harnstoffwerte mehr als Creatininwerte steigen. Bei extrarenalen Flüssigkeitsverlusten beträgt die Natriumkonzentration im Urin weniger als 10 mmol/l, bei renalen und adrenalen Störungen liegen die Konzentrationen typischerweise oberhalb von 20 mmol/l.

Perioperative Risiken

Die besondere Gefährdung des Patienten resultiert aus der zum Teil erheblichen Flüssigkeitsverschiebung bzw. dem Volumenverlust. Ein präoperativer Ausgleich ist daher zwingend erforderlich.

Medikamentöse Therapie

Therapeutisch steht hierbei ganz die Repletion des plasmatischen und interstitiellen Flüssigkeitsverlustes im Vordergrund. Das Ausmaß der Volumensubstitution richtet sich nach der präoperativen Situation. Es ist zu berücksichtigen, daß die normale Wasseraufnahme des gesunden erwachsenen Menschen etwa 2–2,5 l am Tag beträgt, davon 1–1,5 l als Getränke oder flüssige Speisen. Bei einem anurischen Patienten muß von einem Flüssigkeitsbedarf von etwa 700 ml täglich ausgegangen werden. Die Berechnung des Flüssigkeitsbedarfes folgt der folgenden Formel:

$$\text{Flüssigkeitsbedarf (l)} = KG \times 0{,}6 - \frac{140 \times KG \times 0{,}6}{Na}$$

(KG = Körpergewicht in kg; Na = Natriumkonzentration in mmol/l)

Soweit möglich sollte der Flüssigkeitsersatz oral erfolgen; bei einer notwendigen parenteralen Substitution sollte eine isotone Kochsalzlösung verwendet werden. Eine ausgeprägte hypertone Dehydratation, z.B. beim ketoazidotischen Diabetes mellitus, erfordert ggf. die parenterale Zufuhr hypotoner Lösung (0,6–0,45%ige Kochsalzlösung). Umgekehrt kann bei einer ausgeprägten hypotonen Dehydratation hypertone Lösung (Zusatz von 10%iger isotoner Kochsalzlösung) gegeben werden. Die Kontrolle der Behandlung erfolgt durch die Bestimmung von hämodynamischen Parametern, Bilanz, ggf. zentralem Venendruck.

Die Therapie der Hyponatriämie richtet sich prinzipiell nach den zugrundeliegenden Störungen und dem Ausmaß der klinischen Symptomatik. Bei der Behandlung der Verdünnungshyponatriämie steht die Wasser- und Kochsalzrestriktion im Vordergrund; auch durch die Gabe von Diuretika oder ACE-Hemmern kann das Ziel verfolgt werden, zur Kochsalz- und Wasserexkretion beizutragen. Bei Hyponatriämie mit Hypovolämie bedeutet Hyponatriämie auch ein Gesamtkörpernatriumdefizit, die Korrektur erfolgt daher mit physiologischer Kochsalzlösung. Die Infusionsrate liegt hier bei etwa 1 l/h in den ersten zwei Stunden, dann je nach Situation 1 l in 4–12 Stunden.

Das Natriumdefizit berechnet sich nach der folgenden Formel:

$$\text{Natriumdefizit} = (140 - Na) \times 0{,}6 \times KG$$

Bei der Therapie der Hyponatriämie mit Euvolämie steht die Reduktion des freien Wassers im Vordergrund, dies erfolgt über eine Reduktion der Zufuhr durch Dursten und evtl. Gabe von Diuretika. Nur wenn eine Wasserrestriktion nicht möglich sein sollte, kann zur Behandlung der chronischen Hyponatriämie im Rahmen eines SIADH auch Demeclocyclin in Tagesdosen von etwa 1000 mg gegeben werden. Das wesentliche Therapieprinzip ist die schonende langsame Anhebung des Serumnatriums; dies muß deswegen so langsam erfolgen, da eine schnelle Korrektur zu einer zentralen pontinen Myelinolyse führen kann. Nur bei akuter Hyponatriämie kann die Anhebung rasch erfolgen. Zum Beispiel in der Therapie eines sich akut entwickelnden Schwartz-Bartter-Syndroms sollte rasch hypertone Kochsalzlösung i.v. (100–200 ml 10%iges NaCl) und Furosemid in Dosen von 80–120 mg zur Reduktion des Extrazellulärvolumens gegeben werden. Bei länger bestehender Hyponatriämie muß die Serum-Natrium-Konzentration mit Hilfe einer hypertonen Lösung (z.B. 3%iges NaCl mit einer Geschwindigkeit von 1,5–2 mmol/h) angehoben werden. Dabei sollte der Gesamtanstieg der Serum-Natrium-Konzentration nicht höher sein als 20 mmol/l in 24 h, wobei das Serumnatrium auf höchstens 125–130 mmol/l angehoben werden darf (22).

Die Therapie der Hypernatriämie hat zum Ziel, Osmolalität und Volumen wiederherzustellen. Prinzipiell sollte die chronische Hypernatriämie (länger als Stunden) um nicht mehr als 0,7 mmol/l/h gesenkt werden. Häufig ist bei Patienten ohne klinische Zeichen einer Volumendepletion und mit normalem ZVD die orale Zufuhr von Wasser oder die i.v. Gabe von 5%iger Glucoselösung ausreichend. Bei eindeutigem Volumenmangel und erniedrigtem ZVD liegt ein Natrium- und Wasserdefizit vor, so daß in diesen Fällen zumindest initial isotone Kochsalzlösung gegeben werden kann.

Störungen des Kaliumhaushaltes

Definition

Kalium ist vor allem ein intrazelluläres Kation, nur etwa 2% des Gesamtkörperkaliums befinden sich im Extrazellulärraum. Prinzipiell sind bei Störungen des Kaliumhaushaltes Bilanz- und Verteilungsstörungen zu nennen. Bilanzstörungen treten als Kaliumdefizit vor allem bei verminderter Aufnahme oder vermehrter Ausscheidung auf, als Kaliumüberschuß vor allem bei vermehrter Zufuhr bzw. verminderter Ausscheidung. Verteilungsstörungen werden besonders dann beobachtet, wenn Plasmamembranen der Körperzellen geschädigt sind und Kalium aus dem Intrazellulärraum austritt. Prinzipiell verursachen Verteilungsstörungen zwischen Extra- und Intrazellulärraum pH-Veränderungen und umgekehrt pH-Veränderungen Kaliumverteilungsstörungen, da der Transport von Wasserstoff- und Kaliumionen durch die Zellmembranen invers korreliert ist. Normwerte für Kalium im Serum: 3,6–4,8 mmol/l.

Pathogenese, Klinik und Diagnostik

Vor allem zwei Mechanismen sind relevant für den Transport von Wasserstoff- und Kaliumionen. Zum einen ist dies die Erhaltung des elektrochemischen Gleichgewichtes, zum anderen die Hemmung der Na-K-ATPase bei intrazellulärem pH-Abfall.

> Bei einer Hyperkaliämie entsteht eine Azidose und bei einer Hypokaliämie eine Alkalose; diese Assoziation gilt auch umgekehrt: Alkalose bewirkt eine Hypokaliämie und Azidose eine Hyperkaliämie!

Die Ursachen der klinisch sehr viel häufigeren **Hypokaliämie** sind vielfältig (Tab. 15.**11**).

Eine **Hyperkaliämie** ist seltener, wobei die Mehrzahl medikamentös induziert ist. Kaliumsparende Diuretika, ACE-Hemmer und kaliumhaltige Präparate, wie Penicilline, sind hier zu nennen. Neben dieser exogenen Problematik sind eine verminderte renale Ausscheidung, eine

Tabelle 15.11   Ursachen der Hypokaliämie

Störung der Kaliumaufnahme
(Anorexie, Alkohol, K⁺-arme parenterale Ernährung)

Erhöhter Kaliumverlust
Renale Verluste mit Hochdruck (prim. Hyperaldosteronismus, Hyperkortisolismus, adrenogenitales Syndrom)
Renale Verluste ohne Hochdruck (Diuretika, Bartter-Syndrom, sekund. Hyperaldosteronismus mit Ausnahme der Nierenarterienstenose, da hier Hochdruck, Aminoglykoside, CisPlatin, Amphotericin B)
Extrarenale Kaliumverluste mit metabolischer Alkalose (Erbrechen, Verluste über Magen-/Duodenalsonde)
Extrarenale Kaliumverluste mit metabolischer Azidose (Diarrhö, Laxanzien, Polyposis coli, Darmfistel, Ureterenterostomie)

Zelluläre Verschiebungen
Alkalose (Erbrechen, Verluste über Magen-/Duodenalsonde, Hyperventilation, Gabe von Hydrogencarbonat)
Insulineffekte (z. B. Therapie des Coma diabeticum)
Therapie mit β₂-Rezeptor-Agonisten
Familiäre hypokaliämische Lähmung

erhöhte endogene Freisetzung und zelluläre Umverteilung relevant. Bei der verminderten renalen Ausfuhr steht vor allem die akute oder chronische Abnahme der glomerulären Filtration im Rahmen eines Nierenversagens im Vordergrund.

Die klinischen Symptome der Hypokaliämie sind vor allem Ausdruck der Störungen, die an Herz-, Skelett- und Darmmuskulatur beobachtet werden, so können Adynamie, Lähmungen, Obstipationen und Herzrhythmusstörungen auftreten. Im EKG sind eine ST-Senkung, eine Abflachung der T-Welle und eine TU-Verschmelzungswelle typisch. Mit zunehmendem Ausmaß der Hypokaliämie treten ventrikuläre Extrasystolen und Kammer- sowie Vorhoftachykardien auf. Auch bei der Hyperkaliämie stehen schwere Arrhythmien, Muskelschwäche und Azidose im Vordergrund.

Zur Diagnostik sind die Bestimmung der Serumelektrolyte und Kreatininwerte, die Blutgasanalyse und das EKG erforderlich.

Perioperative Risiken

Aus diesen Ausführungen wird verständlich, daß das operative Risiko bei diesen Patienten deutlich erhöht ist, insbesondere natürlich durch die Möglichkeit einer malignen Rhythmusstörung bis hin zum Kammerflimmern. Weiterhin hängt das Risiko von der bestehenden Grunderkrankung ab, durch die es zur Entgleisung des Kaliumhaushaltes gekommen ist. In erster Linie sind dies akutes und chronisches Nierenversagen, Alkoholproblematik oder schweres Erbrechen.

Medikamentöse Therapie

Bei der Therapie der Hypokaliämie sollten, wenn irgend möglich, orale Kaliumpräparate verabreicht werden, vor allem Kaliumchlorid. Die Gabe von 20–80 mmol am Tag ist üblicherweise ausreichend. Bei i. v. Applikation von Kalium muß berücksichtigt werden, daß selten eine Dosis von über 100 mmol am Tag benötigt wird. Nur bei extremer Kaliumerniedrigung, z.B. im Rahmen eines primären Hyperaldosteronismus, einer schweren Anorexie, anhaltender Diarrhöen oder der Gabe von Cisplatin, kann eine Dosis von mehr als 100 mmol am Tag benötigt werden. Dabei sollte die Infusionsrate maximal 10–40 mmol/h betragen, in vital bedrohlichen Situationen können über einen zentralen Zugang 60 mmol/h mit dem Infusomat und unter EKG-Kontrolle infundiert werden. Kontraindiziert sind in dieser Situation Digitalisglykoside; da Glykoside wie auch Kalium eine kompetitive Affinität für die myokardiale Na-K-ATPase besitzen, werden die Wirkungen von Glykosiden bei gleichzeitig bestehender Hypokaliämie deutlich stärker.

Die Hyperkaliämie wird sehr differenziert behandelt. Bei einer chronischen Hyperkaliämie, z.B. im Rahmen einer Niereninsuffizienz oder bei chronischer Einnahme der genannten Arzneistoffe, sollte versucht werden, durch sofortigen Stop der Kaliumzufuhr, Absetzen des Arzneimittels und Gabe von Schleifendiuretika eine vermehrte Ausscheidung zu erreichen. Bei niereninsuffizienten Patienten sind vor allem enteral verabreichte Austauschharze sehr erfolgreich; 1 g Harz tauscht jeweils 1 mmol Kalium gegen Natrium (Resonium) oder gegen Calcium (Calciumresonium) aus. Die übliche Dosis eines Resoniumaustauschharzes beträgt 15 g, gelöst in 100 ml Wasser. Besondere akut auftretende Hyperkaliämien mit Werten über 7 mmol/l sollten nach folgendem Stufenplan behandelt werden:

- Antagonisierung der Wirkung der Hyperkaliämie auf das Membranpotential durch Gabe von Calcium (2–3 Ampullen Calciumgluconat 10%ig mit jeweils 10 ml i. v.).
- Gabe einer Insulin-Glucose-Infusion. Faustregel ist die Gabe von 1 E Insulin auf 3 g Glucose, also z.B. 500 ml 10%ige Glucose mit 15 E Altinsulin. Wirkungseintritt nach 30 Minuten, stundenlange Wirkungsdauer.
- Extrakorporale Kaliumelimination über eine Hämodialyse; falls diese nicht zur Verfügung steht, kann alternativ eine arteriovenöse oder venovenöse Hämofiltration eingesetzt werden.

Störungen des Magnesiumhaushaltes

Definition

Eine Störung des Magnesiumhaushaltes ist eine eher seltene Problematik und wird überwiegend als Ausdruck renaler Erkrankungen beobachtet. Ein Magnesiummangel besteht bei Werten unterhalb von 0,7, eine Hypermagnesiämie bei Werten oberhalb von 1,9 mmol/l.

Pathogenese, Klinik und Diagnostik

Ein **Magnesiummangel** geht häufig, aber nicht obligat, mit einer Hypomagnesiämie einher. Eine normale Magnesiumkonzentration im Plasma schließt daher einen verminderten Bestand nicht aus. Enteral bedingte Ursachen repräsentieren primär Malassimilation, renale Ursachen sind Ausdruck einer verminderten Magnesiumresorption, insbesondere bei Hyperaldosteronismus. Weitere Ursachen sind ein primärer Hyperparathyreoidismus, eine Hyperthyreose und Phosphatdepletion. Ursachen einer **Hypermagnesiämie** sind praktisch ausschließlich Nierenfunktionseinschränkungen. Weiterhin können insbesondere magnesiumhaltige Antazida bei niereninsuffizienten Patienten zu einer schweren Hypermagnesiämie führen.

Wesentliche Symptome eines Magnesiummangels betreffen die neuromuskuläre Endplatte und das kardiovaskuläre System. So werden klinisch Muskelschwäche, aber auch Krämpfe bis hin zur Tetanie beobachtet. Weitere problematische Konsequenzen sind vor allen Dingen Herzrhythmusstörungen. Symptome einer Hypermagnesiämie sind erneut neuromuskuläre Symptome mit erlöschenden Reflexen und zunehmender Somnolenz.

Die Diagnostik beruht auch hier auf der Bestimmung der Serumelektrolyte, des Creatinins, dem EKG und den spezifischen Maßnahmen zur Diagnosesicherung einer möglichen Grunderkrankung.

Perioperative Risiken

Auch hier gilt, daß die perioperativen Risiken primär vom Ausmaß der Hypo- bzw. Hypermagnesiämie wie auch von der bestehenden Grunderkrankung abhängen. Eine Kontrolle und Therapie des Magnesiumdefizites bzw. des Exzesses sind perioperativ dringend geboten.

Medikamentöse Therapie

Die Therapie des Magnesiummangels erfolgt bei leichten Fällen mit oraler Gabe von Magnesium, nur bei schweren Verlusten renaler und gastrointestinaler Agenese muß parenteral mit Magnesium behandelt werden. In Notfallsituationen, z.B. bei Vorliegen von Krämpfen, kann Magnesiumsulfat i.v. (1,5 ml einer 10%igen Lösung) gegeben werden, alternativ 2 mval/kgKG Magnesiumchlorid über 4 Stunden. Prinzipiell sollte die erste Hälfte des Magnesiumdefizites über die ersten 20 Stunden, die zweite Hälfte über die nächsten 3–4 Tage ausgeglichen werden.

Die Hypermagnesiämie wird primär durch die Gabe von Schleifendiuretika (Furosemid, Etacrynsäure) behandelt, einen ausreichenden Hydratationszustand vorausgesetzt. Bei niereninsuffizienten Patienten mit schwerster Hypermagnesiämie muß eine Hämodialyse durchgeführt werden.

Störungen des Phosphathaushaltes

Definition

Störungen des Phosphathaushaltes sind in erster Linie Ausdruck einer Störung der Zufuhr, der renalen Absorption, bzw. des Verlustes und transzellulärer Shifts aus dem Extra- in den Intrazellulärraum. Eine Hypophosphatämie liegt bei Serumwerten, die kleiner als etwa 0,8 mmol/l sind, eine Hyperphosphatämie bei Werten etwa oberhalb von 1,5 mmol/l vor.

Pathogenese, Klinik und Diagnostik

Störungen des Phosphatstoffwechsels können aufgrund ihrer relevanten Rolle bei der Bereitstellung von energiereichen Phosphaten, als Bestandteil der Zellmembran und Beeinflussung der Glykolyse und Proteinfunktionen nahezu jedes Organsystem beeinträchtigen. Eine **Hypophosphatämie** ist in erster Linie Ausdruck einer verminderten Zufuhr durch die Nahrung, eines renalen Phosphatverlustes und eines Transfers in den Intrazellulärraum. Damit spielen zahlreiche endokrine Parameter (Parathormon, Glucocorticoide, Schilddrüsenhormone) sowie Arzneistoffe eine Rolle, auch Alkohol kommt als Ursache in Frage. Eine Hypophosphatämie kann darüber hinaus im Rahmen längerer Hungerzustände, bei einer Anorexie wie auch in der Erholungsphase der diabetischen Ketoazidose auftreten. Im Gegensatz hierzu entwickelt sich eine **Hyperphosphatämie** nahezu ausschließlich auf dem Boden einer chronischen Niereninsuffizienz.

Symptome der akuten schweren Phosphatämie sind neuromuskuläre Störungen, daneben hämatologische Probleme als Ausdruck einer hämolytischen Anämie, einer verminderten Sauerstoffdissoziation vom Hämoglobin und einer beeinträchtigten Leukozytenfunktion. Symptome der Hyperphosphatämie sind vor allem charakterisiert durch die begleitenden Störungen im Calciumstoffwechsel; hier tritt eine Hypokalzämie z.B. mit tetanischen Äquivalenten auf.

Diagnostisch steht die Bestimmung der Serumelektrolyte und der Retentionswerte und ggf. die Messung der genannten endokrinen Parameter im Vordergrund.

Perioperative Risiken

Die perioperativen Risiken bei gestörtem Phosphatstoffwechsel sind zum einen definiert über die Grunderkrankung (z.B. Niereninsuffizienz, zugrundeliegende endokrine Störungen) sowie über die Konsequenzen, in erster Linie Beeinträchtigung durch die hämatologische Störungen und die verminderte Sauerstoffdissoziation. Ein Ausgleich des gestörten Phosphatstoffwechsels ist daher obligat.

Medikamentöse Therapie

Die Therapie der schweren Hypophosphatämie ist empirisch und beruht auf dem Ausmaß der Phosphatdepletion. Bei leichten Fällen kann Phosphat oral gegeben werden in Dosen von etwa 0,1–0,15 mmol/kgKG 2- bis 3mal am Tag. Die übliche Erhaltungsdosis bei parenteraler Ernährung beträgt 15 mmol am Tag, bei Alkoholikern wird meistens eine höhere Dosis (bis zu 30 mmol am Tag) benötigt. Die Therapie der Hyperphosphatämie ist kontrovers; heute wird zunehmend Calciumcarbonat als Phosphatbinder eingesetzt, mit einer Dosis von etwa 500 mg zu jeder Mahlzeit. Die Calciumspiegel müssen dabei regelmäßig kontrolliert werden. Insgesamt stellt die Hyperphosphatämie kein ähnlich relevantes perioperatives Problem dar wie die Hypophosphatämie, die insbesondere im Rahmen der perioperativen parenteralen Ernährung strikt prophylaktisch behandelt werden muß.

Säure-Basen-Haushalt

Einteilung und Definition

An dieser Stelle kann keine detaillierte Darstellung der Störungen des Säure-Basen-Haushaltes erfolgen, es wird auf umfassende Standardübersichten verwiesen (3, 7, 13). Prinzipiell ist die Säure-Basen-Homöostase und damit die Regulation der Wasserstoffionenkonzentration das Ergebnis der Interaktion von drei fein aufeinander abgestimmten Systemen:
- chemische Pufferung durch die Ventilation über die Lunge,
- renale Exkretion,
- hepatische Metabolisierung.

Der pH-Wert der Extrazellulärflüssigkeit liegt normalerweise zwischen 7,35 und 7,45 (Wasserstoffionenkonzentration 45–35 nmol/l). Eine unmittelbare Reaktion auf Veränderungen des pH-Wertes erfolgt zunächst über Puffersysteme, die Protonen aufnehmen oder freisetzen können; langfristig erfolgt die Regulation über Lunge und Niere. Der pH-Wert der intra- und extrazellulären Flüssigkeit wird dabei nach der Henderson-Hasselbalch-Gleichung berechnet.

Ein arterieller pH-Wert unterhalb von 7,36 ist als Azidämie definiert, ein pH-Wert über 7,44 als Alkaliämie. Per definitionem stellt eine Azidose eine pathologische Situation dar, die zu einer Azidämie führt und umgekehrt eine Alkalose eine Störung, die eine Alkaliämie verursacht. Eine Azidose liegt bei einer pathologischen Anhäufung von Säuren im Körper oder bei einem Verlust von Basen vor, eine Alkalose bei einer Anhäufung von Basen bzw. einem Verlust von Säuren. Weiterhin werden die Störungen nach ihren primären Ursachen unterteilt, nämlich in respiratorische und metabolische. Die metabolische Azidose ist charakterisiert durch den Abfall der arteriellen Hydrogencarbonatkonzentration unter 22 mmol/l, eine respiratorische Azidose durch einen anfänglich erhöhten Kohlendioxidpartialdruck über 45 mmHg. Die metabolische Alkalose zeigt eine arterielle Hydrogencarbonatkonzentration von über 26 mmol/l, respiratorische Alkalosen weisen einen Kohlendioxidpartialdruck von unter 35 mmHg auf.

Diagnostik bei Störungen des Säure-Basen-Haushaltes

Zur Beurteilung des Säure-Basen-Haushaltes ist die Kenntnis der drei Komponenten des Kohlensäure-Hydrogencarbonat-Puffersystems wesentlich:
- des pH-Wertes (Norm 7,35–7,45),
- des Kohlendioxidpartialdrucks (Norm 33–45 mmHg),
- der Hydrogencarbonatkonzentration (Norm 22–28 mmol/l).

Die Charakteristika der akuten und späten Veränderungen bei Störungen des Säure-Basen-Haushaltes sind in Tab. 15.**12** dargestellt.

Perioperative Risiken

Nicht zuletzt aufgrund des Zusammenhanges zwischen Säure-Basen- und Kaliumhaushalt besteht bei Störungen im Sinne einer klinisch manifesten Azidose und Alkalose ein deutlich erhöhtes perioperatives Risiko. Als besonders bedeutsame Form der metabolischen Azidose sollen an dieser Stelle noch die Laktazidosen genannt werden, die prinzipiell Additionsazidosen und Ausdruck einer vermehrten Bildung von Lactat mit nachfolgend bedrohlichem Abfall des arteriellen pH-Wertes darstellen (18). Insbesondere die Typ-A-Laktazidose, bei der es als Ausdruck der verminderten Gewebsoxigenierung zu einer verminderten Oxidation von Pyruvat und einer erhöhten Produktion von Lactat kommt, besitzt eine sehr schlechte Prognose. Die Typ-A-Laktazidose wird vor allem bei Schock, regionaler Minderperfusion und schwerer Hypoxämie oder Anämie beobachtet.

Eine Typ-B-Laktazidose finden wir bei Grunderkrankungen wie Diabetes, Leberzirrhose oder Tumoren (B1), bei Einnahme von Medikamenten wie Biguaniden, Ethanol, Methanol, Paracetamol (B2) oder als angeborene Stoffwechselstörungen, insbesondere Glykogenosen (B3).

Therapie der metabolischen Azidose

Die Therapie der metabolischen Azidose hängt vor allem von der Ursache und ihrer Ausprägung ab; so muß eine leichte metabolische Azidose beispielsweise bei chronischem Nierenversagen nicht unbedingt behandelt werden. Bei einem Abfall der Hydrogencarbonatkonzentra-

Tabelle 15.**12** Akute und späte Veränderungen bei Störungen des Säure-Basen-Haushaltes

Störung	initial	Veränderungen der Plasmaindices					
		akut				verzögert	
		P_{CO_2}	$[HCO_3^-]$	pH	$[Cl^-]$	$[HCO_3^-]$	$[Cl^-]$
Akute respiratorische Azidose	P_{CO_2} ↓	↓	↓	↑	–	↓	↑
Chronische respiratorische Azidose	P_{CO_2} ↑	↑	↑	↓	–	–	–
Respiratorische Alkalose	P_{CO_2} ↓	↓	↓	↑	–	↓	↑
Metabolische Azidose	$[HCO_3^-]$ ↓	↓	↓	↓	– ↑	↑	– ↑
Metabolische Alkalose	$[HCO_3^-]$ ↑	↑	↑	↑	↓	↓	↑

P_{CO_2} = Kohlendioxidpartialdruck

tion unter 15 mmol/l sollte eine Therapie durch orale Alkaligabe, wie Natriumhydrogencarbonat und Natriumcitrat, einsetzen. Die Verabreichung sollte einschleichend erfolgen, bis die Hydrogencarbonatkonzentration auf etwa 20 mmol/l steigt; dies wird mit einer anfänglichen Dosis von etwa 3 × 1 g erreicht. Grundsätzlich muß immer die Grunderkrankung behandelt werden, da die alleinige Gabe von Hydrogencarbonat in der azidotischen Situation auch zahlreiche unerwünschte Effekte, wie beispielsweise eine Verschlechterung der Sauerstoff-Hämoglobin-Dissoziationskurve, hervorrufen kann. Zur Verabreichung von Bicarbonat s. auch Therapie des Coma diabeticum.

Therapie der metabolischen Alkalose

Die leichte metabolische Alkalose bedarf selten einer spezifischen Therapie; bei der durch Erbrechen bedingten Alkalose steht primär die Volumenkorrektur im Vordergrund. Eine begleitende Hypokaliämie muß durch orale Kaliumsupplementation ausgeglichen werden. Nur selten, z. B. bei anhaltendem Erbrechen, ist die Gabe von azidifierenden Substanzen notwendig. Unter diesen Bedingungen kann z. B. Argininhydrochlorid langsam parenteral verabreicht werden.

Therapie der respiratorischen Azidose

Die Therapie der respiratorischen Azidose muß in erster Linie die Behandlung der zugrundeliegenden Funktionsstörungen sein; eine ausgeprägte respiratorische Insuffizienz bedarf der kontrollierten Beatmung. Es ist zu beachten, daß zwar die meisten Patienten mit chronischer Kohlendioxidretention und Hypoxämie eine geringgradige Sauerstoffzufuhr tolerieren, jedoch auch viele Patienten auf die Sauerstoffzufuhr mit einem signifikanten Abfall des Atem-Minuten-Volumens und einer weiteren Erhöhung des Kohlendioxidpartialdrucks reagieren. Diese Patienten haben sich an die chronische Hyperkapnie adaptiert, so daß die Hypoxämie für sie den wesentlichen respiratorischen Stimulus darstellt. Daher sollte möglichst die niedrigste Sauerstoffkonzentration gegeben werden, die benötigt wird, um den Partialdruck auf über 50 mmHg zu heben.

Therapie der respiratorischen Alkalose

Auch hier geht es um die Therapie der zugrundeliegenden Problematik: Bei der akuten Hyperventilation besteht die Behandlung in der Beruhigung des Patienten, bei ausgeprägten Beschwerden in der Rückatmung in einen Plastikbeutel. Wegen der Fixierung auf eine medikamentöse Therapie sollte nach Möglichkeit die Gabe von Calcium unterbleiben. Im perioperativen Zeitabschnitt steht die medikamentöse Sedierung eher im Vordergrund.

Endokrine Erkrankungen

Schilddrüsenerkrankungen (vgl. Kapitel 20, S. 399 ff)

Euthyreote Struma

Definition

Bei der euthyreoten Struma handelt es sich zumeist (70%) um eine Jodmangelstruma mit per definitionem normaler Stoffwechsellage. Die Obergrenzen für das Schilddrüsenvolumen liegen bei Frauen bei 18 ml, bei Männern bei 25 ml.

Pathogenese, Klinik und Diagnostik

Außer bei Jodmangel wird eine Struma bei Immunthyreopathie, Zysten oder Akromegalie beobachtet. Pathogenetisch ist bei der häufigsten Form, der Jodmangelstruma, sowohl der Einfluß von TSH (Hypertrophie der Follikelzellen) wie der intrathyroidale Jodmangel verantwortlich. Als Ausdruck der letztgenannten Problematik werden vermehrt lokale Wachstumsfaktoren freigesetzt (EGF, IGF1), die zu einer Hyperplasie der Schilddrüsenfollikel führen. Klinisch wird die Strumagröße in drei Stadien eingeteilt (Tab. 15.**13**).
Klinische Beschwerden entstehen insbesondere bei großen Strumen, die zu einer Verdrängung der Trachea und des Ösophagus führen und deren Risiko letztlich vor allen Dingen in der Bildung uni- oder multifokaler Autonomien besteht.
Diagnostisch steht die Volumetrie der Schilddrüse mittels Sonographie im Vordergrund, zum Ausschluß einer Hyperthyreose ist die Bestimmung des basalen TSH und eines Parameters der freien Hormone (z. B. fT_4) notwendig.

Perioperative Risiken

Wesentliche perioperative Risiken bestehen bei der euthyreoten Struma insbesondere, wenn große, retrosternalwärts reichende Strumen bestehen und damit das Ausmaß der Resektion umfangreicher ist. Im übrigen richtet sich das perioperative Risiko nach Lebensalter und Komorbidität des Patienten.

Medikamentöse Therapie

Präoperativ. Mehrere Schemata stehen für die Behandlung der Jodmangelstrumen zur Verfügung; aufgrund der geschilderten pathogenetischen Mechanismen scheint eine Kombinationstherapie mit Jodid und L-

Tabelle 15.**13** Einteilung der Strumagrößen

Grad I	tastbar
– Grad Ia	– nicht sichtbar bei Reklination
– Grad Ib	– sichtbar bei Reklination
Grad II	sichtbar bei normaler Kopfhaltung
Grad III	sehr groß, auf Entfernung sichtbar

Thyroxin zum Ausgleich des intrathyreoidalen Jodmangels und zur TSH-Suppression sinnvoll. Die Kombination mit Jodid führt zu einer länger anhaltenden Remission hinsichtlich der Abnahme des Schilddrüsenvolumens. Im Vergleich zur Monotherapie mit Schilddrüsenhormonen ist auch festzustellen, daß die Verträglichkeit in der Regel besser ist, da der Anteil an Schilddrüsenhormonen in der Kombinationstherapie deutlich niedriger gewählt wird und sich der Jodgehalt des Schilddrüsengewebes normalisiert. Ein pragmatisches Vorgehen bei der Kombinationsbehandlung kann so aussehen, daß L-Thyroxin in einer Dosis von 100 µg/d und Jodid in einer Dosis von 200 µg/d gegeben wird. Die Therapiedauer sollte 6 Monate, besser ein Jahr betragen. Nach Behandlungsende sollte Jodid in einer Dosis von bis zu 200 µg/d gegeben werden. Bei Kindern und Jugendlichen wird vorgeschlagen, zunächst 100–200 µg Jodid täglich zu verabreichen. Wenn nach 6 Monaten kein sicht- oder meßbarer Erfolg eingetreten ist, sollte zusätzlich L-Thyroxin in nicht suppressiver Dosis (75–100 µg/d) etwa ein halbes Jahr lang gegeben werden. Nach erfolgreicher Rückbildung der Struma ist dann eine Dauerbehandlung mit 100–200 µg Jodid möglich.

Risiken der Jodidtherapie bestehen, wenn autonomes Schilddrüsengewebe vorhanden ist; bei allen erwachsenen Patienten über 40 Jahren muß daher eine Autonomie sorgfältig ausgeschlossen werden (ggf. Suppressionsszintigramm).

Postoperativ. Die postoperative Therapie richtet sich nach dem Volumen des verbliebenen Schilddrüsenrestes; bei einem Rest von mehr als 10 g ist oft keine Hormonsubstitution notwendig.

Eine erste Kontrolle sollte 6–8 Wochen postoperativ erfolgen: Bei Euthyreose ist eine Rezidivprophylaxe mit 200 µg Jodid täglich zu betreiben, bei latenter bzw. manifester Hypothyreose sind 50–150 µg L-Thyroxin täglich zu geben (vgl. S. 404). Kontrollen sollten in halbjährlichen bis jährlichen Abständen erfolgen.

Hypothyreose

Definition

Die Hypothyreose ist definiert über eine verminderte Bildung von Schilddrüsenhormonen und damit entsprechend eingeschränkter Versorgung der Körperzellen.

Pathogenese, Klinik und Diagnostik

Zahlreiche Ursachen sind im Erwachsenenalter verantwortlich für das Entstehen einer Hypothyreose. Wesentliche Ursachen der primären Hypothyreose sind Thyroiditiden (Hashimoto-, De-Quervain-Thyroiditis) und iatrogene Gründe (Zustand nach Strumaresektion, Einnahme von Thyreostatika), der sekundären Hypothyreose alle Formen der Hypophyseninsuffizienz. In diesen Fällen kommt es entweder als Ausdruck eines primär thyreoidalen Prozesses bzw. einer TSH-Mindersekretion zur verminderten Synthese und Sekretion von T_4 und entsprechend erniedrigter peripherer Konversion von T_4 zu T_3.

Die klinischen Zeichen der Hypothyreose sind vielfältig, sie reichen von sehr diskreten Störungen, wie Konzentrationsschwäche, Schlafstörungen und Libidoverlust, bis hin zu schwerster Antriebsarmut, Müdigkeit, Bradykardie, Hautveränderungen und in seltenen Fällen zum schwerwiegenden Myxödemkoma.

Die Diagnose wird klinisch und durch Bestimmung des basalen TSH gestellt; das TSH ist im Fall der manifesten Hypothyreose deutlich über 4 µ IE/ml erhöht, bei der latenten Hypothyreose erfolgt bei noch normalem TSH ein überschießender Anstieg im TRH-Test um ein Delta von mindestens 25 µ IE/ml.

Perioperative Risiken

Insbesondere die möglichen kardialen und respiratorischen Probleme der Hypothyreose können perioperativ zu erheblichen Komplikationen führen. So sind Patienten vor allem gefährdet, wenn eine dilatative Kardiomyopathie im Rahmen der Hypothyreose besteht. Bei Vorliegen einer KHK sind sie durch die Operation im höheren Maße infarktgefährdet, schließlich auch eher prädisponiert für metabolische Störungen (Hypoglykämie, Azidose). Die gestörte zentrale Temperaturregulation stellt ebenfalls ein erhebliches Problem dar, da sie sich in einer fehlenden febrilen Antwort auf Infektionen äußern kann. Eine erhöhte Sensitivität besteht auch gegenüber den häufig perioperativ applizierten Pharmaka (Barbiturate, Neuroleptika, Analgetika, Sedativa).

Medikamentöse Therapie

Die Hypothyreose bedarf einer sorgfältigen präoperativen Behandlung bis zum Erreichen der Euthyreose. Die Therapie stellt eine Hormonsubstitutionsbehandlung dar und erfolgt mit L-Thyroxin; von den früher noch häufiger gebräuchlichen T_4- bzw. T_3-Mischpräparaten raten wir ab. Kontrovers wird die Form der Therapie diskutiert, v. a. ob rasch etwa eine Dosis von 100–150 µg L-Thyroxin gegeben werden kann oder ob eine einschleichende Dosierung, beginnend mit 25 µg und wöchentlicher Steigerung um 25 µg erfolgen sollte. Wir bevorzugen die zweite Form der Substitutionstherapie nur bei den Patienten, bei denen eine manifeste KHK besteht, hier sollte schonend erhöht werden. Ansonsten setzt die Therapie mit der Erhaltungsdosis von etwa 100 µg ein (TSH-Kontrolle), ggf. noch in Abhängigkeit von den TSH-Werten wird die Dosis auf maximal 175–200 µg erhöht. Besteht die Notwendigkeit einer dringlichen Operation und liegt eine bekannt manifeste Hypothyreose bzw. sogar ein Myxödemkoma vor, muß rasch parenteral substituiert werden. Hierzu können 100–200 µg L-Thyroxin als Kurzinfusion 1–2 Stunden vor der Operation gegeben werden. Besteht die in diesem Zusammenhang häufigere relative Nebenniereninsuffizienz, müssen präoperativ ebenfalls 100 mg Hydrocortison i. v. appliziert werden.

Die Therapie des sehr seltenen **Myxödemkomas** erfolgt hochdosiert mit L-Thyroxin in einer Dosis von 500 µg per infusionem am 1. Tag, dann für etwa 10 Tage 100 µg/d, anschließend orale Verabreichung. Adjuvant werden Glucocorticoide gegeben (Hydrocortison in einer Tagesdosis von 100–150 mg). Glucose wird bei dokumentierten Hypoglykämien und Digitalispräparate bei begleitender Herzinsuffizienz verabreicht.

Hyperthyreose

Definition

Bei der Hyperthyreose liegt eine stimulierte Schilddrüsenstoffwechsellage mit vermehrter Bildung bzw. Freisetzung von Schilddrüsenhormonen vor. Das Überangebot von Schilddrüsenhormonen in der Peripherie führt zu zahlreichen extrathyroidalen Manifestationen.

Pathogenese, Klinik und Diagnostik

Zahlreiche Ursachen sind verantwortlich für eine Hyperthyreose; die häufigsten sind die Autoimmunhyperthyreose vom Typ **Morbus Basedow,** das **autonome Adenom** (uni-/multifokal), die **disseminierte Autonomie** und eine **faktitielle Hyperthyreose** als Ausdruck einer Überdosierung von L-Thyroxin-Präparaten. Sehr seltene Ursachen sind eine passagere Hyperthyreose bei Thyroiditis, eine inadäquate TSH-Produktion bei Hypophysenadenom, die Hyperemesis gravidarum oder Trophoblasttumoren.

Operationsindikationen bestehen hier vor allem beim Morbus Basedow; bei dieser Autoimmunerkrankung werden vermehrt stimulierende TSH-Rezeptor-Antikörper gebildet, die an den Rezeptor auf der Thyrozytenmembran binden, diesen aktivieren und hierüber die vermehrte Synthese und Sekretion von T_3 und/oder T_4 und/oder T_3 bewirken. Weiterhin besteht bei der unifokalen bzw. multifokalen Autonomie, insbesondere bei jüngeren Patienten, ebenfalls die Operationsindikation. Klinisch manifestiert sich die Hyperthyreose in Allgemeinsymptomen (Unruhe, Schlaflosigkeit, Gewichtsverlust, Schwäche), Augen- und Hautsymptomatik bei Morbus Basedow und darüber hinaus insbesondere in Störungen des kardiovaskulären Systems (Tachykardie, Vorhofflimmern bzw. -flattern, hohe RR-Amplitude), des zentralen Nervensystems (Tremor, Synkopen, Muskelatrophie), des Skelettsystems (Osteoporose) und der Reproduktion (Zyklusstörungen, Infertilität).

Der Nachweis einer Hyperthyreose wird labordiagnostisch durch ein supprimiertes TSH und mindestens einen erhöhten Marker der freien Hormone (fT_4, evtl. fT_3) geführt. TSH-Rezeptor-Antikörper sind beim Morbus Basedow positiv, ebenso Antikörper gegen TPO; in aller Regel sind die Antikörper beim Adenom negativ. Zur Diagnostik gehört darüber hinaus die sorgfältige Sonographie der Schilddrüse mit Volumetrie und Beschreibung der Morphologie und eine augenärztliche Untersuchung bei Vorliegen einer Autoimmunhyperthyreose vom Typ Morbus Basedow.

Perioperative Risiken

Eine Operationsindikation besteht bei der Autonomie prinzipiell bei operablen Patienten und bei einer Entscheidung gegen beispielsweise die Durchführung einer Radiojodtherapie.

Beim Morbus Basedow besteht eine primäre Operationsindikation (d.h. unmittelbar nach medikamentöser Euthyreose), wenn die folgenden Kriterien vorliegen:
– floride Hyperthyreose bei großem Schilddrüsenvolumen (größer 50 ml),
– mechanische Komplikationen,
– Pfropf-Basedow bei multinodöser Struma,
– malignitätsverdächtiger Befund,
– Bedenken wegen Jodkontamination und schlechter Einstellbarkeit.

Eine sekundäre Operationsindikation beim Morbus Basedow besteht insbesondere dann, wenn ein schlechtes Ansprechen auf die medikamentöse Therapie zur Remission vorliegt, Arzneimittelunverträglichkeiten oder Nebenwirkungen auftreten, bei Complianceproblemen und schwerer endokriner Orbitopathie.

Hinsichtlich der vielfältigen Operationsrisiken stehen mit Abstand die kardiovaskulären Veränderungen, die durch die Hyperthyreose verursacht werden, im Vordergrund. Insbesondere Rhythmusstörungen (Tachyarrhythmie, Extrasystolien, AV-Blockierungen, Verkürzung der Refraktärperiode), aber auch die zahlreichen Veränderungen des Intermediärstoffwechsels sind für ein erhöhtes Operationsrikiko verantwortlich. Relevant ist in diesem Zusammenhang ebenso die gesteigerte Clearance nicht nur von Creatinin, sondern auch einer ganzen Reihe von Medikamenten, und eine verminderte enterale Resorption, so daß zahlreiche Präparate eine verkürzte Plasmahalbwertszeit aufweisen. Damit gilt grundsätzlich, daß eine unbehandelte Hyperthyreose zu einem unvertretbar hohen Operationsrikiko führt, zumal auch unvorhersagbare Nebenwirkungen auf eine ganze Reihe von Anästhetika möglich sind. Dies bedeutet auch, daß die Hyperthyreose durch eine Vorbehandlung kompensiert sein muß; zum Operationszeitpunkt muß eine euthyreote Stoffwechsellage und eine normalisierte Schilddrüsenhormonkonzentration vorliegen.

Medikamentöse Therapie

Präoperativ. Bei elektiver Schilddrüsenoperation und hyperthyreoter Stoffwechsellage kann über einen Zeitraum von 3–4 Wochen durch die medikamentöse Therapie die Euthyreose erreicht werden. Es gibt zahlreiche Medikamente, die hierfür zur Verfügung stehen und auf unterschiedlichen Wirkungsprinzipien beruhen. Die Hemmung der Jodaufnahme (Jodinationshemmung) wird durch Perchlorat erreicht, Dosis $3 \times 100–300$ mg am Tag. Relevante Nebenwirkungen treten in 4–5% auf und können sich manifestieren als ein Erythem, gastrointestinale Beschwerden, selten hämatologische Störungen. Als Jodisationshemmer (Hemmung der Jodorganifizierung) stehen die Thionamide zur Verfügung (Carbimazol und Thiamazol). Beide Medikamente werden in einer Dosis von bis zu 40 mg/d gegeben, wir bevorzugen Thiamazol, da das Carbimazol ohnehin erst im Organismus zu Thiamazol metabolisiert wird. Als weiterer Jodisationshemmer kann Propylthiouracil verabreicht werden in einer Dosis von 3×50 bis 3×100 mg am Tag; Nebenwirkungen treten in etwa 5% auf, v. a. allergische Hautreaktionen, bis zu 1% kommen Leukopenien und Agranulozytosen vor. Als Hemmer der Hormonfreisetzung kann Lithium gegeben werden in einer Dosis von 500–1500 mg am Tag, im therapeutischen Bereich von 0,6–1,4 mmol/l. In 30% der Fälle treten dabei gastrointestinale Beschwerden auf, in 10–20% Tremor, in etwa 10% ein Struma. Zur peripheren Konversionshemmung (T_4 zu T_3) können β-Blocker (z.B. Propranolol 4×10 bis 4×20 mg am Tag) gegeben werden, darüber hinaus auch Corticoide. Diese Vorbehandlung benötigt etwa 4–6 Wochen, dabei wird in aller Regel ein Thionamid, z.B. Thiamazol in einer Dosis von 2×10 bis 2×20 mg gegeben. Initial erfolgt die Kombination mit β-Blockern. Propylthiuracil ist hier das Medikament der Wahl, insbesondere wenn unter Thiamazol oder Carbimazol schwere Nebenwirkungen aufgetreten sind.

Muß eine kurzfristige Vorbehandlung der Hypothyreose erfolgen, werden die genannten Präparate höher dosiert, z.B. Methimazol in einer Dosis von 3×20 mg; hierunter wird in etwa 3 Wochen eine Euthyreose erreicht. Stellt sich unter dem Thionamid alleine keine Euthyreose ein, sollte zusätzlich Lithium gegeben werden, schließlich auch ein Steroid in einer Dosis von etwa 60 mg Prednisolonäquivalent.

Ist eine Notfalloperation bei florider Hyperthyreose notwendig, muß zum einen der Eingriff möglichst klein gehalten werden, zum anderen sollte 3–4 Tage präoperativ 40–120 mg Thiamazol i.v. täglich gegeben werden und bei Sinustachykardien Propranolol oral oder langsam i.v. 2 Stunden präoperativ.

Besteht eine thyreotoxische Krise, sollte notfallmäßig mit den in Tab. 15.**14** genannten Maßnahmen behandelt werden.

Ein besonderes Problem stellt noch die **jodinduzierte Hyperthyreose** dar (19); hier erweist sich die Kombinationstherapie von Thionamiden (Methimazol) mit Perchlorat als sehr günstig. In den o.g. Dosen sollten beide Präparate bei der jodinduzierten Hyperthyreose eingesetzt werden. Die Prävention dieser Komplikationen steht natürlich im Vordergrund; ist eine Kontrastmittelgabe bei bekannter latenter oder vermuteter Hyperthyreose geplant, muß 2–3 Tage vor Kontrastmittelgabe eine Dosis von z.B. 3×20 mg Methimazol und 3×20 bis 3×30 Tropfen Perchlorat über eine Dauer von ca. 2 Wochen gegeben werden.

Postoperativ. Ist die Strumaresektion wegen eines medikamentös nicht beherrschbaren Morbus Basedow oder bei thyreotoxischer Krise durchgeführt worden, muß die Therapie mit Thyreostatika postoperativ z.B. mit 3×5–10 mg Thiamazol und z.B. 3×10–15 Tropfen Perchlorat (entsprechend 3×200–300 mg) weitergeführt werden, bis T_4- und T_3-Werte die obere Normgrenze erreicht haben; danach wird die Dosis halbiert. Beim Erreichen einer Hypothyreose wird dann mit L-Thyroxin in einer Dosis von 75–150 µg substituiert. Die Gabe von Thyreostatika wird dann abgesetzt, wenn das Ausmaß des Hormonabfalles und der klinische Verlauf klarstellen, daß eine Hyperthyreose nicht mehr auftritt. Grundsätzlich hängt die L-Thyroxin-Dosis von der Größe des Schilddrüsenrestes ab; in der Regel wird nach einer Hyperthyreoseoperation eine Dosis von 75–150 µg L-Thyroxin notwendig. Die erste postoperative Kontrolle erfolgt unmittelbar nach der Operation, weitere dann nach 6 Wochen, nach 6 Monaten und danach jährlich.

Tritt postoperativ ein Hypoparathyroidismus auf, muß zunächst mit oralen Calciumgaben von z.B. 500–2000 mg supplementiert werden. Da für eine ausreichende Aktivierung des Prohormons Vitamin D_3 zum wirksamen 1,25-Dihydroxycholecalciferol-Parathormon notwendig ist, dies aber beim postoperativen Hypoparathyroidismus fehlt, muß bei nicht ausreichender Calciumerhöhung mit hydroxylierten Vitamin-D-Metaboliten (z.B. Rocaltrol in einer Dosis von 0,25–0,50 µg täglich) behandelt werden. Regelmäßige Kontrollen des Calciumspiegels sind notwendig (4).

Schilddrüsenkarzinome

Definition

Bei den Schilddrüsenkarzinomen handelt es sich um differenzierte und undifferenzierte Malignome der Schilddrüse, die von Follikelzellen oder den parafollikulären C-Zellen ausgehen.

Pathogenese, Klinik und Diagnostik

Die Inzidenz der Schilddrüsenkarzinome liegt bei 20–40/10^6 im Jahr, dies sind etwa 0,5–1% aller Karzinomfälle. Die wesentlichen differenzierten Schilddrüsenkarzi-

---

Tabelle 15.**14** Therapiemaßnahmen in der thyreotoxischen Krise

Spezifische Maßnahmen

Hemmung der Hormonsynthese:
Thiamazol 3×1–2 Amp. à 40 mg i.v. oder Carbimazol 160–240 mg oder Propylthiouracil 1200–1500 mg (Magensonde)

Hemmung der Hormonfreisetzung:
Lithiumchlorid 3×500 mg i.v.

Hemmung der Jodidaufnahme:
Perchlorat 4×300 mg

Hemmung der peripheren T_4-Konversion:
Glucocorticoide (z.B. 250–300 mg Hydrocortison i.v.)
Propranolol 4–$6 \times 0,5$–1 mg langsam i.v. (Monitorkontrolle!)

Additive Maßnahmen

Bilanzierung und hochkalorische parenterale Ernährung

Im Stadium I Sedierung mit Benzodiazepinen

Kühlung

Thromboseprophylaxe

Weitere Notfallmaßnahmen

Plasmapherese

Aktivkohle-Hämoperfusion

Notfall-OP

nome sind papilläre, follikuläre und medulläre; der häufigste undifferenzierte Tumor ist das anaplastische Schilddrüsenkarzinom. 60–70% aller Karzinome sind papilläre, 15–20% follikuläre, 5–10% medulläre und 5% anaplastische.

Klinische Symptome sind häufig Spätsymptome, sie beinhalten Dysphagie, Heiserkeit, Lymphknotenschwellung, Horner-Syndrom, obere Einflußstauung und Diarrhö beim C-Zell-Karzinom. Das medulläre Schilddrüsenkarzinom kann in seiner familiären Form als Teil der multiplen endokrinen Neoplasie (mit Phäochromozytom und primärem Hyperparathyroidismus) vorkommen. Die Evaluation umfaßt eine sorgfältige Anamnese und Untersuchung. Im Falle des medullären Schilddrüsenkarzinoms sind Pentagastrintest und DNA-Analytik zum Nachweis bzw. Ausschluß einer multiplen endokrinen Neoplasie erforderlich. Diagnostisch werden außerdem Sonographie und Feinnadelpunktion, Szintigraphie und bei Metastasierung weitere bildgebende Verfahren eingesetzt (1). Insbesondere durch Sonographie und Feinnadelpunktion können heute viele unnötige Operationen bei Verdacht auf eine Struma maligna vermieden werden (4).

Perioperative Risiken

Spezifische perioperative Risiken liegen beim Schilddrüsenkarzinom nicht vor, abgesehen bei der Operation eines anaplastischen Karzinoms, da es hier häufig zu einem massiven Strumawachstum mit retro- und substernalen Anteilen gekommen ist. Wichtig ist zu beachten, daß in keinem Fall jodhaltiges Kontrastmittel gegeben werden sollte, um nicht die postoperativ evtl. notwendig werdende Radiojodtherapie zu gefährden.

Medikamentöse Therapie

Eine spezifische präoperative Therapie gibt es nicht, wesentlich ist die interdisziplinäre Betreuung des Patienten in der postoperativen Situation. Hier wird nach totaler Thyroidektomie die Gabe von Schilddrüsenhormonen erforderlich. Beim anaplastischen und medullären Schilddrüsenkarzinom wird diese Hormonbehandlung sofort durchgeführt, da hier keine Radiojodtherapie erfolgt. Die übliche Substitutionsdosis beträgt zur gewünschten Suppression des TSH etwa 175–250 µg L-Thyroxin. Der TSH-Spiegel sollte dabei kleiner als 0,01 µ IE/ml sein; insbesondere ist dies von Bedeutung für das follikuläre und papilläre Schilddrüsenkarzinom. Bei diesen Formen wird auch postoperativ 3–4 Wochen gewartet, um ein Ganzkörperszintigramm und ggf. eine Radiojodtherapie durchzuführen. Ein Kontrollszintigramm wird etwa 3–4 Monate nach der ersten Radiojodtherapie angefertigt. Häufig weisen diese Patienten auch einen postoperativen Hypoparathyroidismus auf; es sollte daher wie oben dargestellt therapiert werden.

Nur selten besteht eine Indikation zur Chemotherapie, da die Ansprechraten insgesamt sehr enttäuschend und die Behandlung sehr belastend ist. Bei jungen Patienten und als Ultima ratio ist die Therapie von Adriamycin und Cisplatin zu erwägen. Grundsätzlich aber besteht hier ein eher palliativer Charakter.

Wesentlicher ist eine systematische Nachsorgeuntersuchung; diese besteht aus sorgfältiger Anamnese und Untersuchung, Sonographie, TSH- und Thyreoglobulinbestimmung beim papillären und follikulären Karzinom, Calcitoninbestimmung beim medullärem Schilddrüsenkarzinom, jährlichem Röntgenkontrolle des Thorax und – bei ansteigenden Thyreoglobulinwerten – erneute Ganzkörperszintigraphie mit Radiojod und ggf. Radiojodtherapie.

Störungen des Calciumstoffwechsels

Hyperkalzämie

Definition

Eine Hyperkalzämie liegt vor, wenn der Normbereich für Calcium überschritten wird, d. h. über ca. 2,6 mmol/l.

Pathogenese, Klinik und Diagnostik

Die häufigste Ursache einer Hyperkalzämie ist ein Malignom entweder mit Knochenmetastasen und lokaler Aktivierung von Osteoklasten oder bei paraneoplastischer Produktion des PTH-related-Peptide (PTH-rP). Die wesentliche endokrine Ursache ist der **primäre Hyperparathyroidismus,** er liegt in etwa 40% einer Hyperkalzämie zugrunde, des weiteren können eine Hyperthyreose, eine Überdosierung von Thiaziden und Diuretika, eine Vitamin-D-Intoxikation und sonstige (Immobilisation, granulomatöse Erkrankungen, familiäre hypokalziurische Hyperkalzämie) verantwortlich sein. Die wesentlichen Symptome der Hyperkalzämie sind neuromuskuläre (Muskelschwäche, Muskelatrophie, Verwirrtheit, depressive Verstimmung, Psychosen), gastrointestinale (Appetitlosigkeit, Gewichtsabnahme, Übelkeit, Erbrechen), kardiovaskuläre (QT-Verkürzung im EKG, arterielle Hypertonie) und renale (Polyurie mit Dehydratation, Nephrolithiasis, Niereninsuffizienz Grad II).

Ein primärer Hyperparathyroidismus wird gesichert durch erhöhte Parathormon- und Calciumwerte im Serum, hinzu kommen erniedrigte Werte für anorganisches Phosphat und erhöhte Werte für Calcium im Urin. Prinzipiell liegt der Verdacht auf eine tumorbedingte Hyperkalzämie nahe, wenn Calcium erhöht und Parathormon erniedrigt ist, ggf. Nachweis von PTH-rP erbringen! Für Grenzfälle existieren Suppressionstests. Präoperativ muß keine ausführliche Lokalisierungsdiagnostik erfolgen, es wird nur eine Halssonographie beim primären Hyperparathyroidismus durchgeführt. Ein erfahrener Chirurg ist jedem bildgebenden Verfahren bei der Lokalisation überlegen. Außerdem muß präoperativ eine komplette Schilddrüsendiagnostik erfolgen, damit weitere operationswürdige Befunde (Knoten, Adenom, große Struma) im Rahmen der Nebenschilddrüsenentfernung angegangen werden können.

Perioperative Risiken

Bei einer Hyperkalzämie ist das Operationsrisiko deutlich erhöht, insbesondere aufgrund der bestehenden kardiovaskulären und neuromuskulären Probleme. Eine präoperative Therapie ist daher dringend geboten.

Medikamentöse Therapie

Das Ausmaß der eingesetzten therapeutischen Intervention richtet sich nach der Höhe der Serum-Calcium-Spiegel und dem Vorliegen einer hyperkalzämischen Krise. Prinzipiell bestehen die Therapiemaßnahmen in Rehydratation und forcierter Diurese, in der Gabe von Bisphosphonaten, Calcitonin und Glucocorticoiden und in der Hämodialyse gegen calciumfreies Dialysat.
Die Rehydratation (Ausgleich der Dehydratation mit 0,9%igen NaCl- und 5%igen Glucoseinfusionen im Wechsel, calciumarme Flüssigkeit, 3–10 l täglich) wird als Basismaßnahme durchgeführt. Eine forcierte Diurese erfolgt durch zusätzliche Gabe von etwa 40–100 mg Furosemid am Tag unter engmaschiger Kontrolle des Wasser- und Elektrolythaushaltes. Bisphosphonate werden zur Hemmung der Osteoklastenaktivität gegeben, sie sind auch sehr gut einsetzbar zur präoperativen Therapie: 300 mg Clodronat oder 30 mg Pamidronat in 500 ml Kochsalzlösung werden über 4 Stunden i.v. für mehrere Tage verabreicht, Calcitonin wird in einer Dosis von 4–6 × 100 IE s.c. am Tag gegeben. Als Nebenwirkungen treten Übelkeit und Flash auf. Glucocorticoide (z.B. Prednisolon in einer Dosis von 50–100 mg/d wirkt insbesondere bei Vitamin-D-vermittelter Hyperkalzämie und beim Malignom, nicht aber beim primären Hyperparathyroidismus). Schließlich kann auch Mitramycin als Zytostatikum eingesetzt werden (25 µg/kgKG über 6 h i.v.); hemmt die Osteoklasten, Maximum nach 2–3 Tagen, maximale Therapiedauer 2–3 Wochen. Nebenwirkungen: Thrombozytopenie, Leukozytopenie, Leber- und Nierentoxizität. Als Ultima ratio noch Hämodialyse gegen calciumfreies Dialysat (20).

Hypokalzämie

Definition

Eine Hypokalzämie liegt vor, wenn der Normbereich für Calcium unterschritten wird, d.h. unter 2,20 mmol/l liegt.

Pathogenese, Klinik und Diagnostik

Die häufigsten Ursachen für eine Hypokalzämie sind verminderte Verfügbarkeit von Vitamin D und Parathormon. Dies kann zustandekommen durch verminderte intestinale Calciumabsorption bei Vitamin-D-Mangel, verminderte Calciummobilisation aus dem Knochen bei Parathormonmangel, selten auch über einen renalen Calciumverlust (Schleifendiuretika). Die führenden Symptome sind auch hier neuromuskulärer Art – Tetanien, Parästhesien, Spasmen –, aber durch eine Hypokalzämie wird die Erregbarkeit erhöht. Kardiovaskuläre Symptome sind eine QT-Verlängerung, auch Arrhythmien, intestinale Symptome sind Durchfälle, dermatologische Symptome sind trockene Haut und Alopezie. Die Diagnostik wird über die Bestimmung des Calciums im Serum, des anorganischen Phosphats im Serum (erhöht), des Parathormons (typischerweise bei Hypoparathyroidismus erniedrigt) und der Creatinin-, ggf. auch Vitamin-D_3-Werte gestellt.

Perioperative Risiken

Auch hier gilt, daß ein Calciummangel präoperativ ausgeglichen werden sollte, v.a. um Arrhythmien und neurovaskuläre Probleme zu vermeiden.

Medikamentöse Therapie

Die akute Behandlung bei einer symptomatischen Hypokalzämie erfolgt i.v. mit 10–40 ml 10%iger Calciumgluconatlösung über 10–15 Minuten. Dies darf nicht bei Patienten durchgeführt werden, die mit Digitalispräparaten behandelt werden, hier wird Calcium oral gegeben. In der Dauertherapie ist das Behandlungsziel die Normalisierung des Serumcalciums, dies wird mit der oralen Applikation von 500–2000 mg Calcium durchgeführt; zusätzlich kann, falls dies nicht ausreicht, Vitamin D_3 oder Analoga gegeben werden, z.B. Rocaltrol 0,25–0,5 µg.

Erkrankungen der Nebennierenrinde

Hyperaldosteronismus

Definition

An dieser Stelle soll nur auf den primären Hyperaldosteronismus eingegangen werden, bei dem eine Mehrsekretion von Aldosteron aus der Zona glomerulosa der Nebennierenrinde vorliegt, demzufolge die Reninsekretion erniedrigt ist.

Pathogenese, Klinik und Diagnostik

Typisch für den primären Hyperaldosteronismus ist die Kombination von arterieller Hypertonie und Hypokaliämie. Dabei ist der primäre Hyperaldosteronismus keine Krankheitsentität, sondern es sind mehrere Untergruppen bekannt, wobei die häufigste das **unilaterale aldosteronproduzierende Adenom** mit 50–70% ist und danach die bilaterale mikro- oder makronoduläre **Hyperplasie** mit 20–40% folgt. Seltene Unterformen sind der dexamethasonsupprimierbare Hyperaldosteronismus und eine makronoduläre Hyperplasie. Die Klinik zeichnet sich, wie oben erwähnt, durch Hypertonie und Hyperkaliämie aus, daneben vor allem durch die Symptome einer ausgeprägten Hypokaliämie (Müdigkeit, Muskelschwäche, Polyurie, Polydipsie). Die Diagnose eines primären Hyperaldosteronismus wird durch die erhöhten Aldosteron- und erniedrigten Reninwerte gestellt. Zur außerordentlich wichtigen Differenzierung der beiden wichtigsten Formen des Hyperaldosteronismus sind der Orthostasetest, ebenfalls mit Bestimmung von Renin und Aldosteron, das Dünnschicht-CT der Nebennieren, ggf. die Nebennierenrindenszintigraphie und die Aldosteronbestimmung im Nebennierenvenenblut notwendig (10).

Perioperative Risiken

Präoperative erniedrigte Kaliumwerte stellen ein sehr bedeutsames intraoperatives Risiko dar, so daß eine sorgfältige Vorbehandlung der Patienten v. a. zur Vermeidung von malignen Rhythmusstörungen dringend notwendig ist.

Medikamentöse Therapie

Präoperativ. Die Behandlung des aldosteronproduzierenden Adenoms besteht in der einseitigen Adrenalektomie. Da aufgrund der dauerhaften Suppression der Renin- und Angiotensin-II-Bildung auch die kontralaterale Nebenniere supprimiert und damit funktionell atrophisch ist, muß dringend eine Vorbehandlung erfolgen. Wird nämlich eine Behandlung mit dem Aldosteronantagonisten Spironolacton nicht durchgeführt, resultiert ein über mehrere Monate anhaltender postoperativer sekundärer Hypoaldosteronismus, der zu ausgeprägter arterieller Hypotonie mit Hyperkaliämie führen kann. Daher sollte eine nach Möglichkeit mindest 4-, besser 8wöchige Behandlung mit 200–400 mg Spironolacton durchgeführt werden.

Patienten mit einem idiopathischen Hyperaldosteronismus (bilaterale Hyperplasie) werden nicht operiert, sondern dauerhaft mit Spironolacton und zusätzlich ggf. einem nichtkompetetiven Aldosteronantagonisten (z. B. Amilorid 5–20 mg/d oder Triamteren 50–200 mg/d) behandelt. Weiterhin können hier zur Blutdruckbehandlung andere Antihypertensiva (z. B. Nifedipin, β-Rezeptoren-Blocker) eingesetzt werden.

Postoperativ. Bei Patienten, die nicht mit Spironolacton vorbehandelt wurden oder bei denen es trotz Vorbehandlung zu einer Hypotonie und Hyperkaliämie kommt, muß Fludrocortison, ein Mineralocorticoid, analog gegeben werden, manchmal für 6–10 Monate in einer Dosis von 0,1–0,2 mg.

Hyperkortisolismus

Definition

Der Hyperkortisolismus ist charakterisiert durch eine Mehrsekretion von Cortisol als Ausdruck einer hypothalamischen, hypophysären oder adrenalen Genese. Wichtigstes Kriterium ist die Nichtsupprimierbarkeit der Aktivität entweder der hypophysär-adrenalen Achse oder der Zona fasciculata der Nebennierenrinde per se.

Pathogenese, Klinik und Diagnostik

Zahlreiche Ursachen des Hyperkortisolismus sind bekannt, generell kann in einen **ACTH-abhängigen** und **ACTH-unabhängigen Hyperkortisolismus** unterschieden werden. Mit Abstand die häufigste Ursache ist das ACTH-produzierende Hypophysenadenom (etwa 70%), gefolgt von der ektopen ACTH-Sekretion durch andere neuroendokrine Tumoren (kleinzelliges Bronchialkarzinom, Karzinoid, C-Zell-Karzinom) und der häufigsten ACTH-unabhängigen Form, dem Nebennierenrindenadenom. Weitere seltene Formen sind eine Überproduktion des hypothalamischen Releasing-Hormons Corticotropin releasing factor (CRF) oder das Nebennierenkarzinom wie auch die bilaterale mikronoduläre Nebennierenrindenhyperplasie. Damit ist bei der ACTH-abhängigen Form der Hyperkortisolismus Ausdruck einer hypothalamisch-hypophysär vermittelten Mehrsekretion von Cortisol aus der Nebennierenrinde, bei der ACTH-unabhängigen Form Ausdruck einer autonomen Cortisolproduktion durch die Nebennierenrinde, zumeist bei einem Adenom.

Klinisch gemeinsam sind allen Formen die phänotypischen Stigmata wie Stammfettsucht, Facies lunata, arterielle Hypertonie, darüber hinaus häufig Diabetes mellitus, Virilisierung bei Frauen, Osteoporose, erhöhte Kapillarfragilität als Ausdruck der Katabolie sowie in mindestens 50% der Fälle auch das Psychosyndrom.

Bei der Diagnostik steht im Vordergrund zum Nachweis der Nichtsupprimierbarkeit der Cortisolproduktion als Screeningverfahren der Dexamethasonkurztest; zur Lokalisation (Zuordnung zur Nebenniere oder Hypophyse) werden Dexamethasonlangtest, CRF-Stimulationstest und bildgebende Verfahren eingesetzt, in Zweifelsfällen auch die selektive Blutentnahme aus dem Sinus petrosus.

Perioperative Risiken

Die wesentlichen prä- und intraoperativen Risiken bestehen in der ausgeprägten Katabolie mit erhöhter Gefäßfragilität, der erhöhten Thromboseneigung, den Störungen des Elektrolythaushaltes (Hypokaliämie) und Diabetes mellitus sowie der arteriellen Hypertonie. Das Risiko hängt auch davon ab, welcher Eingriff vorgenommen werden muß; so ist insbesondere die bilaterale Adrenalektomie ein Eingriff mit sehr hoher Belastung für den Patienten, dagegen ist die transsphenoidale Hypophysenoperation mit einem etwas geringeren Risiko behaftet.

Medikamentöse Therapie

Präoperativ. Liegt ein florides Cushing-Syndrom mit schweren Elektrolytstörungen, schwer einstellbarem Diabetes und auch psychotischen Veränderungen vor, ist eine medikamentöse Vorbehandlung sicher indiziert. Zahlreiche Medikamente stehen hierbei zur Verfügung, wobei nach unserer Erfahrung die beste Vorbehandlung mit dem Antimykotikum Ketoconazol (hemmt die Zytochrom-P-450-abhängige Steroidbiosynthese), dem Adrenolytikum o,p-DDD (Lysodren) und dem Narkotikum Etomidat möglich ist. Ketoconazol wird in einer Dosis von 600–1000 mg/d gegeben, Nebenwirkungen sind Übelkeit, Diarrhöen, Kopfschmerzen, gelegentlich Transaminasenanstieg. O,p-DDD hemmt die 3β-Dehydrogenase, wird in einer Dosis von 2–12 g verabreicht, besitzt aber nach unserer Erfahrung sehr ausgeprägte Nebenwirkungen mit Übelkeit, Erbrechen und Diarrhöen. Etomidat hemmt ebenfalls die Zytochrom-P-450-abhängigen Enzyme, wird i.v. appliziert mit einer Dosis von 25–30 mg/h, Nebenwirkungen sind vor allem Blutdruckabfall und die hypnotischen Effekte.

Intraoperativ. Bei präoperativ sehr florider Cushing-Symptomatik kann bereits intraoperativ mit einer Hydrocortisonsubstitution begonnen werden; das bedeutet, daß nach Entfernung des Hypophysen- oder Nebennierenrindenadenoms 100–150 mg Hydrocortison über 3 Stunden gegeben werden können.

Postoperativ. Bei erfolgreichem Eingriff kommt es in der Regel postoperativ zu einer Nebennierenrindeninsuffizienz, die bei einer hypophysären Adenomektomie oder unilateralen Adrenalektomie passager bleibt, bei bilateraler Adrenalektomie natürlich dauerhaft. Bei einer nur passageren Nebennierenrindeninsuffizienz sollte die Hydrocortisondosis niedriger angesetzt werden, um die Erholung der endogenen Hypophysen-Nebennierenrindenachsen-Aktivität zu stimulieren. Hierbei kann in den ersten drei postoperativen Tagen täglich 100 mg Hydrocortison gegeben werden, dann wird über 2–3 Tage auf die Erhaltungsdosis von morgens 20 und abends 10 mg Hydrocortison oder 25 mg Cortisonacetat morgens und 12,5 mg abends reduziert. In aller Regel kann die passagere Substitutionstherapie nach etwa 1–2 Monaten beendet und die ausreichende endogene Cortisolproduktion durch die Durchführung eines ACTH-Kurztestes dokumentiert werden. Die Notwendigkeit der Substitutionsbehandlung wird primär klinisch überwacht, wichtige Parameter sind hierbei Leistungsfähigkeit, mögliche Schlafstörungen, Gewichtsentwicklung, Blutdruck, Ödemneigung sowie serologische Untersuchungen (Blutzucker, Elektrolyte, insbesondere Kalium).

Nebennierenrindeninsuffizienz

Definition

Bei der Nebennierenrindeninsuffizienz liegt eine vollständig oder partiell aufgehobene Synthese und Sekretion von Gluco- und Mineralocorticoiden vor. Bedeutsam ist die Unterscheidung zwischen der primären und sekundären Nebennierenrindeninsuffizienz. Die primäre Insuffizienz beruht auf einer primären Erkrankung der Nebennierenrinde, bei der sekundären liegt eine hypothalamische oder hypophysäre Störung vor.

Pathogenese, Klinik und Diagnostik

An dieser Stelle soll vor allem die heute bedeutsamste Form der primären Nebennierenrindeninsuffizienz, die Autoimmunadrenalitis = **Morbus Addison**, kurz skizziert werden. Ursache dieser Erkrankung ist eine autoimmunbedingte Atrophie des Nebennierenrindengewebes mit verminderter Bildung von Gluco- und Mineralocorticoiden. Nachweisbar sind Autoantikörper gegen Nebennierenrindengewebe. Deutlich seltener sind heute andere Erkrankungen wie Tuberkulose oder weitere granulomatöse Prozesse verantwortlich. Perioperativ muß ein Patient mit einer bilateralen Adrenalektomie ähnlich geführt werden wie ein Patient mit einem Morbus Addison. Die klinischen Leitsymptome sind vor allem ausgeprägte Schwäche, Ermüdbarkeit, Gewichtsverlust, niedriger Blutdruck, Übelkeit, Erbrechen, Abdominalschmerzen. Dies kann bis hin zur Addison-Krise führen, die eine vitale Bedrohung für den Patienten darstellt.

Laborchemisch wird die primäre Nebennierenrindeninsuffizienz gesichert durch erniedrigte und im ACTH-Test nicht stimulierbare Cortisolwerte und deutlich erhöhte ACTH-Werte im Plasma. In der Krisensituation finden sich auch eine Hyperkaliämie, Hyponatriämie, hypoglykämische Blutzuckerwerte und Eosinophilie.

Perioperative Risiken

Der Patient mit einem Morbus Addison gilt perioperativ als Risikopatient; bei Streßsituationen verschiedener Natur (Operation, Trauma, Infekte) ist immer eine Erhöhung der Glucocorticoiddosis dringend erforderlich. Ohne ausreichende Substitution besteht eine vitale Bedrohung mit hoher Operationsletalität.

Medikamentöse Therapie

Präoperativ. Eine Behandlung des Patienten mit einer Nebennierenrindeninsuffizienz umfaßt grundsätzlich als Standardtherapie die ausreichende Substitution mit Glucocorticoiden. In der Regel wird eine Tagesdosis von Hydrocortison 20 mg morgens und 10 mg nachmittags oder Cortisonacetat 25 mg morgens und 12,5 mg nachmittags gegeben. Die Dosis richtet sich dabei in erster Linie nach Leistungsfähigkeit und Wohlbefinden des Patienten. Eine Überdosierung muß ebenfalls vermieden werden, da es sonst zur Ausbildung eines exogen induzierten Cushing-Syndroms kommt. Eine Unterdosierung wird daher grundsätzlich durch Adynamie, Müdigkeit und Hyperkaliämie erkannt, eine Überdosierung durch Hypokaliämie, häufig Ödeme und Blutzuckeranstieg. Jeder Patient muß einen Notfallausweis erhalten.

Die präoperative Erhöhung der Glucocorticoiddosis richtet sich nach der Schwere des Eingriffes. Bei kleineren Eingriffen (z. B. Zahnextraktion) ist eine Erhöhung der Tagesdosis auf das Doppelte für etwa 2–3 Tage notwendig. Bei größeren Eingriffen, insbesondere natürlich allen, die mit einer allgemeinen Anästhesie einhergehen, ist eine rechtzeitige stationäre Aufnahme (2–3 Tage vorher) durchzuführen, um dann gemeinschaftlich mit dem betreuenden Internisten die Dosis festzulegen. Prinzipiell wird hier am Operationstag eine Dosis von etwa 300 mg über 24 Stunden gegeben; zunächst Hydrocortison 100 mg i.v. als Kurzinfusion vor Beginn der Operation, dann 100 mg i.v. als Infusion über 6 Stunden und weitere 100 mg über die folgenden 18 Stunden.

Eine besonders gravierende Notfallsituation ist die **Addison-Krise,** die einer raschen und zielgerechten Behandlung bedarf (Tab. 15.**15**).

Intraoperativ. Wie oben erwähnt, sollten bei Patienten mit einer kompletten Nebennierenrindeninsuffizienz, etwa im Rahmen eines Morbus Addison, intraoperativ 50–100 mg i.v. gegeben werden.

Postoperativ. Eine postoperative Weiterbehandlung über mehrere Tage ist dringend notwendig. Nach komplikationslosem Verlauf werden an den zwei postoperativen Tagen 200 mg i.v. über 24 Stunden gegeben und die

Tabelle 15.15 Therapie der Addison-Krise

Cortisolsubstitution	100–150 mg Hydrocortison i. v. als Infusion über Minuten (!); dann 200 mg über 24 Stunden
Flüssigkeitssubstitution	initial 500 ml NaCl (0,9%), 50 ml (20–40%) Glucose; über die ersten 12 Stunden mindestens 5 l NaCl (0,9%) und 1 l Glucose (5%). Anschließend Volumengabe nach ZVD
Kontrolle	Elektrolyte (Kalium!), Blutdruck, Blutzucker, EKG, Bilanz, ZVD

Menge allmählich reduziert auf die orale Erhaltungsdosis (8, 23).

Erkrankungen mit chronischer Glucocorticoidtherapie

Definition

Es handelt sich hier um Patienten mit einer definierten Grundkrankheit (z. B. rheumatische Erkrankung, Asthma bronchiale), bei der eine dauerhafte Glucocorticoidtherapie durchgeführt wird, was zu einer vollständigen oder partiellen Suppression der endogenen Aktivität der Hypophysen-Nebennierenrinden-Achse geführt hat.

Pathogenese, Klinik und Diagnostik

Bei zahlreichen Erkrankungen wird der antiinflammatorische Effekt der Glucocorticoidtherapie ausgenutzt; insbesondere beeinflussen ja Glucocorticoide die Verteilung und Anordnung von Lymphozyten und Monozyten, bewirken eine Depletion an T-Lymphozyten, eine verringerte Chemotaxis und Akkumulation von Monozytenmakrophagen und vermindern die Migration von Eosinophilen. Dies ist beispielsweise für hämatologische, rheumatologische und renale Erkrankungen (nephrotisches Syndrom), für Atemwegserkrankungen (z. B. Asthma bronchiale, Sarkoidose), gastrointestinale Störungen (z. B. Morbus Crohn, Colitis ulcerosa) und endokrinologische Erkrankungen (z. B. endokrine Orbitopathie, Thyroiditis de Quervain) von Bedeutung. Hierzu werden heute überwiegend Glucocorticoide mit hoher Rezeptoraffinität und niedriger Plasmahalbwertzeit eingesetzt, in erster Linie Prednisolon und Methylprednisolon.

Klinisch relevante und auch die Operationssituation beeinträchtigende Nebenwirkungen bestehen vor allem bei:
- Suppression der endogenen Hypothalamus-Hypophysen-Nebennierenrindenaktivität,
- metabolischen Veränderungen (Diabetes, Eiweißkatabolismus),
- Osteoporose,
- gastrointestinalen Komplikationen (Ulkusentstehung in Kombination mit Einnahme von nichtsteroidalen Antiphlogistika),
- erhöhter Infektrate,
- kardiovaskulären Komplikationen (Hypertonie in etwa 50% der Fälle),
- Hautveränderungen (Ekchymosen, erhöhte Kapillarfragilität, verminderte Kollagensynthese),
- zentralnervösen Effekten (Steroidpsychose).

Spezielle diagnostische Maßnahmen bei chronischer Glucocorticoidtherapie, wie beispielsweise die Durchführung eines ACTH-Stimulationstestes präoperativ, sind bei einem pragmatischen Vorgehen hinsichtlich der perioperativen Substitution nicht notwendig.

Perioperative Risiken

Wie mit einer chronischen primären Nebennierenrindeninsuffizienz, sind auch Patienten unter einer dauerhaften Glucocorticoidtherapie (z. B. Einnahme von mehr als 10 mg Prednisolon über ein halbes Jahr) gefährdet und benötigen eine zielgerichtete Substitutionstherapie.

Medikamentöse Therapie

Eine Substitutionstherapie mit Cortisol sollte bei allen Patienten durchgeführt werden, die bis mindestens 3–4 Monate vor der Operation eine höhere Dosis von Glucocorticoiden (oberhalb von 7,5–10 mg) erhalten haben. Selbstverständlich gilt dies ohnehin für alle Patienten unter einer laufenden Glucocorticoidbehandlung. Im Einzelfall sollte man sich immer eher für eine Substitutionstherapie, die ja ohnehin nur über wenige Tage durchgeführt wird, entscheiden, da die möglichen Nebenwirkungen einer solchen Maßnahme deutlich geringer sind als die Konsequenzen einer nicht ausreichenden Substitution.

Ähnlich wie bei Patienten mit einem Morbus Addison auch, werden bei großen operativen Eingriffen 100 mg Hydrocortison i. v. vor Beginn der Operation gegeben, dann 100 mg i. v. als Infusion während der ersten 6 Stunden der Operation und während der folgenden 18 Stunden weitere 100 mg i. v. als Dauerinfusion (in physiologischer Kochsalz- oder 5%iger Glucoselösung). Bei einer komplikationslosen postoperativen Entwicklung werden etwa 200 mg Hydrocortison i. v. über die 2 postoperativen Tage verabreicht, dann wird im Verlauf von 5 Tagen schrittweise zunächst auf die Erhaltungsdosis von Hydrocortison (20 mg morgens und 10 mg nachmittags) reduziert. Bei klinischer Stabilisierung wird wieder auf die präoperativ gegebene Dosis des jeweiligen Glucocorticoides zur Weiterführung der Therapie der Grunderkrankung umgestellt (21).

Ein mögliches Absetzen der Glucocorticoidtherapie sollte jedoch nur in enger Zusammenarbeit mit dem Internisten erfolgen; in dieser Situation ist auch die Indikation zur Überprüfung der endogenen Hypophysen-Nebennierenrinden-Aktivität gegeben.

Phäochromozytom

Definition

Beim Phäochromozytom handelt es sich um einen katecholaminproduzierenden Tumor, der von intra- und auch extraadrenalen chromaffinen Zellen ausgeht.

Pathogenese, Klinik und Diagnostik

Das Phäochromozytom ist ein seltener Tumor; etwa 0,4–0,6% aller Patienten mit einer diastolischen Hypertonie leiden an einem Phäochromozytom. In etwa 85% der Fälle liegen die Tumoren intraadrenal, in etwa 15% extraadrenal. Die klinischen Eigenschaften sind Ausdruck der vermehrten Sekretion der Katecholamine Noradrenalin und Adrenalin. Leitsymptom ist die arterielle Hypertonie, die intermittierend sein kann oder auch als Dauerhypertonus imponiert. Tachykardien, Unruhe, Tremor und Gewichtsabnahme sind weitere Symptome.

Die endokrinologische Diagnostik beruht auf der Bestimmung der freien Katecholamine im 24-Stunden-Urin und der Durchführung von Suppressionsverfahren (Clonidintest). Die bildgebenden Verfahren bestehen aus Sonographie, CT und MIBT-Szintigraphie, die alle zum Einsatz kommen müssen; insbesondere die Szintigraphie mit MIBG ist unverzichtbar und komplementär zur CT (bzw. MRT) zu sehen.

Perioperative Risiken

Unerkannt oder nicht ausreichend vorbehandelt besteht eine außerordentlich hohe intraoperative Letalität, die bis zu 50% betragen kann. Daher ist neben der rationellen Diagnostik auch eine sehr sorgfältige, über zwei Wochen dauernde Vorbehandlung der Patienten bis zum Operationszeitpunkt von vitaler Bedeutung. Insbesondere dient die Behandlung dabei der Prävention hypertensiver Krisen, der Volumenrepletion und auch der Prävention von Arrhythmien (Tab. 15.**16**).

Medikamentöse Therapie

Präoperativ. Da Noradrenalin überwiegend ein α-Rezeptor-stimulierendes Hormon ist, während Adrenalin α- wie auch β-adrenerge Effekte besitzt, ist das Hauptziel der medikamentösen Behandlung die Gabe von α-Rezeptor-blockierenden Substanzen. Hierüber kommt es zu einer Aufhebung der katecholamininduzierten Vasokonstriktion und einer Volumenrepletion.

Von den meisten Zentren wird zur präoperativen Behandlung Phenoxybenzamin eingesetzt, ein nicht spezifischer α-Rezeptor-Antagonist. Mit der Behandlung wird etwa 2 Wochen vor der geplanten Operation begonnen, damit es zu einer ausreichenden Expansion des extrazellulären Volumens kommt. Die Initialdosis liegt bei 2×10 mg und wird sukzessive erhöht auf eine Maximaldosis, die meistens zwischen 120 und 200 mg am Tag liegt (aufgeteilt auf 3–4 Dosen). Relevante Nebenwirkungen sind orthostatische Hypotonie und Reflextachykardie, gastrointestinale Beschwerden, Miosis und verstopfte Nase. Insbesondere ein Anschwellen der Nasenschleimhaut gilt als Hinweis auf eine präoperativ effektiv durchgeführte Rezeptorblockade.

Ein weiteres Medikament, welches präoperativ eingesetzt werden kann, ist der α_1-postsynaptische Antagonist Prazosin. Initialdosis 0,5 mg, Maximaldosis 6–10 mg am Tag, dabei Aufteilung auf 4 Einzeldosen. Nebenwirkungen sind vor allem eine orthostatische Hypotonie und häufige synkopale Zustände. Daneben können auch gleichzeitig α- und β-blockierende Substanzen sowie α-Methylparatyrosin genannt werden, das das geschwindigkeitsbestimmende Enzym der Katecholaminbiosynthese, Tyrosinhydroxylase, kompetetiv inhibiert. Die letztgenannte Substanz führt bei einer Applikation von 1–4 g am Tag zu einem 50- bis 80%igen Abfall der Katecholaminsynthese, ist aber vor allen Dingen wichtig für die chronische Behandlung des malignen Phäochromozytoms, falls hier kein α-Rezeptor-Blocker gegeben werden kann.

Wir favorisieren in jedem Fall die Applikation von Phenoxybenzamin, hiermit liegen die meisten Erfahrungen in der präoperativen Situation vor. Wenn sich das Blutdruckverhalten unter Phenoxybenzamin nicht normalisiert, kann additiv Prazosin oder α-Methylparatyrosin einschleichend gegeben werden. Hinsichtlich der optimalen präoperativen Behandlungsdauer wurden als Entscheidungshilfen von anästhesiologischer Seite genannt, daß

- der Blutdruck 48 Stunden vor der Operation konstant unterhalb von 165/90 mmHg liegen soll.
- eine milde orthostatische Hypotonie vorhanden sein sollte,
- im EKG über eine Zeitraum von zwei Wochen keine ST-Strecken- oder T-Wellen-Veränderungen bestehen sollten,
- pro 5 Minuten nicht mehr als eine ventrikuläre Extrasystole nachweisbar sein sollte.

Eine besondere Behandlung erfordert die *hypertensive Krise* bei bekanntem (oder vermutetem) Phäochromozytom. Hier ist das Mittel der Wahl Phentolamin, ein kompetitiver α-Rezeptor-Antagonist mit vergleichbarer Affinität für α_1- und α_2-Rezeptoren. Der blutdrucksenkende Effekt hält über 20 Minuten an und ist nach i.v. Applikation deutlich ausgeprägter als nach oraler. Die Dosis beträgt 5 mg und wird zunächst als Bolus verabreicht, anschließend erfolgt der Übergang auf eine Phentolamin-

Tabelle 15.**16** Präoperative medikamentöse Behandlung des Phäochromozytoms

Behandlungsziel	Medikament
Behandlung und Prävention hypertensiver Krisen	Phentolamin, Natriumnitroprussid, Calciumantagonisten
Präoperative Blutdruckkontrolle	Phenoxybenzamin, Prazosin, Labetol, α-Methylparatyrosin, Calciumantagonisten, ACE-Hemmer
Behandlung und Prävention von Arrhythmien	β-Rezeptoren-Blocker (nur nach effektiver α-Blockade), Lidocain, Amiodaron

infusion, anfänglich 1 mg/min. Eine effektive Reduktion der Blutdruckwerte nach der Gabe von Phentolamin stellt gleichzeitig auch einen diagnostischen Hinweis auf das Vorliegen eines Phäochromozytoms dar (9).

Intraoperativ. Es gibt in der Medizin kaum eine vergleichbare Situation, in der eine so enge Zusammenarbeit zwischen Internisten, Chirurgen und Anästhesisten notwendig ist. Die intra- und postoperativ auftretenden Kreislaufprobleme (Blutdruckspitzen, aber auch therapierefraktäre Hypotonie) machen ein rasches und abgestimmtes Handeln notwendig. Die Medikation mit dem α-Blocker sollte bis zum Vorabend der Operation beibehalten werden, bei frühzeitiger Operation am kommenden Morgen kann auf eine Gabe am Operationstag verzichtet werden. Unabhängig von der Durchführung der kompletten α-Rezeptor-Blockade treten bei den meisten Patienten intraoperativ Blutdruckspitzen mit systolischen Werten von über 200 mmHg auf. Gründe sind die durch Anästhesie und Operation bedingte Aktivierung des sympathischen Nervensystems wie auch die direkte Palpation des Tumors. Diese Episoden werden intraoperativ am besten durch Gabe von Phentolamin (2–5 mg i.v.) oder Nitroprussid-Natrium (0,5–10 µg/kgKG/min) beherrscht. Intraoperativ auftretende Arrhythmien, insbesondere ventrikuläre Extrasystolen, werden durch Lidocain (15–200 mg) oder Propranolol (0,5–1 mg) behandelt. Nach Entfernung des Tumors und somit Ausschaltung der venösen Drainage tritt als Folge der abrupt verminderten Katecholaminsekretion häufig eine Hypotonie auf. Die Behandlung der Wahl besteht hier in der raschen Repletion des Plasmavolumens durch physiologische Kochsalz- und kolloidhaltigen Lösungen. Auf keinen Fall sind pressorische Substanzen indiziert.

Postoperativ. Jetzt kann für Tage eine behandlungsbedürftige Hypotonie auftreten, die in erster Linie Ausdruck der folgenden Mechanismen ist:
- Veränderungen der Gefäßcompliance nach Entfernung des Tumors.
- Residualeffekte der präoperativen Medikation, da die Effekte der Blockade erst nach ca. 2 Tagen nachlassen.
- Blutverluste, da bei persistierender Hemmung der Vasokonstriktion durch α-Rezeptoren-Blockade bereits kleinere Blutungen schlecht sistieren.
- Ausgeprägte Kardiomyopathie.

Therapie der Wahl ist hier der Flüssigkeitsersatz, wobei in den ersten zwei postoperativen Tagen häufig die $^1/_2$ bis $1^1/_2$fache Gabe des Plasmavolumens notwendig ist. Eine Hypertonie aufgrund einer absoluten oder relativen Hypervolämie kann am effektivsten durch die i.v. Verabreichung von Furosemid behandelt werden. Persistierende hypertone Werte weisen auf das Vorliegen eines Resttumors hin bzw. auch eine vorbestehende essentielle Hypertonie aufgrund struktureller Gefäßwandadaptationen bei langbestehendem Phäochromozytom.
Die Nachsorge hinsichtlich Blutdruckverhalten, Rezidiv oder Resttumor muß mit großer Sorgfalt und in regelmäßigen Abständen von zunächst 3–6 Monaten, dann jährlich durchgeführt werden. Als Basisprogramm werden Blutdruckkontrolle, Katecholaminbestimmung und eine Abdomensonographie durchgeführt. Ein multiple endokrine Neoplasie muß durch entsprechende endokrine und molekulargenetische Untersuchungen ausgeschlossen werden (15).

Arterielle Hypertonie

Definition

Systolische und diastolische Blutdruckwerte stellen einen erheblichen Risikofaktor für kardiovaskuläre Komplikationen dar. Die Abgrenzung hypertoner von normotonen Werten ist willkürlich und daher zum Teil auch unterschiedlich festgelegt. Die Deutsche Liga zur Bekämpfung des hohen Blutdruckes definiert als obere Normgrenze des Blutdruckes bei Erwachsenen für den systolischen Blutdruck 140 mmHg bis zum 54. Lebensjahr und 160 mmHg ab dem 65. Lebensjahr und für den diastolischen Blutdruck 90 mmHg für jedes Lebensalter. Das Joint-National-Committee on Detection, Evaluation and Treatment of High Blood Pressure der USA definiert als milde Hypertonie Werte zwischen 140 und 180 mmHg systolisch und/oder 90–105 mmHg diastolisch. Eine Untergruppe ist die Grenzwerthypertonie mit systolischen Werten zwischen 140 und 160 mmHg und/oder diastolischen Werten von 90–96 mmHg. Eine moderate und schwere Hypertonie liegt bei systolischen Werten oberhalb von 180 mmHg und/oder diastolischen Werten oberhalb von 105 mmHg vor, eine isolierte systolische Hypertonie bei systolischen Werten oberhalb von 160 mmHg. Eine Behandlungsindikation besteht grundsätzlich mit dem Ziel, normotone Werte unterhalb von 140/90 mmHg zu erzielen; bei diastolischen Werten von 90–95 mmHg steht zunächst eine nichtmedikamentöse Therapie im Vordergrund.

Pathogenese, Klinik und Diagnostik

Die Entstehung der **essentiellen Hypertonie** beruht auf einem polygenetischen und damit multifaktoriellen Geschehen; genetische Ursachen, Adipositas, Ernährung und psychosoziale Einflüsse spielen eine Rolle. Von der essentiellen Hypertonie ist die **sekundäre Hypertonie** zu unterscheiden, die etwa 5–10% aller Hochdruckformen ausmacht. Ihre Entstehung beruht auf renalen (renoparenchymatöse und renovaskuläre Hypertonie), endokrinen (Phäochromozytom, Hyperaldosteronismus, Hyperkortisolismus, adrenale Enzymdefekte) und medikamentösen Ursachen (Östrogene, Glucocorticoide).
Die Klinik der Hypertonie ist uncharakteristisch, im Vordergrund stehen die Konsequenzen und morphologischen Folgen an Myokard, Gehirn, Niere und peripheren Gefäße mit allen Problemen der Arteriosklerose, Myokardhypertrophie und Nierenfunktionseinschränkung.
Die diagnostischen Maßnahmen bei Patienten mit einer arteriellen Hypertonie betreffen vor allem den Ausschluß einer sekundären Ursache, insbesondere renaler und endokriner Natur. Hier wird auf die entsprechende Literatur verwiesen (10, 12, 15).

Präoperative Risiken

Eine schlecht eingestellte Hypertonie bedeutet in jedem Fall eine Erhöhung des intraoperativen Risikos und die Möglichkeit der hypertensiven Krise und Rhythmusstörungen. Eine sorgfältige Blutdruckeinstellung ist daher präoperativ unbedingt anzustreben.

Medikamentöse Therapie

Präoperativ. Für die Therapie der Hypertonie stehen zahlreiche Medikamente zur Verfügung, wobei sich im Einzelfall nicht voraussagen läßt, auf welches Antihypertensivum ein Patient mit erhöhtem Blutdruck am besten anspricht. Zur Initialtherapie stehen β-Blocker, Diuretika, Calciumantagonisten, ACE-Hemmer und α₁-Blocker im Vordergrund, wobei eine Differentialtherapie aufgrund begleitender Erkrankungen möglich und sinnvoll ist (Tab. 15.17).

Eine Kombinationstherapie ist dann induziert, wenn mit Hilfe der Monotherapie Blutdruckwerte unter 140/90 mmHg nicht zu erreichen sind. Bevorzugte Kombinationsmöglichkeiten sind Diuretikum, β-Blocker und Vasodilatator (ACE-Hemmer, Calciumantagonist) oder Diuretikum, ACE-Hemmer und Calciumantagonist, auch Diuretikum und zentral wirksame Substanzen (Urapidil, Clonidin). Wird ein β-Blocker mit einem Calciumantagonisten kombiniert, ist darauf zu achten, daß es sich hier nicht um einen Calciumantagonisten vom Verapamil- oder Diltiazemtyp handelt (5, 17).

Unter den **Diuretika** kann an dieser Stelle differenziert werden in Thiazid- und Schleifendiuretika; als Thiaziddiuretikum können z. B. Hydrochlorothiazid (Tagesdosis 0,5–50 mg) und Indapamid (Tagesdosis 2,5 mg) genannt werden. Nebenwirkungen sind Hypokaliämie und Hyperurikämie. Schleifendiuretikum der Wahl ist Furosemid (Dosierung nach Grad der Nierenfunktionseinschränkung zwischen 40 und 500 mg/d). Weiterhin sind kaliumsparende Diuretika zu nennen, hier insbesondere die Kombination von 25 mg Hydrochlorothiazid und 50 mg Triamteren.

Unter den **β-Rezeptoren-Blockern** kann unterschieden werden in nicht β₁-selektive und relativ β₁-selektive Substanzen. Zur erstgenannten Gruppe zählen beispielsweise Pindolol (Tagesdosis 10–20 mg) und Propranolol (Tagesdosis von 2 × 40 bis 2 × 80 mg). Wesentliche Nebenwirkungen sind Bradykardie, Bronchospasmus und Kältegefühl der Extremitäten. Relevante Kontraindikationen umfassen obstruktive Lungenerkrankung, AV-Block II. und III. Grades und manifeste Herzinsuffizienz. Zur Gruppe der relativ β₁-selektiven Substanzen zählen z. B. Metoprolol in einer Tagesdosis von 50 bis maximal 200 mg oder Atenolol in einer Tagesdosis von 25–100 mg. Nebenwirkungen und Kontraindikationen wie oben.

Als **Calciumantagonisten** vom Dihydropyridintyp sind zu nennen: Substanzen wie Felodipin (5–10 mg Tagesdosis), Nifedipin (40–60 mg Tagesdosis) und Nitrendipin (10–20 mg Tagesdosis). Nebenwirkungen sind vor allem Kopfschmerz, Exanthem, Flush und Ödeme.

Diltiazem wird in einer Tagesdosis von 90–180 mg gegeben, Verapamil in einer Tagesdosis von 1 bis 2 × 240 mg. Nebenwirkungen wie oben, zusätzlich AV-Überleitungsstörungen (cave gemeinsame Gabe mit β-Blockern).

ACE-Hemmer sind beispielsweise Captopril in einer Tagesdosis von 2 × 12,5 bis 3 × 50 mg (nach Nierenfunktion), Enalapril von 2,5–40 mg, Ramipril von 1,25–10 mg und Perindopril von 2–4 mg. Relevante Nebenwirkungen sind Husten, Exanthem, Geschmacksstörungen und angioneurotisches Ödem. Insbesondere bei Diuretikavorbehandlung ist ein starker Blutdruckabfall bei Behandlungsbeginn möglich.

Ein Beispiel für einen postsynaptischen α₁-Rezeptoren-Blocker ist das Doxazosin in einer täglichen Dosis von 1–16 mg. Eine sehr langsame einschleichende Anfangsdosierung ist notwendig wegen der Gefahr der orthostatischen Hypotonie.

Tabelle 15.**17** Differentialtherapeutische Aspekte in der Hochdruckbehandlung

Alter > 65	Diuretika und Calciumantagonisten bevorzugen
Linksherzhypertrophie	ACE-Hemmer, β-Blocker, Calciumantagonisten, Clonidin
Koronare Herzkrankheit	β-Blocker, Calciumantagonisten
Herzinsuffizienz	ACE-Hemmer, Diuretika
Niereninsuffizienz	bei Serumcreatinin > 2,0 mg/dl Schleifendiuretika, cave Kaliumanstieg bei kaliumsparenden Diuretika, v. a. in Kombination mit ACE-Hemmern
Obstruktive Lungenerkrankung	Calciumantagonisten, ACE-Hemmer, α₁-Blocker
Diabetes mellitus	bevorzugt ACE-Hemmer und Calciumantagonisten
Gicht/Hyperurikämie	Zurückhaltend mit Diuretika
Hyperlipoproteinämie	noch keine gesicherten Empfehlungen, ACE-Hemmer, Calciumantagonisten, α-Blocker, Urapidil und Clonidin haben keinen negativen Einfluß
Gravidität	α-Methyldopa oder selektive β₁-Blocker bevorzugen

Zentral wirksame Substanzen sind vor allem Clonidin in einer Dosis von zweimal 0,75–0,3 mg, weiterhin auch Urapidil, das außerdem ein postsynaptischer α_1-Rezeptoren-Blocker ist (Dosis von 2- bis 3mal 60 oder 90 mg). Nebenwirkungen können hier Bradykardien und Sedierung sein.

Da zwischen diesen Substanzen auch zahlreiche Interaktionen bestehen, sollte die Hochdruckeinstellung nur in enger Absprache mit erfahrenen internistischen Kollegen erfolgen.

Eine Notfallsituation stellt die hypertensive Krise dar; diese kann, wenn sie präoperativ auftritt, zunächst mit 10–20 mg Nifedipin behandelt werden. Hierzu muß die Kapsel zerbissen und der Inhalt mit Flüssigkeit geschluckt werden. Bei drohendem Lungenödem unbedingt zusätzlich 20–40 mg Furosemid i.v. applizieren! Zusätzlich Nitrogabe (2–3 Hübe Glyceroltrinitrat, bei Nichtansprechen Perfusor). Clonidin kann in einer Dosierung von 0,15 mg i.v. gegeben werden, alternativ 25 mg Urapidil i.v. Anschließend Infusionsbehandlung mit Urapidil-Perfusor; hierzu werden 3 Ampullen à 50 mg auf 50 ml verdünnt (= 3 mg/ml), dann werden je nach Wirkung 10–30 mg/h gegeben. Ein Nifedipin-Perfusor wird hergestellt durch Verdünnung einer Ampulle à 5 mg auf 50 ml, entsprechend 0,1 mg/ml, Dosierung dann 0,6–1,2 mg/d. Anwendung nur unter Lichtschutz. Ziel: RR zunächst nicht unter 160/100 mmHg senken!

Die Therapieüberwachung in der Hochdruckbehandlung umfaßt die regelmäßige Blutdruckmessung, die Erfassung subjektiver und objektiver Nebenwirkungen der Behandlung und die Kontrolle von möglichen Spätkomplikationen. Die Überprüfung mittels 24-h-Blutdruckmessung ist in vielen Fällen sehr sinnvoll.

Intraoperativ. Die intraoperative Blutdruckkrise stellt ein erhebliches Problem dar und ist mit einer erhöhten intraoperativen Letalität assoziiert. Therapie der Wahl ist die rasche i.v. Gabe von Natrium-Nitroprussid oder Urapidil (Perfusordosierung s.o.). Begünstigende Faktoren für einen intraoperativen Blutdruckanstieg sind bestehende arterielle Hypertonie und auch die Art der Operation. Er tritt deutlich häufiger nach Gefäßoperationen auf (z.B. beim abdominellen Aortenaneurysma) als nach intrathorakalen oder anderen abdominellen Operationen.

Grundsätzlich ist auch daran zu denken, daß eine Hypervolämie dem Hochdruck zugrunde liegen kann, in dieser Situation ist die Gabe von Furosemid angebracht.

Literatur

1. Ambrosch, A., A. Pfützner, B. A. H. Ponder, H. Beyer, H. Lehnert: Multiple endokrine Neoplasie Typ 2 A (MEN 2 A) – genetisches Screening bei familiärem Tumorsyndrom. Dtsch. med. Wschr. 120 (1995) 615–619
2. Beyer, J., H. Lehnert: Diagnostik und Differentialdiagnose des primären Hyperparathyreoidismus. In: Beyer, J., Th. Junginger, H. Lehnert, S. Walgenbach: Diagnostische und operative Strategien bei endokrinen Erkrankungen. Sympomed., München 1993 (S. 104–110)
3. Breslow, M. J., C. F. Miller, M. Rogers: Perioperative Management. Mosby, St. Louis 1990
4. Dralle, H., R. Pichlmayr: Risikominderung bei Rezidiveingriffen wegen benigner Struma. Chirurg 62 (1991) 169–175
5. Düsing, R., H. Vetter: Individualisierte Hypertoniebehandlung als neues Therapiekonzept. Internist 32 (1991) 135–138
6. European IDDM Policy Group: Consensus Guidelines for the Management of Insulin-dependent Diabetes. Medicom, Bussum 1993
7. Kemmer, F., J. Plum, B. Grabensee: Diagnostik und Therapie bedrohlicher Störungen des Wasser- und Elektrolythaushaltes. Internist 32 (1991) 206–219
8. Lehnert, H.: Addison-Krise. In. Schuster, H.-P.: Innere Medizin der Gegenwart, Bd. 3. (Notfallmedizin) Urban & Schwarzenberg, München 1989 (S. 280–282)
9. Lehnert, H., H. Beyer: Phäochromocytom. In Krück, F., H. Bünte, E. Gladtke, W. Kaufmann, R. Tölle, W. Wilmanns: Therapie-Handbuch. Urban & Schwarzenberg, München 1992 (S. 1–10)
10. Lehnert, H., J. Hensen: Diagnostik der endokrin-bedingten arteriellen Hypertonie. In Allolio, B., J. Herrmann, Th. Olbricht, K. H. Rudorff, H. M. Schulte: 2. Intensivkurs für klinische Endokrinologie. PMI Verlag, Frankfurt 1993 (S. 213–229)
11. Lehnert, H., H. L. Fehm, J. Köbberling, R. Ziegler: Endokrines Pankreas und gastrointestinale Hormone. In Ziegler, R., C. R. Pickardt, R. Willig: Rationelle Diagnostik in der Endokrinologie. Thieme, Stuttgart 1993 (S. 115–136)
12. Lehnert, H., H.-G. Dörr, R. Ziegler: Nebennierenmark. In Ziegler, R., C. R. Pickardt, R. Willig: Rationelle Diagnostik in der Endokrinologie. Thieme, Stuttgart 1993 (S. 167–185)
13. Lehnert, H., J. Beyer: Präoperative Vorbehandlung: Säure-Basenhaushalt. In: Dick, W., H. P. Schuster: Prä- und postoperative Behandlung. Wiss. Verlagsges., Stuttgart 1995 (S. 114–124)
14. Lehnert, H., G. Schulz, J. Beyer: Präoperative Vorbehandlung: Wasser- und Elektrolythaushalt. In: Dick, W., H. P. Schuster: Prä- und postoperative Behandlung. Wiss. Verlagsges., Stuttgart 1995 (S. 101–113)
15. Lehnert, H., D. Kopf, J. Hensen: Endokrine Tumoren. Bundesdruckerei, Frankfurt 1995
16. Man, S., J. Hugh, M. D. Carroll: Disorders of sodium metabolism. Crit. Care Med. 20 (1992) 94–103
17. Memorandum WHO/ISH – Meeting 1993. Guidelines for the Management of Mild Hypertension. ISH Hypertension News 1993
18. Mizock, B. A., J. L. Falk: Lactic acidosis in critical illness. Crit. Care Med. 20 (1992) 227–239
19. Nolte, W., R. Müller, M. Hüfner: Die Behandlung jodinduzierter Hyperthyreosen. Med. Klinik 90 (1995) 246–253
20. Nussbaum, S. R.: Pathophysiology and management of severe hypercalcemia. Endocrinol. Metab. Clin. N. Amer. 22 (1993) 343–362
21. Salem, M., R. Tainsh, J. Bromberg, D. L. Lorianx, B. Chernow: Perioperative glucocorticoid coverage. Ann. Surg. 219 (1994) 416
22. Schrier, R. W.: Treatment of hyponatremia. New Engl. J. Med. 312 (1985) 1121–1123
23. Werbel, S., P. Ober: Acute adrenal insufficiency. Endocrinol. Metab. Clin. N. Amer. 22 (1993) 303–328
24. Wettengel, R. et al: Empfehlungen der deutschen Atemwegsliga zum Asthmamanagement bei Erwachsenen und Kindern. Med. Klin. 89 (1994) 57

16 Chirurgische Intensivtherapie

Allgemeine Grundsätze

H. Lippert und G. Weiß

Intensivstationen sind zur Überwachung und Therapie von Patienten mit gestörten oder bedrohten Vitalfunktionen heute unentbehrlich. Neben dieser Aufgabe steht die Behandlung des Grundleides, so daß sich in den letzten Jahren zunehmend fachspezifische Intensivstationen herausgebildet haben. Die Ausweitung operativer Eingriffe unter anderem auch auf Risikopatienten macht eine postoperative Therapie auf solchen Stationen zur Conditio sine qua non.

Bei der Behandlung von Patienten postoperativ bzw. nach Komplikationen und Notfällen konzentrieren sich die Bemühungen zunächst auf die lebenswichtigen Elementarfunktionen wie Atmung, Kreislauf, Temperatur- und Stoffwechselregulation. Die Prüfung der Bewußtseinslage auf Erhalt der Schutzreflexe und der Atmung steht an erster Stelle. Durch die Narkose ist hier oft noch eine Beeinträchtigung zu erwarten. Neben der klinischen Einschätzung des Patienten (Atemfrequenz, -tiefe; Hautkolorit; Atemnebengeräusche) hat sich heute die Messung der Sauerstoffsättigung mittels Pulsoximetrie bzw. Kapnometrie bei beatmeten Patienten als Routineverfahren durchgesetzt. Intermittierend erfolgen Blutgasanalysen, v. a. zur Abklärung von Ventilationsstörungen mit Hyperkapnien und einer evtl. notwendigen Beatmungstherapie.

Gleichzeitig ist es notwendig, Störungen des Herz-Kreislauf-Systems zu diagnostizieren. Routinemäßig erfolgt die Registrierung der Herzfrequenz und des Herzrhythmus sowie des nichtinvasiv bzw. invasiv über arterieller Kanülierung gemessenen Blutdrucks. Die Körpertemperatur, oft infolge langer Operationszeiten durch Auskühlung des Patienten erniedrigt, kann intermittierend oder dauernd durch Meßfühler abgeleitet und gemessen werden. Hypothermie kann zu schweren Herzrhythmus- und metabolischen Störungen führen. Eine Kontrolle der Nierenfunktion wird neben laborchemischer Überwachung über eine Ausscheidungsbilanzierung gewährleistet. Laborkontrollen richten sich nach dem Zustand des Patienten und oft nach der Art der operativen Versorgung, sollten aber immer Hb, HK, Blutzucker und Elektrolyte überwachen.

Die postoperative Schmerztherapie ist eine weitere wichtige Behandlungssäule in der Behandlung des Patienten. Eine spezielle medikamentöse Therapie ist nur in Kenntnis von Grund- und Begleitkrankheiten des Patienten, des aktuellen klinischen Bildes und der infolge des operativen Eingriffs notwendigen Medikation möglich.

Wichtig in der chirurgischen Intensivmedizin ist die Kontrolle und Überwachung der intraoperativ gelegten Drainagen, geben sie doch oft Hinweise auf Komplikationen bzw. auf einen normalen postoperativen Verlauf. Ebenso wichtig ist die Dokumentation der Funktion des Gastrointestinaltraktes (Paralyse, gastraler Reflux, Stuhlgang, Bauchdeckenspannung usw.).

Bei den Komplikationen in der operativen Medizin unterscheidet man Früh- und Spätkomplikationen. Sind die Frühkomplikationen oft durch Operation (z.B. Blutung) und Narkose (Narkoseüberhang) bedingt, ergibt sich eine Vielzahl von multifaktoriell bedingten Spätkomplikationen. Neben direkt operativ bedingten Komplikationen, wie Störung der Wundheilung, Abszesse, Anastomoseninsuffizienzen, gibt es viele allgemeine Komplikationen (z.B. Thrombembolien, Pneumonien, Myokardinfakt, diabetische Entgleisung), die oft auch in Zusammenhang mit Begleiterkrankungen bzw. dem präoperativen Zustand des Patienten stehen.

Die Intensivüberwachung und -therapie soll durch optimale Patientenbetreuung helfen, diese Komplikationen gering zu halten, rechtzeitig zu erkennen und therapieren zu können. Wichtige postoperative Risikofaktoren sind neben unzureichender Überwachung unzureichende Atemtherapie, inadäquate Volumensubstitution, unzureichende Ernährung, Stoffwechsel- und Mineralhaushaltentgleisungen, ungenügende Mobilisation und mangelnde Hygiene.

Am häufigsten finden sich in der operativen Medizin lokale und systemische Infektionen, respiratorische Insuffizienzen, akute Nierenversagen, paralytischer Ileus, Gerinnungsstörungen, Stoffwechselentgleisungen, Blutungen und psychische Störungen.

Akute respiratorische Insuffizienz

L. Kochilas und St. Geroulanos

Die akute respiratorische Insuffizienz ist eine häufig auftretende Komplikation. Respiratorische Störungen sind verantwortlich für den größten Teil der postoperativen Morbidität und Mortalität: Laut einer Studie sind etwa 24 % der früh postoperativ auftretenden Todesfälle respiratorischen Komplikationen zuzuschreiben (1). Der respiratorischen Insuffizienz liegen bei prä- oder postoperativen Patienten (einschließlich nicht unbedingt operationsbedürftiger Patienten, wie z. B. Traumapatienten) unterschiedliche Ursachen zugrunde. Verschiedene pathophysiologische Syndrome, die oft in Kombination bei einem Patienten in der Chirurgie auftreten, können differenziert werden.

Perioperative respiratorische Insuffizienz wird meistens durch Lungenödem und Atelektase gekennzeichnet. Hypoventilation und Aspiration sind ebenfalls oft beteiligt. Verschiedene Risikofaktoren prädisponieren zur Entwicklung respiratorischer Komplikationen. Das Erkennen und Vermeiden solcher Risikofaktoren sowie auch die frühzeitige Identifizierung und sofortige Behandlung dieser Komplikationen sind außerordentlich wichtig für das Überleben der schwerkranken Patienten. Das akute Versagen der respiratorischen Funktion stellt den Arzt vor die Notwendigkeit, diagnostische Überlegungen sofort in therapeutische Aktionen umzusetzen. Ziel der Behandlung ist die Wiederherstellung der Gewebeoxygenierung, indem die respiratorische Funktion unterstützt wird und gleichzeitig die spezifische Therapie der vorliegenden Störung.

Definition

Eine respiratorische Insuffizienz entsteht durch gestörten Gasaustausch und ist durch Hypoxämie und/oder Hyperkapnie gekennzeichnet. Definitionsgemäß wird die Diagnose aufgrund von Laborwerten gestellt. Es gibt

Tabelle 16.1 Definition der respiratorischen Insuffizienz und Indikationen für die Unterstützung der Beatmung (nur für Erwachsene)

Parameter	Normwerte	Indikationen zur Intubation
Oxygenierung		
P_{aO_2} (mmHg)	80–95[a]	< 70[b]
AaD_{O_2} (alveoloarterielle O_2-Differenz in mmHg)	25–50[c] 5–20[a]	> 450[c]
$\dot{Q}_s/\dot{Q}_t$ (Shuntvolumen in % des Herzzeitvolumens)	5	> 20
Ventilation		
P_{aCO_2} (mmHg)	35–45	> 55[d]
V_D/V_T (Totraumquotient)	0,2–0,3	> 0,60
Atemfrequenz	12–20	> 35
Atemmechanik		
VC (Vitalkapazität in ml/kgKG)[e]	65–75	< 15
Max. inspiratorischer Druck (cmH$_2$O)	–(75–100)	< –25
C (Compliance in ml/cmH$_2$O)	100	< 25
FEV$_1$ (1-Sek.-Ausatmungskapazität in ml/kgKG)	50–60	< 10
Klinische Indikationen zur Intubation		
Zunehmende Erschöpfung des Patienten (erschwerte Atemarbeit und Tachykardie)		
Fehlende Schutzreflexe		
Somnolenz/Bewußtlosigkeit		
Schwerwiegende Obstruktion der oberen Atemwege		
Akute Verschlechterung der respiratorischen Funktion		
Hämodynamische Instabilität		
Kontrollierte Hypothermie, Hyperventilation und Hypotension		

[a] Bei Raumluftatmung (F_{IO_2} = 0,21).
[b] Bei Zufuhr reinen Sauerstoffs über Maske; Ausnahme zyanotische Herzvitien; im allgemeinen gilt, je älter der Patient ist, desto niedriger ist der Normalwert für den P_{aO_2} (Sollwert = 104 – Alter/4 mmHg).
[c] Bei F_{IO_2} = 1,0 über 15 min.
[d] Ausnahme bilden chronische Lungenkrankheiten unter der Voraussetzung, daß der pH-Wert > 7,30 ist.
[e] Ideales Körpergewicht.

keine strengen Kriterien dazu, aber die meisten Autoren bezeichnen als Hypoxämie einen arteriellen Sauerstoffpartialdruckwert (P_{aO_2}) von unter 50–60 mmHg und als Hyperkapnie einen arteriellen Kohlendioxidpartialdruckwert (P_{aCO_2}) von über 45–49 mmHg. In der täglichen Praxis aber wird die Diagnose der respiratorischen Insuffizienz auch klinisch gestellt und durch die Blutgasanalyse bestätigt.

Eine genauere Definition der respiratorischen Insuffizienz ist in Tab. 16.**1** dargestellt (4). Die aufgeführten Parameter sind grundsätzlich Kriterien zur Intubation und zum Beginn einer maschinellen Beatmung und brauchen nicht unbedingt zu koexistieren. Die Indikation zur Intubation wird jedoch in der Praxis ebenfalls klinisch gestellt, und die entsprechende Entscheidung muß unter Berücksichtigung des gesamten Zustandes des Patienten getroffen werden.

Risikofaktoren

Die Mehrheit der Patienten, die perioperativ eine akute respiratorische Insuffizienz entwickeln, haben einen bekannten präexistierenden Grund dafür. Es kommen eine Reihe exogener und endogener Faktoren in Betracht, die bereits präoperativ bestanden und die die Lungenfunktion negativ beeinflussen können. Es ist aber oft sehr schwierig, den jeweiligen Anteil des einen oder anderen Faktors zu bestimmen, weil die respiratorischen Komplikationen erst durch das individuelle Zusammenspiel dieser Faktoren hervorgerufen werden (5).

Die wichtigsten Riskofaktoren zur Entwicklung respiratorischer Komplikationen (Tab. 16.**2**) sind:
- Lungenvorerkrankung: Die Häufigkeit respiratorischer Komplikationen hängt vor allem vom Schweregrad vorbestehender Lungenfunktionsstörungen ab.
- Art der Operation: Zweihöhleneingriffe weisen das höchste Risiko auf, gefolgt von Thorax- und Oberbauchoperationen. Notfalloperationen ziehen oft respiratorische Komplikationen nach sich.
- Dauer der Operation: Je länger der Eingriff bzw. die Narkose dauert, desto höher ist die Komplikationsrate.
- Alter des Patienten: Kinder im 1. Lebensjahr und Patienten im fortgeschrittenen Alter (> 60 Jahre) tragen ein erhöhtes Risiko für respiratorische Komplikationen.
- Art der Anästhesie: Die unterschiedlichen Narkosemethoden sind mehr oder weniger für postoperative Komplikationen verantwortlich.
- Begleiterkrankungen und insbesondere Herzinsuffizienz: Sie disponieren für eine respiratorische Insuffizienz.

Die Anamnese und die physische Untersuchung können in den meisten Fällen indizieren, welche Patienten ein besonders hohes Risiko für respiratorische Komplikationen tragen. Der Patient sollte nach Dyspnoe (Atemnot), Husten, Auswurf, pfeifender Atmung, vorherigen Thoraxeingriffen, Allergien, Rauchen, der Anwendung von Medikamenten (Bronchodilatatoren, Corticosteroide, Sauerstoff), häufigen oder frischen Pneumonien sowie auch Thrombophlebitiden mit oder ohne Lungenembolien befragt werden. Die Anamnese wird durch die Be-

Tabelle 16.2 Für eine perioperative respiratorische Insuffizienz prädisponierende Faktoren

Allgemeine Faktoren
Alter
Weibliches Geschlecht
Adipositas/Schwangerschaft
Unterernährung mit Hypoproteinämie
Rauchen
Medikamente (z. B. Amiodarone)

Präexistierende Lungenkrankheiten
COPD (chronic obstructive pulmonary disease)
Lungenfibrose
Vermindertes Lungenparenchym (z. B. Lungen- bzw. Lobärresektion, Lungentumor)
Bronchiektasen und Mukoviszidose
Aktive Infektionen der oberen und unteren Luftwege
Vorherige Thoraxeingriffe
Chronischer Bedarf an respiratorischen Medikamenten (Bronchodilatatoren, Corticosteroiden)

Herzkrankheiten/Herzinsuffizienz
Mitralklappenstenose oder -insuffizienz
Chronische Lungenstauung

Andere Krankheiten
Aszites
Neuromuskuläre Erkrankungen
Skelettmißbildungen
ZNS-Störungen (einschließlich verminderter Patientenkooperation)
Nierenversagen
Metabolische Krankheiten (Diabetes mellitus, Hyperthyreose, Hypothyreose, Elektrolytstörungen)

Chirurgische Faktoren
Art der Operation und Schnittführung
Dauer der Operation
Anwendung von extrakorporaler Zirkulation
Anwendung von Hypothermie
Massivtransfusionen
Verspätete Mobilisierung

Primär chirurgisch zu behandelnde Erkrankung
Peritonitis
Pankreatitis
Polytrauma und Verbrennungen
Herzoperation
Lungenoperationen (z. B. Resektion)
Spinalmarkschädigung

Anästhesiologische Faktoren
Art der Anästhesie (Allgemeinnarkose vs. Regional- oder Lokalanästhesie)
Angewendete Medikamente
Dauer der Anästhesie
Flüssigkeitszufuhr
Aspirationsgefahr
Beatmungsmethode
Schmerzkontrolle

funde einer physischen Untersuchung (Zyanose, Atemgeräusche, inspiratorische und exspiratorische Nebengeräusche) vervollständigt. Eine chronische obstruktive Lungenerkrankung (COPD) prädisponiert operierte Patienten zu respiratorischen Komplikationen, besonders wenn es sich um Thorax- oder Oberbaucheingriffe handelt. Rauchen führt zu einer chronischen Bronchitis, und es gibt eine Beziehung zwischen der Schwere des Rauchens und der Inzidenz der postoperativ auftretenden respiratorischen Komplikationen (bei starken Rauchern lag die Inzidenz solcher Komplikationen fünfmal höher als bei Nichtrauchern). Koexistierende Krankheiten von anderen Organsystemen, Adipositas und fortgeschrittenes Alter tragen ebenso, wegen stark reduzierender Vitalkapazität, zu einem erhöhten Risiko für postoperativ auftretende respiratorische Komplikationen bei.

Unabhängig aber von der präoperativen Lungenfunktion des Patienten stellt die Art der geplanten Operation den wichtigsten prognostischen Faktor zur Entwicklung respiratorischer Komplikationen dar. Eine Verminderung der Atemkapazität und des Atemzugvolumens wird nach jeder; v. a. aber einer langdauernden Operation beobachtet. Die Lokalisation und die Schnittlänge beeinflussen in starkem Maße die postoperative respiratorische Funktion; Thorax- und Oberbaucheingriffe tragen die höchste Gefahr für die Entwicklung respiratorischer Komplikationen. Insbesondere nach Operationen, bei denen die Herz-Lungen-Maschine eingesetzt wurde, treten häufiger Störungen der Atemfunktion auf als nach anderen großen Eingriffen. Wenige Stunden nach dem Bypass finden sich in den Lungen ein interstitielles Ödem und gestaute Lungenkapillaren. Eingriffe am Kopf und Hals tragen die Gefahr der akuten Obstruktion der oberen Luftwege durch Hämatome, hypokalzämische Tetanie oder Stimmbandlähmung. Für andere Eingriffe sinkt das Risiko im allgemeinen in dem Maße je größer die Operationsdistanz von Thorax ist. Die Art und Dauer der Anästhesie sowie auch die Dosis der angewendeten Medikamente können die respiratorische Funktion ebenfalls stark beeinflussen.

Die Identifizierung solcher Risikofaktoren reicht nicht zur Vorbeugung und Abschätzung der erwarteten respiratorischen Komplikationen aus. Sie führt aber zu einer ausführlichen präoperativen Lungenfunktionsevaluation und zum Einsetzen von entsprechenden therapeutischen Maßnahmen, die die erkannten Störungen zugunsten des Patienten beeinflussen können. Die Inzidenz der respiratorischen Komplikationen kann deutlich durch eine gute präoperative Evaluation (in nicht akuten Fällen) und durch ausgefeilte chirurgische und anästhesiologische Techniken sowie eine perfekte intensivmedizinische Betreuung gesenkt werden.

Präoperative Vorbereitung und präventive Maßnahmen

Eine ausführliche präoperative Evaluation der respiratorischen Funktion ist obligatorisch, besonders bei Patienten, für die durch die Anamnese und die physische Untersuchung ein erhöhtes Risiko angenommen wird (Tab. 16.**3**) (11, 12). Manchmal kann das Röntgenbild des Thorax zusätzliche Abnomalitäten (wie z. B. Tumoren,

Tabelle 16.**3** Operationsvorbereitung und therapeutische Empfehlungen zur Vorbeugung vor respiratorischen Komplikationen

Präoperative Vorbereitung

Respiratorische Evaluation (Anamnese, körperliche Untersuchung, Blutgasanalyse, Röntgenaufnahme des Thorax und Lungenfunktionstests)

Rauchen einstellen

Gewichtsabnahme

Atemgymnastik

Bronchospasmus beseitigen (ggf. durch Bronchodilatatoren/Corticosteroide)

Behandlung des Cor pulmonale und evtl. Sauerstofftherapie

Antibiotische Behandlung pulmonaler Infekte

Behandlung der Begleiterkrankungen

Operations- und Anästhesiemodifizierung je nach Zustand des Patienten

Verkürzung der Operations- bzw. Anästhesiezeit

Anwendung laparoskopischer Methoden

Anwendung der Regionalanästhesie

Postoperative therapeutische Empfehlungen

Atemtherapie (incentive spirometrie)

Bronchialtoilette (Lagerungsdrainage, Absaugen und Abhusten)

Anwendung von CPAP

Schnelle Mobilisierung

Emboliprophylaxe

Antibiotikaprophylaxe

Infiltrationen usw.) aufzeigen, die durch die Anamnese und die physische Untersuchung nicht erkannt werden konnten. Auffällige Befunde im Röntgenbild des Thorax ergeben sich bei 1,5 % aller Patienten unter 40 Jahren, bei etwa 5 % in der Altersgruppe zwischen 40 und 60 Jahren und bei 6–30 % in der Gruppe über 60 Jahre.

Es gibt Lungenfunktionsstörungen, die nur durch spezielle Lungenfunktionstests (statische und dynamische Lungenfunktionsparameter) entdeckt werden können. Bei einem Drittel der untersuchten Patienten wurde in einer Studie, trotz unauffälliger Anamnese und physischer Untersuchung, eine obstruktive Lungenkrankheit mit Hilfe der Spirometrie diagnostiziert. Die Lungenfunktionsprüfung ermöglicht eine Aussage hinsichtlich der perioperativen Morbidität und Mortalität. Es gibt aber keinen einzelnen Lungenfunktionsparameter, der das Operationsrisiko des individuellen Patienten genau abschätzen kann. Im allgemeinen gilt, je größer die Abweichung der gemessenen Lungenfunktionswerte von den Normwerten ist, desto höher ist das Risiko für schwere respiratorische Komplikationen. Die Rolle der präoperativen Lungenfunktionsprüfung bleibt bis heute umstritten, aber die meisten Autoren empfehlen ihre Durchführung bei Patienten mit bekannter Lungenvorerkrankung und bei Rauchern besonders vor Thoraxeingriffen oder lang dauernden Oberbauchoperationen. Diese Lungenfunktionstests sollen klinisch latente pulmonale Störungen erkennen und charakterisieren. Dadurch werden Fälle identifiziert, bei denen die Durchführung der Operation aufgrund der erwarteten respiratorischen Komplikationen nicht erwünscht ist, dies ist besonders wichtig bei Eingriffen, die die Lungenfunktion (Atemtechnik und Lungendurchblutung) sehr negativ beeinflussen können (z. B. bei Lungenresektionen) sowie auch bei Patienten mit bekannten Risikofaktoren. Eine Lungenfunktionsevaluation sollte generell eine arterielle Blutgasanalyse unter Raumluftbedingungen beinhalten, vor allem dann, wenn die respiratorische Funktion des Patienten in Frage gestellt wird oder die geplante Operation Thorax und Oberbauch betrifft. Durch Spirometrie und arterielle Blutgasanalyse kann die Ventilation und die aktuelle Lungenkapazität bestimmt und der O_2- und CO_2-Austausch zwischen Lunge und Blut eingeschätzt werden (Bestimmung des Ausmaßes von Ventilations- und Oxygenierungsstörungen). Anhand der erworbenen Erfahrung sind folgende Werte mit besonders schlechten respiratorischen Voraussagen assoziiert (2):

- 1-Sekunden-Ausatmungskapazität (FEV_1) < 50 % des Sollwerts; FEV_1 < 0,8 l oder < 40 % des Sollwerts spricht für ein besonders erhöhtes Operationsrisiko.
- FEV_1 / FVC < 30 %.
- Vitalkapazität (VC) < 50 % des Sollwerts.
- Maximale exspiratorische Atemstromstärke (MEFR) < 100 l/min.
- Maximale willkürliche Ventilation (MVV) < 50 l/min.
- Hypoxämie.
- Hyperkapnie (wichtigster negativer prognostischer Faktor).

Eine weitere Evaluierung muß manchmal durchgeführt und evtl. eine geplante Operation oder Anästhesietechnik modifiziert werden, v. a. wenn es sich um eine Lungenresektion handelt. Ein quantitativer Lungenperfusionsscan liefert durch Einschätzung des funktionierenden Lungenanteils eine Aussage über die Möglichkeit der nach der Resektion verbliebenen Restlunge, den Ausfall zu kompensieren. Die postoperative Ausatmungskapazität kann dann indirekt berechnet werden (präoperative FEV_1 × fraktionale Perfusion der restlichen Lunge). Eine postoperativ erwartete FEV_1 < 0,8 l untersagt die Durchführung der geplanten Operation. Eine Diffusionskapazität < 60 % ist ein unabhängiger Risikofaktor zur postoperativen Entwicklung respiratorischer Komplikationen. Schwere Hypoxämie (P_{aO_2} < 50 mmHg) und Hyperkapnie (P_{aCO_2} > 45 mmHg) bei Raumluft und Ruhebedingungen stellen ebenfalls eine Kontraindikation zur Durchführung einer großen Lungenoperation dar.

Unter Berücksichtigung des klinischen Zustandes und der Lungenfunktionswerte kann man therapeutische Eingriffe vornehmen, die die erkannten Störungen zugunsten des Patienten beeinflussen können. Patienten mit Ventilations- und Oxygenierungsstörungen sollten rechtzeitig behandelt werden, um deren respiratorischen Status vor der geplanten Operation zu verbessern, damit sie den operativen Eingriff mit einem den Begleitumständen entsprechenden akzeptablen Risiko tolerieren können. Gewichtabnahme, Aufgabe des Rauchens, Diuresis, wiederholte Bronchialtoilette (Lagerungsdrainage, abhusten lassen), Atemübungen und Diaphragma-„Training" und Behandlungen mit Bronchospasmolytika oder Antibiotika werden entsprechend empfohlen und präoperativ eingesetzt. Eine lang andauernde Operation und Anästhesie haben einen negativen Einfluß auf die postoperative Lungenfunktion, besonders wenn ein extrakorporales Kreislaufsystem benutzt wird (z. B. bei Herzoperationen) oder wenn während des Eingriffes ein Lungenteil kollabiert bleiben soll (z. B. bei Lungenresektionen). Aus diesem Grund ist eine Verkürzung der Operations- und Beatmungszeit sehr erwünscht. Die Anwendung laparoskopischer Methoden und das Verfahren der Regionalanästhesie sind mit geringeren respiratorischen Komplikationen assoziiert. Die Gefahr, daß sich ein ARDS (acute adult respiratoy distress syndrome) (vgl. S. 171, 848) entwickeln könnte, wird verringert, indem man Transfusionen vermeidet; sorgfältige Hämostase und Autotransfusionen können dabei hilfreich sein. Die Rolle der verschiedenen Filter, die Mediatoren blockieren können, steht heute unter intensiver Forschung.

Postoperativ sind eine adäquate Schmerz- und respiratorische Physiotherapie sowie die schnelle Mobilisierung des Patienten obligatorisch. Niedermolekulares Heparin wird heutzutage prophylaktisch in der postoperativen Behandlung gegen venöse Thrombosen und Lungenembolien eingesetzt. Während der Intubation und solange der Patient intubiert bleibt, muß auf eine Aspiration geachtet werden. Patienten mit erhöhtem Aspirationsrisiko (z. B. bei intestinaler Obstruktion oder mit Mageninhalt) können wach intubiert werden, und es müssen besondere Techniken (Sellick-Handgriff und Hochlagerung des Oberkörpers) angewendet werden. Lage und Durchgängigkeit der Magensonde sollten regelmäßig überprüft werden, und zu Ernährungszwecken sollten besser Dünndarmsonden benutzt werden.

Die bakteriellen Lungenentzündungen bleiben eine wichtige Ursache der akuten respiratorischen Insuffizienz in der chirurgischen Intensivstation. Deshalb müssen die Patienten regelmäßig auf Infektionszeichen untersucht werden und jeglicher Verdacht auf eine Infektion sollte aggressiv mit Antibiotika behandelt werden. Ergeben die Voruntersuchungen bei elektiven Eingriffen, daß der respiratorische Zustand des Patienten durch eine entsprechende Behandlung verbessert und hierdurch das Risiko gesenkt werden kann, sollte die Operation verschoben werden. Für Patienten mit einem unakzeptablem Risiko und ohne realistische Chancen einer Verbesserung sollten nichtoperative alternative Lösungen in Betracht gezogen werden.

Ätiologie und Pathogenese

Eine respiratorische Insuffizienz kann auftreten, wenn das Lungenparenchym (einschließlich des Systems der unteren Luftwege und Lungengefäße) und/oder der Atembetrieb (zentrales und peripheres Nervensystem, respiratorische Muskeln, Thoraxwand, Pleura und obere Luftwege) geschädigt werden. Bei der akuten respiratorischen Insuffizienz kann man zwei Störungen unterscheiden: die hyperkapnische Insuffizienz (Versagen der Atempumpe und die normokapnische Insuffizienz (Lungenversagen) (5, 7).

Hyperkapnische respiratorische Insuffizienz („pump failure"): Hierbei handelt es sich um eine inadäquate Ventilation, die zur Hyperkapnie und evtl. zur Hypoxämie führen kann (s.u). Die Hypoventilation bei spontan atmenden Patienten hat ihre Ursache in Störungen der Atemmechanik oder in einer Atemdepression; respiratorische Muskelerschöpfung, neuromuskuläre Krankheiten, ZNS-Atemdepression und allgemeine mechanische Probleme (Obstruktion der oberen Luftwege, Pleuraerguß, Skoliose Aszites, Adipositas) können allein oder in verschiedenen Kombinationen auftreten. Bei beatmeten Patienten müssen in erster Linie inadäquates Atemhubvolumen und mechanische Probleme jeglicher Art ausgeschlossen werden (Tab. 16.4).

Normokapnische respiratorische Insuffizienz (Gasaustauschstörung): Sie entsteht durch Lungenparenchymerkrankungen und wird grundsätzlich von Hypoxämie charakterisiert. Anfänglich wird keine Hyperkapnie beobachtet, sondern es findet sich ganz im Gegenteil eher eine Hypokapnie als Reaktion der reflektorischen Hyperventilation auf die Hypoxämie, und erst wenn das Atemversagen dekompensiert, erfolgt ein P_{aCO_2}-Anstieg auf übernormale Werte (Tab. 16.4).

In beiden Fällen können Hypoxämie und Hyperkapnie durch verschiedene pathophysiologische Mechanismen und deren Kombination entstehen (Tab. 16.5).

1. Hypoventilation entsteht durch die Verminderung der Alveolarbelüftung infolge des inadäquaten Atemminu-

Tabelle 16.4 Ätiologie der akuten respiratorischen Insuffizienz

Hyperkapnische respiratorische Insuffizienz ($P_{aCO_2}\uparrow$, $AaD_{O_2}\leftrightarrow$, $P_{aO_2}\leftrightarrow$ oder $\downarrow$)	Normokapnische respiratorische Insuffizienz ($P_{aO_2}\downarrow$, $AaD_{O_2}\uparrow$, $P_{aCO_2}\leftrightarrow$ oder $\uparrow$)
Spontan atmende Patienten	**Reine pulmonale Ursachen**
Respiratorische Muskelerschöpfung, Schwäche, Müdigkeit	Erkrankungen der unteren Luftwege (Asthma und chronische obstruktive Lungenkrankheiten)
Atemdepression (ZNS-Störungen, Narkotika, Kompensation einer schweren metabolischen Alkalose, kritiklose Verabreichung von Sauerstoff)	Lungenparenchymerkrankungen (Pneumonien, Atelektasen, Aspiration, massive Hämoptyse, Lungenembolie, Lungenkontusionen, Sekretansammlung, Lungenödem, ARDS)
Neuromuskuläre Erkrankungen (Myasthenia gravis, Muskelrelaxanzien)	**Nicht pulmonale Ursachen**
Störungen der Atemmechanik (Skoliose, Adipositas, Aszites, Elektrolytstörungen, schmerzbedingte Schonatmung, Pneumothorax, Thoraxwandabnormalitäten, Obstruktion der oberen Luftwege)	Vermindertes Herzzeitvolumen (Herzinsuffizienz)
Beatmete Patienten	Erhöhter O_2-Verbrauch (Schock, Sepsis, Fieber, Thyrotoxikose)
Ungeeignete Einstellung des Ventilators (inadäquates Atemhubvolumen, erhöhter PEEP, unkoordinierte Ventilation)	Anämie
Mechanische Probleme (Diskonnektion des Schlauchsystems, Dislokation oder Entblockung des Tubus, Luftleckage der Lunge)	Extrapulmonale (anatomische) venöse Blutbeimischungen
$\uparrow CO_2$-Produktion (erhöhte Kohlenhydrateverbrennung: Sepsis, Fieber, Schüttelfrost, nahrungsbedingt)	Inadäquates F_{IO_2}
$\uparrow$ Totraumatmung	

Tabelle 16.5 Pathophysiologie der respiratorischen Insuffizienz

Hyperkapnie	Hypoxämie
Hypoventilation – $\downarrow$ Atemminutenvolumen – $\uparrow$ Totraum – $\uparrow CO_2$-Produktion	Hypoventilation – $\downarrow$ Atemminutenvolumen – $\uparrow$ Totraum
$\dot{V}/\dot{Q}$-Quotientenstörung	$\dot{V}/\dot{Q}$-Quotientenstörung
	venoarterieller Shunt
	Diffusionsstörung
	extrapulmonale Ursache – extrapulmonaler venoarterieller Shunt – $\downarrow F_{IO_2}$ – $S_{\bar{v}O_2}$ durch inadäquates Herzzeitvolumen, Anämie oder $\uparrow O_2$-Verbrauch (wie z. B. bei Sepsis, Thyrotoxikose, Fieber)

tenvolumens und/oder der Vergrößerung des Totraums. Die Hypoventilation führt unumgänglich zur Hyperkapnie, und häufig koexistiert eine Oxygenierungsstörung, wenn der O_2-Verbrauch nicht proportional zum Ventilationsabfall herabgesetzt wird. Kennzeichen für Ventilationsstörungen sind: P_{aO_2}-Anstieg, pH-Abfall (bei chronischen Fällen meistens kompensiert) und normale alveoloarterielle Sauerstoffpartialdruck-Differenz (AaD_{O_2}). Eine erhöhte CO_2-Produktion (wie z.B. bei Fieber, Schüttelfrost, Sepsis, erhöhter Kohlenhydrateverbrennung), die nicht durch entsprechende Erhöhung der Ventilation kompensiert wird, kann ebenso zur Hyperkapnie führen.

2. Störungen des $\dot{V}/\dot{Q}$-Quotienten sind die häufigsten Ursachen eines herabgesetzten P_{aO_2}. Diese Störungen finden statt, wenn im Verhältnis zum Blutangebot die alveoläre Sauerstoffanreicherung ungenügend ist. Bei Veränderungen des physiologischen Ventilation-Perfusion-Verhältnisses ist in erster Linie die O_2-Aufnahme und seltener die CO_2-Elimination betroffen; charakteristisch ist die Erhöhung der AaD_{O_2} und zwar proportional zur Schwere der $\dot{V}/\dot{Q}$-Quotientenstörung und die unzureichende Normalisierung des P_{aO_2} nach O_2-Gabe.

3. Intrapulmonaler (parenchymal oder vaskulär) venoarterieller Shunt ist eine Form extremer $\dot{V}/\dot{Q}$-Quotientenstörung, die eine schwere Hypoxämie – resistent auf O_2-Zufuhr – verursachen kann. In diesem Fall bleibt ein Lungenareal mit normaler Durchblutung komplett unbelüftet wie z.B. bei Atelektasen.

4. Diffusionsstörungen der Atemgase sind selten allein eine Ursache der respiratorischen Insuffizienz, können aber von Bedeutung bei interstitiellen Lungenerkrankungen sein.

5. Extrapulmonale Ursache einer Hypoxämie sind:
   – extrapulmonaler venoarterieller Shunt,
   – inadäquate Zusammensetzung der inspirierten Luft,
   – erniedrigt gemischtvenöser Sauerstoffgehalt durch inadäquates Herzzeitvolumen, Anämie oder erhöhter O_2-Verbrauch (wie z.B. bei Sepsis, Thyreotoxikose, Fieber).

Evaluation und Überwachung

Patienten mit postoperativer respiratorischer Insuffizienz müssen dringend evaluiert werden, so daß die zugrundeliegende Störung bestimmt und rechtzeitig behandelt werden kann. Der Krankheitsverlauf des Patienten ist Ausdruck für den Erfolg der therapeutischen Maßnahmen (5).

Anamnese

Meistens ist die Patientenanamnese allein schon ausreichend, um die spezifische Ursache der respiratorischen Insuffizienz aufzuzeigen. Zu diesem Zweck sind die Informationen über präexistierende Risikofaktoren (Kapitel 7, S. 120ff) und die Ergebnisse der präoperativen Lungenfunktionsprüfungen sowie der Blutgasanalyse wichtig. Die Art der durchgeführten Operation und der angewendeten Anästhesie kann ebenfalls auf spezifische Probleme hinweisen. Operationen im Halsbereich können z.B. zur Obstruktion der oberen Luftwege führen, während solche vom Thorax- und Oberbauchbereich eine bedeutende Verminderung der Atemkapazität verursachen.

Subjektive Symptome

Beschwerden nach einer Dyspnoe müssen immer ernst genommen und nicht einfach als Angstäquivalent angesehen werden. Im Gegensatz dazu kann Tachypnoe ohne subjektive Dyspnoe durch metabolische Azidose entstehen. Patienten mit Dyspnoe und Erschöpfung müssen meistens intubiert und maschinell beatmet werden.

Physische Untersuchung

Die Anamnese wird durch die Befunde der physischen Untersuchung vervollständigt.
– Zentralnervöse Störungen: Man muß besonders auf das Bewußtseinsniveau des Patienten achten; Unruhe ist häufig das erste Zeichen von Hypoxämie, andererseits weisen Somnolenz, hartnäckige Kopfschmerzen und andere neurologische Ausfallerscheinungen auf eine Hyperkapnie hin.
– Zyanose wird bei schwerer Hypoxämie beobachtet.
– Tachypnoe, Schwitzen und Anstrengung bei der Atmung sowie auch Tachykardie und Blutdruckerhöhung sind die häufigsten objektiven Befunde bei respiratorischer Insuffizienz.
– Die Durchgängigkeit der oberen Luftwege muß unbedingt gesichert werden.
– Auskultationsbefunde: Feuchte Nebengeräusche weisen auf Lungenödem oder Lungenentzündung hin; exspiratorischer Stridor findet sich meistens bei der Behinderung der unteren Luftwege, während inspiratorischer Stridor häufig bei einer Verlegung der oberen Luftwege vorhanden ist. Ist ein Seitenunterschied im Atemgeräusch und Klopfschall hörbar, muß man an einen Pneumothorax oder eine Ergußansammlung denken.

Evaluation der Oxygenierungs- und Ventilationsstörungen

1. Die arterielle Blutgasanalyse ist unverzichtbar für die Diagnose und Überwachung der respiratorischen Insuffizienz und zwar für die Bestimmung von P_{aO_2}, P_{aCO_2} und pH.

Oxygenierung. Der P_{aO_2} muß über 60 mmHg gehalten werden ($S_{aO_2} > 90\%$), aber aus Sicherheitsgründen ist ein Wert ≈ 80 mmHg erwünscht (Sollwert $P_{aO_2} = 104 -$ Alter/4 mmHg). Die alveoloarterielle O_2-Differenz läßt sich mit folgenden Formeln berechnen:
1: $AaD_{O_2} = P_{AO_2} - P_{aO_2}$
2 = Alveolargasgleichung:
wobei: $P_{AO_2} = (P_B - P_{H_2O}) \times F_{IO_2} - P_{aCO_2}/RQ$
P_{AO_2} = Sauerstoffpartialdruck in den Alveolen (in mmHg),
P_B = Barometerdruck (in Meereshöhe ≈ 760 mmHg),
P_{H_2O} = Wasserdampfdruck bei Körpertemperatur (47 mmHg bei 37 °C),
F_{IO_2} = O_2-Konzentration im Inspirationsgasgemisch,
P_{aCO_2} = arterieller Kohlensäurepartialdruck (in mmHg),
RQ = respiratorischer Quotient = CO_2-Produktion/CO_2-Verbrauch = 0,8 bei normaler Ernährung.

Bei normaler Lungenfunktion sollte die AaD_{O_2} zwischen 0 und 10 mmHg (unter Raumluftatmung) liegen und sich auf 25–50 mmHg unter F_{IO_2} 1,0 erhöhen.

Ventilation. Der P_{aCO_2} ist ein direktes Maß der alveolären Ventilation (V_A) und praktisch äquivalent zu dem alveolären Kohlendioxidpartialdruck (P_{aCO_2}). Er spiegelt das Verhältnis zwischen der CO_2-Produktion im Gewebe und der P_{aCO_2}-Elimination durch die Lunge wider. Der Sollwert liegt zwischen 35 und 45 mmHg, ein P_{aCO_2}-Wert > 45 mmHg spricht für eine schwerwiegende Atemstörung und ein Wert < 35 mmHg für alveoläre Hyperventilation. Ziel der Behandlung ist die Normokapnie, es sei denn, es liegt eine chronisch kompensierte respiratorische Azidose vor, wobei ein erhöhter P_{aCO_2}-Wert toleriert wird. Ausnahmen sind Fälle mit intrakranieller Druckerhöhung oder pulmonaler Hypertension, wobei ein erniedrigter P_{aCO_2}-Wert erreicht werden soll.

Bei beatmeten Patienten ist der gewünschte P_{aCO_2}-Wert einfach durch Einstellung der Ventilationsparameter erreichbar. Der Effekt einer Änderung der Ventilationsverhältnisse läßt sich durch die folgende Gleichung berechnen:

$V_{CO_2} = V_{CO_2} \times 0{,}863 / V_A$, wobei:

- V_{CO_2} = Kohlendioxidproduktion (ml/min) unter physikalischen Standardbedingungen (Normbereich: 150–200 ml/min): P_B = 760 mmHg, T = 0 °C, Wasserdampfdruck = 0 mmHg,
- V_A = alveoläre Ventilation (l/min) unter Berücksichtigung der in den Lungen herrschenden Verhältnisse: P_B = atmosphärischer Druck, T = 37 °C, P_{H_2O} = 47 mmHg.

Säure-Basen-Haushalt. Der arterielle pH-Normalwert beträgt 7,35–7,45. Eine Störung des Säure-Basen-Haushaltes kann entweder respiratorisch oder metabolisch bedingt sein. Die respiratorische Azidose (pH < 7,35) entsteht durch CO_2-Retention; ein P_{aCO_2}-Anstieg von 1 mmHg führt zu einem pH-Abfall von jeweils 0,008. Ein renaler Kompensationsmechanismus mit Bicarbonatretention und Säureexkretion folgt nach einigen Tagen, und der pH-Wert steigt allmählich zu einem annähernd normalen Wert an.

Die respiratorische Alkalose (pH > 7,45) entsteht durch Hyperventilation (z. B. bei akuten Lungen- und Atemwegserkrankungen, bei Erregungszuständen oder infolge von Störungen des Atemzentrums) gefolgt von einem CO_2-Abfall; ein P_{aCO_2}-Abfall von 1 mmHg führt zu einem pH-Anstieg von jeweils 0,008. Die renale Kompensation, die erst nach einigen Tagen auftritt, beschränkt diesen pH-Anstieg auf 0,003 pro 1 mmHg P_{aCO_2}-Abfall.

2. Die Pulsoxymetrie erlaubt die transkutane Messung der peripheren Sauerstoffsättigung, die – unter Berücksichtigung der Methodeneinschränkungen – einen nützlichen nichtinvasiven Indikator der Gewebeoxygenierung darstellt. Im allgemeinen sollte die Sauerstoffsättigung auf über 90 % gehalten werden.

3. Der gemischtvenöse Sauerstoffpartialdruck und die Sauerstoffsättigung des Blutes ($P_{\bar{v}O_2}$ bzw. S_{vO_2}) dienen häufig als Indikatoren der Gewebeoxygenierung. Der normale P_{vO_2}-Wert beträgt 37–42 mmHg und ein rascher P_{vO_2}-Abfall deutet auf ein erhöhtes O_2-Extraktionsverhältnis und eine gestörte Gewebeoxygenierung hin.

4. Die Sauerstofftransportindices können anhand der S_{aO_2}, $S_{\bar{v}O_2}$, P_{aO_2}, $P_{\bar{v}O_2}$ Hämoglobinkonzentration Hb bestimmt werden und stellen ein objektives Maß der Gewebeoxygenierung dar.

Röntgenaufnahme des Thorax

Atelektasen, Verschattungen, Lungenödeme, Pleuraergüsse, Pneumothorax und Dislokation des Tubus umfassen die wichtigsten röntgenologischen Befunde bei akuter respiratorischer Insuffizienz. Besonders der Vergleich von aktuellen mit älteren Aufnahmen ist hinsichtlich des Verlaufs der respiratorischen Störung von entscheidender Bedeutung.

Pulmonalarterienkatheterisierung

Pulmonalarterienkatheter (Swan-Ganz-Katheter) erlauben Messungen des pulmonalkapillaren Druckes, der Aufschluß über die linksventrikuläre Herzfunktion liefern kann. Ebenso sind Messungen der Drücke im rechten Vorhof und in der rechten Kammer sowie auch die Bestimmung des Herzminutenvolumens und der Gefäßwiderstände möglich. Auf diese Weise kann eine kardiale Ursache für eine respiratorische Insuffizienz entdeckt und durch Überwachung und Steuerung des Flüssigkeitshaushaltes entsprechend behandelt werden. Dies ist besonders wichtig bei Patienten mit Lungenödem und in Situationen, wo ein erhöhter PEEP zur adäquaten Oxygenierung notwendig ist. Die Sauerstofftransportindices können durch diese Methode mit Hilfe der gemessenen Sauerstoffsättigungswerte bestimmt werden.

Lungenfunktionsprüfungen

Statische und dynamische Lungenfunktionsparameter erlauben die Differentialdiagnose zwischen obstruktiven und restriktiven Störungen und die Einschätzung des Ausmaßes der Störungen. Diese Informationen können heute zur objektiven Beurteilung des Krankheitsverlaufs und zu wichtigen Entscheidungen über die Anwendung der mechanischen Ventilation oder den Einsatz weiterer therapeutischer Maßnahmen beitragen.

Sonographische Untersuchung

Die sonographische Untersuchung ist bei der Differentialdiagnose und der Einschätzung lokalisierter Flüssigkeitsansammlungen hilfreich. Sie bietet außerdem die Möglichkeit, eine Pleurapunktion unter sonographischer Kontrolle durchzuführen.

Evaluation der anderen Organsysteme

Die Evaluation der Funktion anderer lebenswichtiger Organe neben der Lunge vervollständigt die Untersuchung des Patienten mit akuter respiratorischer Insuffizienz. Insbesondere das Bewußtseinsniveau, die Nieren- und Leberfunktion und letztlich die „Magentonometrie" (pH_i) erlauben die Überwachung der peripheren Gewebeoxygenierung. Das EKG kann Veränderungen der „P"-Wellen demonstrieren, die auf Lungenembolie oder Cor pulmonale hinweisen.

Häufige Ursachen der akuten respiratorischen Insuffizienz

Respiratorische Effekte der Anästhesie und Operation (Tab. 16.6)

Signifikante Veränderungen der respiratorischen Funktion werden während der Anästhesie beobachtet. So kann vor allem eine Störung der respiratorischen Muskelfunktion auftreten, die zur Atelektasenbildung prädisponiert. Lungenödem, Hypoventilation und Aspiration sind ebenfalls häufig beteiligt (8, 10).

Bei Rückenlage wird eine Reduktion der funktionellen Residualkapazität (FRC) von etwa 1 l beobachtet. Außerdem kann die Anästhesie mit oder ohne Muskelrelaxation eine weitere Reduktion der FRC um 15%-20% (durchschnittlich um 16% oder 0,5 l) verursachen. Diese Reduktion der FRC ist auf die kraniale Verlagerung des Zwerchfells und die Relaxierung der Thoraxwand zurückzuführen. Demzufolge findet eine bedeutsame Verkleinerung des gesamten Thoraxvolumens statt. Die Totallungenkapazität (TLC) und das exspiratorische Reservevolumen (ERV) nehmen entsprechend ab. Die Umverteilung der Blutmenge vom Thoraxraum in andere Körperteile beeinflußt weiterhin diese Parameter. Rückenlage und Anästhesie verursachen ebenso eine Umverteilung der Lungenventilation, was zu einer erhöhten Totraumatmung (V_D) führt.

Die gesamte Lunge-Thoraxwand-Compliance (Volumendehnbarkeit) sinkt während einer Allgemeinnarkose drastisch ab. Dieser Abfall erfolgt zum größten Teil wegen einer Erniedrigung der Lungencompliance. Einigen Autoren zufolge fällt der Wert bis auf die Hälfte des präoperativen Ausgangswertes ab. Die vorgenannte Herabsetzung der FRC und eine evtl. medikamentös bedingte Störung des Surfactantfaktors sind die vermuteten pathogenetischen Grundmechanismen. Störungen der Thoraxwandcompliance und Zwerchfellfunktion treten häufig bei Thorax- und Oberbauchoperationen auf und erhöhen das Risiko der postoperativen respiratorischen Komplikationen.

Die oben erwähnte Reduktion der FRC und der Lungencompliance führt unweigerlich zur Atelektasenbildung. Wenn die FRC kleiner als das Verschlußvolumen (closing capacity = CC) wird, schließen sich die zu den Alveolen führenden kleinen Luftwege, und es erfolgt ein Kollaps der distalen Alveolen. Solche Kompressionsatelektasen wurden bei 95% der Patienten mit gesunden Lungen (und zwar innerhalb von 5 Minuten nach Narkosebeginn) durch CT demonstriert. Die atelektatischen Gebiete können 0–11% (durchschnittlich 4%) der gesamten Lungenareale betreffen und persistieren in 50% der Fälle für 24 Stunden. Mitbestimmende Ursachen im postoperativen Verlauf für Ausmaß und Dauer der Restriktion der Atemwege oder -fläche sind Bettruhe in Rückenlage, Distension des Abdomens, Verbände, eine schmerzeingeschränkte Atmung sowie zentrale und periphere Atemdepression durch Narkotika- oder Relaxanzienüberhang. Der Einsatz von PEEP (10 cmH$_2$O) wird mit einer Verminderung der Atelektasen assoziiert. Es erfolgt eine Besserung der Oxygenierung.

Während einer Allgemeinnarkose steigt die alveoloarterielle Sauerstoffdruckdifferenz (AaD$_{O_2}$) an und entspricht einem venoarteriellem Shunt ($\dot{Q}_s/\dot{Q}_t$) von 10%. Die Hauptursache dieser Oxygenierungsstörung ist die Störung des $\dot{V}/\dot{Q}$-Quotienten durch Atelektasen. Neben dem atelektatisch bedingten intrapulmonalen Shunt wird eine weitere $\dot{V}/\dot{Q}$-Verhältnisstörung durch die Hemmung der hypoxischen, pulmonalen Vasokonstriktion (HPV) verursacht. Manche Wissenschaftler machen volatile Narkotika und bestimmte Medikamente (wie Nitroglycerin, Natrium-Nitroprusside u.a.) für die Beeinträchtigung des HPV-Mechanismus während der Allgemeinnarkose verantwortlich. Andere Faktoren, die ungünstig auf diesen Mechanismus wirken, sind der Anstieg des Pulmonalarteriendruckes auf über 18 mmHg und die Hyperventilation auf einen P$_{aCO_2}$ unter 30 mmHg. Für Patienten mit normaler Lungenfunktion haben diese Wirkungen der Anästhesie nur minimale Bedeutung, aber für Patienten mit präexistierender Lungenkrankheit können sie sich als sehr kritisch erweisen. Nach Thorax- und Oberbaucheingriffen kann die Normalisierung der respiratorischen Funktion bis zu zwei Wochen dauern.

Diffusionsstörungen treten häufig wegen einer Erhöhung des intraalveolären Lungenwassers (Lungenödem) auf. Ein Lungenödem kann entweder durch Flüssigkeitsüberschuß oder im Rahmen einer erhöhten antidiuretischen Hormonsekretion (Syndrom der inadäquaten ADH-Sekretion = SIADH) entstehen.

Eine Störung des Bronchialschleimabflusses kann 2–6 Tage postoperativ beobachtet werden. Ursache dafür kann eine erhöhte Sekretviskosität oder eine gestörte Zilienfunktion in den Atemwegen sein. Diese Störung führt evtl. zu Atemwegsobstruktionen und Atelektasen, besonders bei ungenügender oder fehlender Bronchialtoilette.

Tabelle 16.6 Respiratorische Effekte der Anästhesie und Operation

Atemdepression (Dämpfung der Stimulation des Atemzentrums mit Hypoxämie und Hyperkapnie)

↓ FRC, TLC, ERV[1] (wegen kranialer Verlagerung des Zwerchfells, Relaxierung der Thoraxwand, Störung der respiratorischen Muskelfunktion)

Atelektasenbildung (s. o.)

↓ Lungen-Thorax-Compliance (wegen Störung des Surfactantfaktors und der respiratorischen Muskelfunktion)

Störung des $\dot{V}/\dot{Q}$-Quotienten und ↑ AaD$_{O_2}$ und ↑ $\dot{Q}_s/\dot{Q}_t$ $\dot{Q}_s/\dot{Q}_t$ (durch Atelektasen, ↑ V_D/V_T[2], Hemmung der HPV[3])

Hemmung der HPV[3]

Bronchialtonusveränderungen

Gestörter Abfluß für Bronchialsekret

Diffusionsstörung durch intraalveoläres Ödem

[1] FRC = funktionelle Residualkapazität, TCL = totale Lungenkapazität, ERV = exspiratorisches Reservevolumen
[2] V_D/V_T = Totraumatmung
[3] HPV = hypoxische pulmonale Vasokonstriktion

Die Mehrheit der in der Anästhesie angewendeten Medikamente bewirken eine Bronchodilatation und hemmen die Ausscheidung entzündlicher Mediatoren. Änderungen des Lungenvolumens bewirken zwar eine Verkleinerung des Atemwegskalibers, was aber durch die Bronchodilatation kompensiert wird. ZNS-Atemdepression, abgeschwächte respiratorische Muskelfunktion und gehemmte Atemwegschutzreflexe sind häufig auftretende residuale Effekte der Narkotika. Naloxon (Narcan) kann den Opiateffekt antagonisieren. Gegen Benzodiazepine wirkt Flumazenil (Anexate), ein spezifischer Benzodiazepin-Rezeptor-Blocker, in einer Dosis von 0,2 – 1 mg i.v. Eine residuale neuromuskuläre Relaxierung kann durch Atropin und Neostigmin beseitigt werden.

Postoperativ lassen sich allgemeine therapeutische Maßnahmen ergreifen, die die Nebenwirkungen der Allgemeinnarkose einschränken können:

- Eine Lungenexpansion kann durch Atemgymnastik, evtl. durch CPAP oder die Anwendung der mechanischen Beatmung erfolgen.
- Eine sorgfältige Bronchialtoilette ist durch Feuchtigkeitsvernebelung, Lagerung und häufiges Absaugen vorzunehmen; Bronchodilatatoren werden bei Bronchospasmus eingesetzt.
- Bei medikamentös bedingter Depression der Atmung kann man die o.g. spezifischen Antagonisten verwenden.
- Eine gute Schmerzkontrolle erlaubt dem Patienten, tief einzuatmen und durch effektives Abhusten seine Atemwege zu reinigen. Die Regionalanästhesie ist von Vorteil, da bei diesem Verfahren in der Regel keine atemdepressive Wirkung auftritt.
- Ausgeglichene Flüssigkeitsverhältnisse sind anzustreben, auf jeden Fall muß eine Kreislaufüberlastung vermieden werden.

Obstruktion der oberen Luftwege

Eine Obstruktion der oberen Luftwege tritt häufig bei operierten Patienten nach lang anhaltenden Anästhesien bzw. langen Beatmungsperioden auf. Ätiologisch liegen verschiedene Ursachen zugrunde: Infektionen, Kehlkopfschwellung nach Intubation, äußere Kompression der Trachea durch Hämatom oder Tumor, Fremdkörperaspiration und hypokalzämische Tetanie nach Parathyroidektomie. Die therapeutischen Maßnahmen richten sich nach den primären Ursachen (Tab. 16.**7**).

Bei intubierten Patienten können Obstruktionen des endotrachealen Tubus durch Schleimpfropf, Tubusabknickung oder -dislokation zu einer akuten respiratorischen Dekompensation führen und eine sofortige Intervention (Absaugung, Korrektur oder Umintubation) erfordern.

Pneumothorax

Unter Pneumothorax verstehen wir die Kompression des Lungenparenchyms durch freie Luftansammlung im Pleuraraum. Maschinelle Beatmung, Asthma, Emphysem, ARDS, Pneumonie und die Einführung eines zentralen Venenkatheters fassen die wichtigsten Risikofaktoren für die Entwicklung eines Pneumothorax zusammen.

Tabelle 16.**7** Behandlung der Obstruktion der oberen Luftwege

Kehlkopfödem
Kühle Vernebelung
Inhalation von 0,25 – 0,5 ml razemischer Epinephrine (2,25%) in 3 ml NS
Inhalation von Corticosteroiden
i.v. Gabe von Corticosteroiden
Endotracheale Intubation
Antibiotische Behandlung (nur selten erforderlich)

Kompression der Trachea
Chirurgische Entlastung der Kompression

Fremdkörperaspiration
Entfernung des Fremdkörpers unter direkter Sicht

Hypokalzämie
i.v. Gabe von 5 – 10 mg $CaCl_2$/kgKg

Wenn das Pleuraleck sich bei Exspiration verschließt, entsteht ein Spannungspneumothorax. In diesem Fall steht die Pleuraluftansammlung unter Druck und verursacht einen signifikanten Verlust des Lungenvolumens und eine Verminderung des venösen Rückstroms bis hin zur Verdrängung des Mediastinums. Der Spannungspneumothorax ist ein Notfall und bei klinischem Verdacht – fehlende Atemgeräusche auf der betroffenen Seite, Herzverlagerung auf die andere Seite und akute respiratorische und zirkulatorische Dekompensation – muß sofort drainiert werden, ohne die röntgenologische Bestätigung abzuwarten (vgl. Kapitel 37, S. 849).

Pleuraergüsse (vgl. Kapitel 37, S. 849 f)

Das Auftreten von Dämpfung und abgeschwächten Atemgeräuschen weist auf eine pleurale Flüssigkeitsansammlung hin. Kleine Flüssigkeitsansammlungen verlaufen meistens asymptomatisch, aber größere können eine Dyspnoe verursachen. Röntgenaufnahmen und Ultraschalluntersuchungen des Thorax können selbst kleine Ergüsse nachweisen.

Atelektasen

Atelektasen sind luftleere Lungenareale ohne entzündliche Veränderungen, die durch Resorption von Luft in schlecht belüfteten Lungenarealen (Resorptionsatelektase) oder infolge äußerer Kompression durch raumbeengende Prozesse (Kompressionsatelektase) entstehen. Der Verlust alveolärer Gasaustauschfläche ohne Verminderung der Parenchymdurchblutung führt zur Erhöhung des venoarteriellen Shunts und Hypoxämie. In diesen schlecht belüfteten Lungenarealen kann häufig eine Infektion entstehen.

Etwa 90% der Patienten entwickeln unter Allgemeinnarkose Atelektasen, die in 50% der Fälle für 24 Stunden persistieren. Häufig sind bleibende Atelektasen das Ergebnis einer verminderten Ventilation aufgrund von postoperativer Immobilisation. Zwerchfellähmung, Abdominaldistension oder inadäquater Schmerztherapie (besonders bei thorax- und abdominalchirurgischen Eingriffen). Die Obstruktion der Bronchien durch Schleim oder Aspirationsmaterial und ein Kollaps der Alveolen bei reiner Sauerstoffbeatmung sind andere häufige Ursachen von Atelektasen. Bei intubierten Patienten können sie durch Dislokation des Tubus, gestörte Lufteinströmung oder inadäquate Bronchialtoilette entstehen. Durch die physische Untersuchung kann man nur große Atelektasen entdecken. Dämpfung und Bronchialatmen auf der betroffenen Stelle sind wichtigste physikalische Befunde. Röntgenologisch lassen sich Atelektasen durch Verschattungen ohne „Airbronchogramm", Verlagerung der interlobären Fissuren oder des Mediastinums, Zwerchfellhochstand und kompensatorische Überblähung entdecken.

Lagern, Klopfen, schleimlösende Substanzen und feuchte Aerosole begünstigen die Reinigung des Bronchialbaumes. Atemtherapie und evtl. CPAP-Anwendung, aktives Abhusten und frühzeitige Mobilisation helfen zur Vorbeugung von Atelektasen. Bei einer Bronchialobstruktion ist eine bronchoskopische Absaugung (mittels eines flexiblen Bronchoskops) zur Wiedereröffnung von Atelektasen angezeigt. Eine adäquate Schmerztherapie ist außerordentlich wichtig. Die prophylaktische Gabe von Antibiotika bietet keine Infektionsverhütung, aber therapeutisch sollte sie bei den ersten Anzeichen eines Infektes vorgenommen werden.

Lungenödem

Unter Lungenödem wird die Erhöhung des extravasalen Lungenwassers (in Alveolen und/oder Interstitium) verstanden. Bei akuter respiratorischer Insuffizienz ist oft auch ein Lungenödem beteiligt. Ätiologisch unterscheidet man kardial von nichtkardial bedingten Lngenödemen.

Ein kardiales Lungenödem entsteht infolge des erhöhten hydrostatischen Druckes in den Lungenkapillaren (pulmonary capillary wedge pressure), wie z.B. bei Linksherzinsuffizienz, Mitralklappenstenose oder Hypervolämie. Postoperativ neigen die Patienten zur Flüssigkeitsretention wegen antidiuretischer Hormone (SIADH) und Aldosteronsekretion, die die Reaktion des Patienten auf den Operationsstreß darstellen. Außerdem kann eine Hypervolämie auch iatrogen bedingt sein, da bei der Allgemeinnarkose häufig große Infusionsmengen zur Erhaltung des adäquaten arteriellen Blutdruckes benötigt werden. Ein nichtkardial bedingtes Lungenödem entsteht entweder durch Permeabilitätssteigerung der Alveolarkapillaren (z.B. bei ARDS und Sepsis) oder durch Erniedrigung des kolloidosmotischen Druckes (Hypoproteinämie) ohne gleichzeitigen Kapillardruckanstieg. Bei klinisch beobachteten Lungenödemen sind häufig beide Mechanismen beteiligt.

Alle Lungenödeme – unabhängig von ihrer Ursache – werden von Dyspnoe und Hypoxämie gekennzeichnet. Auskultatorisch stehen fein- bis grobblasige, basale Rasselgeräusche im Vordergrund. In der Röntgenaufnahme des Thorax sind die gestauten Gefäße der basalen Lungenabschnitte häufig verschattet, während die kranialen Gefäße bis in die Spitzen gut sichtbar sind (Kranialisierung der Lungengefäßzeichnung). Interstitielle Flüssigkeitsansammlungen, Kerley-B-Linien und manchmal auch kleine Pleuraergüsse können erkannt werden.

Das extravasale Lungenwasser hat nicht immer dieselbe Bedeutung für die Lungenfunktionsstörung. Bei kardialem Lungenödem entspricht die Menge des extravasalen Lungenwassers der Oxygenierungsstörung, während die Rolle des Lungenwassers bei nichtkardial bedingtem Lungenödem noch diskutiert wird. Auf jeden Fall sollte ein Flüssigkeitsüberschuß vermieden werden, da Drucksteigerungen im linken Vorhof das Auftreten von Lungenödemen begünstigen. Im allgemeinen sollte die Flüssigkeitszufuhr beim Patienten zurückhaltend sein und der Kapillardruck (PCWP) relativ niedrig gehalten werden, solange das Herzzeitvolumen ausreichend für die Gewebeperfusion bleibt.

Für beide Formen der Lungenödeme ist die initiale Behandlung dieselbe und beinhaltet die hämodynamische Stabilisierung des Patienten und die Erhaltung adäquater Oxygenierung durch Sauerstoffgabe oder maschinelle Beatmung; CPAP oder PEEP können in beiden Fällen nützlich sein. Ziel der Therapie ist zuerst eine Verminderung der Lungenstauung. Physikalische Maßnahmen (Hochlagerung, blutiger oder unblutiger Aderlaß), Diuretika, Hämodialyse und Ultrafiltration können dafür angewendet werden. Der Herzkontraktilitätszuwachs erfolgt mittels positiv inotrop wirkender Medikamente wie Herzglykoside (Digoxin), Katecholamine (Dopamin, Dobutamin, Adrenalin und neuerdings Dopexamin) und Phosphodiesterase-Inhibitoren (Amrinon, Milrinon). Aminophylline werden häufig zur Behandlung des reaktiven Bronchospasmus und zur Förderung der Diurese sowie wegen ihrer geringen inotropen Wirkung eingesetzt. Die Reduktion des Gefäßwiderstandes ist eine wertvolle Ergänzung zur Therapie des Lungenödems. Vasodilatatoren (wie Natrium-Nitroprussid, Nitroglycerin, ACE-Inhibitoren und Nifedipin) sind vor allem wirksam, wenn die Lungenstauung auf eine Hypertonie oder einen Herzklappenfehler zurückzuführen ist. Hinsichtlich möglicher Nebenwirkungen ist auf einen Blutdruckabfall zu achten, und die Steuerung des Infusionsflusses sollte unter kontinuierlicher Blutdrucküberwachung erfolgen. Faktoren, die das Lungenödem begünstigen (wie z.B. Arrhythmien, akuter Myokardinfarkt, Herzklappenfehler, Endokarditis, Hyperthyroidismus) müssen diagnostiziert und gezielt medikamentös oder operativ behandelt werden. Unter Umständen ist der Einsatz der intraaortalen Ballongegenpulsation einer Pharmakotherapie mit steigenden Dosen inotroper Substanzen vorzuziehen. Die Behandlung des nichtkardial bedingten Lungenödems (ARDS) wird auf S. 848 beschrieben.

Asthma bronchiale (vgl. Kapitel 15)

Unterschiedliche Faktoren können bei chirurgischen Patienten Bronchospasmen auslösen: physische und/oder psychische Belastungen, Allergien, Infektionen, mechanische Reizung (z.B. durch den endotrachealen Tubus oder durch Bronchialsekret), Absetzen von Bronchodilatatoren oder Einsetzen von β-Blockern.

Pneumonie

Lungeninfektionen komplizieren häufig den Krankheitsverlauf auf der chirurgischen Intensivstation. Zur Vorbeugung dieser Komplikation ist die postoperative Bronchialtoilette wichtig, die Vermeidung von Aspirationen und die vernünftige Anwendung von Antibiotika und H_2-Blockern. Fieber, Leukozytose, eitriges Sekret und eine Verschlechterung der respiratorischen Funktion weisen auf eine Pneumonie hin. Röntgenologisch werden die Pneumonien von lokalisierten Infiltraten gekennzeichnet. 50% der Pneumonien, die bei hospitalisierten schwerkranken Patienten auftreten, werden durch gramnegative Keime (am häufigsten durch Pseudomonas aeruginosa) verursacht. Man sollte sofort eine antibiotische Behandlung gegen die verdächtigen pathogenen Keime einsetzen und, nach Erregernachweis, durch gezielte Antibiotikatherapie ersetzen. Die gründliche Bronchialtoilette vervollständigt die Therapie der Pneumonie.

Lungenembolie (vgl. Kapitel 11, S. 161 ff und Kapitel 36, S. 811 ff)

Die postoperative Lungenembolie ist einer der Letalfaktoren des komplizierten postoperativen Verlaufs. Die Bildung eines Thrombus ereignet sich am häufigsten im Bereich der tiefen Venen der unteren Extremitäten, aber auch entlang lang liegender intravasaler Katheter.

Bei operierten Patienten liegen alle Voraussetzungen (Bettruhe, Venenthrombosen) für ein Emboliegeschehen vor, und deswegen müssen unklare Pleuraschmerzen, Hämoptyse, Infiltrationen, Ergüsse oder eine vorübergehende Dyspnoe als infarktverdächtig gedeutet werden. Postoperative Lungenembolien treten am häufigsten innerhalb der ersten Woche nach dem chirurgischen Eingriff auf und meistens bei der Mobilisation. Weniger als 25% der Patienten mit nachgewiesener Lungenembolie weisen die klinischen Zeichen einer Thrombophlebitis auf.

Aspiration

Aspiration von oropharyngealem Material – insbesondere von Mageninhalt – ist eine häufige Ursache respiratorischer Störungen. Etwa 50% der Patienten mit signifikanter Magensaftaspiration entwickeln eine Aspirationspneumonie, an der dann die Hälfte stirbt. Verminderte oder fehlende Schutzreflexe führen zu solchen Aspirationen, und der endotracheale Tubus schließt eine Aspiration nicht aus. Entlastung des Magens durch eine Magensonde und Alkalisierung des Mageninhalts durch H_2-Blocker können die Gefahr der Aspiration bzw. ihre Konsequenzen verringern.

Die Menge und der pH des Aspirats bestimmen die Schwere der Lungenschädigung. Ein Aspirat mit einem pH-Wert < 2,5–3 kann zu einer unmittelbaren Lungenschädigung führen.

Eine massive Aspiration führt zum „Mendelson-Syndrom", bei dem die Patienten in einen Schock geraten können. Die aspirierte Magensäure verursacht durch Kapillarschädigung ein rasch auftretendes Lungenödem und führt zum klinischen Bild des ARDS. Kleine Aspirationen verlaufen meistens asymptomatisch. Die Stadieneinteilung der Lungenstörung nach Aspiration betrifft eine initiale Phase mit Obstruktion und chemischer Reizung der oberen Luftwege, es folgen Phasen des entzündlichen Prozesses und evtl. die Entwicklung einer bakteriellen Pneumonie.

Die Aspiration wird klinisch von zunehmender Atemnot und Hypoxämie gekennzeichnet. Bronchospasmus und feuchte Nebengeräusche werden häufig bei der Auskultation bemerkt, und die Röntgenaufnahme des Thorax zeigt die Progredienz von Atelektasen und lungenödemartigen Verschattungen.

Die Reinigung der Atemwege und eine aggressive Bronchialtoilette/-absaugung (evtl. auch bronchoskopisch) sind die sofort einzuleitenden Notfallmaßnahmen. Eine Magensonde muß gelegt werden, und bei bewußtlosen Patienten sollte eine Intubation erfolgen, um eine weitere Aspiration zu verhüten. Zusätzlicher Sauerstoff wird auf jeden Fall verabreicht, aber auf eine routinemäßige prophylaktische Antibiotika- und Steroidgabe muß verzichtet werden. Persistierender Bronchospasmus, trotz Anwendung von Bronchodilatatoren, kann eine Indikation zur Behandlung mit Corticosteroiden sein. Einige Autoren unterstützen deren rechtzeitige Applikation nach massiver Aspiration mit dem Ziel, die Freisetzung von Mediatoren zu verhindern und den entzündlichen Prozeß – wie im ARDS – zu modifizieren. Die Patienten müssen unter strenger Beobachtung auf Infektionszeichen verbleiben und im Bedarfsfall mit Antibiotika gegen zu erwartende Erreger (einschließlich von Anaerobierkeimen) behandelt werden. Die Indikation zu einer maschinellen Beatmung mit PEEP ergibt sich aus der Schwere der Oxygenierungs- und Ventilationsstörung. Die gleichen therapeutischen Prinzipien gelten bei der Entwicklung eines ARDS nach Aspiration (S. 848).

Akutes Atemnotsyndrom des Erwachsenen

Das ARDS ist keine ätiologisch definierte Erkrankung, sondern bezeichnet die einheitliche Reaktion der Lungen auf eine ganze Reihe von Schädigungen, die durch die Operation oder eine Erkrankung des Patienten, aber auch durch Störungen während der postoperativen Phase hervorgerufen worden sein können.

Es handelt sich um eine diffuse, alveoläre Kapillarmembranschädigung, die zu einer Störung der Membranpermeabilität und demzufolge zu einem nichtkardial bedingten Lungenödem und einer respiratorischen Insuffizienz führt. Diese Kapillarschädigung tritt häufig bei Patienten im Rahmen einer direkten Lungenverletzung oder einer Systemerkrankung auf. Es wären da Infektionen durch Bakterien oder Viren, Schock jeglicher Genese, Pankreatitis, Fettembolie, disseminierte intravaskuläre Gerinnungsstörungen, die Anwendung eines extrakorporalen Kreislaufsystems, Massivtransfusionen, Aspiration und Inhalation von Schadstoffen oder Rauch zu nennen, wobei auch die volatilen Narkotika und einige Medikamente gelegentlich für diese Lungenschädigung verantwortlich sein können. Wichtige Ursachen oder auslösende Faktoren des ARDS werden in Tab. 16.**8** erwähnt.

Tabelle 16.8 Ursachen bzw. Auslöser des ARDS

Infektion:
- Sepsis,
- Pneumonie.

Trauma:
- stumpfes Thoraxtrauma,
- Lungenverletzung,
- Polytrauma,
- Verbrennungen.

Schock jeglicher Genese

Medikamentös bedingte Intoxikation:
- Sauerstoffintoxikation,
- Medikamentenüberdosierung,
- Narkotika,
- Dextran,
- Inhalationsschädigung/-intoxikationen.

Verschiedene:
- extrakorporales Kreislaufsystem,
- akute Pankreatitis,
- Fettembolie,
- Verbrauchskoagulopathie/disseminierte intravasale Gerinnung (DIC),
- Massivtransfusionen,
- Aspiration.

Pathophysiologische und pathologische Veränderungen

Die Pathogenese des ARDS umfaßt eine Reihe entzündlicher Prozesse, die durch eine fokale Entzündung (z.B. Verbrennung, Trauma, Pankreatitis), einen im Blut zirkulierenden Faktor (Endotoxin, Mikroembolus) oder durch Gewebeischämie und Reperfusion hervorgerufen wird. Das Ergebnis ist eine Freisetzung von Entzündungsmediatoren (Tab. 16.9), die toxische Effekte auf die Lungenkapillarmembran nach sich ziehen können. Neutrophile,

Tabelle 16.9 An der Pathogenese des ARDS beteiligte Mediatoren

Cytokine	TNF, IL-1, IL-6
Komplementaktivierungsfaktoren	C3a, C5a
Neutrophilproteasen	Elastase, Kollagenase, Kathepsin B und D, Lysozyme, Myeloperoxidase
Kinine, Histamine, Serotonin	
Lipoxigenaseprodukte	Leukotriene (B_4, C_4, D_4, E_4)
Cyclooxigenaseprodukte	TXA_2, PGI_2
Thrombozytenaktivierungsfaktor	
Gerinnungsaktivierungsfaktoren	
Sauerstoffradikale und Lipidperoxide	
Freie Fettsäure	

Makrophagen, Thrombozyten und Endothelzellen nehmen an dieser massiven Produktion von Mediatoren teil. Ein Lungenödem bildet sich schnell, und eine Diffusionsstörung tritt auf, aber trotz der verbreiteten Ansicht, daß die Menge des extravasalen Lungenwassers die Hauptursache der Hypoxämie im ARDS darstellt, konnten viele Studien eine solche Beziehung nicht nachweisen. Andere Mechanismen, wie z.B. die Beeinträchtigung der hypoxischen pulmonalen Vasokonstriktion durch zirkulierende vasoaktive Mediatoren, Störung des Surfactantfaktors, scheinen im ARDS obligat zu sein. Obstruktive Atemwegsstörungen und ausgeprägte Atelektasen in den dorsalen, abhängigen Lungenarealen erhöhen das gegebene Ventilations-Perfusions-Mischverhältnis weiter (> 15 %). Die gesamte Lungenmechanik ist stark beeinträchtigt und charakterisiert durch vermindertes Lungenvolumen (FRC und VC) und Compliance. Gleichzeitig erhöht sich der Totraumquotient (V_D/V_T).

Mikroskopische Veränderungen bilden sich unmittelbar nach dem auslösenden Ereignis und sind bereits in den ersten Stunden zu erkennen. Diese Schädigung der alveolokapillären Integrität und die Freisetzung von Mediatoren haben einen zunehmenden und häufig selbständig fortschreitenden Verlauf (Stadien 1–4). Sie führen im Spätstadium zu irreversiblen pathophysiologischen Veränderungen (Tab. 16.10). Im Stadium 4 erhöht sich die Mortalität bis auf 80%, meistens aufgrund von Multiorganversagen (MOV, syn. multiple organ failure = MOF) und hämodynamischen Störungen; Sepsis ist in 40–90% der Fälle mitbeteiligt, und nur 15% der Patienten mit ARDS sterben an reiner respiratorischer Insuffizienz (vgl. S. 231 ff).

Diagnose

Das ARDS ist durch eine anhaltende ausgeprägte pulmonale Gasaustauschstörung, einen extremen Abfall der Lungencompliance und ein radiologisch erfaßbares interstitielles und/oder alveoläres nichtkardial bedingtes Lungenödem charakterisiert. Für die Diagnosestellung ist die Existenz einer akut auftretenden respiratorischen Insuffizienz mit progressivem Verlauf, assoziiert mit disseminierten interstitiellen Lungenveränderungen im Röntgenbild, und der Ausschluß anderer spezifischer Lungenerkrankungen (wie z.B. chronische Lungenkrankheiten, Lungenembolie, Herzversagen) entscheidend. Die absoluten und flexiblen Kriterien für die Diagnose und Schwereeinteilung des ARDS sind in Tab. 16.11 und 16.12 aufgeführt.

Klinischer Verlauf

Das gesamte Erscheinungsbild des ARDS kann sich innerhalb von Stunden, manchmal mit zeitlicher Latenz von mehreren Tagen entwickeln. Zu Beginn ist eine auffallende Diskrepanz von klinischer Symptomatologie und unauffälligem radiologischem Befund zu bemerken. Im weiteren Verlauf entwickeln sich die klinischen Symptome der schweren respiratorischen Insuffizienz mit den oben beschriebenen, röntgenologischen Befunden (Tab. 16.10) (3).

Tabelle 16.10 Stadieneinteilung des ARDS und röntgenologische Befunde

Stadium	Röntgenologische Befunde	Klinische Symptome	Physiologische Veränderungen	Pathologische Befunde
Stadium 1 (Frühphase)	Röntgenbild unauffällig	Dyspnoe und Tachypnoe mit unauffälliger körperlicher Untersuchung	Hypoxämie, Hypokapnie, leichte pulmonale Hypertension ohne weitere hämodynamische Störungen	Granulozytensticking
Stadium 2 (Anfang von parenchymalen Veränderungen innerhalb von 12–24 Stunden)	feine bis grobfleckige alveoläre Infiltrate Herzgröße unauffällig	Dyspnoe, Tachypnoe, Zyanose, Tachykardie feinblasige Rasselgeräusche	diffuse Permeabilitätsstörungen der Lungenkapillaren, Bildung von Lungenödem und Verminderung der Diffusionskapazität $\uparrow$ Rechts-links-Shunt und AaD_{O_2} $\uparrow V_D/V_T$ und $\downarrow$ Lungenvolumen (FRC, VD) $\downarrow$ Compliance pulmonalvaskulärer Widerstand erhöht mit normalem PCWP HZV normal oder gesteigert	Austritt von Plasma und zellulären Bestandteilen ins Interstitium Granulozyten- und Thrombozyteninfiltrate
Stadium 3 (akute progressive respiratorische Insuffizienz, 2–10 Tage)	diffuse grobfleckige, netzartige oder streifige alveoläre Infiltrate, meist symmetrisch Airbronchogramm herabgesetztes Lungenvolumen Herzgröße unauffällig	Symptome wie oben erwähnt auskultatorisch fein- und grobblasige Rasselgeräusche und evtl. auch Giemen abgeschwächte Atemgeräusche	progressive respiratorische Störungen gesteigertes HZV gestörte Hämoglobinsauerstoffextraktion	Stauung in den Lungengefäßen progressiver entzündlicher Prozeß Atelektasenbildung Zellaggregationen mit Verschluß der Strombahn Typ-II-Zellen-Hyperplasie beginnende Fibrosierung Bildung von hyalinen Membranen
Stadium 4 (irreversible Lungenschädigung und gleichzeitige Entwicklung von Multiorganversagen mit einer Mortalität von > 80 %, > 10 Tage	persistierende diffuse Lungeninfiltrate und Verschattung der gesamten Lunge im Endstadium rezidivierender Pneumothorax oder Pneumomediastinum normaler bis leicht vergrößerter Herzschatten	schwere respiratorische Symptomatologie plus Entwicklung von Multiorganversagen und ggf. Sepsis	Endstadium der respiratorischen Insuffizienz Rechtsherzversagen $\downarrow$ HZV und Sauerstoffverbrauch Multiorganversagen	progressive Fibrosierung und irreversible pathologische Veränderungen (diffuse alveoläre Schädigung)

Tabelle 16.**11** Absolute Kriterien für die Diagnose des ARDS

Hypoxämie (akut auftretende): $P_{aO_2}/F_{IO_2} < 200$ mmHg
Diffuse Lungeninfiltrate im Röntgenbild
Pulmonalkapillärer Druck < 18 mmHg

Tabelle 16.**12** Flexible Kriterien der Diagnose und Schwereeinteilung des ARDS nach „LIS" (Lung Injury Score)*

Parameter	Punkte
Röntgenaufnahme des Thorax	
Keine Infiltrationen	0
Ein Quadrant	1
zwei Quadranten	2
drei Quadranten	3
vier Quadranten	4
Hypoxämie (P_{aO_2}/F_{IO_2} mmHg)	
> 300	0
225 – 299	1
175 – 224	2
100 – 174	3
< 100	4
PEEP (mmHg)	
< 5	0
6 – 8	1
9 – 11	2
12 – 14	3
> 15	4
Compliance (ml/cmH$_2$O)	
> 80	0
60 – 79	1
40 – 59	2
20 – 39	3
< 15	4

* LIS = die Summe der entsprechenden Punkte durch die Zahl der angewendeten Parameter. Für die Diagnose des ARDS ist ein LIS > 2,5 erforderlich.

Therapie

Die Therapie des schweren ARDS umfaßt vorwiegend unterstützende, auf eine adäquate Gewebeoxygenierung ausgerichtete Maßnahmen und eine gleichzeitige gezielte Behandlung der Grunderkrankung. Im Mittelpunkt steht die nichtmedikamentöse Therapie (verschiedene Beatmungsformen, Dehydratation, Lagerungsmaßnahmen, Optimierung der Sauerstofftransportkapazität und extrakorporaler Gasaustausch). Eine medikamentöse Therapie ist nur gelegentlich empfehlenswert und immer als Ergänzung der nichtmedikamentösen Behandlung anzusehen (6, 9).

I. Nichtmedikamentöse Therapie

Maschinelle Beatmung. Das Ziel der maschinellen Beatmung ist die Aufrechterhaltung eines adäquaten Gasaustausches zur Gewebeoxygenierung mit minimalen Komplikationen (z. B. Barotrauma). Bis vor wenigen Jahren war die volumenkontrollierte, maschinelle Beatmung mit PEEP und großen konstanten Atemzugvolumina (12 – 15 ml/kgKG) der Eckpfeiler der Therapie des ARDS, die zum Ziel hatte, die normalen Werte der Blutgase annähernd aufrechtzuerhalten. Dies führte jedoch bei Patienten mit niedriger Lungencompliance und inhomogenen Schädigungsmuster – wie beim ARDS – zu sehr hohen Atemwegsdrücken mit dem Risiko der Überblähung und mechanischen Schädigung noch gesunder Lungenareale. Ein zusätzlicher toxischer Effekt auf das Lungengewebe entsteht durch das erforderliche hohe F_{IO_2}, um annähernd normale P_{aO_2} zu erreichen. Diese Faktoren können zu einem verhängnisvollen Circulus vitiosus führen, bei dem die zum Teil iatrogen bedingte, zusätzliche Lungenschädigung eine immer aggressivere Beatmungstherapie verlangt; demzufolge stirbt der Patient schließlich an einer irreversiblen respiratorischen Insuffizienz. Dieser Circulus vitiosus kann nur durch therapeutische Strategien durchbrochen werden, die die iatrogenen Schädigungsmechanismen ausschalten können. Darauf zielende und zur Zeit angewendete Beatmungsverfahren sind drucklimitierte oder druckkontrollierte Beatmung, in Verbindung mit PEEP (positive end-expiratory pressure), umgekehrtes Inspirations-Exspirations-Verhältnis, seitendifferente Beatmung und BIPAP (Spontanatmung auf zwei unterschiedlich hohen alternierenden CPAP-Niveaus).

Die folgenden Ventilatoreinstellungen werden häufig am Anfang des Beatmungsprozesses vorgeschlagen: volumenkontrollierte Beatmung (assist oder control mode) mit Atemzugvolumen 6 – 10 ml/kgKG, PEEP ≤ 5 cmH$_2$O, inspiratorischer Flow 60 l/min und F_{IO_2} 1,0 (bis ein niedrigerer Wert – am besten < 0,6 – eine adäquate Oxygenierung erreichen kann). Nachfolgende Einstellungen sollten sich nach Erhaltung einer O$_2$-Sättigung > 90 % richten, ohne Anwendung hoher Beatmungsdrücke (d. h. Spitzendruck > 40 – 45 cmH$_2$O) oder toxischer inspiratorischer O$_2$-Konzentrationen (d. h. F_{IO_2} > 0,6). Durch drucklimitierte oder -kontrollierte Beatmung (z. B. bis 30 – 40 cmH$_2$O) kann eine Reduktion des inspiratorischen Spitzendruckes mit gleichzeitiger Anhebung des Atemwegsmitteldrucks erfolgen. Diese Beatmungsmethode ermöglicht nicht nur eine Begrenzung der Atemwegsspitzendrücke, sondern führt in Verbindung mit umgekehrten Inspirations-Exspirations-Verhältnis oftmals zu einer besseren Oxygenierung. Die Anwendung von umgekehrtem Inspirations-Exspirationsverhältnis bringt aber die Gefahr des Pneumothorax und der hämodynamischen Beeinträchtigung mit sich. Zusätzlich wird sie nur schwer ohne Sedierung und Muskelrelaxation toleriert und ist deswegen nur in Einzelfällen empfehlenswert, besonders wenn ein sehr hoher PEEP (> 12 cmH$_2$O) oder ein sehr hoher Spitzendruck für eine adäquate Oxygenierung notwendig ist. Das PEEP-Niveau sollte schrittweise (3 – 5 cmH$_2$O bis maximal 12 cmH$_2$O) und unter Berücksichtigung des individuellen Druckvolumens erhöht werden. Der PEEP erhöht die FRC aufgrund einer Reexpansion kollabierter Alveolen und verbessert dadurch den pulmonalen Gasaustausch. Ein zu hoher PEEP vermindert jedoch die Lungencompliance, führt zu einer alveolären Überdehnung und damit zu einer Minderdurchblutung noch gesunder Lungenareale sowie zu einer Beeinträchtigung der Perfusion anderer Organsysteme wie Herz, Leber und Nieren. Durch Messung der Lungencompliance und des Herzzeitvolumens läßt sich der optimale PEEP für den jeweiligen Patienten bestimmen.

Bei schwerem ARDS mit stark reduzierter Lungencompliance werden aus der Begrenzung des Atemwegsspitzendrucks und der gleichzeitigen Anwendung von PEEP relativ niedrige Atemzugvolumen resultieren, die evtl. zu einer Hyperkapnie führen können. Das Akzeptieren erhöhter arterieller Kohlendioxidpartialdrücke wird als „permissive" oder „kontrollierte Hyperkapnie" bezeichnet. Die schrittweise Erhöhung des P_{aCO_2} bis 100 mmHg wird von den Patienten toleriert unter der Voraussetzung, daß der pH-Wert > 7,25 ist. Der mit dem Abfall des P_{aCO_2} verbundene pH-Abfall wird, bei normaler Nierenfunktion, meist innerhalb mehrerer Stunden bis Tage kompensiert. Ist eine metabolische Kompensation unzureichend oder unmöglich, sollte eine vorsichtige Korrektur des niedrigen pH-Werts durch Natriumbicarbonat erwogen werden.

Die seitendifferente Beatmung kann im Fall eines unilateralen oder seitenbetonten bilateralen Lungenschadens sowie auch bei symmetrischer Verteilung der Lungenschädigung durch die Kombination von Seitenlage und selektivem PEEP von großem Vorteil sein. Eine weitere Indikation der seitendifferenten Beatmung ist die Existenz großer bronchopleuraler Fisteln im Rahmen des mit ARDS assoziierten Barotraumas. Andere unkonventionelle Beatmungsmethoden wie BIPAP und Hochfrequenzventilation müssen noch genauer erforscht werden, bevor man sie in die therapeutische Palette des ARDS einführen kann.

Lagerungsmaßnahmen. Außer der Beatmungstherapie sind auch Lagerungsmaßnahmen geeignet, den pulmonalen Gasaustausch zu verbessern. Seiten- und Bauchlagerung werden angewendet mit dem Ziel, eine Reexpansion der Kompressionsatelektasen und eine Umverteilung des Blutflusses in nicht atelektatische Gebiete, aber gleichzeitig auch eine effizientere Bronchialdrainage zu erreichen. Durch die entstehende Optimierung des Ventilations-Perfusions-Verhältnisses können gelegentlich diese einfachen Behandlungsmaßnahmen zu einem P_{aO_2}-Anstieg führen, insbesondere bei Patienten mit asymmetrischer Verteilung der Lungenschädigung. Die Bauchlagerung sollte aber wegen etwaiger technischen Schwierigkeiten (Spezialbett) nur für Zentren mit entsprechender Erfahrung reserviert bleiben.

Optimierung der Sauerstofftransportkapazität. Eine der wichtigsten Grundlagen der Behandlung des ARDS ist die adäquate O_2-Übertragung an das Gewebe mit minimalen Konsequenzen für die Lungenintegrität: Die Erhaltung einer hohen Hämoglobinkonzentration (12–15 g/dl) und eines adäquaten Herzzeitvolumens helfen in dieser Richtung. Verbessert sich hierunter die Sauerstoffverfügbarkeit, können möglicherweise toxische inspiratorische Sauerstoffkonzentrationen und/oder hohe Beatmungsdrücke reduziert oder sogar vermieden werden.

Dehydratation. Mit Beginn des akuten Lungenversagens entsteht durch Zunahme der Kapillarmembranpermeabilität ein interstitielles/intraalveoläres Lungenödem. Neben der Permeabilitätsstörung spielt der Filtrationsdruck ebenfalls eine wesentliche Rolle bei der Ödembildung. Eine Abnahme des Lungenödems führt bei der Mehrzahl der Patienten zu einer Verbesserung der Oxygenierung und der respiratorischen Compliance und läßt sich röntgenologisch durch Verminderung der Lungeninfiltrate nachweisen. Die Dehydratation kann sowohl durch Diuretika und Flüssigkeitsrestriktion sowie auch durch kontinuierliche venovenöse Hämofiltration erreicht werden. Dehydratationsmaßnahmen sollten nur unter sorgfältiger Kontrolle der Füllungsdrücke des Herzzeitvolumens und der Sauerstofftransportkapazität erfolgen, mit dem Ziel, den niedrigsten Verschlußdruck (PCWP) ohne hämodynamische Beeinträchtigung zu erreichen. Entwickelt der Patient unter dieser Maßnahme Zeichen der intravasalen Hypovolämie, muß dieser Volumenmangel zur Vermeidung sekundärer Organschäden korrigiert werden. Dehydratationsmaßnahmen erscheinen besonders in der Frühphase als gerechtfertigt, während ihre Verlängerung für mehr als 3–4 Tage umstritten bleibt.

Extrakorporaler Gasaustausch. Wenn die konventionelle Behandlung des Patienten mit schwerem ARDS nicht zu der gewünschten Besserung des Gasaustausches führt, sondern zu immer höheren Beatmungsdrücken und inspiratorischen Sauerstoffkonzentrationen, sollte eine Unterstützung der respiratorischen Funktion mittels extrakorporalem Gasaustausch erwogen werden. Verschiedene Formen von extrakorporalem Gasaustausch (ECMO = extrakorporale Membranoxygenierung, IVOX = intravenöse Membranoxygenierung, $ECCO_2$-R-LFPPV = extrakorporale CO_2-Elimination mit niedrigfrequenter Beatmung) wurden in verschiedenen Zentren ohne besondere Erfolgsrate angewandt. Trotzdem kann der Einsatz neuer Perfusionstechniken (venovenöse Bypasstechnik statt der früher angewandten venoarteriellen und hohe extrakorporale Blutflußrate) unter Verwendung heparinbeschichteter Membranlungen und Schlauchsysteme möglicherweise zu einer Verbesserung der Überlebensrate bei der Behandlung des ARDS mit extrakorporalem Gasaustausch beitragen. Solche Methoden sollten nur in spezialisierten Zentren und unter streng definierten Einschlußkriterien angewendet werden, so daß eine zeitlich begrenzte Gasaustauschstörung beim schweren ARDS überbrückt werden kann.

II. Medikamentöse Therapie

Im allgemeinen erweist sich die medikamentöse Behandlung des ARDS als erfolglos, die zahlreichen Medikamente, die bei ARDS angewandt wurden, sind in Tab. 16.**13** aufgeführt.

Die Gabe von Corticosteroiden kann evtl. bei Patienten, die eine allergische Komponente (wie Eosinophilie im Blut oder in bronchoalveolärer Lavage) aufzeigen sowie auch in der Spätphase des ARDS von Nutzen sein, so daß der Fibrosierungsprozeß eingedämmt werden kann.

In neuester Zeit wird das Konzept der Therapie durch Inhalation von Stickstoffmonoxid eingesetzt. Die Inhalation dieses gasförmigen Vasodilatators in niedrigen Kon-

Tabelle 16.13 Medikamentöse Therapie der ARDS

Exogener Surfactantfaktor
Corticosteroide
Antioxidanzien
Stickstoffmonoxid
Ketokonazole
Prostaglandine und Prostaglandinhemmer
Vasoaktive Substanzen/inotrope Medikamente
Pentoxifylline
Anticytokine/Antiendotoxine
Antibiotische Behandlung

zentrationen (10–40 ppm) führt zu einer selektiven Vasodilatation ventilierter Lungenareale und damit zu einem P_{aO_2}-Anstieg und einem gleichzeitigen Abfall des pulmonalarteriellen Drucks. Die Ergebnisse dieser Therapie auf lange Sicht stehen noch im Mittelpunkt der Forschung.

Der Einsatz einer empirischen antibiotischen Behandlung in der Frühphase der Erkrankung erscheint angesichts der hohen Letalität des ARDS als empfehlenswert, wenn der Verdacht auf eine Infektion besteht. Die nachfolgende Behandlung sollte gemäß der bakteriologischen Ergebnisse eingeleitet werden. Alle anderen medikamentös-therapeutischen Versuche sollten als rein experimentell betrachtet werden und dürfen nur im Rahmen einer kontrollierten Studie angewandt werden.

Prognose

Das ARDS ist stets eine sekundäre Erkrankung mit eigenständigem Verlauf, der jedoch sehr variabel sein kann. Der Verlauf wird durch die Grunderkrankung mit ihrer Eigendynamik und durch zusätzliche Komplikationen geprägt. Einer der Gründe für die hohe Letalität liegt in der therapiebedingten zusätzlichen Schädigung der Lunge. Die allgemeine Letalität beträgt in Abhängigkeit von Grundleiden und Therapie 30–90%. Jüngere Patienten (< 60 Jahre alt) und Traumapatienten ohne Infektionen haben eine bessere Prognose.

Früh auftretende Todesfälle sind meistens auf akutes Kreislaufversagen oder zentralnervöse Störungen zurückzuführen. Persistierende metabolische Azidose und erhöhte $AaD_{O_2} > 420$ mmHg 24 Stunden nach dem auslösenden Ereignis sind mit einer sehr schlechten Prognose assoziiert. In diesen Fällen können evtl. experimentelle Behandlungsmethoden (wie z. B. ECMO) von Nutzen sein. Die Prognose kann durch frühzeitige Therapie v. a. eine frühzeitige Beatmung verbessert werden. Die initiale Lungenschädigung des ARDS kann sich entweder innerhalb einiger Tage zurückbilden oder weiter fortschreiten, bis das Endstadium der Lungenfibrose entsteht. Gelegentlich ist eine vollständige Rückbildung auch im fortgeschrittenen Stadium möglich, obwohl die Patienten meistens an Multiorganversagen und Sepsis (> 80%) sterben.

Literatur

1 Barie, Ph.: Acute respiratory failure. In Barie, Ph., G. T. Shires: Surgical Intensive Care, 1. ed. Little Brown, Boston 1993 (p. 227)
2 Crapo, R.: Pulmonary function testing. New Engl. J. Med. 331 (1994) 25
3 Demling, R.: Adult respiratory distress syndrome: current concepts. New Horizons 1 (1993) 388
4 Demling, R., J. Knox: Basic concepts of lung function and dysfuction: oxygenation, ventilation, and mechanics. New Horizons 1 (1993) 362
5 Hoffmann, W., J. Wasnick: Postoperative Critical Care of the Massachussetts General Hospital, 2. ed. Little Brown, Boston 1992 (p. 59)
6 Koleff, M., D. Schuster: The acute respiratory distress syndrome. New Engl. J. Med. 332 (1995) 27
7 Lyerly, K.: Chirurgische Intensivmedizin, 1. Aufl. Springer, Berlin 1993 (S. 131)
8 Nunn, J.: Effects of anaesthesia on respiration. Brit. J. Anaesth. 65 (1990) 54
9 Rossaint, R., K. Lewandowski, D. Pappert, K. Slama, K. Falke: Die Therapie des ARDS. Anaesthesist 43 (1994) 293
10 Sykes, L., E. Bowe: Cardiorespiratory effects of anaesthesia. Clin. Chest Med. 14 (1993) 211
11 Williams-Russo, P., M. Charlson, C. McKenzie, J. Gold, G. Shires: Predictive postoperative pulmonary complications: is it a real problem? Arch. intern. Med. 152 (1992) 1209
12 Zibrak, J., C. O'Donell: Indications for preoperative pulmonary function testing. Clin. Chest Med. 14 (1993) 227

Lungenthrombembolie

G. Weiß und H. Lippert

Unter Lungenembolie verstehen wir eine überwiegend durch Thromben (selten durch Fett, Luft, Fremdkörper) verursachte partielle bzw. vollständige Verlegung der arteriellen Lungenstrombahn. 80–90% dieser Thromben stammen aus den Bein- und Beckenvenen, seltener aus dem Gebiet der oberen Hohlvene und dem rechten Herzen (6, 7, 8). In der operativen Medizin entwickeln bis zu 80% der Patienten vorwiegend nach Operation, Trauma und Immobilisation tiefe Venenthrombosen (6). Bei 60% aller tiefen Venenthrombosen ist mit einer Lungenembolie zu rechnen. Die Risikofaktoren chirurgischer Patienten, eine Lungenthrombembolie (LTE) zu entwickeln, sind in Tab. 16.14 dargestellt. Die LTE macht etwa 1% der postoperativen Komplikationen aus. Je nach Risikogruppe enden zwischen 0,05–0,7% tödlich (1). Nur etwa 30–40% der Embolien werden klinisch diagnostiziert, so daß die Inzidenz der LTE 3- bis 4mal höher anzusetzen ist.

Pathophysiologie

Die mechanische Verlegung der Lungengefäße führt zur pulmonalen Widerstandszunahme und zu einer nachfolgenden akuten Druckbelastung des rechten Ventri-

Tabelle 16.**14** Risikofaktoren zur Entwicklung einer Lungenembolie

Alter über 40 Jahre

Adipositas

Immobilisation

Querschnittssyndrom

Maligne Grundkrankheit, Tumorchirurgie

Verletzungen, Operationen an Becken und unteren Extremitäten

Große Operationen an Thorax und Abdomen

Frühere Thrombosen, Embolien, Varikosis

kels. Bei einer mangelhaften Blutzufuhr zum linken Herzen, koronarer Minderperfusion und abfallendem Herzminutenvolumen kommt es zur Kreislaufdepression bis hin zum kardiogenen Schock. Eine regelmäßig auftretende Hypoxämie erklärt sich aus einer erhöhten Totraumventilation über ein Ventilations-Perfusions-Mißverhältnis. Durch die Öffnung von arteriovenösen Kurzschlüssen, reduzierte Kontaktzeit für den Gasaustausch und sekundäre Diffusionsstörung wird diese verstärkt. Neben der rein mechanischen Obstruktion scheinen auch reflektorisch und humoral freigesetzte Mediatoren wie Thromboxan A_2, Prostaglandine, Serotonin, Fibrin-/Fibrinogenderivate und Leukotriene an der Verstärkung des akuten Cor pulmonale beteiligt zu sein (5, 6, 9).

Klinik

Die klinische Symptomatik der Lungenembolie variiert – auch in Abhängigkeit vom Ausmaß – von leichten pulmonalen Beschwerden bis hin zum plötzlichen Herztod.
Dyspnoe, Thoraxschmerzen, Tachykardie und Hyperventilation gehören zu den am häufigsten auftretenden Symptomen. Eine Zusammenfassung nach ihrer Häufigkeit ist in Tab. 16.**15** dargestellt. Differentialdiagnostisch kommen im wesentlichen akuter Myokardinfarkt, Pneumonie, Asthma bronchiale, Herzinsuffizienz, Pneumothorax, Rippenfrakturen, Bronchialkarzinom und Schmerzen des Skelettes und Muskelapparates in Frage. Finden sich zur Symptomatologie Zeichen tiefer Venenthrombosen, so verdichtet sich der Verdacht auf eine LTE.

Diagnostik und klinischer Schweregrad

Der diagnostische Ablauf bei einem Verdacht auf LTE richtet sich vor allem nach dem klinischen Schweregrad. Diagnostische Hilfsmittel bei Verdacht auf eine Lungenembolie sind:
- EKG,
- Röntgenaufnahme des Thorax,
- Laborchemie,
- Rechtsherzkatheter, zentraler Venendruck (ZVD),
- Echokardiographie,
- Lungenperfusions-/Lungenventilationsszintigraphie,
- Pulmonalis-/digitale Subtraktionsangiographie (DSA),
- CT.

Diagnostische Hilfsmittel zur Suche nach tiefen Venenthrombosen sind:
- Doppler-Sonographie,
- Phlebographie,
- Impedanzplethysmographie.

Der Schweregrad der LTE wird eingeteilt in klein (I), submassiv (II), massiv (III) und fulminant (IV). In Tab. 16.**16** ist die Einteilung modifiziert nach Grosser/Heinrich aufgezeigt.
Im folgenden werden die häufigsten Befunde der unterschiedlichen diagnostischen Maßnahmen beschrieben.

Labor

Spezifische Laborparameter gibt es nicht. Beschrieben sind Leukozytose, Erhöhung von LDH, GOT und in 20% der Fälle von Bilirubin. **Erhöhte D-Dimer-Spiegel** können den Verdacht auf eine LTE erhärten.
Mit zunehmender Schwere der Lungenembolie findet sich in der Blutgasanalyse ein **Hypoxämie** und – charakteristisch für diese Erkrankung – eine durch Hyperventilation hervorgerufene **Hypokapnie**. Zur Differentialdiagnose eines akuten Myokardinfarktes müssen auf jeden Fall die „Herzenzyme" (CK, CK-MB, GOT, LDH) sowie T-Troponin und Myoglobin bestimmt werden.

EKG

Die größte Bedeutung hat das EKG bei größeren Embolien zum Ausschluß eines akuten Myokardinfarktes. Bei einer Rechtsherzbelastung finden sich häufiger die von McGinn u. White beschriebenen Veränderungen: **pathologisches Q in Ableitung III, S in Ableitung I**, eine ST-Hebung und **terminal negatives T in III. Tachykardie, Rhythmusstörungen,** P-pulmonale, **Rechtsdrehung der Herzachse, Rechtsschenkelblock** und Zeichen der rechtsventrikulären Ischämie können auf eine LTE deuten.

Tabelle 16.**15** Symptomatik der Lungenembolie (nach Beukkelmann, Kienast, Lasch, Niemer u. Mitarb.)

Dyspnoe	69 – 100% (82%)
Tachypnoe	70 – 95% (76%)
Pleuraschmerz	54 – 74% (72%)
Angstgefühl	55 – 63% (60%)
Feuchte Rasselgeräusche	54 – 56% (54%)
Betonter 2. Herzton	23 – 95% (54%)
Husten	22 – 54% (50%)
Fieber	42 – 50% (45%)
Tachykardie	30 – 70% (42%)
Phlebothrombose	(40%)
Hämoptoe	13 – 32% (30%)
Herzstillstand	(18%)
Synkope	13 – 25% (15%)

Tabelle 16.**16** Schweregrade der Lungenembolie (nach Grosser und Lasch)

	Schweregrad I klein	Schweregrad II submassiv	Schweregrad III massiv	Schweregrad IV fulminant
Klinik	unauffällig bzw. kurzfristige Symptomatik	leichtgradige anhaltende Symptomatik: akute Dyspnoe, Tachypnoe, thorakaler Schmerz, Tachykardie, Hämoptyse	ausgeprägte anhaltende Symptomatik: akute schwere Dyspnoe, Tachypnoe, Tachykardie, Zyanose, Angst, Synkope, thorakaler Schmerz	zusätzlich zu III: ausgeprägter Schock (Herz-Kreislauf-Stillstand)
Systemisch-arterieller Druck	normal	normal/leicht erniedrigt	erniedrigt	stark erniedrigt
Pulmonalarterieller Druck	normal	normal/leicht erhöht	PA-Mitteldruck 25–30 mmHg	PA-Mitteldruck > 30 mmHg
Herzminutenvolumen	normal	evtl. erhöht	erniedrigt	stark erniedrigt
ZVD	normal	normal	erhöht	erhöht
P_{aO_2} (mmHg)	normal	< 80 mmHg	< 70 mmHg	< 60 mmHg
P_{aCO_2} (mmHg)	normal	< 35 mmHg	< 30 mmHg	< 30 mmHg
Gefäßobliteration (Verschluß)	periphere Äste (< 25%)	Segmentarterien (25–50%)	PA-Ast/mehrere Lappenarterien (50–60%)	PA-Ast </mehrere Lappenarterien/PA-Stamm (> 60%)
Score n. Miller	< 10	10–16	17–24	> 24
Prognose	nicht tödlich; ohne Reduktion der kardiopulmonalen Reserven	nicht tödlich; mit Reduktion der kardiopulmonalen Reserven	häufig innerhalb von Stunden tödlich durch Rechtsherzversagen	tödlich innerhalb von Minuten

Röntgenaufnahme des Thorax

Ein unauffälliges Röntgenbild schließt eine Lungenembolie nicht aus. Häufiger finden sich ein ipsilateraler Zwerchfellhochstand, keil- oder spindelförmige Lungeninfarkte, ein hämorrhagischer Pleuraerguß und Atelektasen. Bei einem akuten Cor pulmonale kann eine Dilatation des rechten Herzens gefunden werden. Auch bei massiver LTE findet sich das sog. Westermark-Zeichen (hilusnahe Gefäßabbrüche, Hilusamputation) selten und ist dann schwer zu erkennen.

Zentraler Venendruck

Der ZDV ist bei einer Rechtsherzbelastung über die Norm erhöht.

Echokardiographie

Die Echokardiographie ermöglicht eine Verlaufskontrolle bei pulmonaler Hypertonie durch Lungenembolie. Ein unauffälliger Befund schließt eine LTE nicht aus. Die transösophageale Technik kann differentialdiagnostisch wichtige Erkrankungen z. B. Aortendissektion und akuten Herzinfarkt ausschließen. Ebenso ist die Untersuchung bei der Suche nach dem Ursprung der Thromben wichtig.

Computertomographie

Diese Untersuchung kann bei Verwendung von Kontrastmittel ausgedehnte Thrombembolien der zentralen Pulmonalgefäße nachweisen.

Rechtsherzkatheter

Die Messung des pulmonalarteriellen Mitteldruckes erlaubt Rückschlüsse auf eine Verlegung der Lungenstrombahn. Druckwerte von 20–40 mmHg deuten, wenn sie akut entstanden sind, auf eine embolisches Geschehen hin. Bedeutung erlangt der Rechtsherzkatheter auch für die hämodynamische Verlaufskontrolle und für die mögliche Bestimmung des Herzzeitvolumens und Wedge-Drucks.

Lungenszintigraphie

Zum Nachweis von Perfusionsausfällen, deren Durchmesser größer als 3 cm ist, ist die Perfusionsszintigraphie ein geeignetes Verfahren. Da z. B. auch Ventilationsstörungen infolge von Atelektasen, Pneumonien und auch Pleuraergüsse einen Perfusionsausfall verursachen können, ist dieser nur bei einer normalen Röntgenaufnahme des Thorax ein Indiz für eine LTE. Aus diesem Grund wird die Perfusionsszintigraphie mit einer Ventilationsszintigraphie kombiniert. Der Vergleich des Perfusions- und Ventilationsmusters spricht für eine LTE, wenn bei erhaltener Ventilation ein deckungsgleicher Perfusionsausfall vorhanden ist.

Pulmonalisangiographie

Die Pulmonalisangiographie gilt immer noch als Golden Standard in der Diagnostik der Lungenembolie. Mit ihrer Hilfe kann eine Darstellung von Lungenarterien bis zu einem Durchmesser von 0,5 mm erfolgen. Die Angiogra-

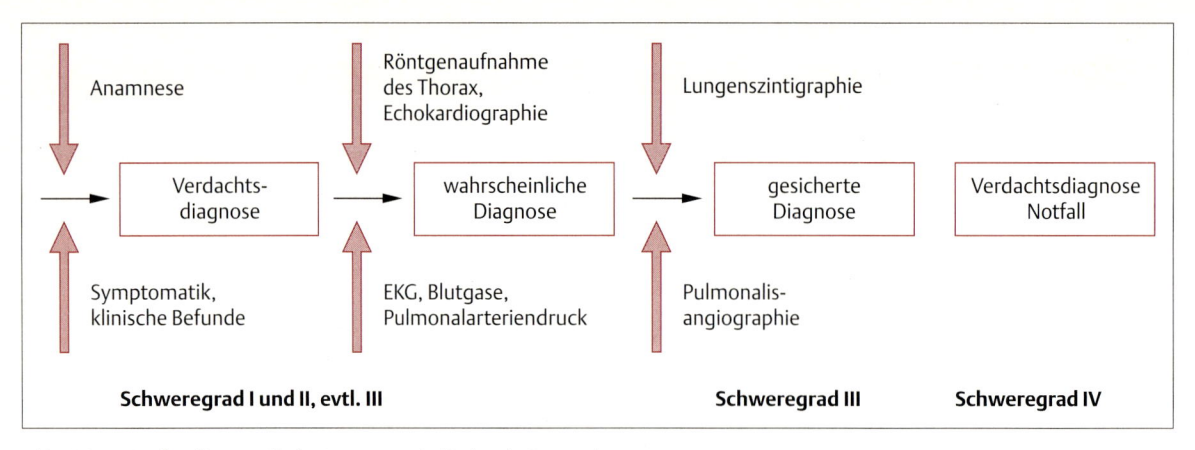

Abb. 16.1 Stufendiagnostik der Lungenembolie (nach Grosser).

phie ist ein invasives Verfahren mit einer Letalität von 0,2–0,7 % (1,3). Emboliezeichen sind Füllungsdefekte und Gefäßabbrüche. Zunehmend wird auch eine digitale Subtraktionsangiographie mit peripherer oder zentralvenöser Kontrastmittelapplikation zur Diagnostik einer Lungenembolie eingesetzt. Diese hat jedoch ein eingeschränkteres Auflösungsvermögen und eine höhere Artefaktanfälligkeit, außerdem fehlt ihr die Möglichkeit der superselektiven Darstellung (3).

Phlebographie, Duplexsonographie, Impedanzmessung

Diese Verfahren sollen periphere Venenverschlüsse, welche in hoher Zahl für die Thrombembolien der Lunge in Frage kommen, diagnostizieren helfen.

Alle zuvor genannten Verfahren müssen entsprechend dem klinischen Schweregrad im Sinne einer Stufendiagnostik eingesetzt werden. Welche Untersuchungen zu einem bestimmten Zeitpunkt ausgeführt werden, richtet sich jedoch oft auch nach den örtlichen Gegebenheiten. Nur die Pulmonalisangiographie und mit Einschränkung die Szintigraphie können die Diagnose der LTE ausreichend sichern. Aufgrund des hohen Zeitaufwandes der Szintigraphie sollten massive und fulminante Embolien sofort angiographiert werden, da eine Thrombolyse und ihre Risiken eine sichere Diagnose erfordern. Ein Schema zur Stufendiagnostik zeigt Abb. 16.1.

Therapie

Die Therapie der LTE richtet sich nach dem klinischen Bild und dem Schweregrad (Abb. 16.2). Behandlungsziel ist die Verhinderung des appositionellen Thrombenwachstums, eine hämodynamische Stabilisierung, die Beseitigung der Hypoxie, eine Rezidivprophylaxe und die Wiedereröffnung der pulmonalen Strombahn. Neben allgemeintherapeutischen Maßnahmen wie Analgesie, Kreislaufstabilisierung, Gabe von Sauerstoff usw. steht die spezifische Behandlung mit therapeutischer Heparinisierung, Thrombolyse und operativer Thrombektomie. Im Stadium I und II, bei stabiler Hämodynamik, ist nach initialer Bolusgabe von 5000–10 000 IE die therapeutische Heparinisierung (PTT mit 1,5- bis 2facher Verlängerung) Mittel der Wahl. Bei fehlender Kontraindikation erfolgt nach 7–12 Tagen die überlappende Einstellung auf Antikoagulanzien vom Cumarintyp. Bei instabiler Hämodynamik im Stadium III und IV ist die Thrombolyse angezeigt. Hier kommt es auf eine baldmögliche Druckentlastung des rechten Ventrikels und die Beseitigung der schweren Hypoxämie an. Neben Streptokinase stehen heute Urokinase und rekombinierter Gewebeplasminaktivator (rt-PA) zur Verfügung. Unter den Bedingungen eines äußerst schweren Schockes bzw. der Reanimation wird eine ultrahoch dosierte Kurzzeitlyse bzw. der Versuch einer operativen Thrombenentfernung durchgeführt. Die Dosierungen der Fibrinolytika sind der Tab. 16.17 zu entnehmen. Kontraindikationen der Thrombolysetherapie sind in Tab. 16.18 aufgeführt. In den operativen Fächern kann oft – aufgrund von Operationen in den der LTE vorangegangenen 10 Tagen – eine Thrombolyse nur mit sehr hoher Blutungsgefahr erfolgen. Deshalb bleiben in diesen Fällen nur die therapeutische Heparinisierung oder operative Maßnahmen übrig. Liegt jedoch eine fulminante LTE mit schwerem Schock oder der Notwendigkeit einer Reanimation vor, wird zunehmend auch als Ultimo ratio eine ultrahoch dosierte Kurzzeitlyse vorgenommen.

An operativen Verfahren stehen die Embolektomie nach Trendelenburg (Letalität 80 %), die Embolektomie in Kombination mit einem extrakorporalen Kreislauf (Letalität 10–50 %) und der Thrombektomieversuch mittels Aspirations- und Ballonkathetern zur Verfügung (4, 8).

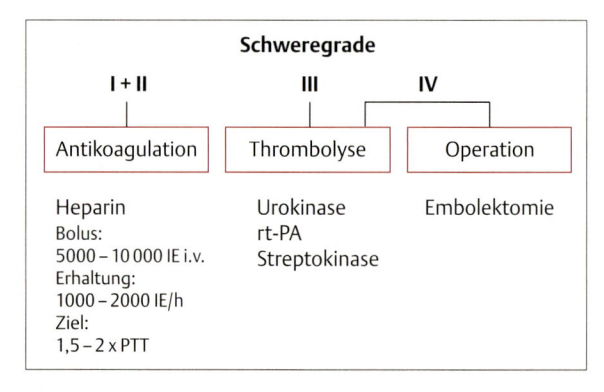

Abb. 16.2 Therapie der Lungenembolie.

Schweregrade

I + II	III	IV
Antikoagulation	Thrombolyse	Operation
Heparin	Urokinase	Embolektomie
Bolus: 5000–10 000 IE i.v.	rt-PA	
Erhaltung: 1000–2000 IE/h	Streptokinase	
Ziel: 1,5–2 x PTT		

Tabelle 16.17 Dosierungen der Fibrinolytika (nach Grosser, Kienast und Sill)

	Streptokinase	Urokinase	rtPA
Stabile Hämodynamik	Bolus von 250 000 IE, 100 000 IE/h für 24 h i.v. oder über Pulmonalkatheter	Bolus von 500 000, dann 200 000/h für 24 h i.v. oder über Pulmonalkatheter, evtl. + Heparin, wenn PTT < 1,5fach	Bolus von 10 mg über 3 Min., dann 90 mg/2 h i.v. oder über Pulmonalkatheter, evtl. Heparin, wenn PTT < 1,5fach
Instabile Hämodynamik (ultrahoch dosierte Kurzzeitlyse)	250 000 IE in 30 Min., dann 9 Mio./6 h	1 Mio. über 10 Min., dann 2 Mio./110 Min. oder 2 Mio. als Bolus Heparin s.o.	50 mg/15 Min. oder s.o. Heparin s.o.

Tabelle 16.18 Kontraindikationen für die Thrombolyse (nach Beuckelmann und Niemer u. Mitarb.)

Manifeste oder kurz zurückliegende schwere Blutung

Hämorrhagische Diathese, Defektkoagulopathie

Zerebrale Blutung oder intrazerebrale/-spinale OP in den letzten 3–6 Monaten

Apoplex in den letzten 3–6 Monaten

Innerhalb von 10 Tagen nach der OP bzw. nach schwerem Trauma

Neoplasien mit erhöhtem Blutungsrisiko

Akute Pankreatitis, bakterielle Endokarditis, Glomerulonephritis

Diabetische Retinopathie

Magen-Darm-Ulcera

Kurz zurückliegende Punktionen nichtkomprimierbarer Gefäße

Eine operative Embolektomie ist jedoch aufgrund der besonderen Bedingungen selten möglich, sollte jedoch bei fulminanten LTE mit Herzkreislaufstillstand ggf. versucht werden.

Rezidivprophylaxe

Eine Rezidivprophylaxe erfolgt entweder über eine therapeutische Heparinisierung oder Antikoagulation mit Cumarinen.

Treten trotz dieser Maßnahmen Rezidive aus den Becken- und Beinvenen auf, müssen Sperrmaßnahmen an der unteren Hohlvene erwogen werden. Neben der Ligatur der V. cava inferior gibt es heute passagere und permanente Kavaschirme, die als Sperre für Thromben über die V. jugularis eingeführt werden können. Eine weitere Indikation für diese Kavaschirme sind flottierende Thromben im Becken- bzw. Oberschenkelvenenbereich.

Literatur

1 Beuckelmann, D. J.: Cor pulmonale. In Erdmann, E., G. Riekker: Klinische Kardiologie, 4. Aufl. Springer, Berlin 1996 (S. 555–579)
2 Grosser, K. D.: Stadienangepaßte Stufendiagnostik. Krankenhausarzt 66 (1993) 6–10
3 Kienast, J. et al: Thrombosen und Embolien. In Lawin, P.: Praxis der Intensivbehandlung, 6. Aufl. Thieme, Stuttgart 1994 (S. 857–879)
4 Lasch, H. G.: Lungenembolie. In Deutsch, E., H. G. Lasch, K. Lenz: Lehrbuch der Internistischen Intensivtherapie, 2. Aufl. Schattauer 1993, 195–200
5 Niemer, M., C. Nemes, P. Lundsgaard-Hansen, B. Blauhut: Datenbuch Intensivmedizin, 3. Aufl. Fischer, Stuttgart 1992
6 Oakley, C. M.: Diagnosis and Management of Pulmonary Embolism. In Tinker, J., M. W. Zapol: Care of the Critically Ill Patient, 2nd ed. Springer, Berlin 1992 (S. 307–313)
7 Schürmann, M. et al: Lungenembolie im chirurgischen Krankengut. Chirurg 63 (1992) 811–816
8 Sill, V.: Thrombembolie der Lunge. In Ferlinz, R.: Pneumologie in Praxis und Klinik, Thieme, Stuttgart 1994 (S. 884–897)

Nierenfunktionsstörungen

G. Weiß und H. Lippert

Funktionsstörungen der Nieren gehören neben kardialen und respiratorischen Problemen zu den häufigsten und für den Patienten lebensentscheidenden perioperativen Komplikationen.

Neben der Progredienz vorbestehender Nierenerkrankungen (diabetische Nephropathie, glomeruläre und interstitielle Nierenerkrankungen) stellt das akute Nierenversagen (aNV) die größte Herausforderung für die Intensivmediziner dar. Trotz Verbesserung der therapeutischen Möglichkeiten hat die Letalität des aNV in den letzten drei Jahrzehnten von etwa 40% auf 70% zugenommen (3). Erklärt wird dies durch den Rückgang der Fälle von unkompliziertem Nierenversagen und die steigenden Zahlen schwerkranker Patienten mit MOF (multiple organ failure). Die Häufigkeit des aNV wird je nach Art der Intensivstation auf 3–5% der behandelten Patienten geschätzt.

Unter dem aNV versteht man eine plötzlich einsetzende häufig reversible Einschränkung der exkretorischen Nierenfunktion. Einteilung nach der Ätiologie s. Tab. 16.19.
In seiner Erscheinungsform tritt das aNV als polyurisches, oligurisches (Harnvolumen < 400 ml/d) und mit normalem Harnvolumen einhergehendes Nierenversagen auf. Oft findet sich auch ein Verlauf über eine Schädi-

Tabelle 16.**19** Einteilung des akuten Nierenversagens (NV) nach der Ätiologie

Ätiologie	Häufige Ursachen
1. Prärenales NV	Hypovolämie, hepatorenales Syndrom, Schockzustände, Nierendurchblutungsstörungen
2. Renales NV	nephrotoxisches NV, Infektionen, interstitielle Nephritis, glomeruläre Erkrankungen, Mikroangiopathien
3. Postrenales NV	Obstruktion der ableitenden Harnwege

gungsphase (Stunden bis Tage), Phase der Oligo-/Anurie (Tage bis Wochen), polyurische Phase (Tage bis Wochen) und Restitutionsphase (bis zu 12 Monate).
Die Überwachung der Nierenfunktion umfaßt neben der routinemäßigen Kontrolle der Harnausscheidung die laborchemische Bestimmung des Creatinin- und Harnstoffwertes im Serum. Eine abnormale Diurese verbunden mit einem Anstieg beider Laborparameter deutet auf eine Nierenfunktionsstörung hin. Zu beachten ist, daß der Harnstoff auch bei kataboler Stoffwechsellage und das Creatinin bei Rhabdomyolyse ansteigen kann.
Das Serumcreatinin kann aufgrund der hyperbolen Funktion zwischen glomerulärer Filtrationsrate (GFR) und Serumcreatinin nur eine Einschränkung von wenigstens 50 % der normalen GFR anzeigen. Steigt der Creatininwert, so liegt also immer schon eine um die Hälfte reduzierte Nierenleistung vor! Um die GFR abzuschätzen, bestimmt man die Creatininclearance. Hierfür benötigt man Sammelurin sowie Serumcreatinin und dessen Konzentration im Urin.

Normalwerte (aus 3)
Serumcreatinin: ♂ 49 – 97 µmol/l, ♀ 42 – 80 µmol/l.
Harnstoff: ♂ 3,8 – 7,3 mmol/l, ♀ 2,2 – 6,7 mmol/l.
Creatininclearance (C-Cr): ♂ 98 – 156 ml/min, ♀ 95 – 160 ml/min (Jaffe-Reaktion, bezogen auf 1,73 m² Körperoberfläche).

$$C\text{-}Cr = \frac{Urincreatinin \cdot Harnmenge}{Plasmacreatinin \cdot min}$$

Weitere Parameter zur Einschätzung der Nierenfunktion sind Harnosmolalität, Verhältnis Harn-/Serumosmolalität, osmolale Clearance und „freie Wasserclearance".

Beim Auftreten von Nierenfunktionsstörungen muß eine ätiologische Zuordnung erfolgen. Laborparameter, die neben der Kenntnis der Klinik zur Differentialdiagnose beitragen, sind in Tab. 16.**20** dargestellt. Ein postrenales Nierenversagen muß immer ausgeschlossen werden (Sonographie, Kontrolle durch Urinkatheter!). Ebenso wird gleichzeitig eine Untersuchung des Harnsedimentes und evtl. eine Urinkultur angeordnet, um Pyelonephritiden und glomeruläre Nierenerkrankungen von den anderen Formen des aNV abzugrenzen.
Auf der chirurgischen Intensivstation treten aNV vorwiegend in der Folge von Schockzuständen (Blutungen!), schweren Infektionen (Pankreatitis), Sepsis/SIRS, Verbrennungskrankheit und Reperfusionsschäden (z. B. nach Extremitätenverschluß) auf. Die beste Prophylaxe von Nierenfunktionsstörungen ist die rechtzeitige und konsequente Behandlung des Grundleidens, das Vermeiden von Hypovolämien, Hypoxämien, Entgleisungen der Mineralien und von Infektionen. Substanzen, die prophylaktisch bzw. therapeutisch bei Nierenfunktionsstörungen eingesetzt werden, sind neben ausreichendem Flüssigkeitsangebot Dopamin oder Dopexamin, Mannit, Diuretika (Furosemid) und Natriumbicarbonat.
Bei Rückgang der Diurese wird als erstes in der Praxis die Flüssigkeitsbilanz und die Kreislaufsituation überprüft, um ein hypovolämisches Nierenversagen auszuschließen. Zentraler Venendruck, Hautturgor, Zustand der Zungenschleimhaut, letzte Flüssigkeitsbilanzen und der aktuelle Blutdruck (ausreichender Perfusionsdruck für die Niere) sind entscheidende Parameter. Liegt kein hypovolämisches prärenales NV vor und ist auch ein postrenales Nierenversagen ausgeschlossen (Katheter abgeklemmt, verstopft!), kann durch Gabe von Furosemid (bis max. 1 g/d) bei Oligurie bzw. Anurie versucht werden, das NV in ein polyurisches umzuwandeln. Die Notwendigkeit ergibt sich allerdings nur bei vorliegender Hypervolämie oder wenn „Flüssigkeitsspielraum" für Medikamente, Ernährungslösungen u.ä. unbedingt benötigt wird. Ansonsten zeigen Studien keinen besseren Verlauf im Rahmen eines aNV bei Verzicht auf Diuretika. Durch Gabe von Katecholaminen (Dopamin, Dopexamin) kann über die Stimulation spezifischer Rezeptoren im Nierengefäßsystem versucht werden, die glomeruläre Durchblutung zu verbessern (Dosierung Dopamin 1 – 3 µg/kgKG/min i.v.; Dopexamin (2 – 4 [8] mg/h i.v.). Die Verabreichung von Katecholaminen sollte heute nur noch gezielt und nicht bei jedem Intensivpatienten prophylaktisch erfolgen.

Tabelle 16.**20** Parameter zur Differentialdiagnose des aNV (nach Druml)

Parameter	Normwert	Prärenales aNV	Renales aNV
Urinosmolalität (mosmol/kg H$_2$O)	400 – 600	> 500	< 350
Spez. Gewicht	1022 – 1035	> 1030	< 1010
Na im Urin (mmol/l)	15 – 40	< 20	> 40
Urincreatinin/Plasmacreatinin	20 – 60	> 40	< 20
Harnsediment	–	normal	verändert je nach Ursache

Liegt keine Hypervolämie vor, kann Mannit (15–20%) als Osmodiuretikum (mit zytoprotektiver Wirkung) kontinuierlich (25–50 ml/h) bzw. rezidivierend als Bolus (6 × 100–150 ml Kurzinfusion) gegeben werden. Bei zirkulatorischem Nierenversagen kann eine Bolusinfusion von 150 ml 20%igem Mannit auch differentialdiagnostisch noch eine Verbesserung der Diurese erreichen. Alle aufgeführten Medikamente haben auch bei Verdacht auf eine Nierenschädigung oder bei Manipulationen an den Nierengefäßen einen prophylaktischen Effekt.

Bei Rhabdomyolyse oder Hämolyse bzw. bei Reperfusionszuständen ist die Alkalisierung des Urins zur Verhinderung von Präzipitation denaturierter Proteine im Tubuluslumen angebracht. Ebenso unverzichtbar zur Prophylaxe eines aNV ist die Durchführung einer forcierten Diurese bei diesen Erkrankungen.

Bei einem manifesten Nierenversagen gilt es, neben der Behandlung der Grundkrankheit vor allem eine Hyperkaliämie und Überwässerung des Patienten zu vermeiden. Eine medikamentöse Therapie muß auf den Grad des Nierenversagens abgestimmt werden, um Überdosierungen zu vermeiden! Die zunehmende Urämie erfordert den Einsatz von Dialyseverfahren.

Mit Ausnahme akuter Intoxikationen, nicht immobilisierten Patienten und der Notwendigkeit heparinfreier Dialysen werden heute zunehmend kontinuierliche Dialyseverfahren auf den Intensivstationen eingesetzt (Tab. 16.21). Vor allem bei der Behandlung eines Nierenversagens im Rahmen von MOF gibt es Vorteile der kontinuierlichen vs. intermittierenden Verfahren zur Blutreinigung.

Es besteht heute Einigkeit darüber, daß bei einer Nierenfunktionsstörung rechtzeitig mit einem Nierenersatzverfahren bei Intensivpatienten – insbesondere bei MOF – begonnen werden muß. Als oberster Grenzwert für die Nierenleistung, ab dem spätestens eine Hämodiafiltration beginnen sollte, gilt ein Serumharnstoff von 30 mmol/l. Absolute Indikationen für den Einsatz der Dialyse sind eine Hyperkaliämie und die Überwässerung des Patienten. Da kontinuierliche Verfahren bei immobilen Patienten (z. B. beatmeten Patienten) Vorteile haben und die arteriovenösen Verfahren mehr Komplikationen, weniger Effizienz und weniger Sicherheiten bieten, gilt die kontinuierliche venovenöse Hämodiafiltration

Tabelle 16.21 Möglichkeiten zur maschinellen Behandlung des akuten Nierenversagens

Intermittierende Hämodialyse (HD), Filtration (HF), Diafiltration (HDF)
Kontinuierliche arteriovenöse Hämodialyse (CAVHD)
Kontinuierliche arteriovenöse Hämofiltration (CAVH)
Kontinuierliche arteriovenöse Hämodiafiltration (CAVHDF)
Kontinuierliche venovenöse Hämodialyse (CVVHD)
Kontinuierliche venovenöse Hämodiafiltration (CVVHF)
Kontinuierliche venovenöse Hämodiafiltration (CVVHDF)

Tabelle 16.22 Einsatz der kontinuierlichen Hämodiafiltration auf der Intensivstation

aNV (v. a. bei MOF und immobilem Patient)
Hypervolämie
Hyperkaliämie
Schwere Mineralhaushaltsstörung (z. B. Hypernatriämie)
Medikamentös schlecht zu beeinflussende Hyperthermie
Schaffung von Flüssigkeitsspielraum für Medikamente oder parenterale Ernährung u. a. bei aNV
Ausschwemmung von „kardiodepressiven Faktoren" mit Kreislaufstabilisierung bei schwerer Sepsis/SIRS und beginnendem/manifestem Nierenversagen
ARDS und Störung der Nierenfunktion zum „Trockenlegen" der Lunge
aNV bei kreislaufinstabilem Intensivpatient

(Tab. 16.22) zur Zeit als Verfahren der Wahl auf chirurgischen Intensivstationen.

Literatur

1 Druml, W.: Schwere Nierenerkrankungen. In Deutsch, E., H. G. Lasch, K. Lenz: Lehrbuch der Internistischen Intensivtherapie, 2. Aufl. Schattauer, Stuttgart 1993 (S. 297–305)
2 Thomas, L.: Labor und Diagnose, 4. Aufl. Medizinische Verl.-Ges., Weinheim 1992
3 Wagner, K., R. Wenzel, A. Daul: Kontinuierliche Dialyseverfahren bei akutem Nierenversagen. Intensivmed. u. Notfallmed. 18 (1993) 106–110

Peri- und postoperative Analgesie

K. Rellos und St. Geroulanos

Akute Schmerzen können vielfältige Ursachen haben, entsprechend vielfältig sind auch die therapeutischen Ansätze. Der postoperative Wundschmerz ist wie jeder Schmerz ein unangenehmes Sinnes- und Gefühlserlebnis, das mit aktueller oder potentieller Gewebsschädigung verknüpft ist. Eine suffiziente Schmerzbekämpfung ist jedoch nicht nur ein Gebot der Humanität, sondern auch eine medizinische Notwendigkeit, um postoperative Herz- und Kreislaufprobleme behandeln und der Entstehung von Lungenkomplikationen vorbeugen zu können.

Ohne Zweifel führt die schmerzbedingte Atemeinschränkung nach Thorax- und Oberbaucheingriffen neben einer Abnahme des Atemminutenvolumens zu einer Behinderung der Bronchialtoilette. Durch unzureichendes Abhusten kommt es postoperativ oft zu einer Sekretretention und Entstehung von Atelektasen (vgl. S. 848). Auch die frühe Mobilisierung von Frischoperierten zur wirksamen Thromboseprophylaxe setzt eine entsprechend effektive Schmerzbekämpfung in den ersten postoperativen Tagen voraus.

Tabelle 16.23 Postoperative Beschwerden vor der ersten Analgetikagabe (nach Aitken u. Mitarb.)

Schmerzzunahme bei Bewegung	99%
Unruhe oder Angst	91%
Ruhewundschmerz	91%
Kopfschmerz	19%
Übelkeit oder Erbrechen	7%
Blähungen	3%

Die individuelle Reaktion auf ein Trauma ist von vielen Faktoren abhängig. Unter den postoperativen Beschwerden spielt der eigentliche Wundschmerz natürlich eine entscheidende Rolle; dennoch dürfen andere Faktoren nicht außer acht gelassen werden (Tab. 16.23).
Es erscheint bemerkenswert, daß nicht alle Patienten nach Operationen einer besonderen Schmerztherapie bedürfen. Andererseits gilt, daß über 40% aller Frischoperierten starke bis stärkste Schmerzen erleiden müssen. Immobilisierung, ungenügende Atemexkursion, Sekretretention, Harnverhaltung, postoperativer Ileus, erhöhte Thromboemboliefrequenz und überschießende postoperative Katabolie sind oft Folgekomplikationen einer starren, inadäquaten Schmerztherapie.
Durch eine suffiziente Behandlung der Schmerzen scheint es möglich, das perioperative Risiko, vor allem bei kritisch kranken Patienten, zu vermindern.
Neben Lokal- und Regionalanästhesieverfahren (vgl. Kapitel 13, S. 176 ff) ist insbesondere die Gabe von systemisch wirkenden Analgetika zur postoperativen Schmerztherapie üblich. Im folgenden soll eine (kurze) Übersicht über Methoden der postoperativen Schmerzbehandlung gegeben werden.

Methoden der postoperativen Schmerzbehandlung

Systemische Pharmakotherapie:
- Opiate.
- Antipyretisch-antiphlogistische Analgetika.
- On-demand-Analgesie (patient controlled analgesia, PCA).

Postoperative Schmerztherapie:
- Lokal-/Regionalanästhesieverfahren:
  - Blockaden der oberen und unteren Extremität (3-in-1-Block, Blockade des Plexus brachialis),
  - Blockaden im Bereich des Stammes (Interkostalblockaden, intrapleurale Anästhesie),
  - Periduralanästhesie,
  - Periphere Blockaden (Peniswurzelblock).
- Nichtmedikamentöse Verfahren (TENS).

Systemische Pharmakotherapie

Opioide

Opiate sind aufgrund ihres vorwiegend zentralen Angriffsmechanismus bei vielen Schmerzzuständen erfolgreich einsetzbar; ihre Wirkung erstreckt sich sowohl auf den auf Schmerzen *reagierenden* wie den an Schmerzen *leidenden* Patienten. Opiate sind in der Therapie postoperativer Schmerzen unverzichtbar. Insbesondere ist in der direkten postoperativen Phase nach größeren Thorax-, Abdominal- und Knocheneingriffen die Wirksamkeit von Nichtopioidanalgetika unzureichend. Opioide sind die Analgetika der ersten Wahl zur Behandlung starker postoperativer Schmerzen. Opioide reagieren rezeptorspezifisch. Gegenwärtig werden folgende Typen von Opioidrezeptoren unterschieden:
- Mü-(μ-)Rezeptoren,
- Kappa-(κ-)Rezeptoren,
- Sigma-(σ-)Rezeptoren,
- Delta-(δ-)Rezeptoren.

Je nachdem wie ein Opioid mit den Opioidrezeptoren reagiert, wird es zugeordnet:
- den reinen Opiatagonisten (Morphin, Pethidin, Fentanyl, Piritramid, Tilidin, Tramadol usw.),
- den partiellen Agonisten/Antagonisten (Pentazocin, Buprenorphin, Nalorphin, Levallorphan, Nalbuphin, Butorphomol),
- den reinen Antagonisten (Naloxon, Narcanti).

Aufgrund ihrer Rezeptorwirkungen sind die reinen Agonisten untereinander austauschbar und in ihren Dosierungen umrechenbar. Die zur postoperativen Analgesie ebenfalls einsetzbaren partiellen Agonisten/(Antagonisten) (Buprenorphin, Nalbuphin, Butorphomol) haben aufgrund ihrer Opioid-Rezeptor-Interaktion nur einen begrenzten Dosierungsspielraum (ceiling effect). Dies wird häufig als besonderer Vorteil angepriesen, weil dadurch das Risiko einer opiatbedingten Atemdepression vermindert sei. Wenngleich dies für einige Agonisten/Antagonisten-Medikamente stimmt, darf man doch nicht darüber hinwegsehen, daß aus dem gleichen Grund auch der erreichbare analgetische Maximaleffekt limitiert ist. Reine Antagonisten sind Medikamente, die sich zwar an die Opioidrezeptoren binden, aber keine Wirkung entfalten. Reine Antagonisten sind in der Lage, die Wirkungen von morphinartigen Präparaten vollständig aufzuheben. Im Bedarfsfall steht der gebräuchlichste Opioidantagonist Naloxon (Narcan) zur Verfügung. Er ist in der Lage, fast alle Opioide zu antagonisieren. Die einzige Ausnahme ist hierbei das Buprenphorin (Temgesic), bei dem aufgrund seiner hohen Rezeptoraffinität seine Wirkung selbst vom reinen Opiatantagonisten Naloxon nur unzureichend aufgehoben werden kann. Diese starke Rezeptorbindung hat noch andere praktische Konsequenzen. Wird beispielsweise während einer Narkose Fentanyl oder ein anderer reiner Opioidagonist verabreicht und anschließend Buprenorphin gegeben, so verdrängt Buprenorphin das Fentanyl aus der Rezeptorbindung und geht selbst diese Rezeptorbindung ein. Da Buprenorphin im Gegensatz zu Fentanyl ein Partialagonist ist, ist diese Kombination fragwürdig und sollte vermieden werden. Beim Einsatz reiner Antagonisten ist zu beachten, daß nicht nur die Atemdepression aufgehoben wird, vielmehr kommt es gleichzeitig zu einer plötzlichen Aufhebung der Analgetikawirkung mit u.U. erheblichen Kreislaufreaktionen durch Sympathikusstimulation. Naloxon muß also vorsichtig und zunächst in kleinen Dosen angewendet werden; am besten verabreicht man es fraktioniert (je 01 – 0,2 mg), um eine übermäßige Atemdepression in der postoperativen Phase zu behandeln. Wegen der relativ kurzen Halbwertszeiten von Naloxon (1 Stunde) im Vergleich zur Mehrzahl der Opiate, muß ein spätes Reboundphänomen mit Atemdepression als Komplikation in Betracht gezogen werden. Dieser Aspekt ist besonders vor der Verlegung auf die Allgemeinstation zu berücksichtigen, da dort die postoperative Überwachung zumeist nicht lückenlos gewährleistet ist.

Opioide entfalten ein breites Spektrum pharmakologischer Wirkungen, von denen einige – je nach klinischer Situation und therapeutischer Zielsetzung – als erwünscht oder auch als unerwünscht gelten können (Tab. 16.**24**).

Für die praktische Therapie stehen drei Überlegungen im Vordergrund (nach 15):
- Auswahl des Präparates,
- Applikationsart,
- Dosisfindung.

Hinsichtlich der Wahl des Präparates sind schlüssige Empfehlungen schwierig. Idealerweise sollte für die postoperative Schmerzbehandlung das Opioid mit der größten therapeutischen Breite ausgewählt werden. Außerdem muß das ausgewählte Präparat ausreichend hoch dosiert werden.

Man neigt dazu, die Medikamente anzuwenden, die man aus der täglichen Praxis kennt. Zur Behandlung kurzfristiger Schmerzspitzen (etwa bei Umlagerungen, Verbandswechsel usw.) gibt man am besten Präparate mit raschem Wirkungseintritt und relativ kurzer Wirkdauer (z. B. Alfentanyl, Fentanyl); für die „Routine" werden meist Piritramid, Buprenorphin oder Morphin angewandt (Tab. 16.**25**).

Viel kritischer muß man mit der Wahl der Applikationsart umgehen. Bei der konventionellen Schmerztherapie werden die Opioide subkutan, intramuskulär, intravenös, sublingual und auch rektal oder per os zugeführt. Neu ist hingegen die transdermale Anwendung.

Die intramuskuläre Injektion wird bei Erwachsenen nach wie vor am meisten eingesetzt und gehört, trotz ihrer offensichtlichen Mängel, noch immer zu den Standardverfahren der postoperativen Schmerztherapie.

Von Nachteil sind der im Vergleich zur i.v. Injektion langsamere Wirkungseintritt, Blutungen bei gleichzeitiger Antikoagulation sowie die unzuverlässige Resorption bei Störungen der lokalen Durchblutung, z. B. bei Hypothermie, Abfall des Herzzeitvolumens oder Hypotension. Entgegen einer weitverbreiteten Ansicht kann sich auch unter der intramuskulären Zufuhr eine lebensbedrohliche Atemdepression entwickeln.

Eine lokale Infektion (Spritzenabszeß) ist durch jede Injektion möglich!

Morphin. Es handelt sich hier um ein relativ hydrophiles Phenanthrenderivat, das als Referenzsubstanz zu anderen Opioiden dient. Morphin wird für die Therapie akuter Schmerzen eingesetzt wie auch für die Langzeitbehandlung chronischer Schmerzen. Nach parenteraler Applikation wird es gut resorbiert, während nach oraler Zufuhr die Bioverfügbarkeit weniger gut ist. Morphin wird in der Bundesrepublik Deutschland seltener als im angelsächsischen Sprachraum intravenös zugeführt. Mögliche Gründe hierfür sind – neben der im Vergleich zu den synthetischen Opioiden geringen analgetischen Potenz – die Histaminfreisetzung mit einer möglichen Vasodilatation. Der Abbau von Morphin erfolgt vor allem durch Konjugation in der Leber. Hauptmetabolit ist das Morphin-3-Glucuronid, das vermutlich pharmakologisch inaktiv ist; im Darm allerdings kann es jedoch bakteriell hydrolysiert werden und so zum enterohepatischen Kreislauf von Morphin beitragen. Erst in den letzten Jahren erkannte man, daß auch ein anderer Metabolit – Morphin-6-Glucuronid – in größeren Mengen gebil-

Tabelle 16.**24**   Allgemeine Eigenschaften der Opioide (nach Lehmann)

Erwünschte Eigenschaften	Unerwünschte Eigenschaften
Analgesie	Toleranz
Anxiolyse	Abhängigkeit
Euphorie*	Dysphorie
Sedierung*	Übelkeit, Erbrechen
	Vagusstimulation: – Herz, Bronchien, Auge – Spasmen der Hohlorgane – Obstipation*
	Atemdepression*
	Hustendämpfung*

* fallweise erwünscht oder unerwünscht

Tabelle 16.**25**   Auswahl von Opiaten zur akuten Schmerztherapie

Präparat	Wirkungsdauer	i. v. Einzeldosis	i. m. Einzeldosis
Morphin	4–5 h	5–10 mg	0,2 mg/kgKG
Fentanyl	20–30 min	0,05–0,1–0,2 mg	
Piritramid	4–6 h	7,5–15 mg	0,2–0,4 mg/kgKG
Pethidin	2–4 h	50–100 mg	0,5–1 mg/kgKG
Tramadol	1–4 h	50–100 mg	50–100 mg
Pentazocin	3–4 h	15–30 mg	15–30 mg
Buprenorphin	6–8 h	0,3 mg	0,3 mg
Nalbuphin	3–6 h	10–20 mg	10–20 mg

det wird. Diese Substanz ist entgegen allen Erwartungen in der Lage, die Blut-Hirn-Schranke zu durchdringen und gilt inzwischen als ein potenteres Opioid als Morphin. Die Metaboliten werden zum größten Teil über die Nieren ausgeschieden, 7 – 19 % mit der Galle in den Darm sezerniert und rückresorbiert. Bei Patienten mit eingeschränkter Nierenfunktion kann die Wirkung von Morphin verstärkt und verlängert sein, vermutlich bedingt durch Kumulation des aktiven Morphin-6-Glucuronids. Daher muß Morphin bei diesen Patienten mit größter Vorsicht dosiert werden.

Dosierung:
- i. v. Einzeldosis: 5 – 10 mg,
- Wirkungseintritt: 15 min,
- Wirkungsdauer: 4 – 5 h.

Fentanyl. Diese Substanz gilt als ein hochpotentes synthetisches Opioid. Es ist etwa 100- bis 150mal stärker analgetisch wirksam als Morphin und besitzt eine ausgeprägte Lipophilie. Jedoch besteht aufgrund der Lipophilie eine Kumulationstendenz, vor allem im Fettgewebe. Außer der ausgeprägten lebensbedrohlichen Atemdepression gibt es keine nennenswerten Nebenwirkungen durch Fentanyl, insbesondere sind die kardiovaskulären sehr gering ausgeprägt. Histaminfreisetzung kommt praktisch nicht vor und auch die hypnotische oder sedierende Wirkung ist relativ gering. Die Substanz ist mit Naloxon sehr gut antagonisierbar. Weil Naloxon eine noch kürzere Wirkung als Fentanyl besitzt, kann eine zunächst antagonisierte Atemdepression auch nach Abklingen der Naloxoneffekte wieder einsetzen (Reboundphänomen). Die Pharmakokinetik von Fentanyl ist gut untersucht; hinsichtlich altersbedinger Unterschiede oder Einflüsse verschiedener Erkrankungen gibt es kaum noch Unklarheiten. Nieren- oder Leberinsuffizienz spielen danach keine Rolle. Die Metabolisierung erfolgt zu 80 – 90 % in der Leber; der Hauptabbauweg führt über eine oxidative N-Desalkylierung zum pharmakologischen inaktiven Norfentanyl. Es gibt Hinweise auf die Bildung eines pharmakologisch wirksamen Metaboliten (p-hydroxyfentanyl), der jedoch vermutlich mit der Galle ausgeschieden wird und nicht in den systemischen Kreislauf gelangt. In den letzten Jahren sind verschiedene Applikationsarten für Fentanyl wie sublingual, intranasal und transdermal beschrieben worden; es bleibt abzuwarten, ob sich diese Applikationsformen durchsetzen. Die Dosierung von Fentanyl muß individuell erfolgen.

Dosierung:
- 0,05 – 0,4 mg/h, entsprechend ca. 1,0 – 8,0 mg/die,
- Wirkungseintritt: 1 – 2 min,
- Wirkungsdauer: 20 – 30 min.
- Cave ausgeprägte Atemdepression, ab Dosis über 0,2 mg Beatmung!

Piritramid (Dipidolor). Es handelt sich hierbei um einen reinen Opioidagonist, der analgetisch etwas schwächer wirksam als Morphin ist und eine klinische Wirkdauer von 4 – 6 Stunden aufweist. Piritramid gehört zu den in der Bundesrepublik Deutschland am häufigsten eingesetzten postoperativen Analgetika, während es in der angloamerikanischen Literatur kaum erwähnt wird. Seine analgetische und atemdepressorische Wirkung entspricht im wesentlichen der von Morphin. Als besonderer Vorteil gilt der geringe Einfluß auf die Herz-Kreislauf-Funktion und die fehlende Histaminfreisetzung; Übelkeit und Erbrechen treten seltener auf. Hauptindikationsgebiet ist die postoperative Analgesie, auch in Form der PCA und als Analgetikum in der Notfallmedizin.

Dosierung:
- i. v. Einzeldosis: 7,5 – 15 mg,
- Wirkungseintritt: 2 – 5 min,
- Wirkungsdauer: 4 – 6 h.

Pethidin (Dolantin). Hier handelt es sich um einen synthetischen Opioidagonisten, der in den klinischen Daten dem Morphin ähnlich ist, aber erhebliche kardiovaskuläre Nebenwirkungen aufweist und gegenüber dem Morphin wohl keinerlei Vorteile bietet. Im Gegenteil, es tritt – neben den deutlichen Kreislaufnebenwirkungen wie Blutdruckabfall und kompensatorischer Anstieg der Herzfrequenz – auch ein Ceilingeffekt bei Dosen über 100 mg auf. Durch den Abbau des Pethidins zu Norpethidin werden, vor allem bei repetitiver Injektion, die typischen (Intoxikations-)Nebenwirkungen wie Halluzinationen, Schwitzen, Agitiertheit und Myoklonie beobachtet. Die Metabolite werden überwiegend über die Niere ausgeschieden. Ist die Nierenfunktion eingeschränkt, manifestieren sich die toxischen Wirkungen von Norpethidin früher als bei Gesunden.
Bei postoperativem Schüttelfrost nach Inhalationsanästhesie helfen dagegen kleine Mengen von Pethidin (Dolantin) besonders gut. Das postoperativ auftretende Zittern (shivering) bleibt eine eindeutige Indikation für den Einsatz von Dolantin.

Dosierung:
- i. v. Einzeldosis: 50 – 100 mg,
- Wirkungseintritt: 2 – 3 min,
- Wirkungsdauer: 2 – 3 h.

Tramadol (Tramal). Es handelt sich um einen reinen Opioidagonisten; allerdings soll nach neueren Untersuchungen die analgetische Wirkung teilweise nicht über Opioidrezeptoren, sondern über einen noradrenergen bzw. serotoninergen Angriffsmechanismus vermittelt werden. Im Gegensatz zu den meisten Opioiden ist die analgetisch-hypnotische Wirkung sowie die Gefahr der Atemdepression sehr gering. Die klassischen Opioidnebenwirkungen wie Übelkeit und Erbrechen treten jedoch relativ häufig auf. Das Suchtpotential ist ebenfalls gering, daher unterliegt Tramadol nicht dem Betäubungsmittelgesetz. Das Tramadol läßt sich sehr gut mit peripheren Analgetika kombinieren, so mit Metamizol bei traumatisierten Patienten oder mit ASS beim Myokardinfarkt. Generell ist bei der Anwendung dieser Substanz eine geringere analgetische Wirkung zu beobachten. Hauptanwendungsgebiete sind die akute Schmerztherapie nach Operationen oder im Rettungswesen sowie die Behandlung leichter bis mittelstarker Tumorschmerzen.

Dosierung:
- Einzeldosis: 50–100 mg,
- Wirkungseintritt: 4–8 min,
- Wirkungsdauer: 2–4 h.

Pentazocin (Fortral). Diese Substanz ist ein Opiatagonist/-antagonist und besitzt etwa $1/3$ der analgetischen Wirksamkeit von Morphin. Wegen seiner antagonistischen Wirkkomponente kann Pentazocin bei Drogenabhängigen, die reine Agonisten verwenden, ein Abstinenzsyndrom auslösen, daher ist Pentazocin bei Opioidabhängigen kontraindiziert. Wegen seiner hämodynamischen Nebenwirkungen, wie Blutdruckanstieg, Tachykardie und bei Spontanatmung ansteigende Pulmonalisdrücke, ist Pentazocin bei kardialen Risikopatienten nur mit besonderer Vorsicht anzuwenden. Pentazocin wirkt auf μ-, κ-, σ-Rezeptoren, so daß psychomimetische Effekte wie Angst, Mißstimmung oder Halluzinationen auftreten können. Während die anderen Opiate zu einer mehr oder weniger starken Erhöhung des intrabiliären Druckes führen, fehlt diese Wirkung auf das Gallengangsystem bei Pentazocin. Es eignet sich deshalb in besonderem Maße zur postoperativen Schmerztherapie nach Eingriffen am Gallenwegsystem.

Dosierung:
- Einzeldosis: 15–30 mg,
- Wirkungseintritt: 2–5 min,
- Wirkungsdauer: 2–4 h.

Buprenorphin (Temgesic). Hierbei handelt es sich um einen Agonist/Antagonist mit einer 30- bis 50mal höheren analgetischen Potenz als Morphin. Es hat eine sehr hohe Affinität zum μ-Rezeptor. Die Rezeptorbindung hält lange an, daher besteht keine Korrelation zwischen Plasmakonzentrationen und Wirkungsdauer. Diese ist sehr lang (6–8 h). Die sublinguale Applikationsform macht die Substanz für die Langzeittherapie geeignet. Es kann bei sehr hohen, klinisch meist nicht erreichten Dosen zum Ceilingeffekt kommen. Demgegenüber weist das Buprenorphin nur eine sehr geringe hämodynamische Beeinflussung und keine Pulmonalisdruckanstiege auf.
Wegen der festen Rezeptorwirkung kann Naloxon die atemdepressorische Wirkung von Buprenorphin nur schlecht antagonisieren. Bei manifester Atemdepression können hierfür Atemanaleptika wie z.B. Doxapram eingesetzt werden. Ebenso wie Pentazocin kann Buprenorphin bei Drogenabhängigen ein Entzugssyndrom auslösen.
Buprenorphin ist besonders gut wirksam bei der Epiduralanalgesie, weil die hohe Lipophilie eine rasche Penetration durch die Dura ermöglicht, was nicht nur für den Wirkungseintritt, sondern auch für die Wirkungsbeendigung wichtig ist. So ist Buprenorphin im Gegensatz zu Morphin in der Lage, den zentral aufsteigenden Liquor wieder zu verlassen, weshalb späte Atemdepressionen bei dieser Anwendungsform kaum vorkommen.

Dosierung:
- i.v. Einzeldosis: 0,15–0,30 mg,
- sublinguale Einzeldosis: 0,2–0,4 mg,
- Wirkungseintritt: 4–8 min,
- Wirkungsdauer: 6–8 h.

Analgetika mit antipyretischer Wirkung

Die Analgetika mit antipyretischer Wirkung lassen sich in drei Gruppen einteilen:
- Derivate schwacher Karbonsäure: Acetylsalicylsäure (ASS) und nichtsteroidale antiinflammatorisch wirkende Substanzen (NSAR),
- Pyrazolonderivate: Metamizol, Phenazon, Propyphenazon,
- Anilinderivate: Paracetamol.

Die Vertreter aller drei Gruppen wirken analgetisch und fiebersenkend. Die NSAR wirken außerdem entzündungshemmend, während Metamizol, Phenazon, Propyphenazon und Paracetamol keine antiphlogistische Wirkung entfalten. Metamizol besitzt eine spasmolytische Eigenschaft. Die antipyretischen Analgetika wirken vor allem am Entzündungs- bzw. Verletzungsort, also in der Körperperipherie, wo die Prostaglandine gebildet werden. Sie bewirken eine Hemmung der Prostaglandinsynthese als Folge der ubiquitär im Körper vorkommenden Cyclooxygenase.

Acetylsalicylsäure. Bei dieser Substanz handelt es sich um das älteste Analgetikum mit antiinflammatorischer und antipyretischer Wirkung, als optimale analgetische Dosis gelten 600 mg. Die entzündungshemmende bzw. abschwellende Wirkung soll mit höherer Dosierung zunehmen. Für die Therapie schwerer postoperativer Schmerzen ist ASS jedoch nicht geeignet. Diese Substanz kann allerdings als Ersatz für Opiate zugeführt werden, wenn die Intensität der postoperativen Schmerzen im weiteren Verlauf nachläßt.
ASS, seltener klassische NSAR können eine Bronchusobstruktion, evtl. sogar einen Asthmaanfall auslösen. Besonders gefährdet sind Patienten mit vorbestehender Asthmaerkrankung (für ASS rechnet man mit einer Inzidenz von etwa 1% bei Gesunden und 4% bei Asthmatikern). Ursache ist hier die Hemmung der Synthese von PGE_2 (PGE_2 erschlafft die Bronchialmuskulatur und stabilisiert die Mastzellen).
Die gefährlichste Nebenwirkung der Prostaglandinsynthesehemmer (ASS, NSAR) ist die akute gastrointestinale Blutung: Die Durchblutung der Mukosa und die Sekretion von Bicarbonat und Schleim werden vermindert, hierdurch verliert die Magenmukosa einen wesentlichen Teil ihrer protektiven Eigenschaften. Besonders gefährdet sind Patienten mit Ulkusanamnese, Patienten über 60 Jahre und solche, deren Therapie länger als 3 Tage dauert.
Neuerdings setzt sich die Auffassung durch, daß eine gravierende Nebenwirkung der NSAR die akute Niereninsuffizienz ist. Ursache ist auch hier die Hemmung der Prostaglandinsynthese, diesmal in der Niere. Renal freigesetzte Prostaglandine regulieren über ihren vasodilatierenden Effekt die Nierendurchblutung. Patienten mit unterschiedlichen Graden einer Niereninsuffizienz gelten danach als besonders gefährdet.
In der letzten Zeit haben Studien gezeigt, daß die Gabe von NSAR bei Patienten mit größeren operativen Eingriffen (z.B. Kardiochirurgie) regelmäßig zumindest für 1–2 Tage postoperativ zu einer Beeinträchtigung der

Nierenfunktion führt. Die gravierendsten Veränderungen beobachtet man bei Patienten mit vorbestehender Nierenschädigung. Auch hier sind ältere Patienten mit mehrtägiger Einnahme erhöht gefährdet. In zahlreichen Studien wurde der Einfluß dieser Substanzen auf den perioperativen Blutverlust untersucht. In den meisten Untersuchungen fand sich kein signifikant erhöhter Blutverlust unter ASS oder NSAR. Lediglich bei kardiochirurgischen Eingriffen muß mit einem im Mittel um 30% erhöhten perioperativen Blutverlust gerechnet werden, wenn präoperativ ASS eingenommen wurde.

Dosierung:
– Einzeldosis: 0,6 – 1,0 g alle 4 h

Paracetamol. Die analgetische Wirksamkeit und Wirkungsdauer von Paracetamol bei postoperativen Schmerzen entspricht der von ASS. Im Unterschied zur ASS wird die Blutungszeit nicht beeinflußt, gastrointestinale Nebenwirkungen oder allergische Reaktionen sind ebenfalls nicht zu erwarten. Das Mittel zeichnet sich durch eine gute Verträglichkeit aus. Paracetamol kann bei Glucose-6-Phosphatdehydrogenase-Mangel eine akute Hämolyse auslösen (Paracetamol sollte nicht bei Patienten mit Leberfunktionsstörungen verabreicht werden). Die Substanz kann per os oder rektal gegeben werden, es wird sehr häufig in Form von Suppositorien zur Schmerztherapie bei Kindern eingesetzt.

Dosierung von Paracetamol (Ben-u-ron):
– Einzeldosis: 0,5 – 1,0 g alle 4 – 6 h,
– Tageshöchstdosis: ca. 4 g.

Dosierung von Paracetamol Suppositorien (Ben-u-ron):
– 0 bis 1 Jahr: 125 mg,
– 1 bis 5 Jahre: 250 mg,
– 6 bis 14 Jahre: 500 mg,
– über 14 Jahre 1000 mg.

Metamizol. Es ist das stärkste der aufgeführten peripheren Analgetika, seine Wirkung entspricht bei mittelstarken Schmerzen der von 100 mg Pethidin. Metamizol hat zusätzlich neben seiner analgetischen, antipyretischen und entzündungshemmenden noch eine spasmolytische Wirkung und wird deshalb häufig nach urologischen oder gynäkologischen Eingriffen – wo vielfach eine starke Spasmolyse wichtiger ist als eine zentrale Analgesie – verabreicht. Die Blutgerinnung wird durch Metamizol nicht beeinflußt.
Unter Metamizol kann selten (eigentlich nur nach zu rascher i.v. Injektion) ein Kreislaufschock auftreten, für dessen Genese sowohl allergische Mechanismen als auch eine direkte Vasodilatation verantwortlich gemacht wird. Die Injektion muß deshalb sehr langsam, d.h. über mehrere Minuten erfolgen. Noch seltener, aber besonders schwerwiegend ist eine Agranulozytose mit dann häufig letalem Ausgang; ihre Inzidenz wird auf etwa 6 : 1 Mio. geschätzt. Eine weitere ernste Komplikation ist die toxische epidermale Nekrolyse oder das Lyell-Syndrom.
In den USA sowie in England und den skandinavischen Ländern ist Metamizol nicht mehr zugelassen. Insgesamt sollte die Indikation für den Einsatz von Metamizol sorgfältig gestellt werden. Die Substanz kann per os, i.m. und i.v. zugeführt werden.

Dosierung:
– Einzeldosis: 0,5 – 1,0 g,
– Tageshöchstdosis: ca. 4 g.

Bei der Verwendung von AA (antipyretische Analgetika) können sich teilweise dosisunabhängige Nebenwirkungen ergeben. Sie entstehen durch Hemmeffekte auf die Cyclooxygenase und durch toxische oder allergische Mechanismen. Es existieren allerdings bisher nur wenige prospektive Studien zur postoperativen AA-Therapie und deren Nebenwirkungen, und es gibt noch keine kontrollierten Studien, die belegen, daß es während der kurzzeitigen perioperativen Anwendung von etwa einer Woche zu klinisch relevanten Nebenwirkungen auch hinsichtlich der Nierenfunktion kommt.
Gemessen an Ätiologie und Ausmaß der meisten Schmerzen in der frühen postoperativen Phase gelten die Nichtopiate im Rahmen einer Monotherapie als schwach wirksam. Demgegenüber können sie nach kleineren (gynäkologischen, kieferchirurgischen oder urologischen) Eingriffen oder im späteren Verlauf nach größeren Operationen oft sehr sinnvoll eingesetzt werden, insbesondere wenn auch fieberhafte Symptome zu behandeln sind.

Patientenkontrollierte Analgesie (PCA)

Bei diesem Verfahren werden die Opioide mittels computergesteuerter Geräte im Sinne einer sog. „On-demand-Analgesie" zugeführt. Der Patient kann hierbei per Knopfdruck eine eingestellte Einzeldosis „on demand" (auf Abruf) selbständig von einer Infusionspumpe anfordern. Mit diesem Verfahren läßt sich eine gute Analgesie erzielen, die Patienten sind zufrieden und die Akzeptanz des Verfahrens durch die Patienten ist hoch. Vom Arzt lassen sich die Anforderungsdosis, eine bedarfsunabhängige Begleitinfusion, eine Stundenmaximaldosis und eine sog. Refraktärzeit programmieren. Niedrige Einzeldosierungen und Sperrzeiten, die dem Opioid angemessen sind (Tab. 16.**26**), geben dem Patienten eine ausreichende Sicherheit für die individuelle Kontrolle seiner Schmerzen. Die Sperrzeit hat im Konzept der PCA große Bedeutung, sie richtet sich nach der PCA-Einzeldosis und dem Wirkungsspektrum des verwendeten Opioids. Eine hohe Einzeldosis verlangt eine längere Sperrzeit und umkehrt.
Entscheidende Voraussetzungen für den erfolgreichen und sicheren Einsatz der PCA sind:
– initiale Titrierung auf das gewünschte Analgesieniveau (i.v. durch den Arzt),
– ausreichend hohe Bolusdosis (z.B. 2 mg Morphin),
– ausreichend großes Lock-out-Intervall (entsprechend der Schnelligkeit des Wirkungseintritts, z.B. 10 min bei Morphin),
– ausreichend hohe und gleichzeitig sichere maximale Tagesdosis (z.B. 50 mg Morphin tgl.),
– umfassende Einweisung des Patienten in das Verfahren.

Tabelle 16.26 Dosierungsempfehlungen für die intravenöse PCA mit reinen Opioidagonisten

Opioid	Dosis	Sperrzeit (min)	Opioidverbrauch (mg/70 kg/24 h)	Maximaldosis (mg/h)
Piritramid	1 – 2,5 mg	5 – 10	54,6	15
Fentanyl	10 – 34 µg	3 – 10	0,77	0,25
Alfentanyl	0,1 – 0,2 mg	5 – 8	8,3	1,50
Morphin	0,5 – 2,5 mg	5 – 10	49,7	14,80
Pethidin	5 – 25 mg	5 – 10	294,2	100

Eine Abschätzung des Tagesbedarfs aus der Loadingdose ist nach folgender Formel möglich:

$$\text{Tagesdosis} = \frac{(75\,\%\,\text{ID}) \cdot 24}{\text{HWZ}}$$

ID = Initialdosis (mg)
HWZ = Halbwertszeit (h)

Beispiel für Tramadol bei einer wirksamen Titrationsdosis von z. B. 60 mg:

$$\text{Tagesdosis (mg)} = \frac{60\,\text{mg} \cdot 75/100 \cdot 24\,\text{h}}{(\text{ca.})\,2\,\text{h}} = 540\,\text{mg}/24\text{h}$$

Standardeinstellung der PCA zum Einsatz auf Allgemeinstationen (z. B. Piritramid):

Manuelle Titrationsdosis: 0,03 – 0,06 mg/kgKG als Einzeldosen in 3- bis 5minütigem Abstand, bis ausreichende Schmerzreduktion einsetzt; bei erneuten Schmerzen Beginn der PCA.

Standardeinstellung bei einer Lösung von 60 mg/50 ml (entspricht 4 Amp. je 15 mg):
– Konzentration 1,2 mg/ml,
– Bolus 1,5 – 2 mg,
– Bolusrate 45 mg/h,
– Basalrate inaktiviert,
– Lock-out-time 5 min,
– Limit 1: 30 mg in 4 h,
– Limit 2: 45 mg in 12 h.

Zu den wichtigsten Nebenwirkungen der PCA gehören:
– Übelkeit: bei ca. 35 %,
– Erbrechen: bei ca. 20 %,
– Schwitzen: bei ca. 21 %,
– Juckreiz: bei ca. 3 %,
– starke Sedierung: bei ca. 3 %,
– Euphorie, Dysphorie: bei ca. 3 %.

Atemdepression ist grundsätzlich möglich, insgesamt jedoch relativ selten. Aus Sicherheitsgründen muß aber die Atmung durch Atemmonitore und Pulsoxymeter ausreichend überwacht werden.

Praktisches Vorgehen zu Beginn einer postoperativen PCA:
• Möglichst präoperativ Aufklärung des Patienten.
• Beginn der PCA im Aufwachraum.
• Überprüfung der adäquaten Wirksamkeit durch fraktionierte Titration der wirksamen Dosis des vorgesehenen Medikaments durch den Arzt.
• Überprüfung der Verträglichkeit anhand eines Vigilanzscores und der Atmung (z. B. durch Pulsoxymetrie).
• Verlegung des Patienten mit PCA nur bei ausreichender Analgesie und fehlenden Nebenwirkungen.
• Information und Abstimmung der geplanten Therapie mit den Stationsärzten und dem Krankenpflegepersonal.
• Während der PCA dürfen keine anderen Opioide oder Sedativhypnotika ohne Rücksprache mit dem für die PCA verantwortlichen Arzt zugeführt werden.
• Überwachung der PCA:
– Atemfrequenz, evtl. zusätzlich Pulsoxymeter,
– Analgesiequalität,
– Sedierungsgrad,
– Führung eines Verlaufsprotokolls.
• Anwendungsdauer der PCA: nach Bedarf, maximal jedoch 48 h.
• Bei übermäßiger Sedierung oder Atemdepression: Naloxon.
• Bei Übelkeit und Erbrechen: Metoclopramid (Paspertin).
• Bei Juckreiz: Naloxon in niedriger Dosierung.
• Bei Harnverhaltung: Einmalkatheterisierung der Harnblase.

Postoperative Schmerztherapie

Lokal- und Regionalanästhesieverfahren
(vgl. Kapitel 13)

Während die Opioide lediglich die Schmerzverarbeitung im zentralen Nervensystem verändern, ist es durch Lokal- und Regionalanästhesieverfahren möglich, die Weiterleitung des Schmerzes zum Gehirn durch Blockade (mit LA) der entsprechenden Nerven zu verhindern.

Indikationen zur Regionalanästhesie s. 16.1.

Lokalanästhetika (LA) sind Substanzen, die eine reversible Blockade der Erregungsleitung von Nervengewebe hervorrufen oder anders ausgedrückt: LA sind Medika-

16.1 Indikationen zur Regionalanästhesie

> Postoperative Analgesie.
> Prävention chronischer Schmerzen (Ausbildung von Phantomschmerz nach Amputation, Pankreatitis).
> Vermeidung einer Beatmung bei instabilem Thorax, z. B. bei Rippenserienfraktur.
> Optimierung der krankengymnastischen Atemtherapie nach großen Eingriffen und bei schweren pulmonalen Erkrankungen.
> Reduktion postoperativer thrombembolischer Komplikationen.
> Krankengymnastische Rehabilitation nach Knie-, Schulter- und komplizierten Handoperationen.
> Peristaltikstimulation durch Sympathikolyse bei postoperativer Darmatonie.
> Durchblutungsförderung vor und nach peripheren Revaskularisationseingriffen.

mente, die die Ausbildung von Aktionspotentialen in elektrisch erregbaren Geweben dadurch verhindern, daß sie die Depolarisationsphase durch eine Blockade des schnellen Einstroms von Natrium unterbinden.
An Lokal- und Regionalanästhesieverfahren kommen im Rahmen der postoperativen Schmerztherapie vor allem Periduralanästhesie, Plexusanästhesie, Nervenblockade und die intrapleurale Lokalanästhesie zur Anwendung (Tab. 16.**27**).

Periduralanästhesie

Die peridurale Zufuhr von LA, die sog. Periduralanalgesie, gilt als sehr effektive Methode der postoperativen Schmerzbehandlung. Meist ist hierbei ein Katheter erforderlich, wobei durch wiederholte Nachinjektionen eines LA die Analgesie über einen längeren Zeitraum aufrechterhalten werden kann. Punktionsstellen und Blockumfang werden vom operativen Eingriff diktiert; im allgemeinen reicht eine Ausschaltung von 6 Segmenten aus (Tab. 16.**28**).

Ein großer Vorteil der Periduralanästhesie besteht darin, daß durch dieses Verfahren die Schmerzen – besonders nach Eingriffen in Oberbauch und Thorax – besser beherrscht werden können als durch systemische Zufuhr von Opioiden. Außerdem sind die günstige Beeinflussung der Atemfunktion und der positive Effekt auf die Darmmotilität bzw. die periphere Durchblutung (Gefäßchirurgie) weitere Vorzüge. Weiterhin werden die postoperativen endokrinen und metabolischen Reaktionen, wie z. B. Hyperglykämie, gedämpft. Bei der intermittierenden Bolusinjektionsmethode (repetitive Single-shot-Methode) erfolgt die Injektion nach Bedarf oder in vorgegebenen Zeitabständen. Um einen kontinuierlichen Effekt zu gewährleisten, müssen die Repetitionsdosen rechtzeitig gegeben werden. Bei Verwendung von 0,25%igem Bupivacain liegen die üblichen Einzeldosen im Bereich von 12,5–50 mg; bei Abständen von 4–6 Stunden werden meist Tagesdosen von 75–150 mg benötigt. Bei der kontinuierlichen Infusionstechnik hat sich die Verwendung höherer Volumina mit niedriger Konzentration am besten bewährt.

Vor jeder Bolusgabe – bei Perfusoren einmal täglich – muß ein Aspirationsversuch erfolgen, um eine subarachnoidale oder intravasale Fehllage zu identifizieren. Nach jeder Bolusgabe muß alle 10 Minuten der Blutdruck 30 Minuten lang dokumentiert werden. Die Dosierung richtet sich nach dem Effekt, wobei motorische und sensible Ausfälle unterschieden werden müssen.

Außer LA können auch Opioide in den Periduralkatheter injiziert werden. Durch sie werden die auf diesen Rückenmarkssegmenten befindlichen Opioidrezeptoren erregt und die Weiterleitung des Schmerzes zum Gehirn wird gehemmt. Zumeist werden hierzu 0,15–0,3 mg Bu-

Tabelle 16.**27** Anwendung der peri- und postoperativen Regionalanästhesie

Art des Eingriffs	Verfahren der Schmerztherapie
(Laterale) Thorakotomie, Thorakoskopie, ACVB mit Mammabypass, andere Herzeingriffe, Rippenserienfrakturen, Pleurodese	interpleurale Katheteranalgesie (4- bis 5mal 10 ml Bupivacain 0,5%)
Isolierte Rippenfrakturen, Thoraxschmerzen bei/nach Bülau-Drain, medikamentös schwer einstellbare Schmerzen nach Galleeingriffen	Interkostalblockaden
Schenkelhalsfrakturen, Eingriffe am Hüftgelenk, Knieeingriffe	3-in-1-Block mit Katheter (4- bis 5mal 20 ml Bupivacain 0,25–0,5%)
Fußeingriff	Fußblock (präoperativ) (20 ml Bupivacain 0,25%)
Schultereingriffe, Schultermobilisation	Interskalenuskatheter
Langdauernde Hand- und Unterarmeingriffe, Replantationen	Axillarisblockaden oder Katheter
Zirkumzision, Leistenhernien, Orchidopexie	Penisblock Ilioinguinalblock (präoperativ)
Thoraxchirurgie, Gefäßchirurgie, Ober- und Unterbauchchirurgie, thorakoabdominelle Eingriffe, Operationen an den Extremitäten	Periduralanästhesie

Tabelle 16.28 Empfehlungen für die Technik der PDA in Abhängigkeit vom chirurgischen Eingriff

	Zu blockierende Dermatome	Punktionsstelle
Thoraxchirurgie	$Th_2 - Th_9$	$Th_4 - Th_6$
Oberbauchchirurgie	$Th_6 - Th_{12}$	$Th_8 - Th_{10}$
Thorakoabdominelle Eingriffe	$Th_4 - Th_{12}$	$Th_7 - Th_9$
Unterbauch-, Gefäßchirurgie	$Th_8 - L_2$	$Th_{10} - Th_{12}$
Extremitätenchirurgie	$Th_{12} - L_5$	$L_2 - L_3$

prenorphin (Temgesic) mit 0,9%iger Kochsalzlösung auf 10 ml verdünnt und 3- bis 4mal pro Tag verabreicht. Häufig werden auch 3–5 mg Morphin mit 0,9%iger NaCl-Lösung auf 10 ml verdünnt und 2- bis 3mal pro Tag injiziert.

Eine Kombination von LA mit Opioiden wird angewandt, um die Vorteile der Lokalanästhesie (rascher Wirkungseintritt, sichere Analgesie) mit den Vorteilen der Opioide (längere Wirkungsdauer, kein Blutdruckabfall, keine Muskelschwäche) zu kombinieren. Es hat sich gezeigt, daß beide Bestandteile, nämlich LA (Bupivacain) und das Opioid, synergetisch wirken. Es gibt experimentelle Hinweise darauf, daß Bupivacain einen Konformationswechsel spinaler Opioidrezeptoren einleitet, der zu einer analgetischen Wirkung geringerer Opioiddosierungen beiträgt, was somit die synergetische Wirkung der Komponenten erklärt. Die Vorteile dieser Mischung (minimale Kreislaufbeeinflussung sowie geringe motorische Blockade) sind sehr wichtig für die postoperative Mobilisierung und die Thromboseprophylaxe. (Die maximale analgetische Wirkdauer rückenmarknaher Opioide ist durch die Lebensdauer der Rezeptoren begrenzt. Mit irreversiblen Antagonisten wie Naloxon konnte nachgewiesen werden, daß die Blockade der Opioidrezeptoren etwa 3 Tage anhielt und danach in dem Maße abnahm, in dem sich eine neue Rezeptorpopulation entwickelte.)

Dosierungsbeispiele:
- 0,05 mg Morphin/kgKG mit 10 ml Bupivacain (0,25%), 1–5 mg Morphin pro 20 ml LA (z.B. Bupivacain 0,125–0,5%);
- 0,0625–0,125% Bupivacain + einmalig 4 mg Morphin = 8–16 ml/h.

Die peridurale Schmerztherapie mit LA in Kombination mit Opioiden ist ein Verfahren, das mit Risiken und möglichen gravierenden Nebenwirkungen verbunden ist. Daher: sorgfältige Indikationsstellung und ausreichende Überwachung des Patienten!

Blockaden der oberen und unteren Extremitäten

Plexus-brachialis-Blockade. Die oberen Extremitäten werden durch den Plexus brachialis nerval versorgt, der zusammen mit der A. brachialis und A. axillaris in einer gut abgegrenzten Scheide verläuft. Zur Blockade des Plexus brachialis stehen grundsätzlich drei Zugangswege mit zahlreichen Varianten zur Verfügung:

- interskalenär,
- supraklavikulär,
- axillär.

Der axilläre Zugang gilt insgesamt als am wenigsten problematisch. Bei der Entscheidung zu einer operativ genutzten Blockade des Plexus brachialis wird oft als Vorteil angeführt, daß die Analgesie den eigentlichen Eingriff noch lange überdauert. Diese Blockade bewährt sich besonders nach Shunt-Operationen und nach mikrochirurgischen Eingriffen an Unterarm und Hand. Sie führt nicht nur zur Analgesie, sondern auch zur sympathischen Blockade mit Vasodilatation, was z.B. in der Retransplantationschirurgie erwünscht ist. Durch diese Sympathikusblockade kann ebenfalls der sog. Sudeckschen Dystrophie vorgebeugt werden; diese kann damit auch therapiert werden. Intraoperativ appliziertes 0,5%iges Bupivacain besitzt eine Wirkdauer von etwa 10 Stunden, Nachinjektionen mit 20–40 ml 0,25%iger Lösung halten dann ca. 4 Stunden an. Wird ein Katheter, wie z.B. eine i.v. Kanüle, perkutan innerhalb der neurovaskulären Scheide gelegt, können wiederholte Injektionen durchgeführt werden. Aber auch kontinuierliche Infusionen (0,25%iges Bupivacain, etwa 10 ml/h; 0,25 mg/kg/h) wurden empfohlen.

Dosierung von Bupivacain bei der kontinuierlichen Plexusblockade:
- 0,125%: 4–8 ml/h, maximal 10 ml/h, Tageshöchstdosis: 300 mg;
- 0,25%: 2–4 ml/h, maximal 5 ml/h, Tageshöchstdosis: 300 mg.

Zusammenfassend läßt sich feststellen, daß sich die Methode als eine wertvolle Technik zur kontinuierlichen postoperativen Analgesie erwiesen hat und gleichzeitig für eine verbesserte Durchblutung der operierten Extremität sorgt.

3-in-1-Block. Nach Eingriffen im Bereich von Hüfte, Oberschenkel und Knie bietet sich zur postoperativen Analgesie der sogenannte 3-in-1-Block an. Mit diesem Block werden N. femoralis, N. obturatorius und N. cutaneus femoris lateral des Oberschenkels ausgeschaltet. Eine komplette Analgesie der unteren Extremität wird nur durch eine gleichzeitige Blockade des Plexus lumbalis und des N. ischiadicus erreicht. Da der Aufwand hierfür recht groß und die Versagerquote beträchtlich ist, hat sich der 3-in-1-Block durchgesetzt. Punktiert wird hierbei unmittelbar unter dem Leistenband und etwa 1–1,5 cm lateral der A. femoralis. Dieser Block wird oft auch bei Durchführung einer TUR-Blase in Spinalanästhesie zusätzlich angelegt, um Muskelzuckungen im Bereich des Oberschenkels zu unterdrücken, da hierbei durch die elektrische Schlinge oft der N. obturatorius gereizt wird. Wird dieser Block zur postoperativen Analgesie angelegt, so empfiehlt es sich, einen Katheter einzuführen. Zur postoperativen Schmerztherapie werden über einen solchen Katheter 20–30 ml einer 0,25%igen Bupivacainlösung injiziert. Bei der kontinuierlichen Infusion werden etwa 7–10 ml 0,25%iges Bupivacain/Stunde empfohlen.

Dosierung von Bupivacain bei 3-in-1-Block:
– intermittierend: 0,25% 20 ml alle 4 Stunden,
– kontinuierlich: 0,25% 7–10 ml/h.

Sowohl mit der Single-shot-Methode als auch bei der Verwendung kontinuierlicher Katheterverfahren wurden gute und langdauernde Schmerzlinderungen erzielt.

Blockaden im Bereich des Stammes

Intrapleurale Analgesie. Diese Technik ist besonders günstig nach Cholezystektomie mit Rippenbogenrandschnitt; sie kann aber auch bei Thorakotomie, Rippenfrakturen, Nierenoperationen und Mastektomie eingesetzt werden.
Der Katheter wird normalerweise intraoperativ durch den Chirurgen plaziert und durch einen Interkostalraum nach außen gelegt. Neben der Gefahr eines Pneumothorax wurde eine Phrenikusblockade sowie ein unilaterales Horner-Syndrom beschrieben. Bei diesem Verfahren wird vorzugsweise das langwirkende Bupivacain verwendet. Da relativ große Mengen an LA benötigt werden und da es zu einer schnellen Resorption in diesem Bereich kommt, können toxische Blutspiegel auftreten, so daß die intrapleurale Analgesie einer besonders sorgfältigen Indikationsstellung bedarf.
Man geht davon aus, daß 20 ml 0,25%iges Bupivacain durchschnittlich für 4 Stunden ausreichen. Um Nachinjektionen zu vermeiden, wurde die Anwendung kontinuierlicher Infusionen empfohlen, z.B. 5–10 ml 0,5%iges Bupivacain/Stunde.

Dosierung von Bupivacain zur intrapleuralen Analgesie:
– Bolusgabe (initial): 0,5% (0,25%) 20 ml (30 ml),
– intermittierend: 0,25% (0,5%) 20 ml ca. 3-(6-)stündlich,
– kontinuierlich: 0,25% (0,5%) 10 ml/h (5–10).

Interkostalblockade. Die Interkostalblockade ist einfach in der Durchführung. Im allgemeinen ist es erforderlich, mehrere Interkostalnerven (Th_6-Th_{11}) zu blockieren. Die Hauptindikationen für diese Methode sind: postoperative Schmerzausschaltung nach Thorax- oder abdominalen Eingriffen sowie bei Rippenfrakturen. Als besonderer Vorteil gilt die Verbesserung der Lungenfunktion, da ein schmerzfreies Abhusten und Durchatmen ermöglicht wird. Für die Blockade eines Interkostalnerven werden 2–3 ml 0,5%iges Bupivacain empfohlen, dadurch wird eine 8–12stündige Wirkung gewährleistet. Wegen der starken regionalen Durchblutung sollte stets ein Vasokonstriktor zugemischt werden. Nebenwirkungen durch systemische Toxizität sind relativ selten; als gefürchtete Komplikation wird der Pneumothorax angesehen.

Dosierung von Bupivacain bei Interkostalblockade:
Einzelinjektion (pro Interkostalnerv) 0,5%, 2–3 ml 6- bis 10stündlich oder bei Bedarf,
Kathetertechnik (Einzelinjektion): 0,5% (0,25%), 20 ml (40 ml) 6 stündlich,
Kathetertechnik (kontinuierliche Gabe):
– Bolus: 0,5%, 10–20 ml,
– Infusion: 0,5% 5–10 ml/h.

Periphere Blockaden

Peniswurzelblock. In der Kinderchirurgie bietet sich oft der sog. Peniswurzelblock (etwa bei den sehr schmerzhaften Zirkumzisionen) an. Er wird meist nach Narkoseeinleitung, aber noch vor Operationsbeginn angelegt. Hierzu werden 1–4 ml 0,5%iges Bupivacain an der Peniswurzel injiziert. Damit kann intraoperativ Anästhetikum gespart werden, vor allem aber kann nach dem Eingriff eine exzellente Analgesie erzielt werden, die ungefähr 6–8 Stunden anhält. Die in der Kinderchirurgie häufig eingesetzten Paracetamol-Zäpfchen reichen nach einer Zirkumzision nicht aus.

Nichtmedikamentöse Verfahren

Unter den nichtmedikamentösen Verfahren der Schmerztherapie hat in der postoperativen Phase lediglich die transkutane elektrische Nervenstimulation (TENS) eine gewisse Bedeutung erlangt. Der Stimulator erzeugt einen elektrischen Strom, der vom Patienten als Vibrieren oder Prickeln empfunden wird. Stimuliert wird mit einer Frequenz von 80–90 Hz und einer Pulsdauer von mindestens 150 µs. In mehreren prospektiven Studien wurde die Wirksamkeit dieses Verfahrens bei einigen wenigen Eingriffen nachgewiesen. Im Gegensatz zur chronischen Schmerztherapie bewirkt TENS in der postoperativen Phase nur während der Stimulation einen analgetischen Effekt. Insgesamt sind die Ergebnisse der postoperativen Schmerztherapie mit TENS wenig befriedigend, daher hat das Verfahren bisher keine weite Verbreitung gefunden.

Literatur

1 Aitken, H. A., J. W. Burns, C. S. McArdle, G. N. C. Kenny: Effects of paracetamol on renal function. Brit. J. Anaesth. 68 (1992) 481

2 Bowdler, I., W. Seeling: Stellenwert der Nichtopioidanalgetika in der Behandlung postoperativer Schmerzen. Schmerz 7 (1993) 97–106

3 Büttner, J., R. Klose, H. Hammer: Die kontinuierliche axilläre Katheter-Plexusanaesth. – eine Methode zur postoperativen Analgesie und Sympathikolyse nach handchirurgischen Eingriffen. Handchir. Mikrochir. plast. Chir. 21 (1989) 29

4 Chestnut, D. H., C. L. Owen et al.: Continous infusion epidural analgesia during labor: a randomized, double-blind comparison of 0.0625% bupivacaine/0.0002 fentanyl versus 0.125% bupivac. Anaesthes. 68 (1988) 754
5 Dahl, J. B., J. Rosenberg, W. F. Dirkes et al.: Prevention of postoperative pain by balanced analgesia. Brit. J. Anaesth. 64 (1990) 518
6 Dahl, J. B., H. Kehlet: Non-steroidal anti-inflammatory drugs: rationale for use in severe postoperative pain. Brit. J. Anaesth. 66 (1991) 703
7 Dick, W., L. Brandt: Anaesthesiologie. edition medizin, Weinheim 1988 (S. 115 – 119)
8 Harris, K.: The role of prostaglandine in the control of renal funtion. Brit. J. Anaesth. 69 (1992) 233
9 Jage, J.: Perioperative Schmerztherapie beim Erwachsenen. Der Schmerz 7 (1993) 140 – 153
10 Keats, A. S.: Postoperative pain: research and treatment. J. chron. Dis. 4 (1965) 72
11 Larsen, R.: Anaesthesie. Urban & Schwarzenberg, München 1994
12 Larsen, R.: Anaesthesie und Intensivmedizin für Schwestern und Pfleger, 4. Aufl. Springer, Berlin 1994
13 Lehmann, K. A.: Der postoperative Schmerz, 2. Aufl. Springer, Berlin 1994
14 Lehmann, K. A., E. Klaschik: On-demand-Analgesie. Abiot, Wiesbaden 1991
15 Lehmann, K. A.: Postoperative Schmerztherapie, Refresher Course Nr. 14. Aktuelles Wissen für Anaesthesisten 1988
16 Lehmann, K. A.: Medikamentöse Verfahren zur postoperativen Schmerztherapie. Chirurg BDC 33 (1994) 8 – 15
17 Lehmann, K. A.: Akutschmerztherapie, Abstracts. Schmerzkongress Berlin 1991
18 Maier, C., J. Wawersik, H. Wulf: Das Risiko der postoperativen Schmerztherapie mittels PDK unter organisatorischen Bedingungen normaler Krankenpflegestationen. Anaesth. Intensivther. Notfallmed. 21 (1986) 72 – 77
19 Maier, C.: Praktikable Formen der postoperativen Schmerztherapie. Refresher Course Nr. 21. Aktuelles Wissen für Anaesthesisten 1995
20 Postel, J., P. Maerz: Elektrische Nervenlokalisation und Kathetertechnik. Ein sicheres Verfahren zur Plexus-brachialis-Anaesthesie. Reg. Anaesth. 7 (1984) 104
21 Scott, D.: Techniken der Regionalanaesthesie. edition medizin, Weinheim 1991
22 Seeling, W., J. Kustermann, E. Schneider: Postoperative Katheterepiduralanalgesie nach abdominellen Eingriffen. Region. Anästh. 13 (1990) 78 – 87
23 Striebel, H. W., B. Gottschalk: Lokal- und Regionalanästhesie. Verfahren zur postoper. Schmerztherapie im Kindesalter. Anaesth. Intensivmed. 31 (1990) 298
24 Tammisto, T. T., I. Tigerstedt: Mild analgetics in postoperative pain. Brit. J. clin. Pharmacol. 10 (1980) 347
25 Tejwani, G. A., A. K. Rattan, J. S. McDonald: Role of spinal opioid receptors in the antinociceptive interactions between intrathekal morphine and bupivacaine. Anesth. Analg. 74 (1992) 726
26 Tryba, M., B. Donner: Postoperative Schmerztherapie. Refresher Course Nr. 19. Aktuelles Wissen für Anaesthesisten. 1993
27 Uellner, C. et al.: Postoperative, patientenkontrollierte Analgesie (PCA) auf Allgemeinstationen. Europ. J. Pain 11 (1990) 122
28 Van Kleef, J. W., A. Logeman et al.: Continuous interpleural infusion of bupivacaine for postoperative analgesia after surgery with flank incisions: a comparison of 0,25% and 0,5% solutions. Anesth. Analg. 75 (1992) 268

Postoperative Ernährung

Grundlagen der Ernährungstherapie*

A. Michalopoulos und St. Geroulanos

In klinischen Untersuchungen wurde mehrfach gezeigt, daß bis zu 50% der Patienten in der Chirurgie eine Mangelernährung unterschiedlicher Ausprägung aufweisen (27). Dies führt zu einer deutlich erhöhten Morbidität, verbunden mit längeren Krankenhausaufenthalten und Kostensteigerungen sowie einer erhöhten Mortalität. Präoperativer Gewichtsverlust und mangelhafter Ernährungszustand des Patienten, speziell wenn diese mit Organdysfunktionen einhergehen, führen zu einem Anstieg der Komplikationsrate (pulmonale Infekte, Wundheilungsstörungen) (4). Im Gegensatz dazu kann eine frühzeitige und adäquate Ernährung die körpereigene Abwehrlage stärken, die Wundheilung fördern und damit die Prognose des chirurgischen Risikopatienten in der postoperativen Phase entscheidend verbessern (21). Diagnose und Therapie von mangelernährten Patienten sind manchmal schwierig. Sie erfordern ein erfahrenes Ernährungsteam, um einen optimalen Bedarfsplan für den einzelnen Patienten zu erarbeiten. Die Sicherheit und Effizienz dieser Ernährungskonzepte wird durch eine multidisziplinäre Zusammenarbeit gefördert (24). Während der basale Ruheenergiebedarf bei einem unkomplizierten Elektiveingriff nur um ca. 10% steigt, liegt er bei größeren Eingriffen um 20 – 50% höher. Dieser Hypermetabolismus unterstützt den Wundheilungsprozeß und mindert möglicherweise das Risiko postoperativer Infektionen.

Postaggressionsstoffwechsel

Jeder größere operative Eingriff führt zu einer Kaskade physiologischer Stoffwechselreaktionen und einer komplexen Interaktion verschiedener Organsysteme. Über neuroendokrine Signale wird der Stoffwechsel stimuliert, um die für die Streßantwort und den Wundheilungsprozeß notwendigen körpereigenen Energie- und Proteinreserven zu mobilisieren. Ausmaß und Dauer des sog. Postaggressionsstoffwechsels hängen von Art und Schweregrad des Traumas bzw. des operativen Eingriffs ab.

Die Akutphase des postoperativen Streßstoffwechsels innerhalb der ersten 24 Stunden ist durch einen erhöhten Sauerstoffverbrauch gekennzeichnet. Über Stimulation des sympathischen Nervensystems und Ausschüttung von Katecholaminen wird Glucagon vermehrt freigesetzt. Die Insulinsekretion nimmt ab, wodurch Glyko-

---
* Übersetzt von D. Strobel

genolyse, Glukoneogenese und Lipolyse gesteigert werden. Über hypothalamisch-hypophysäre Efferenzen werden vermehrt Glucocorticosteroide, ACTH, Prolactin und Aldosteron gebildet. Daraus folgen eine weitere Stimulation der Glykogenolyse, eine Hemmung der Insulinwirkung und eine Einschränkung der peripheren Glucoseutilisation. Bei der Wundheilung werden vermehrt Prostaglandine, Leukotriene und Cytokine freigesetzt, die ebenfalls zur Entstehung und Unterhaltung des Postaggressionsstoffwechsels beitragen.

Der Akutphase folgt die eigentliche Postaggressionsphase, gekennzeichnet durch einen gesteigerten Ruheumsatz und katabole Stoffwechselprozesse (hyperkataboler Zustand) mit einer weiteren Steigerung des O_2-Verbrauches. Nach initial erhöhter Glucosefreisetzung über einen Abbau der Glykogenspeicher erfolgt die Energieversorgung insulinabhängig über Mobilisierung der peripheren Eiweißdepots und Bereitstellung glukoplastischer Aminosäuren für die hepatische Glukoneogenese. Die Nettobilanz der hormonell bedingten Veränderungen im Postaggressionsstoffwechsel zeigt eine erhöhte Konzentration aller Substrate des Intermediärstoffwechsels im Blut, z.B.:
- Glucose (essentiell für ZNS, Wundheilung, Immunsystem),
- Aminosäuren (benötigt für Wundheilung, Thermoregulation, Produktion von Akute-Phase-Proteinen),
- freie Fettsäuren (wichtige Substrate für Herz- und Skelettmuskulatur, Leber und andere Gewebe).

Trotz einer Steigerung der hepatischen Proteinsyntheserate folgt aus der erhöhten Utilisation von Aminosäuren ein ausgeprägter Abbau des Gesamtkörperproteins. Bei nutritivem relativem Eiweißmangel drückt sich dies postoperativ in einer negativen Stickstoffbilanz aus (29). Die katabolen Veränderungen im Proteinstoffwechsel sind nach größeren operativen Eingriffen wesentlich ausgeprägter als im Hungerstoffwechsel. In peripheren Geweben, insbesondere in der Skelettmuskulatur, wird die Proteolyse zur Freisetzung glukoplastischer Aminosäuren (z.B. Glutamin, Alanin) auf das 3- bis 4fache gesteigert. Der erhöhte Aminosäurefluß bewirkt u.a. eine vermehrte hepatische und renale Glukoneogenese. Hauptsubstrate für die gesteigerte Glukoneogenese sind Glutamin und Alanin, die – vermittelt durch erhöhte Glucocorticoidspiegel (6) – vermehrt über Darm, Leber und Nieren aufgenommen und utilisiert werden. Der Glutaminplasmaspiegel sinkt postoperativ aufgrund der gesteigerten hepatischen und renalen Aufnahme.

Mangelzustände

Mangelzustände begleiten oft die hypermetabole Stoffwechselphase nach operativen Eingriffen, insbesondere bei kritisch kranken Patienten mit eingeschränkten Energiereserven und gleichzeitig inadäquater Nahrungszufuhr. In der postoperativen Phase verstoffwechselt der Patient ohne Nahrungszufuhr täglich mehr als 2 g/kgKG Protein und mehr als 3 g/kgKG Fett. Ein hoher Eiweißverlust in der postoperativen Phase schwächt das Immunsystem und erhöht die Morbidität und Mortalität. Eine relative postoperative Hypoalimentation kann durch einen postoperativ auftretenden Ileus verstärkt werden.

Beurteilung des Ernährungszustandes

Die präoperative Erfassung des Ernährungszustandes hilft, Patienten mit nutritiven Risikofaktoren frühzeitig zu identifizieren und eine Ernährungstherapie einzuleiten. Sie umfaßt die Anamnese, die körperliche Untersuchung und eine Reihe biochemischer Untersuchungen (Tab. 16.29). In der Anamnese sollten erfaßt werden:
- Gewichtsverluste, insbesondere der letzten 3–6 Monate,
- aktuelles Körpergewicht,
- Normalgewicht des Patienten.

Eine ungewollte Gewichtsabnahme von mehr als 10% des Körpergewichtes in den vergangenen 4 Wochen spricht für eine mäßiggradige Malnutrition. Gewichtsverluste von über 30% des KG kennzeichnen eine hochgradige Malnutrition. Die körperliche Untersuchung wird durch anthropometrische Parameter zur groben Abschätzung der Muskel- und Fettdepots ergänzt, z.B. Messung des Oberarmmuskelumfangs und der Trizepshautfalte.

> Oberarmmuskelumfang = Umfang Oberarmmitte (cm) − 3,14 · Hautfaltendicke M. triceps (cm)

Meßergebnisse, die ≤ 10% der alters- und geschlechtsspezifischen Referenzwerte aufweisen, werden als pathologisch eingestuft. Anthropometrische Meßgrößen korrelieren zwar gut mit der Albuminkonzentration im Serum und der Gewichtsabnahme, zeigen aber eine große Streuung und sind nicht ohne weiteres vergleichbar. Darüber hinaus werden anthropometrische Meßwerte

Tabelle 16.29 Kriterien des Ernährungszustands

Anamnese	Gewichtsverlust > 10% des Körpergewichts
Körperliche Untersuchung	anthropometrische Messungen (Oberarmumfang, Trizepshautfalte)
Laboruntersuchung	Gesamtlymphozytenzahl, Gesamteiweiß, Serumalbumin, Cholesterin, Triglyceride, Kreatininkoeffizient, Serumtransferrin, retinolbindendes Protein, Präalbumin (thyroxinbindendes Protein), Fibronectin, Plasmaferritin
Immunologische Tests	verspätete Hautreaktion auf bestimmte Allergene?

durch Verschiebungen im Flüssigkeitshaushalt erheblich beeinflußt, so daß sie insgesamt nur eingeschränkt gewertet werden können (18). Laboruntersuchungen zur Erfassung des Ernährungszustands beinhalten:
– Gesamtlymphozytenzahl (normal > 1500/mm^3),
– Gesamteiweiß,
– Serumalbumin,
– Cholesterin
– Triglyceride,
– Creatininkoeffizient

In der täglichen Praxis weniger gebräuchlich sind die Bestimmungen von:
– Serumtransferrin,
– retinolbindendem Protein, Präalbumin (thyroxinbindendes Albumin), Fibronectin und Plasmaferritin.

Bei Laboruntersuchungen werden vor allem die Konzentrationen von Plasmaproteinen im Serum (Serumalbumin, -transferrin, Präalbumin) zur Beurteilung des Ernährungszustandes des Patienten und zur Therapieplanung herangezogen (Tab. 16.**30**).
Serumalbumin ist ein wichtiges Transportprotein und für die Aufrechterhaltung des onkotischen Drucks verantwortlich. Mit einer Halbwertszeit von 18 Tagen kann es zwar akute Veränderungen im Ernährungszustand nicht anzeigen, ermöglicht aber im klinischen Alltag, insbesondere bei längerfristiger Mangelernährung, eine zuverlässige Abschätzung des Ernährungszustands. Albuminkonzentrationen im Serum zwischen 2,8 und 3,5 g/dl kennzeichnen einen leichten Eiweißmangel, Serumalbuminkonzentrationen zwischen 2,2 und 2,7 g/dl einen mäßiggradigen Eiweißmangel und unter 2,1 g/dl einen hochgradigen Eiweißmangel, wobei das Ausmaß der Hypoalbuminämie mit der Mortalität der Patienten korreliert (23).
Im Gegensatz zu Albumin können Proteine mit kürzeren Halbwertszeiten wie Transferrin (HWZ 8 Tage, normal > 170 mg/dl) und Präalbumin (HWZ 2 Tage, normal 20 mg/dl) akute Änderungen im Ernährungszustand widerspiegeln. Allerdings reagieren diese kurzlebigen Plasmaproteine empfindlich und unspezifisch bei entzündlichen oder infektiösen Begleitprozessen und können aus ernährungsphysiologischer Sicht falsch erhöhte Meßergebnisse vortäuschen.
Der Creatininkoeffizient ist ein Indikator für die Muskelmasse und den Gesamtkörperstickstoff. Man versteht unter dem Creatininkoeffizient das Verhältnis der Creatininausscheidung im 24-Stunden-Urin pro kg Körpermasse im Vergleich zu Referenzwerten von Kontrollpersonen gleichen Geschlechts und Körpergröße. Bei einem Proteinmangel wird körpereigene Muskelmasse abgebaut und führt zu einer verminderten Creatininausscheidung. Weniger als 80% des Referenzbereichs chararakterisieren einen mäßiggradigen Abbau der Skelettmuskulatur, weniger als 60% einen hochgradigen Verlust an Muskelmasse. Der Creatininkoeffizient hat jedoch nur eine begrenzte diagnostische Aussagekraft. Er kann individuell stark schwanken, wird u.a. durch Traumen, Infektionen und Nierenfunktionsstörungen beeinflußt und berücksichtigt nicht die extrarenalen Creatininverluste.
Eine verzögerte allergische Reaktion der Haut auf bestimmte Allergene (z.B. Tuberculin) als immunologischer Parameter kann bei vielen mangelernährten Patienten beobachtet werden. Jedoch führen auch viele andere Faktoren (z.B. Streß, chirurgische Eingriffe, hämorrhagische Infektionen, Urämie, Hepatitis oder Medikamente wie Immunsuppressiva, Cimetidin und Warfarin) zu einer Einschränkung dieses immunologischen Tests. Er ist für die Routineanwendung in der Evaluation des Ernährungszustands entbehrlich.
Zur Verlaufsbeurteilung des Ernährungszustands während des stationären Aufenthaltes können Stickstoffbilanzen und Berechnungen des Energieverbrauchs herangezogen werden. Radioaktive Markierungsuntersuchungen und die Bestimmung des 3-Methylhistidins im Urin werden im klinischen Alltag eher selten angewendet (Tab. 16.**30**). Die Stickstoffbilanz ist ein nützlicher Parameter für die Verlaufsbeobachtung und die Therapieplanung und wird durch die Differenz der täglichen Gesamtstickstoffzufuhr und -ausscheidung errechnet.

$$N_2\text{-Bilanz} = \frac{\text{Gesamtproteinzufuhr (g)}}{6{,}25} - $$
$$\text{24-h–Urinstickstoff (g)} + 2 \text{ bis } 4 \text{ (g)}$$

1 g Stickstoff entspricht 6,25 g Eiweiß. Die Stickstoffausscheidung im 24-Stunden-Urin (Bestimmung nach Kjeldahl) ist ein guter Marker für eine katabole Stoffwechsellage. Die tägliche Stickstoffausscheidung beträgt beim Gesunden ca. 12 g und kann im postoperativen Streßstoffwechsel auf 30–50 g täglich ansteigen. Neben der Ausscheidung im Harn sollten unter klinischen Bedingungen weitere Stickstoffverluste über Magensaft, Drainagen, Stuhl und Sekrete, Sequestrierung, Hämatome und Aszites berücksichtigt werden. Diese zusätzlichen Stickstoffverluste können pro Tag zwischen 2 und 10 g ausmachen.
In der Überwachung des Energiestoffwechsels kritisch kranker Patienten kann der Kalorienverbrauch auch über Messungen des metabolischen Gasaustausches, wie bei der indirekten Kalorimetrie, oder anhand der Harris-Benedict-Gleichung (15) bestimmt werden (s.u.). Die indirekte Kalorimetrie beruht auf Messungen der inspiratorischen und exspiratorischen O_2- und CO_2-Konzentrationen sowie der exakten Messung des Atemvolumens über Sensoren (2). In jüngerer Zeit stehen hierzu auf den Intensivstationen auch tragbare Systeme zur Verfügung, die den Sauerstoffverbrauch, die CO_2-Produktion und Flußraten bei spontan atmenden oder künstlich beatmeten Patienten messen können. Mögliche Fehlerquellen sind eine unregelmäßige Zufuhr von Sauerstoff (F_{IO_2}) oder geringe Undichtigkeiten im Patien-

Tabelle 16.**30** Dynamische Untersuchungen des Ernährungszustandes

Stickstoffbilanz
Radioaktive Markierungsuntersuchungen
Urin-3-Methylhistidin

tensystem bei mechanisch beatmeten Patienten, die zu erheblichen Meßabweichungen führen können. In einigen Studien konnte gezeigt werden, daß unter Anwendung der indirekten Kalaorimetrie eine Überernährung parenteral ernährter Patienten vermieden und eine Kostensenkung um 22% erreicht wurde (17).

Andere Untersuchungstechniken berücksichtigen zur Erfassung des tatsächlichen Ernährungszustandes die verschiedenen Körperkompartimente (Fett, fettfreie Körpermasse). Die bioelektrische Impedanzanalyse (8) oder Dilutionsmethoden, die mittels Farbstoffen und radioaktiven Elementen des Gesamtkörperwasser oder Gesamtplasmavolumen bestimmen, liefern zwar genaue Ergebnisse, sind aber sehr aufwendig und kostspielig und darum in der klinischen Routine nicht anwendbar.

Künstliche Ernährung

Indikationen

Operierte Patienten in gutem Ernährungszustand können unter streßfreien Bedingungen (normale Körpertemperatur, normale Gesamtlymphozytenzahl, normales Serumalbumin) eine kurzfristige Nahrungskarenz für 5–7 Tage mit einem Gewichtsverlust von weniger als 10% gut tolerieren.

Eine künstliche Ernährungsbehandlung sollte dann durchgeführt werden, wenn eine normale orale Nahrungsaufnahme für mehrere Tage unmöglich ist oder postoperativ Komplikationen und erhöhte Streßbedingungen vorliegen. Patienten, bei denen anamnestisch ein Gewichtsverlust von 10–20% oder mehr bekannt ist, sollten bereits unmittelbar postoperativ Nährstoffe erhalten, da sie sonst rapide Körpergewicht und Muskelmasse verlieren. Ein Gewichtsverlust von 30–40% des Körpergewichts kann zu lebensgefährlichen Komplikationen führen. Es ist bekannt, daß eine frühzeitige unterstützende Nahrungszufuhr insbesondere bei Patienten mit nutritiven Risikofaktoren die Infektabwehr und Wundheilung unterstützt und Morbidität (Infektionen) und Hospitalisationsphase reduziert (26). Die künstliche Ernährung wird postoperativ fortgesetzt, bis sich die Patienten auf normalem Wege ausreichend mit allen Nährstoffen versorgen können (Tab. 16.31). Bei Patienten, die bereits präoperativ künstlich ernährt werden mußten, muß die künstliche Ernährung auch postoperativ fortgeführt werden, bis eine normale und ausreichende Nahrungsaufnahme möglich ist.

Tabelle 16.31 Erforderliche Nährstoffe bei der künstlichen Ernährung

Kalorien
Proteine
Glucose
Fett
Elektrolyte
Vitamine
Spurenelemente

Kalorienbedarf

Die Zufuhr der einzelnen Nährstoffe hängt vom Kalorienbedarf des Patienten ab. Die exakteste Methode zur Bestimmung des Kalorienbedarfs ist die Kalorimetrie. Einfacher in der klinischen Praxis ist jedoch die Verwendung der Harris-Benedict-Gleichung, die eine Abschätzung des basalen Energieverbrauchs erlaubt. Die Harris-Benedict-Gleichung gibt den basalen Kalorienverbrauch unter Ruhebedingungen (REE = resting energy expenditure) bei normaler Körpertemperatur an und berücksichtigt Faktoren wie Geschlecht, Körpergewicht und -größe sowie das Alter des Patienten.

> Harris-Benedict-Gleichung (15), basaler Energieverbrauch:
> Frauen: REE (kcal/Tag):
> $66,5 + 9,6 \times kg + 1,7 \times cm - 4,7 \times Jahre$
> Männer: REE (kcal/Tag):
> $66 + 13,7 \times kg + 5 \times cm - 6,8 \times Jahre$

Das eingesetzte Körpergewicht sollte bei normal- oder untergewichtigen Patienten dem aktuellen Gewicht entsprechen, während bei stark übergewichtigen Patienten ein Mittelwert zwischen aktuellem Körpergewicht und Idealgewicht verwendet werden sollte. Ergänzend zur Harris-Benedict-Gleichung müssen bei der Ermittlung des tatsächlichen Energiebedarfs des Patienten Ausmaß der Operation, präoperativer Ernährungszustand des Patienten und postoperative Faktoren, z.B. Infektionen und Fieber, berücksichtigt werden. Der tägliche Kalorienbedarf des Patienten in der postoperativen Phase ist im allgemeinen 1,2- bis 1,5mal so groß wie der durch die Harris-Benedict-Gleichung berechnete Kalorienbedarf (ca. 25–35 kcal/kg/Tag). Bei einem unkomplizierten Elektiveingriff weicht der tatsächliche Kalorienbedarf um ca. 10%, bei größeren Operationen um 20–50% von dem basalen Kalorienbedarf ab. Bei postoperativen Komplikationen (Infektionen oder Sepsis) sind die Energieerfordernisse des Patienten noch höher. Patienten in hochgradigem Streßzustand benötigen 35–40 kcal/kgKG täglich.

Proteinbedarf

Initial sollten dem Patienten in der postoperativen Phase 1–2 g/kgKG Eiweiß täglich zugeführt werden, abhängig vom präoperativen Ernährungszustand, einer normalen Nierenfunktion und der Höhe des posttraumatischen Stresses. Danach kann die tägliche Eiweißzufuhr der Stickstoffbilanz (Stickstoffbilanz = Stickstoffaufnahme minus Stickstoffverluste über Urin, Fäzes, Schweiß u.a.) angepaßt werden. Zur Bestimmung der Stickstoffbilanz müssen Urin, Fäzes und andere Sekrete über 24 Stunden gesammelt werden, was in der klinischen Routine oft nicht praktikabel ist. Im allgemeinen wird daher der Proteinbedarf nach dem Körpergewicht des Patienten festgelegt.

Für eine ausgeglichene Bilanz benötigen nicht hypermetabole Patienten 1–1,2 g Eiweiß/kgKG. Unter Streßbedingungen sollte die Zufuhr bei normaler Leber- und

Nierenfunktion auf 1,5–2 g Eiweiß/kgKG erhöht werden. Die rasche Zufuhr der essentiellen Aminosäuren (Histidin, Leucin, Isoleucin, Lysin, Methionin, Phenylalanin, Threonin, Tryptophan und Valin) ist sehr wichtig. Menge und Zusammensetzung der täglichen Proteinzufuhr werden kontrovers diskutiert, Durchschnittswerte geben Anhalt für den Aminosäurebedarf von Erwachsenen pro Tag (Tab. 16.**32**) (7).

Glucosebedarf

Die Ernährung des chirurgischen Patienten sollte Kohlenhydrate enthalten, aber nicht die einzige Quelle für Nichtproteinkalorien sein, da eine übermäßige Glucosezufuhr Leberfunktionsstörungen und die Entwicklung einer Fettleber begünstigt und das Risiko postoperativer Infektionen erhöht. Allgemein wird empfohlen, ca. 50% des täglichen Kalorienbedarfs in Form von Kohlenhydraten zu verabreichen. Wir geben normalerweise 3,8–4,5 g Glucose/kgKG täglich, was ca. 300 g Zucker bzw. 1200 kcal für einen normalgewichtigen Patienten entspricht.

Fettbedarf

25–35% des täglichen Kalorienbedarfs sollten in Form von Fetten zugeführt werden, wir geben allgemein 1,2–1,4 g Fett/kgKG täglich. Aufgrund des hohen Energiegehalts (9 kcal/g Fett) kann eine höhere Zufuhr von Fetten bis zu 60% des täglichen Kalorienbedarfs decken. Im frühen postoperativen Streßstoffwechsel wird aufgrund der streßbedingten Glucoseintoleranz Fett besser verwertet und eignet sich besonders als zusätzlicher Energieträger.

Elektrolyte, Vitamine und Spurenelemente

Abgesehen von der Deckung des Nährstoff- und Energiebedarfs über Proteine, Kohlenhydrate und Fette sollte jedes Ernährungsregime Elektrolyte (z.B. Natrium, Kalium, Calcium, Magnesium, Phosphor) und Spurenelemente (Eisen, Jod, Kobalt, Zink, Mangan, Selen, Chrom, Kupfer) und auch Vitamine wie Folsäure enthalten. In den meisten kommerziell erhältlichen enteralen und parenteralen Nährlösungen ist eine ausreichende Menge an Vitaminen und Spurenelementen vorhanden. Egal, welche Ernährungsform der Patient erhält, ein ausgewogenes Verhältnis von Elektrolyten, essentiellen Spurenelementen und Vitaminen ist von besonderer Wichtigkeit. Für Spurenelemente und Vitamin C wurden antioxidative Eigenschaften („Radikalfänger") nachgewiesen, sie erhalten deshalb erhöhte Aufmerksamkeit in der klinischen Forschung. Die praktische Relevanz der Untersuchungsbefunde ist jedoch noch nicht abschließend geklärt (28).

Ernährungsregime

Die Ernährung kann auf unterschiedlichen Wegen verabreicht werden. Folgende Formen der Nahrungszufuhr sind möglich:
– oral,
– enteral,
– parenteral,
– kombiniert.

Enterale Ernährung

Für Patienten mit intaktem Gastrointestinaltrakt sollte die enterale Ernährung die Therapie der Wahl sein. Im Vergleich zur parenteralen Ernährungsform liegen die Vorteile der enteralen Ernährung in der Aufrechterhaltung der physiologischen Verdauungsvorgänge mit normaler Schleimhautstruktur und -funktion und mit normaler Intestinalflora sowie in der Vermeidung der mit der parenteralen Ernährung verbundenen Komplikationen (z.B. Kathetersepsis). Darüber hinaus sind die Kosten der enteralen Ernährung niedriger (enteral : parenteral = 1 : 20).

Die Zufuhr der Sondennahrung erfolgt meist über enterale Ernährungssonden (Magensonden, Duodenalsonden oder Jejunalsonden), die nasal, oral oder perkutan gelegt werden. Meist werden nasale Sonden bevorzugt, da sie die Patienten am wenigsten belasten. Mögliche Komplikationen dieses Zugangsweges sind Sinusitiden und Erosionen der Nasenschleimhaut, die jedoch bei Verwendung kleinlumiger Ernährungssonden aus weichem Kunststoffmaterial nur sehr selten auftreten. Bei Patienten mit Schädelbasisfraktur ist das blinde Einführen der Ernährungssonde über die Nase kontraindiziert (9). Alternativ können enterale Ernährungssonden oral oder perkutan appliziert werden.

Vor dem Beginn der enteralen Ernährung sollte die exakte Positionierung der Sonde röntgenologisch kontrolliert werden. Potentielle Komplikationen beim Legen der Ernährungssonden sind lokale Verletzungen, Blutungen, Perforationen des hinteren Rachenraumes, der Speiseröhre und des Magens und die Insertion ins Bronchialsystem mit Aspiration. Bei intubierten Patienten kann die nasogastrale Ernährungssonde häufig erfolgreich blind oder unter Sicht mit Hilfe einer Magill-Zange plaziert werden. Kleinlumige perforierte Ernährungssonden aus weichem Kunststoffmaterial, z.B. Silicon oder Polyurethan, sind den großlumigen rigiden Sonden vorzuziehen, da sie seltener zu Komplikationen (insbesondere Aspirationen) führen und vom Patienten besser toleriert werden.

Die operativ eingeführte Gastro- oder Enterostomie ist mit einer leicht höheren Komplikationsrate (z.B. Perito-

Tabelle 16.**32** Aminosäurebedarf eines Erwachsenen pro Tag (in mg/kgKG)

Histidin	8–12
Isoleucin	10
Leucin	14
Lysin	12
Methionin	13
Phenylalanin	14
Threonin	7
Tryptophan	3,5
Valin	10

nitis, Infektionen an der Austrittsstelle, Blutungen) verbunden (12). Sie ist heute zugunsten neuerer Verfahren (endoskopische perkutane Gastrostomie) verlassen. Nur wenn eine Gastroskopie kontraindiziert ist, wird sie noch durchgeführt. Bei Patienten mit obstruierenden Tumoren im HNO-Bereich ist die operativ eingeführte Gastro- oder Enterostomie der Zugangsweg der Wahl.

Applikation der Sondenkost. Die kontinuierliche Applikation der enteralen Sondenkost wird vor allem bei Patienten mit nasogastroenteralen Sonden verwendet. Diese Applikationsform minimiert die Rate an metabolischen, respiratorischen und kardiovaskulären Nebenwirkungen (14). Eine mengenkonstante, kontinuierliche Zufuhr der Ernährungslösungen kann über handliche Pumpsysteme kontrolliert werden, vor allem Patienten mit gastrointestinalen Funktionsstörungen oder Diarrhö profitieren davon. Bei nasogastralen Sonden muß die Sondenkost alle 1–2 Stunden bolusweise verabreicht werden. Vor jeder neuen Bolusgabe muß die Sonde, um einem Erbrechen mit nachfolgender Aspiration vorzubeugen, für ca. 10–20 Minuten abgeleitet werden.

Komplikationen der enteralen Ernährung. Die häufigsten Komplikationen der enteralen Ernährung mit Fertigpräparaten sind:
- Diarrhö,
- Aspiration,
- metabolische Störungen (z. B. Hyperglykämie, Hypernatriämien, Hyperosmolarität).

Parenterale Ernährung

Die parenterale Ernährung ist die Standardform der künstlichen Ernährung, wenn eine Nahrungsaufnahme über den Gastrointestinaltrakt für mehr als fünf Tage nicht möglich ist, z. B. aufgrund von:
- enterokutanen Fisteln,
- Pankreatitis,
- akut entzündlichen Darmerkrankungen,
- Passagehindernis im Gastrointestinaltrakt,
- paralytischem Ileus,
- Peritonitis.

Die parenterale Ernährung ist häufig auch dann indiziert, wenn die enterale den kalorischen Bedarf des Patienten nicht decken kann, z. B. bei:
- Malabsorptionssyndrom,
- Kurzdarmsyndrom.

Applikation. Alle erforderlichen Nährstoffe (Glucose, Fette, Aminosäuren, Elektrolyte, Vitamine und Spurenelemente) können in einem Mischbeutel (all in one infusion) über eine kontinuierliche Infusion zentralvenös verabreicht werden.

Komplikationen der parenteralen Ernährung. Sie können folgende Ursachen haben (22):
- mechanische,
- thrombotische,
- septische,
- metabolische.

Komplikationen des parenteralen Ernährungsregimes werden meist durch den zentralvenösen Katheter bzw. die Katheterinsertion hervorgerufen und treten in einer Häufigkeit von 4–10% auf (32). Die Katheterkomplikationen umfassen Infektionen (Kathetersepsis), Thrombosen, Pneumothorax, Hämatothorax, Hydrothorax, Luftembolien und Nervenverletzungen. Am häufigsten sind septische Komplikationen aufgrund von Katheterinfektionen, die die Morbidität parenteral ernährter Patienten insgesamt deutlich erhöhen (13, 16). Die Kathetersepsis wird bakteriell meist durch Staphylococcus epidermidis oder als Pilzinfektion durch Candida albicans hervorgerufen (10, 31). Durch standardisierte Überwachungsprotokolle, regelmäßige Inspektion der Punktionsstelle und Katheterwechsel bei längerfristiger parenteraler Ernährung können infektiöse Komplikationen reduziert, wenn auch nicht ganz vermieden werden (11). Metabolische Komplikationen umfassen Hyper- und Hypoglykämien, Leberfunktionsstörungen (Entwicklung einer Fettleber), Elektrolytstörungen, metabolische Alkalose oder Azidose, Urämie, Hypovitaminosen und Flüssigkeitsüberladung. Bei Zufuhr alter Fettemulsionen können Funktionseinschränkungen von Lungen, Nieren, Leber und Pankreas, Störungen der Blutgerinnung und allergische Reaktionen auftreten. Herzrhythmusstörungen und Einschränkungen in der Immunabwehr wurden ebenfalls beobachtet (25, 30). Darüber hinaus kann die übermäßige Kalorienzufuhr durch Kohlenhydrate oder Fette nachteilig sein (1).

Die Laboruntersuchungen, die während der parenteralen Ernährung durchgeführt werden sollten, umfassen die Kontrolle von:
- Elektrolyten,
- Glucose,
- Harnsäure,
- Harnstoff,
- Creatinin,
- Bilirubin,
- Transaminasen,
- alkalischer Phosphatase,
- Ammoniak,
- Eiweiß,
- Triglyceriden,
- Lactat,
- Cholesterin,
- Osmolarität,
- Blutbild,
- Prothrombinzeit,
- partieller Thromboplastinzeit.

Frühe postoperative Ernährung

Obwohl der Patient in normalem Ernährungszustand eine postoperative Nahrungskarenz von 5–7 Tagen sicher toleriert, besteht ein zunehmender Konsens, daß besonders Patienten mit nutritiven Risikofaktoren von einer frühzeitigen, d. h. innerhalb der ersten 48 Stunden begonnenen Ernährungstherapie profitieren (3, 19, 20).

Literatur

1. Bower, R. H.: Nutrition during critical illness and sepsis. New Horiz. 1 (1993) 348–352
2. Cairo, J. M.: Metabolic monitoring by indirect calorimetry. Crit. Care Rep. 1 (1990) 241–246
3. Cerra, F.: Hypermetabolism, organ failure, and metabolic support. Surgery 101 (1987) 1–14
4. Detsky, A.: Parenteral nutrition-is it helpful? New Engl. J. Med. 325 (1991) 573–574
5. Dobb, G. J.: Enteral nutrition for the critically ill. In Vincent, J. L.: Yearbook of Intensive Care and Emergency Medicine. Springer, Berlin 1992 (pp 609–619)
6. Dudrick, P. S., W. W. Souba: Amino acids in surgical nutrition. Principles and practice. Surg. Clin. N. Amer. 71 (1991) 459–475
7. FAO/WHO Ad Hoc Expert Committee: Energy and protein requirements. Geneva: World Health Organization, 1973. WHO, techn. Rep. Ser. 522 (FAO nutrition meetings report series 52).
8. Fearon, K. C. H., R. A. Richardson, J. Hannan et al.: An evaluation of bioelectrical impedance in the measurement of the body composition of surgical patients. Brit. J. Surg. 79 (1992) 421–423
9. Fletcher, S. A., L. T. Henderson, M. E. Miner, J. M. Jones: The successful surgical removal of intracranial nasogastric tubes. J. Trauma 27 (1987) 948–952
10. Freund, H.: Liver function derangements during total parenteral nutrition. Int. Crit. Care Dig. 12 (1993) 36–39
11. Gales, B. J., M. J. Gales: Nutritional support teams: a review of comparative trials. Ann. Pharmacother. 28 (1994) 227–235
12. George, J., D. Crawford, T. Lewis, R. Shepherd, A. Ward: Percutaneous endoscopic gastrostomy: a two year experience. Med. J. Austr. 152 (1990) 17–19
13. Hansell, D. T., R. Park, R. Jensen, L. Davidson, G. Henderson, G. R. Gray: Clinical significance and aetiology of infected catheters used for total parenteral nutrition. Surg. Gynecol. Obstet. 163 (1986) 469–474
14. Heymsfield, S. B., C. Roongspisuthipong, M. Evert et al.: Respiratory, cardiovascular and metabolic effects of enteral hyperalimentation. Influence of formula dose and composition. Amer. J. clin. Nutr. 12 (1988) 265–273
15. Jeguier, E.: Measurement of energy expenditure in clinical nutritional assessment. J. parent. ent. Nutr. 11 (1987) 86–89
16. Macfie, J., J. Nordenstrom: Full circle in parenteral nutritioin. Clin. Nutr. 11 (1992) 237–239
17. McClave, S. A., H. L. Snider, L. Greene, C. C. Lowen et al.: Effective utilization of indirect calorimetry during critical care. Intens. Care W. 9 (1992) 194–200
18. McMahon, M. M., B. R. Bistrian: The physiology of nutritional assessment and therapy in proteincalorie malnutrition. Dis.-a-mth 36 (1990) 379–417
19. Minard, G., K. A. Kudsk: Is early feeding beneficial? How early is early? New Horiz. 2 (1994) 156–163
20. Mochizuki, T. O., L. Dominioni et al.: Mechanism of prevention of postburn hypermetabolism and catabolism by early enteral feeding. Ann. Surg. 200 (1984) 297–310
21. Moore, F. A., D. V. Feliciano, R. Andrassy, J. Hope, A. McArdle et al.: Early enteral feeding compared with parenteral reduces postoperative septic complications. Ann. Surg. 216 (1992) 172–183
22. Mughal, M. M.: Complications of intravenous feeding catheters. Brit. J. Surg. 76 (1989) 15–21
23. Philips, A., A. G. Shaper, P. H. Whincup: Association between serum albumin and mortality from cardiovascular disease, cancer and other causes. Lancet II (1980) 1434–1436
24. Plester, C. E., K. C. H. Fearon, R. Richardson, P. Rogers, C. Sedgwick et al.: Audit of nutritional support to surgical patients by a nutritional team. Clin. Nutr. 12 (1993) 310–316
25. Pomposelli, J. J., B. R. Bistrian: Is total parenteral nutrition immunosupressive? New Horiz. 2 (1994) 224–229
26. Prager, R., V. Laboy, B. Venus et al.: Value of fluoroscopic assistance during transpyloric intubation. Crit. Care Med. 14 (1986) 151–152
27. Rana, S. K., J. Bray, N. Menzies-Gow, J. Jameson, J. J. Payne, P. Frost, D. B. A. Silk: Short term benefits of post-operative oral dietary supplements in surgical patients. Clin. Nutr. 11 (1992) 337–344
28. Shenkin, A.: Current concepts on trace element requirements in nutrition. Clin. Nutr. 12 (1993) 114–118
29. Shikora, S. A., G. L. Blackburn: Nutritional consequences of major gastrointestinal surgery. Surg. Clin. N. Amer. 71 (1991) 509–521
30. Spitz, J. S., Gandhi, G. Hecht, J. Alverdy: The effects of total parenteral nutrition on gastrointestinal function. Clin. Nutr. 12 (1993) 33–37
31. Wenzel, R. P., M. A. Pfaller: Candida species: emerging hospital bloodstream pathogens. Infect. Control 12 (1991) 523–524
32. Wolfe, B. M., M. A. Ryder, R. A. Nishikawa, C. H. Halsted, B. F. Schmidt: Complications of parenteral nutrition. Amer. J. Surg. 152 (1986) 93–99

Ernährungstherapie bei Organinsuffizienz

H. Lippert und G. Weiß

Im Rahmen der operativen Behandlung und ihrer Komplikationen treten insbesondere durch die Zunahme älterer polymorbider Patienten, die einer chirurgischen Therapie zugeführt werden, häufig Einzelorganversagen bis hin zum Multiorganversagen (MOF = multiple organ failure) (S. 231 ff, 279) auf.

Bei diesen Patienten muß auch die Ernährungstherapie der entsprechenden Funktionseinschränkung der Organe angepaßt werden. Das Problem dabei ist, den Grad der Funktionseinschränkung, nach dem sich die therapeutischen Maßnahmen richten müssen, festzulegen. Während es bei der Niereninsuffizienz relativ einfach ist, anhand der Retentionsparameter und der Urinproduktion die Funktionseinschränkung zu bestimmen, gelingt es bei einem Leber- oder Herz-Kreislauf-Versagen weniger.

Grundsätzlich sollte zwischen guter, kompensierter, grenzwertiger und dekompensierter Organfunktion unterschieden werden. Während bei guter und kompensierter Organfunktion das Standardkonzept der Ernährung ohne intensivmedizinische Maßnahmen eingehalten werden kann, muß für eine kompensierte Organinsuffizienz mit intensivmedizinischer Therapie, und vor allem bei grenzwertiger Organfunktion ein individuelles Ernährungskonzept zum Tragen kommen.

Im Stadium der Dekompensation ergibt sich keine Indikation zur Ernährung. Die höchsten Anforderungen an die Ernährungstherapie werden bei einer Leberfunktionseinschränkung gestellt, stellt es doch oft das limitierende Organversagen dar und ist Ausdruck einer nichttherapierbaren Grunderkrankung und Immunparalyse.

Übersichten für die total-parenterale Ernährungstherapie bei guter Organfunktion sind in Tab. 16.33 bzw. bei Nieren- und Leberinsuffizienz in Tab. 16.34 und 16.35 aufgeführt. Eine gleichzeitig notwendige Hämofiltration bzw. Plasmapherese oder Dialyse erlaubt eine individuelle Infusions- und Ernährungstherapie.

Eine Ernährungstherapie bei Patienten mit Sepsis bzw. SIRS richtet sich nach dem Stadium und dem Grad des Einzel- bzw. Multiorganversagens. Im Akutstadium und im dekompensierten Organversagen ist eine Ernährungstherapie nicht indiziert, hier stehen sanierende, kreislaufstabilisierende und organprotektive Maßnahmen an erster Stelle der therapeutischen Bemühungen. Nach Ablauf der Akutphase und im Rahmen der kompensierten Organinsuffizienz können die in Tab. 16.36 aufgeführten Ernährungsempfehlungen gegeben werden, wobei das Konzept immer an die aktuelle Situation und die Art des Organversagens angepaßt werden muß.

Tabelle 16.**33**   Empfohlene Zufuhrmengen pro Tag bei total-parenteraler Ernährung bei guter Organfunktion

Kalorienbedarf	25–35 kcal/kgKG	
Wasserbedarf	40 ml/kgKG	
Mineralienbedarf	Natrium	2–3 mmol/kgKG
	Kalium	1–2 mmol/kgKG
	Calcium	0,1–0,2 mmol/kgKG
	Magnesium	0,1–0,4 mmol/kgKG
	Chlorid	1–2 mmol/kgKG
	Phosphor	1,5 mmol/kgKG
Nährstoffe	Kohlenhydrate	4–6 g/kgKG (Glucose/Xylit = 2:1)
	Aminosäuren	0,8–1,5 (2) g/kgKG
	Fette	bis 2 g/kgKG
Vitamine	Thiamin (B1)	3–4 mg
	Riboflavin (B2)	3–5 mg
	Pyridoxin (B6)	4–6 mg
	Niacin	40–50 mg
	Pantothensäure	10–20 mg
	Biotin	60–120 µg
	Folsäure	160–400 µg
	Ascorbinsäure (C)	100–500 mg
	Hydroxicobalamin (B12)	alle 3 Monate 1 mg i. m.
	Vitamin A	1800 µg
	Vitamin E	20–40 mg
	Vitamin D	5 µg
	Vitamin K	100–150 µg
Spurenelemente	Eisen	0,55–4,0 mg
	Zink	1,4–4,9 mg
	Mangan	0,15–0,8 mg
	Kupfer	0,5–1,5 mg
	Molybdän	0,02 mg
	Chrom	0,01–0,015 mg
	Selen	0,02–0,06 mg
	Jod	0,1–0,15 mg
	Fluor	0,93 mg

Postoperative Ernährung

Tabelle 16.**34** Empfehlungen zur total-parenteralen Ernährung bei Niereninsuffizienz

Flüssigkeit	Ohne Hämofiltration bzw. Hämodialyse: Urinmenge + Verluste (! Perspiratio) Mit Hämofiltration bzw. Hämodialyse: ohne Begrenzung möglich
Mineralien	Nach Verlusten (cave Kaliumzufuhr!) (relevante Verluste von Phosphat bei Hämofiltration)
Energie	30–35 kcal/kgKG
Nährstoffe	Kohlenhydrate: 3–5 g/kgKG (Verluste über Hämofilter etwa 30%) Aminosäuren: 0,6–1,2 g/kgKG; vorzugsweise spezielle „Nephro"-Lösungen mit essentiellen und nichtessentiellen Aminosäuren (z. B. Nephrotect Fresenius); (Verluste über Hämofilter 0,1–0,2 g/l Filtrat) Fett: 1 g/kgKG (als MCT-/LCT-Gemisch) (Verluste über Hämofilter keine)
Vitamine	Täglicher Ersatz der wasserlöslichen Vitamine (Vitamin C < 250 mg/die) Fettlösliche Vitamine 2mal/Woche
Spurenelemente	Normaler Ersatz 2mal/Woche

Tabelle 16.**35** Empfehlungen zur total-parenteralen Ernährung bei Leberinsuffizienz*

Flüssigkeit	20–40 mg/kgKG (cave Überwässerung)
Mineralien	nach aktuellen Werten (cave Elektrolytimbalancen); Kaliumbedarf oft höher als Natriumbedarf
Energie	30–35 kcal/kgKG
Nährstoffe	Kohlenhydrate: 4–5 g/kgKG; keine Glucoseaustauschstoffe Aminosäuren: 0,5–1,5 g/kgKG; cave Lösungen mit hohem Gehalt (30–50%) verzweigtkettiger Aminosäuren Fett: bis 0,7 g/kgKG
Spurenelemente und Vitamine	Deckung des normalen Tagesbedarfs

* Cave: Bei dekompensierter Leberinsuffizienz *keine* Indikation zur total-parenteralen Ernährung. Lösungen mit verzweigtkettigen Aminosäuren sind hier pharmakologische Therapie der gestörten Balance von aromatischen/verzweigtkettigen Aminosäuren!

Tabelle 16.36 Empfehlungen zur total-parenteralen Ernährung bei Sepsis/SIRS*

Flüssigkeit	Substitution richtet sich nach Parametern wie zentraler Venendruck, Wedge-Druck, kolloidosmotischer Druck, Bilanzierungsziel u. a. (cave Überwässerung, Unterbilanzierung)
Mineralien	nach aktuellen Werten (cave Elektrolytimbalancen)
Energie	30–50% höher als der Ruheumsatz (30–35 kcal/kgKG/die)
Nährstoffe	Kohlenhydrate: 4–5 g/kgKG; stark abhängig von der Glucosetoleranz. Kombination von Xylit: Glucose (1 : 2–3) günstig bei Patienten ohne Leberfunktionsstörung Insulinzusatz bis max. 4 IE Insulin/h(!), sonst Reduktion der infundierten Glucose. Aminosäuren: 1–1,5 g/kgKG; Lösungen mit hohem Gehalt (30–50%) an essentiellen Aminosäuren. *Aktuell:* • Glutaminzusatz (unterstützt Proteinstoffwechsel, Schutzfunktion der Darmmukosa, Immunmodulation), Dosierung: 0,15–0,2 g Glutamin/kgKG; • für Zusatz von Pyrimidin- und Purinnukleotiden und Arginin fehlen noch Studien. Fett: 0,5–1,5 g/kgKG/die wenn Kohlenhydratstoffwechsel stabil, TG < 3–4 mmol/l. *Aktuell:* Omega-3-Fettsäuren (Immunmodulation), weitere Studien notwendig
Spurenelemente und Vitamine	Deckung des normalen Tagesbedarf *Aktuell:* Radikalfänger, Antioxidanzien (Vitamin C bis 1 g/die; Selen 300–500 μg/die i. v. sowie α-Tocopherol, Acetylcystein, Superoxiddismutase ohne aktuelle studienkontrollierte Therapieempfehlung

Operative Therapie – Spezieller Teil

17 Trauma

Abdominaltrauma

M. Nagel, H.-U. Schulz und H.-D. Saeger

Verletzungen des Abdomens und des Retroperitonealraumes entstehen entweder durch stumpfe oder penetrierende Gewalteinwirkung. Sie können isoliert auftreten, in Kombination mit den benachbarten Körperstammregionen (Thorax, Becken) oder im Rahmen eines Polytraumas. Während es sich bei den penetrierenden Verletzungen zumeist um Monotraumen handelt, sind stumpfe Traumen häufig durch Kombination von Verletzungen charakterisiert.

Stumpfes Bauchtrauma

Epidemiologie

Verletzungen durch Unfälle bzw. durch äußere Gewalteinwirkungen stellen die häufigste Todesursache in der Bevölkerung unter 25 Jahren dar. Der Anteil der Abdominalverletzungen im Rahmen von Unfällen ist nicht exakt bekannt, er dürfte etwa zwischen 5 und 10% liegen. Bei polytraumatisierten Patienten ist in bis zu 50% der Fälle mit abdominellen Verletzungen zu rechnen.

In Deutschland und anderen europäischen Ländern überwiegt das stumpfe Bauchtrauma mit etwa 90% gegenüber dem penetrierenden, das mit ca. 10% relativ selten ist. In amerikanischen Statistiken ist diese Relation nahezu umgekehrt.

Stumpfe Bauchtraumen entstehen durch direkte Gewalteinwirkung auf die Bauchdecke, durch Dezeleration im Rahmen von Hochrasanztraumen (Kollision, Sturz aus größerer Höhe) oder durch Schermechanismen (z. B. Überrolltrauma, Gurttrauma). Im Vordergrund der Unfallursachen stehen Verkehrsunfälle, gefolgt von suizidalen Handlungen, Arbeitsunfällen, Sport- und Spielunfällen und tätlichen Auseinandersetzungen.

Bei Patienten mit stumpfem Bauchtrauma finden sich nur bei etwa einem Drittel keine weiteren Verletzungen anderer Organsysteme. Bei 40% liegt ein zusätzliches Thoraxtrauma, bei 45% ein Schädel-Hirn-Trauma und bei 40% knöcherne Verletzungen vor. Das Ausmaß dieser Begleitverletzungen verschleiert einerseits häufig die primäre Symptomatik des traumatisierten Abdomens und ist andererseits von entscheidender Bedeutung für die Prognose der betroffenen Patienten (3).

Symptome

Die Symptomatik des Abdominaltraumas ist in Abhängigkeit von Ausmaß und Schweregrad der Verletzung sehr variabel. Vor allem bei Bewußtlosen und bei Polytraumatisierten ist die klinische Beurteilung häufig schwierig. Entscheidend für die Indikationsstellung zur weiteren Diagnostik bzw. zur sofortigen operativen Therapie ist die Unterteilung in drei Haupttypen der Symptomatologie (16):

Gruppe 1. Hierbei handelt es sich um den akut lebensbedrohlichen hämorrhagischen Schock als Folge einer gravierenden intraabdominellen oder retroperitonealen Blutung. Typische Zeichen des hämorrhagischen Schocks sind Tachykardie, Hypotonie und schmale Blutdruckamplitude, evtl. begleitet von Blässe, einer Bauchumfangsvermehrung und einer zunehmenden Flankendämpfung. Ursachen sind in der Regel Leber- oder Milzrupturen, ein Mesenterialgefäßabriß oder eine Verletzung der großen retroperitonealen Gefäße. Die Blutung bei intraabdominellen Verletzungen dieses Schweregrades ist durch die Primärdiagnostik (Sonographie!) sicher zu erkennen und stellt eine Indikation zur unverzüglichen notfallmäßigen Laparotomie dar.

Gruppe 2. Das akute Abdomen ohne unmittelbare Lebensbedrohung weist Symptome wie Druckschmerz, Abwehrspannung und fehlende Peristaltik auf, evtl. begleitet von Übelkeit und Erbrechen. Ursachen können ein peritonealer Reizzustand bei leicht- bis mittelgradiger intraabdomineller Blutung, eine Ruptur gastrointestinaler Hohlorgane oder Pankreasverletzungen mit freiem Sekretaustritt sein. Diese Symptome können jedoch bei Kombinationsverletzungen oder beim bewußtlosen Patienten häufig larviert sein und erst verzögert erkannt werden. In dieser Situation erfolgt unter Volumenersatz eine weiterführende Diagnostik. Je nach Schweregrad der Begleitverletzungen kann auch die dringliche Versorgung von Verletzungen anderer Organsysteme (Thorax, intrakranielle Blutungen, offene Frakturen, Gefäße) im Vordergrund stehen. Eine engmaschige sonographische und klinische Kontrolle des Abdominalbefunds muß dabei jedoch gewährleistet sein.

Gruppe 3. Diese umfaßt Patienten mit diskreten Symptomen bzw. Patienten, die erst im weiteren Beobachtungsverlauf eine klinische Abdominalsymptomatik entwickeln. Ursachen hierfür können kleinere Blutungen, gedeckte Rupturen von Hohlorganen, sekundäre Gewebsschäden als Folge von durchblutungs- oder kontusionsbedingten Schädigungen sowie eine kontusionsbedingte Pankreatitis sein. Auch in dieser Patientengruppe mit bloßem Verdacht auf das Vorliegen einer Bauchverletzung ist prinzipiell eine stationäre Beobachtung sowie die wiederholte klinische und apparative Untersuchung erforderlich.

Diagnostik

Anamnese und klinische Untersuchung

Das Erheben einer Anamnese ist beim verunfallten Patienten in vielen Fällen nur unzureichend oder überhaupt nicht möglich. Die subjektive Anamnese des Patienten umfaßt Angaben zum Unfallhergang, zur Schmerzempfindung und Lokalisation, zum zeitlichen Ablauf einer auftretenden Symptomatologie, zu früheren Unfällen, Erkrankungen und Operationen und allgemeine Angaben zum Gesundheitszustand. Eine Fremdanamnese kann ergänzende Informationen zum Unfallablauf, zur Einschätzung der stattgehabten Krafteinwirkung und zum klinischen Verlauf zwischen Unfallereignis und Erstuntersuchung im Schockraum geben. Beim sog. Schockraum-Management ist eine rasche, reibungslose Kooperation aller beteiligten Disziplinen (Anästhesist, Viszeral-, Unfall-, Gefäß-, Neurochirurg, Urologe) von herausragender Bedeutung. Parallel zu der orientierenden Erstuntersuchung hat selbstverständlich die Sicherung vitaler Funktionen, die Versorgung mit großlumigen venösen Zugängen sowie die Blutentnahme (incl. Kreuzungsblut zur Bereitstellung von Konserven) zu erfolgen. Die primäre klinische Untersuchung dient der schnellen Einschätzung gestörter Vitalfunktionen wie Ateminsuffizienz und/oder Schock. Eine Ateminsuffizienz erfordert die sofortige Intubation sowie eine Röntgenuntersuchung zum Ausschluß eines Pneumo- oder Hämatothorax. Bei gleichzeitigem oder alleinigem Blutungsschock ist sofort eine sonographische Untersuchung des Abdomens vorzunehmen. Ein Patient in schwerem Blutungsschock mit klar erkennbarer Abdominalverletzung muß dann ohne weitere zeitliche Verzögerung in den Operationssaal zur sofortigen Laparotomie gebracht werden. Nur bei stabilen Kreislaufverhältnissen ist eine weiterführende klinische Untersuchung sowie die Durchführung einer Labor- oder Gerätediagnostik indiziert.

Die klinische Untersuchung (Tab. 17.1) umfaßt neben den Bauchdecken auch Thorax, Flanke, Rücken, Becken, Damm sowie die Extremitäten und wird durch eine rektale Inspektion abgeschlossen. Bei der Untersuchung ist auf perforierende Verletzungen, Prellmarken (Ausdehnung, Lokalisation), Hämatome, das Vorliegen einer Hämaturie oder einer transanalen Blutung zu achten. Die Palpation des Abdomens dient der Erkennung einer Abwehrspannung, eines lokalisierten oder diffusen Druckschmerzes sowie tastbarer Resistenzen. Die rektal-digitale Untersuchung erfolgt zum Ausschluß einer anorektalen Verletzung.

Zusammenfassend gilt festzuhalten, daß den klinischen Untersuchungsmethoden keine verläßliche Aussagekraft zukommt. Bedeutsam ist jedoch die wiederholte klinische Kontrolle, um neu auftretende Befunde oder eine Befundverschlechterung frühzeitig zu erkennen.

Laboruntersuchungen

Laboruntersuchungen haben in der Akutdiagnostik des isolierten Bauchtraumas nur eine geringe Bedeutung. Größer ist ihr Stellenwert im Rahmen der kurz- und mittelfristigen Verlaufsbeobachtung. Hämoglobingehalt und Hämatokrit spiegeln beim frisch verunfallten Patienten das Ausmaß des Blutverlustes nur unzureichend wider. Eine Erhöhung der Leukozyten tritt frühzeitig nach Blutverlusten auf, hat jedoch keine Beweiskraft für eine intraabdominelle Verletzung. Wichtig ist die Bestimmung der Amylase im Serum und Urin. Eine Erhöhung spricht für eine Pankreasverletzung, normale Amylasewerte schließen diese allerdings nicht aus. Unbedingt hat im Rahmen der ersten Blutentnahme die Bestimmung der Blutgruppe und das Einkreuzen von Erythrozytenkonzentraten zu erfolgen.

Bildgebende Verfahren

Sonographie. Sie gilt heute als wichtigstes diagnostisches Verfahren beim Bauchtrauma (9) und erlaubt die rasche Erkennung von freier Flüssigkeit in der Abdominalhöhle oder von größeren Rupturen parenchymatöser Organe und eine Beurteilung des Retroperitonealraums. Des weiteren können im gleichen Untersuchungsgang beide Pleurahöhlen mit beurteilt und dort vorhandene größere Flüssigkeitsmengen sicher erkannt werden. Auch eine Herzbeuteltamponade kann man sonographisch bereits initial ausschließen (Tab. 17.2). Das Sono-

Tabelle 17.1 Klinische Erstuntersuchung beim stumpfen Bauchtrauma

Anamnese:
- Spontanschmerz (Lokalisation, Ausstrahlung)
- Unfallhergang
- Voroperation
- Vorerkrankung

Inspektion:
- Prellmarken (Ausdehnung, Lokalisation)
- Abschürfungen (Ausdehnung, Lokalisation)
- Hämatome (Ausdehnung, Lokalisation)
- vorbestehende Narben
- Hämaturie
- peranale Blutung

Palpation:
- Abwehrspannung
- Druck-, Klopfschmerz
- Resistenzen
- Untersuchung von Rektum und Douglas-Raum: Blut am Finger? Prostata disloziert?

Perkussion:	bedeutungslos
Auskultation:	bedeutungslos
Bauchumfangsvermehrung:	bedeutungslos

Tabelle 17.2 Fragestellung der initialen Sonographie beim traumatisierten Patienten

Abdomen:	freie Flüssigkeit? (Läsionen parenchymatöser Organe?)
Pleura beidseits:	Hämatothorax?
Herz:	Herzbeuteltamponade?

graphiegerät sollte im Schockraum stationiert sein und die sonographische Untersuchung durch einen in dieser Technik erfahrenen Chirurgen erfolgen. Eine orientierende Beurteilung des Bauchraumes ist in kürzester Zeit möglich. Die Untersuchung kann simultan mit anderen diagnostischen und therapeutischen Maßnahmen erfolgen. Ziel der Ultraschalluntersuchung ist primär nicht der Beweis einer Organläsion, sondern zunächst nur der Nachweis oder Ausschluß freier intraabdomineller Flüssigkeit. Unter diese Fragestellung weist die Sonographie eine Sensitivität und Spezifität von über 90% auf (Tab. 17.**3**), wobei die Ergebnisse der Methode von der Erfahrung und dem Ausbildungsstand des Untersuchers abhängen.

Tabelle 17.**3** Stellenwert bildgebender Untersuchungsmethoden beim Abdominaltrauma

Sonographie	obligat
Röntgenaufnahmen	
– Thorax	obligat
– Abdomen	verzichtbar
CT	fakultativ
MRT	verzichtbar
Angiographie	fakultativ
Magen-Darm-Passage	fakultativ
Retrograde Kolondarstellung	fakultativ
Urethrographie	fakultativ
Zystographie	fakultativ

Technik: Aufgrund der eng umschriebenen Fragestellung wird die Sonographie beim traumatisierten Abdomen nicht organselektiv durchgeführt. Vielmehr erfolgt in einem standardisierten Untersuchungsablauf anhand von nur 3 Schnittebenen die Darstellung der diagnostisch bedeutsamen Abdominalregionen:

1. Längsschnitt rechts lateral: Darstellung des Sinus phrenicocostalis rechts, der Leber, der rechten Niere, des M. psoas und des Sinus hepatorenalis (Morrison-Pouch) (Abb. 17.**1 a**).
2. Längsschnitt links lateral: Darstellung des Sinus phrenicocostalis links, der Milz, der linken Niere, des Magens und des Pankreasschwanzes sowie des Sinus splenorenalis (Koller-Pouch) (Abb. 17.**1 b**).
3. Unterbauchquerschnitt: Darstellung von Harnblase, Uterus und der Excavatio rectouterina bzw. rectovesicalis (Douglas-Raum) (Abb. 17.**1 c**).

Sonographisch können in diesen Regionen jeweils bereits geringe Flüssigkeitsmengen ab ca. 30–50 ml festgestellt werden. Der Nachweis eines Flüssigkeitssaums im Morrison-Pouch von ca. 5 mm entspricht etwa 500 ml Blut.

Falls der sonographische Initialbefund unauffällig bzw. nur eine geringe Flüssigkeitsmenge nachweisbar ist, sollte nach etwa 30 Minuten die erste Kontrollsonographie durchgeführt werden. Diese ist erforderlich, da nach primärer Stabilisierung durch eine adäquate Schocktherapie Verletzungen, die zuvor bei niedrigem Blutdruck nicht mehr geblutet haben, erneut zu bluten anfangen können. Das heißt, auch bei initial unauffälligem Sonographiebefund kann sich jetzt durch die Kreislaufnormalisierung unter entsprechender Volumentherapie ein positiver Befund ergeben. Andererseits spricht eine gleichbleibende Flüssigkeitsmenge bei wiederhergestellter Kreislaufstabilität gegen eine fortbestehende relevante Blutung. Bei auch nur minimalem Nachweis freier Flüssigkeit nach stumpfem Bauchtrauma sollte die sonographische Kontrolle mit entsprechender Dokumentation engmaschig erfolgen, d. h. mindestens vier Sonographiekontrollen sind pro 24 Stunden erforderlich. Besteht klinisch der Verdacht auf eine Hohlorganperforation, kann zusätzlich die sonographisch nachge-

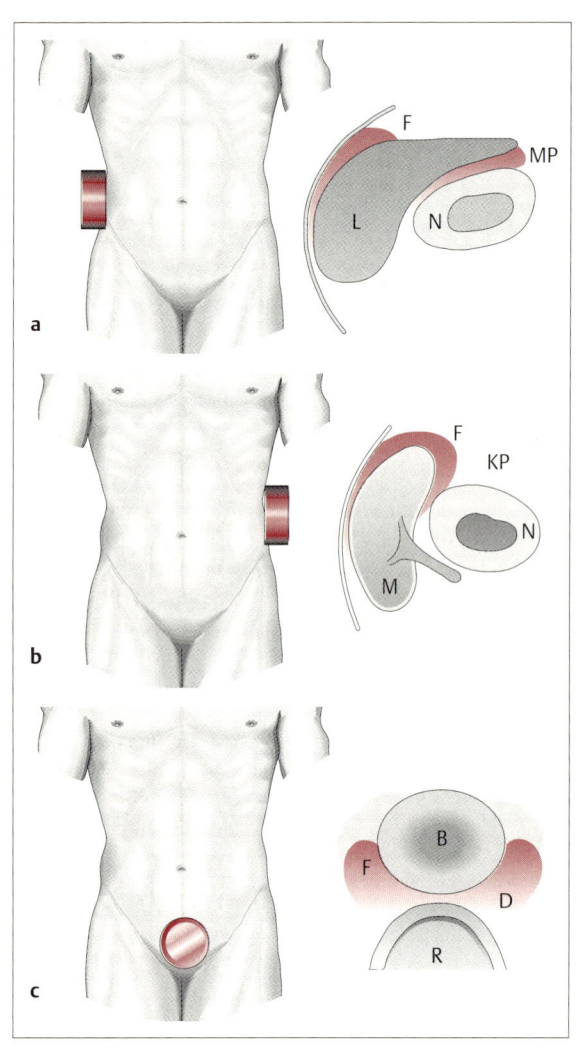

Abb. 17.**1** Nachweis freier Flüssigkeit im Abdomen. Schnittebenen bei der Notfallsonographie nach Abdominaltrauma: **a** Längsschnitt rechts lateral mit Darstellung des Morrison-Pouches. **b** Längsschnitt links lateral mit Darstellung des Koller-Pouches. **c** Unterbauchquerschnitt mit Darstellung des Douglas-Raumes (nach Klotter).
B = Blase, D = Douglas-Raum, F = Flüssigkeit, KP = Koller-Pouch, L = Leber, M = Milz, MP = Morrison-Pouch, N = Niere, R = Rektum.

wiesene Flüssigkeit durch eine ultraschallgesteuerte Feinnadelpunktion gewonnen, makroskopisch beurteilt und laborchemisch untersucht werden.

Röntgenuntersuchung. Routinemäßig sollten beim Patienten mit einem Trauma des Körperstammes Thorax-, Beckenübersichts- und Wirbelsäulenaufnahmen veranlaßt werden. Hierbei ist auf indirekte Zeichen einer Abdominalverletzung, wie z. B. freie Luft bei Perforation eines gastrointestinalen Hohlorgans oder Darmschlingen im Thorax als Folge einer Zwerchfellruptur, zu achten. Auf eine Abdomenübersichtsaufnahme kann in der Primärdiagnostik des Abdominaltraumas aufgrund ihrer mangelnden Aussagekraft verzichtet werden. Kontrastmitteluntersuchungen sind individuell nach Ausmaß und Lokalisation des Traumas indiziert. So dient der Breischluck bzw. die Kontrastierung über eine eingelegte Magensonde dem Nachweis von Verletzungen des Magens und Duodenums sowie der Diagnostik einer linksseitigen Zwerchfellruptur. Am Urogenitaltrakt sollte bei Hämaturie oder bei komplexen Beckenverletzungen eine retrograde Urethrographie zum Ausschluß einer Harnröhrenruptur bzw. eine Zystographie zum Ausschluß einer Blasenruptur erfolgen. Auf eine i. v. Urographie zur Beurteilung von Nieren und Harnleitern kann in der Regel verzichtet werden, da Verletzungen dieser Strukturen mit Hilfe der CT mit Kontrastanreicherung zuverlässig beurteilt werden können. Die Angiographie abdomineller Gefäßbereiche ist in der Diagnostik des Bauchtraumas wegen des zeitlichen und apparativen Aufwandes nur selten indiziert. Massive intraabdominelle Blutungen erfordern die unverzügliche operative Intervention. Andererseits ist die Durchblutung der parenchymatösen Organe durch die kontrastmittelverstärkte CT ausreichend beurteilbar. Eine Indikation zur Angiographie ergibt sich jedoch bei schweren Beckenverletzungen mit großem retroperitonealen Hämatom, wobei bei entsprechender Blutungslokalisation in gleicher Sitzung eine selektive Embolisierung des blutenden Gefäßabschnittes erfolgen kann.

Computertomographie (CT). Sie stellt heute das aussagekräftigste bildgebende Verfahren beim Abdominaltrauma dar und erlaubt eine sichere Aussage über Verletzungen der parenchymatösen Organe. Freie Flüssigkeit läßt sich in kleinen Mengen nachweisen, und über Dichtemessungen kann man Blut von anderen Flüssigkeiten unterscheiden (18). Wirbelsäulen- und Beckenverletzungen können dargestellt und mittels KM-Gabe Gefäßverletzungen, Durchblutungsverhältnisse und die Ausscheidungsfunktion der Nieren beurteilt werden. Durch die Weiterentwicklung der CT-Technik (Spiral-CT) wurde bei reduziertem Zeitaufwand die Aussagekraft der Untersuchung verbessert. Ein weiterer Vorteil der CT besteht darin, daß im gleichen Untersuchungsgang die Abklärung benachbarter Körperregionen (Kopf, HWS, Thorax, Becken) möglich ist. Einschränkungen ergeben sich einerseits aus der Tatsache, daß der Patient in einem kreislaufstabilen Zustand sein muß, und andererseits aus dem erhöhten Kosten- und Zeitfaktor. Vor allem in Kliniken, in denen das CT nicht in unmittelbarer räumlicher Nähe zum Schockraum lokalisiert ist, ergeben sich logistische Probleme, die die routinemäßige Anwendung der Methode beim traumatisierten Patienten limitieren.

Für die MRT ergibt sich keine Indikation in der Frühphase der Diagnostik beim Bauchtrauma (Tab. 17.**3**).

Peritoneallavage. Die diagnostische Peritoneallavage ist heute weitgehend durch die Sonographie ersetzt worden. Bei fehlender Möglichkeit der Ultraschalluntersuchung bzw. bei unsicherem Sonographiebefund kann die Peritoneallavage aber weiterhin als sehr zuverlässige diagnostische Maßnahme eingesetzt werden.

Technik: Nach Katheterisierung der Harnblase wird in Lokalanästhesie ca. 2 Querfinger unterhalb des Nabels ein Trokar- (Peritonealdialyse-) Katheter in die Bauchhöhle eingebracht. Fördert der Katheter initial bereits Blut, wird die Untersuchung als positiv beendet. Entleert sich nicht spontan Blut, wird die Abdominalhöhle mit 1 l NaCl-Lösung gespült. Die dann zurücklaufende Spülflüssigkeit wird nach ihrer Qualität beurteilt:
+++ Rücklauf frischen Blutes,
++ blutige Verfärbung der Spülflüssigkeit,
+ fleischwasserfarbene Spülflüssigkeit,
– klare Spülflüssigkeit.

Die Aussagekraft der Peritoneallavage bezüglich einer intraabdominellen Blutung und der freien Perforation gastrointestinaler Hohlorgane mit Austritt von Darminhalt ist hoch. Die laborchemische und mikrobiologische Untersuchung der Lavageflüssigkeit (Leukozyten, Bakterien, Kreatinin, Bilirubin, Amylase) kann auch bei primär geringer intraabdomineller Flüssigkeit exakte Hinweise auf eine intraabdominelle Verletzung geben. Nachteile der Peritoneallavage sind eine hohe Rate sowohl falsch positiver Befunde als auch Komplikationen. Ursache für falsch positive Befunde ist meist ein retroperitoneales Hämatom bei Wirbelsäulen- und Beckenfrakturen. Komplikationen sind vor allem Darm- und Gefäßverletzungen, die dann über den positiven Lavagebefund in der Regel zur Laparotomie führen. Eine Indikation zur Einlage eines Peritoneallavagekatheters ergibt sich auch, wenn der Verunfallte wegen eines Schädel-Hirn-Traumas neurochirurgisch operiert werden muß. Da hier der Patient einen längeren Zeitraum der klinischen und sonographischen Kontrolle entzogen ist, kann über einen liegenden Peritoneallavagekatheter eine verzögert einsetzende oder sich sekundär verstärkende intraabdominelle Blutung erkannt werden. Wie bei der Sonographie, bedürfen unauffällige Primärbefunde der Lavage einer Kontrolle nach 4–6 Stunden (wiederholte Spülung über den noch liegenden Katheter).

Laparoskopie. Aufgrund des erheblichen logistischen und zeitlichen Aufwandes stellt die Laparoskopie kein diagnostisches Verfahren der frühen Phase nach Abdominaltraumata dar. Sie kann aber beim kreislaufstabilen Patienten zur weiteren Abklärung sonographisch und/oder computertomographisch unklarer Befunde eingesetzt werden. Die Laparoskopie bietet den Vorteil, die Beschaffenheit intraabdomineller Flüssigkeit beurteilen zu können. Im Fall einer intraabdominellen Blutung kann ggf. das verletzte Organ identifiziert, die Intensität oder das Sistieren der Blutung eingeschätzt und somit die Indikation zur Laparotomie oder zum konservativen Vorgehen gestellt werden (7).

Zwerchfellverletzungen kann man laparoskopisch mit höherer Treffsicherheit als durch andere diagnostische Verfahren erkennen. Die Laparoskopie hat sich insbesondere zur Evaluation von Stichverletzungen beim kreislaufstabilen Patienten bewährt, die Anzahl unnötiger Probelaparotomien kann dadurch reduziert werden. Eine Ausweitung der Indikation zur Laparoskopie ergibt sich durch die Möglichkeit, dieses Untersuchungsverfahren mit Hilfe immer kleinerer Optiken auch im Schockraum in Lokalanästhesie einzusetzen. Dies erfordert jedoch die technischen Voraussetzungen einer diagnostischen Videolaparoskopie in der Notaufnahme, was bislang in den meisten Kliniken nicht gegeben ist.

Endoskopische Untersuchung. Diese ist im Rahmen der diagnostischen Abklärung eines Bauchtraumas nur selten indiziert. Bedeutsam ist allenfalls die Proktorektoskopie bei Damm- und Beckenverletzungen sowie bei anorektalen Pfählungsverletzungen oder die ERCP beim Verdacht auf eine Pankreasgangverletzung.

Diagnostische Laparotomie. Die Ausschöpfung der aufgeführten diagnostischen Verfahren hat die Rate der negativen Laparotomien, d. h. der rein explorativen Laparotomien ohne interventionspflichtiges intraabdominelles Korrelat, deutlich reduziert. Dennoch verbleibt ein gewisser Anteil von Patienten, bei denen aufgrund des stattgehabten Traumas und der klinischen Verlaufsbeobachtung der dringende Verdacht auf das Vorliegen einer inneren Verletzung besteht. In diesen Fällen ist weiterhin, auch wenn trotz der verfügbaren diagnostischen Mittel eine intraabdominelle Organverletzung nicht nachgewiesen werden kann, die diagnostische (synonym: explorative) Laparotomie indiziert (Abb. 17.2).

> Die Indikation zur operativen Exploration wird im allgemeinen großzügig gestellt. Es ist besser, eine negative Laparotomie zu riskieren als das Leben des Verunfallten durch das Unterlassen dieser Maßnahme, was ein Übersehen von Verletzungen zur fatalen Folge haben kann, aufs Spiel zu setzen!

Perforierendes Bauchtrauma

Epidemiologie

Perforierende Bauchtraumen sind im europäischen Raum, verglichen mit den USA, eher selten. In fast allen Fällen werden sie durch Schuß- oder Stichverletzungen verursacht, selten durch Pfählungsverletzungen. So liegt hierzulande der Anteil der perforierenden Traumen bei ca. 10–15% aller Abdominalverletzungen (14). In den USA hingegen sind 70–90% der Abdominaltraumen perforierende Verletzungen als Folge von Schuß- und Stichwaffengebrauch.

Perforierende Abdominalverletzungen führen nicht in jedem Fall zu einer Läsion intraabdomineller Strukturen.

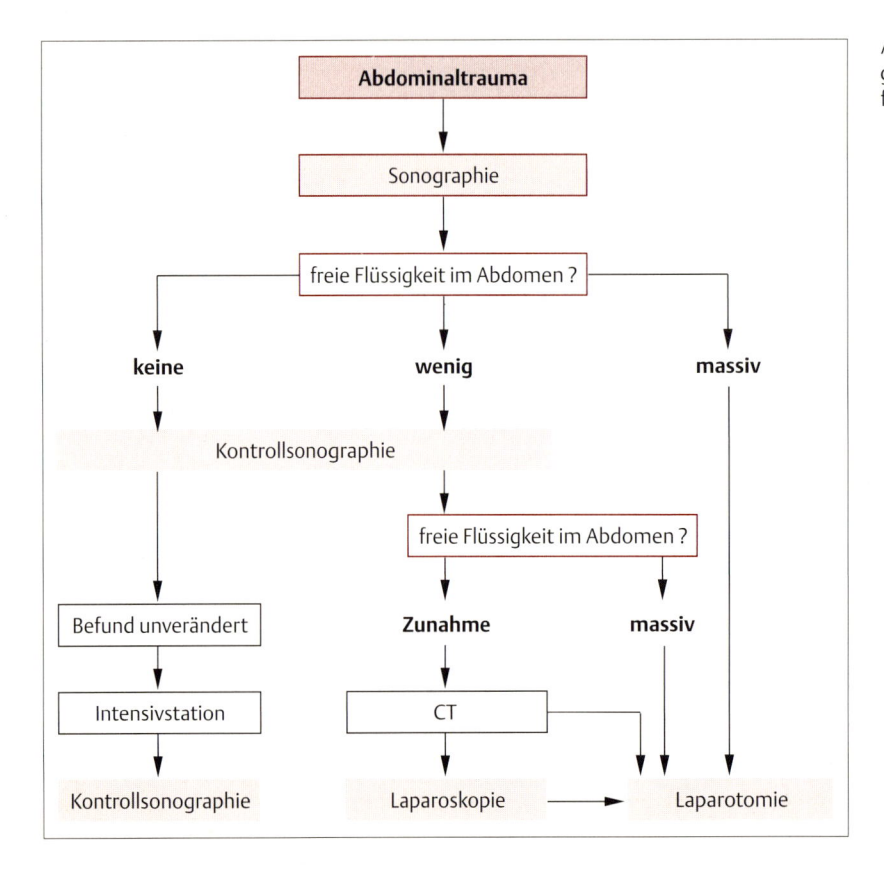

Abb. 17.2 Algorithmus der Diagnostik beim stumpfen und perforierenden Bauchtrauma.

So liegt bei Stichverletzungen häufig nur eine oberflächliche oder tangentiale Verletzung der Bauchwand ohne Penetration durch das Peritoneum vor. Selbst wenn das Bauchfell verletzt ist, kommt es nicht immer zur Läsion von Organen.

Symptome

Die Symptomatik der perforierenden Bauchverletzungen hängt vom Ausmaß und der Lokalisation der intraabdominal entstandenen Läsion ab. Bei Verletzung parenchymatöser Organe oder Blutgefäße kommt es in Abhängigkeit vom Blutverlust zum hämorrhagischen Schock. Bei Perforation eines gastrointestinalen Hohlorgans entwickelt sich ein akutes Abdomen als Folge der Peritonitis. Diese Symptomatik kann sich bei kleinen oder zunächst abgedeckten Läsionen auch protrahiert über Stunden bis Tage entwickeln.

Diagnostik

Anamnese und klinische Untersuchung

Es ist wichtig, den Verletzungshergang, die verwendete Waffe und den zeitlichen Ablauf zu eruieren. Bei der klinischen Untersuchung ist auf die Anzahl der perforierenden Verletzungen zu achten, weiterhin werden die Perforationsöffnungen auf austretendes Sekret (Blut, Stuhl, Galle, Urin) inspiziert. Eine noch im Körper steckende Waffe sollte bis zur Operation belassen werden, da durch das Entfernen eine evtl. bestehende tamponierende Wirkung aufgehoben werden kann. Prolabierte Anteile von Darm oder großem Netz sind bis zur Operation steril abzudecken. Der Versuch der Reposition hat zu unterbleiben, da er einerseits in der Regel vergeblich ist und andererseits zu einer zusätzlichen Traumatisierung führen kann. Bei der primären Einschätzung ist es entscheidend, den Grad der vitalen Gefährdung festzulegen. Bei hämorrhagischem Schock oder klinisch eindeutiger Peritonitis muß auf jede weitere Diagnostik verzichtet und der Patient sofort laparotomiert werden. Beim kreislaufstabilen Patienten ohne Zeichen einer Peritonitis erfolgt jedoch eine weiterführende Diagnostik. Diese hat vor allem die Frage zu beantworten, ob eine intraabdominelle Verletzung vorliegt, die eine Laparotomie erfordert, oder ob keine operativen Konsequenzen resultieren.

Bildgebende Verfahren

Sonographie. Sie besitzt auch beim perforierenden Bauchtrauma unter allen diagnostischen Methoden den größten Stellenwert. Prinzipiell gelten die gleichen Grundsätze wie beim stumpfen Bauchtrauma. Läßt sich eine größere Menge freier Flüssigkeit nachweisen, ist die Indikation zur Laparotomie gegeben. Bei geringer Flüssigkeitsmenge sollte die gezielte diagnostische Punktion und laborchemische sowie mikrobiologische Untersuchung des gewonnenen Materials erfolgen. Wichtig ist die engmaschige sonographische Kontrolle bei primär unauffälligem Befund. Diese ist unbedingt durch eine klinische Kontrolluntersuchung zu ergänzen, da Hohlorganverletzungen sich in der Regel erst verzögert durch eine Peritonitis manifestieren und ohne faßbaren sonographischen Befund bleiben können.

Röntenuntersuchung und CT. Die Röntgenübersichtsaufnahme des Abdomens bringt meist keine richtungweisenden Aufschlüsse; trotz bestehender Darmperforationen ist freie Luft nicht in jedem Fall nachweisbar. Die Röntgendarstellung der Stich- oder Schußkanäle (Fistulographie) ist verzichtbar. Die CT ist im Vergleich zu den anderen bildgebenden Verfahren zuverlässiger in der Darstellung intra- und retroperitonealer Organläsionen. Bezüglich der korrekten Indikationsstellung zur Operation weist sie jedoch keine Vorteile gegenüber der Sonographie auf.

Laparoskopie. Diese Untersuchungsmethode ermöglicht die Feststellung, ob überhaupt eine penetrierende Abdominalverletzung vorliegt oder die Verletzung sich auf die Bauchwand beschränkt; sie kann somit die Rate der rein explorativen, therapeutisch negativen Laparotomien senken. Der Wert der Laparoskopie für die Beurteilung intraabdomineller Organverletzungen bei nachweisbarer Perforation des parietalen Peritoneums wird z.Z. noch kontrovers beurteilt. Das Vorliegen einer intraabdominellen Blutung, ihre Lokalisation und die Blutungsintensität sind in der Regel gut beurteilbar, während Aussagen über Verletzungen der gastrointestinalen Hohlorgane und der retroperitonealen Strukturen nicht zuverlässig möglich sind. In einigen Fällen wie z.B. bei der Zwerchfellruptur oder bei oberflächlichen Leber- und Milzverletzungen ist auch eine laparoskopische Versorgung dieser Läsionen möglich.

> Wie beim stumpfen Bauchtrauma gilt auch beim perforierenden die Maxime, daß im Zweifelsfall die explorative Laparotomie frühzeitig durchzuführen ist!

Thorakoabdominales Kombinationstrauma

Epidemiologie

Da Bauchverletzungen häufig im Rahmen eines Polytraumas auftreten, muß bei etwa 10–25% der Patienten mit einem traumatisierten Abdomen mit einer begleitenden Thoraxverletzung gerechnet werden. Bei einem Großteil der Patienten liegen zusätzlich noch ein Schädel-Hirn-Trauma oder Extremitätenverletzungen vor. Das gleichzeitige Vorhandensein eines Thoraxtraumas beim Mehrfachverletzten führt zu einer deutlich höheren Letalität als bei Polytraumatisierten vergleichbarer Schweregrade ohne Thoraxtrauma (17). Der knöcherne Thorax bietet in der Regel beim stumpfen Trauma einen wirksamen Schutz für die im Brustraum gelegenen Organe, während die intraabdominalen Organe der Gewalteinwirkung weitgehend ungeschützt ausgesetzt sind. Schwere intrathorakale Verletzungen, die eine sofortige Thorakotomie erfordern, sind deshalb im Vergleich zu den schweren intraabdominellen Läsionen selten. Dennoch gibt es Situationen, bei denen die rasche Erkennung und Behandlung einer thorakalen Begleitverletzung entscheidend für das Überleben der Patienten ist.

Symptome

Je nach verletzter Struktur (Thoraxwand, Lunge, Tracheobronchialsystem, Herz, große Gefäße) stellt sich die Symptomatik nach einem Thoraxtrauma sehr unterschiedlich dar. Aufgrund der unmittelbaren vitalen Bedrohung hat die Erkennung und Behandlung eines „akuten Thorax" beim traumatisierten Patienten größte Dringlichkeit. Die erste klinische Untersuchung muß auf folgende Symptome im kardiopulmonalen System achten:
- Dyspnoe, Zyanose, Ateminsuffizienz,
- seitendifferente Atemexkursionen, Hautemphysem,
- Einflußstauung der Halsvenen, kardiogener Schock,
- Volumenmangel.

Die Erstmaßnahmen beinhalten das Freimachen bzw. Freihalten der Atemwege, die frühzeitige Intubation und die Sauerstoffapplikation. Alle weiteren Maßnahmen erfolgen erst nach Sicherung der Vitalfunktionen.

Diagnostik

Die Mehrzahl der Thoraxverletzungen läßt sich durch einfache diagnostische Maßnahmen erkennen. Hierzu gehört zunächst die klinische Untersuchung mit Inspektion, Palpation und Auskultation. Bei der primären Sonographie sollten ein Hämatothorax sowie eine Perikardtamponade ausgeschlossen werden. Eine Röntgenaufnahme des Thorax ist nach Behebung eines unmittelbar lebensbedrohlichen Zustandes anzufertigen. Hierbei wird geachtet auf:
- knöcherne Verletzungen,
- Pneumothorax,
- Pleuraerguß bzw. Hämatothorax,
- Mediastinum-/Herzschatten (Form, Breite, Verlagerung),
- Emphysem (mediastinal, Thoraxwand).

Weitere wichtige Untersuchungen in der Frühphase sind die Blutgasanalyse und das EKG.
Eine spezielle (Sekundär-)Diagnostik ist in Abhängigkeit von der individuellen Befundkonstellation und der Dringlichkeit der Versorgung anderer Organe durchzuführen (Tab. 17.4).

Allgemeine Grundsätze der Therapie

In den ersten Minuten nach dem Eintreffen eines traumatisierten Patienten im Schockraum sind die Vitalfunktionen zu überprüfen und ggf. zu stabilisieren. Ferner ist die Indikation und die Dringlichkeit der operativen Behandlung eines Bauch-, Thorax- und/oder Gefäßtraumas zu klären. Besteht eine Ateminsuffizienz, wird der Patient unverzüglich intubiert. Meist ist die Ateminsuffizienz mechanisch verursacht und bereits durch die Intubation suffizient zu behandeln. Erst nach der Intubation erfolgt eine Röntgendurchleuchtung des Thorax. Die primäre sonographische Untersuchung von Abdomen und beiden Pleurahöhlen kann parallel zu den Erstmaßnahmen wie Intubation und Legen großlumiger venöser Zugänge erfolgen. Ergibt sich durch die Röntgenaufnahme oder die Sonographie der Verdacht auf einen Hämato- oder Pneumothorax, erfolgt die Einlage einer Pleuradrainage, die in der Regel auch eine ausreichende primäre Therapie darstellt. Eine Mediastinalverbreiterung erfordert bei suffizienten Kreislaufverhältnissen umgehend eine CT zum Ausschluß einer Aortenruptur bzw. -dissektion. Bei einer massiven Mediastinalverbreiterung und nicht beherrschbarem Schock ist die sofortige Thorakotomie über eine mediane Sternotomie durchzuführen. Wenn der Patient kreislaufinstabil ist und sich sonographisch eine massive intraabdominelle Blutung nachweisen läßt, besteht die absolute Indikation zur sofortigen Laparotomie. In dieser Situation verbietet sich jede weitere Diagnostik. Während der erforderlichen Vorbereitungs- und Transportzeit läuft die intensive Schockbehandlung. Dabei darf der Versuch der Kreislaufstabilisierung nicht zu einer Operationsverzögerung führen. Beim kreislaufstabilen Patienten und wenn eine massive intraabdominelle Blutung ausgeschlossen ist, kann eine weitere Diagnostik zur Abklärung einer intraabdominellen Verletzung bzw. evtl. bestehender Verletzungen anderer Organsysteme erfolgen. Ausmaß und Rangfolge der Diagnostik haben sich dabei einerseits am individuellen Verletzungsmuster und andererseits an logistischen Leitlinien zu orientieren (Abb. 17.2). Unter den weiterführenden Untersuchungen ist die CT das bedeutendste Verfahren. Sie ermöglicht auch die nahezu zeitgleiche Beurteilung anderer Körperregionen wie Kopf, Thorax, Wirbelsäule und Becken. Bei unauffälligem Sonographiebefund oder nur geringem Flüssigkeitsnachweis wird unter engmaschi-

Tabelle 17.**4** Diagnostik beim Thoraxtrauma

Untersuchungsverfahren	Fragestellung
Primärdiagnostik:	
Klinische Untersuchung	Dyspnoe, Belüftung, Thoraxstabilität, Emphysem
Sonographie	Hämatothorax, Perikardtamponade
Röntgenaufnahme des Thorax	knöcherne Verletzungen, Pneumo- oder Hämatothorax, Emphysem, Mediastinalverbreiterung
Blutgasanalyse	Sauerstoffsättigung, Azidose
EKG	Niedervoltage
Sekundärdiagnostik:	
CT	Hämatothorax, Aortenruptur, Perikardtamponade
Bronchoskopie	Trachea-, Bronchusruptur
Angiographie	Aortenruptur, Aortendissektion
Echokardiographie	Perikarderguß, Aortendissektion
Ösophagoskopie	Ösophagusruptur

ger klinischer und sonographischer Kontrolle konservativ verblieben. Kurzfristige (stündliche) Sonographiekontrollen sowie Bestimmungen des Hämoglobins unter Wachstationsbedingungen sind erforderlich. Bei geringer Zunahme der intraabdominellen Flüssigkeit oder bei persistierendem pathologischen klinischen Untersuchungsbefund sollte die diagnostische Laparoskopie erfolgen. Ist eine Laparoskopie aufgrund logistischer Probleme oder lokaler Gegebenheiten nicht möglich, ist die Indikation zur explorativen Laparotomie großzügig zu stellen.

> Bei der Indikationsstellung zur diagnostischen Laparotomie ist immer zu bedenken, daß Morbidität und Letalität dieser Maßnahme zu vernachlässigen sind, eine verspätete oder unterlassene Laparotomie hingegen fatale Konsequenzen haben kann.

Explorative Laparotomie

Im Regelfall wird der Patient in Rückenlage gelagert. Beim Verdacht auf Vorliegen anorektaler Begleitverletzungen empfiehlt sich eine primäre Steinschnittlagerung. Der operative Zugang der Wahl ist ein großzügiger Mittelschnitt, welcher im Bedarfsfall (z.B. höhergradige Leberruptur, Herzbeuteltamponade) ein- oder beidseitig nach thorakal verlängert werden kann (Abb. 17.3). Bei zu erwartenden massiven Blutungen (schwerer therapieresistenter Schock, Nachweis massiver freier Flüssigkeit in der Sonographie) empfiehlt es sich, vor dem Hautschnitt einen Okklusionskatheter (22 Charr) von der A. femoralis aus hochzuschieben und damit die Aorta supradiaphragmal temporär zu verschließen. Die primären Ziele der Operation sind 1. die Stillung von Blutungen und 2. der Verschluß eröffneter Lumina von Hohlorganen. Zunächst erfolgt das Absaugen von freiem Blut mit dem Autotransfusionsgerät. Das weitere operative Vorgehen wird durch das Ausmaß der Verletzungen bestimmt. Lokale Hämatome oder Blutansammlungen führen im Regelfall auf die Organläsionen hin, deren spezielle Versorgung auf S. 318 ff beschrieben ist. Bei einer diffusen Blutverteilung wird zunächst der linke obere Quadrant exploriert, da die Milz beim stumpfen Abdominaltrauma das am häufigsten verletzte Organ ist (Tab. 17.5). Die Exploration der anderen Quadranten erfolgt im Anschluß, wobei man entgegen dem Uhrzeigersinn vorgeht. Beim Vorliegen mehrerer Blutungsquellen ist vorerst eine provisorische Blutstillung mit Hilfe von Tamponaden (Leber) bzw. durch Abklemmen der versorgenden Gefäße (Milz, Leber) durchzuführen. Ist damit die Blutung vorläufig beherrscht, wird die technisch günstigere Organverletzung zuerst versorgt und anschließend die aufwendigere. So hat z.B. die Versorgung der Milz Priorität gegenüber der der Leber, zumal durch Kompression und Tamponade die Leberblutung erst einmal unter Kontrolle gebracht werden kann. Eine besonders schwierige Situation ergibt sich, wenn die Blutung stark und die Peritonealhöhle mit Blut gefüllt ist. Läßt sich in solchen Fällen die Blutungsquelle nicht rasch finden, und steht ein Okklusionskatheter (s.o.) nicht zur Verfügung, kann die Aorta subdiaphragmal

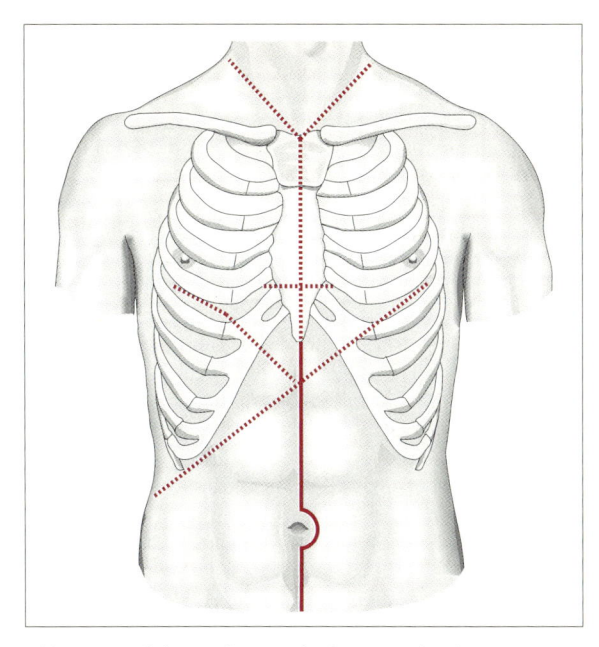

Abb. 17.3 Abdominaler Standardzugang (durchgezogene Linie) beim Patienten mit Abdominal- oder Polytrauma und Möglichkeiten der Schnitterweiterung (unterbrochene Linien).

Tabelle 17.5 Häufigkeit intraabdomineller Organverletzungen bei 356 Patienten mit stumpfem Bauchtrauma (Chirurg. Univ. Klinik Mannheim 1991)

	(n)	(%)
Milz	167	46,9
Leber	131	36,7
Niere	53	14,8
Mesenterium	46	12,9
Dünndarm	34	9,5
Pankreas	27	7,5
Gefäße	25	7,0
Zwerchfell	20	5,6
Harnblase	16	4,4
Dickdarm	13	3,6
Magen	9	2,5

manuell gegen die Wirbelsäule komprimiert, das Blut abgesaugt und die Blutungsquelle eruiert werden. Wenn notwendig, muß die Aorta oberhalb des Truncus coeliacus, dorsal der Kardia, freigelegt und mit einer Gefäßklemme abgeklemmt werden. Bei subdiaphragmaler Aortenabklemmung sollte die maximale Abklemmzeit 45 Minuten nicht überschreiten, um ischämische Läsionen von Nieren, Leber oder Darm zu vermeiden. Nach der Versorgung von Blutungen gebührt dem Verschluß eröffneter Darmlumina zweithöchste Priorität. In der Regel wird man zunächst eine provisorische Blutstillung (Abklemmen von Gefäßen, Tamponade der Leber) durchführen, anschließend eröffnete Darmlumina temporär verschließen (Darmklemmen, Bauchtücher) und sich erst dann der definitiven Versorgung dieser Verletzungen zuwenden. Nach der definitiven Versorgung von Blutungen und offensichtlichen Hohlorganperforationen erfolgt die sorgfältige systematische Exploration der gesamten Peritonealhöhle. Dazu gehören die Inspektion und Palpation von Zwerchfell, Omentum, Magen, Duodenum, Dünndarm, Kolonrahmen und Mesenterium. Stets ist die Intaktheit von Nieren und Harnblase zu prüfen. Bewährt hat sich die Einlage eines Cystofix-Katheters zur suprapubischen Harnableitung. Die Bursa omentalis wird eröffnet und das Pankreas inspiziert. Stich- und Schußverletzungen erfordern die Suche nach Ein- und Austrittsöffnungen an Hohlorganen. Retroperitoneale Hämatome sind meist nicht zu übersehen, ihre differenzierte Bewertung und Behandlung wird auf S. 330 besprochen. Vor dem Verschluß der Abdominalwunde werden Blutreste und Sekrete gründlich ausgespült. In der klaren Spülflüssigkeit sind noch aktive Blutungen gut erkennbar. Bei Bluttrockenheit erfolgt die Einlage geschlossener Zieldrainagen. Bei instabilem Kreislauf, einem massiven Darmödem, der Unmöglichkeit einer definitiven Versorgung von Organverletzungen oder im Hinblick auf bereits geplante Relaparotomien wird die Abdominalwunde provisorisch mit Esmarch-Binden, Redon-Drains, Reißverschlüssen, Kunststoffnetzen oder anderen kommerziell verfügbaren Sets zum temporären Bauchdeckenverschluß adaptiert. Dadurch wird eine schnelle Verlegung des Patienten auf die Intensivstation garantiert, wo die Überwachung und Intensivtherapie unter günstigeren Bedingungen als im Operationssaal erfolgen können.

Spezielle Verletzungen

Milz (vgl. Kapitel 28)

Die Milzruptur stellt mit etwa 50% die häufigste Organverletzung beim stumpfen Bauchtrauma dar. Dabei wird die Zerreißung des Organs nicht nur durch direkte Kontusion des linken Oberbauches, sondern auch durch indirekte Gewalteinwirkung verursacht. Aufgrund der fixierten Lage kommt es bei indirekter Gewalteinwirkung durch die Überstreckung der konvexen Milzoberfläche zu querverlaufenden Kapsel- und Parenchymeinrissen. Die klinische Symptomatik wird je nach Blutungsintensität und Ausmaß der Begleitverletzungen meist vom Bild des hämorrhagischen Schocks dominiert. Bei nur oberflächlicher Milzverletzung findet sich ein Spontan- und Druckschmerz im linken Oberbauch, evtl. verbunden mit Abwehrspannung und Schmerzausstrahlung in die linke Schulter. Die Diagnose einer Milzruptur kann am zuverlässigsten durch eine Sonographie (Abb. 17.4) oder CT gestellt werden. Nicht jede Milzverletzung muß chirurgisch behandelt werden, und bei operativer Intervention sollte ein differenziertes Vorgehen in Abhängigkeit vom Gesamtzustand und Lebensalter des Patienten sowie dem Schweregrad der Milzläsion und eventueller Begleitverletzungen gewählt werden (20).

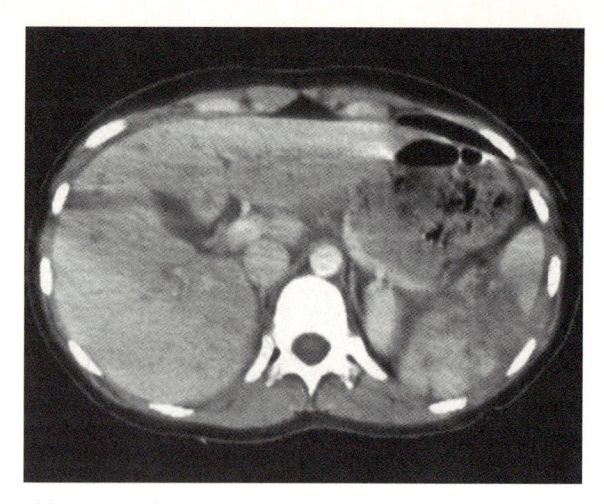

Abb. 17.**4** Milzruptur.

Konservative Therapie

Bei oberflächlichen oder anderen geringfügigen Milzverletzungen ist eine konservative Therapie unter engmaschiger klinischer sowie sonographischer oder computertomographischer Verlaufskontrolle vertretbar. Dies trifft insbesondere zu für:
- subkapsuläre Milzhämatome, wenn diese im Verlauf keine nennenswerte Größenzunahme aufweisen,
- Patienten mit einer Milzruptur und sonographisch nur geringer Blutung, bei denen andere Organverletzungen mit großer Wahrscheinlichkeit ausgeschlossen sind.

Weitere Voraussetzungen für eine konservative Therapie sind Kreislaufstabilität, ein Transfusionsbedarf von maximal 2 Erythrozytenkonzentraten, das Fehlen einer Gerinnungsstörung oder Leberzirrhose und keine Befundprogredienz bei der sonographischen Kontrolluntersuchung. Subkapsuläre Hämatome können jedoch bei bis zu 35% nach einem Intervall von Stunden bis Wochen sekundär rupturieren (2); in solchen Fällen spricht man von einer zweizeitigen Milzruptur. Um eine derartige Komplikation rechtzeitig zu erkennen, ist eine Überwachung des Patienten für mindestens 48 Stunden unter Intensivstationsbedingungen erforderlich. Anschließend ist eine stationäre Beobachtung von 10–14 Tagen und körperliche Schonung für weitere 2–3 Monate anzuraten.

Operative Therapie

Bei der Planung des chirurgischen Vorgehens sind dem Vorteil einer schnellen und sicheren Blutstillung durch eine Splenektomie die hämatologischen und immunologischen Aufgaben der Milz gegenüberzustellen. In zahlreichen Studien wurde eine erhöhte Anfälligkeit Splenektomierter gegenüber Infektionen dokumentiert. Vor allem im Kindesalter ist das Risiko für eine „overwhelming postsplenectomy infection" (OPSI) relativ hoch. Insgesamt wird die OPSI bei ca. 4% aller Splenektomierten beobachtet. Die Inzidenz ist am größten im 1. Lebens-

jahr, und etwa 20–50% aller Fälle manifestieren sich innerhalb von 2 Jahren nach der Splenektomie; die Letalität beträgt bis zu 75%. Ursache sind meist Pneumokokken, gefolgt von Meningokokken, Escherichia coli, Haemophilus influenzae, Staphylokokken und Streptokokken (2). Nach plötzlichem Beginn mit Kopfschmerzen, Schwindel und Übelkeit entwickelt sich rasch ein komatöses Krankheitsbild. Bei fulminantem Verlauf kann es dann zu einer disseminierten intravasalen Gerinnung und einem Waterhouse-Friedrichsen-Syndrom mit tödlichem Ausgang innerhalb von Stunden kommen. Deshalb sollten speziell beim jüngeren Patienten die Möglichkeiten einer partiellen oder kompletten Milzerhaltung sorgfältig geprüft werden (Tab. 17.6, Abb. 17.5a–d). Die Indikation zum Milzerhalt ist beim kreislaufstabilen Patienten gegeben bei:
- subkapsulären Hämatomen,
- intraparenchymatösen Hämatomen,
- Milzkapseleinrissen bis 3 cm Tiefe ohne Verletzung der Hilusgefäße.

Operative Techniken der Milzerhaltung

Hämostyptika. Bei kleineren Kapselläsionen und nicht aktiv blutenden Parenchymeinrissen kann das „Kleben" mittels Fibrinkleber erfolgen. Dabei wird der Fibrinkleber entweder auf die verletzte Fläche aufgesprüht oder in das umliegende Parenchym injiziert. Eine andere Möglichkeit besteht im Aufbringen von Kollagenvlies bzw. dem Austamponieren kleinerer Defekte mit dem flexiblen elastischen Vlies. Eine Kombination beider Verfahren durch die Verwendung fibrinbeschichteter Vliese ist möglich (Abb. 17.5a). Voraussetzung für den Erfolg des Klebens sind weitgehend trockene Kontaktflächen, evtl. auch durch temporäre Abklemmung des Milzhilus, und eine anschließende Kompression über 3–5 Minuten bis zum Erreichen einer mechanischen Belastbarkeit des Klebers.

Koagulation. Wie für die Klebung, ist auch für den Erfolg koagulierender Maßnahmen die Größe und Tiefe des Defektes und die Intensität der Blutung ausschlaggebend. Die Koagulation ist mittels Diathermieanwendung, Argonkoagulator, Infrarotkontaktkoagulation oder Heißluft möglich. Eine zusätzliche Versiegelung der koagulierten Flächen durch Aufsprühen von Fibrinkleber ist empfehlenswert.

Tabelle 17.6 Operative Techniken der Milzerhaltung

Hämostyptika
- Fibrinkleber
- Kollagenvlies

Koagulation
- Diathermie
- Infrarot
- Argonkoagulator
- Heißluft

Kompression
- Nähte
- resorbierbare Netze

Polresektion mit oder ohne Gefäßligaturen (Segmentarterien)

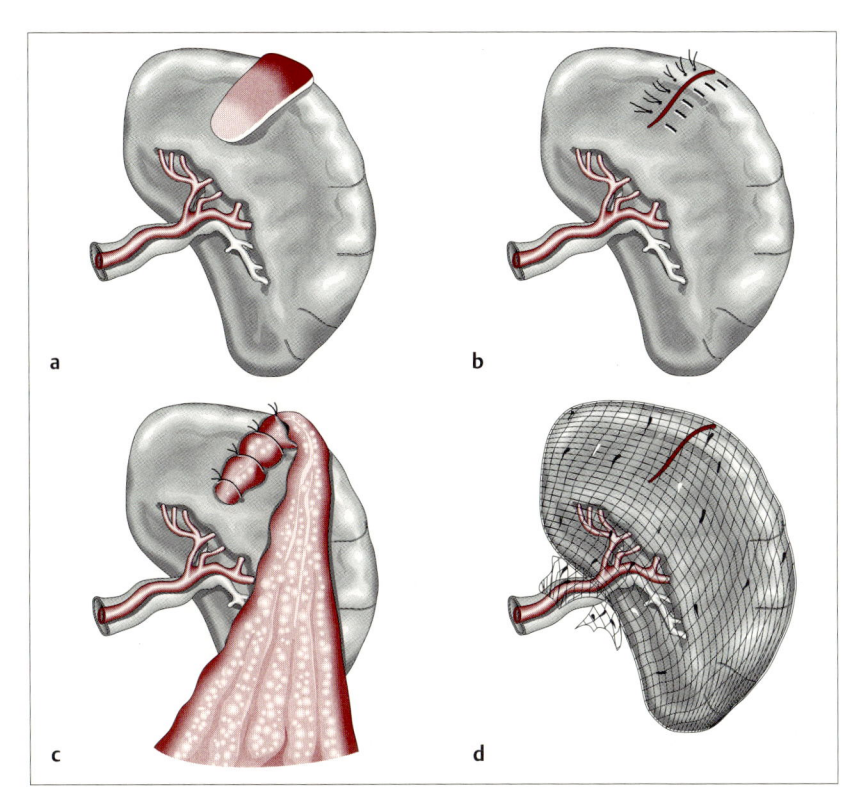

Abb. 17.5 Möglichkeiten zur Organerhaltung bei Verletzungen der Milz. Neben Methoden der Elektro- und Infrarotkoagulation kommen bei oberflächlichen Läsionen lokal hämostyptische Maßnahmen wie Fibrin, Thrombin, Gelatine oder Kollagen zum Einsatz (**a**). Tiefere Verletzungen erfordern ein Débridement von avitalem Gewebe mit nachfolgendem Wundverschluß durch Naht (**b**), Omentumplastik (**c**) oder Einhüllung des Organs in ein Netz aus resorbierbarem Material (**d**).

Kompression. Finden sich bei der Exploration der Milz größere Kapseldefekte, rupturierte subkapsuläre oder intraparenchymatöse Hämatome bzw. Einrisse ohne Verletzung der Hilusgefäße, ist ein Débridement avitalen Gewebes erforderlich. Die Wundflächen werden anschließend durch direkte Naht (Abb. 17.**5 b**), Aufsteppen eines Omentumlappens (Abb. 17.**5 c**) oder Einpacken der Milz in handelsübliche Netztaschen aus resorbierbarem Material (sog. Wrapping) verschlossen. Für das Wrapping muß die Milz unter Durchtrennung der splenokolischen, splenorenalen und phrenikolienalen Bäder komplett mobilisiert werden. Dann wird sie in die Netztasche eingepackt und unter Erhalt der Hilusdurchblutung dosiert bis zum Blutungsstillstand komprimiert (Abb. 17.**5 d**). Kapselnähte zur Blutstillung sind in der Regel nur im Kindesalter bei noch bestehender festerer Milzkapsel erfolgreich.

Gefäßligatur. Die Ligatur der A. lienalis oder ihrer Äste kommt nur in Frage, wenn eine arterielle Blutung anders nicht gestillt werden kann und unter allen Umständen ein Milzerhalt angestrebt werden soll. Dies führt nicht zu einer wesentlichen Parenchymatrophie, da die Milz über Kollateralen aus der linken A. gastroepiploica versorgt werden kann. In funktioneller Hinsicht ist dieses Verfahren jedoch problematisch, da es mit einer Einschränkung der bakteriellen Clearancekapazität der Milz einhergeht und gegenwärtig nicht klar ist, ob damit das OPSI-Risiko geringer ist als nach einer Splenektomie (2).

Polresektion. Da die Milz eine segmentale arterielle Versorgung aufweist, ist bei umschriebenen Parenchymzerstörungen in ausgewählten Fällen eine Polresektion möglich. Dies erfordert jedoch ebenso wie die Netzimplantation das komplette Mobilisieren und Hervorluxieren der Milz aus dem Subphrenium. Danach werden die Segmentarterien des verletzten Areals dargestellt und ligiert. Devaskularisiertes und zerstörtes Milzgewebe wird stumpf in „Finger-fracture"-Technik oder mit dem Ultraschalldissektor reseziert und es wird eine subtile Blutstillung im Bereich der Resektionsebene durchgeführt. Eine zusätzliche „Versiegelung" der Resektionsfläche durch Fibrinkleber oder Aufbringen fibrinbeschichteter Vliese ist möglich.
Alle milzerhaltenden Operationen setzen eine stabile Kreislaufsituation voraus. Im Zweifelsfall ist beim Trauma in Anbetracht des noch nicht geklärten Nutzens des Milzerhalts beim Erwachsenen der sicheren und definitiven Blutstillung durch die Splenektomie der Vorzug zu geben. Bei Kindern hingegen läßt sich vor allem wegen der deutlich sichtbaren Milzkapsel in der überwiegenden Anzahl der Fälle eine Milzerhaltung erreichen.

Splenektomie

Bei komplett zerstörter Milz oder bei vollständiger Devaskularisation gibt es keine Alternative zur Splenektomie, ebenso beim schweren hämorrhagischen Schock oder bei gravierenden Begleitverletzungen, wo der Zeitfaktor in der operativen Versorgung im Vordergrund steht. Bei sicherer Indikation zur Splenektomie erfolgt die rasche Mobilisation der Milz mit der Hand von laterodorsal. Adhäsionen zum Zwerchfell und Retroperitoneum werden mit der Schere gelöst. Es werden dann die Milzhilusgefäße von dorsal gefaßt und okkludiert. Die Durchtrennung erfolgt zwischen Overholt-Klemmen, und die zentralen Gefäßstümpfe werden durch Durchstechungsligaturen versorgt. Übersichtlicher und schonender, jedoch zeitaufwendiger als der dorsale Zugang, ist der Zugang durch die Bursa omentalis. Dazu wird das Lig. gastrocolicum zwischen Klemmen durchtrennt, das Kolon nach kaudal abgedrängt und der Magen nach kranial angehoben. Dann erfolgt die schrittweise Mobilisierung von Milz und Pankreasschwanz und die Durchtrennung der Vasa gastrica brevia. Jetzt ist die Milz weitgehend zu luxieren und die Möglichkeit milzerhaltender Maßnahmen abschließend zu beurteilen. Dazu kann die Milzarterie entweder am Hilus oder am Pankreasoberrand unterfahren und temporär okkludiert werden. Ist die Indikation zur Splenektomie gegeben, erfolgt nun die definitive Durchtrennung der Hilusgefäße mit zentraler Durchstechungsligatur. Bei der Mobilisierung der Milz ist unabhängig von der erforderlichen Schnelligkeit bei massiver Blutung auf eine schonende Skelettierung sowohl im Bereich des Pankreasschwanzes als auch der großen Magenkurvatur zu achten; Massenligaturen und Gewebsquetschungen können sonst zu Pankreasschwanznekrosen, Pankreasfisteln oder Magenperforationen führen. Zum Abschluß der Operation ist immer eine Drainage des linken Subphreniums zu empfehlen. Sie dient einerseits der Kontrolle etwaiger Nachblutungen oder Pankreasfisteln als Folge von Pankreasschwanzläsionen und andererseits der Prophylaxe von Hämatomen mit eventueller konsekutiver Abszeßbildung.

Prognose

Die Prognose quoad vitam ist bei der isolierten Milzruptur sehr gut. Letale Verläufe werden in der Regel nur bei polytraumatisierten Patienten beobachtet und gehen zu Lasten der Begleitverletzungen. Das Risiko einer OPSI wird mit etwa 4% veranschlagt (2). Patienten bzw. die Eltern splenektomierter Kinder müssen über die Infektionsgefährdung aufgeklärt werden. Des weiteren sollten die Patienten ca. 14 Tage nach der Splenektomie mit einem polyvalenten Pneumokokkenimpfstoff geimpft werden. Bis zum Wirkeintritt der Impfung wird eine temporäre Antibiotikaprophylaxe für 4 Wochen empfohlen. Nach 3 – 6 Jahren ist eine Auffrischimpfung erforderlich. Eine Langzeitprophylaxe mit Penicillin ist nur bei Kleinkindern unter 2 Jahren (unzureichende Antikörperbildung nach Impfung) bzw. bei Risikopatienten (z. B. bei Immunsuppression) zu erwägen.

Leber (vgl. Kapitel 24)

Nach der Milz ist die Leber am zweithäufigsten von Unfallfolgen betroffen. Bei 20 – 50% der Patienten mit einem Abdominaltrauma finden sich Leberverletzungen. Klinische Hinweise stellen Prellmarken am rechten Oberbauch sowie rechtsseitige Rippenfrakturen dar. Das Ausmaß von Leberverletzungen wird nach Moore (12) in

5 Schweregrade unterteilt (Tab. 17.**7**). Etwa 70 % aller Leberverletzungen sind den Schweregraden 1 und 2 zuzuordnen. Die klinische Hauptmanifestation der Leberverletzung ist die Blutung mit den Symptomen Hypotonie, Tachykardie und Anämie bis hin zum hämorrhagischen Schock. Weitere Symptome können ein rechtsseitiger Oberbauch- oder Schulterschmerz sowie ein Zwerchfellhochstand sein. Oberflächliche Leberrupturen können jedoch auch klinisch völlig inapparent verlaufen. Die Sonographie hat ebenso wie die CT eine hohe diagnostische Aussagekraft für die Beurteilung von Leberverletzungen. Größere Blutungen, subkapsuläre und intrahepatische Hämatome sowie ausgedehnte Parenchymläsionen sind sehr zuverlässig zu erkennen. Kleinere Kapselläsionen zeigen sich in der Regel nur indirekt über einen schmalen Saum freier Flüssigkeiten im Morrison-Pouch.

Das Ausmaß des Blutverlustes erfordert oft eine frühzeitige operative Therapie. Hinsichtlich der operativen Versorgung ergeben sich keine Unterschiede zwischen penetrierenden und stumpfen Leberverletzungen. Bei Leberverletzungen des Schweregrades 1 ist häufig eine konservative Behandlung mit engmaschigen Kontrollen ausreichend. Auch umschriebene subkapsuläre Hämatome können primär konservativ behandelt werden, und eine Laparotomie ist nur bei Größenzunahme oder sekundärer Ruptur notwendig. Schwere Leberverletzungen hingegen stellen aufgrund des ausgeprägten Blutverlustes immer eine absolute und dringliche Indikation zur Operation dar.

Tabelle 17.**7** Schweregradklassifikation der Leberverletzungen nach Moore

Grad 1:	Kapselriß, Kapseldefekt: – oberflächliche Parenchymverletzung (< 1 cm Tiefe).
Grad 2:	oberflächliche Parenchymverletzung (1–3 cm tief), nicht blutend: – subkapsuläre Hämatome (< 10 cm), – periphere penetrierende Verletzungen.
Grad 3:	blutende tiefe Parenchymverletzung (> 3 cm) mit Verletzung von Gefäßen und Gallengängen und meist erkennbarem avitalen Gewebe: – subkapsuläre Hämatome (> 10 cm), – zentrale penetrierende Verletzung, – intrahepatische Hämatome < 3 cm, – Hilusverletzung (Pfortaderast, Leberarterienast).
Grad 4:	massive Verletzung, die jedoch auf einen Lappen beschränkt ist: – Devitalisierung mehr als eines Segmentes, – intrahepatische Hämatome (> 3 cm), – Verletzung der Pfortader, der Leberarterie oder größerer Äste.
Grad 5:	ausgedehnte Leberverletzungen beider Lappen: – tiefe Einrisse und Berstungsrupturen des Parenchyms, – Blutung aus Lebervenen und/oder der V. cava, – retrohepatische V.-cava-Verletzung.

Operative Therapie

Allgemeine Prinzipien. Das Ausmaß von Verletzungen der Leber wird zu Beginn der Laparotomie aufgrund des im Regelfall vorliegenden Schocks meist unterschätzt. Oft weisen nur indirekte Zeichen wie lokale Blutansammlungen oder subphrenische bzw. subhepatische Hämatome auf die Läsion hin. Nach dem Ausräumen der Koagel kann die Blutung aber wieder aktiv werden, was die Kreislaufsituation weiter verschlechtert. Ein **Vorlauf in der Volumentherapie** ist daher eine erste und unabdingbare Voraussetzung für eine erfolgreiche Operation. Da für die Letalität von Leberrupturen nach dem Schock an zweiter Stelle die Verbrauchskoagulopathie verantwortlich ist, sollte neben dem Volumenersatz auch der Substitution von Gerinnungsfaktoren größtes Augenmerk gelten. Beim Hautschnitt muß zweitens das **Autotransfusionsgerät** griffbereit sein, auf dessen Einsatz man beim Verdacht auf eine intraabdominelle Blutung nie verzichten sollte. Wenn es gelingt, alles in die Bauchhöhle ausgelaufene Blut der Autotransfusion zuzuführen, kann der Bedarf an potentiell immunogenem Fremdblut reduziert werden. Drittens schließlich hat es sich bewährt, zur Vermeidung von zusätzlichen Blutverlusten das Lig. hepatoduodenale anzuschlingen und ggf. ein Tourniquet im Sinne eines **Pringle-Manövers** anzulegen. Dieses hat zugleich eine diagnostische Bedeutung für die Beurteilung des Ausmaßes der Leberverletzung: Kommt es nach Anlegen des Tourniquets nicht zum Sistieren der Blutung, liegen stets zusätzliche Lebervenen- oder/und Kavaverletzungen vor. Das Pringle-Manöver führt in der Regel zu einer wesentlichen Reduzierung der Blutungsintensität und kann ohne die Gefahr eines postoperativen schwerwiegenden Funktionsausfalls bis zu 45 Minuten aufrechterhalten werden. Eine Durchtrennung des Lig. falciforme hepatis ist für die Übersicht von Vorteil. Leberverletzungen in Zwerchfell- oder Kavanähe sowie in den dorsalen Abschnitten erfordern zusätzlich die Mobilisierung des Organs, die mittels Durchtrennung der Ligg. coronaria et triangularia (rechts oder/und links) ermöglicht wird.

Oberflächliche Kapselläsionen und kleine subkapsuläre Hämatome (Grad 1 und 2) werden konservativ behandelt oder durch Infrarotkoagulation bzw. Fibrinklebung versorgt. Voraussetzung für jedwede Fibrinklebung sind blutungsfreie Parenchymflächen, ggf. können feine, adaptierende Nähte zum Einsatz kommen. Dabei ist die Verwendung von Nahtwiderlagern sinnvoll, um zusätzliche Parenchymläsionen zu vermeiden. In Situationen mit bereits sistierender oder nur minimaler Blutung aus geringgradigen Leberläsionen ist die „zurückhaltende Passivität" sinnvoller als eine „falsche Überaktivität" (12). Sind subkapsuläre Hämatome vorhanden, wird die Glisson-Kapsel eröffnet, das Hämatom ausgeräumt und eine punktuelle Blutstillung durchgeführt. Bei perforierenden Stich- oder Schußverletzungen wird der Kanal vorsichtig sondiert und ein evtl. vorhandener Fremdkörper entfernt. Blutstillung und Wundverschluß erfolgen mittels der bereits genannten Maßnahmen. Lokale Hämostyptika (Gelatine, Thrombin, Kollagen) sind manchmal hilfreich, bedürfen aber vor ihrer Applikation einer blut- und gallefreien Parenchymfläche. Tiefere Rupturen

(Grad 3) erfordern eine sorgfältige Exploration der Wundflächen auch in der Tiefe. Das Hämatom wird entfernt und avitales Gewebe débridiert. Gefäßstümpfe und Gallengänge werden mit Ligaturen oder Hämoclips gezielt versorgt. Der in der Leberchirurgie erfahrene Operateur kann bei ausgedehnt avitalem Gewebe oder profuser Blutung im Einzelfall resezierende Verfahren anwenden, die ihre hauptsächliche Bedeutung jedoch bei Grad-4-Läsionen haben. Im allgemeinen sind anatomische oder atypische Resektionen in weniger als 5% aller Fälle von Leberverletzungen erforderlich. Der in der Chirurgie der Leber unerfahrene Operateur sollte sich bei höhergradigen Verletzungen (Grad 3–5) mit blutungsstillenden Tamponaden („Packing") begnügen. Die Erstversorgung erfolgt oft unter nicht optimalen Bedingungen mit begrenztem Blutvorrat, nicht vorhandenen technischen Möglichkeiten (Infrarotkoagulator, Ultraschall-Gewebsdesintegrator) und mangelnder Erfahrung. In solchen Situationen erreicht man mit der Tamponade eine suffiziente Blutstillung bei kurzer Operationszeit mit geringem technischen Aufwand (21). Wenn erforderlich, kann man den Patienten nach primär Stabilisierung einem ausgewiesenen Zentrum zur definitiven Versorgung zuführen.

Tamponade (Packing). Dazu verwendet man Bauchtücher, die subhepatisch und je nach Verletzung auch subphrenisch plaziert werden und die Leber gegen das Zwerchfell tamponieren. Zu vermeiden ist dabei eine Kompression der Leberpforte, da diese das Risiko einer Pfortader- oder Kavathrombose sowie eines oligurischen Nierenversagens in sich birgt (4). Nach durchgeführter Tamponade wird die evtl. angelegte temporäre Hilusokklusion gelöst und der Erfolg der Blutstillung kontrolliert. Die Tamponade muß auch bei freigegebener Durchblutung der Leber effektiv sein. Die Tamponaden werden in Abhängigkeit vom klinischen Befund im allgemeinen nach 2–4 Tagen unter optimierten Bedingungen (Stabilisierung von Herz-Kreislauf-, Lungen- und Nierenfunktion, Korrektur von Hypothermie, Azidose und Gerinngungsstörungen) gewechselt oder entfernt. Vor der Entfernung der Tamponaden sollte mittels CT oder/und Angiographie der aktuelle Befund abgeklärt und das weitere Vorgehen geplant werden. Bei Verletzungen des Schweregrades 5 ist die Tamponade die Methode der Wahl, wobei die Tücher nicht nur extrahepatisch plaziert, sondern auch direkt in die Wundhöhle eingebracht werden können. Bei schwierig zu versorgenden Parenchymverletzungen ist dieses Verfahren grundsätzlich einer Lappenresektion, aufwendigen Freilegungen und blinden Umstechungen vorzuziehen. Mitunter gelingt auf diese Weise sogar eine definitive Versorgung. Ein Nachteil der perihepatischen Tüchertamponade ist deren raumfordernder Effekt, der u. U. ein abdominales Kompartmentsyndrom mit erhöhtem intraabdominalen Druck und konsekutiver Beeinträchtigung der Herz-Kreislauf-Funktion erzeugen kann. Bei ausbleibender Besserung der Kreislaufsituation nach Blutstillung mittels perihepatischer Tamponade sollten die Tücher deshalb frühzeitig (nach 24–48 h) entfernt werden. Eine Alternative zur Tüchertamponade großer intrahepatischer Defekte stellt die Tamponade der Wundhöhle mit einem gestielten Omentumlappen dar. Die Verwendung dieses autologen, biologisch aktiven Gewebes hat im Vergleich zu den Tüchern einen gleich guten Tamponadeeffekt bei einer geringeren Rate postoperativer Infektionen (4). Selten, aber immer problematisch sind Verletzungen der Lebervenen und der V. cava. Bei Verletzungen der linken Lebervene ist die Hemihepatektomie links einfacher und schneller durchführbar als ein Erhaltungsversuch. Alle anderen Lebervenenverletzungen sind schwierig zu beherrschen, sie sollten mit einer Tamponade versorgt werden. Aufwendige Reparationsverfahren und vaskuläre Isolationen der Leber, z.B. durch einen kavalen oder atriokavalen Shunt (Abb. 17.**6a–c**), sind den wenigen Patienten vorbehalten, die primär ein Leberzentrum erreichen. Der Vollständigkeit halber seien abschließend Methoden erwähnt, die nur in Ausnahmesituationen ihre Berechtigung haben: selektive Ligatur der A. hepatica dextra oder sinistra (nie der A. hepatica communis!) und Hepatektomie. Durch die Ligatur von Ästen der A. hepatica können lediglich arterielle Blutungen vermindert werden, die jedoch im Gegensatz zu den venösen keine ausschlaggebende Rolle spielen; außerdem haben sie nicht selten postoperative Komplikationen wie Lebernekrosen und funktionelle Insuffizienz zur Folge. In absoluten Ausnahmefällen kann bei kompletter Leberzerstörung und wenn keine andere Möglichkeit der Blutstillung besteht die totale Hepatektomie mit Anlage einer portokavalen Anastomose durchgeführt werden. Nach einer anhepatischen Phase von maximal 2 Tagen muß dann eine Lebertransplantation erfolgen.

Naht. Die Nahtversorgung größerer vaskulärer Strukturen sollte umschrieben und möglichst am isolierten Gefäß erfolgen. Hierzu wird ein stark blutender Leberriß transparenchymatös erweitert (sog. Hepatotomie), um somit einen ausreichenden Zugang zum verletzten Gefäß zu erreichen. Empfohlen wird diese Hepatotomie auch bei penetrierenden Verletzungen mit starker Blutung aus dem Schuß- oder Stichkanal. Erst die transparenchymatöse Präparation und Darstellung tieferliegender verletzter Strukturen erlaubt dann eine direkte Blutstillung durch Naht oder Hämoclips unter Sicht. Tiefgreifende Parenchymumstechungen ohne entsprechende Übersicht sind zu vermeiden, da einerseits der ursächliche Blutungsherd nicht erfaßt wird, andererseits eine massive intrahepatische Hämatombildung resultieren und durch Umstechung tieferliegender, größerer Gefäße eine venöse Abflußbehinderung oder gar eine segmentale Ischämie verursacht werden kann. Zusätzlich kommt es als Folge tiefgreifender Parenchymumstechungen vermehrt zu biliären Komplikationen wie Hämobilie, Bilhämie und Gallefisteln.

Verletzungen der Leberpforte. Diese sind meist mit Verletzungen von Leber, Duodenum und anderen Oberbauchorganen vergesellschaftet. Fast immer liegen in solchen Fällen kombinierte Läsionen von Pfortader, A. hepatica und Ductus choledochus vor. Nach einem Pringle-Manöver werden die Strukturen im Lig. hepatoduodenale dargestellt. Die Reparatur vaskulärer Verletzungen hat Priorität gegenüber der von Läsionen der Gallen-

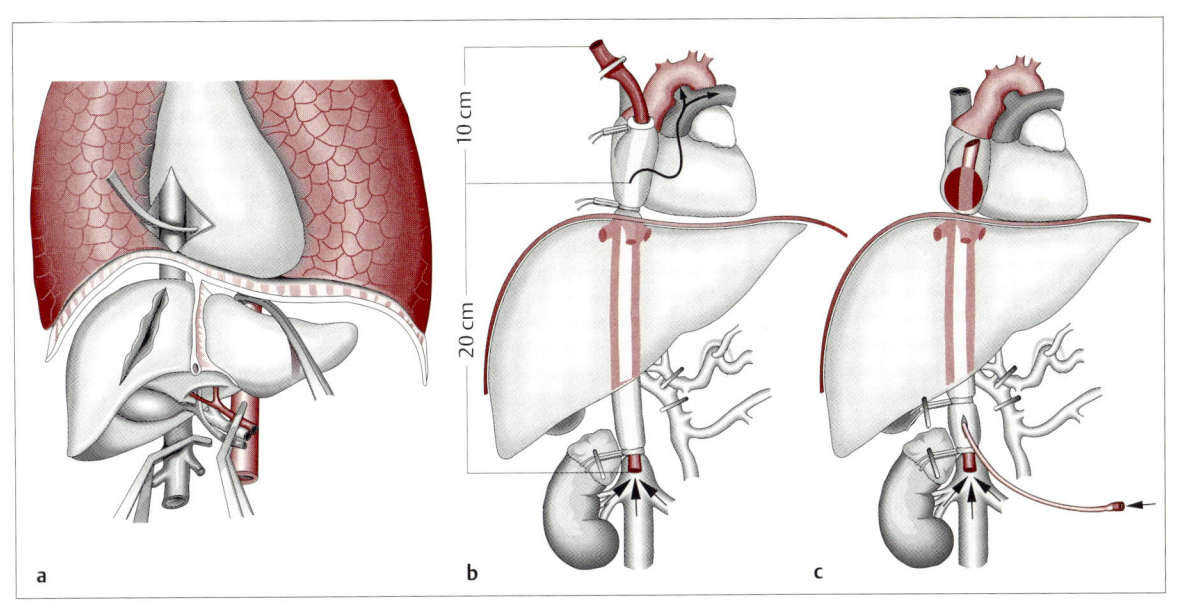

Abb. 17.6 Kavaler und atriokavaler Shunt zur Versorgung von Leberverletzungen, die mit Läsionen der Lebervenen bzw. der V. cava einhergehen. Zunächst erfolgt die Anlage eines Tourniquets des Lig. hepatoduodenale (Pringle-Manöver). Die V. cava wird nach Mobilisierung des Duodenums subhepatisch dargestellt und suprarenal abgeklemmt. Suprahepatisch läßt sich die V. cava nach einer Thorakotomie intraperikardial freilegen und abklemmen. Die vaskuläre Isolation wird durch ein Abklemmen der abdominalen Aorta oberhalb des Truncus coeliacus komplettiert (**a**). Da die Aorta beim pulslosen Patienten nur schwer zu tasten ist, empfiehlt sich eine Orientierung am Ösophagus, der durch die liegende Magensonde leicht identifiziert werden kann. Über das rechte Herzohr (**b**) oder (unter Umgehung einer Thorakotomie) durch eine subhepatische Inzision (**c**) wird dann ein intraluminärer Shunt (z. B. ein 36-Charr-Thoraxdrain oder ein Endotrachealtubus) eingelegt, über dem vorgelegte Baumwollbändchen zugezogen werden. Das distale Ende des Shunts liegt oberhalb der Einmündung der Nierenvenen. Das im rechten Vorhof liegende Drainende muß eine zusätzliche Perforation erhalten, die ca. 20 cm vom distalen Ende entfernt sein sollte. Diese ermöglicht einen Blutübertritt in den rechten Vorhof. Eine regelrechte Shuntfunktion läßt sich nur dann gewährleisten, wenn alle kommerziell vorhandenen Perforationen des Thoraxdrains außerhalb des verletzten Kavaabschnitts liegen. Die Versorgung der verletzten Gefäße erfolgt mittels fortlaufender Naht von V. cava und Lebervenen oder Ligatur der Lebervenen.

wege, und die Pfortader wird vor der A. hepatica versorgt.

Pfortaderverletzungen. Sie werden mit einem Polypropylenefaden der Stärke 5–0 fortlaufend übernäht. Schwerwiegendere Läsionen bedürfen einer Resektion des verletzten Abschnitts mit direkter End-zu-End-Anastomosierung oder Interposition einer autologen Vene. Schlechte Alternativen stellen die Anlage eines portosystemischen Shunts oder die Ligatur der Pfortader dar. Derartige Maßnahmen sind allenfalls als temporäre Lösungen in Notfallsituationen erlaubt und bedürfen einer umgehenden Korrektur nach Stabilisierung des Patienten.

Verletzungen der A. hepatica. Diese werden mit einem Polypropylenefaden der Stärke 5–0 fortlaufend übernäht. Gelingt dies nicht, sollte beim instabilen Patienten die Arterie ligiert und das Hauptaugenmerk auf die Reparatur der Pfortader gerichtet werden (8). Lediglich beim stabilen Patienten kann die Interposition einer autologen Vene erwogen werden.

Choledochusverletzungen. Ihre Versorgung erfolgt durch Einlage eines T-Drains, über dem der Defekt durch Naht verschlossen wird. Der Schenkel des T-Drains, der den verletzten Bereich schient, muß zentral über die Läsion hinausragen. Ein Ausleiten der Drainage sollte stets im Gesunden erfolgen, was eine zusätzliche Inzision des Ductus choledochus erfordert. Das Risiko späterer Stenosen muß in dieser Notfallsituation in Kauf genommen werden.

Verletzungen der Gallenblase (traumatische Ruptur, schwere Kontusion mit Unterblutung der Wand, Beeinträchtigung der Gefäßversorgung). Ihre Therapie erfolgt durch Cholezystektomie.

Jede Operation einer Leberverletzung sollte mit einer geschlossenen subhepatischen und subphrenischen Drainage beendet werden. Offene Drainagen hingegen erhöhen das Risiko septischer Komplikationen. Besondere Sorgfalt ist auf den Verschluß von Gallelecks zu legen, die man relativ einfach durch Auflage weißer Tücher auf die Wundfläche identifizieren kann. Bei höhergradigen Leberverletzungen kann zusätzlich der Ductus choledochus drainiert werden, um Gallefisteln zu verhindern und eine evtl. auftretende Hämobilie zu entlasten. Die Wirksamkeit dieser Maßnahme ist jedoch umstritten, da sie keine effektive Dekompression der intrahepatischen Gallenwege bewirkt.

Prognose

Die Prognose der Leberverletzungen hängt einerseits vom Schweregrad der Leberläsion und andererseits vom Ausmaß der Begleitverletzungen ab. Während die Letalität aller Leberverletzungen bei etwa 10% liegt, beträgt sie für die Schweregrade 3 bis 5 bis zu 66%. Dabei ist die Leberverletzung jedoch nur zu einem Drittel die eigentliche Todesursache, während die Mehrzahl der Patienten ihren Begleitverletzungen, vor allem dem Schädel-Hirn-Trauma, erliegt. Komplikationen nach Leberverletzungen sind vor allem Nachblutungen und intrahepatisch expandierende Hämatome. Diese Hämatome können sich sekundär infizieren, woraus Leberabszesse resultieren. Des weiteren kann es zur Ausbildung intrahepatischer arteriovenöser oder arterioportaler Fisteln kommen. Komplikationen seitens der intrahepatischen Gallengänge stellen die Hämobilie, die Bilhämie und die persistierende Gallefistel dar.

Pankreas, Duodenum und Gallenwege

Pankreas

Pankreasverletzungen sind selten und weisen beim stumpfen Bauchtrauma eine Frequenz von unter 10% auf. Meistens liegt ein Pankreastrauma im Rahmen eines Polytraumas, kombiniert mit anderen schweren intraabdominellen Verletzungen vor. Der Unfallmechanismus besteht in der Regel in einem direkten, von ventral kommenden Stoß, häufig als sog. Lenkerverletzung bei Motorrad- und Fahrradfahrern. Hierbei wird die retroperitoneal fixierte Bauchspeicheldrüse gegen die Wirbelsäule gequetscht. In der Mehrzahl der Fälle kommt es dabei nur zur Kontusion des Organs oder zu Kapseleinrissen ohne Verletzung des Ductus pancreaticus. Eine auf die Mitte und die linke Seite einwirkende Gewalt führt typischerweise zur Quetschung oder gar einer Querdurchtrennung des Pankreas über der Wirbelsäule links der oberen Mesenterialgefäße. Eine rechtsseitige Gewalteinwirkung führt zur Kontusion von Pankreaskopf und Duodenum, häufig liegen dann Begleitverletzungen von Duodenum, Leber, den Gallenwegen oder der rechten Kolonflexur vor.

Diagnostik

Aufgrund der retroperitonealen Lage und fehlender organspezifischer Frühsymptome ist die Diagnose einer Pankreasverletzung schwierig und wird häufig erst verzögert gestellt. Außerdem wird der Abdominalbefund oft durch schwerwiegende Verletzungen anderer Bauchorgane dominiert. Sonographie und CT können Hinweise auf ein Pankreastrauma geben; es finden sich jedoch bei bis zu 40% falsch negative Befunde. Die Bestimmung der Serumamylase ist ebenfalls diagnostisch nicht zuverlässig und korreliert nicht mit dem Ausmaß der Organläsion. Wirbelkörperfrakturen im thorakolumbalen Übergangsbereich sollten stets an die Möglichkeit einer Pankreasverletzung denken lassen. Etwa 80% der Pankreasverletzungen bleiben jedoch präoperativ unerkannt und werden erst im Rahmen einer Laparotomie wegen anderer intraabdomineller Organverletzungen diagnostiziert. Bei jeder Laparotomie wegen eines Abdominaltraumas ist deshalb die systematische und subtile Exploration der Bauchspeicheldrüse durchzuführen. Wird eine Pankreasverletzung präoperativ diagnostiziert, sollte beim stabilen Patienten eine Gangdarstellung mittels ERP (endoskopische retrograde Pankreatikographie) erfolgen. Diese kann auch intraoperativ durchgeführt werden, z.B. in konventioneller Weise endoskopisch oder nach Duodenotomie direkt über die Papilla Vateri. Falls eine Pankreaslinksresektion erforderlich ist, kann die Darstellung des Ganges auch über dessen Stumpf am Resektionsrand erfolgen.

Therapie

Wie erwähnt, werden die meisten Pankreasverletzungen erst während einer aus anderer Indikation durchgeführten Laparotomie diagnostiziert. Intraoperativ sind Kontusionsmarkierungen des Duodenums, Fettgewebsnekrosen, gallige Verfärbungen und Einblutungen retroduodenal, im Lig. hepatoduodenale, der Mesenterialwurzel und des Colon transversum richtungsweisend für die Diagnose einer Pankreasverletzung (21). Wenn der Zustand des Patienten es erlaubt, sollte selbst ohne Vorliegen dieser Zeichen die Bursa omentalis eröffnet und das Pankreas in ganzer Länge inspiziert werden. Zusätzlich wird auch das Duodenum nach Kocher mobilisiert, um Verletzungen auf der Dorsalfläche des Pankreaskopfes nicht zu übersehen. Pankreasverletzungen werden in der Regel erst nach erfolgter Blutstillung (Milz, Leber, Gefäße) und dem Verschluß perforierter Hohlorgane (cave: bakterielle Kontamination, Peritonitis) versorgt. Wie bei anderen Organen, entscheidet auch am Pankreas der Schweregrad der Verletzung über das therapeutische Vorgehen. Leichte Verletzungen sind durch die Unversehrtheit des Ductus pancreaticus gekennzeichnet, schwere durch seine Schädigung. Eine therapeutisch relevante Schweregradklassifikation wurde von Lucas (11) vorgeschlagen (Tab. 17.8). Pankreaskontusionen (Grad 1) werden lediglich drainiert, auch bei Kapsel- und oberflächlichen Parenchymeinrissen sollte eher eine Draina-

Tabelle 17.8 Schweregradklassifikation der Pankreasverletzungen nach Lucas

Grad 1:	einfache, oberflächliche Kontusion mit minimaler peripherer Parenchymläsion; der Pankreasgang ist intakt.
Grad 2:	tiefe Einrisse, Perforation oder Durchtrennung des Pankreaskörpers oder -schwanzes; Beteiligung des Ductus pancreaticus möglich.
Grad 3:	schwere Quetschung, Perforation oder Durchtrennung des Pankreaskopfes mit oder ohne Gangläsion; das Duodenum ist intakt.
Grad 4:	kombinierte Pankreas- und Duodenalverletzung mit a: geringer Pankreasläsion, b: schwerer Pankreasläsion und Gangdurchtrennung.

ge als die Naht des weichen Pankreasgewebes erfolgen. Bei einer sichtbaren Läsion des Pankreashauptganges, einer kompletten Durchtrennung der Drüse oder ausgedehnten Zertrümmerungszonen (Grad 2 und 3) ist die Resektion der Trümmerzone und die Ableitung des verbleibenden Pankreasrestes in eine nach Roux ausgeschaltete Jejunalschlinge (Abb. 17.7 a, b) zu erwägen (21). Alternativ kommt auch eine distale Resektion mit Ligatur des Pankreashauptganges in Betracht; bei diesem Vorgehen entfällt die zeitaufwendige Anastomosierung mit einer Jejunalschlinge. Beim instabilen Patienten sollte man sich immer auf drainierende Maßnahmen beschränken und die Entwicklung einer kontrollierten Fistel in Kauf nehmen. Liegt eine kombinierte Pankreas- und Duodenalverletzung vor (Grad 4), wird beim stabilen Patienten eine definitive Versorgung mittels kephaler Pankreatoduodenektomie angestrebt. Beim instabilen Patienten empfiehlt sich eine Naht der Duodenalwunde, eine intraluminale Schienung des Duodenums, eine Entlastung der Duodenalnaht durch eine Antrektomie und End-zu-Seit-Gastrojejunostomie sowie eine Drainage der Pankreasverletzung (8). Überhaupt ist eine geschlossene Zieldrainage nach der Versorgung von Pankreasverletzungen obligat.

Prognose

Die häufigste Komplikation nach Pankreastrauma ist die Entwicklung einer Pankreasfistel. Hierfür sind in der Regel verbleibende Parenchymnekrosen ursächlich verantwortlich. Bei guter Drainage heilt jedoch die Mehrzahl dieser Fisteln innerhalb von Wochen spontan aus. Bei persistierendem hohen Fistelvolumen sollte eine Abflußbehinderung im Pankreasgang mittels ERP ausgeschlossen werden. Eine weitere Komplikation stellen posttraumatische Pankreaspseudozysten dar. Diese werden in der Regel durch eine sonographisch oder computertomographisch gesteuerte perkutane Drainage oder durch eine operative Pseudozystojejunostomie behandelt. Auch die interventionelle Pseudozystogastrostomie mit einem Doppel-Pigtail-Katheter ist möglich.

Duodenum

Duodenalverletzungen werden im Rahmen eines stumpfen Bauchtraumas mit einer Häufigkeit von unter 10 % beobachtet. Sie können sich als intramurale Duodenalwandhämatome oder als Duodenalrupturen manifestieren. Isoliert treten diese Verletzungen fast nie auf, meist liegt eine Begleitverletzung der Bauchspeicheldrüse oder andere gravierende intraabdominelle Verletzungen vor. Die klinische Symptomatik kann initial relativ blande sein, so daß isolierte Duodenalverletzungen häufig übersehen werden. Die zu spät, d.h. im Stadium der Retroperitonealphlegmone oder Peritonitis erkannte Duodenalverletzung ist ein therapeutisches Dilemma. Aus diesem Grunde sollte in der Initialphase nach dem Trauma selbst kleinsten Verdachtsmomenten (z.B. schmaler Saum freier Flüssigkeit subhepatisch) nachgegangen und im Zweifelsfall die Indikation zur explorativen Laparatomie großzügig gestellt werden.

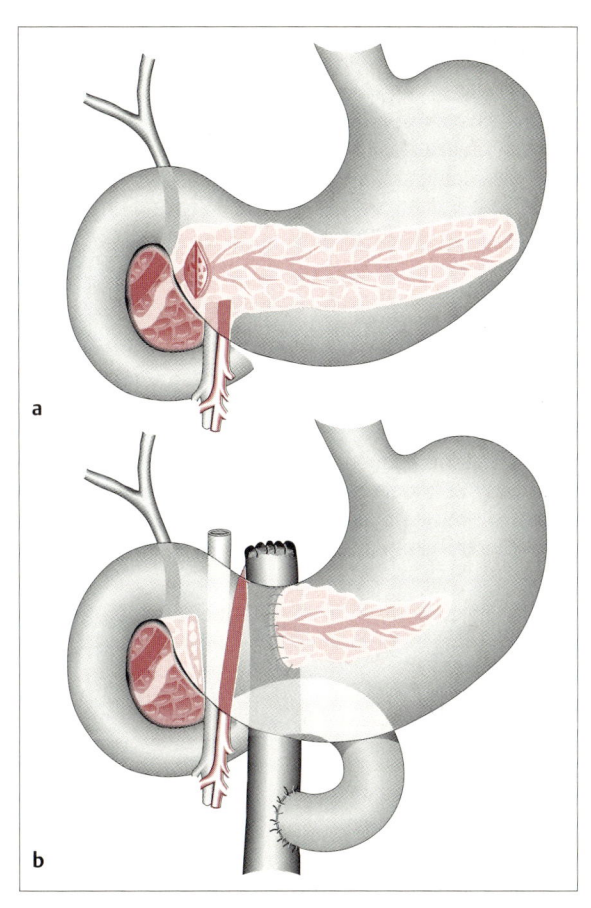

Abb. 17.7 a Versorgung einer Pankreasverletzung im mittleren Abschnitt der Drüse. Die Trümmerzone wird entfernt, der Pankreashauptgang am verbleibenden Kopf ligiert. Der Erhalt des Pankreasschwanzes reduziert das Risiko der Entstehung eines Diabetes. b Der Pankreasschwanz wird bei diesem Vorgehen an eine nach Roux ausgeschaltete Jejunalschlinge anastomosiert.

Diagnostik

Charakteristische klinische, radiologische und laborchemische Befunde einer Duodenalverletzung gibt es nicht. Kommt es zum Bluterbrechen oder liegt eine blutige Sekretion über die Magensonde vor, sollte an die Möglichkeit einer Magen- oder Duodenalverletzung gedacht werden. Eine Röntgenuntersuchung mit wasserlöslichem Kontrastmittel kann dann evtl. die Duodenalruptur sichern oder durch den Nachweis einer Stenosierung auf ein Duodenalwandhämatom hinweisen. Das Vorliegen einer Duodenalverletzung kann beinahe als sicher gelten, wenn der Nachweis von freier Luft im Retroperitoneum gelingt, welche sich am besten in der CT darstellen läßt. In den meisten Fällen werden Duodenalverletzungen jedoch übersehen und erst im Rahmen einer aus anderer Indikation durchgeführten operativen Exploration entdeckt.

Therapie

Jedes prä- oder intraoperativ aufgefallene Hämatom des zentralen Retroperitoneums erfordert die ausgiebige Revision zum Ausschluß einer Duodenalverletzung. Gallige Verfärbungen und Emphysem des Retroperitoneums deuten bereits auf eine Läsion des Duodenums hin und erfordern die komplette Freilegung durch ein Kocher-Manöver von rechts sowie das Spalten des Treitz-Bandes und die Mobilisation von links. Findet sich ein ausgedehntes Duodenalwandhämatom, so empfiehlt sich die Ausräumung desselben, um einer bleibenden Stenosierung vorzubeugen. Kleinere Hämatome der Duodenalwand bedürfen im allgemeinen keiner chirurgischen Therapie (8). Hier genügen eine Dekompression des oberen Gastrointestinaltraktes mittels einer Duodenalsonde sowie eine totale parenterale Ernährung über 7–10 Tage. Die frühe traumatische Duodenalperforation wird nach einem sparsamen Débridement übernäht und der Darminhalt konsequent über eine Duodenalsonde abgesaugt. Größere Defekte am Duodenum und auch ältere Perforationen sind durch das Aufsteppen einer nach Roux ausgeschalteten Jejunalschlinge zu versorgen (Abb. 17.8a). Bei zirkulären Durchtrennungen und Devaskularisierungen (Abb. 17.8b) wird das betroffene Segment reseziert und die Kontinuität direkt (Abb. 17.8c) oder mittels einer Rouxschen Y-Anastomose (Abb. 17.8d) wiederhergestellt.

Prognose

Entscheidend für den Verlauf einer Duodenalverletzung ist die rechtzeitige Diagnose mit konsekutiver operativer Therapie. Die häufigste Komplikation besteht in der Nahtinsuffizienz, gefolgt von Pankreas- und Gallefisteln. Die Ergebnisse der operativen Therapie sind besser bei penetrierenden Verletzungen, da diese gegenüber den stumpfen Traumen meist mit geringeren Kontusionen benachbarter Gewebsareale einhergehen. Die Letalität wird primär durch das Ausmaß der Begleitverletzungen bestimmt.

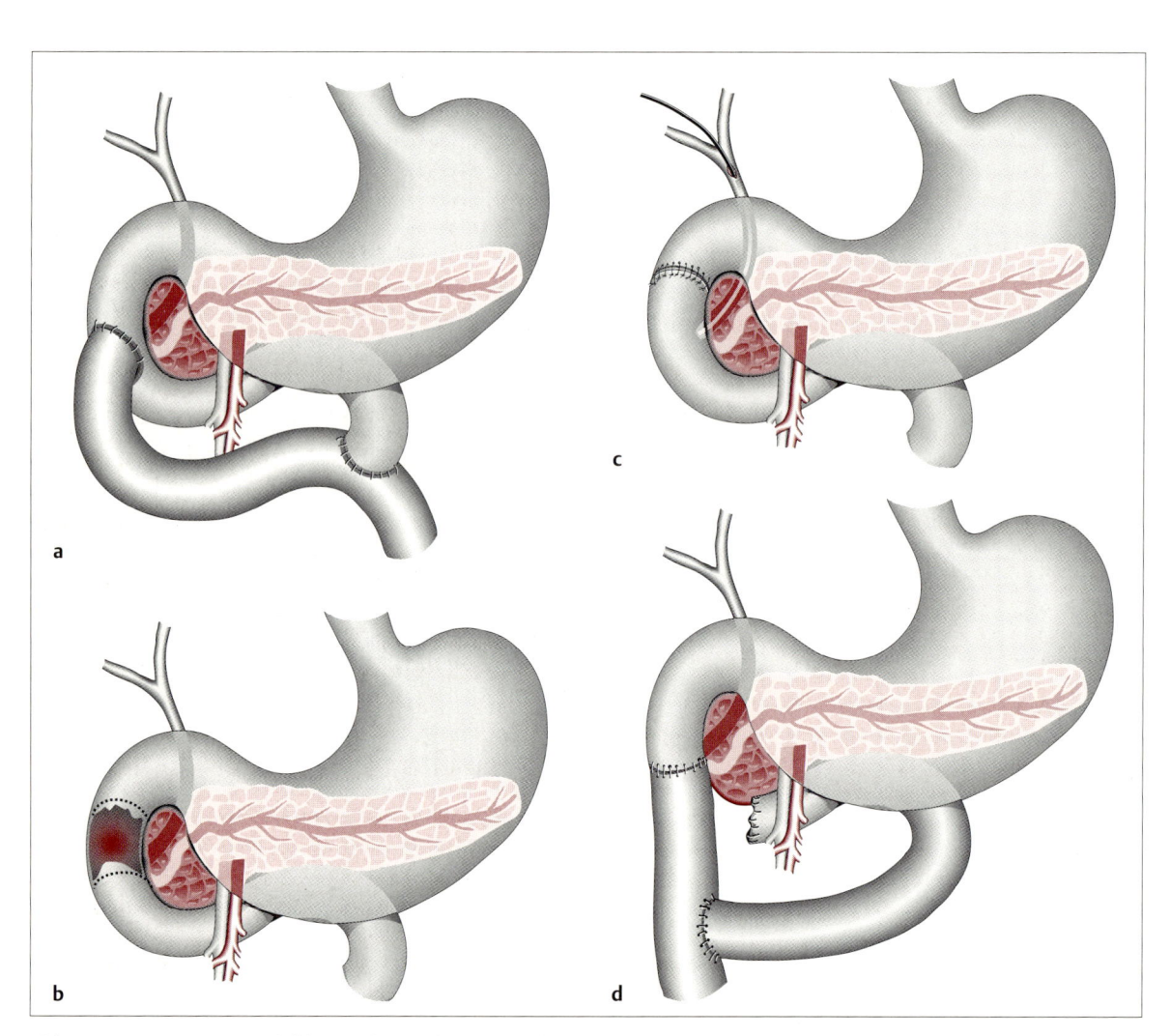

Abb. 17.8 Reparationsmöglichkeiten bei Verletzungen des Duodenums. Kleinere Defekte werden durch Aufsteppen einer nach Roux ausgeschalteten Jejunalschlinge verschlossen (**a**). Bei zirkulären Durchtrennungen und Devaskularisierungen (**b**) wird das betroffene Segment im Sinne eines Débridements reseziert und die Kontinuität direkt (**c**) oder mittels einer Rouxschen Y-Anastomose (**d**) wiederhergestellt. Der Ductus choledochus und die Papille werden durch eine Sonde markiert (**c**), um Einengungen oder iatrogene Verletzungen zu vermeiden.

Gallenwege

Verletzungen der Gallenwege treten häufiger nach penetrierenden als bei stumpfen Bauchtraumen auf; bei stumpfer Gewalteinwirkung werden sie in der Regel nur in Kombination mit einer schweren Leberruptur beobachtet. Dabei kann es zu Rupturen der Gallenblase, zum Ausriß der Gallenblase aus dem Leberbett und zu Gallenblasenwandhämatomen kommen. Selten sind auch tangentiale Läsionen des Gallengangs oder gar komplette Querdurchtrennungen möglich. Diese Verletzungen finden sich am häufigsten im distalen Anteil des Ductus hepatocholedochus und sind meist mit komplexen Verletzungen von Pankreaskopf und Duodenum kombiniert.

Diagnostik

In der Regel werden diese Verletzungen nicht präoperativ diagnostiziert, sondern im Rahmen der Laparotomie entdeckt. Nur bei isoliertem Trauma und kreislaufstabilem Patienten ist eine gezielte Organdiagnostik möglich. Hierbei kann die ERCP evtl. ein Leck der Gallenwege sichern. Alternativ ist auch die hepatobiliäre Sequenzszintigraphie möglich.

Therapie

Alle Verletzungen der Gallenblase werden durch die Cholezystektomie behandelt. Tangentiale Gallengangsverletzungen können durch primäre Naht und Einlage einer T-Drainage versorgt werden. Bei kompletten, glattwandigen Durchtrennungen und kurzem Zeitintervall zwischen Unfall und Versorgung ist die primäre End-zu-End-Anastomose über einer T-Drainage möglich. Finden sich jedoch bereits ausgedehntere entzündliche Veränderungen, längerstreckige Kontusionen oder gar ein ausgedehnter Substanzverlust des Ductus hepatocholedochus, so ist die Durchführung einer Hepatikojejunostomie mit einer ausgeschalteten Roux-Y-Schlinge am sichersten. Da in der Regel ein zartes Gallenwegssystem vorliegt, sollte bei Verletzungen unterhalb der Gabel der Ductus hepaticus zur Anastomosierung angeschrägt werden. Bei Läsionen im Bereich der Hepatikusgabel empfiehlt sich eine Verlängerung der Inzision in den linken Ductus hepaticus, um eine lumenweite Anastomosierung zu gewährleisten (Rekonstruktion nach Hepp-Couinaud).

Prognose

Die Cholezystektomie hat in der Regel keine für das Trauma spezifische Komplikationsmöglichkeiten. Nach Rekonstruktion der Gallenwege können Fisteln und im weiteren Verlauf Gallengangs- oder Anastomosenstrikturen auftreten.

Magen, Dünndarm, Dickdarm und Mesenterium

Verletzungen der gastrointestinalen Hohlorgane sind beim traumatisierten Abdomen deutlich seltener als Verletzungen der parenchymatösen Organe. Beim stumpfen Bauchtrauma schwankt die Häufigkeit von Darmläsionen zwischen 3 und 18%, höher liegt sie bei perforierenden Verletzungen der Bauchhöhle. Isolierte Verletzungen von Magen, Dünn- oder Dickdarm sind selten, meist kommen Begleitverletzungen weiterer abdomineller Organe oder anderer Körperregionen vor. Von der Häufigkeit rangieren an erster Stelle Ein- und Abrisse des Mesenteriums, gefolgt von Verletzungen des Dünndarms, des Dickdarms und des Magens. Letztere stellen beim stumpfen Bauchtrauma eine Rarität dar, werden jedoch deutlich häufiger bei penetrierenden Verletzungen beobachtet. Während Läsionen des Mesenteriums meist durch horizontale und vertikale Dezelerationstraumen verursacht werden, sind Dünn- und Dickdarmverletzungen typischerweise Folgen einer direkten Gewalteinwirkung. Unfallmechanismen, die besonders Dünndarmverletzungen verursachen, sind das Gurtsyndrom und Fahrradlenkerverletzungen.

Gurtsyndrom. Dabei kommt es bei nicht korrekt angelegtem Sicherheitsgurt zum Abtauchen der angeschnallten Person nach vorne und unten (submarining effect). Durch die entstehenden Scherkräfte des Beckengurtes auf das Abdomen entsteht eine Kompression des luft- und flüssigkeitsgefüllten Darmes mit konsekutiven Quetschverletzungen der Darmwand bzw. Berstungsrupturen. Diese Läsionen betreffen oft mehrere Areale des Darmtraktes.

Fahrradlenkerverletzungen. Durch punktförmige Krafteinwirkung des Lenkers kommt es zu umschriebenen Quetschungen bis zur kompletten Kontinuitätsdurchtrennung des Darmes. Diese Form der Verletzung tritt bevorzugt an sog. Prädilektionsstellen des Gastrointestinaltraktes auf.

Blutung und Perforation mit konsekutiver Peritonitis sind die Hauptmanifestationen von Verletzungen des Magens, Dünndarms und Kolons. Hinsichtlich der Schwere dieser Verletzungen kann man unterscheiden:
- Ein- und Abrisse des Mesenteriums mit unterschiedlich ausgeprägter intraabdomineller Blutung und evtl. konsekutiver Durchblutungsstörung des Darms.
- Serosaeinrisse ohne Eröffnung des Darmlumens.
- Quetschung des Darms, evtl. mit Entstehung intramuraler Hämatome und konsekutiver Darmwandnekrose oder Lumenobturation.
- Einrisse der Darmwand mit Eröffnung des Lumens, ggf. Perforation durch Schuß- oder Stichverletzung.
- Komplete Ruptur von Dünn- oder Dickdarm.
- Intra- und extraperitoneale Verletzungen des Rektums sowie Zerstörung des Analkanals und Sphinkterapparates durch Pfählungstraumen.

Diagnostik

Bei den meisten Patienten mit Verletzungen gastrointestinaler Hohlorgane führen die begleitenden intraabdominalen Läsionen parenchymatöser Organe primär zur Laparotomie, die Verletzung eines gastrointestinalen Hohlorgans wird dann in der Regel bei der Exploration des Bauchraumes entdeckt. Verletzungen des Mesenteriums manifestieren sich als Blutung unterschiedlicher Intensität. Bei der isolierten Darmverletzung kann der klinische Verlauf zunächst weitgehend blande sein. Intramurale Darmwandhämatome und Kontusionsareale können sekundär zur Wandnekrose und Perforation führen. Die Folge ist für diese Verletzung häufig eine Latenz von mehreren Tagen zwischen Unfallereignis und der operativen Intervention. Bei der Laparotomie findet man eine umschriebene, durch Netz abgedeckte Perforation oder Schlingenabszesse. Häufig besteht auch bei Ruptur des Darms mit Eröffnung des Darmlumens ein symptomfreies oder -armes Intervall. Im weiteren Verlauf kommt es dann zur diffusen Peritonitis.

Dünndarmperforationen lösen eine geringe Reizung aus. Leitsymptome sind oft Darmparalyse, Erbrechen und Fieber.

Die präoperative Diagnose der Verletzung eines gastrointestinalen Hohlorgans ist schwierig. Die Röntgenübersicht des Abdomens zeigt bei nur etwa 40% der Fälle einer Hohlorganruptur freie Luft. Die Sonographie ist ungeeignet zum Nachweis isolierter Dünn- und Dickdarmrupturen. Findet sich sonographisch jedoch eine umschriebene Flüssigkeitsansammlung in der freien Bauchhöhle, so kann eine gezielte Feinnadelpunktion erfolgen. Entspricht das Punktat bereits makroskopisch Dünndarminhalt, ist die Indikation zur Laparotomie gegeben. Zusätzlich kann das gewonnene Material laborchemisch und mikrobiologisch untersucht werden. Die Sensitivität der CT ist bei der Fragestellung einer Darmverletzung eher gering. Der Wert der Laparoskopie ist noch nicht endgültig geklärt. Sie scheint in ihrer Aussagekraft jedoch den bildgebenden Verfahren überlegen zu sein. Beweisend ist nur der positive Lavagebefund mit makroskopischem Nachweis von Darminhalt in der Spülflüssigkeit bzw. hohem Bilirubin- oder/und Amylasewert. Kein Untersuchungsverfahren vermag jedoch eine Darmruptur mit Sicherheit auszuschließen, so daß bei persistierendem klinischen Verdacht (Darmparalyse, Schmerz, Fieber) die explorative Laparotomie Klärung bringen muß. Bei Verdacht auf eine Darmverletzung als Folge einer Abdominalläsion (Schuß, Stich) ist die operative Revision unumgänglich. Nicht die Entfernung der Projektile, sondern die Versorgung der Läsionen hat Vorrang. Insbesondere bei Schrotschußverletzungen aus kurzer Entfernung muß der gesamte Magen-Darm-Trakt exploriert werden. Bei einer Stichverletzung kann die Entscheidung schwierig sein. Die Laparoskopie stellt hier eine wertvolle diagnostische Hilfe dar. Sie erlaubt eine Aussage, ob überhaupt eine Perforation des Peritoneums vorliegt, während die Revision des gesamten Intestinums oft problematisch ist. Im Zweifelsfall sollte die explorative Laparotomie die richtige Entscheidung sein.

Therapie

Serosaverletzungen ohne Eröffnung von Lumina sind durch Übernähung zu versorgen. Bei ausgedehnter Kontusion oder größeren intramuralen Hämatomen sollte der betroffene Darmabschnitt reseziert werden. Bei Darmverletzungen mit Lumeneröffnung stehen prinzipiell folgende Operationsverfahren zur Auswahl:
- primäre Naht nach Wundrandausschneidung,
- Resektion mit oder ohne protektive Ileo- oder Kolostomie,
- Vorverlagerung der Perforationsstelle,
- Diskontinuitätsresektion.

Verletzungen am Magen. Hier überwiegen die penetrierenden Verletzungen gegenüber den stumpfen. Eine Absonderung von Blut über die Magensonde sollte an eine Verletzung des Magens denken lassen. Der bei einer explorativen Laparotomie vorliegende Befund einer Unterblutung des Lig. gastrohepaticum zwingt zu einer diffizilen Suche nach der Ursache. Jeder Verdacht auf eine Verletzung des Magens erfordert die breite Spaltung des Lig. gastrocolicum, da die Hinterwand des Organs nur von der Bursa omentalis aus beurteilt werden kann. Fast alle Läsionen des Magens können durch direkte Naht repariert werden. Resektionen haben nur bei ausgedehnten Zerstörungen des Organs, wie sie bei großkalibrigen Schußverletzungen vorkommen können (8), einen Stellenwert.

Dünndarmverletzungen. Diese können zunächst asymptomatisch bleiben, da der austretende pH-neutrale Dünndarminhalt eine nur geringe peritoneale Reizung verursacht. Wegweisend auf die Diagnose ist neben Prellmarken an der ventralen Bauchwand, insbesondere im Verlauf des Sicherheitsgurtes, der Sonographiebefund freier Flüssigkeit. Unklare Befunde können mittels Laparoskopie oder Peritoneallavage verifiziert werden. Bleiben Zweifel, muß explorativ laparotomiert werden. Bei der Exploration wird der gesamte Dünndarm vom Treitzschen Band bis zum Zäkum diffizil dargestellt. In der Mehrzahl der Fälle genügt es, frische Rupturen zu übernähen. Bei ausgedehnten Darm- oder Mesenterialverletzungen mit irreparabler Devaskularisation muß der betroffene Abschnitt reseziert werden. Dabei ist meist eine primäre Anastomosierung möglich.

Verletzungen des Kolons. Sie sind zu 80% durch penetrierende Traumen bedingt (13). Die selteneren stumpfen Kolonverletzungen werden meist nur durch die explorative Laparotomie erkannt. Frische Stichverletzungen können gelegentlich übernäht werden. Wenn jedoch schon eine Peritonitis vorliegt, sollte die Resektion des verletzten Abschnitts und die (temporäre) endständige Ausleitung des oral- und ggf. auch aboralseitigen Darmschenkels erfolgen. Eine primäre Anastomose am nicht dekontaminierten Dickdarm sollte nur dann angelegt werden, wenn folgende Voraussetzungen erfüllt sind: stabiler Patient, keine weiteren Abdominalverletzungen, keine weiteren dringlich zu operierenden Verletzungen, bisheriger Transfusionsbedarf weniger als 6 Konserven, gute Durchblutung des Darmes, Zeitintervall zwischen Unfall und Operation kürzer als 6 Stunden (8, 21). Im Zweifelsfall sollte man sich für die Kolostomie entscheiden. So erfolgt bei einer Verletzung des Colon ascendens die rechtsseitige Hemikolektomie mit endständiger Ileostomie und bei Verletzungen des Colon descendens oder Sigma die Hartmann-Operation. Verletzungen des Colon transversum werden durch Transversumresektion und endständige Ausleitung beider Stümpfe behandelt.

Rektumverletzungen. Hierbei ist die primäre Naht Methode der Wahl, die jedoch nie ohne vorgeschaltete Kolostomie ausgeführt werden darf. Alternativ kommt auch hier die Hartmann-Operation in Betracht (8, 21).

Mesenterialblutungen. Sie werden ligiert und die zugehörigen Hämatome ausgeräumt. Werden Hämatome in der Mesenterialwurzel zurückgelassen, kann durch die Kompression von Gefäßen die Durchblutung des Darmes derart gestört werden, daß aufgrund der Ischämie sekundäre Perforationen resultieren. Bei radiären Einrissen am Mesenterium mit konsekutiver Blutung ist meist eine Blutstillung durch Umstechung problemlos möglich. Anschließend ist eine genaue Überprüfung der Durchblutung erforderlich, und ggf. müssen minderperfundierte Darmabschnitte reseziert werden. Bei ausgedehnten queren Mesenterialein- oder -abrissen liegt in der Regel eine Durchblutungsstörung des abhängigen Darmanteils vor, die ebenfalls zur Resektion zwingen kann.

Prognose

Als Komplikationen werden Nahtinsuffizienzen, sekundäre Darmwandnekrosen kontusionierter Bezirke, Peritonitiden und Wundinfekte beschrieben. Die Prognose der Patienten wird einerseits vom Ausmaß der Begleitverletzungen und nur untergeordnet von der Darmverletzung selbst bestimmt, andererseits hat auch das Intervall zwischen Verletzung und chirurgischer Therapie Einfluß auf die Prognose. So steigt z. B. die Letalität von Dünndarmperforationen bei einer Therapieverzögerung um 24 Stunden deutlich an (21). Deshalb ist bei geringstem klinischen Verdacht auf eine Verletzung des Magen-Darm-Traktes eine konsequente diagnostische Abklärung und ggf. die frühzeitige Laparotomie durchzuführen.

Abdominopelvine Verletzungen

Abdominopelvine Pfählungsverletzungen sind sehr selten. Ursachen sind heutzutage meist schwere Verkehrsunfälle, seltener Arbeitsunfälle und landwirtschaftliche Unfälle. Bei den meisten Patienten handelt es sich um Polytraumatisierte mit komplexen Verletzungen des Becken- und Dammbereichs, des Urogenitalsystems, des knöchernen Beckens sowie anderer Körperregionen. Isolierte Beckenboden- und Mastdarmverletzungen hingegen sind im Rahmen traumatischer Ereignisse selten.

Diagnostik

Die primäre Inspektion ergibt Hinweise auf das Vorliegen einer Pfählungsverletzung, wobei die äußerlich sichtbare Verletzung in keiner Korrelation zum tatsächlichen Verletzungsausmaß stehen muß. Findet sich bei der rektaldigitalen Untersuchung Blut am Fingerling, so ist eine Rektoskopie anzuschließen. Bei klinischen Verdacht ist neben der routinemäßigen Abdomenübersichts- und Beckenaufnahme ein Kontrasteinlauf mit wasserlöslichem Kontrastmittel indiziert. Je nach Ausmaß der Verletzung sollte eine CT und ggf. eine Angiographie durchgeführt werden.

Therapie

Nach Entfernung noch verbliebener Fremdkörper wird ein sorgfältiges Débridement sowie die Präparation evtl. zerstörter Strukturen durchgeführt. Ziel ist die primäre Nahtrekonstruktion des Kolon-Rektum-Schlauches, des Beckenbodens sowie der Sphinktermuskulatur. Eine protektive Stuhlableitung über eine vorgeschaltete Kolostomie ist obligat. Das ausgeschaltete Darmsegment wird gespült, intra- und extraabdomineller Raum werden ausreichend drainiert. Bei allen Verletzungen des Rektums ist die Laparotomie mit intraabdomineller Revision erforderlich. Auch bei Rektumläsionen unterhalb der peritonealen Umschlagsfalte ist die transabdominelle Eröffnung des Beckenbodens mit Revision und Drainage des perirektalen Raumes indiziert. Verletzungen der Vagina können nach Anfrischen der Wundränder meist primär übernäht werden (8).

Prognose

Die gravierendste Komplikation ist die Wundinfektion, welche den Erfolg der primären Rekonstruktion gefährdet. Aus diesem Grunde wird die Spülung des ausgeschalteten Darmsegmentes, die ausgiebige Drainage des intra- und extraperitonealen Wundgebietes sowie die breite antibiotische Abdeckung empfohlen. Für das Risiko eines bleibenden Funktionsdefizites ist das primäre Ausmaß der Sphinkter- und Beckenbodenverletzung entscheidend. Ausgedehnte Sphinkterzerstörungen können zu bleibender motorischer Inkontinenz führen, aber auch die Narbenbildung kann die funktionelle und sensorische Kontinenz dauerhaft beeinträchtigen. Die Letalität wird entscheidend vom Ausmaß der Begleitverletzungen bestimmt.

Zwerchfell

Bei den Zwerchfellrupturen kann man zwischen direktem und indirektem Verletzungsmechanismus unterscheiden. Direkte Zwerchfellrupturen sind Folge penetrierender Verletzungen und deshalb im deutschsprachigen Raum sehr selten. Es überwiegen die indirekten Zwerchfellrupturen, die durch massive intrathorakale oder intraabdominelle Druckerhöhung während eines stumpfen Traumas entstehen. Über 90 % der Zwerchfellrupturen sind auf der linken Seite lokalisiert. Aufgrund der physiologischen abdominothorakalen Druckdifferenz kommt es als Folge der Ruptur zur Verlagerung von Abdominalorganen in den Thoraxraum. In der Reihenfolge der Häufigkeit prolabieren zuerst das große Netz und der Magen, gefolgt von Kolon, Milz und Leber. Der entstehende Enterothorax kann über eine Verdrängung von Herz, Lunge und Mediastinum zur Störung der kardiorespiratorischen Funktion führen.

Akute Zwerchfellruptur

Wichtig ist es, in der Primärdiagnostik nach einem stumpfen oder penetrierenden Rumpftrauma an die Möglichkeit einer Zwerchfellruptur zu denken. Hinweise darauf gibt in der Regel bereits die Röntgenaufnahme

des Thorax (Abb. 17.**15 d**). Typische röntgenologische Zeichen sind:
- unscharfe bis aufgehobene Zwerchfellkontur,
- Zwerchfellhochstand,
- Hämatopneumothorax,
- intrathorakale Lage der Magenblase oder von Darmanteilen.

Auch die primäre Sonographie kann eine Zwerchfellruptur über die Verlagerung der Milz evtl. bereits sichern. Falls es jedoch noch nicht zur Verlagerung von intraabdominellen Organen in den Thoraxraum gekommen ist, werden Zwerchfellrupturen im Rahmen der Primärdiagnostik häufig übersehen. Falls nicht aus anderer Indikation die Laparotomie erfolgt, stellt die Laparoskopie das treffsicherste Untersuchungsverfahren zum Nachweis einer Zwerchfellruptur dar. Diese Methode birgt in sich jedoch die Gefahr eines iatrogenen Spannungspneumothorax durch Insufflation des für die Laparoskopie erforderlichen Gases.

Therapie

Der Nachweis einer Zwerchfellruptur stellt die Indikation zur chirurgischen Therapie dar. Der operative Zugang erfolgt in der Regel über die mediane Laparotomie. Damit läßt sich die linksseitige Zwerchfellruptur gut versorgen. Des weiteren können intraabdominelle Begleitverletzungen erkannt und behandelt werden. Die seltenere rechtsseitige Zwerchfellruptur hingegen ist besser über einen thorakalen Zugang zu versorgen. Gleiches gilt für die linke Seite, wenn aufgrund intrathorakaler Verletzungen primär die Indikation zur Thorakotomie gegeben ist. Die Therapie besteht bei der frischen Zwerchfellruptur in der direkten Naht durch kräftige Einzel- oder Matratzennähte.

Prognose

Die Prognose der alleinigen Zwerchfellruptur ist gut. Die in der Literatur angegebene Letalität von 20–40% geht zu Lasten schwerwiegender Begleitverletzungen der meist polytraumatisierten Patienten.

Zwerchfellruptur vom Spättyp

Hierunter versteht man eine Zwerchfellruptur, die in der Regel erst Monate oder Jahre nach dem Unfallereignis diagnostiziert wird. Der Unfallmechanismus entspricht dem der frischen Zwerchfellruptur. Falls diese primär nicht erkannt wurde, kann sie gelegentlich bis zur zufälligen Entdeckung im Rahmen einer Röntgenuntersuchung symptomlos bleiben. Häufig werden jedoch uncharakteristische Beschwerden des kardiorespiratorischen oder des Magen-Darm-Traktes geschildert. Die Diagnose ist durch eine Röntgenaufnahme des Thorax in 2 Ebenen in aller Regel definitiv zu stellen. Gegebenenfalls kann eine Kontrastmitteldarstellung des Magens bzw. ein Kontrastmitteleinlauf die Verlagerung gastrointestinaler Hohlorgane in den Thoraxraum nachweisen.

Therapie

Auch bei einer veralteten Zwerchfellruptur sollte die operative Rekonstruktion angestrebt werden. Bei der elektiven Operation ist die Letalität zu vernachlässigen, während nach Eintreten von Komplikationen, wie Perforation oder Nekrose prolabierender Anteile des Gastrointestinaltrakts, die Letalität sprunghaft ansteigt. Der operative Verschluß der veralteten Zwerchfellruptur ist prinzipiell sowohl von einem abdominalen als auch von einem thorakalen Zugang möglich. Der transthorakale Zugang wird jedoch bevorzugt, da dabei Adhäsionen der prolabierten intraabdominellen Organe mit dem Zwerchfell, der Brustwand, der Lunge oder dem Perikard übersichtlicher zu lösen sind. Die rechtsseitige Zwerchfellruptur sollte prinzipiell transthorakal angegangen werden. In der Regel ist auch bei der Versorgung veralteter Zwerchfellrupturen die direkte Naht ausreichend. Liegt das ursprüngliche Trauma jedoch bereits sehr lange zurück, kann aufgrund der narbigen Retraktion der diaphragmalen Muskulatur der Defekt so groß sein, daß die Verwendung alloplastischer Materialien zur Deckung notwendig ist.

Retroperitoneale Gefäßverletzungen
(vgl. Kapitel 34)

Allgemeines

Patienten mit Verletzungen der zentralen retroperitonealen Gefäße erreichen nur selten lebend die Klinik. Es wird vermutet, daß bis zu 80% der Betroffenen bereits am Unfallort verbluten (5). Leitsymptome sind die Folgen des Blutverlustes wie Blässe, Tachykardie, Hypotonie bis hin zum hämorrhagischen Schock. Bei Gefäßwandkontusionen kann es aber auch zum Intimaeinriß mit konsekutiver Thrombosierung kommen, ohne daß eine wesentliche Blutung entsteht. Ein Schockzustand nach Abdominalverletzung muß immer an eine größere Gefäßverletzung denken lassen. Wenn keine nennenswerte äußere Blutung vorliegt und sonographisch eine kreislaufwirksame intraperitoneale und intrathorakale Blutung ausgeschlossen werden kann, muß an die Möglichkeit einer retroperitonealen Gefäßläsion gedacht werden. Fehlende Leistenpulse oder eine Ischämie beider Beine weisen auf eine Thrombose der Aorta hin. Seitendifferente Befunde lassen auf eine Arterienverletzung im Bereich der Beckenachsen schließen. Zur Diagnose führt meist das in Sonographie oder CT bzw. bei der explorativen Laparotomie aufgefallene retroperitoneale Hämatom, seltener der beim Patienten im Schockstadium schwer zu interpretierende Pulsstatus.

> Eine Diagnostik ist nur indiziert, wenn der Patient kreislaufstabil ist. Instabile Patienten werden in der Regel sofort in den Operationstrakt übernommen, und die Diagnose der Art der Organverletzung wird intraoperativ gestellt!

Hämatome im Retroperitoneum. Diese werden je nach Lokalisation differenziert bewertet und behandelt. Zur orientierenden Beurteilung ist eine Einteilung in drei Zonen (Abb. 17.9) hilfreich. Hämatome in den Zonen 1 und 2 bedürfen einer subtilen Diagnostik, um Verletzungen von Nieren, Pankreas, Duodenum, V. cava, Aorta sowie von aus der Aorta entspringenden großen Arterien einschließlich der Nierengefäße nicht zu übersehen (10, 15). Mit der digitalen Subtraktionsangiographie (DSA) lassen sich derartige Gefäßläsionen zumeist schnell feststellen. Die Konsequenz ist immer eine frühe operative Intervention.

In der Zone 1 sind Verletzungen der Aorta, der drei Hauptstämme der Mesenterialarterien, der Nierenarterien sowie der begleitenden Venen einschließlich der V. cava auszuschließen. Hämatome der Zone 2 lassen auf eine Verletzung des Nierenparenchyms oder der Gefäße im Nierenhilus schließen. Sie werden bei penetrierenden Verletzungen immer eröffnet, und die Blutung wird gezielt versorgt. Bei stumpfen Traumen besteht eine Indikation zur Freilegung nur dann, wenn intraoperativ eine Größenzunahme beobachtet wird. Die Versorgung von Nierenverletzungen wird auf S. 332 beschrieben. In der Zone 3 kommen in erster Linie blutende Beckengefäße als Ursache in Betracht. In der Mehrzahl der Fälle liegen begleitende oder verursachende Beckenfrakturen vor.

Therapie

Durch das Abklemmen der Aorta zwischen Zwerchfell und Abgang des Truncus coeliacus, dorsal der Kardia, kommt der Patient oft wieder zu meßbarem Blutdruck. Da beim Patienten im Schockzustand die Aorta schwer zu tasten und somit u. U. mit dem Ösophagus zu verwechseln ist, empfiehlt sich eine Markierung des Ösophagus durch eine Magensonde. Alternativ kann vor der Laparotomie ein 22-Charr-Okklusionskatheter von der A. femoralis aus hochgeschoben, oberhalb des Zwerchfells geblockt und die Aorta dadurch temporär okkludiert werden (19). Ist das Leck gefunden, wird ein arterielles Gefäß beidseits der Läsion selektiv abgeklemmt und repariert. Blutungen aus größeren Venen sind meist schwieriger zu kontrollieren, dies gelingt in vielen Fällen aber durch eine digitale Kompression des Gefäßes. Die Versorgung erfolgt bei Arterien und Venen im Regelfall durch fortlaufende Naht mit einem Polypropylenefaden der Stärke 4–0 oder 5–0. Größere Defekte werden débridiert und nach Möglichkeit End-zu-End reanastomosiert. Gelingt eine spannungsfreie Anastomose nicht, wird ein entsprechendes Interponat eingesetzt. Beim Traumatisierten sind diese Operationen immer als kontaminiert oder septisch anzusehen, so daß autologes Venenmaterial bevorzugt zum Einsatz kommen muß. Alloplastische Gefäßprothesen sind fast ausschließlich der Reparatur von Verletzungen der Aorta und der Aa. iliacae vorbehalten. Auf die Problematik retrohepatischer Kavaverletzungen wurde bereits auf S. 321 eingegangen. Nach der Reparatur verletzter Mesenterialarterien ist größte Sorgfalt auf die Kontrolle der Durchblutung und Vitalität des Darmes zu legen. Kann dies nicht sicher beurteilt werden, sollte ein Second look mittels Laparoskopie oder Relaparotomie geplant werden.

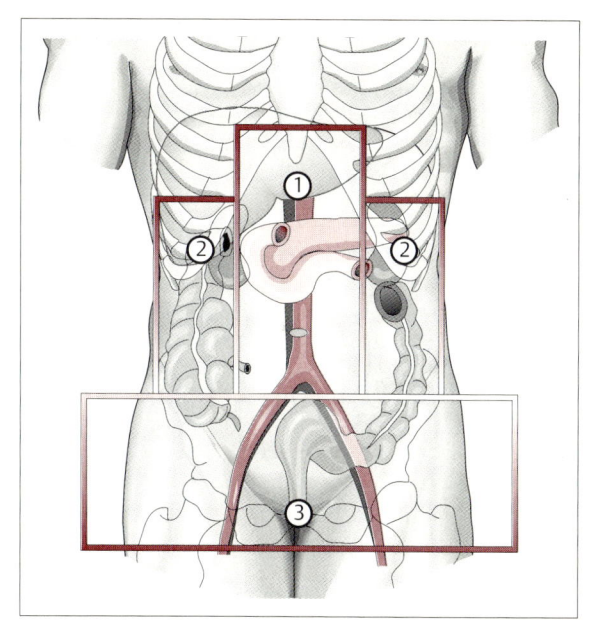

Abb. 17.9 Zoneneinteilung bei retroperitonealen Hämatomen (nach Kudsk u. Sheldon). Hämatome in der Zone 1 sind durch Verletzungen von Aorta, V. cava, Truncus coeliacus, Pfortader, Pankreas, Duodenum oder/und proximalen Nierengefäßen bedingt. Sie erfordern immer eine diffizile Abklärung der Ursache und definitive Versorgung. Hämatome in der Zone 2 werden durch Verletzungen des Nierenparenchyms oder des Nierenstiels hervorgerufen. Sie werden bei penetrierenden Verletzungen immer freigelegt, bei stumpfen Traumen jedoch nur bei großer Ausdehnung und intraoperativer Zunahme des Befundes. Falls ein präoperatives CT oder ein i. v. Urogramm vorliegt und einen Kontrastmittelaustritt zeigt, muß die betroffene Niere ebenfalls dargestellt werden. Die Hämatome der Zone 3 entstehen meist in Kombination mit Beckenfrakturen. Sie sind in der Regel auf venöse Quellen zurückzuführen und können im allgemeinen der Selbsttamponade überlassen werden.

Bei Verletzungen der Aa. iliacae communes et externae sollte eine Reparatur immer angestrebt werden, um die abhängige Extremität nicht zusätzlich zu gefährden. Die Vv. iliacae communes et externae können beim Patienten im Schockzustand ligiert werden, während beim stabilen Patienten ein Reparaturversuch erwogen werden sollte. Ausnahmsweise ist auch die Ligatur der V. cava inferior erlaubt, die jedoch immer unterhalb der Einmündung der Nierenvenen erfolgen muß.

> Im Zweifelsfalle geht Lebenserhalt über Extremitäten- und Funktionserhalt!

Ein Reparaturversuch der internen Beckengefäße (Aa. et Vv. iliacae internae) ist beim instabilen Patienten nicht indiziert, diese Gefäße können (auch beidseitig) ligiert werden. Bei Verletzungen der Pfortader und der V. mesenterica superior sollte jedoch eine Rekonstruktion unbedingt angestrebt werden.

Die retroperitonealen Hämatome der Zone 3 resultieren meist aus venösen Quellen. Sie können in der Regel konservativ behandelt und der Selbsttamponade überlassen werden, ihre operative Ausräumung gelingt fast nie, ohne eine erneute Blutung zu provozieren. Aus diesem Grunde sollte man bei einer explorativen Laparotomie das Retroperitoneum im Beckenbereich nicht eröffnen. Findet man jedoch ein bereits eröffnetes Retroperitoneum vor, kommt therapeutisch meist nur eine Tamponade mit Bauchtüchern in Betracht. Bei etwa 15 % bestehen Läsionen von Arterien, die operativ schwer zugänglich sind. Liegt ein anhaltender Blutverlust vor, sollte eine angiographische Darstellung der Beckengefäße erfolgen. Im Falle des Nachweises einer Gefäßläsion kann der Radiologe durch eine Ballontamponade oder Gefäßembolisation das relevante Gefäß aus der Zirkulation ausschalten und somit eine Blutstillung herbeiführen. Anderenfalls oder alternativ empfiehlt sich eine frühzeitige operative Versorgung der Beckenfrakturen, wodurch gleichzeitig eine Blutstillung erfolgt.

Prognose

Die Prognose wird vom Ausmaß der Verletzung und dem initialen Blutverlust bestimmt. Die Letalität liegt mit 20–40 % relativ hoch. Typische Komplikationen sind Nachblutungen und Gefäßthrombosen. Je nach Lokalisation können gastrointestinale Ischämien, Aszitesbildungen oder Niereninfarkte die Folge sein. Eine adäquate Thromboseprophylaxe ist deshalb unbedingt erforderlich. Bei Verwendung von alloplastischem Material sind Infektkomplikationen möglich, die auch noch nach Jahren auftreten können.

Verletzungen des Urogenitalsystems
(vgl. Kapitel 40)

Verletzungen des Urogenitalsystems treten je nach Schwere und Lokalisation des einwirkenden Traumas in sehr unterschiedlicher Häufigkeit auf. So wird die Inzidenz bei allen Unfallverletzten auf 1–3 % beziffert, beim stumpfen Bauchtrauma oder beim Beckentrauma steigt die Rate auf über 10 % an. An erster Stelle der Verletzungen des Urogenitalsystems steht die Niere mit 75–90 %, gefolgt von der Harnblase mit etwa 25 %. Läsionen von Harnleiter und Harnröhre hingegen sind deutlich seltener.

Für Verletzungen der Nieren und harnableitenden Organe gibt es keine spezifische Symptomatik. Meist dominieren die Folgen von Verletzungen anderer Organe. Prellmarken oder penetrierende Verletzungen in den Flanken sollten jedoch stets abgeklärt werden. Wichtigstes Symptom ist die Makrohämaturie, die durch Läsionen an Nieren, Ureteren, Harnblase oder/und Urethra bedingt sein kann. Eine fehlende Makrohämaturie schließt jedoch Verletzungen des Urogenitaltraktes nicht aus. Die Katheterisierung des Traumatisierten ist zur Diagnostik von Verletzungen im Urogenitaltrakt und zur Überwachung der Urinausscheidung obligat. Beim Katheterisieren darf jedoch niemals Gewalt angewendet werden, um im Falle einer Verletzung der Urethra den Schaden nicht zu vergrößern. Ein Blutaustritt am Orificium urethrae externum deutet auf eine Verletzung der Urethra hin und ist stets Anlaß, eine Katheterisierung zu unterlassen, statt dessen eine suprapubische Harnableitung anzulegen und eine Abklärung mittels retrograder Urethrographie anzustreben. Der männliche Patient sollte außerdem vor dem Katheterisieren immer rektal-digital untersucht werden, da der Befund einer dislozierten Prostata ein weiteres Zeichen einer Verletzung der Urethra ist (8). Führende diagnostische Maßnahme ist die Ultraschalluntersuchung: Sie erlaubt eine Beurteilung der Nieren in Größe und Konfiguration, die Darstellung intraparenchymatöser Hämatome oder Rupturen sowie die Beurteilung eines perirenalen bzw. retroperitonealen Hämatoms, des weiteren wird die Größe und Lokalisation der Gegenniere überprüft. Das Infusionsurogramm ist weitgehend durch die kontrastmittelverstärkte CT ersetzt worden. Diese erlaubt eine zuverlässige Aussage über Ausmaß und Schweregrad der Nierenverletzung, über die Durchblutung evtl. fragmentierter Nierenteile und einen Harnaustritt bei Verletzungen des Nierenbeckens. Eine Angiographie ist in der Regel nicht indiziert, muß jedoch bei fehlender Kontrastierung im CT (z. B. bei Thrombose der Nierenarterie infolge einer Intimadissektion) individuell erwogen werden. Jegliche Diagnostik ist jedoch nur beim kreislaufstabilen Patienten erlaubt.

Meist wird die Diagnose einer Nieren- oder Harnwegsverletzung beim Patienten mit einem Abdominaltrauma erst intraoperativ gestellt. Bei der explorativen Laparotomie deuten retroperitoneale Hämatome der Zone 2 (Abb. 17.9) auf eine Verletzung der Nieren hin. Wenn ein Urologe erreichbar ist, sollten alle Verletzungen im Bereich der Nieren und harnableitenden Organe mit ihm gemeinsam beurteilt und versorgt werden.

Niere

Die unterschiedlichen Typen und Schweregrade von Nierenverletzungen sind in Abb. 17.**10a–i** dargestellt. Alle leichten und die meisten der subkapsulären schweren Nierenparenchymverletzungen können konservativ behandelt werden. Lediglich 10 % der Patienten mit Nierenverletzungen bedürfen einer operativen Revision (8). Dies betrifft Verletzungen des Gefäßstiels, schwere Parenchymzertrümmerungen, Nierenbeckenrupturen mit Urinaustritt sowie Verletzungen, die mit Kapselrupturen und schweren Blutungen einhergehen. In diesen Situationen muß beim instabilen Patienten in der Regel auf zeitaufwendige Erhaltungsversuche verzichtet und im Sinne einer schnellen Blutstillung nephrektomiert werden. Beim stabilen Patienten kann jedoch ein Erhaltungsversuch unternommen werden. Der operative Zugang zu den Nieren erfolgt transperitoneal. Vor jeder Hämatomeröffnung wird der Gefäßstiel der Niere angeschlungen und abgeklemmt. Die Hämatome werden ausgeräumt, die Wundränder débridiert und blutende Gefäße gezielt umstochen. Anschließend wird die Kapsel vernäht, wobei bei ausgedehnten Rupturen ein gestielter Omentumlappen zusätzliche Sicherheit bietet. Läsionen des Hohlsystems werden fortlaufend mit einem resorbierbaren monofilen Faden der Stärke 4–0 übernäht. Bei Abrissen des Nierenbeckens oder des Ureters ist eine Harnleiterschienung sowie ggf. eine perkutane Nierenfistelung erforderlich. Bei allen Verletzungen des Hohlsystems werden retroperitoneale Drainagen

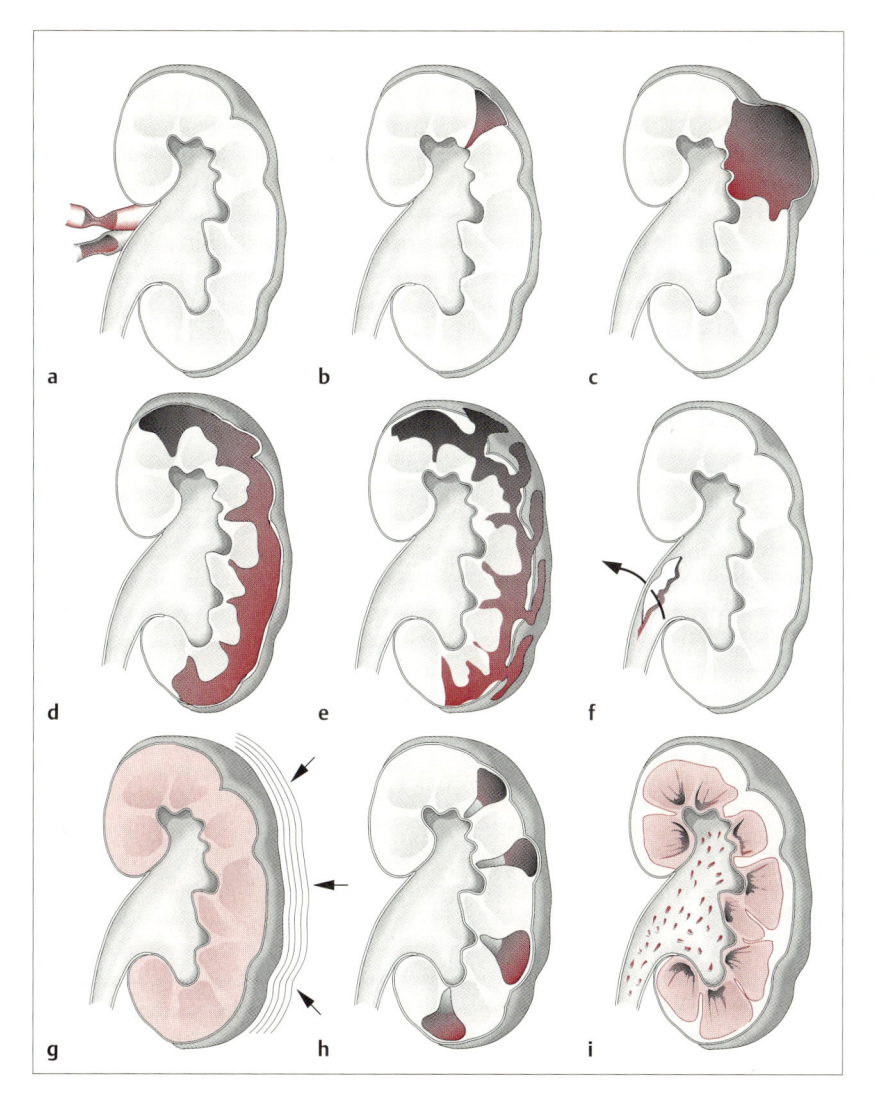

Abb. 17.10 Klassifikation von Verletzungen der Nieren (nach Guerriero). Schwere Verletzungen sind: Läsionen des Gefäßstiels (**a**), tiefe Parenchymverletzungen mit intakter (**b**) oder rupturierter (**c**) Kapsel, Nierenberstungen mit intakter (**d**) oder rupturierter (**e**) Kapsel sowie Rupturen von Nierenbecken oder Ureter (**f**). Leichtere Verletzungen sind: die Kontusion (**g**), auf die Rinde beschränkte Parenchymdefekte (**h**) und isolierte Verletzungen des Marks (**i**).

eingelegt, um evtl. verbleibende Urinlecks zu kontrollieren. Bei reinen Parenchymverletzungen mit kompensierbarer Blutung ist eine selektive angiographische Embolisation von Segmentarterien möglich.

Die Prognose quoad vitam ist bei Nierenverletzungen in der Regel gut, die Spätkomplikationsrate wie Aneurysmabildung nach partieller (Intima-) Ruptur der Nierenarterie, Hypertonus oder fokale Nierenatrophie liegt jedoch zwischen 10 und 30 %.

Ureter

Ureterverletzungen kommen praktisch nur bei penetrierenden Traumen vor und werden bei der Exploration des Stich-, Schuß- oder Pfählungskanals erkannt. Kurzstreckige, glatte Läsionen werden übernäht und der Ureter dabei mit einem Ureterenkatheter geschient. Größere Defekte können wegen des damit verbundenen Zeitaufwandes beim instabilen Patienten meist nicht definitiv behandelt werden. In solchen Situationen sorgt eine perkutane Nephrostomie für eine temporäre Ableitung des Urins (8). Die Rekonstruktion erfolgt dann in einer zweiten Sitzung. Beim stabilen Patienten kommen definitive Verfahren wie die primäre Ureteroureterostomie (unteres, mittleres und oberes Drittel), die Reimplantation in die Harnblase (unteres Drittel) sowie die Transureteroureterostomie (mittleres und oberes Drittel) in Betracht.

Die Prognose einer Ureterläsion hängt wesentlich vom Ausmaß und Schweregrad begleitender Verletzungen ab. Als organspezifische Spätkomplikation ist in erster Linie die Stenosierung der Anastomose zu erwähnen.

Harnblase

Verletzungen der Harnblase treten selten isoliert auf, typischerweise werden sie beim schweren Beckentrauma oder beim Polytraumatisierten beobachtet. Man kann zwischen offenen (penetrierenden) und geschlossenen (stumpfen) sowie zwischen intraperitonealen und extraperitonealen Blasenrupturen unterscheiden. Die intraperitoneale Blasenruptur ist in der Regel die Folge einer maximalen Kompression bei gefüllter Harnblase, während die extraperitoneale Blasenruptur meist die Folge einer direkten Einspießung von Knochenfragmenten bei komplexen Beckenverletzungen darstellt. Klinische Hinweise sind lokale Schmerzen mit Abwehrspannung sowie häufig eine Makrohämaturie, die jedoch nicht obligat ist.

Die Diagnostik erfolgt primär und orientierend durch die Sonographie. Die sonographische Beurteilbarkeit der Harnblase ist jedoch von ihrer Füllung abhängig, so daß nach erfolgter Katheterisierung zunächst nur eine Urinprobe zur Laboranalyse entnommen und der Katheter anschließend bis zum Ende der Sonographie abgeklemmt wird. Beim stabilen Patienten mit einer Makrohämaturie oder Frakturen an Sitz- bzw. Schambein oder einer Symphysenruptur sollte eine Harnblasenruptur durch retrograde Zystographie in Prallfüllung (300 ml wasserlösliches Kontrastmittel) und nach Entleerung der Harnblase ausgeschlossen werden. Dies ist jedoch überflüssig, wenn aus anderer Indikation ohnehin laparotomiert werden muß.

Bei der explorativen Laparotomie ist die Harnblase einer Inspektion und Palpation gut zugänglich, so daß intraperitoneale Verletzungen kaum übersehen werden können. Im Zweifelsfall kann man das Organ über den Urinkatheter retrograd mit Flüssigkeit auffüllen (lassen), was selbst kleinste Defekte aufdeckt. Die zwei- oder dreireihige Übernähung nach Anfrischen der Wundränder stellt die Methode der Wahl dar. Nach dem Verschluß der Wunde erfolgt eine Dichtigkeitsprüfung, indem man 400 ml Kochsalzlösung über den Urinkatheter applizieren läßt. Zur Entlastung wird für 10–14 Tage eine suprapubische Ableitung angelegt, die überhaupt beim Patienten mit einem Abdominal- oder Polytrauma einer transurethralen Harnableitung gegenüber zu bevorzugen ist. Extraperitoneale Verletzungen der Harnblase kommen bei Beckenfrakturen vor und werden durch knöcherne Fragmente verursacht. Sie werden im Rahmen der operativen Frakturstabilisierung in der Weise versorgt, wie sie für die intraperitonealen Läsionen beschrieben wurde. Im allgemeinen genügt hier jedoch eine einreihige Naht. Ist eine Operation der Beckenfrakturen nicht geplant, kann man die extraperitoneale Harnblasenverletzung auch konservativ behandeln. Dazu genügt eine Entlastung mittels transurethraler oder besser suprapubischer Urinableitung über 10–14 Tage. Nach der operativen Versorgung von Blasenrupturen ist eine antibiotische Abschirmung zu empfehlen.

Bei rechtzeitiger Therapie ist die Prognose von Harnblasenverletzungen gut. Komplikationen wie Urinphlegmone und Beckenosteomyelitis werden in der Regel nur bei verzögerter operativer Versorgung beobachtet.

Harnröhre

Harnröhrenverletzungen treten in der Regel nur bei Männern auf, sie sind selten und typischerweise mit komplexen Beckentraumen kombiniert. Der wichtigste klinische Hinweis ist der Blutaustritt am Orificium urethrae externum. Ein weniger sicheres Zeichen ist die bei der rektal-digitalen Untersuchung als disloziert palpierte Prostata (8). Beim Verdacht auf das Vorliegen einer Verletzung der Urethra darf ein Urinkatheter nicht plaziert werden, da dadurch eine inkomplette Ruptur in eine komplette umgewandelt werden kann. In solchen Fällen wird primär eine suprapubische Harnableitung angelegt. Die Diagnose läßt sich durch eine retrograde Urethrographie sichern. Direkte offene Harnröhrenverletzungen sind sehr selten, meist liegen geschlossene bzw. stumpfe Harnröhrenverletzungen vor. Man unterscheidet die supradiaphragmale oder intrapelvine von der infradiaphragmalen oder extrapelvinen Form. Die Einteilung erfolgt auf der Basis des retrograden Urethrozystogramms. Prinzipiell sollte sowohl bei der inkompletten als auch bei der kompletten Harnröhrenruptur eine operative Therapie erfolgen. Ziel ist die primäre Rekonstruktion. Nur wenn diese primäre Wiederherstellung beim komplizierten schweren Beckentrauma oder bei gravierenden Begleitverletzungen nicht möglich ist, muß die alleinige suprapubische Drainage der Harnblase durchgeführt werden. Eine endgültige Rekonstruktion kann dann sekundär nach 3–6 Monaten erfolgen.

Frühkomplikationen sind selten. Häufig kommt es jedoch zu Spätschäden wie Harnröhrenstrikturen, Inkontinenz, Impotenz oder neurogenen Harnblasenentleerungsstörungen.

Literatur

1 Blaisdell, F. W.: General assessement, resuscitation and exploration of penetrating and blunt abdominal trauma. In Blaisdell, F. W., D. D. Trunkey: Trauma Management: Abdominal Trauma. Thieme & Stratton, New York 1982 (pp. 1–18)
2 Cooper, M. J., R. C. N. Williamson: Splenectomy: indications, hazards and alternatives. Brit. J. Surg. 71 (1984) 173
3 Dittel, K., C. Uhlig, E. Kraft: Die Prognose des Rumpftraumas unter Berücksichtigung seiner Begleitverletzungen. Langenbecks Arch. Chir. 373 (1988) 114
4 Feliciano, D. V.: Surgery for liver trauma. Surg. Clin. N. Amer. 69 (1989) 273
5 Grüßner, R., K. Rückert, H. J. Klotter, A. Kuhnert: Ultraschall und Lavage beim stumpfen Bauchtrauma polytraumatisierter Patienten. Dtsch. med. Wschr. 110 (1985) 1521
6 Guerriero, W. G.: Trauma to the kidneys, ureters, bladder, and urethra. Surg. Clin. N. Amer. 62 (1982) 1047
7 Ivatury, R. R., R. J. Simon, W. M. Stahl: A critical evaluation of laparoscopy in penetrating abdominal trauma. J. Trauma 34 (1993) 822
8 Jurkovich, G. J., C. J. Carrico: Management of acute injuries. In Sabiston jr., D. C.: Textbook of Surgery, 14 th ed. Saunders, Philadelphia 1991 (p. 258)
9 Klotter, H. J., C. Nies, A. Ziehlke, H. Sitter, M. Rothmund: Diagnostische Verfahrenswahl beim stumpfen Bauchtrauma. Chirurg. 64 (1993) 849
10 Kudsk, K. A., G. F. Sheldon: Retroperitoneales Hämatom. In: Bauchtrauma. Blaisdell, F. W., D. D. Trunkey: Bauchtrauma. Enke, Stuttgart 1986 (S. 240)
11 Lucas, C. E.: Diagnosis and treatmant of pancreatic and duodenal injury. Surg. Clin. N. Amer. 57 (1977) 49
12 Moore, E. E.: Critical decisions in the management of hepatic trauma. Amer. J. Surg. 148 (1984) 712
13 Nagel, M., H. D. Saeger, H. Massoun, J. Buschulte: Verletzungen von Dünn- und Dickdarm beim traumatisierten Abdomen. Unfallchirurg 94 (1991) 105–109
14 Nagel, M., D. Ockert, H.-D. Saeger: Management abdomineller Stichverletzungen. Unfallchirurg 97 (1994) 419
15 Nast-Kolb, D., C. Waydhas, L. Schweiberer: Behandlungsstrategie bei Schwerstverletzten. In Bünte, H., T. Junginger: Jahrbuch der Chirurgie 1996. Biermann, Zülpich 1996 (S. 113)

16 Pichlmayr, R., D. Löhlein: Chirurgische Therapie. Springer, Berlin 1991
17 Regel, G., J. A. Sturm, H. P. Friedl, M. Nerlich, U. Bosch, H. Tscherne: Die Bedeutung der Lungenkontusion für die Letalität nach Polytrauma. Chirurg 59 (1988) 771
18 Sorkey, A. J., M. B. Farnell, H. J. Williams: The complementary roles of diagnostic peritoneal lavage and computed tomography in the evaluation of blunt abdominal trauma. Surgery 106 (1989) 794
19 Trentz, O., H. P. Friedl: Therapeutic sequences in the acute period in unstable patients. In Goris, R. J. A., O. Trentz: The Integrated Approach to Trauma Care: the First 24 Hours. Springer, Berlin 1995 (p. 172)
20 Treutner, K. H., P. Bertram, V. Schumpelick: Prinzipien der Milzerhaltung beim stumpfen Bauchtrauma. Chirurg 64 (1995) 860
21 Wolff, H., H. Lippert: Das stumpfe Bauchtrauma. Zbl. Chir. 113 (1988) 1

Polytrauma

H.-U. Schulz, K. Ridwelski und H. Lippert

Definition und Einleitung

> Unter Polytrauma ist zu verstehen
> – eine gleichzeitig entstandene schwere Verletzung in mindestens zwei der vier Körperregionen Kopf, Thorax, Abdomen und Bewegungsapparat bzw.
> – eine besonders schwere Mehrfachverletzung des Bewegungsapparates (Wirbelsäule, Becken, Extremitäten),
> wobei eine der Verletzungen oder deren Kombination lebensbedrohlich ist!

Die Häufigkeit des Befalls dieser einzelnen Körperregionen beim Polytrauma ist in Abb. 17.**11** dargestellt. Multiple leichte Verletzungen der genannten Körperregionen berechtigen nicht zur Klassifikation eines Patienten als polytraumatisiert. Die Verletzungen der einzelnen Körperregionen müssen vielmehr einen definierten Schweregrad (Tab. 17.**9**) aufweisen, um in ihrer Summe eine Klassifikation als Polytrauma zu rechtfertigen.

Die Versorgung von Polytraumatisierten stellt in personeller, apparativer und organisatorischer Hinsicht hohe Ansprüche an alle Beteiligten (11) und erfordert eine enge interdisziplinäre Zusammenarbeit, wobei dem Allgemein- bzw. Unfallchirurgen eine besondere Rolle zukommt. Ursächlich überwiegen im europäischen Raum stumpfe Traumen (Verkehrsunfall, Sturz aus der Höhe) gegenüber penetrierenden Verletzungen (Stich-, Schuß- und Pfählungsverletzungen). Entscheidend für das Schicksal des Polytraumatisierten ist eine rasche und gut koordinierte Hilfeleistung in präklinischer und klinischer Versorgung. Der Notarzt stellt bereits am Unfallort die Weichen für das Überleben des Verletzten. Die Behandlung des Polytraumatisierten am Ort des Unfalls muß einer „unkontrollierten Maximaltherapie" entsprechen (6). Sie hat das Ziel, gestörte Vitalfunktionen (Tab. 17.**10**) wiederherzustellen, zu stabilisieren und auf-

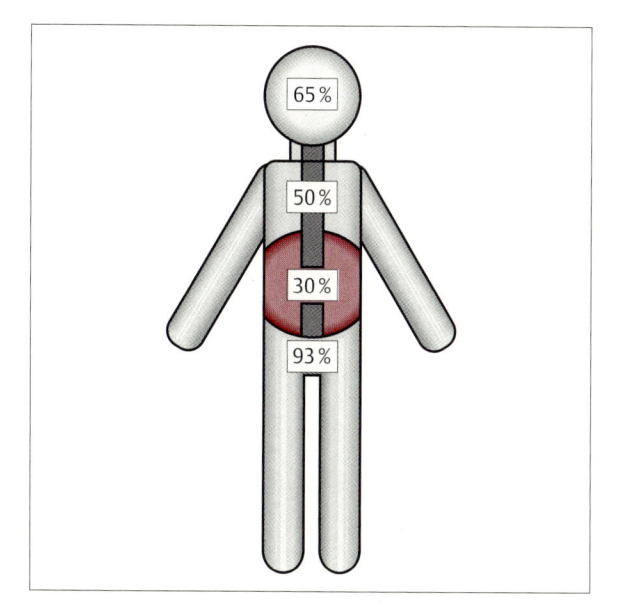

Abb. 17.**11** Häufigkeit des Befalls der wesentlichen Körperregionen Kopf, Thorax, Abdomen und Bewegungsapparat bei polytraumatisierten Patienten (nach Schweiberer u. Mitarb.).

Tabelle 17.**9** Schwere Verletzungen unterschiedlicher Körperregionen, die der Polytraumaklassifikation zugrunde liegen (nach Schweiberer u. Mitarb.)

Körperregion	Verletzung
Kopf	Frakturen des Hirn- und Gesichtsschädels sämtliche intrakranielle Blutungen Schädel-Hirn-Traumata
Thorax	Rippenserienfrakturen Sternumfrakturen Hämato- oder Pneumothorax röntgenologisch nachweisbare Lungenkontusionen Bronchusverletzungen Verletzungen des Mediastinums
Abdomen	sämtliche abdominelle Blutungen Organperforationen Zwerchfellrupturen retroperitoneale Verletzungen (Niere, Ureter, Harnblase)
Bewegungsapparat	Wirbelsäulenverletzungen vordere/hintere Beckenringfrakturen Symphysen- und Ileosakralgelenkrupturen Azetabulum- und Beckenschaufelfrakturen Frakturen der langen Röhrenknochen Amputationen proximal der Finger- bzw. Zehenlinie Verbrennungen II. und III. Grades von mehr als 10 % der Körperoberfläche

Tabelle 17.10 Vitalfunktionen und Möglichkeiten ihrer Überprüfung

Vitalfunktion	Überprüfungsmöglichkeit
Herz/Kreislauf	Blutdruck (obligat)
	Puls (obligat)
	Temperatur (obligat)
	zentraler Venendruck (fakultativ)
Atmung	transkutane Sauerstoffsättigung (obligat)
	Atemfrequenz (obligat)
	Auskultationsbefund (obligat)
	arterielle Sauerstoffsättigung (fakultativ)
ZNS/Bewußtsein	Bewußtseinslage (obligat) – Patient ansprechbar? – Patient orientiert? – Patient adäquat reagierend?
	Pupillenweite und Lichtreaktion im Seitenvergleich (obligat)
	Glasgow Coma Scale (fakultativ, aber zu empfehlen)

rechtzuerhalten. Die besten Überlebenschancen bietet heute die Behandlung in spezialisierten Zentren. Gelingt dem Notarzt die Stabilisierung der Vitalfunktionen jedoch nicht, muß der Polytraumatisierte in das nächstgelegene Krankenhaus eingewiesen werden. Erst nach erfolgreicher Fortführung der Reanimationsmaßnahmen, eventuellen lebenserhaltenden Sofortoperationen (z. B. Bohrlochtrepanation, Tamponade von Leberrupturen) und gegebener Transportfähigkeit wird der Patient zur Versorgung spezifischer Verletzungen in spezialisierte Zentren verlegt. Die organspezifische Regelversorgung der Verletzungen des Polytraumatisierten erfolgt im allgemeinen nach den gleichen Richtlinien wie die der Einzelverletzung. Die Besonderheit liegt darin, daß die vitale Bedrohung des Unfallopfers und die Vielzahl der zu versorgenden Verletzungen ein nach Dringlichkeit gestaffeltes Konzept verlangt. Aus diesem Grunde erfolgt die Behandlung des Polytraumatisierten nach einem therapeutischen und diagnostischen Stufenplan, der durch einen Wechsel operativer Phasen mit intensivmedizinisch-diagnostischen Abschnitten gekennzeichnet ist (8). Lebenserhalt geht über Organerhalt, weswegen zeitaufwendige Versuche der Rekonstruktion verletzter Organe (z. B. Milz, Niere) oder komplex geschädigter Extremitäten beim Polytraumatisierten in der Regel keinen Stellenwert haben. Die Prognose des Verunfallten wird neben dem Zeitfaktor auch durch das Verletzungsmuster bestimmt. So beeinflußt bei Kopf- oder Abdominaltraumen die Einzeldiagnose die letale Gefährdung wesentlich, während dies für Verletzungen des Thorax und des Stütz- und Bewegungsapparates weniger gilt (13). Die Letalität weist einen zweigipfeligen Verlauf auf: In der frühen Phase wird sie durch den Schock bedingt, während in den späten Stadien die Sepsis die führende Todesursache ist. Im folgenden werden nach einer mehr oder weniger komplexen Darstellung der interdisziplinären Behandlung von Polytraumatisierten Grundzüge der Therapie einzelner Organverletzungen erläutert.

Pathophysiologie

Pathophysiologisch sind vier Schädigungsmechanismen bedeutsam, die sich in der Praxis jedoch nicht streng voneinander abgrenzen lassen.
Der Polytraumatisierte erleidet zunächst durch den Unfall direkt **Verletzungen,** die durch die Läsion lebenswichtiger Organe vital bedrohlich sein und in schwersten Fällen frühzeitig letal verlaufen können. Eine weitere direkte Unfallfolge stellen Verluste von Körperteilen oder irreparable funktionelle Defekte (z. B. Lähmungen) dar.
Ein zweites, pathophysiologisch sehr bedeutsames Schlüsselereignis ist der **Schock.**

> Als Schock bezeichnet man den Zustand einer generalisierten Unterversorgung von Geweben mit oxygeniertem Blut, der mit Störungen in der Mikrozirkulation einhergeht und zu zellulären Funktionsstörungen führt!

Der Schock ist kein eigenständiges Krankheitsbild, sondern eine Manifestation verschiedenartiger Erkrankungen oder Verletzungen, deren Pathophysiologie sich drei grundlegenden Mechanismen zuordnen läßt:
– Verminderung des Blutvolumens (hämorrhagischer Schock),
– Verminderung des Herzzeitvolumens (kardiogener Schock),
– Verminderung des Gefäßtonus (septischer, anaphylaktischer, spinaler Schock).

Daneben gibt es Kombinationen dieser drei Formen. Beim Polytraumatisierten muß man als Ursache zunächst eine Verminderung des Blutvolumens annehmen, auch wenn keine äußere Blutung erkennbar ist. Kardinalsymptome des Schocks sind Hypotonie und Tachykardie, die fakultativ mit Tachypnoe, peripherer Zyanose, kalt-schweißiger Haut und einer Bewußtseinstrübung einhergehen können. Zur groben Abschätzung des Schweregrades der Kreislaufsituation ist der Schockindex nach Allgöwer nützlich, der aus dem Quotienten zwischen systolischem Blutdruck und zeitgleich gemessener Herzfrequenz ermittelt wird (Tab. 17.11). Die mitunter lebenserhaltende Notfallbehandlung des Schocks besteht im Ausgleich des Volumendefizits durch eine aggressive Volumentherapie, die bereits am Unfallort beginnen muß.

Tabelle 17.11 Schockindex nach Allgöwer – systolischer Blutdruck : Herzfrequenz

> 1,5	Normalzustand
= 1	drohender Schock
< 1	manifester Schock

Das dritte Ereignis von pathophysiologischer Bedeutung ist die **inadäquate Aktivierung** (überschießend, nicht ausreichend, am falschen Ort) **körpereigener Systeme.** Die durch Unfall, Schock und konsekutive Hypoxie geschädigten Gewebe setzen Enzyme, Metabolite und Ionen frei, die in die Zirkulation gelangen und somit systemische Folgereaktionen auslösen können. Zu diesen Folgereaktionen gehören z.B. die Aktivierung von Kaskadensystemen wie Gerinnung/Fibrinolyse, Komplement und Kallikrein/Kinin. Andererseits wird auch die zelluläre Abwehr (Monozyten/Makrophagen, polymorphkernige Granulozyten, Lymphozyten) aktiviert. Diese immunologisch aktiven Zellen setzen eine Reihe von Effektoren (Enzyme, Sauerstoffradikale) und Mediatoren (Cytokine, Arachidonsäuremetabolite usw.) frei, die im Regelfall Reparations- und Heilungsvorgänge einleiten und Zelldetritus sowie invadierende Mikroorganismen eliminieren. Diese Reaktion kann sich u.U. jedoch auch gegen körpereigene Zellen richten und zu einer autodestruktiven „Ganzkörperentzündung" führen, deren klinisches Erscheinungsbild heute als SIRS (systemic inflammatory response syndrome) bezeichnet wird (1) (vgl. Kapitel 14, S. 231 ff).

Der Polytraumatisierte erleidet durch Unfall, Schock, Hypoxie und Fremdantigenbelastung (Bluttransfusionen, Plasma, Albumin) eine Beeinträchtigung der körpereigenen Abwehr, die Infektionen durch Bakterien, Pilze und andere Erreger begünstigt. Die Reaktion des Körpers auf solche Infektionen, die **Sepsis,** stellt den vierten pathophysiologisch wichtigen Mechanismus dar. Schock, SIRS und Sepsis können durch Metabolite, Toxine und Mediatoren die Funktion von Organen oder Organsystemen wie Herz/Kreislauf, Lunge, Nieren, Leber, Gehirn und Knochenmark beeinträchtigen. Diese Organdysfunktion kann einzelne oder auch mehrere der genannten Organsysteme betreffen. In letzterem Fall spricht man von einem MODS (multi-organ dysfunction syndrome) (1). Die Kausalkette pathophysiologischer Mechanismen zwischen Unfall und posttraumatischer Multiorgandysfunktion ist nur unvollständig aufgeklärt, und so muß die Therapie dieser Zustände sich heute vor allem auf intensivmedizinische und symptomatische Maßnahmen beschränken. Die Problematik der Sepsis wird in Kapitel 14, S. 231 ff besprochen.

Präklinische Erstversorgung

Bereits 1938 erkannte Kirschner die Notwendigkeit der präklinischen Frühversorgung. Er forderte, daß in Notfällen der Arzt zum Patienten und nicht der Patient zum Arzt kommen müsse. Seine „fahrbare chirurgische Klinik" bestand aus einem LKW mit zwei Anhängern. Das von Bauer 1957 eingeführte „Klinomobil" stellte einen rollenden Operationstrakt dar. Dieser sollte es ermöglichen, alle Verletzungen noch am Unfallort zu versorgen. Der zunehmende technische Ausstattungsgrad der Kliniken, insbesondere auf dem diagnostischen Sektor und in den Operationssälen, schränkte die Mobilität jedoch erheblich ein. Schon bald wurde klar, daß im Sinne des Patienten präklinisch nur eine lebenserhaltende Erstversorgung sinnvoll ist. Das heutige Notarztsystem geht auf Friedhoff zurück, der 1957 die Aufgaben der notfallmedizinischen Versorgung folgendermaßen definierte: so schnell wie möglich ärztliche Hilfe zum Unfallopfer zu bringen sowie die Vitalfunktionen des Patienten wiederherzustellen, zu stabilisieren und während des Transports in die Klinik aufrechtzuerhalten. Schriefers wies 1971 darauf hin, daß bei schweren Kombinationsverletzungen unterschiedliche Prioritäten in Diagnostik und Therapie bestünden und daß ein abgestuftes Behandlungsschema die größte Aussicht auf Erfolg bietet. Heute ist allgemein akzeptiert, daß nur ein genau definiertes Therapiekonzept dem schwerverletzten Patienten die optimale Versorgung und damit die größte Aussicht auf ein Überleben ermöglicht (8). Ein wesentlicher Bestandteil dieses Behandlungskonzepts ist die Erstversorgung des Verletzten am Unfallort durch den Notarzt. Dieser muß einerseits lebensbedrohliche Verletzungen mit einfachen klinischen Methoden erkennen können und eine evtl. lebenserhaltende Intensivtherapie noch vor dem Transport des Verletzten in die Klinik beginnen. Andererseits darf dadurch keine Verzögerung der definitiven Therapie und auch keine Verschlechterung des Verletzungsmusters entstehen.

> Der wichtigste Parameter zur Beurteilung des Schweregrades der Verletzungen und damit der Bedrohung des Patienten am Unfallort ist die Einschätzung des Gewaltausmaßes des Unfalls, nicht das vom Notarzt nur unzureichend zu erkennende Verletzungsmuster!

> Besonders schwere Verletzungen müssen in folgenden Situationen vermutet werden (6):
> – Sturz aus mehr als 5 m Höhe,
> – Explosionsverletzungen,
> – Einklemmung oder Verschüttung,
> – Herausschleuderung aus dem Fahrzeug,
> – Tod eines Beifahrers,
> – angefahrener Fußgänger oder Radfahrer,
> – Motorrad- oder Autounfall mit hoher Geschwindigkeit!

Folgende diagnostische und therapeutische Maßnahmen sind am Unfallort unabdingbar:
- Jede Untersuchung beginnt mit der Kontrolle der Vitalfunktionen (Tab. 17.**10**). Sind diese gestört oder gar erloschen, muß unverzüglich mit adäquaten Maßnahmen zu ihrer Wiederherstellung begonnen werden. Die Reihenfolge der einzelnen Schritte wird durch das Notfall-ABC festgelegt:

A = Atemwege kontrollieren, ggf. freimachen und offenhalten:
  – Kopf reklinieren, Erbrochenes, Fremdkörper und Blut absaugen,
  – Bewußtlose und Patienten im Schockzustand endotracheal intubieren,
  – Punktionskoniotomie (Abb. 17.**12 a–c**) bei Zertrümmerungen des Gesichtsschädels oder Larynxverletzungen.

B = Beatmung bei respiratorischer Insuffizienz, Bewußtlosigkeit, Schock oder instabilem Thorax (Tab. 17.**12**), *vorher* klinische Kontrolle auf das Vor-

Tabelle 17.**12** Indikationen zur Frühintubation und Beatmung beim Polytraumatisierten

Bewußtlosigkeit
Glasgow Coma Scale (GCS) < 10
GCS-Abfall um mehr als 3 Punkte
Ateminsuffizienz
Offene Thoraxverletzungen
Instabiler Thorax/paradoxe Atmung (auch ohne manifeste Ateminsuffizienz)
Schock
Aspiration
Enorale Blutung
Unterkühlung mit Körperkerntemperatur < 32 °C

Tabelle 17.**13** Indikationen zur notfallmäßigen Thoraxdrainage beim Polytraumatisierten

Penetrierende Thoraxverletzungen
Instabiler Thorax/paradoxe Atmung
Thorakales Hautemphysem
Verdacht auf Rippenserienfraktur (Krepitation)
Seitendifferente Atemexkursionen
Abgeschwächtes oder nicht vorhandenes Atemgeräusch in Kombination mit gestauten Halsvenen
Zusätzlich beim Intubieren und Beatmen:
– hoher Beatmungsdruck
– unklarer Blutdruckabfall

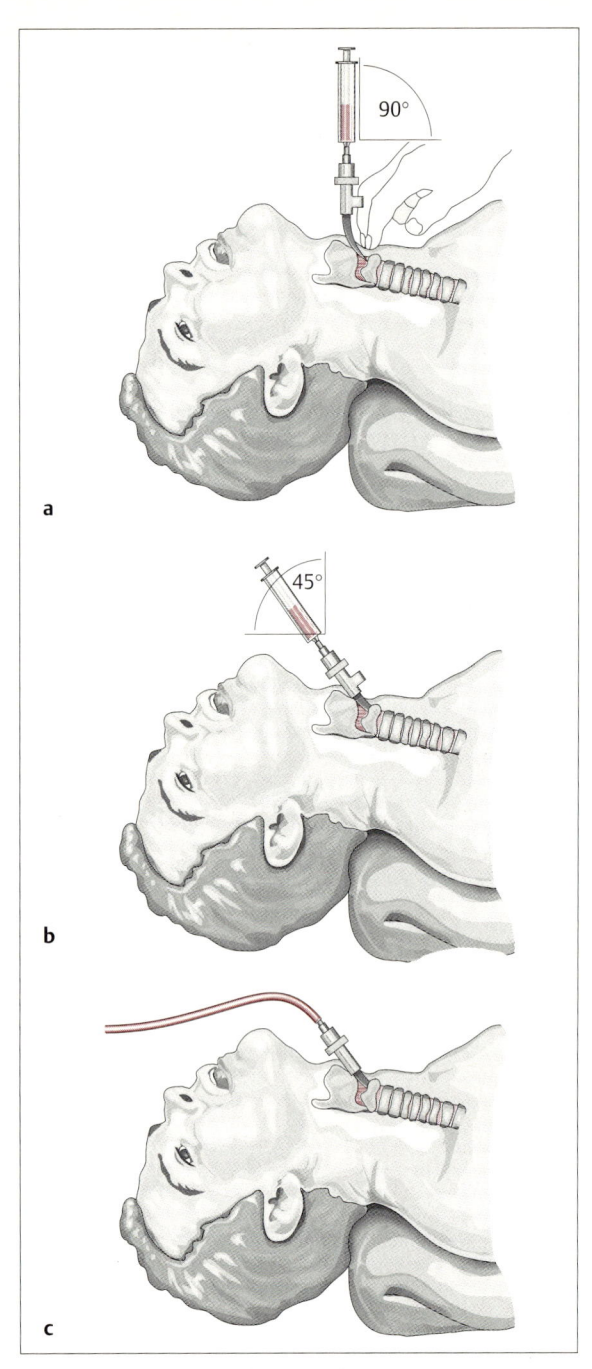

Abb. 17.**12** Notfallkoniotomie mit einem kommerziell verfügbaren Set. Der zwischen Schild- und Ringknorpel befindliche Conus membranaceus wird durch Palpation lokalisiert. Diese Mulde ist in der Regel gut zu tasten. Hier wird das Koniotomie-Besteck senkrecht eingestochen (**a**). Die in der Trachea befindliche Luft entweicht hörbar, die korrekte intraluminale Lage der Kanüle wird durch Aspiration mit der aufgesetzten Spritze überprüft. Anschließend wird das Koniotomiebesteck auf 45° geneigt und bis zum Anschlag vorgeschoben (**b**). Stopper und Metallmandrin werden nun entfernt, die Kanüle wird mit einem Halsband befestigt und der Beatmungsschlauch adaptiert (**c**). Nach dem Absaugen von Sekreten kann mit der Beatmung begonnen werden.

liegen intrathorakaler Verletzungen und im positiven oder Zweifelsfall diagnostische bzw. therapeutische Thoraxdrainage (Tab. 17.**13**).
C = Kardiozirkulatorische Maßnahmen:
  – Stillung offensichtlicher Blutungen (Kompressionsverbände),
  – Volumentherapie,
  – ggf. Gabe von Katecholaminen,
  – ggf. kardiopulmonale Wiederbelebungsmaßnahmen (Abb. 17.**13**).
D = Defekte im neurologischen Status erkennen:
  – Bewußtseinslage anhand der Glasgow Coma Scale (Tab. 17.**14**) beurteilen.
  – Pupillenreaktion / Anisokorie?
  – Lähmungen von Extremitäten?

- Über mindestens zwei, besser drei peripher-venöse Verweilkanülen wird mit einer Schockprophylaxe bzw. Volumentherapie begonnen (1000 ml Ringer-Lösung als Bolus, danach 500 ml einer kolloidalen Lösung beim Erwachsenen; 20 ml/kg KG an Ringer-Lösung beim Kind). Periphere Zugänge sollten nie distal von Extremitätenfrakturen angelegt werden. Die Anlage eines zentralen Venenkatheters wird am Unfallort nicht unter sterilen Bedingungen möglich sein und sollte nur dann erfolgen, wenn das Verletzungsmuster (z. B. bei ausgedehnten Weichteilverletzungen, Ver-

Polytrauma 339

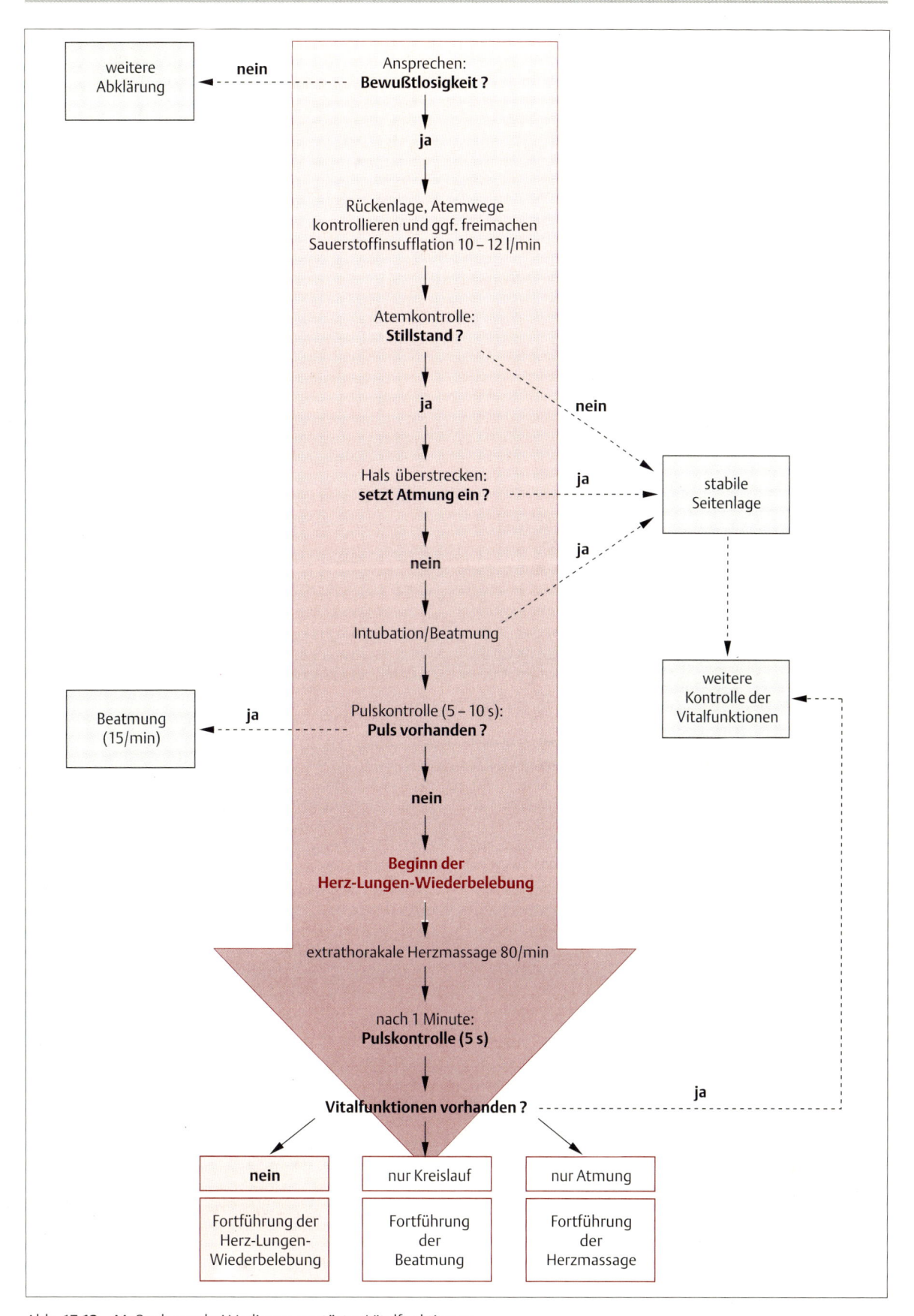

```
                    Ansprechen:
weitere  ←--nein--  Bewußtlosigkeit?
Abklärung
                         ↓ ja
                         ↓
               Rückenlage, Atemwege
               kontrollieren und ggf. freimachen
               Sauerstoffinsufflation 10 – 12 l/min
                         ↓
                    Atemkontrolle:
                    Stillstand?  ---nein--→  stabile
                         ↓ ja                 Seitenlage
                         ↓
                   Hals überstrecken:
                   setzt Atmung ein?  --ja--→
                         ↓ nein
                         ↓            ja
                  Intubation/Beatmung ----↗
                         ↓
                                              weitere
                  Pulskontrolle (5 – 10 s):   Kontrolle der
Beatmung  ←--ja-- Puls vorhanden?             Vitalfunktionen
(15/min)
                         ↓ nein
                         ↓
                    Beginn der
                Herz-Lungen-Wiederbelebung
                         ↓
               extrathorakale Herzmassage 80/min
                         ↓
                    nach 1 Minute:
                   Pulskontrolle (5 s)
                         ↓
                Vitalfunktionen vorhanden? ---ja---→
                    ↓         ↓         ↓
                   nein   nur Kreislauf  nur Atmung
                    ↓         ↓         ↓
               Fortführung  Fortführung  Fortführung
               der Herz-    der          der
               Lungen-      Beatmung     Herzmassage
               Wiederbelebung
```

Abb. 17.**13** Maßnahmen bei Vorliegen gestörter Vitalfunktionen.

Tabelle 17.14 Glasgow Coma Scale (GCS)

Zu bewertende Reaktion	Punktzahl
Augenöffnen:	
– spontan	4
– auf Aufforderung	3
– auf Schmerzreiz	2
– nicht	1
Beste sprachliche Antwort:	
– voll orientiert	5
– verwirrt	4
– inadäquat	3
– unverständlich	2
– keine	1
Beste motorische Reaktion:	
– adäquat	6
– gezielte Abwehr	5
– ungezielte Abwehr	4
– Beugesynergismen	3
– Strecksynergismen	2
– keine	1

brennungen oder Frakturen aller Extremitäten) dazu zwingt.

- Jeder Bewußtlose sollte intubiert und maschinell beatmet werden (Tab. 17.12). Die prophylaktische Intubation eines ansprechbaren Patienten empfiehlt sich bei einem Punktwert unter 10 auf der Glasgow Coma Scale (GCS; Tab. 17.14) bzw. einem GCS-Abfall um 3 oder mehr Punkte (Tab. 17.12). Generell wird die Indikation zur prophylaktischen Beatmung von Polytraumatisierten großzügig gestellt, da dadurch die Letalität gesenkt werden kann (6). Dabei ist jedoch in Erwägung zu ziehen, daß dies eine gezielte Diagnostik nach den Angaben des Verletzten unmöglich macht, den diagnostischen Aufwand erhöht und die Therapie damit verzögert.
- Verletzte ohne Spontanatmung oder mit instabilem Thorax müssen intubiert und beatmet werden (Tab. 17.12). Thoraxkompressionsschmerz sowie ein abgeschwächtes Atemgeräusch deuten auf intrathorakale Verletzungen hin. Beim Verdacht auf eine intrathorakale Verletzung muß *vor der Beatmung* eine ein- oder beidseitige Thoraxdrainage angelegt werden, um die Entwicklung eines Spannungspneumothorax zu verhindern.
- Unter Umständen ist eine extrathorakale Herzmassage erforderlich. Dabei wird der Verletzte auf den Rücken gelegt und auf einer unnachgiebigen Unterlage gelagert. Über dem unteren Drittel des Sternums werden beide Hände mit den nach unten weisenden Handflächen aufgelegt. Das Sternum muß etwa 4–5 cm tief eingedrückt werden, um eine effektive Kompression des Herzens zu erreichen. Sternum- und Rippenfrakturen sowie Verletzungen von Interkostalarterien, Lungen- und Leberparenchym werden dabei in Kauf genommen. Auf diese Weise kann ein Herzzeitvolumen von etwa 40 % der Norm erreicht werden.
- Thorax-, Abdominal- und Beckenverletzungen gehen häufig mit erheblichem Blutverlust einher. Bei Entleerung von Blut über die Thoraxdrainage, abdominalem Druckschmerz und instabilem Becken sowie im Zweifelsfalle sollten auch bei noch stabilem Blutdruck immer hohe Flüssigkeitsvolumina (ca. 2000 ml in den ersten 15 min) infundiert werden. Das aus einer Überinfusion evtl. resultierende Lungenödem hat eine ungleich bessere Prognose als der bei unzureichender Infusionsmenge drohende Schock.
- Knöcherne Extremitätenverletzungen und Luxationen großer Gelenke werden vor dem Transport in die Klinik reponiert und geschient. Bei arteriellen Blutungen aus Wunden wird die betroffene Extremität mit einer proximal der Wunde angelegten Blutdruckmanschette intermittierend komprimiert (Arm bis 300 mmHg, Bein bis 600 mmHg). Alle anderen Wunden werden steril verbunden und die Blutungen durch Kompressionsverbände gestillt. Oberschenkel- und Beckenverletzungen bedürfen einer aktiven Flüssigkeitssubstitution.
- Penetrierende Fremdkörper werden in der Regel erst in der Klinik entfernt. Prolabierte Organe dürfen nur dann reponiert werden, wenn Nekrosen infolge von Durchblutungsstörungen drohen und keine Gefahr einer Keim- und Schmutzverschleppung in die betroffene Körperhöhle besteht.
- Zum Transport wird der Polytraumatisierte bevorzugt auf dem Rücken gelagert. Nichtintubierte werden jedoch zur Aspirationsprophylaxe in stabiler Seitenlage transportiert. Beim Verdacht auf Verletzungen der Wirbelsäule erfolgt eine Rückenlagerung auf einer Vakuummatratze. Bei jedem Polytraumatisierten muß solange vom Vorliegen einer HWS-Verletzung ausgegangen werden, bis das Gegenteil bewiesen ist. Aus diesem Grunde ist die HWS-Immobilisation durch Anlage einer abstützenden Halsorthese obligat. Die genannten Hilfsmittel gehören zur Ausstattung jedes Rettungswagens. Alle anderen Lagerungen, die sich bei isolierten Verletzungen bewährt haben, sind beim Polytraumatisierten von untergeordneter Bedeutung.
- Der Nichtbewußtlose benötigt eine ausreichende Analgesie, um sich kooperativ verhalten und genügend tief atmen zu können. Dies wird durch i. v. Gaben von Pethidin, Piritramid oder Fentanyl gewährleistet (vgl. Kapitel 16, S. 292). Ist außerdem eine Sedierung erforderlich, verabreichen wir Midazolam. Die atemdepressive Wirkung dieser Medikamente wird in Kauf genommen, ggf. muß eine Sauerstoffinsufflation oder Intubation und Beatmung erfolgen.
- Der Polytraumatisierte muß in eine Einrichtung gebracht werden, die das gesamte vorliegende Verletzungsprofil versorgen kann. Gelingt es dem Notarzt jedoch nicht, den Kreislauf des Verletzten dauerhaft zu stabilisieren oder liegen offensichtliche Anzeichen einer intrakraniellen, intrathorakalen oder intraabdominalen Blutung vor, muß ggf. eine lebenserhaltende Nottrepanation, Notthorakotomie oder Notlaparotomie *im nächstgelegenen Krankenhaus* erfolgen. Erst nach primärer Stabilisierung, auch wenn diese nur provisorisch ist (z. B. Bohrlochtrepanation nach dem Krönlein-Schema [Abb. 17.16], Abklemmen von Gefäßen, Tamponade der Leber), darf der Verletzte zur Behandlung spezifischer Verletzungen in ein entsprechendes Zentrum weiterverlegt werden.

Management in der Rettungsstelle

Personelle und technische Voraussetzungen

Die Rettungsstelle (Synonym: Notaufnahme, Schockraum, Reanimationsraum) des erstversorgenden Krankenhauses ist für den polytraumatisierten Patienten eine entscheidende Station für den Gesamtverlauf seiner lebensbedrohlichen Verletzungen. So gibt es z. B. Polytraumatisierte, die vom Notarzt nicht suffizient versorgt werden konnten und deshalb schnellstmöglich stabilisiert werden müssen. Andere Patienten werden stabil eingeliefert, ihr Zustand verschlechtert sich jedoch während der Diagnostik bzw. Erstbehandlung.

> Es gilt, durch ein zielgerichtetes Management innerhalb kürzester Zeit die primär lebensbedrohlichen Verletzungen zu erkennen und entsprechende Therapien einzuleiten!

Die adäquate Versorgung eines Polytraumatisierten in der Rettungsstelle erfordert ein eingespieltes Team, zu dem in der Regel 3 Chirurgen (Facharztstandard), 1 Anästhesist, 1 Anästhesieschwester, 2 Rettungsstellenschwestern und 2 Röntgen-MTA gehören. Im Bedarfsfall werden die Kollegen relevanter Fachgebiete (Neurochirurgie, HNO, Radiologie, Thorax-, Gefäß-, Kiefer-, Kinder-, plastische und wiederherstellende Chirurgie, Urologie, Ophthalmologie) hinzugezogen. Die Leitung und Koordination aller Maßnahmen obliegt in der Regel dem Chirurgen, Anästhesisten oder Unfallchirurgen.

Neben den personellen müssen in der Rettungsstelle bestimmte technische Voraussetzungen erfüllt sein, um den Schwerverletzten adäquat versorgen zu können. Dazu zählen transportable Geräte für Beatmung, Absaugung, Kreislaufmonitoring und Pulsoximetrie ebenso wie zwei Pumpen für evtl. erforderliche Thoraxdrainagen. Eine Rettungsstelle ohne Sonographie- und Röntgendurchleuchtungsgeräte ist heute undenkbar. Möglichkeiten für eine weiterführende Diagnostik (Standardröntgen, CT, DSA) sollten in unmittelbarer Nachbarschaft der Rettungsstelle vorhanden und mit ihrer vollen Kapazität jederzeit nutzbar sein. Das gleiche trifft zu für die Möglichkeit von Notlaparotomien und Notthorakotomien. Ein 24 Stunden besetztes Notfallabor sowie eine einsatzbereite Blutbank sind selbstverständlich (8, 11). Unseren Erfahrungen zufolge sind zwei Telefone besser als nur eines. Die aktuellen Rufnummern relevanter Einrichtungen wie Rettungsleitstelle, Verbrennungszentrale, Sekundärflugdienst und Blutbankkurier sollten gut lesbar über den Telefonen an der Wand stehen. Für die adäquate Versorgung Polytraumatisierter müssen Notfalloperationssäle und Intensivbetten jederzeit bereitgehalten werden (11).

Ein großes Arsenal an Einwegmaterialien unterschiedlicher Größe (Skalpelle, chirurgisches Nahtmaterial, Spritzen, Kanülen, Venülen, Infusionssysteme, Urinkatheter, Zentralvenen- und Dialysekatheter, Thoraxdrains, Heimlich-Ventile, Handschuhe, Gefäße für Blut- und Urinproben) bedarf kaum einer Erwähnung. Hingegen kommt man in der Rettungsstelle mit einem kleinen Spektrum an Infusionslösungen (Kristalloide, Kolloide) aus, die in einem Wärmeschrank vorgewärmt werden sollten. Die Zusammenstellung von sog. „Materialsets" erleichtert die schnelle Ausführung invasiver Maßnahmen wie Thoraxdrainage, Peritoneallavage, zentralvenöser oder arterieller Zugang. Bewährt haben sich Verbandpäckchen, die im eigenen Hause gepackt und sterilisiert werden. Darin enthalten sind zwei Nierenschalen, diverse Tupfer und Mullkompressen, 1 Schere, 1 Nadelhalter sowie 1 chirurgische und 1 anatomische Pinzette. Im Bedarfsfall kann dieses Sortiment aus Zusatztrommeln mit chirurgischen Instrumenten bzw. Verbandstoffen komplettiert werden. Als Abdecktücher werden Einwegmaterialien verwendet.

Versorgung des Schwerverletzten

Ein interdisziplinäres Behandlungsteam erwartet den Polytraumatisierten in der Rettungsstelle. Über Funkkontakt ist das Team vom Notarzt über das zu erwartende Verletzungsprofil informiert worden und konnte sich dementsprechend vorbereiten. So muß im Falle von schweren Kopfverletzungen primär auch ein Neurochirurg anwesend sein, und bei Verdacht auf intraabdominelle Blutungen müssen schon beim Eintreffen des Schwerverletzten genügend Blutkonserven in der Rettungsstelle bereitstehen (11). Der Chirurg übernimmt den Patienten vom Notarzt. Er nimmt dessen Angaben über die Unfallanamnese und die bisherige Behandlung entgegen. Absoluter Vorrang kommt zunächst den Maßnahmen zu, die der Sicherung des Überlebens des Polytraumatisierten dienen. Die erneute Überprüfung der Vitalfunktionen (Tab. 17.**10**) erfolgt im allgemeinen gemeinsam mit dem Anästhesisten. Die Vitalfunktionen müssen regelmäßig kontrolliert, und in Abhängigkeit von den Ergebnissen dieser Kontrollen müssen die therapeutischen Entscheidungen angepaßt und korrigiert werden. Das Anästhesieteam tauscht die vom Notarzt angelegten Überwachungsgeräte (Transportmonitor mit Blutdruckmanschette, EKG-Kabel und Pulsoximeter) aus und übergibt dem Notarztteam dessen Ausrüstung zurück. Parallel dazu führt der Chirurg am komplett entkleideten Patienten die klinische Untersuchung von Kopf, Thorax, Abdomen, Wirbelsäule, Becken und Extremitäten durch. Trotz zahlreicher moderner und leistungsfähiger apparativer Untersuchungsmethoden ist in der ersten Phase nach einem Polytrauma allein die klinische Untersuchung von ausschlaggebender Bedeutung.

Am **Kopf** werden zuallererst die Pupillen beurteilt. Eine Seitendifferenz der Pupillenweite (Anisokorie) ist beim Polytraumatisierten immer ein Hinweis auf eine lebensbedrohliche intrakranielle Blutung. Eine beidseitige Mydriasis deutet beim normoxischen Patienten bereits auf eine Hirnstammläsion oder gar den Hirntod hin. Eine beidseitige Miosis spricht z. B. für das Vorliegen einer Intoxikation. Nach der Beurteilung der Pupillen erfolgt die weitere klinische Untersuchung des Kopfes, wobei insbesondere auf Wunden, Blutungen im Nasen-Rachen-Raum oder aus dem Gehörgang, Austritt von Liquor aus Nase oder Ohr, Meningismus, Anzeichen für HWS-Verletzungen und Instabilitäten im Bereich des Gesichtsschädels (Orbita-Ränder, Ober- und Unterkiefer) geachtet werden muß.

Eine Verletzung der **HWS** kann nur durch Röntgen- oder CT-Aufnahmen definitiv ausgeschlossen werden, da die sonst wegweisende Symptomatik (Nackenschmerzen, Parästhesien in den oberen Extremitäten, neurologische Ausfallserscheinungen) beim Polytraumatisierten meist durch andere Verletzungen überlagert ist. Solange diese HWS-Diagnostik nicht erfolgt ist, muß die HWS des Patienten durch eine abstützende Orthese immobilisiert werden. Zum neurologischen Befund gehört auch die Dokumentation der GCS (Tab. 17.**14**) im Zeitverlauf.

Die klinische Untersuchung des **Thorax** umfaßt die Inspektion (Wunden? Prellmarken? asymmetrische Atemexkursionen? Hautemphysem? Halsvenen erweitert oder kollabiert?), Palpation und Kompression des knöchernen Gerüstes einschließlich Rippen, Sternum und Claviculae (Instabilitäten? Krepitation?), Perkussion (hypersonorer Klopfschall?) und Auskultation (abgeschwächtes oder seitendifferentes Atemgeräusch? abgeschwächte Herztöne?). Dabei darf die Untersuchung des Rückens nicht vergessen werden. Der Anästhesist wird nach dem Vorhandensein von Blut im Trachealtubus und evtl. erhöhten Beatmungsdrücken befragt. Falls sich bei der klinischen Untersuchung der Verdacht auf eine Thoraxverletzung ergibt, muß beim instabilen Patienten ohne vorherige Röntgenaufnahme eine Thoraxdrainage plaziert werden (Tab. 17.**13**). Wenn jedoch Zeit zur Verfügung steht (d.h. bei stabilen Kreislaufverhältnissen), gehört die Übersichtsaufnahme des Thorax zum Standard der Akutdiagnostik.

Die Beurteilung des **Abdomens** ist beim Polytraumatisierten schwierig, insbesondere wenn der Patient bewußtlos und beatmet ist. Bei der Inspektion sucht man nach Wunden, die Hinweise auf penetrierende Verletzungen geben können. Bei stumpfen Traumen deuten Prellmarken auf evtl. vorhandene Läsionen topographisch relevanter Organe hin. Der Palpations- (Druckschmerz? Abwehrspannung?) und Auskultationsbefund (Darmperistaltik?) ist beim Polytrauma im Gegensatz zum akuten Abdomen wenig hilfreich. Penetrierende (d.h. Stich-, Schuß- und Pfählungsverletzungen) Abdominaltraumen erfordern beim Polytraumatisierten fast immer eine explorative Laparotomie, weswegen man in solchen Situationen auf jede Diagnostik verzichten kann oder muß. Beim stumpfen Abdominaltrauma ist die Sonographie (Beurteilung der parenchymatösen Organe, freie Flüssigkeit in der Peritonealhöhle?) heute die Diagnostik der Wahl. Alternativ können beim stabilen Patienten die CT, die diagnostische Peritoneallavage oder die Laparoskopie eingesetzt werden, was jedoch meist Zeitverluste mit sich bringt. Weil das Abdomen beim Polytraumatisierten eine „black box" darstellt, ist seine diagnostische Abklärung ein absolutes Muß. Kein Patient darf die Rettungsstelle ohne eine sonographische Untersuchung oder eine äquivalente Diagnostik verlassen.

Becken und Extremitäten werden ebenfalls auf das Vorhandensein von Wunden, Prellmarken und Fehlstellungen hin inspiziert. Beim Austritt von Blut aus dem Orificium urethrae externum muß eine Ruptur der Urethra vermutet werden. In solchen Fällen darf ein Urinkatheter erst nach Ausschluß dieser Diagnose durch eine retrograde Urethrographie gelegt werden. Eine rektale (und vaginale) digitale Untersuchung sind obligat, um Verletzungen auszuschließen. Bei Männern mit hochstehender oder dislozierter Prostata muß an einen Harnröhrenabriß gedacht werden. Das Becken wird in lateraler und anteroposteriorer Richtung vorsichtig komprimiert. Schmerzen und eine abnorme Beweglichkeit deuten dabei auf Beckenverletzungen hin, was zum sofortigen Nachkreuzen von 10 zusätzlichen Blutkonserven veranlassen sollte. Nach der Inspektion und Palpation werden die Extremitäten auf Stabilität bzw. abnorme Beweglichkeit untersucht. Beim stabilen Patienten werden die Pulse der Aa. radiales, femorales, popliteae, tibiales posteriores und dorsales pedis palpiert, während dies beim Patienten im Schockzustand keine Aussagekraft hat.

Die Befunde der klinischen Untersuchung werden durch den Chirurgen im Krankenblatt dokumentiert (vgl. Kapitel 45, S. 946 ff). Die Dokumentation von Blutdruck, Puls, Sauerstoffsättigung und Temperatur sowie von verabreichten Medikamenten und Infusionen erfolgt durch das Anästhesieteam in einem Narkoseprotokoll.

> Die Dokumentation der Befunde ist unabdingbar für eine korrekte Schweregradeinschätzung des Verletzten sowie für die zielgerichtete Information aller sekundär hinzugezogenen Fachärzte. Sie ist darüber hinaus für alle nachfolgenden Instanzen der Beleg für die Sorgfalt der durchgeführten Diagnostik und Therapie!

Chirurg und Anästhesist überprüfen gemeinsam, ob die vom Notarzt angelegten venösen Zugänge der Kreislaufsituation und dem Verletzungsprofil angepaßt sind. Gegebenenfalls werden weitere Venenzugänge zur Volumentherapie geschaffen, wegen ihrer hohen Flußrate werden periphere Armvenen und weitlumige Venülen bevorzugt. Erstgenannte können jedoch kollabiert sein, und letztere dislozieren leicht beim evtl. Umlagern des Patienten auf den Röntgen-, CT-, Schleusen- oder Operationstisch. Aus diesem Grund halten wir zusätzlich eine Venae sectio der V. saphena magna in Höhe des medialen Malleolus oder das Anlegen eines weitlumigen zentralvenösen Katheters (ZVK) für indiziert. Beim instabilen Patienten gilt die Regel, mindestens je einen weitlumigen Katheter oberhalb (V. jugularis oder V. subclavia) *und* unterhalb (V. femoralis oder V. saphena magna) des Zwerchfells zu plazieren (10).

Die Indikation zur Anlage eines zentralvenösen Zugangs ist gegeben zur sicheren intravasalen Medikamenten- und Flüssigkeitsapplikation sowie zum Monitoring des zentralen Venendruckes. Beim Polytraumatisierten müssen zentrale Venenkatheter weitlumig sein, um eine ausreichende Flußrate auch bei der Bluttransfusion und der Volumentherapie zu gewährleisten!

Die ZVK-Anlage ist eine invasive Maßnahme, die wie jede andere unter streng aseptischen Kautelen zu erfolgen hat. Der bevorzugte Punktionsort ist wegen der geringen Komplikationsrate die V. jugularis interna. Im Schockzustand, bei Vorliegen von HWS-Verletzungen oder bei mit HWS-Orthesen versorgten Patienten ist jedoch die Punktion der V. subclavia von Vorteil. Prinzipiell sollte der Chirurg oder Anästhesist die Punktionstechnik anwenden, die er am besten beherrscht. Liegen Thoraxverletzungen vor, sollte die ZVK-Anlage auf der ohnehin verletzten Seite erfolgen. Ansonsten punktiert man wegen des geraden Weges des Katheters und der geringeren Alteration der Wand der V. cava superior durch die Katheterspitze primär immer rechtsseitig. Einzelheiten der Punktionstechnik sind in Kapitel 5, S. 108 ff erörtert. Doppellumige bevorzugen wir gegenüber ein- oder dreilumigen Kathetern. Im Schockzustand sind die peripheren Armvenen häufig kollabiert, und die Flußrate herkömmlicher Zentralvenenkatheter genügt oft dem Volumenbedarf nicht. In solchen Fällen legen wir weitlumige Doppellumen-Dialysekatheter in die V. subclavia, V. femoralis oder V. jugularis interna. In Kombination mit 1-l- oder 3-l-Infusionsbeuteln und weitlumigen Infusionssystemen (high flow fluid administration sets) kann man nahezu jedes Flüssigkeitsdefizit innerhalb kurzer Zeit ausgleichen. Kommt der Kreislauf nach der Applikation von 2 l Flüssigkeit nicht in Gang, sollte mit der Transfusion von gruppenidentischem, auch ungekreuztem Blut, begonnen werden (2). Ist die Blutgruppe des Polytraumatisierten noch nicht bekannt, kann im äußersten Notfall auch „Universalspenderblut" der Gruppe 0 d (Null, rh-negativ) verabreicht werden. Neben der Transfusion ist meist auch eine Substitution von gerinnungsaktiven Präparaten wie frisch gefrorenem Plasma (FFP) und Thrombozytenkonzentraten erforderlich. Als Grundregel gilt, pro 5 Erythrozytenkonzentraten 2 Beutel FFP zu verabreichen. Noch in der Rettungsstelle erfolgt die prophylaktische Applikation eines Antibiotikums, das das klinikspezifische Erregerspektrum abdecken muß. Jeder Polytraumatisierte erhält eine Magensonde, um einer Aspiration vorzubeugen. Sehr wesentlich ist auch die Kontrolle der Körpertemperatur. Polytraumatisierte sind oft bereits bei der Klinikaufnahme unterkühlt, was insbesondere die Herzfunktion beeinträchtigen kann. Das Einwickeln des Patienten in Aluminiumfolie sowie die Applikation vorgewärmter Infusionslösungen wirkt einem weiteren Abfall der Körperkerntemperatur entgegen.

Nach der klinischen Untersuchung und der Kreislaufstabilisierung des Verletzten erfolgt eine orientierende apparative Diagnostik. Dazu gehört auch die laborchemische Analyse von Blut und Urin. Zur Blutentnahme empfiehlt sich ein geschlossenes Vakuumsystem, um das beim zumeist unbekannten Patienten nicht kalkulierbare Infektionsrisiko zu minimieren. Das Tragen von Handschuhen bei jedem Kontakt mit dem Verletzten und dessen Sekreten oder Materialien versteht sich von selbst. Die Labordiagnostik muß sich einerseits auf das für die vorliegende Notfallsituation unbedingt Erforderlich beschränken, sie sollte andererseits aber auch die Möglichkeit einer bedarfsgerechten Substitution von Defiziten offenhalten (Tab. 17.15). Im Regelfall kommt man mit Analysen von Blut und Urin aus. Die Urinuntersuchung ist insbesondere zum Ausschluß einer Mikrohämaturie als Indiz für eine latente Verletzung der Niere bzw. der Harnwege unentbehrlich. Es empfiehlt sich, je eine Blut- und Urinprobe mehr abzunehmen als erforderlich, um Material für ggf. erforderliche toxikologische Untersuchungen zur Verfügung zu haben. Da der Schwerverletzte meist nicht zur willkürlichen Miktion in der Lage ist, legen wir routinemäßig einen Urinkatheter. Einzige Ausnahme ist die Blutung aus dem Orificium urethrae externum, die eine Katheterisierung vor einer Harnröhrendiagnostik verbietet. Nach dem Plazieren des Harnblasenkatheters lassen wir zunächst nur die Urinmenge ab, die für die Harnanalyse benötigt wird. Eine vollständige Entleerung ist zu vermeiden, da eine gefüllte Harnblase eine wichtige Voraussetzung für die sonographische Abgrenzung von freier Flüssigkeit im Douglas-Raum ist. Kein Polytraumatisierter verläßt die Rettungsstelle, ohne eine sonographische Beurteilung des Abdomens erhalten zu haben. Die Fragen nach freier Flüssigkeit im Abdomen sowie nach Rupturen parenchymatöser Organe lassen sich auf diese Weise meist schnell und sicher klären. Auch für die Diagnostik von Flüssigkeitsansammlungen im Pleuraspalt (Hämatothorax) und Herzbeutel (Herzbeuteltamponade) ist die Sonographie der zumeist nur im Liegen möglichen Röntgenübersichtsaufnahme des Thorax überlegen. Die Ultraschalluntersuchung erfolgt durch einen in dieser Technik versierten

Tabelle 17.15 Labordiagnostik beim polytraumatisierten Patienten (Standard der Chirurg. Klinik Magdeburg)

Material	Entnahmegefäß	Anzahl	Analysenziel	Parameter
Venöses Blut	ohne Zusätze	1	Blutgruppe	
Venöses Blut	ohne Zusätze	2	Kreuzungsblut	
Venöses Blut	ohne Zusätze	1	Elektrolyte	Na, K, Ca
Venöses Blut	ohne Zusätze	1	Enzyme, Metabolite	Transaminasen, Kreatinin, Harnstoff-N, Bilirubin, Eiweiß, Pankreasisoamylase
Venöses Blut	EDTA-Zusatz	1	Blutbild	Hb, HK, Leukozyten, Thrombozyten, Blutglucose
Venöses Blut	Citratzusatz	1	Gerinnung	Quick, PTT, AT III, Fibrinogen
Arterielles Blut	Heparinzusatz	1	Blutgase	pH, P_{O_2}, P_{CO_2}, BE, HCO_3, S_{aO_2}
Venöses Blut	ohne Zusätze	1	Reserve	Toxikologie
Urin	ohne Zusätze	1	Sediment	Erythrozyten, Leukozyten
Urin	ohne Zusätze	1	Reserve	Toxikologie

Chirurgen oder Radiologen. Der pathologische Befund zieht fast immer unmittelbare therapeutische Konsequenzen (Laparotomie, Thoraxdrainage) nach sich. Bei zweifelhaften oder scheinbar normalen Befunden wird die Sonographie nach 4–6 Stunden wiederholt. Im Gegensatz zur Sonographie kommt die Röntgendurchleuchtung nicht routinegemäß zum Einsatz. Ihre Qualität ist der von Standardröntgenaufnahmen nicht ebenbürtig, die Strahlenbelastung sogar höher. Wir durchleuchten, wenn aus der Untersuchung unmittelbare Konsequenzen zu erwarten sind. Dies ist z.B. der Fall beim Verdacht auf das Vorliegen von Luxationen oder Luxationsfrakturen mit Gefäß- oder Nervenbeteiligung, die einer dringlichen Reposition bedürfen oder bei vermuteten Wirbelsäulenverletzungen, die zu entsprechender Vorsicht beim Transport und Lagern des Patienten zwingen.

Der Schweregrad des Polytraumas ist in der Anfangsphase nicht immer an der Summe der Einzelverletzungen oder an hämodynamischen Parametern erkennbar. Aus diesem Grunde wurden zahlreiche **Scores** zur Schweregradklassifikation vorgeschlagen, die der frühzeitigen Identifizierung Schwerstverletzter dienen und Entscheidungen über therapeutische Maßnahmen (z.B. Extremitätenrekonstruktion vs. -amputation) beeinflussen können (11). Die am häufigsten angewandten Scores sind der Trauma Score (TS), der Abbreviated Injury Score (AIS), der Injury Severity Score (ISS), der Revised Trauma Index (RTI) und der Hannoveraner Polytraumaschlüssel (PTS). Der praktische Nutzen dieser Scores ist jedoch umstritten. Ihre Berechnung ist im allgemeinen erst nach Abschluß der Diagnostik möglich, so daß frühe therapeutische Entscheidungen durch den Score nicht beeinflußt werden können. Zudem sind in Amerika entwickelte Scores nicht ohne weiteres auf europäische Verhältnisse übertragbar. Allein die Vielzahl der verwendeten Klassifikationen belegt, daß ein allgemein akzeptierter Score bislang nicht existiert. Wir sehen den Wert eines Scorings vor allem in der Möglichkeit einer einheitlichen Schweregradbeurteilung, welche die Voraussetzung für eine Vergleichbarkeit der Daten (z.B. Therapieergebnisse) unterschiedlicher Einrichtungen ist.

Verläßt der Polytraumatisierte die Rettungsstelle zur operativen Therapie oder weiteren Diagnostik, ist zu jeder Zeit eine ärztliche Begleitung (Chirurg) erforderlich. Zur Überwachung der Vitalfunktionen haben sich transportable Pulsoxymeter bewährt. Der Beatmete wird durch einen zweiten Arzt (Anästhesist, Intensivmediziner) begleitet. Gelingt es nicht, die Vitalfunktionen des Polytraumatisierten zu stabilisieren, muß noch im Rettungsstellen-OP eine Nottrepanation erfolgen, eine ein- oder beidseitige Thoraxdrainage angelegt bzw. explorativ thorakotomiert oder laparotomiert werden. Nur der hämodynamisch stabilisierte Patient darf zum Zwecke spezieller Diagnostik oder Therapie die Rettungsstelle verlassen. Hinsichtlich des weiteren Ablaufs hat sich uns der von Schweiberer u. Mitarb. (8) vorgeschlagene therapeutische und diagnostische Stufenplan bewährt, der nachfolgend erläutert wird.

Therapeutischer und diagnostischer Stufenplan

Die Versorgung polytraumatisierter Patienten erfordert einen ständigen Wechsel zwischen intensivmedizinisch-diagnostischen und operativen Phasen (Tab. 17.16). Diese Phaseneinteilung ist eine gute Orientierungshilfe für die Planung diagnostischer und therapeutischer Maßnahmen. In der Praxis kann man die einzelnen Phasen meist jedoch nur schwer gegeneinander abgrenzen, da die Übergänge fließend sind (8, 11).

Phase I: Reanimation und Akuttherapie

Die Maßnahmen der Reanimation und Akuttherapie werden vom Notarzt am Unfallort begonnen und in der Rettungsstelle fortgeführt. Ihre Grundzüge wurden bereits weiter oben charakterisiert. Grundpfeiler sind die fortwährende Kontrolle und ggf. Wiederherstellung bzw. Stabilisierung der Vitalfunktionen (Tab. 17.**10**). Die Sicherung der Organversorgung mit Sauerstoff und Substraten setzt ein suffizientes intravasales Flüssigkeitsvolumen und ein ausreichendes Sauerstoffangebot voraus. Daraus ergibt sich die Notwendigkeit einer aggressiven Volumentherapie sowie einer großzügigen Indikationsstellung zur Intubation und Beatmung (Tab. 17.**12**).

Phase IA: lebenserhaltende Sofortoperationen

Lebenserhaltende Sofortoperationen können erforderlich werden bei intrakraniellen Verletzungen sowie beim therapieresistenten Schock. Steht der Schock gegenüber der neurologischen Herdsymptomatik im Vordergrund und läßt sich durch eine maximale Volumentherapie die Kreislauffunktion nicht wiederherstellen, muß vor jeglicher weiterer Diagnostik der Thorax drainiert oder/und ggf. explorativ laparotomiert werden. Thorax und Abdomen sind die wesentlichen Körperhöhlen, die bei inneren Blutungen große Blutmengen aufnehmen können. Äußere Blutungen bereiten im allgemeinen keine diagnostischen und therapeutischen Pro-

Tabelle 17.**16** Therapeutischer und diagnostischer Stufenplan zur Versorgung Polytraumatisierter (nach Schweiberer u. Mitarb.)

Phase I	lebensrettende Sofortmaßnahmen, Reanimation	
Phase IA	lebensrettende Sofortoperationen	innerhalb von Minuten
Phase II	Stabilisierungsphase, Diagnostikphase I	
Phase III	lebens- und organerhaltende Frühoperationen	innerhalb von Stunden
Phase IV	Intensivmedizin, Diagnostikphase II	
Phase V	funktionserhaltende und wiederherstellende verzögerte Operationen	innerhalb von Tagen

bleme. In den Kopf hinein kann man nicht verbluten, und intrakranielle Blutungen machen sich eher durch neurologische Symptome (Pupillen!) als durch eine Kreislaufsymptomatik bemerkbar. Die Entscheidung, welche Körperhöhle zuerst exploriert werden muß, basiert auf notfallmäßig erhobenen klinischen Befunden. Richtungweisend für eine thorakale Blutungsquelle ist der schwere, nicht nachlassende Blutverlust über die Thoraxdrainage, während das aufgetriebene, gespannte Abdomen an eine intraabdominelle Blutung denken lassen sollte. Der in der Sonographie geübte Chirurg hat mit dieser Untersuchung die Möglichkeit, innerhalb von wenigen Minuten Flüssigkeitsansammlungen in Thorax und Abdomen festzustellen und seine Therapie an diesen Befunden zu orientieren.

Läßt sich trotz effektiver Volumentherapie (hoher ZVD, gestaute Halsvenen) kein ausreichender peripherer Blutdruck aufbauen, ist an das Vorliegen eines Spannungspneumothorax oder einer Perikardtamponade zu denken. Kann man (ohne Röntgenbild) zwischen diesen beiden lebensbedrohlichen Situationen nicht differenzieren, erfolgt (falls noch nicht geschehen) eine Thoraxdrainage auf der klinisch suspekten Seite. Besteht danach die Symptomatik fort, muß eine Perikardpunktion (Abb. 17.**14a–c**) ausgeführt werden. Die Röntgendurchleuchtung des Thorax klärt die Differentialdiagnose de-

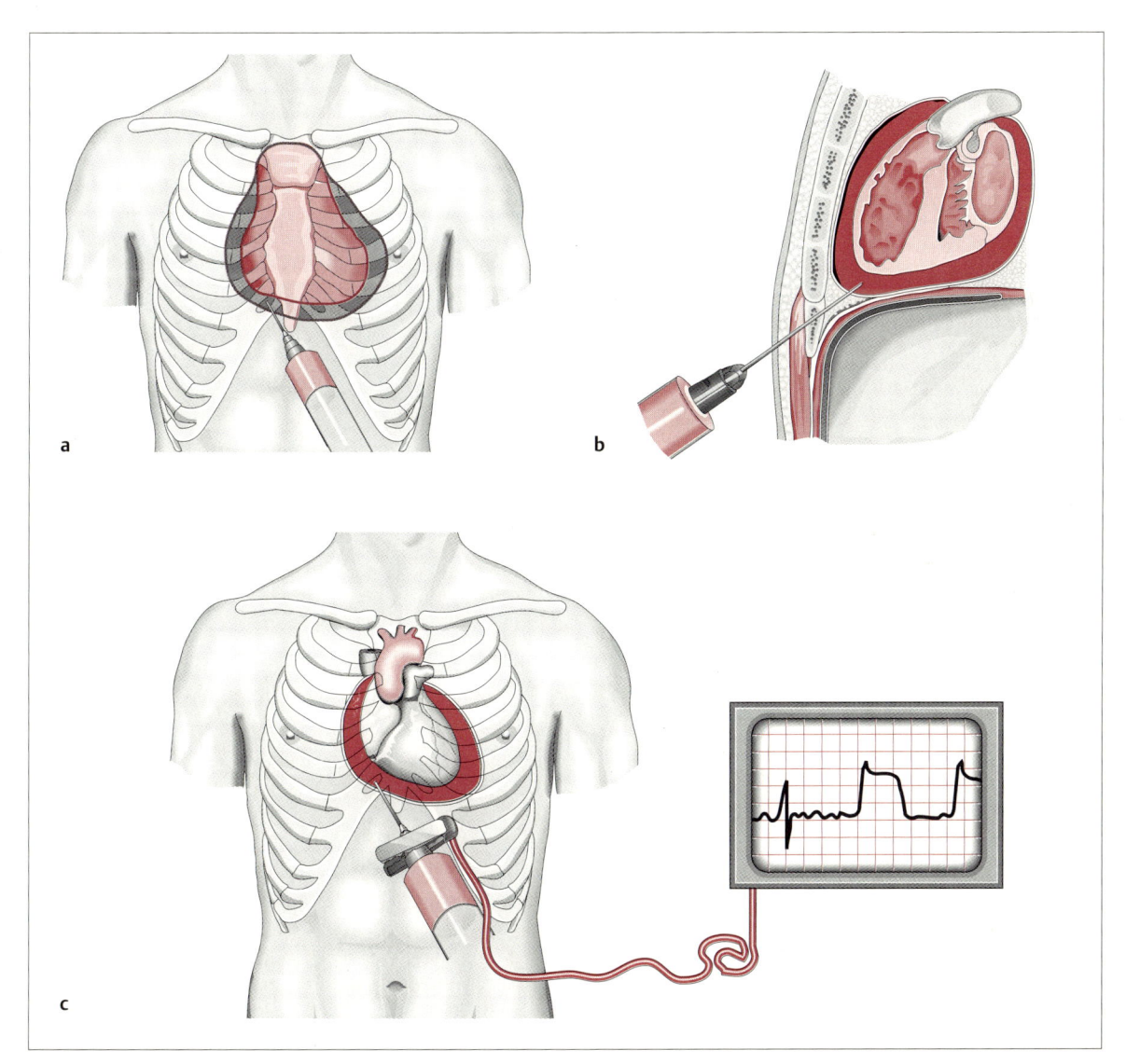

Abb. 17.**14** Technik der Perikardpunktion zur Entlastung einer Herzbeuteltamponade. Die Punktion erfolgt durch eine weitlumige Kanüle mit aufgesetzter Spritze zwischen Processus xiphoideus und dem linken sternalen Rippenansatz (**a**) in einem Winkel von 30° zur Frontalebene in Richtung auf die Mitte der rechten Klavikula. Durch leichten Sog an der Spritze erkennt man am Aspirat die korrekte Lage der Kanüle im Herzbeutel, was im Schema der Seitenansicht (**b**) deutlich wird. Der Eingriff kann auch unter EKG-Kontrolle erfolgen, was jedoch den technischen und zeitlichen Aufwand vergrößert. Dazu wird eine Krokodilklemme an die Punktionskanüle angeschlossen und mit dem Brustwandableitungskabel eines EKG-Monitors verbunden. Sobald die Punktionskanüle das Epikard berührt, kommt es auf dem Monitor zu einer deutlichen EKG-Veränderung (**c**).

finitiv (Abb. 17.15). Das mittelständige, verbreiterte Mediastinum (Abb. 17.15e) erfordert eine Perikardpunktion, der sich eine schnelle operative Versorgung der Blutungsquelle und Perikardfensterung anschließen muß. Das lateralisierte Mediastinum (Abb. 17.15b) kennzeichnet den Spannungspneumothorax, der durch ein Thoraxdrain entlastet wird.

Der wichtigste Notfall unter den intrakraniellen Verletzungen ist das akute epidurale Hämatom. Es wird im allgemeinen nach der operativen Stillung der den Schock verursachenden abdominalen Blutungen versorgt, falls die günstigere Variante einer simultanen Behandlung beider Verletzungen nicht möglich ist. In der klinischen Praxis stellt sich die Frage nach der Priorität der Versorgung abdominaler vs. intrakranieller Blutungen jedoch sehr selten, da sich intrakranielle Blutungen infolge der Schocksymptomatik meist erst entwickeln, wenn abdominale oder thorakale Blutungen gestillt sind. Bei Anzeichen einer Hirnstammeinklemmung im Tentoriumschlitz (beidseits weite und lichtstarre Pupillen, Bradykardie) hat das akute Epiduralhämatom Behandlungsvorrang auch vor abdominalen oder thorakalen Blutungen, es erfordert eine sofortige Bohrlochtrepanation, Hämatomentlastung und Blutstillung. Steht Zeit zur Verfügung, erleichtert die zerebrale CT die Operationsplanung sehr wesentlich. Wenn keine Zeit oder kein CT-Gerät verfügbar ist, erfolgt die lebenserhaltende Notfalltrepanation auf der Seite, auf der die Pupille weiter ist. Das Krönlein-Schema (Abb. 17.16) gibt die Stellen an, an denen bevorzugt trepaniert werden muß, um auf das Hämatom zu treffen.

Phase II: Stabilisierung, Diagnostik I

Nach der nahezu „unkontrollierten Maximaltherapie" der Phase I beginnt in der Stabilisierungsphase nach zielgerichteter (beim Nichtbewußtlosen) oder standardisierter (beim Bewußtlosen) Diagnostik die „kontrol-

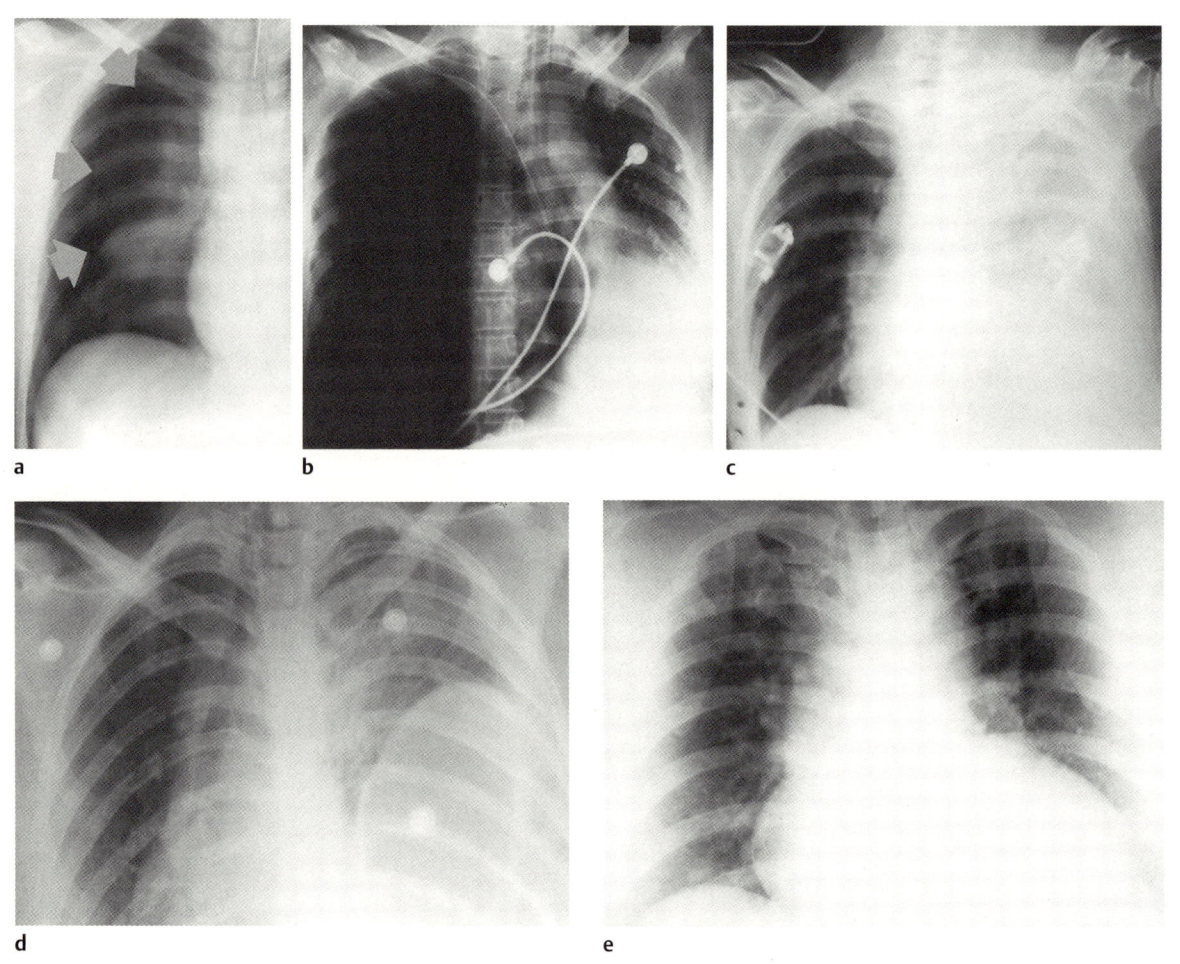

Abb. 17.15 Röntgenbefunde bei intrathorakalen Verletzungen. Der Pneumothorax (a) wird erkannt durch eine fehlende Lungengefäßzeichnung zwischen Thoraxwand und kollabierter Lunge. Beim Spannungspneumothorax (b) ist zusätzlich das Mediastinum auf die gesunde Seite lateralisiert. Eine Verschattung wie in c muß zunächst an einen Hämatothorax denken lassen, jedoch kommen differentialdiagnostisch auch eine Lungenkontusion, eine Atelektasenbildung sowie eine Zwerchfellruptur mit Verlagerung von Bauchorganen in den Thorax (d) in Betracht. Bei einer akuten Perikardtamponade (e) ist der Herzschatten oft nur mäßig verbreitert. Auch eine normale Herzsilhouette schließt eine Herzbeuteltamponade nicht aus.

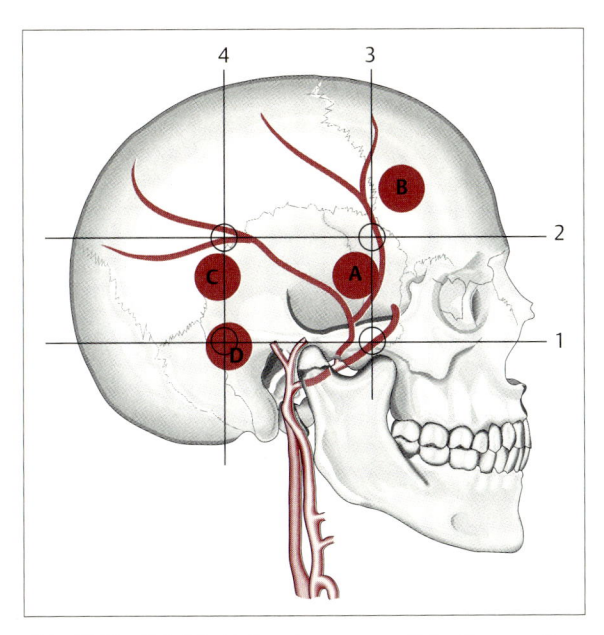

Abb. 17.16 Krönlein-Linienschema zur Orientierung über den Verlauf der Äste der A. meningea media: Es dient als Entscheidungshilfe für den Ort der Schädeltrepanation bei akuter intrakranieller Drucksteigerung (klinisches Symptom: weite, lichtstarre Pupille).
1 – horizontale Linie vom Unterrand der Orbita zum Oberrand des äußeren Gehörganges,
2 – Linie durch den Oberrand der Orbita, parallel zur vorhergehenden,
3 – vertikale Linie über der Mitte des Jochbogens,
4 – vertikale Linie hinter dem Warzenfortsatz.
An den Schnittpunkten der Linie 2 mit den Linien 3 und 4 liegen die Äste der A. meningea media (nach Schumacher). Die explorative Bohrlochtrepanation erfolgt heute nicht mehr direkt an den Krönlein-Punkten, sondern an folgenden Stellen (rot hervorgehoben):
A – daumenbreit vor der Ohrmuschel, etwas unterhalb des Krönlein-Punktes (primäres Bohrloch),
B – etwa 3 cm von der Mittellinie entfernt wird das 2. Bohrloch im Frontalbereich gelegt,
C – am hinteren oberen Krönlein-Punkt,
D – am hinteren unteren Krönlein-Punkt (bei den seltenen Blutungen in der hinteren Schädelgrube).

Tabelle 17.17 Obligatorische Diagnostik des Polytraumatisierten in der Phase II (Standard der Chirurg. Klinik Magdeburg)

Sonographie
- Abdomen (freie Flüssigkeit?)
- Pleuraspalt beidseits (Hämatothorax?)
- Mediastinum (Hämoperikard?)

Konventionelles Röntgen
- Thorax a. p.
- Beckenübersicht
- Schädel in 2 Ebenen
- HWS in 2 Ebenen
- BWS in 2 Ebenen
- LWS in 2 Ebenen

Erweiterte Labordiagnostik

im Regelfall Indikationen für dringliche Frühoperationen abgeleitet.

> Ein abgestimmtes System von Haus- und Hintergrunddiensten sichert, daß zur Versorgung komplizierter Verletzungen nicht derjenige herangezogen wird, der gerade Dienst hat, sondern derjenige, der über die erforderliche Qualifikation verfügt!

Falls lebens- oder organerhaltende Frühoperationen nicht erforderlich sind, kann der Patient auf die Intensivstation des eigenen Hauses oder aber (bei gegebener Transportfähigkeit) in eine Schwerpunktklinik verlegt werden. Stabilität und damit auch Transportfähigkeit liegen vor, wenn die in Tab. 17.18 aufgeführten Kriterien erfüllt sind.
Falls bisher nicht geschehen, sind die Indikationen zur Intubation, Thoraxdrainage, ZVK-Anlage, Arterienkanülierung, Einschwemmung eines Pulmonaliskatheters, Wundversorgung, Tetanusimmunisierung, Reposition und Gipsretention luxierter Gelenke oder dislozierter Frakturen zu prüfen.

lierte Optimaltherapie". Zunächst werden die in [Tab. 17.9] aufgeführten Körperregionen diagnostisch abgeklärt. Nach dem obligatorischen Minimalprogramm (Tab. 17.17) erfolgt eine Zusatzdiagnostik nach Schmerzangaben des Patienten oder klinischem Befund (Prellmarken, Wunden, sichtbare Fehlstellung, Krepitation). Dabei hat die Untersuchung von Thorax und Abdomen Priorität. Danach und erst nach vitaler Stabilisierung des Patienten erfolgen Spezialuntersuchungen (zerebrales CT bei primär Bewußtlosen, Patienten mit Anisokorie sowie anderen Anzeichen für eine intrakranielle Druckerhöhung; Angiographie bei Verdacht auf Aortendissektion bzw. Läsionen größerer Gefäße). Einen wesentlichen Fortschritt in diagnostischer Hinsicht stellt wegen kurzer Untersuchungszeiten und hervorragender Möglichkeiten der Gefäßdarstellung das Spiral-CT dar. Aus den Befunden der genannten Untersuchungen werden

Tabelle 17.18 Anzustrebender Parameter für Stabilisierung und Transportfähigkeit in der Stufe II (Standard der Chirurg. Klinik Magdeburg)

Systol. Blutdruck	> 100 mmHg
Herzfrequenz	< 100/min
ZVD	8 mmHg
Urinausscheidung	20 ml/15 min
S_{aO_2}	90 %
P_{aO_2}	10 kPa (70 mmHg)
HK	0,30
Quick	60 %
PTT	< 40 s
Thrombozyten	> 100 G/l

Phase III: lebens- und organerhaltende Frühoperationen

In dieser Phase werden am stabilisierten Patienten jene Verletzungen versorgt, die ohne Operation lebensbedrohliche Konsequenzen haben oder zum (Funktions-) Verlust von Organen oder Gliedmaßen führen können. Die entsprechenden Indikationen sind in Tab. 17.**19** dargelegt. Wenn mehrere Operationen durchgeführt werden müssen, empfiehlt sich eine gleichzeitige Versorgung unterschiedlicher Körperregionen. Ist dies nicht möglich, entscheidet die Dringlichkeit, d. h. der Grad der vitalen Bedrohung, über die Reihenfolge der Operationen. In den meisten Fällen werden abdominale Blutungen vor intrakraniellen Raumforderungen und diese wiederum vor thorakalen Verletzungen operiert.

Bei primär oder sekundärer **neurologischer Herdsymptomatik** (Anisokorie, seitendifferente Motorik) und/oder Bewußtseinstrübung ist die neurotraumatologische Diagnostik und Therapie von vitaler Dringlichkeit.

Intrathorakale Verletzungen betreffen Lunge mit Tracheobronchialsystem, Herz und herznahe große Gefäße. Über 90% der intrathorakalen Verletzungen können konservativ mit Pleuradrainagen behandelt werden (3, 8, 11). Die Indikationen zur Frühthorakotomie in der Phase III sind in Tab. 17.**19** aufgeführt.

Tabelle 17.19 Indikationen für lebens- und organerhaltende Frühoperationen (Phase III) (nach Nast-Kolb et al und Schweiberer et al)

Körperregion	Operationsindikation
Kopf	jede epi- und subdurale Blutung
	große, raumfordernde intrazerebrale Blutungen
	perforierende Augenverletzungen
Thorax	anhaltende Blutverluste über die Drainage
	Herzbeuteltamponade
	dissezierende Aortenruptur
	Bronchusabriß, Trachealverletzungen
	Ösophagusverletzung
Abdomen	penetrierende Verletzungen
	intraabdominelle Blutungen
	Perforationen von Hohlorganen
	Zwerchfellrupturen
	hohe retroperitoneale Hämatome der Zonen 1 und 2
Bewegungsapparat	Querschnittslähmungen
	Beckenfrakturen mit unstillbarer Blutung oder Urogenitalverletzung
	Frakturen mit Gefäßbeteiligung
	offene Frakturen
	offene Gelenkverletzungen
	unblutig nicht zu reponierende Luxationen
	geschlossene Femurschaftfrakturen
	drohendes Kompartmentsyndrom

Abdominaltraumen werden zumeist in Phase III versorgt. Penetrierende Verletzungen bedürfen beim Polytraumatisierten in fast jedem Fall einer operativen Revision. Bei dem in unseren Breiten häufigeren stumpfen Bauchtrauma hingegen ist ein differenziertes Vorgehen angezeigt. Die Blutung mit der Folge des hämorrhagischen Schocks und die Hohlorganperforation mit resultierender Peritonitis stellen die den Patienten vital bedrohenden Hauptkonsequenzen dar. Die Indikation zur explorativen Laparotomie wird großzügig gestellt.

Die Regelversorgung von **Verletzungen des Bewegungsapparates** hat in der Phase III noch keine Bedeutung. Einige dringliche Verletzungen müssen jedoch bereits in dieser Phase operativ versorgt werden: Wirbelsäulenverletzungen mit Querschnittssymptomatik, dorsale Beckenverletzungen mit nicht nachlassender Blutung, Beckenringfrakturen mit Harnblasen- bzw. Harnröhrenruptur, Extremitätenfrakturen mit Gefäßbeteiligung, offene Frakturen, offene Gelenkverletzungen, Frakturen mit der Gefahr von Nekrosebildung bzw. drohendem Kompartmentsyndrom.

Auf Einzelheiten der Versorgung spezieller Organe wird weiter unten eingegangen.

Phase IV: Intensivtherapie, Intervalldiagnostik

Erst nach erfolgter Stabilisierung und/oder dringlichen Frühoperation(en) wird der Polytraumatisierte auf die Intensivstation verlegt. Hier erfolgt die medikamentöse und maschinelle Behandlung gestörter Organfunktionen. Diesbezügliche Details werden im Kapitel 16 vermittelt. In der Phase IV erfolgt auch die Komplettierung der Diagnostik (z.B. Spezialaufnahmen incl. CT des Gesichtsschädels) bzw. die Wiederholung klinischer sowie wesentlicher apparativer Untersuchungen (z.B. Röntgenkontrolle des Thorax zur Lageüberprüfung von Tubus, Thoraxdrain und ZVK, Sonographie des Abdomens beim Nichtlaparotomierten, Stellungskontrollen reponierter Gelenke und operativ stabilisierter Frakturen der Wirbelsäule und des Beckens, CT des Thorax bei stumpfen Thoraxverletzungen mit Verdacht auf Gefäßläsionen ohne unmittelbare operative Konsequenz). In Abhängigkeit von den Ergebnissen dieser Diagnostik, vor allem aber des Zustandes des Patienten, wird der Zeitpunkt der Operationen der Phase V festgelegt.

Phase V: funktionserhaltende und -wiederherstellende verzögerte Operationen

Nach der Stabilisierung der Vitalfunktionen auf der Intensivstation erfolgt in der dritten operativen Phase vor allem die Regelversorgung von Frakturen des Bewegungsapparates und des Gesichtsschädels. Der Zeitpunkt für diese Operationen ist variabel, er hängt in erster Linie von spezifischen Erfordernissen der Einzelverletzungen ab. So sollten instabile Beckenfrakturen möglichst bald, Unterschenkelfrakturen jedoch erst nach Abschwellen des Frakturödems versorgt werden. Aus diesem Grunde sind häufig mehrere Operationsschritte bis zur definitiven Versorgung erforderlich.

Spezielle Organverletzungen

Kopf

Verletzungen des Kopfes werden aus anatomischen Gründen sowie wegen entsprechender therapeutischer Konsequenzen in extrakranielle und intrakranielle Läsionen unterteilt. Extrakranielle Verletzungen gehören zumeist in den Zuständigkeitsbereich des HNO-Arztes und des Kieferchirurgen, intrakranielle in den des Neurochirurgen. Die Versorgung intrakranieller Verletzungen genießt im Regelfall Priorität gegenüber der extrakranieller Läsionen. Eine Anisokorie, Anzeichen von Extremitätenlähmungen, ein GCS-Score (Tab. 17.14) unter 10 oder ein GCS-Abfall um 3 oder mehr Punkte deuten auf eine schwere Hirnschädigung hin. Von besonderer diagnostischer und prognostischer Bedeutung ist die weite lichtstarre Pupille. Sie entsteht durch eine Okulomotoriuslähmung auf der verletzten Seite infolge einer Massenverlagerung (z.B. durch ein akutes Epiduralhämatom) des Mittelhirns zur Gegenseite. Bei einer weiteren Massenverlagerung mit Verschiebung des Hirnstammes nach kaudal kommt es dann zu einer Hirnstammeinklemmung im Tentoriumschlitz mit auch kontralateraler Okulomotoriusparese, wodurch die andere Pupille ebenfalls weit und lichtstarr wird. In solchen Situationen stellt die sofortige Schädeltrepanation die einzige lebenserhaltende Maßnahme dar, die Priorität auch gegenüber operativen Maßnahmen der Blutstillung beim Patienten im Schockzustand hat. In den meisten Fällen von Verletzungen des Kopfes ist jedoch eine Notfalltrepanation nicht erforderlich. Intrakranielle Blutungen entwickeln sich beim Polytraumatisierten infolge des fast immer vorliegenden Blutverlustes aus anderen Blutungsquellen erst, wenn abdominale oder thorakale Blutungen gestillt sind und der Patient wieder zu Kreislauf gelangt. Das Hauptziel der Initialtherapie von Patienten mit Kopfverletzungen ist die Gewährleistung der Versorgung des Gehirns mit Sauerstoff, welche die Kontrolle von Blutungen, eine großzügige Indikationsstellung zur künstlichen Beatmung und die Gewährleistung einer ausreichenden Hirnperfusion bedingt. Bei der Narkose sind Inhalationsnarkotika kontraindiziert, da sie zu einer weiteren Steigerung des Hirndruckes führen können.

Schädel-Hirn-Trauma

Das Schädel-Hirn-Trauma (SHT) ist eine Entität, die primär nicht auf morphologischen, sondern funktionell-symptomatischen Befunden beruht. Man spricht unabhängig von der Art der Verletzungen von einem SHT, wenn die Symptome Bewußtlosigkeit, Amnesie und Erbrechen (einzeln oder in Kombination) vorliegen. Ein leichtes SHT besteht, wenn die Bewußtlosigkeit weniger als 5 Minuten andauert und keine bleibenden Schäden am ZNS resultieren. Anderenfalls erfolgt die Klassifikation als schweres SHT. Neben der Unterscheidung zwischen leichtem und schwerem SHT ist die zwischen gedecktem und offenem SHT wichtig. Das Kriterium zur Differenzierung zwischen gedecktem und offenem SHT ist die Intaktheit der Dura mater. Ist die Dura intakt, liegt ein gedecktes SHT vor, wenn hingegen die Dura verletzt ist, handelt es sich um ein offenes SHT. Leitsymptome der Duraverletzung sind der sichtbare Austritt von Hirnsubstanz im Bereich von Frakturen, der Austritt von Liquor (Liquorrhö) durch Ohren, Nase und Mund sowie die röntgenologisch sichtbare intrakranielle Luftansammlung (Pneumatozephalus). Das offene SHT stellt wegen der Gefahr einer aszendierenden Infektion (cave: Meningitis) immer eine Indikation zum operativen Verschluß der Duraläsion in der Phase III oder V dar.
Die Konsultation eines Neurochirurgen und eines Neurologen ist immer erforderlich.

Intrakranielle Verletzungen

Intrakranielle Verletzungen betreffen vor allem das Gehirn. Die allgemeine Reaktion des Gehirns auf Schädigungen unterschiedlicher Art ist das Hirnödem, das zu einer lebensbedrohlichen Steigerung des Hirndruckes führen kann. Neben einem Hirnödem treten folgende intrakranielle raumfordernde Verletzungen isoliert oder kombiniert auf: epidurale, subdurale, subarachnoidale und intrazerebrale Blutungen. Zu ihrer Differenzierung und Lokalisation ist das zerebrale CT (CCT) unerläßlich. Das CCT wird jedoch erst durchgeführt, wenn stabile Kreislaufverhältnisse vorliegen und lebensbedrohliche intraabdominale Blutungen gestillt sind. Eine kurzfristige Wiederholung (innerhalb 12–24 h) der CCT-Untersuchung ist erforderlich bei
– unauffälligem Primär-CCT und trotz Intensivtherapie ausbleibender Besserung,
– initial pathologischem CCT-Befund ohne sofortige Operationsindikation (z. B. Hirnödem, Kontusionsblutungen), und
– Zustand nach operativer Ausräumung intrakranieller Hämatome ohne nachfolgende Verbesserung der klinischen Symptomatik.

Epidurale Hämatome entstehen durch Zerreißung von Ästen der A. meningea media (Abb. 17.16), zumeist infolge von Schädelfrakturen. Sie sind am häufigsten im Temporalbereich lokalisiert. Die arterielle Blutung breitet sich rasch aus und kann ein gewaltiges Volumen annehmen. Durch die Unnachgiebigkeit der Schädelkalotte resultiert eine intrakranielle Drucksteigerung, die die Perfusion des Gehirns gefährdet und somit die Gefahr des Hirntods in sich birgt. Die klassische Symptomatik mit primärer Bewußtlosigkeit, freiem Intervall, Amnesie und erneuter Eintrübung des Bewußtseins wird beim Polytrauma durch Begleitverletzungen und Schock meist überlagert. Wichtigstes klinisches Zeichen ist die einseitig weite, lichtstarre Pupille. Eine maximale Weitstellung und Reaktionslosigkeit auch der anderen Pupille, Koma, Strecksynergismen der Extremitäten und zentraler Kreislaufstillstand können folgen oder gleichzeitig auftreten. Das akute Epiduralhämatom ist ein absoluter Notfall. Das CCT sichert die Diagnose und erleichtert die Operationsplanung. Stehen Zeit oder ein CT-Gerät nicht zur Verfügung, zwingt der klinische Verdacht zur sofortigen explorativen Trepanation des Schädels, Hämatomentlastung und Blutstillung in der Phase IA. Die Bohrlochtrepanation erfolgt nach dem Krönlein-Schema (Abb. 17.16) auf der Seite der weiteren Pupille. Sind be-

reits beide Pupillen weit und lichtstarr, muß zunächst die Seite trepaniert werden, auf der die Pupille zuerst weit geworden war. Im Zweifelsfalle sollte lieber eine negative Trepanation als das Leben des Verletzten durch das Unterlassen dieser Maßnahme riskiert werden.
Subdurale Hämatome entstehen durch intensive Gewalteinwirkung auf den Schädel und gehen meist mit einer primären Bewußtlosigkeit einher. Ihre Prognose wird vor allem durch häufig begleitende Hirnkontusionen und intrazerebrale Hämatome bestimmt. Da ursächlich meist Läsionen von (Brücken-)Venen zugrunde liegen, entwickeln sich subdurale Hämatome in der Regel weniger fulminant als die epiduralen. Man spricht von akuten Subduralhämatomen, wenn sie innerhalb von 24 Stunden nach dem Unfall entstehen, subakute Subduralhämatome hingegen werden 1–10 Tage nach dem Trauma manifest, chronische erst nach 10 Tagen. Die neurologische Symptomatik ist der der Epiduralhämatome ähnlich, sie entwickelt sich jedoch langsamer. Fast immer steht Zeit für eine CCT-Untersuchung zur Verfügung. Akute Subduralhämatome werden in der Phase III, subakute und chronische in der Phase V operativ entlastet.

Traumatische **intrazerebrale Hämatome** entstehen durch stumpfes Gefäßtrauma innerhalb von Kontusionsherden. Sie stellen nur in Ausnahmefällen eine dringliche Indikation zur operativen Ausräumung dar. Statt dessen werden sie primär intensivmedizinisch behandelt, wobei die kontrollierte Hyperventilation eine zentrale Rolle spielt. Diese gewährleistet einerseits die Sauerstoffversorgung des Gehirns und ermöglicht auf der anderen Seite eine Senkung des intrakraniellen Drucks. Zur Überwachung des zerebralen Perfusionsdrucks (CPP) empfiehlt sich die intrakranielle Implantation einer Druckmeßsonde (Abb. 17.**17**). Der CPP ergibt sich aus der Differenz zwischen arteriellem Mitteldruck und intrakraniellem Druck. Der CPP beträgt beim Gesunden ca. 80 mmHg, er sollte beim Traumatisierten nicht unter 50 mmHg abfallen. Spezielle Aspekte der Intensivtherapie bei intrakraniellen Verletzungen sind im Kapitel 16 dargelegt.

Frakturen des Hirnschädels werden in den meisten Fällen konservativ behandelt, falls nicht eine begleitende Blutung oder eine offene Verletzung zu einem operativen Vorgehen zwingt. Eine Ausnahme bilden Impressionsfrakturen mit Imprimaten von Kalottendicke oder mehr, bei denen Knochenfragmente intrakraniell disloziert sind. Wegen der Möglichkeit einer Gefäß- oder Duraverletzung und konsekutiver Hirnkompression sollten die Imprimate in der Phase III operativ gehoben werden.

Extrakranielle Verletzungen

Extrakranielle Verletzungen erfahren ihre Brisanz durch die potentielle Schädigung von Sinnesorganen und oberen Atemwegen sowie aus ästhetischen Gründen. Sie sind überaus häufig bei Polytraumatisierten, ihre Versorgung ist jedoch selten lebenswichtig. Aus diesem Grunde werden die meisten extrakraniellen Verletzungen, unter denen die des Gesichtsschädels zahlenmäßig dominieren, erst in der Phase V definitiv versorgt. Perforierende Augenverletzungen bedürfen jedoch der operativen Versorgung in der Phase III, d. h. innerhalb der ersten Stunden nach dem Trauma. Offene Gesichtsschädel- und instabile Kieferverletzungen werden in der Phase III provisorisch stabilisiert. Zur Planung der definitiven Versorgung ist die CT-Diagnostik unerläßlich. Notfallmaßnahmen umfassen das Befreien der oberen Atemwege von Erbrochenem, Blut, Fremdkörpern und abgebrochenen Zähnen. Eine Intubation ist zum Offenhalten der oberen Atemwege bei Mittelgesichtsfrakturen meist unumgänglich. Dabei sind zwei Dinge zu beachten: erstens ist an die Möglichkeit einer begleitenden HWS-Verletzung zu denken, weswegen die Intubation sehr vorsichtig erfolgen muß, und zweitens sollte in solchen Situationen prinzipiell orotracheal intubiert werden. Die nasotracheale Intubation kann zu einer weiteren Dislokation von bestehenden Mittelgesichts- und Schädelbasisfrakturen führen und dadurch den Effekt der Selbsttamponade von Blutungen aufheben oder direkt eine mechanische Schädigung der Schädelbasis bewirken. Nach der Verlegung der Atemwege ist die Blutung die zweitwichtigste lebensbedrohliche Komplikation von Verletzungen in diesem Bereich. Blutungen in Nase, Mund und Rachen können in den meisten Fällen durch eine Tamponade und provisorische Reposition von Frakturen mit anschließender Kompression der Fragmente gegeneinander gestillt werden. Gelingt eine Blutstillung auf diese Weise nicht, muß an eine Ruptur

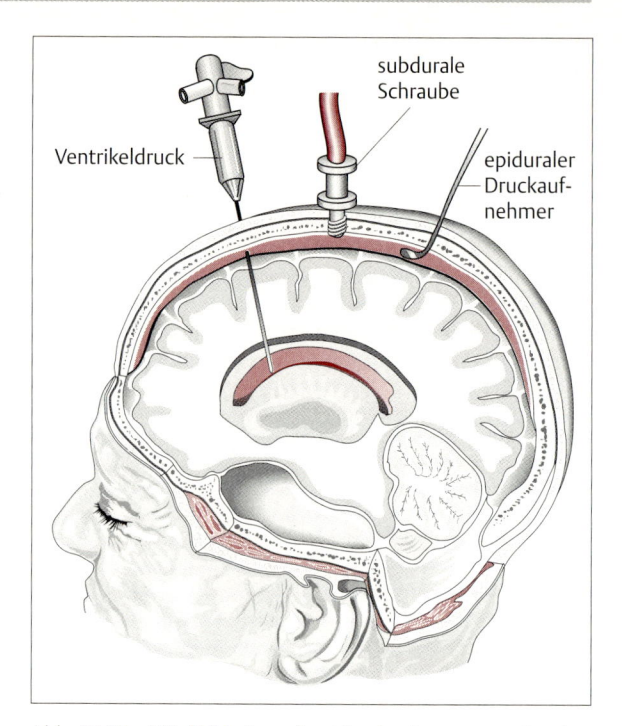

Abb. 17.**17** Möglichkeiten der Hirndruckmessung. Sonden zur Druckmessung können subdural oder epidural in das Ventrikelsystem implantiert werden. Ein flüssigkeitsgefülltes Sondensystem leitet den aufgenommenen Druckimpuls zu einem Verstärker, dessen errechnete Daten an einem Monitor angezeigt werden. Bei gleichzeitig erfolgender Messung des systemischen Blutdrucks errechnet ein im Monitor enthaltener Computer automatisch den zerebralen Perfusionsdruck und zeigt auch diesen auf dem Bildschirm des Monitors an.

der A. maxillaris, A. basilaris oder A. carotis interna gedacht werden. Derartige Blutungen sind dramatisch, da ihnen therapeutisch schwer beizukommen ist. Potentiell droht eine Verblutung. Der einzige Weg ist die angiographische Lokalisation der Blutungsquelle mit anschließender selektiver Ballonkatheterokklusion des Lecks. Die operative Freilegung durch die HNO- oder Kieferchirurgie ist meist zu zeitaufwendig, und die Embolisation oder Ligatur der versorgenden Gefäße scheitert an dem hervorragenden retrograden Kollateralblutfluß über den Circulus Willisii.

Thorax

Verletzungen des Thorax können die Thoraxwand und alle intrathorakalen Organe, vor allem Lunge und Tracheobronchialsystem, Herz und herznahe große Gefäße betreffen, daraus leiten sich die Kardinalsymptome Luftleck und Blutung ab. Verletzungen des Thorax können in kürzerer Zeit zum Tode führen als Verletzungen anderer Körperregionen (3). Einer schnellen und effektiven Notfallbehandlung kommt somit eine besondere Bedeutung zu. Nach dem Unfallmechanismus unterscheidet man zwischen stumpfen und penetrierenden Thoraxtraumen. Penetrierende Verletzungen sind meist leichter zu diagnostizieren und zu behandeln als stumpfe. Luftansammlungen (Pneumothorax) im und Einblutungen (Hämatothorax) in den Pleuraspalt stellen die häufigsten Befunde dar.

> Die Mehrzahl der intrathorakalen Verletzungen kann konservativ mit Thoraxdrainagen und Beatmung behandelt werden!

Die Technik der Thoraxdrainage ist im Kapitel 5, S. 102 ff beschrieben. Die Indikation wird großzügig gestellt (Tab. 17.13); es ist besser, ein Drain umsonst zu legen, als diese potentiell lebenserhaltende Maßnahme auch nur einmal zu unterlassen. Bereits beim Verdacht auf eine intrathorakale Verletzung muß schon der Notarzt noch vor der Beatmung die verletzte Pleurahöhle drainieren, um einen evtl. vorhandenen Pneumothorax nicht durch die Beatmung in einen Spannungspneumothorax umzuwandeln und damit die Situation weiter zu verschlimmern. Dies geschieht nach Beginn der Volumentherapie. Läßt sich trotz effektiver Volumentherapie (hoher ZVD, gestaute Halsvenen) kein ausreichender peripherer Blutdruck aufbauen, ist an das Vorliegen eines Spannungspneumothorax oder einer akuten Herzbeuteltamponade zu denken. Kann man (ohne Röntgenbild) zwischen diesen beiden lebensbedrohlichen Situationen nicht differenzieren, erfolgt (falls noch nicht geschehen) eine Pleuradrainage auf der klinisch suspekten Seite. Besteht danach die Symptomatik fort, muß eine Perikardpunktion (Abb. 17.14) ausgeführt werden. Die therapeutischen Entscheidungen in den Phasen I bis III beruhen im wesentlichen auf der Bewertung klinischer Symptome, z.B. den kollabierten oder gestauten Halsvenen (Abb. 17.18). Meist müssen therapeutische Maßnahmen durchgeführt werden, bevor Röntgenaufnahmen vorliegen. Jegliche Röntgendiagnostik darf die Therapie nicht verzögern. Beim stabilen Patienten werden Röntgenaufnahmen des Thorax jedoch routinemäßig angefertigt. Sie haben neben diagnostischem auch dokumentarischen Wert. Ein Pneumothorax (Abb. 17.15a) ist in der Regel gut zu erkennen. Der Spannungspneumothorax (Abb. 17.15b) ist röntgenologisch eindrucksvoll, muß jedoch klinisch diagnostiziert werden. Bei Verschattungen sind die Differentialdiagnosen Hämatothorax (Abb. 17.15c), Atelektase (z.B. durch Aspiration oder Blutung im Bronchialsystem), schwere Lungenkontusion sowie Zwerchfellruptur mit Verlagerung von Bauchorganen in den Thorax (Abb. 17.15d) in Erwägung zu ziehen. Geröntgt wird ferner zur Lage- und Effektivitätskontrolle von Thoraxdrains. Bei der akuten Herzbeuteltamponade

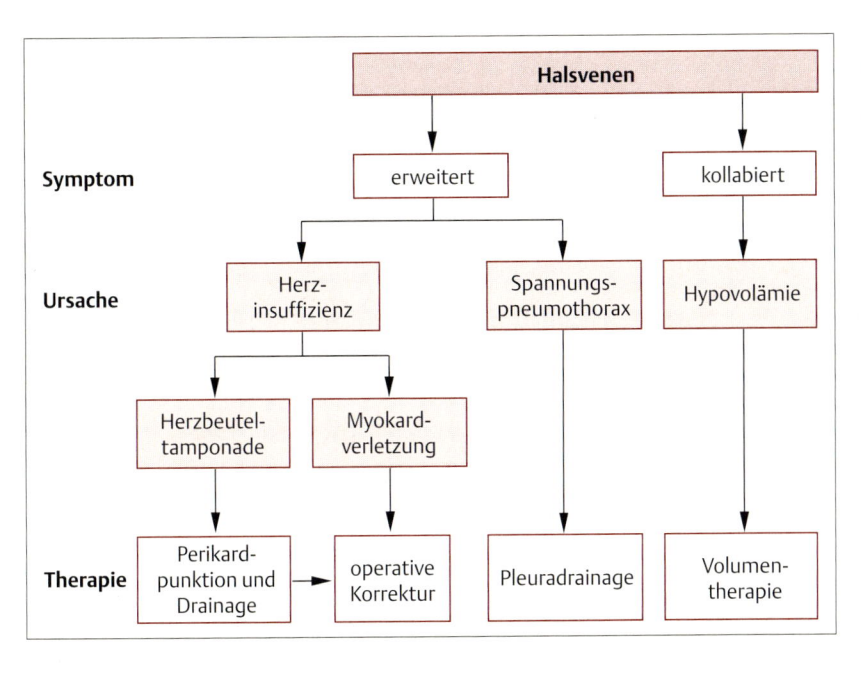

Abb. 17.18 Halsvenen als klinische Entscheidungshilfe beim Schockpatienten mit Thoraxtrauma.

(Abb. 17.**15 e**) ist das Röntgenbild des Thorax von nur geringem Wert, da sich das Perikard in dieser Situation im Gegensatz zur chronischen Tamponade nur wenig ausdehnt.

Thoraxwand

Verletzungen der Thoraxwand betreffen die Rippen und das Sternum sowie die sie umkleidenden Weichteile. Von ihnen geht nur selten eine akute Lebensbedrohung aus. Sind drei oder mehr benachbarte Rippen frakturiert, spricht man von einer Rippenserienfraktur. Eine Rippenserienfraktur, bei der die einzelnen Rippen mehrfach gebrochen sind, führt zu einer Instabilität der Thoraxwand. Das klinische Charakteristikum dieses instabilen Thorax ist die paradoxe Atmung. Diese liegt vor, wenn der durch die genannte Verletzung beweglich gewordene Anteil der Thoraxwand bei der Inspiration in das Thoraxinnere gezogen und bei der Exspiration nach außen gedrückt wird. Der stabile Thorax hingegen dehnt sich bei der Inspiration aus und retrahiert sich in der Exspirationsphase. Rippen- und Sternumfrakturen werden in der Regel konservativ behandelt. Bei Rippenserienfrakturen entscheiden Art und Ausmaß von Begleitverletzungen das therapeutische Vorgehen. Ein Pneumo- bzw. Hämatothorax muß immer ausgeschlossen werden. In der Regel sind die Begleitverletzungen von Lunge, Herz und Gefäßen für die Prognose wesentlicher als die Verletzungen der Thoraxwand. Grundprinzipien der Therapie sind ausreichende Analgesie, Sauerstoffapplikation, Expektoranzien und ggf. eine maschinelle Beatmung mit PEEP. Operative Konsequenzen im Sinne einer Stabilisierung von Rippenserienfrakturen ergeben sich erst in der Phase V.

Pneumothorax

Ein Pneumothorax liegt vor, wenn durch Verletzung der Pleura Luft in den Pleuraspalt gelangt. Ursächlich kommen Läsionen von Lunge, Bronchien, Trachea, Ösophagus oder Thoraxwand in Betracht. Durch Aufhebung des im Pleuraspalt normalerweise vorliegenden Unterdrucks kollabiert die Lunge dann mehr oder weniger (Abb. 17.**15 a**). Ist die Kontinuität der Thoraxwand unterbrochen und besteht somit eine direkte Kommunikation zwischen Pleurahöhle und Atmosphäre, spricht man von einem **offenen Pneumothorax** (Abb. 17.**19 d**). Dies ist vor allem bei penetrierenden Verletzungen der Fall. Ein **geschlossener Pneumothorax** (Abb. 17.**19 c**) entsteht im wesentlichen bei Verletzungen des Lungenparenchyms oder der Bronchien, der Brustkorb ist dabei intakt.

Beim offenen, häufiger aber beim geschlossenen Pneumothorax, kann während der Inspiration Luft über das Leck in die Pleurahöhle gelangen. Bei der Exspiration hingegen kann sich dieses Leck wie ein Ventil verschließen. Die Folge ist eine mit jedem Atemzug größer werdende Luftansammlung in der Pleurahöhle. Dies führt zu einem Druckanstieg auf der verletzten Seite, der schließlich das Mediastinum mit dem Herzen und den großen Gefäßen auf die gesunde Seite verdrängt und damit die Atmung auch der unverletzten Lunge behindert. Außerdem bedingt dieser erhöhte intrapleurale Druck, der weit über dem ZVD liegen kann, über eine drastische Senkung des venösen Rückstroms eine erhebliche Reduktion des Herzzeitvolumens. Unbehandelt führt dieser Zustand eines Ventil- oder **Spannungspneumothorax** zu einem Herz-Kreislauf-Stillstand und innerhalb weniger Minuten zum Tode. Ein Spannungspneumothorax (Abb. 17.**15 b**, 17.**19 e**) muß daher klinisch erkannt (asymmetrische Atemexkursionen mit einseitiger Fixation des Thorax in maximaler Inspirationsstellung, hypersonorer Klopfschall auf der betroffenen Seite, respiratorische Insuffizienz, Zyanose, gestaute Halsvenen, Hautemphysem, Tachykardie, Schock, hoher ZVD) und drainiert werden, noch bevor Röntgenbilder vorliegen. Die Thoraxdrainage sorgt für eine rasche Druckentlastung. Ist kein Thoraxdrain zur Hand, erfolgt eine Entlastungspunktion mit einer weitlumigen Kanüle im II. oder III. Interkostalraum in der Medioklavikularlinie. Die früher häufig vorgeschlagene Montage eines Fingerlings nach Tiegel wird heute als entbehrlich angesehen (3). Die Kanülierung ist jedoch nie eine definitive Therapie und muß daher sobald wie möglich durch ein Thoraxdrain ersetzt werden. Der Sog an der Drainage sollte anfangs gering sein und erst allmählich gesteigert werden, da sich nach zu schneller Ausdehnung einer zuvor total kollabierten Lunge häufig ein potentiell letales „Reexpansionsödem" entwickelt (9). Prinzipiell kann jeder traumatische Pneumothorax zu einem Spannungspneumothorax werden. Diese Komplikation kommt jedoch unter Spontanatmung selten vor, während sie unter Beatmung häufiger und gefährlicher ist.

Eine Sonderform stellt der **offene Pneumothorax mit Mediastinalflattern** dar. Diese Situation ist zwar selten, aber immer lebensbedrohend. Sie tritt nur bei Defekten der Thoraxwand auf, die sowohl den Ein- als auch den Austritt von Luft zulassen. Unter diesen Umständen kommt es bei der Inspiration zu einer Verlagerung des Mediastinums zur gesunden Seite, während bei der Exspiration das Mediastinum in die Mittelposition zurückpendelt (Abb. 17.**19 f**). Durch dieses Pendeln oder Flattern des Mediastinums wird die Atmung der gesunden Lunge beeinträchtigt. Therapie der Wahl ist in dieser Situation die Intubation und Beatmung ohne Verschluß der Thoraxwunde. Besteht die Möglichkeit der Beatmung nicht, muß die Wunde durch einen luftdichten Verband verschlossen und der Pleuraraum baldmöglichst drainiert werden (vgl. Kapitel 5).

Lunge und Tracheobronchialsystem

Verletzungen des Lungenparenchyms sind Kontusionen, Rupturen, Zerquetschungen und Hämatome. Bei einer Mitverletzung der Pleura visceralis resultiert ein zusätzlicher Pneumo- oder/und Hämatothorax. Sehr selten entstehen posttraumatische Pseudozysten. Lungenverletzungen können in den meisten Fällen mit einer Thoraxdrainage effektiv behandelt werden. Eine Operationsindikation ist nur dann gegeben, wenn eine anhaltend schwere Blutung (s. u.) vorliegt oder wenn durch die Drainage eine vollständige Ausdehnung der Lunge nicht erreicht werden kann. Bei schweren Lungenzerreißungen erfolgt eine Segment-, Lappen- oder atypische

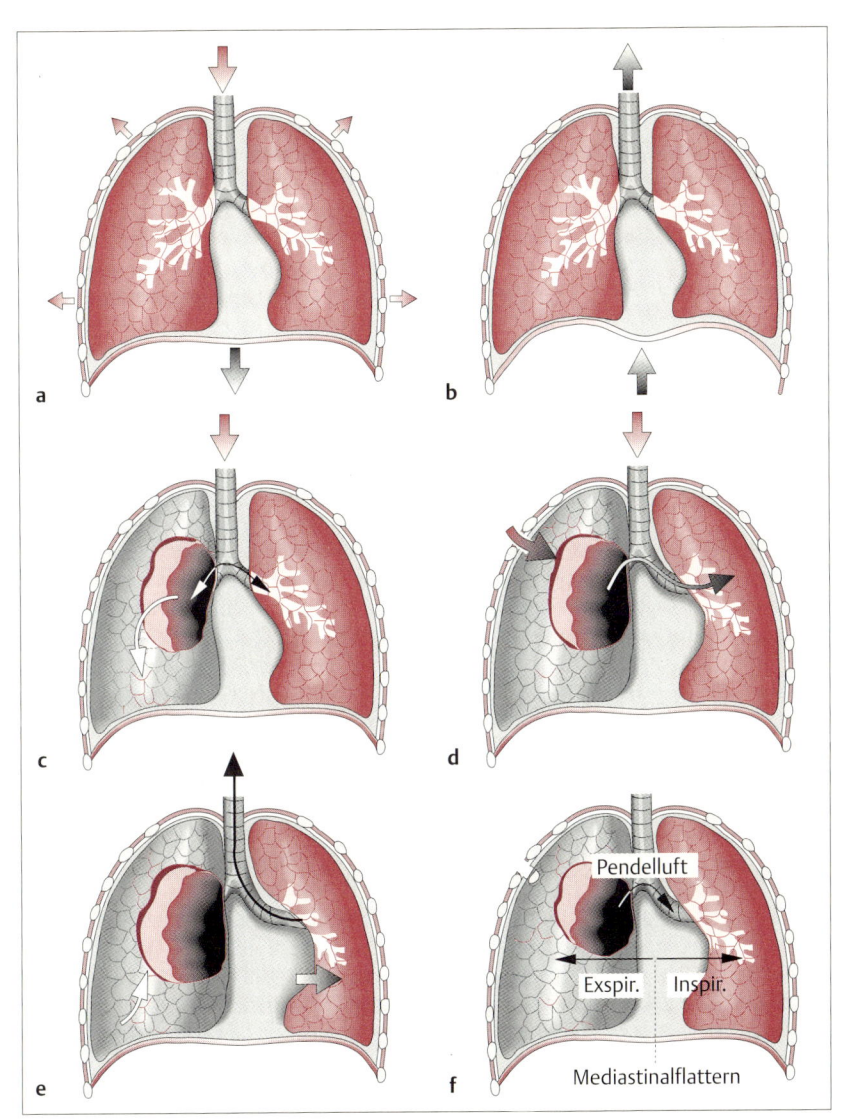

Abb. 17.19 Pathophysiologie des Pneumothorax. Im Normalzustand liegt im Pleuraspalt ein Unterdruck vor, und die beiden Blätter der Pleura sind durch einen schmalen Flüssigkeitssaum kohärent. Dies ermöglicht, daß die Lunge den Atemexkursionen des Thorax bei der Inspiration (**a**) und Exspiration (**b**) folgen kann. Bei Verletzungen von Thoraxwand, Zwerchfell, Lunge oder Bronchien gehen Unterdruck und pleurale Flüssigkeit verloren, die beiden Pleurablätter verlieren den Kontakt, Luft gelangt in den Pleuraspalt, und die Lunge kollabiert. Ist der Brustkorb dabei intakt, liegt ein geschlossener Pneumothorax vor (**c**). Ist hingegen die Kontinuität der Thoraxwand unterbrochen, spricht man von einem offenen Pneumothorax (**d**). Während der Inspiration kann Luft über das Leck in die Pleurahöhle gelangen (**c, d**). Bei der Exspiration hingegen kann sich dieses Leck wie ein Ventil verschließen. Die Folge ist eine mit jedem Atemzug größer werdende Luftansammlung in der Pleurahöhle. Dies führt zu einem Druckanstieg auf der verletzten Seite, wodurch das Mediastinum auf die gesunde Seite gedrängt wird (**e**). Diese lebensbedrohliche Situation nennt man Spannungspneumothorax. Bei Defekten der Thoraxwand, die sowohl den Ein- als auch den Austritt von Luft zulassen, kommt es bei der Inspiration zu einer Verlagerung des Mediastinums zur gesunden Seite, und gleichzeitig wird Luft aus der kollabierten Lunge in die gesunde angesaugt (Pendelluft). Bei der Exspiration flattert das Mediastinum in die Mittelposition zurück (**f**), und gleichzeitig gelangt Pendelluft aus der gesunden in die kollabierte Lunge. Durch das Mediastinalflattern wird die Atmung der gesunden Lunge lebensbedrohlich beeinträchtigt.

Resektion. Eine Pneumonektomie hat beim stumpfen Trauma eine sehr schlechte Prognose und sollte nach Möglichkeit vermieden werden (3).
Verletzungen im Tracheobronchialsystem müssen dann vermutet werden, wenn bei einem Pneumothorax trotz korrekt angelegter Thoraxdrainage die Lunge nicht zur Ausdehnung gebracht werden kann, wenn ein ausgeprägtes Mediastinalemphysem vorliegt oder/und wenn eine Atelektase fortbesteht. Leitsymptom ist also das **massive Luftleck**. Die Sicherung der Diagnose erfolgt bronchoskopisch. Die Entscheidung zum operativen Vorgehen sollte frühzeitig (Phase III) gestellt werden (3, 4). Patienten mit **Verletzungen der Trachea** versterben meist vor Erreichen der Klinik (3). Im klinischen Kran-

kengut dominieren Verletzungen der Hauptbronchien, die meist im Bereich der Karina lokalisiert sind. Die typische **Bronchusruptur** verläuft quer und ist in der Regel total. Größere Einrisse oder Bronchusabrisse werden unmittelbar nach der Diagnosestellung operiert. Verletzte Hauptbronchien werden mit resorbierbarem Nahtmaterial genäht und zusätzlich mit einem Pleura- oder Perikardlappen gedeckt. Bei Verletzungen von Lappenbronchien wird man beim Polytraumatisierten die Lobektomie vorziehen. Kleine und symptomarme Einrisse von weniger als einem Drittel der Zirkumferenz, bei denen die Thoraxdrainage eine vollständige Ausdehnung der Lunge ermöglicht, können konservativ behandelt werden. Blutungen ins Bronchialsystem lassen sich oft durch bronchoskopisches Einlegen eines Fogarty-Katheters und durch Ballonokklusion der Blutungsquelle beherrschen.

Hämatothorax

Ein Hämatothorax ist eine Ansammlung von Blut in der Pleurahöhle. Das Blut stammt aus Verletzungen der Thoraxwand (Interkostalgefäße), des Zwerchfells, der Lunge, des Herzens oder der herznahen großen Gefäße. Liegt eine Kombination mit einem Pneumothorax vor, spricht man von einem Hämatopneumothorax. Da bereits der klinische Verdacht einer intrathorakalen Verletzung (abgeschwächtes oder aufgehobenes Atemgeräusch, instabiler Thorax, asymmetrische Atemexkursionen) zur Thoraxdrainage zwingt (Tab. 17.**13**), wird die Diagnose durch die Qualität des drainierten Sekrets gestellt. Röntgenaufnahmen zur Diagnosesicherung sind beim Polytraumatisierten daher nicht erforderlich und wegen der dadurch bedingten Therapieverzögerung auch nicht gerechtfertigt. Werden sie aus anderer Indikation angefertigt, ist die Diagnosestellung im allgemeinen einfach (Abb. 17.**15** c). Bleibt nach Anlage einer Drainage die Verschattung des Thorax bestehen, muß an eine Zwerchfellruptur mit Verlagerung abdominaler Organe in den Thorax (Abb. 17.**15** d) gedacht werden.

Eine Blutung aus Thoraxwand oder Lunge sistiert normalerweise nach dem Einlegen einer Thoraxdrainage und der Ausdehnung der Lunge wegen der tiefen Druckwerte in der pulmonalen Zirkulation sowie dem Tamponadeeffekt der Lunge. Dieser Tamponadeeffekt kann therapeutisch verstärkt werden durch eine kontrollierte Beatmung mit PEEP. Ein anhaltend großer Blutverlust in die Thoraxhöhle deutet auf Verletzungen von Aorta, V. cava, A. thoracica interna, A. oder V. subclavia, einer Interkostalarterie oder größerer pulmonaler Gefäße hin (3). Fördert die Thoraxdrainage bereits primär mehr als 1500 ml Blut oder nach primärer Entlastung mehr als 500 ml in der ersten Stunde oder in drei aufeinanderfolgenden Stunden mehr als 250 ml/h, so ist eine Thorakotomie mit Darstellung und operativer Versorgung der Blutungsquelle indiziert.

Thorakale Gefäße

Die Problematik thorakaler Gefäßverletzungen ist oben schon erwähnt worden. Die wesentlichste Läsion stellt die Aortenruptur dar, nur etwa 10–20 % aller Verletzten mit Aortenrupturen erreichen die Klinik lebend (5). Bei den Überlebenden handelt es sich um eine durch die intakte Pleura mediastinalis gedeckte Ruptur, weswegen eine operative Intervention der Kreislaufstabilisierung und Blutstillung im Abdomen oder auch der Versorgung lebensbedrohlicher intrakranieller Hämatome nachgeordnet werden kann. Das wichtigste Zeichen einer traumatischen Ruptur der Aorta ist das verbreiterte Mediastinum im Röntgenbild. Weitere Hinweise sind eine Rechtsverlagerung der Trachea und des mit einer Magensonde markierten Ösophagus sowie eine Verdrängung des linken Hauptbronchus. Zur weiteren Verifizierung einer Gefäßverletzung erfolgt ein natives und kontrastmittelgestütztes CT oder eine Angiographie. Beim Polytraumatisierten bevorzugen wir die CT gegenüber der Angiographie, da mittels CT Begleitverletzungen besser erkannt und außerdem benachbarte Körperregionen (Kopf, Abdomen) mit geringem Zeitaufwand dargestellt werden können. Wie bei allen anderen Verletzungen gilt aber auch hier, daß bei Vorliegen lebensbedrohlicher Blutungen jede Diagnostik eine Therapieverzögerung bedeutet und demzufolge unterlassen werden muß. In solchen Situationen wird explorativ thorakotomiert. Die personelle Kompetenz und eine adäquate Ausstattung sollte vorhanden sein.

Die Prädilektionsstelle der thorakalen Aortenruptur findet sich in der Isthmusgegend, distal des Abgangs der linken A. subclavia an der Ansatzstelle des Lig. Botalli (Abb. 17.**20**). Operativer Zugang der Wahl ist eine linksseitige posterolaterale Thorakotomie im 4. Interkostalraum. Diese Rupturen an der Aorta descendens können unter alleinigem Abklemmen ohne Verwendung einer Herz-Lungen-Maschine (cave: Heparinisierung und Verblutungsgefahr) oder eines Shunts (cave: Verlängerung der Operationszeit mit dem Risiko ischämischer Schäden an Abdominalorganen und Rückenmark) operiert

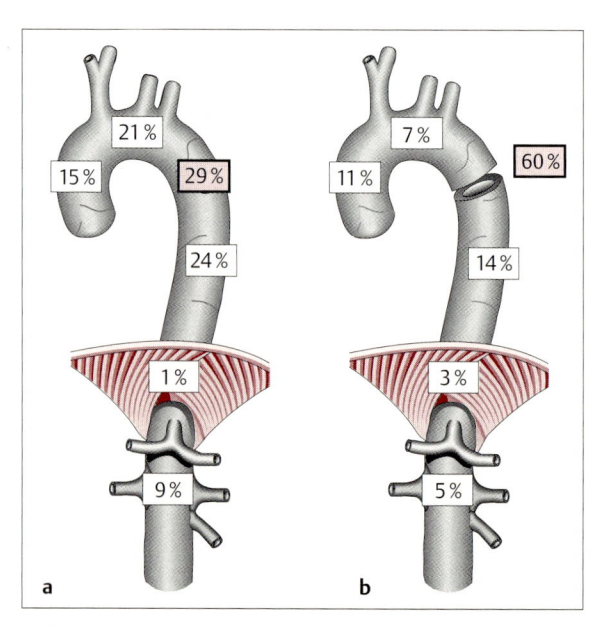

Abb. 17.**20** Häufigkeit von partiellen Einrissen (**a**) und totalen Rupturen (**b**) der Aorta im Obduktionsgut (nach Kortmann u. Riel).

werden. In der Regel ist eine direkte, fortlaufende Naht mit Polypropylene der Stärke 3–0 möglich. Bei einer wesentlichen Retraktion der Gefäßstümpfe muß jedoch eine Gefäßprothese interponiert werden (3).

Gefäßverletzungen im vorderen Mediastinum gehen ebenfalls mit einer röntgenologisch sichtbaren Mediastinalverbreiterung einher, sie können meist konservativ behandelt werden. Ihre Abgrenzung von den im hinteren Mediastinum lokalisierten Aortenverletzungen in loco typico erfolgt mittels CT.

Verletzungen der Gefäße der oberen Thoraxapertur sind mit zahlreichen Problemen behaftet. Äußere Verletzungen im Bereich des Halses und der Schultern sollten an die Möglichkeit einer Gefäßläsion in dieser Region denken lassen. Frakturen der Klavikula bzw. der oberen drei Rippen zwingen zu einer systematischen Suche (4). Ohne Röntgenaufnahmen des Thorax werden diese Verletzungen beim Patienten im Schockzustand praktisch nie erkannt. Beim kreislaufstabilen Patienten führt der fehlende Karotis- bzw. Radialispuls zur Diagnose. Eine Angiographie wird auch hier nur dann durchgeführt, wenn der Zeitverlust in Kauf genommen werden kann. Die verletzten Gefäße liegen in einer operativ schwer zugänglichen Region. Von den möglichen Zugangswegen kommt beim Polytraumatisierten vor allem die mediane Sternotomie in Betracht, die ggf. nach zervikal erweitert werden kann. Die Versorgung der Gefäßläsionen ist in der Regel durch direkte Naht möglich, anderenfalls wird alloplastischer Gefäßersatz verwendet. Bei Verletzungen des Truncus brachiocephalicus und der A. carotis communis ist der Einsatz eines intraluminären Shunts zu empfehlen (3). Auch bei venösen Verletzungen sollte man beim stabilen Patienten eine Rekonstruktion versuchen. Beim Polytraumatisierten wird man aber in den meisten Fällen eine Blutstillung durch Ligatur der verletzten Venen anstreben müssen. Einseitige Ligaturen der V. brachiocephalica oder der V. jugularis oder V. subclavia sind ohne wesentliche Folgen möglich. Nach der Versorgung der Blutung überprüft man die Intaktheit anderer Strukturen dieser Region, deren Verletzung leicht übersehen werden kann: Ösophagus, Trachea, Ductus thoracicus, Plexus brachialis und N. phrenicus.

Verletzte Thoraxwandarterien (A. mammaria und Interkostalarterien) werden selektiv ligiert oder alternativ nach angiographischer Lokalisation des Lecks embolisiert.

Herz und Herzbeutel (vgl. Kapitel 38)

Verletzungen des Herzens führen in der Regel zu einer Blutung in den Herzbeutel. Bereits eine Ansammlung von 150–200 ml Blut im Herzbeutel bedingt eine erhebliche Beeinträchtigung der Pumpfunktion des Herzens mit konsekutiven hämodynamischen Störungen. Diese **Herzbeuteltamponade** ist das Leitsymptom von Verletzungen des Herzens. Sie ist klinisch erkennbar an den Symptomen Hypotonie, Zyanose, Schock, gestaute Halsvenen und hoher ZVD. Differentialdiagnostisch muß ein Spannungspneumothorax ausgeschlossen werden. Dies geschieht durch eine Pleuradrainage auf der Seite mit dem abgeschwächten Atemgeräusch, falls dies bisher noch nicht geschehen sein sollte. Besteht danach die Symptomatik fort, erfolgt eine temporäre Entlastung des Herzbeutels durch eine Perikardpunktion am Larrey-Punkt (Abb. 17.**14**). Diese Punktion stellt jedoch meist keine definitive Therapie dar, so daß ihr in der Regel eine schnelle operative Versorgung der Blutungsquelle und Perikardfensterung nachfolgen muß. Im Schockzustand stellt der positive Punktionsbefund die Indikation zur Notfallthorakotomie in der Phase I bzw. III dar. Ist der Patient jedoch kreislaufstabil und besteht Unklarheit darüber, ob das Herz verletzt ist, kann eine weitere Diagnostik erfolgen. Das Röntgenbild des Thorax ist bei der akuten Tamponade von geringem Wert. Untersuchungsmethoden der Wahl sind Sonographie, Echokardiographie oder CT (3, 4).

Penetrierende Herzverletzungen sind fast immer durch das Bild der akuten Herzbeuteltamponade gekennzeichnet und ohne chirurgische Therapie in aller Regel tödlich. Bei sofortiger Thorakotomie (Phase IA oder III) ist die Prognose jedoch gut. Die Diagnosestellung wird durch präkordiale Thoraxwunden erleichtert.

Als operative Zugänge werden die mediane Sternotomie oder die linksseitige anteriore Thorakotomie empfohlen (3). Beide Möglichkeiten bestehen auch als Verlängerung einer medianen Laparotomie, wenn zusätzlich abdominale Verletzungen vorliegen. Die Operation muß einerseits die Herzbeuteltamponade beheben und andererseits die Blutungsursache versorgen. Mit der Eröffnung des Perikards zwischen zwei Klemmen (Abb. 17.**21 a**) ist das erste Ziel der Operation bereits erreicht. Bei Verletzungen des rechten oder linken Vorhofes sowie der Pulmonalarterie kann meist eine Gefäßklemme angelegt werden und die Naht dann unter blutleeren Bedingungen erfolgen. Bei Verletzungen der Ventrikel wird das Myokard unter digitaler Blutstillung mit monofilem Material der Stärke 2–0 oder 3–0 in Einzelknopfnahttechnik unter Zuhilfenahme von Nahtwiderlagern genäht. Dabei müssen größere Koronararterien geschont werden (Abb. 17.**21 c**). Sind solche verletzt, werden sie mittels eines Venenbypasses repariert. Bei Hinweisen auf einen traumatischen Ventrikelseptumdefekt und eine akute Herzklappeninsuffizienz, bei Infarktzeichen im EKG oder wenn ein Fremdkörper im Herzen belassen werden muß, ist die Verlegung des Patienten in ein herzchirurgisches Zentrum erforderlich (3).

Stumpfe Herzverletzungen, speziell die Herzkontusion, sind häufiger als penetrierende. Sie entstehen durch eine Kompression des Herzens zwischen Sternum und Wirbelsäule. Aufgrund seiner engen topographischen Beziehung zum Sternum ist der rechte Ventrikel am häufigsten betroffen. Eine Notfallthorakotomie ist in der Regel nicht notwendig. Es gibt aber auch Herzrupturen beim stumpfen Thoraxtrauma, die zur Tamponade führen und eine Thorakotomie in der Phase IA oder III erforderlich machen. Leichtere stumpfe Herzverletzungen, die nicht zu einer Herzbeuteltamponade führen, sind schwer zu diagnostizieren, spezifische klinische, Labor- oder EKG-Zeichen gibt es nicht. Jede anders nicht zu erklärende Arrhythmie oder EKG-Veränderung sollte jedoch an eine Herzkontusion denken lassen. Die Therapie entspricht der eines akuten Myokardinfarktes (4), wobei selbstredend jedoch keine Lysetherapie erfolgen darf.

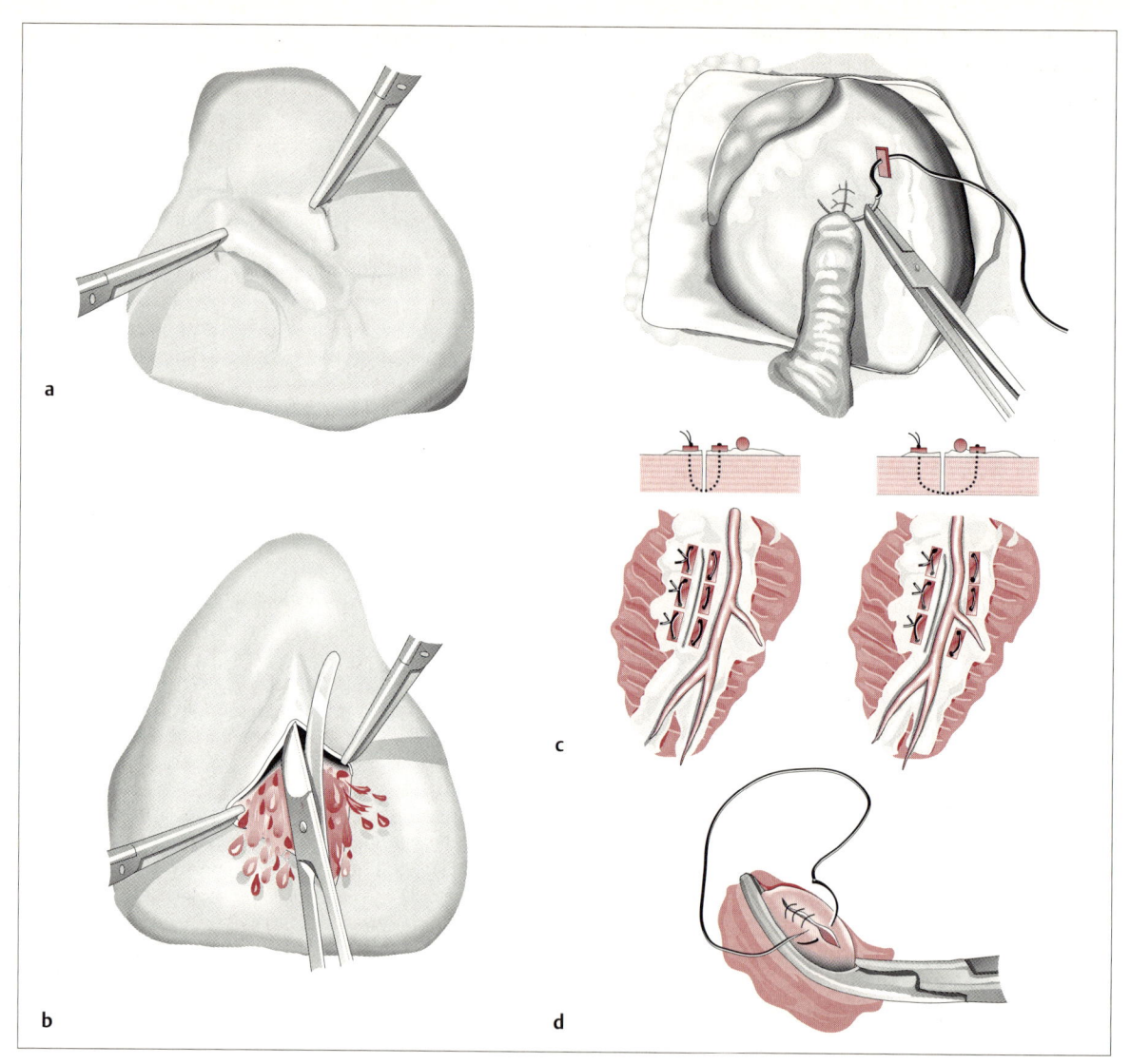

Abb. 17.21 Operatives Vorgehen bei akuter Herzbeuteltamponade. Das Perikard wird mit zwei Klemmen vor dem N. phrenicus angehoben (**a**) und in sicherer Distanz zum Nerven in Längsrichtung eröffnet (**b**). Nach der schwallartigen Entleerung von Blut ist oft bereits wieder ein Blutdruck meßbar. Bei einer penetrierenden Verletzung wird die Wunde im Myokard bei gleichzeitiger digitaler Blutstillung durch Einzelknopfnähte verschlossen (**c**). Größere Koronararterien (rot) dürfen dabei nicht alteriert werden und müssen außerhalb der Nähte bleiben (**c**). Nach Einlage einer Drainage wird das Perikard durch fortlaufende Naht verschlossen (**d**). Alternativ ist das Belassen eines Perikardfensters möglich, wobei auf die separate Drainage verzichtet werden kann (nach Glinz).

Verletzungen der Herzklappen werden meist durch eine akute Herzinsuffizienz auffällig. Beim Polytraumatisierten kann letztere aber zahlreiche Ursachen haben, so daß die Diagnose im allgemeinen nicht primär gestellt wird. Die Therapie erfolgt immer operativ. Abgerissene Papillarmuskeln oder Chordae tendineae können oft reinseriert werden, anderenfalls ist ein prothetischer Klappenersatz erforderlich. Septumrupturen werden ebenfalls meist erst in einem zeitlichen Intervall zum Trauma diagnostiziert und dann elektiv operiert.

Ösophagus

Im Rahmen von Polytraumen sind stumpfe Verletzungen des Ösophagus selten, und penetrierende kommen fast immer in Kombination mit Läsionen anderer Organe vor (4). Die bei spontanen oder iatrogenen Verletzungen auftretenden Symptome Schmerz, Fieber, Dysphagie und Dyspnoe sind in dieser speziellen Situation durch Begleitverletzungen überlagert. Röntgenologisch erkennbare Fremdkörper oder Luftansammlungen im Mediastinum sollten an eine Läsion des Ösophagus denken lassen. Die Diagnose wird durch Endoskopie oder Exploration gestellt. Ösophagusverletzungen müssen frühzeitig (Phase III) operiert werden, da später versorgte oder übersehene Verletzungen aufgrund der sich entwickelnden Mediastinitis eine hohe Letalität aufweisen. Die Therapie besteht in einem Débridement, einreihiger Übernähung mit durchgreifenden Nähten der Stärke 3–0 oder 4–0 und Drainage. Bereits 12 Stunden nach Eintreten der Verletzung oder bei langstreckigen Defekten ist eine Naht nicht (mehr) möglich, statt dessen erfolgt eine proximale Ausleitung des Organs im Sinne einer Speichelfistel in Kombination mit distaler Ernährungsfistel und Drainage (4).

Die Diagnostik und Regelversorgung abdominaler Verletzungen wird auf S. 311 ff und S. 316 ff behandelt. An dieser Stelle soll lediglich auf einige Aspekte eingegangen werden, die im Rahmen des Polytraumas beachtet werden müssen. Abdominale Verletzungen werden zumeist in der Phase III versorgt. Penetrierende Traumen (d.h. Stich-, Schuß- und Pfählungsverletzungen) bedürfen beim Polytraumatisierten fast immer einer operativen Revision. Auf diagnostische Maßnahmen kann oder muß man in solchen Situationen in der Regel verzichten. Beim stumpfen Bauchtrauma stellt die Sonographie die entscheidende diagnostische Maßnahme dar. Der sonographische Nachweis von freier Flüssigkeit deutet auf eine Organruptur (vor allem Leber, Milz, Dünndarm) hin und zieht im Regelfall sofortige operative Konsequenzen nach sich. Ein Normalbefund der Erstuntersuchung sollte stets nach 4–6 Stunden oder bei Verschlechterung der klinischen Situation des Patienten kontrolliert werden. Steht die Sonographie nicht zur Verfügung, hat die abdominale CT, Laparoskopie oder diagnostische Peritoneallavage Berechtigung. Auch bei diesen material- und zeitaufwendigen Untersuchungen gilt, daß Normalbefunde der Kontrolle bedürfen (Kontroll-CT, wiederholte Lavage über den gleichen Katheter). Die Technik der Peritoneallavage ist auf S. 313 beschrieben. Keines der diagnostischen Verfahren bietet jedoch eine absolute Sicherheit. Deshalb sollte bei zweifelhaft pathologischen Abdominalbefunden der Bewußtlose laparotomiert werden, während man beim kooperativen Patienten die Operationsindikation vom klinischen Befund abhängig machen kann. Auf alle Fälle ist es besser, eine negative Exploration zu riskieren, als eine Blutung oder Hohlorganperforation zu spät zu erkennen (12). Da das Polytrauma oft mit Störungen der Blutgerinnung einhergeht, kann ein abwartendes Verhalten u.U. fatale Folgen haben. Bei der explorativen Laparotomie sind die (evtl. auch nur provisorische) Stillung von Blutungen sowie der Verschluß eröffneter Darmlumina die primären Therapieziele. Erst danach widmet man sich der Versorgung der Einzelverletzungen. Zeitaufwendige und unsichere Methoden der Organerhaltung (z.B. Milz) oder -reparatur (z.B. primäre Darmanastomose ohne Stomavorschaltung) haben im allgemeinen wegen der Vielzahl zu versorgender Begleitverletzungen und der meist instabilen Kreislaufsituation einen nur begrenzten Stellenwert. Beim kreislaufinstabilen Patienten wird man im Regelfall eine Milzruptur durch Splenektomie und eine höhergradige Leberruptur durch Tamponade behandeln.

Bewegungsapparat

Die Regelversorgung von Frakturen des Bewegungsapparates erfolgt nach der Stabilisierung der Vitalfunktionen auf der Intensivstation in der Phase V. Der Zeitpunkt für diese Operationen ist variabel, er hängt in erster Linie von spezifischen Erfordernissen der Einzelverletzungen ab. So sollten instabile Becken- und Femurschaftfrakturen möglichst bald, Unterschenkelfrakturen jedoch erst nach Abschwellen des Frakturödems versorgt werden. Aus diesem Grund sind häufig mehrere Operationsschritte bis zur definitiven Versorgung erforderlich. Allgemein gilt, daß Frakturen definitiv versorgt werden sollten, sobald die Vitalfunktionen stabil sind. Jede Verzögerung dieser organspezifischen Therapie erhöht das Risiko sekundärer Komplikationen wie Sepsis und Multiorgandysfunktion, die eine hohe eigenständige Letalität aufweisen (4). Andere Vorteile einer frühzeitigen Frakturstabilisierung sind die Möglichkeit zu Frühmobilisierung und alsbaldigem oralen Kostaufbau sowie eine verkürzte ITS-Verweildauer. Bei der operativen Versorgung von Verletzungen des Bewegungsapparates sollte auch im Rahmen des Polytraumas nach Möglichkeit das für die Einzelverletzung optimale Verfahren gewählt werden. Die jeweiligen Indikationen und Methoden sind nicht Gegenstand der Allgemein- und Viszeralchirurgie, sondern der Unfallchirurgie. An dieser Stelle soll deshalb lediglich auf einige Aspekte hingewiesen werden, die im Zusammenhang mit dem Polytrauma wichtig sind.

Verletzungen der Wirbelsäule werden beim Polytraumatisierten, insbesondere beim Bewußtlosen, leicht übersehen. Aus diesem Grund gehört die Röntgenuntersuchung der gesamten Wirbelsäule zur Standarddiagnostik in der Phase II (Abb. 17.**17**). Wegen der besonderen Risiken einer Verletzung im HWS-Bereich sollte jedem Polytraumatisierten eine Zervikalstütze angelegt werden, und er sollte sie so lange tragen, bis eine Verletzung in dieser Region definitiv ausgeschlossen ist. Wirbelkörperfrakturen, Luxationen und selbst Subluxationen, die mit einer Schädigung des Rückenmarks einhergehen (neurologische Ausfallssymptomatik, CT-Befund einer Kompression des Spinalkanals), bedürfen einer Reposition, Retention oder/und operativen Dekompression in der Phase III. Alle anderen Frakturen der Wirbelsäule werden in der Phase V durch Unfallchirurgen, Neurochirurgen oder Orthopäden versorgt oder konservativ behandelt.

Rippen- und Sternumfrakturen werden im allgemeinen konservativ behandelt. Dies gilt auch für Rippenserienfrakturen. Sind letztere mit einer respiratorischen Insuffizienz verbunden, empfiehlt sich zunächst eine künstliche Beatmung mit PEEP, die gleichzeitig einer inneren Stabilisierung der Thoraxwand dient. Wenn aber aus anderer Indikation operiert werden muß, wird heute die Indikation zur operativen Stabilisierung von Rippenserienfrakturen relativ großzügig gestellt. Derartige Eingriffe erfolgen in der Phase V. Generell gilt jedoch, daß der instabile Thorax für die Prognose weniger bedeutend ist als die zumeist begleitende Verletzung des Lungenparenchyms (Kontusion, Ruptur, Quetschung) (4).

Die **knöchernen Verletzungen des Beckens** gehen häufig mit Läsionen von Beckenorganen einher, deren Versorgung im Rahmen des Polytraumas Priorität gegenüber der knöchernen Stabilisierung genießt. Dorsale und instabile Frakturen weisen eine höhere Komplikationsrate auf als vordere und stabile. Das Hauptproblem stellt die Blutung dar. Von Beckenverletzungen ausgehende retroperitoneale Hämatome können bis zu 4 l Blut aufnehmen, was 12 – 15 Blutkonserven entspricht. Dennoch empfiehlt sich eine operative Versorgung dieser Hämatome in der Zone 3 (Abb. 17.**9**) in den meisten Fällen nicht. Für ein konservatives Vorgehen sprechen mehrere Gründe: 1. Das Kompartment des Retroperitoneums sorgt für eine Selbsttamponade. 2. Dieser Tamponadeeffekt wird durch eine Eröffnung des Retroperitoneums aufgehoben, was eine erneute aktive Blutung zur Folge hat. 3. Der operative Zugang zu den verletzten Gefäßen ist aus anatomischen Gründen schwierig. 4. Die extensive Kollateralisierung dieser Region birgt das Risiko in sich, durch die Operation zusätzliche Gefäße zu verletzen und damit weitere Blutungsquellen zu schaffen. Bei offenen Beckenfrakturen mit sehr ausgedehnten oder fortbestehenden Blutungen ist jedoch eine sofortige (Phase IA) oder frühe (Phase III) operative Stabilisierung in Erwägung zu ziehen, die ansonsten in der Phase V erfolgt. Alternativ kommt eine radiologische Embolisation oder Ballontamponade der Blutungsquelle in Betracht. Die Mehrzahl der Blutungen resultiert jedoch aus verletzten Venen, die interventionsradiologisch nicht angegangen werden können.

Verletzungen der Extremitäten sind in der Regel nur dann lebensbedrohlich, wenn begleitende Gefäßläsionen vorliegen. In derartigen Situationen ist die Versorgung der Gefäßverletzung mit gleichzeitiger Stabilisierung der Fraktur in der Phase III indiziert. Arterielle Blutungen werden zunächst provisorisch durch eine Blutdruckmanschette gestillt, die proximal der Fraktur angelegt wird. Die definitive Versorgung von Gefäßverletzungen ist im Kapitel 36 erläutert. Nach der Gefäßverletzung ist das Kompartmentsyndrom die zweitwichtigste Indikation für eine frühzeitige operative Intervention, die in einer Faszienspaltung besteht und in der Phase III durchgeführt werden sollte. Schockbegünstigende Frakturen wie die des Beckens und des Femurschaftes sowie Mehrfachfrakturen bedürfen ebenfalls einer dringlichen Versorgung. Luxierte Gelenke und grob dislozierte Frakturen werden reponiert und mit geeigneten Mitteln retiniert. Bei der Akutversorgung von Extremitätenfrakturen beim Polytraumatisierten hat der Fixateur externe einen hervorragenden Stellenwert. Mit diesem minimalinvasiven Verfahren kann ein zusätzliches operationsbedingtes Trauma vermieden werden. Außerdem verbieten die zumeist gleichzeitig vorliegenden Weichteilverletzungen einerseits Gipsverbände und andererseits oft auch interne Osteosynthesen. In der Regel erfolgt sekundär ein Verfahrenswechsel zu einer internen Stabilisierung. Säuberung der Haut und Wundreinigung unter sterilen Bedingungen, Antibiotikaprophylaxe, radikales Débridement, Offenlassen von Wunden sowie die Weichteildeckung offener Frakturen sind weitere wesentliche Aspekte der Primärversorgung von Verletzungen der Extremitäten.

Weichteilverletzungen

Von Weichteilverletzungen, selbst wenn sie sehr ausgedehnt sind, geht nur selten eine direkte Lebensbedrohung aus; sie werden in der Phase V versorgt. Eine adäquate Initialtherapie ist jedoch überaus wichtig, um sekundären Infektionen und Problemen bei der Deckung großer Defekte vorzubeugen. Die Grundprinzipien der Versorgung von Weichteilverletzungen sind folgende:
– sorgfältige Entfernung alles avitalen Gewebes,
– Sicherung einer adäquaten Blutversorgung der verletzten Areale,
– Deckung freiliegender Nerven, Gefäße und Sehnen.

Ein sorgfältiges Débridement ist die beste Prophylaxe lebensbedrohlicher Anaerobierinfektionen wie Gasbrand und Tetanus. Die Versorgung verletzter Gefäße erfolgt nach den im Kapitel 36 dargelegten Prinzipien. Für die initiale Defektdeckung kommt beim Polytraumatisierten in der Regel nur xeno- oder alloplastisches Material in Frage. Zeitaufwendige Rekonstruktionen mit autogenem Gewebe erlangen erst nach Stabilisierung der Vitalfunktionen und Beherrschung lokaler Infektionen in der postakuten Phase ihren Stellenwert. Bei ausgedehnten Extremitätenverletzungen mit Knochen-, Gefäß-, Nerven- und Weichteilbeteiligung kann in Ausnahmefällen eine primäre Amputation erfolgen. In der Regel wird man jedoch auch beim Polytraumatisierten eine extremitätenerhaltende Versorgung anstreben. Replantationsversuche traumatisch amputierter Gliedmaßen haben im Rahmen der Versorgung des Polytraumatisierten einen nachgeordneten Stellenwert.

Literatur

1 Bone, R. C., R. A. Balk, F. B. Cerra, R. P. Dellinger, A. M. Fein, W. A. Knaus, R. M. H. Schein, W. J. Sibbald: Definitions for sepsis and organ failure and guidelines for the use of innovative therapies in sepsis. Chest 101 (1992) 1644
2 Feliciano, D. V.: Surgery for liver trauma. Surg. Clin. N. Amer. 69 (1989) 273
3 Glinz, W.: Diagnostik und Behandlung von Notfallsituationen bei Thoraxverletzungen. Akt. Chir. 24 (1989) 219
4 Jurkovich, G. J., C. J. Carrico: Management of acute injuries. In Sabiston jr. D. C.: Textbook of Surgery, 14th ed. Saunders, Philadelphia 1991 (p. 258)
5 Kortmann, H., K. A. Riel: Thorakale Gefäßverletzungen. Chirurg 59 (1988) 389
6 Nast-Kolb, D., C. Waydhas, L. Schweiberer: Behandlungsstrategien bei Schwerstverletzten. In Bünte, H., T. Junginger: Jahrbuch der Chirurgie 1996. Biermann, Zülpich 1996 (S. 113)
7 Schumacher, G. H.: Topographische Anatomie des Menschen, 4. Aufl. Thieme, Leipzig 1985
8 Schweiberer, L., D. Nast-Kolb, K. H. Duswald, C. Waydhas, K. Müller: Das Polytrauma – Behandlung nach dem diagnostischen und therapeutischen Stufenplan. Unfallchirurg 90 (1987) 529
9 Thurer, R. J., G. M. Palatianos: Surgical aspects of the pleura space. Semin. Resp. Med. 9 (1987) 98
10 Trentz, O., H. P. Friedl: Therapeutic sequences in the acute period in unstable patients. In Goris, R. J. A., O. Trentz: The Integrated Approach to Trauma Care: the First 24 Hours. Springer, Berlin 1995 (p. 172)

11 Tscherne, H., G. Regel, J. A. Sturm, H. P. Friedl: Schweregrad und Prioritäten bei Mehrfachverletzungen. Chirurg 58 (1987) 631
12 Wolff, H., H. Lippert: Das stumpfe Bauchtrauma. Zbl. Chir. 113 (1988) 1
13 Zenker, W., D. Havermann, L. Besch: Verletzungsmuster – Leitlinie bei der Beurteilung des Mehrfachverletzten? Unfallchirurg 18 (1992) 69

Verbrennungen

H. Meyer, K. Plogmeier und W. Schneider

Einleitung

Unabhängig von ihrer Ursache stellen Verbrennungen, wenn man von Bagatellläsionen absieht, immer komplexe Verletzungen dar mit primärer lokaler Schädigung und sekundärer generalisierter Beteiligung aller Organsysteme durch pathophysiologische Veränderungen. Diese werden in ihrer Gesamtheit als Verbrennungskrankheit bezeichnet. Die Prognose bei ausgedehnten Verbrennungen mit einer betroffenen Körperoberfläche (KOF) von mehr als 10% hängt neben der lokalen Therapie wesentlich von der richtigen Einschätzung des Schweregrades und der konsequenten Erst- und Folgebehandlung einschließlich der Rehabilitation ab.

Pathogenese und Klassifikation

Die Einteilung der Verbrennungen erfolgt nach Ursachen und Schweregrad.

Ursachen

Durch heiße Flüssigkeiten verursachte Oberflächenschädigungen werden als Verbrühungen bezeichnet. Als thermische Verbrennung sind Schädigungen durch Feuer, heiße Gegenstände oder Gase definiert. Chemische Verbrennungen bezeichnen alle dermalen Schädigungen durch Kontakt mit reaktiven Substanzen. Elektrische Verbrennungen werden durch Stromkontakt verursacht.

Schweregrad

Eine Hitzequelle verursacht durch ihre Temperatur, die Dauer der Einwirkung auf den Körper und den Ort der Einwirkung eine Verbrennung von bestimmter Ausdehnung und Tiefe.

Ausdehnung

Die Erfassung des prozentualen Anteiles der Verbrennungsfläche an der gesamten Körperoberfläche (KOF) ist, neben der Verbrennungstiefe, entscheidend für Art und Umfang der anschließenden Therapie. Sie wird bei Patienten, die älter als 15 Jahre sind, nach der „Neunerregel" (Wallace) festgelegt (Abb. 17.22); diese ist mit Modifikationen auch auf Kinder anwendbar. Eine differenzierte Erfassung ist mittels Tabellen möglich, wie sie in Verbrennungszentren verwendet werden.

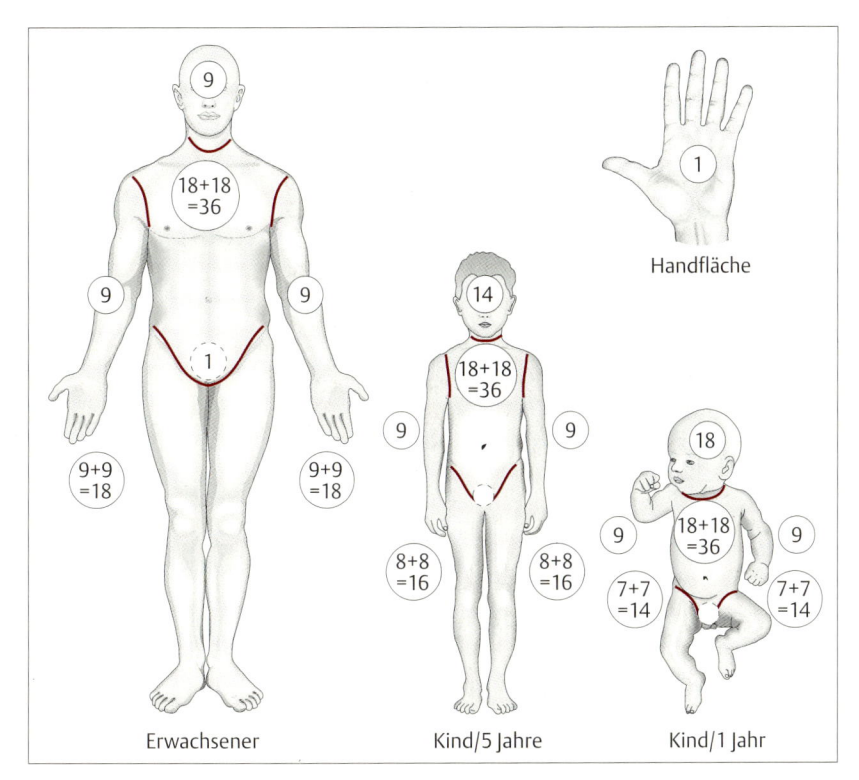

Abb. 17.22 Prozentualer Anteil der Verbrennungsfläche an der gesamten Körperoberfläche, sog. „Neunerregel".

Tiefe

Bedingt durch die Struktur der Haut ist die Tiefe der Schädigung maßgeblich für die Regenerationsfähigkeit des Epithels. Die Abbildung 17.23 zeigt die wesentlichen Ebenen und deren Bestandteile. Die Tiefeneinteilung trägt dem Rechnung und bedingt die Einstufung der Verletzung in drei Grade, wobei der zweite Grad nochmals unterteilt wird.

Verbrennung 1. Grades: Sie stellt eine oberflächliche epidermale Schädigung mit komplett erhaltener Basalzellschicht dar und heilt unter einer Restitutio ad integrum aus.

Verbrennung 2. Grades: Bei der Verbrennung 2. Grades sind koriale Anteile flächig erhalten. Die eingebetteten Basalzellschichten induzieren die epidermale Regeneration. Ist das Corium oberflächlich geschädigt, sind somit also viele Basalzellen intakt, erfolgt die Regeneration unter mäßiger Narbenbildung. In diesem Falle liegt eine oberflächliche Verbrennung vom Grad 2 a vor. Sind nur noch dünne flächige Coriumanteile vorhanden, so handelt es sich um eine tiefe Verbrennung vom Grad 2 b, die nur mit erheblicher Narbenbildung ausheilen kann, da lediglich die um die Haarbälge gelagerten, tieferen Basalzellschichten vital bleiben.

Verbrennung 3. Grades. Bei diesen Verbrennungen mit freiliegendem Subkutangewebe sind alle regenerationsfähigen dermalen Strukturen zerstört. Demzufolge ist allenfalls eine instabile Granulation als Reparationsvorgang möglich. Darüber hinaus können tiefer liegende Strukturen wie Muskeln, Gefäße, Nerven und Knochen mit zerstört sein.

Pathophysiologie

Die ausgedehnte thermische Schädigung induziert zunächst die Freisetzung von Mediatoren wie Histamin, Serotonin, Prostaglandinen, Kininen u. a. Die durch direkte Schädigung oder durch Mediatoreffekte verursachte gesteigerte Gefäßpermeabilität führt zum interstitiellen Ödem als Ausdruck der Verschiebung von Flüssigkeit in den extrazellulären Raum. Der intravasale Verlust von Wasser und gelösten Substanzen bis hin zu großmolekularen Proteinen hat eine Veränderung des osmotischen und onkotischen Druckgradienten mit einer weiteren Ödemzunahme zur Folge. Die über die geschädigte Oberfläche als Evaporat (bis zu 4 l/m² Wundfläche/Tag) durch Verdunstung sowie als Exsudat (bis zu 3 l/m² Wundfläche/Tag) austretenden Flüssigkeitsmengen bedingen zusätzlich zum Ödem erhebliche intravasale Flüssigkeitsdefizite.

Folglich ist der intravasale und intrazelluläre Flüssigkeitsverlust in der ersten Zeit das wesentliche Problem des Patienten mit schweren Verbrennungen. Mit der

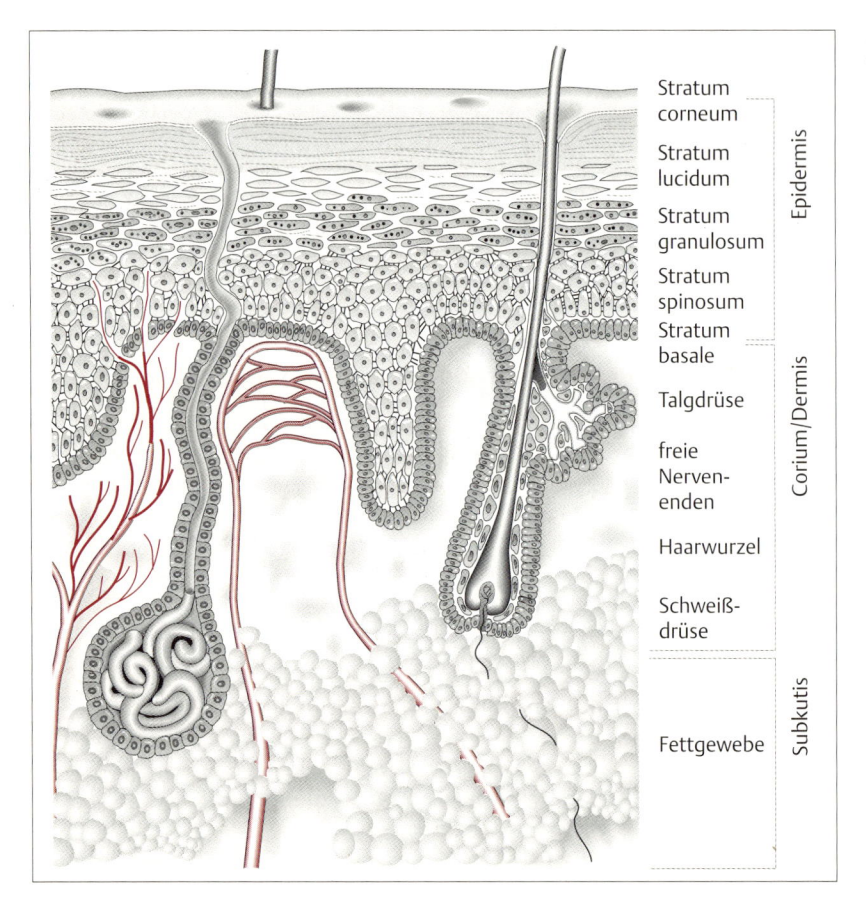

Abb. 17.23 Schichten des Epithels.

Kompensation dieser Mechanismen unter entsprechender Therapie kommt es nach 8–24 Stunden zu einer weitgehenden Normalisierung der Gefäßpermeabilität. Damit endet die initiale Schockphase, und andere Schädigungsfolgen gewinnen an Stellenwert. So sind, neben toxischen Zerfallsprodukten aus nekrotischen Arealen, alle Folgeerscheinungen der grundsätzlich drohenden Oberflächeninfektion zu beachten. Die Summe dieser Faktoren führt im Einzelfall vom initialen Schock über die Sepsis bis hin zum Multiorganversagen innerhalb eines Zeitraumes von ca. 3 Wochen. Letale Verläufe auch nach Monaten kommen bei Patienten mit schweren Verbrennungen allerdings ebenso vor. Diese Kaskade von einander auslösenden und bedingenden Abläufen ist Ausdruck der Verbrennungskrankheit.

Symptome

Es gibt keinen einheitlichen Symptomenkomplex. Das primäre Erscheinungsbild des Patienten hängt von den ursächlichen Faktoren ebenso ab wie von den Begleitumständen und den prädisponierenden Faktoren. Die Unterscheidung zwischen Mechanismen und Symptomen am Ort der Schädigung und allgemeinen Reaktionen und Symptomen infolge des Schocks ist jedoch für die Planung der Therapie wichtig.

Allgemeine Symptome

Unmittelbar nach dem Ereignis kommt es durch Schmerzen und unterschiedliche Begleitumstände bei den Patienten mit schweren Verbrennungen zum hämodynamisch wirksamen Schock mit Tachykardie und vermindertem Herzzeitvolumen. Dieser wird durch das unmittelbar einsetzende Ödem mit intravasalem Volumenverlust verstärkt. Zusätzlich führen der durch die zerstörte Oberfläche bedingte Wärmeverlust sowie der reaktive Hypermetabolismus bei gleichzeitiger Aktivierung des immunologischen Systems zu einem progredienten Verlauf des Schocks, unabhängig vom primären Schweregrad. Nach einigen Tagen kann es zusätzlich zu toxisch-septischen Komplikationen infolge der primären Nekrose und der konsekutiven Wundinfektion kommen.

Blutig tingierter bis hin zu schwarz gefärbtem Urin ist ein Zeichen von Hämolyse, Myolyse oder einer Kombination hieraus bei tiefen Verbrennungen. Elektrische Verbrennungen können, je nach Charakteristik, zu relativ geringen lokalen Schäden an den Ein- und Austrittsstellen bei ausgeprägten Nekrosen entlang des Stromverlaufes durch den Körper führen. Darüber hinaus sind bei allen Hochspannungskontakten mit den dabei wirksam werdenden Stromstärken kardiogene Schäden zu befürchten. Die Bandbreite der individuellen Symptomatik ist abhängig von der Schädigung einzelner Organe und Systeme und im einzelnen hier nicht erfaßbar.

Lokale Symptome

Patienten mit Verbrennungen 1. Grades und oberflächlichen Verbrennungen 2. Grades haben oft starke Schmerzen, die subjektiv unerträglich sein können. Patienten mit tiefen Verbrennungen 2. Grades und Verbrennungen 3. Grades empfinden hingegen wenig bis gar keine Schmerzen, da die sensiblen Nervenendigungen teilweise oder vollständig mit verbrannt sind.

Eine Hyperämie und damit ein hochrotes bis rötliches Erscheinungsbild bei trockener Oberfläche ist kennzeichnend für die Verbrennung 1. Grades. Die oberflächliche Verbrennung 2. Grades erscheint je nach Tiefe rötlich-blasig mit feuchter Sekretion und Flüssigkeitsansammlung in den Blasen. Die tiefe Verbrennung 2. Grades bildet wenige Blasen; die verhärtete Konsistenz ist bei leichtem Druck mit der Fingerspitze deutlich tastbar. Die Verbrennung 3. Grades näßt nicht und hat eine bis zur völligen Steifheit reichende Konsistenz bei einer Farbvarianz von weißlich bis hin zur schwarzen Verkohlung (Tab. 17.20).

Diagnostik

Allgemeine Diagnostik

Der Allgemeinzustand des Patienten mit den Parametern Bewußtseinslage sowie Atmungs- und Kreislaufsituation wird zunächst erfaßt. Ein einfaches EKG-Monitoring und die Überwachung der O_2-Sättigung ergänzen die Anfertigung eines Mehrkanal-EKG sowie regelmäßige Blutgaskontrollen. Die massiven Flüssigkeitsverschiebungen der Initialphase relativieren den Aussagewert von ZVD- und Hämatokritbestimmung. Sie werden erfaßt, um grenzwertige Situationen zu erkennen, steuern jedoch nicht das Flüssigkeitsregime der ersten Tage. Es schließt sich die Bestimmung der verbrannten Körperoberfläche (KOF) in Tiefe und Ausdehnung an. Begleitverletzungen wie Frakturen, Schädel-Hirn-Trauma und kardiogene Schädigungen werden ebenfalls in der Erstdiagnostik ausgeschlossen. Obligat ist die Anfertigung einer Röntgenaufnahme des Thorax, ggf. auch zur Lagekontrolle zentraler Katheter, sowie die Bestimmung folgender Laborparameter: Blutgruppe und Blutzucker, kleines Blutbild, Elektrolyte, neben allgemeinen Gerin-

Tabelle 17.20   Erscheinungsbild unterschiedlicher Verbrennungstiefen

Grad	Farbe	Konsistenz	Blasen	Sekretion	Schmerzen
1	rot	normal	nein	nein	ja
2a	rot	normal/verhärtet	ja	ja	ja
2b	rötlich-weiß	verhärtet	vereinzelt	ja	wenig
3	weiß-gelblich bis schwarz	verhärtet	nein	nein	keine

nungsparametern die Gerinnungsfaktoren II, III und V sowie AT III. Zusätzlich werden als Nierenfunktionsparameter Creatinin und Harnstoff kontrolliert. Das Gesamteiweiß, ggf. mit Einzelfraktionen, wird als Ausgangswert für die spätere Substitution ebenfalls bestimmt.

Lokale Diagnostik

Durch Bestimmung der Verbrennungsschwere in Ausdehnung und Tiefe erfolgt die lokale Diagnostik. Aufgrund der genannten Pathomechanismen ist diese jedoch in den ersten zwei Tagen, insbesondere bei der Graduierung zwischen oberflächlicher und tiefer Verbrennung 2. Grades sowie derjenigen 3. Grades, nicht sicher. Deshalb soll immer eine Neubewertung nach dieser Zeit vorgenommen werden. Die klinische Wundbeurteilung wird durch den Nadelstichtest (Abb. 17.**24**) erleichtert. Er ermöglicht eine Abgrenzung nach Schmerzqualität und Durchblutungsmuster. Wenn oberflächliches Einstechen bereits zu einer deutlichen Schmerzreaktion und zu punktueller Blutung führt, so ist die Haut allenfalls oberflächlich im 2. Grad verbrannt. Erfolgt bei tieferem Einstechen eine Schmerzreaktion mit verzögertem Blutaustritt, dann kann von einer tiefen Verbrennung 2. Grades ausgegangen werden. Das Fehlen von Schmerzen und stark verzögerter oder fehlender Blutaustritt sind Hinweis auf eine Verbrennung 3. Grades.

Präklinische Erstversorgung

Die richtige Einschätzung der akuten Situation am Unfallort und die konsequente Soforttherapie sind wesentliche Voraussetzungen für das Überleben des Schwerverbrannten und für ein gutes Wundheilungsergebnis. Mit wenigen Ausnahmen ist auch der Patient mit schweren Verbrennungen primär ansprechbar und meistens bei vollem Bewußtsein. Je nach Verbrennungsgrad reicht die Symptomatik von stärksten Schmerzen bis hin zur Schmerzfreiheit.

Kühlung

Die Kaltwasserbehandlung dient neben dem Ablöschen verbrannter Kleidung der Vermeidung des sog. Nachbrennens, also der Wärmeabgabe aus aufgeheizter Kleidung und Gewebe in die Umgebung. Die Entfernung nicht anhaftender Kleidung stellt den ersten Schritt dar. Eine effiziente, symptomatische Schmerztherapie wird erreicht, indem der Verbrannte für eine initiale Dauer von 10–20 Minuten mit kühlem Wasser in reichlicher Menge besprengt oder kontinuierlich begossen wird, wobei die Wassertemperatur ca. 18–21 °C nicht wesentlich über- oder unterschreiten sollte. Zu kaltes Wasser birgt die Gefahr der Unterkühlung.

Intubation

Indikation und Kontraindikation 17.1

Die Intubation sollte grundsätzlich nasal erfolgen, weil schon innerhalb der ersten Stunden nach Schleimhautschädigungen ein durch die gesteigerte Gefäßpermeabilität bedingtes erhebliches generalisiertes Ödem auftritt.
Die Folge ist u. U. die spätere Undurchführbarkeit der Intubation mit dem resultierenden Zwang zur Tracheotomie bei auftretender Ateminsuffizienz. Da auch eine Umintubation von oral nach nasal unter diesem Aspekt ggf. unmöglich ist, soll bereits primär mit Hinblick auf die oft langdauernde Beatmungstherapie die nasale Intubation erfolgen.

Schocktherapie

In jedem Falle **muß** schon am Unfallort zur Aufrechterhaltung der Zirkulation im Sinne der Schockprophylaxe und zur Therapie eine Infusionsbehandlung eingeleitet werden. Hierzu ist mindestens ein (besser zwei) großlumiger peripherer Zugang nötig, der auch durch ver-

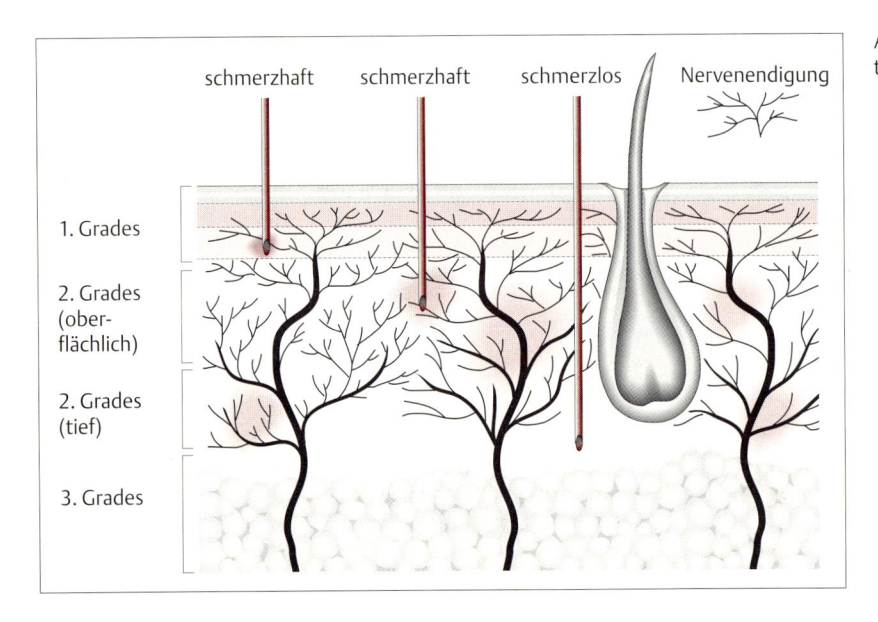

Abb. 17.**24** Klinische Wundbeurteilung durch den Nadelstichtest.

17.1 Indikation zur Intubation

Absolute Indikation

Eine primäre Ateminsuffizienz ist eine dringliche, absolute Intubationsindikation!

Relative Indikation

Jeder Verdacht auf ein Inhalations- bzw. Barotrauma oder ausgedehnte Gesichtsverbrennungen, insbesondere vor einem längeren Transport in ein Verbrennungszentrum.

Kontraindikation

Atemsuffizienter Patient ohne Verbrennungsbeteiligung von Atemwegen und/oder Gesicht.

---

brannte Areale gelegt werden kann. Die V. jugularis externa kann zur schnellen Flüssigkeitssubstitution ebenfalls punktiert werden. Zentrale Zugänge über die V. jugularis interna oder die V. subclavia sowie die Punktion der V. femoralis sind frühestmöglich, allerdings unter Berücksichtigung der Kontaminationsgefahr und der erheblichen Thrombose- und Embolierisiken, bei gegebenen aseptischen Bedingungen anzulegen. Ansonsten sollten diese Maßnahmen der Versorgungsklinik vorbehalten bleiben.

Die medikamentöse Behandlung erfolgt zur Schmerzausschaltung mit kurzzeitig wirkenden Opiaten und zur Sedierung bzw. Intubation. Eine weitere präklinische medikamentöse Therapie, insbesondere mit Katecholaminen, ist bei adäquater Infusionsbehandlung in der Regel nicht notwendig bzw. kontraindiziert, wenn ein relativer intravasaler Volumenmangel besteht. Die Kreislaufstabilisierung als primäre Schocktherapie hat neben den kühlenden Maßnahmen oberste Priorität; sie erfolgt durch Flüssigkeitssubstitution mit einer Vollelektrolytlösung.

> Kolloidale Plasmaersatzlösungen, Proteinlösungen und Blutprodukte gelten wegen ihrer das interstitielle Ödem verstärkenden Wirkung als obsolet in der Erstbehandlung!

Als Faustregel zur Deckung des initialen Flüssigkeitsbedarfs in der ersten Stunde nach dem Trauma bei einer großflächigen Verbrennung gilt eine Substitutionsmenge von 1–2 l Vollelektrolytlösung, wie z.B. Ringer-Lactat-Lösung.

Verlegung in Verbrennungszentren

Patienten mit ausgedehnten Verbrennungen sind in jedem Falle intensivpflichtig und sollen nach Möglichkeit primär in ein spezielles Behandlungszentrum eingeliefert werden. Von der Internationalen Gesellschaft für Verbrennungsunfälle ist die primäre Aufnahme in Verbrennungszentren bei Vorliegen folgender Bedingungen festgelegt worden:

- Verbrennungen 2. Grades > 30 % KOF,
- Verbrennungen 3. Grades > 10 % KOF,
- gemischte Verbrennungen > 15 % KOF,
- kindliche Verbrennungen > 10 % KOF,
- Verbrennungen der oberen Luftwege, Trachea, Lunge sowie Mehrfachverletzungen,
- Strahlenverbrennungen,
- Stromverbrennungen,
- Barotrauma,
- Lokalisation der Verbrennungen an Gesicht, Händen, Fußsohlen oder Damm,
- vorbestehende Organinsuffizienz,
- Säuglinge, Kleinkinder, Greise.

Bei allen kindlichen Verbrennungen sollte über diese Festlegung zur Einweisung in ein Verbrennungszentrum hinaus so großzügig wie möglich verfahren werden. Da sich das Verhältnis von Körperoberfläche zu Volumen umgekehrt proportional zum Alter des Kindes verhält, und eine Oberflächenschädigung damit um so schneller zu einer Entgleisung vitaler Funktionen führen kann, je jünger der Patient ist, sollte die frühzeitige Verlegung auch bei geringer Ausdehnung erwogen werden.

> Der Zentrale Bettennachweis für Schwerbrandverletzte in Hamburg steht unter der Telefonnummer 040–2482 8837 Tag und Nacht zur Verfügung, um die nächstgelegene Spezialeinrichtung mit freier Kapazität zu benennen!

Klinische Erstversorgung

Aufnahme und Anamnese

Die Kleidung wird zunächst komplett entfernt. Sodann werden die vitalen Funktionen geprüft und gesichert. Bei Gesichtsverbrennungen und/oder dem Verdacht auf ein Inhalationstrauma erfolgt die Inspektion der Mund- und Rachenschleimhaut. In Kombination mit der Anamnese, welche Unfallhergang, einwirkende Chemikalien, Gase und Dämpfe, bestehende Vorerkrankungen, Organinsuffizienz, Medikamenteneinnahme, Alkohol- und Drogenabusus eruieren soll, wird über das weitere Vorgehen entschieden. Die Tetanusimmunisierung ist zu prüfen und evtl. zu komplettieren.

Intubation und Beatmung

Ergibt sich der Verdacht auf ein Inhalationstrauma oder eine Atemdepression, so ist die umgehende nasale Intubation und kontrollierte Beatmung nötig, wenn sie nicht schon während der Erstversorgung präklinisch erfolgte. Als Indikatoren einer Reizgas- oder Flammeninhalation gelten Husten, Heiserkeit, gerötete oder belegte sowie ödematöse Mund- und Rachenschleimhaut; Verbrennungen in geschlossenen Räumen führen häufig zu dieser Symptomatik. Darüber hinaus ist der Unfallmechanismus bei Explosionen immer als potentieller Auslöser eines Barotraumas anzusehen.

Bronchoskopie

Bei Gesichtsverbrennungen, Husten, Heiserkeit und Verdacht auf pulmonale Beteiligung sowie Barotrauma erfolgt auch bei nicht durchgeführter Intubation die Bronchoskopie, da sich nur durch sie eine tracheale bzw. bronchiale Schädigung sicher ausschließen läßt. Alle primär intubationspflichtigen Patienten mit Verbrennungen werden ebenfalls bronchoskopiert und bei Rußauflagerungen oder sonstigen Verbrennungszeichen mittels Bronchiallavage mehrfach täglich gespült.

Zugänge und Katheter

Ein zentralvenöser Zugang – ggf. auch durch verbranntes Gewebe – ist klinisch obligat zur Messung des zentralen Venendruckes (ZVD). Ein arterieller Zugang sollte schon in der klinischen Erstversorgung zur sicheren Druckmessung bzw. Blutgasanalyse (BGA) geschaffen werden. Mindestens ein (besser zwei) weiterer venöser peripherer Zugang, ggf. durch Venae sectio, ist in Anbetracht der großen Infusionsmengen zu schaffen. Bei primärer oder sekundärer Niereninsuffizienz mit erforderlicher temporärer Dialyse hat sich die Anlage großlumiger Katheter in den Femoralgefäßen bewährt.

Ein Dauerkatheter zur Bilanzierung der Diurese wird immer gelegt. Darüber hinaus erhalten beatmete und nicht bewußtseinsklare Patienten eine Magensonde. Es erfolgt eine Nahtfixation aller Zugänge, des Tubus und der Magensonde. Die Tetanusprophylaxe soll in der Erstversorgungsphase erfolgen. Sie wird später sonst leicht vergessen.

Infusionstherapie

> Alle aufgenommenen Patienten erhalten eine entsprechende Basistherapie mit Volumen- und Elektrolytsubstitution sowie Sedativa und Analgetika, unabhängig von Alter, Verbrennungsgrad und Ausdehnung.

Eine Routinegabe von Antibiotika erfolgt nicht. Liegt jedoch eine Lungenschädigung vor, so wird systematisch antibiotisch therapiert. Beim Nachweis von Keimen und Pilzen wird gezielt behandelt.

1. Tag: Die initiale Infusionstherapie erfolgt mittels Vollelektrolytlösung nach der Baxter-Formel:

> 1. Tag 4 ml/kgKG/% KOF/24 h + physiologischer Bedarf

Die erste Hälfte des errechneten Flüssigkeitsbedarfes soll in den ersten 8 Stunden substituiert werden, die zweite Hälfte in den anschließenden 16 Stunden. Diese Formel resultiert aus der Bilanz des 1. Tages:

> Infusionsmenge = Urinausscheidung + Magensondenausscheidung + Gewichtszunahme (Ödem) + Evaporat + Exsudat

Die angestrebte Diurese beträgt 80–100 ml/h, bei Hämaturie oder Myoglobinurie 100–150 ml/h. Bei nachlassender Diurese soll Mannit oder Sorbit verabreicht werden. Furosemid ist in jedem Fall nur Mittel der 2. Wahl, z. B. bei Myoglobinurie, und wird dann in einer initialen Dosis von 40 mg i.v. gegeben.

Eine das errechnete Maß übersteigende Volumensubstitution ist wegen der Gefahr des pulmonalen Ödems mit Vorsicht anzugehen. Im Einzelfall liefert die Baxter-Formel allerdings nur Anhaltswerte, denn ein klinischer Volumenmangel muß auch bei Erreichen der Sollmengen mit zusätzlicher Volumensubstituion unter Berücksichtigung der pulmonalen Situation therapiert werden.

Hb, HK und Elektrolyte werden zweistündlich kontrolliert, sind jedoch nur bedingte Infusionsparameter. Der obere Grenzwert für den Hämatokrit liegt bei 60–65 %, und ein ZVD von 25 cmH$_2$O sollte nicht überschritten werden. Maßgeblich ist letztlich jedoch die Ausscheidungsmenge. Die Azidose- bzw. Alkalosekorrektur folgt den aktuellen Laborparametern, wenn die Flüssigkeitsbilanz ausgeglichen ist, da auch eine Hypovolämie zur Azidose führt. Eine Azidose wird immer nur zu ca. 80 % ausgeglichen, um den Atemantrieb an der Medulla oblongata zu erhalten. Wegen der einsetzenden Membranstabilisierung und der folgenden Resorptionsvorgänge ändert sich das Infusionsregime für den zweiten Tag.

2. Tag: Es genügt die halbe Menge der Elektrolytlösung vom ersten Tag. Nötigenfalls erfolgt eine gezielte Elektrolytsubstitution. Bei drohendem Lungenödem oder nicht beherrschbarer Hypotonie erfolgt die Substitution mit 20 %igem Humanalbumin bis zu 400 ml/m^2 KOF zur Erhöhung des onkotischen Druckes. Dieses bewirkt über die Anhebung des Gesamteiweißgehaltes eine vermehrte Resorption des Verbrennungsödems sowie eine Stabilisierung der Nierenfunktion. Bei Anstieg des ZVD über 25 cmH$_2$O sollte die Wasserausscheidung durch die Gabe von Diuretika unterstützt werden. Frisch- oder Vollblutkonserven können den Serumproteinanstieg auf 6–7 g% sowie die Gerinnungsparameter positiv beeinflussen. Mit dem Beginn der Resorption stabilisiert sich der Kreislauf, und die Schockphase wird überwunden. Erst danach kann die enterale und parenterale Ernährung begonnen werden.

Infusionstherapie bei Kindern

Der Volumenbedarf errechnet sich am physiologischen Erhaltungsbedarf (EB) und am Verbrennungsbedarf (VB) – je nach Gewicht – bis zum 14. Lebensjahr (Tab. 17.**21**).

1. Tag:
bis 4 Stunden: $1/6$ EB + $1/3$ VB,
4–8 Stunden: $1/3$ EB + $1/6$ VB,
8–16 Stunden: $1/4$ EB + $1/4$ VB,
16–24 Stunden: $1/4$ EB + $1/4$ VB.

2. Tag:
Zum Erhaltungsbedarf kommen 3 ml/kgKG/% KOF Verbrennungsbedarf hinzu. Pro 500 ml Elektrolytlösung werden 50 ml 20 %iges Humanalbumin substituiert. Die

Verbrennungen

Tabelle 17.21 Flüssigkeitsbedarf an Kristalloiden

Gewicht	Erhaltungsbedarf (EB) (ml/kgKG/% KOF/24 h)		Verbrennungsbedarf (VB) (ml/kgKG/% KOF/24 h)
	1. Tag	2. Tag	
bis 10 kg	100	5	3
bis 20 kg	80		
bis 40 kg	60		

Kaliumsubstitution ab dem 2. Tag beträgt 2–4 mval/kgKG/24 h.

Wundversorgung

Nach der Wundreinigung unter temperiertem fließendem Wasser mittels Kompressen und Bürsten werden Verbände mit 0,5%iger Silbernitratlösung oder, wenn nicht vorhanden, mit 0,9%iger Kochsalzlösung an Stamm und Extremitäten angelegt. Alternativ können alle Verbrennungen 2. und 3. Grades mit silbersulfadiazinhaltiger Salbe (Flammazine) eingestrichen werden.
Der Kopf soll initial bis zur chirurgischen Versorgung immer mit Silbersulfadiazin-Salbe abgedeckt werden.

Débridement

Die mechanische Wundreinigung ist, unabhängig von Schweregrad und Ausdehnung einer Verbrennung, eine unerläßliche Maßnahme. Durch die Schaffung sauberer, wenngleich nicht keimfreier Wundverhältnisse wird die Überlebensfähigkeit des noch vitalen Gewebes verbessert und das Auftreten von Infektionen vermieden bzw. verringert. Demzufolge sind aseptische Arbeitsbedingungen unabdingbar.

> Die Reinigung und Versorgung von Verbrennungswunden findet im Operationssaal statt!

Bei kleinflächigen oder oberflächlichen Verbrennungen erfolgt die Reinigung durch Wasser und Seife unter Verwendung steriler Waschlappen oder einer Wurzelbürste. Das Wundareal und die Umgebung werden dabei rasiert und anschließend desinfiziert.

> Brandblasen werden grundsätzlich eröffnet und abgetragen!

Bei ausgedehnten Verbrennungen hat sich die Reinigung in einer speziellen Badewanne unter sterilen Bedingungen bewährt, da hier temperiertes Wasser in großen Mengen benötigt wird. Erst nach der ausgiebigen Wundreinigung ist die definitive Diagnostik zur Bestimmung von Tiefe und Ausdehnung der Verbrennung möglich.

Escharotomie und Fasziotomie

Tiefe Verbrennungen, die durch Verlust der elastischen Eigenschaften der Haut zu oft panzerartiger Konsistenz der Nekrosen führen, verursachen schwerwiegende Komplikationen, wenn sie nicht frühzeitig, also in den ersten Stunden nach dem Trauma, erkannt und erstversorgt, d. h. entlastet werden.
Im Bereich des Thorax kommt es bei semizirkulären oder zirkulären Verbrennungen zu Behinderungen der Atemexkursionen, die auch durch maschinelle Beatmung nicht kompensiert werden können. Die ohne Entlastung notwendigen exzessiven Beatmungsdrücke führen eher zu einer mechanischen Schädigung des Lungenparenchyms. Das posttraumatisch durch erhöhte Gefäßpermeabilität und durch die notwendige exzessive Flüssigkeitstherapie auftretende interstitielle Ödem verursacht eine zusätzliche Weichteilischämie. An den Extremitäten werden tiefliegende Gefäße komprimiert und verursachen periphere Ischämien mit resultierender Nekrose auch primär ungeschädigter Areale wie z. B. der Akren.
Diese Abläufe bei tiefen dermalen Verbrennungen zwingen zu einer Entlastung der tieferen Gewebeschichten. Hierzu wird die Escharotomie (ohne Faszienspaltung) und die Fasziotomie durchgeführt. Welche Methode im Einzelfall gewählt wird, hängt von der Lokalisation um dem Gewebedruck ab, als Zielvorgabe ist der physiologische Gewebedruck anzustreben. Bei Muskelarealen gilt, daß bei Spaltung der Weichteile bis auf die Faszien eine „normale" Spannung des subfaszialen Gewebes keinen Schutz vor Nekrosen bietet, da die Ödembildung in der Folgezeit zu einer subfaszialen Gewebedrucksteigerung führt; somit soll in solchen Bereichen immer eine Fasziotomie durchgeführt werden. Die Rekonstruktion wird hierdurch zwar ggf. aufwendiger, der Erhalt primär ungeschädigter Strukturen hat jedoch absoluten Vorrang. Lediglich an den Händen und Füßen reicht wegen des Fehlens von Muskelmasse die Escharotomie aus.
Die Schnittführung ist in Abb. 17.25a dargestellt. Funktionelle Strukturen sollen möglichst nicht komplett freigelegt werden. Langstreckige gerade Schnitte sind zu vermeiden, da sie zu narbiger Strangbildung in der Abheilungsphase führen.

Hand und Finger

Die Schnitte liegen in der Mittellinie zwischen dorsaler und palmarer Seite und verlaufen nach proximal in Richtung Mittelhand (Abb. 17.25b, c). Um die Greiffunktio-

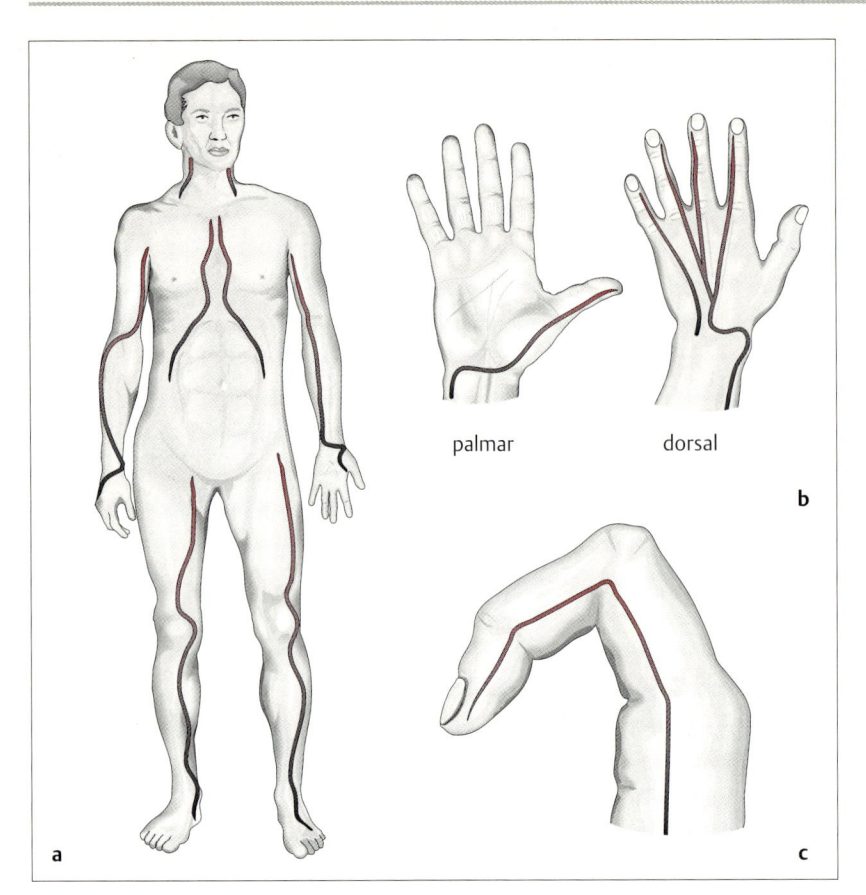

Abb. 17.25 Escharotomie. Schnittführung an Hals, Thorax, Armen und Beinen (**a**) sowie an der Hand (**b**, **c**).

nen wenig zu beeinträchtigen, sollen die Schnitte an Klein- und Ringfinger radialseitig erfolgen und an Mittel- und Zeigefinger ulnarseitig. Am Daumen wird radialseitig gespalten, um den Faustgriff nicht zu beeinträchtigen. Im Bereich der Mittelhand genügen in der Regel dorsale Entlastungsschnitte, da die palmare Haut durch ihre Dicke meistens vor kompletter Schädigung geschützt ist. Auch bedingt der geringe Anteil an elastischen Fasern eine vergleichsweise unerhebliche Einschnürung funktioneller Strukturen durch Nekrose. In Ausnahmefällen ist jedoch auch hier die Spaltung bis auf die palmare Faszie notwendig. Der Karpaltunnel ist hingegen bei allen ausgedehnten Unterarm- und Handverbrennungen bis in die Hohlhand hinein zu spalten, da die im Karpalkanal verlaufenden Nerven und Gefäße schon bei geringer Druckerhöhung komprimiert werden.

Die Frühnekrektomie ist an den Fingern nur dorsalseitig bis mediolateral vorzunehmen, die Palmarseite wird zunächst konservativ behandelt. Nur bei kompletten Hohlhandnekrosen wird auch hier früh exzidiert und gedeckt.

Unterschenkel und Fuß

Aus ähnlichen Überlegungen wie am Unterarm und der Hand muß auch am Unterschenkel eine ausgedehnte Faszienspaltung entlang der gesamten Tibialis-anterior-Loge bis an das Retinaculum extensorum heran erfolgen. Am Fuß werden die Schnitte über den Fußrücken bis an die Zehen gelegt gemäß Abb. 17.**25 a**. Die anderen Kompartimente des Unterschenkels sollen in jedem Fall auch gespalten werden.

Hals, Thorax und Abdomen

Am Hals wird entlang des M. sternocleidomastoideus beidseits bis an die Klavikula inzidiert. Ist der Thorax betroffen, so werden anteriolaterale Längsschnitte von der Axilla bis an den unteren Rippenbogen gelegt.

Große Gefäße werden generell geschont. Wo nötig, werden sie ligiert. Kleinere Blutungen werden durch eingelegte warme Kompressen oder durch Elektrokoagulation gestillt. Gegebenenfalls kann die Verwendung von Hämostyptika, wie P.O.R. 8 in Kochsalzlösung verdünnt, hilfreich sein.

Temporäre Deckung

Je nach Behandlungskonzept und Ausdehnung der Verbrennung ist die temporäre Deckung tiefer Inzisionen oder exzidierter Nekroseareale notwendig. Hierfür haben sich polyurethanhaltige Materialien wie Epigard, Syspoderm u. a. bewährt. Sie werden, je nach Lokalisation und betroffener Fläche, entweder geklammert oder eingenäht. Eine Fixierung ist in jedem Falle erforderlich, da die täglich durchzuführenden Verbandwechsel ansonsten zu einem partiellen Abreißen und erneuten Blutungen führen würden. Ein Wechsel dieser Materialien ist, je nach Wundsekretion, alle 2–4 Tage nötig. Die Verwendung von Leichenhaut nach serologischer Testung als tiefgefrorene oder glycerolkonservierte Transplantate im Sinne eines biologischen Verbandes ist ebenso möglich. Dem Vorteil der längeren möglichen Verweilzeit bis zu 10 Tagen stehen die Schwierigkeiten der Beschaffung außerhalb von Verbrennungszentren gegenüber.

Definitive Deckung

Indikation

Die Notwendigkeit zur Hauttransplantation ergibt sich da, wo kutane Defekte nicht oder nur unzureichend durch Reparationsvorgänge ausheilen können. Je nach Ausdehnung und Lokalisation kommt in diesen Fällen eine Vollhaut-, Spalthaut- oder Meshgraft-Transplantation zur Anwendung.

Voraussetzungen

Die Empfängerstelle soll ein dichtes, homogenes Durchblutungsmuster aufweisen. Die notwendige Gefäßdichte variiert abhängig von der Beschaffenheit und Ausdehnung des Transplantates. Eine ausreichende Kapillarisierung findet sich grundsätzlich im Muskel-und Fasziengewebe. Das subkutane Fett weist kein dichtes Kapillarnetz auf und ist in der Regel als Transplantatlager ungeeignet, Ausnahmen bilden die Gesichts- und Kopfregion sowie die weiblichen Brüste. Bei Kindern ist das gesamte subkutane Fett einerseits dünner und andererseits besser vaskularisiert als beim Erwachsenen. Die Suffizienz des Durchblutungsmusters muß deshalb im Einzelfall beurteilt werden. Generell gilt, daß bei Kindern auch an Stellen transplantiert werden kann, die beim Erwachsenen nicht hinreichend vaskularisiert sind.
Die Anfrischung bzw. Exzision des Wundbettes ist vor der Transplantation immer notwendig, da Granulationen sowohl zu bakterieller Superinfektion neigen als auch weder in ihrer Vaskularisation noch in der Oberflächenbeschaffenheit hinreichend homogen sind. Die sorgfältige Blutstillung ist obligat. Hämatome verzögern oder verhindern die Transplantateinheilung. Hämostyptika sind auf flächigen Blutungen der Elektrokoagulation vorzuziehen.

Wundbett

Um einen großflächigen Kontakt zwischen Transplantat und Untergrund zu erzielen, ist eine ebenmäßige Wundfläche notwendig. Das ästhetisch-funktionelle Ergebnis hängt entscheidend hiervon ab. Sofern noch Corium als dermale Struktur erhalten ist, müssen darauf verbliebene kleine Reste epidermaler Anteile vollständig entfernt werden. Die gereinigte bzw. gleichmäßig exzidierte Fläche soll gleichmäßig engmaschig punktuell bluten. Je tiefer das Corium exzidiert wird, desto weiter werden die Abstände der noch vorhandenen Kapillaren und entsprechend lichter das Durchblutungsmuster. Wo subkutanes Fett flächig an die Oberfläche tritt, ist keine ausreichende Durchblutung gewährleistet. In diesen Fällen muß bis auf die Faszie bzw. das Muskelgewebe exzidiert werden. Periost oder Knochen stellen kein stabiles Transplantatlager dar und bedürfen vor einer Hauttransplantation einer suffizienten, gut vaskularisierten Weichteildeckung.

Keimfreiheit

Die frühzeitige Exzision der Wunden unmittelbar vor der Transplantation stellt neben der chirurgischen Desinfektion die sicherste Prophylaxe bakterieller Superinfektionen dar. Idealerweise soll eine Defektdeckung so schnell wie möglich erfolgen, da die Kontamination bereits wenige Stunden nach Trauma ausgeprägt sein kann. Verhindern die Umstände die sofortige Deckung, so muß ein zweizeitiges Vorgehen mit Débridement, temporärer Wund- und definitiver Transplantatdeckung nach einigen Tagen erwogen werden.

Methoden

Vollhauttransplantat

Vollhaut enthält als Verbund aus epidermalen und dermalen Strukturen u.a. auch die elastischen Fasern der gesunden Haut und unterliegt damit einer wesentlich geringeren Schrumpfungstendenz als andere Formen des Transplantates. Sie sollte daher immer da transplantiert werden, wo entweder eine hohe mechanische Belastung gegeben ist (Hände, Füße, Gelenke) oder eine weitgehende Konsistenz- und Farbanpassung an die Umgebung erzielt werden soll (Hals, Gesicht).

Entnahmestellen. Da bei der Vollhautentnahme alle kutanen Strukturen bis auf die Subkutis transplantiert werden, muß die Entnahmestelle primär verschließbar sein, um eine Abheilung zu ermöglichen. Hieraus resultiert eine Begrenzung der Einzeltransplantatgröße auf ca. 12 × 5 cm, wenn die Haut z.B. aus der Leistenregion entnommen wird und ein direkter Verschluß erfolgen soll, es sei denn, die Haut wird vorher expandiert. Als potentielle Entnahmestellen kommen, je nach Empfängergebiet, wegen der Farbe oder strukturellen Eigenschaften unterschiedliche Areale in Betracht (Tab. 17.22).
Je dicker das Transplantat ist, desto besser muß das Empfängergebiet vaskularisiert sein. Da sich Defektstellen mit dicker subkutaner Fettschicht deshalb in der Regel nicht als Transplantatlager eignen, ergibt sich für das gut durchblutete Subkutangewebe des Gesichtes und der streckseitigen Hände sowie für Gelenksareale mit weitgehend fehlender Fettschicht die Indikation sowohl aus den anatomischen Bedingungen als auch aus ästhetisch-funktionellen Erwägungen.

Tabelle 17.22 Spenderareale für verschiedene Empfängergebiete

Verwendung	Entnahmeregion
Gesicht	retroaurikulär, supraklavikulär, Oberarm, Fußrücken
Hände	Oberarm, Unterarm, Leiste
Gelenke	Leiste

Operatives Vorgehen. Die einzelnen Schritte s. 17.1.

> **17.1 Vollhauttransplantation**
>
> Hautentnahme nach exakter Größenbestimmung des Transplantates mit Abdruckschablone des Defektes und Einzeichnen an der Spenderstelle. Präparation entlang der Dermis-Fett-Grenze (unterschiedliche Gewebefarbe: nahezu weißes Corium und gelbliches Fett). Nach Entnahme komplette Entfettung der Haut. Lagerung des Transplantates bis zur Weiterverwendung in feuchten 0,9%igen NaCl-Kompressen. Mobilisation der Hautränder der Entnahmestelle und zweischichtiger Verschluß.
> Einpassen des Transplantates mit Situationsnähten auf der bluttrockenen Empfängerstelle. Enge Naht mit Einzelknopfnähten (4–0 bis 5–0) oder fortlaufend ohne Dehiszenzen zur Umgebung. Gleichmäßige Vorspannung verhindert Faltenbildung und sorgt für guten Untergrundkontakt. Anpressen mit z. B. Stahlwolle. Mulltupfer-Überknüpf-Verband.

Postoperative Behandlung. Die Empfängerregion bleibt für 10 Tage ruhiggestellt. Nach dieser Zeit ist das Transplantat ausreichend sicher eingeheilt. Der Überknüpfverband wird zwischen dem 3. und 5. postoperativen Tag entfernt und das Transplantat anschließend in 1- bis 2tägigen Intervallen unter sanfter Kompression mit Fettgaze verbunden. Nach primärer Wundheilung erfolgt das regelmäßige Einfetten des nunmehr offen belassenen Empfängergebietes mit einer Fettemulsion.

Spalthauttransplantat

Bei der Spalthaut handelt es sich um epidermale Hautschichten, die je nach Dicke vom Stratum lucidum bis in das Stratum spinosum reichen können. Die Verwendung von Spalthaut empfiehlt sich überall dort, wo größere Areale eines gut durchbluteten Wundbettes gedeckt werden sollen. Die mechanische und ästhetische Qualität der durch Spalthaut gedeckten Flächen ist nicht so hoch wie die der Vollhaut, jedoch sind ausgedehntere Flächendeckungen möglich, da die Entnahmestellen bei erhaltendem Stratum basale innerhalb von 10–14 Tagen unter Reepitheliarisierung spontan abheilen. Somit stehen alle nicht verbrannten Areale als Spenderstellen zur Verfügung.

Entnahmestellen. Nach Möglichkeit sollte die Spalthaut von ebenen, mit einer gleichmäßigen Subkutanschicht unterlegten und im Alltag durch Kleidung gedeckten Stellen gehoben werden. Unter diesen Voraussetzungen läßt sich einerseits die Entnahme leicht durchführen und andererseits eine zu starke ästhetische Beeinträchtigung vermeiden. Eine Ausnahme bilden Patienten mit großflächigen Verbrennungen, bei denen die Nutzung aller intakten Hautareale zur Gewinnung von Spalthaut nötig sein kann. In diesen Fällen gibt es keine grundsätzlich ungeeigneten Stellen zur Entnahme.
Allgemein sollen unter Berücksichtigung o. g. Kriterien Areale wie Oberschenkel, Oberarme, Rücken und Bauch genutzt werden.

Operatives Vorgehen. Die einzelnen Schritte s. 17.2.

> **17.2 Spalthauttransplantation**
>
> Bei ausreichend dicker Subkutanschicht direkte Entnahme. Bei Lokalisation über Knochen (Rippen, Beckenkamm, Gelenken) großvolumige Unterspritzung mit Kochsalzlösung zur gleichmäßigen Führung des Entnahmegerätes auf dem Untergrund. Mittels Dermatom nach Vorbereitung der Spenderstelle mit Paraffin oder Fettemulsion in Schichtdicken zwischen 0,2 und 0,5 mm (abhängig von Entnahmestelle und Empfängergebiet) gleichmäßige Abnahme. Einwickeln in feuchte Kompressen. Blutstillung auf Spendergebiet durch adstringierende Substanzen wie Octipressin oder durch Auflage warmer Tücher. Weitere Verarbeitung des Transplantates abhängig von seiner Verwendung als Spalthaut oder Meshgraft. Spalthaut wird mit Situationsnähten fixiert. Endgültige Fixierung durch fortlaufende Naht oder Klammern bei größeren Flächen oder durch Einzelknopfnaht. Abdecken mit Fettgaze. Abschließend moderate Kompression durch Überknüpfverband. Bei großen Flächen Anwickeln mit elastischen Binden.
> Nach sorgfältiger Blutstillung Abdecken der Entnahmestelle mit Fettgaze o. ä. Materialien. Trockener Verband.

Postoperative Behandlung. Das Empfängergebiet wird analog zur Behandlung nach Vollhauttransplantation versorgt. Das Spenderareal wird, je nach angewandter Primärdeckung, täglich mit neuen Deckkompressen unter Belassung der unmittelbaren Wundauflage versorgt oder aber offen behandelt.

Meshgraft-Transplantat

Das Prinzip der Meshgraft-Deckung beruht auf der Regenerationsfähigkeit von Epithel auf offenen Wunden durch Induktion von benachbarten epidermalen Strukturen. Die auf diese Weise von einer intakten Epidermis ausgehende Einsprossung epidermaler Zellen kann Defekte im Millimeterbereich innerhalb von 10–14 Tagen überdecken. Wenn also eine Spalthaut in regelmäßigen Abständen geschlitzt und auseinandergezogen wird, so geht von den verbleibenden Epidermisstegen diese Regeneration aus, und die freien Felder werden wieder aufgefüllt. Nachteilig bei dieser Methode ist die dauerhaft sichtbare Gitterstruktur des Transplantates und damit ein eingeschränktes ästhetisches Ergebnis. Als theoretisch erzielbare Flächengewinne ergeben sich, je nach verwendetem Gerät, Verhältnisse von 1:1,5 bis 1:12. Wegen der hohen Zerreißungsgefahr von Meshgraft mit einer Dehnung von mehr als 1:6 sollte dessen Verwendung nur erfolgen, wenn ein mehrzeitiges Vorgehen nicht möglich ist. Je größer das Gitterraster gewählt wird, desto schmaler sind die verbleibenden Hautstege. Hieraus resultiert eine hohe Gefahr der Verwerfung der Hautleisten und damit der mangelhaften Einheilung auf dem Untergrund.

Bei trotz Débridement potentiell kontaminierten Wunden oder sehr großen Defektflächen, für die nicht hinreichend Spalthaut zur Verfügung steht, muß die in beschriebener Weise entnommene Spalthaut netzartig aufgearbeitet werden, um entweder eine gute Sekretdurchlässigkeit zu erreichen oder aber die Oberfläche zu vergrößern.

Keratinozytenkulturen

In den letzten Jahren hat die Züchtung autologer Keratinozytenverbände in der Verbrennungsbehandlung an Stellenwert gewonnen. Dabei wird aus einer wenige Quadratzentimeter großen Vollhautbiopsie innerhalb von 2–3 Wochen ein bis zu 1,5 m^2 großer Zellverband gezüchtet. Diese Methode bleibt jedoch wegen des Aufwandes und der besonderen Behandlungsmaßnahmen den Verbrennungszentren vorbehalten.

Gewebetransfer

Ein Weichteilverlust über Gelenken mit freiliegendem Knochen kann nicht mit Hautdeckung alleine behandelt werden, sondern hier muß ein suffizientes Weichteilpolster mit guter Durchblutung geschaffen werden. Der gefäßgestielte Gewebetransfer in Form von sog. Lappenplastiken oder aber die freie mikrovaskuläre Gewebetransplantation kommen hier als Methoden der plastischen Chirurgie zum Einsatz.

Verbände

Eine offene Wundbehandlung ist in Anbetracht der Fortschritte bei der Entwicklung von Verbandstoffen nicht mehr indiziert, sie wurde vielerorts zur Verhinderung von Verklebungen mit dem Verbandstoff praktiziert. Die Vielzahl der speziell zu diesem Zweck entwickelten Wundauflagen läßt keine allgemeine Empfehlung zu. Sie muß jedoch den nachfolgenden allgemeinen Gesichtspunkten Rechnung tragen:
Nekrektomierte und nicht gedeckte Areale sezernieren stark. Das durch freiliegendes Corium austretende Sekret soll trotz sicherer Abdeckung möglichst vollständig aufgesaugt werden. Gerade an solchen Stellen müssen demzufolge, ggf. mehrfach täglich, Verbandwechsel ab dem ersten postoperativen Tag erfolgen.
Gedeckte Areale sezernieren in der Regel nicht sehr stark. Sie bedürfen nach einer Hauttransplantation der vollflächigen, leichten Kompression bei gesichertem Sekretabfluß. Um eine Anbindung an den Untergrund nicht zu gefährden, wird der erste Verbandwechsel erst ab dem 3. postoperativen Tag vorgenommen. Bei Auftreten von Infektionszeichen muß allerdings unmittelbar reagiert werden. Bei durch Gewebetransfer gedeckten Arealen muß eine sichere Durchblutung jederzeit optisch kontrollierbar sein. Der Einblick in freiliegende Areale an diesen Stellen soll durch den Verband möglich sein.

Ruhigstellung

Alle débridierten oder gedeckten Areale bedürfen zum mechanischen Schutz und zur Schmerzvermeidung der Ruhigstellung in der postoperativen Phase. Auch für den intubierten und unter Sedierung längere Zeit beatmeten Patienten gilt dieser Grundsatz, denn die Schmerzempfindung bleibt intensiv.
Während Gipsschienen traditionell angewandt wurden, hat sich der Einsatz von Kunststoffschienen jetzt weitgehend durchgesetzt. Idealerweise werden dabei thermoelastische Kunststoffe verwendet. Diese sind den sich verändernden Wund- und Verbandverhältnissen anzupassen und bei Durchfeuchtung durch Sekretion leicht zu reinigen; sie tragen damit wesentlich zur Verhinderung von Infektionen bei. Durch ihre Eigenelastizität ermöglichen sie die Verwendung als eingeschränkt dynamische Schienen.

Nachbehandlung

Im Widerspruch zur Ruhigstellung steht die Notwendigkeit der frühen Mobilisation, um Kontrakturen zu vermeiden. Gerade weil Verbrennungswunden sowohl unter konservativer als auch unter operativer Therapie sehr zur Kontrakturbildung neigen, sollen sie möglichst frühzeitig mobilisiert werden; es muß also ein Kompromiß angestrebt werden. Die abgestufte Frühmobilisation führt anerkanntermaßen zu den besten Ergebnissen. Dabei werden postoperativ zunächst statische Schienen bis zur frühen Wundheilungsphase, beginnend am 5.–10. Tag post operationem, eingesetzt. In Gelenkarealen kommen bei nicht transplantierten Flächen bereits ab dem 3. Tag dynamische Schienen zum Einsatz, die einen begrenzten Bewegungsspielraum besitzen; somit können sowohl aktive als auch passive Bewegungen durchgeführt werden. In Ruhe werden die Gelenke dabei in ihrer Funktionsstellung stabilisiert.
Die subtile, individuelle Abstimmung zwischen notwendiger und zumutbarer Belastung bedarf der speziellen Physiotherapie. Da diese Nachbehandlung neben operativen Sekundärkorrekturen entscheidend für das funktionelle Spätergebnis ist, muß jeder Patient frühestmöglich in einer entsprechend spezialisierten Einrichtung weiterbehandelt werden. Idealerweise findet die physiotherapeutische Behandlung unter stationären Bedingungen statt.
Bis zum Abschluß der Reparationsvorgänge nach 1–2 Jahren neigen Verbrennungsareale individuell verschieden zur Ausbildung von hypertrophen Narben oder Narbenkeloiden mit konsekutiver Kontrakturbildung. Als Prophylaxe hat sich die Applikation von beständiger Kompression auf allen Narbenarealen bewährt. An sicher abgeheilte Wunden werden deshalb frühestmöglich Kompressionsbandagen oder komprimierende Kleidung nach individueller Anfertigung angelegt.
Neben der physiotherapeutischen Nachbehandlung ist die psychische Betreuung während und nach dem stationären Aufenthalt wesentlich für die Lebensqualität der Patienten mit schweren Verbrennungen. Diese unterliegen einem erheblichen Leidensdruck durch die für sie und ihre Umgebung ständig präsente Erinnerung an das Trauma. Unabhängig von der Ausdehnung und Langzeitbeeinträchtigung kann diese sichtbare Schädigung schwerste Konfliktsituationen herbeiführen, die der langwierigen Begleittherapie bedürfen. Funktionelle

und ästhetische Korrektureingriffe auch noch Jahre nach dem Trauma tragen, bei entsprechendem Ergebnis, zur Bewältigung der Unfallfolgen bei.

Literatur

1 Butenandt, I., I. Coerdt: Verbrennungen im Kindesalter. Enke, Stuttgart 1979
2 Echinard, Ch., J. Latarjet: Les brûlures. Masson, Paris 1993
3 Grabosch, A., M. Günnewig: Die Pflege des Brandverletzten. Springer, Berlin 1991
4 Müller, F. W.: Die Infektion der Brandwunde. H. Unfallheilk. 136 (1979)
5 Sturzenegger, M., E. Bohli: Schienenbehandlung an der Hand. Huber, Bern 1991
6 Vaubel, E., J. C. Bruck: Verbrennungen. In Häring, R., H. Zilch: Lehrbuch Chirurgie. de Gruyter, Berlin 1991
7 Zellweger, G.: Die Behandlung der Verbrennungen. Dtsch. Ärzteverlag, Köln 1981

18 Chirurgische Onkologie

P. M. Schlag und M. Hünerbein

Epidemiologie und Ätiologie maligner Tumoren

Epidemiologie

Die Inzidenz der meisten Krebserkrankungen nimmt zu. In den Industrieländern ist bei den soliden Tumoren eine Zunahme der Häufigkeit von malignen Melanomen, Bronchialkarzinomen und Mammakarzinomen auffällig. Nur bei wenigen Tumoren, wie z. B. dem Magenkarzinom, konnte eine Verringerung der Inzidenz festgestellt werden. Allerdings trat gleichzeitig eine Verschiebung von den distalen Lokalisationen zu Tumoren im Kardiabereich auf, die mit einer schlechteren Prognose behaftet sind. Die Gründe für diese Entwicklung sind noch weitgehend unklar. Andererseits beruht das verminderte Auftreten von Zervixkarzinomen auf der verbesserten Früherkennung von Dysplasien und deren Behandlung durch Konisation, was als Erfolg einer onkologischen Frühdiagnostik gewertet werden kann.

Geographische Unterschiede in der Krebshäufigkeit werden auf bestimmte Umweltfaktoren zurückgeführt. So wird die hohe Anzahl von Magenkarzinomen in Japan mit dem Genuß von geräuchertem Fisch und von N-Nitroso-Verbindungen enthaltenden Nahrungsmitteln in Zusammenhang gebracht. Das gehäufte Auftreten hepatozellulärer Karzinome in Asien ist mit der in diesen Regionen endemischen Hepatitis korreliert.

In Deutschland zeigen bei Männern Bronchialkarzinome die höchste Inzidenz, gefolgt von kolorektalen Karzinomen. Bei den Frauen dominieren Mammakarzinome, den zweiten und dritten Platz nehmen kolorektale Karzinome und Tumoren der Gebärmutter ein. Die Mortalitätsstatistik wird bei den Männern vom Bronchialkarzinom angeführt, es folgen das Magenkarzinom sowie kolorektale Karzinome. Die häufigste onkologische Todesursache bei den Frauen ist das Mammakarzinom, gefolgt vom kolorektalen und Magenkarzinom (Abb. 18.1).

Epidemiologische Fakten zu werten, erfordert die Kenntnis verschiedener Begriffe:
- **Prävalenz:** Anzahl der zu einem bestimmten Zeitpunkt von einer Erkrankung betroffenen Personen, bezogen auf die Gesamtpopulation.
- **Inzidenz:** Anzahl der während eines spezifizierten Zeitintervalles von einer bestimmten Erkrankung betroffenen Personen, bezogen auf eine Risikopopulation.
- **Mortalität:** Anzahl der Personen in einer Population, die innerhalb von einem Jahr an einer bestimmten Krankheit versterben. Im allgemeinen wird die Rate auf 100 000 Personen bezogen.

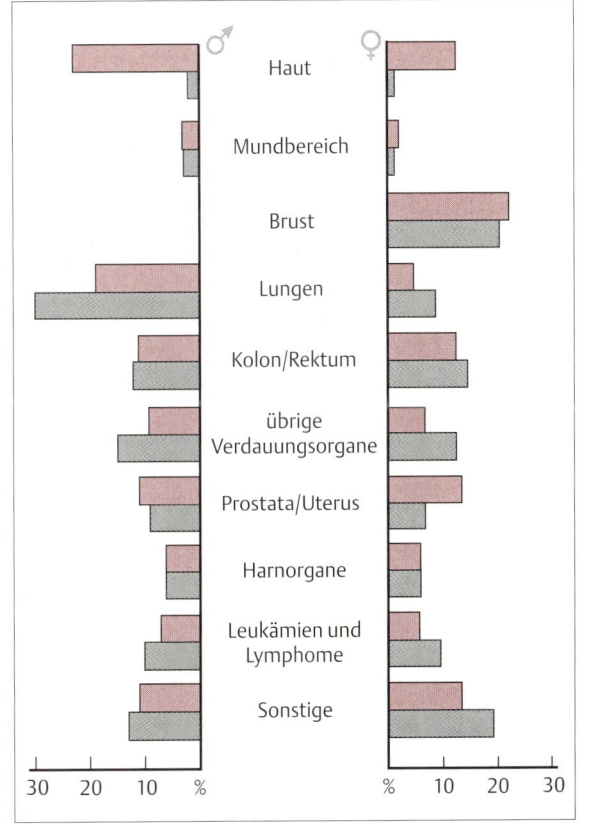

Abb. 18.1 Häufigkeit verschiedener Krebslokalisationen (rot) und ihr Anteil an der Krebssterblichkeit (schwarz) (nach Angaben der amerikanischen Krebsgesellschaft) (aus Schumpelick, V.: Chirurgie, 3. Aufl. Enke, Stuttgart 1994).

Ätiologie

Karzinogenese

Die Krebsentstehung ist ein multifaktorielles Geschehen. Neben einer genetischen Prädisposition können verschiedene Umwelteinflüsse von Bedeutung für die Karzinogenese sein (Abb. 18.2). Bei den bekannten externen Faktoren können physikalische (z. B. Strahlung), chemische (polyzyklische Kohlenwasserstoffe) und virale (EBV, Retroviren) unterschieden werden. Einige dieser Faktoren besitzen eine direkte karzinogene Potenz und induzieren die Umwandlung der normalen Zelle zur Tumorzelle. Andere haben lediglich eine kokarzinogene Wirkung, d. h. sie bahnen als unspezifische schädliche

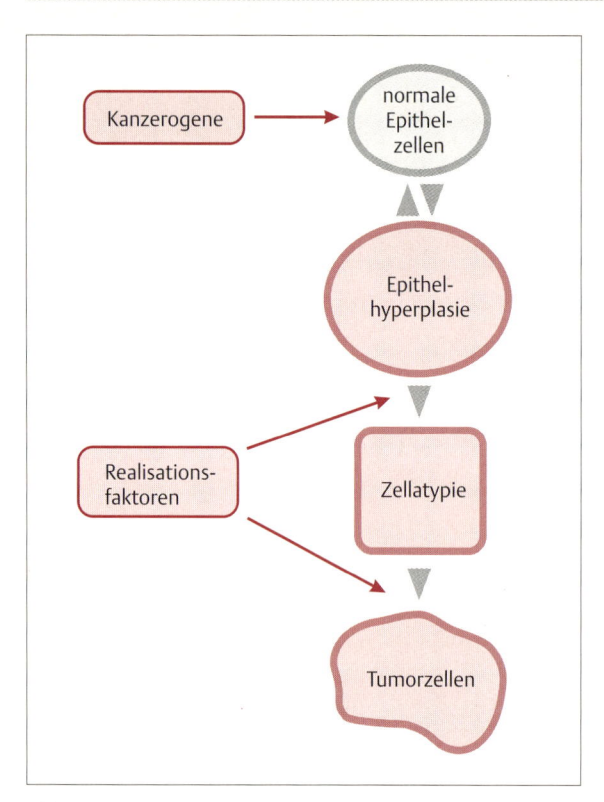

Abb. 18.2 Schema der Karzinomentstehung.

Realisationsfaktoren die Karzinogenese. Die Malignisierung einer normalen Körperzelle wird durch Veränderungen der DNA hervorgerufen: Kontrollmechanismen der Wachstumsregulation und Differenzierung sind aufgehoben, und die Zelle proliferiert unkontrolliert.

Molekularbiologie und Onkogene

Durch die Weiterentwicklung von molekularbiologischen Techniken wie der Polymerase-Kettenreaktion (PCR) wurden die Voraussetzungen für die Identifikation der genetischen Grundlagen der Tumorentstehung geschaffen. Der Nachweis genetischer Veränderungen in Tumorzellen bewies, daß verschiedene Mutationen die Basis für die Genese und Progression maligner Tumoren darstellen. Die Transformation einer normalen Körperzelle zur Tumorzelle kann durch Aktivierung eines Protoonkogens zum Onkogen oder durch den Verlust eines Tumorsuppressorgens hervorgerufen werden. Diese Gene werden häufig nach den Genprodukten, die sie induzieren, benannt. Protoonkogene sind auch in normalen Körperzellen vorhanden und spielen eine wichtige Rolle bei der Regulation von Zellvermehrung, Zelldifferenzierung und Zelltod. Protoonkogene können nach genetischen Veränderungen wie z.B. Mutationen, Deletionen oder Translokationen als Onkogene wirksam werden. Ein bekanntes Beispiel einer Chromosomentranslokation ist das Philadelphia-Chromosom bei der chronischen myeloischen Leukämie. Weiterhin können Onkogene durch Retroviren in das zelluläre Genom eingeschleust werden, wo sie dann ihr onkogenes Potential entfalten. Inzwischen konnte bei verschiedenen menschlichen Tumoren eine Onkogenaktivierung durch unterschiedliche Mechanismen nachgewiesen werden (Tab. 18.1). Bei soliden Tumoren werden häufig Mutationen in Onkogenen der ras-Familie festgestellt. Diese sind für die interzelluläre Signaltransduktion verantwortlich. Die durch Tumorsuppressorgene kodierten Genprodukte sind an der Steuerung der zellulären Differenzierungsprozesse und Reparaturmechanismen, für die Zellzykluskontrolle und an der Regulation des programmierten Zelltodes beteiligt. Durch Karyotypisierung wurde bei verschiedenen Tumoren ein Verlust spezifischer Chromosomen bzw. Chromosomenteile festgestellt (Tab. 18.2). Ein bekanntes Beispiel ist das Retinoblastomgen (Rb), das auf dem Chromosom 13 q lokalisiert ist. Die Deletion dieses Gens wird regelmäßig bei familiären Retinoblastomen festgestellt. Alterationen des p53-Gens auf dem Chromosom 17 liegen gehäuft bei einer Vielzahl von Tumoren, insbesondere bei Kolon-, Mamma- und Bronchialkarzinomen sowie Osteosarkomen, vor (6).

Onkogene gewinnen zunehmende Bedeutung für die chirurgische Therapie bestimmter Tumoren (4). So konnte nachgewiesen werden, daß bestimmte Veränderungen des APC-Gens auf dem Chromosom 5 charakteristisch für die familiäre adenomatöse Polyposis coli sind. Inzwischen wird der molekulargenetische Nachweis für die prädiktive Diagnostik dieser Erkrankung eingesetzt. Hierdurch können phänotypisch unauffällige Individuen als genotypisch erkrankt identifiziert werden, was von wesentlicher Bedeutung für die weitere Therapie ist. Darüber hinaus werden Onkogene verstärkt als Prognoseparameter herangezogen. Beim Mammakarzinom ist die Amplifikation des HER-a/neu-Gens mit einer erhöhten Inzidenz von Lymphknotenmetastasen und einer vermehrten Rezidivhäufigkeit assoziiert.

Tabelle 18.1 Ausgewählte Tumorerkrankungen, bei denen Onkogene und deren Aktivierungsmechanismus bekannt sind

Tumor	Onkogen	Aktivierungsmechanismus
Pankreaskarzinom	K-ras	Punktmutation
Bronchialkarzinom	N-ras	Punktmutation
	L-myc	Amplifikation
Mammakarzinom	erbB2	Amplifikation
CML	abl	Translokation
Burkitt-Lymphom	C-myc	Translokation

Tabelle 18.2 Auflistung einiger ausgewählter Tumorerkrankungen, bei denen Onkogene (OG) und Tumorsuppressorgene (TS) und deren Genorte identifiziert wurden

Tumor	Locus	Gen	Genklasse
Kolonkarzinom	17	p53	TS
Retinoblastom	13 q	RB	TS
Mammakarzinom	17 q	HER2/neu	OG
Medulläres SD-Karzinom	10 q	RET	OG
Polyposis coli	5 q	APC	TS

Definition, Biologie und Staging maligner Tumoren

Definition

„Maligner Tumor" bedeutet: unkontrolliertes Wachstum, Infiltration und Metastasierung. Maligne Tumoren können aufgrund morphologischer Kriterien und durch ein unterschiedliches biologisches Verhalten von benignen Neoplasien unterschieden werden. Histopathologische Charakteristika, die zur Diagnose von malignen Tumoren herangezogen werden, beinhalten folgende Merkmale:
- **Zellpolymorphie:** Unterschiede in Größe und Form der Zellen.
- **Kernpolymorphie:** Unterschiede in Größe und Form der Zellkerne.
- **Polychromasie:** Unterschiede in der Färbbarkeit der Kerne.
- **Kern-Plasma-Relation:** Verschiebung der Zellkerngröße zuungunsten des Zelleibes.
- **Mitosekonfigurationen:** Pathologische oder zahlreiche Kernteilungsfiguren.

Maligne Tumoren zeichnen sich durch ein unkontrolliertes Wachstum aus. Weitere charakteristische biologische Merkmale sind ein destruierendes sowie infiltratives Wachstum und die Fähigkeit zur Metastasierung. Im Gegensatz dazu zeigen benigne Tumoren einen expansiven Wachstumstyp und haben keine Tendenz zur Metastasierung. Maligne Tumoren führen unbehandelt nahezu immer zum Tode. In seltenen Fällen ist eine Klassifizierung des Tumors in gut- oder bösartig auf der Basis histologischer Befunde nicht sicher möglich, so daß hier eine fragliche Dignität („borderline lesion") vorliegt. Semimaligne Tumoren sind Geschwülste, die zwar lokal destruierend wachsen, aber keine Tendenz zur Metastasierung zeigen.

Biologie

Histopathologische Klassifikation

Entsprechend dem geweblichen Ursprung erfolgt eine Einteilung der malignen Tumoren in histologische Subgruppen:
- **Karzinom:** Malignom epithelialer Herkunft.
- **Sarkom:** Malignom mesenchymaler Herkunft.
- **Hämatoblastosen:** Malignome des hämatopoetischen Systems (Leukosen) oder des lymphoplasmazellulären Systems (Lymphome).
- **Malignome des Nervensystems:** Malignome ausgehend von Gliazellen oder Meningen.
- **Mischtumoren:** Epitheliale und mesenchymale Gewebekomponenten.

Tumorprogression und Metastasierung

Wahrscheinlich entstehen im menschlichen Organismus häufig maligne Transformationen von Zellen, die jedoch normalerweise vom Immunsystem erkannt und destruiert werden. Falls dieses Kontrollsystem versagt, kann es zur Entwicklung eines malignen Tumors kommen. Bei der Tumorgenese werden verschiedene Phasen unterschieden (Abb. 18.**3**). Für die Umwandlung einer normalen Körperzelle in eine Tumorzelle wird im allgemeinen ein Zeitraum von 15–30 Jahren angesetzt (Induktionsphase). Während einer unterschiedlich langen Zeit nach der Entartung befindet sich die Tumorzelle okkult an ihrem Entstehungsort (In-situ-Phase). Im weiteren Verlauf bewirken verschiedene Faktoren (Kokarzinogene) eine vermehrte Teilungsaktivität mit unkontrollierter Infiltration in das umliegende Gewebe (Manifestationsphase). Mit der Invasion der Krebszellen in die Lymph- und Blutgefäße wird eine Metastasierung in verschiedene Organe eingeleitet (Disseminationsphase).
Bei den meisten Geschwülsten liegt zwischen der Tumorinduktion und den Heranwachsen eines diagnostisch erkennbaren Tumors ein Zeitraum von mehreren Jahren. Im allgemeinen können Tumoren erst ab einer Größe von 1 cm (entsprechend 1 g oder 10^9 Zellen) mit bildge-

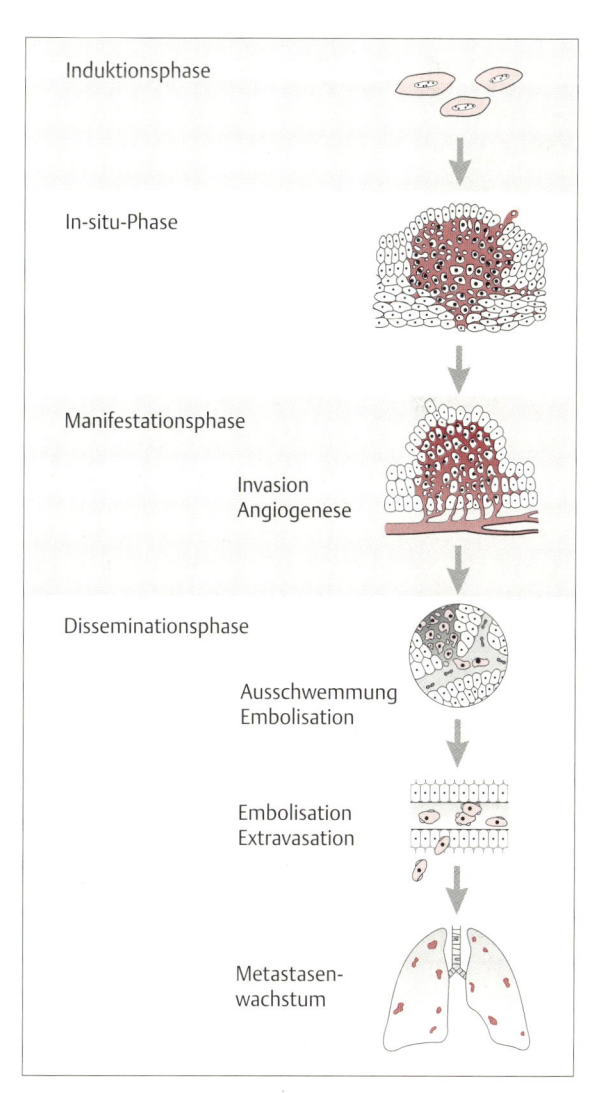

Abb. 18.**3** Phasen der Tumorgenese.

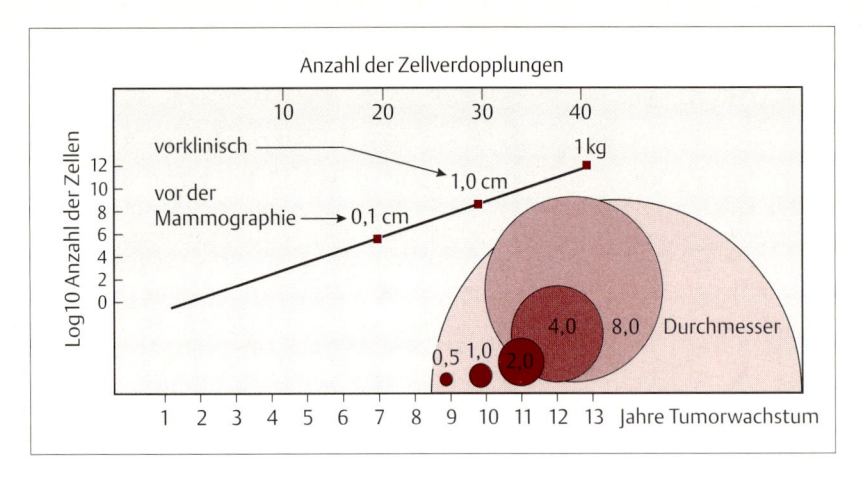

Abb. 18.4 Progression eines Mammakarzinoms nach der Gombarth-Funktion (nach Balch u. Mitarb. 1994)

benden Verfahren wie z.B. Sonographie oder CT nachgewiesen werden. Bei einer durchschnittlichen Tumorverdoppelungszeit von ca. 100 Tagen braucht ein Tumor etwa 10 Jahre, bis er einen Durchmesser von 1 cm erreicht hat. Aufgrund des exponentiellen Wachstumsverhaltens (Gombarth-Funktion) erfordert eine weitere Vergrößerung von 1 auf 4 cm nur noch 1,5–2 Jahre (Abb. 18.4). Die Tumorpropagation geschieht über infiltratives Wachstum per continuitatem oder durch Metastasierung. Metastasierung kann auf verschiedene Arten erfolgen:
- **Lymphogen:** über die drainierenden Lymphbahnen in die regionären Lymphknoten, später auch in entfernte Lymphknotenstationen (z.B. malignes Melanom); eine diskontinuierliche Ausbreitung (sog. Skip-Metastasierung) ist jedoch auch möglich.
- **Hämatogen:** durch intravasale Verbreitung entsprechend dem venösen Blutrückfluß (z.B. kolorektale Karzinome, Hypernephrome), wobei ein bestimmtes Metastasierungsmuster in Abhängigkeit von der Primärtumorlokalisation entstehen kann (Kavatyp, Pfortadertyp der Metastasierung).
- **Intrakavitär:** innerhalb von vorbestehenden Körperhöhlen (Pleura, Peritoneum) durch Migration der Tumorzellen entlang seröser Häute (z.B. Pankreaskarzinom, Magenkarzinom).

Staging, Typing, Grading

Für eine differenzierte chirurgisch-onkologische Behandlung müssen berücksichtigt werden:
- Alter und Allgemeinzustand des Patienten
- Histopathologische Klassifikation (Typing, Grading),
- Größe und Ausbreitung des Tumors vor Ersttherapie (klinisches Staging, TNM).

Während lokalisierte Tumoren in frühen Stadien durch eine alleinige Resektion kurativ behandelt werden können, muß bei High-risk-Fällen und Tumoren in fortgeschrittenen Stadien eine Zusatztherapie in Betracht gezogen werden. Als High-risk-Fälle müssen alle Patienten definiert werden, die aufgrund ihrer Tumorbiologie (Histologie, Grading) oder lokalen Tumorausdehnung (Staging) ein hohes Rezidivrisiko besitzen. Bei primär nicht resektablen Tumoren sollte versucht werden, durch eine präoperative Vorbehandlung (z.B. Radiochemotherapie) eine Verbesserung der Resektabilität zu erzielen.

Damit kommt dem Staging bei der Wahl der chirurgisch-onkologischen Therapie eine besondere Bedeutung zu. Die Ergebnisse der Staginguntersuchungen besitzen einen direkten Einfluß auf die Therapiewahl und die Prognose des Patienten. Inzwischen wurden früher verwendete organbezogene Stagingschemata, wie z.B. die Dukes-Klassifikation beim kolorektalen Karzinom, durch eine einheitliche TNM-Klassifikation ersetzt, die den Richtlinien der Unio internationalis contra cancrum (UICC) entspricht. Die neueste Fassung dieser Klassifikation wurde 1994 ausgearbeitet (7). Bei diesem System wird die Größe bzw. der Infiltrationsgrad (T) des Primärtumors, der Lymphknotenbefall (N) und die Fernmetasierung (M) berücksichtigt (Tab. 18.3). Innerhalb der T-Kategorie wird eine vermehrte Tumorausbreitung mit einer entsprechend schlechteren Prognose durch ansteigende Zahlen nach dem Buchstaben (z.B. T1–4) angezeigt, wobei die Kriterien für einzelne Tumoren variieren. Vergleichbar wird beim Lymphknotenstaging verfahren. Allerdings werden bei verschiedenen Tumoren Lymphknotenmetastasen jenseits regionärer Lymphknotenstationen als Fernmetastasen (M1-Lymphknoten) gewertet. Bei den Fernmetastasen wird lediglich das Fehlen (M0) bzw. die Existenz (M1) von Metastasen unterschieden. Das TNM-System wird durch verschiedene Zusätze spezifiziert. So wird durch das Präfix „p" das histopathologische Staging vom klinischen Staging abgegrenzt. Das Präfix „r" wird zur Charakterisierung von Lokalrezidiven verwandt, während eine Vorbehandlung des Tumors z.B. durch Radio- oder Chemotherapie durch das Präfix „y" angezeigt wird. Weiterhin sollten Informationen über das histopathologische Grading (G1–4), den Einbruch in das Lymphsystem (L0–1) und in das venöse System (V0–1) angefügt werden. Der C-Faktor (Certainty) beschreibt den Sicherheitsgrad der Diagnose und wird hinter der entsprechenden Kategorie angeführt:
- **C1:** Evidenz nur aufgrund klinischer Untersuchung.
- **C2:** Evidenz unter Verwendung spezieller Diagnostik (z.B. Sonographie).
- **C3:** Evidenz aufgrund chirurgischer Exploration.
- **C4:** Evidenz aufgrund definitiver chirurgischer Therapie mit histopathologischer Untersuchung des Resektionspräparates.
- **C5:** Autopsie.

Tabelle 18.3 Übersicht über die TNM-Klassifikation maligner Tumoren

Tumor

Tis	Carcinoma in situ
T0	keine Evidenz für einen Primärtumor
T1–4	Evidenz zunehmender lokaler Ausdehnung des Primärtumors

Lymphknoten

N0	keine Evidenz für den Befall regionärer Lymphknoten
N1	Evidenz für den Befall regionärer Lymphknoten
N2	Evidenz für den Befall entfernter regionärer Lymphknoten
N3	Evidenz für den Befall juxtaregionärer Lymphknoten

Metastasen

M0	keine Evidenz für Fernmetastasen
M1	Evidenz für Fernmetastasen

Die Kategorie M1 kann weiter spezifiziert werden:

Lunge	PUL	Gehirn	BRA
Knochen	OSS	Pleura	PLE
		Peritoneum	PER
Leber	HEP	Haut	SKI
Lymphknoten	LYM	Augen	EYE
Knochenmark	MAR	andere Organe	OTH

Grading

G1	gut differenziert
G2	mäßig differenziert
G3	schlecht differenziert
G4	undifferenziert
GX	Differenzierungsgrad nicht zu bestimmen

Die Bewertung der Operationsradikalität erfolgt nach der R-Klassifikation, die eine Unterscheidung zwischen kurativen und nichtkurativen Resektionen ermöglicht. Als Kriterien für die Existenz von Residualtumoren werden sowohl der Operationsbefund als auch die Ergebnisse der histologischen Untersuchung des Resektionspräparates herangezogen:
- **R0-Resektion:** Makroskopisch kein residueller Tumor bei histologisch tumorfreien Resektionsrändern.
- **R1-Resektion:** Nur mikroskopisch nachzuweisendes Tumorrestgewebe.
- **R2-Resektion:** Bereits makroskopisch erkennbares Tumorrestgewebe, das histologisch bestätigt wurde.

Durch Kombination der TNM-Klassifikation erhält man eine Tumorformel, die bestimmten Tumorstadien zugeordnet werden kann (Tab. 18.4). Generell liegt im Stadi-

Tabelle 18.4 Stadieneinteilung maligner Tumoren nach dem TNM-System

Stadium I	T1–2	N0	M0
Stadium II	T3–4	N0	M0
Stadium III	jedes T	N1–3	M0
Stadium IV	jedes T	jedes N	M1

um I ein auf das Ursprungsorgan beschränkter Tumor vor, während das Stadium II durch größere Tumoren gekennzeichnet ist. Stadium III und IV bedeuten lymphogen oder hämatogen metastasierte Tumorerkrankungen.

Diagnostik

Früherkennung ist die beste Therapie!

Da die Prognose von Tumorerkrankungen stadienabhängig ist, muß der Früherkennung von Krebserkrankungen eine besondere Bedeutung beigemessen werden. Patienten mit echten Frühkarzinomen, d.h. Tumoren ohne Infiltration der Basalmembran, können durch alleinige chirurgische Therapie geheilt werden. Leider sind die meisten diagnostischen Techniken zur Zeit weder sensitiv noch kostengünstig genug, um eine Massenscreening zu rechtfertigen. Daher werden jährliche Früherkennungsuntersuchungen von der Sozialversicherung nur bei folgenden Organen abgedeckt:
- **Mamma:** Palpation, Mammographie, Sonographie.
- **Kolon/Rektum:** rektale Palpation, Rektoskopie, Hämoccult-Test.
- **Prostata:** rektale Palpation, PSA.
- **Uterus:** Kolposkopie, Zytologie.

Im allgemeinen werden diese Vorsorgeuntersuchungen jedoch nur von einem geringen Anteil der Bevölkerung (ca. 20–30%) genutzt. Ein weiterer Grund für die geringe Nachweisrate von Frühkarzinomen liegt in der Zeitverzögerung zwischen Symptom- und Therapiebeginn, die auch als fatale Pause bezeichnet wird (Abb. 18.5). Häufige Gründe für eine Diagnoseverschleppung sind:
- unvollständige Anamnese,
- Bagatellisierung von Symptomen,
- Fehlinterpretation von Befunden (z. B. Entzündung, Hämorrhoiden),
- unzureichende Diagnostik (z. B. Röntgenkontrastdarstellung statt Koloskopie),
- fehlende bioptische Sicherung,
- nichtrepräsentative Biopsie (cave Zytologie!).

Generell sollte vor einer Therapieentscheidung eine bioptische Sicherung des Tumors angestrebt werden, um eine exakte histologische Klassifizierung zu erhalten. Hierauf basierend kann eventuell schon eine Entscheidung getroffen werden, ob eine chirurgische oder nichtchirurgische Behandlung als Primärtherapie indiziert ist. Neben der Sicherung der Malignität des Primärtumors muß eine umfassende Diagnostik im Hinblick auf die lokoregionäre Ausdehnung und eine Fernmetastasierung erfolgen. Dabei sollte eine möglichst genaue Klassifikation des Tumorstadiums im Rahmen des TNM-Systems (UICC) angestrebt werden. Zielsetzung dieser Vorgehensweise ist eine verläßliche Beurteilung der chirurgischen Resektabilität und Kurabilität. Hierdurch werden Patientensubgruppen, welche einer chirurgischen Therapie zugänglich sind bzw. welche von einer perioperativen Therapie profitieren, identifiziert.

Präoperative Diagnostik

Die präoperative Diagnostik von Tumoren beinhaltet:
- Anamnese und klinische Untersuchung des Patienten,
- bioptische Sicherung des Tumors,
- Bestimmung verschiedener Laborparameter (einschließlich sog. Tumormarker),
- Anwendung verschiedener endoskopischer Techniken,
- Einsatz bildgebender Verfahren (z. B. Sonographie, CT, MRT).

Anamnese

Bei der Anamnese sollte besonderer Wert auf die Familienanamnese gelegt werden. Hierdurch können hereditäre Tumorerkrankungen, die mit einer familiären Häufung von Malignomen vergesellschaftet sind, erkannt werden. Dieses ist wesentlich für die Angehörigen der Patienten, die entsprechenden klinischen Vorsorgeuntersuchung und eventuell der molekulargenetischen Diagnostik zugeführt werden können. So kann durch eine sorgfältige Anamneseerhebung unter Berücksichtigung der Amsterdam-Kriterien ein hereditäres nichtpolypöses kolorektales Karzinom diagnostiziert werden. Amsterdam-Kriterien sind:
- mindestens 3 Patienten mit einem kolorektalen Karzinom in einer Familie,
- ein Patient mit einem kolorektalen Karzinom vor dem 50. Lebensjahr,
- ein Patient, der mit zwei anderen direkt verwandt ist.

Darüber hinaus müssen prädisponierende Erkrankungen (z. B. familiäre Polyposis, MEN, Morbus Recklinghausen) und Risikofaktoren (z. B. Asbestexposition, Nikotin, Alkohol) in der Anamnese berücksichtigt werden. Neben den Allgemeinsymptomen, wie verminderter Leistungsfähigkeit und Gewichtsabnahme, müssen organtypische Symptome, wie Hämatemesis oder Änderung der Stuhlgewohnheiten, sorgfältig erfragt werden. Ebenfalls sollten paraneoplastische Syndrome berücksichtigt werden.

Untersuchungen

Körperliche Untersuchung

> Eine rektale Palpation ist obligat!

Eine Untersuchung des gesamten Körpers ist ebenfalls obligat. Diese schließt die Palpation des Lokalbefundes im Hinblick auf Oberfläche, Größe und Verschieblichkeit ein. Es müssen die Lymphknotenstationen (wichtig: Nodi lymphatici supraclaviculares links, sog. Virchow-Drüse) sowie das Abdomen auf Resistenzen (Lebermetastasen, Courvoisier-Zeichen) und Aszites abgetastet werden, um eine Fernmetastasierung auszuschließen. Trotz der eventuell vorhandenen Schamgefühle des Patienten darf eine rektale und eventuell vaginale Untersuchung

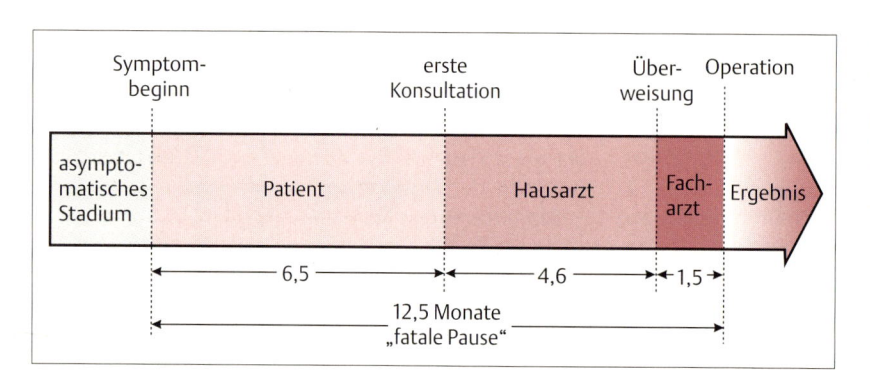

Abb. 18.5 Fatale Pause = Zeit zwischen Symptomen- und Therapiebeginn am Beispiel des Rektosigmoidkarzinoms (nach Kummer u. Mitarb. 1979) (aus Schumpelick, V.: Chirurgie, 3. Aufl. Enke, Stuttgart 1994).

sowie die Palpation der Testes und Mammae nicht unterbleiben.

Biopsie

> Bei Nadelbiopsie beachten: keine Kontamination von weiteren Kompartimenten!

Für die Indikation und Planung einer onkologischen Therapie ist die histologische Sicherung und Klassifizierung des vorliegenden Tumors obligat. Viele Tumoren sind für eine Nadelbiopsie zugänglich. Obwohl es bei Feinnadelbiopsien (< 1 mm Durchmesser) selten zu Komplikationen kommt, müssen dabei onkologische Gesichtspunkte sorgfältig beachtet werden. Insbesondere bei solitären Tumoren darf eine Biopsie mittels einer Feinnadel nur unter strenger Indikationsstellung erfolgen, da potentiell eine iatrogene Tumorzelldissemination in den Punktionskanal oder die Körperhöhlen droht. Die Punktionsstelle muß daher so gewählt werden, daß der Punktionskanal bei der definitiven Operation im Resektionsfeld liegt. Es sollte berücksichtigt werden, daß das mit einer Feinnadel aspirierte Gewebe eventuell nicht repräsentativ ist. Häufig kann mit einer Feinnadelaspirationsbiopsie lediglich Material für eine zytologische Untersuchung gewonnen werden. Bessere Ergebnisse können unter Umständen mit einer Stanzbiopsie erzielt werden, bei der ein Gewebezylinder entnommen wird. Oft erweist sich eine chirurgische Biopsie als sinnvoller.

Als Inzisionsbiopsie wird die chirurgische Entnahme von Tumormaterial zur histologischen Untersuchung bezeichnet, wobei der Tumor in seiner Gesamtheit in situ belassen wird. Diese Methode bietet sich bei tiefsitzenden subkutanen oder intramuskulären Tumoren an, die für eine Nadelbiopsie nicht zugänglich oder für eine Exzisionsbiopsie zu groß sind.

Definitionsgemäß sollte bei der Exzisionsbiopsie der gesamte Tumor mit einem Saum von gesundem Gewebe entfernt werden. Ein großer Sicherheitsabstand ist nicht indiziert, da der Eingriff für einen benignen Befund zu radikal, für ein Malignom jedoch immer noch nicht ausreichend sein würde. Der Vorteil der Exzisionsbiopsie liegt darin, daß der gesamte Tumor für die histologische Untersuchung zur Verfügung steht. Darüber hinaus ist sie für benigne Tumoren eine adäquate Therapie. Die Inzision ist so zu legen, daß bei einer späteren definitiven Operation die Narbe und die gesamte Operationshöhle entfernt werden können. Ebenso wie bei der Inzisionsbiopsie sollte darauf geachtet werden, daß keine Grenzschichten eröffnet werden, deren Kontamination eine spätere kurative Resektion gefährdet. Beim Verschluß der Biopsiehöhle ist auf sorgfältige Blutstillung zu achten, um eine Hämatombildung mit Tumorzellverschleppung zu vermeiden. Die Ausleitung der Drainagen muß in der Nähe der Inzision erfolgen, damit der potentiell kontaminierte Drainagekanal bei einer späteren Operation in das Resektionsgebiet einbezogen werden kann, ohne das Ausmaß der Resektion unnötig zu vergrößern. Falls direkt nach der Biopsie aufgrund der Ergebnisse des intraoperativen Schnellschnitts die definitive therapeutische Operation durchgeführt wird, müssen Instrumente, Handschuhe und Abdecktücher gewechselt werden.

Histopathologische Charakterisierung

> Keine Diagnosestellung ohne histologische Absicherung!

Im Gegensatz zur Histologie, bei der aus der Beurteilung von intaktem Gewebe eine Diagnose gestellt wird, basiert die Zytologie auf der Zellmorphologie. Mittels der Färbung nach Papanicolaou wird die Zellmorphologie in 5 Gruppen von „unverdächtig" bis „hochgradig verdächtig" eingeteilt. Die zytologische Diagnostik ist durch die fehlende Möglichkeit, umliegende Gewebe zu beurteilen, schwierig. Sie darf daher nicht die alleinige Grundlage für eine Therapieentscheidung bilden.

In den letzten Jahren wurden Techniken entwickelt, die zusätzliche Informationen zur konventionellen histologischen Untersuchung liefern können. Mittels immunhistochemischer Methoden (gegen tumorassoziierte Antigene gerichtete monoklonale Antikörper) können verschiedene Tumoren verläßlicher diagnostiziert und besser eingegrenzt werden (12). So weist das Vorhandensein von prostataspezifischem Antigen (PSA) in einer Knochenmetastase auf ein Prostatakarzinom hin. Das Leucocyte common antigen (LCA) ist spezifisch für Lymphome und kann helfen, diese von undifferenzierten Karzinomen zu unterscheiden. Der monoklonale Antikörper KI-67 reagiert mit einem proliferationsassoziierten Antigen des Zellkerns. Der KI-67-Index, d.h. die Proportion der KI-67-positiven Tumorzellen korreliert in vielen Fällen mit dem biologischen Verhalten von malignen Tumoren. Eine niedrige KI-67-Reaktivität hat sich als prognostisch günstig erwiesen. Daher sollte dieser Parameter in die Malignitätsgraduierung von Tumoren einbezogen werden.

Durch die Elektronenmikroskopie können ultrastrukturelle Zellkomponenten von diagnostischer Relevanz dargestellt werden. Der Nachweis von neurosekretorischen Granula identifiziert z.B. einen Tumor neuroendokriner Herkunft. Verstärkt wird auch die genetische Analyse von chromosomalen Abnormalitäten in Tumorzellen für die Diagnostik eingesetzt. So wird beim Ewing-Sarkom regelmäßig eine reziproke Translokation zwischen den Chromosomen 11 und 22 beobachtet. Insbesondere bei Metastasen eines unbekannten Primärtumors (cancer of unknown primary = CUP-Syndrom) können genetische Analysen wichtige Aufschlüsse über den Primärtumor geben und damit direkten Einfluß auf die Therapiewahl haben (13). Gleichzeitig können diese Merkmale eine prognostische Aussagekraft besitzen. Eine neue Technik, die die Anzüchtung von Zellkulturen für die Karyotypisierung erübrigt, ist die Fluoreszenz-in-situ-Hybridisierung (FISH).

Laboruntersuchung

Als Tumormarker werden biochemisch und immunologisch faßbare Makromoleküle bezeichnet, die sich sowohl im Serum als auch im Tumorgewebe des Patienten quantitativ vermehrt nachweisen lassen (Tab. 18.5). Es können Tumormarker im engeren Sinne, bei denen es sich um Stoffwechselprodukte des Tumors handelt, von tumorassoziierten Substanzen unterschieden werden. Die Konzentration der Tumormarker im Serum korreliert meist mit der Tumorgröße (Zellzahl), wobei auch bei gesunden Patienten geringe Konzentrationen dieser Substanzen im Serum festgestellt werden können. Obwohl sogenannte Tumormarker sich als nützlich für die Verlaufsbeurteilung bei einigen Tumorerkrankungen erwiesen haben, hat deren Bestimmung nur einen begrenzten Stellenwert in der Primärdiagnostik von Tumoren (Abb. 18.6). Dieses liegt in der geringen Spezifität der meisten Tumormarker begründet, die z. T. auch ohne Zusammenhang mit einem malignen Tumor erhöht sein können. Sie müssen jedoch präoperativ bestimmt werden, damit eine postoperative Verlaufskontrolle möglich ist. Ein Wiederanstieg eines Tumormarkers nach initialem Abfall kann den ersten Hinweis auf ein Tumorrezidiv geben.

Erhöhte CEA-Werte werden häufig bei Magen-, Pankreas- und kolorektalen Karzinomen, aber ebenso bei über 30% der Raucher beobachtet. Trotz eingeschränkter Spezifität besteht eine gewisse Korrelation zwischen der Tumormasse kolorektaler Karzinome und dem CEA-Serumspiegel, so daß eine gute Verlaufskontrolle des Behandlungserfolges möglich wird. Einen ähnlichen Stellenwert wie CEA haben CA 19-9 für das Pankreas-, CA 72-4 für das Magen-, CA 12-5 für das Ovarial- und CA 15-3 für das Mammakarzinom. Thyreoglobulin kann zur Verlaufskontrolle nach Thyroidektomie wegen eines Schilddrüsenkarzinoms eingesetzt werden. Ein erhöhtes SCC kann auf ein Plattenepithelkarzinom z. B. im Bereich des Ösophagus oder Bronchialsystems hinweisen. Tumormarker mit einer hohen diagnostischen Aussagekraft und Spezifität sind das α-Fetoprotein (AFP), das β-Hu-

Tabelle 18.5 Übersicht der wichtigsten Tumormarker

Tumormarker	Tumorgewebe
CEA (carcinoembryonic antigen, karzinoembryonales Antigen)	Kolon, Pankreas, Magen, Schilddrüse (medulläres Karzinom)
CA19-9 (cancer antigen)	Pankreas
CA 15-3	Mamma
CA-12-5	Ovar
CA 72-4	Magen
SCC (squamous cell cancer antigen)	Ösophagus, Oropharynx, Bronchialsystem, Anus
NSE (neuronspezifische Enolase)	kleinzelliges Bronchialkarzinom
AFP (α-Fetoprotein)	hepatozelluläres Karzinom, Keimzelltumoren
β-HCG (β-Human-Choriongonadotropin)	Keimzelltumoren
AP (alkalische Phosphatase)	Knochen
Tg (Thyreoglobulin)	Schilddrüse
PSA (prostataspezifisches Antigen)	Prostata

Tumorantigene

Onkofetale Antigene

Karzinoembryonales Antigen (CEA):
 Kolon, Pankreas, Magen Schilddrüse (medulläres Karzinom)

α-Fetoprotein (AFP):
 hepatozelluläres Karzinom, Keimzelltumoren

Tumorassoziierte Antigene

CA 19-9: Pankreas
CA 15-3: Mamma
CA 12-5: Ovar
CA 72-4: Magen

Squamous cell cancer antigen (SCC):
 Ösophagus, Oropharynx, Bronchialsystem, Anus

Prostataspezifisches Antigen (PSA):
 Prostata

Hormone

Calcitonin:
 medulläres Schilddrüsenkarzinom

β-Human-Choriongonadotropin (β-HCG):
 Keimzelltumoren

Serotonin:
 Karzinoid

Enzyme

Alkalische Phosphatase (AP):
 Knochen

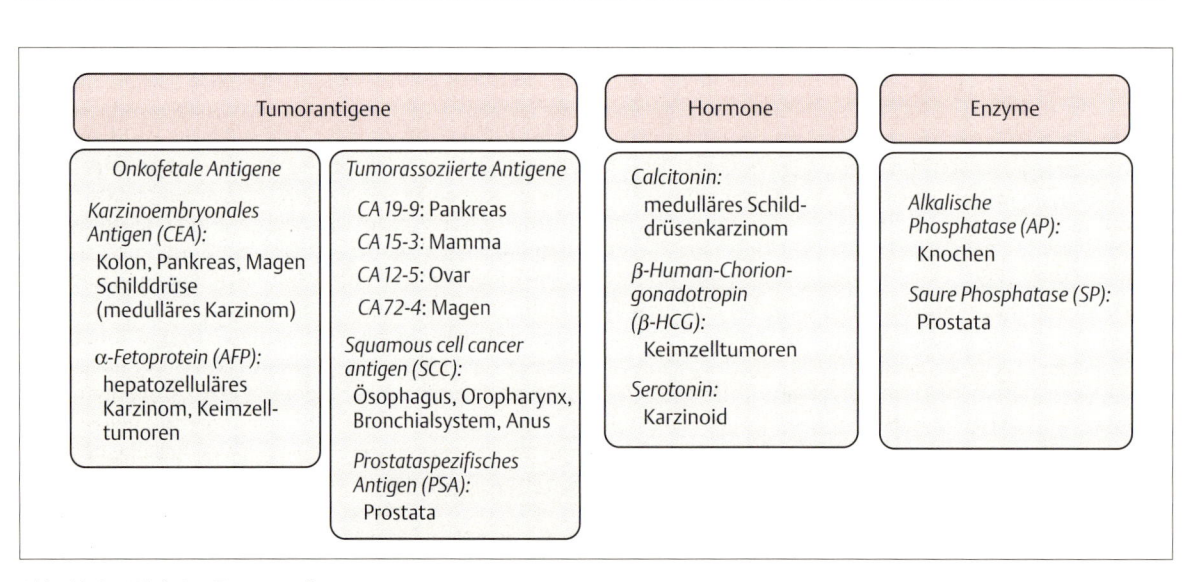

Saure Phosphatase (SP):
 Prostata

Abb. 18.6 Wichtige Tumormarker.

man-Choriongonadotropin (β-HCG), das Calcitonin sowie verschiedene andere Hormonprodukte neuroendokriner Tumoren. Während AFP-Werte zwischen 100 und 350 ng/ml den ersten Hinweis auf ein hepatozelluläres Karzinom (HCC) geben können, sind Werte über 350 ng/ml nahezu pathognomonisch für die Erkrankung. Erhöhte β-HCG-Serumspiegel werden bei 80–90% der Patienten mit nichtseminomatösen Keimzelltumoren und bei allen Chorionkarzinomen festgestellt. Verschiedene endokrin aktive Tumoren können durch die Produktion von Hormonen oder deren Abbauprodukte und die resultierenden metabolischen Veränderungen diagnoziert werden. So können erhöhte Serumspiegel von Serotonin und Chromogranin A auf ein Karzinoid hinweisen. Die Bestimmung der 5-Hydroxyindolessigsäure als Abbauprodukt des Serotonins im Urin kann für die Diagnose dieser Tumoren des APUD-Systems wegweisend sein. Ein erhöhter Serum-Calcitonin-Spiegel ist für das medulläre Schilddrüsenkarzinom geradezu pathognomonisch. Obwohl nur 1–2% aller Nebenschilddrüsentumoren Karzinome sind, sollten erhöhte Parathormonspiegel mit Hyperkalzämie und Hypophosphatämie an diese Diagnose denken lassen. Differentialdiagnostisch ist ein paraneoplastischer Hyperparathyroidismus bei einem anderen endokrin aktiven Tumor abzugrenzen. Als endokrin aktiver Tumor des Nebennierenmarkes zeichnet sich das Phäochromozytom durch die Überproduktion von Katecholaminen (Noradrenalin, Adrenalin) aus. Da etwa 10% der Phäochromozytome familiär mit teils autosomaler Vererbung vorkommen, sollte eine multiple endokrine Neoplasie (MEN II) ausgeschlossen werden. Als Organ des APUD-Systems ist das Pankreas Entstehungsort verschiedener endokrin aktiver Tumoren, die jedoch weniger als 5% aller Pankreasmalignome ausmachen. Am häufigsten handelt es sich um Karzinoide, Gastrinome und Insulinome. Beim kleinzelligen Bronchialkarzinom kann eine Überproduktion von ACTH auftreten. Neben diesen bekannten Beispielen existiert noch eine Vielzahl anderer endokrin aktiver Tumoren, die anhand ihrer Hormonproduktion und der entsprechenden Symptomatik diagnostiziert werden können.

Genetische Analyse

Die genetische Analyse normaler Körperzellen (Keimbahnzellen) kann durch die Erkennung von vererbten familiären Tumorerkrankungen einen wichtigen Beitrag zur Frühdiagnose und speziellen Therapie von Krebserkrankungen liefern. Klassische Beispiele hierfür sind die familiäre adenomatöse Polyposis coli (FAP) und das „Hereditary-nonpolyposis-colorectal-cancer"-(HNPCC-)Syndrom. Die FAP weist eine Penetranz von 100% auf und ist mit einem Risiko von mehr als 90% für das Auftreten von Kolonkarzinomen belastet. Inzwischen konnte das FAP-Gen auf dem Chromosom 5q21 identifiziert werden. Der Nachweis dieser genetischen Abnormalität ist sowohl für die Therapie des erkrankten Patienten als auch für nichtsymptomatische Familienmitglieder entscheidend (5). Im Gegensatz zum sporadischen Kolonkarzinom ist die Therapie der Wahl bei der familiären Polyposis die Proktokolektomie mit ileoanaler Pouchanastomose.

Endoskopie und Endosonographie

Durch die Entwicklung der Endosonographie wurde ein wesentlicher Fortschritt in der Diagnostik gastrointestinaler Tumoren erzielt. Während endoskopisch lediglich eine Beurteilung der intraluminalen Tumoranteile möglich ist, gewährleistet die Endosonographie mittels hochauflösender Schallköpfe (7,5–12 MHz) eine exakte Darstellung der lokoregionären Tumorausbreitung. Hierdurch kann die Indikationsstellung einer operativen Therapie durch präoperative Abklärung der Resektabilität und Kurabilität von Tumoren des Gastrointestinaltraktes wesentlich verbessert werden. Beim Rektumkarzinom wird eine korrekte Klassifizierung der Infiltrationstiefe (T) in 80–95% der Fälle erzielt, während das sonographische Lymphknotenstaging (N) in 70–80% dem histopathologischen Staging entspricht. Beim Ösophaguskarzinom werden T- und N-Kategorie durch die Endosonographie in 70–85% der Untersuchungen richtig beurteilt. Damit ist die Endosonographie dem CT und MRT deutlich überlegen. Ein exaktes Staging ist wesentlich für die Therapiestrategie, da verschiedene Zusatzbehandlungen zur Verfügung stehen. So kann bei T3- und T4-Tumoren durch eine präoperative Radiochemotherapie die Lokalrezidivrate gesenkt werden.

Andere bildgebende Verfahren

Eine große Anzahl bildgebender Verfahren kann für spezifische Fragestellungen eingesetzt werden. Obwohl die bildgebende Diagnostik darauf ausgerichtet ist, die Diagnose einer Malignomerkrankung zu sichern, ist eine verläßliche Unterscheidung zwischen benignen und malignen Läsionen nicht zu gewährleisten. Von wesentlicher Bedeutung für das chirurgische Vorgehen ist die genaue Lokalisation des Tumors.
Die prinzipielle Entscheidung, ob eine chirurgische Behandlung als Primärtherapie sinnvoll ist, wird hauptsächlich durch das präoperative Staging beeinflußt. Neben der lokoregionären Ausbreitung ist insbesondere der Nachweis bzw. der Ausschluß von Fernmetastasen für die Therapiestrategie wichtig.
Beim Staging von gastrointestinalen Tumoren kommt der Diagnostik von Lebermetastasen mittels radiologischer Techniken ein großer Stellenwert zu. Die transkutane Sonographie ist die Methode der Wahl zur Suche von Lebermetastasen. Für diese Methode wird ebenso wie für die CT eine hohe Sensitivität für Metastasen mit einer Größe von mehr als 1 cm beobachtet. Die Spezifität (benigne vs. maligne) liegt jedoch wie beim CT und MRT bei 50–60%. Durch die Kombination mit anderen radiologischen Verfahren wie Angio-CT, Angiographie, Singlephoton-Emissions-CT (SPECT) und Positronen-Emissions-Tomographie (PET) kann die Aussagegenauigkeit erhöht werden. Die Resektabilität von Lebermetastasen kann mittels CT und MRT in mehr als 80% der Fälle richtig eingeschätzt werden. Ein erweitertes diagnostisches Spektrum im Bereich der MRT ist durch die Verwendung von speziellen MR-Kontrastmitteln sowie durch die Weiterentwicklung der MR-Spektroskopie zu erwarten. Die MR-Spektroskopie weist metabolische Veränderungen im Tumorgewebe nach. Sie kann deshalb im Gegen-

satz zu den meisten bildgebenden Verfahren zum Monitoring der Effizienz einer präoperativen Therapie genutzt werden. Das Monitoring von Therapieeffekten ist ein wichtiger Aspekt der Tumordiagnostik. Hierdurch kann die Möglichkeit und der optimale Zeitpunkt einer chirurgischen Intervention nach präoperativer Therapie evaluiert werden.

Diagnostische operative Eingriffe

Diagnostische operative Eingriffe werden vor der definitiven Operation durchgeführt, um die Diagnose zu sichern, oder bei einem bekannten Primärtumor eine möglichst genaue Stadieneinteilung zu erreichen. In den letzten Jahren werden Laparoskopie und Thorakoskopie vermehrt zum Staging eingesetzt, da diese im Vergleich zur Laparotomie eine geringere Morbidität und Mortalität aufweisen.

Laparoskopie

Im Zuge der steigenden Verbreitung minimal-invasiver Operationsverfahren hat auch die diagnostische Laparoskopie wieder vermehrte Beachtung gefunden. Am meisten wurde bisher diese Technik in der Gynäkologie eingesetzt, wobei sie sich insbesondere in der Diagnostik von Ovarialtumoren bewährt hat. Inzwischen wird die Laparoskopie auch vermehrt zum Ausschluß einer disseminierten Tumorerkrankung bei gastrointestinalen Tumoren angewendet. Ihre Vorteile sind:
- Bei geringem Risiko für den Patienten stellt sie eine sensitive Untersuchung des Bauchraums (Morbidität < 5%, Mortalität < 1%) dar.
- Die Resektabilität des Primärtumors kann gut beurteilt werden.
- Der Bauchraum kann im Hinblick auf Fernmetastasen (Leber- und Lymphknotenmetastasen, Peritonealkarzinose) inspiziert werden.
- Kleinste Tumorabsiedelungen (< 1 mm) können auf der peritonealen Oberfläche dargestellt werden.
- Eine gezielte Biopsie suspekter Befunde unter optischer Kontrolle ist möglich.
- In operativ schwer zugänglichen Bereichen wie der Facies diaphragmatica der Leber kann die Laparoskopie der explorativen Laparotomie überlegen sein.

Eine weitere Optimierung des laparoskopischen Stagings ist durch den Einsatz der laparoskopischen Sonographie möglich geworden. Hierdurch kann der Mangel an taktiler Sensibilität der laparoskopischen Instrumente ausgeglichen werden, so daß auch nicht oberflächliche Tumorabsiedelungen gefunden werden können. Obwohl durch ein Staging mittels Laparoskopie nicht unbedingt eine verbesserte Überlebensrate resultiert, hat sich diese Methode als sehr nützlich für die operative Therapieplanung erwiesen. Während bei resektablen Tumoren eine kurative und palliative Operationsstrategie festzulegen ist, kann bei Patienten mit inkurablen oder nicht resektablen Tumoren eine explorative Laparotomie vermieden und eine andere onkologische Therapie einer Operation vorgeschaltet werden.

Die Ergebnisse der Staginglaparoskopie bilden die rationelle Basis für eine multimodale Therapie und sind damit entscheidend für die Therapiestrategie. Eventuell kann so eine Überbehandlung und unnötige Hospitalisierung von inkurablen Patienten mit begrenzter Lebenserwartung vermieden werden. Darüber hinaus wird eine Reduktion unnötiger explorativer Laparotomien erreicht.

Thorakoskopie

Die Thorakoskopie erfolgt in Seitenlagerung des Patienten mit seitengetrennter Beatmung beider Lungenflügel über einen Carlens-Tubus. Nach einer Inzision im 6.–8. ICR in der hinteren Axillarlinie und digitaler Eröffnung der Pleurahöhle wird das Thorakoskop über einen Trokar eingebracht. Die Thorakoskopie ermöglicht die Inspektion der Pleura und Lungenoberfläche. Falls eine Biopsie entnommen werden muß, können weitere Trokare nach Bedarf eingebracht werden. Das Ziel der Thorakoskopie ist meist die Diagnosesicherung von peripheren unklaren pulmonalen Herden. Diese können entweder biopsiert oder im Sinne einer atypischen Segmentresektion mittels eines Endo-Staplers reseziert werden. Nach Beendigung der Thorakoskopie können die Trokareintrittstellen zur Ausleitung der Bülau-Drainagen genutzt werden.

Mediastinoskopie

Die Mediastinoskopie erfolgt über eine quere Inzision im Jugulum. Nach digitaler Dissektion des prätrachealen Gewebes kann mit dem Mediastinoskop das obere Mediastinum bis zur Tracheabifurkation inspiziert werden. Unter Sicht kann mittels einer Nadel- oder Zangenbiopsie Gewebe von mediastinalen Lymphknoten (paratracheal, tracheobronchial) oder Tumoren gewonnen werden. Die Mediastinoskopie wird zum Staging beim Bronchialkarzinom sowie zur Abklärung von unklaren Lymphomen im vorderen oberen Mediastinum wie z. B. bei Morbus Hodgkin oder Non-Hodgkin-Lymphomen eingesetzt. Raumforderungen des hinteren Mediastinums können auch durch eine endosonographisch gesteuerte Biopsie untersucht werden. Der Vorteil einer transösophagealen Biopsie liegt in ihrer wesentlich geringeren Invasivität.

Staginglaparotomie

Definitionsgemäß beinhaltet die Staginglaparatomie die Inspektion und Palpation des Abdominalraumes und die programmierte Entnahme von Organen und Gewebeproben (Lymphknoten) mit dem Ziel einer exakten Stadieneinteilung der Grunderkrankung. Insbesondere wird die Staginglaparotomie zum Ausschluß einer Dissemination beim Morbus Hodgkin (Stadium III und IV) durchgeführt. Dieser Eingriff beinhaltet eine Splenektomie sowie eine Keilexision aus beiden Leberlappen. Darüber hinaus sollten je zwei Punktionen beider Leberlappen durchgeführt werden (Abb. 18.7). Zusätzlich erfolgt die Exstirpation je eines paraaortalen und Lymphknotens rechts und links sowie von Lymphknoten

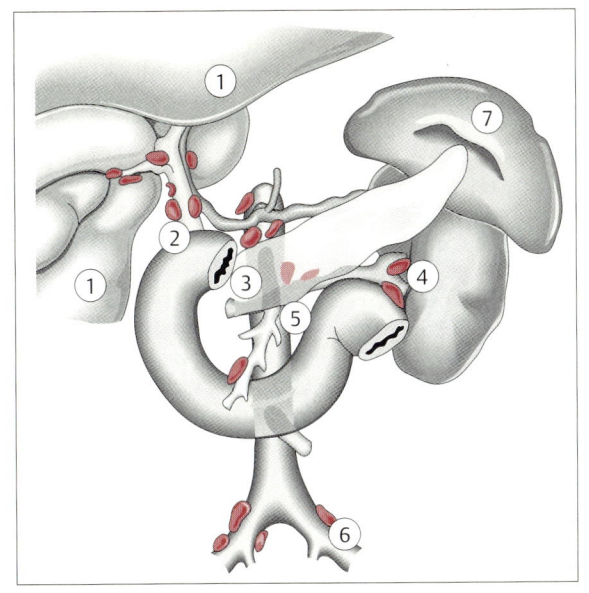

Abb. 18.**7** Vorgehen bei der Staginglaparotomie (nach Kremer, K., W. Lierse u. Mitarb. 1993). ① Biopsie aus rechtem und linkem Leberlappen. ② Biopsie der Lymphknoten des Ductus choledochus. ③ Biopsie der Lymphknoten paraaortal in Höhe des Abgangs der Nierenarterien. ④ Biopsie der Lymphknoten aus dem Nierenhilus. ⑤ Biopsie mesenterialer Lymphknoten. ⑥ Biopsie der Lymphknoten parailikal beidseits. ⑦ Splenektomie (nicht bei Kindern).

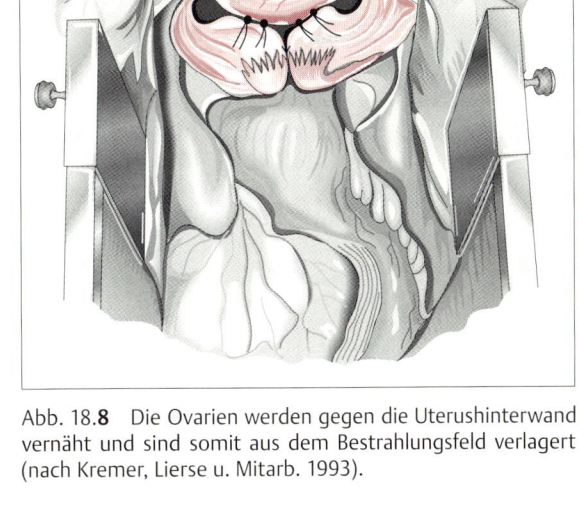

Abb. 18.**8** Die Ovarien werden gegen die Uterushinterwand vernäht und sind somit aus dem Bestrahlungsfeld verlagert (nach Kremer, Lierse u. Mitarb. 1993).

des Mesenteriums, der Leberpforte und des Truncus coeliacus. Im Bereich der exstirpierten Lymphknoten sollte eine Clipmarkierung erfolgen, um eine postoperative Bestrahlungsplanung zu erleichtern. Bei weiblichen Patienten kann zusätzlich eine Verlagerung der Ovarien aus dem Bestrahlungsfeld sinnvoll sein (Abb. 18.8). Als Spätkomplikation der Splenektomie droht eine erhöhte Anfälligkeit für Infektionen (Erreger: Pneumokokken, Meningokokken). Die Notwendigkeit zur Staginglaparotomie ist aufgrund der Präzisierung anderer diagnostischer Verfahren kaum noch gegeben.

Explorative Laparotomie

Die Indikation zur explorativen Laparotomie liegt in der Sicherung des Primärtumors oder der Überprüfung der intraabdominellen Tumorausbreitung im Hinblick auf die Resektabilität und Kurabilität. Die diagnostische Laparotomie wird heute in zunehmenden Maße durch die weniger invasive Laparoskopie ersetzt.

Second-look-Laparotomie

Ziel diese Eingriffes ist entweder die Beurteilung der Tumorremission nach einer Chemo- oder Strahlentherapie oder die Abklärung eines Rezidivverdachtes nach einer kurativen Primärtherapie. So wird häufig bei Patientinnen mit einem Ovarialkarzinom nach systemischer Chemotherapie eine Laparotomie zur Feststellung des Umfanges der Tumorremission durchgeführt. Auf der anderen Seite besteht eine Indikation zur Second-look-Laparotomie, z. B. wenn bei einem CEA-Anstieg nach primär kurativer Resektion eines kolorektalen Karzinomes der Rezidivverdacht durch andere diagnostische Maßnahmen nicht ausgeräumt werden kann. In der Regel erfolgt die Second-look-Laparotomie über eine mediane Laparotomie.

Intraoperative Diagnostik

Zielsetzung ist ebenso wie bei der präoperativen Diagnostik die Bestimmung der lokoregionären Tumorausbreitung und die Detektion von Fernmetastasen. Die Ergebnisse der intraoperativen Untersuchungen können dabei direkten Einfluß auf die operative Vorgehensweise haben. Neben der Exploration der Bauchhöhle durch Inspektion der peritonealen Oberfläche und Palpation der intraabdominellen Organe im Rahmen der Laparotomie haben sich nur wenige Methoden der intraoperativen Diagnostik etabliert, z. B. der intraoperative Ultraschall (IOUS) und die Tumordetektion mit Radionukliden (RIGS).

Intraoperativer Ultraschall (IOUS)

Neben der Inspektion und Palpation hat sich die Sonographie als sensitive Methode für die intraoperative Darstellung von Tumoren in parenchymatösen Organen erwiesen. Hierzu werden Transducer mit einer Schallfrequenz von 5 – 7,5 MHz verwendet. Sie besitzen eine hohe Auflösung und erlauben eine Darstellung von Tumoren mit einem Durchmesser < 1 cm. Mittels Ultraschall können bekannte fokale Läsionen als zystische oder solide Prozesse charakterisiert werden. Darüber hinaus kann die Anzahl und Größe von Tumoren und ihre Lagebeziehung zu anatomischen Strukturen, die für eine Resektion wichtig sind, dokumentiert werden. Eventuell kann eine ultraschallgesteuerte Biospie therapeutische Entscheidungen erheblich beeinflussen. Eine gezieltere Resektion von Tumoren und eine Reduktion der Operationszeit gelten als wesentlicher Vorteil.

Obwohl die intraoperative Sonographie prinzipiell in allen Bereichen der onkologischen Chirurgie genutzt werden kann, hat sie sich beim Staging von primären und sekundären Lebertumoren und Pankreaskarzinomen bewährt (16). Durch die Darstellung der lokoregionären Ausbreitung von Lebertumoren (Infiltration der zentralen Lebervenen und des Pfortaderhauptstammes) kann die Sonographie die Indikation zur Leberresektion wesentlich beeinflussen. Es ist daher nicht verwunderlich, daß die Operationsstrategie aufgrund der Ergebnisse der IOUS in über 40 % der Fälle während der Operation geändert wird.

Therapie

Operative Behandlung

> Die operative Therapie bietet für die meisten malignen Tumoren (v. a. Adenokarzinome, Sarkome) die einzige reelle Chance der Kuration!

Ziele

Im allgemeinen kann die chirurgische Therapie bei vielen soliden Tumoren als einzige Methode eine definitive Heilung der Erkrankung bewirken (15). Im Hinblick auf die Zielsetzung müssen kurative von palliativen Operationen unterschieden werden, da sich hieraus wichtige Konsequenzen für die Operationsstrategie ergeben. Ein onkologischer Eingriff gilt dann als kurativ, wenn nach der Operation kein Anhalt dafür besteht, daß Tumorgewebe im Körper zurückgeblieben ist. Voraussetzung hierfür ist, daß die Resektionsränder des Operationspräparates tumorfrei und keine Fernmetastasen vorhanden sind (R0-Resektion). Falls bei der Operation vorhandene Fernmetastasen komplett entfernt wurden, ist dieser Eingriff prinzipiell auch als kurativ anzusehen, jedoch droht ein erhöhtes Rezidivierungsrisiko.

Liegt aufgrund eines lokal nicht radikal resezierbaren Primärtumors oder bei einer disseminierten Tumorerkrankung eine inkurable Situation vor, muß der Eingriff als nichtkurativ klassifiziert werden. In dieser Situation sind prinzipiell zwei Therapieformen möglich. Durch eine palliative Resektion kann zwar keine Heilung erzielt werden, da bewußt Tumorgewebe zurückgelassen wird, jedoch kann eventuell eine Lebensverlängerung erreicht werden (z. B. palliative Gastrektomie). Ein symptomatischer operativer Eingriff ist einzig darauf ausgerichtet, Symptome zu lindern, um so dem Patienten eine möglichst gute Lebensqualität für den letzten Lebensabschnitt zu ermöglichen (z. B. Anlage einer Gastroenteroanastomose bei einer Magenausgangsstenose).

Intraoperative Tumordetektion mit Radionukliden

Die radioimmunoguided Surgery (RIGS) wird bevorzugt beim Magenkarzinom und bei kolorektalen Karzinomen, aber auch beim Schilddrüsenkarzinom eingesetzt, um subklinische Tumorabsiedelungen im Gewebe und Lymphknoten zu identifizieren und das Resektionsausmaß besser definieren zu können. Hierzu werden dem Patienten isotopenmarkierte monoklonale Antikörper (monoclonal antibody = MAB) injiziert, die mit tumorassoziierten Antigenen wie dem karzinoembryonalen Antigen (CEA) oder dem tumorassoziierten Glykoprotein (TAG) reagieren. Die in Lymphknoten und Tumorgewebe angereicherte Radioaktivität kann intraoperativ mittels einer mobilen γKamera lokalisiert werden. Sollten sich die ersten vielversprechenden Ergebnisse weiter erhärten (1), könnte die RIGS zur präziseren Operationsplanung bei verschiedenen Tumoren (Kolon-, Magen- und Schilddrüsenkarzinom) beitragen und damit zu einer verbesserten Überlebensrate führen.

Eine weitere Kategorie stellen präventive Eingriffe dar, die vor der Manifestation einer Tumorerkrankung bei Hochrisikopatienten durchgeführt werden, z. B. die Proktokolektomie bei familiärer Polyposis (FAP) und die Thyreoidektomie bei der multiplen endokrinen Neoplasie (MEN IIa).

Präoperative Vorbereitung

Viele Patienten mit Tumorerkrankungen sind in einem höheren Alter (Gefahr der kardiopulmonalen Begleiterkrankungen). Darüber hinaus muß bei bestimmten Tumorpatienten, mit z. B. Ösophagus-, Bronchial- und Pankreaskarzinomen, davon ausgegangen werden, daß weitere Risikofaktoren wie Nikotin- und Alkoholabusus vorliegen. Die negativen Auswirkungen von Tumoren auf den Patienten sind vielfältig und müssen bei der Operationsvorbereitung berücksichtigt werden. Neben dem direkten konsumierenden Effekt, den Malignome über katabole Stoffwechselvorgänge auf den Organismus haben, können verschiedene andere tumorabhängige Faktoren für den meist schlechten Allgemeinzustand der Patienten verantwortlich sein. Maligne Tumoren können in Abhängigkeit von ihrer Ausdehnung und Lokalisation zu funktionellen Störungen des befallenen Organs führen. So kann bei einem hepatozellulären Karzinom auf dem Boden einer Leberzirrhose die Funktionsreserve der Leber stark eingeschränkt sein. Bei gastrointestinalen Tumoren liegt aufgrund von Dysphagie oder Passagebehinderung häufig ein schlechter Ernährungszustand vor. Durch präoperative parenterale Hyperalimentation kann die Ausgangssituation der Patienten verbessert werden. Weiterhin müssen Abnormalitäten im Elektrolyt- und Säure-Basen-Haushalt, Vitaminmangelzustände sowie eine eventuell vorhandene Anämie korrigiert werden. Falls keine Anämie vorliegt, ist an die Möglichkeit einer präoperativen Eigenblutspende zu denken, um den Fremdblutbedarf des Patienten möglichst gering zu halten. Es wurde nachgewiesen, daß sich Fremdbluttransfusionen ungünstig auf die Prognose von Tumorpatienten auswirken können, da es offensichtlich aufgrund immunologischer Phänomene zu einer erhöhten Rezidivrate kommt.

Kurative chirurgische Tumortherapie

Eine kurative chirurgische Therapie beinhaltet die Mono-bloc-Entfernung des Tumors mit einem ausreichenden Sicherheitsabstand inklusive der regionalen Lymphabflußwege (R0-Resektion). Dabei können die geforderten Sicherheitsabstände in Abhängigkeit vom tumorbefallenen Organ und histologischen Tumortyp variieren. So wird beim Magenkarzinom vom diffusen Typ nach Lauren ein oraler Sicherheitsabstand von 8–10 cm gefordert, während beim intestinalen Typ ein Sicherheitsabstand von 4–5 cm als ausreichend betrachtet wird. Wenn mit der Resektion des Tumors auch die Dissektion des drainierenden regionalen Lymphknotenabflußgebietes erfolgt, wird der Eingriff als klassische Radikaloperation bezeichnet. Die Indikation zur Lymphknotendissektion kann entweder prophylaktisch ohne klinischen Verdacht auf eine Lymphknotenbeteiligung oder therapeutisch bei Nachweis von Lymphknotenmetastasen gestellt werden. Die Lymphknotendissektion kann aus prognostischen Erwägungen (z.B. Mammakarzinom) zum verbesserten Staging und der damit zu verbindenden Zusatztherapie sinnvoll sein.

Im allgemeinen ist der erste Schritt der Tumorresektion die Ligatur der tumorversorgenden Vene und Arterie entsprechend den vorgesehenen Resektionsgrenzen. Bei intestinalen Tumoren wird das Darmlumen proximal und distal der Resektionslinien ligiert, um eine intraluminale Verschleppung von Tumorzellen zu vermeiden. Ebenso muß eine Kontamination des Operationsgebietes mit Tumorzellen durch Eröffnen des Tumors (Schnitt in den Tumor, Tumorruptur) unter allen Umständen vermieden werden. Dieses Vorgehen entspricht der 1967 von Turnbull postulierten „no touch isolation technique" (18). Zur Verhinderung einer iatrogenen Tumorzellverschleppung muß nach der Resektion des Tumors ein Handschuh- und Instrumentenwechsel erfolgen. Eine Spülung zur Dekontamination des Operationsgebietes ist zu empfehlen. Bei einigen langsam wachsenden Tumoren mit ausgedehnter lokaler Infiltration können ultraradikale Eingriffe sinnvoll sein. Da diese Operationen mit einer gesteigerten Morbidität und Mortalität belastet sind und zu erheblichen Verstümmelungen führen können, muß die Indikation sehr sorgfältig gestellt werden.

> Neben dem kurativen Behandlungserfolg ist die Lebensqualität des Patienten nach der Operation ein wichtiges Kriterium!

Die Exenteration des kleinen Beckens ist eine Operation, die gelegentlich bei Karzinomen des Rektums oder bei Karzinomen des inneren Genitales der Frau mit ausgedehnter lokaler Ausbreitung (Blaseninfiltration) als kurativer Eingriff durchgeführt werden kann. Dabei werden die Organe des kleinen Beckens einschließlich Rektum, Uterus mit Adnexen und Harnblase entfernt. Es erfolgt die Anlage eines endständigen Kolostomas. Die Ureteren werden entweder über ein Ileumconduit oder eine Neoblase abgeleitet. Etwa 25 % der Patienten überleben eine Exenteration 5 Jahre rezidivfrei.

Bei malignen Tumoren des proximalen Femurs und des Beckens kann eine Hemipelvektomie indiziert sein. Hierbei wird die untere Extremität einschließlich der betroffenen Beckenknochen reseziert. Die entsprechende Operation der oberen Extremität unter Einbeziehung der Scapula wird als Amputatio interthoracoscapularis bezeichnet.

Rezidiv- und Metastasenchirurgie

Tumorwachstum nach der Primärtherapie kann entweder als Lokalrezidiv oder als Fernmetastasierung auftreten. Die Möglichkeit einer primären kurativen chirurgischen Resektion ist in beiden Fällen nur selten gegeben, so daß meist ein multimodales Behandlungskonzept angestrebt werden sollte. Die Möglichkeit einer kurativen operativen Therapie von Lokalrezidiven ist in der Regel eingeschränkt. Sie ergibt sich vor allem beim Nahtlinienrezidiv nach anteriorer Resektion eines Rektumkarzinomes oder nach subtotaler Magenresektion wegen eines Karzinomes. In einzelnen Fällen kann die operative Entfernung von Metastasen in Leber, Lunge und Gehirn zu einer Lebensverlängerung führen. Obwohl keine spezifischen Richtlinien zur Indikationsstellung (➡ 18.1) der operativen Therapie von Metastasen existieren, können verschiedene Kriterien für die Entscheidungsfindung herangezogen werden:

- Staging, Typing, Grading des Primärtumors,
- Allgemeinzustand des Patienten,
- statistische Prognose,
- Operationsrisiko,
- Tumorlokalisation,
- Metastasenlokalisation und -anzahl (solitär, singulär, multipel),
- Wachstumskinetik des Tumors bzw. Metastasen,
- Therapiealternativen,
- Patientenwunsch.

➡ 18.1 Indikationen zur Rezidiv- und Metastasenchirurgie

Absolute Indikation

Lebensbedrohliche Komplikationen (z.B. schwere Blutungen) bei guter Prognose und Lebensqualität.

Relative Indikation

Operabilität des Primärtumors, er muß radikal entfernt werden können (R0-Resektion). Begrenzte Anzahl von Metastasen.
Keine Metastasen in weiteren Organen; die Indikation für eine Resektion von Metastasen in zwei verschiedenen Organsystemen ist zurückhaltend zu stellen.

Kontraindikation

Wirksame alternative Therapien.
Diffuse Metastasierung.
Tumoren mit A-priori-Systemcharakter (Mamma-, Pankreaskarzinom usw.).

Natürlich ist die Entscheidung zum operativen Vorgehen von dem vorliegenden Primärtumor und befallenen Organsystem abhängig. So kann die Indikation zur Resektion einer Metastase eher begründet werden, wenn der Primärtumor eine langsame Wachstumskinetik mit geringer Tendenz zur Generalisierung aufweist und eine Entfernung mit einem begrenzten operativen Risiko möglich ist. Darüber hinaus ist die Anzahl und Verteilung der vorhandenen Metastasen entscheidend. Prinzipiell ist die Indikation zum chirurgischen Vorgehen auf solitäre oder singuläre Metastasen beschränkt, während bei einer diffusen Metastasierung eine systemische Therapie gewählt werden sollte. Vor einer endgültigen Indikationsstellung sollten Metastasen in weiteren Organsystemen durch eine sorgfältige präoperative Diagnostik ausgeschlossen werden. Auf der anderen Seite läßt sich eine Resektion von Metastasen auch unter palliativen Gesichtspunkten dann rechtfertigen, wenn diese Symptome (z.B. Schmerzen) verursachen, die die Lebensqualität des Patienten stark beeinträchtigen.

Während die Resektion von Lebermetastasen kolorektaler Karzinome einen gesicherten Stellenwert in der onkologischen Chirurgie erreicht hat, gibt es nur wenige Berichte über eine erfolgreiche operative Therapie von Lebermetastasen anderer Primärtumoren. Bei Patienten mit Lebermetastasen kolorektaler Karzinome kann bei sorgfältiger Indikationsstellung durch einen operativen Eingriff eine 5-Jahres-Überlebensrate von 30% erzielt werden. Generell profitieren Patienten nicht von einer Resektion, wenn mehr als 3 Metastasen vorliegen, auch wenn eine Resektion weiterer Metastasen technisch möglich ist. Unter Umständen kann eine Beobachtungsperiode von 3 Monaten Aufschluß über die Wachstumskinetik des Tumors und die Existenz von bisher okkulten Metastasen geben. Dieser Zeitraum kann eventuell für eine präoperative Chemotherapie genutzt werden.

Früher wurde die Resektion von Lungenmetastasen hauptsächlich bei solitären Rundherden unter diagnostischer Absicht durchgeführt. Inzwischen wird die Lungenmetastasenresektion vermehrt im Rahmen der multimodalen Therapie eingesetzt. Dabei wird primär eine Chemotherapie eingeleitet. Falls keine komplette Remission der Metastasen eintritt, kann sekundär die Resektion der Restmetastasen erfolgen. Meist handelt es sich um Metastasen von Weichteilsarkomen, Nierenkarzinomen und nichtseminomatösen Hodentumoren. Ebenfalls kann unter Umständen eine Resektion von solitären Metastasen kolorektaler Karzinome sinnvoll sein. Extrapulmonale Manifestationen der Grunderkrankung sollten vor der Resektion ausgeschlossen werden. Es sollten parenchymsparende Operationsverfahren gewählt werden, insbesondere im Hinblick auf eine erneute Metastasenresektion. Am häufigsten werden daher Keilexzisionen und Lobektomien durchgeführt. Falls jedoch der Verdacht auf ein primäres Bronchialkarzinom besteht (Zweitkarzinom), muß eine onkologisch korrekte Operation einschließlich Lymphknotendissektion erfolgen.

Eine operative Entfernung von Hirnmetastasen ist nur in wenigen Ausnahmefällen begründet, da in diesen Fällen von einer disseminierten Tumorerkrankung ausgegangen wird. Eine Indikation zur Resektion ist jedoch dann gegeben, wenn es sich um eine solitäre, symptomatische Metastase handelt. Primärtumoren sind häufig Mamma- und kolorektale Karzinome. Voraussetzung ist eine günstige Lokalisation der Metastase, die eine Resektion ohne Ausfallserscheinungen zuläßt. Meist wird zusätzlich eine postoperative Nachbestrahlung angeschlossen.

Neben der Metastasen- und Rezidivtumorresektion unter kurativer Zielsetzung kann eine chirurgische Reduktion der Tumorzellmasse (Debulking) erfolgversprechend sein. Eine Chemotherapie ist bei geringerer Zellmasse effektiver als bei ausgedehntem Tumorbefall. Die Debulking-Strategie sollte insbesondere bei Tumoren durchgeführt werden, die eine gute Chemotherapiesensitivität aufweisen (z.B. Ovarialkarzinom, Keimzelltumoren). Alternativ wird derzeit die präoperative Hochdosischemotherapie mit autologer Stammzelltransplantation und anschließender operativer Entfernung des Resttumorgewebes bevorzugt.

Palliative Therapie

Im allgemeinen ist die palliative Therapie eine Domäne der Chemo- und Strahlentherapie. Da es sich vorwiegend um lokal inoperable oder disseminierte Tumoren handelt, steht eine primär chirurgische Palliativtherapie nicht im Vordergrund. Doch kann auch bei einer inkurablen Tumorerkrankung eine operative Therapie aus palliativen Gesichtspunkten sinnvoll sein. Im allgemeinen sind diese Eingriffe darauf ausgerichtet, Tumorsymptome oder funktionelle Störungen zu beseitigen. Daneben können diese Operationen zur Prophylaxe von Tumorkomplikationen und zur Tumorverkleinerung sinnvoll sein. Nicht zuletzt müssen in kurativer Absicht durchgeführte Eingriffe, bei denen Resttumorgewebe im Körper verblieben ist (R1- bzw. R2-Resektion), als Palliativeingriffe eingestuft werden.

Das grundsätzliche Ziel einer palliativen Therapie ist die Verbesserung der Lebensqualität des Patienten, unter Umständen aber auch die Verlängerung der Überlebenszeit. Der Schmerzbeseitigung und dem Funktionserhalt kommt eine entscheidende Bedeutung zu. Die Wünsche und Zielvorstellungen des Patienten sind zu berücksichtigen. Die psychologische Betreuung besitzt im Rahmen der Palliativtherapie einen hohen Stellenwert. Ziele der palliativen Therapie sind:

- **Reduktion von tumorbedingten Symptomen:** Linderung der Schmerzen und Beseitigung von Funktionsstörungen (z.B. Tumorstenosen).
- **Verlängerung der Überlebenszeit:** Durch Verzögerung der Tumorprogression oder Reduktion der Tumorgröße.
- **Psychosoziale Betreuung:** Professionelle Betreuung des Patienten und seiner Familie zur Bewältigung psychischer und sozialer Probleme, die sich aus der Tumorerkrankung ergeben.

Aufgrund der fehlenden Heilungschance und der begrenzten Lebenserwartung der Patienten ist es besonders wichtig, daß das Ausmaß des Eingriffes und die daraus resultierenden Komplikationen in einem sinnvollen Verhältnis zum potentiellen Gewinn für den Patienten stehen. Palliative Tumorresektionen sind eher zu vertreten, wenn sie mit einer geringen Morbidität und Mortalität verbunden sind. Neben den unmittelbaren perioperativen Komplikationen ist die zu erwartende Hospitalisierungszeit und die benötigte Erholungsphase im Vergleich zur geschätzten Überlebenszeit zu berücksichtigen.

Ein weiteres Argument für einen palliativen chirurgischen Eingriff kann sein, daß es kein anderes Palliativverfahren gibt oder daß durch diese kein gleichwertiges Ergebnis in ähnlich kurzer Zeit erzielt werden kann. Zurückhaltung ist z. B. beim fortgeschrittenen Ösophaguskarzinom geboten: Eine abdominothorakale Resektion ist stark traumatisierend, und mit der endoskopischen Tubusimplantation und Lasertherapie stehen wirksame Alternativen zur Verfügung. Eine palliative Magenresektion dagegen kontrolliert die Symptome sicher und ist einer Tubusimplantation überlegen. Ebenfalls kann bei kolorektalen Karzinomen eine palliative Resektion angezeigt sein, um die Darmpassage wiederherzustellen und damit einen Anus praeter zu vermeiden. Im Gegensatz zur Umgehungsanastomose werden oft durch die Resektion gleichzeitig auch weitere Tumorsymptome wie Blutungen und Schmerzen beseitigt.

Für eine palliativ-chirurgische Metastasentherapie bestehen nur wenige Indikationen (18.1). Bei Lebermetastasen können in seltenen Fällen eine Blutung, eine Ruptur oder eine starke Schmerzsymptomatik zur Operation zwingen. Bei Lungenmetastasen kann eine palliative Resektion unter Umständen bei Atelektasen mit Infektion und Abszedierung in Betracht gezogen werden. Solitäre Hirnmetastasen können zur Beseitigung neurologischer Symptome entfernt werden. Besonders sinnvoll ist eine Stabilisierung von pathologischen Frakturen bei Skelettmetastasen.

Multimodale Therapie

Der Stellenwert der chirurgischen Therapie in der Onkologie hat sich durch die Entwicklung effektiver prä-, intra- und postoperativer additiver Behandlungsmöglichkeiten erheblich gewandelt. Im Rahmen multimodaler Therapieverfahren bleibt die Operation jedoch weiterhin fester Bestandteil der Tumorbehandlung (8). Ziel der multimodalen Therapie ist es, den Anteil an R0-Resektionen zu erhöhen. Damit soll eine Reduktion der Rezidivrate und eine Verlängerung der Überlebenszeit herbeigeführt werden. Eventuell kann durch eine präoperative Therapie auch eine Verminderung der Mutilation eines chirurgischen Eingriffes erreicht werden. Es besteht eine große Variationsmöglichkeit im Hinblick auf die Anwendung, Abfolge und Aggressivität verschiedener Therapiemodalitäten. Die verschiedenen adjuvanten Behandlungsmöglichkeiten müssen gewissenhaft gegeneinander abgewogen werden, ebenso müssen die Patienten sorgfältig ausgewählt werden, um optimale Therapievoraussetzungen zu gewährleisten.

Präoperative (neoadjuvante) Therapie

Eine neoadjuvante Therapie hat als präoperative Behandlung das Ziel, die Tumorgröße zu verringern und eine Devitalisierung des Tumors zu erreichen. Hierdurch soll die Resektabilitätsrate gesteigert und das Risiko der Implantation von Tumorzellen während der Operation vermindert werden. Verschiedene Argumente sprechen für diese Therapiestrategie.

Zunächst kann eine Verkleinerung von lokal fortgeschrittenen Tumoren erzielt werden, so daß eine sicherere Resektion im Gesunden möglich ist. Unter Umständen kann ein weniger aggressiver chirurgischer Eingriff mit Organ- oder Funktionserhalt durchgeführt werden. Darüber hinaus ermöglicht die präoperative Therapie eine Beurteilung des Ansprechens des Tumors auf eine bestimmte zytostatische Behandlung. Damit kann die Effizienz einer postoperativen Chemotherapie mit dem gleichen Regime abgeschätzt und bei Bedarf geändert werden. Ein weiterer Vorteil ist die frühzeitige Behandlung von potentiell existierenden Mikrometastasen. Ein Nachteil besteht darin, daß bei einer Tumorprogression unter der Therapie eine kurative Resektion durch die zeitliche Verzögerung vereitelt werden kann.

Inzwischen ist die präoperative Chemotherapie ein fester Bestandteil der Behandlung bestimmter Tumoren (17). Beim Osteosarkom konnte nicht nur die Überlebenszeit der Patienten verbessert, sondern auch der Anteil gliedmaßenerhaltender Eingriffe wesentlich gesteigert werden. Ebenso gehört die präoperative Chemotherapie beim lokal fortgeschrittenen und inflammatorischen Mammakarzinom zum Standard. Hierdurch kann eventuell in Kombination mit einer Radiotherapie die Prognose der Patientinnen im Hinblick auf die Lokalrezidivrate verbessert werden. Beim Analkarzinom kann durch eine Radiochemotherapie eine komplette Eradikation des Tumors in bis zu 90% der Fälle erreicht werden, wodurch in vielen Fällen eine sphinktererhaltende Behandlung möglich wird (14).

Neben der Chemo- ist die präoperative Strahlentherapie bei einigen Tumoren ein vielversprechendes Behandlungskonzept. Die Anwendung der präoperativen Strahlentherapie wurde vor allem beim lokal fortgeschrittenen Rektumkarzinom systematisch untersucht. Vieles deutet darauf hin, daß durch diese Therapiestrategie das Risiko eines Lokalrezidives vermindert und die Gesamtprognose verbessert werden kann.

Intraoperative tumorspezifische Therapie

Ziel ist es, bei der Operation ausgeschwemmte Tumorzellen möglichst frühzeitig zu eliminieren. Im Rahmen dieses Konzeptes wurde untersucht, inwiefern durch eine intraoperative Chemotherapie das Risiko einer operativ bedingten Tumorzellverschleppung vermindert und die Überlebensrate gesteigert werden kann. Beim Mammakarzinom konnte für bestimmte Patientengruppen eine Prognoseverbesserung nachgewiesen werden, wobei jedoch kein wesentlicher Vorteil im Vergleich zur adjuvanten postoperativen Therapie besteht. Auf der anderen Seite kann diese Therapieform mit einer erhöhten perioperativen Morbidität und Mortalität assoziiert sein, da Zytostatika einen negativen Einfluß auf die Wundheilung ausüben und zur Immunsuppression führen können. Hieraus ergeben sich Limitationen der tolerablen Zytostatikadosis und der eingesetzten Zytostatika. Neben der intraoperativen Chemotherapie wurde in den letzten Jahren an einigen Zentren verstärkt die intraoperative Strahlentherapie eingesetzt. Mit dieser Technik kann nach der Resektion des Tumors gezielt ein relativ hoher Strahlenboost auf das Tumorbett appliziert werden (2). Hierdurch soll das Risiko der Entwicklung eines Lokalrezidives von Tumoren vermindert werden. Als Zielgruppe für diese Behandlungsform bieten sich Patienten mit fokal fortgeschrittenen oder rezidivierten Rektum-, Magen- und Pankreaskarzinomen, aber auch Weichgewebstumoren an.

Postoperative adjuvante Therapie

Definitionsgemäß wird diese Behandlung nach einer potentiell kurativen Operation bei High-risk-Patienten durchgeführt, um eventuell vorhandene Mikrometastasen zu zerstören und damit die Langzeitprognose zu verbessern. Sie besteht im allgemeinen aus einer postoperativen Chemo- und Strahlentherapie oder einer Kombinationsbehandlung, bei einigen wenigen Tumoren hat sich eine hormonelle Therapie als erfolgversprechend erwiesen (Tab. 18.6). Die postoperative Chemotherapie besitzt inzwischen einen gesicherten Stellenwert in der Behandlung des Mamma- und Kolonkarzinoms sowie des Osteo- und Rhabdomyosarkoms und einiger embryonaler Tumoren im Kindesalter. Mit Ausnahme des Kolonkarzinoms konnte bei gastrointestinalen Tumoren eine Prognoseverbesserung durch eine postoperative Chemotherapie noch nicht belegt werden. Allerdings profitieren bei den anderen Tumorentitäten auch nur bestimmte Gruppen von Patienten von einer adjuvanten zytostatischen Behandlung. Beim Mammakarzinom handelt es sich um prämenopausale Frauen mit 1–3 Lymphknotenmetastasen. Die postoperative Strahlentherapie wird unter dem Ziel eingesetzt, die lokale Kontrolle des Tumorwachstums zu verbessern und damit das Risiko für ein Lokalrezidiv zu vermindern. Hierdurch konnten insbesondere nach brusterhaltenden Operationen beim Mammakarzinom und nach Rektumresektionen die Rezidivierungsrate gesenkt werden. Neben der Chemo- und Strahlentherapie kann bei verschiedenen Tumoren eine hormonelle bzw. antihormonelle Therapie sinnvoll sein. Ein Vorteil dieser Behandlungsmethode sind die meist geringen Nebenwirkungen der Therapie. Ein bekanntes Beispiel für die postoperative Suppressionstherapie ist die Substitution von Schilddrüsenhormon beim papillären oder follikulären Schilddrüsenkarziom. Beim Mammakarzinom kann eine antihormonelle Therapie an verschiedenen Ebenen ansetzen. Während früher die operative Ovarektomie oder radiogene Kastration als ablative Therapie durchgeführt wurde, existieren heute mehrere pharmakologische Behandlungsmöglichkeiten, um die Östrogenproduktion der Ovarien zu hemmen. Insbesondere bei postmenopausalen Frauen mit einem Mammakarzinom kann eine antihormonelle Therapie (z. B. Tamoxifen) postoperativ eingesetzt werden (10). Die Wirksamkeit der Hormonbehandlung zeigt eine deutliche Abhängigkeit vom Rezeptorstatus des Tumors. Während bei östrogenrezeptorpositiven Patientinnen eine Ansprechrate von 30 % auf eine Hormontherapie erwartet werden kann, liegt diese bei positivem Östrogen- und Progesteronrezeptornachweis bei etwa 75 %. Darüber hinaus sind die zu erwartenden Therapieeffekte proportional zum Ausmaß der Rezeptorexpression. Über die Applikation von Luteinisinghormone-releasing-hormone-(LHRH-)Agonisten kann eine zentrale Hemmung der Exkretion von gonadotropen Hormonen (z. B. Prolactin) auf Ebene der Hypophyse erfolgen.

Regionale Chemotherapie

Bei dieser Methode wird operativ ein direkter Zugang für die Pharmakonapplikation zum Tumorgewebe geschaffen, der eine gezielte Behandlung des Tumors durch Zytostatika ermöglicht. Auf diesem Wege kann mit relativ kleinen Zytostatikadosen eine hohe Zytostatikakonzentration im Tumorgebiet erreicht werden. Der Vorteil im Vergleich zur intravenösen Chemotherapie liegt daher in der verminderten systemischen Toxizität. Die verschiedenen Techniken der regionalen Chemotherapie können in fast allen Regionen des Körpers durchgeführt werden (11). Prinzipiell wird dabei zwischen einer Infusions- und einer Perfusionstherapie unterschieden. Im Rahmen einer Infusionsbehandlung erfolgt die Applikation der Zytostatika durch das tumorversorgende Gefäßsystem intraarteriell oder bei Lebertumoren auch intraportal, wobei nach Passage des Tumorgebietes eine systemische Verteilung der Substanz erfolgt. Eine Dömane dieser Therapieform ist die Behandlung von nicht resektablen Lebertumoren über einen A.-hepatica-Port. Der Ausschluß von extrahepatischen Tumormanifestationen ist für die Indikation zur regionalen Chemobehandlung obligat, da bei Vorliegen einer disseminierten Tumorerkrankung eine systemische Chemotherapie sinnvoller ist. Hauptindikationen sind das hepatozelluläre Karzinom und Lebermetastasen kolorektaler Karzinome. Eine prophylaktische Zytostatikatherapie der Leber kann über einen Pfortaderkatheter erfolgen. Durch diese Vorgehensweise sollen potentiell bei der operativen Manipulation ausgeschwemmte Tumorzellen abgetötet und die Entwicklung von Lebermetastasen verhindert werden. Die intraportale Chemotherapie wird bei Patienten mit fortgeschrittenen kolorektalen Karzinomen (Dukes B2 und Dukes C bzw. Stadium III nach UICC) eingesetzt

Tabelle 18.6 Möglichkeiten der adjuvanten Therapie bei soliden Tumoren (Indikation: +++ gesichert, ++ weitestgehend gesichert, + möglich)

Primärtumor	Chemo-therapie	Strahlen-therapie	Hormon-therapie
Ösophagus	+	++	–
Magen	+	+	–
Pankreas	+	+	–
Kolon	++	–	–
Rektum	++	+++	–
Anus	++	+++	–
Bronchien	++	++	–
Mamma	++	+++	+++
Ovar	+++	++	++
Prostata	+	+	+++
Testis	+++	+	+

und stellt eine Alternative zur systemischen adjuvanten Chemotherapie dar.

Die intraperitoneale Chemotherapie ist eine Sonderform der regionalen Infusionstherapie. Die Zytostatika werden über subkutan implantierte Portsysteme, deren Katheter intraperitoneal liegt, appliziert. Ziel dieses Konzeptes ist die effektive Behandlung von minimalem intraperitonealen Tumorrestgewebe, das bei der Operation verblieben ist. Die intraperitoneale Chemotherapie wird zur Zeit insbesondere in der postoperativen Behandlung von fortgeschrittenen Magen- und Ovarialkarzinomen oder auch bei kolorektalen Karzinomen eingesetzt. Im Gegensatz zur Infusionstherapie erfolgt bei der Perfusionstherapie die Applikation der Zytostatika in ein geschlossenes Gefäßsystem, das vom Körperkreislauf isoliert wurde. Die isolierte Perfusion einer Körperregion erlaubt die Applikation maximaler Dosen eines Chemotherapeutikums bei minimaler systemischer Toxizität. Der limitierende Faktor dieser Therapieform ist die lokale Toxizität. Am häufigsten wird die isolierte Extremitätenperfusion angewandt, dabei wird die Extremität unter Verwendung einer Herz-Lungen-Maschine vom systemischen Kreislauf getrennt und mit hohen Zytostatikakonzentrationen perfundiert. Um die Wirksamkeit der Behandlung durch Hyperthermie zu verstärken, kann die Infusionslösung auf maximal 42°C erwärmt werden. Anwendungsgebiete für die Extremitätenperfusion sind das maligne Melanom mit Transitmetastasierung und lokal fortgeschrittene Weichteilsarkome der Extremitäten.

Immunologische Therapie

Die Immuntherapie ist darauf ausgerichtet, die natürliche Immunreaktion des Körpers gegen Tumorzellen unter Einsatz von immunkompetenten Zellen, Antikörpern, Cytokinen und Immunstimulanzien zu verstärken (3). Aus zahlreichen tierexperimentellen Untersuchungen und ersten klinischen Erfahrungen ist bekannt, daß Voraussetzung für eine effiziente Immuntherapie maligner Tumoren sind:
- die Immunogenität der Tumorzellen,
- die Stimulierbarkeit des Immunsystems,
- eine geringe Tumorlast.

In Analogie zu Impfungen kann zwischen einer aktiven und einer passiven Immuntherapie unterschieden werden (Abb. 18.9). Die aktive Immuntherapie beinhaltet die Anwendung von Substanzen, die das körpereigene Immunsystem stimulieren. Die aktive unspezifische Immunstimulation erfolgt mit Substraten wie z.B. Bacille Calmette-Guérin (BCG), Corynebacterium parvum. Eines der wenigen Beispiele für einen erfolgreichen Einsatz der unspezifischen Immuntherapie ist die Behandlung von oberflächlichen Harnblasenkarzinomen durch intravesikale Instillation von BCG. Durch die Anwendung von gentechnisch produzierten Cytokinen wie dem Interferon α (IFN-α) oder Interleukin (v.a. IL-2) sind in der Therapie von Patienten mit malignen Melanomen und Hypernephromen Erfolge erzielt worden.

Ziel der aktiven spezifischen Immuntherapie (ASI) ist es, die zellvermittelte Immunität des Körpers gegen tumorassoziierte Antigene durch die Applikation von Tumorvakzinen zu steigern. Als Vakzine werden verschiedene Suspensionen aus inaktivierten auto- oder heterologen Tumorzellen oder Zellfragmenten genutzt, deren antigene Wirkung zusätzlich durch inaktivierte Viren (z.B. Newcastle-disease virus) noch verstärkt werden kann. Aufgrund der vorhandenen tierexperimentellen und klinischen Daten erscheint es möglich, daß die ASI als adjuvante Therapie nach einer kurativen Resektion zu einer Verminderung der Rezidivrate und damit zu einer Prognoseverbesserung führt. Bei der passiven Immuntherapie können u.a. monoklonale Antikörper appliziert werden, die eine gewisse Spezifität für Tumorzellen aufweisen. Ein weiteres Beispiel einer passiven Immuntherapie ist der adoptive Transfer von lymphokinaktivierten Killerzellen (LAK) (9).

Photodynamische Therapie

Die photodynamische Therapie basiert auf der Aktivierung eines i.v. applizierten Photosensibilisators durch Licht einer geeigneten Wellenlänge. Als Photosensibilisatoren sind in der klinischen Anwendung Porphyrinderivate, z.B. Dihämatoporphyrinether/-ester (Photophrin II), geeignet. Diese Substanzen akkumulieren mit einer gewissen Selektivität in malignem Gewebe und induzieren nach Anregung durch einen Laser (630 nm) über eine photochemische Reaktionskette die Bildung von zytotoxischen Radikalen, die über cytokinver-

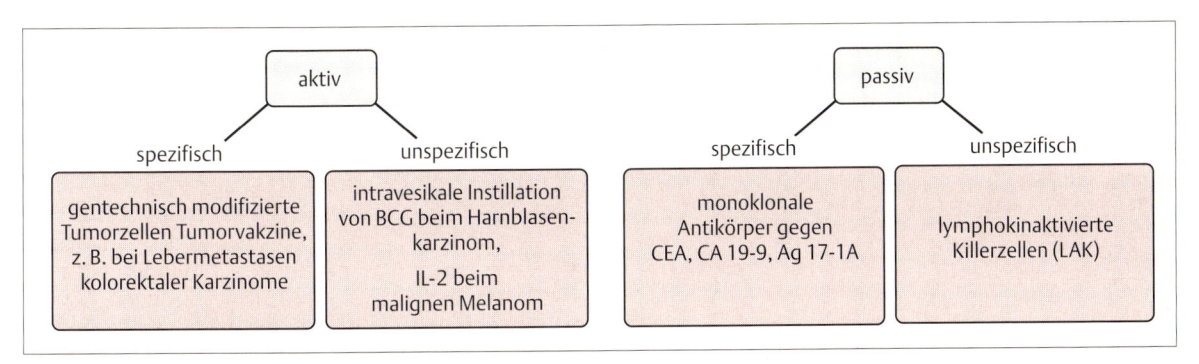

Abb. 18.9 Aktive und passive immunologische Tumortherapie.

mittelte vaskuläre Effekte zur Tumorhypoxie führen. Im Gegensatz zur Lasertherapie mit dem Nd-YAG-Laser beruht die Wirkung der PDT nicht auf thermischen Effekten. Durch die photodynamische Therapie kann eine effektive Tumorzerstörung bei weitgehender Schonung von normalem Gewebe erzielt werden, da Photosensibilisatoren eine gewisse Affinität für maligne Tumoren aufweisen. Darüber hinaus wird eine selektive Tumorbehandlung durch die gezielte Bestrahlung der Tumorareale gewährleistet. Neben den therapeutischen Optionen lassen sich die photochemischen Eigenschaften der Photosensibilisatoren auch zur Fluoreszenzdiagnostik oberflächlicher Tumoren einsetzen.

Geeignet sind vor allem superfizielle Tumoren, die einer Bestrahlung leicht zugänglich sind. Die photodynamische Therapie kann mehrfach an einem Patienten durchgeführt werden, ohne daß eine maximal tolerable Dosis, wie z. B. bei der Bestrahlung, erreicht wird. Trotz Vorbehandlung mit herkömmlichen Verfahren können resistente oder rezidivierende Tumoren effektiv durch die photodynamische Therapie behandelt werden. Ebenso erscheint eine Kombination mit konventionellen Behandlungsmodalitäten möglich. Als unerwünschte Wirkung der Therapie tritt eine Photosensibilisierung der Haut gegenüber Sonnenlicht auf. Eine Schädigung der Kutis kann jedoch durch entsprechende Schutzmaßnahmen (z. B. Sonnencreme) vermieden werden.

Nachdem in den ersten klinischen Studien die photodynamische Therapie bevorzugt an Patienten mit Bronchialkarzinomen und Hauttumoren angewandt wurde, existieren inzwischen mehrere Phase-III-Studien zur Behandlung solider Tumoren mit PDT. Im gastrointestinalen Bereich liegen die größten Erfahrungen für das Ösophagus- und Magenkarzinom vor. Bei kleineren Tumoren können durch die photodynamische Therapie kurative Ergebnisse bzw. komplette lokale Remissionen induziert werden. Eine komplette Destruktion von größeren Tumoren wird durch die geringe Penetrationstiefe (5–10 mm) des anregenden Lichtes (630 nm Wellenlänge) limitiert. Auf jeden Fall kann aber ein guter palliativer Effekt durch Verkleinerung des Tumors und Lumeneröffnung (v.a. Ösophagus- und Bronchialkarzinom) erzielt werden. Bei inoperablen Rektumkarzinomen wurde eine deutliche Reduktion der tumorbedingten Schmerzen nach PDT beschrieben.

Gute Ergebnisse erbrachte die Behandlung von Blasenkarzinomen, die häufig ein superfizielles und multifokales Wachstum aufweisen und damit optimale Voraussetzungen für eine photodynamische Therapie bieten. Eine posttherapeutische Verminderung der Blasenkapazität trat ebenso wie dysurische Beschwerden nur passager auf.

Ein weiteres vielversprechendes Anwendungsgebiet für die Phototherapie ist das lokal rezidivierte Mammakarzinom. Diese Tumoren weisen eine relativ hohe Inzidenz auf und sind mit konventionellen Therapieverfahren oft nur schwer zu beherrschen. Aufgrund der superfiziellen und flächigen Ausbreitung als Lymphangiosis carcinomatosa eignen sich diese Tumoren gut für eine photodynamische Therapie. Obwohl die ersten Resultate im Hinblick auf lokale Tumorkontrolle vielversprechend sind, müssen für die endgültige Bewertung die Langzeitergebnisse einschließlich der Überlebensraten abgewartet werden.

Onkologische Notfälle

Metabolische Störungen

Als häufigste metabolische Störung tritt eine Hyperkalzämie auf, und zwar oft bei Patienten mit einem Plasmozytom, Mamma- oder Bronchialkarzinom. Differentialdiagnostisch muß eine benigne Erkrankung (z. B. Hyperparathyroidismus) ausgeschlossen werden. Im Gegensatz zu früheren Theorien wird die Hyperkalzämie nicht durch tumorbedingte Osteolyse, sondern durch mediatorvermittelte Osteoklastenaktivierung verursacht. Die Therapie besteht in der Applikation von Biphosphonaten, Corticosteroiden oder Calcitonin.

Aufgrund eines raschen Zelltodes unter zytotoxischer Therapie können bei Lymphomen und Leukämien eine Hyperurikämie mit Nephropathie auftreten. Die Behandlung beinhaltet die Harnalkalisierung, Diurese und die Verabreichung von Xanthinoxidasehemmern, z. B. Allopurinol. Das Tumorlysesyndrom kann als lebensbedrohliche Komplikation der Krebstherapie auftreten, dabei wird Zellinhalt ausgeschwemmt mit den möglichen Folgen:
- Hyperurikämie,
- Hyperkaliämie,
- Hyperphosphatämie,
- Hypokalzämie.

Die Behandlung schließt eine forcierte Diurese, die Korrektur des Elektrolythaushaltes und, wenn nötig, eine Hämodialyse ein. Als paraneoplastische Syndrome werden Symptomenkomplexe bezeichnet, die größtenteils durch ektope Hormonbildung eines malignen Tumors verursacht werden, dessen Ursprungsgewebe nicht zur Hormonsynthese befähigt ist. So können kleinzellige Bronchialkarzinome ebenso wie Karzinoide und Pankreaskarzinome über die Produktion von ACTH ein Cushing-Syndrom induzieren. Ein Pseudohyperparathyroidismus kann vor allem bei ektoper PTH-Bildung in nichtkleinzelligen Bronchialkarzinomen auftreten. Weitere paraneoplastische Syndrome treten bei einer Vielzahl von Tumoren in fast allen Organsystemen, häufig bei Malignomen neuroektodermalen Ursprungs auf (Tab. 18.7). Die Akutbehandlung erfolgt entsprechend der klinischen Symptomatik.

Vena-cava-Syndrom

Aufgrund einer tumorbedingten Kompression oder Thrombose der V. cava superior entwickelt sich eine Einflußstauung im Kopf-Hals-Bereich und den Armen. Bei Tumorpatienten ist in etwa 70% der Fälle ein Bronchialkarzinom die Ursache. Häufig handelt es sich auch um

Tabelle 18.7 Ausgewählte endokrine paraneoplastische Syndrome

Leitsymptom/Syndrom	Tumorprodukt/Hormon	Tumor
Cushing-Syndrom	ACTH	Bronchialkarzinom, Pankreaskarzinoide
Hyperkalzämie/Pseudohyperparathyreoidismus	PTH	Bronchialkarzinom, Pankreaskarzinom, Hypernephrom
Hypokalzämie/Tetanie	Calcitonin	Bronchialkarzinom
Hypoglykämie	Insulin	Insulinom
Hypertonie	Adrenalin	Phäochromozytom
Hyponatriämie/Schwartz-Bartter-Syndrom	ADH	Bronchialkarzinom, Pankreaskarzinom

mediastinale Manifestationen von Non-Hodgkin-Lymphomen oder Keimzelltumoren.

Zur schnellen Einleitung einer effektiven Therapie ist eine histologische Sicherung des Tumors durch Bronchoskopie oder Mediastinoskopie anzustreben. Da eine chirurgische Resektion des Tumors nur in seltenen Fällen indiziert und durchführbar ist, bestehen die Behandlungsoptionen hauptsächlich in einer Chemo- und Strahlentherapie. Beim kleinzelligen Bronchialkarzinom sollte eine rasch wirksame, intensive Kombinationschemotherapie (z. B. Adriamycin/Cyclophosphamid/Vincristin) eingeleitet werden. Zusätzlich kann beim Non-Hodgkin-Lymphom eine Bestrahlung sinnvoll sein. Eine Strahlentherapie ist beim nichtkleinzelligen Bronchialkarzinom als Primärtherapie indiziert. Unter Umständen kann eine Kombination mit Chemotherapie oder der Gabe von Corticosteroiden die Effektivität der Strahlenbehandlung steigern. Falls eine histologische Sicherung des vorliegenden Primärtumors nicht erzielt werden kann, sollte primär eine Chemotherapie erfolgen. Wenn keine Verkleinerung des Tumors festgestellt wird, sollte eine Strahlenbehandlung begonnen werden.

Gastroenterologische Notfälle

In etwa 50 % der Fälle handelt es sich hierbei um Komplikationen, die durch die Tumorerkrankung direkt verursacht sind oder durch die Nebenwirkungen einer Chemotherapie entstehen. Bei Patienten mit gastrointestinalen Tumoren treten als Komplikationen hauptsächlich Obstruktionen, Hämorrhagien Perforationen und Infektionen auf. Obstruktionen des oberen Gastrointestinaltraktes sind meist für eine endoskopische Behandlung zugänglich. Eine Passagebehinderung durch einen Tumor im Bereich des Dünndarms oder Kolons mit drohendem Ileus erfordert demgegenüber eine operative Therapie. In diesen Fällen ist vor einer chirurgischen Intervention eine radiologische Lokalisation des Tumors durch eine Röntgendarstellung (wasserlösliches Kontrastmittel!) anzustreben. Trotz der Notfallsituation sollte im Rahmen der Operation möglichst versucht werden, einen onkologisch korrekten Eingriff, d. h. eine radikale Resektion, durchzuführen. Falls sich dies z. B. aufgrund einer Peritonealkarzinose als unmöglich erweist, ist alternativ eine limitierte Resektion eine Enteroanastomose oder als Ultima ratio ein Kolo- oder Ileostoma (vgl. S. 384) zu erwägen.

Die meisten Perforationen sind auf den nekrotischen Zerfall von bekannten gastrointestinalen Primärtumoren wie Magen- und Kolonkarzinomen oder auf eine stauungsbedingte mechanische Perforation proximal der Stenose zurückzuführen. Insbesondere bei gastrointestinalen Lymphomen kann eine Chemotherapie durch Tumordestruktion zu intestinalen Wandläsionen führen. Ebenso kann eine Perforation im Rahmen einer toxischen Kolitis aufgrund einer chemotherapieinduzierten Neutropenie und Mukosaschädigung auftreten. Die Langzeitprognose dieser Patienten wird durch die bei einer Perforation drohende intraabdominelle Tumorzellverschleppung deutlich verschlechtert.

Massive spontane Hämorrhagien sind bei primären gastrointestinalen Tumoren relativ selten. Gelegentlich treten stärkere Blutungen bei Patienten mit gastrointestinalen Manifestationen von Lymphomen während der Chemotherapie (Thrombozytopenie!) auf. Vergleichsweise häufig sind massive Blutungen bei hepatozellulären Karzinomen und bei Leberadenomen. Da Krebspatienten wegen ihrer Grunderkrankung oder durch die Therapie oft immunsupprimiert sind, besteht ein erhöhtes Risiko für Infektionen mit der Entwicklung einer Sepsis. Therapeutisch steht hier die chirurgische Sanierung von entzündlichen Herden sowie die Applikation von Antibiotika und Cytokinen (GM-CSF) im Vordergrund.

Rückenmarkskompression

Ursache ist manchmal ein extraduraler Tumor (z. B. Lymphom, Plasmozytom) oder häufiger Knochenmetastasen (z. B. Bronchial-, Mamma- oder Prostatakarzinom). Eine Entlastung sollte möglichst schnell erfolgen, um bleibende Paresen oder Blasen- und Mastdarmstörungen zu vermeiden. In etwa 70 % der Fälle ist die thorakale Wirbelsäule betroffen, gefolgt von den lumbosakralen und zervikalen Segmenten. Die Diagnostik des zugrundeliegenden Prozesses durch MRT muß zuerst erfolgen. Therapeutisch sollte initial Dexamethason hochdosiert (i. v.) gegeben werden. Als definitive Behandlungsoptionen stehen die chirurgische Dekompression durch Laminektomie und die Strahlenbehandlung im Vordergrund. Da die Wirkung von Zytostatika erst spät einsetzt, ist eine Chemotherapie erst nach einer operativen Behandlung angezeigt. Diese sekundäre Chemotherapie dient der Konsolidierung des Behandlungserfolges und der Rezidivprophylaxe.

Pathologische Fraktur

Etwa ein Drittel der Tumorpatienten entwickelt Knochenmetastasen im Verlaufe der Erkrankung. Die Indikation zur chirurgischen Therapie von Knochenmetastasen ergibt sich bei manifester oder drohender Fraktur. Pathologische Frakturen treten entsprechend der Verteilung der Metastasen bevorzugt in Wirbelsäule, den langen Röhrenknochen der Extremitäten, Rippen und Becken auf. Die chirurgische Therapie besitzt den Vorteil, daß die Patienten in relativ kurzer Zeit wieder mobilisiert und rehabilitiert werden können. Bei Frakturen der langen Röhrenknochen auf dem Boden osteolytischer Knochenmetastasen ist als palliative Maßnahme eine operative Stabilisierung z.B. durch eine Verbundosteosynthese sinnvoll. Bei gelenknahen Frakturen können Gelenkendoprothesen eventuell in Verbindung mit Knochenzementplomben zu einem Funktionserhalt der Extremität führen. Die Amputation sollte nur als Ultima ratio durchgeführt werden.

Paravasale Injektion von Zytostatika

Verschiedene Zytostatika verursachen bei minimalster paravenöser Injektion lokale Gewebsnekrosen (z.B. Vincristin, Vinblastin, Adriblastin, Etoposid, Mitomycin C).

Zur Langzeitapplikation von Zytostatika sollte ein sicherer dauerhafter Gefäßzugang über einen zentralen Venenkatheter (ZVK) oder ein implantierbares Portsystem geschaffen werden. Für eine kurzfristige i. v. Applikation gelten folgende Vorsichtsmaßnahmen:
- Wahl eines gut punktierbaren Gefäßes (größtmöglicher Bindegewebsraum).
- Wechsel der Injektionsstelle nach einer Fehlpunktion.
- Injektion von NaCl-Lösung vor der Verabreichung des Zytostatikums.

Sofortmaßnahmen nach paravenöser Infusion:
- Aspiration des Gewebedepots bei noch liegender Nadel.
- Bei Vincaalkaloiden trockene, warme Umschläge.
- Bei allen anderen Zytostatika eine Kühlung durch trockene Eiswürfel.
- Zusätzlich Injektion von 5–10 ml Thiosulfat als Antidot.
- Bei Vincaalkaloiden Injektion von Hyaluronidase (300 I.E./ml 0,9%ige NaCl-Lösung).
- Chirurgisches Débridement mit Exzision der Gewebsnekrose.

Supportivtherapie

Ernährung

Bei 15–40% der Tumorpatienten besteht bereits zum Zeitpunkt der Diagnose der Krebserkrankung eine Malnutrition. Bei Tumoren des oberen Gastrointestinaltraktes liegt die Ursache hierfür häufig in der verminderten Nahrungsaufnahme aufgrund von frühem Sättigungsgefühl, Übelkeit, Erbrechen und verändertem Geschmacksempfinden. Ebenso kann eine mechanische Obstruktion durch einen stenosierenden Tumor die Nahrungsaufnahme behindern. Darüber hinaus treten bei Tumorpatienten Veränderungen im Energiestoffwechsel auf. So ist der Glucosestoffwechsel im Tumorgewebe gesteigert. Oft liegt ein subklinischer Diabetes auf dem Boden einer erhöhten Insulinresistenz vor.
Beim Proteinmetabolismus wird ein verstärkter Abbau von Muskelproteinen zugunsten der Tumorproteinsynthese festgestellt. Insgesamt nimmt die Gesamtproteinmasse des Körpers ab, was mit einer verminderten Leistungsfähigkeit, erhöhten Infektanfälligkeit und verzögerten Wundheilung einhergeht. Im Bereich des Fettstoffwechsels werden kompensatorisch die Fettreserven mobilisiert. Gleichzeitig ist die Liponeogenese vermindert. Die katabole Stoffwechsellage des Organismus führt letztendlich zur Tumorkachexie.
Ziel der Ernährungstherapie ist es, den Ernährungszustand durch Zufuhr von Proteinen, Fetten und Kohlehydraten zu verbessern und Mangelzustände durch Substitution von Vitaminen und Spurenelementen auszugleichen. Hierdurch soll nicht nur die Lebensqualität des Patienten verbessert, sondern auch seine Toleranz gegenüber einer onkologischen Behandlung erhöht werden.

Prinzipiell kann eine Ernährungstherapie auf drei Wegen erfolgen: oral, enteral und parenteral. Für die enterale Sondenernährung stehen grundsätzlich drei verschiedene Formen der nährstoffdefinierten Diät (NDD) zur Verfügung:
- **Stufe I (bei Kachexie mit normaler Verdauung):** hochmolekular, frei von Ballaststoffen, 0,6–1,3 kcal/ml.
- **Stufe II (verminderte Verdauungsleistung, z.B. „short bowel syndrome"):** wie Stufe I, aber lactosefrei und MCT-reich.
- **Stufe III (schwere Verdauungsstörung, z.B. Enteropathien):** niedermolekular, chemisch definiert mit Oligopeptiden, MCT-Fetten und essentiellen Fettsäuren, 1,0 kcal/ml.

Das Standardschema der parenteralen Ernährung (2500 kcal) beinhaltet:
1500 ml Glucose 20% + 80 mmol KCl + 1 A Inzolen,
750 ml Aminosäurelösung 10%,
500 ml Fettlösung 20%,
100 ml NaCl + 1 A Multibionta.

Schmerztherapie

Häufig leiden Tumorpatienten an chronischen Schmerzzuständen, die durch den Tumor verursacht werden. Trotzdem müssen andere Ursachen durch gründliche Diagnostik ausgeschlossen werden (z.B. Infekt, Thrombose). Neben der medikamentösen Schmerzbehandlung können andere Methoden (z.B. Bestrahlung, Neurolyse) versucht werden.

Grundsätze der medikamentösen Schmerztherapie:
- Ziel ist die Schmerzfreiheit ohne Beeinträchtigung des Bewußtseins.
- Die Einzeldosis muß ausreichend sein und oft genug wiederholt werden.
- Die Selbständigkeit des Patienten soll gewahrt bleiben (orale, rektale Applikation).
- Analgetika sollen in stufenweiser Steigerung eingesetzt werden (WHO-Schema).
- Bei starken Schmerzen können zusätzlich andere Substanzgruppen wie Sedativa, Neuroleptika und Antidepressiva appliziert werden, um die zentrale Schmerzempfindung zu verringern.

Antiemetika

Übelkeit und Erbrechen bei Zytostatikatherapie (z. B. Cisplatin, Dacarbazin, BCNU, CCNU, Actinomycin-D) beruhen auf:
- Stimulation der Chemorezeptor-Triggerzone (ZNS),
- peripheren Reizen (Gastrointestinaltrakt),
- psychologischen Einflüssen.

Die antiemetische Prophylaxe muß vor Beginn der Chemotherapie begonnen werden, da ansonsten eine Fixierung des Patienten erfolgt (antizipatorische Nausea). Als Antiemetika werden häufig verwendet: Metoclopramid, Domperidon und – bei starker Nausea – Ondansetron (Zofran, hochwirksam, kann jedoch evtl. die Darmmotilität herabsetzen!). Zusätzlich können Benzodiazepine und Antihistaminika verabreicht werden, um die antiemetische Wirkung zu steigern.

Alopezieprophylaxe

Die Haaransatzzellen sind aufgrund ihrer raschen Proliferation besonders anfällig für Zytostatika (z. B. Adriamycin, Etoposid, Cyclophosphamid). Da die Alopezie eine schwere psychosoziale Belastung für den Patienten darstellt, sollte eine Vermeidung bzw. Abschwächung angestrebt werden. Durch die Skalphypothermie kann bei ca. 50% der Patienten der Haarausfall verringert werden, eine Minderperfusion der Kopfhaut wirkt protektiv auf die Haaransatzzellen. Vor allem in der Anflutungsphase (Maximalkonzentration) muß eine Unterkühlung der Kopfhaut angestrebt werden.

Stomatitis

Einige Zytostatika (z. B. Antimetaboliten und Antibiotika) verursachen eine exfoliative Entzündung der Schleimhäute. Ulcera der Mundschleimhaut treten häufig bei länger dauernder Granulozytopenie auf, ein Pilzbefall kann hinzukommen.
Zur Prophylaxe und Therapie der Stomatitis gehören:
- sorgfältige Inspektion der Mundhöhle,
- intensive Mundhygiene (weiche Bürste, Spülung),
- Schmerzstillung mit Oberflächenanästhetika,
- Spülung mit Mykostatika (z. B. Ketokonazol) und pflegenden Lösungen (z. B. Bepanthen),
- evtl. parenterale Ernährung,
- Therapie der Granulozytopenie (z. B. Neupogen).

Nachsorge

Die Krebsnachsorge ist eine interdisziplinäre Gemeinschaftsaufgabe zwischen dem niedergelassenen Kollegen und den onkologischen Spezialisten. Daher ist eine wesentliche Voraussetzung für eine optimale Nachsorge die Information des Hausarztes über Diagnose, Therapie und geplante weitere Behandlungsmaßnahmen. Obwohl diese Informationen in der Regel im Arztbrief enthalten sind, kann bei speziellen Anforderungen an die Nachsorge ein Telefongespräch dazu beitragen, ein Informationsdefizit des Hausarztes zu vermeiden und bestehende Unsicherheit auszuräumen.
Die Tumornachsorge kann zweckmäßig nach einem Stufenplan durchgeführt werden. Dabei sollten die Untersuchungsintervalle in den ersten zwei Jahren 3 Monate nicht überschreiten. Danach werden Nachsorgeuntersuchungen halbjährlich bis zum 5. Jahre nach der Operation durchgeführt, anschließend jährlich. Bei Patienten mit einem hohen Rezidivrisiko sollten in Abweichung von diesem Schema geringere Abstände zwischen den Nachsorgeterminen gewählt werden (18).
Das Aufgabenspektrum der Nachsorge hat sich in den letzten Jahren über die tumorspezifische ärztliche Weiterbetreuung des Patienten hinaus erweitert. Die wichtigsten Zielsetzungen der Nachsorge von Tumorpatienten sind:

Diagnose und Therapie von:
- Tumorrezidiv, Tumorprogression, Zweittumoren,
- therapiebedingter Morbidität,
- unabhängigen Erkrankungen;

Einleitung und Kontrolle von:
- adjuvanter Therapie,
- Rehabilitationsmaßnahmen (körperlich, psychologisch),
- psychosoziale Betreuung.

Beurteilung des Therapieerfolges

Neben der objektivierbaren Reaktion des Tumors auf die Behandlung müssen als weitere Kriterien zur Beurteilung des Behandlungserfolges der Allgemeinzustand des Patienten und die Lebensqualität einbezogen werden:
- **Komplette Remission (CR):** Kein Nachweis einer Tumormanifestation nach Therapie (möglichst histologische Sicherung), Dauer mindestens ein Monat.
- **Partielle Remission (PR):** Verkleinerung des Tumorvolumens um mindestens 50%.
- **„No change":** Keine objektivierbare Veränderung der Tumorgröße (< 50% Verkleinerung oder < 25% Vergrößerung) oder CR bzw. PR kürzer als 1 Monat.

- **Progression:** Größenzunahme des Tumors um mehr als 25% oder Neuauftreten anderer Tumormanifestationen während der Behandlung.

Für die Beurteilung der Prognose des Patienten können verschiedene statistische Werte herangezogen werden:
- **5-Jahres-Überlebensrate:** Prozentsatz der Patienten, die 5 Jahre nach Abschluß der Therapie noch leben.
- **Mediane Überlebenszeit:** Zeitraum, nach dem 50% der Patienten verstorben sind.
- **Heilungsrate („disease free survival"):** Prozentsatz der Patienten, die nach einer bestimmten Zeit (meist 2–5 Jahre) ohne erneute Manifestation des Tumors noch leben.

Literatur

1 Arnold, M. W., S. Schneebaum, A. Berens, C. Mojzisik, G. Hinkle, E. W. J. Martin: Radioimmunoguided surgery challenges traditional decision making in patients with primary colorectal cancer. Surgery 112 (1992) 624–629
2 Eble, M. J., F. Kallinowski, M. F. Wannenmacher, C. Herfarth: Intraoperative radiotherapy of locally advanced und recurrent rectal cancer. Chirurg 65 (1994) 585–592
3 Gutterman, J. U.: Biologic therapy of human cancer. Cancer 70 (1992) 906–908
4 Hall, C. C., J. A. Herring, T. J. Hall: Molecular oncology and the surgeon. Amer. Surg. 61 (1995) 156–160
5 Hamilton, S. R.: Molecular genetics of colorectal carcinoma. Cancer 70 (1992) 1216–1221
6 Hartmann, A., H. Blaszyk, R. M. McGovern, J. J. Schroeder, J. Cunningham, E. M. De Vries, J. S. Kovach, S. S. Sommer: p53 gene mutations inside and outside of exons 5–8: the patterns differ in breast and other cancers. Oncogene 10 (1995) 681–688
7 Hermanek, P.: What's new in TNM? Pathol. Res. Pract. 190 (1994) 97–102
8 Herfarth, Ch., P. M. Schlag: Richtlinien zur operativen Therapie maligner Tumoren. Demeter, Gräfelfing (S. 1–160)
9 Hersey, P.: Cellular therapy. Curr. Opin. Oncol. 5 (1993) 1049–1054
10 Jaiyesimi, I. A., A. U. Buzdar, D. A. Decker, G. N. Hortobagyi: Use of tamoxifen for breast cancer: twenty-eight years later. J. clin. Oncol. 13 (1995) 513–529
11 Krementz, E. T.: Regional perfusion. Current sophistication, what next? Cancer 57 (1986) 416–432
12 Leong, A. S., J. Wright: The contribution of immunohistological staining in tumour diagnosis. Histopathology 11 (1987) 1295–1305
13 Schlag, P. M., M. Hünerbein: Cancer of unknown primary site. Ann. chir. Gynaecol. 83 (1994) 8–12
14 Schlag, P. M., M. Hünerbein: Anal cancer – multimodal treatment. Wld. J. Surg. 19 (1995) 282–286
15 Senn, H. J., P. Drings, A. Glaus, W. F. Jungi, R. Sauer, P. Schlag: Checkliste Onkologie, 3. Aufl. Thieme, Stuttgart 1992 (S. 1–395)
16 Stone, M. D., R. Kane, A. Bothe, Jr., J. M. Jessup, B. Cady, G. D. J. Steele: Intraoperative ultrasound imaging of the liver at the time of colorectal cancer resection. Arch. Surg. 129 (1994) 431–435
17 Trimble, E. L., R. S. Ungerleider, J. A. Abrams, R. S. Kaplan, E. G. Feigal, M. A. Smith, C. L. Carter, M. A. Friedman: Neoadjuvant therapy in cancer treatment. Cancer 72 (1993) 3515–3524
18 Turnbull, R. B., K. Kyle, F. R. Watson, J. Spratt: Cancer of the colon: the influence of the no touch isolation technique on survival rates. Ann. Surg. 166 (1967) 420–427

19 Hals

P. K. Wagner und M. Rothmund

Halsverletzungen

Verletzungen der Halsweichteile durch eine äußere Gewalteinwirkung sind im Vergleich zu denen anderer Körperregionen selten. Man unterscheidet zwischen stumpfen Traumen, Hyperextensionsverletzungen und Stich- bzw. Schußwunden.

Anamnese und Befund

Zeitpunkt und Hergang des Unfalles sind zu klären. Mögliche Symptome schwerer Verletzungen der Halsorgane oder -gefäße sind Husten, Hämoptyse, Hämatemesis, Atem- und Schluckstörungen. Klinisch können Heiserkeit, Hautemphysem, Hämatombildung, evtl. mit Verstreichen der Halskonturen, sowie Störungen von Sensibilität und Motorik auffallen. Diese Symptome können sich sofort oder auch noch einige Stunden nach dem Unfall einstellen.

Therapie

Äußere Wunden werden prinzipiell bis zum Wundgrund revidiert. Bei tiefen Stich- oder Schußverletzungen sollte eine ausgiebige Revision in Narkose erfolgen, um eine evtl. vorhandene Mitbeteiligung von Kehlkopf, Trachea, Ösophagus und Gefäßen zu erkennen. Dies ist deshalb wichtig, weil sich die einzelnen Schichten der Halsweichteile bei jeder Kopfbewegung gegeneinander verschieben können. Gegebenenfalls ist auch eine präoperative endoskopische Untersuchung der oberen Atemwege bzw. der Speiseröhre indiziert. Frakturen und Luxationen der Halswirbelsäule werden radiologisch verifiziert und entsprechend behandelt.

> Halswunden werden prinzipiell bis zum Wundgrund revidiert, um zusätzliche Organverletzungen zu erkennen!

Gefäßverletzungen

Hämatombildungen sind Hinweise auf eine Gefäßverletzung nach stumpfer Gewalteinwirkung. Kleinere Blutergüsse ohne Kompressionszeichen der umgebenden Strukturen werden klinisch beobachtet, sie stellen keine Operationsindikation dar. Größere Hämatome mit Verlagerung oder Einengung der Halsorgane, insbesondere bei Ateminsuffizienz, muß man in Narkose revidieren. Gefäßverletzungen bei äußeren Wunden können rasch zu einem lebensbedrohlichen Blutverlust führen. Nur die sofortige digitale Kompression und die umgehende Operation sind hier erfolgversprechend (5,7).

Arterienverletzungen

Die A. carotis wird wie beim Elektiveingriff über einen Hautschnitt am Vorderrand des M. sternocleidomastoideus freigelegt. Das Gefäß klemmt man beiderseits der blutenden Läsion aus. In Abhängigkeit vom Befund erfolgt die direkte Naht oder das Einnähen eines autologen Venenpatches bzw. der Gefäßersatz durch eine Prothese. Die Ligatur der A. carotis communis oder interna ist bei fehlender neurologischer Symptomatik nur zulässig, wenn eine Rekonstruktion nicht gelingt. Eine Ligatur führt bei fast allen Patienten zu einer kontralateralen Hemiparese und bei nahezu jedem zweiten Patienten zum Tode. Nur bei irreversiblen neurologischen Ausfällen ist eine Ligatur der Rekonstruktion vorzuziehen. Blutungen aus kleineren Halsarterien werden umstochen (3, 6, 8).

> Verletzungen der A. carotis communis bzw. interna werden gefäßchirurgisch rekonstruiert. Eine Ligatur ist nur bei technisch nicht möglicher Rekonstruktion bzw. irreversiblen neurologischen Ausfällen zulässig. Blutungen aus allen anderen (kleineren) Halsarterien werden umstochen!

Venenverletzungen

Den Verletzungen der Halsvenen kommt wegen der Blutungsgefahr, aber auch aufgrund der drohenden Luftembolie eine besondere Bedeutung zu. Beides läßt sich durch eine gezielte digitale Kompression verhindern. Verletzungen der V. jugularis interna sollten, wenn möglich, durch Gefäßnähte versorgt werden. Gelingt dies nicht, so kann dieses Gefäß – wie auch alle übrigen Halsvenen – ohne Schaden ligiert werden!

> Die V. jugularis interna wird bei einer Verletzung rekonstruiert, sie kann aber auch – wie alle anderen Halsvenen – ligiert werden!

Verletzungen der oberen Atemwege

Ein stumpfes Trauma von Kehlkopf und Trachea kann über ein Schleimhautödem oder submuköse Hämatome zu Erstickungszuständen führen, die eine sofortige Intubation oder Tracheotomie notwendig machen

Larynxverletzungen. Larynxfrakturen sind an Konturveränderungen, dem begleitenden Hautemphysem und am Atemnotsyndrom erkennbar. Klinisch lassen sich eine supraglottische und eine Glottisfraktur, eine krikotracheale Separation und kombinierte Frakturen einteilen. Luxationen oder Frakturen der Kehlkopfknorpel erfordern eine Hals-Nasen-Ohren-ärztliche Behandlung. Zur Freihaltung der Atemwege ist initial eine Intubation notwendig, anschließend eine Tracheotomie.

Trachealverletzungen. Leitsymptom ist ein Hautemphysem. Trachealverletzungen im Halsgebiet werden über einen Kocherschen Kragenschnitt freigelegt. Kleine Defekte lassen sich mit atraumatischen resorbierbaren Einzelknopfnähten verschließen. Diese werden perichondral gelegt, d. h. über und unter den beiden die Verletzung begrenzenden Knorpelspangen. Bei größeren Defekten kann eine zirkuläre Resektion mit anschließender spannungsfreier End-zu-End-Anastomose nach ausreichender Trachealmobilisierung notwendig sein. Bei mäßigem Hautemphysem und ansonsten fehlender klinischer Symptomatik sowie endoskopisch sehr kleiner Trachealläsion ist auch ein zuwartendes Verhalten unter stationärer Beobachtung und Antibiotikaschutz zu rechtfertigen.

> Größere Verletzungen der oberen Atemwege erfordern initial eine Intubation, anschließend erfolgt eine lokale Rekonstruktion. Bei Verletzungen des Kehlkopfes ist meistens eine Tracheotomie indiziert!

Nervenverletzungen

Halsnerven können durch Überdehnung, scharfe oder stumpfe Gewalteinwirkung sowie während der Operation verletzt werden. Die neurologische Symptomatik dieser Verletzungen ist typisch: Horner-Syndrom beim Halssympathikus, Heiserkeit beim N. recurrens, sensible und motorische Ausfälle am Arm beim Plexus brachialis, Zwerchfellähmung beim N. phrenicus und Parese des M. trapezius beim N. accessorius.
Bei Durchtrennung großer Nervenstämme, vor allem des Plexus brachialis, erfolgt eine Nervennaht in mikrochirurgischer Technik. Dieser zeitaufwendige Eingriff kann beim Leichtverletzten sofort, beim Polytraumatisierten später erfolgen. Plexusausrisse aus dem Rückenmark lassen sich operativ nicht behandeln. Die Naht kleinerer Nerven, wie des N. recurrens, führt zu keinen überzeugenden Ergebnissen und kann daher unterbleiben.

> Durchtrennte große Nervenstämme werden mittels mikrochirurgischer Naht versorgt!

Verletzung des Ductus thoracicus bzw. Ductus lymphaticus dexter

Der Ductus thoracicus bzw. Ductus lymphaticus dexter wird vor allem bei Operationen im lateralen Halsdreieck, z. B. anläßlich einer Lymphknotenausräumung, verletzt. Die Wand dieser Lymphgefäße ist hauchdünn und mit bloßem Auge nur schwer zu erkennen. Intraoperative Verletzungen erkennt man daran, daß sich (bei nüchternem Patienten) wasserklare Flüssigkeit im Wundgrund ansammelt und dieser auch nach wiederholtem Austupfen nicht „trocken" wird. Wird die Verletzung beim Ersteingriff nicht erkannt und versorgt, so weist ein starkes Nässen der Wunde oder der Verlust von bis zu mehreren Litern Flüssigkeit täglich auf eine Leckage des Lymphgefäßes hin. Größere Flüssigkeitsverluste mit fehlender Wundheilungstendenz sind eine Indikation zur Reoperation innerhalb weniger Tage.
Zur Versorgung der Läsion wird der Stumpf des Lymphgefäßes im Winkel zwischen V. subclavia und V. jugularis interna dargestellt und umstochen (Abb. 19.1). Findet man die Leckage zunächst nicht, so kann intraoperativ eine Fettlösung über eine Magensonde appliziert werden. Hierbei färbt sich die Lymphe anschließend milchig und läßt die Verletzungsstelle besser erkennen. Zur Sicherung der Nähte kann ein aus einem Halsmuskel gebildeter gestielter Lappen auf die Öffnung des Ductus thoracicus bzw. Ductus lymphaticus dexter gesteppt werden.

> Bei einer Verletzung des Ductus thoracicus bzw. Ductus lymphaticus dexter wird der Stumpf des Lymphgefäßes im Winkel zwischen V. subclavia und V. jugularis interna dargestellt und umstochen. Der Bezirk kann mit einem gestieltem Muskellappen gedeckt werden!

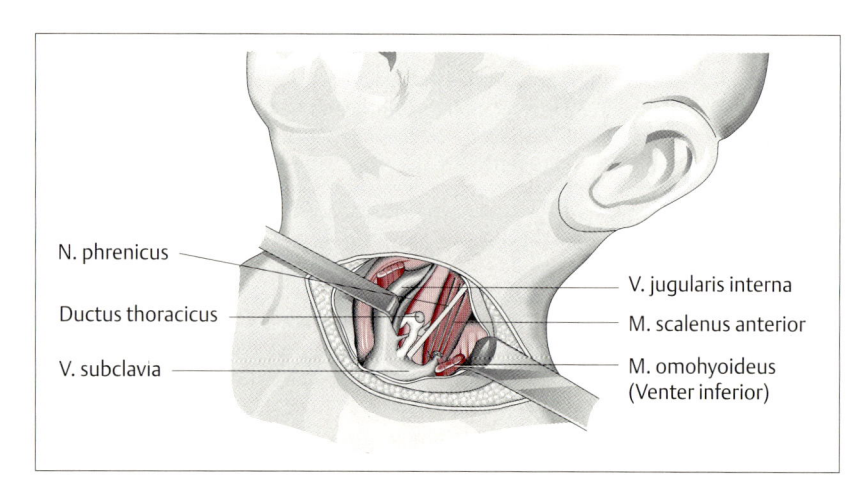

Abb. 19.1 Verlauf des Ductus thoracicus im lateralen Halsdreieck links.

Halsschwellung

Bei einer Halsschwellung ist wie in Abb. 19.2 angegeben vorzugehen.

Kongenitale Anomalien

Mediane Halszysten und -fisteln

Mediane Halszysten und -fisteln entwickeln sich aus Rudimenten des Ductus thyreoglossus. Sie sind im Verlauf des Ganges zwischen dem Foramen caecum und dem Isthmus der Schilddrüse lokalisiert, typischerweise unterhalb des Zungenbeines. Bevorzugt treten sie im frühen Kindesalter auf. Die mediane Halsfistel entsteht nach der Perforation einer Zyste, meist wenn diese infiziert war. Bei der klinischen Untersuchung bewegt sich die Zyste typischerweise nach oben, wenn der Patient die Zunge herausstreckt. Die Zyste ist prall-elastisch und nicht mit der Haut verwachsen.

Die operative Behandlung erfolgt über einen querverlaufenden Schnitt über der Zyste bzw. Fistelöffnung. Das Gebilde wird mit seinen Ausläufern bis zum Zungenbein verfolgt und exstirpiert. Zur Vermeidung von Rezidiven wird auch die Mitte des Zungenbeinkörpers reseziert (1, 4).

> Mediane Halszysten und -fisteln werden unter gleichzeitiger Resektion der Mitte des Zungenbeinkörpers exstirpiert!

Laterale Halszysten und -fisteln

Laterale Halszysten und -fisteln entstehen nach einer unvollständigen Rückbildung der Kiemenbögen. Komplette Fisteln verbinden den Rachenraum mit der Oberfläche des Halses, inkomplette innere bzw. äußere enden blind. Die äußere Fistelöffnung findet sich konstant am Vorderrand des M. sternocleidomastoideus wieder. Epithelisierte Rudimente der Kiemenbögen ohne Verbindung zur inneren oder äußeren Körperoberfläche führen zur Zystenbildung.

Die Operation der lateralen Halsfistel erfolgt bei rekliniertem und zur kontralateralen Seite gedrehtem Kopf nach Injektion von Methylenblau. Die Fistelöffnung wird umschnitten, der Fistelgang freigelegt und komplett exzidiert. Je nach Verlauf ist ein zweiter Zugang unterhalb des Unterkieferwinkels erforderlich. Laterale Halszysten lassen sich aus den Weichteilen ausschälen, zusätzlich vorhandene Fistelgänge werden exzidiert (4).

> Laterale Halszysten und -fisteln werden komplett exzidiert, um Rezidive zu vermeiden!

Entzündungen

Entzündliche Erkrankungen im Halsbereich haben durch die moderne Antibiotikatherapie, allein oder in Kombination mit einem operativen Eingriff, viel von ihrer früheren Bedeutung und Schrecken verloren. Entzündungen können nämlich entlang der Faszien des Halses in das Mediastinum, die Achselhöhle und die Thoraxwand gelangen.

Karbunkel

Karbunkel sind konfluierende Einschmelzungen benachbarter Haarfollikel. Sie entwickeln sich bevorzugt im Nacken, gerne bei Diabetikern.

Die Therapie ist obligat operativ und besteht in einer ovalären Inzision. Ein kreuzförmiger Schnitt ist wegen der häufigen Nekrosen im Bereich der Hautzipfel nicht geeignet.

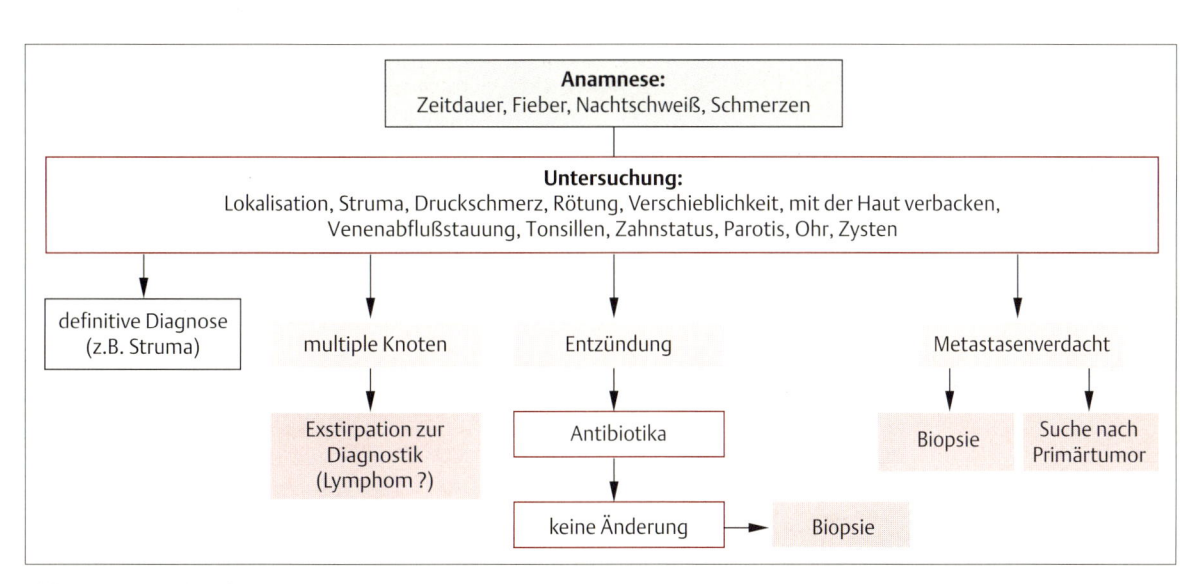

Abb. 19.2 Vorgehen bei Halsschwellung.

Unspezifische Lymphadenitis, Halsabszeß und -phlegmone

Diese Entzündungen in der Tiefe entstehen häufig infolge bakterieller Infektionen im Nasen-Rachen-Raum oder Mittelohr. Die Ausbreitung von Phlegmonen und Abszessen wird durch das anatomisch vorgegebene Logensystem der Halsfaszien bestimmt. Sie können sich so in den präformierten Spatien zwischen Schädelbasis und Jugulum ausbreiten und direkt in das Mediastinum einbrechen.

Unspezifische Lymphadenitis. Die Symptome sind Fieber, Halsschmerzen und druckdolente vergrößerte Lymphknoten. Initial erfolgt eine Antibiotikatherapie, bei Fluktuation (Eiterbildung) eine gezielte Inzision. Eine komplette Exzision der entzündlich veränderten Lymphknoten ist vor allem im Hinblick auf eine mögliche Verletzung benachbarter Strukturen und auf die regelmäßig vorzufindenden starken Verwachsungen keinesfalls indiziert.

Halsabszeß und -phlegmone. Klinische Symptome sind Halsschmerzen, Fieber, Schluckstörungen, Schwellung, steife Kopfhaltung und evtl. eine Kiefersperre. Mögliche Ursachen sind Eiterungen der Zahnwurzel oder Entzündungen der Rachenmandeln.
Die Therapie eines Abszesses besteht in der Inzision und der begleitenden antibiotischen Behandlung. Eine Halsphlegmone kann unter alleiniger Gabe von Antibiotika abheilen, schwere oder therapieresistente Formen müssen inzidiert werden. Als Zugang gilt in der Regel ein Längsschnitt am Vorderrand des M. sternocleidomastoideus. Von hier aus lassen sich die Gefäß-Nerven-Scheide, der Paraösophagealraum oder das Spatium praevertebrale ausreichend weit eröffnen.

> Unspezifische bakterielle Infektionen der Halsweichteile werden antibiotisch behandelt. Eine lokale Eiterbildung oder eine ausgedehnte Phlegmone erfordert zusätzlich eine Inzision!

Halslymphknotentuberkulose

Diese heute seltene Erkrankung ist meist als Befall der regionären Halslymphknoten im Rahmen eines Primärkomplexes anzusehen, wobei sich der Primärherd im Mund-Rachen-Raum oder im Kehlkopf findet. Seltener ist eine hämatogene Streuung in die Halslymphknoten. Im Mittelpunkt der Behandlung steht eine alleinige tuberkulostatische Therapie. Eine Indikation zur Operation ergibt sich bei einem tuberkulösen („kalten") Abszeß oder bei einer äußeren Fistel. Hier besteht der Eingriff in der Entfernung der befallenen Lymphknoten, bei Mitbefall der Haut zusätzlich in der Exzision des skrofulösen Areals unter peri- und postoperativer tuberkulostatischer Therapie für 4–6 Monate.

> Fisteln und abszedierende tuberkulöse Lymphknoten werden unter tuberkulostatischer Begleittherapie exzidiert!

Tumoren

Lipom

Dieser gutartige Tumor tritt vor allem in den vorderen und seitlichen Halspartien als subkutane, gut abgrenzbare, bindegewebig enkapsulierte weiche Geschwulst auf und läßt sich leicht in Lokalanästhesie komplett entfernen.
Eine besondere Entität stellt das **Nackenlipom** dar. Es wächst häufig subfaszial, ist dann schlechter abgrenzbar, nicht oder nur partiell enkapsuliert und breitet sich nach allen Seiten zwischen den Muskelschichten aus. Eine Sonderform stellt der **Madelungsche Fetthals** (Lipomatosis nuchae) dar. Das Fettgewebe wuchert am Nacken kissen- und kragenartig bis in die ventralen Halspartien sowie in die Muskulatur des Schultergürtels und kann diese völlig deformieren.
Die Operation eines Nackenlipomes ist bei ausgedehntem Wachstum anspruchsvoll und wird meist unterschätzt. Sie wird in Allgemeinnarkose und in Bauchlage durchgeführt. Der Hautschnitt erfolgt quer über der größten Vorwölbung des Tumors. Nach Durchtrennung der Fascia nuchae wird das Lipom schrittweise freipräpariert. Grundregel ist eine radikale Ausräumung, Tumorreste führen zu einem Rezidiv.

> Fettgewebsgeschwülste müssen ganz entfernt werden. Hierauf ist insbesondere bei subfaszial gelegenem Nackenlipom wegen seines dentritischen Wachstums zu achten!

Malignome

Primäre maligne Tumoren des Halses sind – abgesehen von denen der Schilddrüse – äußerst selten (z. B. branchiogenes Karzinom oder Karzinom von Rudimenten des Ductus thyreoglossus).
In der Regel handelt es sich bei den malignen Tumoren des Halses um Lymphknotenmetastasen, häufig bei zunächst unbekanntem Primärtumor, oder um die Manifestation einer lymphatischen Systemerkrankung bei Morbus Hodgkin oder einem malignen Non-Hodgkin-Lymphom. Lymphatische Systemerkrankungen befallen bei mehr als der Hälfte aller Patienten zunächst die Halslymphknoten (Abb. 19.3 a, b) und schmerzen nicht, sind allenfalls nur wenig druckdolent, lokale Entzündungszeichen fehlen. Bei Metastasen ist zunächst an einen Primärtumor im Bereich des Pharynx oder Larynx sowie der Schilddrüse zu denken. Selten kommt es zur Metastasierung aus Karzinomen des Gastrointestinaltraktes, der Lunge oder des Urogenitalsystems.
Tumorverdächtige Halslymphknoten werden prinzipiell operativ abgeklärt, sofern dies zur Diagnosestellung und Therapie notwendig ist. Demgegenüber kann z. B. bei bekanntem metastasierenden Primärtumor mit zusätzlichem Befall der Halslymphknoten auf einen solchen Eingriff verzichtet werden, wenn dies zur Diagnostik und weiteren Therapie nicht von Bedeutung ist.

Halsschwellung **397**

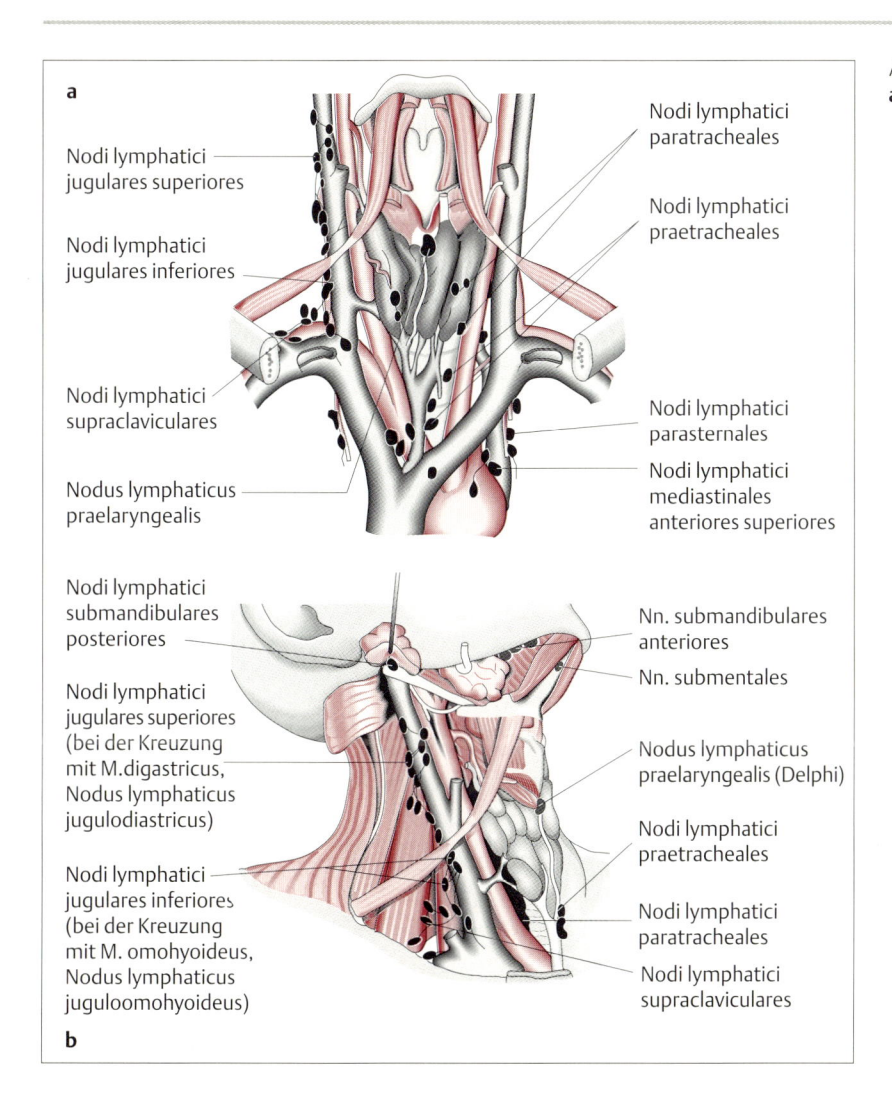

Abb. 19.**3** Halslymphknoten: **a** von vorne, **b** von lateral.

a
- Nodi lymphatici jugulares superiores
- Nodi lymphatici jugulares inferiores
- Nodi lymphatici supraclaviculares
- Nodus lymphaticus praelaryngealis
- Nodi lymphatici paratracheales
- Nodi lymphatici praetracheales
- Nodi lymphatici parasternales
- Nodi lymphatici mediastinales anteriores superiores

b
- Nodi lymphatici submandibulares posteriores
- Nodi lymphatici jugulares superiores (bei der Kreuzung mit M. digastricus, Nodus lymphaticus jugulodiastricus)
- Nodi lymphatici jugulares inferiores (bei der Kreuzung mit M. omohyoideus, Nodus lymphaticus juguloomohyoideus)
- Nn. submandibulares anteriores
- Nn. submentales
- Nodus lymphaticus praelaryngealis (Delphi)
- Nodi lymphatici praetracheales
- Nodi lymphatici paratracheales
- Nodi lymphatici supraclaviculares

Halslymphknotenexzision

Der Eingriff ist bei gut palpablem, zur Unterlage sicher verschieblichem oberflächlichem Lymphknoten in Lokalanästhesie durchführbar. Setzt sich der Tumor dagegen in die Tiefe fort, sollte die Indikation zur Operation in Allgemeinnarkose großzügig gestellt werden, da der tumorverdächtige Lymphknoten möglichst vollständig exstirpiert und nicht nur keilförmig biopsiert werden sollte. Auch malignomverdächtige Lymphknoten in der Nähe der großen Halsgefäße werden nicht in Lokal-, sondern in Allgemeinnarkose operiert.

Den Schnitt über einem Lymphknoten legt man parallel zu den Spaltlinien der Haut. Er muß groß genug sein, um ein übersichtliches Operieren zu ermöglichen.

Bei Lymphknotenentnahmen im lateralen Halsdreieck ist besonders auf den N. accessorius (N. XI) zu achten. Eine Läsion dieses Nervs ist eine bekannte Komplikation dieses Eingriffes, sie führt über einen Ausfall des M. sternocleidomastoideus zu einer Kopfneigung zur gesunden und einer Kinndrehung zur kranken Seite sowie über eine Teillähmung des M. trapezius zu einem Schultertiefstand. Der Nerv tritt am Hinterrand des M. sternocleidomastoideus etwas kranial der Mitte in das laterale Halsdreieck ein und zieht über den M. levator scapulae schräg nach unten zum M. trapezius, den er zusammen mit Fasern des Plexus cervicalis innerviert.

Präskalene Lymphknotenexzision (nach Daniels)

Tumorverdächtige Lymphknoten im unteren Bereich des lateralen Halsdreiecks, d. h. im Trigonum omoclaviculare, werden nach dem von Daniels 1949 (2) angegebenen Verfahren exstirpiert. Die Lymphknotengruppe in diesem Dreieck wird durchflossen, bevor die Lymphe des Ductus thoracicus bzw. Ductus lymphaticus dexter das Venensystem erreicht. Malignome der Bauchhöhle, z. B. Magenkarzinome, können über den Ductus thoracicus in diese Lymphknotengruppe in das laterale Halsdreieck links metastasieren (Virchowsche Drüse) und weisen dann darauf hin, daß der Primärtumor nicht mehr kurativ behandelt werden kann.

Die präskalene Lymphknotenexzision nach Daniels sollte in Allgemeinnarkose durchgeführt werden, das Vorgehen s. unter 19.**1**.

> Tumorverdächtige Halslymphknoten werden je nach oberflächlicher oder tiefer Lage in Lokal- oder Allgemeinanästhesie exstirpiert. Hierbei ist besonders bei Eingriffen im lateralen Halsdreieck auf den Verlauf der Nerven zu achten!

Operatives Vorgehen

19.1 Präskalene Lymphknotenexzision

Allgemeinanästhesie. Zwei Querfinger oberhalb des Schlüsselbeines, am Hinterrand des M. sternocleidomastoideus beginnend, parallel zur Klavikula horizontal verlaufender Schnitt mit einer Länge von 5–6 cm. Durchtrennung von Platysma und oberflächlicher Halsfaszie. Durchtrennung der V. jugularis externa zwischen Ligaturen. Einkerbung des lateralen Randes des M. sternocleidomastoideus. Ablösen des Fettgewebes mit den darin befindlichen Lymphknoten von der Unterlage, d. h. vom M. scalenus anterior. Die Präparation erstreckt sich nach medial bis zur V. jugularis interna, nach kaudal bis zur V. subclavia, nach lateral und kranial bis zum M. omohyoideus. Auf dem M. scalenus anterior verläuft der N. phrenicus, links ist auf den Ductus thoracicus, rechts auf den Ductus lymphaticus dexter zu achten. Im Präparat finden sich meist 5 Lymphknoten.

Literatur

1 Boysen, M. E., A. de Besche, G. Djupesland, E. Thorud: Internal cysts an fistulae of branchial origin. J. Laryngol. Otol. 93 (1979) 533
2 Daniels, A. C.: A method of biopsy useful in diagnosing certain intrathoracic diseases. Dis. Chest 16 (1949) 360
3 Denck, H., O. Russe, M. Hold: Mißerfolge durch verspätete Operation bei Gefäßverletzungen. Wien. med. Wschr. 24 (1977) 740
4 Endom, H., A. Windström, P. Magnusson: Lateral fistulae and cysts of the neck. Acta oto-laryngol., Suppl. 360 (1979)
5 Heinrich, P., R. Oschatz, E. Willenberg: Arterienverletzungen. Urban & Schwarzenberg, München 1982
6 Ledgerwood, A. M., R. J. Mullins, C. E. Lucas: Primary repair or ligation for carotid artery injuries. Arch. Surg. 115 (1980) 488
7 Liekweg, W. G., L. J. Greenfield: Management of penetrating carotid arterial injury. Ann. Surg. 188 (1978) 587
8 Vécsei, V., F. Piza, P. Polterauer: Zur Therapie der Carotisverletzung. Angio 4 (1982) 33

20 Endokrine Organe

Schilddrüse

A. Zielke und M. Rothmund

Gutartige Schilddrüsenerkrankungen

In der Bundesrepublik Deutschland treten Erkrankungen der Schilddrüse endemisch auf. Es wird geschätzt, daß ca. 20 Millionen Menschen von Veränderungen der Schilddrüse betroffen sind. Da die meisten dieser Schilddrüsenveränderungen keinesfalls operiert werden müssen, ist stets eine individualisierte Indikationsstellung nötig. Bei den häufigsten Erkrankungen der Schilddrüse, die einer operativen Behandlung zugeführt werden, handelt es sich vor allem um Vergrößerungen der Schilddrüse. Überfunktionszustände sind in der Regel nur im Zusammenhang mit zusätzlichen pathomorphologischen Veränderungen der Drüse Gegenstand chirurgischer Therapie. Die Symptome der Schilddrüsenerkrankung sind je nach Größe und Funktionszustand des erkrankten Organs vielfältig.

> Jede sicht- oder tastbare Vergrößerung der Schilddrüse wird als Struma bezeichnet, ebenso jedes dystope Schilddrüsengewebe (z.B. Zungengrund)!

Analog den Empfehlungen der WHO (Tab. 20.1) wird im klinischen Alltag die Einteilung der Strumagrößen vorgenommen. Die klinische Einteilung der Schilddrüsenerkrankungen folgt teils morphologischen, teils funktionellen Gesichtspunkten. Dabei werden grundsätzlich unterschieden: euthyreote Struma, Hyperthyreose durch Autonomie oder Immunthyreopathie, Thyroiditis und Neoplasien der Schilddrüse.

Diagnostik

Entsprechend der vielfältigen Ursachen einer Struma besteht eine ausgesprochene Symptomvielfalt mit jedoch stets wiederkehrenden, typischen klinischen Erscheinungsbildern. In der Regel sind laborchemische und apparative Zusatzuntersuchungen notwendig, um Differentialdiagnostik und Differentialtherapie festzulegen. Das diagnostische Repertoire umfaßt dabei die in Tab. 20.2 genannten Methoden.

Tabelle 20.1 Einteilung der Strumagrößen nach der WHO

Grad	
Grad I	tastbare, jedoch nicht immer sichtbare Vergrößerung der Schilddrüse
Grad II	sicht- und tastbare Vergrößerung ohne weitere klinische Zeichen
Grad III	deutlich sicht- und tastbare Vergrößerung der Schilddrüse mit Stauungs- und Kompressionszeichen (Gefäßstauung, Einengung von Trachea und/oder Ösophagus) sowie substernale bzw. retrosternale Strumen

Tabelle 20.2 Diagnostisches Repertoire zur Differentialdiagnose der Schilddrüsenerkrankungen

Sorgfältige Eigen- und Familienanamnese, Strahlenexposition?
Eingehende klinische Untersuchung (Inspektion und Palpation der Schilddrüse, des Halses, Exploration des Patienten nach Zeichen der Über- oder Unterfunktion)
Sonographie der Drüse und der Halsregion
Schilddrüsenhormonbestimmung, TSH basal, ggf. Schilddrüsenantikörper
Szintigraphie (^{99m}Tc, ^{123}J)
Aspirationsbiopsie bzw. Feinnadelaspirationszytologie
Tumormarker im Serum (Calcitonin, CEA usw.)

Anamnese

Die Anamnese verfolgt als wesentliches Ziel die Klärung des Zeitverlaufes und der Kernfrage nach möglicher Malignität einer knotigen Schilddrüsenveränderung, zum anderen fahndet sie nach Zeichen einer Über- oder Unterfunktion.

Neben Alter und Geschlecht und der Tatsache, daß ein Knoten neu aufgetreten oder schnell wachsend ist – besonders unter TSH-suppressiver Behandlung –, hat eine Strahlentherapie des Halses in der Vergangenheit große Bedeutung (therapeutische Radiatio diverser benigner Hals- und Hautkrankheiten bis weit in die 60er Jahre). Die Familienanamnese fragt nach gehäuftem Auftreten von Schilddrüsentumoren (z.B. multiple endokrine Neoplasie, familiäre medulläre oder folliculäre Karzinome, Gardner-Syndrom, Cowen-Syndrom).

Klinische Untersuchung

Die Untersuchung der Schilddrüse geschieht am besten am sitzenden Patienten. Der Untersuchende steht hierbei hinter dem Patienten. Durch bimanuelle Palpation wird die Größe und Konsistenz und die aktive wie passive (Schluck-) Verschieblichkeit der Drüse beurteilt. Knoten sollten nach Lage, Anzahl und Größe in ein Schema eingezeichnet werden. Häufig erlaubt die Beurteilung der Konsistenz eines Knotens eine Abschätzung der Dignität: Eine weiche und prallelastische Beschaffenheit deutet auf eine Zyste hin, eine derbe, hartgummiartige auf ein Karzinom und eine steinharte auf verkalkte, regressive Knoten. Verursacht die Palpation Schmerzen, ist das ein Hinweis auf eine Thyroiditis. In einer klinisch als Struma uninodosa beurteilten Schilddrüse können bei 15–50% der Patienten z.B. mit der Sonographie weitere Knoten nachgewiesen werden. Deshalb erfordert die Palpation der Schilddrüse große Sorgfalt.

> Wegen der Häufigkeit von Schilddrüsenerkrankungen und der großen Bedeutung des frühen Erkennens maligner Veränderungen, ist die Untersuchung der Schilddrüse Standard bei der allgemeinen körperlichen Untersuchung!

Die Untersuchung fahndet weiter nach systemischen Zeichen der unterstellten Schilddrüsenerkrankung. So sollen palpatorisch auffällige Lymphknoten sowie Einflußstauung oder Schwirren über der Schilddrüse eindeutig abgeklärt werden. Bei Vorliegen eines der sog. „Augenzeichen" (endokrine Orbitopathie) muß ein augenärztliches Konsil eingeholt werden, was vor allem zur Verlaufsbeurteilung notwendig ist (Tab. 20.3). So liefert beispielsweise nur die Messung mit dem Exophtalmometer korrekte Werte für das Ausmaß einer Protrusio bulbi.

Laboruntersuchung

Die Bestimmung der an Eiweiß gebundenen Schilddrüsenhormone Thyroxin (T_4) und Trijodthyronin (T_3) bzw. ihrer freien Formen (fT_4 und fT_3) gehören heute zum diagnostischen Standard. T_4 ist der wichtigste Parameter für die Sekretionsleistung der Schilddrüse, T_3 das peripher aktive Hormon. T_3 wird zu 30% aus der Schilddrüse sezerniert, zu 70% peripher durch Monodejodierung gebildet. Ebenso wie das basale TSH werden T_4 und T_3 in der Regel mit einem Radioimmunoassay bestimmt. Wegen der Plasmaeiweißbindung von über 90%, sind Fehlinterpretationen der Gesamtkonzentrationen dieser Hormone nicht selten und werden besonders bei Graviden und unter der Einnahme von Antikonzeptiva beobachtet. Die Bestimmung der freien, d.h. der nicht an Protein gebundenen Hormone fT_3 und fT_4 ist zu bevorzugen, da fT_3 „stoffwechselrepräsentativ" ist.

Durch die Bestimmung des basalen TSH kann eine Schilddrüsenfunktionsstörung sicher ausgeschlossen werden, dagegen weist die Bestimmung der peripheren Hormone eine Funktionsstörung nach. Bei normalem TSH ist z.B. eine primäre Hypothyreose oder eine manifeste Hyperthyreose ausgeschlossen. Andererseits ist bei erniedrigtem TSH erst mit erhöhtem T_3 eine Hyperthyreose nachgewiesen. Im klinischen Alltag werden deshalb die peripheren Schilddrüsenhormone stets mitbestimmt (Tab. 20.4). Dem Funktionstest mit TRH kommt in der chirurgischen Praxis nur noch eine geringe Bedeutung zu. Hier wird eine Bestimmung des basalen und stimulierten TSH, 30 Minuten nach i.v. Gabe von z.B. 200 μg TRH, vorgenommen. Damit kann eine präklinische Hyperthyreose herausgearbeitet werden (Fehlen eines adäquaten TSH-Anstiegs). Ebenso ist der TRH-Test bei der Diagnostik der sekundären Hypothyreose sinnvoll.

Die Bestimmung der Schilddrüsenautoantikörper stellt einen zweiten wichtigen Pfeiler der laborchemischen Diagnostik dar. Folgende Antikörper sind heute in der klinischen Routine nachweisbar:
- MAK: mikrosomale Antikörper, identisch mit den Antikörpern gegen das thyroidale Enzym Peroxidase (bis 1:100 im Hämagglutinationstest und RIA),
- TAK, TG-AK: Thyreoglobulinantikörper gegen das intrathyroidale Prohormon Thyreoglobulin (bis 1:100 im Hämagglutinationstest und 1:1000 im RIA),
- TRAK: Thyreotropinrezeptorantikörper (Syn. TSI = thyroid stimulating immunglobulin; Nachweisgrenzen variabel, je nach Methode).

Schilddrüsenautoantikörper spielen in der Diagnostik der Immunthyreopathie und bei der Thyroiditis eine wichtige Rolle. Bei Patienten mit einer Basedow-Struma sind sie in über 90% der Fälle nachweisbar. Sie sind deshalb für die Differentialdiagnose einer Basedow-Struma ohne endokrine Ophthalmopathie zwingend erforderlich, geben jedoch über die Prognose, die Aktivität des autoimmunologischen Prozesses und als Kontrollparameter der medikamentösen Therapie nur unzuverlässig Auskunft. MAK und TAK sind eher unspezifisch, obgleich sie bei der Basedow-Krankheit und der lymphozytären

Tabelle 20.3 „Augenzeichen" bei der Immunthyreopathie (Typ Morbus Basedow)

Retraktion des Oberlids (Zeichen nach Dalrymple)
Zurückbleiben des Oberlids beim Blick nach unten (Zeichen nach Graefe)
Konvergenzschwäche (Zeichen nach Moebius)
Seltener Lidschlag (Zeichen nach Stellwag)
Glanzauge (ca. 50%)
Exophthalmus (ca. 10%)

Tabelle 20.4 Hormonkonzentrationen und pathologische Befunde

	Normalbefund	Larvierte Hyperthyreose	Hyperthyreose
fT_3	3,0–6,0	n/+	++/+++
fT_4	0,5–2,5	n/+	++/+++
TSH	0,3–4,0	n	– – –
TRH-Test	positiv	(positiv) negativ	negativ

fT_3 (pg/ml, t1/2 19 h)
fT_4 (ng/ml, t1/2 190 h)
TSH (mU/l t1/2 min)
TRH-Test: positiv wenn TSH-Anstieg > 2,5 mU/l < 25 mU/l; negativ wenn < 2,5 mU/l

Thyroiditis Hashimoto häufig nachgewiesen werden können. Ihr fehlender Nachweis schließt keinesfalls eine der beiden Erkrankungen aus, und umgekehrt sind sie nicht krankheitsbeweisend.

Als „Tumormarker" der Schilddrüse können Thyreoglobulin (Normwerte < 50 ng/ml) bei allen Neoplasien und Calcitonin (Normwerte < 0,15 ng/ml Serum) sowie CEA beim medullären Schilddrüsenkarzinom eingesetzt werden. Thyreoglobulin wird auch normalerweise in geringen Konzentrationen im Serum nachgewiesen. Bei thyroidektomierten Patienten sind jedoch Werte oberhalb von 10 ng/ml als verdächtig anzusehen, und es muß bei Werten oberhalb 20 ng/ml das Vorliegen von Metastasen angenommen werden. Die Methode ist beim entdifferenzierten, d.h. nicht Thyreoglobulin sezernierenden Karzinom und in Fällen von Autoantikörpern gegen Thyreoglobulin nicht verwertbar.

Apparative Zusatzdiagnostik

Sonographie

Bei diesem Verfahren handelt es sich um eine nichtinvasive, kostengünstige und beliebig wiederholbare Methode, weshalb sie bei strukturellen Schilddrüsenveränderungen als Routineverfahren eingesetzt wird. Eine wesentliche Aufgabe der Sonographie ist die Sicherung eines klinisch solitären Knotens als tatsächlich solitär, d.h. die Aufdeckung klinisch nicht festgestellter oder feststellbarer Knoten. Die Sonographie erlaubt die Differenzierung dieses Knotens als zystisch, solide, gemischt oder komplex zystisch (Auflösungsvermögen ca. 0,5 cm) und erhöht die Treffsicherheit der Zytologie durch sonographiegesteuerte Punktion. Sie ist darüber hinaus das ideale Instrument zur Verlaufskontrolle der Anzahl und Größe von Schilddrüsenveränderungen unter medikamentöser und nach chirurgischer Therapie.

Die Sonographie der Schilddrüse wird immer als regionale Sonographie, d.h. den gesamten suprasternalen Hals erfassend, durchgeführt (Lymphknoten, ektope Lokalisationen und mögliche Infiltration von Nachbarorganen). Durch die Sonographie können bezüglich des Reflexverhaltens und der Abgrenzbarkeit etwaiger Läsionen folgende Merkmale unterschieden werden:
- Reflexverhalten: echofreie Areale (Zysten), echokomplexe Areale (gemischt solide/zystische Befunde), echoarme Areale (im Vergleich zum umgebenden Gewebe geringeres Reflexverhalten) und echoreiche Areale.
- Abgrenzbarkeit: scharfe Randbegrenzung, unscharfe Randbegrenzung, umgebender Randsaum und sichtbare Infiltration.

> Die Sonographie liefert keinen histologischen Befund, jedoch sprechen isolierte, echoarme oder echokomplexe Befunde und eine unregelmäßige Begrenzung des Areals sowie ein echoarmer Randsaum oder eine sichtbare Infiltration eher für einen malignen Prozeß. In diesem Fall muß ein Malignom ausgeschlossen werden (16), z.B. mittels Feinnadelpunktion und zytologischer Untersuchung!

Szintigraphie

Die Bedeutung der Szintigraphie liegt in der funktionellen Differenzierung des Schilddrüsengewebes, d.h. der Erstellung eines „Funktionstopogramms" der Schilddrüse. Untersucht wird die Anreicherung von Radionukliden in speicherndem Schilddrüsengewebe. Dies geschieht heute überwiegend mit Technetium 99 m (γ-Strahler, t 50 = 6 h) oder Jod 123 (γ-Strahler, t 50 = 13 h).

> Bei normalen peripheren Hormonwerten kann auf die Szintigraphie verzichtet werden!

> Die Indikation zur Szintigraphie bei klinisch blander Struma ohne Karzinomverdacht und bei bereits gesicherter Immunthyreopathie sollte sehr zurückhaltend gestellt werden!

> Besteht klinisch die Konstellation einer Hyperthyreose in einer Struma nodosa, liegt ein dominanter Schilddrüsenknoten vor oder zeigt sich sonographisch ein isolierter Knoten oder eine komplexe Zyste, so ist eine szintigraphische Untersuchung angezeigt!

Durch die Szintigraphie können folgende Merkmale unterschieden werden: Größe, Lage und Homogenität des speichernden Parenchyms. Eine weitere Differenzierung erfolgt nach dem Speicherverhalten in szintigraphisch minderbelegte („kalte") und szintigraphisch verstärkt aktivitätsbelegte Bezirke („warm", „heiß"). Areale mit vermehrter Aufnahme des Tracers bei dargestellter Schilddrüse (kompensiertes autonomes Adenom) sowie Schilddrüsen mit diffus vermehrter Aufnahme (diffuse Autonomie, Immunthyreopathie) müssen spätestens jetzt der Hormonbestimmung zugeführt werden. Stellt sich lediglich ein Areal hoher Traceraufnahme dar („heiß") ohne die übrige Schilddrüse, so liegt ein dekompensiertes autonomes Adenom vor mit entsprechender hyperthyreoter Stoffwechsellage. Bezirke verminderter Traceraufnahme („kalt") in einer gut abgebildeten Schilddrüse müssen als organisch kalte Areale angesehen werden und ultraschallgesteuert punktiert werden. Die räumliche Auflösung der Szintigraphie beträgt unter Verwendung der heute üblichen Gammakameras für kalte Knoten 0,5 cm^2 und ist für heiße Knoten geringfügig besser (17).

Eine Schwangerschaft (besonders 1. Trimenon) sollte bei Verwendung des einen wie des anderen Isotops ausgeschlossen sein. Weitere Einschränkungen bestehen bei Jod 123. So ist die Speicherfähigkeit der Schilddrüse für dieses Radionuklid nach vorheriger Jodgabe reduziert und dementsprechend die spatiale Auflösung der Szintigraphie. Bei Karzinomverdacht ist es ratsam, die Szintigraphie primär mit ^{99m}Tc durchzuführen, um die Voraussetzungen für eine Radiojodtherapie mit ^{131}J zu erhalten.

Feinnadelpunktion

Die Aspirationsbiopsie und Punktionszytologie hat in den Händen erfahrener Untersucher insbesondere in der Kombination mit Ultraschall einen sehr hohen Stellenwert. Sie erlaubt überwiegend die Differenzierung von benignen und malignen Knoten der Schilddrüse. Die Sensitivität für das Erkennen maligner Neoplasien liegt bei 90–98%, die Spezifität oberhalb 85% (1, 13, 17). Die globale Treffsicherheit der Methode wird in der Regel oberhalb 85% angegeben. Die Ergebnisse der Punktionszytologie sind in hohem Maße abhängig von exakter – im Idealfall sonographiegesteuerter – Punktionstechnik und kompetenter zytopathologischer Befundung.

Die wesentlichen klinischen Aufgaben der Zytologie sind demnach:
- Ausschlußdiagnostik suspekter Schilddrüsenareale,
- Bestätigung eines klinischen Malignomverdachtes zur Therapieplanung,
- therapeutische Punktion (gesichert benigner Zysten).

> Alle klinisch und sonographisch verdächtigen, szintigraphisch kalten Areale sollten einer Punktionszytologie zugeführt werden. Sicherheitshalber sollten auch alle konservativ behandelten Thyroiditisformen punktiert werden. Bei Zysten müssen Inhalt und Zystenwandung gesondert an mehreren Stellen punktiert werden!

Durch die Punktionszytologie können die in Tab. 20.5 aufgelisteten Merkmale unterschieden werden, danach wird das Ergebnis der Feinnadelpunktionszytologie entsprechend der Deutschen Gesellschaft für Endokrinologie in fünf Gruppen unterteilt (17).

> Von differentialdiagnostisch besonderer Bedeutung ist das follikuläre Adenom, da es durch keine prä- und intraoperative Maßnahme sicher von einem follikulären Karzinom unterschieden werden kann. In diesen Fällen gibt lediglich die vollständige histologische Aufarbeitung des Operationspräparates Sicherheit!

Auch das onkozytäre Adenom und das onkozytäre Karzinom sind durch Feinnadelpunktion nicht differenzierbar. Man spricht in diesen Fällen von einer follikulären oder onkozytären Neoplasie. Die Indikation zur operativen Therapie ist hier stets gegeben, da nur aufgrund der Beurteilung der Kapsel- und Gefäßinfiltration im gesamten Operationspräparat die Unterscheidung der Tumoren in benigne oder maligne Varianten möglich ist (20).

> Eine (auch bei Wiederholung) negative Punktionszytologie darf nicht von der Operationsindikation aus gut begründeten klinischen Verdachtsmomenten abhalten!

Die Komplikationsraten nach Feinnadelpunktion der Schilddrüse sind minimal und betreffen im wesentlichen leichte, selbstlimitierte Blutungen und vorübergehende Schmerzen. Bei Feinnadelpunktion von Karzinomen sind bislang keine Metastasen in Punktionskanälen beobachtet worden. Absolute Kontraindikationen bestehen nicht, relative ergeben sich bei erhöhter Blutungsbereitschaft.

Radiologische Verfahren

Die präoperative Thoraxaufnahme in zwei Ebenen ist eine zu verantwortende radiologische Routineuntersuchung bei Schilddrüsenerkrankungen. Die früher häufig durchgeführte Tracheazielaufnahme und der „Ösophagusbreischluck" werden heute in der Routinediagnostik nicht mehr verwendet, allenfalls bei entsprechender Anamnese (Dysphagie, Stridor), wobei die endoskopischen Verfahren in der Regel überlegen sind. CT und MRT bleiben speziellen Fragestellungen (z. B. Rezidivstruma, ausgedehnte restrosternale und/oder intrathorakale Struma, Rezidive eines Schilddrüsenkarzinoms) vorbehalten.

Differentialdiagnose

Für die Differentialdiagnose von Schilddrüsenerkrankungen ist die geeignete, von Anamnese und eingehender klinischer Untersuchung geleitete und stets individuelle Kombination aus den o. g. diagnostischen Mitteln zu suchen. Die Palette der Differentialdiagnosen umfaßt dabei die in Tab. 20.6 aufgelisteten Erkrankungen.

Tabelle 20.6 Prävalenzorientierte Differentialdiagnosen einer Struma

Blande euthyreote Struma
Schilddrüsenadenome, nicht speichernd
Autonome Schilddrüsenadenome
Hyperthyreote multinodöse Struma
Immunthyreopathie (Basedow)
Schilddrüsenzysten
Schilddrüsenkarzinome
Thyroiditis
Metastasen in der Schilddrüse
Hemiagenesie der Schilddrüse

Tabelle 20.5 Einordnung punktionszytologischer Befunde (nach Dtsch. Ges. Endokrinologie)

Gruppe I	eindeutig normale Schilddrüsenzellen
Gruppe II	Abweichungen von der Norm, jedoch entzündlich-degenerativer Natur
Gruppe III	Zellanomalien unklarer Wertigkeit (auch follikuläre und onkozytäre Neoplasie)
Gruppe IV	höhergradig malignitätsverdächtige Zellatypien
Gruppe V	eindeutig maligne Zellatypien

Tabelle 20.7 enthält eine Übersicht über mögliche Indikationen für die verschiedenen diagnostischen Modalitäten bei den wichtigsten Schilddrüsenerkrankungen.

Schilddrüsenerkrankungen mit Euthyreose

Jede sicht- und tastbare Vergrößerung der Schilddrüse ohne Zeichen von Hyper- oder Hypothyreose, Entzündung oder Malignität und erhaltener hypophysärer Regulation wird als euthyreote Struma bezeichnet.

Pathogenese und Klinik

Die häufigste Ursache ist ein alimentärer Jodmangel (Anpassungshyperplasie der Schilddrüse), gleichwohl werden strumigene Substanzen, Synthesestörungen der Schilddrüsenhormone und wachstumsstimulierende Autoantikörper beschrieben. Der intrathyroidale Jodmangel führt über eine erhöhte TSH-Aktivität zur Hypertrophie und über die Aktivierung weiterer Wachstumsfaktoren zur Hyperplasie. Diese Veränderungen entstehen vor allem in Phasen hormoneller Umstellung (Pubertät, Gravidität und Menopause). Persistiert der Jodmangel, so entwickelt sich im Laufe von Jahren über die Kolloidstruma eine nodulär-hyperplastische, bzw. nodulär-regressive Struma, wobei die Übergänge fließend sind. Bei langem Krankheitsverlauf kommt es durch zunehmende Entwicklung autonomer Zellen zur Ausbildung einer funktionell hyperthyreoten Struma. Grundsätzlich unterscheidet man nach morphologischen Kriterien diffuse Struma, ein- und mehrknotige Struma, substernale und intrathorakale Struma sowie diffuse oder knotige Rezidivstruma. Nach klinischen Gesichtspunkten kann die Struma diffusa als eine besonders in Jugend und Gravidität auftretende Form abgegrenzt werden von der endemischen Struma nodosa, welche bei Frauen häufiger als bei Männern mit zunehmendem Alter beobachtet wird.

Diagnostik

> Die Diagnose einer euthyreoten Struma ist eine Ausschlußdiagnose!

Es ist wahrscheinlich, daß eine euthyreote Struma vorliegt, wenn eine knotige Schilddrüsenveränderung schon lange besteht, klinisch und sonographisch multiple solide Knoten aufzeigt und die Hormonbestimmung eine Euthyreose belegt. Szintigraphisch (sofern durchgeführt) finden sich multiple kalte Areale. Jedoch ist das Karzinomrisiko einer multinodösen Struma mit 3–5 %

Tabelle 20.7 Mögliche Indikationen zum Einsatz der verschiedenen diagnostischen Modalitäten

Klinische Diagnose	Laboruntersuchungen	Ultraschall	Szintigraphie	Zytologie
Struma diffusa/nodosa	wenn TSH normal, keine weitere Diagnostik erforderlich	nur bei konservativer Therapie erforderlich, Zahl- und Volumenbestimmung der Knoten	bei operativer Therapie nicht notwendig	obligat bei kaltem Knoten, aber bei geplanter operativer Therapie nicht generell erforderlich
Hyperthyreosen:				
– multinodöse Struma	TSH erniedrigt, fT$_4$/T$_3$ hoch	obligat zur Differenzierung multi-/uninodöse Struma, Volumenbestimmung	obligat zum topographischen Nachweis autonomen Gewebes	nur bei Karzinomverdacht
– Schilddrüsenadenome	TSH erniedrigt, fT$_4$/T$_3$ hoch	obligat zur Differenzierung multi-/uninodöse Struma, Volumenbestimmung	obligat zum topographischen Nachweis autonomen Gewebes	nur bei Karzinomverdacht
– Struma diffusa	TSH erniedrigt, fT$_4$/T$_3$ hoch, TRAK nicht nachweisbar	obligat zum Ausschluß nodöser Veränderungen, Volumenbestimmung	nicht generell indiziert, evtl. vor Radiojodtherapie	nur bei Karzinomverdacht
– Immunthyreopathie	TSH erniedrigt, fT$_4$/T$_3$ hoch, TRAK nachweisbar (fakultativ MAK, TAK)	obligat zum Nachweis einer diffusen Struma, Volumenbestimmung	nicht generell indiziert, evtl. vor Radiojodtherapie	nur bei Karzinomverdacht
Schilddrüsenzysten	wenn TSH normal, keine weitere Diagnostik erforderlich	obligat, komplexe Zyste? Volumenbestimmung, ggf. therapeutische Punktion	nicht generell indiziert, evtl. bei komplexen Zysten	obligat bei komplexen Zysten
Thyroiditis	wenn TSH normal, keine weitere Diagnostik erforderlich	sinnvoll, Volumenbestimmung, Ausschluß nodöser Areale	nicht generell indiziert, nur bei nodösen Formen	bei konservativer Therapie sinnvoll

relativ gering, es kann allerdings in ausgewählten chirurgischen Serien auch bis 13 % betragen. Das wesentliche klinische Verdachtsmoment ist dann die Wachstumsbeschleunigung eines Knotens mit derber Konsistenz (sog. dominanter Knoten), besonders dann, wenn eine TSH-supprimierende Behandlung mit Schilddrüsenhormonen durchgeführt wurde. In diesen Fällen ist eine Punktionszytologie vorzunehmen.

> Eine Punktionszytologie ist indiziert, wenn ein dominanter Knoten vorliegt, insbesondere dann, wenn der Knoten deutlich an Größe und Konsistenz zunimmt!

Indikation

Die Erkrankung verläuft chronisch progredient. Die Größe der Struma und die Schnelligkeit der Größenzunahme sind letztlich entscheidend für die Therapieempfehlung. Während die Struma diffusa häufig gut auf eine exogene Jodzufuhr bzw. die Gabe von Schilddrüsenhormonen anspricht, wird die endemische Struma oft nicht durch die Verabreichung von Schilddrüsenhormonen beeinflußt. Größere Strumen in höherem Alter werden einer medikamentösen Therapie immer weniger zugänglich, bieten zunehmend mechanische Probleme sowie das Risiko der Überfunktion.

Allgemein ergeben sich für die Strumen mit Euthyreose die folgenden Operationsindikationen: Große Strumen (Grad II/III), besonders solche mit schlechter Jodaufnahme in der Szintigraphie oder bereits mit mechanischen Problemen wie Kompression von Trachea und/oder Ösophagus, stellen die häufigsten Indikationen dar. Der anderweitig nicht sicher evaluierbare kalte Knoten, Malignitätsverdacht oder auch die Karzinophobie eines Patienten trotz guter Aufklärung sind weitere Indikationen (➔ 20.1).

Operative Therapie

Bei der operativen Therapie steht die Reduktion des pathologisch veränderten Schilddrüsenparenchyms im Vordergrund. Ziel ist die Entfernung sämtlicher knotiger Veränderungen auf beiden Seiten unter Belassen eines Restes makroskopisch unauffälligen Schilddrüsenparenchyms dorsal. Alternativ und empfehlenswert ist, wenn auch die dorsalen Anteile krankhaft befallen sind, die einseitige Hemithyroidektomie mit kontralateraler subtotaler Resektion. Dieses Vorgehen ist auch im Hinblick auf ein mögliches Rezidiv vorteilhaft, da die Seite, auf der die Hemithyroidektomie erfolgte, nicht wieder angegangen werden muß. Die subtotale Resektion beidseits unter Belassen eines „daumenendgliedgroßen" Restes entspricht nicht mehr den gerade formulierten Zielen einer funktions- und morphologieorientierten Chirurgie.

Verlauf und Prognose

Die Notwendigkeit einer postoperativen Rezidivprophylaxe nach resezierenden Eingriffen der Schilddrüse steht in Endemiegebieten außer Frage. Insbesondere bei der benignen Knotenstruma wird sie als generelles Prinzip unabhängig von der Restfunktion empfohlen und kann bei ausreichendem Restgewebe durch die Gabe von Jodid erfolgen. Nach ausgedehnten beidseitigen Resektionen ist in der Regel eine Substitution mit Schilddrüsenhormon lebenslang erforderlich. Diese muß individuell angepaßt werden (50–150 µg L-Thyroxin/die) und erfordert deshalb die regelmäßige Wiedervorstellung der Patienten. Ohne Strumaprophylaxe ist in Endemiegebieten mit einer Rezidivquote von 25–30 % zu rechnen. Auch bei konsequenter Prophylaxe wird in bis zu 15 % mit erneutem Schilddrüsenwachstum zu rechnen sein.

Schilddrüsenerkrankungen mit Hyperthyreose

Hyperthyreosen fassen die Erkrankungen zusammen, in denen ein Überschuß an Thyroxin (T_4) und/oder Trijodthyronin (T_3) herrscht. Die Ursachen der Hyperthyreose sind in der Regel thyroidal: Entweder liegt eine Schilddrüsenautonomie oder aber funktionsstimulierende Schilddrüsenautoantikörper (Immunthyreopathie) vor. Eine weitere thyroidale Ursache ist die Thyroiditis. Seltene extrathyroidale Ursachen sind hypophysäre Regulationsstörungen und Störungen des peripheren Hormonmetabolismus sowie die durch übermäßige Hormoneinnahme provozierte Hyperthyreosis factitia oder eine ektope Schilddrüsenhormonbildung (Struma ovarii, Metastasen eines Schilddrüsentumors). Eine Einteilung der Hyperthyreosen gibt die Tab. 20.8 wieder.

Schilddrüsenautonomie

Pathogenese und Klinik

Die Ursache der fokalen oder disseminierten Autonomie ist eine autoregulatorische Fehlanpassung an Jodmangel, die in nahezu jeder länger bestehenden Jodmangelstruma entweder disseminiert oder im Falle des autono-

---

20.1 Operationsindikationen bei der euthyreoten Struma

Große Strumen (Grad II/III), besonders solche mit schlechtem Joduptake.
Strumen mit mechanischen Problemen (Kompression von Trachea/Ösophagus).
Strumen mit nicht evaluierbaren kalten Knoten.
Strumen mit Malignomverdacht.

Tabelle 20.8 Prävalenzorientierte Auflistung der Hyperthyreoseformen

Schilddrüsenautonomien (> 80 %)
- Fokale Autonomie (75 %)
  – multifokale Autonomie (50 %)
  – unifokale Autonomie (autonomes Adenom) (25 %)
- Disseminierte Autonomie (25 %)

Immunthyreopathie (Typ Morbus Basedow) (10 %)

Jodinduzierte Hyperthyreosen (< 3 %)

men Adenoms, lokalisiert auftritt. Grundlage ist die Entstehung funktionell autonomer Schilddrüsenzellen bzw. ganzer Follikelverbände. Ein autonomes Schilddrüsenadenom entspricht demnach einem lokalen, enkapsulierten, hyperplastischen Areal in einer sonst normalen Schilddrüse oder häufiger in einer multinodösen Struma. Da in der Anfangsphase über die intakte hypophysäre Regulation das übrige, normale Schilddrüsengewebe supprimiert wird, kann über lange Zeit eine hyperthyreote Stoffwechsellage fehlen. Die Auslösung einer akuten Hyperthyreose durch jede Form der Jodkontamination (jodhaltige Medikamente, Kontrastmittel) ist zu vermeiden. Wenn eine Kontrastmitteluntersuchung für unbedingt notwendig erachtet wird, sollte versucht werden, die intrathyroidale Jodaufnahme mit Perchlorat zu blocken (z. B. 3 × 25 Tropfen Irenat ab 3 Tage vor bis 10 Tage nach der Exposition, ggf. in Kombination mit Thiamazol).

> Jodhaltige Kontrastmittel sind bei jedem Patienten mit gesichertem oder klinischem Verdacht auf Vorliegen einer Hyperthyreose kontraindiziert!

Am häufigsten sind im Endemiegebiet die multifokalen Autonomien. Beispielsweise werden bei subtiler Diagnostik, z. B. mit der Suppressionsszintigraphie, thyroidale Autonomien bei etwa der Hälfte der über 50 Jahre alten Strumapatienten nachgewiesen (17). Im Falle der diffusen oder multinodulären Autonomie gibt es in der Regel eine über viele Jahre bestehende Anamnese einer langsam an Größe und Funktion zunehmenden Struma mit hyperthyreoter Stoffwechsellage. Es sind deshalb auch eher Patienten in der 5.–6. Dekade betroffen. Häufig finden sich larvierte Hyperthyreosesymptome und lange Zeit nicht erkannte oligosymptomatische Verläufe. Psychische Auffälligkeiten wie Adynamie, Depression, Angstsymptome oder Durchschlafstörungen, besonders aber unerklärter Gewichtsverlust und plötzlich auftretende tachykarde Rhythmusstörungen müssen an die Hyperthyreose denken lassen. Im Falle eines autonomen Adenoms führt oft die klinische Konstellation einer Hyperthyreose bei einem solitären Schilddrüsenknoten zur Diagnose.

> Das Risiko eines Schilddrüsenkarzinoms ist auch bei Hyperthyreose gegeben, aber gering!

Diagnostik

Die Diagnose einer Autonomie wird durch die Bestimmung der peripheren Hormone und des basalen TSH zusammen mit der Szintigraphie und Sonographie gestellt. Beweisend ist die regional erhöhte Aufnahme des Radionukleids im Knoten bei erhaltener (kompensiertes autonomes Adenom) oder fehlender (dekompensiertes autonomes Adenom) Aktivitätsaufnahme der übrigen Schilddrüse.

Indikation

Die Erkrankung verläuft bis auf die seltenen Fälle einer „Spontanremission" durch zystischen Zerfall autonomer Adenome regelhaft chronisch progredient bis zur klinisch manifesten Hyperthyreose. Deshalb stellt die Schilddrüsenautonomie stets eine definitive Indikation für die operative Behandlung (20.2) oder die Radiojodtherapie dar. Dies gilt auch für autonome Adenome ohne manifeste Hyperthyreose, wenn sie größer als 3 cm im Durchmesser sind und bei Patienten ab der 5. Dekade gefunden werden; hier besteht ein nahezu 50%iges Risiko der Entwicklung einer Hyperthyreose (10).
Grundsätzlich kann zwischen Radiojodbehandlung und Operation gewählt werden. Der Vorteil der operativen Behandlung liegt in der sofortigen Kontrolle der Hyperthyreose und in der im Vergleich zur Radiojodtherapie besseren Chance einer permanenten Euthyreose.
Bei jeder multifokalen Autonomie besteht die Indikation zur definitiven Behandlung der Erkrankung, die bereits bei einer Struma Grad II dann eine operative sein kann, wenn schilddrüsenspezifische Risikofaktoren vorliegen oder die Hyperthyreose persistiert, was seine Ursache z. B. im Versagen der konservativen Therapie oder unsicherer Compliance haben kann. Bei der Struma Grad III ist die Operationsindikation stets anzunehmen und lediglich bei erheblichen allgemeinen Operationsrisiken die konservative Therapie zu bevorzugen.

> Bei jeder multifokalen Autonomie besteht die Indikation zur definitiven Behandlung durch Operation oder Gabe von Radiojod!

Operative Therapie

Beim solitären Adenom ist die Resektion des Adenoms unter Mitnahme eines gehörigen Saums normalen Schilddrüsengewebes akzeptabel. Dies kann, je nach Lage und Begrenzung des Adenoms im Schilddrüsengewebe, eine Polresektion, eine subtotale Lobektomie oder eine Hemithyroidektomie bedeuten. Im Falle einer multifokalen, nodulären Autonomie muß die Resektion alle krankhaften Areale sicher erfassen, d. h. alle durch klinische Untersuchung, Sonographie, Szintigraphie sowie

20.2 Operationsindikationen bei der Schilddrüsenautonomie

> Solitäre, autonome Adenome > 3 cm, unabhängig von der Funktion.
> Große Strumen (Grad III), besonders solche mit schlechtem Joduptake.
> Kleinere Strumen (Grad II), bei Symptompersistenz, Therapieversagen, Noncompliance.
> Konkomitante Schilddrüsenpathologie, die anders nicht sicher abgeklärt werden kann.
> Kinder und schwangere Frauen, wenn eine medikamentöse Therapie nicht erfolgreich oder gewünscht ist.

intraoperative Wertung erkannten Knoten. Auch hier muß also eine am Befund orientierte Resektionsart folgen; dies kann eine beidseitige subtotale Resektion oder einseitige Hemithyroidektomie mit kontralateraler subtotaler Resektion sein.

Verlauf und Prognose

Nach der Resektion eines autonomen Adenoms bei ansonsten ausreichend erhaltener, gesunder Schilddrüse ist in der Regel keine Substitution mit Schilddrüsenhormonen erforderlich. Diese Patienten müssen nach einer einmaligen Nachuntersuchung nicht repetitiv nachuntersucht werden. Die multifokale Autonomie erfordert dagegen postoperativ eine differenzierte Prophylaxe. Bei ein- oder beidseitiger Resektion unter Hinterlassung größerer Schilddrüsenanteile ist über eine Schilddrüsenhormonsubstitution erst nach 4–6 Wochen postoperativ und *nach* erneuter Funktionsprüfung der Schilddrüse zu entscheiden (Szintigraphie, Kontrolle des Hormonstatus). Bei Euthyreose bietet sich eine Jodprophylaxe an (z. B. 200 µg Jodid/die). Diese Patienten sollten initial in 6monatigen Abständen, danach in ein- bis zweijährigen Intervallen nachuntersucht werden. Wenn dagegen lediglich eine geringe Restfunktion erwartet wird, sollte die Schilddrüsenhormonsubstitution noch in der ersten postoperativen Woche nach Kontrolle des Hormonstatus begonnen werden. Die Anpassung und Festlegung der Dosis erfolgt auch hier nach erneuter Kontrolle nach 4–6 Wochen.

Immunhyperthyreose

Pathogenese und Klinik

Bei der Immunthyreopathie vom Typ Morbus Basedow handelt es sich um eine Autoimmunerkrankung, die in 10% mit einem Exophthalmus als ätiopathogenetisch eigenständigem Krankheitskomplex einhergeht. In der Regel findet sich eine diffuse, nicht knotige, indolente Vergrößerung der Schilddrüse ohne palpable Lymphknoten mit Zeichen der Hyperthyreose. Der Verlauf der Erkrankung ist variabel und nicht vorhersehbar. Nach klinischen Gesichtspunkten werden zwei Verlaufsformen unterteilt (4):
- primär chronisch rezidivierende Immunthyreopathie mit persistierender Intensität des Autoimmunprozesses und medikamentös meist nicht beeinflußbarem Wachstum der Drüse,
- spontan limitierte Immunthyreopathie mit medikamentös induzierter bzw. spontaner Remission des Autoimmunprozesses, meist ohne wesentliche Vergrößerung der Drüse.

Unter Therapie ist eine Unterscheidung der beiden Verlaufsformen nicht immer möglich; jedoch gelten tendenziell folgende Leitsätze: Hohe Antikörpertiter und persistierend hohe T_3-Spiegel unter thyreostatischer Therapie mit Persistenz der Hyperthyreosesymptomatik gelten als Hinweis auf das Vorliegen einer chronisch rezidivierenden Form.

Diagnostik

Die Diagnose wird gestellt aufgrund des klinischen und des laborchemischen Nachweises der Hyperthyreose in einer diffusen Struma, bei gleichzeitigem Vorhandensein von stimulierenden Schilddrüsenantikörpern (TRAK). Sofern eine Szintigraphie durchgeführt wurde (sie ist bei der Immunthyreopathie nicht indiziert!), findet man eine allgemein gesteigerte Traceraufnahme ohne regionale Betonung.

> Cave externe Jodzufuhr bei der Immunthyreopathie, da durch sie häufig eine jodinduzierte Hyperthyreose ausgelöst wird!

Medikamentöse Therapie und Operationsindikation

Die Behandlungsindikation bei der Immunthyreopathie ist bei Hyperthyreose stets gegeben.
In der Regel wird zunächst eine medikamentöse d. h. thyreostatische Therapie nötig sein (s. u.). Die Indikation zur weiteren Behandlung und die Verfahrenswahl sind u. a. abhängig von der jeweiligen Verlaufsform und werden geleitet vom Wunsch des aufgeklärten Patienten. Der Radiojodbehandlung gut zugänglich sind kleinere Schilddrüsenvergrößerungen (WHO Grad I und ggf. II), Strumen ohne knotige Veränderungen, ältere Patienten, insbesondere bei Vorliegen allgemeiner oder lokaler Risikofaktoren für einen operativen Eingriff. Der Erfolg der Radiojodbehandlung stellt sich oft erst mit deutlicher Zeitverzögerung von bis zu 6 Monaten ein.
Liegt eine primär chronisch-rezidivierende Form vor, ist die operative Behandlung (20.3) indiziert, die das Ziel hat, das immunologische Effektorgewebe zu entfernen. Ebenso ist die operative Behandlung indiziert bei erheblicher Vergrößerung der Schilddrüse (WHO Grad II und III) und bei konservativ medikamentös nicht oder nicht mehr behandelbarer Immunthyreopathie (Therapieversagen, Nebenwirkungen, Schwangerschaft, ggf. Kinderwunsch). Auch begründen gleichzeitig vorliegende Schilddrüsenknoten eine Operation.
Die Hypothyreoseraten nach beiden Behandlungsformen sind etwa gleich und werden kumuliert mit 5–25% nach einem Jahr und bis zu 75% nach 10 Jahren angegeben. Für die operative Therapie mit Resektion der Schilddrüse bis auf Reste von 4 g oder weniger, ergibt sich eine

20.3 Operationsindikationen bei der Immunhyperthyreose

> Sehr aktive Immunthyreopathie (hohe AK-Titer, klinisch persistierende Hyperthyreose).
> Persistierende Hyperthyreose unter langandauernder Therapie.
> Rezidiv-Immunhyperthyreose.
> Immunthyreopathie mit Struma Grad III.
> Immunthyreopathie mit Knoten.
> Frauen mit Schwangerschaftswunsch, Gravidität.
> Kinder.

langfristig günstigere Rate an Rezidivhyperthyreosen von nur 0–5% in 5 Jahren.

Operative Therapie

Das Operationsziel bei der Immunthyreopathie besteht in der Beseitigung des immunologischen Effektorgewebes und damit der Hyperthyreose. Insbesondere bei der chronisch rezidivierenden Form mit hohen Autoantikörpertitern ist die nahezu vollständige Entfernung des Schilddrüsengewebes indiziert. Nur so kann einem Rezidiv sicher vorgebeugt werden. Der belassene Schilddrüsenrest sollte 4 g nicht überschreiten (ein entsprechend schweres Stück des Resektats hilft, die Größe dieses Schilddrüsenrests anzupassen).

> Ziel der definitiven, chirurgischen Therapie bei der Immunthyreopathie ist nicht das Erreichen der Euthyreose, sondern die Vermeidung der Rezidivhyperthyreose!

Verlauf und Prognose

Wegen der nach adäquater Resektion nur geringen Restfunktion sollte die Hormonsubstitution noch in der ersten postoperativen Woche begonnen werden. Die Anpassung und Festlegung der Dosis erfolgt hier ebenfalls nach erneuter Kontrolle nach 6–12 Wochen. Auch diese Patienten sollten in regelmäßigen Abständen wieder kontrolliert werden. Das kumulative Risiko eines Rezidivs beträgt bis 5% (5).

Jodinduzierte Hyperthyreose

Pathogenese und Klinik

Die jodinduzierte Hyperthyreose ist die Folge einer zuvor nicht erkannten larvierten Hyperthyreose bei z.B. endemischer Struma, vorbestehender Hyperthyreose auf dem Boden einer Autonomie und seltener einer Immunthyreopathie. Zwischen dem Ausmaß der Hyperthyreose und der verabreichten Jodmenge besteht kein Zusammenhang. Die Hyperthyreose wird nicht durch die absolute Jodmenge, sondern durch den Jodmetabolismus der applizierten Jodverbindungen bestimmt. Bezüglich des Ausmaßes werden von der unkomplizierten Hyperthyreose bis zur thyreotoxischen Krise alle Schweregrade angetroffen.

Diagnostik

Der Verdacht auf eine jodinduzierte Hyperthyreose ist gerechtfertigt, wenn 1–8 Wochen vor der Diagnosestellung jodhaltige Kontrastmittel oder Medikamente verabreicht wurden. Die Sicherung der Diagnose gelingt durch Nachweis klinischer Zeichen der Hyperthyreose und einer simultanen Erhöhung von T_3 und T_4, seltener einer isolierten Erhöhung von T_3 oder T_4.

Therapie

Die Initialtherapie ist analog derjenigen bei der thyreotoxischen Krise (vgl. S. 414). Eine schwere Hyperthyreose auf dem Boden einer Autonomie oder einer Immunthyreopathie ist eine absolute Operationsindikation und sollte möglichst frühzeitig einer operativen Behandlung zugeführt werden. Ebenso müssen alle Patienten, die nicht auf die konservativen Therapieversuche zügig ansprechen, operiert werden. Die dabei zum Einsatz kommenden Resektionsverfahren richten sich nach der jeweilig zugrundeliegenden Schilddrüsenerkrankung.

Thyroiditis

Es handelt sich hier um eine ätiopathogenetisch uneinheitliche Gruppe entzündlicher Erkrankungen der Schilddrüse, die insgesamt nicht häufig vorkommen (1–3% aller Schilddrüsenerkrankungen). Generell ergibt sich hier eher selten die Indikation für eine operative Behandlung, da die Therapie im wesentlichen eine medikamentöse ist und von der zugrundeliegenden Ätiologie geleitet wird. Ätiopathogenetisch werden die in Tab. 20.9 genannten Formen unterschieden.

Lymphomatöse Thyroiditis (Hashimoto). Die autoimmune Form, die lymphomatöse Thyroiditis (Hashimoto) wird noch am häufigsten angetroffen. Sie tritt überwiegend bei Frauen im mittleren Lebensalter auf und geht in etwa 20% der Fälle mit einer meist passageren, bei längerem Verlauf auch permanenten Unterfunktion einher. Es ist eine hypertrophische und atrophische Verlaufsform bekannt. Wichtig zu wissen ist, daß bei der Thyroiditis Hashimoto hohe Malignitätsraten von bis zu 30% beschrieben werden.

Bei der klinischen Untersuchung findet sich eine oft nur mäßig bis gar nicht vergrößerte, global sehr harte, symmetrische und bei Palpation häufig wenig schmerzhafte Schilddrüse. Wegen der oft nicht sehr eindrucksvollen Befunde, wird die Erkrankung oft erst spät diagnostiziert. Laborchemisch besteht eine Erhöhung der mikrosomalen und der Thyreoglobulinantikörper. Sonographisch stellt sich ein uneinheitliches Bild dar. Die Punktionszytologie zeigt lympho- und plasmazelluläre Infiltrate. Medikamentöse Therapiemöglichkeiten beschränken sich auf

Tabelle 20.9 Prävalenzorientierte Auflistung der Schilddrüsenentzündungen

Spezielle Thyroiditisformen
– akute und subakute Thyroiditis de Quervain
– Thyroiditis lymphomatosa Hashimoto
– invasiv sklerosierende Thyroiditis Riedel

Akute Thyroiditis
– bakterielle
– lymphozytäre (z. B. nach Radiatio)

Spezifische Thyroiditis
– Tuberkulose, Sarkoidose

Andere Thyroiditisformen
– z. B. postpartale Thyroiditis

eine symptomatische Behandlung. Bei hypertroph-knotiger Verlaufsform wird eine frühzeitige thyreosuppressive Levothyroxintherapie angeraten. Bei der atrophischen Verlaufsform wird eine Substitution notwendig.

Granulomatöse Thyroiditis (de Quervain). Seltener ist die virale Form, die granulomatöse Thyroiditis (de Quervain), die mit den allgemeinen Symptomen eines Infektes und Schmerzen an der Schilddrüse einhergeht. Hier finden sich gelegentlich Hyperthyreosen. Die Schilddrüse ist in der Regel diffus, auch einseitig, seltener knotig vergrößert.

Die laborchemischen Untersuchungen zeigen eine extrem beschleunigte BSG ohne Leukozytose und oft positive mikrosomale und Thyreoglobulinantikörper. Sonographisch besteht eine unregelmäßig begrenzte regionale Echoarmut. Szintigraphisch findet sich oft eine verminderte Radiojodaufnahme. Die Punktionszytologie zeigt Epitheloid- und Riesenzellen. Der Verlauf ist günstig und mündet nach ca. 3–6 Monaten häufig in einer kompletten Spontanremission. Die allgemeine Behandlung besteht in der Gabe von nichtsteroidalen Antirheumatika, wenn überwiegend nur lokale Beschwerden bestehen. Bei typischer Ausprägung sind jedoch mittelhoch dosierte Corticosteroide über oft mehrere Monate zu verabreichen. Bei Hypothyreosezeichen erfolgt die Substitution mit Levothyroxin, bei den selteneren Hyperthyreosen hingegen die symptomatische Therapie mit β-Blockern.

Chronisch fibrosierende Thyroiditis (Riedel). Am seltensten wird die chronisch fibrosierende Thyroiditis (Riedel) angetroffen, deren Ätiologie noch nicht bekannt ist. Bei daran Erkrankten muß in der Hälfte der Fälle mit einer hypothyreoten Stoffwechsellage gerechnet werden, in 30% liegt gleichzeitig eine mediastinale oder retroperitoneale Fibromatose vor. Die Erkrankung kann klinisch eindrucksvolle Verläufe mit oberer Einflußstauung, Kompression von Trachea und Ösophagus nehmen und ist nicht immer sicher von einem Karzinom abgrenzbar. Es imponiert eine harte, oft fixierte und bei der Palpation indolente Drüse. Zur Sicherung des histologischen Befundes ist regelmäßig eine Punktionszytologie erforderlich, im Einzelfall kann die operative Freilegung und Resektion der Schilddrüse notwendig werden.

Spezifische Thyroiditiden. Sie sind heute sehr selten und bedürfen in der Regel, ebenso wie die akuten Thyroiditisformen, nicht der operativen Therapie. Die akute (bakterielle) und spezifische Thyroiditis (Tuberkulose, Sarkoidose) verlangen eine medikamentöse Behandlung und werden nur bei sekundären Veränderungen (Einschmelzung, Senkungsabszesse, Dyspnoe) einer operativen Revision zugeführt.

Indikation und Therapie

Eine Indikation zur operativen Behandlung wird bei der Thyroiditis selten gestellt. Eine eindeutige Operationsindikation ergibt sich z. B. bei Karzinomverdacht (Thyroiditis Hashimoto, Thyroiditis Riedel), bei den selteneren nodulären Verlaufsformen oder einer Trachealkompression.

Gutartige Schilddrüsentumoren

Als Solitärknoten wird ein isolierter nodöser Befund in einer ansonsten unauffälligen Drüse bezeichnet. Ein dominanter Knoten liegt z. B. dann vor, wenn sich in einer multinodösen Struma ein Knoten durch plötzliche Veränderung bemerkbar macht. Solitäre Knoten sind bei uns vor dem Hintergrund der häufigen Knotenstruma eher selten (Prävalenz 2–3%) (20).

Differentialdiagnostisch sind sie deshalb bedeutsam, weil sich hinter einem solitären bzw. dominanten Knoten ein Karzinom verbergen kann. Immerhin werden 40% aller malignen Schilddrüsentumoren mit dem Indexbefund eines Solitärknotens entdeckt. Etwa 25% der Karzinome finden sich in multinodösen Strumen, und ca. 10% werden wegen pathologischer Lymphknotenschwellungen am Halse auffällig (18). Insbesondere der funktionell „kalte" Solitärknoten ist bezüglich seiner möglichen Malignität weiter zu untersuchen. Das generelle Risiko eines kalten Knotens, ein Karzinom zu sein, beträgt etwa 2–5%. Im selektionierten chirurgischen Krankengut werden sie in bis zu 15–30% der Fälle diagnostiziert (2). Die differentialdiagnostische Klärung der in Tab. 20.10 aufgelisteten Befunde bedarf stets technischer Untersuchungen, die bereits weiter oben besprochen wurden. Die solitären Knoten müssen durch Sonographie und Aspirationszytologie abgeklärt werden. Als malignitätsverdächtig gelten die in Tab. 20.11 genannten Befunde.

Tabelle 20.10 Prävalenzorientierte Differentialdiagnosen des solitären Schilddrüsenknotens

Blander, regressiv veränderter Kolloidknoten
Schilddrüsenadenom, hormonell inaktiv, meist follikuläres Adenom
Schilddrüsenadenom, hormonell aktiv, autonomes Adenom
Schilddrüsenzyste
Schilddrüsenkarzinom
Thyroiditis, Abszeß, Hemiagenesie

Tabelle 20.11 Malignomverdächtige Befunde beim solitären Schilddrüsenknoten

Anamnese	rasches Wachstum, auch in vorbestehender Struma, frühere Halsbestrahlung, familiäre Tumoren der Schilddrüse, Männer, Alter < 25 Jahre und > 60 Jahre
Klinik	derbe, indolente Knoten, Halslymphknoten
Sonographie	nicht zystische und nicht verkalkte echoarme Knoten mit unscharfem Randsaum, komplexe Zysten mit soliden Anteilen
Szintigramm	kalter Knoten mit unscharfem Aktivitätsübergang
Zytologie	follikuläre Neoplasie, onkozytäre Neoplasie

Wegen der Notwendigkeit, einen kalten Knoten als Karzinom frühzeitig zu erkennen, ist die Operationsindikation weit zu stellen (→ 20.4), dafür genügt bereits ein einzelnes Verdachtsmoment aus Tab. 20.**5** oder Tab. 20.**11**. Wird eine operative Behandlung nicht gewünscht, muß eine regelmäßige, wenigstens klinische und sonographische Kontrolle unter einer suppressiven Schilddrüsenhormontherapie in 3 monatigen Abständen gesichert sein.

Ist man gezwungen zu operieren, ohne daß präoperative zytologische Befunde vorliegen und verfügt man nicht über die Möglichkeiten der intraoperativen Schnellschnitthistologie, so ist in diesen Fällen mindestens eine subtotale Resektion mit Isthmusektomie durchzuführen, besser eine Hemithyroidektomie. Die Enukleation ist, wegen der nicht gewährleisteten Mitresektion der zur histologischen Beurteilung wichtigen Übergangszonen von Knotengewebe zu normalem Schilddrüsengewebe, eine Methode, die in der heutigen Schilddrüsenchirurgie keinen Platz mehr hat.

Nicht nur bei Malignomen, sondern selbst bei autonomen Adenomen besteht das Risiko, daß proliferationsfähige Zellen zurückbleiben. Ist bereits präoperativ eine follikuläre Neoplasie gesichert, sollte in jedem Fall eine Hemithyroidektomie erfolgen. Bestätigt die definitive histologische Untersuchung die Malignität, muß eine Restthyroidektomie erfolgen. Besteht präoperativ Malignomverdacht (Zytologie III–IV, anamnestische Risikofaktoren), sollte zunächst eine großzügige Biopsie erfolgen. In die Beurteilung hinsichtlich Malignität gehen sowohl makroskopische als auch histologische Kriterien der Schnellschnittuntersuchung ein, und es wird je nach Befund weiter verfahren. Ergibt sich ein Malignom, muß mit wenigen Ausnahmen die Thyroidektomie folgen. Eine präoperative Rücksprache mit dem Pathologen ist erforderlich, da ein Malignomverdacht aufgrund eines Schnellschnitts problematisch sein kann.

Will man eine pauschalen Algorithmus für den Einsatz der diagnostischen Modalitäten und die therapeutischen Konsequenzen erstellen, so kann er wie in Abb. 20.**1** aussehen (19, 20).

20.4 Operationsindikationen beim solitären bzw. dominanten Knoten

> Patienten mit allgemeinen, anamnestischen und klinischen Risikofaktoren, FNAC III, IV, V oder suspekter Sonographie oder Wachstum trotz TSH-suppressiver Schilddrüsenhormoneinnahme.
> Patienten mit Bestrahlungen der Halsregion in der Anamnese.
> Patienten mit suspektem Knoten, denen ein konsequentes Follow up nicht möglich ist.
> Patienten mit dringendem Operationswunsch trotz guter Aufklärung.

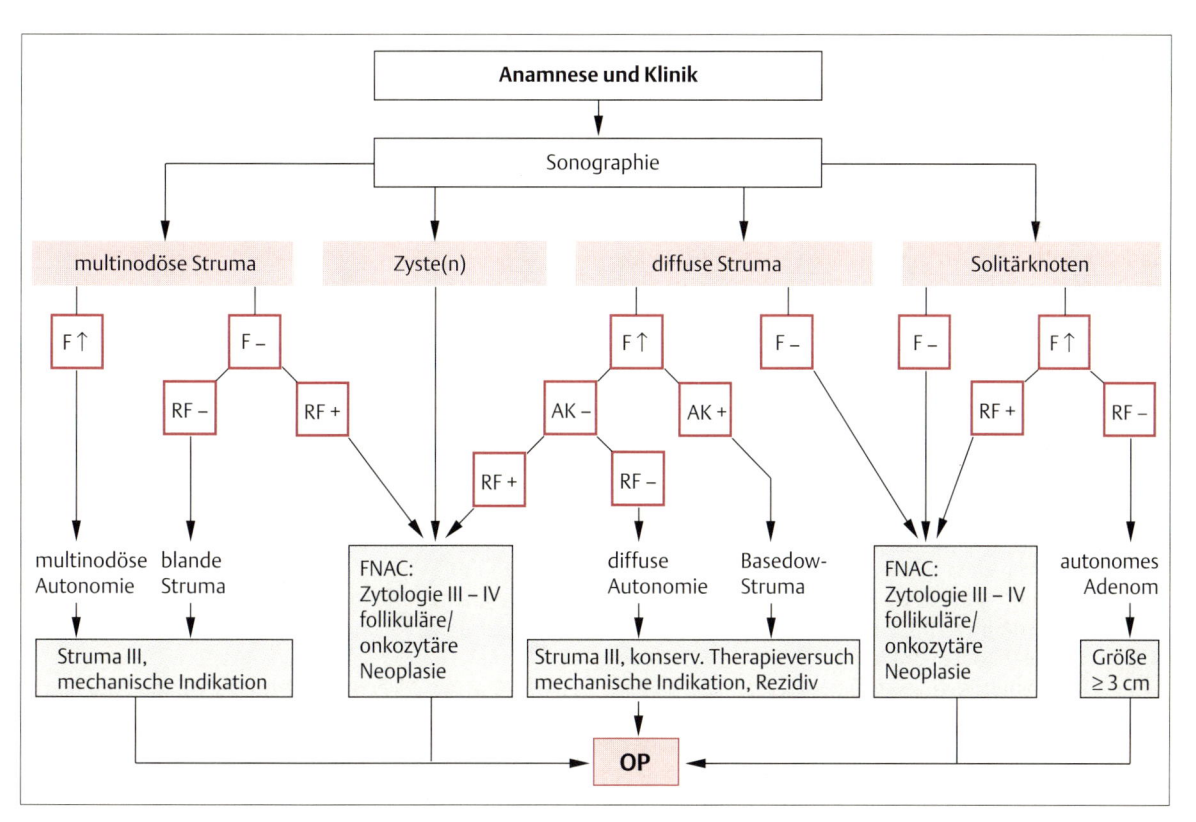

Abb. 20.**1** Algorithmus für den Einsatz der diagnostischen Modalitäten bei gutartigen Schilddrüsenerkrankungen und therapeutische Konsequenzen: Die Funktion der Schilddrüse ist mit F ↑ und F ↓ gekennzeichnet, das Vorhandensein von Risikofaktoren analog mit RF + / – und der Nachweis von Antikörpern mit AK + / –. FNAC bezeichnet die Feinnadelaspirationszytologie. Die Funktionsaussage erhält man in Abhängigkeit von der jeweiligen Schilddrüsenerkrankung entweder durch In-vivo-Hormontests oder durch die Szintigraphie z. B. bei Hyperthyreose oder bei solitärem Knoten.

Therapie

Wie es bereits bei der Vorstellung der einzelnen Krankheitsbilder anklang, gibt es prinzipiell drei therapeutische Pfeiler zur Behandlung der gutartigen Erkrankungen der Schilddrüse. Diese sind die medikamentöse Behandlung, die Radiojodtherapie und die Operation.

Grundzüge konservativer Therapie

Die Möglichkeiten der konservativen Therapie bestehen in der Gabe von Jod, Schilddrüsenhormonen und Thyreostatika und in der Radiojodbehandlung.

Jod hat seinen klaren Stellenwert bei der Therapie der euthyreoten Struma: Bei Kindern und Jugendlichen kann mit Tagesdosen von 100–300 µg Jodid in Behandlungszeiträumen von 9–12 Monaten die Rückbildung einer sonographisch nachweisbaren Struma erreicht werden. Bei Erwachsenen ab der 4. und 5. Dekade wird dagegen oft keine nennenswerte Größenreduktion erreicht. Darüber hinaus sind bei lang bestehenden Strumen die Möglichkeiten der Jodbehandlung wegen der dann auftretenden autonomen Areale zusehends eingeschränkt. Eine Jodprophylaxe ist aber generell indiziert mit z.B. 150–300 µg Jodid/die, vor allem für Kinder, Jugendliche und Schwangere, ebenso bei Patienten, bei denen operativ eine Struma behandelt wurde.

Schilddrüsenhormone sind als Einzelpräparate (T_3 oder T_4) oder in Kombinationen ($T_3 + T_4$, T_4 + Jodid) verfügbar. Sie spielen vor allem in der Pharmakotherapie der auf Jodid alleine nicht ansprechenden euthyreoten Strumen eine Rolle. Sie sind allerdings nur dann indiziert, wenn TSH noch supprimierbar ist. Meist kann bei der Jodmangelstruma des Jugendlichen und jungen Erwachsenen binnen 6–12 Monaten eine Reduktion der Drüsengröße um ca. ein Drittel erreicht werden (Levothyroxin z.B. 100–125 µg/die). Langfristig ist dann die Gabe eines mit Jod kombinierten Präparates günstig. Bei der Behandlung sind regelmäßige Verlaufskontrollen notwendig, um die Dosen individuell anzupassen. Ein Patient ist gut eingestellt, wenn T_3 und T_4 24 Stunden nach der letzten Einnahme im Normbereich liegen und das TSH tief, aber nicht vollständig supprimiert ist.

Thyreostatika werden bei der Hyperthyreose stets nur als überbrückende Maßnahme verabreicht, um vor der definitiven Behandlung, die in Resektion oder Radiojodtherapie besteht, Euthyreose zu erreichen. Bei der Immunthyreopathie ist die Gabe von Thyreostatika als längerfristige Therapie (über 6–12 Monate) nur bei der Erstbehandlung einer Struma von allenfalls Grad I–II sinnvoll und sollte dann mit mittelhoch dosierten Schilddrüsenhormonen kombiniert werden. Kommt es nach Absetzen der Thyreostatika nach dieser Zeit zu Rezidiven oder persistiert die Hyperthyreose, sind die definitiven Behandlungsmethoden Operation bzw. Radiojodtherapie angezeigt. Dabei ist es wichtig zu wissen, daß nur in etwa 40% eine Spontanremission des Autoimmunprozesses eintritt. Deshalb sollte die thyreostatische Therapie grundsätzlich Operation und Radiojodbehandlung den Vorzug geben.

Radiojod (^{131}J, γ-/β-Strahler, t 50 = 8 Tage) ist bei kleinen Strumen mit diffuser Autonomie eine bevorzugte Behandlungsmethode und bei Erwachsenen ohne Altersgrenzen durchführbar. Sie kann bei hyperthyreoten älteren Patienten mit hohem Operationsrisiko oder bei Rezidivstrumen mit hohem lokalen Reoperationsrisiko eingesetzt werden. Die Behandlung führt allerdings nur selten zu einer Verkleinerung der Drüse und damit kaum zur Entlastung von Sekundärphänomenen wie Trachealverlagerung und -kompression oder Schluckstörungen. Übliche Dosen sind 150–200 und maximal 400 Gy in einmaliger Applikation.

Der Erfolg einer solchen Behandlung wird etwa nach 3–6 Monaten meßbar und durch Szintigraphie und Bestimmung der peripheren Hormone überprüft. Solange sind, wenn eine Hyperthyreose bestand, Thyreostatika weiter zu geben (in Kombination mit Levothyroxin).

Die einzige absolute Kontraindikation der Radiojodtherapie ist eine bestehende Schwangerschaft.

Schilddrüsenresezierende Eingriffe

Allgemeine Indikationen und Ziele operativer Therapie

Die Hauptindikationen der operativen Therapie sind generell: Je größer die Drüse und je schlechter die Jodaufnahme ist, je schneller eine Euthyreose erreicht werden muß und je jünger der Patient ist, desto eher ist eine operative Behandlung anzuraten (19). Die Operation ist darüber hinaus die einzige Methode, die es erlaubt, koinzidentelle pathologische Befunde durch Resektion definitiv mitzubehandeln. So wird der zusätzliche suspekte Knoten in der Regel die Indikation zur Operation bestärken.

Die klassische subtotale Resektion als Standardverfahren ist verlassen zugunsten der ein- und beidseitigen Lappenresektionen nach „funktionskritischen", d.h. knotenorientierten Gesichtspunkten (7). Mit Ausnahme der Immunthyreopathie, bei der stets eine nahezu vollständige Entfernung des Schilddrüsengewebes erreicht werden muß (5), wird die Resektion am jeweiligen intraoperativen Befund individuell angepaßt, wobei das Ziel ist, kein makroskopisch erkranktes Schilddrüsengewebe zurückzulassen.

Auch bei der Rezidivstruma sollte, wenn immer möglich, eine funktionskritische Resektion erfolgen. Dies ist wegen der vorausgegangenen Operation häufig erschwert, was u.a. seinen Ausdruck in der mit 3–10% deutlich höheren Rate an permanenten Rekurrensparesen findet. Besteht jedoch bereits eine Rekurrensparese als Folge des Ersteingriffs, so empfehlen wir die Durchführung einer Hemithyroidektomie bzw. einer beinahe vollständigen Lobektomie auf der von der Parese betroffenen Seite und die subtotale Resektion kontralateral. Dies verlangt nur die einseitige Darstellung des Nervs, und birgt damit ein geringeres Risiko. Liegt keine Rekurrensparese vor, ist zunächst die Resektion auf der Seite des Hauptbefundes durchzuführen und dann das Ausmaß der Resektion kontralateral festzulegen.

Planung und Vorbereitung

Die wichtigste präoperativ zu treffende Maßnahme ist der Nachweis einer euthyreoten Stoffwechsellage. Besteht nach klinischer und laborchemischer Untersuchung keine Euthyreose, *muß* sie vor der Operation medikamentös mit Thyreostatika herbeigeführt werden. Allen Thyreostatika ist gemein, daß sie erst dann klinische Effekte zeigen, wenn die Hormonvorräte der Schilddrüse aufgebraucht sind (d.h. nicht vor 2–3 Tagen). Bei medikamentös erreichter euthyreoter Stoffwechsellage kann die Operation erfolgen.

Es sollten präoperativ Hämoglobin, Hämatokrit, Serumelektrolyte (Gesamtcalcium im Serum), Gerinnungsparameter und Blutgruppe bestimmt werden sowie Kreuzblut vorliegen. Eine generelle Bereitstellung von Blutkonserven ist unnötig. Lediglich bei Rezidivstrumen und großen, mediastinalen Strumen ist die Bereitstellung von zwei Erythrozytenkonzentraten im Rahmen einer Eigenblutspende sinnvoll.

Obligat ist eine präoperative Stimmbandfunktionskontrolle durch Fachkollegen und im Falle einer endokrinen Orbitopathie eine ophthalmologische Kontrolluntersuchung. Auch sollte der Operateur am stehenden Patienten bei rekliniertem Kopf den Hautschnitt anzeichnen. Nur so läßt sich ein hautliniengerechter Schnittverlauf erzielen, da bei der Lagerung auf dem OP-Tisch diese Verhältnisse nicht mehr bestehen. Der Schnitt sollte dabei ca. 2–3 cm über der Drosselgrube zu liegen kommen, vorzugsweise in einer hier verlaufenden Hautfalte. Zu tiefe Schnittführungen sind wegen der im langfristigen Verlauf immer ungünstigen Narbenentwicklung zu vermeiden.

Eine Synopsis über die perioperativen Maßnahmen bietet Tab. 20.**12**.

Aufklärung

Neben dem Hinweis auf allgemeine operationsübliche Risiken müssen operationsspezifische Risiken dargestellt werden, dabei handelt es sich vor allem um:
– Schädigung des N. laryngeus inferior mit Heiserkeit und Stimmschwäche bei einseitiger, Ruhedyspnoe bei beidseitiger Verletzung, ggf. Tracheotomie. Die Häufigkeit der unilateralen permanenten Parese beträgt bei benignen Schilddrüsenveränderungen unter 1%, bei malignen Veränderungen zwischen 3–5% und bei der Rezidivstruma maximal 10%. Die Schädigung des N. laryngeus superior (R. externus) geht mit Einschränkungen der Hochtonstimme und des Stimmtonus einher.

Tabelle 20.**12** Synopsis der Grundzüge und Verfahrensweise der perioperativen Behandlung

Diagnose	Präoperative Vorbereitung	Operationsverfahren	Postoperative Behandlung/ Rezidivprophylaxe
Euthyreote Struma, diffus	keine, wenn Euthyreose sicher, keine Blutkonserven	beidseits subtotale Lobektomie	generell ja: je nach Resektionsausmaß Jodid (200 µg/die) oder L-Thyroxin (50–150 µg/die)
Euthyreote Struma, nodulär	keine, wenn Euthyreose sicher, keine Blutkonserven	knotenorientierte Resektion, ggf. Hemithyroidektomie mit kontralateral subtotaler Lobektomie	regelmäßige Kontrollen nötig zur individ. Dosisanpassung, regelmäßige sonographische Kontrolle der Restschilddrüse
Autonomes Adenom, diffuse Autonomie	keine, wenn Euthyreose sicher; wenn Hyperthyreose, dann Thyreostatika bis zum sicheren Erreichen einer Euthyreose; ggf. β-Blocker, keine Blutkonserven	Knotenresektion, subtotale Lobektomie, bei diffuser Autonomie knotenorientierte Resektion, ggf. Hemithyroidektomie mit kontralateraler subtotaler Lobektomie	nach unauffälliger Abschlußuntersuchung in der Regel keine weiteren Kontrollen; bei diffuser Autonomie und bei OP wegen Hyperthyreose erst erneute Funktionstests nach 4–6 Wochen, dann Entscheid über Substitution; regelmäßige Wiedervorstellungen erforderlich
Immunthyreopathie	keine, wenn bereits Euthyreose besteht; ansonsten Thyreostatika bis zum sicheren Erreichen einer Euthyreose, ggf. β-Blocker	Near-total-Resektion beidseits oder Dunhill-OP	in der Regel Hormonsubstitution erforderlich, in der ersten Woche notwendig; regelmäßige Wiedervorstellungen erforderlich
Kalter Knoten	keine, wenn bereits Euthyreose besteht, keine Blutkonserven	Hemithyroidektomie ipsilateral	je nach Resektionsausmaß; bei histologisch nachgewiesenem Malignom Komplettierungsthyroidektomie und ablative ^{131}J-Behandlung; nachfolgend TSH-suppressive Schilddrüsenhormongaben
Rezidivstruma	keine, wenn bereits Euthyreose besteht; ansonsten Thyreostatika bis zum sicheren Erreichen einer Euthyreose	Hemithyroidektomie auf der am meisten betroffenen Seite, kontralateral subtotale Lobektomie	in der Regel Schilddrüsenhormonsubstitution erforderlich, Kontrolluntersuchungen z. B. in jährlichen Abständen

– Schädigungen der Glandulae parathyroideae mit permanenter Hypokalzämie werden bei subtotaler beidseitiger Resektion in unter 1%, bei totaler Thyroidektomie in bis zu 3% der Fälle gesehen. Ebenso sind die intraoperative Operationsausweitung zur totalen Thyroidektomie bei Nachweis eines Karzinoms bzw. die Restthyroidektomie je nach endgültiger histologischer Beurteilung aufklärungspflichtig. Hingewiesen werden muß auch auf die Notwendigkeit der postoperativen Hormonsubstitution bei Hypothyreose.

Wichtigste Operationsschritte

Generell werden heute zwei grundsätzliche Resektionstypen angewendet, einerseits die subtotale Lobektomie (subtotale Entfernung eines Schilddrüsenlappens) und andererseits die Hemithyroidektomie oder Lobektomie (vollständige Entfernung eines Schilddrüsenlappens) (27). Die jeweiligen Operationsschritte sind für beide Eingriffe in vielen Dingen gleich, so daß sie hier im Anschluß gemeinsam besprochen werden (🔪 20.1).

20.1 Operationsschritte bei gutartigen Schilddrüsenerkrankungen

Intubationsnarkose. Rückenlagerung mit eleviertem Oberkörper (10–15°) und rekliniertem Kopf. Zur besseren Fixation Lagerung des Kopfes evtl. auf einem Ring. Ausreichend großer Kragenschnitt nach Kocher. Durchtrennen von Haut, Subkutis und Platysma mit dem Messer. (Intraoperative Schnitterweiterungen führen in der Regel zu abgewinkeltem Schnittverlauf und sind kosmetisch unbefriedigend.) Präparation nach kranial und kaudal mit dem Elektrokauter zur Bildung eines Haut-Platysma-Lappens unter Schonung der subfaszialen Venen. Nach kranial Präparation dieses Lappens bis in Höhe des Schildknorpels, nach kaudal bis in die Drosselgrube. Einsetzen eines selbsthaltenden Hakens, der während der ganzen Operationszeit das Wundgebiet offen hält. Entwicklung der Schilddrüse zunächst auf der betroffenen bzw. überwiegend betroffenen Seite, dazu Eingehen von kaudal nach kranial in die gewöhnlich avaskuläre Ebene zwischen den geraden Halsmuskeln (cave: evtl. große Vene nahe dem Manubrium). Lateralisieren der geraden Halsmuskeln mit Roux-Haken. Nur selten (bei exzessiven zervikalen Strumen, Rezidivstrumen oder primär lateralem Zugang) ist die Durchtrennung dieser Muskeln nach Legen von Markierungsfäden nötig. Aufsuchen der richtigen Präparationsschicht, der zweiten Schicht der tiefen zervikalen Faszie (Spatium parathyroideum bzw. Spatium chirurgicum de Quervain), die ventral und lateral dünn und leicht von der Schilddrüse zu trennen ist. Stumpfe, blutfreie Präparation fast der gesamten ventrolateralen Drüsenfläche unter Ligatur seitlicher Kocherscher Venen. Präparation von kaudal nach kranial unter Medialisierung der Drüse durch Fingerzug bis hinauf zum oberen Pol der Drüse. Darstellung der oberen Polgefäße, schrittweise Ligatur und Durchtrennung derselben nahe der Schilddrüsenkapsel, nach kranial jeweils doppelt. Weitere, überwiegend stumpfe Präparation zur Mobilisierung des oberen Pols. Darstellung der unteren Polarterie und des N. laryngeus recurrens (häufig früher zu palpieren als zu sehen) sowie der Epithelkörperchen. Weitere Präparation des N. laryngeus recurrens in seinem Verlauf. Entscheidung, ob subtotale Lobektomie oder Hemithyroidektomie.

Subtotale Lobektomie. Ligatur der A. thyroidea inferior am Stamm nach sicherer Identifikation des N. recurrens. Unterfahren des Isthmus und – nach Setzen von Klemmen zu beiden Seiten – Durchtrennung desselben. Versorgung der Schnittflächen mit Durchstechungsligaturen. Funktionskritische Resektion. Die hintere Kapsel muß intakt bleiben, deshalb Festlegung der äußeren Resektionsgrenzen. Resektion und selektives Aushülsen pathologischer Areale im Schilddrüsenrest. Adaptierende, blutstillende Kapselnähte in Einzelknopftechnik. War präoperativ nach Klinik und Sonographie die kontralaterale Seite unauffällig, folgt die geschlossene, palpatorische Revision. Ansonsten Abdrängen der geraden Halsmuskulatur auf der kontralateralen Seite nach lateral, Palpation der Drüse in ihrem Lager. Wenn dies nicht befriedigt, weitere Mobilisation des Lappens und ggf. Resektion.

Hemithyroidektomie. Schilddrüsennahe Ligatur der Äste der A. thyroidea inferior, um Versorgung der Epithelkörperchen zu erhalten. Vervollständigung der Darstellung des N. recurrens bis zur Eintrittsstelle in die Membrana cricothyroidea. (Cave: Verletzungen des Nervs im Bereich des hinteren suspensorischen Bandes – Lig. Berry). Identifikation der Nebenschilddrüsen in oberer und unterer Position. Möglichst stumpfes Abschieben der Nebenschilddrüsen von der Schilddrüsenkapsel. Vaskuläre Versorgung beachten und erhalten. Unterfahren des Isthmus. Durchtrennen desselben unter Mitnahme des Lobus pyramidalis. Versorgung der Schnittflächen mit Durchstechungsligaturen. Anschließend scharfes Abpräparieren der Schilddrüsenhälfte von der Tracheavorderwand, schrittweise von kranial nach kaudal unter stetiger Sichtung und Beachtung des Verlaufes des N. recurrens. Kontrolle der Vitalität der Nebenschilddrüsen, ggf. Autotransplantation (nach bioptischer Verifizierung als Nebenschilddrüse in den ipsilateralen M. sternocleidomastoideus).

Revision auf Bluttrockenheit, welche auch bei Überblähung der Lunge mit 40 mmHg bestehen muß. Häufigste Blutungslokalisationen sind verbliebene Schilddrüsenreste und die suprasternale Region. Schichtweiser Wundverschluß durch adaptierende Nähte im Bereich der Linea mediana colli sowie des Platysmas in Einzelknopftechnik. Versorgung der Hautwunde durch resorbierbare, fortlaufende intrakutane Naht oder durch Hautklammern. Steriler Wundverband.

Fakultativ Einlage einer Redon-Drainage, welche lateral aus der Hautwunde ausgeleitet wird.

> Zur Vermeidung unnötiger Komplikationen gelten folgende Grundregeln:
> - Während der Operation ist das Operationsfeld absolut bluttrocken zu halten!
> - Der N. recurrens muß dargestellt werden, und Gewebe in der Region des N. recurrens soll erst nach dessen sicherer Identifikation durchtrennt oder ligiert werden!
> - Jede Nebenschilddrüse ist zu behandeln, als wäre sie die einzige vorhandene Drüse!

Die routinemäßige Darstellung des N. laryngeus inferior (N. recurrens) wurde lange Zeit kontrovers diskutiert, ist aber durchgängig zu fordern, da bei jedem resezierenden Schilddrüseneingriff das Verletzungsrisiko dadurch gemindert werden kann (28). Bei der Hemithyroidektomie ist die Darstellung obligat. Insbesondere im Bereich des Lig. Berry, dem posterioren suspensorischen Ligament in Höhe des Krikoids, wo der Nerv in die Membrana cricothyroidea eintritt, kommt es am ehesten zu Verletzungen des Nervs. Auch teilt sich der Nerv gelegentlich (links häufiger als rechts), wobei dann wichtig ist zu wissen, daß die motorischen Fasern in der Regel im medialsten Bündel verlaufen. Nicht rekurrente Nervenverläufe sind sehr selten ($< 1\%$) und wurden nur auf der rechten Seite beschrieben. Wenn ausnahmsweise der N. recurrens nicht gefunden wird, ist es ratsam, bei einer subtotalen Resektion die hintere Schilddrüsenkapsel als anatomische Grenzschicht zu erhalten.

Die routinemäßige Darstellung der Epithelkörperchen sollte bei allen ausgedehnten Resektionen erfolgen. Bei Thyroidektomie müssen die Nebenschilddrüsen dargestellt werden. Die Präparation des Rekurrens an seiner Überkreuzungsstelle mit der A. thyroidea inferior weist den Weg: In der Regel liegen die oberen Nebenschilddrüsen kranial, die unteren kaudal und ventral dieser Stelle. Um ihre Durchblutung zu erhalten, darf bei der Hemithyroidektomie nicht der Hauptstamm der A. thyroidea inferior ligiert werden, sondern ihre Äste werden schilddrüsennah unterbunden. Bei der subtotalen Resektion kann dagegen der Hauptstamm ligiert werden, da kleinste Kapselgefäße die Versorgung der Nebenschilddrüsen sicherstellen. Die Ligatur der Arterie hat weder auf die Komplikationsrate noch die funktionellen Ergebnisse der Resektion Einfluß (14). Eine versehentlich devaskularisierte oder resezierte Nebenschilddrüse sollte per Schnellschnitt histologisch gesichert werden und dann – in Partikel von $1 mm^3$ zerteilt – in jeweils einzelne Muskeltaschen in den ipsilateralen M. sternocleidomastoideus implantiert werden. Das Implantatlager ist mit Clips zu markieren.

Postoperative Behandlung

Allgemeine postoperative Behandlungsmaßnahmen beinhalten:
- Postoperative Lagerung mit um 30° angehobenem Oberkörper, Vermeiden von Hustenreizen.
- Klinische Kontrolle der Atmung (Dyspnoe, Stridor), des Wundaspekts (Blutung), des Kreislaufs und der Vigilanz (Schock, thyreotoxische Krise).
- Laborkontrollen: Serumcalcium bei beidseitigen Resektionen am 1. und 2. postoperativen Tag und dem Entlassungstag.
- Bei Zeichen der Hypokalzämie: Calciumgaben und Laborkontrollen.
- Bei Patienten mit präoperativer Hyperthyreose werden Thyreostatika noch am Operationstage abgesetzt, jedoch eine eventuelle β-Blockade bis zur ersten postoperativen Woche beibehalten.
- Vor der Entlassung ist eine Stimmbandfunktionskontrolle obligat.

Komplikationen

Die wesentlichsten operativen Komplikationen sind Nachblutung, Rekurrensläsion, Tetanie und thyreotoxische Krise. Alle diese Komplikationen sind einer sorgfältigen klinischen Beobachtung zugänglich.

Nachblutung (Häufigkeit: 3–5%). Sie ist eine klinisch zu erkennende Komplikation, tritt in der Regel binnen weniger Stunden bis 24 Stunden nach der Operation auf und erfordert bei starker Schwellung des Halses und/oder bei Dyspnoe die sofortige Revision. Die Schwellung des Halses und das Ausmaß der Dyspnoe stehen oft in keinem Verhältnis zueinander, auch geringe Blutungsmengen können im Einzelfall eine Asphyxie bedingen.

> Eine einliegende Redon-Drainage verhindert weder eine revisionsbedürftige Blutung, noch läßt sich eine aktive Blutung auch tatsächlich erkennen!

Rekurrensschädigungen (Häufigkeit: abhängig von der Operationsart). Schädigungen des N. laryngeus inferior werden je nach Eingriffsart in unterschiedlicher Häufigkeit beobachtet. Bei subtotalen Resektionen einer euthyreoten Struma werden passagere Paresen im Mittel in 3–5% und permanente in 0,2–2% gesehen. Bei einer Hemithyroidektomie wegen gutartiger Veränderungen werden in 5% passagere und in 0,2–3% permanente Paresen, bei totaler Thyroidektomie wegen eines Karzinoms in bis zu 20% passagere und in 5% permanente Paresen diagnostiziert. Am höchsten liegt die Komplikationsrate permanenter Paresen bei Operationen wegen Rezidivstrumen mit im Mittel 3,5–10% (passager 5–15%) (8,25).

Die Ursachen einer Schädigung des Nervs sind vielfältig und betreffen Durchtrennung, Quetschung, Zerrung durch Mobilisation der Schilddrüse und Elektrokoagulation sowie Druckschäden durch postoperatives Hämatom und Ödem. Dabei können Lähmungserscheinungen auch ohne eine sichtbare Kontinuitätsunterbrechung im Nervenverlauf vorliegen. Die hohe Rate der spontanen Rückbildung der Rekurrensparese – bis zu 75% der Fälle mit postoperativen Einschränkungen der Stimmbandfunktion – liegt u. a. hierin begründet. Ist etwa ein Jahr nach dem Eintritt der Lähmung keine Rückkehr der Funktion eingetreten, ist sie als permanent zu betrachten.

> Bei allen festgestellten Motilitätsstörungen des Stimmbandes nach Operationen an der Schilddrüse ist eine erste Kontrolle nach 4–6 Wochen angezeigt. Deutlich mehr als die Hälfte dieser Motilitätsstörungen ist reversibel!

Akute einseitige Schädigungen werden oft erst im weiteren postoperativen Verlauf auffällig oder können ebenfalls gänzlich unbemerkt bleiben. Deshalb wird die prä- und postoperative Stimmbandfunktionskontrolle angeraten. Liegt z. B. nach einem viertel Jahr der Verdacht auf eine permanente einseitige Schädigung vor, sollte mit einer logopädischen Behandlung begonnen werden. Doppelseitige Schädigungen des N. laryngeus inferior werden dagegen regelhaft unmittelbar nach der Extubation oder frühpostoperativ wegen progredientem Stridor und Dyspnoe festgestellt. Bei nur geringer Beeinträchtigung des Patienten kann unter kontinuierlicher Überwachung eine Behandlung mit i. v. Gabe von Calcium und Glucocorticoiden (z. B. 1 g Calciumgluconat, 250 mg Urbason i. v.), vorsichtiger Sedierung und externer Sauerstoffzufuhr versucht werden. Ausgeprägte respiratorische Störungen erfordern die Reintubation (Auslaßversuch nicht vor 72 Stunden) und – bei erneut erfolgloser Extubation – die plastische Tracheotomie.

Hypokalzämie (Häufigkeit: um 10% passager, < 1% permanent). Hierbei handelt es sich um eine klinisch leicht zu erkennende Situation. Kribbelparästhesien an den Fingerspitzen und/oder perioral, ein positives Chvostek-Zeichen und im ausgeprägten Fall die Pfötchenstellung der Finger und/oder muskuläre Krämpfe sind klinische Zeichen eines niedrigen Serumcalciums. In der Regel ist bei milder Ausprägung die orale Calciumgabe (z. B. 2–8 g in Einzeldosen à 1 g) ausreichend. Seltener wird eine i. v. Calciumgabe notwendig, die dann – an den Beschwerden des Patienten titriert – als Dauertropfinfusion verabreicht werden sollte (z. B. 1–5 g/die in 5%iger Glucoselösung). In den meisten Fällen ist die zugrundeliegende Nebenschilddrüseninsuffizienz passager, so daß die oralen Calciumgaben rasch zurückgenommen werden können. Bleibt jedoch die Notwendigkeit der Calciumsubstitution über mehr als 4 Wochen bestehen, muß ein persistierender Hypoparathyroidismus angenommen werden und eine entsprechende Diagnostik (PTH im Serum) und Therapie mit Calciumgluconat und 1,25 Dihydroxycholecalciferol (z. B. 0,25–1,5 µg/die) erfolgen.

Thyreotoxische Krise (Häufigkeit: < 1%). Sie ist eine das Leben bedrohende Dekompensation des Organismus gegenüber der Wirkung erhöhter Schilddrüsenhormonkonzentrationen und wird am ehesten nach Operationen wegen jodinduzierter Hyperthyreose oder Immunthyreopathie beobachtet. Die entscheidenden Maßnahmen zu ihrer Vermeidung sind demnach:
- konsequente präoperative Behandlung mit Thyreostatika bis zur Euthyreose bei allen Strumen,
- Resektion sämtlichen autonomen Gewebes bei der Hyperthyreose,
- ausgedehnte (nahezu vollständige) Resektion bei der Basedow-Struma.

> Die Diagnose einer thyreotoxischen Krise wird klinisch gestellt! Durch eine nicht ergiebige und aufwendige Diagnostik darf keine Zeit verloren gehen!

Als Initialsymptome gelten allgemeine psychomotorische Auffälligkeiten wie Nervosität, Neurasthenie, Angstzustände, Inappetenz, Erbrechen, seltener Durchfälle. Die Steigerung der Symptome verläuft über Bewußtseinsstörungen bis hin zum thyreotoxischen Koma. Die einzelnen Schweregrade sind in Tab. 20.**13** aufgeführt.

Die Prognose der thyreotoxischen Krise ist im Stadium 3 mit bis zu 30% Letalität behaftet. Die Behandlungsprinzipien der thyreotoxischen Krise sind:
- Sedierung des Patienten (nicht Stadium 3) mit Barbituraten (z. B. Luminal i. v.).
- Gabe von β-Rezeptorenblockern (z. B. Propanolol 40 mg i. v. bis 120–160 mg/die).
- Verabreichung von Thyreostatika (z. B. Thiamazol 40 mg i. v. bis 160–240 mg/die).
- Gabe von Corticosteroiden (z. B. Prednisolon 100 mg i. v. bis 250 mg/die) zur Hemmung der peripheren Konversion.
- Bei vorausgegangener Jodexposition Zufuhr von z. B. 1–1,5 g Lithiumchlorid zur Hemmung der proteolytischen Schilddrüsenhormonfreisetzung.
- Bei einer *sicher* nicht durch Jod induzierten Krise Verabreichung von z. B. 400–600 mg Jod/die (z. B. Lugolsche Lösung, 3 × 30 gtt) zur Verminderung der Hormonfreisetzung.
- Allgemeine Maßnahmen beinhalten: Senkung der Temperatur, Flüssigkeits- und Elektrolytausgleich, hochkalorische, ggf. parenterale Ernährung (bis 8000 Kalorien/die) und bei Therapieresistenz eventuell Plasmapherese zur Elimination der peripheren Hormone.

Eine thyreotoxische Krise wird vereinzelt auch nach nicht schilddrüsengebundenen chirurgischen Interventionen und im Zusammenhang mit anderen körperlichen Streßzuständen, wie z. B. Infekten, beobachtet. Ätiopathogenetisch spielen hierbei gleichfalls eine Jodexposition oder unzureichende Behandlung einer bestehenden Hyperthyreose eine Rolle. Es besteht jedoch nach der medikamentösen Initialbehandlung eindeutig eine operative Behandlungsindikation im Sinne einer Notfalloperation. Wenn nicht binnen 48 Stunden ein Ansprechen auf die eingeleitete Therapie erkennbar ist, ist

Tabelle 20.**13** Schweregrad der thyreotoxischen Krise

Schweregrad 1	psychomotorische Unruhe, Agitation, Exsikkose, Diarrhö, Dehydratation, Hyperthermie (38–40 °C), Tachykardie (> 150/min), oft Zeichen der Herzinsuffizienz
Schweregrad 2	Adynamie, Desorientiertheit, psychotische Zeichen, Somnolenz
Schweregrad 3	Stupor, Koma, Nebenniereninsuffizienz, Kreislaufversagen

eine Thyroidektomie indiziert. Diese Empfehlungen zum perioperativen und postoperativen Management sind in Tab. 20.**12** zusammengefaßt.

Maligne Schilddrüsentumoren

Maligne Tumoren der Schilddrüse sind selten. Die Inzidenz beträgt ca. 30/1 Mio. Einwohner, die Sterblichkeit ca. 6 Todesfälle pro 1 Mio. Einwohner. Morphologie, biologisches Verhalten und Prognose sind so unterschiedlich, daß der althergebrachte Sammelbegriff „Struma maligna" für diese zwar auf ein Organ bezogene, aber sehr heterogene Gruppe von Tumoren nicht mehr verwendet werden sollte. Vor allem die unterschiedliche Prognose macht diesen Sachverhalt klar. Sie spannt sich von einer fast normalen Lebenserwartung beim jungen Menschen mit papillärem Karzinom bis zum nach Monaten eintretenden Tod des alten Patienten mit anaplastischem Tumor. Als Therapie steht bei allen histologischen Varianten maligner Tumoren der Schilddrüse die Operation an erster Stelle, mit Ausnahme des sehr seltenen Schilddrüsenlymphoms. Es ist deshalb sinnvoll, daß Chirurgen die multidisziplinäre Behandlung dieser Tumoren steuern und Therapieentscheidungen zusammen mit Nuklearmedizinern, gelegentlich auch Strahlentherapeuten oder internistischen Onkologen, treffen.

Die Behandlung maligner Tumoren der Schilddrüse hängt im wesentlichen davon ab, ob die Diagnose prätherapeutisch bekannt ist oder erst intraoperativ oder postoperativ durch den Pathologen gestellt wird.

Pathogenese

Über die Pathogenese maligner Schilddrüsentumoren ist noch wenig bekannt. Derzeit sind molekularbiologische Untersuchungen im Gange, die eine Tumorentstehung durch Mutation von Onkogenen und Tumorsuppressorgenen als mögliche Ursachen zum Gegenstand haben. Bekannt ist seit langem, daß in großen Strumen (WHO-Grad III), die über Jahrzehnte bestehen, häufig maligne Tumoren entstehen, woraus sich eine prinzipielle Operationsindikation bei euthyreoten Knotenstrumen dieser Größe ergibt (vgl. S. 404). Vor allem aus der nordamerikanischen wie auch aus der skandinavischen Literatur ist bekannt, daß eine niedrig dosierte Bestrahlung im Halsgebiet nach Jahrzehnten gehäuft zu Schilddrüsenkarzinomen führt. Patienten mit dieser Anamnese werden gelegentlich auch in Deutschland angetroffen. Es handelt sich vor allem um Patienten, die im Kindesalter wegen einer unspezifischen oder auch spezifischen Lymphadenitis niedrig dosiert bestrahlt wurden und nach 3 oder 4 Jahrzehnten ein Schilddrüsenkarzinom entwickelten. Gelegentlich kommt es auch schon wenige Jahre nach einer höherdosierten Strahlentherapie (z.B. bei Morbus Hodgkin) zur Ausbildung von Schilddrüsenkarzinomen. Die Veränderungen, die auf zellulärer Ebene durch die Strahlenbehandlung hervorgerufen werden und zur malignen Entartung führen, sind noch unbekannt. Auf jeden Fall sollten Patienten mit dieser Anamnese engmaschig überwacht werden. Im Jahre 1993 wurde die Pathogenese des seltenen, im Rahmen eines MEN-II-Syndroms auftretenden medullären Schilddrüsenkarzinoms aufgeklärt. Es handelt sich um eine Mutation des RET-Protoonkogens im Chromosom 10 (26).

Anamnese

Ein maligner Tumor im Bereich der Schilddrüse zeigt sich Arzt und Patient als relativ rasch wachsende knotige Veränderung.

Häufig, vor allem bei papillären Tumoren, sind palpable Lymphknoten im Halsgebiet der erste Hinweis auf das Vorliegen eines malignen Schilddrüsentumors. Zur Diagnose gelangt man dann über eine Lymphknotenentnahme und histologische Untersuchung. Ein derber, gegenüber der Unterlage oder gar der Haut nicht mehr verschieblicher Tumor, und Heiserkeit aufgrund einer Rekurrensparese sind späte Zeichen eines malignen Tumors und sprechen für eine verschleppte Diagnosestellung.

Sehr häufig werden Schilddrüsenkarzinome intraoperativ durch einen auffallenden makroskopischen Befund entdeckt oder erst postoperativ von Pathologen beschrieben. Im ersten Fall sollte eine totale Thyroidektomie und Lymphknotendissektion, wie auf S. 418 beschrieben, erfolgen, auch wenn der Patient nicht diesbezüglich aufgeklärt ist. Das operative Risiko ist in einer Reoperation für den Patienten immer höher als beim Ersteingriff. Lediglich bei einem papillären Karzinom der Größe T1 (Durchmesser < 1 cm) bei Patienten unter 40 Jahren reicht eine subtotale Resektion oder Lobektomie auf der Tumorseite aus. Wird erst postoperativ das Karzinom festgestellt, muß, mit wenigen Ausnahmen, die Komplettierungsthyroidektomie erfolgen.

Klinik

Mehr als 80% der Schilddrüsenkarzinome entfallen auf die differenzierten Formen des papillären und des follikulären Karzinoms. Heute sind unter den differenzierten Karzinomen die papillären Karzinome die häufigsten, sie machen mit etwa 65% den größten Anteil aller Schilddrüsentumoren auch in unseren Breiten aus, gefolgt von den follikulären Tumoren mit etwa 20%, den medullären mit etwa 5–10% und den anaplastischen zwischen 2 und 5% (Tab. 20.**14**). Alle Formen der Schilddrüsenkarzinome betreffen Frauen häufiger als Männer.

Papilläres Karzinom. Im Gegensatz zu anderen Malignomen zeichnen sich vor allem die differenzierten Karzinome dadurch aus, daß sie bei jüngeren Patienten eine bessere Prognose haben als bei alten. So hat ein papilläres Karzinom bei einem Patienten unter 40 Jahren eine deutlich bessere Prognose als bei älteren Patienten und ist bei diesen jungen Patienten, wenn der Tumor nicht zu weit fortgeschritten ist, im Grunde mit einer normalen Lebenserwartung verbunden. Nur etwa 5% aller Patienten mit einem papillären Schilddrüsenkarzinom sterben letztlich bei adäquater Therapie an diesem Tumor.

Follikuläres Karzinom. Die Prognose des follikulären Karzinoms hängt vom Alter bei Diagnosestellung ebenso ab wie die des papillären Karzinoms. Dennoch ist sie

Tabelle 20.14 Charakteristika der Schilddrüsenkarzinome

	Papillär	Follikulär	Medullär	Anaplastisch
Häufigkeit (%)	65	25	5–10	2–5
Anteil weiblicher Patienten (%)	70	70	55	60
Karzinom als Todesursache aller Pat. (%)	5	25	35	98
Metastasierung:				
– lymphogen	+++	+	+++	++
– hämatogen	+	+++	+	+++
Aufnahme von ^{131}J	++	+++	–	–
Grad der Malignität	+	++	+++	extrem

deutlich schlechter, da der Tumor im Gegensatz zum papillären Karzinom hämatogen metastasiert und relativ früh Fernmetastasen setzt. Bei etwa 25% aller Patienten mit einem follikulären Karzinom der Schilddrüse verläuft die Erkrankung letal. Der therapeutische Vorteil bei einem metastasierten differenzierten Karzinom liegt in der Fähigkeit der Tumoren und ihrer Metastasen Radiojod zu speichern. So können Lymphknotenmetastasen bei papillären Karzinomen, die nicht chirurgisch entfernt werden können, adäquat behandelt werden, noch besser gelingt das bei Lymphknoten und vor allem bei hämatogenen Fernmetastasen follikulärer Karzinome.

Medulläres und anaplastisches Karzinom. Die Möglichkeit, Radiojod zu speichern, ist bei dem medullären Schilddrüsenkarzinom und den anaplastischen Karzinomen nicht gegeben. Aus diesem Grunde haben sie auch eine deutlich schlechtere Prognose, wobei Patienten mit medullärem Karzinom in 30–40% der Fälle an dem Tumor versterben. Dies ist bei anaplastischen Karzinomen im Grunde bei allen Patienten nach kurzer Zeit der Fall. Das medulläre Karzinom stellt insofern eine Besonderheit dar, da es familiär vorkommt, entweder alleine oder im Rahmen des MEN-IIa-Syndroms (medulläres Schilddrüsenkarzinom, meist bilaterale Phäochromozytome, Epithelkörperchenhyperplasie) oder des MEN-IIb-Syndroms (medulläres Schilddrüsenkarzinom, Phäochromozytom, Neurofibromatose und marfanoider Habitus). Die hereditäre Form wird autosomal dominant vererbt und kann seit kurzem noch vor Ausbruch der Erkrankung diagnostiziert werden. Die Entdeckung des Gendefektes (Mutation am RET-Protoonkogen des Chromosoms 10) hat dazu geführt, daß Kinder von Erkrankten als Träger des Gendefekts entdeckt werden können und daß die Schilddrüse prophylaktisch zu einem Zeitpunkt, zu dem das Karzinom noch gar nicht entstanden ist, entfernt werden kann (26). Medulläre Schilddrüsenkarzinome treten etwa zur Hälfte auch sporadisch auf. Hier ist ein solcher diagnostischer Zugang nicht möglich. Allerdings produzieren alle medullären Schilddrüsenkarzinome Calcitonin, das aus den C-Zellen, die dieses Hormon normalerweise bilden, entstammt. Erhöhte Werte weisen selbst bei negativen Ergebnissen bildgebender Verfahren oder des klinischen Befundes auf das Vorliegen eines solchen Tumors hin. Die Bestimmung dieses Tumormarkers ist vor allem in der Verlaufsdiagnostik nach Thyroidektomie sehr wichtig. Nicht nur der basale Calcitoninspiegel ist hier entscheidend, sondern auch der Anstieg des Calcitonins nach i. v. Stimulation der Calcitoninausschüttung durch Pentagastrin.

Anaplastische Karzinome entstehen meist in großen euthyreoten Knotenstrumen, die jahrzehntelang nicht behandelt wurden. Daher leitet sich eine absolute Operationsindikation bei jeder euthyreoten Knotenstruma Grad III ab. Anaplastische Karzinome können sich auch aus lange bestehenden follikulären Karzinomen bzw. ihren Lokalrezidiven entwickeln. Außer der chirurgischen Therapie, die selten mit kurativem Ansatz möglich ist, gibt es keine bisher geprüfte effiziente Behandlungsmaßnahme.

Klassifikation

Zur Therapieentscheidung und zum Vergleich der eigenen Daten mit anderen Institutionen ist eine exakte Klassifikation und ein Staging der Tumoren nötig. Dies geschieht durch die an histologischen Kriterien orientierte Klassifikation der WHO (Tab. 20.**15**) und die TNM-Klassifikation der UICC, die in Tab. 20.**16** aufgeführt ist.

Diagnostik

Die Diagnostik beginnt mit einer exakten Anamnese, die auf Schilddrüsenerkrankungen in der Familie, eine Exposition gegenüber Röntgenstrahlen und auf die Wachstumsdynamik des Schilddrüsenknotens abheben muß. Bei der Palpation tastet man einen malignen Tumor der Schilddrüse als derb, wobei die Konsistenz am ehesten der von Hartgummi gleicht. Steinharte Knoten entsprechen eher verkalkten benignen Schilddrüsenknoten. Wichtig ist, die gesamte Schilddrüse abzutasten wie auch die typischen Lymphknotenstationen vor und hinter dem M. sternocleidomastoideus von supraklavikulär bis zum Kieferwinkel.

Hat man klinisch den Verdacht auf einen malignen Tumor der Schilddrüse und ist dieser Verdachtsbefund palpabel, führt der direkte Weg zur Diagnose über eine Feinnadelpunktion und zytologische Untersuchung. Eine sachgerechte Punktion und eine kompetente zytologische Diagnostik vorausgesetzt, kann hier mit einer Treffsicherheit von über 90% die Diagnose gestellt werden (1, 13). Ein Sonogramm läßt über die Echogenität des Tumors und seine Konfiguration indirekte Schlüsse auf seine Dignität zu, macht jedoch über Singularität oder Multiplizität von Knoten in der Schilddrüse eine Aussage und ist deshalb sinnvoll. Gleiches kann nicht uneingeschränkt zur Szinti-

Tabelle 20.15 Histologische Klassifikation der Schilddrüsentumoren (nach WHO)

Epitheliale
a) Benigne
   1. folliluläres Adenom
   2. andere Adenome
b) Maligne
   1. folliluläres Karzinom
   2. papilläres Karzinom
   3. Pflasterzellkarzinom
   4. undifferenziertes (anaplastisches) Karzinom, spindelzellig
   5. medulläres Karzinom

Nichtepitheliale Tumoren
a) Benigne
b) Maligne
   1. Sarkom
   2. Karzinosarkome
   3. Hämangioendotheliome
   4. Lymphome
   5. Teratome

Metastasen

Unklassifizierte Tumoren

Tabelle 20.16 Pathologische Klassifikation: TNM-System (UICC 1987)

pT	**Primärtumor**
pTX	Primärtumor nicht zu beurteilen
pT0	kein Primärtumor
pT1	Tumor ≤ 1 cm
pT2	Tumor > 1 cm
pT3	Tumor > 4 cm
pT4	Tumor jeder Größe mit Ausbreitung jenseits der Schilddrüse
pN	**Regionäre Lymphknoten**
pNX	regionäre Lymphknoten nicht zu beurteilen
pN0	keine regionäre Lymphknotenmetastasen
pN1	regionäre Lymphknotenmetastasen
pN1a	Metastasen in ipsilateralen Halslymphknoten
pN1b	Metastasen in bilateralen oder kontralateralen Halslymphknoten oder in mediastinalen Lymphknoten
M	**Fernmetastasen**
M0	keine Fernmetastasen
M1	Fernmetastasen

graphie gesagt werden, die in Deutschland immer eingesetzt wird, obwohl sie meist nicht zur Diagnosefindung beiträgt. Zwar sind die meisten malignen Tumoren der Schilddrüse im Szintigramm „kalt", jedoch können Schilddrüsenmalignome auch „warm" oder „heiß" sein. Die Bestimmung von Schilddrüsenhormonen ist ebenfalls nicht hilfreich, dagegen ist die Calcitonin- und CEA-Bestimmung eine wichtige Untersuchung, wenn der Verdacht auf ein medulläres Schilddrüsenkarzinom besteht. Ein rationeller Weg zur Diagnosefindung eines Schilddrüsenkarzinoms bei palpablen verdächtigen Knoten ist in Abb. 20.2 dargestellt.

Anamnese
- Struma
- Lymphknotenstatus
- frühere Bestrahlung im Halsbereich
- familiäre Häufung (MEN II)

klinischer Befund
- derber, harter, höckriger Knoten in der Schilddrüse
- Heiserkeit (HNO)
- regionale Lymphknoten
- Hautfixation
- Horner-Symptome
- Schmerzen

Laboruntersuchungen
- Basislabor
- T_3/T_4-Test
- Calcitonin
- Thyreoglobulin (postoperativ)

weitere Untersuchungen
- Szintigraphie
- Sonographie
- Röntgenaufnahme der Lunge, evtl. CT
- Feinnadelbiopsie mit Zytologie

Zytologie positiv

Zytologie nicht sicher, kalter Knoten

Operation

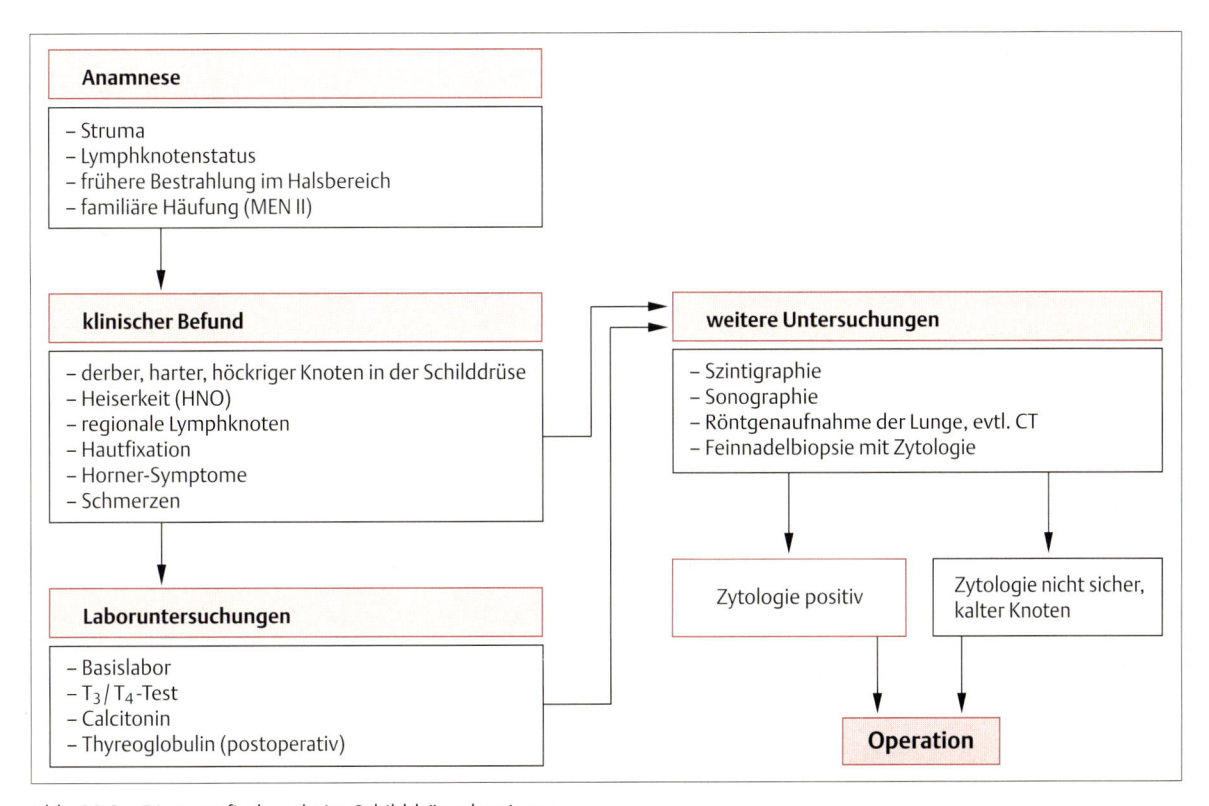

Abb. 20.2 Diagnosefindung beim Schilddrüsenkarzinom.

Weitere Untersuchungen zur Ausdehnung des Tumors beinhalten eine Thoraxaufnahme und bei großen, nach retrosternal eintauchenden Tumoren eine MRT, die jedoch nur selten therapeutisch richtungsweisend ist.

Therapie

Die Therapie maligner Schilddrüsentumoren richtet sich nach dem histologischen Befund, dem Alter des Patienten und dem Tumorstadium. Im Zentrum der Therapie steht fast immer die vollständige operative Entfernung der Schilddrüse. Die Operationsschritte bei totaler Thyroidektomie sind in 20.2 aufgeführt.

20.2 Operationsschritte bei bösartigen Schilddrüsenerkrankungen

Lagerung mit leicht erhöhtem Oberkörper und rekliniertem Kopf. Zugang zum Halsgebiet durch einen Kocherschen Kragenschnitt, der kaudal zwei Querfinger über dem Jugulum bei Kopf zu liegen kommt. Hochpräparieren des Haut-Platysma-Lappens. Einsetzen eines selbsthaltenden Hakens, der während der ganzen Operationszeit das Wundgebiet offen hält. Durchtrennung der Linea alba colli. Lateralisierung der geraden Halsmuskulatur mit dem Roux-Haken. (Nur bei großen Schilddrüsentumoren oder wenn eine Ausräumung des lateralen Kompartments nötig ist, ist eine Durchtrennung der geraden Halsmuskulatur sinnvoll.) Mobilisierung der tumorseitigen Schilddrüsenhälfte nach Durchtrennung der Kocher-Venen. Darstellung der A. carotis, der V. jugularis und der A. thyroidea superior. Absetzen der A. thyroidea superior direkt an ihrem Abgang aus der A. carotis unter Mitnahme der sie begleitenden Venen und des umgebenden Bindegewebes. Darstellen des N. recurrens in seinem gesamten Verlauf. Ligatur der Äste der A. thyroidea inferior schilddrüsennahe unter Erhalt der Durchblutung der Nebenschilddrüsen, die von der Schilddrüse abpräpariert und in situ belassen werden. Sollte eine Nebenschilddrüse nicht mehr durchblutet sein oder durch Zufall am Resektat entdeckt werden, wird sie in kleine Stücke geschnitten und autotransplantiert, am besten in den gleichseitigen M. sternocleidomastoideus. Die durch Spreizen mit einem stumpfen Klemmchen zu schaffenden kleinen Muskeltaschen sollten mit Metallclips verschlossen werden. Anschließend schrittweises Abpräparieren der Schilddrüsenhälfte von der Trachea von kranial nach kaudal unter Schonung des N. recurrens. Durchtrennen des Isthmus und Entfernung der Schilddrüsenhälfte (oder gleichsinniges Vorgehen auf der Gegenseite vor Entfernung der Schilddrüse als Ganzes). Anschließend Ausräumung des zentralen Kompartments unter Mitnahme des gesamten Fett-Binde-Gewebes und der darin enthaltenen Lymphknoten zwischen der Trachea und der Medialseite der A. carotis der betroffenen (beiden) Seite(n) von supraklavikulär bis in Höhe der Karotisbifurkation.

Ist eine Lymphknotendissektion im lateralen Kompartment nötig, muß die V. jugularis freipräpariert und mit Vessel-Loops angeschlungen werden, ebenso der N. vagus. Ausräumen der retrojugulären Lymphknotenkette, ebenfalls von supraklavikulär, bis in Höhe der Aufteilung der V. jugularis, etwa in Höhe der Aufteilung der A. carotis. Dieses Ausräumen ist bei differenzierten Karzinomen ausreichend; bei medullären Schilddrüsenkarzinomen muß noch das Fett-Binde-Gewebe im lateralen Halskompartment zwischen den Ästen des Plexus brachialis sowie entlang des N. accessorius und unter bestimmten Bedingungen nach Sternotomie auch des vorderen Mediastinums ausgeräumt werden. Gegen Ende der Operation sorgfältige Revision auf Bluttrockenheit unter Zuhilfenahme einer Überdruckbeatmung, zu der der Anästhesist hinzugezogen wird. Abschließende Kontrolle der Durchblutung der verbliebenen Nebenschilddrüsen. Wichtig ist es, im linken Venenwinkel nach Verletzungen des Ductus thoracicus zu forschen, da hier möglicherweise Lymphfisteln auftreten, die zu einer Reoperation Anlaß geben. Schichtweiser Wundverschluß, fortlaufende intrakutane Naht. Steriler Wundverband.
Fakultativ Einlage einer Redon-Drainage vor Wundverschluß.

Papilläres und folliculäres Karzinom

Bei differenzierten Schilddrüsenkarzinomen (papilläres und folliculäres Karzinom) ist die totale Thyroidektomie (Abb. 20.3) die obligate Standardtherapie. Eine Ausnahme bilden lediglich papilläre Karzinome des Tumorstadiums T1 (Tumordurchmesser < 1 cm), die durch eine subtotale Resektion der Schilddrüsenseite, in der sie gelegen sind, therapiert werden können (Abb. 20.4). Wird ein solcher Tumor im Rahmen einer Operation aus anderer Ursache vollständig mitentfernt, ist eine Nachoperation nicht notwendig. Bei allen anderen histologischen Formen der Schilddrüsenmalignome oder bei papillären Karzinomen, deren Durchmesser > 1 cm ist (T2–4), muß nachoperiert bzw. bei der Initialoperation total thyroidektomiert werden.
Bei den differenzierten Schilddrüsenkarzinomen ist die Ausräumung des zentralen Kompartments (Abb. 20.5) obligater Bestandteil der Operation, d. h. es sollte sämtliches Fett-Binde-Gewebe mitsamt den darin enthaltenen Lymphknoten zwischen der Trachea und der Medialseite der A. carotis ausgeräumt werden.
Neuere Daten aus der Literatur zeigen, daß eine prophylaktische Lymphknotendissektion im lateralen Kompartment auf der Seite des makroskopisch sichtbaren Tumors zu besseren Langzeitergebnissen führt, als wenn man eine solche Lymphknotendissektion unterläßt. Angesichts dieser Daten ist die Entnahme einzelner vergrößerter Lymphknoten, seien sie nun makroskopisch oder im Schnellschnitt auffällig, das sog. Berry-picking, nicht mehr zu vertreten (22).
Die totale Thyroidektomie und die prophylaktische bzw. therapeutische Lymphknotendissektion im medialen Kompartment beidseits und im lateralen Kompartment

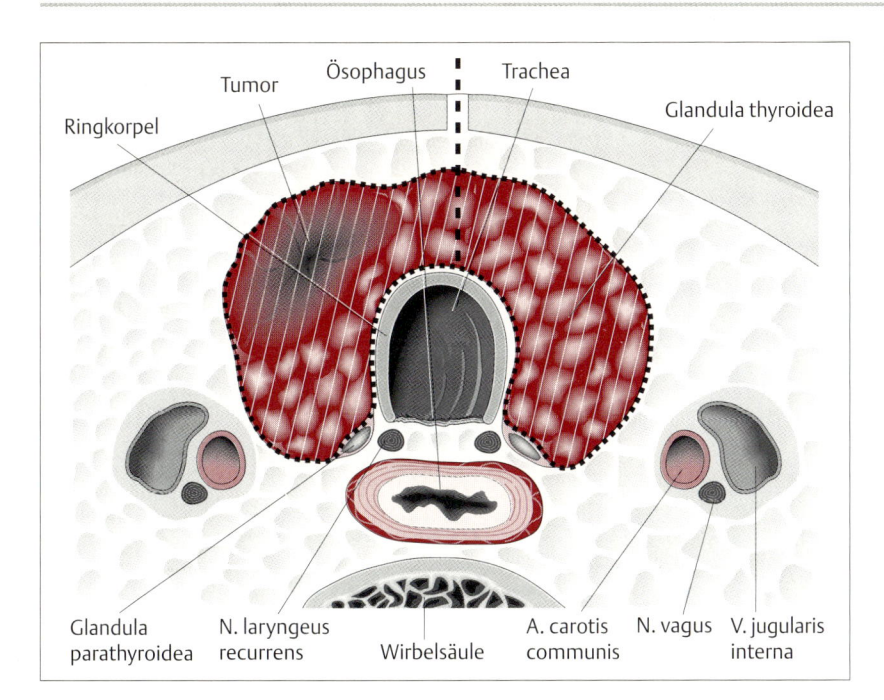

Abb. 20.3 Totale Thyroidektomie (nach Röher).

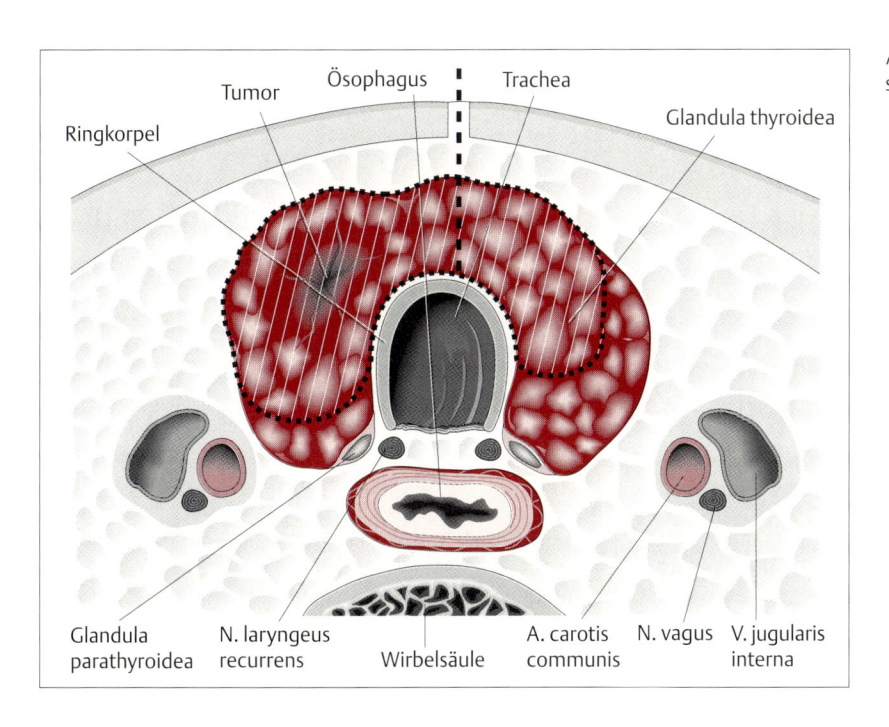

Abb. 20.4 Subtotale Schilddrüsenresektion (nach Röher).

auf der Tumorseite bieten optimale Voraussetzungen für eine nachfolgende Radiojodtherapie zur ergänzenden radikalen Behandlung des Tumors. Im allgemeinen beginnt diese Therapie etwa 4 Wochen nach der Operation. In der Zwischenzeit sollte kein Schilddrüsenhormon verabreicht werden. Gelegentlich wird von Strahlentherapeuten bei fortgeschrittenem Tumorstadium vor allem bei T4- oder N⁺-Tumoren eine perkutane Strahlenbehandlung empfohlen. Bislang liegen in der Literatur keine zuverlässigen Zahlen vor, die den Effekt einer solchen Therapie belegen, im Gegenteil, jeder Chirurg, der in vorbestrahltem Halsgebiet reoperieren mußte, kennt die Nachteile, die eine solche Strahlentherapie mit sich bringt. Eine perkutane Strahlenbehandlung kann allenfalls bei einem Lokalrezidiv im zentralen Halsgebiet indiziert sein, wenn dieses operativ nicht mehr angehbar ist. Auch hier ist jedoch ein Effekt fraglich.

Medulläres (C-Zell-)Karzinom

Das medulläre Schilddrüsenkarzinom ist ein ausschließlich chirurgisch zu behandelnder Tumor, weder eine Radiojod- noch eine perkutane Strahlentherapie können sinnvoll eingesetzt werden. Aus diesem Grunde ist das

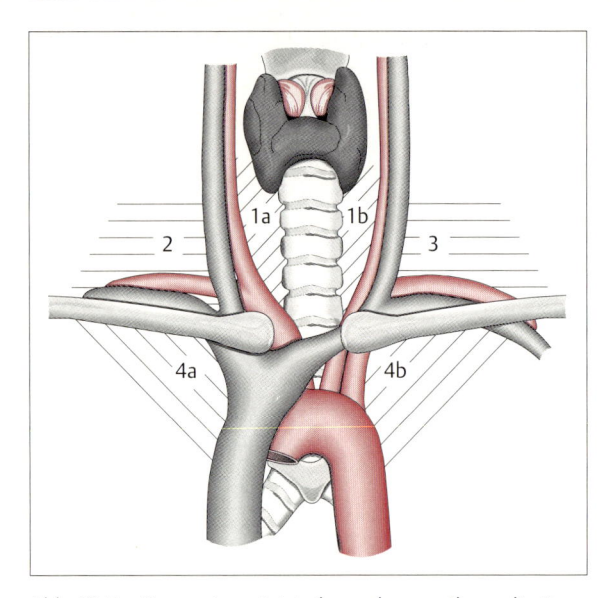

Abb. 20.5 Kompartmenteinteilung der zervikomediastinalen Lymphknoten beim Schilddrüsenkarzinom (nach Dralle)
1 = zervikozentrales Kompartment
(1a = rechts, 1b = links)
2 und 3 = zervikolaterale Kompartments
(2 = rechts, 3 = links)
4 = mediastinales Kompartment
(4a = rechts, 4b = links).

Ausmaß der chirurgischen Behandlung im Ersteingriff größer als bei differenzierten Schilddrüsenkarzinomen. Auch Reoperationen zur Entfernung von Lymphknotenmetastasen sind sinnvoll, da der Tumor und seine Metastasen lange im Halsgebiet verbleiben und es keine therapeutische Alternative gibt. Die Behandlung besteht beim medullären Schilddrüsenkarzinom immer in einer totalen Thyroidektomie sowie bei sporadisch auftretendem Tumor in einer Ausräumung beider zentraler und des tumorseitigen lateralen Kompartments.

Liegt ein familiäres medulläres Schilddrüsenkarzinom im Zusammenhang mit einem MEN-II-Syndrom oder auch ohne dieses Syndrom vor, müssen, da die Tumoren multizentrisch in beiden Schilddrüsenlappen wachsen, sowohl die medialen als auch die lateralen Kompartments beidseits ausgeräumt werden. Die Ausräumung der lateralen Kompartments bezieht sich nicht nur auf die retrojuguläre Lymphknotenkette – wobei in einem Eingriff durchaus, wenn nötig, die V. jugularis auf einer Seite reseziert werden kann –, sondern auch auf die Lymphknoten zwischen den Ästen des Plexus brachialis entlang des N. accessorius und, wenn nötig, die mediastinalen Lymphknoten. Letztere sollten jedoch nicht prophylaktisch ausgeräumt werden. Lediglich wenn positive Lymphknoten im Halsgebiet nach retrosternal oder unmittelbar suprasternal reichen oder wenn aufgrund bildgebender Verfahren präoperativ der Verdacht auf Lymphknotenmetastasen im vorderen Mediastinum besteht, ist eine Sternotomie und Ausräumung des Mediastinums im Ersteingriff sinnvoll.

Durch die heute mögliche genetische Diagnostik und die sichere Erkennung von Kindern aus Sippen mit einem familiären medullären Schilddrüsenkarzinom (FMTC) oder einem MEN-II-Syndrom, die mit absoluter Sicherheit im Laufe ihres Lebens ein Schilddrüsenkarzinom entwickeln werden, ist heutzutage eine prophylaktische Thyreoidektomie indiziert. Diese sollte in ausgewählten Zentren bei Vorliegen eines FMTC oder eines MEN-IIa-Syndromes zwischen dem 5. und 10. Lebensjahr durchgeführt werden, auch wenn der Calcitoninspiegel basal und pentagastrinstimuliert negativ ist. Wegen des aggressiveren klinischen Verlaufs der medullären Schilddrüsenkarzinome ist bei Kindern aus einer MEN-IIb-Familie möglicherweise ein noch früherer Operationszeitpunkt anzustreben. Die hohe Verläßlichkeit der Erkennung der Mutation des RET-Protoonkogens führt auch relativ kurz nach ihrer klinischen Einführung zu dieser Empfehlung (6, 26).

Anaplastisches Karzinom

Anaplastische Schilddrüsenkarzinome können nur sehr selten einer lebensrettenden oder lebensverlängernden Therapie zugeführt werden. Wenn möglich, wird eine totale Thyroidektomie und anschließend eine Bestrahlung des Halsgebietes durchgeführt. Manche Protokolle empfehlen eine präoperative Strahlenbehandlung. Eine etablierte Chemotherapie gibt es nicht. Allerdings wird in den seltensten Fällen eine totale Thyroidektomie vor oder nach einer perkutanen Strahlenbehandlung möglich sein. Die meisten Tumoren können überhaupt nicht oder nicht vollständig reseziert werden. Ziel einer chirurgischen Therapie ist dann, bei Stridor die Patienten durch eine Tracheotomie vor dem Erstickungstod zu bewahren. Die Prognose ist in solchen Fällen in Wochen oder Monaten zu messen.

Seltene Schilddrüsentumoren

Alle anderen malignen Schilddrüsentumoren sind sehr selten. Ihre Diagnose ist nur durch Feinnadelbiopsie und -zytologie oder durch chirurgische Probeexzision möglich. Erwähnt werden muß das Schilddrüsenlymphom, das durch Feinnadelpunktion und -zytologie zuverlässig diagnostiziert werden kann und bei adäquater Chemotherapie eine gute Prognose hat. Schließlich sollte differentialdiagnostisch bei malignitätsverdächtigen Schilddrüsenknoten auch an Metastasen eines anderen Tumors in der Schilddrüse gedacht werden, z.B. an Metastasen von Kolonkarzinomen oder Hypernephromen, die bei sonst fehlendem Metastasenbefall mit dem Ziel der Lebensverlängerung reseziert werden sollten.

Begutachtung

Die Notwendigkeit einer gutachterlichen Prüfung ergibt sich in der Regel in Fragen des schuldhaften Herbeiführens einer Rekurrensparese oder eines persistierenden Hypoparathyroidismus durch eine Operation. Neben der allgemeinen Inzidenz dieser Komplikationen, den üblicherweise erzielten klinischen Ergebnissen und generellen Qualitätskriterien, müssen im individuellen Fall die verfügbaren Angaben zu der Ätiologie des operierten Leidens, der Indikationsstellung und dem Operationsverfahren sowie dem -verlauf geprüft werden. Wichtig ist hierbei, ob bereits präoperativ eine Beeinträchtigung der Rekurrensfunktion oder des Calciumstoffwechsels bekannt oder erkennbar war. Deshalb sind entsprechende Kontrolluntersuchungen (präoperative Laryngoskopie und Bestimmung des Gesamtcalciums im Serum) zu fordern.

Die Rekurrensparese wird als operationstypische Komplikation in ca. 1% nach subtotaler Lobektomie, in etwa 3% nach Hemithyroidektomie und in 5–10% nach Operationen wegen eines Karzinoms bzw. wegen einer Rezidivstruma beobachtet. Der permanente Hypoparathyroidismus tritt Schätzungen zufolge nach subtotalen Resektionen in unter 1%, nach kompletter Thyroidektomie in bis zu 3% auf. Epidemiologische Daten, die es erlaubten, die Inzidenz des postoperativen Hypoparathyroidismus präzise zu bestimmen, liegen nicht vor. Bei der Verletzung des Rekurrens bzw. dem permanenten Hypoparathyroidismus wäre möglicherweise dann schuldhaftes Verhalten anzunehmen, wenn nicht erkennbar wird, daß z. B. im Rahmen einer totalen Thyroidektomie der N. recurrens und/oder die Nebenschilddrüsen explizit aufgesucht und geeignete Versuche ihrer Erhaltung unternommen wurden, vor allem aber auch dann, wenn über diese Komplikationen nicht aufgeklärt wurde.

Im Hinblick auf eine Minderung der Erwerbsfähigkeit (MdE) gilt zu sagen, daß für die Entstehung der blanden Struma äußere Einflüsse, auch Traumen, seelische Belastungen oder Schrecksituationen keine Rolle spielen. In Einzelfällen sind jedoch langandauernde Umstände außerordentlicher seelischer Belastung bei der Zusammenhangsfrage positiv bewertet worden. Eine mögliche MdE richtet sich nach dem Grad der durch die Struma verursachten allgemeinen Beschwerden (Dysphagie, Stridor) und ist stets erst nach adäquater Therapie zu beurteilen (14).

Literatur

1 Al-Sayer, H. M., Z. H. Krukowski, V. M. M. Williams, N. A. Matheson: Fine needle aspiration cytology in isolated thyroid swellings: a prospective two year evaluation. Brit. med. J. 290 (1985) 1490–1492
2 Brooks, J. R., H. F. Starnes, C. D. Brooks, J. N. Pelkey: Surgical therapy for thyroid carcinoma. A review of 1249 solitary thyroid nodules. Surgery 104 (1988) 940–946
3 Donis-Keller, H., S. Dosi, D. Chi et al.: Mutations in the RET-Proto-onkogen are associated with MEN 2a and FMTC. Hum. Mol. Genet. 2 (1993) 851–856
4 Dralle, H., O. Schoder, R. D. Hesch: Operatives Therapiekonzept bei der Immunthyreopathie. Langenbecks Arch. Chir. 371 (1987) 217–232
5 Dralle, H., W. Lang, D. P. Pretschner, H. Pichelmayr, R. D. Hesch: Operationsindikation und chirurgisches Vorgehen bei jodinduzierten Hyperthyreosen. Langenbecks Arch. Chir. 365 (1985) 79–89
6 Farndon, J. R., G. S. Leight, W. G. Dilley, S. B. Baylin, R. C. Smallridge, T. S. Harrision, S. A. Wells: Familial medullary thyroid carcinoma without associated endocrinopathies: a distinct clinical entity. Brit. J. Surg. 73 (1986) 278–281
7 Gemsenjäger, E.: Autonomie, chirurgische Verfahrenswahl und funktionelle Resultate bei multinodöser Struma. In Röher, H. D., R. A. Wahl: Chirurgische Endokrinologie. Thieme, Stuttgart 1983 (S. 47–57)
8 Gollwitzer, M., P. Matthes, B. Nagel: Über die Rückbildungsfähigkeit der Rekurrensparese nach Strumaoperationen. Med. Welt 33 (1982) 172–174
9 Gutekunst, R., H. Smolarek, U. Hasenpusch, P. Stubbe, H. J. Friedrich, W. G. Wood, P. C. Scriba: Goitre epidemiology: thyroid volume, iodine excretion, thyroglobulin, and thyrotropin in Germany and Sweden. Acta endocrinol. 112 (1986) 494–498
10 Hamburger, J. I.: Evolution of toxicity in solitary nontoxic functioning thyroid nodules. J. clin. Endocrinol. 50 (1980) 1089–1093
11 Höschel, M., H. G. Heinze: ^{131}J-Therapie des Morbus Basedow und der nicht immunogenen Hyperthyreose. Nuklearmedizin 3 (1984) 143–147
12 Horster, F. A., G. Klusmann, W. Wildemeister: Der Kropf: eine endemische Krankheit in der Bundesrepublik? Dtsch. med. Wschr. 100 (1975) 8–12
13 Löwhagen, T., J. S. Willems, G. Lundell, R. Sundblad, P. O. Grandberg: Aspiration biopsy cytology in diagnosis of thyroid cancer. Wld. J. Surg. 5 (1981) 61–73
14 Marx, H. H.: Medizinische Begutachtung. Thieme, Stuttgart 1990
15 Nies, C., H. Sitter, A. Zielke, T. Bandorski, J. Menze, K. Ehlenz, M. Rothmund: Parathyroid function following ligation of the inferior thyroid artery during bilateral subtotal thyroidectomy. Brit. J. Surg. 81 (1994) 1757–1759
16 Pfannenstiel, P.: Wertigkeit der Sonographie bei der Diagnostik bei Schilddrüsenknoten. In Röher, H.-D., M. Rothmund: Endokrine Chirurgie. Urban & Schwarzenberg, München 1989
17 Pfannenstiel, P.: Sonographie und gezielte Feinnadelpunktion der Schilddrüse. Internist 29 (1988) 545–549
18 Reinwein, D., G. Benker, R. Windeck, F. W. Eigler, L. D. Leder, M. L. Mlynek, H. Creutzig, Ch. Reiners: Erstbefunde beim Schilddrüsenkarzinom. Einfluß von Alter und Geschlecht in einem Jodmangelgebiet. Dtsch. med. Wschr. 114 (1989) 775–779
19 Rothmund, M.: Endokrine Chirurgie. In Häring, R., H. Zilch. Diagnose und Differentialdiagnose in der Chirurgie und benachbarten Fachgebieten. Chapmann & Hall, London 1995
20 Rothmund, M., A. Zielke: Der solitäre Schilddrüsenknoten – befundgerechte Operation. Chirurg 62 (1991) 162–168
21 Saller, B., J. Fälche, D. Engelhardt, K. Mann, E. Moser: Ergebnisse der Radiojodtherapie bei Morbus Basedow mit 60 und mit 150 Gy Herddosis. In Pickardt, C. R., P. Pfannenstiel, B. Weinheimer: Schilddrüse. Thieme, Stuttgart 1987
22 Scheumann, G. F. W., O. Gimm, G. Wegener, H. Hundeshagen, H. Dralle: Prognostic significance and surgical management of locoregional lymph node metastases in papillary thyroid cancer. Wld. J. Surg. 18 (1994) 559–568
23 Schicha, H.: Radiojodtherapie der immunogenen Hyperthyreose. In Pickardt, C. R., P. Pfannenstiel, B. Weinheimer: Schilddrüse. Thieme, Stuttgart 1987
24 Wahl, R. A., P. Gorezki, H. Meybier, J. Nitschke, M. Lindner, H. D. Röher: Coexistence of hyperthyroidism and thyroid cancer. Wld. J. Surg. 6 (1982) 385–390
25 Weitersfelder, W., G. Lexner, H. Aigner, H. Fellinger, J: Trattnig, G. Grünbacher: Die langfristige laryngoskopische Nachkontrolle bei Einschränkungen der Stimmbandmotilität nach Strumaoperationen. Chirurg 60 (1989) 29–32
26 Wells, S. A., D. D. Chi, K. Toshima, L. P. Dehner, C. M. Coffin, B. Dowton, J. Ivanovich, M. K. DeBenedetti, W. G. Dilley, J. F. Moley, J. A. Norton, H. Donis-Keller: Predictive DNA testing and prophylactic thyroidectomy in patients at risk for multiple endocrine neoplasia type 2a. Ann. Surg. 220 (1994) 237–250

27 Zielke, A., O. H. Clark: Benign diseases of the thyroid-parathyroid-adrenal. In Ritchie, W. P. Jr., G. D. Steele, R. H. Dean: General Surgery: Essentials of Practice. Lippincott, Philadelphia 1995

28 Zorning, C., K. deHeer, S. Koenecke, U. Engel, V. Bay: Darstellung des Nervus recurrens bei Schilddrüsenoperationen – Standortbestimmung. Chirurg 60 (1989) 44–48

Nebenschilddrüsen

P. K. Wagner und M. Rothmund

Anatomie

Fast alle Menschen haben 4 Nebenschilddrüsen, Ausnahmen finden sich selten. Genaue Kenntnisse ihrer chirurgischen Anatomie sind für die operative Behandlung ihrer Überfunktion, des Hyperparathyroidismus (HPT), und der Schilddrüsenerkrankungen gleichermaßen unabdingbar.

Anatomische Leitstrukturen zur intraoperativen Darstellung der Nebenschilddrüsen sind die A. thyroidea inferior und der N. recurrens. In einem Kreis von 2 cm Durchmesser um die Kreuzungsstelle dieser beiden Gebilde sind über 80% aller Nebenschilddrüsen zu finden (15). Die obere Nebenschilddrüse liegt dabei kranial der Arterie und dorsal des Nervs, die untere kaudal der Arterie und ventral des Nervs (Abb. 20.6). Meist sind die Nebenschilddrüsen von Fettgewebe umgeben, das unter einer dünnen Bindegewebsmembran dorsal der Schilddrüsenkapsel anliegt. Fast immer muß man das Binde- und Fettgewebe inzidieren, um die Nebenschilddrüsen zweifelsfrei zu identifizieren.

Mit ihrer eher blaßbraunen Farbe beim Jugendlichen und Erwachsenen bzw. dem mehr gelblichen Kolorit beim alten Menschen, heben sie sich von dem rötlicheren Schilddrüsenparenchym ab. Das Gewicht einer normalen Nebenschilddrüse beträgt 30–70 mg.

Ektop lokalisierte obere Nebenschilddrüsen finden sich retropharyngeal, retroösophageal oder im hinteren Mediastinum. Ektope untere Nebenschilddrüsen liegen im vorderen Mediastinum, insbesondere im Thymus, in der Gefäß-Nerven-Scheide oder sehr selten intrathyroidal (Abb. 20.6). Die Blutversorgung erfolgt über die Aa. parathyroideae für jede Drüse einzeln aus der A. thyroidea inferior, für die oberen vereinzelt auch aus der A. thyroidea superior. Die Drüsen sind in ihrer Form verschieden, häufig längsoval (1).

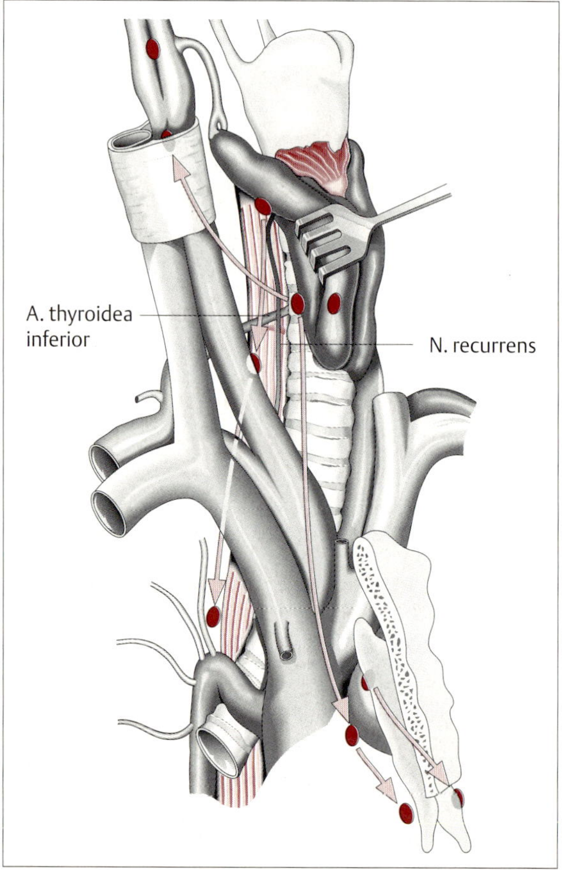

> Die exakte Kenntnis der variablen Anatomie ist Grundvoraussetzung für eine erfolgreiche chirurgische Therapie der Nebenschilddrüsen. Dies gilt gleichermaßen auch für Eingriffe an der Schilddrüse zur Prophylaxe eines permanenten postoperativen Hypoparathyreoidismus!

Funktion

Nebenschilddrüsen regulieren über das von ihnen produzierte Parathormon (PTH) den Calciumstoffwechsel. Sie schütten bei normaler Funktion soviel PTH aus, daß die Calciumkonzentration des Serums im Normbereich liegt. PTH hat 3 Zielorgane: Darm, Nieren und Skelett. Am Darm führt das Hormon zu einer vermehrten Calciumaufnahme aus der Nahrung. In den Nieren hemmt es die tubuläre Reabsorption von Phosphat, steigert gleichzeitig die Calciumreabsorption und stimuliert die Bildung von Calcitriol. Am Knochen reguliert PTH die physiologischen Umbauvorgänge über eine Aktivierung von Osteoblasten und -klasten. Unter physiologischen Bedingungen wird das aus der resorbierten Knochensubstanz freigesetzte Calcium in der neugebildeten ossären Matrix wieder eingebaut. Bei einer normalen Nebenschilddrüsenfunktion besteht ein negativer Rückkopplungsmechanismus zwischen der Calciumkonzentration im Serum und PTH: Niedriges Calcium steigert, erhöhtes Calcium supprimiert die PTH-Sekretion.

Hyperparathyroidismus

Beim Hyperparathyroidismus (HPT) liegt eine chronische Überproduktion von PTH vor, mit der Möglichkeit

Abb. 20.6 Anatomie der Nebenschilddrüsen.

einer Vielzahl von Krankheitssymptomen. Man unterscheidet die primäre (idiopathische) von der sekundären (reaktiven) Form. Frühere Klassifizierungen beinhalten weitere Formen (tertiär, quartär). Diese tauchen im neueren Schrifttum nicht mehr auf, da hinsichtlich Pathogenese und klinischer Symptomatik nur zwischen der primären und sekundären Form unterschieden werden kann.

Beim **primären HPT** ist der eigentliche zelluläre Defekt für die über den normalen Bedarf gehende vermehrte PTH-Sekretion nicht genau lokalisiert. Meist liegt der Defekt in einer, selten in mehreren oder allen Nebenschilddrüsen.

Der **sekundäre HPT** ist die Reaktion der initial gesunden Nebenschilddrüsen auf eine langdauernde Hypokalzämie, er wird fast immer durch eine chronische Niereninsuffizienz ausgelöst. Im Gegensatz zum primären HPT produzieren hier grundsätzlich alle Nebenschilddrüsen zuviel PTH und werden im Laufe der Zeit hyperplastisch.

Primärer Hyperparathyroidismus (HPT)

Inzidenz

Die jährliche Inzidenz dieses Krankheitsbildes beträgt bei sporadischem Vorkommen etwa 30 pro 100 000 Einwohner. Der primäre HPT nimmt im endokrin chirurgischen Patientengut hinter den Erkrankungen der Schilddrüse den 2. Platz ein. Die Erkrankung tritt bevorzugt im 5. und 6. Lebensjahrzehnt auf, bei Frauen 2- bis 3mal häufiger als bei Männern.

Familiäre Verlaufsformen des primären HPT sind selten, meistens finden sie sich im Rahmen einer multiplen endokrinen Neoplasie (MEN). Etwa 90% aller Patienten mit einem MEN-I-Syndrom (Wermer) haben eine Beteiligung der Nebenschilddrüsen, fast immer als 4-Drüsen-Hyperplasie, selten als Adenom.

Beim MEN-IIa-Syndrom (Sipple) findet sich eine Nebenschilddrüsenüberfunktion bei 10–40% aller Patienten. Auch außerhalb dieser beiden Syndrome kann der primäre HPT isoliert, d.h. ohne Mitbeteiligung anderer endokriner Organe, familiär vorkommen.

Klinik

Das Krankheitsbild kann sich an mehreren Organen manifestieren und zu einer vielfältigen klinischen Symptomatik führen, die als Hyperkalzämiesyndrom bezeichnet wird (Tab. 20.17). Die Beschwerden können dabei einzeln für sich oder in verschiedenen Kombinationen auftreten, sind daher schwer zuzuordnen und können über Jahre falsch interpretiert werden. Zusätzlich gibt es eine Reihe möglicher Folgeerkrankungen an verschiedenen Organen, die ihrerseits wiederum diverse Beschwerden verursachen können (Tab. 20.18). Ihre Kenntnis ist wichtig, um beim Vorliegen entsprechender Symptome oder Krankheitsbilder auch an einen primären HPT als mögliche Ursache zu denken. So lassen sich evtl. schwer therapierbare oder gar irreversible Folgezustände und Organkomplikationen verhüten (11, 14). Etwa 20–30% der Patienten mit primärem HPT, die heute zur chirurgischen Therapie kommen, weisen keine spezifischen Symptome und Befunde auf. Ihre Erkrankung wird als asymptomatischer primärer HPT klassifiziert. Katamnestisch sind allerdings nur sehr wenige Patienten „asymptomatisch", d.h. häufig merkt der Patient erst postoperativ, welche Symptome auf die Überfunktion der Nebenschilddrüsen zurückzuführen waren.

Tabelle 20.17 Hyperkalzämiesyndrom

Organsystem	Beschwerden
Nieren	Polyurie, Polydipsie
Intestinaltrakt	Appetitlosigkeit, Erbrechen, Gewichtsabnahme, Obstipation
Neuromuskuläres System (Alters-HPT)	Adynamie, Schlappheit, Müdigkeit, Depressionen, Gedächtnisstörungen, Desorientiertheit
Herz	Tachykardie, Rhythmusstörungen, Digitalisüberempfindlichkeit

> Das klinische Erscheinungsbild des primären HPT wird durch die Hyperkalzämie bestimmt, asymptomatische Verlaufsformen sind möglich!

Diagnostik

Laboruntersuchung

Die Sicherung der Diagnose primärer HPT stützt sich in erster Linie auf pathologische Laborbefunde. Aufgrund

Tabelle 20.18 Folgeerkrankungen des primären Hyperparathyroidismus

Organ	Manifestation	Symptome
Nieren	Nephrolithiasis, Nephrokalzinose, interstit. Fibrose, dialysepflichtige Niereninsuffizienz	Rückenschmerzen, Koliken, Hämaturie, Infekt
Skelett	subperiostale Resorptionen, allg. Entkalkung, zystische Läsionen	rheumatoide Rücken- und Gelenkschmerzen, Spontanfrakturen
Gelenke	Chondrokalzinose, Gichtatrophie	Gelenkschmerz, Gelenkerguß
Kornea	Bandkeratitis	–
Weichteile	Verkalkung an Haut, Gefäßen und periartikulär	Hautgangrän, Durchblutungsstörung, Bewegungseinschränkung

der allgemeinen Verbreitung von Laborautomaten und der somit immer häufigeren routinemäßigen Erfassung der Gesamtcalciumkonzentration im Serum, auch ohne den Verdacht auf einen primären HPT, werden immer mehr symptomarme oder gar asymptomatische Verlaufsformen erkannt. Die höchste diagnostische Sicherheit kommt der Hyperkalzämie und der gleichzeitigen Erhöhung von Parathormon zu. Andere Laborparameter sind weniger aussagekräftig, da sie selten in pathologischen Bereichen liegen (Tab. 20.19).

> Entscheidend für die Diagnose primärer HPT ist eine gleichzeitige Erhöhung von PTH und Calcium im Serum!

Lokalisationsdiagnostik

Es gibt eine Vielzahl von Studien, die sich mit der Lokalisationsdiagnostik von vergrößerten Nebenschilddrüsen befassen, hierzu gehören selektive Arteriographie, selektive Halsvenenkatheterisierung, Sonographie, CT, MRT und verschiedene szintigraphische Untersuchungen. Auch wenn einzelne Arbeitsgruppen euphorisch über sehr hohe Trefferquoten berichten, lassen sich diese im Klinikalltag nicht nachvollziehen.

Bisherige Erfahrungen mit der Lokalisationsdiagnostik ergaben: Die Wertigkeit der einzelnen Verfahren ist unterschiedlich hoch, aber keinesfalls groß genug, um den operativen Eingriff auf eine bestimmte Stelle am Hals oder im Mediastinum zu begrenzen und dabei gleichzeitig auf die Darstellung der übrigen Nebenschilddrüsen zu verzichten.

Größere Tumoren werden präoperativ meist richtig lokalisiert, lassen sich jedoch intraoperativ normalerweise ebenso leicht finden. Als einzige präoperative Lokalisationsmaßnahme außerhalb klinischer Studien kann die Sonographie des Halses empfohlen werden. In Abhängigkeit von der Erfahrung des Untersuchers werden mit dieser Methode 50–70% aller Nebenschilddrüsentumoren korrekt lokalisiert (4,5). Sonographie bietet vor allem den Vorteil, daß die Schilddrüse zusätzlich auf evtl. operativ mitzubehandelnde Veränderungen hin untersucht werden kann. Findet sich bei einer wie auch immer gearteten Lokalisationsdiagnostik kein Nebenschilddrüsentumor, so berechtigt dies nicht, an der Diagnose primärer HPT zu zweifeln. Diese wird anhand einer eindeutigen Laborkonstellation in Verbindung zur klinischen Symptomatik gestellt.

Nach wie vor handelt es sich bei der anatomiegerechten Präparation um die zuverlässigste Lokalisationsdiagnostik. Hierzu sind besondere Kenntnisse in der oben aufgeführten chirurgischen Anatomie und der intraoperativen makroskopischen Befundinterpretation erforderlich. Dabei braucht man eine umfangreiche, spezifische operative Erfahrung, um akzeptable Operationsergebnisse zu erzielen. Als Standard gilt das Erreichen einer Normokalzämie bei mindestens 90% der Patienten im Ersteingriff.

> Für die präoperative Lokalisationsdiagnostik ist eine Sonographie des Halses empfehlenswert, weitergehende Untersuchungen sind vor Ersteingriffen nicht erforderlich!

Intraoperative Diagnostik

Der primäre HPT wird bei über 80% aller Patienten durch ein solitäres Adenom, bei ca. 15% durch eine 4-Drüsen-Hyperplasie und bei jeweils 1–2% durch ein Doppeladenom oder ein Nebenschilddrüsenkarzinom verursacht. Die jeweilige Diagnose muß intraoperativ vor allem anhand des makroskopischen Befundes, ggf. in Ergänzung mit dem histologischen Befund im Schnellschnitt gestellt werden. Sie bestimmt das Ausmaß der Resektion und damit auch das Ergebnis der Operation.

Ein solitäres Adenom liegt dann vor, wenn eine der Nebenschilddrüsen deutlich vergrößert ist und die übrigen normal groß sind. Bestehen Zweifel, ob die vermeintlich normal großen Drüsen nicht doch vergrößert und damit hyperplastisch sind, so sollte eine Drüse biopsiert werden. Weist diese in der intraoperativen Schnellschnittuntersuchung mit Fettfärbung intrazelluläre Fettvakuolen auf, so gilt dies als funktionelles Zeichen der Suppression und als Beweis dafür, daß es sich um eine Nebenschilddrüse ohne Überfunktion handelt (3).

Bei einer Hyperplasie sind in der Regel alle 4 Nebenschilddrüsen vergrößert. Meist liegt eine asymmetrische 4-Drüsen-Hyperplasie vor, d.h. die Nebenschilddrüsen

Tabelle 20.19 Pathologische Laborparameter beim primären Hyperparathyroidismus

Parameter	Normalbereich	Pathologischer Bereich	Wertigkeit
PTH i. S.	laborspezifisch	erhöht	+++
Calcium i. S.	2,25–2,6 mmol/l 4,5–5,2 mval/l 9–10,4 mg%	erhöht	+++
Phosphor i. S.	2,5–4,7 mg% 0,8–1,5 mmol/l	erniedrigt	++
AP i. S.	50–180 U/l	erhöht	+
Calcium i. U.	100–300 mg/24 h	erhöht	+
Cl/P-Quotient (mval/mg%)	bis 35	erhöht	+

sind nicht alle in demselben Ausmaß vergrößert. In der Schnellschnittuntersuchung findet sich hyperplastisches Gewebe, intrazelluläre Fettvakuolen fehlen.
Bei den seltenen Doppeladenomen sind zwei Nebenschilddrüsen vergrößert, die beiden anderen stellen sich normal groß dar. Durch Biopsie sollte das Vorhandensein mindestens eines normalen, funktionell supprimierten Epithelkörperchens im Schnellschnitt gesichert sein (7). Die intraoperative Diagnose eines Nebenschilddrüsenkarzinoms ist besonders schwierig. Derbe Konsistenz, dicke Bindegewebskapsel, Adhäsionen mit der Umgebung und eine eher grauweiße Schnittfläche sind makroskopisch verdächtig. Ein infiltratives Wachstum in die umgebenden Halsweichteile oder gar Lymphknotenmetastasen finden sich selten, wären aber beweisend. Gefäßeinbrüche stellen inkonstante, aber sichere histologische Kriterien für ein Karzinom dar. Kernatypien sind – wie bei anderen endokrinen Tumoren auch – dagegen kein Beweis für Malignität. Manchmal wird die Diagnose eines Nebenschilddrüsenkarzinoms erst über Metastasen bei einem Rezidiv der Erkrankung gesichert (2).

> Der primäre HPT wird meistens durch ein solitäres Adenom, seltener durch eine 4-Drüsen-Hyperplasie und sehr selten durch ein Doppeladenom oder ein Karzinom verursacht. Die jeweilige Differenzierung erfolgt intraoperativ vor allem aufgrund des makroskopischen Befundes nach Darstellung aller Nebenschilddrüsen!

Therapie

Der primäre HPT wird bislang ausschließlich operativ behandelt, eine wirkungsvolle konservative Therapie zur Behandlung der Hyperkalzämie über längere Zeit gibt es nicht. Auch die ultraschallgesteuerte perkutane Injektion von hochprozentigem Alkohol in vergrößerte Nebenschilddrüsen hat bisher nicht zu überzeugenden Ergebnissen geführt. In der Regel persistiert die Erkrankung, wird operiert, wobei der Eingriff durch starke injektionsbedingte entzündliche Veränderungen um die Nebenschilddrüsen erheblich erschwert ist.

Operationsindikation

Die Diagnose primärer HPT stellt bei allen symptomatischen Verlaufsformen eine Operationsindikation dar. Dies gilt auch für Patienten jenseits des 65. Lebensjahres (sog. „Alters-HPT"). Hier stehen häufig neuromuskuläre Beschwerden infolge der Hyperkalzämie im Vordergrund des Krankheitsbildes, manchmal in geringer Ausprägung und dann von den natürlichen Zeichen des Alterns kaum abgrenzbar. Gerade ältere Patienten können postoperativ eine deutliche Steigerung ihrer geistigen und körperlichen Leistungsfähigkeit erlangen (14). Beim asymptomatischen primären HPT wird die Operationsindikation großzügig gestellt, da viele Patienten aufgrund der chronischen Hyperkalzämie im Laufe der Zeit Symptome und evtl. Organkomplikationen entwickeln. Dies läßt sich durch einen rechtzeitig vorgenommenen Eingriff verhindern (10, 11). Auch merken viele Patienten erst nach der Operation, daß sie HPT-bezogene Symptome hatten.

> Eine Operationsindikation gilt für alle symptomatischen Verlaufsformen, sie ist auch bei asymptomatischen Formen großzügig zu stellen!

Präoperative Maßnahmen

Beim Vorliegen einer Hyperkalzämie mit Werten deutlich über 3 mmol/l sollte eine medikamentöse Vorbehandlung zum Senken der Calciumkonzentration im Serum präoperativ durchgeführt werden. Dies gelingt normalerweise mittels einer forcierten Diurese durch Verabreichung einer calciumfreien Infusionslösung (z.B. NaCl-Lösung) und Furosemid. Alternativ oder in Ergänzung kann Clodronsäure gegeben werden, Calcitonin ist nur wenig wirksam. Die Anwendung von Digitalisglykosiden ist bei Hyperkalzämie kontraindiziert.
Eine parathyreotoxische Krise erfordert zunächst eine kurzfristige, etwa 24stündige intensivmedizinische Behandlung zur Senkung der Calciumkonzentration im Serum und zum Ausgleich des Säure-Basen-Haushaltes.

Operationstechnik

Lagerung, Narkose, Abdeckung und Zugang entsprechen dem Vorgehen bei Schilddrüsenoperationen. Die Schilddrüse wird zunächst freigelegt, sperrende Kocher-Venen werden durchtrennt. Eine Durchtrennung der oberen Polgefäße der Schilddrüse ist normalerweise nicht erforderlich. Wichtig ist ein blutarmes Präparieren, da eine blutige Durchtränkung des Operationsgebietes das Auffinden der Nebenschilddrüsen außerordentlich erschwert. Zunächst werden die A. thyroidea inferior und der N. recurrens als anatomische Leitstrukturen dargestellt, anschließend wird die Region um die Kreuzungsstelle beider Gebilde exploriert. Prinzipiell ist bei Ersteingriffen die Darstellung aller 4 Nebenschilddrüsen anzustreben, nur so kann die jeweilige Ursache des primären HPT (Adenom bzw. Mehrdrüsenerkrankung) mit größtmöglicher Sicherheit definiert werden.
Wegen der geringeren Lagevariabilität beginnt man mit der Darstellung der oberen Nebenschilddrüsen. Finden sich diese nicht an normaler Stelle, so durchtrennt man die oberen Polgefäße der Schilddrüse und sucht die Region hinter dem oberen Schilddrüsenpol ab. Findet sich auch hier keine Nebenschilddrüse, so fährt man mit der Suche an weiteren ektopen Lagemöglichkeiten, vor allem neben dem Ösophagus, vor der Wirbelsäule, fort, wie im Absatz Anatomie beschrieben. Findet sich die untere Nebenschilddrüse nicht an normaler Stelle, so erfolgt die Exploration des prä- und paratrachealen Bindegewebes in der Fossa jugularis bis zum Thymusoberrand. Ist auch hier keine Nebenschilddrüse zu entdecken, so erstreckt sich die weitere Präparation auf das vordere Mediastinum von zervikal her. Dieses wird bis zu den großen Gefäßen zunächst digital exploriert.
Als weiterer Schritt erfolgt nun die **zervikale Thymektomie.** Hierzu wird das Lig. thyrothymicum, das die sog.

unteren Polgefäße enthält, mit einer Overholt-Klemme gefaßt und der Thymus unter leichtem kontinuierlichem Zug mit seiner Kapsel mittels Präpariertupfer oder Zeigefinger stumpf aus dem Mediastinum gelöst. Es ist vorteilhaft, am tiefsten sichtbaren Punkt des Thymus jeweils eine neue Klemme zu setzen, um ein Abreißen und somit eine inkomplette Thymektomie zu vermeiden. Findet sich hierbei kein Nebenschilddrüsentumor, so ist der Schilddrüsenlappen der betroffenen Seite auf knotige Veränderungen zu revidieren. Die jetzt anschließende Schilddrüsenresektion sollte parenchymschonend erfolgen, d.h. nur knotig verändertes Gewebe ist zu entfernen. Intrathyroidal gelegene Nebenschilddrüsentumoren sind außerordentlich selten. Die bisherige Erfahrung zeigt, daß beim primären HPT viel zu häufig ausgedehnte Schilddrüsenresektionen durchgeführt werden. Auf eine Sternotomie zur Exploration des Mediastinums wird im Ersteingriff verzichtet.

Wurden bei der Präparation nicht 4, sondern nur 3 Nebenschilddrüsen gefunden, von denen eine als Adenom und die beiden anderen als normale Epithelkörperchen klassifiziert werden können, so kann auf eine ausgedehnte Suche nach einer 4. Nebenschilddrüse verzichtet werden, da sie mit großer Wahrscheinlichkeit ebenfalls normal ist. Liegt dagegen eine Mehrdrüsenerkrankung vor, so muß sich die Suche auf alle ektopen Lagevarianten erstrecken, bis die Drüse gefunden ist.

Liegt ein **solitäres Adenom** als Ursache des primären HPT vor, so wird dieses nach Durchtrennung und Ligatur des zuführenden Gefäßstieles exstirpiert. Auf die Notwendigkeit der Darstellung des N. recurrens vor der Exstirpation des Nebenschilddrüsentumors sei nochmals hingewiesen. Der Nerv kann sich über dem Nebenschilddrüsentumor ausspannen oder sehr kapselnah verlaufen.

Ist die Diagnose Adenom anhand der oben genannten makroskopischen Kriterien nicht sicher zu stellen, so muß ein makroskopisch normal großes Epithelkörperchen zur Schnellschnittdiagnostik mit Fettfärbung biopsiert werden (7). Hierzu legt man einen dünnen atraumatischen Faden durch den dem Gefäßpol der Nebenschilddrüse abgewandten Teil und reseziert unter Zug an dem Faden den entsprechenden Pol.

Zur Behandlung der **4-Drüsen-Hyperplasie** bei primärem HPT gibt es zwei gleichwertige Operationsverfahren: die subtotale Parathyroidektomie ($3^1/_2$-Resektion) und die totale Parathyroidektomie mit Autotransplantation von frischem Gewebe in die Unterarmbeugemuskulatur. Bei der subtotalen Parathyroidektomie sollte der belassene Nebenschilddrüsenrest etwa der Größe eines normalen Epithelkörperchens entsprechen (5×1 mm). Die 3 anderen Nebenschilddrüsen dürfen erst entfernt werden, wenn dieser Operationsschritt gelungen, d.h. wenn der zu belassene Drüsenrest bei erhaltenen Blutgefäßen sicher durchblutet ist. Bestehen Zweifel an der Durchblutung des Epithelkörperchenrestes, so ist der Vorgang an einer anderen Nebenschilddrüse zu wiederholen. Bei der totalen Parathyroidektomie werden alle 4 Nebenschilddrüsen am Hals entfernt und bis zum Verschluß des Operationsgebietes in physiologischer Kochsalzlösung bei $+4\,°C$ aufbewahrt. Auch bei eindeutigem makroskopischem Befund ist die Schnellschnittuntersuchung obligater Bestandteil der Operation. Hierdurch wird die Organdiagnose „Nebenschilddrüse" zweifelsfrei gestellt.

Eine Nebenschilddrüse – wir verwenden die kleinste der 4 Drüsen, da diese makroskopisch am wenigsten verändert ist – wird anschließend in $1-2$ mm^3 große Würfel geschnitten, von denen 20 in getrennte Taschen der Unterarmbeugemuskulatur des nicht dominanten Armes implantiert werden. Hierzu werden die Muskelfasern mit einer kleinen gebogenen Klemme gespreizt. In die so entstandene Muskeltasche wird jeweils ein Gewebsstückchen implantiert, anschließend erfolgt der Verschluß der Muskeltasche durch eine Einzelknopfnaht mit nichtresorbierbarem Nahtmaterial oder mit einem kleinen Metallclip.

Nach subtotaler Parathyroidektomie sowie nach totaler Parathyroidektomie mit Autotransplantation von frischem Nebenschilddrüsengewebe sollte eine ausreichend große Menge von Nebenschilddrüsengewebe (etwa 60 Gewebepartikel) kältekonserviert werden. Dieses Material kann später aufgetaut und replantiert werden, falls es postoperativ zu einem permanenten Hypoparathyroidismus kommt (2).

Finden sich **Doppeladenome** als Ursache des primären HPT, so werden beide Tumoren exstirpiert. Hierbei wird eine normalgroße Drüse biopsiert, um so eine asymmetrische 4-Drüsen-Hyperplasie auszuschließen (16).

Beim **Nebenschilddrüsenkarzinom** ist ein radikales lokalchirurgisches Vorgehen indiziert, da der Tumor nur operativ und nicht durch Bestrahlung oder Zytostatika zu behandeln ist. Ein Tumoreinbruch in die umgebenden Halsweichteile erfordert eine En-bloc-Resektion mit Hemithyroidektomie. Zusätzlich ist eine Lymphknotendissektion im Sinne einer funktionellen Neck-dissection der betroffenen Halsseite erforderlich.

> Bei Vorliegen eines solitären Adenomes wird dieses exstirpiert, bei der 4-Drüsen-Hyperplasie erfolgt eine subtotale Parathyroidektomie oder eine totale Parathyroidektomie mit Autotransplantation von frischem Gewebe in die Unterarmbeugemuskulatur. Doppeladenome exstirpiert man, beim Nebenschilddrüsenkarzinom ist ein radikales lokales Vorgehen indiziert!

Komplikationen

Postoperative Störungen der Nebenschilddrüsenfunktion. Die Überfunktion der Nebenschilddrüsen kann unmittelbar postoperativ persistieren oder nach vorübergehender Normalisierung rezidivieren. Ursachen sind eine falsche Interpretation des intraoperativen makroskopischen Befundes, d.h. das Nichterkennen einer Mehrdrüsenerkrankung, zurückgelassene Nebenschilddrüsentumoren oder eine Hyperplasie des belassenen Restes nach subtotaler Parathyroidektomie. Symptomatische Verlaufsformen erfordern einen Reeingriff, der wegen seiner vielfältigen Problematik in einer Klinik mit besonderer Erfahrung in der Nebenschilddrüsenchirurgie vorgenommen werden sollte (7).

Postoperativ kann ein passagerer oder persistierender Hypoparathyroidismus auftreten. Die passagere Form ist

Ausdruck einer Rekalzifizierung des Skeletts bei ossärer Verlaufsform und hierdurch bedingtem vermehrtem Calciumbedarf. Sie erfordert eine vorübergehende Calcium- und evtl. auch Vitamin-D-Medikation, die in Abhängigkeit vom Serumcalcium innerhalb der ersten postoperativen Wochen oder Monate schrittweise reduziert und schließlich beendet werden kann. Liegt 4–6 Monate postoperativ immer noch eine stark substitutionsbedürftige Hypokalzämie vor, so kann von einem permanenten Hypoparathyroidismus ausgegangen werden. Ursache ist eine zu ausgedehnte Resektion, das Fehlen funktionsfähigen Nebenschilddrüsengewebes bei untergegangenem Epithelkörperchenrest oder fehlendes Anwachsen des Autotransplantates. Üblicherweise erfolgt hier eine Dauermedikation mit Calcium und Vitamin-D-Präparaten. Alternativ kann dieses Krankheitsbild mit gutem Erfolg durch Replantation von autologem kältekonserviertem Nebenschilddrüsengewebe behandelt werden (12).

Der permanente Hypoparathyroidismus ist auch eine bekannte Komplikation nach Schilddrüsenresektionen. Die Therapie besteht in einer lebenslangen Gabe von Calcium und Vitamin-D-Präparaten. Nur selten erholt sich die Nebenschilddrüsenfunktion nach initialer mehrmonatiger ausgeprägter Hypokalzämie. Aufgrund der klinischen Symptomatik, insbesondere der Tetanieneigung bei lückenhafter Medikamenteneinnahme, aber auch durch Verkalkung der Stammganglien, erleiden diese Patienten eine erhebliche Einbuße ihrer Lebensqualität. Diese gravierende Komplikation läßt sich durch eine sorgfältige Präparationstechnik verhindern. So sollten bei allen subtotalen Strumaresektionen die Nebenschilddrüsen an ihren typischen Lokalisationsstellen prinzipiell aufgesucht und geschont werden. Liegt dabei eine Nebenschilddrüse so weit ventral auf der zu resezierenden Struma, daß sie nicht in situ belassen werden kann, so wird sie reseziert, in 2–3 kleine Würfel geschnitten und gegen Ende des Eingriffes in die kurze gerade Halsmuskulatur oder den M. sternocleidomastoideus implantiert. Die Technik entspricht dabei der oben beschriebenen Implantation in die Beugemuskulatur des Unterarmes. Die Ligatur der A. thyroidea inferior bei subtotaler Strumaresektion führt nicht zu einer vermehrten Hypokalzämierate auf Dauer, da hier ein ausreichendes Netz von Kollateralen die Nebenschilddrüsendurchblutung garantiert.

Demgegenüber darf bei einer „near total resection" der Schilddrüse bei Autoimmunthyroiditis, bei einer Hemithyroidektomie wegen einer follikulären Neoplasie oder bei einer Thyroidektomie bei Schilddrüsenkarzinom die A. thyroidea inferior nicht im Stamm ligiert werden. Vielmehr werden die zur Schilddrüse ziehenden Äste gesondert dargestellt und schilddrüsennah nach Ligatur getrennt. Die Nebenschilddrüsenarterien bleiben somit intakt, um eine ausreichende Durchblutung dieser Drüsen sicherzustellen, da die Kollateraldurchblutung aufgrund der vorausgegangenen Entfernung der Schilddrüsenhälfte häufig nicht mehr ausreicht.

> Eine Persistenz oder ein Rezidiv bei symptomatischer Hyperkalzämie stellt eine Indikation für einen Reeingriff dar. Permanente Unterfunktionszustände können durch Replantation von autologen kältekonserviertem Gewebe behandelt werden. Bei sehr ausgedehnten Schilddrüsenresektionen oder nach kompletter Lappenentfernung wird auf die Ligatur der A. thyroidea inferior verzichtet, um die Durchblutung der Nebenschilddrüsen nicht zu gefährden!

Sekundärer Hyperparathyroidismus

Der sekundäre Hyperparathyroidismus ist die Folge einer chronischen Übersekretion von Parathormon bei langdauernder Hypokalzämie. Er wird fast immer durch eine chronische Niereninsuffizienz ausgelöst, operationswürdige Verlaufsformen finden sich fast ausschließlich bei Hämodialysepatienten, wobei die Notwendigkeit einer Operation mit der Dauer der Dialyse zunimmt.

Klinik

Das Krankheitsbild unterscheidet sich wesentlich von dem des primären HPT. Typisch für die klinische Symptomatik sind chronische, wenig differenzierbare „rheumatische" Schmerzen am Bewegungsapparat, verursacht durch eine renale Osteopathie, selten Spontanfrakturen oder schmerzhafte Weichteilverkalkungen. In Zusammenhang mit einer chronischen Niereninsuffizienz besteht häufig ein quälender Juckreiz (6, 13). Bei stark ausgeprägter Hyperkalzämie können zusätzlich die hierfür typischen neuromuskulären Beschwerden auftreten.

Diagnostik

Laboruntersuchung

Der sekundäre HPT tritt in unterschiedlichen Schweregraden auf (Tab. 20.20). Wichtigste Laborparameter zur Klassifizierung des vorliegenden Stadiums der Erkran-

Tabelle 20.20 Stadieneinteilung des sekundären Hyperparathyroidismus

Stadium	I	II	III
Serumcalcium (mmol/l)	< 2,6	< 2,6	> 2,6
Alkalische Phosphatase (U/l)	< 300	> 300	normal oder erhöht
Röntgenbefund Finger	normal	subperiostale Resorptionen	normal oder subperiostale Resorptionen

kung sind die Bestimmung von Calcium und alkalischer Phosphatase im Serum. Die Höhe des Parathormonwertes ist im Gegensatz zum primären HPT von untergeordneter Bedeutung, da dieser Wert bei jeder chronischen Niereninsuffizienz unabhängig vom Ausmaß der Nebenschilddrüsenüberfunktion ohnehin erhöht ist. Eventuell können innerhalb weniger Monate stark ansteigende Parathormonwerte die Operationsindikation festigen.

Weitere Untersuchungen

Ergänzend zu den Laboruntersuchungen sollte routinemäßig eine Röntgenuntersuchung der Hand erfolgen, wobei sich an der Radialseite der Mittelphalangen typische Veränderungen einer renalen Osteopathie (subperiostale Resorptionszonen) finden können. Bei fraglicher Operationsindikation kann zusätzlich eine Beckenkammbiopsie durchgeführt werden, wobei eine Faserknochenbildung mit ausgeprägter Osteoklastenvermehrung und gleichzeitiger Zunahme der Osteoblasten für eine Operationsindikation sprechen.

Therapie

Die Behandlung der überwiegenden Anzahl der Patienten erfolgt konservativ und besteht in phosphatarmer Diät, oraler Gabe von Phosphatbindern, Calcium und dem Vitamin-D-Hormon 1,25-DOHCC.

Operationsindikation (⇒ 20.5)

Nur für etwa 5% aller chronisch niereninsuffizienten Patienten ergibt sich eine Operationsindikation. Diese ist unzweifelhaft bei einem Stadium III und relativ bei einem Stadium II gegeben (8).

⇒ **20.5 Operationsindikationen beim sekundären Hyperparathyroidismus**

Absolute Indikation
Stadium III (Tab. 20.**20**).

Relative Indikation
Stadium II (Tab. 20.**20**), abhängig von Beschwerden und Ausmaß der renalen Osteopathie.

Kontraindikation
Stadium I (Tab. 20.**20**).

Die Therapie des sekundären HPT ist normalerweise konservativ, nur bei fortgeschrittenen Stadien, insbesondere bei einer Hyperkalzämie ergibt sich eine Operationsindikation!

Operationstechnik

Operationsverfahren der Wahl ist die oben beschriebene totale Parathyroidektomie mit Autotransplantation von frischem Nebenschilddrüsengewebe in die Unterarmbeugemuskulatur. Als Alternativverfahren kommt eine subtotale Parathyroidektomie (3½-Resektion) in der ebenfalls oben beschriebenen Technik in Frage. Besonderer Vorteil des erstgenannten Verfahrens ist nach den bisherigen Erfahrungen die etwas häufigere postoperative Normalisierung des Calciumstoffwechsels (bei ca. 90% aller Patienten), ferner können vom Autotransplantat ausgehende Rezidive durch partielle Exzision des Nebenschilddrüsengewebes in Lokalanästhesie behandelt werden. Demgegenüber müssen Rezidive, die nach subtotaler Parathyroidektomie von einem Epithelkörperchentest am Hals ausgehen, durch eine erneute Halsexploration angegangen werden. Die totale Parathyroidektomie mit Autotransplantation scheint daher Vorteile gegenüber der subtotalen Parathyroidektomie zu besitzen (6, 8, 9).

Bei der operativen Behandlung der sekundären HPT sollte neben der Entfernung der Nebenschilddrüsen am Hals routinemäßig zusätzlich eine zervikale Thyroidektomie erfolgen, um eine evtl. vorhandene überzählige Drüse im Thymus mit zu entfernen, die die Ursache für ein späteres Rezidiv sein kann. Eine überzählige Nebenschilddrüse im Thymus findet sich bei bis zu 5% aller Patienten. Routinemäßig muß zusätzlich eine Kältekonservierung von ausreichend viel Nebenschilddrüsengewebe erfolgen, um einen eventuell auftretenden postoperativen Hypoparathyroidismus operativ behandeln zu können (12).

Operationsverfahren der Wahl ist die totale Parathyroidektomie mit Autotransplantation, alternativ kommt eine subtotale Parathyroidektomie in Frage. Gleichzeitig sollte eine zervikale Thymektomie vorgenommen werden!

Nachbehandlung

Bis zu einer ausreichenden Funktionsaufnahme des Autotransplantates oder des Nebenschilddrüsenrestes im Halsgebiet ist eine Medikation mit Calcium und Vitamin-D-Hormon erforderlich. Diese kann meist innerhalb des ersten halben Jahres reduziert werden, wenn das Skelett ausreichend rekalzifiziert ist. Ist danach noch eine hochdosierte Substitutionstherapie erforderlich, so ist von einer permanenten Nebenschilddrüsenunterfunktion auszugehen. Diese wird durch Replantation von autologem kältekonserviertem Parathyroideagewebe behandelt.

Literatur

1 Akerström, G., J. Malmaeus, R. Bergström: Surgical anatomy of human parathyroid glands. Surgery 95 (1984) 14–21
2 Fujimoto, Y., T. Obara, Y. Ito, K. Kanazawa, Y. Aiyoshi, M. Nobori: Surgical treatment of ten cases of parathyroid carcinoma: importance of an initial en bloc tumor resection. Wld J. Surg. 8 (1984) 392–400
3 Granberg, P.-O., B. Cedermark, L.-O. Farnebo, B. Hamberger: Surgery of primary hyperparathyroidism: indica-

tions, intraoperative decision-making and results. In Rothmund, M., S. A. Wells: Parathyroid Surgery. Karger, Basel 1986 (p. 93–105)
4 Kern, K. A., T. H. Shawker, J. L. Doppman, D. L. Miller, S. J. Marx, A. M. Spiegel, G. D. Aurbach, J. A. Norton: The use of high-resolution ultrasound to locate parathyroid tumors during reoperations for primary hyperparathyroidism. Wld J. Surg. 11 (1987) 579–585
5 Ljungberg, O., S. Malini: Review: the use of parathyroid ultrasonography in the management of primary hyperparathyroidism. Amrr. J. med. Sci. 296 (1989) 51–58
6 Niederle, B., H. Hörandner, R. Roka, W. Woloszczuk: Parathyroidektomie und Autotransplantation beim renalen Hyperparathyroidismus. Chirurg 60 (1989) 665
7 Rothmund, M.: Operationsplanung bei primärer Epithelkörperchenhyperplasie und Rezidiveingriffen. Langenbecks Arch. Chir. 361 (1983) 585–589
8 Rothmund, M.: Surgical treatment of secondary hyperparathyroidism: indication, operative management and results. In Rothmund, M., S. A. Wells: Parathyroid Surgery. Karger, Basel 1986 (p. 186–205)
9 Rothmund, M., P. K. Wagner: Reoperations for persistent and recurrent secondary hyperparathyroidism. Ann. Surg. 207 (1988) 310
10 Russel, C. F., A. J. Edis: Surgery of primary hyperparathyroidism: experience with 500 consecutive cases and evaluation of the role of surgery in the asymptomatic patient. Brit. J. Surg. 69 (1982) 244–247
11 Scholz, D. A., D. C. Purnell: Asymptomatic primary hyperparathyroidism. 10-year prospective study. Mayo Clin. Proc. 56 (1981) 473
12 Wagner, P. K.: Konservierung und Transplantation der Nebenschilddrüsen. In Rothmund, M.: Hyperparathyreoidismus. Thieme, Stuttgart 1991 (S. 216–228)
13 Wagner, P. K., J. Eckhard, M. Rothmund: Subtotale Parathyreoidektomie versus totale Parathyreoidektomie mit Autotransplantation beim sekundären Hyperparathyreoidismus, eine randomisierte Studie. Chirurg 62 (1991) 189
14 Wagner, P. K., H. G. Seesko, A. Zielke, F. Meier, M. Rothmund: Primärer Hyperparathyreoidismus – Ein Krankheitsbild hat sich gewandelt. Dtsch. med. Wschr. 115 (1990) 1419
15 Wang, C.-A.: The anatomic basis of parathyroid surgery. Ann. Surg. 183 (1976) 271–275
16 Wells, S. A., G. S. Leight, M. Hensley, W. G. Dilley: Hyperparathyroidism associated with the enlargement of two or three parathyroid glands. Ann. Surg. 202 (1985) 533–538

Endokrine Pankreastumoren

O. Kisker und M. Rothmund

Endokrine Pankreastumoren entstammen verschiedenen Zelltypen der Langerhans-Inseln, in welchen eine Vielzahl verschiedener Hormone synthetisiert werden. Sie sind pluripotent, d. h. eine bestimmte Zellart kann unterschiedliche Hormone produzieren. Da sie wie alle peptidhormonproduzierenden Zellen – durch das Vorhandensein der Dopa-Decarboxylase – Amine und deren Vorläufer aufnehmen und decarboxylieren können, gehören sie in die Gruppe des APUD-Systems (amine and precursor uptake and decarboxylation).
Bei den endokrinen Pankreastumoren sind keine gesicherten histologischen Malignitätskriterien bekannt, so daß nur ein invasives, organüberschreitendes Wachstum sowie eine Metastasierung als Malignitätskriterium anerkannt ist. Einen weiteren Hinweis auf die Malignität eines endokrinen Tumors liefert der immunhistochemische Nachweis der α-Kette des humanen Choriongonadotropins (α-HCG).
Eine Klassifikation der endokrinen Tumoren erfolgt zunächst durch die klinische Symptomatik und wird durch den Hormonnachweis im Serum sowie durch den immunhistochemischen Hormonnachweis im Tumor unterstützt (Tab. 20.**21**).

Tabelle 20.**21** Klassifikation der endokrinen Tumoren

Typ	Malignitätsrate	Hormon	Zellulärer Ursprung	Extrapankreatische Lokalisation
Insulinom	<10%	Insulin	B-Zelle	1%
Gastrinom	>50%	Gastrin	G-Zelle	ca. 50%
Vasoaktives intest. Polypeptinom	40%	vasoaktives intest. Polypeptid	D_1-Zelle	5–20%
Glukagonom	<70%	Glucagon	A-Zelle	selten
Somatostatinom	>40%	Somatostatin	D-Zelle	15%
Pankreatisches Polypeptinom	>70%	pankreatisches Polypeptid	PP-Zelle	?
Karzinoid	?	Serotonin	EC-Zelle	?
Kortikotropinom	>99%	Corticotrophin	?	–
Parathyrinom	>99%	?	?	?
Neurotensinom	?	Neurotensin	?	?
Kalzitoninom	?	Calcitonin	?	?
Hormoninaktive Tumoren	>60%	?	?	–

Von den funktionell aktiven Tumoren werden solche, die keine auf der Übersekretion eines Hormons beruhende klinische Symptomatik haben, unterschieden. Funktionell nicht aktive Pankreastumoren rufen lediglich durch ihre Raumforderung Symptome hervor, wie sie auch Tumoren des exokrinen Pankreas verursachen. Bei diesen Tumoren werden entweder symptomatisch nicht wirksame Hormone oder Hormonbruchstücke gebildet oder sie haben die Fähigkeit zur Hormonsynthese und/oder -sekretion verloren. Bei diesen Tumoren sind die typischen endokrinen immunhistologischen Tumormarker (Chromogranin A und C, neuronspezifische Enolase) nachweisbar (8, 19).

Insulinom (Abb. 20.7)

Insulinome sind die häufigsten endokrinen Pankreastumoren und gehen von den insulinproduzierenden β-Zellen der Langerhans-Inseln aus. Die autonome, nicht geregelte Insulinsekretion führt zu Hypoglykämien, mittelbar auch zu einer erhöhten Adrenalinausschüttung. Über 99 % aller Insulinome sind intrapankreatisch gelegen, wobei sie keinen bestimmten Pankreasabschnitt bevorzugen. Nur 1 % liegt außerhalb, jedoch in unmittelbarer Nachbarschaft der Bauchspeicheldrüse. Die meisten Insulinome sind solitär und benigne (90 %). Da sie meist kleiner als 2 cm im Durchmesser sind, gelingt eine Lokalisation präoperativ seltener als bei einer sorgfältigen chirurgischen Exploration des Pankreas. Frauen sind häufiger betroffen als Männer (2 : 1). Der Altersgipfel liegt in der 4. und 5. Dekade (8). Insulinome können im Rahmen des MEN-I-Syndroms auftreten. Daher ist bei jedem Patienten mit Insulinom ein Hypophysenvorderlappenadenom und ein primärer Hyperparathyroidismus auszuschließen.

> Insulinome sind in 10 % aller Fälle maligne, multipel und dem MEN-I-Syndrom zugehörig!

Klinik

Rezidivierende Hypoglykämien, welche bevorzugt am frühen Morgen oder nach körperlicher Anstrengung auftreten, sind Ursache für das Beschwerdebild des Patienten. Im Vordergrund stehen vegetative (Heißhunger, Schweißausbruch, Kopfschmerzen, Müdigkeit), neurologische (Bewußtlosigkeit, Krampfanfälle, Sprachstörungen, Sehstörungen) und psychische (Depressionen, delirante Verstimmungen) Symptome. Gelegentlich dauert es bis zur Diagnosestellung Monate oder Jahre, da die neurologischen oder „psychiatrischen" Symptome fehlgedeutet werden.

Fast immer sind Patienten mit einem Insulinom übergewichtig, da sie, um hypoglykämischen Phasen entgegenzuwirken (Leitsymptom: Heißhunger), häufig kalorienreiche Zwischenmahlzeiten zu sich nehmen (1).

> Wichtig ist eine gründliche Anamnese, um die Symptome zu erfassen!

Diagnostik

Der Verdacht auf das Vorliegen eines Insulinoms wird, nach ausführlicher Anamnese, durch den Nachweis der Whipple-Trias erhärtet:
- Nachweis charakteristischer hypoglykämischer Symptome nach Fasten,
- Blutzuckerspiegel unter 40 mg% während des Fastens,
- Verschwinden der Symptome nach i. v. Injektion von Glucose.

Auf diesem Prinzip beruht der für die Diagnostik entscheidende Hungerversuch. Hierbei werden bei dem fastenden Patienten in regelmäßigen, meist halbstündigen Abständen Blutzucker, Insulin und C-Peptid (connecting peptide) bestimmt. Sehr wichtig ist es, die Abbruchkriterien genau zu beachten, da auch bei Gesunden Blutzuckerspiegel bis 40 mg% vorkommen können. Ein Abbruch sollte immer erst bei Auftreten hypoglykämischer Sym-

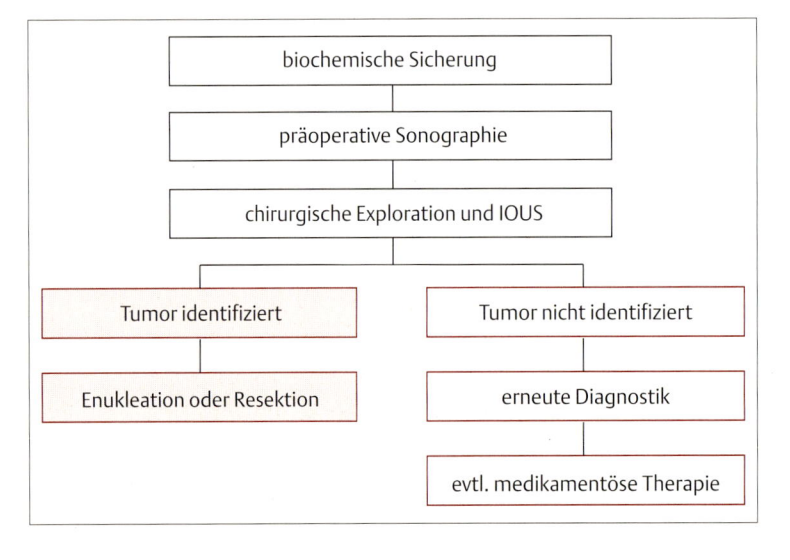

Abb. 20.7 Konzept zur Diagnose und Behandlung von Insulinomen.

```
biochemische Sicherung
        ↓
präoperative Sonographie
        ↓
chirurgische Exploration und IOUS
        ↓
   ┌────┴────┐
Tumor      Tumor nicht
identifiziert  identifiziert
   ↓            ↓
Enukleation   erneute Diagnostik
oder Resektion    ↓
           evtl. medikamentöse Therapie
```

ptome erfolgen, wobei dies unter strengster ärztlicher Beobachtung bei 80% der Patienten mit einem Insulinom binnen 24, bei 95% innerhalb von 48 und bei 100% innerhalb von 72 Stunden der Fall ist. Beweisend für ein Insulinom ist folgende Konstellation:
- Blutzuckerwerte zwischen 20 und 40 mg%,
- normale bzw. erhöhte Insulinwerte,
- normale bzw. erhöhte Werte für C-Peptid,
- insulinogener Index (Insulin: Glucose) über 0,5.

Bei Patienten mit Hypoglykämien aus anderer Ursache sistiert die Insulin- und C-Peptid-Sekretion während des Fastens. Erhöhte C-Peptid-Spiegel (C-Peptid wird während der Metabolisierung von Proinsulin zu Insulin abgespalten) weisen den endogenen Ursprung des Insulins nach und dienen in diesem Zusammenhang zur Abgrenzung von Patienten mit einer durch exogene Insulinzufuhr bedingten Hypoglykämie (Hypoglycaemia factitia) (1, 6).

Differentialdiagnose

Bedingt durch die Symptome des Hyperinsulinismus müssen Anfallsleiden und andere mit einer Hypoglykämie einhergehende Erkrankungen ausgeschlossen werden. Bei folgenden Krankheitsbildern können Hypoglykämien ohne Hyperinsulinismus auftreten:
- schwere Leberfunktionsstörungen,
- endokrine Unterfunktionsstörungen (schwere Hypothyreose, Nebennierenrindeninsuffizienz),
- angeborene Leberenzymdefekte,
- reaktiv auftretende Hypoglykämien nach Nahrungszufuhr (Magen-, Darmerkrankungen, Fructose- oder Galactoseintoleranz).

Immer muß differentialdiagnostisch an eine Hypoglycaemia factitia gedacht werden, bei der sich Patienten Insulin oder orale Antidiabetika zuführen (1).

Lokalisationsdiagnostik

Heutzutage steht ein großes Spektrum an Lokalisationsmethoden zur Verfügung. Wegen der geringen Größe der Insulinome gelingt allerdings eine präoperative Lokalisation nicht immer.

Sonographie (US). Sie empfiehlt sich als Eingangsuntersuchung. Bei mindestens 1 cm großen Tumoren zeigt sie eine Sensitivität von 70–80% im Pankreaskopf- und -korpusbereich und 30–40% im -schwanzbereich (2, 3, 6, 15). Die Insulinome stellen sich dabei als glatt begrenzte, echoarme im echoreichen exokrinen Pankreas gelegene Bezirke dar. Hierbei ist allerdings nicht nur die Lokalisation des Primärtumors von Interesse, sondern auch das mögliche Vorliegen von Metastasen.

Computertomographie (CT). Die häufig verwendete CT bietet mit einer Sensitivität von 30–70% keine wesentlichen Vorteile gegenüber der Ultraschalldiagnostik. Hierbei zeigen sich die endokrinen Tumoren nach Kontrastmittelbolusinjektion als Kontrastmittelanreicherungen im Pankreas (2, 3, 6, 15, 23).

Kernspintomographie (MRT). Über den Stellenwert dieser Untersuchungsmethode läßt sich noch keine sichere Aussage machen, allerdings zeigen erste Veröffentlichungen nur eine Treffsicherheit von 25% (3, 23).

Superselektive Arteriographie. Diese Möglichkeit der Darstellung der das Pankreas versorgenden Äste des Truncus coeliacus und der A. mesenterica superior, bei welcher sich das Insulinom als hypervaskularisierter Befund darstellt, wird mit einer Empfindlichkeit von 35–91% (im Mittel 65%) beschrieben (2, 3, 6, 15, 23). Tumoren bis zu einer Größe von 5 mm können dargestellt werden.

Perkutanes Venensampling (PVS). Bei dieser Untersuchung werden Blutproben zur Insulinbestimmung aus verschiedenen Venen, die das Pankreas drainieren, entnommen. Eine vergleichsweise signifikant erhöhte Hormonkonzentration aus einem bestimmten Bereich regionalisiert den endokrinen Tumor in einem Pankreasabschnitt. Die Sensitivität dieser kostenintensiven Untersuchungsmethode wird in der Literatur mit 89–95% angegeben (2, 3, 15, 23). Allerdings erlaubt sie nur eine Regionalisierung des endokrinen Tumors, so daß diese Methode allgemein erst nach erfolglosen Operationen empfohlen wird.

Somatostatinrezeptorszintigraphie (SRS). Diese Methode basiert auf der Tatsache, daß endokrine Tumoren Somatostatinrezeptoren besitzen (Insulinom unter 40%). Sie zeigt mit einer Sensitivität von unter 50% keinen Vorteil gegenüber den herkömmlichen Lokalisationsverfahren (6, 10, 25).

Endoskopische Ultraschalluntersuchung (EUS). Diese Lokalisationsmethode ist weitaus sensitiver. Hierbei können 95% aller endokrinen Tumoren im Pankreaskopf-, 78% im Pankreaskorpus- und 60% im Pankreasschwanzbereich lokalisiert werden (6, 13).

Intraoperative Sonographie (IOUS). Im Gegensatz zu den präoperativen Lokalisationsmethoden werden durch einen erfahrenen Chirurgen unter Nutzung der IOUS (Abb. 20.**8**) bessere Lokalisationsergebnisse erzielt (4, 6, 14, 17). So zeigten unterschiedlichste Studien eine Sensi-

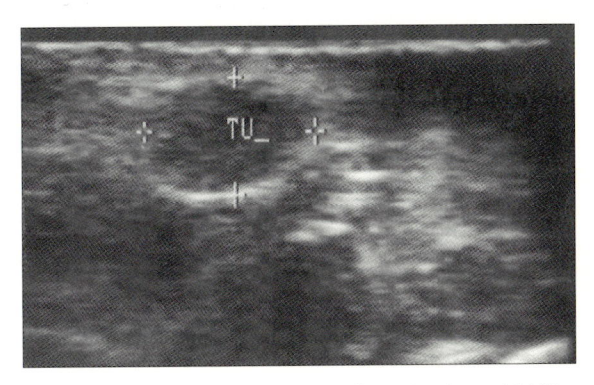

Abb. 20.**8** Intraoperative Sonographie mit einem 10-MHz-US-Scanner: zur Darstellung kommt ein 10 mm großes echoarmes, glatt begrenztes Insulinom (TU).

tivität bis zu 90 % für die Palpation und den intraoperativen Ultraschall sowie bei einer Kombination beider Verfahren eine Sensitivität von 95 % und mehr (2, 4, 15).

Therapie

Operationsindikation

Die Indikation zur Operation ist gegeben, sobald die Diagnose „organischer Hyperinsulinismus" durch die oben geschilderten Untersuchungen feststeht. Der Tumor muß nicht unbedingt durch lokalisationsdiagnostische Verfahren abgebildet sein, da eine sorgfältige Freilegung und Palpation der Drüse durch einen erfahrenen Chirurgen sowie die intraoperative Sonographie an Sensitivität alle präoperativen diagnostischen Verfahren übertreffen. Bei malignen Insulinomen, einhergehend mit schweren Hypoglykämien und Lebermetastasen, sind operative Eingriffe mit dem Ziel der Entfernung des Primärtumors und der Reduktion der Metastasenlast in der Leber indiziert, wenn das Risiko kalkulierbar ist. Bei hormonell inaktiven, malignen Insulinomen ist die Indikation wie bei exokrinen Pankreastumoren zu sehen. Liegt keine diffuse Metastasierung vor, sollte reseziert werden. Bei einer ausgedehnten Metastasierung in Lymphknoten und vor allem in die Leber führen lediglich Symptome, die durch Raumforderung und Obstruktion entstehen, zur Indikation für eine dann palliative Operation.

Aufklärung

Bei Ersteingriffen aufgrund eines organischen Hyperinsulinismus ist das Operationsrisiko gering, die Letalitätsrate schwankt zwischen 0 und 6 %. Bei Wiederholungseingriffen steigt sie jedoch bis auf das 3fache an. Im Zuge des Gesprächs ist der Patient hinsichtlich der Zielsetzung und Methodik der Operation aufzuklären, wobei darauf hinzuweisen ist, daß die endgültige Methode erst intraoperativ festgelegt werden kann. Bei Behandlung durch einen erfahrenen, spezialisierten Chirurgen liegt die Erfolgsquote beim Hyperinsulinismus bei über 95 % (15). Neben allgemeinen Komplikationen, wie z. B. Wundinfektionen, Peritonitis, Nachblutungen sowie Ausbildung intraabdomineller Abszesse, ist der Patient ebenfalls über organspezifische Komplikationen in der Pankreaschirurgie aufzuklären. Diese sind:
- Milzverletzung bei Pankreasexploration, mit einer daraus folgenden eventuellen Splenektomie,
- Ausbildung einer Pankreasfistel (in 10–20 %), welche jedoch oft spontan abheilt,
- Auftreten einer (Retentions-) Pseudozyste (5 %), besonders nach Tumorenukleation, deren Ausbildung eventuell einen erneuten Eingriff erfordert (Zystojejunostomie),
- Ausbildung einer postoperativen Pankreatitis und
- eines postoperativen Diabetes mellitus (in ca. 10 %) bei ausgedehnter Pankreasresektion.

Die Komplikationsrate ist bei Pankreaskopfresektionen höher und durch die Rekonstruktion bestimmt (z. B. Anastomoseninsuffizienz an der Pankreatikojejunostomie).

Operationstechnik

> Nach biochemischer Sicherung und dem Ausschluß einer diffusen Lebermetastasierung durch US sollte die chirurgische Exploration des Pankreas erfolgen!

Die Zusammenfassung der operativen Technik gibt 20.3. Die Operation beginnt mit einer Inspektion, Palpation und einer intraoperativen US-Untersuchung der Leber, um kleine Metastasen auszuschließen. Um das Pankreas in seiner Gesamtheit zu inspizieren und zu palpieren, muß es anschließend großzügig freigelegt werden. Dies wird durch die Mobilisation des Duodenums und des Pankreaskopfes (Kocher-Manöver) sowie durch die Ablösung des restlichen Pankreas vom Retroperitoneum erreicht. Vielfach wird noch zusätzlich die Milz mobilisiert, um sowohl den Pankreasschwanz und den Milzhilus korrekt explorieren zu können. Im Anschluß an die bidigitale Palpation wird das Abdomen mit Kochsalzlösung gefüllt und das Pankreas in seiner Gesamtheit mit einem hochauflösenden (10 MHz) US-Scanner abgesucht (Abb. 20.8). Vor allem die Problemzonen, wie der Kopfbereich, der Kopf-Korpus-Übergangsbereich und der Processus uncinatus, müssen Ziel einer ausgiebigen Untersuchung sein, da sich besonders in diesen Abschnitten kleine endokrine Tumoren der Palpation entziehen können. Abhängig von der Lokalisation des Tumors sollte im Kopf-Korpus-Bereich eine Enukleation und bei Schwanztumoren eine Pankreaslinksresektion durchgeführt werden. Die intraoperative US-Untersuchung kann durch die Darstellung der Lagebeziehung des Tumors zu wichtigen Strukturen (z. B. Pankreashauptgang) bei der Entscheidung des richtigen Therapieverfahrens beitragen (14, 17).

20.3 Operationstechnik beim benignen Insulinom

Rippenbogenrandschnitt beidseits. Inspektion, Palpation und Sonographie der Leber zum Ausschluß von Metastasen. Unabhängig von sicheren oder verdächtigen Befunden der präoperativen Lokalisationsdiagnostik Mobilisation des Pankreaskopfes nach Kocher und sorgfältige Palpation sämtlicher Kopfabschnitte inkl. des Processus uncinatus. Durchtrennung des Lig. gastrocolicum, Exposition von Pankreaskorpus- und -schwanzbereich. Abheben von Pankreaskorpus und -schwanz vom Retroperitoneum nach Inzision des Retroperitoneums am Unterrand der Drüse, evtl. Mobilisation auch der Milz unter Erhaltung ihrer Durchblutung und Schonung ihrer Kapsel. Abheben des gesamten Pankreaskorpus- und -schwanzbereich vom Retroperitoneum und bidigitale Palpation, beginnend von rechts im Bereich der V. mesenterica superior bis zum Pankreasschwanz und Milzhilus. Auf diese Weise werden mehr als 90 % der Insulinome lokalisiert. Eingeben von Kochsalzlösung in den Oberbauch und sonographische Darstellung der gesamten Drüse mit einem 7,5- oder besser 10-MHz-Schallkopf: zur Suche nach einem Insulinom, wenn palpatorisch bislang keines lokalisiert wurde, oder zur Bestätigung des Befundes, d.h. eines echoarmen rundlichen Gebildes im echoreichen exokrinen Pankreas, außerdem zur Definition der Lagebeziehung des endokrinen Tumors zum Ductus pancreaticus und den großen Gefäßen. Liegt der Tumor im Pankreaskopf- oder -korpusbereich, ist eine Enukleation vorzusehen. Hierzu muß eine evtl. über dem Tumor liegende dünne Parenchymschicht unter subtiler Blutstillung mit der bipolaren Diathermie durchtrennt werden. Der sehr gut durchblutete Tumor wird anschließend schrittweise und langsam, ebenfalls unter wiederholter Blutstillung, mit der bipolaren Diathermie aus seinem Lager ausgelöst. Die geschaffene Wundhöhle läßt man offen. Sie wird mit einer weichen Silicondrainage unter Sog (Jackson-Pratt-Drain) nach außen drainiert. Sehr selten, wenn die Wundhöhle sehr tief und nahe an großen Pankreasgängen gelegen ist und wenn das Pankreas chronisch entzündlich verändert und damit gut nahtfähig ist, empfiehlt es sich, eine Roux-Schlinge auszuschalten, um eine evtl. entstehende Pankreasfistel in den Darm zu drainieren.

Bei Tumoren im distalen Korpus- und im Schwanzbereich empfiehlt sich als Standardtherapie die Linksresektion inkl. des Tumors. Dies kann unter Erhaltung von A. und V. lienalis geschehen, wenn man von links her den Schwanz von den Gefäßen abpräpariert, unter Ligatur der kleinen Arterien- und Venenäste, welche das distale Pankreas versorgen. Fischmaulförmige Resektion des distalen Pankreas, Umstechung des Ductus pancreaticus auf der Schnittfläche und Naht mit Maxon der Stärke 4-0. Während der Operation empfiehlt es sich, in Absprache mit dem Anästhesisten, nur wenig Glucoselösung zu infundieren, um so den Glucosespiegel nicht höher als 100 mg% steigen zu lassen. Hiermit bewahrt man sich die Chance, die reaktive Hyperglykämie als Beleg für eine vollständige Entfernung des überfunktionierenden β-Zell-Gewebes dokumentieren zu können. Üblicherweise steigt der Blutzuckerspiegel nach erfolgter Insulinomexstirpation bis zum Nachmittag oder frühen Abend des Operationstages auf 300–450 mg% an. Die Autoren intervenieren nur durch i.v. Gabe von Altinsulin bei Blutzuckerspiegeln von über 400 mg%, da sich erfahrungsgemäß die Hyperglykämie bis zum nächsten Tag normalisiert.

Durch die oben beschriebene standardisierte Exploration des Pankreas, unter Zuhilfenahme der IOUS, können Chirurgen heutzutage mehr als 95% aller Insulinome lokalisieren (9, 15). Umfangreiche präoperative Lokalisationsmaßnahmen sind allgemein nur vor Zweiteingriffen berechtigt. Hierbei sind vor allem – nach einer erneuten biochemischen Sicherung – die endoskopische US-Untersuchung, die perkutane transhepatische Portographie und die superselektive Arteriographie erfolgversprechend (17).

Prognose

Die Prognose der Patienten, die an einem benignen Insulinom erkrankt sind, wird allgemein als sehr günstig angesehen. Die Heilungsrate wird in der modernen Literatur mit bis zu 97,5% angegeben (6, 15).

Maligne Insulinome

Bei malignen, symptomatischen Insulinomen sollte auch bei Vorliegen einer Lebermetastasierung zur symptomatischen Behandlung des Hyperinsulinismus und wegen des langsamen Wachstums eine chirurgische Therapie erwogen werden. Hierbei muß die Operation so aggressiv wie möglich sein. Der Primärtumor sollte zusammen mit allen oder wenigstens der Hauptmasse der Metastasen entfernt werden, da eine konservative Therapie mit Diazoxid problematisch ist.

Bei Tumoren im Bereich des Pankreaskorpus oder -schwanzes ist eine Pankreaslinksresektion und bei Tumoren im Pankreaskopf eine Whipplesche Operation zu empfehlen. Lebermetastasen werden entsprechend den Prinzipien der Metastasenchirurgie wie bei anderen Primärtumoren entfernt.

Bei Vorliegen eines chirurgisch nicht zu beeinflussenden Hyperinsulinismus (diffuse Metastasen) wird eine symptomatische medikamentöse Therapie mit Diazoxid und/oder Octreotid (Sandostatin) in Betracht gezogen. Beide Substanzen führen über unterschiedliche Mechanismen zu einer Hemmung der Insulinfreisetzung. Eine Symptomfreiheit kann allerdings nur in ca. 50% der Fälle erreicht werden. Als Ultima ratio kommt eine kombinierte Chemotherapie mit Streptozotocin, 5-Fluorouracil und Doxorubicin in Betracht (16).

Gastrinom (Abb. 20.9)

Das Zollinger-Ellison-Syndrom wurde 1955 erstmals beschrieben als eine Kombination aus (27):
– rezidivierenden jejunalen Ulcera,
– einer erhöhten Magensäuresekretion,
– einem Nicht-β-Zell-Tumor des Pankreas.

Die Symptome werden durch eine gesteigerte Gastrinsekretion aus solitären (80%) oder multiplen (10–20%) G-Zell-Tumoren hervorgerufen. Die Hypergastrinämie führt aufgrund der deutlich gesteigerten Säuresekretion zu peptischen Ulcera und zu einer säurebedingten Diarrhö.

Während früher die Entfernung des Zielorgans Magen therapeutisch im Vordergrund stand, verfolgt das heutige chirurgische Konzept, nach Einführung hochwirksamer Säuresekretionshemmer, wie H_2-Rezeptorantagonisten und Omeprazol, die Strategie, das Gastrinom und dessen Metastasen zu lokalisieren und zu entfernen (12, 24).

Zwischen 80 und 90% aller Gastrinome sind in dem sog. Gastrinoma-Dreieck lokalisiert, welches aus dem Duodenum, dem Pankreaskopf sowie dem Lig. hepatoduodenale gebildet wird (20). Gegenüber der früheren Annahme, daß ca. 80% aller Gastrinome im Pankreas und nur 20% im Duodenum liegen, konnte in einer kürzlich

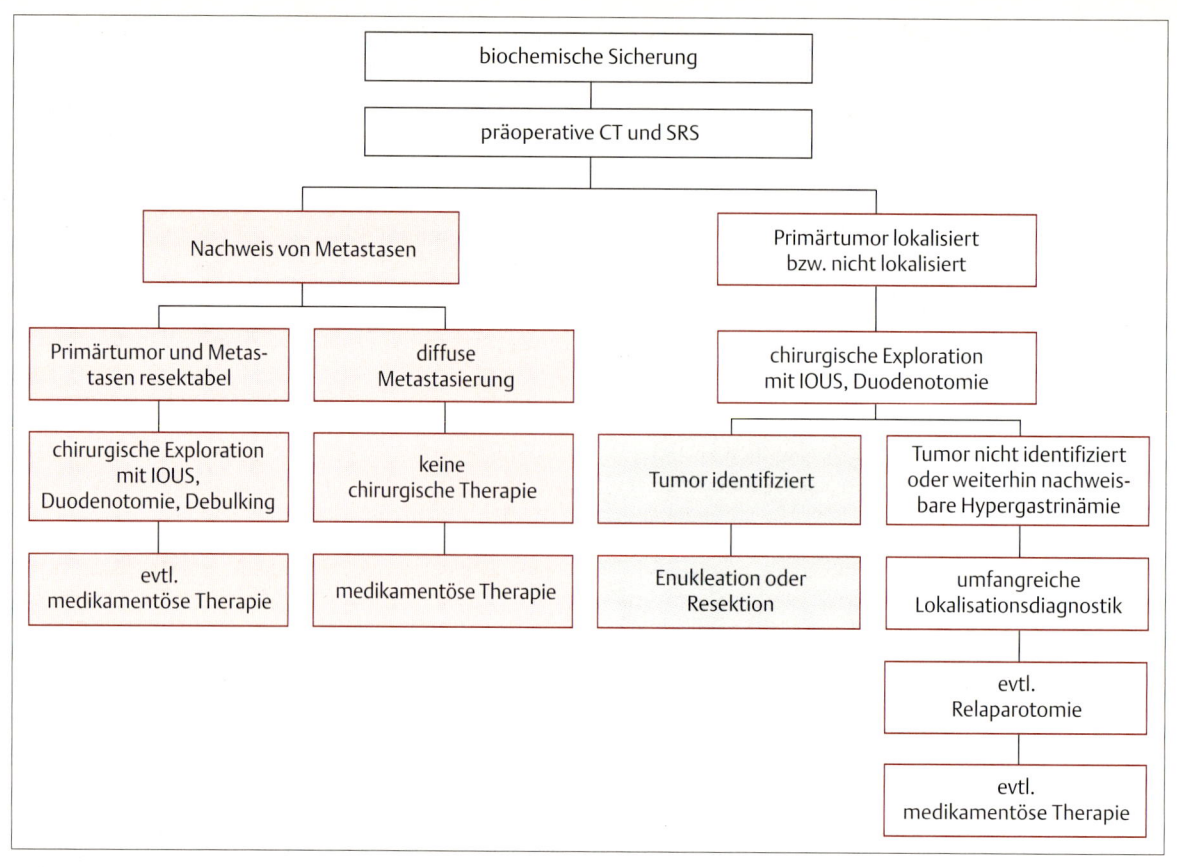

```
                    biochemische Sicherung
                              │
                    präoperative CT und SRS
                    ┌─────────┴─────────┐
          Nachweis von Metastasen    Primärtumor lokalisiert
                    │                bzw. nicht lokalisiert
         ┌──────────┴──────────┐              │
   Primärtumor und Metas-  diffuse      chirurgische Exploration
   tasen resektabel        Metastasierung    mit IOUS, Duodenotomie
         │                     │        ┌────────┴────────┐
   chirurgische Exploration  keine   Tumor          Tumor nicht identifiziert
   mit IOUS,                chirurgische identifiziert oder weiterhin nachweis-
   Duodenotomie, Debulking  Therapie               bare Hypergastrinämie
         │                     │            │              │
        evtl.            medikamentöse  Enukleation oder  umfangreiche
   medikamentöse Therapie  Therapie      Resektion      Lokalisationsdiagnostik
                                                              │
                                                           evtl.
                                                        Relaparotomie
                                                              │
                                                           evtl.
                                                      medikamentöse Therapie
```

Abb. 20.9 Therapiekonzept zur Behandlung von Gastrinomen.

veröffentlichten Arbeit gezeigt werden, daß sich ca. 70–80 % aller Gastrinome im Duodenum befinden (21).
Zum Zeitpunkt der Diagnosestellung sind zwischen 50 und 75 % der Gastrinome in die regionalen Lymphknoten und/oder in die Leber metastasiert. Das Geschlechtsverhältnis weiblich zu männlich beträgt 1 : 2; der Erkrankungsbeginn schwankt um das 50. Lebensjahr. Circa 25 % der Fälle kommen im Rahmen des MEN-I-Syndroms vor (8).

Klinik

Bedingt durch die Hypergastrinämie kommt es zu einer gesteigerten Säuresekretion und dadurch zu rezidivierenden peptischen Ulcera.

> Bei jedem wiederholt auftretenden Ulkus muß an ein Zollinger-Ellison-Syndrom gedacht werden!

Erste Hinweise auf das Vorliegen eines Zollinger-Ellison Syndroms sind:
- ein rezidivierendes Ulkusleiden, besonders nach Magenoperation,
- atypisch lokalisierte (jejunal) sowie multipel auftretende Ulcera,
- wiederholt auftretende Ulcera nach erfolgreicher Eradikationstherapie,
- ein gleichzeitiges Auftreten von Ulcera und Diarrhö.

Bei der klinischen Untersuchung findet man gelegentlich einen Druckschmerz im Epigastrium und rechten Oberbauch. Da Ulkuskomplikationen beim Zollinger-Ellison-Syndrom gehäuft auftreten, können Teerstuhl und Hämatemesis nachweisbar sein.
Eine weitere Folge der Hypersekretion des Magens ist in 75 % der Fälle eine sekretorische Diarrhö und in 50 % eine Steatorrhö (11, 24).

Diagnostik und Differentialdiagnose (Tab. 20.22)

Erhöhte Gastrinwerte sind hinweisend, aber nicht beweisend für das Vorliegen eines Zollinger-Ellison-Syndroms, da auch andere Erkrankungen mit einer Hypergastrinämie einhergehen können. So werden zwei Formen einer Hypergastrinämie unterschieden:
- die primäre Form, die mit einer erhöhten Magensäureproduktion einhergeht (z. B. Zollinger-Ellison-Syndrom),
- die sekundäre Form als Folge einer verminderten Magensäureproduktion (z. B. atrophische Gastritis bei perniziöser Anämie).

Eine Unterscheidung zwischen dem Zollinger-Ellison-Syndrom und der sekundären Hypergastrinämieform gelingt am ehesten durch die Messung des Magen-pH-Wertes sowie durch die Bestimmung der basalen Magensäuresekretion BAO (basic acid output) und der maximalen Säuresekretion MAO (maximal acid output)

Tabelle 20.22 Differentialdiagnosen zum Zollinger-Ellison-Syndrom

Erkrankungen, die mit einem normalen Gastrinspiegel im Serum einhergehen
- banale rezidivierende Ulcera
- Diarrhöen mit anderer Ursache

Primäre Form der Hypergastrinämie
- Zollinger-Ellison-Syndrom
- antrale G-Zell-Hyperplasie
- Magenausgangsstenose
- Antrumrest am Duodenalstumpf nach Billroth-II-Operation

Sekundäre Form der Hypergastrinämie
- perniziöse Anämie
- Zustand nach Vagotomie
- Zustand nach Resektion großer Dünndarmabschnitte
- chronische Niereninsuffizienz (Serumkreatinin > 3 mg/dl)

nach Pentagastrinstimulation. Beweisend für ein Zollinger-Ellison-Syndrom ist ein BAO von mindestens 15 mmol HCl/h sowie ein allenfalls geringer Anstieg der Säuresekretion nach der Stimulation mit Pentagastrin bei erhöhtem Serumgastrin.
Eine Differenzierung der unterschiedlichen Krankheitsbilder der primären Form, zu denen u. a. das Zollinger-Ellison-Syndrom gehört, gelingt durch den Sekretinprovokationstest. Typisch für ein Gastrinom ist, daß nach Bolusinjektion von zwei klinischen Einheiten Sekretin pro kgKg, ein Anstieg um mehr als das Doppelte des Ausgangswertes nach 5–10 Minuten erfolgt. Andere Erkrankungen, die mit einer primären Hypergastrinämie einhergehen, so z. B. die G-Zell-Hyperplasie, das Verbleiben eines Antrumrestes am Duodenalstumpf nach Billroth-II-Operation und die Magenausgangsstenose, zeigen bei diesem Test keinen Anstieg des Serumgastrins (12).

> Beweisend für ein Zollinger-Ellison-Syndrom sind deutlich erhöhte basale und stimulierte Gastrinspiegel im Serum zusammen mit einer erhöhten Säuresekretion des Magens!

Lokalisationsdiagnostik

Ähnlich wie bei den Insulinomen, gestaltet sich die Lokalisation eines Gastrinoms als außerordentlich schwierig, zumal Gastrinome in der Regel noch kleiner als Insulinome sind. Die Größe variiert mit der Lokalisation der Tumoren: pankreatische Gastrinome sind < 2 cm, Duodenalwandgastrinome < 1 cm im Durchmesser.
In einer Vielzahl von klinischen Studien wurden folgende Erfahrungswerte zur Lokalisation der Gastrinome für verschiedene Untersuchungsmethoden ermittelt (5, 10, 11, 13, 21, 22, 25, 26):
- Sonographie 20–50%,
- CT 30–40%,
- MRT 20–30%,
- superselektive Arteriographie 20–80%,
- perkutanes Venensampling (PVS) 77–96%,
- selektive arterielle Injektion von Sekretin, kombiniert mit Gastrinmessungen in Lebervenen (Imamura-Technik) 77–96%,
- Somatostatinrezeptorszintigraphie (SRS) 50–90%,
- Endosonographie 80% (Gastrinome im Pankreas).

Ebenso wie beim Insulinom ist eine präoperative Lokalisation der Gastrinome nicht immer erfolgreich. Zwar zeigen die invasiven Techniken (PVS) eine ausgesprochene hohe Sensitivität, wobei der Tumor hier aber nicht lokalisiert, sondern nur einem bestimmten Pankreasareal zugeordnet werden kann. Bei der SRS konnte in einer Studie eine sehr hohe Sensitivität von über 90% nachgewiesen werden, wobei hier eine Differenzierung zwischen Primärtumor und Metastasen nicht erfolgte (10). Demgegenüber konnte in einer weiteren Studie, die die präoperativen Lokalisationsergebnisse mit den jeweiligen intraoperativen Befunden verglich, gezeigt werden, daß die Lokalisation von Primärtumoren in nur ca. 50% der Fälle gelang. Nach diesen Daten wird das Problem der Lokalisation kleiner Gastrinome auch durch die SRS nicht gelöst. Demgegenüber konnte gezeigt werden, daß die SRS zur Lokalisation von Metastasen den anderen präoperativen Lokalisationsverfahren überlegen ist, so daß präoperativ immer eine SRS angezeigt ist (7, 25).
Auch bezüglich der Lokalisation eines Gastrinoms gilt, daß ein erfahrener Chirurg, unter Anwendung einer subtilen chirurgischen Exploration, unter Einschluß der intraoperativen Sonographie und Längsduodenotomie und separaten Palpation der Duodenalvorder- und -hinterwand, die größten Erfolge aufweisen kann (17, 21).

Therapie

Operationsindikation

Die Indikation zur Operation eines Patienten mit Zollinger-Ellison-Syndrom ist gegeben, sobald die Diagnose durch die oben genannten Tests gestellt ist und bildgebende Verfahren eine diffuse Metastasierung vor allem in der Leber ausgeschlossen haben.

Aufklärung

Der Patient mit einem Gastrinom sollte zum einen über die allgemeinen Komplikationen, andererseits aber auch zusätzlich darüber aufgeklärt werden, daß wegen der hohen primären Entartungsrate der Heilungserfolg bei nur ca. 40% liegt. Des weiteren ist zu erwähnen, daß die umfangreichere chirurgische Therapie (Duodenotomie) das Komplikationsrisiko – insbesondere das der Nahtinsuffizienz – erhöht.

Operationstechnik

> Nach biochemischer Sicherung und Ausschluß einer diffusen Lebermetastasierung durch CT und SRS sollte eine chirurgische Therapie erfolgen!

Die Zusammenfassung der Operationstechnik gibt 20.4. Zu Beginn der Operation werden zum Ausschluß

20.4 Operationstechnik beim Gastrinom

Rippenbogenrandschnitt beidseits. Exploration des Oberbauches. Inspektion und Palpation der Leber sowie intraoperative Sonographie der Leber zum Ausschluß evtl. präoperativ nicht erkannter Lebermetastasen. Mobilisieren des Pankreaskopfes nach Kocher und bimanuelle Palpation von Duodenum und Pankreaskopf inkl. Processus uncinatus. Bei sporadischen Gastrinomen Durchtrennung des Lig. gastrocolicum und Abpräparation von Pankreaskorpus und -schwanz vom Retroperitoneum sowie bidigitale Palpation des gesamten Organs. Die meisten pankreatischen Gastrinome werden auf diese Weise entdeckt. Hat man jedoch nichts gefunden bzw. will man einen Palpationsbefund bestätigen, wird Kochsalzlösung in den Oberbauch gegeben und die Drüse mit einer 7,5- oder 10-MHz-Schallsonde sonographiert. Ein Gastrinom stellt sich als echoarmes Gebilde im echoreichen Pankreas dar. Hierbei sind Lagebeziehungen zum Ductus pancreaticus und zu den großen Gefäßen wichtig. Die Exstirpation eines pankreatischen Gastrinoms erfolgt wie beim Insulinom. Bei Patienten mit einem MEN-I-Syndrom ist es wahrscheinlicher, daß duodenale statt pankreatische Gastrinome oder daß beide zusammen vorliegen. Immer ist mit multiplen Tumoren zu rechnen. In diesem Falle beginnt die Operation nach Durchführung eines Kocher-Manövers mit einer Längsduodenotomie vom Bulbus duodeni bis in Höhe des Processus uncinatus. Anschließend separate Palpation von Duodenalvorder- und -hinterwand. Diese Methode ist die sensitivste zur Entdeckung dieser kleinen, meist nur 2–5 mm großen Tumoren. Sie werden unter Mitnahme der sie bedeckenden Schleimhaut exzidiert, wobei gelegentlich die Schienung des Ductus choledochus und der Papille über eine Choledochotomie sinnvoll ist, um zu garantieren, daß die Papillenregion nicht verletzt wird. Verschluß des Duodenums einreihig allschichtig mit resorbierbaren Nähten (Fadenstärke 3-0).

von Lebermetastasen eine Inspektion, Palpation und eine intraoperative Sonographie der Leber durchgeführt. Daran schließt sich die Mobilisierung des Duodenums und des Pankreaskopfes nach Kocher an. Nach der bidigitalen Palpation des Duodenums und des gesamten Pankreas wird die Bauchspeicheldrüse sonographisch untersucht. Danach wird das Lig. hepatoduodenale exploriert. Nach Durchführung einer longitudinalen Duodenotomie erfolgt eine separate bidigitale Palpation der Vorder- und Hinterwand des Duodenums. Für duodenale Gastrinome ist sie die sensibelste aller Lokalisationsmethoden! Abhängig von der Lokalisation des Tumors sollte seine Exzision aus dem Duodenum bzw. seine Enukleation aus dem Pankreaskopf oder -korpus erfolgen. Bei Tumoren im Bereich des Pankreasschwanzes ist eine milzerhaltende Pankreaslinksresektion zu bevorzugen. Lebermetastasen sollten, im Gegensatz zum Insulinom, nur dann reseziert werden, wenn ein Großteil der Metastasen mit tolerierbarem Risiko zu entfernen ist (17, 21, 24). Diese Empfehlung wird durch die Tatsache begründet, daß es für das Zollinger-Ellison-Syndrom eine gute palliative Therapie in Form des Protonenpumpenblockers, evtl. in Kombination mit Octreotiden gibt.

Prognose

Die zunehmende Kenntnis des Zollinger-Ellison-Syndroms und die verbesserten Diagnosemöglichkeiten bringen es mit sich, daß heute ca. 40% der Patienten mit einem Gastrinom geheilt werden können. Dies bedeutet den Nachweis eines postoperativ normalen Serumgastrinwertes und eines negativen Sekretintests. Patienten, die einer operativen Behandlung nicht unterzogen bzw. die postoperativ als nicht geheilt angesehen werden können, sollten z.B. mit Omeprazol (Antra 10–120 mg/die) behandelt werden. Solche, bei denen bei der ersten Operation kein Primärtumor gefunden werden konnte, sollten nach einem Intervall von 6–12 Monaten einer Relaparotomie unterzogen werden, in deren Vorfeld dann aufwendigere präoperative Lokalisationsmethoden eingesetzt werden müssen. Besonders zu empfehlen sind der endoskopische Ultraschall, die SRS und PTP sowie die Imamura-Technik (24).

Endokrine Pankreastumoren im Rahmen der multiplen endokrinen Neoplasie I (MEN-I-Syndrom)

Endokrine Pankreastumoren können mit einem MEN-I-Syndrom einhergehen, welches wie folgt charakterisiert ist:
- Nebenschilddrüsenhyperplasie in 90%,
- Inselzelltumoren in 80% (Gastrinome [70%], Insulinome [30%]),
- Hypophysentumoren in 65% der Fälle.

Aus diesem Grunde ist ein Screening aller Patienten mit einem Inselzelltumor notwendig. Hierbei sollten verschiedene laborchemische Untersuchungen durchgeführt werden. In jüngster Zeit wurde die Genmutation entdeckt, die zu einem MEN-I-Syndrom führt. In medizinischen Zentren kann damit die Krankheit bzw. die Disposition dazu sicher festgestellt werden. Des weiteren muß eine MRT der Hypophyse veranlaßt werden, sofern laborchemische Hinweise auf ein Hypophysenadenom gegeben sind. Generell gilt, daß die endokrinen Pankreastumoren beim MEN-I-Syndrom multipel, klein und über das ganze Organ verteilt sind (9).

Gastrinome. Gastrinome sind mit 70% die häufigsten endokrinen Pankreastumoren beim MEN-I-Syndrom. Zunächst sollten Lebermetastasen durch eine US-Untersuchung ausgeschlossen werden. Anschließend muß abgeklärt werden, ob sich die Tumoren auf bestimmte Regionen des Pankreas konzentrieren. Hierzu eignet sich besonders die selektive arterielle Injektion von Sekretin, kombiniert mit Gastrinmessungen in Lebervenen (Imamura-Technik) (5, 22). Die Standardoperationen bei Patienten mit MEN-I-Gastrinom beinhalten eine ausgedehnte Pankreaslinksresektion (70–80%), eine Enukleation von Tumoren aus dem verbleibenden Kopf- bzw. Processus-uncinatus-Bereich und eine Exzision der hier fast immer vorhandenen Duodenalwandgastrinome. Patienten, bei denen die operative Therapie erfolglos war und solche, die eine diffuse Verteilung der Gastrinome bzw. eine diffuse Lebermetastasierung aufweisen, sind mit Protonenpumpenblockern zu behandeln (24).

Insulinome. Das MEN-I-Syndrom ist in 30% der Fälle mit einem Hyperinsulinismus assoziiert, wobei dann die insulinproduzierenden Tumoren fast immer multipel vorkommen. Oft werden bei den präoperativen Lokalisationsmethoden (CT, US, Angiographie) nur die großen Insulinome dargestellt, während die kleinen Tumoren unentdeckt bleiben. Auch bei der PVS ist eine Interpretation der Lokalisation wegen des multiplen Vorkommens ausgesprochen schwierig, so daß auch in dieser speziellen Situation präoperativ nur eine Sonographie des Abdomens zum Ausschluß einer diffusen Metastasierung erfolgen sollte. Dem schließt sich eine standardisierte chirurgische Exploration unter Zuhilfenahme der IOUS an, bei der eine 75- bis 85%ige distale Pankreasresektion sowie eine Enukleation von endokrinen Tumoren im Pankreaskopf erfolgen sollte. Unter Anwendung dieses Konzeptes konnten in einer Studie 17 von 18 Patienten erfolgreich behandelt werden (18).

Funktionell nicht aktive endokrine Pankreastumoren

Endokrine, funktionell inaktive Tumoren gehen nicht mit spezifischen klinischen Symptomen einher, da sie keine oder nicht ausreichend Hormone synthetisieren oder sezernieren können. Daher sind unspezifische Symptome wie z.B. Gewichtsverlust, abdominelle Beschwerden und palpable Tumormasse im Abdomen typisch. Sollte sich der funktionell nicht aktive Tumor im Pankreaskopfbereich befinden, ist eine Abgrenzung zum Pankreaskarzinom wegen einer ähnlichen Symptomatik (Cholestase, duodenale Obstruktion) schwierig. In diesem Zusammenhang empfiehlt sich eine Somatostatinrezeptorszintigraphie, da funktionell inaktive Pankreastumoren, im Gegensatz zum Pankreaskarzinom, häufig somatostatinrezeptorpositiv sind.

Funktionell nicht aktive Tumoren sind häufig maligne und zum Zeitpunkt der Diagnosestellung relativ groß (5–20 cm), so daß eine Lokalisation durch CT und Ultraschall immer gelingt.

Wegen ihres langsamen Wachstums ist nach Ausschluß einer diffusen Lebermetastasierung eine chirurgische Resektion, welche sich nach der Lokalisation des Tumors in der Bauchspeicheldrüse richtet, immer gerechtfertigt. Bei Lebermetastasen sollte zusätzlich eine Leberteilresektion erfolgen, wenn damit ein wesentlicher Teil des Befalls entfernt werden kann. Ein Drittel aller Patienten werden durch diese aggressive operative Therapie geheilt. Bei den übrigen Patienten muß sich eine postoperative Chemotherapie (Streptozotozin und 5-Fluorouracil) anschließen. Trotz der hohen Malignitätsrate ist die Prognose nach Operation und Chemotherapie gut. Die 5-Jahres-Überlebensrate beträgt 50% (16).

Andere endokrine Pankreastumoren

Andere endokrine Tumoren, wie z.B. das Glukagonom, Somatostatinom und PP-om sind ausgesprochen selten. Aus diesem Grunde wird in dieser Übersicht auf eine Erläuterung verzichtet und auf spezielle Literatur verwiesen, die im Literaturverzeichnis auch aufgeführt ist.

Literatur

1. Arnold, R., M. Rothmund: Diagnostik des organischen Hyperinsulinismus. Dtsch. med. Wschr. 114 (1989) 464–467
2. Böttger, T. C., W. Weber, J. Beyer, T. Junginger: Value of tumor localization in patients with insulinomas. Wld J. Surg. 14 (1990) 107–114
3. Doherty, G. M., J. L. Doppman, T. H. Shawker et al.: Results of a prospective strategy to diagnose, localize and resert insulinomas. Surgery 110 (1991) 989–996
4. van Heerden, J. A., C. S. Grant, P. F. Czako, F. J. Service, J. W. Charboneau: Occult functioning insulinomas: which localizing studies are indicated? Surgery 112 (1992) 1010–1015
5. Imamura, M., K. Takahashi, Y. Isobe, Y. Hattori, K. Satomura, T. Tobe: Curative resection of multiple gastrinomas aided by selective arterial secretin injection test and intraoperative secretin test. Ann. Surg. 210 (1989) 710–718
6. Kisker, O., D. Bastian, M. Frank, M. Rothmund: Lokalisationsdiagnostik bei Insulinomen: Erfahrungen bei 25 Patienten mit sporadischen Tumoren. Med. Klin. 91 (1996) 349–354
7. Kisker, O., D. Bartsch, R. J. Weinel, K. Joseph, U. Welcke, F. Zaraca, M. Rothmund: The value of somatostatin-receptor scintigraphy in newly diagnosed endocrine gastro-enteropancreatic (GEP)-Tumors. Amer. Coll. Surgns 184 (1997) 487–492
8. Klöppel, G., P. U. Heitz: Pancreatic endocrine tumors. Pathol. Res. Pract. 183 (1988) 144–168
9. Klöppel, G., S. Willemer, B. Stamm, W. H. Häckl, P. Heitz: Pancreatic lesions and hormonal profile of pancreatic tumors in multiple endocrine neoplasie type I. Cancer 57 (1986) 1824–1832
10. Lamberts, S. W. J., J.-A. Chayvialle, E. P. Krenning: The visualization of gastroenteropancreatic endocrine tumors. Metabolism 41, Suppl. 2 (1992) 111–115
11. Norton, J. A., J. L. Doppmann, M. J. Collen, J. W. Harmon, P. N. Maton, J. D. Gardner, R. T. Jensen: Prospective study of gastrinoma localization and resection in patients with Zollinger-Ellison syndrome. Ann. Surg. 204 (1986) 468–479
12. Norton, J. A.: Hypergastrinaemia. Brit. J. Surg. 81 (1994) 932–934
13. Rösch, T., J. Lightdale, J. F. Botet, G. A. Boyce, M. V. Sivak Jr., K. Yasuda, N. Heyder, L. Palazzo, H. Dancygier, V. Schusdziarra, M. Classen: Localization of pancreatic endocrine tumors by endoscopic ultrasonography. New Engl. J. Med. 326 (1992) 1721–1726
14. Rothmund, M., R. Arnold: Therapie des organischen Hyperinsulinismus. Dtsch. med. Wschr. 114 (1989) 468–470
15. Rothmund, M., L. Angelini, M. Brunt, J. R. Farndon, G. Geelhoed, D. Grama, C. Herfarth, E. L. Kaplan, F. Largiader, F. Morino, H. J. Peier, C. Proye, H. D. Röher, K. Rückert, F. Kümmerle, N. W. Thompson, J. A. van Heerden: Surgery for benign insulinoma: an international review. Wld J. Surg. 14 (1990) 393–399
16. Rothmund, M., B. Stinner, R. Arnold: Endocrine pancreatic carcinoma. Europ. J. surg. Oncol. 17 (1991) 191–199

17 Rothmund, M.: Localization of endocrine pancreatic tumors. Brit. J. Med. 81 (1994) 164–166
18 Sheppard, B. C., J. A. Norton, J. L. Doppmann, P. N. Maton, J. D. Gardner, R. T. Jensen: Management of islet cell tumors in patients with multiple endocrine neoplasie: a prospective study. Surgery 106 (1989) 1108–1118
19 Solcia, E., F. Sessa, G. Rindi et al.: Classification and histogenesis of gastroenteropancreatic endocrine tumours. Europ. J. clin. Invest. 20, Suppl. 1 (1990) 72–81
20 Stabile, B. E., D. J. Morrow, E. Passaro: The gastrinoma triangle. Operative implications. Amer. J. Surg. 147 (1984) 25–31
21 Sugg, S., J. A. Norton, D. L. Fraker, D. C. Metz, J. R. Pisegna, V. Fishbeyn, R. Benya, T. H. Shawker, J. L. Doppmann, R. T. Jensen: A prospective study of intraoperative methods to diagnose and resect duodenal gastrinomas. Ann. Surg. 218 (1993) 138–144
22 Vinik, A. L., A. R. Moattari, K. Cho, N. Thompson: Transhepatic portal vein catheterization for localization of sporadic and MEN gastrinomas: a ten-year experience. Surgery 107 (1990) 246–255
23 Vinik, A. L., L. Delbridge, R. Moattari, K. Cho, N. Thompson: Transhepatic portal vein catheterization for localization of insulinomas: a ten-year experience. Surgery 109 (1991) 1–11
24 Weinel, R. J., C. Neuhaus, H.-J. Klotter, M. E. Trautmann, R. Arnold, M. Rothmund: Standardisiertes chirurgisches Konzept zur Diagnostik und Therapie des Zollinger-Ellison Syndroms. Dtsch. med. Wschr. 118 (1993) 485–492
25 Weinel, R. J., O. Kisker, K. Joseph, U. Welcke, F. Zaraca, M. Rothmund: Die Somatostatinrezeptorszintigraphie in der präoperativen Lokalisationsdiagnostik endokriner gastrointestinaler Tumoren. Chirurg 65 (1994) 849–855
26 Wise, S. R., J. Johnson, J. Sparks, L. C. Carey, E. C. Ellison: Gastrinoma: the predictive value of preoperative localization. Surgery 106 (1989) 1087–1093
27 Zollinger, R. M., E. C. Ellison: Primary peptid ulceration of the jejunum associated with islet cell tumors of the pancreas. Ann. Surg. 142 (1955) 709–728

Nebenniere

H. Dralle

Bei Erkrankungen der Nebennieren, die auch für den Chirurgen von Bedeutung sind, handelt es sich vor allem um Tumoren und Überfunktionsstörungen. Unterfunktionserkrankungen sind selten und bedürfen nur im Ausnahmefall der chirurgischen Therapie.
Hormonaktive Tumoren können sowohl von der Nebennierenrinde als auch vom Nebennierenmark ausgehen. Die hormonaktiven Tumoren des Nebennierenmarks kommen sporadisch und hereditär im Rahmen der multiplen endokrinen Neoplasie Typ II vor; sie erfordern eine spezielle Diagnostik und Therapie. Tumoren der Nebennierenrinde treten überwiegend sporadisch, bisweilen auch hereditär auf, in letzterem Fall sind sie jedoch nicht fester Bestandteil der multiplen endokrinen Neoplasie.

> Hormonaktive Tumoren weisen am Anfang eine meist wenig charakteristische Symptomatik auf; es ist aber wichtig, bei den diagnostischen Überlegungen an sie zu denken!

Das Charakteristikum hormonaktiver Nebennierentumoren ist ein larvierter Krankheitsbeginn mit nur geringen Veränderungen in der normalen physischen und psychischen Befindlichkeit infolge der gestörten Homöostase des jeweils betroffenen metabolischen oder vaskulären Systems. Bevor es zur vollständigen Krankheitsmanifestation kommt, ist es in dieser Phase wichtig, bei bestimmten Symptomen (Hypertonie, Müdigkeit, Gewichtszunahme) an die Möglichkeit einer adrenal bedingten Störung zu denken, um eine gezielte Erkrankungs- und Lokalisationsdiagnostik einzuleiten (4). Für die Indikation zur Operation ist die Erkrankungsdiagnostik, für die Planung und Durchführung der Operation die Lokalisationsdiagnostik ausschlaggebend.

Hormoninaktive Tumoren werden meist als Zufallsbefunde bei abdominellen Untersuchungen nachgewiesen („Inzidentalome"), selten führen Verdrängungserscheinungen oder Schmerzen zur Darstellung adrenaler Raumforderungen. Die wichtigste Differentialdiagnose hormoninaktiver Nebennierentumoren besteht in der Unterscheidung benigner von malignen Tumoren. Die Indikation zur Operation bei tumorösen Läsionen unklarer Dignität sollte gezielt, aber großzügig gestellt werden, da primäre Nebennierenkarzinome einen hohen Malignitätsgrad besitzen und auch heute häufig erst erkannt werden, wenn bereits Fernmetastasen bestehen. Eine erfolgreiche Therapie des Nebennierenkarzinoms ist nur im frühen Stadium möglich.
Überfunktionserkrankungen treten nicht nur bei Tumoren auf, sie können auch Folge hyperplastischer Veränderungen sein, z.B. die Nebennierenrindenhyperplasie bei dem Cushing-Syndrom, dem primären Aldosteronismus oder der adrenomedullären Hyperplasie. Die Abgrenzung der Hyperplasien von Tumoren mit gleicher Symptomatik ist mit biochemischen und bildgebenden Methoden bisweilen schwierig. Bei Hyperplasieverdacht ist eine Operationsindikation nur dann gegeben, wenn durch eine unilaterale Adrenalektomie mit einem Behandlungserfolg zu rechnen ist (z.B. unilaterale sporadische adrenomedulläre Hyperplasie) oder eine bilaterale Adrenalektomie als Therapie des Erfolgsorgans indiziert ist (Cushing-Syndrom).
Bei allen operativ zu behandelnden Nebennierenerkrankungen mit biochemisch und/oder klinisch nachgewiesener adrenaler Funktionsstörung wird perioperativ eine spezifische, der endokrinen Störung angepaßte medikamentöse Therapie durchgeführt. Erst durch ein solches differenziertes, die Operationsindikation und -durchführung integrierendes Therapiekonzept konnte die früher beträchtliche operativ bedingte Morbidität und Mortalität wesentlich gesenkt werden.

Zugangswege zur Nebenniere und Technik der Adrenalektomie

Die Zugangswege zur Nebenniere und die Technik der Adrenalektomie werden bestimmt durch die bilateral im kraniodorsalen Retroperitoneum befindliche Lage der Nebennieren, ihre Vaskularisation durch rechts und links je drei zuführende Arterien (A. suprarenalis superior aus der A. phrenica inferior, A. suprarenalis media aus der Aorta, A. suprarenalis inferior aus der A. renalis) und die venöse Drainage rechts und links über je eine Zentralvene (V. suprarenalis rechts mit Einmündung direkt in die V. cava inferior, links mit Einmündung in die V. renalis). Vier Zugangswege zu den Nebennieren sind zu unterscheiden:
- anteriorer Zugang (transperitoneal),
- lateraler Zugang (extraperitoneal-extrapleural),
- dorsaler Zugang (extraperitoneal-extrapleural),
- thorakoabdomineller Zugang (transthorakotransperitoneal).

Bis auf den thorakoabdominellen Zugang kann jeder andere sowohl offen als auch laparoskopisch-endoskopisch erfolgen.
Wesentliche Indikatoren der Zugangswahl sind neben dem Allgemeinzustand und der Belastbarkeit des Patienten die uni- oder bilaterale Lokalisation und die Größe und Dignität der tumorösen Läsion. Bisweilen bestimmen auch geplante intraabdominelle Synchroneingriffe die Wahl des Zugangsweges.

Transabdominelles Vorgehen. Es ist obligat bei allen malignen Nebennierentumoren, bei diesen kann auch eine thorakale Erweiterung des Zugangs (rechts-thorakal oder transsternal) notwendig sein. Die bilaterale Adrenalektomie bei primärer oder sekundärer Nebennierenrindenhyperplasie bzw. bilateralem Phäochromozytom kann sowohl über einen transperitonealen als auch über einen extraperitonealen Zugang durchgeführt werden. Ein transperitoneales Vorgehen bei bilateraler Resektion empfiehlt sich vor allem dann, wenn zum adrenokortikalen Funktionsinhalt eine subtotale Adrenalektomie angestrebt wird (MEN-II-Phäochromozytom, asymmetrische Hyperplasie beim Conn-Syndrom), bei der es immer erst intraoperativ definitiv möglich ist, die Seite des partiellen Nebennierenerhaltes festzulegen.

Extraperitoneales Vorgehen. Es wird bei kleinen (< 5–6 cm im Durchmesser), benignen unilateralen Tumoren (translumbaler oder dorsaler Zugang) bzw. bei der totalen bilateralen Adrenalektomie (dorsaler Zugang) bevorzugt durchgeführt. Der laterale Zugang hat gegenüber dem dorsalen extraperitonealen Zugang den Vorteil der transabdominellen Erweiterungsmöglichkeit (akute Blutung, unvorhergesehener Malignombefund). Andererseits ist ein bilaterales Vorgehen, ohne den Patienten umlagern zu müssen, extraperitoneal nur von dorsal möglich.

> Kleine gutartige Nebennierentumoren eignen sich zur laparoskopisch-endoskopischen Adrenalektomie!

Neuerdings ist die Adrenalektomie auch mit minimal-invasiven Verfahren laparoskopisch (transperitoneal) bzw. endoskopisch (extraperitoneal) möglich. Sie sollte jedoch nur bei kleinen benignen Nebennierentumoren in mit dieser Technik erfahrenen Zentren durchgeführt werden. Bevorzugte Indikationen sind hormoninaktive Nebennierentumoren, Conn-Adenome sowie Adenome bei Cushing-Syndrom (11, 16, 24, 27).

Aufklärung

Mögliche Komplikationen der Adrenalektomie, und damit Gegenstand der Aufklärung, sind Nachblutungen und bei der Linksadrenalektomie Verletzungen der Milz (ggf. Splenektomie) und der Pankreaskapsel (Pankreatitis, Pankreasfistel). Dieses Risiko ist beim extraperitonealen Zugang niedriger als beim transperitonealen Zugang. Beim lateralen, translumbalen Zugang sollte auf mögliche Schädigungen des N. iliohypogastricus hingewiesen werden. Für die laparoskopische bzw. endoskopische Adrenalektomie gelten die typischen Komplikationsmöglichkeiten dieser Methode zusätzlich zu den genannten Risiken der Verletzung benachbarter Organe. Beim Hyperkortisolismus ist generell mit einer erhöhten Rate von Wundheilungsstörungen zu rechnen. Bei allen Nebennierenerkrankungen mit Überfunktionssyndromen ist eine perioperative medikamentöse Behandlung und ggf. intra- bzw. postoperative Substitutionstherapie erforderlich.

Hormonaktive Tumoren

Primärer Aldosteronismus

Pathogenese

Ursache des primären Aldosteronismus ist eine Überfunktion der Nebennierenrindenzellen der subkapsulären Zona glomerulosa infolge hyper- oder neoplastischer Prozesse. Ein Adenom liegt in ca. 80–90 % der Fälle vor, eine Hyperplasie in ca. 10–20 %. Die Pathogenese beider Erkrankungsformen ist unbekannt. Die Nebennierenrindenhyperplasie beim primären Aldosteronismus betrifft meist beide Nebennieren mehr oder weniger symmetrisch, sie kann jedoch auch deutlich asymmetrisch oder, in seltenen Fällen, sogar unilateral entwickelt sein. Maligne Nebennierenrindentumoren mit primärem Aldosteronismus sind äußerst selten (37).
Der Aldosteronexzeß führt über eine erhöhte Natriumreabsorption in den distalen Nierentubuli zu einem erhöhten Gesamtkörpernatrium. Da Wasser ebenfalls vermehrt retiniert wird, ist das Serumnatrium meist nicht erhöht, aber es kommt zur Volumenexpansion mit Hypertension. Die Hypokaliämie wird durch einen erhöhten Kaliumverlust in den distalen Nierentubuli hervorgerufen.

Symptome

Typisch sind zunehmende uncharakteristische Beschwerden und Symptome im Sinne einer „Befindlichkeitsstörung" als Folge der sich entwickelnden Hypertonie und Hypokaliämie; Kopfschmerzen, Muskelschwäche und Polyurie können auftreten. Bei den Erkrankten handelt es sich meist um Frauen in der 3.–5. Lebensdekade.

Diagnostik

Die Diagnose eines primären Aldosteronismus gründet sich auf den biochemischen Nachweis eines erhöhten Serumaldosterons bei supprimierter Plasmareninaktivität (40). Entscheidend für die korrekte Diagnose einer spontanen Hypokaliämie ist eine Untersuchung unter Diuretikakarenz und adäquater Kaliumaufnahme.

> Die häufigste Ursache eines primären Aldosteronismus ist ein aldosteronproduzierendes Nebennierenadenom. Ziel der Lokalisationsdiagnostik ist der Ausschluß einer bilateralen Hyperplasie!

Die Abgrenzung einer unilateral auftretenden Adenomerkrankung von einer bilateralen Hyperplasie ist nicht immer einfach, jedoch durch Verbesserung der bildgebenden Verfahren (CT, MRT) sicherer geworden. In Zweifelsfällen kann eine Differenzierung mit Hilfe der ^{59}Np-Szintigraphie oder invasiv durch eine kavovenöse Stufenkatheterisierung mit selektiver Blutentnahme aus der rechten und linken V. suprarenalis erreicht werden (10, 22).

Operationsindikation

Das unilaterale Conn-Adenom stellt eine Operationsindikation dar; bei asymmetrischer Hyperplasie kann auch eine subtotale Adrenalektomie indiziert sein.

Therapie (Abb. 20.10)

Therapie der Wahl des **unilateralen Conn-Syndroms** ist die subtotale oder totale unilaterale Adrenalektomie; ein Operationserfolg ist in bis zu 90% der Fälle zu erwarten. Bei der **symmetrischen bilateralen Hyperplasie** wird dagegen eine rein medikamentöse Behandlung mit Aldosteronantagonisten (Spironolacton 200–400 mg/die) und/oder Aldosteronsynthesehemmern (Trilostan 120–370 mg/die) vorgezogen, da eine Beseitigung der Hypertonie auch durch eine bilaterale Adrenalektomie meist nicht möglich ist. Bei der **asymmetrischen bilateralen Hyperplasie** kann eine Operationsindikation dann gegeben sein, wenn die medikamentöse Therapie zu beeinträchtigenden Nebenwirkungen führt (z.B. Zyklusstörungen bei Frauen, Gynäkomastie, Impotenz und Libidostörungen beim Mann). Voraussetzung für die Diagnose einer asymmetrischen bilateralen Hyperplasie ist eine signifikante Differenz der Aldosteronkonzentrationen in selektiv aus den Suprarenalvenen entnommenen Blutproben. Als Operationsverfahren kommt eine unilateral-totale (auf der Seite der dominierenden Aldosteronsekretion) und kontralateral-subtotale Adrenalektomie zur Anwendung (9).

Die perioperative medikamentöse Behandlung des primären Aldosteronismus besteht in einer mehrwöchigen Vorbehandlung mit Spironolacton (200–400 mg/die) zur Wiederherstellung der Kaliumbilanz und Normalisierung des Blutdruckes, ggf. ist zusätzlich die Gabe von Kalium erforderlich (36). Während die Elektrolytstörung meist unmittelbar postoperativ verschwindet, kann die Normalisierung des Blutdruckes mehrere Wochen dauern.

Nachbehandlung

Die Nachbetreuung nach Operation eines primären Aldosteronismus umfaßt die Kontrolle des Blutdruckes und der Elektrolyte. Bei Persistenz des Aldosteronismus (20–30% der Patienten) ist von einer Nebennierenrindenhyperplasie in der kontralateralen oder Restnebenniere auszugehen, die Behandlung ist in der Regel medikamentös (22).

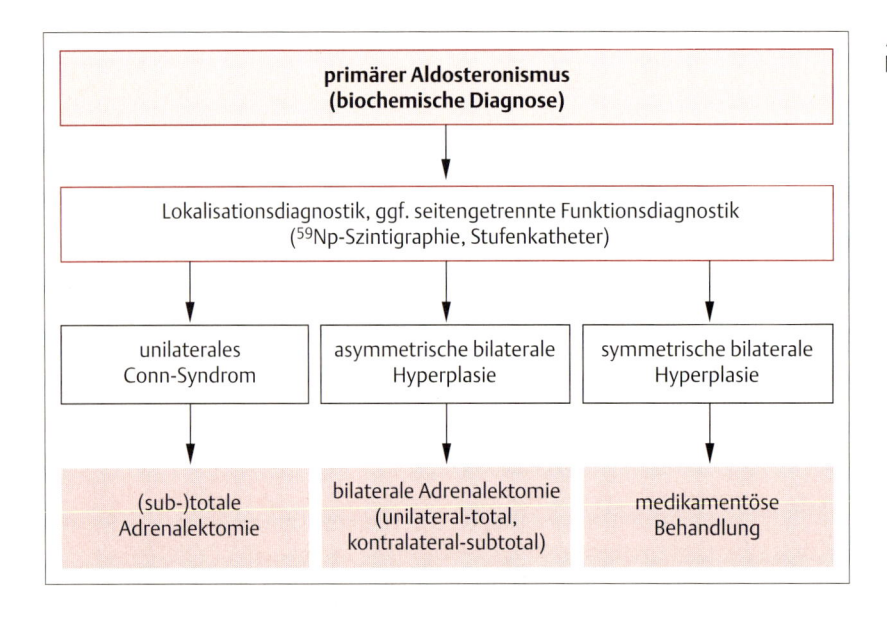

Abb. 20.**10** Therapiestrategie beim primären Aldosteronismus.

Hyperkortisolismus

Pathogenese

Ursache des Hyperkortisolismus ist eine primäre (ACTH-unabhängige) oder sekundäre (ACTH-abhängige) Überfunktion der glucocorticoidproduzierenden Zellen der Zona fasciculata infolge hyper- oder neoplastischer Prozesse. Am häufigsten (ca. 70%) sind sekundäre bilaterale Nebennierenrindenhyperplasien beim Morbus Cushing durch ACTH-produzierende Mikro- oder Makroadenome der Hypophyse. Das primäre, adrenal bedingte Cushing-Syndrom (ca. 20%) tritt bei unilateralen Nebennierenrindenadenomen bzw. -karzinomen oder bei der seltenen primären mikro- oder makronodulären Nebennierenrindenhyperplasie auf, es stellt die Hauptindikation zum operativen Vorgehen beim Hyperkortisolismus dar. Selten sind sekundäre bilaterale Nebennierenrindenhyperplasien als Folge einer paraneoplastischen, extrahypothalamisch-extrahypophysären und extraadrenalen ACTH-Produktion (sog. ektopes ACTH-Syndrom) bei Karzinoiden z. B. des Bronchus oder Pankreas (29).

Symptome

Die Symptome des Hyperkortisolismus sind unabhängig von der Pathogenese der Erkrankung. Häufig werden die nachfolgenden Symptome beobachtet.
- Beschwerden: Gewichtsabnahme, psychische Instabilität, Muskelschwäche, Amenorrhö, Knochenschmerzen.
- Klinische Symptome: Das typische Cushing-Bild mit zentripetaler Adipositas, Striae, Plethora, Akne, Hirsutismus, letzteres in Kombination mit Virilisierung häufig beim Karzinom.
- Stoffwechselstörungen: Hypertonie, Osteoporose, Glucoseintoleranz und Hypokaliämie.

> Die Symptomentwicklung beim Cushing-Syndrom ist meist schleichend; eine schnelle Manifestation, insbesondere in Verbindung mit einer „Mischsymptomatik" (Cushing und Virilismus, Akne) spricht für ein adrenokortikales Karzinom!

Diagnostik

Laboruntersuchung

Die biochemische Diagnose des organischen Hyperkortisolismus basiert auf dem Nachweis der Cortisolüberproduktion mit aufgehobener Tag-Nacht-Rhythmik: Erhöhung des Plasmacortisols und des freien Cortisols im 24-Stunden-Urin und der Suppressibilität des Plasma-ACTH mit Dexametason (hypophysärer Morbus Cushing: ACTH normal bis erhöht, signifikante Suppression; adrenales Cushing-Syndrom: ACTH nicht meßbar bzw. niedrig, keine Suppression, ektopes ACTH-Syndrom: ACTH hoch, meist keine Suppression).

Lokalisationsdiagnostik

Die Lokalisationsdiagnostik richtet sich nach dem Ergebnis der biochemischen Untersuchungen. Beim adrenalen Cushing-Syndrom dienen die Sonographie und CT bzw. MRT der Nebennieren zur Seitenlokalisation, Größenbestimmung und Darstellung der Umgebungsbeziehungen. Beim ektopen ACTH-Syndrom werden zusätzliche bildgebende bzw. endoskopische Verfahren zum Nachweis des Primärtumors eingesetzt (Bronchoskopie, CT der Lunge, ggf. des Pankreas). Bei kleinen adrenalen Tumoren kann zur Sicherung und Seitendifferenzierung eine bilaterale Nebennierenvenenblutentnahme mit Cortisolbestimmung durchgeführt werden. Zum Nachweis hypophysärer Mikroadenome beim zentralen Morbus Cushing stellen die Venenkatheterisierung des Sinus petrosus und die ACTH-Bestimmung eine verbesserte Möglichkeit zur Seitenlokalisation dar (29).

Therapie

Hypophysärer Morbus Cushing. Eine bilaterale totale Adrenalektomie ist nur bei nicht erfolgreicher Behandlung der hypophysären Ursache des Hyperkortisolismus als Therapie des Erfolgsorgans indiziert. Primärtherapie der Wahl ist die transsphenoidale (Mikro-) Adenomektomie. Bei ausbleibendem Erfolg können folgende Therapieverfahren stufenweise zum Einsatz kommen: hypophysäre Reoperation, Hypophysenbestrahlung, medikamentöse Adrenokortikolyse mit Mitotane (alternativ adrenale Enzymhemmung mit Ketokonazol, Metyrapon oder Aminogluthetimid) oder, als letzter Schritt, die chirurgische Adrenalektomie. Bei ausbleibendem Therapieerfolg der Hypophysenoperation und der Notwendigkeit einer medikamentösen oder operativen Adrenalektomie kann die Hypophysenbestrahlung das Risiko der konsekutiven Entwicklung eines Nelson-Syndroms (lokal invasive kortikotrophe Tumoren, die zu einer Hyperpigmentation führen) vermindern; ohne Hypophysenbestrahlung entwickeln ca. 20% der Erwachsenen ein Nelson-Syndrom nach Adrenalektomie (30).

Adrenales Cushing-Syndrom. Im Gegensatz zum ACTH-abhängigen Morbus Cushing stellt die Adrenalektomie beim ACTH-unabhängigen adrenalen Cushing-Syndrom die Primärtherapie der Wahl dar. Der Behandlungserfolg ist klinisch und biochemisch meist nach wenigen Wochen erkennbar, mit einer Normalisierung der Regulation und Funktion der kontralateralen Nebenniere ist jedoch erst nach 6–12 Monaten zu rechnen; sie kann aber auch ganz ausbleiben und erfordert dann eine entsprechende Dauersubstitution.

Nebennierenkarzinome. Sie sind klinisch an einer meist schnellen, innerhalb weniger Wochen zunehmenden Symptomentwicklung erkennbar und zum Operationszeitpunkt häufig bereits metastasiert. Obwohl eine Primärtumorentfernung in diesem Stadium meist nicht prognoseverbessernd ist, kann sie zur Symptompalliation beitragen; eine zusätzliche adrenostatische bzw. chemotherapeutische Behandlung der Metastasen ist meist indiziert (39). Bei nichtmetastasiertem Karzinom sollte eine radikale Tumorresektion, ggf. auch unter Entfernung infiltrierter Nachbarorgane, versucht werden. Rezidive werden bei biochemischen Untersuchungen oder an einem Wiederauftreten der Cushing-Symptome erkannt. Eine kurative Therapie ist dann meist nicht mehr möglich.

Ektopes ACTH-Syndrom. Hier steht die Auffindung und Entfernung der nicht selten nur kleinen Primärtumoren im Vordergrund der Behandlungsstrategie. Bei nicht resektablem oder nicht auffindbarem Primärtumor kann jedoch, wenn eine medikamentöse Adrenostase nicht mit ausreichendem Erfolg möglich ist, die chirurgische Ablation des Erfolgsorgans, d.h. eine totale bilaterale Adrenalektomie erforderlich sein (21).

Operationsindikation

Die Indikation zur Operation ist beim adrenalen Cushing-Syndrom prinzipiell gegeben. Beim hypophysären und ektopen Cushing-Syndrom wird eine Adrenalektomie erst nach Versagen der Primärtherapie durchgeführt.

Operative Strategie

Wenn beim **zentralen Morbus Cushing** und beim **ektopen ACTH-Syndrom** die Entscheidung zur Entfernung des Erfolgsorgans getroffen wurde, ist immer eine totale bilaterale Adrenalektomie angezeigt, unabhängig davon, welches Ausmaß die Nebennierenveränderungen bildgebend oder intraoperativ erkennen lassen (3),

(Abb. 20.11). Eine autologe Transplantation oder der In-situ-Erhalt von Nebennierenrindengewebe hat sich als nicht sinnvoll erwiesen, da von einer fortbestehenden Stimulation der Nebennierenrinde auszugehen ist, die zu einer erneuten Nebennierenrindenhyperplasie und Hyperkortisolismusentwicklung führt. Bei besonders adipösen Patienten hat der dorsale extraperitoneale Zugang Vorteile, bei weniger adipösen Patienten kann eine schonende Adrenalektomie auch transperitoneal erfolgen.

Beim **adrenalen Cushing-Syndrom** aufgrund eines Nebennierenrindenadenoms ist sowohl ein extraperitoneales Vorgehen mit lateralem translumbalen oder dorsalen Zugang als auch ein transperitoneales Vorgehen möglich. Da mit Ausnahme der sehr seltenen primären bilateralen Hyperplasie lediglich eine unilaterale Adrenalektomie erforderlich ist, wird dem extraperitonealen Zugang der Vorzug gegeben. Bei entsprechender Erfahrung kann die Nebenniere auch laparoskopisch bzw. extraperitoneal-endoskopisch entfernt werden.

Beim **Nebennierenkarzinom mit Cushing-Syndrom** sollte eine transperitoneale radikale Adrenalektomie versucht werden, ggf. mit Entfernung der infiltrierten Umgebungsorgane.

> Nebennierenkarzinome mit Hyperkortisolismus entwickeln in kurzer Zeit ein Cushing-Syndrom. Bei zweifelhafter Dignität sollte intraoperativ bei entsprechender Anamnese eine radikale Tumoradrenalektomie durchgeführt werden!

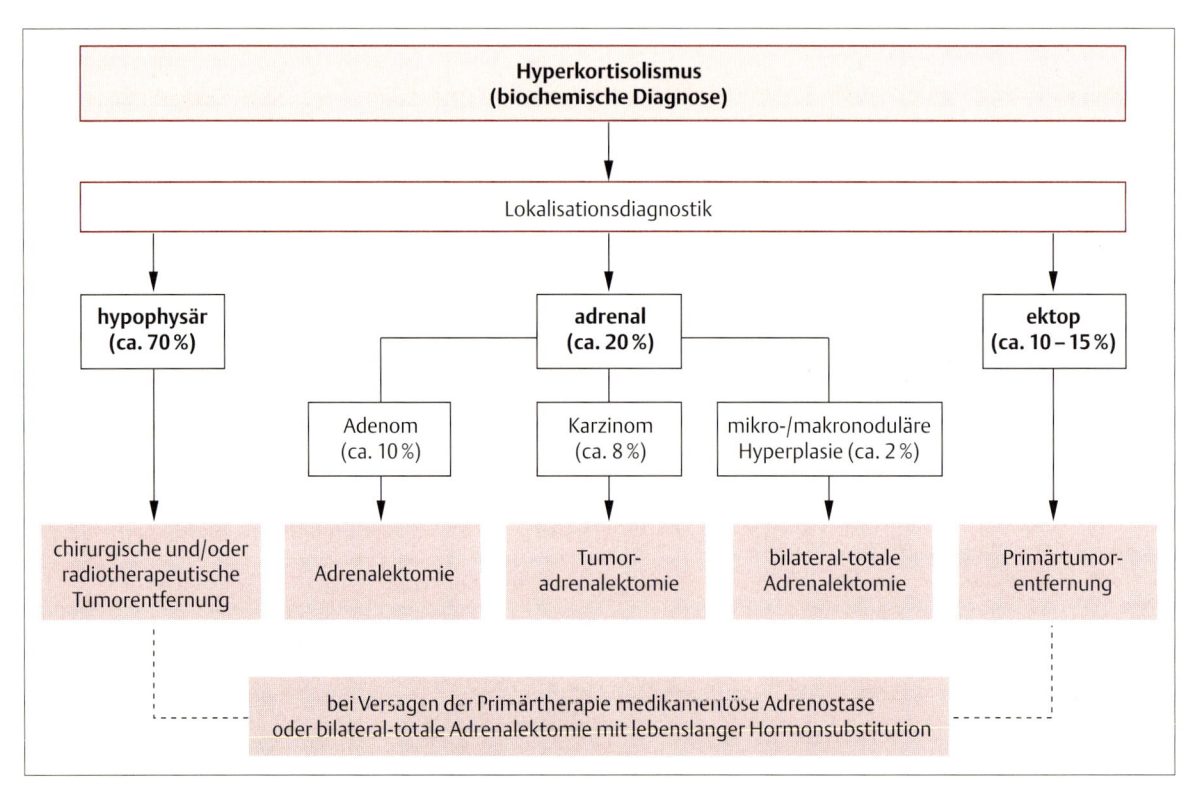

Abb. 20.11 Therapiestrategie bei Morbus Cushing und Cushing-Syndrom.

Bei nicht möglicher radikaler Tumorentfernung ist angesichts der meist ungünstigen Prognose zwar nicht mit einer Prognoseverbesserung durch die Operation zu rechnen, jedoch kann die katabole Stoffwechsellage ggf. zumindest vorübergehend verbessert werden. In Einzelfällen bewirkt eine additive postoperative adrenokortikolytische Therapie mit Mitotane eine Stabilisierung bzw. Verbesserung der Stoffwechselsituation, die Beeinflussung des neoplastischen Prozesses ist jedoch umstritten (15, 39).

Adrenokortikale Substitutionstherapie

Bei allen Operationen wegen eines Hyperkortisolismus ist eine intra- und postoperative Substitution mit Glucocorticoiden erforderlich. Nach bilateraler Adrenalektomie besteht diese in einer Gluco- und Mineralocorticoiddauersubstitution. Die postoperativ erhöhte Dosierung wird im allgemeinen im Verlauf von vier Wochen auf die Basissubstitution von ca. 30 mg Hydrocortison und 0,1 mg Fluorocortison pro Tag reduziert. Wegen der physiologischen zirkadianen Rhythmik des Cortisolmetabolismus sollte die Cortisonmedikation in zwei Rationen eingenommen werden (morgens 20 mg, mittags bzw. abends 10 mg) (1, 4, 28, 38). Nach unilateraler Adrenalektomie mit kontralateral supprimierter Nebennierenrinde ist die frühpostoperative Corticoidsubstitution identisch. Art und Ausmaß der schrittweisen Reduktion der Substitution hängt von der Normalisierung der kontralateralen Nebennierenrindenfunktion ab, die sich jedoch über Monate erstrecken oder ganz ausbleiben kann.

Nachbehandlung

Die Nachsorge des adrenalektomierten Patienten mit Morbus Cushing orientiert sich am klinischen Verlauf unter laborchemischer Kontrolle der Nebennierenrindenfunktion und -regulation.

> Auch nach unilateraler Adrenalektomie wegen eines Cushing-Adenoms kann es Monate dauern, bis die kontralaterale Nebenniere die volle adrenokortikale Funktion übernommen hat!

Wesentlich ist bei kompletter adrenokortikaler Insuffizienz nach bilateraler Adrenalektomie, daß der Patient über die Notwendigkeit, Bedeutung und Streßabhängigkeit der Dosierung eingehend informiert ist und die Möglichkeit besteht, daß der Patient jederzeit kompetente ärztliche Hilfe in Anspruch nehmen kann. Aber auch die Behandlung nach unilateraler Adrenalektomie bei zunächst noch supprimierter kontralateraler Nebenniere setzt eine sorgfältige medizinische Betreuung und Aufklärung des Patienten über Symptome der Über- bzw. Unterdosierung mit Corticoiden voraus.

Prognose

Die Prognose des operativ behandelten Hyperkortisolismus wird einerseits durch die Dignität der Grunderkrankung, andererseits durch die bereits eingetretenen Folgeschäden bzw. die Restitution der Organveränderungen nach Normalisierung des Metabolismus bestimmt. Die Patienten beobachten bereits in den ersten Tagen nach der Operation einen Rückgang der Ödemneigung, sichtbare Veränderungen (Abnahme der Stammfettsucht und des Vollmondgesichtes) sind in den ersten Wochen erkennbar, eine vollständige Normalisierung ist bis auf die eingetretenen Sekundärschäden (z. B. Striae, Zustand nach Knochenfrakturen) in den ersten Monaten zu erwarten. Nach bilateraler Adrenalektomie eines zentralen Morbus Cushing ist auf die Entwicklung eines Nelson-Tumors zu achten. Beim Nebennierenkarzinom mit Hyperkortisolismus sind insbesondere beim Auftreten von funktionell aktiven Metastasen zusätzliche medikamentöse Maßnahmen erforderlich.

Syndrome mit vermehrter Androgenproduktion bzw. mit Feminisierung und adrenogenitales Syndrom (AGS)

Nebennierentumoren mit Virilisierung bzw. Feminisierung sind außerordentlich selten. Teilsymptome finden sich jedoch nicht selten in unterschiedlicher Ausprägung bei adrenokortikalen Karzinomen.

> Bei klinischer Symptomatik mit Virilisierung bzw. Feminisierung beim Erwachsenen besteht immer Karzinomverdacht!

Beim angeborenen AGS liegt eine hereditäre enzymatische Cortisol-Biosynthesestörung vor (z. B. 21-Hydroxylase-, 11-β-Hydroxylase-Defekt), die zu einer verminderten Cortisolproduktion mit konsekutiver ACTH-Stimulation und Synthese unphysiologischer Mengen von Steroiden führt. Entsprechend dem vorliegenden Enzymdefekt und Geschlecht kommt es zu unterschiedlichen Veränderungen im Phänotypus (Pseudohermaphroditismus bei Frauen mit 21-Hydroxylase-Defekt, fetale weibliche Virilisierung bzw. in der Kindheit frühe Pubertät bei Jungen oder Hyperandrogenität bei Mädchen). Als Therapie der Wahl wird bei allen hereditären Formen des AGS eine Glucocorticoidsubstitution zur Reduktion der ACTH-Stimulation durchgeführt. Nur bei zusätzlichem Tumorverdacht ist eine operative Behandlung indiziert.

Adrenomedulläre Hyperplasie, Phäochromozytom und Paragangliom

Tumoren des sympathoadrenalen Systems treten sporadisch oder hereditär auf. Sie sind biochemisch durch eine Hyperkatecholaminämie bzw. -urie gekennzeichnet und weisen eine charakteristische klinische Symptomatik auf. Adrenalin ist das Hauptkatecholamin der Nebenniere, Noradrenalin wirkt überwiegend als peripherer, adrenerger Neurotransmitter, Dopamin ist Neurotransmitter im Zentralnervensystem. Die Katecholamine werden an den sympathischen Nervenendigungen sezerniert, das Nebennierenmark steht unter der direkten und ausschließlichen Kontrolle des Zentralnervensystems. Im Gegensatz zu denen der meisten Hormone treten die Effekte der Katecholamine schnell ein und haben eine kurze Wirkdauer.

Die vom Neuroektoderm abstammenden chromaffinen Zellen stellen die zellulär-endokrine Funktionseinheit des Nebennierenmarks dar (präganglionäre sympathische Innervation, Synthese und Sekretion von Katecholaminen). Die Hauptmasse dieser Zellen befindet sich beim Erwachsenen im Nebennierenmark, weitere Zellansammlungen sind in und um sympathische Ganglien lokalisiert. Die prominentesten dieser chromaffinen Körperchen sind das Zuckerkandl-Organ (paraaortal unterhalb des Abgangs der A. mesenterica inferior), das Glomus caroticum (in der A.-carotis-Gabel) und das Glomus aorticum (Vorderseite des Aortenbogens); hier können sich ebenfalls Tumoren entwickeln (Paragangliome, extraadrenale Phäochromozytome).

Die physiologischen Wirkungen der Katecholamine erfassen nahezu ubiquitär alle Gewebe. Aufgrund ihrer Integration in andere hormonale oder neuronale Systeme ist der spezifische Anteil der Katecholaminwirkung jedoch nicht immer eindeutig zu definieren. Die Katecholamine wirken hauptsächlich auf das kardiovaskuläre System (Herzauswurfleistung, Verteilung des Blutflusses), die viszeralen Organe (vegetative Funktionen) und den Stoffwechsel (Sauerstoffaufnahme, Mobilisation von Energiereserven, Aufrechterhaltung der Konstanz der Extrazellulärflüssigkeiten) ein. Bei den Erkrankungen des sympathoadrenalen Systems, die auch für den Chirurgen von Bedeutung sind, handelt es sich um Überfunktionserkrankungen des Nebennierenmarks und der extraadrenalen sympathischen Paraganglien: Phäochromozytom (ca. 80%), Nebennierenmarkhyperplasie (ca. 10%) und Paragangliom (ca. 10%) (33).

Vorkommen, Manifestation

Bei Patienten mit Hypertonie liegt die Inzidenz des Phäochromozytoms bei unter 1%. Große Tumoren sind ebenso wie sehr kleine Tumoren (unter 5 g) die Ausnahme. Mit zunehmender Größe des Tumors treten häufig zystische Veränderungen auf, die jedoch kein erhöhtes Malignitätsrisiko bedeuten. Unklar ist die auffällige Häufung von Phäochromozytomen in der rechten gegenüber der linken Nebenniere. Maligne Phäochromozytome finden sich in einer Häufigkeit von ca. 15%, wobei extraadrenale Phäochromozytome deutlich häufiger maligne sind (40%) als adrenale Phäochromozytome (12%) (32). Bilaterale Phäochromozytome werden bei ca. 10% der Patienten beobachtet, meist im Rahmen hereditärer Erkrankungen (80%) (MEN-IIa/b-, v.-Hippel-Lindau-Syndrom), selten sporadisch (20%) (32).

> Bilaterale Phäochromozytome sind bis zum Beweis des Gegenteils (molekular-genetische Untersuchung auf Vorliegen des MEN-II- oder v.-Hippel-Lindau-Gens) als hereditäre Erkrankung anzusehen!

Maligne Phäochromozytome sind bei hereditärem Vorkommen offenbar seltener (4%) als bei sporadischem Auftreten (bis zu 20%) (25,32). Eine Dignitätsbeurteilung ist jedoch zum Zeitpunkt der Primäroperation nicht immer zweifelsfrei möglich und ergibt sich daher in manchen Fällen erst aus dem Langzeitverlauf.

Symptome

Als häufigste Überfunktionssymptome treten Herzklopfen (60–70%), starkes Schwitzen (50–60%) und Kopfschmerzen (40–60%) auf, seltener sind thorakale und abdominelle Schmerzen (33). Das klassische Symptom der konstanten oder paroxysmalen Hypertension findet sich bei 70–90% der Patienten.

> Bei Hochdruckentwicklung immer auch an ein Phäochromozytom denken! Extraadrenale Phäochromozytome sind selten!

Es werden jedoch auch asymptomatische Phäochromozytome beschrieben! Sie sind nach neueren Untersuchungen wahrscheinlich häufiger als bislang vermutet wurde (10–25%) (18,32,33).

> Normotension ist kein Beweis gegen ein Phäochromozytom, sondern kann bereits Zeichen einer Herzinsuffizienz sein!

Diagnostik

Die wesentlichen Grundlagen der Diagnostik einer hyperplasie- oder neoplasiebedingten Überfunktion des sympathoadrenalen Systems beruhen auf dem biochemischen Nachweis der Hyperkatecholaminämie bzw. -urie; Adrenalin und Noradrenalin sind bei über 90% der Patienten im Serum und im 24-Stunden-Urin erhöht, ältere Meßmethoden wie die Bestimmung der Vanillinmandelsäure und der Metanephrine sind weniger sensitiv (33). Da streßbedingte bzw. funktionelle Hyperkatecholaminämien nicht selten und von tumorbedingten Formen abzugrenzen sind, resultiert aus einer biochemisch nachgewiesenen sympathoadrenalen Überfunktion erst dann eine Operationsindikation, wenn die Lokalisationsdiagnostik das morphologische Korrelat einwandfrei zeigt. Bewährte Lokalisationsmethoden sind vor allem CT und MRT, die heute eine Darstellung von Tumoren bis zu einer Größe von 0,5–1 cm erlauben und damit die Sonographie in dieser Fragestellung überlegen sind. Eine Artdiagnose (benigne/maligne, Spezifizierung der Läsion hinsichtlich der Hormonproduktion) ist jedoch mit diesen Verfahren nicht möglich. Bei unklarer Zuordnung empfiehlt sich die Durchführung einer MIBG-Szintigraphie mit spezifischer Darstellung adrenaler oder extraadrenaler Phäochromozytome oder als nächster Schritt, eine Arteriographie, da insbesondere extraadrenale Phäochromozytome meist direkt von der Aorta arteriell versorgt werden. Da die Arteriographie ein invasives Verfahren darstellt, ist bereits beim Verdacht auf einen katecholaminproduzierenden Tumor vor dieser Untersuchung eine α-Rezeptoren-Blockade erforderlich, um Entgleisungen der Hämodynamik während oder nach der Prozedur zu vermeiden (18).

Ziel der Erkrankungs- und Lokalisationsdiagnostik bei Tumoren des sympathoadrenalen Systems ist darüber hinaus der Ausschluß bzw. Nachweis einer hereditären Erkrankung, insbesondere eines MEN-II-Syndroms, da bei Vorliegen einer hereditären Erkrankung synchron oder metachron Tumorbildungen oder deren Vorformen in der kontralateralen Nebenniere bzw. anderen Paraganglien möglich sind und assoziierte endokrine Tumoren oder deren Vorstadien, insbesondere die C-Zell-Hyperplasie und das C-Zell-Karzinom, synchron oder metachron auftreten können (20).

> Bei Nachweis eines Phäochromozytoms immer eine hereditäre Erkrankung ausschließen (MEN-II-, v.-Hippel-Lindau-Syndrom)!

Auch das operative Vorgehen an der Nebenniere selbst wird wesentlich durch die Zuordnung der Erkrankung zur sporadischen oder hereditären Form beeinflußt (Zugang, Resektionsausmaß).

Therapie

Operationsindikation

Eine Indikation zur Operation besteht grundsätzlich immer dann, wenn durch klinische Symptomatik, biochemischen Befund der sympathoadrenalen Überfunktion und bildgebende bzw. funktionelle Darstellung des morphologischen Korrelats die hyper- oder neoplastische Quelle der Katecholaminhypersekretion übereinstimmend nachgewiesen ist. Eine Operationsindikation liegt somit in der Regel bei allen Phäochromozytomen und sympathischen Paragangliomen vor. Besonderheiten hinsichtlich der Indikation zur Operation ergeben sich bei der sporadischen und hereditären adrenomedullären Hyperplasie (AMH) (7, 31) (Abb. 20.**12**).

Sporadische AMH. Hierbei handelt es sich um ein seltenes Krankheitsbild, dessen Nachweis häufig schwierig ist, da trotz phäochromozytomähnlicher Klinik der bildgebende Nachweis mit Schnittbildverfahren (CT, MRT) meist nicht möglich ist und dann ggf. nur mit Hilfe der MIBG-Szintigraphie in SPECT-Technik gelingt (7). Eine Operationsindikation ist in der Regel nur nach positiver Darstellung mit dieser Methodik gegeben. Ein Behandlungserfolg ist nur bei unilateraler AMH, nicht bei bilateraler AMH zu erwarten, so daß eine bilaterale AMH primär medikamentös behandelt werden sollte.

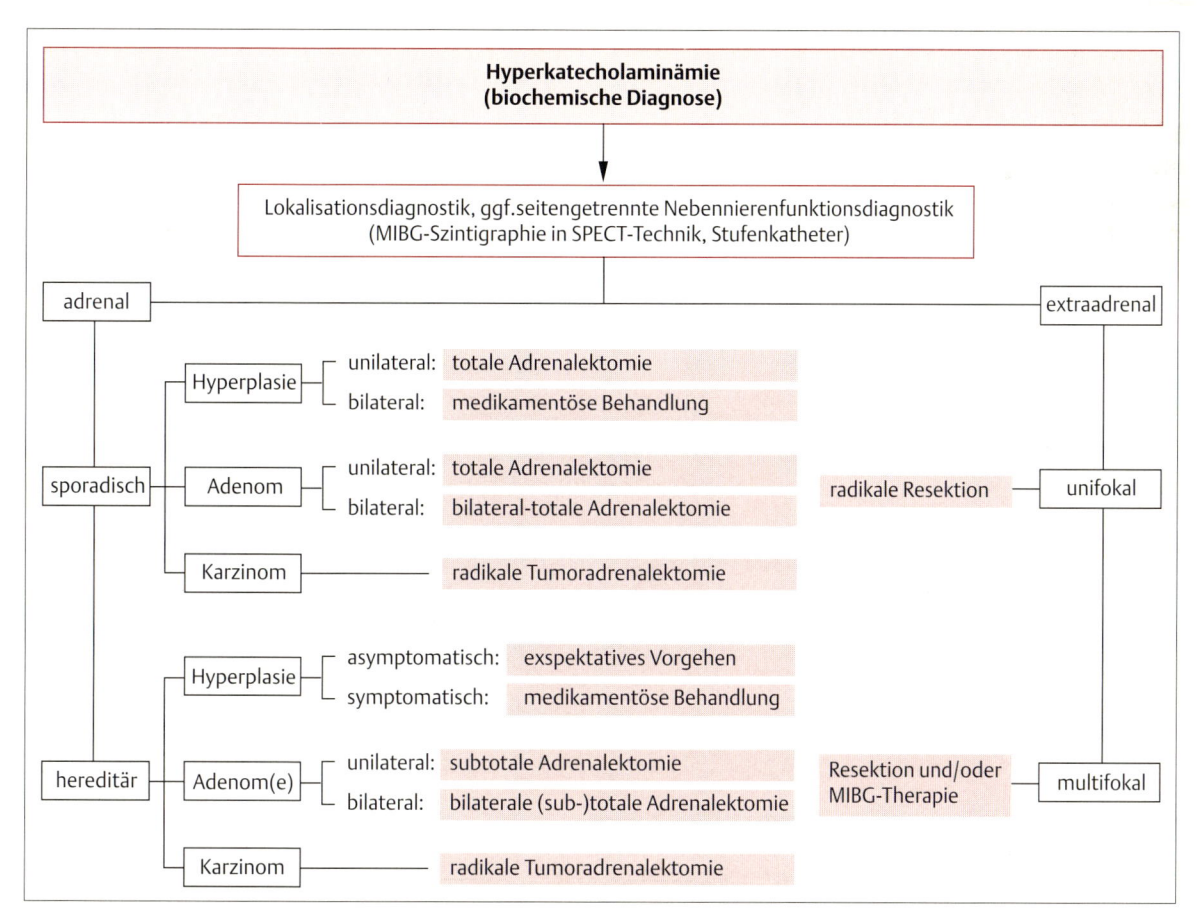

Abb. 20.**12** Therapiestrategie bei organischer Hyperkatecholaminämie.

Hereditäre AMH im Rahmen eines MEN-II-Syndroms. Sie stellt das Vorstadium einer häufig auftretenden Phäochromozytomerkrankung dar. Bei fehlender klinischer Symptomatik sollte der Verlauf unter sorgfältiger Beobachtung zunächst abgewartet werden, da bei einer dann ggf. erforderlichen bilateralen totalen Adrenalektomie bereits frühzeitig eine adrenokortikale Substitutionspflicht eintreten würde.

Die Entwicklung einer entsprechenden klinischen Symptomatik und der Nachweis eines Nebennierenmarktumors stellt allerdings in jedem Fall die Indikation zum operativen Vorgehen dar.

Präoperative medikamentöse Vorbehandlung

Überfunktionserkrankungen des sympathoadrenalen Systems führen durch paroxysmale oder permanente Katecholaminausschüttungen zu Hypertonie, Tachykardie und peripherer Vasokonstruktion. Die hierdurch möglichen Folgeerkrankungen (linksventrikuläre Hypertrophie, Kardiomyopathie) stellen einen zusätzlichen Risikofaktor für die Operation dar. Durch Einführung der präoperativen α-Rezeptoren-Blockade konnten die früher beträchtlichen intra- und postoperativen Risiken infolge weitgehend vermeidbar gewordener katecholaminbedingter Kreislaufreaktionen erheblich gesenkt werden. Die präoperative medikamentöse Vorbehandlung und das perioperative anästhesiologische Management sind somit bei diesen Erkrankungen von entscheidender Bedeutung für den operativen Behandlungserfolg (12).

Die medikamentöse Vorbehandlung wird stationär über einen Zeitraum von mindestens 14 Tagen durchgeführt. Mit täglich steigender Dosierung des α-Rezeptoren-Blockers Phenoxybenzamin wird mit einer Dosierung von 4 × 5 mg begonnen und in Schritten von 10–20 mg Phenoxybenzamin/die bis auf eine Gesamtdosis von 200–300 mg Dibenzyran erhöht (12). Nebenwirkungen der α-Rezeptoren-Blockade (Orthostase, Tachykardie, Schwellung der Nasenschleimhaut) werden durch Aussetzen der Dosissteigerung bzw. symptomatisch behandelt. Die Gabe von β-Rezeptoren-Blockern ist nur erforderlich, wenn nach Beginn der α-Rezeptoren-Blockade eine Tachykardie persistiert.

Operative Strategie

Hinsichtlich der Wahl des Zugangs und des Resektionsausmaßes unterscheidet die operative Strategie sporadische vs. hereditäre, unilateral- vs. bilateral-adrenale und adrenale vs. extraadrenale Tumoren bzw. Hyperplasien des sympathoadrenalen Systems (6, 7, 8, 9, 13) (Abb. 20.**12**).

Sporadische Erkrankung. Morphologisches Korrelat ist meist ein unilaterales Adenom, selten eine bilaterale Adenomerkrankung oder eine adreno-medulläre Hyperplasie. Bei sporadischen Phäochromozytomen ist aufgrund des höheren als bei hereditären Erkrankungen beobachteten Malignitätsrisikos und der bei unilateralem Befall nicht zu erwartenden kontralateralen Zweiterkrankung generell eine totale Adrenalektomie indiziert.

Bei der sporadischen AMH kann eine Adrenalektomie bei sicherem Nachweis einer unilateralen Erkrankung durchgeführt werden, bei der bilateralen AMH ist eine Adrenalektomie wegen meist persistierender Hypertonie nicht sinnvoll (5, 7).

> Die operative Strategie beim sporadischen Phäochromozytom hat das Ziel einer frühzeitigen radikalen Adrenalektomie, beim hereditären Phäochromozytom das einer „konservativen" organerhaltenden Adrenalektomie, da es meist bilateral auftritt!

Hereditäre Erkrankung. Hier findet sich als morphologisches Korrelat der Überfunktion meist eine in unterschiedlicher Ausprägung vorhandene diffuse (disseminierte) bzw. noduläre Hyperplasie oder Neoplasie des Nebennierenmarks. Bei gegebener Operationsindikation sind zwei operative Nachteile mit dem Patienten zu besprechen und abzuwägen. Das primär ablative Vorgehen (bilateral-totale Adrenalektomie) hat den Vorteil der fehlenden Rezidivgefahr, aber den Nachteil der möglicherweise frühen, lebenslangen adrenokortikalen Substitutionspflicht. Beim konservativen Vorgehen (subtotale Adrenalektomie unter Erhalt eines zur Corticoidsynthese ausreichenden Nebennierenrestes) besteht der Nachteil eines möglicherweise später erforderlichen Rezidiveingriffs aufgrund eines sich im Nebennierenrest metachron entwickelnden Phäochromozytoms. Der Vorteil dieses Vorgehens liegt in der zumindest über einige Jahre noch erhaltenen Eigenfunktion und -regulation der Nebennierenrinde, ein Vorteil an Lebensqualität, der für junge Menschen von wesentlicher Bedeutung sein kann.

Bilaterale Phäochromozytome. Sie entstehen meist auf hereditärer Basis. Bei der seltenen sporadischen Phäochromerkrankung, die heute meist durch Genanalyse als nichthereditär erkennbar ist, wird in der Regel ein primär ablatives Verfahren angestrebt, bei fehlendem Malignitätsverdacht kann jedoch auch ein adrenokortikal-erhaltendes Vorgehen gewählt werden (z. B. unilateral-totale und kontralateral-subtotale Adrenalektomie).

Extraadrenale Phäochromozytome (Paragangliome). Sie erfordern nicht nur einen der Lokalisation entsprechenden Zugangsweg (bei abdominellen Paragangliomen meist mediane Laparotomie), sondern auch eine besondere operative Strategie. Die Tumoren sind meist aortal versorgt und stark hypervaskularisiert, nicht selten erreichen sie eine erhebliche Größe, der Anteil maligner Paragangliome ist deutlich höher als bei adrenalen Nebennierenmarktumoren. Radikalität und schonende blutsparende Präparation sind die wesentlichen operativ-technischen Prinzipien bei Eingriffen wegen eines Paraglioms (17).

> Extraadrenale Phäochromozytome sind häufig maligne, daher immer eine radikale Resektion anstreben!

Nachbehandlung

Die Prognose benigner Tumoren des sympathoadrenalen Systems ist insgesamt auch unter dem Aspekt der Rückbildung der überfunktionsbedingten Symptome und Beschwerden gut. Wenn kein fixierter Hochdruck vorliegt, verschwindet der Hypertonus meist bald nach der Tumorentfernung. Aufgrund der nicht immer eindeutig möglichen Dignitätszuordnung ist jedoch eine langjährige funktionelle und bildgebende Nachkontrolle erforderlich, um rechtzeitig Rezidive erkennen und behandeln zu können (14).

Bei nichtresektablen multiplen Metastasen maligner Phäochromozytome können additive Therapiemaßnahmen zum Einsatz gelangen. Hierzu gehören, wenn eine Speicherung von MIBG vorliegt, die Therapie mit MIBG, die auch mehrfach durchgeführt werden kann. Bei fehlender MIBG-Speicherung hormonaktiver Metastasen ist die Fortsetzung der antihypertensiven Medikation mit α-Rezeptoren-Blockern oder Demser erforderlich (34).

> Sporadische Phäochromozytome erfordern eine sorgfältige langjährige Nachkontrolle, da sich die Malignität erst nach Jahren herausstellen kann!

> Patienten mit einem hereditären Phäochromozytom sollten in Zentren behandelt werden, die mit diesen Erkrankungen Erfahrungen besitzen!

Hormoninaktive Tumoren und Inzidentalome

Die klinische Inzidenz hormoninaktiver Tumoren hat in den letzten Jahren aufgrund des gestiegenen Einsatzes bildgebender Verfahren in der abdominellen Diagnostik eine deutliche Zunahme erfahren. Während zu den hormoninaktiven Tumoren alle adrenalen Raumforderungen ohne klinisch erkennbare hormonell bedingte Symptomatik zu rechnen sind, ist unter einem „Inzidentalom" im eigentlichen Sinn diejenige adrenale Raumforderung zu verstehen, die als Zufallsbefund in einer aus anderer Indikation durchgeführten Untersuchung bildgebend nachgewiesen wird, also potentiell auch hormonaktive Tumoren beinhalten kann. Histologisch handelt es sich bei den hormoninaktiven Tumoren und Inzidentalomen meist um benigne adrenokortikale Neoplasien (9, 23, 35). In seltenen Fällen können jedoch auch Tumoren mit grenzwertiger Hormonaktivität (z. B. Borderline-Cushing-Syndrom) (2), Phäochromozytome, Metastasen und Nebennierenkarzinome vorliegen, so daß insgesamt bei dieser Tumorgruppe eine sorgfältige Diagnostik und Indikationsstellung zur Operation erforderlich ist (18, 26).

Symptomatik

Inzidentalome. Sie sind per definitionem asymptomatisch, dennoch kann auch bei diesen Tumoren ebenso wie bei den klinisch „hormoninaktiven" Tumoren bei genauer Anamnese eine „präklinische" Funktionsstörung in einigen Fällen nachgewiesen werden. Der biochemische Nachweis ist jedoch auch heute mit den vorhandenen Routineverfahren nicht immer einwandfrei möglich. Beim sog. präklinischen Cushing-Syndrom finden sich normale Basalwerte des Cortisolmetabolismus (Serum-Cortisol, Urin-17-Hydroxysteroide, 17-Ketosteroide), aber ein supprimierbares ACTH (23); aufgrund der zumindest partiellen Suppression der kontralateralen Nebenniere ist eine perioperative adrenokortikale Substitution erforderlich.

Asymptomatische Phäochromozytome. Sie werden bei Inzidentalomen nur in ca. 1–4% nachgewiesen (23). Die auch bei kleinen Phäochromozytomen gegebene Gefahr der intra- und postoperativen hämodynamischen Entgleisung erfordert daher bei allen hormoninaktiven Tumoren zum Ausschluß bzw. Nachweis eines Phäochromozytoms eine adrenomedulläre Funktionsanalyse (mindestens zweimalige Bestimmung der Katecholamine im Serum und im 24-Stunden-Urin).

Hormoninaktive Tumoren. Wenn hormonaktive Tumoren durch ihre klinische Symptomatik aufgefallen sind, stehen Beschwerden als Folge lokaler Verdrängungserscheinungen im Vordergrund. Da Tumoren im Retroperitoneum eine erhebliche Ausdehnung erreichen können, ehe sie allein aufgrund ihrer Größe symptomatisch werden, sind sie, wenn es sich um Nebennierenkarzinome handelt, in der Regel weit fortgeschritten und damit nur noch selten kurativ zu operieren.

Diagnostik

Die bildgebende Diagnostik hormoninaktiver Nebennierentumoren umfaßt zum einen Schnittbildverfahren (CT, MRT) zur morphologischen Differenzierung, zum anderen szintigraphische Methoden zur funktionellen Darstellung hypersekretorischer adrenokortikaler (^{59}Np-Szintigraphie) und adrenomedullärer Prozesse (MIBG-Szintigraphie) (19, 26). Schnittbildverfahren und Szintigraphie ergänzen sich, sie sind jedoch komplementär nur dann erforderlich, wenn die bildgebende Darstellung im Schnittbildverfahren eine therapierelevante, über die biochemische Analyse hinausgehende funktionelle Differenzierung erfordert (z. B. Seitenlokalisation bei Verdacht auf bilaterale Nebennierenprozesse). Die Ultraschalldiagnostik der Nebenniere ist den Schnittbildverfahren deutlich unterlegen und selten für die Planung und Durchführung der Behandlung ausreichend.

Therapie

Operationsindikation

Die Behandlungsstrategie bei hormoninaktiven Tumoren und Inzidentalomen (Abb. 20.**13**) basiert auf den Ergebnissen der hormonellen und bildgebenden Diagnostik. Tumoren, die entgegen der klinischen Symptomatik biochemisch eine nachweisbare Überfunktion aufweisen (Phäochromozytom, präklinisches Cushing-Syndrom) werden operiert. Bei Tumoren, die klinisch und

```
┌─────────────────────────────────────────────┐
│     Zufallsbefund einer adrenalen Raumforderung │
│                      ↓                      │
│     biochemische Nebennierenfunktionsdiagnostik │
│              ↓              ↓               │
│        hormonaktiv     hormoninaktiv        │
│                              ↓              │
│                    ggf. Punktionszytologie  │
│                      bei Malignomverdacht   │
│              ↓         ↓          ↓         │
│         Malignom    Tumor      Tumor        │
│      (primär,      > 3 cm     < 3 cm        │
│       sekundär)                             │
│              ↓         ↓          ↓         │
│              Operation       Kontrolle der  │
│                              Größenzunahme  │
└─────────────────────────────────────────────┘
```

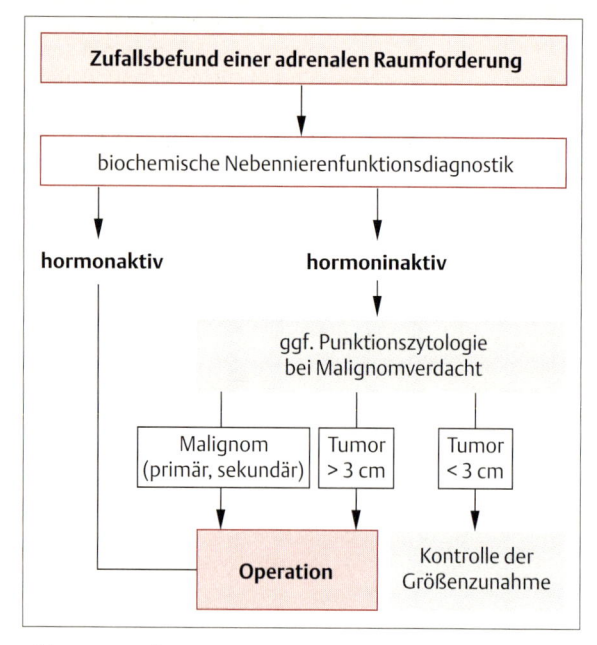

Abb. 20.13 Therapiestrategie bei Inzidentalomen.

biochemisch hormoninaktiv sind, ist eine differenzierte Therapiewahl angezeigt:
– Kleine Tumoren (< 3 cm im Durchmesser) ohne Größenzunahme und klinisch bzw. zytologisch ohne Malignitätsverdacht rechtfertigen ein zunächst exspektatives Vorgehen; eine Befundkontrolle wird in Abständen von 6 bzw. 12 Monaten durchgeführt.
– Tumoren, bei denen Größenzunahme und/oder zytologischer Befund einen Malignitätsverdacht begründen, stellen unabhängig von der Größe eine klare Operationsindikation dar.

> Inzidentalome der Nebenniere sind kalten Knoten der Schilddrüse vergleichbar: die Operationsindikation hat ein diagnostisches und ein prophylaktisch-therapeutisches Ziel, beim Malignom ist die Frühoperation entscheidend!

Obwohl in den meisten Untersuchungen von Inzidentalomen der Anteil definitiv maligner Nebennierentumoren sehr niedrig ist (0–8%), durchschnittlich 2% (23), ist zur Zeit noch unklar, bei welchen Tumoren mit einem höheren Malignitätsrisiko zu rechnen ist und welches die Kriterien sind, mit denen das Malignitätsrisiko objektiviert werden kann. Im Zweifelsfall ist die Operation als Therapieoption zu bevorzugen, da eine günstige Prognose beim adrenokortikalen Karzinom ausschließlich im Frühstadium zu erwarten ist. Das operative Risiko der Adrenalektomie bei nicht infiltrativ wachsenden hormoninaktiven Nebennierentumoren wird allgemein als außerordentlich niedrig angegeben (35).

Literatur

1 Allolio, B., C. Rosenthal, H. M. Schulte: Überwachung der Substitutionstherapie bei Nebennierenrindeninsuffizienz. In Allolio, B., H. M. Schulte: Moderne Diagnostik und therapeutische Strategien bei Nebennierenerkrankungen. Schattauer, Stuttgart 1990 (p. 236–246)
2 Bogner, U., U. Eggens, J. Hensen, W. Oelkers: Incidentally discovered ACTH-dependent adrenal adenomas presenting as „pre-Cushing's syndrome". Acta endocrinol. 111 (1986) 89–92
3 Dralle, H.: Chirurgische Therapieverfahren. In Hesch, R. D.: Endokrinologie, Innere Medizin der Gegenwart. Urban & Schwarzenberg, München 1989 (S. 726–745)
4 Dralle, H.: Nebenniere. In Pichlmayr, R., D. Lohlein: Chirurgische Therapie, 2. Aufl. Springer, Berlin 1991 (S. 419–442)
5 Dralle, H.: Standards in der Chirurgie der Nebennieren. In Boeckl, O., H. W. Waclawiczek: Standards in der Chirurgie. Zuckschwerdt, München 1995 (S. 47–49)
6 Dralle, H., M. Ipta, E. Henschel, T. Schürmeyer, H. Grosse, K. F. Gratz, J. Kemnitz, A. von zur Mühlen: Operative Therapie der sporadischen und familiären Phaeochromocytoms. Acta med. austr. 15 (1988) 108–111
7 Dralle, H., S. Schröder, K. F. Gratz, R. Grote, B. Padberg, R. D. Hesch: Sporadic unilateral adrenomedullary hyperplasia with hypertension cured by adrenalectomy. Wld J. Surg. 14 (1990) 308–316
8 Dralle, H., G. F. W. Scheumann, J. Kotzerke, E. G. Brabant: Surgical management of MEN 2. Recent Results Cancer Res. 125 (1992) 167–195
9 Dralle, H., G. F. W. Scheumann, B. Nashan, G. Brabant: Review: recent developments in adrenal surgery. Acta chir. belg. 44 (1994) 137–140
10 Dralle, H., G. Brabant, U. Rose, U. Schneyer, B. Nashan, C. Gerstenkorn, J. Kotzerke: Die Bedeutung bildgebender Verfahren für das operative Vergehen bei Erkrankungen der Nebennieren. Acta chir. austr. 28 (1996) 292–295
11 Gagner, M., A. Lacroix, E. Bolte: Laparoscopic adrenalectomy in Cushing's syndrome and pheochromocytoma. New Engl. J. Med. 327 (1992) 327–1033
12 Grosse, H., D. Schröder, O. Schober, B. Hansen, H. Dralle: Die Bedeutung einer hochdosierten Alpharezeptorenblockade für Blutvolumen und Hämodynamik beim Phaeochromocytom. Anaesthesist 39 (1990) 313–318
13 Hamberger, B., M. Telenius-Berg, B. Cedermark, S. Grondal, B. G. Hansson, S. Werner: Subtotal adrenalectomy in multiple endocrine neoplasia Type 2. Henry Ford Hosp. Med. J. 35 (1987) 127–128
14 van Heerden, J., C. F. Roland, J. A. Carney, S. G. Sheps, C. S. Grant: Long-term evaluation following resection of apparently benign pheochromocytoma(s)/Paraganglioma(s). Wld J. Surg. 14 (1990) 325–329
15 van Heerden, J. A., C. S. Grant, A. L. Weaver: Primary carcinoma of the adreanl cortex: an institutional surgical perspective. Acta chir. austr. 25 (1993) 216–220
16 Heintz, A., Th. Junginger: Die endoskopische, extraperitoneale Adrenalektomie. Chirurg. 65 (1994) 1140–1142
17 Hiller, W. F. A., G. F. W. Scheumann, H. Dralle: Diagnostik und operative Behandlung des extraadrenalen Phaeochromocytoms. Chirurg 64 (1993) 36–42
18 Hiller, W. F. A., T. H. Schürmeyer, K. F. Gratz, H. Dralle: Chirurgische Therapie von Tumoren des sympathoadrenalen Systems. Chir. Gastroenterol. 11 (1995) 48–52
19 Kloos, R. T., M. D. Gross, I. R. Francas, M. Korbkin, B. Shapiro: Incidentally discovered adrenal masses. Endocrin. Rev. 16 (1995) 460–484

20 Kotzerke, J., C. Stibane, H. Dralle, H. Wiese, W. Burchert: Screening for pheochromocytoma in the MEN 2-syndrome. Henry Ford Hosp. Med. J. 37 (1989) 129–131
21 Lamesch, P., R. Schürmeyer, H. Dralle: Operative Behandlungsmöglichkeiten beim extopen ACTH-Syndrom. In Heinen, E., M. Beyer: Hypertonie und Ödeme. PMI, Frankfurt 1993 (50–53)
22 Lo, C. Y., P. C. Tam, A. W. C. Kung, K. S. L. Lam, I. Wong: Primary aldosteronism. Results of surgical treatment. Ann. Surg. 224 (1996) 125–130
23 McLeod, M. K.: Adrenal Incidentaloma. Acta chir. austria. 25 (1993) 202–209
24 Meyer, G., H. M. Schardey, F. W. Schildberg: Die laparoskopische transperitoneale Adrenalektomie. Chirurg 66 (1995) 413–418
25 Modigliani, E., H. M. Vasen, K. Raue, H. Dralle, A. Frilling, R. G. Gheri, M. L. Brandi, E. Limbert, B. Niederle, L. Forgas, M. Rosenberg-Bourgin, C. Calmettes: The Euromen Study Group: Pheochromocytoma in multiple endocrine neoplasia type 2: European study. J. intern. Med. 238 (1995) 363–367
26 Niederle, B., F. W. Winkelbauer, A. Frilling: Inzidentalome der Nebenniere – eine Übersicht. Chir. Gastroenterol. 11 (1995) 34–41
27 Nies, C., D. Bartsch, U. Schäfer, M. Rothmund: Laparoskopische Adrenalektomie. Dtsch. med. Wschr. 118 (1993) 1831–1836
28 Oelkers, W.: Adrenal insufficiency. New Engl. J. Med. 335 (1996) 1206–1212
29 Orth, D. N.: Cushing's syndrome. New Engl. J. Med. 332 (1995) 791–803
30 Orth, D. N., W. J. Kovacs, C. R. DeBold: The adrenal cortex. In Wilson, J. D., D. W. Foster: Williams Textbook of Endocrinology. Saunders, Philadelphia 1992 (p. 489–619)
31 Padberg, B. C., E. Garbe, E. Achilles, H. Dralle, M. Bressel, S. Schröder: Adreno-medullary hyperplasia and phaeochromocytoma, DNA cytophotometric findings in 47 cases. Virchows Archiv A Pathol. Anat. 416 (1990) 443–446
32 Proye, C. A. G., M. Vix, S. Jansson, L. E. Tisell, H. Dralle, W. Hiller: „The" pheochromocytoma: a benign, intra-adrenal, hypertensive, sporadic unilateral tumor. Does it exist? Wld J. Surg. 18 (1994) 467–472
33 Schürmeyer, T. H., B. Engeroff, A. von zur Mühlen, H. Dralle: Symptomatik und endokrinologische Befunde bei Katecholamin-sezernierenden Tumoren. Ergebnisse bei 106 konsekutiven Patienten. Dtsch. med. Wschr. 119 (1994) 1721–1727
34 Schuppert, F., G. F. W. Scheumann, C. Schöber, J. Overbeck, T. H. Schürmeyer, H. J. Schmoll, H. Dralle, A. von zur Mühlen: Therapie eines malignen sympathischen Paraganglioms des Zuckerkandlschen Organs – ein Fallbericht. Klin. Wschr. 69 (1991) 937–942
35 Siren, J. E., R. K. Haapiainen, K. T. Huikuri, A. H. Sivula: Incidentalomas of the adrenal gland: 36 operated patients and review of literature. Wld J. Surg. 17 (1993) 634–639
36 Stimpel, M., H. Dralle, A. von zur Mühlen: Therapie des primären Aldosteronismus. Dtsch. med. Wschr. 111 (1986) 1487–1488
37 Vaughan jr., E. D., St. Atlas, R. M. Carey: Hyperaldosteronism. In Vaughan jr., E. D., R. M. Carey: Adrenal disorders. Thieme, Stuttgart 1989 (S. 243–258)
38 Wiese, A.: Verschiedene Formen der Cortisolsubstitution bei Addisonpatienten: Einfluß auf Lebensqualität und Lungenfunktion. Diss. Hannover, 1993
39 Wooten, M. D., D. K. King: Adrenal cortical carcinoma: epidemiology and treatment with mitotane and a review of the literature. Cancer 72 (1993) 3145–3155
40 Young, W. F., M. J. Hogan, G. G. Klee, C. S. Grant, A. van Heerden: Primary aldosteronism: diagnosis and treatment. Mayo. clin. Proc. 65 (1990) 96–110

21 Brustdrüse

Erkrankungen
J. Fahlke und H. Lippert

Gutartige Erkrankungen der Brustdrüse

Die häufigsten benignen Veränderungen der Mamma sind fibrozystische Mastopathie, Mastitis, Zysten, Fibroadenome und Papillome der Milchgänge. Ihre sichere Abgrenzung gegenüber einem Karzinom bereitet mitunter Schwierigkeiten.

Mastitis

Akute Mastitis. Sie tritt während der Laktationsperiode überwiegend bei Erstgebärenden auf und geht einher mit Rötung, Induration und Druckschmerzhaftigkeit der betroffenen Brustregion, begleitet von Fieber und Leukozytose; sie kann das Bild eines inflammatorischen Karzinoms vortäuschen.
Die Therapie ist zunächst konservativ und besteht im sofortigen Abstillen, Hochbinden der Brüste, lokaler Kälteapplikation und der Gabe von Antibiotika. Bildet sich ein Abszeß, muß inzidiert werden. Bei Versagen der Therapie und länger als eine Woche bestehender Inflammation muß zum Ausschluß eines inflammatorischen Karzinoms eine DE erfolgen.

Chronische Mastitis. Sie entwickelt sich aus der akuten Form, der auch ihre Symptome entsprechen; die Entzündung verläuft allerdings in der Regel weniger dramatisch. Oft bilden sich Fisteln. Die Diagnose ergibt sich ebenfalls aus Anamnese und klinischem Bild. Da dieses jedoch sehr dem eines inflammatorischen Karzinoms ähnelt, muß bei geringsten Zweifeln an der Gutartigkeit der Erkrankung die diagnostische Exstirpation zum Ausschluß eines Karzinoms erfolgen.
Die Therapie ist ebenfalls konservativ, bei auftretenden Abszessen muß eine chirurgische Sanierung erfolgen. Bei chronischem Verlauf kann in Absprache mit der Patientin die subkutane Mastektomie zur Herdsanierung erfolgen. Eine plastische Rekonstruktion darf erst nach sicherer Abheilung der Entzündungsprozesse vorgenommen werden.

Granulomatöse Mastitis. Diese Erkrankung tritt in der Regel beidseitig auf. Typisch sind die rezidivierenden therapieresistenten Fisteln im Bereich der Mamille. Im Drüsenkörper kommt es zu Knotenbildungen. Die genaue Diagnose ist nur durch eine pathologisch-histologische Untersuchung zu stellen. Erreger sind nicht nachweisbar, da es sich um eine abakterielle, vermutlich autoimmunologische Erkrankung handelt. Bestätigt sich die granulomatöse Mastitis in der histologischen Untersuchung, besteht die empfohlene Therapie in der beidseitigen subkutanen Mastektomie mit späterem plastischen Wiederaufbau.

Fibrozystische Mastopathie

Diese Erkrankung tritt bei der Hälfte aller Frauen im mittleren Lebensalter auf. Man unterscheidet nach Prechtel 3 Schweregrade der gefundenen Veränderungen. Die schwerste Form der Mastopathie ist die proliferierende Mastopathie mit Zellatypien (Grad III). Die betroffenen Frauen besitzen gegenüber der Normalbevölkerung ein 4fach erhöhtes Mammakarzinomrisiko, es muß deshalb eine engmaschige klinische und mammographische Kontrolle erfolgen. Einige Autoren sehen das Vorliegen dieser Veränderungen als Indikation zur subkutanen Mastektomie an.

Papillome

Hierbei handelt es sich um fibroepitheliale Wucherungen, die die Lichtung eines Ausführungsganges der Drüsen der weiblichen Brust ausfüllen. Häufiges Symptom ist eine einseitige, blutige Galaktorrhö, die Anlaß zu einer weiterführenden Diagnostik ist. Wegen des Entartungsrisikos sollten diagnostizierte Papillome entfernt werden.

Fibroadenome und Zysten

Es handelt sich hier um gutartige Tumoren der Brust, die vor allem bei jüngeren Frauen auftreten. Sie imponieren in der Regel als etwa 1–2 cm große, gut verschiebliche Knoten mit glatter Oberfläche. Ist es sicher, daß es ein Fibroadenom ist, braucht es nicht entfernt zu werden, da eine Entartung bisher nicht beschrieben wurde. Das Ausbilden von Zysten ist Teil des normalen Prozesses der Involution der Brust. Sie treten sehr selten vor dem 35. Lebensjahr auf. Die Diagnose ist mit der Ultraschalluntersuchung sehr einfach zu stellen. Bei unklarer Dignität kann die Zyste sonographisch gestützt punktiert und der Zysteninhalt zur zytologischen Untersuchung eingesandt werden. Sind keine Hinweise auf einen malignen zystischen Tumor vorhanden, erfordern die Zysten keine spezielle Therapie.

Mammakarzinom

Epidemiologie und Ätiologie

Die Entwicklung von Inzidenz und Mortalität an Mammakarzinomen in den hochentwickelten Industrieländern ist bedrohlich. In Europa und Nordamerika ist Brustkrebs die häufigste Krebstodesursache bei Frauen und in der Altersklasse zwischen 35 und 54 Jahren die häufigste Todesursache überhaupt. Derzeit sterben weltweit jährlich etwa eine viertel Million Frauen an einem Mammakarzinom.

Deutschland nimmt in der Rangfolge der Erkrankungshäufigkeit eine mittlere Position ein. Die jährliche Zahl der Neuerkrankungen (Inzidenz) ist jedoch höher, als dies entsprechend der steigenden Lebenserwartung der Bevölkerung anzunehmen wäre. Sie nimmt also zu, wobei die Ursachen dafür unbekannt sind. Derzeit erkrankt in Deutschland jede 12.–15. Frau im Verlaufe ihres Lebens an einem Mammakarzinom, im Jahr 2000 wird es voraussichtlich jede 8.–10. Frau sein.

Liegt bei der Gesamtheit der Mammakarzinome die 10-Jahres-Überlebensrate nur bei 40%, so haben demgegenüber Frühstadien (pT1, pN0, M0) mit etwa 80% 10-Jahres-Überlebenszeit doch eine relativ günstige Prognose. Die Ätiologie des Mammakarzinoms ist bisher nicht geklärt. Mit der Charakterisierung des BRCA1-Gens ist es gelungen, ein mit der erblichen Form des Mammakarzinoms assoziiertes Gen zu identifizieren. Wahrscheinlich handelt es sich um ein Tumorsuppressorgen. Neben diesem auf dem Chromosom 17 lokalisierten Gen ist auf dem Chromosom 13 ein weiterer DNA-Bereich identifiziert worden, der mit der erblichen Form des Mammakarzinoms assoziiert ist. Da 90–95% der Mammakarzinome spontan, d.h. ohne erbliche Vorbelastung auftreten, ist man bisher davon ausgegangen, daß sowohl bei der spontanen wie auch der erblichen Form dieselben Gene defekt sind. Bisher fanden sich jedoch keine Hinweise dafür, daß auch bei der häufiger auftretenden spontanen, d.h. nicht vererbten Form gehäuft Mutationen im BRCA1-Gen auftreten.

In der Regel kann deshalb weiterhin nur spekulativ auf Kausalitäten bei der Entstehung von Mammakarzinomen geschlossen werden. Bedeutung bei der Entstehung von Mammakarzinomen haben vor allem:
- Lebensalter,
- genetische Faktoren,
- Menarche- und Menopausenalter,
- Alter bei der ersten Geburt und Zahl der Schwangerschaften,
- Stillen,
- hormonelles Milieu,
- Ernährungsfaktoren,
- Onkogene,
- Strahlenexposition.

Risikofaktoren für die Entstehung eines Mammakarzinoms sind vor allem Lebensalter, familiäre Belastung und die Karzinomerkrankung einer Brust. Wichtigster Risikofaktor ist das Alter. Über zwei Drittel aller Brustkrebserkrankungen treten jenseits des 50. Lebensjahres auf. Beachtenswert ist ferner die familiäre Belastung, jedoch nur bei prämenopausaler Erkrankung von Verwandten ersten Grades. Hier liegt ein gegenüber der Normalbevölkerung etwa doppelt so hohes Risiko vor, im Laufe des Lebens an einem Mammakarzinom zu erkranken. Ist ein Karzinom bei einer Patientin bereits in einer Brust aufgetreten, ist das Risiko des Auftretens eines Karzinoms auf der Gegenseite 5- bis 10mal höher. Kritisch muß hierbei bemerkt werden, daß die Unterscheidung eines echten Zweitkarzinoms von einer Metastase nicht immer einfach ist.

Zahlreiche in den letzten Jahren angefertigte Analysen zeigen, daß etwa 50% der Mammakarzinome in bestimmten Risikogruppen auftreten. Diesen Anteil der Population gilt es durch geeignete Gefährdungskriterien zu erfassen und einer gezielten Vorsorgeuntersuchung zuzuführen. Als Kriterien einer besonderen Gefährdung, an Brustkrebs zu erkranken, gelten derzeit folgende anamnestische Angaben:
- Nullipara bzw. Alter bei der ersten Geburt über 27–30 Jahre,
- familiäre Belastung (Mutter, Schwester),
- deutliches Übergewicht,
- gutartige Erkrankung der Brust.

Sind bei einer Frau ein bis drei dieser Risikofaktoren vorhanden, so ist das Risiko, an Brustkrebs zu erkranken, gegenüber der Normalbevölkerung um das 10- bis 20fache erhöht.

Sind alle vier Risikofaktoren gleichzeitig vorhanden, so erkrankt etwa jede 2. Frau dieser Gruppe an einem Mammakarzinom.

Symptome

> Die Symptome einer Krebserkrankung der Brust sind in der Regel recht unspezifisch!

Dies verzögert die Diagnosestellung bei ansonsten guter Untersuchbarkeit des Organs im Einzelfall erheblich. Deshalb sollten auch geringe Verdachtsmomente Anlaß zu einem Ausschluß eines Mammakarzinoms sein. Denn nur in der Früherkennung liegt derzeit die reelle Chance, die Überlebensrate wesentlich zu verbessern, da Frühstadien dieser Erkrankung eine günstige Prognose aufweisen (s.o.).

Folgende Symptome deuten auf das Vorliegen eines Mammakarzinoms hin:
- einseitige Absonderungen aus der Mamille (evtl. blutig),
- umschriebene Schmerzen und Mißempfindungen im Bereich der Brust,
- Verlust früher vorhandener Symmetrie der Brüste,
- Mamilleneinziehungen,
- ekzemartige Mamillenveränderungen,
- umschriebene Rötungen,
- „Apfelsinenhaut".

Diagnostik

Anamnese

Jeder Patientin, die einen Arzt aufsucht, sollte die Untersuchung der Brust angeboten werden, auch wenn der Grund der Arztkonsultation ein anderer ist. Vor einer körperlichen Untersuchung erfolgt die Erhebung der Anamnese. Dabei sollten zusätzlich zu der üblichen Anamnese folgende Angaben erhoben werden:
- Risikofaktoren (S. 451),
- Menstruationsanamnese (Menarche, Menopause),
- Geburten (Anzahl der Geburten, Alter bei der ersten Geburt),
- Familienanamnese (Verwandte ersten Grades an Brustkrebs erkrankt?),
- bekannte maligne oder benigne Erkrankungen der Brüste,
- Symptome einer Brusterkrankung (S. 451).

Körperliche Untersuchung

> Die monatliche Selbstuntersuchung ist zur frühzeitigen Erkennung eines Tumors der Brust besonders wichtig!

Die Selbstuntersuchung sollte in der Regel nach Abklingen der Menstruationsblutung erfolgen, da mit den hormonellen Veränderungen während des Menstruationszyklus vorübergehend umschriebene Verhärtungen in einer Brust auftreten können. Jede Frau sollte anläßlich der Vorsorgeuntersuchung darauf aufmerksam gemacht werden.

Die Vorsorgeuntersuchungen sollten individuell in Abhängigkeit vom jeweiligen Brustkrebsrisiko festgelegt werden. In der Regel werden sie ab dem 30. Lebensjahr in jährlichen Abständen erfolgen. Neben Status- und Anamneseerhebung ist die klinische Untersuchung der Brust mit axillären, infra- und supraklavikulären Lymphknoten eingeschlossen.

Die Mammae werden am vollständig entkleideten Oberkörper der sitzenden oder stehenden Patientin inspiziert. Die Arme der Patientin sollten dabei am Körper locker herabhängen. Beachtet werden:

- Größe der Brüste,
- Symmetrie,
- Kontur,
- Hautfarbe,
- Venenmuster,
- Mamillen.

Die Palpation erfolgt an der liegenden oder stehenden Patientin, deren Arme bequem neben dem Körper liegen oder verschränkt über dem Kopf gehalten werden. Die Palpation erfolgt mit den Fingerspitzen der mittleren drei Finger, wobei das Brustgewebe unter leicht kreisförmig massierenden Bewegungen gegen die knöcherne Thoraxwand gepreßt wird. Damit eine sorgfältige und systematische Untersuchung der gesamten Mamma sichergestellt ist, werden die Palpationspunkte parallel oder konzentrisch angeordnet (Abb. 21.1). Bei der Palpation der Brustdrüse sollte man auf solitäre oder multipel auftretende knotige Veränderungen achten, ebenso auf die Oberfläche eventuell auftretender Knoten (glatt oder unregelmäßig) sowie auf ihre Beziehung zu umgebenden Strukturen (verschieblich oder fixiert). Ein auslösbares Plateauphänomen ist in höchstem Maße suspekt für das Vorliegen eines Mammakarzinoms. Gutartige Knoten sind häufig als diskrete, feste und glatte Knoten zu tasten, die im umgebenden Gewebe verschiebbar sind.

Zur Untersuchung des in die Axilla reichenden Ausläufers der Mamma muß die Patientin die Arme über den Kopf heben.

Die Axilla kann auch an der sitzenden Patientin palpiert werden. Der der zu untersuchenden Axilla zugehörige Arm liegt auf der Schulter des Untersuchers oder wird abduziert. Die palpierende Hand muß in die Axillaspitze gedrückt werden, um die Lymphknoten dieser Region sicher beurteilen zu können. Kleine Knötchen können nur durch eine kräftig massierende Bewegung der Fingerspitzen gefunden werden.

In gleicher Weise erfolgt die Untersuchung der Lymphknoten entlang der vorderen und hinteren Axillarfalte sowie der mittleren Axillarlinie. Zuletzt wird die laterale Lymphknotengruppe durch Palpation entlang der Oberarminnenseite abgetastet, dem schließt sich die Untersuchung der supra- und infraklavikulären Lymphknoten an.

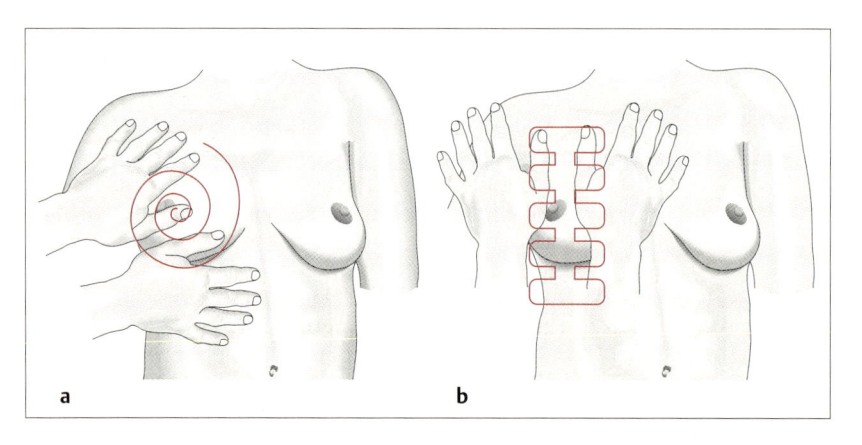

Abb. 21.1 a, b Palpation der Brust.

Jeder getastete Knoten wird hinsichtlich Größe, Form, Beschaffenheit, Beweglichkeit und Druckschmerzhaftigkeit beurteilt.

Apparative Diagnostik

Für Patientinnen mit familiärer Mammakarzinombelastung, unklaren oder suspekten Herdbefunden stehen im Rahmen der weiteren Diagnostik neben der Mammographie die Sonographie, Pneumozystographie, Galaktographie und Kernspintomographie zur Verfügung.

Mammographie

Durch den Einsatz dieses Untersuchungsverfahrens im Rahmen des Screenings wurden die 10-Jahres-Überlebensraten um 30–40 % verbessert. Die Sensitivität der Mammographie ist bei nicht palpablen Läsionen hoch, d. h. viele Veränderungen des Drüsenparenchyms werden – eine gute Untersuchungstechnik vorausgesetzt – entdeckt. Die Spezifität, also die Aussage zur Dignität des Herdes, ist jedoch gering.
Die Mammographie wird eingesetzt:
- bei tastbaren Knoten,
- bei Risikopatientinnen,
- als Screeningmethode.

Entsprechend der 1985 ausgesprochenen Empfehlung der Deutschen Gesellschaft für Senologie sollte bei allen Frauen eine Basismammographie zwischen dem 30. und 35. Lebensjahr angefertigt werden, ab dem 40. Lebensjahr sollte dann in 2jährlichen Abständen regelmäßig eine Mammographie durchgeführt werden. Die Röntgenuntersuchung der Brüste erfolgt in zwei Ebenen.

> Von allen radiologischen Untersuchungsmethoden ist die hochsensitive Mammographie trotz relativ geringer Spezifität die Methode der Wahl bei der Diagnostik nicht palpabler Mammakarzinome!

Die Mammographieaufnahmen sollten hinsichtlich Parenchymdichte, auftretender Herdschatten und Mikrokalzifikationen beurteilt werden. Sternförmige Schattenbilder und/oder gruppierter, pleomorpher Mikrokalk sind hochgradig verdächtige Befunde für das Vorliegen eines Mammakarzinoms.

> Wegen der Möglichkeit des Vorliegens eines falsch negativen Befundes muß jeder klinisch verdächtige Befund auch bei negativer Mammographie weiter abgeklärt werden!

Sonographie

Die Ultraschalluntersuchung der Brustdrüse sollte in Kombination mit der Mammographie eingesetzt werden. Ideal ist sie für die sichere Punktion suspekter Mammatumoren. Sie ermöglicht die Differenzierung zwischen soliden und zystischen Tumoren. Ihr Vorteil ist der risikolose Einsatz, auch in kürzeren Abständen. Aussagen zur Dignität von Mammatumoren sind jedoch nur begrenzt möglich.

Pneumozystographie

Hiermit bezeichnet man die Darstellung einer abpunktierten Zyste nach anschließendem Auffüllen mit Luft. Sie dient zur Beurteilung der Zystenwand und ihrer unmittelbaren Umgebung.

Galaktographie

Eine Indikation zur Durchführung der Galaktographie, der retrograden Darstellung der mit Kontrastmittel aufgefüllten Milchgänge besteht bei einseitig sezernierender Mamma. Die Untersuchung sollte unabhängig von der Beschaffenheit, Farbe und zytologischen Bewertung des Sekretes durchgeführt werden. Durch sie können vor allem intraduktale Prozesse dargestellt und lokalisiert werden.

Computer- und Magnetresonanztomographie

Mit Hilfe der CT läßt sich kein zusätzlicher Informationsgewinn bei der Diagnostik von Mammatumoren gegenüber der Sono- und Mammographie erzielen. Ihr klinischer Einsatz bei suspekten Herdbefunden erfolgt deshalb nur in Ausnahmefällen. Als neueste Methode zur Untersuchung der Brustdrüse ist die MRT der Mamma eingeführt worden. Ihr Einsatz sollte derzeit zur speziellen Abklärung suspekter Befunde, jedoch keineswegs routinemäßig erfolgen. Ein großes Problem stellt derzeit noch die fehlende Möglichkeit zur Markierung klinisch, mammographisch und sonographisch nicht erkennbarer, aber im MRT als suspekt imponierender Areale dar. Eine diagnostische Exstirpation solcher durch den zusätzlichen Informationsgewinn des MRT gefundenen Herde ist somit zur Zeit noch problematisch.

Wertung und Ausblick

Da der Brustkrebs ursächlich nicht zu bekämpfen ist, gilt es, ihn früher als bisher zu entdecken, um durch ein möglichst rechtzeitiges Erkennen der Erkrankung die Heilungschancen zu verbessern. Den derzeit größten Stellenwert in der Früherkennung besitzt zweifelsfrei die Mammographie. Neue Untersuchungsmethoden werden entwickelt, um die Diagnostik weiter zu verbessern. Ein Beispiel hierfür stellt die Elektromammographie dar. Es ist eine noch in der Entwicklung befindliche neue Methode. Ziel des Verfahrens ist es, Untersuchungen mit Hilfe elektrischer Potentialschwankungen an gesunden und neoplastisch veränderten Zellen des Brustdrüsengewebes durchzuführen. Theoretische Grundlage dieser Untersuchungen sind die Beobachtungen, daß die Krebszellen eine Umverteilung der elektrischen Membranpotentiale verursachen. Hierdurch wird eine Störung (Depolarisation) der normalen elektrischen Ladungsverteilung im Drüsenparenchym verursacht. Die Untersuchungseinheit, bestehend aus einem digital filternden Voltmeter und einem Computer, analysiert die Ladungsverteilung durch Vergleich der Spannungsunterschiede zwischen auf der zu untersuchenden Brust angeordneten Elektroden und objektiviert ein unverdächtiges und verdächtiges Gebiet aufgrund der Computeranalyse. Inwieweit sich hiermit eine Verbesserung in der Brustkrebsdiagnostik ergibt, ist derzeit noch nicht abzuschätzen.

Differentialdiagnose

Differentialdiagnostisch müssen vor allem gutartige Mammatumoren, maligne Weichteilgeschwülste (Sarkome) sowie die nicht seltene Manifestation maligner Lymphome in der Brust in Betracht gezogen werden.
Bei beidseitiger Sekretion aus der Mamille sollte eine hormonelle Fehlregulation z.B. durch ein Prolaktinom ausgeschlossen werden.

Korrelation: Radiologie – Morphologie

Die Zuordnung der im Mammogramm diagnostizierten Strukturen zum morphologischen Substrat ist gelegentlich schwierig, es läßt sich generell keine exakte Schlußfolgerung über den zugrunde liegenden histologischen Geschwulsttyp erkennen. Den röntgenologisch aufgrund des Wachstums und der Form definierten Tumortypen lassen sich bestimmte Geschwulstformen zuordnen.
Der auf der Mammographie **glatt begrenzte Rundherd** (Abb. 21.2a) kann durch eine einfache Zyste, ein Papillom, ein Fibroadenom, ein – in der Regel medulläres – Karzinom oder auch einmal ein Sarkom dargestellt werden. Ein **sternförmig** erscheinender Tumor (Abb. 21.2b) muß nicht immer ein Karzinom sein, auch der „Narbenstern", eine besondere Form der Mastopathie, Fettgewebsnekrosen, in seltenen Fällen Granulosazelltumoren und eine Mammatuberkulose können röntgenologisch als Tumor mit strahligen Ausläufern imponieren. Für die **diffus** wachsenden Tumoren (Abb. 21.2c) gibt es häufig röntgenologisch und morphologisch keinen umschriebenen Tumorknoten, sie breiten sich ohne erkennbare Grenzen im Drüsenparenchym aus. Typisch für diese Wachstumsform sind kleinzellige anaplastische und inflammatorische Karzinome. Ein mammographischer Nachweis gelingt meistens erst sehr spät, besonders wenn Verkalkungen fehlen.

Klassifikation

Eine Einteilung der Mammakarzinome ist hinsichtlich ihres Ursprungortes im Milchgangsystem und ihrer Infiltration in das umgebende Gewebe, nach histologischen Kriterien sowie mittels des TNM-Systems möglich. Hinsichtlich ihres **Ursprungsortes** unterscheiden wir duktale und lobuläre Karzinome (Abb. 21.3). Anhand des **Infiltrations- oder Invasionsverhaltens** erfolgt die Differenzierung in auf das Milchgangsystem beschränkte nichtinvasive oder In-situ-Karzinome (Abb. 21.3). Zu dieser Gruppe zählen die intraduktalen Karzinome und das lobuläre Carcinoma in situ. Zu den invasiven Formen gehört das mit einer Frequenz von etwa 70% am häufigsten vorkommende invasiv-duktale Karzinom. Ferner gehört hierzu eine Gruppe speziell differenzierter Tumoren, die in Tab. 21.1 aufgeführt sind. Die Einteilung der Mammakarzinome nach dem **TNM-System** ist in Tab. 21.2 angegeben.

Invasive Diagnostik und Histologie

Die Hauptindikation für die Punktion stellen tastbare Mammatumoren dar. Aber auch entzündliche Prozesse im Bereich der Brustdrüse können punktiert und histologisch oder zytologisch untersucht werden, um ein inflammatorisches Karzinom auszuschließen bzw. zu bestätigen. Je nach Innendurchmesser der verwendeten Nadel können nur Zellen (Zytologie) oder Gewebszylinder (Histologie) zur pathologischen Untersuchung ge-

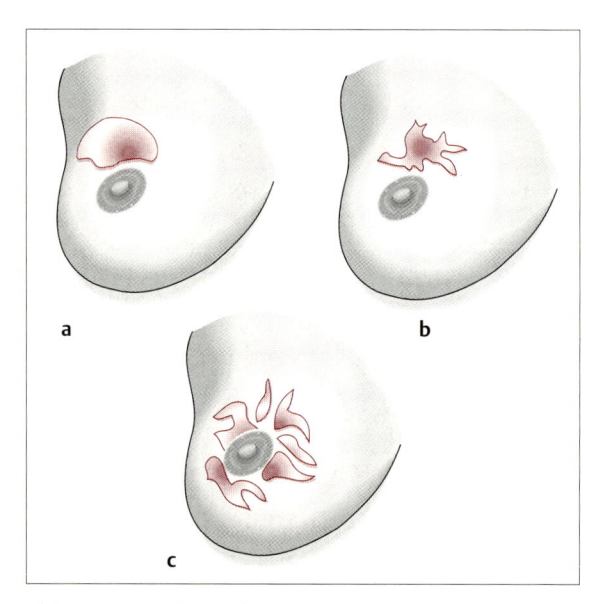

Abb. 21.2 Geschwulstformen. **a** Tumor glatt begrenzt, **b** sternförmig und **c** diffus wachsend.

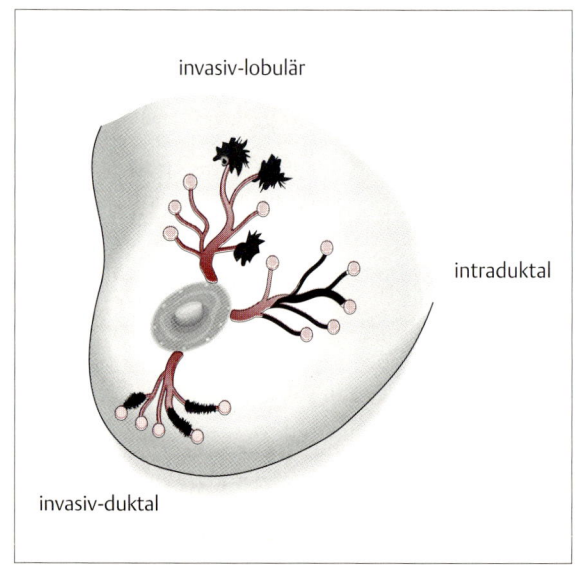

Abb. 21.3 Topik der Mammakarzinome.

Tabelle 21.**1** Speziell differenzierte Karzinome mit guter Prognose

Muzinös
Medullär
Papillär
Tubulär
Adenoid-zystisch
Sekretorisch
Apokrin

Tabelle 21.**2** TNM-Klassifikation der Mammakarzinome

T-Primärtumor

TX	Primärtumor kann nicht beurteilt werden
Tis	Carcinoma in situ
T1	Tumorgröße bis max. 2 cm
T1a	≤ 0,5 cm
T1b	> 0,5 cm bis max. 1 cm
T1c	> 1 cm bis max. 2 cm
T2	> 2 cm bis max. 5 cm
T3	Tumor > 5 cm
T4	Tumor jeder Größe mit Ausdehnung auf Haut oder Brustwand
T4a	mit Ausdehnung auf Brustwand
T4b	mit Ödem, Ulzeration oder Hautmetastasen der gleichen Brust
T4c	Kriterien 4a und 4b gemeinsam
T4d	inflammatorisches Karzinom

N-Regionäre Lymphknoten

NX	regionäre Lymphknoten können nicht beurteilt werden
N0	keine Lymphknotenmetastasen
N1	Metastasen in beweglichen ipsilateralen axillären Lymphknoten
N2	Metastasen in ipsilateralen axillären Lymphknoten, fixiert
N3	Metastasen in ipsilateralen Lymphknoten entlang der A. mammaria interna

M-Fernmetastasen

MX	keine Beurteilung möglich
M0	keine Fernmetastasen
M1	Fernmetastasen

G-Grading

GX	Differenzierungsgrad nicht bestimmt
G1	gut differenziert
G2	mäßig differenziert
G3	schlecht differenziert

wonnen werden. Die Materialgewinnung kann anhand des Palpationsbefundes, sonographiegestützt oder stereotaktisch mammographiegestützt, dann in der Regel mit einer Hochgeschwindigkeitsstanze, erfolgen. Die Punktionshistologie oder -zytologie ist nur ein Teil der Tripeldiagnostik von Mammatumoren. Die Entscheidung, ob ein Brusttumor eher gut- oder bösartig ist, stützt sich immer auf den klinischen Befund, die Mammographie und die pathologische Untersuchung.

> Mit der Tripeldiagnostik ist eine hohe Treffsicherheit in der Diagnostik von Mammatumoren zu erreichen!

Folgende Vorteile bietet die Tripeldiagnostik:
– Vor der geplanten Operation ist eine exakte Aufklärung der Patientin möglich.
– Sprechen alle 3 Kriterien der Tripeldiagnostik für einen bösartigen Befund, kann auf eine intraoperative Schnellschnittuntersuchung verzichtet werden.
– Die Operation kann entsprechend angepaßt durchgeführt werden. Bei in der Tripeldiagnostik eher benignen Prozessen ist bei der Tumorentfernung nur ein kleiner Sicherheitssaum nötig. Bei einem bösartigen Prozeß kann von Beginn an nach krebschirurgischen Kriterien vorgegangen werden.

> Ist einer der Befunde im Rahmen der Tripeldiagnostik zweifelhaft oder gibt es gegensätzliche Befunde, muß stets ein Schnellschnitt durchgeführt werden!

Operative Therapie (Tab. 21.**3**)

Die Therapie des Mammakarzinoms erfolgt operativ. Bei ausgedehnten, schlecht abgrenzbaren Tumoren sowie beim inflammatorischen Karzinom kann zur besseren Operabilität ein präoperatives Down-staging durch eine neoadjuvante Chemotherapie sinnvoll sein, gegebenenfalls kann diese in Kombination mit einer Radiatio erfolgen. Immer sollte vorher eine histologische Sicherung des Mammakarzinoms erfolgen.

Indikation und Kontraindikation

> Jedem Verdacht auf ein Mammakarzinom muß so weit diagnostisch nachgegangen werden, bis es sicher ausgeschlossen ist!

Wenn ein Symptom (einseitige Absonderung aus der Mamille oder ein einziger Befund in der bildgebenden Diagnostik) verdächtig erscheint, muß eine abklärende Gewebsuntersuchung veranlaßt werden. In der Regel kann dies nur durch die diagnostische Exstirpation des suspekten Areals erfolgen. In diesem Zusammenhang sei noch einmal darauf hingewiesen, daß eine negative Punktionszytologie keinen Beweis für die Gutartigkeit einer Raumforderung darstellt, ihr Einsatz deshalb bei suspekten Befunden, die einer operativen Abklärung bedürfen, keinen Nutzen erbringt, sondern nur als Zusatzuntersuchung zur Abklärung unsicherer, nicht jedoch verdächtiger Befunde nützlich ist.

Ist das suspekte Areal palpatorisch nicht sicher zu erfassen, muß präoperativ eine mammographisch oder sonographisch gestützte Markierung erfolgen. Lange Zeit neigte man bei suspektem Palpationsbefund, sofern die zusätzlichen Untersuchungsmethoden (Mammogra-

Tabelle 21.3 Operationsmethoden beim Mammakarzinom

	Tumor	Quadrant	Brustdrüse	M. pectoralis major Faszie	M. pectoralis major gesamt	Axilläre Lymphknoten	Lymphknoten supra-/infraklav. + Mammaria
Lumpektomie	x					x	
Quadrantenresektion	x	x				x	
Subkutane Mastektomie	x		x (ohne Haut)				
Einfache Mastektomie	x		x				
Modifizierte radikale Mastektomie	x		x	x		x	
Radikale Mastektomie (Rotter-Halsted)	x		x		x	x	
Supraradikale Mastektomie	x		x		x	x	x

phie, Sonographie, Punktionszytologie) negativ ausfielen, eher zum Abwarten. Damit sollten Veränderungen des Mammographiebildes als Folge einer unnötigen Gewebsentnahme vermieden werden. Zur Zeit deutet sich unter dem Eindruck schlechter Erfahrungen mit einem zu konservativen Verhalten eine großzügige Indikationsstellung zur Operation an. So empfiehlt man auch bei offenbar fibroadenomatösen Knoten die diagnostische Exstirpation, wenn der Knoten größer als 1 cm ist. Auch der „Mastopathieknoten" sollte exstirpiert werden, wenn er isoliert palpabel, nachweislich solide und über einen gewissen Zeitraum persistent oder gar progredient ist, da ein solcher Befund klinisch als malignomverdächtig einzuordnen ist. Auch die ausgeprägte Angst der Patientin vor einer Tumorerkrankung kann eine Indikation zur diagnostischen Exstirpation beeinflussen.

> Bei Zweifeln an der Benignität eines Mammatumors sollte operiert werden. Die reaktiven Veränderungen in der Mammographieaufnahme sind als solche erkennbar und deshalb kein Grund für eine Zurückhaltung!

Eine Kontraindikation von seiten der Patientin zur Entfernung eines Mammatumors gibt es so gut wie nie, da der Eingriff auch in Lokalanästhesie durchgeführt werden kann. Eine Kontraindikation zur sofortigen Operation stellt das inflammatorische Karzinom dar. Hier sollte zunächst eine Chemotherapie zur Tumorverkleinerung durchgeführt werden.

Patientenvorbereitung

Aufklärung

Dem Chirurgen obliegt die Verantwortung für eine individuelle einfühlsame, aber trotzdem sachgerechte Aufklärung der Patientin (Richtlinien vgl. S. 128 ff). Ihr sind die drei uns derzeit zur Verfügung stehenden Operationsverfahren zu erläutern:

- brusterhaltende Operation,
- Mastektomie
- Mastektomie mit Rekonstruktion (ein- oder mehrzeitig) (S. 466 ff).

Zusätzlich ist die Patientin darüber zu informieren, daß neben den allgemeinen Komplikationen nach jeder Operation (Wundinfektion, Thrombose, Embolie) spezielle Komplikationen bei der Mammaoperation auftreten können:

- Verletzung der V. axillaris.
- Nervenschädigung bei der Axillarevision.
- Entwicklung einer Lymphozele axillär.
- Auftreten eines letztlich auch therapierefraktären Lymphödems am Arm.
- Narbenkontrakturen axillär mit nachfolgender Bewegungseinschränkung des Armes.
- Speziell bei nichtpalpablen Läsionen kann der Markierungsdraht vor der Operation oder während der Narkoseeinleitung dislozieren und der Herd somit nicht entfernt werden.
- Bei nicht sicherer Artdiagnose durch die intraoperative Schnellschnittuntersuchung kann ein zweizeitiges Vorgehen erforderlich sein.

Brusterhaltende Operation (Lumpektomie)

Die limitierte, brusterhaltende chirurgische Behandlung des Mammakarzinoms hat derzeit einen hohen Stellenwert (8). Befragungen von Patientinnen zeigen den überwiegenden Wunsch nach einer Brusterhaltung. Diese ist aber in technische und tumorbedingte Gesichtspunkte eingebunden. Neben der Entscheidung, ob ein brusterhaltendes Vorgehen oder eine Mastektomie für den Einzelfall hinsichtlich der Radikalität das bessere Verfahren darstellt, steht der Operateur vor der Frage, ob das Vorgehen den wünschenswerten kosmetischen Anforderungen entsprechen kann (6).
Der Wunsch nach Erhaltung der Brust beinhaltet ein gutes kosmetisches Ergebnis und eine uneingeschränkte lokale Sanierung der Karzinomerkrankung. Der Einfluß eines Lokalrezidivs auf die Verkürzung der Überlebens-

zeit wird generell verneint. Eine Wiedererkrankung der Brust führt jedoch bei den meisten Frauen zu einer erheblichen zusätzlichen psychischen Belastung (1). Technisch ist ein limitiertes chirurgisches Verfahren anspruchsvoller und wirft mehr Fragen auf als das klassische der Mastektomie (9). Ersteres erfordert mehr Entscheidungsgespräche mit der Patientin und eine konsequente Nachsorge zur Erfassung eines eventuellen Lokal- bzw. In-Brust-Rezidivs.

Indikation und Kontraindikation

Die Indikation für brusterhaltende Verfahren (➞ 21.1) besteht bei jedem unilokulären Mammakarzinom, wenn es eine maximale Größe von 20 mm aufweist, gut gegen das darunterliegende Gewebe verschieblich ist, und wenn die Patientin bereit ist, sich einer anschließenden Nachbestrahlung der operierten Brust zu unterziehen. Eine unabdingbare Voraussetzung für ein brusterhaltendes Vorgehen ist die intraoperative Schnellschnittuntersuchung, um ein einzeitiges operatives Vorgehen zu ermöglichen.
Eine Kontraindikation zum brusterhaltenden Operieren ist die inkomplette Tumorentfernung auch nach Nachresektion, das Vorliegen multizentrischer oder multifokaler Herde und eine ausgedehnte lymphangische oder intraduktale Tumorkomponente.

➞ 21.1 Indikationen zur brusterhaltenden Operation

Indikationen

Günstige Relation von Tumorgröße zu Brustvolumen.
Tumor infiltriert nicht die darunterliegende Muskulatur (d. h. ist gegenüber der Muskulatur verschieblich).
Tumor infiltriert nicht die darüberliegende Haut (bei kleineren Tumoren Mitresektion einer Hautspindel in Ausnahmefällen möglich).

Kontraindikationen

Inkomplette Tumorresektion, auch nach Nachresektion.
Multizentrisches Karzinom.
Inflammatorisches Karzinom.
Ausgedehnte intraduktale Komponente um den Tumor bei invasivem Karzinom (> 25%).
Ausgedehnte lymphangische Komponente.

Intraoperative Schnellschnittuntersuchung

In Allgemeinanästhesie wird (eventuell nach präoperativer mammographisch oder sonographisch gestützter Markierung eines nicht tastbaren Tumors) ein bogenförmiger Hautschnitt im Verlauf der Langer-Hautlinien gelegt und es erfolgt die Exzision des suspekten Tumors sicher im Gesunden (Abb. 21.4). Um bei einem eventuell mikroskopisch nicht eindeutig als frei zu befundenen Schnittrand doch die Möglichkeit der Nachresektion zu haben, erfolgt zur sicheren Orientierung am Präparat für

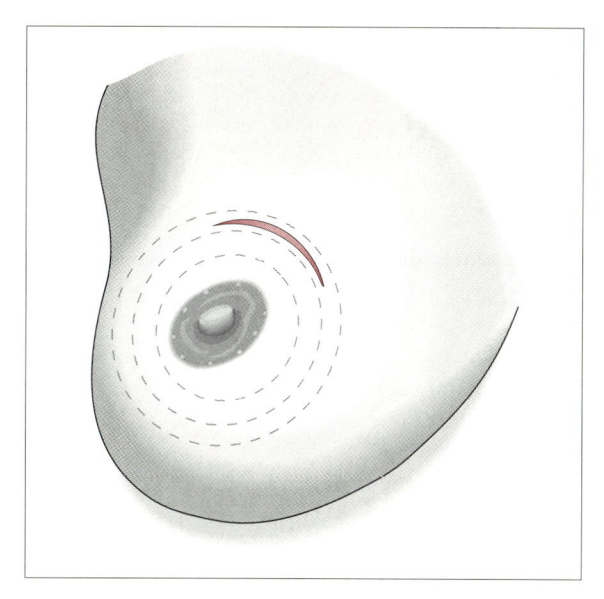

Abb. 21.**4** Schnellschnittuntersuchung: Schnittführung entlang der Langer-Hautlinien.

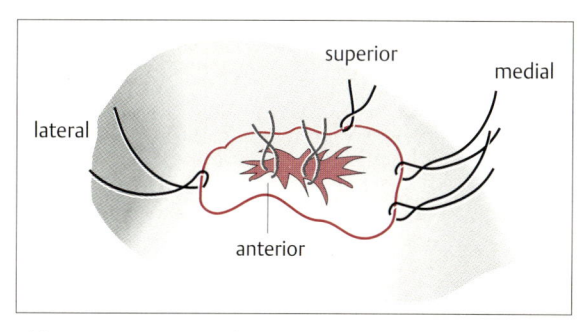

Abb. 21.**5** Dreidimensionale Fadenmarkierung des Operationspräparates.

den Pathologen die dreidimensionale Markierung des Operationspräparates nach Fisher mittels Fäden unterschiedlicher Länge (Abb. 21.5). Dann wird das Präparat zur histologischen Schnellschnittuntersuchung eingesandt, während die Patientin in Narkose verbleibt. Der Pathologe untersucht das Präparat, der Befund beantwortet die Frage, ob es sich um einen benignen oder malignen Tumor handelt.
Bei einem malignen Tumor gibt die Schnellschnittuntersuchung darüber Auskunft:
– Sind die Schnittränder tumorfrei, wie groß ist der minimale Sicherheitssaum?
– Handelt es sich um ein invasives oder nichtinvasives Karzinom?
– Wie groß ist der Tumor in seiner maximalen Ausdehnung?

In Abhängigkeit vom Ergebnis dieser Untersuchung und entsprechend dem Aufklärungsgespräch wird die weitere Operationsstrategie festgelegt. Bei einer benignen Veränderung erfolgt der Wundverschluß eventuell nach Einlegen einer Redon-Drainage und der Eingriff wird als

21 Brustdrüse

diagnostische Exstirpation beendet. Läßt sich die Dignität im Schnellschnitt durch den Pathologen nicht klären und ist der Tumor sicher im Gesunden entfernt, wird der Eingriff ebenfalls, ggf. nach Nachresektion eines fraglich freien Schnittrandes, zunächst beendet und die definitive Histologie abgewartet.

Liegt ein nichtinvasives Karzinom mit einem Durchmesser bis 2 cm vor, so kann unter Umständen der Eingriff ebenfalls beendet werden, wenn der Tumor sicher im Gesunden entfernt wurde und Mikroinvasionen durch den Pathologen zweifelsfrei ausgeschlossen wurden.

Operatives Vorgehen

Zusammenfassung der operativen Technik s. 21.**1** u. Abb. 21.**6**.

Zugang. Der operative Zugang erfolgt, wie oben beschrieben, mit einem bogenförmigen Schnitt über dem Brusttumor. Modifikationen der Schnittführung, wie radiär oder horizontal verlaufende Schnitte, sollten wegen kosmetisch ungünstiger Narben nicht durchgeführt werden (Abb. 21.**4**).

21.1 Brusterhaltendes Vorgehen

Bogenförmiger Hautschnitt über dem Tumor und Entfernung des Tumors sicher im Gesunden. Fadenmarkierung des OP-Präparates. Schnellschnittuntersuchung, ggf. Nachresektion fraglich tumorfreier Schnittränder. Einbringen röntgendichter Clips zur späteren Lokalisation des Tumorbettes. Verschluß der Wundhöhle. Hautschnitt parallel zum M. pectoralis major etwa in Mitte der Axilla. Stumpfes Eingehen in die Axelhöhle. Darstellung des Unterrandes der V. axillaris, des N. thoracicus longus und des thorakodorsalen Gefäß-Nerven-Bündels. Exstirpation des gesamten axillären Lymphknoten-Fett-Gewebes der Level I und II unter Schonung der zuvor dargestellten Strukturen. Zusätzlich wird der N. intercostobrachialis in seinem Verlauf geschont. Einlage einer Redon-Drainage in die Axilla. Wundverschluß.

Operationsschritte. Es wird erst das Ergebnis der Schnellschnittuntersuchung abgewartet. Bei invasiven Karzinomen bis zu einem Durchmesser von 3 cm

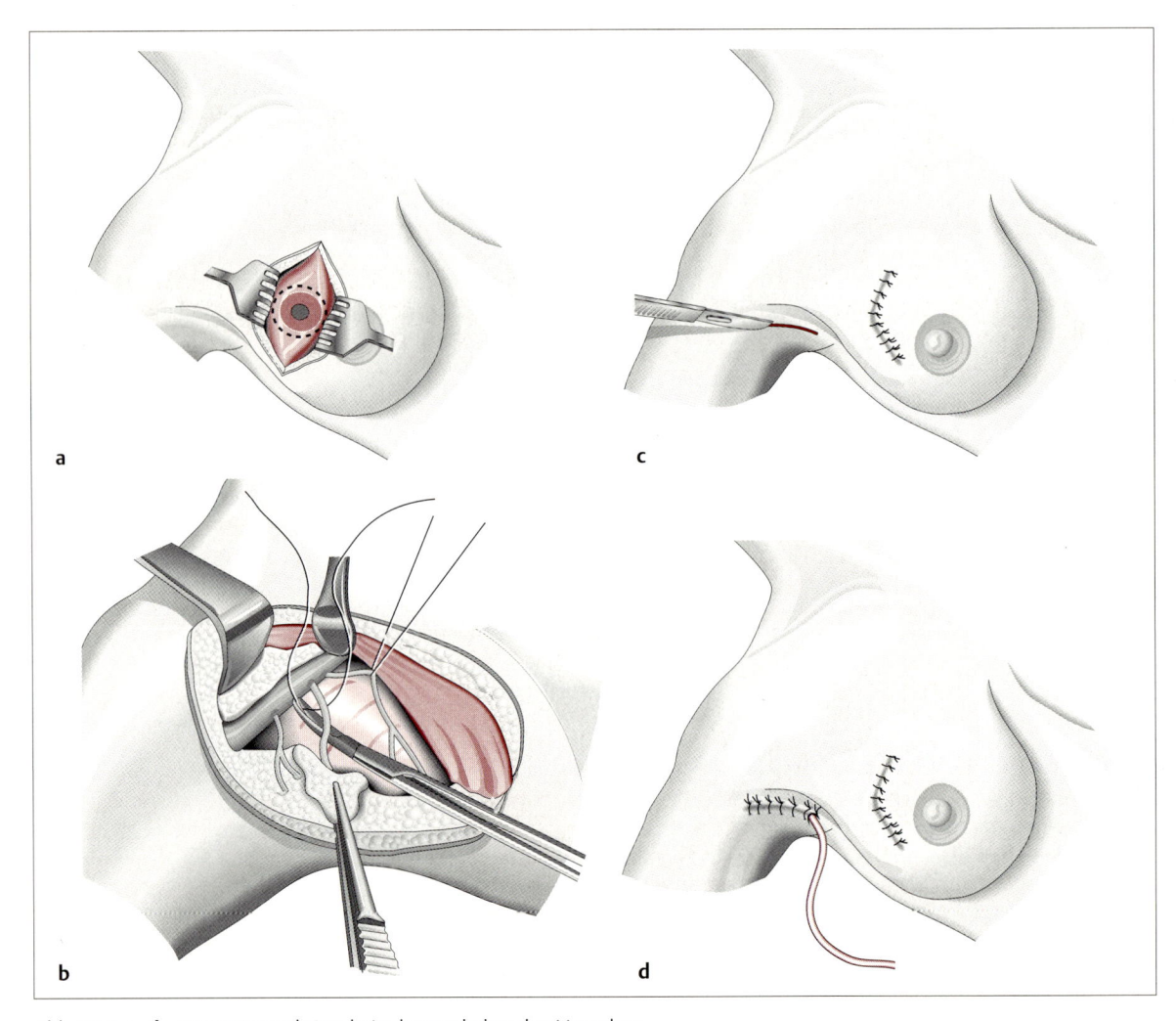

Abb. 21.**6a–d** Operationsschritte beim brusterhaltenden Vorgehen.

schließt sich nach sicherer Tumorexstirpation die axilläre Lymphknotenentfernung an. Zunächst wird nach Markierung der brustwandnächsten Stelle der Tumorhöhle mit einem Titanclip zur Fokussierung der Strahlentherapie und ggf. der Einlage einer Redon-Drainage die Operationswunde verschlossen, wobei auf ein kosmetisch günstiges Ergebnis zu achten ist. Zur Lymphknotenexstirpation wird über einen 3–4 cm langen Hautschnitt parallel zum M. pectoralis major in die Axilla eingegangen. Der Hautschnitt kann auch quer zum M. pectoralis major in der Mitte der Axilla erfolgen. Man erhält bei diesem Zugang mitunter eine bessere Übersicht. Nachteilig ist jedoch die höhere Rate von Narbenkontrakturen mit Bewegungseinschränkung im Schultergelenk. Als obere Begrenzung wird der Unterrand der V. axillaris präpariert. Unter Schonung des thorakodorsalen Gefäß-Nerven-Bündels sowie des N. thoracicus longus und nach Möglichkeit des N. intercostobrachialis wird das gesamte axilläre Fettgewebe mit den darin enthaltenen Lymphknoten der Gruppe I und II entfernt (Abb. 21.7). Wesentlich ist, daß die Exzision der axillären Lymphknoten nicht kranial der V. axillaris fortgesetzt wird. Außerdem muß die Exstirpation aller Lymphknoten erfolgen, damit dem Pathologen, wie international gefordert, mindestens 10, in der Regel aber 20 Lymphknoten zur histologischen Begutachtung zur Verfügung stehen. Durch dieses Vorgehen läßt sich das Auftreten von späteren axillären Lymphknotenmetastasen und das Entstehen von Armlymphödemen weitgehend verhindern. Es schließt sich die Palpation der Lymphknoten im Level III an. Suspekte Lymphknoten werden exstirpiert. Anschließend wird die Axilla gespült, für mindestens 4–5 Tage eine Redon-Drainage zur Ableitung sich ansammelnder Lymphe eingelegt und die Wunde mit einer Intrakutannaht verschlossen.

Als Drainagen werden Redon-Saugdrainagen verwandt, wobei in der Axilla eine gespleißte Drainage plaziert werden sollte, da diese seltener verstopfen.

Die Hautnaht erfolgt in fortlaufender Nahttechnik mit resorbierbarem oder nichtresorbierbarem Nahtmaterial der Stärke 4–0.

Der Verband erfolgt mit Wundpflaster. Zur Blutstillung sollte für ca. 24 h ein Brustwickel aus einer breiten elastischen Binde angelegt werden. Eine perioperative Antibiotikaprophylaxe ist routinemäßig nicht erforderlich.

Erweiterung und Modifikation der Operation

Bei großen Tumoren ist zur sicheren Tumorentfernung die Resektion eines Quadranten der Brust, die Quadrantektomie, erforderlich. Um ein kosmetisch günstiges Ergebnis zu erzielen, sollte die Tumorhöhle mit körpereigenem Material (Verschiebelappen) oder einem Implantat aufgefüllt werden.

Mammaablatio, radikale Mastektomie

Operatives Vorgehen

Zusammenfassung der operativen Technik s. 21.2 und Abb. 21.8.
Neben den brusterhaltenden Vorgehen stehen die ablativen Verfahren zur Verfügung, und zwar die einfache oder die modifizierte radikale Mastektomie.

Zugang. In beiden Fällen erfolgt nach Sicherung der Diagnose die bogenförmige Umschneidung der Brust. Diese sollte so erfolgen, daß am Operationsende nach Verschluß der Wunde eine horizontal verlaufende Nahtreihe entsteht. Schräg zur Axilla verlaufende Schnittführungen sind Ausnahmen.

Operationsschritte. Es erfolgt die schrittweise Resektion des Haut-Drüsen-Körpers mit (modifizierte radikale Mastektomie) oder ohne (einfache Mastektomie) Mitnahme der Pektoralisfaszie. Wichtig ist, daß das Brust-

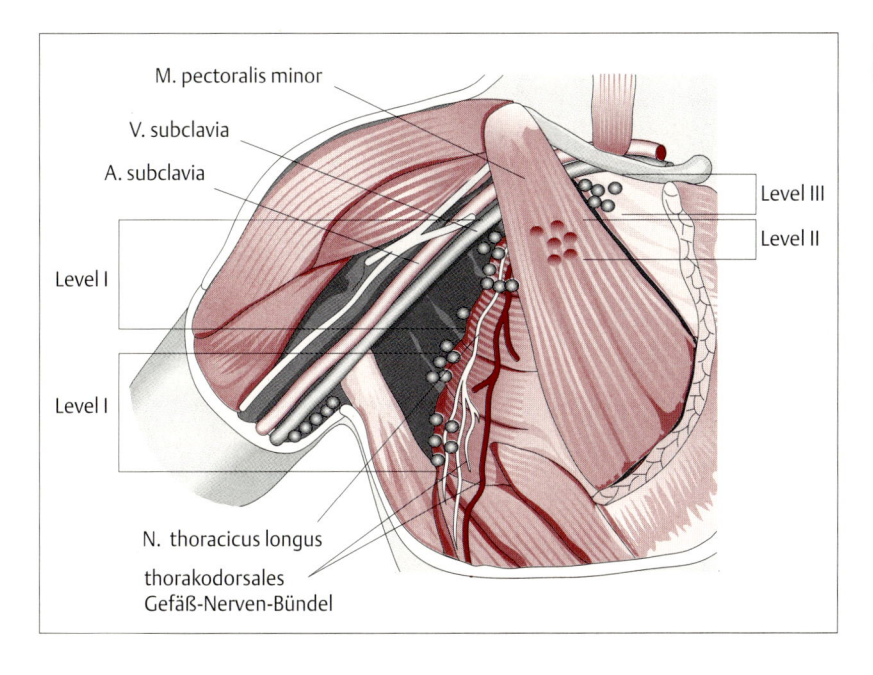

Abb. 21.7 Lymphknotengruppen in der Axilla.

V. axillaris

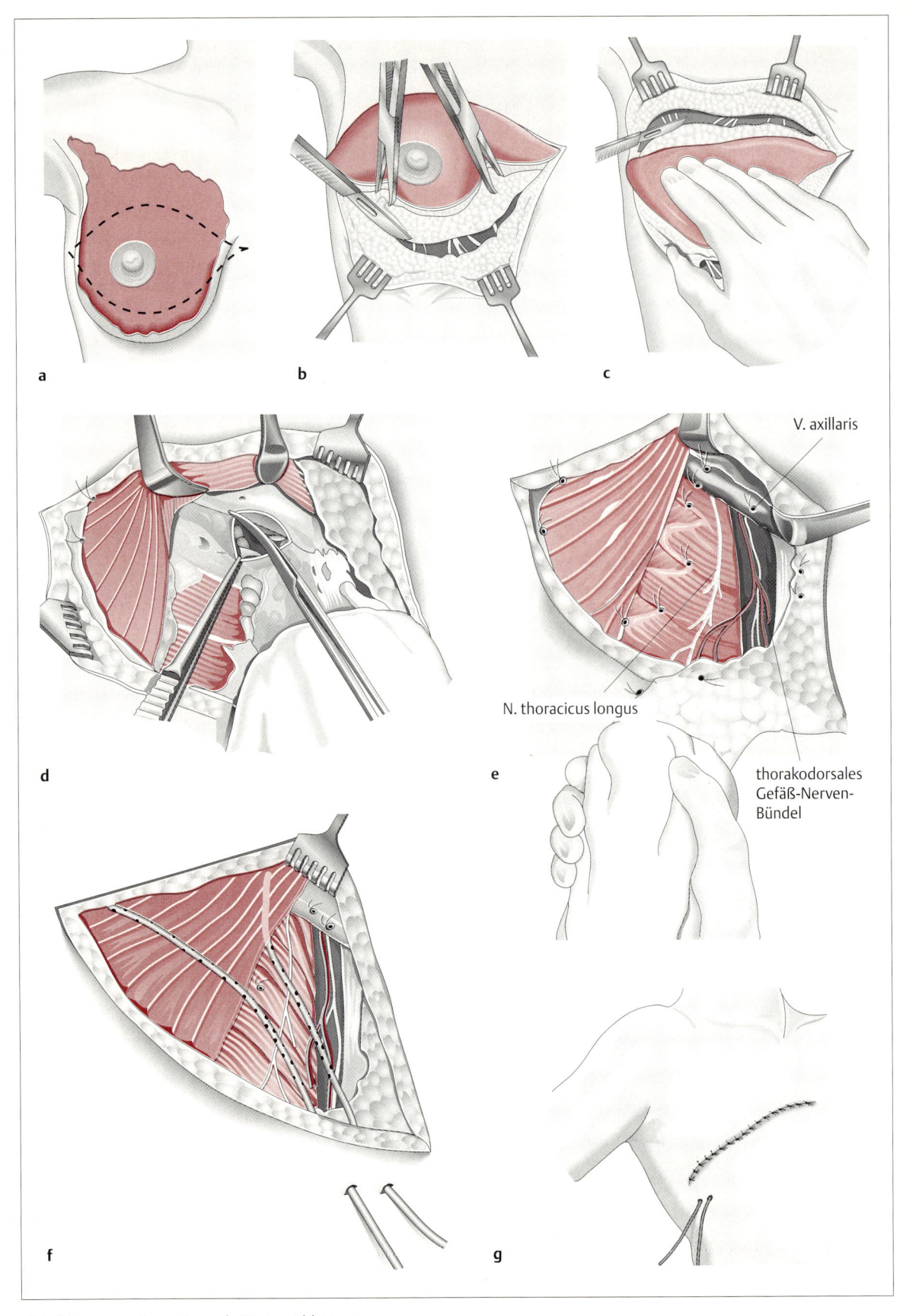

N. thoracicus longus

thorakodorsales Gefäß-Nerven-Bündel

Abb. 21.**8 a–g** Operationsschritte zur Ablatio.

Erkrankungen **461**

> ### 21.2 Mammaablatio
>
> Bogenförmiger Hautschnitt über dem Tumor und Entfernung des Tumors sicher im Gesunden. Schnellschnittuntersuchung. Bei Indikation zur Mastektomie horizontal-bogenförmiges Umschneiden der Brustdrüse. Subkutane Resektion des Drüsenkörpers bis zum Unterrand der Klavikula. Dort kraniales Absetzen bis zur Pektoralisfaszie. Resektion nach medial und kaudal unter Mitnahme der Faszie des M. pectoralis major bis etwa zur Brustmitte. Umsetzen der Haken. Darstellen des kaudalen Anteils der Brustdrüse und Resektion zusammen mit der Pektoralisfaszie nach medial und kranial. Weitere Resektionen nach lateral. Stumpfes Eingehen in die Axelhöhle. Darstellen des Unterrandes der V. axillaris, des N. thoracicus longus und des thorakodorsalen Gefäß-Nerven-Bündels. Absetzen der Brustdrüse. Exstirpation des gesamten axillären Lymphknoten-Fett-Gewebes der Level I und II unter Schonung der zuvor dargestellten Strukturen. Zusätzlich ist auf den Verlauf des N. intercostobrachialis zu achten. Einlage einer Redon-Drainage in die Axilla und auf den M. pectoralis major. Wundverschluß.

drüsengewebe nach kranial subkutan bis zum Unterrand der Klavikula präpariert wird, um Rezidiven, bzw. Zweittumoren vorzubeugen. Die Ausräumung der Axilla erfolgt von dieser Schnittführung ausgehend wie oben beschrieben. Nach Einlage einer Drainage in die Axilla und im Bereich der vorderen Brustwand wird die Wunde verschlossen.

Als Drainagen werden Redon-Saugdrainagen verwendet. In die Axilla sollte ebenfalls ein gespleißtes Drain für 5–7 Tage eingelegt werden. Im Bereich der vorderen Brustwand genügt ein perforiertes Drain, das für 24–48 h belassen wird.

Der Wundverschluß erfolgt subkutan mit resorbierbarem Nahtmaterial. Die Haut wird mit nichtresorbierbarem Nahtmaterial in Einzelknopfnaht- oder in fortlaufender Nahttechnik verschlossen.

Als Verband können Kompressen verwendet werden, die mit Pflaster fixiert werden. Für 24 Stunden sollte zur Blutstillung ein Brustwickel mit einer breiten elastischen Binde angelegt werden.

Erweiterung und Modifikation der Operation

Die Modifikation der Operation nach Patey besteht in der Resektion des M. pectoralis minor. Hierdurch wird ein erleichterter Zugang zur Axilla und dort vor allem zur III. Lymphknotengruppe möglich. Bei der Rotter-Halsted-Operation werden neben der Brustdrüse der M. pectoralis major und minor mit entfernt. Zusätzlich zu den axillären Lymphknoten der Level I und II wird der Level III immer mit ausgeräumt. Bei der supraradikalen Mastektomie werden nach erfolgter Rotter-Halsted-Operation noch die supra- und infraklavikulären Lymphknoten sowie die der Mammaria-interna-Kette entfernt. Die beiden letzten Operationsverfahren werden nur noch selten durchgeführt.

Verlauf und Komplikationen

Verlauf

Unmittelbar postoperativ sollte bei der operierten Patientin unabhängig vom gewählten Operationsverfahren ein Brustwickel für etwa 24 h angelegt werden, um Hämatomen vorzubeugen. Eine unmittelbare postoperative Überwachung schließt sich an.

Mit dem Kostaufbau kann noch am Operationstag begonnen werden. Eine Mobilisierung ist ebenfalls sofort möglich. Am 1. postoperativen Tag sollte mit der Armgymnastik unter physiotherapeutischer Anleitung begonnen werden, um späteren Bewegungseinschränkungen und Narbenkontrakturen vorzubeugen.

Ein erster Verbandswechsel ist am 2. postoperativen Tag günstig, in Abhängigkeit vom Befund werden dann die weiteren Intervalle festgelegt.

Die Patientin verbleibt in der Regel bis zum Entfernen der axillären Drainage in der Klinik. Dies kann nach Sistieren des Lymphflusses, in der Regel nach 5–7 Tagen erfolgen.

Viele der Rehabilitationsmaßnahmen lassen sich nicht oder nur unzureichend in der erstversorgenden Klinik durchführen. Eine stationäre Anschlußheilbehandlung in einer onkologischen AHB-Klinik sollte mit entsprechenden medizinisch-onkologischen, psychosozialen und beruflich rehabilitativen Möglichkeiten daher so bald wie möglich eingeleitet werden. Die Notwendigkeit des Anschlußheilverfahrens ergibt sich aus der Vorstellung, daß zwischen dem stationären Aufenthalt in der Klinik und der weiteren Versorgung durch den Hausarzt eine Lücke klafft, die weder von der erstversorgenden Klinik, noch von dem weiterbehandelnden Hausarzt ausgefüllt werden kann. Diese Lücke betrifft die medizinisch-onkologische Betreuung, besonders jedoch die medizinischen, sozialen und beruflichen Aspekte der Rehabilitation. Nach Abschluß der Anschlußheilbehandlung erfolgt die weitere Betreuung der Patientin durch den Hausarzt, in der Regel in Zusammenarbeit mit spezialisierten Onkologen. Arbeitsunfähigkeit besteht bei komplikationslosem Verlauf bis zum Abschluß der Rehabilitationsmaßnahmen, meistens ca. 5 Monate lang.

Komplikationen

Als mögliche Komplikationen können nach Mammaoperationen eine Wundinfektion, ein Wundserom und ein Lymphödem des Armes auftreten.

Wundinfektion. Die lokale Wundinfektion wird durch Entfernen der Hautfäden im betroffenen Bereich und durch Übergang zur offenen Wundbehandlung in der Regel schnell beherrscht.

Wundserom. Ein Serom oder eine umschriebene Ansammlung von Lymphe im Bereich der Axilla oder der vorderen Brustwand tritt bei dislozierter oder verstopfter Drainage auf oder wenn das plazierte Drain zu früh entfernt wurde. Das Abpunktieren der Flüssigkeit schafft hier schnell Linderung.

Lymphödem. Die Häufigkeit eines Lymphödems beträgt derzeit 3%. Es kann entweder unmittelbar postoperativ oder erst 2–3 Tage nach der Operation auftreten. Bei Auftreten nicht unmittelbar nach der Operation muß ein Karzinomrezidiv der Axilla sicher ausgeschlossen werden. Die Therapie ist problematisch und erreicht zumeist nur eine Reduzierung der Schwellung. Ein Schwund des Ödems auf Dauer ist kaum zu erhoffen. Als therapeutische Maßnahmen stehen uns zur Verfügung:
- Hochlagern des Armes im Liegen,
- Gummistrumpfbandagen nach Maß,
- manuelle oder apparative Lymphdrainage.

Nachbehandlung und Prognose

Die zu empfehlende Nachbehandlung ist in erster Linie davon abhängig, ob Fernmetastasen vorliegen. Sind keine nachzuweisen, muß entschieden werden, ob eine adjuvante Therapie sinnvoll ist oder nicht. Als Möglichkeiten stehen die Strahlen-, Chemo- und antihormonelle Behandlung zur Verfügung. Nach brusterhaltender Operation eines malignen Tumors ist die Bestrahlung der Brust und der darunter gelegenen Thoraxwand notwendig (2,3). Nach radikaler Mastektomie sollte in jedem Fall eine Strahlentherapie des lokoregionären Bereiches (Thoraxwand, Mammaria-interna-Lymphknoten entlang der A.-mammaria-interna-Infra- und Supraklavikularregion) erfolgen bei:
- verbliebenem Tumorrest,
- Tumoren > als 5 cm,
- Infiltration in die Pektoralisfaszie oder -muskulatur,
- axillären Lymphknotenmetastasen und nicht radikaler Axilladissektion (< 10 untersuchte Lymphknoten).

Konträr wird die Indikation zur Nachbestrahlung diskutiert bei:
- Infiltration in das paranodale Fettgewebe oder in Blut-/Lymphgefäße nach radikaler Axilladissektion (> 10 untersuchte Lymphknoten),
- multifokaler Tumorausbreitung,
- mediozentralem Sitz des Tumors.

Empfehlungen für die adjuvante Chemo- oder antihormonelle Behandlung bei Mammakarzinomen wurden im März 1995 anläßlich der 5. Internationalen Konferenz zur adjuvanten Therapie des primären Mammakarzinoms in St. Gallen erarbeitet und publiziert (5). Die Entscheidung für oder gegen eine adjuvante systemische Behandlung soll durch Berücksichtigung von Prognosefaktoren erleichtert werden (7). Durch sie sollen Risikopatientinnen identifiziert werden, die von einer solchen Therapie profitieren (entscheidende Prognosefaktoren in Tab. 21.4). Inwieweit Therapieentscheidungen durch diese Prognosefaktoren in der Zukunft weiter beeinflußt werden, bleibt offen (4). Bei metastasierendem Mammakarzinom sollte in jedem Fall eine medikamentöse Behandlung erfolgen. Die Wahl zwischen einer antihormonellen und/oder Chemotherapie ist von der jeweiligen individuellen Prognose (Possinger-Score) und dem Hormonrezeptorstatus abhängig (Tab. 21.5 u. 21.6).
Beim Mammakarzinom ohne nachgewiesene Fernmetastasen stehen nach der Primärbehandlung, die die Operation und eventuelle Radiatio und adjuvante Chemo- oder antihormonelle Therapie umfaßt, die körperliche, psychische und soziale Rehabilitation im Vordergrund. Die angegebenen Untersuchungsintervalle und Untersuchungen gelten für Patientinnen mit abgeschlossener Primärbehandlung (Tab. 21.7 u. 21.8). Bei der Nachuntersuchung darf sich aus der Anamnese und der körperlichen Untersuchung kein Hinweis auf eine lokoregionale oder systemische Progredienz der Karzinomerkrankung ergeben.

Tabelle 21.4 Prognosefaktoren

TNM-Status
- Tumorgröße
- axillärer LK-Befall
- Metastasierung

Morphologie
- Grading
- Subtyp
- Lymph-/Blutgefäßinvasion

Hormonrezeptorstatus

Proliferationsaktivität und Ploidie

Onkogene

Tumorassoziierte Proteasen
- Kathepsin D

Tabelle 21.5 Möglichkeiten der adjuvanten und palliativen Hormontherapie

Therapieverfahren	Dosis
Tamoxifen	30 mg/die p. o. (mindestens 2 Jahre)
Aminogluthetimid	500–1000 mg/die p. o.
Lentaron	250 mg/alle 14 die i. m.
GnRH-Analoga	1 Depot s. c. alle 28 d (prämenopausale Pat.)
Ovarektomie	nur prämenopausale Patientinnen
Medroxyprogesteronacetat	500–1000 mg/die p. o.

Tabelle 21.6 Mögliche Chemobehandlungsschemata in der adjuvanten und palliativen Therapie

Schema	Medikament	Dosis (mg/m^2)	Dosierung
CMF	Cyclophosphamid Methotrexat 5-Fluorouracil	600 40 600	Gabe jeweils Tag 1 und 8, Wiederholung Tag 28
EC	Epirubicin Cyclophosphamid	40 600	Gabe Tag 1, Wiederholung Tag 21

> Jeglicher Verdacht einer Progression muß durch gezielte Zusatzdiagnostik nachgegangen, suspekte Befunde müssen engmaschig kontrolliert werden!

Tabelle 21.7 Untersuchungsintervalle der klinischen Nachsorge

Untersuchungsmethode	Jahre nach Primärtherapie		
	1, 2, 3	4, 5	6 und mehr
Anamnese	vierteljährlich	halbjährlich	jährlich
Körperliche Untersuchung	vierteljährlich	halbjährlich	jährlich
Information	vierteljährlich	halbjährlich	jährlich
Selbstuntersuchung	monatlich	monatlich	monatlich
Alle anderen technischen Untersuchungen einschließlich Labor und Tumormarkern (Ausnahme Mammographie, s. Tab. 21.8)	nur bei klinischem Verdacht auf Rezidiv und/oder Metastasen		

Tabelle 21.8 Untersuchungsintervalle der Mammographie

	Jahre nach Primärtherapie	
	1, 2, 3	4 und mehr
Nach brusterhaltender Operation		
– ipsilaterale Brust	halbjährlich	jährlich
– kontralaterale Brust	jährlich	jährlich
Nach Mastektomie		
– kontralaterale Brust	jährlich	jährlich

Erforderliche Behandlungen schließen sich selbstverständlich bei Bestätigung des Verdachts an. Hierzu zählt die erneute Prüfung einer Indikation zur Operation bei Auftreten von Leber- oder Lungenmetastasen. Als im Einzelfall wertvolle Tumormarker in der Nachsorge gelten derzeit CA 15–5, AFP und TPS.

Spezielle Krankheitsbilder

Nichtinvasive (In-situ-) Karzinome

Beim Carcinoma in situ der Brust werden zwei Formen unterschieden: das duktale und das lobuläre Carcinoma in situ. Das letztere gilt in der Regel nicht mehr als echtes Karzinom, sondern als eindeutige Risikoveränderung; Verlaufsanalysen haben gezeigt, daß nur in seltenen Fällen der Übergang in ein invasives Karzinom erfolgt. Deshalb ist in der Regel die lokale Exzision sicher im Gesunden ausreichend.

Die Behandlung des duktalen Carcinoma in situ wird nach wie vor kontrovers diskutiert (10). Sie bietet derzeit folgende Alternativen: die Mastektomie mit und ohne axilläre Lymphonodektomie, die lokale Exzision mit und ohne axilläre Lymphknotenentfernung und die lokale Exzision mit anschließender Bestrahlung, wiederum mit oder ohne erfolgter Ausräumung der axillären Lymphknoten.

Es ist einer Patientin schwer zu erklären, warum invasive Karzinome immer häufiger brusterhaltend operiert werden können, während eine „Vorstufe" dieser Erkrankung günstiger mit einer Ablatio behandelt wird: da durch die Mastektomie bei duktalen Carcinoma in situ eine Heilung in 100% der Fälle möglich ist, sind auch geringe Rezidivraten bei brusterhaltendem Vorgehen schwerwiegender zu beurteilen. Derzeit wird unter Studienbedingungen eine Lösung dieser Problematik angestrebt.

Eine axilläre Lymphknotenentfernung ist beim duktalen Carcinoma in situ theoretisch nicht erforderlich, da das Karzinom die Tumorkapsel nicht durchbrochen hat und somit eine Metastasierung in die Achselhöhlenlymphknoten nicht möglich sein sollte. In 2–5% der Fälle werden dennoch axilläre Lymphknotenmetastasen gefunden. Dies zeigt, daß die Sicherung offensichtlich mitunter bestehender Mikroinvasionen bei der histopathologischen Aufarbeitung schwierig ist, weshalb ein Verzicht auf eine axilläre Lymphknotenausräumung nur bei kleinen Tumoren bis 2 cm Größe und präziser Aufarbeitung des Tumors durch den Pathologen empfohlen werden kann.

Inflammatorisches Karzinom

Das inflammatorische Mammakarzinom ist durch eine entzündliche Begleitreaktion der Kutis bei Aussaat von Tumorzellen in die Lymphbahnen der Haut gekennzeichnet. Es handelt sich hierbei um ein undifferenziertes Karzinom von hohem Malignitätsgrad mit einer auffallenden lymphangischen Ausbreitung. Da es zum Zeitpunkt der Diagnosestellung häufig schlecht abgrenzbar ist und somit auch mit einem ablativen Operationsverfahren durch die Infiltration der Haut keine sichere Herdsanierung möglich ist, sollte nach histologischer Sicherung ein Down-staging vor der operativen Therapie erfolgen. Dies kann durch präoperative Chemo- und/oder Strahlentherapie erfolgen. Nach erfolgter Ablatio sollte die Chemotherapie postoperativ fortgesetzt werden, eventuell kombiniert mit einer Strahlentherapie.

Morbus Paget

Diese Sonderform des Mammakarzinoms ist die metastatische Manifestation eines distalen Milchgangkarzinoms in der Mamille. Äußerlich geht es oft ekzematös mit Krustenbildung und Ulzerationen einher – imponiert also eher als Hauterkrankung. Hier liegt die Gefahr in der Verkennung seines malignen Hintergrundes. Das zugrundeliegende Karzinom ist nur in 50% der Fälle tastbar. Wegen der Unsicherheit bezüglich der Ausdehnung wird von vielen Autoren zu einer modifizierten radikalen Mastektomie geraten.

Cystosarcoma phylloides

Dieser Begriff bezeichnet einen Tumor der weiblichen Brust, dessen histologische Grundstruktur einem Fibroadenom ähnelt. Die ursprünglich als rein benigne eingestufte Geschwulst kann in 5–15% der Fälle als maligne Form auftreten. Die Tumoren sind charakterisiert durch ihre teilweise monströse Größe, durch eine hohe Rezidivrate (30–50%) und eine geringe Metastasierungsfrequenz. Das operative Vorgehen wird durch den Malignitätsgrad bestimmt. Eine axilläre Lymphonodektomie sollte wegen der geringen axillären Metastasierungsfrequenz nur bei palpablen Lymphknoten erfolgen. Aufgrund der hohen Rezidivrate muß die Exzision weit im Gesunden erfolgen, was oftmals den Einsatz plastisch-rekonstruktiver Verfahren erfordert. Ebenso kann deshalb die Indikation zu einer postoperativen Strahlentherapie diskutiert werden.

Sarkome der Brust

Das Sarkom der Brust ist eine seltene Manifestation eines malignen Tumors des Bindegewebes. Das Schicksal der Frauen wird durch das Vorliegen von Fernmetastasen bestimmt. Die chirurgische Therapie muß individuell entschieden werden; da die Entfernung des Primärtumors weit im Gesunden erfolgen sollte, müssen häufig Lappenplastiken zur Deckung der entstandenen Defekte eingesetzt werden. Insgesamt ist die Prognose sehr ungünstig.

Mammakarzinom und Schwangerschaft

Das Auftreten eines Mammakarzinoms in der Schwangerschaft kommt selten vor, etwa bei 2% aller Patientinnen mit dieser Krebserkrankung. Die präoperative Diagnostik erfolgt während der Schwangerschaft bei Verdacht auf Vorliegen eines Mammakarzinoms in gleicher Weise wie bei nichtschwangeren Frauen. Auch die operative Therapie ist sowohl ablativ oder organerhaltend möglich, so daß die Schwangerschaft nicht unterbrochen oder durch Einleitung der Geburt vorzeitig beendet werden muß. Besondere Beachtung verdient jedoch eine eventuell notwendige adjuvante Therapie. Eine Strahlenbehandlung nach Brusterhaltung sollte nicht während der Schwangerschaft erfolgen, ebenso eine adjuvante Chemotherapie nicht im ersten Trimenon der Schwangerschaft. Hier muß individuell abgewogen werden, ob die adjuvante Behandlung bis zur Geburt verschoben werden kann oder ob doch eine vorzeitige Einleitung der Geburt indiziert ist. Im 2. und 3. Trimenon der Schwangerschaft ist unter Umständen eine zytostatische Chemotherapie unter Erhaltung der Schwangerschaft möglich. Die schwierige Entscheidung für eine optimale Therapie schwangerer Frauen mit einem Mammakarzinom sollte von erfahrenen Behandlern gemeinsam mit der betroffenen Frau, individuell deren jeweiliger Situation angepaßt, getroffen werden.

Mammakarzinom des Mannes

Das Mammakarzinom des Mannes ist sehr selten, die Erkrankung hat aber eine schlechtere Prognose als bei der Frau. Der Ablauf der Therapiesequenz gestaltet sich ähnlich wie bei dem Mammakarzinom der Frau. Die Standardoperation ist die modifizierte radikale Mastektomie mit Axillaausräumung. Auch beim Mann sollte beim entfernten Tumor ein Rezeptortest durchgeführt werden, obwohl die Ergebnisse dieses Tests im Gegensatz zur Frau derzeit keine direkte Auswirkung auf die Therapieentscheidung haben. Da die Tumoren in der kleinen Mamma des Mannes häufig früh entdeckt werden, handelt es sich meistens um T1- oder T2-Tumoren. Die Pektoralismuskulatur ist nur selten infiltriert und kann deshalb bei der Operation unter Umständen belassen werden. In der Regel erfolgt die Bestrahlung der parasternalen, supraklavikulären und axillären Lymphknotenstationen sowie der Brustwand bei allen lokoregionalen Stadien. Über eine postoperative adjuvante Chemo- oder Hormontherapie gibt es zur Zeit keine gesicherten Erfahrungen. Es kann jedoch bei Befall der axillären Lymphknoten analog zum Vorgehen bei der Frau eine adjuvante Chemotherapie erwogen werden. Bei der systemisch wirksamen Behandlung im metastasierten Stadium steht die Hormontherapie immer am Anfang, wobei es derzeit insgesamt keine einheitlichen Therapierichtlinien gibt. Die meisten Empfehlungen beruhen auf gesammelten Erfahrungen bei der Behandlung anderer hormonabhängiger Tumoren (z.B. Prostatakarzinom und Mammakarzinom bei der Frau). Bei nachgewiesener rasch progredienter Metastasierung sollte eine primäre zytostatische Chemotherapie erwogen werden, wobei auch hier als Grundlagen für zu empfehlende Dosierungen die entsprechenden Behandlungsrichtlinien für das metastasierte Mammakarzinom bei der Frau anzuwenden sind

Begutachtung

Bei jeder an Brustkrebs erkrankten Frau muß nach Abschluß der Erstbehandlung, spätestens jedoch nach Beendung der Behandlung in der Rehabilitationsklinik zu folgenden Fragen Stellung genommen werden:
– Schonungszeit,
– Arbeitsunfähigkeit,
– verminderte oder aufgehobene Leistungsfähigkeit im Erwerbsleben,
– Grad der Behinderung bzw. Minderung der Erwerbsfähigkeit.

Die Schonungszeit soll die Umstellung zur Wiederaufnahme der Arbeit erleichtern, sie gilt als Zeit der Arbeitsruhe.
Arbeitsunfähig ist die erkrankte Patientin, wenn sie aus Krankheitsgründen gar nicht oder nur mit der Gefahr der Verschlechterung des gesundheitlichen Zustandes ihrer bisherigen Arbeit nachgehen kann. Wird festgestellt, daß die Leistungsfähigkeit eine Arbeitszeit von weniger als 4 Stunden in der zuletzt ausgeübten versicherungsrechtlichen Tätigkeit zuläßt, sind die gesetzlichen Voraussetzungen vorhanden, die Berufs- oder Erwerbsunfähigkeit zu bestätigen.

Die Wiedereingliederung in den Beruf ist bei der Mehrzahl der an einem Mammakarzinom erkrankten Patientinnen gegeben, wobei in der Regel eine Weiterbeschäftigung am bisherigen Arbeitsplatz möglich ist. Entscheidend hierfür ist das Krankheitsstadium bei Diagnosestellung: Im Stadium I ist eine vorübergehende Arbeitsunfähigkeit oder eine auf 2 Jahre zeitlich begrenzte Rente die Regel. Im Stadium II sollte eine zeitlich begrenzte Berentung für 3 Jahre erwogen werden, wohingegen im Stadium III und IV sowie bei Rezidiven eine dauernde Berentung erfolgen soll.

Von der Leistungsfähigkeit im Erwerbsleben muß die Minderung der Erwerbsfähigkeit (MdE) bzw. der Grad der Behinderung streng abgegrenzt werden. Die MdE ist nicht an die Erwerbsfähigkeit gebunden und gilt für alle Lebensbereiche, somit ist ein Rückschluß aus dem Grad der Behinderung auf die tatsächliche Leistungsfähigkeit im Erwerbsleben nicht möglich und umgekehrt. Bei dieser Leistungsbeurteilung besteht keine Korrelation zwischen primärem Tumorstadium und krankheits- (oder therapie-) bedingten Auswirkungen. Es ist vielmehr eine für jede Patientin individuelle Beurteilung der Auswirkung aller Krankheitsfolgen (postoperative Folgen, psychische Probleme, Tumoraktivität) erforderlich.

Literatur

1 Bahnsen, J., U. M. Carl: Therapeutische Konsequenzen der Früherkennung lokoregionärer Rezidive beim Mammakarzinom. Zbl.Chir. 118 (1993) 57–62
2 Fisher, B., C. Redmont, R. Poisson: Eight-year results of a randomized clinical trial comparing total mastectomy and lumpectomy with or without irradiation in the treatment of breast cancer. New Engl. J. Med. 320 (1989) 822–828
3 Ghossein, N. A., S. Alpert, J. Barba, P. Pressman, P. Stacey, E. Lorenz, M. Shulman, G. J. Sadarangani: Breast cancer-importance of adequate surgical excision prior to radiotherapy in the local control of breast cancer in patients treated conservatively. Arch. Surg. 127 (1992) 411–415
4 Graeff, H., F. Jänicke: Prognosefaktoren beim Mammakarzinom und ihre Konsequenzen für die Therapieentscheidung. Chirurg 63 (1992) 461–468
5 Kaufmann, H.: Das primäre Mammakarzinom – Therapievorschläge. Frauenarzt 37 (1996) 2–4
6 Kinne, D. W.: Controversis in primary breast cancer management. Amer. J. Surg. 166 (1993) 502–508
7 McGuire, W. L., A. K. Tandon, D. C. Allred, G. C. Chamness, G. M. Clark: How to use prognostic factors in axillary node-negative breast cancer patients. J. nat. Cancer Inst. 82 (1990) 1006–1013
8 Peiper, H. J., W. Gatzemeier, H. F. Rauschecker: Heutige Indikation und Technik der limitierten Chirurgie des Mammakarzinoms. Chirurg 63 (1992) 477–482
9 Rauschecker, H. F., W. Gatzemeier, R. Sauer, M. H. Seegenschmidt, A. Schauer, L. Ummenhofer, W. Sauerbrei, C. Schmoor, M. Schumacher: Erste Ergebnisse des Projekts der Deutschen Brustkrebs-Studiengruppe (GBSG) zur „Brusterhaltenden Therapie des kleinen Mammakarzinoms". Chirurg 63 (1992) 495–500
10 Simpson, T., R. C. Thirlby, D. H. Dail: Surgical treatment of ductal carcinoma in situ of the breast. Arch. Surg. 127 (1992) 468–471

Mammarekonstruktion

K. Plogmeier, H. Meyer und W. Schneider

Einleitung

Der Verlust einer Brust führt zu einer wesentlichen Einschränkung des Körpergefühls und der Attraktivität, welches eine Störung der emotionalen Stabilität, aber auch psychosoziale Probleme für die Frau nach sich zieht. Wenn der Verlust der Brust noch dazu das Ergebnis einer Behandlung von Brustkrebs ist, ist die Frau nicht nur mit der Therapie und der Prognose des Tumorleidens konfrontiert, sie wird durch den Brustverlust immer wieder an diese Krankheit erinnert. Eine Prothese, die auf der Haut zu tragen ist und die verlorene Brust imitieren soll, ist nicht Teil des Körpers und vermindert somit nicht das Gefühl der Verstümmelung.

Ziel dieses Beitrages ist, dem Chirurgen die Möglichkeiten der Mammarekonstruktion aufzuzeigen, damit er vielen betroffenen Frauen den Zugang zu solchen Verfahren eröffnen kann. Die Durchführung erfordert jedoch ein erhebliches Maß an Erfahrung! Letztendlich weiß nur die Patientin für sich selbst, wie wichtig ihr die Mammarekonstruktion ist, und sie muß entscheiden, ob Aufwand, Kosten, Schmerzen und Zeit im Verhältnis zum Gewinn einer solchen Operation stehen. Die Indikation zur Mammarekonstruktion stellt zwar die Patientin, der betreuende Arzt jedoch sollte ihr den Weg weisen und der plastische Chirurg die bestmögliche Technik nach Rücksprache mit der Patientin wählen.

> Der Entschluß zur Mammarekonstruktion wird von der Patientin getroffen, der Chirurg muß die Wichtigkeit dieser Entscheidung verstehen und akzeptieren!

Eine adäquate Rekonstruktion muß in den Rehabilitationsplan der Patientin mit einbezogen werden. Die ästhetischen und psychologischen Ziele können gewählt werden, während gleichzeitig die onkologische Nachsorge durchgeführt wird.

Die überwiegende Anzahl der Frauen, die den plastischen Chirurgen mit der Bitte um Brustrekonstruktion aufsuchen, leiden an Brustkrebs. Aber die chirurgischen Techniken sind natürlich genauso sinnvoll anwendbar bei erworbenen Mißbildungen, die aus Trauma oder Verbrennung resultieren oder bei angeborenen Deformitäten. Als Beispiel sei das Poland-Syndrom genannt, bei dem die Aplasie des M. pectoralis major bei hypoplastischer Brustdrüse einhergehend mit Veränderungen an den Extremitäten (Brachydaktylie) imponiert.

Der plastische Chirurg, der in die Brustrekonstruktion nach Brustkrebs involviert ist, sollte ein umfangreiches

Verständnis der Biologie und Risikofaktoren sowie der Behandlung von Brustkrebs besitzen. Erfahrung und Wissen auf dem kompletten Gebiet der ästhetischen chirurgischen Prozeduren der Brust bis hin zum Spektrum aller rekonstruktiven Techniken sind erforderlich. Dieses Spektrum beinhaltet die Möglichkeiten vom Einbringen prothetischen Materials bis zur mikrochirurgischen Lappentransplantation. Mit der Entwicklung der Haut-Muskel-Lappen-Techniken haben sich die Perspektiven der Brustrekonstruktion deutlich verbessert. Die rekonstruktiven Techniken ermöglichen es, ohne Vernachlässigung der onkologischen Prinzipien (vgl. Kapitel 18) Brüste zu rekonstruieren, die den ästhetischen und psychologischen Erwartungen der meisten Patientinnen entsprechen. Präoperative Planung und sorgfältige Auswahl der Patientinnen, verbunden mit adäquater operativer Technik und entsprechendem Timing, beeinflussen die Qualität des Ergebnisses.

Grundsätzliche Fragestellungen sollten vor einer Rekonstruktion geklärt werden, um ein befriedigendes Ergebnis zu erzielen:
– Wird die Patientin von einer Brustrekonstruktion profitieren und welche Erwartungen hat sie?
– Wie ist die optimale Zeitplanung für die Brustrekonstruktion?
– Wie ist der Status der gesunden kontralateralen Brust und wie wird er das operative Vorgehen beeinflussen?
– Welche Methoden sollten für die Rekonstruktion gewählt werden, um ein optimales Ergebnis zu gewährleisten?

Behandlungsteam

Idealerweise wird der rekonstruktive Chirurg in die Planung der onkologischen Therapie mit einbezogen. Dann kann der Patientin primär die Angst vor dem Verlust der Körperform genommen werden, und die chirurgische Behandlung muß keinerlei Zugeständnisse an die Radikalität machen. Viele Patientinnen sind dankbar dafür, daß ihnen die Möglichkeit der Rekonstruktion gegeben wird und entschließen sich somit leichter, dem Eingriff zuzustimmen. Zum Team sollen unbedingt ein chirurgischer Onkologe, ein internistischer Onkologe, der Radiologe, der Pathologe und der rekonstruktive Chirurg zählen.

Zeitpunkt der Rekonstruktion

Für die Zeitplanung der Brustrekonstruktion muß die adäquate und adjuvante Nachbehandlung in Betracht gezogen werden. Nach dem histologischen Ergebnis kann abgewogen werden, ob eine sofortige (primäre) oder eine verzögerte (sekundäre) Rekonstruktion sinnvoll ist.

Primäre Rekonstruktion (Tab. 21.9)

Die Ergebnisse nach primärer Rekonstruktion sind häufig nicht so gut wie die nach sekundärer. Bei der einzeitigen Rekonstruktion ist die Symmetrie schwierig zu erzielen. Die Areolenkomplexe verändern sich in der Lage durch das spätere Weicherwerden der Brust. Die Komplikationsrate durch Serombildung, Infektion und Hämatome ist bei primärer Rekonstruktion höher. Manchmal muß eine Angleichung der gesunden Brust erfolgen. Da eine erhöhte Erwartungshaltung der Patientin besteht, die oft eine der natürlichen Brust gleichwertige Rekonstruktion voraussetzt, wird auch die sehr gut gelungene Rekonstruktion als unbefriedigend empfunden. Durch die primäre Rekonstruktion kann die Depressionsphase, die mit dem Verlust der Brust einhergeht, vermieden werden. Deshalb sollte die psychosoziale Indikation zu diesem Eingriff in die Überlegungen mit einbezogen werden.

Tabelle 21.9   Voraussetzungen für die Primärrekonstruktion

Patientenwunsch

Starke psychische Belastbarkeit

Keine axillären Lymphknoten

Kleines Karzinom (2 cm)

Kontralaterale Brust klein bis mittelgroß, ohne Ptose

Erfahrenes Team (onkologische + plastische Chirurgen)

Aufgeklärte Patientin mit Verständnis für die Notwendigkeit weiterer Korrekturen

Verzögerte Rekonstruktion (Tab. 21.10)

Die verzögerte Rekonstruktion kann jederzeit, beginnend wenige Wochen nach der Ablatio bis hin zu Jahren nach der Mastektomie, durchgeführt werden. Am besten sollte die Rekonstruktion der Brust 3–6 Monate nach der Ablatio durchgeführt werden. Die zwischenliegende Zeit wird von der Patientin genutzt, um sich von der Operation zu erholen, die Narben sind weich geworden, es bestehen keine Serome, das endgültige histologische Ergebnis liegt vor, Hormon-, Chemo- und Strahlentherapie sind teilweise abgeschlossen, das Staging der Erkrankung und die Prognose sind genau definiert.

Möglichkeiten der Rekonstruktion

Die Rekonstruktion einer weiblichen Mamma erfordert mehrere operative Schritte. Um ein symmetrisches Ergebnis zu erzielen, muß berücksichtigt werden, wieviel Gewebe zur Rekonstruktion der Brust zur Verfügung

Tabelle 21.10   Vorteile der verzögerten Rekonstruktion

Gute Patientenmotivation, da die Patientin lange mit der Verstümmelung gelebt hat

Erwartungshaltung deutlich geringer

Ausreichende Aufklärung und Auseinandersetzung mit der Krankheit

Staging vorhanden und definiert

Zusatztherapie (Chemotherapie, Radiatio) meistens vollständig abgeschlossen

Bessere lokale Bedingungen mit weichen Narben

Mammarekonstruktion 467

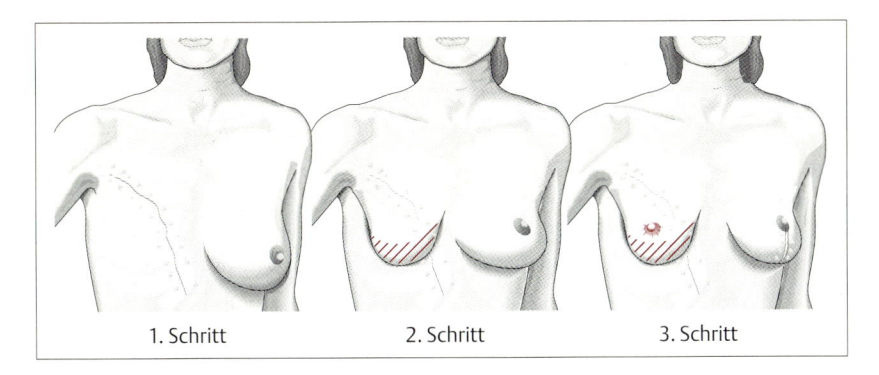

Abb. 21.9 Schritte zur Rekonstruktion mit Aufbau der Brust und Reduktion der Gegenseite.

1. Schritt   2. Schritt   3. Schritt

steht und welches Volumen, welche Form und Größe die verbliebene Brust hat. Üblicherweise sind drei Schritte zur Rekonstruktion notwendig (Abb. 21.9). Als 1. Schritt wird die Auswahl des Vorgehens für die Gegenseite getroffen (hier Reduktion). Der 2. Schritt beinhaltet die Rekonstruktion der Brustwand und die Füllung der Brust der amputierten Seite. Im 3. Schritt erfolgt die Angleichung der gesunden Brust und die Nippel-Areola-Rekonstruktion an der rekonstruierten Brust. Außerdem werden bei diesem Schritt alle Möglichkeiten ausgenutzt, eine nahezu ideale symmetrische Form zu entwickeln.

Rekonstruktionsmethoden

Bei Vorliegen eines Mammakarzinoms ist zunächst die Abklärung der gesunden Brust selbstverständlich. Die Diagnostik der gesunden Seite entspricht den Kriterien der Tumorsuche.
Bei der Auswahl der rekonstruktiven Methode ist ein wesentlicher Faktor die Erwartung der Patientin an das Ergebnis. Weitere Faktoren, die die Entscheidung der Methode beeinflussen, sind aber auch Größe und Form der verbliebenen Brust.
Idealerweise sollte eine Rekonstruktion der Brust ohne Operation der kontralateralen gesunden Brust erfolgen. Dieses entspricht überwiegend auch dem Wunsch der Patientinnen. Bei kleinen gut geformten Brüsten wird immer versucht, dieses zu erreichen. Bei hypertrophen ptotischen Brüsten ist jedoch häufig die Angleichung der gesunden Brust erforderlich.

Zur Wahl stehen die Mammareduktion, die Straffung und die Augmentation.
Die Form und Größe der zukünftigen Brust sollte von der Patientin mit bestimmt werden. Bei beidseitiger Brustrekonstruktion muß darauf geachtet werden, daß die Brüste symmetrisch werden und dem gesamten körperlichen Aspekt entsprechen. Hierzu ist eine sorgfältige präoperative Planung unerläßlich. Schwierigkeiten treten in Fällen von beidseitiger Mastektomie auf, bei denen unterschiedliche Techniken der Mastektomie bei den einzelnen Seiten angewendet wurden. Wenn daraus Unterschiede in der Haut und der Muskulatur resultieren, muß man bei der Rekonstruktion natürlich diese Verhältnisse mit berücksichtigen und diese entsprechend ausgleichen.
Bei der Auswahl der Methoden wird zunächst eine Entscheidung darüber getroffen, ob zusätzliches Gewebe erforderlich ist oder ob vorhandenes mit Fremdimplantaten zur Rekonstrukton ausreicht. Deformitäten, Hautverhältnisse, Zustand des Pektoralismuskels und der Axillarfalte, Strahlenschaden, Position und Charakter der Narbe sind in diesem Zusammenhang zu berücksichtigen.
Wir bevorzugen die Rekonstruktion der Mamma mit Eigengewebe, wenn möglich. Hierzu werden die im weiteren beschriebenen Techniken angewandt. Nur in Ausnahmefällen, in denen die autologe Rekonstruktion kein ausreichendes Volumen erbringt, wird eine zusätzliche Augmentation mit Implantaten durchgeführt (z.B. Latissimus-dorsi-Lappen und Prothese). Abbildung 21.10 zeigt die verschiedenen Möglichkeiten.

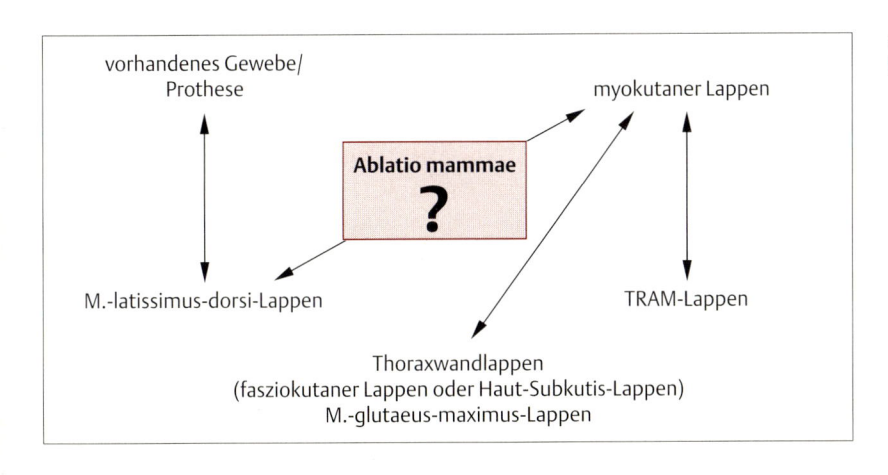

Abb. 21.10 Möglichkeiten der Rekonstruktion.

vorhandenes Gewebe/Prothese — Ablatio mammae ? — myokutaner Lappen
M.-latissimus-dorsi-Lappen
TRAM-Lappen
Thoraxwandlappen (fasziokutaner Lappen oder Haut-Subkutis-Lappen)
M.-glutaeus-maximus-Lappen

Natürlich muß die Rekonstruktionsmethode der jeweiligen Patientin angepaßt werden, sie ist abhängig von der Konstitution, der Größe der Mamma, den Voroperationen und der Relation zwischen Länge des Oberkörpers und Volumen der Brust.

Der Einsatz von allogenen Implantaten sollte, wo immer möglich, vermieden werden. Trotzdem ist bei sehr schlanken Frauen aus körpereigenem Gewebe nicht genügend Material zu gewinnen, so daß wir gezwungen sind, die rekonstruierte Brust durch eine Prothese zu augmentieren. In diesen Fällen kommt meistens die Rekonstruktion durch einen myokutanen Latissimus-dorsi-Lappen zu Anwendung.

Die Rekonstruktion durch einen Glutaeus-maximus-Lappen wird eher eine Ausnahmeindikation sein, da der Hebedefekt mit dem kurzen Gefäßstiel des mikrovaskulär zu transplantierenden Lappens und das fehlende Colourmatching dagegen sprechen.

Der thorakoepigastrische Lappen und das abdominelle Advancement benötigen immer die zusätzliche Prothesenaugmentation, so daß diese Lappen den Ausnahmeindikationen vorbehalten sind.

Operative Verfahren

Operationsplanung

Für die Planung des operativen Vorgehens muß zunächst mit der Patientin die Methode der Rekonstruktion ausgewählt werden (Abb. 21.**11**). Wenn diese festgelegt ist, erfolgt die Methodenwahl je nach Form und Größe der zu rekonstruierenden Brust. Anhand eines Beispieles ist die Planung in Abb. 21.**12** zu sehen. Hier wird die Position der zukünftigen Mamma eingezeichnet und die Projektion berechnet. Das Beispiel zeigt die Planung der Rekonstruktion ohne Reduktion der Gegenseite. Gleichzeitig wird der Areolenkomplex eingezeichnet.

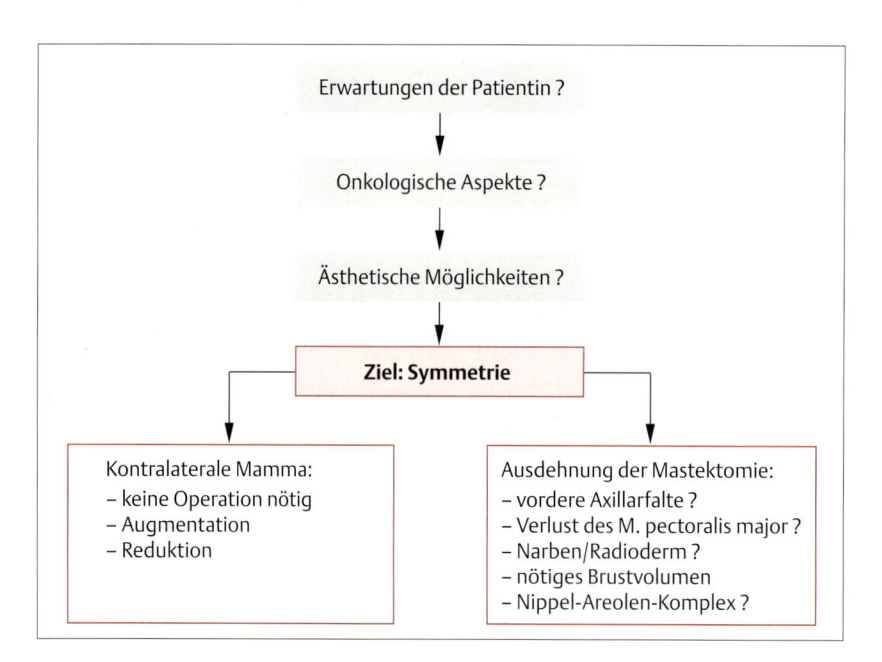

Abb. 21.**11** Auswahl der Rekonstruktionsmethode.

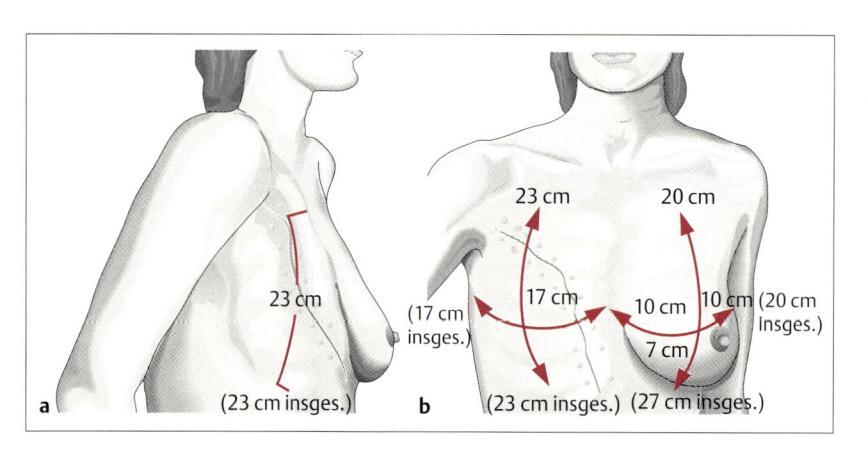

Abb. 21.**12** Planung der Rekonstruktion mit vorhandenem Gewebe. **a** Mastektomierte Seite. **b** Messung: vertikaler Unterschied = 4 cm, horizontale Differenz = 3 cm.

Rekonstruktion durch autologes Gewebe

M.-latissimus-dorsi-Lappen (Abb. 21.**13** a, b)

Vorgehen

Der große Rückenmuskel ist von besonderem Wert für die Brustrekonstruktion. Mit diesem Muskel kann man einerseits eine Volumenfüllung erreichen und andererseits eine Weichteildeckung der Thoraxwand erzielen.

Die Möglichkeit, eine Hautinsel variabler Größe mitzunehmen, ist ein weiterer Vorteil beim Brustaufbau. Allerdings ist die Rekonstruktion mittels eines Latissimusdorsi-Lappens aufwendiger als eine einfache Implantateinbringung. Ziel sollte immer sein, die bestmögliche Rekonstruktion mit der einfachsten Methode für die Patientin zu erzielen.

Nach Ablatio mammae unter Mitnahme des M. pectoralis major sind die Deformitäten der Thoraxwand zu berücksichtigen. Durch den fehlenden Muskel entstehen

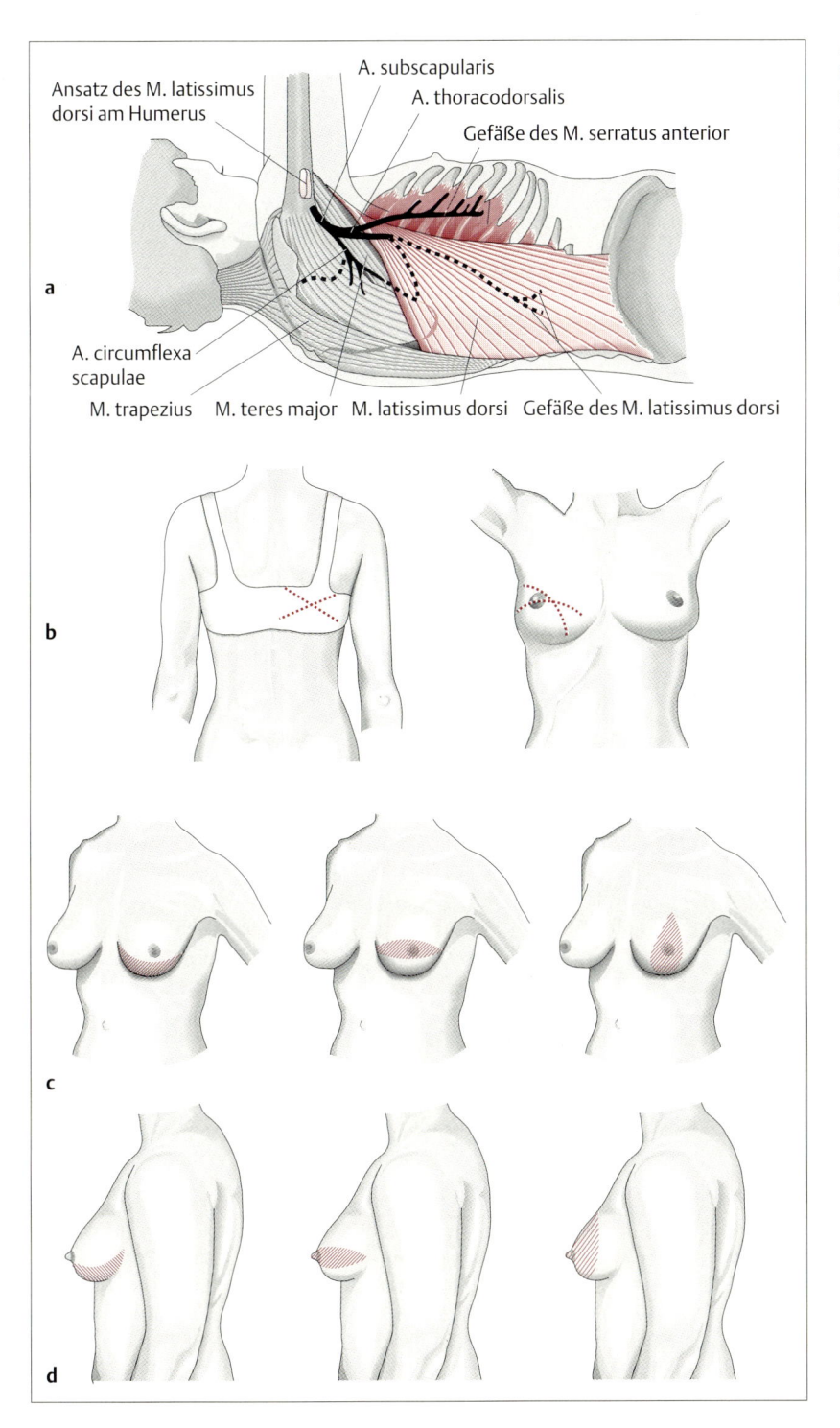

Abb. 21.**13** Mammarekonstruktion durch M.-latissimus-dorsi-Lappen. **a** Anatomie des M. latissimus dorsi mit axialer Blutversorgung. **b** Verbergen der Entnahmenarbe durch geschickte Wahl der Schnittführung. **c, d** Möglichkeiten zur Positionierung der Hautinsel zur Ausformung der Mamma: **c** von vorne, **d** von der Seite.

Dellen im Bereich der Thoraxwand. Hier kann der axilläre Ansatzpunkt des M. latissimus dorsi auf die ventrale Thoraxwand verlagert werden, um eine Thoraxkontur wiederherzustellen. Wenn nicht genügend Haut im Bereich der Narben vorhanden ist, wird vom Rücken eine Hautinsel über dem M. latissimus dorsi als myokutaner Lappen mitgenommen, die diese ausgleicht. Unter diesen Muskel kann dann ein Implantat zur Größenangleichung eingebracht werden.

Wenn Störungen im Bereich des Lappenstieles z. B. durch eine Radiatio aufgetreten sind, kann der M. latissimus als breit gestielter Lappen, wie von Tansini (8) beschrieben, gehoben und transponiert werden, um das Volumen der Brust zu rekonstruieren. Alternativ kann der Lappen mit schmaler Hautinsel im Stielbereich entsprechend der Beschreibung nach Olivari (6) transponiert werden.

Nachteile

Das Volumen des M. latissimus dorsi ist üblicherweise allein nicht ausreichend, um eine vollständige Brustrekonstruktion zu erzielen. Daher ist immer wieder die Einlage eines adäquaten Implantates (mit den auf S. 472 f genannten Nachteilen dieser Siliconimplantate) erforderlich. Allerdings kommt die Kapselbildung unter der Muskulatur nicht so ausgeprägt zum Vorschein wie bei subkutaner Implantation. Nachteile sind der Zugang zum Latissimus-dorsi-Lappen, der sich entlang der mittleren Axillarlinie bewegt und hier eine lange Narbe erzeugt. Da der Hautlappen der Rückenhaut entnommen ist, paßt er außerdem farblich nicht exakt zur Gegenseite. Es entstehen zusätzliche Narben an der Brust, wenn die Haut des M. latissimus dorsi benutzt werden muß.

Kontraindikationen

Der M.-latissimus-dorsi-Lappen kann nicht entnommen werden:
– bei Patientinnen, die eine Thorakotomie hinter sich haben, bei der der M. latissimus dorsi geteilt wurde, da hier die Gefäßversorgung des Muskels unterbrochen wurde,
– nach Bestrahlung der Axilla mit Schädigung der ernährenden Gefäße,
– bei Leistungssportlerinnen wegen der Schwächung im Schulterbereich (5 % der Patienten klagen über Schwäche oder funktionelle Einschränkungen im Bereich der Schulter nach Entnahme des M.-latissimus-dorsi-Lappens).

Der Transverse-rectus-abdominis-myocutaneus-(TRAM-)Lappen

Der TRAM-Lappen ist ein an der A. epigastrica gestielter myokutaner Lappen, der die überschüssige Haut und das Subkutangewebe des Bauches nutzt. Die Gefäßversorgung der Bauchhaut (Abb. 21.**14**) erlaubt es, diesen Lappen an der A. epigastrica superior gestielt zu transponieren oder mit dem Stiel der Epigastrica-inferior-Gefäße mikrochirurgisch zu transplantieren. Dieser Lappen bietet eine ausreichende Menge an autologem Gewebe, um auch großvolumige Brüste damit ohne Zuhilfenahme von Fremdmaterialien zu rekonstruieren. Er reicht sogar zur beidseitigen Rekonstruktion der Mammae problemlos aus.

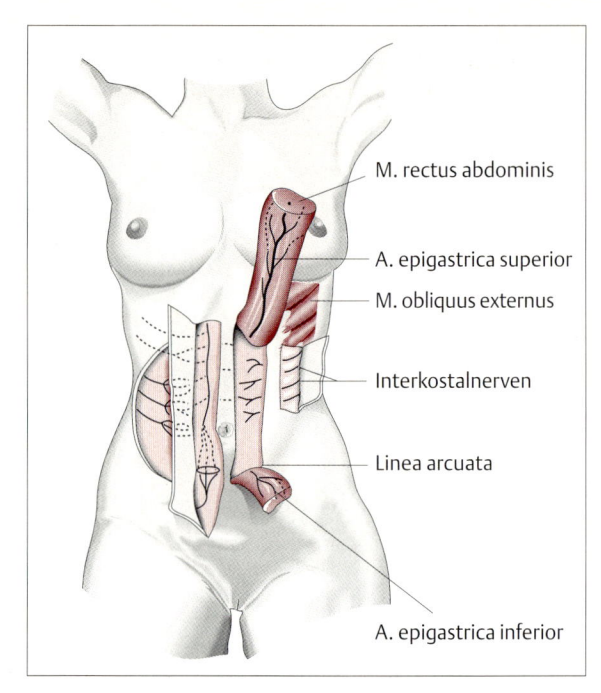

Abb. 21.**14** Anatomie und Gefäßversorgung des TRAM-Lappens.

Vorgehen

Der TRAM-Lappen kann im Ober- oder Unterbauch gehoben werden. Im Oberbauch liegt die Narbe deutlich sichtbar in der Mitte des Abdomens. Bei der Entnahme im Unterbauch besteht der kosmetische Vorteil neben der Straffung der Bauchdecke in der suprapubisch liegenden Narbe, die sich üblicherweise wie nach einer Abdominoplastik suprapubisch verdecken läßt.

Wie bei einer Abdominoplastik erfolgt auch die Nabeltransposition. Bei dieser Gelegenheit kann die Mittelstellung des Nabels korrigiert werden.

Man kann den Lappen deepithelisiert zur subkutanen Augmentation nutzen oder mit dem Hautmantel zur kompletten Rekonstruktion der Mamma nach Ablatio mammae einsetzen. Eine Kombination beider Methoden ist bei Bedarf auch möglich.

Nachteile

Ein Nachteil der Verwendung des frei transplantierten TRAM-Lappens ist der hohe technische Aufwand im Vergleich zur Rekonstruktion durch den M. latissimus dorsi und anderen lokalen Lappenplastiken. Es erfordert viel Zeit und sehr viel künstlerisches und technisches Geschick, um den epithelisierten oder deepithelisierten Lappen für die Rekonstruktion der Kontur des M. pectoralis und der Brustrundungen zu verwenden.

Der Lappen hat überwiegend axial versorgte Bezirke. Bei Verwendung des einseitigen Stiels sind weit lateral liegende Anteile der Zone III und IV randomisiert ernährt. Ein weiterer wesentlicher Nachteil, der beim gestielten TRAM-Lappen auftritt, ist die Schwächung der unteren Abdominalfaszie, was in bis zu 5% der Fälle zu Bauchwandhernien führt. Vorsicht ist geboten bei vorher aufgetretenen abdominellen Inzisionen, wo gelegentlich der Gefäßstiel oder die Vaskularisierung des Lappens geschädigt ist.

Gestielter TRAM-Lappen
(Abb. 21.**15**)

Zur Anwendung der Rekonstruktion durch einen TRAM-Lappen bietet sich zunächst die Technik des gestielten Lappens an. Die Methode erfordert die Kenntnis der Gefäßvariation der A. epigastrica superior, die in 60% keine Anastomose zur A. epigastrica inferior aufweist (5).
Die arterielle Versorgung des Lappens über die A. epigastrica superior ist aufgrund des dünneren Gefäßkalibers schlechter als die Versorgung über die A. epigastrica inferior. Der durchschnittliche Durchmesser der A. epigastrica inferior beträgt 3,4 mm, das entspricht dem doppelten Durchmesser der A. epigastrica superior.
Häufig ist jedoch für die Probleme in der Durchblutung die Abflußstörung durch Kompression der Vene beim Umschlag des Muskels verantwortlich.
Abbildung 21.**16** zeigt die Gefäßversorgung der Haut- und Subkutisinsel der ipsilateralen und kontralateralen Seite des TRAM-Lappens über den periumbilikalen Gefäßplexus.
Aus diesem Durchblutungsmuster ergibt sich die Einteilung des Lappens in seine Zonen I–IV bei Verwendung des einseitigen Stiels. Die Zone IV ist das am weitesten in der Peripherie gelegene Areal und bekommt am ehesten Probleme mit der Durchblutung.

Unter Erhaltung der Gefäßversorgung muß bei dem gestielten TRAM-Lappen der ganze kraniale Rektusmuskel gehoben und transponiert werden. Die hierdurch entstehende Lücke in der Bauchwand führt in bis zu 5% der

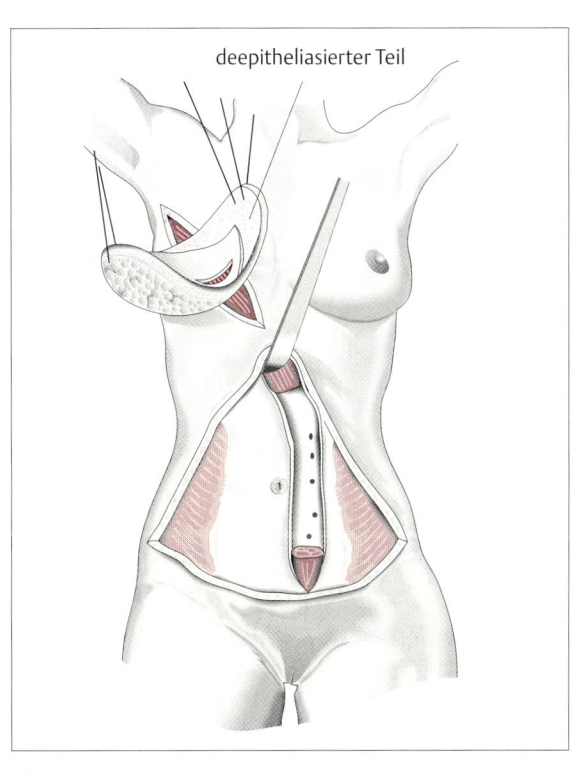

Abb. 21.**15** Gestielter TRAM-Lappen. Man beachte den großen Hebedefekt im Muskel.

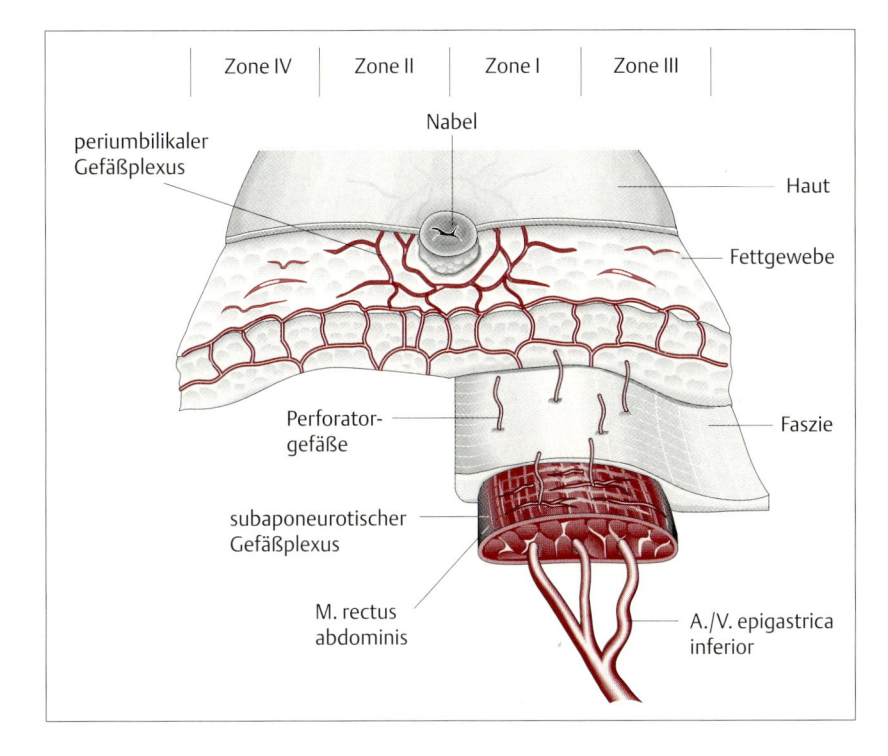

Abb. 21.**16** Gefäßversorgung der Haut-Fett-Insel des TRAM-Lappens über den periumbilikalen Gefäßplexus.

Fälle trotz adäquatem Verschluß der Faszie zu einer Hernienbildung.
Ein weiterer Nachteil entsteht durch die Wulstbildung bei der Transposition des Lappens im Xiphoidbereich. Der TRAM-Lappen kann beidseitig gestielt gehoben werden. Die Durchblutungssituation wird dadurch verbessert und die lappenbedingten Komplikationen wie Teil- oder Totalnekrosen werden weitestgehend reduziert.

Mikrovaskulär transplantierter TRAM-Lappen

Die Weiterentwicklung der mikrochirurgischen Techniken hat zur Verfeinerung der Methode geführt. Die Versorgung der Perforatoren vom M. rectus abdominis zum subkutanen Fettgewebe und zur Haut erfolgt stärker durch die A. epigastrica inferior als durch die A. epigastrica superior. Damit ist eine bessere Durchblutung des Lappens mit Stiel an der A. epigastrica inferior gewährleistet. Ein weiterer Vorteil der Methode liegt im partiellen Erhalt des M. rectus abdominis. Da die Ernährung des Fett-Haut-Lappens über die oben erwähnten Perforatoren und die Faszie gewährleistet wird, kann der größte Anteil des Muskels im Lager erhalten bleiben. Gehoben wird nur der Gefäßstiel mit einem kleinen ca. 4 × 6 cm messenden Muskelanteil. Durch die Erhaltung des Muskels konnte die Hernienbildung nahezu vollständig vermieden werden. Eine Weiterentwicklung ist der Deep-inferior-epigastric-perforator-(DIEP-)Lappen, der den Muskel komplett intakt läßt und bei dem der Lappen nur über die Perforatoren der A. epigastrica inferior ernährt wird (Abb. 21.**16**).

Als weiterer Vorteil ist zu erwähnen, daß die Wulstbildung am Xiphoid, die beim gestielten TRAM-Lappen auftritt, entfällt.

Als nachteilig ist der hohe technische Aufwand anzusehen, den eine mikrovaskuläre Transplantation nach sich zieht. In einer Klinik mit entsprechender Erfahrung sind die Operationszeiten jedoch moderat und die peri- und postoperativen Risiken minimal. Die gefürchteten Lappennekrosen treten äußerst selten auf (< 1%). Teilnekrosen kommen in < 5% vor.

Die Mammarekonstruktion durch den frei transplantierten TRAM-Lappen ist die bevorzugte Rekonstruktionsmethode in einer mikrochirurgisch versierten Klinik.

Thorakoepigastrischer Lappen (1)

Dieser Lappen basiert auf den epigastrischen Perforatorgefäßen des M. rectus abdominis, er schafft Hautfülle und subkutanes Gewebe für die unteren beiden Quadranten bei einer Brustrekonstruktion. Dieser Lappen hat den erheblichen Vorteil, daß er der Textur der Brusthaut nahezu identisch gleicht.

Mit diesem Lappen kann allerdings das infraklavikuläre Areal nicht aufgefüllt werden. Das Volumen des Lappens ist gering, so daß fast immer eine zusätzliche Prothesenaugmentation erfolgen muß. Die Narbe im Bereich des Abdomens und das Dog-ear durch die Rotation des Lappens sind ebenfalls Nachteile, die durch weitere Operationen korrigiert werden müssen.

Abdomineller Advancement-Lappen

Diese Form der Rekonstruktion wird gewählt bei Patienten, bei denen nur ein geringer zusätzlicher Hautgewinn benötigt wird. Diese Methode ist nur möglich, wenn bereits ein großer Hautüberschuß vorhanden ist, und sie besitzt den Vorteil, daß sie keine zusätzliche Narbenbildung nach sich zieht. Hier wird lediglich der obere Abdominalbereich unterminiert, die überschüssige Haut wird nach kranial transponiert und bietet zusätzliche Haut und subkutanes Fettgewebe, um die Brust mit Hilfe eines Implantates auszuformen. Erheblicher Nachteil ist, daß dieser Lappen nur ein geringes Volumen aufweist und keine Muskeldeckung über das Implantat zu bringen vermag. Außerdem führt der Lappen zur Verstreichung der inframammären Umschlagfalte.

M.-glutaeus-maximus-Lappen

Der Vollständigkeit wegen sei der im Rahmen der Mammarekonstruktion eher selten angewandte frei transplantierte M.-glutaeus-maximus-Lappen erwähnt. Die Rekonstruktion kann nur mit mikrochirurgischer Technik erfolgen. Der Lappen zeigt zwar ein gutes Volumen, nachteilig sind jedoch der kosmetisch störende Hebedefekt und die starke Texturdifferenz der Haut. An die operativen Fähigkeiten stellt der Lappen außerdem hohe Ansprüche. Wegen des kurzen Stiels muß eine Minithorakotomie mit Fensterung einer Rippe zum Anschluß an die A. mammaria interna durchgeführt werden.

Dieser Lappen bleibt nur den Ausnahmeindikationen vorbehalten und gehört nicht zum Standardrepertoire in der Mammarekonstruktion.

Mammarekonstruktion durch vorhandenes Gewebe und Prothese

Beim thorakoepigastrischen Lappen und beim abdominellen Advancement-Lappen ist immer zusätzlich eine Augmentation durch eine Prothese erforderlich. Hierzu kommen Siliconimplantate zur Anwendung.

Eine weitere häufig angewandte Methode der Brustrekonstruktion ist die Expansion der Haut im Bereich der Thoraxwand mit anschließender Einlage einer Siliconprothese. Hierzu wird an der Thoraxwand entweder subkutan oder subpektoral ein Gewebedehner eingebracht, der die Haut und Muskeln über ca. 3–4 Monate aufdehnt. Es wird eine übergroße Hauttasche produziert, in die eine kleinere Prothese eingebracht wird als das Expansionsvolumen vorgibt. Durch den Überschuß wird die Ptose der Brust hergestellt.

Die Methode erscheint einfach und hat daher viele Anhänger. Die Ergebnisse sind jedoch auf Dauer häufig nicht befriedigend. Neben den bekannten Problemen, die durch die Kapselbildung auftreten, wie Schmerzen, Verformung und Verhärtung der Brust, wird immer wieder die Frage nach der autoimmunen Potenz des Silicons diskutiert. Hier existieren jedoch bereits neue Studien des BGA und der FDA, die nachweisen, daß der Zusammenhang zwischen Autoimmunerkrankungen und Siliconimplantaten nicht aufrecht zu erhalten ist. Weitere Probleme sind das Siliconbleeding und die Verletzung

der Kapsel mit Austritt von Silicon in das umliegende Gewebe. Die genannten Nebenwirkungen können zu operativen Korrekturen führen und in einer frustranen Exstirpation enden. Auf weitere Details der Siliconproblematik soll hier nicht weiter eingegangen werden.
Im Rahmen der Rekonstruktion ist jedoch weiterhin der Einsatz von Siliconprothesen (nach adäquater Aufklärung) erlaubt. Wir verwenden jedoch diese Methode nur bei besonderen Indikationen, so z.B. bei ausdrücklichem Wunsch der Patientin oder wenn keine andere Rekonstruktionsmethode zur Verfügung steht oder zur Rekonstruktion bei einer palliativen Tumorresektion.
Die Patientinnen müssen über die Risiken der Kapselbildung und die erforderlichen Nachoperationen aufgeklärt werden.

Rekonstruktion des Nippel-Areolen-Komplexes

Eine Brust ohne Brustwarze und Warzenhof kann nicht als adäquate Rekonstruktion angesehen werden. Nach Abschluß der Mammarekonstruktion, wenn die endgültige Form und Symmetrie erreicht ist, wird der Warzen-Areolen-Komplex rekonstruiert.
Als guter Zeitpunkt werden 6-12 Monate nach der Mammarekonstruktion angesehen. Jetzt hat sich die physiologisch Ptose ausgebildet, und Veränderungen durch Narbenbildung sind nur noch in geringem Ausmaße zu erwarten.
Als Techniken stehen zur Verfügung:
- Nipple-sharing mit partieller Areolentransplantation von der Gegenseite,
- Nippelrekonstruktion durch lokale Lappenplastiken und die Transplantation der dunkel pigmentierten Haut paralabial (Schrittregion).

In beiden Fällen ist die sorgfältige präoperative Planung und die freie Transplantation erforderlich.
Das Teilen der Brustwarze und des Warzenhofes ist nur möglich, wenn an der kontralateralen Mamma genügend Gewebe zur Verfügung steht. Dann wird ein ringförmiges Transplantat entnommen und dieses sowie die Hälfte der Brustwarze auf die rekonstruierte Brust transplantiert.
Bei Fehlen dieser Möglichkeit wird aus der Leiste ein entsprechend großes Transplantat entnommen und an den vorgesehenen Ort auf der rekonstruierten Brust transplantiert. Eine spezielle Schnittführung und Naht schafft den prominenten Nippel. Dabei wird ein einseitig gestielter, vierfüßiger Lappen ausgebildet, der angehoben und in der gezeigten Weise vernäht wird.
Die rekonstruierten Mamillen-Areolen-Komplexe blassen nach stabiler Einheilung mehr oder weniger stark ab. Hier kann nach Abschluß der Narbenbildung die Nachfärbung durch Tätowierung des Mamillen-Areolen-Komplexes erfolgen.

Literatur

1 Bohmert, H.: Brustkrebs. Organerhaltung und Rekonstruktion. Thieme, 1989
2 Bohmert, H.: Plastische und rekonstruktive Chirurgie der Brust. Thieme, Stuttgart 1995
3 Bostwick, J.: Aesthetic and Reconstructive Breast Surgery. Mosby, St. Louis 1983
4 Hartrumpf, C.: The transverse abdominal island flap for breast reconstruction. Clin. plast. Surg. 15 (1988)
5 McCarthy, J. G.: Plastic Surgery. Saunders, Philadelphia 1990
6 Olivari, N.: The latissimus flap. Brit. J. plast. Surg. 29 (1976) 126-128
7 Poland, A.: Deficency of the pectoral muscles. Guy's Hospital Report VI (1841) 191
8 Tansini, J.: Sopiailmar naomar processo dici amputazione della mammarica. Riforma medica 12 (1906) 757
9 Veronesi, U. et al.: Comparing radical mastectomy with quadrantectomy, axillary dissection and radiotherapy in patients with small cancers of the breast. New Engl. J. Med. 305 (1981) 6

22 Ösophagus und Zwerchfell
J. M. Müller

Ösophagus

Grundlagen

Anatomie und Zugänge

Bis auf ein Fehlen eines Serosaüberzugs entspricht der Wandaufbau des Ösophagus dem der übrigen Darmabschnitte. Die Muscularis mucosae und die Submukosa weisen die höchste Reißfestigkeit auf und müssen deshalb in jede tragende Naht miteinbezogen werden. Eine Allschichtennaht, z.B. nach Gambee, gewährleistet dies sicher.

Die **zervikale Speiseröhre** reicht vom M. cricopharyngeus, der den oberen Ösophagussphinkter bildet, bis zum oberen Sternalrand. Da sie in ihrem Verlauf nach links von der Mittelachse abweicht, erfolgt der Zugang zu ihr bevorzugt von links durch eine Schnittführung entlang dem Vorderrand des M. sternocleidomastoideus. Nach Durchtrennung von Subkutis und Platysma erreicht man die gerade Halsmuskulatur, die auseinandergedrängt oder auch in Längsrichtung durchtrennt werden kann, ohne daß es hinterher zu Funktionseinbußen kommt. Präpariert man stumpf im lockeren Bindegewebe zwischen Schilddrüse und Gefäß-Nerven-Bündel (V. jugularis interna, N. vagus, A. carotis communis) in die Tiefe, stößt man unmittelbar auf die der Wirbelsäule aufliegende Speiseröhre. Erweist sich für die weitere Freilegung der Speiseröhre eine Schilddrüsenarterie als störend, wird sie schilddrüsenfern durchtrennt. Muß die Speiseröhre zirkulär freigelegt werden, ist vor der Mobilisation der Vorderwand der tracheanahe verlaufende N. laryngeus recurrens darzustellen, um ihn sicher zu schonen.

Die **thorakale Speiseröhre** reicht bis zum Hiatus oesophageus. Sie wird unter tumorchirurgischen Aspekten sinnvoll nur in einen oberen und unteren Abschnitt gegliedert, wobei der Unterrand der Trachealbifurkation die Grenze bildet. Als Zugang zur gesamten thorakalen Speiseröhre sowie zum oberen thorakalen Abschnitt eignet sich in erster Linie eine rechtsseitige posterolaterale Thorakotomie im Bett der 5. Rippe. Eine einseitige Beatmung der linken Lunge ist dabei hilfreich, jedoch nicht zwingend erforderlich. Drängt man die Lunge nach ventral ab, kann man die Speiseröhre nach Inzision der Pleura mediastinalis problemlos freilegen. Die Durchtrennung der oberhalb der Trachealbifurkation kreuzenden V. azygos ist folgenlos und erfolgt situationsabhängig. Will man nur den unteren thorakalen Abschnitt des Ösophagus darstellen, eignet sich am besten als Zugang eine linksseitige posterolaterale Thorakotomie im Bett der 6. oder 7. Rippe, da sich die Speiseröhre auch in diesem Bereich links von der Mittelachse befindet.

Die **abdominelle Speiseröhre** verläuft vom Hiatus oesophageus bis zur Kardia. Den Abschluß bildet der untere Speiseröhrensphinkter, der einer physiologisch, nicht jedoch anatomisch definierten Hochdruckzone von 3–5 cm Länge entspricht. Man erreicht diesen Abschnitt am besten über eine mediane Laparotomie. Das Ablösen des linken Leberlappens vom Zwerchfell verbessert die Übersicht und ist erforderlich, wenn man die muskuläre Begrenzung des Hiatus oesophageus in Medianlinie durchtrennen will, um z.B. bei einer stumpfen Dissektion einen breiten Zugang zum hinteren Mediastinum zu erhalten. Nach Inzision seines peritonealen Überzugs, wobei außer bei der Resektion der vordere Vagusstamm geschont werden muß, läßt sich der Ösophagus in der Regel problemlos mit dem Zeigefinger umfahren und anschlingen. Vorsicht ist dagegen bei Refluxerkrankungen geboten, da lageabhängig v.a. dorsal entzündliche Verklebungen bestehen können. Es empfiehlt sich in diesen Fällen, am lateralen Speiseröhrenrand stumpf bis auf die Aorta zu präparieren und den Ösophagus entlang der Aortenwand zu unterfahren.

Eine Mangeldurchblutung der Speiseröhre ist selbst nach ausgiebiger Mobilisation im zervikalen und abdominellen Abschnitt nicht zu erwarten. Thorakal dagegen sollte man einen Speiseröhrenstumpf nicht mehr als 1–2 cm skelettieren, da er seine arterielle Versorgung überwiegend durch kaliberschwache Endäste der Bronchial- und Interkostalarterien erhält. Die ösophaguseigene Blutversorgung aus bis zu zwei Aa. oesophageae propriae ist inkonstant. Vorteilhaft erweist sich diese Blutversorgung für die stumpfe Dissektion, da sich die kaliberschwachen Arterien nach ihrer Durchtrennung spontan verschließen und nur in Ausnahmefällen gezielt versorgt werden müssen.

Das lymphatische Drainagesystem der Speiseröhre ist in der Mukosa und Muskularis gelegen, steht auf ganzer Länge untereinander in Verbindung und weist keine regionalen Sammelbecken auf. Die sich hieraus für die Tumorchirurgie ergebenden Folgen werden im Abschnitt Ösophaguskarzinom abgehandelt.

Diagnostik

> Leitsymptome: Dysphagie (mit oder ohne Schmerzen einhergehende Schluckstörungen), Regurgitation, Sodbrennen, retrosternale bzw. in den Rücken ausstrahlende Schmerzen.
> Basisdiagnostik: Röntgenkontrastdarstellung, Endoskopie mit Biopsie.

Ösophagus **475**

> Weiterführende Diagnostik: Bei funktionellen Störungen: Mehrpunktmanometrie, 24-Stunden-pH-Metrie; beim Speiseröhrenkarzinom: Sonographie des Halses und der Oberbauchorgane, CT des Thorax, Endosonographie.

Morphologische Untersuchungen

Mit oder ohne Schmerzen einhergehende Schluckstörungen, Regurgitation, gehäuft auftretendes Sodbrennen und retrosternale bzw. in den Rücken ausstrahlende Schmerzen, die nicht eindeutig einem anderen Organ wie z.B. dem Herz oder der Lunge zugeordnet werden können, sind die Leitsymptome ösophagealer Erkrankungen. Ihre Angabe erfordert zwingend eine Basisdiagnostik der Speiseröhre und des Magens in Form der Röntgenkontrastdarstellung und der Endoskopie. Eine adäquate Befunddokumentation sollte dabei heute eine Selbstverständlichkeit sein. Der Chirurg darf vom Radiologen erwarten, daß ausgenommen beim Speiseröhrenkarzinom eine Refluxbeurteilung auch in Kopftieflage und mit Valsalva-Preßversuch durchgeführt wird. Erfolgte die endoskopische Untersuchung nicht in der eigenen Abteilung, sollte sich der Chirurg anhand von Bild- oder Videomaterial des erhobenen Befunds versichern, bevor er die Indikation zur Operation stellt, auch wenn durch die obligaten Biopsien die Diagnose pathohistologisch geklärt ist. Die verschiedenen radiologischen und endoskopischen Veränderungen werden bei den einzelnen Krankheitsbildern besprochen. Die weiterführende Diagnostik erfolgt gezielt, je nachdem ob eine Struktur- oder Funktionsveränderung bzw. eine Kombination von beiden vorliegt.

Beim Speiseröhrenkarzinom ist als Minimum an Zusatzuntersuchungen die Sonographie des Halses und der Oberbauchorgane zu fordern, um je nach Lage und Ausdehnung des Karzinoms eine Aussage über das Vorliegen von Lymphknoten- oder Organmetastasen treffen zu können. In Verbindung mit der Basisdiagnostik läßt sich dann bereits die Indikation zur Operation stellen, wenn man die Resektion als die beste Palliation erachtet, ausgenommen bei metastasierenden Karzinomen. In aller Regel wird man jedoch eine CT sowie eine Endosonographie zur Abschätzung der lokalen Tumorausbreitung, des Lymphknotenbefalls und einer pulmonalen Metastasierung veranlassen. Beide Untersuchungen ermöglichen mit hinreichender Sicherheit die Abgrenzung von gutartigen Zysten und Tumoren sowie das Staging für die Differentialtherapie. Ein zusätzliches MRT ist nicht erforderlich. Die Endosonographie ist, so sie nicht durch eine hochgradige Stenose behindert wird, sowohl hinsichtlich der Beurteilung der Tiefenausdehnung des Karzinoms in der Ösophaguswand als auch des Lymphknotenbefalls dem CT überlegen. Der Vorteil des CT liegt in der Ausdehnung der Untersuchung auf Lunge und Pleurahöhle und dem damit möglichen Nachweis von Lungenmetastasen bzw. einer Pleurakarzinose. Beide Untersuchungen scheitern bisher an einer exakten und vor allem chirurgisch relevanten Aussage über die Art (tumorös, entzündlich) und Ausdehnung der peritumoralen Infiltration auf die Nachbarorgane. Dies ist im unteren thorakalen Abschnitt von geringerer Bedeutung als im oberen. Die bei beiden Untersuchungen häufig beschriebene Infiltration der Aortenwand ist in der Praxis eine Rarität. Das Karzinom kann regelhaft auf der Ebene der Adventitia abpräpariert werden. Eine Resektion von Karzinomen dieses Abschnitts ist deshalb ggf. unter Einbeziehung von Herzbeutel oder Lungenanteilen so gut wie immer möglich. Eine Tumorinfiltration der Trachea dagegen schließt eine sinnvolle Resektion aus. Entweder muß Tumorgewebe zurückgelassen werden, oder aber es droht eine Fistelbildung mit meist letalem Ausgang. Der Wert der Resektion wird für den Patienten in jeder Hinsicht höchst fraglich. Durch die Bronchoskopie kann zumindest ein die Tracheobronchialwand überschreitendes Tumorwachstum sicher festgestellt werden, sie sollte deshalb bei allen Karzinomen des oberen Abschnittes zur Routine gehören.

Funktionsuntersuchungen

Funktionsuntersuchungen wie die Mehrpunkt- und die Durchzugsmanometrie, die Langzeit-pH-Metrie und die Säureclearance erfordern neben einem modernen Meßplatz auch erhebliche Erfahrung bei der Interpretation der Befunde. Beides ist nur in einer begrenzten Anzahl von Kliniken verfügbar. Der Chirurg, der funktionelle Störungen der Speiseröhre operieren will, ist jedoch nicht zuletzt aus juristischen Überlegungen gut beraten, entsprechende Untersuchungen bei seinen Patienten durchführen zu lassen. Im folgenden werden nur die zum Verständnis der Befunde notwendigen Grundlagen kurz beschrieben. Bewußt wird auf die Angabe von Meßwerten verzichtet, da diese erheblich methodenabhängig sind.

Das Standardverfahren zur Beurteilung der normalen und pathologisch veränderten Speiseröhrenmotilität ist die **Mehrpunktmanometrie.** Mittels eines mehrlumigen perfundierten Kathetersystems, das in definierten Abständen Öffnungen aufweist, die kontinuierlich mit entgastem Wasser durchspült werden, lassen sich simultan Drücke und Druckveränderungen in den verschiedenen Abschnitten der Speiseröhre und im Magen über Transducer und elektrische Vorverstärker mit einem Mehrfachschreiber aufzeichnen. Auf diese Weise erhält man eine Aussage über die Ruhedrücke und die Erschlaffensfähigkeit der beiden Sphinkteren, die Höhe, Dauer und Fortleitungsgeschwindigkeit der Kontraktionen im Ösophaguskörper sowie die Koordination zwischen Ösophagus- und Spinktermotilität. Ergänzt wird der Test durch eine definierte druckgesteigerte Bauchkompression, um die Suffizienz des unteren Ösophagussphinkters bei Druckanstieg im Magen zu testen. Die **Durchzugsmanometrie** ergänzt die Untersuchung vor allem hinsichtlich des Druckprofils (Höhe und Länge der Hochdruckzone) im unteren Speiseröhrensphinkter.

Die **24-Stunden-pH-Metrie** mißt mit Hilfe einer pH-Elektrode, die oberhalb des unteren Speiseröhrensphinkters plaziert wird, zeitabhängig die Säurekonzentration und erlaubt so eine Differenzierung zwischen physiologischem und pathologischem Reflux. In Kombination mit der **Säureclearance** wird sie heute nur noch selten angewandt, da letztere bei etwa einem Viertel der Gesunden pathologische Befunde zeigt.

Physiologie des Ösophagus

Die Speiseröhre ist zum Rachen und zum Magen hin durch jeweils ein Sphinktersystem verschlossen. Mit Beginn der pharyngealen Kontraktion beim Schlucken erschlafft der obere Ösophagussphinkter (OÖS) – eine 2–4 cm lange obere Hochdruckzone, in deren Zentrum der M. cricopharyngeus steht – und erlaubt dem Nahrungsbolus den Eintritt in die zervikale Speiseröhre. Eine Störung dieser koordinierten Aktivität führt kranial des M. cricopharyngeus zu einem Überdruck, der die Wand im Bereich des muskelschwachen Kilianschen Dreiecks nach außen vorwölbt. Da diese Funktionsstörung als wesentlicher Faktor für die Entstehung von zervikalen Divertikeln angesehen wird, muß eine Divertikelabtragung immer mit einer vollständigen Durchtrennung des M. cricopharyngeus kombiniert werden, da sonst im frühen postoperativen Verlauf ein Nahtbruch und später ein Rezidiv drohen.

Im tubulären Ösophagus wird der Nahrungsbolus durch propulsive Peristaltik aktiv in Richtung auf den Magen zubewegt. Dabei lassen sich von proximal nach distal koordiniert ablaufende Druckunterschiede messen, die als primäre Wellen bezeichnet werden. Neben ihnen finden sich sekundäre Druckwellen als Teil der normalen Peristaltik, die durch Dehnung, aber auch entzündliche Irritation der Speiseröhrenwand hervorgerufen werden. Tertiäre Druckwellen sind ebenfalls Teil der normalen Physiologie der Speiseröhre. Sie haben keine propulsive Wirkung und können sowohl während des Schluckens als auch spontan auftreten.

Fehlende primäre peristaltische Wellen und vereinzelte tertiäre Wellen während des Schluckaktes im tubulären Ösophagus sind in Verbindung mit einem erhöhten Ruhedruck des unteren Speiseröhrensphinkters und seiner fehlenden Relaxation während des Schluckaktes die klassischen manometrischen Zeichen einer Achalasie (Stadieneinteilung vgl. Abb. 22.1). Das Ausmaß der Veränderungen erlaubt in Verbindung mit der Röntgenkontrastdarstellung eine prognostisch relevate Differenzierung in einen hypermotilen (Stadium I), einen hypomotilen (Stadium II) und in einen amotilen Typ (Stadium III). Während diese Achalasieformen alle mit einer Verminderung des Tonus der tubulären Speiseröhre einhergehen, findet sich bei der Vigorous Achalasie eine simultane Kontraktion des gesamten Speiseröhrenkörpers mit hohen Druckamplituden, die sich klinisch in starken retrosternalen Schmerzen äußern. Typische manometrische Zeichen eines diffusen oder segmentalen Ösophagusspasmus sind simultane und wiederholte Kontraktionen einzelner Segmente bzw. der gesamten Speiseröhre mit Wellen von hoher Amplitude und langer Dauer. Das radiologische Korrelat hierzu ist die Korkenzieherspeiseröhre. Regelhafte, peristaltische Kontraktionen mit extrem hohen Amplituden kennzeichnen den Nußknackerösophagus. Das gemeinsame chirurgische Behandlungsprinzip aller hypertonen Funktionsstörungen ist die Myotomie des betroffenen Bereichs. Sie ist jedoch nur nach Ausschöpfung aller konservativen Therapiemöglichkeiten angezeigt.

Der untere Ösophagussphinkter (UÖS) ist muskulär nicht eindeutig definiert. Man versteht darunter eine bis 5 cm lange Hochdruckzone unmittelbar kranial des ösophagogastrischen Übergangs, deren Ruhetonus über dem des Mageninnendrucks liegt und die sich beim Schlucken entspannt und wieder kontrahiert, wenn die peristaltische Welle passiert hat. An der Aufrechterhaltung dieser Refluxbarriere sind eine Reihe von Strukturen und Funktionen beteiligt, wie zum Beispiel der Hissche Winkel, die aus den Zwerchfellschenkeln gebildete Zwinge, die ösophagophrenische Membran, die intraabdominelle Lokalisation, der angiomuskuläre Dehnverschluß und die Beschaffenheit der terminalen Ösophagusmuskulatur, deren einzelne Bedeutung nicht eindeu-

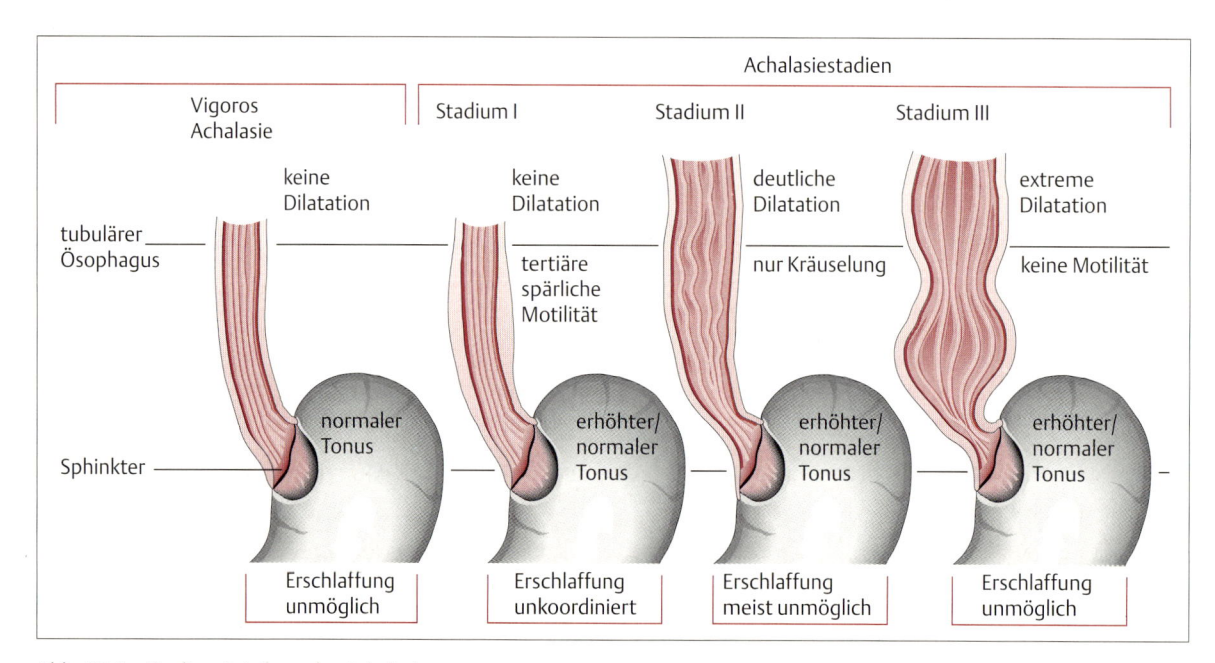

Abb. 22.1 Stadieneinteilung der Achalasie.

tig geklärt ist. Der normale Ruhedruck ist von exogenen und endogenen Faktoren abhängig. Erhöhte Werte finden sich neben der Achalasie gelegentlich auch beim Ösophagusspasmus und bei einer zu eng gewählten Fundusmanschette nach Fundoplicatio. Eine Insuffizienz des UÖS kann sowohl durch eine zu niedrige Druckamplitude, eine zu schmale Druckzone wie auch durch deren Verlagerung in das Unterdruckgebiet des Thorax bzw. durch eine Kombination der genannten Faktoren hervorgerufen werden. Sie ist die Ursache der Refluxkrankheit (S. 479f). Nur eine subtile Diagnostik der zugrundeliegenden Störungen erlaubt eine maßgerechte chirurgische Korrektur.

Operationsvorbereitung und Aufklärung

Bei jedem Eingriff an der Speiseröhre führen wir generell eine präoperative **Antibiotikaprophylaxe** durch einmalige Gabe eines Cephalosporins der 2. Generation durch, da das Speiseröhrenlumen als potentiell keimbesiedelt angesehen werden muß. Dies gilt insbesondere bei Divertikeln, hochgradigen Stenosen und v. a. beim Karzinom, das an seiner Oberfläche häufig eine hochpathogene Mischflora aufweist. Fließt während des Eingriffs Speiseröhreninhalt in das thorakale oder abdominale Operationsgebiet, beginnen wir ebenso wie bei der Ösophagusperforation – bei gleichzeitiger Entnahme eines Abstrichs und anschließender Keimaustestung – eine Antibiotikatherapie mit einem Cephalosporin der 3. Generation. Falls klinisch erforderlich, werden die Antibiotika nach Vorliegen der Austestung entsprechend dem Befund geändert. Eine lokale Dekontamination des Gastrointestinaltraktes wird – wie von einigen Arbeitsgruppen empfohlen – auch bei Resektion von Speiseröhrenkarzinomen von uns nicht durchgeführt.
Nur in wenigen Fällen ist eine mehrtägige enterale oder parenterale **präoperative Ernährung** zum Ausgleich einer hochgradigen Mangelernährung notwendig. Die Entscheidung hierüber treffen wir nach dem klinischen Eindruck auf individueller Basis, da die derzeit verfügbaren Scoring-Systeme zur Beurteilung des Risikofaktors Mangelernährung wenig aussagekräftig sind. Eine Ausnahme bilden die Patienten nach neoadjuvanter Radiochemotherapie. Der damit einhergehende Gewichtsverlust veranlaßt meist die behandelnden Onkologen zu einer gezielten Ernährungstherapie, die wir dann bis zur Operation und darüber hinaus fortsetzen.
Eine **Darmvorbereitung** durch Lavage erachten wir nur dann für notwendig, wenn ein Ersatz der Speiseröhre durch das Kolon geplant ist. Nur Patienten, bei denen eine Laparotomie geplant ist, erhalten am Mittag vor der Operation ein mildes Abführmittel.
Die **Aufklärung** vor einem Eingriff an der Speiseröhre hat einige Besonderheiten zu berücksichtigen. Es besteht bei jeder Operation an der Speiseröhre die Gefahr der Lumeneröffnung. Aus diesem Grund sollte nicht nur bei einer geplanten Eröffnung des Speiseröhrenlumens, sondern bei jedem Eingriff am Ösophagus der Patient über die Gefahr der Kontamination der Umgebung sowie eines Nahtbruchs, mit den je nach Lokalisation unterschiedlichen Folgen, aufgeklärt werden. Eingriffe an der zervikalen Speiseröhre sind mit der Möglichkeit einer Rekurrensparese belastet, der Patient muß über deren Folgen aufgeklärt werden. Ebenso muß die Stimmbandfunktion prä- und postoperativ durch einen Hals-Nasen-Ohren-Arzt untersucht werden. Bei allen nichtresezierenden Eingriffen an der thorakalen und abdominellen Speiseröhre sind die in unmittelbarer Nachbarschaft verlaufenden Vagusäste zu schonen. Die Durchtrennung eines Astes ist folgenlos. Die Durchtrennung beider Äste stellt eine Rarität dar, sicherheitshalber sollte jedoch angesichts der derzeitigen Rechtsprechung der Patient über die möglichen Folgen informiert werden. Bei den Resektionen ist der Patient auf die möglichen Verletzungen von Nachbarorganen, vor allem des Tracheobronchialbaumes, hinzuweisen. Beim Speiseröhrenersatz sind Transplantatnekrosen seltene, Nahtinsuffizienzen und Spätstenosen im Nahtbereich sehr häufige (bis 20%) eingriffstypische Komplikationen, über die aufgeklärt werden muß. Die möglichen Folgen nach Antirefluxoperationen s. S. 483 ff.

Ösophagusdivertikel

Zervikale und epiphrenische Ösophagusdivertikel sind per definitonem Pseudodivertikel, da sich nur die Mukosa sackförmig zwischen den Muskelbündeln ausstülpt. Bei den **parabronchialen Divertikeln** handelt es sich um eine zipfelförmige Ausziehung der gesamten Speiseröhrenwand in Richtung auf die Trachealbifurkation. Es ist bisher offen, ob sie durch den Zug eines entzündlichen Prozesses verursacht werden oder ob es sich um eine gastroenterogene Zyste bzw. eine unvollständige Trennung von Luft- und Speiseröhre handelt. Wie die Praxis zeigt, ist dies jedoch unerheblich und nur eine Unterscheidung zwischen zervikal und intrathorakal gelegenen Divertikeln relevant.
Bei den zervikalen Ösophagusdivertikeln ist die Operationsindikation mit der Diagnosestellung gegeben (⇒ 22.1). Ihre Größe nimmt im Laufe der Zeit regelhaft zu, was früher oder später zu Schluckstörungen führt. Eine Karzinomentwicklung im Divertikel ist beschrieben. Bei jeder Regurgitation besteht die Gefahr der Aspiration, da im Gegensatz zu den intrathorakalen Divertikeln der Schutz durch den oberen Speiseröhrensphinkter fehlt. Der Patient wird durch den Eingriff nur wenig belastet. Das Operationsrisiko bei den intrathorakalen Divertikeln ist ungleich höher und die Mehrzahl der Patienten ist asymptomatisch oder hat nur geringe Beschwerden, die sich in zwei Dritteln der Fälle nicht von Begleiterkrankungen an der Speiseröhre bzw. dem Zwerchfell abgrenzen lassen. Eine klare Operationsindikation besteht deshalb bei den parabronchialen Divertikeln nur, wenn sich eine Fistelverbindung zum Tracheobronchialbaum entwickelt hat, und bei den epiphrenischen Divertikeln aufgrund einer ausgeprägten Raumforderung oder einer erhöhten Aspirationsgefahr bei insuffizientem oberen Speiseröhrensphinkter (⇒ 22.1).

22.1 Operationsindikationen bei Ösophagusdivertikeln

Absolute Indikationen

Zervikale Divertikel: Regurgitation mit Aspiration, Raumforderung mit Passagebehinderung.
Parabronchiale Divertikel: bei Fistelverbindung zum Tracheobronchialbaum.
Epiphrenische Divertikel: symptomatische Raumforderung im Mediastinum, Aspiration bei insuffizientem oberen Speiseröhrensphinkter.

Relative Indikationen

Zervikale Divertikel: mit der Diagnosestellung.
Parabronchiale Divertikel: keine.
Epiphrenische Divertikel: keine.

Abtragung eines zervikalen Ösophagusdivertikels mit Myotomie des M. cricopharyngeus

Operationstechnik (22.1)

Der Eingriff wird in Rückenlage mit leicht erhöhtem Oberkörper durchgeführt. Beide Arme sind angelagert. Der Kopf ist zur rechten Seite gedreht und der Hals überstreckt. Die Speiseröhre wird über eine Schnittführung am Vorderrand des linken M. sternocleidomastoideus oder einen halbseitigen nach links erweiterten Kocherschen Kragenschnitt an ihrer lateralen Wand freigelegt und von der Wirbelsäule abgelöst. Eine zirkuläre Mobilisation ist unnötig und birgt zudem die Gefahr der Rekurrensschädigung. Das Auffinden des Divertikelsackes kann gelegentlich Schwierigkeiten bereiten, insbesondere, wenn er mit der Muskulatur verbacken ist oder, was selten der Fall ist, nach rechts zieht. Man sucht dann den quer verlaufenden M. cricopharyngeus auf. Kranial von ihm muß sich der Divertikelhals befinden. Das Divertikel wird mit einer Klemme gefaßt und vollständig freipräpariert. Läßt man jetzt einen kräftigen (48–60 Charr) Magenschlauch in die Speiseröhre vorschieben, erleichtert man sich das Erkennen des Übergangs vom Divertikel zur Speiseröhre und verhindert zudem bei der folgenden Naht eine Lumeneinengung. Als nächster Schritt wird das Divertikel nach kranial gezogen, der M. cricopharyngeus mit einer Overholt-Klemme von der Submukosa abgehoben und dann zwischen deren Branchen mit dem elektrischen Messer durchtrennt. Hierbei ist auf eine vollständige Durchtrennung sämtlicher Muskelfasern zu achten, bis die Speiseröhrenmuskulatur erreicht ist, da sonst ein Nahtbruch oder ein Rezidiv droht. Zieht man das Divertikel nun nach ventromedial, läßt sich die rechtslaterale Begrenzung seines Halses erkennen. Hier beginnt die Abtragung. Ein monofiler resorbierbarer Faden der Stärke 4–0 wird mit atraumatischer Naht allschichtig durch die Speiseröhrenwand gestochen und verknotet. Dann erfolgt schrittweise die Abtragung des Divertikels, wobei der entstehende Defekt sofort durch fortlaufende Naht verschlossen wird. Nach vollständiger Abtragung des Divertikels wird die Naht in sich selbst verknotet. Eine zusätzliche Nahtsicherung ist nicht erforderlich. Die Wunde wird mit verdünnter PVJ-Lösung gespült und nach Einlegen einer dünnen Silicondrainage mit wenigen adaptierenden Subkutannähten und Hautklammern verschlossen.

22.1 Abtragung eines zervikalen Speiseröhrendivertikels mit Myotomie des M. cricopharyngeus

Hautschnitt am Vorderrand des linken M. sternocleidomastoideus. Freilegen der lateralen Speiseröhrenwand. Anklemmen und Freipräparation des gesamten Divertikelsackes. Schienung der Speiseröhre mit einem kräftigen Magenschlauch. Vollständiges Durchtrennen des M. cricopharyngeus. Schrittweises Durchtrennen des Divertikelhalses bei gleichzeitigem Verschluß des entstehenden Defektes durch fortlaufende Naht. Spülung der Wunde und Drainage. Wundverschluß.

Postoperative Behandlung

Postoperativ wird für 2 Tage eine Wasser-Elektrolyt-Lösung über einen peripheren Zugang infundiert. Am 3. Tag beginnt die orale Flüssigkeitsaufnahme. Gleichzeitig wird die Drainage entfernt. Will man zur Entlastung der Naht eine längere Nahrungskarenz einhalten, empfiehlt sich die enterale Ernährung über eine Sonde, die jedoch wegen der erhöhten Aspirationsgefahr nach der Durchtrennung des oberen Speiseröhrensphinkters in das Duodenum vorgeschoben werden sollte. Eine Kontrastdarstellung der Speiseröhre vor Beginn der oralen Ernährung ist nicht zwingend erforderlich.

Postoperative Komplikationen und ihre Behandlung

Kündigt sich durch einen Austritt von Speichel oder Flüssigkeit eine Nahtinsuffizienz an, ist keine spezifische Therapie erforderlich. Der Patient darf weiter klare Flüssigkeiten zu sich nehmen. Das Leck verschließt sich in der Regel spontan. Bei dem Verdacht auf eine Abszeßbildung wird das Operationsgebiet freigelegt, offen gelassen und bis zur Ausheilung täglich mehrfach gespült.

Spätfolgen

Die funktionellen Ergebnisse nach Divertikelabtragung und Myotomie sind in großen Serien mit langfristiger Nachbeobachtung bei über 90% Patienten exzellent. Die Schluckfunktion wird völlig normalisiert. Die Rezidivrate liegt unter 5%. Eine technisch unzureichend durchgeführte Operation, insbesondere eine inkomplette Myotomie, dürfte die häufigste Ursache eines Rezidivs sein. 1–2% der Patienten geben postoperativ Symptome wie bei einer oropharyngealen Dysphagie an, ohne daß sich jedoch morphologisch oder funktionell ein Korrelat objektivieren läßt.

Abtragung eines epiphrenischen Ösophagusdivertikels mit Myotomie des tubulären Ösophagus

Operationstechnik

Epiphrenische Divertikel werden nach dem gleichen Prinzip wie zervikale Divertikel durch Myotomie und schrittweise Abtragung des Divertikels mit gleichzeitigem Nahtverschluß behandelt. Die Freilegung des Divertikels erfolgt über eine linksseitige posterolaterale Thorakotomie im 6. oder 7. ICR. Die Pleura mediastinalis über der Speiseröhre wird beginnend am Hiatus oesophageus bis kurz unterhalb des Aortenbogens in Medianlinie durchtrennt und dann stumpf von der durch einen dicken Magenschlauch geschienten Speiseröhre abpräpariert. Das Divertikel kann in der Regel problemlos identifiziert, angeklemmt und aus der Umgebung freipräpariert werden. Ist seine Einmündung in die Speiseröhre dargestellt, löst man in diesem Bereich stumpf die Muskulatur von der Submukosa ab, reseziert dann schrittweise das Divertikel und verschließt sofort den entstandenen Defekt mit einer fortlaufenden Naht (monofiler resorbierbarer Faden der Stärke 4–0, atraumatische Naht). Als Alternative kann man auch die Einmündung mit einem Klammernahtgerät (TA 30) verschließen und dann das Divertikel abtragen. Die zuvor mobilisierte Muskulatur wird mit wenigen Einzelkopfnähten über dieser Nahtreihe adaptiert. Die Myotomie beginnt 1–2 cm distal und lateral der Abtragungsstelle und endet kurz unterhalb des Aortenbogens. Hierzu kann es notwendig sein, daß die Speiseröhre vorher zirkulär oder semizirkulär mobilisiert und angeschlungen werden muß. Mit der Spitze einer Overholt-Klemme werden die Muskelfasern auseinandergedrängt, bis die grauweißlich erscheinende Schicht der Submukosa erreicht ist. Auf ihr entlanggleitend werden die Muskelfasern mit der Overholt-Klemme unter leicht spreizenden Bewegungen abgehoben und dann zwischen den Branchen der Klemme mit dem elektrischen Messer durchtrennt. Gegebenenfalls kann hier die Verwendung einer aufgeblasenen Sengstaken-Sonde von Vorteil sein, da sich dann die Submukosa nach Durchtrennung der Muskularis vorwölbt und so die Präparation erleichtert wird. Nach Beendigung der Myotomie verschließt man die Pleura mediastinalis durch fortlaufende Naht und legt eine Thoraxsaugdrainage in ihre Nähe.

Postoperative Behandlung

Da im Falle eines Nahtbruchs der Patient unmittelbar vital gefährdet ist, wird er während der ersten 5 postoperativen Tage parenteral oder enteral über eine filiforme Duodenalsonde ernährt. Letztere wird vor Abschluß der Operation parallel zur Magensonde eingebracht und am 1. postoperativen Tag röntgenologisch auf korrekte Lage kontrolliert. Die Magensonde wird nach der Extubation entfernt, sobald der Patient wach und ansprechbar ist. Die Dichtigkeit der Naht wird am 5. postoperativen Tag mit einem wasserlöslichen Kontrastmittel überprüft. Dann wird die Thoraxdrainage gezogen, und der Kostaufbau beginnt.

Postoperative Komplikationen und ihre Behandlung

Die Insuffizienzrate nach Divertikelabtragung liegt unter 1%. Kommt es zum Nahtbruch, so ist eine abwartende Haltung – wenn überhaupt – nur dann gerechtfertigt, wenn es sich um ein kleines Leck handelt, das ausreichend drainiert ist, und der Patient keine Zeichen einer allgemeinen Infektion aufweist. Ist dies nicht der Fall, so ist eine sofortige Rethorakotomie mit ausgiebiger Spülung der Thoraxhöhle und Revision des Nahtbezirks absolut indiziert. Das weitere Management hängt von der Ausdehnung des Defekts und dem Allgemeinzustand des Patienten ab. Ein direkter Reverschluß allein erscheint am wenigsten erfolgversprechend. Die Nahtreihe muß zumindest mit einem Interkostal- oder Perikardlappen abgedeckt werden. Weitere Behandlungsmöglichkeiten s. S. 486 f.

Spätfolgen

Im Krankengut der Mayo-Klinik (n = 54) betrug die Rezidivrate 7%. Während einer mehrjährigen postoperativen Nachbeobachtungszeit blieben 94% der Patienten symptomlos.

Abtragung eines parabronchialen Divertikels

Operationstechnik

Der Zugang erfolgt über eine posterolaterale Thorakotomie rechts im Bett der 5. Rippe. Das Divertikel wird nach Durchtrennung der Pleura mediastinalis am Ösophagus aufgesucht und seine Verbindung zum Tracheobronchialsystem dargestellt. Meist findet sich nur eine Ausziehung der Ösophaguswand und kein Divertikelsack. Seine Einmündungsstellen zu beiden Organen werden basisnahe mittels Durchstechungsligatur verschlossen und das Divertikel zwischen den Nähten durchtrennt oder abgetragen. Eine Myotomie ist nicht erforderlich. Zur Nahtsicherung und Rezidivprophylaxe kann zwischen beiden Nähten ein gestielter Muskellappen fixiert werden. Die weitere Behandlung erfolgt wie bei einem epiphrenalen Divertikel.

Spätfolgen

Angesichts der kleinen Fallzahlen sind repräsentative Aussagen über Spätfolgen nicht verfügbar.

Refluxkrankheit

Definition und Pathogenese

> Eine Refluxkrankheit liegt vor, wenn die Frequenz oder die Dauer des Kontaktes des Magensaftes mit der Mukosa des Ösophagus eine individuell unterschiedliche Grenze überschreitet und die dadurch hervorgerufene Irritation der Mukosa zu typischen Symptomen und/oder Strukturveränderungen führt!

DeMeester hat zum Verständnis der Pathogenese der Refluxerkrankung ein anschauliches Modell entwickelt, in dem der Ösophagus die zu seiner Selbstreinigung eingeflossene Magensäure durch den als Ventil wirkenden UÖS in das Sammelbecken, den Magen, zurückpumpt. Einzelne, vor allem aber kombinierte Störungen dieser drei Komponenten, die sich durch Manometrie und pH-Metrie eindeutig zuordnen lassen, können zum pathologischen Reflux führen. Etwa zwei Drittel der Refluxerkrankungen werden durch ein insuffizientes Ventil hervorgerufen. Mögliche Gründe hierfür sind die Verlagerung des UÖS aus der abdominalen Hochdruckzone in die thorakale Niedrigdruckzone, ein zu niedriger Sphinkterdruck oder eine zu kurze Druckzone. Die Fundoplikation trägt allen drei Möglichkeiten Rechnung, da sie den Sphinkterdruck verstärkt, für eine ausreichend lange Hochdruckzone sorgt und den UÖS intraabdominal hält. Eine funktionierende, unter Vorspannung stehende Pumpe reagiert rasch auf einen intraluminalen Anstieg der Säurekonzentration und treibt, unterstützt von der Schwerkraft, den Magensaft mit gezielter propulsiver Peristaltik aus. Der Speichel, der die Schleimhautoberfläche benetzt, neutralisiert dann noch die geringen verbliebenen Säurereste. Ein Verlust an Vorspannung, z.B. durch eine Hiatushernie, ein bestrahlungsbedingtes Nachlassen der Speichelsekretion und Bettlägerigkeit sind potentielle Ursachen für die Entwicklung einer Refluxkrankheit. Bei normaler oder nur wenig beeinträchtigter Ventilfunktion wäre in diesen Fällen die Anlage einer 360°-Fundoplikation inadäquat. Eine verzögerte Magenentleerung in Verbindung mit einer Dilatation des Magens und einem erhöhten intragastralen Druck sowie die Hyperazidität sind Störungen des Sammelbeckens, die allein, insbesondere jedoch in Verbindung mit einer grenzwertigen Funktion des UÖS zur sekundären Refluxkrankheit führen. Ihre Therapie besteht in einer ausreichenden Drainage des Magens inklusive einer Säurereduktion in Form einer ²/₃-Resektion oder einer selektiven Vagotomie mit Pyloroplastik. Sie muß nur ausnahmsweise durch eine Stärkung des UÖS ergänzt werden.

Symptomatik

Die typischen Symptome sind der epigastrische Schmerz und das retrosternale Brennen (Sodbrennen), das bis zum Hals ausstrahlen kann. Üppige Mahlzeiten, körperliche Arbeit, flaches Liegen und Alkoholgenuß verstärken die Symptomatik. Im fortgeschrittenen Stadium stehen stenosebedingte Dysphagiebeschwerden im Vordergrund.

Diagnostik

Bereits die Basisdiagnostik weist radiologisch den Reflux und gelegentlich seine Ursache (z.B. Magenausgangsstenose) nach und sichert makroskopisch und/oder histologisch die Diagnose einer Ösophagitis. Ihr Stadium wird zur Verlaufskontrolle bildlich oder mittels Video dokumentiert und nach Savary und Miller klassifiziert (Tab. 22.1).
Die nächsten diagnostischen Schritte beinhalten die 24-Stunden-pH-Metrie zur Sicherung der Refluxgenese und

Tabelle 22.1 Stadien der Ösophagitis (nach Savary und Miller)

Stadium	Klinik
Stadium I	Einzelne oder multiple supravestibuläre und nichtkonfluierende Schleimhautveränderungen mit Erythem und Exsudat sowie oberflächlichen Erosionen
Stadium II	Die erosiv-exsudativen Läsionen konfluieren, ohne die ganze Zirkumferenz des Ösophagus einzunehmen
Stadium III	Die Veränderungen ergreifen den ganzen Ösophagusumfang ohne Stenosierung
Stadium IV	Es finden sich chronische Veränderungen wie Ulkus, Narbenstrikturen, Zylinderzellnarbe, Brachyösophagus

die Manometrie zur Differenzierung der zugrundeliegenden Funktionsstörung. Als pathologisch bei der Langzeit-pH-Metrie sind anzusehen:
– Refluxperioden (pH < 4) von über 5 Minuten
– ein pH < 4 während mehr als 7% der Meßperiode und
– ein Reflux vorwiegend in der zweiten Nachthälfte.

Differentialdiagnostisch ist an mikrobielle, mykotische und medikamentös bedingte Ösophagitiden zu denken sowie an das Vorliegen einer Systemerkrankung (Kollagenosen). Für den Chirurgen entscheidend ist bei eingetretener Stenosierung der Ausschluß eines Karzinoms. Das radiologische Erscheinungsbild der konzentrischen, meist langstreckigen Stenose und v.a. die Untersuchung multipler Biopsien erlauben mit wenigen Ausnahmen eine sichere Zuordnung.

Endobrachyösophagus, Barrett-Ösophagus

Der Endobrachyösophagus ist keine Komplikation der Refluxerkrankung, sondern ein eigenständiges Krankheitsbild. Dabei wird bei der narbigen Abheilung ulzeröser Ösophagitiden das Plattenepithel der Schleimhaut metaplastisch durch Zylinderzellen ersetzt. Refluxabhängig bleibt die Läsion vom ösophagogastrischen Übergang ausgehend fleckförmig stationär oder schreitet zirkulär konfluierend nach kranial fort. Erreicht dieser Befall eine Länge von 3 cm, so ist definitionsgemäß ein Endobrachyösophagus gegeben. In der Übergangszone zum Plattenepithel finden sich häufig ulzeröse Läsionen. Sie sind vom Barrett-Ulkus abzugrenzen, das ringsum von Zylinderepithel umgeben ist. Eine Dysplasie-Karzinom-Sequenz erscheint für den Endobrachyösophagus hinreichend gesichert. Je nach Studie ist die Entwicklung eines Adenokarzinoms gegenüber der Normalbevölkerung auf das 10- bis 60fache erhöht.

Ein Endobrachyösophagus liegt vor, wenn die Ösophagusmukosa zirkulär auf eine Strecke von über 3 cm durch Zylinderzellepithel ersetzt ist!

Mit dem pathohistologisch nicht unproblematischen Nachweis einer hochgradigen Dysplasie ist die Indikation zur Resektion gegeben. Ob derzeit laufende molekularbiologische Studien, die z. B. eine Mutation des p53-Tumor-Suppressor-Gens ergaben, ähnlich wie bei der Colitis ulcerosa zu einer Ausweitung der Resektionsindikation auf die niedriggradige Dysplasie führen, bleibt abzuwarten. Die Indikation zur Antirefluxplastik sollte beim Endobrachyösophagus großzügig gestellt werden, da sie sicherer als die konservative Therapie das Fortschreiten der Metaplasie im Ösophagus verhindert. Ob damit auch, wie in wenigen Studien bisher behauptet, ein Rückgang des Entartungsrisikos verbunden ist, muß offen bleiben.

Therapie

Die Refluxerkrankung ist primär eine Domäne der konservativen Therapie. Allgemeine Maßnahmen, auch als die „zehn Gebote" der Refluxkranken (Tab. 22.2) bezeichnet, ergänzen sinnvollerweise die medikamentöse Behandlung mit Protonpumpenhemmern (Omeprazol), H2-Blockern (Randizidin, Cimetidine) und Gastroprokinetika (Cisaprid).

Die Indikation zur Operation ist unabhängig vom Stadium der Refluxkrankheit gegeben, wenn sich die konservative Therapie als erfolglos gezeigt hat, d. h. die Ösophagitis nicht zur Abheilung gebracht werden kann oder trotz Rezidivprophylaxe erneut auftritt. Es bleibt insbesondere angesichts der Einführung der laparoskopischen Techniken abzuwarten, ob nicht Überlegungen zur Kosten-Nutzen-Relation die Indikation zur Operation, v. a. bei der chronisch-rezidivierenden Refluxkrankheit, erweitern werden (➞ 22.2).

Die Refluxösophagitis kann unter konservativer Therapie bis zum Stadium der Narbenbildung folgenlos ausheilen. Auch bei Stenosen ist ein konservativer Behandlungsversuch in Verbindung mit einer stufenweisen Aufdehnung der Speiseröhre gerechtfertigt. Auch hier indiziert nur ein unbefriedigendes Ergebnis den Eingriff.

Tabelle 22.2 Die „zehn Gebote" bei Refluxerkrankung

1. Gewichtsreduktion
2. Schlafen mit erhöhtem Oberkörper
3. Nikotinabstinenz
4. Verzicht auf harte alkoholische Getränke
5. Fettarme, kohlenhydratarme, eiweißreiche Kost
6. Verzicht auf Abendmahlzeit, häufig kleine Mahlzeiten
7. Keine einengenden Kleider (Korsett, Gürtel)
8. Vermeidung von Streß
9. Obstipationstherapie bzw. -prophylaxe
10. Verzicht auf sphinkterdrucksenkende Medikamente (Anticholinergika, Spasmolytika, Calciumantagonisten, orale Kontrazeptiva, Nitropräparate)

22.2 Operationsindikationen bei Refluxerkrankung

Absolute Indikationen

Versagen der konservativen Therapie.
Bei Endobrachyösophagus auch bei Nachweis von „High-grade"-Dysplasien.

Relative Indikationen

Fehlende Compliance des Patienten.
Patientenwunsch.

Operationsmethoden

Zur Reflexverhütung sind eine ganze Reihe von Operationsmethoden angegeben, die auf unterschiedlichen pathophysiologischen Konzepten beruhen. Die verschiedenen Formen der Ventilbildung, wie die 180°- oder 270°-Semifundoplikation und insbesondere die 360°-Fundoplikation haben sich am effektivsten zum Aufbau einer dauerhaften Refluxbarriere erwiesen. Letztere ist bei Störungen des Ventilmechanismus die Methode der Wahl. Wenn jedoch auch die Pumpfunktion beeinträchtigt ist, ziehen wir die 180°-Semifundoplikation vor. Alle Eingriffe lassen sich sowohl transthorakal, transabdominal wie auch laparoskopisch durchführen, wir geben derzeit der letzteren den Vorzug. Ist aufgrund einer hochgradigen Stenose, die sich auch intraoperativ nicht aufbougieren läßt, eine Erweiterungsplastik notwendig, so ist der Funduspatch nach Thal und Hatafuku die einfachste Lösung des Problems. Als Alternative bietet sich ein gestieltes Dünndarminterponat an.

Aufklärung

Typische Komplikationen, auf die der Patient hingewiesen werden muß, sind bei der Semifundoplikation die Ablösung der an der Speiseröhre verankerten Manschette – was zwangsläufig zum Rezidiv führt – und bei der Fundoplikation die Stenosierung, die Superkontinenz und das „Gas-bloat"-Syndrom durch eine zu lange oder zu enge Manschette und das Teleskopphänomen. Das „Gas-bloat"-Syndrom tritt bei 3–5 % der Patienten auf. Der Patient ist nicht mehr in der Lage, postprandial aufzustoßen. Die Luftansammlung im Magen ergibt ein teilweise als außerordentlich belästigend empfundenes Völlegefühl mit Blähungen des gesamten Oberbauches. Beim Teleskopphänomen rutscht ein Teil des Magens durch die Manschette nach kranial, der Reflux kehrt zurück. Durch Verankerung der Manschette an der Magenvorderwand läßt sich dies verhindern.

Technik der konventionellen Semifundoplikation und Fundoplikation (➞ 22.2)

Da die ersten Schritte bei beiden Eingriffen nahezu identisch sind, werden sie gemeinsam beschrieben. Die Verwendung eines Rochard-Hakens erleichtert erheblich den Zugang zur abdominellen Speiseröhre. Eine Sengstaken-Sonde oder ein 60-Charr-Magenschlauch sind

22.2 Konventionelle Fundoplikation

Mediane Oberbauchlaparotomie. Anschlingen der abdominalen Speiseröhre. Freipräparation der Speiseröhre auf einer Strecke von 4–6 cm. Schienung der Speiseröhre mit einem kräftigen Magenschlauch. Einengung des Hiatus oesophageus hinter dem Ösophagus durch 2–3 Nähte. Durchschieben einer aus der Vorderwand des Fundus gebildeten Falte hinter die Speisröhre. Anklemmen der Falte rechts von der Speiseröhre. Anklemmen der Partnerfalte aus der Majorseite der Fundusvorderwand. Zusammenführen der beiden Falten und Kontrolle auf lockeren Sitz. Aneinanderheften der beiden Falten mit Allschichtennähten zu einer etwa 3 cm breiten, locker um die Speiseröhre liegenden Manschette. Austauschen des dicken Magenschlauchs gegen eine normale Sonde. Wundverschluß.

---

zur Schienung der Speiseröhre während der Manschettenanlage erforderlich.

Die abdominale Speiseröhre wird angeschlungen und in den Hiatus oesophageus hinein auf einer Strecke von 4–6 cm freigelegt. Bei der 180°-Semifundoplikation werden als nächster Schritt die Zwerchfellschenkel beiderseits dargestellt. Dann erfolgt die innere Schienung der Speiseröhre mittels Magenschlauch oder Sengstaken-Sonde und die Einengung des Hiatus oesophageus hinter dem Ösophagus durch 2–3 Nähte (nichtresorbierbares Nahtmaterial der Stärke 0), die die Muskelbündel in unterschiedlicher Tiefe fassen, um sie nicht aufzufasern. Die Fäden dürfen nicht zu stark geknüpft werden, da sie sonst die Muskulatur durchschneiden. Die Speiseröhre wird mit dem Zügel nach unten gezogen und der benachbarte Fundus mit 4 Einzelknopfnähten (nichtresorbierbares Nahtmaterial der Stärke 0) an der linkslateralen Speiseröhrenwand auf eine Länge von 4–6 cm fixiert. Die am weitesten kranial gelegte Naht faßt dabei auch den benachbarten Zwerchfellschenkel mit. Ein Ablösen der Funduskuppel vom Zwerchfell oder ein Durchtrennen der Aa. gastricae breves ist hierfür nicht notwendig. Der Stich geht am Fundus durch Serosa und Mukularis und muß an der Speiseröhre unbedingt die Submukosa mit erfassen. Dann legt man probeweise die Fundusvorderwand über die gesamte vordere Zirkumferenz der Speiseröhre, um eine Vorstellung für die zweite Nahtreihe am Magen zu bekommen. Ist dies spannungslos möglich, legt man die 4 rechtslateralen Nähte vor, ohne dabei den N. vagus zu fassen, und knüpft sie dann der Reihe nach.

Die Fundoplikation hat seit der Erstbeschreibung durch Nissen einige technische Veränderungen erfahren, die der Stabilisierung der Fundusmanschette dienen und die Gefahr einer Superkontinenz reduzieren.

Die Speiseröhre wird nach ventrokaudal gezogen und die Vorderwand des vorher nicht vom Zwerchfell abgelösten Fundus mit dem Zeigefinger der rechten Hand hinter der Speiseröhre durchgeschoben. Dort wird sie am Ober- und Unterrand mit einer Babcock-Klemme gefaßt. Die Fundusvorderwandfalte kann meist nur 1–2 cm hinter der Speiseröhre vorgezogen werden. Die 2. Falte zur Manschettenbildung wird ebenfalls aus der Majorseite der Fundusvorderwand gebildet. Man faßt diese ebenfalls mit zwei Klemmen, jedoch etwas mehr kaudal. Nähert man die 4 Klemmen vor dem Ösophagus einander an, kann man sich einen Eindruck über die Breite und Lockerheit der Manschette verschaffen. Der Zeigefinger muß ungehindert zwischen Ösophagus und Manschette durchgleiten können. Sollte sich die Manschettenbildung als schwierig erweisen oder nur unter Spannung möglich sein, empfiehlt sich der Umstieg auf die Originalmethode, wobei der Fundus bis in Höhe des Milzhilus unter Durchtrennung der Aa. gastricae breves mobilisiert wird. Während der Assistent die beiden Fundusfalten am Platz hält, heftet man sie, ohne den Ösophagus zu fassen, mit drei Allschichtennähten (nichtresorbierbare Fäden der Stärke 0) aneinander, so daß eine Manschette von etwa 3 cm Breite entsteht. Die unterste Naht faßt dabei neben den beiden Manschetten auch den Magen unmittelbar am ösophagogastrischen Übergang. Diese Naht sowie zwei weitere Nähte, die vom Unterrand der Manschette zur Magenvorderwand gestochen werden, verhindern ein Teleskopphänomen.

Bei beiden Eingriffen wird vor Abschluß der Operation der dicke Magenschlauch gegen eine Sonde ausgetauscht und dann das Abdomen ohne Drainage verschlossen.

Technik der laparoskopischen Semifundoplikation und Fundoplikation (22.3 und Abb. 22.2)

Da die ersten Schritte beider Eingriffe identisch sind, werden sie wiederum gemeinsam beschrieben. Nach Anlage des Pneumoperitoneums wird supraumbilikal unter Sicht (Visiport) eine 0°-Optik eingebracht und die Bauchhöhle inspiziert. Finden sich keine zusätzlichen pathologischen Veränderungen, die ein offenes Vorgehen angezeigt erscheinen lassen, werden weitere vier

---

22.3 Laparoskopische Fundoplikation

Anlage eines Pneumoperitoneums. Einbringen einer 0°-Optik supraumbilikal. Einbringen weiterer 4 Trokare im Oberbauch. Retraktion der Leber über T2. Zug des Magens nach kaudal über T3. Durchtrennen des peritonealen Überzuges der Speiseröhre mit Grasper und Koagulationsschere (T4, T5). Zirkuläres Freilegen des Ösophagus. Durchtrennen der Vasa brevia zwischen Clips. Schienung der Speiseröhre mit einem kräftigen Magenschlauch. Einengung des Hiatus mit 2–3 Nähten. Durchziehen des Fundus hinter den Ösophagus. Anklemmen der Fundusfalte rechts von der Speiseröhre. Anklemmen der Partnerfalten aus der Fundusvorderwand. Zusammenführen der beiden Falten und Kontrolle auf lockeren Sitz. Aneinanderheften der beiden Falten durch eine breitgestochene U-Naht mit Teflonunterlage. Kontrolle auf lockeren Manschettensitz. Fixation der Falte mit zwei Einzelknopfnähten an der Wand der kleinen Kurvatur. Austauschen des dicken Magenschlauchs gegen eine normale Sonde. Wundverschluß.

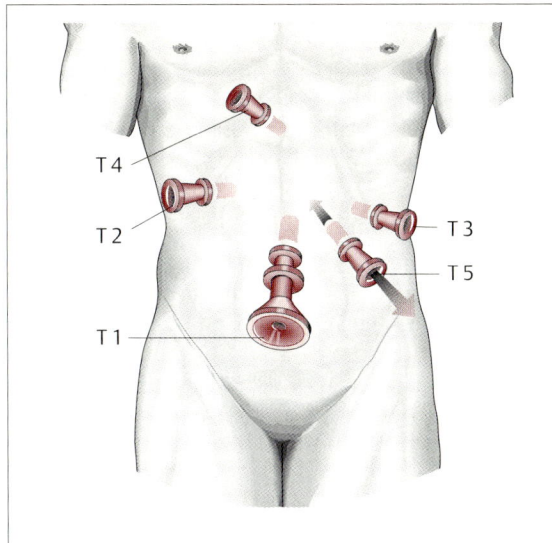

T 1: 10-mm-Optiktrokar
T 2: 10-mm-Trokar für den Leberretraktor
T 3: 10-mm-Trokar Endo-Babcock
T 4: 5-mm-Trokar Endodissekt, linke Hand des Operateurs
T 5: 10-mm-Trokar Endoschere, Clips, linke Hand des Operateurs

Abb. 22.2 Laparoskopische Fundoplikation.

Trokare im Oberbauch plaziert. Der Tisch wird in eine Anti-Trendelenburg-Position von 20° gekippt. Über T 2 drängt man mit einem Spatel den linken Leberlappen nach ventral. Der Assistent faßt über T 3 die Magenvorderwand und zieht sie nach kaudal. Der Operateur (T 4, T 5) faßt etwa 2 cm lateral von der durch die Anspannung sichtbar werdenden Speiseröhre das Peritoneum und durchtrennt es mit einer Koagulationsschere. Auf diese Weise gelangt man in eine gefäßfreie Schicht, die die Mobilisierung des Ösophagus fast ohne Verwendung von Koagulationsstrom ermöglicht. Zudem besteht keine Gefahr, die Vagusstämme zu verletzen. Der rechte Zwerchfellschenkel wird freigelegt und an seinem medialen Rand nach dorsal verfolgt, bis man hinter dem Ösophagus auf den linken Zwerchfellschenkel trifft. Die distale Speiseröhre wird transhiatal auf eine Strecke von etwa 6 cm soweit freipräpariert, daß die häufig zunächst hochgezogene Kardia spannungslos intraabdominal zu liegen kommt. Um die Präparation dorsal des Ösophagus zu erleichtern, kann es nötig sein, die Pars flaccida des Omentum minus kaudal der Rr. hepatici zu eröffnen. Um den Magenfundus spannungslos hinter den Ösophagus ziehen zu können, werden als nächster Schritt die Vasa brevia zwischen Clips durchtrennt. Dann drängt man über T 3 den Ösophagus nach links ventral und engt den Hiatus mit 2–3 Nähten (nichtresorbierbarer Faden der Stärke 0) ein. Nach Knüpfen der Nähte muß die mit einem dicken Magenschlauch geschiente Speiseröhre im Hiatus oesophageus mit einem Präpariertupfer leicht zu umfahren sein. Der mobilisierte Fundus wird nun hinter der Speiseröhre durchgeführt und rechts von ihr mit einer Klemme gefaßt.

Bei der Semifundoplikation wird nun der Fundus mit jeweils 3–4 Einzelknopfnähten (nichtresorbierbarer Faden der Stärke 0) an beiden Seitenwänden der Speiseröhre fixiert. Die jeweils am weitesten kranial gelegene Naht faßt dabei den Hiatusschenkel mit.

Bei der 360°-Fundoplikation wird über T 5 die Funduskuppe etwas nach kaudal gezogen, so daß man über T 4 hinter der Speiseröhre durchgreifend die Fundushinterwand fassen kann, die hinter der Speiseröhre zur rechten Seite gezogen wird. Über T 5 wird nun mit einer Klemme die Partnerfalte an der Fundusvorderwand gebildet. Die beiden Falten werden einander angenähert, um einen Eindruck zu gewinnen, ob die Fundusmanschette locker zu liegen kommt. Eventuell erweist sich in dieser Situation eine weitergehende Mobilisierung des Fundus als notwendig. Eine über T 3 eingebrachte Klemme hält beide Fundusfalten in Position, während die Naht über T 4, T 5 erfolgt. Entsprechend dem Vorschlag von DeMeester fixieren wir die Manschette lediglich mit einer breitgestochenen U-Naht, die aber sowohl beim Hin- als auch beim Rückstich die Speiseröhrenvorderwand mitfaßt und beiderseits mit einem kleinen Teflonblättchen unterlegt wird. Auf diese Weise entsteht eine lockere, etwa 2 cm breite Fundusmanschette, deren Unterrand wir wie bei der offenen Fundoplikation mit 2 Einzelknopfnähten an der Wand der kleinen Kurvatur stabilisieren. Das weitere Vorgehen entspricht dem der offenen Chirurgie.

Erweiterung der distalen stenosierten Speiseröhre durch einen Funduspatch von einem abdominalen Zugang

Nach ausreichender (6–10 cm) zirkulärer Freipräparation der Speiseröhre muß auch der Fundus weitgehend mobilisiert werden. Dann durchtrennt man das stenosierte Areal in Längsrichtung und beurteilt die Breite der Rückwand. Erscheint sie zu schmal, werden die Schnittränder jeder Seite von der Taille der Stenose ausgehend mit 1–2 Allschichtennähten, die vom Lumen aus gestochen werden, quer vernäht. Dann erfolgt die Bildung einer ösophagogastrischen Klappe. Hier faßt man den Unterrand der Inzision an beiden Seiten und in der Mitte mit jeweils einer Naht und sticht diese etwa 2 cm tiefer durch die Magenwand. Knotet man diese Nähte, entsteht die ösophagogastrische Klappe, die ein wesentlicher Bestandteil für die Refluxbarriere ist. Nun wird der Fundus über den Defekt gelegt und mit mehreren Einzelknopfnähten dicht eingenäht. Damit ist die Stenose beseitigt, aber nur ein partieller Refluxschutz gegeben. Aus diesem Grund erfolgt zusätzlich eine 360°-Fundoplikation in der beschriebenen Technik.

Spezielle Problematik

Drei Probleme bedürfen der näheren Betrachtung: Das Rezidiv nach Antirefluxoperation und die Längsschrumpfung der Speiseröhre mit oder ohne Stenose. Man ist gut beraten, wenn man Patienten, die an einer Refluxkrankheit leiden und einer Operation zugeführt werden sollen, in ein Zentrum überweist, das substantielle Erfahrungen in der Ösophaguschirurgie besitzt. Ohne näher auf operative Details einzugehen, sei das eigene Konzept kurz beschrieben. Bei Rezidiven, die nicht primär durch eine 360°-Fundoplikation behandelt wurden, ist die Auflösung der alten Operationsverhältnisse und die Umwandlung in eine Fundoplikation die Methode der ersten Wahl. Rezidive nach Fundoplikation beruhen nicht selten auf technischen Fehlern, die sich häufig korrigieren lassen. Erscheint dies risikoreich oder ist ein technischer Fehler nicht erkennbar, so ist die $^2/_3$-Resektion des Magens eine sinnvolle Methode, um das Beschwerdebild sicher zu beherrschen. Bei verkürzter Speiseröhre mit und ohne Stenose beschränkt sich unsere eigene Erfahrung auf die Jejunuminterposition, die sowohl transthorakal als auch nach Spaltung der Zwerchfellschenkel und breiter Eröffnung des hinteren Mediastinums transabdominal mit Hilfe der Klammernahtinstrumente sehr sicher durchgeführt werden kann. Als Alternative hierzu finden sich in der Literatur die intrathorakale Anlage eines Funduspatch, wie er für abdominelle Stenosen beschrieben wurde, sowie die Operation nach Collis. Hierbei wird die Speiseröhre dadurch verlängert, daß mit einem geraden Klammernahtgerät vom Hissschen Winkel aus die kleine Kurvatur als Neoösophagus soweit vom Funduskorpus abgetrennt wird, daß das Ende etwa handbreit intraabdominell zu liegen kommt. Um diese Neospeiseröhre wird dann mit dem abgetrennten Fundus eine Fundoplikation angelegt.

Postoperative Behandlung

Bei den Ventiloperationen wird am Tag nach der Operation der Magenschlauch gezogen und mit dem Kostaufbau begonnen. Nach plastischer Erweiterung der Speiseröhre wird der Patient für 5 Tage über eine Sonde oder parenteral ernährt. Erst nach radiologischer Überprüfung der Anastomosendichtigkeit beginnt der Kostaufbau.

Postoperative Komplikationen

Faßt man große Serien zusammen, so beträgt die Mortalität nach Semifundoplikation und Fundoplikation durchschnittlich 0,3 % (0 – 1,4 %) und die gesamte Morbidität etwa 10 %, wobei Wundinfektionen, pulmonale Komplikationen, Milzläsionen und klinisch wenig bedeutende Komplikationen, wie z.B. Harnwegsinfekte, etwa gleichmäßig beteiligt sind. Die Entwicklung einer wirklich bedrohlichen Situation, wie z.B. das Aufreißen der Speiseröhrenhinterwand bei ihrer Mobilisation, ist bei den beschriebenen Vorsichtsmaßnahmen eine Rarität. Sie kann jedoch intraoperativ zum Speiseröhrenersatz zwingen und damit postoperativ mit allen auf S. 495 f beschriebenen Komplikationen einhergehen.

Spätfolgen

Wie Studien der letzten 10 Jahre belegen, sind die insbesondere der Fundoplikation angelasteten Spätfolgen, wie die Dysphagie und das Gas-bloat-Syndrom, mit der Einführung der Vorderwandtechnik sowie der schmalen und lockeren Manschette substantiell reduziert worden. Wie in einigen Zentren dokumentiert, sank die Dysphagierate von 20 % auf unter 5 %. Unter dem Begriff Gas-bloat-Syndrom wird eine ganze Reihe von Beschwerden wie Völlegefühl, Unfähigkeit zum Erbrechen, Meteorismus usw. zusammengefaßt. Diese Beschweren sind auch heute noch bei einem Viertel der Patienten eruierbar. Erstaunlich dabei ist jedoch, daß die Patienten in über 90 % ein völliges Verschwinden der Refluxsymptomatik und eine sehr gute bis gute Befindlichkeit angeben. Der Krankheitswert des Gas-bloat-Syndroms muß deshalb – außer in Einzelfällen – in Frage gestellt werden. Die Rezidivrate nach Fundoplikation liegt auch bei Langzeitbeobachtungen unter 10 % und ist damit substantiell niedriger als die jeglicher konservativen Therapie.

Achalasie

Pathogenese

> Die Achalasie ist eine neuromuskuläre Störung der gesamten Speiseröhre, charakterisiert durch den Verlust der normalen Peristaltik im tubulären Ösophagus und die fehlende oder inkomplette Erschlaffung des unteren Speiseröhrensphinkters beim Schluckakt!

Die Ursache der Achalasie ist letztlich unklar. Degenerative Veränderungen und eine Reduktion der Ganglienzellzahl des Plexus myentericus Auerbachii sind nachgewiesen. Neue Erklärungskonzepte nehmen einen zentralen Ursprung der Erkrankung, verursacht durch ein hochspezifisches neurotropes Virus an, das primär die dorsalen motorischen Kerne der Vagusnerven befällt und sekundär zu einer transsynaptischen Degeneration der Ganglienzellen in der Speiseröhre führt.

Symptomatik

Die Dysphagie kombiniert mit retrosternalen Schmerzen und die Regurgitation unverdauter Speisen sind die führenden Symptome. Mit fortschreitender Dilatation des Speiseröhrenkörpers ist der Patient v. a. nachts durch passive Regurgitation, die durch Aspiration zu gehäuften pulmonalen Infekten führt, gefährdet.

Diagnostik und Stadieneinteilung

Die Röntgenkontrastuntersuchung des Ösophagus erlaubt in der Regel eine sichere Zuordnung der Erkrankung und in Verbindung mit der Manometrie eine Stadieneinteilung.
Im Stadium I (hypermotile Form) fällt bei glatter Speiseröhrenwand eine Segmentierung im unteren Ösophagusdrittel sowie eine Engstellung unmittelbar vor dem ösophagogastrischen Übergang auf. Im Stadium II (hypomotile Form) ist der Speiseröhrenkörper bereits dilatiert, das abgelagerte Kontrastmittel weist eine beginnende Dreifachschichtung auf. Die terminale Speiseröhre ist trichterförmig eingeengt. Der UÖS erschlafft bei erhöhtem Ruhetonus unvollständig. Im Stadium III (amotile Form) ist der thorakale Ösophagus sigmaförmig elongiert und erweitert und beginnt, die Mediastinalorgane zu verdrängen. Der Tonus der UÖS ist normal oder nur geringgradig erhöht und weist praktisch keine Erschlaf-

fung auf. Wandunregelmäßigkeiten fehlen im Stadium I und II und sind im Stadium III entzündlicher Natur. Eine Abgrenzung zum Ösophagus- und Kardiakarzinom ist so meist bereits radiologisch möglich. Sie kann durch zusätzliche Gabe von Glucagon, das zu einer vorübergehenden Normalisierung des Sphinkters führt, weiter abgesichert werden. Unabhängig davon ist die Endoskopie mit Biopsie zum sicheren Ausschluß eines Tumors obligat.

Therapie

Medikamentöse Therapie

Eine temporäre Verminderung der Dysphagie ist durch die Gabe von Nifedipin und anderen Calciumantagonisten möglich. Langfristig ist jedoch die Dilatation oder die operative Therapie in Form der Myotomie unumgänglich.

Ballondilatation

Die noch vor wenigen Jahren bestehende Kontroverse, ob die Achalasie primär mittels Dilatation oder Kardiomyotomie behandelt werden sollte, ist zugunsten der primären pneumatischen Dehnung entschieden. Am geeignetsten sind Dilatatorsysteme, die über ein dünnlumiges Endoskop gestülpt werden. Mit ihrer Hilfe kann unter Sicht der enggestellte UÖS passiert und sowohl die korrekte Lage des Dilatatorballons als auch der Dehnungsvorgang selbst kontrolliert werden. Das dem Dilatator aufsitzende Ballonsystem hat einen Außendurchmesser von 40 mm und kann unter manometrischer Kontrolle aufgeblasen werden. Wir dehnen in der Regel in der ersten Sitzung mit 200 mmHg für 2 Minuten und bei der obligaten zweiten Sitzung mit 250–300 mmHg für 3 Minuten. Nach Abschluß der Dilatation wird der Ballon entlüftet und beim Zurückziehen des Endoskops der gedehnte Bereich sorgfältig auf seine Intaktheit kontrolliert. Eine radiologische Kontrolle der Speiseröhre mit einem wasserlöslichen Kontrastmittel zum sicheren Ausschluß einer Perforation ist nach jeder Dehnungsbehandlung obligat.

Operative Verfahren

Die Schwächung des unteren Ösophagussphinkters durch Mytomie ist das klassische operative Verfahren zur Behandlung der Achalasie. Obwohl der an sich wenig belastende Eingriff durch wiederholte Dilatationen aufgrund der damit verbundenen Vernarbung erheblich kompliziert werden kann, ist die Indikation zur Operation auf die Therapieversager nach Dilatation beschränkt (22.3). Die durch die Myotomie resultierende Verschlußunfähigkeit des unteren Speiseröhrensphinkters sollte nach unserer Auffassung durch eine partielle Ventilbildung in Form einer Semifundoplikation kompensiert werden. Diese Ansicht ist nicht unwidersprochen, da sich nach Myotomie zwar eine Reduktion, nicht aber eine Elimination der Druckamplitude im unteren Ösophagussphinkter zeigt. Bei der gestörten tubulären Peristaltik besteht damit die Möglichkeit, daß selbst durch eine Semifundoplikation eine Passagebehinderung erfolgt.

Bei der Achalasie Grad III reicht die Myotomie in der Regel nicht aus, um den sigmaförmig dilatierten Speiseröhrenstumpf ausreichend zu drainieren. Es sind deshalb eine ganze Reihe von Verfahren vorgeschlagen worden, um neben der Schwächung des unteren Ösophagussphinkters die Muskulatur des tubulären Ösophagus durch Myoplikatur oder Streifenmyektomie zu tonisieren oder die Ausflußbahn des Ösophagus durch Ösophagogastrostomie zu erweitern. Angesichts der geringen Fallzahl kann keines der Verfahren eine eindeutige Überlegenheit für sich in Anspruch nehmen. Wegen der technisch einfachen Durchführbarkeit würden wir empfehlen, über einen abdominellen Zugang die Speiseröhre transhiatal zu mobilisieren, mit Hilfe eines GIA eine breite Ösophagogastrostomie zu schaffen und als zusätzliche Refluxbarriere eine Semifundoplikation anzulegen.

Technik der abdominellen Myotomie (22.4)

Die Operationsvorbereitung, die Lagerung und der Zugang sind identisch mit dem bei der Fundoplikation beschrieben. Nach Anschlingen der Speiseröhre wird diese mit einer Sengstaken-Sonde im Sphinkterbereich aufgedehnt. Mit der Spitze einer Overholt-Klemme drängt man die Muskelbündel auseinander, bis sich die Submukosa zwischen ihnen vorwölbt. Auf der Ebene der Submukosa wird dann die Muskulatur auf der Overholt-Klemme aufgeladen und zwischen den Branchen durchtrennt. Nach kranial wird die Myotomie etwa 2 cm bis in die dilatierte Speiseröhre hinein fortgesetzt. Nach kaudal muß die Muskulatur des Magens erreicht werden, kleine, transversal verlaufende Venen zeigen dies an.

22.3 Operationsindikationen bei Achalasie

Absolute Indikation

Therapieversagen nach Dilatation.

Relative Indikation

Nach Diagnosestellung.

22.4 Abdominelle Myotomie

Mediane Oberbauchlaparotomie. Anschlingen der abdominalen Speiseröhre. Freipräparation des Ösophagus auf einer Strecke von 4–6 cm. Schienung der Speiseröhre mit einer Sengstaken-Sonde. Auseinanderdrängen der Muskulatur mit einer Overholt-Klemme, bis sich die Submukosa vorwölbt. Unterfahren und Durchtrennen der Muskulatur in Längsrichtung vom Magen bis in das dilatierte Speiseröhrensegment hinein. Deckung des Myotomiebereichs mit einem Funduszipfel. Austauschen des dicken Magenschlauchs gegen eine normale Sonde. Wundverschluß.

Den Myotomiebereich decken wir mit einem Funduszipfel in Form einer Semifundoplikation ab. Dabei werden auch zur Rezidivprophylaxe die Myotomieränder in beiden Nahtreihen zur Semifundoplikation einbezogen.

Technik der laparoskopischen Myotomie

Operationsvorbereitung, Lagerung und Trokarpositionen sind identisch mit dem bei der Semifundoplikation beschriebenen. Nach Freilegen der vorderen Speiseröhrenwand wird auch hier eine Sengstaken-Sonde eingelegt und gefüllt. Dann wird am linken Rand der Vorderwand die Ösophagusmuskulatur oberflächlich mit dem monopolaren Häkchen schrittweise durchtrennt. Die auseinanderweichenden Muskelbündel werden über T 4 weiter auseinandergedrängt und unterfahren und dann über T 5 mit dem elektrischen Haken durchtrennt. Die Vergrößerung des Operationssitus auf dem Monitor erlaubt eine außerordentlich subtile Präparation und das sichere Schonen des N. vagus. Das Ausmaß der Myotomie entspricht dem beim konventionellen Vorgehen und reicht 2 cm im dilatierten Bereich beginnend bis zum Magen. Als nächster Schritt wird wie bei der Semifundoplikation der Magenfundus an der großen Kurvatur skelettiert. Die Vorderwand des Fundus wird dann zipfelförmig in die Myotomie eingenäht. Die erste Nahtreihe erfolgt zwischen hinterem linken Muskelrand der Myotomie und der Hinterkante des Magenfunduszipfels. Die zweite Nahtreihe erfolgt zwischen dem rechten Rand der Mytomie und der Vorderkante des Magenfunduszipfels. Die beiden am weitesten kranial gelegenen Nähte fassen neben der Speiseröhrenwand auch die beiden Hiatusschenkel.

Postoperative Behandlung

Die Magensonde wird nach Extubation entfernt, sobald der Patient wach und ansprechbar ist. Die Dichtigkeit der Speiseröhre wird am 1. postoperativen Tag radiologisch mit einem wasserlöslichen Kontrastmittel dokumentiert, dann beginnt der Kostaufbau.

Postoperative Komplikationen

Wird bei der Myotomie die Speiseröhre eröffnet, so läßt sich der Defekt relativ unproblematisch durch direkte Naht (resorbierbarer Faden der Stärke 4–0) verschließen. Eine Semifundoplikation zur sicheren Deckung des Defektes ist in diesen Fällen obligat. Wird ein Ösophagusleck durch die radiologische Kontrolluntersuchung entdeckt, sollte es sofort nach den gleichen Richtlinien wie oben angegeben verschlossen werden.

Spätfolgen

Bei etwa 90% der Patienten wird durch eine Myotomie Beschwerdefreiheit oder substantielle Beschwerdeminderung erreicht. Beim Rest der Patienten bestehen durch die Störungen im tubulären Ösophagus weiterhin Beschwerden bzw. sie leiden an den Folgen einer Refluxösophagitis bedingt durch die Zerstörung des unteren Ösophagussphinkters.

Seltene Funktionsstörungen der Speiseröhre

Der diffuse Ösophagusspasmus, die hohe Amplitudenperistaltik, die Vigorous Achalasie und der hypertensive untere Ösophagussphinkter sind seltene Funktionsstörungen. Eine chirurgische Handlung ist nur bei ausgeprägten Beschwerden indiziert. Das gemeinsame Behandlungsprinzip ist die Myotomie des betroffenen Bereichs.

Verletzungen der Speiseröhre

Ursachen

Drei Viertel aller Ösophagusverletzungen sind iatrogener Natur und werden bei der Endoskopie, der Dehnungsbehandlung, der Implantation eines Endotobus oder einer Operation am Ösophagus verursacht. Nichtiatrogene Verletzungen beinhalten die spontane Ruptur der Schleimhaut oder der gesamten Ösophaguswand, die Perforation durch Fremdkörper von innen oder Thoraxverletzungen von außen sowie die Verätzung durch Säuren oder Laugen.

Symptomatik

Plötzlich auftretende Schmerzen während und anhaltende Schmerzen nach einer Endoskopie sind hochgradig verdächtig auf eine Ösophagusperforation und bedürfen dringen der Abklärung. Ansonsten ist die Symptomatik außerordentlich vielfältig und reicht vom Hautemphysem am Hals über herzinfarktähnlichen Sensationen bis zum Bild des akuten Abdomens. Nicht selten führen erst Begleitreaktionen, wie z.B. ein Pleuraerguß, zur Verdachtsdiagnose. Die Sicherung der Diagnose und gleichzeitige Lokalisation des Defektes erfolgen durch die Kontrastmitteldarstellung der Speiseröhre mittels Gastrographin. Läßt sich der Defekt nicht sofort feststellen, wird die Untersuchung in Rechts- und Linksseitenlage fortgesetzt und muß ggf. bei fortbestehender Symptomatik wiederholt werden. Sind bei einer iatrogenen Perforation der Defekt und seine Lokalisation eindeutig geklärt, bedarf es keiner zusätzlichen Diagnostik.

Therapie

Die Ösophagusperforation ist eine unmittelbar vital bedrohliche Komplikation, die nach unserer Auffassung in der Regel der sofortigen operativen Intervention bedarf (22.4). Die Erfahrung an gastroenterologischen Zentren zeigt jedoch, daß bei frischen instrumentellen Perforationen und kleinen Defekten nach Dehnungsbehandlung, die ohne wesentliche pulmonale oder abdominelle Begleitreaktionen einhergehen, ein konservativer Behandlungsversuch mit Nahrungskarenz, antibiotischer Abdeckung und Einlegen einer Magensonde sowie intensiver Überwachung des Patienten erfolgreich und damit gerechtfertigt sein kann. Der Chirurg sollte darauf bestehen, in diese Behandlung von Anbeginn mit einbezogen zu werden, um bei den ersten Anzeichen einer Verschlechterung eingreifen zu können.

Ösophagus 487

22.4 Operationsindikationen bei Ösophagusperforation

Absolute Indikationen

Spontane Ruptur der Schleimhaut oder der Ösophaguswand.
Perforation durch Fremdkörper von innen.
Thoraxverletzungen von außen.
Verätzungen durch Säuren oder Laugen.

Relative Indikationen

Kleine iatrogene Perforation.

Die Prognose des Patienten hängt neben dem Grundleiden und der Art der Perforation entscheidend von der frühzeitigen chirurgischen Versorgung des Defektes ab!

Das chirurgische Vorgehen wird durch die Lokalisation der Verletzung, die Grunderkrankung und den Allgemeinzustand des Patienten bestimmt.
Verletzungen der zervikalen Speiseröhre werden unabhängig von der Grunderkrankung, dem Allgemeinzustand des Patienten und der Dauer des diagnostischen Intervalls freigelegt, gereinigt, durch Naht verschlossen und drainiert. Kommt es zur Nahtinsuffizienz, entwickelt sich eine Speichelfistel, die in aller Regel spontan ausheilt.
Liegt ein Malignom vor, hängt das weitere Vorgehen wesentlich davon ab, ob der Tumor sinnvoll resezierbar erscheint. Ist dies nicht der Fall oder ist der Patient in einem desolaten Allgemeinzustand, wird man versuchen, das Leck durch die Plazierung eines Endotobus zu verschließen und die betroffene Körperhöhle zu drainieren. Gelingt dies nicht, ist individuell zu entscheiden, ob eine Ausschaltungsoperation, bei der neben der Anlage eines Zervikostomas auch die abdominelle Speiseröhre durch Unterbindung oder eine Klammernahtreihe verschlossen werden muß, angesichts des zu erwartenden akuten Krankheitsverlaufs und der Spätprognose gerechtfertigt ist. Wir würden unter Einbeziehung der Angehörigen in diesen Fällen eher zur symptomatischen Therapie tendieren. Ist das Karzinom resezierbar, sollte unverzüglich eine Ösophagektomie erfolgen, da durch sie nicht nur eine adäquate Behandlung der Grunderkrankung, sondern auch die Ausschaltung des hochinfektiösen Herdes erfolgt. Ob man in gleicher oder in späterer Sitzung die Speiseröhre ersetzen will, hängt vom intraoperativen Zustand des Patienten ab. Ist keine Magenoperation vorausgegangen, ziehen wir in gleicher Sitzung den Magen im Bett der Speiseröhre hoch und legen eine zervikale ösophagogastrische Anastomose an.
Bei benigner Grunderkrankung werden frische (Therapieintervall < 12 h) Perforationen der thorakalen oder abdominellen Speiseröhre durch Naht verschlossen, mit einem gut durchbluteten Gewebslappen aus der Umgebung gedeckt und ausgiebig drainiert. Erfordert die Grunderkrankung, wie z.B. eine Achalasie, ein Divertikel oder eine refluxbedingte Stenose einen chirurgischen Eingriff, wird dieser in gleicher Sitzung durchgeführt. Ist eine Naht des Defektes wegen ausgedehnter Zerreißung technisch nicht möglich, sollte man sich großzügig zur Ösophagektomie entschließen.
Bei verschleppter Ösophagusperforation, insbesondere wenn zwischen Verletzung und Diagnose mehrere Tage vergangen sind, ist der direkte Nahtverschluß mit einer hohen Insuffizienzrate belastet und sollte deshalb nicht versucht werden. Mehrere Therapieoptionen bieten sich abhängig von der Ausdehnung der Verletzung und der pleuralen Begleitreaktion an. Unser derzeitiges Vorgehen beinhaltet bei ausgedehnten Verletzungen die Ösophagektomie. Kleinere Verletzungen werden ggf. unter thorakoskopischer Kontrolle gezielt drainiert. Über eine zweite Thoraxdrainage wird die Pleurahöhle täglich gespült. Liegt bereits ein Pleuraempyem vor oder entwickelt sich ein solches, hat sich bei uns in mehreren Fällen die Anlage eines breiten Thorakostomas durch Resektion zweier Rippen bewährt.

Prognose

Iatrogene Verletzungen, die innerhalb der ersten zwölf Stunden adäquat versorgt werden, gehen mit einer Letalität von unter 10% einher. Nichtiatrogene Verletzungen, eine konservative Behandlung, eine verzögert einsetzende chirurgische Therapie und das Vorliegen einer malignen Erkrankung lassen im zweifelsohne negativ selektierten chirurgischen Krankengut die Letalität auf bis zu 80% ansteigen.

Spontane Verletzungen der Speiseröhre

Einriß der Speiseröhrenwand (Mallory-Weiss-Syndrom)

Die endoskopische Abklärung von Blutungen aus dem oberen Gastrointestinaltrakt ist heute eine Selbstverständlichkeit. Findet sich dabei ein Längseinriß der Schleimhaut im Bereich des ösophagogastrischen Übergangs, ist die Diagnose eines Mallory-Weiss-Syndroms gesichert. Die Therapie ist primär konservativ. Durch Eiswasserspülungen, Gabe von Vasopressin oder Unterspritzung läßt sich die Blutung in aller Regel stillen. Eine Ballontamponade ist kontraindiziert, da sie die Gefahr der Wandruptur in sich birgt. Ist die Blutung konservativ nicht stillbar, wird der Defekt transabdominal über eine obere Gastrostomie dargestellt und mittels einer fortlaufenden Naht (resorbierbarer Faden der Stärke 4–0) verschlossen.

Spontane Ruptur der Speiseröhrenwand (Boerhaave-Syndrom)

Die klassische Symptomatik des Boerhaave-Syndroms besteht aus explosionsartigem Erbrechen, retrosternalem Vernichtungsschmerz, Mediastinal- und Hautemphysem nach einem ausgedehnten Mahl und reichlichem Alkoholgenuß. Daß nur bei einem Viertel der Patienten die Diagnose initial richtig gestellt wird, weist sowohl auf die Variabilität der Symptomatik als auch auf die Wichtigkeit hin, an diese häufigste nichtiatrogene Speiseröhrenverletzung zu denken. Die Röntgenkontrastdarstellung des Ösophagus mittels wasserlöslichem Kontrastmittel sichert die Diagnose. Der Defekt findet sich in über 80% der Fälle an der linken dorsalen Speiseröhrenwand unmittelbar oberhalb des Hiatus oesophageus.

Die Therapie erfolgt immer operativ. Die Speiseröhre wird über einen linksposterolateralen Zugang freigelegt, der Defekt durch direkte Naht verschlossen und mittels eines Muskellappens gedeckt.

Säure- und Laugenverätzung der Speiseröhre

Die Art und die Konzentration der geschluckten Substanz entscheiden über die Ausdehnung und den Schweregrad der Verletzung, wobei Mund und Magen mitbetroffen sein können. Die in der Speiseröhre hervorgerufenen pathologischen Veränderungen können wie eine Verbrennung klassifiziert werden und reichen von einer oberflächlichen Schleimhautreizung bis zur totalen Nekrose der Speiseröhrenwand.

Diagnose

Die Diagnose ergibt sich in der Regel aus den anamnestischen Angaben des Patienten bzw. den Erkenntnissen aus dem Umfeld. Nach der initialen Stabilisierung des Patienten konzentriert sich die weitere Diagnostik auf die Früherkennung wandüberschreitender Läsionen.

Therapie

Der Versuch einer lokalen Neutralisation der Säure oder Lauge kommt meist zu spät und sollte unterlassen werden. Die Primärtherapie besteht in Abhängigkeit von der Schwere der Verätzung in intensivmedizinischen Maßnahmen zur Stabilisierung der Vitalfunktionen und in der Abdeckung mit einem Breitbandantibiotikum. Ist die Verletzung auf die Schleimhaut beschränkt, so ist der Patient nicht unmittelbar gefährdet. Durch wiederholte Endoskopien, die jedoch, um jede Perforationsgefahr zu vermeiden, nur bis zu Beginn des entzündeten Bereichs vorgenommen werden, wird die Abheilung überwacht. Auf diese Weise kann zum frühestmöglichen Zeitpunkt eine Bougierungsbehandlung zur Stenoseprophylaxe durchgeführt werden. Die zusätzliche Gabe von Steroiden zur Strikturprophylaxe ist, da nicht hinreichend gesichert, von fraglichem Wert. Ist eine Dilatation angezeigt, bevorzugen wir das auf ein dünnes Gastroskop aufgebrachte Stufenbougie. Läßt sich damit die Stenose nicht passieren, wird unter radiologischer Kontrolle ein Führungsdraht vorgeschoben und dann die Enge mit einem Ballonkatheter bis zum dünnsten Lumen der Stufenbougies aufgedehnt. Die Ausbildung langstreckiger, hochgradiger Strikturen bei frühzeitig einsetzender Bougierungsbehandlung ist selten und erfordert in der Regel den segmentalen oder totalen Speiseröhrenersatz. Das bevorzugte Ersatzorgan ist bei diesen Patienten aus funktionellen Überlegungen das Kolon. Bei narbig abgeheilter Schleimhaut besteht ein erhöhtes Karzinomrisiko.

Ist es zu einer Wandnekrose gekommen, kann der Patient nur durch eine sofortige Ösophagektomie gerettet werden. Dabei wird die Speiseröhre oder der Pharynx als Stoma am Hals ausgeleitet und die Ernährung des Patienten über eine Jejunostomie sichergestellt. Der Zeitpunkt des Ersatzes hängt vom Zustand des Patienten ab und sollte nicht zu früh erfolgen.

Benigne Tumoren der Speiseröhre

Gutartige Tumoren – in etwa 80% handelt es sich um Leiomyome, neurogene Tumoren, Lipome, Fibrome, Hämangiome sowie Tumoren epithelialen Ursprungs – sind Raritäten und machen weniger als 3% der Ösophagusneoplasien aus. Sie treten bevorzugt im unteren Speiseröhrenabschnitt auf und können bis zu ihrer Diagnose eine erhebliche Größe erreichen.

Symptomatik und Diagnose

Tumoren unter 5 cm Durchmesser sind in der Regel asymptomatisch und werden als Zufallsbefund bei einer Röntgenkontrastdarstellung oder Endoskopie des oberen Gastrointestinaltraktes festgestellt. Mit zunehmendem Größenwachstum kommt es zu Schluckstörungen oder zur Beeinträchtigung von Nachbarorganen durch verdrängendes Wachstum.

Das typische Röntgenbild weist eine halbmondförmige Vorwölbung in das Ösophaguslumen mit glatter Schleimhautoberfläche auf. In der Endosonographie lassen sich die intramural gelegenen, gut abgegrenzten Leiomyome problemlos von einem infiltrativ wachsenden Karzinom unterscheiden. Bei charakteristischem Röntgenbild und Sonographiebefund sollte eine bioptische Sicherung, wenn überhaupt, nur durch Punktion versucht werden. Die Zangenbiopsie ergibt wegen der submukösen Lage der Leiomyome meist keine Diagnose und die durch sie hervorgerufene Narbenbildung erschwert die Ausschälung des Tumors.

Therapie

Der Tumor wird, wenn möglich, ohne das Lumen zu eröffnen aus der Speiseröhrenwand ausgeschält (➔ 22.5). Der Zugang erfolgt in Abhängigkeit von der Lokalisation und der Ausbreitungsrichtung des Tumors in der Regel über eine posterolaterale Thorakotomie links. Nach Durchtrennung der Pleura mediastinalis über dem meist tastbaren Tumor wird die darüberliegende Muskulatur mit der Spitze einer Overholt-Klemme auseinandergedrängt. Eine Inzision der Muskulatur ist so gut wie nie erforderlich. Der Tumor wird mit einer Klemme gefaßt und dann zirkulär ausgelöst. Entsteht dabei ein Schleimhautdefekt, wird dieser sofort durch Naht (resorbierbarer Faden der Stärke 4–0) verschlossen. Nach Entfernung des Tumors wird die Muskulatur mit lockeren Einzelknopfnähten adaptiert und die Thorakotomie nach Drainage verschlossen.

Bei sehr großen und vor allem zirkulär wachsenden Tumoren gelingt oft eine Ausschälung nicht. Der Ösophagus muß dann in diesem Bereich reseziert und ersetzt werden.

22.5 Operationsindikationen bei benignen Tumoren der Speiseröhre

Absolute Indikation
Behinderung der Passage.
Malignitätsverdacht.

Relative Indikation
Nach Diagnosestellung.

Postoperative Therapie

Die Unverletztheit der Schleimhaut wird je nach Befindlichkeit des Patienten am 1. oder 2. postoperativen Tag mit einer Kontrastdarstellung der Speiseröhre dokumentiert. Im Anschluß daran beginnt der Kostaufbau. War eine Schleimhautnaht oder ein Speiseröhrenersatz erforderlich, überprüfen wir die Dichtigkeit am 5. postoperativen Tag.

Postoperative Komplikationen

Die einzige wesentliche Komplikation ist ein unerkannt verbliebenes Schleimhautleck. Mit seiner Diagnose ist die Indikation zur sofortigen Revision gegeben.

Ösophaguskarzinom

Charakteristika

Das Ösophaguskarzinom ist die häufigste Ursache der Dysphagie bei Patienten jenseits des 50. Lebensjahres. Männer sind etwa dreimal häufiger betroffen als Frauen. Pathohistologisch liegt bei etwa 90% ein Plattenepithelkarzinom vor, Adenokarzinome der Speiseröhre – sie entstehen wahrscheinlich aus versprengter Magenschleimhaut – machen 5–8% der Malignome aus, der Rest entfällt auf Raritäten (Tab. 22.3).
Adenokarzinome des ösophagogastrischen Übergangs (Kardiakarzinome) sind klinisch und pathohistologisch eine eigene Entität und werden bei den Malignomen des Magens abgehandelt.
Etwa zwei Drittel der Karzinome sind unterhalb der Trachealbifurkation gelegen. 20–25% betreffen die obere thorakale und 5–8% die zervikale Speiseröhre.
Die Tumorausbreitung erfolgt durch direkte Infiltration, subepitheliales Wachstum sowie lymphatische und hämatogene Metastasierung. Nicht selten finden sich intramurale Metastasen entfernt vom Primärtumor.

Tabelle 22.3 Histologische Klassifikation der Ösophagusmalignome

Epitheliale Tumoren	Nichtepitheliale Tumoren
Plattenepithelkarzinom	Leiomyosarkom
Adenokarzinom	Karzinosarkom
Adenoid-zystisches Karzinom	malignes Melanom
Mukoepidermoidkarzinom	Rhabdomyosarkom
Undifferenziertes Karzinom	Myoblastom
Kleinzelliges Karzinom	malignes Lymphom
Adenosquamöses Karzinom	
Spindelzellkarzinom	

> Die entscheidenden prognostischen Faktoren sind die Tiefeninfiltration der Speiseröhrenwand und der Lymphknotenbefall. Es gibt keine gesicherten Erkenntnisse, daß durch eine Ausweitung der Operation die Prognose substantiell verbessert werden kann!

Schleimhautkarzinome haben mit einer 5-Jahres-Überlebensrate von 90–100% nach Resektion eine exzellente Prognose. Ihr Anteil macht in großen europäischen Serien jedoch weniger als 3% aus. Hat der Tumor die Submukosa befallen, bestehen bei 35–70% der Patienten bereits Lymphknotenmetastasen und die 5-Jahres-Überlebensrate sinkt auf 50%. Mit fortschreitendem Tumorwachstum bestimmt bis zur Infiltration von Nachbarorganen nicht das Ausmaß der Wandpenetration, sondern das der Lymphknotenmetastasierung die Prognose. Vom Karzinom befallene Lymphknoten finden sich zwar bevorzugt in unmittelbarer Nachbarschaft des Tumors, häufiger als bei anderen Karzinomen, sind jedoch wegen der lymphatischen Architektur des Ösophagus die Lymphknoten entlang des gesamten Organs infiltriert, wobei unabhängig vom Sitz des Primärtumors auch größere Abschnitte der Speiseröhre übersprungen werden können (Tab. 22.4).
Zum Zeitpunkt der Diagnosestellung weisen 15–20% der Patienten eine mediastinale Infiltration und 10–15% eine hämatogene Metastasierung in Leber, Lunge und Knochen auf.
Aussagekräftige Tumormarker sind bisher nicht bekannt, das SCC-RA (squamous cell carcinoma-related

Tabelle 22.4 Lokalisation des Ösophaguskarzinoms

Tumorlokalisation	Patienten (n)	Prozentualer Anteil der befallenen Lymphknoten		
		zervikal	mediastinal	abdominal
Thorakaler Ösophagus				
– oberes Drittel	279	42,3	63,1	19,0
– mittleres Drittel	1051	27,5	55,8	41,0
– unteres Drittel	415	19,0	52,1	64,1
Abdominaler Ösophagus	46	10,9	43,5	67,4

antigen), das als der sensitivste Marker für das Ösophaguskarzinom gilt, ist nur bei 40–50% des Patienten positiv. Die DNA-Ploidie ist gut mit dem histologischen Typ, nicht jedoch mit dem Tumorstadium korreliert. Mehrere Studien weisen darauf hin, daß eine Aneuploidie therapieunabhängig eine ungünstigere Prognose erwarten läßt als Diploidie.

Symptomatik

Frühsymptome fehlen. Eine Dysphagie tritt regelhaft wegen der außerordentlichen Dehnungsfähigkeit der Speiseröhre erst auf, wenn zwei Drittel der Zirkumferenz vom Tumor befallen sind. Heiserkeit, Hustenanfälle, Rückenschmerzen und ein tastbarer Tumor sind Zeichen eines weit fortgeschrittenen Tumorwachstums und bedeuten in der Regel Inoperabilität.

Diagnose

Die Röntgenkontrastdarstellung der Speiseröhre und die Endoskopie mit Biopsie sichern die Diagnose. Der Chirurg sollte auf einer Aufnahme bestehen, die die gesamte Speiseröhre mit den umgebenden Strukturen zeigt (Thoramataufnahme), um die für die Wahl des Operationsverfahrens wichtige Beziehung des Tumors zu den umgebenden Strukturen beurteilen zu können. Das radiologische Erscheinungsbild (polypoide, ulzerierende, infiltrative Form des Tumors) im Doppelkontrast sowie Veränderungen der Ösophagusachse (Knickbildung, Parallelverschiebung) lassen Rückschlüsse auf die Operabilität sowie die Prognose des Karzinoms zu. Abgerundet wird die Basisdiagnostik durch eine Sonographie zur Beurteilung des abdominellen Lymphknotenbefalls sowie von Organmetastasen. Auf diese Untersuchungen kann bereits die Operationsindikation aufgebaut werden, wenn man jede operative Therapie eines wandüberschreitenden Speiseröhrenkarzinoms als Palliativmaßnahme ansieht und dabei die Resektion und den Ersatz der Speiseröhre anstrebt, da sie dem Patienten die höchste Lebensqualität ermöglicht. Die weiterführende Diagnostik, wie CT und vor allem die Endosonographie, erlaubt die Beurteilung der intramuralen Tumorausbreitung, des Lymphknotenbefalls, mit Einschränkung der Infiltration von Nachbarorganen und des Vorhandenseins von Metastasen. Ergänzend erfolgt bei einem oberhalb der Tracheabifurkation beginnenden Tumor eine Bronchoskopie, um die Frage eines Tumoreinbruchs in den Tracheobronchialbaum zu klären. Diese Untersuchungen sind unverzichtbar für die Indikation zur neoadjuvanten Therapie und die Selektion der Patienten, wenn man eine Resektion nur dann als sinnvoll erachtet, wenn eine hohe Chance auf eine vollständige Entfernung des Tumors (R0-Resektion) besteht.

> Bei Karzinomen, bei denen das präoperative Staging darauf hinweist, daß die Organgrenze erreicht oder überschritten und Lymphknoten befallen sind, sollte im Rahmen von klinischen Studien ein Down-staging durch neoadjuvante Therapie versucht werden!

Indikation und Kontraindikation zur Operation

Die Resektion des Karzinoms eröffnet dem Patienten die größten Heilungschancen onkologischer Therapiemöglichkeiten und sollte deshalb, so es der Allgemeinzustand erlaubt, angestrebt werden (➔ 22.6).

Eindeutige Kontraindikationen zur Resektion sind eine Fernmetastasierung in Organsysteme und der Tumoreinbruch in das Tracheobronchialsystem. Der Befall extraregionärer Lymphknoten (M1/LYM) stellt für uns nur beim zervikalen Speiseröhrenkarzinom eine Kontraindikation zur Resektion dar, da der Regeleingriff die Pharyngolaryngektomie mit einschließt. Aufgrund des damit verbundenen Verlustes an Lebensqualität sollte man angesichts der zu erwartenden Spätprognose dem Patienten nicht zu diesem Eingriff raten.

Eine relative Kontraindikation besteht dann, wenn aufgrund des präoperativen Stagings davon ausgegangen werden muß, daß mit hoher Wahrscheinlichkeit eine R0-Resektion nicht durchgeführt werden kann. Dies gilt vor allem für die Karzinome kranial der Trachealbifurkation wegen der möglichen Infiltration der Pars membranacea. Der häufig von radiologischer Seite geäußerte Verdacht einer Tumorinfiltration der Aorta stellt dagegen keine Kontraindikation dar, da er sich bei der Operation so gut wie nie als relevant erweist. Praktisch alle Karzinome lassen sich in Höhe der Adventitia von der Aorta ablösen. Bei allen Karzinomen, bei denen das präoperative Staging darauf hinweist, daß die Organgrenze erreicht oder überschritten und Lymphknoten befallen sind, sollte man sich vor Indikationsstellung fragen, ob nicht durch eine neoadjuvante Therapie ein Downstaging angezeigt ist. Die bisher vorliegenden Studien erwecken den Anschein, daß sich durch eine präoperative Radiochemotherapie der Anteil der R0-Resektionen steigern läßt. Ob dies, wie man annehmen könnte, auch zu einer Verbesserung der Spätprognose führt, ist wegen des Fehlens aussagekräftiger vergleichender Studien bisher offen. Selbst die pathohistologisch am Resektat nachgewiesene völlige Elimination des Karzinoms verbessert nicht, wie man annehmen könnte, zwangsläufig die Spätprognose. Ferner sind insbesondere die aggressiven Therapieprotokolle mit einer nicht unerheblichen

➔ **22.6 Operationsindikationen bei Ösophaguskarzinomen**

Absolute Indikation

Mit Diagnosestellung.

Absolute Kontraindikation

Fernmetastasierung in Organsysteme.
Tumoreinbruch in das Tracheobronchialsystem.
Infiltration von Herz oder Aorta.

Relative Kontraindikationen

R0-Resektion fraglich.
Lymphknotenmetastasen außerhalb der vom Tumor befallenen Region (M1 LYM).

Komplikationsrate behaftet. In einzelnen Studien gelangten bis zu 20% der Patienten nicht mehr bis zu der zunächst geplanten Operation.

Wahl und Radikalität des Operationsverfahrens

Resektable Karzinome

Es besteht weitgehend Einigkeit über die operative Taktik und die Ausdehnung der Resektion auf den Ösophagus. Die Resektion und der Ersatz der Speiseröhre werden in einer Sitzung durchgeführt. Ein zweizeitiges Vorgehen mit einem mehrwöchigen Intervall zwischen Resektion und Ersatz hat keine Berechtigung mehr, da es nicht nachweislich die Klinksletalität senkt. Beim zervikalen Speiseröhrenkarzinom werden der Pharynx und die gesamte Speiseröhre entfernt. Bei Karzinomen nahe der oberen Thoraxapertur (< 8 cm) erfolgt die totale, bei distal davon gelegenen Karzinomen die subtotale Ösophagektomie unter Belassung eines etwa 2 cm langen Speiseröhrenstumpfes. Bei den letztgenannten ist es für die Prognose unerheblich, ob das Absetzen der Speiseröhre hoch im Thorax oder am Hals erfolgt, Gegenstand der Diskussion ist das Ausmaß der Lymphadenektomie. Aufgrund der Lymphknotenmetastasierung wäre beim Speiseröhrenkarzinom jeder Lokalisation eine Drei-Feld-Lymphadenektomie, d. h. die Entfernung der zervikalen und mediastinalen Lymphknoten sowie der Lymphknotenkompartments I und II des Magens zu fordern. Diese Forderung wird nur in einigen japanischen Zentren erfüllt und scheint mit einer Verbesserung der Spätprognose einherzugehen. Dabei ist jedoch nicht auszuschließen, daß die Selektion des Krankengutes entscheidenden Einfluß auf das Ergebnis hat. Die Drei-Feld-Lymphadenektomie ist ein lange dauernder, den Patienten erheblich belastender Eingriff, der, soweit aus der Literatur erkennbar, in Europa nur in Ausnahmefällen Anwendung findet. Hier gilt als radikalchirurgisches Vorgehen die sog. En-bloc-Resektion, bei der das hintere Mediastinum einschließlich der V. azygos distal der Trachealbifurkation vollständig ausgeräumt wird und man sich im oberen Mediastinum auf die Entfernung tumorverdächtiger Lymphknoten (berry-picking) beschränkt. Zusätzlich erfolgt bei Karzinomen im oberen thorakalen Abschnitt fakultativ eine konservative Ausräumung der Halslymphknoten. Ob dieses Vorgehen mit einer günstigeren Spätprognose behaftet ist als die konservative Ösophagektomie, bei der intrathorakal nur die periösophagealen Lymphknoten entfernt werden, oder die stumpfe Dissektion, bei der keine Lymphadenektomie im Thorax erfolgt, ist aufgrund der vorhandenen Daten schwierig zu belegen. Bezogen auf das Gesamtkrankengut ist kein Unterschied erkennbar. Bildet man jedoch Untergruppen, so scheint je nach Studie eine Lymphadenektomie vorteilhaft, wenn nur ein Lymphknoten oder weniger als fünf Lymphknoten befallen sind. Da diese Untergruppe in den meisten Serien nur 10% des Gesamtkrankengutes ausmacht, halten wir es für außerordentlich fragwürdig, die Lymphadenektomie beim Ösophaguskarzinom als Standardmethode zu betrachten. Sie ist nach unserer Auffassung v. a. dann angezeigt, wenn das präoperative Staging keine oder nur eine minimale Lymphknotenbeteiligung erwarten läßt. Das operative Risiko, gemessen an der Klinksletalität, hat in den Zentren für Ösophaguschirurgie keine entscheidende Bedeutung für die Auswahl des Verfahrens. Dies darf jedoch nicht darüber hinwegtäuschen, daß, wie mehrere Studien belegen, die Erfahrung des Chirurgen alle anderen Einflußfaktoren auf die Morbidität und Mortalität bei der Resektion des Speiseröhrenkarzinoms überwiegt.

Nicht resezierbare Karzinome

Das Standardverfahren ist die endoskopische Implantation eines Endotubus. Dieser gewährleistet dem Patienten in den wenigen noch verbleibenden Monaten, insbesondere in Verbindung mit einer externen Strahlentherapie, eine befriedigende Palliation. Als Alternative hierzu bietet sich die Stentimplantation an, sie scheint bei deutlich höheren Therapiekosten mit einer geringeren Komplikationsrate und verbesserter Schluckfunktion einherzugehen. Wenn nicht das Vorliegen einer ösophagotrachealen Fistel zur Stent- oder Tubusimplantation zwingt, bevorzugen wir die Laserabtragung des Tumors in Verbindung mit der intrakavitären Bestrahlung. Sie ermöglicht dem Patienten nach unseren Erfahrungen bei etwa vergleichbarem Therapierisiko eine deutlich bessere Schluckfunktion.

Technik der Speiseröhrenresektion

Reihenfolge des Vorgehens

Beim zervikalen Speiseröhrenkarzinom beginnen wir den Eingriff am Hals und überprüfen zunächst die sinnvolle Resektabilität. Ist sie gegeben, fährt die Operationsgruppe mit der Ösophagopharyngolaryngektomie und der Ausräumung der Halslymphknoten fort, während gleichzeitig von einem zweiten Team das Ersatzorgan vorbereitet wird. Ist der zervikale Akt beendet, wird die Speiseröhre von abdominal nach zervikal durch Eversionsstripping entfernt, das Ersatzorgan im Bett der Speiseröhre hochgezogen und anastomosiert.
Ist eine stumpfe Dissektion vorgesehen, wird transabdominal das Ersatzorgan vorbereitet und die distale Speiseröhre unter Sicht im hinteren Mediastinum freigelegt. Dann erfolgen die Freipräparation der zervikalen Speiseröhre und entweder das Eversionsstripping von zervikal nach abdominal oder die manuelle Dissektion. Zuletzt wird das Ersatzorgan zum Hals hochgezogen und dort anastomosiert. Bei der transthorakalen Resektion hängt der Ablauf des Eingriffs wesentlich davon ab, ob eine intrathorakale oder zervikale Anastomose geplant ist. Wir bevorzugen die zervikale Anastomose, da eine Nahtinsuffizienz am Hals für den Patienten praktisch folgenlos ist. Der Eingriff wird thorakal begonnen, da damit die Option zum frühzeitigen Operationsabbruch, wenn sich der Tumor als nicht sinnvoll resektabel erweist, erhalten bleibt. Nach Resektion der Speiseröhre wird der Patient umgelagert und dann das Ersatzorgan vorbereitet bzw. die Speiseröhre am Hals freigelegt. Der Hochzug des Ersatzorgans erfolgt bei Tumoren, die die Muskularis noch nicht durchdrungen haben, im Bett der Speiseröhre, bei

wandübergreifenden Tumoren restrosternal. Als Alternative bietet sich hier zwar an, den Eingriff von zervikal und abdominal zu beginnen und dann nach Abtrennen der Speiseröhre das Ersatzorgan retrosternal hochzuziehen und am Hals zu anastomosieren. Die transthorakale Resektion folgt als zweiter Schritt nach Umlagerung des Patienten. Nachteilig erweist sich bei diesem Vorgehen, daß die Tumorexploration erst dann erfolgen kann, wenn die Operation weit fortgeschritten ist. Bei intrathorakaler Anastomose wird zunächst das Ersatzorgan im Abdomen vorbereitet, dann der Patient zur posterolateralen Thorakotomie umgelagert und zuletzt die Resektion und die Anastomose durchgeführt. Durch Halbseitenlagerung und anterolaterale Thorakotomie kann auf das Umlagern verzichtet werden. Dies verkürzt den Eingriff, behindert aber deutlich die Übersicht im Thorax.

Resektion der zervikalen Speiseröhre mit Pharyngolaryngektomie und Lymphknotenausräumung

Der Eingriff wird nur stichpunktartig beschrieben, da er nur begrenzt in der Praxis des Allgemeinchirurgen anfällt. Man beginnt mit dem konventionellen Zugang zur Speiseröhre zur Exploration der Tumorausdehnung. Ist die Resektion sinnvoll, wird der Hautschnitt in gleicher Ausdehnung zur Gegenseite fortgeführt. Die oberflächliche Halsfaszie wird abpräpariert und dabei der M. omohyoideus in die Resektion mit einbezogen. Die submentalen und submandibularen Lymphknoten werden abpräpariert und dann der N. hypoglossus und accessorius dargestellt und angeschlungen. Die V. jugularis interna, die Karotiden und der N. vagus werden völlig aus dem sie umgebenden Gewebe gelöst und dabei die Gefäßverbindungen zur Schilddrüse und zum Pharynx durchtrennt. Nach Ablösen der geraden Halsmuskulatur von der Klavikula wird die Trachea in Höhe der oberen Thoraxapertur durchtrennt und der Patient über das Operationsfeld intubiert. Je nach Tumorausdehnung werden nun eine oder beide Schilddrüsenlappen in die Resektion mit einbezogen. Larynx und Pharynx werden supra- oder infrahyoidal durchtrennt und dann gemeinsam mit der zervikalen Speiseröhre von der Fascia praevertebralis abgelöst. Die inzwischen transabdominell freigelegte Speiseröhre wird nun entweder nach manueller Dissektion oder durch Eversionsstripping nach zervikal entfernt.

Transthorakale Resektion (22.5)

Der Zugang erfolgt über eine posterolaterale Thorakotomie im 5. ICR rechts. Als erster Schritt wird die Beziehung des Tumors zu den Nachbarorganen, insbesondere zur Trachea und den Hauptbronchien überprüft. Besteht in diesem Bereich der Verdacht auf eine Tumorinfiltration, wird der Tumor unmittelbar am Übergang zur befallenen Struktur freigelegt und die Art der Verwachsungen durch einen Schnellschnitt überprüft. Nicht selten zeigt sich dabei, daß es sich bei der vermeintlichen Tumorinfiltration um eine peritumoröse Entzündung handelt. Ist die Entscheidung zur Resektion gefallen, wird die Pleura mediastinalis ventral der V. azygos vom Hiatus oesophageus bis zu ihrer Kreuzungsstelle über der

22.5 Transthorakale Speiseröhrenresektion

Posterolaterale Thorakotomie im 5. ICR. Durchtrennen der Pleura mediastinalis beidseits der Speiseröhre vom Hiatus oesophageus bis zur Thoraxkuppe. Ligatur und Durchtrennung der V. azygos. Anschlingen der Speiseröhre einschließlich des sie umgebenden Gewebes proximal und distal des Karzinoms. Lösen des Ösophagus aus dem Hiatus und Durchtrennen mit einem Klammernahtinstrument. Zug des Speiseröhrenstumpfes nach kranial. Schrittweises Auslösen des Ösophagus mit dem Karzinom aus seinem Bett unter Koagulation der sich anspannenden bindegewebigen Verbindungen oder Gefäße. Mobilisation der Speiseröhre in die obere Thoraxapertur hinein. Absetzen des Ösophagus mit einem Klammernahtinstrument. Entfernung verbliebener Lymphknoten im Lungenhilus und oberen Mediastinum. Thoraxdrainage. Schichtweiser Verschluß der Thorakotomie.

Speiseröhre durchtrennt. Die V. azygos wird unmittelbar nach der Einmündungsstelle der oberen Interkostalvenen umfahren, ligiert und durchtrennt. Dann wird die Pleurainzision entlang der Wirbelsäule bis zur Thoraxkuppe fortgesetzt. Das Ablösen des Lig. pulmonale inferior gibt die untere mediale Resektionsgrenze an. Von ihr ausgehend schreitet die Pleuradurchtrennung über den Lungenhilus auf der Trachea bis zur Thoraxkuppel fort. Die Speiseröhre wird hiatusnah mit dem sie umgebenden Gewebe bis zur Pleura der Gegenseite unterfahren und angeschlungen, die periösophagealen Lymphknoten bleiben so am Resektat. Unter Zug nach kranial wird die Speiseröhre zirkulär aus dem Hiatus gelöst und dann mit einem Klammernahtinstrument abgetrennt. Ist eine intrathorakale Ösophagogastrostomie vorgesehen, wird der Magen vorher durch eine Naht gesichert, damit er nicht in das Abdomen zurückgleitet. Der Speiseröhrenstumpf wird mit einer Klemme gefaßt und nach kranial gezogen. Der Ösophagus kann nun mit dem periösophagealen Gewebe schrittweise bis zur Thoraxkuppel aus seinem Bett gelöst werden. Die sich anspannenden bindegewebigen Verbindungen oder Gefäße werden koaguliert und durchtrennt. Nur selten finden sich etwas kaliberstärkere Äste zur Aorta, die man vorsichtshalber ligieren oder klippen sollte. Ist das Perikard infiltriert, wird der tumorverdächtige Bezirk umschnitten und in die Resektion mit einbezogen. Den dabei entstandenen Defekt decken wir nur, wenn seine Größe eine Herzluxation befürchten läßt. Sitzt der Tumor fest der Aorta auf, wird diese zunächst proximal und distal soweit semizirkulär freipräpariert, daß man im Falle einer Verletzung der Wand rasch und gezielt das betroffene Segment ausklemmen kann. Dann löst man den Tumor mit der Adventitia ab. Hierbei ist besonders auf die einstrahlenden Interkostalarterien zu achten, die zu unangenehmen Blutungen führen können, wenn sie unmittelbar an ihrem Abgang aus der Aorta eingerissen werden. In Höhe des Aortenbogens ist auf den Ductus thoracicus zu achten, der hier nahe an die linke Speiseröhrenwand heran-

tritt. Wird er verletzt, läßt sich dies bereits intraoperativ am Austritt von Chylus erkennen, er muß dann gezielt umstochen werden, da sich sonst ein Chylothorax entwickelt, der häufig zur operativen Revision zwingt.
Ist die obere Thoraxkuppel erreicht, wird die Speiseröhre zirkulär stumpf mit dem Finger in die obere Thoraxapertur hinein mobilisiert. Dann wird sie bei intrathorakaler Anastomose abgesetzt. Bei zervikaler Anastomose erfolgt ihre Entfernung nach ihrer Durchtrennung am Hals. Zuletzt folgt die Entfernung tumorverdächtiger Lymphknoten im Bereich des Lungenhilus und des vorderen oberen Mediastinums. Zur Technik der systematischen Lymphadenektomie im oberen Mediastinum sei auf die Arbeit japanischer Autoren hingewiesen. Sie umfaßt die prätrachealen, paratrachealen, subaortischen und vorderen mediastinalen Lymphknoten. Aus der eigenen Erfahrung, die wir im Rahmen einer Studie zur Radikalität des Ösophaguskarzinoms bei 18 ausgewählten Patienten gewonnen haben, möchten wir von diesem Eingriff abraten, da durch die weitgehende Freilegung der Trachea die fast zwangsläufig damit einhergehende Denervierung der Lunge und die beidseitige Freilegung der Nn. recurrentes mit erheblichen postoperativen Problemen einhergehen.
Zuletzt wird nach Einlegen einer Thoraxdrainage die Thorakotomie schichtweise verschlossen.

Stumpfe Dissektion der Speiseröhre (22.6)

Bei der stumpfen Dissektion kann die Speiseröhre sowohl manuell als auch mittels Eversionsstripping aus dem Thorax entfernt werden. Wir bevorzugen eine Kombination aus beiden Methoden, um die Verminderung der Auswurfleistung des Herzens, die durch Kompression gegen das Sternum bei der manuellen Dissektion entsteht, möglichst kurz zu halten.
Bei der Vorbereitung des Magens zum Ersatz der Speiseröhre wird diese stumpf aus dem Hiatus oesophageus gelöst. Dann werden nach beidseitiger Umstechung die Zwerchfellschenkel in Medianlinie durchtrennt. Mit einem Stieltupfer kann man durch Abdrängen der Pleura das hintere Mediastinum schrittweise unter Sicht erweitern. Überlange Leuchthaken erweisen sich dabei als äußerst hilfreich und erlauben ein gezieltes Mitentfernen des periösophagealen Gewebes bzw. ein Ablösen von Tumorinfiltrationen unter Sicht. Alternativ hierzu kann man den Hiatus manuell dehnen und dann blind der Wand der Speiseröhre folgend diese zirkulär auslösen. Als nächster Schritt wird die Speiseröhre am Hals freigelegt und unter sorgfältiger Schonung des N. recurrens angeschlungen. Selbst bei sorgfältiger Schonung des N. recurrens tritt bei etwa einem Viertel der Patienten postoperativ eine Rekurrensparese auf, die durch eine Schädigung distal der oberen Thoraxapertur verursacht wird. Um sie sicher zu vermeiden, muß man unter Zuhilfenahme eines Videoendoskops den Nerv in seinem Verlauf von der Speiseröhre abpräparieren. Die Speiseröhre wird ventral eröffnet und eine Babcock-Sonde, wie man sie zum Venenstripping benutzt, eingeführt und so weit vorgeschoben, daß sie kleinkurvaturseits am ösophagokardialen Übergang getastet werden kann. Die Speiseröhre wird mit einem kräftigen Faden um die Sonde geknotet und dann zirkulär durchtrennt. Das distale Ende der Babcock-Sonde wird über eine Gastrostomie an der kleinen Kurvatur aufgesucht und ausgeleitet. Zieht man langsam die Babcock-Sonde nach kaudal, läßt sich schonend und ohne kardiale Belastung die obere thorakale Hälfte der Speiseröhre auslösen. Zuletzt wird die evertierte Speiseröhre gemeinsam mit der kleinen Kurvatur des Magens mit Hilfe mehrerer Klammernahtgeräte reseziert. Nach dem Stripping wird das hintere Mediastinum erneut eingesehen und auf Blutungen geachtet. Sie sind in der Regel minimal und können, falls überhaupt notwendig, durch temporäre Kompression mit Rollgazen gestillt werden. Wir selbst haben bei etwa 250 Eingriffen dieser Art nur eine operationsbedürftige Nachblutung erlebt.

Ersatz der Speiseröhre

Wahl des Ersatzorgans

Unstrittig ist der Magen die erste Wahl, wenn die gesamte Speiseröhre ersetzt werden muß. Er gewährleistet praktisch immer ein ausreichendes langes und allein über die gastroepiploische Arkade gut durchblutetes Ersatzorgan. Sowohl aus onkologischen wie auch aus funktionellen Gründen empfiehlt sich die Resektion der kleinen Kurvatur bis wenige Zentimeter proximal des Pylorus. Ein zusätzlicher Längengewinn kann durch das Auslösen des Duodenums (Kochersches Manöver) sowie das Durchtrennen von Seromuskularis und Mukosa (Sugimachi-Manöver) erreicht werden, wenn auch die zervikale Speiseröhre und der untere Pharynx überbrückt werden müssen. Eine Pyloroplastik ist nur bei ulzerativer Vorschädigung notwendig.
Ist der Magen zum Beispiel wegen einer vorausgegangenen Resektion nicht verfügbar, bietet sich das Kolon als Ersatzorgan an. Wir bevorzugen dabei situationsabhängig den linken Kolonabschnitt, gestielt an der A. colica sinistra oder einer Sigmoidalarterie, da dieser seltener Gefäßvarianten aufweist als das rechte Kolon. In beiden Fällen muß jedoch die ausreichende Gefäßversorgung des Interponats vor Absetzen des Darmabschnitts unter Diaphanoskopie und ggf. unter temporärer Abklem-

22.6 Stumpfe Dissektion der Speiseröhre

Mediane Oberbauchlaparotomie. Zirkuläres Freipräparieren und Anschlingen der Speiseröhre. Durchtrennen der Zwerchfellschenkel in Medianlinie. Stumpfe Mobilisation des Ösophagus in das hintere Mediastinum hinein. Einsetzen von Leuchthaken und Mitentfernung des periösophagealen Gewebes. Freilegen und Anschlingen der Speiseröhre am Hals. Eröffnen des Ösophagus ventral und Einbringen einer Babcock-Sonde. Fixation der Speiseröhre um die Sonde mit einem kräftigen Faden. Ausleiten der Sonde über eine Gastrostomie. Zug an der Sonde nach kaudal, um den Ösophagus aus dem hinteren Mediastinum auszulösen. Absetzen der ausgelösten Speiseröhre.

mung später zu ligierender Gefäße überprüft werden. Die Interposition erfolgt isoperistaltisch in gestrecktem, aber nicht gespanntem Zustand, um die Bildung von Windungen, Kaskaden oder einer prägastralen Stase zu vermeiden. Man führt deshalb zunächst die ösophagokolische Anastomose durch und kürzt vor der gastrokolischen Anastomose den Überstand.

Der Ersatz der gesamten Speiseröhre durch den Dünndarm ist zwar prinzipiell möglich, jedoch technisch aufwendig. Aufgrund der vaskulären Anatomie des Dünndarms ist die Durchblutung stärker gefährdet als beim Ersatz des Ösophagus durch den Magen und das Kolon. Regelmäßig ist eine Streckung des geschlängelt am Mesenterium aufgehängten Dünndarms durch Resektion von überlangen Zwischenstücken notwendig, und nicht selten ist die Durchblutung des oralen Interponatendes so gefährdet, daß zusätzliche Gefäßverbindungen, z.B. zur Mammaria interna oder zur A. thyroidea inferior, notwendig werden. Ideal ist der Dünndarm jedoch zum partiellen Ersatz der distalen Speiseröhre.

Ersatz der Speiseröhre durch den Magen (22.7)

Nach medianer Laparotomie palpiert man die A. gastroepiploica dextra, die in der Regel über zwei Drittel oder drei Viertel der großen Kurvatur verläuft. Ist eine Pulsation zu tasten, spannt man das Lig. gastrocolicum an und durchtrennt es in einem gefäßfreien Areal, wodurch die Bursa eröffnet wird. Parallel zur gastroepiploischen Arkade wird nun das Lig. gastrocolicum schrittweise durchtrennt. Die Verwendung eines Klammerschneidegerätes (LDS) ist hierbei außerordentlich zeitsparend. Ist man am Ende der Arkade angelangt, erfolgt die weitere Ablösung der großen Kurvatur magennahe. Auf diese Weise lassen sich bei der Durchtrennung des Lig. gastrosplenicum Milzverletzungen sicher vermeiden. Eine magenferne Durchtrennung des Ligaments unter Erhaltung der Aa gastricae breves oder gar der Anschluß der Aa. gastricae breves über die A. lienalis an die gastroepiploische Arkade unter Durchtrennung der Milzgefäße parenchymnah im Hilus ist unnötig. Ist die Speiseröhre erreicht, wird sie umfahren und angeschlungen. Dann durchtrennt man das kleine Netz lebernah und stellt die A. und V. gastrica sinistra dar. Beide Gefäße werden getrennt unterbunden und durchtrennt. Je nach Art der Resektion wird jetzt die Speiseröhre abgesetzt oder aus dem Thorax gezogen. Der Magen wird nun am höchsten Punkt des Fundus gefaßt und angeklemmt. Von hier ausgehend wird die kleine Kurvatur mit Hilfe von Klammernahtinstrumenten bis kurz oberhalb des Pylorus reseziert. Der Magen wird dadurch schlauchförmig umgewandelt, und gleichzeitig werden die bei intrathorakal gelegenen Karzinomen am häufigsten befallenen Lymphknotenstationen entlang der kleinen Kurvatur entfernt. Die Klammernahtreihe wird durch fortlaufende Naht (resorbierbarer Faden der Stärke 4–0) versenkt. Der Magen wird probeweise vor dem Thorax zum Hals hochgezogen, um die Längenverhältnisse abschätzen zu können. Dann entscheidet man, ob ein Kochersches Manöver notwendig ist und/oder die Durchtrennung des Lig. gastrocolicum unmittelbar an den Stamm der gastroepiploischen Gefäße herangeführt werden muß. Zum Hochziehen wird der Magen nun in eine Plastikfolie gehüllt, um während des Vorganges v.a. die Gefäßarkaden vor Verletzungen zu schützen. Mit einer kräftigen Durchstichnaht fixiert man den Magen an einem Haltebändchen, das vorher durch den geplanten retrosternalen oder intrathorakalen Verlagerungsweg gezogen wurde. Auf diese Weise kann der Magen problemlos bis zum Hals hochgezogen und seine Lage bis zur Entfernung der Plastikfolie korrigiert werden. Bei intrathorakaler Anastomose ist die Verwendung einer Folie nicht notwendig. Der Magen wird entweder an der zuvor belassenen Speiseröhre in den Thorax gezogen oder aber man fixiert ihn nach Absetzen der Speiseröhre mit einer Naht im Hiatus, so daß er beim thorakalen Akt problemlos aufgefunden werden kann.

Ersatz der Speiseröhre durch das Kolon (Abb. 22.3)

Der Ersatz der Speiseröhre durch das Kolon ist insgesamt und v.a. wegen der meist vorausgegangenen Magenoperation schwieriger und risikoreicher als der Ersatz durch den Magen. Dieser Eingriff sollte deshalb den Zentren vorbehalten werden, in denen ausreichende Erfahrungen vorhanden sind. Die Operationstechnik wird deshalb nur beispielhaft und stichpunktmäßig für den isoperistaltischen Ersatz durch das linke Kolon beschrieben. Nachdem das Colon descendens auf pathologische Veränderungen untersucht und seine ausreichende Gefäßversorgung durch Palpation der A. mesenterica inferior überprüft wurde, wird es aus seinen embryonalen Verklebungen gelöst. Dann setzt man das große Netz ab und löst die linke Flexur. Unter Diaphanoskopie wird die Gefäßversorgung inspiziert, und es werden die Interponatsgrenzen festgelegt. Unmittelbar entlang der Versorgungsgefäße wird das Mesokolon durchtrennt und dann mit einem Klammernahtgerät abgesetzt. Die Kontinuität des Dickdarms wird sofort durch End-zu-End-Anastomose wiederhergestellt. Das Interponat wird in eine Plastikfolie gehüllt, hochgeführt und mit dem Ösophagusstumpf anastomosiert. Unter geringer Anspannung wird das aborale Ende auf die Vorderwand des Magenkorpus gelegt und – falls notwendig –

22.7 Ersatz der Speiseröhre durch den Magen

Mediane Laparotomie. Palpation der A. gastroepiploica dextra. Durchtrennen des Lig. gastrocolicum distal und parallel zur gastroepiploischen Arkade. Umfahren und Anschlingen der Speiseröhre. Durchtrennen des kleinen Netzes lebernah. Darstellen und Unterbinden der A. und V. gastrica sinistra. Absetzen der Speiseröhre. Resektion der kleinen Kurvatur vom höchsten Punkt des Fundus bis kurz oberhalb des Pylorus mit Klammernahtinstrumenten. Übernähen der Klammernahtreihe. Einhüllen des Magens in eine Plastikfolie. Fixation von Folie und Magen mit einem Haltebändchen. Retrosternaler oder intrathorakaler Hochzug des Magens bis zum Speiseröhrenstumpf. Anastomose mit einreihiger fortlaufender Naht. Drainage des Abdomens. Wundverschluß.

Ösophagus **495**

Möglichkeiten der Interponatverlagerung	Technik	Vorteile	Nachteile
subkutan, antesternal	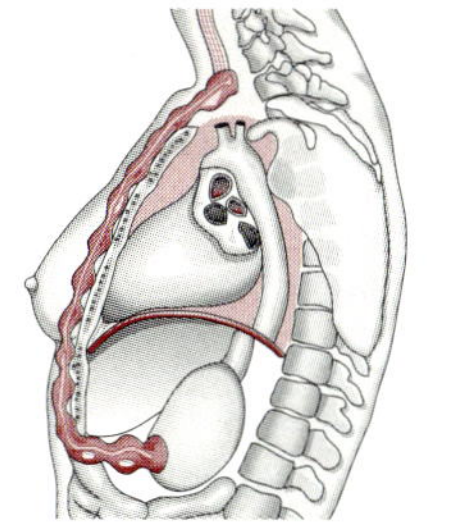	technisch einfach anzulegen; keine Beeinträchtigung von Herz und Lunge; Transplantatversagen frühzeitig erkenn- und behandelbar	kosmetisch und funktionell ungünstig; längster Weg der Interponatverlagerung; nur in Ausnahmefällen empfehlenswert
retrosternal	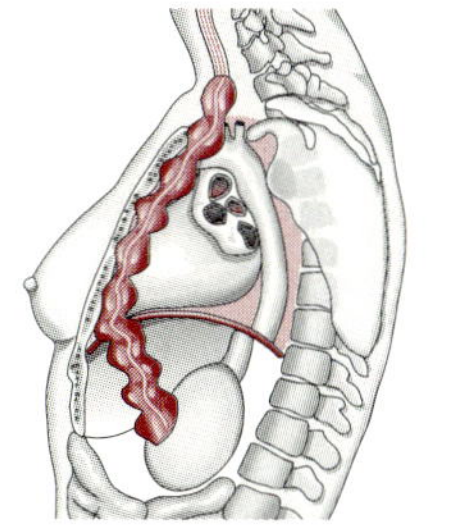	technisch anspruchsvoller, da Eröffnung der Pleurahöhle vermieden werden sollte; funktionell gut; Weg der Wahl, wenn das hintere Mediastinum nicht verfügbar ist	langer Weg; Knickbildung am Zwerchfell und der oberen Thoraxapertur möglich; versperrt oder erschwert späteren Zugang zum Herz (Kardiochirurgie)
transmediastinal, im Bett der Speiseröhre	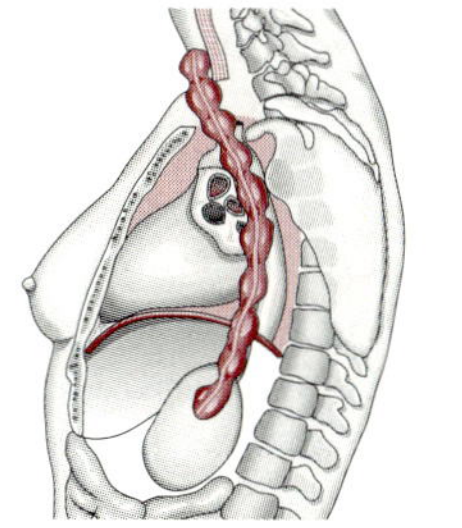	kürzester und direktester Weg; funktionell ausgezeichnet; keine zusätzliche Operationserweiterung, da Weg nach Resektion der Speiseröhre vorgegeben ist	Beeinträchtigung der Passage bei Rezidiventwicklung; kardiopulmonale Beeinträchtigung durch Interponatdilatation möglich (Kinder)

Abb. 22.**3**   Möglichkeiten der Transplantatverlagerung beim Ersatz der Speiseröhre durch das Kolon.

sein Überstand gekürzt. Dann erfolgt die Anastomose mit dem Magen.

Anastomose zwischen Speiseröhrenstumpf und Ersatzorgan

Intrathorakale Anastomosen werden in aller Regel mit einem Rundnahtgerät ($\varnothing$ 25–28 mm) durchgeführt. Die Technik unterscheidet sich dabei nicht von anderenorts durchgeführten Anastomosen. Ohne daß es dafür einen Beweis der Notwendigkeit gibt, entlasten wir die Klammernahtreihe durch 3–4 Einzelknopfnähte, die den Speiseröhrenstumpf auf 0,5–1,0 cm teleskopartig in den Magen bzw. das Kolon einstülpen.
Für zervikale Anastomosen sind die jederzeit zur Verfügung stehenden Klammernahtgeräte wenig geeignet. Wir nähen sie deshalb per Hand ausgehend von zwei Haltefäden mit einer einreihigen fortlaufenden Allschichtnaht. Die zweireihige Anastomose verringert das Insuffizienzrisiko nicht, führt jedoch postoperativ häufiger zu Stenosierungen.

Postoperative Therapie

Unabhängig von der Dauer des Eingriffs beatmen wir den Patienten bis zum Morgen des 1. postoperativen Tages. Dieses Vorgehen ist rein empirisch, und es gibt keine uns bekannten Studien, die gegen eine rasche Extubation des Patienten sprechen. Die Flüssigkeitsbilanz sollte ausgeglichen bis leicht negativ gestaltet werden. Wir beginnen bereits am 1. postoperativen Tag mit dem stufenweisen Aufbau der parenteralen Ernährung, die bis zur Anastomosenkontrolle mit Gastrographin am 7. postoperativen Tag und ggf. darüber hinaus fortgesetzt werden kann. Die Magensonde wird am 1. postoperativen Tag entfernt. Drainagen ziehen wir situationsabhängig so früh wie möglich. Als Medikament erhält der Patient zusätzlich H_2-Blocker, da es zumindest experimentelle Hinweise dafür gibt, daß durch diese die Durchblutung im hochgezogenen Magen verbessert wird.

Postoperative Komplikationen

In prospektiven Studien beträgt die Komplikationsrate nach Ösophagektomie 60–80%, ein Drittel ist behandlungsbedürftig. Von der Operationstechnik unabhängig sind die Anastomoseninsuffizienz und eine Einschränkung der pulmonalen Funktion die häufigsten Komplikationen. Die Anastomoseninsuffizienz tritt bei zervikaler Anastomose bei durchschnittlich 20% der Fälle auf. Sie ist in der Regel für den Patienten wenig beeinträchtigend und heilt spontan aus. Das Auftreten eines Mediastinalabszesses oder einer Mediastinitis ist eine Seltenheit, wenn man die Wunde mit einer dünnen Siliconlasche drainiert und lediglich die Haut mit wenigen Nähten verschließt. Bei geringstem Verdacht auf eine Minderdurchblutung oder die Entwicklung einer Leckage lassen sich dann am Krankenbett die Anastomosenverhältnisse klären. Intrathorakale Anastomoseninsuffizienzen sind mit dem Einsatz von Klammernahtgeräten selten geworden, ihre Frequenz liegt in großen Übersichten bei 10%, in einzelnen Serien unter 5%. Die Letalität dieser Komplikation ist mit über 50% jedoch außerordentlich hoch. Ist der Bezirk nicht ausreichend drainiert, erfolgt die sofortige Revision. Vollständige oder teilweise Nekrosen des Interponats treten in unter 1% der Fälle auf, eine sofortige Transplantatentfernung ist die einzige Chance des Patienten. Eine Beeinträchtigung der pulmonalen Funktion durch Atelektasen, Ödeme oder Pneumonien ist die mit Abstand am häufigsten beobachtete Komplikation. Ihre Therapie richtet sich nach den allgemeinen Grundregeln. Entscheidend ist ihre Prophylaxe durch aggressive Physiotherapie, häufige ggf. bronchoskopische Bronchialtoilette, die unmittelbar nach der Resektion einsetzt und konsequent und standardisiert solange durchgeführt wird, bis der Patient wieder in der Lage ist, normal abzuhusten. Spezielle Komplikationen der stumpfen Dissektion sind die Nachblutung und die Verletzung des Tracheobronchialbaums, die erst nach Beendigung des Eingriffs erkannt werden. Sie werden immer wieder als Einwand gegen diese Technik angeführt, ohne daß dabei ihre Häufigkeit in neueren Studien berücksichtigt wird. Im eigenen Krankengut kam es einmal zu einer Trachealverletzung, die jedoch sofort intraoperativ erkannt wurde. In zwei weiteren Fällen zwang eine diffuse Blutung aus dem Ösophagusbett bzw. eine aortennah abgerissene A. oesophagea propria zur Thorakotomie.

Die Häufigkeit von Rekurrensparesen hängt von der operativen Technik ab. Sie liegt nach stumpfer Dissektion bei etwa 20%, nach Drei-Feld-Lymphadenektomie bei bis zu 40% und nach konservativer Resektion bei unter 5%.

Die Klinikletalität beträgt im westlichen Schrifttum derzeit ca. 10%. Nicht das Tumorstadium, die Lokalisation des Tumor oder die Resektionstechnik, sondern die Erfahrung des Operateurs und eine evtl. vorausgegangene Radiochemotherapie sind entscheidend.

Spätprognose

Die medianen 1-, 3- und 5-Jahres-Überlebensraten nach Resektion betragen 56%, 24% und 17%. Im westlichen Krankengut hat nur das Tumorstadium, jedoch nicht die Histologie und der Differenzierungsgrad des Tumors, seine Lokalisation oder die Art der Operation einen wesentlichen Einfluß. Die Besserung der Spätprognose durch prä- oder postoperative Strahlenbehandlung wurde in mehreren prospektiv vergleichenden Studien ausgeschlossen. Eine definitive Aussage über den Einfluß der präoperativen Radiochemotherapie ist noch nicht zu treffen; aus unserer Sicht jedoch sollte sie insbesondere dem Patienten in gutem Allgemeinzustand mit einem Karzinom proximal der Trachealbifurkation im Rahmen vergleichender Studien angeboten werden. Die häufigste Komplikation im späten postoperativen Verlauf ist die Anastomosenstenose. Je nach Nahttechnik bedürfen 15–20% der Patienten zumindest zeitweise einer Bougierung.

Zwerchfell

Grundlagen

Anatomie

Das Zwerchfell besteht aus einer Sehnenplatte sowie drei Muskelgruppen, die nach ihrem peripheren Ansatz als Pars sternalis, Pars costalis und Pars lumbalis bezeichnet werden. Zwischen den einzelnen Muskelgruppen finden sich muskelfreie Schwachstellen. Sie sind der Ausgangspunkt für die seltenen extrahiatalen Zwerchfellhernien. Im Bereich der Pars lumbalis treten die Aorta, der Truncus symphaticus, der Ductus thoracicus und der Ösophagus, im Centrum tendineum die V. cava inferior durch das Zwerchfell.

Die motorische Innervation erfolgt über den rechten und linken N. phrenicus, der sich noch vor Erreichen des Zwerchfells in eine inkonstante Anzahl von Ästen teilt. Ihrem Verlauf von zentral nach peripher ist bei der Durchtrennung des Zwerchfells Rechnung zu tragen. Am wenigsten ist eine postoperative Zwerchfellähmung zu befürchten, wenn das Zwerchfell rippennah unter Belassen eines 1–2 cm breiten Saumes durchtrennt wird. Gefahrlos für die Funktion des Zwerchfells ist die Durchtrennung des muskulären Hiatus oesophageus in der Mittellinie. Hierdurch wird ein breiter Zugang zum unteren dorsalen Mediastinum und zum distalen Abschnitt der Speiseröhre geschaffen.

Diagnostik

Das Zwerchfell erbringt durch Kontraktion während der Inspiration und Erschlaffung während der Expiration einen großen Teil der Atemleistung. Die Beurteilung der Zwerchfellage in Ruhe und bei maximaler Inspiration durch Röntgenaufnahmen des Thorax in beiden Ebenen sowie die Überprüfung der Zwerchfellbeweglichkeit mittels Röntgendurchleuchtung sichern die Diagnose bei einer Funktionsstörung. Bereits in der Thoraxübersicht lassen sich muskuläre Störungen durch einen Zwerchfellhochstand oder die Verlagerung von Abdominalorganen in die Thoraxhöhle erkennen. Ergänzend erfolgt die Kontrastmitteluntersuchung des Gastrointestinaltraktes, um die Diagnose einer Herniation bzw. anamneseabhängig einer Ruptur des Zwerchfells zu sichern. Weiterführende Untersuchungen wie die CT oder MRT sind besonderen Fragestellungen, wie z. b. der Abklärung von mediastinalen Raumforderungen, vorbehalten.

Angeborene Erkrankungen des Zwerchfells

Zur Problematik und Therapie der angeborenen Zwerchfellerkrankungen sei auf die kinderchirurgische Literatur verwiesen.

Erworbene Zwerchfellrelaxation

Die Ursachen einer erworbenen einseitigen Zwerchfellrelaxation sind neben der tumorbedingten Phrenikusparese vor allem die iatrogene Schädigung des Nervs bei Operationen sowie stumpfe, seltener offene Thoraxtraumen. Beidseits erworbene Zwerchfellrelaxationen kommen bei Myelopathie, Polyneuropathien, Myopathien und im Alter idiopathisch vor.

Wurde bei einer iatrogenen Läsion der Nerv nicht vollständig durchtrennt, ist die Prognose günstig und eine operative Intervention so gut wie nie angezeigt. Nur wenn die Zwerchfellähmung mit einer substantiellen Einschränkung der Lungenfunktion einhergeht, sollte man sich zu einer transabdominalen oder transthorakalen Zwerchfellraffung entschließen.

Unabhängig vom Zugang wird das Zwerchfell am höchsten Punkt mit einer Klemme gefaßt und nach ventrolateral zum Rippenbogen gezogen. Der gefaßte Rand wird perikostal mit Einzelknopfnähten (nichtresorbierbarer Faden der Stärke 0) fixiert. Der dabei entstandene Überhang wird zurückgeschlagen und mit mehreren Einzelknopfnähten zur Doppelung an das gespannte Zwerchfell angeheftet. Fakultativ kann auf das gedoppelte Zwerchfell noch ein Kunststoffnetz aufgesteppt werden, um eine weitere Zwerchfelldehnung zu verhindern.

Hernien

Hiatushernien

Hiatushernien sind erworbene Verlagerungen von Magenanteilen, selten des gesamten Magens, in einem durch das Peritoneum gebildeten Brucksack durch den Hiatus oesophageus in den Thorax. Eine durch zunehmende Adipositas hervorgerufene intraabdominelle Drucksteigerung in Verbindung mit einer im Alter zunehmenden Bindegewebsschwäche sind die wesentlichen Entstehungsursachen. Die Klassifikation der Hernien erfolgt durch die Lage der Kardia (Abb. 22.**4**).

Axiale Hernien

Die axiale oder Gleithernie ist mit einem Anteil von über 90% der weitaus häufigste Zwerchfellhernientyp. Die Herniation folgt der Längsachse der Speiseröhre, wodurch die Kardia in den Thorax verlagert wird. Je nach Beschwerdebild und Begleiterkrankung werden folgende Formen unterschieden:

- reversible oder fakultative Form (meist ohne Beschwerden und ohne Krankheitswert),
- axiale Hernien mit Refluxkrankheit,
- fixierte Hernie bei sekundärem Brachyösophagus.

Die Diagnose ergibt sich meist als Zufallsbefund bei einer Röntgenkontrastdarstellung des oberen Gastrointestinaltraktes. Oberhalb des Zwerchfells ist magentypisches Schleimhautrelief zu erkennen. Endoskopisch findet sich bei größeren Hernien eine zirkuläre Einengung distal des osophagogastrischen Schleimhautübergangs. Die axiale Hernie allein bedarf keiner operativen Therapie. Ist sie mit einer Refluxerkrankung vergesellschaftet, wird diese entsprechend den oben angegebenen Regeln behandelt. Typische Hernienkomplikationen wie eine Einklemmung oder Verdrängung sind bei axialen Hiatushernien extrem selten.

Paraösophageale Hernien

Während die Kardia an typischer Stelle intraabdominal gelegen verbleibt, sind Teile des Magens, selten der gesamte Magen, in organoaxialer Richtung oder mesenterioaxial gedreht, durch den Hiatus in den Thorax prolabiert.

Die Klinik wird zum einen durch die intrathorakale Raumforderung, zum anderen durch den in der Bruchpforte eingeschnürten Magen bestimmt und reicht von völliger Beschwerdefreiheit über Völlegefühl, kardiopulmonale Sensationen (Arrhythmien, Dyspnoe) bis zu einer massiven Blutung oder perforationsbedingten Schocksymptomatik.

In der Thoraxübersichtsaufnahme läßt sich häufig der prolabierte Magen als Luftsichel über dem Zwerchfell erkennen. Die anschließende Röntgenkontrastdarstellung zeigt die anatomische Situation. Die Endoskopie ist obligat, um die Magenwandverhältnisse im Bereich der Bruchpforte abzuklären. Hier gelegene Ulcera können der Ausgangspunkt für Perforationen, chronische Anämien oder massive Blutungen sein.

Therapie der paraösophagealen Hernien durch Hiatusplastik und Gastropexie (22.**8**)

Da keine spontane Rückbildung, sondern eine Zunahme der Herniation zu erwarten ist, steht angesichts des geringen Eingriffsrisikos und der potentiellen Komplikationsmöglichkeiten des Spontanverlaufs mit der Diagnose die Indikation zur Operation (22.**7**). Nach Reposition des Bruchinhaltes und fakultativer Abtragung des Bruchsackes werden die Bruchpforte eingeengt und der Bruchinhalt durch Fundokorporopexie dauerhaft intraabdominell fixiert.

Der Zugang erfolgt über eine mediane Laparotomie. Als erster Schritt wird der in den Thorax prolabierte Magen in das Abdomen reponiert. Finden sich Verwachsungen im Bereich der Bruchpforte, müssen sie gelöst werden. Man faßt den aus Peritoneum bestehenden Bruchsack mit einer Ellis-Klemme und versucht, ihn in das Abdomen zu ziehen. Gelingt dies nicht gleich, bestehen intrathorakale Verklebungen, deren Lösen den Eingriff komplizieren kann. Der Bruchsack wird belassen. Das

22 Ösophagus und Zwerchfell

	Hiatushernien		
erweiterte Kardia	axiale Hernie	paraösophageale Hernie	Mischhernie
	radiologisches Bild		
ösophagogastrischer Übergang erweitert, aber in anatomisch korrekter Position	ösophagogastraler Übergang über dem Zwerchfell	ösophagogastraler Übergang in oder nahe anatomischer Position, Magen zu einem Drittel oder mehr in den Thorax verlagert	ösophagogastraler Übergang in oder nahe anatomischer Position, Magen zu einem Drittel oder mehr in den Thorax verlagert
	führende Symptomatik		
lageabhängig vermehrt Herzbrennen, Regurgitation, epigastrische oder substernale Schmerzen	lageabhängig vermehrt Herzbrennen, Regurgitation, epigastrische oder substernale Schmerzen	frühes Sättigungsgefühl, Völlegefühl, postprandiale Schmerzen, variable Refluxsymptomatik	indifferente Symptomatik von leichten bis zu höchst gravierenden Beschwerden
	Komplikationen		
Ösophagitis, Stenose, Blutung, Aspiration	Ösophagitis, Stenose, Blutung, Aspiration	Magenulcera, chronische Blutung	akute Obstruktion, Strangulation, Ulzeration, akute Blutung, Perforation, Aspiration
	Indikation zur Operation		
Versagen der konservativen (medikamentösen)Therapie, Auftreten von Komplikationen	Versagen der konservativen (medikamentösen)Therapie, Auftreten von Komplikationen	Verlagerung von einem Drittel des Magens (oder mehr) über das Zwerchfell, mit oder ohne Symptome	bei Diagnose gegeben

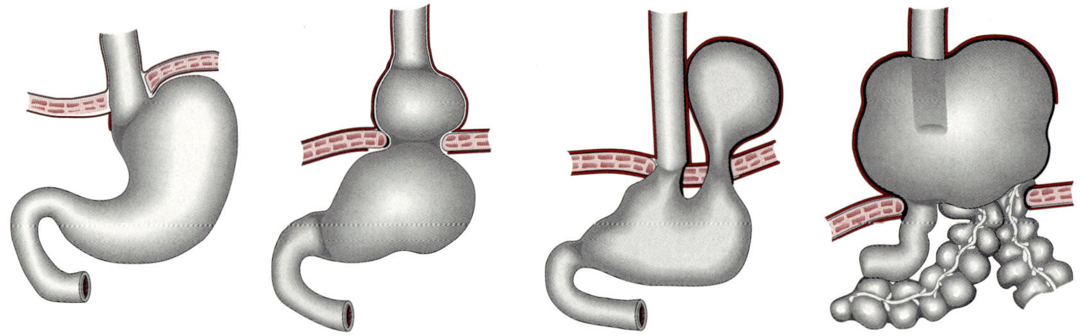

Abb. 22.4   Einteilung der Hiatushernie.

22.8 Hiatusplastik und Gastropexie

Mediane Laparotomie. Reposition des in den Thorax prolabierten Magens. Schienung der Speiseröhre durch einen dicken Magenschlauch. Darstellen der Hiatusschenkel. Einengen des Hiatus oesophageus mit 2–3 Nähten. Fixation des Fundus mit 4–5 Nähten links-lateral vom Hiatus am Zwerchfell. Fixation des Magenkorpus mit 4–5 Nähten am Peritoneum und am hinteren Blatt der Rektusscheide in einer Linie, die der Ösophagusachse entspricht. Wundverschluß.

22.7 Operationsindikationen bei Hiatushernien

Absolute Indikationen

Axiale Hiatushernie: keine.
Paraösophageale Hiatushernie: Schleimhautveränderung (Perforation, Blutung) im Schnürring, intrathorakale Raumforderung.

Relative Indikationen

Axiale Hiatushernie: keine.
Paraösophageala Hiatushernie: mit Diagnosestellung.

Peritoneum wird in Höhe der Bruchpforte durchtrennt und nur der Magen reponiert. Während die Speiseröhre vom Anästhesisten durch einen dicken Magenschlauch geschient wird, stellt man die Hiatusschenkel dar. Mit 2–3 Nähten (nicht resorbierbarer Faden der Stärke 0), die beide Muskelbündel in unterschiedlicher Tiefe fassen, um ein Auffasern zu vermeiden, werden beide Hiatusschenkel adaptiert und die Durchtrittsstelle der Speiseröhre so eingeengt, daß neben ihr noch eine Fingerkuppe durchgeschoben werden kann. Die Gastropexie wird in Form einer Fundo- und Korporopexie durchgeführt. Als erster Schritt wird der Fundus mit 4–5 in etwa 1,5 cm Abstand gestochenen Nähten (nicht resorbierbarer Faden der Stärke 0) unmittelbar links-lateral vom Hiatus am Zwerchfell verankert. Mit einer zweiten Nahtreihe von ebenfalls 4–5 Einzelknopfnähten wird der Magenkorpus am Peritoneum und am hinteren Blatt der Rektusscheide in einer Linie, die der Ösophagusachse entspricht, an der vorderen Magenwand angeheftet. Ist die erste Naht gelegt, wird sie probatorisch angezogen, um zu überprüfen, ob ein leichter Zug auf die Speiseröhre ausgeübt wird. Erst wenn dies gegeben ist, legt man die anderen Nähte vor und knüpft sie dann der Reihe nach.

Mischhernien

Die Kombination von axialer und paraösophagealer Hernie wird als Mischhernie bezeichnet. Das Beschwerdebild wird wesentlich durch das Fehlen oder das Vorliegen einer Refluxsymptomatik beeinflußt und entspricht ansonsten dem einer paraösophagealen Hernie. Nach Sicherung der Diagnose mittels Röntgenkontrastdarstellung, die neben der in den Thorax verlagerten Kardia auch eine paraösophageal gelegene Aussackung des Fundus ergibt, erfolgen sowohl eine Endoskopie wie auch eine manometrische Untersuchung des unteren Speiseröhrensphinkters. Letztere bestimmt wesentlich das chirurgische Konzept. Die Operationsindikation ist grundsätzlich gegeben. Ist ein Reflux nachweisbar, erfolgt eine Antirefluxoperation, die wir in diesen Fällen jedoch mit einer Hiatusplastik verbinden. Liegt kein Reflux vor, ist eine Gastropexie mit Hiatusplastik ausreichend.

Extrahiatale Hernien

Extrahiatale Hernien entwickeln sich sowohl rechts wie auch links am Übergang zwischen den sternalen oder kostalen sowie lumbalen Muskelanteilen des Zwerchfells. Ihre Symptomatik ist von der Größe und dem Bruchinhalt abhängig. Große Hernien können sowohl durch Verdrängung intrathorakal gelegener Organe wie auch durch Einklemmungserscheinungen des Bruchinhaltes zu unterschiedlichsten Beschwerden Anlaß geben. Häufig bedarf es einer ausführlichen gastrointestinalen Diagnostik einschließlich Kontrastdarstellung des oberen und unteren Gastrointestinaltraktes sowie eines abdominellen CT, um die Diagnose hinreichend zu sichern. Die Therapie folgt den allgemeinen Regeln der Hernienchirurgie. Der Bruchinhalt wird reponiert und der Bruchsack abgetragen oder in der Bruchpforte durchtrennt. Danach wird die Bruchpforte sicher mit Einzelknopfnähten verschlossen.

Zwerchfellverletzungen s. Kapitel 17

Literatur

1 Csendes, A. I. Braghetto, A. Henriquenz, C. Cortes: Late results of a perspective randomized study comparing forceful dilatation and esophagomyotomy in patients with achalasia. Gut 30 (1989) 299
2 Demeester, T. R., H. J. Stein: Physiologic diagnostic studies. In: Zuidema, G. D., M. B. Orringer. Shackelford's Surgery of the Alimentary Tract. Saunders, Philadelphia 1996 (p. 120)
3 Herskovic, A., K. Martz, M. Al-Sarraf: Combined chemotherapy and radiotherapy compared with radiotherapy alone in patients with cancer of the esophagus. New Engl. J. Med. 326 (1992) 1593
4 Isono, K., H. Sato, K. Nakayama: Results of a nationwide study on the three-field lymph node dissection of esophageal cancer. Oncology 48 (1991) 411–420
5 Kubik, S.: Embryologie und Anatomie des Oesophagus. Langhans, P., H. W. Schreiber, R. Häring, R. Reding, J. R. Siewert, H. Bünte: Aktuelle Therapie des Ösophagus. Springer, Berlin 1990 (S. 11–49)
6 Müller, J. M., H. Erasmi, M. Stelzner, U. Zieren, H. Pichlmaier: Surgical therapy of oesophageal carcinoma. Brit. J. Surg. 845 (1990) 77
7 Müller, J. M., M. Merkel, U. Zieren: Principles of radical oesophageal surgery End. Surg. 2 (1994) 3
8 Nemir, P., W. H. Wallace, M. Fallahnejad: Diagnosis and surgical management of benign disease of the esophagus. Curr. Probl. Surg. 13 (1976) 1
9 Payne, W. S. (1974): Diverticula of the Esophagus. In: Payne, W. S., A. M. Olsen: The Esophagus. Lea & Felbiger, Philadelphia 1974 (p. 207)
10 Pichlmaier, H., J. M. Müller: Eingriffe an der Speiseröhre. In H. Pichlmaier, F. W. Schildberg: Kirschnersche Operationslehre: Thoraxchirurgie. Springer, Berlin 1987 (229)
11 Rossetti, M., K. Hell: Fundoplication for the treatment of gastrophagal reflux in hiatal hernia. Wld. J. Surg. 1 (1977) 439
12 Zieren, H.-U., J. M. Müller, H. Pichlmaier, R.-P. Müller, S. Staar: Welchen Wert haben adjuvante Behandlungen im chirurgischen Therapiekonzept des Speiseröhrencarcinoms? Med. Welt 42 (1991) 761

23 Magen und Duodenum

H. D. Becker und H. Lippert

Die Erkrankungen des Magens und Duodenums haben in der Vergangenheit eine zentrale Rolle in der Allgemein- und Viszeralchirurgie gespielt. Durch die von Billroth in den achtziger Jahren des 19. Jahrhunderts erstmals erfolgreich durchgeführten resezierenden Eingriffe am Magen erlangte die Chirurgie der Körperhöhlen einen ungeheuren Auftrieb; viele Techniken, die am Magen primär entwickelt wurden, sind später auf andere Organsysteme übertragen worden.

Andererseits zeigt jedoch die Chirurgie des Magens, insbesondere die Ulkuschirurgie auch die im Laufe der Jahrzehnte eintretenden Veränderungen von etablierten Behandlungskonzepten auf. Durch die neuen Erkenntnisse der Pathogenese der Ulkuskrankheit und die Entwicklung effektiver medikamentöser Therapiekonzepte (H_2-Antagonisten, Antibiotikaregime) ist dieser Bereich der Magenchirurgie in den Hintergrund getreten, so daß heute vorwiegend akute Komplikationen der Ulkuskrankheit, funktionelle Störungen des Magens sowie maligne Erkrankungen des Magens für den Chirurgen von besonderem Interesse sind.

Topographische Anatomie

Der Magen liegt in der linken Regio hypochondriaca und einem kleineren Anteil der Regio epigastrica. Bei intaktem Situs ist zwischen dem linken Rippenbogen, der Leber und dem Colon transversum nur ein kleiner Teil des Magens einzusehen. Die Lage des Magens variert jedoch in Abhängigkeit vom Füllungs- und Kontraktionszustand sowie vom Stand der Zwerchfelle.

Der Magen läßt sich unterteilen in Pars cardiaca, die Einmündung des Ösophagus, Fundus ventriculi, dessen proximale Kontur als Fornix ventriculi bezeichnet wird, Corpus ventriculi als vorwiegend säuresezernierendes Areal mit großer und kleiner Kurvatur sowie (beginnend in der Incisura angularis des Magenantrums) Pars pylorica und Canalis pyloricus. Das proximale Duodenum besteht aus dem Bulbus duodeni, der ca. 2 cm mißt, und der Pars descendens des Duodenums. Die Rückseite des Magens, das Lig. gastrocolicum und das kleine Netz bilden die Vorderwand der Bursa omentalis. Die dorsale Begrenzung dieses Raumes stellt das parietale Peritoneum der hinteren Bauchwand dar, wobei das Pankreas, der obere Pol der linken Niere und die Nebenniere links getastet werden können. Das Dach der Bursa omentalis wird durch den Leberunterrand im Bereich des Lobus quadratus unter einem Zwerchfellanteil im Bereich der Kardia gebildet, während der untere Anteil dem Mesocolon transversum entspricht.

Gefäßversorgung des Magens und proximalen Duodenums

Der Truncus coeliacus entspringt aus der Aorta abdominalis in Höhe des 12. Brustwirbels und teilt sich frühzeitig in seine drei Hauptäste: A. hepatica communis, A. gastrica sinistra und A. lienalis. Häufig gehen getrennte Arterien zum Zwerchfell. Die arterielle Blutversorgung des Magens ist sehr gut, sie erhält ihren Zufluß aus vier Gefäßsystemen:

1. A. gastrica sinistra, die den Magen an der kleinen Kurvatur im Bereich der Kardia erreicht.
2. A. gastrica dextra, die aus der A. hepatica propria oder der A. hepatica communis entspringt und im Omentum minus zur kleinen Kurvatur des Magens zieht, wo sie eine Anastomose mit der A. gastrica sinistra bildet.
3. A. gastroepiploica dextra, die hinter der Pars superior duodeni aus der A. gastroduodenalis ihren Ursprung nimmt und dem großen Netz an der großen Kurvatur des Magens entlang läuft.
4. A. gastroepiploica sinistra, die aus der A. lienalis entspringt und den oberen Anteil der kleinen Kurvatur und den Magenfundus versorgt. Sie bildet Anastomosen mit der größeren A. gastroepiploica dextra.

Aus der A. lienalis entspringen die Aa. gastricae breves, die um den linken Rand der Bursa omentalis zum Magenfundus verlaufen sowie eine gelegentlich sehr kräftige A. gastrica posterior, die den Fundus ventriculi versorgt.

Der Bulbus duodeni und das proximale Duodenum werden arteriell versorgt über Äste der A. hepatica propria oder gastroduodenalis. Häufig läßt sich eine A. supraduodenalis anterior darstellen. Die Hinterwand des Bulbus duodeni wird meist durch 2–3 kleine Aa. gastroduodenales dorsales versorgt, die bei der Skelettierung des Bulbus duodeni ligiert werden müssen.

Der venöse Abfluß vom Magen und proximalen Duodenum erfolgt im Bereich der kleinen Kurvatur über die Arkade der V. coronaria ventriculi. Besonders im Bereich der Kardia bildet die V. coronaria ventriculi Anastomosen mit teilweise intramural verlaufenden Ösophagusvenen, die in die obere Hohlvene drainieren und für das Krankheitsbild der Ösophagusvarizen im Rahmen der portalen Hypertension (vgl. Kapitel 24, S. 563 ff) verantwortlich sind. Die große Kurvatur wird venös drainiert über die Gefäße der V. gastroepiploica dextra und damit zur V. coronaria ventriculi bzw. über solche entlang der V. gastroepiploica sinistra in die Milzvene.

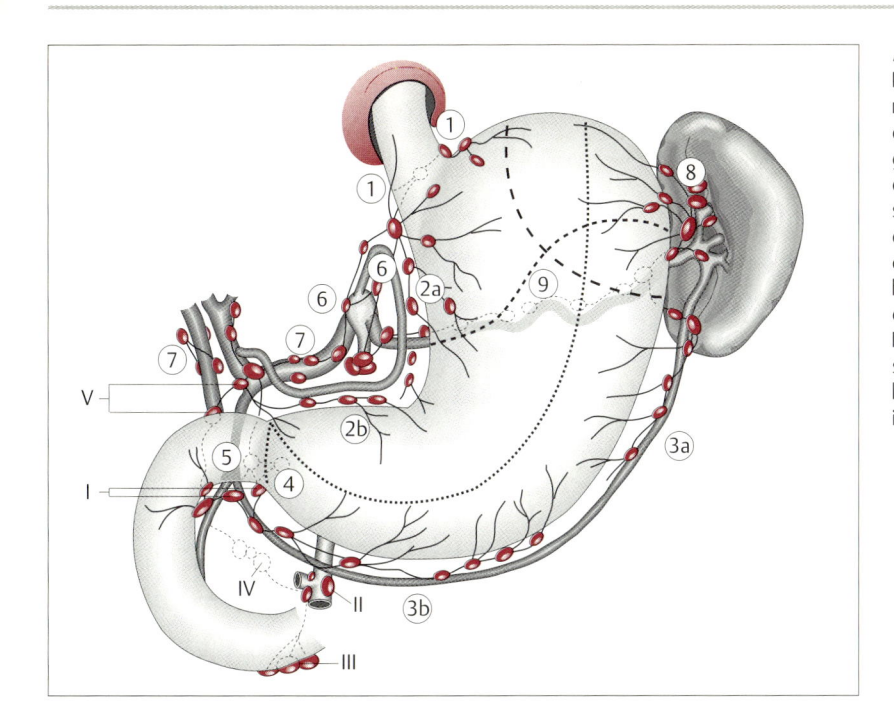

Abb. 23.1 Lymphknoten des Magens und proximalen Duodenums. 1 Anulus lymphaticus cardiae. 2a Nodi lymphatici (NL) gastrici sinistri, 2b NL gastrici dextri. 3a NL gastroomentales sinistri, 3b NL gastroomentales dextri. 4 NL pylorici. 5 A. gastroduodenalis. 6 NL coeliaci. 7 NL hepatici. 8 NL splenici. 9 NL pancreatici superiores.
I NL subpylorici. II NL mesenterici superiores. III NL juxtaintestinales. IV NL pancreaticoduodenales inferiores. V NL suprapylorici.

Lymphabfluß des Magens und proximalen Duodenums

Die Lymphdrainage des Magens folgt parallel den vier Magenarterien, wie aus den systematischen Arbeiten von Sarazin u. Mitarb. sowie den Arbeiten zahlreicher japanischer Autoren hervorgeht (Abb. 23.1).

Nervale Versorgung des Magens und proximalen Duodenums

Die Nerven des Oberbauchraumes gehören dem Sympathikus oder dem Parasympathikus (Vagus) an. Die abdominellen Vagusstämme entspringen aus dem Plexus oesophageus und enthalten Fasern des rechten und linken Vagus. Sie werden als Truncus vagalis anterior – linker Vagus – und Truncus vagalis posterior – rechter Vagus – bezeichnet. Sie gelangen durch den Hiatus oesophageus mit dem Ösophagus in die Bauchhöhle. Der Truncus vagalis anterior erstreckt sich auf die Vorderfläche des Magens, bildet in der Kardiaregion und den oberen Anteilen der kleinen Kurvatur den Plexus gastricus anterior, der zahlreiche Äste zur Vorderfläche des Magens (Rr. gastrici) und zur Leber (Rr. hepatici) abgibt. Der Truncus vagalis posterior verläuft in Richtung auf die Hinterwand des Magens und bildet an der kleinen Kurvatur den Plexus gastricus posterior. Von hier zieht ein Teil der Fasern zur Rückwand des Magens (Rr. gastrici), der größere Anteil jedoch zum Plexus coeliacus; von dort direkt oder über die prävertebralen Ganglien mit den Blutgefäßen zu Leber, Milz, Bauchspeicheldrüse, Dünndarm, Nieren und Nebennieren.

Die sympathische Innervation des Magens und proximalen Duodenums erfolgt aus dem VI.–IX. thorakalen Rückensegment, wobei Nervenfasern über die Nn. splanchnici den Plexus coeliacus erreichen. Von dort gelangen sie mit den Ästen des Truncus coeliacus zum Magen. Die topographische Anatomie des N. vagus ist für die chirurgische Therapie von besonderem Interesse, da ein Teil der Operationen am Magen mit einer mehr oder minder selektiven Durchtrennung des N. vagus einhergehen. Nach Abgang der Rr. hepatici des vorderen N. vagus verläuft ein starker Vagusast in Richtung auf die Incisura angularis (Latarjet-Nerv). Vom hinteren Vagus verläuft parallel dazu im hinteren Anteil des kleinen Netzes ein identischer Ast. Aus dem Latarjet-Nerv werden kleine Äste zur kleinen Kurvatur abgegeben. Im Bereich der Incisura angularis teilt sich der Latarjet-Nerv in den sogenannten Krähenfuß, der meist drei Anteile umfaßt. Für bestimmte Operationsverfahren ist es besonders wichtig, die topographische Anatomie des N. vagus in der Kardiaregion zu kennen. Durch eine relativ frühzeitige Aufteilung treten Vagusanteile auch links vom Ösophagus zum Magenfundus und -korpus, wobei ein R. ad fornicem aus dem Plexus gastricus posterior als „R. criminalis" bezeichnet wird. Auch in der Ösophaguswand können kleine Vagusäste verlaufen, die nur bei subtiler Präparation erfaßt werden. Daneben existieren zahlreiche Variationen im Bereich des Plexus gastricus anterior bzw. posterior, die bei den verschiedenen Vagotomieformen beachtet werden müssen.

Zugangswege bei Operationen am Magen und proximalen Duodenum

Der günstigste Zugang zum Magen und Duodenum erleichtert die Operation und beeinflußt damit das endgültige Ergebnis. Neben chirurgisch-technischen Aspekten sind vor allem auch anatomische Gegebenheiten der Abdominalwand zu beachten. Während die Gefäßversorgung der Abdominalwand sehr umfangreich ist, erfolgt die Nervenversorgung lediglich aus den Interko-

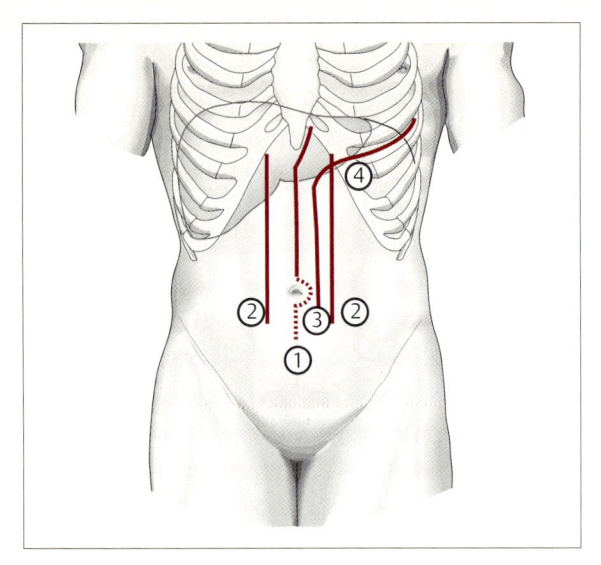

Abb. 23.**2** Zugangswege zum Magen und zum proximalen Duodenum: mediane Oberbauchlaparotomie (1), Transrektalschnitt (2), paramediane Inzision (3), evtl. mit Verlängerung in den ICR links (4) unter Durchtrennung des Rippenbogens.

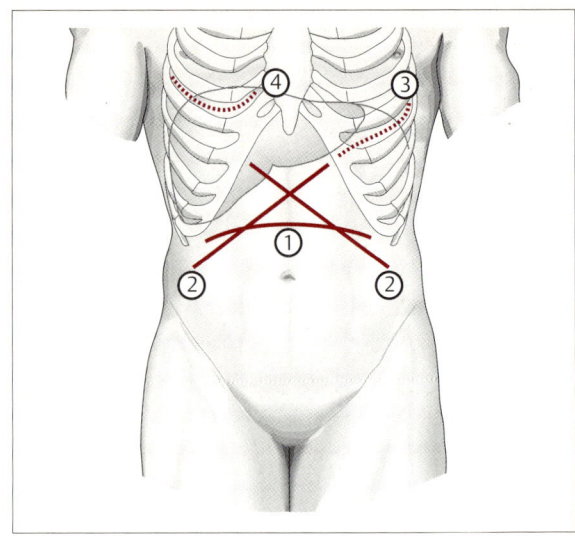

Abb. 23.**3** Zugangswege zum Magen: quere (1) und schräge (2) Oberbauchlaparotomie, evtl. mit Verlängerung in den ICR links (3) unter Durchtrennung des Rippenbogens; anterolaterale Thorakotomie, 5./6. ICR rechts, zur Freilegung des distalen Ösophagus (4).

stalnerven Th5–Th12. Daher wird versucht, bei vielen Inzisionen die Nervenversorgung zu erhalten.
Die gebräuchlichen Inzisionen sind in Abb. 23.**2** und 23.**3** dargestellt. Dabei ist zu sagen, daß die schrägen und queren Oberbauchinzisionen vor allem bei Eingriffen im Bereich des proximalen Magens und distalen Ösophagus indiziert erscheinen.

Indikationen zur Operation am Magen

Die Indikationen zu Operationen am Magen, die sich heute grundsätzlich ergeben, sind in 23.**1** aufgeführt.

23.1 Indikationen zur Operation am Magen

Komplikationen des Ulkusleidens
– Blutung (wenn endoskopisch nicht möglich)
– Perforation
– Magenausgangsstenose
– Dringender Malignomverdacht
Verletzungen des Magens
Gutartige Neubildungen
Bösartige Neubildungen
Magendivertikel (bei Ulzeration und Funktionsstörung)
Lageanomalie des Magen (Volvulus)
Fremdkörperentfernung (wenn endoskopisch nicht möglich)

Peptische Ulcera

Bei ca. 10% der Bevölkerung der Bundesrepublik Deutschland tritt während des Lebens ein peptisches Ulkus des Magens oder Duodenums auf. Bei der überwiegenden Mehrzahl verursacht die Läsion jedoch nur geringe und vorübergehende Beschwerden, so daß eine intensive Behandlung nur bei einem geringen Prozentsatz der Patienten notwendig wird.
Komplikationen der Ulkuskrankheit (Blutung, Perforation, Stenose usw.) werden bei 1–3% der Patienten mit einem Ulkus beobachtet, wobei Inzidenzen bis zu 10% in besonders selektioniertem Krankengut beschrieben worden sind. Warum derartige Komplikationen bei einigen Patienten mit peptischen Läsionen auftreten, ist jedoch nicht bekannt.

Demographische Vorbemerkungen

Peptische Ulzerationen des Magens und Duodenums werden weltweit angetroffen, obwohl die Häufigkeit in den einzelnen Ländern sehr unterschiedlich ist. In den westlichen Ländern scheint die Häufigkeit und Schwere der Erkrankung abzunehmen. Auch hat die Sterblichkeit an peptischen Läsionen – teilweise bedingt durch die verbesserten Behandlungskonzepte – in den letzten Jahrzehnten deutlich abgenommen. So betrug sie im Gefolge von Ulzerationen des Magens und Duodenums in den USA im Jahre 1930 noch 6,0/100 000 Einwohner, fiel auf 5,5 im Jahre 1950, 3,7 im Jahre 1972 und 2,7 im Jahre 1986 nach allgemeiner Verbreitung von H_2-Antagonisten.
In Schweden betrug die stationäre Aufnahme für elektive Ulkusoperationen 1950 64/100 000 Krankenhausaufnahmen, verglichen mit 11 im Jahre 1986. Die Zahl der

Operationen fiel von 9,4/100 000 Einwohner im Jahre 1956 auf 6,6 im Jahre 1986. Gustavson u. Mitarb. konnten anhand der schwedischen Daten zeigen, daß der dramatische Rückgang in der Ulkuschirurgie vor der Einführung der Fiberendoskopie, der H_2-Antagonisten und der selektiv-proximalen Vagotomie begann.

In Großbritannien beobachtete Taylor, daß in den ersten 10 Jahren nach Einführung von H_2-Antagonisten die Zahl der Todesfälle bei Ulkuskrankheiten in England und Wales nicht zurückgegangen war, die Todesfälle jedoch im höheren Lebensalter auftraten: 95% der Todesfälle ereigneten sich bei Patienten, die älter als 55 Jahre waren.

Auch in Deutschland ist der Rückgang der elektiven Ulkuschirurgie eindrucksvoll in verschiedenen Kliniken dargestellt worden. Dagegen ist die Zahl und die Letalität der Patienten mit massiver Ulkusblutung und akuter Perforation über die letzten 20 Jahre in den meisten Institutionen jedoch unverändert. Dieses führt dazu, daß chirurgische Interventionen bei Ulkuserkrankungen vorwiegend bei Komplikationen wie massiver Blutung und Perforation vorgenommen werden. Da häufig Hochrisikopatienten in hohem Lebensalter diese Komplikation aufweisen, ist die Hospitalletalität bei derartigen Erkrankungen nicht wesentlich zurückgegangen.

> Die Zahl der Ulkuskomplikationen ist im Gegensatz zur elektiven Ulkuschirurgie unverändert!

Pathophysiologie

Unser Verständnis für die Entstehung peptischer Läsionen des Magens und Duodenums hat in den letzten Jahren einige entscheidende Fortschritte erfahren. Zwar ist auch nach unseren heutigen Vorstellungen der Faktor Säure – vor allem beim Ulcus duodeni – das aggressive Agens, das die peptische Läsion verursacht. Die protektiven Mechanismen, die in der Vergangenheit eher im Hintergrund der Überlegungen standen, haben jedoch durch die Entdeckung des Helicobacter pylori durch Marshal u. Mitarb. eine wesentlich größere Bedeutung erlangt, so daß wir heute annehmen, daß durch die im Rahmen der Helicobacterinfektion verursachten Störungen der Schleimhautbarriere erst die Entstehung der Ulzerationen möglich ist. Eine Überproduktion von Säure allein ist jedoch auch in der Lage, Ulzerationen hervorzurufen, wie dieses bei dem seltenen Krankheitsbild des Zollinger-Ellison-Syndroms nachgewiesen werden kann. Beim Magenulkus spielen Faktoren wie duodenogastraler Reflux und chronische Gastritis eine Rolle, wobei die Störungen der Schleimhautbarriere jedoch das entscheidende Kriterium zu sein scheinen.

> Die Störungen der Schleimhautbarriere (durch Helicobacter pylori, Ischämie, Rauchen, Alkohol, Streßfaktoren, Gallereflux) sind entscheidende Faktoren der Ulkusentstehung!

Für die chirurgische Tätigkeit hat sich die Klassifikation der Ulcus ventriculi in 3 Typen nach Jonston bewährt (Tab. 23.1).

Tabelle 23.1 Klassifikation der Ulcera ventriculi nach Jonston

Typ I:	an der kleinen Kurvatur am Übergang vom Antrum zum Korpus im Bereich der Entzündungszone lokalisiert
Typ II:	Kombination von Ulcus ventriculi Typ I mit Ulcus duodeni
Typ III:	präpylorisch in der Antrumschleimhaut lokalisiertes Ulkus mit Norm- oder Hyperazidität

Diagnostik

Die klinische Symptomatik des klassischen Ulcus duodeni oder ventriculi ist charakterisiert durch Schmerzen im Epigastrium entweder im Nüchternzustand oder nach Nahrungsaufnahme. Besonders beim Ulcus duodeni treten die Beschwerden vorwiegend in der Nüchternphase auf und lassen nach Nahrungsaufnahme nach. Geringe Übelkeit, Völlegefühl und gelegentliches Erbrechen wird ebenfalls nicht selten beschrieben.

Die klinische Untersuchung ergibt bis auf eine Druckschmerzhaftigkeit im Epigastrium oder rechten Oberbauch keine charakteristischen Zeichen, solange keine Penetration oder Perforation vorliegt.

Durch die Einführung der Endoskopie haben die Röntgenuntersuchungen erheblich an Bedeutung verloren. Die endoskopische Untersuchung gestattet nicht nur eine exakte Lokalisation der peptischen Läsion der Schleimhaut, sondern erlaubt durch die mögliche Biopsie eine Abklärung der Dignität, die vor allem beim Ulcus ventriculi immer notwendig ist.

Des weiteren wird heute bei der Ulkusblutung durch die Endoskopie in Form der lokalen Blutstillungsmaßnahmen bereits eine definitive Behandlungsmöglichkeit eröffnet.

Die Ulkuskomplikationen treten bei einem Drittel der Patienten ohne jegliche vorausgegangene klinische Symptomatik einer chronischen Ulkuskrankheit auf und bei einem weiteren Drittel, das unter medikamentöser Behandlung steht, wobei nichtsteroidale Antirheumatika von besonderer Bedeutung sind.

Die klassische Ulkusperforation ist charakterisiert durch den plötzlichen starken Schmerz im Oberbauch mit allen Zeichen des sich entwickelnden Vollbildes des Schocks. Häufig wird nach initialen stärksten Schmerzen eine kurzfristige Linderung beschrieben. Die klinische Durchuntersuchung zeigt das typische Bild des sogenannten brettharten Abdomens als Zeichen der sich entwickelnden, zunächst chemischen, dann bakteriellen Peritonitis. Auskultatorisch sistieren die Darmgeräusche. Der Nachweis der freien Luft unter dem Zwerchfell bei der Übersichtsaufnahme des Abdomens im Stehen oder an der seitlichen Bauchwand bei der Aufnahme in Linksseitenlage vervollständigen die Diagnostik. Jedoch muß betont werden, daß sich freie Luft nur bei 60–75% der Patienten in einem Zeitraum bis zu 6 Stunden nach stattgehabter Perforation nachweisen läßt. Wasserlösliches Gastrografin kann daher zur Vervollständigung der Diagnose durch die liegende Magensonde verabreicht werden.

> Bei plötzlichem heftigen Oberbauchschmerz mit bretthartem Oberbauch ist an eine Ulkusperforation zu denken!

Die akute massive Blutung ist klinisch definiert als Blutungsereignis mit hämorrhagischem Schock, der zur Stabilisierung der Kreislaufparameter mindestens fünf Blutkonserven benötigt. Die Patienten weisen meist massives Bluterbrechen auf. Vor allem bei Ulcera duodeni, die tiefer im Duodenum gelegen sind, kann jedoch massiver peranaler Blutabgang als einziges Zeichen existieren. Klinische Zeichen einer Ulkuskrankheit können völlig fehlen, so daß primär eine unklare Schocksituation im Vordergrund der sich schnell entwickelnden klinischen Symptomatik steht. Durch die endoskopischen Untersuchungsmöglichkeiten ist heute die Diagnose nahezu immer zu stellen.

Charakteristika der Ulkusformen

Drei Typen von peptischer Läsion werden häufig unterschieden:
– Ulcus duodeni,
– Ulcus ventriculi,
– Anastomosenulkus.

Ulcus duodeni

Das Ulcus duodeni wird am häufigsten bei Männern vor dem 50. Lebensjahr beobachtet, kann jedoch in allen Altersstufen auftreten. Die klinische Symptomatik variiert außerordentlich, wobei eine Betonung der späten Nacht- und frühen Morgenstunden beschrieben wird. Die Schmerzen lassen sich meist durch Antazida oder Milchgabe reduzieren. Seltenere Symptome sind Sodbrennen, gastroösophagealer Reflux, Übelkeit und Erbrechen.
Die Ulcera duodeni sind im allgemeinen im Bulbus duodeni lokalisiert. Finden sich große Ulzerationen weiter distal, muß immer ein Malignom des Duodenums bzw. des Pankreas durch Biopsien ausgeschlossen werden.
Die Diagnose des Ulcus duodeni wird heute neben der klinischen Symptomatik durch die Endoskopie gestellt. Die Röntgenuntersuchung dagegen hat nahezu keine Bedeutung mehr. Wiederholte Endoskopien sind beim klassischen Ulcus duodeni nicht indiziert, lediglich bei Fortbestehen starker Beschwerden kann eine derartige Zweituntersuchung notwendig werden. Rezidivierende Ulcera duodeni führen zu starken Verformungen im Bereich des Bulbus duodeni mit Ausbildung von postpylorischen Stenosen.

Ulcus ventriculi

Das Ulcus ventriculi wird meist bei älteren Frauen beobachtet, wobei die größte Inzidenz zwischen dem 55. und 60. Lebensjahr liegt. Eine Ulzeration im Magen muß immer suspekt auf ein vorliegendes ulzerierendes Magenkarzinom sein. Die Lokalisation des Ulkus im Magen kann dabei einen gewissen Hinweis geben. So finden sich benigne Läsionen nahezu ausschließlich an der kleinen Kurvatur, während ulzerierende Magenkarzinome sehr häufig auch an der großen Kurvatur beobachtet werden. Allein die bioptische Untersuchung an zahlreichen Stellen des Ulkusrandes und Ulkusgrundes kann verläßlich zwischen benignen und malignen Läsionen unterscheiden. Auch das Abheilen kleinerer Ulcera ventriculi unter massiver Säureblockade kann nicht endgültig ein kleines exulzerierendes Magenkarzinom ausschließen. So konnte mehrfach gezeigt werden, daß unter dem oberflächlichen Epithel der abgeheilten Ulzeration ein Malignom in der Biopsie nachweisbar war.
Die Symptome des Magenulkus sind ähnlich denen des Ulcus duodeni. Ein Teil der Patienten klagt über höchste Schmerzintensität unmittelbar nach Nahrungsaufnahme.

Anastomosenulkus

Ein Anastomosenulkus wird vorwiegend nach resezierenden Verfahren wegen primärem Ulcus duodeni, jedoch auch nach Gastrojejunostomie ohne Resektion beobachtet. Die klinische Symptomatik unterscheidet sich nicht wesentlich von der Symptomatik primärer peptischer Läsionen. Die exakte Diagnose kann gelegentlich schwierig sein, da auch bei der Endoskopie gerade die Region der Anastomose schwer einsehbar ist.

Therapie

Medikamentöse Behandlung des Ulcus ventriculi und Ulcus duodeni

Die medikamentöse Behandlung des Ulcus duodeni und ventriculi hat sich in den letzten Jahren erheblich gewandelt. Die verschiedenen Formen der Säureblockade (H_2-Antagonisten, Protonen-Pumpenhemmer) sind ergänzt worden durch die effektive Behandlung der Helicobacter-pylori-Infektion der Schleimhaut des oberen Gastrointestinaltraktes (Tab. 23.**2**). Daneben scheint das Rauchen, die Einnahme von nichtsteroidalen Antirheumatika, Aspirin, Salicylaten usw. einen Einfluß auf den Verlauf der Ulkuskrankheit zu besitzen.
Die Säureblockade wird heute entweder durch H_2-Antagonisten oder noch effektiver durch Protonen-Pumpenhemmer vorgenommen. Dabei wird die Therapie der akuten Phase von der Langzeittherapie unterschieden. So kann z. B. die Einnahme von Ranitidin (150 mg 2 x täglich) oder Famotidin (40 mg 2 x täglich) in der akuten Phase empfohlen werden. Omeprazol wird in einer Dosierung von 2 x 20 mg verabreicht.

> Eine 7tägige modifizierte Tripeltherapie von Protonen-Pumpenhemmern, Clarithromycin, Metronidazol bewirkt eine Eradikation!

Das Wiederauftreten peptischer Läsionen nach Beendigung der Akuttherapie läßt sich durch die langfristige Einnahme von H_2-Antagonisten deutlich reduzieren. Eine Indikation für eine derartige Behandlung sollte jedoch sehr exakt mit dem Patienten besprochen werden und lediglich bei hochaktiver Ulkuskrankheit indiziert sein.

Peptische Ulcera

Tabelle 23.2 Therapieschemata beim unkomplizierten Helicobacter-pylori-positiven Ulkus (Leitlinien der DGVS 1996)

Modifizierte Tripeltherapie	
Protonenpumpenhemmer (2mal 1 Standarddosis*/Tag)	7 Tage
Clarithromycin (2mal 250 mg/Tag)	7 Tage
Metronidazol (2mal 400 mg/Tag)	7 Tage
• Nebenwirkungen ca. 15%	
• Therapieabbrüche < 5%	
Alternativ: modifizierte Tripeltherapie	
Protonenpumpenhemmer (2mal 1 Standarddosis*/Tag)	7 Tage
Clarithromycin (2mal 500 mg/Tag)	7 Tage
Amoxicillin (2mal 1 g/Tag)	7 Tage
• Nebenwirkungen ca. 30%	
• Therapieabbrüche < 5%	
Reserveschema: Quadrupeltherapie	
Protonenpumpenhemmer (2mal 1 Standarddosis*/Tag)	Tag 1–10
Wismutsalz (4mal täglich)	Tag 4–10
Tetracyclin (4mal 500 mg/Tag)	Tag 4–10
Metronidazol (3mal 400 mg/Tag)	Tag 4–10
• Nebenwirkungen ca. 80%	
• Therapieabbrüche < 5–10%	

In der Regel ist nach der Helicobacter-pylori-Sanierungstherapie nur dann eine antisekretorische Nachbehandlung erforderlich, wenn der Patient persistierende Beschwerden hat oder ASS/NSAR einnimmt.
* Standarddosis der Protonenpumpenhemmer:
  20 mg Omeprazol, 30 mg Lansoprazol, 40 mg Pantoprazol.

Durch die Eradikation von Helicobacter pylori scheint das Problem der Ulkusrezidive erstmals unter pathogenetischen Aspekten lösbar. So konnte gezeigt werden, daß bei Patienten mit effektiver Eradikation des Helicobacter pylori Rezidive in einem Beobachtungszeitraum von 3 Jahren nahezu nicht beobachtet werden, während Patienten ohne effektive Eradikation bis zu 50% Rezidive ihrer peptischen Läsion aufweisen.

Chirurgische Behandlung des chronischen Ulcus ventriculi und Ulcus duodeni

Bis Anfang der 70er Jahre bestand keine effektive medikamentöse Behandlung peptischer Läsionen des oberen Gastrointestinaltraktes. Aus diesem Grunde mußte daher bei vielen Patienten eine weitere Indikation zu einer chirurgischen Intervention gestellt werden, die bei ca. 70% der Behandelten eine Heilung der Ulkuskrankheit erzielte. Jedoch wurden bei einem nicht unerheblichen Anteil der Patienten intra- und postoperative Probleme beobachtet, die heute zu einer weitgehenden Änderung der Indikation zur chirurgischen Intervention beim peptischen Ulkus geführt haben.

Indikationen zur Operation

Die Indikation für die chirurgische Behandlung der peptischen Läsionen beschränkt sich heute vorwiegend auf die akuten Komplikationen wie Perforation, Blutung, Magenausgangsstenose und beim Ulcus ventriculi gelegentlich nicht zu entkräftenden Malignomverdacht (23.1). Ein Versagen der medikamentösen Therapie bei nicht komplizierten Ulcera ist heute dagegen nahezu nicht mehr zu beobachten und hat zu einer drastischen Reduktion der elektiven Ulkuschirurgie geführt. Lediglich die sehr seltene Unverträglichkeit von Medikamenten und die besondere soziale Situation einiger Patienten kann einmal eine Indikation für eine chirurgische Behandlung eines nicht komplizierten chronischen Ulcus ventriculi und duodeni darstellen.

Operationsmethoden in der elektiven Ulkuschirurgie

Die Ulkuschirurgie beinhaltet zwei Therapiekonzepte, die nacheinander entwickelt worden sind:
- Resektionsverfahren (Billroth-I-, Billroth-II-Resektion),
- Vagotomieverfahren (trunkuläre, selektiv-gastrale und selektiv-proximale Vagotomie).

Beide Therapiekonzepte können kombiniert werden (sog. Combined operations), wobei die Antrektomie + selektiv-gastrale bzw. trunkuläre Vagotomie das am häufigsten verwandte Verfahren darstellt.

Billroth-I-Resektion

Die Billroth-I-Gastroduodenostomie beinhaltet die Resektion des distalen Magens unter Mitnahme des Pylorus. Die Wiederherstellung der gastrointestinalen Kontinuität erfolgt durch die Gastroduodenostomie. Bedeutet die Antrektomie die alleinige Exstirpation des Magenantrums (verwandt bei der Combined operation), schließt die Billroth-I-Resektion bei der Anwendung in der Ulkuschirurgie meist eine ausgedehnte Resektion des Korpus im Bereich der kleinen Kurvatur ein. Die Gastroduodenostomie wird als End-zu-End- oder End-zu-Seit-Anastomose angelegt.
Chirurgische Technik vgl. Abb. 23.4–23.6. Die einzelnen Operationsschritte s. 23.1.

Combined operation nach Harkins

Bei der Combined operation wird die selektiv-gastrale Vagotomie mit der Antrumresektion und der Billroth-I-Gastroduodenostomie kombiniert. Bei der selektiv-gastralen Vagotomie, die im Rahmen der Combined operation vorgenommen wird, ist es wichtig, daß einige Äste der A. gastrica sinistra den Kardiabereich bzw. Areale der kleinen Kurvatur versorgen, um eine gute Wundheilung zu garantieren.

Pyloruserhaltende Resektionen nach Maki

Resektion ca. 2 cm proximal des Pylorus, sonst identisches Vorgehen wie bei der Billroth-I-Resektion. Zweireihige Anastomose. Zusätzliches Decken der kleinen Kurvatur durch seromuskuläre Dreipunktnaht.

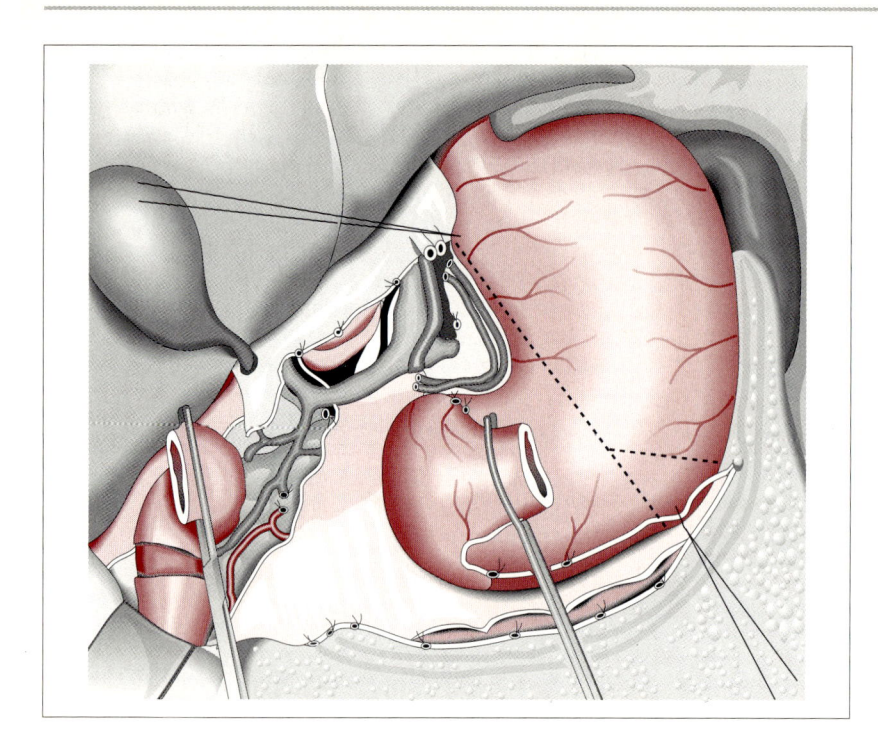

Abb. 23.4 Billroth-I-Resektion, Festlegen des Resektionsausmaßes.

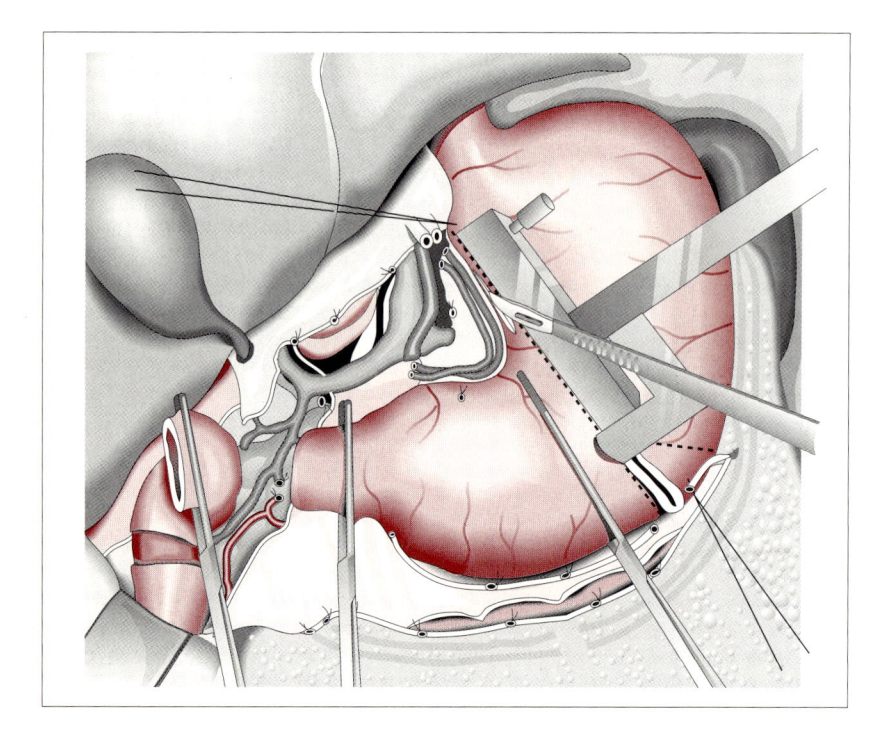

Abb. 23.5 Verschluß des proximalen Magenanteils durch Nähapparat TA 90.

Billroth-II-Resektion

Hierbei erfolgt eine partielle Resektion der distalen Anteile des Magens von 50–80% und der Verschluß des Duodenalstumpfes. Die gastrointestinale Passage wird durch eine Gastrojejunostomie wiederhergestellt. Seit der Originalmethode von Billroth ist eine Vielzahl von verschiedenen Rekonstruktionsmöglichkeiten angegeben worden.

Chirurgische Technik s. 23.2.

Alternativen beim Duodenalstumpfverschluß: Bei tiefen penetrierenden Ulcera im Bereich des Bulbus duodeni kann die Versorgung des Duodenalstumpfes sehr schwierig sein. Bei penetrierendem, mehr lateral gelegenem Ulkus Absetzen des Duodenalstumpfes unter Führung eines im Duodenum liegenden Fingers. Verschluß des Duodenums mittels Einzelknopfnähten zweireihig, Aufsteppen auf die Pankreaskapsel.

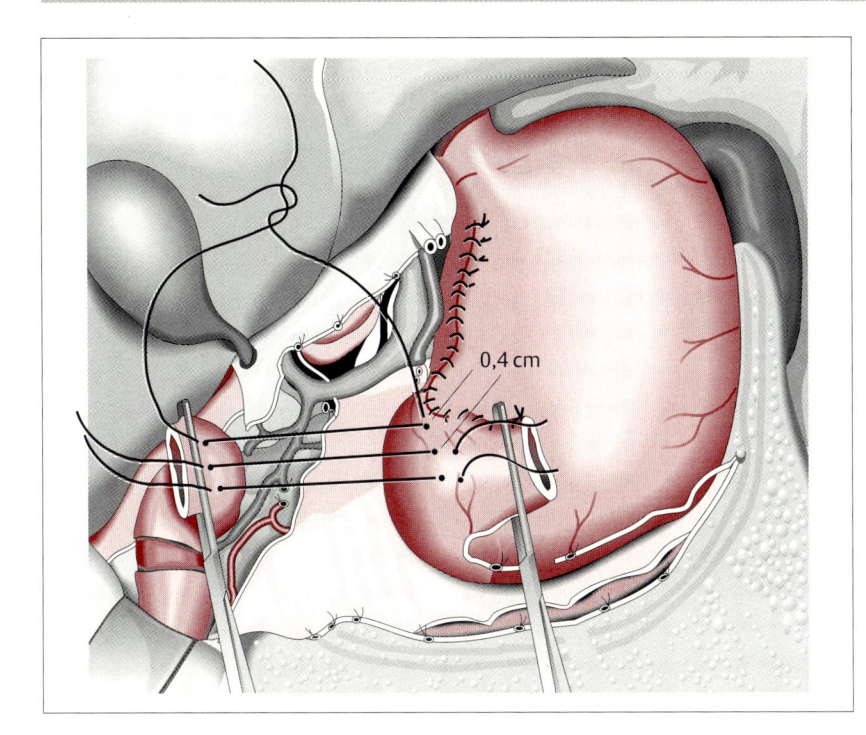

Abb. 23.6 Die Hinterwandnaht erfolgt durch Einzelknopfnähte (resorbierbares Nahtmaterial, Fadenstärke 3–0).

23.1 Billroth-I-Resektion

Lagerung in Rückenlage. Zugangsweg: oberer Median-/Schrägschnitt. Festlegen der Resektionsgrenzen an der großen und kleinen Kurvatur: an der großen Kurvatur am Übergang von A. gastroepiploica dextra zur A. gastroepiploica sinistra, an der kleinen Kurvatur ca. 2–3 cm subkardial; höhere Resektionsgrenzen bei hochgelegenem Ulcus ventriculi. Skelettierung der großen Kurvatur, wobei bei gutartigen Erkrankungen die A. gastroepiploica dextra erhalten bleiben soll. Skelettierung des Duodenums in Verlängerung der Skelettierung der großen Kurvatur auf eine Strecke von ca. 3 cm. Teils stumpfe, teils scharfe Skelettierung des retroduodenalen Anteils unter Zug nach ventral. Ligatur der kleinen zum Duodenum ziehenden Gefäße. Ausgedehnte Mobilisation des Duodenums nach Kocher. Skelettierung der kleinen Kurvatur im gefäßfreien Areal des kleinen Netzes auf einem hinter den Magen vorgeschobenen Finger. Durchtrennung der A. gastrica dextra etwa in Höhe des Pylorus. Skelettierung des oberen freien Duodenums auf einer Strecke von 3–5 cm. Fassen des Duodenums distal des Pylorus mit einer feinen Klemme und Durchtrennung ca. 1 cm oberhalb, unmittelbar hinter dem Pylorus. Hochschlagen des distalen Magens, Skelettierung der kleinen Kurvatur bis zur festgelegten Resektionsgrenze. Verschluß des proximalen Magenanteils durch einen Nähapparat. Durchtrennen und Absetzen des Magens distal der maschinellen Nahtreihe. Anbringen einer zweiten Klemme am Magen großkurvaturseitig. Absetzen des überstehenden Zipfels. Serosierung der ehemaligen kleinen Kurvatur. Gastroduodenostomie. Einzelknopfnähte seromuskulär. Serosierung der sog. Jammerecke an der kleinen Kurvatur und am Duodenum durch zusätzliche Dreipunktnaht.

Alternativ: Terminolaterale Gastroduodenostomie nach ausgedehnter Mobilisation des Duodenums nach Kocher. Verschluß des Duodenalstumpfes. Seromuskuläre Einzelknopfnähte am Duodenum, wobei die Pankreaskapsel mitgefaßt wird. Die Duodenotomie soll schräg angelegt werden. Einstülpen der Vorderwand und seromuskuläre Einzelknopfnähte.

23.2 Billroth-II-Resektion: Duodenalstumpfversorgung

In Rückenlage oberer Medianschnitt, evtl. nach links oben am Xiphoid vorbei sowie ca. 5 cm distal des Nabels. Skelettierung der großen Kurvatur, nachdem zunächst die Milz durch Unterpolsterung mit einem Tuch nach vorne luxiert wurde, um den Zug zu verringern. Eröffnung der Bursa omentalis durch das Lig. gastrocolicum, wobei bei benigner Erkrankung die A. gastroepiploica dextra erhalten werden kann. Skelettierung des Bulbus duodeni. Mobilisation des Duodenums nach Kocher. Durchtrennung des unter dem Bulbus gelegenen Gewebes. Verschluß des auf 3 cm mobilisierten Bulbus duodeni mittels Nähapparat, wobei die Durchtrennung ca. 1 cm proximal der Nahtreihe erfolgen soll. Keine zusätzliche Serosierung.

Alternativ kann durch Einzelknopfnähte einstülpend der Duodenalstumpf versorgt werden, wobei meist ein zweireihiges Vorgehen gewählt wird.

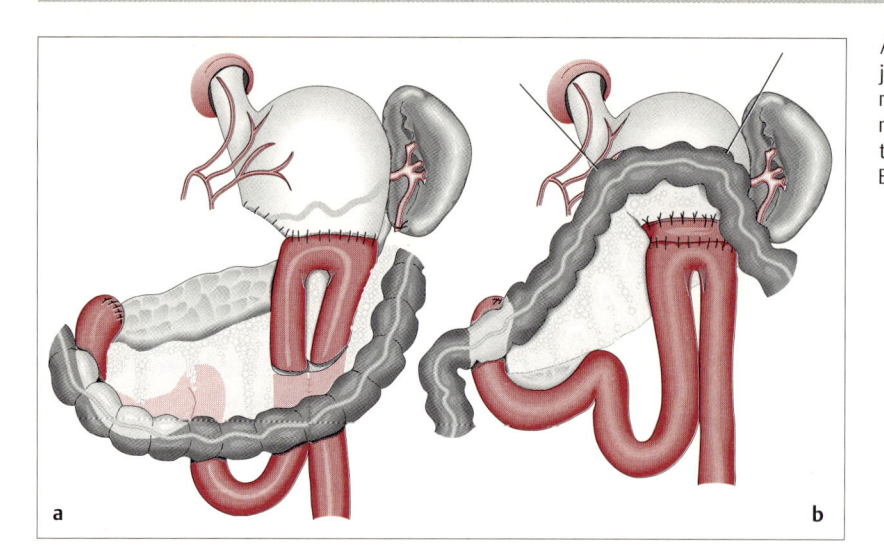

Abb. 23.7 Retrokolische Gastrojejunostomie. **a** Isoperistaltische retrokolische partielle Gastrojejunostomie. **b** Isoperistaltische totale Gastrojejunostomie mit Braun-Enteroanastomose.

Modifikation nach Nissen-Bsteh

Nach Abtragen des Magens dreireihiger Duodenalstumpfverschluß, wobei die erste Nahtreihe die Vorderwand des Duodenums am aboralen Ulkusrand und die zweite und dritte Nahtreihe die Vorderwand des Duodenums auf das Ulkus fixiert.

Chirurgische Technik vgl. Abb. 23.**7**–23.**8**. Die einzelnen Operationsschritte s. 23.**3**.

Rekonstruktion nach dem Roux-Y-Prinzip

Die Roux-Y-Rekonstruktion ist eine Modifikation der Billroth-II-Resektion, wobei der Aspekt der Verhütung des duodenogastralen Refluxes im Vordergrund steht. Die erste Jejunalschlinge wird 12–15 cm hinter dem Treitz-Band durchtrennt und der abführende Schenkel retro- oder antekolisch zum Magen hochgezogen. Nach blindem Verschluß dieses Jejunalanteils zweireihige Seit-zu-Seit-Anastomose mit dem Magen. Der zuführende Anteil der ersten Jejunalschlinge wird dann 50–60 cm distal der Gastrojejunostomie End-zu-Seit in die abführende Jejunalschlinge eingepflanzt. Durch diese Modifi-

23.3 Billroth-II-Resektion: Rekonstruktion der Magen-Darm-Passage

Durchtrennung des Gefäß-Nerven-Bündels an der kleinen Kurvatur ca. 2–3 cm unterhalb der A. gastrica sinistra. Absetzen an der großen Kurvatur am Übergang der A. gastroepiploica dextra zur A. gastroepiploica sinistra. Verschluß des proximalen Magenstumpfes mittels Nähapparat. Absetzen des Magenpräparates. Serosierung der kleinkurvaturwärts gelegenen zwei Drittel des Magens mittels fortlaufender Naht. Das großkurvaturseitig gelegene eine Drittel wird zur Gastrojejunostomie verwandt. Hochziehen der 1. Jejunalschlinge entweder retrokolisch oder antekolisch; fortlaufende zweireihige Anastomose, 1. Nahtreihe seromuskulär, 2. Nahtreihe allschichtig, Vorderwand einstülpend genäht (Abb. 23.**8**).

Die Anastomose kann alternativ mit dem Klammernahtgerät (z. B. GIA 60 Auto Suture) genäht werden. Die Eingangsöffnung am Magen und an der hochgezogenen Dünndarmschlinge wird mit einem Nähapparat verschlossen. Um den obligatorischen duodenalen Reflux in den Magenrest zu reduzieren, legen manche Operateure vor allem bei antekolischer Anastomose eine Seit-zu-Seit-Jejunojejunostomie (Braunsche Enteroanastomose) an. Ob eine derartige Modifikation den erwünschten Erfolg erzielt, konnte bisher jedoch nicht definitiv dokumentiert werden. Drainage des Magens mittels transnasaler Magensonde für ca. 24 Stunden. Beginn der peroralen Flüssigkeitszufuhr nach 24 Stunden. Nahrungszufuhr nach ca. 48 Stunden. Drainage des Bauchraumes für 24 Stunden, wobei lediglich die Drainage des Duodenalstumpfes obligatorisch ist.

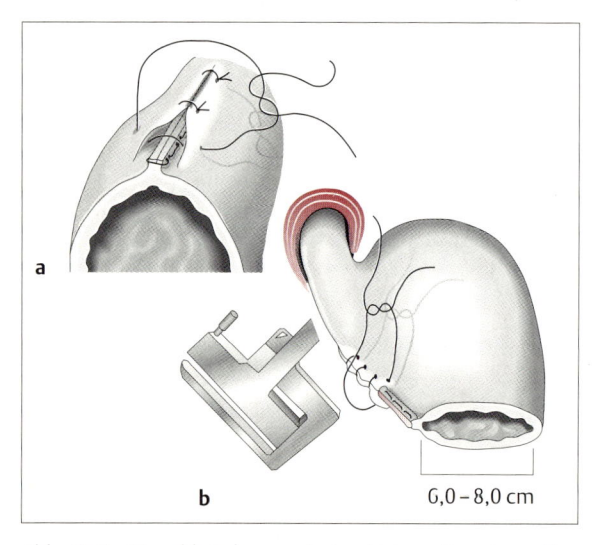

Abb. 23.**8** Verschluß der resezierten kleinen Kurvatur. **a** Zunächst Verschluß der Resektionsfläche durch Nähapparat TA 55 bzw. 90. **b** Zusätzliche Serosierung der Klammernahtreihe.

kation wird ein Reflux von Dünndarminhalt in den Magen sicher verhindert. Andererseits werden Magenentleerungsstörungen beobachtet, so daß dieses Verfahren keine allgemeine Verbreitung gefunden hat.

Verschiedene Formen der Vagotomie

Im klinischen Alltag haben sich drei Formen der Vagotomie etabliert, die auch heute noch bei der chirurgischen Behandlung der peptischen Ulzerationen angewandt werden:
– trunkuläre Vagotomie + Drainageoperation,
– selektiv-gastrale Vagotomie + Drainageoperation,
– selektiv-proximale Vagotomie (proximal-gastrale Vagotomie).

1. Trunkuläre Vagotomie + Drainageoperation

Die trunkuläre Vagotomie (Abb. 23.**9**) führt zu einer vollständigen vagalen Denervierung nicht nur des Magens, sondern des Abdominalraumes, da die Vagusäste unmittelbar nach dem Durchtritt durch den Hiatus oesophageus durchtrennt werden. Wegen der vagalen Denervation des Magenantrums ist eine Drainageoperation obligatorisch.
Chirurgische Technik der trunkulären Vagotomie s. 23.**4**.

Drainageoperation. Bei totaler Denervierung des Magens (trunkuläre Vagotomie, selektiv-gastrale Vagotomie) ist eine Drainageoperation des Magenantrums obligatorisch. Neben der Gastrojejunostomie haben vor allem drei Formen der Pyloroplastik Verbreitung gefunden:
– **Pyloroplastik nach Heineke-Mikulicz** (Abb. 23.**10**): Im Bereich des Pylorus Anbringen von zwei Haltefäden und Längsdurchtrennung, wobei die Inzision auf dem Magen ca. 4 cm und auf dem Bulbus duodeni ca. 3 cm lang ist. Querer Verschluß der Inzision mittels Allgöwer-Nähten.

23.4 Trunkuläre Vagotomie

Leicht erhöhter Oberkörper. Mediane Oberbauchlaparotomie. Abpräparation des linken Leberlappens vom Diaphragma. Zunächst wird ein Tuch hinter die Milz verbracht, um das Risiko der Verletzung zu vermindern. Durchtrennung des Peritoneums auf der rechten und linken Seite des Ösophagus. Ziehen des Magens nach distal. Stumpfes Unterfahren des Ösophagus, der mit einem dicken Schlauch armiert ist. Anschlingen des Ösophagus. Danach Durchtrennung der Vagusfasern auf dem Ösophagus sowie hinter dem Ösophagus.

– **Pyloroplastik nach Jaboulay:** Die Indikation besteht vorwiegend bei narbig aufgebrauchtem Bulbus duodeni. Inzision von ca. 4 cm am distalen Antrum großkurvaturseitig und am Duodenum nach ausgedehnter Mobilisation nach Kocher. Zweireihige Gastroduodenostomie, die Vorderwand einstülpend.
– **Pyloroplastik nach Finney**: Die Finneysche Plastik ähnelt der Modifikation nach Jaboulay. Es wird lediglich der Pylorus mit durchtrennt, so daß eine weite Drainage des Antrums in das Duodenum erfolgt.

2. Selektiv-gastrale Vagotomie (Abb. 23.**11**)

Die selektiv-gastrale Vagotomie führt eine totale parasympathische Denervation des Magens durch, wobei die vagalen Innervationen der übrigen gastrointestinalen Organe nicht betroffen werden. Da eine vagale Denervierung des Magenantrums erfolgt, ist eine Drainageoperation obligatorisch.
Chirurgische Technik s. 23.**5**.

23.5 Selektiv-gastrale Vagotomie

Geringgradige Erhöhung des Oberkörpers. Mediane Oberbauchinzision. Inzision im avaskulären Areal des kleinen Netzes. Eingehen mit dem Finger und Palpation der Hinterwand des Magens. Palpation der A. gastrica sinistra. Hochheben des Magens und Inzision der Serosa etwas unterhalb der A. gastrica sinistra. Durchtrennung des Vagus an Vorder- und Hinterfläche im Bereich der kleinen Kurvatur. Skelettierung des unteren Anteils des intraabdominellen Ösophagus bis über den Fundus des Magens.

3. Selektiv-proximale Vagotomie (Abb. 23.**12**)

Die selektiv-proximale Vagotomie führt lediglich zu einer Denervierung des Magenfundus und -korpus, so daß eine Drainageoperation nicht notwendig ist.
Chirurgische Technik s. 23.**6**.

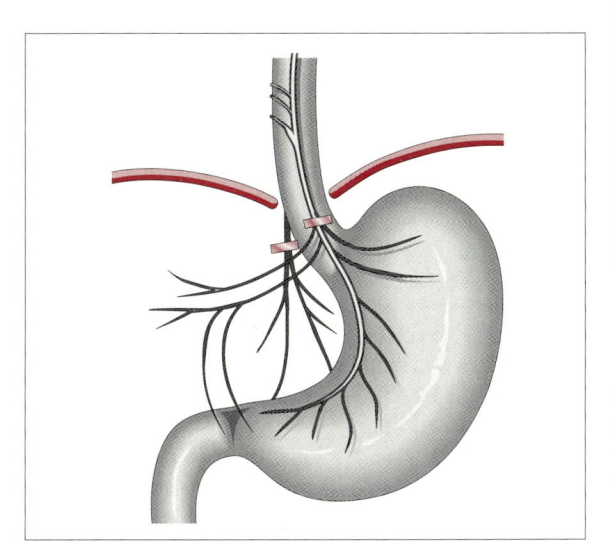

Abb. 23.**9** Schemazeichnung der trunkulären Vagotomie (TV).

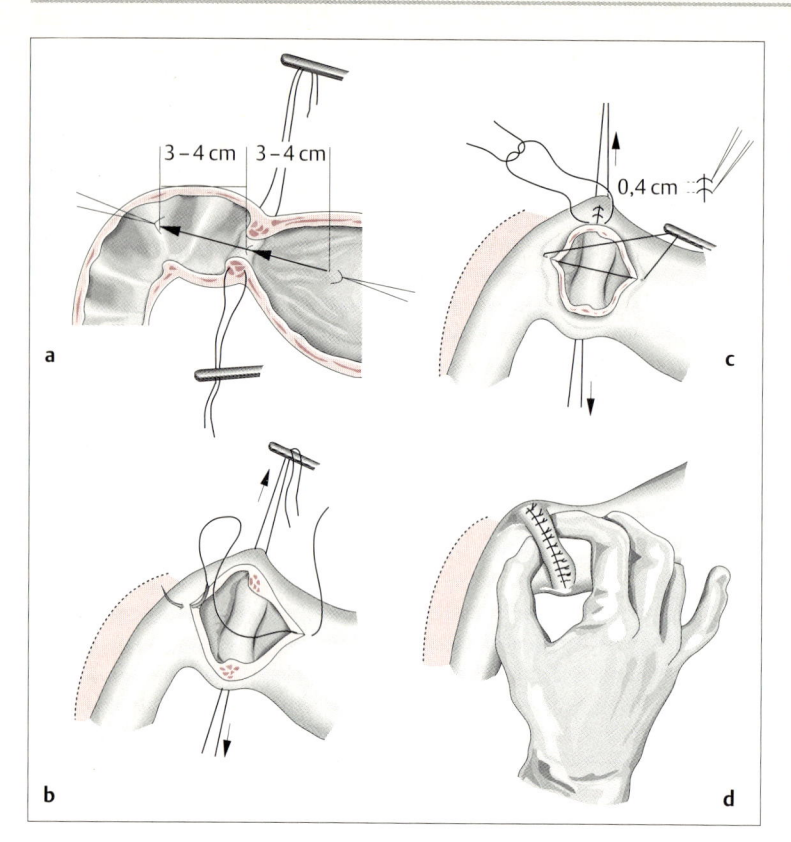

Abb. 23.10 Pyloromyoplastik (Heineke-Mikulicz, Weinberg). **a** Nach Anlage von 2 Haltefäden Längsinzision jeweils 3 – 4 cm oralwärts und aboralwärts vom Pylorus. **b** Erleichterung der symmetrischen Annäherung der Wundlefzen durch Anlegen einer Naht in der Mitte. **c** Querer Wandverschluß durch einreihige Knopfnähte (Nahtabstand 4 mm). **d** Prüfung der Durchgängigkeit.

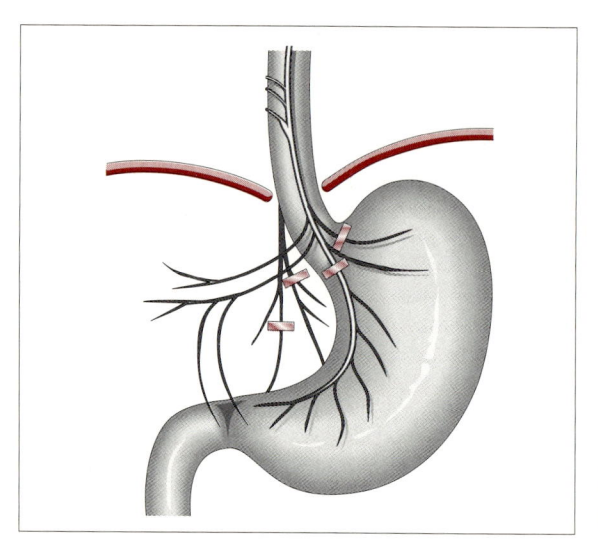

Abb. 23.11 Schemazeichnung der selektiv-gastralen Vagotomie (SV).

Abb. 23.12 Schemazeichnung der selektiv-proximalen Vagotomie (SPV).

Weitere Formen der Vagotomie

1. Transthorakale trunkuläre Vagotomie

Indikation: Ulcus pepticum jejuni nach Billroth-II-Resektion oder Anastomosenulkus nach Billroth-I-Resektion.
Die Vorteile bestehen in der guten anatomischen Übersicht in einem nicht voroperierten Areal.
Chirurgische Technik s. 23.7.

2. Vagotomie nach Taylor

Hierbei wird eine oberflächliche Seromyotomie der kleinen Kurvatur mit einer proximal-gastralen Vagotomie des hinteren Blattes kombiniert.

Laparoskopisch durchgeführte Vagotomieformen

Die laparoskopisch vorgenommenen Vagotomieformen basieren auf den Techniken der offenen Chirurgie. Da ei-

23.6 Selektiv-proximale Vagotomie

Erhöhung des Oberkörpers. Mediane Oberbauchlaparotomie. Skelettierung der kleinen Kurvatur, wobei zunächst das vordere Blatt des Peritoneums – beginnend am obersten Ast des Krähenfußes – nach proximal skelettiert wird. Umstechungsligaturen der magennahen Gefäß-Nerven-Strukturen. Wichtig ist die Skelettierung des Magenfundus nach links vom Ösophagus. Der zweite Schritt bedeutet die Skelettierung des hinteren Blattes, wobei der distale Ösophagus nach hinten pedantisch gesäubert werden muß.

23.7 Transthorakale trunkuläre Vagotomie

Thorakotomie rechts im V./VI. Interkostalraum. Spaltung der Pleura über dem Ösophagus, der mit einem Schlauch armiert ist. Darstellung der 2–3 starken Vagusäste, die zwischen Clips durchtrennt werden. Diese Operation kann sehr gut mit minimal-invasiver Technik durchgeführt werden.

ne selektiv-proximale Vagotomie als ausgereifteste Form der Vagotomie laparoskopisch nur mit enormem Zeitaufwand durchführbar ist, wird neben der trunkulären Vagotomie vor allem die Modifikation nach Taylor angewandt. Die Grundprobleme der Vagotomie bei der Behandlung der Ulkuskrankheit sind naturgemäß durch die Anwendung laparoskopischer Methoden nicht verändert worden (s. u.).

Ergebnisse der chirurgischen Behandlung der Ulkuskrankheit

Durch zahlreiche kontrollierte randomisierte Studien ist der Erfolg verschiedenen Therapieverfahren sowohl beim Ulcus duodeni als auch Ulcus ventriculi exakt dokumentiert worden.

Ulcus duodeni

Die Billroth-I-Resektion hat beim Ulcus duodeni sehr wenig Anwendung gefunden, da schon früh gezeigt werden konnte, daß lediglich eine sehr hohe Resektion des Magens als alleiniges Therapieprinzip eine niedrige Rezidivrate garantierte. Da dieses jedoch zu technischen Problemen bei der Erstellung der Gastroduodenostomie führen kann, ist dieses Verfahren nur in wenigen Serien oder in Kombination mit einer Vagotomie verwandt worden.
Die Billroth-II-Resektion war über Jahrzehnte das Standardverfahren in der chirurgischen Behandlung des Ulcus duodeni. Die postoperative Letalität beträgt in den kontrollierten Studien 1,5–3%, und Rezidivulcera treten bei 3–7% auf. Postgastrektomiebeschwerden werden bei bis zu 30% der Patienten beschrieben.

Die trunkuläre Vagotomie mit Drainageoperation weist eine niedrige Letalität von 1–2% auf, Rezidivulcera werden bei 10–28% beobachtet. Postvagotomiebeschwerden sind deutlich seltener als nach Billroth-II-Resektion. Die selektiv-gastrale Vagotomie weist eine niedrige Letalität von ca. 1,5% auf. Rezidivulcera werden in gleicher Häufigkeit wie nach trunkulärer Vagotomie beobachtet. Die Postgastrektomiebeschwerden, hier insbesondere Diarrhöen, sind jedoch deutlich seltener.
Die selektiv-proximale Vagotomie hat die niedrigste Letalität, nämlich ca. 0,5%. Rezidivulcera werden bei 15–30% beobachtet, Postgastrektomie-/Postvagotomiebeschwerden lediglich bei 5–10%.
Die niedrigste Rezidivrate wird bei Patienten mit sog. Combined operation (selektiv-gastrale Vagotomie + Antrektomie) beobachtet; dagegen steigt bei dieser Patientengruppe die Rate der Postgastrektomiebeschwerden wieder deutlich an.

Ulcus ventriculi

Die Billroth-I-Resektion ist beim Ulcus ventriculi vom Typ I heute das Standardverfahren. Die postoperative Letalität beträgt ca. 2%, Rezidivulcera werden bei weniger als 5% der Patienten beobachtet. Postgastrektomiebeschwerden sind ausgesprochen selten.
Die Billroth-II-Resektion weist ähnlich gute Ergebnisse auf. Rezidivulcera werden nur selten beobachtet (0,5–1,5%), die Operationsletalität liegt mit ca. 4% etwas höher als bei der Billroth-I-Resektion und Postgastrektomiebeschwerden werden häufiger beschrieben.
Die Vagotomieverfahren scheinen beim Ulcus ventriculi eine deutlich höhere Rezidivrate aufzuweisen, dagegen ist die postoperative Letalität naturgemäß geringer. Aus diesem Grunde hat sich die selektiv-proximale Vagotomie bei der chirurgischen Behandlung des Ulcus ventriculi vom Typ I nicht durchsetzen können. Die effektivste chirurgische Behandlung – bezogen auf die Rezidivrate beim Ulcus ventriculi Typ III – ist die selektiv-gastrale Vagotomie + Antrektomie, da hier die niedrigste Rezidivrate bei gutem funktionellen Ergebnis erwartet werden kann. Während die Chirurgie in der Behandlung des unkomplizierten Ulkus heute nur noch eine geringe Bedeutung hat, ist die Zahl der Ulkuskomplikationen in der operativen Medizin nahezu unverändert. Ob sich daraus der Schluß ziehen läßt, daß konservative Behandlungsmethoden die Ulkuskomplikationen nicht verhindern können, ist jedoch noch nicht bewiesen.

Ulkuskomplikationen

Ulkusblutung

Bei nahezu zwei Drittel aller Patienten mit schwerer oberer gastrointestinaler Blutung liegt als Blutungsursache ein Ulkus des Magens oder Duodenums zugrunde. Nur bei einem Teil der Patienten läßt sich eine typische Ulkusanamnese erfragen, häufiger dagegen wird die Einnahme von Aspirin oder nichtsteroidalen Antirheumatika berichtet. Die klinische Symptomatik der Patienten ist teilweise hochdramatisch mit massivem Bluterbrechen und schwerem Schockzustand, teilweise jedoch

Tabelle 23.3 Ursachen der oberen gastrointestinalen Blutung (Zusammenstellung Weltliteratur, n = 2289)

Ulcus duodeni	32%
Ösophagusvarizen	29%
Ulcus ventriculi	21%
Magentumoren	7%
Mallory-Weiss-Läsion	6%
Angiomatöse Veränderung	1%
Ulcus Dieulafoy	1%
Sonstige	3%

steht ein sehr protrahierter Verlauf mit den Symptomen der hochgradigen Anämie im Vordergrund. Eine massive Blutung ist definiert als kurzfristiger Blutverlust von mehr als 1000 ml; da das Körpervolumen differiert, kann abstrakt ein Blutverlust von mehr als 30% des zirkulierenden Blutvolumens als Größe angenommen werden (mittleres Blutvolumen: Erwachsene: 70 ml/kg KG [Idealgewicht], Kinder 80 ml/kgKG).
Differentialdiagnostisch ist immer die Ösophagusvarizenblutung bei portaler Hypertension (vgl. Kapitel 24, S. 563 ff) sowie die Mallory-Weiss-Läsion im ösophagokardialen Übergang abzugrenzen (Tab. 23.3). Daneben existieren seltene Blutungsursachen wie angiomatöse Veränderungen sowie Läsionen im Bereich des Nasen-Rachen-Raumes, der Speiseröhre und des proximalen Duodenums.

Diagnostische Maßnahmen (vgl. Kapitel 3)

Die möglichst frühzeitige endoskopische Untersuchung durch einen erfahrenen Untersucher stellt heute das Standardverfahren in der Diagnostik dar. Auch bei massiven Blutungen gelingt es bei entsprechender Erfahrung, meist die Blutungsursache zu erfassen und durch entsprechende Maßnahmen eine primäre Blutstillung zu erzielen. Bei der Beschreibung der Blutungsaktivität wird heute häufig die Klassifikation nach Forrest (vgl. Tab. 3.5) verwandt. Danach läßt sich dokumentieren, daß Patienten mit aktiver arterieller Blutung (Forrest Ia) und sichtbarem Gefäßstumpf (Forrest II) auch nach primärer endoskopischer Blutstillung eine hohe Rezidivblutungsrate aufweisen (Forrest Ia: 18–42%; Forrest II: 6–32%), so daß evtl. an eine frühzeitige chirurgische Intervention gedacht werden muß.
Bei sehr massiven Blutungszuständen mit ausgeprägter Schocksymptomatik kann eine Intubation des Patienten zur Vermeidung einer Aspiration sinnvoll sein. Die selektive Angiographie hat heute dagegen im Bereich des oberen Gastrointestinaltraktes nur eine sehr geringe Bedeutung. Auch weitere Röntgenuntersuchungen sind obsolet.

Behandlung

Die Akutbehandlung der massiven Ulkusblutung besteht heute in der endoskopischen primären Blutstillung, wobei das zur Blutstillung verwandte Substrat sehr unterschiedlich sein kann (NaCl, Ethoxysklerol, Fibrinkleber usw.). Bei erfahrenen Endoskopikern läßt sich bei 95% der Patienten eine primäre Blutstillung erzielen. Lediglich bei massiven Blutungen im Bereich der Hinterwand des Bulbus duodeni und in Arealen, die endoskopisch nicht leicht erreichbar sind – wie z. B. die, die unmittelbar subkardial liegen – kann es notwendig werden, eine primäre chirurgische Blutstillung vorzunehmen. Eine aufgeschobene chirurgische Versorgung ist indiziert bei Rezidivblutung nach vorausgegangener endoskopischer Blutstillung und evtl. bei an der Hinterwand des Bulbus duodeni gelegener Blutungsquelle. Ist primär die Blutung durch eine endoskopische Maßnahme zum Stehen gebracht worden, empfiehlt sich innerhalb von 24 Stunden eine erneute endoskopische Kontrolle mit eventueller Nachsklerosierung.
Ein anderes Behandlungskonzept beinhaltet die frühzeitige chirurgische Intervention nach primärer endoskopischer Blutstillung. In den zur Verfügung stehenden Daten scheinen beide Therapieverfahren etwa gleiche Ergebnisse zu liefern. Die postoperative Letalität der massiven oberen gastrointestinalen Ulkusblutung beträgt ca. 5% in Abhängigkeit von den Zweiterkrankungen der Patienten. Ist eine chirurgische Intervention notwendig, so sollte im allgemeinen lediglich eine Maßnahme zur definitiven chirurgischen Blutstillung vorgenommen werden. Beim Ulcus duodeni an der Hinterwand beinhaltet dieses eine Umstechung der A. gastroduodenalis sowie eine Ligatur der Arterie oberhalb und unterhalb des Bulbus duodeni. Beim Ulcus ventriculi kann es notwendig werden, eine Exzision des Ulkus vorzunehmen. Befindet sich der Patient in einem guten Allgemeinzustand, kann auch eine definitive chirurgische Maßnahme der Ulkuskrankheit (meist eine Magenresektion) vorgenommen werden.

Ergebnisse

Postoperative Komplikationen allgemeiner Art sind vor allem durch die vorausgegangene Schocksymptomatik bedingt. Rezidivblutungen werden auch nach resezierenden Verfahren bei 5–7% der Patienten beobachtet. Die Prognose der Erkrankungen wird insbesondere durch die vorliegenden Risikofaktoren beeinflußt, so weisen Blutungen aus einem Ulcus ventriculi wegen der hohen Rate von Zweiterkrankungen in nahezu allen Serien eine hohe Letalität auf. Insgesamt beträgt die Krankenhausletalität in den prospektiven Studien der letzten 10 Jahre bei Ulcus duodeni 2,3–6,4% und bei Ulcus ventriculi 3,1–9,8%.

Ulkusperforation

> Eine Perforation liegt vor, wenn eine Wandnekrose des Magens zu einer Lumenöffnung führt und Intestinalinhalt in die Bauchhöhle tritt!

> Unter der Bezeichnung Penetration wird ebenfalls eine Wandnekrose verstanden, die jedoch vom umgebenden Gewebe abgedeckt ist. Es kann über die Penetration zu einer gedeckten Perforation in Nachbarorgane (Kolon, Gallenblase) kommen!

Die Diagnose der akuten Perforation eines Ulcus duodeni oder ventriculi wird aufgrund des klassischen Krankheitsbildes mit plötzlich auftretenden schwersten epigastrischen Schmerzen und nachfolgender Schocksymptomatik gestellt. Die klinische Untersuchung zeigt ein bretthartes Abdomen als Zeichen der chemischen Peritonitis, das sich sehr schnell über den gesamten Bauchraum ausbreitet.

Bei Verdacht auf eine freie Perforation wird die Diagnose durch eine Abdomenleeraufnahme im Stehen oder in Linksseitenlage durch den Nachweis freier Luft unter dem Zwerchfell oder unter der Bauchdecke erhärtet. Es muß jedoch betont werden, daß bei nur ca. 70% der Patienten mit Ulkusperforation freie Luft nachweisbar ist. Bei einer unklaren Situation kann Gastrografin über eine Magensonde verabreicht werden.

Differentialdiagnostisch sind alle akuten Oberbaucherkrankungen wie akute Cholezystitis, Pankreatitis, mechanischer Ileus, Appendizitis, Perforationen anderer Hohlorgane und Mesenterialthrombosen sowie pulmonale und kardiale Affektionen abzugrenzen.

Die Perforation des Ulcus duodeni erfolgt nahezu immer im Bulbus duodeni. Beim Ulcus ventriculi ist die bevorzugte Lokalisation das präpylorische Antrum. Kommt es beim Ulcus ventriculi zu einer Perforation im Bereich der großen Kurvatur oder im Fundus, muß immer eine Malignität ausgeschlossen werden.

Behandlung

Die möglichst frühzeitige Laparotomie mit Verschluß der Perforationsöffnung ist das klassische Therapieverfahren. Der chirurgische Verschluß der Perforation innerhalb von 6 Stunden nach dem Ereignis verhindert zumindestens beim Ulcus duodeni meist das Auftreten einer diffusen Peritonitis. Beim Ulcus ventriculi dagegen, insbesondere wenn eine Hypochlorhydrie vorgelegen hat, kann es auch früher bereits zu einer bakteriellen diffusen Peritonitis des Bauchraumes kommen.

Die chirurgische Therapie besteht beim Ulcus duodeni im allgemeinen im Anlegen einer Pyloroplastik, wobei die Perforation in die Pyloroplastik einbezogen wird. Gelegentlich kann eine alleinige Übernähung der kleinen Perforationsöffnung im Bereich des Bulbus duodeni ausreichend sein. Beim Ulcus ventriculi sollte immer eine Exzision des Ulkus zur histologischen Verifizierung mit – meist zweireihiger – Übernähung der Perforationsstelle erfolgen. Bei sehr ausgeprägten großen Perforationen, vor allem im Bereich des Bulbus duodeni, kann es notwendig werden, eine distale Magenresektion vorzunehmen, wobei die oben geschilderten Versorgungsformen der atypischen Duodealstumpfversorgung Anwendung finden.

> Therapie der Wahl bei der Ulkusperforation ist Ulkusexzision (Biopsie), Verschluß der Perforation oder ausnahmsweise Resektion des ulkustragenden Magenabschnittes!

Nichtoperative Behandlung des perforierten peptischen Ulkus

Obwohl die primäre operative Therapie auch heute noch als Standardverfahren beim perforierten Ulkus anzusehen ist, finden sich vermehrt Berichte, daß eine konservative abwartende Haltung ähnliche Ergebnisse liefern kann. In einer randomisierten Untersuchung wurde festgestellt, daß ein initiales Abwarten die Letalität und Morbidität des Patienten bei perforiertem Ulkus nicht steigert. Mehr als 70% der Patienten benötigen bei einem derartigen Vorgehen keine primäre Operation.

> Ein primär nichtoperatives Behandlungsregime setzt einen besonders erfahrenen Chirurgen voraus!

Sobald die Diagnose verifiziert worden ist, erfolgt die kontinuierliche Absaugung durch eine Magensonde. Gelingt es, durch Absaugemaßnahmen sowie Hemmung der Sekretion des Magens die Menge der austretenden Flüssigkeit gering zu halten, kommt es relativ schnell zu einem Verkleben der Perforation durch das Omentum und die umgebenden Organe. Unter strenger klinischer Überwachung muß eine lokale septische Komplikation durch erfahrene Therapeuten jederzeit ausgeschlossen werden. Innerhalb von 24 Stunden kommt es meist zu einer dramatischen Besserung des klinischen Bildes. Die perorale Flüssigkeitsaufnahme kann erst nach Verschwinden aller Peritonitiszeichen begonnen werden.

Die berichteten Ergebnisse gleichen denen der primären chirurgischen Therapie, die Gesamtletalität liegt zwischen 5 und 11%, Operationen werden bei 20–30% der Patienten notwendig.

Gesonderte Ulkusformen

In der Vergangenheit sind einige Ulkusformen beschrieben worden, die als gesonderte Einheit betrachtet wurden. Vollständigkeitshalber sollen sie dargestellt werden, obwohl sie heute im allgemeinen als Spielart der chronischen Ulkuskrankheit gesehen werden.

Ulcus Dieulafoy

Meist subkardial, in der Nähe der kleinen Kurvatur gelegen, findet sich eine flache Ulzeration, unter der sich endosonographisch ein großes Gefäß nachweisen läßt. Das Ulcus Dieulafoy neigt zu massiven Blutungen, die heute durch erfahrene Endoskopiker gestillt werden können.

Cushing-Ulkus

Von Harvey Cushing wurden tiefe Ulzerationen im Magen und Duodenum beschrieben, die häufig perforieren. Diese Ulkusformen sollen laut Erstbeschreibung vorwiegend bei neurochirurgischen Erkrankungen auftreten.

Curling-Ulkus

Es handelt sich hierbei um typische Ulcera duodeni, die vor allem bei Patienten mit ausgedehnten Verbrennungen auftreten und sich vom Krankheitsbild der Streßläsionen (s. u.) abgrenzen lassen.

Streßulkus (akute hämorrhagische Gastritis)

Echte Streßulzerationen sind oberflächliche Läsionen der Magenschleimhaut, die nahezu immer bei Patienten mit schwerem Trauma, Sepsis, Verbrennungen, protrahiertem Schock und ähnlichen Krankheitsbildern auftreten. Die Läsionen umfassen meist lediglich die Mukosa, können gelegentlich jedoch auch bis in die Submukosa penetrieren. Streßläsionen werden bereits wenige Stunden nach Auftreten der Schädigung in der Magenschleimhaut nachgewiesen. Die Komplikationen der Streßläsionen treten jedoch selten vor dem 3./4. Tag nach Trauma auf.

Während Perforationen bei den Streßläsionen ausgesprochen selten sind, ist die massive Blutung als typische Komplikation aus vielen oberflächlichen Schleimhautläsionen auch heute noch ein sehr ernstes klinisches Problem. Streßulzerationen finden sich vorwiegend im Bereich des Fundus und Korpus, können jedoch auch im gesamten Magen und proximalen Duodenum auftreten.

Die Behandlung der blutenden Streßläsionen ist sehr unbefriedigend. Da heute meist eine Prophylaxe des Streßulkus im Rahmen der Intensivmedizin betrieben wird, finden sich derartige Komplikationen nur noch bei Patienten in sehr extremen Situationen, wie nicht behandelbarer Sepsis, Leberversagen usw. Bedingt durch die Grunderkrankung ist die Prognose ausgesprochen schlecht. Lokale Maßnahmen, wie endoskopische Sklerosierung, können zwar zu einem vorübergehenden Sistieren der Blutung führen, sind jedoch von einer hohen Rezidivrate belastet. In der Vergangenheit wurde gelegentlich die totale Gastrektomie bei derartigen diffusen Veränderungen empfohlen, die jedoch wegen der Grunderkrankung der Patienten mit einer extrem hohen Letalität behaftet ist.

Die Prophylaxe der Streßläsionen ist bei Patienten mit besonderem Risiko obligatorisch. Sie besteht vorwiegend aus Maßnahmen der Säuresekretionshemmung, wobei nicht nachgewiesen werden kann, ob H_2-Rezeptorantagonisten anderen Therapiekonzepten mit gleicher Zielrichtung überlegen sind. Ein gewisses Problem scheint die Rate der pulmonalen Infektionen nach effektiver Hemmung der Säuresekretion des Magens darzustellen, da es jederzeit zu einem bakteriellen Wachstum in nahezu neutralem Magensaft kommen kann. Insgesamt ist die Rate der Streßulkuskomplikationen unter der Verbesserung der allgemeinen intensivmedizinischen Maßnahmen jedoch sehr stark zurückgegangen.

Folgezustände nach Operationen am Magen

Frühkomplikationen

Die unmittelbaren Komplikationen nach Operation am Magen lassen sich in verschiedene Gruppen einteilen.

Blutungen aus einem belassenen Ulkus oder aus der Anastomose. Die Kreislaufsituation, das Blutbild und die Gerinnungsparameter sind zu kontrollieren. Der Allgemeinzustand, die Blutungsintensität und der Blutkonservenverbrauch bestimmen die Indikation zum Reeingriff, um intraabdominelle Blutungen durch abgerutschte Ligatur und Milzverletzung auszuschließen. Dabei ist zu bedenken, daß intraabdominelle Drainagen verstopft sein können. Eine abdominelle Sonographie sollte erfolgen.

Insuffizienzen angelegter Anastomosen, einer Übernähung oder am Duodenalstumpf. Bei Entleerung galliger Flüssigkeit aus einer subhepatischen Drainage ist die Diagnose einer Duodenalstumpfinsuffizienz wahrscheinlich. Flüssigkeitsansammlung subhepatisch oder subphrenisch bzw. ein Abszeß im Operationsbereich können durch die Nahtinsuffizienz verursacht sein. Die Endoskopie und eine Gastrografin-Routineuntersuchung sind angezeigt.

Die unmittelbar postoperativ bemerkte Insuffizienz ist eine Indikation zur chirurgischen Intervention. Bei späterer Insuffizienz ist zu untersuchen, ob über das eingelegte intraabdominelle Drain ein suffizienter Abfluß erreicht wird. Die endoskopisch-sonographische Abklärung erlaubt eine Bewertung der Insuffizienz. Bei einer Magenwandnekrose oder großen Defekten ist eine Reoperation erforderlich. Kleine Insuffizienzen können auch endoskopisch verklebt werden.

Magenentleerungsstörungen, postoperativer Ileus oder **Pankreatitis.** Bei Magenentleerungsstörungen ist eine Kontrolle der Passage durch ein wasserlösliches Kontrastmittel spätestens ab dem 5. postoperativen Tag vorzunehmen.

Postgastrektomiebeschwerden

Schon bald nach den ersten operativen Eingriffen am Magen können die Veränderung der physiologischen Verdauungsabläufe zu teilweise gravierenden Störungen führen, die unter dem Begriff der Postgastrektomiebeschwerden nach Magenresektion bzw. Postvagotomiebeschwerden nach den verschiedenen Vagotomieformen zusammengefaßt werden. Während derartige Beschwerden vorwiegend nach Operationen bei primärem Ulcus duodeni beobachtet werden, sind Folgezustände nach Operationen funktioneller Art bei Patienten mit primärem Magenkarzinom eher selten. Des weiteren ließ sich zeigen, daß auch präoperativ durch Gabe hyperosmolarer Lösungen in das Duodenum bei Patienten mit Ulcus duodeni derartige Beschwerden induzierbar sind, ein Hinweis darauf, daß bei diesen Patienten eine Disposition existiert.

Die häufigsten Postgastrektomiebeschwerden sind Dumpingsymptomatik, Afferent- und Efferent-loop-Syndrom, Gallerefluxgastritis und Diarrhöen. Bei den verschiedenen Formen der Vagotomie werden Diar-

Tabelle 23.4 Häufigkeit von Postgastrektomiesymptomen nach Magenoperation (%)

	Dumping-Syndrom	Afferent-loop-Syndrom	Gallerefluxgastritis
Billroth I	10–22	–	ca. 15
Billroth II	9–33	5–8	3–30
Billroth II + Roux Y	3–40	ca. 5	–
Trunkuläre Vagotomie + Drainage	5–15	–	ca. 10
Selektiv-gastrale Vagotomie + Drainage	3–9	–	ca. 5
Selektiv-proximale Vagotomie	2–3	–	–

rhöen, Dumpingsymptomatik und Störungen der Magenentleerung beobachtet. Über die Häufigkeit derartiger Beschwerden bei den einzelnen Therapieverfahren gibt Tab. 23.4 Auskunft.

> Unmittelbar nach der Operation können Nachblutungen, Magenentleerungsstörungen, eine Dumpingsymptomatik oder technisch bedingte Probleme (Duodenalstumpfinsuffizienz) den Verlauf komplizieren!

Dumpingsyndrom

Beim Dumpingsyndrom wird eine Frühform (Frühdumping) vom sog. Spätdumping (reaktive Hypoglykämie) unterschieden. Die klinische Symptomatik ist bei beiden Syndromen sehr ähnlich, jedoch werden die Symptome beim Frühdumping ca. 10–20 Minuten nach Nahrungsaufnahme beobachtet, während bei der reaktiven Hypoglykämie erst 90–120 Minuten nach Speisezufuhr die postprandiale Hypoglykämie symptomatisch wird.

Frühdumping

Symptomatik

Die Symptome beim Frühdumping zeigen einen typischen Ablauf: ca. 5–10 Minuten nach Nahrungsaufnahme treten zunächst vasomotorische und kardiovaskuläre Symptome auf: Die Patienten klagen über Völlegefühl im Epigastrium, gefolgt von einer Flashsymptomatik, einem ausgeprägten Schwächegefühl, Schwitzen und einer auffallenden Blässe. Zirka 20–30 Minuten nach dem Essen treten dann gastrointestinale Symptome wie Übelkeit, Erbrechen und vor allem Diarrhö hinzu. Einige Patienten berichten, daß die Symptome sich durch flüssige Mahlzeiten mit hohem Kohlehydratanteil besonders intensiv provozieren lassen. Die Symptome sind nach dem Frühstück meistens am heftigsten, während abends die Intensität der Symptomatik eher abnimmt. Eine leichte Dumpingsymptomatik wird bei drei Viertel aller Patienten nach subtotaler Gastrektomie wegen Ulcus duodeni beobachtet. Der natürliche Verlauf zeigt jedoch, daß nur bei ca. 25% nach einem längeren Beobachtungszeitraum die Beschwerden fortbestehen, wobei ein schweres Frühdumpingsyndrom bei 5–7% der Patienten beobachtet werden kann.

Ätiologie

Die zugrundeliegenden Mechanismen sind nicht endgültig geklärt, es besteht jedoch kein Zweifel, daß hypertone Lösungen zu einer Distension des oberen Gastrointestinaltraktes mit nachfolgendem Einstrom von Flüssigkeit in den Gastrointestinaltrakt führen. Dieses resultiert in einer deutlichen Reduktion des zirkulierenden Plasmavolumens mit nachfolgenden Kreislaufsymptomen. Des weiteren gibt es Hinweise, daß vom distendierten Darm Peptide freigesetzt werden, die sowohl für die vasomotorischen als auch gastrointestinalen Symptome verantwortlich sind.

Diagnostik

Für die Diagnostik entscheidend ist die Anamnese des Patienten. Durch Provokation der Frühdumpingsymptomatik lassen sich vor allem die Kreislaufparameter exakt registrieren. Untersuchungen zur Entleerung des Magenrestes stellen dagegen kein brauchbares Kriterium für die Diagnostik eines Dumpingsyndroms dar.

Medikamentöse Therapie

Im Vordergrund der medikamentösen Therapie steht die Diätberatung. Die Patienten sollen keine Flüssigkeit während der Mahlzeit zu sich nehmen und konzentrierte Kohlehydrate vermeiden. Die Mahlzeiten sollen in kleinen Portionen konsumiert sowie auf mindestens 6 Portionen am Tag verteilt werden. Stärke und Glucogen sollen Saccharide und freie Zucker ersetzen. Eine medikamentöse Beeinflussung ist dagegen außerordentlich schwierig; so ist der Einsatz von Serotoninantagonisten zwar in der Vergangenheit versucht worden, jedoch war dies meist nicht sehr effektiv. Alle Maßnahmen, die zu einer Verlangsamung der Dünndarmpassage führen, sind theoretisch als Therapiekonzepte einsetzbar.

Chirurgische Therapie

Obwohl die Mehrzahl der Patienten mit Frühdumpingsymptomatik eine deutliche Besserung der Symptome mit größerem Abstand zur Operation erfährt und durch diätetische Maßnahmen eine passable Lebensqualität erzielt, stellt sich bei 2–5% der Patienten mit primärer gravierender Dumpingsymptomatik die Frage der operativen Therapie. Als einzig effektives Behandlungsverfahren hat sich hierbei die Rekonstruktion der Duodenalpassage herausgestellt. Die Implantation der abführenden Schlinge in das proximale Duodenum (Operation nach Henley-Soupault) scheint dabei die effektivste Methode zu sein (Abb. 23.**13**), in unserem eigenen Krankengut ließ sich bei mehr als 80% der operierten Patienten eine deutliche Besserung der klinischen Symptomatik erzielen. Die anisoperistaltische Position nach Poth ergibt ähnliche Ergebnisse, kann jedoch bei zu lang gewähltem interponierten anisoperistaltischem Segment zu massiven Entleerungsstörungen führen.

Spätdumping (reaktive Hypoglykämie)

Symptomatik

Das Spätdumpingsyndrom ist nach Magenresektion weniger häufig als die Frühdumpingsymptomatik. Die klinische Symptomatik tritt nicht vor einer Stunde nach Nahrungsaufnahme auf, meistens 90 Minuten bis zu 3 Stunden nach dem Essen. Die Patienten zeigen alle Charakteristika der Hypoglykämie mit Schwächegefühl, diffusem Schwitzen und Hungergefühl bis hin zu Ohnmachtanfällen. Die Bestimmung des Blutzuckers und des Plasmainsulins zeigen niedrige Blutzuckerwerte mit hoher Insulinausschüttung.

Therapie

Alle Maßnahmen, die zu einer Verlangsamung der Kohlehydratabsorption führen, finden Anwendung. Auch kann die Verabreichung von Guar bei den Patienten eine deutliche Verbesserung der Symptomatik herbeiführen.

Afferent-loop-Syndrom

Das Afferent-loop-Syndrom, das aufgrund der anatomischen Gegebenheiten nur bei der Billroth-II-Resektion, bei einfacher Gastroenterostomie als Drainageoperation oder totaler Gastrektomie vorkommen kann, läßt sich in eine akute und eine chronische Form einteilen.

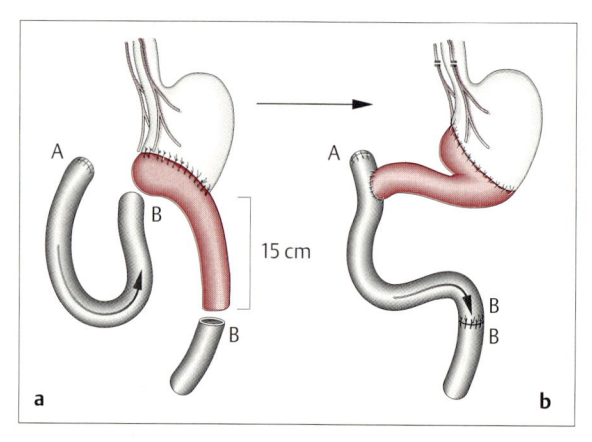

Abb. 23.**13 a, b** Rekonstruktion der Duodenalpassage nach Henley-Soupault nach Billroth-II-Resektion.

Akutes Afferent-loop-Syndrom

Symptomatik

Das akute Afferent-loop-Syndrom ist charakterisiert durch den vollständigen Verschluß der zuführenden Schlinge nach Billroth-II-Resektion, Gastroenterostomie oder totaler Gastrektomie. Der Verschluß bewirkt einen schnellen Druckanstieg in der zuführenden Schlinge aufgrund der kontinuierlichen Pankreas- und Gallesekretion. Im Vordergrund der klinischen Symptomatik steht das plötzliche Auftreten starker Oberbauchschmerzen mit sehr schnell folgender Schocksymptomatik. Bei etwa einem Drittel der Patienten ist eine Resistenz im Oberbauch oder unter dem rechten Rippenbogen tastbar. Laborchemisch findet sich meist ein beginnender Stauungsikterus und eine Hyperamylasämie. Die Röntgenuntersuchung zeigt die weit aufgedehnte zuführende Schlinge evtl. mit einem Flüssigkeitsspiegel. Differentialdiagnostisch ist vor allem eine postoperative Pankreatitis bzw. ein Obstruktionsileus auszuschließen.

Therapie

Die Therapie des akuten Afferent-loop-Syndroms besteht in der möglichst zügigen Entlastung der zuführenden Schlinge, da sonst eine Nekrose des Duodenums zu befürchten ist, falls es nicht zu einer Insuffizienz des Duodenalstumpfes kommt. Da ein Teil der Verschlüsse durch interne Hernien hervorgerufen wird, ist die Reposition der Hernie ein effektives Therapieverfahren. Sonst muß eine neue Enteroanastomose zwischen zuführender und abführender Schlinge erstellt werden.

Chronisches Afferent-loop-Syndrom

Symptomatik

Das klinische Bild beim chronischen Afferent-loop-Syndrom ist charakterisiert durch postprandiales Galleerbrechen, wobei die Symptome entweder unmittelbar nach der Operation, aber auch im späteren Verlauf – bis zu 10 Jahre postoperativ – auftreten können. Klassischerweise besteht das Erbrochene aus reiner Galle ohne Nahrungsbeimengungen, wobei große Volumina erbrochen werden können. Besteht die klinische Symptomatik über einen längeren Zeitraum, kommt es zum Gewichtsverlust mit Zeichen der Steatorrhö und Hypoproteinämie. Pathogenetisch liegt beim chronischen Afferent-loop-Syndrom eine intermittierende Obstruktion der zuführenden Schlinge vor. Bei der Laparotomie lassen sich morphologische Substrate häufig nicht nachweisen, so daß eine funktionelle Entleerungsstörung der zuführenden Schlinge angenommen werden muß.

Diagnostik

Die Diagnose beruht auf der klassischen klinischen Symptomatik mit postprandialem Galleerbrechen, postprandialem Völlegefühl im rechten Oberbauch und ausstrahlenden Schmerzen in den Rücken sowie dem vollständigen Verschwinden der Symptome nach Erbrechen.

Die Röntgenuntersuchung ist bei vielen Patienten nicht besonders ergiebig; lediglich wenn sich eine deutliche Dilatation der zuführenden Schlinge nachweisen läßt, liefert dieses einen Hinweis auf das Vorliegen eines Afferent-loop-Syndroms. Als Provokationstest kann gelegentlich die massive Stimulation der Galle- und Pankreassekretion durch Verabreichung von Secretin und Cholecystokinin hilfreich sein. Differentialdiagnostisch muß immer die Refluxgastritis in Erwägung gezogen werden.

Therapie

Ein unmittelbar nach der Primäroperation auftretendes Galleerbrechen verschwindet bei über der Hälfte der Patienten innerhalb von einem Jahr. Hat sich jedoch eine gravierende klinische Symptomatik ausgebildet, kann eine Reoperation notwendig sein. Das Anlegen einer Braunschen Enteroanastomose bringt bei ca. der Hälfte der Patienten eine deutliche Besserung der Symptomatik. Effektiver ist jedoch die Umwandlung der Billroth-II-Resektion in die Modifikation nach Roux, wobei die Implantation der zuführenden Schlinge mindestens 40 cm distal der Gastrojejunostomie erfolgen muß.

Efferent-loop-Syndrom

Beim Efferent-loop-Syndrom handelt es sich um eine Verlegung der abführenden Jejunalschlinge. Dieses Krankheitsbild kann unmittelbar postoperativ oder auch Jahre nach der Operation folgen. Das Efferent-loop-Syndrom ist ein eher seltener Folgezustand nach Magenresektion.
Auch beim Efferent-loop-Syndrom kann eine akute und chronische Form beobachtet werden. Bei der akuten Form handelt es sich um interne Hernien mit plötzlicher Verlegung der abführenden Schlinge; bei den chronischen Formen dagegen kommt es häufig auf dem Boden von Ulzeration, narbigen Stenosen oder Adhäsionen zu intermittierenden Verlegungen der abführenden Schlinge.

Symptomatik

Die klinische Symptomatik ist bei den akuten Formen hochdramatisch mit allen Zeichen der akuten Dünndarmobstruktion, während bei den chronischen Formen intermittierendes Erbrechen mit Nahrungsbestandteilen im Vordergrund der Beschwerden steht.

Therapie

Bei den akuten Formen ist eine operative Intervention meist notwendig, um auch alle differentialdiagnostischen Möglichkeiten auszuschließen. Bei den chronischen Formen dagegen ist nur bei ausgeprägter klinischer Symptomatik eine Reintervention notwendig, die meist in der Neuanlage der Anastomose, evtl. auch in einer zusätzlichen Enteroanastomose besteht.

Postoperative Gallerefluxgastritis

Der ungehinderte Fluß von Duodenalinhalt in den Magen führt bei vielen Patienten zu entzündlichen Veränderungen, selbst bei intaktem Magen. Insbesondere bei Patienten mit Billroth-II-Resektion, jedoch auch nach Billroth-I-Resektion, nach Verlust der Antrummotorik und der Pylorusfunktion kommt es zu derartigen Veränderungen, die in der Vergangenheit zunächst als positiver Aspekt der resezierenden Magenverfahren angesehen wurden. Es wurde von der sog. „inneren Apotheke" gesprochen, da das im Duodenalinhalt vorhandene Bicarbonat eine Neutralisation der Magensäure herbeiführt. Mittlerweile konnte jedoch gezeigt werden, daß nach resezierenden Operationsverfahren, jedoch auch schon bei alleiniger Pyloroplastik, sich ein Krankheitsbild entwickeln kann, das heute unter dem Begriff der alkalischen Refluxgastritis zusammengefaßt wird. Hierbei kommt es durch den in den Magen fließenden Duodenalsaft zu einer Schädigung der Magenschleimhautbarriere mit nachfolgenden entzündlichen Veränderungen.

Symptomatik

Im Vordergrund der klinischen Symptomatik der alkalischen Refluxgastritis stehen Schmerzen im Oberbauch, gelegentlich Galleerbrechen – häufig Stunden nach der Nahrungsaufnahme – mit wenigen Nahrungsbestandteilen, eine sich entwickelnde Anämie sowie eine Hypersekretion des Magens. Endoskopisch lassen sich Zeichen der Gastritis nachweisen, die bioptisch gesichert werden können. Durch die nahrungsabhängigen Beschwerden kommt es bei einem Viertel der Patienten zu einem deutlichen Gewichtsverlust.
Differentialdiagnostisch ist die Abgrenzung gegen ein chronisches Afferent-loop-Syndrom häufig schwierig. Hilfreich kann hierbei sein, daß, im Gegensatz zum Afferent-loop-Syndrom, nur geringe Mengen mit gleichzeitiger Nahrungsbeimengung erbrochen werden, die Schmerzsymptomatik nahezu kontinuierlich besteht und durch die Nahrungsaufnahme deutlich vermehrt wird. Bewiesen wird die alkalische Gallerefluxgastritis durch die endoskopische Untersuchung mit Biopsie bei fehlendem Nachweis einer Obstruktion.

Therapie

Die medikamentöse Behandlung der postoperativen Refluxgastritis ist nicht sehr ergiebig. Stark aluminiumhaltige Antacida, in seltenen Fällen auch Cholesteramin, können bei der Hälfte der Patienten eine Linderung der Symptome erbringen. Die chirurgische Therapie, die nur bei wenigen Patienten indiziert ist, besteht in der Umwandlung der vorgegebenen Billroth-I- oder Billroth-II-Resektion in eine Roux-Y-Modifikation oder in eine Interposition in der Modifikation von Henley-Soupault. Das Anlegen einer Braunschen Enteroanastomose ist im allgemeinen nicht erfolgversprechend. Durch diese Verfahren läßt sich bei über 80% eine deutliche Besserung der klinischen Symptomatik erzielen.

Rezidivulcera nach Magenresektion

Rezidivulkus nach Billroth-I-Resektion

Pathogenetisch kommen alle bei der Billroth-II-Operation geschilderten Möglichkeiten in Betracht. Als häufigste Ursache kann jedoch das fehlende Ausmaß der Resektion nach proximal angesehen werden, da aus anatomischen Gründen häufig eine $^4/_5$-Resektion des Magens nicht möglich ist und die Anastomose sonst unter Spannung geraten würde.

Als chirurgisches Therapieverfahren kann die selektivgastrale oder trunkuläre Vagotomie sowie die Vagotomie plus Nachresektion empfohlen werden.

Ulcus pepticum jejuni nach Billroth-II-Resektion

Eine ernste Komplikation der Billroth-II-Resektion, vor allem bei operativer Therapie eines Ulcus duodeni, ist das Auftreten von Rezidivulcera, da diese in einem hohen Prozentsatz zu massiven Blutungen neigen können. Wie bereits oben betont, beträgt die Häufigkeit 1–5%.

Ätiologische Faktoren

Verschiedene ätiologische Faktoren sind beim Auftreten eines Rezidivulkus nach Billroth-II-Resektion zu beachten:

1. Inadäquate chirurgische Primärtherapie: Die häufigste Ursache ist hierbei ein zu geringes Ausmaß der Resektion im Bereich des Korpus unter Belassung einer zu großen Zahl von Belegzellen. Auch können mechanische Ursachen eine Rolle spielen, wie die Verwendung von nichtresorbierbarem Nahtmaterial bei der Schleimhautnaht.
2. Hypersekretionszustände des Magens: Hier handelt es sich vor allem um zwei Krankheitsbilder, die differentialdiagnostisch auf jeden Fall abgeklärt werden müssen. Das Zollinger-Ellison-Syndrom ist charakterisiert durch das Auftreten von rezidivierenden Ulcera bei Vorliegen eines endokrinen gastrinproduzierenden Pankreastumors. Die Diagnose läßt sich durch die Bestimmung der Serumgastrinspiegel sowie den paradoxen Anstieg der Serumgastrinkonzentration nach Secretininjektion stellen. Differentialdiagnostisch zum Zollinger-Ellison-Syndrom muß das belassene Magenantrum bei schwieriger primärer Resektion in Betracht gezogen werden, da es durch die Ausscheidung der Säurebremse der Magenschleimhaut ebenfalls zu einer Hypergastrinämie kommt. Diese Form der Hypergastrinämie weist jedoch einen negativen Secretintest auf. Ein belassenes Magenantrum kann evtl. szintigraphisch dargestellt werden.
3. Ulzerogene Medikamente: Hier dürfte es sich um die häufigste Ursache für Rezidivulzerationen nach vorausgegangener Billroth-II-Resektion handeln. Vor allem Salicylate, nichtsteroidale Antirheumatika, Reserpin und evtl. Corticosteroide können zu erneuten Läsionen des Restmagens im Bereich der Anastomose führen.

Therapie

Die konservative Behandlung besteht in der Säureblockade durch H_2-Antagonisten oder Protonenpumpenhemmern. Ein Abheilen der Ulzerationen ist bei über 80% zu erwarten.

Die chirurgische Therapie ist nur bei Auftreten von Komplikationen sowie gravierenden anatomischen Veränderungen wie Narben- oder Stenosebildung usw. indiziert. Als Behandlungsverfahren der Wahl kann die Nachresektion mit trunkulärer Vagotomie und Wiederherstellung der Gastrointestinalpassage in der Roux-Y-Modifikation angesehen werden.

Magenstumpfkarzinom

Definitionsgemäß kann von einem Magenstumpfkarzinom gesprochen werden, wenn die primäre Operation am Magen wegen einer gutartigen Erkrankung erfolgte und das Intervall zwischen primärer Operation und dem Auftreten des Tumors mehr als 5 Jahre beträgt.

Häufigkeit, Risiko und Intervall nach Primäroperation

Obwohl lange strittig war, ob Magenkarzinome im Restmagen nach vorausgegangener Operation häufiger sind als genuine Magenkarzinome, kann heute als gesichert angesehen werden, daß, vor allem nach Billroth-II-Resektionen wegen eines primären Ulcus ventriculi, das Risiko an einem Magenkarzinom zu erkranken ca. 3- bis 5mal höher ist als bei einem vergleichbaren Normalkollektiv. Das Risiko für Patienten mit resezierenden Verfahren wegen Ulcera duodeni ist dagegen geringgradig, jedoch signifikant erhöht.

Während in den ersten 10 Jahren nach der Magenresektion eher eine etwas niedrigere Magenkarzinomrate beobachtet wird, steigt nach dem 15. postoperativen Jahr die Häufigkeit deutlich an. Bei Patienten mit primärem Ulcus ventriculi werden in 2,3–7,9% der Fälle nach 25 Jahren Magenstumpfkarzinome beobachtet. Parallel dazu kommt es zu einer deutlichen Erhöhung der Bronchialkarzinomrate.

Pathogenetische Faktoren

Als wesentlicher pathogenetischer Faktor wird die sich im Restmagen abspielende entzündliche Veränderung der Magenschleimhaut angesehen. Ähnlich wie bei der Perniziosa, die ja ein deutlich höheres Magenkarzinomrisiko aufweist, scheint es durch zusätzliche Faktoren bei Patienten mit genetischer Prädisposition zu gehäufter Tumorentwicklung zu kommen. Ein weiterer Faktor, der von Bedeutung ist, ist das Vorliegen eines primären Magenulkus, das sich aber ebenfalls häufig in bereits gastritisch veränderter Magenschleimhaut befindet.

Symptome, Therapie und Prognose

Die klinische Symptomatik des Magenstumpfkarzinoms ist sehr uncharakteristisch; sie läßt sich häufig nicht von allgemeinen Zeichen der Postgastrektomiebeschwerden unterscheiden. Erst der exzessive Gewichtsverlust sowie lokale Komplikationen wie Blutung, Verlegung des Stomas usw. führen zur Diagnosestellung. Daraus resultiert, daß sehr viele Patienten in einem sehr späten Tumorstadium zur Behandlung kommen. Die Diagnostik wird heute ausschließlich durch die Endoskopie mittels Biopsie vorangetrieben.

Die Therapie des Magenstumpfkarzinoms unterscheidet sich nicht von den Prinzipien des genuinen primären Magenkarzinoms (S. 521). Durch die vorausgegangene Operation sind die anatomischen Strukturen wie Gefäßverlauf und Lymphknotenstationen natürlich häufig nicht mehr in gleicher Art und Weise darstellbar.

Die Prognose des Magenkarzinoms ist daher relativ schlecht, weniger als 7% der Patienten mit primärem Magenstumpfkarzinom überleben die nächsten 5 Jahre, wobei es sich fast ausschließlich um Patienten mit durch Zufall entdeckten Frühformen des Tumors handelt.

Beschwerden nach Vagotomie

Ähnlich wie nach Magenresektionen kommt es auch nach den verschiedenen Formen der Vagotomie zu charakteristischen sog. Postvagotomiesyndromen.

Dysphagie nach Vagotomie

Ätiologie und Symptomatik

Geringgradige Schluckstörungen treten bei einem Drittel der Patienten nach Vagotomie auf, sie dauern meist wenige Tage, können jedoch einige Wochen anhalten. Die Postvagotomiedysphagie ist charakterisiert durch das Auftreten um den 7.–14. Tag nach der Operation, gelegentlich jedoch auch bereits um den 3. postoperativen Tag. Zunächst können meist feste Nahrungsbestandteile nicht geschluckt werden, während flüssige Nahrung aufgenommen werden kann. Über Schmerzen wird eher selten geklagt. Auch führen heiße Getränke meist nicht zu retrosternalem Brennen, ein Zeichen, das darauf hindeutet, daß eine Ösophagitis als Ursache meist nicht vorliegt. Die Beschwerdesymptomatik verliert sich meist innerhalb von Tagen oder Wochen.

Die Pathogenese ist nicht endgültig geklärt. Es wird angenommen, daß sich durch die vagale Denervation Spasmen in der Ösophagusmuskulatur ausbilden, die dann einen koordinierten Ablauf der Kontraktion nicht mehr erlauben. Der Ösophagussphinkter dagegen ist nach Vagotomie im allgemeinen voll funktionsfähig, es finden sich keine Zeichen einer Achalasie.

Eine Behandlung der Schluckstörungen nach Vagotomie ist meist nicht notwendig, medikamentös können aber auch Anticholinergika und Spasmolytika verabreicht werden. Ist die Dysphagie gravierend, kann eine pneumatische Dilatation gelegentlich hilfreich sein. Chirurgische Maßnahmen sind bei Postvagotomiedysphagie nicht indiziert.

Magenentleerungsstörungen nach Vagotomie

Jede Form der Vagotomie führt zu einer Veränderung der motorischen Aktivität des Magens, wobei sowohl die Peristaltik als auch die rezeptive Relaxation des Fundus betroffen ist. Nach vollständiger Denervation des Magens (trunkuläre und selektiv-gastrale Vagotomie) wird der regelmäßige Rhythmus des Pacemakers des Magens durch multiple ektope Pacemaker mit ineffektiver Induktion der Magenperistaltik ersetzt. Die adaptative und rezeptive Relaxation des Magenfundus wird bei allen Formen der Vagotomie unterbrochen, so daß von vielen Patienten postoperativ über ein epigastrisches Völlegefühl geklagt wird. Des weiteren muß daran gedacht werden, daß die initiale schnelle Entleerung von flüssigen Nahrungsbestandteilen durch die fehlende Reservoirbildung im Magenfundus hervorgerufen werden kann.

In welchem Ausmaß eine Funktionsstörung der Pylorusregion durch vagale Denervation hervorgerufen werden kann, ist nicht endgültig bekannt. Nach vollständiger Denervierung des Magens und proximalen Duodenums hat sich der Pylorus auf einen mittleren Durchmesser eingestellt. Eine koordinierte, an die Antrummotorik adaptierte Öffnung des proximalen Duodenalsegmentes erfolgt jedoch nicht mehr, so das sich eine funktionelle relative Stenose entwickeln kann.

Das Zusammenspiel dieser verschiedenen Einzelfaktoren führt zum Symptomenkomplex der gestörten Magenentleerung. Besonders gravierend werden diese Probleme beschrieben, wenn vor der vagalen Denervierung bereits eine Dilatation des Magens infolge einer narbigen Pylorusstenose bestanden hat. Andererseits klagen nur etwa die Hälfte der Patienten nach vollständiger vagaler Denervierung des Magens ohne Drainageoperation über gravierende Probleme der Magenentleerungsstörung.

Zur Diagnostik der Magenentleerungsstörung gehört heute zunächst die endoskopische Untersuchung des oberen Gastrointestinaltraktes. Hierbei zeigt es sich, daß 6–8 Stunden nach Nahrungsaufnahme noch reichlich Nahrungsbestandteile im Magen nachweisbar sind. Objektivieren läßt sich die Entleerungsstörung durch eine szintigraphische Untersuchung des Magens, wobei unterschiedliche Entleerungsgeschwindigkeiten für flüssige und feste Nahrungsbestandteile gemessen werden können. Differentialdiagnostisch sind andere Formen der Entleerungsstörung des Magens zu beachten, z. B. die diabetische Gastroparese.

Die Therapie der Magenentleerungsstörung ist durch die Entwicklung zahlreicher, die glatte Muskulatur beeinflussender Medikamente in den letzten Jahren vorangetrieben worden: Metoclopramid, Motilium, vor allem aber auch Erythromycin führen beinahe bei allen Patienten zu einer deutlichen Verbesserung. Kommt es nach 3–6 Monaten jedoch nicht zu einer Normalisierung der Magenentleerung, kann eine chirurgische Intervention angezeigt erscheinen.

Die chirurgischen Therapieverfahren bei vagotomieinduzierter Magenentleerungsstörung beinhalten normalerweise die Antrektomie oder in seltenen Fällen – falls dies nicht primär durchgeführt wurde – eine Drainageoperation des Magenantrums (Pyloroplastik, Gastroduodenostomie). Bei nahezu allen Patienten läßt sich durch ein derartiges Vorgehen die Magenentleerungsstörung beheben.

Durchfälle nach Vagotomie

Die meisten Patienten beobachten nach Operationen am Magen Veränderungen ihrer Stuhlgewohnheiten. Diese Veränderungen können besonders gravierend nach ausgedehnten Formen der Vagotomie sein. So beschrieben Golliger u. Mitarb. in ihren klassischen Studien des Leeds York Trial, daß nach trunkulärer Vagotomie und Drainageoperation 26% der Patienten über Diarrhöen klagten, jedoch nach subtotaler Gastrektomie ohne Vagotomie nur 6,5%. Die gleiche Gruppe berichtete über Diarrhöen nach selektiv-proximaler Vagotomie lediglich bei 5,1% der Patienten.

Die pathophysiologischen Erklärungen für die Postvagotomiediarrhöen beinhalten neben der gestörten Motilität des Dünndarms nach ausgedehnter Vagotomie Veränderungen der Magensekretion, die zu einer Störung der normalen Zusammensetzung des Dünndarmsaftes führen, sowie des Gallesalzmetabolismus.

Die Behandlung der Postvagotomiediarrhö besteht in diätetischen Maßnahmen mit Einschränkung der flüssigen Nahrungsbestandteile, häufigen kleinen Mahlzeiten, Reduktion der freien Zuckerbestandteile und ballaststoffreichen Nahrungsmitteln. Medikamentös lassen sich durch Antidiarrhoika und Spasmolytika bei nahezu allen Patienten deutliche Verbesserungen erzielen. Eine chirurgische Intervention ist im allgemeinen nicht indiziert.

Rezidivulcera nach Vagotomie

Nach allen Formen der Vagotomie werden Rezidivulcera beobachtet, deren Häufigkeit weiter oben dargestellt worden ist. Anhand der zahlreichen kontrollierten prospektiven Studien läßt sich belegen, daß die niedrigste Rezidivrate bei sog. Combined operations auftritt, d.h. wenn die Vagotomie mit einer distalen Magenresektion kombiniert wird.

Pathogenetische Faktoren

Zahlreiche Faktoren können für das erneute Auftreten von Ulcera nach Vagotomie verantwortlich sein. Als häufigste Ursache muß jedoch eine inkomplette Vagotomie, vor allem nach selektiv-proximaler Vagotomie, angesehen werden. Daneben sind endokrine Störungen (z.B. Zollinger-Ellison-Syndrom) oder eine Magenentleerungsstörung bei vorliegender, präoperativ nicht diagnostizierter Pylorusstenose zu nennen. Naturgemäß treffen alle oben gemachten Aussagen bezüglich der Helicobacter-pylori-Infektion des Magens auch auf Rezidivulcera nach Vagotomie zu.

Therapie

Im Vordergrund der Behandlung des Rezidivulkus nach Vagotomie stehen heute konservative Maßnahmen wie Säurehemmung und Eradikation von Helicobacter pylori. Liegt jedoch eine organische Pylorusstenose vor oder besteht gleichzeitig eine schwere Magenentleerungsstörung, kann eine chirurgische Reintervention notwendig werden. Als Therapieverfahren der Wahl wird hierbei im allgemeinen die Antrektomie mit Billroth-I-Anastomose gewählt. Falls die Herstellung der Anastomose durch die Vernarbungen im Bereich des proximalen Duodenums erschwert ist und ein Sicherheitsrisiko darstellt, kann auch eine Billroth-II-Gastrojejunostomie erstellt werden.

Gutartige Neubildungen am Magen

Die gutartigen Neubildungen des Magens werden in neoplastische und tumorähnliche Läsionen unterschieden (Tab. 23.**5**).

Die Symptome sind unabhängig von der Größe, Wachstumsrichtung und Komplikationen wie Ulzerationen und Blutungen. Eine Passageverbindung und dysplastische Beschwerden sind möglich. Die Anämie kann ein Leitsymptom von Karzinoiden bei einer Autoimmungastritis sein.

Diagnostik

Mit der Endoskopie und Biopsie sowie einer Endosonographie gelingt die Diagnose.
Makroskopisch ist die Unterscheidung von gut- und bösartig schwierig.
5 Gewebeproben sollten entnommen werden, um eine Differenzierung zu erreichen. Dies trifft auch für multiple Läsionen zu. Eine endoskopische Kontrolluntersuchung erfordern tumoröse Prozesse mit einer erheblichen Dysplasie (high grade). Ein Magenfrühkarzinom kann hierbei übersehen werden!

Chirurgische Therapie

Die Therapie gutartiger Tumore ist von der Größe des Tumors, den Tumorkomplikationen sowie der möglichen malignen Entartung abhängig.
Die Resektion ist bei großen Tumoren, die endoskopisch nicht entfernt werden können, indiziert. Aus Sicherheitsgründen sollte das Frühkarzinom vom Typ I oder IIa bei jungen Patienten durch Resektion und nicht endoskopisch behandelt werden.
Karzinoide sollten reseziert werden, ebenso Leiomyome von einer Größe über 2 cm wegen der möglichen Entwicklung eines Sarkoms. Eine Polypsis des Magens bedarf der Kontrolle. Bei präkanzerösen Zuständen ist die Resektion angezeigt.

Tabelle 23.5   Einteilung gutartiger Neubildungen des Magens (in Anlehnung WHO). Unterteilung in neoplastische und tumorähnliche Neubildungen. Der überwiegende Anteil ist den sog. Magenpolypen zuzuordnen (aus Stadelmann, O., in Hahn, E. G., J. F. Riemann: Klinische Gastroenterologie, 3. Aufl. Thieme, Stuttgart 1996)

1. **Neoplastisch**
a) **epithelial** (Polypen)
   Adenome vom intestinalen Typ
   – tubuläres Adenom
   – tubulopapilläres Adenom
   – papilläres Adenom
   Adenome vom gastralen Typ
   – gastrales Adenom
b) **endokrin** (Polypen)
   Karzinoidtumoren
c) **mesenchymal**
   Leiomyom
   neurogene Tumoren
   – Neurinom (Schwannom)
   – Neurofibrom
   Granularzelltumor
   Lipom
   sehr seltene mesenchymale Tumoren
   – eosinophiles Granulom
   – vaskuläre Tumoren
   – Hämangiom
   – Lymphangiom
   – Glomustumor
   – Osteom
   – Osteochondrom

2. **Tumorähnlich**
a) **nichtneoplastische Polypen**
   – Korpusdrüsenzysten
   – hyperplastischer Polyp
   – entzündlich fibromatöser Polyp
   – heterotope Brunner-Drüsen
   – heterotopes Pankreasgewebe
   – Peutz-Jeghers-Polyp
   – Cronkhite-Canada-Polyp
   – juveniler Polyp
b) **Sonderformen**
   – fokale Hyperplasie
   – Lymphfollikelbildung
   – Riesenfalten – Morbus Ménétrier
   – Gastritis cystica profunda
   – Gastritis varioliformis

Magenkarzinom

Trotz der merklichen rückläufigen Entwicklung während der letzten 50 Jahre stellt das Magenkarzinom auch heute noch eine der fünf häufigsten Tumorarten dar und ist damit für den Tod mehrerer tausend Menschen pro Jahr verantwortlich (Tab. 23.6). Obwohl ein Rückgang vor allem in Mitteleuropa und den USA beobachtet worden ist, ist die Häufigkeit in einigen Ländern wie z. B. Chile, China, Costa Rica und Ecuador unverändert hoch oder steigt weiter an. Das Magenkarzinom kommt bei Männern öfters vor, die Geschlechterverteilung männlich : weiblich beträgt 2 : 1.

Da epidemiologische Daten in Deutschland durch ein fehlendes Tumorregister in der Vergangenheit nur schwer zu erhalten waren, ist man auf Hinweise aus anderen Ländern angewiesen. Es zeigt sich dabei, daß in manchen Ländern geringe und hohe Inzidenz unmittelbar nebeneinander existiert. So weist Costa Rica eine der höchsten Raten an Magenkarzinomen auf, während die Nachbarländer Honduras und Nicaragua eine sehr niedrige Inzidenz besitzen. In Polen ist die Inzidenz des Magenkarzinoms in ländlichen Bezirken höher als in der Stadt, während in Kolumbien Magenkarzinome im Bergland deutlich öfter als in der Küstenregion vorkommen. Im allgemeinen kann gesagt werden, daß eine hohe Inzidenz von Magenkarzinomen in gebirgigen Gegenden vulkanischen Ursprungs beobachtet wird, während in küstennahen tropischen Gebieten Magenkarzinome selten sind. Untere sozioökonomische Klassen weisen ebenfalls eine höhere Rate von Magenkarzinomen auf.

Obwohl die Ätiologie der Erkrankung weiterhin unbekannt ist, zeigen epidemiologische Untersuchungen einige Faktoren auf, die für die Entstehung der Erkrankung von Bedeutung zu sein scheinen. Eine genetische Disposition wurde mehrfach vermutet, da in einigen Familien gehäuft Magenkarzinome beobachtet werden. Eine höhere Prävalenz der Erkrankung bei Patienten mit Blutgruppe A ist ebenfalls beschrieben worden, wobei bei

Tabelle 23.6   Sterberate an Magenkarzinomen pro 100 000 Einwohner in Ländern mit hoher Inzidenz

Land	Männer	Frauen
Bulgarien	21,3	11,1
Chile	34,8	14,1
China	31,2	15,6
Costa Rica	49,9	23,1
Deutschland	8,6	4,3
Japan	37,9	17,2
Polen	25,6	9,0
Portugal	24,7	11,9
Südkorea	54,6	23,7
Tschechoslowakei	20,2	9,2
Ungarn	24,4	10,7
USA	5,3	2,3

dieser Patientengruppe vorwiegend der diffuse Typ des Magenkarzinoms vor allem bei jüngeren Patienten und Frauen angetroffen wird.

Zweifel an der genetischen Disposition großer Bevölkerungsgruppen sind vor allem durch Untersuchungen an japanischen Emigranten in die USA aufgekommen. Während die Einwanderer in die USA eine gleich hohe Magenkarzinomrate aufwiesen wie die Japaner im Ursprungsland, ist die Rate in den nachfolgenden Generationen identisch der der übrigen amerikanischen Population. Diese Beobachtungen weisen darauf hin, daß Umwelteinflüsse eine signifikante Rolle bei der Ätiologie des Magenkarzinoms spielen dürften.

Verschiedene epidemiologische Studien haben eine Beziehung zwischen beruflicher Exposition gegenüber Karzinogenen und dem Auftreten von Magenkarzinomen gezeigt, so insbesondere bei Arbeitern in Minen oder der metall- und gummiherstellenden Industrie sowie solchen, die Asbest- oder Holzstaub ausgesetzt sind. Diätetische Faktoren beinhalten den Verzehr großer Mengen komplexer Kohlehydrate, Salz und Nitrate kombiniert mit einem niedrigen Nahrungsanteil an tierischen Fetten und Proteinen, Salaten, frischen Früchten und frischem grünen Gemüse. Tierexperimentell konnte außerdem gezeigt werden, daß Dimethylnitrosamine, die im Magen aus Nitraten synthetisiert werden können, Magenkarzinome erzeugen. Die Produktion von Nitrosaminen aus Nitraten im Magen wird besonders durch Bakterien induziert, die vor allem bei niedriger Säuresekretion des Magens beobachtet werden können. In dieses Konzept paßt die hohe Inzidenz von Magenkarzinomen bei Patienten mit perniziöser Anämie im Gefolge einer chronischen Autoimmungastritis.

In den letzten Jahren konnte in verschiedenen Studien eine interessante Beziehung zwischen der Helicobacter-pylori-Besiedlung des Magens und der Inzidenz von Magenkarzinomen festgestellt werden. Dabei scheinen Magenkarzinome im Gefolge der Helicobacter-pylori-Infektion vorwiegend im distalen Magen aufzutreten, während die vermehrt beobachteten Tumoren im proximalen Magendrittel nicht so eindeutig mit einer Helicobacter-pylori-Infektion in Zusammenhang gebracht werden können.

Präkanzerosen und Risikoerkrankungen

Präkanzeröse Neubildungen des Magens sind – im Gegensatz zum Kolon – selten. Zwar gibt es auch im Magen echte adenomatöse Polypen, die als Präkanzerosen anzusehen sind, jedoch sind diese außerordentlich selten, so daß eine Adenom-Karzinom-Sequenz im Magen normalerweise nicht vorliegen dürfte.

Als Risikoerkrankung muß dagegen die chronisch-atrophische Gastritis angesehen werden, wobei drei verschiedene Formen unterschieden werden müssen:
- chronische Autoimmungastritis,
- chronische hypersekretorische Gastritis,
- unspezifische chronische Gastritis.

Sowohl die Autoimmun- als auch die unspezifische chronische Gastritis sind von einer höheren Inzidenz an Magenkarzinomen begleitet, während die hypersekretorische Form eine normale Magenkarzinomhäufigkeit aufweist.

> Bei sog. High-grade-Dysplasien ist nach einem Magenfrühkarzinom zu suchen (Biopsie, Endosonographie)!

Ausbreitung

Die Ausbreitung des Magenkarzinoms erfolgt über fünf verschiedene Wege:
- Direkte Ausbreitung in der Magenwand in den Ösophagus und seltener in das proximale Duodenum.
- Nach Erreichen der Serosa Einwachsen in die umgebenden Organe wie Pankreas, Kolon und den linken Leberlappen.
- Metastasierung in die Lymphknoten.
- Intraperitoneale Aussaat nach Erreichen der Serosa.
- Hämatogene Metastasierung.

Die Invasion des distalen Ösophagus und auch des proximalen Duodenums ist nicht selten. So konnte bei Tumoren des distalen Magendrittels bei 29,1% eine Invasion des ersten Abschnittes des Duodenums beobachtet werden, während eine Infiltration des Ösophagus bei einem Drittel der Patienten mit Tumoren im proximalen Drittel und bei fast 90% der Patienten mit subkardialen Tumoren beschrieben wurde. Da das primäre Ziel der chirurgischen Intervention die totale Entfernung des Tumors darstellt, ist man bei einem erheblichen Anteil von Patienten gezwungen, Ösophagus und proximales Duodenum mitzuresezieren.

Die Beteiligung umgebender Organe wird in großen japanischen Studien mit 10–22% beschrieben, wobei auch die Beteiligung mehrerer Organe nicht selten zu beobachten ist. Solange es sich um eine regionale Erkrankung handelt, kann eine derartige Resektion unter Mitnahme mehrerer Organe onkologisch sinnvoll sein.

Ein besonderes Interesse hat sich in den letzten Jahren auf die Ausbreitung des Magenkarzinoms über die Lymphwege konzentriert. Basierend auf den grundlegenden Arbeiten von Rouviere wurde von der Japanese Research Society for Gastric Cancer ein detailliertes Klassifikationssystem der Magenlymphknotenstationen erarbeitet (Abb. 23.**14**). Dabei wurden die Lymphknotengruppen von 1–16 durchnumeriert. Die perigastrischen Lymphknoten (1–6) werden von den Knoten entlang der A. gastrica sinistra (7), der A. coeliaca (9), und der Milzarterie (10, 11) unterschieden. Ferner werden die Lymphknoten entlang des Lig. hepatoduodenale (12) sowie die paraaortalen Lymphknoten (16) und andere intraabdominelle Lymphknoten (8, 13, 14, 15) aufgeführt. Durch systematische Erfassung des Lymphknotenbefalls der aufgezeigten Lymphknotenstationen kann heute in etwa vorausgesagt werden, in welche Richtung eine Metastasierung bei Vorliegen eines Primärtumors in bestimmter Lokalisation erfolgt.

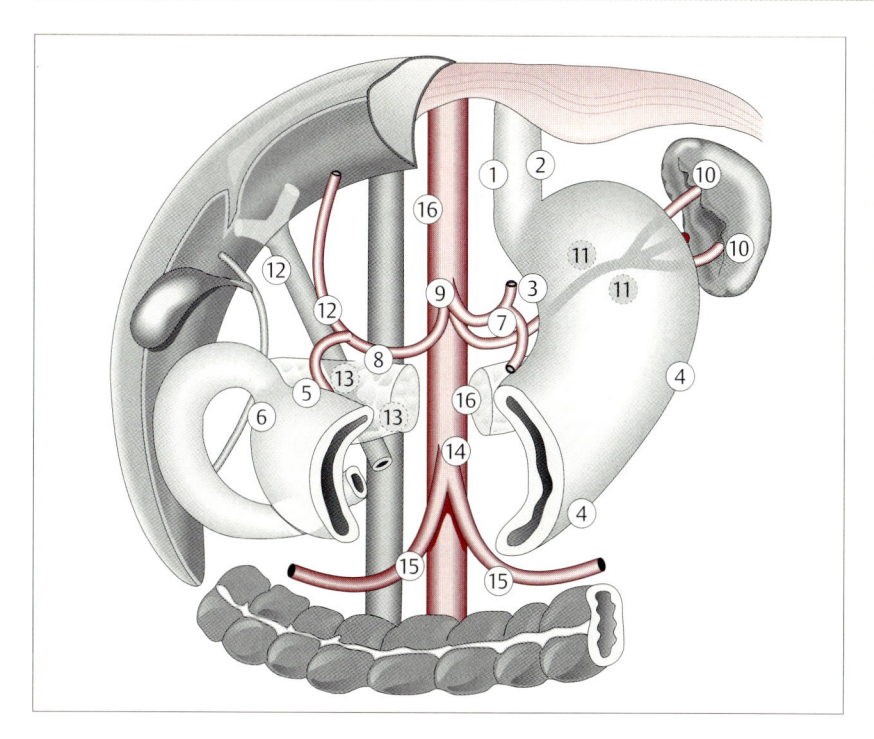

Abb. 23.**14** Klassifikation der Magenlymphknotenstationen. Regionäre Lymphknoten sind die perigastrischen Lymphknoten (1, 2, 3, 4, 5, 6), die Knoten entlang der A. gastrica sinistra (7), der A. coeliaca (9) und der Milzarterie (10, 11), ferner die Lymphknoten entlang des Lig. hepatoduodenale (12), die paraaortalen (16) und andere intraabdominale Lymphknoten (8, 13, 14, 15).

Pathologie

Die Adenokarzinome stellen die überwiegende Mehrheit der malignen Magentumoren dar. Andere histopathologische Formen der malignen Magentumoren sind selten. Lymphome stellen die zweithäufigste Einheit dar und sind für 1–5% aller primären malignen Magentumoren verantwortlich. Leiomyosarkome werden bei 1–3% der malignen Magentumoren beobachtet, sie bilden die häufigste Form der Magensarkome. Andere seltenere Formen der Sarkome sind Lipo-, Fibro- und Angiosarkome sowie das maligne fibröse Histiozytom. Die Karzinoide des Magens haben in den letzten Jahren an Bedeutung gewonnen, da unter der sehr effektiven systematischen Säurehemmung karzinoidähnliche Strukturen auftauchen, die differentialdiagnostisch abgeklärt werden müssen.

Klassifikation

In verschiedenen Ländern herrschen verschiedene Klassifikationssysteme des Magenkarzinoms. Dieses hat zu einer erheblichen Verwirrung geführt. So existiert z.B. eine Japanese Classification of Gastric Cancer neben einer American Joint Committee of Cancer (AJCC-Klassifikation) sowie die TNM-Klassifikation der UICC (Unio internationalis contra cancrum).

Makroskopische Einteilung

Die Klassifikation nach Borrmann (Abb. 23.**15**) beinhaltet eine makroskopische Einteilung des Primärtumors in vier Gruppen. Neben der polypösen wird eine ulzerierende Form unterschieden sowie eine Kombination von Infiltration und Ulzeration; als vierte Form existiert die diffus infiltrierende, die bei Totalbefall des Magens auch als Linitis plastica bezeichnet wird. Die makroskopischen Wachstumsformen haben einen Einfluß auf die Prognose des Magenkarzinoms. Während die polypoiden Formen relativ spät metastasieren und daher eine bessere Prognose aufweisen, sind die diffus infiltrierenden Formen charakterisiert durch frühe diffuse Metastasierung, ausgedehnte Peritonealkarzinose und eine sehr schlechte Prognose.

Histologische Klassifikation

Von Laurén wurde eine Klassifikation anhand von klinischen Daten und pathologischen Befunden erarbeitet. Hierbei wird eine intestinale von einer diffusen Form des Magenkarzinoms unterschieden. Der intestinale Typ des Magenkarzinoms ist charakterisiert durch die Bildung von an Dünndarmdrüsen erinnernde Drüsenformationen. Diese Form wird meistens in Verbindung mit

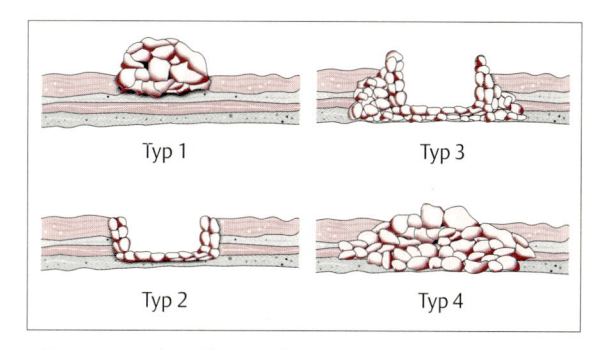

Abb. 23.**15** Klassifikation des Magenkarzinoms nach Borrmann.

chronischer Gastritis und intestinaler Metaplasie beobachtet und vorwiegend in Gebieten mit hoher Magenkarzinomprävalenz gefunden, so daß auch der Ausdruck epidemischer Typ gewählt wurde. Der Rückgang der Häufigkeit des Magenkarzinoms betrifft offensichtlich insbesondere den intestinalen Typ. Der diffuse Typ des Magenkarzinoms ist charakterisiert durch das Fehlen drüsenähnlicher Formationen mit diffuser Infiltration der Magenwand ohne Abgrenzungstendenz. Die Metastasierung scheint vorwiegend über die Lymphwege und nach Erreichen des Peritoneums intraperitoneal zu erfolgen. Da diese Form des Magenkarzinoms in allen Ländern etwa gleich häufig beobachtet wird, wird sie auch als endemische Form beschrieben. Da die bei der Blutgruppe A vorkommenden Formen des Magenkarzinoms immer ein diffuser Typ sind, wurde eine genetische Prädisposition vermutet.

Durch die weite Verbreitung der flexiblen Endoskopie des oberen Gastrointestinaltraktes ist es durch die Arbeit der japanischen Kollegen gelungen, eine Klassifikation der Frühformen des Magenkarzinoms zu erarbeiten, die heute allgemein akzeptiert wird. Es handelt sich hierbei um Tumoren, die auf die Schleimhaut oder Submukosa begrenzt sind und meist noch keine Lymphknotenmetastasierung aufweisen (Abb. 23.**16**). Besonders die Tumoren des Typs II a–c stellen hierbei erhebliche Anforderung an die diagnostischen Fähigkeiten des Endoskopikers.

TNM - Klassifikation

Bei der TNM-(Tumor-Nodus-Metastasen-)Klassifikation handelt es sich um eine Einteilung maligner Tumoren anhand ihrer anatomischen Ausdehnung. Die Klassifikation gilt nur für histologisch gesicherte Karzinome.
Anatomische Regionen: Der Magen wird in drei Regionen eingeteilt, die in etwa die gleiche Größe besitzen. Das obere Drittel umfaßt die Kardia und den Fundus, das mittlere Drittel den ganzen Korpus und das untere Drittel das Antrum und den Pylorus. Der Tumor wird der Region mit der größten Tumormasse zugeordnet.
Regionäre Lymphknoten (s. Abb. 23.**14**).

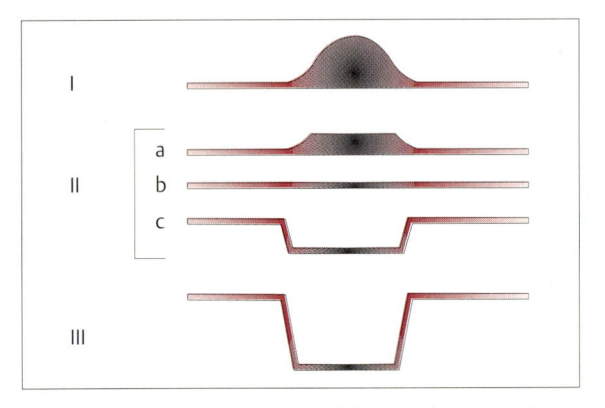

Abb. 23.**16** Klassifikation der Frühformen des Magenkarzinoms. I = erhabener Typ, II a, b, c = flacher Typ, III = Ulkustyp.

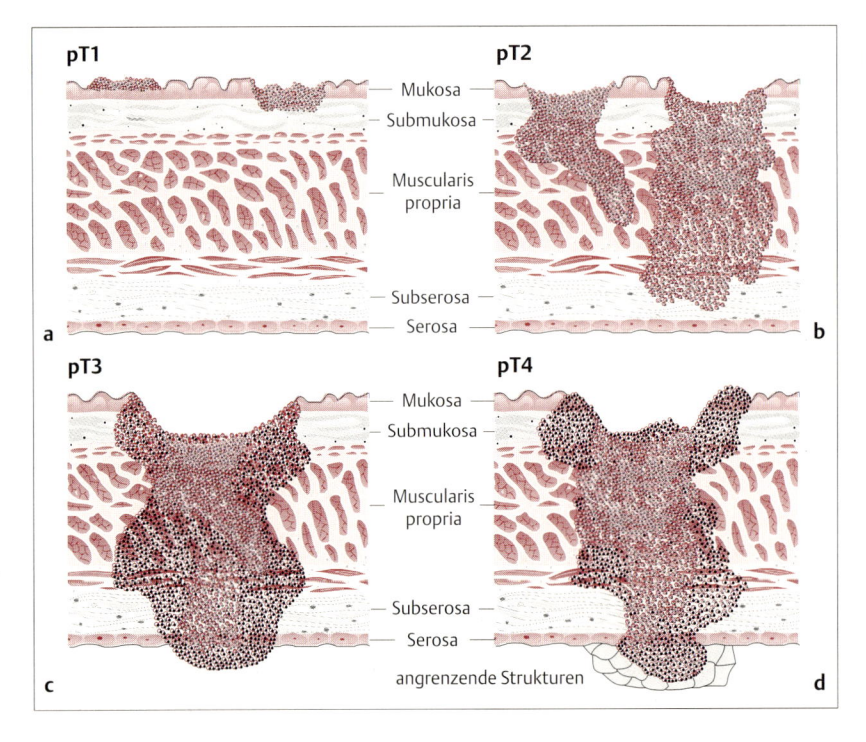

Abb. 23.**17 a–c** Postoperative histologische Klassifikation (nach Spiessl u. Mitarb. 1985).

Magenkarzinom

Prätherapeutische klinische Klassifikation

T   = Primärtumor
Tis = präinvasives Karzinom (Carcinoma in situ)
T0 = kein Anhalt für einen Primärtumor
T1 = Tumor beschränkt auf Mukosa oder auf Mukosa und Submukosa, unabhängig von seiner Größe und Lage
T2 = Tumor mit tiefer Infiltration und Ausdehnung in nicht mehr als die Hälfte der Region
T3 = Tumor mit tiefer Infiltration und Ausdehnung in mehr als die Hälfte der Region, jedoch nicht mehr als eine Region
T4 = Tumor mit tiefer Infiltration und Ausdehnung in mehr als eine Region oder auf benachbarte Strukturen
TX = Die Minimalerfordernisse zur Beurteilung des Primärtumors sind nicht erfüllt

Postoperative histologische Klassifikation (Abb. 23.17)

pT   = Primärtumor
pTis = präinvasives Karzinom, Carcinoma in situ (beim Magen meist als schwere präneoplastische Dysplasie bezeichnet)
pT0 = kein Anhalt für einen Primärtumor bei der histologischen Untersuchung des Resektats
pT1 = Tumorinvasion der Mukosa oder Submukosa, jedoch nicht der Muscularis propria
pT2 = Tumorinvasion der Muscularis propria oder Subserosa
pT3 = Tumorbefall der Serosa ohne Invasion der angrenzenden Strukturen
pT4 = Tumorinvasion angrenzender Strukturen
pTX = Das Ausmaß der Tumorinvasion kann nicht beurteilt werden

Lymphknotenklassifikation (Abb. 23.18)

N   = regionäre Lymphknoten
N0 = kein Anhalt für Befall regionärer Lymphknoten
N1 = Befall von Lymphknoten bis zu 3 cm vom Primärtumor entfernt entlang der kleinen und großen Kurvatur
N2 = Befall regionärer Lymphknoten, mehr als 3 cm vom Tumor entfernt, einschließlich der Lymphknoten entlang der A. gastrica sinistra, lienalis, coeliaca und hepatica communis
N3 = Befall der paraaortalen und hepatoduodenalen Lymphknoten und/oder anderer intraabdomineller Lymphknoten
NX = Die Minimalerfordernisse zur Beurteilung der regionären Lymphknoten sind nicht erfüllt

Abgrenzen von der TNM-Klassifikation ist – fußend auf den Arbeiten von Rouviere – eine Unterteilung in drei Kompartments. Hierbei gehören zum Kompartment I die perigastrischen Lymphknoten 1–6 zum Kompartment II

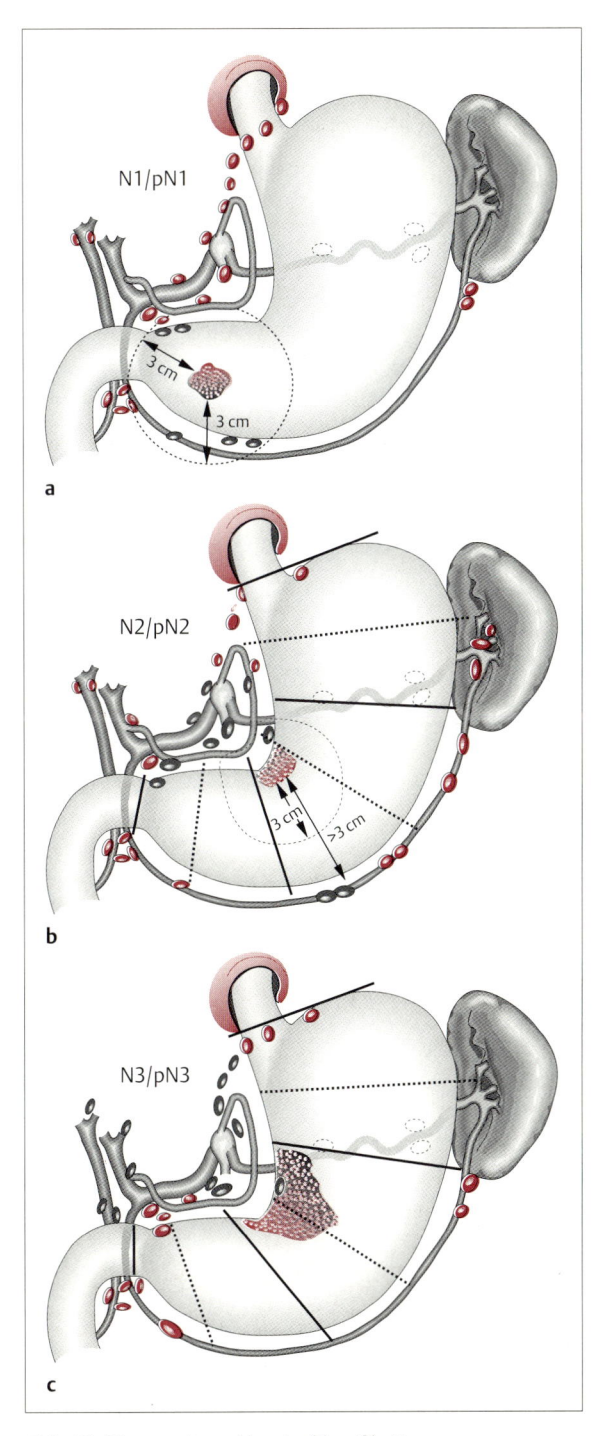

Abb. 23.**18 a – c** Lymphknotenklassifikation.

die Lymphknoten 7–11 und zum Kompartment III alle übrigen Lymphknoten (Abb. 23.19).

Fernmetastasen

M = Fernmetastasen
M0 = keine Fernmetastasen
M1 = Fernmetastasen vorhanden

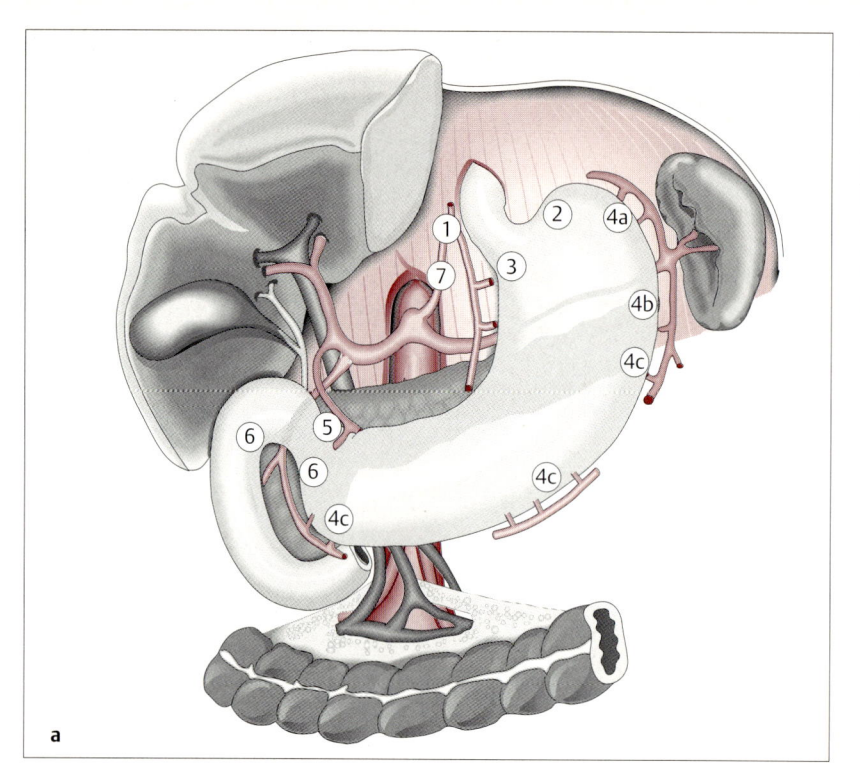

Abb. 23.**19 a** Kompartment I. Bezeichnung der Lymphknoten nach ihrer Lage:
1 rechts parakardial, 2 links parakardial, 3 kleine Kurvatur, 4 große Kurvatur, 4a Aa. gastricae breves, 4b A. gastroepiploica sinistra, 4c A. gastroepiploica dextra, 5 kranial des Pylorus, 6 kaudal des Pylorus, 7 A. gastrica sinistra.

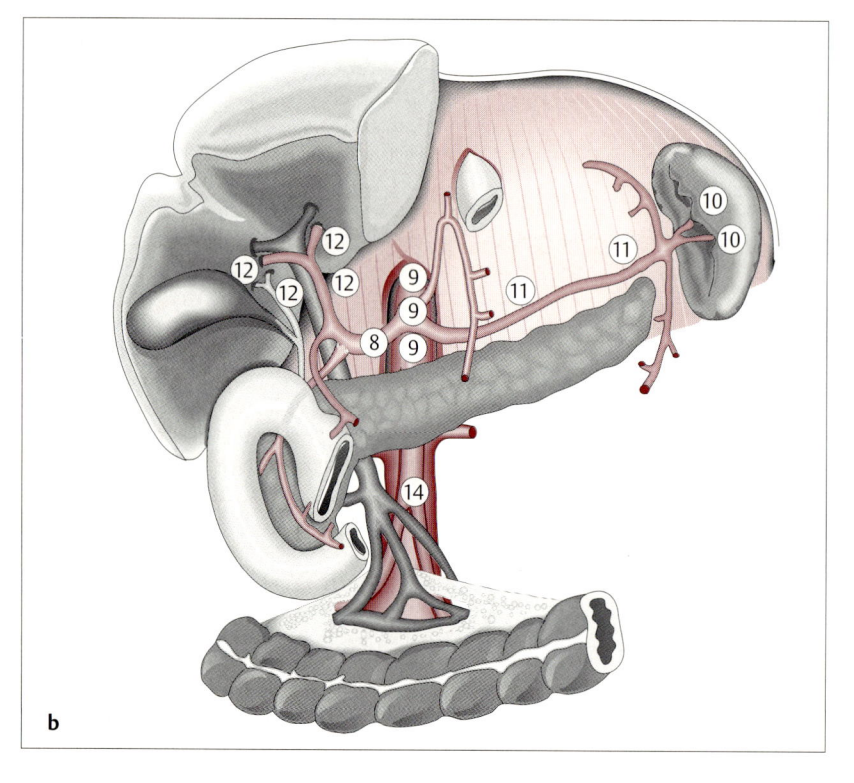

Abb. 23.**19b** Kompartment II. Bezeichnung der Lymphknoten nach ihrer Lage:
8 A. hepatica communis. 9 Truncus coeliacus. 10 Milzhilus. 11 A. lienalis. 12 Lig. hepatoduodenale.

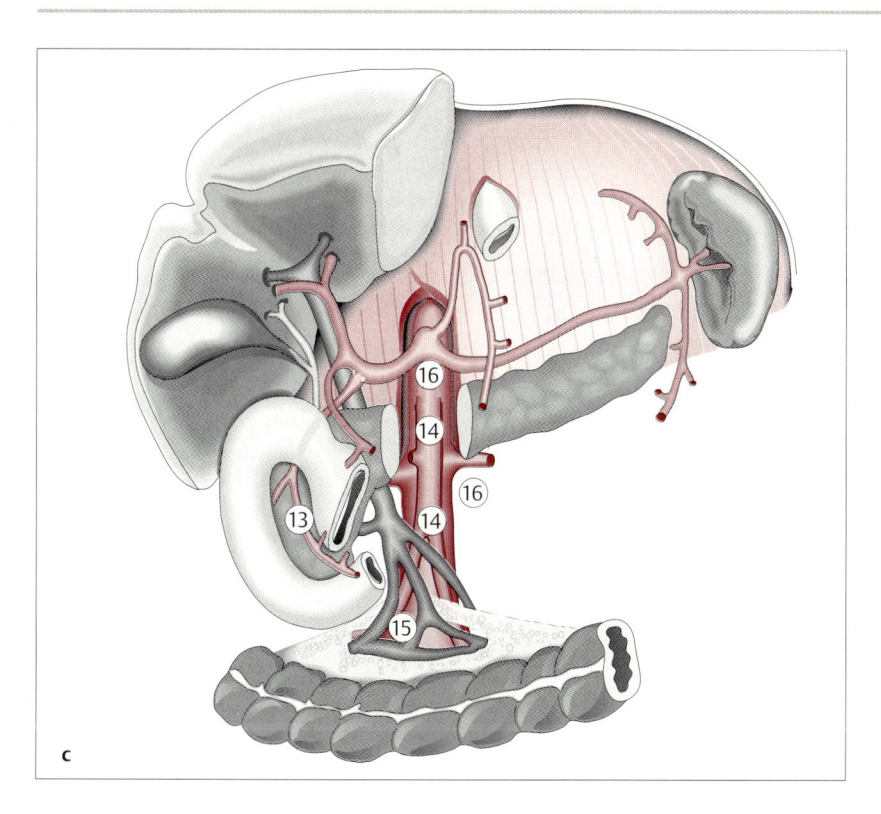

Abb. 23.**19 c** Kompartment III. Bezeichnung der Lymphknoten nach ihrer Lage:
13 hinter dem Pankreaskopf, 14 Mesenterialwurzel, 15 A. colica media, 16 paraaortal.

Die TNM-Klassifikation der UICC erlaubt des weiteren eine Stadieneinteilung, die von verschiedenen Gruppen noch weiter unterteilt worden ist.

TNM-Stadieneinteilung des Magenkarzinoms nach der UICC

Stadium	T	N	M
0	Tis	N0	M0
Ia	T1	N0	M0
Ib	T1	N1	M0
	T2	N0	M0
II	T1	N2	M0
	T2	N1	M0
	T3	N0	M0
IIIa	T2	N2	M0
	T3	N1	M0
	T4	N0	M0
IIIb	T3	N2	M0
	T4	N1	M0
IV	T4	N2	M0
	TX	NX	M1

Klinische Symptomatik

Die auch heute noch ausgesprochen mäßige Prognose des Magenkarzinoms ist vor allem auf das Fehlen klassischer Symptome bei den Frühformen zurückzuführen. Magenfrühkarzinome können völlig asymptomatisch sein oder nur unspezifische Symptome im Oberbauch verursachen, die keine exakte Organlokalisation zulassen. Die großzügigere Indikation zur endoskopischen Untersuchung hat jedoch auch in Mitteleuropa dazu geführt, daß die Zahl der Magenfrühkarzinome deutlich zugenommen hat. In Ländern wie Japan, wo die endoskopische Untersuchung des Magens im Rahmen von Screeninguntersuchungen durchgeführt wird, ist dagegen die Zahl der früherkannten Magentumoren sehr viel größer und demzufolge kann einer größeren Zahl von Patienten durch entsprechende Behandlungskonzepte geholfen werden.

Patienten mit Magenfrühkarzinomen weisen als häufigstes Symptom Schmerzen im Epigastrium und Dyspepsiebeschwerden auf, Gewichtsverlust wird bei ca. 20% beobachtet. Die mittlere Behandlungsdauer vor Diagnosestellung beträgt 9 Monate.

Die Symptome des fortgeschrittenen Magenkarzinoms dagegen sind eindeutiger. Im Vordergrund stehen abdominelle Beschwerden und Gewichtsverlust, daneben klagen die Patienten über Übelkeit, Erbrechen, Schwächegefühl, Dyspepsie, obere gastrointestinale Blutung und Stenosesymptomatik. Schluckstörungen werden bei Tumoren im proximalen Magendrittel, Magenentleerungsstörungen bei pylorusnahen Tumoren gefunden. Bei einem Drittel der Patienten tastet man bei der klinischen Untersuchung bereits einen Tumor im Oberbauch; Blut im Stuhl läßt sich ebenfalls bei einem Drittel nachweisen. Bei 5–7% der Patienten finden sich bereits Lymphknoten in der Supraklavikulargrube (vor allem links Virchow-Drüse), Tumoren in der Bauchdecke, Lebermetastasen oder Aszites.

Diagnostisches Vorgehen

Im Vordergrund der diagnostischen Maßnahmen stehen heute die endoskopischen Untersuchungen. Durch die fiberoptische Endoskopie gelingt es nahezu immer, den Tumor zu diagnostizieren und durch die Entnahme einer Biopsie das Karzinom zu verifizieren. Aus pathohistologischer Sicht ist die Erfassung der Tumordaten für die Prognose von Bedeutung (Abb. 23.**20**).

Röntgenologische Maßnahmen sind dagegen in den Hintergrund getreten, obwohl bei sehr differenzierter Röntgenuntersuchung eine Trefferquote von ca. 90% angenommen werden kann. Besondere Probleme bestehen naturgemäß bei Frühformen des Magenkarzinoms.

Nichtinvasive diagnostische Maßnahmen zur Erkennung des Magenkarzinoms gibt es nicht. Auch Tumormarker sind für die Primärdiagnose des Magenkarzinoms ungeeignet. So fanden Ellis u. Mitarb. eine Erhö-

---

Pathohistologische Diagnostik

1. Daten zur R-Klassifikation

a) Befund an Resektionslinien   F = tumorfrei   T = Tumorbefall   X = nicht untersucht

- oral — 21
- aboral — 22
- Halteapparat — 23
- Nachbarorgan — 24

b) falls verbindliche Aussagen über die klinische R-Klassifikation vorliegen: definitive R-Klassifikation

  0 = kein Residualtumor (R0)
  1 = mikroskopischer Residualtumor (R1)
  2 = makroskopischer Residualtumor (R2), mikroskopisch nicht bestätigt
  3 = makroskopischer Residualtumor (R2), auch mikroskopisch bestätigt — 25

  falls Residualtumor, Lokalisation   N = nein   J = ja
  - lokoregionär — 26
  - Fernmetastasen — 27

2. pTNM-Klassifikation   28   29   33

  pT   pN   pM   y   pT   pN   mi
  (y)   (mi)   39
                           pM   mi   i

  Zahl untersuchter Lymphknoten — 38
  Zahl befallener Lymphknoten — 40

3. Histologischer Typ (WHO)   ICD-O

  papilläres Adenokarzinom   8260/3   42
  tubuläres Adenokarzinom   8211/3
  muzinöses Adenokarzinom   8480/3
  Siegelringzellkarzinom   8490/3
  Plattenepithelkarzinom   8070/3
  adenosquamöses Karzinom   8560/3
  kleinzelliges Karzinom   8041/3
  undifferenziertes Karzinom   8020/3
  anderer Typ   . . . ./3

4. Histologischer Typ Laurén

  I = Intestinaltyp, D = diffuser Typ, IX = nicht bestimmt/nicht bestimmbar — 47

5. Histologischer Differenzierungsgrad

  1 = G1, 2 = G2, 3 = G3, 3 = G4,
  L = Low grade (G1, 2), H = High grade (G3, 4), X = GX — 48

Abb. 23.**20** Diagnostisches Vorgehen beim Magenkarzinom (Deutsche Krebsgesellschaft: Qualitätssicherung in der Onkologie 1995).

hung des CEA-Spiegels lediglich bei 31 von 157 Patienten mit fortgeschrittenem Magenkarzinom. Eine Erhöhung des CEA-Spiegels soll immer bei peritonealer Aussaat vorliegen. Andere Tumormarker wie CA 72–4, CA 12–5 und CA 19–9 haben ebenfalls keine wesentliche Aussagekraft.

> Bei der präoperativen Diagnostik hat neben der Endoskopie vor allem die Endosonographie für die Abschätzung der lokalen Infiltrationstiefe sowie die Sonographie und CT für das Abschätzen der Lymphknoten- und Fernmetastasierung einen festen Platz im Diagnostikschema erhalten!

Die Endosonographie erlaubt eine exakte Klassifikation des T-Stadiums in 89–96% der Fälle, vor allem bei den Formen T1–T3. Lymphknotenmetastasen lassen sich sicher nur bei einer Vergrößerung über ca. 0,8 cm ermitteln, sie werden bei ca. 70% durch konventionelle Ultraschalluntersuchung und bis zu 80% durch die CT verifiziert. Die Exaktheit von CT und Ultraschall bei der Aufdeckung von Fernmetastasen beträgt ca. 80%.

Die Bedeutung der Laparoskopie für das Staging des Magenkarzinoms wird vermehrt diskutiert, da bei fortgeschrittenen Tumoren von einigen Gruppen eine präoperative Chemo- bzw. Radiochemotherapie vorgeschlagen wird, um evtl. ein Down-Staging zu erreichen. In einer umfangreichen Untersuchung konnten Possig u. Mitarb. bei 360 Patienten zeigen, daß eine peritoneale Aussaat bei 89,4% und Lebermetastasen bei 96,5% gesichert werden konnten, vor allem wenn gleichzeitig eine laparoskopische Sonographie vorgenommen wurde. Eine Stufendiagnostik erscheint deshalb sinnvoll (Abb. 23.21).

Behandlung

Operative Therapie

> Die einzige kurative Behandlungsmöglichkeit des Magenkarzinoms besteht in der chirurgischen Entfernung des Tumors sowie seiner Absiedlung!

Besonders die Entfernung der lokoregionären Metastasen scheint in den letzten Jahren eine Verbesserung der Prognose des Magenkarzinoms herbeigeführt zu haben. In der Vergangenheit wurden bei mehr als 50% der Patienten mit Rezidiven lokoregionäre Rezidive beobachtet.

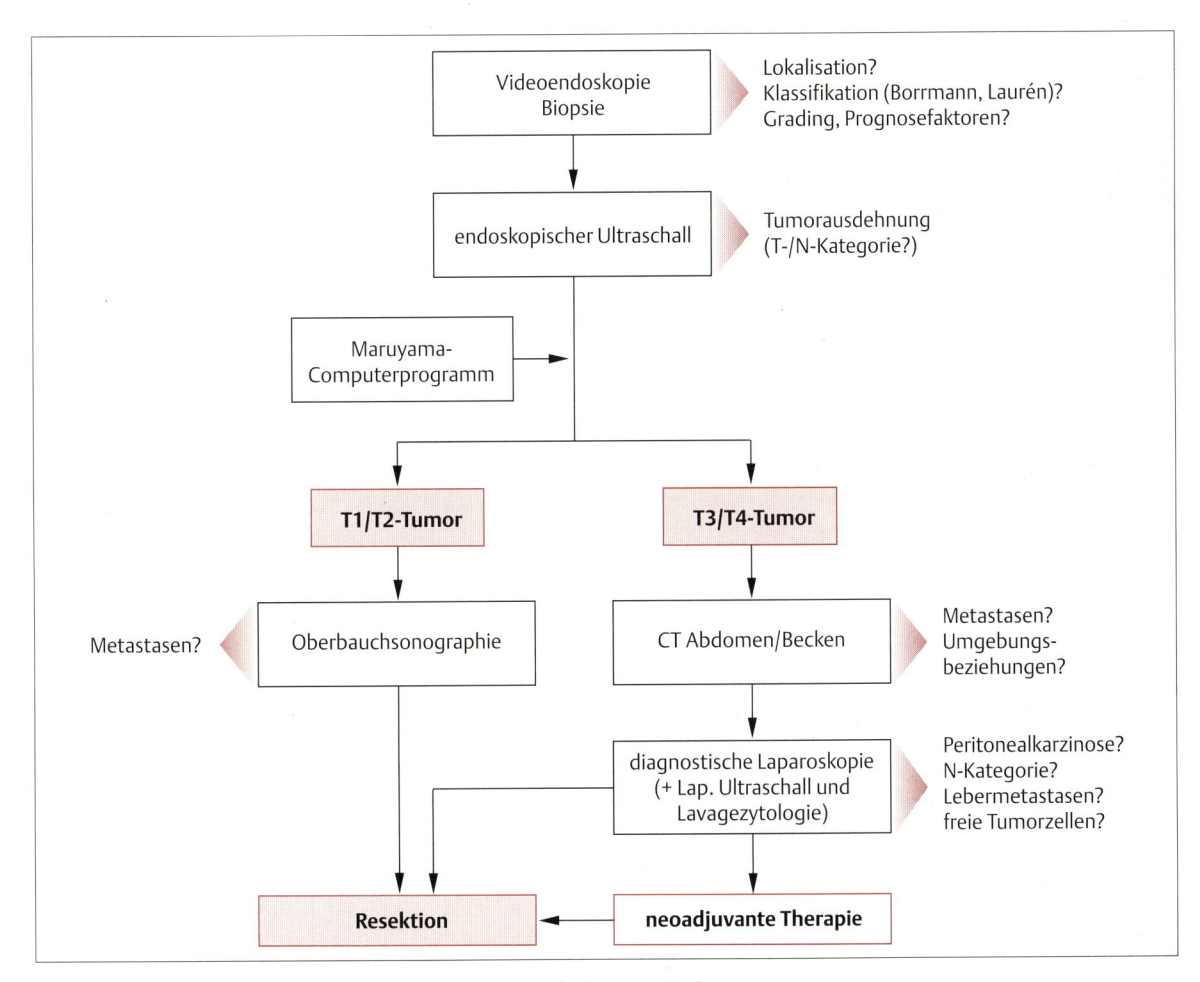

Abb. 23.**21** Stufendiagnostik beim Magenkarzinom (nach Siewert 1997).

Die präoperative Vorbereitung der Patienten unterscheidet sich nicht von der für andere Tumoroperationen. Da die Patienten häufig einen erheblichen Gewichtsverlust aufweisen, kann es notwendig sein, präoperativ Flüssigkeits- und Elektrolytverluste auszugleichen und mit einer hochkalorischen Ernährung zu beginnen. Zwar gelingt es meistens nicht, eine wesentliche Gewichtszunahme herbeizuführen, jedoch kann die Unterbrechung des kontinuierlichen Gewichtsverlustes bereits das postoperative Risiko reduzieren. Mangelernährung führt bekanntlicherweise zu einer verzögerten Wundheilung, höheren Rate von Infektionen und zu zahlreichen sonstigen Komplikationen. Welche Form der präoperativen Nahrungszufuhr gewählt wird, ist nicht entscheidend. Von den meisten Gruppen wird jedoch eine enterale Ernährung über eine Ernährungssonde bevorzugt.

Die Resektabilität kann bei vielen Patienten erst nach Laparotomie definitiv beurteilt werden. Die Resektionsrate aller Magenkarzinome ist in den letzten Jahrzehnten deutlich gestiegen, teilweise bedingt durch eine präoperative Diagnostik, die den Ausschluß von Patienten mit ausgedehnteren metastasierenden Tumoren präoperativ erlaubt. Eine Resektionsrate von bis zu 80% wird von verschiedenen Gruppen berichtet, wobei eine R0-Resektion (Resectio in sano) bei bis zu 60% beschrieben wird. Gerade beim Magenkarzinom kann es sinnvoll sein, eine organüberschreitende Resektion als En-bloc-Resektion durchzuführen. Insbesondere bei Infiltrationen im Bereich des Querkolons, aber auch des Milzhilus und des Pankreasschwanzes ist ein derartiges Vorgehen sinnvoll. Das spezifische chirurgische Verfahren im Einzelfall kann erst nach Überprüfung der Lokalisation und der Ausdehnung des Primärtumors sowie der Entwicklung der Lymphknotenmetastasierung, des Peritonealbefalls und des eventuellen Vorliegens von Fernmetastasen festgelegt werden. Eine prinzipielle totale Gastrektomie sowie eine Ausräumung aller Lymphknotenstationen, evtl. mit Milzexstirpation, ist heute weitgehend verlassen worden.

Das Ausmaß der Magenresektion ist heute – basierend auf mehreren prospektiven randomisierten Studien – weitgehend standardisiert worden. Gouzi u. Mitarb. konnten zeigen, daß bei Tumoren im Bereich des distalen Magendrittels eine subtotale Gastrektomie die gleiche 5-Jahres-Überlebenszeit ermöglicht wie eine totale Gastrektomie. Vor allem bei japanischen Chirurgen war die subtotale Gastrektomie immer schon das am meisten ausgeübte Resektionsverfahren am Magen. Das Ausmaß der Lymphknotendissektion wird durch die Erhaltung eines proximalen Magenanteils nicht beeinflußt.

> Die totale Gastrektomie ist das Standardverfahren bei Tumoren im mittleren und proximalen Magendrittel. Vor allem bei Tumoren des proximalen Magendrittels ist das Ausmaß der Resektion am distalen Ösophagus häufig erst durch intraoperative Schnellschnittuntersuchungen abzuschätzen!

Die Infiltration des distalen Ösophagus ist nicht als Invasion angrenzender Strukturen im Sinne einer pT4-Klassifikation zu werten. Bei Tumoren des proximalen Drittels und der Kardia wird von den meisten Autoren die totale Gastrektomie und transhiatale distale Ösophagusresektion empfohlen. Gerade beim Kardiakarzinom herrscht jedoch keine eindeutige Klarheit, ob die Ausdehnung des Eingriffs am Magen eine wirkliche Verbesserung der Prognose nach sich zieht.

Das Ausmaß der Lymphadenektomie bei der chirurgischen Therapie des Magenkarzinoms ist Gegenstand mehrerer prospektiver randomisierter Untersuchungen gewesen. Publiziert sind bisher Ergebnisse einer kleinen Studie aus Südafrika (Dent u. Mitarb.) sowie vorläufige Daten der englischen MRC-Studie und der holländischen Magenkarzinomstudie. Bohnekamp u. Mitarb. berichteten, daß eine Ausdehnung der Lymphadenektomie keine Verbesserung der 3-Jahres-Überlebensrate bei Magenkarzinom erbrachte: Die 3-Jahres-Überlebensrate betrug 50% bei Patienten mit begrenzter und 44% bei Patienten mit ausgedehnterer Lymphadenektomie. Siewert u. Mitarb. sind dagegen der Meinung, daß in der deutschen Magenkarzinomstudie bei retrospektiver Analyse eine Lymphknotendissektion des Kompartments II eine Verbesserung der Prognose des Magenkarzinomstadiums II und evtl. IIIa bewirke. Insgesamt muß davon ausgegangen werden, daß eine Ausdehnung der Lymphadenektomie wahrscheinlich nur bei einer kleinen Gruppe von Patienten mit Lymphknotenbefall in der N1-Gruppe und evtl. in sehr begrenztem Umfang in der N2-Gruppe eine Verbesserung der Prognose bewirken kann.

> Die Milzexstirpation und die Resektion des Pankreasschwanzes im Rahmen einer ausgedehnteren Radikalität ist bei der Chirurgie des Magenkarzinoms von einer deutlich erhöhten Rate von Komplikationen begleitet!

Sowohl in der MRC-Studie als auch in der holländischen Magenkarzinomstudie konnte definitiv gezeigt werden, daß nach Resektion des Pankreasschwanzes, aber auch nach alleiniger Milzexstirpation sowohl die postoperative Letalität, vor allem aber die postoperative Morbidität bei den Patienten mit ausgedehnterer Operation deutlich anstieg. Da sich eine Verbesserung der Prognose durch eine derartige Ausweitung der Operation nicht nachweisen ließ, kann heute dieses Therapieverfahren nicht mehr empfohlen werden.

Totale Gastrektomie mit Lymphadenektomie und Rekonstruktionsverfahren

Totale Gastrektomie mit Lymphadenektomie s. 23.8.

Rekonstruktion nach totaler Gastrektomie. In den letzten hundert Jahren ist eine Vielzahl technischer Varianten bezüglich der Wiederherstellung der Intestinalpassage nach totaler Gastrektomie entwickelt worden. Insgesamt sind vier Prinzipien zu beachten:
– Wiederherstellung der Intestinalpassage,
– Bedeutung der Duodenalpassage,
– Reservoirbildung,
– Antirefluxmechanismen.

23.8 Totale Gastrektomie mit Lymphadenektomie

Lymphadenektomie des Kompartments I: Mobilisation des linken Leberlappens vom Zwerchfell zur Überprüfung der Tumorausdehnung im Bereich des distalen Ösophagus. Inzision des präösophagealen Peritoneums. Anzügeln der Speiseröhre. Abpräparation des Omentum majus vom Colon transversum. Wiedereröffnung der Bursa omentalis. Mobilisation des Duodenums nach Kocher und Mobilisation der rechten Kolonflexur. Möglichst zentrale Ligatur der A. und V. gastroepiploica sinistra und dextra. Absetzen des kleinen Netzes lebernahe, wobei auf eine atypische A. gastrica sinistra geachtet werden muß. Durchtrennung der A. gastrica dextra. Anbringen einer Abwurfklemme präpylorisch und Durchtrennung des Bulbus duodeni ca. 2 cm distal des Pylorus nach Verschluß mittels Stapler (TA 55). Gelegentlich, vor allem bei Blutungen aus der Resektionsfläche, Serosierung mit seromuskulären Einzelknopfnähten. Die Lymphadenektomie des Kompartments II erfolgt am besten en bloc mit dem Gesamtpräparat. Präparation der A. hepatica communis, beginnend im Bereich der A. gastroduodenalis in der Umgebung des Duodenalstumpfes. Lymphadenektomie im Lig. hepatoduodenale; Fortsetzung nach zentral entlang der A. hepatica communis, wobei die Lymphknoten entlang des oberen Pankreasrandes, vor allem aber zirkulär um die A. hepatica communis, entfernt werden müssen. Daher Anschlingen der A. hepatica communis. Fortsetzung der Dissektion in Richtung auf den Trunkus. Ligatur der V. coronaria ventriculi. Freipräparation der A. gastrica sinistra und radikuläre Ligatur. Fortsetzung der Lymphadenektomie entlang der A. lienalis bis in Richtung auf den Milzhilus. Eine Ausdehnung der Lymphadenektomie beinhaltet das Freilegen der V. portae sowie die Ausräumung der Lymphknoten hinter dem Pankreaskopf, wobei das Duodenum nach Kocher bis über die Aorta mobilisiert sein sollte.

Jetzt kann der Magen mit den Lymphknotenstationen in toto reseziert werden. Am Ösophagus sollten proximal die Nn. vagi durchtrennt werden, dadurch wird Länge gewonnen. Anbringen einer Tabaksbeutelnaht am distalen Ösophagus. Absetzen des Magens mit dem umgebenden Gewebe.

> Die Wiederherstellung der Intestinalpassage wird im allgemeinen zwischen Ösophagus und der 1. oder 2. Jejunalschlinge vorgenommen!

Interponate von anderen Darmanteilen spielen nur sehr selten eine Rolle.

Die Reservoirbildung wird durch Schaffung von Dünndarmpouches erreicht, wobei sehr unterschiedliche Techniken angewandt werden. Die Wiederherstellung der Duodenalpassage gelingt am besten durch Interposition einer proximalen Jejunalschlinge. Die Verhinderung des intestinoösophagealen Refluxes nach totaler Ga-strektomie wird entweder durch Klappenmechanismen an der Ösophagojejunostomie oder durch tiefe Implantationen des zuführenden Jejunalschenkels (Roux-Y-Modifikation) erreicht.

Die terminolaterale Ösophagojejunostomie kann in Handnahttechnik oder heute vorwiegend maschinell erstellt werden (Abb. 23.**22**). Unter Beachtung der Gefäßversorgung wird das Jejunum ca. 15 cm hinter dem Treitz-Band durchtrennt, der abführende Anteil nach proximal retrokolisch hochgezogen. Eingehen durch die Absetzungsstelle mit einem zirkulären Nähapparat und Erstellen der Anastomose. Verschluß der Absetzungsstelle des Jejunums mittels Klammernahtgerät. Zirka 40–60 cm distal der Ösophagojejunostomie wird dann der zuführende Jejunalanteil End-zu-Seit implantiert, wobei Handnaht und maschinelle Naht konkurrieren.

Im deutschsprachigen Raum ist vor allem von Siewert u. Peiper die Erstellung eines Ersatzmagens propagiert worden. Eine Modifikation wurde von Herfarth u. Mitarb. 1976 publiziert. Beide Verfahren beinhalten zusätzlich die Möglichkeit einer Refluxbarriere durch Anbringen einer Jejunoplikation.

Die Interposition einer Dünndarmschlinge zur Wiederherstellung der Duodenalpassage ist im deutschsprachigen Raum vor allem von Schreiber propagiert worden. Koslowski u. Mitarb. versuchten, durch eine anisoperistaltische zusätzliche Interposition eine Verlangsamung der Intestinalpassage zu erreichen.

Die Vielzahl der technischen Modifikationen zeigt, daß es offensichtlich außerordentlich schwierig ist, die Überlegenheit einer der angewandten Methoden zu demonstrieren. Zwar gibt es Hinweise, daß durch Schaffung eines Pouches und Wiederherstellung der Duodenalpassage die Gewichtszunahme der Patienten langfristig günstiger sein soll, jedoch konnte dieses in entsprechenden Studien bisher nicht endgültig dokumentiert werden.

Ergebnisse der Chirurgie des Magenkarzinoms

Die Angaben über die Ergebnisse der operativen Behandlung des Magenkarzinoms variieren erheblich. In der Vergangenheit ist man davon ausgegangen, daß die Prognose des Magenkarzinoms in Japan günstiger sei als in Europa. Mehrere prospektive Untersuchungen haben mittlerweile jedoch gezeigt, daß bei gleicher Stadieneinteilung und ähnlichem chirurgischen Vorgehen die Prognose in etwa gleich ist.

Die umfangreichen sehr gut dokumentierten Untersuchungen der japanischen Magenkarzinomgesellschaft sind in Abb. 23.**23** dargestellt. Daraus ist ersichtlich, daß Patienten im Stadium I in über 80% der Fälle durch Operation geheilt werden können, dagegen sind Patienten im Stadium IV durch keine uns heute zur Verfügung stehende Maßnahme kurativ zu behandeln.

In den letzten Jahren ist in mehreren prospektiven, teilweise radomisierten Untersuchungen überprüft worden, ob die Ausdehnung der Lymphadenektomie in das Kompartment II oder sogar III eine Verbesserung der Heilungschance bringt. Eine endgültige Antwort zu diesem Problem kann bisher nicht gegeben werden. Zwar konnten Siewert u. Mitarb. retrospektiv in der deutschen Magenkarzinomstudie für das Stadium II und IIIa eine

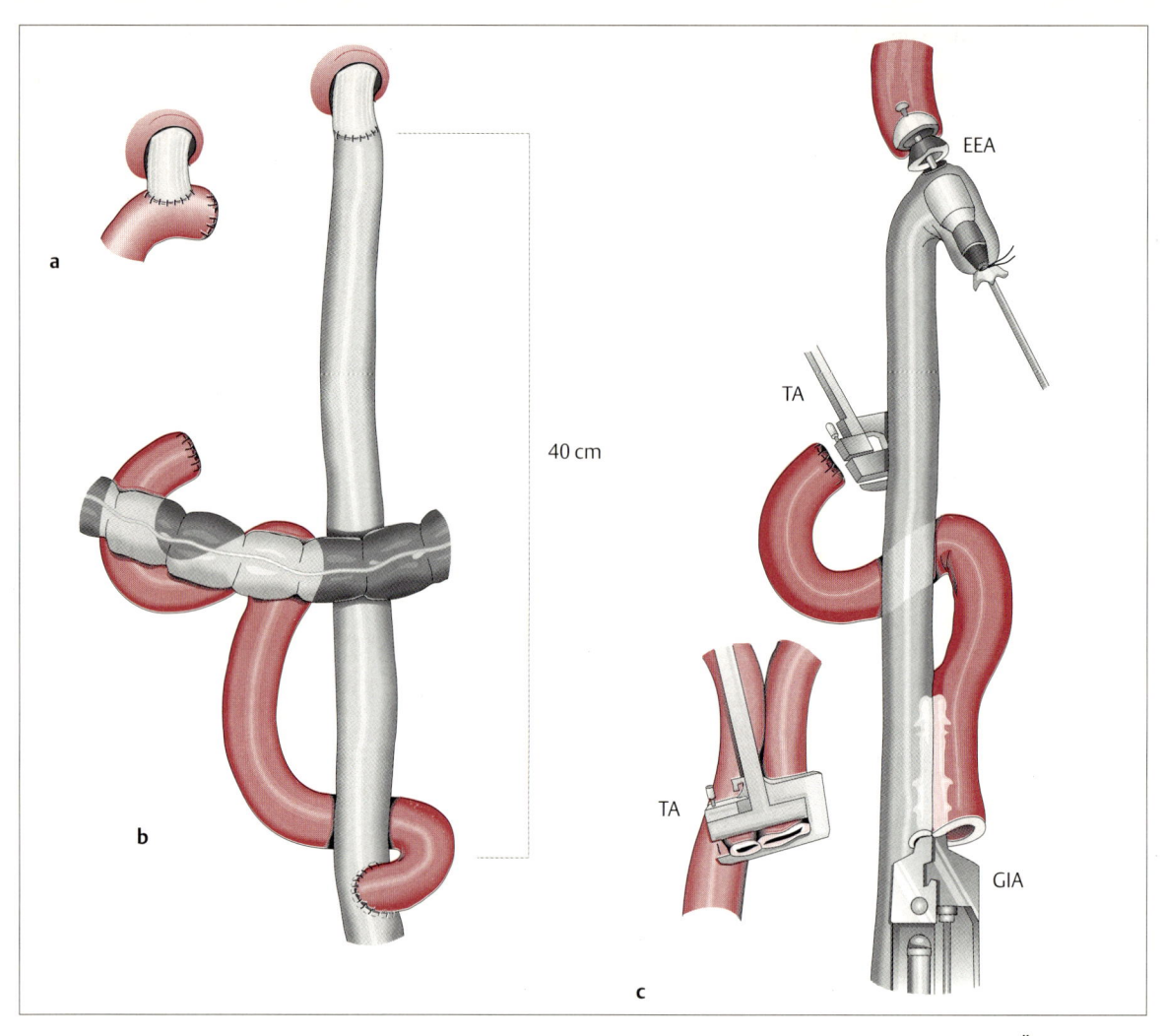

Abb. 23.**22** Prinzip der Magenersatzbildung mit der Roux-Schlinge. **a** Terminolaterale oder **b** terminoterminale Ösophagojejunostomie: Einführung der zuführenden Schlinge 40 cm unterhalb der Anastomose. **c** Alle Anastomosen wurden hier mit Klammergeräten als Maschinennähte ausgeführt.

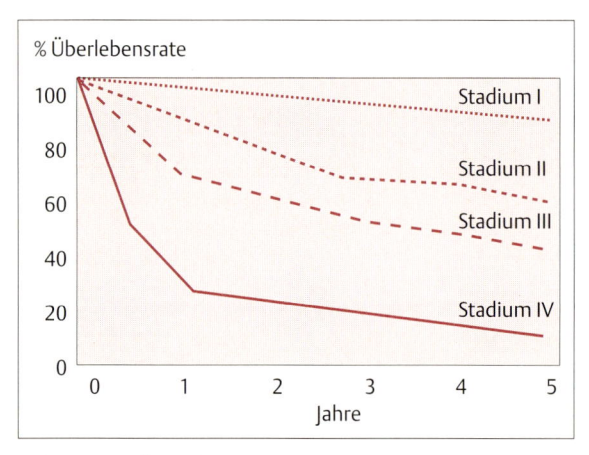

Abb. 23.**23** Überleben beim primären Magenkarzinom der Stadien I–IV (nach Bonenkamp).

Verbesserung der Prognose aufzeigen, während die niederländische Magenkarzinomstudie keine Überlegenheit eines radikaleren Vorgehens nachweisen konnte. Auch in der europäischen Magenkarzinomstudie (MRC-Studie) läßt sich zum heutigen Zeitpunkt keine Verbesserung der Prognose durch Ausdehnung der chirurgischen Radikalität in fortgeschritteneren Stadien nachweisen.

Die Leitlinie der Deutschen Gesellschaft für Chirurgie empfiehlt die Tumorentfernung mit einem Sicherheitsabstand vom 5 cm (intestinaler Typ) bzw. 8 cm (diffuser Typ) einschließlich der systematischen Lymphadenektomie Kompartment I und II und der Resektion des großen und kleinen Netzes.

Die Indikation zur Gastrektomie ist beim diffusen Typ unter Berücksichtigung des individuellen Risikos vorhanden. Ergibt sich postoperativ nach vermeintlicher R0-Resektion ein mikroskopischer Tumorrest, ist eine Nachresektion anzustreben.

Multimodale Therapiekonzepte

Da lokoregionäre Rezidive beim Magenkarzinom ausgesprochen häufig sind, des weiteren eine peritoneale Aussaat und Fernmetastasierung die häufigste Todesursache darstellen, wurde relativ frühzeitig über multimodale Therapiekonzepte nachgedacht. Auch ist versucht worden, durch präoperative Chemo- bzw. Radiochemotherapie ausgedehnte Tumoren auf eine resektable Tumorgröße zu reduzieren bzw. ein niedrigeres Tumorstadium zu erzielen.

Viele Magenkarzinome sind strahlensensibel. So konnten verschiedene japanische Autoren zeigen, daß durch eine Strahlentherapie Tumornekrosen bei mehr als drei Viertel der Patienten beobachtet werden konnten. Eine intraoperative Strahlenbehandlung ist vor allen Dingen von japanischen Autoren in der Vergangenheit propagiert worden. Abe u. Mitarb. fanden eine deutliche Verbesserung der Prognose bei intraoperativer Strahlentherapie im Stadium II und III des Magenkarzinoms, europäische und amerikanische Autoren konnten diese positiven Ergebnisse bisher jedoch nicht bestätigen (Tab. 23.7).

Die Bedeutung der Chemotherapie beim fortgeschrittenen Magenkarzinom ist in verschiedenen Wirkstoffkombinationen untersucht worden. Besonders die Kombination Fluorouracil, Adriamycin und Mitomycin (FAM) zeigte Remissionsraten von 30–35 %. Die Anwendung des EAP-Schemas (Ektoposit, Adriamycin und Cisplatin) führte zu einer Steigerung der Remissionsrate auf 57 % bei 15 % Vollremissionen. Die präoperative Anwendung des EAP-Schemas führte bei 10 von 20 Patienten durch die induzierte partielle Remission zu einer Resektabilität. Die Hälfte dieser 10 Patienten wiesen histologisch verifiziert eine komplette Remission ihrer Tumorerkrankung auf.

> Eine präoperative Chemo- bzw. Radiochemotherapie kann ein Down-Staging der Tumorerkrankung herbeiführen, so daß evtl. eine höhere R0-Resektionsrate erzielt werden kann!

Adjuvante Therapie

Die hohe Zahl der lokoregionären Rezidive, die häufige peritoneale Aussaat der Tumoren und eine hämatogene Dissemination sind Charakteristika des Magenkarzinoms, die durch eine eventuelle adjuvante Chemotherapie beherrscht werden können. Zahlreiche Versuche mit Einzelsubstanzen oder Kombinationen sind in den letzten Jahrzehnten durchgeführt worden, wobei überwiegend keine Verbesserung der Prognose erzielt werden konnte. Lediglich die Kombination von 5-Fluorouracil und Methyl-CCNU scheint eine geringgradige Verbesserung der 5-Jahres-Überlebenszeit zu bringen, wobei vor allem lokoregionäre Rezidive nach einer derartigen Behandlung seltener zu sein scheinen. In Japan dagegen konnte durch verschiedene adjuvante Therapiemodi eine Verbesserung der Ergebnisse erzielt werden. So zeigten mehrere Gruppen eine Verbesserung der Prognose nach der Gabe von 5-Fluorouracil, daneben wurden biologische Response modifiziert eingesetzt, die ebenfalls eine Verbesserung der 5-Jahres-Überlebensrate ergaben. Derartige Ergebnisse konnten bisher in westlichen Ländern nicht nachgewiesen werden.

Postoperative Behandlung und Komplikationen

Die postoperative Behandlung von Patienten mit totaler Gastrektomie und Lymphadenektomie beim Magenkarzinom unterscheidet sich nicht von der anderer onkologischer Patienten. Die perioperative Antibiotikaprophylaxe ist obligatorisch, da in verschiedenen Studien gezeigt werden konnte, daß die Infektionsrate bei Magenkarzinomoperationen durch die Gabe von Antibiotika gesenkt werden kann. Die perorale Flüssigkeitszufuhr beginnt normalerweise am 3. postoperativen Tag und die Nahrungszufuhr ca. am 5. postoperativen Tag.

> An postoperativen Komplikationen sind in der Frühphase Blutungen, Infektion, Ileus, postoperative akute Pankreatitis, Duodenalstumpf- und Anastomoseninsuffizienz zu nennen!

Tabelle 23.7 Ergebnisse der Radiotherapie des Magenkarzinoms – randomisierte Untersuchungen (nach Bonenkamp et al. 1993)

Autor	Patienten (n)	Behandlung	Dosis (Gy)	Überlebensrate Jahre	(%)	Schlußfolgerung
Hallissey (1994)	145	S	–	5	20	keine Verbesserung
	153	S + RT	40–50		12	
	138	S + FAM	–		19	
Bleiberg (1989)	30	S + RT	55,5	2	33	kein Unterschied
	30	S + RT + F1	55,5		18	
	26	S + RT + F2	55,5		26	
	29	S + RT + F3	55,5		42	
Abe (1987)	110	S	–	5	0	besser bei Stadium IV
	101	S + IOR	30–35		15	
Sindelar (1987)	18	RT	50			kein signifikanter Unterschied
	10	IOR	30			

S = Operation, RT = Radiotherapie, FAM = Fluorouracil + Adriamycin + Mitomycin, F1 = kurzdauernde Chemotherapie, F2 = langdauernde Chemotherapie, F3 = F1 + F2, IOR = intraoperative Radiato

Durch die präoperative Vorbereitung, die Führung der Narkose und die postoperative intensivmedizinische Behandlungsmöglichkeiten sind diese Komplikationen jedoch sehr viel seltener geworden, so daß die Operationsletalität nach totaler Gastrektomie heute deutlich unter 5% bei großen Serien liegt. Des weiteren hat die Erstellung der Ösophagojejunostomie durch Klammernahttechnik sowie der Verschluß des Duodenalstumpfes – ebenfalls mit Klammernähten – die Rate der postoperativen Insuffizienzen deutlich gesenkt.

Septische Komplikationen sind nach Gastrektomie und ausgedehnter Lymphadenektomie nicht selten, vor allem wenn eine Milzexstirpation bzw. eine Pankreasschwanzresektion gleichzeitig vorgenommen wurde. Neben den klinischen Zeichen ist es heute möglich, die infizierten Flüssigkeitsansammlungen sonographisch oder durch CT-Kontrolle nachzuweisen und durch interventionelle Maßnahmen nach außen zu drainieren, so daß Relaparotomien selten notwendig sind.

Palliative Therapie des Magenkarzinoms

Bei einem hohen Prozentsatz der Patienten mit Magenkarzinom ist eine kurative operative Therapie nicht mehr möglich, so daß palliative Maßnahmen durchgeführt werden müssen. In einem unselektionierten Krankengut ist davon auszugehen, daß bei 30–50% aller Patienten auch heute noch eine rein palliative Maßnahme vorgenommen werden muß, da nahezu alle Patienten mit fortgeschrittenem Magenkarzinom Symptome haben, die ihre Lebensqualität erheblich beeinträchtigen. Stenosesymptomatik, Blutung und Schmerzen sind die häufigsten Beschwerden, die eine palliative Therapie notwendig machen, während eine Perforation eines fortgeschrittenen Magenkarzinoms eher selten ist.

Es herrscht Übereinstimmung, daß die Resektion des Tumors – wenn immer möglich – die beste und effektivste Palliation des Magenkarzinoms darstellt. Bypass-Operationen bringen häufig ein schlechtes funktionelles Ergebnis und verbessern die Lebensqualität nicht. Alle Daten scheinen darauf hin zu deuten, daß eine palliative Resektion auch eine bessere Überlebenszeit garantiert. Bozzetti u. Mitarb. fanden eine deutlich längere Überlebenszeit bei Patienten mit palliativer Resektion (Tab. 23.8). Die Operationsletalität war hier mit ca. 10% höher als bei kurativer Resektion, unterschied sich jedoch nicht von der bei reinen Umgehungsoperationen. Eine kleine Gruppe von Patienten (6%) überlebte nach palliativer Resektion 5 Jahre. In den Untersuchungen von Koga u. Mitarb. konnte außerdem gezeigt werden, daß Patienten mit nur vereinzelten Lebermetastasen nach palliativer Resektion deutlich länger lebten als nach explorativer Laparotomie, während Patienten mit Peritonealkarzinose durch eine palliative Resektion des Primärtumors im allgemeinen nicht profitierten.

Aus diesen Daten geht hervor, daß die palliative Resektion für viele Patienten mit fortgeschrittenem Magenkarzinom das Therapieverfahren der Wahl darstellt. Welches Ausmaß der Resektion gewählt werden sollte, wird jedoch kontrovers diskutiert. So wird von einigen Autoren angeführt, daß eine palliative totale Gastrektomie eine unverhältnismäßig hohe Letalität aufweise, während andere Gruppen heute zeigen können, daß die palliative totale Gastrektomie mit ca. 8–10% Letalität sich nicht von der subtotalen Resektion unterscheidet.

Die palliative Resektion ist auch das Therapieverfahren der Wahl bei proximalem Magenkarzinom sowie Tumoren der Kardia und des gastroösophagealen Überganges. Dieses ist von besonderer Bedeutung, da diese Tumorform in den letzten Jahren deutlich zugenommen hat und die Chirurgen mit dieser Problematik häufiger konfrontiert werden. Bei adäquater transhiataler Präparation des Ösophagus ist es nur ausnahmsweise notwendig, auch bei Resektion des distalen Ösophagus eine Thorakotomie vorzunehmen.

Liegt bei Patienten mit Tumoren im proximalen Magendrittel bzw. in der Kardia bereits eine weitgehende Metastasierung vor, so läßt sich heute im allgemeinen durch Implantation von Stents bzw. durch Koagulation durch Laser oder Argonbeamer die Durchgängigkeit wiederherstellen.

Kardiakarzinome

Adenokarzinome im gastroösophagealen Übergang werden als Kardiakarzinome bezeichnet. In den letzten Jahren ist eine relative Zunahme des Kardiakarzinoms im Gegensatz zum distalen Magenkarzinom zu verzeichnen.

Es lassen sich drei Typen des Kardiakarzinoms unterscheiden:
- das Adenokarzinom im Endobrachyösophagus (Typ I),
- das von der Kardiaschleimhaut ausgehende Karzinom (Typ II),
- das Funduskarzinom des Magens mit Infiltration des distalen Ösophagus (Typ III).

Eine Übereinstimmung mit dem Barrett-Karzinom ist feststellbar, so daß dieser Karzinomtyp dem proximalen Karzinom des Magens zugeordnet werden kann.

Tabelle 23.8 Ergebnisse der palliativen Operationen beim Magenkarzinom (nach Bozetti et al.)

Behandlungsmethode	Mittlere Überlebenszeit (Monate)	1 Jahr (%)	2 Jahre (%)	5 Jahre (%)
Keine	2,4	8	0	0
Explor. Laparotomie	2,8	8	1	0
Bypass-OP	3,5	18	1	0
Palliative Resektion	8,0	39	12	6

Die Diagnostik entspricht der aller Magenkarzinome. Die chirurgische Therapie der Adenokarzinome des gastroösophagealen Übergangs ist somit die erweiterte abdominotranshiatale oder abdominothorakale Gastrektomie. Da eine Metastasierung in Milzhilus und Pankreasschwanz erfolgen kann, ist die Splenektomie und die Pankreaslinksresektion als Multiviszeralresektion gelegentlich erforderlich.

Magenstumpfkarzinom

Unter dem Begriff Magenstumpfkarzinom werden Tumoren verstanden, die im Magenrest nach vorausgegangener Resektion wegen gutartiger Erkrankungen auftreten bzw. im Magenrest nach primärer maligner Erkrankung, wenn ein Intervall von 5 Jahren vorliegt. Ätiologie, Pathogenese, Klinik und Diagnostik sind bereits auf S. 518 f dargestellt worden.

Das Therapieverfahren der Wahl ist die totale Gastrektomie unter Mitnahme der regionalen Lymphknotenstationen. Das therapeutische Vorgehen unterscheidet sich nicht von dem bei primären Magenkarzinomen.

Magenlymphome (Tab. 23.9 u. 23.10)

Primäre extranodale Lymphome machen ca. 25–40% der Non-Hodgkin-Lymphome aus. Diese Tumoren nehmen ihren Ursprung von extranodalem lymphatischen Gewebe wie Milz, Gastrointestinaltrakt oder auch Organen – wie dem Gehirn –, die primär kein lymphatisches Gewebe enthalten. Der Gastrointestinaltrakt ist besonders häufig der Sitz primärer extranodaler Lymphome, wobei die meisten gastrointestinalen Lymphome im Magen beobachtet werden. In verschiedenen Studien konnte gezeigt werden, daß die Lymphome in enger Beziehung zum sog. mukosaassoziierten lymphatischen Gewebe (MALT) stehen und nicht so sehr peripheren Lymphknoten ähneln.

Das MALT unterscheidet sich von den peripheren Lymphknoten vor allem dadurch, daß offensichtlich der direkte Kontakt zu Antigenen aus dem gastrointestinalen Lumen die immunologischen Reaktionen induzieren, während beim Lymphknoten die Antigene über die afferenten Lymphwege an die Lymphozyten herangebracht werden.

Primäre Magenlymphome machen ca. 5% aller malignen Tumoren des Magens aus. Sie werden beim Mann häufiger beobachtet als bei der Frau und treten vor allem im 6. Lebensjahrzehnt auf. Die häufigsten klinischen Zeichen sind Schmerzen im Oberbauch, Gewichtsverlust,

Tabelle 23.9 Klassifikation der primären gastrointestinalen Lymphome (Non-Hodgkin-Lymphome) (nach Isaacson 1994)

B-Zellen

Niedrigmalignes Lymphom des MALT (überwiegend im Magen)

Hochmalignes Lymphom des MALT (überwiegend im Magen), mit oder ohne niedrigmalignem Tumoranteil

IPSID des Dünndarms (immunproliferative small bowel disease, niedrig-, gemischt-, hochmaligne), auch MALT Lymphom

Mantelzelllymphom (lymphomatoide Polypose)

Burkitt- oder Burkitt-ähnliches Lymphom

Andere B-Zell-Lymphome entsprechend nodalen Äquivalenten

T-Zellen

Enteropathieassoziiertes T-Zell-Lymphom (EATL)

Andere nichtsprueassoziierte T-Zell-Lymphome

Tabelle 23.10 Stadieneinteilung primärer gastrointestinaler (Non-Hodgkin-)Lymphome des Magens

Erweiterte Lugano-Klassifikation	Magenbefall	Lymphknotenbefall regionär (*)	Lymphknotenbefall nichtregionär, infradiapragmatisch	Lymphknotenbefall nichtregionär supradiaphragmatisch	Kontinuierlicher Befall von Nachbarorganen/-geweben	Diskontinuierlicher disseminierter Befall extragastraler Organe	Modifizierte Ann-Arbor-Klassifikation
I 1	Mukosa, Submukosa	0	0	0	0	0	E I 1
I 2	Muscularis propria, Subserosa, Serosa	0	0	0	0	0	E I 1
II 1	⊥	+	0	0	0	0	E II 1
II 2	⊥	⊥	+	0	0	0	E II 2
II E	⊥	0	0	0	+	0	E I 2
II 1 E	⊥	+	0	0	+	0	E II 1
II 2 E	⊥	⊥	+	0	+	0	E II 2
IV	⊥	⊥	⊥	+	⊥	+	E III oder E I

⊥ = jede Ausprägung möglich. E = kontinuierlicher, den Magen überschreitender Befall.
* = Definition regionärer Lymphknoten entsprechend jener für Magenkarzinom.

mäßige obere gastrointestinale Blutung, gelegentliches Erbrechen und bei großen Prozessen ein tastbarer Tumor im Epigastrium.

Magenlymphome finden sich – wie die Karzinome – am häufigsten im Magenantrum, können jedoch in allen Arealen auftreten. Das Lymphom erscheint als ein flacher infiltrierend wachsender Tumor, gelegentlich mit flachen Ulzerationen versehen. Polypöse Tumorformen sind sehr selten. Pathologisch-anatomisch lassen sich hochdifferenzierte (low grade lymphoma) von weniger differenzierten (high grade lymphoma) Formen unterscheiden.

Von besonderem Interesse sind die pathogenetischen Entstehungsmechanismen der MALT-Lymphome, wobei die Infektion mit Helicobacter pylori eine entscheidende Rolle zu spielen scheint. Als erster Schritt kommt es nach einer Infektion zum vermehrten Auftreten von Zellen des lymphatischen Systems. In seltenen Fällen enthalten diese lymphatischen Infiltrate Zellen mit gesteigertem Wachstum, vielleicht als Folge einer genetischen Veränderung. Das Ergebnis sind monoklonale lymphoproliferative Läsionen, die durch auf Helicobacter pylori ansprechende T-Helferzellen stimuliert werden. Weitere genetische Alterationen können die Abhängigkeit des Wachstums von den T-Helferzellen aufheben und somit zu einem hochmalignen Magenlymphom führen. Stadieneinteilung der Magenlymphome s. Tab. 23.10.

Die Therapie der Magenlymphome befindet sich daher zur Zeit im Wandel. Es gibt keinen Zweifel, daß bei einigen Low-grade-Magenlymphomen durch die Eradikation der Helicobacter-Infektion eine Regression des Tumorwachstums eingetreten ist und eine Heilung erzielt werden konnte. Andererseits ist die chirurgische Therapie des Magenlymphoms durch verschiedene prospektive randomisierte Untersuchungen heute gut dokumentiert: So konnte in verschiedenen Untersuchungen gezeigt werden, daß im Stadium I durch die subtotale Resektion nahezu immer eine Heilung erzielt werden konnte. Wurde der Tumor erst im Stadium der Infiltration der Muskularis oder Serosa entfernt, war die Prognose deutlich schlechter, während Patienten mit extragastraler Ausdehnung nicht geheilt werden konnten.

Die Rolle einer adjuvanten Chemo- oder Strahlentherapie ist ebenfalls durch mehrere Studien definiert. Im Stadium I mit Begrenzung des Lymphoms auf die Magenschleimhaut führt eine kombinierte Behandlung nicht zu einer Verbesserung der Prognose, während ihre Anwendung bei fortgeschrittenen Stadien eine Verbesserung der Überlebenszeit bewirkt.

Die Konsensuskonferenz 1996 (Onkologie, Strahlentherapie, Chirurgie) empfiehlt bei niedrigmalignen Lymphomen im Stadium CS I 2 und CS II 1 eine R0-Resektion. Bei regionärem infradiaphragmatischem Lymphknotenbefall oder Infiltration benachbarter Organe ist eine histologische Sicherung erforderlich zur Indikation für die Strahlentherapie.

Bei hochmalignen Lymphomen wird sowohl die R0-Resektion wie auch eine Strahlen- und Chemotherapie empfohlen.

Die Prognose der Magenlymphome ist besser als die der Adenokarzinome des Magens. So konnten Chiu u. Mitarb. zeigen, daß im Stadium I 95% der Patienten 5 Jahre überlebten, während im Stadium IV lediglich 25% nach 5 Jahren noch am Leben waren.

Magensarkome

Am häufigsten finden sich Leiomyosarkome des Magens, während alle anderen histologischen Formen sehr selten sind. Die Blutung wird als häufigstes Symptom geschildert, wobei die Intensität sehr unterschiedlich sein kann. An sonstigen Symptomen werden epigastrische Beschwerden, Druck im Epigastrium, Gewichtsverlust, Übelkeit und Erbrechen geschildert (Tab. 23.11). Oft sind die Sarkome jedoch außerordentlich symptomarm und fallen erst im Gefolge einer Routinediagnostik bei starkem Gewichtsverlust auf.

Die Diagnostik wird heute im allgemeinen durch die endoskopische Untersuchung mit bioptischer Abklärung herbeigeführt. Die CT gibt uns gute Informationen über das Ausmaß des Tumors sowie die Beteiligung der sonstigen Organe.

Die chirurgische Therapie ist das Behandlungsverfahren der Wahl. Während von einigen Autoren ein sehr radikales Vorgehen empfohlen wird, weisen andere darauf hin, daß bei kleineren Tumoren selbst eine Keilexzision eine Heilung erbringen kann. Adjuvante Behandlungsschemata stehen bis heute nicht zur Verfügung.

Die 5-Jahres-Überlebenszeit beim Magensarkom schwankt nach den Angaben in der Literatur zwischen 19 und 56%, wobei gezeigt werden konnte, daß kleine Tumoren eine ausgesprochen gute Prognose haben. Chiu u. Mitarb. fanden eine 100%ige 5-Jahres-Üerlebensrate bei 9 Patienten mit kleinen Tumoren, wobei bei 6 lediglich eine Keilexzision eines Teils des Magens vorgenommen worden war. Entscheidend wird die Prognose offensichtlich durch die frühzeitige Diagnose und Therapie beeinflußt.

Tabelle 23.11 Symptomatik des Magensarkoms (nach Licht et al. 1988)

Symptome	Patienten (%)
Obere gastrointestinale Blutung	45
Epigastrische Beschwerden	36
Tastbarer Tumor im Oberbauch	42
Gewichtsverlust	6
Übelkeit/Erbrechen	33
Keine Symptome	11

Erkrankungen des Duodenums: Divertikel und Tumoren

Duodenaldivertikel

Divertikel des Duodenums können bei bis zu 25 % aller Patienten gefunden werden; sie verursachen jedoch im allgemeinen keine Probleme. Es lassen sich extraluminäre von intraluminären Duodenaldivertikeln unterscheiden.

Extraluminäre Duodenaldivertikel

Die meisten Duodenaldivertikel sind solitär und finden sich in der Pars descendens des Duodenums nahe der Papille. Die Ätiologie ist unbekannt; definitionsgemäß handelt es sich um Pseudodivertikel, da nicht alle Darmwandschichten die Divertikelwand darstellen.
Abzugrenzen sind sekundäre Divertikel, die sich häufig im Gefolge abgelaufener Ulkuskomplikationen entwickeln; sie entstehen durch Adhäsionen oder extraluminäre Vernarbung und sind daher meist im Bulbus duodeni lokalisiert.

Klinisches Beschwerdebild

Duodenaldivertikel verursachen in weniger als 5 % aller Fälle Symptome, sie werden meist zufällig bei der radiologischen oder endoskopischen Untersuchung des oberen Gastrointestinaltraktes entdeckt. Die klinische Symptomatik ist charakterisiert durch Schmerzen und Erbrechen nach Nahrungsaufnahme und läßt sich oft nicht von einer Cholelithiasis oder sonstigen uncharakteristischen Oberbauchbeschwerden abgrenzen.

Komplikationen

Obwohl Komplikationen relativ selten sind, kommt es gelegentlich zu entzündlichen Veränderungen, sogar zur Ausbildung von Perforationen mit lokalen Abszessen. Des weiteren können Duodenaldivertikel zu einer Obstruktion im Bereich der Papille führen, vor allem wenn sie sehr ausgeprägt sind. Blutungen und eine rezidivierende Pankreatitis werden ebenfalls gelegentlich beschrieben.

Diagnostik

Die meisten asymptomatischen Duodenaldivertikel werden bei der Endoskopie nach Luftinsufflation dargestellt. Komplikationen wie Perforation usw. können sowohl durch die Röntgenuntersuchung des Abdomens als auch durch die CT verifiziert werden.

Behandlung

Unkomplizierte Duodenaldivertikel bedürfen keiner chirurgischen Intervention. Bei den sehr seltenen Fällen eines symptomatischen Divertikels sollte die klinische Symptomatik mit Dehnung des Divertikels und auftretenden Schmerzen verifiziert sein, bevor eine chirurgische Intervention notwendig wird. Dagegen können die akuten Komplikationen durchaus eine chirurgische Indikation darstellen.
Die chirurgische Therapie besteht im einfachsten Fall in der Invagination des Divertikels, dieses gelingt häufig bei nichtentzündlichen Veränderungen. In den meisten Fällen wird es jedoch notwendig sein, das Divertikel abzutragen und gleichzeitig das Duodenum gegenüber der Papille zu eröffnen, um sicherzustellen, daß es nicht zu einer Einengung der Papillenregion bei der Naht der Duodenalwand kommt.

Intraluminale Duodenaldivertikel

Die intraluminalen Duodenaldivertikel sind selten. Sie nehmen ihren Ursprung entweder von einer inkompletten Duplikatur des Duodenums oder von einer duodenalen intraluminären Membran.
Die klinische Symptomatik besteht in partieller Verlegung des Duodenallumens. Die Diagnose kann radiologisch oder endoskopisch verifiziert werden.
Die Behandlung besteht in der chirurgischen transduodenalen oder endoskopischen Abtragung des Divertikels.

Doppelbildung des Duodenums

Eine inkomplette Rekanalisation des Duodenums kann in einer kompletten duodenalen Duplikatur ohne Verbindung zum Duodenum bestehen. Radiologisch findet sich ein eiförmiger Füllungsdefekt an der medialen Wand des Duodenums. Bei kompletter Duplikatur des Duodenums kann selten einmal der Gallengang oder der Pankreasgang in die gemeinsame Wand einbezogen sein. Eine Fensterung der doppelten Duodenalwand erlaubt dann den freien Abfluß der Galle und des Pankreassekrets.

Tumoren des Duodenums

Primäre Tumoren des Duodenums sind selten. Sie kommen am häufigsten zwischen dem 6. und 8. Lebensjahrzehnt vor, wobei benigne und maligne Wachstumsformen beobachtet werden können. Warum Tumoren des Dünndarms insgesamt im Vergleich zu den Adenokarzinomen des Magens oder Kolons so selten sind, hat bisher keine endgültige Erklärung gefunden. Offensichtlich sind jedoch effektive Schutzmechanismen vorhanden, die eine fehlgeleitete Proliferation verhindern.
Die Symptome der Duodenaltumoren sind durch die Lokalisation des Tumors bedingt: Häufig wird eine Obstruktion der Papille oder eine partielle Verlegung des Duodenallumens mit intestinaler Blutung beobachtet, Übelkeit und Erbrechen sind u. a. neben einem Ikterus, einer Anämie, einer sich entwickelnden Pankreatitis, einer intraluminären Blutung, Duodenalobstruktion, Gewichtsverlust, akuter bakterieller Cholangitis zu nennen.
Neuroendokrine Tumoren sind fast immer klein und führen selten zu lokalen Symptomen.

Die Diagnose wird meist durch eine endoskopische Untersuchung des oberen Gastrointestinaltraktes oder durch eine Röntgenuntersuchung verifiziert.

Gutartige Duodenaltumoren

Adenome stellen die häufigsten benignen Tumoren des Duodenums dar. Hierunter werden adenomatöse Polypen, Adenome der Brunnerschen Drüsen und villöse Adenome zusammengefaßt. Vor allem die letzte Gruppe weist eine hohe Rate von Malignität auf und bedarf daher nach Diagnosestellung einer aggressiven Therapie. Adenomatöse Polypen werden häufig bei der familiären Polyposis, aber auch beim Peutz-Jeghers-Syndrom beobachtet. Durch die endoskopischen Möglichkeiten erfolgt heute meist eine primäre Abtragung.

Die Adenome der Brunnerschen Drüsen präsentieren sich meist als gestielte Polypen. Viele von ihnen produzieren alkalischen Schleim, teilweise in erheblichem Umfang.

Maligne Duodenaltumoren

Maligne Tumoren des Duodenums stellen histologisch Adenokarzinome, neuroendokrine Tumoren, vor allem Karzinoide und Gastrinome, Lymphome und Leiomyosarkome dar. Die klinische Symptomatik hängt von der Lokalisation des Tumors ab, vor allem Obstruktionen des Duodenallumens, aber auch des Gallen- und Pankreasgangs stehen im Vordergrund. Diagnostisch ist neben der Endoskopie die Röntgenuntersuchung von Bedeutung.

Die Behandlung besteht in der radikalen Entfernung des Tumors, wobei wegen der anatomischen Gegebenheiten häufig eine partielle Duodenopankreatektomie vorgenommen werden muß.

Seltene chirurgische Erkrankungen des Magens

Morbus Ménétrier

Der Morbus Ménétrier wird auch als hypertrophe Gastropathie, hypertrophe Gastritis, Riesenfaltengastritis, hyperplastische Gastropathie usw. bezeichnet. Er ist charakterisiert durch die Ausbildung riesiger Schleimhautfalten im Magenkorpus und -fundus. Der Magen selbst ist häufig mit großen Schleimmassen gefüllt, bedingt durch die Sekretion der Magenschleimhaut. Neben Schleim sezerniert die pathologische Magenschleimhaut häufig große Mengen Albumin, daneben wird gelegentlich ein massiver Kaliumverlust beobachtet.

Diagnostik

Die Ausbildung sehr breiter großer Magenschleimhautfalten im Korpus und Fundus lassen einen Morbus Ménétrier vermuten. Mikroskopisch findet sich eine starke Verbreiterung und Verlängerung der aufgezweigten Magengrübchen, häufig mit Fokalen zystischer Dilatation. Die Behandlung besteht in der Entfernung der pathologisch veränderten Magenschleimhaut. Meist ist es notwendig, eine totale Gastrektomie vorzunehmen, obwohl das Magenantrum meist keine pathologische Veränderung erfahren hat.

Das Risiko der Entwicklung eines Magenkarzinoms beim Morbus Ménétrier wird sehr unterschiedlich beurteilt. In retrospektiven Untersuchungen wurde jedoch bei 10–15% der beschriebenen Fälle gleichzeitig ein Magenkarzinom diagnostiziert. Aus diesem Grunde muß davon ausgegangen werden, daß der Morbus Ménétrier den Charakter einer Präkanzerose des Magenkarzinoms besitzt und daher entsprechend therapiert werden muß.

Magenvolvulus

Ein Volvulus des Magens ist selten, kann jedoch in Form einer organoaxialen Drehung wie auch einer mesenteroaxialen Drehung erfolgen. Meist handelt es sich um ein ganz akutes Krankheitsbild, da es im Gefolge der Ausbildung des Volvulus zu einer Unterbrechung der Durchblutung kommt. Sehr selten werden auch chronische Volvulusformen beschrieben, die als Hauptsymptom Schluckstörungen aufweisen.

Die Behandlung besteht in der Derotation bzw. bei irreversibler Durchblutungsstörung in der Resektion des Magens.

Fremdkörper und Bezoar

Vor allem bei Kindern, jedoch auch bei Patienten mit psychiatrischen Erkrankungen ist das Verschlucken von Fremdkörpern nicht selten. Durch die Entwicklung der endoskopischen Behandlungsmöglichkeiten gelingt es meist, den Fremdkörper aus dem oberen Gastrointestinaltrakt wieder zu entfernen.

Bezoare sind Klumpen von verschlucktem Material, die im Magen verbleiben und eine sehr unterschiedliche Zusammensetzung aufweisen können. Als Trichobezoar bezeichnet man große Haarknäuel, die vor allem bei jungen Frauen mit psychiatrischen Problemen gefunden werden. Phytobezoare entwickeln sich aus häufig langfasrigen Planzenbestandteilen. Die Behandlung besteht im allgemeinen in der Einnahme von Zellulase und gleichzeitiger Stimulation der Magenentleerung; gelegentlich kann eine Magenspülung notwendig werden. Kommt es zu einer Verlegung des Magens durch derartige Materialien, ist evtl. eine chirurgische Intervention notwendig.

Eingriffe am Magen bei morbider Fettsucht

Eine morbide Fettsucht liegt vor, wenn das ideale Körpergewicht um mehr als 100% übertroffen wird. Eine Indikation zur chirurgischen Intervention ist gegeben, wenn das exzessive Übergewicht mehr als 5 Jahre bestanden hat und alle konservativen Maßnahmen nicht zu einer dauernden Gewichtsreduktion geführt haben. In der Framingham-Studie konnte sehr gut dokumentiert werden, daß die Sterberate bei morbider Fettsucht außerordentlich hoch liegt, dennoch sollte betont werden, daß die Indikationsstellung für eine chirurgische Intervention bei morbider Fettsucht sehr zurückhaltend gestellt werden muß.

Chirurgische Verfahren

Nachdem Eingriffe am Dünndarm wegen morbider Fettsucht durch eine hohe Rate von Spätkomplikationen – wie z. B. Leberversagen – nicht die gewünschten Langzeiterfolge gebracht hatten, sind verschiedene Verfahren entwickelt worden, die durch Verkleinerung des Magenreservoirs den Patienten nur eine sehr beschränkte Nahrungsaufnahme ermöglichen. Neben den konventionellen Operationstechniken sind endoskopische und laparoskopische Verfahren in der Erprobung.

Gastroplastik

Das Prinzip der Gastroplastik besteht in der Bildung eines kleinen Funduspouches von 50 bis maximal 70 ml Volumen. Der Magen wird sehr weit proximal durch zwei Nahtreihen verschlossen; eine hochgezogene Jejunalschlinge wird entweder in einer Billroth-II-Modifikation oder als Roux-Y-Modifikation (Operation nach Alden) angelegt.

Magenbypass nach Mason

Bei dieser Modifikation wird der Magen nach Schaffung eines entsprechenden Pouches durchtrennt.

Gastroplastik nach Mason

Ursprünglich wurde im Bereich der kleinen Kurvatur ein Lumen von ca. 0,8 – 1,0 cm belassen, während das übrige Magenlumen durch Klammernähte verschlossen wurde. Die heute gebräuchlichen Modifikationen etablieren die Stomaöffnung meist in der Mitte des Magenlumens und verstärken das Areal der freien Passage durch Einzelknopfnähte.

Gastric-banding-Operation

Aktuell wird die laparoskopisch ausgeführte Gastric-banding-Operation in einigen Zentren favorisiert.

Ergebnisse

Die Gewichtsabnahme nach Magenbypass oder Gastroplastik ist in den ersten Wochen ganz evident. Nach den bisher vorliegenden Langzeituntersuchungen gelingt es den meisten Patienten, ihr Gewicht auf ca. 140% des Normalgewichtes einzustellen. Dadurch wird die Rate der Sekundärkomplikationen des Übergewichtes deutlich reduziert.

Literatur

1 Abe, M., Takahashi: Intraoperative radiotherapy: the Japanese experience. Int. Radiat. Oncol. Biol. Phys 5 (1981) 863 – 868
2 Ahlgren, J. D., J. S. MacDonald: Gastrointestinal Oncology. Lippincott, Philadelphia 1992
3 Amdrup, E.: Selektiv-gastrale Vagotomie. In Becker, H. D., W. Lierse, H. W. Schreiber: Magenchirurgie. Springer, Berlin 1986 (S. 211)
4 Bayerdörffer, E. M., M. Ritter, R. Hatz, W. Brooks, M. Stolte, Ménétrier's disease and helicobacter pylori. New Engl. J. Med. 329 (1993) 60
5 Becker, H. D.: Trunkuläre Vagotomie. In Becker, H. D., W. Lierse, H. W. Schreiber: Magenchirurgie. Springer, Berlin 1986 (S. 225)
6 Becker, H. D., Ch. Loweg: Elektive Chirurgie des Ulcus ventriculi. Chirurg 57 (1986) 361
7 Becker, H. D., K. Kremer, H. W. Schreiber: Kardiaresektion. In Becker, H. D., W. Lierse, H. W. Schreiber: Magenchirurgie. Springer, Berlin 1986 (S. 113)
8 Becker, H. D., W. Lierse, H. W. Schreiber: Magenchirurgie. Springer, Berlin 1986
9 Becker, H. D., K. H. Schriefers, Th. Effenberger: Eingriffe bei Blutungen aus Magen und Duodenum. In Becker, H. D., W. Lierse, H. W. Schreiber: Magenchirurgie. Springer, Berlin 1986 (S. 276)
9a Bleiberg, H., J. C. Goffin, O. Dalesio, M. Buyse, J. C. Pector, M. Gignoux, A. Roussel, G. Samana, J. Michel, A. Gerard et al.: Adjuvant radiotherapy and chemotherapy in resectable gastric cancer. A randomized trial of the gastro-intestinal tract cancer cooperative group of the EORTC. Europ. J. surg. Oncol. 15 (1989) 535 – 543
9b Bonenkamp, J. J., C. J. van de Velde, G. H. Kampschoer, J. Hermans, P. Hermanek, M. Bemelmans, D. J. Gouma, M. Sasako, K. Maruyama: Comparison of factors influencing the prognosis of Japanese, German, and Dutch gastric cancer patients. Wld J. Surg. 17 (1993) 410 – 414
10 Chelala, E., G. B. Cadiere, F. Favretti: Conversion and complications in 185 laparoscopic adjustable silicone gastric banding cases. Surg. Endosc. 11 (1997) 268 – 271
11 Fischbach, W., S. Böhm: Behandlung der primären Magenlymphome. Dtsch. med. Wschr. 118 (1993) 913 – 915
12 Gall, F. P., P. Hermanek, J. Tonak: Chirurgische Onkologie. Histologie und stadiengerechte Therapie maligner Tumoren. Springer, Berlin 1986
13 Grant, C. S., C. H. Kim, G. Farrugia, A. Zinsmeister, J. R. Goellner: Gastric leiomyosarcoma. Prognostic factors and survival management. Arch. Surg. 126 (1991) 985 – 990
14 Hahn, E. G., J. F. Riemann: Klinische Gastroenterologie, 3. Aufl. Thieme, Stuttgart 1996
15 Herfarth, Ch.: Therapie der Ulkusperforation. In Ungeheuer, E.: Komplikationen der Ulkuskrankheit. Urban & Schwarzenberg, München 1985 (S. 45)
16 Husemann, B., V. Reiners: Erste Ergebnisse nach vertikaler Gastroplastik zur Behandlung der extremen Adipositas. Zbl. Chir. 121 (1996) 370

17 Isaacson, P. G.: Gastrointestinale Lymphome. Hum. Pathol. 25 (1994) 1020–1029
18 Johnston D.: Selektive Vagotomie mit Ulkusexzision beim Ulcus ventriculi. In Becker, H. D., W. Lierse, H. W. Schreiber: Magenchirurgie. Springer, Berlin 1986 (S. 167)
19 Junginger, Th.: Leitlinien zur Therapie des Magenkarzinoms. Mitt. dtsch. Ges. Chir. 26 (1997) G 75
20 Kimura, H., Y. Yonemura, N. Kadoya, T. Kosaka, K. Miwa, I. Miyazaki, T. Sawa, S. Yoshimitsu, Y. Nishida, T. Kamata et al.: Prognostic factors in primary gastrointestinal leiomyosarcoma: a retrospective study. Wld. J. Surg. 15 (1991) 771–777
21 Kogel, H., J. F. Vollmar: Die aortoenterische Fistel. Dtsch. med. Wschr. 111 (1986) 1892
22 Konsensus Diagnostik und Therapie des primären Magenlymphoms. Mitt. dtsch. Ges. Chir. 25 (1996) G 71
23 Kronberger, L.: Roux-Y- und andere Anastomosen. In Becker, H. D., W. Lierse, H. W. Schreiber: Magenchirurgie. Springer, Berlin 1986 (S. 71)
24 Kunath, U., B. Memari: Laparoskopisches „Gastric Banding" zur Behandlung der pathologischen Adipositas. Chirurg 66 (1995) 1263–1267
25 Lehnert, T., H.-P. Sinn, O. Wolf: Diagnosis and surgical treatment of gastric sarcoma. Onkologie 17 (1994) 391–396
26 Nyhus, L. M., Ch. Wastell: Surgery of the Stomach and Duodenum, 4th ed. Little & Brown, Boston 1986
27 Rohatiner, A. et al: Report on a workshop convened to discens the pathological and staging classifications of gastrointestinal tract lymphoma. Ann. Oncol. 5 (1994) 397–400
28 Schmoll, H.-J., R. Pichlmayr, H. Wilke, H. J. Meyer: Aktuelle Therapie gastrointestinaler Tumoren. Spinger, Berlin 1992
29 Schreiber, H. W.: Magen und Zwölffingerdarm. In Kremer, K., F. Kümmerle, H. Kunz, R. Nissen, H. W. Schreiber: Intra- und postoperative Zwischenfälle, 3. Aufl. Bd. II. Thieme, Stuttgart 1985 (S. 1)
30 Siewert, J. R., A. H. Hölscher, B. Ultsch: Chirurgische Therapie des blutenden gastroduodenalen Ulkus. Zbl. Chir. 110 (1985) 1033
31 Siewert, J. R., F. Harder, M. Allgöwer, A. L. Blum: Creutzfeldt, L. F. Hollender, H. J. Peiper: Chirurgische Gastroenterologie, 2. Aufl. Springer, Berlin 1990
32 Siewert, J. R., H. J. Stein, A. Sendler: Chirurgische Relevanz präoperativer Diagnostik bei Tumoren des Gastrointestinaltrakts – Entscheidungswege beim Oesophagus-, Magen-, Colon- und Rectumcarcinom. Chirurg. 68 (1997) 317–324
33 Stadelmann, O.: Spektrum der Helicobacter-pylori-assoziierten Erkrankungen. In Malfertheiner, P.: Helicobacter pylori – von der Grundlage zur Therapie. Thieme, Stuttgart 1994 (S. 39–54)
34 Stadelmann, O.: Gutartige Neubildungen von Magen und Duodenum. In Hahn, E. G., J. F. Riemann: Klinische Gastroenterologie. Thieme, Stuttgart 1996 (S. 301)
35 Stolte, M.: Helicobacter pylori gastritis and gastric MALT-lymphoma: correlation with endoscopic and histologic findings. Gastrointest. Endosc. 39 (1993) 139–145
36 Sugimura, T., M. Sasako: Gastric Cancer. Oxford Univ. Press, Oxford 1997
37 Taguchi, T.: Combined chemotherapy with etopside (E), adriamycin (A), and cisplatin (P) (EAP) for advanced gastric cancer. Proc. Amer. Soc. clin. Oncol. 8 (1989) 108, Abstr. 420
38 Ungeheuer, E.: Komplikationen der Ulkuskrankheit. Urban & Schwarzenberg, München 1985
39 Wilke, H., P. Preusser, U. Fink, H.-J. Meyer, C. H. Köhne-Wömper, M. Strahl, A. Harstrick, H. Geerlings, H. Knipps, J. Meyer, J. R. Siewert, W. Achtiroth, H. J. Schmoll: Prognosefaktoren bei der Chemotherapie des Magenkarzinoms. In Schmoll, H.-J., R. Pichlmayr, H. Wilke, H.-J. Meyer: Aktuelle Therapie gastrointestinaler Tumoren. Springer, Berlin 1992 (S. 241)

Gutachterliche Aspekte nach Magenoperationen

H. Lippert

Unabhängig von der Operationsart am Magen ist zunächst die Ursache der Krankheit bezüglich Ätiologie und Prognose von Bedeutung. Funktionsveränderungen durch die Operation sind in der Regel nach einigen Monaten kompensiert.

Für den Zeitraum von 3–6 Monaten ist eine Leistungsminderung zu erwarten. Ernährungsstörungen, das Dumpingsyndrom, Mobilitätsveränderungen des Magens, Malabsorption von Vitamin B_{12}, Anastomosenstenosen, Durchfall oder ein Rezidiv sind evtl. auftretende Folgeerscheinungen nach der Operation.

Eine regelmäßige, häufigere Nahrungsaufnahme ist erforderlich. Schicht- bzw. Nachtdienst sind in den ersten Monaten ungünstig. Bei einem Dumpingsyndrom ist mit einer eingeschränkten Konzentrationsfähigkeit (Verkehrstauglichkeit!) zu rechnen. Bei einem Zustand nach Magenresektion wird mit einer Minderung der Erwerbsfähigkeit (MdE) von ca. 30% zu rechnen sein.

Nach einer Gastrektomie wegen eines Tumorleidens ist in Abhängigkeit von der Gesamtsituation einer MdE von 60–100% möglich (1).

Eine klinische Nachuntersuchung in 3monatigem Abstand ist empfehlenswert, auch ohne gutachterliche Bewertung.

Literatur

1 Keymling, N.: Gutachterliche Stellungnahme. In Hahn, E. G., J. G. Riemann: Klinische Gastroenterologie. Thieme, Stuttgart 1996 (S. 832)

24 Leber

Infektionen

T. Hau

Die Leber stellt zusammen mit der Milz das größte Reservoir des Körpers für Makrophagen dar. Beim Fluß des portalen und arteriellen Blutes durch die Leber werden im Blut befindliche Bakterien durch die Kupfferschen Zellen phagozytiert. Trotz dieses dauernden Kontaktes mit Mikroorganismen und ihren Toxinen ist die Leber beim Menschen im Gegensatz zu vielen Tieren steril.

Bakterielle Abszesse

Der Leberabszeß ist eine seltene Erkrankung, die nur bei 0,4–1,75% aller Autopsien gefunden wird und für nur 0,05%–0,007% aller Krankenhausaufnahmen verantwortlich ist.

Pathogenese und Bakteriologie

Primäre Ursachen für Leberabszesse sind Verletzungen, Tumoren und Ischämie. Selten kommt es zu einem direkten Übergreifen von Infektionen der Nachbarorgane auf die Leber. Hämatogen können Bakterien die Leber entweder über die Pfortader (bei Infektionen im Bauchraum) oder über die A. hepatica (bei Allgemeininfektion) erreichen. Dabei ist die Pfortader entsprechend dem höheren Anteil des Blutflusses durch die Leber der häufigere Weg. Schließlich können Infektionen der Gallengänge zu Leberabszessen führen. Auch bei sorgfältiger klinischer und paraklinischer Untersuchung bleibt die Ursache von 20% aller Leberabszesse im dunkeln (Tab. 24.1). Bei Patienten mit einer verminderten Infektabwehr infolge z.B. Diabetes mellitus, AIDS, Leukämie, Granulomatose besteht ein höheres Risiko, Leberabszesse zu entwickeln.

Die Pathogenese der Leberabszesse bestimmt das makroskopische Bild. Primäre Leberabszesse sind singulär und korrespondieren in ihrer Lage mit dem verursachenden Krankheitsprozeß. Ist die Ursache des Abszesses im Bereich des Drainagegebietes der V. portae zu suchen, so sind die Abszesse groß, einzeln oder multipel und in den meisten Fällen auf den rechten Leberlappen beschränkt. Liegt allerdings eine septische Pfortaderthrombose vor, werden Abszesse in beiden Leberlappen gefunden. Bakterien, die über die arterielle Zirkulation die Leber erreichen, verursachen multiple kleinere Abszesse, die gleichmäßig über beide Leberlappen verteilt sind. Die Leberabszesse biliären Ursprungs sind ebenfalls über beide Leberlappen verteilt und meist multipel; die dilatierten Gallenwege sind oft mit Eiter gefüllt. Zusammenfassend finden sich 65% aller Leberabszesse im rechten, weniger als 5% im linken und die übrigen in beiden Leberlappen. Bei 40% der Patienten sind die Abszesse multipel.

Eine Übersicht der Erreger von Leberabszessen gibt Tab. 24.2.

Tabelle 24.1 Pathogenese pyogener Leberabszesse

Primär hepatisch	Trauma
	Tumor
	Ischämie
	Parasitenbefall
	Fremdkörper
Per continuitatem	penetriertes peptisches Ulkus
	Malignom
	Cholezystolithiasis
	Pankreatitis
	perihepatische Abszesse
Portal	entzündliche Darmerkrankungen
	Malignom des Magen-Darm-Traktes
	Appendizitis
	Divertikulitis
	Milzabszeß
	Peritonitis inatraabdominaler
	Abszesse
Arteriell	alle Formen der Bakteriämie
Biliär	Cholangitis infolge von
	– Choledocholithiasis
	– Strikturen
	– Tumoren
Kryptogen	Ursache unklar

Klinik

Patienten mit Leberabszessen klagen über Zeichen einer Allgemeininfektion wie Fieber, Schüttelfrost und Schwitzen sowie über Übelkeit, Abgeschlagenheit, Gewichtsverlust und Erbrechen. Das wichtigste Lokalsymptom sind jedoch konstante Schmerzen im Bereich des rechten oberen Abdomens, die in die rechte Schulter ausstrahlen; die Symptomatik besteht oft über 2–3 Wochen.

> Der klassische Befund eines Leberabszesses ist bei der Palpation des Abdomens eine vergrößerte, druckdolente Leber!

Tabelle 24.2 Bakteriologie von 305 pyogenen Leberabszessen

Erreger	Häufigkeit	
Grampositive Aerobier		
Staphylokokken		34 (18,5%)
– S. aureus	27 (14,7%)	
– S. epidermidis	7 (3,8%)	
Streptokokken		16 (8,7%)
– hämolytisch	3 (1,6%)	
– nicht hämolytisch	13 (7,1%)	
Enterokokken		20 (10,9%)
Andere		4 (2,2%)
Gramnegative Aerobier		
Escherichia coli		82 (44,6%)
Klebsiella/Enterobacter spp		61 (33,2%)
Proteus spp		21 (11,4%)
Pseudomonas spp		12 (6,5%)
Andere		16 (8,7%)
Anaeobier		
Bacteroides spp		16 (8,7%)
Peptostreptokokken		11 (6,0%)
Clostridien		7 (3,8%)
Andere		5 (2,7%)

Gelegentlich können eine lokale Abwehrspannung und eine Dämpfung über den unteren rechten Thoraxabschnitten, verursacht durch einen Pleuraerguß, beobachtet werden. Ein klinisch erkennbarer Ikterus ist nicht obligat (kommt nur bei ca. 20% vor), es sei denn, der Leberabszeß ist Folge einer biliären Infektion.

Diagnostik

Laborchemische Untersuchungen

Die hämatologischen Untersuchungen zeigen eine Leukozytose und gelegentlich eine mikrozytäre Anämie. Das Bilirubin, die alkalische Phosphatase, die γ-GT und die SGOT sind leicht erhöht, die Prothrombinzeit verlängert. Die Erhöhung der alkalischen Phosphatase und der γGT sowie eine Hypalbuminämie sind die konstantesten Befunde. Blutkulturen zeigen bei 58% aller Patienten ein bakterielles Wachstum.

Bildgebende Untersuchungsverfahren

Die Übersichtsaufnahmen des Thorax zeigen bei manchen Patienten ein hochstehendes Zwerchfell, einen Pleuraerguß oder subsegmentale Atelektasen im rechten Unterfeld. Auf der Abdomenleeraufnahme sieht man oft eine Hepatomegalie oder Gaseinschlüsse im Leberparenchym.

> Die Diagnostik von Leberabszessen steht und fällt mit den modernen bildgebenden Verfahren wie Doppler-Sonographie und CT!

Größere Abszesse können sowohl Doppler-sonographisch als auch computertomographisch leicht dargestellt werden. Kleinere multiple Abszesse, wie sie im Rahmen einer Allgemeinsepsis oder Cholangitis auftreten können, stellen sich besser im CT dar.

Sonographie

Im Ultraschall kann sich ein Leberabszeß sowohl echogen wie auch nichtechogen darstellen. In nichtechogenen Abszessen findet man meist mehrere interne Echos und Flüssigkeitsspiegel (Abb. 24.1a). Die meisten Abszesse weisen nur eine dünne Wand auf, die sie vom normalen Leberparenchym abgrenzt, und führen zu einem Schallenhancement (Abb. 24.1b).

Computertomographie

Computertomographisch stellen sich die meisten Abszesse inhomogen dar, jedoch ist die Dichte im allgemeinen geringer als die des umgebenden Lebergewebes. Die intravenöse Kontrastmittelapplikation erleichtert die Diagnose (Abb. 24.2). Ein Enhancement der Abszeßkapsel wird jedoch nur selten gesehen.

Punktion

Falls nach der ultrasonographischen bzw. computertomographischen Untersuchung noch Zweifel an der Natur der Läsion bestehen, kann zur Diagnosesicherung unter Kontrolle der bildgebenden Verfahren eine Punktion des Abszesses erfolgen. Dies ist gleichzeitig der erste Schritt zur Drainage.

> Bei Zweifel an den Ergebnissen der bildgebenden Untersuchungsverfahren kann eine diagnostische Punktion erfolgen!

Nach genauer Lokalisation des Abszesses wird die Nadel unter ultrasonographischer Kontrolle in den Abszeß eingeführt. Dies kann entweder mit einem normalen Schallkopf geschehen, der in einem Winkel von 90° gehalten wird, oder mit einem koaxialen Schallkopf, der direkt über die Punktionsstelle gehalten wird. Entsprechend dem ultrasonographischen Bild sollte man die Tiefe der Nadel vorher bestimmen. Zur Punktion werden Nadeln mit einem Durchmesser von 0,9–1,3 mm benutzt.

Wird der Patient unter computertomographischer Kontrolle punktiert, so wird auf der Haut zunächst der Punkt markiert, der den kürzesten Abstand zum Abszeß besitzt. Die Tiefe wird gemessen, und dann wird mit einer 18er Nadel unter computertomographischer Kontrolle punktiert. Nachdem die Nadel ungefähr 2 cm in die Bauchwand eingeführt ist, erfolgt erneut eine CT, um den Einführungswinkel der Nadel korrigieren zu können. Dann wird der Abszeß punktiert. Nachdem der Abszeßinhalt aspiriert wurde, wird die Lage der Nadel noch einmal durch das CT verifiziert. Bezüglich der Komplikationsrate und der Erfolgsquote sind beide Verfahren gleichwertig.

Infektionen **543**

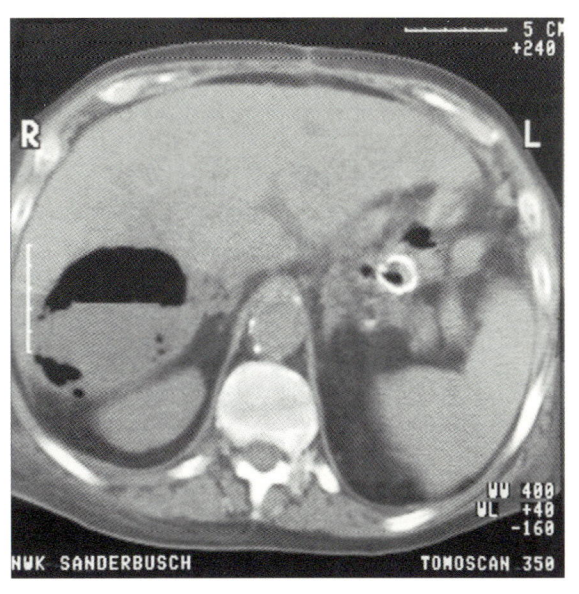

Abb. 24.**2** CT-Darstellung eines Abszesses im posterioren rechten Leberlappen mit Lufteinschlüssen und Spiegelbildung (freundlicherweise zur Verfügung gestellt von Dr. B. Wördehoff, Sande).

Therapie

Antibiotikabehandlung

> Die Behandlung des Leberabszesses besteht aus der Gabe von Antibiotika und einer ausreichenden Drainage!

Die antibiotische Therapie sollte bereits begonnen werden, wenn der begründete Verdacht auf einen Leberabszeß besteht, zumal bei den meisten Patienten eine Sepsis vorliegt. In jedem Fall sollte jedoch mit der Antibiotikatherapie vor einer Operation bzw. einer Intervention begonnen werden. Die Mikrobiologie der Abszesse (Tab. 24.**2**) bestimmt die kalkulierte Antibiotikatherapie, die sich, wenn möglich, an der Pathogenese des Leberabszesses orientiert. Handelt es sich um einen Abszeß, dessen Primärfokus im Drainagegebiet der V. portae vermutet wird, so kann man mit einer Mischflora aus gramnegativen Darmkeimen wie E. coli, Enterobacter, Klebsiella und Proteus und anaeroben Bakterien, insbesondere B. fragilis, rechnen. Die antibiotische Therapie sollte deshalb aus einer Kombination eines Cephalosporins der dritten Generation mit Metronidazol oder Clindamycin oder einem Breitspektrum-β-Lactam-Antibiotika mit ausreichender Wirksamkeit gegen Aerobier, wie z. B. Cefoxitin oder Imipenem, bestehen. Tritt der Abszeß im Rahmen einer Sepsis auf, so ist er meist durch Staphylokokken oder Streptokokken verursacht, und der Patient sollte deshalb mit einem Cephalosporin behandelt werden. Hepatische Abszesse im Rahmen einer Gallengangsinfektion sind meist durch gramnegative Darmbakterien oder Enterokokken verursacht, so daß hier oft ein Uredopenicillin bei Allgemeinsepsis in Kombination mit einem Aminoglykosid angezeigt ist. Gibt es keinerlei

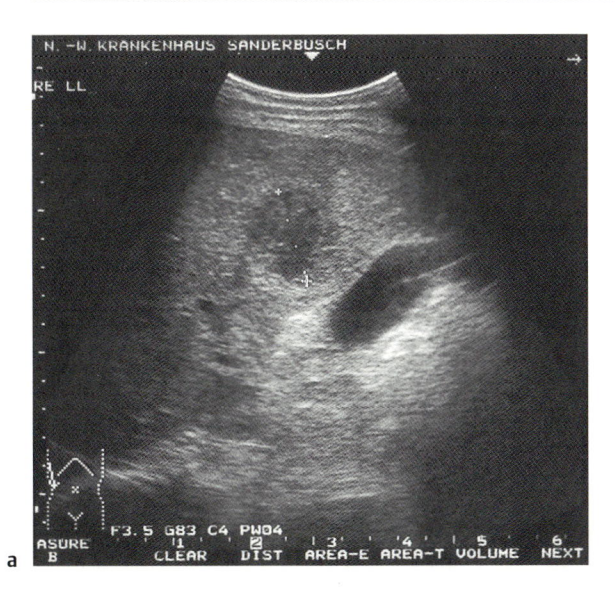

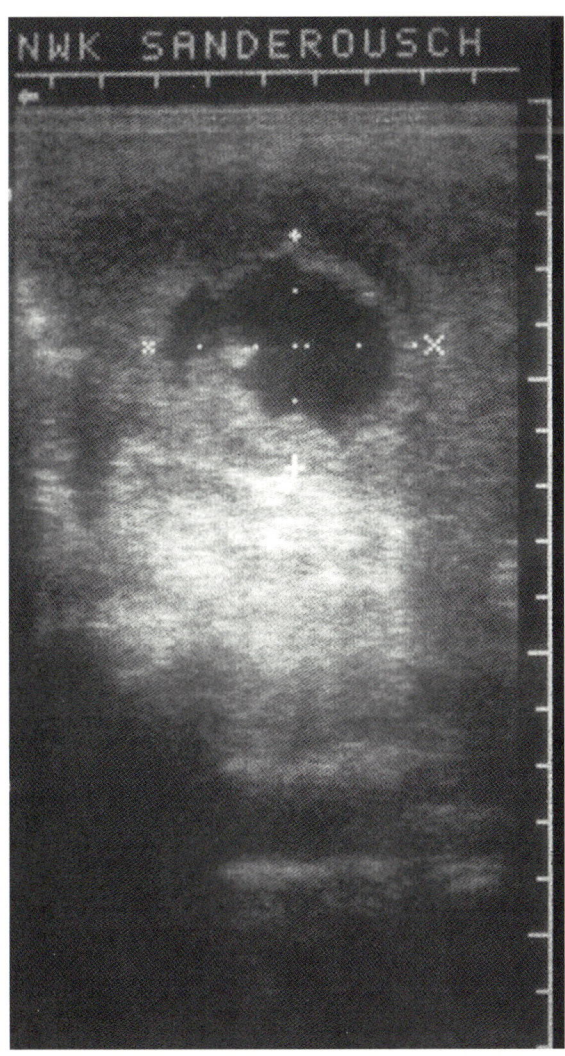

Abb. 24.**1** Ultraschall-Darstellung eines Abszesses im rechten Leberlappen. **a** Markiert durch +; deutlich erkennbar die internen Echos. **b** Markiert durch x mit deutlichem Schallenhancement (freundlicherweise zur Verfügung gestellt von Dr. F. Natt, Sande).

Hinweise auf die Pathogenese des Abszesses, so ist eine Kombinationstherapie von Breitspektrum-β-Lactam-Antibiotika, einem Aminoglykosid und einem antianaerob wirksamen Antibiotikum indiziert. Eine bakteriologische Diagnose sollte jedoch immer angestrebt werden.

Drainage

Ohne Drainage liegt die Letalität bei Leberabszessen auch heute noch bei 50%. Deshalb ist eine ausreichende Drainage, sei es perkutan oder chirurgisch, unverzichtbar. Hat sich der Abszeß auf dem Boden eines Krankheitsprozesses entwickelt, der seinerseits eine chirurgische Therapie erfordert, sollte die Drainage chirurgisch durchgeführt werden. In allen anderen Fällen ist die perkutane Technik die Methode der Wahl.

Technik der perkutanen Drainage

Der erste Schritt der perkutanen Drainage eines Leberabszesses ist die oben beschriebene Punktion unter ultrasonographischer oder computertomographischer Kontrolle. Nachdem der Eiter aspiriert und dies durch eine positive Gramfärbung bestätigt worden ist, wird ein Führungsdraht in den Abszeß eingelegt, über den dann ein Drainagekatheter in den Abszeß in der üblichen Seldinger-Technik eingeführt wird (Abb. 24.**3 a, b**). Initial sollte ein Katheter mit einem Durchmesser von 7 oder 8 Charr benutzt werden. In der Folgezeit können dann Katheter mit dickerem Lumen (bis zu 16 Charr) eingeführt werden. Zum Abschluß der Drainage muß durch die Injektion von Kontrastmittel sichergestellt werden, daß die gesamte Abszeßhöhle drainiert ist und nicht etwa Septierungen übersehen worden sind. Nachdem dies gesichert ist, wird die Abszeßhöhle mit Kochsalzlösung gespült, bis der gesamte Eiter entfernt ist. Wenn die Sekretion sistiert und eine CT oder Ultrasonographie zeigt, daß die Abszeßhöhle vollkommen kollabiert ist, kann der Katheter entfernt werden.

Technik der chirurgischen Drainage

Chirurgisch können Leberabszesse entweder extraperitoneal oder transperitoneal drainiert werden. Abszesse, die sich zur extraperitonealen Drainage anbieten, können meist auch perkutan punktiert und drainiert werden. Deshalb wird fast immer der transperitoneale Zugang bevorzugt. Der Zugang zum Abdomen erfolgt entweder durch einen Rippenbogenrandschnitt oder durch eine mediane Laparotomie, dies insbesondere dann, wenn ein Primärfokus im Abdomen vermutet wird. Nach Inspektion, Palpation und – wenn möglich – Mobilisation der Leber wird der verdächtige Bezirk bzw. die verdächtigen Bezirke zur Lokalisation des Abszesses mit einer Nadel punktiert. Die Abszeßhöhle wird dann am zweckmäßigsten mit dem elektrischen Messer eröffnet, mögliche Lokulationen aufgebrochen und mit Kochsalzlösung gespült. Die eigentliche Drainage der Abszeßhöhle erfolgt durch einen weichen Saugdrain (z.B. Jackson-Pratt-Drain). Zusätzlich sollten die perihepatischen Räume, insbesondere der subhepatische Raum, drainiert werden (Abb. 24.**4**). Die Drainagen werden durch sepa-

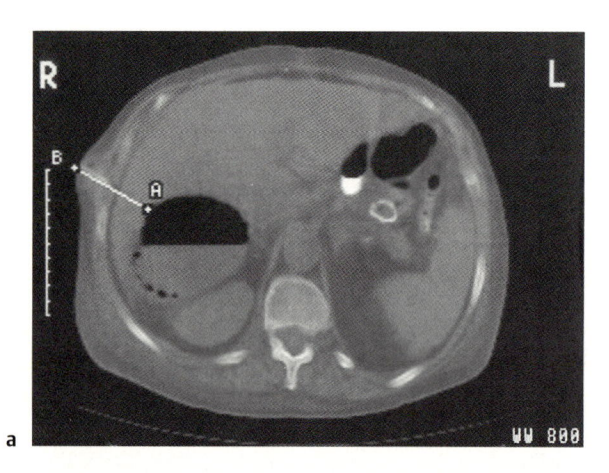

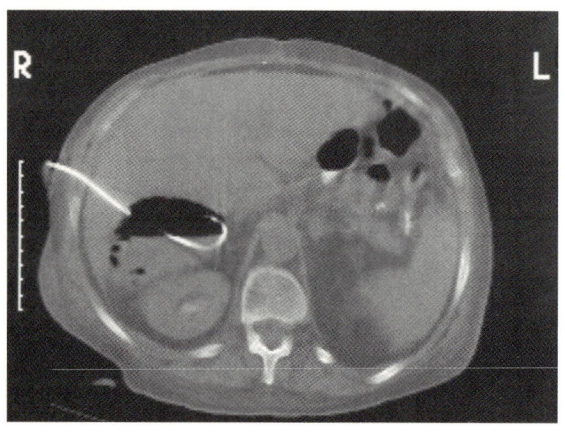

Abb. 24.**3** Technik der perkutanen Drainage eines Leberabszesses unter CT-Kontrolle (gleicher Patient wie Abb. 24.**2**). **a** Markierung des Punktes mit dem kürzesten Abstand zum Abszeß (B) und Ausmessen der Tiefe (AB). **b** Bild nach Einlage eines Pigtailkatheters mit Seldinger-Technik in die Abszeßhöhle. (Bilder freundlicherweise zur Verfügung gestellt von Dr. B. Wördehoff, Sande.)

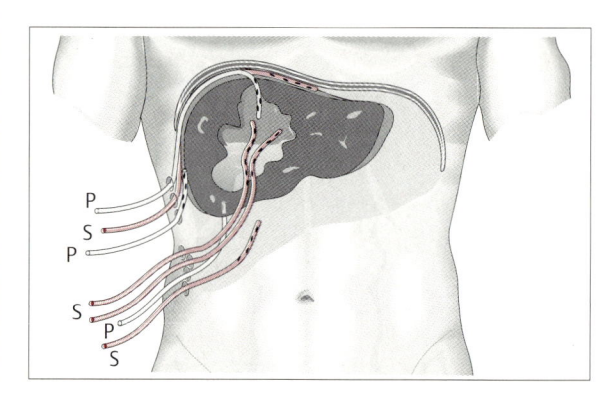

Abb. 24.**4** Schematische Darstellung der Position der Drains bei der transperitonealen Drainage eines Leberabszesses. Außer dem Abszeß selbst sollten die perihepatischen Räume drainiert werden (S = Saugdrainage, P = Penrose-Drainage).

rate Stichinzisionen aus der Bauchdecke herausgeleitet. Hat ein Abszeß Anschluß an einen größeren Gallengang gefunden, so wird dieser durch eine Naht verschlossen und ein T-Drain eingelegt.

Komplikationen

Die Komplikationsrate nach der Drainage von Leberabszessen liegt immer noch bei 30%. Die häufigsten Komplikationen sind rezidivierende Abszesse – entweder in der Leber selbst oder in den perihepatischen Räumen –, metastatische Abszesse, Pleuraempyeme und Wundinfektionen.

Prognose

Die Letalität von Leberabszessen wird in der Literatur mit 2–20% angegeben. Negative prognostische Faktoren sind ein klinisch feststellbarer Ikterus, Pleuraerguß, Hypalbuminämie, eine Erhöhung der alkalischen Phosphatase und eine exzessive Leukozytose.

Amöbenabszeß der Leber

Epidemiologie

Eine Infestation mit Amöben kommt selbst in gemäßigten Zonen relativ oft vor. Die Häufigkeit einer Leberbeteiligung schwankt allerdings beträchtlich. Männer sind öfter betroffen als Frauen. In endemischen Regionen ist die autochtone Bevölkerung resistenter gegen die Erkrankung als Fremde.

Pathogenese und Pathologie

Entamoeba histolytica wird vom Menschen durch verunreinigtes Wasser, das die reifen Zysten enthält, aufgenommen. Im Gegensatz zum Trophozoit ist die Zyste gegen Magensaft resistent. Im alkalischen Milieu des Dünndarms kommt es zur Bildung von acht Trophozoiten, die sich in den Krypten des Zäkums einnisten. Die Trophozoiten werden mit dem Stuhl nach aboral befördert. Während der Verfestigung des Stuhls kommt es wieder zur Zystenbildung. Normalerweise verhalten sich die Amöben als Kommensalen, jedoch kommt es unter bestimmten Bedingungen zur Invasion des Wirts. Entamoeba histolytica penetriert in die Tiefen der Krypten des Kolons und durch die Muscularis mucosae. Hierdurch kommt es zu einer entzündlichen Reaktion mit der Ausbildung von Ulcera. Die Trophozoiten können auch die Venulen des Darmes penetrieren und werden dann mit dem Portalkreislauf in die Leber transportiert. Die pathologischen Veränderungen beginnen normalerweise im Bereich des portalen Dreiecks und breiten sich dann nach peripher hin aus. Im Frühstadium findet sich ein Nekrosebezirk, der Bindegewebszellen und gelegentlich Amöben enthält und von einer hyperämischen Zone umgeben ist. Später bildet sich mehr oder weniger gut eine Kapsel aus, in der – im Gegensatz zum nekrotischen Zentrum – Amöben gefunden werden können. Der Inhalt des Abszesses ist viskös und dunkelbraun. Eine bakterielle Superinfektion findet sich in 5% der Fälle.

Klinik

> Schmerzen im rechten Oberbauch, im unteren Thorax und im Epigastrium sowie eine druckdolente, vergrößerte Leber deuten auf einen Amöbenabszeß hin!

Die klinischen Symptome eines Amöbenabszesses sind ähnlich wie die eines pyogenen Abszesses: Schmerzen im rechten Oberbauch, im unteren Thorax oder im Epigastrium mit Ausstrahlung in die rechte Schulter sowie Fieber, Schwächegefühl und Gewichtsverlust. Nur bei zwei Drittel aller Patienten findet sich eine Anamnese oder Befunde, die auf eine Amöbenruhr hindeuten. In den meisten Fällen liegt ein symptomfreies Intervall von zwei Monaten vor. Bei der klinischen Untersuchung findet man eine vergrößerte, druckdolente Leber, und die Hälfte der Patienten weist Zeichen eines Pleuraergusses oder einer basalen Pneumonie rechts auf.

Diagnostik

Bildgebende Verfahren

Die radiologischen Zeichen eines Amöbenabszesses ähneln denen eines bakteriellen Abszesses. Ultrasonographie und CT sind die Methoden der Wahl, durch die sich auch die Lokalisationen des Abszesses genau bestimmen lassen. Allerdings läßt sich mit diesen Methoden ein Amöbenabszeß nicht von einem bakteriellen Abszeß unterscheiden.

Laborparameter

Patienten mit einem Amöbenabszeß der Leber weisen meistens eine mäßiggradige Leukozytose, eine Eosinophilie sowie eine leichte, mikrozytäre Anämie auf. Das Bilirubin und die Leberenzyme sind leicht erhöht, das Albumin erniedrigt und gelegentlich die Prothrombinzeit verlängert. Ein klinischer Ikterus ist selten, kann aber auch das initiale Symptom sein. Amöben können nur in einem geringen Prozentsatz (7–26%) im Stuhl der Patienten nachgewiesen werden. Man sollte den Stuhl auf jeden Fall wiederholt auf Parasiten untersuchen, die sich dann im Direktpräparat nachweisen lassen. Entscheidend für die Diagnose des Amöbenabszesses der Leber sind die serologischen Untersuchungen, die in Tab. 24.3

Tabelle 24.3 Serologie der Amöbeninfestationen

Art der Infestation	Positive Reaktionen in %		
	CF	IHA	GDP
Keine	0– 6	0– 18	0– 18
Intestinal, nichtinvasiv	11– 90	0– 90	1– 85
Intestinal, invasiv	67– 90	33–100	81– 95
Hepatisch	83–100	47–100	80–100

CF = Komplementfixation
IHA = indirekte Hämagglutination
GDP = Geldiffusionspräzipitin-Test

zusammengefaßt sind. Serologische Tests, die Antikörper gegen Entamoeba histolytica nachweisen (indirekte Hämagglutination, ELISA), sind spezifisch und sensitiv in 95% der Fälle.

> Der Amöbenabszeß wird durch serologische Tests diagnostiziert!

Falls der Abszeß aus diagnostischen Gründen punktiert wird, findet man den typischen Amöbeneiter (Sardellenpaste), der normalerweise steril ist und wenige Granulozyten enthält. Amöben werden jedoch selten im Punktat nachgewiesen.

Differentialdiagnostische Überlegungen

Weder die klinischen noch die radiologischen Untersuchungen können zwischen bakteriellen und Amöbenabszessen der Leber unterscheiden. Im allgemeinen sind die klinischen Symptome des Amöbenabszesses weniger schwer, und Zeichen einer Allgemeinsepsis sind selten. Auch Durchfallerkrankungen in der Vorgeschichte eignen sich nicht zur Differentialdiagnose. Falls ein Amöbenabszeß vermutet wird, sollte dieser durch entsprechende serologische Untersuchungen gesichert werden. Am häufigsten wird der Präzipitintest benutzt, der eine nahezu 100%ige Zuverlässigkeit besitzt. Dieser Test läßt sich auch als Verlaufsparameter benutzen, da er mit fortschreitender Heilung negativ wird. Das Fehlen von Amöben im Stuhl oder im Aspirat des Abszesses schließt niemals einen Amöbenabszeß aus. In endemischen Gebieten kann man amöbizide Medikamente ex juvantibus einsetzen.

Komplikationen

Am häufigsten sind thorakale Komplikationen wie Pneumonie, Lungenabszeß, bronchopleurale Fistel und Empyem. Die Inzidenz liegt bei 4–7%. Bevor es zur Ruptur des Abszesses in die Pleura kommt, fallen Pleuraerguß oder Atelektase entweder klinisch oder radiologisch auf. Nach der Ruptur klagt der Patient über Schmerzen im Bereich des rechten unteren Thorax, die in die Schulter ausstrahlen, und über Husten sowie u. U. Hämoptyse; ebenso können größere Mengen Amöbeneiter abgehustet werden. Eine Ruptur des Abszesses in die Peritonealhöhle kommt in ca. 2% der Fälle vor. Daraus resultiert entweder ein perihepatischer Abszeß oder eine diffuse Amöbenperitonitis. Die Ruptur des Abszesses in das Perikard ist die am meisten gefürchtete Komplikation, die in ca. 2% der Fälle auftritt. Die Diagnosestellung dieser Komplikation erfolgt durch die Kombination der klinischen, elektrokardiographischen und radiologischen Zeichen einer Perikarditis, einer positiven Serologie für eine Amöbeninfestation sowie die klinischen und radiologischen Zeichen eines Leberabszesses. Eine bakterielle Superinfektion wird heute nur noch selten angetroffen. Falls dies erwiesen ist, ist eine Dauerdrainage des Abszesses notwendig. Seltene Komplikationen des Amöbenabszesses sind Ruptur in den Gastrointestinaltrakt und Hämo- oder Thorakobilie sowie metastatische Hirnabszesse.

Therapie

> Eine medikamentöse Therapie des Amöbenabszesses ist im allgemeinen ausreichend!

Das Mittel der Wahl bei einer medikamentösen Behandlung ist Metronidazol, das bei fast 100% der Patienten zu einer vollkommenen Ausheilung führt. Das von der WHO empfohlene Therapieschema besteht aus Metronidazol 3 ×750 mg/die für 5–10 Tage und zusätzlich einem luminalen Amöbizid, z.B. Diloxanid Fuorat 3 × 500 mg/die für 10 Tage.

> Punktion und Aspiration von Amöbenabszessen sollten selektiv gehandhabt werden!

Indikationen zu einer Punktion sind Nichtansprechen auf die medikamentöse Therapie innerhalb von fünf Tagen, ein großer Abszeß im linken Leberlappen (Gefahr der intraperikardialen Ruptur) und der Verdacht einer bakteriellen Superinfektion; im letzteren Fall sollte eine Dauerdrainage eingelegt werden. Die Aspiration des Abszesses ist zu wiederholen, wenn bei der ersten Aspiration mehr als 150 ml Eiter gewonnen werden konnten. Auch die thorakalen Komplikationen der Amöbenabszesse werden gemeinhin konservativ behandelt. Der Leberabszeß sollte punktiert und die Patienten medikamentös nach dem obigen Schema behandelt werden. Auch ein durch Amöben verursachtes Empyem wird lediglich aspiriert. Bronchopleurale Fisteln heilen unter konservativer Therapie. Die Amöbenperikarditis wird durch entsprechende medikamentöse Therapie und Perikardpunktion behandelt.

Prognose

Die Letalität des unkomplizierten Amöbenabszesses der Leber liegt bei 0,7%. Pulmonale Komplikationen erhöhen die Letalität auf 6,2%, die Amöbenperitonitis infolge Ruptur des Abszesses weist eine Letalität von 18,4% auf und die Amöbenperikarditis von 30–100%. Zusammengefaßt liegt die Letalität der invasiven Amöbiasis bei 2%.

Echinococcuszysten

Die Echinococcuserkrankung wird in den Anrainerstaaten des Mittelmeeres beobachtet, wo die Infektionen mit Echinococcus granulosus (Hundebandwurm) ausgesprochen häufig ist (Abb. 24.**5**). In Zentraleuropa wird gelegentlich Echinococcus multilocularis (Fuchsbandwurm) angetroffen.

Pathogenese und Pathologie

Echinococcus granulosus und Echinococcus multilocularis sind einige Millimeter lang und besitzen vier Segmente. Sie leben normalerweise im Dünndarm von Hunden bzw. Füchsen. Die Eier werden mit dem Stuhl abgegeben und vom Menschen als Zwischenwirt durch kontaminierte Speisen und Wasser aufgenommen. Die Kap-

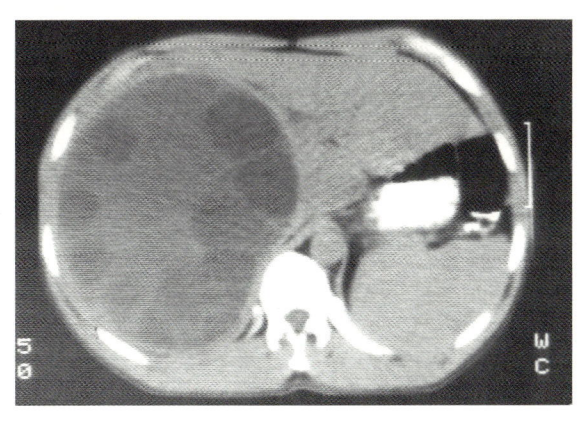

Abb. 24.5 CT-Darstellung einer Echinococcuszyste des rechten Leberlappens (Echinococcus granulosus). Man erkennt deutlich die Laminarmembran.

sel der Eier wird im Magen aufgelöst, die Larven penetrieren durch die Mukosa des Dünndarms und werden mit dem Pfortaderblut in die Leber getragen, wo sie sich zu Zysten entwickeln.

Die Infestation mit Echinococcus granulosus, die für über 80% aller Krankheiten beim Menschen verantwortlich ist, führt zu einer singulären, großen Leberzyste, deren Wand zwei Schichten aufweist, wobei die äußere durch die Reaktion auf den Parasiten entsteht und die innere (Laminarmembran) den wachsenden Parasiten enthält. Die Flüssigkeit dieser Zysten ist klar und farblos und steht oft unter erheblichem Druck. Die Zysten wachsen langsam, und es kann deshalb passieren, daß Patienten, die als Kinder infiziert wurden, erst als Erwachsene Symptome aufweisen.

Die Infestation mit Echinococcus multilocularis führt zur Entwicklung von multiplen kleinen Zysten, die große Segmente der Leber involvieren können. Bei drei Viertel aller Patienten ist nur die Leber betroffen. Andere häufig involvierte Organe sind Lunge (10%), Milz (3%), Niere (4%) wie auch Muskulatur, Knochen, Blase, Pleura, Mamma, Hirn und andere Gewebe. 75% aller Echinococcuszysten finden sich im rechten Leberlappen.

Klinik und Diagnostik

> Völlegefühl, epigastrische Schmerzen, Hepatomegalie, Fieber und Ikterus können Zeichen einer Echinococcuszyte sein; die typische Kalzifikation der Zystenwand auf der Übersichtsaufnahme des Abdomens bestätigt den Verdacht!

Die Befunde der Ultrasonographie und der CT, die diagnostischen Methoden der Wahl, und ihre therapeutischen Konsequenzen sind in Tab. 24.4 zusammengefaßt. Echinococcus alveolaris verursacht schlecht abgrenzbare Leberläsionen, deren Dichte geringer als das normale Leberparenchym, aber höher als Wasser ist. Die laborchemischen Untersuchungen zeigen eine Erhöhung der Leberenzyme und des Bilirubins bei 20–40%, eine Leukozytose bei 37% und eine Eosinophilie bei 45% der Patienten. Die Diagnose wird durch immunologisch-serologische Untersuchungen gesichert. Der Kalzoni-Test besteht aus der intradermalen Injektion von Echinococcuszystenflüssigkeit und der Entwicklung einer entsprechenden, tuberkulinartigen Reaktion; er ist in 60–70% der Fälle positiv. Der Komplementfixationstest ist spezifischer, aber auch weniger empfindlich und in nur 50–60% der Fälle positiv. Der IHA(indirekte Hämagglutination)-Test besitzt eine Sensitivität von 86,7%, der Komplementfixationstest eine Sensitivität von nur 63%.

> Die Diagnose ergibt sich aus der Kombination von serologischen und radiologischen Untersuchungen!

Eine diagnostische Punktion der Zyste ist unnötig und gefährlich.

Komplikationen

Die häufigste Komplikation der Echinococcuszyste ist die Ruptur in das Gallengangssystem, die in ca. 6% der Fälle beobachtet wird. Die klassischen Symptome dieser Komplikation sind Gallenkoliken und Ikterus, verursacht durch die Passage der Parasitenfragmente durch die Gal-

Tabelle 24.4 Ultrasonographische Einteilung der Echinococcuszysten (nach Ghabri)

	Zystenform	Zysteninhalt	Zystenwand	Therapie
Typ I	scharf rund	homogen	nicht nachweisbar	Punktion und Alkoholinstillation möglich
Typ II	scharf entrundet	homogen	zweischichtig, Innenschicht gelegentlich disseziert	Punktion und Alkoholinstillation möglich
Typ III	scharf entrundet	homogen septiert	zweischichtig, Innenschicht oft gewellt	Operation
Typ IV	unregelmäßig	heterogen	dick, unvollständiger Schallschatten	Operation
Typ V	unregelmäßig	homogen, erhöhte Dichte	dick, deutliche Schallschatten	Operation

lengänge, dazu kommen Fieber, Lebervergrößerung und allergische Reaktionen, bis hin zum anaphylaktischen Schock. Besteht der Verdacht auf diese Komplikation, so sollte auf jeden Fall ein retrogrades Cholangiogramm durchgeführt werden. Die zweithäufigste Komplikation (2%) ist die Ruptur der Zyste durch das Zwerchfell in den Pleuraraum oder in den Bronchialbaum. Diese Komplikationen entwickeln sich langsam, ohne dramatische Symptome. Eine Fistel zwischen der Zyste und dem Bronchus führt zu einem produktiven Husten. Die Parasiten können dann im Sputum nachgewiesen werden. Eine Ruptur der Zyste in den Pleuraraum wird durch röntgenologischen und klinischen Zeichen eines Pleuraergusses angezeigt. Eine Ruptur der Zyste in das Peritoneum und eine bakterielle Superinfektion der Zyste sind extrem selten.

Therapie

> Eine Punktion mit Instillation von Alkohol zur Abtötung der Parasiten unter ultrasonographischer oder computertomographischer Kontrolle ist in ausgewählten Fällen (Typ I + II) möglich; ansonsten ist die Therapie der Echinococcuszyste rein chirurgisch!

Die Operation sollte durchgeführt werden, sobald die Zyste diagnostiziert ist, da sich die Letalität der Krankheit beim Auftreten von Komplikationen drastisch erhöht. Das Ziel der Operation ist die Entfernung der Zyste. Bei dem Eingriff sollte das Operationsgebiet mit PVJ-getränkten Bauchtüchern vom übrigen Abdomen getrennt werden, um eine Kontamination mit Parasiten bei einer eventuellen Ruptur der Zyste zu verhindern. Die Zyste wird dann punktiert und der Inhalt aspiriert. Zum Abtöten der Parasiten wird eine 30%ige Kochsalzlösung und eine 10%ige PVJ-Lösung instilliert. Die Injektion von hochprozentigem (70%igem) Ethylalkohol ist ebenfalls möglich. Ist eine direkte Verbindung zum Gallengangssystem vorhanden, sollte auf hypertone Lösungen verzichtet und nur die PVJ-Lösung instilliert werden. Anschließend wird die Adventitia der Zyste inzidiert und die Laminarmembran, die die Parasiten enthält, sorgfältig in toto entfernt. Falls eine fibröse Kapsel vorhanden ist, sollte diese reseziert werden, damit die Zyste besser kollabieren kann. Kleinere Zysten können meist primär verschlossen werden, bei größeren Zysten erfolgt die Plombage mit Omentum. Es ist wichtig, nach Entfernung der Laminarmembran kleinere Kommunikationen mit dem Gallengangssystem durch Umstechung zu versorgen. Findet sich eine Kommunikation mit einem größeren Gallengang, so ist eine interne Drainage der Zyste mit einer Roux-Schlinge indiziert. In Fällen einer Infestation mit Echinococcus multilocularis ist eine Leberresektion notwendig. Ist es zu einer Perforation der Zyste in die Pleurahöhle gekommen, so muß das Zwerchfell verschlossen und die Pleurahöhle drainiert werden. Die Zyste wird in üblicher Weise behandelt. Kommt es entweder spontan oder intraoperativ zu einer Aussaat von Parasiten in die Peritonealhöhle, wird eine sorgfältige Peritonealtoilette durchgeführt.

Als medikamentöse Therapie von Echinococcus granulosus und multilocularis steht Abendazol und Mebendazol (50 mg/kgKG/die für einen Monat) zur Verfügung. In den meisten Fällen konnte eine Progredienz verhindert werden, allerdings kam es nach Absetzen des Medikaments zu einem erneuten Aufflackern der Erkrankung. Aus diesem Grunde sollte die medikamentöse Therapie auf solche Patienten beschränkt bleiben, die eine nicht resezierbare Infektion mit Echinococcus multilocularis aufweisen, oder adjuvant benutzt werden, falls sich der Zysteninhalt während der Operation in die Peritonealhöhle entleert.

Prognose

Die Letalität der Echinococcuskrankheit liegt bei 3,5%. Wenn die Brusthöhle betroffen ist oder eine intraperitoneale Aussaat stattgefunden hat, ist sie auf 20% erhöht. Die Infestation mit Echinococcus multilocularis ist eine langsam fortschreitende Erkrankung, bei der die Operation nur selten kurativ ist.

Literatur

1 Abuabara, S., J. Barrett, T. Hau, O. Jonasson: Amebic liver abscess. Arch. Surg. 117 (1982) 239
2 Adams, E. B., I. N. McLeod: Invasive amebiasis. II. Amebic liver abscess and its complications. Medicine 56 (1977) 325
3 Gain, T., R. Lorenz, M. Classen: Sonographische perkutane Drainage von Leberabszessen. Med. Klin. 85 (1990) 577
4 Gharbi, H. A., W. Hassine, M. W. Brauner, K. Dupuch: Ultrasound examination of the hydatic liver. Department of Diagnostic Radiology, National Institute of Childhood Health 139 (1980) 459
5 Giorgio, A., L. Tarantino, G. Francica et al: Unilocular hydatid liver cysts: treatment with US-guided, double percutaneous aspiration and alcohol injection. Radiology 184 (1992) 705
6 Golematis, B.: Hydatid disease: history, etiology, epidemiology, epizootiology, locations, and prevention. Surg. Ann. 10 (1978) 359
7 González, E. M., P. R. Selas, B. Martinez et al: Results of surgical treatment of hepatic hydatidosis: current therapeutic modifications. Wld J. Surg. 15 (1991) 254
8 Hau, T.: Drainage of hepatic, subphrenic, and subhepatic abscesses. In Nyhus, L. M., R. J. Baker: Surgical Infectious Disease, 2nd ed. Appleton & Lange, Norwalk (CT) 1992 (p. 843)
9 Hau, T.: Infections of the liver and spleen. In Howard, R. J., R. L. Simmons: Surgical Infectious Disease, 3rd ed. Appleton & Lange, Norwalk (CT) 1995 (p. 1031)
10 Hau, T., J. R. Haaga, M. I. Aeder: Pathophysiology, diagnosis and treatment of abdominal abscesses. Curr. Probl. Surg. 21 (1984) 1
11 Juniper, K. jr., C. L. Worrell, M. C. Minshew et al: Serologic diagnosis of amebiasis. Amer. J. trop. Med. Hyg. 21 (1972) 156
12 Lee, K. T., P. C. Sheen, J. S. Chen, C. G. Ker: Pyogenic liver abscess: multivariate analysis of risk factors. Wld J. Surg. 15 (1991) 372
13 Robert, J. H., D. Mirescu, P. Ambrosetti et al: Critical review of the treatment of pyogenic hepatic abscess. Surg. Gynecol. Obstet. 174 (1992) 97
14 Satiani, B., E. D. Davidson: Hepatic abscess: improvement in mortality with early diagnosis and treatment. Amer. J. Surg. 135 (1978) 647

15 Schwerk, W. B., C. Görg, K. Görk et al: Perkutane Drainagen von Leber- und Milzabszessen. Z. Gastroenterol. 29 (1991) 146

16 Xynos, E., G. Pechlivanides, T. Anastasios, A. Papageorgiou: Hydatid disease of the liver. Diagnosis and surgical treatment. HPB Surg. 4 (1991) 59

Tumoren

H. Lippert und J. Scheele

Die Leber ist ein häufiger Sitz primärer und sekundärer Tumoren. In Asien und Afrika treten häufig primäre Lebertumoren auf, während in westlichen Regionen vorwiegend metastatische Läsionen feststellbar sind.

Symptome

Herdförmige Lebererkrankungen bleiben lange symptomlos. Die Beschwerden sind Schmerzen im rechten Oberbauch, speziell unter dem rechten Rippenbogen, ein palpabler Tumor, Fieber oder Ikterus. Eine Tumorruptur mit Blutung oder eine Zystenruptur kann ein akutes Abdomen auslösen. Anläßlich einer Routinesonographie oder eines Labortestes wird eine Leberveränderung oft zufällig entdeckt. Die Zeichen einer Leberinsuffizienz treten bei der großen Funktionsreserve der Leber erst im fortgeschrittenen Stadium auf.

Anamnese

Es sind Zusammenhänge mit früheren Tumoroperationen (Metastasen!), akuten Bauchoperationen (Leberabszeß) oder Bluttransfusionen zu erfragen. Reisen oder Herkunft aus einem Endemiegebiet (Echinococcus, Amöben), Lebensgewohnheiten (Zirrhose bei Alkoholabusus), eine durchgemachte Hepatitis, eine berufliche oder medikamentöse Belastung kann eine Lebererkrankung auslösen. Ein Ikterus, helle Stühle und dunkler Urin, Blutungsneigung können als vorübergehendes Symptom vorhanden sein.

Diagnostik

Präoperative bildgebende Verfahren

> Die präoperative Diagnostik soll drei Aspekte klären:
> - das Vorhandensein und ggf. die Ausdehnung pathologischer Läsionen,
> - eine Artdiagnostik unter den Aspekten Therapiebedürftigkeit und Therapiechancen,
> - die Feststellung der Lokalisation pathologischer Befunde innerhalb der hepatischen Gefäßarchitektur mit Festlegung einer therapeutischen Strategie!

In einer Synopse der drei genannten Aspekte läßt sich die Notwendigkeit einer chirurgischen Therapie klären und die technische Durchführbarkeit und individuelle Verfahrenswahl erarbeiten (Abb. 24.**6**).

Unter den heute relevanten Diagnoseverfahren bietet die Sonographie neben geringer Belastung und günstigen Kosten den Vorteil eines dynamischen Untersuchungsablaufes mit freier Wahl der Schnittebenen. Dadurch läßt sich die Beziehung zwischen intrahepatischer Gefäßarchitektur und Ausdehnung pathologischer Befunde recht präzise darstellen. Da dies jedoch nur während der Untersuchung selbst optimal möglich ist, sollten die gewonnenen Ergebnisse in einer segmentalen Skizze festgehalten werden. Besondere Bedeutung kommt hierbei dem Abstand zu relevanten Gefäßstrukturen bzw. Gallengängen zu. Durch die zusätzliche Anwendung des farbkodierten Dopplers und verschiedener neuerer Kontrastmittel ließ sich die Sensibilität der Methode für Läsionen von über 5 mm Größe erheblich steigern. Auch eine Artdiagnose wird mit zunehmender Sicherheit möglich.

Weitergehende Verfahren wie CT oder MRT sollten für den klinischen Alltag dann angewandt werden, wenn eine Resektionsbehandlung aufgrund des sonographischen Befundes möglich erscheint oder wenn die Sonographie wegen technischer Schwierigkeiten, etwa einer erheblichen Leberverfettung, keine verwertbare Aussage erlaubt. Für die meisten klinischen Fragestellungen ist eine normale CT mit intravenöser Kontrastierung (dynamische Angio-CT) – möglichst in Spiraltechnik mit Darstellung der unterschiedlichen Kontrastierungsphasen – ausreichend. Die MRT dürfte langfristig den Vorteil einer besseren Gefäßdarstellung, einer höheren Sensitivität (z. B. Endorem-MRT) und einer geringeren Strahlenbelastung bieten.

Die früher häufig angewandte Leberszintigraphie ist für die chirurgische Therapiebehandlung nur noch bei sehr gezielten Fragestellungen sinnvoll. So bietet sie sich nach wie vor in Form der HIDA-Szintigraphie für dynamische Untersuchungen der Galleexkretion an.

In der Artdiagnostik benigner Tumoren sind die Blutpool-, die HIDA- oder die Kolloidszintigraphie mit Darstellung des RES gelegentlich hilfreich. Im Rahmen von Studien oder bei Grenzfragen der Metastasenchirurgie mag auch die Immunszintigraphie mit monoklonalem, Tc-markiertem CEA von Bedeutung sein. Dies gilt besonders dann, wenn neben dem intrahepatischen Tumor die Frage extrahepatischer Tumormanifestationen (z. B. Lokalrezidiv im kleinen Becken, Peritonealkarzinose usw.) im Raume steht.

Eine Angiographie ist indiziert, wenn die Gefäßdarstellung der Leber oder einzelner Lebersegmente erforderlich ist. Mit einer supraselektiven Angiographie können hypervaskuläre Tumoren von kleiner Größe diagnostiziert werden. Mit der Duplexsonographie kann die arterielle und portale Perfusion der Leber dargestellt und somit die Angiographie ersetzt werden; die Pfortaderthrombose oder das Budd-Chiari-Syndrom können ebenfalls erkannt werden. Für die regionale Perfusionstherapie oder die Tumorgefäßokklusion bzw. -embolisation ist die Angiographie erforderlich. Bei Beteiligung der Gallenwege (Ikterus) ist die endoskopisch-retrograde Cholangiographie (evtl. eine Cholangio-MRT) indiziert.

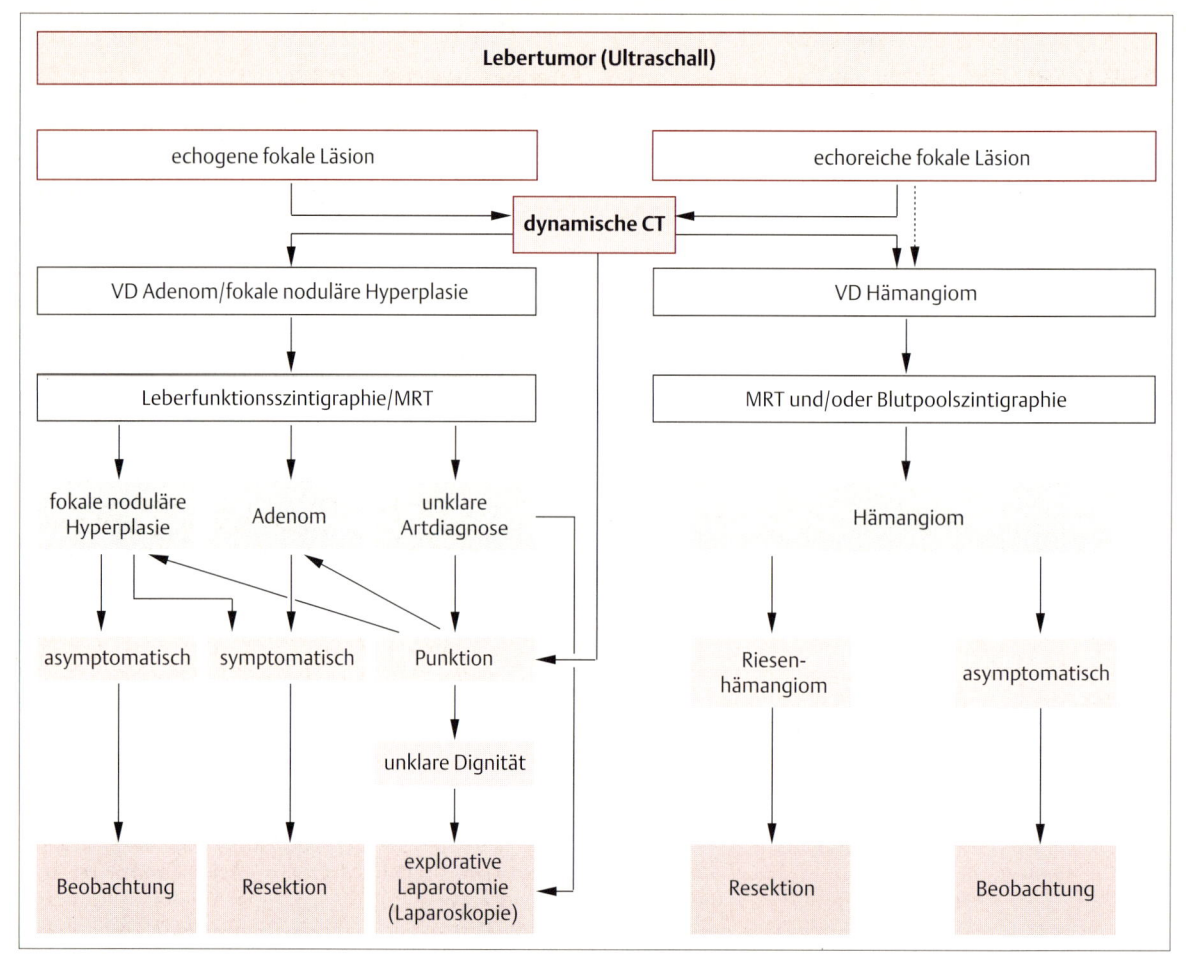

```
                    Lebertumor (Ultraschall)

   echogene fokale Läsion                    echoreiche fokale Läsion
            │                                          │
            ▼                                          │
         dynamische CT ◄──────────────────────────────┤
            │                                          │
            ▼                                          ▼
   VD Adenom/fokale noduläre Hyperplasie      VD Hämangiom
            │                                          │
            ▼                                          ▼
   Leberfunktionsszintigraphie/MRT          MRT und/oder Blutpoolszintigraphie
            │                                          │
   ┌────────┼────────┐                                 ▼
   ▼        ▼        ▼                              Hämangiom
 fokale   Adenom   unklare                             │
 noduläre          Artdiagnose                ┌────────┴────────┐
 Hyperplasie                                  ▼                 ▼
   │        │        │                     Riesen-          asymptomatisch
   ▼        ▼        ▼                     hämangiom
asympto- sympto-  Punktion ◄────┐             │                 │
matisch  matisch     │          │             │                 │
   │        │        ▼          │             │                 │
   │        │   unklare Dignität│             │                 │
   │        │        │          │             │                 │
   ▼        ▼        ▼          │             ▼                 ▼
Beobachtung Resektion explorative            Resektion      Beobachtung
                    Laparotomie
                    (Laparoskopie)
```

Abb. 24.6 Diagnostik und Therapie solider benigner Lebertumoren.

Eine Laparoskopie, meist mit Biopsie, kann zur Abklärung diffuser Leberparenchymerkrankungen erforderlich werden, für die Diagnostik fokaler Läsionen ist sie heute eher ein Ausnahmeverfahren.

Leberbiopsie

> Bei Malignitätsverdacht und vorgesehener Operation ist es sinnvoll, auf die Punktion zu verzichten, um eine Tumorverschleppung im Punktionskanal zu vermeiden!

Die Klassifikation und Einteilung der meisten Lebererkrankungen basiert auf der Morphologie. Durch die perkutane, sonographische kontrollierte Biopsie gelingt es, Lebergewebe in Form einer Feinnadelpunktion (⌀ Gewebezylinder < 1 mm) oder einer Grobnadelpunktion (⌀ Kanüle 1,3 mm) zu gewinnen.
Bei operativer Keilexzision wird vorwiegend subkapsuläres Lebergewebe gewonnen, das sich vom übrigen Lebergewebe unterscheiden kann, deshalb sollte es unbedingt eine Tiefe von 1 cm aufweisen. Für die Routinediagnostik wird das Material in einer 10%igen gepufferten Verdünnung einer Formalinlösung fixiert. Gefrierschnitte, Elektronenmikroskopie und Immunhistologie sind zur Differenzierung erforderlich und sollten vorher mit dem Histopathologen bezüglich Materialgewinnung, Fixierung, Transport und Fragestellung besprochen werden. Zur Überwachung von Lebertransplantaten ist ebenfalls die Leberpunktion erforderlich.

> Die perkutane Leberbiopsie ist nicht indiziert bei Hämangiomen, es könnten durch sie Blutungen ausgelöst werden!

Grundsätzlich sollten Patienten nach einer Leberpunktion einen Tag lang überwacht werden. Die Blindpunktion bei Verdacht auf Melanommetastasen ist nicht ratsam, weil es zu einer Tumorverschleppung im Punktionskanal kommen kann.

Differentialdiagnostik

Es sind sowohl die diffusen Parenchymerkrankungen als auch die herdförmige Leberveränderung zu differenzieren. Eine Leberverfettung, die als Hepatomegalie imponiert und im CT eine Dichteminderung aufweist, kann wie eine Intoxikation, eine Virushepatitis sowie ein Zustand nach einer Zytostase oder einer diffusen Metastasierung imponieren. Die Differenzierung zwischen regionaler Verfettung und Tumor kann mit der Angio-CT und der Biopsie erfolgen. Bei der gesicherten Leberzirrhose ist die Entwicklung von Lebertumoren möglich. Sogenannte Regeneratknoten bedürfen der bioptischen Sicherung.

Aufwendig ist die Differenzierung zwischen fokaler, nodulärer Hyperplasie (FNH) und dem Leberzelladenom. Die definitive Abklärung ist gelegentlich nur durch die Punktion möglich. Da eine therapeutische Konsequenz bei den Adenomen besteht, ist die Diagnosesicherung wichtig.

> Grundsätzlich sollten tumorartige Läsionen der Leber diagnostisch abgeklärt werden; ein Zuwarten oder „sonographisches Beobachten" ohne definitive Diagnose ist ein Kunstfehler!

Intraoperative Diagnostik und Kontrolle

Die endgültige Festlegung bezüglich Resektabilität und Verfahrenswahl fällt speziell im Falle multipler maligner Tumoren erst bei der Laparotomie. Für diese Entscheidung sind neben der ausgiebigen chirurgischen Palpation und Inspektion mit Exploration des gesamten Abdomens eine präliminäre Lavage mit zytologischer Untersuchung und die intraoperative Sonographie der Leber von Bedeutung. Nach vielen Untersuchungen bietet diese Kombination aus Palpation, Inspektion und nochmaliger, durch den Chirurgen vorgenommener intraoperativer Ultraschalluntersuchung ein Höchstmaß an Sensitivität, Spezifität und Entscheidungssicherheit. Zudem erlaubt die intraoperative Sonographie ein kontinuierliches Monitoring der gewählten Resektionsebene. Die Schnellschnitthistologie sollte bei der Tumorchirurgie an der Leber möglich sein.

Einteilung der Lebertumoren

Die Einteilung der malignen Lebertumoren erfolgt entsprechend der Klassifikation der UICC nach dem TNM-System. Ein T1-Tumor liegt bis zu einer Größe von 2 cm vor. Ist eine Gefäßinvasion nachweisbar, handelt es sich bereits um einen T2-Tumor. Bei einem Solitärtumor über 2 cm mit Gefäßinvasion oder mehreren auf einen Leberlappen beschränkten Tumoren liegt ein T3-Tumor vor. Bei T4 handelt es sich um multiple Tumoren in beiden Leberlappen oder um Mitbefall eines Gefäßastes der V. portae oder einer Lebervene. Regionäre Lymphknoten sind die Lymphknoten am Leberhilus (Lig. hepatoduodenale). Es wird weiter differenziert nach N0 oder N1, M0 oder M1.

Die Einteilung der benignen und malignen Lebertumoren ist in Tab. 24.**5** aufgeführt.

Allgemeinindikation zur Leberteilresektion

Die Entfernung eines Leberanteiles ist indiziert, wenn eine tumoröse oder nekrotische Gewebeveränderung in der Leber vorliegt. Die Dignität und das Ausmaß des Tumors müssen vor dem Eingriff bekannt sein. Die individuelle Entscheidung zur Operation hat Vorrang vor der generellen Operationsindikation.

Als Vorbedingung für eine Leberteilresektion gilt: Der verbleibende Leberanteil muß durch einen arteriellen und einen Pfortaderfluß versorgt und einen Gallengang und Lebervenenast drainiert sein. Grundsätzlich sollen besondere operative Erfahrungen und alle technischen Voraussetzungen für die Leberchirurgie vorhanden sein. Dies trifft besonders für das schwere Lebertrauma, das in die Leber infiltrierte Gallenblasenkarzinom und die Resektion bei Lebertumoren zu. Die Indikation zur Resektion bei Trauma ist in der Erstversorgung meist nicht erkennbar. Die Kompressionsverpackung („Packing") als Notmaßnahme und die sekundäre Versorgung nach spezieller Fachkonsultation ist die Methode der Wahl. Bei in

Tabelle 24.**5** Einteilung der benignen und malignen primären Lebertumoren

	Benigne Tumoren	**Maligne Tumoren**
Epithelial	Leberzelladenom, Gallengangadenom, biliäres Zystadenom, Karzinoid	hepatozelluläres Karzinom, Cholangiokarzinom, biliäres Zystadenokarzinom, Plattenepithelkarzinom, mukoepidermoides Karzinom
Mesenchymal	kavernöses Hämangiom, Hämangioendotheliom, Fibrom, Lipom, Leiomyom, benignes Mesenchymom	Hämangiosarkom, undifferenziertes Sarkom, Fibrosarkom, Leiomyosarkom, Leiomyoblastom, malignes Mesenchymom
Gemischt	Teratom	Hepatoblastom, gemischer Lebertumor, Karzinosarkom
Tumorartige Läsionen	fokale noduläre Hyperplasie, mesenchymales Hamartom, Mikrohamartom (Meyenburg-Komplex)	

die Leber infiltriertem Gallenblasenkarzinom ist die Indikation zur Resektion gegeben, wenn keine Metastasen vorliegen.

Die Indikation zur chirurgischen Therapie bei nichtparasitären Leberzysten ist nur bei eindeutiger Symptomatik wie Zysteninfektion mit Cholangitis und Kompressionszeichen gegeben.

(Weitere Indikationen zur Operation der Leber bei Abszeß, Trauma, Gallenblasenkarzinom und Transplantation siehe bei den jeweiligen organbezogenen Kapiteln.)

Kontraindikation. Bei einem extrahepatischen Tumorwachstum, ausgedehnter Leberzirrhose (Child B, C), geringer Leberfunktion, Gefäßinvasion und schlechtem Allgemeinzustand ist die Leberteilresektion nicht indiziert. Besondere Risikofaktoren, die nur eine individuelle Entscheidung zur Leberteilresektion unabhängig von der Tumorgröße erwarten lassen, sind in Tab. 24.6 aufgeführt.

Kleine tumoröse, aber benigne Lebertumoren, die keine Progredienz, keine Tendenz zur Malignität und keine Beeinträchtigung der Lebensqualität des Patienten bewirken, bedürfen keiner chirurgischen Therapie; dies trifft auch für kleine solitäre Leberzysten zu.

Spezielle Indikationen zur Operation benigner und maligner Lebertumoren

Benigne Lebertumoren (Abb. 24.6)

Leberzelladenom

Dieser benigne Lebertumor kommt häufiger bei Frauen im Alter zwischen 15 und 45 Jahren vor, bei Männern ist eine Häufung nach Einnahme von Anabolika zu verzeichnen. Die Symptomatik des Tumors ist unspezifisch (Oberbauchbeschwerden, Tumorgefühl). Die Diagnose wird durch Sonographie, Angio-CT und Biopsie gestellt. Der Tumor kann rupturieren und zu einer lebensbedrohlichen Blutung führen.

Operationsindikation: Die Resektion des meist solitären Leberadenoms sollte elektiv erfolgen. Es besteht die Gefahr einer Tumorruptur oder -nekrose. Aus dem Adenom kann sich ein hepatozelluläres Karzinom entwickeln. Die Abgrenzung zum hepatozellulären Karzinom ist oft schwierig, deshalb sollte operiert werden.

Gallengangadenom

Dieser benigne Tumor (oft auch als Gallenganghamartom bezeichnet) ist unter der Leberkapsel lokalisiert und meist asymptomatisch. Die tumoröse Veränderung läßt Verwechslungen mit Metastasen zu; nur aus diesem Grund ist die Entfernung gerechtfertigt.

Kavernöses Hämangiom

Das kavernöse Hämangiom ist ein häufiger benigner Lebertumor, dessen Wachstum durch Hormoneinnahme angeregt wird. Der sonst asymptomatische Verlauf kann dann durch Schmerzen, Blutung in den Tumor, Thrombosierung oder Tumorruptur erhebliche Probleme bereiten. Der Tumor tritt meist solitär auf und wird durch Sonographie, Angio-CT (Irisblendenphänomen), T2-gesicherte MRT und Szintigraphie mit Tc-markierten Erythrozyten diagnostiziert. Eine perkutane Punktion ist kontraindiziert (Blutung!).

Operationsindikation: Bei einer Tumorgröße über 5 cm sollte die Resektion erfolgen, unresektable Tumoren werden embolisiert und bestrahlt.

Hämangioendotheliom

Im Erwachsenenalter gibt es die epitheliale Form, die vom Sarkom unterschieden werden muß. Bei Kindern handelt es sich um das infantile Hämangioendotheliom. Obwohl der Tumor gutartig ist, können durch arteriovenöse Shunts eine erhebliche Hepatomegalie, Thrombozytopenie oder ein hämolytischer Ikterus erhebliche Probleme entstehen. Eine Thrombosierung oder Tumorruptur mit Blutungen in die Bauchhöhle ist ebenfalls möglich.

Operationsindikation: Symptomatische Tumoren sollten reseziert werden, bei Unresektabilität ist die selektive Embolisation oder eine Radiotherapie möglich. Die Lebertransplantation ist bei großen, nichtresektablen Hämangioendotheliomen indiziert.

Fokale noduläre Hyperplasie (FNH)

Das Wachstum der FNH ist ähnlich wie beim Leberadenom hormoninduziert, die eigentliche Pathogenese ist unklar. Ein Übergang in ein malignes Wachstum ist nicht beobachtet worden.

Anamnese und Symptome sind uncharakteristisch. Sonographie, CT und hepatobiliäre Sequenzszintigraphie geben wichtige diagnostische Hinweise. Die definitive Diagnose und damit die Abgrenzung vom Leberadenom oder -karzinom wird durch die Biopsie erreicht.

Operationsindikation: Für die asymptomatische FNH besteht keine Operationsindikation, nur die sehr große

Tabelle 24.6 Risikofaktoren in der hepatobiliären Chirurgie

Maligne Erkrankung mit multifokaler Leberbeteiligung
Alter > 70 Jahre
Diabetes mellitus
Leberzirrhose, portale Hypertension
Fieber > 38 °C
Leukozytose
Bilirubin > 200 µmol/l
Alkalische Phosphatase > 100 U/l
Nierenfunktionsstörung
Hämatokrit < 30%
Albumin < 30 g/l
Erniedrigte Gerinnungsfaktoren (AT-III, Quick-Wert)
Leberverfettung, Zustand nach zytostatischer Chemotherapie

(> 10 cm), verdrängende FNH könnte einer Resektion zugeführt werden.

Leberzysten

Zysten sind die vermutlich am häufigsten auftretenden Veränderungen an der Leber. Es ist zu unterscheiden zwischen parasitärer und nichtparasitärer Zyste sowie einer Abszeßformation, einer tumorösen Einschmelzung, einem intrahepatischen Hämatom, einer verflüssigten Lebernekrose oder perihepatischer Flüssigkeitsansammlung (Aszites, Biliom, Hämatom), einem intrahepatischen Gallenblasenhydrops bzw. intrahepatischer Gallengangzysten (Caroli-Syndrom).
Die solitäre Leberzyste enthält klare Flüssigkeiten. Sie kann in Größen von 5 mm bis zu 20 cm und mehr im Durchmesser auftreten. Bei mehreren Zysten finden wir oft gleichzeitig Zysten in der Niere (polyzystische Degeneration). Ein Zystenadenom der Leber, aus dem sich ein Zystoadenokarzinom entwickeln kann, unterscheidet sich von der solitären Zyste durch interne Separationen, was zu einer Verwechslung mit einer Echinococcuszyste führen kann (serologischer Test!).

Operationsindikation: Eine solitäre asymptomatische Zyste bedarf keiner Therapie; eine polyzystische Leber, die symptomlos ist, wird ebenfalls nicht behandelt. Operiert werden nur Zysten, die zu Gallenwegskompressionen führen, ein Größenwachstum aufweisen oder Verdrängungserscheinungen im Oberbauch auslösen. Die Symptomatik bestimmt die Operationsindikation.
Die laparoskopisch durchgeführte Zystenentdeckung oder die perkutane Punktion sind oft ausreichend. Bei größeren Zystenwandresektionen besteht eine erhebliche Nachblutungsgefahr. Komprimierte wandständige Venen werden durch die Zystendekompression mit Blut gefüllt und können stark bluten! (Amöbenabszeß, Echinococcuszyste, Leberabszeß vgl. entsprechendes Kapitel.)

Maligne Lebertumoren

Hepatozelluläres Karzinom (HCC)

Das HCC entwickelt sich als Folge von Hepatitis B oder auch anderer chronischer Hepatopathien, Alkoholabusus, Konsum von Aflatoxinen, Hämochromatose, α_1-Antitrypsin-Mangel und Porphyrie. Bei den meisten Patienten mit einem HCC besteht eine Leberzirrhose unterschiedlichen Ausmaßes (2). Die Symptome sind Oberbauchbeschwerden, Abdomenschwellung, evtl. Aszites und Ikterus oder Fieber.
Die Diagnostik ist mit der Sonographie, dem Kontrastmittel-CT möglich, wobei die Lipiodol-Angio-CT zur Zeit das empfindlichste bildgebende Verfahren ist. Einen besonderen diagnostischen Wert besitzt das α-Fetoprotein (AFP). Die Diagnose wird jedoch durch die Biopsie bestätigt.

Operationsindikation: Die Resektion ist die einzige kurative Therapie. Die Problematik liegt im Ausmaß des Tumors und der verbleibenden Restfunktion des Lebergewebes sowie darin, ob es sich um einen multifokalen Tumor handelt. Neoadjuvante Therapieverfahren sind möglich. Die Transplantation ist bei Nichtresektabilität und fehlender Metastasierung zu erwägen.

Nichtresezierende Verfahren: Diese Therapie ist meist palliativ. Hierzu gehören die arterielle selektive Tumorembolisation, die Alkoholinjektion, die Tumorkoagulation mit der Lasersonde und die lokoregionäre Chemotherapie. Kombinierte Verfahren von Resektion und adjuvanter arterieller Chemotherapie sind wirksam (8).

Cholangiozelluläres Karzinom (CC)

Das CC tritt im Bereich der intrahepatischen Gallenwege auf. Die Tumorentstehung wird im Zusammenhang mit der Aufnahme von Nitrosaminen oder anabolen Steroiden, kongenitalen Anomalien der Gallenwege und der Infestation der Gallenwege durch Leberregel gesehen. Die Symptome können uncharakteristisch mit Oberbauchbeschwerden und Appetitlosigkeit sein; der intrahepatisch bedingte Verschlußikterus ist ein Leitsymptom.
Die Diagnostik entspricht der anderer Lebertumoren. Der Nachweis onkofetaler Proteine ist hier unzuverlässig, eine Cholangiographie kann den Verschluß bestätigen. Die definitive Diagnose ist nur durch die Biopsie möglich.

Operationsindikation: Die einzige kurative Therapie besteht in der Resektion, eine Lebertransplantation kann erwogen werden. Die Prognose ist insgesamt ungünstig. Palliative Verfahren sind indiziert zur Überbrückung oder tumorbedingten Gallenwegsstenose (perkutane transhepatische Drainage). Eine externe oder intrakavitäre Strahlentherapie ist als palliative Maßnahme möglich.

Malignes Mesenchymom und Angiosarkom

Die Mesenchymome repräsentieren nur 2% aller malignen Lebertumoren; die meisten Tumoren sind Sarkome. Das Angiosarkom wird oft erst entdeckt, wenn bereits Metastasen vorliegen. Das Wachstum ist relativ schnell; blutiger Aszites, perihepatischer Lymphknotenbefall und Milzmetastasen sind häufig.
Die Prognose des Angiosarkoms oder des malignen Mesenchymoms ist schlecht. Multimodale Therapiekonzepte mit Strahlenchemotherapie und Resektion sind indiziert.
Das epitheliale Hämangioendotheliom ist ein Sarkom, das vom Gefäßendothel ausgeht und zu einer progressiven vaskulären Okklusion von Lebervenen und Pfortaderästen führt. Es imponiert gelegentlich wie ein Cholangiokarzinom oder schleimbildendes Adenokarzinom. Der Tumor wächst langsamer als andere mesenchymale Lebertumoren. Die Resektion oder die Lebertransplantation ist indiziert.

Lebermetastasen

Die Leber ist nach den Lymphknoten der häufigste Ort einer Metastasierung bei malignen Erkrankungen. Die

Ausbreitung erfolgt sowohl auf allgemeinen hämatogenen (Bronchialkarzinom, Mammakarzinom, Melanome) wie auch dem direkten portalen Weg. Meist handelt es sich um Absiedlungen gastrointestinaler Karzinome, die bereits bei der primären Tumoroperation (synchron) oder innerhalb von 5 Jahren auftreten (metachron). Es ist zwischen solitären Metastasen und einer auf einen Leberlappen beschränkten oder einer multiplen beide Lappen befallenden Metastasierung zu unterscheiden. Man muß davon ausgehen, daß bei etwa 30% aller Patienten mit einer kolorektalen Resektion Lebermetastasen entstehen (9).

Patienten mit Lebermetastasen haben eine mediane Überlebenszeit, die zwischen 6 und 18 Monaten variiert (11). Der Primärtumor beeinflußt die Prognose. Trotz relativ großer Tumormasse ist bei endokrinen Tumormetastasen eine längere Überlebenszeit möglich. Metastasen von Kolon- und Rektumkarzinomen sind günstiger als die von Magen- und Pankreaskarzinomen.

Datendokumentation bei Lebermetastasen: Zur Klassifikation der Lebermetastasen existiert zur Zeit keine einheitliche internationale Empfehlung.
Entsprechend der Empfehlung der Arbeitsgemeinschaft Deutsches Tumorzentrum (ADT) sollten die wesentlichsten Parameter aus klinischer und pathologischer Sicht bestimmt werden (12). Die prätherapeutischen Daten und die Daten zur Pathologie sind in Tab. 24.7 und 24.8 zusammengefaßt.

Tabelle 24.7 Prätherapeutische Daten bei Lebermetastasen (nach Wagner u. Hermanek)

A. Primärtumor (Lokalisation, histologischer Typ und Grad, Datum der Diagnose)
B. Diagnose der Lebermetastasen (Datum der Diagnose, mikroskopische Bestätigung, Zeitpunkt der Bestätigung)
C. Metastasenlokalisation (Segmentbefall nach Couinaud, Zeichnung: Schema)
D. Extrahepatischer Tumorstatus (Primärtumor, Lymphknotenmetastasen, Fernmetastasen)
E. Klinische Klassifikation der anatomischen Ausbreitung:
 – Angaben zu den angewandten diagnostischen Methoden,
 – prozentualer Leberbefall,
 – Anzahl der Metastasen,
 – Lappenbefall,
 – größter Durchmesser der größten Metastase,
 – Befall größerer intrahepatischer Gefäße,
 – Invasion von Nachbarstrukturen/-organen
F. Sonstige klinische Befunde:
 – Symptome (Schmerzen, Gewichtsverlust, Hepatomegalie usw.),
 – pathologische Leberfunktion (LDH, AP, SGOT, SGPT, Serumalbumin, CEA vor/nach Therapie),
 – begleitende Hepatitis/Zirrhose,
 – allgemeiner Leistungszustand (nach ECOG),
 – Verdoppelungszeit der Lebermetastasen,
 – Einschätzung des Operationsrisikos (ASA-Klassifikation)

Tabelle 24.8 Daten zur Pathologie von Lebermetastasen (nach Wagner u. Hermanek)

A. Histologischer Tumortyp und Grad (an der Biopsie/am Resektat)
 Bestätigung der Tumorhistologie durch andere Institution (Referenzpathologie, anderes Pathologisches Institut
B. Anatomische Ausbreitung:
 – Zahl der Metastasen,
 – Lappenbefall (unilobär, bilobär),
 – größter Durchmesser der größten Metastase (in mm),
 – Satelliten,
 – Gefäßinvasion (segmental, subsegmental, makroskopisch, mikroskopisch, V. portae, V. hepatica),
 – Serosapenetration,
 – Invasion von Nachbarorganen (Gallenblase, Zwerchfell, andere),
 – extrahepatischer Tumor (Lymphknoten [untersucht/befallen]),
 – sonstige Fernmetastasen (keine, zytologisch gesichert, histologisch gesichert),
 – Lokalisation anderer Fernmetastasen
C. Weitere Befunde und begleitende Veränderungen:
 – Zirrhose, Nekrose,
 – örtliche Tumorzelldissemination,
 – spontane Tumorperforation in die Bauchhöhle,
 – iatrogene Tumorperforation,
 – Schnitt durch Tumorgewebe
D. Lokale Radikalität:
 – histologische Befunde an den Resektionslinien (tumorfrei, tumorbefallen, nicht untersucht),
 – minimaler Sicherheitsabstand (in mm), makroskopisch/mikroskopisch,
 – definitive R-Klassifikation

> Die Entscheidung zur Therapie wird vom Ausmaß der Metastasierung, der primären Tumorart und der zu erwartenden Lebensqualität beeinflußt!

Verschiedene Behandlungsarten wurden praktiziert: Resektion, Embolisation mit Mikrosphären, intraarterielle oder portale Chemotherapie, Arterienligatur, Alkoholinjektion, Hyperthermie, Nekrotisierung durch Kryotherapie oder Laser und systemische Chemotherapie.

Operationsindikation: Bei solitären und bei multiplen, vorwiegend unilateralen Metastasen oder bei bis zu 4 Metastasen in beiden Leberlappen ist eine Resektion angezeigt. Dies gilt nur, wenn hier kein extrahepatisches Tumorwachstum nachweisbar und eine kurative Tumorresektion möglich ist. Die Grenze der Resektabilität wird nicht durch die entfernte Tumormasse, sondern durch das verbleibende, funktionstüchtige Lebergewebe bestimmt. Mit der R0-Resektion von Metastasen kolorektaler Karzinome wird in 30 % eine 5-Jahres-Überlebenszeit erreicht. Bei Metastasen endokriner Tumoren ist die Kombination von palliativer Resektion und Chemotherapie indiziert.

Kontraindikation: Eine Leberteilresektion bei Metastasen ist nicht indiziert bei einer aktiven Hepatitis, einer Leberzirrhose (Child B und C), einer deutlichen Minderung der Lebersyntheseleistung (Blutungsstörung, Cholinesteraseabfall, Bilirubin über 50 µmol/l) und einer diffusen generalisierten Metastasierung.

Aufklärung des Patienten

Das Ausmaß der Resektion einschließlich einer möglichen Gallenblasenentfernung, einer Zwerchfellteilresektion oder auch eines partiellen Gefäßersatzes sollte dem Patienten erläutert werden. Obwohl blutsparende Operationsverfahren zum Einsatz kommen, muß die Transfusion von Blut einkalkuliert werden. Postoperative Funktionsstörungen, eine Gallefistel, Nachblutungen oder die Entstehung eines Abszesses sind möglich. Die Operationsletalität nach elektiver Leberteilresektion bei guter Restleberfunktion beträgt unter 5%.

Operationsvorbereitung

Die wesentliche Vorbereitung besteht in der Beseitigung von Störungen der Leberfunktion – d.h. Besserung des Gerinnungspotentials – und von Hypoproteinämie und Anämie. Die Hypoalbuminämie korreliert mit der Komplikationsrate und der Letalität (9). Die Prophylaxe kardiovaskulärer und pulmonaler Komplikationen entspricht der bei einer großen Bauchoperation. Zu bedenken ist, ob eine Zwerchfellteilresektion eingeplant ist. Die Nierenfunktion sollte normalisiert und ein Diabetes eingestellt sein.
Die Vorbereitung des Magen-Darm-Traktes entspricht den allgemeinen Richtlinien für Bauchoperationen. In der Regel kann der Patient am Vortag der Operation bis zum Mittag normal essen und trinken. Die Reinigung des Enddarms durch Klysmen sollte am Abend vorher und am Morgen vor der Operation erfolgen. Eine Darmlavage empfiehlt sich, wenn mehr als 50% der Leber reseziert werden sollen. Ist gleichzeitig eine Manipulation am Darm vorgesehen (biliodigestive Ableitung, Kolonresektion), ist die Darmlavage obligat. Die selektive Darmdekontamination empfiehlt sich in Anlehnung an das Vorgehen bei der Lebertransplantation bei großen Leberteilresektionen.
Die Bereitstellung von Blutkonserven (3–5 Einheiten) und Gerinnungsfaktoren (Plasma) muß gesichert sein. Die anästhesiologische Vorbereitung wird die Aspekte einer totalen vaskulären Exklusion oder einer partiellen Unterbrechung des Blutflusses während der Operation berücksichtigen. Ein zentralvenöser (Kavakatheter) und ein arterieller Zugang sowie ein Harnblasenkatheter sind für die perioperative Betreuung unverzichtbar.
Perioperativ führen wir eine Antibiotikaprophylaxe mit Cephalosporin bzw. Penicillin mit β-Lactamase-Hemmern durch.

> Eine Thromboseprophylaxe mit Heparin ist bei großen Resektionen oder bereits eingeschränkter Leberfunktion problematisch und nur mit großer Vorsicht unter Gerinnungskontrolle zu empfehlen!

Anatomie

Nach Eröffnung der Bauchhöhle erscheint die Leber durch das an der diaphragmalen Oberfläche verlaufende Lig. falciforme und das an der Unterseite gelegene Lig. teres in einen großen rechten und einen kleineren linken Lappen unterteilt. Entnimmt man eine Leber und betrachtet sie von der Unterseite, so zeigt sich hingegen eine Gliederung in zwei etwa gleich große Leberhälften. Leitstrukturen sind hierbei die V. cava und die Gallenblase. Die beiden korrespondierenden intrahepatischen Grenzflächen, die linke intersektoriale Fissur und die „Hauptgrenzspalte" entsprechen den Durchtrennungsebenen der Leber bei den vier klassischen anatomiegerechten Resektionen.
Anatomische Studien von Hjortjö, Healey und Schroy sowie Couinaud haben zu einer weitergehenden Unterteilung der Leber in Sektoren und Segmente geführt. Die in der Körperlängsachse verlaufenden Grenzen zwischen den einzelnen Sektoren werden durch den Verlauf großer Lebervenen charakterisiert. Die senkrecht dazu stehende, quer verlaufende Grenze zwischen den jeweiligen kranialen und kaudalen Segmenten wird von der Aufzweigungsebene der portalen Strukturen geprägt.
In leichter Modifikation der Couinaudschen Anatomie läßt sich die Leber in eine rechte und linke Hälfte unterteilen. Jede Leberhälfte umfaßt zwei Sektoren, den posterioren und anterioren Sektor der rechten sowie den medialen und lateralen Sektor der linken Seite. Jeder Sektor ist wiederum in ein kranial und ein kaudal gelegenes Segment gegliedert. Zusätzlich wird von jeder Leberhälfte ein präkavales Gebiet versorgt, von der rechten Seite der Processus caudatus, von der linken Seite der Lobus caudatus. Beide zusammen bilden den Sektor I. Somit lassen sich an der Leber zwei Hälften, fünf Sektoren und zehn Segmente voneinander abgrenzen. Der Unterschied zur Couineauschen Klassifikation liegt in der Unterteilung des medialen Sektors in die Segmente IV-a und IV-b und der Unterscheidung der Segmente I-l und I-r, die gemeinsam den Sektor I bilden (Abb. 24.7).
Für die Planung bestimmter Resektionsverfahren sind Variationen der arteriellen und portalvenösen Blutzufuhr sowie zusätzliche Venen des posterioren Sektors von Bedeutung.

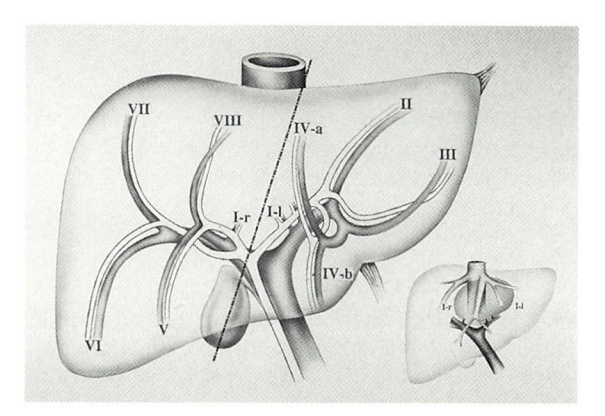

Abb. 24.7 Segmentale Einteilung der Leber.

Arterielle Versorgung

Bei etwa der Hälfte aller Patienten teilt sich die A. hepatica propria etwa 1–2 cm nach dem Abgang der A. gastroduodenalis in eine rechte und linke Leberarterie für die Versorgung der entsprechenden Leberhälfte. Auf der linken Seite wird in der Regel eine nochmalige Aufzweigung in ein Gefäß für den lateralen Sektor und eine sog. A. hepatica media für den Sektor IV beobachtet. Sofern der Abstand zwischen Abgang der A. gastroduodenalis und Aufzweigung in rechte und linke Leberarterie unter einem Zentimeter liegt, spricht man von einer Trifurkation. Diese Variante ist besonders für die Anlage eines A.-hepatica-Katheters von Bedeutung. Bei etwa 15% der Patienten entspringt die Arterie für die rechte Leberhälfte – gelegentlich nur die Arterie für den posterioren Sektor – aus der A. mesenterica superior; sie läuft dann an der rechten Hinterkante des Ductus choledochus von retroduodenal in Richtung Leberpforte. Diese Variante erleichtert viele Standardresektionen, muß jedoch besonders bei der Anlage eines arteriellen Portkatheters beachtet werden. Bei knapp 20% der Patienten entspringt die A. hepatica sinistra – bzw. der Ast für den lateralen Sektor – aus der A. gastrica sinistra. Dieses Gefäß zieht gut tastbar im kleinen Netz vom subkardialen Bereich der kleinen Magenkurvatur in Richtung Leberpforte. Sofern bei einer Leberresektion ein Pringlesches Manöver angewandt wird, sollte eine solche Arterie durch eine Bulldog-Klemme isoliert verschlossen werden. Sehr selten kommen die beiden genannten Varianten gemeinsam vor, so daß die Leber letztlich aus drei Gefäßen gespeist wird, einer rechten Leberarterie aus der A. mesenterica superior, einer normal gelegenen A. hepatica media für Sektor IV und einer aus der A. gastrica sinistra stammenden linken Arterie für den lateralen Sektor.

Pfortaderbesonderheiten

Bei der überwiegenden Anzahl der Patienten teilt sich die Pfortader einen Zentimeter vor Erreichen des Leberparenchyms in einen rechten und linken Hauptast. Der linke Hauptstamm verläuft komplett extrahepatisch bis in die linke intersektoriale Fissur. An deren Basis gibt er Äste zu Segment II ab, um sich dann in die Äste für die Segmente III und den Sektor IV aufzuzweigen. Aus dem Hauptstamm entspringen zudem - recht variabel – ein bis drei kleine posteriore Äste, die zum Segment I-l ziehen.
Der rechte Hauptstamm trennt sich meist am Eintritt in das Leberparenchym in einen Ast für den anterioren und posterioren Sektor auf. Bei etwa 5% aller Patienten entspringen die Pfortaderäste für beide Sektoren jedoch unabhängig voneinander.
Diese Variante ist besonders bei der linksseitigen Hemihepatektomie von Bedeutung, da eine Pfortaderligatur unmittelbar nach Abgang des ersten großen nach rechts ziehenden Astes zu einer Durchblutungsstörung des anterioren Sektors (Segmente V und VIII) führen würde. Bei rechtsseitigen Resektionen oder zentraler Hepatektomie erleichtert diese Variante das Auffinden der intersektorialen Grenze zwischen dem posterioren und anterioren Sektor.

Venöser Abstrom

Unter den venösen Varianten ist besonders eine sog. recht-inferiore retrohepatische Vene von Bedeutung. Sie bildet bei etwa 25% aller Patienten die venöse Hauptdrainage der rechtskaudalen Leberabschnitte (Segment VI) und erlaubt eine isolierte Resektion der Segmente VII und VIII mit Unterbindung der rechten Lebervene ohne venösen Rückstau des belassenen Segmentes VI.

Onkologische Grenzschichtfunktion

Die genannten intersegmentalen Grenzflächen sind von hoher onkologischer Bedeutung. Die meisten primären und metastatischen Lebertumoren wachsen durch Expansion, die entsprechenden Grenzflächen werden jedoch respektiert und bei zunehmender Tumorgröße verdrängt, aber nur selten durchwachsen. Auch die frühen intrahepatischen Disseminationen in Form sog. Satellitenknoten sind in der Regel zunächst auf das Couinaudsche Ursprungssegment des Haupttumors begrenzt.

Physiologie

Die Leber stellt das zentrale Organ für den Stoffwechsel körpereigener und körperfremder Substanzen dar. Hierbei zeichnet sie sich gegenüber anderen stoffwechselaktiven Gewebes wie Muskulatur, Bindegewebe oder Skelett durch die besondere Vielzahl metabolischer Reaktionen, ihre Schlüsselstellung im Rahmen vieler Regulationsmechanismen und die Speicherfunktion für die im Pfortaderblut zuströmenden Nahrungsbestandteile aus. Neben der Niere ist die Leber das wichtigste Exkretionsorgan für die nichtgasförmigen Substanzen, dies erlangt besondere Bedeutung bei der Biotransformation lipophiler exogener und endogener Stoffe mit nachfolgender Ausscheidung über die Galle. Eine weitere Funktion der Leber betrifft die Bildung und Inaktivierung verschiedener Botenstoffe.
Neben dieser Biosynthese führt die Leber auch eine geregelte Inaktivierung von Hormonen und Mediatoren durch, etwa den Abbau von Nebennierensteroiden, Sexualhormonen, Insulin, Glucagon oder STH.
Das monozytäre Phagozytosesystem, früher als RES bezeichnet, umfaßt in Form der Kupffer-Zellen 80–90% der nicht im Blut kreisenden Makrophagen. Dadurch wird die Leber zu einem zentralen Organ unspezifischer Abwehrvorgänge mit Beseitigung von Bakterien, Viren, Makromolekülen, Endotoxin oder verschiedenen korpuskulären Partikeln. Die Produktion von „Akute-Phase-Proteinen" oder die Synthese des Komplementsystems ist im wesentlichen an die Hepatozyten und damit ebenfalls an die Leber gebunden.
Neben Niere und Lunge ist die Leber bedeutsam für die Homöostase des Säure-Basen-Haushalts, dies geschieht durch die selektive Ammoniumentgiftung im Rahmen von Harnstoff- bzw. Glutaminsynthese. Dadurch ist die Leber in der Lage, die Bicarbonatkonzentration zu regulieren.
All diese Funktionen machen verständlich, daß ein kompletter Leberausfall nur für wenige Stunden überlebt

werden kann und die Kompensationsfähigkeit des Körpers für verschiedene Problemsituationen nach einer ausgedehnten Resektion mit substantieller Reduktion des funktionalen Leberparenchyms zumindest vorübergehend erheblich gestört ist.

Grundsätzliche Aspekte der Leberresektion

Das im Rahmen dieses Kapitels wichtigste Operationsverfahren ist die Leberresektion. Sie hat sich in den vergangenen zwanzig Jahren zu einem Routineverfahren mit kontinuierlich sinkendem Risiko entwickelt. Zudem konnte die prognostische Effektivität für zahlreiche maligne Tumoren zweifelsfrei belegt werden, besonders für primäre maligne Tumoren und für Metastasen des kolorektalen Karzinoms.
Die grundsätzliche Resektionsentscheidung und die Verfahrenswahl haben die gegensätzlichen Aspekte der Leberfunktion und der Radikalität zu beachten.

Leberfunktion: Die gesunde Leber toleriert eine 50%ige Reduktion des funktionalen Parenchyms in der Regel ohne nennenswerte Probleme. Bei einem darüber hinausgehenden Resektionsausmaß ist mit einer steigenden Inzidenz einer postoperativen Leberinsuffizienz zu rechnen. Im Einzelfall kann jedoch auch eine bis zu 80%ige Resektion toleriert und dank der immensen Regenerationsfähigkeit innerhalb weniger Wochen kompensiert werden. Vor großen Resektionen, insbesondere bei bestehender Leberschädigung (Verfettung, Zirrhose) sollte die Leberleistung spezifisch geprüft werden (Leberfunktionstest).

Radikalität: Bei Resektion maligner Lebertumoren hat in den meisten vorliegenden Untersuchungen nur die sog. R0-Resektion (makroskopisch komplette Tumorentfernung mit histologisch tumorfreiem Resektionsrand) zu Langzeiterfolgen geführt. Hingegen ließ sich bei einer sog. R1-Resektion (makroskopisch komplette Tumorentfernung, jedoch histologisch Tumor am Schnittrand) kein Prognosegewinn gegenüber unbehandelten resektablen Patienten nachweisen.
Die beiden genannten Aspekte erfordern ein breitgefächertes Spektrum von Resektionsverfahren, um die Gesichtspunkte der funktionellen hepatischen Reserve und der onkologischen Effizienz gleichwertig berücksichtigen zu können. Dieses Spektrum reicht von nichtanatomischen Exzisionen und atypischen Resektionen über segment- und sektororientierte Verfahren bis hin zu den vier großen Standardresektionen.

Operatives Vorgehen bei der Leberresektion

Lagerung und Schnittführung

Für eine Leberresektion sollte der Patient möglichst gerade auf dem Rücken gelagert werden, eine leichte Überstreckung ist nur ausnahmsweise sinnvoll. Speziell bei größeren rechtsseitigen Resektionen empfiehlt es sich, den rechten Arm an einem Querbügel vor dem Kopf zu befestigen und den Patienten nahe an die rechte Kante des OP-Tisches zu lagern. Der sterile Bereich erstreckt sich dann dorsal bis an die hintere Axillarlinie und erlaubt in Zweifelsfällen eine abdominothorakale Inzisionserweiterung. Für das anästhesiologische Monitoring werden heute meist ein zentraler Venenkatheter und eine arterielle Drucksonde eingebracht. Bei kleineren Leberresektionen kann auf beide Maßnahmen häufig verzichtet werden, zumal der Patient in der Regel ab dem 1. postoperativen Tag enteral ernährt werden kann. Je nach vorgesehenem Resektionsverfahren bzw. nach zusätzlich erforderlichen extrahepatischen Eingriffen empfiehlt sich eine mediane Ober- und Mittelbauchlaparotomie (linksseitige Leberresektionen, auch rechtsseitige Resektionen bei sehr schlanken Patienten), ein rechtsbetonter bilateraler Rippenbogenrandschnitt oder eine L-förmige rechtsseitige Oberbauchlaparotomie. Gerade das letztere Verfahren hat sich sowohl für die Lebertransplantation als auch für die ausgedehnten rechtsseitigen Resektonen besonders bewährt. Der Schnitt reicht vom Xyphoid bis etwa 3 cm oberhalb des Nabels und zieht von dort gerade in Richtung der rechten Flanke. Die bei einem subkostalen Schnitt sehr ausgeprägte Denervierung der Rektusmuskulatur wird durch die L-Schnittführung erheblich vermindert.
Die Zugänglichkeit gerade zu der rechten Leberkuppe, der retrohepatischen V. cava und der Einmündung der Lebervenen in die V. cava ist ideal. Für das Offenhalten der Laparotomiewunde ist ein beidseits am OP-Tisch fest montiertes Retractorsystem vonnöten (z. B. Omnitract, Ulmer Seilzug und Stiever-Retractor); bei medianer Schnittführung ist zusätzlich ein Rahmenretractor zum Offenhalten der Bauchdecken sinnvoll.

Allgemeine Operationstechniken

In zweifelhaften onkologischen Situationen bzw. unter Studienbedingungen empfiehlt es sich, unmittelbar nach Eröffnung des Peritoneums eine Peritoneallavage mit einem Liter isotonischer Elektrolytlösung vorzunehmen und das rückgewonnene Aspirat zytologisch auf Tumorzellen zu untersuchen. Wenn diese Technik bzw. die oben geschilderte intraoperative Abschlußdiagnostik Resektionsbedürftigkeit und Resektabilität signalisieren, folgt als nächster Schritt die Mobilisation des zu resezierenden Leberabschnittes. Für linksseitige Resektionen bis hin zu Hemihepatektomie links ist eine Auslösung des rechten Leberlappens vom Retroperitoneum in der Regel nicht erforderlich. Allenfalls bei Miteinbeziehung des Lobus und Processus caudatus oder bei der Entscheidung für eine totale vaskuläre Exklusion muß die Mobilisierung nach rechts ausgedehnt werden.

> Bei allen Rechtsresektionen hingegen, speziell bei Einbeziehung der Segmente VI bis VIII, empfiehlt sich eine komplette Mobilisierung der rechten Leberhälfte!

Die Mobilisierung der rechten Leberhälfte wird vor größeren Operationen soweit fortgeführt, daß die gesamte rechte Kante der V. cava freiliegt und die rechte Nebenniere von der Leber komplett abpräpariert ist.
Nach Abschluß der Mobilisierung folgt häufig eine nochmalige intraoperative Sonographie zur abschließenden

Überprüfung der Resektabilität. Es schließt sich vor größeren Resektionen die Hiluspräparation an; sofern bestimmte hiläre Strukturen das Resektat versorgen, sollten sie während dieser Phase freipräpariert und durchtrennt werden. Dies gilt besonders für die sehr häufige rechtsseitige Hemihepatektomie, hier führen wir stets die Dissektion des Lig. hepatoduodenale auf der rechten Kante einschließlich Vorder- und Rückseite des Gallengangs und der Pfortader durch. In diesem Rahmen wird die A. hepatica rechts dargestellt, probeweise abgeklemmt, nach digitaler Überprüfung einer Pulsation auf der linken Hiluskante ligiert und durchtrennt; meist ist dies erst nach Durchtrennung des Ductus cysticus möglich. Anschließend wird die Pfortader an der rechten Kante freigelegt und bis über die Bifurkation hinaus dargestellt. Aus dem rechten Pfortaderhauptstamm strahlt regelhaft ein kurzer Ast in den Processus caudatus nach posterior ein, dieser Ast wird ligiert und durchtrennt.

Jetzt läßt sich der rechte Pfortaderhauptast problemlos mit der Rechtwinkelklemme umfahren und zentral ligieren. Vergleichbar lassen sich die Gefäße für die linke Leberhälfte versorgen, wobei die Pfortader bei hilusfernem Tumorsitz sinnvollerweise nahe der linken intersektorialen Fissur durchtrennt wird.

Nach Abschluß der Hilusdissektion mit Unterbrechung der zum Resektat führenden Blutzufuhr empfiehlt sich die Darstellung der zugehörigen abführenden Lebervene. Speziell bei Resektionen der rechten Leberhälfte versuchen wir (im Gegensatz zu zahlreichen anderen Autoren) stets, diese Vene vor Durchführung der eigentlichen Resektion freizupräparieren, zu durchtrennen und zu versorgen. Dadurch wird die eigentliche Parenchymdurchtrennung gerade in der meist etwas kritischeren abschließenden Präparation im Bereich der Lebervenenmündung beschleunigt und erleichtert.

Nach Abschluß der Gefäßpräparation erfolgt die Parenchymdurchtrennung. Sie wird bei nichtzirrhotischen Patienten ohne Stauungsikterus stets unter Inflow-Okklusion vorgenommen. Die Okklusion kann 15–30 Minuten aufrechterhalten werden. Nach Ablauf dieser Zeit wird die Klemme in jenen Fällen für etwa 5 Minuten geöffnet, in denen die weitere Resektion vermutlich noch mehr als weitere 30 Minuten (also mehr als eine Stunde insgesamt) in Anspruch nehmen dürfte. Bei Patienten mit cholestatischer Lebererkrankung sollte auf die Leberischämie möglichst vollständig verzichtet werden, wir wenden sie nur in besonders kritischen Operationsphasen mit schwieriger Dissektion in unmittelbarer Tumornähe an. Bei Leberzirrhose beschränken wir nach japanischem Vorbild (Makuuchi) die einzelnen Ischämiephasen auf 15 Minuten und schalten jeweils eine fünfminütige Reperfusionsperiode dazwischen.

Bei besonders schwierigen Resektionen wird von vielen Autoren die totale vaskuläre Exklusion propagiert. Hierzu ist die Freipräparation infra- und suprahepatisch notwendig, zudem muß die rechte Nebennierenvene an der Rückseite der V. cava freigelegt und unterbunden werden. Gerade bei sehr großen Tumoren, bei denen dieses Verfahren Vorteile verspricht, ist die notwendige Freipräparation häufig nicht oder nur mit erheblichem Zusatzaufwand möglich. Eine Alternative besteht in einer Inflow-Okklusion in Kombination mit einem betont niedrigen zentralvenösen Druck. Hierzu zählen die Vermeidung einer „vorsorglichen" Flüssigkeitsbelastung des Patienten und das Herausnehmen des PEEP während der eigentlichen Resektionsphase. Wir selbst streben einen zentralen Venendruck in der Größenordnung zwischen +2 und +5 mmHg an. Ein erhöhter Venendruck läßt sich durch Infusion von Nitroprussid bzw. durch kurzfristiges Abklemmen der infrahepatischen V. cava kontrollieren.

Grundzüge der operativen Verfahren

Wahl des Resektionsverfahrens

Die Auswahl des geeigneten Resektionsverfahrens hängt von verschiedenen Faktoren ab. Von besonderer Bedeutung sind neben der essentiellen Frage der Dignität die Anzahl, Größe und Verteilung pathologischer Befunde sowie – besonders bei malignen Erkrankungen – der Bezug zu wichtigen intrahepatischen Gefäßstrukturen. Für die Abschätzung des postoperativen Risikos einer Leberinsuffizienz ist der prozentuale Verlust an funktionellem Leberparenchym wesentlich, vielfach auch die Frage einer präoperativen Hypertrophie nicht betroffener Areale.

> Eine wesentliche Einschränkung der Resektabilität besteht bei vorbestehender Parenchymerkrankung!

Eine mäßige Leberzirrhose begrenzt das Resektionsvolumen in der Regel auf 1–2 Lebersegmente. Hier empfehlen sich häufig parenchymsparende atypische Exzisionen mit schmalem Sicherheitsabstand. In der eigenen Erfahrung hat sich für die risikoadaptierte Resektionsentscheidung ein an Makoutshi angelehntes Schema bewährt, das das Vorhandensein und die Behandelbarkeit von Aszites, den Bilirubinspiegel und die ICG-Clearance als Entscheidungskriterien heranzieht.

Natürlich gibt es auch bei einer nichtzirrhotischen Leber noch Indikationen für atypische Exzisionen. Dies gilt besonders für kleine subkapsuläre Läsionen von <2 cm Durchmesser, die an der Lebervorderkante bzw. mit ausreichendem Abstand von größeren intraparenchymatösen Gefäßen lokalisiert sind. Im Falle maligner Erkrankungen sollten solche atypischen Exzisionen jedoch nie V-förmig, sondern großbogig und unter sonographischer Kontrolle erfolgen, um eine R1-Resektion sicher zu vermeiden. Bei maligner Grunderkrankung begrenzen wir derartige lokale Exzisionen auf die Komplettierung einer Hemihepatektomie bei bilateralem Tumorbefall.

Für die meisten malignen Erkrankungen empfehlen sich nach wie vor die vier Standardresektionen. Tumoren des lateralen Sektors mit einem Abstand > 1 cm zum Lig. falciforme werden durch eine laterale Sektorektomie entfernt, bei näheren Heranreichen an die Umbilikalfissur durch eine linksseitige Hemihepatektomie. Zentral gelegene Tumoren der rechten Leberhälfte bzw. > 5 cm große Tumoren der Segmente VII oder VIII werden vorzugsweise durch rechtsseitige Hemihepatektomie behandelt. Lediglich bei der rechtsseitigen Trisektorektomie, also der Entfernung der Segmente IV bis VIII unter Mitnahme von Segment I-r treten die Aspekte der postope-

rativen Leberfunktion gegenüber der chirurgischen Radikalität zunehmend in den Vordergrund.
Segmentorientierte Resektionen, die im Detail an anderer Stelle ausführlich beschrieben sind, eignen sich für größere (> 2 cm) benigne Erkrankungen und für zahlreiche kleine solitäre maligne Befunde. Unter den Plurisegmentektomien ist die Resektion der Segmente IV-b + V für das Gallenblasenkarzinom naheliegend, die zusätzliche Entfernung des Segmentes I bzw. die Ausweitung zu einer zentralen Leberresektion (Segment IV + V + VIII + I) für die Behandlung eines Klatskin-Tumors. Bei rechtskaudal gelegenen malignen Tumoren erlaubt häufig die Entfernung der Segmente V + VI, ggf. unter Mitnahme von IV-b, eine parenchymsparende Alternative zur rechtsseitigen Hemihepatektomie. Gelegentlich bietet sich eine entsprechende kraniale Variante (Segment VII + VIII) an, speziell bei kräftiger rechtsinferiorer retrohepatischer Vene. Als besonders wichtige segmentorientierte Resektion erscheint die stufenförmige Erweiterung der rechtsseitigen Hemihepatektomie um Segment IV-a. Dieses Verfahren bietet sich bei Tumoren in Segment VIII an, die bis an die mittlere Lebervene heranreichen und durch eine alleinige rechtsseitige Hemihepatektomie nicht mit einem ausreichenden Sicherheitsabstand entfernt werden könnten. Gegenüber der klassischen Trisektorektomie bietet diese Stufenresektion eine erheblich verbesserte postoperative Leberfunktion.

Parenchymdurchtrennung

Die bis vor 10 Jahren weit verbreitete Methode der Finger-fracture-Technik wird den Anforderungen einer modernen Leberchirurgie nicht mehr gerecht. Das Verfahren ist hinsichtlich der onkologischen Radikalität zweifelhaft, chirurgisch technisch unpräzise und durch zahlreiche Komplikationsrisiken belastet. Moderne Verfahren der Parenchymdurchtrennung sollten auch in Grenzsituationen einen – wenngleich knappen – Sicherheitsabstand gewährleisten, eine sichere Versorgung von Gefäßen und Gallengängen garantieren, den intraoperativen Blutverlust minimieren und größere Anteile von nekrotischem Gewebe an der Resektionsebene vermeiden. Grundsätzlich sind hierzu feine Klemmchen, Metzenbaum-Schere oder dünne Sauger geeignet. In der eigenen Erfahrung hat sich besonders der Ultraschalldissektor bewährt. Er fragmentiert das Leberparenchym in einen 1–2 mm breiten Saum und erlaubt eine sehr saubere Freipräparation und anschließende gezielte Versorgung der hier verlaufenden Gefäßstrukturen. Dank einer permanenten Irrigation von Kochsalzlösung und gleichzeitiger Saugung besteht stets freie Sicht und ein relativ trockenes Operationsfeld.
Alternativ kann der sogenannte Water-jet-Dissektor Verwendung finden. Er erlaubt grundsätzlich eine ähnlich präzise Präparation, wenngleich die Gefahr unbeabsichtigter Gefäßläsionen etwas erhöht ist. Zudem besteht die theoretische Gefahr, in dem jetbedingten Aerosol pathogene Substanzen (z. B. Tumorzellen, Hepatitisviren) unkontrolliert zu verbreiten.

Blutstillung

Bei Anwendung der modernen Parenchymdurchtrennungsverfahren ist die früher im Vordergrund stehende Frage der Blutstillung heute nur noch selten ein wirkliches technisches Problem. Sollten Blutungen persistieren, so lassen sie sich entweder durch Koagulationsverfahren (Infrarot-, Argonbeamkoagulator) oder mittels Fibrinkleber bzw. fibrinbeschichtetem Kollagenvlies effektiv stillen. In Ausnahmefällen ist ein „Packing" (Tamponade) für 3–5 Tage möglich (z. B. bei diffuser Gerinnungsstörung, intraoperativer erheblicher Leberschwellung). Drainagen an der Resektionsfläche sollen Lymphe, Biliome oder blutiges Sekret ableiten.

Postoperative Phase

Der unmittelbar postoperative Verlauf sollte intensivmedizinisch mit dem entsprechenden Monitoring überwacht werden. Die Sauerstoffsättigung im Blut muß zur Vermeidung der Hypoxie an der Leber gestützt werden (O_2-Nasensonde). Eine assistierte Beatmung sollte so kurz wie möglich gehalten, am besten jedoch vermieden werden. Durch die Manipulation bei der Lebermobilisierung besteht postoperativ die Möglichkeit eines Pneumothorax oder eines Pleuraergusses. Die perioperativ abgesunkene Körperkerntemperatur muß rasch normalisiert werden. Eine Oligurie ist durch das Infusionsprogramm evtl. durch Zusätze zu vermeiden. Die Infusion von 5%iger Glucose (evtl. Dopaminzugabe) und Elektrolytlösung und verzweigtkettiger Aminosäuren ist Standard. Die Substitution von Albumin, AT-III oder Gerinnungsfaktoren (fresh frozen plasma) ist bei erniedrigten Werten erforderlich. Die tägliche Substitution von Vitamin A, B_1, B_2, B_6, C, E und Dexpanthenol wird empfohlen.

> Heparin sollte nur nach individueller Prüfung und bei einer Thromboseanamnese oder hoher Thrombosegefährdung appliziert werden!

Eine polyvalente Proteinasenhemmung wird durch die Infusion von 100 000 Aprotinin/h erreicht!
Die Ursache einer verzögerten Normalisierung der Leberfunktion ist nicht immer zu ermitteln, sowohl die Vorerkrankung als auch der Operationsverlauf kommen hier in Betracht (Tab. 24.9).

Tabelle 24.9 Ursachen postoperativer Leberdysfunktion

Verschlechterung des Grundleidens: Virushepatitis, chron. Lebererkrankung, Leberverfettung
Medikamente: Anästhesie (Halothan)
Transfusionen/Blutverluste
Zu kleine Restleber
Hypothermie
Ischämischer Leberschaden, Schock, Hypoxie
Extrahepatische Gallengangsobstruktion: Gallengangsverletzung, Choledocholithiasis, akalkulöse Cholezystitis, Pankreatitis
Postoperative Cholestase
Multifaktoriell: kritisch kranker Patient

Eine Ulkusprophylaxe (Pirenzepin, Antra) ist bei einer Ulkusanamnese indiziert. Die Drainagen werden kontrolliert und die abgeflossene Menge exakt gemessen. Eine Magensonde wird bei beatmeten oder somnolenten Patienten und bei hohem Rückfluß belassen. In der Regel kann die Sonde am 1. postoperativen Tag entfernt werden. Der Kostaufbau kann dann mit Tee und klarer Suppe begonnen werden.

Physiotherapie, Mobilisierung und Atemtraining beginnen am 1. postoperativen Tag. Die Drainage ist nach Absprache mit dem Operateur zu entfernen. Das abgeflossene Sekret wird nach Farbe (Blut, Galle) und Menge beurteilt. Bis zum 3. postoperativen Tag sollte die normale Darmtätigkeit nachweisbar sein. Falls erforderlich, ist die Anregung des Darmes mit Neostigmin/Metoclopramid vorzunehmen (3–6 Ampullen über 24-h-Infusion). Die tägliche Laborkontrolle sollte Hb und Hk, Blutgerinnung (AT-III), Transaminasen, Bilirubin, Cholinesterase, GLDH, alkalische Phosphatase, NH_3, Kreatinin, C-reaktives Protein, Blutzucker, Albumin und Elektrolyte messen. Der Säure-Basen-Haushalt wird wie auch der Blutzucker je nach Bedarf häufiger bestimmt.

Metabolische Reaktion nach Leberteilresektion

Die Leberregeneration setzt in der gesunden Restleber schon am 1. Tag postoperativ ein. Die zunächst verminderte Syntheseleistung – bedingt durch das Operationstrauma – muß die reduzierte Proteinneubildung in Grenzen halten. Die Albuminsynthese der Leber korreliert mit der Serumcholinesterase.

Ein erhöhtes Serumbilirubin deutet auf eine reduzierte Leberfunktion, eine Galleabflußstörung oder intrahepatische Cholestase hin. Anzahl und Alter der transfundierten Blutkonserven beeinflussen den Bilirubinwert. Leberteilnekrosen und Infektionen wirken auf die Syntheseleistung der Leber negativ ein. Erhöhte Transaminasen sind nicht selten, sollten sich aber innerhalb einer Woche normalisieren. Bei Nekrosen und Infektionen bleiben die Werte hoch. Die alkalische Phosphatase kann mehrere Wochen erhöht sein. Blutzuckerschwankungen nach Leberteilresektionen bedürfen der Beobachtung. Eine verminderte Detoxikationsfunktion der Leber kann postoperativ zur Verwirrtheit des Patienten oder zu einer Enzephalopathie führen. Ein erhöhter NH_3-Wert ist dann oft feststellbar. Gastrointestinale Blutungen, Infektionen und Elektrolytstörungen können sekundäre Ursachen der Enzephalopathie sein. Differentialdiagnostisch müssen intrakranielle Hämatome oder erhöhter Hirndruck bedacht werden. Die intensivmedizinische Betreuung nach einer großen Leberoperation bedarf der Kooperation mit Hepatologen und Nephrologen.

Begutachtung nach Leberteilresektion

Die Minderung der Erwerbstätigkeit nach einer Leberteilresektion (mehr als 2 Segmente) ist vorübergehend mit 50% zu veranschlagen. Nach Resektion maligner Tumoren ist der Verlauf von 5 Jahren bis zur definitiven Heilung abzuwarten, bis dahin kann der Grad der Behinderung bis zu 100% betragen.

Die Beurteilung richtet sich nach der vorhandenen Beschwerdesymptomatik, dem Untersuchungsbefund, leberbezogenen Laborparametern, der Leberhistologie und der allgemeinen Prognose der jeweiligen Krankheit. Die Einschätzung ist stets individuell zu treffen. Der Verlauf nach Leberteilresektionen kann sehr variabel sein, wenn man bedenkt, daß eine 5-Jahre-Überlebenszeit nach Metastasenresektion von 30% besteht.

Palliative Therapie bei malignen Lebertumoren

Extrahepatisches Tumorwachstum, lokale Inoperabilität sowie Leberfunktionsstörungen erlauben nur eine palliative Behandlung. Das Ziel dieser Therapie ist es, eine möglichst lange Erhaltung einer akzeptablen Lebensqualität zu erzielen, tumorbedingte Beschwerden sollen gelindert werden. Die Therapieergebnisse lassen sich nur am Spontanverlauf von Tumoren ohne Therapie messen. Exakte wissenschaftliche Studien zur palliativen Therapie sind kaum vorhanden, es ist deshalb individuell zu entscheiden. Die Entwicklung der Medizin zeigt hier immer wieder neue Möglichkeiten auf (10).

Eine definitive Bewertung der palliativen Behandlung soll hier nicht vorgenommen werden. Interventionell-radiologische Methoden, Chemotherapie, lokale Tumoralteration, Strahlentherapie und chirurgische Methoden stehen zur Auswahl. Die palliative Therapie der nichtresektablen Lebertumoren ist mit einzelnen Verfahren lebensverlängernd. Zur Effektivitätssteigerung ist eine Kombination unterschiedlicher Behandlungen sinnvoll. Ein allgemeingültiges Konzept gibt es nicht. Mit der individuellen Betreuung des Leidensweges können die Beschwerden verringert werden.

Embolisation des Lebertumors

Gut vaskularisierte Tumoren eignen sich für die selektive Embolisation des zuführenden arteriellen Gefäßes. Bei großen hepatozellulären Karzinomen und Metastasen endokriner Tumoren ist die Embolisation indiziert. Die Embolisation kann auch prophylaktisch zur besseren Blutungskontrolle erfolgen. Kontraindikationen zur arteriellen Embolisation eines Leberastes sind die Pfortaderthrombose, ein intrahepatischer Pfortaderverschluß und eine schlechte Leberfunktion (Ikterus) sowie eine nicht korrigierbare Blutungsneigung. Die arterielle Embolisation kann kombiniert werden mit einer portalen Infusion eines Zytostatikums. Eine Ethanolinjektion in den Tumor (perkutan, sonographisch kontrolliert) kann zusätzlich erfolgen. Die Ergebnisse nach Embolisationen, insbesondere bei Metastasen neuroendokriner Tumoren, zeigen einen palliativen Effekt mit einer medianen Überlebenszeit von 15 Monaten (5–51 Monate) (7).

Dearterialisierung

Größere Lebermetastasen werden vorwiegend arteriell, kleine aus dem portalen Zufluß versorgt. Der höhere Sauerstoffbedarf maligner Tumoren macht sie anfälliger gegen eine Ischämie. Die alleinige Drosselung der Blutzufuhr wird heute nur im Zusammenhang mit der Applikation einer tumorzerstörenden Embolisation verwendet.

Chemotherapie von Lebertumoren

Systemische wie auch lokoregionale Chemotherapien werden angewandt. Bei alleinigem Tumorbefall der Leber erscheint es sinnvoll, in der Leber die höchste Konzentration des Zytostatikums zu erreichen. Dies gelingt mit einem in der A. gastroduodenalis fixierten Katheter. Über Ports oder Pumpensysteme, die subkutan implantiert sind, kann dann die Zufuhr des Chemotherapeutikums kontinuierlich oder im Intervall erfolgen. Zur Vermeidung einer nekrotisierenden Cholezystitis durch die intraarterielle Zytostase über die A. cystica wird im Zusammenhang mit der Katheterimplantation die Cholezystektomie vorgenommen. Wegen Gefäßvarianten, Nebenwirkung und Komplikationen ist Erfahrung erforderlich. Keine Anwendung sollte diese Methode finden bei Aszites, Leberzirrhose, Ikterus und einem akuten Ulcus ventriculi. Diese lokoregionäre intraarterielle Chemotherapie bewirkt eine Reduktion des Tumorwachstums und eine Verlängerung der Überlebenszeit (1).

Sonstige palliative Verfahren

Kryochirurgie, Laserkoagulation, Alkoholinjektion in den Tumor, Hyperthermie, perkutane Strahlentherapie und Applikation von radioaktiven Antikörpern sind weitere Verfahren, mit denen das Tumorwachstum verlangsamt werden könnte.

Budd-Chiari-Syndrom

Die Abflußbehinderung aus den Lebervenen oder der V. cava, verbunden mit Hepatomegalie, Aszites und Bauchschmerz wurde von Budd (1845) und Chiari (1899) charakterisiert. In asiatischen und orientalischen Regionen ist diese Erkrankung häufiger (13). Ursachen dieses Syndroms sind hämatologische Störungen, hepatozelluläres Karzinom, ein Antithrombin-III-Defizit, Amöbenabszeß und Echinococcusbefall.
In der Folge eines Lebertraumas, einer Schwangerschaft und der Einnahme von Kontrazeptiva ist dieses Syndrom beschrieben. In 30% der Fälle bleiben die Ursachen unbekannt. Die Diagnose wird durch die Sonographie, die Venendarstellung und eine Leberbiopsie gestellt.
Die Therapie erfolgt durch einen portokavalen Shunt, eine V.-cava-Rekonstruktion oder eine Lebertransplantation.

Aszites

Chirurgische Therapie

Die Diagnostik und Behandlung des Aszites ist Aufgabe der inneren Medizin und führt in den meisten Fällen zu einem befriedigenden Ergebnis. Die Differenzierung von Aszites bei maligner und benigner Erkrankung sowie von infiziertem und nichtinfiziertem Aszites ist für eine Therapie erforderlich. Es wird deutlich: Aszites ist ein Symptom mit verschiedenen Ursachen (Tab. 24.10); die weitaus häufigste Ursache ist die portale Stauung.

Tabelle 24.10 Ursachen des Aszites

Kardiologischer Aszites	Rechtsherzinsuffizienz, kardialer Aszites
Portaler Aszites	Leberzirrhose, Pfortaderthrombose, Budd-Chiari-Syndrom
Maligner Aszites	Peritonealkarzinose, Mesotheliome, Metastasenleber, Pseudomyxome, lymphatische Systemerkrankungen
Entzündlicher Aszites	bakterielle Peritonitis, Tuberkulose, Vaskulitiden, eosinophile Gastroenteritis, Parasitosen
Pankreatogener Aszites	Pankreatitis, Pankreaskarzinom
Seltene Aszitesformen	Aszites unter Dialysetherapie, Hypalbuminämie, Mesenterialvenenthrombose, Peritonealdialyse, Lymphdrainagestörung, nephrotisches Syndrom, Amyloidose der Leber, Morbus Whipple, Chylaskos usw.

Tabelle 24.11 Probleme bei Aszites

Ventilationsstörung (Atembehinderung)
Renale Insuffizienz (Langzeitdiuretika, intraabdomineller Druck)
Eiweißverlustsyndrom
Störungen des Elektrolythaushaltes
Zunehmende körperliche Immobilisation
Hernien, Nabelruptur
Infektion des Aszites

Die Probleme, die mit dem Aszites verbunden sind, beeinträchtigen die Lebensqualität erheblich (Tab. 24.11).

Operationsindikation: Eine vorübergehende Entlastung des aszitesbedingten intraabdominellen Druckes kann die Punktion bewirken. Besteht ein ständig wiederkehrender, konservativ nicht zu behebender Aszites, ist die Indikation zur chirurgischen Therapie gegeben. Die chirurgische Intervention erscheint nur sinnvoll, wenn der Aszites nicht infektiös oder durch eine maligne Erkrankung bedingt ist.
Nicht indiziert ist die operative Behandlung bei komatösen Patienten, hohen Bilirubinwerten und einem Quick-Wert unter 30%. Bei malignem Aszites ist die Indikation zur chirurgischen Therapie nur dann gegeben, wenn der Patient dadurch eine wesentliche Entlastung erhält. Bei blutigem Aszites ist Zurückhaltung geboten, das Ableitungssystem verstopft zu schnell. Bei chylösem Aszites ist der Shunt sehr hilfreich, weil dieser die Funktion des Ductus thoracicus übernimmt.

Chirurgisches Vorgehen (Tab. 24.12): Chirurgische Verfahren wie die Hepatopexie, Omentopexie oder die Ableitung in Hohlorgane sind weitgehend verlassen worden. Das Prinzip der symptomatischen Behandlung sollte in der Senkung des Drucks im portalen Venensystem oder in der kontinuierlichen Rückführung des Aszites in

Tabelle 24.**12** Chirurgische Verfahren zur Aszitestherapie

Hepatopexie
Omentopexie
Portokavale Anastomose
Lymphovenöse Anastomose
Ableitung in die Pleurahöhle
Ableitung in Darm, Harnblase
Peritoneovenöser Shunt

Tabelle 24.**13** Komplikationen nach Reinfusion

Perioperative Letalität 10%(!)
Gerinnungsstörungen
Lokale Blutungen
Lokale und systemische Infektionen
Leckage (Fehllage)
Kardiale Dekompensation
V.-jugularis-/V.-cava-Thrombose
Perforation der Shuntkammer
Shuntokklusion

den Kreislauf bestehen. Alle chirurgischen Verfahren sind nur palliativ, d. h. die eigentliche Ursache des Aszites wird nicht beseitigt. Als effektiv wird gegenwärtig die Implantation eines peritoneovenösen Shunts angesehen. Mit diesem System wird über ein Ventil Aszites aus der Bauchhöhle in die V. jugularis superior oder die V. femoralis abgeleitet.

Verschiedene Shuntsysteme sind kommerziell erhältlich, es handelt sich dabei um Modifikationen des von Spitz-Holter entwickelten Systems zur Ventrikeldrainage. Die aus Kunststoff gefertigten Systeme bestehen aus einem Transportsystem und einem Ventilmechanismus, der sowohl einen passiven Transport (Le Veen, Agishi) wie auch eine aktive Volumenverschiebung und damit eine bessere Funktionsüberwachung erlaubt (Denver-Shunt).

Die Implantation der Systeme erfolgt in Allgemeinnarkose. Nach bakteriologischer und zytologischer Probeentnahme können 1–2 l Flüssigkeit abgesaugt werden. Ein Schlauch wird in die Bauchhöhle plaziert; den Ventilmechanismus fixieren wir an einem druckbelastbaren Ort auf dem Rippenbogen, und nach subkutaner Tunnelung wird der Ableitungsschlauch in die V. jugularis interna plaziert. Postoperativ ist eine Überwachung notwendig. Die Komplikationen nach Reinfusion wie Schüttelfrost, Kreislaufbelastung bis zum Lungenödem erfordern eine Intensivtherapie (Tab. 24.**13**).

Die Abnahme des Bauchumfanges und die Besserung des Allgemeinzustandes sind der sichtbare Beweis der Funktionstüchtigkeit.

> Die Behandlung des therapieresistenten Aszites gelingt mit der Implantation eines peritoneovenösen Shunts. Es handelt sich um eine rein symptomatische Therapie. Kardiopulmonale Komplikationen, Nierenversagen und gastrointestinale Blutung sind Ursache der hohen Letalität innerhalb eines Jahres!

Neben der chirurgischen Therapie muß eine medikamentöse Zusatzbehandlung zum Einsatz kommen. Liegt der Implantationszeitpunkt länger zurück und ist keine erneute Aszitesbildung aufgetreten, kann der Shunt entfernt werden.

Literatur

1. Allen-Mersh, T. G., S. Earlem, C. Fordy, K. Abrams, J. Houghton: Quality of life and survival with continuous hepatic-artery floxuridine infusion for colorectal liver metastases. Lancet 374 (1994) 1255–1260
2. Blum, H. E.: Tumoren der Leber. In Hahn, E. G., J. F. Riemann: Klinische Gastroenterologie. Thieme, Stuttgart 1996
3. Blumgart, L. H.: Surgery of the Liver and Biliary Tract. Churchill Livingstone, Edinburgh 1994
4. Hanks, J. B., L. K. Rosenhof: Benign neoplasms of the liver. In Bell, R. H., L. F. Rikkers, M. W. Mulholland: Digestive Tract Surgery. Lippincott-Raven Publ., Philadelphia 1996
5. Häring, R., H. Zilch: Diagnose und Differentialdiagnose in der Chirurgie. Ed. Medizin VCH Verlagsges., Weinheim 1990
6. Hermanek, P., O. Scheibe, B. Spiessl, B. Wagner: UICC – TNM-Klassifikation maligner Tumoren, 4. Aufl. Springer, Berlin 1992
7. Jackson, J. E., D. J. Allison: Embolisation of liver tumours. In Blumgart, L. H.: Surgery of the Liver and Biliary Tract. Churchill Livingstone, Edinburgh 1994
8. Nakashima, K., S. Kitanc, Y. I. Kim, M. Aramaki, K. Kawano: Postoperative adjuvant arterial infusion chemotherapy for patient with hepatocellular carcinoma. Hepato-Gastroenterol. 43 (1996) 1410–1414
9. Priesching, A.: Leberresektion. Urban & Schwarzenberg, München 1986
10. Sato, M., Y. Watanabe, N. Iseki, S. Ueda, K. Kawach, S. Kimura, Y. Itoh, K. Ohkubo, M. Onji: Chemoembolisation and percutaneous ethanol injection for intrahepatic recurrence hepatocellular carcinoma after hepatic resection. Hepato-Gastroenterol. 43 (1996) 1421–1426
11. Tranberg, K., S. Bengmark: Metastatic tumours of the liver. In Blumgart, L. H.: Surgery of the Liver and Biliary Tract. Churchill Livingstone, Edinburgh 1994
12. Wagner, G., P. Hermanek: Organspezifische Tumordokumentation. Springer, Berlin 1995
13. Wang, T. C., J. L. Dienstag: The Budd-Chiari-Syndrome. In Morris, P. J., R. P. Malt: Oxford Textbook of Surgery, Vol. I. Oxford Univ. Press, New York 1994

Portale Hypertension

H. W. Waclawiczek

Anatomie, Pathologie und Pathophysiologie des Pfortaderkreislaufes

Die Pfortader ist zwischen zwei Kapillarsystemen eingelagert, und zwar zwischen dem zuführenden System aus Milz und Verdauungstrakt und dem abführenden Schwammwerk der Lebersinusoiden. Die Pfortader selbst wird gebildet durch den Zusammenfluß von Milz- und oberer Mesenterialvene. Ihre Länge beträgt 5–8 cm, ihr Durchmesser liegt zwischen 1,0 und 1,5 cm. Innerhalb der Leberpforte gabelt sie sich in einen kurzen rechten und einen etwas längeren linken Ast auf, wobei sich beim linken die Vv. umbilicales und paraumbilicales aus dem Lig. teres hepatis dazugesellen.

Intrahepatisch bilden die Pfortaderäste ein typisches Verteilungsmuster, indem sie sich in der Regel zu den einzelnen Lebersegmenten aufgliedern und somit Endgefäße darstellen. Ausgenommen von geringfügigen Variationen begleiten die einzelnen Äste der Portalvenen die der A. hepatica und der Gallengänge. Letztendlich zweigen sie sich in kleinste Venenäste der Glissonschen Felder auf. Von hier durchströmt das Blut, gemischt mit dem arteriellen Zustrom aus der A. hepatica, das ausgedehnte sinusoidale Netzwerk, über das es die terminalen Zentralvenen erreicht. Der Blutabfluß aus der Leber erfolgt durch das Venengeflecht der großen Lebervenen in die V. cava inferior knapp unterhalb des Zwerchfells (25). Aus der Menge des durchströmenden Blutes und dem Widerstand des portovenösen Gefäßsystems ergibt sich der jeweilige portalvenöse Druck. Der durchschnittliche Pfortaderdruck beträgt zwischen 3 und 6 mmHg. Dieser Gefäßwiderstand ändert sich jedoch unter pathologischen und physiologischen Bedingungen, wobei letztere die Öffnungen des Kapillarbettes während der Verdauungsphasen infolge der Wirkung vasomotorischer Nerven und hormoneller Einflüsse hervorrufen. Auslösende pathologische Faktoren sind grundsätzlich durch Gefäßeinengungen, Verlegungen und Sklerosen als Folgen von Gerinnungsstörungen, Venen- und Lebererkrankungen, aber auch durch Traumen, Tumoren und Anomalien bedingt (10).

Das Blut in der Pfortader ist weniger sauerstoffverarmt als in den anderen Körpervenen, der Druck ist etwas höher und der Nährstoffgehalt etwas reicher. Die portale Gesamtperfusionsmenge im Hungerzustand beträgt im Durchschnitt 1500 ml Blut, wodurch die Hälfte des Sauerstoffbedarfes der Leber gedeckt wird.

Mit Ausnahme der sog. idiopathischen portalen Hypertonie lassen sich die pathologischen Veränderungen des Pfortaderkreislaufes relativ gut ermitteln und sind wie in Tab. 24.**14** angegeben einzuteilen.

Portovenöse Zuflußstörungen – prähepatischer Block

Ursachen der prähepatischen Blockbildungen sind meist Obstruktionen der Pfortader selbst oder ihrer Stammvenen.

Bei **Neugeborenen** gehen diese Obstruktionen vor allem auf Fehlbildungen der Pfortader infolge von Fehlentwicklungen embryonaler Gefäßstrecken zurück, wobei sie oft mit Mißbildungen der Gallenwege und anderer konnataler Defekte kombiniert sind. Eine weitere Ursache in diesem Alter kann das Übergreifen einer physiologischen, spontanen, postnatalen Obliteration der Nabelvene auf die Pfortader sein, vor allem nach Austauschtransfusionen oder Nabelschnurinfektionen.

Im **Kindesalter** scheinen Infektionen vielfach Anlaß einer Pfortaderthrombose zu sein, und zwar durch eine aszendierende, in die Pfortader eindringende Umbilikal-

Tabelle 24.**14** Häufigste Ursachen der portalen Hypertension

Prähepatischer Block	Intrahepatischer Block	Posthepatischer Block
Neugeborene Fehlbildungen des Pfortadersystems Postnatale Obliteration der Nabelvene bis in die Pfortader **Kindesalter** Umbilikalsepsis Andere intraabdominelle Infektionen Trauma Kavernöse Transformation der Pfortader **Erwachsene** Fortschreitende Thrombose der Milzvene Thrombose der Pfortader durch: – Pylephlebitis, – Trauma, – chir. Intervention, – Ovulationshemmer	**Präsinusoidal** Kongenitale Leberfibrose Sklerosierende Cholangitis Arteriovenöse Fisteln Regeneratöse Hyperplasie Chronische Hepatotoxine Chronisch aggressive Hepatitis Metastasen **Sinusoidal** Chronische Hepatotoxine (Alkohol) Leberzirrhose **Postsinusoidal** Falsche Venenklappen Lebervenenthrombose (Budd-Chiari-Syndrom) Partielle noduläre Transformation	Verlegungen der V. cava inferior Erkrankungen des rechten Herzens

sepsis oder andere intraabdominelle Infektionen. Die vermutlich häufigste Ursache des frühkindlichen Pfortaderhochdrucks ist neben verschiedenen Traumata die kavernöse Transformation der Portalvene, die teils perinatalen septischen Verläufen und Traumata, teils einer primären angiomatösen Fehlbildung zugeschrieben wird (6).

Beim **Erwachsenen** sind die häufigsten Ursachen eines prähepatischen Blocks fortschreitende Thrombosen der Milzvene bzw. der Pfortader und ihrer Äste. Ausgelöst werden diese meist durch fortgeleitete Pylephlebitiden nach Appendizitis, Peritonitis, Gallenwegsinfektionen, Pankreatitis, lokaler Tumorinvasion und traumatischer Verlegung; aber auch chirurgische Interventionen, sklerotherapeutische Eingriffe und insbesondere portosystemische Shuntoperationen spielen eine Rolle. In geringerem Maße werden Pfortaderthrombosen auch im Rahmen primärer und sekundärer Gerinnungsstörungen sowie einer retroperitonealen Fibrose oder aber durch orale Kontrazeption ausgelöst (25).

Etwa die Hälfte aller thrombotischen Pfortaderstammverlegungen bleibt jedoch trotz exakter Diagnostik ätiologisch ungeklärt.

Intrahepatische Durchflußstörungen – intrahepatischer Block

Die Ursachen des intrahepatischen Pfortaderhochdruckkes werden in **präsinusoidale** (kongenitale Leberfibrose; sklerosierende intrahepatische Cholangitis; intrahepatische arteriovenöse Fisteln; regeneratöse Hyperplasie; chronische Hepatotoxine; chronisch-aggressive Hepatitis; Metastasen usw.), in **sinusoidale** (chronische Hepatotoxine wie z.B. Alkohol; Leberzirrhose usw.) und in **postsinusoidale Formen** (Lebervenenthrombose; Venenverschlußkrankheit: Budd-Chiari Syndrom; partielle, noduläre Transformation usw.) untergliedert.

Eine ausführliche Besprechung all dieser Ursachen würde den Rahmen dieses Kapitels sprengen, grundsätzlich jedoch läßt sich der intrahepatische Pfortaderdruck auf zwei Ursachen zurückführen, und zwar auf die sinusoidale Sklerose unter Einwirkung einiger Hepatotoxine, besonders des Alkohols, und auf den Organumbau im Zuge der verschiedensten Formen der Zirrhose, wobei immer eine Reduktion des sinusoidalen Strombettes zugrunde liegt.

Durch das Budd-Chiari-Syndrom (Einengung und/oder Verschluß der großen Lebervenen) können im Neugeborenen- und Kleinkindesalter Fehlbildungen am Übertritt der großen Lebervenen in die V. cava inferior (sog. falsche Venenklappen) entstehen. Beim Erwachsenen handelt es sich gewöhnlich um die Folgen von Venenstammthrombosen, deren Ursachen zu einem guten Teil nicht eruierbar sind, aber oft auf die thromboseförderende Wirkung von Ovulationshemmern oder anderer Gerinnungsstörungen zurückgeführt werden (55).

Hepatovenöse Abflußstörungen – posthepatischer Block

Erkrankungen, die den venösen Abfluß aus der Leber behindern und daher einen Pfortaderhochdruck vom posthepatischen Typ bedingen, gehen auf Verlegungen der V. cava inferior und Erkrankungen des rechten Herzens zurück. Es resultiert daraus eine generelle Blutstauung auch im venösen Schenkel des großen Kreislaufes, der Leberbefund entspricht jedoch dem Bild des Budd-Chiari-Syndroms.

Folgen einer anhaltenden portalen Hypertonie

Unabhängig von ihrer Ätiologie und Pathogenese resultieren aus einem anhaltenden Pfortaderhochdruck grundsätzlich eine **Splenomegalie**, die Ausbildung portaler **Kollateralkreisläufe** und hepatische **Lymphzysten mit Aszites**.

Da der Blutdurchfluß durch die Pfortader oder Leber gehindert ist, staut sich das Venenblut zunächst in der Milz, wodurch eine Hypersplenie und Hyperplasie des retikuloendothelialen Systems (RES) resultiert. Dies bewirkt wiederum einen verstärkten Abbau korpuskulärer Blutbestandteile und eine vermehrte Antikörperbildung.

An den Organen des Intestinaltraktes bewirkt diese Drucksteigerung ein chronisches Ödem sowie eine verstärkte **Fibrose** und fördert besonders bei Leberzirrhotikern die Neigung zu **Bakteriämie** und **septischen Sekundärerscheinungen**.

Nach relativ kurzer Zeit entstehen **portokavale Kurzschlüsse** und **kollaterale Kreisläufe**, die im Extremfall sogar eine Flußumkehr in der Pfortader nach sich ziehen. Der wichtigste dieser Kollateralkreisläufe entwickelt sich zu den Vv. azygos und hemiazygos über die Ösophagusvenen, wobei die Magen- und Fundusvenen als Kurzschlußstrecken genutzt werden. Der erhöhte Druck auf die schwachwandigen Venen führt zu einer Ausbildung ausgedehnter Varizensysteme, die ektatisch gegen die Schleimhaut der Kardia und des unteren Ösophagus vortreten. Diese Varizensysteme sind besonders vulnerabel, rupturieren leicht und bilden somit eine der häufigsten vaskulären Komplikationen der Leberzirrhose, nämlich der **Ösophagusvarizenblutung**.

Allen übrigen Kollateralkreisläufen, wie jenen der Nebennierenvenen, der V. mesenterica inferior und des Plexus hemorrhoidalis, kommt eine untergeordnete Bedeutung zu. Das sogenannte **Caput medusae** als Zeichen eines von den Nabelvenen ausgehenden Kurzschlusses zu den Venen der vorderen Bauchwand stellt eher eine Rarität dar.

Als Druckentlastung wird verstärkt Lymphe gebildet. Der Lymphstrom kann auf das 8fache der Norm (ca. 7 ml/min) und der -druck von 11,0 cmH$_2$O auf 18,0 cmH$_2$O ansteigen. Dieser vermehrte Lymphstrom führt zur Bildung großer Leberzysten und zum Aszites (3).

Diagnostik des Pfortaderhochdruckes

Portale Druckmessungen

Die Diagnostik der portalen Hypertension und der Hämodynamik der portalvenösen Gefäße ist schwierig, da der direkte Zugang über ein peripheres Gefäß fehlt.

Die perkutane Feinnadelpunktion der Pfortader zur Bestimmung des Pfortaderdruckes und der Milz zur Bestimmung des Milzblutdruckes oder die Punktion der

Leber zur Druckmessung in intrahepatischen Pfortaderästen ist sehr komplikationsträchtig und man kam vielerorts von dieser Methode ab.
Indirekte Verfahren zur Bestimmung der portalen Hypertension wurden vor allem in den letzten Jahren entwickelt, wobei die Messung des Druckgradienten zwischen freiem und verschlossenem Lebervenendruck die gebräuchlichste Methode ist. Es konnte jedoch – außer bei Patienten mit feinknotiger, äthylischer Leberzirrhose – in zahlreichen Studien nicht belegt werden, ob die ermittelten Druckwerte dem tatsächlichen portalvenösen Druck entsprechen. Tatsache aber ist, daß Ösophagusvarizen erst oberhalb eines Schwellenwertes von 12 cmH$_2$O entstehen und somit das Risiko einer Ösophagusvarizenblutung mit der portalen Hypertension korreliert (46).
Auch die invasive Bestimmung des hydrostatischen Druckes mittels Ösophagoskopie hat zur Zeit noch keine klinische Verbreitung erlangt, da diese direkte Messung durch Feinnadelpunktion der Varize als risikoreich gilt.
Durch angiographische Untersuchungen, vor allem der indirekten Splenoportographie, sind relevante Aussagen über Druck und Hämodynamik nur begrenzt möglich, sie dienen vor allem der Darstellung der topographischen Anatomie des portalvenösen Systems.
Somit sind die bisherigen Kenntnisse über die portalvenöse Hämodynamik beschränkt, und die portale Hypertension bleibt diesbezüglich eine ungenügend diagnostizierte und klassifizierte Krankheit; zur Abklärung sollten in jedem Fall die nachfolgenden Untersuchungen durchgeführt werden.

Ösophagogastroskopie

Neben klinischen Befunden läßt sich durch den endoskopischen Nachweis von Ösophagus- und/oder Fundusvarizen darüber Auskunft geben, ob eine portale Hypertension vorliegt.

Sonographie

Ein erfahrener Untersucher kann mit der Sonographie nahezu sichere Hinweise auf das Vorliegen einer portalen Hypertension erlangen, dazu zählen die Darstellbarkeit einer großen Umbilikalvene oder erweiterter Paraumbilikalvenen und die aufgehobene Komprimierbarkeit der V. lienalis und der V. mesenterica superior; vielfach ist auch eine eventuell vorliegende Obstruktion der Pfortader darstellbar.

Abdominelle Doppler- und Farb-Doppler-Sonographie

Durch diese Untersuchungsmethode können die sonographisch erfaßbaren, charakteristischen Befunde einer portalen Hypertension gesichert werden, und zwar durch direkten Nachweis von Kardiavarizen links-ventral der Aorta. Bezüglich der Hämodynamik des Pfortaderdurchflusses erwies sich die alleinige Betrachtung der Strömungsgeschwindigkeit als praktikabel. So spricht eine über Zeit und Gefäßquerschnitt ermittelte portale Flußgeschwindigkeit von weniger als 10 cm/s für einen deutlich erhöhten Gefäßwiderstand in der Leber und damit für eine portale Hypertension.
Da die arterielle Durchblutung der Leber bei Leberzirrhose deutlich zunimmt und evtl. bis auf das 4fache ansteigt, kann das Überwiegen der arteriellen über die portale Durchblutung Farb-Doppler-sonographisch in den intrahepatischen Gefäßen festgestellt werden (5).
Ebenfalls bewährt hat sich die Doppler-Sonographie als Methode der Wahl beim nichtinvasiven Monitoring von Patienten nach portosystemischer Druckentlastung, wobei sie in der Hand des geübten Untersuchers eine zuverlässige Aussage über die Funktionsfähigkeit des Shunts zu geben erlaubt (5).

Leberperfusionsmessung

Bei der Leberperfusionsmessung handelt es sich um eine nuklearmedizinische Untersuchung, die die nichtinvasive Erfassung der arterioportalen Durchblutungsverhältnisse der Leber erlaubt. Dieses Verfahren ist jedoch derzeit noch im Experimentierstadium und für die klinische Routine zu aufwendig.

Radiologische Methoden

In der Abklärung der zugrundeliegenden portalen Hypertension ergeben sich für die radiologische Diagnostik verschiedene Fragestellungen:
- Zuordnung der Blockform und Klärung der Ursache,
- Darstellung der Gefäßverhältnisse und Hämodynamik vor geplanten Operationen (Shunt, Transplantatio) und
- Kontrolle der Gefäßverhältnisse nach Sklerosierung, Shuntoperation bzw. Transplantation.

Die Schnittbildverfahren Sonographie, CT und MRT sind geeignet, nichtinvasiv die verschiedenen Blockformen zu differenzieren. Angiographien sind erforderlich zur Befundverifizierung, zur kompletten Darstellung der anatomischen Verhältnisse und der Hämodynamik, besonders zur Planung von Shuntoperationen ist ihr Einsatz unerläßlich (28).

Ösophagusvarizenblutung

Bei portaler Hypertension ist die Ösophagusvarizenblutung die häufigste und schwerwiegendste Komplikation.

Pathologische Anatomie

Bei Pfortaderhochdruck bilden sich zahlreiche portosystemische Kollateralbahnen aus, wobei die gastroösophagealen Varizen zu den wichtigsten gehören. Sie entwickeln sich, um den portalen Druck zu senken, und sind bei Varizenblutungen bei Patienten mit Leberzirrhose aufgrund der massiven Blutung als auch der folgenden Leberinsuffizienz äußerst lebensbedrohlich.
Beim gesunden Menschen bestehen im Ösophagus vier getrennte Venenschichten, und zwar die intraepithelialen Kanäle, ein oberflächlicher Venenplexus, die tiefen inneren Venen sowie adventitielle Venen. Zusätzlich liegen zahlreiche perforierende Venen vor, die eine Verbin-

dung zwischen den adventitiellen und den tiefen Venen herstellen. Vor allem im unteren Ösophagus verbinden sich die tiefen inneren Venen mit den ihnen entsprechenden Magenvenen.

Zur Bildung von Ösophagusvarizen tragen drei Hauptvenen – die V. gastrica sinistra, die Vv. gastricae breves und die V. gastrica posterior – bei. Bei Patienten mit portaler Hypertension sind alle diese Venen deutlich erweitert. Die großen Ösophagusvarizen gehen aus den Hauptstämmen der tiefen inneren Venen hervor, die direkt mit den Magenvarizen in Verbindung stehen, und bilden 3–5 Hauptstämme mit wenigen Querverbindungen zum Oberflächenvenenplexus. Sie beginnen an der Kardia und erstrecken sich ca. 5–8 cm oralwärts, bevor sich die kleinen Varizen zu mehreren, sehr großen zusammenschließen. Große Varizen verdrängen an manchen Stellen das oberflächliche Venengeflecht derart, daß sie direkt darunter liegen und sich somit auch bis unmittelbar unter das Epithel ausdehnen (22).

Inzidenz

Etwa 50–60% aller Patienten mit einer Leberzirrhose haben bereits zum Zeitpunkt der Diagnose ihrer Lebererkrankung Ösophagusvarizen. Bei über zehn Jahre lang bekannter Leberzirrhose liegen bei über 90% Varizen vor. Das spontane Verschwinden von Ösophagusvarizen ist äußerst selten und überhaupt nur dann zu beobachten, wenn die Patienten abstinent geworden sind.

Diagnostik (vgl. Kapitel 3)

Heutzutage ist die flexible Fiberendoskopie die Methode der Wahl. Es ist wichtig, daß dabei folgende Parameter festgestellt werden:
- Varizengröße: Varizen mit einem Durchmesser von über 3–6 mm werden als große Varizen bezeichnet, wobei allerdings die Größenbestimmung von Varizen noch nicht standardisiert ist. Da alle Einteilungen subjektiven Charakter besitzen, ist es wahrscheinlich am vernünftigsten, die Varizengröße im Vergleich zur Spanne einer Biopsiezange zu bestimmen und anzugeben.
- „Red colour signs" (Dünnstellen): Dieses Kriterium schließt die Farbe der Varizen, das sog. „red colour sign", sowie die Form und Lokalisation der Varizen ein, wobei punktförmige Ektasien an der Varizenwand und kleine Gefäße aus den großen Varizen („varices on varices") beschrieben werden sollten. In Studien konnte gezeigt werden, daß Varizen mit dem „red colour sign" im Durchschnitt einen um 40% höheren Druck aufweisen als solche ohne dieses Merkmal, so daß ein prognostisch ungünstiges Zeichen hinsichtlich einer Blutung vorliegt (23).
- Magenveränderungen: Neben den Ösophagusvarizen findet sich bei über 50% aller Patienten mit Leberzirrhose eine sog. hypertensive Gastropathie. Des weiteren zeigen die Magenschleimhäute meist punktförmige Hämorrhagien mit diffusen, stärkeren und konfluierenden Rötungen, aus denen es spontan bluten kann. Magenvarizen können als kaudale Verlängerung der Ösophagusvarizen kardianah in die Magenschleim-

haut reichen (Typ I), als Fundusvarizen ohne endoskopisch sichtbare Verbindung zu Ösophagusvarizen vorliegen (Typ II) oder als Fundusvarizen ohne gleichzeitige Ösophagusvarizen vorhanden sein (Typ III). Am häufigsten sind die Magenvarizen vom Typ I, Typ II-Varizen liegen bei etwa 10–20% aller Patienten vor; diese Patienten weisen einen besonders hohen Druck in den Ösophagusvarizen auf (18).

Krankheitsverlauf und Risikofaktoren

Etwa 20–40% aller Patienten mit Ösophagusvarizen bluten im Laufe ihrer weiteren Krankheit. Hinsichtlich der Risikofaktoren sind die endoskopischen Parameter am verläßlichsten.

> Große Varizen bluten häufiger als kleine, da die Wandspannung höher ist. Des weiteren ist das Risiko bei Patienten mit großen Varizen etwa doppelt so hoch, innerhalb von 2–3 Jahren zu bluten, als bei solchen mit kleinen Varizen. Ebenso bluten Patienten mit positivem „red colour sign" 2- bis 3mal häufiger als Patienten ohne diesen endoskopischen Befund!

Patienten mit alkoholischer Leberzirrhose und Ösophagusvarizen bluten häufiger als Patienten mit nichtalkoholischer Zirrhose und vor allem dann, wenn gleichzeitig Magenvarizen vom Typ II vorliegen (24).

Therapie der akuten Ösophagusvarizenblutung

Medikamentöse Behandlung

Eine medikamentöse Behandlung einer akuten Varizenblutung ist nur indiziert bei unklarer Lokalisation der Blutungsquelle, bei fehlender oder unzureichender Erfahrung mit der Sklerotherapie oder Ballontamponade und zur Überbrückung des Zeitintervalls bis zur Endoskopie (38).

Ziel der medikamentösen Behandlung der akuten Blutung ist die Drosselung der Blutzufuhr in die Ösophaguskollateralen. Dafür werden vor allem das Vasopressin bzw. seine Analoga seit drei Jahrzehnten eingesetzt, wobei ein Blutungsstop innerhalb weniger Stunden bei 60–70% der Patienten erreicht werden kann. Allerdings ist der hämostatische Effekt einer Dauerinfusion von Vasopressin trotz kontrollierter Studien nur unzureichend gesichert. Wegen der zusätzlichen, generellen, systemischen Wirkung dieser Substanzen kann es zu Nebenwirkungen wie arterielle Hypertonie, Bradykardie, lokalen Perfusionsstörungen bis hin zum Myokardinfarkt und intestinalen Ischämien oder zerebrovaskulären Insulten kommen. Diese Nebenwirkungen können durch eine kombinierte Behandlung mit Nitroglycerin gesenkt werden, so daß diese Kombination wahrscheinlich die günstigste medikamentöse Therapie der portalen Hypertonie darstellt (11).

Die medikamentöse Behandlung mit Somatostatin ist möglich. Das länger wirksame Analogon des Somatostatins, Octreotid, war in einer kontrollierten Studie der Akutsklerosierung ebenbürtig und konnte im Vergleich zu Vasopressin mit Nitroglycerin den Transfusionsbedarf signifikant senken (43). Die Infusion von 3 mg Somatostatin über 48 Stunden ist ebenfalls zu empfehlen.

Sklerosierungstherapie von Ösophagusvarizen

In kontrollierten klinischen Studien war die endoskopische Sklerosierung zur Behandlung der akuten Blutung sowohl einer Somatostatininfusion als auch der Vasopressin-Nitroglycerin-Gabe überlegen (8, 54). Aus diesem Grund ist sie bei einer akuten Blutung die Methode der Wahl, eine medikamentöse Begleitbehandlung empfiehlt sich vor allem bei der Gefahr einer frühen Rezidivblutung.
Seit ihrer Einführung im Jahre 1939 durch Crafoord und Frenckner ist die Sklerosierung mittlerweile zur Standardtherapie in der Behandlung blutender Ösophagusvarizen geworden.

Technik (vgl. Kapitel 3)

Grundsätzlich sei vorausgeschickt, daß zwischen den verschiedenen technischen Varianten kaum vergleichende Untersuchungen vorliegen, so daß eine mögliche Überlegenheit eines Verfahrens über das andere meist auf der persönlichen Erfahrung des jeweiligen Endoskopikers beruht. Die einzelnen Techniken variieren vor allem hinsichtlich der Auswahl des Sklerosierungsmittels, der Technik der Injektion, der Art des Endoskopes und dem zeitlichen Abstand zwischen den einzelnen Behandlungen. Heutzutage wird die Sklerosierungstherapie von Ösophagusvarizen fast ausschließlich durch flexible Fiber- oder Videoendoskope durchgeführt.
Als Sklerosierungsmittel kommt zumindestens im deutschsprachigen Raum hauptsächlich Polidocanol (Ethoxysklerol) in 0,5- oder 1 %iger Lösung zum Einsatz. Polidocanol löst eine entzündliche Reaktion aus, die individuell sehr verschieden sein kann. Es kommt daher in vielen Fällen zu ausgedehnten Ulzerationen an den Injektionsstellen. Deshalb sollte bei Kindern nur die 0,5 %ige Lösung eingesetzt werden und bei Erwachsenen die Einzeldosis pro Injektionsstelle bei paravasaler Injektion nicht über 1–2 ml liegen. Des weiteren kann die intravasale Injektion größerer Mengen zu kardiodepressiven Nebenwirkungen führen.
In angloamerikanischen Ländern wird überwiegend das 5 %ige Ethanolamin sowie das Natriummorrhuat verwendet, welche aber ebenso leicht zu großen Ulcera und konsekutiven Blutungen führen können.
Hinsichtlich der Injektionstechnik unterscheidet man die paravasale, die intravasale und die kombinierte Technik (vgl. Kapitel 3).
Die paravasale Injektion bzw. Ösophaguswandsklerosierung bewirkt eine Verdickung der Varizenwand, dadurch eine Verringerung der Wandspannung der Varizen und somit eine Reduktion des Blutungsrisikos. Bei einer akut spritzenden Varizenblutung führt die paravasale Injektion über eine rein mechanische Kompression der Blutungsquelle durch das subepitheliale und submuköse Ödem zur Blutstillung. Dabei werden 0,5–1 ml, maximal jedoch 2 ml des Sklerosierungsmittels – von der Kardia beginnend bis etwa 10 cm oralwärts – als subepitheliale bis submuköse Depots neben die Varizen injiziert, wodurch sichtbare Quaddeln entstehen. Um tiefe Nekrosen und Ulcera zu vermeiden, darf eine Gesamtmenge von 30–40 ml des 1 %igen Polidocanols nicht überschritten werden. Trotzdem treten bei 60–80 % aller Patienten oberflächliche Schleimhautnekrosen auf, die in der Folgezeit unter ausgeprägter Fibrosierung abheilen. Diese Sklerosierungstherapie sollte in 3- bis 7tägigen Abständen so lange wiederholt werden, bis die Varizen komplett verschwunden sind. Histologisch zeigen sich dann ausgeprägte Fibrosierungen der Submukosa und Thrombosierungen zahlreicher Venen.
Ziel der intravasalen Injektion ist die Obliteration der Varizen einerseits durch Induktion einer Thrombose mittels des endothelschädigenden Sklerosierungsmittels Polidocanol oder andererseits der unmittelbare Gefäßverschluß mit Hilfe des Gewebeklebers Histoacryl.
Bei Polidocanol sollte die Einzeldosis von 2–4 ml nicht überschritten werden, pro Sitzung sollten nicht mehr als insgesamt 20–30 ml injiziert werden. Weder bezüglich des Behandlungsintervalles (3–7 Tage) noch des Endergebnisses (ausgeprägte Fibrosierung der Submukosa und Thrombosierung der Venen) liegen bei beiden Injektionsmethoden Unterschiede vor (50).

Ergebnisse der Sklerosierungstherapie in der Notfallbehandlung der Varizenblutung

In mehreren Studien konnte gezeigt werden, daß die Sklerosierungstherapie mit Polidocanol in 90 % der Fälle eine wirksame Hämostase ermöglicht. Während eine definitive Blutstillung für den Zeitraum des Krankenhausaufenthaltes mit der Ballontamponade allein nur bei 42–66 % der Patienten möglich war, führte die Sklerosierungsbehandlung bei 74–92 % zur Hämostase. Während dieser Unterschied statistisch in allen Studien signifikant war, war dies hinsichtlich einer verbesserten Überlebensrate nicht gegeben (29, 33). Eine weitere Studie bezüglich des Zeitpunktes für eine Sklerosierungsbehandlung ergab, daß eine akute Blutung so früh wie möglich dieser Therapie zugeführt werden sollte (54). Bei blutenden Fundusvarizen, wo der intravasalen Injektion von Histoacryl der Vorzug gegeben werden sollte, konnte in fast 100 % der Fälle eine Hämostase erzielt werden (45). Bei schwerer Blutung und unzureichender Hämostase kann die Methode mit einer Ballontamponade kombiniert werden.

Komplikationen der Sklerosierungstherapie

Die paravasale Injektion von Polidocanol resultiert bei fast allen Patienten in oberflächlichen Schleimhautnekrosen, die aber weniger eine Komplikation als die Wirksamkeit der Therapie anzeigen. Bei exakter Injektionstechnik treten jedoch nur bei 3–5 % der Behandlungen Ulcera auf, die bei etwa 5–10 % zu neuerlichen Blutungen führen. Die gleichzeitige Gabe von Sucralfat (Ulcogant) oder Omeprazol (Losec) führt zu einer schnelleren Abheilung dieser Ulzerationen und vermindert die Gefahr einer Rezidivblutung.
Stenosierungen des Ösophagus treten zwischen 8 und 15 % der Fälle als Folge der Sklerosierungstherapie auf,

wobei jedoch nur in wenigen dieser Fälle eine Bougierung erforderlich ist.

Radiologisch sichtbare Pleuraergüsse kommen bei fast 40% der Patienten vor, sie sind jedoch meist nicht punktionswürdig. Ösophagusperforationen sind erfreulicherweise ein seltenes Ereignis (unter 1%), gefährdet sind vor allem Patienten nach einer Notfallsklerosierung mittels eines starren Ösophagoskopes bei vorangegangener Sondenblockade.

Die eingriffsbezogene Letalität wird zwischen 0,5 und 2% angesiedelt, so daß sich grundsätzlich aus den beschriebenen Komplikationen keine Kontraindikationen zur endoskopischen Sklerosierungstherapie ergeben (9).

Endoskopische Gummibandligatur

Eine relativ neue Methode zur Behandlung von Ösophagusvarizen ist die in der Hämorrhoidentherapie etablierte Gummibandligatur. In einer ersten, randomisierten Vergleichsstudie war die Beherrschung akuter Blutungen mit dieser Methode (88% Blutstillung) mindestens so zuverlässig möglich wie mit der Sklerosierungstherapie (77%). Auch hinsichtlich der Rezidivblutungsrate, der Langzeitüberlebensrate und der Komplikationen schnitt die Ligaturbehandlung sogar signifikant besser ab als die Sklerosierungstherapie von Rezidivblutungen. Diese Methode eignet sich vor allem zur Prohylaxe. Dabei werden mit Hilfe eines Gummibandapplikators, der auf die Spitze des Gastroskops aufgesetzt und mittels eines Seilzuges bedient wird, die Varizen durch Ansaugen hochgezogen und die Gummibänder appliziert. Durch diese Abschnürung der Varizen kommt es zur Nekrose: Die Varizen fallen in der Folgezeit ab und die entstehenden Schleimhautulcera verheilen rasch. Meist sind 3–5 Sitzungen in Abständen von 4 Tagen bis 3 Wochen mit je 4–7 Gummibandligaturen erforderlich, um die Varizen auszuschalten.

Die Gummibandligatur soll auch hinsichtlich der Fertigkeiten des Endoskopikers eine einfachere Methode als die Sklerosierung darstellen (48). Die Komplikationen entsprechen etwa jenen der endoskopischen Sklerosierung (Ulcera, Ösophagusstenosen und -perforationen).

Ballontamponade

Die wahrscheinlich hochwirksamste Methode zur Stillung der aktiven Varizenblutung ist die Ballontamponade mittels einer Sengstaken- oder Linton-Nachlas-Sonde (Abb. 5.**23a, b**). In erfahrenen Händen ist sie den Medikamenten überlegen und der Sklerotherapie hinsichtlich der sofortigen Blutungskontrolle zumindestens gleichwertig. Der Nachteil ist, daß sich ihre Wirksamkeit lediglich auf die Dauer der Anwendung erstreckt. Deshalb sollte die Ballontamponade am besten der Behandlung einer lebensbedrohenden Blutung vorbehalten sein, vor allem dann, wenn das Risiko einer Ausblutung besteht und/oder die endoskopische Intervention technisch oder auch organisatorisch unmöglich durchführbar ist bzw. um das Intervall bis zur definitiven Blutstillung mittels Sklerotherapie, Gummibandligatur und/oder TIPSS (transjugulärer intrahepatischer portosystemischer Stent-shunt) zu überbrücken (51).

Perkutane transhepatische Embolisation

Die perkutane transhepatische Portographie und selektive Sondierung varizenversorgender Venen haben das Ziel, durch Unterbrechung des venösen Zustroms den Druck in den Ösophagusvarizen zu senken und somit die Blutung zum Stillstand zu bringen; dadurch kann auch das Risiko einer Rezidivblutung reduziert werden. Diese Methode ist vor allem jenen Fällen vorbehalten, bei denen die endoskopische Sklerosierung von Ösophagusvarizen nicht den gewünschten Therapieerfolg aufweist.

Technik

Durch eine perkutane, transhepatische Portographie mittels konaxialer Kathetersysteme erfolgt die Embolisation großlumiger Venen. Es können jedoch nur Materialien verwendet werden, die unmittelbar nach Verlassen des Katheters zu einer Gefäßokklusion führen, da ansonsten durch Abschwemmen mit dem Blutstrom eine Lungenembolie hervorgerufen werden kann. Besonders bewährt haben sich dafür Histoacryl oder Gianturco-Spiralen und Alkohol. Voraussetzung für diese Embolisationsbehandlung ist jedoch eine große Erfahrung des Untersuchers auf interventionell-radiologischem Gebiet. Nur dadurch kann eine selektive Sondierung der V. gastrica sinistra und ihrer Begleitvenen gewährleistet werden (Erfolgsrate 95%), während eine Sondierung der Vv. gastricae breves wesentlich schwieriger ist und nur in etwa 70% gelingt. Des weiteren ist zu beachten, daß es zu keiner Embolisierung der Pfortader kommt.

Ergebnisse

Die perkutane transhepatische Embolisation wurde in den letzten Jahren weitgehend durch den TIPSS verdrängt und nur noch an wenigen Kliniken durchgeführt, so daß in Studien lediglich über relativ kleine Fallzahlen berichtet werden kann. In 75–85% der Fälle konnte die akute Ösophagusvarizenblutung durch diese Methode erfolgreich behandelt werden. Im Laufe eines Jahres traten in 50–70% der Fälle Rezidivblutungen auf, da durch die Embolisation der portalvenöse Druck nicht beeinflußt wird und es relativ rasch zur Öffnung neuer Venen mit Anschluß an die Ösophagusvarizen kommt; somit hat diese Therapie einen eher palliativen Charakter: Ihr Indikationsbereich erstreckt sich auf die Fälle, bei denen eine transösophageale Sklerosierung keinen ausreichenden Therapieeffekt hat, kein operatives Behandlungskonzept besteht und ein TIPSS nicht angelegt werden kann.

Die in der Literatur beschriebenen Komplikationsraten variieren je nach Erfahrung des Untersuchers und der Zusammensetzung des Patientengutes in großem Maße. Durchschnittlich ist mit einer Komplikationsquote zwischen 10 und 30% zu rechnen, von denen ca. 2–6% letal verlaufen. Hauptkomplikationen sind Pfortaderthrombosen, subkapsuläre Leberhämatome und Lungenembolien (26).

Portokavale Anastomose als Notoperation

Die Indikation zu dieser Operation wird kontrovers diskutiert, da für die Behandlung der akuten Ösophagusvarizenblutung ein breites Spektrum unterschiedlicher Therapieverfahren existiert. Im Gegensatz zur Sklerosierung, zur Ballontamponade und Sperroperation, die lediglich auf eine rein lokale Blutstillung ohne Beeinflussung der portalen Hypertension abzielen, senken portosystemische Shuntverbindungen den Pfortaderhochdruck. Der Nachteil dieser portokavalen Shunts besteht jedoch besonders in der Verringerung der Lebergesamtperfusion mit der Gefahr einer Verschlechterung der Leberfunktion und der Ausbildung einer Enzephalopathie. Die Vorteile liegen in der raschen und definitiven Senkung des portalen Hochdrucks, in der relativ sicheren Vorbeugung einer frühen und oft tödlichen Rezidivblutung, und einer relativ einfachen Anastomosierung mit kurzer Operationsdauer bei entsprechender Erfahrung des Operateurs.

Obwohl es zahlreiche Shuntmodifikationen gibt, ist im Akutstadium der terminolateralen portokavalen Anastomose der Vorzug zu geben (14).

Indikationen

Die portokavale Anastomose wird dann ausgeführt, wenn trotz primär konservativer blutstillender Maßnahmen wie Ballontamponade und Sklerotherapie die Blutung anhält (Notoperation!).

Der Eingriff erfolgt innerhalb von 48 Stunden nach Stillstand einer massiven Ösophagusvarizenblutung oder wird nach einem frühen Blutungsrezidiv mit dem Ziel ausgeführt, eine erneute Blutung zu verhindern. Der Vorteil dieser programmierten, gezielten Frühoperation ist das Zeitintervall, welches genützt werden kann, um die Kreislaufverhältnisse zu stabilisieren, eine Diagnostik vorzunehmen und Maßnahmen gegen eine drohende Enzephalopathie zu ergreifen.

In Anlehnung an Orloff werden die Indikationen zu diesem Eingriff folgendermaßen definiert (30):
- mehr als 4 Bluteinheiten zur Kreislaufstabilisierung erforderlich,
- erneute starke Blutung nach Öffnen der Ballonsonde,
- anhaltende Blutung trotz liegender Sonde,
- Weiterblutung trotz Notsklerosierung und/oder
- frühes Blutungsrezidiv nach Notsklerosierung

> Ein ausgeprägtes Leberkoma, ein fortgeschrittenes Alkoholdelir, schwere Gerinnungsstörungen, ein gleichzeitig vorliegendes fortgeschrittenes Leberkarzinom und eine beatmungspflichtige Aspirationspneumonie sind absolute Kontraindikationen!

Ebenso kann diese Shuntoperation bei einer Pfortaderthrombose, einer Stenosierung des Truncus coeliacus oder der A. hepatica – da eine notwendige kompensatorische arterielle Mehrdurchblutung nach portokavaler Anastomose nicht vorliegt – und nach ausgedehnten Oberbauchoperationen (Cholezystektomie und/oder Magenoperation) nicht vorgenommen werden. Des weiteren behindert sie operationstechnisch eine eventuell später notwendig werdende Lebertransplantation nicht unbeträchtlich. In diesen Fällen bietet sich als Alternative die distale splenorenale Anastomose nach Warren und die laterolaterale splenorenale Anastomose nach Cooley an. Diese Anastomosenformen sind jedoch unter notfallmäßigen Bedingungen mit einer höheren Operationsletalität behaftet (13).

Bei einer massiven Ösophagusvarizenblutung, bei der eine Notshuntoperation indiziert und erforderlich ist, sind akute, synchronisierte Maßnahmen notwendig, die Schocktherapie, Diagnostik, Versuch einer zunächst konservativen Blutstillung durch Akutsklerosierung und/oder Ballontamponade und Komaprophylaxe umfassen. Obligat ist außerdem eine indirekte Splenoportographie mit Kontrastmittelinjektion in den Truncus coeliacus und die A. mesenterica superior, wodurch über die Ursache der portalen Hypertension, insbesondere über eine eventuell vorliegende Pfortaderthrombose, die Ausdehnung des portosystemischen Kollateralkreislaufes, Varianten der A. hepatica, Stenosen und Verschlüsse des Truncus coeliacus und der A. hepatica sowie eine hepatofugale Stromumkehr in der Leber Aufschluß gegeben wird. Besonders wichtig ist die Evaluierung der Gerinnungsfaktoren, wobei ein Quick-Wert unter 40% eine Shuntoperation verbietet (14).

Wegen des hohen Enzephalopathierisikos muß gleichzeitig auch eine Komaprophylaxe eingeleitet werden, die eine Absaugung des Blutes aus dem Magen, wiederholte hohe Reinigungseinläufe und eine Applikation von Lactulose und Neomycin umfaßt. Diese Maßnahmen haben zum Ziel, einerseits das gesamte Blut aus dem Magen-Darm-Trakt zu entfernen und andererseits die ammoniakproduzierenden Darmbakterien zu reduzieren.

Postoperativ ist eine intensivmedizinische Überwachung hinsichtlich stabiler Kreislaufverhältnisse und ausreichender Diurese erforderlich. Auch die Komaprophylaxe läuft postoperativ weiter, wobei bei der Infusionstherapie verzweigtkettige Aminosäurelösungen zu empfehlen sind, um die Gefahr einer Enzephalopathie zu verringern. Eine Aszitesbehandlung erfolgt durch die Gabe von Diuretika und Aldosteronantagonisten. Der schrittweise Nahrungsaufbau ab dem 3. postoperativen Tag erfordert eine eiweißarme Kost.

Ergebnisse

Naturgemäß ist die Letalität nach notfallmäßiger Shuntoperation deutlich höher im Vergleich zu einem elektiven Eingriff (30–40% : 4–35% je nach Child-Stadium). Die postoperative Letalität wird gesenkt, wenn der Eingriff nicht notfallmäßig, sondern frühelektiv innerhalb von 48 Stunden nach Blutungsstillstand durchgeführt werden kann. Deshalb sollte – wenn möglich – eine Notoperation vermieden und eine frühelektive Shuntoperation angestrebt werden (14).

Bezüglich der Spätletalität zeigt sich, daß alkoholabstinente Patienten eine durchschnittliche 5- bis 10-Jahres-Überlebenswahrscheinlichkeit von über 80% bzw. 35%, hingegen weiterhin alkoholabhängige Patienten im Vergleich dazu nur von 30% bzw. 0% aufweisen. Ein weiterer Prognosefaktor ergibt sich aus der Anamnesedauer: Bei kurzer, weniger als zwei Jahre dauernder Anamnese ist die Überlebenswahrscheinlichkeit deutlich höher als bei Patienten mit schon seit vielen Jahren bestehender Erkrankung. Obwohl der portokavalen Anastomose hohe Enzephalopathieraten angelastet werden, zeigen diesbezüglich Literaturzusammenstellungen, daß der Anstieg der Enzephalopathierate von 34% vor auf 39% nach der Shuntoperation nicht bedeutend erhöht ist, die Lebensqualität der Patienten aber nach portokavaler Shuntoperation im allgemeinen gut ist (21).

Zusammenfassend besteht für die Shuntoperation vor allem dann Bedarf, wenn endoskopische Verfahren versagen bzw. ein TIPSS nicht durchgeführt werden kann.

Operative Venensperrverfahren als Notoperation

Für die operativen Venensperrverfahren gelten an sich die gleichen Indikationen wie für den portokavalen Notfallshunt. Da aber diese Shunts mit einer relativ hohen Letalität und Morbidität einhergehen, bevorzugen viele Chirurgen ein Venensperrverfahren zur Blutstillung, da es zusätzlich den wichtigen Vorteil der Vermeidung einer Post-shunt-Enzephalopathie bietet. Zum Einsatz kommt vor allem die gastroösophageale Diskonnektion nach Hassab (12), das von Paquet weiterentwickelt wurde (32).

Technik

Bei dieser gastroösophagealen Diskonnektion wird der abdominelle Ösophagus auf einer Strecke von 6–8 cm und die großen Magenkurvatur unter Milzerhaltung an den oberen zwei Dritteln des Magens skelettiert. Zusätzlich erfolgt kleinkurvaturseitig eine proximal selektive Vagotomie ohne Pyloroplastik. Das Verfahren wird mit einer Fundoplikation nach Nissen-Rosetti abgeschlossen, wenn eine Refluxösophagitis endoskopisch nachgewiesen ist. Aus technischen Gründen ist bis in 40% der Fälle eine Splenektomie erforderlich, in über 50% ist eine Fundoplikation indiziert.

Die selektiv-proximale Vagotomie wird vorgenommen, um die Magensäureproduktion zu vermindern und Blutungsrezidive durch Erosionen auszuschalten. Dies gilt auch für die Fundoplikation hinsichtlich der Refluxösophagitis und der damit verbundenen Blutungsrezidivgefahr. Ziel der Milzerhaltung ist das Offenbelassen des Weges einer später eventuell notwendig werdenden selektiven Shuntoperation.

In der Literatur sind mehr als 50 beschriebene Venensperrverfahren bekannt. Neben der gastroösophagealen Diskonnektion nach Hassab-Paquet haben sich jedoch nur die paraösophagogastrische Devaskularisation und Ösophagustransektion nach Johnston mit dem Stapler (20), die gastroösophageale Diskonnektion und Dissektion nach Perracchia (34) und als Zweihöhleneingriff die Devaskularisation der oberen zwei Drittel des Magens, der Hälfte der thorakalen Speiseröhre, die Transsektion oberhalb der Ora serrata mit Splenektomie und die Pyloroplastik nach Sugiura u. Futagawa (49) bewährt.

Eine postoperative Enzephalopathie tritt bei diesen Venensperrverfahren nur deshalb selten auf, weil im Gegensatz zu den Shuntoperationen die Leberperfusion nicht verändert wird.

Ergebnisse

Die Klinikletalität der Hassab-Operation beträgt im Notfall etwa 40% und bei Elektivoperationen weniger als 10%, die Blutungsrezidivquote ebenfalls 10%. Die 5-Jahres-Überlebenszeit wird mit 50%, die 10-Jahres-Überlebenszeit mit unter 40% angegeben, aber nur dann, wenn eine Alkoholabstinenz eingehalten wird und der Patient zu regelmäßigen endoskopischen Kontrollen kommt (32).

Die Letalität bei der Ösophagustranssektion mit dem Stapler (Johnston) beträgt in der Notfallgruppe etwa 30% und bei einem elektiven Eingriff zwischen 10 und 15%. Das Risiko einer Nahtinsuffizienz wird als gering bezeichnet, jedoch benötigen 10% der Patienten später Ösophagusdilatationen infolge von Strikturen. Bei einem Drittel der Patienten treten in der Folgezeit Rezidivblutungen auf, die aber im Regelfall durch Sklerotherapie beherrscht werden können. Die Gesamtüberlebensdauer nach 5 und 10 Jahren wird von Johnston mit 46 bzw. 27% angegeben (20).

Primärblutungsprophylaxe bei Ösophagusvarizen

Obwohl bei Patienten mit portaler Hypertension und Ösophagus- und/oder Fundusvarizen das Auftreten einer Blutung nicht vorausgesagt werden kann, da die Ursachen, die eine solche Blutung hervorrufen können, nicht mit Sicherheit bekannt sind, ergibt sich aus Literaturberichten eine Inzidenz der ersten, gastrointestinalen Blutung bei Leberzirrhotikern von etwa 30% und eine Letalität zwischen 23 und 63%. Somit kann eine Letalität von etwa 10% bei der ersten Blutung aus Ösophagus- oder Magenvarizen bei allen Leberzirrhotikern abgeleitet werden (4).

Bekannte bzw. diskutierte Risikofaktoren für eine Blutung bestehen bei Patienten mit ausgeprägten Varizen und sog. „red colour signs", mit Magenvarizen, mit Sepsis oder mit einem gleichzeitig bestehenden hepatozellulären Karzinom. Die Inzidenz für eine Blutung ist naturgemäß auch von der Schwere der Lebererkrankung (Child-Pugh-Klassifikation) abhängig. Des weiteren bluten Patienten mit Leberzirrhose häufiger als solche mit einem extrahepatischen Block.

Aus diesem Grund wurden in den vergangenen vier Jahrzehnten verschiedenste prophylaktische Behandlungskonzepte eingeführt, um die hohe Morbidität und Mortalität einer Ösophagusvarizenblutung zu senken. Zahlreiche Verfahren wie etwa die prophylaktischen Shuntoperationen wurden wieder verlassen, da sich eine hohe Inzidenz einer postoperativen Shuntenzephalopathie ergab und die Überlebensrate bei Patienten mit medikamentöser Therapie höher war. Hinsichtlich der medikamentösen Prophylaxe haben sich nur die nichtselektiven β-adrinergen Blocker Propanolol und Nadolol in prospektiv randomisierten kontrollierten Studien als wirksam erwiesen. Es hat sich aber gezeigt, daß eine primäre medikamentöse Prophylaxe nur bei den Patienten wirksam und zweckmäßig ist, wenn besondere, oben erwähnte Blutungsrisiken vorliegen.

Hinsichtlich der Primärprophylaxe ist die elektive endoskopische Sklerosierungstherapie am wirkungsvollsten.

Aus Metaanalysen geht hervor, daß durch diese prophylaktische Sklerosierung vor allem die Überlebenszeit bei Risikopatienten verlängert wird. An Komplikationen sind Blutungen aus sklerosierungsbedingten Ösophagusulcera, das Auftreten von Ösophagusstrikturen in 10% und Perforationen in 2% der Fälle zu erwähnen. Die Letalität dieser Verfahren wird mit 1% angegeben. Obwohl sich ein Trend zugunsten der Sklerosierungstherapie bei mäßig dekompensierter Leberzirrhose und Alkoholikern zeigt, kann derzeit noch keine generelle Empfehlung zur prophylaktischen Sklerosierung von Ösophagusvarizen abgegeben werden (39).

Das Patientengut für eine prophylaktische operative Maßnahme (Shuntvenensperroperation) muß streng selektioniert werden, besonders muß zwischen Patienten mit Leberzirrhosen und solchen mit prähepatischem Block unterschieden werden. Auf der einen Seite wird das Blutungsrisiko durch diesen operativen Eingriff mit einer niedrigen Klinikletalität deutlich gesenkt, andererseits werden dadurch vermehrt Shuntenzephalopathien und Leberversagen induziert. Während bei Leberzirrhotikern heutzutage kaum mehr eine Indikation zu einer prophylaktischen Shunt- oder Venensperroperation besteht, kann diese beim prähepatischen Block weiter gestellt werden, weil dadurch sowohl dauerhaft eine Blutungsgefahr beseitigt als auch die Leber in ihrer Funktion nicht beeinträchtigt wird. Bei diesen Patienten beträgt die 5-Jahres-Überlebenszeit nahezu 100%.

Generell wird derzeit jedoch von den meisten Experten eine Primärprophylaxe bestehender Ösophagusvarizen ohne Blutung außerhalb von Studien abgelehnt. Noch ausstehende Ergebnisse der endoskopischen Gummibandligatur von Varizen könnten aber in Zukunft diese Ansicht eventuell ändern.

Rezidivblutungsprophylaxe bei Ösophagusvarizen

Das Risiko einer Rezidivblutung während des ersten Jahres nach initialer Blutung ist hoch und liegt bei 70%, wobei bei 54% aller Patienten ohne entsprechende prophylaktische Maßnahme Rezidivblutungen in den ersten 10 Tagen nach initialer Blutung auftreten. Erst nach drei rezidivfreien Monaten liegt das Blutungsrisiko wieder bei etwa 30% (44).

Aus diesem Grund ist eine Rezidivblutungsprophylaxe während der ersten 10 Tage nach initialer Blutung von entscheidender Bedeutung, die allerdings von der Schwere der Lebererkrankung abhängt (Child A: 21%, B: 40%, C: 65%). Schon wegen der Grunderkrankung ist bei Child-Klassen B und C das Überleben der Patienten mit Leberzirrhose limitiert, so daß man in diesem Fall die Rezidivprophylaxe der Ösophagusvarizenblutung als palliativen Eingriff bezeichnen muß. Auch hinsichtlich der Blutungslokalisation ist es eine Tatsache, daß eine Blutung bei 35% der Patienten aus anderen Quellen und nicht aus den bekannten Ösophagusvarizen stammt (40).

Medikamentöse Therapie

Eine medikamentöse Therapie, vor allem mit β-Blockern, reduziert das Risiko einer rezidivierenden gastrointestinalen Blutung bei Patienten mit Pfortaderhochdruck und ist besonders wirksam bei Patienten in gutem Allgemeinzustand und ohne hepatozelluläres Karzinom.

Endoskopische Sklerotherapie

Da eine ideale Behandlung zur Verhinderung einer Rezidivblutung noch immer nicht etabliert ist, ist neben der medikamentösen Rezidivprophylaxe auch die endoskopische Sklerotherapie angezeigt, da sie als einzige Methode die Rate an Rezidivblutungen halbiert und auch die Überlebensraten verbessert. Die Ergebnisse sind jedoch schlecht, wenn Rezidivblutungen sofort nach Notfallsklerosierung auftreten (31). Kombiniert man die endoskopische Sklerosierung mit der Verabreichung von β-Blockern, so scheint diese Maßnahme hinsichtlich der Prophylaxe einer Rezidivblutung wirksamer zu sein als eine endoskopische Sklerosierung oder die Gabe von β-Blockern alleine (42).

Vergleicht man die Studien über eine endoskopische Sklerotherapie mit denen der Shuntchirurgie, so zeigen die Ergebnisse der Shuntchirurgie ein 5- bis 10fach niedrigeres Blutungsrisiko. Umgekehrt muß mit dem Shunt jedoch eine Verdoppelung bis Verdreifachung des Enzephalopathierisikos hingenommen werden. Die Langzeitüberlebensraten sind jedoch identisch. Aus diesem Grund wurde an vielen Kliniken die Indikation zum portakavalen Shunt für die elektive Langzeittherapie verlassen. Der distale splenorenale Shunt verringert – im Vergleich zur Sklerotherapie – ebenfalls das Risiko einer Rezidivblutung. Die Überlebensraten sind aber – ausgenommen bei Patienten mit nichtalkoholischer Zirrhose – identisch oder sogar schlechter (36).

Endoskopische Gummibandligatur

In den letzten Jahren hat sich auch die endoskopische Gummibandligatur bei Ösophagusvarizen in der Rezidivblutungsprophylaxe etabliert. Es liegen derzeit nur wenige Studien vor, die aber im Vergleich zur Sklerotherapie eine ähnliche Wirksamkeit in der akuten Blutstillung, eine signifikante Reduktion der Rezidivblutungsrate, eine geringere Komplikationsrate und eine Verbesserung der Überlebensraten nachweisen (47). Die Zukunft wird zeigen, welchen Stellenwert diese vielversprechende Methode aufweist.

Transjugulärer intrahepatischer Stent-shunt

Die ersten klinischen Erfahrungen mit dem transjugulären intrahepatischen portosystemischen Stent-shunt (TIPSS) zur Rezidivblutungsprophylaxe wurden 1988 gemacht (35). Seither wurde diese Therapie technisch immer mehr verbessert und gewinnt deshalb zunehmend an Bedeutung im Gesamtkonzept der Behandlung von Patienten, besonders von solchen mit intrahepatischem Block. Eine Pfortaderthrombose ist eine relative Kontraindikation.

Technik

Über eine transjuguläre Katheterisierung der rechten Lebervene und nach Einlegen eines Distanzkatheters wird über eine Nadel gleichzeitig ein ultraschallmarkierter intrahepatisch gelegener Hauptast der Pfortader punktiert. Der Punktionsweg wird mit einem steifen Führungsdraht und dem Distanzkatheter stabilisiert. Nach Entfernung der Punktionsnadel wird der Parenchymtrakt mittels eines Ballonkatheters aufgedehnt und letztlich ein 10 mm großer Stent eingeführt. Zur Prophylaxe des Shuntverschlusses wird bei Patienten mit guter Blutgerinnung (Quick-Wert >50%, Thrombozyten >80000) eine therapeutische Heparinisierung über eine Woche und eine prophylaktische Heparinisierung während des folgenden Monats durchgeführt (37).

Bei entsprechender Erfahrung des Untersuchers mit dieser interventionell-radiologischen Methode ist dieser Eingriff bei 90–100% technisch erfolgreich. Die Mißerfolge liegen vor allem in der nicht gelungenen transjugulären Punktion des rechten oder linken Pfortaderhauptstammes. Die methodenspezifische Letalität variiert in den einzelnen Studien und wird zwischen 0% und 15% angegeben. Todesursachen sind vor allem schwere punktionsbedingte intraabdominelle und intrahepatische Blutungen, besonders wenn ein extrahepatischer Ast der Pfortader punktiert wird. Weitere Komplikationen stellen Blutungen in das Gallengangssystem oder Dislokationen des Stents dar.

Ergebnisse

Die bisherigen Erfahrungen mit dem TIPSS lassen vermuten, daß diese Therapieform einen guten Kompromiß mit einer relativ geringen Rate an hepatischer Enzephalopathie (unter 10%) und Rezidivblutungen (unter 15%) darstellt. Die Ursache für die geringe Inzidenz einer hepatischen Enzephalopathie dürfte auf den geringen Durchmesser des Shunts von 10 mm zurückzuführen sein, ein weiterer Vorteil liegt in der Tatsache, daß im Falle eines Verschlusses oder einer Stenose auf interventionelle Weise der Shunt wieder eröffnet werden kann. Umgekehrt ist bei Auftreten einer schweren Leberzellinsuffizienz ein Verschluß des Shunts jederzeit möglich. Ein weiterer Vorteil liegt darin, daß dieses Verfahren bei Patienten, die für eine Lebertransplantation vorgesehen sind, die Wartezeit für die Transplantation überbrücken kann und die Transplantation in keiner Weise behindert (37).

Operative Shuntverfahren

In der Literatur wird eine Vielzahl von portosystemischen Anastomosen (Tab. 24.15) beschrieben, nur wenige haben sich jedoch auch in der Klinik etabliert. Neben der klassischen portokavalen End-zu-Seit-Anastomose (Abb. 24.8a) sind der distale splenorenale Shunt nach Warren (Abb. 24.8b) und der mesenterikokavale Interpositionsshunt nach Drapanas (Abb. 24.8c) von klinischer Bedeutung.

Portokavale End-zu-Seit-Anastomosen

Bei dieser Methode wird die Pfortader knapp vor ihrer Aufteilung an der Leberpforte nach distal hin ligiert und eine portokavale End-zu-Seit-Anastomose angelegt. Die Vorteile dabei liegen in einem relativ geringen operativen Trauma, einer relativ einfachen und standardisierbaren Operationstechnik, einer geringen Thromboserate und einer niedrigen Rezidivblutungsrate von unter 10%. Nachteilig wirkt sich jedoch eine erhöhte hepatische Enzephalopathierate um etwa 40% und die Gefahr einer Leberinsuffizienz aus, da die Gesamtperfusion der Leber verringert wird (15).

Portokavale End-zu-Seit-Anastomosen mit Arterialisation des Pfortaderstumpfes und portokavale Seit-zu-Seit-Anastomosen sowie doppelte portokavale End-zu-End-Anastomosen werden heutzutage aufgrund schlechter Langzeitergebnisse kaum oder nicht mehr durchgeführt; dasselbe gilt für die mesenterikokavalen Anastomosen.

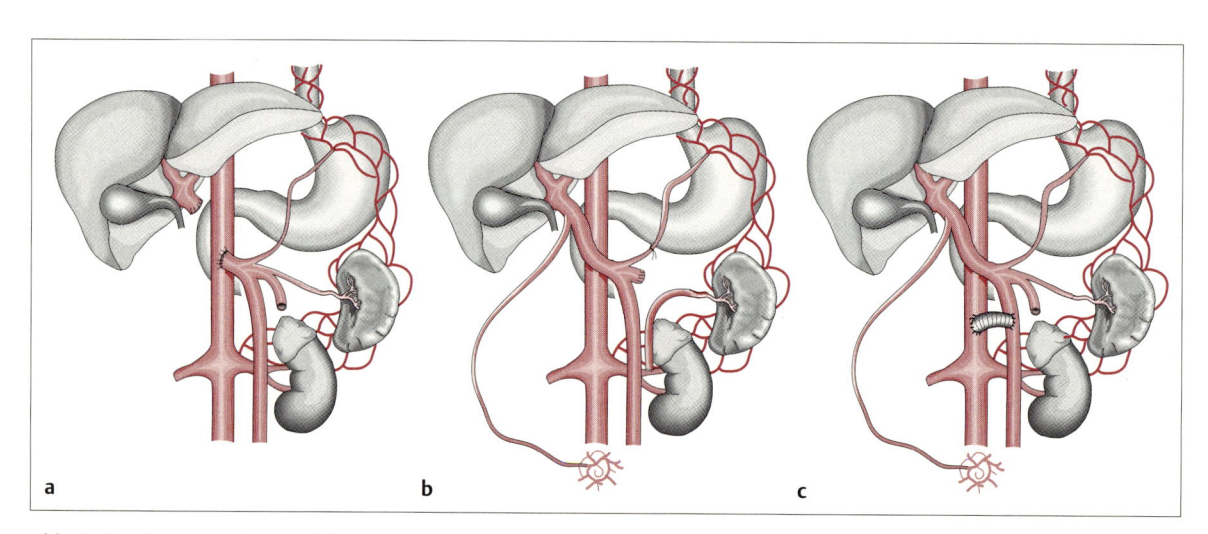

Abb. 24.8 Operative Shuntverfahren. **a** Portokavale End-zu-Seit-Anastomose, **b** distaler splenorenaler Shunt nach Warren, **c** mesenterikokavaler Interpositionsshunt nach Drapanas.

Tabelle 24.15 Portosystemische Shunts (aus Kremer, K., W. Lierse, W. Platzer u. Mitarb.: Chirurgische Operationslehre, Band 5. Thieme, Stuttgart 1993 [S. 201])

Shuntform	Drucksenkungseffekt	Indikation	Kontraindikation	Thromboserate	Enzephalopathie
Komplette Shunts					
Portokavale Anastomose	optimal	bei guter Leberfunktion	Pfortaderthrombose	1–2%	++
Mesenterikokavale Anastomose	gut	bei Pfortaderthrombose	Mesenterialvenenthrombose	30%	++
Splenorenale Anastomose zentral nach Linton	mäßig	bei extremer Splenomegalie	Milzvenenthrombose	40–50%	++
End-zu-Seit nach Cooley	gut	bei Aszites	Milzvenenthrombose	10%	
Portokavale Anastomose mit Arterialisation der Leber	optimal	bei eingeschränkter Leberfunktion	hepatofugale Blutströmung	1–2%	+
Inkomplette Shunts					
Splenorenale End-zu-Seit-Anastomose (distal nach Warren)	gut	bei eingeschränkter Leberfunktion und vorausgegangenen Operationen im Oberbauch	Milzvenenthrombose, Aszites	10%	+

Splenorenale Anastomosen

Unter den sogenannten peripheren Anastomosen hat für die Praxis nur die distale splenorenale Anastomose nach Warren noch eine klinische Bedeutung und ist die heute wahrscheinlich am häufigsten durchgeführte Shuntoperation (53). Voraussetzung ist eine genügend breite und damit gut anastomosierungsfähige Milzvene. Wesentlicher Bestandteil dieser Operation ist die Zwei-Kompartment-Bildung im Abdomen. Einerseits wird die portale Restperfusion der Leber aus der V. mesenterica superior belassen, andererseits jedoch ein ösophagogastrolienorenaler Abstrom durch Skelettierung des distalen Magens, Unterbindung der V. coronaria ventriculi und die Anastomosierung der Milzvene in die linke Nierenvene ohne wesentliche Reduzierung der portalen Leberperfusion gewährleistet.

Im Vergleich zu den portokavalen Shunts ist die hepatische Enzephalopathierate gering, außerdem stellt diese Art der Anastomosierung nach Warren keine technische Erschwerung bei einer später eventuell notwendig werdenden Lebertransplantation dar (53). Nachteile liegen in der operativ-technischen Gefahr der Induzierung einer Pankreatitis und Nierenschädigung sowie in einer höheren Thromboserate und dadurch höheren Rezidivblutungsrate (53).

Alle anderen splenorenalen Shunts wie die laterale splenorenale Anastomose nach Linton (27), die laterolaterale splenorenale Anastome nach Cooley (7) und die splenorenale End-zu-End-Anastomose nach Hivet (17) spielen eine untergeordnete Rolle in der Shuntchirurgie, da sie technisch aufwendig und mit einer hohen Thromboserate behaftet sind.

Koronariokavale Interpositionsanastomosen

Wegen der meist vorhandenen Distanzprobleme hat Inokuchi 1970 die Interposition von autologer V. saphena magna zwischen V. coronaria ventriculi und V. cava inferior mit gleichzeitiger Splenektomie publiziert (19). Die Spätergebnisse dieser Methode sind hervorragend, die portale Leberperfusion wird nur gering beeinträchtigt; sie wäre an sich die ideale Shuntform, wäre sie in technischer Hinsicht nicht so häufig undurchführbar (16).

Bei Versagen der Sklerosierungstherapie und schlechter Leberfunktion kann der TIPSS eine kurzfristige Besserung bis zu einer möglichen Lebertransplantation bringen.

Bei guter Leberfunktion und späterer Option für eine Transplantation sind hilusferne Shunts zu bevorzugen.

Lebertransplantation (vgl. Kapitel 35, S. 796ff)

In unseren Breitengraden ist der Pfortaderhochdruck bei über 90% der Patienten durch eine chronische Lebererkrankung bedingt. In bis zu 70% der Fälle handelt es sich dabei um eine alkoholinduzierte Leberzirrhose, eher seltener um posthepatische (20%), kryptogene (bis 10%) und primär biliäre (4%) Zirrhosen (2).

In diesen Fällen eines vorwiegend intrahepatischen Blocks stellt nur die Lebertransplantation eine kausale Therapie dar. Hingegen setzen alle anderen vorher erwähnten Maßnahmen in der Therapie der portalen Hypertension nur am Komplikationsursprung (Ballontamponade, endoskopische Sklerosierung, Gummibandligatur), an der Unterbrechung des Blutzustroms zu den Ösophagusvarizen, aber unter Beibehaltung des Pfortaderhochdruckes (Venensperroperationen, selektive Shunts), und an der medikamentösen Drucksenkung an. Aus diesem Grund versterben auch innerhalb von fünf Jahren 50% der Patienten.

Die Indikation zur Lebertransplantation wird mehr vom Stadium der Lebererkrankung als von der aktuellen Situation der Ösophagusvarizen beeinflußt. Deshalb ist die Transplantation vor allem bei Patienten mit einer Zirrhose im Stadium Child-Pugh B und C indiziert. Kontraindikationen für diesen Eingriff sind ein fortbestehender Alkoholabusus, eine extrahepatische Manifestation eines malignen Leidens, ein nicht reversibler thrombotischer Verschluß der Pfortader und Pfortaderhochdruck aufgrund eines prähepatischen Blocks oder anderer Ursachen mit erhaltener Leberfunktion (56).

> In mehreren Studien wurde die Überlegenheit der Transplantation als Therapie für Patienten mit Ösophagusvarizen und fortgeschrittener Zirrhose (Stadium Child C) nachgewiesen!

Es ergab sich eine 5-Jahres-Überlebensrate bei der Transplantation von etwa 70%, hingegen bei lokaler Therapie der Ösophagusvarizen von höchstens 35%. Die Indikation zur Lebertransplantation sollte nicht nur vom Stadium der Lebererkrankung, sondern auch von der aktuellen Blutungssituation abhängen.

Literatur

1 Akimaro, K., Y. Ueda, T. Shoji: Peritoneovenous shunting for intractable cirrhotic and cerceorus ascites using different types of shunting tubes. Jpn J. Surg. 18 (1988) 502–508
2 Bismuth, H., R. Adam, S. Mathur, D. Sherlock: Options for elective treatment of portal hypertension in cirrhotic patients in the transplantation area. Amer. J. Surg. 160 (1991) 105–110
3 Bolck, F., G. Machnik: Leber und Gallenwege. In Doerr, W., G. Seifert, E. Uehlinger: Spezielle pathologische Anatomie, Vol. 10. Springer, Berlin 1978
4 Calès, R., J. P. Pascal: Histoire naturelle des varices oesophagiennes au cours de la cirrhose (de la naissance à la rupture). Gastroenterol. clin. biol. 12 (1988) 145–154
5 Carlisle, K. M., M. Halliwell, A. E. Read, P. N. T. Wells: Estimation of total hepatic blood flow by duplex ultrasound. Gut 33 (1992) 92–97
6 Clatsworthy, H. W.: Extrahepatic portal hypertension. In Child, C. G.: Portal hypertension. Saunders, Philadelphia 1974 (pp. 243–266)
7 Cooley, D. A.: Side-to-side spleno-renal anastomoses with splenic preservation for portal hypertension. Surg. Gynecol. Obstet 116 (1963) 626
8 Di Febo, G., M. Siringo, M. Vacirca, P. Santoro, S. Merighi, A. Mustafa, L. Barbara: Somatostatin (SMS) and urgent sclerotherapy (US) in active oesophageal variceal bleeding (abstract). Gastroenterology 98 (1990) A 583
9 Fleig, W. E., K.-J. Paquet: Sklerosierungstherapie von Ösophagusvarizen. In Paquet, K.-J., J. Schölmerich: Pfortaderhochdruck. Karger, Basel 1994 (pp. 315–322)
10 Groszmann, R. J., C. E. Atterbury: The pathophysiology of portal hypertension. Semin. Liver Dis. 2 (1982) 177–186
11 Groszmann, R. J., D. Kravetz, J. Bosch, M. Glickman, J. Bruix, J. Bredfeldt, H. O. Conn, J. Rodes, E. H. Storer: Nitroglycerin improves the hemodynamic response to vasopressin in portal hypertension. Hepatology 2 (1982) 757–762
12 Hassab, M. A.: Gastroesophageal decongestion and splenectomy in the treatment of esophageal varices in bilharcial cirrhosis: further studies with a report on 355 operations. Surgery 61 (1967) 169–176
13 Häring, R., T. Karavias: Ösophagusvarizenblutung: Therapiekonzepte und Ergebnisse. Chirurg 61 (1990) 213
14 Häring, R., T. Karavias, C. T. Germer: Die portokavale Anastomose als Notoperation bei massiver Ösophagusvarizenblutung. In Paquet, K.-J., J. Schölmerich: Pfortaderhochdruck. Karger, Basel 1994 (pp. 331–346)
15 Hirner, A., T. Karavias: Stellenwert des portosystemischen Shunts im Therapiekonzept der portalen Hypertension. Zbl. Chir. 114 (1989) 141
16 Hirner, A., C. E. Zöckler: Operative Therapie – historischer Abriß und heutiger Stand. In Paquet, K.-J., J. Schölmerich: Pfortaderhochdruck. Karger, Basel 1994 (pp. 432–445)
17 Hivet, M., J. P. Chevrel, A. Gauchet: Anastomose splénorénale termino-terminale avec conservation du vein gauche. Apropos de 35 cas. Press Mèd 75 (1967) 1391
18 Hosking, S. W., A. G. Johnson: Gastric varices: a proposed classification leading to management. Brit. J. Surg. 75 (1988) 195–196
19 Inokuchi, K., M. Kobajashi, A. Kuseba: New method of decompression of oesophageal varices by a left gastric venacaval shunt. Arch. Surg. 100 (1970) 857
20 Johnston, G. W.: A simplified esophageal transsection for bleeding varices. Brit. J. Surg. 65 (1978) 1388–1393
21 Karavias, T., R. Häring, D. Weber: Postoperative Syndrome nach portokavaler Anastomose bei Leberzirrhose. Leber Magen Darm 12 (1982) 85
22 Kitano, S., J. Terblanche, D. Kahn et al: Venous anatomy of the lower oesophagus in portal hypertension: practical implications. Brit. J. Surg. 73 (1986) 525–531
23 Kleber, G., T. Sauerbruch, G. Fischer, G. Paumgartner: Pressure of intraesophageal varices assessed by fine needle puncture: Its relation to endoscopic signs and severity of liver disease in patients with cirrhosis. Gut 30 (1989) 228–232
24 Kleber, G., T. Sauerbruch, H. Ansari, G. Paumgartner: Prediction of variceal hemorrhage in cirrhosis: a prospective follow-up study. Gastroenterology 100 (1991) 1332–1337
25 Klinge, O.: Die pathologische Anatomie der portalen Hypertension. In Paquet, K.-J., J. Schölmerich: Pfortaderhochdruck. Karger, Basel 1994 (pp. 1–33)
26 Lackner, K., B. Schneider: Therapie der Ösophagusvarizenblutung durch perkutane, transhepatische Embolisation. In Paquet, K.-J., J. Schölmerich: Pfortaderhochdruck. Karger, Basel 1994 (pp. 323–330)
27 Linton, R. R.: Portal hypertension as I see it in 1973: the treatment of bleeding esophageal varices secondary to portal cirrhosis of the liver. Major Probl. clin. Surg. 14 (1974) 196
28 Mildenberger, P., M. Thelen: Radiologische Methoden. In Paquet, K.-J., J. Schölmerich: Pfortaderhochdruck. Karger, Basel 1994 (pp. 185–201)
29 Moreto, M., M. Zaballa, A. Bernal, S. Ibanez, E. Ojembarrena, A. Rodriguez: A randomised trial of tamponade or sclerotherapie as immediate treatment for bleeding esophageal varices. Surg. Gynecol. Obstet 67 (1988) 331–334
30 Orloff, M. J.: Emergency surgical treatment of bleeding esophagogastric varices in cirrhosis. In McDermott, W. V.: Surgery of the Liver. Blackwell, Oxford 1989 (p. 327)
31 Pagliaro, L., A. K. Burroughs, T. I. S. Sorensen, D. Lebrec, A. Morabito, G. D'Amico, F. Tiné: Therapeutic controversies and radomised controlled trials (RCTs): prevention of bleeding and rebleeding in cirrhosis. Gastroenterol. Int. 2 (1989) 71–84

32 Paquet, K.-J.: Die gastroösophageale Diskonnektion und andere Venensperrverfahren als Notoperationen bei der Ösophagus- und Magenvarizenblutung. In Paquet, K.-J., J. Schölmerich: Pfortaderhochdruck. Karger, Basel 1994 (pp. 347–354)

33 Paquet, K.-J., H. Feussner: Endoscopic sclerosis and esophageal tamponade in acute hemorrhage from esophago-gastric varices: a prospective controlled randomised trial. Hepatology. 5 (1985) 580–583

34 Perracchia, A., E. Ancona, G. Bataglia: A new technique for the treatment of esophageal bleeding in portal hypertension. Int Surg. 65 (1980) 401–404

35 Richter, G. M., G. Nöldge, J. C. Palmaz, M. Rössle, V. Siegerstetter, M. Franke, W. Gerok, W. Wenz, E. Farthmann: Transjugular intrahepatic portosystemic stent-shunt: preliminary clinical results. Radiology 174 (1990) 1027–1030

36 Rikkers, L. V., D. A. Burnett, G. D. Valentine, K. N. Buchi, R. A. Cormier: Shunt surgery versus endoscopic sclerotherapy for long-term treatment of variceal bleeding. Ann. Surg. 206 (1987) 261–271

37 Rössle, M., G. Nöldge: Der transkutane intrahepatische Stent-Shunt (TIPSS). In Paquet, K.-J., J. Schölmerich: Pfortaderhochdruck. Karger, Basel 1994 (pp. 421–431)

38 Sauerbruch, T.: Medikamentöse Behandlung der akuten Varizenblutung. In Paquet, K.-J., J. Schölmerich: Pfortaderhochdruck. Karger, Berlin 1994 (pp. 309–314)

39 Sauerbruch, T.: Sklerosierungstherapie zur Prophylaxe der ersten Blutung. In Paquet K.-J., J. Schölmerich: Pfortaderhochdruck. Karger, Basel 1994 (pp. 386–389)

40 Schenker, S.: Alcoholic liver disease: evaluation of natural history and prognostic factors. Hepatology 4 (1984) 36–43

41 Schölmerich, J.: Diagnostik und Therapie des Aszites. Internist 28 (1987) 448

42 Schölmerich, J., K.-J. Paquet: Begründung der Rezidivprophylaxe. In Paquet, K.-J., J. Schölmerich: Pfortaderhochdruck. Karger, Basel 1994 (pp. 393–396)

43 Silvain, C., S. Carpentier, D. Sautereau, B. Czernichow, J.-M. Métreau, E. Fort, P. Ingrand et al: Terlipressin plus transdermal nitroglycerin vs. octreotide in the control of acute bleeding from esophageal varices: a multicenter randomized trial. Hepatology 18 (1993) 61–65

44 Smith, J. L., D. Y. Graham: Variceal hemorrhage. A critical evalutation of survival analysis. Gastroenterology 82 (1982) 968–973

45 Soehendra, N., H. Grimm, V. Nam, B. Berger: N. butyl-2-cyanoacrylate: a supplement to endoscopic sclerotherapy. Endoscopy 19 (1987) 221–224

46 Staritz, M.: Einführung zum Kapitel „Diagnostik – hämodynamische und radiologische Untersuchungen". In Paquet, K.-J., J. Schölmerich: Pfortaderhochdruck. Karger, Basel 1994 (pp. 132–133)

47 Stiegmann, G., J. Goff: Endoscopic esophageal varix ligation, preliminary clinical experience. Gstrointest. Endosc. 34 (1988) 113–117

48 Stiegmann, G. V., J. S. Goff, P. A. Michaletz-Onody, J. Korula, D. Lieberman, Z. A. Saeed, R. M. Reveille, J. H. Sun, S. R. Lowenstein: Endoscopic sclerotherapy as compared with endoscopic ligation for bleeding esophageal varices. New Engl. J. Med. 326 (1992) 1527–1532

49 Sugiura, M., S. Futagawa: A new technique for treating esophageal varices. J. thorac. cardiovasc. Surg. 66 (1973) 677–685

50 Terblanche, J., J. M. A. Northover, P. Bornman et al: A propective evaluation of injection sclerotherapy in the treatment of acute bleeding from oesophageal varices. Surgery 85 (1979) 239–245

51 Thuluvath, P. J., D. Westaby: Maßnahmen bei akuter Ösophagusvarizenblutung – eine Strategie. In Paquet, K.-J., J. Schölmerich: Pfortaderhochdruck. Karger, Basel 1994 (pp. 355–368)

52 Tito, L., P. Gines, V. Arroyo, R. Planas, J. Panes, A. Rimola, J. Llach, P. Humbert et al: Total paracentesis associated with intravenous albumin management of patients with cirrhosis and ascites. Gastroenterology 98 (1990) 146

53 Warren, W. D., A. A. Salam, D. Hutson, R. Zeppa: Selective distal spenorenal shunt. Arch. Surg. 108 (1974) 306

54 Westaby, D., P. C. Hayes, A. E. S. Gimson, R. J. Polson, R. Williams: Controlled clinical trial of injection sclerotherapy for active variceal bleeding. Hepatology 9 (1989) 274–277

55 Wu, S. M., O. M. Spurny, A. P. Klotz: Budd-Chiari-syndrome after taking oral contraceptives: a case report and review of 14 reported cases. Amer. J. dig. Dis. 22 (1977) 623–625

56 Zornig, C., C. E. Broelsch: Portale Hypertension – Indikationen zur Lebertransplantation. In Paquet, K.-J., J. Schölmerich: Pfortaderhochdruck. Karger, Basel 1994 (pp. 646–653)

57 Zühlke, H. V., R. Häring, B. Semsch: Der peritoneo-venöse Shunt zur Behandlung des therapieresistenten Aszites. Chirurg. 55 (1984) 253–259

25 Gallenblase und Gallenwege

Steinleiden und Entzündungen

W.-U. Wayand und P. Schrenk

Cholezystolithiasis

Epidemiologie

Die Cholezystolithiasis stellt nach der Appendizitis die häufigste chirurgisch zu behandelnde abdominelle Erkrankung dar. Um das 50. Lebensjahr sind in der westlichen Welt 15–20% der Bevölkerung vom Gallensteinleiden betoffen, Frauen 2- bis 3mal häufiger als Männer; die Inzidenz steigt mit zunehmendem Alter. Es bestehen deutliche geographische (häufig in Skandinavien, selten in Asien) und ethnische Unterschiede (19).

Die erste Cholezystektomie wurde 1882 vom Berliner Chirurgen Carl Langenbuch durchgeführt. Heute beträgt die Operationshäufigkeit in Mitteleuropa ungefähr 200/100000/Jahr. Durch eine frühzeitige und großzügige Indikationsstellung zur Operation gehen die Eingriffe wegen Komplikationen des Steinleidens deutlich zurück.

Ätiologie und Pathogenese

Die Galle setzt sich zusammen aus Bilirubin, Bilirubinderivaten, Cholesterin, Lecithin, Gallensäuren, gallensauren Salzen, Fettsäuren, Proteinen und anorganischen Salzen wie Calcium, Chloriden, Bicarbonat. Die tägliche Galleproduktion beträgt etwa 1000 ml.

Die **Steinentstehung** ist **multifaktoriell.** Voraussetzung ist eine Veränderung des Mischungsverhältnisses der Gallebestandteile mit Verschiebung des Gleichgewichts zwischen Gallensäuren und Cholesterin. Die Übersättigung der Galle mit einer Komponente (chemische Phase – Übersättigung) bedingt eine Auskristallisation (Kristallisationsphase). Voraussetzung dafür ist stets eine Abflußbehinderung der Gallenwege (Stase), eine Störung der Gallenblasenentleerung oder eine Entzündung der Gallenblasenwand. Hat sich ein Stein gebildet, erfolgt die Größenzunahme (Wachstumsphase).

> Voraussetzung für eine Steinbildung ist, daß die Leber lithogene Galle bildet (zu wenig Gallensäuren, zuviel Cholesterin, Ausscheidung von Bilirubin erhöht) und daß die Gallenblasenwand geschädigt ist!

Ort der Steinentstehung ist fast ausschließlich die Gallenblase. Steine, die im Ductus choledochus gefunden werden, stammen meistens aus der Gallenblase, sehr selten entwickeln sie sich primär in den Gallengängen, und dann oft auf dem Boden einer bestehenden Erkrankung (z. B. Papillenstenose, Fremdkörper in den Gallenwegen wie z. B. nichtresorbierbare Fäden, Parasiten).

Ein gehäuftes Auftreten von Steinen findet sich in Zusammenhang mit fettreicher hochkalorischer Kost, Adipositas, zunehmendem Alter, Einnahme von Östrogenen (häufiger Multiparae, Östrogenerhöhung, orale Kontrazeptiva, Schwangerschaft) und positiver Familienanamnese bezüglich Gallensteinen.

Steinarten

Cholesterinsteine (10%) sind röntgennegativ und kommen meist solitär vor. Cholesterin wird durch Gallensäuren in Suspension gehalten (Mizellen). Ändert sich das Mischungsverhältnis (Cholesterin erhöht, Gallensäuren vermindert), kommt es zur Steinbildung. Eine Verminderung der Gallensäuren kann durch Abnahme der Gallensäurenrückresorption bei Erkrankungen des Ileums (z. B. Morbus Crohn), nach Ileumresektion oder Störung des enterohepatischen Kreislaufes bei Cirrhosis hepatis, Cholezystitis oder Gallenstau entstehen. Eine Cholesterinerhöhung ist bedingt durch ein großes Angebot von Nahrungscholesterin oder durch vermehrte Cholesterinausscheidung über die Leber.

Pigmentsteine (10%) bestehen v. a. aus Calciumbilirubinat und kommen meist multipel vor. Sie entstehen bei Konzentrationserhöhung von Bilirubin in den Gallenwegen (z. B. bei hämolytischer Anämie, Hämolyse, parasitären Erkrankungen).

Gemischte Steine (80%) sind meist röntgennegativ und bestehen aus Cholesterin, Bilirubin und Calciumsalzen.

Symptome

Bleibt die Cholezystolithiasis asymptomatisch (stumm), spricht man vom Steinträger. Bereits 2 Jahre nach Diagnosestellung aber sind 12% der Steinträger symptomatisch (Steinkranke) und nach 10 Jahren 26%, insgesamt werden jedoch nur 30–40% zu Steinkranken (2).

Unspezifische Symptome

Unspezifische Symptome wie Fettunverträglichkeit, Meteorismus, Aufstoßen, Übelkeit, Brechreiz und Völlegefühl können bei allen Erkrankungen des Oberbauches auftreten. Die Beschwerden stellen sich häufig nach Nahrungsaufnahme v. a. fettreicher Speisen ein.

Spezifische Symptome

Typische Symptome der Cholezystolithiasis sind rechtsseitige Oberbauchschmerzen, die vor allem nach dem Genuß von Zwiebeln, Knoblauch, Eiern, Hülsenfrüchten und Gebratenem auftreten.

Abhängig vom Schweregrad der Entzündung finden sich Spontan- und Druckschmerz und Défense. Im rechten Oberbauch ist ein praller Tumor zu tasten, Fieber kann ebenfalls bestehen.

Gallenkolik (Ursache: Abflußbehinderung durch einen Stein oder infolge einer entzündlichen Schwellung). Hierbei treten krampfartige, unerträgliche Schmerzen im rechten Oberbauch auf, die ins Epigastrium, in den Rücken und die rechte Schulter ausstrahlen (Headsche Zonen). Sie entstehen aus völligem Wohlbefinden, werden meist alimentär ausgelöst und sind von Übelkeit und Erbrechen begleitet. Dauer, Intensität und Ausstrahlung können dabei im Einzelfall sehr unterschiedlich sein.

(Verschluß-)Ikterus. Er ist gekennzeichnet durch eine Gelbfärbung der Haut und Skleren, eine dunkelbraune Verfärbung des Urins und durch hellen Stuhl (acholisch). Als Hinweis auf einen Tumor gilt das Courvoisier-Zeichen mit Ikterus und tastbarer, prallelastischer Gallenblase. Ursächlich ist ein Tumor der distalen Gallenwege, der Papille oder des Pankreaskopfes mit Verschluß der ableitenden Gallenwege und konsekutiver Erweiterung der Gallenwege und der Gallenblase. Bei chronischer Cholezystitis oder Choledocholithiasis hingegen ist die Gallenblasenwand durch rezidivierende entzündliche Veränderungen verdickt und daher beschränkt dehnbar, so daß bei einem Verschluß durch einen Choledochusstein die Gallenblase selten zu tasten ist.

Diagnostik

Untersuchungen im einzelnen

Anamnese

Gezielte Fragen sollen gestellt werden nach familiär gehäuftem Auftreten des Steinleidens, Medikamenteneinnahme, Lokalisation des Schmerzes (gürtelförmig im Oberbauch, in die rechte Schulter ausstrahlend?), Art (z.B. kolikartig) und der zeitlichen Abhängigkeit zur Nahrungsaufnahme.

Körperliche Untersuchung

Bei der klinischen Untersuchung kommt der Palpation (mit Frage nach Druckschmerz, Défense, Peritonismus, Resistenz im rechten Oberbauch/Epigastrium) eine besondere Bedeutung zu. Die Farbe von Haut und Skleren soll im Tageslicht beurteilt werden.

Laboruntersuchung

Die Diagnose wird durch folgende Laborwerte bestätigt:
- Blutbild (Leukozytose bei akuter Cholezystitis),
- Leberwerte (ein Hinweis auf Cholestase besteht bei Erhöhung der Verschlußenzyme γ-GT, AP, Bilirubin, die Transaminasen SGOT, SGPT steigen erst bei län-

gerdauerndem Verschluß an. Eine Amylase- oder Lipaseerhöhung weist auf eine Pankreatitis hin.

Sonographie

Die Sonographie wird routinemäßig bei der Abklärung von Oberbauchschmerzen eingesetzt, sie ist kostengünstig, nicht invasiv, daher wenig belastend und beliebig wiederholbar. Beantwortet werden sollen folgende Fragen: Besteht eine Cholezystolithiasis, um wieviele Steine handelt es sich, wie verhält es sich mit der Weite der Gallenwege und der Wandbeschaffenheit der Gallenblase (verdickt, Lufteinschlüsse, Tumor, Polypen), besteht eine Choledocholithiasis, ein Leberparenchymschaden oder Pankreasveränderungen?

Röntgenaufnahmen

Eine Röntgenaufnahme des Thorax oder eine Abdomenübersichtsaufnahme findet Anwendung bei akuten Oberbauchschmerzen, um eine Perforation oder einen Ileus auszuschließen.

Intravenöse Cholangiographie

Voraussetzung für die Untersuchung ist die funktionierende Ausscheidungs- und Konzentrationsfähigkeit der Leber (Bilirubin unter 2,0 mg/dl), da sonst das Kontrastmittel nicht genügend konzentriert in die Gallenwege ausgeschieden wird. Die i.v. Cholangiographie erlebte mit der laparoskopischen Cholezystektomie eine kurzfristige Renaissance. Manche Chirurgen schätzen sie als Zusatzinformation vor laparoskopischer Cholezystektomie, da sie Informationen über Weite und Verlauf des Ductus choledochus liefert.

Endoskopisch-retrograde Cholangiopankreatikographie (ERCP)

Besteht aufgrund von Anamnese, Klinik, Labor oder Sonographie der Verdacht auf ein posthepatisches Gallengangshindernis, dient die ERCP dem Steinnachweis/-ausschluß bzw. der Differentialdiagnose zwischen Stein und Tumor.

Daneben können therapeutische Eingriffe wie Steinextraktion und Papillotomie durchgeführt oder Stents zur Galleableitung eingelegt werden.

Perkutane transhepatische Cholangiographie (PTC)

Indikation zur PTC besteht bei Dilatation der intrahepatischen Gallenwege aufgrund eines extrahepatischen Hindernisses und zwar dann, wenn die ERCP keine Diagnose liefern konnte.

Gastroskopie

Eine Gastroskopie sollte vor jeder Cholezystektomie auch bei nachgewiesenen Gallensteinen durchgeführt werden, da sich bei 10% der Patienten gleichzeitig pathologische Veränderungen (z.B. Reflux, Ulkus, Karzinom) im oberen Gastrointestinaltrakt finden.

Computertomographie

Präoperativ ist die CT (evtl. Angio-CT) bei Verdacht auf Tumor, postoperativ bei speziellen Problemstellungen (z. B. Bilom, Abszeß) indiziert, falls die Sonographie als alleinige Untersuchungsmethode nicht aussagekräftig ist.

Szintigraphie

Die Gallenwegsszintigraphie wird selten zum Nachweis eines Galleleaks oder zur Beurteilung einer biliodigestiven Anastomose eingesetzt.

Endosonographie

Diese Untersuchungsmethode ist bei Verdacht auf einen Tumor im distalen Gallenwegsbereich, an der Papille und im Pankreas indiziert.

Aussagekraft der Untersuchungen

Bei Patienten mit Oberbauchschmerzen weisen Anamnese und klinische Untersuchung auf ein mögliches Gallensteinleiden hin. Unverzichtbar für die Diagnosestellung sind laborchemische Untersuchungen und Oberbauchsonographie, während alle weiteren Untersuchungen im Einzelfall angewandt werden und der differentialdiagnostischen Abgrenzung zu anderen Ursachen epigastrischer Schmerzen dienen.

Differentialdiagnose

Die Differentialdiagnosen der Cholezystolithiasis sind in Abb. 25.1 dargestellt.

Komplikationen

Akute, nekrotisierende, gangränöse Cholezystitis.
Hydrops der Gallenblase.
Penetration in ein Nachbarorgan (z. B. Netz, Darm) mit pericholezystitischem Abszeß, Fisteln zum Gastrointestinaltrakt.
Gallenblasenperforation, diffuse Peritonitis.
Gallensteinileus.
Choledocholithiasis, (Verschluß-)Ikterus.
Cholangitis.
Gallenblasenempyem.
Biliäre Pankreatitis.

Für die Entstehung eines Gallenblasenkarzinoms aus einer chronischen Cholezystitis gibt es keine eindeutigen Hinweise, jedoch finden sich bei 90 % aller Gallenblasenkarzinome Gallenblasensteine.

Indikation zur Operation (25.1)

Symptomatische Cholezystolithiasis. Diese Erkrankung liegt vor, wenn wenigstens einmal Beschwerden (z. B. Gallenkolik) aufgetreten sind, die mit ziemlicher Sicherheit auf vorhandene Steine bezogen werden können.

Polypen. Sie sind oft schwer von Steinen zu unterscheiden. Kleine Polypen sind ungefährlich und werden mittels Ultraschall verlaufskontrolliert. Polypen > 2 cm weisen in 80 % atypische Zellen auf, dabei steigt mit zunehmender Größe das Malignomrisiko. Daher sollen größere Polypen, um dem Patienten wiederholte sonographische Kontrollen und die Ungewißheit eines Malignoms zu ersparen, cholezystektomiert werden.

25.1 Indikation zur Cholezystektomie

Absolute Indikation
Symptomatische Cholezystolithiasis.
Große Polypen.
Choledocholithiasis mit/ohne biliäre Pankreatitis.

Relative Indikation
Asymptomatische Cholezystolithiasis.
Gallenblasendyskinesie.
Anatomische Deformitäten.

Absolute Kontraindikation
Narkoseunverträglichkeit.

Relative Kontraindikation
Hohes Alter.
Reduzierter Allgemeinzustand

---

häufig			selten
Gastritis	retrozäkale Appendizitis	Pankreas-, Magenkarzinom	Adnexitis
Ulcus ventriculi	Hiatushernie	Pulmonalembolie	Lymphom
Ulcus duodeni	Nephrolithiasis	Pneumothorax	Milzinfarkt
Pankreatitis	kardiale Insuffizienz	Hinterwandinfarkt	Spondylarthrose
		Ileus	Herpes zoster
		Hepatitis	Aortendissektion

Abb. 25.1 Differentialdiagnostische Überlegungen bei Verdacht auf Cholezystolithiasis, Cholezystitis und Choledocholithiasis.

Gallenblasendyskinesie/-akinesie. Bei gallensteintypischen Oberbauchschmerzen, jedoch steinfreier Gallenblase sind zuerst differentialdiagnostisch andere Ursachen epigastrischer Schmerzen auszuschließen. Die Cholezystektomie ist bei anatomischen Deformitäten (z.B. phrygische Mütze = Gallenblasenknick) oder funktionellen Störungen (Gallenblasendyskinesie) zu erwägen.

Choledocholithiasis mit/ohne biliärer Pankreatitis im Rahmen der Gallenwegssanierung.

Asymptomatische Cholezystolithiasis. Diskutiert wird, wann dem Patienten bei Vorliegen einer asymptomatischen Cholezystolithiasis zur Operation geraten werden soll. Überlegungen dabei sind, daß unbehandelte Steinträger 2 Jahre nach Diagnosestellung in 12% (4 Jahre: 17%, 10 Jahre: 26%) symptomatisch werden oder Komplikationen (nach 10 Jahre: 3%) entwickeln (2). Daneben steigen Komplikationen und Letalität des Gallensteinleidens und der Operation mit zunehmendem Alter an. Eine asymptomatische Cholezystolithiasis soll operiert werden:
- auf Wunsch,
- bei Vorliegen sozialer oder beruflicher Gründe (langer Aufenthalt in medizinisch unterversorgten Gebieten geplant),
- bei Risikogruppen wie jungen, blonden, adipösen Frauen mit Diabetes; bei geplanten Schwangerschaften sollte v.a. bei Vorhandensein kleiner Steine (Gefahr der Choledocholithiasis) operiert werden, um Komplikationen vorzubeugen.

Das Risiko, daß eine Cholezystolithiasis zu einem Gallenblasenkarzinom führt, ist gering. Somit stellt das Argument, einem Gallenblasenkarzinom durch die Operation vorzubeugen, keine Indikation zur prophylaktischen Cholezystektomie dar.

Aufklärung

Die Operationsmorbidität bei Cholezystektomie beträgt 5%. Die Operationsletalität bei Patienten < 60 Jahre beläuft sich auf 0,1% und steigt mit dem Alter (> 60 Jahre: 1%) und bei akuter Cholezystitis (3%) an.
Die Patienten sind dahingehend aufzuklären, daß nur bei Vorhandensein gürtelförmiger Oberbauchschmerzen mit Ausstrahlung in die rechte Schulter, Koliken und Unverträglichkeit von fetten Speisen die Beschwerden mit großer Wahrscheinlichkeit steinbedingt sind, und somit durch die Cholezystektomie eine Beschwerdefreiheit zu erzielen sein wird. Werden Gallensteine anläßlich einer Routinesonographie entdeckt und sind andere Ursachen für Oberbauchschmerzen ausgeschlossen, muß bei Bestehen atypischer Schmerzen der Patient dahingehend aufgeklärt werden, daß die Beschwerden nach der Operation persistieren können (s. Postcholezystektomiesyndrom, S. 583). Somit ist bei der asymptomatischen Cholezystolithiasis eine besondere Aufklärung nötig, und zwar dahingehend, daß mit dem Patienten der natürliche Verlauf des Gallensteinleidens, mögliche intraoperative Komplikationen (Gallenwegs-, Gefäß-, Intestinalverletzungen) und die vorhandenen therapeutischen Optionen besprochen werden müssen. Dem Patienten ist ebenfalls zu erklären, daß Änderungen und Erweiterungen der Operationstechnik intraoperativ notwendig werden können.

Therapie

Allgemeine Maßnahmen

Darunter sind die Schmerzbekämpfung mit der Gabe von Spasmolytika und Analgetika zu verstehen. Einer Kolik kann man durch eine fettarme Diät vorbeugen und durch Vermeiden der diese Beschwerden auslösenden Speisen.

Konservative Behandlung

Konservative (gallenblasenerhaltende) Verfahren sind nur vereinzelt anwendbar, zeigen geringe Erfolgsquoten und hohe Rezidivraten. Daneben ist eine funktionierende Gallenblase und ein offener Ductus cysticus die Voraussetzung für einen Behandlungsversuch wie die **orale Litholyse** bei Cholesterinsteinen, die **extrakorporale Stoßwellenlithotripsie (ESWL)** und die **direkte Kontaktlyse** mit Methyl-ter-butyl-ether. Die Therapiedauer beträgt 6–24 Monate, die Kosten sind hoch bei fraglichem Behandlungserfolg. Nach Absetzen der Therapie besteht eine hohe Rezidivrate, daher ist eine Dauerbehandlung nötig. An Nebenwirkungen zeigen sich Durchfall und ein Anstieg der Transaminasen. Die ESWL führt zur Entstehung kleiner Steine, die sich dann im Ductus choledochus manifestieren können, und eine Nachbehandlung der Fragmente mit chemischer Lyse nötig machen. Nicht der Stein als Folge der Erkrankung, sondern die Gallenblase als erkranktes Organ sollte sinnvollerweise entfernt werden.
Dennoch sind konservative Therapieformen auch im Zeitalter der laparoskopischen Cholezystektomie zu diskutieren, wenn sie auch nur für wenige Patienten eine sinnvolle Alternative zur Operation darstellen (z.B. bei Ablehnung des operativen Eingriffes oder für alte Patienten).

Operative Behandlung

Das Standardverfahren in der Behandlung des Gallensteinleidens ist die operative Entfernung des erkrankten Organes, die **Cholezystektomie.**
Nur noch ganz selten wird eine **Cholezystostomie** (operative Anlage einer äußeren Gallenblasenfistel, evtl. in Lokalanästhesie) durchgeführt. Eine Indikation zur Cholezystostomie ist gegeben zur Entlastung des biliären Systems bei sehr schlechtem Allgemeinzustand oder nicht narkosetauglichem Patienten mit Verdacht auf Gallenblasenperforation. Die Cholezystostomie ist in Lokalanästhesie möglich und besteht in ultraschallgezielter Punktion mit Einlage eines Katheters oder Minilaparotomie mit Tabaksbeutelnaht am Gallenblasenfundus. Die Steine werden nach Eröffnen der Gallenblase entfernt und es wird ein Katheter eingelegt, der durch die Bauchdecke ausgeleitet wird.

Cholezystektomie

Vorbereitung zur Operation. Eine physikalische und medikamentöse (Low-dose-Heparin-) Thromboseprophylaxe soll bei allen Patienten durchgeführt werden. Eine routinemäßige Anwendung von gallegängigen Antibiotika ist gerechtfertigt bei der akuten Cholezystitis, deren Komplikationen, der Choledocholithiasis, einer Cholangitis in der Anamnese und unmittelbar nach Koliken.

Zeitpunktes der Operation. Er ist abhängig vom Stadium der Erkrankung, Alter und Allgemeinzustand des Patienten. Die chronische Cholezystolithiasis wird elektiv operiert, eine Frühoperation (24–48 Stunden) soll bei akuter Cholezystitis nach entsprechender internistischer Vorbereitung, eine Sofortoperation bei Komplikationen (Perforation, Peritonitis, Penetration, Gallensteinileus) oder rascher Verschlechterung des Lokalbefundes durchgeführt werden.

1. Offene (konventionelle) Cholezystektomie (OC)
(14, 20)

Operative Technik s. 25.1.

25.1 Konventionelle Cholezystektomie

Zugangsweg: rechtsseitiger Rippenbogenrandschnitt (gut zu erweitern, weniger postoperative Hernien), Transrektalschnitt. Alternativ: quere Oberbauchlaparotomie. Durchtrennt werden: Haut, Subkutis, Faszie, M. obliquus externus abdominalis, Rektusscheide mit M. rectus abdominalis, M. obliquus internus abdominalis und Peritoneum. Nach Eröffnen des Bauchraumes Diagnosesicherung durch Palpation von Leber, Magen und Kolonrahmen. Fakultative Punktion der Gallenblase bei Hydrops oder Entzündung. Fassen der Gallenblase, Beginn der Präparation im Calotschen Dreieck, Darstellen des Ductus cysticus an seiner Einmündung in den Choledochus, fakultativ Cholangiographie. Durchtrennen von Ductus cysticus und A. cystica. Retrogrades subseröses Ausschälen der Gallenblase aus dem Leberbett mittels Schere, Kaustik oder digital. Bei kompliziertem Situs bei Vorliegen von Entzündung bzw. Verwachsungen: Beginn der Präparation von lateral, um Verletzungen zu vermeiden, Ablösen von Netz, Colon transversum, Duodenum (Fistel?) evtl. antegrades Vorgehen (vom Fundus her) mit Lösen der Gallenblase aus dem Leberbett und Darstellen der Zystikus-Choledochus-Mündung. Blutstillung im Leberbett (fakultativ Leberbettnaht, Fibrinkleber, Spongostan); evtl. Drainage, die außerhalb der Inzision herausgeleitet wird. Schichtweiser Wundverschluß.

Komplikationen der OC. Die intra- und postoperativen Komplikationen der offenen Cholezystektomie entsprechen im wesentlichen denen der laparoskopischen Cholezystektomie, unterscheiden sich aber hinsichtlich der Häufigkeit des Auftretens. Sie werden bei der laparoskopischen Cholezystektomie und in Tab. 25.1 abgehandelt.

2. Laparoskopische Cholezystektomie (LC)

Dieses Vorgehen gilt heute als das Standardverfahren bei unkomplizierter Cholezystolithiasis.

Operative Technik s. 25.2.

Vorbereitung: Sie entspricht der bei der OC.

Aufklärung: Bei 80–90% aller Patienten ist die laparoskopische Cholezystektomie möglich. Eine Konversion zur OC kann nötig werden bei ausgedehnten Adhäsionen oder entzündlichen Veränderungen, unklaren anatomischen Verhältnissen, bei Komplikationen wie Blutung oder Gallengangverletzungen, falls die Cholezystektomie aus technischen Gründen (Equipmentausfall, mangelnde chirurgische Erfahrung) nicht durchgeführt werden kann oder bei überraschendem intraoperativen Befund z. B. eines Tumors. Die LC ist eine Option der Cholezystektomie, es besteht aber kein Anspruch des Patienten darauf. Die Konversion vom laparoskopischen zum offenen Vorgehen ist eine rechtzeitig wahrzunehmende Sicherheitsmaßnahme und keine Komplikation (Konversionshäufigkeit: 1–25%, abhängig von der präoperativen Selektion und dem Schwierigkeitsgrad des Lokalbefundes). Ein Score zur präoperativen Beurteilung des intraoperativ zu erwartenden Schweregrades ist in

Tabelle 25.1 Vergleich der Komplikationen nach offener (OC) und laparoskopischer (LC) Cholezystektomie

	OC (%)	LC (%)
Choledochusverletzung	0,1–0,4	0,25–0,9
Blutung	0,3	0,3–0,7[1]
Galleleak	0,3	0,3–0,8
Darmläsion	0,16	0,07–0,7[1]
Pulmonale Komplikationen	0,8	0,4–0,6
Wundkomplikationen	1–10[1,2]	0,3–5,9[1,2]
Ileus	0,3	0,13
Eröffnung der Gallenblase/Steinverlust	k. A.	0,2–12[1,2]
Hernia postoperativa	k. A.	0,08–0,6
Relaparotomie	0,84–1,5[3]	0,9

[1] abhängig vom Schweregrad der Entzündung und der Erfahrung des Operateurs
[2] inkludiert negativ selektioniertes Patientengut
[3] inkludiert Relaparotomien nach Eingriffen am Choledochus
k. A. keine Angaben

25.2 Laparoskopische Cholezystektomie (LC)

Gerade Rückenlagerung. Supraumbilikale Hautinzision und Anheben der Faszie. Eingehen mit der Veress-Nadel und Anlegen des Pneumoperitoneums (Sicherheitstest wie Tropfentest, Kontrolle des intraabdominellen Druckes und der Insufflation [18]; intraabdomineller Druck nicht über 14 mmHg). Fakultativ Vorlegen einer Fasziennaht (mit Hakennadel oder U-Naht) oder Anlegen eines offenen Pneumoperitoneums. Setzen des ersten Trokars (umbilikal). Einbringen der 30°-Winkel-Optik. Positionieren aller weiteren Trokare unter Sicht (10 mm: epigastrisch = Arbeitskanal; 5 mm: rechter Oberbauch = Gallenblasenfaßzange; 5 mm: rechter Mittelbauch = Gallenblasenfaßzange). Fassen der Gallenblase an Fundus und Infundibulum. Ausspannen des Fundus über die Leberkante und des Infundibulums nach lateral oben. Einstellen des Calotschen Dreiecks, ggf. Verwenden eines zusätzlichen 5-mm-Trokars im linken Mittelbauch, um das Calotsche Dreieck besser zu exponieren. Beginn der Präparation am Infundibulum. Inzision des Serosaüberzuges. Teils stumpfe, teils scharfe Präparation von Ductus cysticus und A. cystica. Tupfer verwenden (stumpfe Präparation verhindert Verletzungen, sorgfältiges Denudieren der Strukturen bedingt sicheren Clipsitz!) Der Ductus cysticus wird falls möglich nahe der Einmündung in den Ductus choledochus geclipst, der Sitz der Clips kontrolliert: 2 Clips jeweils proximal, 1 Clip distal. Durchtrennen der Strukturen.

Stumpfes, teils scharfes Ausschälen der Gallenblase aus dem Leberbett (cave Leberbettblutungen oder unabsichtliches Eröffnen eines aberranten Gallen- oder eines Luschkaschen Ganges bei zu forcierter oder nicht schichtengerechter Präparation). Falls nötig großzügige Schnitterweiterung. Extraktion der Gallenblase über den epigastrischen 10-mm-Trokar (geringere Inzidenz p. o. von Hernien und Wundinfekten; alternativ bei offen angelegtem Pneumoperitoneum oder gleichzeitiger bestehender Umbilikalhernie durch den Nabelzugang). Meist subhepatale Drainage. Ablassen des Pneumoperitoneums. Faszien- und Hautverschluß.

Tabelle 25.2 Abschätzen des intraoperativen Schwierigkeitsgrades der LC durch präoperative Faktoren (LISAK-Index) (nach Schrenk u. Mitarb.)

LISAK*	Variable	Punkte
Labor	Leukozytose $> 10 \times 10^3$ Zellen/mm^3	1
i. v. Cholangiographie	keine Gallenblasenfüllung	1
Sonographie	entweder verdickte Gallenblasenwand, Hydrops oder Pericholezystitis	1
	Schrumpfgallenblase	1
Anamnese	Voroperation im Oberbauch	2
	Gallenkolik in den letzten 3 Wochen	1
Klinik	Schmerzen im rechten Oberbauch	1
	Défense im rechten Oberbauch	1
Gesamt		9

* LISAK = Labor, i. v. Cholangiographie, Sonographie, Anamnese, Klinik
Bewertung: Für Vorliegen eines der oben angeführten Parameter gibt es jeweils Punkte.
Je nach Anzahl der Punkte wird wie folgt ein Score erstellt:
0 Punkte = Score 0 = einfache laparoskopische Cholezystektomie zu erwarten
1 Punkt = Score I = geringe Schwierigkeiten intraoperativ zu erwarten
2 Punkte = Score II = Schwierigkeiten zu erwarten
3 Punkte = Score III = schwieriger Kasus
4 Punkte und mehr = Score IV = Konversion zu erwarten
Daraus folgt:
Score 0 und I: LC ideal für Anfänger/unerfahrene Operateure
Score II – III: Schwierigkeiten zu erwarten, erfahrener Operateur notwendig
Score IV: primär offene Cholezystektomie oder erfahrener Operateur und geringe Hemmschwelle zur Konversion erforderlich

Tab. 25.2 dargestellt. Bei Patienten mit abdominellen Voroperationen oder Adipositas muß von Erfahrenen nicht in höherem Maße konvertiert werden, wohl aber bei Vorliegen einer akuten Cholezystitis. An die Möglichkeit eines Umstieges soll gedacht werden, daher muß jederzeit eine offene Cholezystektomie möglich sein. Auf die speziellen Komplikationen der LC (s. u.) und das Auftreten eines mehr oder minder ausgeprägten postoperativen Schulterschmerzes muß hingewiesen werden.

Offene (OC) versus laparoskopische Cholezystektomie (LC)

Vorteile der LC gegenüber der OC sind verbesserte Befindlichkeit, geringere Schmerzen und respiratorische Einschränkung nach der Operation, kürzere Hospitalisation und Rekonvaleszenz, raschere Wiedereingliederung in das Berufsleben, insgesamt geringere Kosten und das ausgezeichnete kosmetische Ergebnis.

Spezielle Probleme mit der laparoskopischen bzw. offenen Cholezystektomie

Die Notwendigkeit einer **intraoperativen Cholangiographie** wird kontrovers diskutiert (5, 11) und wird von vielen Chirurgen weder bei OC noch LC als obligat angesehen. Die Verfügbarkeit und das Beherrschen der Technik ist zu fordern! Im Cholangiogramm müssen Ductus hepatocholedochus und seine Aufzweigung in rechten und linken Ductus hepaticus komplett dargestellt werden.

Indikationen zur intraoperativen Cholangiographie sind:
- Wenn aufgrund von Anamnese, Klinik, Labor und Sonographie ein Verdacht auf Choledocholithiasis besteht und keine diesbezügliche präoperative Klärung durch ERCP erfolgte.
- Unklare anatomische Verhältnisse und entzündliche Veränderungen.
- Verdacht auf eine intraoperative Verletzung der Gallenwege. Ein Problem dabei ist, daß viele Gallenwegverletzungen zum Zeitpunkt der Cholangiographie schon passiert sind (96% der iatrogenen Läsionen ereignen sich vor der Interpretation des Cholangiogramms [1], in 16% wird eine iatrogene Läsion falsch beurteilt [21]).
- Übungszwecke, um das Rüstzeug für die Technik zu erwerben.

Die meisten Chirurgen plädieren für eine elektive **Drainage des Leberbettes** nach OC/LC, bei unkomplizierter Operation kann jedoch darauf verzichtet werden (9). Obligat wird diese Drainage bei schwieriger Blutstillung, Eröffnen der Gallenblase und akuter Cholezystitis angesehen, damit Komplikationen wie Blutung oder Gallenleak frühzeitig erkannt werden können.

Auf eine **Fasziennaht nach LC** kann bei einer 5-mm-Inzision verzichtet werden. Bei 10-mm-Inzisionen soll immer die Faszie verschlossen werden, um eine postoperative Hernie zu vermeiden (13).

Bei akuter Cholezystitis oder intraoperativ eröffneter Gallenblase mit/ohne Steinverlust soll zur Vermeidung einer Infektion die Gallenblase in einem durch einen 10-mm-Trokar eingebrachten Plastikbeutel (Endobag) entfernt werden.

Voraussetzung für einen sicheren Zystikusverschluß nach LC ist die exakte Präparation des Ductus cysticus. Es ist verboten, mehrere Strukturen gemeinsam zu clipsen. Der Sitz des Clips soll am Ende der Operation kontrolliert werden, bei weitem Ductus cysticus bewährt sich ein dachziegelartiges Setzen mehrerer Clips oder eine extrakorporal geknüpfte Ligatur.

Bei größeren abdominellen Voroperationen mit zu erwartenden Verwachsungen soll das Pneumoperitoneum stets offen angelegt werden, um Verletzungen der intraabdominellen Organe durch Instrumente zu vermeiden.

Kontraindikation zur laparoskopischen Cholezystektomie (25.2)

Komplikationen der Cholezystektomie (Tab. 25.1)

Die Komplikationen sind abhängig vom Schwierigkeitsgrad des vorliegenden Falles und der Erfahrung des Operateurs (8, 16).

Intraoperative Komplikationen

Die **Eröffnung der Gallenblase mit oder ohne Steinverlust** erfordert eine ausgiebige Spülung mit physiologischer Kochsalzlösung und mit der Entfernung sämtlicher Steine – soweit möglich –, da bei zurückbelassenen Steinen die Gefahr der Entstehung von Abszessen oder Fisteln besteht (12).

Verletzungen der Gallenwege (10, 15) sind von der Erfahrung des Operators, dem Schweregrad der Entzündung und vom Vorhandensein von Verwachsungen abhängig. Etwa 50% der Verletzungen werden intraoperativ erkannt. Die Durchführung einer intraoperativen Cholangiographie kann eine Verletzung nicht verhindern, gelegentlich wohl aber deren Schweregrad minimieren.

Blutungen aus A. cystica, A. hepatica, Netzgefäßen, Leberbett, Trocareinstichstelle sind möglich, selten sind Verletzungen großer Gefäße (z. B. Aorta).

Weitere ebenfalls seltene Komplikationen sind Darmläsionen, Netzemphysem, Pneumothorax, Zwerchfelläsion, kardiorespiratorische Störungen oder Gasembolie.

Postoperative Komplikationen

Wundhämatom, Serom oder **Infektion** treten nach OC häufiger auf als nach LC.

Die Gefahr eines intraabdominellen *Abszesses* besteht nach phlegmonöser Cholezystitis oder bei Steinverlust. Die Diagnose wird klinisch (allgemeine und lokale Entzündungszeichen), laborchemisch (Erhöhung der Entzündungsparameter) und mittels Sonographie oder CT gestellt. Die Therapie besteht in Revision mit Drainage, Spülung und Entfernen der (des) Steine(s).

Die postoperative klinische, mit Kreislaufinstabilität einhergehende *Nachblutung* erfordert eine unverzügliche Laparotomie.

Gallenwegverletzungen werden laborchemisch (evtl. Anstieg der Verschlußenzyme), sonographisch oder mittels CT (evtl. freie intraabdominelle Flüssigkeit oder Biliom) und am sichersten durch die ERCP (Verifizierung der Verletzung) diagnostiziert. Die oft nötige Rekonstruktion des Gallenabflusses erfordert einen erfahrenen Operateur.

Galleleaks finden sich häufiger nach LC als OC, sistieren aber oft spontan. Diagnostiziert werden sie klinisch (oft asymptomatisch, als biliäre Peritonitis, evtl. Gallefluß über liegende subhepatale Drainage), sonographisch oder mittels CT (freie intraabdominelle Flüssigkeit oder

---

25.2 Kontraindikation zur laparoskopischen Cholezystektomie

Absolute Kontraindikation

Akut gangränöse Cholezystitis.
Cholezystolithiasis im ersten Trimester der Schwangerschaft, da der Einfluß des CO_2 auf den Feten ungeklärt ist.

Relative Kontraindikation

Multiple Voroperationen mit ausgedehnten Verwachsungen.
Portale Hypertension.

Biliom) und durch die ERCP (Lokalisation und Verifizierung des Leaks). Therapeutisch besteht die Möglichkeit einer CT-gezielten perkutanen oder operativen Drainagelegung, das Einlegen einer nasobiliären Sonde evtl. eine Entlastungssphinkterotomie per ERCP oder die Relaparoskopie oder (Re-)Laparotomie.
Narbenhernien und **Pneumonie** treten nach laparoskopischer Cholezystektomie nicht so oft auf.
Seltene postoperative Komplikationen sind **Darmläsionen,** wobei hier bereits bei klinischem Verdacht (re)laparotomiert werden soll. Die Mehrzahl der Komplikationen nach LC tritt während der ersten 3 postoperativen Tage auf – dies spricht gegen die LC als tageschirurgischer Eingriff.

Verlauf und Prognose

Postoperativ sollten die Leberparameter kontrolliert werden, um eine iatrogene Gallenwegläsion mit Galleabflußbehinderung frühzeitig zu erkennen. Außerdem soll zweimal täglich eine klinische Untersuchung des Abdomens durchgeführt werden. Radiologische Maßnahmen nach erfolgter Cholezystektomie sind nur bei Verdacht auf Komplikation gerechtfertigt und ersetzen nicht eine klinische Untersuchung. Mit der Wiederaufnahme der oralen Ernährung kann am 1. postoperativen Tag (Tee, Suppe, Pudding) begonnen werden, bei komplikationslosem Verlauf ist ab dem 2. Tag eine fettarme Wunschkost möglich. Der Wert diätischer Maßnahmen ist nicht gesichert, dennoch ist fettarme, nicht blähende Kost für die ersten 3 postoperativen Wochen zu empfehlen. Die Dauer der Hospitalisation und die Rekonvaleszenzzeit wird vom Wohlbefinden und der Motivation des Patienten bestimmt. Eine körperliche Schonung ist je nach Beruf für 2 (LC) bzw. 3 Wochen (OC) vorgesehen. Das Auftreten von Choledochussteinen nach Cholezystektomie ist bei ungehindertem Abfluß selten (6%), steigt aber bei Stenosen im Bereich der Gallenwege auf bis zu 25%.

Postcholezystektomiesyndrom

Es handelt sich dabei um Restbeschwerden oder neu aufgetretene Beschwerden nach erfolgter Cholezystektomie, die bei 5–30% aller cholezystektomierten Patienten auftreten.
Klinisch finden sich Schmerzen im Oberbauch, evtl. Koliken, Völlegefühl, Blähungen, Übelkeit, Fettunverträglichkeit, subfebrile Temperatur und evtl. Ikterus. Nur bei 10% besteht ein Zusammenhang mit dem chirurgischen Eingriff wie übersehene Konkremente (meist klein und präpapillär), Cholangitis, Gallengangsstenosen, -strikturen, Tumoren im Gallengang, Papillenstenosen oder eine unvollständig entfernte Gallenblase. Bei 50% finden sich extrabiliäre Ursachen wie z.B. Gastritis, Hiatushernie, Pankreatitis, Refluxösophagitis, Ulcus duodeni, Kolitis oder Wirbelsäulenbeschwerden, jedoch bei 40% findet sich überhaupt kein organischer Befund (3), die Ursachen der Beschwerden bleibt ungeklärt.
Bei der Abklärung von Oberbauchbeschwerden nach Cholezystektomie muß zuerst ein Zusammenhang mit der Operation oder dem Gallensteinleiden ausgeschlossen werden, anschließend erfolgt eine nochmalige Durchuntersuchung (s. Diagnostik) des Patienten, um andere Ursachen für Oberbauchschmerzen auszuschließen.
Die Therapie des Postcholezystektomiesyndroms richtet sich nach der Ursache. Durch sorgfältige präoperative Abklärung, diesbezügliche Aufklärung des Patienten bei nicht eindeutig auf Gallensteine zurückzuführenden Oberbauchschmerzen und strenger Indikation zur Operation läßt sich die Häufigkeit des Postcholezystektomiesyndroms senken.

Begutachtung

Die Cholezystektomie wegen einer Cholezystolithiasis schafft Beschwerdefreiheit und ist nicht mit einer Erwerbsminderung verbunden. In der Regel ist nach 3 Wochen die Arbeitsfähigkeit wieder erreicht.
Beschwerden nach einer Cholezystektomie erfordern eine Zusatzdiagnostik, die das Fortbestehen von Beschwerden trotz Cholezystektomie analysieren.
Folgezustände, die im Zusammenhang mit der Operation stehen, wie Gallenwegverletzung, Gallengangstriktur oder Leberfunktionsstörungen, bedürfen einer individuellen Analyse durch erfahrene Gutachter.

Choledocholithiasis

Bei 5–15% der Patienten mit Cholezystolithiasis bestehen gleichzeitig Steine in den abführenden Gallenwegen, die meist durch Steinpassage aus dem Ductus cysticus stammen. Bleiben diese primär unentdeckt, können sie oft erst Jahre nach Cholezystektomie klinisch manifest werden (Residualkonkremente). Im Gegensatz dazu sind Rezidivsteine nach Cholezystektomie neu aufgetretene Steine in den Gallenwegen. Eine Steinbildung in den Gallenwegen selbst ist sehr selten und setzt eine Abflußstörung (z.B. Papillenstenose) voraus.
Die Gallengangsteine bleiben entweder klinisch stumm (evtl. mit Spontanabgang ins Duodenum) oder werden symptomatisch im Sinne von Kolik(en) oder Ikterus bzw. durch Komplikationen wie Cholangitis, Pankreatitis oder Papillenstenose.
Der Verdacht auf Choledocholithiasis besteht **präoperativ** bei entsprechender Klinik (Koliken, dunkler Harn, acholischer Stuhl, Ikterus), laborchemisch findet sich eine Erhöhung der Verschlußenzyme wie Bilirubin, γ GT, AP; erst bei längerdauernder Abflußbehinderung kommt es zu einer Erhöhung der Transaminasen, ein Amylaseanstieg weist auf eine Mitbeteiligung des Pankreas hin. Durch die Sonographie wird der Stein nachgewiesen und die Weite der Gallengänge beurteilt, mitunter findet sich ein Choledochuskonkrement in der i.v. Cholangiographie. Die aussagekräftigste Untersuchung steht mit der ERCP (alternativ Choledochus-MRT/-CT) zur Verfügung, die auch therapeutisch eingesetzt wird.
Soll **intraoperativ** eine Choledocholithiasis ausgeschlossen werden, erfolgt dies durch eine intraoperative Cholangiographie oder durch Ultraschall.
Das Vorgehen bei Choledocholithiasis ist abhängig von der Klinik, bereits bestehenden Komplikationen wie Cholangitis oder Pankreatitis, dem Alter des Patienten

und davon, ob der Patient bereits cholezystektomiert wurde. Ein Algorithmus für die Therapie bei Choledocholithiasis ist in Abb. 25.2 dargestellt.
- Die **ERCP** und **EPT** (endoskopische Papillotomie und Steinextraktion mit Körbchen oder Fogarty-Katheter) ist die Methode der Wahl bei cholezystektomierten und alten Patienten, bei Vorliegen einer Cholangitis oder Pankreatitis, prinzipiell aber eine gute Option bei allen Patienten mit Cholezysto-, Choledocholithiasis in Form des therapeutischen Splittings (d. h. präoperative ERCP + EPT, anschließend Cholezystektomie; in Ausnahmefällen zuerst Cholezystektomie und postoperativ ERCP + EPT). Der Erfolg endoskopischer Techniken ist abhängig von der Erfahrung des Endoskopikers und beträgt 85–95%. Komplikationen nach ERCP + EPT treten in 3–8% auf als Blutung, Pankreatitis, Perforation oder Cholangitis, die Letalität beträgt 0,5–1% (6, 7).
- Bei der **laparoskopischen Cholezystektomie** und **laparoskopischen Gallengangrevision** werden die Steine über einen transzystisch eingeführten Katheter oder nach laparoskopischer Choledochotomie entfernt. Die laparoskopischen Verfahren sind trotz erfolgversprechender Berichte noch nicht ausgereift, die Früh- und Spätkomplikationen sind noch ungenügend definiert, ein fundiertes laparoskopisches Können ist notwendig (17).
- Die **offene Cholezystektomie** und **Choledochusrevision** galt jahrelang als das Standardverfahren zur Therapie bei Choledocholithiasis. Das offene Vorgehen ist eine für alle Situationen geeignete standardisierte Technik, Komplikationen und Letalität betragen dabei aber 3–4% und sind beim alten Patienten erhöht. Im Zeitalter der endoskopischen Verfahren wird ein offenes Vorgehen selten, dadurch ergeben sich aber Probleme der chirurgischen Aufklärung!
- Selten indizierte und angewendete Verfahren, die nur der Vollständigkeit halber Erwähnung finden sollen, sind die chemische Litholyse oder Steinextraktion über ein liegendes T-Drain, die extrakorporale Stoßwellenlithotripsie (extracorporeal shockwave lithotripsy, ESWL) in Kombination mit ERCP/EPT und die perkutane transhepatische Cholangioskopie mit Steinextraktion (z. B. bei intrahepatischen Steinen).

Technik der offenen Choledochusrevision s. 25.3. Wichtige Komplikation der Choledochusrevision sind Nahtinsuffizienz und gallige Peritonitis; Herausgleiten des T-Rohres, Abknicken, Gallenflußbehinderung oder falsche Lage bedürfen einer Abklärung oder chirurgischer Revision.

Papillotomie

Die Papillotomie ist indiziert bei Choledocholithiasis zur Abflußsicherung, bei inkarzeriertem Papillenstein und bei der narbigen, irreversiblen Papillenstenose. Die Papillotomie kann chirurgisch nach Laparotomie oder endoskopisch im Rahmen der ERCP erfolgen.
Die **chirurgische Papillotomie** ist im Zeitalter der ERCP und EPT selten geworden und wird hauptsächlich bei Mißerfolg oder Unmöglichkeit einer ERCP (z. B. bei Zustand nach Billroth-II-Operation, Roux-Y-Anastomose, Divertikeln, Fehlen einer ERCP-Möglichkeit) durchgeführt.
Technik der chirurgischen Papillotomie s. 25.4. Komplikationen der offenen Papillotomie sind Verletzungen des Ductus pancreaticus, Nahtinsuffizienz, Cholangitis, Pankreatitis, Duodenalinsuffizienz oder Retroduodenalabszeß.
Die **endoskopische Papillotomie** (ERCP + EPT) stellt heute die Methode der Wahl dar (6). Dabei wird die Papille und das intramurale Segment des Choledochus längs gespalten, evtl. vorhandene Steine werden extrahiert.

25.3 Offene Choledochusrevision

Kocher-Manöver. Längseröffnung des Ductus choledochus zwischen 2 Haltefäden. Entfernen der Steine mit Faßzange. Fogarty-Katheter. Katheterspülung. Choledochoskopie (Steinentfernung unter Sicht, Beurteilung der Gallenwände). Exploration der Gallengänge nach proximal und distal. Verschluß mit Einzelknopfnähten nach Einlegen eines Kehrschen T-Rohrs und Röntgenkontrolle. Drainage. T-Rohr-Cholangiographie zwischen dem 2. und 7. postoperativen Tag, Entfernen bei unbehindertem Abfluß. Entfernung der Drainage am folgenden Tag.

25.4 Chirurgische Papillotomie

Kocher-Manöver. Duodenotomie in Längsrichtung über Papillenregion. Sondieren der Papille über den Ductus choledochus. Spalten der Papille über Sonde (vorher Ductus pancreaticus sondieren, um Verletzung zu vermeiden). Nähen der duodenalen Mukosa an die Wand des Choledochus. Querer Verschluß des Duodenums. Verschluß des Choledochus über ein T-Rohr. Drainage.

Akute Cholezystitis

Die akute Cholezystitis stellt die häufigste Komplikation der Cholezystolithiasis dar (es besteht in 95% eine Cholezystolithiasis).

Stadien, Pathogenese, Diagnostik

Stadien der akuten Cholezystitis sind die phlegmonöse – ulzeröse – gangränöse Cholezystitis, eine klinische Unterscheidung der Stadien ist nicht möglich. Pathogenetisch liegt häufig ein steinbedingter Zystikusverschluß, eine chemische oder mechanische Entzündung oder eine sekundäre Keimbesiedlung zugrunde. Eine Sonderform der akuten Cholezystitis findet sich bei steinfreier Gallenblase durch Streß nach chirurgischen Eingriffen, Trauma, Verbrennung, Schock oder Infekt. Die Diagnose wird klinisch (rechtsseitige Oberbauchschmerzen mit Ausstrahlung in den Rücken/rechte Schulter, Kolik[en], Fieber, Ikterus, Übelkeit, Erbrechen, Krankheitsgefühl,

```
                          ┌─────────────────────────────────────┐
                          │ Anamnese, Klinik, Labor, Sonographie │
                          └─────────────────────────────────────┘
         ┌────────────────────────┬────────────────────────────┐
         ▼                        ▼                            ▼
  Cholezystolithiasis      Cholezysto-/              St.p. Cholezystektomie/
                           Choledocholithiasis       Choledocholithiasis
         │                        │                            │
         │   bevorzugt            ▼                            ▼
         ▼                  präop. ERCP + PTC              ERCP + PTC
     OC ◄---- LC                  │                            │
         │                ┌───────┴───────┐                    ▼
         ▼                ▼               ▼              nicht erfolgreich
  evtl. intraoperative  nicht erfolgreich  erfolgreich        │
  Cholangiographie        │               │                   ▼
         │                ▼               ▼              offene
   ┌─────┴─────┐      OC und            LC (OC)         Choledochusrevision
   ▼           ▼      Choledochus-
keine      Choledocho- revision
Choledocho- lithiasis
lithiasis      │
   │           ▼
   ▼        LC und         LC und laparoskopische
  OC/LC    p.o. ERC + PTC ◄--- Choledochusrevision
```

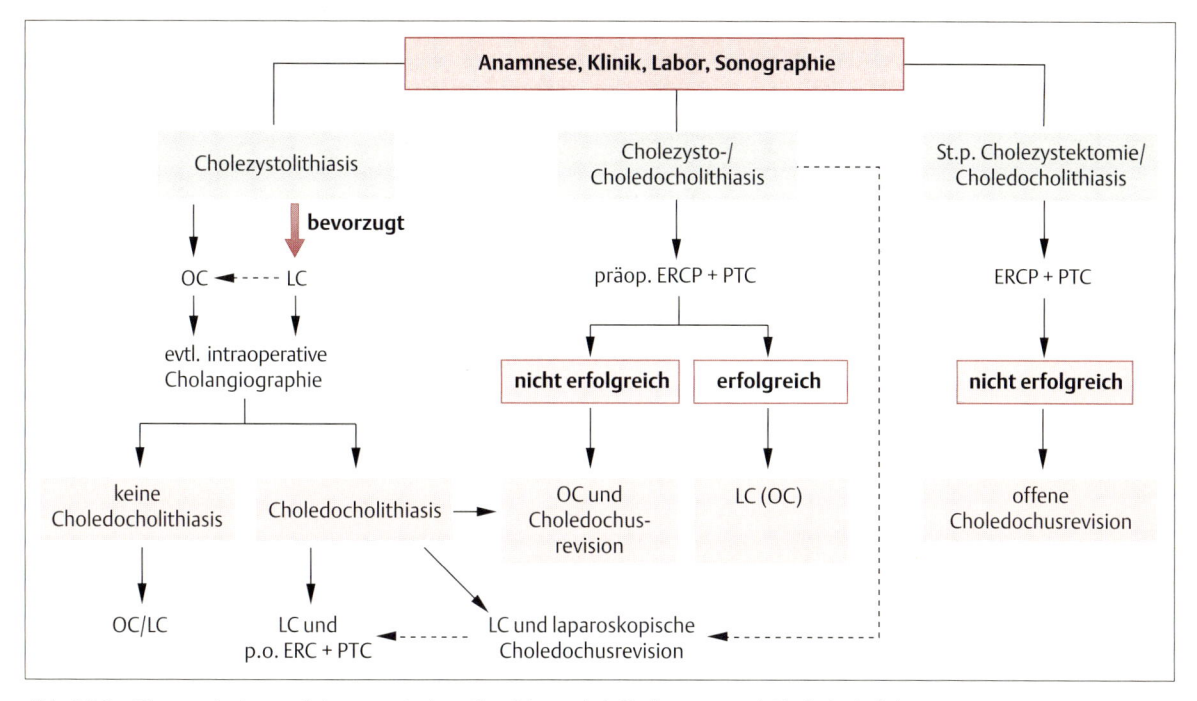

Abb. 25.2 Diagnostischer und therapeutischer Algorithmus bei Cholezysto- und Choledocholithiasis.

bei Palpation Druckschmerz im rechten Oberbauch, evtl. Défense, Resistenz) gestellt.

Laborchemisch findet sich die Blutsenkungsgeschwindigkeit beschleunigt und eine Leukozytose, evtl. pathologische Leberwerte und sonographisch eine vergrößerte, wandverdickte Gallenblase, evtl. mit Lufteinschlüssen und pericholezystischem Flüssigkeitssaum. Differentialdiagnostisch müssen andere Ursachen akuter Oberbauchschmerzen ausgeschlossen werden (Abb. 25.2).

Komplikationen

Komplikationen der akuten Cholezystitis sind Gallenblasenperforation, gallige Peritonitis, Penetration, pericholezystischer Abszeß, biliodigestive Fistel und die akute biliäre Pankreatitis.

Therapie

Die Therapie besteht in Allgemeinmaßnahmen wie Spasmolytika- und Analgetikagabe, Verabreichung gallengängiger Antibiotika und Nahrungskarenz. Eine *konservative* Therapie ist nur in Ausnahmefällen bei sehr alten Patienten in schlechtem Allgemeinzustand und mit extrem erhöhtem operativen Risiko erwägenswert. Die Therapie der Wahl ist aber die Cholezystektomie. Diese soll frühzeitig (nach 24–48 Stunden) durchgeführt werden, da das operative Risiko und das Auftreten von Komplikationen deutlich vermindert ist. Die Prognose der akuten Cholezystitis ist günstig, die Letalität beträgt bei Komplikationen 3% und steigt mit dem Alter an.

Chronische Cholezystitis

Diese Erkrankung tritt zumeist im Rahmen einer Cholezystolithiasis auf, so finden sich in 80% der Fälle Steine. Pathogenetisch liegt ein mechanischer Reiz (Steine) zugrunde, eine evtl. vorhandene Abflußbehinderung führt zu rezidivierenden Entzündungen, in deren Folge sich die Gallenblasenwand narbig umwandelt. Kommt es zur zusätzlichen Verkalkung der Gallenblasenwand, spricht man von der Porzellangallenblase. In seltenen Fällen können Parasiten oder ein primärer bakterieller Befall zu einer chronischen Cholezystitis führen.

Klinik, Diagnose, Differentialdiagnose und Therapie entsprechen der bei Choledocholithiasis. Ein Gallenblasenkarzinom kann klinisch wie eine chronische Cholezystitis imponieren.

Sonderformen

Mirizzi-Syndrom

Das Mirizzi-Syndrom ist durch die Trias Zystikusstein, Cholezystitis und benigne Hepatikusstenose gekennzeichnet. Zugrunde liegen eine entzündliche Hepatikusstenose oder ein Hepatikusverschluß durch Kompression von außen oder infolge einer Obturation. Durch einen Stein im Ductus cysticus kommt es zur Entzündung, die den Ductus hepaticus in die narbigen Veränderungen mit einbezieht, und infolge kommt es bei normalkalibrigem Ductus choledochus zur Dilatation der intrahepatischen Gallenwege. Die Therapie besteht in Cholezystektomie und Rekonstruktion der Gallenwege; evtl. muß eine biliodigestive Anastomose angelegt werden.

Konfluenzstein

Vom Konfluenzstein spricht man, wenn bei einem Stein im Ductus cysticus durch Entzündung die Wand des Ductus cysticus und die angrenzende Wand des Ductus choledochus aufgebracht ist und der Stein im Konfluenz von Ductus cysticus/Ductus choledochus zu liegen kommt. Die Therapie besteht in Cholezystektomie und Rekonstruktion der Gallenwege; evtl. muß eine biliodigestive Anastomose angelegt werden.

(Verschluß-)Ikterus

Ätiologisch liegen dem Verschlußikterus Steine (69%), ein Malignom (18%), Strikturen, eine benigne Papillenstenose oder Fehlbildungen (3%) zugrunde. Die Diagnose wird klinisch (Ikterus von Haut und Skleren, Dunkelfärbung des Harns, acholischer Stuhl, Kolik), laborchemisch (Cholestaseenzyme erhöht), sonographisch oder durch ERCP gestellt; in seltenen Fällen sind CT oder PTC nötig. Die Therapie richtet sich nach der Ursache und besteht in ERCP und EPT, einer operativen Beseitigung oder palliativen Umgehung (z.B. Choledochojejunostomie) des Hindernisses.

Cholangitis

Der Entzündung der Gallenwege liegt pathogenetisch eine Störung des Gallenabflusses (durch Konkremente, Strikturen der Gallenwege, Tumor) und eine bakterielle Kontamination (z.B. bei biliodigestiver Anastomose) zugrunde. Klinisch besteht die sog. Charcotsche Trias mit rechtsseitigen kolikartigen Oberbauchschmerzen, Ikterus und Sepsis. Beim Charcotschen Gallenfieber handelt es sich um in Abständen von Tagen/Wochen auftretende Fieberschübe, Frösteln und Schweißausbrüche. Laborchemisch findet sich eine Leukozytose und eine Erhöhung der Cholestasenenzyme. Sonographie und ERCP tragen zur Diagnosefindung bei. Komplikation der Cholangitis sind Leberabszeß und Sepsis, differentialdiagnostisch müssen Pankreatitis und die akute Cholezystitis ausgeschlossen werden. Die Therapie erfolgt symptomatisch durch hochdosierte Gabe von Antibiotika, mittels ERCP wird – falls nötig – eine Papillotomie, Steinextraktion oder Drainage der Gallenwege durchgeführt. Ein chirurgischer Eingriff ist nötig bei Versagen der ERCP oder bei bestehender Obstruktion. Die Letalität der Cholangitis beträgt 10–15%. Ist die Gallengangobstruktion beseitigt, ist die Prognose gut, sonst sind Rezidive vorprogrammiert.

Papillenstenose

Die Pathogenese der primären Papillenstenose ist unbekannt. Es findet sich eine Stenose bei normalem Befund an Gallenwegen, Pankreas und Duodenum. Die sekundäre Papillenstenose entsteht bei Cholezystolithiasis/Choledocholithiasis und erfolgtem Steinabgang durch die Papille mit konsekutiver Narbe, nach Eingriffen an der Papille, durch eine Entzündung im Papillenbereich oder nach Pankreatitis. Klinisch finden sich Kolik(en) und Ikterus, die ERCP trägt wesentlich zur Diagnostik bei. Therapeutische Möglichkeiten sind die Papillotomie (endoskopisch oder chirurgisch) oder die Anlage einer biliodigestiven Anastomose. Komplikation der Papillenstenose sind Pankreatitis, Cholangitis und biliäre Zirrhose.

Gallengangatresie

Mit einer Inzidenz von 1 zu 12 000 Lebendgeburten können Fehlbildungen an den Gallenwegen auftreten.
Ein bleibender Ikterus in der Neugeborenenzeit bedarf einer sonographischen und evtl. histologischen Abklärung.
Verschiedene Typen der Atresie sind zu unterscheiden:
– Typ I: Atresie des Ductus choledochus,
– Typ II: Atresie des Ductus hepaticus,
– Typ III: Atresie eines Astes des Ductus hepaticus.

Eine Ableitung eines intrahepatisch erweiterten Gallenganges in den Darm (Kasai-Operation) oder die Lebertransplantation sind die einzigen Möglichkeiten, um die progrediente Leberschädigung aufzuhalten.

Choledochuszysten

Bei dieser Erkrankung handelt es sich um Dilatationen des Ductus choledochus, die Ätiologie ist unklar. Eine Karzinomentwicklung ist möglich (4).
Symptome: Bauchschmerz, intermittierender Ikterus, Fieber. Indirekte Zeichen sind Kompressionen der Portalvene und eine Leberzirrhose.
Diagnostik: Die Choledochuszysten können mittels Sonographie entdeckt und in ihrem Ausmaß (Typ I bis Typ V) mit der ERCP erfaßt werden.
Therapie: Die Choledochuszysten sollten chirurgisch behandelt werden, da durch die Cholangitis Steinbildungen und später die Karzinomentstehung droht.
Die Zyste wird reseziert und der Gallefluß durch differenzierte Techniken in Abhängigkeit vom Ausmaß der Zyste wieder hergestellt.

Caroli-Syndrom

Bei dieser Erkrankung handelt es sich um multiple, zystische intrahepatische Gallengangerweiterungen. Fieber, rezidivierender Ikterus und die Zeichen einer Cholangitis sind Symptome dieser seltenen Erkrankung. Intrahepatische Abszesse und Sepsis können das Symptom erheblich komplizieren.
Eine Leberteilresektion ist bei ausgeprägter Symptomatik zu erwägen.

Ausblick

Im Zeitalter der laparoskopischen Cholezystektomie wird man die Indikation zu dieser Operation großzügiger stellen, um schwere Komplikationen des Steinleidens zu verhindern. Gerade aber deshalb ist bei atypischen Oberbauchschmerzen und Vorhandensein von Gallensteinen der mündige Patient in die Indikationsstellung zur Operation mit einzubeziehen, um die Häufigkeit des „Postcholezystektomiesyndroms" zu senken. Durch Akzeptanz der laparoskopischen Cholezystektomie als Standardtherapie der unkomplizierten Cholezystolithiasis und den Einsatz der ERCP bei Choledocholithiasis wird dem in Ausbildung befindlichen Chirurgen die Möglichkeit genommen anhand unkomplizierter offener Cholezystektomien und Choledochotomien das Rüstzeug für das schwierige Gallensteinleiden zu erwerben. Die medikamentöse und endoluminäre Therapie ist in Entwicklung und kann neue Therapieformen hervorbringen.

Literatur

1 Andren-Sandberg, A., G. Alinder, S. Bengmark: Accidental lesions of the common bile duct at cholecystectomy: pre- and perioperative factors of importance. Ann. Surg. 201 (1985) 328
2 Attili, A. F., A. De Santis, R. Carpi, A. M. Repice, S. Maselli: The natural history of gallstones: the GREPCO experience. Hepatology 21 (1995) 655
3 Bates, T., S. R. Ebbs, M. Harrison, R. P. A'Hern: Influence of cholecystectomy on symptoms. Brit. J. Surg. 78 (1991) 964
4 Benhidjeb, T., B. Münster, K. Ridwelski, B. Rudolph, H. Mau, H. Lippert: Cystic dilatation of the common bile duct: surgical treatment and long-term results. Brit. J. of Surg. 81 (1994) 433–436
5 Berci, G., J. M. Sackier, M. Paz-Partlow: Routine or selected intraoperative cholangiography during laparoscopic cholecystectomy? Amer. J. Surg. 161 (1991) 355
6 Cotton, P. B.: Endocopic management of bile duct stones (apples and oranges). Gut 25 (1984) 587
7 Cotton, P. B., G. Lehman, J. Vennes, J. E. Geenen, R. C. G. Russell, W. C. Meyers, C. Liguory, N. Nickl: Endoscopic sphincterotomy complications and their management: an attempt at consensus. Gastrointest. Endosc. 37 (1991) 383
8 Crist, D. W., T. R. Gadacz: Complications of laparoscopic surgery. Surg. Clin. N. Amer. 73 (1993) 265
9 Fritsch, A., R. Függer: Drainagen in der hepatobiliären Chirurgie. Chirurg 64 (1993) 85
10 Gebhardt, Ch., P. Meinl: Gallenwegsläsionen bei der offenen Cholecystektomie. Chirurg 65 (1994) 741
11 Hauer-Jensen, M., R. Karesen, K. Nygaard, K. Solheim, E. J. B. Amlie, O. Havig, A. R. Rosseland: Prospective randomized study of routine intraoperative cholangiography during open cholecystectomy: long-term follow-up and multivariate analysis of predictors of choledocholithiasis. Surgery 113 (1993) 318
12 Johnston, S., K. O'Malley, G. McEntee, P. Grace, E. Smyth, D. Bouchier-Hayes: The need to retrieve the dropped stone during laparoscopic cholecystectomy. Amer. J. Surg. 167 (1994) 608
13 Krug, F., A. Herold, H. Wenk, H. P. Bruch: Narbenhernien nach laparoskopischen Eingriffen. Chirurg 66 (1995) 419
14 Lierse, W., H. W. Schreiber: Gallenblase, Gallenwege, Pankreas. In Kremer, K., W. Lierse, W. Platzer, H. W. Schreiber, S. Weller: Chirurgische Operationslehre, Bd. 4. Thieme, Stuttgart 1990
15 Martin, R. F., R. L. Rossi: Bile duct injuries. Surg. Clin. N. Amer. 74 (1994) 781
16 Morgenstern, L., L. Wong, G. Berci: Twelve hundred open cholecystectomies before the laparoscopic era. Arch. Surg. 127 (1992) 400
17 Phillips, E. H.: Controversies in the management of common duct calculi. Surg. Clin. N. Amer. 74 (1994) 931
18 Semm, K.: Pelviscopy – Operative Guidelines, 2nd ed. UFK, Kiel 1992 (S. 75)
19 Siewert, J. R., F. Harder: Chirurgische Gastroenterologie, Band 3, 2. Aufl. Springer, Berlin 1990
20 Wolff, H., M. Halm, G. Otto, H. Pahlig, D. Schmidt, W. Schubert: Leber-, Gallen- und Pankreaschirurgie. Verlag Volk und Gesundheit, Berlin 1978
21 Woods, M. S., L. W. Traverso, R. A. Kozarek: Characteristics of biliary tract complications during laparoscopic cholecystectomy: a multi-institutional study. Amer. J. Surg. 167 (1994) 27

Karzinome

Th. Manger

Gallenblasenkarzinom

Epidemiologie und Ätiologie

Das Gallenblasenkarzinom wird bevorzugt bei Frauen zwischen dem 6. und 8. Lebensjahrzehnt beobachtet. Während es hier an der 5. Stelle aller Karzinomleiden steht, nimmt es beim Mann den 8. Platz ein. Bezogen auf alle Eingriffe an den Gallenwegen tritt es mit einer Häufigkeit von 1–2% auf (19). In 70–90% der Fälle ist das Karzinom mit einer Cholezystolithiasis vergesellschaftet. Ein pathogenetischer Zusammenhang zwischen Karzinom und Steinerkrankung wird vermutet, konnte aber bisher nicht bewiesen werden. Auch genetische Faktoren der Karzinomentstehung werden diskutiert.

Klassifikation

Seit 1987 liegt von der UICC eine international einheitliche Empfehlung zur Klassifikation des Tumorstadiums nach dem TNM-System vor (21) (Tab. 25.**3**). Sie unterscheidet ausschließlich nach prognostisch relevanten Tumorkriterien in 4 Stadien. Damit wurde eine Grundvoraussetzung für die Vergleichbarkeit klinischer Studien zur Problematik des Gallenblasenkarzinoms geschaffen.

Pathologie

Histologisch handelt es sich in fast 90% der Fälle um Adenokarzinome, selten sind Plattenepithelkarzinome, Karzinoide, Sarkome und Melanome (3, 16).
Der hohe Malignitätsgrad des Gallenblasenkarzinoms resultiert aus einer häufig schon diffus infiltrierenden Wuchsform mit früher lymphogenen Metastasierung ab dem Stadium T1b. Makroskopisch imponiert dieses Karzinom als eine diffus verdickte Gallenblasenwand, die sich nur schwer von einer chronisch entzündeten unterscheiden läßt. Das infiltrativ wachsende Karzinom hat einen Anteil von mehr als 80% und besitzt eine ausgeprägte Tendenz zur Infiltration der Nachbarorgane. Die exophytische Wuchsform dagegen ist am aufgeschnitte-

Tabelle 25.3 Klassifikation und Stadieneinteilung von Tumoren der Gallenblase nach dem TNM-System der UICC (1992)

T – Primärtumor

TX	Primärtumor kann nicht beurteilt werden
T0	kein Anhalt für Primärtumor
Tis	Carcinoma in situ
T1	Tumor infiltriert Schleimhaut oder Muskulatur
	T1a Tumor infiltriert Schleimhaut
	T1b Tumor infiltriert Muskulatur
T2	Tumor infiltriert perimuskuläres Bindegewebe, aber keine Ausbreitung jenseits der Serosa oder in die Leber
T3	Tumor infiltriert über Serosa hinaus oder in ein Nachbarorgan oder beides (Ausbreitung in die Leber 2 cm oder weniger)
T4	Tumor mit Ausbreitung von mehr als 2 cm in die Leber und/oder in 2 oder mehr Nachbarorgane (Magen, Duodenum, Kolon, Pankreas, Netz, extrahepatische Gallengänge, jeder Leberbefall)

N – Regionäre Lymphknoten

NX	regionäre Lymphknoten können nicht beurteilt werden
N0	keine regionären Lymphknotenmetastasen
N1	regionäre Lymphknotenmetastasen
	N1a Metastasen in Lymphknoten am Ductus cysticus, um den Choledochus und/oder am Leberhilus (Lymphknoten des Lig. hepatoduodenale)
	N1b Metastasen in Lymphknoten um den Pankreaskopf, in periduodenalen, periportalen, zölikalen und/oder oberen mesenterialen Lymphknoten

M – Fernmetastasen

MX	Das Vorliegen von Fernmetastasen kann nicht beurteilt werden
M0	keine Fernmetastasen
M1	Fernmetastasen

pTNM: Pathologische Klassifikation

Die pT-, pN- und pM-Kategorien entsprechen den T-, N- und M-Kategorien

Stadiengruppierung

Stadium 0	Tis	N0	M0
Stadium I	T1	N0	M0
Stadium II	T2	N0	M0
Stadium III	T1	N1	M0
	T2	N1	M0
	T3	jedes N	M0
Stadium IVa	T4	jedes N	M0
Stadium IVb	jedes T	jedes N	M1

nen Präparat leichter zu erkennen und wird wegen seines intrakanalikulären Wachstums eher symptomatisch.

Lokalisation und Metastasierung

Bevorzugt tritt das Gallenblasenkarzinom in Fundus und Korpus der Gallenblase auf, selten im Ductus cysticus (Abb. 25.3). Die Tumorausbreitung erfolgt entsprechend der Wuchsform per continuitatem in die angrenzenden Lebersegmente bzw. in die peritonealseitig angrenzenden Organe und die Strukturen des Lig. hepatoduodenale. Die Metastasierung erfolgt entsprechend der Lage des Tumors frühzeitig überwiegend lymphogen (in 26–57%) über den Ductus cysticus in die portalen und peripankreatischen Lymphknoten sowie entlang der A. hepatica und der A. mesenterica superior zu den paraaortalen Lymphknoten. Eine hämatogene Metastasierung erfolgt über die Venen des Gallenblasenbettes in das portale Stromgebiet der Leber. Weitere bevorzugte hämatogene Metastasierungsorte sind Lunge, Skelett, Niere und Nebenniere, Haut, Ovarien und Milz. Eine Peritonealkarzinose findet sich bei 25% der operierten Patienten.

Symptome

Ein typisches klinisches Krankheitsbild hervorgerufen durch frühzeitige Symptome fehlt völlig. Deshalb werden nur 5–24% der Gallenblasenkarzinome präoperativ vermutet (3). Hinweise auf das Vorliegen eines Gallenblasenkarzinoms ergeben sich häufig erst bei einer Progredienz eines evtl. bereits vordiagnostizierten chronischen Gallensteinleidens. Ein Druckschmerz unter dem rechten Rippenbogen (in 75%), Gewichtsverlust (in 30%) und zunehmender Ikterus (in 40%) sind Spätsymptome und treten erst bei entsprechender Raumforderung auf (3).

Diagnostik

Bei einer frühen Verdachtsdiagnose kann heute die jederorts verfügbare Sonographie als Routinediagnostikum eingesetzt werden. Ergänzende Verfahren sind die CT, ERCP (endoskopisch retrograde Cholangiopankreatikographie), PTC (perkutane transhepatische Cholangiographie) und PTCD (perkutane transhepatische Cholangiodrainage) und selten die Angiographie, sie erreichen eine Sensitivität von 64–84%.

Die Diagnose wird in frühen Stadien zumeist als Zufallsbefund im Rahmen einer Cholezystektomie gestellt. Verdächtig sind v. a. während der Operation entdeckte umschriebene Vernarbungen sowie Endstadien der chronischen und sklerosierenden Entzündung. Bei solchen Befunden sollte intraoperativ großzügig eine Schnellschnittuntersuchung veranlaßt werden. Die intraoperative makroskopische Befundung des Präparates durch den Operateur ist eine selbstverständliche Voraussetzung. Die Häufigkeit während der Operation nicht erkannter und erst bei der histologischen Untersuchung des Operationspräparates diagnostizierter Gallenblasenkarzinome wird in der Literatur mit 4–26% angegeben (19). Bezogen auf alle Cholezystektomien entspricht dies einer Häufigkeit von 0,2–0,45%.

Operative Therapie

> Der Erfolg der operativen Behandlung hängt entscheidend vom Zeitpunkt der Diagnose, vom Stadium der Tumorausbreitung und von der Lokalisation des Karzinoms ab. Die Rate kurativer Resektionen beträgt beim Gallenblasenkarzinom insgesamt aber nur 10–20%!

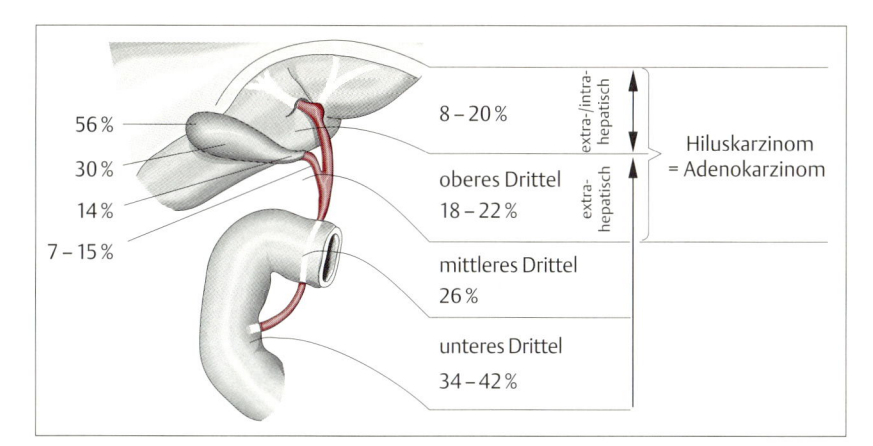

Abb. 25.3 Lokalisation und prozentuale Häufigkeit maligner Tumoren der Gallenblase und des extrahepatischen Gallenwegsystems (nach Kronberger 1981).

Eine sichere Aussicht auf Heilung bietet nur das Carcinoma in situ (Tis-Stadium). Dieses auf die Schleimhaut der Gallenblase begrenzte frühe Karzinom entzieht sich jedoch einer präoperativen Diagnostik. Die Diagnose wird ausschließlich als ein Zufallsbefund im Rahmen einer histologischen Untersuchung einer exstirpierten symptomatischen Gallenblasenerkrankung gestellt. Der histologische Zufallsbefund eines auf die Schleimhaut begrenzten Gallenblasenkarzinoms im Tis- oder T1a-Stadium macht keine Nachoperationen erforderlich (7). Die einfache Cholezystektomie der intraoperativ unversehrten Gallenblase ist hier eine ausreichende Therapiemaßnahme. Bei Tumorsitz am Gallenblasenbett ab Tumorstadium T1b der UICC ist die atypische Leberteilresektion mit einem Sicherheitsabstand von 2–5 cm um das Gallenblasenbett indiziert. Zusätzlich erfolgt die Lymphadenektomie im Lig. hepatoduodenale entlang der A. hepatica communis und dem Ductus hepatocholedochus bis zum Truncus coeliacus unter Mitnahme des Lig. teres hepatis. Da die Leber oft noch nicht makroskopisch sichtbar befallen ist, kann man sich auf eine „wedge resection" beschränken, die in einer großzügigen Resektion eines Teiles des Segmentes V besteht. Ohne das Vorliegen eines erhöhten Operationsrisikos sollte besser eine Monoblockresektion mit Teilen des rechten und linken paramedianen Lebersegmentes im Sinne der Bi- oder Trisegmentresektion erfolgen (Segmente IVb/V/VI). Wenn sich erst postoperativ die Diagnose Gallenblasenkarzinom stellt, sind diese Eingriffe auch als radikale Nachoperationen in möglichst kurzem Abstand zur Cholezystektomie indiziert. Eine alleinige Cholezystektomie bis zu einem Tumorstadium pT2 kann nur dann erwogen werden, wenn der Tumor nicht im lebernahen Anteil der Gallenblase, sondern im vom Peritoneum überzogenen Anteil der Gallenblase liegt und auch keinen Kontakt zu Nachbarorganen aufweist (7).

Im fortgeschrittenen Stadium T3 und T4 sind große resezierende Verfahren an der Leber und den angrenzenden Organen selbst unter palliativen Bedingungen erfolgreich, wenn eine R0-Resektion möglich ist. Nur durch eine radikale Operation dieser Stadien läßt sich die Lebenserwartung der Patienten wirksam verlängern (3, 7).

Laparoskopische Cholezystektomie und Gallenblasenkarzinom

Die zunehmende Erfahrung mit der laparoskopischen Cholezystektomie hat in den vergangenen Jahren zu einer Erweiterung der Indikation geführt. Damit wurden auch häufiger die Endstadien einer chronischen oder akuten Cholezystitis auf laparoskopischem Weg operiert. Leider mehren sich Mitteilungen über Bauchdeckenmetastasen an den Trokareinstichen nach postoperativen Zufallsbefunden eines Gallenblasenkarzinoms (11). Nicht selten wurde im Rahmen der Nachoperationen bereits eine peritoneale Tumoraussaat vorgefunden. Damit besteht bei der laparoskopischen Operation die Gefahr, daß potentiell kurable Stadien eines Gallenblasenkarzinoms allein durch das erhöhte Risiko einer Tumorzellverschleppung im Rahmen der laparoskopischen Cholezystektomie in ein inkurables Tumorstadium überführt werden könnten. Eine geringere Lebenserwartung bei der ohnehin schlechten Prognose wäre die Folge. Selbst die palliative Resektion der Bauchdeckenmetastasen ist mit einer schlechteren Lebensqualität verbunden. Einen Ausweg aus diesem Dilemma sehen wir gegenwärtig in einer eingeschränkten Indikationsstellung der laparoskopischen Technik für fortgeschrittene Entzündungsstadien und Risikogruppen. Hier sollte weiterhin bevorzugt die konventionelle Cholezystektomie eingesetzt werden. Besondere Sorgfalt ist für die Beurteilung der intraoperativ eröffneten Gallenblase erforderlich, generell sollte hier bei jedem Verdacht auf das Vorliegen eines Karzinoms großzügig eine histologische Sicherung im Gefrierschnitt herbeigeführt werden. Selbstverständlich ist die Extraktion der Gallenblase in einem Bergebeutel, was mit Sicherheit eine ausreichende Prophylaxe gegen eine Tumoraussaat darstellt.

> Der präoperative Verdacht für das Vorliegen eines Gallenblasenkarzinoms erfordert die konventionelle Cholezystektomie!

Palliative Therapie

Chirurgische Behandlung

Eine palliative chirurgische Therapie mit dem Ziel der Gallenwegsdrainage ist heute zugunsten endoskopischer und interventioneller radiologischer Verfahren verlassen worden. Nur noch in Ausnahmefällen werden biliodigestive Anastomosen zum peripheren zumeist linken Gallenwegsystem vorgenommen oder transhepatische Endlosdrainagen zur Tumorpertubation verwendet. Sie sind nur dann indiziert, wenn durch ein nichtoperatives Verfahren keine interne Drainage des Gallenwegsystems erreicht werden kann.

Endoskopische und interventionelle radiologische Behandlung

Das Therapieverfahren der Wahl stellt bei einer Lebenserwartung von wenigen Monaten die endoskopisch oder perkutan eingebrachte innere Drainage dar. Diese Therapie erhält dem Patienten eine hohe Lebensqualität und ist im allgemeinen das risikoärmere Verfahren. Verluste von Gallensekret müssen im Gegensatz zur externen Drainage nicht ausgeglichen werden.

Strahlen- und Chemotherapie

Weder die externe Strahlen- noch die Chemotherapie sind derzeit zu empfehlende etablierte Behandlungsverfahren. Versuche einer Chemotherapie werden individuell systemisch als auch lokoregional zumeist mit 5-Fluorouracil durchgeführt. Als Mono- oder auch als Kombinationstherapie lassen sich lediglich Ansprechraten bis zu 10% erreichen.

Prognose

Die Prognose des Gallenblasenkarzinoms ist bei einer 5-Jahres-Überlebensrate von etwa 5% (1,8 – 10,9%) sehr schlecht (17). Sie hängt entscheiden vom Tumorstadium und seiner Lokalisation zum Zeitpunkt der chirurgischen Therapie ab. Nur für die präinvasiven Stadien Tis und T1a, die als Zufallsbefunde im Rahmen einer Cholezystektomie diagnostiziert werden, ist die 5-Jahres-Überlebensrate mit etwa 90% sehr günstig.
Eine Verbesserung der Prognose scheint künftig nur durch die frühe Diagnose im Stadium I und II der Erkrankung möglich. Nur die kurative Resektion senkt die Mortalität und bietet für frühe Stadien Aussichten auf eine Verbesserung der Überlebenszeit und Lebensqualität. Nach Angaben aus der Literatur erhöht sich die 5-Jahres-Überlebensrate bei R0-Resektion auf 21% (17).

> Die gegenwärtig schlechte Prognose des Gallenblasenkarzinoms läßt sich nur durch eine Diagnose in den frühen Stadien der Erkrankung verbessern!

Nachsorge

Nach einer kurativen Resektion eines Gallenblasenkarzinoms empfiehlt sich die 3monatliche klinische und laborchemische Kontrolle (z. B. CEA, CA19 – 9, Transaminasen und Cholestaseparameter) in den ersten beiden postoperativen Jahren. Auch die Oberbauchsonographie sollte zum Ausschluß eines lokalen Rezidivs großzügig Anwendung finden. Bei Verdacht auf ein lokales Rezidiv ist eine CT indiziert.
Fernmetastasen werden durch $^1/_2$jährliche Röntgenkontrolluntersuchungen des Thorax erfaßt. Ergibt sich dadurch der Hinweis auf ein Rezidiv, ist unter Berücksichtigung des Allgemeinzustandes die Probelaparotomie mit dem Ziel einer erneuten Resektion indiziert.
Bei einer palliativen Therapie konzentriert sich die Nachsorge auf die Überwachung extern-interner Gallenwegsdrainagen und auf die Kontrolle der Durchgängigkeit implantierter Stents. Die Cholangitis bedarf der frühzeitigen antibiotischen Therapie.

Gallengangskarzinom

Epidemiologie und Ätiologie

Maligne Tumoren finden sich in etwa 0,5 – 2 % aller Erkrankungen der extrahepatischen Gallenwege. Ihre topographische Lokalisation reicht von den intra- und extrahepatischen mittleren und großen Gallengängen der Leberpforte bis zum extrahepatischen Ductus hepatocholedochus. Der Erkrankungsgipfel findet sich im 7. Lebensdezent mit einer geringen Dominanz für das männliche Geschlecht. Ein ursächlicher Zusammenhang mit parasitären Infektionserkrankungen (z.B. Leberegel), Colitis ulcerosa und der primär sklerosierenden Cholangitis wird angenommen.

Pathologie

Klassifizierung

Bei den Malignomen der Gallenwege handelt es sich in fast 90% der Fälle um Adenokarzinome, wobei die szirrhöse Wuchsform überwiegt. Auch diese Malignome werden einheitlich nach der Empfehlung der UICC nach dem TNM-System klassifiziert (Tab. 25.**4**). Die durch ein intramural gewachsenes szirrhöses Karzinom hervorgerufene Tumorstenose ist makroskopisch kaum von einer gutartigen Stenose entzündlicher Genese zu unterscheiden. Nur eine repräsentative Probeexzision kann histologisch eine Klärung herbeiführen. Die intraluminal exophytische Wuchsform wird eher durch einen Ikterus symptomatisch und bereitet auch diagnostisch kaum Schwierigkeiten.

Lokalisation

Die Hälfte der extrahepatischen Gallenwegstumoren ist im kranialen Drittel des Ductus hepatocholedochus lokalisiert. Diese Region reicht von der Leberpforte bis zur Einmündung des Ductus cysticus (Abb. 25.**3**). Die Tumoren der Hepatikusgabel werden allgemein nach Bismuth

Tabelle 25.4 Klassifikation und Stadieneinteilung von Tumoren des Gallengangs nach dem TNM-System der UICC (1992)

T – Primärtumor

TX	Primärtumor kann nicht beurteilt werden
T0	kein Anhalt für Primärtumor
Tis	Carcinoma in situ
T1	Tumor infiltriert Schleimhaut und Muskulatur
	T1a Tumor infiltriert Schleimhaut
	T1b Tumor infiltriert Muskulatur
T2	Tumor infiltriert perimuskuläres Bindegewebe
T3	Tumor infiltriert Nachbarstrukturen: Leber, Pankreas, Duodenum, Gallenblase, Kolon, Magen

N – Regionäre Lymphknoten

NX	regionäre Lymphknoten können nicht beurteilt werden
N0	keine regionären Lymphknotenmetastasen
N1	regionäre Lymphknotenmetastasen
	N1a Metastasen in Lymphknoten am Ductus cysticus, um den Choledochus und/oder am Leberhilus (Lymphknoten des Lig. hepatoduodenale)
	N1b Metastasen in Lymphknoten um den Pankreaskopf, in periduodenalen, periportalen, zöliakalen und/oder oberen mesenterialen Lymphknoten

M – Fernmetastasen
Siehe Gallenblase (Tab. 25.3)

pTNM: Pathologische Klassifikation
Die pT-, pN- und pM-Kategorien entsprechen den T-, N- und M-Kategorien

Stadiengruppierung

Stadium 0	Tis	N0	M0
Stadium I	T1	N0	M0
Stadium II	T2	N0	M0
Stadium III	T1	N1	M0
	T2	N1	M0
Stadium IVa	T3	jedes N	M0
Stadium IVb	jedes T	jedes N	M1

und Corlette in vier Typen klassifiziert (Abb. 25.4). Das mittlere Drittel reicht bis zum Oberrand des Duodenums, dem sich das distale Drittel bis zur Papilla duodeni major anschließt (9). Weitere Einteilungen sind den Abb. 3.**35** und 3.**36** zu entnehmen.

Fernmetastasierung

Beim Gallengangskarzinom findet sich bei der Erstoperation nur in 7% eine peritoneale Aussaat und in 6% eine Fernmetastasierung. Die Tumoren der Hepatikusgabel, nach ihrem Erstbeschreiber auch als Klatskin-Tumoren bezeichnet, zeigen ein langsameres Wachstumsverhalten und metastasieren spät überwiegend lymphogen (20).

Symptomatik

Das richtungsweisende Symptom einer malignen Gallengangstenose ist der schmerzlos auftretende Ikterus. Ihm kann ein Pruritus vorausgehen. Ist der Tumor distal der Zystikuseinmündung lokalisiert, findet sich ein positives Courvoisier-Zeichen. Gewichtsverlust und epigastrische Schmerzen sind spät auftretende uncharakteristische Symptome.

Diagnostik

Die Diagnostik wird durch die Abklärung eines Verschlußikterus eingeleitet. Nach der Anamnese und klinischen Untersuchung folgt die Erfassung der Cholestaseparameter. Die apparativen Untersuchungen beginnen mit einer Oberbauchsonographie. In der Regel werden auf diesem Weg zunächst intrahepatische Ursachen für den Ikterus ausgeschlossen und das Ausmaß sowie die Ausdehnung gestauter Gallenwege erfaßt.
Die endgültige Abklärung erfolgt mittels ERC (endoskopische retrograde Cholangiographie) und PTD (perkutane transhepatische Punktion und Drainage). Diese beiden Untersuchungen erlauben in ihrer Kombination die sichere Aussage zur Lage und Größe des Tumors. Die PTC

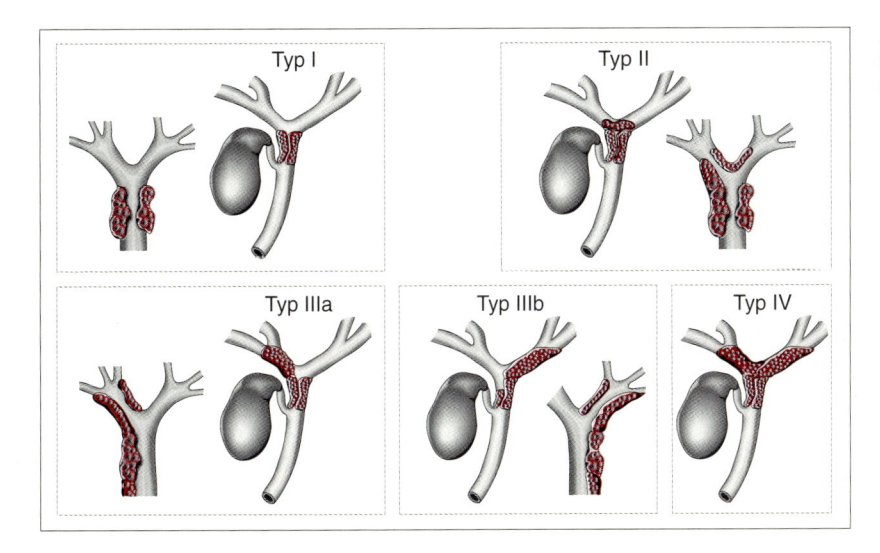

Abb. 25.4 Einteilung der Klatskin-Tumoren nach Bismuth und Corlette.

(perkutane transhepatische Cholangiographie) kann zur präoperativen Drainage erweitert werden. Der Wert einer präoperativen Gallengangdrainage wird in der Literatur kontrovers diskutiert (4, 15, 22). Die Kritiker der Methode weisen auf das erhöhte Infektionsrisiko des perkutanen Zugangs hin. Bei Cholangitis und einer Ikterusdauer von mehr als 3 Wochen halten wir die präoperative Drainage für indiziert. Durch dieses Vorgehen kann die Operationsmortalität auch nach eigener Erfahrung entscheidend gesenkt werden, wobei das Serumbilirubin zum Zeitpunkt der Operation unter 5 mg% liegen sollte (4, 22). Septische postoperative Komplikationen bis hin zum Nieren- und Leberversagen werden durch die Verbesserung des Allgemeinzustandes weniger beobachtet. Nach der Resektion des Tumors können diese Drainagen als transhepatisches Schienungsdrain zum temporären Schutz der biliodigestiven Anastomose genutzt werden. Bei einer Inoperabilität stellt die extern-interne Drainage die Grundlage für alle weiterführenden palliativen Maßnahmen dar. Zur Abklärung der Operabilität wird ein Spiral-CT mit i.v. Gabe von Kontrastmittel und ggf. ein Porto-CT durchgeführt.

Fakultative ergänzende Untersuchungen sind MRT und die Zöliakomesenterikographie mit Rückstromportographie. Wird der Tumor bereits im CT oder MRT diagnostiziert, besteht mit großer Wahrscheinlichkeit nur noch die Möglichkeit zu palliativen Eingriffen. Die Angiographie dient der Operationsplanung bei der Notwendigkeit eines Gefäßersatzes, sie sagt aber wenig über die Resektabilität des Tumors aus. Für die endgültige Abklärung der Operabilität, die auch unter palliativen Gesichtspunkten durchgeführt werden sollte, empfiehlt sich immer die explorative Laparotomie und mit zunehmender Erfahrung auch die Laparoskopie (6).

Die histologische Sicherung des Tumors erfolgt häufig erst durch den intraoperativen Schnellschnitt. Die technische Entwicklung der gastrointestinalen Endoskopie ermöglichte in den letzten Jahren auch die orale oder transhepatische Cholangioskopie und die gezielte Gewebeentnahme unter Sicht für die zytologische oder histologische Untersuchung (4). Der Nutzen dieser anspruchsvollen Technik liegt nicht nur in der Möglichkeit der schnellen histologischen Sicherung, sondern auch der raschen Therapieentscheidung aufgrund der Aussagen zur Ausdehnung des Prozesses. Eine weitere Indikation für diese Technik ist auch die Möglichkeit der Kontrolle des Therapieerfolges nach palliativer Bestrahlung oder intrakavitärer Lasertherapie. Diese aktuelle Entwicklung soll aber nicht darüber hinwegtäuschen, daß selbst die intraoperative histologische Sicherung sehr problembeladen ist. Ursache dafür sind die Kleinheit der Befunde bei schwer zugänglicher Lokalisation und der häufig schwer zu biopsierende szirrhotische Tumor.

Die Sensitivität von Tumormarkern wie CA 19–9 und CA 12-5 in der Galle zur Diagnostik von Gallengangkarzinomen ist sehr beschränkt. Möglicherweise kann künftig ein leicht bestimmbarer biochemischer Parameter wie das Glykoprotein Fibronectin in der Galle zur Differenzierung von benignen und malignen Gallenwegsprozessen beitragen. Die hohe Spezifität und Sensitivität dieses Parameters mit einer deutlich erhöhten durchschnittlichen Konzentration beim Karzinom von 1675 ng/ml konnte in einer Pilotstudie nachgewiesen werden (8).

Operative Therapie

Das Ziel jeder operativen Therapie ist die R0-Resektion des Tumors, wobei die durch den intraoperativen Schnellschnitt ermittelten tumorfreien Schnittränder erheblich von den vordiagnostizierten (ERC/PTC) Tumorgrenzen abweichen können. Die Resektabilität schwankt in weiten Grenzen zwischen 10 und 60% (6, 20).

Bei Sitz des Tumors im distalen und mittleren Drittel des Ductus hepatocholedochus ist eine R0-Resektion durch eine kephale Duodenopankreatektomie bzw. distale Choledochusresektion mit Lymphadenektomie im Lig. hepatoduodenale möglich (6, 20). Große operative Erfahrung erfordern die Tumoren der Hepatikusgabel (2, 15, 20, 22). In Abhängigkeit von der Ausdehnung des Klatskin-Tumors wird die Hepatikusgabel mit einer Parenchymmanschette reseziert. Infiltriert der Tumor einen Hepatikusast über die Gabel hinaus, ist zusätzlich eine Hemihepatektomie erforderlich. Die Resektabilität wird im allgemeinen begrenzt durch eine Infiltration beider proximaler Hepatikusäste sowie der versorgenden Gefäße, wobei eine partielle Resektion der Pfortader oder einer Leberarterie mit Gefäßrekonstruktion unter palliativen Intentionen möglich ist.

Bei Typ III nach Bismuth kann die Lebertransplantation (vgl. Kapitel 35, S. 796 ff) erwogen werden, sie ist aber nur erfolgreich, wenn keine Metastasierung in die regionären Lymphknoten erfolgt ist (15, 20, 22). Ob radikalere chirurgische Therapiekonzepte wie die Clustertransplantation oder die Kombination der Lebertransplantation mit einer partiellen Duodenopankreatektomie bessere Ergebnisse zeigen, kann erst nach einem längeren Nachbeobachtungszeitraum beurteilt werden (12). Der entscheidende Vorteil liegt in der radikalen Entfernung des gesamten Gallengangs ohne Manipulation der Strukturen im Lig. hepatoduodenale. Damit entspricht dieses Therapiekonzept zumindest theoretisch den Erfordernissen des chirurgischen Vorgehens bei Tumoren.

> Klatskin-Tumoren sind einer spezialisierten chirurgischen Therapie zuzuführen!

Palliative Therapie

Chirurgische Behandlung

Besteht eine allgemeine Operabilität, sollte jeder Tumor der Hepatikusgabel einer chirurgischen Exploration und histologischen Sicherung zugeführt werden. Mit diesem Vorgehen wird die Chance einer Tumorresektion nicht verpaßt. Für den Erhalt einer hohen Lebensqualität der Patienten ist auch die palliative Resektion eines Klatskin-Tumors empfehlenswert. Häufig ergibt sich der palliative Charakter eines Eingriffs erst intra- und postoperativ nach Vorliegen histologischer Untersuchungsergebnisse im Paraffinschnitt. Quälender Juckreiz, aszendierende Cholangitis und Verschlußikterus werden dadurch wirksam beseitigt und die Probleme palliativer Drainageverfahren ganz vermieden oder auf einen späteren Zeitpunkt verschoben (2, 20, 22).

Operative Eingriffe allein zur Drainage des Leberhiluskarzinoms werden heute zugunsten endoskopischer Techniken wegen der deutlich geringeren Morbidität und Letalität verlassen (18). Neben ihrer eher historischen Bedeutung ist ihre Anwendung in weniger als 10% der Fälle indiziert, wo die endoskopisch-interventionelle Technik versagt. Durchgeführt werden sie als biliodigestive Anastomosen mit einer etwa 40–60 cm langen Jejunumschlinge, die nach dem Y-Roux-Prinzip ausgeschaltet wird.

Beim nichtresektablen Cholangiokarzinom des mittleren und distalen Gallenwegssystems erreicht man mit einer Hepatikojejunostomie eine langandauernde Palliation. Es lassen sich Überlebenszeiten von 6–14 Monaten bei guter Lebensqualität erreichen. Allerdings ist die postoperative Mortalität mit 10–20% hoch. Neben einer palliativen Resektion der Hepatikusgabel kann unter palliativen Gesichtspunkten auch ein chirurgischer Bypass nach Longmire jr. zu einem links- oder rechtsseitigen peripheren Gallengang (Cholangiojejunostomie) entsprechenden Kalibers vorgenommen werden. Auch beide Leberlappen können mit einer Dünndarmschlinge anastomosiert werden (6, 22).

Endoskopische und interventionelle radiologische Behandlung

Verhindern die Tumorausdehnung, das Alter und der Allgemeinzustand des Patienten einen kurativen oder palliativen chirurgischen Eingriff, sind in erster Linie endoskopische oder perkutan-transhepatisch plazierte Gallenwegsdrainagen indiziert. Diese beiden Verfahren haben eine in etwa gleiche Erfolgsquote von 80–90%. Wegen der geringeren Komplikationsrate und der eingriffsspezifischen Letalität von 1–2% sollte immer zuerst die transpapilläre Choledochusdrainage versucht werden. Der Endoprothesenwechsel ist bei Inkrustation, meist nach 2–6 Monaten, verhältnismäßig einfach möglich. Dagegen ist die perkutane transhepatische extern-interne Drainage mit einer etwas höheren Letalität (bis zu 3%) und Komplikationsrate belastet. Zentrale Tumoren können jedoch häufig nur mit diesem Drainageverfahren pertubiert und aufgedehnt werden. Anschließend kann eine weitere Verbesserung der Lebensqualität auch hier durch die Implantation möglichst weitlumiger Endoprothesen mit Entfernung des lästigen extern-internen Drainagekatheters erzielt werden. Für den Vorgang der Prothesenimplantation können beide Therapieverfahren in Kombination angewendet werden. Die endoskopische radiologische Rendezvous-Technik stellt ein für den Patienten wenig belastendes Verfahren dar. Selbstexpandierende Metallprothesen (Wallstent) haben den Vorteil, auch über englumige Zugänge plaziert werden zu können. Im Vergleich zur Plastikendoprothese haben sich mit Einführung der Metallgitterprothesen die klinischen Erfolgs- und Offenheitsraten deutlich verbessert. Der Wallstent dehnt sich in der Stenose maximal auf. Eine aszendierende Infektion ist nicht zu befürchten, weil diese Stents nicht transpapillär ins Duodenum reichen. Ihr Nachteil besteht im möglichen Wachstum des Tumors durch das Metallgitter und der daraus folgenden Unmöglichkeit des Prothesenwechsels. Ein bleibendes Problem sind derzeit Reokklusionsraten von bis zu 20%. Sie sollten deshalb beim Karzinom der ableitenden Gallenwege nur im Endstadium der Erkrankung implantiert werden (1, 18).

Strahlenbehandlung

Trotz vereinzelter Berichte einer langen Überlebenszeit nach perkutaner und intraoperativer Bestrahlung inkurabler Tumoren ist die Wertigkeit dieses Verfahrens unklar. Im Falle endoskopisch oder transhepatisch plazierter innerer Schienungsdrainagen besteht die Möglichkeit einer lokalen intraduktalen Strahlentherapie mit Iridium 192 im After-loading-Verfahren: Aufgrund dieser Behandlung wurden Überlebenszeiten ähnlich einer intraoperativen Radiatio mit schnellen Elektronen erreicht. Eine Bewertung dieser Methode, deren Wirksamkeit durch eine anschließende perkutane Radiatio mit ultraharten Photonen noch erhöht werden kann, ist auch hier noch nicht möglich (4, 13).

Chemotherapie

Die Rolle der Chemotherapie in der Behandlung von Cholangiokarzinomen ist gering. Über Langzeitremissionen wurde nur vereinzelt berichtet. Mit einer systemischen 5-FU- bzw. Mitomycin-C-Monotherapie oder einer kombinierten Behandlung mit 5-FU, Adriamycin und Mitomycin C konnten Ansprechraten von 29% erzielt werden, die sich durch regionale intraarterielle Applikation noch auf 39% steigern ließen. Erfolgversprechende Therapieansätze bietet die kombinierte Behandlung, bestehend aus Resektion, Radiatio und Chemotherapie, mit einer medianen Überlebensrate von 17 Monaten (10, 14).

Prognose

Nur die kurative Resektion der Gallengangstumoren und in wenigen Einzelfällen die Lebertransplantation ermöglichen eine Heilung (15, 20, 22). Letztere kann in Kombination mit einer Operation nach Kausch-Whipple die Radikalität des Eingriffs entscheidend erhöhen. Langzeitergebnisse dieses Therapiekonzeptes müssen jedoch noch abgewartet werden (12).

Nach Resektionsbehandlung proximaler Gallengangskarzinome wird eine mittlere Überlebenszeit von etwa 2 Jahren angegeben. Die 30-Tage-Mortalität nach einer potentiell kurativen Resektion ist hoch und schwankt zwischen 0 und 25% (2, 22). Durch die isolierte Lebertransplantation konnte die mediane Überlebenszeit auf nur 30 Monate verlängert werden, wodurch die Indikation für diesen Eingriff heute sehr zurückhaltend gestellt wird. Aussichtsreichere radikalere Therapiekonzepte befinden sich gegenwärtig in klinischer Evaluation (12). Bei einer nichtoperativen palliativen Behandlung ist die Prognose mit einer Lebenserwartung von 4–12 Monaten schlecht (1, 15, 22).

Die 30-Tage-Mortalität beträgt für die palliative Therapie mittels Stents 6–9%, für das Bypassverfahren 15–20%. In 17–43% muß bei ersterem Verfahren mit einem Prothesenverschluß und der Notwendigkeit des Wechsels gerechnet werden. Ein Ikterus durch Verschluß biliodigestiver Anastomosen wird in 0–16% beobachtet (6).

Literatur

1. Adam, A., N. Chetty, M. Roddie, E. Yeung, I. S. Benjamin: Self-expandable stainless steel endoprostheses for treatment of malignant bile duct obstruction. Amer. J. Roentgenol. 156 (1991) 321–325
2. Childs, T., M. Hart: Aggressive surgical therapy for Klatskin tumors. Amer. J. Surg. 165 (1993) 554–557
3. Fleischer, G. M., St. Dittrich: Therapie und Prognose des Gallenblasenkarzinoms. Zbl. Chir. 117 (1992) 81–86
4. Hauenstein, K. H., B. Wimmer, R. Salm, E. H. Farthmann: Perkutane Diagnostik und Therapie an Gallenwegen und Gallenblase. Möglichkeiten und Stellenwert. Radiologie 31 (1991) 132–140
5. Hermaneck, P., O. Scheibe, B. Spiessl, G. Wagner: TNM-Klassifikation maligner Tumoren. Springer, Berlin 1987
6. Klempa, I., W. Arnold: Palliative chirurgische und endoskopische Therapie maligner Gallenwegsverschlüsse. Chirurg 65 (1994) 836–848
7. Köckerling, F., J. Scheele, F. G. Gall: Die chirurgische Therapie des Gallenblasencarcinoms. Chirurg 59 (1989) 236–243
8. Körner, T., J. Kropf, D. Jaspersen, W. Schorr, C. H. Hammar, A. M. Gressner: Fibronectin in der menschlichen Galle – ein neuer Parameter zur Diagnostik maligner Gallengangsprozesse? Z. Gastroenterol. 32 (1994) 87–90
9. Longmire, W. P., M. S. McArthur, E. A. Bastounis, J. Hiatt: Carcinoma of the extrahepatic biliary tract. Ann. Surg. 178 (1973) 333–345
10. Minsky, B. D., N. Kemeny, J. G. Armstrong, B. Reichman, J. Botet: Extrahepatic biliary system cancer: an update of a combined modality approach. Amer. J. clin. Oncol. 14 (1991) 433–437
11. Nduka, C. C., J. R. T. Monson, N. Menzies-Gow, A. Darzl: Abdominal wall metastases following laparoscopy. Brit. J. Surg. 81 (1994) 648–652
12. Neuhaus, P., G. Blumhardt: Extended bile duct resection – a new oncological approach of the treatment of central bile duct carcinomas? Description of method and early results. Langenbecks Arch. Chir. 379 (1994) 123–128
13. Nilles, A., H. Frommhold, G. Bruggmoser: Strahlentherapie beim malignen Verschlußikterus. Chirurg 65 (1994) 832–835
14. Oberfield, R. A., R. L. Rossi: The role of chemotherapy in the treatment of bile duct cancer. Wld. J. Surg. 12 (1988) 105–108
15. Pichlmayr, R., B. Ringe, W. Lauchart, W. O. Bechstein, G. Gubernatis, E. Wagner: Radical resection and liver grafting as the two main components of surgical strategy in the treatment of proximal bile duct cancer. Wld. J. Surg. 12 (1988) 68–77
16. Piehler, J. M., R. W. Crichlow: Primary carcinoma of the gallbladder. Surg. Gynecol. Obstet. 147 (1978) 929–942
17. Rau, H. G., C. Reuter, H. J. Krämling, H. M. Schardey, Ch. Hiller, F. W. Schildberg: Das Gallenblasenkarzinom. Vergleich verschiedener Stadieneinteilungen. Chir. Praxis 45 (1992) 35–43
18. Roeren, Th., G. W. Kauffmann: Palliative Therapie maligner Gallengangsstenosen. Chirurg 65 (1994) 825–831
19. Sons, H. U., W. R. Dingels, H. G. Kückelhaus: Gallenblasenkarzinom als unerwartete histologische Diagnose nach Cholezystektomie wegen Cholelithiasis und Cholezystitis. Zbl. Chir. 112 (1987) 626–632
20. Trede, M., M. Raute: Tumoren des Gastrointestinaltraktes – Maligne Tumoren der Gallenblase und der extrahepatischen Gallengänge. In Herfarth, Ch., P. Schlag: Richtlinien zur operativen Therapie maligner Tumoren, 4. Aufl. Demeter, Gräfelfing 1993 (S. 111–115)
21. UICC: TNM Classification of Malignant Tumors. Revised edition of the 4th ed. 1987. Hrsg. von P. Hermanek u. H. L. Sobin: Springer, Berlin 1992
22. Wolff, H., K. Ridwelski, Th. Lorf: Die chirurgische Behandlung maligner Tumoren der Hepatikusgabel. Zent. bl. Chir. 115 (1990) 1–14

Rekonstruktive Eingriffe am Gallenwegsystem bei benigner Gallengangstriktur

Th. Manger

Allgemeines

Symptomatische Strikturen oder Stenosen des extrahepatischen Gallenwegssystems erfordern in der Regel eine operative Intervention. Ursächlich sind solchen Eingriffen Cholezystektomien mit Einengung oder Durchtrennung des Ductus hepatocholedochus, schwere Entzündungen (Mirizzi-Syndrom), Lebertraumata, Nahtraffungen bei Magenoperationen oder auch eine Pankreatitis vorausgegangen. Sehr selten findet sich eine primärsklerosierende Cholangitis.

Eine über längere Zeit bestehende Galleabflußbehinderung führt über die aszendierende Cholangitis mit möglicher Leberabszedierung zur biliären Zirrhose und portalen Hypertension. Diese schwerwiegenden Komplikationen können nur durch einen frühzeitigen Korrektureingriff verhindert werden. Die besondere Problematik chirurgischer Interventionen am extrahepatischen Gallengang liegt in einer häufig sehr langsamen Narbenbildung, die bei einem Viertel der Fälle schon nach einem halben Jahr und zum größten Teil bis zum 2. Jahr symptomatisch werden kann (4). Die Narbenfibrose schreitet intramural fort und kann sich auf größere Bereiche angrenzender Strukturen im Lig. hepatoduodenale ausdehnen. Deshalb stellen sich die intraoperativen Befunde im Vergleich zu präoperativen bildgebenden Untersuchungsergebnissen zumeist viel ausgedehnter dar.

Symptomatik

Die Leitsymptome einer Gallengangsstriktur sind cholangitische Fieberschübe, verbunden mit Dyspepsie, Schmerz und Ikterus. Laborchemisch zeigen sich erhöhte Entzündungs- und Cholestaseparameter.

Diagnostik

Sonographie

Mit der Sonographie verfügen wir über ein aussagestarkes bildgebendes Untersuchungsverfahren. Es erlaubt in fast allen Fällen eines gestauten Gallenwegssystems im Zusammenhang mit der Anamnese eine erste Verdachtsdiagnose. Im diagnostischen Ergebnis sind Hinweise auf erweiterte intrahepatische Gallenwege und auch auf die Höhenlokalisation einer möglichen Striktur des Ductus hepatocholedochus zu erwarten. Des weiteren lassen sich abnorme Flüssigkeitsansammlungen im Operationsgebiet nachweisen, über die Qualität kann eine ultraschallgeschützte Punktion Auskunft geben.

ERC(P) und PTC(D)

Die sicherste Aussage zum Nachweis einer Läsion, Striktur oder gar eines Verschlusses des ableitenden Gallenwegssystems erhält man mit der endoskopischen retrograden Cholangiographie (ERC). Dieser Eingriff ist indiziert in Vorbereitung auf eine Operation oder bei postoperativen Komplikationen an den Gallenwegen.

Für geplante Reeingriffe erhält man bei pathologischem ERC-Befund durch die ergänzende perkutane transhepatische Cholangiographie (PTC) ein Dokument der genauen Lokalisation und der räumlichen Ausdehnung einer Choledochusstriktur. Wird ein kompletter Verschluß diagnostiziert, kann in gleicher Sitzung eine Drainage zur externen Galleableitung plaziert werden. Ein notwendiger rekonstruktiver Eingriff läßt sich somit planbar zum Zeitpunkt der Wahl durchführen. Die möglichen Komplikationen dieser Eingriffe sind aszendierende Infektionen, Bilhämie, Blutung, Perforation und Peritonitis. Diese Untersuchungen werden deshalb nicht schematisch, sondern individuell angeordnet.

Computertomographie

Die CT kann hilfreich bei einer eventuellen Punktion und Drainage subhepatischer Flüssigkeitsansammlungen sein. Sie dient als vergleichendes Dokument v.a. bei gleichzeitig vorliegender Gefäßverletzung. Rückschlüsse auf Lappenatrophien und kontralaterale Hypertrophien können somit im weiteren Krankheitsverlauf leicht dokumentiert werden. Gegenüber der Sonographie ist jedoch kein größerer Informationszuwachs zu erwarten.

Angiographie

Für Reoperationen bei Gallengangsstenosen halten wir eine Hepatikomesenterikographie für dringend erforderlich. Sie gibt wichtige Hinweise, inwieweit auch Gefäße in die iatrogene Verletzung mit einbezogen sind, was wiederum besondere Bedeutung bei Rekonstruktion einer hohen Striktur (z.B. Typ III und IV nach Bismuth und Lazorthes) oder bei erfolgter zentraler Läsion mit Resektion der Hepatikusgabel besitzt. Zumeist ist die A. hepatica dextra betroffen. Eine nicht bekannte postoperative reaktive Kollateralisation könnte bei der Nachoperation zu problembeladenen Blutungen führen.

Leberszintigraphie

Über eine Funktionsstörung des ableitenden Gallenwegssystems gibt die Leberszintigraphie mit Technetium-HIDA-Kinetik Auskunft. Sie erhält ihre Bedeutung besonders für die Kontrolle funktionstüchtiger Rekonstruktionsergebnisse. Beginnende Narbenstrikturen lassen sich frühzeitig diagnostizieren.

Einteilung benigner Strikturen der Gallenwege

Bewährt hat sich in der Praxis der konventionellen Chirurgie die von Bismuth und Lazorthes (1) vorgeschlagene Einteilung der Strikturen abhängig von ihrer Lokalisation in vier Typen (Abb. 25.5) (Tab. 25.5).
Der Einsatz der laparoskopischen Cholezystektomie hat in der Einführungsphase zu einer höheren Inzidenz von

Tabelle 25.5   Einteilung benigner Strikturen der Gallenwege

Typ I:	distale Stenose, unterhalb der Zystikusmündung
Typ II:	mittlere Stenose, im Bereich des Ductus hepaticus communis zwischen Zystikusmündung und Hepatikusgabel
Typ III:	proximale Stenose, die bis an die Hepatikusgabel heranreicht
Typ IV:	Stenosen in der Bifurkation

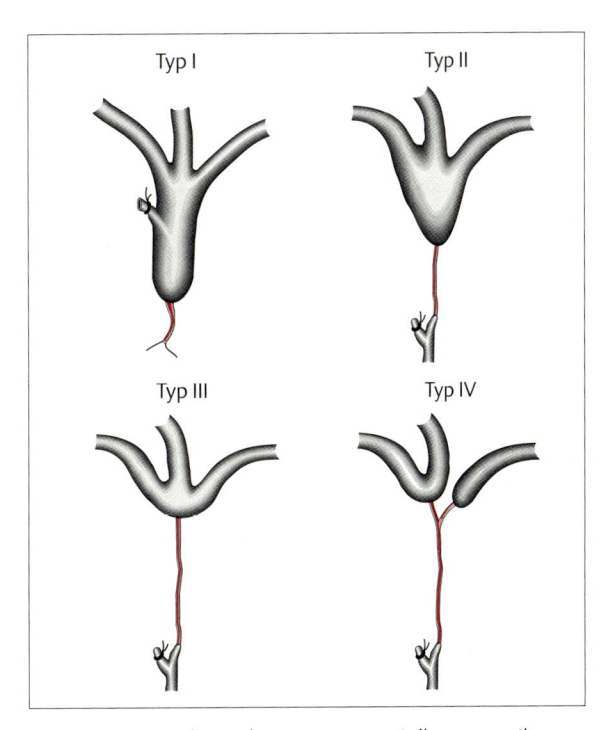

Abb. 25.5 Einteilung der iatrogenen Gallengangstrikturen nach Bismuth und Lazorthes in vier Typen.

Läsionen am extrahepatischen Gallenwegssystem geführt. Gleichzeitig hat sich auch das Muster dieser Läsionen geändert, indem gegenüber der konventionellen Cholezystektomie jetzt ausgeprägte Defektläsionen mit Resektion des Ductus hepatocholedochus über eine Strecke von mehr als 2 cm Länge beobachtet werden (6,7).

Diese Gallenwegsläsionen können gleichfalls in vier Typen eingeteilt werden (7) (Abb. 25.6) (Tab. 25.6), wobei diese Klassifikation den Wandel des Erscheinungsmusters iatrogener Läsionen speziell für den laparoskopischen Eingriff der Cholezystektomie erfaßt.

Tabelle 25.6 Gallenwegsläsionen nach laparoskopischer Cholezystektomie

Typ I: Postoperative Gallefisteln, z. B. Zystikusstumpfinsuffizienz, akzessorische Gallengänge

Typ II: Spätstenosierung des Ductus hepatocholedochus

Typ III: Tangentiale Läsion, unterschieden nach,
– Typ IIIa: mit Kompromittierung der arteriellen Durchblutung
– Typ IIIb: ohne Beeinträchtigung der Durchblutung

Typ IV: Defektläsion, d. h. biliäre Läsionen mit mehr oder weniger langstreckigen Defekten des Ductus hepatocholedochus. Je nachdem, ob das arterielle Gefäßsystem mitbetroffen ist, kann man unterscheiden zwischen
– Typ IVa: Defektläsion mit Kompromittierung der arteriellen Durchblutung
– Typ IVb: Defektläsion ohne Beeinträchtigung der arteriellen Durchblutung

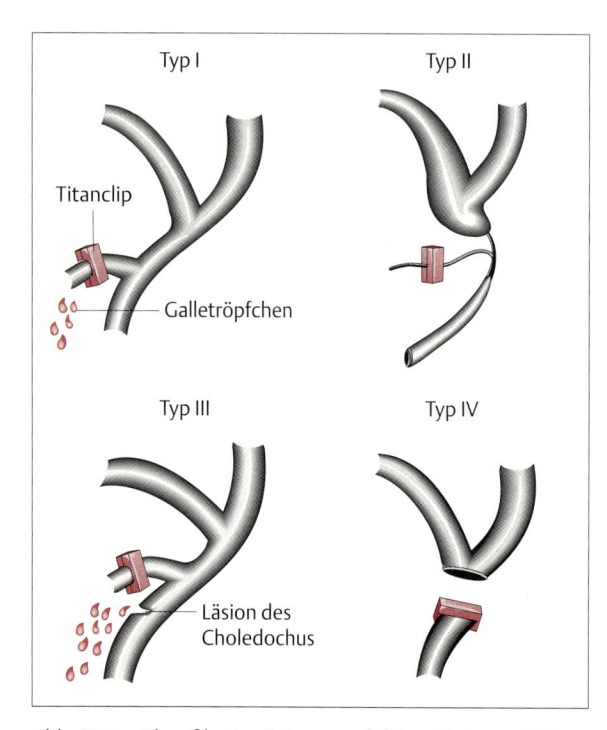

Abb. 25.6 Klassifikation iatrogener biliärer Läsionen infolge laparoskopischer Cholezystektomie (nach Siewert u. Mitarb.).

Operationsindikation

Komplette Durchtrennungen des Ductus hepatocholedochus sollen nach Möglichkeit im Stadium der frischen Verletzung, also im Zuge der Erstoperation chirurgisch versorgt werden. Bei ausgereifter Technik sind hier gute Ergebnisse zu erwarten (3).

Funktionell wirksame Einengungen am extrahepatischen Gallenwegssystem machen wegen der Gefahr einer sekundär biliären Zirrhose in der Regel einen operativen Eingriff erforderlich. Dabei sind besonders Wiederholungseingriffe sorgfältig geplant zu einem günstigen Zeitpunkt vorzunehmen. Diese Planung setzt das verantwortungsbewußte Konsil sowohl des Endoskopikers als auch des Interventionsradiologen voraus. Gegebenenfalls lassen sich septische Komplikationen wie Cholangitis und Abszeß zunächst durch eine endoskopische oder perkutane Therapie wirkungsvoll beherrschen. Endoskopische Dilatationen einer Gallengangsstenose sind in etwa 90% erfolgreich, und der operative Korrektureingriff kann nach einem entsprechenden Intervall zum Zeitpunkt der Wahl vorgenommen werden (2). Diese Vorgehensweise gilt ebenfalls für die erst sekundär diagnostizierten frühen postoperativen Läsionen. Auch hier ist individuell zwischen einem operativen und endoskopischen interventionellen Vorgehen zu entscheiden (3,6).

Techniken und Risiken der Gallenwegsrekonstruktion

Für die chirurgische Therapie einer Gallengangsstenose sind abhängig von der Ausdehnung des Defektes prinzipiell in der angegebenen Rangfolge folgende Verfahren indiziert:

1. Die Choledochusplastik mit Inzision der umschriebenen Stenose und Verschluß des Gallengangs quer zum Verlauf über einem langen Schenkel eines distal oder kranial eingelegten T-Drains.
2. Die Resektion einer kurzstreckigen Stenose bis maximal 2 cm Länge mit spannungsfreier End-zu-End-Choledochocholedochostomie wie unter 1. über einem Schienungsdrain.
3. Die biliodigestive Anastomosierung bei einer langstreckigen Choledochusstriktur.

> Der rekonstruktive Eingriff am ableitenden Gallenwegssystem hat die günstigste Prognose in der Hand des spezialisierten Chirurgen!

Das Verfahren der Wahl bei einer langstreckigen benignen Choledochusstenose ist die biliodigestive Anastomose mit einer 40–60 cm langen rechtslateral retrokolisch zum Leberhilus geführten Jejunumschlinge, die Y-förmig nach Roux ausgeschaltet wird. Doppelläufige Schlingen sind wenig vorteilhaft, da selbst mit Enteroanastomose nach Braun keine völlige funktionelle Ausschaltung gelingt. Diese Anastomosen werden End-zu-Seit in Form der adaptierenden Dreiecksplastik nach Goetze-Gütgemann (Abb. 25.7) oder nach Couinaud-Hepp (Abb. 25.8) einreihig mit feinem Nahtmaterial

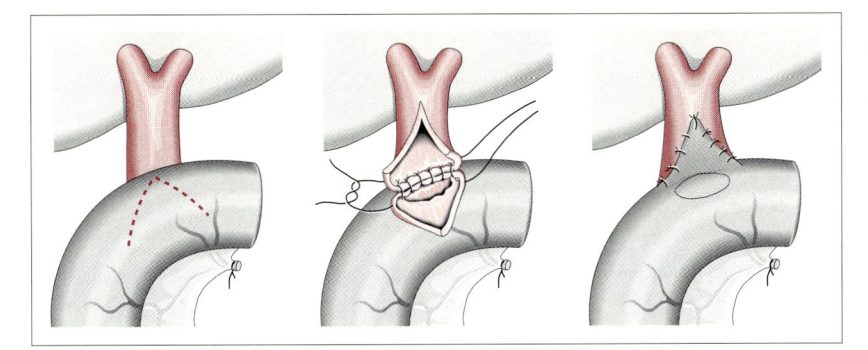

Abb. 25.**7** Hepatikojejunostomie End-zu-Seit in Form der adaptierenden Dreiecksplastik nach Goetze-Gütgemann.

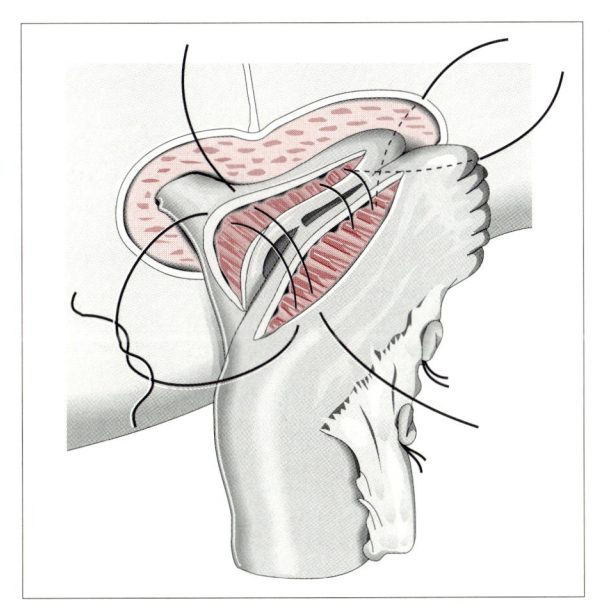

Abb. 25.**8** Hepatikojejunostomie nach Couinaud-Hepp bei Gallengangsläsionen ab Typ III.

Literatur

1 Bismuth, H., F. Lazorthes: Les Traumatismes Operatoires de la Voie Biliaire Principale, Vol. 1. Masson, Paris 1981
2 Born, P., H. Neuhaus: Möglichkeiten der Endoskopie bei Gallenwegsläsionen. Chirurg 65 (1994) 758–765
3 Gebhardt, Ch., P. Meinl: Gallenwegsläsionen bei der offenen Cholezystektomie. Chirurg 65 (1994) 741–747
4 Hess, W.: Nachoperationen an den Gallenwegen. Enke, Stuttgart 1977
5 Hess, W.: Gallenblase und Gallenwege. In Kremer, K., F. Kümmerle, H. Kunz, R. Nissen, H.-W. Schreiber: Intra- und postoperative Zwischenfälle. Thieme, Stuttgart 1985
6 Manger, Th., J. Pertschy, H. Wolff: Iatrogene Gallengangsläsionen nach laparoskopischer Cholezystektomie: Diagnostik, Therapie und Hinweise zur Vermeidung. Minim. Invas. Chir. 2 (1993) 46–52
7 Siewert, J. R., A. Ungeheuer, H. Feussner: Gallenwegsläsionen bei der laparoskopischen Cholezystektomie. Chirurg 65 (1994) 748–757

(monofil, resorbierbar, Stärke 5-0) vorgenommen. Der distale Choledochus wird zur Vermeidung aszendierender Infektionen verschlossen (3).
Das Risiko einer Gallenwegsrekonstruktion liegt in der möglichen Restenosierung der Anastomose, mit der in etwa 20% trotz optimaler chirurgischer Technik zu rechnen ist. Besonders ungünstig ist die Prognose bei einem zentralen Sitz der Stenose und hierdurch induzierter Zirrhose. Die Folgen sind eine sekundär sklerosierende Cholangitis, ein Leberabszeß oder eine chronisch eitrige Cholangitis. Wiederholte Nachoperationen und eine sich ausbildende biliäre Zirrhose verursachen eine Spätsterblichkeit von 20–30% (5). Es versteht sich deshalb von selbst, daß Patienten nach rekonstruktiven Eingriffen an den Gallenwegen einer langjährigen postoperativen ärztlichen Nachsorge bedürfen, die nicht selten über mehr als 10 Jahre hinausgehen muß.

26 Ileus

G. Späth und A. Hirner

Definition

> Unter dem Sammelbegriff „Ileus" wird jedwede akute Störung der Darmpassage verstanden!

Die Abgrenzung eines Ileus zur chronischen Motilitätsstörung ist in Grenzbereichen fließend. Besonders deutlich wird dies am (begrifflich!) graduellen Übergang einer protrahierten intestinalen Atonie nach viszeralchirurgischen Eingriffen in einen Ileus. Das Fehlen einer klaren Definition kommt nicht zuletzt dadurch zum Ausdruck, daß bei zeitlich eher protrahierten Passageproblemen auch vom „chronischen Ileus", bei nicht so gravierendem Ausmaß und oft eine weniger invasive Therapie erfordernden Formen der akuten Passagestörung vom „Subileus" gesprochen wird.

Zahlen über die absolute Häufigkeit des Ileus sind in der Literatur kaum zu finden. Die mittlerweile häufigste Ursache, nämlich die intestinale Obstruktion durch postoperative Adhäsionen (10), kompliziert den Langzeitverlauf von ca. 5% aller Laparotomien (7).

Im chirurgischen Bereitschaftsdienst kommt Ileusproblemen aufgrund ihrer Häufigkeit eine überragende Bedeutung zu. Nach Appendizitis und akuter Cholezystitis sind sie die dritthäufigste Form des „akuten Abdomens", welche notfallmäßig einer operativen Therapie bedarf. Aufgrund der aus der Schädigung des Darmes rasch resultierenden vital bedrohlichen Situation gilt nach wie vor die Regel, daß über einem Ileus ohne Operation oder eindeutige Besserung unter konservativer Therapie „die Sonne weder auf- noch untergehen darf".

Erhebliche diagnostische Probleme – insbesondere unter den Bedingungen des Bereitschaftsdienstes – bereiten die auf die Gesamthäufigkeit aller Ileuszustände bezogen eher seltene Form des oft mit sehr uncharakteristischer Symptomatik einhergehenden vaskulär verursachten Ileus und der hohe Dünndarmileus, welcher aufgrund eines häufig nur diskreten Röntgenbefundes oft erst verzögert als operationsbedürftiges mechanisches Passagehindernis erkannt wird.

Der mit der typischen Klinik von Meteorismus, Stuhlverhalt und/oder Erbrechen sowie einem Röntgenbild mit Spiegelbildungen einhergehende tiefe mechanische Dünndarm- oder Dickdarmileus wird dagegen unabhängig von seiner Ursache meist zeitgerecht operiert.

Im Gegensatz zum mechanischen und vaskulären Ileus ist der funktionelle Ileus prinzipiell einer konservativen Behandlung zuzuführen und muß erst nach Versagen dieser Therapie operiert werden. Er stellt aus diesem Grund im Rahmen des Notdienstes nur selten eine Operationsindikation dar.

Die Akuität und chirurgische Dringlichkeit eines mechanischen Ileus wird einerseits davon beeinflußt, ob eine komplette plötzliche oder eine inkomplette und erst allmählich wirksam werdende Verlegung der Darmpassage vorliegt, andererseits von der „Höhe" des Stopps im Gastrointestinaltrakt und der Länge des „aufstaubaren", dem Hindernis vorgeschalteten Intestinums.

Eine eindeutige Alterspräferenz ist – bezogen auf den Gesamtkomplex „Ileus" – nicht auszumachen, wenn auch das junge Erwachsenenalter eher seltener als die Kindheit und die vorgerückten Altersklassen betroffen ist. Eindeutige Alterspräferenzen bestehen dagegen für die jeweiligen Ileusursachen.

Kausale Pathogenese

Mechanischer Ileus

Drei von vier operationspflichtigen Ileuszuständen haben eine mechanische Ursache (Tab. 26.1), wobei auf die drei häufigsten Komplexe – nämlich Briden/Adhäsionen, Hernieninkarzerationen und Dickdarmtumoren – wiederum 80% aller diesbezüglichen chirurgischen Eingriffe entfallen. Infolge der Zunahme elektiver Laparotomien zeigt die Häufigkeit des Adhäsionsileus weiter eine ansteigende Tendenz, während die Frequenz der Hernieninkarzeration durch die heutzutage großzügige Indika-

Tabelle 26.1 Ursachen des mechanischen Ileus

Ohne Strangulation

Extraintestinale Ursachen:
- Adhäsionen/Briden,
- Hernieninkarzeration,
- Pancreas anulare,
- arteriomesenteriale Duodenalkompression.

In der Darmwand gelegene Ursachen:
- benigne und maligne Neoplasien,
- entzündliche Stenosen (Morbus Crohn, Divertikulitis),
- ischämische und radiogene Stenosen,
- Darmwandeinblutungen.

Im Darmlumen gelegene Ursachen:
- Fremdkörper,
- Gallensteine,
- Bezoare,
- Parasiten (Askariden!),
- Mekonium,
- Atresien.

Mit Strangulation:
- inkarzerierte strangulierte Hernie,
- Volvulus,
- Invagination.

tionsstellung zur elektiven Hernienversorgung rückläufig ist (10).

Wie bereits erwähnt, sind gewisse Alterspräferenzen zu beobachten. So dominieren im **Kindesalter** diejenigen Ileusursachen, bei welchen eine ausgeprägte (evtl. pathologische) Beweglichkeit des Intestinums und/oder des Mesenteriums den jeweiligen Vorgang der mechanischen Verlegung des Darmlumens begünstigt. Der kindliche Ileus stellt einen besonders dringlichen Notfall dar, weil hier häufig eine vaskuläre Strangulation vorliegt.

Im **mittleren Lebensalter** steht der Darmverschluß durch inkarzerierte Hernien und durch Briden bzw. Adhäsionen infolge vorausgegangener intraabdomineller Eingriffe ganz im Vordergrund, wobei keine Korrelation zur Größe des früheren Eingriffs besteht. Bei jeder blanden Appendektomie kann es noch nach Jahren zum Bridenileus kommen.

Im **höheren Lebensalter** dominiert zahlenmäßig der Dickdarmileus aufgrund eines stenosierenden Kolonkarzinoms.

Mechanischer Ileus ohne Strangulation

Beim mechanischen Passagehindernis ohne Strangulation, d. h. ohne primäre zirkulatorische Beeinträchtigung des Mesenteriums oder der Darmwand selbst, liegt die Ursache der Wegsamkeitsverlegung häufig in Abknickungen oder Abschnürungen des Dünndarmlumens durch Briden oder Adhäsionen von Voroperationen. Selbst flächige, nicht umschrieben lumenverlegende Adhäsionen können in Situationen aus anderer Ursache gesteigerter Darmmotilität – z. B. einer banalen Enteritis – regional zu einer derartigen Passageverzögerung führen, daß es zum Vollbild des mechanischen Ileus kommt und eine komplette Adhäsiolyse erforderlich wird.

Meist zu einem hohen Dünndarmileus, seltener zu einem Stopp in Höhe der Ileozäkalklappe, führen im Darmlumen selbst gelegene Hindernisse, wie z. B. Bezoare, Fremdkörper, Parasiten (z. B. Askariden) und aus der Gallenblase in das Intestinum penetrierte Gallensteine. Auch der Mekoniumileus des Neugeborenen gehört in diese Kategorie.

Die wichtigsten Ursachen neoplastischer oder entzündlicher lumenverlegender Darmwandveränderungen sind (meist benigne) Dünndarmtumoren, Kolonkarzinome, Morbus-Crohn-Stenosen und Divertikulitistumoren. Einen wenn immer möglich konservativ zu behandelnden Sonderfall stellen passagebehindernde Einblutungen in die Darmwand bei Hämophilie dar.

Mechanischer Ileus mit Strangulation

Hierbei ist durch die Ileusursache die Durchblutung der Darmwand aufgehoben oder gar der mesenteriale Gefäßstiel mit verlegt.

Das klassische Beispiel für den ersteren Fall ist die inkarzerierte Darmwandhernie Littré-Richter. Diese tritt am häufigsten im Zusammenhang mit Schenkelhernien bei Frauen auf. Es ist oft nur ein münzgroßer Anteil der antimesenterialen Darmwand inkarzeriert und erst das resultierende Darmwandödem führt zum mechanischen Passagehindernis. Kommt es zur Eingeweideinkarzeration in größeren Inguinal- oder Narbenhernien, so werden meist ganze Darmschlingen abgeschnürt (closed loop obstruction), und es ist hierbei aufgrund der rasch entstehenden Gangrän der betroffenen Darmabschnitte meist nur von akademischem Interesse, inwiefern auch die nutritiven Gefäße im Mesenterium okkludiert sind.

> Pathogenetisch ganz im Vordergrund steht die Abschnürung der Gefäßversorgung beim Volvulus und bei der Invagination!

Während der Magenvolvulus (in der organoaxialen Längsrichtung bei paraösophagealer Hernie, ganz selten in der mesenterioaxialen Querrichtung), der reine Dünndarmvolvulus und der Volvulus des Colon transversum allesamt Raritäten darstellen, kommen der Ileozäkal- und der Sigmavolvulus bzw. die Sigmatorsion wesentlich häufiger vor. Voraussetzung ist eine abnorme Beweglichkeit des Mesenterium commune infolge eines Caecum mobile mit unvollständiger embryonaler Fixation von Zäkum und Colon ascendens bzw. ein Sigma elongatum mit langem und lediglich an einer schmalen Wurzel aufgehängtem Mesocolon sigmoideum. Torquiert der Volvulus um mehr als 180 Grad, so kommt es zur mechanischen Abschnürung der betroffenen Darmschlinge. Nähert sich das Torsionsausmaß an 360 Grad, so wird die venöse, später auch die arterielle Zirkulation verlegt, und es kommt rasch zur Darmgangrän.

Die Invagination eines Ileumabschnittes in einen anderen oder in das Colon ascendens, eventuell die Mitinvagination des Zäkums zusammen mit dem terminalen Ileum in das Kolon, ist eine typische Ileusursache des Säuglingsalters. Selten (bei ca. 10%) findet sich als Ursache ein Meckelsches Divertikel, vergrößerte Peyersche Plaques oder Ileozäkallymphknoten. Meist ging jedoch lediglich eine Phase der Hyperperistaltik voraus. Bei der sehr seltenen Invagination jenseits des 2. Lebensjahres stellt meist ein Dünndarmtumor die Ursache dar. Mit zunehmender Länge des Invaginats kommt es zu einer fortschreitenden Strangulation des mitinvaginierten Mesenteriums, und es droht eine Gangrän.

Funktioneller/paralytischer Ileus

Der paralytische oder funktionell-dynamische Ileus (Tab. 26.**2**) ist nahezu immer ein Symptom einer anderen intraabdominellen oder retroperitonealen Erkrankung. Selbst der aus einer protrahierten postoperativen Atonie hervorgehende funktionelle Ileus hat häufig eine intraabdominell-entzündliche Problematik als Ursache, nicht selten eine gedeckte Anastomoseninsuffizienz, einen Schlingenabszeß usw.

Neben entzündlichen Krankheitsbildern bedingen Zustände eines pathologisch gesteigerten Sympathikotonus im Splanchnikusgebiet und metabolisch-toxische Ursachen am häufigsten einen funktionellen Ileus. Ein zu hoher Sympathikotonus wirkt dabei genau so wie ein zu geringer viszeraler Parasympathikotonus lähmend auf die Darmmuskulatur.

Tabelle 26.2   Ursachen des funktionellen Ileus

Entzündliche/septische Ursachen:
- abdominelle entzündliche Krankheitsbilder,
- Peritonitis/intraabdomineller Abszeß,
- Pankreatitis.

Reflektorische Ursachen:
- posttraumatischer/postoperativer Zustand,
- Harnleiter-/Gallenkolik,
- retroperitoneales Hämatom,
- akuter Harnverhalt,
- intraabdominelle Blutung.

Metabolische/toxische Ursachen:
- dekompensierte Obstipation mit Exsikkose,
- Elektrolytentgleisung,
- Pflanzengifte,
- Vincristin-, Morphinileus,
- Phenothiazine, trizyklische Antidepressiva,
- Clonidin.

Entzündliche Ursachen

Bei lokal septischen Herdbefunden wie gedeckten Anastomoseninsuffizienzen, subphrenischen, subhepatischen oder Schlingenabszessen oder gar diffusen Peritonitiden hat die Darmparalyse meist nur Symptomcharakter, obwohl die Passagestörung dabei sehr wohl das letztlich die Diagnostik veranlassende Symptom sein kann.

Neben der verursachenden Entzündung zu einem Problem sui generis wird der dynamische Ileus dagegen gar nicht so selten bei der nekrotisierenden Pankreatitis und im Verlauf einer mit Laparostoma oder Etappenlavage behandelten diffusen Peritonitis.

(Post-)Traumatischer/postoperativer Ileus

Nach abdominalchirurgischen Eingriffen kommt es in Abhängigkeit von der Größe der Operation zu einem vorübergehenden physiologischen Erliegen der gastrointestinalen Transportfunktion. Der Übergang einer „normalen" physiologischen in eine protrahierte Atonie und von dieser wiederum in einen echten funktionellen Ileus ist dabei fließend.

Die einzelnen Abschnitte des Gastrointestinaltrakts verhalten sich hierbei häufig dissoziert voneinander. Typischerweise kommt die Dünndarmmotilität relativ rasch, d.h. 12–48 Stunden postoperativ wieder in Gang. Dies ist auch die rationale Basis für Konzepte der frühpostoperativen enteralen Ernährung über eine Katheterjejunostomie oder über eine nasojejunale Sonde. Die Transportfunktion von Magen und Dickdarm kann dagegen wesentlich länger ausbleiben. Hoher gastraler Reflux und ausbleibende Defäkation über 7–10 Tage sind unter ungünstigen Umständen (z.B. Zustand nach Schock) durchaus keine Seltenheit. Es entspricht zwar allgemeiner chirurgischer Praxis, in dieser Situation bis zum schlußendlichen Erfolg bzw. bis zu einer klaren Operationsindikation intensive konservative Maßnahmen der Darmstimulation durchzuführen (s. Tab. 26.5), es ist jedoch letztlich unklar, ob irgendeine dieser Maßnahmen (über eine adäquate, ggf. intensivmedizinische Therapie hinaus) bei der postoperativen gastrointestinalen Atonie von therapeutischem Nutzen ist oder ob diese Bemühungen lediglich den Spontanverlauf begleiten.

Bei Polytraumatisierten kommt es auch ohne Abdominaltrauma häufig zu erheblichen Problemen mit der Darmpassage, wobei ein Zustand bei oder auch nach einer längeren Phase reduzierter splanchnischer Perfusion infolge manifesten oder larvierten Schocks von pathogenetischer Bedeutung sein kann. Ein zweites wichtiges Moment ist ein gesteigerter Sympathikotonus (wie auch bei der Atonie nach abdominalchirurgischen Eingriffen) aufgrund erheblichen Stresses des Patienten.

Die nach großen Traumen oder ausgedehnten Verbrennungen zu beobachtende Permeabilitätssteigerung der intestinalen Mukosa u.a. für Endotoxine ist dabei zunächst Folge des Traumas selbst. Sie kann jedoch durch die anhaltende Darmatonie unterhalten werden und so selbst zur Verschlimmerung sowohl des Allgemeinzustandes als auch des Ileusbildes beitragen, da die Endotoxinämie im Sinne eines Circulus vitiosus durch Steigerung des mesenterialarteriellen Widerstandes und konsekutive Reduktion der splanchnischen Perfusion den funktionellen Ileus unterhält bzw. verstärkt (12).

Zu einer direkten Reizung der efferenten Sympathikusfasern mit konsekutiver Steigerung der entsprechenden Aktivität führen retroperitoneale Hämatome – geradezu klassisch bei Lendenwirbelfrakturen. Über denselben Mechanismus kommt es zur „Darmlähmung" auch nach retroperitonealen urologischen Eingriffen sowie nach Aorten- und Nebennierenoperationen.

Sonstige Ursachen des funktionellen Ileus

Serumelektrolytstörungen, v.a. die Hypokaliämie, können über eine Beeinträchtigung des Membranpotentials zu einer myogenen Motilitätsstörung führen. Eine Hypokalzämie kann die neuromuskuläre Signalübertragung beeinträchtigen. Auch ein zu niedriger Serumeiweißspiegel reduziert die Peristaltik.

Eine toxische Beeinträchtigung der Darmmotilität wird durch bestimmte Pflanzengifte hervorgerufen, ebenso durch die Überdosierung mancher Medikamente. Die bekanntesten Beispiele sind hier der Heroin- und der Vincristinileus bei zu hoch dosierter Chemotherapie z.B. von Leukosen.

Zu einer reflektorischen Darmparalyse kann der akute Harnverhalt mit massiver Überdehnung der Blase führen.

Primär vaskulärer Ileus (Tab. 26.3)

Mesenterialarterielle Durchblutungsstörung

Die akute mesenterialarterielle Durchblutungsstörung ähnelt – aus der Sicht der Ileuspathogenese betrachtet – dem Bild des Strangulationsileus mit dem Unterschied, daß der venöse Schenkel der Zirkulation zunächst nicht betroffen ist und der Grund der Zirkulationsstörung innerhalb der Gefäße liegt und nicht durch Kompression derselben von außen verursacht wird.

Während bei der sehr viel häufigeren Mesenterialarterienembolie der Verschluß durch Verschleppung von

Tabelle 26.3 Ursachen des vaskulären Ileus

Arterielle Ursachen:
– mesenteriale Embolie,
– Mesenterialarterienthrombose.

Venöse Ursachen:
– Mesenterialvenenthrombose,
– Pfortaderthrombose mit akuter portaler Hypertension.

Nonokklusive Ursachen:
– Zustand bei oder nach Schock.

Gerinnselmaterial – meist aus dem linken Vorhof – in ein mehr oder weniger unverändertes Mesenterialgefäß erfolgt, betrifft die Mesenterialarterienthrombose meist arteriosklerotisch vorgeschädigte Stromgebiete.
Die Darmparalyse stellt bei der Unterbrechung der arteriellen Strombahn das Stadium des Funktionsverlustes dar, dem ohne kausale Therapie die Nekrobiose folgt. Im Gegensatz dazu äußert sich die chronische mesenterialvaskuläre Insuffizienz eher durch postprandiale kolikartige Beschwerden (Angina abdominalis).

Venöser Mesenterialinfarkt

Der venöse Mesenterialinfarkt ist meist verursacht durch die Kombination einer relativen Hypovolämie und einer Hyperkoagulabilität, wie sie bei myeoloproliferativen Erkrankungen vorkommt. Da es bei der venösen Okklusion zu einem ganz allmählichen Erliegen der intestinalen Trophik durch Rückstau bis ins Kapillargebiet kommt, weist der venöse Mesenterialinfarkt eine sich typischerweise über ca. 48 Stunden hinziehende schleichende Entwicklung der Symptomatik auf.

Nonokklusive mesenteriale Ischämie

Zur nonokklusiven mesenterialen Ischämie kommt es im Rahmen der sympathikoadrenergen Kreislaufzentralisation in und nach Schockzuständen mit je nach Schockausmaß extremer Minderperfusion der splanchnischen Strombahn (2). Die Thrombosierung der mikrovaskulären Endstrombahn führt dabei trotz nicht verschlossener Makrogefäße zum irreversiblen Verlust der intestinalen Transportfunktion und des Darmwandtonus, später dann zur Durchwanderungsperitonitis und Gangrän der betroffenen Darmabschnitte.

Formale Pathogenese

Die Entwicklung eines Ileus ist gekennzeichnet durch zunächst im Bereich von Darmwand und Inhalt des passagegestörten Darmabschnittes ablaufende Veränderungen. Unkorrigiert verursachen die lokalen und systemischen Auswirkungen dieser Störungen schließlich jedoch zunächst reversible, später irreversible Schädigungen sowohl der Darmwand als auch des Gesamtorganismus.

Lokale Auswirkungen auf den Darm

> Unabhängig von der Ursache kommt es letztlich beim Ileus immer zu einer zunehmenden Darmdistension!

Bei den mechanischen Ileusformen tritt eine Darmdistension in erheblichem Ausmaß jedoch erst dann auf, wenn im fortgeschrittenen Stadium diese Ileusform schrittweise in eine Paralyse übergeht.
Beim mechanischen Ileus kommt es zunächst zu einer Zunahme der prästenotischen peristaltischen Aktivität, ohne daß der Innendruck wesentlich ansteigt (9). Die Stase des Darminhaltes führt vor allem beim Dünndarmileus zu einer exponentiellen Vermehrung der luminalen Mikroorganismen, insbesondere der endotoxinbildenden gramnegativen Enterobakterien (13). Bereits innerhalb von 6–48 Stunden werden maximale Keimzahlen erreicht, deren Endo- und Exotoxine in der Darmwand die Kaskade der Entzündungsmediatoren triggern. Insbesondere Histamin, Serotonin und die Prostaglandine führen zu einer Vasodilatation und Steigerung der intestinalen Mikrozirkulation, welche zu einem Darmwandödem und zu einer ausgeprägten Sekretionssteigerung der Mukosa führt.

> Die Flüssigkeitsverluste in das Darmlumen und in die Darmwand können bereits in dieser Phase des Ileusgeschehens mehrere Liter betragen: Bei einer ödematösen Schwellung der eine Gesamtoberfläche von 2 m^2 aufweisenden intestinalen Mukosa von nur 2 mm macht dies bereits 4 l aus!

Flüssigkeitssequestration, mikrobielle Gasbildung, Toxine und Metabolite führen schließlich zu einer Erschlaffung der Darmwandmuskulatur und konsekutiv zu einer ausgeprägten Überdehnung, welche im Extremfall bis zur Perforation gehen kann. Erst in diesem Stadium der Ileuspathogenese kommt es zu einer Verminderung der Darmwandperfusion (mit Ausnahme solcher Ileusformen, welche bereits primär mit einer Makro- oder Mikrogefäßokklusion einhergehen).

Systemische Auswirkungen

Aufgrund der Flüssigkeitssequestration in Darmwand und -lumen kommt es zu einer mehr oder weniger ausgeprägten Hypovolämie, häufig mit Elektrolytimbalanz in Form der Hypokaliämie.
Den Übergang vom „Ileus" in die „Ileuskrankheit" markiert das Versagen der Darmschleimhautbarriere mit Übertritt zunehmender Mengen von Keimen und v.a. von Endotoxin aus dem Darmlumen in das portalvenöse Gefäßsystem. Endotoxin führt zu einer ein systemisches Inflammationssyndrom hervorrufenden ausgeprägten Aktivierung von Mediatoren, Makrophagen, Granulozyten und Endothelzellen. Zunächst kann Endotoxin noch im RES der Leber eliminiert werden, nach dessen Erschöpfung kommt es zum Übertritt in den großen Kreislauf mit den septisch-toxischen Auswirkungen insbesondere auf Zirkulation, Herz, Lunge und Niere. Hierzu

gehört auch die Reduktion der splanchnischen Perfusion durch Erhöhung des mesenterialvaskulären Widerstands mit deletären Folgen, nämlich Verschlimmerung auch des Ileusbildes im Sinne eines Circulus vitiosus.
Zunehmende Darmdistension und lokale Wirkung von Exo- und Endotoxinen der bis zu millionenfach vermehrten Darmkeime im Verein mit zunehmend gedrosselter mesenterialer Perfusion führt schließlich auch beim mechanischen Ileus ohne Strangulation und beim fortgeschrittenen funktionellen Ileus zur Darmgangrän.

> Darmdistension, Versagen der Darmschleimhautbarriere, Keimübertritt und Flüssigkeitssequestration sind die wichtigsten Ileusfolgen, die therapiert werden müssen!

Symptome

Die Symptome, welche ein Patient mit Ileus bietet, können je nach Genese und – im Falle des mechanischen Ileus – Lokalisation des Hindernisses sehr unterschiedlich ausgeprägt sein (Tab. 26.4). Keinesfalls liegen immer alle vier Leitsymptome des Darmverschlusses vor, nämlich
- Meteorismus,
- Stuhl- und Windverhalt,
- Schmerz,
- Erbrechen.

Hoher Dünndarmileus

Beim hohen Dünndarmileus stehen große Flüssigkeitsverluste durch Erbrechen von galligem bis bräunlichem Magen- und Dünndarmsekret, meist in Verbindung mit krampfartigen Bauchschmerzen, ganz im Vordergrund. Im Gegensatz zur funktionellen oder organischen Magenausgangsstenose wird nicht nur Magensaft erbrochen, sondern es ist immer Galle beigemengt. Aufgrund dieser Gegebenheit kann im Säuglingsalter rein klinisch zwischen einer hypertrophen Pylorusstenose und einer Duodenalkompression unterschieden werden. Wegen der kurzen vorgeschalteten Strecke des Gastrointestinaltrakts aboral des Magens kann Meteorismus völlig fehlen.

> Folge der hohen peroralen Flüssigkeitsverluste beim hohen Dünndarmileus sind Hypovolämie, metabolische Alkalose und Hypokaliämie!

Tiefer Dünndarmileus

Beim mechanischen Stopp in tieferen Dünndarmabschnitten kommt es zu krampfartigen Bauchschmerzen aufgrund der Spasmen der gegen das Hindernis anarbeitenden glatten Muskulatur. Erbrechen kann reflektorisch (bei der akuten kompletten Verlegung des Darmlumens) oder als Überlauferbrechen auftreten, letzteres in Verbindung mit einem je nach „Tiefe" des Ileus mehr oder weniger ausgeprägten Meteorismus, gar nicht so selten auch mit Singultus einhergehend.
Klagt der Patient unabhängig von intermittierenden Kolikschmerzen über einen erheblichen Dauerschmerz, so liegt mit hoher Wahrscheinlichkeit ein Strangulationsileus vor.

> Auch beim kompletten Dünndarmstopp kann es noch spontan oder auf rektale Stimulationsmaßnahmen hin zur Defäkation kommen, wodurch man sich nicht von der dringlichen chirurgischen Behandlungsnotwendigkeit ablenken lassen darf!

Dickdarmileus

Beim Dickdarmileus ist der Beginn des Krankheitsbildes eher schleichend und geht meist allmählich aus einer Phase der vermeintlichen Obstipation in einen anhaltenden Stuhl- und Windverhalt über, während es zum Erbrechen erst im späteren Verlauf kommt. Auch ein ausgeprägter Meteorismus entwickelt sich erst, wenn die zunächst kompetente Ileozäkalklappe nach Aufstau und Überdehnung des rechten Kolons inkompetent wird und sich dann Darminhalt und Gas distendierend im Dünndarm aufstaut. Kompetenz oder Inkompetenz der Bauhinschen Klappe sind interindividuell nicht mit dem Ausmaß der Kolondistension korreliert. Es kann sowohl zu einer immensen Zäkumdilatation bis hin zur Ruptur bei immer noch kompetenter Klappe kommen als auch zum Durchstau in den Dünndarm infolge Klappeninkompetenz bereits bei mäßiggradiger Kolondilatation.

> Anhaltender Stuhl- und Windverhalt sind das Kardinalsymptom des tiefen Dickdarmileus!

Funktioneller Ileus

Beim dynamischen Ileus steht – abgesehen von der postoperativen und posttraumatischen Situation – auch hinsichtlich der Symptomatik meist das verursachende Pro-

Tabelle 26.4 Klinik des mechanischen Ileus in Abhängigkeit von der Verschlußlokalisation

	Hoher Dünndarmileus	Tiefer Dünndarmileus	Dickdarmileus
Kolikschmerzen	gering	ausgeprägt	erst im Spätstadium
Erbrechen	häufig und voluminös	längere Intervalle	erst im Spätstadium mit langen Intervallen
Peristaltik	normal	gesteigert und hochgestellt	gesteigert
Meteorismus	fehlt, evtl. in Spätphase	ausgeprägt	ausgeprägt

blem im Vordergrund, welches mit einem „akuten Abdomen" einhergeht. Die Primärerkrankung beherrscht dabei das Gesamtbild so sehr, daß der Patient zwar meist zu einem Zeitpunkt in chirurgische Behandlung kommt, zu dem zwar die Darmmotilität schon deutlich reduziert bis erloschen ist, ein wesentlicher Meteorismus sich jedoch aufgrund der Akuität der Schmerzsituation und der relativ kurzen Anamnese noch nicht entwickelt hat. Es kann jedoch, vor allem bei iatrogener oder vom Patienten zu vertretender Verschleppung die Ileussymptomatik so im Vordergrund stehen, daß der zugrundeliegende Primärprozeß zunächst übersehen wird.

Ein erheblicher Dauerschmerz beim paralytischen Ileus, vor allem solange noch keine erhebliche Bauchdeckendistension zu beobachten ist, ist hochverdächtig auf eine vaskuläre Genese.

Bei der protrahierten postoperativen Atonie steht dagegen der Meteorismus ganz im Vordergrund und kann ein Ausmaß erreichen, welches einen derartigen Zwerchfellhochstand bedingt, daß die Ventilation erheblich beeinträchtigt wird, ja sogar daß beim mechanisch beatmeten Patienten der (zu) hohe Beatmungsdruck zum chirurgischen Eingreifen zwingt.

Diagnostik

Anamnese

Neben der Erfassung der zeitlichen Dynamik der Entwicklung der Symptome kommt der Befragung des Patienten nach Voroperationen und Hernienproblemen wegen der großen Häufigkeit von Adhäsions-/Brideniileus und Brucheinklemmungen eine besondere Bedeutung zu.

Bei alten Menschen muß eine gezielte Stuhlanamnese erhoben werden. Hierbei ergeben sich häufig Hinweise auf einen Kolontumor (klassisch: Wechsel zwischen Verstopfung und paradoxen Durchfällen) oder eine chronische Koprostase. Dasselbe gilt für die regelmäßige Einnahme von Medikamenten. Insbesondere Neuroleptika, allen voran das Atosil, welches geriatrischen Patienten mit zerebralsklerotischen Verwirrtheitszuständen häufig verordnet wird, haben eine ausgesprochen dämpfende Wirkung auf die Darmmotilität. Liegt zusätzlich eine Gastroenteritis mit Exsikkose aufgrund nennenswerter Flüssigkeitsverluste nach außen und in den Dünndarm vor, so kann die Impaktierung eingedickten Stuhls im Kolon bei gleichzeitig vermehrter Dünndarmfüllung zum Vollbild des mechanischen Ileus führen.

Klinischer Befund und körperliche Untersuchung

Spätestens bei der Inspektion müssen abdominelle Narben erfaßt und hinsichtlich ihrer Genese (Voroperationen) hinterfragt werden. Eine das gesamte Abdomen betreffende bzw. im Falle des hohen Dünndarmileus auf einen Quadranten beschränkte meteoristische Auftreibung ist leicht zu erfassen. Operationsnarben müssen in ganzer Länge palpiert werden, um nicht eine inkarzerierte Narbenhernie als Ursache der mechanischen Passageverlegung zu übersehen. Aus demselben Grund sind die inguinalen und femoralen Bruchpforten abzutasten.

Durchaus nicht allen Patienten ist bekannt, daß sie eine Hernie haben. Vor allem bei der Schenkelhernie bei Frauen kann die partielle Wandinkarzeration (Littré-Richter) durchaus die Erstmanifestation des Bruches darstellen! Neben dem Meteorismus mit zu perkutierender Tympanie und dem Erbrechen sind beim Darmverschluß charakteristische Auskultationsbefunde zu erheben. Diese bestehen beim mechanischen Ileus in hochgestellten, metallisch klingenden und quantitativ zunächst gesteigerten Darmgeräuschen. Allmählich treten im Sinne der Erschöpfung längere Intervalle zwischen den einzelnen Wellen der Peristaltik ein. Bei noch nicht kompletter Verlegung des Lumens sind Durchspritz- und Preßstahlgeräusche zu auskultieren.

Bei manchen postoperativ häufiger zu beobachtenden Ileusformen mit mechanischer (z. B. durch flächige Adhäsionen) und atonischer Komponente oder nach weitgehender Erlahmung der Peristaltik im protrahierten mechanischen Ileus sind plätschernde Geräusche zu auskultieren.

Beim Vollbild des dynamischen Ileus fehlt dagegen die Peristaltik ganz. Es herrscht „Totenstille", und es ist lediglich der Aortenpuls zu hören.

Unabdingbar ist eine rektal-digitale Untersuchung, welche im Falle eines Karzinoms im unteren Drittel des Rektums die Ileusursache unmittelbar erkennen läßt. Daneben läßt sich eine Koprostase anhand in der Ampulle tastbarer eingedickter Fäzes vermuten bzw. sollte diese vor Stellung einer Operationsindikation dann ausgeschlossen werden.

> Nicht unterlassen werden darf die Palpation und eventuelle Perkussion der Harnblase. Durch Entleerung einer massiv überdehnten Harnblase mittels Katheterismus ist schon mancher Ileus erfolgreich behandelt worden!

Apparative Untersuchungen

Röntgendiagnostik

Abdomenleeraufnahme

Das wichtigste diagnostische Hilfsmittel neben der körperlichen Untersuchung stellt die Abdomenübersichts-Röntgenleeraufnahme im Stehen, eventuell auch in Linksseitenlagerung, dar. Hierbei gilt das Hauptaugenmerk der Darmgasverteilung und der Erfassung von Spiegelbildungen an den Grenzflächen zwischen intraintestinaler Flüssigkeit und Gas (Abb. 26.1). Solche Spiegelbildungen sind auf jeden Fall pathologisch, kommen jedoch auch beim „Subileus" vor.

Bei noch größeren lokal-luminalen Gasansammlungen kommen röntgenologisch „stehende" Darmschlingen zur Darstellung (Abb. 26.1).

> Die Ileusdiagnose sollte nie anhand eines Röntgenbildes allein ohne entsprechende klinische Befunde gestellt werden!

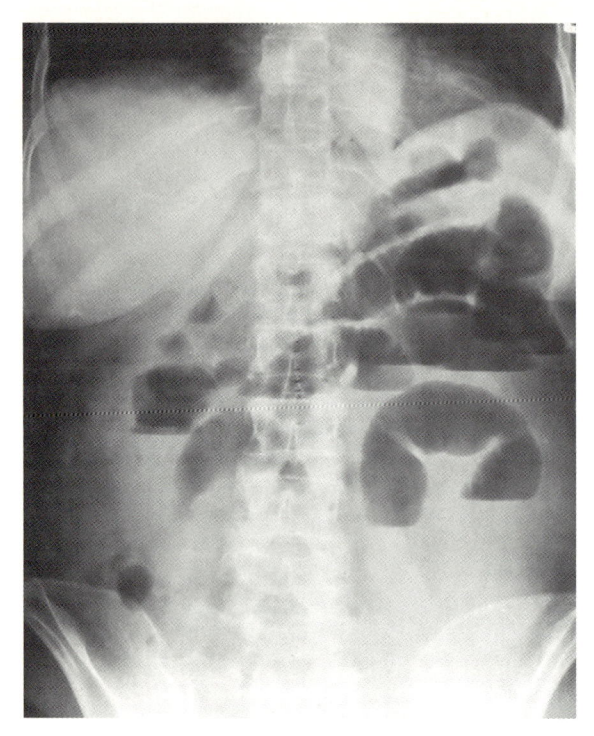

Abb. 26.1 Dünndarmileus mit Spiegelbildungen im Oberbauch und „stehenden" Dünndarmschlingen in der Abdomenleeraufnahme.

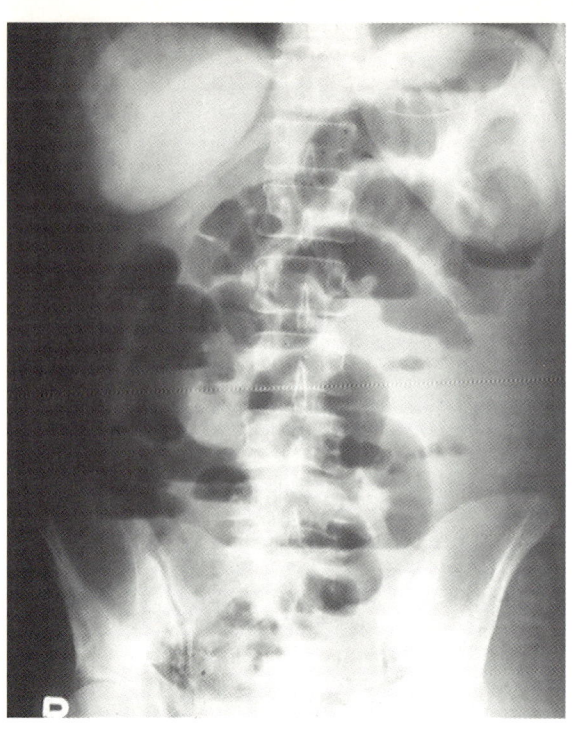

Abb. 26.2a Tiefer Dünndarmmileus: Dünndarmspiegel über das ganze Abdomen verteilt.

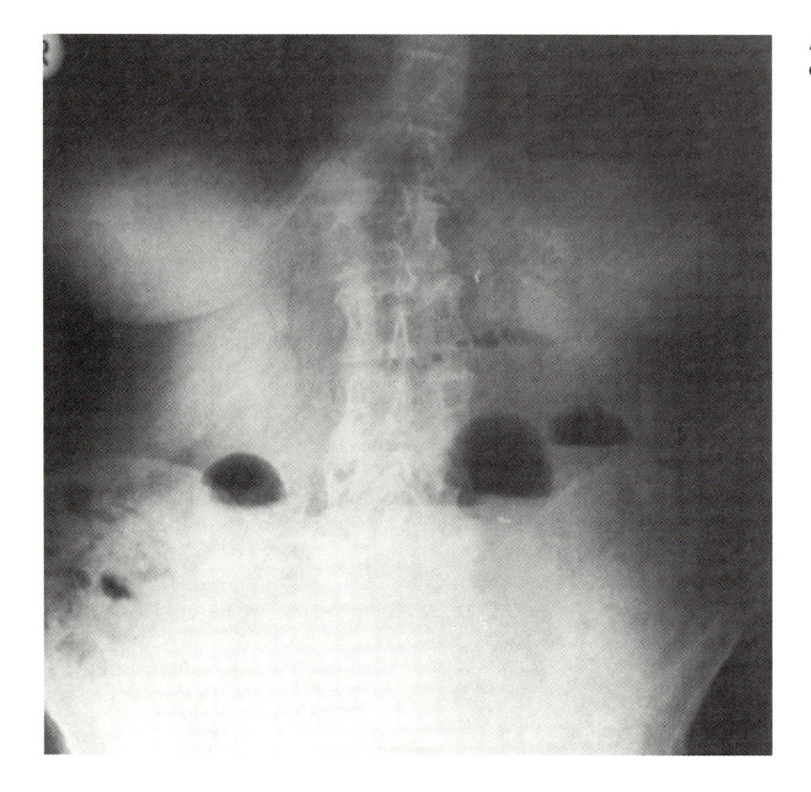

Abb. 26.2b Kompletter hoher Dünndarmmileus: lediglich drei Spiegel!

Anhand der Verteilung und Konfiguration von Spiegeln kann beim mechanischen Ileus näherungsweise das Passagehindernis lokalisiert werden; so lassen sich vom Erfahrenen Dünndarm- und Dickdarmspiegel gut unterscheiden, und aus Zahl und Gruppierung von Dünndarmspiegeln kann auch die „Höhe" eines Dünndarmileus abgeschätzt werden (Abb. 26.**2a**). Einen Fallstrick stellt hier evtl. der hohe Dünndarmileus dar, bei welchem durchaus nur ein oder zwei Spiegel, ja sogar gar kein Spiegel zur Darstellung kommen kann, obwohl ein kompletter Stopp mit einer klaren und dringlichen Operationsindikation vorliegt (Abb. 26.**2b**).

Anhand der an der Röntgenleeraufnahme ausmeßbaren Weite der Darmschlingen sowie an der noch nachweisbaren oder bereits fehlenden Schleimhautzeichnung (als Zeichen der Ischämie) ist eine Abschätzung des Stadiums der Erkrankung insbesondere beim primären mechanischen Ileus möglich. Bei der massiven Kolonüberblähung – z. B. bei der postoperativen Pseudoobstruktion im Rahmen der ausgeprägten Atonie – besteht dann akute Rupturgefahr des Zäkums, wenn der Lumendurchmesser mehr als 11 – 12 cm beträgt. Ein Alarmzeichen im Hinblick auf eine bereits perforationsgefährdete Gangrän stellen Gaseinschlüsse in der Darmwand in Verbindung mit einem Ileusbild dar (Abb. 26.**3**).

Insbesondere wenn dem Ileus eine Phase rechtsseitiger Oberbauchschmerzen vorausging, muß auch gezielt auf ein positives Luftcholangiogramm geachtet werden (Abb. 26.**4**), welches eine unnatürliche Verbindung zwischen Darmlumen und Gallenwegen beweist und pathognomonisch für einen Gallensteinileus ist, sofern nicht zu einem früheren Zeitpunkt eine biliodigestive Anastomose oder eine komplette Choledochosphinkterotomie auf endoskopischem Wege vorgenommen wurde.

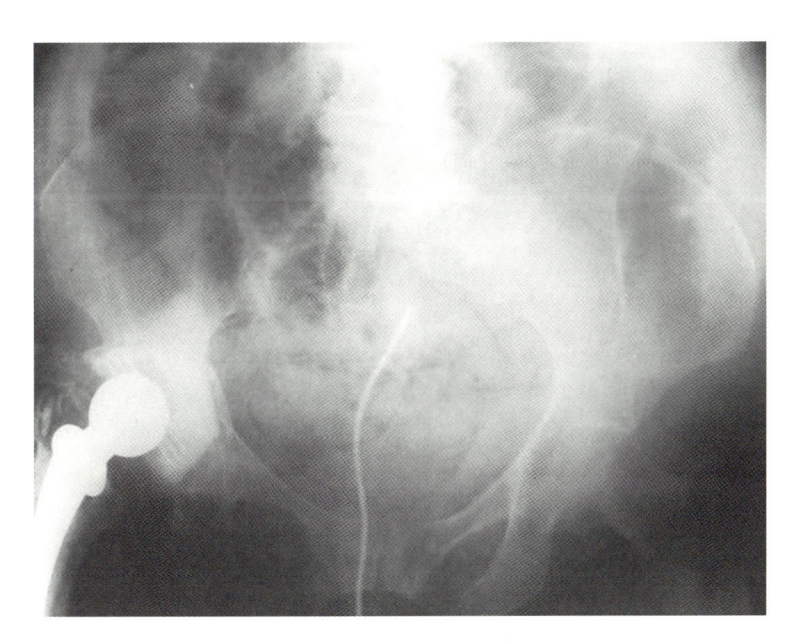

Abb. 26.3 Feinstblasige (sehr leicht zu übersehende!) Gaseinschlüsse in der Zökalwand als Zeichen der Gangrän bei Pseudoobstruktion des Kolons nach Implantation einer Hüftgelenkstotalendoprothese rechts.

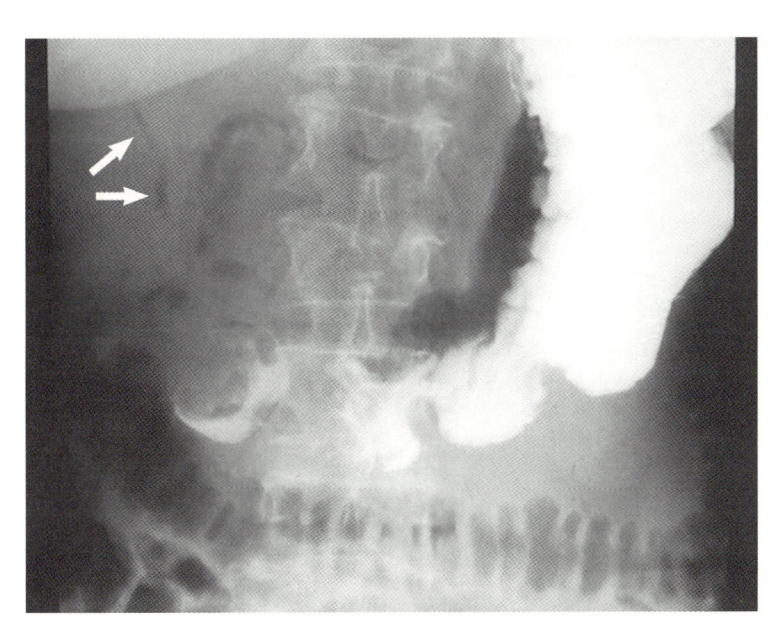

Abb. 26.4 Dünndarmileus mit komplettem Stopp des oral verabreichten Gastrografins im Duodenum und mit positivem Luftcholangiogramm (Pfeilmarkierung), pathognomonisch für den Gallensteinileus.

Spezialuntersuchungen

In unklaren Situationen kann mit diagnostischer und gegebenenfalls therapeutischer Intention zur Untersuchung des Magen-Darm-Trakts **Gastrografin** eingesetzt werden, wobei sich im Falle des vermuteten bzw. auszuschließenden Dünndarmhindernisses die orale (Abb. 26.**4**) bzw. gastrale Passage über eine ohnehin einliegende Magensonde, im Falle des Kolonproblems der Gastrografineinlauf empfiehlt.

Im positiven Fall kann hiermit ein Stopp bei der retrograden Applikation nachgewiesen und oft sogar hinsichtlich seiner Genese beurteilt werden. Bei der Passage ist dagegen aufgrund der beim aboralwärtigen Transport zunehmenden Verdünnung des Kontrastmittels häufig nicht zwischen einem mechanischen Stopp und einer Paralyse zu unterscheiden. Ein Dünndarmstopp kann ausgeschlossen werden, wenn sich das Kontrastmittel nach 2 Stunden im Kolon nachweisen läßt (6).

Im negativen Fall führen Gastrografinpassage und -einlauf (bei der Koprostase im Kolon) zur Besserung oder gar Beseitigung des Problems durch den therapeutischen Erfolg der nachfolgenden osmotisch ausgelösten Defäkation.

Der Verdacht auf einen arteriellen Mesenterialinfarkt kann durch eine **Angiographie** abgeklärt werden.

> Da das Angiogramm im Falle der venösen oder nonokklusiven Genese eines Mesenterialinfarkts in der Regel unauffällig ist und eine falsche Sicherheit vortäuschen kann, sollte beim begründeten Verdacht auf eine intestinale Durchblutungsstörung lieber laparotomiert statt angiographiert werden!

Sonographie

Die Ultraschalluntersuchung, welche sich in der Diagnostik des Abdomens einen festen Platz erobert hat, leistet auch beim Ileus gute Dienste. Insbesondere der Nachweis von Pendelperistaltik (in der dynamischen Realtime-Untersuchung) und von verdickten Darmschlingen als Ausdruck des Wandödems ist mittlerweile eine Domäne der Sonographie und hat vielerorts die Gastrografinuntersuchungen bereits deutlich in den Hintergrund gedrängt (11).

Laboruntersuchung

> Zur Diagnostik des Ileus tragen Laboruntersuchungen nicht bei, zur Operationsvorbereitung sind sie jedoch dringend erforderlich!

Am Hämatokritwert kann der intravasale Flüssigkeitsverlust abgeschätzt und in einer kurzen intensiven Vorbereitungsphase zumindest teilweise ersetzt werden. Dies ist dann besonders geboten, wenn gleichzeitig ein Elektrolytersatz bei Hypokaliämie und Alkalose erforderlich ist.

Zum Nachweis bzw. Ausschluß einer intestinalen Durchblutungsstörung wird immer wieder die Messung des Serumlactatspiegels empfohlen. Hiervor kann nicht entschieden genug gewarnt werden: Das beim umschriebenen Mesenterialinfarkt anfallende Lactat wird von einer gesunden Leber lange Zeit (bis zum Fortschreiten der systemischen „Ileuskrankheit") so gut verstoffwechselt, daß im Systemkreislauf keine erhöhten Werte gemessen werden können. Auf der anderen Seite ist bei akut oder chronisch eingeschränkter Leberfunktion eine mäßige Erhöhung des Serumlactats fast regelhaft nachzuweisen.

Therapie

Erstmaßnahmen

Zur Entlastung des Magens ist beim Ileus – nicht nur bei anamnestisch angegebenem oder manifestem Erbrechen – die Einlage einer **nasogastralen Sonde** mit einem nicht zu dünnen Lumen grundsätzlich indiziert. Die Beurteilung des abfließenden bzw. abzusaugenden Mageninhaltes läßt bereits Rückschlüsse auf die Lokalisation eines eventuellen Hindernisses zu. Entleert sich lediglich galliger Magensaft, so sind weitere Diagnostik- bzw. konservative Therapiemaßnahmen zulässig, fallweise sogar angezeigt. Läßt sich dagegen aus dem Magen Darminhalt (Dünndarmstuhl, im Fachjargon auch als „Miserere" bezeichnet) absaugen, so sollte im Falle eines mechanischen Ileus der operative Eingriff nicht verzögert werden. Aus der Intensität des nach einmaliger Entleerung des Magens weiter anhaltenden Refluxes kann das partielle bzw. komplette Erliegen der Peristaltik abgelesen werden.

Volumenmangel und Elektrolytentgleisung sollten rasch behoben werden und vor Durchführung einer dringlichen Operation zumindest tendenziell gebessert sein. Liegt bei Aufnahme in die Klinik bereits ein ausgeprägter intravasaler Volumenmangel vor (Schockindex!), so gehört auch die Einlage eines **Harnblasenkatheters** zu den unabdingbaren Erstmaßnahmen, um die aktuelle Diurese zu erfassen und ggf. den Effekt des Flüssigkeitsersatzes auch auf die Nierenfunktion überwachen zu können.

Differentialtherapeutische Abwägung und konservative Ileustherapie

Vor allem in der postoperativen Situation kommen neben der protrahierten und dekompensierenden Atonie immer auch mechanische Ursachen durch Abknickung von Dünndarmschlingen in Betracht. Die Abgrenzung eines postoperativen inkompletten mechanischen von einem funktionellen Ileus kann schwierig und manchmal erst im Verlauf möglich sein. Maßnahmen der konservativen Ileusbehandlung werden in dieser Situation diagnostisch und zugleich therapeutisch eingesetzt. Einen Überblick über die zur konservativen Ileusbehandlung am häufigsten eingesetzten Substanzen und deren Dosierung gibt Tab. 26.**5**. Gar nicht so selten gelingt die definitive Zuordnung erst intraoperativ.

Luminale Stimulation

Die unterschiedlichen zu diesem Zwecke eingesetzten Mittel wirken zum einen über das Setzen von Dehnungs-

Tabelle 26.5   Medikamentöse Ileustherapie

Peristaltika/Prokinetika

Neostigmin (Prostigmin)	0,5 – 1,5 mg als Kurz- oder Dauerinfusion bis zu maximal 4mal/Tag
Distigmin (Ubretid)	0,5 mg als Kurzinfusion
Ceruletid (Takus)	40 µg als Infusion bis zu 3mal/Tag
Cisaprid (Alimix, Propulsin)	5 – 10 mg oral/per Magensonde, 3mal/Tag
Panthenol (Bepanthen)	500 – 1000 mg, 3 – 4mal/Tag als Dauerinfusion
Metoclopramid (Paspertin)	10 – 20 mg bis zu 3mal/Tag als Infusion
Erythromycin	500 mg oral/per Magensonde, 4mal/Tag

Sympathikolyse

Chlorpromazin (Megaphen)	1 mg/kg KG als Kurzinfusion
Periduralkatheter, beschickt mit Lokalanästhetika als Bolus oder kontinuierlich mittels Perfusor	

reizen, welche durch reflektorische Auslösung kontraktiler Motilität die Passage anregen sollen – den zeitlich direktesten Zusammenhang stellt der Defäkationsreflex bei Dehnung der Rektumampulle durch ein Klysma dar –, zum anderen auf ihrem osmotisch laxierenden Effekt. Hierher gehört auch das wasserlösliche Kontrastmittel Gastrografin, welches neben seiner passagestimulierenden (therapeutischen) Wirkung den Vorteil aufweist, in diagnostischer Absicht Passagehindernisse röntgenologisch lokalisieren zu helfen.

Prokinetikagabe

Am längsten schon therapeutisch genutzt werden in dieser Eigenschaft indirekt wirkende Parasympathomimetika, allen voran das Neostigmin (Prostigmin), mancherorts auch das Distigmin (Ubretid). Als reversible Hemmer der Cholinesterase führen sie zu einer Anreicherung von Acetylcholin an den entsprechenden Rezeptoren der glatten Muskulatur und damit zu einer Anregung der Darmmotilität. Probleme bereiten können hier die pulmonalen Nebenwirkungen, wobei der bronchospasmogene Effekt besonders bei Patienten mit entsprechenden Vorerkrankungen vermieden werden sollte. Alternativ kann Ceruletid (Takus) angewandt werden, ein mittlerweile synthetisch hergestelltes mit gastropankreatischen Polypeptidhormonen verwandtes Dekapeptid aus der Haut eines australischen Frosches, welches durch Steigerung der Acetylcholinfreisetzung stimulierend auf Gallenblase, Pankreas und Intestinum wirkt. Die Anwendung dieser Substanz ist bei Pankreatitiden und nach Pankreasresektionen problematisch, da sie auch die exokrine Pankreassekretion steigert; im Gegensatz zu den Cholinesterasehemmern treten dagegen keine nennenswerten pulmonalen Nebenwirkungen auf.
Ein relativ neu verfügbares Prokinetikum ist Cisaprid (Alimix, Propulsin), welches auf den gesamten Gastrointestinaltrakt motilitätssteigernd wirkt und vor allem bei im Vordergrund stehender funktioneller Magenentleerungsstörung zum Einsatz kommt.
In vielen Institutionen werden nach großen abdominal-chirurgischen Eingriffen postoperativ routinemäßig parenteral auch Panthenol (Bepanthen) und Metoclopramid (Paspertin) zur Stimulation propulsiver Darmperistaltik eingesetzt.
In Chirurgenkreisen noch weitgehend unbekannt ist die Wirkung des Antibiotikums Erythromycin als Motilinagonist, eine promotorische Aktivität, über deren positive Beeinflussung der Kolonmotilität insbesondere beim Ogilvie-Syndrom sich immer mehr Mitteilungen im Schrifttum finden (1).

Sympathikolyse

Da der dynamische Ileus – besonders postoperativ und posttraumatisch – weniger auf einem zu niedrigen Parasympathikotonus als auf einer zu hohen sympathikotonen Aktivität beruht, stellt die Sympathikolyse einen rational gut begründeten Therapieansatz bei der protrahierten Atonie dar.
In Frage kommen hierfür sympathikolytisch wirksame Substanzen, wobei in der Praxis diejenigen Phenothiazinneuroleptika zum Einsatz kommen, welche eine ausgeprägte α-sympathikolytische Wirkung aufweisen. Seit Triflupromazin nicht mehr zur Verfügung steht, ist hier in erster Linie das Chlorpromazin (Megaphen) zu nennen. Dihydroergotamin wird aufgrund seiner vaskulären Nebenwirkungen nicht mehr eingesetzt.
Ebenfalls gut wirksam im Sinne der sympathikolytisch vermittelten Motilitätssteigerung sind über einen entsprechenden Katheter peridural applizierte Lokalanästhetika. Dieses Prinzip wird von uns aufgrund der gleichzeitig ohne zentrale Dämpfung erreichbaren postoperativen Analgesie favorisiert, solange keine einen Periduralkatheter kontraindizierenden Gerinnungsstörungen vorliegen.

Koloskopische Absaugung

Steht beim dynamischen Ileus die Kolonüberdehnung ganz im Vordergrund – sog. Pseudoobstruktion des Kolons (Ogilvie-Syndrom, Abb. 26.5) –, so kann eine vorsichtige und mit wenig Luftinsufflation vorgenommene Koloskopie mit vollständiger abschnittsweiser Absaugung von Gas und Flüssigkeit während des Rückzugs des Gerätes eine wesentliche Verbesserung bringen und eventuell die Voraussetzung dafür schaffen, daß die systemischen Stimulanzien überhaupt wieder greifen können (S. 726). Diese Maßnahme ist jedoch sorgfältig abzuwägen, da das Perforationsrisiko am nicht vorbereiteten, verschmutzten und zumindest partiell bereits massiv überdehnten Kolon gegenüber einer elektiven Dickdarmspiegelung signifikant erhöht ist. Zur anhaltenden Entlastung kann mit koloskopischer Hilfe peranal eine Sonde bis ins Zäkum plaziert werden.
Einen zusätzlichen diagnostischen Charakter erhält diese Maßnahme dann, wenn gleichzeitig eine Durchblutungsstörung der Mukosa oder eine pseudomembranöse Kolitis als Ursache der protrahierten Atonie ausgeschlossen bzw. verifiziert werden soll.

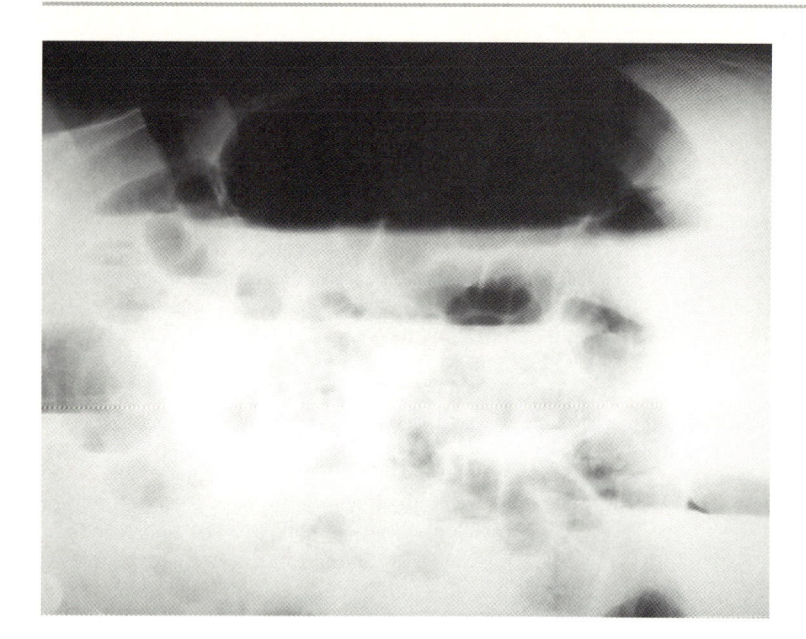

Abb. 26.5 Pseudoobstruktion des Kolons (Ogilvie-Syndrom) mit bereits punktueller (2 mm durchmessender) Zäkumperforation und in Linksseitenlage nachweisbarer freier intraabdomineller Luft.

Konservative Therapie ausgewählter mechanischer Ileusformen

Ein konservativer Therapieversuch kann bei der Hernieninkarzeration, beim Sigmavolvulus und bei der ileokolischen und ileozäkalen Invagination erwogen werden; er ist auch bei der akut entzündlichen Stenose im Rahmen eines Morbus Crohn (vgl. Kapitel 30) und bei der Darmwandeinblutung des Hämophiliekranken angezeigt.

Hernieninkarzeration

Die Inkarzeration einer dem Träger bis dato nicht bekannten Hernie kann hinsichtlich ihres Auftretens oft nicht exakt zeitlich angegeben werden. Bestehen dann zum Zeitpunkt der Vorstellung beim Chirurgen bereits klinische und röntgenologische Ileuszeichen, so muß von einem konservativen Therapieversuch abgeraten werden.

Kommt ein Patient dagegen mit einer bis zu wenigen Stunden alten und von ihm genau zeitlich definierbaren Einklemmung in Behandlung, so kann eine Reposition vorgenommen und im Erfolgsfalle unter stationärer Beobachtung für 24–48 Stunden konservativ behandelt werden – auch wenn schon diskrete Ileuszeichen vorgelegen hatten –, um eine elektive Hernienreparation nach Abklingen des Ödems mit dann geringerem Risiko der Wundheilungsstörung vornehmen zu können.

Sigmavolvulus

Kann anamnestisch und klinisch eine Gangrän weitgehend ausgeschlossen werden, so darf eine rektosigmoideoskopische Detorsion versucht werden. Klassischerweise wird hierbei in Knie-Ellenbogen-Lage des Patienten ein Rektoskop unter Sicht vorsichtig bis zur Torsionsstelle in 15–25 cm ab ano vorgeführt. Erscheint die Schleimhaut dort unauffällig und entleert sich keine blutig tingierte Flüssigkeit, so kann durch das Rektoskop ein gut lubrifizierter Magenschlauch mit einem Durchmesser von ca. 30 Charr in das torquierte und überdehnte Sigma vorgeschoben werden. Nach explosionsartiger Entleerung von Gas und flüssigem Stuhl kann die Schleimhaut mit dem flexiblen Endoskop hinsichtlich ihrer Perfusion kontrolliert werden. Zeigt sich hierbei eine nicht erholungsfähige livide Verfärbung, so muß auch nach erfolgreicher konservativer Detorsion die unverzügliche Laparotomie angeschlossen werden. Im Falle unauffälliger Schleimhaut wird von manchen Autoren empfohlen, den Magenschlauch zur Vorbeugung eines Frührezidivs für 24–48 Stunden im Sigma zu belassen. Die klassische Methode mit Rektoskop und dicker Sonde wird mittlerweile vielerorts durch eine Koloskopie und Derotation unter Zuhilfenahme einer Durchleuchtungseinrichtung ersetzt.

Invagination

Bei Fehlen von Peritonitiszeichen und einer Anamnese von weniger als 24 Stunden kann bei der ileozäkalen und ileokolischen Invagination die in beinahe jedem zweiten Fall erfolgreiche Reposition mittels eines Röntgenkontrastmitteleinlaufs versucht werden. Hierbei wird der „Invaginationskopf" unter fluoroskopischer Kontrolle allmählich durch den Kontrastmitteldruck nach oralwärts reponiert.

Akut entzündliche Stenose und Darmwandeinblutung

Im Gegensatz zu passagebehindernden narbigen („fixierten") Stenosen beim Morbus Crohn, welche einer Strikturoplastik oder einer sparsamen Resektion zugeführt werden müssen, kann bei im Rahmen eines Entzündungsschubes aufgetretenen akut entzündlichen Stenosen unter adäquater Akutphasentherapie (Steroide, 5-ASA-Abkömmlinge), permanenter nasogastraler Ableitung und parenteraler Ernährung bis zum Abklingen des Schubes zugewartet werden, sofern sich unter oraler Karenz kein progredienter Ileuszustand ergibt. Unter dieser Therapie sind akute Morbus-Crohn-Stenosen durchaus bis zu einem subklinischen und nicht operationsbedürftigen Ausmaß rückbildungsfähig.

Ähnliches gilt für passagebehindernde spontan aufgetretene Darmwandeinblutungen bei ausgeprägtem Gerinnungsfaktordefizit Hämophiler. Der Unterschied zu akuten Morbus-Crohn-Stenosen besteht darin, daß nach Normalisierung der Hämostase durch Faktorensubstitution die Entscheidung zwischen Restitution der Passage und Operationsnotwendigkeit meist innerhalb weniger Tage getroffen werden muß, während dieses Intervall sich beim Morbus-Crohn-Schub über mehrere Wochen erstrecken kann.

Operative Therapie

Indikation und Aufklärung

Bei der eindeutigen Diagnose eines mechanischen Ileus liegt – sofern es sich nicht um einen der auf S. 607 ff. dargestellten Sonderfälle handelt – eine klare und dringliche Operationsindikation vor. Sie ist besonders dringlich, wenn die Akuität des Schmerzbeginns den hochgradigen Verdacht auf einen Strangulationsileus ergibt. Hierbei ist auch keine Verzögerung durch „Vorbereitungsmaßnahmen" zu tolerieren. Solche sind bei erst kurzzeitig zurückliegendem Beginn der heftigen Symptome im Hinblick auf Volumenersatz und Elektrolytsubstitution auch nicht so nötig wie beim eher protrahiert entstandenen Okklusionsileus. Selbst die sicherheitshalber anzufordernde Bereitstellung von Erythrozytenkonzentraten kann bereits parallel zur Narkoseeinleitung und Operation erfolgen.

Ebenfalls sehr dringlich ist der Eingriff dann, wenn als Ursache eines paralytischen Ileus ein vaskuläres oder peritonitisches Geschehen vermutet wird. Beim adynamen Ileus sonstiger (nicht vaskulärer oder septischer) Genese ist dagegen die vollständige Ausschöpfung aller konservativen Therapiemöglichkeiten angezeigt und ein chirurgischer Eingriff nur indiziert, wenn durch die konservative Behandlung keine Besserung zu erzielen ist und die intestinale und abdominelle Distension im Gegenteil weiter zunimmt.

Ein wichtiger Inhalt der Aufklärung vor einer Ileusoperation ist der Verweis auf die häufig präoperativ mehr oder weniger unklare Ursache des Ileus und die damit bestehende Unsicherheit über die vorzunehmende operative Therapie.

> Wichtig ist der Hinweis auf eine mögliche Resektionsbedürftigkeit von Darmabschnitten und auf die nicht immer gegebene Vermeidbarkeit eines meist allerdings passageren künstlichen Darmausganges!

Schnittführung, Exploration und Dekompression

Nicht zuletzt wegen der letztlich häufig unklaren Ursache des Darmverschlusses empfiehlt sich als Zugangsweg immer eine Medianlaparotomie im Mittelbauch, welche je nach Befund nach kranial oder kaudal verlängert werden kann. Die einzige Ausnahme hiervon ist der ganz frische Ileus aufgrund einer inkarzerierten Leisten- oder Schenkelhernie, welche primär inguinal angegangen wird; dieser Zugang muß im Bedarfsfall zur Herniolaparotomie erweitert werden.

In allen übrigen Fällen des mechanischen Ileus ist bei erheblich aufgestauten Dünndarmschlingen auch nach der Eröffnung der Abdominalhöhle die Ursache des Ileus nicht sofort auszumachen. Der erste operative Schritt ist daher allein schon, um im Abdomen Platz zu schaffen, die Dekompression der flüssigkeitsgefüllten und überdehnten Darmschlingen. Wann immer möglich wird diese geschlossen vorgenommen, indem der Dünndarm portionsweise bimanuell gastralwärts ausgestrichen und der Magen intermittierend vom Anästhesisten über eine doppellumige großkalibrige nasogastrale Sonde abgesaugt wird. Das Ausstreichen des Dünndarmes muß besonders vorsichtig vorgenommen werden, wenn bereits ein ausgeprägtes Ödem der Darmwand und des Mesenteriums vorliegt, um kein Einreißen der Seromuskularis oder Lazerationen von Mesenterialgefäßen zu riskieren.

Gelingt die Dekompression nach gastral nicht – dies sollte lediglich Fälle von Dickdarmileus betreffen –, so muß sie offen über eine Kolotomie erfolgen. Hiebei wird im Bereich der Taenia libera eine Tabaksbeutelnaht gelegt, in deren Zentrum eine Stichinzision plaziert und über diese dann ein großlumiger Sauger mit ausreichend seitlichen Öffnungen eingeführt wird. Zur Abdichtung der Kolotomie gegenüber der Peritonealhöhle wird die Tabaksbeutelnaht bereits während des Absaugens angezogen. Nach kompletter Entleerung und Entfernung des Saugers wird die Naht dann sofort geknüpft. Wichtig ist es, den Ort der Kolotomie so zu wählen, daß dieser im Falle einer dann zur kausalen Therapie des Ileus anzuschließenden Resektion mit wegfällt und damit aus dieser präliminären Entlastungsmaßnahme kein Insuffizienzrisiko erwachsen kann.

Wiederherstellung der Passage

Vorgehen ohne Resektion

Findet sich als Ursache des Darmverschlusses eine Bride oder passagebehindernde Adhäsionen von Darmschlingen untereinander oder an der Bauchwand, so ist allein durch Bridenlösung bzw. Adhäsiolyse die Beseitigung des Stopps ohne Lumeneröffnung oder gar Resektion zu erreichen. Dies gilt auch für die Reposition einer inneren Hernie und die operative Derotation eines noch nicht irreversibel durchblutungsgestörten Volvulus.

Hat eine Invagination keine organische Ursache wie zum Beispiel einen intramuralen Tumor oder ein Meckelsches Divertikel, so kann auch hier allein durch Desinvagination das Problem behoben werden für den Fall, daß die Diagnose nicht präoperativ gestellt und die Invagination konservativ durch einen Kolonkontrasteinlauf beseitigt werden konnte (S. 608). Im Falle inkarzerierter Hernien ohne Devitalisierung von Darmanteilen ist lediglich die Reposition und definitive Versorgung der Bruchlücke indiziert.

Bestehen aufgrund zunächst livider Verfärbung von Darmabschnitten, welche sich deutlich gebessert, aber (noch) nicht normalisiert hat, Zweifel an deren Vitalität, so kommt der Beurteilung der spontanen oder durch Beklopfen mit Stieltupfern ausgelösten Motilität besondere Bedeutung zu. Bleibt die Motilität auch nach circa 10minütigem Einschlagen des Darmabschnittes in feuchtwarme Tücher zweifelhaft, so sollte dieser reseziert werden.

Resektion von Dünndarm und rechtem Hemikolon

Zeigt sich nach adäquater Revision und gegebenenfalls Dekompression des Intestinums die Notwendigkeit, Dünndarmabschnitte (aufgrund von Devitalisierung) oder das rechte Hemikolon (aufgrund eines dort lokalisierten stenosierenden Tumors) zu entfernen, so wird dies in derselben Technik – und beim Tumor auch mit derselben Radikalität – wie in der elektiven Situation vorgenommen. Die intestinale Kontinuität wird durch End-zu-End-Anastomosierung wiederhergestellt.

Resektion von aboralem Kolon und Rektum

Problematischer ist die einzeitige Resektion im Ileus dagegen beim Hindernis im linken Kolon. Bezüglich onkologischer Kriterien dürfen hier zwar keine Kompromisse gemacht werden, eine Anastomosierung am unvorbereiteten, proximal distendierten und mehr oder weniger ödematösen Kolon hat jedoch ein signifikant erhöhtes Insuffizienzrisiko. Dies gilt – wenn auch in geringerem Ausmaß – auch für den Fall, daß mit Hilfe eines über eine Zäkotomie eingebrachten Spülkatheters eine intraoperative orthograde Spülung in Analogie zur Kolonvorbereitung in der Elektivsituation vorgenommen wird (3).
Die sicherste Maßnahme in der Situation des linksseitigen Dickdarmileus ist, auf eine Anastomosierung ganz zu verzichten und eine Diskontinuitätsresektion nach Hartmann mit Blindverschluß des aboralen Schenkels und endständiger Ausleitung des proximalen Schenkels durch die Bauchdecke vorzunehmen. Ein großes Problem stellt hier jedoch oftmals die aufgrund hohen Alters oder körperlicher Gebrechen nicht vom Patienten erlernbare Stomaversorgung dar. Bei Multimorbiden kommt das Risiko des Zweiteingriffs der Reanastomosierung hinzu, welches von Patient, Hausarzt und Familie doch – für einen Elektiveingriff – so hoch eingeschätzt wird, daß ein nennenswerter Prozentsatz der primär nach Hartmann operierten älteren Menschen sich einerseits dem Zweiteingriff nicht mehr unterzieht, andererseits das Stoma so sehr ablehnt, daß die Lebensqualität und manchmal sogar der Lebenswille erheblich beeinträchtigt werden. In dieser Konstellation stellt die subtotale Kolonresektion und primäre Anastomosierung des Endileums mit dem aboral der resezierten Stenose verbliebenen Kolorektum eine gute Alternative dar (5).

Operative Palliativmaßnahmen

Findet sich als Ursache des Ileus ein irresektables Sigma-Rektum-Karzinom, so kann die Anlage eines entlastenden Stomas die einzig sinnvolle Maßnahme zur Beseitigung des Darmverschlusses sein. Das Stoma wird dann am besten in Form einer doppelläufigen rechtsseitigen Transversostomie angelegt. Soll beim resektablen T3- und T4-Rektumkarzinom ein neoadjuvantes Konzept präoperativer Radiochemotherapie verfolgt werden, so muß auch beim Ileus durch einen resektablen Tumor in gleicher Weise vorgegangen werden.
Kann bei einer Peritonealkarzinose im kleinen Becken – meist beim Rezidiv eines Ovarialkarzinoms – das intraperitoneale tumorös okkludierte Rektosigmoid reseziert, aber keine lokale Tumorfreiheit erzielt werden, so stellt die Hartmann-Situation mit Extraperitonealisierung des Rektumstumpfes insofern die beste Palliation dar, als ein endständiges Sigmastoma lokal sehr viel besser zu versorgen ist als ein doppelläufiger Anus praeternaturalis und kein Ileusrezidiv durch erneute Tumorokklusion der Anastomose zu befürchten ist.
Bei einem chirurgisch nicht kurablen Tumor im Bereich des distalen Dünndarmes und/oder rechtsseitigen Kolons – häufig auch im Rahmen der disseminierten Aussaat gynäkologischer Tumoren – kann ein Enterostoma dagegen vermieden werden, solange der Zustand der jeweiligen Darmwände und ihres Mesenteriums eine Seit-zu-Seit-Anastomose zwischen Dünndarm und Kolon transversum zuläßt.

> Auf keinen Fall darf im Ileus infolge eines fortgeschrittenen Tumorleidens ein Kolostoma lediglich über eine Minilaparotomie angelegt werden, ohne den oralwärtigen Intestinaltrakt auf weitere relevante Passagehindernisse (Peritonealmetastasen auf der Dünndarmserosa und im Mesenterium) abzusuchen!

Verlauf

Prognose

Da der mechanische Ileus immer und der dynamische Ileus im dekompensierten Stadium sehr häufig ohne chirurgische Therapie letal verlaufen, nimmt es nicht wunder, daß in Abhängigkeit vom Stadium der Erkrankung, ganz wesentlich also von der Zeitdauer zwischen Symptombeginn und Operation, der Darmverschluß auch nach definitiver chirurgischer Therapie eine nicht zu vernachlässigende Letalität aufweist. In der Literatur finden sich hier Angaben zwischen 10 % und 36 % (8), wobei das Alter des Patienten nach der Dauer des Ileus der zweitwichtigste Prognoseparameter ist.
Besonders hoch ist die Letalität der vaskulären Ileusformen, und zwar vor allem wegen oft sehr verzögerter Laparotomie infolge larvierter Symptomatik. Die Prognose des dynamischen Ileus wird im wesentlichen von der verursachenden Erkrankung bestimmt.

Komplikationen

Die wichtigsten Komplikationen sind das Ileusrezidiv und die postoperativ ausbleibende Erholung fraglich vitaler Darmanteile mit (erneuter) Infarzierung derselben. Die Rezidivhäufigkeit ist besonders hoch nach Operation eines Adhäsionsileus. In der Absicht, dieses Problem zu vermeiden, sind in der Vergangenheit mehrere Techniken entwickelt worden, eine abknickungsfreie Verklebung zu erzielen. Hierunter zählen die Dünndarmplikatur nach Noble, die Mesenterialplikatur nach Childs-Philipps und die mittelfristige (7–14 Tage) Einlage einer den Dünndarm bis zur Ausbildung erneuter Adhäsionen abknickungsfrei schienenden Sonde (z. B. nach Miller-Abbott). Alle diese Verfahren weisen nicht unerhebliche Nachteile und Komplikationsmöglichkeiten auf (Darmfisteln, Durchschneiden der Mesenterialplikationsnähte, Knotenbildungen mit erheblichen Extraktionsproblemen der Sonden) und sind fast nur noch von historischem Interesse. Heutzutage wird im Falle ausgedehnter Serosadefekte der größte Wert auf eine frühzeitige und konsequente Darmstimulation gelegt, um die Ausbildung passagebehindernder Adhäsionen gar nicht erst zuzulassen. In diesem Sinne ist die frühzeitige postoperative Darmstimulation nicht nur als Therapie der gastrointestinalen Atonie aufzufassen, sondern auch als wichtige Ileusrezidivprophylaxe.

Versuche, die Adhäsionsbildung durch Instillation von z. B. Fibrinolytika usw. quantitativ zu reduzieren, haben das Experimentalstadium nicht überschritten.

Im Sinne der Primärprophylaxe sollten Mesenterialschlitze nach Darmresektionen sorgfältig verschlossen und Serosadefekte wo immer möglich peritonealisiert werden. Intraoperativ muß darauf geachtet werden, alle peritonealen Oberflächen sorgfältig vor Austrocknung zu schützen.

Spezielle Krankheitsbilder

Ogilvie-Syndrom siehe S. 726.

Toxisches Megakolon

Typischerweise beim fulminanten Schub einer Colitis ulcerosa, sehr viel seltener beim Morbus Crohn kommt es zu einer entzündlichen Paralyse und massiven Überdehnung des gesamten Kolonrahmens. Es resultiert ein vital bedrohliches toxisches Krankheitsbild. Führt eine kurzzeitige Intensivtherapie einschließlich Breitspektrumantibiose und Corticoidmedikation nicht zur deutlichen Besserung, so ist die notfallmäßige Kolektomie mit Blindverschluß des Rektums nach Hartmann und Anlage eines endständigen Ileostomas indiziert. Nur so kann der das septisch-toxische Krankheitsbild unterhaltende Krankheitsherd kausal angegangen werden. Bei der früher favorisierten mehrfachen Stomaanlage (Turnbull-Operation) war dies nicht der Fall, sondern es wurde lediglich die massive Kolonüberblähung beseitigt und der Dünndarmstuhl per doppelläufiger Ileostomie abgeleitet.

Es muß darauf geachtet werden, auch bei der notfallmäßigen Kolektomie die Arkade der A. ileocolica zu erhalten und den Hartmann-Stumpf nicht zu kurz zu gestalten, damit die spätere elektive Konstruktion eines ileoanalen Pouches bei der Colitis ulcerosa nicht durch den Notfalleingriff von vornherein unmöglich oder unnötig erschwert wird (vgl. Kapitel 32).

Arteriomesenteriale Duodenalkompression

Bei bettlägerigen, typischerweise sehr schlanken Patienten kann insbesondere bei bevorzugter Rückenlage die Pars III des Duodenums an ihrem Durchtritt zwischen Aorta und A. mesenterica superior so komprimiert werden, daß das klinische Bild des ganz hohen Dünndarmileus entsteht. Der normalerweise mehr als 45 Grad betragende Abgangswinkel der Mesenterialarterie aus der Aorta wird in Rückenlage und durch den Verlust von Mesenterialfett in der Kachexie so weit verkleinert, daß es zum Aufstau des Duodenums kommt. Die Diagnose liegt nahe, wenn bei typischem Stopp gastral verabreichten Gastrografins in der horizontalen Duodenalportion endoskopisch an dieser Stelle kein pathologischer Befund erhoben werden kann. Seitenlagerung und Mobilisation der Patienten führen zur raschen Besserung des Problems, so daß das Stellen bzw. Vermuten der Diagnose und nicht die Therapie die eigentliche Herausforderung darstellt.

Literatur

1 Armstrong, D. N., G. H. Ballantyne, I. M. Modlin: Erythromycin for reflex ileus in Ogilvie's syndrome. Lancet 337 (1991) 378
2 Brandt, L. J., S. J. Boley: Ischemic and vascular lesions of the bowel. In Sleisenger, M. H., J. S. Fordtran: Gastrointestinal Disease. Pathophysiology, Diagnosis, Management. Vol. 2, 5th ed. Saunders, Philadelphia 1993
3 Eggert, A., S. Luetkens: Die intraoperative orthograde Darmspülung. Chirurg 57 (1986) 236
4 Enochsson, L., G. Nylander, U. Ohman: Effects of intraluminal pressure on regional blood flow in obstructed and unobstructed small intestines in the rat. Amer. J. Surg. 144 (1982) 558
5 Feng, Y. S., H. Hsu, S. S. Chen: One-stage operation for obstructing carcinomas of the left colon and rectum. Dis. Colon Rectum 30 (1987) 29
6 Hirner, A., R. Häring: Frühe postoperative Relaparotomie. In Häring, R.: Dringliche Bauchchirurgie. Thieme, Stuttgart 1982 (S. 484)
7 Jones, P. F., A. Munro: Recurrent adhesive small bowel obstruction. Wld J. Surg. 9 (1985) 868
8 Kern, E., H.-P. Bruch: Ileus und postoperativer Ileus. In Beger, H. G., E. Kern: Akutes Abdomen. Thieme, Stuttgart 1987 (S. 114)
9 Öhman, U.: Studies on small intestinal obstruction. I. Intraluminal pressure in experimental low small bowel obstruction in the cat. Acta chir. scand. 141 (1975) 413
10 Richards, W. O., L. F. Williams jr.: Obstruction of the large and small intestine. Surg. Clin. N. Amer. 68 (1988) 355
11 Scheible, W., L. E. Goldberger: Diagnosis of small bowel obstruction. The contribution of diagnostic ultrasound. Amer. J. Radiol. 113 (1979) 685
12 Späth, G.: Mikrobielle Translokation aus dem Gastrointestinaltrakt – pathopysiologisches Phänomen oder Motor des Multiorganversagens. Zbl. Chir. 119 (1994) 256
13 Sykes, P., K. Boulter, P. Schofield: The microflora of the obstructed bowel. Brit. J. Surg. 63 (1976) 721
14 Vanek, V. W., M. Al-Salti: Acute pseudoobstruction of the colon (Ogilvie's syndrome): an analysis of 400 cases. Dis. Colon Rectum 29 (1986) 203

27 Peritoneum und Omentum majus

Peritoneum

H.-P. Bruch und A. Woltmann

Peritonitis

Anatomische Grundlagen

Das Peritoneum kleidet als seröse Haut die Bauchhöhle aus. Als Peritoneum viscerale überzieht es die intraperitoneal gelegenen Organe, die übrigen Anteile bedecken als Peritoneum parietale die Bauchwand. Die Gesamtfläche des Peritoneums beträgt 1,7–2 m², die Bauchhöhle ist somit der größte präformierte extravasale Raum des Körpers.

Die Peritonealhöhle wird in einen suprakolischen und einen infrakolischen Raum eingeteilt, die Grenze bildet das Colon transversum. Lateral des Rechts- und Linkskolons wird das 3. Kompartiment als parakolischer Raum bezeichnet. Der suprakolische Raum wird in einen rechten subdiaphragmatischen und einen linken subdiaphragmatischen Bezirk eingeteilt. Der infrakolische Raum wird von links oben nach rechts unten durch die Mesenterialwurzel ebenfalls in zwei Teile getrennt. So resultieren vier abdominelle Quadranten. Die Bauchhöhle gilt als geschlossenes System, wenn auch im Bereich der Tubenostien bei der Frau Kontakt zur Außenwelt besteht.

Das Peritoneum besteht aus mehreren Schichten (Abb. 27.1). Die innerste Schicht wird durch ein meist einreihiges, manchmal auch mehrreihiges Mesothel gebildet. Eingestreut zwischen den Mesothelzellen sind Peritonealmakrophagen. Zwischen den Zellen eröffnen sich immer wieder Mesothellücken. Diese Stomata, die vornehmlich im Oberbauch lokalisiert sind, haben einen Durchmesser von 8–12 µm und dienen vorrangig zur Drainage der Peritonealflüssigkeit. Da Bakterien in der Regel nur 0,5–2 µm messen, können sie gut passieren.

Die Funktion des Mesothels besteht vor allem in einem bidirektional gerichteten Transport: Einerseits werden Stoffe aus der Blutbahn in die Bauchhöhle sezerniert, andererseits wird die Peritonealflüssigkeit in die Lymphbahnen der unter dem Mesothel liegenden Tela subserosa oder Lamina propria drainiert. Die Tela subserosa wird nur durch eine fenestrierte Basalmembran vom Mesothel getrennt und besteht aus lockerem Bindegewebe, Blut- und Lymphgefäßen, freien Zellen und Nervenfasern. Unter der Tela subserosa folgt eine zweite feste Bindegewebsschicht, die auch als Grenzlamelle oder Faszie, z. B. Gerota-Faszie, bezeichnet wird. Diese Schicht trennt die Bauchhöhle von der Bauchwandmuskulatur oder dem retroperitonealen Raum (16, 24).

Normalerweise beträgt das Volumen der Peritonealflüssigkeit 50–75 ml (spezifisches Gewicht 1,016, Proteingehalt 3 g/dl, Zellen < 3000/ml). Der physiologische Zellgehalt besteht aus 50% Lymphozyten, 40% Makrophagen, 10% Eosinophilen/Mast- und Mesothelzellen. Zudem trägt das Komplement zur antibakteriellen Aktivität bei. Die Zirkulation wird durch die Peristaltik in den parakolischen Raum angetrieben. Atmung, Bauch- und Beckenmuskulatur führen dann zu einem gerichteten Strom zum Zwerchfell hin, wo der größte Teil der Peritonealflüssigkeit absorbiert wird.

Im Bereich des Zwerchfells befinden sich die ausgedehntesten Lymphgefäßplexus, sog. Lakunen. Hier sammelt sich die drainierte Lymphe, um weiter in den Ductus thoracicus transportiert zu werden. Der gerichtete Lymphfluß wird durch die Atmung unterstützt: Das Diaphragma saugt die Peritonealflüssigkeit in die Lakunen, solange es sich entspannt, in der Kontraktionsphase dagegen werden die Lakunen des Zwerchfells entleert. Da

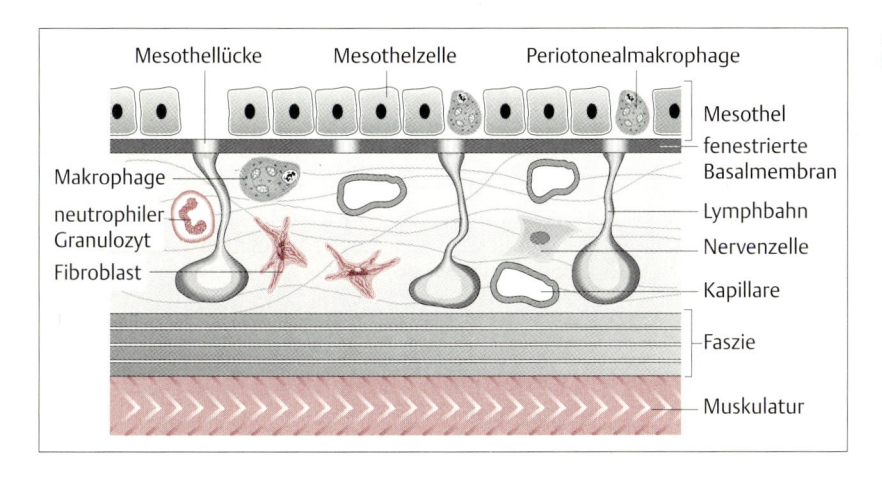

Abb. 27.1 Histologischer Aufbau des Peritoneums.

die Lymphgefäße Klappen besitzen, fließt die Lymphe weiter in Richtung Venenstern. Der gerichtete Fluß wird vom thorakalen Unterdruck während der Inspiration befördert.

> Die Anatomie des Peritoneums (große Fläche, Mesothellücken, gerichteter Lymphfluß) bildet die Grundlage für eine effektive Bakteriendrainage ins Blut und den daraus resultierenden, meist fulminanten septischen Verlauf einer Peritonitis!

Definition der Peritonitis

Die Peritonitis ist eine akute oder chronische Entzündung des Peritoneums. Sie zeichnet sich durch interstitielles Ödem, Hyperämie, Mesothelzerstörung und Infiltration von Entzündungsstellen wie Granulozyten, Lymphozyten, Makrophagen, Fibroblasten sowie Mastzellen u.a. aus. Ausgelöst wird die Peritonitis in der Regel durch eine bakterielle Infektion. Hinzu kommen chemische Irritation, lokale Senkung des pH-Wertes und Erhöhung des Lactats. Charakteristisch ist die endotoxingetriggerte Aktivierung von Mediatoren, die zur lebensbedrohenden intraabdominellen Sepsis führt.

Pathophysiologie

Initiation

Im ersten Schritt werden in der Regel Bakterien freigesetzt. Chemische Kofaktoren intensivieren die bakterielle Infektion, eine Superinfektion durch Pilze ist möglich. Die Ursache ist meist eine Hohlorganperforation (sekundäre Peritonitis). Sehr selten entwickelt sich eine primäre Peritonitis (z. B. bei Leberzirrhose) durch hämatogene, lymphogene oder kanalikuläre (Translokation) Ausbreitung der Bakterien (26).

Erreger

Ein breites Spektrum von Erregern ist charakteristisch für die intraabdominellen Infektionen. Stets findet man grampositive, gramnegative und anaerob wachsende Keime. Im grampositiven Bereich führen Staphylokokken, Streptokokken und Enterokokken. Als gramnegative Erreger finden sich vor allem Escherichia coli, Pseudomonas, Proteus, Enterobacter und Klebsiella. Der wichtigste anaerob wachsende Peritonitiskeim ist Bacteroides. Meist handelt es sich um die Subspecies fragilis, die in ihrer Kapsel die Fähigkeit zur Abszeßinduktion trägt (34, 35). Interessanterweise ist diese Subspecies in der physiologischen Dickdarmflora etwa 30mal seltener als der unbekapselte Bacteroides. Für den mikrobiologischen Nachweis sollte nicht nur ein Abstrich aus der Bauchhöhle entnommen werden, sondern – wenn möglich – auch 10 ml Peritonealflüssigkeit. Das Grampräparat ist in 60–80% negativ! Sinnvoll ist außerdem ein histologisches Monitoring des Peritoneums, vor allem mit der Frage nach einer invasiven Mykose und deren Verlauf unter Behandlung.

Die Bakteriolyse läuft prinzipiell über 3 Wege:
– mechanische Drainage (Ductus thoracicus),
– Phagozytose (Mesothelzellen und Makrophagen),
– Sequestrierung oder Kompartimentierung (Granulozyten, Verklebungen seröser Oberflächen, Abszeß).

> In der Regel handelt es sich bei der Peritonitis um eine bakterielle Mischinfektion, auf einen Pilzbefall ist ebenso zu achten!

Vektoren

Die Lokalisation des Fokus, von dem die Invasion ausgeht, bestimmt den Schweregrad der Entzündung. Beträgt die Letalität einer Peritonitis nach Appendizitis zwischen 0 und 8%, so steigt die Sterblichkeit nach Magen- und Duodenalperforation auf 5–15% und erreicht bei Dickdarmperforationen 20–50%. Die Keimdichte und Pathogenität der Keime sind von ebenso entscheidender Bedeutung für die systemische Entzündungswirkung wie die Fläche der Kontamination, das Zeitintervall zwischen Invasion und Therapie und das Alter des Patienten sowie dessen Abwehrlage. Außerdem beeinflussen Substanzen wie Galle, Blut oder Magenschleim die lokalen Abwehrmechanismen. Galleflüssigkeit fördert einerseits die Absorption der Bakterien, andererseits wirkt die in ihr enthaltene Phospholipase A zytotoxisch, indem sie die Umwandlung von Lecithin zu Lysolecithin katalysiert, das die Zellwände der peritonealen Abwehrzellen auflöst. Blut hemmt die Chemotaxis, außerdem stellt Eisen einen hervorragenden Nährstoff für die Bakterien dar. Die Phagozytose wird sowohl durch die Anwesenheit von Blut als auch durch Magenschleim gehemmt.

Lokale Entzündungsreaktionen

Lokal kommt es zunächst zur Aktivierung und Chemotaxis der Abwehrzellen: Das Mesothel reagiert auf den Infektionsreiz mit einer Kontraktion der Zellen, so daß die Basalmembran stellenweise freiliegt. Die peritoneale Gleitschicht wird rauh, Thromboplastin wird aus den Mesothelien freigesetzt, und dies induziert eine erhöhte Thrombogenität. Außerdem liberieren die Mesothelzellen Cytokine wie Interleukine sowie Leukozytenadhärenzmoleküle. Eine Aktivierung der Plasmasysteme ist die Folge. Die peritonealen Makrophagen reagieren mit erhöhter Phagozytoseaktivität, die Antigenpräsentation wird angeregt.

Die Endothelzellen der peritonealen Gefäße reagieren mit einer Vasodilatation, sie exprimieren Adhärenzmoleküle an ihrer Oberfläche und setzen thrombogene und antithrombogene Faktoren sowie Cytokine frei. Mediatoren und Sauerstoffradikale erhöhen die Permeabilität der Kapillaren, und die Transsudation führt zu einem u.U. gewaltigen subserösen Ödem. Hierdurch kann es während kürzester Zeit zu einem intravasalen Wasserverlust von mehreren Litern kommen. Ein Ödem von 2 mm Dicke entspricht nach Kern einem Wasserverlust von 4 Litern. Während die Histaminausschüttung weiter die Gefäßpermeabilität erhöht (vascular leakage), kann Fibrinogen aus der Blutbahn auswandern.

Nachdem sich ausgedehnte Mesothelrasen von der Peritonealoberfläche abgelöst haben und keine intakte Mesothelschicht mehr besteht, ist die Fibrinolyseaktivität maximal herabgesetzt (15). Gegenüber der normalen Fibrinolyseaktivität des Peritoneums von 140 mm² fällt sie bei der Peritonitis auf 5 mm² ab. Im Rahmen der generalisierten Entzündung des Peritonealraumes entwickelt sich eine Imbalanz zwischen Proteinasen und Antiproteinasen. Insbesondere der Mangel an AT III in der Peritonealflüssigkeit könnte hier pathogenetische Bedeutung haben. In diesem Milieu ist nun ein idealer Nährboden für die Bakterien gegeben. Antibiotika vermögen den Fibrinbelag kaum zu durchwandern.

Nicht zuletzt soll auf die Reaktion der Granulozyten hingewiesen werden. Deren Deformierbarkeit nimmt ab, die Adhärenz am Endothel nimmt zu. Die Blutströmungsgeschwindigkeit nimmt bei weitgestellten Gefäßen ab und führt nun zum sog. Random-contact mit Rolling und Sticking der Granulozyten in den peritonealen Venolen und Kapillaren. Die Granulozyten wandern aus dem Gefäß zum Ort der Infektion. Hier übernehmen sie ihren Part in der Bakteriolyse, zudem setzen sie Proteasen, Sauerstoffmetabolite, Prostanoide, Cytokine und Adhärenzmoleküle frei (Abb. 27.2).

Systemische Entzündungsreaktion

Ohne noch einmal im Detail auf die Pathogenese der Sepsis (vgl. S. 231 ff) einzugehen, sind im folgenden die systemischen Wirkungen der intraabdominellen Sepsis zu besprechen. Sie beruhen in erster Linie auf einer schubartigen Freisetzung von Endotoxin, in geringerem Maße auch von Exotoxin. Die peritoneale Absorption von Bakterien und Toxinen entspricht einer i.v. Injektion. Das Endotoxin wirkt allgemein toxisch durch Aktivierung der Gewebsmakrophagen, des Komplement- und Gerinnungssystems, sowie organspezifisch toxisch.

Aktivierung von Gewebsmakrophagen

Die aktivierten Makrophagen schütten Cytokine aus. Dies sind Mediatoren, die die Entzündungsreaktion vermitteln. Von zentraler Bedeutung ist hier der Tumor-Nekrose-Faktor (TNF). Daneben gibt es eine große Zahl weiterer Cytokine wie Interleukin 1–8. Der Tumor-Nekrose-Faktor wird nicht nur in den Gewebsmakrophagen, sondern auch in den Kupffer-Zellen der Leber gebildet und propagiert die Akutphase der Entzündung (30). Die Cytokine stimulieren Phagozytose, Chemotaxis und weitere Funktionen besonders der neutrophilen Granulozyten. Unter ihrer Wirkung werden Sauerstoffradikale, proteolytische Enzyme und Prostaglandine freigesetzt, das prokoagulatorische Potential stimuliert und die Fibrinolyse gehemmt.

Komplementsystem

Endotoxin aktiviert das Komplementsystem, bei dem es sich um einen multifaktoriellen Kaskadenmechanismus handelt. Die Reaktion des Komplementsystems besteht in der Entzündungsvermittlung und Infektabwehr. Zunächst werden Opsonisation und Phagozytose angeregt. Opsonine sind Proteine, die sich an körperfremde Antigene binden und den Kontakt zum Oberflächenrezeptor der Phagozyten vermitteln. Bestes Beispiel ist das IgG-Molekül, das mit seinem Fab-Anteil an das Antigen bindet und mit seinem Fc-Fragment an den Granulozytenrezeptor andockt. Die Chemotaxis der Abwehrzellen wird angeregt, Granulozyten und Makrophagen aktiviert. Das durch Mastzelldegranulation freigesetzte Histamin führt zur Gefäßpermeabilitätserhöhung.

Gerinnungssystem

Endotoxin stimuliert das Gerinnungssystem zur ungehemmten Thrombozytenaggregation und Überproduktion von Fibrinspaltprodukten. Das prokoagulatorische Potential kann soweit angehoben werden, daß das Ge-

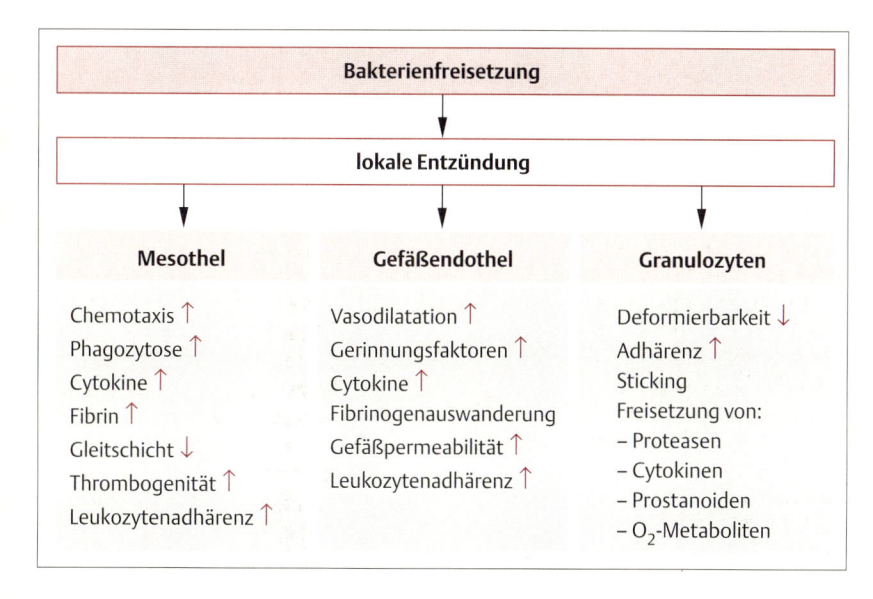

Abb. 27.2 Pathophysiologie der Peritonitis: Bakterienfreisetzung, lokale Entzündungsreaktion und Folgen.

```
Bakterienfreisetzung
         ↓
  lokale Entzündung
  ↓        ↓         ↓
Mesothel  Gefäßendothel  Granulozyten
```

Mesothel	Gefäßendothel	Granulozyten
Chemotaxis ↑	Vasodilatation ↑	Deformierbarkeit ↓
Phagozytose ↑	Gerinnungsfaktoren ↑	Adhärenz ↑
Cytokine ↑	Cytokine ↑	Sticking
Fibrin ↑	Fibrinogenauswanderung	Freisetzung von:
Gleitschicht ↓	Gefäßpermeabilität ↑	– Proteasen
Thrombogenität ↑	Leukozytenadhärenz ↑	– Cytokinen
Leukozytenadhärenz ↑		– Prostanoiden
		– O_2-Metaboliten

schehen in die disseminierte intravasale Gerinnnung (DIC) mündet.

Organtoxizität

Einerseits wird Endotoxin über die peritonealen und diaphragmalen Lymphbahnen drainiert und gelangt über den Venenwinkel in den großen Kreislauf, andererseits wird es über den portalen Kreislauf in die Leber und nach „Spill over" direkt in die Lungenstrombahn gespült. Zu Beginn der Schädigung steht eine kapillare Permeabilitätsstörung (vascular leakage). Gefolgt wird diese von einem interstitiellen, dann von einem alveolären Ödem. Der foudroyante Verlauf endet im Adult respiratory distress syndrom (ARDS). Stets entwickelt sich ein toxischer Ileus. Toxine werden aus den Darmbakterien freigesetzt und gelangen durch Translokation in den Peritonealraum, die Lymphgefäße, aber auch in das portale System. Hier führen sie analog zu einer Überbelastung des retikuloendothelialen Systems und haben ausgedehnte sog. chirurgische Nekrosen der Leber zur Folge, die im Extremfall neben hypoxischen Nekrosen ein Leberversagen begünstigen. Sowohl in der Lunge als auch in der Leber sind lichtmikroskopisch typischerweise Granulozytensticking und Mikrothrombosierungen nachweisbar.

Die Summe der skizzierten Effekte (Abb. 27.**3**) führt zu einer Störung der Mikrozirkulation, Gewebshypoxie und letztendlich zum hyperdynamen, septischen Schock mit Steigerung des Herzzeitvolumens und Senkung des peripheren Gefäßwiderstandes. Die insgesamt als autotoxisch zu bezeichnende Entzündungsreaktion führt zur Paralyse des Immunsystems und kulminiert im Multiorgandysfunktionssyndrom (MODS) oder Multiorganversagen (MOV). Schwere Funktionsstörungen von Lungen, Leber und Niere enden u. U. im Organversagen. Dabei ist das Nierenversagen meist hypoxisch bedingt und findet sein histologisches Korrelat in ischämischen Tubulusnekrosen. Im zentralen Nervensystem stellt sich eine Blut-Hirn-Schranken-Störung ein. Interessant ist in diesem Zusammenhang die Tatsache, daß nur ein Viertel der obduzierten Patienten mit intraabdomineller Sepsis eine lokale, aber drei Viertel eine diffuse Peritonitis aufweisen. Bei 90% der Patienten mit diffuser Peritonitis ist der septische Schock die Todesursache, wogegen nur 30% der Patienten mit lokaler Peritonitis am septischen Schock versterben (10).

> Die bakterielle Peritonitis führt durch die Freisetzung von Endo- und Exotoxinen schnell zu einer systemischen Entzündungsreaktion und mündet meist in den septischen Schock!

Geschichtliche Entwicklung

Bis Mitte/Ende des 18. Jahrhunderts wurde die Bauchfellentzündung konservativ behandelt. Bloch berichtete 1774 über die Punktion von intraabdominellen Abszessen. 1809 führte McDowell die ersten Laparotomien durch, um die Ursache der Infektion zu finden.
1880 erkannte Mikulicz die zentrale Bedeutung der Ausschaltung der Infektionsquelle. Er führte im selben Jahr eine erfolgreiche Übernähung eines Magengeschwürs durch. 1890 wurde von Lücke die Drainage der Bauchhöhle eingeführt.
Auf der 50. Tagung der Deutschen Gesellschaft für Chirurgie 1926 stellte Kirschner seine Erfahrungen und Ergebnisse aus der eigenen Königsberger Klinik vor (20). Die Quintessenz war die folgende, auch heute noch gültige chirurgische Maxime:
– Verstopfung der Infektionsquelle,
– Spülung (Exsudatbeseitigung),
– Drainage bei unsicherer Infektsanierung,
– Nachbehandlung.

Mit der Verbesserung der therapeutischen Möglichkeiten konnte im Laufe der Zeit die Letalität gesenkt wer-

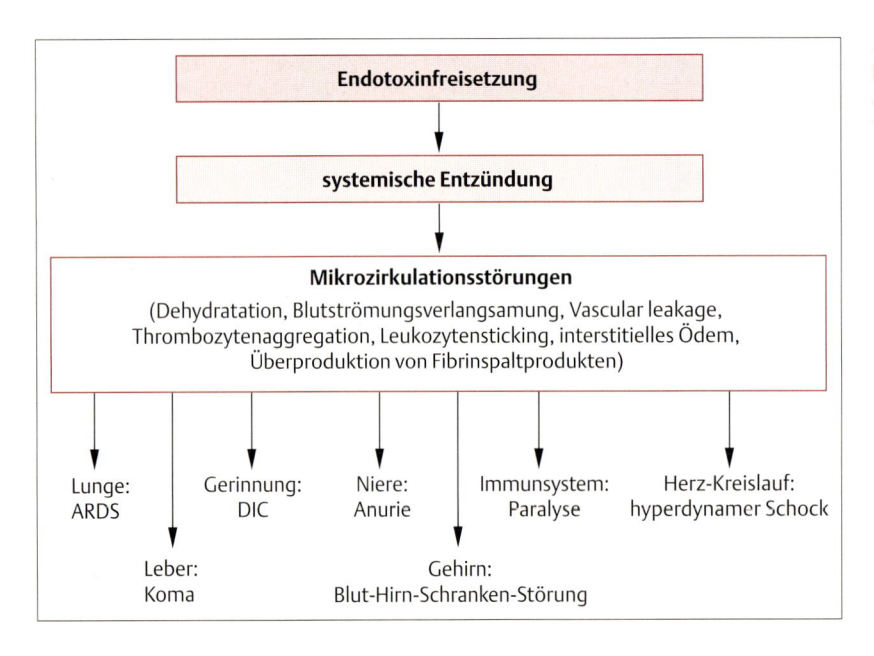

Abb. 27.**3** Pathophysiologie der Peritonitis: Endotoxinfreisetzung, systemische Entzündungsreaktion und Folgen.

```
Endotoxinfreisetzung
        ↓
systemische Entzündung
        ↓
Mikrozirkulationsstörungen
(Dehydratation, Blutströmungsverlangsamung, Vascular leakage,
Thrombozytenaggregation, Leukozytensticking, interstitielles Ödem,
Überproduktion von Fibrinspaltprodukten)
```

- Lunge: ARDS
- Leber: Koma
- Gerinnung: DIC
- Niere: Anurie
- Gehirn: Blut-Hirn-Schranken-Störung
- Immunsystem: Paralyse
- Herz-Kreislauf: hyperdynamer Schock

den. Lag 1926 die Sterblichkeit der Peritonitis noch zwischen 50 und 90%, starben nach 1926 lediglich 40–50% der Patienten. Nach 1945 und der Einführung des Penicillins wurde die Letalität der schweren diffusen Form auf 20–45% weiter gesenkt (34, 35).

Den Grundstein für die neuere Geschichte der Peritonitis legte Fabrizius 1911: Er propagierte, daß das Abdomen offen gelassen werden müsse. Allerdings dauerte es bis Ende der 70er/Anfang der 80er Jahre, bis sich dieses Prinzip durchsetzte. Penninckx, Kern, Teichmann und Pichlmayr waren diejenigen, die bei der offenen Behandlung der Peritonitis Pate standen und dem Konzept zur weiteren Verbreitung verhalfen. Mit Einführung der offenen Behandlung spielte auch die intensivmedizinische Nachbehandlung eine immer größere Rolle. Heute ist eine effektive Therapie der diffusen Peritonitis nicht mehr möglich ohne chirurgische Intensivbehandlung.

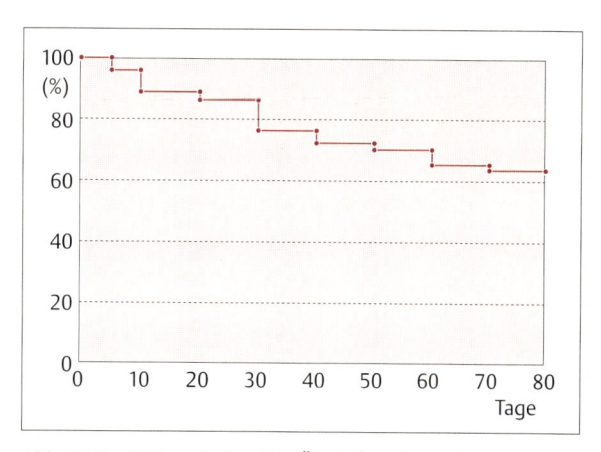

Abb. 27.**4** Diffuse Peritonitis: Überlebenskurve bei 46 Patienten.

Ätiologie

Die Peritonitis ist ein häufiges Krankheitsbild. In der eigenen Klinik werden etwa 15 Fälle einer schweren diffusen Peritonitis pro Jahr inklusive der Zuweisungen von auswärts behandelt, die lokale Peritonitis ist etwa 4mal häufiger. In Obduktionsstatistiken kommt die Peritonitis in 8% vor. Frauen und Männer sind etwa gleich häufig betroffen. Entscheidend für das Verständnis des Krankheitsbildes ist die Einteilung nach verschiedenen, teilweise prognosebestimmenden Kriterien (Tab. 27.**1**).

Ausbreitung und Alter der Entzündung

Die lokale Peritonitis betrifft einzelne Quadranten. Eine diffuse Peritonitis liegt nur vor, wenn alle vier abdominellen Quadranten gleichzeitig betroffen sind. Die Unterscheidung ist deshalb so wichtig, weil durch die Ausbreitungsform die Prognose ausschlaggebend beeinflußt wird. Beträgt die Letalität in der eigenen Klinik bei der lokalen Peritonitis 14%, so sterben 40% der Patienten mit diffuser Peritonitis während der Krankenhausbehandlung. Betrachtet man nur die 30-Tages-Letalität, wie in der Literatur allgemein üblich, so liegt dieser Wert in der eigenen Untersuchung bei 20% (Abb. 27.**4**). Der Grund für die extrem hohe Sterblichkeit nach diffuser Peritonitis liegt darin, daß hier ein septischer Schock mit konsekutivem Multiorganversagen als Sekundärerkrankung bei saniertem Abdomen weit häufiger auftritt als bei der lokalen Ausbreitungsform. Bei der diffusen Peritonitis muß außerdem zwischen einer frischen, nicht länger als 24 Stunden bestehenden Entzündung und einer älteren Form unterschieden werden. Die Peritonitis, die älter als 24 Stunden ist, hat die ungünstigste Prognose.

Verlauf

Wichtig ist die Verlaufsform, denn auch hieraus lassen sich prognostische Aussagen ableiten. Es werden akute von chronischen Verläufen unterschieden. Die akute Verlaufsform ist gekennzeichnet durch eine Sepsis, die zum Endotoxinschock und einem Multiorganversagen führen kann. Bei einem chronischen Verlauf liegt in der Regel eine abszedierende Entzündung vor. Bilden sich Abszesse aus, ist die Prognose günstig. Erstens gelingt es dem Wirt, hierdurch die Entzündung zu kompartimentieren und allgemeine Infektionsfolgen zu begrenzen. Zweitens ist ein intraabdomineller Abszeß in der Regel gut zu behandeln. Meist kann der Fokus perkutan punktiert und drainiert werden. Wenn chirurgisch vorgegangen werden muß, besteht die Gefahr einer Keimverschleppung.

Exsudat/Beläge

Die Peritonitis mit einem rein serösen Exsudat hat eine gute Prognose, das Exsudat ist Ausdruck einer frischen Entzündung.

Tabelle 27.**1** Klassifikation der Peritonitis

I	**Ausbreitung und Alter der Entzündung**
	1 lokal (1–3 Quadranten)
	2 diffus (alle 4 Quadranten)
	   – **2a** frisch (< 24 Stunden)
	   – **2b** älter (> 24 Stunden)

II	**Verlauf** **1** akut **2** chronisch
III	**Exsudat/Beläge** **1** serös **2** fibrinös **3** eitrig **4** gallig **5** kotig (sterkoral, jauchig)

IV	**Ursache**
	1 primär (spontan oder genuin)
	2 sekundär
	   – **2a** bakteriell
	   – **2b** primär nicht bakteriell
	   – **2c** Peritonitis bei CAPD
	3 tertiär (persistierend/diffus)

V	**Lebensalter** **1** Erwachsene **2** Kinder (insbesondere Neugeborene)

Besteht dagegen die Peritonitis schon mehrere Stunden, haben sich in der Regel bereits Fibrinbeläge entwickelt. Fibrinogen wandert aus den Gefäßen der Tela subserosa aus und gelangt in die Bauchhöhle. Hier ist die Fibrinolyseaktivität in der Entzündungssituation herabgesetzt, und die Umwandlung zu Fibrin verläuft ungehemmt. Es bilden sich als Reaktion auf die Infektion dicke Fibrinbeläge aus, die die Bakterien einschließen. Fibrin wird von Antibiotika kaum durchwandert, so daß für den bakteriellen Aggressor die Wachstumsvoraussetzungen optimal werden. Diesem Vorgang kann praktisch nur durch ein chirurgisches Débridement entgegengewirkt werden.

Ohne operative Intervention schreitet der Infektions- und Entzündungsprozeß weiter fort, frei werdende Enzyme degradieren große Moleküle, und große Massen eingewanderter Abwehrzellen und Bakterien zerfallen. Die ganze nekrotische Masse wird von der zunächst serösen Peritonealflüssigkeit verdünnt. Das Ergebnis ist ein eitriges Exsudat.

Adjuvanzien wie Galleflüssigkeit oder Kot aggravieren den Krankheitsverlauf. Ein galliger oder kotig-jauchiger (sterkoraler) Charakter des Exsudats schafft noch bessere Voraussetzungen für die Keime, die Oberhand über den Wirt zu erlangen. Dem tragen Peritonitisindices Rechnung. Der Mannheimer Peritonitis-Index (25) bewertet z. B. ein kotig kontaminiertes Exsudat doppelt so hoch wie ein eitriges Exsudat (Tab. 27.2).

Ursachen

Bei den Ursachen der Peritonitis unterscheidet man zunächst die primären von den weitaus häufigeren sekundären Formen. Im eigenen Krankengut finden wir nur bei ca. 2% eine primäre oder spontane Peritonitis (Abb. 27.5).

Eine primäre Peritonitis entsteht durch hämatogene, lymphogene oder kanalikuläre Keiminvasion. Begünstigend muß eine Abwehrschwäche, wie ein Immundefektsyndrom, eine maligne Grunderkrankung oder eine Leberzirrhose vorliegen. Die häufigsten Erreger der primären Peritonitis sind Escherichia coli, Pneumokokken oder Tuberkelbakterien. Die primäre Peritonitis besitzt eine extrem hohe Letalität und liegt bei 80–95%.

Die sekundäre Peritonitis ist in der Regel bakteriell bedingt. Die häufigsten Keime sind Escherichia coli, Pseudomonas, Enterokokken, Bacteroides fragilis und Candida. Auslöser der Peritonitis sind die Bakterien selbst, die durch ihre Toxine und Wandbestandteile ihre Wirkung entfalten. Die häufigste Ursache der bakteriellen Infektion ist die Perforation eines Hohlorgans, die durch eine Entzündung (Divertikulitis), ein Karzinom (Rektum), ein Ulkus (Magen), durch Trauma oder iatrogen (Koloskopie) bedingt sein kann. Eine weitere Ursache ist die Durchwanderung der Bakterien bei Mesenterialinfarkt. Eine postoperative Peritonitis liegt in etwa 40% der Fälle vor und hat bisher eine sehr ungünstige Prognose (Letalität im eigenen Krankengut 53%). Sie kommt vor bei Anastomosen- und Stumpfinsuffizienzen oder einfach nach Kontamination beim Ersteingriff.

Postoperativ kann eine gallige Peritonitis durch Absonderungen aus einem akzessorischen Gallengang oder einer Deplazierung eines T-Drains auftreten, ebenso können Nachblutungen (cave Antikoagulation) zu einer peritonealen Irritation führen. Auch Fremdkörper in der Abdominalhöhle können eine postoperative Peritonitis verursachen. Weiterhin kommen als Auslöser denaturierte Proteine (Nekrosen), Enzyme z.B. aus dem Pankreas oder dem Dünndarm und Fremdkörper in Frage. Die bakterielle Infektion pfropft sich u.U. sekundär auf.

Eine weitere seltene Sonderform der sekundären Peritonitis stellt die Bauchfellentzündung bei CAPD-Katheter-Trägern dar (chronische ambulante Peritonealdialyse) (12); hier muß man mit 0,5–2 Fällen pro Patientenjahr rechnen. Die Entzündung wird meist durch Staphylokokken ausgelöst; es gibt die periluminale, endoluminale und enterogene Form. Leitsymptom ist die trübe, leukozytenreiche Peritonealflüssigkeit.

Gedanklich trennen sollte man die durch Pankreatitis bedingten Peritonitiden mit einer immens hohen Letalität von 20–60%, die in der Regel chemische, toxische und bakterielle Ursachen vereinen.

Die immer wieder als tertiär bezeichnete Peritonitis ist nichts anderes als die persistierende, diffuse Form. Diese

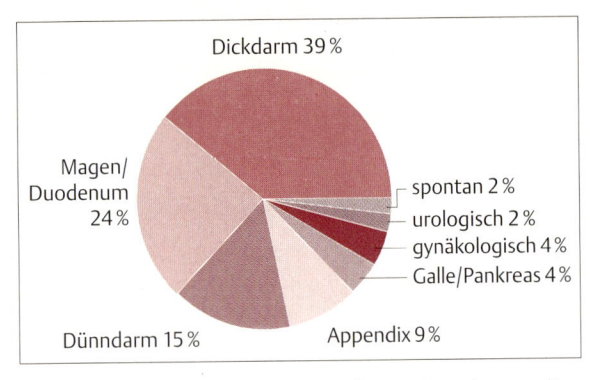

Abb. 27.5 Diffuse Peritonitis: Ursache im Erwachsenenalter bei 46 Patienten.

Tabelle 27.2 Mannheimer Peritonitis-Index (MPI) (nach Linder u. Mitarb. 1987)

Risikofaktor	Ladung	vorhanden ja	vorhanden nein
Alter über 50 Jahre	5	( )	( )
Geschlecht weiblich	5	( )	( )
Organversagen	7	( )	( )
Malignom	4	( )	( )
Peritonitisdauer > 24 Std.	4	( )	( )
Ausgangspunkt nicht Dickdarm	4	( )	( )
Ausbreitung diffus	6	( )	( )
Exsudat (nur eine Ja-Antwort)			
– klar	0	( )	( )
– trüb-eitrig	6	( )	( )
– kotig-jauchig	12	( )	( )

Summe der Ja-Antworten = Index

Terminologie scheint überflüssig, da der Begriff tertiär keine eigene Entität beschreibt.

Lebensalter

Die Peritonitis kann in jedem Alter auftreten. Die Hälfte der Patienten ist jedoch zwischen 50 und 80 Jahre alt. Das mittlere Alter für die diffuse Peritonitis liegt in einer eigenen Untersuchung bei 60 Jahren (Abb. 27.**6**). Beim Erwachsenen überwiegt die sekundäre Form.

Die Peritonitis im Kindesalter ist selten. Die Untersuchung aus einer kinderchirurgischen Abteilung über einen Zeitraum von 5 Jahren wies jedoch immerhin 24 Fälle einer Neugeborenenperitonitis nach (18). Ursache war meist eine nekrotisierende Enterokolitis. Weiterhin kamen Mekoniumperitonitiden, Volvulus und Invagination mit Perforation vor. Ganz allgemein soll im Kindesalter die primäre Peritonitis häufiger als die sekundäre Form auftreten, Erreger sind dann meist die Pneumokokken.

> Entscheidend für die Prognose der Peritonitis sind Ätiologie, Ausbreitung, Alter und Verlauf der Entzündung sowie Exsudat und Beläge, Ursachen der Erkrankung und Lebensalter der Patienten!

Symptome und Diagnostik

Anamnese und Untersuchung

Die Symptome der Peritonitis sind unspezifisch, zu Beginn lassen sie noch am ehesten Rückschlüsse auf die Ursache der Infektion zu. Deshalb ist es so wichtig, die Bauchfellentzündung frühzeitig zu erkennen und so früh wie möglich zu intervenieren, um eine Ausbreitung der Entzündung auf den ganzen Bauchraum zu verhindern. Im günstigsten Falle tritt die Peritonitis unter dem Bild eines akuten Abdomens auf (14). Zu Beginn besitzt der Schmerz meist viszeralen Charakter; er ist dumpf, wellenförmig und wird begleitet von vegetativer Symptomatik wie Übelkeit und Schwitzen. Schreitet die Entzündung fort, überwiegt der parietale Schmerz. Er imponiert bewußtseinsnahe, somatisch und scharf. Der Patient liegt meist mit angezogenen Beinen im Bett. Die Atmung ist flach.

Die Schmerzanamnese beginnt mit der Frage nach Lokalisation und Ausstrahlung, die wichtige Hinweise auf die Ursache geben können. Ebenso müssen Beginn und Entwicklung genau eruiert werden. Bei der Untersuchung ist auf einen Douglas-Schmerz als Zeichen der Entzündungsausbreitung bis zum tiefsten Punkt des Abdomens zu achten. Typisch für eine Appendizitis, insbesondere bei retrozäkaler Lage, sind das Psoaszeichen – der durch Beugung in der rechten Hüfte induzierte Schmerz – und das Rovsing-Zeichen – Schmerzen beim Ausstreichen des Kolons in Richtung Zäkum. Eine Divertikulitis erkennt man häufiger an der tastbaren Walze im linken Unterbauch, während das Murphy-Zeichen (schmerzhafte Gallenblase) typisch für die akute Cholezystitis ist. So kann zu einem frühen Zeitpunkt noch durch einfache Untersuchungen auf die Ursache der Peritonitis geschlossen werden. Dies kann von Bedeutung sein für die operative Strategie.

Zum akuten Abdomen gehört bei jüngeren Patienten die Bauchdeckenspannung – Peritonismus –, beim alten Menschen kann sie fehlen. Die Peristaltik imponiert im allgemeinen spärlich und kommt später ganz zum Erliegen. Im septisch-toxischen Ileus herrscht Totenstille über dem Abdomen. In kurzer Frist wird der Dünndarm „kolonisiert", Überlauferbrechen setzt ein, die Schleimhäute werden trocken, und die Zunge ist in der Regel belegt.

Allgemeine Zeichen der Peritonitis sind Fieber (axillorektale Differenz über 0,5 °C), Pulsanstieg, Blutdruckabfall, Beschleunigung der Atmung und Exsikkose.

> Die Peritonitis tritt in der Regel unter dem Bild eines akuten Abdomens auf!

Laboruntersuchungen

Bei der Auswertung des Blutbildes zeigt die Leukozytose eine akute infektionsbedingte Entzündung an. Die Elektrolyte müssen bestimmt werden, da es durch den enormen extra- und in der Sepsis bei weitgestellten Gefäßen auch intravasalen Flüssigkeitsverlust zu schweren Entgleisungen kommen kann. Die Gerinnungsparameter geben Auskunft über eine manifeste Gerinnungsstörung. Sind die Werte normal, ist eine subklinische Gerinnungsstörung zumindest nicht auszuschließen. Die Imbalanz im Proteaseinhibitorsystem kann in Kürze eine fatale Gerinnungsstörung herbeiführen. Das Lactat ist in der Regel erhöht. Pankreas-, Leber- und Nierenwerte können hilfreich sein bei der Ursachenklärung, geben jedoch vor allem Auskunft über die Affektion der Organe. Der Blutzucker steigt als Zeichen der Infektion. Eine Blutgasanalyse gibt Auskunft über die respiratorische und metabolische Situation. Stets sollte auch an eine Urinprobe gedacht werden, um eine Urosepsis auszuschließen.

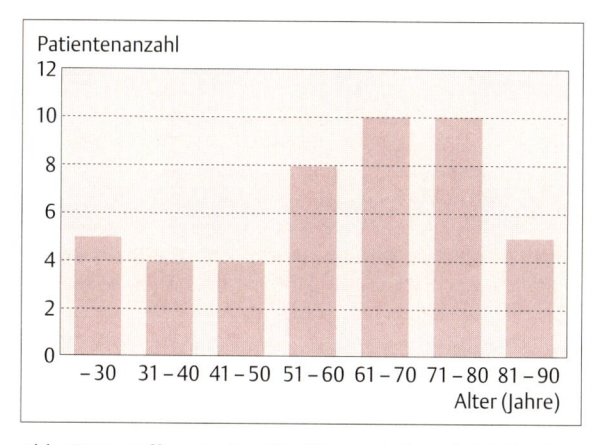

Abb. 27.**6** Diffuse Peritonitis: Altersverteilung bei 46 Patienten.

Sonographie

Mit der Sonographie des Abdomen ist es möglich, der Ursache eines akuten Abdomens näher zu kommen oder zumindest die Indikation zur Laparotomie einzugrenzen. Freie abdominelle Flüssigkeit ist auch im unvorbereiteten Abdomen leicht zu erkennen. Als Prädilektionsstelle gilt der zwischen Leber und rechter Niere sich darstellende Raum (Morison-Tasche). Hier befindet sich in Rückenlage der tiefste Punkt des Abdomens. Im Stehen ist dies der Douglas-Raum zwischen Blase und Rektum beim Mann und zwischen Uterus und Rektum bei der Frau. Des weiteren muß perisplenisch und zwischen den Darmschlingen nach freier Flüssigkeit gesucht werden. Die Flüssigkeit kann entzündlichem Exsudat, Hämatom, Aszites, aber auch Eiter, Magen-Darm-Inhalt oder Galle und Pankreassaft entsprechen. Pendelperistaltik und flüssigkeitsgefüllte Darmschlingen beim Ileus sind ebenfalls gut erkennbare Befunde. Pathologische Kokarden im linken (Divertikulitis, Dickdarmkarzinom) oder rechten Unterbauch (Appendizitis) sind nicht komprimierbar.

Elektrokardiogramm

Das EKG dient in erster Linie der Narkosevorbereitung. Trotzdem muß auch der Chirurg Rhythmusstörungen oder Myokardischämien als extraabdominelle Ursache der Schmerzsymptomatik erkennen können (cave Elektrolytverschiebung!). Das EKG sollte noch vor weitergehender Diagnostik geschrieben und befundet sein.

Röntgenuntersuchung

Thoraxaufnahme

Hier wird in erster Linie nach freier intraabdomineller Luft unter dem Zwerchfell gefahndet, weswegen die Untersuchung nach Möglichkeit im Stehen erfolgen muß. Freie Luft ist beim CAPD-Katheter-Träger nicht verwertbar. Zur Beurteilung des Narkose- und Operationsrisikos gehört außerdem die Kenntnis pulmonaler Infiltrate und Ergüsse.

Abdomenübersicht- und Linksseitenlageaufnahme

Spiegel in den flüssigkeitsgefüllten, gasüberblähten Ileus-Darmschlingen und freie abdominelle und retroperitoneale Luft kommen durch diese Untersuchung gut zur Darstellung. Ebenso können Fremdkörper oder röntgendichte Gallensteine diagnostiziert werden.

Kontrastmittelpassagen

Die verwendeten Kontrastmittel müssen wasserlöslich sein (z. B. Gastrografin). Hier kommt es nicht auf einen hochauflösenden Doppelkontrast an, sondern man muß eine Leckage oder einen Passagestopp schnell erkennen. Ein Kontrasteinlauf ist nur bei begründetem Verdacht (Sigma- oder Rektumstenose) primär zu empfehlen. In allen anderen Fällen ist es besser, zunächst eine Magen-Darm-Passage mit Spätaufnahme durchzuführen – falls so lange gewartet werden kann. Vorsicht ist beim Ileus geboten, da Gastrographin hier u. U. nur ein Ausscheidungsurogramm liefern kann.

Computertomographie (CT)

Mit der CT können Tumoren als Perforationsursache, freie abdominelle Flüssigkeit, Lufteinschlüsse in der Darmwand als Signum mali omnis beim Mesenterialinfarkt, Luft in der Pfortader oder Verhalte erkannt werden. Liegt ein Verhalt vor, empfiehlt sich eine diagnostische Punktion. Wenn es sich um einen Abszeß handelt, kann gleich therapeutisch drainiert werden. Der singuläre intraabdominale Abszeß ist mittlerweile eine Domäne der radiologisch gesteuerten Punktion und Drainage. Differentialdiagnostisch sollte ein Aortenaneurysma oder eine retroperitoneale Blutung ausgeschlossen werden.

Angiographie

Ist das akute Abdomen mit einer extremen Leukozytose (20000–40000/mm^3), einem Lactatanstieg und einer CK-Erhöhung verbunden und weist zudem die Anamnese mit einem akut einsetzenden Vernichtungsschmerz auf eine mesenteriale Ischämie im Sinne eine okkludierenden Mesenterialarterienverschlusses durch Thrombembolus oder bei Prädilektionsfaktoren auf eine nichtokkludierende Minderblutung (non-occlusive disease, NOD) (7) hin, so besteht die Indikation zur Angiographie. Diese Untersuchung muß bei begründetem Verdacht innerhalb der ersten Stunde nach Aufnahme abgeschlossen sein, um rechtzeitig die Konsequenzen ziehen zu können. Ist die 6-Stunden-Grenze überschritten, ist der betroffene Darmabschnitt künftig nicht mehr zu erhalten und muß reseziert werden. Dies hat bei ausgedehntem Infarkt häufig ein Kurzdarmsyndrom zur Folge. Nach 12 Stunden ist mit einer Durchwanderungsperitonitis, die eine hohe Letalität (80%) aufweist, zu rechnen. Handelt es sich um einen klassischen Mesenterialinfarkt, ist die sofortige Freilegung der A. mesenterica superior und deren Embolektomie absolut indiziert. Liegt eine NOD vor, muß noch während der Untersuchung über den liegenden Angiographiekatheter die kontinuierliche Behandlung mit Prostavasin oder einem anderen Vasodilatator eingeleitet werden.

Endoskopie

Die endoskopische Untersuchung ist bei der Peritonitis selten indiziert. Besteht trotzdem die Indikation, z. B. beim akuten Abdomen gepaart mit einer Ulkusanamnese, so wird zunächst gastroskopiert. Liegt ein Ulkus vor, kann eine bisher nicht vorhandene Perforation durch die Untersuchung provoziert werden. Die Notfallkoloskopie dient weniger der Diagnostik eines Karzinoms oder einer Divertikulitis. Vielmehr ist im Falle einer Kolonüberblähung mit massiver Distension (Durchmesser des Zäkums in der Röntgenaufnahme des Abdomens über 10 cm), wie sie beim Ogilvie-Syndrom vorkommt, eine koloskopische Dekompression angezeigt. Hierdurch wird eine Perforation und damit eine Peritonitis vermieden.

Laparoskopie

Die diagnostischen Vorteile der Laparoskopie bei der Ursachenklärung eines akuten Abdomens stehen außer Zweifel. Ein Ileus mit Erhöhung des intraabdominellen Druckes kann die Maßnahme jedoch unmöglich machen. Eine akute Appendizitis oder eine Cholezystitis können auch laparoskopisch behandelt werden. Bei Vorliegen einer Peritonitis sind die Meinungen zur laparoskopischen Sanierbarkeit geteilt. Nach unserer Auffassung sind der Ausgangsort, das Alter der Peritonitis, die Ausdehnung der Beläge und die Übersicht dafür entscheidend, ob die chirurgischen Behandlungsprinzipien eingehalten werden können oder ob konvertiert werden muß. So konnten im eigenen Krankengut bereits mehrere frische Vier-Quadranten-Peritonitiden nach perforierter Appendizitis und Magenulkusperforation laparoskopisch erfolgreich behandelt werden.

Laparotomie

Es kann nicht nachdrücklich genug betont werden, wie wichtig es ist, schnell und folgerichtig zu handeln. Besteht die Peritonitis bereits länger als 24 Stunden, so verschlechtern sich die Überlebenschancen eklatant. Weiterführende apparative und invasive diagnostische Maßnahmen dürfen eine dringende Laparotomie auf keinen Fall verzögern. Der Zeitvorteil einer unverzüglichen Operation bei Peritonitis ist nicht zu unterschätzen, je früher operiert wird, desto besser (Tab. 27.**3**).

> Liegt eine diffuse Peritonitis vor, besteht die absolute Indikation zur Operation. Kontraindikationen gibt es in diesem Falle nicht!

Tabelle 27.**3** Diagnostik bei Peritonitis

Anamnese	Schmerzentwicklung zunehmend
Untersuchung	akutes Abdomen
Labor	Elektrolytentgleisung, Gerinnungsstörung
Sonographie	freie abdominelle Flüssigkeit
EKG	Rhythmusstörungen
Röntgenaufnahme des Thorax	freie intraabdominelle Luft, Spiegel
Kontrastmittelpassagen	Leckage, Stop
Computertomographie	Verhalt, Punktion, Drainage
Angiographie	mesenteriale Ischämie
Endoskopie	Tumor, Perforation
Laparoskopie	Diagnose, Therapie?!
Laparotomie	bei Peritonitis je früher, desto besser!

Therapie

Die Therapie der Peritonitis ruht auf drei Säulen, die unterschiedlich gewichtet sind. Entscheidend ist der chirurgische Eingriff, oberstes Ziel ist dabei die Herdsanierung. Hinzu gesellen sich die medikamentöse und antibiotische Behandlung sowie schließlich die Intensivtherapie, ohne die eine Peritonitis heute suffizient nicht mehr behandelt werden kann.

Chirurgischer Eingriff

Herdsanierung

Die Herdsanierung genießt erste Priorität. Sie ist definiert als die chirurgische Ausschaltung primärer und sekundärer Infektionsquellen im Abdomen.

Die Herdsanierung ist in wenigen Fällen interventionell durch gezielte Punktion und Drainage zu erreichen. Als Beispiel wäre hier die endoskopische Behandlung einer infizierten Pankreaspseudozyste oder die computertomographisch gezielte perkutane Punktion und Drainage eines postoperativen lokalen Abszesses zu nennen.

Die chirurgische Herdsanierung ist immer mit einem Débridement, der abdominellen Spülung und einer Drainage bei primärem Bauchdeckenverschluß verbunden. Durch dieses Prinzip wird die Kontamination mit Bakterien, Pilzen, Nekrosen, Blut und Stuhl usw. reduziert. Der operative Eingriff soll eine rezidivierende oder persistierende intraabdominelle Sepsis verhindern (28). Die operative Herdsanierung kann in einer Übernähung oder der Resektion einer Infektionsquelle bestehen (11). Die Übernähung kommt z.B. beim perforierten Ulcus duodeni oder der traumatischen Dünndarmperforation bis 12 Stunden nach dem Ereignis in Frage. Auch die Dickdarmperforation bei gespültem Darm kann übernäht werden. Im Zweifelsfalle empfiehlt sich jedoch ein protektives Ileostoma. Die Resektion mit primärer Anastomose ist erlaubt, wenn der Dünndarm oder der gespülte Dickdarm die Infektionsquelle darstellt. In Ausnahmefällen ist auch der nicht gespülte Dickdarm primär anastomosierungsfähig, wenn ein protektives Stoma vorgeschaltet und ein intraoperativer Wash-out durchgeführt wird. Ein protektives Stoma ist auch dann indiziert, wenn der anastomosierte Darm durch Überdehnung geschädigt ist. Ohne primäre Anastomose werden komplizierte Dick-, seltener auch Dünndarmperforationen versorgt. Unter kompliziert ist hier vor allem die schwere diffuse Peritonitis zu verstehen. Sollte ein Malignom vorliegen, ist darauf zu achten, daß auch –und vor allem bei diffuser Peritonitis – die onkologischen Standards bei der Resektion eingehalten werden. Der intraoperative Wash-out ist bei Dickdarmprozessen zu empfehlen, auch wenn primär keine Anastomose angelegt wird (Abb. 27.**7**).

Modifiziert nach Bohnen u. Mitarb. 1983 (6) kann die Herdsanierung in drei Schwierigkeitsgrade eingeteilt werden, was sich auch in der Letalität widerspiegelt. Leicht erscheint die Sanierung der Infektionsquelle, wenn die Ursache der Peritonitis eine Appendizitis, ein perforiertes Ulcus duodeni oder eine andere Dünndarmperforation ist, die Letalität beträgt in diesem Fall 10%.

Differentialindikation

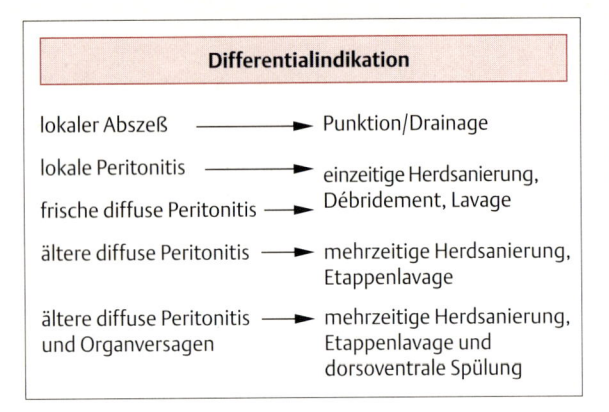

- lokaler Abszeß → Punktion/Drainage
- lokale Peritonitis → einzeitige Herdsanierung, Débridement, Lavage
- frische diffuse Peritonitis →
- ältere diffuse Peritonitis → mehrzeitige Herdsanierung, Etappenlavage
- ältere diffuse Peritonitis und Organversagen → mehrzeitige Herdsanierung, Etappenlavage und dorsoventrale Spülung

Abb. 27.**7** Herdsanierung bei Peritonitis.

Eine mittelschwere Herdsanierung ist anzunehmen, wenn ein anderer Ursprungsort als die oben genannten vorliegt, dann kann eine Letalität von 50 % erwartet werden. Schwer gestaltet sich die Herdsanierung, wenn es sich um eine postoperative Peritonitis handelt, die eine Letalität von 60 % aufweist.

Die Herdsanierung gilt als der wichtigste prognostische Faktor. Die Letalität soll nicht mehr als 6–14 % betragen, wenn die Sanierung des Fokus bei der ersten Operation gelingt (1,5). Wenn zwei oder mehr Eingriffe erforderlich sind, wird die Letalität zwischen 17 und 64 % liegen. Kann keine Herdsanierung erreicht werden, sterben nach früheren Untersuchungen 100 bzw. 90 % der Patienten (1,5).

Wichtig scheint es jedoch, darauf hinzuweisen, daß ein deutlicher Unterschied zwischen Herdsanierung bei lokaler bzw. bei frischer diffuser Peritonitis und der älteren diffusen Peritonitis besteht. Bei lokaler bzw. frischer Peritonitis muß die Herdsanierung beim ersten Eingriff erreicht werden, weil in aller Regel das Abdomen primär verschlossen wird. Mit diesem Standardverfahren werden nach Teichmann u. Mitarb. 1992 (32) 85 % aller intraabdominellen Infektionen suffizient behandelt. Bei der älteren diffusen Peritonitis kann die Herdsanierung nicht bei der ersten Operation gelingen, weil – auch nachdem die primäre Infektionsquelle ausgeschaltet ist – der gesamte Peritonealraum als Fokus der intraabdominellen Sepsis angesprochen werden muß. Deswegen ist man in dieser Situation gezwungen, eine offene Spülbehandlung anzuschließen, bis das Abdomen endgültig gereinigt ist. Wir definieren deshalb die Herdsanierung auch als Ausschaltung aller sekundären Infektionsquellen (s. o.).

> Die Herdsanierung steht bei der Therapie einer Peritonitis an oberster Stelle und muß mit allen Mitteln erreicht werden!

Spülbehandlung

Nachdem die primäre Infektionsquelle saniert ist, wird die Bauchhöhle entweder drainiert und primär verschlossen oder es schließt sich eine Spülbehandlung des Abdomens an. Die Spülbehandlung kann prinzipiell in drei Formen erfolgen (Tab. 27.4).

Tabelle 27.**4** Prinzipien der Spülbehandlung bei Peritonitis

Kontinuierliche geschlossene Spülung
Etappenlavage
Kontinuierliche (dorsoventrale) Spülung kombiniert mit Etappenlavage

Kontinuierliche geschlossene Peritoneallavage nach Beger u. Mitarb. 1983 (3). Sie wird nach primärem Bauchdeckenverschluß eingesetzt. Der Zulauf besteht aus 1–4 Tenckhoff-Kathetern, der Ablauf kann z. B. durch eine Saratoga-Drainage im Douglas-Raum sichergestellt werden. Gespült wird mit 1 l/Std. Neben der Auswaschwirkung (Detritus, Keime, Toxine) und dem Dialyseeffekt ist diese Spülform vor allem mit dem Vorteil des primären Bauchdeckenverschlusses verbunden. Wenn die Behandlung erfolgreich ist, kommen ein geringerer Pflegeaufwand, eine verkürzte Beatmungszeit, ein verkürzter stationärer (Intensivstations-) Aufenthalt und verringerte Kosten als weitere Vorzüge hinzu. Die Nachteile bestehen aber in der Ausbildung von Spülstraßen und in der fehlenden direkten Kontrollmöglichkeit der intraabdominellen Situation. Eine Relaparotomie muß evtl. in Kauf genommen werden.

Etappenlavage (programmierte Peritoneallavage) nach Kern u. Mitarb. 1983 (19). Sie sieht bei offen gelassenem Abdomen programmierte Spülungen des Abdomens in 24stündigem Intervall vor. Wie bei allen eitrigen Infektionen werden kurzfristige chirurgische Verbandswechsel, in diesem Fall im Operationssaal, vorgenommen. Die Vorteile liegen auf der Hand: regelmäßige Inspektion des Situs, suffizientes Reinigen von Detritus u. ä., frühzeitige Erkennung von Insuffizienzen, abdominelle Druckentlastung, Verbesserung der Organdurchblutung, des V.-cava-Rückstroms und der Beatmungssituation sowie die Bestimmung des besten Zeitpunktes zum Bauchdeckenverschluß, der in der Regel nicht später als nach dem 5. Intervall erfolgen sollte (8,9). Nach diesem Zeitpunkt kommen die Nachteile der Etappenlavage am stärksten zum Tragen: Keimwechsel nach 4–5 Tagen (Hospitalkeime), Retraktion und Mazeration der Bauchdecken, Sekundärverschluß nur mit Netz und Meshgraft möglich und Ausbildung einer Bauchwandhernie (Tab. 27.**5**).

Etappenlavage in Kombination mit der dorsoventralen Spülung nach Pichlmayr u. Mitarb. 1983 (27). Hierzu wird ein Schienengleitverband an die Faszienränder genäht. Der Zulauf besteht aus bis zu 12 Silicondrains, die im dorsalen Abdomen plaziert werden. Der Ablauf besteht z. B. aus einer Saratoga-Drainage, die ventral unter dem Schienengleitverband plaziert und mit 10 cm H_2O unter Sog gesetzt wird. Das Abdomen wird so zwischen den Etappenlavage-Sitzungen mit 20–60 l/d gespült. Auf diese Weise werden die Vor-, aber auch die Nachteile der kontinuierlichen Spülbehandlung mit denen der Etappenlavage verbunden. Spülstraßen werden hier allerdings vermieden. Hervorzuheben sind außerdem der wichtige Peritonealdialyseeffekt, insbesondere beim

Tabelle 27.5 Programmierte Etappenlavage: Vor- und Nachteile

Vorteile

Regelmäßige Inspektion

Suffiziente Reinigung

Frühzeitige Erkennung von Insuffizienzen

Abdominelle Druckentlastung

Verbesserung der Organdurchblutung

Verbesserung des V.-cava-Rückstroms

Verbesserung der Beatmungssituation

Bestimmung des Zeitpunktes für einen Bauchdeckenverschluß

Nachteile

Keimwechsel nach 4 – 5 Tagen (Hospitalkeime)

Retraktion und Mazeration der Bauchdecken

Sekundärverschluß nur mit Netz/Meshgraft

Ausbildung einer Bauchwandhernie

Nierenversagen, die antiödematöse Wirkung durch die Verwendung hyperosmolarer Lösungen (CAPD) und die Möglichkeit, die Körpertemperatur auf 37 °C zu halten.
Neu ist das Behandlungskonzept der offenen dorsoventralen Intervalltherapie unter Zuhilfenahme des neuen passageren Bauchdeckenverschlusses TAC (temporary abdominal closure) nach Köckerling 1995 (22). Der TAC besteht aus einer Grundplatte mit eingeschweißten Anschlüssen für Zu- und Abläufe. In die Grundplatte ist außerdem ein durchsichtiger Kragen eingearbeitet, der mit einer Gleitschiene verschlossen werden kann. Durch diesen Kragen ist jederzeit die visuelle Kontrolle der oberflächlich liegenden Darmschlingen und der Zu- und Ablauf bestimmter Spüllösungen sowie im Intervall die chirurgische Spülung mit Débridement nach Öffnen des Gleitverschlusses möglich. Die Grundplatte wird beim ersten Eingriff fest in die Bauchdecken eingenäht und beim letzten Eingriff entfernt.

An Spüllösungen stehen physiologische Kochsalz-, Ringer-Lactat- oder CAPD-Lösungen zur Verfügung; PVP bzw. Jod sollte nicht zugesetzt werden. Taurolidin kann zugegeben werden, es wirkt nicht nur antibiotisch und antiseptisch, sondern auch als Antiendotoxin und wird deshalb empfohlen.

> Gelingt die primäre Sanierung der intraabdominellen Infektion nicht, so muß an den Ersteingriff eine Spülbehandlung angeschlossen werden!

Differentialindikation der chirurgischen Therapie

Liegt ein lokaler intraabdomineller Abszeß vor, ist die perkutane, interventionelle, z.B. computertomographisch gezielte Punktion und Drainage, wenn möglich, die Therapie der Wahl. Dieses Vorgehen ist in der Regel genauso erfolgreich wie die operative Drainage, dem Patienten bleibt jedoch der chirurgische Eingriff erspart (23). Daß der Körper mit Bildung des Abszesses die Infektion kompartimentiert hat, und die Kompartimentierung durch einen chirurgischen Eingriff gefährdet würde, ist ein weiteres Argument für dieses Verfahren.

Bei lokaler Peritonitis sollte die korrekte Herdsanierung, eine intraoperative Spülung und die Einlage einer Drainage mit primärem Bauchdeckenverschluß ausreichen; im eigenen Untersuchungsgut wurden 209 Patienten so behandelt. Die häufigste Ursache war hier die Appendizitis (33%), gefolgt vom perforierten Ulcus duodeni et ventriculi (21%). Die Letalität betrug 14% bei einem Mannheimer Peritonitis-Index bzw. einem APACHE-II-Score der Verstorbenen von 22 bzw. 24 Punkten. Auch die frische diffuse Peritonitis kann mit diesem Standardverfahren erfolgreich behandelt werden. Möglicherweise profitieren die Patienten bei primärer Herdsanierung auch nicht von einer Etappenlavage (5).

Während bei der frischen diffusen Peritonitis noch Unsicherheiten in der Verfahrenswahl bestehen und die Maßnahmen weitgehend von der Erfahrung des Operateurs abhängen, sollte im Fall der älteren diffusen Peritonitis nur die Etappenlavage in Frage kommen. Auch hierbei steht natürlich die Sanierung der primären Infektionsquelle an erster Stelle. Zur weiteren Behandlung mit dem offen gelassenen Abdomen gibt es aus unserer Sicht derzeit keine Alternative. Bei kotiger Peritonitis und/oder primär bestehendem Organversagen würden wir jedoch die Etappenlavage mit der dorsoventralen Spülung kombinieren (Abb. 27.8).

Antibiotikatherapie

Die antibiotische Therapie ist bei der Peritonitis in jedem Fall indiziert. Welches Antibiotikum wie und wie lange gegeben werden sollte, ist strittig. Im allgemeinen wird die Substanz kalkuliert ausgewählt. Man richtet sich vor allem nach der Häufigkeit der Keime, die bei intraabdominellen Infektionen gefunden werden. Wenn makroskopisch ein Pilzbelag auffällt, ist auch ein Antimykotikum (z.B. Fluconazol) indiziert. Wird dann das Antibiogramm nach einigen Tagen ausgewertet, muß bei diesem Vorgehen nur selten die Antibiotikatherapie geändert werden. Eventuell müssen schon primär lokal unterschiedliche Resistenzsituationen beachtet werden.

Herdsanierung

- Übernähung
- Kolonresektion ──────────→ protektives Ileostoma ?!
- Darmresektion ─ mit Anastomose ──→
  └ ohne Anastomose
- onkologische Standards
- intraoperativer Wash-out
- Débridement, Lavage, Etappenlavage, dorsoventrale Spülung

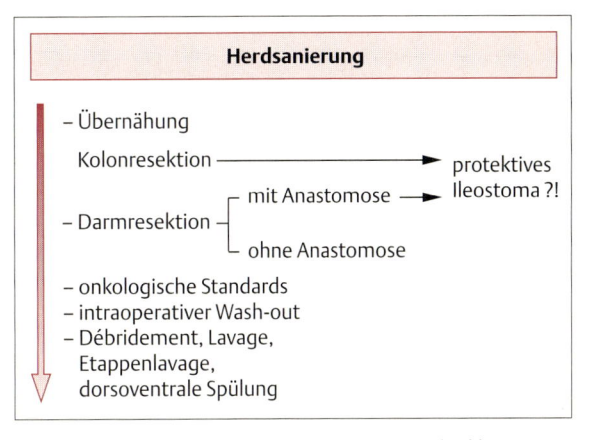

Abb. 27.8 Therapie der Peritonitis: Differentialindikation.

Wacha 1993 (33) empfiehlt, sich bei der Wahl des Antibiotikums nach der Qualität des Exsudats, dem Ausgangspunkt der Infektion, dem Alter der Peritonitis, der Keimzahldichte und nach der Peritonitisform (postoperativ, nicht postoperativ) zu richten. Wichtig ist zu bedenken, daß es sich in der Regel um Mischinfektionen mit über 3 Keimen pro Patient handelt.

Der sogenannte Standard mit Verabreichung von Aminoglykosid und Clindamycin wird bei uns nicht mehr berücksichtigt. Ebenso ist eine antibiotische Monotherapie bei der Peritonitis kaum vertretbar. Zu Beginn sollte kalkuliert mit einem Penicillin oder einem Cephalosporin der 3. Generation in Kombination mit Metronidazol und bei der älteren diffusen Form mit einem Aminoglykosid behandelt werden. Diese Kombination zeichnet sich durch eine hohe Trefferquote gegen die vermuteten Keime, daraus folgender guter Wirksamkeit und geringen Nebenwirkungen aus. In neuester Zeit steht als Alternative ein hochwirksames Penicillin (Piperacillin) in Kombination mit einem Lactamaseinhibitor (Tazobactam) zur Verfügung. Bei einer bekannten Penicillinallergie kann auf Imipenem zurückgegriffen werden. Der Vorteil soll darin liegen, daß bei Imipenem im Gegensatz zu Penicillin und Cephalosporinen sogenannte Sphäroblasten ausgebildet werden und hierdurch eine gebremste Endotoxinausschüttung resultiert. Bei Penicillinen und Cephalosporinen werden hingegen lange multinukleäre Filamente ausgebildet, nach deren Zellyse und Zelltod eine ungleich schnellere Endotoxinausschüttung folgt. Die Kombination Ciprofloxacin und Metronidazol kann ebenfalls ins Kalkül gezogen werden (Tab. 27.6).

Die Antibiotikatherapie sollte ausschließlich i.v. erfolgen. Eine Ausnahme bildet allerdings das Taurolidin, das kein klassisches Antibiotikum ist.

Ist die Behandlung erfolgreich, die Bauchhöhle verschlossen, der Patient 2 Tage fieberfrei und die Leukozytose zurückgegangen, so sollte das Antibiotikum abgesetzt werden. Ziel ist es, diesen Zustand nach 5 Tagen zu erreichen.

Intensivmedizinische Behandlung

Die Anforderungen an die Intensivtherapie bei Peritonitis gehen weit über die Sicherung der Vitalfunktionen hinaus. Oberstes Ziel ist es, Mikrozirkulationsstörungen zu verhindern oder zu rekompensieren (13). Die Mikrozirkulation ist in der Peritonitis durch eine extreme Dehydratationsneigung (peritoneales Ödem, Ileus mit Erbrechen und Sequestration der Flüssigkeit im Darm, Fieber) und den charakteristischen septischen Schock stark

gefährdet. Wenn die Mikrozirkulation nicht aufrechterhalten werden kann, kommt es zum Multiorganversagen.

Monitoring

Bei der Überwachung der Vitalfunktionen kommt der Nierenfunktion eine herausragende Rolle zu. Die Urinausscheidung sollte mindestens 1 ml/h kg KG betragen. Wird dieser Schwellenwert unterschritten, muß mit einer Mikrozirkulationsstörung nicht nur in der Niere, sondern in allen Geweben gerechnet werden. Bei den täglichen Laborkontrollen ist besonderes Augenmerk auf einen Phosphatverlust zu legen. Liegt ein Mangel an Phosphat vor, fehlt die Energiebasis zum Aufbau energiereicher Phosphate, die für die Granulozytenfunktion benötigt werden. Da der Grundumsatz in der Peritonitis um etwa 40% gesteigert ist, sollte zur Beurteilung des Katabolizustandes die Stickstoffbilanz regelmäßig erstellt werden. Während der Etappenlavage sind außerdem tägliche Röntgenkontrollen des Thorax wichtig. Allein durch den zentralen Venendruck kann der Volumenbedarf nicht beurteilt werden. Ein Swan-Ganz-Katheter gibt Auskunft über den peripheren Gefäßwiderstand und den PCWP (pulmonary capillary wedge pressure); er eröffnet jedoch auch die Möglichkeit, das Herzzeitvolumen (HZV) exakt zu bestimmen. Das HZV ist der entscheidende Parameter zur Therapiesteuerung. Das HZV und damit das Sauerstoffangebot ist dann ausreichend, wenn keine Lactatazidose besteht und der zentralvenöse Sauerstoffpartialdruck leicht erhöht ist (Tab. 27.7).

Infusionstherapie

Um die Mikrozirkulation zu gewährleisten, muß die Volumentherapie bedarfsgerecht gesteuert werden. Dies erfolgt am besten probatorisch unter Beobachtung des HZV und der Urinausscheidung (13), da es nicht reicht, allein nach ZVD und PCWP Volumen anzubieten. Eine Hämodilution auf einen Hämatokrit von 0,3 ist der Mi-

Tabelle 27.6 Antibiotikatherapie bei florider Peritonitis

Penicillin oder Cephalosporin der 3. Generation + Metronidazol
(+ Aminoglykosid bei älterer diffuser Peritonitis)

Piperacillin + Tazobactam

Imipenem

Ciprofloxacin + Metronidazol

Tabelle 27.7 Intensivmedizinisches Monitoring

Vitalfunktionen (Urinausscheidung!)

Temperatur

Labor (Phosphat, Lactat!)

Mikrobiologie (Abstriche, Exsudat, Grampräparat)

Histologie (z. B. Pilze)

Röntgenkontrollen des Thorax

Zentrale Zugänge: ZVD, HZV, PCWP, peripherer Gefäßwiderstand, zentralvenöser P_{O_2}

Beatmung (PEEP!)

Stuhlgang, Darmgeräusche

Arzneimittelwirkspiegel

Energiebilanz

krozirkulation ebenfalls dienlich. Die Substitutionstherapie umfaßt Elektrolyte, Spurenelemente, Vitamine, Puffersubstanzen, Gerinnungsfaktoren, Eiweiße und korpuskuläre Blutbestandteile. Durch die Gabe von Fresh frozen plasma (FFP) werden aber auch Hormone und Immunglobuline ersetzt. Die Ernährung sollte zu Beginn der Behandlung den Postaggressionsstoffwechsel berücksichtigen. In den ersten 3 Tagen ist ein Überangebot an Kalorien sinnlos. Danach muß ein Kalorienbedarf von 2500–3000 kcal/d durch ausgewogene parenterale Zufuhr von Kohlenhydraten, Aminosäuren und Fetten gedeckt werden.

Medikamentöse Therapie

Auch durch die medikamentöse Therapie soll die Mikrozirkulation aufrechterhalten werden. Der Blutdruck muß in möglichst normalen Grenzen gehalten werden. Hierzu dient zunächst Dopamin, das neben der allgemeinen Vasokonstriktion zu einer vermehrten Nierendurchblutung führt. Die Kombination mit Dobutamin eignet sich deshalb so gut, weil es der pulmonalen Hypertension entgegenwirkt, die durch die prostaglandinvermittelte pulmonale Vasokonstriktion und das pulmonale Leukozytensticking bedingt ist. Droht trotzdem eine Rechtsherzinsuffizienz und Anurie, steht mit Noradrenalin eine weitere Substanz zur Verfügung, den normalen Blutdruck aufrechtzuerhalten. Die Low-dose-Gabe von Heparin ist insofern sinnvoll, da einer latenten Hyperkoagulabilität mit drohender disseminierter intravasaler Gerinnung bzw. einer Verbrauchskoagulopathie entgegengewirkt wird. Für die erwünschte Wirkung muß jedoch der AT-III-Spiegel normal sein. Heparin hemmt außerdem die intraperitoneale Fibrinbildung. Eine weitere Maßnahme, die Mikrozirkulation aufrechtzuerhalten, ist die Gabe von Pentoxyfillin, das die intravasale Leukozytenadhärenz und Verstopfung der Venolen und Kapillaren hemmt.

Beatmung

Ein ausreichendes Sauerstoffangebot kann bei der diffusen Peritonitis nur durch die künstliche Beatmung bereitgestellt werden (17). Die Behandlung mit offen gelassenem Abdomen zwingt zur Narkose. Der Sauerstoffpartialdruck sollte übernormal gehalten werden, da die Diffusionsstrecke durch das allgemeine Gewebsödem verlängert ist. Das zirkulierende Endotoxin vermindert die Sauerstoffabgabefähigkeit des Hämoglobins und die Sauerstoffverwertung des Gewebes durch Blockierung der Atmungskette in den Mitochondrien. Ein erhöhtes Sauerstoffangebot wirkt außerdem per se antiinfektiös (Knighton 1990: „Oxygen as an antibiotic", zitiert bei 13). Durch die mechanische Beatmung können Belüftungsstörungen verhindert werden, die durch erhöhten intraabdominellen Druck und verminderte Surfactantsynthese drohen.
Vorsicht ist allerdings bei der Wahl des Beatmungsmusters geboten, da eine vermehrte Rechtsherzbelastung und konsekutiv eine Erniedrigung des HZV iatrogen induziert werden kann. Der positiv endexspiratorische Druck (PEEP) sollte deshalb nicht zu hoch sein, das Verhältnis zwischen Inspiration und Exspiration 1 : 1 betragen.

Ileusbehandlung

Der Ileus ist durch die Peritonitis an sich und die Analgosedierung während ihrer Behandlung bedingt. Um diesen Zustand zu durchbrechen, stehen Substanzen wie Metoclopramid, Neostigmin und Ceruletid zur Verfügung. Als Alternative zu Fentanyl kann Ketamin gegeben werden, wenn keine Kontraindikationen (z.B. Herzinfarkt) bestehen. Durch eine Sympathikolyse z.B. durch epidurale Anästhesie der Dermatome Th_5–L_1 kann man ebenfalls versuchen, die Darmparalyse zu verbessern (4). Die Darmparalyse führt neben der Flüssigkeitsquestration im Darm zur Translokation von Darmbakterien und Endotoxin in die Lymphbahnen, aber auch in die freie Bauchhöhle. Dieser Umstand wird gefördert durch die enterale Minderperfusion und den endoluminalen Substratmangel. Infektion und Endotoxinämie sind Ursache der verminderten Energieversorgung der Darmwandzellen und der Schwächung der bakteriellen Darmschranke.

Intensivpflege

Durch die periphere Gewebshypoxie ist der Peritonitiskranke mit offenem Abdomen extrem dekubitusgefährdet. Dem kann nur mit festem Lagerungsplan oder Dauerwendung im Rotorestbett entgegengewirkt werden.

> Die chirurgische Therapie der Peritonitis muß durch eine sinnvolle Behandlung mit wirksamen Antibiotika und einer potenten Intensivmedizin ergänzt werden!

Komplementäre Maßnahmen

Die komplementären Maßnahmen in der Therapie der Peritonitis haben zumeist noch experimentellen Charakter. Sie beziehen sich einerseits auf die Hemmung der Aggression gegen den Organismus, andererseits auf die Stärkung der Abwehrkraft des Organismus (Tab. 27.**8**).

Hemmung der Aggression. Die neuere Peritonitisforschung beschäftigt sich mit monoklonalen Antikörpern gegen Endotoxin und Tumor-Nekrose-Faktor (TNF). Es ist experimentell möglich, das Endotoxin-Rezeptor-Molekül zu besetzen und damit eine Lipopolysaccharid-Rezeptor-Antagonisierung zu erreichen. Zudem wurde ein endotoxinneutralisierendes Protein gefunden. Eine andere Möglichkeit ist die TNF-Synthesehemmung, die z.B. durch Pentoxyfillin erreicht werden soll. Auch andere Mediatoren können gehemmt werden, wie z.B. Interleukin 1 durch Interleukin-1-Rezeptor-Antagonisten. Eine weitere Option liegt in der selektiven Darmdekontamination, die zur Verbesserung der Überlebenschancen führen soll.

Verbesserung der Abwehr. Die Gabe von Immunglobulinen IgG oder IgM, FFP und Antioxidanzien wie Acetylcystein dient der Stärkung der humoralen Abwehr. IgM

Tabelle 27.8 Komplementäre Maßnahmen

Aggressionshemmung:
- Antikörper gegen Endotoxin und TNF,
- Lipopolysaccharid-Rezeptor-Antagonisierung,
- endotoxinneutralisierendes Protein,
- TNF-Synthesehemmung,
- Interleukin-1-Rezeptor-Antagonisten,
- Selektive Darmdekontamination,

Verbesserung der Abwehr:
- Substitution von IgG, IgM, Antioxidanzien, Transferrin,
- Gabe von G-CSF,
- intravenöse und intraperitoneale AT-III-Spiegel-Anhebung,
- intravenöse und intraperitoneale Gabe von FFP,
- Gabe von t-PA,
- Endotoxintoleranz

und Transferrin sollen die TNF-Freisetzung hemmen. G-CSF (granulocyte colony stimulating factor) führte im Tierversuch zur Senkung der Letalität. Die Substitution von AT III und FFP intraperitoneal soll ebenfalls einen positiven Effekt haben, wie die Hemmung der Fibrinbildung. Dem gleichen Ziel dient die Gabe von Gewebsplasminogenaktivator (tissue plasminogen activator, t-PA). Im Schweinemodell konnte durch die Desensibilisierung mit geringen Mengen Endotoxin eine gewisse Endotoxintoleranz erreicht werden.

Prognosefaktoren (Tab. 27.9)

Die Prognose richtet sich in erster Linie nach der Peritonitisform (vgl. Klassifikation, Tab. 27.1); danach ist die gelungene Herdsanierung der wichtigste Prognosefaktor der Peritonitis, auch der Zustand der Leber spielt eine besondere Rolle (2). Patienten mit Peritonitis und zusätzlich einer Leberzirrhose haben eine extrem schlechte Prognose.
Weitere wichtige Faktoren sind im Mannheimer Peritonitis-Index (MPI) zusammengefaßt (Tab. 27.2) (25). Im eigenen Krankengut der diffusen Peritonitis überlebten alle Patienten mit einem MPI von unter 20 Punkten. Zwischen 20 und 30 Punkten ergab sich eine Letalität von 33%. Bei einem MPI von über 30 Punkten verstarben 80% der Patienten.

Tabelle 27.9 Prognosefaktoren bei Peritonitis

Herdsanierung
Alter
Lebererkrankung
Peritonitisform
Mannheimer Peritonitis-Index
APACHE II
Septic severity score
Noch nicht etabliert: Plasmaspiegel von Endotoxin, Pyruvat, Lactat, Citrat, PMN-Elastase, TNF, IL-1

Daneben existieren andere Scores, die wie der APACHE-II-Score den Schweregrad der Erkrankung nach vorwiegend physiologischen Parametern bewerten (21). Die Letalität bei einem Apache-II-Score von unter 20 Punkten betrug im eigenen Patientengut 31%, bei 20 – 30 Punkten 41% und bei über 30 Punkten 100%.
MPI und APACHE-II-Score werden zu Beginn der Erkrankung erhoben. Der Septic-severity-score (SSS) kann als Verlaufs-score Anwendung finden (31). Im eigenen Krankengut war am Aufnahmetag noch kein signifikanter Unterschied zwischen den SSS-Mittelwerten der überlebenden und verstorbenen Patienten zu errechnen. Am 7. Behandlungstag hingegen erreichten die später verstorbenen einen signifikant höheren SSS (45 Punkte) als die überlebenden Patienten (17 Punkte). Der Schwellenwert für den SSS betrug 30 Punkte und erreichte zu diesem Zeitpunkt eine Sensibilität von 78%, eine Spezifität von 89% und eine Trennschärfe von 167%. Diesen seit langem etablierten Parametern und Scores zur Prognoseeinschätzung werden in jüngster Zeit neue hinzugefügt: So sollen die Plasmaspiegel für Endotoxin, Pyruvat, Lactat, Citrat, PMN-Elastase, TNF und Il 1 signifikant erhöht sein, wenn die Patienten versterben.

Literatur

1. Bartels, H., W. Barthlen, J. R. Siewert: Therapie-Ergebnisse der programmierten Relaparotomie bei der diffusen Peritonitis. Chirurg 63 (1992) 174 – 180
2. Barthlen, W., H. Bartels, R. Busch, J. R. Siewert: Prognosefaktoren bei der diffusen Peritonitis. Langenbecks Arch. Chir. 377 (1992) 89 – 93
3. Beger, H. G., W. Krautzberger, R. Bittner: Die Therapie der diffusen, bakteriellen Peritonitis mit kontinuierlicher postoperativer Peritoneal-Lavage. Chirurg 54 (1983) 311 – 315
4. Berger, G.: Intensivmedizinische Maßnahmen bei der Peritonitis. In Häring, R.: Peritonitis. Thieme, Stuttgart 1993 (S. 82 – 85)
5. Billing, A., D. Fröhlich, O. Mialkowskyi, P. Stokstad, F. W. Schildberg: Peritonitisbehandlung mit der Etappenlavage (EL): Prognosekriterien und Behandlungsverlauf. Langenbecks Arch. Chir. 377 (1992) 305 – 313
6. Bohnen, J., M. Boulanger, J. L. Meakins, A. P. H. McLean: Prognosis in generalized peritonitis. Arch. Surg. 118 (1983) 285 – 290
7. Bruch, H.-P., P. Kujath, M. Hörl, U. Markert, P. Wünsch, D. Lucas: Die nichtocclusive ischämische Enteropathie – als seltene Ursache eines Ileuszustandes. Langenbecks Arch. Chir. 366 (1985) 565 – 567
8. Bruch, H.-P., R. Broll, G. Müller: Zur chirurgischen Therapie der Peritonitis. Chir. Gastroenterol. 10 Suppl. 2 (1994a) 22 – 24
9. Bruch, H.-P., R. Broll, A. Woltmann: Spülbehandlung bei diffuser postoperativer Peritonitis. Chir. Gastroenterol. 10 (1994b) 34 – 37
10. Dauer, U., R.-P. Franke, P. Kratochvil, Ch. Mittermayer: Pathologisch-anatomische Beziehungen zwischen Peritonitis und Sepsis. Chirurg 56 (1985) 360 – 362
11. Farthmann, E. H., U. Schöffel: Principles and limitations of operative management of intraabdominal infections. Wld. J. Surg. 14 (1990) 210 – 217
12. Gahl, G. M., A. Jörres: Infektiologische Probleme bei der chronischen Peritonealdialyse. In Häring, R.: Peritonitis. Thieme, Stuttgart 1993 (S. 97 – 101)

13 Guggenberger, H.: Intensivmedizin bei Peritonitis. Chir. Gastroenterol. 2 (1990) 207–220
14 Häring, R. U., A. Imdahl: Akutes Abdomen – ein chirurgischer Notfall. In Häring, R.: Peritonitis. Thieme, Stuttgart 1993 (S. 35–40)
15 Hau, T.: Host defence in peritoneal infections. Fortschr. antimikrob. antineoplast. Chemoth. 23 (1983) 479–487
16 Hau, T., S. Frenzel: Die Bedeutung des Peritoneums bei intraabdominellen Infektionen. Akt. Chir. 25 (1990) 133–138
17 Herden, H.-N.: Intensivtherapie der diffusen eitrigen Peritonitis. Chirurg 56 (1985) 371–375
18 Höcht, B.: Die Neugeborenen-Peritonitis. In Bruch, H.-P., P. Kujath: Peritonitis – Fakten und Perspektiven. Kallweit, Lübeck 1994 (S. 70–73)
19 Kern, E., P. Klaue, R. Arbogast: Programmierte Peritoneal-Lavage bei diffuser Peritonitis. Chirurg 54 (1983) 306–310
20 Kirschner, M.: Die Behandlung der akuten eitrigen freien Bauchfellentzündung. Arch. klin. Chir. 142 (1926) 253–311
21 Knaus, W. A., E. A. Draper, D. P. Wagner, J. E. Zimmermann: APACHE II: a severity of disease classification system. Crit. Care Med. 13 (1985) 818–829
22 Köckerling, F.: Behandlungskonzept der offenen dorso-ventralen Intervalltherapie bei der diffusen Peritonitis. Langenfelder, Erlangen 1995
23 Levison, M. A., D. Zeigler: Correlation of Apache-II-score, drainage technique and outcome in postoperative intraabdominal sepsis. Surg. Gynecol. Obstet. 172 (1991) 89–94
24 Lierse, W.: Das Peritoneum – anatomische Grundlagen. Chirurg 56 (1985) 357–359
25 Linder, M. M., H. Wacha, U. Feldmann, G. Wesch, R. A. Streifensand, E. Gundlach: Der Mannheimer Peritonitis-Index. Chirurg 58 (1987) 84–92
26 Oettinger, W., H. G. Beger: Pathogenese und Pathophysiologie der Peritonitis. Akt. Chir. 25 (1990) 238–244
27 Pichlmayr, R., L. Lehr, J. Pahlow, E. Guthy: Postoperativ kontinuierliche offene dorso-ventrale Bauchspülung bei schweren Formen der Peritonitis. Chirurg 54 (1983) 299–305
28 Rotstein, O. D., J. L. Meakins: Diagnostic and therapeutic challenges of intraabdominal infections. Wld J. Surg. 14 (1990) 159–166
29 Schreiber, H. W., Th. Effenberger: Geschichte der Peritonitis. Akt. Chir. 25 (1990) 76–80
30 Staubach, K. H., H.-P. Bruch: Die Lokalbehandlung der Peritonitis. In Häring, R.: Peritonitis. Thieme, Stuttgart 1993 (S. 65–70)
31 Stevens, L. E.: Gauging the severity of surgical sepsis. Arch. Surg. 118 (1983) 1190–1192
32 Teichmann, W., B. Herbis, B. Rosenbach: Stellenwert der geschlossenen, offenen und halboffenen chirurgischen Verfahren bei der Peritonitis. Akt. Chir. 27 (1992) 300–303
33 Wacha, H.: Differenzierte Antibiotikatherapie bei der Peritonitis. In Häring, R.: Peritonitis. Stuttgart, Thieme 1993 (S. 86–90)
34 Wittmann, D. H.: Intraabdominal infections – introduction. Wld J. Surg. 14 (1990) 145–147
35 Wittmann, D. H., W. Teichmann, L. Frommelt: Die Bedeutung der Infektionserreger für die Therapie der eitrigen Peritonitis. Chirurg 56 (1985) 363–370

Omentum majus

B. Falkenberg

Anatomie und Physiologie

Das große Netz bedeckt schützend die meisten Baucheingeweide. Von der großen Kurvatur des Magens hängt es wie eine Schürze und verdeckt das Querkolon und den Dünndarm. Es begrenzt somit die Bursa omentalis nach ventral. Sekundär ist es mit dem Colon transversum verwachsen. Zwischen einem bindegewebigen Stützgerüst enthält es Fettgewebe, Gefäße und Lymphbahnen und die sogenannten Ranvier-Milchflecke (milky spots). Die Kapillaren dieser Milchflecken zeigen zahlreiche Fenestrierungen, wodurch die Aufnahme auch höhermolekularer Stoffe möglich wird, ein direkter Antigentransfer ist anzunehmen. Zudem finden sich in den Milky spots reichlich Makrophagen und Lymphozyten. Die Milchflecke sind somit als Zentren immunologischer Vorgänge aufzufassen (2).

Das Omentum majus ist gut durchblutet (Abb. 27.**9**). Der Zufluß erfolgt aus den Aa. gastroepiploicae dextra und sinistra, welche sich meist zu einer Arkade vereinigen. Von dieser Arkade entlang der Magenkurvatur zweigen Gefäße ab, die wiederum Arkaden bilden. Venen und Lymphgefäße begleiten die Arterien.

Seit langem bekannt sind die Eigenschaften des großen Netzes. Mit seiner großen Oberfläche besitzt es eine enorme Resorptionskapazität. Anwendung findet diese

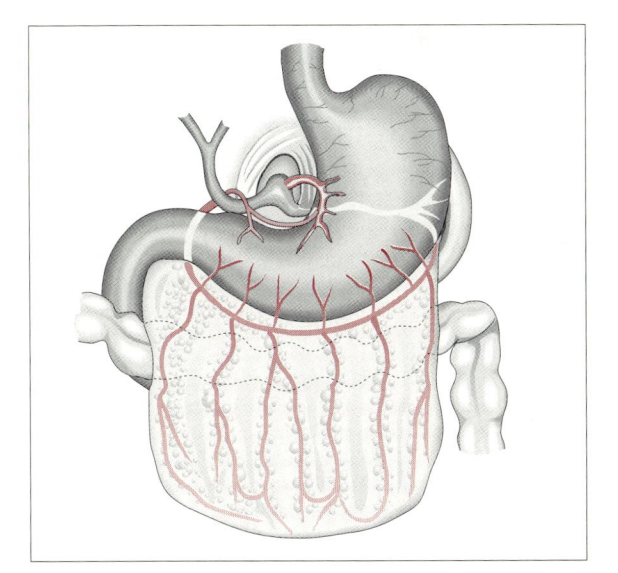

Abb. 27.**9** Schematische Darstellung des Omentum majus. Die Blutzufuhr erfolgt über die Aa. gastroepiploicae. Die häufige Arkadenbildung bedingt eine gute Durchblutung von beiden Seiten.

Fähigkeit z. B. bei der Peritonealdialyse. Bei intraabdominellen Entzündungsprozessen vermag das Netz den Herd abzudecken, gelegentlich wird auf diese Weise eine Kontamination der Bauchhöhle vermieden (Netzkappe bei perforierter Appendizitis oder Divertikulitis). Der Operateur nutzt diese Eigenschaft zum Schutz von Anastomosen, Drainagen oder großen Wund- und Abszeßhöhlen.

Chirurgisch relevante Erkrankungen des großen Netzes sind insgesamt selten. Meist ist das Netz im Rahmen anderer Erkrankungen sekundär beteiligt.

Erkrankungen

Sekundäre Torsion und Inkarzeration

Teile des großen Netzes finden sich häufig als Bruchsackinhalt bei Leisten- und Schenkelhernien, aber auch in Narbenhernien oder inneren Brüchen. Der Bruchsackinhalt kann reponibel oder inkarzeriert sein. Bei Netzinkarzeration bietet sich das Bild des akuten Abdomens. Es liegt keine Ileussymptomatik vor, wenn ausschließlich Netz inkarzeriert ist. Bei kleinen Kindern ist das Netz noch kurz und deshalb nur selten als Bruchinhalt zu finden.

Zeigt sich bei der Operation eine ernsthafte Durchblutungsstörung, werden diese Netzanteile reseziert. Die Versorgung der eigentlichen Hernie erfolgt nach den bekannten Prinzipien.

Adhäsionen

Insbesondere nach Bauchoperationen, aber auch nach abgelaufenen entzündlichen Prozessen, kann es zu Adhäsionen oder Briden kommen. Diese Verwachsungen sind dann die Ursache für chronische Subileuszustände oder für einen akuten Darmverschluß. Die meisten Verwachsungen bleiben zeitlebens symptomlos.

Durchblutungsstörungen und Netztorsionen

Netztorsionen oder Netzinfarkte sind als eigenständige Erkrankungen sehr selten. Sind sie von größerer Ausdehnung, verursachen sie eine akute Abdominalsymptomatik. Meist jedoch werden die Patienten unter anderen Verdachtsdiagnosen operiert. Eine Torsion kann zur Loslösung eines Netzanteiles führen, dieses Netzstück wächst dann an anderer Stelle an oder führt zu entzündlichen Komplikationen.

Entzündungen

Entzündungen des Netzes sind relativ häufig, meist allerdings im Rahmen anderer Erkrankungen entzündlicher Art in der Bauchhöhle selbst (Appendizitis, Pankreatitis, Perforationen usw.). Dann ist in der Regel auch das übrige Peritoneum beteiligt (Peritonitis).

Entzündungen sind auch durch Nahtmaterial, Kontrastmittel (Barium) oder Fremdkörper möglich. Im Sinne einer Abkapselung entstehen Granulome.

> Bei Entzündungen des Netzes besteht meist eine Peritonitis!

Tumoren

Primäre benigne oder maligne Tumoren des Omentum majus sind selten (6), Zysten überwiegen, insbesondere bei Kindern und Jugendlichen (3). Unter den bösartigen Tumoren finden sich meist Sarkome und Mesotheliome. Sie können multizentrisch wachsen und extreme Größen erreichen (Tab. 27.**10**).

Pean hat zur Diagnostik eine Trias angegeben: oberflächliche Lage der Geschwulst, große Beweglichkeit und fehlende funktionelle Störungen. Eine Stieldrehung kann ein akutes Abdomen verursachen.

Weit häufiger handelt es sich um sekundäre Tumorwucherungen bei anderen Grundleiden. Fortgeschrittene Karzinome des Ovars oder des Magen-Darm-Traktes metastasieren in das Peritoneum und das große Netz hämatogen, lymphogen oder durch direkte Implantation (Peritonealkarzinose). Auch das bedingt gutartige Pseudomyxoma peritonaei gehört in diese Gruppe von Erkrankungen. Primäre Tumoren, besonders aber Metastasen führen zur Aszitesbildung. Bei bestimmten Eingriffen (z. B. Darm- oder Magenresektionen) gehört die teilweise oder vollständige Resektion des Omentum majus zum Standardeingriff.

> Tumoren im großen Netz sind meist Metastasen!

Chirurgische Eingriffe am großen Netz

Netzresektion

Netzresektionen bei entzündlichen, traumatischen oder tumorösen Erkrankungen und Läsionen sind in der Regel unproblematisch. Meist müssen nur Teile des Netzes entfernt werden. Im Rahmen der chirurgischen Behandlung maligner Tumoren ist die vollständige Resektion notwendig. Eine diffuse Peritonelkarzinose stellt eine chirurgisch inkurable Situation dar.

Tabelle 27.**10** Übersicht über Tumoren des Omentum majus (nach Gloor u. Torhorst 1983, Hollender u. Bur 1985)

Primäre Tumoren

Benigne Tumoren: Fibrome, Myxome, Lipome, Leiomyome, Hämangiome, Mesotheliome, Neurinome

Echte Zysten: Lymphozysten, Lymphangiome, Dermoide

Pseudozysten: traumatisch, infektiös

Maligne Tumoren: Fibrosarkome, Liposarkome, Leiomyosarkome, malignes Mesotheliom, Hämangioendotheliosarkom

Sekundäre Metastasen

Ovar, Magen-Darm-Trakt, Pseudomyxoma peritonaei

Netzverlängerung

In einfachster Weise lassen sich kurze Lappen herstellen (Abb. 27.10). Eine Verlagerung ist aber nur innerhalb der Bauchhöhle durchführbar. Eine Netztransposition über größere Strecken macht eine Netzverlängerung notwendig. Sollen solche Distanzen überwunden werden, wird das Netz gestielt. Der arterielle Zufluß und die venöse Drainage müssen geschont werden. Die Stielung beginnt mit der Ablösung des Netzes vom Colon transversum. Anschließend erfolgt die Skelettierung an der großen Kurvatur des Magens, wobei der Verlauf und die Arkadenbildung der gastroepiploischen Gefäße beachtet werden muß. Das Netz kann links oder rechts gestielt werden (Abb. 27.11). Durch nochmalige Spaltung erreicht man einen zusätzlichen Längengewinn (1).

Netztransposition

Allgemeine Indikationen zur Netztransposition sind derzeit:
- Auffüllung von Hohlräumen,
- Blutstillung,
- Schutz von Anastomosen im Magen-Darm-Trakt,
- Deckung von Defekten,
- Infektionsbekämpfung.

Beispielsweise kann das Netz in Leberdefekte eingeschlagen werden nach Zysten- oder Abszeßentlastungen, aber auch nach ausgedehnten Leberresektionen bzw. Leberrupturen. Hier dient der Netzeinschlag ebenso zur Blutstillung. Auch bei organerhaltenden Operationen an Milz oder Niere kann das Netz verwendet werden.
Zum Schutz von Anastomosen wurde eine Netzaufsteppung schon lange verwendet, so bei der Versorgung von Ulkusperforationen (Abb. 27.12) oder zur Sicherung des Duodenalstumpfes nach Magenresektion (5). In gestielter Form ist auch eine Verlagerung zur Deckung von Ösophagus- oder tiefen Rektumanastomosen möglich. Eine unproblematische spannungslose, gut durchblutete Anastomose bedarf einer solchen zusätzlichen Sicherung jedoch nicht.
Zur Therapie von Rektum-Scheiden- oder Blasen-Rektum-Fisteln kann ein gestielter Netzlappen in das Becken verlagert werden. Eine solche Auffüllung des Beckens ist auch hilfreich zur Vorbereitung einer Radiatio nach Rektumamputation (Abb. 27.13).

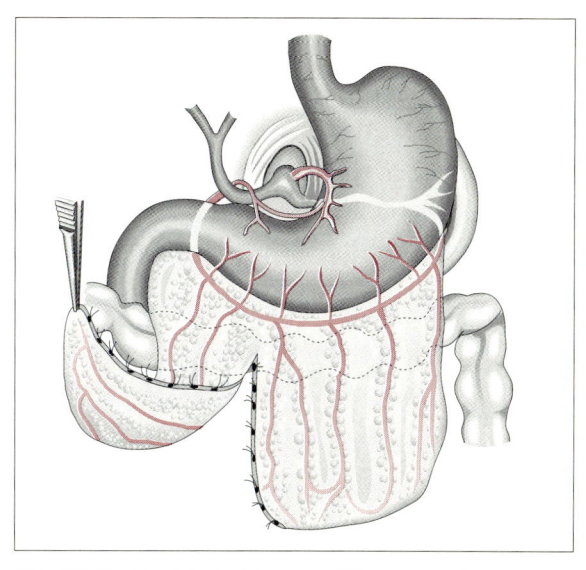

Abb. 27.10 Kaudale Inzision zur Bildung eines kurzen Lappens. In dieser Technik ist der Lappen immer gut durchblutet.

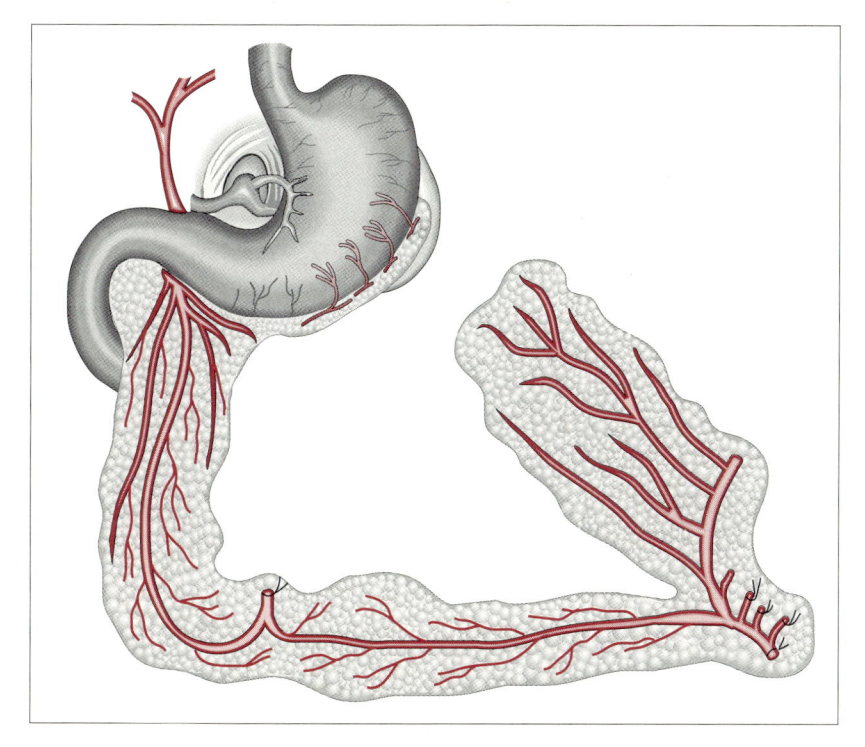

Abb. 27.11 Skelettierung des großen Netzes. Unter Berücksichtigung der Arkaden kann das Netz von links oder rechts gestielt werden. Ein Längengewinn um das 2- bis 3fache ist möglich (nach Alday u. Goldsmith 1972).

Nach Thoraxwandresektionen (Mammakarzinom, Strahlenschäden) eignet sich ein gestielter Netzlappen, einerseits zur Auffüllung des Defektes, andererseits zur Infektabwehr. Der links oder rechts gestielte Lappen wird s. c. getunnelt und in den Defekt eingenäht (Abb. 27.**14**). Diese Fläche granuliert in wenigen Tagen und kann dann mit einem Hauttransplantat gedeckt werden.

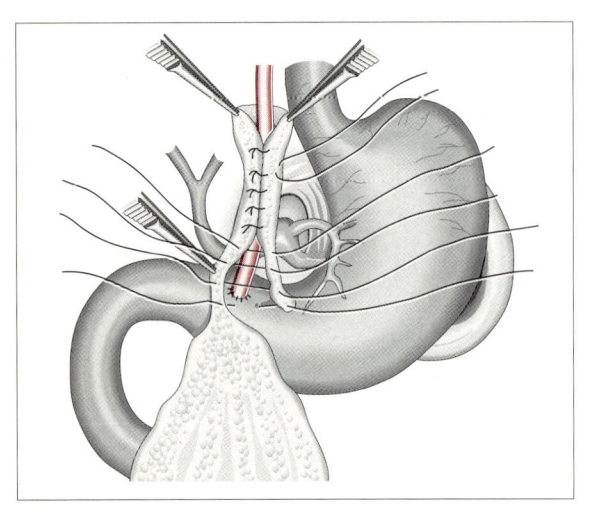

Abb. 27.**12** Netzmanschette bei Ulkusperforation. In die Perforation wird ein Katheter eingelegt, die Distanz zur vorderen Bauchwand wird durch eine Netzmanschette gesichert (nach Neumann 1909).

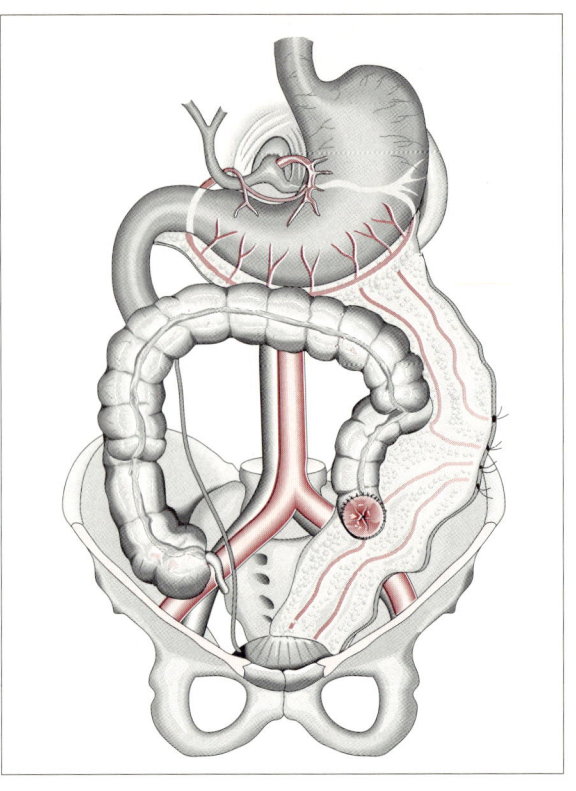

Abb. 27.**13** Netzlappen im kleinen Becken. Einschlag des lang gestielten Netzes in das kleine Becken nach Rektumamputation.

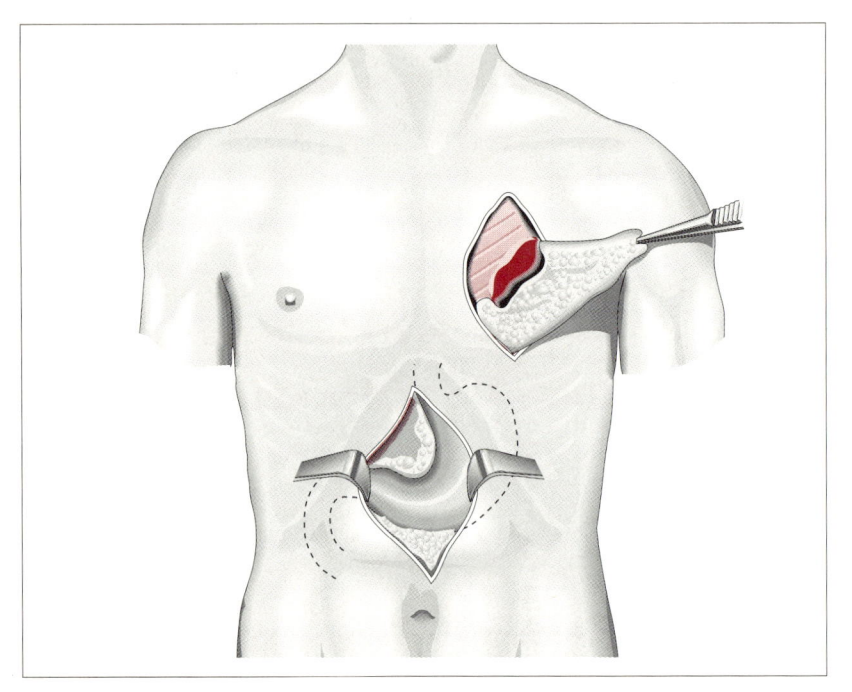

Abb. 27.**14** Netzeinschlag zum Verschluß eines Thoraxwanddefektes. Nach Stielung wird das Netz s. c. verlagert und in den Thoraxwanddefekt eingeschlagen. Schon nach einigen Tagen ist die Fläche granuliert.

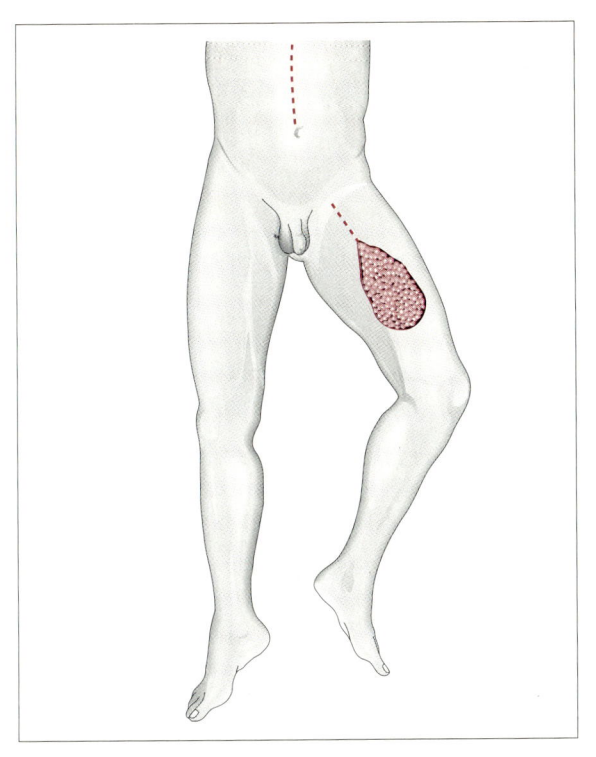

Abb. 27.15 Gestielter Netzlappen bei septischen Prozessen. Einschlag in die Leistenregion bei Infektion nach gefäßchirurgischem Eingriff.

Zur Infektsanierung kann ein Netzlappen sehr vielfältig verwendet werden. Abbildung 27.15 zeigt ein Beispiel zur Ausheilung bei Infektion nach revaskularisierendem Eingriff in der Leistenbeuge.

Literatur

1. Alday, E. S., H. S. Goldsmith: Surgical technique for omental lengthening based on arterial anastomy. Surg. Gynecol. Obstet. 135 (1972) 103
2. Beelen, R. H. J.: Role of omental milky spots in the local immune response. Lancet 339 (1992) 689
3. Gloor, F., J. Torhorst: Tumors. In Liebermann-Meffert, D., H. White: The Greater Omentum. Anatomy, Physiology, Pathology, Surgery, with an Historical Survey. Springer, Berlin 1983 (pp. 147 – 161)
4. Hollender, L. F., F. Bur: Chirurgie des großen Netzes. Springer, Berlin 1985
5. Neumann, A.: Zur Verwertung der Netzplastik bei der Behandlung des perforierten Magen- und Duodenalgeschwürs. Dtsch. Z. Chir. 100 (1909) 298
6. Stout, A. P., J. Hendry, F. J. Purdie: Primary solid tumors of the great omentum. Cancer 16 (1963) 231

28 Milz und Lymphsystem

Milz

R. J. Weinel und J. Scheele

Anatomie

Die Milz hat die Form einer Kaffeebohne, ist von dunkelpurpurner Farbe und außerordentlich gut vaskularisiert. Sie ist im linken oberen Quadranten des Abdomens, etwa zwischen der 8. und 11. Rippe gelegen. Medial wird sie vom Fundus des Magens begrenzt, kranial lateral liegt sie dem Zwerchfell an. Kaudal hat sie Kontakt zur linken Kolonflexur und dorsokaudal liegt sie der linken Niere auf. Die Milz des Erwachsenen wiegt zwischen 100 und 150 g. Ihr Ausmaß beträgt etwa $12 \times 7 \times 4$ cm. Bei der geringen Größe und der Lage unter dem linken Zwerchfell ist die Milz normalerweise nicht palpabel.

Die Milz besitzt einen peritonealen Überzug. Dieses Peritoneum viscerale geht breitflächig am dorsomedialen Milzstiel in das parietale Peritoneum über. Die Vasa gastrica brevia verlaufen im Lig. gastrolienale, mit welchem die Milz medialwärts aufgehängt ist. Zur linken Kolonflexur gibt es eine normalerweise gefäßfreie Verbindung über das Lig. colicolienale. Die Kapsel der Milz besteht neben dem peritonealen Überzug aus einer etwa 1–2 mm starken fibroelastischen Schicht, welche wenig glatte Muskulatur enthält. Von der fibroelastischen Schicht gehen fibröse Bänder (Trabeculae) durch die Milz hindurch in Richtung Milzhilus. Diese fibrösen Bänder bilden den „stabilisierenden" Rahmen der Milz.

Ihre arterielle Hauptversorgung erhält die Milz über die A. lienalis, diese erreicht die Milz durch den Milzhilus. Bereits vor Eintritt in die Milz erfährt die A. lienalis in der Regel eine variable Aufzweigung (meist zwischen 2 und 5 Äste). Intralienal orientiert sich die Gefäßaufteilung zunächst an den Trabekeln. Die trabekulären Arterien teilen sich weiter in zentrale Arterien, welche durch die sog. weiße Pulpa verlaufen und terminale Äste in die periphere marginale Zone sowie schließlich in die weiter distal gelegene rote Pulpa entsenden. Die sog. weiße Pulpa besteht aus lymphatischem Gewebe, dessen Lymphfollikel in erster Linie Lymphozyten, Plasmazellen und Makrophagen enthalten. Die vaskulären Lakunen der marginalen Zone zwischen roter und weißer Pulpa sind überwiegend mit Plasma angefüllt und stellen den Raum der Sequestration von Blutzellen dar. Die rote Pulpa formt durch strangförmig angeordnete retikuläre Zellen vaskuläre Sinus (10, 15).

Physiologie

In ihrer Funktion als Speicherorgan für korpuskuläre Bestandteile des Blutes besitzt die Milz zahlreiche immunologische Funktionen im Rahmen des retikuloendothelialen Systems. Der Blutfluß durch die Milz liegt bei 4% des Herzzeitvolumens. Ein Erythrozyt passiert die Milz im Durchschnitt etwa 1000mal täglich. Während normale Blutzellen eine schnelle Milzpassage aufweisen, werden abnormale oder alte korpusähnliche Bestandteile des Blutes nur sehr langsam durch die Milz transportiert und schließlich in der Milz festgehalten. Dabei spielt das hypoxische, saure und hypoglykämische Milieu der lienalen Kanäle eine wichtige Rolle, um gealterte Erythrozyten zum Auffangen in der Milz und schließlich zur Zerstörung vorzubereiten. Die Flußphänomene in der Milz ändern sich im Rahmen einer Splenomegalie. Es kommt zu erheblichen Flußverlangsamungen auch für normale korpuskuläre Bestandteile des Blutes, welches in der Folge zu einem erhöhten Abbau dieser normalen korpuskulären Bestandteile des Blutes in der Milz führen kann.

Die Milz des Erwachsenen produziert Monozyten, Lymphozyten und Plasmazellen. Weitere korpusähnliche Elemente des Blutes werden in der Milz von Patienten mit myeloider Metaplasie sowie in der fetalen Milz produziert. Die vorherrschenden Zellen der Milz sind antikörperproduzierende B-Lymphozyten. Um den für die Antikörperproduktion notwendigen Antigenstimulus zu erreichen, ist die Milz mit ihrer vaskulären Versorgung gut vorbereitet. Es kommt zu einer Sequestration des Plasmas in den trabekulären Arterien. Anschließend passiert das Plasma die Lymphfollikel und präsentiert dort gelöste Antigene, wodurch B-Zellen zur Antikörperproduktion angeregt werden. Die Milz ist vor allem beim Erstkontakt mit einem Antigen wichtig für die zügige Produktion spezifischer Antikörper. Dies erklärt die Anfälligkeit von Kleinkindern für Infektionen nach Splenektomie. Auch beim Erwachsenen führt die Splenektomie noch zu einer geringen, jedoch klinisch wahrscheinlich nicht wirksamen Reduktion in der Funktion des Immunsystems. Neben der Produktion von Antikörpern werden in der Milz noch Opsonine (stimulieren die Phagozytosefähigkeit weißer Zellen) wie Tuftsin produziert. Unter normalen Bedingungen sind etwa 30% des Blutplättchenpools in der Milz gelagert. Dieser Pool kann, z. B. im Rahmen einer akuten Infektion, schnell mobilisiert werden, wodurch es zu einer Thrombozytose kommt. Im Falle einer Splenomegalie kann der Anteil der in der Milz gelagerten Plättchen auf über 80% steigen. Die Sequestration von Plättchen in der Milz sowie ihre vermehrte Destruktion in der Milz erklären die oft mit einer Splenomegalie einhergehende Thrombozytopenie (2, 15, 16, 33, 34).

Erkrankungen

Hypersplenismus

Der Hypersplenismus war lange charakterisiert durch eine Vergrößerung der Milz, die Verminderung einer oder mehrerer Blutzellinien, eine normale oder vermehrte Zellularität der Stammzellen der betroffenen Blutzellinie im Knochenmark, einen erhöhten zellulären Turnover in der betroffenen Zellinie sowie durch die Korrektur der pathologischen Befunde nach Splenektomie.
Diese strenge Definition kann nach heutigem Kenntnisstand nicht mehr aufrechterhalten werden. So geht z.B. die immunthrombozytopenische Purpura (ITP) nur sehr selten mit einer Splenomegalie einher. Auch kann die Erkrankung nicht immer durch eine Splenektomie günstig beeinflußt werden.

> Hypersplenismus charakterisiert man am besten mit der Beschreibung einer pathologisch gesteigerten Teilfunktion des Organs. Die Hauptursache für eine pathologische Zellverminderung in einer Blutzellinie bei Hypersplenismus ist die vermehrte Sequestration und Destruktion der entsprechenden Blutzellen in der Milz!

Die Sequestration und Destruktion kann ihre Ursache haben in einer Milzvergrößerung, intrinsischen Defekten der Blutzellen oder der Bildung von Autoantikörpern gegen eigene Blutzellen.
Der **primäre Hypersplenismus** stellt eine Rarität dar. Ihm liegen meist intrinsische Defekte in einer oder mehreren Blutzellreihen bzw. bislang noch nicht charakterisierte Autoantikörper zugrunde.
Zu dem weit häufigeren **sekundären Hypersplenismus** (Tab. 28.1) kommt es infolge einer Splenomegalie bekannter Ursache. Meist handelt es sich um eine kongestive Splenomegalie im Rahmen einer portalen Hypertension (S. 564) oder bei Tumorbefall der Milz (Morbus Hodgkin, Lymphome, Leukämie). So kann ein vermeintlicher Hypersplenismus häufig die erste Manifestation eines Lymphoms oder einer Leukämie sein. Die Haarzellenleukämie beispielsweise geht häufig mit einem Hypersplenismussyndrom und einer deutlich vergrößerten Milz einher. Durch eine Splenektomie kann dabei eine Neutropenie zwar gebessert werden, jedoch ist dieser Effekt in den meisten Fällen nur vorübergehend. Während die Splenomegalie in etwa 60% der Fälle auf eine Leberzirrhose zurückzuführen ist, kommt es nur bei etwa 15% der Patienten mit Zirrhose zu einer meist milde verlaufenden Form des Hypersplenismus. Entsprechend kann durch eine portale Dekompression eine bestehende Thrombopenie günstig beeinflußt werden, und es kann zu einer Rückbildung der Splenomegalie kommen. Auch im Rahmen chronisch-entzündlicher Erkrankungen, wie z.B. der Sarkoidose, kann es zu einer Splenomegalie (25% der Fälle) oder zu einem sekundären Hypersplenismus (etwa 5% der Fälle) kommen. Als Felty-Syndrom wird eine Splenomegalie mit Neutropenie bei chronischer Polyarthritis bezeichnet (6, 7, 11, 13, 33).

Klinik

Die klinischen Symptome sind meist durch die zugrundeliegende Erkrankung bedingt. Der Hypersplenismus selbst entwickelt sich in der Regel langsam. Die Diagnose wird häufig im Rahmen klinischer Routineuntersuchungen oder routinemäßiger Labortests gestellt. Bei einigen Patienten kommt es zu unspezifischen Druckempfindungen oder gelegentlich geringen Schmerzen im Bereich des linken oberen Abdomens. Obere gastrointestinale Blutungen können im Rahmen von Ösophagusvarizen auftreten. Spezifische Zeichen einer Thrombozytopenie wie Purpura, diffuse petechiale Schleimhautblutungen oder flächige subkutane Einblutungen nach minimaler Gewalteinwirkung auf die Haut sind selten. Rezidivierende Infektionen und chronische Ulcera cruris werden gelegentlich bei Patienten mit Felty-Syndrom und schwerer Leukopenie beschrieben.

Laboruntersuchung

Eine mäßige Anämie kann ihre Ursache in einer der Grundkrankheiten des Hyspleniesyndroms haben. Gleiches gilt für quantitative oder qualitative Veränderungen in der Zahl der weißen Blutzellen. Thrombopenien unterschiedlichen Ausmaßes sind entweder auf eine vermehrte Plättchensequestration in der Milz und/oder auf die Grundkrankheit zurückzuführen.

Bildgebende Diagnostik

Mit Hilfe der Ultraschalluntersuchung gelingt es zuverlässig, reproduzierbar, schnell, nichtinvasiv und preiswert, die Milzgröße räumlich anzugeben. Zusätzlich kann man Aussagen über die Binnenstruktur der Milz gewinnen. Weiterhin lassen sich Obstruktionen im portalen Gefäßbett sowie eine mögliche Flußumkehr im Bereich der Pfortader und der V. lienalis mit Ultraschall und farbkodierter Doppler-Sonographie darstellen.

Tabelle 28.1 Erkrankungen, welche mit einem sekundären Hypersplenismus einhergehen

Kongestive Splenomegalie:	Leberzirrhose, Pfortader- oder Milzvenenthrombose
Neoplasien:	Leukämien, Lymphome, metastasierende Karzinome
Entzündliche Erkrankungen:	Sarkoidose, Lupus erythematodes, Felty-Syndrom
Splenomegalie im Rahmen akuter Infektionen	
Chronische Infektionen:	Tuberkulose, Brucellose, Malaria
Speicherkrankheiten:	Amyloidose, Morbus Gaucher, Morbus Letterer-Siwe
Chronische hämolytische Erkrankungen:	Thalassämie, Glucose-6-Phosphat-Dehydrogenase-Mangel, Sphärozytose, Elliptozytose
Myeloproliferative Erkrankungen:	Myelofibrose

Funktionstests

Die Erythrozyten- und Blutplättchenüberlebenszeit kann durch Markierung autologer Zellen mit Chrom 51 (Erythrozyten) oder mit Indium 111 (Blutplättchen) gemessen werden. Hierdurch kann nicht nur die Abbaurate der Zellen bestimmt werden, es kann auch der Anteil der in der Milz abgebauten Zellen am Gesamtabbau und am Abbau in anderen Organen, wie z.B. der Leber, identifiziert werden. Bei einer Milz-zu-Leber-Abbau-Ratio über 2:1 kann z.B. von einem wesentlich lienalen Zellpooling und einem positivem Effekt einer Splenektomie auf die Zytopenie ausgegangen werden.

Differentialdiagnose

Die Differentialdiagnose der Erkrankungen, welche zum sekundären Hypersplenismus führen, richtet sich nach den Differentialdiagnosen der einzelnen zugrundeliegenden Leiden.

Behandlung

Art und Effekt der Behandlung sowie die Prognose des Hypersplenismus sind sehr unterschiedlich und in erster Linie abhängig von der zugrundeliegenden Krankheit. So ist der im Gefolge einer Malaria auftretende Hypersplenismus in der Regel durch eine entsprechende Therapie der Malaria gut behandelbar. Bei einer Reihe von Erkrankungen, insbesondere den Erkrankungen unter Beteiligung des Immunsystems, sind Corticosteroide gut wirksam.

Indikation zur Splenektomie s. Tab. 28.2.

> Die Splenektomie sollte bei primärem Hypersplenismus durchgeführt werden, da durch diesen Eingriff dessen Symptome sicher beseitigt werden können!

Im Falle des sekundären Hypersplenismus hängt die Prognose sowie das Ausmaß der Milzbeteiligung von der zugrundeliegenden Erkrankung ab. Es muß hier eine Abwägung des erwarteten Nutzens der Splenektomie gegen die mit einer Splenektomie einhergehenden unmittelbaren und langfristigen Risiken erfolgen. Bei Patienten mit hohem Risiko der Operation kann alternativ zur Splenektomie eine interventionelle radiologische Milzembolisation in Erwägung gezogen werden. Es muß jedoch berücksichtigt werden, daß diese komplette oder teilweise Milzembolisation mit ernsten Komplikationen wie Milzabszeß, Schmerzen infolge von Milzinfarkten und akuter Pankreatitis einhergehen kann. Bei einer milden, gut kompensierten Form des Hyperspleniesyndroms, kann auf die Splenektomie in der Regel verzichtet werden. Die besten Resultate sind in der Regel zu erwarten bei einer Splenektomie im Rahmen eines Felty-Syndroms, im Rahmen einer myeloiden Metaplasie, bei chronischer Malaria und bei Tuberkulose der Milz (6, 7, 11, 13, 32).

Hereditäre Sphärozytose

Die hereditäre Sphärozytose ist die häufigste kongenitale hämolytische Anämie; der Erbgang ist autosomal dominant. Zugrundeliegend ist ein Defizit an Spectrin, einem wichtigen Strukturprotein der Erythrozytenmembran. Es entstehen kleine, dichte, runde Erythrozyten mit einer gesteigerten osmotischen Fragilität und einer rigiden, nicht verformbaren Zellmembran. Durch die verminderte Deformierbarkeit bleiben die Erythrozyten im Netzwerk der Milzpulpa hängen. Es kommt zu einem Verlust von energiereichen Phosphaten und Glucose und in der Folge zu Membranschäden, welche schließlich in der Zerreißung der Zelle enden. Die Erythrozytendestruktion findet fast ausschließlich in der Milz statt. Daraus ergibt sich, daß die Hämolyse nach Splenektomie verschwindet. Der Defekt ist in allen Kulturkreisen zu finden, tritt jedoch bei Weißen häufiger als bei Schwarzen auf. Bei Säuglingen besteht differentialdiagnostisch in erster Linie die Schwierigkeit der Abgrenzung gegenüber einer Hämolyse durch ABO-Inkompatibilität.

Tabelle 28.2 Indikation zur Splenektomie

Splenektomie obligat	primäre Milztumoren, Milzabszeß, hereditäre Sphärozytose
Splenektomie üblicherweise indiziert	primärer Hypersplenismus, immunthrombozytopenische Purpura, Milzvenenthrombose mit Ösophagusvarizen
Splenektomie gelegentlich indiziert	Milzverletzungen, Autoimmunhämolyse, Lipdozytose mit Hämolyse, sonstige kongenitale hämolytische Anämien (z. B. Pyruvatkinasemangel), Hämoglobin H, Morbus Hodgkin (wird kontrovers diskutiert), thrombotisch-thrombozytopenische Purpura, Myelofibrose
Splenektomie selten indiziert	chronisch-lymphatische Leukämie, Lymphosarkom, Morbus Hodgkin (wird kontrovers diskutiert), Makroglobulinämie, Thalassaemia major, Milzarterienaneurysma, Sichelzellanämie, kongestive Splenomegalie mit Hypersplenismus
Splenektomie nicht indiziert	asymptomatischer Hypersplenismus, Splenomegalie bei akuten Infektionen, Splenomegalie mit erhöhtem IgM, geringgradig ausgeprägte hereditäre hämolytische Anämie, akute Leukämie, Agranulozytose

Klinik

Das klinisch führende Zeichen ist die Splenomegalie, Hämolysezeichen wie Anämie und Bilirubinerhöhung sind in der Regel nur mäßig ausgeprägt. Die Patienten klagen oft über eine leichte Ermüdbarkeit. Die vergrößerte Milz kann ein Druckgefühl im linken oberen Abdomen zur Folge haben. Es kann zu periodischen Exazerbationen der Hämolyse kommen. Hypoplastische Krisen, hervorgerufen durch ein hypoaktives Knochenmark mit ausgeprägter Anämie, Kopfschmerzen, Übelkeit, abdominellen Schmerzen und Panzytopenie können infolge akuter viraler Infektionen auftreten.

Laboruntersuchung

Die Erythrozytenzahl und der Hämoglobinwert sind meistens nur gering vermindert. Asymptomatische Patienten, welche im Rahmen eines Familienscreenings untersucht werden, können normale Erythrozytenzahlen aufweisen. Leitsymptom ist die Mikrozytose. In einer Phase mit ausgeprägter Retikulozytose können jedoch auch Makrozyten im Blutausstrich sichtbar sein. Normalerweise ist die Retikulozytenzahl auf 5–20% erhöht. In der Färbung nach Wright können Sphärozyten identifiziert werden. Das indirekte Bilirubin und die Urobilinogenausscheidung im Stuhl sind normalerweise erhöht. Das Haptoglobin im Serum ist in der Regel deutlich vermindert. Der Coombs-Test ist negativ. Führendes Zeichen ist die erhöhte osmotische Fragilität der Erythrozyten. In einer 0,6%igen Kochsalzlösung kann eine Hämolyse von etwa 5–10% der Erythrozyten beobachtet werden. Im defibrinogenierten Blut findet nach 48 Stunden eine Hämolyse von 10–20% der Erythrozyten statt (Normalwert < 5%). Werden die patienteneigenen Erythrozyten mit Chrom 51 markiert und anschließend autotransfundiert, so zeigt sich eine deutlich verminderte Überlebenszeit der Erythrozyten und ihre Sequestration in der Milz. Nimmt man hingegen eine allogene Transfusion mit ^{51}Cr-markierten Erythrozyten vor, so ist deren Lebenszeit normal, und es kommt nicht zu einer Sequestration in der Milz. Dies weist auf eine regelrechte Milzfunktion hin.

Differentialdiagnose

Zum gegenwärtigen Zeitpunkt gibt es keinen für die hereditäre Sphärozytose pathognomonischen Test. Sphärozyten können mit einer Reihe autoimmunhämolytischer Erkrankungen einhergehen. Weiterhin können Sphärozyten identifiziert werden bei Hämoglobin-C-Erkrankung, bei alkoholabhängigen Patienten sowie bei schweren Verbrennungen. Diagnostisch für autoimmunhämolytische Erkrankungen sind der positive Coombs-Test, eine negative Familienanamnese sowie die deutlich verminderte Überlebensrate von Erythrozyten nach allogener Transfusion.

Komplikationen

Bei 85% der Erwachsenen mit Sphärozytose kommt es zu einer Cholezystolithiasis.

> Das Auftreten von Gallensteinen im Kindesalter sollte an eine hereditäre Sphärozytose denken lassen!

Es kann außerdem gehäuft zu Ulcera cruris kommen, welche in der Regel nach Splenektomie abheilen.

Behandlung

Die Splenektomie ist die Therapie der Wahl. Dies trifft auch für den asymptomatischen, kompensierten Patienten zu. Wenn möglich, sollte die Splenektomie wegen der Gefahr eines OPSI(over-whelming postsplenectomy infection)-Syndroms nicht vor dem Alter von 6 Jahren durchgeführt werden. Bei der Operation muß man daran denken, nach Nebenmilzen zu suchen und diese mitzuentfernen.

Prognose

Durch die Splenektomie werden die Symptome der Erkrankung, aber nicht der zugrundeliegende Defekt beseitigt; die Lebenszeit der Erythrozyten wird jedoch nahezu normalisiert (8, 13, 15).

Hereditäre hämolytische Anämie

Es handelt sich hier um sehr seltene hämolytische Anämien, welche durch vererbte Erythrozytendefekte hervorgerufen werden. In die Gruppe gehören der Pyruvatkinase- sowie der Glucose-6-Phosphat-Dehydrogenase-Mangel. Die Erkrankten zeigen meist im frühen Kindesalter Symptome einer Anämie, einer Bilirubinerhöhung, einer Retikulozytose, einer Hyperplasie der roten Reihe im Knochenmark und einer normalen osmotischen Fragilität der Erythrozyten. Die Patienten sind oft transfusionsbedürftig. Das frühkindliche Auftreten einer Cholezystolithiasis ist nicht selten. Während die Splenektomie beim Pyruvatkinasemangel indiziert ist, um die Hämolyse zu vermindern, besitzt sie beim Glucose-6-Phosphat-Dehydrogenase-Mangel in der Regel keinen Effekt (13, 31).

Thalassaemia major

Durch einen strukturellen Defekt in einer der globulären Regionen des Hämoglobins werden pathologisch veränderte Erythrozyten produziert (sog. Targetzellen). Der Erbgang ist autosomal dominant. Bei heterozygoten Merkmalsträgern besteht üblicherweise eine geringer ausgeprägte Anämie (Thalassaemia minor). Bei homozygoten Merkmalsträgern ist ab der frühen Kindheit eine schwere chronische Anämie vorhanden, einhergehend mit Hyperbilirubinämie, Hepatosplenomegalie und Wachstumsretardierung. Die Anämie ist hypochrom und mikrozytär. Im peripheren Blutausstrich können Targetzellen sowie kernhaltige Erythrozytenvorstufen gefunden werden. Eine Cholezystolithiasis besteht bei etwa 25% der Merkmalsträger. Charakteristisch ist die Persistenz des HbF. Die Behandlung mit Chelatbildnern ist die Therapie der Wahl. Bei ausgeprägter Hämolyse und großem Transfusionsbedarf kann jedoch die Splenektomie indiziert sein, um die Hämolyse zu reduzieren oder aber um eine erheblich vergrößerte und Symptome verursachende Milz zu entfernen (13, 31, 38).

Hereditäre Ellyptozytose

Die hereditäre Ellyptozytose erlangt nur in wenigen Fällen klinische Bedeutung. Auch bei nicht betroffenen Patienten können bis zu 15% ovale oder elliptoid geformte Erythrozyten im peripheren Blutausstrich nachgewiesen werden. Diese Zahl steigt auf 25–90% oval geformter Erythrozyten bei der hereditären Ellyptozytose. Verantwortlich für die veränderte Form der Erythrozyten ist ein struktureller Defekt in der Erythrozytenmembran. Dieser setzt die Deformierbarkeit der Erythrozyten herab, was wiederum zu ihrem frühzeitigen Abbau, vor allem in der Milz führt. Etwa 10% der betroffenen Patienten sind klinisch symptomatisch. Führend sind eine mäßig ausgeprägte Anämie, geringgradige Bilirubinerhöhungen sowie eine Splenomegalie. Bei Patienten mit Symptomen wird die Splenektomie empfohlen, hierdurch kann die gesteigerte Hämolyse und damit die Anämie behoben werden (13, 31, 38).

Erworbene hämolytische Anämien

Ursachen (Tab. 28.3)

In der Vergangenheit wurden erworbene hämolytische Anämien als entweder idiopathisch (40–50%) – sekundär nach Medikamenteneinnahme – oder in Begleitung einer Grundkrankheit klassifziert. Die autoimmunhämolytischen Anämien wurden auch nach der optimalen Reaktionstemperatur, bei welcher Autoantikörper mit Erythrozyten reagieren (Wärme- oder Kälteagglutinine), eingeteilt. Besonders die letzte Klassifikation ist hilfreich, da Patienten mit Kälteantikörpern in der Regel nicht von einer Splenektomie profitieren. Hingegen vermag die Splenektomie bei Patienten mit Wärmeagglutininen in der Regel die Hämolyse günstig zu beeinflussen. Zwar kommt eine Hämolyse ohne Nachweis von Antikörpern (Coombs-Test negativ) bei Patienten mit Urämie, Leberzirrhose, malignen Tumoren und verschiedenen Infektionen vor, in den meisten Fällen können jedoch Immunglobuline und/oder Komplement auf der Erythrozytenmembran nachgewiesen werden (Coombs-Test positiv). Bei einer durch Wärmeantikörper ausgelösten Hämolyse sind die Erythrozyten in der Regel mit IgG und/oder Komplement (C3-Fraktion) belegt. Die Makrophagen der Milz sowie des retikulo-endothelialen Systems verfügen über spezifische IgG-Rezeptoren. Diese Makrophagen werden für die Hämolyse bei Wärmeantikörpern verantwortlich gemacht. Bei der kälteantikörperassoziierten Hämolyse sind die Erythrozyten in der Regel mit IgM beladen. An dieses IgM bindet aktiviertes Komplement (C3b). Die dermaßen gezeichneten Erythrozyten werden überwiegend von hepatischen Makrophagen abgebaut. Daraus ergibt sich, daß in dieser Situation eine Splenektomie zur Unterbrechung der Hämolyse nicht effektiv ist.

Klinik

Eine autoimmunhämolytische Anämie kann in jedem Lebensalter auftreten. Einen Altersgipfel weist die Erkrankung nach dem 50. Lebensjahr auf. Frauen sind etwa doppelt so häufig betroffen wie Männer. Die Erkrankung beginnt in der Regel akut, einhergehend mit einer mäßigen Anämie, einer mäßigen Bilirubinerhöhung und gelegentlich Fieber. In über 50% der Fälle ist die Milz vergrößert, Gallensteine sind bei 25% der Patienten nachweisbar. Bei einer akuten schweren Verlaufsform kann es bedingt durch die Hämoglobinurie zur renaltubulären Nekrose kommen. Die schwere Verlaufsform kann mit einer Mortalität von 40–50% einhergehen. Das Blutbild zeigt eine normozytäre, normochrome Anämie mit einer Retikulozytose (> 10%). Das Knochenmark zeigt eine Hyperplasie der roten Reihe. Das indirekte Serumbilirubin ist erhöht. Die Urobilinogenausscheidung im Stuhl ist erhöht. Eine Bilirubinurie ist in der Regel nicht nachweisbar. Der direkte Coombs-Test ist positiv.

Behandlung

Wesentlich ist die sorgfältige Diagnostik und Therapie von Begleiterkrankungen. Durch Steroide läßt sich bei etwa 75% der Patienten eine Remission erzielen, jedoch sind nur 25% der Remissionen dauerhaft. Bluttransfusionen sollten möglichst unterbleiben.
Die Splenektomie ist bei Patienten mit Wärmeagglutininen indiziert, wenn die Patienten auf eine 4- bis 6wöchige Therapie mit Corticosteroiden nicht ansprechen oder nach initialem Ansprechen auf die Therapie eine erneute hämolytische Krise entwickeln. Gleichfalls ist die Splenektomie indiziert bei Kontraindikation für die Steroidtherapie. Durch die Splenektomie wird der Ort des Erythrozytenabbaus entfernt. Wenn die Autoimmunhämolyse trotz Splenektomie fortbesteht, so sollte ein Therapieversuch mit Azathioprim oder Cyclophosphamid unternommen werden. Als Ultima ratio sollte bei Patienten mit refraktärer hämolytischer Anämie die Plasmapherese durchgeführt werden. Die Prognose der Erkrankung hängt wesentlich ab von der zugrundeliegenden Krankheit. Wenn die hämolytische Anämie durch Splenektomie beherrscht werden konnte, so ist das Auftreten einer erneuten hämolytischen Anämie wenig wahrscheinlich (31, 38).

Tabelle 28.3 Ursachen der erworbenen hämolytischen Anämien

Medikamentenallergie: Penicillin, Quinidin, Hydralazin, Cimetidin
Kollagenosen: Lupus erythematodes, rheumatoide Arthritis
Tumoren: Lymphome, Myelome, Ovarialtumoren, Dermoidzysten
Infektionen: Mykoplasmen, Malaria, Syphilis, Virämie

Idiopathische thrombozytopenische Purpura (ITP)

Verschiedene Ursachen können zur ITP führen. Charakteristisch für die ITP ist eine ausgesprochene Thrombozytopenie, eine deutliche Megakariozytose im Knochenmark und eine stark verkürzte Plättchenüberlebenszeit. Die ITP kann idiopathisch oder sekundär im Gefolge lymphoproliferativer Erkrankungen, nach Einnahme von Medikamenten, nach Toxinexposition, nach bakteriellen oder viralen Infektionen (dies besonders bei Kindern) oder nach einem systemischen Lupus erythematodes auftreten. Die Inzidenz der ITP ist bei männlichen Homosexuellen erhöht. Es findet sich eine Assoziation zwischen ITP und AIDS. Sowohl die primäre wie auch die sekundäre thrombozytopenische Purpura sind durch die Ausbildung von Plättchenantikörpern und hier durch einen vermehrten Plättchenabbau gekennzeichnet. Die genaue Rolle der Milz in der Erkrankung ist noch nicht eindeutig geklärt. Die Milz scheint sowohl Ort der Plättchenantikörperproduktion wie auch des Plättchenabbaus zu sein. In den seltenen Fällen, in denen eine ITP mit Splenomegalie einhergeht (etwa 2% aller Fälle) ist die Splenomegalie in der Regel Ausdruck einer anderen zugrundeliegenden Erkrankung, wie einem Lymphom oder einem Lupus erythematodes.

Klinik

Die ITP kann akut beginnen mit Ekchymosen, petechialen Einblutungen, Zahnfleischblutungen, vaginalen oder gastrointestinalen Blutungen sowie Hämaturien. In 3% der Fälle ist das ZNS als Ort der Blutung betroffen. Die akute Form des Beginns der ITP ist am häufigsten bei Kindern unter 8 Jahren anzutreffen. Hier beginnt die Erkrankung oft etwa 1–3 Wochen nach einem viralen Infekt. Die chronische Form der ITP wird häufiger bei Frauen angetroffen. Charakteristisch ist der subakute Beginn oft mit einer lange bestehenden Anamnese von Menorrhagien oder Hämatomen nach Bagatelltraumen.
Die Plättchenzahl ist deutlich vermindert. Zwar sind die Leukozyten- und Erythrozytenzahlen in der Regel normal, im Gefolge chronischer Blutungen kann es jedoch zu einer Eisenmangelanämie kommen. Im Knochenmark findet man eine ausgeprägte Megakariozytose. Die Blutungszeit ist verlängert, der Rumpel-Leede-Test ist positiv. Die partielle Thromboplastin-, die Prothrombin- und die Gerinnungszeit sind normal. Zur Differentialdiagnose gehören nichtimmunologische Thrombozytopenien im Gefolge von Leukämien, von anaplastischen Anämien oder einer Makroglobulinämie. Eine thrombopenische Purpura kann auch durch funktionsgestörte Thrombozyten (z.B. bei perniziöser Anämie oder bei Präleukämie) oder durch nichtimmunologischen Plättchenabbau (Sepsis, DIC) hervorgerufen werden.
Die Behandlung der Patienten richtet sich nach deren Alter, der Schwere der Erkrankung, der Dauer der Thrombopenie und dem zugrundeliegenden klinischen Bild. Nichtidiopathische Thrombopenien sollten durch eine Therapie der Grundkrankheit behandelt werden. Besonders am Beginn der Erkrankung kann bei klinisch schweren Verläufen ein Versuch mit der Gabe von Corticosteroiden unternommen werden. In etwa 75% der Fälle läßt sich die Plättchenzahl durch Steroidbehandlung steigern. Dauerhafte Remissionen können durch die Verabreichung von Corticosteroiden bei etwa 20% der Patienten erzielt werden. Die Splenektomie als effektive Form der symptomatischen Therapie ist indiziert bei Patienten, welche nicht auf eine Corticosteroidbehandlung ansprechen, bei denen es zur erneuten thrombopenischen Purpura nach der Gabe von Steroiden kommt und bei längerem Bestehen der Krankheit (mehr als ein Jahr). Kommt es auf dem Boden der ITP zu intrakraniellen Blutungen, so ist dies eine Indikation zur notfallmäßigen Splenektomie.

> Durch Splenektomie läßt sich eine dauerhafte Remission bei etwa 80–90% der Patienten erzielen!

Ähnlich der Steroidbehandlung sind die Resultate der Splenektomie bei akuten Verläufen der ITP besser als bei chronischen. Es kommt nach der Splenektomie zu einem sofortigen Plättchenanstieg (Verdopplung der Plättchenzahl in 24 Stunden), welcher nach etwa 1–2 Wochen ein Plateau erreicht. Man kann von einer dauerhaften Remission ausgehen, wenn es nicht innerhalb der ersten 2 Monate nach Splenektomie zu einer erneuten Thrombopenie kommt. Bei Versagen der Steroidbehandlung oder der Splenektomie können Immunsuppressiva wie Azathioprim oder Vincristin eingesetzt werden. Hierdurch lassen sich in 25% der Fälle Remissionen erzielen. Auch durch Gabe hoher Dosen von γ-Globulinen kann eine vorübergehende Zunahme der Plättchenzahl erreicht werden.

> Bei HIV-positiven Patienten sollte die Splenektomie nur bei transfusionsbedürftigen Blutverlusten durchgeführt werden, da diese Patienten ein erhöhtes perioperatives Risiko haben und darüber hinaus ihre Infektanfälligkeit nach Splenektomie weiter gesteigert werden kann!

Die akute ITP hat bei Kindern eine gute Prognose, es kommt bei etwa 80% zu dauerhaften spontanen Remissionen. Spontane Remissionen kommen beim Erwachsenen jedoch nur selten vor, beim Erwachsenen läßt sich die Thrombopenie in etwa 80% der Fälle dauerhaft nur durch eine Splenektomie behandeln (1, 15).

Thrombotische thrombopenische Purpura (TTP)

Die thrombotische thrombopenische Purpura ist eine seltene Erkrankung mit 5 klinischen Leitsymptomen:
- Fieber,
- thrombozytopenische Purpura,
- hämolytische Anämie,
- neurologische Manifestationen,
- Niereninsuffizienz.

Die Ursache der Erkrankung ist nicht geklärt. Eine autoimmunologische Reaktion gegen Endothelien wird diskutiert. Es wurde über ein gehäuftes Auftreten der TTP bei HIV-positiven Patienten berichtet. Die meisten Patienten sind zwischen 10 und 40 Jahre alt. Ursache der Thrombopenie ist eine verkürzte Plättchenüberlebenszeit. Die mikroangiopathische hämolytische Anämie wird durch die Passage von Erythrozyten durch ein geschädigtes Kapillarbett verursacht. Es kommt jedoch nicht nur zu einer Destruktion von Erythrozyten in der peripheren Mikrozirkulation, sondern auch zu einem gesteigerten Abbau in der Milz. Die hämolytische Anämie kann durch blutungsbedingte Verluste weiter verstärkt werden. Eine häufige Todesursache bei der Erkrankung sind intrazerebrale Blutungen. Die Niereninsuffizienz manifestiert sich in einer Proteinurie sowie in einer Hämaturie. Nicht selten kommt es zum akuten Nierenversagen. Abdominelle Schmerzen können durch Mikroinfarktionen im Bereich der abdominellen Organe oder im Bereich des Intestinums ausgelöst werden. Bei 35% der Patienten kommt es zu einer Hepatosplenogalie. Die Diagnose wird durch die histologische Untersuchung von Biopsien gestellt.

Behandlung

In der Vergangenheit erreichte die Mortalität der Erkrankung 95%, in den meisten Fällen verstarben die Patienten an den Folgen eines Nierenversagens oder durch intrazerebrale Blutungen. In jüngster Zeit konnte gezeigt werden, daß durch Plasmapherese bei etwa 70% der Patienten Remissionen erzielbar sind. Die Dauer der Remission kann durch ein multimodales Therapiekonzept, welches Steroidbehandlung, Dextraninfusionen zur Verbesserung der Mikrozirkulation, Splenektomie sowie eine Behandlung mit Plättchenaggregationshemmern einschließt, verlängert werden (22).

Idiopathische Myelofibrose

Die Myelofibrose ist eine myeloproliferative Erkrankung unbekannter Ursache. Sie gehört zum Formenkreis der Polyzythämien und der myeloischen Leukämien. Charakterisiert ist die Erkrankung durch eine massive Splenomegalie, leukoerythroblastische Krisen und ein hypozelluläres fibrotisches Knochenmark. Die extramedulläre Hämatopoese findet in erster Linie in der Milz, der Leber und den langen Knochen statt. Die klinischen Symptome lassen sich der Anämie (Schwäche, Dyspnoe, Abgeschlagenheit) und der Splenomegalie (abdominelles Druckgefühl, abdominelle Schmerzen) zuordnen. Nicht selten kommt es zu schmerzhaften Milzinfarkten. Es besteht eine gesteigerte Blutungsneigung sowie eine erhöhte Infektanfälligkeit. Im Gefolge einer Leberfibrose kann sich eine portale Hypertonie entwickeln (S. 563 ff). In 75% der Fälle besteht eine Hepatomegalie. Die Blutbildveränderungen sind uneinheitlich. Erythrozyten variieren ganz erheblich in ihrer Größe und in ihrer Form, es finden sich vermehrt fragmentierte Erythrozyten. Normalerweise besteht eine Leukozytose mit 20000 – 50000 Leukozyten/µl. Die Plättchenzahlen können normale oder erhöht sein. In bis zu 30% der Fälle findet sich jedoch eine Thrombopenie mit weniger als 100000 Plättchen/µl. Es kann zum sekundären Hypersplenismus und in dessen Folge zur Thrombopenie und hämolytischen Anämie kommen. Während etwa 30% der Patienten keine Symptome aufweisen, können bedingt durch den sekundären Hypersplenismus sowie durch die Minderfunktion des Knochenmarks ausgeprägte transfusionsbedürftige Anämien entstehen. Weiterhin können Symptome seitens der Splenomegalie bestehen, dies kann eine Splenektomie erforderlich machen. Insbesondere bei ausgedehnter Hämolyse, welche nicht auf Medikamentengabe reagiert, bei erheblichen Symptomen seitens der vergrößerten Milz, bei lebensbedrohlicher Thrombopenie und bei portaler Hypertension mit Ösophagusvarizen- oder Fundusvarizenblutung ist die Splenektomie indiziert. Es muß jedoch bedacht werden, daß die Splenektomie im Gefolge der Myelofibrose eine Mortalität von 13% aufweist. Dauerhafte Remissionen lassen sich durch die Splenektomie nicht erzielen (6, 16, 32).

Morbus Hodgkin

Stagingsystem (Tab. 28.4)

Die explorative, streng schematisierte Laparotomie mit Splenektomie und ausgedehnter Lymphknotenbiopsie gehörte zum Standardstaging des Morbus Hodgkin. Durch die Laparotomie wurde bei etwa 35% der Patienten das initiale Stadium der Erkrankung anders definiert. Fallen bei der Lymphographie (80%ige positive Vorhersagewahrscheinlichkeit) oder der CT pathologisch veränderte Lymphknoten auf, so können diese im Rahmen der Staginglaparotomie gezielt biopsiert werden. Während Patienten im Stadium 4 keine Kandidaten für die Staginglaparotomie sind, sollte diese doch in den Stadien 1a oder 2a durchgeführt werden, da hierdurch die Therapieplanung verändert werden kann. Ob im Stadium 3a eine Staginglaparotomie sinnvoll ist, ist Gegenstand der Diskussion, da bei diesen Patienten ohnedies eine systemische Chemobehandlung erforderlich ist. So vertreten einige Autoren die Ansicht, daß im Stadium 3a eine Staginglaparotomie vor systemischer Chemotherapie nicht sinnvoll ist, jedoch nach systemischer Chemotherapie durch eine Staginglaparotomie Indikation und Ausmaß einer evtl. notwendigen abdominellen Radiotherapie besser definiert werden können.

Tabelle 28.4 Stagingsystem beim Morbus Hodgkin

Stadium 0	in Exzisionsbioptaten keine Erkrankung nachweisbar
Stadium 1	ein befallener Lymphknoten
Stadium 2	zwei oder mehr befallene Lymphknoten auf einer Seite des Zwerchfells
Stadium 3	befallene Stationen auf beiden Seiten des Zwerchfells, jedoch beschränkt auf Lymphknoten, Milz oder Waldeyerschen Rachenring
Stadium 4	Befall von Knochen, Knochenmark, Lungenparenchym, Pleura, Leber, Haut, Gastrointestinaltrakt, ZNS, Niere oder anderen nichtlymphatischen Organen

Alle Stadien sind weiterhin subklassifiziert danach, ob Symptome einer systemischen Erkrankung fehlen (a) oder vorhanden sind (b).

Andere Autoren vertreten die Ansicht, daß eine Staginglaparotomie grundsätzlich verzichtbar ist. Ob in dieser Situation die Prognose der Patienten durch eine Staginglaparotomie verbessert werden kann, ist nicht erwiesen. Besonders bei Patienten im Kindes- und Jugendalter scheinen die Risiken der Splenektomie gegenüber der potentiell besseren Prognose durch eine modifizierte Therapie zu überwiegen. Ob und in welcher Weise in Zukunft beim Morbus Hodgkin noch eine Staginglaparotomie (oder -laparoskopie) erforderlich sein wird, ist Gegenstand laufender Untersuchungen.

> Die Staginglaparotomie beinhaltet Splenektomie, Leberbiopsien, eine sorgfältige Exploration des Abdomens mit ausgedehnten Lymphknotenbiopsien periaortal, periiliakal, im Bereich des großen Netzes, des Lig. hepatoduodenale sowie der intestinalen Mesenterien!

Die Entnahmestellen suspekter Lymphknoten werden für eine evtl. spätere gezielte Radiotherapie mit Clips markiert (12, 16, 29, 30, 38).

Milzarterienaneurysma

Milzarterienaneurysmen sind selten, obwohl intraabdominelle Aneurysmen der A. lienalis hinter Aortenaneurysmen an zweithäufigster Stelle stehen. Aneurysmen können entweder bei alten Patienten im Gefolge einer Arteriosklerose oder aber bei jungen Patienten (in der Regel bei Frauen) als kongenitale Aneurysmen auftreten, hier besteht vor allem eine erhöhte Neigung zu Aneurysmaruptur bei Schwangerschaften. In seltenen Fällen kann es im Gefolge einer portalen Hypertension und Splenomegalie oder bei entzündlicher Veränderungen der Gefäßwand (z.B. bei Pankreatitis) zur Bildung eines Aneurysmas der A. lienalis kommen. Asymptomatische Aneurysmen können gelegentlich auf der Abdomenübersichtsaufnahme als eierschalenartige Kalzifikationen im Bereich des linken oberen Abdomens imponieren. Kommt es zu Symptomen, wie z.B. Schmerzen, Übelkeit oder Erbrechen, so ist die Aneurysmaruptur imminent. In diesem Falle ist die sofortige Splenektomie mit proximaler Ligatur der A. lienalis indiziert. Beim asymptomatischen Patienten mit einem arteriosklerotischen Aneurysma und einem Alter von mehr als 60 Jahren ist die chirurgische Resektion nicht indiziert, da in diesem Fall die Gefahr der Aneurysmaruptur außerordentlich gering ist. Indiziert sind Splenektomie und Exzision des Aneurysmas jedoch bei jüngeren sowie bei symptomatischen Patienten; dies trifft insbesondere bei Frauen im gebärfähigen Alter oder aber bei schwangeren Frauen zu. Alternativ zur Splenektomie und Resektion des Aneurysmas kann durch interventionell radiologische Maßnahmen eine Okklusion der A. lienalis und damit eine Thrombosierung des Aneurysmas erreicht werden (14).

Zysten und Tumoren der Milz

Bei parasitischen Zysten der Milz handelt es sich nahezu ausschließlich um solche des Echinococcus. Zwar können diese asymptomatisch sein, in der Regel fällt den Patienten jedoch eine Milzvergrößerung auf. Gelegentlich sind Kalzifikationen der Zystenwand auf den Abdomenübersichtsaufnahmen nachweisbar. Häufig besteht eine Eosinophilie. Die Diagnose wird durch serologische Untersuchungen gestellt. Die Splenektomie ist das Verfahren der Wahl.

Weiterhin können Dermoid-, Epidermoid-, Endothel- oder Pseudozysten auftreten. Letztere sind wahrscheinlich Residualzustände nach Milzinfarkten oder intralienalen Traumen. Die Splenektomie oder Resektion des betroffenen Milzareals kann indiziert sein, um einen Tumorverdacht auszuräumen.

Selten kommt es zu primären Tumoren der Milz. In der Regel handelt es sich hierbei um Lymphome, Sarkome, Hämangiome oder Hamartome. Diese Läsionen sind in der Regel asymptomatisch und fallen erst durch eine Splenomegalie auf. Ein Hyperspleniesyndrom kann durch hypervaskularisierte Tumoren (Angiome) hervorgerufen werden. Bei diesen Tumoren kann es selten zu spontanen Rupturen mit massiven Blutungen kommen. Bei Tumoren der Milz ist zur Sicherung der Diagnose sowie zur kurativen Behandlung die Splenektomie indiziert.

Metastasen (insbesondere Metastasen von Lungen- oder Mammatumoren) siedeln sich nur gelegentlich in der Milz ab. Klinisch haben Metastasen in der Milz keine wesentliche Bedeutung, sie werden jedoch regelmäßig bei Autopsien gefunden (12, 15).

Milzabszeß

Zwar sind Milzabszesse außerordentlich selten, sie gehen jedoch mit einer hohen Letalität einher. Ursachen für Milzabszesse können ein Trauma der Milz, eine direkte Ausbreitung von Infektionen benachbarter Organe oder aber eine hämatogene Keimausbreitung im Rahmen einer Sepsis sein. In 80% der Fälle handelt es sich um ein generalisiertes abszedierendes Leiden, bei dem die Milz eines der befallenen Organe ist. Selten stehen bei einer Sepsis unklarer Ursache eine progressive Splenomegalie und Schmerzen im linken oberen Quadranten im Vordergrund.

In der Röntgenleeraufnahme des Abdomens können Milzabszesse durch Luft-Flüssigkeits-Spiegel im Bereich der Milz auffällig werden. Methoden der Wahl zum Nachweis einer Abszedierung im Milzbereich sind die Ultraschalluntersuchung oder die CT. Die Ruptur von Milzabszessen mit der Folge einer diffusen Peritonitis ist selten. Meist bleiben die Abszedierungen auf das Organ beschränkt. Die Splenektomie ist die Therapie der Wahl. Es sei jedoch erwähnt, daß besonders bei Kindern in der Literatur auch die perkutane Drainage großer, juxtakapsulär gelegener Abszesse beschrieben wurde (26).

Akzessorische und ektopische Milzen

Eine ektope Milz oder Wandermilz ist selten. Es handelt sich um ein Organ, welches durch einen langen Gefäßpedikel intraabdominell mehr oder weniger frei beweglich ist. Ein auf diese Weise intraabdominell tastbarer „Tumor" kann durch seine sonomorphologische Struktur, durch die morphologische Struktur in der CT sowie durch Radionukliduntersuchung als Milz identifiziert werden. Eine Wandermilz ist bei Frauen 13mal häufiger als bei Männern. Als Komplikation kann es zur akuten Torsion des Pedikels mit der Gefahr einer Nekrose der Milz kommen, in diesem Fall ist die notfallmäßige Splenektomie erforderlich. Auch akute oder subakute intestinale Obstruktionssymptome können auftreten. Ansonsten ist bei einer Wandermilz mit langem Pedikel beim Erwachsenen die elektive Splenektomie indiziert. Bei Kindern sollte aus immunologischen Erwägungen die Fixation der Milz in Betracht gezogen werden.

Autopsiestudien berichten in etwa 10% der Fälle über Nebenmilzen. Diese befinden sich in der Regel neben dem Milzhilus oder im Bereich des Pankreasschwanzes. Während Nebenmilzen normalerweise klinisch unwesentlich sind, können sie bei hämatologischen Erkrankungen Bedeutung erlangen, wenn eine Splenektomie im Rahmen des Therapiekonzeptes erfolgt ist und funktionstüchtiges Nebenmilzgewebe in situ verblieb: Dies kann die nochmalige Laparotomie mit Entfernung der Nebenmilzen erforderlich machen. Zur Identifikation der Nebenmilzen können Radionuklidstudien mit markierten Erythrozyten oder Plättchen erforderlich sein (36).

Milztrauma (vgl. Kapitel 17)

Eine Milzruptur ist die häufigste schwere intraabdominelle Verletzung und die in der Anzahl führende Indikation zur Splenektomie. Ursache der Ruptur kann ein penetrierendes oder stumpfes thorakales oder abdominelles Trauma sein. Während penetrierende Verletzungen offensichtlich sind und zügig zur Diagnose führen, kann eine Milzruptur im Rahmen stumpfer Traumen der initialen Diagnostik entgehen. Die häufigste Ursache für ein stumpfes Milztrauma sind Verkehrsunfälle. Die Verletzungen können als Parenchymzerreißungen, als Pedikelabriß, als subkapsuläre Zerreißung mit intakter Kapsel (im Sinne eines ausgedehnten subkapsulären Hämatoms) imponieren (Tab. 28.5). Bei etwa 5% der stumpfen Milzverletzungen kommt es zur zweizeitigen Ruptur, welche als subkapsuläres Hämatom beginnt und bis zur offenen Ruptur progredient ist. Der Zeitpunkt der offenen Ruptur kann dabei Tage oder Wochen nach dem initialen Trauma liegen. Bei der zweizeitigen Milzruptur kommt es regelhaft zum Volumenmangelschock. Etwa 75% aller zweizeitigen Rupturen ereignen sich innerhalb der ersten 2 Wochen nach dem Trauma. Es wurde jedoch auch schon über Fälle berichtet, bei denen das initiale Trauma Monate oder Jahre zurücklag. Besonders diese Patienten fallen in der Regel durch eine Anämie sowie einen retroperitonealen Tumor im Bereich des linken oberen Abdomens auf.

Etwa 20% der Splenektomien werden im Gefolge iatrogener Verletzungen der Milz während intraabdominaler Operationen durchgeführt. Am häufigsten kommt es zu Verletzungen der Milz im Rahmen der Eingriffe an Ösophagus, Magen, Pankreas oder linkem Hemikolon; in der Regel handelt es sich um Kapseleinrisse durch direkten Zug.

Spontane Milzrupturen bei nicht vergrößerter Milz sind selten, sie kommen meist bei Splenomegalien im Rahmen einer Malaria, einer Mononukleose, eines Typhus oder bei hämatologischen Systemerkrankungen vor. In einzelnen Fällen wurde über eine spontane Milzruptur als Komplikation einer Schwangerschaft oder einer Therapie mit oralen Antikoagulanzien berichtet.

Klinik

> Das klinische Bild der Milzruptur reicht vom asymptomatischen Patienten bis zum schwersten hypovolämischen Schock!

In der Regel läßt sich anamnestisch ein direktes oder indirektes Trauma erfragen. Besonders bei Kindern muß man jedoch daran denken, daß die anamnestische Eruierung eines Traumas schwierig oder fehlerhaft sein kann. Die meisten Patienten haben Schmerzen im Bereich des linken oberen Abdomens. Gelegentlich kommt es zu fortgeleiteten Schmerzen im Bereich der linken Schulter oder der linken Halsseite (Zeichen nach Kehr). Übelkeit und Erbrechen sind nicht selten. Bei der klinischen Untersuchung des Abdomens findet man oft einen peritonealen Reiz mit Punctum maximum im linken Oberbauch. Selten ist ein Tumor im linken oberen Quadranten tastbar. Sind keine offenen Verletzungen vorhanden, so können doch gelegentlich Prellmarken auf ein vorangegangenes Trauma hinweisen. Eine Krepitation bei Kompression der unteren Thoraxapertur weist auf Rippenfrakturen im Bereich der linken unteren Thoraxapertur hin (etwa $1/3$ aller links basalen Rippenfrakturen geht mit Milzverletzungen einher), hier muß der hochgradige Verdacht auf ein Trauma der Milz geäußert werden. Bei ausgeprägten Blutungen kann sich schnell das Bild eines akuten Abdomens entwickeln. Im Rahmen einer Milzruptur können initial Hb- oder Hk-Werte noch normal sein, zeigen jedoch bei Verlaufskontrollen einen schnellen Abfall. Es kommt initial schnell zu einer Leukozytose zwischen 15000 und 20000 Leukozyten/µl.

> Die Methode der Wahl zur Diagnose intraabdomineller Verletzungen im allgemeinen und zur Diagnose von Milzverletzungen im speziellen ist die Ultraschalluntersuchung des Abdomens!

Tabelle 28.5 Einteilung der Milzrupturen

Subkapsuläres Hämatom
Kleine Kapselläsion
Kleine Läsion mit Parenchymriß
Ruptur ohne Hilusbeteiligung
Ruptur mit Hilusbeteiligung
Mehrfachfragmente, Hilusläsion

Eine Ultraschalluntersuchung des Abdomens sowie des Thorax ist als initiale Maßnahme nach der orientierenden klinischen Untersuchung heute bei jedem Patienten mit penetrierender oder stumpfer Verletzung des Abdomens oder Thorax und mit unklarem Unfallereignis und eingeschränkter Bewußtseinslage obligat. In den meisten Fällen kann die Diagnose bereits durch eine initiale Ultraschalluntersuchung gestellt werden (vorausgesetzt der Untersucher beherrscht die Standards der Methode). Gedeckte Verletzungen der Milz können als echoarme Läsionen imponieren. Freie Rupturen sind in der Regel einmal durch die ausgedehnte Menge freier Flüssigkeit im Abdomen, besonders im linken oberen Quadranten, zum anderen durch Unterbrechung der Milzkontinuität im Ultraschall nachweisbar. Ein zarter Flüssigkeitssaum um die Milz sollte bei entsprechender Traumaanamnese immer regelmäßige sonographische Befundkontrollen nach sich ziehen. Abdomenleeraufnahmen sind in dieser Situation heutzutage obsolet.

Läßt sich in der Ultraschalluntersuchung eine Milzverletzung nicht mit Sicherheit ausschließen oder ist der Befund nicht eindeutig interpretierbar, so ist (Kreislaufstabilität des Patienten vorausgesetzt) eine CT indiziert. Die früher übliche diagnostische Peritoneallavage sollte heute nicht mehr erfolgen, da sie eine sonographische Verlaufskontrolle erheblich erschwert.

Behandlung

Bei etwa 75% der Patienten mit Milzverletzungen ist eine Laparotomie erforderlich, etwa 25% (aber 80% aller betroffenen Kinder) können konservativ behandelt werden.
Eine konservative Behandlung ist insbesondere bei folgenden Gegebenheiten möglich:
- stumpfen Verletzungen,
- keinen höhergradigen Begleitverletzungen, welche zur Kreislaufinstabilität führen oder eine Operation erforderlich machen,
- hämodynamischer Stabilität des Patienten,
- keinem Anhalt für Peritonitis,
- wenn der initiale Transfusionsbedarf beim Erwachsenen 2 Erythrozytenkonzentrate (bzw. 4 bei entsprechendem Polytrauma) nicht übersteigt.

In Fällen konservativer Behandlung ist eine regelmäßige (initial in stündlichen Abständen durchgeführte) Befundkontrolle durch zuverlässige Ultraschalluntersuchung oder CT erforderlich. Nur bei einem Drittel der Patienten, bei denen eine Laparotomie erforderlich ist, ist die Splenektomie indiziert. Die meisten Milzverletzungen können durch milzerhaltende Techniken behandelt werden (Tab. 28.6). Kleine Kapseleinrisse der Milz können in der Regel durch Applikation hämostatisch wirksamer Substanzen (Kollagenvliese, Fibrinkleber), durch Laser- oder durch Argonkoagulation behandelt werden. Größere Verletzungen können, soweit die hilären Gefäße nicht miteinbezogen sind, oft durch Resektion des betroffenen Milzsegmentes beherrscht werden. Zur Approximation des verbleibenden Gewebes ist dann eine Splenographie erforderlich.

Während die Letalität der isolierten Milzrupturen nach wie vor bei etwa 10% liegt, steigt die Letalität bei mehrfach verletzten Patienten mit Milzruptur auf bis zu 25% an.

Besonderheiten der Behandlung bei Kindern

Abdominelle Verletzungen – perforierend oder stumpf – stellen etwa 5% der Fälle, in denen Kinder wegen eines Traumas hospitalisiert werden müssen, die Letalität ist hier mit 14% jedoch sehr hoch.

Die klinischen Zeichen des intraabdominellen Traumas beim Kind unterscheiden sich nicht von denen des Erwachsenen. Auch bei Kindern ist initial die sorgfältige Ultraschalluntersuchung im Verdachtsfall obligat. Bei schlechten Untersuchungsbedingungen oder unklaren Befunden sollte die Indikation zur CT des Abdomens großzügig gestellt werden. Im Falle einer Verletzung der Milz ist die Notwendigkeit zum organerhaltenden Vorgehen sehr viel zwingender als beim Erwachsenen. Dies hat seinen Grund in dem vergleichsweise hohen Risiko eines OPSI-Syndroms beim Kind (besonders im Alter unter 6 Jahren) nach Splenektomie. Beim hämodynamischen stabilen Kind, dessen geschätzter Blutverlust 50% des errechneten Blutvolumens nicht übersteigt, sollte ein konservatives Vorgehen angestrebt werden. Bei etwa 10% der Kinder mit intraabdominellen Organverletzungen und bei etwa 15% der Kinder mit Hämoperitoneum ist eine Laparotomie erforderlich.

Indikation zur Laparotomie bei kindlichem Abdominaltrauma s. Tab. 28.7.

In jedem Fall sollte ein milzerhaltendes Vorgehen angestrebt werden, dies ist in der Regel (außer bei komplexen Milzzerreißungen) auch möglich. Die operativen Techniken des milzerhaltenden Vorgehens unterscheiden sich nicht von denen beim Erwachsenen. Zur Vermeidung des Immundefekts nach Splenektomie wird gelegentlich die Autotransplantation von Milzgewebe (ins große Netz) durchgeführt. Dies ist zwar zwanglos möglich, der Nachweis der immunologischen Kompetenz der Transplantate wurde jedoch bis jetzt noch nicht erbracht (4, 5, 18, 20, 21, 24, 27, 37).

Tabelle 28.6 Probleme der milzerhaltenden Chirurgie

Nachblutung
Intralienale Hämatome
Milzzysten
Milzabszesse
„Traumaanfälligkeit"

Tabelle 28.7 Indikation zur Laparotomie beim kindlichen Abdominaltrauma

Offene (penetrierende) Verletzung
Hypovolämischer Schock trotz adäquater Volumensubstitution
Verdacht auf intestinale Verletzung (freie Luft)
Transfusionsbedarf > 40 ml/kg KG

Splenosis

Bei der Splenosis proliferiert auf den peritonealen Oberflächen des Abdomens eine Vielzahl kleiner Milzgewebeimplantate. Diese können spontan durch eine Autotransplantation von Milzgewebe im Rahmen von Milzrupturen besonders nach Splenektomien auftreten. Zwar wirken diese Milzimplantate als Zellfilter, insgesamt ist ihre immunologische Funktion jedoch unbedeutend. In der Regel verursachen die kleinen Implantate keine klinischen Probleme. Es kann jedoch durch die Implantate zur vermehrten Ausbildung intraabdomineller Adhäsionen bis hin zur intestinalen Obstruktion kommen (25, 35).

Operative Therapie

Splenektomie

In der unmittelbaren postoperativen Phase ist daran zu denken, daß eine Magenatonie für einen Tag besteht. Die lokale Drainage ist zu beachten. Nach einer Splenektomie ist eine Erhöhung der Körpertemperatur („Milzfieber") zu erwarten.
Komplikation wie Nachblutung, Pankreatitis, enterale Fisteln, Pleuraerguß links oder Wundinfektion sind möglich (Tab. 28.8).

Hämatologische Effekte der Splenektomie

Normalerweise hat der Verlust der Milz beim Erwachsenen nur geringe klinische Konsequenzen. Zwar verändert sich die Erythrozytenzahl nicht, es kommt jedoch zum Auftreten von Erythrozyten mit zytoplasmatischen Einschlüssen (Heinz-Körperchen, Howell-Jolly-Körperchen, Siderozyten). Unmittelbar nach der Splenektomie tritt eine Granulozytose auf. Innerhalb von Wochen wird diese durch eine Lymphozytose und anschließend durch eine Monozytose ersetzt. Es kommt zur Thrombozytose, welche meist ein Plateau bei etwa 500 000 Plättchen/µl erreicht. Initial kann es jedoch zu Thrombozytenzahlen bis zu 2–3 Millionen Plättchen kommen. Bei einer Plättchenzahl von über einer Mio/µl sollte die regelmäßige Gabe von Plättchenaggregationshemmern (Acetylsalicylsäure 100 µg/Tag zur Verhütung thrombembolischer Komplikationen erfolgen (Tab. 28.9).

Tabelle 28.8   Komplikationen nach Splenektomie

Nachblutung
Pankreatitis
Pankreasfistel
Magenfistel
Kolonfistel
Wundheilungsstörung
Subphrenischer Abszeß links
Pleuraerguß links
Milzfieber
Thromboembolische Probleme
Pfortaderthrombose

Tabelle 28.9   Folgen der Splenektomie

Lymphozytose
Leukozytose
Thrombozytose
Blutviskosität ↑
Infektanfälligkeit (OPSI-Syndrom)
Koronare Herzerkrankung (?)
IgM-Spiegel ↓

Postsplenektomiesepsis und Postsplenektomiesyndrom

Die häufigsten Komplikationen unmittelbar nach Splenektomie sind Atelektasen im Bereich der linksbasalen Lungenabschnitte, mäßige bis geringe Pleuraergüsse links, Pankreatitis und postoperative Blutungen. Wenn im Falle von Plättchenfunktionsstörungen als zugrundeliegender Erkrankung eine Splenektomie erforderlich ist, so sollten perioperativ Plättchentransfusionen möglich sein. Nach Splenektomien ist über das gehäufte Auftreten thromboembolischer Komplikationen berichtet worden. Es besteht hier jedoch keine Korrelation zum Auftreten und Ausmaß einer Thrombozytose nach Splenektomie. Die Anfälligkeit für fulminante Bakteriämien steigt nach Splenektomie. Dies hat seine Ursache im Wegfall der Milz als Clearance-Organ für im Blut befindliche Bakterien, Verminderung der IgM-Spiegel durch Verlust von IgM-produzierendem Gewebe und verminderte Opsonisierungsaktivität. Das Risiko ist besonders bei Kindern unter 6 Jahren deutlich erhöht. 80 % der fulminanten Entzündungsreaktionen nach Splenektomien treten innerhalb der ersten 2 Jahre auf. Generell kann man sagen, daß das Risiko zur Ausbildung einer OPSI-Syndroms um so größer ist, je jünger die Patienten sind. Auch beim Erwachsenen besteht ein noch zwar niedriges, aber deutlich vorhandenes Risiko zur Aquirierung schwerster Infektionen nach Splenektomie. Das Risiko liegt in der Größenordnung zwischen 0,5 und 1 % pro Jahr. Auch hier gilt, daß das Risiko im ersten Jahr nach Splenektomie deutlich höher ist als in den folgenden Jahren. Es wurde jedoch auch über das Auftreten eines OPSI-Syndroms 10–15 Jahre nach Splenektomie berichtet. Eine Sepsis mit letalem Ausgang nach Splenektomie ist beim Erwachsenen sehr selten. Die häufigsten Erreger in dieser Situation sind Streptococcus pneumoniae, Haemophilus influenzae und Meningokokken. Diese schwerwiegenden Komplikationen haben das Konzept der milzerhaltenden Chirurgie oder des konservativen Vorgehens bei Milzverletzungen wesentlich stimuliert.

Das Risiko einer letalen Sepsis ist nach einer Splenektomie wegen Trauma geringer als nach einer wegen hämatologischer Systemerkrankungen. Soweit möglich, sollte bei allen Patienten, welche sich einer Splenektomie unterziehen müssen, eine Vakzinierung gegen Pneumokokken durchgeführt werden, idealerweise erfolgt diese 2–4 Wochen vor der Operation. Im Falle einer notfallmäßigen Splenektomie sollte die Vakzinierung etwa 2–3 Wochen nach der Splenektomie durchgeführt werden. Bei Kindern generell sowie bei fehlender Vakzinierung sollte nach der Splenektomie für etwa 2 Jahre eine

Antibiotikaprophylaxe (z.B. mit Ampicillin) vorgenommen werden.
Bei splenektomierten Kindern müssen auch sonst banale Infekte sorgfältig ärztlich kontrolliert und ggf. frühzeitig mit Antibiotika behandelt werden.

Aufklärung

Die Splenektomie bei isolierter traumatischer Milzruptur weist eine Letalität von etwa 5% auf, die auf 25% bei mehrfach verletzten Patienten ansteigt; hierbei wird die Letalität in erster Linie durch die Begleitverletzungen determiniert. Die Splenektomie bei hämatologischen Erkrankungen ist nahezu ausschließlich abhängig von der Grunderkrankung. Die Morbidität bei der Splenektomie wird neben den allgemein mit Operationen assoziierten Komplikationen wie Blutungen und Infektionen in erster Linie durch das postsplenektomie-erhöhte Infektionsrisiko bestimmt. Das zusätzliche Infektionsrisiko liegt beim Erwachsenen nach Splenektomie wegen Trauma unter 1%, es erhöht sich deutlich bei portaler Hypertonie (wegen der hierbei eingeschränkten Phagozytosefähigkeit der Leber) auf etwa 7%. In gleicher Größenordnung ist das Infektionsrisiko bei Kindern (insbesondere im Alter unter 6 Jahren), bei welchen eine Splenektomie erforderlich ist. Es muß daran gedacht werden, daß Infektionen nach Splenektomie schwerer verlaufen können und immer wieder auch letale Ausgänge nehmen können (OPSI-Syndrom). Patienten müssen darauf hingewiesen werden, daß sie nach Splenektomie möglicherweise eingeschränkt tropentauglich sind (vermehrte Anfälligkeit für Malaria). Die in der Vergangenheit genannte erhöhte Inzidenz thromboembolischer Komplikationen nach Splenektomie hält einer genaueren Überprüfung nicht stand.

Vorbereitung zur Operation

Bei Notfalleingriffen erfolgen keine spezifischen Vorbereitungen. Eine perioperative Antibiotikaprophylaxe ist zu empfehlen. Bei elektiven Operationen sollte 3 Wochen vor der Operation eine Pneumokokkenvakzination erfolgen. Gelegentlich (insbesondere bei extremer Splenomegalie mit deutlich erhöhtem Blutungsrisiko während der Operation) kann es hilfreich sein, präoperativ die A. lienalis interventionell radiologisch zu embolisieren.

Technik der konventionellen Splenektomie s. 28.1.

Laparoskopische Splenektomie

Seit der Erstbeschreibung 1992 sind eine Reihe kleinerer Serien von laparoskopischen Splenektomien publiziert worden. Obwohl bei den bislang geringen Fallzahlen eine definitive Beurteilung der Methode noch nicht möglich ist, soll hier doch darauf eingegangen werden. Die laparoskopische Splenektomie wird ausschließlich für elektive Eingriffe beschrieben. In der Regel handelt es sich um benigne hämatologische Indikationen. In wenigen Fällen wurde die Splenektomie aber auch bei malignen Tumoren laparoskopisch durchgeführt.

28.1 Konventionelle Splenektomie

Rückenlage. Zugang: im elektiven Fall Subkostalschnitt links, im Notfall mediane Laparotomie. Exploration des Abdomens. Lösen evtl. vorhandener Verwachsungen. Eröffnung der Bursa omentalis. Der Magen wird nach kranial geschlagen, das Kolon nach mediokaudal verlagert. Isolierung der A. lienalis am lateralen Pankreasoberrand und Durchtrennung unter Ligaturen. Durchtrennung der Bänder zwischen Milz und linker Kolonflexur. Mobilisation der linken Kolonflexur. Durchtrennung des Lig. gastrosplenicum mit den darin enthaltenen Vasa gastrica brevia und Ligaturen. Durchtrennung des Lig. phrenicolienale und Mobilisation der Milz im Bereich des Pankreasschwanzes. Breitflächiges Fassen der Milz an ihrer dorsolateralen Zirkumferenz und Verlagerung nach mediokaudal. Schrittweise Durchtrennung der peritonealen Umschlagfalten dorsal der Milz. Identifikation der Milzhilusgefäße und einzelne Durchtrennung der Gefäße unter Ligaturen.

Technik s. 28.2.
Nach den vorliegenden Ergebnissen sind Letalität und Morbidität des laparoskopischen Eingriffs nicht höher als bei der konventionellen Splenektomie. Die Operationszeiten sind mit etwa 2 Stunden deutlich länger als bei der konventionellen Splenektomie, der Krankenhausaufenthalt ist mit etwa 3 Tagen jedoch merklich verkürzt.

28.2 Laparoskopische Splenektomie

Rückenlage. Ein Optiktrokar wird periumbilikal eingeführt, 2–4 Arbeitstrokare epigastrisch in der Mittellinie und pararektal im linken Oberbauch. Plazieren des 12-mm-Trokars für den EndoGIA und zur Bergung des Organs subkostal in der linken Flanke. Durchtrennung der Strukturen des Milzhilus und des Lig. gastrolienale mit dem EndoGIA oder unter Clips. In den meisten Fällen Bergen des Resektats in einem zelldichten Beutel. Ist eine Gewinnung histologischer Schnitte notwendig, so kann die Bergung über einen kleinen Subkostalschnitt erfolgen.

Milzerhaltende Operation

Zugangswege vgl. 28.1.
Die Operation gleicht der Splenektomie mit dem Unterschied, daß die Milzhilusgefäße nicht durchtrennt werden. Blutungen können mit dem Infrarot- oder Argonkoagulator gestillt werden. Parenchymrisse sind auch mit Fibrinkleber und z.B. Kollagenvliesen abzudichten. Hierfür ist jedoch Voraussetzung, daß die zu verklebenden Organoberflächen trocken sind.
Alternativ ist die adaptierende Naht von Milzrupturen (Einzelknopfnähte oder fortlaufende Naht) möglich, wichtig ist, daß hierbei kein zu starker Zug auf die Fäden ausgeübt wird. Es sollte monofiles Nahtmaterial der

Stärken 3–0 oder 4–0 benutzt werden. Bei weicher Milz kann statt Einzelknopfnaht oder fortlaufender Naht eine U-förmige Nahttechnik mit Unterfütterung des Nahtlagers durch Kollagen oder Teflonplättchen sinnvoll sein. Die Resektion von Milzarealen orientiert sich an der segmentalen Gefäßversorgung der Milz. Die dem verletzten Segment zuzuordnenden Milzgefäße werden hilusnah freipräpariert und unter Ligaturen durchtrennt. Das Milzparenchym wird anschließend möglichst exakt an den Demarkationslinien durchtrennt. Zusätzlich sollte die Wundfläche mit Fibrinkleber und Kollagenvliesen versorgt werden.

Bei ausgedehnteren Verletzungen, welche einer einzelnen Versorgung nicht zugänglich sind, kann die Milzerhaltung durch sog. „Wrapping" der Milz in einem resorbierbaren Kunststoffnetz versucht werden. Dieses wird am Milzhilus soweit eingeengt, daß durch Kompression eine Blutgerinnung innerhalb des Netzes möglich ist. Es muß jedoch darauf geachtet werden, daß die Kompression nicht zu einer vollständigen Okklusion des Blutflusses zur Milz mit konsekutiver Nekrose führt (vgl. Abb. 17.**5**).

Analog zur segmentalen Milzresektion bei Verletzungen im Bereich der Milzsegmente erfolgt sie ebenso bei Milzzysten.

Komplikationen

Intraoperativ können Milzzerreißungen mit ausgedehnten Blutungen (insbesondere bei ausgeprägter Splenomegalie), Verletzungen des Magens, der linken Kolonflexur und des Pankreasschwanzes auftreten.

Bei postoperativen Komplikationen müssen in erster Linie die Blutung in den Bereich der Milzloge, der postoperative Abszeß oder Verhaltungen in diesem Gebiet sowie postoperative Pleuraergüsse oder Pneumonien genannt werden. In seltenen Fällen kann sich hieraus ein Pleuraempyem entwickeln. Postoperative Pankreasfisteln oder Schwanzpankreatitiden können bei akzidentieller Verletzung des Pankreas auftreten (2, 3, 5, 9, 11, 17, 19, 21, 23, 28, 29, 38) (Tab. 28.**8**).

Literatur

1 Akwari, O. E.: Splenectomy for primary and recurrent immune thrombocytopenic purpura (ITP). Current criteria for patient selection and results. Ann. Surg. 206 (1987) 529
2 Barron, P. T., M. Richter: Immunodeficiency following splenectomy in the early postoperative period. Brit. J. Surg. 77 (1990) 316
3 Cadiere, G. B., R. Verroken, J. Himpens, J. Bruyns, M. Efira, S. DeWit: Operative strategy in laparoscopic splenectomy. J. Amer. Coll. Surg. 179 (1994) 668
4 Choong, R. K., T. M. Grattan-Smith, R. C. Cohen, D. T. Cass: Splenic injury in children: a 10 year experience. J. paediat. Child Hlth. 29 (1993) 192
5 Chung, S. W., A. G. Nagy: Preservation of the spleen using human fibrin seal. Canad. J. Surg. 31 (1988) 31
6 Coon, W. W.: The limited role of splenectomy in patients with leukemia. Surg. Gynecol. Obstet 160 (1985) 291
7 Coon, W. W.: Splenectomy for thrombocytopenia due to secondary hypersplenism. Arch. Surg. 123 (1988) 369
8 Croom, R. D. et al.: Hereditary spherocytosis. Recent experience and current concepts of pathophysiology. Ann. Surg. 203 (1986) 34
9 Cullingford, G. L., D. N. Watkins, A. D. J. Watts, D. F. Mallon: Severe late postsplenectomy infection. Brit. J. Surg. 78 (1991) 716
10 Garcia-Porrero, J. A., A. Lemes: Arterial segmentation and subsegmentation in the human spleen. Acta anat. 131 (1988) 276
11 Giney, E. J.: Surgical aspects of malaria. Brit. J. Surg. 77 (1990) 964
12 Glass, J. M., J. M. Gilbert: Splenectomy in a general hospital. J. roy. Soc. Med. 89 (1996) 199
13 Grant, I. R. et al.: Elective splenectomy in hematologic disorders. Ann. roy. Coll. Surgns. Engl. 70 (1988) 29–33
14 Greene, D. R. et al.: The diagnosis and management of splenic artery aneurysms. J. roy. Soc. Med. 81 (1988) 387
15 Gresik, M. V.: Pathology of the spleen. In Pochedly, C., A. Sills, M. R. Schwartz: Disorders of the Spleen. Pathophysiology and Management. Dekker, New York 1989 (p. 37)
16 Haynes, B. F.: Enlargement of lymph nodes and spleen. In Isselbacher, K. J., E. Braunwald, J. D. Wilson et al.: Principles of Internal Medicine. McGraw Hill, Milano 1994 (p. 323)
17 Holdsworth, R. J. A. D. Irving, A. Cuschieri: Postsplenectomy sepsis and its mortality rate: actual versus perceived risks. Brit. J. Surg. 78 (1991) 1031
18 Jalovec, L. M., B. S. Boe, P. L. Wyffels: The advantages of early operation with splenorrhaphy versus nonoperative management for the blunt splenic trauma patient. Amer. Surg. 59 (1993) 698
19 Karp, M. P., S. Guralnick-Scheff, G. Schiffman et al.: Immune consequences of non-operative treatment of splenic trauma in the rat model. J. pediat. Surg. 24 (1989) 112
20 Koury, H. I., J. L. Peschiera, R. E. Welling: Non operative management of blunt splenic trauma: a 10 year experience. Injury 22 (1991) 349
21 Lange, D. A. et al.: The use of absorbable mesh in splenic trauma. J. Trauma 28 (1988) 269
22 Lian, E. C.: Thrombotic thrombocytopenic purpura. Ann. Rev. Med. 39 (1988) 203
23 Linne, T., M. Erikson, K. Lannegren et al.: Splenic function after non-surgical management of splenic rupture. J. pediat. 105 (1984) 263
24 Lucas, C. E.: Splenic trauma: choise of managment. Ann. Surg. 213 (1991) 98
25 Moore, G. E., R. E. Stevens, E. E. Moore et al.: Failure of splenic implants to protect against fatal post-splenectomy infection. J. Amer. med. Ass. 146 (1984) 413
26 Nelken, N. et al.: Changing clinical spectrum of splenic abscess: a multicenter study and review of the literatur. Amer. J. Surg. 154 (1987) 27
27 Perry, J. F.: Injuries of the spleen. Curr. Probl. Surg. 25 (1989) 1074
28 Powell, R. W. et al.: The efficacy of postsplenectomy sepsis prophylactic measures: the role of penicillin. J. Trauma 28 (1988) 1285
29 Rhodes, M., M. Rudd, N. O'Rourke, L. Nathanson, G. Fielding: Laparoscopic splenectomy and lymph node biopsy for hematologic disorders. Ann. Surg. 222 (1995) 43
30 Rosenberg, S. A.: Exploratory laparotomy and splenectomy for Hodgkin's disease: a commentary. J. clin. Oncol. 6 (1988) 574
31 Rosse, W., F. H. Bunn: Hemolytic anemias. In Isselbacher, K. J., E. Braunwald, J. D. Wilson et al.: Principles of Internal Medicine. McGraw Hill, Milano 1994 (S. 1743)

32 Scheinberg, D. A., D. W. Golde: The leukemias, In Isselbacher, K. J., E. Braunwald, J. D. Wilson et al.: Principles of Internal Medicine. McGraw Hill, Milano 1994 (S. 1764)
33 Schiffman, M. A.: Non-operative management of blunt abdominal trauma in pediatrics. Emerg. Med. Clin. N. Amer. 7 (1989) 519
34 Schwartz, A. D.: Physiology of the spleen and consequences of hyposplenism. In Pochedly, C., A. Sills, M. R. Schwartz: Disorders of the Spleen. Pathophysiology and Management. Dekker, New York 1989 (p. 145)
35 Timens, W., R. Leemans: Splenic autotransplantation and the immune system. Adequate testing required for evaluation of effect. Ann. Surg. 215 (1992) 256
36 Weinel, R. J., W. Wahl, W. Bätz, R. Brückner: Die Wandermilz als Tumor im rechten Unterbauch. Akt. Chir. 24 (1989) 246
37 Wiebke, E. A. et al.: Nonoperative management of splenic injuries in adults: an alternative in selected patients. Amer. Surg. 53 (1987) 547
38 Wilhelm, M. C. et al.: Splenectomy in hematologic disorders. The ever-changing indications. Ann. Surg. 207 (1988) 581

Lymphatisches System

R. J. Weinel und J. Scheele

Anatomie

Phylogenetisch handelt es sich bei Lymphgefäßen um modifizierte Venen. Histologisch stellen Lymphgefäße mit Endothelzellen ausgekleidete Röhren dar, welche sich in erster Linie durch ihre außerordentliche Permeabilität für Makromoleküle von kapillären Blutleitern unterscheiden. Der Transport von makromolekularen Verbindungen scheint auch eine der Hauptaufgaben des Lymphgefäßsystems zu sein. Große Lymphgefäße weisen Wandstrukturen aus glatten Muskelzellen sowie aus Endothelzellen gebildete Klappen auf, welche den Lymphfluß nur nach zentripetal erlauben. Lymphknoten sind als Filterorgane mit phagozytotischer Funktion in größere Lymphgefäße zwischengeschaltet. Etwa 2–4 l Lymphflüssigkeit werden täglich über die Vv. subclaviae in das venöse Gefäßsystem transportiert, diese Flüssigkeit enthält etwa 75–200 g Eiweiß. Der Lymphfluß wird durch venöse Obstruktion, Vasodilatation, Muskelarbeit und Erhöhung der kapillären Permeabilität gesteigert. In der Haut formen lymphatische Kapillaren einen oberflächlichen sowie einen tiefen Lymphplexus. Im Bereich der Extremitäten kommt ein weiteres lymphatisches Gefäßnetzwerk subfaszial in den Muskelkompartimenten vor. Unter normalen Umständen wird die interstitielle Flüssigkeit in dermalen Lymphgefäßen gesammelt, fließt dann weiter in subkutane Lymphgefäße, welche oberflächliche Venen begleiten, und schließlich durch zwischengeschaltete regionale Lymphknoten in die größeren Lymphsammelstraßen der Extremitäten und des Stammes. Die größeren Lymphkanäle begleiten die Blutgefäße. Ähnlich wie im venösen spielt auch im lymphatischen Gefäßsystem die Muskelpumpe eine wichtige Rolle für den Lymphfluß.

Untersuchungsmethoden

Lymphographie

Injiziert man intra- oder subdermal organische Farbstoffe, so werden diese rasch durch die Lymphgefäße aufgenommen und mit dem Lymphstrom transportiert. Die Lymphgefäße können auf diese Weise leicht sichtbar gemacht werden. Dadurch ist die Punktion von Lymphgefäßen, z. B. zur radiologischen Kontrastmitteldarstellung oder zur Identifikation von drainierenden Lymphknoten bei malignen Tumoren – z. B. „sentineal node" beim Melanom – möglich. Die Lymphographie ist technisch anspruchsvoller und mit einer höheren Komplikationsrate behaftet als Arteriographie oder Venographie. Sie ist jedoch eine wertvolle Technik, um die Ursache chronisch geschwollener Extremitäten zu diagnostizieren und ein primäres von einem sekundären Lymphödem zu unterscheiden. Weiterhin kann die Lymphographie benutzt werden, um pathologisch veränderte Lymphknoten (v. a. retroperitoneal), z. B. im Rahmen des Stagings eines Morbus Hodgkin, zu identifizieren. Man muß daran denken, daß Kontrastmittel, welche zur Lymphographie benutzt werden, potentiell schwerwiegende pulmonale Funktionsstörungen (Diffusionsstörungen) verursachen können (2, 3).

Lymphszintigraphie

Bei der Lymphszintigraphie werden ^{99m}Tc-beladene kolloidale Partikel in den interdigitalen Raum injiziert und die Verteilung des Radiopharmakons anschließend mit der γ-Kamera im Verlauf der Extremität detektiert. Auf diese Weise kann ein normaler oder ein verzögerter Transport von Lymphe identifiziert werden. So haben z. B. Patienten mit einem chronisch-venösen Stauungsödem eine normale oder verkürzte Lymphtransportgeschwindigkeit, während Patienten mit einem Lymphödem eine verlangsamte Lymphtransportgeschwindigkeit aufweisen. Der Vorteil dieser Methode ist ihre einfache Handhabbarkeit und das Fehlen von Nebenwirkungen (2, 3).

Lymphödem

Klinik

Diagnostische Zeichen:
- Es besteht eine progressive Schwellung einer oder mehrerer Extremitäten, oft ohne ursächliche Hinweise in der Anamnese.
- Das Ödem ist nicht wegdrückbar.
- Eine rezidivierende Lymphangitis und Zellulitis ist zu beobachten.
- Das Ödem reagiert nicht auf eine Verminderung des arteriellen Zustroms (Hochlagern des Beines).

> Beim Lymphödem handelt es sich um eine pathologische Ansammlung interstitieller Flüssigkeit durch einen kongenitalen Defekt oder eine sekundäre Obstruktion des Lymphgefäßsystems!

Während die Ursachen hierfür vielfältig sein können, ist der pathophysiologische Mechanismus, welcher in einer Obstruktion des Lymphgefäßsystems endet, immer einheitlich.

Ein primäres Lymphödem kann schon bei der Geburt vorhanden sein (kongenitales Lymphödem), häufig kommt es jedoch zur Ausbildung im Jugendalter (Lymphoedema praecox). Bei wenigen Patienten entwickelt sich ein primäres Lymphödem nach dem 30. Lebensjahr (Lymphoedema tarda). Ursachen des primären Lymphödems sind entweder Lymphgefäßhypoplasie (55%), variköse Dilatation von Lymphgefäßen (25%) oder Aplasie (20%). Unabhängig von der anatomischen Ursache ist ein erhöhter lymphatischer Druck in jedem Falle Konsequenz der Lymphgefäßobstruktion. Es kommt zur Dilatation von Lymphgefäßen und zur Inkompetenz der Lymphgefäßklappen, hierdurch wird die lymphatische Stase noch verstärkt. Es resultiert eine interstitielle Eiweißakkumulation, welche eine fibrotische Reaktion des Interstitiums mit konsekutiver weiterer Obstruktion kapillärer Lymphgefäßstrukturen nach sich zieht, weiterhin besteht eine erhöhte lokale Infektanfälligkeit.

> Die Veränderungen beim primären Lymphödem sind in der Regel auf die epifaszialen Lymphgefäßplexus beschränkt!

Das Lymphoedema praecox kommt überwiegend bei weiblichen Jugendlichen vor. Als erste Symptome sind meist spontane Schwellungen im Bereich des Sprunggelenkes oder des proximalen Handgelenkes zu finden, die durch körperliche Aktivität verstärkt werden. Die Schwellungen können uni- oder bilateral auftreten. Im Verlauf von Monaten oder Jahren ist das Ödem meistens nach proximal progredient, bis schließlich die gesamte Extremität eingenommen wird. Mit zunehmender Dauer wird das Ödem im Rahmen einer subkutanen interstitiellen Fibrose derb umgewandelt, es kommt zur permanenten Vergrößerung der Extremität im Sinne einer Elephantiasis. Dies geht einher mit dumpfen Schmerzattacken und einem ausgeprägten Schweregefühl. Bei etwa 50% der Patienten tritt das primäre Lymphödem bilateral auf.

Im Unterschied hierzu ist das sekundäre Lymphödem auf eine identifizierbare extralymphatische Ursache zurückzuführen. Am häufigsten handelt es sich um die Obstruktion von Lymphgefäßen im Rahmen neoplastischer Erkrankungen, wie z.B. dem Prostatakarzinom oder Lymphomen, es kann jedoch auch als Folge ausgedehnter chirurgischer Eingriffe (Mastektomie, inguinale Lymphdissektion) oder einer rezidivierenden Lymphangitis mit progressiver Obliteration der Lymphgefäße auftreten. In tropischen Ländern spielt als häufigste Ursache des sekundären Lymphödems die Filariasis eine wesentliche Rolle (1, 5, 6).

Komplikationen

Im Laufe der Zeit verdickt sich die Dermis und wird hyperkeratotisch, es kommt zu rezidivierenden Zellulititiden und Lymphangitiden (meist nach Bagatelltraumen). Die klinischen Symptome sind Schwellung, Erythem, Schmerzen (anfallsartig oder dauernd). Infektionen der betroffenen Areale neigen zu einer schnellen Ausbreitung, am häufigsten handelt es sich hierbei um Streptokokkeninfektionen.

Als Spätkomplikation kann es zum Auftreten von Lymphangiosarkomen kommen. Dieses Lymphangiosarkom imponiert häufig als multiple, papulöse Läsion von bläulich-rötlicher Farbe im Bereich der Haut oder des subkutanen Gewebes. Es kann zu großen ulzerierenden Tumoren kommen. Lymphangiosarkome neigen zur raschen Ausbreitung und haben eine schlechte Prognose.

Differentialdiagnose

Ödeme der unteren Extremität im Gefolge systemischer Erkrankungen wie Herzinsuffizienz, Leberzirrhose oder nephrotisches Syndrom können durch ihre typischen Verteilungsmuster, ihre Konsistenz sowie ihre Eindrückbarkeit relativ leicht vom Lymphödem unterschieden werden. Eine schwierige Differentialdiagnose hingegen stellt die Unterscheidung zwischen Lymphödem und dem Ödem im Gefolge der chronisch venösen Insuffizienz dar. Letztere sind in der Regel schmerzhaft, das Lymphödem dagegen ist häufig schmerzlos. Das Lymphödem ist im Gegensatz zum Ödem bei der chronisch venösen Insuffizienz durch nächtliche Hochlagerung der Extremität kaum zu beeinflussen. Das Ödem im Rahmen der chronisch venösen Insuffizienz geht einher mit trophischen Hautveränderungen, Dermatitiden, Ulzerationen sowie einer Varikosis. Hingegen sind rezidivierende Zellulititiden und Lymphangitiden häufiger beim Lymphödem. Besonders bei länger bestehender chronisch-venöser Insuffizienz kann es jedoch zusätzlich zum Auftreten eines Lymphödems kommen. In seltenen Fällen kann zur Differenzierung die Phlebographie und/oder die Lymphangiographie notwendig sein (1, 4).

Behandlung

Ziele der Behandlung sind die Kontrolle des Ödems sowie die Vermeidung von Infektionen. Die besten Ergebnisse werden erzielt, wenn die Behandlung so früh wie möglich nach Diagnosestellung begonnen wird, bevor es zur Ausbildung einer interstitiellen Fibrose kommt.

Konservative Therapie. Die meisten Patienten mit beginnendem Lymphödem können konservativ behandelt werden. Ziel ist die möglichst maximale Reduktion des Ödems in den betroffenen Extremitäten, hierzu werden die betroffenen Extremitäten während der Nacht hochgelagert. Während des Tages sollten sie in Intervallen so oft wie möglich hochgelagert werden. Durch extreme Kompression (elastische Strümpfe, elastische Strumpfhosen sowie ggf. intermittierende stärkere Kompression durch pneumatische Schienen) kann die Ausbildung eines Ödems vermindert oder ein bestehendes Ödem verringert werden. Um die Lymphbildung zu verringern, sollte eine Natriumrestriktion eingehalten und ggf. mit Diuretika therapiert werden. Wesentlich ist eine sorgfältige Hygiene, um Bagatellverletzungen und die damit einhergehenden sekundären Folgen (Zellulitis, Lymphagitis) zu vermeiden. Bei rezidivierenden Infektionen kann die langdauernde Antibiotikatherapie mit gegen Streptokokken wirksamen Medikamenten erforderlich sein (4, 7).

Chirurgische Therapie. Nur etwa 15–20% der Patienten benötigen eine chirurgische Therapie, Gründe dafür sind eingeschränkte Funktion der betroffenen Extremität durch exzessive Größe oder Gewicht, Schmerzen, rezidivierende Infektionen, die Ausbildung eines Lymphangiosarkoms oder kosmetische Gründe. Letztere fallen besonders ins Gewicht, da es sich bei den meisten Patienten um jüngere Frauen handelt. In ausgesuchten Fällen kann die Exzision des betroffenen Gewebes mit ausgedehnten Hautdeckungen erforderlich sein. Andere Ansätze versuchen, die lymphatische Drainage durch Korrektur der lymphatischen Obstruktion zu beheben, hierzu können Lymphgefäße von gesunden Körperregionen im Sinne freier Transplantate transferiert werden. Alternativ können epifaszial durch plastisch-chirurgische Maßnahmen lymphgefäßähnliche Strukturen gebildet werden. Durch mikrovaskuläre Techniken lassen sich lympholymphatische oder lymphovenöse Anastomosen herstellen, die ersten Resultate dieser Techniken sind ermutigend. Es ist jedoch noch nicht klar, inwieweit die neu hergestellten Lymphgefäße oder die neu kreierten Anastomosen auf Dauer funktionstüchtig bleiben (1, 8, 9).

Prognose

Der natürliche Verlauf von Lymphödemen ist langsam progressiv. Im Endzustand wird eine mehr oder weniger ausgeprägte Elephantiasis mit einem mehr oder weniger ausgeprägten Funktionsverlust der betroffenen Extremitäten erreicht. Dies kann jedoch, insbesondere bei frühem Therapiebeginn, durch eine konsequente konservative Behandlung und im Einzelfall durch plastisch-chirurgische Maßnahmen bei den meisten Patienten verhindert werden.

Literatur

1 Browse, N. L.: The diagnosis and management of primary lymphoedema. J. vasc. Surg. 3 (1986) 181
2 Collins, S. P.: Abnormalities of lymphatic drainage in longer extremities: a lymphoscintigraphic study. J. vasc. Surg. 9 (1989) 145
3 Golueke, P. J.: Lymphoscintigraphy to confirm the clinical diagnosis of lymphoedema. J. vasc. Surg. 10 (1989) 306
4 Hardy, J. R., M. Baum: Lymphoedema – prevention rather than cure. Ann. Oncol. 2 (1991) 532
5 Hoe, A. L., D. Iven, G. T. Royle, I. Taylor: Incidence of arm swelling following axillary clearance for breast cancer. Brit. J. Surg. 79 (1992) 261
6 Karakousis, C. P., D. L. Driscoll: Groin dissection in malignant melanoma. Brit. J. Surg. 81 (1994) 1771
7 Richmond, D. M., T. F. O'Donell, A. Zelikovski: Sequential pneumatic compression for lymphoedema: a controlled trial. Arch. Surg. 120 (1985) 1116
8 Savage, R. C.: The surgical management of lymphoedema. Surg. Gynecol. Obstet. 160 (1985) 283
9 Sharper, N. J., D. R. Rutt, N. L. Browse: Use of Teflon stents for lymphovenous anastomosis. Brit. J. Surg. 79 (1992) 633

29 Exokrines Pankreas

Akute Pankreatitis

Ch. A. Seiler, H.-U. Schulz, H. Lippert und M. W. Büchler

Definition und Einleitung

Die akute Pankreatitis ist eine akute entzündliche Erkrankung des Pankreas mit unterschiedlicher Beteiligung benachbarter Organe oder anderer Organsysteme (4). Der Schweregrad variiert zwischen einer milden, selbstlimitierenden Form mit interstitiellem Pankreasödem und einer schweren Verlaufsform mit den morphologischen Charakteristika Organnekrose und Hämorrhagie. Unter den ätiologischen Ursachen dominieren chronischer Alkoholismus und biliäre Erkrankungen. Unabhängig von der Ätiologie wird die pathophysiologische Endstrecke der Erkrankung als „Autodigestion" der Drüse angesehen, welche durch eine vorzeitige intrapankreatische Aktivierung von Verdauungsenzymen mit konsekutiver Azinuszellnekrose hervorgerufen wird (19). Über die frühen pathogenetischen Schritte gibt es keine gesicherten Erkenntnisse, weswegen eine kausale Therapiemöglichkeit fehlt. Die Vermeidung einer sekretorischen Stimulation des Pankreas sowie einer Druckerhöhung am Sphincter Oddi haben sich jedoch als pathophysiologisch begründete Therapieprinzipien herauskristallisiert. Klinisch imponiert neben dem akuten Abdomen ein sepsisähnliches Krankheitsbild, das auf einer primär abakteriell induzierten systemischen Entzündungsreaktion beruht (2). Die schwere Verlaufsform stellt nach wie vor eine lebensbedrohliche Erkrankung dar, deren Inzidenz weltweit ansteigt. Kümmerle (8) hat sie einmal als „größte Katastrophe, die sich im Bauchraum abspielen kann" bezeichnet. Die Letalitätsangaben schwanken auch in der jüngeren Literatur zwischen unter 10 % und 40 %. Die Ursachen für diese großen Unterschiede der Zahlen liegen in einer nicht einheitlich angewandten Klassifikation und Beurteilung des Schweregrades. Die Prognose der Erkrankung ist abhängig von dem Schweregrad, der Persistenz ätiologischer Faktoren und der Entwicklung von Komplikationen. Die Therapie muß demzufolge auf die Ausschaltung zugrundeliegender (biliärer) Erkrankungen und die Beseitigung von Komplikationen zielen. Weitere Ansätze fokussieren auf eine Milderung der systemischen Entzündungsreaktion sowie die Unterbrechung vermuteter pathophysiologischer Mechanismen. Intensivmedizinische und supportive Maßnahmen nehmen eine zentrale Stellung im gegenwärtigen Therapiekonzept ein. Chirurgische Optionen ergeben sich vor allem bei lokalen Komplikationen der Pankreatitis und bei Komplikationen nichtchirurgischer invasiver Maßnahmen.

Klassifikation

In der Vergangenheit wurden zahlreiche Versuche unternommen, die unterschiedlichen ätiologischen, klinischen und morphologischen Aspekte der akuten Pankreatitis in einer einheitlichen Klassifikation zusammenzufassen. Meilensteine dieser Bemühungen waren die Klassifikationen von Marseille 1963, Cambridge 1983 und wiederum Marseille 1984. Diese Klassifikationen beruhten jedoch überwiegend auf pathologisch-anatomischen Kriterien, was ihre breite klinische Anwendung einschränkte. Diesem Dilemma versuchte man mit der Klassifikation von Atlanta 1992 (4) Abhilfe zu verschaffen. Die Atlanta-Klassifikation (Tab. 29.1) definiert die wesentlichen Begriffe auf der Basis klinisch-morphologischer Befunde. Sie bildet somit eine praktikable Grundlage für die individuelle Behandlung häufig auf-

Tabelle 29.1 Atlanta-Klassifikation (1992) der akuten Pankreatitis (nach Bradley)

Akute Pankreatitis: Eine akute Entzündung des Pankreas mit variablem Befall benachbarter Gewebe oder anderer Organsysteme.

Schwere akute Pankreatitis: Geht einher mit Organversagen in einem oder mehreren Systemen und/oder lokalen Komplikationen wie Nekrose, Abszeß oder Pseudozyste.

Milde akute Pankreatitis: Ist charakterisiert durch eine nur minimale Organdysfunktion und einen komplikationslosen Verlauf sowie ein Fehlen der für die schwere akute Pankreatitis beschriebenen Befunde.

Akute Flüssigkeitsansammlungen: Treten in der Frühphase der akuten Pankreatitis auf, sind im Pankreas oder seiner unmittelbaren Umgebung lokalisiert und besitzen nie eine Wand aus Binde- oder Granulationsgewebe.

Pankreasnekrose: Ein fokales oder diffuses Areal abgestorbenen Pankreasparenchyms, das typischerweise mit peripankreatischen Fettgewebsnekrosen einhergeht.

Akute Pseudozysten: Ansammlungen von Pankreassaft, die von einer gut abgrenzbaren Wand aus Binde- oder Granulationsgewebe umgeben werden; sie entstehen im Verlauf einer akuten Pankreatitis oder nach einem Pankreastrauma.

Pankreasabszeß: Eine umschriebene intraabdominelle Ansammlung von Eiter, die sich meist in unmittelbarer Nähe des Pankreas entwickelt und wenig oder keine Pankreasnekrosen enthält. Pankreasabszesse können als Folge einer akuten Pankreatitis oder eines Pankreastraumas entstehen. Abszesse, die sich nach elektiven Pankreasoperationen entwickeln, werden nicht als Pankreasabszeß, sondern als postoperativer Abszeß klassifiziert.

tretender Zustände bei Patienten mit akuter Pankreatitis. Dieser Klassifikation zufolge sollten Begriffe wie „Pankreasphlegmone", „infizierte Pseudozyste" und „hämorrhagische Pankreatitis" nicht mehr verwendet werden.

Epidemiologie

Die akute Pankreatitis ist eine häufige Erkrankung. Ihre Inzidenz liegt bei 100–250 Neuerkrankungen pro Million Einwohner pro Jahr. In den USA wurden 1987 mehr als 100 000 Krankheitsfälle registriert (19). In den Industrienationen ist ein Ansteigen der Inzidenz zu beobachten, was auf einen verbesserten Lebensstandard und die damit einhergehende Zunahme ätiologisch relevanter Faktoren (vermehrter Alkoholkonsum sowie hyperkalorische Ernährung mit konsekutiver Gallensteinbildung) zurückgeführt wird. Daneben ist in den letzten Jahrzehnten jedoch auch die Diagnostik wesentlich verbessert worden, so daß aufgrund der breiten Verfügbarkeit von Sonographie und insbesondere CT die Diagnose heute wesentlich öfter korrekt gestellt wird als noch vor 20 Jahren. Das Geschlechtsverhältnis ist nahezu ausgewogen. Vor dem 50. Lebensjahr erkranken Männer häufiger, was durch einen höheren Alkoholmißbrauch bei Männern erklärt wird. Jenseits des 50. Lebensjahres überwiegt die biliäre Ätiologie, wovon Frauen häufiger betroffen sind. Die höchste Inzidenz findet man bei AIDS-Kranken, von denen bis zu 25% an einer akuten Pankreatitis erkranken (19). Die Letalität steigt mit dem Alter, sie ist bei den über 60jährigen am höchsten.

Ätiologie

In den westlichen Ländern sind Alkohol und biliäre Erkrankungen für 80–90% aller Fälle von akuter Pankreatitis verantwortlich. Hinsichtlich dieser Zahlen findet man jedoch erhebliche regionale Unterschiede. So sind in Großbritannien und Asien biliäre Erkrankungen, in den USA hingegen der Alkoholmißbrauch die häufigste Ursache einer akuten Pankreatitis (19). Zunehmend werden akute Pankreatitiden nach endoskopischer retrograder Cholangiopankreatikographie (ERCP) und großen abdominalchirurgischen Eingriffen beobachtet. Viruserkrankungen wie AIDS, Mumps und durch Varizellen hervorgerufene Infektionen können gelegentlich mit einer akuten Pankreatitis einhergehen. Sehr selten wird die Erkrankung durch Medikamente, Stoffwechselerkrankungen (Hypertriglyzeridämie, Hyperparathyroidismus) oder morphologische Anomalien (Choledochuszysten, Duodenaldivertikel, Pancreas divisum) ausgelöst. Eine Rarität hinsichtlich der Gesamtzahl der Behandlungsfälle stellt die Pankreatitis in der Schwangerschaft, beim Pankreaskarzinom sowie nach Pankreastraumen dar. In etwa 10% aller Fälle kann die Ätiologie nicht geklärt werden. Man spricht dann von einer „idiopathischen" Pankreatitis (Tab. 19.2). Bei systematischer Suche nach biliären Ursachen kann jedoch in 60–75% aller Fälle von „idiopathischer" Pankreatitis eine Mikrolithiasis der Gallenwege nachgewiesen werden (19).

Tabelle 29.2 Ätiologie der akuten Pankreatitis

Ätiologischer Faktor	Häufigkeit
Biliäre Erkrankungen (Steine, Parasiten, Tumoren, anatomische Anomalien)	45 (20–80)%
Alkoholabusus	40 (20–70)%
Pankreatitis nach ERCP	5 (1–10)%
Postoperative Pankreatitis	3 (0–10)%
Viruserkrankungen (AIDS, Mumps, Varizelleninfektionen)	1 (0–5)%
Medikamente (Cimetidin, Valproat, Pentamidin u.a.)	<1%
Stoffwechselkrankheiten (Hypertriglyzeridämie, Hyperparathyroidismus)	<1%
Andere Ursachen (Pankreastrauma, Schwangerschaft, Vaskulitis u.a.)	<1%
Nicht geklärt (idiopathische Pankreatitis)	10 (5–20)%

Pathophysiologie

Im Gegensatz zur Ätiologie ist die Pathogenese der akuten Pankreatitis noch immer weitgehend unbekannt. Die klassische Hypothese der „Autodigestion" geht davon aus, daß die vom Pankreas selbst produzierten Verdauungsenzyme vorzeitig, d. h. noch im Pankreas selbst, aktiviert werden und konsekutiv eine Selbstverdauung der Drüse bewirken. Normalerweise sind die Pankreaszellen jedoch dreifach vor einem Angriff der meisten Enzyme geschützt:

- Mit Ausnahme der Lipase werden alle pankreatischen Enzyme in Form inaktiver Zymogene synthetisiert.
- Aktivierte Enzyme werden durch im Überschuß vorliegende Inhibitoren inaktiviert.
- Eine zelluläre Kompartimentierung schützt die Zellorganellen vor dem Angriff der Proteasen, Lipasen und Phospholipasen.

Zahlreiche Faktoren werden verdächtigt, zum Versagen der Schutzmechanismen und somit zu einer Imbalanz zwischen protektiven und potentiell schädigenden Einflüssen führen zu können. Dazu zählen vaskuläre, duktale und in den Azinuszellen selbst liegende Ursachen. Vaskuläre Störungen (Arteriosklerose, Vaskulitis, lokale Minderperfusion im Splanchnikusbereich, Schock) haben eine Pankreasischämie zur Folge, was vor allem eine eingeschränkte Versorgung des Organs mit Sauerstoff bedeutet. Ein Sauerstoffdefizit führt zu einem zellulären Energiemangel, der seinerseits Störungen in den energieabhängigen Synthese-, Sekretions-, Schutz- und Reparaturprozessen in den Azinuszellen verursacht. Unter den duktalen Störungen prädominiert eine Druckerhöhung im Pankreasgang, die durch Abflußhindernisse (Konkremente, Tumoren, Parasiten) hervorgerufen werden kann. Infolge der intraduktalen Drucksteigerung kann es zu einer Schädigung des Gangepithels mit konsekutiver Permeabilitätssteigerung kommen, so daß auch Makromoleküle wie Enzyme den Gang verlassen und in das Interstitium eindringen können. Es entsteht ein Ödem, das seinerseits die Durchblutung weiter beeinträchtigt. Veränderungen in den Azinuszellen selbst umfassen Störungen der zellulären Kompartimentalisierung (Kolokalisation von lysosomalen Enzymen und Zymogenen mit nachfolgender Krinophagie) und des intrazellulären Informationsflusses (stimulus-secretion-coupling) sowie oxidativen Streß u. v. a. m. Diese Prozesse in den Zellen sind bisher sehr wenig erforscht. Insbesondere ist unklar, wie diese zahlreichen Faktoren den zellulären Stoffwechsel beeinträchtigen, die Zymogene aktivieren und die Pankreatitis auslösen. Unklar ist auch, warum meist nur ein Pankreasödem, gelegentlich eine fokale Nekrotisierung und selten eine massive Nekrosenbildung auftritt und wie die entzündlichen Veränderungen am Pankreas zu Schäden an anderen Organen (v. a. Lunge, Niere, Knochenmark, Gehirn, Herz, Leber) führen. Ein Schlüsselereignis scheint jedoch die Aktivierung von Trypsinogen darzustellen. Aktives Trypsin aktiviert andere Zymogene, die in die Zirkulation gelangen und somit pankreasferne Organe schädigen können. Außerdem werden Enzymkaskaden wie Komplement-, Gerinnungs- und Kallikrein-Kinin-System aktiviert, deren komplexe Folgen im einzelnen gar nicht absehbar sind. Pathophysiologisch bedeutsam ist ferner die Infektion der Pankreas- und peripankreatischen Nekrosen durch Bakterien, die aus dem unmittelbar benachbarten Kolon stammen. Diese Infektion kann zu Sepsis und Multiorgandysfunktion führen (2).

Klinisches Bild

Das klinische Bild einer akuten Pankreatitis entspricht zumeist dem des akuten Abdomens. Im Vordergrund der Symptomatik stehen Abdominal- und Druckschmerz sowie eine mehr oder minder diffuse Abwehrspannung. Fakultativ können Erbrechen, Fieber und Tachykardie vorhanden sein. Die Schmerzen setzen meist aus völligem Wohlbefinden heraus ein. Leichtere Oberbauchbeschwerden können jedoch mehrere Tage bis Wochen lang vorausgehen. Die Intensität des Schmerzes nimmt in den ersten Stunden kontinuierlich zu. Der Charakter des Schmerzes ist in der Regel konstant, eine gürtelförmige Ausstrahlung der Schmerzen wird häufig angegeben. Die Patienten liegen oft mit angezogenen Beinen im Bett (peritoneale Schonhaltung), die Atmung ist wegen der Schmerzen meist abgeflacht. Die Tachykardie ist teils durch die Schmerzen, vor allem aber durch den fast immer erheblichen Volumenmangel bedingt. Das Abdomen ist in der Regel gebläht, und bei der Palpation findet man im Gegensatz zum brettharten Abdomen des perforierten Ulkus einen eher luftmatratzenähnlich gespannten Befund, der in der Literatur treffend als „Gummibauch" beschrieben ist. Fehlende Darmgeräusche als Zeichen einer Darmparalyse sind häufig. Eine hämorrhagische Diathese deutet bereits frühzeitig auf einen schweren Krankheitsverlauf hin. Sie ist gelegentlich schon bei der Erstuntersuchung durch Ekchymosen im Bereich des Nabels (Cullensches Zeichen), der Flanken (Grey-Turner-Zeichen) oder der Leisten (Fox-Zeichen) erkennbar. Eine Synopsis der klinischen Symptomatik gibt die Abb. 29.1.

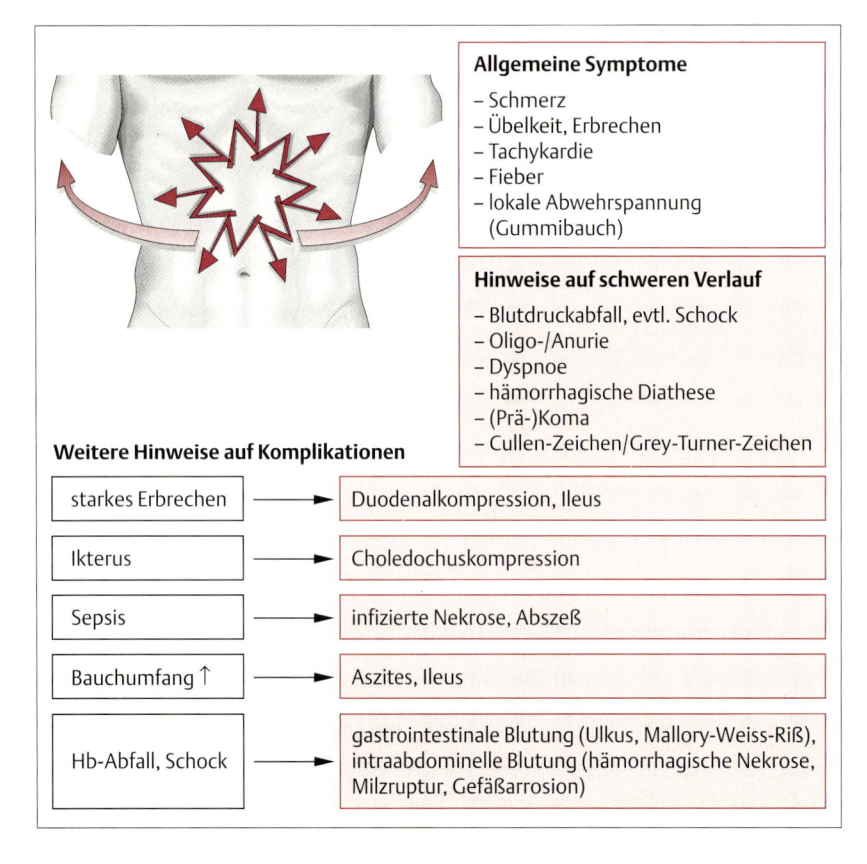

Abb. 29.1 Klinische Symptomatik der akuten Pankreatitis.

Allgemeine Symptome
– Schmerz
– Übelkeit, Erbrechen
– Tachykardie
– Fieber
– lokale Abwehrspannung (Gummibauch)

Hinweise auf schweren Verlauf
– Blutdruckabfall, evtl. Schock
– Oligo-/Anurie
– Dyspnoe
– hämorrhagische Diathese
– (Prä-)Koma
– Cullen-Zeichen/Grey-Turner-Zeichen

Weitere Hinweise auf Komplikationen

starkes Erbrechen	Duodenalkompression, Ileus
Ikterus	Choledochuskompression
Sepsis	infizierte Nekrose, Abszeß
Bauchumfang ↑	Aszites, Ileus
Hb-Abfall, Schock	gastrointestinale Blutung (Ulkus, Mallory-Weiss-Riß), intraabdominelle Blutung (hämorrhagische Nekrose, Milzruptur, Gefäßarrosion)

Diagnostik

Anamnese und klinischer Befund führen oft schon zur Verdachtsdiagnose einer akuten Pankreatitis. Dennoch ist die Palette der differentialdiagnostisch auszuschließenden Erkrankungen groß. Somit muß sich die Diagnostik zunächst an den für das akute Abdomen üblichen Standards orientieren (17). Röntgenübersichtsaufnahmen von Thorax und Abdomen zeigen manchmal schon in frühen Stadien links- oder beidseitige Pleuraergüsse bzw. Zeichen einer Darmparalyse. Sie werden jedoch primär mit dem Ziel des Ausschlusses anderer Ursachen des akuten Abdomens (Ulkusperforation, Ileus, Pneumonie usw.) angefertigt.

Unter den Laborparametern gehören kleines Blutbild, Blutgruppe, Blutglucose, Elektrolyte, Gerinnung, Kreatinin, Harnstoffstickstoff, Leberenzyme und Pankreasisoamylase zum Standard. Weitere Parameter, die z.B. für die Klassifikation des Schweregrades benötigt werden, können nach definitiver Diagnosestellung bestimmt werden (Abb. 29.2). Die Amylasewerte normalisieren sich in der Regel schon innerhalb von 2 – 3 Tagen, und andererseits ist eine Hyperamylasämie ein relativ unspezifischer Befund. Aus diesen Gründen empfiehlt sich bei Verdacht auf Pankreatitis die zusätzliche Bestimmung der Lipase im Serum oder/und Urin. Metabolische Entgleisungen wie Hyperglykämie, Hypokalzämie und Azidose sind für die schwere Pankreatitis typisch. Ebenso kann man bei einem CRP-Wert von > 120 mg/l vom Vorliegen einer schweren akuten Pankreatitis ausgehen.

Ist die Pankreas-Isoamylase erhöht oder läßt sich die Ursache des akuten Abdomens anderweitig nicht klären, sollte der Patient der CT zugeführt werden. Die dynamische Kontrastmittelbolus-CT ist der Golden Standard für die Diagnose und für die morphologische Beurteilung des Schweregrades der akuten Pankreatitis; sie ist außerdem für die Therapieplanung unentbehrlich. Bei gleichzeitiger oraler und intravenöser Kontrastmittelgabe lassen sich das Ausmaß des Pankreasödems, minderperfundierte Pankreasabschnitte (die in der Regel mit Nekrosen korrelieren) und extrapankreatische Flüssigkeitsansammlungen gut darstellen. Aus diesem Grunde sollte auf eine CT mit Kontrastmittel auch bei Patienten mit bereits beeinträchtigter Nierenfunktion nie verzichtet werden. Gegebenenfalls muß der CT eine Hämodialyse folgen, um das potentiell nephrotoxische Kontrastmittel aus dem Blutkreislauf zu eliminieren. Wie die CT gehört auch die Sonographie obligat zur initialen Diagnostik. Das Pankreas entzieht sich zwar bei einer akuten Entzündung aufgrund seiner retroperitonealen Lage sowie des in diesen Situationen meist vermehrten Gehaltes von Luft im Darm häufig einer diffizilen sonographischen Beurteilung, jedoch sollte auf diese Untersuchung wegen ihrer hohen Zuverlässigkeit bei der Abklärung einer biliären Genese der Pankreatitis nicht verzichtet werden. Wenn sich anamnestisch, klinisch oder sonographisch ein Anhalt für eine Cholelithiasis, Cholezystitis oder Cholangitis ergibt, sollte der Patient frühzeitig eine ERCP erhalten. Diese Untersuchung ist auch am akut entzündeten Pankreas mit nicht wesentlich erhöhtem Risiko möglich und bietet in Kombination mit einer Papillotomie zudem die Chance einer kausalen und effektiven endoskopisch-interventionellen Therapie.

Beurteilung des Schweregrades

Patienten mit vergleichbaren klinisch-morphologischen Befunden (Atlanta-Klassifikation, CT-Staging) können durchaus unterschiedlich schwere Krankheitsbilder und -verläufe entwickeln. Zur individuellen Beurteilung des Schweregrades und zur Abschätzung der Prognose sind verschiedene pankreatitisspezifische Scores vorgeschlagen worden, die jedoch alle mehr oder weniger umstritten sind. Zu den meistverwendeten dieser Klassifikationen gehören die Ranson-Kriterien, der Glasgow- oder Imrie-Score sowie der Osborne-Score. Die in der deutschen chirurgischen Literatur häufig angewandte Mainzer Klassifikation nach Kümmerle hat sich international nicht etablieren können. Aussagen, wonach allein auf der Basis zweier oder gar nur eines Laborparameters Schweregrad und Prognose frühzeitig abgeschätzt werden können, sind bisher ebenfalls nicht allgemein akzeptiert. Diesbezügliche Bemühungen umfassen z.B. die als Hong-Kong-Kriterien bekannte Kombination von Blutglucose + Harnstoffstickstoff sowie andere Marker wie C-reaktives Protein, Granulozyten-Elastase-Inhibitor-Komplex, Interleukin-6 oder Trypsinogenaktivierungspeptid. Ein Jahrhundert lang wogte der Streit, ob die akute Pankreatitis ein internistisches oder chirurgisches Krankheitsbild sei, hin und her. In jüngerer Zeit setzt sich zunehmend die Erkenntnis durch, daß die schwere akute Pankreatitis ein intensivmedizinisches Krankheitsbild darstellt, das einer engen interdisziplinären Betreuung durch Gastroenterologen, Chirurgen und Intensivmediziner bedarf. Es verwundert daher nicht, daß die für Intensivtherapiepatienten etablierten Scores zunehmend auch für Patienten mit Pankreatitis angewandt werden. Obwohl ein idealer Score bisher nicht gefunden werden konnte, empfahl ein Expertengremium (4) jüngst, den APACHE-II-Score zur Beurteilung des Schweregrades und der Prognose bei Patienten mit akuter Pankreatitis anzuwenden. Dieser Score berücksich-

---

Pankreasbezogene Diagnostik

Lipase und/oder Amylase im Serum

Komplikationen, Verlauf, Prognose

- Blutbild (Leukozyten, Hämoglobin/Hämatokrit)
- C-reaktives Protein (CRP)
- Elektrolyte (K, Na, Ca)
- Cholestaseparameter (AP, γGT, Bilirubin)
- Nierenfunktionswerte (Kreatinin, Harnstoff)
- Gerinnungsparameter
- Thrombozyten, Quick, PTT, Fibrinogen
- Blutglucose
- Blutgasanalyse (pO_2, Basendefizit)
- GOT, GPT, LDH, CK, Serumeiweiß

Abb. 29.2 Laboruntersuchungen bei Verdacht auf Pankreatitis.

tigt neben Laborparametern auch klinische und anamnestische Daten. Für seine Berechnung stehen ein Computerprogramm sowie ein Kleincomputer in Taschenrechnergröße zur Verfügung. In zwei großen klinischen Studien reflektierte der APACHE-II-Score die Krankheitsaktivität sowie das Ansprechen auf die Therapie gut und erwies sich den pankreatitisspezifischen Ranson- und Glasgow-Scores gegenüber als überlegen (9, 20).

Therapie

Obligate Basistherapie

Die Basistherapie der akuten Pankreatitis ist eine symptomatisch-konservative Behandlung (Tab. 29.**3**). Da der Verlauf der Erkrankung initial ungewiß ist, sollten alle Patienten mit der Diagnose einer akuten Pankreatitis zunächst auf der Intensivstation einer Einrichtung, die über hinreichende Erfahrungen mit diesem Krankheitsbild verfügt, hospitalisiert werden. Das primäre Therapieziel im Initialstadium der Erkrankung ist die Prävention bzw. Korrektur hämodynamischer Störungen, die oft massiv und lebensbedrohlich sein können, durch konsequenten **Ausgleich von Volumendefiziten**. Nur durch eine frühzeitige adäquate Flüssigkeitszufuhr kann das zirkulierende Blutvolumen normalisiert und damit eine suffiziente Organperfusion gewährleistet werden, die ihrerseits die beste Prophylaxe der bei der schweren Pankreatitis häufigen Multiorgandysfunktion darstellt. Eine effektive Volumentherapie ist durch die Kombination von Kristalloiden mit Plasmaexpandern zu erreichen. Ziele des Volumenersatzes sind ein ZVD von +5 bis +10 mmHg, eine Herzfrequenz um 100/min, ein arterieller Mitteldruck > 70 mmHg, ein Hämatokrit um 0,30 sowie eine Urinausscheidung von ca. 100 ml/h. Bei hämodynamisch instabilen Patienten sowie bei solchen mit einem hohen kardiopulmonalen Risiko sollte die Volumentherapie unter Kontrolle des Pulmonalarteriendruckes sowie des pulmonal-kapillären Verschlußdruckes erfolgen, wofür ein Pulmonaliskatheter eingeschwemmt werden muß (18). Wegen der günstigen Effekte auf die Mikrozirkulation nicht nur des Pankreas ist eine Low-dose-Heparinisierung obligat, wenn keine ausgeprägte hämorrhagische Diathese vorliegt.

Neben der systemischen Hämodynamik verdient die Substitution von Defiziten größte Beachtung. Je nach Laborwerten müssen Albumin, Erythrozyten- und Thrombozytenkonzentrate zugeführt werden. Ähnliches trifft zu für gerinnungsaktive Substanzen wie Fibrinogen, PPSB und Antithrombin III. Unter klinischen Bedingungen strebt man gewöhnlich das Erreichen subnormaler bis normaler Werte an. Die Notwendigkeit einer Albuminsubstitution sollte aufgrund der pankreatitisbedingt oft erhöhten Kapillarpermeabilität und dem damit verbundenen Risiko einer Extravasation von Eiweiß und Flüssigkeit (cave Ödembildung, v. a. in der Lunge) immer im konkreten Fall geprüft werden. Wir substituieren Albumin nur bei Serumspiegeln unter 30 g/l. Eine Hypokaliämie ist häufig und erfordert im Regelfall eine Kaliumsubstitution. Eine Hypokalzämie hingegen verursacht nur selten eine klinische Symptomatik. Calcium sollte nur unter Berücksichtigung der albumingebundenen Fraktion und ausschließlich bei stark erniedrigten Werten (ionisiertes Calcium im Vollblut unter 0,8 mmol/l) substituiert werden. Im entzündlich veränderten Gewebe kommt es zu einer Verschiebung der unter normalen Bedingungen herrschenden Ionengradienten, so daß Calciumionen in die Zellen einströmen und dort u. U. deletäre Wirkungen entfalten können.

Nach der Volumensubstitution ist die **Schmerzbehandlung** die zweite wesentliche Säule der Therapie einer Pankreatitis. Im allgemeinen werden i.v. Applikationen von Tramadol, Procainhydrochlorid, Buprenorphin, Meperidin oder Pentazocin empfohlen. Als Standard hat sich die kontinuierliche i.v. Applikation von Procainhydrochlorid (2 g/24 h) bewährt. Bei nicht vollständiger Schmerzfreiheit können zusätzlich 100 mg Tramadol i.v. verabreicht werden. Zu vermeiden sind im allgemeinen systemische Gaben von Morphin und von synthetischen Morphinanaloga, da sie den Tonus des Sphincter Oddi erhöhen. Bei sehr starken Schmerzen kann jedoch ausnahmsweise Pethidin gegeben werden. Diese Substanz hat von allen Opioiden die geringste Wirkung auf die glatte Muskulatur, sie sollte aber wegen ihrer kurzen Halbwertszeit kontinuierlich i.v. appliziert werden. Eine peridurale Verabreichung von langwirkenden Lokalanästhetika ist bei Patienten mit einer schweren Pankreatitis gelegentlich von Vorteil. In solchen Fällen wird Bupivacain (0,125 – 0,5%) allein oder in Kombination mit Clonidin kontinuierlich über einen Periduralkatheter appliziert. Bei thorakaler Lage des Katheters wird als erwünschter Nebeneffekt auf diese Weise gleichzeitig die Perfusion im Splanchnikusbereich verbessert. Zur Sedierung beatmeter Patienten bieten sich Midazolam und Propofol an, wobei auf Analgetika nicht verzichtet werden darf.

Fakultative Zusatztherapie

In Abhängigkeit vom klinischen Zustand des Patienten müssen fakultative Maßnahmen (Tab. 29.**4**) die Basistherapie ergänzen. Sehr wesentlich ist dabei ein indikationsgerechter Einsatz von Antibiotika, da infektiöse

Tabelle 29.3 Obligate Basistherapie der akuten Pankreatitis

Aufnahme auf der Wach- oder Intensivstation einer Klinik, die mit diesem Krankheitsbild hinreichende Erfahrungen besitzt und über die erforderliche Ausstattung verfügt (Sonographie, CT, ERCP).

Intensivmedizinische Überwachung mit engmaschigen Kontrollen von klinischem Status, Abdominalbefund, zentralem Venendruck, arteriellen Blutgasen, Elektrolyten, Blutglucose und Urinausscheidung.

Intravenöse Substitution von Volumen, Albumin und Elektrolyten.

Orale Nahrungskarenz.

Effektive Analgesie (Procainhydrochlorid, Tramadol, Periduralkatheter).

Low-dose-Heparin zur Prophylaxe des Multiorganversagens, als dessen Ursache zunehmend mikrovaskuläre Thrombenbildungen angesehen werden.

Tabelle 29.**4** Fakultative Zusatztherapie bei akuter Pankreatitis und deren Indikation

Magensonde bei Patienten, die erbrechen.
Totale parenterale Ernährung bei Schwerkranken, die längere Zeit parenteral ernährt werden müssen, unter Zufuhr von Glucose, Aminosäuren, Fetten, Mineralien, Spurenelementen und Vitaminen.
Antibiotika (Imipenem, Cephalosporine, Chinolone, Mezlocillin) bei Patienten mit schwerer akuter Pankreatitis sowie bei biliärer Pankreatitis.
ERCP bei Patienten mit Gallensteinanamnese oder entsprechendem Sonographiebefund bzw. laborchemischer Cholestasekonstellation.
Papillotomie nur dann, wenn die ERCP präpapilläre Konkremente erkennen läßt oder gleichzeitig eine Cholangitis vorliegt.
Sonographiegestützte Punktion (und Drainage) von peripankreatischen Flüssigkeitsansammlungen zur Sekretableitung und mikrobiologischen Untersuchung.
Sauerstoffzufuhr über Sonde oder Maske bei $P_{aO_2} < 8$ kPa (60 mmHg); assistierte oder (Druck-)kontrollierte Beatmung bei weiterem P_{aO_2}-Abfall trotz Sauerstoffzufuhr oder bei CO_2-Retention ($P_{aCO_2} > 8$ kPa bzw. 60 mmHg).
Stützung der Nierenfunktion mittels CVVH, CVVHD, CAVH, Hämodialyse oder Peritonealdialyse bei Retention harnpflichtiger Substanzen trotz suffizienter Volumensubstitution.

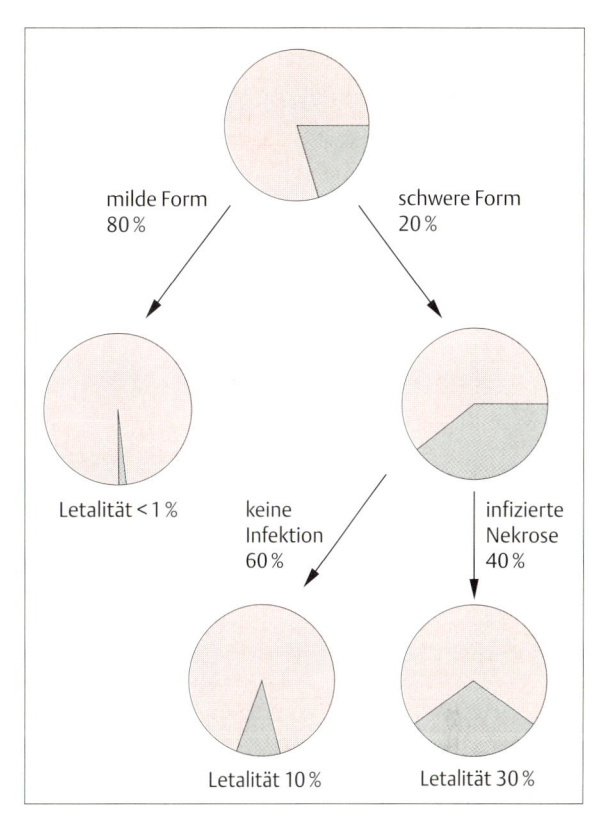

Abb. 29.**3** Häufigkeit infizierter Nekrosen und deren Einfluß auf die Letalität.

Komplikationen (infizierte Nekrosen, Pankreasabszesse) häufig sind (Abb. 29.**3**) und bei bis zu 80 % die Todesursache bei der schweren Pankreatitis darstellen. Dennoch kann eine generelle Antibiotikaprophylaxe nicht empfohlen werden, da sich derartige Komplikationen bei weniger als 20 % aller Patienten mit Pankreatitis entwickeln.

> Eine Antibiotikaprophylaxe ist indiziert bei schwerer Pankreatitis sowie bei biliärer Pankreatitis mit assoziierter Cholangitis und/oder Sepsis!

Durch den Einsatz von Antibiotika bei schwerer Pankreatitis und biliärer Pankreatitis mit Cholangitis und/oder Sepsis kann ein letalitätssenkender Effekt beobachtet werden.

Andere Ansätze

Die Mechanismen, die letztlich zur Azinuszellnekrose führen, sind bislang wenig bekannt. Dennoch wird das Konzept der pathophysiologischen Endstrecke der akuten Pankreatitis als „Autodigestion" des Pankreas durch von der Drüse selbst produzierte, vorzeitig aktivierte Verdauungsenzyme weitgehend akzeptiert. Dieses Konzept bildet die theoretische Grundlage für zahlreiche Versuche, die ekbolische Pankreassekretion zu hemmen oder bereits sezernierte Verdauungsenzyme zu neutralisieren. Andererseits wurde versucht, die Enzymsynthese der Azinuszellen zu inhibieren oder durch Stimulation der hydrelatischen Sekretion Pankreasenzyme aus dem Gangsystem auszuspülen. Die Ergebnisse dieser Studien sind in Tab. 29.**5** zusammengefaßt. Daraus wird ersichtlich, daß den meisten derartigen Therapieansätzen z. Z. keine Bedeutung zukommt.

Um zirkulierende Proteasen, Entzündungsmediatoren und Toxine aus dem Kreislauf zu entfernen, wurden Hämofiltration, Hämosorption sowie Plasma- oder Blutaustausch vorgeschlagen. Über die Effekte dieser Maßnahmen liegen bisher aber nur vorläufige Daten vor, so daß ein genereller Einsatz dieser Therapien derzeit noch nicht empfohlen werden kann.

Behandlung von Komplikationen

Lokale und systemische Komplikationen (Tab. 29.**6**) tragen wesentlich zur Morbidität und Letalität bei Patienten mit akuter Pankreatitis bei.

> Da Komplikationen sich zu jeder Zeit entwickeln können, ist bei Patienten mit schwerer Pankreatitis eine häufige, tägliche mehrfache Kontrolle von klinischem Zustand, ZVD, Urinausscheidung und arteriellen Blutgasen erforderlich!

CT und Sonographie leisten einen wesentlichen Beitrag zur Erkennung lokaler Komplikationen.

Tabelle 29.5 Weitere pharmakologische Therapieansätze bei akuter Pankreatitis

Konzept	Medikament	Einfluß auf die Letalität im Tierexperiment	Einfluß auf die Letalität in kontrollierten klinischen Studien
Hemmung der ekbolischen Pankreassekretion	Glucagon	kontrovers	keiner
	Calcitonin	nicht untersucht	keiner
	Somatostatin	kontrovers	keiner
	Octreotide	kontrovers	kontrovers
	pankreatisches Polypeptid	kontrovers	nicht untersucht
	CCK-Antagonisten	kontrovers	nicht untersucht
	Cimetidin	deletär	keiner
	Atropin	nicht untersucht	keiner
	Pirenzepin	nicht untersucht	positiv
Stimulation der hydrelatischen Sekretion	Sekretin	kontrovers	nicht untersucht
Neutralisierung bereits freigesetzter Enzyme	Aprotinin	kontrovers	kontrovers
	Gabexat	kontrovers	keiner
	Camostat	kontrovers	nicht untersucht
	Nafamostat	positiv	nicht untersucht
	E-3123	positiv	nicht untersucht
	ONO-3307	positiv	nicht untersucht
Hemmung der Enzymsynthese	Cycloheximid	positiv	nicht untersucht
	5-Azazytidin	positiv	nicht untersucht
	5-Fluorurazil	nicht untersucht	keiner
Modulation der systemischen Entzündungsreaktion	Phenylbutazon	keiner	nicht untersucht
	Indomethacin	kontrovers	nicht untersucht
	Prostaglandine	kontrovers	nicht untersucht
	PAF-Antagonisten	positiv	positiv
Antioxidanzien und Radikalfänger	Superoxiddismutase	kontrovers	nicht untersucht
	Ebselen	positiv	nicht untersucht
	DMSO	keiner	nicht untersucht
	CV-3611	positiv	nicht untersucht
	Selen	nicht untersucht	kontrovers

Tabelle 29.6 Komplikationen der akuten Pankreatitis

Lokale (am Pankreas)	Systemische (außerhalb des Pankreas)
Nekrose	pulmonale Insuffizienz
Abszeß	renale Insuffizienz
Pseudozyste	Kreislaufinsuffizienz/Schock
Hämorrhagie	Sepsis
	Darmparalyse
	Leberinsuffizienz
	Knochenmarksdepression
	Enzephalopathie
	Aszites
	Pleuraerguß
	Hyperglykämie
	Hypokalzämie
	metabolische Azidose

Lokale Komplikationen

Nekrosen, Pseudozysten und Abszesse sind die wesentlichen lokalen Komplikationen der schweren akuten Pankreatitis, hier empfiehlt sich eine antibiotische Abschirmung. Große Pseudozysten können erhebliche Schmerzen bereiten und darüber hinaus zu einer Obstruktion von Duodenum, Gefäßen und Gallenwegen führen. Zur Entlastung von Flüssigkeitsansammlungen sowie zur Materialgewinnung für mikrobiologische Untersuchungen hat sich die sonographie- oder CT-gestützte Punktion und Aspiration bewährt. Pseudozysten und Abszesse werden im allgemeinen mit einer perkutanen Drainage effizient versorgt. Damit können die Schmerzen der Patienten gelindert, die Rupturgefahr beseitigt und die Obstruktion rasch entspannt werden. Wenn jedoch infizierte Pankreas- oder peripankreatische Nekrosen vorliegen, bedarf es im allgemeinen eines chirurgischen Débridements oder/und einer operativen Drainage. Aufgrund der semiliquiden Konsistenz dieses Materials ist eine perkutane Aspiration und Drainage wenig erfolgversprechend.

Systemische Komplikationen

Ein **Schock** kann sich in seltenen Fällen aufgrund von Blutungskomplikationen entwickeln. Die häufigere Ursache ist jedoch eine Flüssigkeitssequestration, die aus dem entzündeten Pankreas freigesetzte vasoaktive Substanzen vermittelt. Der Schock ist insbesondere in den ersten Krankheitstagen zu erwarten. Da Schockzustände den Verlauf der Pankreatitis wesentlich verschlimmern und ein Trigger des späteren Multiorgandysfunktionssyndroms sind, ist das kontinuierliche Monitoring der kardiovaskulären Funktionen eine Conditio sine qua non der Behandlung der Pankreatitis. Die Prinzipien der Volumentherapie wurden bereits dargestellt. Läßt sich die Kreislauffunktion trotz suffizienter Volumensubstitution (gemessen am ZVD) nicht stabilisieren, empfiehlt sich die Gabe von Dopamin.

Wie der Schock, geht auch das **Nierenversagen** mit einer schlechten Prognose einher. Die häufigste Ursache einer Oligo- oder Anurie ist der Volumenmangel. Aus diesem Grunde müssen zunächst bestehende Flüssigkeitsdefizite ausgeglichen werden, bevor Diuretika zum Einsatz kommen. Furosemid wird in einer Dosis bis zu 1000 mg/24 h verabreicht. Das häufig beobachtete Ansteigen von Retentionsparametern (insbesondere Harnstoffstickstoff) trotz guter Diurese ist ein Ausdruck der ausgeprägten Katabolie dieser schwerkranken Patienten. In solchen Fällen ist, wie auch beim echten Nierenversagen, der Einsatz maschineller Verfahren zur Stützung der Nierenfunktion (Hämodialyse oder Hämofiltration) indiziert.

Die **respiratorische Insuffizienz** (vgl. Kapitel 16) ist häufig, ihre Prognose ist jedoch günstiger als die des Schocks oder die des Nierenversagens. Eine Sauerstoffzufuhr empfiehlt sich bei allen Patienten, deren arterieller Sauerstoffpartialdruck (P_{aO_2}) 8 kPa (60 mmHg) unterschreitet. Läßt sich trotz Sauerstoffgabe der P_{aO_2} nicht über dem genannten Limit halten, wird relativ großzügig die Indikation zu einer maschinellen (Druck-)kontrollierten Beatmung gestellt. Eine andere häufige Beatmungsindikation stellt die mit einer Eintrübung des Sensoriums einhergehende CO_2-Retention dar. Aufgrund der durch die abdominale Distension eingeschränkten Atemkapazität sind derartige Zustände nicht selten. In diesen Fällen genügt meist eine assistierte Beatmung. Der noch tolerable P_{aCO_2}-Grenzwert liegt, in Abhängigkeit von der Bewußtseinslage des Patienten, bei 8–10 kPa (60–75 mmHg).

Die **Sepsis** ist eine Komplikation der Spätphase der akuten Pankreatitis. Meist ist die Endstrecke der Behandlung der Pankreatitis eine reine Sepsistherapie. Neben der chirurgischen oder interventionell-radiologischen Herdsanierung sind potente Antibiotika und Antimykotika gefordert.

Die häufig beobachteten **Störungen der Blutgerinnung** werden auf die Anwesenheit aktivierter Proteasen wie Trypsin oder Elastase im zirkulierenden Blut zurückgeführt. Der Stellenwert von Proteinaseinhibitoren und Antifibrinolytika ist bisher jedoch völlig unklar. Eine Substitution von Gerinnungsfaktoren ist nur dann erforderlich, wenn Anzeichen einer aktiven Blutung vorliegen. In solchen Situationen wird eine Substitution mit PPSB, Fibrinogen und Antithrombin III bis auf Normalwerte angestrebt. Die vom Labor gelieferten Gerinnungsparameter müssen in den meisten Fällen kritisch bewertet werden, da die herkömmlichen Tests Proteinkonzentrationen messen und nichts über die wirkliche Aktivität der Gerinnungseiweiße aussagen. Das bei Pankreatitis im Blut zirkulierende proteolytische Potential läßt in den meisten Fällen befürchten, daß die tatsächlich vorliegende Aktivität der Gerinnungsfaktoren unter ihrer im Labor bestimmten Konzentration liegt. Aus diesem Grunde empfiehlt es sich bei hämorrhagischer Diathese durchaus, eine Substitution von Gerinnungsfaktoren bis über 100% des Normwertes anzustreben.

Störungen der Knochenmarkfunktion sind überaus häufig. Sie manifestieren sich als Anämie, Thrombozytopenie und Granulozytopenie. Die Indikation zur Bluttransfusion wird in der Regel großzügig gestellt, wohingegen eine Thrombozytensubstitution nur bei schweren Blutungen erforderlich ist.

Ausschaltung von Ursachen

Kleine durch die Gallengänge wandernde Konkremente (Mikrolithen) und sogar biliärer Sludge sind die häufigsten Ursachen der akuten Pankreatitis. Bei diffiziler Suche können solche Partikel auch bei Patienten mit sog. „idiopathischer" Pankreatitis gefunden werden. Es liegt somit nahe, den Verlauf der Pankreatitis durch eine frühzeitige Sanierung der Gallenwege (vgl. Kapitel 25) zu beeinflussen zu versuchen. Chirurgische Notfalleingriffe während der akuten Phase der Erkrankung sind jedoch mit einer erheblichen Letalität verbunden. Demgegenüber stellt die Intervallcholezystektomie zu einem Zeitpunkt, wo der Zustand des Patienten sich nach erfolgreicher konservativer Therapie stabilisiert hat, die sicherere Alternative dar. Dennoch ist bei Patienten mit fulminanter biliärer Pankreatitis häufig eine frühzeitige Intervention erforderlich. Gallengangssteine lassen sich mit hoher Treffsicherheit mittels ERCP nachweisen. Durch Kombination der ERCP mit einer endoskopischen Papillotomie (EPT) und Steinextraktion steht ein Verfahren zur Verfügung, das es auch in der akuten Phase einer akuten Pankreatitis ohne wesentlich erhöhtes Risiko erlaubt, das Abflußhindernis zu beseitigen und eine Druckentlastung des biliopankreatischen Gangsystems herbeizuführen (6, 12). Eine generelle Indikation zur EPT bei jedem Patienten mit Pankreatitis existiert jedoch nicht (13).

Chirurgische Möglichkeiten und Indikationen

Die Ansichten über den Stellenwert operativer Eingriffe bei der akuten Pankreatitis umschließen das gesamte Spektrum des Denkbaren und reichen von der totalen Ablehnung bis hin zur Befürwortung radikaler Maßnahmen wie der totalen Pankreatektomie. Der Fortschritt in der Intensivmedizin hat einerseits die Letalität chirurgischer Eingriffe erheblich gesenkt, andererseits jedoch operative Maßnahmen in vielen Fällen entbehrlich gemacht und somit das Indikationsspektrum eingeengt.

> Eine spezifische chirurgische Therapie der akuten Pankreatitis gibt es nicht, das therapeutische Vorgehen sollte deshalb der jeweiligen individuellen Situation angepaßt werden (Abb. 29.**4**)!

> Die Operationsindikationen sind in der initialen Phase der Erkrankung andere als in späteren Stadien (Tab. 29.**7**)!

Während der ersten Krankheitstage sind es de facto nur die Notfallsituationen, die einen chirurgischen Eingriff rechtfertigen. Sehr selten ist einmal eine explorative Laparotomie erforderlich, wenn trotz des Einsatzes aller zur Verfügung stehenden diagnostischen Möglichkeiten die Ursache des akuten Abdomens nicht abgeklärt werden kann. Einrichtungen, die nicht über eine CT- oder Endoskopiemöglichkeit verfügen, sollten vor einer explorativen Laparotomie den Patienten mit Verdacht auf Pankreatitis in die nächstgelegene Einrichtung verlegen, wo eine derartige Diagnostik möglich ist. Während nahezu jeder andere Patient mit einem akuten Abdomen von einem chirurgischen Eingriff profitieren würde, verschlechtert eine Operation die Situation eines Patienten mit Pankreatitis mitunter dramatisch. In der ersten Krankheitswoche gibt es kaum Möglichkeiten, den Krankheitsverlauf durch chirurgische Maßnahmen günstig zu beeinflussen. Zum Ausschluß chirurgisch sanierbarer Läsionen (Cholecystitis perforata, Kolonfistel, Ileus) sollte explorativ laparotomiert werden, wenn sich unter adäquater Intensivtherapie der Zustand eines kritisch Kranken nicht stabilisieren läßt (18). Ist ein Konkrement präpapillär eingeklemmt und läßt es sich endoskopisch nicht entfernen, besteht trotz des sehr hohen Risikos die Indikation zur chirurgischen Dekompression des biliopankreatischen Gangsystems, da eine fortbestehende Druckerhöhung im Pankreasgang nahezu regelmäßig fulminante Krankheitsverläufe nach sich zieht. Organperforationen bei endoskopischen oder interventionsradiologischen Eingriffen sowie Blutungen nach EPT sind selten, erfordern jedoch im Regelfall eine chirurgische Korrektur.

Die noch vor einem Jahrzehnt in der Frühphase einer schweren akuten Pankreatitis regelmäßig durchgeführte Peritoneallavage kann heute nicht mehr generell

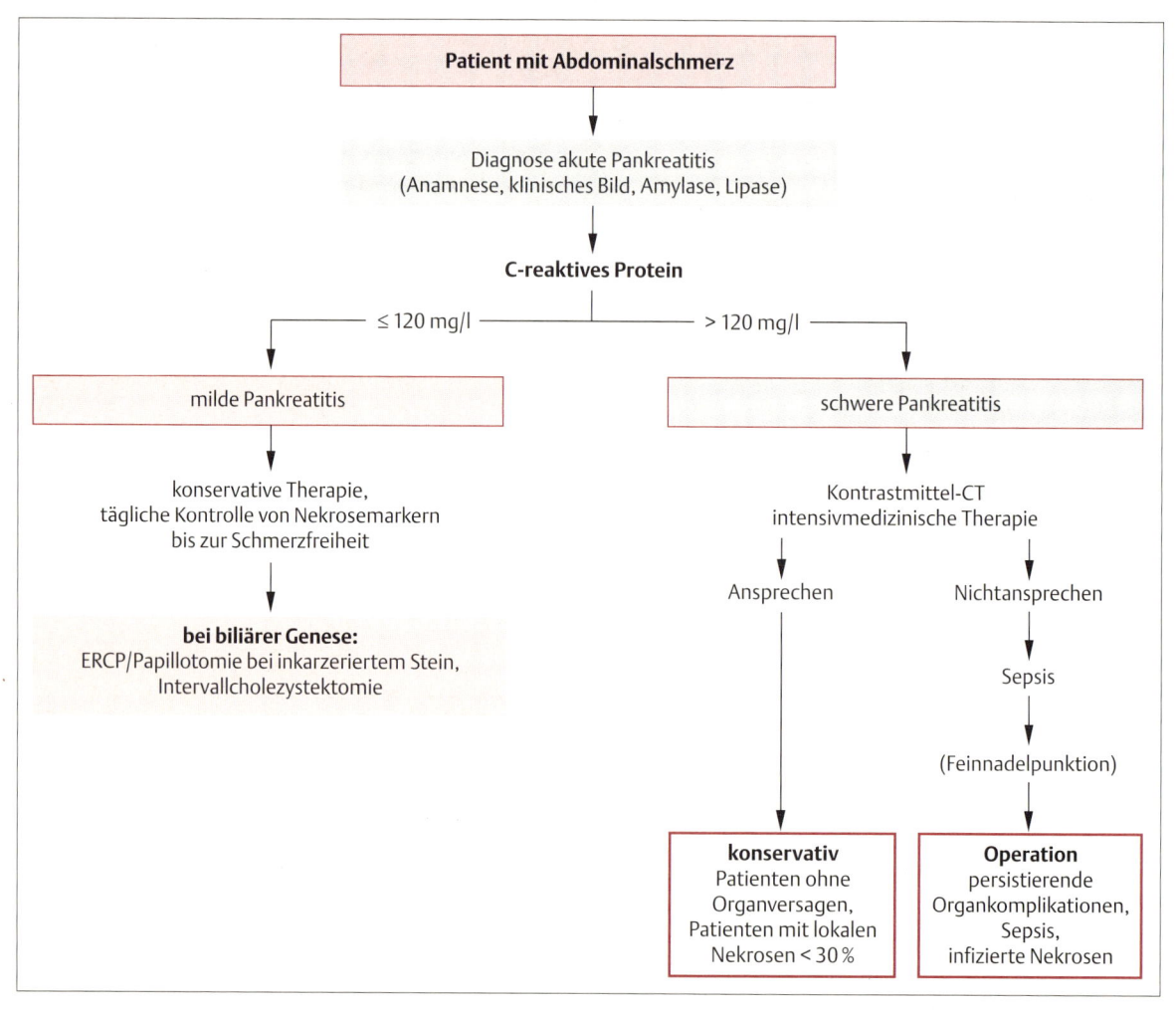

Abb. 29.**4** Entscheidungsbaum zur Therapie der akuten Pankreatitis.

Tabelle 29.7 Operationsindikationen bei akuter Pankreatitis

Frühphase der Erkrankung
Explorative Laparotomie, wenn trotz des Einsatzes aller zur Verfügung stehenden Diagnostik (einschließlich Verlegung in Einrichtungen, wo eine hochspezialisierte Diagnostik möglich ist) die Ursache des akuten Abdomens nicht abgeklärt werden kann.
Explorative Laparotomie, wenn sich trotz adäquater Intensivtherapie der Zustand des Patienten nicht stabilisieren läßt, zum Ausschluß chirurgisch sanierbarer Begleiterkrankungen oder Komplikationen (Gallenblasenperforation, Kolonfistel, Ileus, perforierte Appendizitis).
Ausschaltung biliärer Ursachen der Pankreatitis, wenn dies durch endoskopische Maßnahmen nicht gelingt.
Komplikationen endoskopischer oder interventionsradiologischer Maßnahmen (Fehlpunktion, Darmperforation, endoskopisch nicht beherrschbare Blutung).

Spätphase der Erkrankung
Ausräumung infizierter Nekrosen im Sinne der Herdsanierung, ggf. mit Anlage einer Spüldrainage.
Beseitigung von Komplikationen wie Fisteln, Abszesse, eingeblutete oder infizierte Pseudozysten, falls nichtchirurgische Drainagen nicht möglich sind.
Elektive Sanierung der Gallenwege bei biliärer Genese (Cholezystektomie) nach überstandener Pankreatitis.

empfohlen werden. Sie wurde ursprünglich in das Therapiekonzept eingeführt, um Verdauungsenzyme, pankreatogenen Aszites, Detritus, Bakterien und Toxine als potentielle Mediatoren des Organversagens aus dem Körper zu eliminieren. In den meisten experimentellen Studien konnte mit dieser Therapie tatsächlich die Letalität der Erkrankung reduziert werden. In klinischen Studien (7,11) war jedoch kein letalitätssenkender Effekt dieser Behandlung nachzuweisen. Im Gegensatz zu den in den experimentellen Studien verwendeten Versuchstieren liegt das Pankreas beim Menschen retroperitoneal und wird deshalb von der Spülflüssigkeit nicht erreicht. Dieser anatomischen Gegebenheit wird durch eine interventionell-radiologische oder chirurgische Plazierung von Kathetern zur (Spül-)Drainage direkt an den Ort der Entzündung (Bursa omentalis und Retroperitonealraum) weitaus besser Rechnung getragen als durch eine eher ungezielte Lavage der freien Peritonealhöhle (5, 14).

In der Spätphase der Erkrankung treten planbare chirurgische Therapien gegenüber den Notfalleingriffen in den Vordergrund (10). Infizierte Nekrosen sollten im Sinne einer Herdsanierung ausgeräumt werden, wenn klinisch ein systemisches Entzündungssyndrom (SIRS) vorliegt und der Zustand des Patienten sich unter adäquater Intensivtherapie nicht stabilisieren läßt (kein Abfall des APACHE-II-Scores). Der optimale Zeitpunkt dafür liegt jenseits der zweiten Krankheitswoche, wo die Nekrosen im allgemeinen gut demarkiert sind und sich ohne wesentlichen Blutverlust entfernen lassen. Nach der 6. Krankheitswoche findet man oft bereits regenerative Veränderungen und Verwachsungen vor, die ein schonendes chirurgisches Débridement unmöglich machen. Als Zugang eignet sich ein Oberbauchquerschnitt am besten. Zum Pankreas gelangt man vorteilhafterweise durch Spaltung des Lig. gastrocolicum. Eine gründliche Nekrosektomie gelingt nur, wenn das Retroperitoneum beidseits breit (bis zur Gerota-Faszie) eröffnet wird. Resezierende Eingriffe sollten vermieden und statt dessen ein stumpfes, digitoklastisches Vorgehen bevorzugt werden. Nach ausgedehnten Nekrosektomien liegen die Milzgefäße oft langstreckig frei. In solchen Fällen ist zur Prophylaxe von Blutungskomplikationen die Splenektomie vorteilhaft. Kümmerle u. Mitarb. (8) haben bereits vor 20 Jahren darauf hingewiesen, daß oft erst nach erfolgter Splenektomie „das ganze Ausmaß der Katastrophe ersichtlich wird". Eine lokale Lavage der Bursa omentalis nach erfolgter Nekrosektomie ist obligat. Nur selten einmal läßt sich das Abdomen nach der ersten Nekrosektomie primär nicht verschließen. Die Ansichten über das nach dem Débridement zu erfolgende Procedere sind jedoch nicht einheitlich. Ein so variables Krankheitsbild wie die akute Pankreatitis verbietet einfach jeglichen Schematismus und fordert zu einer der jeweiligen Situation angepaßten Flexibilität in der Methodenwahl heraus. So werden neben der geschlossenen Spüldrainage der Bursa (1) auch die Prinzipien der programmierten (Etappen-)Lavage (16) sowie des ventral offenen Packings (3) propagiert. In der Hand des erfahrenen Operateurs bringt sicherlich jede Methode gute Ergebnisse, wohingegen ein in der Pankreaschirurgie Ungeübter mitunter sogar irreparable Schäden verursachen kann. Bei ausgeprägter Darmparalyse, die fast ausschließlich das Colon transversum et ascendens betrifft, kann das Kolon durch eine transanale Schienung oder eine Zäkalfistel bzw. ein Ileostoma entlastet werden. Fisteln zum Magen, Kolon oder Thorax bedürfen in den meisten Fällen einer chirurgischen Sanierung, Abszesse und Pseudozysten werden dagegen überwiegend perkutan drainiert. Einblutende Pseudozysten können jedoch mitunter chirurgische Notfälle darstellen. Die Sanierung der Gallenwege dient nach überstandener Pankreatitis der Rezidivprophylaxe. Sie sollte nach Abklingen der akuten Phase, aber noch während des gleichen Krankenhausaufenthaltes erfolgen, wobei der Eingriff auch laparoskopisch durchgeführt werden kann. Bei Patienten mit Mikrolithiasis oder Sludge wird alternativ zur Cholezystektomie eine Therapie mit Ursodeoxycholsäure vorgeschlagen (15).

Literatur

1 Beger, H. G., M. Büchler, R. Bittner, S. Block, T. Nevalainen, R. Roscher: Necrosectomy and postoperative local lavage in necrotizing pancreatitis. Brit. J. Surg. 75 (1988) 207–212
2 Bone, R. C., R. A. Balk, F. B. Cerra, R. P. Dellinger, A. M. Fein, W. A. Knaus, R. M. H. Schein, W. J. Sibbald: Definitions for sepsis and organ failure and guidelines for the use of innovative therapies in sepsis. Chest 101 (1992) 1644–1655
3 Bradley III, E. L.: Operative management of acute pancreatitis: ventral open packing. Hepato-Gastroenterol. 38 (1991) 134–138
4 Bradley III, E. L.: A clinically based classification system for acute pancreatitis. Arch. Surg. 128 (1993) 586–590
5 Büchler, M., S. Block, W. Krautzberger, R. Bittner, H. G. Beger: Nekrotisierende Pankreatitis: Peritoneal-Lavage

oder Bursa-Lavage. Ergebnisse einer prospektiven konsekutiven kontrollierten Studie. Chirurg 56 (1985) 247–252
6 Fan, S. T., E. C. S. Lai, F. P. T. Mok, C. M. Lo, S. S. Zheng, J. Wong: Early treatment of acute biliary pancreatitis by endoscopic papillotomy. New Engl. J. Med. 328 (1993) 228–232
7 Ihse, I., A. Evander, J. T. Holmberg, I. Gustafson: Influence of peritoneal lavage on objective prognostic signs in acute pancreatitis. Ann. Surg. 204 (1986) 122–127
8 Kümmerle, F., M. Neher, H. Schönborn, G. Mangold: Vorzeitige Operation bei akuter hämorrhagisch-nekrotisierender Pankreatitis. Dtsch. med. Wschr. 100 (1975) 2241–2245
9 Larvin, M., M. J. McMahon: APACHE-II score for assessment and monitoring of acute pancreatitis. Lancet II (1989) 201–205
10 Lippert, H., H. Wolff: Die Chirurgie der Pankreasnekrose. Zbl. Chir. 115 (1990) 543–551
11 Mayer, A. D., M. J. McMahon, A. P. Corfield, M. J. Cooper, R. C. N. Williamson, A. P. Dickson, M. G. Shearer, C. W. Imrie: Controlled clinical trial of peritoneal lavage for the treatment of severe acute pancreatitis. New Engl. J. Med. 312 (1985) 399–404
12 Neoptolemos, J. P., D. L. Carr-Locke, N. J. London, I. A. Bailey, D. James, D. P. Fossard: Controlled trial of urgent endoscopic retrograde cholangiopancreatography and endoscopic sphincterotomy versus conservative treatment for acute pancreatitis due to gallstones. Lancet II (1988) 979–983
13 Niederau, C., H. U. Schulz: Current conservative treatment of acute pancreatitis: evidence from animal and human studies. Hepato-Gastroenterol. 40 (1993) 538–549
14 Pederzoli, P., C. Bassi, S. Vesentini, R. Girelli, G. Cavallini, M. Falconi, F. Nifosi, A. Riela, A. Dagradi: Retroperitoneal and peritoneal drainage and lavage in the treatment of severe necrotizing pancreatitis. Surg. Gynecol. Obstet. 170 (1990) 197–203
15 Ros, E., S. Navarro, C. Bru, A. Garcia-Puges, R. Valderrama: Occult microlithiasis in „idiopathic" pancreatitis: prevention of relapses by cholecystectomy or ursodeoxycholic acid therapy. Gastroenterology 101 (1991) 1701–1709
16 Sarr, M. G., D. M. Nagorney, P. Mucha jr., M. B. Farnell, C. D. Johnson: Acute necrotizing pancreatitis: management by planned, staged pancreatic necrosectomy/debridement and delayed primary wound closure over drains. Brit. J. Surg. 78 (1991) 576–581
17 Schulz, H. U., B. Loggen, H. Lippert: Differentialdiagnose des plötzlichen Oberbauchschmerzes aus chirurgischer Sicht: Cholecystitis, Pankreatitis, Ulcusperforation. Kassenarzt 35 (1995) 43–48
18 Schulz, H. U., Th. Manger, G. Weiss, H. Lippert: Therapie der akuten Pankreatitis. Klinikarzt 25 (1996) 40–49
19 Steinberg, W., S. Tenner: Acute pancreatitis. New Engl. J. Med. 330 (1994) 1198–1210
20 Wilson, C., D. I. Heath, C. W. Imrie: Prediction of outcome in acute pancreatitis: a comparative study of APACHE II, clinical assessment and multiple factor scoring systems. Brit. J. Surg. 77 (1990) 1260–1264

Chronische Pankreatitis

H.-U. Schulz, P. Malfertheiner und H. Lippert

Definition und Einleitung

Die chronische Pankreatitis ist eine teils asymptomatisch, teils schubweise-rezidivierend progredient verlaufende entzündliche Erkrankung des Pankreas. Alkoholismus ist der entscheidende ätiologische Faktor, die Pathogenese ist weitgehend unbekannt. Der klinische Verlauf ist überaus variabel, und über die Therapie herrscht keinesfalls Konsens. Morphologisch geht die chronische Entzündung mit einer progressiven Destruktion von Pankreasgewebe einher. Sklerosierung mit fokaler, segmentaler oder diffuser Zerstörung des Parenchyms, Pseudozysten (Abb. 29.**5a**) und Wechsel von Stenosen mit Dilatationen des Gangsystems (Abb. 29.**6**) sind zu verzeichnen. Proteinablagerungen und Steine im Pankreasgangsystem (Abb. 29.**5b**) führen zu einer Abflußbehinderung (1, 4, 13). Die konsekutiv resultierende Druckerhöhung im Ductus pancreaticus ist nach der Entzündung der für die Schmerzen der Patienten zweitwichtigste Faktor. Neben den chronisch-entzündlichen morphologischen Charakteristika können akute Entzündungszeichen wie Ödem, entzündliches Infiltrat und Nekrosen vorhanden sein. Funktionell stehen bei länger bestehender Krankheit die exokrine Insuffizienz und der Diabetes mellitus im Vordergrund.

Die chronische Pankreatitis ist primär keine Erkrankung die in den Aufgabenbereich des Chirurgen fällt. Die Patienten werden in der Regel interdisziplinär geführt, wobei dem Gastroenterologen eine besondere Rolle in der Diagnostik und konservativen Basistherapie zukommt. Die wichtigsten Aspekte des Krankheitsbildes werden nachfolgend kurz beschrieben. Auf die für den Chirurgen relevanten Bezüge wird ausführlicher eingegangen.

Klassifikation

Eine allgemein akzeptierte Klassifikation der chronischen Pankreatitis gibt es nicht. Herkömmliche Einteilungen basieren z. B. auf der Ätiologie (alkoholisch, biliär, obstruktiv, hereditär, idiopathisch usw.) oder den dominierenden morphologischen Charakteristika (fibrosierend, kalzifizierend usw.). Die Abgrenzung des akuten Schubes einer chronischen Pankreatitis von der akuten Pankreatitis kann schwierig sein. Als Grundregel gilt, daß das Pankreas bei der akuten Pankreatitis vor Ausbruch der Erkrankung morphologisch und funktionell normal war und nach der Erkrankung wieder normal werden kann. Bei der chronischen Pankreatitis hingegen ist das Pankreas vor, nach oder vor und nach dem Krankheitsschub morphologisch oder/und funktionell alteriert (13). Es ist bisher nicht eindeutig geklärt, ob eine akute Pankreatitis in eine chronische übergehen kann.

Epidemiologie

Die wahre Inzidenz der chronischen Pankreatitis ist nicht bekannt, da die Erkrankung klinisch variabel verläuft. In ca. 10% der Fälle treten keine oder aber nur diskrete, rezidivierende Oberbauchbeschwerden auf. Aus

Chronische Pankreatitis

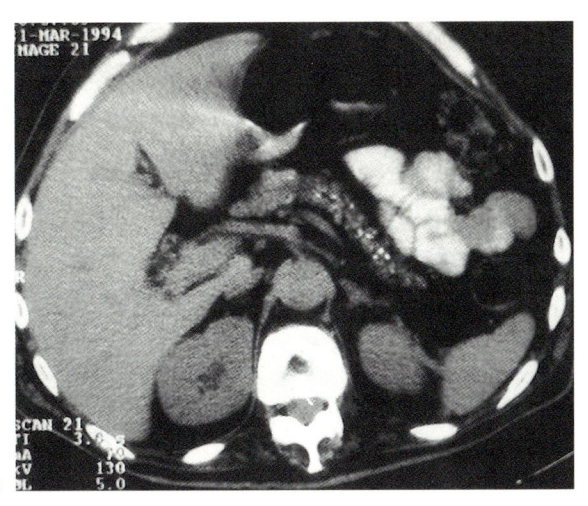

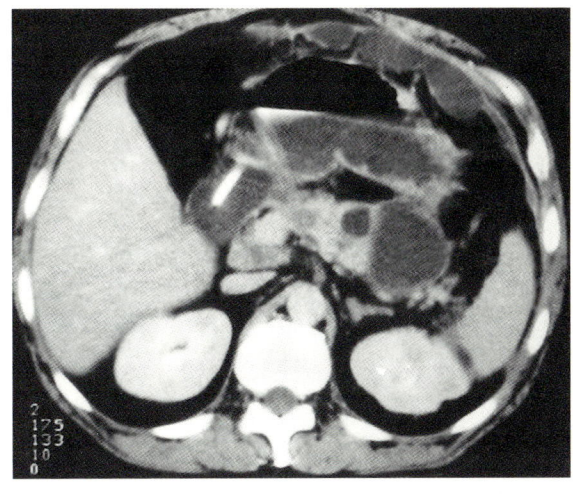

Abb. 29.**5** Charakteristika der chronischen Pankreatitis im CT. **a** Parenchymverkalkungen, **b** Pseudozysten.

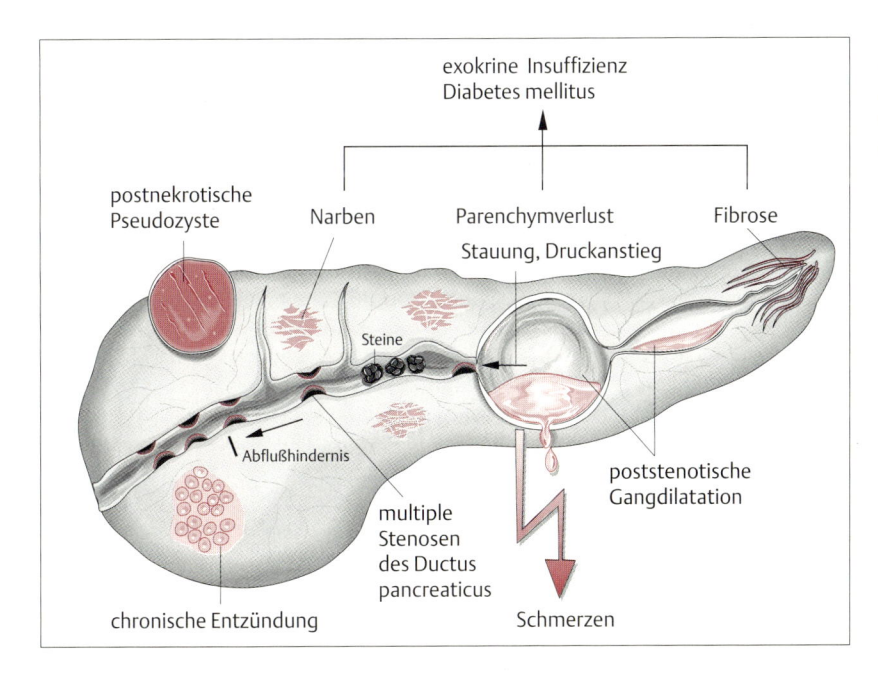

Abb. 29.**6** Synopsis wichtiger morphologischer Befunde bei chronischer Pankreatitis und ihre Bedeutung für die Hauptsymptome Schmerz, exokrine Insuffizienz und Diabetes mellitus.

diesem Grunde ist die Diagnosestellung insbesondere bei leichten Formen bzw. im Frühstadium aufwendig und schwierig. Schätzungen zufolge beträgt die Inzidenz 0,04–5 pro 100 000 Einwohner (4, 13). Alkoholismus als führender ätiologischer Faktor hat zur Folge, daß Männer häufiger erkranken als Frauen. Der Altersgipfel liegt zwischen dem 35. und 45. Lebensjahr. In jüngerer Zeit wird eine steigende Inzidenz der Erkrankung, insbesondere bei Frauen, beobachtet (4).

Ätiologie

In den westlichen Ländern ist der Alkohol für die Mehrzahl der Fälle chronischer Pankreatitis verantwortlich. Ein jahrelanger Alkoholkonsum von mehr als 150 g pro Tag wird für zwei Drittel aller Krankheitsfälle verantwortlich gemacht. Alle anderen Ursachen (Tab. 29.**8**) sind selten. Bei etwa 30 % kann die Ätiologie nicht geklärt werden, in diesen Fällen spricht man von idiopathischer chronischer Pankreatitis.

Zu einer chronischen Pankreatitis führende Obstruktionen des Pankreasganges sind bedingt durch posttraumatische Gangstrikturen, postentzündliche Pseudozysten, periampulläre Tumoren oder anatomische Varianten wie das Pancreas divisum. In diesen Fällen kommt es selten zu einer Bildung von Gangsteinen, statt dessen dominieren Gangdilatationen und die exokrine Insuffizienz. Diese Veränderungen sind rückbildungsfähig, wenn die Ursache der Obstruktion behoben werden kann.

Die tropische Pankreatitis kommt v. a. in unterentwikkelten Regionen Asiens und Afrikas vor. Die meist jungen Patienten leiden unter rezidivierenden Schmerzen, exokriner Insuffizienz und Diabetes mellitus, intraduktale Kalkuli sind häufig. Als Ursache wird der regelmäßige Verzehr von Kassavawurzeln angesehen, welche pan-

Tabelle 29.8 Ätiologie der chronischen Pankreatitis

Ätiologischer Faktor	Häufigkeit
Alkoholismus	60–70%
Idiopathisch	ca. 30%
Obstruktion des Pankreasganges	1–3%
Zystische Fibrose	ca. 1%
Hyperparathyroidismus	ca. 1%
Anatomische Varianten (z. B. Pancreas divisum)	selten
Hereditär	selten
Tropische Pankreatitis	hierzulande sehr selten
Andere Ursachen (Viren, Medikamente, Hyperlipoproteinämie)	selten

kreatotoxische Cyanogene enthalten. Eine unausgewogene Ernährung mit Protein- und Mineralstoffmangel wird jedoch ebenso in Erwägung gezogen (13).
Die hereditäre Form der chronischen Pankreatitis beruht auf einem autosomal dominant vererbten Defekt im Gen, das für das kationische Trypsinogen kodiert. Bei Hyperparathyroidismus und zystischer Fibrose kann sich gelegentlich eine chronische Pankreatitis entwickeln.
Die idiopathische Pankreatitis hat zwei Altersgipfel. Zum einen sind Patienten von 12–25 Jahren betroffen, die meist unter sehr starken Schmerzen leiden. Morphologisch stehen Fibrosierungen im Vordergrund, jedoch kommen auch Kalzifikationen vor. Funktionell imponieren exokrine Insuffizienz und Diabetes mellitus. Es ist nicht endgültig geklärt, ob diese Patienten ein erhöhtes Karzinomrisiko besitzen. Der zweite Altersgipfel liegt zwischen dem 5. und 7. Dezennium. Bei diesen Patienten kann die Krankheit völlig asymptomatisch verlaufen.
Im Gegensatz zur akuten Pankreatitis sind biliäre Erkrankungen (z. B. Cholelithiasis) als ätiologischer Faktor der chronischen Pankreatitis nicht gesichert. Allein aufgrund der Häufigkeit des Gallensteinleidens ist nicht selten jedoch eine Koinzidenz von Cholelithiasis und chronischer Pankreatitis zu beobachten. In solchen Situationen sollte unabhängig von der Therapie der chronischen Pankreatitis eine Sanierung der Gallenwege angestrebt werden.

Pathophysiologie

Eine Hypersekretion von Proteinen bei nicht gesteigerter Flüssigkeits- und Bicarbonatproduktion führt zu einer Ausfällung von Proteinpräzipitaten in den Pankreasgängen. Eine Reaktion dieser Proteinpräzipitate mit im Pankreassekret enthaltenem Calciumcarbonat hat die Bildung von Steinen zur Folge. Möglicherweise spielt auch ein Mangel an Pankreassteinprotein (PSP), das vor Verkalkungen der Eiweißpräzipitate schützen soll, eine Rolle. Kalkuli kommen nur im Gangsystem vor, nie im Pankreasparenchym (13). Rezidivierende Entzündungen führen zu Nekrosen, konsekutive Reparationsprozesse zu Narben im Pankreasparenchym und zu narbigen Gangstrikturen. Sowohl Gangstrikturen als auch intraduktale Steine bewirken eine Drucksteigerung im Gangsystem, wie sie auch bei obstruktiver und tropischer Pankreatitis bekannt ist. Diese duktale „Hypertension" wird als wesentlicher Faktor für die weitere Pathogenese angesehen (13). Es ist bis heute jedoch unklar, auf welche Weise diese duktale Hypertension Folgeschäden wie Entzündung, Nekrose, Fibrose und progredienten Parenchymverlust (Abb. 29.**6**) verursacht.

Klinisches Bild

Die frühen Stadien der Erkrankung verursachen im Regelfall uncharakteristische Oberbauchschmerzen, die differentialdiagnostisch eine große Herausforderung darstellen. In 10–20% aller Fälle kann die Krankheit sogar bis zur Manifestation von exokriner Inzufizienz (Stearrhö) oder Diabetes mellitus völlig symptomlos verlaufen (1, 4, 13). In vielen Fällen beginnt die Symptomatik mit rezidivierenden Schmerzattacken im Oberbauch, die gelegentlich in den Rücken ausstrahlen. Die Schmerzattacken können von Übelkeit und Erbrechen begleitet werden. Typisch ist ein nach der Nahrungsaufnahme auftretender Schmerz, der die Patienten vor dem Essen zurückschrecken läßt. Die resultierende Mangelernährung ist meist sichtbar. Die exo- und endokrine Pankreasfunktion kann noch ungestört sein. Der fortschreitende Entzündungsprozeß führt zum progredienten Untergang von exo- und endokrinem Parenchym, wodurch sich eine exokrine Insuffizienz und (meist später) ein Diabetes mellitus entwickeln. Die exokrine Insuffizienz führt zu Durchfällen, Fettstühlen (Stearrhö) und weiterem Gewichtsverlust. In diesem Krankheitsstadium können die Schmerzen fortbestehen oder aber nach 10–15 Jahren spontan nachlassen oder auch ganz verschwinden.
Unabhängig vom Krankheitsstadium und den bereits geschilderten Symptomen können Komplikationen wie Verschlußikterus und Duodenalstenose das klinische Bild dominieren, was meist zur Diagnosestellung führt.

Diagnostik

Die Diagnostik der chronischen Pankreatitis ist abhängig vom Schweregrad und Krankheitsstadium. Sie kann sich sehr einfach, aber auch sehr aufwendig gestalten. Ein pathognomonisches klinisches Bild (s. o.) gibt es nicht. Zur definitiven Diagnosestellung einer chronischen Pankreatitis sollten sowohl bildgebende Verfahren (zur Darstellung der Pankreasmorphologie) als auch Funktionsuntersuchungen (zur Schweregrad-Klassifizierung der exokrinen Insuffizienz) eingesetzt und durch Laboruntersuchungen ergänzt werden.

Laboruntersuchungen

Die Spiegel der Pankreasenzyme Lipase und Amylase sind nur beim akuten Krankheitsschub kurzzeitig erhöht. Sie tragen nicht zur Diagnosefindung einer chronischen Pankreatitis bei. Gleiches gilt für unspezifische Entzündungsmarker wie Leukozytenzahl oder C-reaktives Protein. Wenn gleichzeitig eine alkoholische Lebererkrankung vorliegt, können die Ergebnisse von Leberfunktionsuntersuchungen pathologisch ausfallen. Ein guter Marker für den Alkoholismus, nicht jedoch für die chronische Pankreatitis, ist das mangelglykosylierte Transferrin (CDT, carbohydrate-deficient transferrin). Das Serumcalcium wird routinemäßig bestimmt, um einen zugrundeliegenden Hyperparathyroidismus zu erkennen. Bei bis zu 10 % der Patienten entwickelt sich durch die Entzündung im Bereich des Pankreskopfes eine Stenose des intrapankreatisch verlaufenden Anteils des Ductus choledochus. In solchen Fällen von Cholestase können Bilirubin, alkalische Phosphatase und γ-Glutamyltransferase erhöht sein. Stuhluntersuchungen auf unverdaute Nahrungsreste, Fettgehalt und Pankreasenzyme (Chymotrypsin, Elastase) können die exokrine Insuffizienz verifizieren helfen. Dies ist jedoch nur in fortgeschrittenen Krankheitsstadien möglich. Die endokrine Insuffizienz wird durch eine orale oder i.v. Glucosebelastung gesichert. Somit tragen Laboruntersuchungen v.a. zur Klärung der Ätiologie (CDT, Calcium) und zum Nachweis von Komplikationen, wenig jedoch zur Diagnosestellung bei (1, 4, 7, 10, 13).

Bildgebende Verfahren

Bildgebende Verfahren haben einen festen Stellenwert in der Pankreasdiagnostik und tragen zur Diagnosestellung, zur Differentialdiagnose und zum Aufzeigen von Komplikationen bei. Die Palette der zur Verfügung stehenden Methoden ist groß.

Konventionelle Röntgenaufnahmen

Etwa 30 % der Patienten mit chronischer Pankreatitis haben pathognomonische Pankreaskalzifikationen, die bereits auf einer Abdomenübersichtsaufnahme erkennbar sind. Mittels Kontrastmittelschluck und Röntgendurchleuchtung kann das Ausmaß einer Duodenalstenose verifiziert werden.

Sonographie

Die B-Bild-Ultrasonographie (US) läßt die Größe des Pankreas, die Weite des Pankreasganges und das Vorhandensein von Pseudozysten erkennen. Ihre Sensitivität hinsichtlich der Diagnose einer chronischen Pankreatitis liegt bei 60–70 %, die Spezifität bei 80–90 %. Die Cauda pancreatis ist aufgrund von Gasüberlagerungen im Darm oft nicht definitiv beurteilbar. Die endoskopische Ultrasonographie (EUS), bei der das Pankreas mit einer endoskopisch plazierten Sonographiesonde durch Magen- und Duodenalwand aus nächster Nähe beurteilt werden kann, ist eine vielversprechende neue Technik. Ihr Stellenwert zur Diagnostik der chronischen Pankreatitis kann gegenwärtig noch nicht endgültig beurteilt werden. Die EUS leistet heute v.a. einen Beitrag zur Differentialdiagnose von entzündlichen und neoplastischen Pankreaskrankheiten.

Computertomographie (CT)

Mittels CT können auch Pseudozysten und Kalzifikationen nachgewiesen werden, die der sonographischen Untersuchung entgangen sind (13). Ihre diagnostische Sensitivität liegt bei 75–90 %, die Spezifität beträgt etwa 85 %. Eine akute Pankreatitis kann im Regelfall von einer chronischen gut abgegrenzt werden. Die Differentialdiagnose zum Pankreaskarzinom kann jedoch auch mittels CT schwierig sein. Bei i.v. Kontrastmittelgabe lassen sich mittels CT auch die relevanten Oberbauchgefäße (A. et V. mesenterica superior, Truncus coeliacus, Pfortaderstromgebiet) darstellen und somit vaskuläre Komplikationen aufzeigen.

Endoskopische retrograde Cholangiopankreatographie (ERCP)

Die ERCP ist der Golden standard sowohl für die Diagnosestellung einer chronischen Pankreatitis als auch für die Festlegung therapeutischer Maßnahmen. Der Schweregrad der mit dieser Technik morphologisch dargestellten Gangveränderungen (Strikturen, Dilatationen, Steine) korreliert jedoch nicht mit dem Ausmaß der funktionellen Insuffizienz des Pankreas.

Magnetresonanzcholangiopankreatographie (MRCP)

Die MRCP ist wie die EUS eine neue Methode, die bisher nur an wenigen Zentren verfügbar ist. Mit ihr gelingt eine Darstellung der Gallenwege und des Pankreasganges ohne Nachteile (Allergierisiko und Strahlenbelastung) (Abb. 29.7). Die Grundlage der MRCP bilden spezielle, stark T2-gewichtete Untersuchungssequenzen, bei denen flüssigkeitsgefüllte Hohlorgane wie die Gallenwege und der Pankreasgang auch ohne Kontrastmittel sehr signalreich abgebildet werden, während die Umgebung kaum in Erscheinung tritt. Das Verfahren der Einzelschußprojektion erfaßt bei einer Schichtdicke von 5–20 mm die Gallenwege in einer einzigen Schicht. Die gesamte Untersuchung dauert bei Akquisitionszeiten von

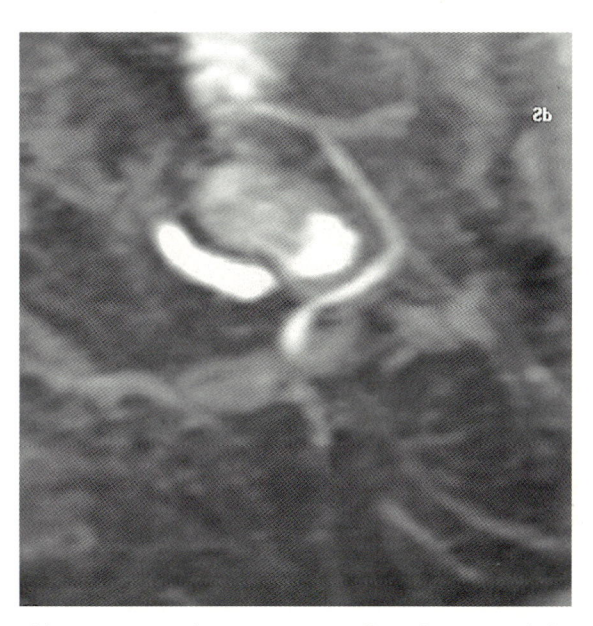

Abb. 29.7 Normale MRCP mit Darstellung des Hepatocholedochus, der Gallenblase und des Pankreasgangs (Aufnahme Prof. Grote, Klinik f. Diagnost. Radiologie, Magdeburg).

ca. 3 Sekunden pro Projektion etwa 5 Minuten (12). Alternativ können dünne transversale oder koronare Schichten akquiriert werden. Die dreidimensionale Rekonstruktion des Gangsystems mit Hilfe des MIP-Verfahrens (maximum intensity projections) erlaubt die Betrachtung aus verschiedenen Richtungen. Bei modernen Geräten dauert die Aufnahme eines derartigen Schichtstapels ca. 20 Sekunden, nach Möglichkeit in Atemanhaltetechnik. Obwohl das Verfahren relativ neu ist und noch nicht abschließend bewertet werden kann, zeigen mehrere Studien, daß in 77–100% die Gallenwege diagnostisch verwertbar dargestellt werden (3, 14). Bei einer Choledocholithiasis wird eine Sensitivität von 95% und Spezifität von 85% angegeben (3). Aus diesen Gründen wird die MRCP heute v. a. als Primärdiagnostik vor oder anstelle der ERCP eingesetzt.

Duplexsonographie

Mit einer Duplexsonographie können die relevanten Gefäßabschnitte (A. et V. mesenterica superior, Truncus coeliacus und Äste, Pfortaderstromgebiet) nichtinvasiv auf ihre Durchgängigkeit geprüft werden. Dies hat v. a. bei im Pankreaskopf lokalisierten Pseudozysten, die die genannten Gefäße subtotal oder vollständig komprimieren können, Bedeutung. Außerdem kann es in die Pseudozysten einbluten, und zur Identifizierung der Blutungsquelle leistet die Duplexsonographie sehr gute Dienste.

Angiographie

Die Angiographie wird mit der gleichen Fragestellung wie die Duplexsonographie eingesetzt. Sie ist jedoch eine invasive Methode, die eine Strahlenbelastung und ein nicht zu unterschätzendes Risiko beinhaltet. Aus diesem Grunde kommt die Angiographie nur bei der unmittelbaren Operationsplanung zum Einsatz, wenn mit der Duplexsonographie die Durchgängigkeit der Gefäße nicht beurteilt oder die Blutungsquelle nicht eruiert werden kann. Ein Vorteil der Angiographie besteht darin, daß über den zur Diagnostik plazierten Katheter ein blutendes Gefäß evtl. unmittelbar embolisiert werden kann.

Feinnadelpunktion (FNP)

Die ultraschall- oder CT-gestützte perkutane FNP von Raumforderungen des Pankreas bei der chronischen Pankreatitis ist umstritten. Das Ergebnis hängt im wesentlichen von der Expertise des Zytopathologen ab. Die Abgrenzung der chronischen Pankreatitis vom Karzinom kann durch die Analyse molekularer Marker (z. B. Ki-ras) erleichtert werden. Bei begründetem Karzinomverdacht und gegebener Resektabilität sollte die Differentialdiagnose ohne vorherige FNP durch eine Laparotomie geklärt werden. Liegen jedoch von vornherein Inoperabilitätskriterien vor, ist die FNP zur Diagnosesicherung indiziert.

Pankreasfunktionsuntersuchungen

Pankreasfunktionsuntersuchungen haben im wesentlichen zwei Indikationen. Sie werden zum einen eingesetzt zur Verifizierung des Schweregrades der exokrinen Insuffizienz bei gesicherter Diagnose einer chronischen Pankreatitis. Ihr eigentlicher Stellenwert besteht jedoch im Nachweis einer exokrinen Pankreasinsuffizienz bei Patienten mit rezidivierenden Oberbauchbeschwerden, bei denen die bildgebenden Verfahren keine morphologischen Pankreasveränderungen aufzeigen konnten. Ihre Sensitivität ist jedoch insbesondere in der frühen Phase einer chronischen Pankreatitis gering, so daß ein negativer Funktionstest eine chronische Pankreatitis nicht ausschließt.

Direkte Funktionstests werden von indirekten Verfahren unterschieden. Direkte Verfahren messen die Produkte der Pankreassekretion (z. B. Bicarbonat, Enzyme) unmittelbar. Sie sind invasiv, aufwendig und kostspielig, stellen aber dennoch wegen ihrer hohen Aussagekraft den Golden-standard unter den Funktionsuntersuchungen dar. Für diese direkten Funktionstests (z. B. Lundh-Test, Sekretin-Cholecystokinin-Test) muß dem Patienten eine Duodenalsonde gelegt werden. Nach Einnahme einer Standardmahlzeit oder pharmakologischer Stimulation der Pankreassekretion erfolgt die fraktionierte Sammlung von Duodenalsekret und die nachfolgende Bestimmung des Volumens sowie des Bicarbonat- und Proteingehaltes der einzelnen Proben.

Indirekte Pankreasfunktionsuntersuchungen hingegen sind einfacher und für den Patienten weniger belastend, sie besitzen allerdings auch eine geringere Sensitivität und Spezifität. Ihr Prinzip beruht auf der Applikation von Substraten für die Pankreasenzyme und der Messung des Abbaus dieser Substrate. Beim Nachweis einer verminderten Verdauungsleistung (Maldigestion) kann indirekt auf eine verminderte Pankreassekretion geschlossen werden. Ein Beispiel für ein indirektes Verfahren stellt der Pankreolauryltest dar, bei dem Esterasen des Pankreas einen an das Substrat (Pankreolauryl) gekoppelten Marker (Fluorescein) abspalten, dessen Konzentration dann im Urin oder Blutplasma des Patienten gemessen werden kann.

Differentialdiagnose

Das in den frühen Stadien einer chronischen Pankreatitis unspezifische klinische Bild läßt ein breites Spektrum differentialdiagnostischer Erwägungen zu. Der Rangfolge ihrer Häufigkeit nach sind auszuschließen: Pankreaskarzinom, Gallengangssteine, Magenerkrankungen, akute Pankreatitis, Infiltrationen des Pankreas durch Magen- und Kolontumoren, Sprue und andere Maldigestionssyndrome, Choledochustumoren, Choledochuszysten, Duodenaldivertikel, gutartige Pankreastumoren und primär sklerosierende Cholangitis.

Veränderungen wie Hydronephrose, retroperitoneale Tumoren, Aortenaneurysma, Milztumor, Gallenblasenhydrops und zystische Pankreastumoren können mit einer Pseudozyste verwechselt werden.

Wichtig und schwierig ist die Differentialdiagnose zwischen chronischer Pankreatitis und Pankreaskarzinom.

Dies gilt umso mehr, wenn sich bei einem Patienten mit bekannter chronischer Pankreatitis ein Pankreaskarzinom entwickelt. Hinweise auf ein Karzinom bestehen, wenn die Serumtumormarker CEA, CA19–9 oder CA242 erhöht sind. Dies ist jedoch frühestens ab einer Tumorgröße von 2 cm der Fall. Stark erhöhte Tumormarker deuten auf fortgeschrittene Tumorstadien hin, in denen kurative chirurgische Eingriffe oft nicht mehr möglich sind. In der ERCP sich darstellende Stenosen des Pankreasganges von mehr als 10 mm Länge bei gleichzeitiger Abwesenheit ektatischer Seitenäste gelten als ein frühes morphologisches Zeichen (13). Ein spätes Zeichen des Karzinoms ist der in der ERCP dargestellte Abbruch sowohl des Ductus pancreaticus als auch des Ductus choledochus (double duct sign). Die Sensitivität der ERCP kann erhöht werden durch zytologische und/oder molekularbiologische Analysen des bei der Untersuchung aspirierten Pankreassekretes oder (besser) einer Pankreasgang-Bürstenbiopsie, z. B. auf das Vorhandensein einer Ki-ras-Mutation. Wenn sich die Verdachtsdiagnose eines Pankreaskarzinoms nicht einwandfrei widerlegen läßt, muß diagnostisch laparotomiert werden. Alternativ wird von manchen Autoren eine perkutane Feinnadelpunktion (FNP) suspekter Herde empfohlen. Ihr Stellenwert ist jedoch aus folgendem Grunde begrenzt: Wenn das Ergebnis der FNP negativ ist, wird bei gegebener Resektabilität im Regelfall diagnostisch und therapeutisch laparotomiert. Ist ihr Ergebnis aber positiv, wird meist therapeutisch (Resektabilität vorausgesetzt) laparotomiert. Da in beiden Situationen der FNP fast immer die Operation folgt, kann man auf die FNP in vielen Fällen verzichten. Sie ist jedoch indiziert zur histologischen Dignitätsklärung bei raumfordernden Pankreasprozessen, die aufgrund weiterer Befunde von vornherein als maligne und inoperabel angesehen werden müssen.

Komplikationen

Neben den bereits genannten häufigsten Komplikationen exokrine Insuffizienz und Diabetes mellitus können im Verlauf einer chronischen Pankreatitis zahlreiche weitere Komplikationen auftreten. Zu ihnen gehören Pseudozysten, Blutungen (insbesondere in Pseudozysten), Obstruktionen von Nachbarorganen (Duodenum, Ductus choledochus, mesenteriale Gefäße), Pankreasfistel, pankreatogener Aszites, pankreatikopleurale Fistel und Milzvenenthrombose bzw. spontane Milzruptur. Ob die chronische Pankreatitis als Präkanzerose anzusehen ist, konnte bisher nicht eindeutig geklärt werden. Ohne Zweifel besteht jedoch eine Koinzidenz zwischen chronischer Pankreatitis und Pankreaskarzinom. Komplikationen der chronischen Pankreatitis stellen oft eine Indikation zur chirurgischen Therapie dar. Aus diesem Grunde werden Einzelheiten nachfolgend erläutert.

Therapie

> Die Therapie der chronischen Pankreatitis ist primär immer eine symptomatisch-konservative!

Ätiologisch relevante Noxen sollten nach Möglichkeit ausgeschaltet werden, auch wenn dadurch nicht in jedem Fall eine Linderung der Symptome und eine Regredienz morphologischer Pankreasveränderungen erzielt werden kann. Weitere Maßnahmen fokussieren auf die Beseitigung von Symptomen und Komplikationen. Prinzipiell stehen dafür konservative, interventionelle (endoskopische oder perkutane) und chirurgische Möglichkeiten zur Verfügung.

Schmerz

Rezidivierende oder persistierende Schmerzen sind der häufigste Grund für einen Arztbesuch der Patienten mit chronischer Pankreatitis. Zu unterscheiden sind chronische Schmerzen von solchen, die durch einen akuten Krankheitsschub oder mechanische Komplikationen bedingt sind. Bei etwa 50 % der Patienten ist ein akuter Pankreatitisschub die Erstmanifestation der Erkrankung. Die Schmerzbehandlung im akuten Krankheitsschub entspricht der Therapie der Schmerzen bei akuter Pankreatitis (vgl. S. 652). Bei chronischen Schmerzen muß nach der Ursache gesucht und diese gezielt behandelt werden.

Wenn sich mit den bildgebenden Verfahren morphologische Pankreas-(Gang-)Veränderungen nachweisen lassen, ist interdisziplinär über interventionelle oder chirurgische Therapiemöglichkeiten zu entscheiden. Patienten mit einem auf 8 mm oder mehr dilatierten Pankreasgang (mit oder ohne Kalkuli) profitieren am meisten von einer Drainageoperation im Sinne einer longitudinalen Pankreatikojejunostomie nach Mercadier-Puestow (13). Mögliche Alternativen stellen die Zerstörung der Steine mittels extrakorporaler Stoßwellenlithotripsie in Kombination mit einer endoskopischen Sphinkterotomie des Pankreasganges oder die Überbrückung stenosierter Pankreasgangabschnitte mit endoskopisch plazierten Stents dar. Der Stellenwert der beiden letztgenannten Verfahren ist bisher jedoch nicht durch Langzeitbeobachtungen gesichert.

Patienten mit chronischen Schmerzen, deren Ursache nicht geklärt werden kann, werden symptomatisch-medikamentös (Tab. 29.**9**) behandelt. In solchen Fällen ist eine Schmerztherapie meist über einen längeren Zeitraum erforderlich. Sie sollte den Aspekt der Sucht und Gewöhnung einerseits und den von Begleitkrankheiten (z. B. Leberzirrhose) andererseits berücksichtigen. Peroral oder als Suppositorium zu verabreichende Präparate sind zu bevorzugen. Eine regelmäßige Medikamenteneinnahme ist der Applikation „bei Bedarf" überlegen. Das in Tab. 29.**9** dargestellte Stufenschema der Schmerztherapie bietet eine Orientierung für das praktische Vorgehen. Bei fortgesetztem Alkoholkonsum und bei Begleitkrankheiten (z. B. Leberzirrhose) kann es zur Potenzierung von Nebenwirkungen der Analgetika (v. a. der Opiate) bis hin zur Atemdepression kommen. Eine schmerzlindernde Wirkung von Enzympräparaten, Somatostatinanaloga (Octreotide) und Cholecystokinin-Rezeptorantagonisten wird diskutiert, ist aber nicht gesichert. Ein Viertel bis ein Drittel der Patienten spricht mehr oder weniger gut bereits auf Placebopräparate an; oft werden Enzympräparate als Placebo eingesetzt. Pa-

Tabelle 29.9 Stufenplan zur Schmerztherapie bei chronischen Schmerzen (nach Löser und Fölsch)

Stufe 1   Allgemeinmaßnahmen
- Ausschaltung von Noxen (insbes. Alkohol),
- diätetische Beratung und Führung.
- Dispensairebetreuung von Alkoholkranken,

Stufe 2   Analgetika
Peripher wirkende Analgetika:
- z. B. Paracetamol (500–1000 mg alle 4 Stunden),
- z. B. Diclofenac (25–50 mg alle 4 Stunden),
- z. B. Metamizol (500–1000 mg alle 6 Stunden).

Peripher wirkende Analgetika plus schwach zentral wirkendes Analgetikum:
- z. B. + Codeinphosphat (30–100 mg alle 4 Stunden),
- z. B. + Tramadol (20–50 mg alle 4 Stunden).

Peripher wirkende Analgetika plus Psychopharmakon:
- + Neuroleptikum (z. B. Levopromazin 10–20 mg alle 8 Stunden),
- + Antidepressivum (z. B. Clomipramin 25 mg alle 8 Stunden).

Peripher wirkende Analgetika plus starke zentral wirksame Analgetika:
- z. B. + Buprenorphin (bis 5,4 mg pro die),
- z. B. + Pentazocin (bis 360 mg pro die).

Stufe 3   Interventionelle Therapie oder Operation bei:
- Versagen der medikamentösen Therapie,
- Gefahr der Analgetika-(v. a. Opiat-)Abhängigkeit,
- Begleiterkrankungen (v. a. Leber, Niere), die die Indikationen des Analgetikaeinsatzes einschränken.

Stufe 4   Zöliakusblockade
- Ultima ratio!

tienten mit hartnäckigen Schmerzen sollten in einer Schmerzambulanz vorgestellt und dort betreut werden. Wenn die medikamentöse Schmerztherapie versagt, aufgrund von Begleiterkrankungen limitierte Indikationen vorliegen oder die Gefahr einer Opiatabhängigkeit besteht, ist interdisziplinär (Gastroenterologe, Schmerztherapeut, Chirurg) über alternative Therapiemöglichkeiten zu entscheiden. An chirurgischen Möglichkeiten kommen in solchen Situationen vor allem pankreasresezierende Eingriffe (z. B. Linksresektion, ventrale Resektion mit longitudinaler Pankreatikojejunostomie, duodenumerhaltende Pankreaskopfresektion, kephale Pankreatoduodenektomie mit oder ohne Pyloruserhaltung, Pankreatektomie mit oder ohne Autotransplantation) in Betracht (1, 2, 4, 5, 6, 8, 9, 11, 13). Da diese Resektionen mit einem Parenchymverlust einhergehen und sich in der Folge die exokrine und endokrine Insuffizienz weiter verschlechtern kann, ist die Indikation streng zu stellen. Als Ultima ratio kann bei Versagen aller vorgenannten Maßnahmen oder bei wiederauftretenden Schmerzen nach temporärer postinterventioneller oder postoperativer Schmerzfreiheit eine CT- oder sonographiegezielte Blockade des Ganglion coeliacum erwogen werden, die temporär (mit Steroiden) oder permanent (mit Ethanol) sein kann.

Exokrine Insuffizienz

Erst wenn mehr als 90% des Pankreasparenchyms zerstört oder fibrotisch umgebaut sind, werden klinische Symptome einer exokrinen Insuffizienz manifest (8, 13). Führende Symptome der resultierenden Maldigestion sind Stearrhö und Gewichtsverlust. Neben strikter Alkohol- und Nikotinkarenz stehen diätetische Maßnahmen (fettarme Kost, evtl. spezielle Trinknahrung mit hohem Anteil an mittelkettigen Triglyceriden) am Anfang therapeutischer Bemühungen. Die Patienten sollten ihre Energiezufuhr auf drei Haupt- sowie 3–4 Nebenmahlzeiten aufteilen. Entscheidend ist jedoch die perorale Substitution von Pankreasenzymen. Dabei gilt als Grundregel, vor oder während einer jeden Mahlzeit initial ca. 25 000–50 000 Lipaseeinheiten zu verabreichen (5, 8). Im Bedarfsfall kann diese Dosis dem individuellen Bedarf des Patienten (bis maximal 100 000 Lipaseeinheiten pro Hauptmahlzeit) angepaßt werden. Es muß gewährleistet sein, daß die Enzympräparate ihre Aktivität erst im Duodenum entfalten. Konventionelle Enzymgranula werden durch die Magensäure in ihrer Wirksamkeit beeinträchtigt und sind deshalb nur bei magenresezierten Patienten indiziert. Als Therapiestandard gelten derzeit magensäureresistente Mikrokapseln (5). In speziellen Fällen ist eine zusätzliche medikamentöse Hemmung der Magensäuresekretion erforderlich (8). Die Therapie der exokrinen und endokrinen Insuffizienz erfordert individuell ausbalancierte Maßnahmen, deren Festlegung primär dem Gastroenterologen obliegt.

Diabetes mellitus

Ein manifester pankreopriver Diabetes mellitus wird bei 20–30% der Patienten mit chronischer Pankreatitis beobachtet, weitere 30–50% weisen eine gestörte Glucosetoleranz auf. Die Pathogenese des pankreopriven Diabetes ist eine andere als beim juvenilen oder Altersdiabetes, weswegen bei seiner Behandlung einige Besonderheiten berücksichtigt werden müssen. Die hohe Rate nächtlicher Hypoglykämien zwingt zur vorsichtigen abendlichen Insulindosierung. Die Therapie des Diabetes sollte nicht allein vom Chirurgen, sondern prinzipiell unter Einbeziehung des Gastroenterologen und Diabetologen festgelegt werden.

> Ein sich neu manifestierender Diabetes mellitus beim Patienten mit bekannter chronischer Pankreatitis gilt als früher Indikator eines sich entwickelnden Pankreaskarzinoms, weswegen die Einstellung des Diabetes mit einer Tumorausschlußdiagnostik einhergehen muß!

Pseudozysten

Pseudozysten sind im Pankreas oder in dessen unmittelbarer Nachbarschaft lokalisierte flüssigkeits- oder nekrosegefüllte Hohlräume, die von einer bindegewebigen Kapsel umgeben sind. Im Gegensatz zu den echten Zysten besitzt ihre Wand kein Epithel. Pseudozysten entwickeln sich bei etwa 10% aller Patienten mit chroni-

scher Pankreatitis, sind meist asymptomatisch und können sich spontan zurückbilden. Therapeutische Konsequenzen ergeben sich nur in folgenden Situationen:
- bei raumfordernder Wirkung mit Verdrängung oder Kompression von Nachbarorgangen (Duodenum, Ductus choledochus, mesenteriale Gefäße),
- bei Einblutung,
- bei Ruptur,
- bei Infektion des Pseudozysteninhaltes,
- wenn die Pseudozyste die alleinige Ursache des Schmerzes ist.

Die Größe einer Pseudozyste gilt heute nicht mehr als Kriterium für therapeutische Entscheidungen. Als Therapieverfahren stehen die perkutane sonographie- oder CT-gesteuerte Punktion und externe Drainage, die endoskopische transgastrische oder transduodenale interne Drainage und operative Möglichkeiten zur Verfügung. Perkutane externe Drainagen sind einfach, schnell und mit geringem Risiko anzulegen. Nach ihrer Entfernung verbleiben jedoch häufig Fisteln, die meist langsam heilen, Probleme der Lokalbehandlung bereiten können und eine Eintrittspforte für Infektionen darstellen.
Endoskopische interne Drainagen werden mit Hilfe von Doppel-Pigtail-Kathetern angelegt, deren Hälften jeweils in die Pseudozyste und den Magen oder das Duodenum zu liegen kommen. Fisteln und Infektionen treten dabei sehr selten auf, allerdings besteht bei diesen Drainagen das Risiko der Blutung (primär durch Gefäßpunktionen bei der Anlage der Endodrainage, sekundär durch Gefäß- oder Schleimhautarrosionen durch den Katheter) und Katheterdislokation mit konsekutivem Funktionsverlust der Drainage.
Interne Drainagen können auch chirurgisch angelegt werden. Das bevorzugte Verfahren ist die Pseudozystojejunostomie, die mit einer nach Roux ausgeschalteten Jejunalschlinge angelegt wird. Eine weitere Möglichkeit besteht in der Pseudozystogastro- oder duodenostomie. Zur Anastomosierung ist eine feste Pseudozystenwand erforderlich. Die Operation sollte immer nur dann erfolgen, wenn kein florider Pankreatitisschub vorliegt. Drainageoperationen erhalten funktionsfähiges Pankreasparenchym und sollten deshalb nach Möglichkeit gegenüber resezierenden Verfahren bevorzugt werden. Prinzipiell besteht jedoch auch die Möglichkeit, den pseudozystentragenden Pankreasabschnitt zu resezieren (z.B. Linksresektion bei einer in der Cauda pancreatis lokalisierten Pseudozyste).
Der Drainageerfolg wird sonographisch kontrolliert. Normalerweise bildet sich eine drainierte Pseudozyste innerhalb von 3–12 Monaten vollständig zurück. Ist das nicht der Fall oder vergrößert sich eine Pseudozyste nach vorangegangener Verkleinerung wieder, muß an einen Verschluß der Ableitungsregion gedacht werden.

Blutungen

Arterielle und (seltener) venöse Blutungen sind eine folgenschwere Komplikation der chronischen Pankreatitis. Sie entstehen als Folge von Gefäßarrosionen durch den chronischen Entzündungsprozeß. Sie sind in der Regel in der Nähe von Pseudozysten lokalisiert, und meist blutet

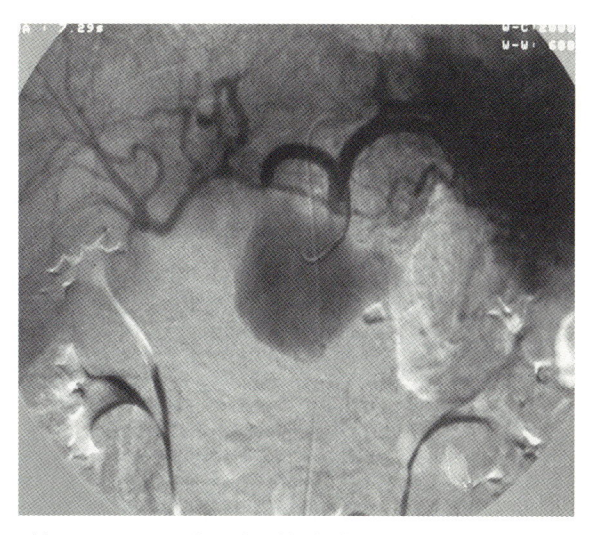

Abb. 29.8 Im Pankreaskopf befindliche Pseudozyste, in die es einblutet. Die Angiographie identifiziert die A. gastroduodenalis als blutendes Gefäß.

es in eine Pseudozyste hinein (Abb. 29.8). Das Risiko ist am größten bei im Pankreaskopf lokalisierten Pseudozysten, da in dessen Nachbarschaft zahlreiche wichtige Gefäße (A. et V. mesenterica superior, A. gastroduodenalis, A. et V. lienalis, Pfortader) verlaufen. In den meisten Fällen tamponiert sich eine Blutung in eine Pseudozyste von selbst. Dies ist jedoch nie der Fall, wenn die Pseudozyste bereits drainiert ist und das Blut über die Drainage abfließen kann. Die klinische Symptomatik wird durch das Ausmaß des Blutverlustes geprägt. Unwohlsein, Übelkeit und Hypotension bis hin zum Schock können auftreten. Schmerzen sind fakultativ. Die oft bereits sichtbare Anämie führt zur Diagnostik der Blutungsquelle. Als Untersuchungsverfahren kommen v.a. die Duplexsonographie und die Angiographie in Frage. Die Angiographie hat den Vorteil, daß ein blutendes Gefäß über den bereits liegenden Diagnostikkatheter selektiv embolisiert werden kann. Gelingt eine Embolisation nicht oder bestehen Kontraindikationen für eine Embolisierung, ist in der Regel eine chirurgische Blutstillung erforderlich, dabei wird das blutende Gefäß übernäht oder ligiert. Problematisch sind Blutungen aus der A. mesenterica superior und der Pfortader, die langstreckig in der Pseudozystenwand verlaufen können. Diese Gefäße dürfen nicht einfach ligiert werden. Läßt sich ihre Ligatur jedoch nicht umgehen, müssen die temporär ausgeschalteten Gefäßabschnitte mit autologem Venenmaterial rekonstruiert werden.

Kompression von Nachbarorganen

Bei bis zu 10% der Patienten mit chronischer Pankreatitis besteht ein entzündlich vergrößerter Pankreaskopf, der das Duodenum und/oder den Ductus choledochus komprimieren kann. In einer solchen Situation ist immer ein Karzinomverdacht vorhanden, der entkräftet oder bestätigt werden muß. Auch eine im Caput pancreatis lokalisierte Pseudozyste kann Kompressionserscheinungen verursachen. Eine gestörte Nahrungspassage (Völlegefühl, Erbrechen) bzw. ein Ikterus sind die Folgen. Die Therapie sollte nach Möglichkeit die Ursache der Kompression beseitigen. Pseudozysten werden wie weiter oben beschrieben drainiert. Beim entzündlich vergrößerten Pankreaskopf ist die duodenumerhaltende Pankreaskopfresektion die Methode der Wahl. Nur selten (z. B. wenn auch intraoperativ der Karzinomverdacht nicht entkräftet werden kann) ist eine Operation wie die kephale Pankreatoduodenektomie (mit oder ohne Pyloruserhalt) erforderlich. Risikoärmere und parenchymerhaltende Bypässe (biliodigestive Anastomosen, Gastroenterostomien) beseitigen nicht die Ursache der Obstruktion und schaffen den Karzinomverdacht nicht aus der Welt. Stenosen des Ductus choledochus können mit endoskopisch plazierten Gallengangsendothesen überbrückt werden, was jedoch keine Dauerlösung ist und deshalb auf Patienten beschränkt bleiben sollte, die einer Operation nicht zustimmen oder funktionell nicht operabel sind.

Die Kompression der A. mesenterica superior durch Pseudozysten führt zu einer mesenterialen Ischämie, die symptomlos bleiben oder sich in Form von postprandialen Bauchschmerzen manifestieren kann. Gelegentlich findet man Subileus- bis Ileuszustände. Die Kompression größerer Venen (Pfortader, V. mesenterica superior, V. lienalis) wird meist erst symptomatisch, wenn das Gefäß durch eine Thrombose des Restlumens vollständig verschlossen ist. Diese thrombotischen Komplikationen sind selten. Fast immer ist die Milzvene betroffen, seltener der Stamm der Pfortader. Oft führen erst die Folgen der portalen Hypertension (Splenomegalie, spontane Milzruptur, Ösophagusvarizen) auf die Venenthrombose hin. Die Therapie orientiert sich an der klinischen Symptomatik.

Pankreatogener Aszites und pankreatikopleurale Fistel

Aus rupturierten Pseudozysten oder Pankreasgängen in die Peritonealhöhle austretender Pankreassaft führt zur Bildung von pankreatogenem Aszites. Tritt dieser in die Pleurahöhle über, spricht man von einer pankreatikopleuralen Fistel. Klinisch, sonographisch und röntgenologisch imponiert die letztgenannte Situation als Pleuraerguß. Dieser ist meist linksseitig lokalisiert. Die Diagnose wird gestellt, wenn die durch Parazentese oder Pleurapunktion gewonnene Flüssigkeit eiweißreicher ist und höhere Lipase- oder Amylaseaktivitäten aufweist als das Blutplasma. Die Therapie ist primär konservativ (wiederholte Parazentesen bzw. Pleurapunktionen, Gabe von Diuretika, Somatostatin oder Octreotide, ggf. Kombination mit total parenteraler Ernährung) und führt in etwa der Hälfte der Fälle zum Erfolg. Bei Mißerfolgen sind chirurgische Möglichkeiten in Erwägung zu ziehen. Intraoperativ muß das Gangleck lokalisiert und verschlossen werden. Dazu kommt bevorzugt eine Anastomosierung an eine nach Roux ausgeschaltete Jejunalschlinge in Betracht. Alternativ besteht die Möglichkeit einer Linksresektion, wenn sich das Leck im Pankreasschwanz befindet. Endoskopisch plazierte Pankreasgangstents können Gangdefekte temporär überbrücken. Mit dieser Methode liegen allerdings noch keine Langzeitergebnisse vor, so daß ihr Stellenwert derzeit unklar ist.

Bewertung chirurgischer Therapiemöglichkeiten

Die vordergründigen Ziele der chirurgischen Therapie bestehen in der Beseitigung symptomatischer Komplikationen, der Linderung konservativ nicht effektiv zu behandelnder Schmerzen und dem differentialdiagnostischen Ausschluß eines Pankreaskarzinoms (Tab. 29.10). Durch die Operation wird die chronische Pankreatitis nur selten kausal therapiert. Dies ist in den wenigen Fällen möglich, wo chirurgisch sanierbare Ursachen (z. B. Hyperparathyroidismus, Choledochuszyste, Duodenaldivertikel, Pancreas divisum) identifiziert werden können. Bei allen anderen Indikationen sollten nach Möglichkeit Drainageoperationen gegenüber resezierenden Verfahren bevorzugt werden, um soviel funktionstüchtiges Pankreasparenchym wie möglich zu erhalten. Die Indikationsstellung zur Resektion oder Drainage ist jedoch wesentlich vom Lokalbefund abhängig, so daß beide Vorgehensweisen ihre Berechtigung besitzen. Die Verfahrenswahl wird außer von lokalen Gegebenheiten auch von Begleitkrankheiten beeinflußt. So wird man z. B. eine im Pankreaskopf lokalisierte Pseudozyste, durch deren Wand die A. mesenterica superior verläuft, nicht resezieren können. Eine Leberzirrhose mit portaler Hypertension vergrößert das Risiko resezierender Eingriffe erheblich und schränkt die Palette der operativen Möglichkeiten ein. Intraoperativ muß der Ausschluß eines malignen Tumors durch die Entnahme multipler Biopsien zum Zweck der histologischen Schnellschnittdiagnostik angestrebt werden.

Jede Operation am Pankreas wird mit einer Zieldrainage abgeschlossen. Postoperativ werden die Patienten 48 Stunden lang auf einer Intensivstation überwacht. Postoperative Komplikationen sind v. a. Blutungen und die sich im verbleibenden Pankreas entwickelnde Pankreatitis. Nach einer postoperativen Pankreatitis können Anastomoseninsuffizienzen, enterokutane Fisteln und lokale Abszedierungen auftreten. Die perioperative Letalität ist gering, sie liegt in Kliniken, die in der Pankreaschirurgie hinreichende Erfahrungen besitzen, bei Drainageoperationen im Bereich von 1 %, nach Pankreasresektionen um 5 %.

Tabelle 29.10 Allgemeine Indikationen zur chirurgischen Intervention

Stenose oder Verschluß im Galleabfluß
Pankreasgangstenose
Duodenalstenose
Kolonstenose
Symptomatische Pseudozysten
Blutungen
Begründeter Verdacht auf ein Pankreaskarzinom
Komplikationen interventioneller Maßnahmen
Aszites und Pleuraergüsse ⎫
Pankreasfisteln ⎬ bei Versagen konservativer Maßnahmen
Schmerz ⎭

Die Langzeitergebnisse der chirurgischen Therapie sind vor allem von einer exakten Indikationsstellung zur Operation abhängig. Bei der Indikationsstellung sind nach Moossa (9) vier wesentliche Punkte zu beachten:
- die Auswahl des Patienten, der von einer Operation profitieren könnte,
- die Auswahl des Chirurgen, der die erforderliche Erfahrung in der Pankreaschirurgie hat,
- die Wahl des günstigsten Operationszeitpunktes und
- die Wahl des erfolgversprechendsten Operationsverfahrens.

Eine Schmerzfreiheit wird sowohl nach Drainage- als auch nach resezierenden Operationen bei etwa 80% der Patienten erreicht. Gelegentlich können jedoch auch nach technisch erfolgreicher Operation die Symptome (v. a. Schmerzen) persistieren oder nach einem beschwerdefreien Intervall von mehreren Jahren wieder auftreten, was auf die Persistenz des ätiologischen Faktors (v. a. Alkoholmißbrauch) oder ein autonomes Fortschreiten des chronischen Entzündungsprozesses zurückzuführen ist.

Prognose

Die Prognose der chronischen Pankreatitis ist insgesamt nicht günstig. Etwa 50% der Patienten versterben innerhalb von 25 Jahren (13). Ein Fünftel der Todesfälle ist auf akute Krankheitsschübe oder Komplikationen zurückzuführen, Mangelernährung und assoziierte Infektionsanfälligkeit sind die zweitwichtigste Todesursache. Es ist bisher nicht definitiv geklärt, ob die chronische Pankreatitis eine Präkanzerose für das Pankreaskarzinom darstellt. Ein Pankreaskarzinom entwickelt sich innerhalb von 20 Jahren bei etwa 4% der Patienten mit chronischer Pankreatitis. Darüber hinaus ist auch ein gehäuftes Auftreten anderer maligner Tumoren sowie kardiovaskulärer Erkrankungen beschrieben.

Unter sozialökonomischen Gesichtspunkten ist zu berücksichtigen, daß etwa 25% der Patienten vorzeitig berentet werden. Der chronische Charakter der Erkrankung, die häufig schwierige therapeutische Führung der Kranken und die insgesamt nicht günstige Prognose sollten Anlaß sein, Patienten mit chronischer Pankreatitis einer speziellen gastroenterologisch-pankreatologischen Nachbetreuung zuzuführen. Diesem Ziel steht leider die oft mangelnde Compliance der sich zum größten Teil aus Alkoholikern rekrutierenden Klientel entgegen.

Literatur

1. Ammann, R.: Chronische Pankreatitis: Definition, Schweregrad und therapeutische Konsequenzen. Chirurg 58 (1987) 1–6
2. Beger, H. G., R. Bittner: Die duodenumerhaltende Pankreaskopfresektion. Chirurg 58 (1987) 7–13
3. Chan, Y. L., A. C. W. Chan, W. W. M. Lam, D. W. H. Lee, S. S. C. Chung, J. J. Y. Sung, H. S. Cheung, A. K. C. Li, C. Metreweli: Choledocholithiasis: comparison of MR cholangiography and endoscopic retrograde cholangiography. Radiology 200 (1996) 85–90
4. DiMagno, E. P., P. Layer, J. E. Clain: Chronic pancreatitis. In Go, V. L. W., E. P. DiMagno, J. D. Gardner, E. Lebenthal, H. A. Reber, G. A. Scheele: The Pancreas: Biology, Pathobiology, and Disease, 2nd ed. Raven Press, New York 1993 (pp. 665–706)
5. Dominguez-Munoz, J. E., A. Linke, P. Malfertheiner: Therapie der exokrinen Pankreasinsuffizienz. Klinikarzt 25 (1996) 56–59
6. Holstege, A., J. Schölmerich: Das endoskopische Management von Pankreaserkrankungen. Internist 37 (1996) 800–816
7. Löser, C., U. R. Fölsch: Diagnostik der chronischen Pankreatitis. Dtsch. med. Wschr. 121 (1996) 243–247
8. Löser, C., U. R. Fölsch: Therapie der chronischen Pankreatitis. Dtsch. med. Wschr. 121 (1996) 277–279
9. Moossa, A. R.: Surgical treatment of chronic pancreatitis: an overview. Brit. J. Surg. 74 (1987) 661–667
10. Niederau, C., J. H. Grendell: Diagnosis of chronic pancreatitis. Gastroenterology 88 (1985) 1973–1995
11. Reber, P. U., H. Friess, M. W. Büchler: Operative Therapie der chronischen Pankreatitis: Technik und Langzeitergebnisse. Chir. Gastroenterol. 12 (1996) 214–220
12. Reuther, G., B. Kiefer, A. Tuchmann, F. X. Pesendorfer: MR-Cholangiopankreatikographie als Einzelschußprojektion: Erfahrungen und Ergebnisse bei 200 Untersuchungen. Fortschr. Röntgenstr. 165 (1996) 535–543
13. Steer, M. L., I. Waxman, S. Freedman: Chronic pancreatitis. New Engl. J. Med. 332 (1995) 1482–1490
14. Taourel, P., P. M. Bret, C. Reinhold, A. N. Barkun, M. Atri: Anatomic variants of biliary tree: diagnosis with MR cholangiopancreatography. Radiology 199 (1996) 521–527

Pankreastumoren

Ch. A. Seiler, St. Piatek, H. Lippert und M. W. Büchler

Etwa ein Drittel aller Pankreaserkrankungen sind Tumoren. Die Mehrzahl der Pankreasgeschwülste geht vom exokrinen Drüsengewebe aus und ist maligner Natur, nur etwa 4% sind endokrinen Ursprungs.

Benigne Tumoren

Benigne Bauchspeicheldrüsentumoren sind selten (Abb. 29.**9**). Die häufigste Art der gutartigen Pankreasneoplasien sind die endokrinen Tumoren, gefolgt von der Gruppe der zystischen Tumoren wie dem serösen und dem muzinösen Zystadenom oder der papillären zystischen Neoplasie. Insgesamt sind in der Weltliteratur nur wenige Hundert dieser gutartigen zystischen Tumoren beschrieben worden. Sie treten bevorzugt im Pankreaskorpus und -schwanz auf. Betroffen sind vor allem Frauen im Alter zwischen 40 und 60 Jahren. Klinisch manifestieren sich diese gutartigen zystischen Tumoren durch uncharakteristische Oberbauchbeschwerden mit Ausstrahlung in den Rücken und progredienten Zeichen der Raumforderung durch das langsam verdrängende Tumorwachstum. Mögliche Folgen sind Kompressionen

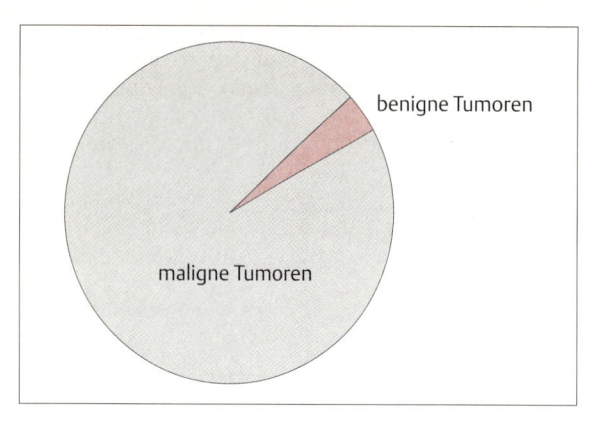

Abb. 29.9   Dignität der Pankreastumoren.

des Gallensystems (Ikterus), des Duodenums (Magenausgangsstenose), des Dickdarmes sowie der großen Gefäße. Die Therapie der Wahl bei symptomatischen zystischen Tumoren des Pankreas ist die chirurgische Resektion entweder von rechts (partielle Duodenopankreatektomie nach Whipple, pyloruserhaltende Duodenopankreatektomie oder auch die totale Duodenopankreatektomie) oder von links unter Erhaltung des Duodenums bei der Pankreasschwanzresektion. Neben den endokrinen und gutartigen zystischen Tumoren gibt es weitere seltene benigne Tumoren, welche aber eine absolute Rarität darstellen (Tab. 29.11).

Maligne Tumoren: Einteilung

Etwa vier Fünftel aller Pankreastumoren sind maligne. Ihre Einteilung richtet sich nach der zellulären Genese:
- Karzinome des exokrinen Pankreas (Karzinome mit duktaler Differenzierung, Karzinome mit azinärer Differenzierung, undifferenzierte Karzinome unklarer Histogenese),
- Tumoren des Bindegewebes (Sarkome, Lymphome),
- Karzinome des endokrinen Pankreas (malignes Insulinom, malignes Glukagonom, malignes Gastrinom, Karzinoid, malignes Vipom).

Das duktale Pankreaskarzinom erweist sich mit etwa 90% als der häufigste maligne Tumor der Bauchspeicheldrüse. Seltener kommen exokrine Malignome wie das Riesenzellkarzinom, das Zystadenokarzinom oder das Azinuszellkarzinom vor. Neben den histologisch unklassifizierbaren Pankreaskarzinomen finden sich äußerst selten maligne Tumoren des Bindegewebes wie Leiomyosarkome, Histiozytome, neurogene oder hämatogene Tumoren.

Maligne Tumoren: Karzinome des exokrinen Pankreas

Lokalisation und Klassifikation

Entsprechend ihrer Lokalisation werden Pankreaskopf- (etwa 3/4), Korpus- und Schwanzkarzinome (etwa 1/4) unterschieden. Als Kopftumoren gelten jene, die rechts vom linken Rand der V. mesenterica superior auftreten. Der Processus uncinatus wird als Teil des Pankreaskopfes betrachtet. Korpustumoren entstehen zwischen dem linken Rand der V. mesenterica superior und dem linken Rand der Aorta. Tumoren des Pankreasschwanzes sind jene zwischen dem linken Rand der Aorta und dem Milzhilus.

Histologisch handelt es sich in der Mehrzahl um Adenokarzinome, die überwiegend vom Gangepithel (duktales Pankreaskarzinom, etwa 90%), selten von den Acini (Azinuszellkarzinom, etwa 1%) ausgehen. Etwa 10% sind undifferenzierte Tumoren mit unklarer Histogenese (z.B. Pankreatoblastom (Abb. 29.10). Wegen ihrer besseren Prognose werden die „periampullären" Karzinome (S. 675f) vom eigentlichen Pankreaskarzinom unterschieden.

Die Klassifikation für Karzinome des exokrinen Pankreas erfolgt entsprechend der von der UICC aufgestellten TNM-Klassifikation (Tab. 29.12 a, b). Als regionäre Lymphknoten gelten die peripankreatischen, ein Befall aller anderen intraabdominellen Lymphknoten gilt bereits als Fernmetastasierung (3, 18).

Tabelle 29.11   Gutartige Pankreastumoren

Endokrine Tumoren	Insulinom, Gastrinom usw.
Zystische Tumoren	seröses Zystadenom, muzinöses Zystadenom, papilläre zystische Neoplasie
Seltene benigne Tumoren	Lipom, Fibrom, Adenom, Fibroadenom, Myxom, Myom, Chondrom, Hämangioendotheliom, Hamartom, Lymphangiom, Pertheliom, Schwannom, Paragangliom, Neurofibrom, Neurinom

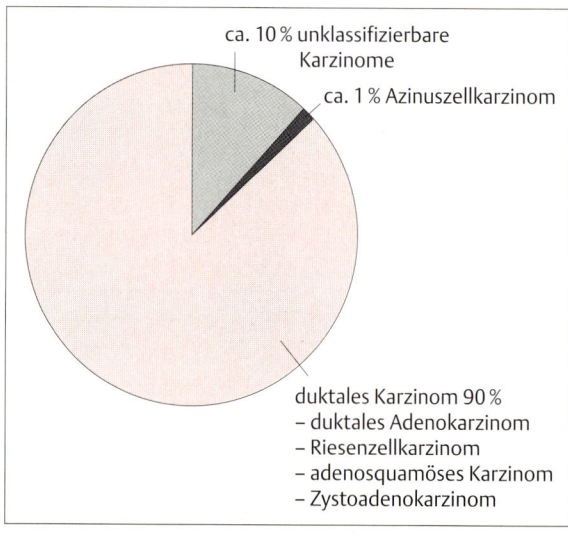

Abb. 29.10   Klassifikation und Verteilung der Pankreaskarzinome.

- ca. 10% unklassifizierbare Karzinome
- ca. 1% Azinuszellkarzinom
- duktales Karzinom 90%
  - duktales Adenokarzinom
  - Riesenzellkarzinom
  - adenosquamöses Karzinom
  - Zystoadenokarzinom

Tabelle 29.12 a TNM-Klassifikation des Pankreaskarzinoms

T	**Primärtumor**	
TX	Primärtumor kann nicht beurteilt werden	
T0	Kein Anhalt für Primärtumor	
T1	Tumor begrenzt auf Pankreas	
T2	Tumor breitet sich direkt in Duodenum, Gallengang und/oder peripank. Gewebe aus	
T3	Tumor breitet sich direkt in Magen, Milz, Kolon und/oder benachb. gr. Organe aus	
N	**Regionäre Lymphknoten**	
NX	Regionäre Lymphknoten können nicht beurteilt werden	
N0	Keine regionären Lymphknotenmetastasen	
N1	Regionäre Lymphknotenmetastasen	
M	**Fernmetastasen**	
MX	Das Vorliegen von Fernmetastasen kann nicht beurteilt werden	
M0	Keine Fernmetastasen	
M1	Fernmetastasen	
Grading		
GX	Differenzierungsgrad kann nicht bestimmt werden	
G1	Gut differenziert	
G2	Mäßig differenziert	
G3	Schlecht differenziert	
G4	Undifferenziert	

Tabelle 29.12 b Pathologische Stadien des Pankreaskarzinoms

Stadium I	T1	N0	M0
	T2	N0	M0
Stadium II	T3	N0	M0
Stadium III	jedes T	N1	M0
Stadium IV	jedes T	jedes N	M1

Epidemiologie

Das Pankreaskarzinom stellt zur Zeit 3 % aller Karzinome und 10 % der Malignome im Verdauungstrakt dar und zeigt weltweit eine steigende Inzidenz. In westlichen, industrialisierten Ländern liegt sie bei etwa 10/100 000 Einwohnern/Jahr. Die Häufigkeit liegt bei 30jährigen bei 0,1/100 000 und steigt auf etwa 200/100 000 beim 80jährigen an. Am häufigsten betroffen sind Männer zwischen dem 60. und 70. Lebensjahr. Frauen erkranken deutlich seltener (Geschlechtsverhältnis 5 : 1). Das Pankreaskarzinom ist derzeit vierthäufigste Todesursache durch maligne Neubildungen, sowohl beim Mann (Lungen-, Prostata- und kolorektales Karzinom) als auch bei der Frau (Lungen-, Mamma- und kolorektales Karzinom) (2).

Ätiologie und Pathogenese

Epidemiologisch werden ethnische, geographische und genetische Faktoren diskutiert. Die Inzidenz des Pankreaskarzinoms schwankt zwischen 16/100 000 bei farbigen US-Amerikanern und 1,5/100 000 in Indien, Singapur und Kuwait. Epidemiologische Studien verweisen des weiteren auf einen direkten Zusammenhang zwischen Nikotinabusus, fettreicher Ernährung oder lange bestehender chronischer alkoholischer Pankreatitis. Es besteht eine Assoziation von Pankreaskarzinomen mit bestimmten diätetischen Faktoren, insbesondere mit Azaserin und Nitrosaminen. Auch erkranken gewisse Berufsgruppen – besonders der chemischen und metallverarbeitenden Industrie – vermehrt am Pankreaskarzinom (11, 14).

Symptome

Durch die retroperitoneale Lage weist die Klinik der verschiedenen Pankreaskarzinome Gemeinsamkeiten auf. Im Einzelfall wird sie wesentlich von der Tumorlokalisation bestimmt. Aus der Anamnese und den Symptomen, wie Gewichtsabnahme, Leistungsknick, Verdauungsstörungen, Appetitlosigkeit und Bauchschmerz, sind meist nur uncharakteristische Tumorzeichen zu erkennen. Das erste Symptom des Kopfkarzinoms ist meist ein schmerzloser, progredienter Ikterus, häufig kombiniert mit palpabel gestauter Gallenblase (Courvoisier-Zeichen). Das Karzinom des Pankreaskörpers und -schwanzes ist wegen des fehlenden Ikterus nur selten frühzeitig zu diagnostizieren. Schmerzen im Epigastrium, evtl. in den Rücken ausstrahlend, sind das Hauptsymptom.

> Leitsymptome des Pankreaskopfkarzinoms sind Schmerzen im Oberbauch – in den Rücken ausstrahlend –, große tastbare Gallenblase und Ikterus (Courvoisier-Zeichen), Gewichtsabnahme und Anämie!

Selten manifestiert sich das Karzinom zunächst als akute bzw. rezidivierende Pankreatitis (Retentionspankreatitis bei zentralem Pankreasgangverschluß), evtl. mit Pseudozystenbildung. Gelegentlich ist ein Diabetes mellitus das erste Symptom (cave anhaltende Gewichtsabnahme trotz entsprechender Therapie).

Typisch für das Pankreaskarzinom sind letztlich uncharakteristische Prodromalbeschwerden während 2–6 Monaten, bis sich dann definierte klinische Zeichen manifestieren, so daß die Frühdiagnose oft verpaßt wird. Die meisten Symptome des Pankreaskarzinoms sind Spätzeichen. So sind vor allem paraneoplastische Syndrome, rezidivierende Thrombosen, eine Pfortader- oder Milzvenenthrombose mit Splenomegalie, Aszites und anhaltenden Rückenschmerzen Zeichen eines fortgeschrittenen Tumorwachstums. Etwa 33 % der Pankreaskopfkarzinome und etwa 75 % der Korpus-/Schwanzkarzinome sind zum Zeitpunkt der Diagnosestellung bereits in einem metastasierten Stadium (Leber, Lunge, Nebenniere, Niere, Pleura, Peritoneum und Skelett) (26). Die klinischen Symptome und Beschwerden sind begleitet von laborchemischen Zeichen des Verschlußikterus mit Erhöhung der Cholestaseparameter (Tab. 29.13).

> Trotz moderner bildgebender Verfahren bleibt die Frühdiagnose extrem schwierig, weil charakteristische Symptome fehlen oder erst im fortgeschrittenen Stadium auftreten. Die Tumorlokalisation ist ein wesentlicher prognostischer Faktor!

Tabelle 29.13 Klinische und laborchemische Symptomatik des Pankreaskarzinoms

Klinik		Labor	
Gewichtsverlust	90%	alkalische Phosphatase	75% ↑↑
Oberbauchschmerzen	75%	Bilirubin	70% ↑↑
Ikterus	70%	Hämoglobin	60% ↓
Hepatomegalie	65%	Glucose	20% ↑
Courvoisier-Zeichen	25%	Tumormarker CA 19-9	ca. 70% ↑
Aszites	10%		

Diagnostik

Die modernen Untersuchungstechniken ermöglichen in ihrer Kombination eine weitestgehend sichere Erkennung des Karzinoms.

> Methode der Wahl zur Diagnostik des Pankreaskarzinoms sind in ihrer Kombination: Sonographie, CT, Endoskopie und ERCP (evtl. PTC) sowie ggf. eine selektive Angiographie. Eine perkutane Punktionsdiagnostik (FNP) ist nicht obligat. Zunehmend werden in der Pankreasdiagnostik MRT und Immunszintigraphie mit monoklonalen Antikörpern eingesetzt!

Konventionelle diagnostische Maßnahmen (z.B. Magen-Darm-Passage mit hypotoner Duodenographie) mit den bekannten indirekten röntgenologischen Tumorzeichen, wie die Aufweitung des „duodenalen C", Stenosen im Duodenum oder Verdrängung von Magen und Kolon sind meist erst bei inoperablen Befunden hinweisend. Etwa 90% der Patienten mit einem Pankreaskarzinom zeigen eine Einschränkung der exokrinen Funktion, was durch direkte und indirekte Funktionstests nachgewiesen werden kann. Zur Differenzierung zwischen Pankreaskarzinom und chronischer Pankreatitis sind die Ergebnisse dieser Untersuchungen allerdings nicht geeignet.

Sonographie

Die morphologische Pankreasdiagnostik sollte mit der Sonographie beginnen. Abhängig von der Erfahrung des Untersuchers liegt die Treffsicherheit zwischen 46 und 92%. Die Zahl der falsch negativen Befunde ist mit 2% gering (22). Umschriebene Raumforderungen sind bis ab einer Größe von etwa 2 cm darstellbar. Pankreasschwanz-, mitunter auch -korpuskarzinome lassen sich wegen einer Überlagerung durch Kolon und Magen schwerer beurteilen. Hier bietet das CT die bessere diagnostische Treffsicherheit. Sonographische Primärzeichen für ein Pankreaskarzinom sind:
- zirkumskripte Organvergrößerung mit unregelmäßiger, meist scharfrandiger Begrenzung und polyzyklischer Deformierung,
- echoarmes semisolides Strukturmuster,
- geringere Komprimierbarkeit des vergrößerten Organs.

Insbesondere für kleinere Tumoren müssen sekundäre, indirekte Tumorzeichen hinzugezogen werden:
- Gefäßeinengung, -ummauerung und/oder -verschluß (V. cava, V. mesenterica superior),
- Erweiterung der Gallenwege, aufgestaute Gallenblase,
- Leberfiliae.

Mit Hilfe der Sonographie ist die histologische Sicherung durch eine sonographisch geleitete Biopsie möglich. Die Endosonographie kann ergänzende Auskunft über Pankreaspathologien im Duodenalbereich, speziell über eine mögliche Infiltration des Duodenums geben.

Computertomographie

Der wesentliche Vorteil dieser Untersuchungsmethode gegenüber der Sonographie liegt in der Reproduzierbarkeit der Schnittebenen. Raumforderungen sind ab einer Größe von etwa 1 cm erkennbar. Als direkte Tumorzeichen gelten:
- Volumenzunahme des tumortragenden Organabschnittes,
- Konturänderung des Organs,
- Obliteration des peripankreatischen Fettgewebes, typischerweise nach dorsal.

Sekundäre Tumorzeichen sind:
- Ummauerung und Stenosen der Arterien, Stenosen und Verschlüsse der Venen,
- Gefäßwandverdickungen durch an das Gefäß heranreichende Tumorausläufer,
- perivaskuläre Lymphangiosis carcinomatosa (thick vessel sign).

Infiltrationen von Truncus coeliacus, A. und V. lienalis, A. mesenterica superior und Pfortader sind Kriterien der Inoperabilität.

Endoskopische retrograde Cholangio- und Pankreatographie (ERCP)

Im Rahmen der ERCP wird endoskopisch die Papilla Vateri intubiert (cave Inspektion des Gastrointestinaltraktes, speziell des Duodenums: Infiltration?), mit Kontrastmittel werden sowohl die Gallenwege als auch das Bauchspeicheldrüsengangsystem dargestellt. Kaliberschwankungen, Abknickungen oder Abbrüche der Gänge sind hinweisend auf ein Karzinom. Das Double duct sign, ein Abbruch sowohl des Gallen- wie auch des

Bauchspeicheldrüsengangsystems mit prästenotischer Dilatation (Abb. 29.**11**), ist pathognomonisch für das Pankreaskarzinom. In der Diagnostik des Pankreaskarzinoms besitzt die ERCP mit über 90 % die höchste Sensitivität und Spezifität. Zytologie und gezielte Feinnadelbiopsie suspekter Bezirke können die Erfolgsquote noch erhöhen. Die Zuverlässigkeit der ERCP ergibt sich daraus, daß über 90 % der Pankreaskarzinome vom Gangepithel ausgehen und hier frühzeitig morphologische Veränderungen hervorrufen. Somit können kleine Tumoren gelegentlich mittels ERCP bereits erfaßbar sein, wenn Ultraschall und CT (kritische Tumorgröße etwa 1,5 cm) noch keinen Tumornachweis erbringen. Ist das Gangsystem intakt, so schließt dies ein Karzinom nicht aus. Übersehene Tumoren liegen meist im Processus uncinatus, wo der Hauptgang auch bei einer Tumorgröße von mehr als 2 cm noch nicht betroffen sein muß.

> Die ERCP ist z. Z. die beste Methode zur Differenzierung benigner und maligner Veränderungen des Pankreas!

Die Beurteilung der magnetresonanztomographischen Cholangiopankreatographie (MRCP, S. 661 f) bedarf noch klinisch verwertbarer Studien. Die Darstellung sowohl der Gallenwege wie auch des Pankreasganges ist ausgezeichnet (Abb. 29.12).
Bei hochgradigem Verschlußikterus sollte im Rahmen der ERCP nach vorausgegangener Papillotomie eine Endoprothese (plastic stent) in den Ductus choledochus eingeführt werden (Abb. 29.**13**). Dies läßt den Ikterus abklingen, verbessert den Allgemeinzustand und so auch die Operationsbedingungen (z. B. Gerinnung, Niereninsuffizienz). Gelegentlich kann auch die perkutane transhepatische Cholangiographie (PTC) diagnostisch weiterhelfen, sofern eine ERCP nicht möglich ist (z. B. nach Magenresektion nach Billroth II).

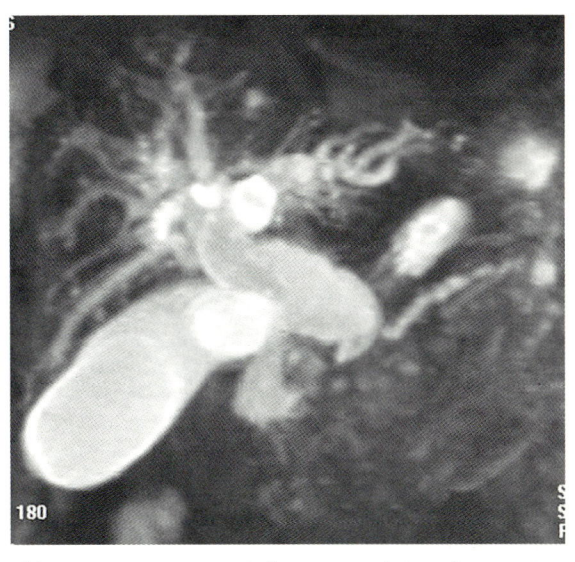

Abb. 29.**12** MRCP mit Gallenstauung bei malignem Pankreastumor (Aufnahme Prof. Grote, Klinik f. Diagnost. Radiologie, Magdeburg).

Angiographie

Die Angiographie kann indiziert sein zur präoperativen Abklärung der Gefäßversorgung und gibt diagnostische Hinweise durch Verdrängungserscheinungen oder Konturunregelmäßigkeiten bzw. tumorbedingte Gefäßabbrüche. Des weiteren läßt sich die Diagnose einer Milzvenen- und Pfortaderthrombose sichern. Eine direkte Tumordarstellung durch pathologische Tumorgefäße ist selten. Eine Angiographie ist nicht indiziert, wenn sich keine therapeutische Konsequenz ergibt.

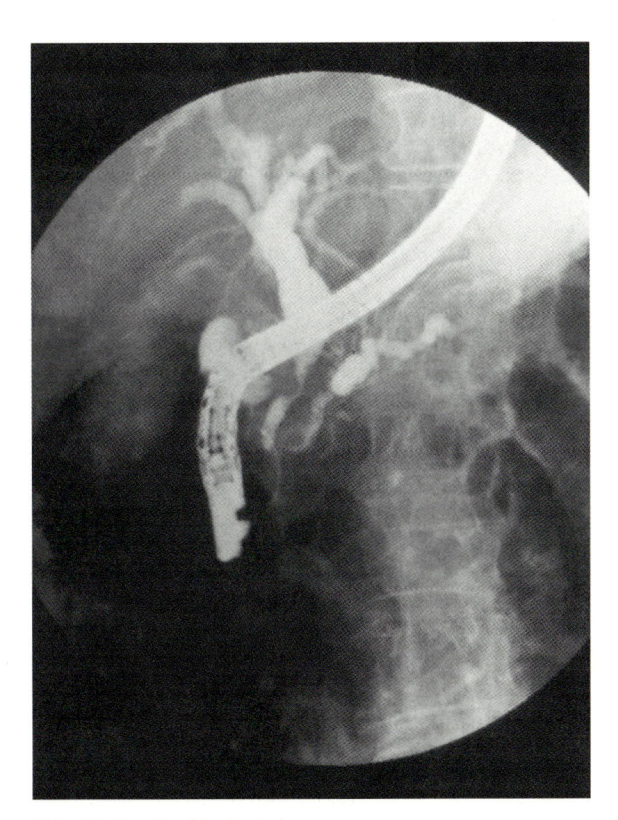

```
präoperative Drainage
         ↓
   Operationsplanung
         ↓
   Bilirubin > 200 µmol/l
         ↓
   endoskopischer Stent
```

Abb. 29.**11** Double duct sign.

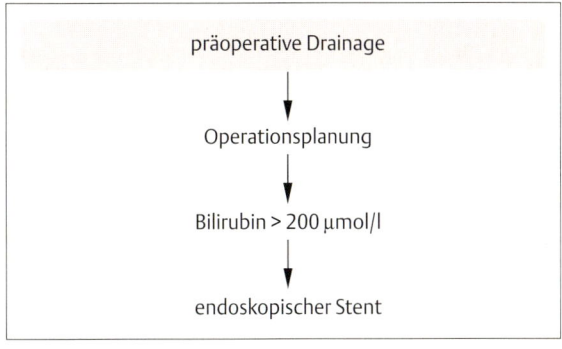

Abb. 29.**13** Einbringen eines endoskopischen Stents im Rahmen der ERCP.

Tumormarker

Als geeignete Tumormarker für die Pankreasdiagnostik gelten derzeit CEA, CA 19-9, CA 242 und CA 125. Das CA 19-9 hat von allen Markern die höchste Sensitivität (80%) und Spezifität (90%) und gilt z. Z. als Tumormarker der ersten Wahl für diesen Organtumor. Durch Kombination der Marker sollten in der Primärdiagnostik mehr als 90% der Tumorpatienten identifiziert werden können. Eine Frühdiagnose ist mit Tumormarkern nicht möglich. Der eigentliche Stellenwert der Tumormarker liegt in der postoperativen Nachsorge (frühzeitige Erkennung von lokalen Rezidiven und Fernmetastasen). Bei leichter Erhöhung sowie bei bestehender Cholestase bzw. Ikterus sind die Tumormarker nicht als Kriterium zwischen chronischer Pankreatitis und Karzinom zu werten.

Perkutane Punktionsdiagnostik

> Die perkutane Punktionsdiagnostik sollte nur bei einer inkurablen Situation zur Diagnosesicherung für eine palliative Therapie eingesetzt werden!

Zur Abklärung der Dignität verdächtiger Prozesse ist die ultraschall- oder CT-gesteuerte Nadelbiopsie geeignet. Für die Diagnose des pankreatischen Adenokarzinoms weist sie eine Sensitivitität von etwa 85% und eine Spezifität von ca. 100% auf. Komplikationen wie Pankreatitis, Pankreasfistel und Karzinomzellaussaat sind möglich. Bei negativem Ausfall des histologischen Ergebnisses ist ein Pankreaskarzinom nicht ausgeschlossen. Bei Ausschöpfung aller anderen diagnostischen Maßnahmen ist dann die Laparotomie der nächste Schritt. Die perkutane Punktionsdiagnostik sollte v. a. zur Bestätigung der Malignität bei inkurablen Tumoren eingesetzt werden (z. B. bei computertomographisch oder sonographisch nachgewiesenen Lebermetastasen oder Gefäßinfiltrationen). Bei Patienten, die aufgrund der Befunde von Sonographie, CT und Angiographie als operabel gelten, kann man auf die perkutane Punktionsdiagnostik verzichten.

Differentialdiagnose

Differentialdiagnostisch sind v. a. die chronische Pankreatitis, mit oder ohne Ausbildung von Pseudozysten, wie auch die akute Pankreatitis in Erwägung zu ziehen. Beide können ein Pankreaskarzinom vortäuschen. Die Obstruktion der Gallenwege kann einerseits steinbedingt sein, andererseits auch von den Gallenwegen oder deren Umgebung ausgehen. Ein periampullärer Tumor oder eine distale Choledochusneoplasie ist genauso in Erwägung zu ziehen. Im mittleren Choledochus- sowie im Bifurkationsbereich sind es v.a. Cholangiokarzinome (Klatskin-Tumoren) sowie Gallenblasentumoren, die differentialdiagnostisch in Frage kommen. Im weiteren muß an akute oder chronische Erkrankungen des Magens, des Duodenums sowie des Dickdarmes gedacht werden. Die oft uncharakteristische Schmerzmanifestation des Pankreaskarzinoms mit Ausstrahlung in den Rücken führt nicht selten zu orthopädischen Vorbehandlungen bei vermeintlich schmerzhaften Erkrankungen der Wirbelsäule (Tab. 29.14).

Tabelle 29.14 Differentialdiagnose des Pankreaskarzinoms

Chronische Pankreatitis
Akute Pankreatitis
Periampullärer Tumor
Gallenwegstumor (intrahepatisch, extrahepatisch, intrapankreatisch)
Gallenblasenpathologie
Magen-/Duodenalpathologie
Kolonpathologie

Chirurgische Therapie

Kausch beschrieb bereits 1909 eine Duodenopankreatektomie. 1935 wurde die Technik von Whipple ausgebaut, hat sich unter dessen Namen etabliert und gilt als Standardverfahren bei Pankreaskopfkarzinomen. Durch die frühzeitige lokale und metastatische Organüberschreitung sind Grenzen gesetzt, so daß bei der Mehrzahl der Patienten nur palliative chirurgische Verfahren im Sinne passageerhaltender Bypassoperationen an Darm und Gallenwegen zur Anwendung kommen können.

> Wegen Fernmetastasierung und/oder lokaler Infiltration zum Zeitpunkt der Diagnosestellung sind nur etwa 1/5 – 1/4 aller Pankreaskarzinome unter kurativen Aspekten resezierbar!

Die radikale Tumorentfernung ist die einzige Heilungschance. Die Resektionsraten liegen in einzelnen Serien zwischen 5 und 42% (23). Für eine Resektion bestehen folgende technische Möglichkeiten:
- partielle (kephale) Duodenopankreatektomie,
- totale Duodenopankreatektomie,
- subtotale Pankreaslinksresektion,
- erweiterte regionale subtotale oder totale Pankreatektomie in verschiedenen Formen.

Die chirurgische Therapie des Pankreaskopfkarzinoms beinhaltet nicht nur die Resektion des Pankreaskopfes, sondern wegen der engen Nachbarschaft auch die Resektion der Nachbarorgane. Bei der Duodenopankreatektomie nach Whipple wird der Pankreaskopf bis zur V. porta mit dem distalen Magenanteil, dem distalen Choledochus inkl. Gallenblase und dem Duodenum bis über das Treitzsche Band reseziert (Abb. 29.14). Da bei dieser Therapie das ganze Pankreas links der Pfortader reseziert wird, eignet sich diese Operation auch für den größten Teil der Pankreaskarzinome.

Die Rekonstruktion erfolgt mit dem verbleibenden proximalen Jejunum, indem dieses zunächst mit dem verbleibenden Pankreas im Korpusbereich anastomosiert wird. Danach erfolgt die Gallenwegs- und zuletzt die Magenanastomose mit einer Omegaschlinge mit Braunscher Fußpunktanastomose (Abb. 29.15). Eine andere

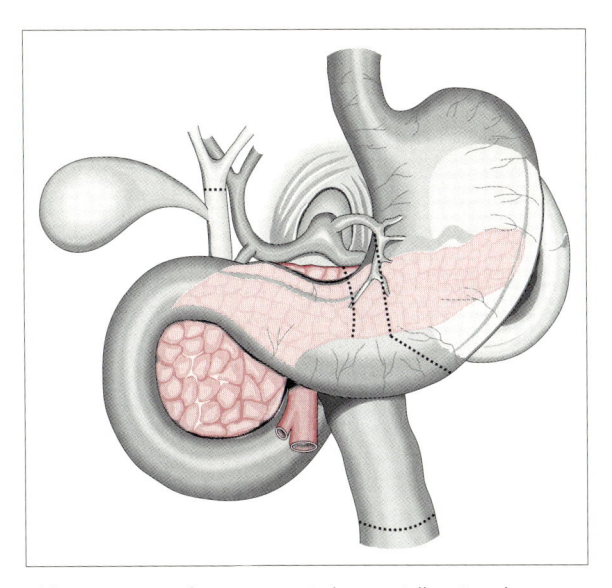

Abb. 29.**14** Resektionsausmaß der partiellen Duodenopankreatektomie nach Whipple.

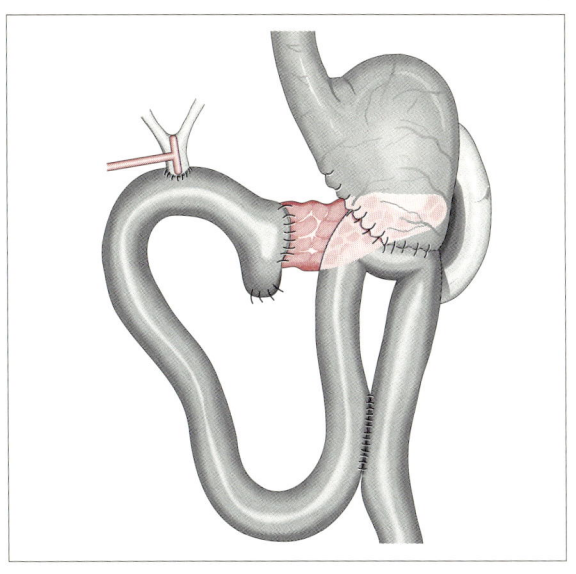

Abb. 29.**15** Rekonstruktion mit Omegaschlinge: Pankreatikojejunostomie, Hepatikojejunostomie, Gastroenterostomie und Braunsche Fußpunktanastomose.

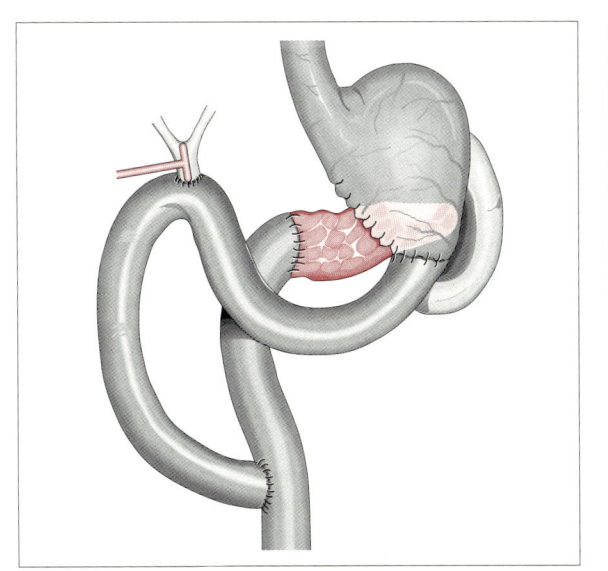

Abb. 29.**16** Rekonstruktion mit Roux-Y-Schlinge.

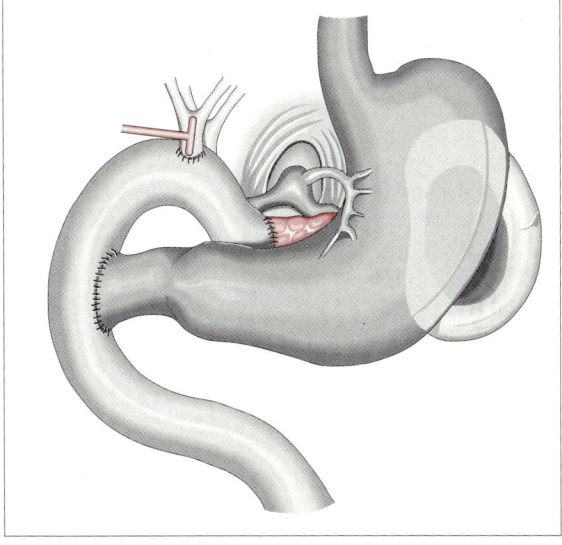

Abb. 29.**17** Rekonstruktion nach pyloruserhaltender Duodenopankreatektomie.

Möglichkeit zur Wiederherstellung der Passage besteht in einer Roux-Y-Schlinge (Abb. 29.**16**). Die Operation und Rekonstruktion der Wahl ist heute zunehmend die pyloruserhaltende partielle Duodenopankreatektomie, speziell bei kleineren Pankreastumoren oder Tumoren, welche minimal 4 cm vom Pylorus entfernt sind. Die Überlebenschancen sind denen der Whipple-Operation (inkl. partielle Gastrektomie) vergleichbar. Die postoperative Lebensqualität ist aber bei der pyloruserhaltenden Operation besser (Abb. 29.**17**) (4, 5, 16, 24). Pankreaskorpus- und -schwanzkarzinome werden in der Regel so spät diagnostiziert, daß eine in diesen Fällen durchzuführende Pankreaslinksresektion selten indiziert ist.

> Die Resektion ist die einzige potentiell kurative Therapie, welche auch bei der nicht radikalen Resektion eine längerdauernde gute Palliation ermöglicht. Inoperabilität besteht, wenn eine diffuse Metastasierung in das Mesenterium, das Netz und die Leber vorliegt, eine Ummauerung der A. und V. mesenterica superior und eine langstreckige Infiltration der A. hepatica, der Pfortader und der V. cava inferior vorhanden sind!

Patienten mit Fernmetastasen (Leber, Lunge, Peritoneum) profitieren lediglich von palliativen operativen Maßnahmen. Bei vorhandenem Ikterus sollte in diesen Fällen nach Möglichkeit endoskopisch eine Gallenwegsprothese (wall-stent) eingelegt werden. Eine Ausnahme bilden Patienten mit Fernmetastasen und Duodenalstenosen, die von einer chirurgischen Bypassoperation profitieren können. Bezüglich der Palliation bestehen folgende operative Möglichkeiten:
– biliodigestive Anastomose,
– Gastroenteroanastomose,
– Wirsungojejunostomie Seit-zu-Seit (selten indiziert).

Ist der Tumor bei der chirurgischen Exploration inoperabel oder zeigen sich unerwartet Fernmetastasen, ist die Durchführung einer chirurgischen biliodigestiven Anastomose mit einer Roux-Y-Schlinge in Fällen mit drohender Duodenalobstruktion, kombiniert mit einer Gastroenterostomie, die Therapie der Wahl, da damit die Lebensqualität verbessert wird (Abb. 29.18).

Prognose

Das Pankreaskarzinom hat eine überaus schlechte Prognose. Zum Zeitpunkt der Diagnosestellung liegen bei etwa 80 % der Patienten bereits Metastasen vor. Mehr als die Hälfte der resektablen Pankreaskarzinome zeigt bereits Lymphknotenmetastasen im endgültigen histologischen Präparat. Die 5-Jahres-Überlebensrate des Pankreaskarzinoms liegt insgesamt bei 1–3 %. Statistisch führt das unbehandelte Pankreaskarzinom in 1–2 Monaten, das palliativ behandelte in 3–6 Monaten und das radikal resezierte in 9–18 Monaten zum Tode. Eine Möglichkeit zur Verbesserung des Überlebens liegt in der frühzeitigen Diagnosestellung und in einer Kombination der Therapiemöglichkeiten (Chirurgie/Radiotherapie/Chemotherapie) (6, 7, 8, 9, 20, 25).

Multimodale Therapiekonzepte

Die hohe Zahl nicht resektabler Tumoren sowie die generell schlechte Prognose trotz radikaler Tumorexstirpation begründen die Notwendigkeit multimodaler Therapiekonzepte zur Palliation und Kuration.

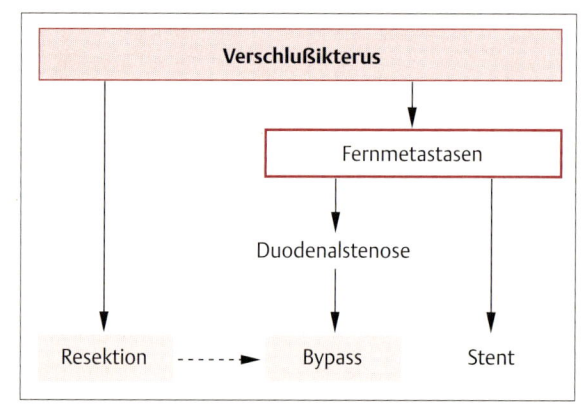

Abb. 29.18 Behandlungskonzept bei einem Verschlußikterus.

Von den etwa 25 % der Patienten, bei denen zum Zeitpunkt der Diagnose überhaupt eine Resektion vorgenommen werden kann, wird nur ein geringer Prozentsatz vom Tumorleiden geheilt. Aus diesem Grunde wurden mehrere adjuvante Therapieansätze entwickelt. Die multimodale Radiochemotherapie mit 5-FU als Basistherapeutikum ist derzeit am besten eruiert und führt zu einer signifikanten Verlängerung der Überlebenszeit. Erfolgversprechend scheint auch die adjuvante regionale Chemotherapie, die derzeit Gegenstand klinischer Studien ist (13, 17). Neu zu bewerten ist das Gemcitabin – ein Pyrimidin-Antimetabolit – bei Patienten mit 5-FU-refraktärem Pankreaskarzinom (19).

Die Möglichkeiten der systemischen Chemotherapie sind wegen der geringen Chemosensibilität der exokrinen Pankreaskarzinome begrenzt. So sind die Ergebnisse der systemischen Chemotherapie beim inoperablen Pankreaskarzinom nach wie vor unbefriedigend. Die systemischen Chemobehandlungen mit dem FAM- (5-FU, Doxorubicin und Mitomycin C) oder dem SMF-Schema (Streptozotocin, Mitomycin C und 5-FU) haben zu keiner signifikanten Verlängerung der Überlebenszeit geführt. Erfolgversprechend zur palliativen Therapie erscheint auch der Einsatz des neuen Zytostatikums Gemcitabin, das sich durch eine hohe Ansprechrate bei guter Verträglichkeit auszeichnet, ohne jedoch die Überlebenszeit verlängern zu können.

Neuere Studien verweisen dagegen auf sehr gute Ergebnisse durch eine regionale bzw. lokoregionale Chemotherapie (Truncus-coeliacus-, Aortic-stop-flow-Chemotherapie) (1, 12). Durch die regionale Applikation ist es möglich, im Bereich des Pankreas (und seinem Hauptmetastasierungsorgan Leber) deutlich höhere Spiegel zytostatisch wirksamer Substanzen zu erreichen als bei systemischer Gabe.

Durch eine alleinige perkutane Strahlenbehandlung wird die Prognose nicht beeinflußt. Dagegen zeigt die perkutane Radiotherapie in Kombination mit 5-FU eine Verlängerung der medianen Überlebenszeit. Laufende Studien zur intraoperativen Strahlenbehandlung mit schnellen Elektronen zeigen tendenziell verbesserte Resultate, allerdings ist eine hohe Komplikationsrate in Betracht zu ziehen (obere gastrointestinale Blutungen, Wundheilungsstörungen). Die interstitielle Therapie mit intraoperativ applizierten Jod-125-Seeds brachte dagegen keine wesentliche Verbesserung der Resultate, jedoch ließ sich eine günstige Schmerzbeeinflussung beobachten.

Weitere Behandlungsansätze liegen in der Immuntherapie mit monoklonalen Antikörpern (8) sowie in der Hormontherapie. Allerdings zeigen die bisherigen Ergebnisse mit Antiöstrogenen (Tamoxifen) bzw. dem LH-RH-Antagonisten Buserelin keine Verlängerung der Überlebenszeit.

Nachbehandlung und onkologische Nachsorge

Je nach Art des Eingriffes weisen Patienten, die wegen eines Pankreaskarzinoms operiert wurden, eine Reihe sich gegenseitig beeinflussender Probleme auf (Tab. 29.15). Das Ausmaß der exokrinen und endokrinen Funktion des Restpankreas wird im wesentlichen vom Grad der

Tabelle 29.**15** Postoperative Probleme bei Pankreaskarzinom (nach Schoenemann)

Pankreopriver Diabetes:
- Hypoglykämieneigung,
- hohe Insulinempfindlichkeit,
- Abhändigkeit von der wechselnden Nahrungsausnutzung
- geringe Neigung zur Ketoazidose.

Pankreopriver Enzymdefekt:
- Stearrhö,
- Mangel an fettlöslichen Vitaminen,
- pankreatogene Osteomalazie.

Folgen der Magenresektion:
- Früh- und Spätdumpingsyndrome,
- kleiner Restmagen,
- Syndrom der zuführenden Schlinge,
- wechselnde Passage mit entsprechend wechselnder Nahrungsausnutzung,
- Vitamin-B_{12}-Mangel.

Rezidivierende Cholangitiden:
- bei biliodigestiver Anastomose.

Psychosoziale Probleme:
- spezifische Probleme des krebskranken Patienten.

---

vorbestehenden Parenchymschädigung bestimmt. So tritt bei Patienten mit einem Pankreaskarzinom eine klinisch relevante Insuffizienz nach Teilresektion seltener auf als nach Resektionsbehandlung bei chronischer Pankreatitis. Für die Behandlung der exokrinen und endokrinen Pankreasinsuffizienz nach partieller oder totaler Pankreasresektion wegen eines Karzinoms gelten die gleichen Prinzipien wie bei der Insuffizienz bei chronischer Pankreatitis.

Eine absolute Indikation zur medikamentösen Therapie der exokrinen Pankreasinsuffizienz ist bei jedem Patienten nach totaler Pankreasresektion gegeben (Tab. 29.**16**). Bei Patienten nach partieller Resektion ist eine Enzymsubstitution indiziert, wenn die tägliche Stuhlfettausscheidung 15 g überschreitet und/oder wenn der Patient Durchfälle, dyspeptische Symptome oder einen progredienten Gewichtsverlust aufweist. Da sich bei der exokrinen Pankreasinsuffizienz ein Mangel an fettlöslichen Vitaminen (A, D, E, K) entwickeln kann, sollten auch diese regelmäßig parenteral substituiert werden.

Bei der endokrinen Pankreasinsuffizienz steht der Ausfall der Insulinproduktion klinisch im Vordergrund. Ein Diabetes mellitus (pankreopriver Diabetes) tritt immer nach totaler Pankreatektomie und nach Linksresektion, selten nach partieller Duodenopankreatektomie auf. Die endokrine Insuffizienz wird mit Diät und Insulin behandelt. Infolge des gleichzeitig bestehenden Glucagonmangels ist die Stoffwechsellage durch eine außerordentliche Insulinempfindlichkeit mit dem Risiko lebensbedrohlicher Hypoglykämien gekennzeichnet. Deshalb sollte die Stoffwechsellage eher auf ein mäßig hyperglykämisches Niveau eingestellt werden.

Angesichts der schlechten Prognose und der geringen therapeutischen Möglichkeiten bei Tumorprogredienz ist der Wert einer systematischen Tumornachsorge bei asymptomatischen Patienten umstritten, aus Gründen der psychischen Betreuung und der Qualitätskontrolle ist sie jedoch in jedem Fall wichtig. Die onkologische Nachsorge sollte in den ersten zwei Jahren alle 2 Monate, dann halbjährlich erfolgen (Tumormarker, Überprüfung des Zuckerstoffwechsels, routinemäßige laborchemische Untersuchungen, Sonographie oder CT der Oberbauchorgane. Röntgenkontrolle des Thorax, ergänzende Untersuchungen je nach Beschwerden).

Maligne Tumoren: periampulläres Karzinom

Periampulläre Tumoren haben im Gegensatz zum Pankreaskarzinom eine deutlich bessere Prognose mit einer 5-Jahres-Überlebensrate von 20–40% nach Resektion. Die periampullären Karzinome treten in drei Formen auf:
- distales Gallenwegskarzinom,
- ampulläres Karzinom (Papillenkarzinom),
- Duodenalkarzinom.

Im Gegensatz zum Pankreaskarzinom ist die Resektabilität bei der Diagnosestellung in 80% der Fälle gegeben und Lymphknotenmetastasen finden sich nur bei 30% der resezierten Tumoren.

> Die Klinik der periampullären Tumoren entspricht derjenigen des Pankreaskopfkarzinoms; da das pathologische Substrat direkt an der Papilla Vateri liegt, wird durch den frühzeitig auftretenden Verschlußikterus die Diagnose eher gestellt!

Wie beim exokrinen Pankreaskarzinom wird als erste diagnostische Untersuchung Ultraschall eingesetzt. Durch die ERCP können Duodenaltumoren oder ampulläre Karzinome entdeckt und duodenoskopisch biopsiert und diagnostiziert werden. Beim distalen Gallengangkarzinom erfolgt die Diagnosestellung durch die ERCP. Das kontrastmittelverstärkte CT empfiehlt sich zum Tumorstaging.

Die Operation der Wahl ist die magenerhaltende partielle Duodenopankreatektomie, wie sie beim Pankreaskopfkarzinom durchgeführt wird, inkl. peripankreatische Lymphknotendissektion. Bei irresektablen Tumoren (20%) kommen Bypassoperationen wie die Hepatikojejunostomie, evtl. kombiniert mit einer Gastroenterostomie, in Betracht. Bei kleinen Papillenkarzinomen bis zu 1 cm Größe, insbesondere bei alten Patienten in schlechtem Allgemeinzustand, kann eine lokale Exzision

---

Tabelle 29.**16** Medikamentöse Therapie der exokrinen Pankreasinsuffizienz nach totaler Pankreasresektion

Pankreatinpräparate (5–10 g/Tag) zu den Mahlzeiten, Dosierung nach klinischem Erfolg:
- bei normaziden Patienten als Enzympellets mit sog. „enteric coating" (säuregeschützte Kapseln),
- bei hypaziden Patienten (z. B. nach Magen[teil]resektion) als Enzymgranulat.

Vitamine A, D, E, K parenteral/Monat
Vitamin B_{12} parenteral/3 Monate
Gegebenenfalls orale Substitution von Calcium, Magnesium und Eisen

mit einer sog. Ampullektomie (Papillenexstirpation mit operativer Wiedereinpflanzung des Ductus choledochus und Ductus pancreaticus) erfolgen. Bei initial bereits metastasiertem Stadium und Zeichen des Verschlußikterus sollte auf operative Maßnahmen zugunsten einer endoskopischen oder transhepatischen Gallenwegsprotheseneinlage verzichtet werden (expandable stent).

> Periampulläre Tumoren zeigen im Gegensatz zum exokrinen Pankreaskarzinom eine bessere 5-Jahres-Überlebenschance (30%) und sollten deshalb wenn immer möglich mit einer radikalen onkologischen chirurgischen Therapie versorgt werden (10, 15)!

Maligne Tumoren: endokrine Pankreastumoren vgl. Kapitel 20

Literatur

1. Aigner, K., H. Müller, R. Bassermann: Intra-arterial chemotherapy with MMC, CDDP and 5-FU for non-resectable pancreatic cancer – a phase II study. Reg. Cancer Treatm. 3 (1990) 1
2. Andren-Sandberg, A., I. Ihse: Factors influencing survival after total pancreatectomy in patients with pancreatic cancer. Ann. Surg. 189 (1983) 605
3. Beger, H. G., R. Bittner: Das Pankreaskarzinom. Berlin, Springer 1986
4. Beger, H. G., D. Berger, M. Büchler, U. Pralle, W. Uhl: Pankreas. In Breitener, B.: Chirurgische Operationslehre, Band V. Leber, Galle, Pankreas und Milz. Hrsg. v. A. Encke. Urban & Schwarzenberg, München 1992 (S. 1–145)
5. Beger, H. G., M. Büchler, P. Malfertheiner: Standards in Pancreatic Surgery. Berlin, Springer 1993
6. Beger, H. G., M. W. Büchler, H. Friess: Chirurgische Ergebnisse und Indikation zur adjuvanten Maßnahmen beim Pankreaskarzinom. Chirurg 65 (1994) 246
7. Büchler, M., M. Ebert, H. G. Beger: Grenzen chirurgischen Handelns beim Pankreaskarzinom. Langenbecks Arch. Chir. Suppl. (1993) 460
8. Büchler, M., H. Friess, K. H. Schultheiss, Ch. Gebhardt, R. Kübler, K. H. Muhrer, M. Winkelmann, Th. Wagener, R. Klapdor, G. Schulz, M. Kaul, G. Müller, H. G. Beger: A randomized controlled trial of adjuvant immunotherapy (murine monoclonal antibody 492/32) in resectable pancreatic cancer. Cancer 68 (1991) 1507
9. Cameron, J. L., D. W. Crist, J. V. Sitzmann, R. H. Hruban, J. K. Boinott, A. J. Seidler, J. Coleman: Factors influencing survival after pancreatico-duodenectomy for pancreatic cancer. Amer. J. Surg. 161 (1991) 120
10. Dowsett, J. F., R. C. G. Russel, A. R. W. Hatfield, P. B. Cotton, S. I. Wiliams, A. G. Speer, J. Houghton, T. Lennon, K. Macrae: Malignant obstructive jaundice: prospective randomized trial of bypass surgery versus endoscopic stenting. Gastroenterology 96 (1989) A 128
11. Farrow, D. C., S. Davis: Risk of pancreatic cancer in relation to medical history and the use of tabacco, alcohol and coffee. Int. J. Cancer 45 (1990) 816
12. Gansauge, F., K. H. Link, N. Rilinger, R. Kunz, H. G. Beger: Regionale Chemotherapie beim fortgeschrittenen Pankreaskarzinom. Med. Klin. 90 (1995) 501
13. Gansauge, F., K. H. Link, N. Rilinger, R. Kunz, H. G. Beger: Adjuvante regionale Chemotherapie beim resezierten fortgeschrittenen Pankreascarcinom. Chirurg 67 (1996) 362
14. Gold, E. B., L. Gordis, M. D. Diener, R. Seltser, J. K. Boinott, T. E. Bynum, D. F. Hutcheon: Diet and other risk factors for cancer of the pancreas. Cancer 55 (1985) 460
15. Huibregtse, K., R. M. Katon, P. P. Coene, G. N. J. Tytgat: Endoscopic palliative in pancreatic cancer. Gastrointest. Endosc. 32 (1986) 334
16. Klingenbijl, J. H. G., G. P. v. Schelling, W. C. J. Hop, R. van Pel, H. A. Bruining, J. Jeekel: The advantages of pylorus-preserving pancreatoduodenectomy in malignant disease of the pancreas and the periampullary region. Ann. Surg. 216 (1992) 142
17. Lygidakis, N. J., K. Stringaris: Adjuvant therapy following pancreatic resection for pancreatic duct carcinoma: a prospective randomized study. Hepato-Gastroenterol. 43 (1996) 671
18. Neoptolemos, J. P.: Cancer of the pancreas. Baillieres clin. Gastroenterol. (1990)
19. Rothenberg, M. L., M. J. Moore, M. C. Cripps, J. S. Andersen et al.: A phase II trial of gemcitabine in patients with 5-FU-refractory pancreas cancer. Ann. Oncol. 7 (1996) 347–353
20. Satake, K., H. Nishiwaki, H. Yokomatsu, Y. Kawazoe, K. Kim, A. Haku: Surgical curability and prognosis for standard versus extended resection for T1 carcinoma of the pancreas. Surg. Gynecol. Obstet. 175 (1992) 259
21. Schoenemann, J.: Die Betreuung Pankreasoperierter im Arbeitskreis der Pankreatektomierten e.V. – Bauchspeicheldrüsenoperierte. Chir. Gastroenterol. 3 (1989) 417
22. Strunk, H., F. P. Kuhn, U. Weibler et al.: Sonographie beim Pankreaskarzinom. Radiologe 28 (1988) 277
23. Trede, M.: The surgical treatment of pancreatic carcinoma. Surgery 97 (1987) 28
24. Trede, M.: Treatment of pancreatic carcinoma: the surgeon's dilemma. Brit. J. Surg. 74 (1987) 79
25. Trede, M., G. Schwall, H. D. Saeger: Survival after pancreatoduodenectomy. Ann. Surg. 211 (1990) 447
26. Warshaw, A. L., R. S. Swanson: What's new in general surgery? Pancreatic cancer in 1988. Ann. Surg. 208 (1988) 541

30 Ileum und Jenunum

Entzündliche Erkrankungen

H. J. Buhr und A. J. Kroesen

Die chirurgische Therapie entzündlicher Erkrankungen des Jejunums und Ileums beschränkt sich im wesentlichen auf die Manifestation des Morbus Crohn. Infektiöse Enteritiden viraler oder bakterieller Genese, das Meckelsche Divertikel, opportunistische Infektionen im Rahmen des AIDS, intestinale Endometriose und Strahlenenteritis sind weitere entzündliche Erkrankungen (Tab. 30.1), eine chirurgische Intervention ist hier nur in seltenen Fällen indiziert.

Morbus Crohn

Epidemiologie

Der Morbus Crohn trat in Deutschland während der 80er Jahre mit einer Inzidenz von 4,0 Fällen/100 000 Einwohner/Jahr auf. Die Prävalenz betrug mit regionalen Unterschieden 36,8–54,6/100 000. In den anderen europäischen Ländern lag die Inzidenz zwischen 0,8 (Spanien) und 9,8 (Schottland) Fällen/100 000 EInwohnern/Jahr (1).

Hinsichtlich des Alters bei Krankheitsbeginn gibt es ebenfalls eindeutige Daten. So beträgt es bei alleinigem Dünndarmbefall und Gesamtbefall 20–29 Jahre, wohingegen der alleinige Kolonbefall in der Altersgruppe zwischen 70 und 79 Jahren am höchsten ist. Der Morbus Crohn tritt bei Frauen etwas häufiger auf als bei Männern, das Geschlechtsverhältnis Männer : Frauen ist 1 : 1,12.

In der geographischen Verteilung läßt sich sowohl in den USA als auch in Europa ein eindeutiges Nord-Süd-Gefälle feststellen. Die Erkrankung tritt des weiteren in Städten häufiger als auf dem Land auf. Analysiert man die Lebensumstände der Erkrankten, so läßt sich tendenziell aufzeigen, daß Wohlhabende eine höhere Prävalenz aufweisen. Auch zeigen sich ethnische Unterschiede. So erkranken Menschen schwarzer Hautfarbe seltener als Weiße, Nordstaaten-Schwarze häufiger als Schwarzafrikaner. In den USA ist die Erkrankung bei Weißen 3- bis 5mal häufiger als bei allen anderen Bevölkerungsgruppen. Juden, die in Israel leben bzw. geboren sind, weisen gegenüber Juden, die in anderen Ländern leben, eine deutlich geringere Inzidenz der chronisch entzündlichen Darmerkrankungen auf.

Es bestehen Hinweise für eine familiäre Häufung und auf genetische Faktoren. So haben Angehörige ersten Grades von Morbus-Crohn-Kranken ein 10fach erhöhtes Risiko gegenüber der Gesamtbevölkerung, ebenfalls an einem entzündlichen Darmleiden zu erkranken. Außerdem weisen bei einer familiären Häufung die später Erkrankten in 88% einen Crohn-Befall desselben Darmabschnitts und 68% dasselbe Alter bei Krankheitsbeginn auf. Für eine genetische Komponente spricht auch die Tatsache, daß eineiige Zwillinge eine 67%ige Konkordanz zeigen, und die Assoziation mit den HLA-Antigenen B44 und Cw5 (22).

Risiken und Ätiopathogenese

Eindeutige und entscheidende Faktoren der Ätiopathogenese finden sich nicht, es lassen sich auch hier nur Tendenzen ablesen (Tab. 30.2). So scheint das Rauchen einen negativen Einfluß auf die Entwicklung eines Morbus Crohn zu haben. Raucher zeigen im Vergleich zu Nichtrauchern ein 1,8- bis 4,2fach erhöhtes Risiko einen Morbus Crohn zu entwickeln (4). Es wird auch ein um 50–250% erhöhter Zuckerkonsum bei Morbus-Crohn-

Tabelle 30.1 Differentialdiagnose entzündlicher Erkrankungen des Ileums und Jejunums

Morbus Crohn
Infektiöse Erkrankungen
– Bakterien
– Viren
– Protozoen
– Pilze
– opportunistische Infektionen bei AIDS
Medikamenteninduzierte Enteritis
Strahlenenteritis
Meckelsches Divertikel
Systemische Vaskulitis (Purpura Schoenlein-Henoch)
Endometriose
Morbus Whipple

Tabelle 30.2 Ätiopathogenetische Faktoren beim Morbus Crohn

	Stellenwert für Krankheitsentstehung
Rauchen	+
Orale Kontrazeptiva	(+)
Zuckerkonsum	(+)
Ballaststoffe	–
Primäre Permeabilitätsstörungen	–

Kranken beobachtet. Die möglichen zuckerbedingten pathophysiologischen Veränderungen sind eine epitheliale Permeabilitätsstörung und eine Änderung der intestinalen Keimbesiedlung mit Bildung toxischer Metaboliten. Jedoch konnten Studien mit zuckerfreier Diät keinen positiven Einfluß auf den Krankheitsverlauf nachweisen. Ebenso läßt sich kein eindeutiger Effekt auf den Krankheitsverlauf durch Ballaststoffe und ungesättigte Fettsäuren aufzeigen (20).

Unter oraler Kontrazeption läßt sich ein 1,4- bis 4fach erhöhtes Erkrankungsrisiko feststellen (16).

Die intensiv untersuchte Rolle der Mykobakterien und der Stellenwert einer primären Permeabilitätsstörung der Darmwand erbrachten keine weiteren primär ätiopathogenetischen Faktoren.

Pathogenese

Die gegenwärtigen Überlegungen zur Pathogenese des Morbus Crohn stützen sich im wesentlichen auf 3 Konzepte (1):
– abnorme Reaktion des intestinalen Immunsystems,
– Autoimmunität,
– Vaskulitis.

Abnorme Reaktion des intestinalen Immunsystems. Es kommt zu einer überschießenden Immunreaktion auf ein Fremdantigen. Durch einen immunregulatorischen Defekt nimmt die IgG-Produktion der Plasmazellen stark zu. Dies resultiert aus einem Mißverhältnis der Aktivität von Helfer- und Suppressorzellen in der Lamina propria. Unter dem Einfluß von IL-2 kommt es zur Proliferation immunkompetenter Zellen, sowohl zytotoxischer T-Zellen als auch überwiegend IgG-produzierender Plasmazellen. Die Immunantwort führt entweder direkt oder indirekt über die Induktion einer entzündlichen Reaktion zur Schädigung der Schleimhaut (1).

Autoimmunität. Die Hypothese der Autoimmunität stützt sich im wesentlichen auf den Nachweis dreier zirkulierender Autoantikörper.

Das größte Interesse hierbei weckte das 40-kD-Antigen, ein 40-kD-Protein der Kolonschleimhaut. Hauptsächlich bei der Colitis ulcerosa fanden sich in 79% der Fälle Antikörper gegen das 40-kD-Protein im Serum Erkrankter. Eine weitere Autoimmunhypothese stützt sich auf den Nachweis krankheitsspezifischer Autoantikörper, die gegen Sekretionsprodukte des normalen exokrinen Pankreas gerichtet sind (PAB). Bei 35% der Morbus-Crohn-Kranken gelingt der Nachweis des PAB-definierten Antigens, das sich nur bei 4% der Patienten mit Colitis ulcerosa und bei Kontrollpersonen gar nicht nachweisen läßt. Die dritte Hypothese stützt sich auf die antineutrophilen zytoplasmatischen Antikörper (ANCA), die sich bei Patienten mit Morbus Crohn nur in 6%, allerdings bei der Colitis ulcerosa in bis zu 85% nachweisen lassen.

Vaskulitis. Die Entstehung des Morbus Crohn kann durch eine mesenteriale Vaskulitis begründet sein, die zu einer multifokalen Infarzierung führt. Die entzündliche Komponente besteht hierbei in einer Interaktion zwischen Immunzellen und dem Endothel, die durch Adhäsionsmoleküle vermittelt auftritt. Über die daraus folgende Sezernation von Cytokinen und einer Aktivierung des Gerinnungssystems können die multifokale Infarzierung und Granulombildung entstehen.

Krankheitsspezifische Prinzipien und Überlegungen

Der Morbus Crohn kann weder medikamentös noch chirurgisch geheilt werden. Die Behandlung des Morbus Crohn erfolgt zunächst immer konservativ. Dennoch ist für viele Patienten im Laufe ihrer Krankheitsgeschichte eine Operation unumgänglich. Nach der nationalen amerikanischen Studien über Morbus Crohn aus dem Jahre 1979 (21) müssen 80–90% der Patienten mindestens einmal während eines zwanzigjährigen Krankheitsverlaufs operiert werden. Im Detail zeigte sich, daß von den 569 untersuchten Patienten in 5 Jahren nahezu 50% am Dünndarm, 60% im Ileozäkalbereich und 30% am Dickdarm operiert werden mußten. Die hohe Rezidivrate der Crohnschen Erkrankung wurde auch durch die Arbeitsgruppe um Rutgeerts (23) im Jahre 1990 genau untersucht. Während einer Nachbeobachtungszeit von 5 Jahren wurde die Rezidivrate sorgfältig nach endoskopischem Befund, Laboruntersuchung, klinischen Symptomen und der Reoperationsrate analysiert. Es zeigte sich, daß bereits nach einem Jahr bei 73% aller Patienten endoskopisch ein Rezidiv im neoterminalen Ileum festzustellen war, während nur ca. 20% dieser Patienten Symptome aufwiesen. Die Rezidivrate lag unter 5%.

Kommt es zu einem Rezidiv, so lassen sich einige determinierende Faktoren herausarbeiten. Das Rezidiv ist abhängig von der primären Lokalisation. DeDombal (6) und Lock (19) fanden in der Nachbeobachtung eine deutlich niedrigere Rezidivrate bei alleinigem Dickdarmbefall als bei gemischtem Befallsmuster beziehungsweise alleinigem Dünndarmbefall. Die häufigste Rezidivrate trat bei den Patienten auf, bei denen ein initialer Ileozäkalbefall operiert worden war.

Außerdem ist das Rezidiv abhängig vom Alter bei Erkrankungsbeginn, nach DeDombal nahm die Rezidivrate mit zunehmenden Alter deutlich ab.

Eine für das chirurgische Vorgehen wichtige Erkenntnis läßt sich aus den Arbeiten von Kotanagi u. Mitarb. (15) ableiten. Hier wurden 100 Fälle retrospektiv auf die Fragestellung hin untersucht, ob ein mikroskopischer Crohn-Befall am Darmresektionsrand mit einer erhöhten Anastomosenrezidivrate korreliert. Die Analyse erbrachte nach einer Nachbeobachtungszeit von 11,5 Jahren, daß sowohl für makroskopisch freie Resektionsränder als auch für mikroskopisch freie Resektionsränder eine gleiche Rezidivrate von 25–30% besteht. Diese Untersuchungen belegen eindeutig, daß der mikroskopische Befall oder Nichtbefall keinen Einfluß auf die Rezidivrate hat.

Auch das Resektionsausmaß hat einen deutlichen Einfluß auf die Rezidivrate, dies wurde in einer 1989 durch Ewe u. Mitarb. (8) veröffentlichten Multicenterstudie belegt. Es wurde an 232 Patienten der Effekt einer radikalen gegenüber einer nicht radikalen Operationstechnik und einer postoperativen Sulfosalicylprophylaxe gegenüber Placebos auf die Rezidivrate untersucht. Die Nachbeobachtungszeit betrug 3 Jahre. Die geringste Rezidivrate fand sich bei den Patienten, die nicht radikal operiert worden waren und postoperativ Sulfosalicyl erhielten. Aus dieser Untersuchung läßt sich der Schluß ziehen, daß ein nicht radikales chirurgisches Vorgehen gegenüber einem nach onkologischen Kriterien radikalem Vorgehen (mit langem Sicherheitsabstand und Lymphadenektomie) vorzuziehen ist (2, 3, 12).

Diese in Tab. 30.3 noch einmal zusammengestellten Grundprinzipien der chirurgischen Therapie bei Morbus Crohn sind bei jedem operativen Eingriff mit in das operationsstrategische Kalkül einzubeziehen. Es erfordert, daß – ein minimaler chirurgischer Eingriff mit sparsamer Resektion und organerhaltender Operationstechnik vorzunehmen ist, – bei jedem Eingriff aufgrund des hohen Rezidivrisikos bereits die nächste operative Intervention mit in Betracht gezogen werden muß.

Diagnostik

Die präoperative Diagnostik beim Morbus Crohn unterliegt einer großen interindividuellen Varianz. Aufgrund des großen Befallsspektrums der Erkrankung sollte prinzipiell vor einer erstmaligen operativen Intervention der gesamte Intestinaltrakt abgeklärt und die Diagnose gesichert werden. Anders verhält es sich bei Patienten, die im langjährigen Krankheitsverlauf durch einen versierten Gastroenterologen betreut werden. Ist hier bereits die komplette Diagnostik erfolgt und haben sich keine wesentlichen Änderungen des Gesamtbildes eingestellt, muß nicht zwingend vor jedem Eingriff die gesamte Diagnostik wiederholt werden. Die Basisdiagnostik bei Erstmanifestation eines operationspflichtigen Morbus Crohn sollte jedoch die Punkte umfassen, die in Tab. 30.4 aufgeführt sind.

Laboruntersuchung

Die Laboruntersuchungen dienen in erster Linie dazu, die Entzündungsaktivität und eine erkrankungsbedingte Malnutrition präoperativ zu erkennen und zu therapieren. Spezifische Marker für die entzündlichen Darmerkrankungen existieren nicht. Neben den klinisch gängigen Parametern sollte die Laboruntersuchung folgendes umfassen: Gesamteiweiß, Elektrophorese, Spurenelemente (Mg, Zn, Selen), im terminalen Ileum resorbierte Vitamine, Vitamin B_{12}, Folsäure, Eisen, Ferritin, Blutbild, Blutkörperchensenkungsgeschwindigkeit, C-reaktives Protein, Blutgerinnung.

Endoskopie

Die Endoskopie ist für die Primärdiagnostik und Therapieüberwachung des Morbus Crohn eine unerläßliche Maßnahme. Die Endoskopie vermag die spezifischen Veränderungen und die Ausdehnung zu erfassen, dazu gehören:
– makroskopische Diagnose des Morbus Crohn anhand des Schleimhautaspekts:
· bei geringer Aktivität: Aphten neben normaler Schleimhaut, keine Blutungen,
· bei floridem Schub: längliche fissurale Ulcera, Pflastersteinrelief, Hyperämie, spontane Blutungen, Fistelöffnungen,
· bei chronischem Verlauf: narbige Verziehungen, Strikturen, Stenosen, Pseudopolypen;
– Ausbreitung des Schleimhautbefalls: diskontinuierlich, analwärts, exzentrisch.

Ösophagogastroduodenoskopie. Der Crohn-Befall des oberen Gastrointestinaltrakts beträgt ca. 30%, so daß diese Untersuchung unerläßlich für ein vollständiges Crohn-Staging ist. Allerdings erscheinen hier die makroskopischen Veränderungen weniger charakteristisch, erst die Histologie der Biopsien erbringt die typischen Veränderungen. Neben den oben beschriebenen Läsionen können vor allem zusätzlich peptische Läsionen auftreten.

Koloskopie. Auch wenn Crohn-typische Läsionen vorhanden sind, ist gerade bei der Koloskopie im akuten Schub eine exakte Differenzierung zwischen Colitis ulcerosa und Morbus Crohn schwierig. Wichtig für die Unterscheidung sind vor allem die diskontinuierliche Ausbreitung der Entzündung, das Pflastersteinrelief, großflächige Ulkusstraßen und diffuse Blutungen. In der Remissionsphase findet sich nach einem leichteren Schub eine unauffällige Schleimhaut. Nach ausgeprägten Schüben imponieren sog. Pseudopolypen, Mukosabrücken, Strikturen und narbige Verziehungen. Auch die Koloskopie gehört zum regelrechten Staging, muß bei stabilem Verlauf jedoch nicht zwingend vor jeder Operation wiederholt werden.

Tabelle 30.3 Krankheitsspezifische Prinzipien des Morbus Crohn

Chronisch verlaufende, nicht heilbare Erkrankung
Hohe Rezidivrate
Rezidiv abhängig von der primären Lokalisation
Rezidiv abhängig vom Alter bei Krankheitsbeginn
Rezidiv unabhängig vom Resektionsrand
Rezidiv abhängig vom Resektionausmaß

Tabelle 30.4 Basisdiagnostik vor elektiven Eingriffen bei Morbus Crohn

Ausbreitungsdiagnostik
Gastroskopie
Koloskopie
Darstellung des Dünndarms nach Sellink
Abdomensonographie

Diagnostik bei speziellen Fragestellungen
Abdomen-CT:	intraabdominelle Abszesse
Fisteldarstellung:	suprasphinktäre, enterokutane Fisteln
Rektale Endosonographie:	perianale Fisteln bzw. Abszesse
Analmanometrie:	Funktionseinschätzung des Analsphinkters

Röntgendiagnostik

Die Röntgendiagnostik ist das einzige morphologische Diagnostikum bei der Untersuchung des Dünndarms. In Ermangelung der endoskopischen Einsehbarkeit bietet die Sellink-Untersuchung einen diagnostischen Zugang und ist somit sowohl für das Routinestaging als auch für die Spezialdiagnostik von großer Bedeutung. Die übrige Röntgendiagnostik kommt nur bei speziellen Fragestellungen zum Einsatz.

Röntgen des Dünndarms nach Sellink. Über eine im Duodenum plazierte Sonde wird den Patienten zunächst ein bariumhaltiges Kontrastmittel appliziert und danach über eine röntgentransparente methylcellulosehaltige Lösung der sog. Doppelkontrast erzeugt. Unter Durchleuchtung lassen sich die pathologischen Veränderungen für den geübten Untersucher gut erfassen. Dazu gehören Stenosen, Strikturen des terminalen Ileums, interenterische Fisteln, enterokutane Fisteln, Befall der Ileozäkalklappe, Ulcera und das Pflastersteinrelief. Die in Abb. 30.1 dargestellten Befunde zeigen einige typische Veränderungen bei Morbus Crohn in der Sellink-Darstellung.

Kolonkontrasteinlauf. Entzieht sich das Kolon durch Kontraindikationen der endoskopischen Diagnostik, so kann in Ausnahmefällen der Kolonkontrasteinlauf als Primärdiagnostikum eingesetzt werden. Charakteristische Befunde sind auch hier Pflastersteinrelief, Stenosen, Strikturen, Ulcera und Fisteln.

Die technische Durchführung erfolgt durch Bariuminstillation im Doppelkontrast mit Luft. Besonders bei Perforationsgefahr ist es wichtig, den Radiologen auf die Verwendung eines wasserlöslichen Kontrastmittels zu drängen. Als Ergänzung zur endoskopischen Diagnostik hat der Kolonkontrasteinlauf vor allem bei Verdacht auf Fisteln und bei Stenosen seine Berechtigung (Abb. 30.2).

CT und MRT des Abdomens. Die CT und MRT des Abdomens sind nur für spezielle Fragestellungen hinzuzuziehen. Sie kommen vor allem bei dem klinischen Verdacht auf intraabdominelle Abszesse, retroperitoneale Abszesse, blind endende Fisteln und ein ausgedehntes Fistelsystem im kleinen Becken zur Anwendung. Die Entwicklung und technische Verfeinerung der interventionellen Radiologie bietet hier gerade bei intra- und retroperitonealen Abszessen in vielen Fällen eine exzellente Möglichkeit zur Drainage. Wo früher häufig allein die offene chirurgische Sanierung möglich war, kann heutzutage durch interventionelle Drainage und Spülung bei minimalem Zugang ein gutes Ergebnis erzielt werden. Abb. 30.3 zeigt das Beispiel einer 39jährigen Patientin mit einem Senkungsabszeß im linksseitigen Retroperitoneum, da nach einer CT erfolgreich drainiert werden konnte.

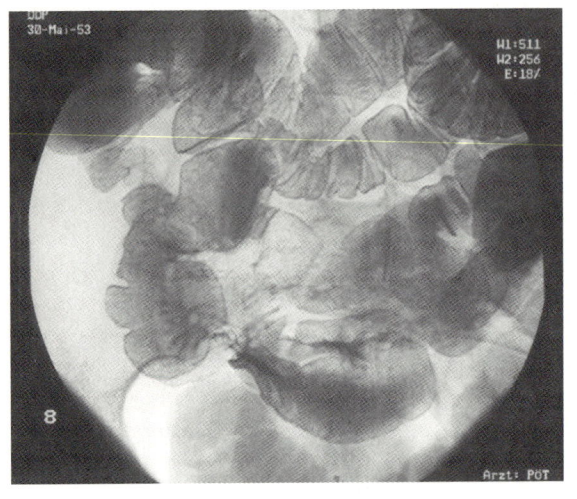

Abb. 30.1 Kontrastdarstellung des Dünndarms nach Sellink: Stenosebildung im terminalen Ileum.

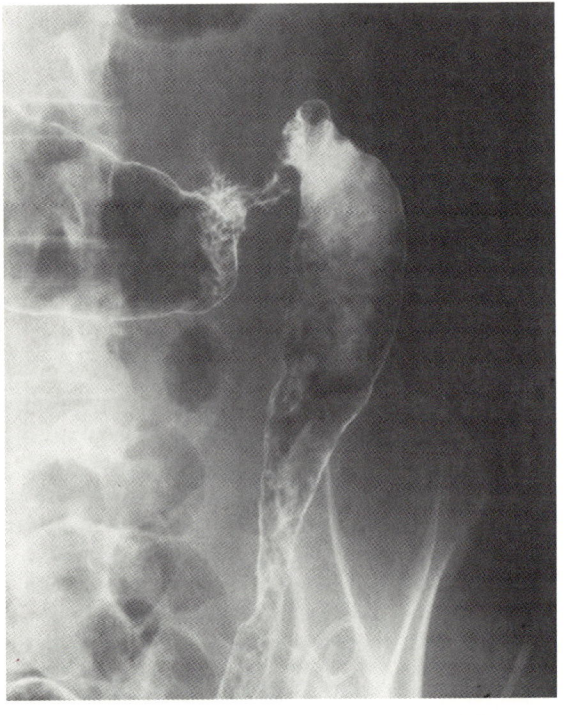

Abb. 30.2 Kolonkontrastdarstellung: Extravasat und Stenose vor der linken Kolonflexur.

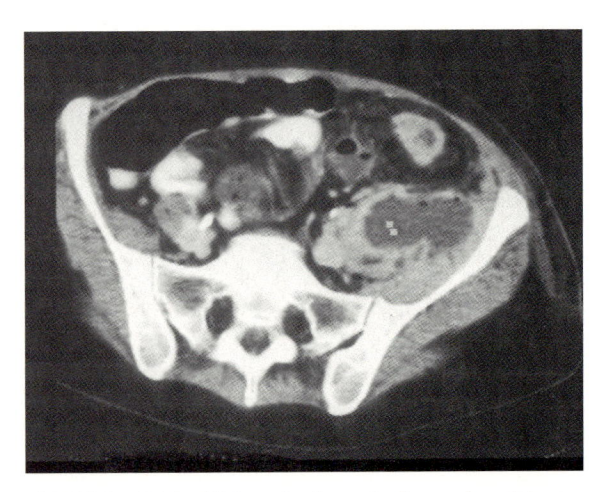

Abb. 30.3 CT des kleinen Beckens: Senkungsabszeß in der linken Fossa iliaca nach gedeckter Kolonperforation.

Entzündliche Erkrankungen

Radiologische Fisteldarstellung. Für alle Fisteln, die eine gute Sondierbarkeit ohne innere Intervention aufweisen, bietet sich die radiologische Darstellung über Kontrastmittelapplikation an. Dies gilt vor allem für enterokutane und perianale Fistelsysteme (Abb. 30.**4**). Im Perianal-/Rektalbereich ist jedoch wegen der besseren Zuordnung zu den Strukturen des muskulären Analsphinkters die Endosonographie überlegen.

Sonographie

Die abdominelle Sonographie des Intestinums ist nur in der Hand des darauf spezialisierten Untersuchers eine diagnostische Maßnahme mit einer hohen Sensitivität. So können mit dieser Technik unter Wasserinstillation des Kolons Aussagen über das Ausmaß des Befalls gemacht werden. Wegen der extrem untersucherabhängigen Aussagekraft hat sich diese Methode bisher jedoch nicht durchgesetzt.

Anorektale Endosonographie. Mit dieser Methode gibt es ein ideales Verfahren zur Beurteilung perianaler/rektaler Fisteln und Abszesse in Relation zum Kontinenzorgan. Hier lassen sich Fistelverlauf und die Zuordnung zum Kontinenzorgan zuverlässig beurteilen, darüber hinaus können Defekte des Analsphinkters erkannt und lokalisiert werden (Abb. 30.**5**).

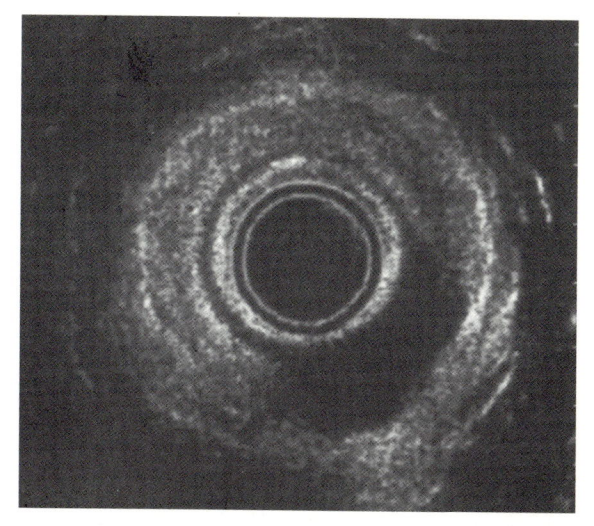

Abb. 30.**5** Endosonographische Darstellung eines ausgedehnten perirektalen Hufeisenabszesses.

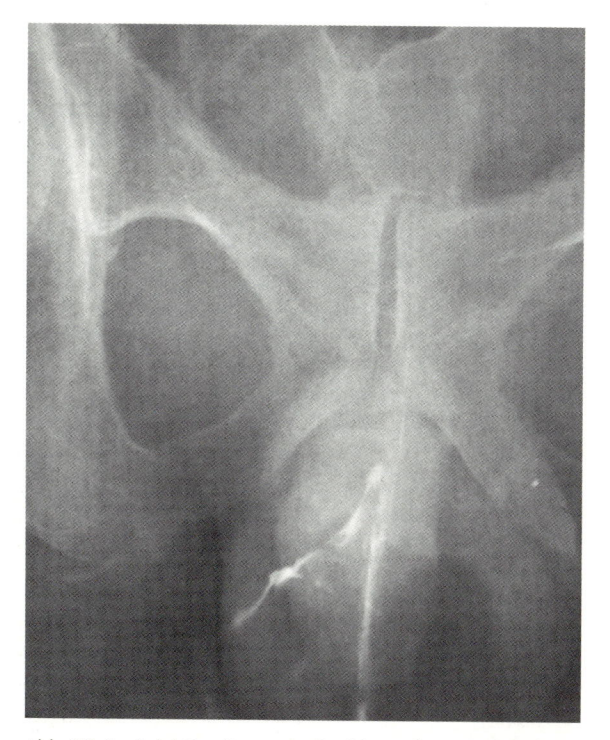

Abb. 30.**4** Selektive Kontrastmitteldarstellung: extrasphinktäre anorektale Fistel nach Sondierung und Anspritzen des Fistelkanals.

Operative Therapie

Indikationen

Tabelle 30.**5** zeigt das breite Indikationsspektrum aus dem Heidelberger Krankengut. Es wird weiterhin deutlich, daß Operationen im Bereich des Dünndarms eindeutig überwiegen. Dies korreliert auch mit der Verteilung des Morbus Crohn über das Intestinum.

Operationsvorbereitungen

Die präoperative Diagnostik sollte ein möglichst vollständiges „Crohn-Staging" des Gastrointestinaltrakts umfassen: Gastroskopie, Röntgendarstellung des Dünndarms nach Sellink und Koloskopie. Ein zusätzliches Staging bei anorektalem Morbus Crohn mit perianalem Fistelbefall hat die anale Endosonographie, Analsphinktermanometrie und radiologische Fisteldarstellung zu beinhalten.

Tabelle 30.**5** Indikationen zur chirurgischen Intervention bei Morbus Crohn (n = 1044) (Chir. Univ.-Klinik Heidelberg)

Toxisches Kolon	6
Perforation	15
Blutung	15
Therapierefraktäre Kolitis	81
Chron. Ileus/Stenose	528
Kompletter Ileus	11
Perianale Fisteln	190
Enterokutane Fisteln	88
Interenterische Fisteln	195
Blindsackbildung nach Voroperation	14
Intraabdomineller Abszeß	74
Retroperitonealer Abszeß	21
Perianaler/perirektaler Abszeß	27
Bauchdeckenabszeß	16
Sonstige Abszesse	2

Besteht präoperativ eine Cortisonmedikation, so muß diese fortgeführt beziehungsweise perioperativ angehoben werden, um einer streßbedingten Nebennierenrindeninsuffizienz vorzubeugen.

Vor allem Patienten mit den klinischen Zeichen einer Malnutrition (Serumalbumin < 30 g/l) benötigen zur Prävention einer postoperativen katabolen Stoffwechsellage eine präoperative hochkalorische parenterale Ernährung (35–40 kcal/kg/d für mindestens 8–10 Tage). Eine orthograde Darmspülung ist nur bei Resektionen des linksseitigen Kolons notwendig.

Vor der Durchführung eines Eingriffs ist im Falle einer vorangegangenen Operation das genaue Studium des Operationsberichts der Erstresektion von Bedeutung. Wichtige Informationen sind hier Länge und Ort der Vorresektion, weitere Bedeutung haben die Länge des Restdarms und die Art der Anastomosenanlage (End-zu-End, End-zu-Seit) – insbesondere, um die Symptomatik eines möglicherweise vorhandenen Blindsacks richtig einzuordnen.

Allgemeine operative Prinzipien (Tab. 30.6)

Die hohe Rezidivhäufigkeit des Morbus Crohn erfordert ein Crohn-adaptiertes minimales chirurgisches Vorgehen. Bei jedem operativen Schritt sollte die potentielle Zweit- oder Drittoperation bedacht werden.

Beim Eingriff muß zunächst die Länge des gesunden Darms und das Resektionsausmaß ausgemessen und im Operationsbericht festgehalten werden. Eine Einschränkung dieser Regel besteht beim Rezidiveingriff mit ausgedehnten Verwachsungen proximal des operativen Fokus. Hier sollte eine Adhäsiolyse wegen der erhöhten Verletzungsgefahr des Darmes und der möglichen Aufhebung des etablierten Passageweges unterbleiben.

Wie bereits weiter oben in der Multicenterstudie von Ewe u. Mitarb. (8) gezeigt wurde, besteht nach „radikaler" Resektion mit Lymphadenektomie eine signifikant höhere Rezidivrate als nach sparsamer Resektion. Diese Ergebnisse und die aus der Literatur zitierten Untersuchungen über die Rezidivhäufigkeit unabhängig vom mikroskopischen Befall sowie die Erkenntnis, daß der chirurgische Eingriff nicht zur Heilung führt, haben auch beim Crohn-Rezidiv zu veränderten operationstaktischen Überlegungen geführt: Im Gegensatz zur Karzinomchirurgie ist eine sparsame Resektion des Crohn-tragenden Darmabschnitts im makroskopisch nicht erkrankten Gewebe durchzuführen. Mikroskopisch entzündungsfreie Absetzungsränder sind nicht anzustreben. Die Skelettierung erfolgt darmwandnahe, eine Lymphadenektomie ist abzulehnen. Die Anastomose wird – zur Vermeidung von Blindsackbildung – End-zu-End in einreihiger allschichtiger Nahttechnik unter Verwendung von resorbierbarem Nahtmaterial angelegt.

Die „minimale Chirurgie" des Morbus Crohn ist vor allem bei der Therapie von Strikturen angezeigt, wie sie besonders am Dünndarm häufig auftreten können. Erstmals von Lee und Papaioanou (17) beschrieben, ist hier die Strikturoplastik das Behandlungskonzept der Wahl. Der Vorteil dieses Verfahrens besteht in der Erhaltung der Darmpassage ohne jeglichen Darmverlust. Im Heidelberger Krankengut wurde dieser Eingriff 163mal bei 63 Patienten als Ersteingriff durchgeführt. Die einzige Komplikation war eine revisionspflichtige Nachblutung, es traten keine Insuffizienzen auf. Es bestand keine Letalität für den Eingriff.

> Falls möglich Strikturoplastik statt Resektion!

Häufig manifestiert sich eine Stenose als Konglomerattumor. Um gesunden Darm zu erhalten, verbietet sich hier die großzügige Resektion des Konglomerattumors. Erfahrungsgemäß findet sich im Konglomerattumor stark entzündete Darmwand bei allerdings gesunder Schleimhaut, dieser Darmanteil muß erhalten bleiben. Daher muß der betroffene Darm zuerst voneinander separiert werden und darf erst nach kompletter Präparation an den makroskopisch Crohn-befallenen Stellen reseziert werden.

Um einer Fistelbildung entlang eines ehemaligen Drainagekanals vorzubeugen, sollten Drainagen nur in Ausnahmefällen gelegt werden.

Bei allen Eingriffen wird eine perioperative einmalige Antibiotikaprophylaxe mit z. B. Cefotaxim/Metronidazol (3×2 g/3×0,5 g) durchgeführt. Bei septischen Komplikationen muß zusätzlich eine 7tägige Therapie mit z. B. Cefotaxim/Metronidazol erfolgen.

Septische Bezirke im Retroperitonealraum oder an der lateralen Bauch- und Beckenwand werden nach Möglichkeit mit einer Omentumplastik gedeckt.

Crohn-spezifische Manifestationen und deren operative Strategie

Fisteln

Die Fistelbildung ist eine klassische Komplikation der Crohn-Erkrankung. Für alle Fisteln gilt als Behandlungsprinzip eine individuelle symptomorientierte und differenzierte Therapie. Operationsindikation s. 30.1.

Enterovesikale und enterogenitale Fisteln. Die enterovesikale Fistel stellt wegen der Gefahr einer Urosepsis eine absolute Operationsindikation dar. Die operative Versorgung erfolgt durch Resektion des befallenen Darmsegmentes nach den oben benannten Prinzipien, Übernähung des Blasenwanddefekts und Anlage einer suprapubischen Harnableitung für 2 Wochen.

Tabelle 30.6 Allgemeine operative Prinzipien bei Morbus Crohn

- Exploration und Ausmessen des gesamten Dünndarms
- Minimale Resektion im makroskopisch gesunden Darm
- End-zu-End-Anastomose
- Darmwandnahe Skelettierung
- Keine Lymphadenektomie
- Resorbierbares Nahtmaterial verwenden
- Keine Drainage
- Antibiotische Prophylaxe (z. B. Cefotaxim/Metronidazol)
- Omentumplastik bei septischen Prozessen

30.1 Operationsindikation bei Crohn-spezifischer Fistelbildung

Enterovesikale Fistel.
Rektovaginale Fistel mit regelmäßigem Stuhlabgang über die Vagina.
Interenterische Fistel, die von einer Stenose ausgeht oder zu einer Kurzschlußsymptomatik führt.
Blind endende Fistel.
Perianale Fisteln mit Abszessen und hohe supralevatorische Fisteln.
Enterokutane Fisteln bei Abszedierung, stenosebedingter Ileussymptomatik und starker Fistelsernation mit Kurzdarmsyndrom.

Die enterogenitale Fistel manifestiert sich meistens als ano- bzw. rektovaginale Fistel. Hier besteht eine Operationsindikation nur bei ausgeprägter Symptomatik in Form von regelmäßigen Stuhlabgängen über die Vagina und erheblichem Leidensdruck der Patientinnen. Gelegentlicher transvaginaler Stuhlgang bei Diarrhöen stellt nach unserer Meinung keine Indikation zu einem operativen Vorgehen dar.

> Bei enterogenitalen Fisteln wird nur die symptomatische Fistel therapiert!

Das operative Angehen einer Rezidivfistel ist nur dann erfolgreich, wenn im Rektum kein Crohn-Befall vorliegt und ein schwerer intestinaler Befall saniert wurde. Unter diesen Bedingungen ist das myokutane Lappenadvancement unter Ileostomaschutz der beste Therapieansatz (18).

Interenterische Fisteln. Die zweithäufigste Form ist die interenterische Fistel. In der Regel breitet sie sich vom erkrankten zum gesunden Darm aus, wo sie Einschußfistel genannt wird. Die Indikation zur Operation sehen wir nur dann, wenn die Fistel von einer Stenose ausgeht oder zu einer Kurzschlußsymptomatik führt. Zur Therapie muß das den Fistelausgangspunkt bildende Crohn-Rezidiv sparsam reseziert werden. Es reicht dann in der Regel aus, die Einschußfistel zu exzidieren und zu übernähen.

Blind endende Fisteln. Bei der blind endenden Fistel, die in der Regel von intestinaler Seite in die retroperitonealen Weichteile führt, besteht eine absolute Operationsindikation. Eine häufig eingeleitete Cortisonbehandlung führt regelhaft zur Ausbildung eines Abszesses. Zur operativen Therapie wird das befallene Darmsegment sparsam reseziert nach vorangegangener Aufdeckelung und Drainage des Abszesses.

> Blind endende retroperitoneale Fisteln beim Morbus Crohn dürfen unter keinen Umständen konservativ durch Corticoide oder Antibiotika behandelt werden. Nach Diagnosestellung über CT muß eine sofortige interventionelle oder chirurgische Drainage erfolgen!

Perianale Fisteln. Eine häufige Komplikation des Morbus Crohn (11) sind perianale Fisteln. Sie treten mit einer Inzidenz von 20% bis 80% auf. Hier besteht für unkomplizierte Fisteln eine hohe Spontanheilungsrate, aber auch eine hohe Rezidivrate. Außer bei Abszessen und hohen supralevatorischen Fisteln besteht keine absolute Operationsindikation.
Subkutane Fisteln können problemlos über einer Sonde gespalten werden.
Supralevatorische Fisteln sollten zur Verhinderung einer Ausbreitung in das kleine Becken konservativ durch Fadendrainage behandelt werden, da die sanierende chirurgische Therapie äußerst problematisch ist. Für die Operation gelten die oben dargestellten Therapieprinzipien der enterogenitalen Fisteln mit prinzipieller Anlage eines temporären Ileostomas. Vor der Sanierung muß eine sorgfältige Evaluierung des Kontinenzorgans erfolgen (Manometrie, Endosonographie). Eine operative Therapie hat jedoch nur dann Aussicht auf Erfolg, wenn kein weiterer Crohn-Befall des restlichen Intestinums, speziell des Rektums vorliegt.
Perianale Abszesse müssen als Notfall breit inzidiert und drainiert werden. Bei Nachweis einer transrektalen Fistelöffnung wird eine Fadendrainage eingelegt. Hier kann die Endosonographie detaillierte Auskünfte über die Lage und Ausbreitung des Abszesses geben.

Enterokutane Fisteln. Die enterokutane Fistel findet sich besonders als Folge eines vorangegangenen Eingriffs in Form einer Nahtinsuffizienz oder eines Anastomosenrezidivs. Operationspflichtig werden enterokutane Fisteln zusätzlich bei Abszedierung, stenosebedingter Ileussymptomatik und bei starker Fistelsezernation mit Kurzdarmsyndrom. Es können sich Verlustsyndrome ähnlich dem des Ileostomaverlustsyndroms ausbilden.
Die operative Therapie besteht in der Resektion des befallenen Darmsegments, breiter Fisteleröffnung und Abdeckung durch eine Omentumplastik.

Stenosen und Strikturen bei Morbus Crohn

Stenosen und Strikturen sind die klassische Manifestation des Morbus Crohn im terminalen Ileum, können aber prinzipiell an allen Abschnitten des Intestinums vorkommen. Die langstreckigen Stenosen präsentieren sich sehr unterschiedlich in der Sellink-Darstellung. Daher ist eine sorgfältige präoperative Diagnostik und intraoperative Exploration erforderlich.
Anastomosenstrikturen beim Rezidiv sind seltener. In einzelnen Fällen mit kurzstreckigen Strikturen kann eine Strikturoplastik nach Lee und Papaioannou durchgeführt werden, sonst muß eine langstreckige Resektion erfolgen.

Anorektaler Morbus Crohn

Eine Manifestation, die in hohem Maße Rezidiveingriffen unterworfen ist, stellt der anorektale Morbus Crohn dar. Besteht hier eine therapierefraktäre Crohn-Proktitis oder haben häufig rezidivierende perianale Fisteln das Kontinenzorgan bereits zerstört, muß rechtzeitig die Indikation zur Proktektomie gestellt werden.

Proktektomie. Dieser Eingriff bedeutet häufig den Endpunkt einer langen Krankheitsgeschichte. Nach Wolff u. Mitarbeiter (24) besteht nach 10jähriger Krankheitsdauer für Patienten mit anorektalem Morbus Crohn ein kumulatives Proktektomierisiko von 8,4%. Nach 20 Jahren Krankheitsdauer steigt das Risiko auf 17,5%. Im Krankengut der Heidelberger Chirurgie wurde bei nur 4% der Patienten mit Morbus Crohn eine Proktektomie durchgeführt. Dies zeigt, wie schwer sich die Patienten zu diesem einschneidenden Eingriff durchringen. Da nach Anlage eines Deviationsstomas häufig eine gewisse Beruhigung der Entzündungsaktivität erreicht werden kann, bevorzugen viele Patienten das alleinige Stoma. Wird die Proktektomie schließlich wegen rezidivierender Fisteln und Abszesse mit Sphinkterdestruktion erforderlich, so erfolgt die Rektumexstirpation unter Erhalt des Beckenbodens. Im Gegensatz zum onkologischen Eingriff wird hier lediglich das Rektum entfernt, die Levatoren und Sphinkteren bleiben bestehen. Dies dient zum einem dem Erhalt der Stabilität des Beckenbodens und zum anderen der Prävention einer Sekundärheilung der perinealen Wunde.

Die vier Hauptindikationen zur Protektomie bei Morbus Crohn (30.2) bestehen in:
- schwerem, fuchsbauartigem perianalem Fistelbefall mit Destruktion des muskulären Analsphinkters,
- irreparabler und ausgedehnter Verletzung des Analsphinkters durch zu aggressive Fistelchirurgie,
- Morbus-Crohn-assoziiertem Fistelkarzinom,
- schwerer, therapierefraktärer Proktitis.

Das Morbus-Crohn-assoziierte Rektumfistelkarzinom stellt eine Rarität dar. Crohn-bedingte Malignome kommen mit einer Häufigkeit von nur 0,5% vor (12). Dennoch sollte bei langjährig andauerndem und rezidivierendem perianalem Fistelleiden in regelmäßigen Abständen eine Endosonographie des Analkanals und Rektums erfolgen, um so ein Fistelkarzinom rechtzeitig zu erkennen.

Wird die Indikation zur Proktektomie bei einer fraglichen Destruktion des Kontinenzorgans unter Stomaschutz in Betracht gezogen, so muß vorher eine exakte Evaluation des muskulären Sphinkters durch Analmanometrie und Endosonographie erfolgen, da nur so geklärt werden kann, ob ein insuffizienter Analsphinkter vorliegt.

30.2 Hauptindikationen zur Proktektomie bei Morbus Crohn

> Schwerer, fuchsbauartiger, perianaler Fistelbefall mit Destruktion des muskulären Analsphinkters.
> Irreparable und ausgedehnte Verletzung des Analsphinkters durch zu aggressive Fistelchirurgie.
> Morbus-Crohn-assoziiertes Fistelkarzinom.
> Schwere therapierefraktäre Proktitis.

Notfalleingriffe

Der Notfalleingriff sollte bei der operativen Therapie des Morbus Crohn eine Ausnahmeindikation darstellen. Wann immer möglich ist eine Stabilisation des Zustandes anzustreben, da der Notfalleingriff immer eine erhöhte Morbidität und Letalität aufweist. Im Heidelberger Krankengut wurde in 5% ein Notfalleingriff durchgeführt.

Indikationen s. 30.3.

30.3 Indikationen für Notfalleingriffe beim Morbus Crohn

> Ileus.
> Perforation.
> Toxisches Kolon.
> Retroperitonealer Abszeß bei blind endender Fistel.

> Beim Subileus oder Ileus des Morbus-Crohn-Kranken sollte zunächst eine Rekompensation und Abschwellung durch eine hochdosierte Cortisontherapie versucht werden, da die Operation im Notfall eine signifikant höhere Komplikationsrate aufweist!

Bei allen Abszedierungen muß über Inzision und Drainage eine Beruhigung der Entzündungssituation erreicht werden. Erst im Intervall sollte die definitive Versorgung und Sanierung angestrebt werden. Unter Umständen kann auch die interventionelle Drainage ausreichend sein.

Auch bei Perforation infolge Morbus Crohn führen wir die Resektion der Perforationsstelle durch, wobei die Resektion im makroskopisch Gesunden erfolgen sollte. Nur bei entsprechender Ausbildung einer Peritonitis wird für wenige Tage eine Drainage eingelegt. Eine programmierte Lavage halten wir nur bei schwerer Peritonitis für erforderlich, ein Ileostoma wird wie beim Ileus nur bei gefährdeten Anastomosen angelegt.

Schwere therapierefraktäre Blutungen erscheinen vornehmlich im Rahmen einer Colitis Crohn.

> Bei der Notfallblutung des Morbus Crohn muß bei einer anhaltenden Blutungsaktivität von mehr als 4 Blutkonserven pro Tag eine frühzeitige Resektion erfolgen!

Die operative Strategie ist von mehreren Faktoren abhängig wie Allgemeinzustand des Patienten, Intaktheit des Kontinenzorgans und Ausprägung des Rektumbefalls. Bei schlechtem Allgemeinzustand und Pankolitis muß als erster operativer Schritt eine Kolektomie mit Anlage eines Hartmann-Stumpfes oder eine primäre Ileorektostomie mit protektivem Ileostoma erfolgen. Bei alleinigem Rektumbefall wird die Anlage eines Deviationsileostomas durchgeführt.

Die toxische Kolitis mit beginnendem schwerem septischem Krankheitsbild wird primär ebenfalls durch Kolektomie und Bildung eines Hartmann-Stumpfes therapiert. Die Kontinuitätswiederherstellung erfolgt dann zweizeitig unter den gleichen Prämissen (intaktes Kontinenzorgan) wie bei einer therapierefraktären Crohn-Kolitis-Blutung.

Literatur

1. Adler, G., A. v. Herbay, M. Starlinger: Morbus Crohn – Colitis ulcerosa. Springer, Berlin 1993
2. Buhr, H. J., F. Kallinowski, S. Post, Ch. Herfarth: Recurrent Crohn – impact of surgical strategy. In IBD: Pathophysiology as Basis of Treatment. Fischer, Freiburg 1993
3. Buhr, H. J., A. J. Kroesen, Ch. Herfarth: Morbus Crohn Rezidiv – Chirurgische Therapie. Chirurg 66 (1995) 764–773
4. Calkins, B. M.: A metaanalysis of the role of smoking in inflammatory bowel disease. Dig. Dis. Sci. 34 (1989) 1841–1854
5. Crohn, B. B., I. Ginsberg, G. D. Oppenheimer: Regional ileitis: a pathologid and clinical entity. J. Amer. med. Ass. 99 (1932) 1323–1329
6. Dedombal, F. T., I. Burton, J. C. Goligher: Recurrence of Crohn's disease after primary excisional surgery. Gut 12 (1971) 519–527
7. Ekbom, A., C. Helmik, M. Zack et al.: The epidemiology of inflammatory bowel disease: a large population based study in Sweden. Gastroenterology 100 (1991) 350–358
8. Ewe, K., Ch. Herfarth, H. Malchow, H. J. Jesdinsky: Postoperative recurrence of Crohn's disease in relation to radicality of operation and sulfasalazine prophylaxis. Digestion 42 (1989) 224–232
9. Farmer, R. G., W. A. Hawk, R. B. Turnbull: Clinical patterns in Crohn's disease: a statistical study of 615 cases. Gastroenterology 68 (1975) 627–635
10. Heimann, T. M., A. J. Greenstein, B. Lewis, D. Kaufman, D. M. Heimenn, A. H. Aufses: Prediction of early symptomatic recurrence after intestinal resection in Crohn's disease. Ann. Surg. 218 (1993) 294–299
11. Herfarth, Ch., H. Bindewald: Perianale Erkrankungen beim Morbus Crohn. Chirurg 57 (1986) 304–308
12. Herfarth, Ch., K. Ewe: Die chirurgische Behandlung des Morbus Crohn. Chirurg 48 (1977) 569–576
13. Herfarth, Ch., H. F. Otto: Carzinompräventive Operationsindikationen bei entzündlichen Darmerkrankungen. Chirurg 58 (1987) 221–227
14. Katschinksi, B., R. F. A. Logan, M. J. S. Langmann: Rauchen und entzündliche Darmerkrankungen. Z. Gastroenterol. 27 (1989) 614–618
15. Kotanagi, H., K. Kramer, V. Fazio, R. E. Petras: Do microscopic abnormalities at resection margins correlate with increased anastomotic recurrence in Crohn's disease? Retrospective analysis of 100 cases. Dis. Colon Rect. 34 (1991) 909–916
16. Lashner, B. A., S. V. Kane, S. B. Hanauer: Lack of assosiation between oral contraceptive use and Crohn's disease: acommunity-based matched case-control study. Gastroenterology 97 (1989) 1442–1447
17. Lee, E. C. G., N. Papaioannou: Minimal surgery for chronic abstruction in patients with extensive or universal Crohn's disease. Ann. R. Coll. Engl. 64 (1982) 229
18. Lennard-Jones, J. E., B. C. Morson, J. K. Ritchie, C. B. Williams: Cancer surveillance in ulcerative colitis: experience over 15 years. Lancet ii: (1983) 149–153
19. Lock, M. R., R. G. Farmer, V. W. Fazio et al.: Recurrence and reoperation for Crohn's disease: the role of the disease location in prognosis. New Engl. J. Med. 304 (1981) 1586–1588
20. Martini, G. A., J. W. Brandes: Increased consumption of refined carbohydrates in patients with Crohn's disease. Klin. Wschr. 54 (1976) 367–371
21. Mekjihan, H. S., D. M. Switz, H. D. Watts, J. J. Deren, R. M. Katon, F. M. Beman: National cooperative Crohns disease study: factors determining recurrence of Crohn's disease after surgery. Gastroenterology 77 (1979) 907–913
22. Purrmann, J., S. Cleveland, K. J. Hengels: Untersuchungen zu verschiedenen Vererbungsmodellen beim Morbus Crohn. Z. Gastroenterol. 29 (1991) 276–282
23. Rutgeerts, P., K. Geboes, G. Vanztrappen, J. Beyls, D. B. Sachar, D. M. Wolfson, A. J. Greenstein: Risk factors for postoperative recurrence of Crohn's disease. Gastroenterology 85 (1983) 917–921
24. Wolff, B. G., C. E. Culp, R. W. Beart, D. M. Ilstrup, R. L. Ready: Anorectal Crohn's disease – a longterm perspective. Dis. Colon Rect. 28 (1985) 709–711

Spezielle Krankheitsbilder

H. Lippert

Strahlenenteritis

Ätiologie

Schäden am Dünndarm treten als Spätschäden nach Bestrahlung von Tumoren des Beckenbereiches (gynäkologischer Tumor, Rektum- und Analkarzinom) auf.
Während einer Strahlentherapie ist mit Schleimhautschäden, Darmwandödemen und Ulzerationen als akute Reaktion zu rechnen.
Spätschäden sind bedingt durch Störungen an den kleinen Blutgefäßen im Sinne einer Arteriitis, Thrombose, von Infarkten und dadurch bedingt einer Darmwandnekrose und einer Perforation.

Symptome, Diagnostik und Therapie

Ein chronisch rezidivierender Bauchschmerz, mit Übelkeit und Erbrechen, eine Malabsorption, Durchfall, Blut und Schleimabgang sind möglich.

Der Strahlenschaden ist differentialdiagnostisch vom Tumorrezidiv abzugrenzen. Zur Diagnostik ist eine Darmpassage mit wässrigem Kontrastmittel, eine Endoskopie und eine CT sinnvoll.
Bei Blutungen ist die Angiographie angezeigt.
Die Therapie entspricht zunächst der einer chronischen Enterokolitis. Gelegentlich helfen Spasmolytika. Eine spezielle Ernährungsbehandlung ist zu empfehlen.
Eine absolute Operationsindikation ergibt sich nur bei totaler Obstruktion und bei Perforation. Ein vollständiges Lösen von Verwachsungen ist bei einem strahlengeschädigten Darm kaum möglich. Deshalb ist bei erheblichen Verwachsungen und bei Fixation von Darmschlingen die Resektion des Darmes problematisch. End-zu-Seit-Anastomosen sind günstiger als eine ausgiebige Darmresektion. Die Anlage eines Ileostomas kann erforderlich werden.

Dünndarmfisteln

Fisteln sind Verbindungen zwischen Hohlräumen verschiedener Organe einschließlich der unnatürlichen Verbindung mit der Haut.
Man unterscheidet interne von externen Fisteln. Interne Fisteln sind z. B. cholezystokolische, cholezystoduodenale, ileokolische, ileoileale, und bronchobiliäre (nach Lebertrauma). Externe Fisteln sind ileokutane, ileovaginale und duodenokutane. Unterscheiden sollte man auch Fisteln zu normalem Darm und zu Morbus-Crohn- oder strahlengeschädigtem Darm.

Ätiologie

Die Ursachen der externen Fisteln sind meist Komplikationen nach chirurgischen Eingriffen. Infektionen in einem Anastomosenbereich, Serosadefekte, zurückgelassene Fremdkörper und Implantate oder technische Fehler bei der Naht sind prädisponierende Faktoren. Eine Darmparalyse oder die Stenose eines aboral einer Darmanatomose gelegenen Darmabschnittes begünstigt die postoperative Fistel.

Symptome und Diagnostik

Erste klinische Zeichen sind Fieber und die Abszeßbildung. Nach der Drainage des Abszesses ist meist das Fieber und die Darmparalyse behoben, es setzt aber eine permanente Absonderung aus der Drainage ein. Nach praktischen Überlegungen wird hier unterschieden zwischen Fisteln, die mehr und solchen, die weniger als 200 ml pro Tag absondern.
Die retrograde Füllung der Fistel über die Drainage zeigt den Ursprungsort. Eine Passageuntersuchung mit wasserlöslichem Kontrastmittel kann ebenfalls den Defekt aufzeigen. Eventuell kann eine Sonographie bzw. eine CT zur Abszeßsuche erforderlich werden.

Therapie

Grundsätzlich sollte die Ursache der Fistel definiert sein. Ein ausreichender Blut- und Elektrolythaushalt muß angestrebt werden. Bei Anämie und Albuminmangel ist keine spontane Heilung zu erwarten. Elektrolytverluste können zu schweren metabolischen Störungen führen. Eine adäquate Hautpflege muß bei äußeren Fisteln gewährleistet sein. Ableitungsbeutel zur Bestimmung von Qualität und Menge der Fistelsekretion sollten an die Größe der Fistel adaptiert werden. Medikamentöse Maßnahmen (Infusion von 200 µg/h Somatostatin) können unterstützend bei der Sekretionshemmung wirken. Zu prüfen ist, ob eine parenterale Ernährung und eine Nahrungskarenz erforderlich sind. Eine Sepsis durch entzündliche Infiltrationen und interenterische Abszesse muß ausgeschlossen sein.
Die Möglichkeit einer chirurgischen Intervention ist zu prüfen. Hier kommen die Resektion des fisteltragenden Darmabschnittes, die einfache Fistelübernähung oder die Ableitung in Form einer Fistelojejunostomie in Betracht. Eine selektive Darmdekontamination und die Normalisierung des Eiweißhaushaltes zur Operationsvorbereitung sind zu empfehlen.

Dünndarmdivertikel

Im Duodenum sind Divertikel in der Pars descendens am häufigsten (ca. 60%). In der Pars ascendens (20%) und der Pars horizontalis (10%) findet man sie seltener (1). Häufigste Ursache von Darmdivertikeln sind abgeheilte Ulcera (Pulsionsdivertikel). In der Umgebung der Papille entwickeln sich hernienartige dünnwandige Schleimhautausstülpungen ohne Muskularis als präpapilläre Duodenaldivertikel.
Divertikel im übrigen Dünndarm sind Erkrankungen des höheren Alters. Prädilektionsstellen sind Randgebiete der transmural laufenden Venen. Pathogenetisch begünstigend sind venöse Stauung, intraluminäre Druckerhöhung und Atrophien der Darmwandanteile.
Eine besondere Form der Dünndarmdivertikel, das **Meckelsche Divertikel** ist Folge einer Rückbildungsstörung des Ductus omphaloentericus. Bei Erwachsenen liegt es ca. 1 m oralwärts der Bauhinschen Klappe. Im Divertikel können dystope Magenschleimhaut, Pankreasgewebe, Karzinoidtumoren, Hämangiom und maligner Tumor gefunden werden. Im Zusammenhang mit einem Meckelschen Divertikel können andere Anomalien vorliegen (bei Trisomie D und E).
Blutungen, Entzündungen, Perforation und Darmobstruktion sind als isolierte Erkrankungen möglich. Die Entzündung eines Divertikels kann erhebliche Schmerzen und Sepsissymptome auslösen.
Das Divertikel wird anläßlich einer Exploration der Bauchhöhle entdeckt und prophylaktisch entfernt.
Die seltenen **sonstigen Divertikel des Dünndarmes** können in gleicher Weise Komplikationen wie Entzündungen mit Motilitätsstörungen des Dünndarms, Blutungen und Malabsorption auslösen.
Die Diagnose einer Dünndarmdivertikulitis wird selten präoperativ gestellt. Anläßlich der Diagnostik eines akuten Abdomens und der folgenden Exploration oder Laparoskopie ist an diese Diagnose zu denken.

Literatur

1 Müller, K.-H.: Pathogenese und pathologische Anatomie der Dünn- und Dickdarmdivertikel. In Häring, R.: Divertikel des Dünn- und Dickdarms. Ueberreuter, Wien 1989

Kurzdarmsyndrom

Das Kurzdarmsyndrom ist definiert durch eine inadäquate Länge des Dünndarms. Die Resorptionsfläche der verbliebenen Dünndarmschleimhaut ist wegen der zu kleinen Fläche oder einer zu kurzen Verweildauer des Darminhaltes nicht ausreichend, um den Ernährungshaushalt im Gleichgewicht zu halten.

Symptome und Therapie

Symptome des Kurzdarmsyndroms sind Diarrhö, Stearrhö, Gewichtsverlust, Ernährungsdefizit, schneller Intestinaltransport und Hypergastrinämie.
Die Ursachen des Kurzdarmsyndroms sind in Tab. 30.7 aufgeführt.

Tabelle 30.7 Ursachen des Kurzdarmsyndroms

Neugeborene und Kinder
Pseudomembranöse Enteritis
Angeborene Anomalien:
– Volvulus neonatorum
– intestinale Aplasie
– Aganglionose
– Mekoniumileus
Invagination
Neoplasie

Erwachsene
Mesenterialgefäßverschluß:
– arterielle Thrombose oder Embolie
– Venenthrombose
– Aortenaneurysma dissecans
– Trauma
– Darmstrangulation
Entzündliche Darmerkrankung
Intestinale Neoplasie
Strahlenenteritis
Tuberkulose

Die häufigste chirurgische Ursache ist die ausgedehnte Darmresektion in der Folge von Durchblutungsstörungen, Verletzungen oder Tumorresektion. Die pathophysiologischen Konsequenzen sind erheblich.

Der tägliche Verlust von 5–7 l Inhalt über ein Stoma oder per rectum ist zu ersetzen. Der Katabolismus ist durch eine parenterale Ernährung aufzuhalten.

Die unmittelbare akute Phase des Intestinalverlustes dauert ca. 4 Wochen. Danach setzt eine adaptive Phase für ca. 2 Jahre ein. Der Patient bedarf der ärztlichen Betreuung über einen langen Zeitraum, um chronische Mangelerscheinungen zu erkennen und auszugleichen. Das gesamte Spektrum der Therapie ist in spezieller Literatur aufgezeigt.

Darmverletzungen s. Kapitel 17, S. 314 ff

Tumoren

D. Lorenz

Tumoren des Dünndarms sind selten, problematisch hinsichtlich der diagnostischen Erfassung und weisen daher bei Malignität häufig eine ungünstige Prognose auf (6).

Gerade die Rarität der Dünndarmtumoren stellt eine Herausforderung für den Chirurgen dar, da er sich nicht selten mit einem Zufallsbefund konfrontiert sieht und intraoperativ sofort entscheiden muß.

Benigne Dünndarmtumoren

Gutartige Dünndarmtumoren bieten wenige und häufig uncharakteristische Symptome. So werden die meisten benignen Dünndarmtumoren erst im Rahmen einer durch sie verursachten Komplikation erkannt und operiert. Grundsätzlich unterscheidet man zwischen Tumoren der Mukosa (Adenome), den Mesenchymaltumoren und Tumoren von heterotopem Gewebe (Tab. 30.8).

Symptome

Treten Symptome auf, dann sind sie gravierend, wie Blut im Stuhl und Darmverschluß. Dies sind keine Leitsymptome, sondern Entscheidungshilfen für Operationsindikationen und können quantitativ bestimmten Tumorarten zugeordnet werden (Tab. 30.8). Der durch eine Invagination ausgelöste Ileus findet sich vorwiegend bei Adenomen, villösen Tumoren, Lipomen und Fibromen.

Tabelle 30.8 Hauptmerkmale benigner Dünndarmtumoren

Histologie	Häufigkeit (%)	Lokalisation	Charakteristische Symptome
Epithelial			
Adenom	25%	Ileum	Invagination, Blutung
Villöser Tumor	2%	Jejunum	Invagination, maligne Entartung
Mesenchymal			
Leiomyom	25%	Jejunum	palpabler Tumor, Ileus, maligne Entartung
Lipom	20%	Ileum	Invagination
Schwannom	10%	gesamter Dünndarm	Blutung
Angiom	10%	Jejunum	Blutung
Fibrom	5%	Ileum	Invagination
Heterotop			
Endometriose	2%	Ileum	Ileus, Blutung
Ektopes Pankreas	1%	Duodenum	maligne Entartung 80%

Teerstuhl oder frisches Blut im Stuhl werden bei hochsitzenden Adenomen und bei Schwannomen, Angiomen und Endometriose beobachtet. Eine chronische Anämie ist kein charakteristisches, aber oft anzutreffendes Symptom bei Dünndarmtumoren.

Diagnostik

Monströse Tumoren, meist Leiomyome, erfahren mit den bildgebenden Verfahren CT oder MRT eine organspezifische Zuordnung und Abgrenzung.
Der Ileus als Symptom unterliegt nicht den Prinzipien der Tumorsuche, sondern verlangt die diagnostischen Notwendigkeiten, die ein akutes Abdomen erfordert, wie z.B. Abdomenübersichtsaufnahme, Röntgendiagnostik der Passage und in bestimmten Fällen Endoskopie oder Laparoskopie.
Ist das gravierende Symptom Blut im Stuhl, dann sind in erster Linie endoskopische Verfahren zur Eingrenzung der Lokalisation gefragt. Wenn per Duodenoskopie und Kolonoskopie keine Ursachen bis hin zum Treitzschen Band oder zur Bauhinschen Klappe nachweisbar sind, bleibt als Notmaßnahme die explorative Laparotomie zum Nachweis der Blutungsquelle.
Bei dem Verdacht auf eine tumor- oder nichttumorbedingte Dünndarmblutung ist – wenn Zeit dafür vorhanden – eine Angiographie der A. mesenterica superior anzustreben. Kann die Blutungsquelle damit im Dünndarmbereich lokalisiert werden, sind superselektive Katheterangiographien zur weiteren Lokalisationseingrenzung sinnvoll.
Die chronische Anämie – mit Verdacht auf eine tumorbedingte Ursache im Dünndarm – verlangt einen erheblichen diagnostischen Einsatz. Induziert durch die hinweisenden Laborparameter und den positiven Hämoccult-Test sind bildgebende Verfahren wie Dünndarmkontrastmittelpassagen, CT oder MRT erforderlich.

Therapie

Die Indikation für die Entfernung eines benignen Dünndarmtumors, ob per Zufall entdeckt oder aufgrund eines gezielten diagnostischen Befundes, ist immer gegeben (30.4). Auf der einen Seite sind Beseitigung des Passagehindernisses und der Blutungsquelle zwingende Gründe, auf der anderen Seite besteht die Möglichkeit der malignen Entartung. Ist diese Rate bei villösen Tumoren mit 35% und bei Leiomyomen mit 15% sehr hoch, neigen andere gutartige Dünndarmtumoren selten dazu.

30.4 Operationsindikation bei Dünndarmtumoren

Benigne Dünndarmtumoren.
Maligne Dünndarmtumoren mit Stenose, Blutung, Perforation oder Fistel.
Peutz-Jeghers-Syndrom.
Angiodysplasie.
Metastasen.
Ganglioneuromatose.

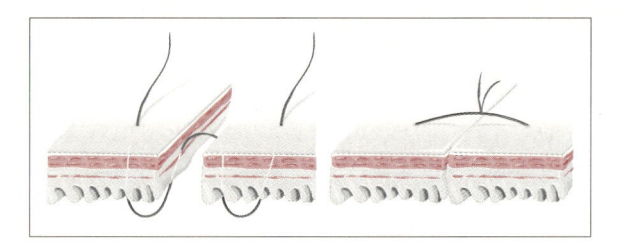

Abb. 30.6 Einreihige Nahttechnik nach Gambee. Die Wandadaptation erfolgt schichtgerecht und Stenosen sind ausgeschlossen.

Mit folgenden lokalen Situationen kann der Chirurg in Abhängigkeit von Not- und Wahlsituationen konfrontiert werden:
– Ileus,
– Blutung,
– diagnostizierter Dünndarmtumor,
– Zufallsbefund.

Operationstaktisches Prinzip – ob bei einem akuten Abdomen, einer Darmblutung oder dem Tumor per se – ist die Resektion des tumortragenden Dünndarmsegments mit Wiederherstellung der Darmkontinuität durch eine einreihige End-zu-End-Anastomose nach Gambee (Abb. 30.6). Abweichungen von diesem operationstechnischen Vorgehen können sich beim tumorbedingten Ileus ergeben: Der Ileus und die evtl. bereits bestehende Ileuskrankheit beherrschen das therapeutische Handeln. Die intensivmedizinische Vorbereitung des Patienten und die Darmentlastung oral des Passagehindernisses stehen im Vordergrund. Grundsätzlich empfehlen sich folgende zwei Vorgehensweisen: Je näher das tumortragende Passagehindernis am Treitzschen Band liegt, desto dringlicher ist die Wiederherstellung der Darmkontinuität nach Tumorresektion und je näher dieses Hindernis an der Bauhinschen Klappe lokalisiert ist, desto eher sind – insbesondere bei ausgeprägtem Ileus und reduziertem Allgemeinzustand des Patienten – Notmaßnahmen anzuraten. Diese betreffen die Vorgehensweise nach Darmdekompression und Tumorentfernung. Ist eine Wiederherstellung der Darmkontinuität riskant, wird das terminale Ileum blind verschlossen und eine Ileostomie angelegt. Nach Beherrschung der ileusbedingten Beeinträchtigung des Allgemeinzustandes kann dann 6–8 Wochen nach dem Ersteingriff die definitive Wiederherstellung der Darmkontinuität vorgenommen werden.

Verlauf und Prognose

Nach Resektion eines benignen Dünndarmtumors mit End-zu-End-Anastomose ist die Anastomoseninsuffizienz mit Peritonitis die gravierendste Komplikation. Die ersten drei postoperativen Tage sind die kritische Zeit. Erst wenn bei normalen Körpertemperaturen und Entzündungsparametern die Darmfunktion intakt ist, kann bei schrittweisem oralen Kostaufbau von einem komplikationslosen Verlauf ausgegangen werden.

> Treten Zeichen einer Peritonitis auf (Verschlechterung des Allgemeinzustandes, fehlende Peristaltik, abdominale Schmerzen, Entzündungszeichen wie Fieber, Leukozytose, angehobenes C-reaktives Protein und Leukozytenelastase, Linksverschiebung im Blutbild), ist die abdominale Revisionsoperation erforderlich!

Bei komplikationsfreiem postoperativem Verlauf ist die Prognose resezierter benigner Dünndarmtumoren gut.

Maligne Dünndarmtumoren

Zu den primären malignen Tumoren des Dünndarms zählen das Adenokarzinom, das Lymphom, die Karzinoide, das Leiomyosarkom und als sekundäre Geschwülste die Metastasen (Tab. 30.**9**). Gegenüber den primären malignen Tumoren mit 90% sind sekundäre Tumoren selten. Während Adenokarzinome und Leiomyosarkome nahezu ausschließlich im Jejunum lokalisiert sind, trifft man Lymphome und Karzinoide vorwiegend im Ileum an. Hinweisend auf das Vorliegen eines malignen Dünndarmtumors können sein:
– villöser Dünndarmtumor,
– Morbus Crohn mit langem Verlauf,
– Herter-Krankheit,
– Immunglobulinmangel,
– Neurofibromatose,
– Strahlenenteritis.

Die anatomisch-pathologischen Substrate eines malignen Dünndarmtumors sind die Stenose oder der palpable Tumor. 60% der malignen Dünndarmtumoren sind epithelialen Ursprungs, daran sind Adenokarzinome mit 45% und Karzinoide mit 15 % beteiligt. Maligne Karzinoide metastasieren frühzeitig in die Leber und sind nahezu ausschließlich im Ileum lokalisiert. Adenokarzinome kommen in allen Dünndarmabschnitten gleichmäßig vor. Die mesenchymalen Tumoren (40% aller malignen Dünndarmgeschwülste) sind meist Leiomyosarkome, die hauptsächlich im Jejunum gefunden werden, dagegen haben Lymphome keinen bevorzugten Lokalisationsort. Seltene maligne mesenchymale Tumoren nehmen ihren Ursprung aus lymphatischem bzw. angiomatösem Gewebe (Lymphangiosarkome, Hämangioperizytome, Angiosarkome, Hämangioendotheliome) (1). Metastasen im Dünndarmbereich sind extrem selten. In 50–60% der Fälle ist der Primärtumor ein malignes Melanom. Des weiteren kommen das Bronchial- und das Zervixkarzinom in Betracht (7).

Pathogenese

Maligne Dünndarmtumoren sind selten und problematisch hinsichtlich ihrer diagnostischen Erfassung. Obwohl der Dünndarm 90% der Mukosa des gesamten Verdauungstrakts beherbergt, sind Malignome nur bei 1–2% aller Tumoren des Gastrointestinaltrakts im Dünndarm lokalisiert. Für diese Auffälligkeit sind verschiedene Hypothesen postuliert worden (3):
– verkürzte Exposition von Karzinogenen durch raschen Nahrungstransport,
– flüssige Konsistenz der Nahrung, die relativ wenig Bakterien enthält,
– hohe Proliferationstendenz der Mukosazellen mit kompetitiver Hemmung maligner Zellen,
– Detoxifikation von Karzinogenen durch das makrosomale Enzym Benzopyren-Hydroxylase,
– hohe lokale Immunabwehr (Lymphgewebe, IgA).

Symptome

In der Häufigkeit der möglichen Symptome stehen an erster Stelle abdominale Schmerzen, intermittierend oder konstant auftretend, gefolgt von Darmblutungen unterschiedlichster Intensität, Reduktion des Allgemeinzustandes, Gewichtsverlust, Anämie sowie Funktionsbeeinträchtigungen des Gastrointestinaltrakts.

> Der Dünndarmileus, verursacht durch Stenosen oder Invagination, ist das einzig sichere Symptom, das sowohl Lokalisation als auch die Indikation zur Operation definitiv klärt!

Prädestiniert für diesen Verlauf sind das Adenokarzinom, das Lymphom und Metastasen. Blutungen, okkulte Darmblutung, Anämie und Reduktion des Allgemeinzustandes sind bei Tumoren angiomatösen Ursprungs und Lymphomen sowie Leiomyosarkomen möglich, treten aber nur in 20–30% der Fälle auf. Palpable Tumoren werden bei 25% gefunden, und dann handelt es sich nahezu immer um Leiomyosarkome oder Lymphome. Letztere neigen zur Malabsorption, die Verschlechterung des Allgemeinzustandes ist eine gravierende Begleiterscheinung. Perforationen sind selten und werden meist erst bei der Laparotomie gefunden, da sie in der Regel als gedeckte Perforation ablaufen. Karzinoide sind im allgemeinen klein und werden klinisch suspekt, wenn Lebermetastasen endokrine Störungen hervorrufen (Tab. 30.**9**).

Tabelle 30.**9** Hauptmerkmale maligner Dünndarmtumoren

Histologie	Häufigkeit (%)	Lokalisation	Charakteristische Symptome
Adenokarzinom	40	Jejunum	Stenosen, Ileus
Lymphom	30	Ileum	Subileus, Malabsorption, Anämie
Karzinoid	15	Ileum	Metastasen, endokrine Symptome
Leiomyosarkom	10	Jejunum	großer Tumor, Darmblutung
Metastasen	5	Jejunum, Ileum	Ileus, Anämie, Gewichtsverlust

Diagnostik

Die am Anfang stehende Untersuchungsmethode bei Verdacht auf einen Dünndarmtumor sollte der Hämoccult-Test sein. Er ist bei 85% benigner und maligner Dünndarmgeschwülste positiv. Die Kontrastmitteluntersuchung nach Sellink kann durch den Nachweis sekundärer Zeichen wie z. B. Stenosen, Nischen oder pseudoaneurysmatischer Erscheinungen eine Lokalisation ermöglichen (Abb. 30.7). Retrograde Darstellungen über einen Kontrasteinlauf können bei Tumoren der distalen Ileumschlingen hilfreich sein (9). Immer wieder wird auf die Angiographie bei blutenden Dünndarmtumoren hingewiesen, wobei die Chance, damit einen Tumor nachzuweisen, äußerst gering ist (Abb. 30.8). Im Falle dieser Notsituation, in der rasch gehandelt werden muß, empfiehlt sich die Endoskopie bis mindestens zum Treitzschen Band und bei negativem Befund die Kolonoskopie bis zur Bauhinschen Klappe (5). Wenn auch im kolorektalen Bereich keine Blutungsquelle gefunden wird, ist die Indikation zur explorativen Laparotomie gegeben, dasselbe trifft für Subileus- bzw. Ileuszeichen zu, die per se keinen Zeitaufschub dulden: Hier klärt die Laparotomie ohnehin die Ursache.

Bildgebende Verfahren wie Sonographie, CT oder MRT erfassen solide Tumoren (z. B. Lymphome, Leiomyosarkome) und können Lebermetastasen bei Karzinoiden aufdecken.

Die Bestimmung der 5-Hydroxyindolessigsäure im Urin enthält bei fortgeschritteneren Stadien des Karzinoids einen höheren Stellenwert. Tumormarker spielen in der Diagnostik von malignen Dünndarmtumoren heute noch eine untergeordnete Rolle.

Auffällig bei malignen Dünndarmtumoren ist das gehäufte Auftreten von Zweitmalignomen (bis zu 20%), so daß gezielt nach diesen mit entsprechenden Screeningmethoden zu suchen ist.

Die in Schemata angebotenen Algorithmen für diagnostisches Vorgehen bei Dünndarmtumoren sind abzulehnen. Die Untersuchungsverfahren müssen der Gesamtsituation und dem Leitsymptom angepaßt werden. Stehen bei einer massiven Darmblutung Endoskopie und selektive Angiographie, evtl. auch die Sofortoperation im Vordergrund, wird bei Subileus oder Ileus die Diagnostik der Darmpassage oder grundsätzlich die Sofortoperation das Handeln bestimmen. Zunehmend wird, besondes bei nicht dringlicher Situation, die Laparoskopie vor einer explorativen Laparotomie eingesetzt.

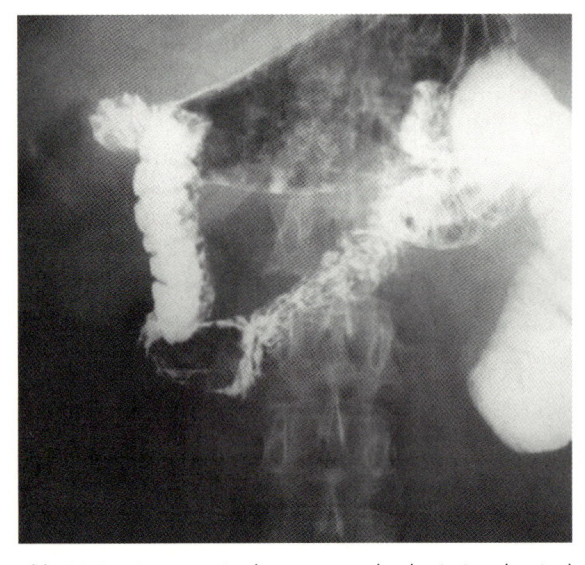

Abb. 30.7 Kontrastmittelaussparung durch ein intraluminal wachsendes Leiomysarkom am Beginn der Pars horizontalis duodeni.

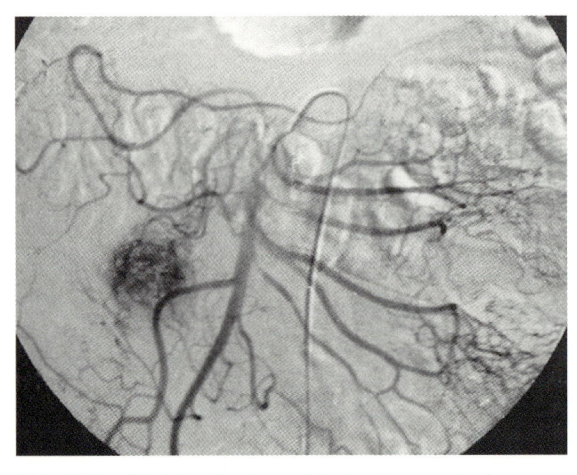

Abb. 30.8 Selektive Angiographie der A. mesenterica superior. Stark vaskularisierter Tumor im oberen Jejunum.

Therapie

Unbestritten ist die Indikation zur Dünndarmresektion bei Stenosen und Blutungen (➪ 30.4). Das trifft generell für alle malignen Dünndarmtumoren zu. Eine R0-Resektion mit Lymphknotendissektion ist anzustreben (10). Bei Lokalisation in der Nähe der Bauhinschen Klappe sollte aus Gründen der Radikalität das Zäkum mit entfernt und die Darmkontinuität durch eine Ileoaszendostomie wiederhergestellt werden.

Im Gegensatz zu benignen Dünndarmtumoren, bei denen stets die End-zu-End-Anastomose, einreihig ausgeführt, die Methode der Wahl darstellt, muß bei malignen Tumoren in Abhängigkeit von der Tumorausbreitung technisch variiert bzw. adjuvante Maßnahmen eingeschaltet werden.

Liegt ein fortgeschrittenes Tumorstadium vor und gilt es, einen Ileuszustand, eine Blutung oder eine Perforation palliativ zu beseitigen, so sind Umgehungs- oder Seitzu-Seit-Anastomosen durchaus angezeigt. Hier steht eine rasche Wiederherstellung der zeitlich limitierten Lebensqualität ohne das Risiko einer postoperativen Komplikation im Vordergrund. Dies trifft besonders für Adenokarzinome, Leiomyosarkome, Tumoren angiomatösen Ursprungs und für Metastasen zu. Individuell zu therapieren sind Patienten mit Lymphomen und Karzinoiden.

Das Lymphom wird stadienabhängig behandelt. Im Stadium I (lokalisierte Form) und Stadium II (regionales Wachstum) ohne Lymphknotenmetastasen wird der Tumor reseziert, und eine adjuvante Chemotherapie garantiert eine relativ günstige Prognose. Liegt eine generalisierte infra- und supradiaphragmale Form (Stadium III) oder eine disseminierte Form vor (Stadium IV), dann sollte man die Diagnose histologisch sichern, evtl. Umgehungsanastomosen anlegen und die Chemo- bzw. die Kobalt- oder Megavoltstrahlentherapie anstreben, wobei für die letztere Behandlung das Setzen von Metallclips die Festlegung des Strahlenfeldes erleichtert (8). Beim Karzinoid sollte die Resektion mit einer radikalen Lymphknotendissektion kombiniert werden (2), damit wird einer Metastasierung vorgebeugt. Liegt bereits eine Metastasierung der Leber vor, dann sollten die Metastasen ebenfalls reseziert und adjuvante Maßnahmen wie Chemotherapie, α-Blocker und Somatostatin eingesetzt werden.

Prognose

Die Prognose maligner Dünndarmtumoren ist nach wie vor unbefriedigend. Dies ist auf die meist späte Diagnosestellung zurückzuführen (4). 80 % der Patienten weisen zum Zeitpunkt der Operation bereits lokale oder Fernmetastasen auf, und bei etwa 75 % liegt ein T4-Tumor vor; bevorzugter Metastasierungsort ist die Leber, wobei im Gegensatz zu kolorektalen Karzinomen eine Metastasenchirurgie kaum mehr möglich ist.

Bei einer medianen Überlebenszeit ab Diagnosestellung von 25 Monaten ist die Prognose zwischen palliativer Operation und R0-Resektion gravierend unterschiedlich. Beträgt die durchschnittliche Überlebensrate nach kurativen Eingriffen 5 Jahre, so liegt sie nach palliativen Maßnahmen unter 6 Monaten. Daraus ergibt sich die Forderung nach einer kompetenten Entscheidungsfindung hinsichtlich der Notwendigkeit von Palliativoperationen.

Literatur

1 Broil, R., H.-P. Bruch, D. Daniel, Th. Schiedeck: Maligne Dünndarmtumoren. Chirurg 65 (1994) 451–456
2 Eller, R., R. Frazee, J. Roberts: Gastrointestinal carcinoid tumors. Amer. Surgn. 57 (1991) 434
3 Hollender, L. F., Ch. Meyer: Tumoren des Dünndarms. In Siewert, J. R., F. Harder, M. Allgöwer, A. L. Blum, W. Creutzfeld, L. F. Hollender, H. J. Peiper: Chirurgische Gastroenterologie, 2. Aufl. Springer, Berlin 1990
4 Maglinte, D. D. T., K. O'Connor, J. Bessette, S. M. Chernish, F. M. Kelvin: The role of the physician in the late diagnosis of primary malignant tumors of the small intestine. Amer. J. Gastroenterol. 86 (1991) 304
5 Schreiber, H. W.: Duodenum. In Kremer, K., W. Lierse, W. Platzer, H. W. Schreiber, S. Weller: Chirurgische Operationslehre. Bd. 6: Darm, Dünndarm, Dickdarm, Ileus. Thieme, Stuttgart 1992 (S. 35)
6 Tonak, J., W. Hohenberger, F. Köckerling: Leistungen der Tumorchirurgie bei Tumoren des Dünndarmes. Langenbecks Arch. Chir., Suppl. II (Kongreßber.) (1988) 283–287
7 Wulf, V., H. J. Schröder: Dünndarmmetastase eines malignen Melanoms als seltene Ursache einer intestinalen Blutung. Zbl. Chir. 119 (1994) 515–516
8 Zeitz, M., K. Uiegler: Tumoren des Dünndarms. In Gerok, W., F. Hartmann, H.-P. Schuster: Innere Medizin der Gegenwart, Bd. 11: Gastroenterologie, Teil C/D. Hrsg. von H. Goebell. Urban & Schwarzenberg, München (1992) (S. 613)
9 Zollinger, R. M., W. C. Sternfeld, H. Schreiber: Primary neoplasms of the small intestine. Amer. J. Surg. 151 (1986) 654–658
10 Zornig, C., H. Klomp: Das Dünndarmcarcinom. Chirurg 60 (1989) 603–606

Untere intestinale Blutung s. Kapitel 32, S. 724 ff

31 Appendix

H. Lippert

Erkrankungen der Appendix gehören zu den häufig chirurgisch zu behandelnden Baucherkrankungen. Den weitaus größten Anteil hat daran die Entzündung. Selten sind Mukozelen, Karzinoide, Adenome, Adenokarzinome, maligne Lymphome oder Endometriosen sowie Divertikulitis und Hyperplasie von ektopischem Gewebe. Die Symptome bei allen Appendixerkrankungen ähneln denen einer Appendizitis.

Appendizitis und Appendektomie

Appendizitis

Diese Erkrankung stellt in vielen geographischen Regionen die häufigste Ursache eines „akuten Abdomens" dar. Diese Häufigkeit ihres Auftretens und die Dringlichkeit der Operation bei gesicherter Diagnose erfordern vom behandelnden Chirurgen gründliche Kenntnisse der differenzierenden Diagnostik. Der Häufigkeitsgipfel der Appendizitis liegt beim männlichen Geschlecht zwischen dem 10. und 14. Lebensjahr, beim weiblichen Geschlecht zwischen dem 15. und 19. Lebensjahr. Bis zum 34. Lebensjahr nimmt die Erkrankungshäufigkeit ab.

In Deutschland werden pro 10 000 Einwohner 20 (9), in den USA 17 und in Norwegen 14 Appendektomien durchgeführt. Die Appendektomierate, der Anteil an Perforationen und an entfernten, jedoch nicht entzündlich veränderten Appendizes wurde durch eine bessere klinische Diskriminierung und Sonographie gesenkt (12).

Als Qualitätskriterien in der Chirurgie gelten derzeit:
- Der Anteil an Perforationen vor der Operation darf im klinischen Krankengut nicht größer als 10% sein.
- Der Anteil an entfernten, jedoch histologisch nicht veränderten Appendizes darf nicht größer als 20% sein.
- Die Erkrankungshäufigkeit (ausgewogene Geschlechtsverteilung) sollte sich in der Operationsverteilung widerspiegeln.

Pathogenese

Prädisponierender Faktor ist eine behinderte Entleerung aus der Appendix. Dies führt zu einer Stase des Mukosasekretes mit Dilatation der Appendix, einer venösen Abflußbehinderung und somit zur Ischämie. Koprolithen sind die häufigste Ursache der Appendixobstruktion. Intraluminale Fremdkörper, Parasiten, Lageveränderungen, die lymphatische Hyperplasie im Kindesalter und Narben nach Entzündungen können die Koprostase bewirken. Der Lumenverschluß des Wurmfortsatzes (auch „Tonsille des Darmes") tritt gehäuft im Anschluß an eine Angina tonsillaris auf. An eine tumorbedingte Obstruktion, die häufig bei älteren Patienten vorkommt, ist zu denken; das Karzinoid liegt jedoch meist an der Spitze der Appendix und ist deshalb selten Ursache der Obstruktion. Die Mukoviszidose führt ebenfalls zur Appendixdilatation, jedoch selten zur Appendizitis. Eine Keiminvasion bei vorbestehender Obstruktion führt zu einer bakteriellen Entzündung.

Die akute Appendizitis ist eine progrediente Entzündung. Sie kann spontan ausheilen oder zur Gangrän mit Perforation der Appendix führen. Anfänglich imponiert histologisch eine leukozytäre Exsudation. Nach der Durchwanderung des Krypten- und des Oberflächenepithels können keilförmige Nekrosezonen entstehen (erosiv-ulzeröse Appendizitis). Nimmt die Entzündung zu und ist die Serosa nach der Exsudation makroskopisch verändert, beginnt das Stadium der phlegmonösen Entzündung. Bei Zunahme der Nekrosezonen ist das Stadium der gangränösen Appendizitis erreicht. Die weitere Entwicklung ist durch intramurale Abszesse mit lokal begrenzter Perforation oder eine größere Perforation mit kotiger Peritonitis gekennzeichnet. Ohne Perforation sind die Stadien der Appendizitis (Tab. 31.1) klinisch nicht unterscheidbar.

> Der histomorphologische Befund, die Symptome und der klinische Befund müssen nicht übereinstimmen!

Symptome

Das Krankheitsbild entwickelt sich häufig in wenigen Stunden. Der Krankheitsverlauf ist in der Regel rasch progredient, aber auch Verläufe von 1–3 Tagen kommen

Tabelle 31.1 Stadien der Appendizitis (aus Götz, F., u. Mitarb. in Kremer, K., W. Lierse, W. Platzer et al.: Chirurgische Operationslehre, Bd. 6. Thieme, Stuttgart 1992)

Katarrhalische Appendizitis

Destruktive Appendizitis
- ulzerös
- ulzerophlegmonös
- gangränös

Appendizitisches Infiltrat

Perityphlitischer Abszeß

Perforation, Peritonitis

vor. Appendizitissymptome können ähnlich einem „freien Intervall" kurzzeitig verschwinden, so daß bei Patienten mit der Überweisungsdiagnose Appendizitis eine Beobachtungszeit notwendig ist. Bei Kleinkindern und älteren Patienten ist die Schmerzcharakteristik abgeschwächt. Rezidivierende, über mehrere Wochen bestehende Bauchschmerzen in der Anamnese sind nicht typisch, aber möglich.

Typische Frühsymptome sind:
- Inappetenz,
- Übelkeit,
- uncharakteristisches Krankheitsgefühl.

Es folgen Bauchschmerzen, die zunächst in der Magengegend lokalisiert sind und dann in den rechten Unterbauch wandern. Die Schmerzen können mit Brechreiz einhergehen; sie sind Zeichen einer peritonealen Reizung. Bei primär heftigen Schmerzen und folgender Linderung kann bereits eine gedeckte Perforation eingetreten sein, eine dann folgende Zunahme der Schmerzen deutet auf eine lokale Peritonitis hin.

Diagnostik

Die Diagnose Appendizitis wird klinisch gestellt. Die exakte Anamnese und eindeutige klinische Untersuchungsbefunde reichen zur Diagnosestellung aus. Symptome und klinische Untersuchungsbefunde sind bei älteren Menschen und Kindern weniger ausgeprägt. Eine weitere Differenzierung kann durch die Bewertung des Blutbildes, der axillorektalen Temperaturdifferenz und der perkutanen Sonographie gelingen.

> Für die Diagnose Appendizitis sind besonders sensitiv: Anamnese, Abdomenpalpation, Sonographie und Laparoskopie!

Anamnese

Folgende Fragen sind bei Verdacht auf Appendizitis zusätzlich zur allgemeinen Anamnese wichtig:
- Wann begann der Bauchschmerz?
- Wo begann der Schmerz, und wo ist er jetzt (vom Patienten zeigen lassen)?
- Welcher Art ist der Schmerz: wechselnd oder gleichbleibend?
- Wodurch ist der Schmerz zu beeinflussen: z. B. durch Bewegungen, Erschütterung, Körperhaltung, Wärme, Kälte?
- Wann war die letzte Nahrungsaufnahme, was wurde gegessen?
- Wurde oder wird über Übelkeit, Erbrechen oder/und Durchfall geklagt?
- Welche anderen Erkrankungen mit oder ohne Operation sind bekannt, derzeit bestehend oder kürzlich durchgemacht?
- Bei weiblichen Patienten: Wann war die letzte Menstruation, ist eine Schwangerschaft möglich, wird ein Intrauterinpessar verwendet, bestehen gynäkologische Erkrankungen?

Untersuchung

Untersucht werden die Patienten in Rückenlage. Häufig wird bereits das Hinlegen als schmerzhaft empfunden. Die Patienten verspüren Linderung, wenn die Beine angewinkelt sind, durch Entspannung der Bauchdecken. Zunächst wird der Patient aufgefordert, auf den Punkt der größten Schmerzempfindung zu zeigen. Bei Inspektion dieser Region wird nur dann eine Konturänderung der Bauchdecke sichtbar, wenn ein entzündlich-tumoröses Infiltrat vorliegt. Ein geringfügiges Ödem der Bauchdecke über einem Konglomerattumor, der von Netz und Dünndarmschlingen gebildet wird, ist bei einem perityphlitischen Abszeß zu sehen.

Palpation und Schmerzprovokation

Bei sehr vorsichtiger, flacher und druckloser Auflage der Hand auf den Bauch ist über einer Region mit intraabdomineller Entzündung eine Rigidität der Muskulatur zu tasten. Leichtes Beklopfen der Bauchdecke löst einen Schmerz im rechten Unterbauch aus. Die Palpation mit leichtem Druck beginnt in einer schmerzfreien Region des Oberbauches, wird in den linken und dann erst in den rechten Unterbauch fortgesetzt. Der typische Schmerz bei Palpation tritt im rechten Unterbauch auf (Abb. 31.**1**).

Die Diagnose kann durch weitere schmerzprovokative Tests an Sicherheit gewinnen:
- Blumberg-Loslaßschmerz: Bei Druck auf die linke Bauchseite und plötzlichem Loslassen der untersuchenden Hand wird ein Schmerz im rechten Unterbauch ausgelöst.
- Rovsing-Zeichen: Es ist positiv, wenn bei retrogradem Ausstreichen des Dickdarms, links beginnend, ein Schmerz im rechten Unterbauch ausgelöst wird.

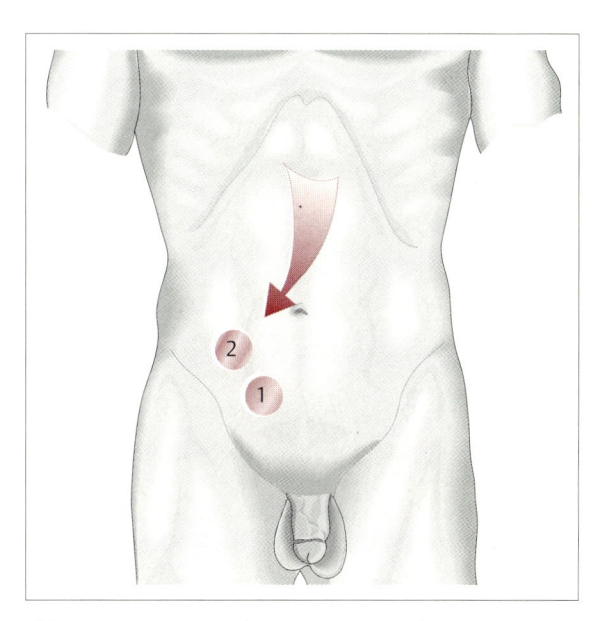

Abb. 31.**1** Lanz(1)- und McBurney(2)-Druckpunkt. Ein initialer Oberbauchschmerz wandert in den rechten Unterbauch.

- Psoasschmerz: Ein Anheben des gestreckten Beines führt zu Schmerzen im rechten Unterbauch (positiv bei retrozäkaler Lage der Appendix).
- Schmerzen im rechten Unterbauch: Sie treten bei Erschütterung des Bauchraumes (z. B. Husten, Treppensteigen) auf.
- Rektale Palpation: Bei Erwachsenen ist sie eine wichtige Untersuchung (bei Kleinkindern und jüngeren Kindern sollte, da es von diesen als sehr schmerzhaft empfunden wird, darauf verzichtet werden). Zu beurteilen sind Sphinktertonus, Vorwölbungen und Druckschmerz recht und links, Vorwölbungen des Douglas-Peritoneums und der Portioschiebeschmerz.
- Vaginale Untersuchung (bevorzugt konsiliarisch durch Gynäkologen): Ein Portiowackelschmerz weist auf eine Adnexitis hin.

> Der wichtigste Befund bei der Appendizitis ist der Schmerz im rechten Unterbauch: spontan und bei der Palpation (6)!

Sonographie

Der Einsatz der Sonographie bei der Verdachtsdiagnose Appendizitis soll die Zahl unnötiger Appendektomien senken (11). Operationspflichtige Befunde sollen auch dann, wenn es schwierig ist, eine Diagnose zu stellen (in der Schwangerschaft, im Alter, bei Kindern), rechtzeitig erkannt werden. Grundsätzlich ist die Sonographie dem klinischen Befund nachgeordnet. Voraussetzung für diese Untersuchung ist ein Sonographiegerät mit hochauflösendem Schallkopf (Frequenz 5,0–7,5 MHz). Ist die Appendix als echoarme, reproduzierbare Raumforderung darstellbar und läßt sich über diesem Befund ein Druckschmerz auslösen, liegt eine akute Appendizitis vor. Die Sensivität der Sonographie beträgt über 80%, die Spezifität über 90%. Wegen Luftüberlagerung oder ungewöhnlicher Lage der Appendix ist ein falsch negativer Befund möglich. Eine sonographische Differentialdiagnostik (Tab. 31.2) folgender Befunde ist durch den erfahrenen Untersucher möglich: Koprostase, Ileus, Cholezystitis, Nierenstau rechts, Aortenaneurysma, Ovarialzyste, freie Luft und Flüssigkeit/Aszites im Abdomen, Lebererkrankung.

Temperatur, Puls und Laborwerte

Eine geringe Temperaturerhöhung mit einer axillorektalen Differenz von 0,7–1 °C ist typisch. Die Zunge ist trocken und belegt, der Puls ist beschleunigt. Eine Leukozytose von über 10 000 Leukozyten/mm^3 kommt häufig vor, ist aber nicht obligatorisch für eine Appendizitis. Sehr hohe Leukozytenzahlen (> 20 000) deuten auf eine Perforation mit Peritonitis hin oder sind Zeichen anderer Erkrankungen (Pankreatitis, Pneumonie, hämatologische Erkrankungen). Ein Differentialblutbild kann Hinweise auf eine Lymphadenitis (Lymphozytose) geben.

> Laborwerte bestimmen nicht die Indikation zur Appendektomie! Normale Leukozytenzahlen sind kein Argument gegen die Indikation zur Appendektomie bei hinreichendem Verdacht auf akute Appendizitis!

Laparoskopie

Unklare und nicht sicher zuzuordnende Unterbauchbeschwerden können mit der Laparoskopie spezifiziert werden (z. B. Adnexitis, Enteritis, Adhäsionen, Caecum mobile, Endometriose). Anläßlich einer diagnostischen Laparoskopie ist es möglich, die Appendektomie vorzunehmen, diese Technik wird in der Chirurgie jedoch kontrovers diskutiert (13). Eine diagnostische Laparoskopie kann nicht grundsätzlich jedem Patienten empfohlen werden, die Komplikationsrate der Laparoskopie rechtfertigt dies derzeit nicht. Die große Ausnahme kann ein linksseitiger Schmerz bei gleichzeitig bestehendem Appendizitisverdacht sein: Dann wird in seltenen Fällen nicht die Divertikulitis linksseitig als Ursache einer lokalen Peritonitis gefunden, sondern eine Appendix bei Situs inversus. Deshalb ist gelegentlich die präoperative Sonographie hilfreich, um auch solche Diskrepanzen auszuschalten, insbesondere dann, wenn der Schmerz an atypischer Stelle auftritt.

Differentialdiagnose

Auch bei dem heutigen Stand der Diagnostik besteht eine Erkenntnisschwelle. Die Appendizitis bleibt eine Wahrscheinlichkeitsdiagnose. Zur Sorgfaltspflicht ge-

Tabelle 31.2 Sonographische Befunde bei Verdacht auf Appendizitis

Akute katarrhalische Appendizitis	selten direkter Nachweis der Appendix als Kokarde; Nachweis perizäkaler freier Flüssigkeit (unspezifisch)
Ulzerophlegmonöse Appendizitis	Querschnitt: nicht kompressibel, geschichtete, rundliche Struktur (Target-Phänomen); Längsschnitt: blind endende tubuläre Struktur ohne peristaltische Veränderungen
Appendicitis perforans	inhomogene Raumforderungen mit extraintestinalen Gaseinschlüssen
Ileitis terminalis	Darmwandverdickung mit peristaltischen Veränderungen
Lymphadenitis mesenteralis	echoarme, rundliche Strukturen ohne Verbindung zum Darmlumen

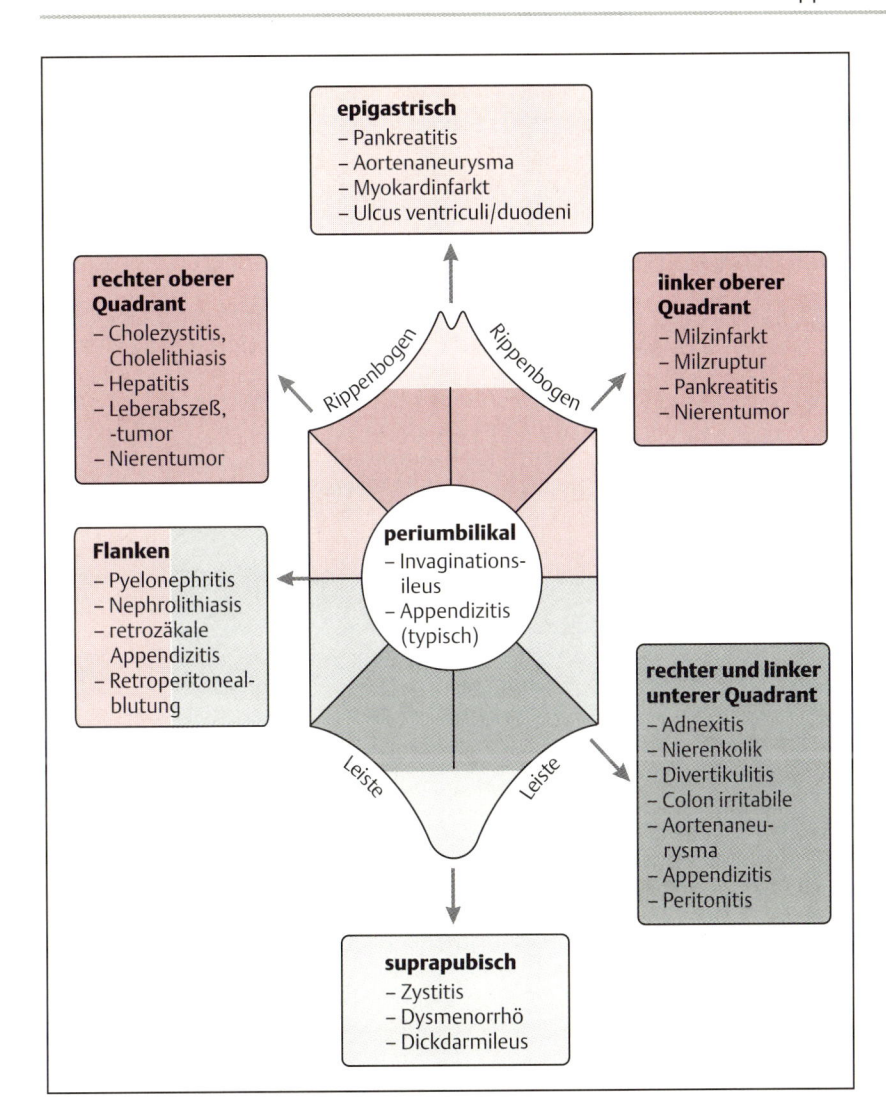

Abb. 31.2 Schmerzlokalisation: Differentialdiagnose.

epigastrisch
– Pankreatitis
– Aortenaneurysma
– Myokardinfarkt
– Ulcus ventriculi/duodeni

rechter oberer Quadrant
– Cholezystitis, Cholelithiasis
– Hepatitis
– Leberabszeß, -tumor
– Nierentumor

linker oberer Quadrant
– Milzinfarkt
– Milzruptur
– Pankreatitis
– Nierentumor

Flanken
– Pyelonephritis
– Nephrolithiasis
– retrozäkale Appendizitis
– Retroperitonealblutung

periumbilikal
– Invaginationsileus
– Appendizitis (typisch)

rechter und linker unterer Quadrant
– Adnexitis
– Nierenkolik
– Divertikulitis
– Colon irritabile
– Aortenaneurysma
– Appendizitis
– Peritonitis

suprapubisch
– Zystitis
– Dysmenorrhö
– Dickdarmileus

hört das Abwägen der Symptome und der Untersuchungsbefunde, eine wiederholte Untersuchung, Nutzung der diagnostischen Möglichkeiten und keinesfalls ein Bagatellisieren der Befunde. Die Rate der operativ nicht bestätigten Appendiziditen liegt über 20% (9). Eine unzureichende Anamneseerhebung begünstigt die Fehlerquote. Die Differentialdiagnose ist umfangreich, und eine sichere Abgrenzung gegenüber anderen Ursachen abdominaler Schmerzen kann problematisch sein. Die Schmerzlokalisation gibt Hinweise, liefert jedoch keine Beweise für die Erkrankung (Abb. 31.2).

Schmerzsymptome im rechten Unterbauch werden durch Harnwegsinfekte, Uretersteinkolik, Lymphadenitis, Ileitis, Yersiniainfektion, Gastroenterokolitis, Entzündung eines Meckel-Divertikels, Bauchdeckenhämatom oder Colon irritabile ausgelöst. Bei dieser Schmerzlokalisation sind auch eine Gallenkolik und bei Frauen gynäkologische Erkrankungen auszuschließen. Über ein perforiertes Ulcus duodeni kann Mageninhalt in den rechten Unterbauch gelangen und Appendizitissymptome auslösen. Darminvagination und Wurmerkrankungen sind im Kindesalter zu bedenken. Im höheren Alter sind Tumorerkrankungen, Durchblutungsstörungen des Darmes und Divertikulitis in die Überlegungen mit einzubeziehen. Bauchschmerzen, jedoch oft diffus, werden bei Pneumonie, Dekompensation von Stoffwechselerkrankungen und Intoxikation angegeben.

Cave Fehldeutungen der Untersuchung: Eine falsch negative Diagnose wird häufig verursacht durch eine Gastroenteritis, einen Harnwegsinfekt, eine rezidivierende Adnexitis bei vorbestehender Antibiotikatherapie, bei Verdacht auf Cholelithiasis und im schmerzfreien Intervall. Eine akute Appendizitis nach einer Abdominaloperation (z. B. Cholezystektomie) zeigt zunehmende Schmerzen im Unterbauch und Fieber unklarer Genese.

Grundsätzlich gilt:
– daran denken,
– wiederholt untersuchen,
– kontrollieren lassen durch Zweituntersucher!

Konservative Therapie

Liegt eine Entzündungsform mit Tumorbildung vor, so sollte eine konservative Behandlung mit Antibiotika und Bettruhe unter klinischer Beobachtung erfolgen (perityphlitisches Infiltrat). Bei Fieber und eindeutiger Symptomatik (umschriebene Verhärtung; sonographischer Flüssigkeitsnachweis) eines perityphlitischen Abszesses ist die Abszeßdrainage angezeigt.

Eine konservative Behandlung in Form von kühlenden Umschlägen im Bereich des rechten Unterbauches wird praktiziert, die Wirksamkeit bei der akuten Entzündung der Appendix ist unsicher. Die Notwendigkeit für diese Behandlung besteht in Situationen, wo keine chirurgische Therapie möglich ist.

Eine prospektive randomisierte Studie (2) verglich die Antibiotikabehandlung (Cefotaxim 2 g/12h und Tinidazol 800 mg/24h) mit der chirurgischen Behandlung über 2 Tage. Eine Analyse des klinischen Befundes in 6-h-Intervallen der Schmerzintensität und der axillorektalen Körpertemperatur ist erforderlich.

Die Antibiotikatherapie ist effektiv, mit einem Rezidiv (50% innerhalb eines Jahres) ist jedoch zu rechnen. Die Entscheidung zur Antibiotikatherapie statt der etablierten chirurgischen Therapie kann aber nur als Ausnahme empfohlen werden. Die Minderung des klinischen Befundes durch Gabe von Antibiotika kann allerdings trügen, eine Appendixnekrose kann bereits eingetreten sein. Weitere Studien unter exakter klinischer, sonographischer und laborchemischer Kontrolle sind erforderlich, um diese Therapieform akzeptieren zu können.

Appendektomie

Indikation und Kontraindikation

31.1 Indikationen zur Appendektomie

Absolute Indikation
Ein hinreichend starker Verdacht auf eine akute Appendizitis ist eine dringliche, absolute OP-Indikation!

Relative Indikation
Keine

Kontraindikation
Keine

Eine dringliche Operationsindikation (31.1; vgl. Abb. 1.2) ist bei der akuten Appendizitis gegeben. Bei ausreichend wahrscheinlicher Diagnose existieren keine klassischen Kontraindikationen, es gibt keine Alternativbehandlung, eine konservative Therapie (evtl. Antibiotika) ist nur in ganz seltenen Ausnahmefällen angezeigt (s. o.). Bei unklarer Symptomatik ist eine Beobachtungszeit gerechtfertigt, nimmt die Symptomatik jedoch zu, ist ein weiteres Abwarten nicht vertretbar. Beobachtungszeit bedeutet: abdominale Kontrolluntersuchungen in einstündigen Intervallen und Beobachten der weiteren Symptomatik (Allgemeinzustand, zunehmender Schmerz, Anstieg der axillorektalen Temperaturdifferenz?).

> Man sollte dem Patienten erklären, warum er jede Stunde eine abdominale Untersuchung über sich ergehen lassen muß!

Die Indikation zur Appendektomie als Simultaneingriff bei fehlender Entzündung wird unterschiedlich beurteilt: Die „Gelegenheitsappendektomie" (z. B. anläßlich einer Laparoskopie) ist nur gerechtfertigt, wenn das Risiko der Operation dadurch nicht erhöht wird. Zu diesem Vorgehen kann jedoch aufgrund zunehmend kritischer Patienten und des niemals vollständig vorhersehbaren Operationsverlaufes nicht geraten werden. Ein rational begründbarer und dokumentierter Nutzen für den Patienten ist immer Voraussetzung. Eine prophylaktische Appendektomie kann individuell bei rezidivierenden Beschwerden gerechtfertigt sein. Hier sollte die Aufklärung, wie bei allen Wahleingriffen, besonders detailliert und gut dokumentiert sein. Auf eine schriftliche Zustimmung des Patienten kann nicht verzichtet werden.

Aufklärung

Die Appendektomie wird weit verbreitet als eine kleine, risikoarme Operation angesehen. Deshalb sollte bei der Aufklärung explizit darauf hingewiesen werden, daß die Diagnose Appendizitis eine Wahrscheinlichkeitsdiagnose ist. Das Risiko der meist (außer bei der Laparoskopie) notwendigen Laparotomie ist teilweise unabhängig vom Zustand der Appendix; dies ist dem Patienten zu erläutern. Auf die Dringlichkeit und die Notwendigkeit zur Appendektomie bei akuter Appendizitis ist hinzuweisen. Damit werden dem Patienten gleichzeitig das Risiko und die Folgen einer Operationsverzögerung verdeutlicht.

Ist aus ärztlicher Sicht ein Abwarten ratsam (z. B. bei unsicherem Befund, notwendiger ärztlicher Konsultation eines Kollegen aus der Gynäkologie oder Urologie), so ist dies für den Patienten nachvollziehbar zu begründen. Während dieser Wartezeit ist der Patient sowie sein Allgemeinzustand zu beobachten und der Abdomenbefund wiederholt zu erheben. Zur Erläuterung der Operationsindikation für den Patienten gehört sowohl die Aufklärung über das geplante operationstechnische Vorgehen als auch über vorhersehbare Besonderheiten und damit verbundene Abweichungen hiervon. Solche Operationserweiterungen sind besonders kritisch zu besprechen, z. B. ist auf die Möglichkeit eines operativ zu behandelnden entzündlichen Meckel-Divertikels (zusätzliche Dünndarmteilresektion) hinzuweisen. Dies gilt auch für die möglicherweise erforderliche Dickdarmteilresektion bei einem präoperativen Befund eines appendizitischen Konglomerates, wenn ein maligner Tumor die Ursache der Appendizitis war.

Bei Frauen ist an operativ zu behandelnde, bisher unerkannte gynäkologische Erkrankungen zu denken. Patientinnen sind über die geringe Wahrscheinlichkeit, daß eine Tubenruptur, ein Adnextumor oder eine intraabdominale Blutung aus verschiedenster Ursachen intraoperativ gefunden werden können, aufzuklären. Es sollte möglichst eindeutig festgelegt sein, wie umfassend in einem solchen Fall der Behandlungsauftrag an den Arzt ist und ob derartige Befunde in der gleichen, als Appendektomie geplanten Operation chirurgisch therapiert werden sollen.

Grundsätzlich gilt: Der Arzt ist verpflichtet, den Patienten über vorhersehbare Erweiterungen einer Operation aufzuklären (4). Gleichfalls gilt: Wünsche des Patienten müssen berücksichtigt werden (z. B. kosmetische Aspekte der Schnittführung). Patientenwunsch und/ oder -einverständnis entlasten Ärzte jedoch nicht von ihrer fachlichen Verantwortung. Im Zweifel ist der für den Patienten sicherere (nach dem aktuellsten Stand der „ärztlichen Kunst") Weg einzuschlagen.

Operationstechnische Alternativen wie laparoskopische vs konventionelle (Laparotomie) Appendektomie können dem Patienten erläutert werden. Der aktuelle Standard ist jedoch die konventionelle Appendektomie, insbesondere wenn ein Verdacht auf eine Perforation oder eine phlegmonöse Appendizitis besteht. Ebenfalls sollte über den Einsatz von Blutbestandteilen und die Bluttransfusion mit dem Patienten gesprochen und die Einwilligung hierzu eingeholt werden, auch wenn bei einer typischen, komplikationslosen Appendektomie bei einem Patienten ohne Vorerkrankungen diese nur selten benötigt werden. In besonderen Fällen kann die Hämodilution erwogen und mit Patient und Anästhesist besprochen werden. Sämtliche Details der Aufklärung sind sorgfältig zu dokumentieren.

Operatives Vorgehen

31.1 Konventionelle Appendektomie

Wechselschnitt im rechten Unterbauch. Durchtrennen der Haut und des subkutanen Fettgewebes. Spaltung der Aponeurose des M. obliquus abdominis externus in Faserrichtung mit dem Skalpell. Der muskuläre Anteil wird stumpf auseinandergedrängt. Einsetzen von stumpfen Haken. Stumpfes Auseinanderdrängen (Haken, Schere, Finger) des M. obliquus abdominis internus in Faserrichtung. Umsetzen des stumpfen Hakens unter den Muskel. Anheben der Fascia transversalis und des Peritoneums mit Pinzetten und Inzision derselben in Längsrichtung. Einsetzen der Roux-Haken unter das Peritoneum. Darstellen der Appendix, Skelettieren der Mesoappendix, Ligatur an der Appendixbasis. Abtrennen des Wurmfortsatzes und Versenken des Stumpfes unter einer zirkulären Naht (Tabaksbeutelnaht) am Zäkalpol. Übernähen dieses Bereiches mit einer Z-förmigen Naht. Bauchdeckenverschluß. Fakultativ Zielrohrdrainage. Fortlaufende Peritonealnaht. Lockere Einzelknopfnaht der Mm. obliqui abdominis internus und externus. Einzelknopfnaht der Faszie. Fakultativ ist die subkutane Drainage. Hautnaht.

31.2 Laparoskopische Appendektomie

Anlage eines Pneumoperitoneums über eine periumbilikal eingestochene Veress-Kanüle. Unter Sicherheitsaspekten Einbringen eines Optiktrokars und zweier Arbeitstrokare in die Bauchhöhle. Diagnosesicherung durch Aufsuchen der Appendix. Bipolare Koagulation der Mesoappendix bzw. Clipverschluß mit Durchtrennung der A. appendicularis (kein monopolarer Strom!). Abtragen der Appendix mittels doppelter Roeder-Schlingen-Ligatur oder mit dem Klammernahtgerät (Endo-GIA). Verpacken und Extraktion der Appendix in einem Bergebeutel bzw. Extraktion unter Trokarschutz. Vernähen der Trokarinzisionsstellen an der Haut.

Zusammenfassungen der operativen Technik geben 31.1 und 31.2. Der operative Zugang erfolgt durch den Wechselschnitt im rechten Unterbauch (Abb. 31.3), wichtige Operationsschritte illustriert Abb. 31.4.

Modifikationen, wie der Paramedianschnitt, der rechtsseitige halbe Pfannenstiel-Schnitt oder der Unterbauchmittelschnitt (bei Peritonitis) sind ebenfalls gebräuchlich.

Nach der Eröffnung der Bauchhöhle ist das Zäkum mit der Appendix zu luxieren. Ein Abstrich für die mikrobiologische Untersuchung identifiziert die hauptsächlichen Erreger. Das Ziel der Operation ist die Entfernung der Appendix und ein sicherer Verschluß des Appendixstumpfes.

Ist die Appendix – wider Erwarten – ohne Entzündungszeichen, wird nach anderen Ursachen des Abdominalschmerzes gesucht: z. B. Adnexitis, Lymphadenitis, Divertikulitis, Morbus Crohn, Meckel-Divertikel, Cholezystitis, Magenperforation, Darmgangrän oder Ileus. Nach einem Meckel-Divertikel sollte gefahndet werden, wenn

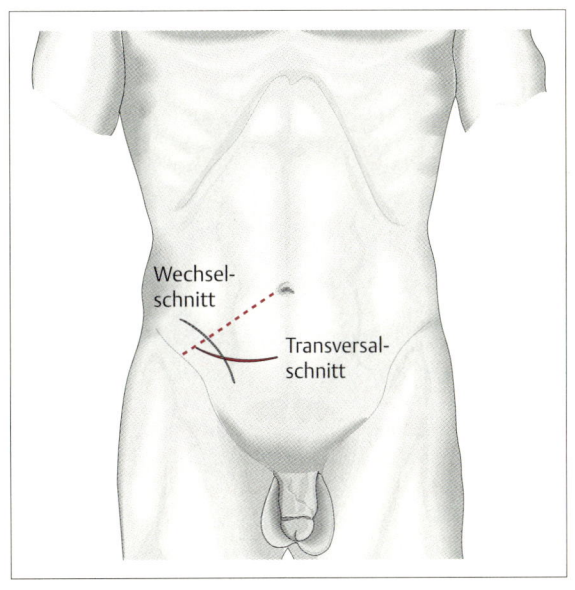

Abb. 31.**3** Transversalschnitt und unterer lateraler Wechselschnitt.

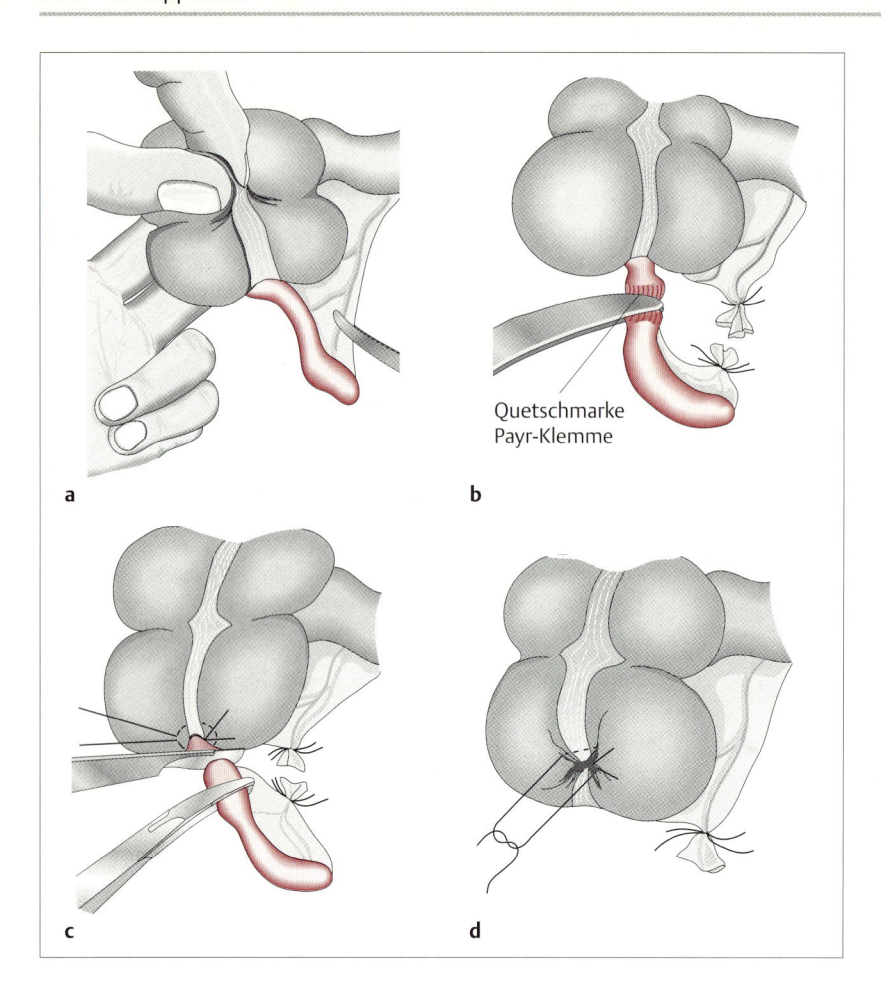

Abb. 31.4 Appendektomie. Wichtige Operationsschritte.
a Hervorluxieren des Zäkums und Darstellen der Appendix.
b Ligatur der Appendixbasis und Skelettieren des Wurmfortsatzes.
c Abtragen der Appendix und zirkuläre Naht (Tabaksbeutelnaht) mit Versenken des Stumpfes.
d Z-Naht zur weiteren Abdeckung des Appendixstumpfes.

(Quetschmarke Payr-Klemme)

der Lokalbefund an der Appendix die Symptomatik nicht eindeutig erklärt. Verzichten kann man auf die Suche nach einem Meckel-Divertikel dann, wenn eine ausgedehnte nekrotisierende Appendizitis vorliegt, die den Gesamtbefund eindeutig erklärt. Eine zusätzliche Exploration der Bauchhöhle würde in diesen Fällen zu einer Verschleppung von Infektionsmaterial führen. Liegt als Ursache des Bauchschmerzes eine Enteritis regionalis vor, so erfolgt die Appendektomie, wenn der Zäkumpol nicht befallen ist. Die oft schwierige Abgrenzung von Appendizitis und Ileitis terminalis (Morbus Crohn) rechtfertigt eine Appendektomie. Bei einem perityphlitischen Abszeß ist die alleinige Drainage gerechtfertigt. Die Appendix kann, falls erforderlich, 2–3 Monate später (Intervallappendektomie) entfernt werden (10). Bei gynäkologischen Erkrankungen (Tumor, Extrauteringravidität) sind Operationsmodifikationen zu erwägen und Gynäkologen an der Operation zu beteiligen. Ist bei einer konventionellen Operation makroskopisch keine Veränderung an der Appendix zu sehen, wird trotzdem die Appendektomie vorgenommen, wenn keine andere schwerwiegende Ursache des Bauchschmerzes ermittelt wird.

Wird der Befund bei der Laparoskopie an der Appendix als unauffällig klassifiziert und ist keine Ursache des Schmerzes nachweisbar, kann auch die Appendektomie erfolgen. Ist jedoch eine andere Ursache bei der Laparoskopie sichtbar (z. B. Adnexitis), verbleibt die unauffällige Appendix.

Konventionelle versus laparoskopische Appendektomie

Die laparoskopische Diagnostik der Appendizitis und die laparoskopisch ausgeführte Appendektomie (31.2) sind akzeptable Methoden. Es bedarf jedoch der ausdrücklichen Feststellung, daß dies bei jedem Patienten kritisch geprüft werden muß, die Diskussion hierzu ist noch nicht abgeschlossen. Die Indikation zur Appendektomie ist durch die Operationsmethode nicht geändert. Kontraindikationen zum laparoskopischen Vorgehen sind die akute Enteritis regionalis, die basisnahe Perforation und die Appendizitis bei Zäkalwandphlegmone. Bei bereits bestehender diffuser Peritonitis wird konventionell operiert. Auch in der Schwangerschaft ab dem 6. Monat ist eine konventionelle Appendektomie vorzunehmen. Die laparoskopische Technik erfordert derzeit noch einen vergleichsweise hoch einzuschätzenden technischen Aufwand und birgt das Risiko verfahrensspezifischer Komplikationen. Eine zertifizierte Kenntnis der minimalinvasiven Chirurgie und Erfahrungen bei der Behandlung von Komplikationen sind unabdingbare Voraussetzungen.

Für die laparoskopische Appendektomie sprechen:
– der minimale Bauchschnitt,
– die verbesserte intraabdominelle Diagnostik,
– die beschleunigte Rekonvaleszenz (1).

Es ist aber zu bedenken:
- daß die Kosten relativ hoch sind,
- daß sich die Komplikationen verändern,
- daß der Krankenhausaufenthalt nicht verkürzt ist,
- daß häufiger Douglas-Abszesse auftreten.

Drainage nach Appendektomie

Bei ausgedehnter Entzündung mit Peritonitis, nach ausgedehnter Spülung, bei perityphlitischem Abszeß und bei entzündlich verändertem Zäkalpol ist eine Drainage für 2–5 Tage gerechtfertigt. Das Einlegen eines subkutanen Redon-Drains bei schwerer Entzündung der Appendix erscheint günstig.

Perioperative Maßnahmen

Die akute Appendizitis ist eine dringende Operationsindikation, ein Abwarten bis zur ohnehin vieldiskutierten „Nüchternheit" ist deshalb oft nicht möglich. Eine Vorbereitungszeit von 2 Stunden sollte nicht überschritten werden. Bei einer über mehrere Tage verschleppten Peritonitis mit Elektrolytverschiebung und reduzierter Urinproduktion kann sie entsprechend der Schwere der pathophysiologischen Veränderungen länger sein. Es ist zu berücksichtigen, daß mittels Infusionen nicht in kürzester Zeit alle Stoffwechselfunktionen normalisiert werden können (Einzelheiten s. Kapitel 16, S. 267ff). Die Ursache der diffusen Peritonitis muß beseitigt werden. Die wiederholte Untersuchung, auch durch einen Zweituntersucher, und die Beurteilung des Verlaufes sollte in Abständen von 1–2 Stunden erfolgen.

Eine Aufklärung des Patienten über die Gründe für diese Handlungsweise ist notwendig. Zur Operationsvorbereitung bei der akuten Appendizitis gehört die Harnblasen- und Darmentleerung, die Körperreinigung, Kürzen oder Entfernen der Behaarung im Operationsgebiet (möglichst keine scharfe Rasur) und die Thromboembolieprophylaxe. Eine perioperative Antibiotikaprophylaxe ist bei der Appendektomie angezeigt (cave: Ausschluß einer Antibiotikaallergie). Das Wirkspektrum der Antibiotika sollte umfassen: E. coli, Enterokokken und Anaerobier.

Verlauf

Nach einer Appendektomie ist die unmittelbare postoperative Überwachung wie bei anderen Bauchoperationen erforderlich. Hierzu gehört die Kontrolle von Kreislauf und Atmung sowie die Behandlung des postoperativen Schmerzes. Es ist gefährlich, die Appendektomie zu bagatellisieren. Unmittelbar nach der Operation sollten alle Symptome der Appendizitis einschließlich Fieber zurückgehen. Im postoperativen Verlauf sind eine Nachblutung und eine lokale Infektion auszuschließen. Die Darmperistaltik ist auskultatorisch in regelmäßigen Intervallen zu kontrollieren. Ein Singultus, ebenso wie Stuhl- und Windverhaltung, weist auf eine Motilitätsstörung des Darmes hin. 24 Stunden nach dem Eingriff kann mit der enteralen Ernährung (zunächst Flüssigkeit) begonnen werden, wenn eindeutig eine Peristaltik nachweisbar ist und keine Übelkeit mehr besteht.

> Unmittelbar postoperativ gehen Fieber und Symptome bei normalem Verlauf kontinuierlich zurück, wenn nicht, muß konsequent nach der Ursache geforscht werden.

Der Verbandswechsel ist zeitlich nicht genau vorzuschreiben. Innerhalb der ersten 24 Stunden benötigt die Wunde Ruhe, ein Verbandswechsel oder eine Inspektion nach Abnahme des Verbandes wird in diesem Zeitraum nicht durchgeführt. Der erste Verband ist nach dieser Zeit in der Regel etwas durchfeuchtet von Wundsekret und ein wenig Blut. Jetzt ist die Anlage eines neuen Verbandes gerechtfertigt. Ein durchsichtiger Verband (Pflaster) ermöglicht eine häufige Inspektion. Es ist nicht notwendig, im halbwegs „sauberen Bereich" am 2. oder 3. Tag noch unbedingt diese Wunde zu verbinden. Der Verband hat in dieser Zeit meist nur eine mechanische Schutzfunktion. Grundsätzlich werden Wunden spätestens am 4. Tag inspiziert, weil sich bis zu diesem Zeitpunkt lokale Wundinfektionen zeigen. Nur wenn eine vermehrte Wundsekretion auftritt oder eine Wundinfektion von vornherein angenommen werden kann, wird die Wunde täglich inspiziert, ein durchgefeuchteter Verband sofort gewechselt. Die Qualität der feuchten Substanz muß beobachtet werden. Bei großen Wunden ist es sogar notwendig, die Durchfeuchtung als ein Kriterium eines möglichen Platzbauches zu werten. Eine fleischwasserfarbene Verfärbung des Verbandes deutet auf eine Wundruptur hin.

Patienten sollten prinzipiell so früh wie möglich mobilisiert werden, da die Bettruhe physiologisch ungünstige Auswirkungen auf den Gesamtorganismus hat (u. a. erhöhtes Risiko von Thrombosen, Infektionen, Pneumonie). Beim ersten Aufstehen ist die Anwesenheit von Pflege- oder ärztlichem Personal ratsam (Kreislaufdysregulationen). Die Schmerzen können dabei durchaus erheblich sein, ob Analgetika gegeben werden müssen, ist individuell zu entscheiden.

Die stationäre Aufenthaltsdauer ist individuell festzulegen. Eine postoperative Wundinfektion tritt in der Regel nicht vor dem 4. postoperativen Tag auf, d. h. der stationäre Aufenthalt oder die ärztliche Beobachtung sollte diesen Zeitraum mit einschließen. Wenn der Gesamtverlauf so eindeutig ist, daß der Patient am 3. Tag völlig beschwerdefrei ist und nicht das kleinste klinische Zeichen einer Komplikation zeigt (z. B. muß die Temperatur sicher im Normalbereich sein!), dann kann die Entlassung riskiert werden, wenn der Patient in der Nähe eines notfalls zu erreichenden Arztes wohnt. Ein fieberfreies Intervall von 24 Stunden macht eine Infektion unwahrscheinlich. Je nach Ausdehnung der Entzündung, Alter, Begleitkrankheiten sowie der Beschäftigungsart des Patienten, ist nach 2–3 Wochen die Arbeitsfähigkeit wiederhergestellt.

Komplikationen

Hohes Fieber postoperativ zeigt eine noch bestehende Infektion an (Abszeßsuche!). Ein Fieberanstieg ab dem 3.–4. Tag postoperativ deutet auf eine Wundinfektion (subfaszialer Abszeß) oder eine Stumpfinsuffizienz hin.

Weitere Symptome für eine Wundinfektion sind Wundrötung und ein Druckschmerz im Bereich der Wunde. Eine subfaszialer Abszeß kann die Rötung auch erst später nach außen durchbrechen lassen. Schmerzen beim Stuhlgang und beim Wasserlassen können, wenn sie mit Fieber kombiniert sind, ein Hinweis auf einen Douglas-Abszeß sein. Bei dieser Symptomatik wird darum rektal untersucht.

Lag eine diffuse Peritonitis vor, so ist eine chirurgische Intensivtherapie mit Überwachung der Nierenfunktion und der Gabe von Antibiotika angezeigt. Singultus, Erbrechen, Hypo- oder Hyperperistaltik sind Zeichen für eine Darmparalyse oder einen mechanischen Ileus. Wird postoperativ im histologischen Befund ein Appendixkarzinoid nachgewiesen, so ist eine Nachoperation angezeigt, wenn der Tumor größer als 1 cm war oder Zweifel an der vollständigen Entfernung des Tumors bestehen.

Prognose

Bei rechtzeitiger Appendektomie oder erweiterter chirurgischer Intervention ist die Prognose in der Regel gut. War das Krankheitsbild präoperativ bereits zur Peritonitis fortgeschritten, so können Verwachsungen (Adhäsionen des Dünndarms) auftreten. Adhäsionen können rezidivierende Schmerzen verursachen und zum Ileus führen. Sind im postoperativen Verlauf Wundheilungsstörungen aufgetreten, so ist eine Narbenhernie oder Fistelbildung möglich. Zu den häufigeren Spätfolgen nach Appendizitis mit Perforation zählen: Douglas-, Leber- oder subphrenischer Abszeß. Rezidivierende Entzündungen der Appendix können bei Mädchen zur Infertilität führen.

Appendizitis bei Kindern, Schwangeren und älteren Menschen

Kinder

Die Appendizitis ist die häufigste akute, chirurgisch zu behandelnde Erkrankung der Bauchhöhle im Kindesalter. Sie tritt bei Neugeborenen kaum, bei Säuglingen und Kleinkindern selten, im Vorschulalter schon häufiger und bei Schulkindern relativ oft auf. Folgen einer verspäteten Appendizitistherapie können ein Früh- oder Spätileus infolge Adhäsions- bzw. Strangbildung (vorwiegend im Dünndarmbereich) oder Fertilitätsprobleme bei Frauen sein.

Anamnese und Verlauf der Erkrankung sind besonders beim Kleinkind uncharakteristisch und progredient. In den ersten beiden Lebensjahren ist die Appendix in 80–90% bei Einlieferung in die Klinik bereits perforiert. Übelkeit, Appetitlosigkeit, Erbrechen, Bauchschmerzen (oft vom Epigastrium in den rechten Unterbauch absteigend) und subfebrile Temperaturen stellen die charakteristischen Frühsymptome der Appendizitis dar. Im Mittelpunkt stehen Druckschmerz und Abwehrspannung im rechten Unterbauch mit Punctum maximum am McBurney- und Lanz-Punkt. Bei Säuglingen und Kleinkindern ist die Beurteilung des Lokalbefundes infolge mangelnder Kooperation erschwert. Wesentliche Zeichen für einen intraabdominellen Entzündungsprozeß sind Veränderungen des Gesichtsausdruckes, ein Ausweichen bei der Palpation des rechten Unterbauches sowie Körperstellungen, die als Schonhaltung interpretiert werden können:
- gebücktes Gehen,
- Seitenlage,
- spontanes Anziehen der Beine.

Zunehmende, allgemeine Krankheitszeichen, verbunden mit erhöhter Bauchdeckenspannung, sind eine dringliche Operationsindikation.

> Im Zweifelsfall ist eine stationäre Beobachtung und Diagnostik immer gerechtfertigt!

> Die Enteritis ist die häufigste Fehldiagnose bei der kindlichen Appendizitis!

Zusätzliche Hinweise zur Differentialdiagnose ergeben sich aus der Körpertemperatur. Im Anfangsstadium bleiben die Temperaturen im subfebrilen Bereich. Die rektale Temperatur kann dabei um 0,5–1 °C höher als axillar liegen. Hohe Temperaturen zu Beginn der Erkrankung sprechen eher gegen eine Appendizitis, im weiteren Verlauf hingegen für eine Perforation mit Abszedierung und Peritonitis. Leukozytenbestimmungen haben nur eine begrenzte Bedeutung. Eine mäßige Leukozytose mit Leukozytenwerten von 12 000–18 000/µl (= 12–18 G/l) mit Linksverschiebung kann die Diagnose erhärten. Keinesfalls dürfen bei „eindeutigem klinischen Befund" niedrige Werte zum Ausschluß einer Appendizitis verleiten!

Die Entleerung dünnen Stuhles kann ein Symptom einer Peritonitis sein. Eine kurzzeitige Besserung der typischen Abdominalsymptomatik kann auch bereits Zeichen einer gerade stattgefundenen Perforation sein. Differentialdiagnostisch muß bei Kindern mit Appendizitissymptomatik gedacht werden an:
- Lymphadenitis mesenterialis (u.a. lymphotroper Virusinfekt),
- entzündliche Erkrankungen des Respirationstraktes inklusive Otitis und Angina,
- Harnwegsinfekt, Ureterstein,
- virale und bakterielle Gastroenteritis,
- Divertikulitis des Meckel-Divertikels,
- Koprostase,
- Purpura abdominalis (Schoenlein-Henoch),
- Ileitis regionalis (Morbus Crohn),
- selten: Invaginationsileus, Duplikaturen, enterogene Zysten, Tumoren.

> Grundsätzlich muß ein nicht sicher zuzuordnender Abdominalbefund in kurzen Intervallen kontrolliert werden!

Schwangere

Die Häufigkeit der Appendizitis in der Schwangerschaft beträgt 1%. Die Besonderheit besteht darin, daß der sich vergrößernde Uterus eine Lageveränderung des Zäkums bewirkt, wodurch die Appendix nach dorsokranial verlagert wird. Cholezystitis, Pyelonephritis und Enteritis müssen jedoch ausgeschlossen werden. Die klinische Untersuchung sollte vom Gynäkologen und Chirurgen gemeinsam bewertet werden. Eine Sonographie ist immer angezeigt.

Ältere Menschen

Als Altersappendizitis wird die Blinddarmentzündung nach dem 70. Lebensjahr bezeichnet. Die Symptome sind schwächer ausgeprägt als bei jungen Patienten. Eine Gefahr besteht in der rasch fortschreitenden Gangrän der Appendix. Der dezente Bauchschmerz im rechten Unterbauch beim alten Menschen sollte auch an einen Darmverschluß im Kolon oder Rektum denken lassen, der einen Distensionsschmerz an der Appendix auslöst.

> Hinter einem paralytischen Ileus mit Kreislaufregulationsstörungen (als Folge einer Peritonitis) kann sich eine verschleppte, unerkannte Appendizitis verbergen!

Spezielle Appendizitisformen

Primär chronische Appendizitis

Diese Form der Appendizitis ist als isolierte Appendixerkrankung umstritten. Vernarbungen als Folgezustand einer Appendizitis sind meist die Ursache dieser chronisch fibrosierenden Appendizitis. Die akut rezidivierende oder das akute Rezidiv einer chronischen Appendizitis sind Interpretationsformen. Sonderformen der Appendizitis, die durch spezielle Erreger hervorgerufen werden, sind z. B. die virale Appendizitis bei Masern und bei Zytomegalie-Virus-Infektion und die parasitöse Appendizitis durch Enterobius vermicularis (5% der Appendizitiden bei Kindern); seltene parasitäre Ursachen können Entamoeba histolytica, Strongyloides stercoralis (in tropischen Gebieten) und Schistosomiasis sein.

Granulomatöse Appendizitis

Diese Form der Appendizitis wird verursacht durch Parasiten, Fremdkörper, Tuberkulose, Sarkoidose, Morbus Crohn und Yersiniainfektionen.

Akute Entzündungsform mit lokaler Tumorbildung

Hier ist es wichtig, zwischen Infiltrat und Abszeß zu unterscheiden. Der Abszeß weist ausgeprägtere klinische Symptome (Fieber) als das Infiltrat auf. Die Abgrenzung zum gesunden Gewebe ist beim Infiltrat, im Unterschied zum Abszeß, unscharf. Eine Sonographie ist zur weiteren Differenzierung (Nachweis von Flüssigkeit beim Abszeß) geeignet.

Begutachtung

Problematisch ist die gutachterliche Prüfung bei nicht rechtzeitig erfolgter Appendektomie und bei einer Appendektomie ohne pathologisch-histologischen Nachweis der Appendizitis. Zur individuellen Bewertung sind epidemiologische Studien, klinische Gesamtergebnisse und Qualitätskriterien, wie Perforationsrate und der Anteil histologisch nicht veränderter Appendizes, zu berücksichtigen.

Die Appendektomie ist eine Operation mit Kontamination von infektiösem Material. Deshalb kann mit einer postoperativen Wundinfektionsrate von bis zu 8% und bei einer Perforation von über 25% der Appendektomien gerechnet werden. Die iatrogen hinausgezögerte Appendektomie bei einer Perforation ist dann schuldhaft, wenn Sorgfaltspflichten, wie die Kontrolluntersuchung mit exakter Dokumentation, die Konsultation erfahrener Kollegen, das Ausschöpfen vorhandener diagnostischer Methoden oder die kritische Wertung der Befunde unterbleibt. Die „Vorsichtsappendektomie" ist nicht immer Ausdruck ärztlicher Fürsorge (5). Es bedarf bei geringer klinischer Symptomatik der exakten Begründung für die Operation. Folgen der Appendektomie können intraabdominelle Abszesse, wie der Douglas-Abszeß oder auch der Leberabszeß, und Abszesse der Wunde sein. Spätfolgen können der mechanische Ileus oder eine Narbenhernie sein.

Ausblick

Die Epidemiologie der Erkrankung ist weiter zu registrieren, beispielsweise durch eine multizentrische Erfassung der Erkrankungs- und Operationsstatistiken. Spezifität und Sensitivität der Diagnostik sind weiter zu verbessern, um die Zahl der Appendektomien bei nicht veränderter Appendix zu verkleinern. Die derzeitige Letalität von 0,3% (9) ist bedingt durch eine zu spät diagnostizierte diffuse Peritonitis und durch vorbestehende Polymorbidität. Gegenwärtiger Therapiestandard ist die konventionelle, also mittels Laparotomie durchgeführte Appendektomie. Als Alternative wird die laparoskopische Appendektomie weiterentwickelt (s. o.).

Zu einer ambulanten Appendektomie kann, unabhängig vom gewählten Verfahren, nicht geraten werden.

Andere Erkrankungen der Appendix

Karzinoidtumoren

Es handelt sich hierbei um den häufigsten Appendixtumor. Das Tumorwachstum verursacht eine Obstruktion des Appendixlumens und begünstigt so die Appendizitis. Die Appendixspitze ist am meisten betroffen.
Die Größe des Tumors bestimmt das chirurgische Vorgehen:
– Ein Tumor in der Appendixspitze mit einem Durchmesser von bis zu 1 cm ist mit einer Appendektomie radikal behandelt. Immer obligat und Voraussetzung für das Staging ist die Entnahme von iliozäkalen Lymphknoten. Nach Tumorabsiedelungen in das Ileum muß intraoperativ gesucht werden.
– Bei einem Tumor von mehr als 1 cm Durchmesser, nahe der Appendixbasis liegend, ist eine Lymphknotenmetastasierung wahrscheinlich. Hier ist darum eine rechtsseitige Hemikolektomie mit Lymphadenektomie indiziert, Lebermetastasen sind zu suchen.

Mukozelen

Das Lumen der Appendix ist erweitert und schleimgefüllt, ähnlich dem Erscheinungsbild nach einer Obstruktion. Ein muzinöses Adenokarzinom der Appendix kann von einem muzinösen Zystadenom nur mit Hilfe des histologischen Befundes unterschieden werden. Die Perforation des muzinösen Adenokarzinoms, auch anläßlich der Operation, kann ein Pseudomyxoma peritonei mit Peritonitis auslösen.

Adenokarzinome

Primäre Adenokarzinome oder ein vom Zäkum ausgehender und in die Appendix infiltrierender Tumor können die Symptome eines appendizitischen Konglomerates verursachen. Eine rechtsseitige Hemikolektomie mit Lymphadenektomie ist die Behandlung der Wahl.

Villöse Adenome

Adenome sind Zufallsbefunde bei einer Appendektomie. Ihr Wachstum führt zu einer Größenzunahme der Appendix und kann dann die Symptome der Appendizitis hervorrufen. Bei einem histologisch nachgewiesenen Appendixadenom sollte 3–4 Wochen nach der Appendektomie eine Koloskopie erfolgen, um metachron wachsende Adenome oder maligne Tumoren auszuschließen (14).

Primär maligne Lymphome

Eine Lymphogranulomatose, aber auch andere Tumoren können in die Appendix metastasieren. Da selten charakteristische, von einer Appendizitis abweichende Symptome auftreten, werden diese Befunde erst durch die Histologie objektiviert.
Andere Erkrankungen, wie die Endometriose, die Divertikulitis oder Ulzerationen von heterotopem Gewebe, können die Appendix, jedoch selten, befallen.

Literatur

1 Brieler, H. S.: Zur endoskopisch-laparoskopischen Appendektomie: Pro. Chirurg BDC 33 Akademie (1994) 5
2 Eriksson, S., L. Granström: Randomized controlled trail of appendicectomy versus antibiotic therapy for acute appendicitis. Brit. J. Surg. 82 (1995) 166–169
3 Esser, G.: Simultanappendektomie bei Laparotomie, prophylaktische Appendektomie. Chirurg BDC 33 (1994) 8
4 Franz, K., K.-J. Hansen: Aufklärungspflicht aus ärztlicher und juristischer Sicht. Marseille, München 1993 (S. 36)
5 Horntrich, J.: Zur gutachterlichen Beurteilung der Appendicitis perforata. Chirurg BDC 31 (1992) 181–182
6 Karavias, Th., A. Anders: Erkrankungen von Kolon, Rektum und Anus. In Häring, R., H. Zilch: Diagnose und Differentialdiagnose in der Chirurgie, Bd. 1. VHC Edition medizin, Weinheim 1990 (S. 699)
7 Kremer, K., W. Lierse, W. Platzer, H. W. Schreiber, S. Weller: Chirurgische Operationslehre, Bd. 6. Thieme, Stuttgart 1992
8 Langer, S., J. Schier: Die laparoskopische Appendektomie: Kontra. Chirurg BDC 33 Akademie (1994) 6–7
9 Lippert, H., J. Gastinger: Prospektive Studie zur Appendizitis. Chir. Gastroenterol. 9 (1993) 210
10 Pichlmayr, R., D. Löhnlein: Chirurgische Therapie, 2. Aufl. Springer, Berlin 1991 (S. 491)
11 Schwerk, W. B., B. Wichtrup, J. Rüschoff, M. Rothmund: Acute and perforated appendicitis: current experience with ultrasound-aided diagnosis. World J. Surg. 14 (1990) 271
12 Sitter, H., A. Zielke, C. Ohmann: Entscheidungsfindung bei akutem Bauchschmerz. Chirurg 65 (1994) 270
13 Troidl, H., A. Gaitzsch, A. Winkler-Wilfurth, W. Müller: Fehler und Gefahren bei der laparoskopischen Appendektomie. Chirurg 64 (1993) 212
14 Tusek, D., R. Sonak, W. Müller: Villöses Adenom der Appendix – ein Fallbericht mit Literaturübersicht. Akt. Chir. 29 (1994) 218

32 Kolon, Rektum und Anus

Kolon und Rektum – gutartige Erkrankungen

Colitis ulcerosa

H. J. Buhr und A. J. Kroesen

Epidemiologie

Die Inzidenz der Colitis ulcerosa schwankt je nach Studie in den letzten 10 Jahren zwischen 1,8 und 15 Fällen/100000 Einwohnern, wobei die höchsten Inzidenzraten aus den USA, Norwegen und Dänemark stammen. Die Prävalenz schwankt zwischen 28 und 117 Fällen/100000 Einwohnern. Das mittlere Alter zum Zeitpunkt der Erstdiagnose beträgt 39,5 Jahre (10).
Für die Geschlechtsverteilung besteht ein leichtes Überwiegen der Männer (♂ : ♀ = 1,4 : 1).
Die sozioökonomischen und geographischen Faktoren entsprechen denen des Morbus Crohn.
Auch bei der Colitis ulcerosa gibt es Hinweise auf eine genetische Prädisposition. So haben Verwandte ersten Grades von Patienten mit Colitis ulcerosa im Vergleich zur Gesamtbevölkerung ein ca. 10fach erhöhtes Risiko, auch an einem entzündlichen Darmleiden zu erkranken. Bei eineiigen Zwillingen findet sich im Gegensatz zum Morbus Crohn (67%) nur eine Konkordanz von 20% für die Colitis ulcerosa. Dem Morbus Crohn vergleichbar findet sich eine Assoziation mit den HLA-Antigenen B 5, BW 52 und DR 2 (32).

Risiken, Ätiopathogenese und Klinik

Wie auch beim Morbus Crohn lassen sich nur tendenzielle Risikofaktoren aufzeigen. Eindeutige kausale Zusammenhänge bestehen nicht.
Das Rauchen hat nach mehreren epidemiologischen und auch klinischen Studien einen positiven Effekt auf den Krankheitsverlauf der Colitis ulcerosa (6,45). So konnte gezeigt werden, daß Exraucher, die während eines Colitis-ulcerosa-Rezidivs erneut rauchten, innerhalb von 6 Wochen eine deutliche Besserung aufwiesen. Dies konnte auch durch eine Reihe von klinischen Studien mit Nicotinpflastern belegt werden (6,45).
Durch orale Kontrazeptiva ist das Risiko, eine Colitis ulcerosa zu entwickeln, 2fach erhöht, jedoch konnte in keiner Untersuchung ein positiver Effekt auf den Krankheitsverlauf durch das Absetzen oraler Kontrazeptiva beobachtet werden (30,31).
Ein Zusammenhang zwischen Ernährung und Colitis ulcerosa besteht nicht. Es wurde lediglich beobachtet, daß nach dem Genuß von Milch häufiger abdominelle Beschwerden auftreten.

Die eigentliche Pathogenese der Colitis ulcerosa ist nach wie vor unklar. Die gegenwärtigen Konzepte stützen sich im wesentlichen auf die gleichen Überlegungen wie beim Morbus Crohn.

Pathologische Anatomie

Die makroskopischen Schleimhautveränderungen sind von der aktuellen Krankheitsaktivität wie auch der Krankheitsdauer abhängig. In der Frühphase der aktiven Entzündung hat die Kolonschleimhaut einen charakteristischen samtartigen granulierenden Aspekt, welcher auf der ödematösen Auflockerung wie auch der ausgeprägten Mukosahyperämie beruht. Weiterhin besteht eine erhebliche Schleimhautvulnerabilität. Im weiteren Verlauf kommen dann oberflächliche Schleimhautulzerationen hinzu, welche jedoch die Submukosa nicht überschreiten. Diese Ulzerationen unterminieren buchtenartig die entzündete Schleimhaut, so daß hieraus polypoide Schleimhautinseln (entzündliche Pseudopolypen) entstehen. Bei Remission der Entzündung kommt es in Abhängigkeit von Schwere und Verlaufsdauer zu einer Defektheilung, welche sich im wesentlichen als bindegewebige Vernarbung in der Mukosa und oberen Submukosa präsentiert.
Pathohistologisch bilden Plasmazellen den größten Teil des Entzündungsinfiltrates bei der aktiven Colitis ulcerosa. Die neutrophilen Granulozyten sind, wie bei anderen Entzündungen auch, ein Indikator der Krankheitsaktivität. Die Infiltration des Oberflächen- und Kryptenepithels unter Ausbildung von sog. Kryptenabszessen (Mikroempyem im Kryptenlumen) ist weiterhin von aktivitätsdiagnostischer Bedeutung. Gelegentlich können bei der Colitis ulcerosa auch Granulome mit und ohne Riesenzellen gefunden werden, so daß sich die Differentialdiagnose zu anderen entzündlichen Darmerkrankungen, insbesondere zum Morbus Crohn, sehr schwierig gestalten kann.

Verlauf und Komplikationen

Der Krankheitsbeginn bei der Colitis ulcerosa kann sowohl schleichend mit allmählich häufiger werdenden Stuhlentleerungen unter Blut- und Schleimbeimengung wie auch abrupt mit hohem Fieber und kaum beherrschbaren blutig-schleimig-eitrigen Diarrhöen beginnen. Am häufigsten findet sich die chronisch rezidivierende Verlaufsform. Akute Schübe unterschiedlicher Dauer und Schwere wechseln mit symptomfreien Intervallen. Die Remissionsphasen können Monate, gelegentlich Jahre anhalten. Meistens treten die Rezidive jedoch in kürzeren Abständen auf. Chronisch kontinuierliche Verlaufsformen mit Symptompersistenz über 6 Monate hinweg sind – wie auch akut fulminante Verläufe – eher selten.

Die fulminante Form der Kolitis ist gekennzeichnet durch plötzlichen Beginn mit ausgeprägten blutigen Durchfällen, nachfolgender Sepsis, raschem Abfall von Hämoglobin, Prothrombin und Elektrolyten. Meist handelt es sich um einen Befall des gesamten Kolons. Als Komplikation dieses klinischen Verlaufes kann das sog. toxische Megakolon auftreten. Hierbei handelt es sich um die gefürchtetste Komplikation der Colitis ulcerosa. Man findet sie bei 1–3% der beobachteten Patienten. Klinisch ist dieses Krankheitsbild charakterisiert durch eine akute Ausbildung schwerster toxischer Erscheinungen mit septischen Temperaturen, Schüttelfrost, Tachykardie, Tachypnoe, Somnolenz und Verwirrtheitszuständen sowie Kreislaufschock. Das Abdomen ist meist lokal oder diffus peritonitisch gespannt und druckschmerzhaft. Laborchemisch imponiert eine ausgeprägte Leukozytose mit Linksverschiebung. Röntgenologisch ist das toxische Megakolon definiert als eine totale oder segmentale extreme Dilatation des Kolons, wobei der Querdurchmesser des geblähten Kolons auf der Abdomenleeraufnahme bei fehlender Haustrierung mehr als 6 cm beträgt.

Pathomorphologisch handelt es sich häufig um einen kompletten Befall des Kolons mit transmuraler Entzündung, kombiniert mit Mikrozirkulationsstörungen, so daß in diesem Stadium eine erhöhte Perforationsgefährdung des Kolons vorliegt. Die massive transfusionsbedürftige intestinale Blutung stellt eine weitere Komplikation des toxischen Megakolons dar. Eine eher seltene und dann meist im Spätverlauf der Colitis ulcerosa auftretende Komplikation ist die Kolonstenose. Sie entwickelt sich überwiegend im Rektum oder Colon sigmoideum. Hierbei ist jedoch immer der Verdacht auf ein Karzinom zu äußern.

Colitis-ulcerosa-assoziierte Karzinome

Im Gegensatz zum Morbus Crohn besteht bei der Colitis ulcerosa ein erhöhtes Entartungsrisiko. Nach der WHO handelt es sich um eine sog. „precancerous condition". Das Karzinomrisiko ist von 3 Faktoren abhängig:
- von der Erkrankungsdauer,
- von der Ausdehnung der Erkrankung und
- vom Patientenalter bei Erstdiagnose.

Anhand der publizierten Literatur galt bisher das 10. Jahr nach Erkrankungsbeginn als „point of no return" für ein erhöhtes Karzinomentstehungsrisiko. Allerdings sind auch schon vor dem 10. Jahr Karzinomerkrankungen beschrieben. So fanden sich im Heidelberger Krankengut bei 7 von 17 Patienten mit Colitis-ulcerosa-assoziiertem Karzinom eine Kolitis-Karzinom-Latenz von weniger als 10 Jahren. Das Karzinomrisiko beträgt nach 30 Jahren Krankheitsdauer bis zu 16,3 %.

Die Lokalisation der Colitis ulcerosa kann das Entartungsrisiko beim Vorliegen einer Pankolitis auf das 14,8fache erhöhen, nach Ekbom (10) findet sich auch schon bei alleiniger Proktitis ein 1,7faches Karzinomentstehungsrisiko.

Die Karzinome können in allen Abschnitten des Kolons auftreten. Bei 10–25% der Patienten liegen mehr als 2 Karzinome vor (1). Die Karzinome imponieren makroskopisch zumeist als Plaques doppelter Schleimhautdicke. Die Schwierigkeit, Colitis-ulcerosa-assoziierte Karzinome makroskopisch zu erkennen, ergibt sich aus der Tatsache, daß sie okkult in nicht verdickter Schleimhaut in Verbindung mit Stenosen wachsen können.

Einziger Vorbote eines Karzinoms ist das Vorliegen von Epitheldysplasien. Daher muß bei allen Patienten mit einer Risikokonstellation (Erkrankungsdauer > 10 Jahre, Pankolitis) eine jährliche Koloskopie mit Stufenbiopsien durchgeführt werden. Die Indikation zur Proktomukosektomie ist dann bereits bei Vorliegen von geringgradigen Epitheldysplasien zu stellen, da eine einmal aufgetretene Epitheldysplasie durch die schlechte koloskopische Wiederauffindbarkeit der betroffenen Stelle nur schwerlich kontrollierbar ist und der Übergang in schwerere Epitheldysplasien so nicht erkannt werden kann.

Symptome

Die Symptomatologie bei der Colitis ulcerosa gliedert sich in intestinale und extraintestinale Symptome.
Die intestinalen Leitsymptome sind:
- Durchfall mit makroskopisch sichtbarem Blut- und Schleimabgang
- Bauchschmerzen, evtl. Tenesmen,
- Spontan- bzw. Palpationsschmerz, besonders im linken Mittel- und Unterbauch.

Bei 10% der Patienten finden sich extraintestinale Symptome, zu denen allgemeines Krankheitsgefühl, Gewichtsabnahme, Fieber, Anämie, wie auch seronegative Arthritiden, Entzündungen des Auges, Hautveränderungen im Sinne eines Erythema nodosum oder Pyoderma gangraenosum oder auch Lebererkrankungen wie z.B. die primär sklerosierende Cholangitis zählen.

> Einige extraintestinale Komplikationen, insbesondere Gelenkbeschwerden, können der Krankheit um Jahre vorausgehen!

> Zu bedenken ist, daß etliche der Extraintestinalmanifestationen auch bei anderen Darmerkrankungen wie z.B. der einheimischen Sprue, dem Morbus Whipple oder dem Morbus Crohn vorkommen können!

Diagnostik

Anamnese

Die Anamnese muß den Beschwerdebeginn und die Art der initialen Symptome erfragen. Die Beziehung von Diarrhöen oder Schmerzen zu Mahlzeiten, Belastungen oder Schlafperioden sind oft diagnoseweisend. Bei Patienten mit funktionellen Darmbeschwerden treten z.B. die Durchfälle selten während der Nacht auf. Weiterhin ist die Definition des Durchfalles hinsichtlich Häufigkeit,

Konsistenz sowie Blut- und Schleimbeimengung von Bedeutung. Die Erfassung des Körpergewichtes wie auch das subjektive Krankheitsgefühl dienen als gute Parameter für den Allgemeinzustand. Extraintestinale Manifestationen müssen erfragt werden. In der Familienanamnese wird nach Angehörigen mit entsprechender Grundkrankheit gefahndet. Die Erkrankungsdauer ist für das Entartungsrisiko von Bedeutung.

Klinische Untersuchung

Die klinische Untersuchung umfaßt im wesentlichen das gesamte Abdomen, die regionären Lymphknoten sowie auch die Gelenke. Weiterhin ist eine Inspektion des Mundes, der Augen und der Haut erforderlich. Die rektale Untersuchung ist obligat, wobei hier auf Blutbeimengungen und Fisteln bzw. auf Tumoren geachtet werden muß. Bei der abdominellen Untersuchung sind vor allem die Schmerzpunkte, mögliche Resistenzen, die Darmperistaltik wie auch Narben im Abdominalbereich als Zeichen für Voroperationen festzuhalten. Weiterhin sind aktuelles Körpergewicht und Körperlänge zu dokumentieren.

Sonographie und CT

Für die Diagnosestellung der Colitis ulcerosa sind CT und Sonographie nicht indiziert. Sie sind eher geeignet, das Vorliegen extraintestinaler Komplikationen wie Gallensteine, Abszesse oder einer Leberbeteiligung nachzuweisen. Im postoperativen Verlauf dienen sie der Diagnostik intraabdomineller Eiteransammlungen. Bei langjährigem Verlauf der Kolitis oder wenn diese bereits in ein kolorektales Karzinom übergegangen ist, nützen sie dem klinischen Staging.

Röntgenaufnahme

Die Röntgenübersichtsaufnahme des Abdomens hat ihre Hauptindikation in der Akutphase der Kolitis, wenn der Verdacht auf ein toxisches Megakolon, Ileus oder Perforation besteht. Sie ermöglicht den Nachweis bzw. Ausschluß von freier Luft unter dem Zwerchfell. Beim toxischen Megakolon zeigt sich die exzessive Kolondilatation mit einem Querdurchmesser von über 6 cm bei fehlender Haustrierung und wellenförmiger Wandkontur des Kolons.

Kolonkontrasteinlauf

Die Kolondoppelkontrastuntersuchung ist die bevorzugte radiologische Methode zur Diagnostik entzündlicher Darmerkrankungen. Voraussetzung ist eine gründliche Darmreinigung. Beurteilt werden Schleimhautrelief, Darmkontur, Lumenweite und Haustrierung. Die Indikation hat sich im wesentlichen auf die Diagnostik von Spätveränderungen und -komplikationen wie Strikturen oder Karzinomentwicklung verlagert. Ist bei einer Stenose der endoskopische Weg erschwert oder vereitelt, so ist die Röntgendiagnostik mittels Kolonkontrasteinlauf gefordert. Im Spätstadium einer Colitis ulcerosa ist die haustrenlose Röhrenform, die Stenosierung und Schrumpfung des Dickdarmes röntgenologisch plastischer darzustellen als dies endoskopisch möglich wäre.

> Soll im Akutstadium eine Perforation röntgenologisch gesichert werden, so ist dieser Komplikationsnachweis mittels Gastrografineinlauf zu führen!

Koloskopie

Für die Untersuchung und den histologischen Nachweis der Colitis ulcerosa ist die Koloskopie die diagnostische Methode der ersten Wahl. Die typischen endoskopisch nachweisbaren makroskopischen Veränderungen, ihre Lokalisation und Ausdehnung sowie die Intensität der Ausprägung können genau beurteilt werden. Je nach Krankheitsaktivität zeigen sich entzündlich-ödematös-hyperämische Schleimhautveränderungen mit erheblicher Vulnerabilität, feinflächige Schleimhauteinblutungen, vor allem bei der hämorrhagischen Proktokolitis, Fibrinauflagerungen sowie netzartig konfluierende oder die Schleimhaut unterminierende Ulcera. Eine vollständige Reinigung des Darmes ist zur exakten Beurteilung Voraussetzung. Hier sollte, wenn möglich, eine Darmlavage mit salinischen Lösungen nach jeweiliger Vorschrift und 2tägiger flüssiger Kost vor der Untersuchung durchgeführt werden. Eine Prämedikation zur endoskopischen Untersuchung ist nicht obligat, evtl. kann jedoch mit 5–10 mg Diazepam eine Sedierung erreicht werden. Die Endoskopie sollte immer als totale Koloskopie erfolgen. Zur besseren Beurteilung des Rektums empfiehlt sich die Proktorektoskopie mit dem starren Instrument. Biopsien sind aus allen verdächtigen Läsionen, aber auch aus normal erscheinender Schleimhaut zu entnehmen, um die Krankheitsausdehnung exakt beurteilen zu können. Zur Verhinderung von biopsiebedingten Blutungskomplikationen ist eine Gerinnungsanalyse bzw. die Gerinnungsnormalisierung unabdingbar.

Differentialdiagnose

Die wichtigste Differentialdiagnose bei der Colitis ulcerosa dient der Abgrenzung zum Morbus Crohn. Hier helfen Anamnese und körperliche Untersuchung. Die entscheidende Sicherung der Diagnose erfolgt aber in der Regel endoskopisch und histologisch, bezüglich des Dünndarmbefalles auch radiologisch. Im Gegensatz zur Colitis ulcerosa kann der Morbus Crohn den gesamten Gastrointestinaltrakt befallen. In der Regel handelt es sich um segmentäre diskontinuierliche Läsionen. Klinisch zeigen sich oft druckschmerzhafte abdominelle Resistenzen, vor allem im rechten Unterbauch. Perianale oder anderweitig lokalisierte Fisteln weisen ebenfalls in Richtung Morbus Crohn. Endoskopisch findet man im Akutstadium des Morbus Crohn Lymphfollikel, aphthoide Läsionen und flache Ulcera, im fortgeschrittenen Stadium längliche Ulcera, Stenosen oder evtl. Fisteln. Das chronische Stadium ist durch ein „pflastersteinartiges" Schleimhautrelief mit narbiger Atrophie charakterisiert. Die wesentliche Unterscheidung erfolgt jedoch histologisch, wobei der Morbus Crohn als charakteristischen Befund die Granulombildung mit Epitheloid- und Riesenzellen zeigt, weiterhin ist die transmurale Entzündung typisch. Toxisches Megakolon und Perforation können bei beiden Krankheiten auftreten. Die Colitis ulcerosa birgt jedoch im Langzeitverlauf das höhere Risiko der malignen Entartung. Andererseits besteht bei der Colitis ulcerosa durch die Proktokolektomie eine definitive Heilungschance im Gegensatz zum Morbus Crohn. Differentialdiagnostisch kommen weiterhin alle erregerbedingten Kolitiden durch Salmonellen, Shigellen, Campylobacter coli, Yersinien, Amöben und Clamydien in Frage. Der Nachweis gelingt meistens serologisch oder stuhlbakteriologisch.

Gelegentlich können ischämische oder medikamenteninduzierte Kolitiden (pseudomembranöse Kolitis) differentialdiagnostische Probleme bereiten.

> Besondere Aufmerksamkeit ist der Differentialdiagnose zu malignen Darmerkrankungen wie Karzinomen und Lymphomen zu widmen!

Therapie

Konservative Behandlung

Die konservative Therapie der Colitis ulcerosa besteht in allgemeinen Maßnahmen wie parenterale Flüssigkeitsbilanzierung, Elektrolytausgleich und Bluttransfusion sowie einer spezifischen medikamentösen Therapie. Sie umfaßt die Behandlung des akuten Schubes, die Remissionserhaltung sowie die Rezidivprophylaxe.

Die Basistherapie beruht auf der Behandlung mit Corticosteroiden und Salazosulfapyridin (SASP) bzw. 5-Aminosalicylsäure (5-ASA).

Die Effektivität der Corticosteroide gehört seit fast 40 Jahren zur Standardtherapie der Colitis ulcerosa, sie ist bei schwerem Krankheitsverlauf unverzichtbar. Bei einer ausgedehnten Kolitis erfolgt die Therapie oral, bei hochflorider Entzündung können die Corticoide auch i. v. gegeben werden. Linksseitiger Kolonbefall oder Proctosigmoiditis ulcerosa sind Indikationen für die topische Applikation in Form von Klysmen (β-Methason) oder eines Schaumes (Hydrocortisonacetat). Ähnlich ist die Wirksamkeit von SASP. Es handelt sich um ein Doppelmolekül, das aus 5-ASA und Sulfapyridin besteht. Nach oraler Gabe wird nur ein geringer Teil resorbiert, und die Hauptmenge der Substanz erreicht in intakter Form das Kolon. Dort wird das SASP durch bakterielle Enzyme in seine beiden wirksamen Komponenten gespalten. Die medikamentöse Wirkung besteht im wesentlichen in der Hemmung zahlreicher zellulärer und humoraler Immunfunktionen, in der Beeinflussung inflammatorischer Reaktionen, der Hemmung der Chemotaxis weißer Blutzellen und der Leukotriensynthese sowie der antioxidativen Wirkung.

Die Applikationsform von SASP bzw. 5-ASA und Steroiden richtet sich nach der Ausdehnung der Colitis ulcerosa. Liegt eine linksseitige Colitis vor, so wird für milde und mittelschwere Schübe die Behandlung mit 5-ASA rektal empfohlen. Als anatomische Grenze für eine rektale Therapie kann die linke Flexur angesehen werden. Bei rektaler Applikation sind die Patienten anzuweisen, daß sie das applizierte Klysma über längere Zeit halten und durch Liegen bzw. Linksseitendrehung für eine gute Ausbreitung des Klysmas sorgen sollten. Bei über die linke Flexur hinausreichender Kolitis empfiehlt sich bei leichten bis mittelschweren Schüben die orale Gabe von SASP bzw. 5-ASA, bei deren Versagen die orale Gabe von Corticosteroiden. In schweren Schüben wird initial primär Cortison i. v. appliziert, als Anfangsdosen werden 60 mg Prednisolonäquivalent empfohlen. Die konservative Standardtherapie der Colitis ulcerosa zeigt Abb. 32.**1** (44).

Eine vielversprechende Bereicherung dürften in naher Zukunft neue topisch wirksame Steroide sein, welche sich durch hohe lokal entzündungshemmende Wirkung bei deutlich geringeren oder gar fehlenden systemischen Nebenwirkungen auszeichnen. Letzteres beruht darauf, daß sie schwer resorbierbar sind und einer sehr schnellen „First-pass"-Metabolisierung in der Leber unterliegen. Zur Therapie im Intervall (Rezidivprophylaxe) empfiehlt sich SASP oder 5-ASA in der Dosierung von 1 – 2 g/die; diese Therapie sollte über mindestens 2 Jahre fortgeführt werden. Ballaststoffreiche Kost und Antidiarrhoika dienen der Stuhlregulierung bzw. der symptomatischen Therapie.

Chirurgische Behandlung

Die Colitis ulcerosa ist eine chirurgisch heilbare Erkrankung. Mit der Entfernung des gesamten Dickdarms endet die häufig lange Krankheitsgeschichte der Patienten mit Colitis ulcerosa. In den letzten 15 Jahren hat sich durch die Verbreitung der ileoanalen Pouchoperation in den Kliniken eine entscheidende Wandlung und Verbesserung der Therapiemöglichkeiten ergeben.

Indikation

20 % der Patienten mit Colitis ulcerosa bedürfen in ihrem Krankheitsverlauf einer chirurgischen Therapie, 2 % mit distalem Befall des Kolons und bis zu 33 % mit ausgedehnter Kolitis (40).

Die Indikation für Notfall- und Elektivoperationen s. ➔ 32.**1**.

➔ **32.1 Operationsindikation bei Colitis ulcerosa**

Notfallmäßige Operation

Perforation mit lokaler oder diffuser Peritonitis.
Therapierefraktäre fulminante Kolitis mit Septikämie.
Toxisches Megakolon.
Massive Blutung.

Elektive Operation

Therapieresistenz unter medikamentöser Behandlung mit starkem Leidensdruck, lokalen und allgemeinen Komplikationen.
Erhebliche Medikamentennebenwirkungen.
Bereits eingetretenes Karzinom oder schwere Schleimhautdysplasien und langjähriger Krankheitsverlauf.

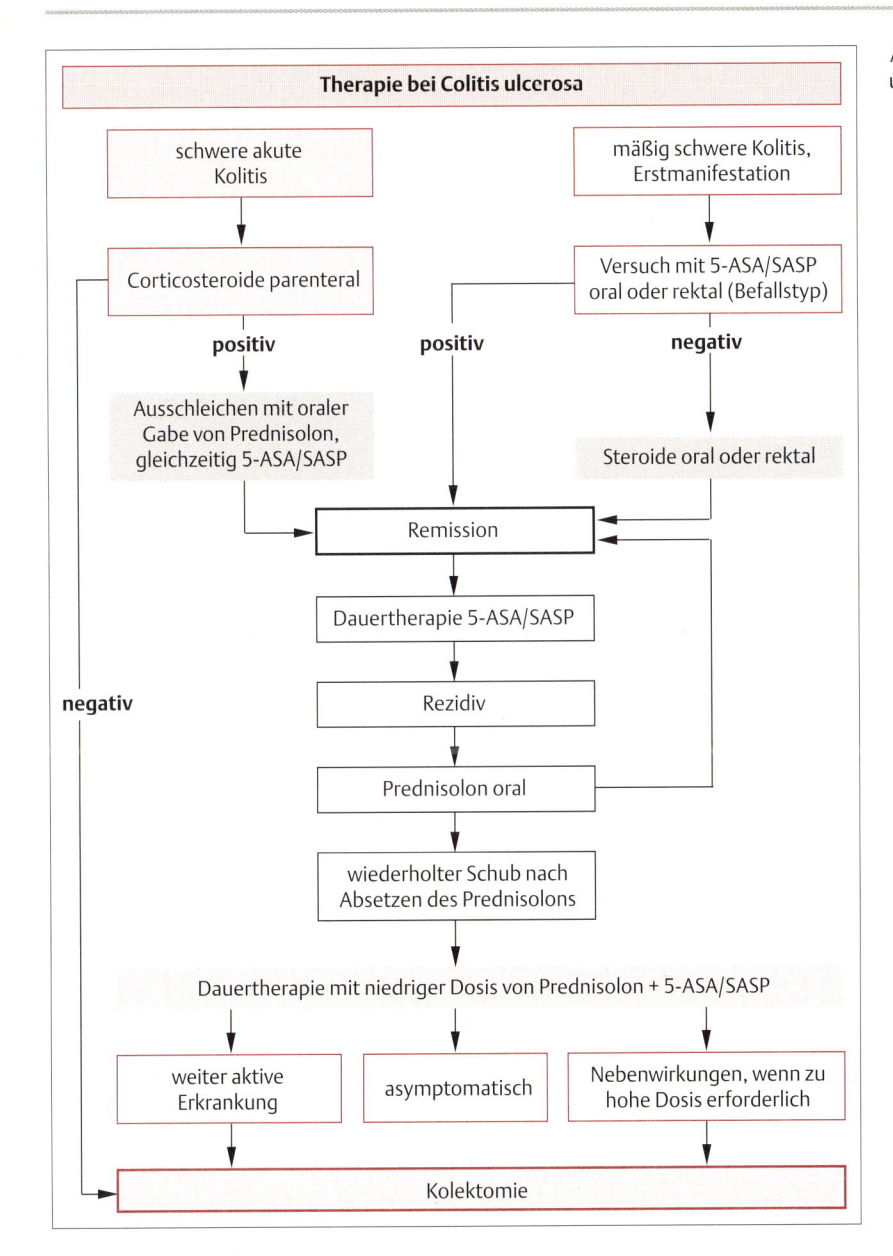

Abb. 32.1 Therapie der Colitis ulcerosa (nach Schölmerich).

Therapie bei Colitis ulcerosa

```
                    ┌─────────────────────┐          ┌──────────────────────────┐
                    │ schwere akute       │          │ mäßig schwere Kolitis,   │
                    │ Kolitis             │          │ Erstmanifestation        │
                    └──────────┬──────────┘          └────────────┬─────────────┘
                               ↓                                  ↓
                    ┌─────────────────────┐          ┌──────────────────────────┐
                    │ Corticosteroide     │          │ Versuch mit 5-ASA/SASP   │
                    │ parenteral          │          │ oral oder rektal         │
                    │                     │          │ (Befallstyp)             │
                    └──────────┬──────────┘          └────────────┬─────────────┘
                         positiv    positiv                negativ
                               ↓           ↓                      ↓
                    ┌─────────────────────┐          ┌──────────────────────────┐
                    │ Ausschleichen mit   │          │ Steroide oral oder       │
                    │ oraler Gabe von     │          │ rektal                   │
                    │ Prednisolon,        │          │                          │
                    │ gleichzeitig        │          │                          │
                    │ 5-ASA/SASP          │          │                          │
                    └──────────┬──────────┘          └────────────┬─────────────┘
                               └─────────→ Remission ←────────────┘
                                              ↓
                                   Dauertherapie 5-ASA/SASP
                                              ↓
                                           Rezidiv
                                              ↓
                                      Prednisolon oral
                                              ↓
                                 wiederholter Schub nach
                                   Absetzen des Prednisolons
                                              ↓
                    Dauertherapie mit niedriger Dosis von Prednisolon + 5-ASA/SASP
                         ↓                  ↓                       ↓
                    weiter aktive      asymptomatisch      Nebenwirkungen, wenn zu
                    Erkrankung                             hohe Dosis erforderlich
                         ↓                                          ↓
                                        Kolektomie
```

negativ (from Corticosteroide parenteral → Kolektomie)

Die gedeckte oder freie Perforation des Kolons erfordert eine sofortige Kolektomie. Lediglich bei gedeckten Perforationen mit Ausbildung eines intraabdominellen Abszesses ist es sinnvoll, zunächst eine interventionelle oder chirurgische Abszeßdrainage durchzuführen und erst im Intervall die definitive Versorgung in Form einer Kolektomie anzugehen.

Das toxische Megakolon erfordert einen echten Notfalleingriff. Die einzige Möglichkeit für eine effektive Therapie besteht in einer Kolektomie mit Loop-Ileostomaanlage und Rektumblindverschluß. Ein langdauernder konservativer Therapieversuch muß aufgrund der nach wie vor hohen Letalität des Krankheitsbildes unbedingt vermieden werden. Das früher angewandte sog. Turnbull-Verfahren, bei dem multiple Kolostomata zur Entlastung des Kolons angelegt wurden, ist heutzutage obsolet, da der entzündete Darm und damit die Krankheitsursache nicht entfernt wird.

Eine erhebliche Blutung mit einem Konservenverbrauch von mehr als 4 Konserven/24 Std. erfordert ebenfalls eine Kolektomie mit Rektumblindverschluß. Die ileoanale Pouchanlage kann dann nach den lokalen Gegebenheiten zwei- oder dreizeitig folgen.

Die häufigste Operationsindikation stellt das Versagen einer konservativen Therapie mit chronisch rezidivierendem Verlauf dar. Hier sollte die Indikation großzügig gestellt werden, da bei therapierefraktärem Verlauf mit häufigen Klinikaufenthalten und zunehmenden Medikamentennebenwirkungen (2, 5, 24) die Lebensqualität auf ein Minimum reduziert wird. Besonders Cortison führt bei Langzeit- und Hochdosisanwendung langfristig zu erheblichen Nebenwirkungen an Gewebe (Cushing-Habitus) und Skelettsystem (Deckplatteneinbrüche der Wirbelsäule). Mit zunehmender Erkrankungsdauer steigt auch das Karzinomrisiko. Die häufigen Klinikaufenthalte führen zusätzlich zu einer Desozialisierung des Patienten.

Die Entwicklung oder die Manifestation eines Karzinoms, der Nachweis von „High-grade"-Epitheldysplasien oder der wiederholte Nachweis von „Low-grade"-Epitheldysplasien stellen sichere Operationsindikationen dar (13). Das Resektionsausmaß wird hierbei von der Ausdehnung der Erkrankung, der Anamnesedauer wie auch vom histologischen Befund bestimmt (25).

Aufklärung

Bedingt durch den langjährigen Krankheitsverlauf kommen die Patienten meist gut vorinformiert zur Operation. Der Umfang der Aufklärung richtet sich nach der Schwere und Ausdehnung der Erkrankung und der daraus abzuleitenden Größe des operativen Eingriffes. Wichtig ist besonders die psychologische Vorbereitung des Patienten auf ein evtl. permanentes oder temporäres Ileostoma. Hierbei empfiehlt sich bereits präoperativ die Hinzuziehung eines Stomatherapeuten. Es sollte vor der Operation die günstigste Position des Stomas, die in der Regel rechts und unterhalb des Nabels in der lateralen Hälfte des M. rectus gelegen ist, in stehender und sitzender Haltung des Patienten markiert werden. Auf mögliche sexuelle Potenzstörungen bzw. Blasen- und Darmentleerungsprobleme im postoperativen Verlauf muß bei geplanter Proktokolektomie oder bei notwendiger Lymphknotendissektion im retroperitonealen und Beckenbereich hingewiesen werden. Neben den allgemeinen Gefahren chirurgischer Eingriffe, wie thrombembolischen Komplikationen oder der Möglichkeit der Verletzung von Nachbarorganen (z.B. Harnleiter), ist der Patient über ein doch deutlich erhöhtes Risiko für lokale septische Komplikationen und Nachblutungen aufzuklären.

Operationsverfahren (32.2)

Die Auswahl des Operationsverfahrens richtet sich nach der Ausdehnung der Kolitis, sowie seiner Dringlichkeit aufgrund drohender Komplikationen.
Obwohl mit der Proktokolektomie und permanentem endständigen Ileostoma eine definitive Heilung erzielt werden kann, kommen heute weitgehend kontinenzerhaltende Operationen zum Einsatz, unter denen die Kolektomie mit Proktomukosektomie und ileoanaler Pouchbildung die operative Theapie der ersten Wahl darstellt. Damit können im Hinblick auf die Krankheitsbeseitigung der Proktokolektomie gleichwertige, funktionell jedoch deutlich bessere Ergebnisse erzielt werden.

Proktokolektomie mit endständigem Ileostoma. Die Indikation hierzu besteht bei Patienten, welche für ein sphinktererhaltendes Vorgehen nicht in Frage kommen, z.B. aufgrund von anosphinktärer Insuffizienz, bei Patienten mit ausgeprägter Proktokolitis oder im Falle schwerer dysplastischer oder gar karzinomatöser Entartung im Rektum.
Die Operation besteht aus einer abdominellen und einer sakralen Phase. Beide Operationsakte können simultan durch zwei OP-Teams ausgeführt werden. Der Patient wird hierzu in Steinschnittlage gelagert. Liegt kein Karzinom vor, so erfolgt die Kolonskelettierung darmwandnah. Wenn möglich, sollte das Omentum majus erhalten werden. Bei der Proktektomie ist eine Exzision weit im Gesunden nicht angezeigt. Die Präparation erfolgt von perineal sphinkter- und darmwandnah, um eine große Wundhöhle zu vermeiden. Der präsakrale Nervenplexus sollte unbedingt geschont werden. Der Beckenboden wird verschlossen und die Sakralhöhle über abdominell eingebrachte Drainagen entlastet. Der ausgeleitete Ileumstumpf wird evertiert und als prominentes Ileostoma eingenäht (Abb. 32.2).

Kolektomie mit Proktomukosektomie und ileoanaler Dünndarmpouchbildung. Dieses Verfahren stellt heute das Therapieverfahren der Wahl dar. Damit kann die komplette Entfernung des Krankheitsherdes erzielt werden, und dem Patienten bleibt ein permanentes Stoma erspart. Kontraindikationen sind jedoch zu beachten (32.2).

➡ 32.2 Indikation zu verschiedenen Operationsverfahren bei Colitis ulcerosa

Proktokolektomie mit endständigem Ileostoma:

Anosphinktäre Insuffizienz
Ausgeprägte Proktokolitis
Schwere dysplastische oder karzinomatöse Entartung im Rektum

Kolektomie mit Proktomukosektomie und ileoanaler Dünndarmpouchbildung:

Therapieverfahren der Wahl, da eine komplette Entfernung des Krankheitsherdes möglich
Kontraindikationen:
– Morbus Crohn
– tiefsitzendes Rektumkarzinom
– Pelvic sepsis

Subtotale Kolektomie:

Toxisches Megakolon
Fulminante Kolitis
Schlechter Allgemeinzustand

Kolonsegmentresektion:

Segmentäre Stenosen im Spätstadium der Erkrankung (ein Melanom muß ausgeschlossen sein!)

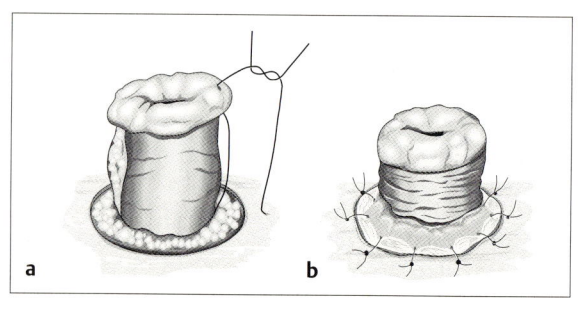

Abb. 32.2 a, b Endständiges Ileostoma prominens.

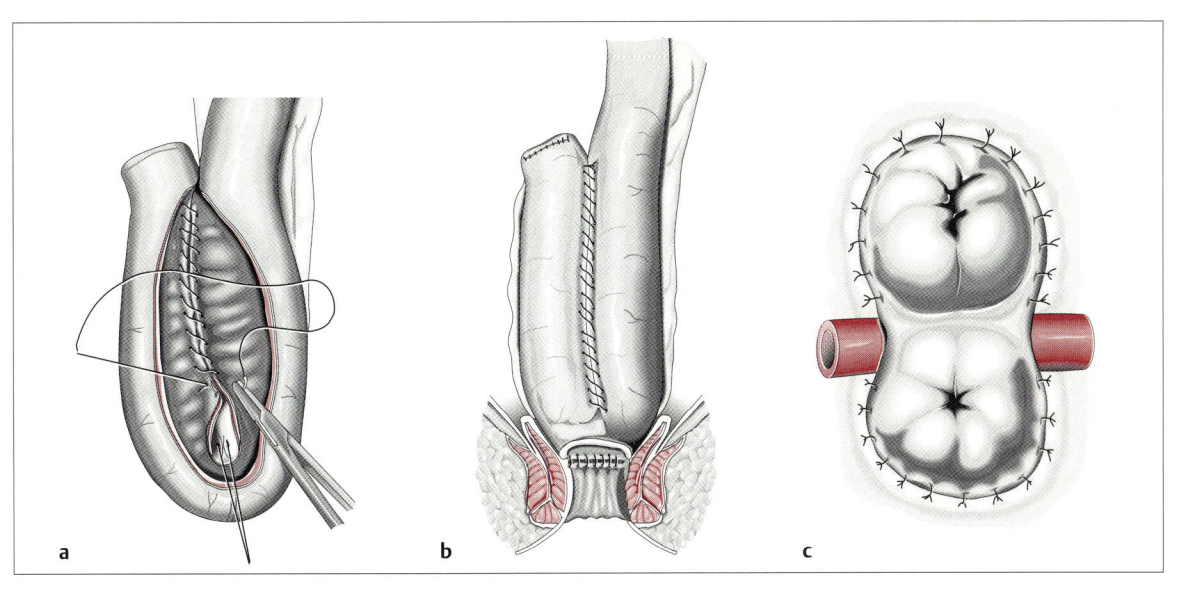

Abb. 32.3   a J-Pouch-Bildung, b ileoanale Anastomose, c Loopileostomie.

Der Eingriff, der wiederum in Steinschnittlage durchgeführt wird, gestaltet sich in drei Phasen:
1. **Ablative Phase:**
   - Netzablösung vom Querkolon,
   - Kolektomie (darmwandnahe Skelettierung, Absetzen des Rektums in Höhe der peritonealen Beckenumschlagfalte, Erhalt der A. ileocolica),
   - Proktomukosektomie (anale, evtl. abdominelle Mukosektomie).
2. **Rekonstruktive Phase:**
   - Mesenterialskelettierung,
   - Ileumpouchbildung (am häufigsten J-Form) (Abb. 32.3a),
   - pouchanale Anastomose (Einführen des Pouches in die Rektummanschette, Hand- oder Stapleranastomose) (Abb. 32.3b).
3. **Protektive Ileostomie:**
   - Loopileostoma über untergeschobenem Reiter, Eversion des zuführenden Schenkels (Abb. 32.3c).

Die ileoanale Pouchoperation kann wiederum durch zwei OP-Teams (abdominell, perineal) erfolgen. Bei der Proktomukosektomie wird nach Einsetzen eines Analspreizers zunächst die Schleimhaut mit Kochsalzlösung unterspritzt. Die Inzision beginnt an der Linea dentata und wird nach kranial zirkulär ausgeführt. Die Dünndarmschenkellänge für die J-Pouch-Bildung sollte 15 cm betragen. Das Pouchvolumen faßt etwa 250 ml. Andere Pouchdesigns wie S- oder W-Pouch haben funktionell keine wesentlichen Vorteile. Die pouchanale Anastomose muß spannungsfrei angelegt werden. Bei Handnaht empfiehlt sich die extraanal gestochene Allschichtennaht mit Einzelknopfnähten unter Verwendung von resorbierbarem Nahtmaterial der Stärke 3–0. Das kleine Becken wird mit 2 Robinson-Drainagen rechts und links des Pouch drainiert, wobei die Drainagen von abdominell her eingebracht werden. Die protektive Ileostomie im rechten Unterbauch an vorgezeichneter Stelle dient der primären Pouchanastomosenheilung und kann nach ca. 8 Wochen rückverlagert werden.

Subtotale Kolektomie. Sie ist die Regeloperation beim toxischen Megakolon, bei fulminanter Kolitis oder bei Patienten in sehr schlechtem Allgemeinzustand. Die Resektion erfolgt in der Regel in der Diskontinuität mit blindverschlossenem Rektumstumpf und endständigem Ileostoma (Abb. 32.4). Sie ermöglicht einerseits die weitgehende Entfernung des erkrankten Kolons, andererseits bleiben alle Optionen für definitive Eingriffe wie Proktektomie oder sphinktererhaltende Rekonstruktionen erhalten. Die Wiederanschlußoperation kann, abhängig vom Primärbefund, etwa 3–4 Monate später er-

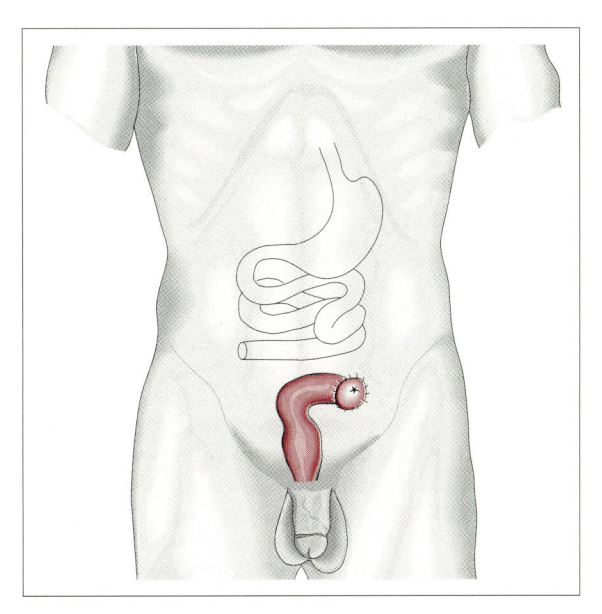

Abb. 32.4   Subtotale Kolektomie in der Diskontinuität.

folgen. Die früher im Notfall eingesetzte Turnball-Operation, bei der zur Entlastung des toxischen Megakolons lediglich Enterostomata im Ileum, Transversum und Sigma angelegt werden, ist heute weitgehend verlassen, weil hierbei der Krankheitsherd in situ verbleibt. Die Kolektomie mit ileorektaler Anastomose kann bei Patienten mit nur geringfügiger Rektumschleimhautentzündung elektiv durchgeführt werden. Beachtet werden muß hierbei jedoch das fortbestehende karzinomatöse Entartungsrisiko der Rektumschleimhaut, so daß engmaschige rektoskopische und bioptische Nachuntersuchungen notwendig sind.

Kolonsegmentresektion. Sie kommt für Patienten in Frage, welche in seltenen Fällen segmentäre Stenosen im Spätstadium der Erkrankung ausbilden. Prä- oder auch intraoperativ muß jedoch in dieser Situation ein Malignom ausgeschlossen werden.

Adjuvante Maßnahmen

Ziel ist es, den Patienten vor der Operation in einen den Krankheitsumständen entsprechenden optimalen Allgemeinzustand zu überführen. Die Aktivität der Kolitis soll präoperativ durch eine ausreichende Cortisondosis soweit als möglich vermindert sein, ggf. sind parenterale und hohe Steroiddosen notwendig. Postoperativ wird die Dosis schrittweise reduziert. Perioperative parenterale Ernährung, Breitspektrumantibiose mit einem Cephalosporin und Metronidazol über 5 Tage wie auch die kontrollierte Elektrolyt- und Eiweißbilanzierung sind obligat. Der vorsichtige Kostaufbau beginnt in der Regel ab dem 4. postoperativen Tag nach Einsetzen von Wind- oder Stuhlabgang. Zu diesem Zeitpunkt kann meistens auch die Magensonde entfernt werden. Die eingelegten Robinson-Drainagen werden dann ebenfalls sukzessive gekürzt bzw. entfernt. Lokale Wundkontrollen sind wegen der erhöhten Infektionsgefahr täglich vorzunehmen. Das Nahtmaterial wird in der Regel am 10. postoperativen Tag entfernt. Die Thrombembolieprophylaxe, beginnend in der Nacht zum Operationstag und fortgesetzt in der gesamten postoperativen Phase, wird mit niedrig dosiertem Heparin ausgeführt.

Verlauf

Komplikationen (Tab. 32.1)

Postoperative Komplikationen kommen in der Frühphase besonders nach Notfalleingriffen vor. Durch Keimkontamination der Abdominalhöhle entweder nach Dickdarmperforation oder bei intraoperativer Eröffnung des hoch vulnerablen Dickdarmes kann sich eine diffuse **Peritonitis** oder ein **intraabdomineller Abszeß** entwickeln. Die septisch-toxische Komplikationspotenz wird durch die oft notwendige Cortisonmedikation gefördert. Die Diagnostik von intraabdominellen Abszessen geschieht mittels Sonographie und CT mit der Möglichkeit der gleichzeitigen Abszeßentlastung. Die frühzeitige Relaparotomie ist bei beginnender Peritonitis oder einem sehr ausgeprägten entzündlichen intraabdominellen Befund zu fordern.

Tabelle 32.1 Komplikationen nach chirurgischen Eingriffen bei Colitis ulcerosa (n = 198) (Krankengut der chirurgischen Universitätsklinik Heidelberg) (nach Buhr)

	Frühkomplikationen n (%)	Spätkomplikationen n (%)
Nachblutung	5 (2,5)	–
Ileus	4 (2,0)	8 (4)
Lokale septische Komplikationen	19 (9,6)	8 (4)
Anastomosenstenose	4 (2)	10 (5)
Pouchitis	–	29 (14,6)
Letalität	–	–

Ausgedehnte Wundflächen und oft durch die Schwere der Krankheit bedingte Gerinnungsstörungen sind die Ursachen von **Nachblutungen.** Zur Verhinderung einer Infektion intraabdomineller Hämatome ist die operative Revision meist unumgänglich.

Nach ileoanalem Pouch ist die postoperative **Anastomoseninsuffizienz** eine häufige Komplikation. Sie führt zur Abszedierung im kleinen Becken. Nach transanaler oder transabdomineller Drainage der Abszedierung kommt es meist zur stenotischen Anastomosenabheilung. Vor Rückverlagerung eines protektiv angelegten Ileostomas ist deshalb eine transanale Inspektion der Anastomose, wie auch eine evtl. notwendige transanale Bougierungsbehandlung erforderlich.

Eine spezifische Komplikation stellt die **Entzündung des Pouches ("Pouchitis")** dar. Klinisch äußert sie sich mit erhöhter Stuhlfrequenz und schmerzhaftem Stuhldrang bei Entleerung, es geht Blut und Schleim bei verminderter Stuhlkonsistenz mit ab. In schweren Fällen besteht eine Leukozytose und Fieber. Histologisch finden sich vermehrt zelluläre Infiltrate im Schleimhautstroma. Es wird vermutet, daß bakterielle Infektionen die Ursache sind. Diskutiert wird auch über eine mutmaßliche Remanifestation der Grundkrankheit. Die Behandlung geschieht in der Regel konservativ mittels Antibiose (Abb. 32.5).

Prognose und funktionelle Ergebnisse (Tab. 32.2)

Die Operationsletalität beträgt heute bei elektiv durchgeführtem Eingriff ca. 1–2%. In der Notfallsituation, insbesondere bei Vorliegen septischer Komplikationen, steigt die perioperative Letalität bis auf 20% an. Den größten Teil der postoperativen Morbidität stellen lokale septische Komplikationen mit einer Häufigkeit von 10–20% dar (9). Obwohl die Colitis ulcerosa im Prinzip chirurgisch heilbar ist, bedürfen lediglich 20% aller Colitis-ulcerosa-Patienten in ihrem Leben einer operativen Behandlung. 80% können trotz ein oder mehrerer Rezidive konservativ unter kontrollierter Beobachtung behandelt werden (24). Mit der sphinktererhaltenden restaurativen Proktokolektomie besteht für die Patienten heute die Möglichkeit, von ihrer Krankheit befreit zu werden, zum anderen bleibt ihnen das Kontinenzorgan erhalten. Die Lebensqualität wird durch die postoperative Konti-

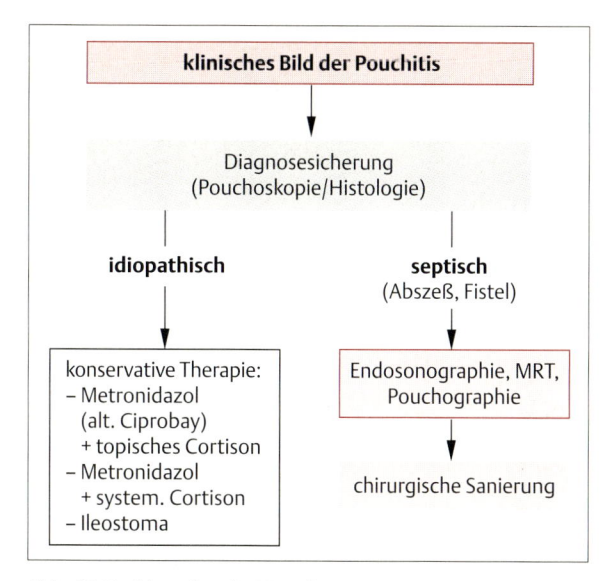

Abb. 32.5 Vorgehen bei Pouchitis.

Tabelle 32.2 Funktionelle Ergebnisse nach ileoanaler Pouchanlage (n = 114) (Krankengut der chirurgischen Universitätsklinik Heidelberg) (nach Buhr)

	n (%)
Kontinenz	
– Vorlagen tags	13 (11,4)
– Vorlagen nachts	31 (27,2)
Defäkation	
– spontan	113 (99,1)
– Intubation	1 (0,9)
Diskrimination (Fäzes/Luft)	
– ausreichend	91 (79,8)
– nicht ausreichend	23 (20,7)
Warnperiode	
– normal	100 (87,7)
– verkürzt	14 (13,3)
Stuhlfrequenz/Tag	5,4 (2 – 10)
Volle Arbeitsfähigkeit	104 (91,2)

nenz, Stuhlfrequenz, den Resozialisierungsgrad und das Auftreten postoperativer Komplikationen bestimmt. Nach ileoanaler Pouchanlage beträgt die tägliche Stuhlfrequenz 5 oder 4 Stuhlgänge/Tag. 90 % der Patienten sind tagsüber voll kontinent, 25 % müssen nachts gelegentlich Vorlagen tragen. Bei 91 % besteht nach der Operation eine volle Arbeitsfähigkeit. Über eine Beeinträchtigung des Sexuallebens klagen ca. 10 – 18 % der Frauen nach ileoanaler Pouchanlage. Bei Männern bestehen in 12 % Ejakulationsstörungen und in 5 % Impotenz. Alle beschriebenen Schwangerschaften von Pouch-Trägerinnen wiesen gegenüber denen von Gesunden keine vermehrten Komplikationen auf (3, 5, 24).

Insgesamt stellt die ileoanale Pouchanlage eine sehr gute chirurgische Therapielösung der Colitis ulcerosa mit gutem funktionellem Gesamtergebnis dar. Dennoch darf nicht vergessen werden, daß es ein komplexes Verfahren mit mehreren potentiellen Komplikationen im früh- und spätpostoperativen Verlauf darstellt. Daher sollte diese Operation mit der postoperativen Betreuung nur in hierauf spezialisierten Zentren durchgeführt werden.

Die Langzeitprognose der Patienten mit Colitis ulcerosa wird durch das Entartungsrisiko mit zunehmendem Verlauf und die Ausdehnung der Kolitis bestimmt.

Begutachtung

Das Problem bei der Kausalitätsbeurteilung chronisch entzündlicher Darmerkrankungen liegt in der Ungewißheit, ob und inwieweit körperliche Belastungen und Umwelteinflüsse die körperliche Resistenz herabsetzen und ob zusätzliche Krankheiten oder tiefgreifende psychische Belastungen von ursächlicher Bedeutung für die Entstehung und den Verlauf dieser Darmkrankheiten sind. Die MdE ist unter Berücksichtigung des Grades der Beeinträchtigung des Allgemeinzustandes, der Schwere der Organstörung wie auch der Notwendigkeit besonderer Diätkost zu beurteilen. Für die Colitis ulcerosa gelten als Richtwerte bei einer Erkrankungsaktivität geringerer Auswirkung ohne wesentliche Beeinträchtigung des Allgemeinzustandes und seltenen Durchfällen 20 – 40 %. Bei mäßiger Ausprägung und erheblicher Beeinträchtigung des Kräfte- und Ernährungszustandes und häufigen Durchfällen können 50 – 70 % veranschlagt werden. Prinzipiell besteht kein Grund zur Berentung, es sei denn, es bestehen erhebliche Inkontinenzprobleme nach großen operativen Eingriffen. Umschulungsmaßnahmen oder eine Aufgabe des Berufes sind nur in Sonderfällen angebracht. Abzuraten ist von schweren körperlichen Tätigkeiten, besonders nach größeren Bauchoperationen oder medikamentös nicht ausreichend behandelter Krankheit.

Literatur

1 Adler, G., A. v. Herbay, M. Starlinger: Morbus Crohn, Colitis ulcerosa. Springer, Berlin 1993
2 Buhr, H. J., U. A. Heuschen, J. Stern, Ch. Herfarth: Kontinenzerhaltende Operation nach Proktokolektomie. Indikation, Technik und Ergebnisse. Chirurg 64 (1993 a) 601 – 613
3 Buhr, H. J., F. Kallinowski, S. Post, Ch. Herfarth: Recurrent Crohn – impact of surgical strategy. In IBD: Pathophysiology as Basis of Treatment. 1993 b
4 Buhr, H. J., A. J. Kroesen, Ch. Herfarth: Morbus Crohn Rezidiv – Chirurgische Therapie. Chirurg 66 (1995) 764 – 773
5 Buhr, H. J., U. A. Heuschen, J. Stern, Ch. Herfarth: Technik und Ergebnisse des ileoanalen Pouches nach Proktokolektomie. Zbl. Chir. 119 (1994) 867 – 877
6 Calkins, B. M.: A metaanalysis of the role of smoking in inflammatory bowel disease. Dig. Dis. Sci. 34 (1989) 1841 – 1854
7 Crohn, B. B., I. Ginsberg, G. D. Oppenheimer (1932): Regional ileitis: a pathologid and clinical entity. J. Amer. med. Ass. 99 (1932) 1323 – 1329
8 Dedombal, F. T., I. Burton, J. C. Goligher (1971): Recurrence of Crohn's disease after primary excisional surgery. Gut 12 (1971) 519 – 527

9 Eigler, F. W., E. Vogt: Chirurgisches Vorgehen bei Colitis ulcerosa. Chirurg 63 (1992) 20
10 Ekbom, A., C. Helmik, M. Zack et al.: The epidemiology of inflammatory bowel disease: a large population based study in Sweden. Gastroenterology 100 (1991) 350–358
11 Ewe, K., Ch. Herfarth, H. Malchow, H. J. Jesdinsky: Postoperative recurrence of Crohn's disease in relation to radicality of operation and sulfasalazine prophylaxis. Digestion 42 (1989) 224–232
12 Farmer, R. G., W. A. Hawk, R. B. Turnbull: Clinical patterns in Crohn's disease: a statistical study of 615 cases. Gastroenterology 68 (1975) 627–635
13 Farthmann, E. H., G. Ruf, J. Purrmann, G. Strohmeyer: Colitis ulcerosa. In Siewert, J. R., F. Harder: Chirurgische Gastroenterologie, Bd. 2. 2. Aufl. Springer, Berlin 1990 (S. 1040)
14 Farthmann, E. H., M. Lausen: Entzündliche Darmerkrankungen: Morbus Crohn und Colitis ulcerosa. In Breitner: Chirurgische Operationslehre, Chirurgie des Abdomens, Band IV. 2. Aufl. Hrsg. v. E. H. Farthmann. Urban-Schwarzenberg, München 1994 (S. 217)
15 Fischbach, W.: Krebsrisiko bei chronisch entzündlichen Darmerkrankungen. Leber Magen Darm 3 (1992) 96
16 Gilat, T., Z. Fireman, A. Grossman et al.: Colorectal cancer in patients with ulcerative colitis. A population study. Gastroenterology 94 (1988) 870–877
17 Goldman, H.: Ulcerative colitis and Crohn's disease. In Ming, S., H. Goldmann: Pathology of the Gastrointestinal Tract. Saunders, Philadelphia 1992 (p. 655)
18 Gyde, S. N., P. Prior, R. N. Allan et al.: Colorectal cancer in ulcerative colitis: a cohort study of primary referrals. Gut 29 (1988) 206–217
19 Heimann, T. M., A. J. Greenstein, B. Lewis, D. Kaufman, D. M. Heimann, A. H. Aufses (1993): Prediction of early symptomatic recurrence after intestinal resection in Crohn's disease. Ann. Surg. 218 (1993) 294–299
20 Hendriksen, C., S. Kreiner, V. Binder (1985): Long term Prognosis in ulcerative colitis – based on results a regional patient survey. Gut 26: 158–163
21 Herfarth, Ch., H. Bindewald: Perianale Erkrankungen beim Morbus Crohn. Chirurg 57 (1986) 304–308
22 Herfarth, Ch., K. Ewe: Die chirurgische Behandlung des M. Crohn. Chirurg 48 (1977) 569–576
23 Herfarth, Ch., H. F. Otto: Carzinompräventive Operationsindikationen bei entzündlichen Darmerkrankungen. Chirurg 58 (1987) 221–227
24 Herfarth, Ch., J. Stern (1990): Colitis ulcerosa – Adenomatosis coli. Funktionserhaltende Therapie. Springer, Berlin 1990
25 Herfarth, Ch., J. Stern, G. Schürmann: Prophylaktisches Operieren bei chronisch-entzündlichen Darmerkrankungen. Dtsch. Ärzteblatt 13 (1993) 682
26 Katschinski, B., R. F. A. Logan, M. J. S. Langmann: Rauchen und entzündliche Darmerkrankungen. Z. Gastroenterol. 27 (1989) 614–618
27 Kotanagi, H., K. Kramer, V. Fazio, R. E. Petras: Do microscopic abnormalities at resection margins correlate with increased anastomotic recurrence in Crohn's disease? Retrospective analysis of 100 cases. Dis. Colon Rect. 34 (1991) 909–916
28 Kroesen, A. J., J. Stern, H. J. Buhr, Ch. Herfarth: Kontinenzstörungen nach ileoanaler Pouchanlage – diagnostische Kriterien und therapeutische Folgerungen. Chirurg 66 (1995) 385–391
29 Kvist, N., O. Jacobsen, H. K. Kvist, P. Norgaard, H. H. Ockelmann, G. Schou, S. Jarmun: Malignancy in ulcerative colitis. Scand. J. Gastroenterol. 24 (1989) 497–506
30 Lashner, B. A., S. V. Kane, S. B. Hanauer: Lack of assosiation between oral contraceptive use and Crohn's disease: acommunity-based matched case-control study. Gastroenterology 97 (1989) 1442–1447
31 Lashner, B. A., S. V. Kane, S. B. Hanauer: Lack of assosiation between oral contraceptive use and ulcerative colitis. Gastroenterology 99 (1990) 1032–1036
32 Lee, E. C. G., N. Papaioannou (1982): Minimal surgery for chronic obstruction in patients with extensive or universal Crohn's disease. Ann. roy. Coll. Surgns Engl. 64 (1982) 229
33 Lennard-Jones, J. E.: Precancer and cancer in extensive ulcerative colitis: findings among 401 patients over 22 years. Gut 31 (1990) 800
34 Lennard-Jones, J. E., B. C. Morson, J. K. Ritchie, C. B. Williams: Cancer surveillance in ulcerative colitis: experience over 15 years. Lancet II (1983) 149–153
35 Lock, M. R., R. G. Farmer, V. W. Fazio et al.: (1981) Recurrence and reoperation for Crohn's disease: The role of the disease location in prognosis: New Engl. J. Med. 304 (1981) 1586–1588
36 Marti, M. C., J. C. Givel: Surgery of anorectal disease. Springer, Berlin 1990 (S. 90–106)
37 Martini, G. A., J. W. Brandes: Increased consumption of refined carbohydrates in patients with Crohn's disease. Klin. Wschr. 54 (1976) 367–371
38 Mekjihan, H. S., D. M. Switz, H. D. Watts, J. J. Deren, R. M. Katon, F. M. Beman: (1979) National cooperative Crohn's disease study: factors determining recurrence of Crohn's disease after surgery. Gastroenterology 77 (1979) 907–913
39 Mir-Madjelessi, S. H., R. G. Farmer, K. A. Easley, G. J. Beck (1986): Colorectal and extracolonis malignancy in ulcerative colitis. Cancer 58 (1986) 1569–1574
40 Mortensen, N.: Ulcerative colitis. In Morris P. J., R. A. Malt: Oxford Textbook of Surgery, Vol. 1. Oxford Medical Publ., New York 1994 (p. 1041)
41 Parks, A. G., R. J. Nicholls: Proctocolectomy without ileostomy for ulcerative colitis. Brit. J. Surg. 65 (1978) 862–868
42 Purrmann, J., S. Cleveland, K. J. Hengels: Untersuchungen zu verschiedenen Vererbungsmodellen beim Morbus Crohn. Z. Gastroenterol. 29 (1991) 276–282
43 Rutgeerts, P., K. Geboes, G. Vanztrappen, J. Beyls, D. B. Sachar, D. M. Wolfson, A. J. Greenstein: Risk factors for postoperative recurrence of Crohn's disease. Gastroenterology 85 (1983) 917–921
44 Schölmerich, J.: Behandlung und Rezidivprophylaxe der Colitis ulcerosa. Internist 36 (1995) 1124
45 Srivastava, E. D., M. A. H. Russell, C. Feyerabend et al.: Transdermal nicotine in active ulcerative colitis. Europ. J. Gastroenterol. Hepatol. (1991) 815–818
46 Sugita, A., D. B. Sachar, C. Bodian, M. B. Ribeiro, A. H. Aufses, A. J. Greenstein: Colorectal cancer in ulcerative colitis. Influence of anatomical extent and age at onset on colitis-cancer interval. Gut 32 (1991) 167–169
47 Tsunoda, A., I. C. Talbot, R. J. Nicholls: Incidence of dysplasia in the anorectal mucosa in patients having restorative proctocolectomy. Brit. J. Surg. 77 (1990) 506
48 Utsunomia, J., T. Iwama, M. Imajo et al.: Total colectomy, mucosal proctectomy, and ileoanal anastomosis. Dis. Colon Rect. 23 (1980) 459–466
49 Wilks, S., W. Moxon (1875): Lectures on Pathologic Anatomy, 2nd ed. Lindsay and Blakiston, Philadelphia 1875 (pp. 408–409)
50 Wolff, B. G., C. E. Culp, R. W. Beart, D. M. Ilstrup, R. L. Ready: Anorectal Crohn's disease – a longterm perspective. Dis. Colon Rect. 28 (1985) 709–711

Divertikulose und Divertikulitis

Ch. Gebhardt, W. Meyer und J. Köhler

Erworbene Ausstülpungen der inneren Darmwandschichten (Mukosa, Submukosa) werden nach dem Erlanger Chirurgen Ernst Graser (1899) Kolondivertikel genannt. Im Gegensatz zu den angeborenen echten Divertikeln (Ausstülpungen aller Wandschichten), die überwiegend im Dünndarm zu finden sind, treten diese Pseudodivertikel bevorzugt im Colon sigmoideum auf.

Epidemiologie und Pathogenese (5)

Als Zivilisationserscheinung gehört die Divertikulose zu den häufigsten Dickdarmerkrankungen der westlichen Welt. Ihre Häufigkeit korreliert mit dem Lebensalter. Bis zum 40. Lebensjahr eher selten, ist sie bei den über 60jährigen in etwa 40%, bei den über 70jährigen in etwa 50% nachzuweisen. Männer und Frauen sind gleich häufig betroffen.

> Divertikel stellen die häufigste Dickdarmerkrankung mit einer Zunahme im Alter dar. Die bevorzugte Lokalisation ist das Sigma!

Die Pathogenese der Divertikulose stellt ein multifaktorielles Geschehen dar. Anatomische Grundlage ist die Gefäßversorgung der Kolonwand. Subserös verzweigen sich kleine Arterien, die durch schräg verlaufende Muskularislücken zur Submukosa gelangen. Diese Muskellücken vergrößern sich mit zunehmendem Lebensalter und nehmen eine mehr senkrechte Verlaufsrichtung an. Sie sind der Locus minoris resistentiae, durch den sich Mukosa und Submukosa ausstülpen können (Herniation). Begünstigt wird dies durch alters- und anlagebedingte Kollagensynthesestörungen mit Auflockerung der submukösen Verschiebeschicht. Schrittmacher der Herniation ist ein wechselnd intensiver, aber permanenter Spasmus der Darmwandmuskulatur, erkennbar an einer Verkürzung der Tänienlängsmuskulatur und Verdickung der Ringmuskulatur (10). Der bevorzugte Befall des Sigmas erklärt sich durch die hier besonders hohen intraluminären Druckkurven, die ihre Begründung im nachgeschalteten Rektum mit seiner Reservoirfunktion finden.
Ernährung und Lebensführung sind die entscheidenden Faktoren, die die oben genannten Mechanismen in Gang setzen. Im Vordergrund steht hierbei die ballaststoffarme Ernährung mit der deutlich verlängerten Passagezeit faserarmer Nährstoffe.

Pathologische Anatomie (10)

Es wird geschätzt, daß etwa 10 – 30 % aller Divertikuloseträger assoziierte Beschwerden entwickeln. In der Regel wird dies durch entzündliche Prozesse ausgelöst. Jedoch sind auch ohne klinisch oder pathoanatomisch nachweisbare entzündliche Veränderungen überwiegend kolikartige Beschwerden bekannt, die im angelsächsischen Raum als Painful diverticular disease beschrieben werden.

Kotretention und Kotsteinbildung führen zu Drucknekrosen der prolabierten Schleimhaut. Die durch Schleimhautschwellung bedingte zunehmende Einengung des Divertikelhalses verstärkt die Retention und verhindert ein Abfließen in das Darmlumen. Durchwanderung und Mikroperforation führen zu einer Peridivertikulitis mit entzündlichen Infiltraten im Sinne von Mikroabszessen und konsekutiven Einschmelzungsprozessen. Je nach Anzahl der betroffenen Divertikel resultiert ein mehr oder weniger ausgedehntes peridivertikulitisches Entzündungsfeld mit Ausbildung eines entzündlichen Pseudotumors. In Abhängigkeit von der Intensität der beteiligten Komponenten (Entzündung, Vernarbung) verursacht der geschilderte Prozeß bei etwa 40 – 70 % der an Divertikulitis Erkrankten die typischen Komplikationen: Perforation (frei, gedeckt), Fistelbildung durch Perforation in Nachbarorgane, Stenosierung und Blutung (Abb. 32.**6**). Letztere ist dabei nicht zwangsläufig an ein entzündliches Geschehen gebunden, da die enge Nachbarschaft zwischen Divertikel und arteriellem Gefäß die ausschließlich druckbedingte Gefäßarrosion und Blutung erklären kann.

> 40 – 70 % der Divertikelträger entwickeln eine Divertikelkrankheit (Entzündung, Perforation, Fistel, Stenose, Blutung)!

Symptome

Die Symptomatik wird durch Lokalisation und Schwere des Entzündungsgeschehens sowie durch eine eventuell vorliegende Komplikation bestimmt. Die klassische Symptomatologie wird mit dem Schlagwort der „Linksappendizitis" umschrieben: Schmerzen im linken Unterbauch verbunden mit Übelkeit, Erbrechen und Fieber. Nicht selten ist der Schmerzcharakter eher krampfartig. Je nach individueller Lage des betroffenen Sigmaabschnittes kann der Schmerz mehr im Mittelbauch und im Bereich der linken Flanke oder suprasymphysär in Projektion auf die Harnblase angegeben werden (bei Sigma elongatum auch im rechten Unterbauch!). In der Regel bestehen die Beschwerden bereits einige Tage vor stationärer Aufnahme, bei freier Perforation können sie perakut verstärkt werden. Unregelmäßigkeiten des Stuhlgangs können Hinweis auf eine Stenoseproblematik sein, bis zum Vollbild des Darmverschlusses mit Stuhl- und Windverhalt, Zunahme des Bauchumfanges und kotigem Erbrechen (Miserere). Gelegentlich können ebenfalls Blutauflagerungen auftreten. Miktionsbeschwerden durch schmerzhafte entzündliche Adhäsionen sind häufig. Vom Patienten berichtete Luft- und Stuhlabgänge zusammen mit dem Urin (Pneumaturie, Fäkalurie) oder transvaginale Stuhlsekretion beweisen die Fistelung zu den Nachbarorganen. Der entzündliche Pseudotumor ist für den Patient manchmal tastbar. Die gedeckte Perforation mit parakolischer Abszedierung kann in die Bauchdecke des Mittel-/Unterbauches oder der Leistenregion durchbrechen und hier eine schmerzhafte fluktuierende Schwellung erzeugen. Die freie Perforation mit diffuser Peritonitis führt zu einem schweren Krankheitszustand unter dem Bild eines septisch-toxi-

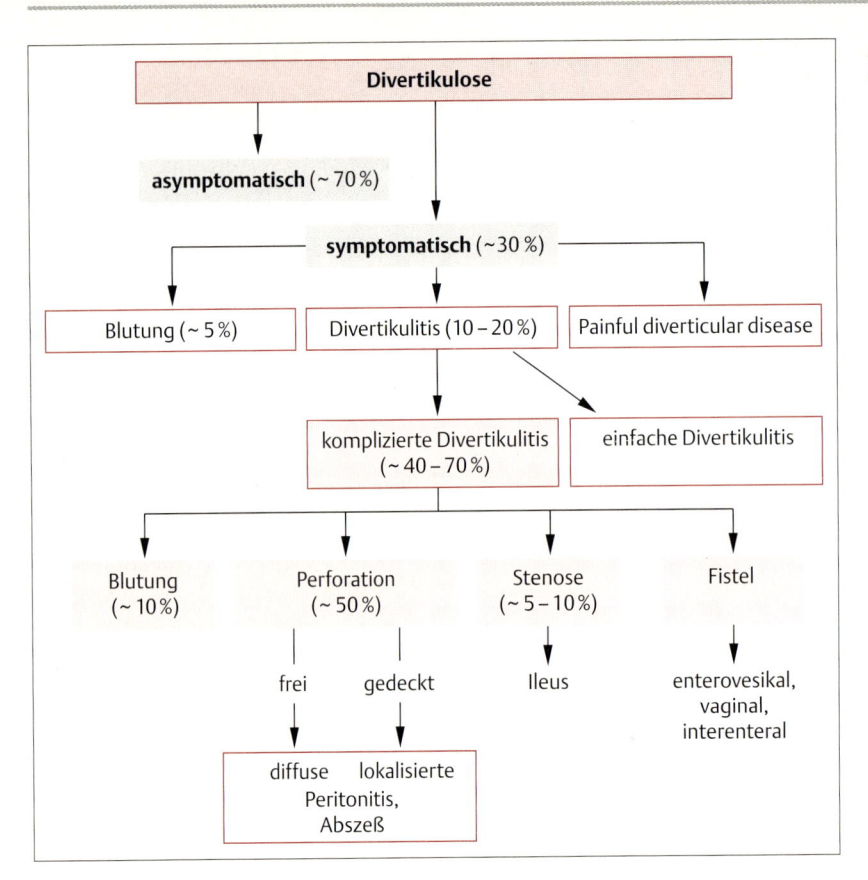

Abb. 32.6 Verlauf und Komplikationen bei Sigmadivertikulose.

```
Divertikulose
    │
    ├─► asymptomatisch (~70%)
    │
    └─► symptomatisch (~30%)
          │
          ├── Blutung (~5%)
          ├── Divertikulitis (10–20%) ──► einfache Divertikulitis
          │       │
          │       └─► komplizierte Divertikulitis (~40–70%)
          │              │
          │              ├── Blutung (~10%)
          │              ├── Perforation (~50%)
          │              │      ├── frei ──► diffuse Peritonitis
          │              │      └── gedeckt ──► lokalisierte Peritonitis, Abszeß
          │              ├── Stenose (~5–10%) ──► Ileus
          │              └── Fistel ──► enterovesikal, vaginal, interenteral
          └── Painful diverticular disease
```

schen Schocks mit der Gefahr des Multiorganversagens. Auch aus vollem körperlichem Wohlbefinden kann es zu einer akuten kreislaufwirksamen unteren gastrointestinalen Blutung kommen.

> Divertikelsymptome sind Schmerzen, Fieber, Erbrechen („Linksappendizitis"), Stuhl- und Windverhalt!

Diagnostik (Abb. 32.7)

Anamnese

Die vom Patienten geschilderten Symptome eines entzündlichen Krankheitsbildes mit Lokalisation im linken Unterbauch lassen in der Regel eine Verdachtsdiagnose zu. Es muß nach zurückliegenden Episoden einer Divertikulitis gefragt werden.

Klinische Untersuchung

Die unkomplizierte Divertikulitis zeigt einen Druckschmerz im linken Unter-/Mittelbauch, je nach Lokalisation des Sigmas auch suprasymphysär oder (selten) im rechten Unterbauch (Sigma elongatum). In Abhängigkeit von der Entzündungsaktivität findet sich eine Abwehrspannung und ein ipsi- oder kontralateraler Klopfschmerz als Hinweis auf eine begleitende Peritonitis. Häufig ist ein entzündlicher Pseudotumor als walzenförmige Resistenz palpabel. Rektal-digital ist der entzündliche im Douglas-Raum adhärente Tumor oder ein Dou-

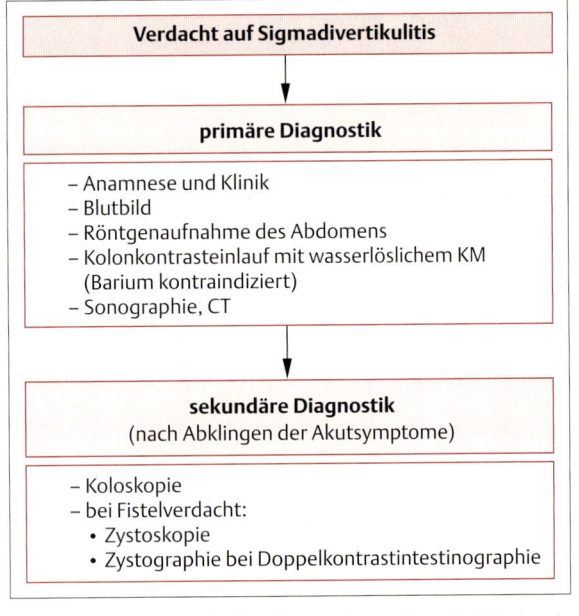

```
Verdacht auf Sigmadivertikulitis
            │
            ▼
    primäre Diagnostik
  – Anamnese und Klinik
  – Blutbild
  – Röntgenaufnahme des Abdomens
  – Kolonkontrasteinlauf mit wasserlöslichem KM
    (Barium kontraindiziert)
  – Sonographie, CT
            │
            ▼
    sekundäre Diagnostik
  (nach Abklingen der Akutsymptome)
  – Koloskopie
  – bei Fistelverdacht:
      • Zystoskopie
      • Zystographie bei Doppelkontrastintestinographie
```

Abb. 32.7 Diagnostik der akuten Sigmadivertikulitis (nach Gillessen u. Domschke und Siewert u. Mitarb.).

glas-Abszeß schmerzhaft tastbar. Bei freier Perforation findet sich das Bild einer diffusen Peritonitis mit diffusem Druckschmerz, diffuser Abwehrspannung und diffusem Klopfschmerz, wobei das Punctum maximum im linken Unterbauch einen Hinweis auf die Ursache geben kann. Der Patient bietet dann ein sehr schweres Krankheitsbild bis zur Reanimationsbedürftigkeit bei septisch-toxischem Herz-Kreislauf-Versagen und respiratorischer Insuffizienz.

Auskultatorisch finden sich normale Darmgeräusche bei umschriebener Entzündung, bei wirksamer Stenose hochgestellte und klingende Darmgeräusche. Bei fortgeschrittener Peritonitis mit paralytischem Ileus fehlen Darmgeräusche gänzlich.

Bei erhöhter Körpertemperatur zeigt das Blutbild eine Leukozytose mit Linksverschiebung.

Sonographie und CT

Sonographie und CT können als bildgebende Verfahren die Darmwand entzündlich verdickt darstellen und eine intraabdominelle Abszedierung lokalisieren. Größere Divertikel lassen sich erkennen, wodurch die Diagnose untermauert wird.

Röntgenaufnahme

Die Röntgenübersichtsaufnahme des Abdomens im Stehen oder in Linksseitenlage kann einen Normalbefund ergeben. Bei paralytischem oder mechanischem Ileus zeigen sich stehende Darmschlingen mit Spiegelbildung. Bei Perforation erhärtet der Nachweis von freier Luft die Diagnose.

Kolonkontrasteinlauf

Die sensibelste Untersuchung ist die Kontrastmitteldarstellung. Im Notfall und bei nicht auszuschließender Perforation muß diese mit wasserlöslichem Kontrastmittel ohne Doppelkontrast (Luftinsufflation) durchgeführt werden. Sie beweist das Vorliegen von Divertikeln, kann durch Nachweis eines Paravasates des Kontrastmittels die gedeckte oder freie Perforation erkennen lassen und stellt Stenosen und Fisteln dar. Die Verwendung von Barium ist beim symptomatischen Patienten streng kontraindiziert (Bariumperitonitis, hohe Letalität).

Koloskopie

Die Koloskopie ist in der Divertikeldiagnostik dem Kontrasteinlauf unterlegen. Die engen Divertikelhälse können übersehen werden. Da sich der entzündliche Prozeß um das Kolon herum abspielt, kann sein Ausmaß endoluminär nicht beurteilt werden. Der Umfang einer Stenosierung läßt sich dagegen gut beurteilen. Entscheidend ist die Endoskopie in der Differentialdiagnose des Kolonkarzinomes, so daß sie nach erfolgreicher konservativer Therapie des Divertikelschubes im Intervall durchgeführt werden sollte. In der Akutphase ist sie wegen der erhöhten Perforationsgefahr zu vermeiden.

Die untere gastrointestinale Blutung sollte primär durch die Koloskopie abgeklärt werden. Nicht selten gelingt bei der Divertikelblutung die endoskopische Blutungslokalisation nicht. Bei größerer Blutung (über 1 ml/min) kann hier die selektive Angiographie, bei geringerer Blutungsintensität die Erythrozytenszintigraphie erfolgreich sein.

Differentialdiagnose (Tab. 32.3)

Die wichtigste Differentialdiagnose stellt das Sigmakarzinom dar, das alle Symptome und alle Komplikationen der Divertikulitis zeigen kann. Der Kolonkontrasteinlauf kann hier in der Akutphase durch seine typische Morphologie („Apfelbißphänomen") wegweisend sein; beweisend ist letztlich die Endoskopie und Biopsie. Bei akuter Operationsindikation ist die Diagnose intraoperativ häufig erst histologisch am Resektionspräparat zu sichern.

Das Sigma betreffende chronisch entzündliche Darmkrankheiten (Morbus Crohn, Colitis ulcerosa) und die ischämische Kolitis bei nicht kollateralisiertem Verschluß der A. mesenterica inferior können ähnliche Beschwerden verursachen (Koloskopie, Mesenterikographie).

Bei suprasymphysärem Befund muß differentialdiagnostisch an entzündliche oder tumoröse Affektionen der Harnblase gedacht werden, zumal Miktionsbeschwerden bei der Divertikulitis nicht selten sind (Urinsediment, Sonographie, Zystoskopie).

Bei Frauen kann die Differentialdiagnose entzündlicher oder tumoröser Erkrankungen von Uterus und Adnexen klinisch schwierig sein (Sonographie abdominell/transvaginal, CT). Selten ist die Verwechslung mit einer Appendizitis bei im rechten Unterbauch gelegenem Sigma elongatum.

> Die wichtigste Differentialdiagnose der Divertikelerkrankung stellt das Karzinom dar. Jede Stenose oder untere gastrointestinale Blutung ist bis zum Beweis des Gegenteiles eine maligne Erkrankung!

Therapie

Konservative Behandlung

Bei begrenztem entzündlichem Befund ohne Anhalt für freie Perforation oder größere Abszedierung ist die initiale Therapie der akuten Divertikulitis konservativ. Dies ist nur unter stationären Bedingungen möglich. Unter Nahrungskarenz und parenteraler Ernährung erfolgt eine breite antibiotische Therapie mit Einschluß der

Tabelle 32.3 Differentialdiagnose der Sigmadivertikulitis und ihre diagnostischen Verfahren

Erkrankung	Untersuchungsmethode
Sigma-Rektum-Karzinom	Koloskopie mit Biopsie
Chronisch-entzündliche Darmkrankheiten	Koloskopie mit Biopsie
Ischämische Kolitis	Koloskopie, Mesenterikographie
Affektion des weiblichen Genitales	Sono, CT
Harnwegserkrankungen	Sono, Urinsediment, i. v. Pyelogramm, Zystoskopie

Anaerobier. Bewährt hat sich eine Kombination aus einem Cephalosporin mit Metronidazol. Die antipyretische und analgetische Begleittherapie sollte moderat erfolgen, um eine protrahierte Perforation nicht zu kaschieren (Spasmolytika, peripher wirksame Analgetika). Zentral wirksame Analgetika haben einen unerwünschten spasmogenen Effekt (Ausnahme Tramadol, Pentazocin). Die engmaschige Kontrolle des Bauchbefundes ist unter dieser Behandlung zwingend. Der Erfolg der Therapie zeigt sich in der Regel innerhalb von 24–48 Stunden am Rückgang der Beschwerden, des Bauchbefundes und der Entzündungsparameter (Fieber, Leukozytose). Die akute Divertikelblutung sistiert unter einer Substitutionstherapie in ca. 80% spontan.

Nach erfolgreicher konservativer Behandlung eines Divertikulitisschubes oder bei symptomatischer Divertikulose wird eine ballaststoffreiche Ernährung empfohlen, die einen positiven Effekt auf Beschwerden, Rezidivhäufigkeit und Komplikationsrate hat (2). Eine spezifische medikamentöse Therapie existiert nicht.

Operative Behandlung

Indikation zur Operation s. 32.3

Die häufigste Indikation zur **notfallmäßigen Operation** ist die Divertikelperforation mit höchster Dringlichkeit bei freier Perforation und diffuser Peritonitis. Auch bei gedeckter Perforation mit Ausbildung eines parakolischen Abszesses ist ein konservativer Therapieversuch nicht erfolgversprechend. Eine mögliche Alternative bei hohem Operationsrisiko ist hier die primär radiologische Abszeßdrainage (Sonographie- oder CT-gesteuerte Punktion) und operative Intervention im Intervall. Bei persistierender Blutung ist nach endoskopischer und angiographischer Lokalisationsdiagnostik selten die notfallmäßige Operationsindikation gegeben. Der manifeste Dickdarmileus ohne Möglichkeit der konservativen Darmdekompression (endoskopische Absaugung) muß zur Vermeidung der Ileuskrankheit und der drohenden distensionsbedingten Kolonperforation (meist Zäkum) operativ entlastet werden.
Elektive Indikationen stellen die fixierte Sigmastenose mit Subileuszuständen sowie das Vorliegen von Fisteln zu Nachbarorganen dar.

32.3 Operationsindikation bei Divertikulose und Divertikulitis

Notfallmäßige Operation

Freie Perforation mit diffuser Peritonitis.
Gedeckte Perforation mit Abszedierung.
Mechanischer Ileus.

Elektive Operation

Fixierte Stenose mit Subileus.
Rezidivierende Divertikulitis.
Fisteln.
Rezidivierende Blutung.

Nach erfolgreicher konservativer Therapie eines ersten Divertikulitisschubes ist nur bei etwa 10–30% der Betroffenen mit anhaltender Beschwerdefreiheit zu rechnen. Bei über 70% der Patienten kommt es zu einem Rezidiv der Divertikulitis. Nach dem zweiten Entzündungsschub steigt das Risiko auf 90%, innerhalb von 5 Jahren erneut krank zu werden. Zusätzlich wächst dabei das Risiko einer bedrohlichen Komplikation (1. Schub 20%, 2. Schub über 50%) (8,9). Aufgrund des geringen Risikos des Elektiveingriffes verglichen mit der Notfallsituation (Letalität 0–3% vs. 10–20%) sollte deshalb bei rezidivierender Divertikulitis auch nach zunächst erfolgreicher konservativer Therapie die Sigmaresektion erfolgen (7,11).
Rezidivierende akute Divertikelblutungen oder die chronisch intermittierende Blutung mit substitutionsbedürftiger Anämie stellen eine weitere elektive Operationsindikation dar.

Aufklärung

Im Aufklärungsgespräch wird dem Patienten Krankheitsbild und geplantes operatives Verfahren deutlich gemacht. Typische Komplikationen allgemeiner und operationsspezifischer Natur müssen angesprochen und am besten handschriftlich fixiert werden. Unter den allgemeinen Komplikationen stehen die Infektion und die Blutung im Vordergrund. Auf die verlaufsabhängige Gabe von Fremdblut mit ihren Gefahren (AIDS, Hepatitis) muß hingewiesen werden. Bei elektiven Eingriffen ist die Möglichkeit der Eigenblutspende zu diskutieren. Spezielle Komplikationen betreffen anatomische Probleme (Harnleiterverletzung bei der Sigma-Rektum-Präparation, Blasenentleerungs- und Potenzstörungen durch Irritation oder Schädigung vegetativer Nervengeflechte, Verletzung der Beckengefäße) sowie Heilungsstörungen im Bereich von Darmnähten (Anastomoseninsuffizienz mit der Notwendigkeit des Zweiteingriffes und ggf. Anlage eines künstlichen Darmausganges). Immer ist über die situationsabhängige Notwendigkeit zur Anlage eines Anus praeter aufzuklären.

Operationsverfahren

Die Auswahl des Operationsverfahrens (12) hängt von der jeweiligen Entzündungsaktivität, anatomischen Gegebenheiten und von individuellen Faktoren (Alter, Begleitkrankheiten, Allgemeinzustand) sowie der Erfahrung des behandelnden Operateurs ab. Sie entscheidet sich vor allem bei Notfalleingriffen häufig erst intraoperativ. Ziel der Therapie ist die Entfernung des Entzündungsherdes durch Sigmaresektion (Abb. 32.**8**). Die einzelnen Schritte der Sigmaresektion s. 32.**1**. Die früher häufig geübte einfache Übernähung mit Drainage und Anlage eines Deviationsstomas ist wegen der deutlich höheren Letalität dieses Verfahrens (40% vs. 10–20%) weitgehend verlassen worden. Im Gegensatz zu den Eingriffen bei Tumorerkrankungen kann die Resektion darmnah unter optimaler Erhaltung der Durchblutung des Restdarmes erfolgen. Die orale Resektionsgrenze wird knapp im Gesunden oberhalb der entzündlich veränderten Darmwand festgelegt, meist an der Colon-de-

Kolon und Rektum – gutartige Erkrankungen **717**

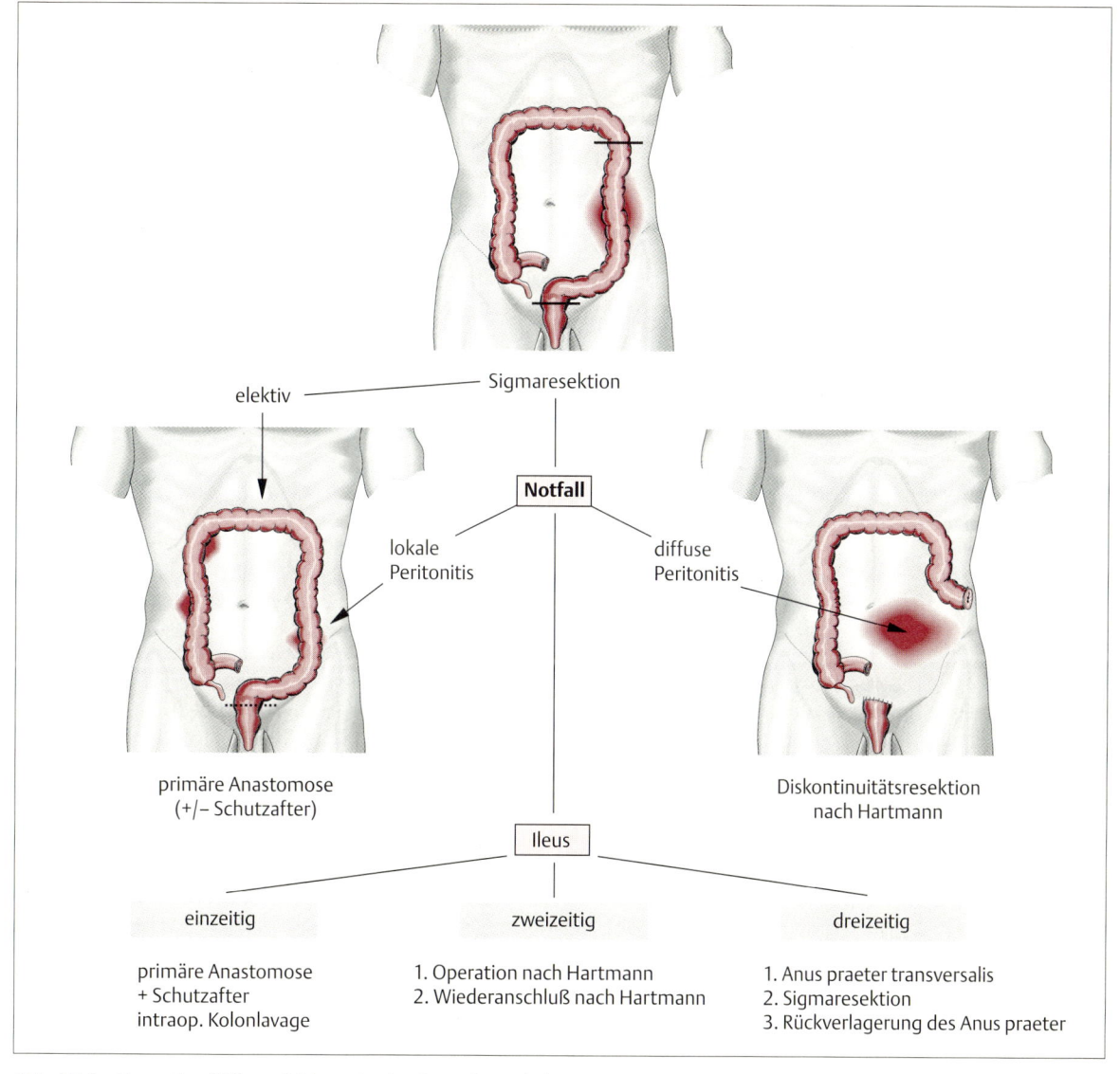

Abb. 32.**8** Operative Differentialtherapie der Sigmadivertikulitis.

32.1 Sigmaresektion bei Divertikulitis

Mediane Mittel-/Unterbauchlaparotomie mit Rechtsumschneidung des Nabels. Exploration des Abdomens. Mobilisation von Colon descendens und Sigma vor der Gerota-Faszie. Darstellen und Anzügeln beider Ureteren. Mobilisation des oberen Rektumdrittels vor der Waldeyer-Faszie (Spatium retrorectale), sparsames Durchtrennen der Paraproktien. Markieren der oralen Resektionsgrenze im Gesunden, aboral im tänienfreien oberen Rektumdrittel. Darmnahes Skelettieren des Mesosigmas. Absetzen des Präparates. Bei primärer Anastomose: Herstellen einer End-zu-End-Deszendorektostomie mit extramuköser Allschichteinzelknopfnaht Stoß auf Stoß. Bei Diskontinuitätsresektion Blindverschluß des Rektumstumpfes (z. B. mit linearem Klammernahtgerät) und Ausleiten des Colon descendens im linken Unterbauch als endständigen Anus praeter.

scendens-Sigma-Grenze. Die häufig im Restkolon nachweisbaren weiteren Divertikel werden belassen, da sie in der Regel keine Beschwerden verursachen und eine erweiterte Resektion nicht rechtfertigen. Die aborale Resektionsgrenze muß im tänienfreien Anteil des Rektums (proximales Rektum unterhalb der peritonealen Umschlagfalte) liegen, um das Risiko einer erneuten Divertikelbildung oder eines Divertikulitisrezidives zu minimieren (1).

Bei elektiven Eingriffen ohne wesentliche akute Entzündungsaktivität und ohne Zeichen der Peritonitis wird die Kontinuität durch Deszendorektostomie wiederhergestellt. Bei unsicherer Anastomosenheilung kann ein blockierender Anus praeter transversalis vorgeschaltet oder eine Zäkumfistel (Stelzner-Fistel) angelegt werden. Schwieriger und kontrovers diskutiert ist die Entscheidung über das beste Operationsverfahren bei Notfallindikationen mit Perforation, Abszedierung oder Peritonitis. Bei Abszedierung und lokaler Peritonitis ist die Resektion mit primärer Anastomosierung gerechtfertigt (evtl. Vorschalten eines blockierenden Anus praeter oder einer Zäkumfistel). Bei diffuser eitriger oder kotiger Peritonitis wird wegen des erhöhten Risikos einer Anastomoseninsuffizienz der Diskontinuitätsresektion nach Hartmann mit Rektumblindverschluß und Anlage eines endständigen Deszendostomas der Vorzug gegeben. Wichtig ist die ausgiebige Säuberung der Bauchhöhle durch abdominelle Lavage mit mehreren Litern Spüllösung und das Einlegen von Drainagen (4-Quadranten-Drainage). Nach so gesicherter Fokussanierung ist eine programmierte Relaparotomie durch Anlegen eines Laparostomas im allgemeinen nicht indiziert. Die Rückverlagerung des Anus praeter (Hartmann-Wiederanschluß) erfolgt nach 3–6 Monaten.

Im mechanischen Ileus bei stenosierender chronischer Sigmadivertikulitis sind drei Operationsverfahren zu diskutieren:
- einzeitig: Resektion und primäre Anastomose,
- zweizeitig (nach Hartmann): Diskontinuitätsresektion, Hartmann-Wiederanschluß,
- dreizeitig (nach Schloffer): Anus praeter, Kontinuitätsresektion, Auflassung des Anus praeter.

Das einzeitige Verfahren bleibt jüngeren Patienten in gutem Allgemeinzustand und bei fehlenden begleitenden Risikofaktoren und nur mäßiger Kolondistension vorbehalten. Intraoperativ sollte der Ileusdarm durch Lavage dekomprimiert und gereinigt werden (nach Dudley).

In hohem Lebensalter und bei schlechtem Allgemeinzustand steht die rasche Entlastung des Kolonileus im Vordergrund. Dies ist durch die Anlage eines Anus praeter transversalis mit geringem operativen Trauma möglich. Anschließend kann der Patient rekompensiert und kardiopulmonal vorbereitet werden. Die Sigmaresektion erfolgt dann 2–3 Wochen später unter Belassung des Anus praeter. Etwa 6–12 Wochen später wird nach endoskopischer Anastomosenkontrolle der Anus praeter zurückverlagert (dreizeitiges Verfahren nach Schloffer) (3).

Die Sigmadiskontinuitätsresektion als erster Schritt eines zweizeitigen Vorgehens (nach Hartmann) wird gewählt, wenn nach medianer Laparotomie die zunächst geplante Anastomose zu unsicher erscheint und vermieden werden soll.

Perioperative Maßnahmen

Prophylaktische (einmalig 30–60 Minuten vor Hautschnitt) oder therapeutische (Peritonitis, Abszeß) Antibiotikatherapie.
Bei elektiven Eingriffen präoperativ orthograde Darmlavage ohne Antibiotikazusatz mit isotoner Elektrolytlösung zur Darmreinigung (cave hochgradige Stenose: Gefahr der Ileusinduktion).
Postoperativ parenterale Ernährung, Kostaufbau in Abhängigkeit von Allgemeinzustand, Vigilanz und Ingangkommen der Peristaltik.
Perioperative Low-dose-Heparinisierung.

Komplikationen und Prognose

Die Letalität von Elektiveingriffen beträgt 0–3%, von Notfalleingriffen 10–20%, abhängig vom Alter des Patienten, von begleitenden Risikofaktoren und vom Ausmaß der bestehenden Peritonitis (7, 11).
Septische Komplikationen dominieren. Bei Wundheilungsstörungen (Häufigkeit über 20% bei diffuser Peritonitis) handelt es sich überwiegend um oberflächliche epifasziale Infekte, die durch offene Wundbehandlung sekundär zur Abheilung gebracht werden. Seltener sind tiefe Infekte mit Ausbildung einer kompletten Dehiszenz der Bauchdeckennaht (Platzbauch).
Gefürchtet nach Kontinuitätsresektion ist die Anastomoseninsuffizienz, die klinisch oft erst 5–7 Tage postoperativ durch erneutes Fieber, zunehmenden Bauchschmerz und Peritonitis manifest wird. Durch Kolonkontrasteinlauf mit wasserlöslichem Kontrastmittel (Barium kontraindiziert!) kann sie bewiesen werden (Häufigkeit nach elektiver Chirurgie bis 5%).
Die Prognose der Sigmadivertikulitis ist abhängig von dem Ausmaß der Entzündung, dem Vorliegen einer Peritonitis mit septisch-toxischer Allgemeinreaktion des Organismus sowie dem Alter des Patienten und dem Vorliegen begleitender Risikofaktoren. Entscheidende prognostische Bedeutung hat dabei in der Notfallsituation der Zeitpunkt der operativen Intervention, bei Ausbildung einer diffusen Peritonitis steigt das Letalitätsrisiko auf etwa 20%.
Nach Sigmaresektion wird in 5–10% mit erneuten divertikelassoziierten Beschwerden gerechnet. Die Notwendigkeit einer erneuten operativen Intervention ist dabei nur selten gegeben.
Eine spezifische Nachsorge existiert nicht. Auch nach resezierender Therapie wird die diätetische Umstellung auf ballaststoffreiche Ernährung empfohlen.

Begutachtung

Häufigste Ursache gutachterlicher Prüfverfahren sind Aufklärungsmängel. Dem Aufklärungsgespräch muß deshalb größte Aufmerksamkeit geschenkt werden. Das bloße Unterschreibenlassen vorgefertigter Aufklärungsbögen ist nicht ausreichend. Handschriftliche Ergänzungen belegen die Ausführlichkeit des Gespräches. Dem Patienten muß die Bedrohlichkeit des Krankheitsbildes verdeutlicht werden. Nur so lassen sich die möglichen Therapiekomplikationen rechtfertigen. Im Idealfall sollte das Aufklärungsgespräch durch den Operateur selbst erfolgen (forensisch jedoch nicht gefordert!).
Weitere gutachterliche Fragestellungen betreffen den Operationszeitpunkt (verspätete Indikationsstellung nach Ausbildung einer Peritonitis, vermeidbarer Anus praeter, septische Komplikationen). Hier ist die Dokumentation der Wahrung ärztlicher Sorgfaltspflichten mit engmaschigen klinischen Kontrolluntersuchungen, Ausschöpfen aller vorhandenen diagnostischen Möglichkeiten sowie Beratung mit erfahrenen Kollegen entscheidend.
Aus operationstypischen oder allgemeinen Komplikationen ergeben sich bei sorgfältiger Dokumentation des Operationsbefundes und -verlaufes (OP-Bericht) sowie

engmaschiger postoperativer Nachsorge nur selten gutachterliche Konsequenzen.

Literatur

1 Benn, P., B. Wolff, D. Ilstrup: Level of anastomosis and recurrent colonic diverticulitis. Amer. J. Surg. 151 (1986) 122
2 Frimberger, E., M. Classen: Akute nicht perforierte Divertikulitis. Akt. Chir. 25 (1990) 216
3 Gebhardt, Ch., K.-H. Schultheis, R. Ott: Chirurgische Differentialtherapie des Dickdarmileus. Zbl. Chir. 115 (1990) 77
4 Gillessen, A., W. Domschke: Akute Sigmadiverticulitis-aktuelle Diagnostik. Chirurg 66 (1995) 1177
5 Hoffmann, P., P. Layer: Pathogenese und Pathophysiologie der Sigmadiverticulitis. Chirurg 66 (1995) 1169
6 Huber, F. T., J. R. Siewert: Chirurgische Indikation bei akuter Sigmadiverticulitis. Akt. Chir. 25 (1990) 209
7 Karavias, Th., K. Hager, M. Ernst, U. Dollinger: Wandel in der Chirurgie der Diverticulitis. Zbl. Chir. 118 (1993) 76
8 Mennigen, R., G. D. Giebel, L. Köhler: Kolondiverticulitis: Natürlicher Verlauf und Komplikationen. Colo-Proctol. 6 (1992) 324
9 Raguse, T., L. Adamek: Diverticulitis – pathogenetische und epidemiologische Aspekte. Akt. Chir. 25 (1990) 198
10 Schreiber, H. W., K. de Heer: Allgemeine morphologisch-klinische Prinzipien zur Diverticulose und Diverticulitis des Colon sigmoideum. Akt. Chir. 25 (1990) 193
11 Siewert, J. R., F. T. Huber, I. B. Brune: Frühelektive Chirurgie der akuten Diverticulitis des Colons. Chirurg 66 (1995) 1182
12 Wellmann, K., N. Yücel, B. Ulrich: Die Behandlung der Sigmadiverticulitis – eine Umfrage an deutschen Chirurgischen Kliniken. Akt. Chir. 29 (1994) 206

Adenome

Ch. Gebhardt, W. Meyer und J. Köhler

Adenome werden als neoplastische Polypen bezeichnet, wobei der Kliniker unter einem Polypen eine umschriebene, gestielte oder breitbasige Vorwölbung der Darmschleimhaut versteht. Außer neoplastischen Polypen (Adenome) gibt es noch hamartomatöse, entzündliche und unklassifizierbare Polypen, deren wichtigste Vertreter die juvenile Polypose, das Peutz-Jeghers-Syndrom oder die Pseudopolypen bei der Colitis ulcerosa darstellen (2).

Pathogenese

Die Adenome stellen die häufigsten benignen Läsionen im Kolorektum dar, wobei deren Auftreten mit zunehmendem Alter wächst. In den westlichen industrialisierten Ländern wird eine Adenominzidenz von 10–20 % angegeben (4). Männer sind 3mal häufiger als Frauen betroffen. Neben einer genetischen Veranlagung scheinen Umwelteinflüsse und Essensgewohnheiten mit auslösende Ursachen darzustellen. Fettreiche Kost sowie vermehrter Konsum von Alkohol und Nikotin scheinen das Risiko der Adenomentstehung zu fördern. Große epidemiologische Studien zeigen weiterhin eine ähnliche Prävalenz wie beim kolorektalen Karzinom. Verwandte von Karzinomträgern haben wiederum ein 3- bis 5fach erhöhtes Risiko, kolorektale Adenome zu entwickeln (3).

Pathologische Anatomie

Unter den Adenomen unterscheidet man nach ihrem histologischen Aufbau:
– tubuläre,
– villöse,
– tubulovillöse.

Hinsichtlich ihres makroskopischen Erscheinungsbildes kann man sie einteilen in:
– gestielte,
– taillierte,
– sessile.

Adenome sind Ausdruck von Dysplasien, die eine Tendenz zur Karzinomentwicklung zeigen. Dysplasien sind eindeutig neoplastische, nicht invasive Alterationen des Epithels mit Abweichungen vom Normalbefund in Zell- und Kernarchitektur und Differenzierung. Man unterscheidet leichte, mittelgradige oder schwere Dysplasien. Schwere Dysplasien zeigen alle histologische und zytologische Kriterien der Malignität, sind aber auf die Kolonmukosa beschränkt, ohne die Muscularis mucosae zu durchbrechen. Die Tendenz der Adenome, ein Karzinom zu entwickeln, hängt vom makroskopischen Erscheinungsbild, vom histologischen Aufbau, vom Grad der Dysplasie wie auch von der Größe ab.

Je größer der villöse Anteil, je schwerer die Dysplasie und je größer das Adenom, desto ausgeprägter ist die Tendenz zum Übergang in ein Karzinom. Die Wahrscheinlichkeit eines Karzinoms ist bei Adenomen unter 5 mm praktisch null, bei 10 mm Größe 1 %, steigt aber bei 20 mm auf über 20 % an. Vor allem villöse Adenome vom rasenartigen Typ weisen bei mehr als der Hälfte der Patienten bereits an umschriebener Stelle ein infiltratives Wachstum in die Submukosa und damit ein Metastasierungspotential auf. Adenome finden sich in allen Teilen des Kolorektums, wobei große und vermehrt dysplastische Polypen häufiger im linksseitigen Kolon und Rektum vorkommen (6).

Symptome

Viele Adenome bleiben lange klinisch stumm. Mit zunehmender Größe der Polypen steigt nicht nur ihre Entartungsfrequenz, sondern auch lokale Komplikationen wie Blutung, Invagination, Stieltorsion oder Prolaps treten häufiger auf.
Die Besonderheit villöser Adenome liegt in ihrer oft großflächigen Ausdehnung, ihrer Rezidivneigung nach unvollständiger Entfernung und ihrer hohen Entartungsfrequenz. Hauptsymptome sind Schleim- und Blutabgang, wobei hier bereits der begründete Verdacht auf eine maligne Entartung besteht. Schleimabgänge können erhebliche Wasser- und Elektrolytverluste bedingen. Einige Adenome zeigen eine aktive sekretorische Leistung mit erheblichem Kaliumverlust und daraus re-

sultierenden Herzrhythmusstörungen, Muskelschwäche oder Niereninsuffizienz.

Diagnostik

Endoskopie (vgl. Kapitel 3)

Ziel jeglicher Diagnostik bei Polypen des Dickdarmes ist deren histologische Abklärung und die Beurteilung ihrer Dignität. Somit kommen den endoskopischen Verfahren durch die direkte Betrachtung der Läsionen wie auch der Möglichkeit zur Biopsie die größte Bedeutung zu. Die Entfernung von Polypen in toto bedeutet letztlich eine sekundäre Krebsprophylaxe. In bestimmten Fällen von Adenomen mit beginnenden invasiven Karzinomen kann die Polypektomie auch eine suffiziente Therapie darstellen. Die Diagnostik beginnt mit der digitalen rektalen Untersuchung. Die Rektoskopie mit dem starren Instrument ermöglicht bis in 15 cm Höhe abanal eine einfache makroskopische Beurteilung.

> Selbst wenn im Rektum bereits polypöse Veränderungen gesichtet werden, muß eine komplette Koloskopie mit dem flexiblen Endoskop angeschlossen werden. 50 % der Patienten mit einem Adenom im distalen Bereich haben synchrone Adenome im proximalen Kolon (8)!

Die Endoskopie des Kolons stellt heute in geübten Händen eine risikoarme gastroenterologische Standarduntersuchung dar. Die Perforationsgefahr im Rahmen der Diagnostik beträgt etwa 0,1 %, im Rahmen einer Polypektomie etwa 0,4 % (8). Voraussetzung für eine suffiziente Endoskopie ist eine vorbereitende Reinigung des Kolons. Sie geschieht meist mit salinischen Abführmitteln und rektalen Reinigungseinläufen. Der Patient darf einen Tag vor der Untersuchung nur mehr flüssige Kost zu sich nehmen. An Voruntersuchungen sollte im Falle einer notwendigen Polypektomie immer ein Gerinnungsstatus erhoben werden. Eine Prämedikation ist in der Regel nicht indiziert, übernervöse Patienten können mit üblichen Sedativa leicht gedämpft werden.

Kolonkontrasteinlauf

Der Kolonkontrasteinlauf sollte eine Koloskopie ergänzen, jedoch nicht ersetzen. Er ist weiterhin indiziert, wenn vom Patienten die Koloskopie verweigert wird oder die totale Koloskopie nur unvollständig möglich ist. Im Röntgenkontrasteinlauf können auch kleinere Polypen erkannt und ihre Konfiguration beurteilt werden.

Therapie

> Prinzipiell gilt, daß jeder entdeckte Polyp in toto abgetragen werden soll. Nur so ist eine exakte Beurteilung der Dignität und im Falle eines beginnenden Karzinomes eine genaue Tumorklassifikation möglich!

Endoskopische Behandlung (vgl. Kapitel 3)

Die endoskopische Polypektomie wird mit Standardfiberskopen ausgeführt. Über einen Instrumentierkanal erfolgt mit Koagulationszangen oder einer Diathermieschlinge die komplette, basisnahe Abtragung der Adenome (Abb. 32.9). Die Resektion geschieht mittels Hochfrequenzdiathermie. Limitierender Faktor der endoskopischen Abtragung ist meist die Basisgröße, als oberes Limit wird ein Basisdurchmesser von 3 cm angesehen. Eine Probeexzision aus Adenomen ist nur bei besonders großen und klinisch suspekten Adenomen mit Sitz im Rektum auszuführen.

Die endoskopische Adenomabtragung ist therapeutisch, wenn ein Adenom histologisch bestätigt und in toto abgetragen wurde, weiterhin, wenn ein Adenom mit Carcinoma in situ bei tumorfreier Basis komplett entfernt werden konnte.

Vor jeder endoskopischen Polypektomie muß der Darm optimal gereinigt werden. Die Blutgerinnung incl. Quick-Wert, PTT und Thrombozytenzahl muß normalisiert sein. Hauptkomplikationen der Polypektomie sind Perforation und Blutung. Das Risiko beträgt in geübten Händen für die Perforation 0,4 %, die Blutungsgefahr 1–2 %. Die häufigsten Ursachen für eine Perforation sind eine zu starke Hitzeentwicklung bei der elektrischen Schlingenresektion durch unkontrollierten Schlingensitz wie auch die basisnahe Abtragung gerade großflächiger Adenome, wobei hier die Gefahr der Resektion tieferer Wandanteile besteht. Perforationen im Rektumbereich unterhalb der peritonealen Umschlagfalte bleiben zumeist unentdeckt und können somit auch konservativ behandelt werden. Oberhalb davon kommt es zu freien oder gedeckten Perforationen, welche in der Regel eine chirurgische abdominelle Intervention erforderlich machen.

Operative Behandlung

Die Indikation zum operativen Vorgehen (32.4) ergibt sich einmal aus der Größe der Adenome. Weiterhin sollte bei einem dringend malignomverdächtigen Adenom oder bei langstreckigem zirkulären Wachstum primär der chirurgischen Therapie der Vorzug gegeben werden. Bei bereits nachgewiesenem invasiven Karzi-

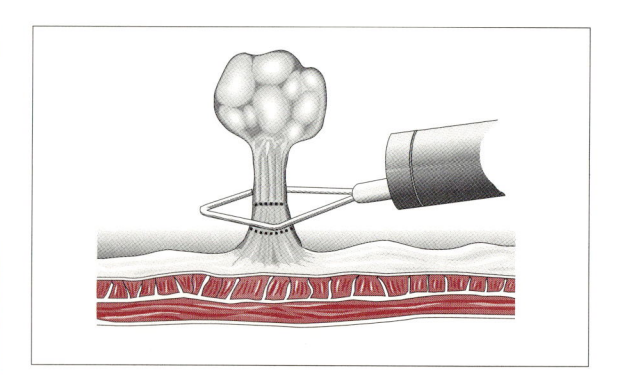

Abb. 32.9 Endoskopische basisnahe Polypektomie mit der Diathermieschlinge.

32.4 Operationsindikation bei Adenomen

Große Adenome, die nicht endoskopisch entfernt werden können.
Malignomverdächtige Adenome.
Adenom mit langstreckigem zirkulärem Wachstum.

nom sind die Kriterien der Tumorchirurgie mit Resektion unter Beachtung eines ausreichenden Sicherheitsabstandes und regionärer Lymphknotendissektion bei zentraler Gefäßligatur zu beachten.

Laparoskopische Kolonoperation. Eine Kolonteilresektion ist mit minimal invasiver Operationstechnik (via Laparoskop) möglich. Erfahrung mit dieser Methode und eine entsprechende technische Ausstattung sind jedoch nicht in jedem Krankenhaus vorhanden. Diese Operationstechnik wird nicht als Standard angesehen.

Transanale Adenomabtragung (Abb. 32.**10**). Breitbasige, meist villöse Adenome im distalen Rektum werden durch transanale Resektion entfernt. Nach Einstellen des Operationsgebietes mittels Analspreizer werden im Abstand von 1 cm Resektionsmarkierungsnähte gesetzt. Mit der Hochfrequenzelektrode erfolgt die Inzision der Schleimhaut um das Adenom. Durch Anheben des Inzisionsrandes kann die Exzision im submukösen Bereich fortgeführt werden. Nach kompletter zirkulärer Exzision wird der entstandene Schleimhautdefekt mittels einer fortlaufenden Naht unter Verwendung eines resorbierbaren Fadens verschlossen. Zur lokalen Blutstillung kann ein Salbentampon transanal eingebracht werden. Das Resektionspräparat wird auf einer Korkplatte aufgespannt, mit Nadeln fixiert und zur histopathologischen Untersuchung gegeben. Mobilisation des Patienten und Trinken sind ab dem 1. postoperativen Tag möglich. Besondere stuhlregulierende Maßnahmen sind nicht erforderlich.

Wichtig ist die unmittelbare postoperative Kreislaufkontrolle, da eine Nachblutung ohne äußere peranale Anzeichen intraluminär erfolgen kann!

Transanale endoskopische mikrochirurgische Abtragung. Sie wird bei breitbasigen Adenomen im mittleren Rektumbereich, welche mit den konventionellen proktologischen Instrumenten unzulänglich erreicht werden können, eingesetzt (1). Vom Operationsprinzip her gleicht sie dem konventionellen Vorgehen der transanalen Exzision. Sie wird mit einer speziellen rektoskopischen Operationsvorrichtung, welche über entsprechende Zuleitungen eine Gasinsufflation, Spülung der Optik und Absaugung ermöglicht, durchgeführt. Weiterhin werden hierzu speziell konstruierte Operationsinstrumente benötigt.

Offene transabdominelle Adenomresektion. Transanal nicht erreichbare größere Adenome sollten prinzipiell durch eine Laparotomie entfernt werden. Vorbereitung des Dickdarms, intraoperative Lagerung und Zugangswege entsprechen den allgemeinen Regeln der Kolonchirurgie. Nach Laparotomie und Exploration der Abdominalorgane wird das Adenom durch Palpation des entsprechenden Kolonabschnittes aufgesucht. Mittels **Kolotomie** im Bereich der Taenia libera wird das Kolon eröffnet, nach Markierung des Resektionsrandes mit Haltefäden erfolgt elektrochirurgisch die Exzision des Adenomes, evtl. reicht manchmal eine Durchstechungsligatur der Basis aus. Es folgt die intraoperative histologische Schnellschnittuntersuchung. Bei Ausschluß eines Mali-

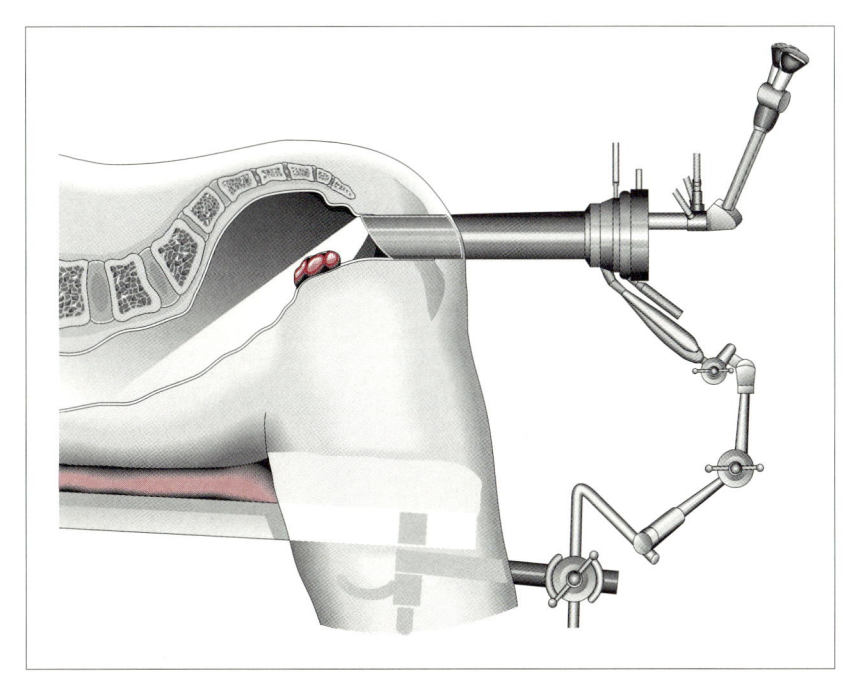

Abb. 32.**10** Transanales endoskopisches mikrochirurgisches Abtragen eines Adenoms.

gnomes wird die Kolotomie einreihig extramukös mit Einzelknopfnähten verschlossen.

Die Indikation zur **Segmentresektion** ergibt sich aus der Größe, dem makroskopischen Aussehen und dem Ergebnis der intraoperativen Schnellschnittuntersuchung des abgetragenen Adenomes. Primär kann die Segmentresektion tubulär bei darmwandnaher Skelettierung erfolgen. Ergibt die histologische Untersuchung ein Karzinom, muß die Resektion des tumortragenden Darmabschnittes mit Sicherheitsabstand, Lymphdissektion und radikulärer Gefäßligatur durchgeführt werden. Unter Beachtung und Beherrschung der chirurgischen Techniken sind Komplikationen im Sinne einer Insuffizienz der Kolotomie oder der Anastomose vermeidbar.

Nachbehandlung

Wegen des doch deutlich erhöhten Risikos, erneut Adenome auszubilden bzw. ein kolorektales Karzinom zu entwickeln, sind die Patienten nach Adenomresektion regelmäßig nachzukontrollieren. In Abhängigkeit vom resezierten Adenom und der Beurteilung hinsichtlich Größe, villöser Strukturen und evtl. Dysplasien sind halb- bis jährliche Kontrollkoloskopien zu empfehlen.

> Wichtig ist bei allen Nachkontrollen, daß nicht nur die frühere Abtragungsstelle, sondern das gesamte Kolon bis zum Zäkum eingesehen wird (7)!

Literatur

1 Buess, G., M. Nahruhn, Th. Mötzung, B. Mentges, H. D. Beker: Trainingsprogramm für die minimal-invasive Chirurgie. Chirurg 62 (1991) 276
2 Frede, K. E.: Gutartige Tumoren und Polypen. In Siewert, J. R., F. Harder: Chirurgische Gastroenterologie, Bd. 2, 2. Aufl., Springer, Berlin 1990 (S. 1081)
3 Nicholas, C. M., D. M. Armitage: Intervention studies in adenoma patients. Wld. J. Surg. 15 (1991) 29
4 Robertson, W. G.: Treatment of colorectal polyps. In Mazier, W. P., D. H. Levien, M. A. Luchtefeld, A. J. Senagore: Surgery of the Colon, Rectum and Anus. Saunders, Philadelphia 1995 (p. 502)
5 Rückauer, K. D., R. Salm: Endoskopische Maßnahmen. In Breitner: Chirurgische Operationslehre, Chirurgie des Abdomens, Band IV, 2. Aufl. Hrsg. v. E. H. Farthmann. Urban & Schwarzenberg, München 1994 (S. 159)
6 Shpitz, B., A. Medline, H. Stern: The adenoma-carcinoma sequence. In Mazier, W. P., D. H. Levien, M. A. Luchtefeld, A. J. Senagore: Surgery of the Colon, Rectum and Anus. Saunders, Philadelphia 1995 (p. 552)
7 Winawer, S. J.: Follow-up after polypectomy. Wld. J. Surg. 15 (1991) 25
8 Waye, J. D.: Endoscopic treatment of adenomas. Wld. J. Surg. 15 (1991) 140

Polyposis coli

Ch. Gebhardt, W. Meyer und J. Köhler

Bei der Polyposis coli handelt es sich um ein autosomal dominant vererbliches Leiden, wobei die Erkrankung durch ein meta- oder synchrones Auftreten sehr zahlreicher, mehr als 100–1000 adenomatöser Polypen im Kolon und Rektum charakterisiert ist. Der Gendefekt konnte inzwischen auf dem Chromosom 5 lokalisiert werden (3). Der Unterschied zu sporadisch auftretenden Adenomen des älteren Menschen ist die 100%ige spontane Entartungsrate, falls die Polyposis coli unbehandelt bleibt. Die mittlere Lebenserwartung unbehandelter Patienten beträgt ca. 40 Jahre. Das Entartungsrisiko steigt ab dem 10. Lebensjahr kontinuierlich an.

Adenomatöse Manifestationen außerhalb des Dickdarmes sind weiterhin sehr häufig, man findet sie im wesentlichen im oberen Gastrointestinaltrakt wie Magen und Duodenum. Weiterhin kommen gleichzeitig Osteome oder Desmoidtumoren vor, für diese extrakolischen Tumoren wurde ebenfalls eine erhöhte Entartungsrate beschrieben (1). Die Erkrankung kann lange Zeit asymptomatisch verlaufen.

Die Symptome in Form von schleimigen Durchfällen, Blutstühlen und kolikartigen Abdominalbeschwerden deuten häufig bereits auf die Entwicklung eines Karzinomes hin. Die Diagnose wird endoskopisch-bioptisch gestellt. Neben der Endoskopie des Kolons sollte wegen der Möglichkeit extrakolischer Tumormanifestation auch der obere Gastrointestinaltrakt gespiegelt werden.

Die Proktokolektomie ist letztlich die einzige Behandlungsmaßnahme, die mit Sicherheit die kolorektale Karzinomgefahr beseitigt. Werden diese Patienten nicht im frühen Erwachsenenalter kolektomiert, so erkranken bis zum 30. Lebensjahr 50% und bis zum 50. Lebensjahr 100% an einem Kolonkarzinom. Problematisch ist die Beschränkung der Operation auf eine Kolektomie mit Ileorektostomie, weil im verbliebenen Rektum weiterhin ein erhöhtes Karzinomrisiko besteht.

> Die Kolektomie mit Proktomukosektomie und ileoanaler Pouchbildung ist heute die präferierte chirurgische Therapie in der Behandlung der Polyposis coli. Durch Screening aller Familienmitglieder sollte dieser Eingriff als prophylaktische Operation bei den entsprechenden Genträgern und karzinomfreien Patienten im jugendlichen Alter durchgeführt werden (2, 4)!

Literatur

1 Herfarth, Ch., J. Stern: Colitis ulcerosa – Adenomatosis coli. Springer, Berlin 1990 (S. 58)
2 Jagelman, D. G.: Choice of operation in familial adenomatous polyposis. Wld. J. Surg. 15 (1991) 47
3 Leppert, M., M. Dobbs, P. Scambler: The gene for familial polyposis coli maps to the long arm of chromosome 5. Science 328 (1987) 1411
4 Möslein, G., H. J. Buhr, M. Kadmon, Ch. Herfarth: Familiäre adenomatöse Polyposis. Chirurg 63 (1992) 327

Ischämische Kolitis

B. Falkenberg

Anatomische Grundlagen

Der Begriff „ischämische Kolitis" wurde von Marston u. Mitarb. (2) 1966 eingeführt. Er umfaßt alle Störungen und Läsionen infolge einer nicht ausreichenden Blutversorgung des Kolons. Zum Verständnis dieser Krankheitsbilder ist die Kenntnis der arteriellen Durchblutung des Dickdarmes unerläßlich. Das rechte Kolon wird durch die A. ileocolica, die A. colica dextra und die A. colica media versorgt und das linke Kolon aus der unteren Darmarterie über die A. colica sinistra, die Sigmoidalarterien und die A. rectalis superior. Im Bereich der linken Flexur kommunizieren obere und untere Darmarterie. Diese Riolansche Anastomose ist aber nur in 50% der Fälle ausreichend kräftig angelegt. Ohne diese Anastomose ist dieser Bereich der sog. Griffiths-Punkt (1) ischämiegefährdet (Abb. 32.11). Eine weitere vaskuläre Schwachstelle stellt der rektosigmoidale Übergang (Sudeck-Punkt) dar.

Ätiologie und Pathogenese

Ischämische Kolitiden sind Folge einer arteriellen Minderdurchblutung verschiedenster Art: Arteriosklerose, Embolie, Aortendissektion usw. Hinzu kommen die sog. nichtokklusiven Zustände im Rahmen einer nicht ausreichenden Durchblutung im Splanchnikusgebiet (non occlusive disease). Auch iatrogene Ursachen sind praktisch relevant, z.B. Komplikationen bei einer Angiographie, Resektion eines Aortenaneurysmas oder die hohe Ligatur der A. mesenterica inferior.

Zwei Verlaufsformen sind grundsätzlich zu unterscheiden: die perakute Form mit Nekrose der gesamten Darmwand oder der langsamere Verlauf mit ausgeprägter Fibrosierung, aus der eine irreversible Stenose resultieren kann, in über 90% ist das linke Kolon betroffen.

Klinik und Diagnostik

Die akute Gangrän eines Kolonsegmentes ist ein dramatisches Ereignis und führt zum Bild des akuten Abdomens. Das Krankheitsbild entwickelt sich in wenigen Stunden, Endzustand ist eine transmurale Darmwandnekrose mit Perforation und kotiger Peritonitis. Die klinische Untersuchung zeigt alle Zeichen eines operationspflichtigen akuten Abdomens mit Abwehrspannung und eventuell dem Nachweis freier Luft bei stattgehabter Perforation. Die Differentialdiagnostik ist weniger wichtig, da die Peritonitis ohnehin zur Operation zwingt.

Häufiger ist jedoch die transitorische ischämische Kolitis. Die Symptomatik stellt sich weniger dramatisch dar, der Verlauf ist eher schleichend. Durchfälle, abdominelle Krämpfe oder peranaler Blut- und Schleimabgang kennzeichnen das Bild. Der Kontrastverlauf zeigt Veränderungen ähnlich dem irritablen Kolon: Schleimhautdefekte, Pseudopolypen und spastische Segmente. Eine Rückbildung ist in diesem Stadium beschrieben. Fixierte Stenosen sind der mögliche Endzustand ischämischer Befunde im Kolon. Störungen der Darmmotorik, Tenesmen und Subileuszustände prägen das klinische Bild, komplette Darmverschlüsse sind äußerst selten. Der Kontrasteinlauf zeigt Lokalisation und Ausdehnung der Stenose, der Aspekt ist benigne. Dennoch sollte bioptisch ein Malignom ausgeschlossen werden. Die Angiographie ist hilfreich bei chronischen Durchblutungsstö-

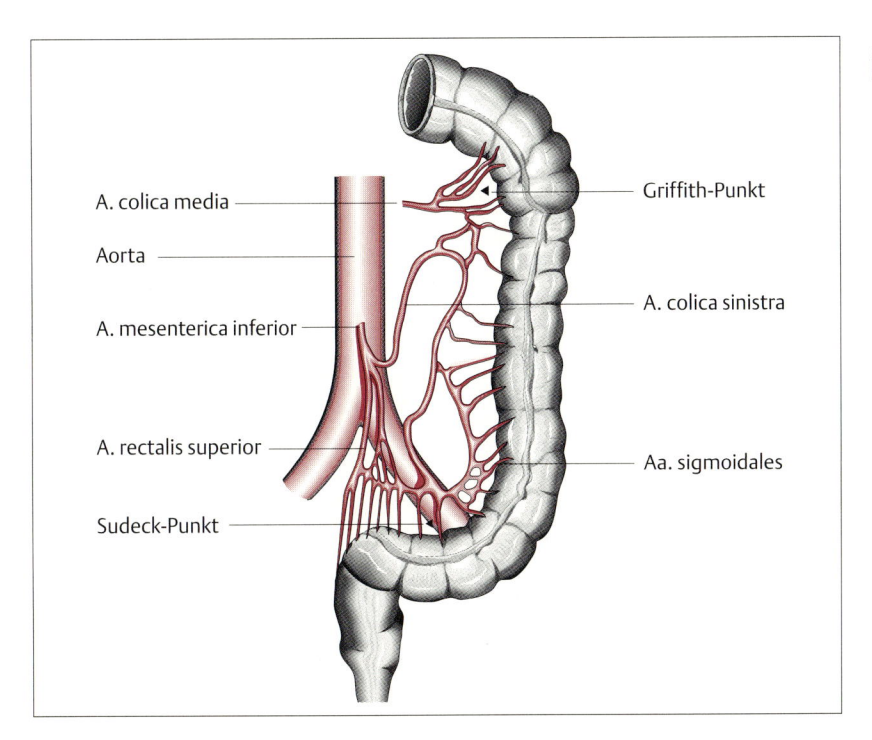

Abb. 32.11 Durchblutungsverhältnisse im linken Kolon.

rungen, insbesondere bei Verschlüssen im Bereich der oberen Darmarterie.

Differentialdiagnose

Differentialdiagnostische Überlegungen dürfen die notwendige Operation bei der Gangrän nicht verzögern. Im nicht akuten Stadium sind andere Erkrankungen abzugrenzen: Divertikulose, Morbus Crohn, Colitis ulcerosa, pseudomembranöse Kolitis, maligne Stenose, Strahlenschäden usw.

Therapie (→ 32.5)

Die Gangrän eines Kolonabschnittes zwingt zum Notfalleingriff. Die Resektion muß sicher im Gesunden erfolgen. Im Stadium der Peritonitis verbietet sich der Versuch einer primären Anastomosierung. Die Operation nach Hartmann bleibt im linken Kolon die Therapie der Wahl. Alternativ können beide Darmenden als Anastomosenstoma ausgeleitet werden. Die ischämische Kolitis ohne Zeichen des akuten Abdomens wird konservativ behandelt. Parenterale Ernährung und antibiotische Abschirmung führen meist zum Erfolg. Die fixierte, nichtreversible Stenose kann je nach Symptomatik eine Operationsindikation darstellen, insbesondere wenn die Dignität der Stenose nicht weiter zu erklären ist. Die elektive Resektion erfolgt nach optimaler Darmvorbereitung, einschließlich einer perioperativen Antibiotikaprophylaxe und Beachtung der etablierten Grundsätze in der Dickdarmchirurgie.

Die Prognose ist beim elektiven Eingriff gut, die Operationsletalität liegt im Bereich anderer Dickdarmeingriffe. Beim transmuralen Koloninfarkt mit Gangrän steigt die Mortalität auf über 50%.

32.5 Operationsindikation bei ischämischer Kolitis

Notfallmäßige Operation
Gangrän eines Kolonabschnittes.

Elektive Operation
Fixierte, nichtreversible Stenose.

Literatur

1 Griffiths, J. D.: Extramural and intramural bloodsupply of colon. Brit. med. J. 1 (1961) 323–326
2 Marston, A., M. T. Pheils, M. L. Thomas, B. C. Morson: Ischaemic colitis. Gut 7 (1966) 1–10

Untere intestinale Blutung

B. Falkenberg

Ursachen

Die untere intestinale Blutung stammt aus Quellen distal des Treitzschen Bandes, in 85–90% aus dem Kolon. Im Gegensatz zum oberen Gastrointestinaltrakt ist die Blutung im Darmbereich selten massiv, die Diagnostik aber aufwendiger.

Schwierig abzuschätzen ist der Blutverlust. Eine langsame, aber anhaltende Blutung führt zum Hb-Abfall, ohne daß dieser schon kreislaufwirksam sein muß. Ein relevanter Wert ist der Verbrauch an Blutkonserven. Wichtig ist ferner die Tatsache, daß peranaler Blut- bzw. Teerstuhlabgang 5- bis 10mal häufiger durch Läsionen im oberen Magen-Darm-Trakt hervorgerufen wird.

Häufigste Ursachen für einen peranalen Blutabgang sind im Kolon:
- Hämorrhoiden,
- Divertikel,
- Angiodysplasien,
- Karzinome, Adenome,
- entzündliche Darmerkrankungen.

Hämorrhoidalblutungen sind zweifellos am häufigsten, aber in der Regel harmlos. Divertikel und Angiodysplasien sind etwa gleich häufig, je nach Art der behandelnden Einrichtung und dem geographischen Einzugsgebiet (4); zudem ist die Häufigkeit altersabhängig. Es folgen Karzinome und Adenome, die aber meist nur okkult bzw. weniger heftig bluten. Weitere Ursachen sind solitäre Ulcera, entzündliche Darmerkrankungen, Strahlenkolitiden usw.

Zunehmend und erst in den letzten Jahren als Ursachen unterer intestinaler Blutungen erkannt sind die Angiodysplasien. In bis zu 20% sind sie für akute Blutungen verantwortlich, bei chronischen Blutungen liegt der Prozentsatz noch höher.

Endoskopisch erscheinen Angiodysplasien als kleine rote Flecke, sind aber nicht immer zu entdecken; durch einen Kontrasteinlauf können sie nicht nachgewiesen werden (1). Angiodysplasien sind angiographisch auch im blutungsfreien Intervall als vaskuläres Knäuel mit einer drainierenden Vene darstellbar. Häufigste Lokalisationsstellen sind das rechte Kolon und das Ileum.

Blutungen aus dem Dickdarm erscheinen prinzipiell in zwei verschiedenen Formen. Die Blutung steht spontan oder sistiert unter konservativer Therapie, einschließlich Bluttransfusionen. Oder die Blutung sistiert nicht, wobei der Konservenverbrauch ein gutes Maß zur Intensitätbestimmung bzw. zur Prognoseeinschätzung darstellt. Als Grenzwert sind 6 Blutkonserven pro Tag anzusetzen.

Bei schneller Passage durch den Magen-Darm-Trakt kann auch eine obere gastrointestinale Blutung zum peranalen Abgang von frischem Blut führen (Gastroskopie)!

Diagnostik (Abb. 32.12)

Die Farbe des peranal abgehenden Blutes läßt Rückschlüsse auf die Lokalisation der Blutungsquelle zu. Hämorrhoiden bluten hellrot, Blutungen aus dem Rektum zeigen sich als Blutauflagerungen, weiter oral gelegene Quellen führen zur Vermischung des Blutes mit dem Stuhl, die Farbe wird zunehmend dunkler.

Die Endoskopie im Kolon ist in der Phase der akuten Blutung problematisch. Meist wird gastroskopisch immer erst eine Läsion im oberen Magen-Darm-Trakt ausgeschlossen. Zur Darmspülung und Koloskopie bleibt oft keine Zeit. Bei massivem peranalen Blutabgang, unauffälliger Gastroskopie und Rektoskopie steht die Angiographie an erster Stelle. Die Angiographie ist aber nur positiv, wenn die Blutung über 1,0 ml/min beträgt. Alternativ bleibt der Versuch der Lokalisation der Blutungsquelle mit technetiummarkierten Erythrozyten oder die Kolloidszintigraphie. Die Sensitivität dieser Methoden ist höher als die der Angiographie (6), szintigraphische Methoden sind aber nicht überall verfügbar. Sie sind nicht indiziert bei akuten kreislaufwirksamen Blutungen, wohl aber bei subakuten Blutungen und ergebnisloser Endoskopie (3). Blutet es nur subakut, kann eine schnelle Darmreinigung bis zum nächsten Tag erreicht werden, die Koloskopie wird dann erfolgreich sein. Der Kolonkontrasteinlauf wird lediglich der Vollständigkeit halber erwähnt. Die Hälfte aller Blutungsquellen kann nicht ermittelt werden, die weitere Diagnostik und Therapie wird erheblich behindert (2).

Therapie

Gelingt es, die Blutungsquelle sicher im kolorektalen Bereich zu lokalisieren, ist als nächstes eine Therapieentscheidung zu fällen. Selten ist die Blutung so massiv, daß notfallmäßig laparotomiert werden muß. Blutungen aus Divertikeln oder Tumoren z. B. sind selten massiv. Eine Resektion ohne Lokalisation der Blutungsquelle ist problematisch und sollte die absolute Ausnahme sein. Meist kann nach entsprechender Vorbereitung im Intervall operiert werden, eine lückenlose Überwachung vorausgesetzt. Die Therapie richtet sich nach der Grundkrankheit und deren Lokalisation. Bei der Angiodysplasie kann der geübte Endoskopiker eine Blutstillung erwägen (Laser, Umspritzung). Ist eine endoskopische Blutstillung nicht zu erreichen, sollte mit der Resektion nicht gezögert werden (meist Hemikolektomie rechts).

Die Angiographie ist auch therapeutisch nutzbar. Bei selektiv liegendem Katheter kann man durch Gabe vasokonstriktorischer Substanzen eine Blutstillung versuchen. Indiziert ist dieses Verfahren insbesondere bei diffusen Blutungen. Blutungen aus größeren Gefäßen werden nicht beeinflußt. Technisch aufwendig ist die Embolisation des blutenden Gefäßes mittels verschiedener Materialien. Wichtig ist auch hier die selektive bzw. supraselektive Plazierung des Angiographiekatheters. Eine zentrale Embolisation kann ernsthafte Komplikationen nach sich ziehen (5).

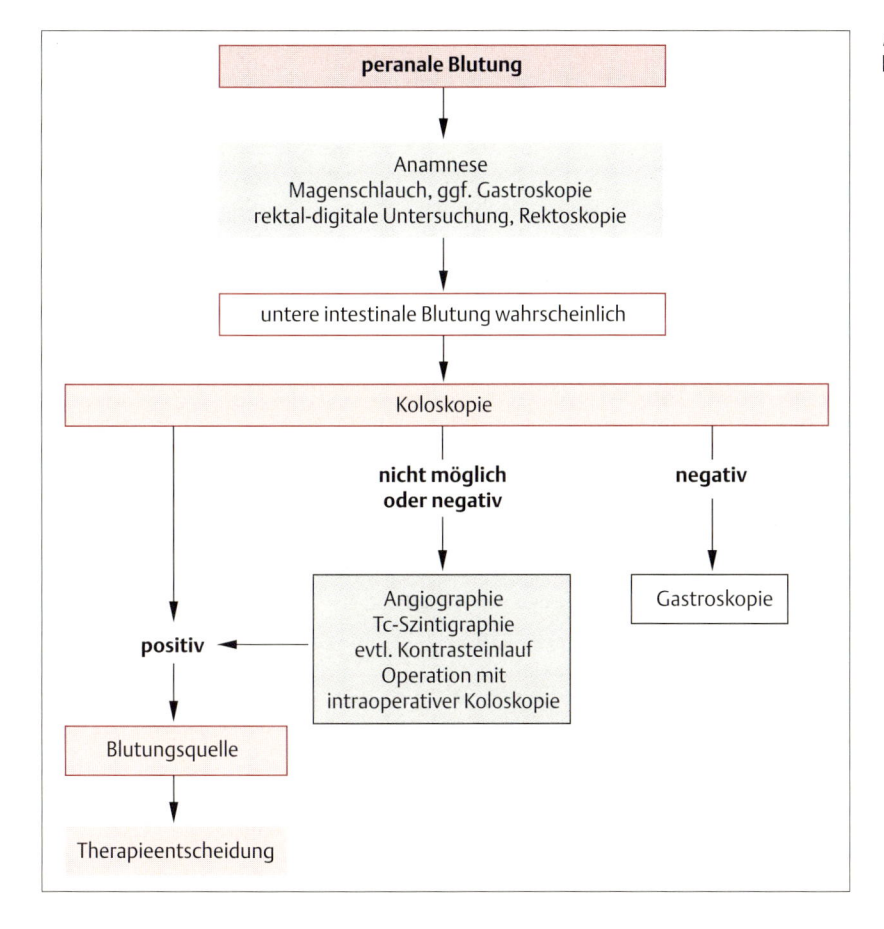

Abb. 32.12 Diagnostikschema bei kolorektalen Blutungen.

Literatur

1 Brühlmann, W. F., C. Coosemans: Die heutigen Möglichkeiten der Radiologie zur Diagnostik und Therapie gastrointestinaler Blutungen. Schweiz. Rdsch. Med. 79 (1990) 448–451
2 Encke, A., E. Hanisch, F. Largiader, M. Rothmund, J. Kußmann, V. Schumpelick, G. Winkeltau: Die okkulte Blutung aus Dünn- und Dickdarm. Langenbecks Arch. Chir. 376 (1991) 308–312
3 Joseph, K.: Nuklearmedizinische Methoden zum Nachweis gastrointestinaler Blutungen. Dtsch. med. Wschr. 118 (1993) 109–112
4 Neufang, K. F. R., W. Gross-Feugels, R. Lorenz: Radiologische Diagnostik bei Blutungen des Gastrointestinaltraktes. Röntgen-Bl. 43 (1990) 229–263
5 Noldge, G., R. W. Günther: Embolisation im Gastrointestinaltrakt. In Günther, R. W., N. Thelen: Interventionelle Radiologie. Thieme, Stuttgart 1988 (S. 196–202)
6 Winzelberg, G. G., K. A. McKusick: Evaluation of gastrointestinal bleeding by red blood cells labelled in vivo with Technetium-99 m. J. nucl. Med. 20 (1979) 1080–1084

Pseudoobstruktion des Kolons

B. Falkenberg und H. Lippert

Definition

Die Pseudoobstruktion des Dickdarmes ist definiert als eine nicht mechanisch bedingte Pasagestörung, wobei eine akute und eine chronische Verlaufsform zu unterscheiden sind. Weitere Begriffe für dieses Krankheitsbild sind: Ogilvie-Syndrom, adynamischer oder spastischer Ileus und funktionelle Obstruktion.

Pathophysiologie

Die Erstbeschreibung dieses Krankheitsbildes stammt von Ogilvie (5). In 2 Fällen machte Ogilvie die Unterbrechung sympathischer Nerven infolge Infiltration des Plexus coeliacus durch einen Pankreastumor für die Pseudoobstruktion des Dickdarmes verantwortlich.
Verursacht wird die akute Pseudoobstruktion des Dickdarmes durch ein Ungleichgewicht zwischen den autonomen Nervensystemen. Die Hemmung des Parasympathikus führt zu einem atonischen linken Kolon (Parasympathikus S_2–S_4). Das proximale Kolon wird über den N. vagus innerviert. Der Sympathikus wirkt andererseits hemmend auf die Darmmotilität. Ein Ungleichgewicht zwischen beiden Nervensystemen reicht aber kaum zur endgültigen Erklärung der Pseudoobstruktion. Auch Medikamente, ZNS-Affektionen, Toxinwirkungen oder Operationen können als auslösender Faktor fungieren. Die chronische Pseudoobstruktion scheint durch eine Degeneration des Plexus myentericus bedingt zu sein (2).

Klinik und Diagnostik

Meistens tritt die Pseudoobstruktion des Kolons bei älteren Patienten auf. Voroperationen oder schwere Begleiterkrankungen finden sich fast immer. Klinisch imponiert ein mäßig bis stark geblähtes Abdomen mit krampfartigen Schmerzen. Die Bauchdecke bleibt in der Regel weich, der rechte Unterbauch (geblähtes Zäkum) ist druckschmerzhaft, Darmgeräusche sind vorhanden, in der Frühphase sogar hyperaktiv. Röntgenographisch ist eine Dilatation des rechten Kolons typisch. Ein mechanisches Hindernis ist durch einen Kontrasteinlauf mit wasserlöslichem Kontrastmittel oder koloskopisch auszuschließen.

Therapie

Die akute Pseudoobstruktion ist reversibel; die Gefahr besteht jedoch in der Perforation.

> In 50% perforiert das Zäkum bei einem Querdurchmesser über 12 cm (Laplace-Gesetz)!

Liegen keine Zeichen einer Perforation oder schon einer Peritonitis vor, wird primär konservativ behandelt. Im Mittelpunkt steht die Dekompression des Dickdarmes. Die erste erfolgreiche koloskopische Dekompression bei einer Pseudoobstruktion des Dickdarmes wurde 1977 von Kukora u. Dent (3) beschrieben. Eine zusätzliche Epiduralanästhesie führt zu einer Entblockung des Sympathikus, die glatte Muskulatur der Darmwand kann danach besser medikamentös stimuliert werden (Parasympathikomimetika). Die konservative Therapie hat eine geringere Letalität als rein operative Maßnahmen. Bode u. Mitarb. (1) berichten über eine Letalität von 1% bei 93 Patienten, die lediglich koloskopisch dekomprimiert wurden. Kommt es zur Perforation, ist die Operation natürlich zwingend (32.6), die Letalität beträgt in diesem Fall bis zu 50% (4).
Liegt eine isolierte Zäkumnekrose vor, reicht die Vorverlagerung der Nekrose als Zäkostoma. Bei ausgedehnten Nekrosen bzw. multiplen Perforationen bleibt die rechtsseitige Hemikolektomie der sicherere Eingriff. Die alleinige Übernähung ist obsolet und abzulehnen.

32.6 Operationsindikation bei akuter Pseudoobstruktion des Kolons

Absolute Indikation

Perforation oder Peritonitis.
Zäkumdurchmesser 12 cm: Perforationsgefahr!
Nichtansprechen der konservativen Therapie (einschließlich endoskopischer Dekompression).
Verdacht auf ein mechanisches Hindernis.

Literatur

1 Bode, W. E., R. W. Beart, R. J. Spencer, C. E. Culp, B. G. Wolff, B. M. Taylor: Colonoscopic decompression for acute pseudo-obstruction of the colon (Ogilvie's syndrome). Amer. J. Surg. 147 (1984) 243–246
2 Faulk, D. L., S. Anuras, J. Christensen: Chronic intestinal pseudo-obstruction. Gastroenterology 74 (1978) 922–925
3 Kukora, J. S., T. L. Dent: Colonoscopic decompression of massive non obstructive cecal dilatation. Arch. Surg. 112 (1977) 512–514
4 Nanni, C., A. Garbini, P. Luchetti, G. Nanni, P. R. Rouconi, M. Castagneto: Ogilvie's syndrome (acute colonic pseudoobstruction): review of the literature and report of four additional cases. Dis. Colon Rect. 25 (1982) 157–159
5 Ogilvie, H.: Large-intestine colic due to sympathetic deprivation. A new clinical syndrome. Brit. med. J. 2 (1948) 671–673

Kolon und Rektum – bösartige Erkrankungen

Ch. Gebhardt, W. Meyer, J. Köhler, H. Lippert und J. Fahlke

Kolorektale Karzinome

Pathogenese und Epidemiologie

Bei den bösartigen Tumoren des Kolons und Rektums handelt es sich in aller Regel um Karzinome. Andere Formen, wie z. B. primäre extranodale Lymphome oder Sarkome, sind exzessiv selten.

Die Entwicklung des kolorektalen Karzinomes kann über Jahre verlaufen, wobei Zwischenstadien, sog. Dysplasien, schließlich zum Karzinom führen (Dysplasie-Karzinom-Sequenz, [3]). Dysplasien sind neoplastische Epithelproliferationen, jedoch ohne infiltratives Wachstum in die Submukosa, die, verglichen mit der normalen Schleimhaut, ein erhöhtes Karzinomrisiko haben. Die häufigste klinische Form der Dysplasie im Kolorektum ist das polypöse Adenom (S. 719ff), jedoch auch flache Adenome werden als Karzinomvorstufen beobachtet.

Hinweise auf die Richtigkeit der Dysplasie-Karzinom-Sequenz ist die Beobachtung, daß in einem Drittel aller Karzinompräparate noch Adenomanteile gefunden werden können, bei Frühfällen sogar in 90%.

Bei den polypösen Adenomen haben die villösen Adenome eine höhere maligne Potenz als die tubulären und bei den tubulären die breitbasigen eine höhere als die mit schmalem Stiel.

> Bösartige Tumoren des Kolorektums sind in der Regel Karzinome. Die Dysplasie-Karzinom-Sequenz ist zu beachten!

Für die Entwicklung eines kolorektalen Karzinomes können verschiedene Risikogruppen definiert werden, das höchste Erkrankungsrisiko besteht für Patienten mit einer autosomal dominant vererbten familiären Polyposis (vgl. S. 722).

Auch für Patienten mit Colitis ulcerosa besteht ein deutlich erhöhtes Karzinomrisiko, da bei einer Pankolitis und jahrzehntelangem Verlauf das Risiko um den Faktor 15 zunimmt. Gering ist das Risiko für Patienten mit einem Morbus Crohn des Kolons.

Insgesamt kann in der westlichen Welt in den vergangenen Jahren eine deutliche Zunahme der Karzinominzidenz beobachtet werden. So stehen kolorektale Karzinome bei Männern mit 12% hinter dem Bronchialkarzinom und bei Frauen mit 16% hinter dem Mammakarzinom jeweils an zweiter Stelle aller Krebstodesfälle. 1988 verstarben in der Bundesrepublik Deutschland 23962 Patienten an einem kolorektalen Karzinom. Der Häufigkeitsgipfel liegt um das 65. Lebensjahr. Frauen sind beim Kolonkarzinom, Männer beim Rektumkarzinom etwas häufiger betroffen.

> Das kolorektale Karzinom ist insgesamt bei Frauen *und* Männern die häufigste Krebstodesursache einer intraabdominellen Erkrankung!

Pathologische Anatomie

Das kolorektale Karzinom tritt in etwa 95% der Fälle singulär auf, während 5% (2–8%) der Patienten gleichzeitig weitere Karzinome des Dickdarmes bzw. des Mastdarmes aufweisen. Entsprechend der Bedeutung primär gutartiger Adenome für die Ätiopathogenese werden in 30–50% der Fälle auch synchrone Adenome beobachtet.

Lokalisation

Etwa 50% aller kolorektalen Karzinome finden sich im Rektum, die restlichen sind auf die verschiedenen Dickdarmabschnitte verteilt.

Die Grenze zwischen Rektum und Kolon findet sich in 16 cm Höhe von der Anokutangrenze, mit dem starren Rektoskop gemessen.

Die Verteilung der Karzinome im Kolon ist der Abb. 32.**13** zu entnehmen. Auch hier sind die meisten Tumoren aboral, und zwar mit 45% im Colon descendens/Sigma lokalisiert.

> Die meisten Karzinome sind im linksseitigen Kolorektum lokalisiert!

Histopathologie (Tab. 32.**4**)

In 85–90% der Fälle finden sich Adenokarzinome, die je nach ihrer Differenzierung in Grad-I- bis Grad-IV-Tumoren unterteilt werden können.

Differenzierungsgrad I bedeutet, daß es sich um einen gut differenzierten drüsigen Tumor handelt, während

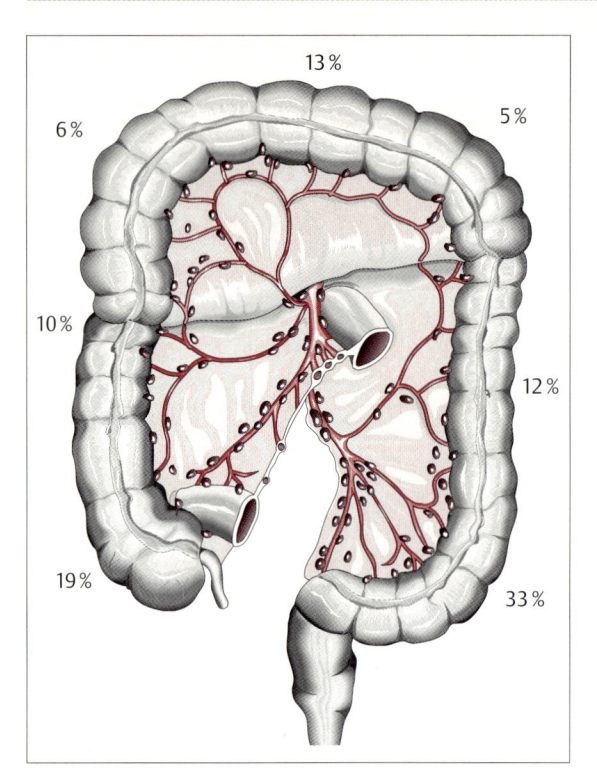

Abb. 32.13 Verteilung der Kolonkarzinome (Maximum im Colon-descendens-Sigma-Bereich).

Tabelle 32.4 Histopathologische Typisierung der kolorektalen Karzinome nach der WHO und ihre Häufigkeit

Histologischer Typ	Häufigkeit (%)
Adenokarzinom	85–90
Muzinöses Adenokarzinom	5–10
Siegelringzellkarzinom	1
Undifferenziertes Karzinom	1
Plattenepithelkarzinom Adenosquamöses Karzinom Kleinzelliges Karzinom	< 1
Karzinoide Lymphome Sarkome	< 1

Grad IV einem prognostisch ungünstigen schlecht differenzierten Karzinom entspricht.

Außerordentlich selten und praktisch zu vernachlässigen sind Lymphome, Sarkome oder Karzinoide. Weitere seltenere Karzinome sind ebenfalls der Tab. 32.4 zu entnehmen.

Tumorausbreitung

Die Karzinome breiten sich von der Mukosa ausgehend sowohl longitudinal flächenhaft in der Darmwand aus, wie auch im Sinne einer Tiefeninfiltration die verschiedenen Wandschichten durchsetzend. Bei Überschreiten der Serosa bzw. Adventitia werden das perikolische bzw. perirektale Gewebe oder auch Nachbarorgane (z. B. Duodenum, Magen, Ureter, Blase, Vagina) infiltriert.

Neben dieser lokalen Tumorausbreitung kommt es zu einer Tumorzellverschleppung auf dem Lymph- und Blutweg. Werden Tumorzellen in tumornahen Lymphgefäßen gefunden, spricht man von einer Lymphangiosis carcinomatosa, bei Befall von Lymphknoten von lymphogener Metastasierung. Die den Tumor zugehörigen regionären Lymphknoten finden sich entlang der ernährenden arteriellen Gefäße bis zu den Sammellymphknoten im Bereich der Gefäßhauptstämme.

Sind Tumorzellkomplexe tumornah auch in venösen Gefäßen der Darmwand nachweisbar, spricht man von Haemangiosis carcinomatosa. In diesen Fällen ist die Gefahr einer syn- oder metachronen Lebermetastasierung besonders groß.

> Die Tumorausbreitung erfolgt direkt und auf dem Lymph- und Blutweg!

TNM-Klassifikation und Stadieneinteilung

Zur pathologischen Beurteilung des Tumors wird heute weltweit die TNM-Klassifikation (Tab. 32.5) und Stadieneinteilung der UICC (Union Internationale Contre le Cancer) (Tab. 32.6) benutzt.

Mit T wird die Tiefeninfiltration des Tumors, mit N die lymphogene Metastasierung und mit M die Frage der Fernmetastasierung beurteilt, die als positiv bezeichnet wird, wenn z. B. hämatogene Metastasen in der Leber oder Lunge gefunden werden, wenn eine Peritonealkarzinose vorliegt oder wenn lymphogene Fernmetastasen, also Metastasen jenseits der zugehörigen Sammellymphknoten, vorliegen.

Eine genaue Definition der T- und N-Stadien ist in Tab. 32.5 wiedergegeben.

Neben dieser weltweit anerkannten Klassifikation wird zunehmend auch die Lymphangiosis carcinomatosa (L pos./neg.) und Haemangiosis carcinomatosa (V pos./neg.) berücksichtigt, da es sich gezeigt hat, daß bei L pos. auch ohne nachweisbare Lymphknotenmetastasen die Prognose genauso schlecht ist wie bei schon erfolgter lymphogener Metastasierung. Bei V pos. muß gegenüber V. neg. mit der erhöhten Gefahr einer Lebermetastasierung gerechnet werden (4).

> Lymphangiosis- und Haemangiosis carcinomatosa sind von prognostischer Bedeutung!

Schließlich findet sich noch die sog. R-(Residualtumor-)Klassifikation. R0 bedeutet kein Residualtumor, also absolut radikale Resektion. R1 heißt mikroskopisch und R2 makroskopisch Resttumor nachweisbar.

Mit Hilfe der TNM-Klassifikation wird von der UICC eine genaue Stadieneinteilung vorgeschlagen, die heute allgemein akzeptiert und der früheren Dukes-Klassifikation deutlich überlegen ist.

Tabelle 32.5 TNM-Klassifikation der kolorektalen Karzinome nach der UICC (1992)

T-Primärtumor

Tis	sog. präinvasives Karzinom*
T1	Tumor erstreckt sich in die Submukosa
T2	Tumor erstreckt sich in die Muscularis propria
T3	Tumor erstreckt sich durch die Muscularis propria hindurch in die Subserosa oder in nicht peritonealisiertes perikolisches oder perirektales Gewebe
T4	Tumor durchschreitet das viszerale Peritoneum oder erstreckt sich direkt in andere Organe oder Gewebe

N-Regionäre Lymphknoten

N0	keine Lymphknotenmetastasen
N1	Befall von 1–3 parakolischen bzw. perirektalen Lymphknoten
N2	Befall von 4 oder mehr parakolischen bzw. perirektalen Lymphknoten
N3	Befall von Lymphknoten am Stamm eines größeren und benannten versorgenden Gefäßes entlang
NX	Minimalerfordernisse zur Beurteilung liegen nicht vor (z. B. keine Lymphknoten am Präparat vorhanden oder keine Lymphknoten untersucht)

M-Fernmetastasen

M0	keine Fernmetastasen
M1	Fernmetastasen vorhanden
MX	Vorhandensein von Fernmetastasen kann nicht beurteilt werden

* intraepithelial oder mit Infiltration der Lamina propria mucosae (z. B. Adenom mit schwerer Atypie)

Tabelle 32.6 Stadieneinteilung nach der UICC, wobei die Stadien I–III im Prinzip den Dukes-Stadien A–C entsprechen, jedoch aus prognostischen Gründen noch jeweils unterteilt sind

Stadium (nach UICC)			Dukes-Stadium
0	Tis	N0 M0	–
I	T1	N0 M0	A
	T2	N0 M0	
II	T3	N0 M0	B
	T4	N0 M0	
III	jedes T	N1 M0	C
	jedes T	N2,3 M0	
IV	jedes T	jedes N M1	D

Diagnostik

Im Vordergrund steht neben der klinischen und der apparativen Untersuchung eine genaue Erhebung der Anamnese.

Anamnese und Klinik

Für das frühe kolorektale Karzinom gibt es keine spezifische Symptomatik, so daß diese Tumoren in der Regel in schon fortgeschrittenem Stadium diagnostiziert werden. Ausnahmen sind möglich, wenn Symptome wie Blut und Schleimabgang vorliegen, die von größeren Polypen ausgehen oder wenn im Rahmen einer Vorsorgeuntersuchung eine Darmspiegelung vorgenommen wird.

Die klinische Symptomatik des kolorektalen Karzinomes ist von der Tumorlokalisation abhängig. Tumoren des rechtsseitigen Kolons präsentieren in der Regel durch Zeichen einer Eisenmangelanämie ohne makroskopischen Blutnachweis im Stuhl. In vielen Fällen läßt sich im rechten Mittel- bis Unterbauch eine tumoröse Masse palpieren, die bei Sitz im Zäkumpol auch als chronische Appendizitis fehlgedeutet werden kann. Ileuszeichen werden selten oder gar nicht beobachtet, weil das Lumen des rechten Kolons sehr weit ist – es sei denn, der Tumor ist direkt an der Bauhinschen Klappe lokalisiert und führt hier zur Stenose.

Eine andere Situation findet sich auf der linken Seite. Sich hier entwickelnde Karzinome führen frühzeitig zu einer Obstruktion, was zunächst mit einem Wechsel der Stuhlgewohnheiten, mit Blähungen und später mit Schmerzen und Erbrechen einhergeht.

Bei Rektumkarzinomen ist peranaler Blut- und Schleimabgang, unklares Druckgefühl und eine vermehrte Stuhlfrequenz als typisch anzusehen. Allgemeinsymptome wie Gewichtsverlust und zunehmende Schwäche sind im allgemeinen Zeichen eines Tumorspätstadiums.

> Es besteht eine unterschiedliche Symptomatik je nach Lokalisation des Tumors!

Klinische Untersuchung

Die sorgfältige Palpation des Abdomens kann bei einen Teil der Patienten bei Nachweis tumoröser Resistenzen einen deutlichen diagnostischen Hinweis geben. Eine vergrößert tastbare Leber ist nicht selten Ausdruck einer schon stattgehabten Metastasierung. Die Auskultation ergibt bei beginnender Darmobstruktion eindeutige Stenosezeichen. Ganz im Vordergrund der klinischen Untersuchung steht jedoch die digitale rektale Austastung der Ampulle, mit der Tumoren bis zu einer Höhe von 10 cm erfaßt werden können. Eine „leere" Ampulle bei gleichzeitiger Stenosesymptomatik ist Hinweis auf einen obstruierenden Prozeß im Sigma descendens.

Ist ein Tumor im unteren Rektum palpabel, sind die folgenden Fragen zu beantworten:
Ist er
– flach, ulzeriert, erhaben,
– weich, hart, höckrig,
– ganz oder gar nicht auf der Unterlage verschiebbar?

Auf der Beweglichkeit des Tumors basiert die klinische Stadieneinteilung (CS I–IV) nach Mason. Ist der Tumor bei der digitalen Untersuchung gegenüber der Darmwand frei verschieblich, so spricht man von einem Clinical staging I (CS I), was mit einer nur geringfügigen Tiefeninfiltration, entsprechend einem T1- bis T2-Tumor einhergeht. Bei CS-II-Karzinomen ist der Tumor an der Darmwand fixiert, läßt sich aber mit der Darmwand bewegen. In diesen Fällen ist von einem fortgeschrittenen T2- oder T3-Tumor auszugehen. Ein klinisches Stadium III bzw. IV zeigt die Infiltration des Tumors in das perirektale Fettgewebe bzw. die Ausmauerung des Beckens.

> Das Clinical staging nach Mason ist wichtig zur klinischen Beurteilung der Eindringtiefe des Rektumkarzinomes!

Laboruntersuchungen

Laboruntersuchungen haben keine spezielle Bedeutung für die Tumordiagnose, nur die Zeichen einer Eisenmangelanämie können einen differentialdiagnostischen Hinweis geben. Auch Tumormarker (CEA und CA 19-9) sind bisher für die Diagnose wenig hilfreich, sondern dienen der postoperativen Verlaufskontrolle. Direkt vor der Operation sind die folgenden Labordaten zu erfassen: Blutbild, Gerinnungsparameter, Elektrolyte, Kreatinin, Harnstoff, Transaminasen, Bilirubin, alkalische Phosphatase und LDH.

Rektoskopie und Koloskopie

Bei Tumorverdacht ist eine totale Koloskopie absolut erforderlich. Berichtet der Patient über Abgang von hellrotem Blut, das dem Stuhl aufgelagert ist oder auch ohne Defäkation peranal austritt, ist zumindest eine umgehende Rektoskopie erforderlich. Dies gilt auch für Patienten mit Hämorrhoiden, da unabhängig hiervon ein Rektumkarzinom vorliegen kann oder weil die Hämorrhoiden auch Symptome eines tiefsitzenden Rektumkarzinomes sein können. Die unterlassene Rektoskopie führt auch heute immer noch in nicht seltenen Fällen zu einer Verschleppung der Diagnose, was im Einzelfall als Kunstfehler angesehen werden kann.

> Bei Hämorrhoiden muß unbedingt rektoskopiert werden!

Auch wenn ein Karzinom rektoskopisch eindeutig diagnostiziert wurde, sollte wegen evtl. synchroner Zweitkarzinome bzw. noch gutartiger Adenome unbedingt auch eine Koloskopie durchgeführt werden. Ist eine vollständige Koloskopie wegen Tumorstenosen nicht möglich, muß der proximale Darmabschnitt exakt intraoperativ, u.U. einschließlich einer intraoperativen Spiegelung untersucht werden.
Unerläßlich ist bei der Endoskopie die Mehrfachbiopsie des Tumors mit anschließender pathohistologischer Begutachtung. Polypöse Tumoren sollten, wenn möglich, endoskopisch mit der Schlinge vollständig abgetragen werden, da nur so eine endgültige Diagnose möglich ist. Wenn lediglich biopsiert wird, besteht die Gefahr, daß die maligne Läsion im Polyp nicht getroffen wurde, was zu einer folgenschweren Fehldiagnose führen würde.

> Präoperativ ist eine pathohistologische Tumordiagnose unumgänglich!

Röntgenuntersuchung

Der Kolondoppelkontrasteinlauf hat heute nur noch diagnostische Bedeutung, wenn eine Koloskopie nicht durchgeführt werden kann. Findet sich in der Röntgenübersichtsaufnahme des Abdomens das Bild eines manifesten Dickdarmileus, bietet sich notfallmäßig ein Kontrasteinlauf mit wasserlöslichem Kontrastmittel an. Das gleiche gilt bei Verdacht auf Kolonperforation.
Auf das früher grundsätzlich präoperativ geforderte Ausscheidungsurogramm kann bei sonographisch unauffälligen Verhältnissen verzichtet werden, nicht jedoch, wenn eine Abflußstörung im Sinne eines aufgestauten Nierenbeckens vorliegt.
Die Röntgenuntersuchung der Thoraxorgane dient einerseits der allgemeinen Operationsvorbereitung (Lungenemphysem, Herzinsuffizienz?) und andererseits der Frage, ob Lungenmetastasen vorliegen.

Sonographie, CT, MRT und Endosonographie

Die Sonographie des Abdomens sollte bei jedem Patienten mit kolorektalem Karzinom durchgeführt werden. Sie dient nicht der Tumordiagnose, sondern der Frage der Tumorausbreitung: Liegen Leberfiliae vor, findet sich ein Ureteraufstau durch Tumorkompression, besteht der Verdacht auf eine Blaseninfiltration? Bei Nachweis entsprechender Veränderungen ist zur weiteren morphologischen Diagnostik ein CT oder MRT erforderlich. Dies gilt auch für Rektumkarzinome mit einem klinischen Stadium CS IV, um die Ausdehnung des Tumors im Becken beurteilen zu können. Bei Kontakt zur Vagina sollte zusätzlich eine gynäkologische Untersuchung und bei Infiltrationsverdacht der Blase eine Zystoskopie durchgeführt werden.

> Die Sonographie dient dem Nachweis von Leberfiliae und Ureteraufstau!

Die Endosonographie hat ihre Domäne in der präoperativen Beurteilung der Tiefeninfiltration eines Rektumkarzinomes. Sensitivität und Spezifität liegen bezüglich des T-Stadiums bei über 90%, für die Frage regionärer Lymphknotenmetastasen niedriger. Wenn eine transanale lokale Tumorexzision geplant ist, ist die Endosonographie absolut unerläßlich.
Eine weitere Indikation für die Endosonographie ist die postoperative Kontrolle nach tiefer Rektumresektion zum Ausschluß eines extraluminären Tumorrezidives.

Vorsorgeuntersuchungen

Als einfache Vorsorgeuntersuchung bietet sich der Haemoculttest zum Nachweis okkulten Blutes an (Standard-Guajocol-Test), der an drei nacheinander folgenden Stuhlproben durchgeführt werden sollte. Im Rahmen einer großen Feldstudie an über 52 000 Personen war der Test in 1,2% positiv. Dabei handelte es sich in 60% um Adenome und in 10% um Karzinome. Auffallend war, daß die Karzinome, verglichen mit einem Vergleichskollektiv, in einem früheren Tumorstadium diagnostiziert wurden (52% Dukes A). Auch wenn dieser Test keine 100%igen Ergebnisse zuläßt, so ist er wegen seiner einfachen Durchführung und geringen Kosten als Screeningmethode durchaus zu empfehlen. Bei positivem Haemoculttest ergibt sich die Indikation zur Koloskopie. Eine weitere Vorsorgemaßnahme ist die jährliche digitale rektale Untersuchung des Rektums einmal im Jahr ab dem 40. Lebensjahr. Endoskopische Untersuchungen sind ab dem 50. Lebensjahr alle 2–5 Jahre vertretbar, insbesondere wenn es sich um den Zustand nach Polypenabtragung handelt.

> Der Haemoculttest eignet sich als Vorsorgeuntersuchung!

Therapie

Eine potentielle Heilung des kolorektalen Karzinomes ist nur durch radikale chirurgische Maßnahmen möglich, während konservative Behandlungsmaßnahmen wie Radiatio und Chemotherapie nur palliativ oder adjuvant eingesetzt werden können.
Ein mögliches Therapieschema einer präoperativen Radiochemotherapie ist in Tab. 32.7 aufgeführt. Es entspricht den Leitlinien der Deutschen Gesellschaft für Chirurgie zur Therapie des Rektumkarzinoms (1).

Tabelle 32.7 Rektumkarzinom T4: Therapieschema bei präoperativer Radiochemotherapie (falls primär keine R0-Resektion möglich ist)

Bestrahlungsvolumen:
Hintere Beckenhälfte von Deckplatte LWK 5 bis Beckenboden, lateral 1 cm lateral der Linea terminalis.

Bestrahlungstechnik:
4-Felder-Box, individuell kollimierte Felder, Bestrahlung aller Felder täglich.

Bestrahlungsdosis:
Einzeldosis 1,8 Gy/Referenzpunkt, 5mal wöchentlich, bis 50 Gy/Referenzpunkt (Dosismaximum < 55 Gy). Die 90%-Isodose umschließt das Zielvolumen.
Bei Radio-(Chemo-)Therapie vor abdominoperinealer Rektumexstirpation können 56 Gy appliziert werden.

Chemotherapie:
1000 mg 5-FU/m² KO/Tag als Dauerinfusion über 5 Tage in der 1. und 5. (6.) Bestrahlungswoche.

Operationszeitpunkt nach Vorbestrahlung:
4 bis 6 Wochen nach Abschluß der Radiotherapie.

Operationsindikation

Die Indikation zur operativen Therapie des kolorektalen Karzinomes ist in der Regel gegeben (32.7). Eine Kontraindikation findet sich nur, wenn der Patient aufgrund anderer Erkrankungen (z.B. Herz/Kreislauf) einen chirurgischen Eingriff nicht überstehen würde. Eine Operation kann auch abgelehnt werden, wenn aufgrund eines fortgeschrittenen Tumorleidens (z.B. diffuse Lungenmetastasierung, Peritonealkarzinose usw.) eine vollständig inkurable Situation vorliegt, die Darmpassage aber noch erhalten ist. Im Ileus ist jedoch trotz Inkurabilität eine palliative Segmentresektion oder die Anlage eines Anus praeter zu vertreten, um dem Patienten bis zu seinem Tod ein menschenwürdiges Leben zu ermöglichen.

Aufklärung

Vor dem operativen Eingriff muß eine ausführliche Aufklärung des Patienten über mögliche intra- und postoperative Komplikationen und mögliche Spätfolgen durchgeführt werden. Neben allgemeinen Komplikationen – wie Nachblutung und Wundinfektion –, die bei jeder Operation auftreten können, muß auf spezifische Komplikationen und postoperative Folgen hingewiesen werden. Besonders gravierend ist die u. U. tödlich verlaufende Anastomoseninsuffizienz, die – wenn nicht eine optimale Drainage vorliegt – in den meisten Fällen eine Relaparotomie mit Anlage eines Anus praeter erforderlich macht. Grundsätzlich sollte vor jeder Dickdarmresektion, auch wenn eine Kontinuitätsresektion geplant ist, über die mögliche Notwendigkeit eines protektiven Anus praeter informiert werden.
Bei der tiefen anterioren Rektumresektion mit Lymphdissektion kann es zu einer Verletzung des präsakralen Plexus kommen, was beim Mann zur Beeinträchtigung der Sexualfunktion im Sinne einer Erektions- und Ejakulationsstörung führt. Eine fehlende Aufklärung kann schwerwiegende Kunstfehlerprozesse nach sich ziehen. Auch eine Störung der postoperativen Blasenfunktion ist besonders beim Mann nicht selten zu beobachten.

32.7 Operationsindikation beim kolorektalen Karzinom

Absolute Indikation
Potentielle Heilung.
Herstellung der Darmpassage bei Inkurabilität.
Notfallsituationen wie peranale Tumorblutung, Tumorperforation in die freie Bauchhöhle und Dickdarmileus.

Relative Indikation
Palliative Segmentresektion oder Anlage eines Anus praeternaturalis trotz Inkurabilität.

Kontraindikationen
Herz-Kreislauf-Erkrankungen, die einen chirurgischen Eingriff nicht erlauben.
Inkurable Situation bei vorhandener Darmpassage.

Grundsätzlich sollte bei allen Tumoroperationen darauf hingewiesen werden, daß nicht selten intraoperativ zusätzliche Befunde festgestellt werden können, die vorher nicht bekannt waren, und die eine Ausweitung der Operation erfordern (z. B. gleichzeitige Dünndarmresektionen bei Tumorinfiltration). Für solche intraoperativ zutreffenden Entscheidungen muß das grundsätzliche Einverständnis des Patienten vorliegen.

> Ohne sorgfältige Aufklärung besteht die Gefahr von Schadensersatzprozessen!

Kurative Resektionen

Vor einem elektiven Eingriff sollte der Darm sorgfältig vorbereitet werden, weil hierdurch postoperative Wundinfektionen und Anastomosenkomplikationen reduziert werden können. Bei stenosierenden Tumoren ist eine konventionelle Vorbereitung erforderlich (3 Tage flüssige Kost, Hebe-/Senkeinläufe), während bei freier Darmpassage die orthograde Darmlavage sinnvoll ist.

Eine perioperative Antibiotikaprophylaxe ist im Sinne einer einmaligen Gabe einer Kombination z. B. eines Cephalosporins und Metronidazol bei Narkosebeginn indiziert. Dauert die Operation länger als drei Stunden, so ist eine zweite Dosis vertretbar. Weiterhin ist für einen ungestörten Heilungsverlauf eine Thrombembolieprophylaxe und eine frühe Mobilisation (ab 1. postoperativen Tag) des Patienten erforderlich.

Bei der operativen Tumorentfernung sind die Grundprinzipien der onkologischen Chirurgie einzuhalten. Das bedeutet, daß der Tumor mit dem zugehörigen Lymphabstromgebiet en bloc exstirpiert werden muß. Da die dem Tumor tributären Lymphgefäße und Knoten parallel zu den ernährenden Blutgefäßen angeordnet sind, ist die Dissektion als ausreichend anzusehen, wenn die jeweilige Arterie (z. B. A. mesenterica inferior beim Rektumkarzinom) tief am Stamm herausdisseziert und abgesetzt wird. Wenn der Tumor im Bereich von zwei Gefäßsystemen lokalisiert ist, wie z. B. das Flexurkarzinom links, dann müssen beide Gefäßgebiete reseziert werden. Der Sicherheitsabstand im Darmbereich sollte am entnommenen Präparat wenigstens 2 cm betragen. Diese Regel kommt praktisch nur bezüglich des distalen Abstandes nach Rektumresektion zur Geltung, weil bei allen anderen Kolonresektionen wegen der unterbrochenen Gefäßversorgung zwangsläufig sehr viel weitere Sicherheitsabstände erreicht werden.

> Die Tumorentfernung hat radikal zu erfolgen durch Resektion im „Gesunden" mit zugehörigem Lymphsystem en bloc!

Kolonkarzinom

Je nach Lokalisation des Karzinomes kommen unterschiedliche Operationsverfahren zur Anwendung. Zäkum- und Aszendenskarzinome erfordern eine typische Hemikolektomie rechts mit Ileotransversostomie. Die an ihrem Ursprung abzusetzenden Gefäße sind die A. ileocolica, A. colica dextra und der rechte Ast der A. colica media.

Bei Karzinomen der rechten Kolonflexur ist eine erweiterte Hemikolektomie mit Durchtrennung der A. ileocolica, A. colica dextra und A. colica media notwendig, weil diese Tumoren in etwa 30 % der Fälle lymphogen auch in Richtung A. colica media metastasieren. Die Anastomose zwischen Ileum und aboralem Dickdarm wird kurz vor der linken Flexur angelegt.

Karzinome, die in der Mitte des Colon transversum lokalisiert sind, können durch erweiterte Resektionen mit Aszendosigmoideostomie behandelt werden.

Die am Stamm darzustellenden zu durchtrennenden Gefäße sind die A. colica dextra, media und sinistra. Bei Tumoren, die mehr links oder rechts lokalisiert sind, gelten die Regeln für die jeweiligen Flexurkarzinome.

Tumoren der linken Kolonflexur metastasieren sowohl in das Gebiet der A. mesenterica superior wie auch inferior. Aus diesem Grunde müssen die A. colica media (Superiorgebiet) und die A. colica sinistra (Inferiorgebiet) herausdisseziert und durchtrennt werden. Nach subtotaler Kolektomie folgt eine Aszendosigmoideostomie.

Beim Karzinom des Colon descendens ist die Hemikolektomie links mit zentralem Absetzen der Aa. sigmoidae und colica sinistra die Therapie der Wahl. Der Stamm der A. mesenterica inferior kann erhalten bleiben, sollte aber von umgebendem Lymphgewebe freipräpariert werden. Das Sigmakarzinom wird im Sinn einer erweiterten Sigmaresektion mit Deszendorektostomie behandelt. Die V. mesenterica inferior wird am Pankreasunterrand durchtrennt, die entsprechende Arterie am Ursprung aus der Aorta. Die zentrale Durchtrennung der A. mesenterica inferior hat nicht nur onkologische Bedeutung, sondern ermöglicht nach Mobilisation der linken Kolonflexur auch eine zwanglose Verlagerung des Colon descendens in den Unterbauch zur Anastomosierung etwa in Höhe des Promontoriums.

Der Zugang zum Kolonkarzinom erfolgt über eine mediane Mittelbauchlaparotomie mit Linksumschneidung des Nabels, wobei der Schnitt je nach Tumorlokalisation nach kranial oder kaudal verlängert werden kann.

Operationstaktisch empfiehlt sich die sog. „No-touch-isolation"-Technik nach Turnbull, die besagt, daß vor Manipulation am Tumor präliminar die zu- und abführenden Gefäße unterbunden werden sollten, um damit eine Aussaat der Tumorzellen zu verhindern. Tatsächlich ist diese Forderung in vielen Fällen nur theoretisch, da eine exakte Dissektion und Durchtrennung am Stamm oft erst möglich wird, wenn der entsprechende Darmabschnitt maximal mobilisiert worden ist. Eine weitere Maßnahme zur Rezidivprophylaxe ist das Abriegeln des Darmes proximal und distal des Tumors mit kräftigen Ligaturen bzw. einem Nabelbändchen. Durch diese Maßnahme soll eine intraluminäre Verschleppung von Tumorzellen verhindert werden.

> Zur Vermeidung einer Tumorzelldissemination sollte der Versuch der „No-touch-Technik" nach Turnbull unternommen werden!

Eine korrekte Resektion auf der rechten und linken Seite ist nur möglich, wenn die entsprechenden Dickdarmabschnitte weit nach medial, d. h. bis zur Aorta mobilisiert worden sind. Das Aufsuchen und Anzügeln des Ureters ist sinnvoll und unerläßlich, wenn der Tumor schon das Retroperitoneum infiltriert hat.

Eine Resektion im Transversumbereich erfordert die mehr oder weniger ausgedehnte Durchtrennung des Lig. gastrocolicum. Das Mesocolon transversum muß danach sorgfältig vom Pankreasunterrand abpräpariert werden. Die V. colica media ist an ihrer Eintrittsstelle in die V. mesenterica superior bzw. in den Truncus gastrocolicus zu durchtrennen.

Anastomosen im Dickdarmbereich bzw. zwischen Ileum und Kolon werden End-zu-End angelegt. Bewährt hat sich die einreihige Naht mit extramukös gestochenen resorbierbaren Einzelnähten der Stärke 3–0. Jedoch auch die Verwendung von zwei fortlaufenden extramukös gestochenen Nähten hat sich bewährt. Schließlich kann die Anastomosierung auch mit Hilfe eines Valtrac-Ringes oder von Klammernahtapparaten durchgeführt werden. In die Auslösungsstelle des Darmes und in die Nähte der Anastomose wird jeweils eine in sich abgeschlossene Drainage gelegt, wodurch Blut und Wundsekrete abgeleitet werden und eine evtl. auftretende Anastomoseninsuffizienz u. U. früher erkannt und gut drainiert wird.

Rektumkarzinom

Je nach Lokalisation des Tumors kommt die kontinenzerhaltende Rektumresektion oder die abdominoperineale Rektumexstirpation in Frage. In wenigen besonderen Fällen ist auch eine lokale transanale Exzision vertretbar.

Oberhalb des analen Kanales von etwa 4 cm Länge können drei Rektumabschnitte von ebenfalls jeweils 4 cm Länge unterschieden werden (4–8 cm = unteres Drittel, 8–12 cm = mittleres Drittel und 12–16 cm = oberes Rektumdrittel).

Kontinenzerhaltende Rektumresektion. Tumoren im oberen Rektumdrittel werden heute in der Regel kontinenzerhaltend reseziert, was in bis zu 90 % auch für Karzinome im mittleren Drittel gilt. Aus operationstechnischen Gründen ist hier jedoch bei manchen Patienten nur eine Exstirpation möglich (sehr große Tumoren, adipöse Patienten mit engem Becken). Die Frage, ob auch Tumoren im unteren Drittel reseziert werden können, hängt davon ab, ob nach distal ein ausreichender Sicherheitsabstand von mindestens 2 cm am entnommenen Präparat erreicht werden kann. Da sich das Rektum nach Mobilisation in der Kreuzbeinhöhle streckt, wandert der Tumor, insbesondere wenn er dorsal lokalisiert ist, nach oben, so daß u. U. auch noch Tumoren in 4–5 cm Höhe reseziert werden können. Die Chancen sind bei schlanken Frauen günstiger als bei Männern.

> Die vollständige Entfernung des Mesorektums, eine Lymphadenektomie sowie tumorfreie Schnittränder sind die wichtigste chirurgische Rezidivprophylaxe!

Als Zugang eignet sich die mediane Unterbauchlaparotomie mit Verlängerung in den Oberbauch. Die Präparation entspricht zunächst der beim Sigmakarzinom dargestellten. Erst nach Durchtrennung von A. und V. mesenterica inferior und vollständiger Mobilisation der linken Flexur wird in die sakrale Höhle eingegangen und das Rektum dorsal bis zum muskulären Beckenboden freigelegt. Nach Präparation auch anterior werden beiderseits die Paraproktien mit der A. rectalis media möglichst weit lateral abgesetzt. Hiernach kann das Operationspräparat einerseits im Colon descendens und andererseits knapp oberhalb des Beckenbodens unter möglichst vollständiger Mitnahme des Mesorektums abgesetzt werden. Die histologische Kontrolle des unteren Schnittrandes am Rektum ist zur Vermeidung eines Anastomosenrezidivs erforderlich. Mindestens 12 Lymphknoten sollten zur exakten postoperativen Stadienfestlegung untersucht werden. Die Anastomose wird in einreihiger Nahttechnik – extramukös gestochen – mit resorbierbaren Fäden der Stärke 3–0 per Hand oder mit Hilfe von Staplern angefertigt (zirkuläre Klammernahtinstrumente).

Bei der **abdominoperinealen Exstirpation** wird im Prinzip in gleicher Weise wie bei der Resektion vorgegangen, mit der Einschränkung, daß die Mobilisation der linken Kolonflexur nicht notwendig ist. Bei Positionierung des Patienten in Steinschnittlage kann simultan von einem zweiten Operationsteam der sog. sakrale Akt durchgeführt werden, was zu einer erheblichen Zeitersparnis führt.

In die sakrale Höhle werden 1 oder 2 Robinson-Drainagen eingelegt, die anterior über die Bauchdecke ausgeleitet werden. Wegen der besonders beim Mann nicht seltenen Miktionsstörungen postoperativ wird in die Blase ein Zystofixkatheter eingelegt.

Der endständige Anus praeter nach Rektumexstirpation wird im linken Mittel- bis Unterbauch lokalisiert. Die günstigste Stelle (Hautfalten, Hosenbund) sollte präoperativ angezeichnet werden. Es empfiehlt sich, den endständigen Kolonschenkel transrektal (nach Spalten des M. rectus abdominis) herauszuleiten, da zu weit lateral angelegte Stomata zu Anus-praeter-Hernien führen.

Die **lokale transanale Exzision** eines Rektumkarzinomes ist vertretbar bei Tumoren mit einem maximalen Durchmesser von 2–3 cm und Tiefeninfiltration bis höchstens in die innere Schicht der Muscularis propria. Es sollte sich dabei um prognostisch günstigere polypöse Karzinome handeln, während ulzerierte Karzinome für diese Therapie nicht in Frage kommen. Außerdem ist zu fordern, daß es sich um sog. Low-risk-Karzinome handelt, da bei diesen unter den oben dargestellten Voraussetzungen die Gefahr einer schon stattgehabten lymphogenen Metastasierung vernachlässigt werden kann. Unter Low risk versteht man Adenokarzinome mit einem niedrigen Malignitätsgrad von 1 bis maximal 2 und ohne Lymphangiosis carcinomatosa. Unter entsprechenden Umständen wird mit dieser eingeschränkten Tumorbehandlung eine hervorragende 5-Jahres-Überlebensrate von etwa 90 % erreicht.

> Eine lokale Tumorexzision ist vertretbar bei Low-risk-Karzinomen mit einem Durchmesser von 3 cm und maximaler Tiefeninfiltration der inneren Schicht der Muscularis propria!

Postoperativer Verlauf

Während der ersten 4–5 postoperativen Tage wird der Patient rein parenteral ernährt. Danach beginnt ein schrittweiser Kostaufbau, zunächst mit Tee, dann zusätzlich mit Zwieback und Haferschleim und schließlich passierter Kost usw. Die Magensonde kann schon nach wenigen Tagen gezogen werden, wenn sich die tägliche Sekretion unter 300 ml eingependelt hat. Vor Entfernen des Zystofix sollte ein Blasentraining durchgeführt werden, bis die Restharnmenge nur noch etwa 100 ml oder weniger ausmacht. Die Drainagen im Bereich der Anastomose werden etwa 5–6 Tage belassen, die reinen Wunddrainagen können eher entfernt werden.

Während früher postoperative Wundinfekte in bis zu 60% beobachtet wurden, ist diese Rate aufgrund der präoperativen Vorbereitung und perioperativen Antibiotikaprophylaxe auf unter 5% abgesunken. Die schwerwiegendste Komplikation mit einer Sterblichkeit von etwa 50% ist die Anastomoseninsuffizienz. Wenn die Insuffizienz gedeckt und gut nach außen drainiert ist, kann konservativ zugewartet werden, Voraussetzung, der klinische Zustand des Patienten ist unauffällig. Bei Entwicklung einer Peritonitis muß dagegen umgehend relaparotomiert und die Anastomose im Sinne der Diskontinuität (modifizierte Hartmann-Operation oder Ausleiten beider Darmschenkel) aufgehoben werden. Die Letalität der elektiven Kolonresektion liegt heute unter 1%, die der Rektumeingriffe unter 4%, wobei die Haupttodesursachen kardiovaskulärer Art oder Folge einer Anastomoseninsuffizienz sind.

Spätergebnisse

Die Spätergebnisse des kolorektalen Karzinomes hängen ganz wesentlich vom primären Tumorstadium ab. Tabelle 32.8 zeigt eine Zusammenstellung der stadienabhängigen 5-Jahres-Überlebensraten nach radikaler Resektion. Innerhalb der einzelnen Stadien finden sich T- und N-abhängig deutliche Unterschiede, so daß noch eine weitere Differenzierung möglich ist. Im Stadium III haben z. B. die Patienten mit N1-Tumoren sehr viel günstigere Überlebensraten als die mit N3-Karzinomen.

> Die N-Stadien sind der wichtigste Prognosefaktor!

Tabelle 32.8 Stadienabhängige (UICC) 5-Jahres-Überlebenszeiten nach radikaler Resektion des Kolon- und Rektumkarzinoms

Stadium	Kolonkarzinom (%)	Rektumkarzinom (%)
I	90–100	90–100
II	63–87	69–78
III	38–73	39–61

Auch die erweiterte multiviszerale Kolon- oder Rektumresektion bzw. -exstirpation, also die gleichzeitige Mitentfernung von tumorinfiltrierten Nachbarorganen wie z. B. Blase, Vagina, Dünndarm ist aus prognostischer Sicht sinnvoll. An der chirurgischen Klinik Nürnberg konnte gezeigt werden, daß im gleichen Tumorstadium, unabhängig von einer Erweiterung der Resektion, gleiche Ergebnisse erzielt wurden (5). Im gleichen Krankengut ergab sich für die lokale transanale Tumorexzision eine beobachtete 5-Jahres-Überlebensrate von 86%.

Notfalleingriffe

Die wesentlichen Notfallsituationen, die beim kolorektalen Karzinom beobachtet werden, sind die peranale Tumorblutung, die Tumorperforation in die freie Bauchhöhle und ganz im Vordergrund der Dickdarmileus (32.7). Tumorblutungen können in der Regel durch rektoskopisches oder koloskopisches Unterspritzen mit adstringierenden oder sklerosierenden Lösungen oder durch Laserung gestillt werden, so daß in der Folge trotz dieser präoperativen Komplikation eine elektive Operation möglich wird.

Die Tumorperforation mit kotiger Peritonitis erfordert dagegen die sofortige operative Revision. Bei Perforation des linksseitigen Kolons ist eine Hartmannsche Operation mit Resektion des tumortragenden Anteiles die Therapie der Wahl. Wenn eine Lymphdissektion wegen ausgeprägter Peritonitis oder schlechten Zustandes des Patienten nicht möglich ist, muß diese sekundär bei der Wiederanschlußoperation nachgeholt werden.

Perforationen des rechtsseitigen Kolons können bei nicht extrem ausgeprägter Peritonitis durch mehr oder weniger erweiterte Hemikolektomie rechts und Ileokolostomie behandelt werden. Eine Alternative ist auch hier die Diskontinuitätsresektion.

Bei Kolonileus ist ein von der Tumorlokalisation abhängendes differenziertes Vorgehen angebracht. Obstruierende rechtsseitige Tumoren können primär als Hemikolektomie rechts behandelt werden. Bei Karzinomen mit Lokalisation im Bereich bzw. in der Nähe der linken Kolonflexur kann ebenfalls primär, jedoch im Sinne einer subtotalen Kolektomie mit Ileosigmoideostomie vorgegangen werden. Als Alternative bietet sich beim Risikopatienten ein zweizeitiges Vorgehen mit primärem Anus praeter transversalis und sekundärer subtotaler Kolektomie unter Mitresektion des Anus praeter an. Die linksseitige Kolonobstruktion im Sigmabereich erfordert auch heute noch, besonders bei den alten, meist multimorbiden Patienten ein dreizeitiges Vorgehen (primär Anlage eines Anus praeter transversalis, Sigmaresektion, Anus-praeter-Rückverlagerung). Mit diesem konventionellen Vorgehen konnte an der Klinik in Nürnberg bei 37 konsekutiv behandelten Patienten eine Letalität von 0% erzielt werden (2), so daß trotz anderer Vorschläge wie intraoperativer orthograder Kolonlavage und Resektion oder subtotale Kolektomie und Ileorektostomie an diesem alten Konzept festgehalten werden kann.

> Ein dreizeitiges Vorgehen ist zur Ileustherapie bei alten Risikopatienten sinnvoll!

Palliativeingriffe

Palliativeingriffe kommen bei biologischer oder onkologischer (z.B. Peritonealkarzinose) Inkurabilität zum Tragen. Bei hochgradig stenosierenden Rektumkarzinomen kann über längere Zeit durch Kryotherapie oder Laserung die Passage freigehalten werden. Bei Mißlingen besteht die Indikation zur Anlage eines doppelläufigen Anus praeter.

Stenosierende Tumoren des Kolons sollten trotz Inkurabilität im Sinne einer Segmentresektion behandelt werden, weil hierdurch die Lebensqualität des Patienten erheblich verbessert wird (kein Tumorzerfall, keine Blutung, kein Ileus), wenn auch nur für eine begrenzte Zeit.

Adjuvante Therapiemaßnahmen

Zur Rezidivprophylaxe bzw. Senkung der Rückfallhäufigkeit des Tumors ist bei höheren Stadien eine adjuvante Chemo- oder Radiochemotherapie indiziert.
Beim Kolonkarzinom gilt dies für Patienten im Stadium III (jedes pT, pN1–3, N0). Da eine Strahlentherapie erhebliche Schäden am Darm hervorrufen würde, ist hier eine reine postoperative Chemotherapie indiziert, wobei eine Kombination aus 5-Fluorouracil und Levamisol eingesetzt wird (Tab. 32.9). Kontraindikationen s. 32.8.
Bei fortgeschrittenen Rektumtumoren wird dagegen zusätzlich eine Radiotherapie der sakralen Höhle vorgenommen. Behandelt werden auch hier Tumoren im Stadium III, jedoch zusätzlich Patienten, die ein Stadium II (pT3–4, pN0) aufweisen, weil bei pT3–4 Tumoren die Lokalrezidivrate deutlich erhöht ist. Als Chemotherapie kommt 5-Fluorouracil zu Anwendung. Begonnen wird die Radiochemotherapie etwa 6 Wochen postoperativ (Tab. 32.10).

> Eine adjuvante Chemotherapie ist beim Kolonkarzinom im Stadium III und beim Rektumkarzinom im Stadium II und III angezeigt!

32.8 Kontraindikationen der adjuvanten Chemotherapie beim Kolonkarzinom

Vorausgegangene maligne Erkrankung (Ausnahme Hautkarzinom, In-situ-Karzinom der Zervix).
Vorausgegangene Chemoradiotherapie.
Allgemeinzustand schlechter als 2 (WHO).
Unkontrollierte Infektion.
Leberzirrhose.
Schwere koronare Herzkrankheit; Herzinsuffizienz (NYHA III und IV).
Insulinabhängiger Diabetes mellitus.
Gesamtbilirubin über 2 mg/dl; Kreatinin über 1,5 mg/dl.
Gesamtleukozytenzahl unter 4000/nl; Gesamtthrombozytenzahl unter 130 000/nl.
Unvermögen, an regelmäßigen Kontrolluntersuchungen teilzunehmen.

Tabelle 32.9 Behandlungsplan der adjuvanten Therapie beim Kolonkarzinom, UICC-Stadium III (aus Pichlmaier, H. u. Mitarb.: Forum DKG 9 [1994])

Initialtherapie:
5-Fluorouracil 450 mg/m² als Kurzinfusion Tag 1–5
Levamisol* 3mal 50 mg/die per os am Tag 1–3 und Tag 15–17

Dauertherapie:
Ab dem Tag 29 nach Beginn der Initialtherapie:
5-Fluorouracil 450 mg/m² als Kurzinfusion einmal wöchentlich für insgesamt 48 Wochen

plus

Levamisol* 3mal 50 mg/die per os über 3 Tage alle 2 Wochen mit Beginn der Dauertherapie (gleichfalls für insgesamt 48 Wochen)

* Levamisol kann über eine internationale Apotheke bezogen werden

Tabelle 32.10 Behandlungsplan der adjuvanten postoperativen Radiochemotherapie beim Rektumkarzinom, UICC-Stadium II und III (aus Pichlmaier, H. u. Mitarb.: Forum DKG 9 [1994])

Bestrahlungsvolumen:
Hintere Beckenhälfte von Deckplatte LWK 5 bis Beckenboden, lateral 1 cm lateral der Linea terminalis. Nach Rektumexstirpation Einschluß des Perineums.

Bestrahlungstechnik:
4-Felder-Box, individuell kollimierte Felder, Bestrahlung aller Felder täglich.

Bestrahlungsdosis:
Einzeldosis 1,8 Gy/Referenzpunkt, 5mal wöchentlich, bis 50 Gy/Referenzpunkt (Dosismaximum < 55 Gy). Die 90%-Isodose umschließt das Zielvolumen.
Kleinvolumige Dosisaufsättigung („boost") im Gebiet des größten Rezidivrisikos bis 56 Gy/Referenzpunkt (nach Resektion), evtl. bis 60 Gy/ Referenzpunkt (nach Exstirpation) (Dosismaximum < 65 Gy). Cave Dünndarm!

Chemotherapie:
500 mg 5-FU/m² KO/Tag als Bolusinjektion über 5 Tage in der 1. und 5. Behandlungswoche.
Radiotherapie ab 8. Woche, simultan 500 mg 5-FU/m² KO/Tag über 3 Tage in der ersten und letzten Bestrahlungswoche als Bolus.
450 mg 5-FU/m² KO/Tag als Bolus über 5 Tage vier und acht Wochen nach Bestrahlung (s. Tab. 32.9).

Behandlungsbeginn:
Circa 6 Wochen postoperativ.

Begutachtung

Neben der Frage der Invalidität werden die meisten Begutachtungen im Rahmen von Kunstfehler- oder Schadenersatzprozessen notwendig. In den meisten Fällen können gerichtliche Konsequenzen durch eine ausführliche mündliche *und* schriftliche Operationsaufklärung vermieden werden. Häufig ist die Einschaltung der Schiedsstellen der Landesärztekammern sinnvoll.
Wichtige Themen entsprechender gutachterlicher Äußerungen sind die postoperative Impotenz nach Rektumeingriffen und das übersehene Karzinom im Rah-

men der Hämorrhoidenbehandlung. Eine prä- oder postoperative Bestrahlung kann Folgeschäden verursachen. Auch die fehlende Aufklärung über eine notwendige Anus-praeter-Anlage kann zu entsprechenden Konsequenzen führen.

Grundsätzlich gilt, daß umso sorgfältiger aufgeklärt werden muß, je elektiver der Eingriff ist. Dies trifft insbesondere dann zu, wenn kein Standardeingriff erfolgen soll. Eine fehlende leitliniengerechte pathologisch-histologische Untersuchung, eine inadäquate Tumornachsorge oder fehlende Aufklärung über die Möglichkeiten der Metastasenchirurgie entspricht nicht den Qualitätskriterien und kann gutachterliche Bedeutung erlangen. Andererseits kann bei extremer notfallmäßiger Dringlichkeit u.U. auf eine Aufklärung verzichtet werden.

> Eine sorgfältige Patientenaufklärung ist zur Vermeidung forensischer Probleme unerläßlich!

Literatur

1 Eigler, F. W., H. Gabbert, Ch. Herfarth, P. Hermanek, W. Hohenberger et al.: Leitlinien zur Therapie des Rektumkarzinoms. Forum DKG 12 (1997) 292–297
2 Gebhardt, Ch., K.-H. Schultheis, R. Ott: Chirurgische Differentialtherapie des Dickdarmileus. Zbl. Chir. 115 (1990) 77
3 Hermanek, P.: Dysplasie-Karzinom-Sequenz im Kolorektum. Zbl. Chir. 117 (1992) 476
4 Schultheis, K.-H., Ch. Kosicki, St. Ruckriegel, W. Meyer, Ch. Gebhardt: Die Bedeutung der Lymph- und Hämangiosis carcinomatosa beim colorectalen Carcinom. Zbl. Chir. 121 (1996) 442
5 Schultheis, K.-H., St. Ruckriegel, Ch. Gebhardt: Multiviszerale Resektion des fortgeschrittenen kolorektalen Karzinoms. Langenbecks Arch. Chir. 377 (1994) 20
6 Pichlmaier, H., D. K. Hossfeld, R. Sauer: Konsensus der CAO/AIO/ARO zur adjuvanten Therapie beim Kolon- und Rektumkarzinom. Forum DKG 9 (1994) 110

Lokoregionäres Rezidiv beim kolorektalen Karzinom

H. Lippert und J. Fahlke

Chirurgische Therapie

Das Auftreten eines lokalen Rezidivs nach primär makro- und mikroskopisch vollständiger Entfernung eines kolorektalen Karzinoms stellt ein therapeutisches Problem dar. Das Lokalrezidiv ist definiert als erneutes Tumorwachstum entweder im Bereich des ehemaligen Tumorbettes – eingeschlossen das Mesenterium, das perikolische Fettgewebe und die regionären Lymphknoten (extramurales Rezidiv) – oder im Anastomosenbereich (intramurales Rezidiv). Häufig treten beide Rezidivformen kombiniert auf.

Das Lokalrezidiv beeinträchtigt die Lebensqualität und -erwartung des Patienten erheblich.

Die Häufigkeit eines Lokalrezidivs nach primär kurativer Resektion variiert zwischen 2,6% und 32% (1).

> Das Erscheinungsbild des lokalen Rezidivs des Kolonkarzinoms unterscheidet sich von dem des Rektumkarzinoms!

Die Mehrzahl der Rezidive beim Rektumkarzinom tritt isoliert und lokal begrenzt auf. Im Gegensatz dazu kommen die Rezidive des Kolonkarzinoms gleichzeitig mit Fernmetastasen vor. Eine mögliche Erklärung hierfür wird darin gesehen, daß Rezidive des Kolonkarzinoms häufig eine längere Zeit unerkannt bleiben als die des Rektumkarzinoms und so die Wahrscheinlichkeit der Metastasierung größer ist.

Der Zeitpunkt der Entstehung eines Lokalrezidivs ist unterschiedlich. Etwa 55–80% der Rezidive werden innerhalb der ersten 2 Jahre nach Operation diagnostiziert, die Mehrzahl tritt innerhalb der ersten 6–12 Monate postoperativ auf (11, 13). Sehr selten sind lokale Rezidive, die nach mehr als 5 Jahren postoperativ erscheinen (11, 13).

Rezidive nach tiefer anteriorer Resektion treten etwas früher als nach abdominoperinealer Rektumamputation auf. Wahrscheinlich ist dies durch die leichtere Diagnostizierbarkeit mittels Rektoskopie und somit eine Vorverlagerung des Diagnosezeitpunktes bedingt.

Die Faktoren, die die Entstehung eines Lokalrezidivs beeinflussen, lassen sich in 3 Gruppen einteilen: patientenbedingte, tumorassoziierte und chirurgisch bedingte. Zu den patientenbedingten Faktoren zählt vor allem das Alter der Patienten. Es konnte gezeigt werden, daß mit zunehmendem Lebensalter, vor allem jenseits des 50. Lebensjahres die Rate der Lokalrezidive sprunghaft ansteigt (14). Tumorassoziierte Faktoren sind das Tumorstadium, der Differenzierungsgrad und eine tumorbedingte Obstruktion. Es konnte gezeigt werden, daß Patienten, die im Stadium II und III operiert wurden, signifikant höhere Rezidivraten aufweisen als die im Stadium I operierten (4, 11, 13). Außerdem konnte nachgewiesen werden, daß bei Tumoren mit zunehmender, die Darmwand überschreitender Infiltration die Prognose kontinuierlich schlechter wird (16). Wie bei allen Tumoren, so steigt die Rate der Rezidive auch beim kolorektalen Karzinom mit zunehmender Entdifferenzierung. Interessant ist, daß obstruktive Tumoren mit einer erhöhten Rate an Lokalrezidiven einhergehen. Begründet wird dies damit, daß solche Tumoren in der Regel lokal weit fortgeschritten sind (6). Andere unabhängige tumorassoziierte Prognosefaktoren sind die Blut- und Lymphgefäßinvasion.

> Die Erfahrung des operierenden Chirurgen beeinflußt die Rate der Lokalrezidive nach Resektion eines kolorektalen Karzinoms (15)!

Die Suffizienz der Anastomose ist ein wichtiger Faktor bei der Entstehung von Lokalrezidiven. Akyol u. Mitarb. zeigten, daß Patienten mit einer Anastomoseninsuffizienz in 46,9% auch im weiteren Verlauf ein Lokalrezidiv ausbildeten, während es in der Gruppe der Patienten mit intakten Anastomosenverhältnissen nur 18,5% waren (2). Ein weiterer wichtiger Faktor ist die intraoperative

Perforation des Tumors, die zu einem sprunghaften Anstieg der Rate an Lokalrezidiven führt (9, 13). Als mögliche Erklärung hierfür kann einerseits das fortgeschrittene Tumorstadium spontan perforierter Tumoren, andererseits aber auch die disseminierte Tumorzellaussaat auch bei frühen Tumorstadien und eine Perforation durch den Chirurgen mit nachfolgender Implantation dienen.

Symptome

Symptome sind vor allem der medikamentös schwer beherrschbare Schmerz, eine Sub- oder Ileussymptomatik, die Perforation mit nachfolgend septischen Komplikationen und die Blutung.

Strategie

Zwischen 80 und 90 % der Lokalrezidive treten innerhalb der ersten 5 Jahre nach der Erstoperation auf (17). Deshalb ist es wichtig, den Stellenwert adjuvanter Therapiekonzepte hinsichtlich der Prävention von lokalen Rezidiven zu beurteilen und ein Nachsorgeprogramm zu etablieren, welches auftretende Lokalrezidive frühzeitig erfaßt.

Diagnostik im Rahmen der Nachsorge

Da die meisten Lokalrezidive innerhalb der ersten 2 Jahre nach Erstoperation auftreten, ist eine engmaschige Kontrolle der Patienten in dieser Zeit notwendig. Über die Form der Nachsorge wird derzeit intensiv diskutiert. Hier haben sich 2 Lager gebildet: Ein Teil der Ärzte, die sich um die Nachsorge kümmern, ist der Ansicht, daß die Patienten mit einem lokalen Rezidiv durch auftretende Beschwerden rechtzeitig in der Routinesprechstunde diagnostiziert werden können. Andere vertreten die Meinung, daß die Mehrzahl der lokalen Rezidive lange Zeit asymptomatisch verläuft und deshalb also spezielle Nachsorgeprogramme zur Früherkennung erforderlich seien (5, 8, 12).

> Prinzipiell gilt, daß die Nachsorge individuell auf den Patienten abgestimmt werden soll, wobei grundsätzliche Empfehlungen zur standardisierten Nachsorge als Orientierungspunkt dienen (Tab. 32.**11**)!

Die aktuelle Anamnese und die klinische Untersuchung – einschließlich der Inspektion, der rektaldigitalen Untersuchung und der Rektoskopie – sind wichtiger Bestandteil jeglicher Nachsorgeprogramme. Der Stellenwert der klinischen Untersuchung bei der Erfassung lokaler Rezidive kolorektaler Karzinome muß als begrenzt eingeschätzt werden. Etwa 15–25 % der asymptomatischen Rezidive können hiermit erfaßt werden. Deshalb erscheint es sinnvoll, Tumormarker, Endoskopie und bildgebende Verfahren mit in die Nachsorgeprogramme einzubeziehen.

Von den Tumormarkern besitzt neben dem TPA vor allem das CEA einen hohen Stellenwert bei der Früherkennung lokaler Rezidive. Studien haben gezeigt, daß ein kontinuierlicher (langsamer) Anstieg des CEA in 60–95 % der Fälle asymptomatische Lokalrezidive anzeigt (10). Ein schneller Anstieg des Tumormarkers deutet dagegen eher auf eine Metastasierung hin.

Bei der Diagnostik intraluminärer (Anastomosen-)Rezidive nach Kolonkarzinom besitzt die Koloskopie unumstritten einen hohen Stellenwert und sollte deshalb im Rahmen der Nachsorge regelmäßig durchgeführt werden.

Von den bildgebenden Verfahren sollten der Kontrastmitteleinlauf bei koloskopisch nicht eindeutigen Befunden, die (Endo-)Sonographie und evtl. das CT – bei spe-

Tabelle 32.11 Empfehlungen zur standardisierten Nachsorge nach Kolon-/Rektumkarzinom

Monate nach der Primärtherapie	3	6	9	12	15	18	21	24	30	36	42	48	54	60
Allgemein														
Anamnese	x	x	x	x	x	x	x	x	x	x	x	x	x	x
Körperliche Untersuchung	x	x	x	x	x	x	x	x	x	x	x	x	x	x
CEA, TPA (CA 19–9)	x	x	x	x	x	x	x	x	x	x	x	x	x	x
Oberbauchsonographie	x	x	x	x	x	x		x	x	x		x		x
Röntgenkontrolle des Thorax				x						X			x	
Kolon														
Koloskopie				x		x				x				x
Rektum														
Rektoskopie/Endosonographie	x	x	x	x		x		x	x	x		x		x
CT des Beckens	x			x				x		x				x
Koloskopie				x										x
Zusatzuntersuchungen (MRT, PET)	nach individuellem Beschwerdebild und Befunden													

ziellen Fragestellungen auch das MRT – im Rahmen von Nachsorgeprogrammen zur Erfassung asymptomatischer Rezidive in regelmäßigen Abständen innerhalb der ersten 5 Jahre post operationem durchgeführt werden.

> Da in der CT und Sonographie die Differenzierung eines extraluminären Rezidivs von Narbengewebe häufig schwierig ist, sollte zur Diagnosesicherung die ultraschall- oder CT-gestützte Punktion mit nachfolgender histologischer Gewebsuntersuchung erfolgen!

Behandlungsmöglichkeiten

> Die vollständige chirurgische Entfernung stellt die effektivste kurative Behandlungsmöglichkeit des lokalen Rezidivs dar!

Sind keine lebensnotwendigen Nachbarstrukturen infiltriert, sollte deshalb das Ziel einer jeden chirurgischen Maßnahme die Exstirpation des Rezidivs im Gesunden sein. Der operative Eingriff wird durch die Ausdehnung und Fixierung des Tumors bestimmt. Bei uni- oder bilateraler Fixation ist die Resektion der lateralen Beckenwand, ggf. unter Einschluß der Resektion der A. iliaca interna, und die En-bloc-Resektion mit anderen infiltrierten Organen im Sinne einer erweiterten Proktektomie (Rektum, distale Ureteren, Harnblase, Samenblase, Prostata, Scheide, Uterus, Adnexen) möglich. Die Wiederherstellung der intestinalen Passage erfolgt bei intaktem Beckenboden und vorhandener Sphinkterfunktion durch Deszendorektostomie. Bei Beckenbodeninfiltration und/oder Sphinkterinsuffizienz muß eine abdominoperineale Rektumamputation mit Anlage eines endständigen Enterostomas durchgeführt werden. Bei unilateraler und ventraler Fixation ist die totale pelvine Exenteration in Erwägung zu ziehen. Sie beinhaltet neben der Entfernung des Rektums die Resektion von Harnblase, distalen Ureteren beidseits, oberer Scheide und innerer Genitale (Ovar, Adnexe, Prostata, Samenblase), der Vasa iliaca interna und ggf. des Beckenbodens einschließlich des Sphinkters. Die Harnableitung erfolgt über ein Ileumconduit. Eine Kontraindikation stellt die Fixierung des Rezidivs an der Beckenwand, eine Infiltration der Symphyse und eine Ummauerung der großen Gefäße und Nerven dar. Eine relative Kontraindikation besteht bei uni- bzw. bilateraler Hydronephrose, da dies fast immer mit einer Tumorfixierung an der lateralen Bauchwand kombiniert ist (32.**9**). Bei einer distalen sakralen Tumorfixation muß die abdominosakrale Resektion durchgeführt werden. In diesem Fall wird das Os sacrum nach Durchtrennung des Lig. sacrotuberosum und sacrospinosum in Höhe S3–S4 und der tumortragende Anteil in Kombination mit einer erweiterten abdominoperinealen Rektumexstirpation en bloc entfernt. Der pelvine Defekt kann durch eine gestielte Omentumplastik oder durch myokutane Lappen gedeckt werden. Ist dies aufgrund von Infiltration wichtiger Nachbarstrukturen oder des knöchernen Beckens nicht vollständig möglich, sollte die Tumorresektion unter palliativer Zielstellung erfolgen.

32.9 Kontraindikationen zur Operation beim lokoregionären Rezidiv des kolorektalen Karzinoms

Absolute Kontraindikationen

Fixierung des Rezidivs an der Beckenwand.
Infiltration des Rezidivs in die Symphyse.
Ummauerung der großen Gefäße und Nerven durch das Rezidiv.

Relative Kontraindikationen

Uni- bzw. bilaterale Hydronephrose.

Die intraoperative Radiotherapie scheint die lokale Kontrolle – auch nach vollständiger Tumorentfernung – zu verbessern (15). Dosissensitive oder dosislimitierende Strukturen sind Nervenwurzeln und Ureteren im Zielvolumen. Die Indikation ist bei radikaler Rezidivtumorresektion gesichert, die palliative Tumorkontrolle bei R1/R2-Tumorresektion aber noch nicht ausreichend bewiesen. In jedem Fall sollte die IORT mit einer externen Strahlentherapie kombiniert werden (15).

Nach inkompletter Tumorresektion kann die Rezidivrate mittels Durchführung einer postoperativen Strahlentherapie gesenkt werden. Die lokale Kontrolle schwankt zwischen 14 und 50% nach R1- und 30–85% nach R2-Resektionen (3, 7). Eine Steigerung der postoperativen 3-Jahres-Überlebensrate ist durch Radiatio nach R1-Resektion auf 30%, nach R2-Resektion auf 7% möglich.

Ist eine operative Resektion des lokalen Rezidivs nicht möglich, kann eine Palliation durch großvolumige externe Bestrahlung des Beckens versucht werden. Angesichts der Effizienz einer kombinierten Radiochemotherapie in der adjuvanten Behandlung des Rektumkarzinoms kann dies auch in Kombination mit einer Chemotherapie erfolgen. Eine regionale Chemotherapie über beide interne Iliakalarterien ist ebenfalls möglich; evtl. läßt sich hierdurch eine Tumorverkleinerung und Operabilität erreichen.

Bei allen Bemühungen einer chirurgischen Behandlung sowie der Strahlen- und Chemotherapie des lokalen Rezidivs nach kolorektalem Karzinom darf aber der Aspekt der Lebensqualität nicht außer acht gelassen werden.

> Nur bei erreichbarer kurativer Resektion sollte ein multiviszeraler Eingriff durchgeführt werden!

Es sollte, wie auch beim Primäreingriff, bei der Resektion des lokalen Rezidivs der Erhalt der Kontinenz die Regel sein. Ganz besonders gilt dies in der Palliativsituation, die Anlage eines Anus praeter sollte hier die Ultima ratio darstellen.

Literatur

1 Abulafi, A. M., N. S. Williams: Local recurrence of colorectal cancer: the problem, mechanisms, management and adjuvant therapy. Brit. J. Surg. 81 (1994) 7–19
2 Akyol, A. M., J. R. Mc Gregor, D. J. Gallonay, G. Murray, W. D. George: Anastomotic leaks in colorectal cancer surgery: a

risk factor for recurrence? Int. J. Colorectal Dis. 6 (1991) 179–183
3 Allee, P., J. E. Tepper, L. L. Gunderson: Postoperative radiation therapy for incompletely resected colorectal carcinoma. Int. J. Radiat. Oncol. Biol. Phys. 17 (1989) 1171–1180
4 Cass, A. W., R. R. Million, W. K. Pfaff: Pattern of recurrence following surgery alone for adenocarcinoma of the colon and rectum. Cancer 37 (1976) 2861–2865
5 Cochrane, J. P., J. T. Williams, R. G. Faber, W. W. Slack: Value of outpatient follow-up after curative surgery for carcinoma of the large bowel. BMJ 280 (1980) 593–595
6 Garcia Valdecasas, J. C., J. M. Llovera, A. M. de Lacy: Obstructing colorectal carcinoma. Prospective study. Dis. Colon Rectum 34 (1991) 759–762
7 Ghossein, N. A., E. C. Samala, S. Alyet, F. R. Deluca: Elective postoperative radiotherapy after incomplete resection of colorectal cancer. Dis. Colon Rectum 24 (1981) 258–265
8 Gordon, P. H., S. Nivatvongs: Colon, Rectum and Anus. Quality Medical Publ., St. Louis/Missouri 1992
9 Herfarth, Ch., N. Runkel: Chirurgische Standards beim primären Coloncarcinom. Chirurg 65 (1994) 514–523
10 Martin, E. W. jr., J. P. Minton, L. C. Carey: CEA-directed second look surgery in asymptomatic patient after primary resection of colorectal carcinoma. Ann. Surg. 202 (1985) 310–317
11 Michelaski, F., L. Vannuci, D. J. Ayala, R. Chappel, R. Goldberg, G. E. Block: Local recurrence after curative resection of colorectal adenocarcinoma. Surgery 108 (1990) 787–793
12 Ovaska, J. T., H. T. Jarvinen, J. P. Mecklin: The value of a follow-up programme after radical surgery for colorectal carcinoma. Scand. J. Gastroenterol. 24 (1989) 416–422
13 Phillips, R. K., R. Hittinger, L. Btesovsky, J. S. Fry, L. P. Fielding: Local recurrence following „curative surgery" for large bowel cancer: I. the overall picture. Brit. J. Surg. 71 (1984) 12–16
14 Rinnert-Gongora, S., P. I. Tartter: Multivariate analysis of recurrence after anterior resection for colorectal carcinoma. Amer. J. Surg. 157 (1989) 573–576
15 Schumpelick, V., J. Braun: Das Sacralrezidiv des Rektumkarzinoms. Chirurg 66 (1995) 931–940
16 Shepherd, J. M., J. S. Jones: Adenocarcinoma of the large bowel. Brit. J. Cancer 25 (1971) 680–690
17 Vandertoll, D. J., O. H. Beahrs: Carcinoma of the rectum and low sigmoid. Evaluation of anterior resection in 1766 favourable lesions. Arch. Surg. 90 (1965) 793–798

Kolon und Rektum – Enterostoma

B. Falkenberg

Einführung

Die Anlage eines Enterostomas stellt für den betroffenen Patienten eine enorme psychische Belastung dar. Das Stoma wird anfangs als körperliche Behinderung nur schwer akzeptiert. Auf diese Problematik müssen alle Beteiligten Einfluß nehmen, Chirurg, Stomatherapeut und Patient müssen gemeinsam diese Aufgabe bewältigen. Schon im präoperativen Gespräch sollten Ängste abgebaut werden, der Patient muß wissen, daß die Stomaanlage für ihn Heilung bedeuten kann.

Indikation zur Stomaanlage

Grundsätzlich ist zwischen einem temporären und einem permanenten Stoma zu unterscheiden. Ein Ileostoma hat eine andere Problematik als ein Kolostoma. Je weiter distal ein Stoma angelegt wird, desto günstiger ist meist auch die Versorgung.
Die Indikation zur Anlage eines Anus praeter wurde in den letzten Jahren überarbeitet (32.10), insbesondere da es bessere Möglichkeiten wie die kontinenzerhaltende Rektumresektion beim Rektumkarzinom bzw. die transanalen Eingriffe bei Low-risk-Tumoren gibt. Beim fortgeschrittenen Rektumkarzinom im distalen Drittel stellt die Rektumamputation immer noch eine sichere Therapieform dar. Die Entscheidung, ob eine Kontinenzresektion noch möglich ist, hängt wesentlich vom Stadium des Tumors ab und fällt letztlich erst intraoperativ nach Auslösung des Rektums aus seinen Verbindungen. Der minimale Sicherheitsabstand nach distal beträgt 2 cm. Beim Analkarzinom kann sich die Indikation zur Rektumamputation ergeben, wenn nach der Radiochemotherapie der Tumor persistiert oder eine vollständige Inkontinenz eingetreten ist. Die komplizierte Sigmadivertikulitis mit kotiger Peritonitis wird durch Inkontinenzresektion nach Hartmann behandelt. Nach Ausheilung kann der endständige Anus praeter zurückverlagert werden.
Bei der Colitis ulcerosa oder der familiären Polyposis stellt die pouchanale Anastomose eine echte Alternative zur Kolektomie mit Anus-praeter-Anlage dar. Die Colitis ulcerosa ist durch eine Kolektomie heilbar. Eine pouchanale Rekonstruktion kommt nicht bei jedem Patienten zur Anwendung. Im Notfall eignet sich die subtotale Kolektomie besser als die früher geübte Turnbull-Operation, da hierbei der septische Herd belassen wird. Nach subtotaler Kolektomie wird ein endständiges Ileostoma angelegt. Eine zweizeitige Rekonstruktion ist immer noch möglich.

32.10 Indikationen zur Stomaanlage

Absolute Indikation

Neoplasien von Rektum und Anus:
– distales Rektumkarzinom,
– Tumorpersistenz nach Radiochemotherapie beim Analkarzinom.
Entzündliche Erkrankungen des Dickdarmes:
– Colitis ulcerosa,
– komplizierte Divertikulitis.
Protektives Stoma.
Sonstige:
– Ileus,
– Verletzungen,
– Strahlenkolitis,
– rektovaginale Fisteln.

Bei schwierigen Kontinenzresektionen wird gelegentlich ein protektives Stoma angelegt, auch wenn hierdurch die Anastomoseninsuffizienz nicht immer zu verhindern ist. Bei eingetretener vollständiger Nahtinsuffizienz muß eine Stuhlableitung erfolgen.

Weitere Indikationen zur Anus-praeter-Anlage sind Ileus, perineale Verletzungen, schwere Strahlenschäden am Darm oder Rektum-Scheiden-Fisteln.

Präoperative Vorbereitung

Bei planbaren Eingriffen wird ein einfühlsames Gespräch den Patienten auf den Eingriff vorbereiten. Weiterhin ist es notwendig, die individuelle Stomaposition festzulegen. Prinzipiell kommen für die Stomaanlage der rechte oder linke Unterbauch bzw. der rechte Oberbauch in Frage (Abb. 32.**14**). Im Liegen, Sitzen und Stehen ist die günstigste Position anzuzeichnen. Wichtig ist eine plane Fläche mit ausreichendem Abstand zu Nabel, Rippenbogen, Beckenkamm und Leistenbeuge. Probeweise kann ein Stomabeutel aufgeklebt werden.

Vor dem Eingriff hat eine Darmvorbereitung zu erfolgen!

Operative Technik

Ileostoma

Die definitive endständige Ileostomie wird in der Regel anläßlich einer Proktokolektomie durchgeführt. Die Ausleitung des Ileums erfolgt über eine gesonderte Inzision im rechten Unterbauch am äußeren Rand der Rektusscheide. Im Gegensatz zum Kolon kann der Dünndarm über mehrere Zentimeter skelettiert werden. Der aggressive Dünndarminhalt macht eine prominente Stomaanlage notwendig. Das Ileum wird 5–6 cm durch die Bauchdeckeninzision gezogen, am Peritoneum fixiert und umgestülpt. Durch eine entsprechende Nahttechnik entsteht ein prominentes Stoma (Abb. 32.**15**).

Kolostoma

Zäkostomie. Eine Zäkostomie erfolgt meist nur als temporäre Stomaanlage. Das Zäkum wird über eine Extrainzision im rechten Unterbauch hervorluxiert, tangential eröffnet und an der Haut fixiert. Eine vollständige Stuhlableitung ist mit einer Zäkostomie nicht erreichbar.

Transversostomie. Eine definitive Transversostomie rechts oder links ist selten indiziert. Als temporäres Stoma eignet sich die Anlage als doppelläufiges Stoma, am besten im rechten Oberbauch (Abb. 32.**16**). Auch hier bereitet eine gesonderte Inzision der Bauchdecke weniger Komplikationen als eine Ausleitung über die Laparotomiewunde. Ein subkutaner oder kutaner Reiter verhindert das Abgleiten des Darmes.

Endständige Sigmoidostomie. Die häufigste Indikation stellt das tiefsitzende Rektumkarzinom dar oder die Stomaanlage erfolgt im Rahmen einer Diskontinuitätsresek-

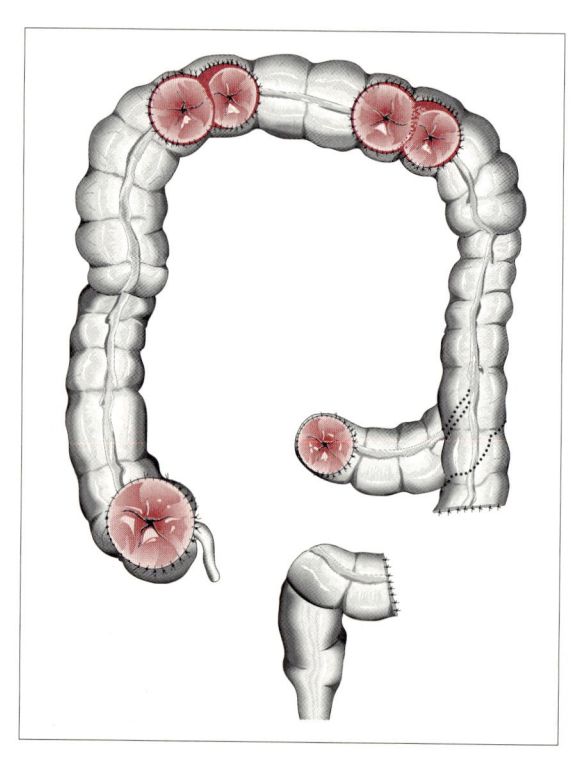

Abb. 32.**14** Möglichkeiten der Anus-praeter-Anlage.

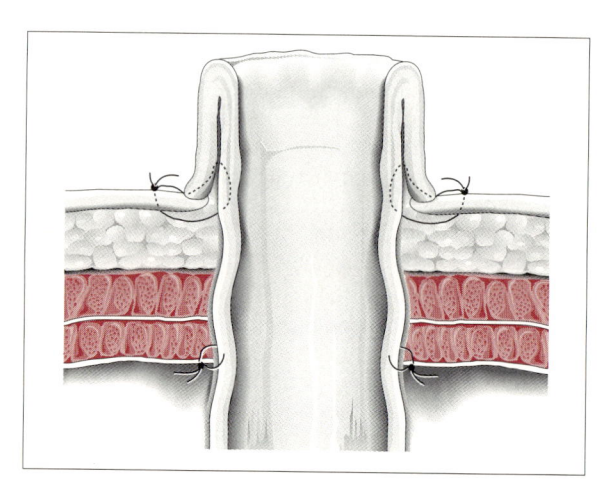

Abb. 32.**15** Prominente Ileostomie.

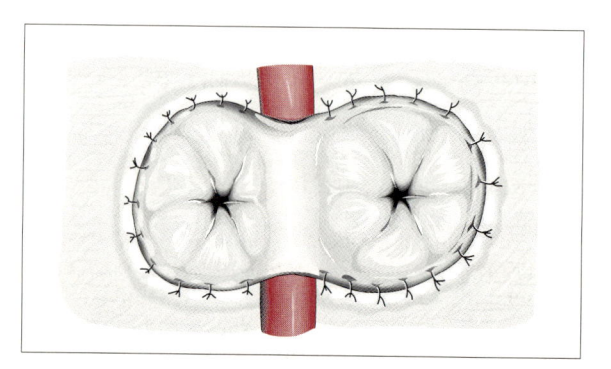

Abb. 32.**16** Doppelläufige Kolostomie.

tion nach Hartmann bei der komplizierten Sigmadivertikulitis. Die Ausleitung des oralen Sigmaendes erfolgt über eine gesonderte kreisrunde Inzision am äußeren Rand der Rektusscheide im linken Mittel- bis Unterbauch, je nach individueller Situation. Dabei wird die Faszie kreuzförmig eingeschnitten. Die Öffnung muß für zwei Finger durchgängig sein. Das Darmende ist aufgrund der problematischen Durchblutungsverhältnisse am Kolon nur sparsam zu skelettieren. Wenige Nähte fixieren den Darm am Peritoneum. Die Naht faßt die Seromuskularis und die Haut. Das Stoma wird primär offen eingenäht (Abb. 32.17). Wichtig ist der Verschluß zwischen dem Darmschenkel und der lateralen Bauchwand. Noch im Operationssaal wird ein Stomabeutel aufgeklebt.

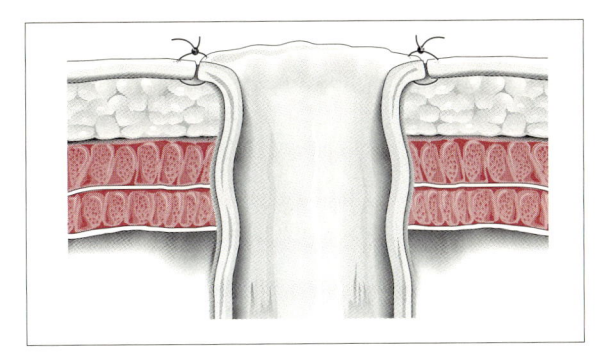

Abb. 32.17 Endständige Sigmoidostomie.

Tabelle 32.13 „Kontinente" Stomata

Ileostomie nach Kock
Magnetverschluß nach Feustel und Hennig
Glattmuskulärer Sphinkterersatz nach Schmidt

Komplikationen

Postoperative Komplikationen sind in Tab. 32.12 aufgeführt. Nach Winkler (4) sind 40% aller Stomaprobleme anlagebedingt.
Die parastomale Hernie bedarf der operativen Korrektur, wenn die Stomaversorgung behindert ist oder Komplikationen drohen. Gelegentlich ist eine hochgradige Stenose der Wegbereiter der Hernie. Wenn das Stoma nicht mehr für einen Finger durchgängig ist, sollte eine Neuimplantation erfolgen. Ebenso ist eine Stomaretraktion zu korrigieren.

Kontinenz der Stomata

Die subtilen Leistungen des Kontinenzorgans sind derzeit nicht rekonstruierbar. Alle vermeindlichen „kontinenten Stomata" sind besondere Abdichtmechanismen, die mehr oder weniger zuverlässig Zwischenentleerungen verhindern. Tabelle 32.13 gibt eine Übersicht der bekanntesten Lösungen. Die Qualität der Beutelversorgung ist andererseits jedoch auf so hohem Niveau, daß solche Stomaanlagen meist entbehrlich sind (4).

Tabelle 32.12 Komplikationen nach Anus-praeter-Anlage

Frühkomplikationen:
Postoperativer Ileus
Nekrose, Abszeß, Fistel
Retraktion

Spätkomplikationen:
Peristomale Dermatitis
Parastomale Hernie
Prolaps
Stenose
Retraktion
Spätabszeß

Literatur

1 Feustel, H., G. Hennig: Kontinente Kolostomie durch Magnetverschluß. Dtsch. med. Wschr. 100 (1975) 1063–1064
2 Kock, N. G., H. E. Myrvold, L. O. Nilsson, B. M. Philipson: Achtzehn Jahre Erfahrung mit der kontinenten Ileostomie. Chirurg 56 (1985) 299–304
3 Schmidt, E.: Spätergebnisse nach glattmuskulärem Sphincterersatz. Chirurg 56 (1985) 305–310
4 Winkler, R.: Stomatherapie, 3. Aufl. Thieme, Stuttgart 1993

Anus

B. Falkenberg

Allgemeines

Anatomie

Die natürliche Kontinenz resultiert aus einem geordneten Zusammenspiel mehrerer Strukturen (Abb. 32.18), Stelzner (12) spricht vom Kontinenzorgan. Zentrale Bedeutung hat das Schließmuskelsystem, bestehend aus den Mm. sphincter ani internus und externus. Der innere Schließmuskel ist als Fortsetzung der Ringmuskulatur des Rektums aufzufassen. Er ist glattmuskulärer Natur und zur Dauerkontraktion befähigt (physiologische Aganglinose). Der M. externus besteht aus Skelettmuskulatur und wird willkürlich innerviert.

Grenze zwischen Ekto- und Entoderm ist die Linea dentata oder auch Kryptenlinie. In ihr münden die für das Verständnis des Fistelleidens so wichtigen Proktodealdrüsen. Oberhalb der Linea dentata findet sich die Übergangs- oder Hämorrhoidalzone. Submuköse Schwellkörper sorgen für den Feinabschluß des Analkanals. Anatomisch begründet liegen die hämorrhoidalen Schwellkörper bei 3, 7 und 11 Uhr, betrachtet man diese Zone in Steinschnittlage (Abb. 32.19). Nebenknoten sind nur bei 3 und 7 Uhr möglich, entsprechend der Aufteilung der Endäste der A. rectalis superior. Die Puborektalschlinge ist die 3. Komponente des Abschlußorgans. Sie verläuft von der Symphyse U-förmig um die Hinterwand des Rektums und bildet so den anorektalen Winkel.

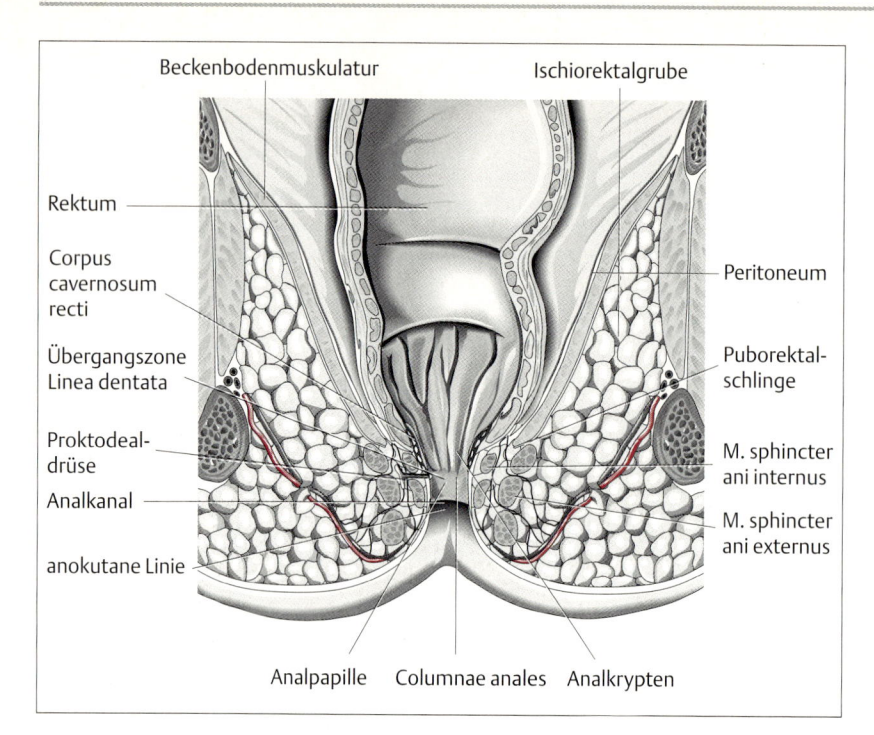

Abb. 32.18 Anatomie des Kontinenzorgans.

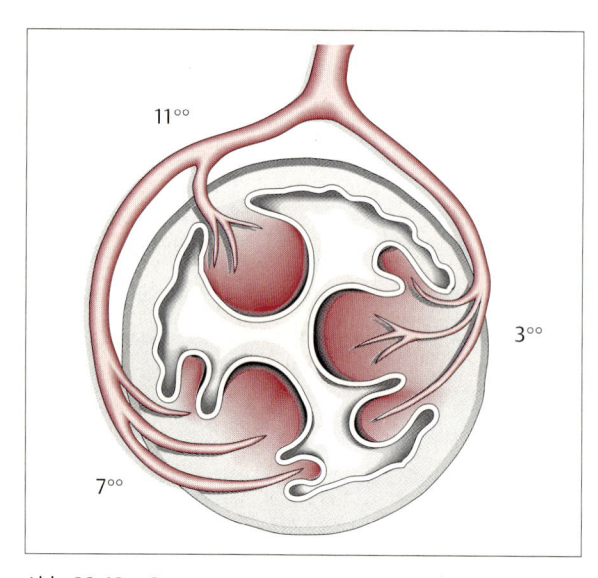

Abb. 32.19 Corpus cavernosum recti. Hauptknoten bei 3, 7 und 11 Uhr, Nebenknoten nur bei 3 und 7 Uhr (betrachtet in Steinschnittlage).

In Höhe der Linea dentata stoßen Ento-(Rektummukosa) und Ektoderm (Plattenepithel des Analkanals) in der Übergangszone aufeinander. Der Analkanal ist hochsensibel, die Rektumschleimhaut dagegen schmerzunempfindlich.

Unter Kontinenz versteht man die Fähigkeit, Darminhalt jeglicher Konsistenz halten zu können, um ihn zum Zeitpunkt der Wahl willkürlich abzusetzen. Die propulsiven Kontraktionen des Kolons befördern die Fäzes ins Rektum. Wird die Rektumwand ausreichend gedehnt, kommt es zur Erschlaffung des inneren Sphinkters und zur Kontraktion der Beckenbodenmuskulatur. Der Kontakt mit der sensiblen Analhaut erlaubt nun eine Diskriminierung zwischen festen, flüssigen und gasförmigen Stuhlbestandteilen. Durch willkürliche Kontraktion des äußeren Schließmuskels und der Puborektalschlinge kann der Entleerungsvorgang unterdrückt werden oder nicht (anorektaler Reflex). Bei der Defäkation erschlaffen alle Sphinkteren, das Corpus cavernosum recti entleert sich, Stuhlgang wird abgesetzt.

Untersuchungsgang

Der Patient mit einer proktologischen Erkrankung kommt meist erst zum Arzt, wenn seine Beschwerden das erträgliche Maß überschritten haben, handelt es sich doch um eine scheinbar peinliche Region. Die einfühlsam erhobene Anamnese führt fast immer zur Diagnose. Hellrote Blutauflagerungen und das Gefühl der unvollständigen Entleerung sind kennzeichnend für das Hämorrhoidalleiden, starke Schmerzen nach dem Stuhlgang typisch für die Analfissur. Der Pruritus ani ist entweder ein hygienisches Problem oder aber sekundär bedingt durch zahlreiche proktologische Leiden. Knoch u. Klug (5) sprechen vom Analkomplex.

Die Inspektion des Anus nach Spreizen der Nates läßt einige Erkrankungen erkennen: Kondylome, prolabierte Hämorrhoiden, die perianale Thrombose usw. Immer ist die digitale Austastung vorzunehmen: Man prüft den Schließmuskeltonus, kann Tumoren im distalen Rektum erfassen und Prostata bzw. Zervix beurteilen.

> 50% aller Rektumkarzinome sind tastbar!

Die Proktorektoskopie ist obligat. Ein Rektumkarzinom kann sich hinter jedem Symptom verbergen, gelegentlich leidet der Patient an zwei Erkrankungen. Das starre

Rektoskop wird mit drehenden Bewegungen eingeführt. Durch sparsame Insufflation von Luft wird das Gerät unter Sicht vorgeschoben. Die Überwindung des rektosigmoidalen Übergangs darf nicht erzwungen werden. Die Rektoskopie bedarf keiner besonderen Vorbereitung, nur gelegentlich ist ein Einlauf notwendig. Gutartige Tumoren werden in gleicher Sitzung mit der Schlinge abgetragen. Besteht der Verdacht auf ein Karzinom, erfolgt die Entnahme mehrerer Proben mittels Biopsiezange.

> Die Koloskopie hat die starre Rektoskopie nicht verdrängt!

Die Hämorrhoidalzone läßt sich am besten mit dem vorn offenen Proktoskop einstellen. Die vergrößerten Schwellkörper fallen in die vordere Öffnung. Unter langsamen Zurückziehen wird die Linea dentata eingestellt. Entzündete Krypten und vergrößerte Analpapillen werden so sichtbar.

Die Komplikationsrate der Rektoskopie ist gering. Trotzdem muß eine vorherige Aufkärung des Patienten, insbesondere über die Perforationsgefahr bzw. Nachblutung bei instrumentellen Eingriffen gefordert werden. Bei operativen Eingriffen (Fisteln, Hämorrhoiden) ist auf eine mögliche postoperative Inkontinenz hinzuweisen. Aus forensischen Gründen sollte vor einem operativen Eingriff die Analdruckmessung durchgeführt werden (2). Bei allen diagnostischen und therapeutischen Manipulationen im Analbereich sind funktionelle Störungen im Sinne vasovagaler Reaktionen möglich:
- erhebliche Schmerzen, die 1–2 Stunden andauern können,
- Nachblutungen,
- partielle Inkontinenz,
- Harnblasenentleerungsstörungen,
- Kreislaufreaktionen mit Hypotonie (Kollaps).

Anästhesie

Die normale proktologische Untersuchung bedarf keiner Anästhesie. Ausnahme ist die akute Analfissur, sie sollte vor der digitalen Untersuchung bzw. der Rektoskopie immer mit einem Lokalanästhetikum unterspritzt werden. Bei Eingriffen im perianalen Bereich bieten sich verschiedene Formen der Schmerzausschaltung an: Infiltrations- und Spinalanästhesie, Allgemeinnarkose und Sakralanästhesie.

Die Infiltrationsanästhesie genügt bei kleinen Eingriffen. Mit feinster Kanüle wird zwischen Anus und Steißbein eine Quaddel gesetzt, ebenso an der vorderen Kommissur. Mit langer Nadel erfolgt nun die Umspritzung des Anus. Eingriffe bis zur Hämorrhoidektomie sind machbar. Viele Patienten tolerieren erfahrungsgemäß diese Form der Schmerzausschaltung im analen Bereich jedoch nicht. Bei größeren oder septischen Eingriffen ist ohnehin eine Spinal- oder Allgemeinanästhesie erforderlich.

Für ambulante Patienten hat sich die Sakralanästhesie bewährt (Abb. 32.**20**). Nach Punktion des Canalis sacralis werden 10–15 ml eines Lokalanästhetikums (z. B. Bupivacain 0,5%ig) verabreicht. Die Schmerzfreiheit setzt nach 20 Minuten ein. Die Sakralanästhesie ist prinzipiell eine peridurale Narkoseform. Da nur die perianale Region betroffen ist, können die Patienten nach kurzer Beobachtungszeit ambulant behandelt werden.

Vor- und Nachbehandlung

Für einfache Eingriffe im analen Bereich (z. B. Hämorrhoidektomie) genügt ein Einlauf zur Vorbereitung, eine Antibiotikaprophylaxe ist nicht notwendig. Vor jedem proktologischen Eingriff ist eine schonende Sphinkterdehnung durchzuführen. Es hat sich bewährt, das untere Rektum abzustopfen. Nach der eigentlichen Operation wird in den Analkanal ein Salbenstreifen eingelegt, der am nächsten Tag entfernt werden kann. Täglich mehrfache Sitzbäder oder Abduschen des Anus fördern die Säuberung der Wunde. Große Abszeßhöhlen werden zusätzlich ausgespült und locker bis zum tiefsten Punkt tamponiert. Ein einmaliger Verbandswechsel am Tag reicht nicht aus. War der Abszeß nur oberflächlich, kann bald mit Sitzbädern oder Abduschen der Region begonnen werden.

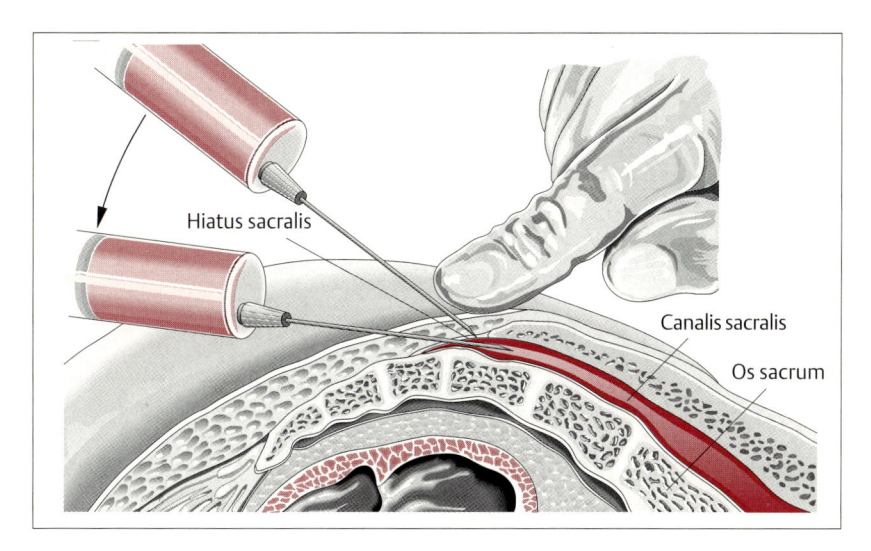

Abb. 32.**20** Technik der Sakralanästhesie. Punktion des Canalis sacralis und Instillation eines Lokalanästhetikums.

Bei größeren Eingriffen wie Sphinkterrekonstruktionen oder Rektopexieoperationen ist eine präoperative Darmspülung sinnvoll, ebenso eine antibiotische Prophylaxe.

Auf die Indikation zur Anlage eines Anus praeter naturalis wird im Abschnitt „Verletzungen" (S. 751 f) hingewiesen.

Eine gelegentliche postoperative Inkontinenz bessert sich nach einigen Tagen. Nach Sphinkterrekonstruktionen ist eine Nachbehandlung durch Elektrostimulation und Beckenbodentraining notwendig.

Spezielle Krankheitsbilder

Marisken

Unter Marisken verstehen wir hypertrophe Hautgebilde, die keinen eigentlichen Krankheitswert besitzen (Abb. 32.**21 a**). Eine ödematöse Schwellung ist bei Entzündungen möglich. Marisken entstehen im Laufe des Lebens, die Ursache kann meist nicht eruiert werden. Neugeborene haben grundsätzlich keine.

Diagnose

Durch eine Inspektion des Anus kann die Diagnose gestellt werden.

Differentialdiagnose (Abb. 32.**21 a – k**)

Marisken werden häufig mit Hämorrhoiden verwechselt. Wesentlicher Unterschied ist, daß die Hämorrhoiden von Schleimhaut und Marisken von normaler Haut bedeckt sind. Zudem füllen sich Marisken beim Pressen nicht. Des weiteren sind abzugrenzen: Condylomata acuminata (Abb. 32.**21 c**), Lues, perianale Thrombose (Abb. 32.**21 e**), Analpapille (Abb. 32.**21 b**) und Analkarzinom (Abb. 32.**21 k**).

Therapie

Entfernt werden Marisken nur, so sie hygienische Probleme bereiten. Der Eingriff kann in örtlicher Betäubung durchgeführt werden.

Kondylome

Condylomata acuminata oder Spitzenkondylome sind virusbedingte (Papillomaviren) Fibroepitheliome. Von kleinen Papeln bis zu blumenkohlartigen Tumoren gibt es alle Übergänge (Abb. 32.**21 c**). Die Krankheit tritt besonders bei jüngeren Patienten auf und ist sexuell übertragbar. Ein feuchtes Milieu und Mikrotraumen wirken begünstigend. So finden sich Kondylome auch im Genitalbereich, in den Achseln und selbst im Mund. Als Buschke-Löwenstein-Tumor bezeichnet man Kondylome von extremer Größe. Der Übergang in ein Plattenepithelkarzinom ist selten.

Diagnose

Durch die Inspektion kann die Diagnose gestellt werden, eine Virusbestimmung ist selten notwendig. Die Rektoskopie sollte erst im freien Intervall nach Abheilung der Läsionen vorgenommen werden.

Differentialdiagnose

Lues, AIDS, Analkarzinom, Morbus Paget und Morbus Bowen sind auszuschließen.

Therapie

Spontanheilungen sind selten. Konservative Therapieversuche mit Podophylin sind langwierig und mit einer hohen Rezidivrate behaftet. Die vollständige Abtragung mit der Thermoschlinge oder dem Laser bringt bessere Ergebnisse, obwohl auch nach diesen Methoden mitunter Rezidive auftreten. Es sollten auf jeden Fall beide Partner untersucht und behandelt werden. In schwierigen Fällen ist eine adjuvante Therapie indiziert.

Analfissur

Bei der Analfissur (Abb. 32.**21 d**) handelt es sich um ein längsgerichtetes, sehr schmerzhaftes Ulkus im Analkanal, meist in der hinteren Kommissur. Vom Verlauf her werden akute und chronische Formen unterschieden. Analfissuren sind häufig, trotz typischer Anamnese und eindrucksvollem Befund wird das Leiden jedoch oft nicht erkannt.

Pathogenese

Die Pathogenese der Analfissur ist nicht vollständig enträtselt. Die einfachste Erklärung ist wohl die Entstehung bei der Passage von hartem Stuhl. Schmerzbedingt entsteht in der Folge ein Sphinkterspasmus. Aus Angst vor dem nächsten Stuhlgang unterdrückt der Patient die Defäkation. Es entsteht erneut eine Stuhlsäule, das Ulkus reißt immer wieder auf.

Diagnose

Im Gegensatz zur akuten Fissur zeigt die chronische Form aufgeworfene Ränder und gelegentlich eine inkomplette Fistel, die vom Fissurgrund ausgeht. Entzündlich bedingt kommen eine hypertrophe Analpapille und die sog. Vorpostenfalte hinzu (Abb. 32.**21 b**).

> Starker Schmerz nach dem Stuhlgang ist typisch für die akute Analfissur!

Differentialdiagnose

Fissuren außerhalb der hinteren Kommissur sind immer verdächtig auf ein sekundäres Geschehen, meist einen Morbus Crohn. Des weiteren sind abzugrenzen: Analkarzinom, Sphinkterspasmus, Herpesinfektion, Rhagaden und Lues.

Therapie

Es wird versucht, durch Senkung des Sphinktertonus eine Abheilung der Fissur zu erzielen. Dieses ist erreichbar durch die manuelle Dilatation des Analkanals oder durch die partielle Sphinkterotomie. Erfahrungsgemäß sollte zuerst die manuelle Dilatation des Sphinktersystems versucht werden. Dieser Eingriff kann jedoch nur in ausreichender Narkose erfolgreich sein. Dann wird der Schließmuskel schonend über 10–15 Minuten langsam aufgedehnt. Alternativ ist die vorsichtige Dehnung mit einem Analdehner durch den Patienten selbst möglich. Ein konservativer Therapieversuch mit Sitzbädern und anästhesierenden Salben ist immer gerechtfertigt. Die chronische Fissur ist therapieresistenter. Eine vollständige Exzision der Fissur mit hypertropher Analpapille und der Vorpostenfalte bringt die besten Ergebnisse. Vor dem Eingriff wird natürlich eine Sphinkterdehnung ausgeführt. Die Sphinkterotomie nach Eisenhammer (3) oder Notaras (9) sollte hartnäckigen Fällen vorbehalten bleiben. Ein gleichzeitig vorhandenes Hämorrhoidalleiden wird in derselben Sitzung therapiert (Analsanierung). Nur bei der voroperierten chronisch rezidivierenden Fissur sind plastisch-rekonstruktive Eingriffe notwendig (z.B. V-Y-Plastik).

> Die Sphinkterotomie sollte prinzipiell nur von einem erfahrenen Proktologen durchgeführt werden!

Ein Morbus Crohn muß auch systemisch behandelt werden, sonst bleibt der Erfolg der Behandlung analer Läsionen aus.

> Die akute Fissur wird dilatiert, die chronische dilatiert und exzidiert!

Perianale Thrombose

Am äußeren Ende des Analkanals findet sich der Plexus haemorrhoidalis inferior. Durch übermäßiges Pressen oder auch ohne erkennbare Ursache kann es zur Ruptur einer kleinen Vene kommen oder aber es entsteht intravasal ein Thrombus. Ob nun die Bezeichnung „perianales Hämatom" bzw. „äußere Hämorrhoide" zutrifft, sei dahingestellt. Für die Praxis ist dies ohne Bedeutung.

Diagnose

Ein plötzlich einsetzender Schmerz liefert den Hinweis auf eine perianale Thrombose, die Inspektion des Anus bestätigt den Verdacht (Abb. 32.**21e**).

Differentialdiagnose

Diagnostische Probleme ergeben sich nicht, wenn man beachtet, daß die perianale Thrombose immer von Haut bedeckt ist. Echte Hämorroiden nehmen ihren Ursprung oberhalb der Linea dentata und sind somit von Schleimhaut überzogen.

Therapie

Die Inzision, besser Exzision und Entfernung des Thrombus in Lokalanästhesie bringt eine rasche Schmerzfreiheit. Kommen die Patienten mit bereits abklingenden Beschwerden, reichen Sitzbäder und unspezifische Salben.

Hämorrhoiden

Unter Hämorrhoiden werden im Volksmund sämtliche anorektalen Beschwerden subsumiert. Definitionsgemäß handelt es sich um vergrößerte Schwellkörper des Corpus cavernosum recti. Vergrößerte Schwellkörper sind häufig, vom Hämorrhoidalleiden sollte man erst sprechen, wenn entsprechende Beschwerden vorliegen.

Diagnose

Leitsymptom ist die Blutung oder das Gefühl der unvollständigen Entleerung. Nach Miles (6) werden 4 Stadien eingeteilt (Abb. 32.**22**). Im I. Stadium sind die vergrößerten Schwellkörper von außen nicht sichtbar und auch nicht tastbar, aber sie bluten und besitzen damit Krankheitswert. Hämorrhoiden II. Grades prolabieren beim Stuhlgang, ziehen sich jedoch von selbst zurück. Die Blutungsneigung nimmt mit zunehmender Fibrosierung ab. Im Stadium III müssen die Knoten manuell reponiert werden. Von einem fixierten Prolaps (Stadium IV) spricht man, wenn die Knoten nicht mehr reponibel sind. Die Diagnose ergibt sich aus der Anamnese und der Untersuchung mit dem Proktoskop. Zum Ausschluß eines Tumors ist zumindest die Rektoskopie obligat, im höheren Alter sollte der gesamte Kolonrahmen abgeklärt werden.

Differentialdiagnose

Perianale Thrombose, Marisken, Rektumprolaps und Rektumkarzinom sind auszuschließen.

Therapie

Die Behandlung sollte immer individuell festgelegt werden. Eine Übersicht gibt Tab. 32.**14**. Im Stadium I sind konservative Therapieversuche mit Salben und Suppositorien durchaus gerechtfertigt. Steht die Blutung im Vordergrund, ist die Indikation zur Sklerosierung gegeben. Mehrere Substanzen sind hierfür geeignet, am bekanntesten ist wohl das Phenolmandelöl. Durch die Sklerosierung soll der arterielle Zustrom zum Knoten gedrosselt werden. Es kommt zur Fibrosierung, die Blutungstendenz nimmt ab. Das Sklerosierungsmittel wird entweder

Tabelle 32.**14** Stadiengerechte Therapie des Hämorrhoidalleidens

Stadium	Therapiemöglichkeiten
I	Sklerosierung, Salben/Suppositorien
II	Gummiligatur, Sklerosierung
III/IV	Hämorrhoidektomie

746 32 Kolon, Rektum und Anus

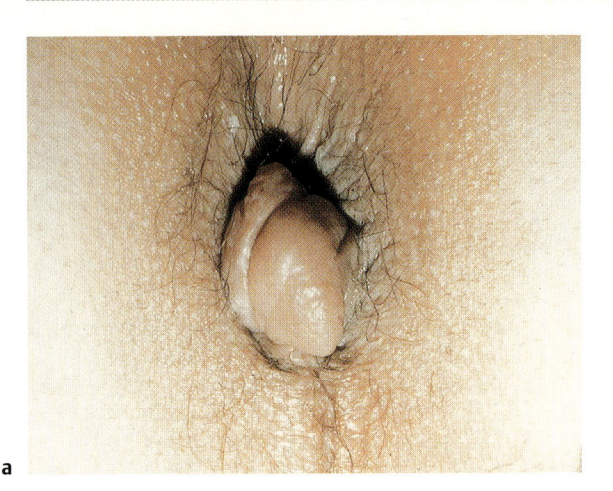

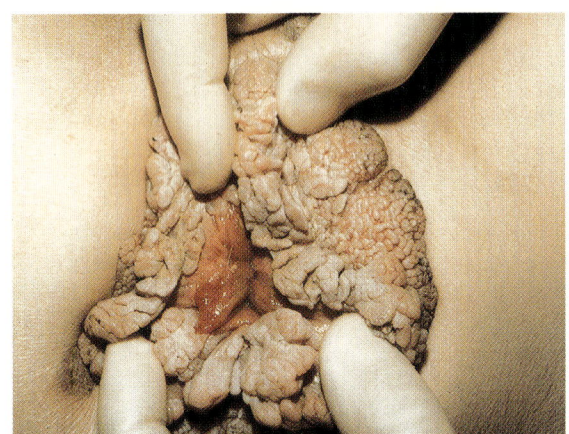

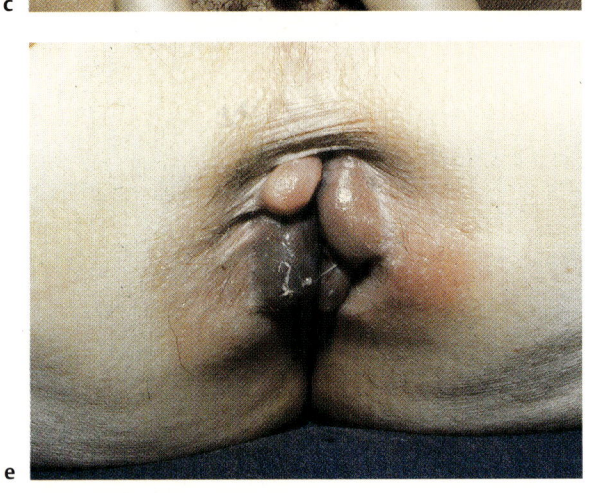

Abb. 32.**21** Differentialdiagnosen im Analbereich. **a** Marisken, **b** hypertrophe Analpapille, **c** Condylomata acuminata, **d** Analfissur und Hämorrhoide bei 11 Uhr, **e** perianale Thrombose, **f** perianaler Abszeß. **g** Sinus pilonidalis, **h** Pyodermia fistulans significa, **i** perianale Fisteln bei Morbus Crohn, **j** Rektumprolaps, **k** Analkarzinom.

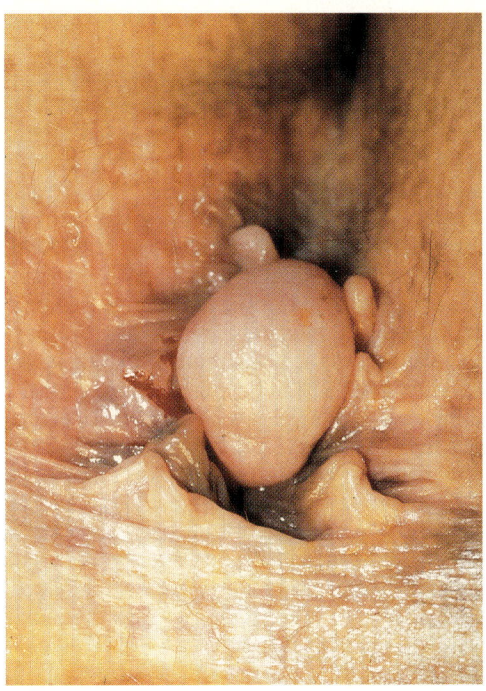

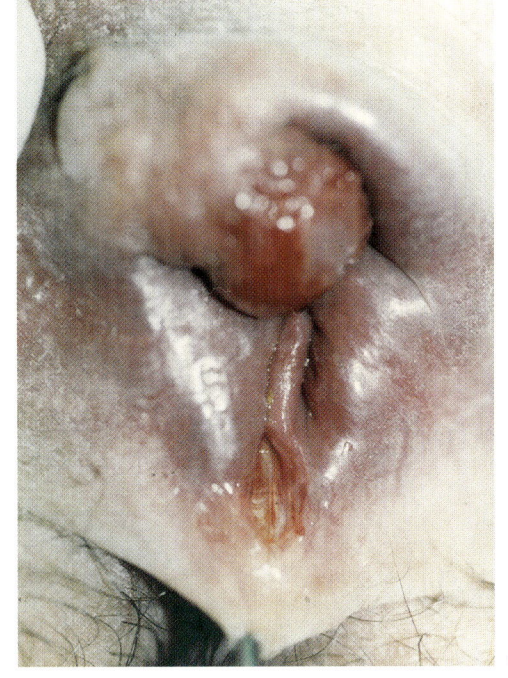

Anus 747

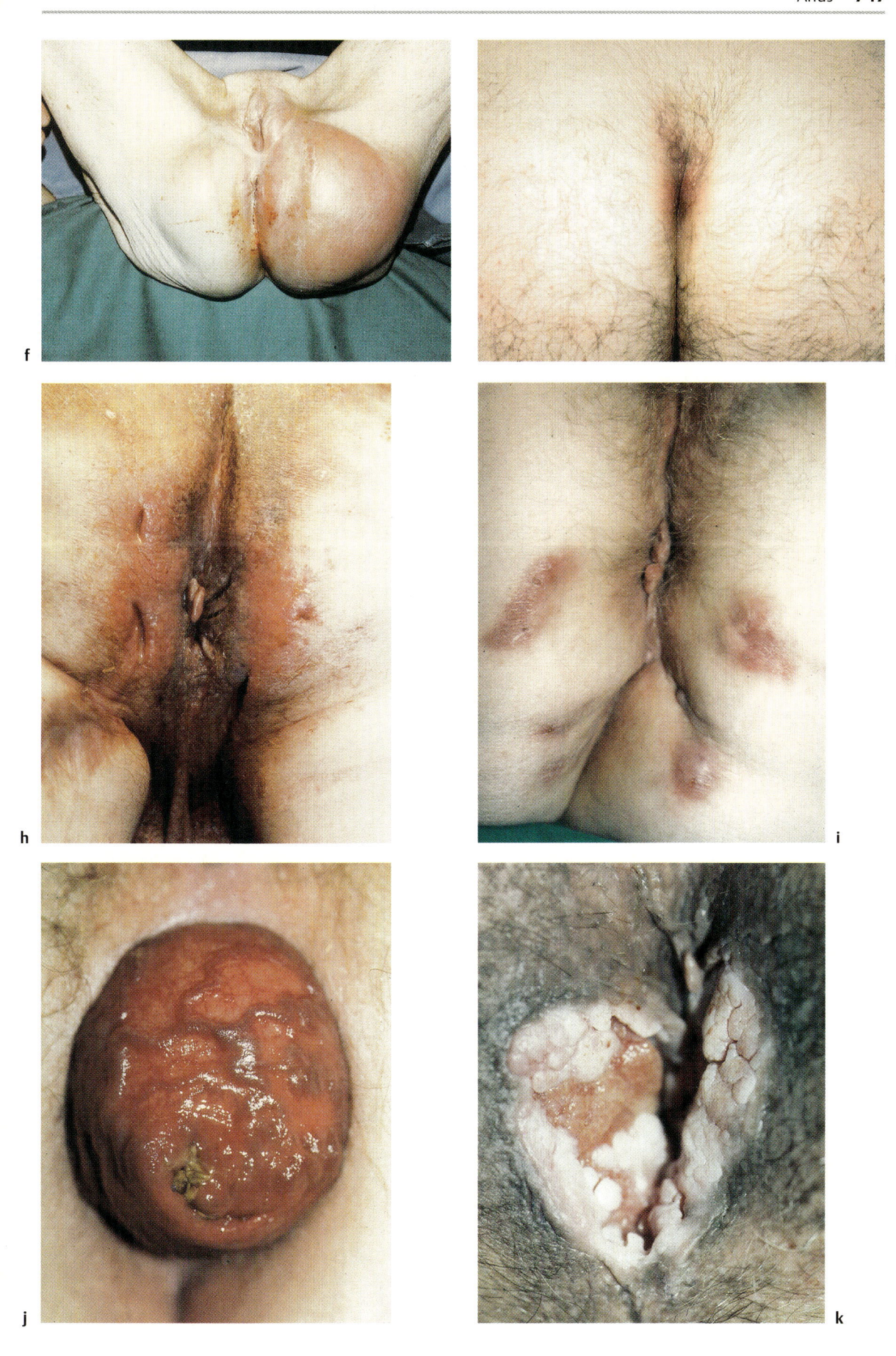

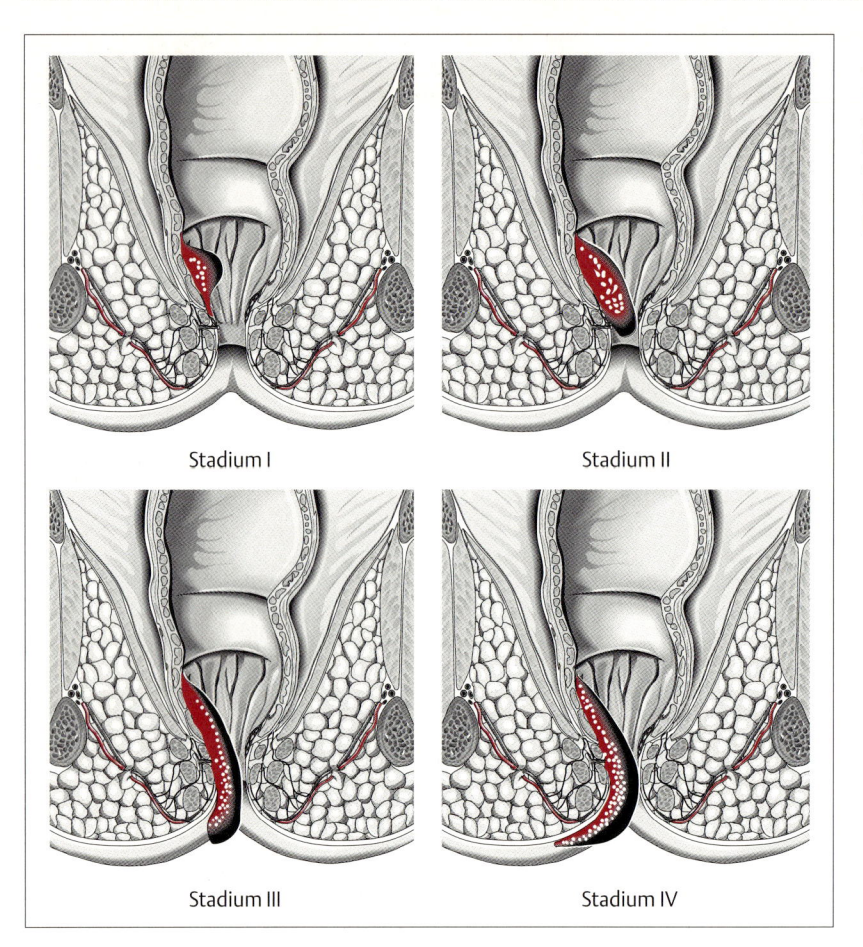

Abb. 32.**22** Stadieneinteilung der Hämorrhoiden. Stadium I: vergrößerter Schwellkörper. Stadium II: Prolaps mit spontaner Retraktion. Stadium III: prolabierte Knoten, die reponiert werden müssen. Stadium IV: fixierter Prolaps.

Stadium I

Stadium II

Stadium III

Stadium IV

direkt in den Knoten gespritzt oder aber zirkulär oberhalb der Schwellkörper (Abb. 32.23), je Knoten nur maximal 0,5 ml. Beide Sklerosierungstechniken führen zur Fibrosierung der Hämorrhoiden.

Im Stadium II eignet sich die Gummiligatur nach Barron (1) zur semioperativen Behandlung vorzüglich. Die Knoten werden in ihrem oberen Anteil angesaugt (Abb. 32.24), die gesetzte Gummiligatur bewirkt eine Nekrose, der Knoten stößt sich nach einigen Tagen ab. Der Eingriff kann ohne Narkose und ambulant durchgeführt werden. In seltenen Fällen kann es zu einer Nachblutung kommen, die Patienten müssen entsprechend aufgeklärt sein. Manche Autoren behandeln auch Hämorrhoiden III. Grades mit der Gummiligatur. Allgemein

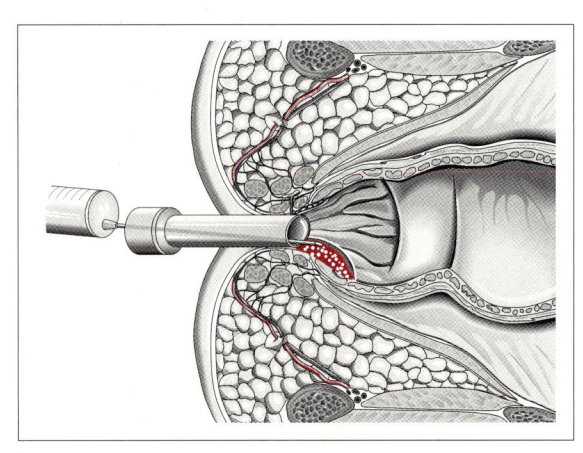

Abb. 32.**23** Sklerosierung von Hämorrhoiden.

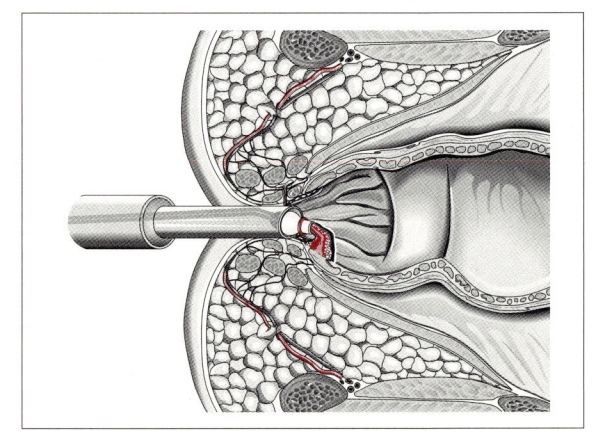

Abb. 32.**24** Technik der Gummibandligatur. Der enge Gummiring schnürt den angesaugten Hämorrhoidalknoten ab. Nach einigen Tagen wird der Knoten nekrotisch.

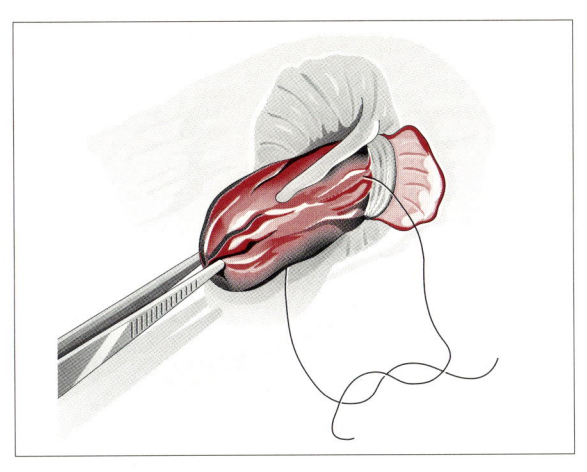

Abb. 32.**25** Hämorrhoidektomie. Die Hämorrhoide wird angeklemmt, die Basis mit einer Durchstichligatur versorgt und der Knoten von der Unterlage abpräpariert. Der Schließmuskel ist zu schonen.

ist jedoch im Stadium III und IV die operative Therapie gerechtfertigt. Die offene Dreizipfelmethode nach Milligan u. Mitarb. (7) stellt das klassische Verfahren dar. Diese Methode ist auch heute noch weit verbreitet (Abb. 32.**25**). Wie vor jedem Eingriff erfolgt zunächst eine Sphinkterdehnung. Die Knoten werden angeklemmt und die zuführende Arterie an der Knotenbasis mit einer Durchstichnaht versorgt. Der Schwellkörper wird nun von der Unterlage abpräpariert, der M. internus ist zu schonen. Einige Schleimhautnähte mit resorbierbarem Nahtmaterial verkleinern die Wundfläche. Die Haut bleibt offen (Wunddreieck) oder wird ebenfalls adaptiert. Wichtig ist, daß zwischen den abgetragenen Knoten genügend Schleimhaut stehenbleibt, sonst droht eine Stenose. Werden alle drei Knoten in einer Sitzung versorgt, hat sich ein kurzer stationärer Aufenthalt bewährt. Die Methode nach Parks (10) ist aufwendiger, schont aber die Schleimhaut und das Anoderm.

Im Stadium IV sollte ebenfalls operiert werden. Kommt der Patient allerdings mit einem extremen Begleitödem und inkarzerierten Knoten, sollte nur der Erfahrene diese Operation ausführen. In dieser Situation ist es vorteilhafter, die Knoten erst zu reponieren und die Hämorrhoidektomie im Intervall anzuschließen.

Entzündungen

Proktitis

Entzündliche Darmerkrankungen sind relativ häufig. Der Morbus Crohn (vgl. Kapitel 30, S. 677 ff) geht mit analen Läsionen einher, gelegentlich als Erstmanifestation. Im distalen Rektum sind die Colitis ulcerosa, die Strahlenproktitis und die unspezifische Proktitis von Bedeutung.

Diagnose

Das rektoskopische Bild ist nicht aussagekräftig. Schleimabgang, eine vulnerable Schleimhaut, die bei Kontakt blutet, und Ulzerationen kennzeichnen das Bild. Durch Entnahme einer Probe gelingt es aber auch dem Pathologen mitunter nicht, eine eindeutige Diagnose zu stellen. Manchmal ist nur vom Verlauf her eine endgültige Diagnose zu stellen.

Differentialdiagnose

Morbus Crohn, Colitis ulcerosa, unspezifische Proktitis, ischämische Proktitis, Strahlenkolitis, solitäres Rektumulkus, pseudomembranöse Kolitis, Divertikulitis und irritables Kolon sind auszuschließen.

Therapie

Sollte die Diagnose anfangs nicht zu klären sein, ist eine probatorische Behandlung mit Mesalazin gerechtfertigt.

Kryptitis

Diagnose

Die Inspektion der Linea dentata ergibt entzündlich veränderte Krypten und als Reizzustand hypertrophe Analpapillen. Auf eitrigen Ausfluß ist zu achten.

Differentialdiagnose

Proktitis, perianaler Abszeß oder Fistel, Morbus Crohn und Colitis ulcerosa sind von einer Kryptitis abzugrenzen.

Therapie

Läßt sich eindeutig die schuldige Krypte ausmachen, wird sie inzidiert, ansonsten bringen Sitzbäder und Suppositorien Linderung.

Perianaler Abszeß (Abb 32.**21 f**)

Ursache diese Leidens ist eine Verhaltung und Entzündung der Proktodäaldrüsen. Diese sind beim Menschen rudimentär und münden mit einem Ausführungsgang in der Kryptenlinie. Die Infektion nimmt dann den Weg des geringsten Widerstandes, meist über den intersphinkteren Spalt oder nach ischiorektal. Stelzner (11) unterscheidet weiterhin submuköse, subkutane und die sehr seltenen pelvirektalen Abszesse (Abb. 32.**26**). Zeigen beide Ischiorektalgruben Abszesse, die dorsal miteinander verbunden sind, spricht man von Hufeisenabszessen.

Diagnose

Perianale Abszesse sind an den klassischen Entzündungszeichen erkennbar, Fieber und Schmerzen in der perianalen Region führen den Patienten zum Arzt. Die Diagnose ist einfach, nur hochgelegene ischio- und pelvirektale Infektionen sind schwerer zu erkennen. Die Endosonographie oder auch eine CT sind in unklaren Fällen von Vorteil.

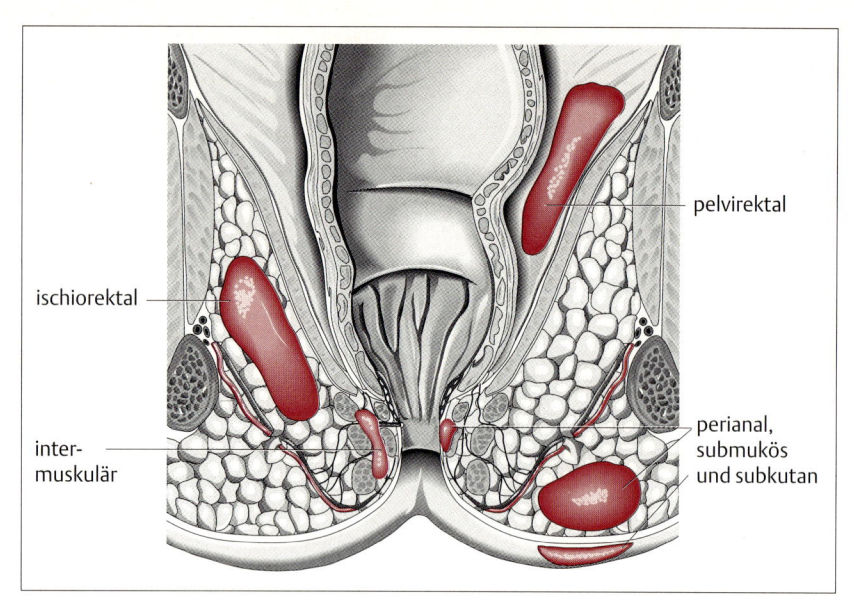

Abb. 32.26 Lokalisation perianaler Abszesse (nach Stelzner).

Labels: ischiorektal, intermuskulär, pelvirektal, perianal, submukös und subkutan

Differentialdiagnose

Fisteln, Tumoren, Glutäalabszeß und Sinus pilonidalis sind auszuschließen.

Therapie

Konservative Behandlungsversuche sind erfolglos. Nur die breite Eröffnung bietet dem Eiter genügend Abfluß (Abszeßabdeckelung). Erfolgt die Inzision zu sparsam, verklebt die Wunde zu früh und das Rezidiv ist vorprogrammiert. Findet sich eine Fistel zur Linea dentata, empfiehlt sich die gleichzeitige Spaltung. Wird die Fistelspaltung unterlassen, kommt es in etwa 50% der Fälle zum Abszeß- oder Fistelrezidiv. Die Fistelnachschau einige Tage nach einer Abszeßspaltung ist unnötig, da nicht alle Patienten ein Rezidiv erleiden. Selbst nach ausgiebigen Inzisionen säubern sich die Wunden schnell, zurück bleiben nur zarte Narben.

> Häufigster Fehler ist die zu sparsame Inzision eines perianalen Abszesses!

Perianale Fistel

Perianale Fisteln entstehen nach Abszeßinzisionen oder spontan. Wie beim Abszeß liegt die Ursache in der Infektion einer Proktodäaldrüse.

Diagnose

Am häufigsten finden sich inter- und transsphinktere Fisteln (Abb. 32.**27**). Die äußere Fistelöffnung muß gesucht werden. Eine präoperative Fisteldarstellung bleibt besonderen Fällen vorbehalten.

Differentialdiagnose

Fisteln beim Morbus Crohn (Abb. 32.**21 i**) verursachen wenig Beschwerden. Bei der Pyodermia fistulans significa (Abb. 32.**21 h**) verlaufen die Fisteln immer subkutan und haben keine Beziehung zum Schließmuskelsystem oder zur Linea dentata.

Therapie

Eine Heilung ist nur operativ möglich. Die intraoperative Darstellung mit einer Farbstofflösung erleichtert die Präparation. In 95% münden die Fisteln in Höhe der Linea dentata. Da das Schließmuskelsystem noch oberhalb dieser Linie ausgebildet ist, dürfen diese Fisteln ohne Gefahr für die Kontinenz gespalten werden. Nur die seltenen pelvirektalen Fisteln haben andere Ursachen. Eine Ausheilung ist gelegentlich nur durch Vorschaltung eines Anus praeter möglich.

> Drei Viertel des Schließmuskelsystems können ohne Kontinenzverlust gespalten werden!

Sinus pilonidalis

Der Sinus pilonidalis oder das Haarnestgrübchen findet sich streng in der Rima ani in Höhe des Kreuzbeines (Abb. 32.**21 g**). Die Haare knicken ab und sprießen ins Gewebe. Der Begriff „ jeep disease" kennzeichnet diesen Mechanismus treffend, obwohl die Diskussion um die Entstehung dieser Krankheit nicht abgeschlossen ist. Betroffen sind vorwiegend Männer im frühen Erwachsenenalter.

Diagnose

Die Erkrankung kann jahrelang unerkannt bleiben. Von einem Primärporus gehen blind endende Fistelgänge in die Tiefe. Es kommt zur Infektion, die entweder akut als

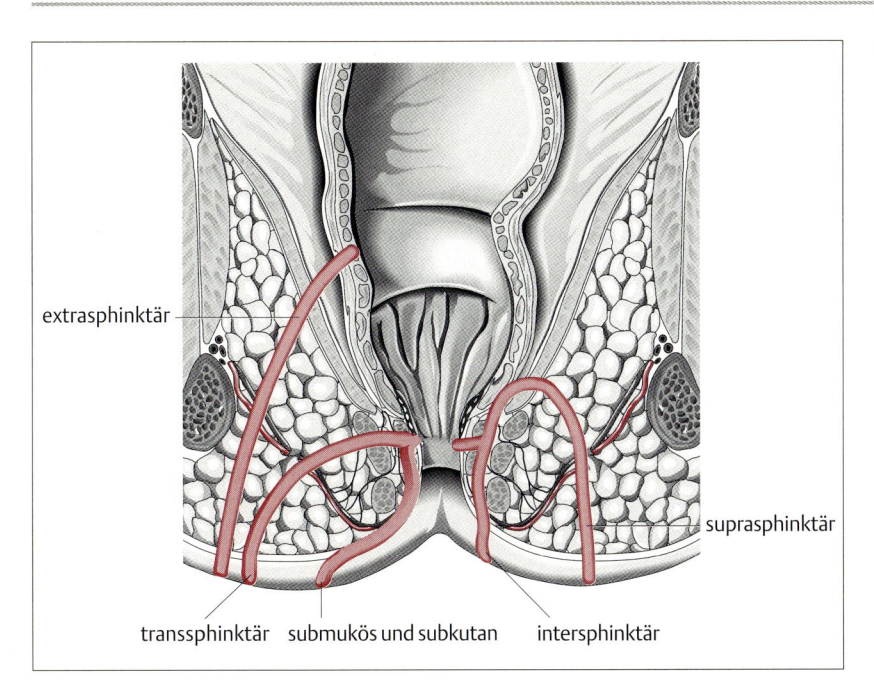

Abb. 32.27 Fistelschema (nach Stelzner).

extrasphinktär
suprasphinktär
transsphinktär   submukös und subkutan   intersphinktär

Abszeß oder als chronische Fistelung in Erscheinung tritt.

Differentialdiagnose

Die Fisteln haben keine Beziehung zum Analkanal oder zum Rektum.

Therapie

Im akuten Stadium wird inzidiert und die Wunde offen behandelt. Die chronische Fistel wird bis auf die Sakralfaszie exzidiert. Die Faszie selbst muß nie entfernt werden. Eine Primärnaht ist bei blanden Fisteln erlaubt, die Rezidivquote liegt dann allerdings bei 10–20 %. Rezidive entstehen, wenn Fistelgänge bei der Operation zurückbleiben. Die maligne Entartung einer solchen Fistel ist ein ausgesprochen seltenes Ereignis.

Rektumprolaps

Beim Rektumprolaps stülpt sich oft das gesamte Rektum aus dem After heraus (Abb. 32.**21 j**). Von einem inneren Vorfall spricht man, wenn der Prolaps nur bis in die Ampulle reicht. Eine Sphinkterschwäche besteht fast immer. Als Ursachen kommen in Frage: Beckenbodeninsuffizienz (Descending-Perineum-Syndrom), neurogene Störungen, Obstipation, Laxanzienabusus, Sphinkterinsuffizienz, Dammriß usw. Nach Stelzner (13) besteht die Ursache in einem Kalibersprung im oberen Rektum.

Diagnose

Die Inspektion, eine Rektoskopie und evtl. eine Defäkographie führen zur Diagnose.

Differentialdiagnose

Beim Analprolaps kommt es zu einem Vorfall lediglich der Mukosa. Im Gegensatz hierzu prolabiert das Rektum mit all seinen Wandschichten (zirkuläre Falten). Die Defäkographie ist hilfreich, um einen inneren Prolaps oder eine Rektozele zu objektivieren.

Therapie

Beim Mukosavorfall des Erwachsenen wird operativ wie bei der Hämorrhoidektomie vorgegangen, bei Kindern zeigt die Sklerosierung gute Ergebnisse. Der Rektumprolaps wird meist von abdominal versorgt. Nach Durchtrennung der Paraproktien wird der Enddarm reponiert und an der Sakralfaszie über einem Ivalon-Schwamm oder einem Netzkissen fixiert, auch die direkte Fixation an der Sakralfaszie ist möglich. Dieser Eingriff ist auch laparoskopisch möglich.
Resektionen sind nicht immer notwendig. Die geringste Rezidivrate ist jedoch nach Resektion und Fixierung des Rektums am Kreuzbein zu erwarten (13). Der Rektumprolaps kann auch von perineal, ohne Eröffnung der Bauchhöhle, angegangen werden. Von Nachteil ist die hohe Rezidivrate. Die sublevatorische Einlage eines Thiersch-Ringes bleibt hinfälligen Kranken vorbehalten.

Verletzungen

Schwere Verletzungen des Schließmuskels oder des Rektums sind selten, meist im Rahmen eines Polytraumas. Isolierte Pfählungsverletzungen können zu Sphinkterzerreißungen und Rektumperforationen führen. In autoerotischer Absicht werden Gegenstände anal eingeführt.

Diagnose

Die notfallmäßige Diagnostik hängt vom Verletzungsmuster ab. Beckenfrakturen und Läsionen des harnableitenden Systems dürfen nicht übersehen werden. Ist eine Verletzung des Rektums möglich, muß rektoskopiert werden. Der Nachweis freier Luft zwingt zur abdominellen Exploration.

Therapie

Eine intraperitoneale Perforation ist von abdominal zu versorgen, eine Anus-praeter-Anlage wird notwendig. Liegt die Läsion im extraperitonealen Enddarmbereich, kann unter Antibiotikaschutz abgewartet werden. In Zweifelsfällen oder beim Auftreten einer schweren Infektion ist auch hier eine Stuhlableitung erforderlich. Im Rahmen eines Polytraumas ist das Verletzungsmuster variabel. Erstes Ziel ist die provisorische Blutstillung im Beckenbereich, notfalls durch Abklemmen der distalen Aorta. Die Exploration zeigt dann das Ausmaß der Verletzung. Die primäre Rekonstruktion des Schließmuskelsystems, einschließlich Puborektalschlinge, ist anzustreben. Handelt es sich um stark verschmutzte Wunden, ist auch in diesen Fällen eine Schutzkolostomie ratsam. Eine Zerquetschung der Kreuzbeinhöhle mit avitalem Rektum kann eine Rektumamputation erfordern.

Anal eingeführte Gegenstände führen nur ausnahmsweise zur Perforation. Meist können sie transanal rektoskopisch entfernt werden. Eine Schließmuskeldehnung in Narkose erleichtert die Prozedur.

Analkarzinom (Abb. 32.21 k)

Im Gegensatz zum kolorektalen Karzinom sind Analkarzinome selten. Nur etwa 1–3% aller kolorektalen Karzinome betreffen den Anus. Man unterscheidet Karzinome des proximalen Analkanals und solche des Analrandes. Karzinome des Analkanales sind häufiger bei Frauen, Karzinome des Analrandes häufiger bei Männern. Entsprechend den vorhandenen Epithelien bilden sich ganz verschiedene Karzinomformen.

Karzinome des Analkanals entstehen entweder aus Plattenepithel oder aus dem Übergangsepithel oberhalb der Linea dentata, wobei letztere eine deutlich schlechtere Prognose aufweisen. Adenokarzinome in Proktodäaldrüsen oder perianalen Fisteln sind selten. Leukämische Infiltrate können in der perianalen Region als Fisteln oder Abszesse auftreten. Das maligne Melanom, perianal oder im Rektum, gehört ebenso zu den Raritäten. Analrandkarzinome sind meist Plattenepithelkarzinome. Das histologische Bild entspricht dem von Plattenepithelkarzinomen der Haut. Dies wird in der TNM-Klassifikation berücksichtigt (Tab. 32.15). Basaliome dieser Region müssen von den basaloiden Karzinomen unterschieden werden. Basaliome wachsen destruierend, metastasieren jedoch nicht.

Die Lymphdrainage erfolgt beim Analkarzinom über drei Wege: inguinal, iliakal und mesorektal in Richtung paraaortal, je nach Tumorsitz.

Tabelle 32.15 TNM-Klassifikation der Karzinome des Analkanals, Kurzfassung nach UICC. 2. Revision 1992, Karzinome des Analrandes werden wie Hauttumoren eingeteilt (nach Hermanek u. Mitarb.)

T1	< 2 cm
T2	2–5 cm
T3	> 5 cm
T4	Nachbarorgane infiltriert
N1	perirektal
N2	unilateral an A. iliaca interna/inguinal
N3	perirektal und inguinal, bilateral an A. iliaca interna/inguinal
M1	Fernmetastasen

Symptome

Nässen, Stuhlschmieren, Juckreiz, Kontinenzstörung und Blutauflagerungen sind die klassischen Symptome. Schmerzen treten erst im fortgeschrittenen Stadium auf.

Diagnose

Inspektion und digitale Untersuchung des Anus und distalen Rektums sind die ersten Untersuchungsschritte. Therapieresistente Veränderungen sind immer malignomverdächtig. Eine histologische Sicherung ist prätherapeutisch auf jeden Fall notwendig. Dann erfolgt ein Abtasten der Leistenregion, da distale Karzinome dorthin metastasieren.

Differentialdiagnose

Distale Rektumkarzinome, Kondylome, Marisken, Fissuren, Morbus Bowen und extramammärer Morbus Paget sind auszuschließen.

Therapie

Tumorgröße, Lokalisation und Lymphknotenbefall bestimmen das Behandlungskonzept. Nur kleine T1-Analrandkarzinome werden in kurativer Absicht lokal exzidiert.

Während noch vor Jahren die Rektumamputation als einzige Therapieform galt, hat sich seit den Arbeiten von Nigro (8) die sphinkterschonende Radiochemotherapie als Primärtherapie durchgesetzt. Gleichzeitig mit der Bestrahlung beginnt eine Chemotherapie mit Mitomycin C und 5-Fluorouracil. Nach Abschluß der Behandlung erfolgen Probeentnahmen aus dem ehemaligen Tumorgebiet. Dieses Restaging sollte erst drei Monate nach Beendigung der Radiochemotherapie erfolgen, da die Tumorregression beim Analkarzinom langsam erfolgt. Allerdings wird die Wertigkeit einer Kontrollbiopsie unterschiedlich beurteilt. Im positiven Falle ist dann eine lokale Exzision, die Quénu-Operation oder eine erneute Bestrahlung notwendig. Durch dieses Therapiekonzept wurden höhere 5-Jahres-Überlebensraten bei erhaltener Kontinenz erreicht als durch eine Rektumamputation mit Verlust des Kontinenzorgans. Sind die Leistenlymphknoten befallen, werden sie ausgeräumt und die Region nachbestrahlt. Eine prophylaktische Entfernung dieser Lymphknoten bringt keinen Vorteil.

> Keine primäre Rektumamputation beim Analkarzinom!

AIDS (aquired immune deficiency syndrome) (vgl. Kapitel 4, S. 75 ff)

Mit der zunehmenden Verbreitung dieser Immunschwächekrankheit werden auch anale Läsionen immer häufiger, die beim Nichtinfizierten kaum ein Problem darstellen. HIV wird hauptsächlich beim Geschlechtsverkehr, durch kontaminierte Injektionsnadeln oder bei der Geburt von der Mutter auf das Kind übertragen. Eine Infektion durch Blutprodukte ist zur Seltenheit geworden. Durch die üblichen sozialen Kontakte ist kaum mit einer Ansteckung zu rechnen. Bei jeder proktologischen Untersuchung sollte an eine mögliche HIV-Infektion gedacht werden, entsprechende Schutzmaßnahmen sind erforderlich (Handschuhe, Brille usw.). Therapieresistente Läsionen und hartnäckige Infektionen berechtigen zur Durchführung eines AIDS-Testes.

Diagnose

Der AIDS-Test und die Virusbestimmung liefern die Diagnose. Tabelle 32.**16** gibt einen Überblick analer Krankheitsbilder, die beim HIV-Infizierten bedeutsam sind.

Tabelle 32.**16** Anale Krankheitsbilder im Zusammenhang mit AIDS

Maligne Tumoren:
- Non-Hodgkin-Lymphome,
- Kaposi-Sarkom,
- Plattenepithelkarzinom,
- basaloides Karzinom.

Virale Infektionen:
- Condylomata acuminata,
- Herpes simplex,
- Zytomegalie,
- Mollusca contagiosa,
- Verrucae vulgares.

Bakterielle Infektionen:
- Pyodermie,
- Abszesse, Fisteln,
- Proktitis,
- Salmonellose,
- Tuberkulose.

Pilzinfektionen

Protozoen:
- Lambliose,
- Kryptosporidiose.

Sonstige:
- Fissuren,
- Hämorrhoiden.

Therapie

Aufgrund der geschwächten Immunabwehr ergibt sich eine besondere Problematik. AIDS ist derzeit nicht heilbar, eine symptomatische Behandlung ist jedoch indiziert. Maligne Tumoren werden mit Zytostatika und zunehmend auch mit Interferon behandelt, Virusinfektionen mit Acyclovir und bakterielle Infektionen antibiotisch.

Literatur

1. Barron, J.: Office ligation of internal hemorrhoids. Amer. J. Surg. 105 (1963) 563–570
2. Bellmann, H.: Eine einfache Methode zur Messung des Analsphincterdruckes. Chirurg 61 (1990) 142–145
3. Eisenhammer, S.: The evaluation of the internal anal sphincterotomy operation with special reference to anal fissure. Surg. Gynecol. Obstet. 109 (1959) 583–590
4. Hermanek, P., O. Scheibe, B. Spiessl, G. Wagner: UICC-TNM-Klassifikation maligner Tumoren, 4. Aufl., Springer, Berlin 1992
5. Knoch, H.-G., W. Klug: Chirurgie proktologischer Erkrankungen in der Poliklinik. Zbl. Chir. 113 (1988) 597–607
6. Miles, E.: Observations upon internal piles. Surg. Gynecol. Obstet. 29 (1919) 497–506
7. Milligan, E. T. C., C. Morgan, L. E. Jones, R. Officer: Surgical anatomy of the anal canal and the operative treatment of haemorrhoids. Lancet 2 (1937) 1119–1124
8. Nigro, N. D.: Multidisciplinary management of cancer of the anus. Wld. J. Surg. 11 (1987) 446–451
9. Notaras, M. J.: Lateral subcutaneous sphincterotomy for anal fissure – a new technique. Proc. roy. Soc. Med. 62 (1969) 713
10. Parks, A. G.: Surgical treatment of haemorrhoids. Brit. J. Surg. 43 (1956) 337–351
11. Stelzner, F.: Fisteln und Abszesse. Langenbecks Arch. Chir. 352 (1980) 379–382
12. Stelzner, F.: Die anorektale Inkontinenz – Ursache und Behandlung. Chirurg 62 (1991) 17–24
13. Stelzner, F.: Über die Ursache und die Therapie des Mastdarmvorfalls. Erfahrungen bei 308 Fällen aus den Jahren 1956–1991. Chirurg 65 (1994) 533–545

33 Hernien

H. B. Reith

Einleitung

Seit Jahrhunderten beschäftigen sich Chirurgen mit dem Problem der Hernien und deren operativer Versorgung. Die Therapie der Leistenbrüche konnte von Eduardo Bassini (4) nach umfangreichen experimentellen und klinischen Untersuchungen belebt werden. Seine Operationsmethode hat, trotz zahlreicher Modifikationen, bis in die heutige Zeit unveränderte Bedeutung. Die anatomische Rekonstruktion des Leistenkanals war dazu der entscheidende Schritt. Durch Raffen und Einsatz des vorhandenen Gewebes der unteren Bauchwand gelang ein sicherer Verschluß mit geringer Rezidivrate.

Der Anteil von 120 000 – 150 000 Neuerkrankungen pro Jahr in der Bundesrepublik Deutschland unterstreicht die Bedeutung dieser Erkrankung, die ausschließlich chirurgisch heilbar ist. Hernien sind eine der häufigsten Erkrankungen des Menschen.

Tabelle 33.1   Definition der Hernien

Hernie	Bruchpforte: gebildet durch die Schichten der Bauchwand, Knochen oder Periost. Bruchsack: die Auskleidung der Hernie. Bruchinhalt: kann aus nahezu sämtlichen Anteilen des Bauchraumes entstehen.
Leistenhernie	Ausstülpung des parietalen Bauchfells durch eine präformierte (indirekte Hernie) oder sekundär entstandene (direkte Hernie) Lücke.
Gleithernie	Anteile von retroperitonealen Organen (Zäkum, Harnblase) bilden eine Wand des Bruchsackes.
Irreponible Hernie	Fixierter Bruchinhalt im Bruchring.
Symptomatische Hernie	Hernie als zufällige Koinzidenz zu einer anderen Erkrankung (z. B. Dickdarmkarzinom und Hernie) mit gelegentlichen Schmerzen oder Schwellung, jedoch keinen Zeichen einer Einklemmung (Inkarzeration).
Inkarzeration	Brucheinklemmung mit akuter Schmerzsymptomatik. Reposition unmittelbar indiziert, konservative oder operative Behandlung. Die Gefahr der Durchblutungsstörung ist sehr groß, daher Notfalltherapie.
Skrotalhernie	Ausdehnung des Bruchsackes bis in den Hodensack. Kombination von Hernie und Hydrozele möglich, daher immer Diaphanoskopie zur Diagnose der Hydrozele.
Richter-Littré-Hernie	Partielle Einklemmung des Darmes im Bruchring.
Spieghel-Hernie	Vordere Bauchwandhernie an der Linea semilunaris.
Femoralhernie	Unterhalb des Leistenbandes austretende Hernie.
Hernia obturatoria	Innere Hernie durch das Foramen obturatum.
Posttraumatische Hernie	Nach traumatischer Zerstörung der Bauchdecke auftretende Hernie, meist mit Atrophie der Muskulatur (z. B. Muskellappenplastiken).
Narbenhernie	Hernie in einer Narbenregion, meist Faszienlücke.
Nabelhernie	Hernie im Nabel (präformierte Stelle) oder in Nabelnähe.
Epigastrische Hernie	Faszienlücke der epigastrischen Region, meist in der Mittellinie.
Innere Hernie	Vorwölbung von Baucheingeweiden in angeborene oder erworbene Lücken (z. B. Foramen Winslowii, supravesikal).

Die Altersverteilung zeigt eine deutliche Bevorzugung von Kindern, jungen Erwachsenen und über 65jährigen. Männer sind ca. 8mal häufiger betroffen als Frauen; die jährliche Inzidenzrate der Erkrankung liegt bei 0,4% der Gesamtbevölkerung in der Bundesrepublik Deutschland (33).

Definitionen s. Tab. 33.**1**.

Brüche der Leistenregion

Pathogenese

Das muskelfreie Hesselbach-Dreieck und der Durchtritt des Funiculus spermaticus bzw. des Lig. rotundum am inneren Leistenring begünstigen das Auftreten einer Hernie der Leistenregion. Der offene Processus vaginalis kommt bei 25% der Gesamtbevölkerung vor, die Inzidenz der Hernie ist mit 1–2% ausgesprochen niedrig, so daß ein multifaktorielles Geschehen anzunehmen ist (36). Unter multifaktoriell versteht man die Kombination von Alter, Druckerhöhung im Abdomen, Insuffizienz des inneren Leistenringsphinkters, evtl. mit offenem Processus vaginalis und Bindegewebsschwäche. Bei steigendem Lebensalter nimmt die Inzidenz deutlich zu. Neuerdings kommt auch dem inneren Sphinkter eine Bedeutung zu. Inwieweit das Fettgewebe an dieser Stelle Schrittmacher der Hernie oder „Fettplombe" zum Schutz des Sphinkters ist, muß in Zukunft noch geklärt werden (22).
Der Steigerung des intraabdominellen Druckes (Adipositas, Aszites, Bronchialerkrankungen, Dickdarmkarzinome) kommt eine Art Auslöserfunktion zu (27). Dieses bedeutet, daß eine weitere Suche nach auslösenden Ursachen notwendig ist. Einen genetisch hernienbegünstigten Patienten gibt es nicht. Das Bauchtrauma kann nur in äußerst seltenen Fällen als Auslöser angenommen werden und dann nur bei großen Zerreißungen, Hämatomen oder Nekrosen.

Symptome

Die Symptomatik der Hernien ist in erster Linie verbunden mit einer lokalisierbaren Vorwölbung der Weichteile, mit oder ohne Schmerzen. Typische Frühsymptome existieren nicht. Die Symptomatik der eingeklemmten Hernie ist gekennzeichnet von einem starken lokalen Schmerz, der nicht reponiblen Vorwölbung bis hin zu einem ausgeprägten Abdominalschmerz.

Diagnostik

Anamnese

Die Anamnese beinhaltet die Fragen nach Schwellungen, Knotenbildungen oder Vorwölbungen, insbesondere nach dem Auftreten bei schwerer körperlicher Arbeit, beim Husten, Pressen und Niesen. Spontanschmerz (selten), Fremdkörpergefühl und anhaltender Schmerz sind als Zeichen der Inkarzeration anzusehen.
Der Patient beschreibt nach den vorkommenden Schmerzen am eindrücklichsten die zeitweise oder ständig sichtbare Vorwölbung in der Hernienregion, z.B. in der Leiste, und ebenso, ob er in der Lage war, die Hernie bisher selbst zurückzudrücken.

Ein Pathomechanismus der Hernienentstehung wird der Bindegewebsschwäche zugeschrieben. Hierzu ist ggf. die Familienanamnese heranzuziehen, um eine familiäre Häufung zu eruieren.

Körperliche Untersuchung

Die Untersuchung muß die allgemeine körperliche Untersuchung umfassen. Die lokale Untersuchung erfolgt stehend! Die Inspektion beginnt mit der Beobachtung der Symmetrie, der Provokation und dann der Palpation. Der Bruchsack, die Bruchpforte und die Reponibilität werden überprüft. Bei der Leistenhernie folgt der Finger vom Skrotum oder den Labien in den Leistenkanal, bei den anderen Hernien muß die Größe der Bruchpforte festgelegt werden.
Die Diagnose „weiche Leiste" ist meist problematisch, die Differentialdiagnose der bestehenden Beschwerden ist sorgfältig zu führen. Schumpelick definiert die „weiche Leiste" als weiten inneren Leistenring und schlaffe Hinterwand des Leistenkanals (Fascia transversalis).
Ergänzend kann im Liegen die Größe der Bruchpforte und der Bruchring palpiert werden. Es folgt dann die Untersuchung des Abdomens, um eventuell ein Tumorleiden als Ursache einer symptomatischen Hernie zu entdecken.
Eine Unterscheidung einzelner Hernienarten je nach Region ist möglich, schwierig jedoch ist die Differenzierung, ob eine direkte oder indirekte Leistenhernie vorliegt.
Zur besseren Vergleichbarkeit der einzelnen Hernien empfiehlt sich die Verwendung einer Einteilung. Hier hat sich die von Nyhus (26) bewährt (Tab. 33.**2**). Zur Beurteilung der Herniengröße läßt sich die Aachener Klas-

Tabelle 33.**2** Nyhus-Klassifikation der Inguinalhernien

Typ 1	Indirekte Kinderhernie: innerer Leistenring nicht erweitert
Typ 2	Indirekte Hernie der jungen Erwachsenen: innerer Leistenring erweitert
Typ 3a	Direkte Hernie alle Größen
Typ 3b	Große indirekte Hernie, Skrotalhernie, Gleithernie, gemischte Hernie (epigastrische Gefäße nach medial verlagert)
Typ 3c	Femorale Hernie
Typ 4	Rezidivhernie: – direkt – indirekt – femoral – gemischt

Tabelle 33.3 Aachener Klassifikation der Leistenhernie

Lokalisation	Größe
L = lateral/indirekt	I = < 1,5 cm
M = medial/direkt	II = 1,5–3 cm
Mc = kombiniert	III = > 3 cm
F = femoral	

sifikation der Leistenhernien (Tab. 33.3) sehr gut verwenden, bei der eine Kombination von Lokalisation und Größe möglich ist (z. B. M II = mediale Hernie zwischen 1,5 und 3 cm Größe).

Apparative Untersuchungen

Bildgebende Verfahren werden ausschließlich im Einzelfall bei unklarer Diagnose oder Begleiterkrankungen eingesetzt (z. B. Ileus mit Einklemmung einer Hernie); in erster Linie sind dies die Sonographie (8), selten die Computertomographie und nur ausnahmsweise eine Kontrastmitteluntersuchung (z. B. Magen-Dünndarm-Passage, Kolonkontrasteinlauf). Für die Unterscheidung zwischen einer Hydrozele und einer Skrotalhernie ist die Diaphanoskopie und die Ultraschalluntersuchung die sichere Unterscheidungsmöglichkeit. Bei einer Diaphanoskopie wird das Licht einer Taschenlampe unterhalb des Skrotalsackes angesetzt. Ist ein Durchscheinen (Inhalt wäßrig) zu sehen, handelt es sich um eine Hydrozele; bei Bruchinhalt der Hernie ist ein Dämpfung des Lichtes zu finden.

Bei symptomatischen Hernien ist die Suche nach einem Karzinom erforderlich:
- Klinische Untersuchung: z. B. tastbarer Tumor im Abdomen, Leberoberfläche knotig.
- Sonographie: Aszites, Peritonealkarzinose, Tumoren.
- Gastroskopie, Koloskopie, ggf. Abdomen-CT zur weiteren Abklärung, wenn die Sonographie keine Klarheit bringt (z. B. Pankreastumor).

Differentialdiagnostische Überlegungen

Lymphadenitis (Lymphome): derbe Schwellung unterhalb des Leistenbandes, selten oberhalb, nicht reponibel, Anamnese (Infektion, weitere LK-Schwellungen).

Lipom: weich, elastische Schwellung, schwierige Unterscheidung.

Erkrankungen des Hodens und des Funiculus spermaticus: Hydrozele, Spermatozele (Diaphanoskopie); bei Zug am Skrotum steigt die Zele abwärts, meist nach kranial abgrenzbar.

Tumoren, z. B. Metastasen: Anamnese, Lymphabflußwege über die Leiste.

Gefäßaneurysma der Aa. iliaca oder femoralis: nach Gefäßoperationen, Pulsation als klinisches Zeichen.

Abszesse der Leistenregion: Anamnese, lokaler Befund (Entzündung); ohne Entzündungsreaktion als Senkungsabszeß (selten bei Pankreatitis, Tuberkulose).

Koxarthrose, WS-Leiden: Leistenschmerz, keine Vorwölbung, Einschränkungen beim Laufen, lange Anamnese.

Therapie

Indikation, Kontraindikation

Jede diagnostizierte direkte und indirekte Hernie sollte operativ therapiert werden, die beginnende Hernie ist ebenfalls eine Operationsindikation. Lediglich die indirekte, asymptomatische Hernie kann konservativ behandelt werden. Die Indikation zur Operation ist durch die bestehende Gefahr der Einklemmung begründet (➔ 33.1). Kontraindikationen bestehen aufgrund der Möglichkeit der Lokalanästhesie ausschließlich in Ausnahmefällen, dieses gilt ebenfalls bei schweren Allgemeinerkrankungen.

Konservative Behandlung

Die nur selten durchgeführte konservative Therapie umfaßt die Reposition des Bruches (Analgesie, Entspannung) und die Redressierung durch ein Bruchband. Alle Arten von Korsett und Miedern oder Bruchbänder mit Pelotten o. ä. können jedoch keine Heilung bringen, im Gegenteil, es tritt eine Verschlechterung durch die Schädigung der Bauchdecke ein; daher sollte diese Form der Behandlung nicht mehr zum Einsatz kommen.

Operative Behandlung

> Es besteht keine Chance der Heilung ohne Operation!

Aufklärung

Die Aufklärung zur Operation umfaßt die Information des Patienten über eine evtl. auftretende Wundheilungsstörung und Nachblutung, die operationsspezifischen Komplikationsmöglichkeiten der Sensibilitätsstörung (Hypo- oder Hypersensibilität – N. iliohypogastricus oder N. ilioinguinalis), die geringe Gefahr der Hoden-

➔ **33.1 Indikation für Hernienoperation**

Absolute Indikation
Inkarzerierte Hernien (cave Durchblutungsstörung).

Relative Indikation
Prinzipiell alle Hernien.

Kontraindikation
Nur in Ausnahmefällen, z. B. schwere Allgemeinerkrankungen und infauste Prognose.

Tabelle 33.4 Komplikationsraten bei Leistenbruchoperationen

Wundinfektionen	0,4–5,6%
Hämatome, postoperativ	0,1–6,9%
Thrombose	0–0,7%
Nervenirritationen	<2%
Hodenatrophie	0–5%
Rezidivquoten	
– OP nach Shouldice	0,7–1,3%
– OP nach Bassini	2,9–10,8%

atrophie bei Leistenhernien des Mannes, die Möglichkeit des Rezidives, die erhöhte Gefahr beim Rezidiveingriff, die Möglichkeit der Semikastration beim älteren Mann zur Sicherung des Operationserfolges bei Rezidiveingriffen, und die seltene Möglichkeit der Gefäßverletzung. Ein Hinweis auf den Verlust des Nabels bei Nabelhernien und auf sekundäre Eingriffe bei Sekundärheilungen mit eingebrachtem Fremdmaterial sind ebenfalls erforderlich.
Die Komplikationsraten sind in Tab. 33.4 aufgeführt.

Anästhesie

Für die Leistenbruchoperation sind Allgemeinnarkose und rückenmarksnahe Anästhesie gleich gut geeignet. In den USA und zunehmend in Deutschland hat sich die Lokalanästhesie durchgesetzt. Bei entsprechender Auswahl der Patienten (unkomplizierte Brüche, Rezidivhernie mit Einschränkung, keine akute Komplikation) bewährt sich diese Methode in der Praxis.

Nach leichter Sedierung des Patienten erfolgt die lokale Infiltration der Nervenäste am Beckenkamm und die lokale Infiltration der Leistenregion (trapezartig). Es werden ca. 40 ml Lokalanästhetikum benötigt.
Nach der Haut- und Subkutaneröffnung wird die Externusfaszie entlang der Schnittführung infiltriert (ca. 5 ml). Nach Identifizierung des Samenstranges erfolgt die Infiltration der Basis (ca. 5 ml), ebenso des Schambeinperiostes medial (2–3 ml). Nach Präparation des Samenstranges wird die Infiltration der Bruchsackbasis durchgeführt.
Bei Rezidiv-, Femoral- und Skrotalhernien sollte auf eine Lokalanästhesie verzichtet werden.

Vorgehen im einzelnen

Leistenhernie

Als Nahtmaterial kommen heute resorbierbare Fäden in Betracht, auch bei Nähten, die unter Spannung stehen. Der Vorteil liegt im Wegfall von langwierigen Fadenfisteln. Das Knoten soll unter möglichst geringer Spannung und bei guter Adaptation der Gewebe erfolgen; auf schichtgleiche Adaptation ist zu achten!
Die folgenden fünf Prinzipien müssen bei der Versorgung von Hernien generell eingehalten werden:
– Darstellung der Bruchpforte und des Bruchsackes,
– Versorgung des Bruchinhaltes,
– Versenkung und ggf. Resektion des Bruchsackes,
– direkte oder plastische Rekonstruktion der Bruchpforte und
– Verstärkung der Bauchwand oder Wiederherstellung der Stabilität ggf. durch auto- oder allogenes Material.

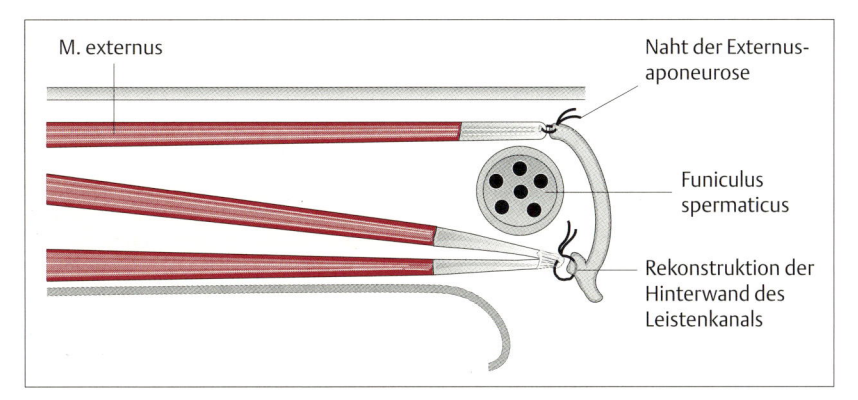

Abb. 33.1 Wiederherstellung der Hinterwand und Lage des Funiculus spermaticus. Verschluß der Vorderwand.

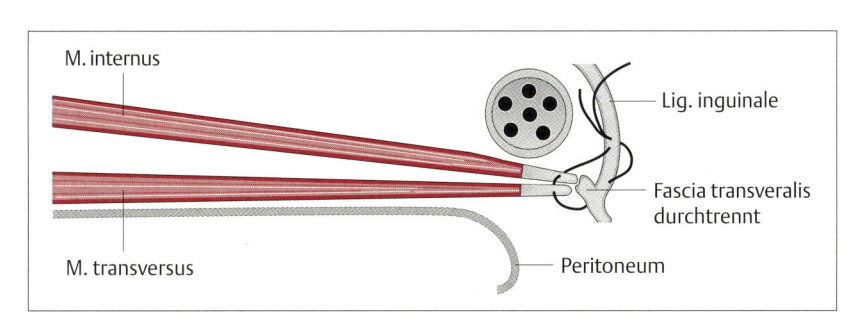

Abb. 33.2 Leistenhinterwandrekonstruktion nach Bassini.

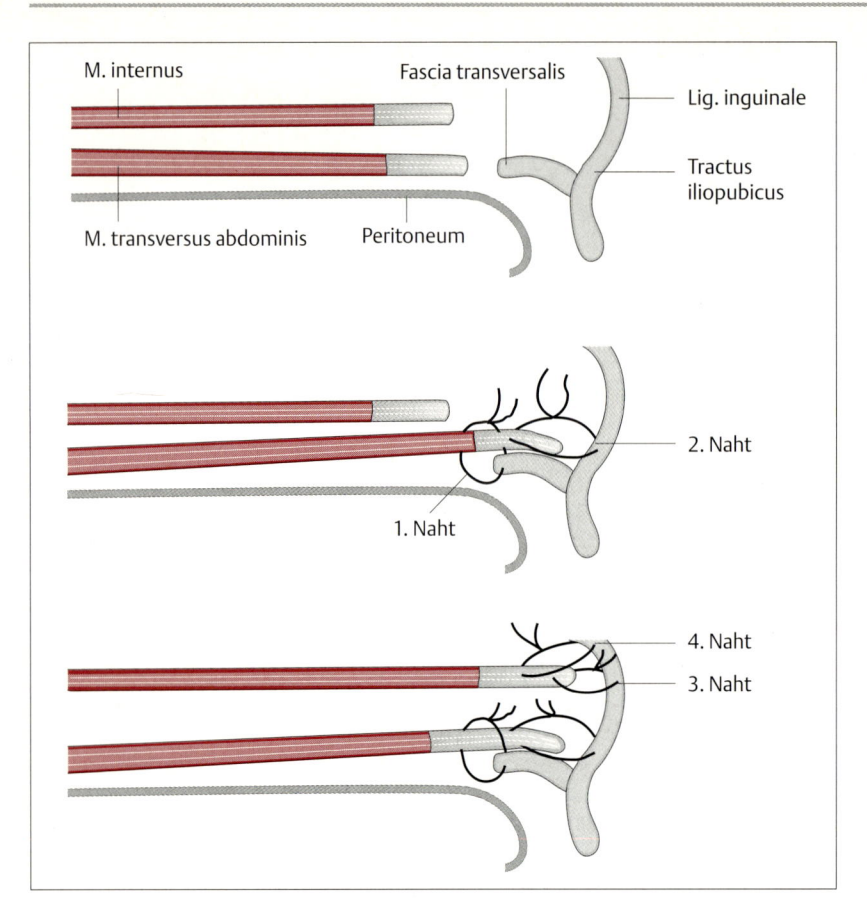

Abb. 33.3 Leistenhinterwandrekonstruktion nach Shouldice.

Die einzelnen operativen Schritte sowie die verschiedenen Prinzipien der Hernienreparation sind in 33.**1**–33.**5** dargestellt.

Die Nomenklatur des Operationsberichtes sollte standardisiert ausgeführt werden: Operationsdiagnose (reponible, nicht reponible, inkarzerierte) (direkte, indirekte) Leistenhernie (rechts, links) (fakultativ Gleitbruch). Klassifikation: je nach Gebrauch Nyhus- oder Aachener Klassifikation (3).

Operation: Darstellung der Hernie, Reposition des Bruchinhaltes (mit/oder Herniotomie) Reparation des hinteren Leistenkanals nach (Methode).

Intraoperative Besonderheiten

Nicht auffindbarer Bruchsack:

- jedoch Lipom im Leistenkanal mit Herkunft von Anulus inguinalis superficialis (Schrittmacher der Hernie);
- ohne Lipom, trotzdem Leistenkanalrekonstruktion, da offensichtlich zum Zeitpunkt der Operation nicht darstellbar.

Blutgefäße. Enge Nachbarschaft zu den Gefäßen der Leiste (A. und V. iliaca externa bzw. femoralis communis). Palpation vor Anlage der Nähte. Bei Verletzung immer großzügige Präparation und Naht, keine Ligatur ohne Präparation. Eine Verletzung mit Blutung erfordert die unbedingte Präparation des Gefäßes und die Versorgung unter gefäßchirurgischen Gesichtspunkten.

33.1 Operation der Leistenhernien

Leistenschrägschnitt parallel zwischen N. iliohypogastricus und N. iliofemoralis. Spalten der Externusaponeurose parallel zum Leistenkanal zum kranialen Rand des äußeren Leistenringes. Präparation des Lig. inguinale und der Mm. internus et transversalis. Umfahren und Anschlingen des Funiculus spermaticus am äußeren Leistenring. Spaltung der M.-cremaster-Fasern und Resektion des Muskels unter Blutstillung. Trennen des Bruchsackes der indirekten Hernie vom Funikulus und Präparation bis zum inneren Leistenring. Eröffnung des Bruchsackes (eigentliche Herniotomie) und Reposition des Bruchinhaltes. Ligieren des Bruchsackes an der Basis und Resektion des überstehenden Anteils. Versenkung des Bruchsackrestes nicht erforderlich. Beim Gleitbruch besondere Vorsicht, evtl. Ablösung von Blase oder Kolon mit Anteilen des Bruchsackes. Wiederherstellen und Versenken des Bruchsackes. Bei Frauen mit Leistenhernie cave Fixation des Lig. rotundum im Bruchsackrest. Bei direkten Hernien in Ausnahmen Eröffnung des Bruchsackes. Meistens kann die Hernie direkt versenkt werden. Wenn nicht eine indirekte Hernie bei ausschließlich weitem inneren Leistenring vorliegt, Spaltung der Fascia transversalis (unverzichtbarer Schritt in der Wiederherstellung des Leistenkanals). Verschluß von Subkutis und Kutis nach Wiederherstellung der Externusaponeurose (Abb. 33.**1**). Redon-Drainage in Ausnahmesituationen erforderlich.

33.2 Reparation nach Bassini
(Abb. 33.2)

Von medial beginnend Fixieren der dreischichtigen kranialen Bauchwand (Mm. internus, transversus und Fascia transversalis) an die kaudale Fascia transversalis und das Lig. inguinale. Erfassen des Schambeinperiostes mit der 1. Naht. Vorlegen der Nähte – Abstand ca. 0,6 cm – und Verknüpfen von medial nach lateral (innerer Leistenring soll für eine Pinzettenspitze leicht durchgängig bleiben). Verschluß der Externusaponeurose über dem Samenstrang.

33.3 Reparation nach Shouldice
(Abb. 33.3)

Vorbereitung des Nahtlagers: teilweises Lösen des präperitonealen Fettes von der Fascia transversalis, v. a. wenn ein nicht belastbarer Anteil reseziert werden muß. Von medial beginnend Fasziendoppelung mit fortlaufender Naht unter Einbeziehung des Schambeinperiostes. Untere Lefze der Faszie unter die obere ziehen. Obere Lefze mit der unteren verbinden, wobei der Tractus iliopubis als Nahtlager dient. Die weitere Rekonstruktion umfaßt den M. transversus und den Unterrand des M. internus mit Anheftung an das Lig. inguinale sowie den M. internus als Nahtdoppelung von lateral nach medial.

33.4 Reparation nach Lotheissen/McVay

Indikation gegeben, wenn nach einer direkten Hernie kein nahtfähiger kaudaler Rand der Fascia transversalis vorliegt. In Analogie zur Reparation nach Bassini werden kranial alle drei Schichten gefaßt und kaudal mit dem Lig. pubicum superius (Cooperi) verbunden.

33.5 Reparation mit prothetischem Material (Lichtenstein, Stoppa)

Prothetisches Material ist geeignet für die Rekonstruktion bei schwachem Nahtlager. Plazierung und Fixierung eines Netzes zwischen Peritoneum und Fascia transversalis. Refixation der Fascia transversalis und der Muskulatur zum Lig. inguinale meist ohne Spannung. Keine allgemeine Empfehlung dieser Methode, die v. a. in der Therapie von Rezidiven eingesetzt wird (20, 37).

Ein Augenmerk muß auf die im Kaliber stark schwankende „Corona mortis" gelegt werden; diese Anastomose verbindet die A. epigastrica inferior mit der A. obturatoria und verläuft am inneren Leistenring. Nicht erkannte Verletzungen dieser Gefäße führen zu schweren retroperitonealen Blutungen.

Nerven. Darstellen der Nervenäste und sichere Lagerung vor Anlegen der Nähte; im Ausnahmefall bei sicherer Einbeziehung in die Naht: Resektion und beidseitige Ligatur. Verletzungen der Nerven der Region, insbesondere das Einziehen in eine Naht, führen zu Sensibilitätsstörungen und teilweise zu Schmerzsyndromen, die eine erneute operative Intervention erfordern.

Ductus deferens. Bei Verletzungen des Ductus deferens sofortige Naht mit PDS der Stärke 6 – 0 oder Catgut, innere Schienung mit einem monofilen Faden (Stärke 2 – 0), der ausgeleitet und später gezogen wird. Beim älteren Mann oder bei Rezidiveingriffen (Aufklärung!) kann die sofortige Hodenentfernung erwogen werden. Der spontane Verlauf kann ebenfalls abgewartet werden.

Entzündlicher Bruchinhalt (z. B. bei Appendizitis). Hier gibt es grundsätzlich zwei Möglichkeiten:
– Rückverlagerung in die Bauchhöhle, Versorgung der Hernie, Laparotomie;
– gleichzeitige Versorgung bei günstiger Lage und sicherer Präparation, die Gefahr einer Infektion ist jedoch deutlich erhöht.

Durchblutungsstörung des Hodens.
Schmerzen, Schwellung, Fieber meist 1 – 3 Tage nach der Operation. Der Zeitpunkt einer Intervention ist somit meist verpaßt, im Zweifel jedoch immer revidieren.

Gleithernien. Bei Gleithernien ist auf Verletzungen des Kolons oder der Blase zu achten.

Schenkelhernie

Die Schenkelhernie ist eine häufig übersehene Bruchmanifestation und somit sind 40% der Schenkelhernien bereits bei der Diagnosestellung inkarzeriert. Drei Versorgungsprinzipien existieren:
– die krurale Eröffnung mit Reposition und Verschluß der Bruchpforte (Abb. 33.4) (33.6),

33.6 Reparation der Schenkelhernien

Alleiniger kruraler Zugang als Schnitt parallel der Gefäßachse für elektive Eingriffe geeignet, bei isolierten Schenkelhernien, v. a. bei Frauen. Aufsuchen des Bruchsackes. Darstellung der Basis. Meistens Eröffnung. Reposition des Bruchinhaltes. Ligieren der Basis des Sackes. Absetzen des Restes. Rekonstruktion durch Anheftung des Lig. inguinale mit oder ohne Fascia transversalis bzw. M. transversus an das Lig. pubicum superius (Cooperi) ein- oder doppelschichtig. Nachteil: Einengung der V. femoralis durch die notwendigen Nähte, Gefahr einer nachfolgenden postoperativen Thrombose. Lichtenstein u. Shore (20) empfehlen Anwendung von gerolltem Kunststoffnetz als Nahtlager in der Nähe der V. femoralis (dadurch keine Einengung).
Inguinaler Zugang bei Leistenhernien möglich. Bei großen Hernien evtl. auch unterhalb des Leistenbandes Präparation und somit Versorgung des kruralen Anteils.

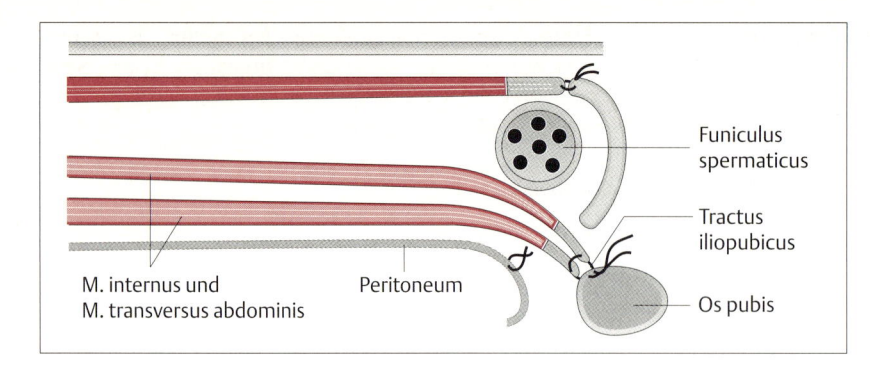

Abb. 33.4 Schematische Darstellung der kruralen Versorgung einer Schenkelhernie.

- die alleinige inguinale Versorgung, besonders bei gleichzeitigem Vorliegen einer Leistenhernie und
- die kombinierte krurale und inguinale Eröffnung, bei gleichzeitig vorliegender Leistenhernie mit Verschluß des kruralen Durchtrittes und Rekonstruktion des Leistenkanals, besonders bei Rezidiven oder großen Brüchen.

Erwähnt werden muß an dieser Stelle der präperitoneale Zugang nach Nyhus (28). Hierzu wird ein Querschnitt im Unterbauch ca. 5 cm oberhalb des Leistenbandes angelegt und nach Spaltung aller Schichten präperitoneal die Leistenregion erreicht. Der Zugang bietet eine gute Übersicht über die Region, ohne dabei die Intaktheit des Leistenkanals zu stören. Nachteilig ist die Präparation bei adipösen Patienten.

Rezidivhernie

Die Wiederkehr einer Leistenhernie wird in der Literatur mit unterschiedlichen Quoten angegeben. Betrachtet man die Ergebnisse von Chirurgen, die sich überwiegend mit der operativen Therapie von Hernien befassen, so sind Quoten mit 0,25 – 3 % zu finden (5). Nach Schumpelick (33) wird die Häufigkeit eines Rezidivs mit 0,4 – 30 % gefunden.
Die für die Pathogenese wichtigen Probleme sind nachfolgend dargestellt:
- Zu groß belassener innerer Leistenring: ein anhängendes Lipom wird nicht vollständig reseziert, dadurch bleibt die Pforte zu groß.
- Medialer Defekt: häufig ein operationstechnisches Problem, weil die erste Nahtreihe das Schambeinperiost nicht sicher oder ausreichend erfaßt hat.
- Fehlende Einbeziehung der Facia transversalis in die Reparationsnaht, insbesondere wenn diese geschädigt ist.
- Infektionen, wobei die postoperative Infektion ein Schrittmacher des Rezidives ist. Die Inzidenz liegt bei 1 – 2 %; von diesen Patienten entwickeln ca. 50 % ein Rezidiv.
- Kurzzeitig resorbierbares Nahtmaterial, welches innerhalb von 14 Tagen bereits teilresorbiert ist, führt ebenfalls zu einer frühzeitigen Rezividbildung.
- Konstitutionelle Faktoren wie Adipositas, Bindegewebeschwäche und extreme körperliche Beanspruchung.

Zusammenfassend sind jedoch mehr operationstechnische als konstitutionelle Gesichtspunkte zu finden.

Reparationsprinzipien. Die Methodenwahl orientiert sich an der Gewebebeschaffenheit und der lokalen Situation. Methode der Wahl ist die Versorgung nach Shouldice, wenn eine nahtfähige Fascia transversalis im kaudalen Anteil vorliegt. Bei zu starker Nahtspannung kann das vordere Blatt der Rektusscheide zur Entlastung indiziert werden.
Beim indirekten Rezidiv und bei stabiler medialer Hinterwand kann ausnahmsweise eine Einengung des inneren Leistenringes (Methode nach Zimmermann) vorgenommen werden.
Autologe Implantate oder alloplastische Materialien spielen in der Versorgung von Rezidivhernien eine untergeordnete Rolle, sie kommen erst bei Rerezidiven in Frage (Gorepatch, Vicrylkissen).
Die Technik nach Kirschner mit subkutaner Verlagerung des Funiculus spermaticus und unter Einbeziehung der Externusaponeurose in die Hinterwand des Leistenkanals als Alternative bei schwachem Nahtlager kommt nur bei Hernienoperationen in höherem Alter in Betracht (13).

Laparoskopische Reparation

Das laparoskopische Vorgehen unterscheidet sich zunächst grundsätzlich von den bisher vorgestellten Verfahren, da der Leistenkanal sozusagen von der Rückseite her präpariert und versorgt wird. Neben der Allgemeinnarkose ist das Einbringen von alloplastischem Material (Marlexnetz, Gorepatch) notwendig. Nach Herauslösen des Bruchsackes und Eröffnung des Peritoneums über dem hinteren Leistenkanal wird ein Netzstück (meist gerollt) in die Bruchpforte eingebracht und soll so den Durchtritt verschließen. Danach wird ein Netz in der Größe des Leistenkanals an die Hinterwand gestapelt und das Peritoneum darüber geschlossen (10).
Die Frage der Verträglichkeit von alloplastischem Material ist sicher zu beantworten, liegen doch schon Langzeitergebnisse der offenen Chirurgie mit alloplastischem Material über 20 Jahre vor (2, 37).
Schumpelick (33, 34) führt hierzu aus, daß der Standard der Hernienchirurgie (Lokalanästhesie, Tageschirurgie möglich, Shouldice-Technik, Rezidivquote 1 – 2 %) von dieser Methode bisher nicht erreicht werden kann. Das operative Vorgehen ist in 33.7 erläutert.

33.7 Laparoskopische Reparation

Intubationsnarkose, seltener Periduralanästhesie (cave Hyperkapnie durch Pneumoperitoneum). Periumbilikal Einstechen einer Veress-Kanüle. Einbringen des Optiktrokars und unter Sicht zweier weiterer Arbeitstrokare.
Inspektion des Bauchraumes, des kleinen Beckens und der Leistenregion. Entleerung des Bruchsackes. Festlegen der Linie für die Bildung eines Peritoneallappens. Herunterklappen dieses Lappens mit dorsal breiter Basis. Präparation der Gefäße und der Ductus. Einengung des inneren Leistenringes durch einzelne Nähte.
Plazieren eines mindestens 12 × 15 cm großen Kunststoffnetzes in den Bauchraum. Exakte Positionierung an die Bauchwand. Anheftung mit dem Stapler (cave sichere Befestigung an das Lig. Cooperi). Plazierung des Netzes. Zurückschlagen und Fixieren des Peritoneallappens (Stapler oder Naht). Vernähen der Trokarinzisionsstellen an der Haut (ggf. Fasziennaht) (16).

Indikation

Indikationen zur laparoskopischen Operation ergeben sich nach der Nyhus-Klassifikation für die Typen 2 und 3a, d.h. in erster Linie für jüngere Patienten, besonders mit doppelseitigen Hernien. Die Resultate der offenen Chirurgie sind jedoch so gut, daß die Frage nach der Notwendigkeit eines solchen Eingriffes gestellt werden muß.

Vorteile

Die Vorteile sind:
- geringere postoperative Schmerzen,
- kürzere postoperative Hospitalisation und Arbeitsunfähigkeit,
- Einsatz bei Rezidiveingriffen.

Nachteile

Die Nachteile sind:
- Operation in Allgemein- oder Spinalanästhesie notwendig,
- Umwandlung einer oberflächlichen Operation in eine transabdominelle,
- Kosten des Eingriffs,
- fehlende Langzeitergebnisse und Rezidivquoten.

Komplikationen und Nachbehandlung

An besonderen, jedoch nach den bisher vorliegenden Zahlen seltenen Komplikationen, muß bei der transabdominellen Operation an den Ileus, die Peritonitis, Trokarhernien und die Möglichkeit von Verletzungen der Abdominalorgane gedacht werden.
Die Nachbehandlung unterscheidet sich nicht von der bei anderen Operationsformen der Leistenhernie.

Eine wissenschaftlich definitive Beurteilung der Methode kann jedoch zum jetzigen Zeitpunkt noch nicht erfolgen und muß bei Vorliegen von Langzeitergebnissen vorgenommen werden (15).

Nahtmaterial

Welche Nahtmaterialien zur Verwendung kommen sollen, unterliegt einer ständigen Diskussion. Der überwiegende Einsatz von nichtresorbierbarem Material ist nicht mehr zu befürworten, insbesondere unter dem Aspekt der gelegentlich vorkommenden Fadenfisteln. Bei der unkomplizierten Hernie ist ein resorbierbares Material vorzuziehen, für die Bassini-Operation in der Stärke 2–0, 0 oder 1, für die Shouldice-Methode monofile Fäden aus Polypropylen oder PDS der Stärke 2–0 oder 0.
Bei den Rezidivhernien wird von einigen Autoren ein nicht resorbierbares Material empfohlen, jedoch sind keine wissenschaftlichen Argumente gegen die Anwendung eines resorbierbaren Fadens zu finden.

Drainage

Eine Drainage ist nach Operation einer Leistenhernie im allgemeinen nicht notwendig. Bei Rezidiveingriffen kommt eine Subkutandrainage gelegentlich in Betracht. In der persönlichen Erfahrung wird die Drainage nur bei Skrotalhernien eingesetzt, da die großen Wundflächen zur Serombildung neigen.

Perioperative Maßnahmen

Gewebeschonendes Operieren ist die beste Infektionsprophylaxe. Eine perioperative Antibiose ist nicht erforderlich. Nordamerikanische Autoren beschreiben den Einsatz antibiotikahaltiger Spüllösungen, eine breite Anwendung in Europa ist nicht bekannt.
Eine physikalische Thromboseprophylaxe ist obligat, d.h. frühes postoperatives Aufstehen, Bewegen der Beine im Bett und Atemgymnastik. Eine medikamentöse Thromboseprophylaxe wird allgemein empfohlen. Der Einsatz von unfraktioniertem oder niedermolekularem Heparin ergibt keine Unterschiede in der Thromboseinzidenz. Es ist kritisch anzumerken, daß in den USA und in Kanada eine Thromboseprophylaxe mit Heparin bei den ambulant oder tageschirurgisch durchzuführenden Hernienoperationen nicht vorgenommen wird. Der wichtige Punkt der Frühmobilisation wird hier als Prophylaxe völlig ausreichend angesehen. In den aktuellen Stellungsnahmen – insbesondere unter juristischen Gesichtspunkten – ist eine medikamentöse Prophylaxe in der Bundesrepublik wohl unverzichtbar. Die Empfehlungen der Deutschen Gesellschaft für Chirurgie werden hierzu überarbeitet, so daß in Zukunft die Empfehlung „nur für Risikopatienten" lauten könnte.

Postoperativer Verlauf

Der Wundschmerz ist in den ersten 1–3 Tagen nach der Operation normal und sollte routinemäßig analgetisch behandelt werden. Über diese Zeit hinaus anhaltende

Schmerzen sind ein Hinweis auf mögliche Komplikationen, z. B. Frühinfekt, Hämatom oder Einbeziehung von Hautnerven in die Nähte.
Bei der postoperativen Nachsorge sind folgende Punkte zu beachten:
- Lagerung des Hodens: Suspensorium oder Badehose verwenden, Hochlagerung auf einem Spezialkissen.
- Eine frühe Mobilisation ist anzustreben.
- Es muß eine sorgfältige Beobachtung hinsichtlich einer Nachblutung erfolgen (Thromboseprophylaxe!).
- Bei Hodenschwellung oder Verdacht auf eine Infektion ist eine Revision erforderlich.
- Eine körperliche Schonung ist für 8–12 Wochen beim Ersteingriff, bis zu 6 Monaten beim Rezidiv, bis zu 12 Monaten bei Bauchwandhernien zu empfehlen: Sportaktivitäten (Tennis, Skifahren) und das Heben schwerer Lasten sind zu unterlassen.
- Die Arbeitsunfähigkeit ist entsprechend dem Beruf zu bemessen.

Komplikationen

Die Mortalität der Hernienchirurgie geht je nach Zusammensetzung der Patientenkollektive – insbesondere hinsichtlich Patientenalter und Begleiterkrankungen – gegen 0%.
Die postoperative Hämatombildung wird zwischen 0% und 7% angegeben.

> Symptome der Hämatombildung sind Schwellung, Verfärbung der Haut, Schmerz, evtl. Hb-Abfall!

Bei größeren Hämatomen ist frühzeitig an die operative Revision zu denken, da ein infiziertes Hämatom auf jeden Fall eine Indikation zur Revision darstellt. Große Hämatome können durch eine nicht erkannte Gefäßverletzung verursacht sein.
Kleinere Hämatome sind konservativ zu behandeln (Kühlung, antiphlogistische Therapie). In seltenen Fällen kann eine Punktion hilfreich sein.
Die Wundinfektion wird in der Hernienchirurgie in 0–6% gefunden, wenn man alle oberflächlichen Hautrötungen bis hin zur abszedierenden tiefen Infektion dazurechnet.

> Symptome einer Wundinfektion sind klassische Infektionszeichen wie Fieber, Rötung, Schwellung, Schmerz, Leukozytose, Anstieg von Infektionsparametern!

Bei Verdacht auf Infektion ist unmittelbares Handeln gefordert, nach offener Wundbehandlung kann auch sekundär eine Naht erfolgen.

Die häufigste postoperative Komplikation ist der Harnverhalt, der in Statistiken mit bis zu 30% angegeben wird; diese Zahl schwankt je nach Alter der Patienten. Die Therapie ist der Katheterismus und/oder die Gabe von Parasympathikomimetika (z. B. Doryl i. m.).

> Symptome eines Harnverhalts sind fehlende Urinausscheidung, tastbarer Tumor im Unterbauch, Schmerzen, bei älteren Patienten auch Unruhe!

Das Rezidiv ist in zwei Gruppen zu unterscheiden: erstens das frühe Rezidiv, wobei eine übersehene Hernie, falsche Nahttechnik oder Ausreißen der angelegten Nähte (besonders medial) anzuführen ist, und zweitens das späte Rezidiv (s. o.).
Die Hodenatrophie ist eine weitere Spätkomplikation, die jedoch therapeutisch nicht zu beeinflussen ist. Wichtig zu wissen ist, daß auch bei einwandfreier operativer Technik Hodenatrophien auftreten können (39), wenngleich Störungen der Gefäßversorgung am inneren Leistenring bzw. Verletzungen des Plexus pampiniformis die häufigsten Ursachen darstellen.

Ambulante Operation

Grundsätzlich eignen sich Hernienoperationen für das ambulante Operieren. Dieses Vorgehen wird in den USA ohne wesentliche Probleme praktiziert. Unter der bestehenden ärztlichen und juristischen Sorgfaltspflicht gegenüber dem Patienten sollten folgende Voraussetzungen erfüllt sein: Sein persönlicher Wunsch und seine freie Willensentscheidung müssen vorliegen, er muß ausreichend intelligent und verläßlich sein und er sollte zu den Risikogruppen ASA 1 und 2 gehören.
Eine ambulante Operation ist kontraindiziert, wenn der Patient keine häusliche Überwachung hat (alleinstehend, ohne Partner), in schlechten Wohnverhältnissen lebt, kein Telefon in unmittelbarer Umgebung vorhanden ist und der Weg von der Wohnung zum Operationszentrum mehr als eine Fahrstunde (am Wochentag) beträgt.

Spezielle Krankheitsbilder

Inkarzerierte Hernie

Die inkarzerierte Hernie stellt die häufigste und gefährlichste Akutsituation bei Hernien dar. Insbesondere kommen Femoralhernien in ca. 40% der Fälle und Leistenhernien in 10–15% als inkarzerierte Hernien zur Behandlung. Die Einklemmung von Darm ist in 50% zu finden. Auffällig ist, daß ältere Patienten eher mit einer Inkarzeration zur Behandlung kommen, da ein elektiver Eingriff wegen der bestehenden Begleiterkrankungen nicht empfohlen wird.
Dieses ist bei den Möglichkeiten der Lokalanästhesie heutzutage nicht mehr zu vertreten.

> Symptome der Inkarzeration sind lokaler Schmerz mit zunehmender abdomineller Ausrichtung bis zum akuten Abdomen mit Ileus!

Die inkarzerierte Hernie zwingt zum unmittelbaren (operativen) Handeln. Bei frischer Inkarzeration wird man die Reposition versuchen (cave Pseudoreposition!).

> Pseudoreposition: Der Bruchinhalt wird reponiert, jedoch die Bruchpforte ebenfalls, so daß die Einklemmung weiter besteht!

Diese Maßnahme ist bei Zeichen des Ileus, der Peritonitis und der lokalen Inflammation kontraindiziert.
Die Operation erfolgt in Allgemeinnarkose, da eine gleichzeitige Laparotomie (mediane Laparotomie) erforderlich sein kann. Nach Freilegung des Bruchsackes erfolgt in jedem Fall die Herniotomie. Die eingeklemmten Anteile, z.B. Darm, müssen ohne weitere Verletzung luxiert werden, um die Schnürfurchen beurteilen und die weitere Vitalität kontrollieren zu können, ggf. ist hier der Bruchring zu erweitern.
Die Kontrolle der Vitalität sollte es ermöglichen, 10 Minuten abwarten zu können, ehe eine Entscheidung zur Resektion gestellt wird; Ausnahme ist der bereits nekrotische Darm. Die Resektion kann grundsätzlich über die Herniotomie erfolgen, wenn eine sichere Mobilisation der Resektionsränder möglich ist und spannungsfrei anastomosiert werden kann. Eine Erweiterung zu einer Herniolaparotomie ist nicht zu empfehlen, da die Rekonstruktion der Leiste danach erschwert ist. Die zusätzliche Laparotomie ist aufgrund der eigenen Erfahrung zu favorisieren.

Leistenhernie beim Kind

Die Leistenhernie beim Kind ist angeboren und tritt nahezu ausschließlich als indirekte Hernie auf. Der offene Processus vaginalis wird dabei häufig festgestellt, ein Krankheitswert (s.o.) liegt nicht vor. Die Diagnostik ist schwieriger, da eine Austastung des Leistenkanals vom Skrotum aus nur bei größeren Kindern vorgenommen werden kann. Die Indikation zur Operation ist bei Diagnosestellung immer gegeben. Die Frage der gleichzeitigen Exploration der Gegenseite (doppelseitige Hernien) ist in der Literatur umstritten, es scheint sich bei Vorliegen einer Hernie ein einseitiges Vorgehen durchzusetzen. Operatives Vorgehen s. 33.**8**.
In der Diagnostik und Versorgung ist auf das Vorliegen einer Hydrocele testis oder funiculi spermatici zu achten. Intraoperativ muß an die Möglichkeit der Verlagerung von Ovar oder Hoden in den Leistenkanal gedacht

> **33.8 Reparation der kindlichen Leistenhernie**
>
> Leistenschrägschnitt über der Hernie. Spaltung Externusaponeurose, kein Eröffnen des äußeren Leistenringes. Abpräparieren der Hernie vom Funikulus. Nach Herniotomie und Reposition des Bruchinhaltes Ligieren an der Basis und Resezieren des Überstandes. Rekonstruktion der Kremasterfasern. Bei weitem inneren Leistenring Anheften des M. internus an das Lig. inguinale (keine Bassini-Nähte!). Schichtweiser Verschluß der Wunde.

und die entsprechende Versorgung beherrscht werden. Bei den Verlaufskontrollen ist an die postoperative Möglichkeit der Hodenatrophie und den postoperativen Hodenhochstand zu denken. Die Rezidivquote wird mit 0,5 – 2,5 % angegeben (18).

Sonstige Hernien

Der Anatom Adrian van der Spieghel (1578 – 1625) beschrieb erstmals die Linea semilunaris oder spigelii der hinteren Rektusscheide (Abb. 33.**5**). Spontane Hernien werden meist am lateralen Rand dieser Linie bis zum Rand der Rektusscheiden beobachtet. Klinkosch war es, der 1768 erstmals eine solche Hernie beschrieb und diese Hernia semilunaris spigelii nannte (25).
Die Inzidenz dieser Hernie wird in der Literatur mit 1 – 3 % angegeben. Die meisten Patienten sind zwischen 40 und 70 Jahre alt. Insbesondere bei rechtsseitigen Hernien ist die Differentialdiagnose zur Appendizitis schwierig. Die Operationsindikation ist immer relativ, da Einklemmungen fast nicht vorkommen. In Allgemeinnarkose wird über einen schrägen oder queren Schnitt von 8 – 10 cm Länge die Hernie freigelegt und durch Einzelknopfnähte geschlossen. Rezidive sind ausgesprochen selten.
Die noch sehr viel seltenere Lumbalhernie entsteht im kostolumbalen (Grynfeldt 1866) und im iliolumbalen Dreieck (Petit 1783), sie tritt meist doppelseitig auf und kann ein großes Ausmaß annehmen. Die operative Therapie erfordert den Verschluß der Bruchpforte mit mobilisierten Faszienlappen. Rezidive sind häufig (14).

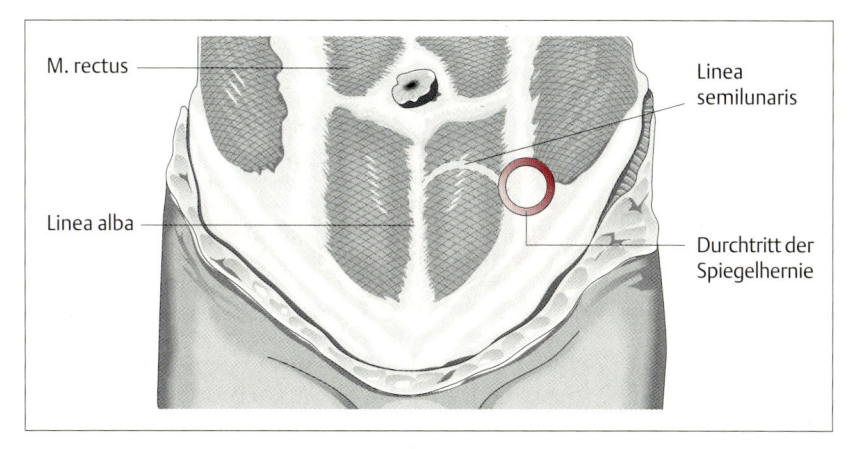

Abb. 33.**5** Typische Lage einer Spieghel-Hernie.

Innere Hernien sollen wegen ihrer besonderen Bedeutung und unspezifischen Symptomatik ausführlich erwähnt werden. Von der Definition her sind es Baucheingeweide, die in präformierte oder erworbene Lücken des Bauchraumes gleiten. Wenn eine peritoneale Umhüllung vorhanden ist, spricht man von einer echten Hernie. Die Symptomatik ist, abgesehen von akuten Veränderungen wie z.B. Ileus oder Inkarzeration, unspezifisch. Überwiegend erfolgt die Diagnostik bei einer notfallmäßigen Laparotomie wegen eines akuten Abdomens.

Die häufigste innere Hernie ist die Treitz-Hernie an der Flexura duodenojejunalis. Sie ist eine Form der paraduodenalen Hernien, die nach großen Statistiken über 50% ausmachen. Besondere Vorsicht ist auf die Spaltung des Bruchringes zu legen, da die Mesenterialgefäße in allen Fällen die Begrenzung bilden.

Parazäkale oder ileozäkale Hernien sind die zweitgrößte Gruppe. Ein großer Teil dieser Hernien reponiert sich bei Narkosebeginn spontan, so daß eine Laparotomie häufig keinen pathologischen Befund erbringt.

Begutachtung

Als Qualitätskriterien der Chirurgie gelten derzeit die in Tab. 33.4 aufgeführten Punkte (19), zu deren noch die Letalität mit 0–0,8% hinzukommt.

(Die Letalität ist bezogen auf alle Hernien und Patienten aller Lebensalter und Begleiterkrankungen. Die Rekonstruktion von monströsen Bauchwandhernien bei älteren Patienten mit Begleiterkrankungen hat das höchste perioperative Risiko.)

Von der gutachterlichen Seite ist die Beeinträchtigung durch eine Hernie entsprechend der Symptomatik und Lage zu werten. Bei Berufen mit körperlicher Belastung besteht bis zu 6 Monaten eine Einschränkung der Erwerbsfähigkeit. Danach ist ohne Vorhandensein eines Rezidivs in aller Regel keine Einschränkung zu finden (0%). Eine Ausnahme können Bauchwandhernien und deren Rezidive sein, hier kann der Einheilungsprozeß bis zu einem Jahr nicht abgeschlossen sein.

Eine Kausalität zwischen einem Trauma und der Entstehung einer Hernie muß in der überwiegenden Zahl der Fälle gutachterlich abgelehnt werden. Nur in Ausnahmefällen bei Zerreißungen und Hämatombildungen der Bauchdecke kann ein Zusammenhang als wahrscheinlich angenommen werden.

Hernien der Bauchdecke

Epigastrische Hernie

Hernien der epigastrischen Linea alba liegen überwiegend in der Nähe des Nabels. Das Auftreten multipler Hernien ist zu beachten, ebenfalls die Rektusdiastase, d.h. das Auseinanderweichen der Rektusmuskeln mit Erweiterung des Bindegewebes im epigastrischen Raum. Im Kindesalter ist diese Hernienform selten und zudem mit einer hohen Spontanheilungsrate versehen. Bevorzugt sind Männer der mittleren Lebensdekaden betroffen.

Epigastrische Hernien sind überwiegend erworben und häufig mit Adipositas vergesellschaftet. Die Hernie ist in ca. 20% bereits inkarzeriert, jedoch in einem größeren Prozentsatz nicht reponibel.

Die operative Technik kann als Längsschnitt über der Linea alba oder als Querschnitt bei kleinen Hernien vorgenommen werden. Die Rekonstruktion der Faszie nach Präparation und Versenken des Bruches erfolgt entweder als Direktnaht oder als Fasziendoppelung in der Technik nach Mayo (24) (Abb. 33.6). Im eigenen Vorgehen wird, wann immer möglich, der quere Zugang und der quere Verschluß bevorzugt, da diese Fasziennaht beim Anspannen der Bauchdecke nicht unter Zug gerät (seitlicher Zug an der Linea alba durch die Bauchmuskeln). Die Rezidivquote ist deutlich geringer.

Postoperative Komplikationen sind selten, zu nennen sind Wundinfektion und Rezidive (5%).

Nabelhernien

Die Unterscheidung zwischen Nabel- und epigastrischer Hernie ist präoperativ nicht immer möglich. Von der Definition her muß der Nabelring die Bruchpforte darstellen. Bei Kindern unter 2 Jahren ergibt sich in aller Regel keine Operationsindikation. Ebenso kann bei Kleinkindern in fast allen Fällen eine spontane Rückbildung beobachtet werden.

Erst bei symptomatischen Hernien im Erwachsenenalter wird die Indikation zur Operation gestellt. Pathophysiologisch ist eine Belastung der Bauchdecke, ein erhöhter intraabdomineller Druck (Aszites!), ein Tumor und die Adipositas zu finden. Diagnostiziert wird der Nabelbruch überwiegend zufällig.

Operative Maßnahmen werden vom queren (Spitzi) oder lateralen (Drachter) umschneidenden Zugang oder durch transumbilikalen Schnitt vorgenommen (Abb. 33.7). Der Bruchsack wird eröffnet, abgetragen und ligiert. Die Rekonstruktion der Faszie erfolgt quer oder längs als Direktnaht oder mit Fasziendoppelung. Die Rezidivquote ist gering.

Bei Aszites oder Peritonealkarzinose sind operative Maßnahmen kontraindiziert!

Narbenhernie

Die steigende Zahl chirurgischer Abdominaleingriffe, insbesondere onkologischer Operationen, hat dazu geführt, daß nicht nur die Technik des Verschlusses bei Operationen, sondern auch die Folgen dieser Eingriffe, die Narbenhernien, in den Mittelpunkt der Diskussion

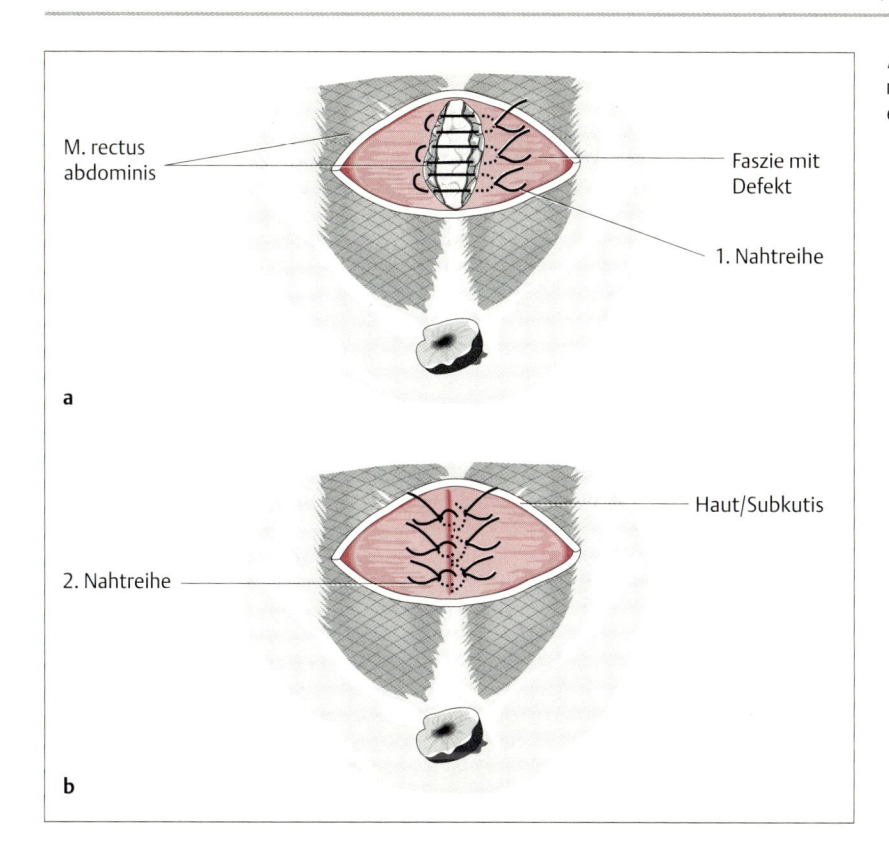

Abb. 33.6 a, b Fasziendopplung nach Mayo, z. B. zur Therapie der epigastrischen Hernie.

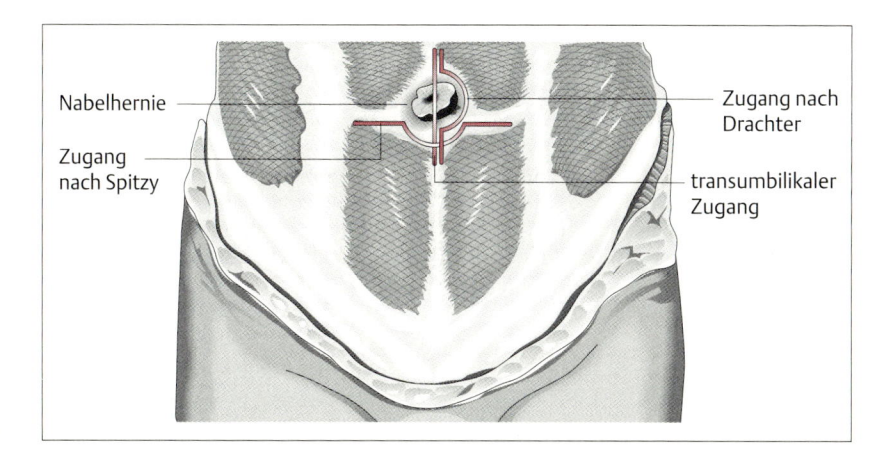

Abb. 33.7 Zugangswege zur Operation einer Nabelhernie.

gerückt sind. Besondere Schwierigkeiten beim Bauchwandverschluß ergeben sich bei angeborenen Mißbildungen und bei erworbenen Defekten der Bauchwand. Die operative Therapie der Bauchwand- und Bauchnarbenbrüche ist bis heute nicht endgültig gelöst. Dieses wird durch die Vielzahl der angewendeten Methoden bestätigt. In erster Linie ist hierfür die Tatsache verantwortlich, daß zu wenig ortsständiges körpereigenes Material zur Deckung dieser Defekte und zur sicheren Rekonstruktion zur Verfügung steht.

Die Forderung, ein autologes Material anzuwenden, wird von jeher für die Versorgung von Brüchen gefordert, da künstliches Gewebe eigene Probleme bei der Einheilung im Langzeitverlauf mit sich bringt. Bei übergroßen Brüchen, also jenen, „bei denen der Darm das Heimatrecht im Bauchraum verloren hat", steht autologes Material nicht ausreichend zur Verfügung.

Auf der Suche nach geeigneten Materialien kam schon Mitte des 19. Jahrhunderts der Gedanke auf, körpereigenes Gewebe in Form von Faszie oder Haut zu verwenden. Erste experimentelle Untersuchungen zeigten nur begrenzte Erfolge, da als Voraussetzung die Asepsis und geeignete in der Wunde versenkbare Nahtmaterialien nicht vorhanden waren. So wurde zu Anfang des 20. Jahrhunderts die Anwendung von körperfremdem Material, z. B. Silberdrähte, Metallnähte und Silbernetze, zunächst favorisiert. Es traten jedoch Rückschläge bei ihrer Anwendung aufgrund von Abstoßungsreaktionen und Infektionen des Materials auf.

Bereits 1898 konnte Abel (1) in seiner klassischen Arbeit über den Narbenbruch aufgrund von 665 Nachuntersuchungen viele wesentliche Faktoren der Herniogenese und Rezidivbrüche herausstellen.

Dabei lassen sich folgende Kausalfaktoren herausstellen:
- Fettleibigkeit,
- reduzierter Kräftezustand mit Eiweißmangel,
- postoperative Steigerung des Bauchinnendruckes, z.B. Husten, Erbrechen oder Meteorismus,
- Corticoide, Antibiotika,
- Störungen der Blutgerinnung und Antikoagulation.

Als spezielle chirurgische Ursachen sind zu nennen:
- unphysiologische Schnittführung,
- Tamponade und Drainage durch die Wunde hindurch,
- Wundinfektion,
- Wundtraumatisation,
- insuffiziente Nahttechnik und ungeeignetes Nahtmaterial.

Die Abgrenzung der Narbenhernie von der postoperativen Wunddehiszenz („Platzbauch") muß vorgenommen werden, da bei letzterer die peritoneale Auskleidung der Hernie fehlt.
Die Indikation zur Operation der Narbenhernie s. 33.**2**.
Das operative Vorgehen sollte in Allgemeinnarkose erfolgen nach Reposition des Bruchsackes, ggf. unter Eröffnung des Peritoneums.
Die Direktnaht der Faszie ist eine sichere Methode bei kleinen Hernien. Die Fasziendoppelung nach Mayo (24) bringt keine zusätzliche Sicherheit. Eine Unterstützung der Direktnaht durch Underlay- oder Onlaytechnik ist bei allen größeren Hernien (mehr als 5 cm Größe) zu fordern (Abb. 33.**8**). In die Faszienlücke wird das Material entweder unterhalb der gesunden Faszie (Underlay) oder oberhalb (Onlay) angenäht. Im eigenen Vorgehen spielt das alloplastische Material nur ausnahmsweise eine Rolle, und die Onlaytechnik wird bevorzugt.
Durch die grundlegenden Arbeiten von Loewe (21) und Rehn (30) über die Methodik der Kutisplastik und vor allem über die Metaplasie der transplantierten Kutis steht ein autologes Transplantat als Methode für die Behandlung zur Verfügung (33.**9**). Diese Methode ist trotz ihrer guten Ergebnisse im Zeitalter der Kunststoffmaterialien zu Unrecht in den Hintergrund gerückt. Im eigenen Vorgehen wird die Kutisplastik bei allen größeren Narbenhernien angewendet. Sie ist eine gute Methode bei

33.2 Indikation für Narbenhernienoperation

Absolute Indikation
Inkarzerierte Hernien (cave Durchblutungsstörung).

Relative Indikation
Prinzipiell alle Hernien, chronische Eventeration, persistierende Beschwerden, Arbeitsunfähigkeit.

Kontraindikation
Nur in Ausnahmefällen, z.B. schwere Allgemeinerkrankungen und infauste Prognose.

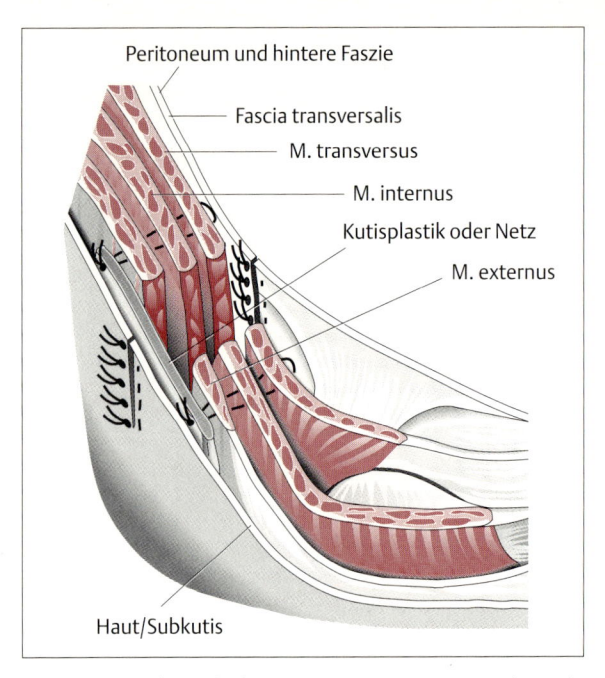

Abb. 33.**8** Onlaytechnik zur Versorgung einer Bauchwand- oder Narbenhernie.

33.9 Reparation einer Narbenhernie mit Kutisplastik

Gewinnung der Kutis aus der überschüssigen Haut des Bruchsackes (meist ausreichend). In Ausnahmefällen weitere Hautentnahme, z.B. vom Oberschenkel. Nach Exzision Säuberung der Kutis mit Alkohol. Vollständige Entfernung des Subkutangewebes, Aufbewahren des so gewonnenen Lappens in physiologischer Kochsalzlösung. (Abkratzen des Epithels nicht erforderlich.)
Perforieren der Kutis an zahlreichen Stellen, um den Abfluß von Sekret nach außen zu ermöglichen und eine Vergrößerung der Oberfläche zu erreichen. Freipräparation des Bruchsackes. Gegebenenfalls Eröffnung der Bauchhöhle und Verschluß des Peritoneums durch U-Nähte oder Doppelung. Präparation von 2–3 cm des freien Faszienrandes, um eine sichere Verankerung des Transplantats zu ermöglichen. Wenn Überlappung nicht ausreicht, Gefahr von Rezidiven im Randbereich. Kutis muß wie ein Trommelfell gespannt sein. Spannen und Fixieren des Kutislappens durch kräftige Nähte mit der Epithelseite zum Peritoneum.
Durch Spannung Degeneration der Drüsen und Haarfollikel. Ableiten eines für 2–4 Tage auftretenden Seroms durch eine oder 2 Drainagen. Verschluß der Subkutis durch Einzelknopfnähte, der Haut durch eine Direktnaht.

großem Fasziendefekt und fehlendem Material. Die niedrige Rezidivquote belegt ihre Wertigkeit.
Postoperative Komplikationen sind die Infektion und die Nachblutung. Die Kutisplastik heilt auch bei Infektion

ohne erhöhte Rezidivrate ein, im Gegensatz zu allen alloplastischen Materialien.

Gekennzeichnet ist die Anwendung von nicht autologem Material durch eine Rezidivquote, die in der Literatur mit 10–50% angegeben wird (6, 17, 38). Bei der Kutisplastik liegt die Rezidivquote deutlich niedriger, zwischen 5 und 10% (31). Als alloplastische Materialien kommen resorbierbare Kunststoffnetze in Betracht. Nichtresorbierbare Materialien können zu einer Faden- oder Materialfistel führen und wirken sich im Infekt als störender Fremdkörper aus. Der Einsatz von Vicryl- oder Dexon-Netzen ist zu bevorzugen und findet eine zufriedenstellende und breite klinische Anwendung.

Parastomale Hernie

Nach einer Kolostomie oder Ileostomie kann eine parastomale Hernie entstehen. Die Häufigkeit beträgt bis zu 10%. Begünstigt wird das Auftreten durch eine zu weite laterale Anlage und durch eine Anlage innerhalb der Laparotomie. Eine Infektion, Adipositas, und rezidivierende Ileuszustände fördern das Entstehen dieser Hernienform.

Die Vorwölbung neben oder unter Einbeziehung des Stomas ist meist symptomarm. Eine große Hernie, die eine Stomaversorgung erschwert und kosmetisch nicht akzeptiert werden kann, sollte operativ korrigiert werden. Eine absolute Operationsindikation liegt vor, wenn es zu einer Strangulation oder Irreponibilität von Darmteilen kommt. Eine Kontraindikation zu einer nicht dringlichen Operation besteht, wenn das Grundleiden nur eine kurze Überlebenszeit erwarten läßt.

Literatur

1. Abel, A. L., A. Clain: The surgical treatment of large incisional herniae using stainless steel wire. Brit. J. Surg. 48 (1960/61) 42
2. Amid, P. K., A. G. Shulman, I. L. Lichtenstein: A critical evaluation of the Lichtenstein tension-free repair. Int. Surg. 79 (1994) 76
3. Arlt, G., V. Schumpelick: The Aachen classification of inguinal hernia. In Schumpelick, V., G. E. Wantz: Inguinal Hernia Repair. Karger, Basel 1995 (p. 60)
4. Bassini, E.: Über die Behandlung des Leistenbruches. Arch. klin. Chir. 40 (1890) 429
5. Chassin, J. L.: Operative Strategy in General Surgery, 2nd ed. Springer, Berlin 1993
6. Chevrel, J. P.: Surgery of the Abdominal Wall. Springer, Berlin 1987
7. Czerny, V.: Studien zur Radikalbehandlung der Hernien. Wien. med. Wschr. 27 (1877) 497
8. Deitch, E. A., M. C. Soncrant: The value of ultrasound in the diagnosis of nonpalpable femoral hernia. Arch. Surg. 116 (1981) 185
9. Fallopio, G.: Observationes Anatomicae. Venetiis, M. A. Ulmum 1562
10. Ger, R.: The laparoscopic management of groin hernias. Contemp. Surg. 39 (1991) 15
11. Ger, R., K. Monroe, R. Duvivier, A. Mishrick: Management of indirect inguinal hernias by laparoscopic closure of the nec of the sac. Amer. J. Surg. 159 (1990) 370
12. Hesselbach, F. K.: Die sicherste Art des Bruchschnittes in der Leiste. Bamberg 1819
13. Kirschner, M.: Die operative Beseitigung der Bauchbrüche. Allg. und spezielle chirurgische Operationslehre. Bd. VII, Teil 2, Springer, Berlin 1931
14. Koch, G., H. P. Eichfuss, E. Farthmann, H. W. Schreiber: Äußere und innere Brüche. Med. Welt 29 (1978) 61
15. Kozuschek, W., H. B. Reith, H. Walecek: Laparoskopische Chirurgie – Quo vadis? Chir. Gastroenterol. 9 (1993) 286
16. Krähenbühl, L., E. Frei: Frühresultate der ersten 100 laparoskopischen Hernienoperationen in Periduralanästhesie. Schweiz. med. Wschr. 125 (1995) 1279
17. Kranich, H.: Behandlung großer Narben- und Bauchwandhernien mit einer Modifikation der Kutislappenplastik nach Rehn. Zbl. Chir. 115 (1990) 301
18. Lamprecht, W.: Leistenhernie des Kindes. In Schumpelick, V.: Hernien. Enke, Stuttgart 1990
19. Lauschke, G.: Einige Aspekte der Chirurgie der Leistenhernien. Chir. Gastroenterol. 9 (1993) 320
20. Lichtenstein, I. L., J. M. Shore: Simplified repair of femoral and recurrent inguinal hernia by a „plug" technique. Amer. J. Surg. 128 (1974) 439
21. Loewe, O.: Über Hauttransplantation an Stelle der freien Fascienplastik. Münch. med. Wschr. 60 (1913) 1320
22. MacGregor, W. W.: Demonstration of a true internal inguinal sphincter and its etiologic role in hernia. Surg. Gynecol. Obstet. 49 (1929) 510
23. McVay, C. B., B. J. Anson: A fundamental error in current methods of inguinal herniorrhaphy. Surg. Gynecol. Obstet. 74 (1942) 746
24. Mayo, W. J.: An operation for the radical cure of umbilical hernia. Ann. Surg. 34 (1901) 1320
25. Noebel, A., M. Mackowski: Spieghelsche Hernie. In Kozuschek, W.: Chirurgische Klinik 1975–1985. Bundesknappschaft, Bochum 1986 (S. 183)
26. Nyhus, L. M.: Complications of groin hernia repair. Audio. Digest. Gen. Surg. 38 (1991) 38
27. Nyhus, L. M., R. E. Condon: Hernia. Lippincott, Philadelphia 1978
28. Nyhus, L. M., R. E. Condon, H. N. Harkins: Clinical experiences with preperitoneal hernial repair for all types of hernia of the groin. Amer. J. Surg. 100 (1960) 234
29. Pare, A.: Oeuvres Completes d'Ambroise Pare, vol. III. Baillaire, Paris 1840–1841
30. Rehn, E.: Das kutane und subkutane Bindegewebe als plastisches Material. Münch. med. Wschr. 61 (1914) 118
31. Reith, H. B., W. Kozuschek: Ergebnisse der Behandlung monströser Bauchwandhernien mit der „Kutisplastik". Akt. Chir. 24 (1989) 234
32. Reith, H. B., H. Dittrich, W. Kozuschek: Morphologie und Einteilung der Kutisplastik bei Bauchwanddefekten – eine tierexperimentelle Untersuchung. Langenbecks Arch. Chir. 379 (1994) 13
33. Schumpelick, V.: Hernien. Enke, Stuttgart 1990
34. Schumpelick, V.: Laparoskopische Hernienchirurgie –Quo vadis? Chir. Gastroenterol. 9 (1993) 365
35. Shouldice, E. E.: Surgical treatment of hernia. Ontario med. rev. 4 (1945) 43
36. Snyder, W. H.: Pediatric Surgery, Vol. 1. Year Book Medical Publishers, Chicago 1962
37. Stoppa, R. E.: The treatment of complicated groin hernias. Wld. J. Surg. 13 (1989) 545
38. Wagner, M.: Evaluation of diverse plastic and cutis prostheses in a growing host. Surg. Gynecol. Obstet. 130 (1970) 1077
39. Wantz, G. E.: Testicular atrophy as a risk of inguinal hernioplasty. Surg. Gynecol. Obstet. 154 (1982) 570

34 Retroperitoneum

H. Dralle

Der Retroperitonealraum wird anatomisch begrenzt durch das dorsale Peritoneum parietale und die hintere Bauchwand, er erstreckt sich vom Zwerchfell bis zum Beckenboden. (Nebenniere s. Kapitel 20, S. 438 ff; Urogenitaltrakt s. Kapitel 40, S. 893 ff.)

Tumoren

Retroperitoneale Tumoren sind außerordentlich selten (ca. 0,1 % aller Tumoren). In 60–80 % sind sie maligne, aufgrund ihrer erheblichen Größe bisweilen schwierig zu entfernen und mit einer Rezidivrate von 20–80 % belastet (11). Die häufigsten histologischen Subtypen der Sarkome sind Liposarkome, Leiomyosarkome und maligne fibröse Histiozytome; sie unterscheiden sich prognostisch nicht wesentlich voneinander. Entscheidend für den Behandlungserfolg ist allein die radikale Tumorresektion, adjuvante Therapiemaßnahmen konnten im Gegensatz zu Extremitätensarkomen die Prognose bislang nicht wesentlich verbessern (6). Ein günstigerer Verlauf wurde nach kompletter Tumorresektion, bei Vorliegen von Low-grade- (G1) und nicht an Umgebungsstrukturen fixierten Tumoren (T1, T2) ohne Metastasen beobachtet (5).

Symptome

Retroperitoneale Tumoren werden erst entdeckt, wenn der Tumor tastbar ist (70–80 %) oder wenn sich Verdrängungssymptome entwickeln, wie abdominelle Schmerzen (60–70 %), manchmal Rückenschmerzen, Fieber, Gewichtsverlust, Beinvenenthrombosen oder Ödem der unteren Extremität (10–30 %) (2,9).

Diagnostik

Die CT ist zur wichtigsten diagnostischen Methode retroabdomineller Raumforderungen geworden: Größe, Ausdehnung und Verhalten des Tumors zu Umgebungsstrukturen können erkannt werden. Komplementär zur CT ist die MRT, die eine bessere Differenzierungsmöglichkeit muskulärer und vaskulärer Strukturen aufweist sowie die Möglichkeit der Sagittalschnitte beinhaltet. Die Angiographie wird nur noch dann eingesetzt, wenn die Tumorresektion einen Gefäßersatz notwendig macht.

Während Probeexzisionen bei Extremitätensarkomen unter dem Aspekt einer präoperativen regionalen Chemotherapie ihren definierten Stellenwert haben, sind Biopsien bei retroperitonealen Tumoren von untergeordneter Bedeutung, da es bislang kein multimodales Therapieregime gibt, das auf einer prätherapeutischen Differenzierung des Tumortyps beruht. Ebensowenig ist die Durchführung einer regionalen Chemotherapie möglich, da die Tumoren nur ganz selten von einem einzigen Gefäß arteriell versorgt werden. Als Ausnahme für die Durchführung einer offenen Biopsie bei retroperitonealen Tumoren gilt die Differenzierung maligner Lymphome von Sarkomen, da beim Lymphom der Chemotherapie eine wesentliche Bedeutung zukommt.

Operationsindikation

Die Indikation zur Operation retroperitonealer Tumoren ist grundsätzlich immer dann gegeben, wenn eine Resektabilität aufgrund der durchgeführten bildgebenden Diagnostik möglich erscheint, da es meist keine effektive nichtoperative Alternativtherapie gibt. „Debulking"-Resektionen haben keinen prognostischen Stellenwert und werden daher im Ausnahmefall zur symptomatischen Behandlung durchgeführt.

Operative Therapie

Die komplette Tumorentfernung ist auch heute noch ausschlaggebend für die Prognose maligner retroperitonealer Tumoren. Sarkome besitzen häufig eine „Pseudokapsel", so daß Tumorausschälungen mikroskopisch oder makroskopisch nicht als radikal anzusehen sind und vermieden werden sollten. Derartige Pseudokapseln sind, wenn immer möglich, mit umgebendem Gewebe bzw. angrenzenden Organteilen uneröffnet en bloc zusammen mit dem Tumor zu entfernen.

> Die radikale Tumorentfernung ist entscheidend für die Prognose; Tumorausschälungen entlang der Pseudokapsel sind nicht radikal!

Häufig sind die Tumoren nicht nur auf eine Seite beschränkt, sondern breiten sich bilateral aus (60 %) (9). Regionale Lymphknotenmetastasen treten selten isoliert auf, meist im Rahmen einer systemischen Metastasierung; der Lymphadenektomie kommt daher bei diesen Tumoren eine vergleichsweise geringe Bedeutung zu.

> Im Gegensatz zu epithelialen Malignomen kommt der Lymphadenektomie bei retroperitonealen Weichteiltumoren keine Bedeutung zu!

Bei 20–40% der radikalen Resektionen ist eine Nephrektomie erforderlich (5,6), so daß hierüber der Patient nicht nur aufzuklären, sondern hinsichtlich der kontralateralen Nierenfunktion auch zu untersuchen ist. Bei eingeschränkter Restnierenfunktion kann eine Autotransplantation der Niere vorgenommen werden, wenn die Tumorinfiltration auf den Gefäßstiel der Niere beschränkt ist. Bei Tumorbefall von Organen des Gastrointestinaltraktes (Dünndarm, Dickdarm, Kolon, Magen, Pankreas) ist in der Regel eine nur partielle Organresektion des betroffenen Abschnitts erforderlich.

Im Einzelfall kann es unmöglich sein, die anatomische Basis für eine lokale Resektabilität ohne eine aufwendige Freilegung präoperativ zu erkennen. Da nichtradikale Eingriffe eine kaum bessere Prognose aufweisen als Probeexzisionen (5,6), andererseits die radikale chirurgische Tumorentfernung die einzige chancengebende Therapie darstellt, ist zu Beginn eines jeden Eingriffes bei ausgedehnten retroperitonealen Malignomen die Gesamtsituation des Einzelfalles hinsichtlich der operativ-technischen Möglichkeit und Grenzen, aber auch der Belastbarkeit des Patienten sorgfältig zu prüfen.

Nachsorge

Der Nachsorge bei retroperitonealen Tumoren kommt aufgrund des Rezidivrisikos eine wesentliche Bedeutung zu. Die Intervalle der Nachuntersuchungen mittels bildgebender Verfahren werden entsprechend Differenzierungsgrad und Radikalität des Ersteingriffs festgelegt. Bei Rezidivverdacht sollte bei Aussicht auf Resektabilität möglichst frühzeitig reinterveniert werden. Die Prognose komplett resezierter Lokalrezidive von Sarkomen unterscheidet sich nicht wesentlich von derjenigen nach Ersteingriffen. Für multimodale Therapieverfahren einschließlich intraoperativer Radio- und postoperativer Chemobehandlung gibt es bislang weder für die Ersttherapie noch beim Rezidiv ein überzeugendes Konzept.

> Auch Nachresektionen sind unter dem Aspekt der Prognoseverbesserung häufig möglich und indiziert; die Nachsorge ist daher wichtig!

Verletzungen und Hämatome (vgl. Kapitel 17)

Primäre traumatisch bedingte retroperitoneale Hämatome werden in der Regel nichtoperativ behandelt, wenn sie begrenzt und Folge z. B. knöcherner Verletzungen im Beckenbereich sind. Eine Operationsindikation besteht jedoch immer dann, wenn aufgrund der lokalen Progredienz eine signifikante Gefäßverletzung vermutet werden muß oder Einblutungen in das Retroperitoneum in Verbindung mit Traumen retro- oder intraperitonealer Organe auftreten. Bei fehlenden intraabdominellen Verletzungen kann auch bei Verdacht bzw. zum Ausschluß von Verletzungen der V. cava inferior bzw. Aorta abdominalis, der Iliakalgefäße oder der Niere und ihrer Gefäße eine Exploration des Retroperitonealraumes erforderlich werden.

Symptome

Die Leitsymptome stehen meist im Zusammenhang mit einem gleichzeitig vorliegenden Abdominal- und/oder Beckentrauma. Charakteristisch sind Schmerzen, Abwehrspannung des Abdomens, Volumenmangel, äußere Verletzungszeichen und Flankenhämatome.

Diagnostik

Dringlichkeit und Umfang der diagnostischen Maßnahmen richten sich nach dem Allgemeinzustand des Patienten und Verletzungsprofil des Patienten. An erster Stelle stehen die klinische, verletzungsorientierte Untersuchung und die Erfassung der wichtigsten Kreislaufparameter, eine Sonographie des Abdomens zum Ausschluß bzw. Nachweis intraabdomineller Flüssigkeitsansammlungen und Verletzungen parenchymatöser Organe, eine Röntgenaufnahme des Thorax und – je nach Dringlichkeit und Allgemeinzustand – gezielte Untersuchungen wie CT, Urographie bzw. retrograde Auffüllung und Angiographie. Da einerseits das Ausmaß der retroperitonealen Organ- und/oder Gefäßverletzung aufgrund der Eigentamponade des Retroperitoneums nicht immer mit dem unmittelbaren, klinisch erkennbaren Blutverlust korreliert und andererseits die exakte anatomische Darstellung der retroperitonealen Verletzung durch bildgebende Verfahren u. U. zeitaufwendig sein kann, muß ggf. auf eine weiterführende Diagnostik zugunsten einer zügigen transabdominellen Exploration verzichtet werden.

Operationsindikation

Die Operationsindikation ergibt sich aus der Verletzungsart und dem Untersuchungsbefund (34.1).
Große Zurückhaltung sollte bei retroperitonealen Hämatomen durch Beckenfraktur oder spontanen retroperitonealen Hämatomen (nach Antikoagulanzien- oder Lysetherapie) geübt werden. Eine definitive chirurgische Blutstillung ist in dieser Situation kaum möglich.

34.1 Operationsindikation bei Verletzungen im Retroperitonealraum

> Verdacht auf retroperitoneale Organverletzung (Niere, Duodenum, Pankreas).
> Angiographisch nachgewiesene Nierengefäßverletzung.
> Retroperitoneale Verletzung und fehlender Puls der A. femoralis.
> Penetrierende Verletzungen.

Operative Therapie

Bei gegebener Operationsindikation wird über eine mediane Laparotomie zunächst zügig das intraperitoneale Abdomen exploriert (Intestinum, Leber, Milz, ggf. Pankreas), dann das Retroperitoneum auf der am stärksten betroffenen Seite eröffnet und die Verletzung dargestellt. Im Beckenbereich gelingt es nicht immer, die Blutungsursache zu identifizieren und gezielt durch direkte Naht zu versorgen. Hier ist eine rasche und suffiziente Tamponade erforderlich, um den weiteren Blutverlust zu begrenzen (12).

> Retroperitoneale Hämatome bei Beckenverletzungen werden nur selten operiert. Hämatome, die trotz Beckenstabilisierung progredient sind, müssen meist mehrtägig tamponiert werden, bei täglichem Tamponadewechsel!

Bei Verletzungen der Niere sollte, wenn möglich, eine organerhaltende Reparation (Parenchymnaht, Polresektion, Gefäßnaht) versucht werden; bei unversehrter kontralateraler Niere ist jedoch dem sichersten Verfahren, d.h. gegebenenfalls der Nephrektomie der Vorzug zu geben, um den Patienten nicht zusätzlich zu gefährden. Harnblasenverletzungen werden übernäht, Traumen im Trigonumbereich und der Urethra erfordern zunächst eine Katheterschienung, nach ca. 3 Wochen gegebenenfalls eine frühsekundäre urologische Definitivversorgung.

Retroperitoneale Hämatome, die unter Antikoagulanzien- oder Fibrinolysetherapie auftreten, werden nur im Ausnahmefall (z.B. bei progredienter neurologischer Symptomatik) operativ behandelt. In den meisten Fällen führt die Gerinnungskorrektur zur langsamen Rückbildung von Befund und Symptomen des retroperitonealen Hämatoms; dennoch muß auch dann der Verlauf sorgfältig beobachtet und auf beginnende Infektzeichen geachtet werden. Infizierte Hämatome erfordern auf interventionellem Weg eine Behandlung durch Spülung und Drainage oder primär bzw. bei unzureichendem Erfolg die operative Eröffnung und Ausräumung.

> Ausräumung ausgedehnter spontaner Hämatome nur bei neurologischer Symptomatik oder bei Infektverdacht!

Retroperitoneale Fibrose

Die retroperitoneale Fibrose, Morbus Ormond (8), ist eine selten auftretende Erkrankung (ca. 1 auf 200 000 Einwohner), die als fibrosierender Prozeß des Retroperitonealraumes fast ausschließlich um die untere Aorta und oberen Abschnitte der Iliakalgefäße einschließlich der benachbarten Ureteren lokalisiert ist. In ca. 15% kann sie auch mit anderen Weichgewebs- und Organmanifestationen assoziiert sein (u.a. mediastinale Fibrose, Riedel-Thyreoiditis, sklerosierende Cholangitis) und eine systemische Ätiopathogenese vermuten lassen (1,3).

In zwei Drittel der Fälle tritt die retroperitoneale Fibrose idiopathisch auf, d.h. ohne erkennbare spezifische Ursache, in einem Drittel als sekundäre Fibrose nach retroperitonealen Verletzungen oder bei benachbarten Entzündungsprozessen, nach Bestrahlungen oder Einnahme bestimmter Medikamente (Methysergid, Ergotamin, Hydralazin) und als desmoplastische Reaktion bei verschiedenen Malignomen.

Symptome

Die Erkrankung manifestiert sich meist zwischen dem 30. und 70. Lebensjahr mit Kompressionssymptomen der Ureteren, seltener der unteren V. cava und Aorta bzw. der hiervon abgehenden Arterien. Die Ureterenobstruktion verläuft anfangs häufig asymptomatisch, später können als Symptome Flankenschmerzen, Koliken und Ausscheidungsstörungen bis hin zu Oligurie, Anurie und sogar Nierenversagen hinzukommen. Bei erheblicher Kompression der V. cava inferior kann es zu einem Ödem der unteren Extremitäten, des Skrotums oder einer Thrombophlebitis der tiefen Beinvenen kommen. Obstruktionen im arteriellen Bereich können im fortgeschrittenen Stadium Claudicatio und Ischämie der unteren Extremität verursachen. Bei ausgeprägten Plaquebildungen in der Aorta können auch die Nieren- und Mesenterialarterien betroffen sein. Als unspezifische Erkrankungssymptome und -befunde werden abdominelle Schmerzen, Abgeschlagenheit, Gewichtsverlust und Anämie beobachtet.

Diagnostik

Urographie, CT und MRT sowie Gefäßdarstellung (Kavographie, Aortographie) sind die wesentlichen diagnostischen Methoden zur Darstellung der obstruierten Abschnitte der Ureteren und Gefäße. Die Ureteren sind bei Erwachsenen in zwei Drittel, bei Kindern in etwa der Hälfte bilateral betroffen. Die Ebene der Obstruktion liegt meist in Höhe der 3.–5. Lendenwirbelkörper. Der Fibroseprozeß breitet sich nach ventral aus bis zum dorsalen Peritoneum, nach dorsal besteht häufig keine klare anatomische Begrenzung, nach lateral erstreckt er sich meist nicht weiter als 1 cm über die Ureteren hinaus (1).

> Hauptlokalisation der retroperitonealen Fibrose: zwischen dem 3. und 5. LWK, nach lateral meist nicht weiter ab 1 cm über die Ureterenebene reichend!

Die für die Therapie wichtige Differentialdiagnose der retroperitonealen Fibrose hat insbesondere idiopathische von sekundären Formen abzugrenzen, zum Ausschluß malignomassoziierter Formen kann eine Biopsie erforderlich werden.

Operationsindikation

Hauptindikationen zur Operation sind Obstruktionen der ableitenden Harnwege, selten der Gefäße.

Therapie

Bei der sekundären, medikamentös bedingten retroperitonealen Fibrose ist die sofortige Beendigung der Medikamenteneinnahme Voraussetzung für eine in den meisten Fällen zu erwartende Rückbildung des obstruierenden Fibroseprozesses. Bei Malignomen richtet sich das therapeutische Vorgehen nach dem onkologischen Gesamtkonzept der Erkrankung, als Palliativmaßnahme kommen vor allem endoluminäre Verfahren zur Überwindung der obstruierenden Gefäß- bzw. Ureterenabschnitte zum Einsatz.

Aufgrund der bei über 90% der Patienten mit idiopathischer Fibrose guten Langzeitprognose nach operativer Behandlung kommt den offen-chirurgischen Maßnahmen zur Beseitigung der Obstruktion eine wesentliche Bedeutung zu. Die Ureterolyse und intraperitoneale Verlagerung der Ureteren stellen das operative Verfahren der Wahl dar, resezierende und rekonstruktive Eingriffe an den Nieren (Autotransplantation) oder Gefäßen sind selten erforderlich. Da die operative Therapie jedoch eine rein symptomatische Maßnahme darstellt, werden in manchen Zentren Immunsuppressiva (Corticosteroide, Azathioprin) prä- und/oder postoperativ eingesetzt. Ein Erfolg dieser Therapie, allein oder in Kombination mit operativen Maßnahmen, wurde jedoch, wenn überhaupt, überwiegend in frühen Erkrankungsstadien beobachtet (3, 4).

Literatur

1. Amis, S.: Retroperitoneal fibrosis. Amer. J. Roentgenol. 157 (1991) 321 – 329
2. Bolin, T. E., S. G. Bolin, J. Wetterfors: Retroperitoneal sarcomas. Acta chir. scand 154 (1988) 627 – 629
3. Buff, D. D., M. B. Bogin, L. L. Faltz: Retroperitoneal fibrosis, a report of selected cases and a review of the literature. N. Y. St. J. Med. (1989) 511 – 516
4. Cerfolio, R. J., A. S. Morgan, E. R. Hirvela, E. J. Vaughan: Idiopathic retroperitoneal fibrosis: is there a role for postoperative steroids? Curr. Surg. 47 (1990) 423 – 427
5. Dalton, R. R., J. H. Donohue, P. Mucha, J. A. van Heerden, H. M. Reimann, S. Chen: Management of retroperitoneal sarcomas. Surgery 106 (1989) 725 – 733
6. Jacques, D. P., D. G. Coit, S. I. Hajdn, M. F. Brennan: Management of primary and recurrent soft-tissue sarcoma of the retroperitoneum. Ann. Surg. 212 (1990) 51 – 59
7. Lane, R. H., D. H. Stephens, H. M. Reimann: Primary retroperitoneal neoplasms: CT findings in 90 cases with clinical and pathological correlation. Amer. J. Roentgenol. 152 (1989) 83 – 89
8. Ormond, J. K.: Bilateral ureteral obstruction due to envelopment and compression by an inflammatory retroperitoneal process. J. Urol. 59 (1948) 1072 – 1079
9. Pinson, C. W., S. G. ReMine, W. S. Fletcher, J. W. Braasch: Long-term results with primary retroperitoneal tumors. Arch. Surg. 124 (1989) 1168 – 1173
10. Pode, D., M. Caine: Spontaneous retroperitoneal hemorrhage. J. Urol. 147 (1992) 311 – 318
11. Serio, G., P. Tenchini, F. Nifosi, C. Iacono: Surgical strategy in primary retroperitoneal tumors. Brit. J. Surg. 76 (1989) 385 – 389
12. Sharp, K. W., R. J. Locicero: Abdominal packing for surgically uncontrollable hemorrhage. Ann. Surg. 215 (1992) 467 – 475
13. Sondak, V. K., J. S. Economou, F. R. Eilber: Soft tissue sarcomas of the extremity and retroperitoneum: advances in management. Adv. Surg. 24 (1991) 333 – 359

35 Organtransplantationen

Grundlagen
Th. Lorf und B. Ringe

Aktueller Stand der Transplantation

Die Organtransplantation ist heute ein etabliertes Verfahren zur erfolgreichen Behandlung von Patienten mit akutem oder chronischem Organversagen, welches durch konservative und/oder chirurgische Maßnahmen nicht mehr zu therapieren ist. Nieren-, Leber- und Pankreastransplantationen – mit Einschränkung auch Herz- und Lungentransplantationen – sind standardisierte Eingriffe, die in die klinische Routine eingegangen sind, während die Dünndarmtransplantation zur Zeit jedoch noch als experimentelle Therapieform betrachtet werden muß (Tab. 35.1).

Patienten mit terminaler Niereninsuffizienz oder Diabetes mellitus gewinnen durch die Nieren- bzw. Pankreastransplantation erheblich an Lebensqualität. Im Gegensatz dazu können Ersatzverfahren (chronische Hämodialyse, Insulinsubstitution) auch ein jahrzehntelanges Überleben trotz Verlust der Organfunktionen ermöglichen, jedoch bei einer erheblich stärker eingeschränkten Lebensweise. Da ähnlich effektive Methoden zur Überbrückung der Herz-, Lungen- oder Leberfunktion heute noch nicht zur Verfügung stehen, stellt die Organtransplantation bei terminalen Herz-, Leber- und Lungenerkrankungen die einzige effektive und definitive Methode der Lebensrettung dar. Neben der Transplantation vaskularisierter Organe werden auch Knochenmark-, Kornea-, Haut-, Knochen- und Knorpel- sowie Herzklappentransplantationen durchgeführt.

In der Transplantationsmedizin ist eine Reihe von Begriffen und Synonymen gebräuchlich, die sich zum Teil historisch entwickelt haben und Termini aus verschiedenen Bereichen der Medizin wie Physiologie und Immunologie umfassen (Tab. 35.2).

Tabelle 35.1 Anzahl der weltweit durchgeführten Organtransplantationen mit 1-Jahres-Patienten-Überlebensraten

Organ	Anzahl weltweit	1-Jahres-Überleben (in %)
Niere	> 420 000	> 90
Leber	60 000	70 – 90
Herz	48 000	80 – 90
Lunge	7 000	70 – 85
Pankreas	9 500	60 – 75
Dünndarm	300	30 – 65

Transplantationsimmunologie

Die Transplantation ist eng mit der Immunologie verbunden, da zur erfolgreichen Verpflanzung eines Organs eine Beherrschung des natürlichen Abwehrsystems gegen genetisch differente („fremde") Strukturen erreicht werden muß.

HLA-System und Bedeutung der Übereinstimmung

Neben den Blutgruppen (AB0-System) sind vor allem die Histokompatibilitätsantigene (Membranbestandteile nahezu aller kernhaltigen Zellen [MHC I] bzw. verschiedener Leukozytensubpopulationen [MHC II]) für die Immunogenität des transplantierten Gewebes verantwortlich. Dieses beim Menschen als HLA (humanes Leukozytenantigen) bezeichnete System besitzt einen erheblichen Polymorphismus und wird über das Chromosom 6 determiniert. Vor allem die „Major"-Histokompatibilitätsantigene der Klassen I (Subloci A, B, C) und II (DP, DQ, DR) haben eine Bedeutung für die Immunreaktion nach Transplantationen, wobei dem B- und dem DR-Sublocus die höchsten Stellenwerte zukommen. Klasse III (Komplementfaktoren C2, C4, Faktor B), Klasse IV (Differenzierungsantigene während der Embryogenese) und „Minor"-Antigene spielen eine untergeordnete Rolle in der klinischen Transplantationsimmunologie. Besonders bei der Nierentransplantation konnte der positive Effekt einer guten HLA-Muster-Übereinstimmung zwischen Spender und Empfänger auf das Kurz- und Langzeitüberleben der verpflanzten Organe dokumentiert werden. Deshalb werden bei Nierentransplantationen die Empfänger vornehmlich nach der besten Übereinstimmung ausgewählt, wobei als Minimalanforderung zwischen den HLA-Mustern von Spendern und Empfängern im Eurotransplantbereich entweder das Übereinstimmen von einem B und einem DR oder beider DR-Subloci gewährleistet sein sollte. Zum Ausschluß von präformierten Anti-Spender-HLA-Antikörpern wird vor jeder Nierentransplantation ein Kreuztest (Cross match) zwischen Leukozyten des Spenders und dem Serum des Empfängers durchgeführt.

> Ist der komplementabhängige Lymphozytentoxizitätsassay positiv (Zerstörung der Spenderleukozyten), darf die Transplantation nicht durchgeführt werden!

Tabelle 35.2 In der Transplantationsmedizin verwendete Begriffe und Abkürzungen

Begriff	Erläuterung
Allogen (früher homolog)	Spender und Empfänger sind unterschiedliche Individuen der gleichen Spezies
Alloplastisch	Transplantation körperfremden, leblosen Materials
Autolog	Spender und Empfänger sind identisch
Auxiliär	zusätzliche Transplantation unter Belassung des erkrankten Organs
CD (cluster of differentiation)	membranständige Epitope
Chimerismus	gleichzeitiges Vorkommen mononukleärer Zellen zweier Individuen im Empfängerorganismus
CIT (cold ischemia time; KI-Zeit)	kalte Ischämiezeit: Zeitraum zwischen Perfusion des Organs mit kalter Konservierungslösung und Einbringen des Transplantats in den Empfängerorganismus
Cross match	Kreuztest zwischen Empfängerserum und mononukleären Spenderzellen zur Detektion von Alloantikörpern
Erhaltungstherapie	Immunsuppression in der Spätphase nach Transplantationen
GvHD (graft versus host disease)	Schädigung des Empfängerorganismus durch (mit-)transplantierte immunkompetente Zellen (vor allem bei Knochenmark- und Dünndarmtransplantationen)
Heterotop	Transplantation des Organs an anatomisch differenter Position
HLA (humane Leukozytenantigene)	MHC des Menschen
Homostatische Transplantate	Transplantation von Geweben zur zeitweisen Überbrückung, Induktion einer Regeneration, als Platzhalterfunktion
Homovitale Transplantate	Transplantation von (meist parenchymatösen) Organen mit Erhalt der zellulären Funktion
HvGD (host versus graft disease)	Schädigung des Transplantats durch das Immunsystem des Empfängers
Immunsuppression	Unterdrückung der Immunantwort
IL (Interleukin)	Botensubstanzen zwischen Immunzellen (Cytokin)
Induktionstherapie	Immunsuppression in der Frühphase der Transplantation
Isogen, syngen	Spender und Empfänger sind genetisch identisch
LRD (living related donation)	Lebendorganspende von Verwandten
MLC (mixed lymphocyte culture)	In-vitro-Assay zur Bestimmung der Alloreaktivität
MHC (major histocompatibility complex)	chromosomale Region, die die für die Abstoßung verantwortlichen Oberflächenstrukturen kodiert
Organkonservierung	Behandlung von Organen zum Überleben außerhalb des Organismus
Orthotop	Transplantation eines Organs an anatomisch üblicher Position
Rejektion	Transplantatabstoßung als Immunreaktion gegenüber „Fremd"-Antigenen
Talspiegel (trough level)	Blutspiegel eines Pharmakons unmittelbar vor erneuter Dosiseinnahme bei definiertem Intervall
Toleranz	antigenspezifische Reaktionslosigkeit des Empfängerimmunsystems
Warme Ischämiezeit	Zeit, in der das Organ weder durchblutet wird, noch in Hypothermie gelagert wird (z. B. Anastomosenzeit)
Xenogen (früher heterolog)	Spender und Empfänger sind verschiedene Individuen unterschiedlicher Spezies

Pathophysiologie der Abstoßung

Der komplexe Immunprozeß, der ohne Beeinflussung des Empfängers nach einer allogenen Organtransplantation abläuft, führt zur Abstoßung des Transplantats. Die immunologische Reaktion umfaßt bestimmte sequentielle Vorgänge, wobei man ein primäres afferentes Geschehen der Antigenerkennung, einen zentralen Abschnitt mit einer Reaktion der stimulierten immunkompetenten Zellen im lymphatischen System des Empfängers sowie einen Erfolgsabschnitt im Transplantat mit der schließlich erfolgenden Abstoßung unterscheiden kann. Der eigentliche immunologische Eliminationsprozeß des als „fremd" erkannten Gewebes beginnt mit der Einwanderung der sensibilisierten spezifischen Zellen und der Bindung von zirkulierenden Antikörpern. Diese können gemeinsam das Transplantat zwar selbst schädigen, entwickeln jedoch ihre Hauptwirkung durch Aktivierung unspezifischer Entzündungsreaktionen, die in seiner völligen Zerstörung münden. Unterschiede in Heftigkeit und zeitlichem Ablauf der Abstoßungsreaktion ergeben sich aus der Antigendifferenz zwischen Spender und Empfänger, der Art des Transplantates, dem Ort des Transplantatbettes und der Sensibilisierungssituation des Empfängers. Ein Alloersttransplantat wird im nicht modifizierten, nicht vorsensibilisierten Empfänger nach 6–7 Tagen abgestoßen. Unter klinischen Bedingungen können wir verschiedene Formen der Rejektion mit unterschiedlicher Beeinflußbarkeit und Prognose unterscheiden (Tab. 35.3).

Immunsuppression

Zum Erhalt des transplantierten Organs ist praktisch in jedem Falle eine Immunsuppression notwendig. Die heute in der klinischen Praxis eingesetzten Substanzen unterscheiden sich durch ihre Zielzellen bzw. ihre Angriffsworte innerhalb des lymphatischen und retikuloendothelialen Systems (Abb. 35.1).

Neuere, potente, relativ spezifische Immunsuppressiva wie Ciclosporin und FK 506 besitzen nur ein kleines therapeutisches Fenster. Eine Unterdosierung kann deshalb zum Organverlust, eine Überdosierung zu erheblichen

Tabelle 35.3   Abstoßungsreaktionen

Abstoßung	Intervall	Mechanismus	Klinik	Morphologie	Prognose
Hyperakut	Minuten bis Stunden	humoral, Immunreaktion	intraoperativ, Organschwellung, Zyanose, fleckig	Verlegung der Endstrombahn, Thrombose, Infarkt, Nekrose	irreversible Schädigung, Organverlust
Akzeleriert	2.–5. Tag	Anti-MHC-I-Antikörper, vorsensibilisierte T-Zellen	schweres Krankheitsgefühl, Fieber, Leukozytose/-penie	entzündliches Infiltrat, Endothelschädigung	ungünstig, schwer zu therapieren
Akut	ab 5. Tag	zellulär, Immunreaktion Typ IV	Krankheitsgefühl, Organschwellung, Fieber, rasche Funktionsverschlechterung des Transplantates	interstitielles und/oder vaskuläres Lymphozyteninfiltrat	anfangs voll reversibel, Spätstadium irreversibel
Chronisch	Monate bis Jahre	„multifaktoriell", kontinuierliche immunkomplex- und zellvermittelte Schädigung auf das Gewebe	schleichend, fortschreitender Funktionsverlust	Fibrose, Vaskulopathie	ungünstig, schwer zu beeinflussen

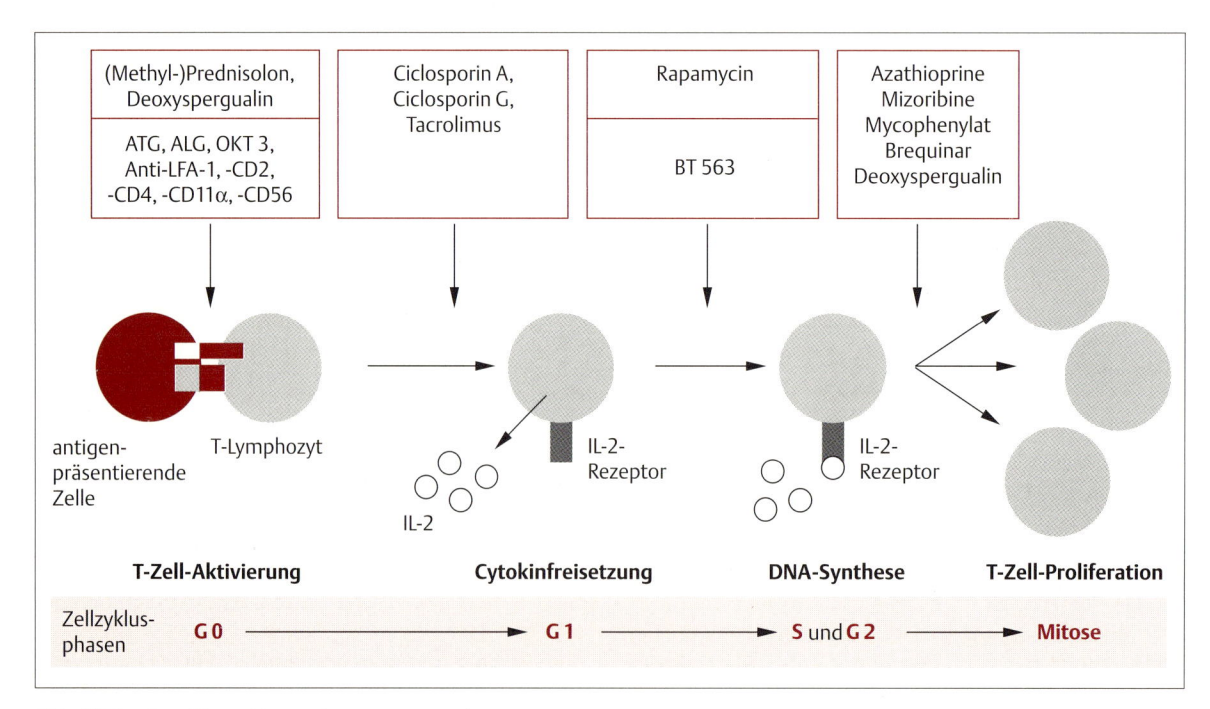

Abb. 35.1   Angriffspunkte von Immunsuppressiva.

Nebenwirkungen führen. Wegen der zusätzlichen hohen Interindividualität der Bioverfügbarkeit (1–95%) dieser Substanzen ergibt sich für diese Medikamente die Notwendigkeit der blutspiegeladaptierten Administration. Durch Kombination der verschiedenen Immunsuppressiva lassen sich einerseits die Nebenwirkungen reduzieren, andererseits additive und synergistische Effekte erzielen. Die hauptsächlichen Risiken der Immunsuppressiva sind die vermehrte Infektanfälligkeit der Patienten und die Erhöhung der Inzidenz maligner Tumoren (Tab. 35.**4**).

Die nach Organtransplantation erforderliche Basisimmunsuppression wird zunächst mit einer Induktions-Immunsuppressiva-Therapie begonnen, wobei entweder die Anzahl oder die Dosierung der Medikamente höher ist als im späteren Langzeitverlauf. Die Induktionstherapie soll zum Zeitpunkt des frühen Kontaktes des Empfängerimmunsystems mit den Transplantatantigenen die primär zu erwartende massive Antwort unterbinden. Die angewendeten Schemata unterscheiden sich bei den verschiedenen Organen und in Abhängigkeit von den Erfahrungen der Transplantationszentren. Je nach Anzahl der verabreichten Medikamente differenziert man in „Doppel"- (z.B. Cortison/CSA, Cortison/FK506), „Dreifach"- (z.B. Cortison/CSA/Azathioprin) und „Vierfach"-Therapie (z.B. Cortison/CSA/Azathioprin/ATG). Im Verlauf wird die Basisimmunsuppression dann auf eine Erhaltungstherapie reduziert, die üblicherweise als „Zweifach"- oder „Dreifach"-Kombination geführt wird.

Im Falle einer akuten Rejektion des Transplantates, die durch Funktionsverschlechterung und/oder anhand morphologischer Veränderungen in Biopsien erkennbar wird, kommen Immunsuppressiva zur Abstoßungstherapie zur Anwendung. Im Regelfall wird zunächst mit einer i.v. Cortisonstoßtherapie (z.B. 3mal 500 mg bis 3mal 1000 mg) an drei aufeinanderfolgenden Tagen begonnen. Sollte die Rejektion steroidrefraktär sein, können Antikörper (z.B. ATG, OKT3) i.v. verabreicht werden. Alternativ kommt auch die Umstellung auf ein potenteres Basisimmunsuppressivum in Frage (z.B. von Ciclosporin auf Tacrolimus).

Organspende

Voraussetzung für eine Übertragung von Organen ist die Organspende, wobei diese grundsätzlich sowohl von verstorbenen Patienten als auch von lebenden (living related/living unrelated transplantation) Personen möglich ist. In Deutschland erfolgt die Organspende meist von Verstorbenen. In anderen Ländern dagegen ist die „Lebendspende" aufgrund der religiösen, sozialen und rechtlichen Situation häufiger.

Bedingung für eine Organspende ist die medizinische Eignung des potentiellen Organspenders im weitesten Sinne, d.h. daß nur wenige Situationen eine Spende grundsätzlich ausschließen (35.**1**). Bei der Evaluation kommt es besonders auf den Ausschluß übertragbarer Erkrankungen und im weiteren auf die Beurteilung der in Frage kommenden Organe an. Relative Kontraindikationen für einzelne Organe ergeben sich durch schwere Vorerkrankungen des betreffenden Organs bzw. Organ-

35.1 Selektionskriterien für den Organspender

Eignung

Dissoziierter Hirntod
- primäre Hirnschädigung (intrazerebrale Blutung),
- sekundäre Hirnschädigung (Ischämie, z.B. nach Schock).

Absolute Kontraindikationen

Virusinfektionen (z.B. HIV, HBV, HCV).
Sepsis.
Extrakranielle Malignome.

Relative Kontraindikationen

Schwere Vorerkrankungen des betreffenden Organs bzw. Organsystems.

systems (z.B. durch Traumata, kreislaufbedingte Schädigungen oder intensivmedizinisch verursachte drastische Organbeeinträchtigungen).

Hirntod des Spenders

Grundvoraussetzung für eine Organentnahme ist der definitive Nachweis des Hirntodes des potentiellen Organspenders. Um ein funktionsfähiges Organ transplantieren zu können, ergibt sich die Notwendigkeit der suffizienten Durchblutung dieser Organe bis zum Zeitpunkt der Organentnahme. Daraus resultiert, daß lediglich Patienten, bei denen aufgrund eines primären oder sekundären Hirnschadens der dissoziierte Hirntod eingetreten ist, als potentielle Organspender in Frage kommen. Hirntod ist dabei der komplette und irreversible Funktionsverlust des gesamten Gehirns unter noch erhaltener Herz-Kreislauf-Funktion.

Richtlinien zur Feststellung des Hirntods sind nach der Empfehlung der Bundesärztekammer (1):
- Kenntnis der Diagnose des Patienten.
- Ausschluß von Zuständen, die Symptome eines Hirntodes vortäuschen können (metabolische Störungen, Vergiftungen, Unterkühlung).
- Klinisch-neurologische Untersuchung mit Dokumentation komplexer neurologischer Ausfälle.
- Apparative Zusatzuntersuchungen (EEG, fakultativ: Duplexsonographie, Angiographie).
- Die Untersuchungen sind von zwei vom Organentnahme- bzw. -transplantationsteam unabhängigen Ärzten vorzunehmen, von denen mindestens einer über mehrjährige Erfahrungen in der Intensivbehandlung von Patienten mit schweren Hirnschäden verfügen muß.

Eine Organentnahme wird jedoch nur durchgeführt, wenn nach Abschluß der Hirntoddiagnostik die nächsten Verwandten der verstorbenen Person ihre Zustimmung ausgesprochen haben. Entsprechendes gilt für den Umfang der Organentnahme (Multiorganentnahme, Ausschluß einzelner Organe von der Spende). Bei nicht

Tabelle 35.4 Standardmäßig und experimentell eingesetzte immunsuppressive Medikamente

Substanzgruppe	Substanz (Medikamente/Synonyme)	Wirkort/Wirkprinzip	Standarddosis/angestrebte Bluttalspiegel*	Hauptnebenwirkung
Corticosteroide	Cortison, Hydrocortison, Prednison (Decortin), Prednisolon (Decortin H), Methylprednisolon (Urbason)	komplexe Wirkung auf T-Zellen, Makrophagen, geringgradig auf B-Zellen; Steroid-Rezeptor-Komplex bindet DNA und blockiert Transkription und Translation der Cytokine IL-1 und IL-6	intraoperativ 500 mg, postoperativ 1–2 mg/kg KG; Erhaltungsdosis 5–7,5 mg; Rejektionstherapie 0,25–1 g i. v. über 3–5 Tage	Hypertension, Osteoporosen, Diabetes mellitus, Psychosen, cushingoider Habitus
Antimetabolite	Azathioprin (Imuran, Imurek)	hemmt nach Verstoffwechselung zu 6-Mercaptopurin in der Leber als „falscher Baustein" die Purinsynthese	1–2 mg/kg KG	Knochenmarkdepression, Lymphopenie, Hepatitis, Cholestase, mutagener Effekt
	Mizoribine (MZR, Bredinin)	hemmt die „De-novo"-Purinsynthese und das DNS-Reparatursystem	2 mg/kg KG	Knochenmarkdepression, Hyperurikämie
	Mycophenolate, Mofetil (RS-61 443, Cell Cept)	hemmt nicht kompetetiv die „De-novo"-Guanosinnukleotidsynthese mit lymphozytenspezifischer Proliferationshemmung, verhindert die Expression von Adhesionsmolekülen (Selektine)	2–3 g/Tag	Knochenmarkdepression
	Brequinar sodium (BQR)	nichtkompetetive Hemmung der Pyrimidin- und damit der DNS- und RNS-Synthese, antiproliferativer Effekt		Thrombozytopenie, Mukositis
	Deoxyspergualin (Spanidin)	Verhinderung der B-, T-Zell- und Makrophagenreifung sowie der Antigenpräsentation	3–7 mg/kg KG (i. v.)	Knochenmarkdepression
Endecapeptide	Ciclosporin A (CSA, Ciclosporin, Sandimmun, Optoral)	bindet an Ciclophilin; blockiert Transkription von Genen der frühen T-Zell-Aktivierung (IL-2, IL-3, IL-4 und IFN-γ)	Dosis: initial 10 mg/kg KG (p. o.), 1–2 mg/kg (i. v.); Erhaltung 4–5 mg/kg KG, nicht unter 3 mg/kg KG; Talspiegel: initial 150–250 ng/ml (Vollblut); Erhaltung 100–150 ng/ml	Nephrotoxizität, Neurotoxizität, Hypertonus, Hepatotoxizität
	Ciclosporin G (OG 37–325)	wie oben	wie oben	geringere Nephrotoxizität
Makrolide	Tacrolimus (FK 506, Prograf)	bindet an FK 506-Bindungsprotein (FKBP); blockiert Transkription von Genen der frühen T-Zell-Aktivierung (IL-2, IL-3, IL-4 und IFNγ) und Expression des IL-2-Rezeptors	initial 0,1–0,15 mg/kg KG; Talspiegel 5–15 ng/ml (Vollblut)	Neurotoxizität, Nephrotoxizität
	Rapamycin (RPM, Sirolimus)	bindet an FKBP, verhindert die cytokinübermittelte Transduktion durch Hemmung der p70 S6-Kinase	0,5–1 mg/m²/Spiegel < 2 µg/ml	Diabetes mellitus, Hypertriglyzerinämie bisher unbekannt

Pyrimidin-Synthesehemmer	Leflunomide (LFM)	hemmt die IL-2-Rezeptor-Transmission	5–10 mg/m²	unbedeutend
Polyklonale Antikörper	Antilymphozytenglobulin (ALG), Antithymozytenglobulin (ATG, Thymoglobin, ATGAM)	Lymphozytendepletion, Lymphozytensequestration, rezeptorvermittelte Lymphozytenfehlfunktion	25–50 mg/kg KG, 5 mg/kg KG (ATG-Fresenius), andere Dosis bei anderen Präparaten	Leuko-/Thrombozytopenie, virale Infekte, Tumoren
Monoklonale Antikörper	OKT3 (Anti-CD3-Antikörper, Orthoklone)	T-Zell-Depletion, T-Zell-Sequestration, Heruntermodulierung des CD3-Komplexes	5 mg/Tag	Lungenödem, virale Infekte
	Anti-CD2-, Anti-CD4-, Anti-CD5-, Anti-CD7-, Anti-CD11α-, Anti-CD18-, Anti-CD25 (BT563)-, Anti-CD45-, Anti-CD54-, Anti-IFN-γ-, Anti-TNF-α-Antikörper	spezifische Hemmung von Zellpopulationen, Signalwirkung/Blockierung der Signale von Oberflächenepitopen, Hemmung der Zelladhäsion, Blockierung der Cytokinwirkung	abhängig vom Präparat	erhöhte Inzidenz von Tumoren

* unterschiedlich nach Zentren und Organ

natürlicher Todesursache muß zudem noch der zuständige Staatsanwalt eine Freigabe des Spenders aussprechen.

Organisation und Vorbehandlung der Spender

Nach Feststellung des Todes des Individuums und Vorliegen der Einwilligung in die Organspende erfolgt die Meldung an das zuständige regionale Transplantationskoordinationsbüro der Deutschen Stiftung für Organtransplantation (DSO), von dem die weitere Organisation übernommen wird. Bestimmte Daten über den Organspender werden zu diesem Zeitpunkt benötigt (Tab. 35.**5**). Von den Koordinatoren werden neben der Meldung des Organspenders an die Eurotransplant International Foundation in Leiden (Holland) auch die notwendigen Voruntersuchungen und die Spenderoperation koordiniert und organisiert.

Nach Feststellung des eingetretenen Todes werden die allgemeinen Maßnahmen der Intensivtherapie fortgesetzt, wobei besonderes Augenmerk auf die hämodynamische und metabolische Stabilität und auf den Erhalt der Funktion der zur Entnahme vorgesehenen Organe gerichtet werden muß. So wird z.B. die bis zu diesem Zeitpunkt durchgeführte flüssigkeitsrestriktive, auf die Verminderung des Hirnödems gerichtete Therapie zugunsten einer ausreichenden Flüssigkeitssubstitution (ZVD ca. 8–10 cmH$_2$O) aufgegeben. Hormonelle Entgleisungen (Diabetes insipidus, Hyperglykämie) können medikamentös (Minirin, Insulin) beherrscht werden. Der Zeitpunkt der Organentnahme richtet sich nach der Stabilität des Spenders und nach den logistischen Gegebenheiten (Abschluß der Voruntersuchungen, Eintreffen der Entnahmeteams), sie sollte jedoch so schnell wie möglich durchgeführt werden, da die Gefahr einer akuten Dekompensation des Spenderorganismus besteht.

Zuweisung der Organe

Die der Eurotransplant International Foundation gemeldeten Organe werden auch über diese Organisation zugewiesen und verteilt. Aufgaben dieser Organisation sind die Speicherung aller Empfänger der angeschlossenen Transplantationszentren und die Vermittlung aller aktuell verfügbaren Organe an die registrierten Empfänger. Grundsätzliche Richtlinien der Verteilung sind die Übereinstimmung der Blutgruppen zwischen Spender und Empfänger, die medizinische Dringlichkeit und die Konformität der Gewebeantigene. Es gelten organspezifisch unterschiedliche Zuteilungsprinzipien, die jedoch prinzipiell von medizinischen Gesichtspunkten geleitet werden. Als primäre Kriterien bei der Nierenallokation gilt die größtmögliche Identität der Gewebeantigene und die Länge der Wartezeit, bei der Verteilung von Herz und Leber wird vor allem nach der Dringlichkeit entschieden. Bei Vorliegen eines „high urgency request" (Stufe HU) werden die zur Verfügung stehenden Organe (Herz, Lunge, Leber) dem anfordernden Zentrum zur Verfügung gestellt werden.

Tabelle 35.5 Befunde und Voruntersuchungen bei Organspenden

Allgemeine Angaben	Anamnese	Aktueller Zustand	Laboruntersuchungen	Apparative Untersuchungen
Alter Geschlecht Größe, Gewicht Diagnose Aufnahmezeitpunkt Beatmungsdauer i. v. Katheter Blutgruppe	Nierenerkrankungen Lebererkrankungen Herzerkrankungen Lungenerkrankungen Pankreaserkrankungen Malignome Hochdruckkrankheit Diabetes mellitus lokale/systemische Infektionen Drogenabusus Medikamente	Diurese (24 h) Blutdruck Herzstillstand Reanimationen hypotensive Phasen Vasopressoren Plasmaexpander Bluttransfusionen Diuretika Antibiotika	Blutbild Klinische Chemie: Na, K, Glucose, Kreatinin, Harnstoff ASAT, ALAT, GLDHAP, gGT, LDH, Bilirubin, Amylase, Lipase, CK, CK-MB, Quick, PTT Virusserologie: HIV, HBs-Ag, Anti-HCV, CMV, HLA-Typisierung Urin: Sediment, Urinkultur	EKG, Röntgen des Thorax, abdominelle Sonographie, Echokardiographie (fakultativ)

Organentnahme

Intraoperative Maßnahmen

Beim Hirntoten ist naturgemäß keine Narkose im Sinne der Allgemeinbetäubung während der Operation notwendig, er benötigt jedoch eine anästhesiologische Betreuung und Überwachung, um die hämodynamischen Verhältnisse und die Sauerstoffversorgung bis zur In-situ-Perfusion aufrechtzuerhalten. Zur Erleichterung der Operation werden Muskelrelaxanzien zur Unterbrechung der auf spinalen Reflexen basierenden Muskelspannung verabreicht. Eine Förderung der Diurese zur Vermeidung von Tubulusnekrosen sollte mit Mannitol oder Furosemid erfolgen.

Multiorganentnahme

Bei Eignung aller transplantablen Organe wird im Idealfall eine Multiorganentnahme durchgeführt, wobei die letzte Entscheidung zur Eignung des entsprechenden Organs vom entnehmenden Operateur vor Ort getroffen wird. Der Eingriff selbst ist eine technisch anspruchsvolle Operation, von deren Qualität maßgeblich das Schicksal der potentiellen Empfänger abhängt. Besonders wegen der Notwendigkeit des auch die anderen Organe schonenden Präparierens, ergibt sich eine besondere Verantwortung der Chirurgen bei der Entnahme. Sorgfalt ist auch auf die postoperative Versorgung des Leichnams mit der entsprechenden Wiederherstellung seines Äußeren in würdevoller Art und Weise zu legen. Einem Toten, der seine Organe spendet, um ein anderes Leben zu retten, gebührt der Respekt und der Dank unserer Gemeinschaft.

Technik

Die Organentnahme ist heute eine standardisierte Technik und soll unter Schonung aller Organe und Gefäße, ohne übermäßige Berührung ersterer oder Zug an den versorgenden Arterien und Venen durchgeführt werden (35.1). Zwei operative Varianten sind anwendbar, wobei entweder vor der Konservierung alle zur Entnahme anstehenden Organe mit den entsprechenden Gefäßstrukturen freigelegt werden oder aber die „En-bloc"-Technik, bei der lediglich die zu kanülierenden Arterien dargestellt und die versorgenden Gefäße nach der Entnahme in der Eisschüssel präpariert werden.
Zusätzlich zu den zu transplantierenden Organen werden lymphatisches Gewebe (Milz, Lymphknoten) zur sicheren Gewebetypisierung und die Iliakalgefäße entnommen. Letztere dienen als Interponat bei problematischer, inkongruenter Gefäßsituation zwischen Spender und Empfänger.

Organkonservierung

Wenn die Blutversorgung für ein Organ oder Gewebe unterbrochen wird, wie es bei der Organentnahme geschieht, kommt es zu einer Reihe von schädigenden Prozessen, die subsequent zu einer Beeinträchtigung der Funktion und dem ultimativen Tod des Organs oder Gewebes führen.
Die Bereitstellung von Energie kann nur noch über Glykolyse realisiert werden. Es kommt zu einer Anhäufung saurer Stoffwechselmetabolite und damit zur Gewebsazidose, des weiteren entsteht eine sauerstoffmangelbedingte Änderung der oxidativen Phosphorylierung mit Absinken des mitochondrialen ATP und dadurch ein Aktivitätsverlust der energieabhängigen Na/K-ATPase. Somit gelangen vermehrt Na-Ionen in die Zellen, was wiederum einen Anstieg des intrazellulären Elektrolyt- und Wasserbestandes mit subsequenter Zell- und Zellorganellenschwellung zur Folge hat. Aufgrund des Verlustes der Aktivität weiterer Membranpumpen entsteht eine intrazelluläre Ca^{2+}-Anreicherung, die eine direkte zelluläre Toxizität bewirkt. Ca^{2+} führt außerdem zu einem Absinken der für die Membranintegrität mitverantwortlichen Phospholipide über eine Aktivierung der Phospholipasen A1, A2 und C. Diese und andere molekulare Mechanismen verursachen schließlich irreversible Strukturveränderungen, die im Gewebetod münden. Zu-

35.1 Technik der Organentnahme

Mediane Thorakolaparotomie. Darstellung des abdominellen Situs, der Herzbeutel bleibt verschlossen. Exposition und Einschätzung der Organqualität. Retroperitoneale Freilegung der Aorta abdominalis und der V. cava inferior. Darstellung und Anschlingen von Iliakalarterien, Aorta abdominalis, V. cava inferior und A. mesenterica superior. Durchtrennung von Lig. gastrocolicum und splenocolicum. Mobilisation der Milz und Durchtrennung der Aa. gastricae breves. Darstellung und Anschlingen des Truncus coeliacus mit seinen drei Arterien. Anschlingen von A. gastroduodenalis, Pfortader und Ductus choledochus. Durchtrennen des Peritoneums ober- und unterhalb des Pankreasrandes. Retroperitoneale Mobilisation der Bauchspeicheldrüse. Exposition der V. mesenterica superior. Durchtrennung des Duodenums ober- bzw. unterhalb der Papilla Vateri. Mobilsation der Leber. Anschlingen der Aorta über dem Truncus coeliacus. Eröffnung des Perikards. Anschlingen von Aorta thoracica, V. cava superior, Lungenarterien und -venen. Kanülierung des Aortenbogens (Herz) und der Lungenvene (Lungenentnahme). Kanülierung der A. iliaca (Nieren, Leber, Pankreas) und der infrapankreatischen V. mesenterica superior (fakultativ bei portaler Perfusion der Leber). Abklemmen der suprazöliakalen Aorta abdominalis, des Aortenbogens distal der Kanüle für die kardiale Perfusion und der Vv. cavae superior und inferior. Start der Perfusion (Durchspülen der Organe über die Gefäße mit Perfusionslösung). Nach Beendigung der Perfusion Explantation von Herz, Lungen, Leber, Pankreas und Nieren, Plazierung der Organe in Eiswasser. Entnahme von Milz, Lymphknoten und Iliakalgefäßen. Verschluß der Operationswunde.

sätzlich kommt es bei der Reperfusion zu einer Freisetzung von freien Radikalen, die über die Reduktion von Doppelbindungen in den Phospholipidmembranen eine Zerstörung der Zellen hervorrufen.

Die Konservierung der Organe dient der Verhinderung bzw. Verzögerung dieser pathophysiologischen Vorgänge. Sie geschieht heute in der klinischen Praxis durch eine Kombination aus Drosselung des Energiestoffwechsels mittels Hypothermie (4°C) und Perfusion der Organe mittels speziell entwickelter protektiver Lösungen. Die am häufigsten angewendeten Konservierungslösungen sind Ringer-Lactat, Euro-Collins, UW (University of Wisconsin) und HTK (histidin tryptophan ketoglutarat), die in ihren Bestandteilen entweder intra- oder extrazellulären Elektrolytzusammensetzungen entsprechen. Sie ermöglichen eine für die Praxis akzeptable kalte Ischämiezeit (KIZ), die jedoch für verschiedene Organe nur unterschiedlich lang sein darf. Als Richtwerte gelten für das Herz 4–5, die Lunge 4–6, das Pankreas 10–12, die Leber 14–16 und die Niere 40–50 Stunden. Grundsätzlich treten jedoch auch bei längerer KIZ nach der Transplantation Störungen der Organfunktionen auf, die schließlich zu einer primären Transplantatnichtfunktion führen können.

Ausblick

Die Ergebnisse der Transplantation haben sich seit der Einführung der klinischen Transplantation stetig verbessert. Frühkomplikationen aus den Anfangsjahren wie Blutungen, Abstoßungen und Infektionen sind heute weitgehend vermeidbar bzw. behandelbar. Patienten mit 1-Jahres- und Organüberlebensraten von 90% stellen heute für Niere, Herz und Leber keine Ausnahme mehr dar. So stehen heute andere Probleme im Zentrum der Aufmerksamkeit der Transplantationsmedizin. Derzeit steht das Bemühen, die Langzeitergebnisse zu verbessern, im Mittelpunkt. Die durchschnittliche Überlebensdauer eines Nierentransplantates beläuft sich zum gegenwärtigen Zeitpunkt auf etwa 8 – 10 Jahre. Nach dieser Zeit geht das Organ oft in Folge einer chronischen Dysfunktion auf dem Boden chronischer Abstoßung, Langzeitwirkung der Immunsuppressiva oder einem Rekurrieren der Grunderkrankungen verloren. Patienten mit einer Herztransplantation erliegen häufig einer akzelerierten Transplantatarteriosklerose, die ebenfalls multifaktoriell begründet ist. Lebertransplantationsempfänger erkranken im Spätverlauf oftmals an ihrem Grundleiden, was schließlich zur Notwendigkeit der Retransplantation führen kann.

Sichtet man die Langzeitergebnisse, finden sich jedoch zunehmend Patienten, die vor vielen, oftmals vor mehr als 20 Jahren, ein Organtransplantat erhalten haben und sich in voller sozialer Rehabilitation befinden. Auch ist eine lebenslange Immunsuppression oder ein chronischer Abstoßungsprozeß durchaus nicht zwingend. So existieren Patienten, die bei erhaltener, exzellenter Transplantatfunktion ohne jegliche Immunsuppression auskommen.

Die Organtransplantation ist heute ein etabliertes, klinisches Verfahren, das weltweit Hunderttausenden ein menschenwürdiges Leben ermöglicht hat. Doch übersteigt die Anzahl der Patienten auf den Wartelisten bei weitem die vorhandenen Ressourcen. Einen möglichen Weg stellen Versuche zur Xenotransplantation dar, an der weltweit intensiv geforscht wird. Auch eine Verhinderung der chronischen Rejektion oder des Wiederauftretens von Viruserkrankungen wie der Hepatitis B und C nach Transplantationen und der dadurch vermeidbaren Retransplantation führt zu einer besseren Ausschöpfung der Ressourcen.

Literatur

1 Kremer, B., C. E. Broelsch, D. Henne-Bruns: Atlas of Liver, Pancreas and Kidney Transplantation. Thieme, New York 1994
2 Collins, G. M., M. Bravo-Shugarman, P. I. Terasaki: Kidney preservation for transplantation. Initial perfusion and 30 hours ice storage. Lancet 2 (1969) 1219 – 1225
3 McAnulty, J. F., R. J. Ploeg, J. H. Southard, F. O. Belzer: Successful five-day perfusion preservative of the canine kidney. Transplantation 47 (1989) 37 – 41
4 Vilmar, K., K. D. Bachmann: Kriterien des Hirntodes, Entscheidungshilfen zur Feststellung des Hirntodes. Stellungnahme des Wissenschaftlichen Beirates der Bundesärztekammer. Dtsch. Ärztebl. 94 (1997) B 1032 – 1039

Nierentransplantation

K. Kohlhaw und J. Hauss

Voraussetzungen des Empfängers

> Grundsätzlich ist die Nierentransplantation für einen geeigneten Empfänger das beste Therapieverfahren seiner terminalen Niereninsuffizienz!

Alter und Erkrankungen

Die Diagnosestellung, die Differenzierung der terminalen Niereninsuffizienz und die Behandlung mittels Dialyse liegen in der Hand des Nephrologen. Die Indikation zur Nierentransplantation besteht nur bei einem Teil der am terminalen Nierenversagen Erkrankten, so daß der Chirurg einem bereits selektionierten Patientengut gegenübersteht.

Im Prinzip ist die Indikation zur Nierentransplantation bei der dialysepflichtigen terminalen Niereninsuffizienz gegeben (35.2). Für die Empfängerauswahl sind jedoch einige wichtige Aspekte zu berücksichtigen, aus denen sich relative Kontraindikationen oder Indikationen zu vorbereitenden Maßnahmen ergeben.

Alter

Das absolute Alter stellt keine Kontraindikation zur Nierentransplantation dar. Abzuwägen ist das Risiko des Empfängers, an der Transplantation und ihren Folgen zu versterben gegen die Morbidität und Mortalität während der fortzuführenden Dialyse. Der Allgemeinzustand ist immer zu berücksichtigen. Eine Sonderrolle nehmen Säuglinge und (Klein-)Kinder ein, deren körperliche und geistige Entwicklung unter Dialyse schwer beeinträchtigt ist, so daß hier die Indikation zur Transplantation oft vitalen Charakter hat (35.2).

Keine Kontraindikation stellt ein möglicher späterer Kinderwunsch bei jungen Dialysepatientinnen dar, wenn nicht wegen der Grundkrankheit von einer Schwangerschaft abgeraten werden sollte (z. B. kongenitale Zystennieren bei Vater und Mutter).

Nierenspezifische Grunderkrankung

Mißbildungen der ableitenden Harnwege (z. B. Urethralklappen oder -strikturen), die sekundär zum Nierenversagen geführt haben, müssen vor einer Transplantation korrigiert werden, dann können ähnlich gute Resultate wie bei Patienten ohne Anomalien der ableitenden Harnwege erreicht werden (4, 19). Bei vesikoureteralem Reflux oder chronischer Pyelonephritis können Abszesse in der Niere auftreten, die vor einer Transplantation entsprechend saniert werden müssen. Daraus leitet sich meist eine Indikation zur (Uretero-)Nephrektomie ab.

Nierenspezifische Begleiterkrankungen

Neben der ursächlichen Nierenerkrankung sind die Sekundärfolgen der Dialyse wie Urämie, Hypertension und Hyperlipidämie zu beachten. Der nach außen sichtbare Habitus des „vorgealterten Dialysepatienten" manifestiert sich häufig als rasch progrediente Arteriosklerose mit entsprechender Manifestation als periphere arterielle Verschlußkrankheit. Bei schweren Gefäßveränderungen – besonders in der Beckenetage – muß eine gefäßchirurgische Korrektur oder im Extremfall auch die Ablehnung des Patienten in Betracht gezogen werden. Bei der diabetischen Nephropathie sind Allgemeinzustand und Gefäßsituation sorgfältig in die Indikationsstellung einzubeziehen.

Vorangegangene Tumorerkrankung

Tumoren zeigen unter Immunsuppression einen deutlich schnelleren Progreß. Ein Patient nach Tumorerkrankung kann nur dann zur Transplantation akzeptiert werden, wenn er kurativ therapiert worden ist. Nach Abschluß der Behandlung ist eine Wartezeit einzuhalten, in deren Verlauf ein lokales Rezidiv oder eine Metastasierung ausgeschlossen werden muß. Klare Richtlinien für diese Wartezeit gibt es nicht, sie sollte je nach Tumortyp mindestens 2–5 Jahre betragen (16). Die Richtlinien leiten sich ab aus der Metastasierungs- und Rezidivwahrscheinlichkeit der einzelnen Tumorerkrankungen (16). Wegen eines Nierenzellkarzinoms nephrektomierte Patienten, die einer Transplantation zugeführt wurden, weisen gegenüber Patienten, bei denen die Dialyse fort-

---

35.2 Indikationen und Kontraindikationen für eine Nierentransplantation seitens des Empfängers

Absolute Indikation

Dialysepflichtige Erkrankungen bei Kindern und Säuglingen, da deren Entwicklung unter der Dialyse beeinträchtigt ist und keine Kontraindikationen vorliegen.

Relative Indikation

Dialysepflichtige terminale Niereninsuffizienz, wenn keine Kontraindikationen vorliegen (s. u.).

Absolute Kontraindikationen

Bestehende Tumorerkrankungen.
Bestehende akute und chronische Infektionen.
Fortgeschrittene Leberzirrhose.

Relative Kontraindikationen

Schwere, nicht korrigierte Gefäßveränderungen der distalen Aorta und/oder der Beckenetage sowie Zustand nach Beckenvenenthrombose: Transplantation für die betreffende Seite kontraindiziert.
Massives Übergewicht wegen der zu erwartenden erhöhten postoperativen Komplikationsrate und der voraussichtlich nicht vorhandenen Compliance des Patienten.

geführt wurde, einen eindeutigen Überlebensvorteil auf (18).

Infektionen

Akute Infektionen

Alle akuten Infektionen (z. B. akuter Abszeß, Tonsillitis, akute Divertikulitis) führen zur Zurückstellung von der Transplantation bis zu ihrer definitiven Heilung. Zu beachten sind neben **Infektionen der oberen und unteren Atemwege** besonders die **Harnwegsinfektionen, Austrittsstellen der Peritonealdialysekatheter** sowie **Infektionen an den Zähnen**. Leukozytose und Fieber dürfen nie als solche hingenommen werden, sondern bedürfen stets der Abklärung! Ein möglicher Infektionsfokus muß ausgeschlossen bzw. saniert werden!

Chronische Infektionen

Alle chronischen Infektionen müssen definitiv ausgeheilt sein, für die Zeit nach der Transplantation ist meist eine längere (mindestens ca. halbjährige) Antibiotikaprophylaxe entsprechend dem primären Keim erforderlich. Dies gilt besonders für Zustände nach **Tuberkulose** oder **Pilzerkrankungen**. Bei **chronischer Osteomyelitis** ist die Sanierung des Fokus anzustreben, um generalisierte postoperative Infektionen zu vermeiden. Besonders zu beachten ist die Divertikulose. Nach Transplantation kann ein akuter Entzündungsschub durch die Immunsuppression so weit larviert sein, daß die Diagnose zu spät gestellt wird und der Patient vital gefährdet ist. Zur Prophylaxe dieser Situation ergibt sich eine weitzufassende Indikation zur Resektion des befallenen Darmabschnittes.

Persistierende Erreger

Bei einigen bereits durchgemachten infektiösen Erkrankungen persistiert der Erreger im Wirtsorganismus. Unter Immunsuppression kann es durch die Schwächung der Immunantwort dann zur sog. endogenen Reinfektion kommen. Dies gilt besonders bei der **Zytomegalievirus-(CMV-)Erkrankung** sowie der **Tuberkulose**. Ähnlich häufig, aber klinisch weniger dramatisch sind die Reinfektionen durch den **Epstein-Barr-Virus (EBV)** oder den **Herpes-simplex-Virus (HSV)**. Ein entsprechender virologischer und bakterieller Status wird daher gefordert.

Kardiale Vorerkrankungen

Im Vordergrund steht die ischämische Herzerkrankung, die entsprechend der Dialysedauer oft einen rapideren Verlauf nimmt. Bei kardialer Symptomatik oder abnormalem EKG ist eine gründliche Voruntersuchung mit Belastungs-EKG, Echokardiographie, Myokardszintigraphie und/oder Koronarangiographie zwingend erforderlich. Die Indikation zur interventionellen (z. B. Koronardilatation) oder operativen Therapie (z. B. Bypass) ist wegen der peri- und postoperativen Belastung durch die Transplantation (u. a. Volumenbelastung zur Anhebung des prärenalen Filtrationsdruckes) großzügig zu stellen.

Obstruktive und restriktive Atemwegserkrankungen

Zur Vermeidung postoperativer Komplikationen (längere Nachbeatmung, infektiöse Komplikationen bei chronischen Bronchitiden) ermöglicht eine spezifische Therapie der Eingliederung des betreffenden Patienten in das Transplantationsprogramm ohne wesentliche zusätzliche Risiken. Zwei Erkrankungen erfordern besondere Maßnahmen: Die **Tuberkulose** (s.o.) muß zum Zeitpunkt der Transplantation effektiv ausbehandelt sein. Eine mindestens halbjährige medikamentöse Tuberkulostatikaprophylaxe muß sich dem Beginn der Immunsuppression anschließen, um ein Wiederauftreten der Infektion möglichst zu verhindern. Bei **Bronchiektasen** muß der bisherige Krankheitsverlauf beachtet werden, denn latente oder häufige Infektionen würden sich unter Immunsuppression noch verschlechtern. Bei lokalisiertem Prozeß kann eine chirurgische Therapie indiziert sein, ein generalisierter Befall mit häufigen Infektionen stellt eine Kontraindikation zur Immunsuppression und damit zur Transplantation dar (s.o.).

Ulkusanamnese

Urämische Patienten weisen ein erhöhtes Risiko auf, Magen- oder Duodenalgeschwüre zu entwickeln. Da Steroide bis heute ein wesentlicher Bestandteil der Immunsuppression sind, steigt das Risiko für die Entwicklung postoperativer Ulcera weiter. Die konsequente postoperative Prophylaxe mit oralen Antazida oder – bei Patienten mit Ulkusanamnese – mit Protonenpumpenhemmern (Omeprazol) und eine frühzeitige (bereits im Verdachtsfall angewandte) Endoskopie hat die Morbidität und Mortalität an ulkusbedingten Komplikationen erheblich gesenkt. Bei Patienten mit anamnestisch bekannter Ulkuskrankheit wird die Prophylaxe entsprechend verlängert. Die Testung auf eine mögliche Helicobacter-pylori-Infektion und die entsprechende Therapie gehört bei endoskopischen Untersuchungen zum Standard.

Lebererkrankungen

Die meisten Immunsuppressiva sind potentiell hepatotoxisch. Eine vorbestehende Lebererkrankung kann sich unter der Immunsuppression verschlechtern oder sie führt zu einer Veränderung der Metabolisierung und Exkretion der Immunsuppressiva. Fortgeschrittene Leberzirrhosen (Child B oder C) führen im Regelfall zum Ausschluß von der Transplantation oder – in besonderen Fällen – zur Vorstellung zur kombinierten Leber-Nieren-Transplantation. Chronische Hepatitiden ohne zirrhotischen Umbau sowie andere parenchymatöse oder cholestatische Lebererkrankungen bedürfen der Prüfung im Einzelfall. Im Extremfall können sie auch Indikation zu einer kombinierten Leber-Nieren-Transplantation sein.

Technische Besonderheiten

Bei der **polyzystischen Nierenerkrankung** stellt die Größenzunahme der Nieren in der Regel kein (Platz-)Problem dar. Die nicht selten gestellte Indikation zur uni-

oder bilateralen Nephrektomie leitet sich ab aus therapierefraktären Zysteninfektionen bzw. Einblutungen in die Zysten.

Massives Übergewicht ist eine relative Kontraindikation zur Transplantation. Die postoperative Komplikationsrate ist bei adipösen Patienten ohnehin erhöht und kann durch die Immunsuppression noch potenziert werden. Die Compliance ist bei diesen Patienten oftmals gestört, sie ist aber unabdingbare Voraussetzung nach einer Transplantation.

Die **periphere arterielle Verschlußkrankheit** kann entweder die arterielle Perfusion der transplantierten Niere direkt betreffen (signifikante Stenose/Verschluß der arteriellen Strombahn proximal der Iliakalgabel) oder über ein Steal-Phänomen die Extremitätenischämie verstärken. Bei schweren, nicht korrigierten Gefäßveränderungen der distalen Aorta und/oder Beckenetage sowie bei Zustand nach Beckenvenenthrombose ohne eindeutige Rekanalisation ist die Transplantation für die betroffene Seite kontraindiziert.

Ein liegender **Peritonealdialysekatheter** stellt operationstechnisch kein Problem dar, da dessen Implantation transrektal erfolgt. Zu beachten ist jedoch, daß das Peritoneum bei der Transplantation nicht verletzt werden darf. Andernfalls ist eine postoperative Peritonealdialyse im Falle einer initialen Transplantatfunktionsstörung nur mit großen Problemen möglich.

Empfängerauswahl und organisatorische Maßnahmen

Die routinemäßig erforderlichen Untersuchungen zur Aufnahme in das Transplantationsprogramm sind in Tab. 35.6 aufgeführt. Das Verfahren ist schematisch. Ziel der Voruntersuchungen ist die Selektion geeigneter Empfänger und ihre entsprechende Vorbereitung bzw. die Abschätzung und ggf. Therapie von Risikofaktoren. Für Patienten, die nicht die Voraussetzungen erfüllen, besteht die Möglichkeit, durch vorbereitende Maßnahmen oder auch Operationen in einen transplantationsfähigen Zustand gebracht zu werden. Die Bedeutung einer urologischen Voruntersuchung ist umstritten (2), bei älteren Patienten oder bei Verdacht auf neurogene Blasenentleerungsstörung sollte sie jedoch durchgeführt werden. Beim anurischen Patienten wird von einer Prostataresektion bei Hypertrophie abgeraten (12). Bei Patienten mit einer Ersatzblase muß diese so lange vor der Transplantation angelegt worden sein, daß keinerlei Komplikationen aus dem Bereich der Transplantation zu erwarten sind.

Im Falle des Angebotes einer Spenderniere verbleibt nur wenig Zeit zur Vorbereitung des Patienten. Ergänzend zum Gesamtzustand, der aus seiner Vorbereitungsakte ersichtlich sein muß, wird dann nur noch die aktuelle „Transplantabilität" überprüft, um den Eingriff möglichst schnell durchführen zu können.

> Es ist besser, einen Patienten an der Dialyse zu belassen, wenn die Risiken nach erfolgter Transplantation bei vorher absehbaren postoperativen Komplikationen zu hoch erscheinen!

Tabelle 35.6 Präoperative Untersuchungen des potentiellen Nierentransplantatempfängers vor Aufnahme in das Transplantationsprogramm

1. Anamnese
- Anamnese der Nierenerkrankung, durchgeführte Untersuchungen (Histologie!)
- Familien- und soziale Anamnese (erbliche Disposition? → Kinder!)
- Sonstige Begleiterkrankungen, medizinische Risikofaktoren, Allergien
- Vorangegangene Bluttransfusionen, Transplantationen (Immunisierung), Schwangerschaften
- Medikamente
- Rauchen, Alkohol, Drogen- oder Medikamentenabusus (Compliance)

2. Körperliche Untersuchung
- Gründliche klinische Untersuchung, Dokumentation und Würdigung aller pathologischen Befunde
- Fokusausschluß (HNO-, Augen- und Zahnstatus, Haut- und gynäkologische Untersuchung)
- Puls- und Gefäßstatus, Beckenübersicht und sonographische Doppler-Untersuchungen als Screeningmethode, nach Befund ggf. Angiographie

3. Routineuntersuchungen
- Blutuntersuchungen:
  - Blutgruppe, Blutbild
  - Elektrolyte, ven. Blutgase, Calcium, Phosphat, Harnstoff, Kreatinin, Harnsäure, Leberenzyme, Triglyceride, Cholesterol, Glucose (nüchtern)
  - Virologie (HIV, Hepatitis B/C, CMV, EBV, Herpes simplex/varicella/zoster)
- Röntgen des Thorax, Lungenfunktion
- Elektrokardiogramm, ggf. Belastungs-EKG
- Urinstatus, -mikroskopie, -kultur
- Gastroskopie oder Röntgen des Magens

Die sog. Konservierungszeit (kalte Ischämiezeit: Zeit von der Entnahme bis zum Beginn der Reperfusion) einer entnommenen Niere sollte 36–40 Stunden nach Möglichkeit nicht übersteigen. Bei Zeiten über 48 Stunden ist die Wahrscheinlichkeit einer schweren, meist irreversiblen Schädigung des Parenchyms mit z.T. vollständigem Funktionsverlust hoch. In dem vorgegebenen Zeitintervall muß der Empfänger über die immunologischen Tests ermittelt, benachrichtigt, einbestellt, vorbereitet und die Operation begonnen werden. Der organisatorische Ablauf ist in Abb. 35.2 dargestellt.

Im Krankenhaus X liegt ein Patient, dessen Hirntod nach den Kriterien der Bundesärztekammer diagnostiziert worden ist. Die Einwilligung der Angehörigen muß vorliegen.

Wenn keine Kontraindikationen (☞ 35.3) bestehen, kann die Organentnahme durchgeführt werden. Aus ebenfalls entnommenem Milz- und Lymphknotengewebe werden die Merkmale des humanen Lymphozytenantigensystems (HLA-System) bestimmt. Diese Daten werden zur Zentrale von „Eurotransplant" in Leiden/NL

Nierentransplantation

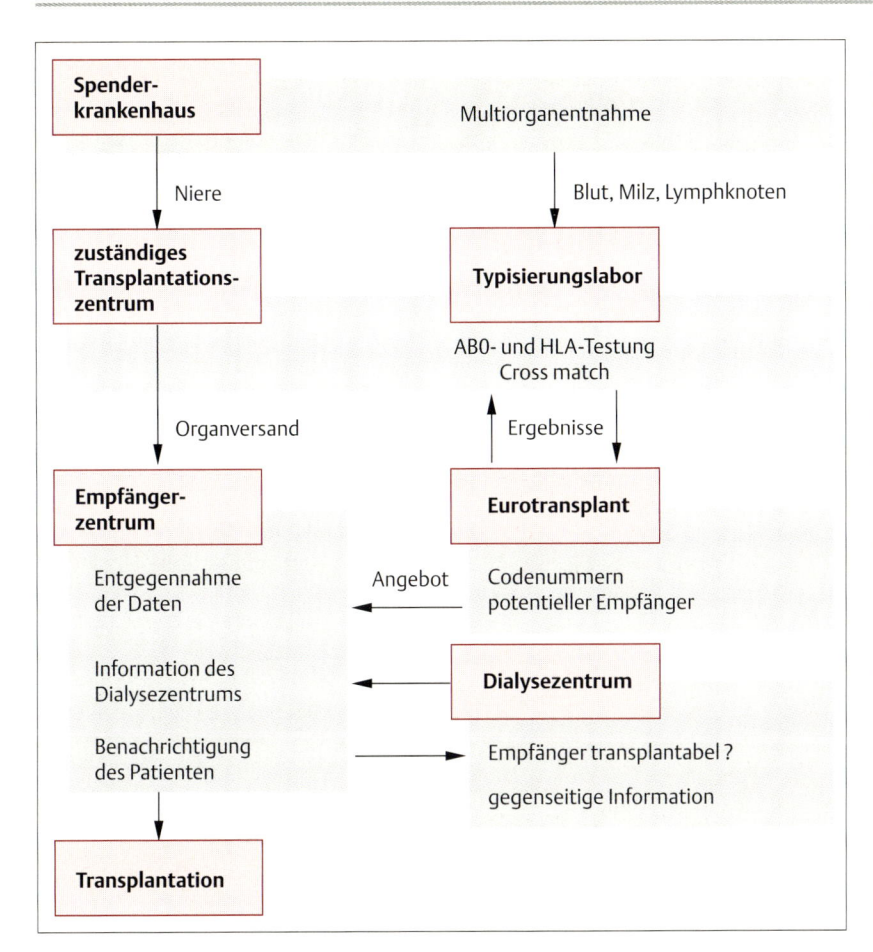

Abb. 35.2 Ablauf der Organvermittlung von der Organentnahme bis zur Transplantation (Quelle: Deutsche Stiftung Organtransplantation).

Mit der entnommenen Niere werden aus Blut, Milz und Lymphknoten im Typisierungslabor Blutgruppe und HLA-Antigene bestimmt. Danach wird bei Eurotransplant anhand kodierter Nummern der geeignete Empfänger bestimmt und im Typisierungslabor die Reaktion des Empfängerserums mit den Spenderlymphozyten bestimmt, bei Verträglichkeit (negatives Cross match) wird das Empfängerzentrum benachrichtigt. Mit dem Dialysezentrum wird die Transplantabilität des Empfängers geklärt. Liegen keine Kontraindikationen zur Transplantation vor, wird der Empfänger einbestellt und die Niere an das Empfängerzentrum verschickt. Dann kann die Transplantation vorgenommen werden.

35.3 Kontraindikationen zur Nierentransplantation seitens des Spenders

Absolute Kontraindikationen

Malignome (außer: primäre Hirntumoren, Basaliome).
Aktive oder durchgemachte Hepatitis-B- oder -C-Infektion, HIV-positiv.
Bekannter Drogenabusus (Risikogruppe).
Herz-/Kreislaufstillstand > 30 Minuten.
Chronische Nierenfunktionsstörung in der Anamnese.
Parenchymatöser Nierenschaden (z. B. Schrumpfniere), **nicht** einzelne Nierenzysten.

Relative Kontraindikationen

Akute Nierenfunktionsstörung (z. B. nach Reanimation).
Alter > 70 Jahre oder < 3 Jahre (Altersgrenze besonders nach oben fließend).
Langjährige Hypertension mit bekannter Nierenfunktionsstörung.
Langjähriger Diabetes mellitus mit bekannter Nierenfunktionsstörung.
Arterielle Verschlußkrankheit mit schweren Veränderungen der Nierenarterien.
Bakteriämie, Sepsis.

übermittelt. Dort wird nach medizinischen Kriterien (Blutgruppe, Histokompatibilitätsantigene, Wartezeit) der geeignete Empfänger ermittelt. Über das Empfängerzentrum wird der Dialysearzt über den aktuellen Zustand des Patienten befragt, und der Patient wird – sofern keine aktuellen Kontraindikationen zur Transplantation vorliegen – zur Transplantation einbestellt. Absolute und relative Kontraindikationen zum Akzeptieren einer zu transplantierenden Niere sind in 35.3 aufgeführt.

Vorbereitung des Empfängers

Beim Eintreffen des Empfängers zur Transplantation wird er zunächst auf seine aktuelle Transplantationsfähigkeit untersucht. Ein florider Infekt oder dessen indirekte Zeichen (erhebliche Leukozytose, unklare Temperaturen) stellen eine Kontraindikation zur Transplantation dar. Die genauen Schritte der Operationsvorbereitung sind in Tab. 35.7 durchgeführt.

Transplantation und postoperativer Verlauf

Operationsablauf

Beschrieben wird hier nur das Standardvorgehen (17). Anatomische Besonderheiten erfordern zum Teil sehr aufwendige Rekonstruktionsverfahren, die hier nicht

Tabelle 35.7 Präoperative Vorbereitung zur Nierentransplantation

Empfänger

- Sicherstellung des Befundes, „negatives Cross match"
- Gründliche Anamnese seit letzter Untersuchung (letzter Infekt, letzte Transfusionen, letzte Dialyse, aktuelle Medikation, Restausscheidung)
- Gründliche klinische Untersuchung (Veränderungen zu Vorbefunden?), aktuelles Gewicht, Abdominalbefund, kardiopulmonaler Status, obere Luftwege; Ziel: Ausschluß einer akuten Infektion
- Bei Eintreffen des Patienten übliche OP-Vorbereitung: Elektrolyte (Kalium!), Harnstoff, Kreatinin, Leberwerte, venöse Blutgasanalyse, Blutbild, Gerinnungsstatus, Kreuzblut für Blutkonserven, EKG, Röntgen des Thorax
- Bei Hyperkaliämie > 5,5 mmol/l rasche Korrektur (entweder Dialyse, Ionenaustauscher oder Ausgleich einer Azidose)
- Aktueller Virustiter (HIV, CMV, EBV, Herpes-Viren)
- OP-Aufklärung und Einwilligung schon bei Aufnahmegespräch (Bedenkzeit)
- Bei Hämodialyse: Shuntarm in Watte polstern
- Bei Peritonealdialyse: Dialysat *vollständig* ablaufen lassen, PD-Katheter steril verbinden; Ausschluß einer Infektion der Austrittsstelle
- Blasendauerkatheter legen
- Im OP: Vorbereitung der Lösung zur Blasenauffüllung (500 ml NaCl 0,9% mit 1 Amp. Neomycin) und Anschließen an den Blasenkatheter über 3-Wege-Hahn

Anästhesie

- Anästhesieaufklärung
- Kontrolle der Laborwerte, speziell des Serumkaliums
- In Narkose: Legen eines arteriellen und zentralvenösen Zuganges

näher erläutert werden sollen und ohnehin in die Hand des Erfahrenen gehören.

Präparation der Spenderniere

Zunächst wird die Spenderniere steril aus der Verpackung entnommen und präpariert. Nacheinander werden die A. renalis und die V. renalis bis zu ihrer ersten Aufgabelung vom perirenalen Fett befreit und auf Dichtigkeit überprüft. Eventuelle Verletzungen der Gefäße werden versorgt, die Abgänge der Nebennierengefäße sowie V. spermatica/ovarica nach ihrer eindeutigen Identifizierung ligiert oder durchstochen. Rekonstruktionen versehentlich durchtrennter Polgefäße empfehlen sich nur in diesem Stadium. Arterielle untere und größere obere Polarterien sollten möglichst rekonstruiert werden, kleine obere Polarterien sowie abgeschnittene kleinere Polvenen können meist ligiert werden. Die Nierenkonvexität wird vom perirenalen Fett befreit und das Parenchym auf intrarenale Raumforderungen untersucht, Zysten ohne wesentlichen Parenchymverlust sind ohne Bedeutung. Der Ureter wird ebenfalls vom begleitenden Fett- und Bindegewebe befreit, wobei er nicht skelettiert werden darf. Die Bindegewebebrücke zwischen unterem Pol und Ureter soll erhalten bleiben (Ureterdurchblutung!). Erst wenn die Spenderniere qualitativ gut erscheint und keine schwerwiegende, nicht korrigierbare Gefäßverletzung vorliegt, sollte die Anästhesie beim Empfänger eingeleitet werden. Bis zur endgültigen Implantation wird die Spenderniere in kalter Lösung aufbewahrt.

Empfängeroperation

Die Spenderniere wird auf die jeweils kontralaterale Seite extraperitoneal in die Fossa iliaca des Empfängers transplantiert (Abb. 35.3). Die Technik s. 35.2.
Bis zur Fertigstellung der Anastomose werden bereits die ersten Immunsuppressiva sowie osmotisch wirksa-

35.2 Technik der Empfängeroperation bei Nierentransplantation

Rückenlage. Bogenförmiger Schnitt über der Fossa iliaca. Durchtrennung der Faszie des M. obliquus externus; ca. 2 cm lateral des medialen Ansatzes des M. obliquus internus wird dieser quer zum Faserverlauf durchtrennt, das Peritoneum muß dabei geschont werden. Die Vasa epigastrica inferiora sollten abgesetzt werden, da Zug durch Haken oder Retraktoren zu Verletzungen der Gefäße und entsprechend zu Blutungen führen kann. Beim Mann Anzügeln des Samenstranges und entsprechende Schonung. Bei der Frau im nicht mehr gebärfähigen Alter kann das Lig. teres uteri abgesetzt werden. Durch teils stumpfes, teils scharfes Präparieren bzw. Abschieben des Peritonealsackes nach medial Darstellen der Vasa iliaca externa, der arteriellen wie venösen Iliakalgabel sowie der distalen Anteile der Vasa iliaca communia. Die Gefäße überkreuzenden Lymphgefäße müssen dabei zur Vermeidung postoperativer Lymphozelen ligiert werden. Anschlingen der Gefäße der Iliakalgabel, das Ausklemmen kann je nach Gefäßsituation und Erfahrung bzw. Vorliebe des Operateurs mit Tourniquets, Gefäßklemmen oder einer Satinsky-Klemme erfolgen. End-zu-Seit-Anastomose mit dem passend zurechtgeschnittenen Aorten-Patch der A. renalis des Spenders auf die Iliakalgabel oder die distale A. iliaca communis. Es ist darauf zu achten, daß die A. renalis ohne Knickbildung im geschwungenen Bogen verläuft (besonders wichtig bei der längeren rechten A. renalis). Naht der Anastomose in der Regel mit einem Prolenefaden der Stärke 5–0. Kürzen der V. renalis des Spenders. End-zu-Seit-Anastomose mit der V. iliaca externa, aus strömungstechnischen Gründen möglichst nah an der Iliakalgabel. Zur venösen Anastomose Ausklemmung der V. iliaca externa über Tourniquets (Gefäßklemmen können wegen ihres hohen Schwerpunktes durch Hebeln zu schwerwiegenden Verletzungen führen). Zurückkürzen der V. renalis unter leichtem Zug, so daß sie gerade und gestreckt verläuft. Naht der Anastomose mit einem Prolenefaden (6–0) oder PDS (bei Kindern). Die Spenderniere wird während der Anlage der Anastomosen ständig mit Eiswasser beträufelt.

35.3 Technik der Ureteranastomose nach Nierentransplantation

Zunächst Auffüllen der Blase über den liegenden Dauerkatheter. Abdrängen des prävesikalen Fettgewebes über dem anterolateralen Blasendach und stumpfe Präparation auf die Blasenmuskulatur. Vorsichtiges Spalten der Blasenmuskulatur mit dem Skalpell über eine Länge von ca. 2 cm entsprechend dem diagonalen Verlauf der geplanten Anastomose bis auf die pergamentdünne Mukosaschicht. Zurückkürzen des Ureters auf die notwendige Länge. Der Ureter wird beim Mann unter dem Samenstrang bzw. bei der Frau im gebärfähigen Alter unter dem Lig. teres uteri durchgezogen; er soll dem Füllungsstand der Blasen folgen können, ohne daß die Anastomose unter Zug gerät. Zur Blutstillung am Ureter selbst keine Elektrokoagulation verwenden! Spalten der Ureterrückwand wird auf 1 cm, Eröffnung der Blasenmukosa, beginnend von kaudal nach kranial, entsprechend dem diagonalen Verlauf der Anastomose, ebenfalls über 1 cm. Fortlaufende Anastomosennaht z.B. mit einem PDS-Faden der Stärke 6–0. Nach kraniolateral ist nun noch ca. 1 cm Blasenmukosa erhalten, auf der der distale Ureter zu liegen kommt. Hier und über der Anastomose wird die vorher gespaltene Muskularis mit Einzelknopfnähten (Vicryl der Stärke 4–0) adaptiert, ohne den Ureter selbst einzuengen; man erhält den Effekt einer Antirefluxplastik, welche in der beschriebenen Technik einer Modifikation nach Gregoir entspricht. In Einzelfällen ist die Schienung der Anastomose z.B. über einen Doppel-J-Katheter erforderlich. Einlage einer Wunddrainage. Zweireihiger Verschluß der Muskulatur (M. obliquus externus et internus, jeweils getrennt) mit einer PDS- oder Vicrylschlinge oder mit Einzelknopfnähten.

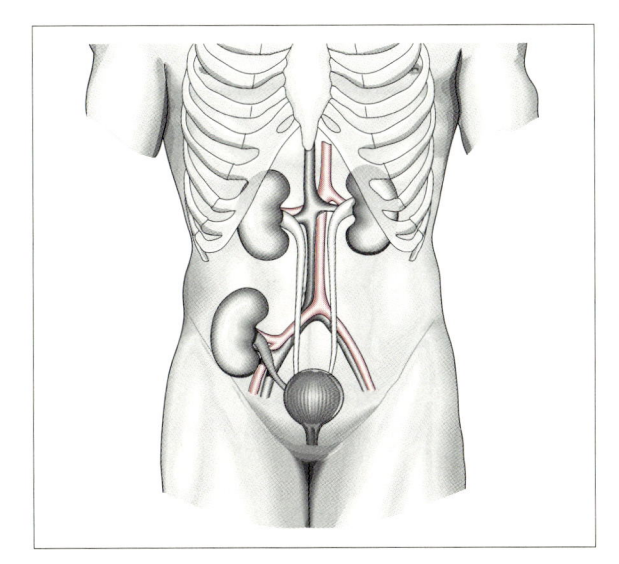

Abb. 35.**3** Topographische Übersicht von Implantationsort und Anastomosen bei der Nierentransplantation in die rechte Fossa iliaca (Ansicht von ventral).

me Substanzen und Schleifendiuretika gegeben, der ZVD kontrolliert und auf ca. 10 mmHg angehoben. Nach dem Lösen der Klemmen erfolgt die Kontrolle der Anastomosen auf Bluttrockenheit sowie eine Blutstillung im Bereich des Nierenhilus. Die Technik der Ureteranastomose s. 35.**3**.

Der Patient sollte im Regelfall extubiert zur weiteren Überwachung auf eine Intensivstation verlegt werden.

Postoperatives Vorgehen

Eine akute Abstoßungsreaktion der Niere manifestiert sich frühestens nach Ablauf der 1. Woche, die Inzidenz sinkt mit der Zeit nach der Transplantation. Die chronische Transplantatabstoßung (s.u.) wird bedeutsam mit Ablauf des 1. Halbjahres nach Transplantation, die Inzidenz nimmt mit den Folgejahren stetig zu. Urologische Komplikationen manifestieren sich meist in den ersten 14 Tagen, danach sind sie selten, sie treten dann entweder als Ureternekrose bzw. -stenose oder im Gefolge anderer operativer Eingriffe im Bereich der transplantierten Niere auf. Virologische Probleme (CMV-Infektion) werden nach ca. 3–4 Wochen entweder als endogene Reinfektion oder im Gefolge anderer Komplikationen beobachtet.

Abstoßungsreaktionen stellen schwerwiegende Komplikationen dar, deren Diagnostik und erfolgreiche Therapie großer Erfahrung bedürfen, bei der notfallmäßigen Aufnahme eines transplantierten Patienten ist deshalb immer das entsprechende Transplantationszentrum zu informieren! Die folgenden Arbeitsschritte sollen eine Hilfestellung für den Fall sein, daß eine Behandlung im Transplantationszentrum zunächst nicht möglich ist!

Frühe postoperative Phase

Das primäre Therapieziel ist die Verhinderung einer akuten Abstoßung der transplantierten Niere bei Stabilisierung ihrer Funktion. Die transplantierte Niere wird bezüglich Durchblutung und Funktion engmaschig überwacht. Je nach Zustand des Patienten und Möglichkeiten der Station verbleibt der Patient während der ersten Tage auf der Intensivstation.

Klinische und Laboruntersuchungen

Auf der Intensivstation erfolgen anfänglich stündliche Messungen der vitalen und Nierenfunktionsparameter wie Blutdruck, Puls, Atemfrequenz, Temperatur, zentraler Venendruck, Urinmenge sowie Drainagemenge. 6stündlich werden Blutbild, Elektrolyte (Kalium!), venöser Blutgasstatus, Blutzucker und Urinelektrolyte kontrolliert, entsprechende Defizite müssen rasch korrigiert werden. Die transplantierte Niere ist je nach Funktionszustand nur eingeschränkt in der Lage, Elektrolyte und fixe Säuren auszuscheiden. Die Kontrolle von Leberwerten und Gerinnungsstatus sowie die Berechnung der Kreatininclearance erfolgt zunächst 1mal täglich, virologische Parameter werden 1- bis 2mal wöchentlich bestimmt. Mit sich zunehmend stabilisierender Transplantatfunktion werden die Abstände länger, die tägliche Kontrolle von Blutbild und Nierenfunktionsparametern ist im Regelfall während des stationären Aufenthaltes unverzichtbar.

Medikation

Die **Basisimmunsuppression** erfolgt in der Frühphase im Regelfall mit Cyclosporin und Steroiden, evtl. kombiniert mit Azathioprin oder MMF (Mycophenolatmofetil). Zeitlich genau eingehaltene Dosierungsintervalle sind unerläßlich.

Dopamin – kontinuierlich in „Nierendosis" gegeben – soll in den ersten Tagen auf die Nierengefäße vasodilatatorisch wirken. Der Blutdruck muß exakt eingestellt werden, um einen **Hypertonus** zu vermeiden: Die systolischen Werte sollten 160 mmHg und diastolische 95 mmHg nicht überschreiten. Hier ist die gezielte und kontrollierte Hypervolämie (s. u.) entsprechend zu berücksichtigen. Schleifendiuretika (z. B. Furosemid) sind erst indiziert bei Spontanurinmengen > 500 ml/die, Thiazide werden im Regelfall nicht gegeben.

Die postoperative Verabreichung eines Antibiotikums über die **Antibiotikaprophylaxe** hinaus (3malige Gabe eines Cephalosporins innerhalb der ersten 24 Stunden) ist nicht erforderlich. Wegen der initial hoch dosierten Applikation von Steroiden ist eine Prophylaxe mit H_2-Blockern indiziert (17). Der Nutzen einer postoperativen Heparingabe ist bei entsprechender Mobilisation umstritten.

Flüssigkeitsmanagement und Dialyseindikation

Die Flüssigkeitsmenge wird anfangs stündlich bilanziert nach der Urinausscheidung und dem zentralen Venendruck, der bei 8–12 mmHg liegen sollte. Je nach Elektrolytstatus sollte die Flüssigkeit als 5%ige Glucose- oder 0,9%ige NaCl-Lösung gegeben werden (s. o.). Als Gewichtszunahme können bis zu 10% des Körpergewichts, maximal 5–6 kg toleriert werden. Darüber hinaus leiden die Patienten meist unter Atemnot oder Spannungsgefühl in Armen und Beinen, so daß über die Dialyse dem Körper Flüssigkeit entzogen werden muß.

> Die Hyperhydration und die Hyperkaliämie sind neben der Hyperazotämie als Dialyseindikationen zu beachten und bei funktionslosen oder gestörten Nieren regelmäßig zu prüfen!

Drainagen und Urinkatheter

Die Entfernung der Wunddrainagen sollte bei unauffälligen Verhältnissen nach dem 2. Tag erfolgen, gleiches gilt für den Blasenkatheter wegen der möglichen Infektionsgefahr. Ausnahmen bilden unsichere Anastomosenverhältnisse bei der Ureterozystoneostomie, die über längere Zeit entlastet werden soll (aber nicht länger als 7–10 Tage), z. B. nach Revision der Anastomose.

Apparative Untersuchungen

Ultraschall bzw. Doppler-Sonographie liefern Informationen über den Zustand des Parenchyms und seine Durchblutung sowie über das Nierenbecken-Kelch-System (gestaut, leer) oder eine perirenale Raumforderung (Lymphozele, Hämatom, Urinom).

Die nuklearmedizinische Technetium-Sequenz-Szintigraphie ermöglicht im Verlauf eine semiquantitative Bestimmung von Durchblutung und Funktion des Transplantates. Aufgrund der Strahlenbelastung ist diese Untersuchung aber nicht beliebig wiederholbar, sondern kann je nach Verlauf 1- bis 3mal/Woche angewendet werden.

Transplantatbiopsie

Wegen der erheblichen Komplikationsrate auch in den Händen von Geübten (bis zu 5% Hämaturie, Einzelfälle von Transplantatverlust sind beschrieben) ist die Transplantatbiopsie nur indiziert zur Differentialdiagnostik von Nierenfunktionsstörungen. Feinnadelbiopsien sind zwar komplikationsärmer, aber unsicher hinsichtlich ihrer Aussage.

Späte postoperative Phase

Für die weitere stationäre Behandlung gelten im Prinzip die gleichen Regeln wie für die frühe postoperative Phase. Es treten jedoch jetzt Aspekte der Rehabilitation und des Erreichens des „steady state" der Immunsuppression in den Vordergrund. Zur Entlassung sollte der Patient – mit oder ohne Anschlußheilbehandlung – wieder voll in den täglichen Lebens-, möglichst auch Arbeitsprozeß eingliederbar sein. Er muß in der Lage sein, eigenverantwortlich Medikamente und besonders die Immunsuppressiva regelmäßig einzunehmen und Flüssigkeitsaufnahme und -ausscheidung entsprechend zu bilanzieren. Zeichen einer beginnenden Transplantatfunktionsstörung müssen dem Patienten genauso bekannt sein wie die Zeichen der Über- oder Unterdosierung seiner Medikamente. Ein informierter umsichtiger Patient kann Komplikationen viel früher erkennen und rechtzeitig therapeutische Hilfe suchen. Der klinisch manifeste Schaden kann dann auch geringer gehalten werden.

Ambulante Nachbehandlung

Nach Entlassung aus der primären stationären Betreuung wird die Nachsorge gemeinsam von dem behandelnden Nephrologen und dem Transplantationszentrum durchgeführt (Tab. 35.**8**). Schwerpunktmäßig wird häufig die Einstellung der Immunsuppressiva durch das Zentrum vorgenommen, die nephrologische Betreuung bzw. die engmaschige Kontrolle der Laborwerte liegen – auch um dem Patienten lange Anreisewege zu ersparen – mehr im Aufgabenbereich des Nephrologen. Beim unkomplizierten Verlauf stellt sich der transplantierte Patient anfänglich 2mal pro Woche, nach ca. $^1/_4$ Jahr 1mal pro Woche und ab Ende des ersten Jahres 1mal pro Monat im Transplantationszentrum vor. Das besondere Augenmerk gilt jetzt weniger der akuten Abstoßung als der

Tabelle 35.8 Nachsorgeschema für Patienten nach Nierentransplantation (es handelt sich um grobe Richtwerte, die je nach Verlauf modifiziert werden müssen)

	Im 1. Jahr	Nach dem 1. Jahr	Stationäre Wiederaufnahme
Blutanalysen – Elektrolyte, venöse Blutgasanalyse – Retentionswerte – Calcium, Phosphat	wöchentlich wöchentlich wöchentlich	1–2mal/Monat 1–2mal/Monat monatlich	täglich täglich 2mal/Woche
Blutbild	wöchentlich	1–2mal/Monat	täglich
Gerinnung	nach Klinik	nach Klinik	nach Klinik
Urinanalyse, -kultur	wöchentlich	1–2mal/Monat	täglich
Virologie	monatlich	vierteljährlich	wöchentlich
Sonographie	monatlich	vierteljährlich	nach Klinik

Feineinstellung der Immunsuppression und der Reduktion ihrer Nebenwirkungen. Dies sind insbesondere Nephrotoxizität, Hypertonie, Hyperlipidämie, Hirsutismus und toxische Wirkungen auf das hämato- und lymphoproliferative System (Thrombo-/Leukozytopenien). Da bei Patienten unter Immunsuppression das Malignomrisiko gegenüber der Normalbevölkerung deutlich erhöht ist, sind sorgfältige Kontrollen erforderlich. Im Vordergrund stehen Hauttumoren und lymphoproliferative Erkrankungen (9).

Komplikationen in der Frühphase

Differentialdiagnostik bei Nierenfunktionsstörungen

Leitsymptome einer Nierenfunktionsstörung sind Oligurie/Anurie, Hämaturie oder Schmerzen im Bereich des Transplantates. Auffälligkeiten in der begleitenden Ultraschall- (11) oder den szintigraphischen Untersuchungen geben weitere Hinweise auf organische Veränderungen am bzw. im Transplantat. Für die Differentialdiagnostik hat sich in der Praxis ein festes Untersuchungsschema etabliert. In Abb. 35.4 ist das Flußprogramm für die Differentialdiagnostik einer Nierenfunktionsstörung nach Transplantation dargestellt.

Vor Einleiten invasiver Maßnahmen sollten zunächst postrenale Ursachen ausgeschlossen werden. Es muß kontrolliert werden, ob der Blasenkatheter angeschlossen ist, nicht abgeklemmt oder abgeknickt oder von einem Koagel verlegt wurde (Anspülen!). Abbildung 35.5 zeigt das Diagnostikschema bei akuter Transplantatfunktionsstörung im frühen postoperativen Verlauf und das dritte Flußdiagramm (Abb. 35.6) erläutert den Ablauf der Differentialdiagnostik im Langzeitverlauf.

Parenchymatöse Nierenfunktionsstörungen in der Frühphase

Initiale Nierenfunktionsstörung

Die Gründe für eine initiale Nierenfunktionsstörung sind vielfältig und in Tab. 35.9 aufgeführt. Die Häufigkeit einer initialen Funktionsstörung oder -losigkeit des Transplantates liegt bei 40–50%. Das in Abb. 35.4 gezeigte Ablaufschema ist ggf. auch mehrmals täglich zu überdenken. Es ist immer eine Arbeitsdiagnose anzustreben, die mindestens einmal täglich in Frage gestellt wird. Die Transplantatbiopsie ist frühestens ab dem 6. Tag nach der Operation sinnvoll, da sich aus immunologischen Gründen die **akute Abstoßung** in der Regel nicht eher manifestiert. Die **hyperakute Abstoßung** tritt meist bei einem positiven Cross match auf, dank der routinemäßig durchgeführten immunologischen Vordiagnostik kommt sie heutzutage fast nicht mehr vor.

Tabelle 35.9 Gründe für initiale Funktionsstörung der transplantierten Niere

Prärenal	renale Minderperfusion Flußminderung in der A. renalis	Hypotension beim Empfänger, Hypovolämie Knickstenose im Verlauf, Abgangsstenose nicht korrigiert, flottierende Intima-Lefze in der A. renalis, arterielle Thrombose
Renal	akute tubuläre Nekrose, Transplantatabstoßung	schlechte Spenderbedingungen, lange kalte Ischämiezeit
Postrenal	venöse Thrombose Ureterproblem Blasen- oder Katheterobstruktion	Anastomosenproblem, verminderter renaler Blutfluß, plötzliche neue Makrohämaturie Knickstenose, externe Kompression, Ureternekrose, Insuffizienz der Ureterozystoneostomie Blutkoagel in Katheter oder Blase, Blasenkatheterfehllage/-verlegung

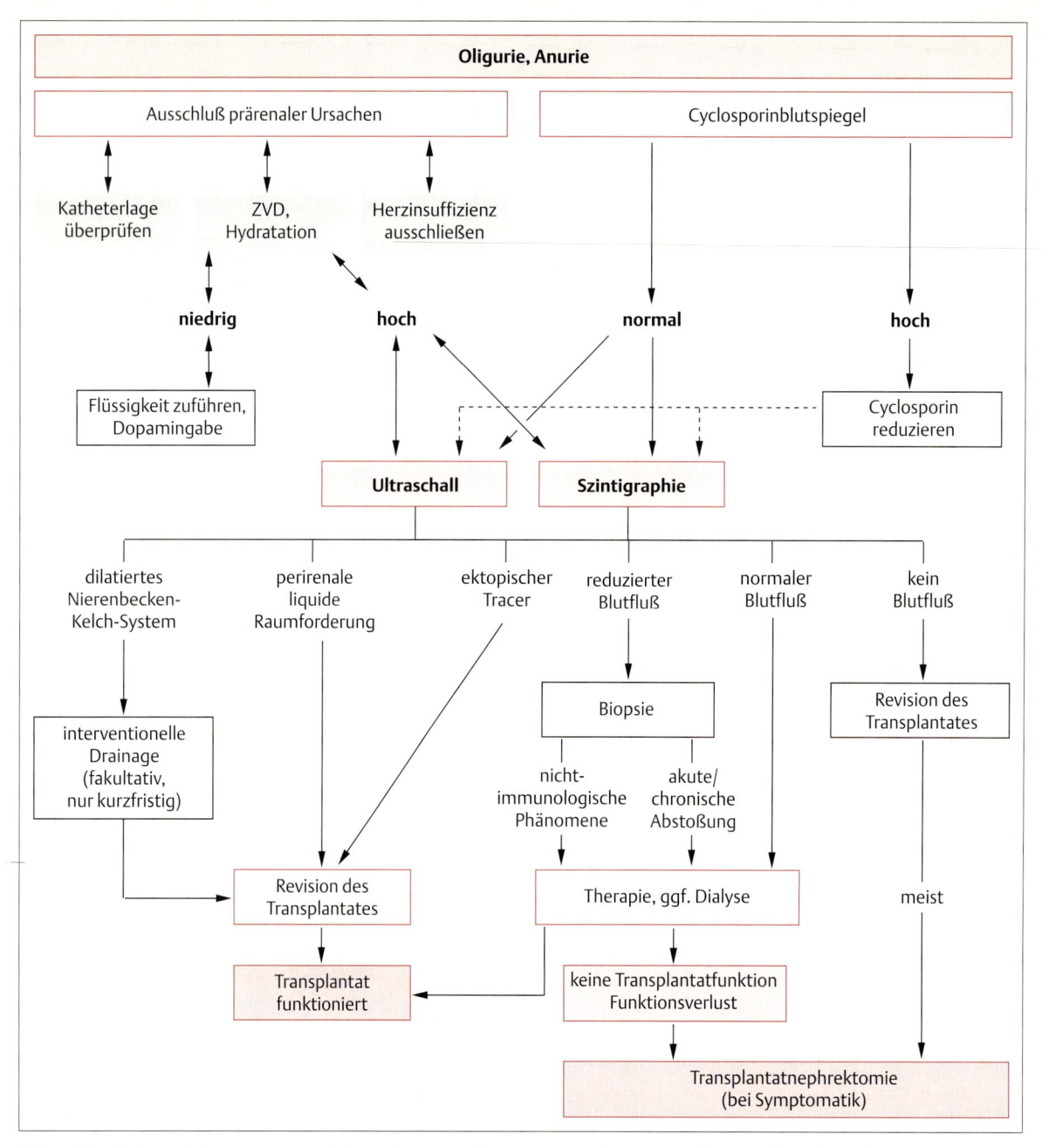

```
                              Oligurie, Anurie

        Ausschluß prärenaler Ursachen              Cyclosporinblutspiegel

   Katheterlage    ZVD,      Herzinsuffizienz
   überprüfen      Hydratation  ausschließen

        niedrig      hoch                normal              hoch

   Flüssigkeit zuführen,                                  Cyclosporin
   Dopamingabe                                            reduzieren

                    Ultraschall    Szintigraphie

   dilatiertes    perirenale   ektopischer   reduzierter   normaler    kein
   Nierenbecken-  liquide      Tracer        Blutfluß      Blutfluß    Blutfluß
   Kelch-System   Raumforderung

                                              Biopsie                  Revision des
                                                                       Transplantates
   interventionelle                     nicht-        akute/
   Drainage                             immunologische chronische
   (fakultativ,                         Phänomene     Abstoßung
   nur kurzfristig)

                    Revision des                Therapie, ggf. Dialyse     meist
                    Transplantates

                    Transplantat                keine Transplantatfunktion
                    funktioniert                Funktionsverlust

                                      Transplantatnephrektomie
                                          (bei Symptomatik)
```

Abb. 35.**4** Differentialdiagnostisches Schema der wesentlichen Untersuchungen und ihrer Befunde bei Oligurie/Anurie nach Nierentransplantation (nach Allen u. Chapman).

Abb. 35.**6** Differentialdiagnostik der Funktionsstörung des Transplantates im Langzeitverlauf. Wesentliche diagnostische Hilfsmittel sind die körperlich-physikalischen sowie die laborchemischen Untersuchungsergebnisse, die die Unterscheidung in eine symptomatische und asymptomatische Form ermöglichen. Ultraschall und Szintigraphie sind einfache Screeningmethoden. Die Transplantatbiopsie wird im Regelfall nur durchgeführt bei begründetem Verdacht bzw. zur Diagnosesicherung, als Screeningmethode ist sie wegen des hohen Komplikationsrisikos ungeeignet.

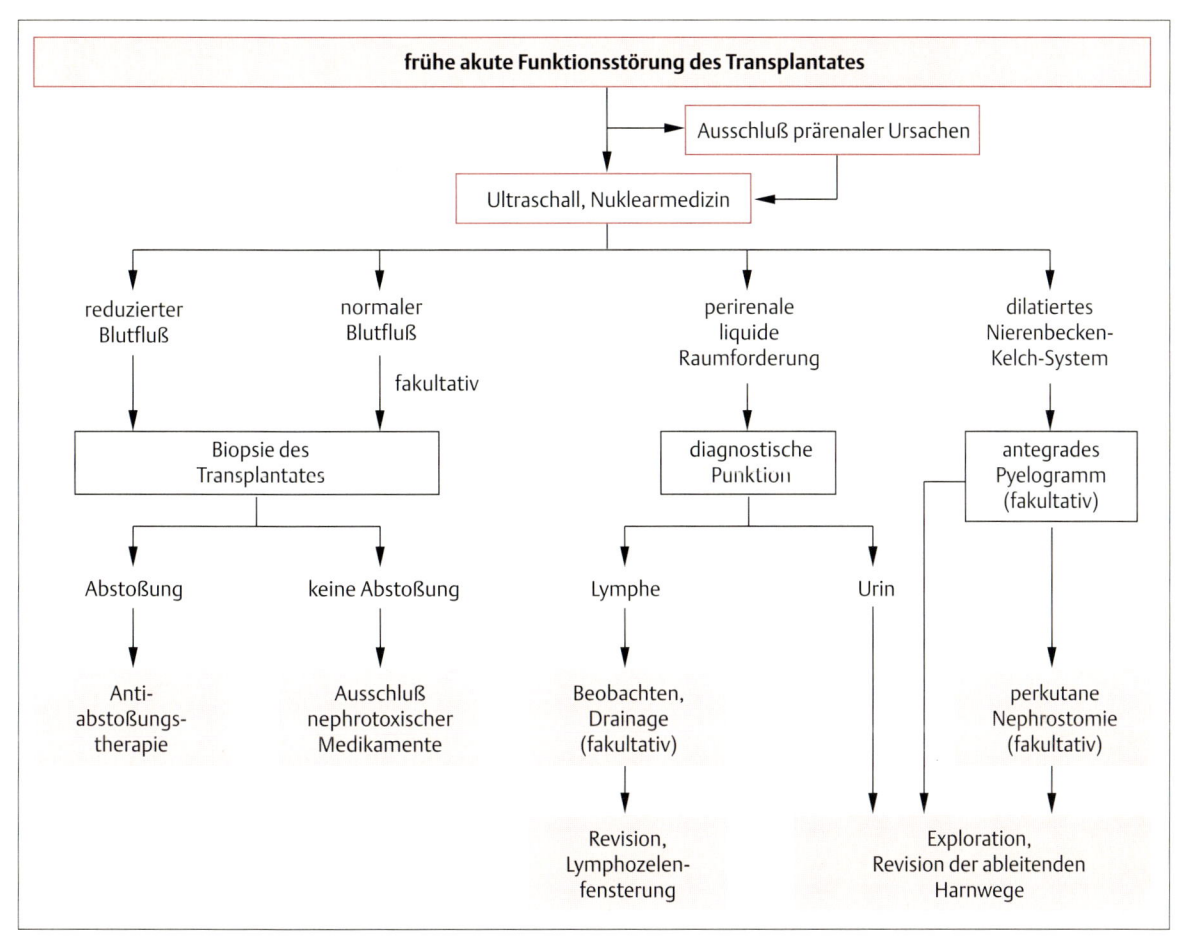

Abb. 35.5 Diagnostisches Vorgehen bei (sekundärer) akuter Funktionsstörung des Transplantates (nach Allen und Chapman).

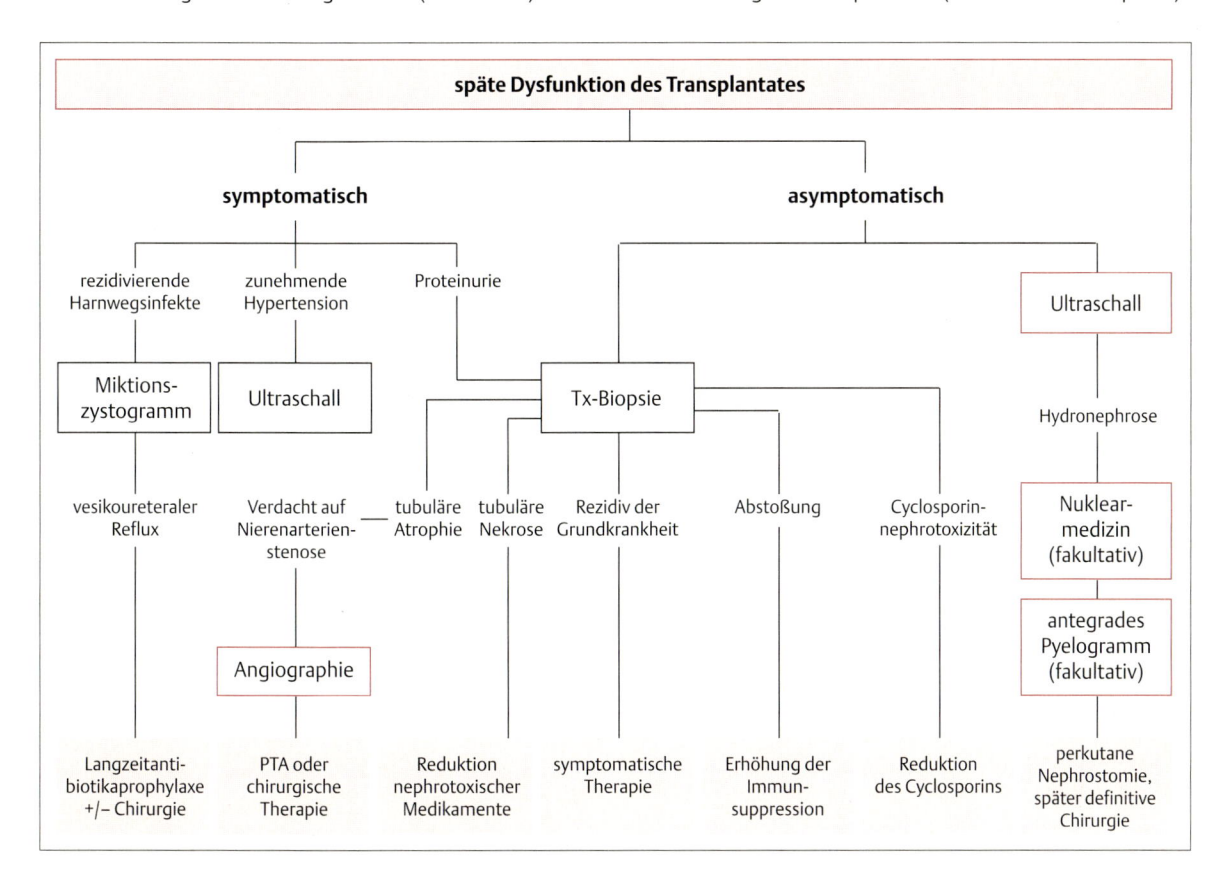

frühe akute Funktionsstörung des Transplantates

- Ausschluß prärenaler Ursachen
- Ultraschall, Nuklearmedizin

- reduzierter Blutfluß → Biopsie des Transplantates
  - Abstoßung → Antiabstoßungstherapie
  - keine Abstoßung → Ausschluß nephrotoxischer Medikamente
- normaler Blutfluß → fakultativ → Biopsie des Transplantates
- perirenale liquide Raumforderung → diagnostische Punktion
  - Lymphe → Beobachten, Drainage (fakultativ) → Revision, Lymphozelenfensterung
  - Urin → Exploration, Revision der ableitenden Harnwege
- dilatiertes Nierenbecken-Kelch-System → antegrades Pyelogramm (fakultativ) → perkutane Nephrostomie (fakultativ)

späte Dysfunktion des Transplantates

- symptomatisch
  - rezidivierende Harnwegsinfekte → Miktionszystogramm → vesikoureteraler Reflux → Langzeitantibiotikaprophylaxe +/− Chirurgie
  - zunehmende Hypertension → Ultraschall → Verdacht auf Nierenarterienstenose → Angiographie → PTA oder chirurgische Therapie
  - Proteinurie → Tx-Biopsie
    - tubuläre Atrophie → Reduktion nephrotoxischer Medikamente
    - tubuläre Nekrose
    - Rezidiv der Grundkrankheit → symptomatische Therapie
    - Abstoßung → Erhöhung der Immunsuppression
    - Cyclosporinnephrotoxizität → Reduktion des Cyclosporins
- asymptomatisch
  - Ultraschall → Hydronephrose → Nuklearmedizin (fakultativ) → antegrades Pyelogramm (fakultativ) → perkutane Nephrostomie, später definitive Chirurgie

Arterielle oder venöse Thrombosen haben meist operationstechnische Ursachen, z.B. Anastomoseneinengungen oder Knickstenosen bei relativer Überlänge der Gefäße. Klinische Hinweise sind plötzliches Sistieren der Urinproduktion und/oder blutiger Urin. Sonographisch ist die Diagnose schnell zu stellen, zum Zeitpunkt der Diagnose ist das Nierenparenchym aber meist schon so stark geschädigt, daß nur noch die Nephrektomie des Transplantates als Therapiemaßnahme bleibt.

Komplikationen der **ableitenden Harnwege** treten mit einer Inzidenz zwischen 2 und 25 % auf. In der Frühphase nach Transplantation steht die Insuffizienz der Ureterozystoneostomie im Vordergrund. Die Diagnose erfolgt sonographisch oder nuklearmedizinisch durch Darstellung eines Extravasates. Einfacher ist der Nachweis von Urin in der Wunddrainage durch Bestimmung von Kreatinin und Harnstoff in der Drainageflüssigkeit oder durch sonographie-gestützte Punktion einer perirenalen Raumforderung durch Flüssigkeit. Daraus ergibt sich die dringliche Indikation zur Revision des Transplantates und Korrektur des Defektes an den ableitenden Harnwegen (s.u.). Weitere häufige Ursachen einer Nierenfunktionsstörung sind **Hypovolämie** bzw. **niedriger ZVD** oder eine **toxische Cyclosporinkonzentration** im Blut.

Sekundäre Nierenfunktionsstörung

Bei einer Verschlechterung der initial guten Transplantatfunktion spricht man von einer sekundären Funktionsstörung des Transplantates, die vorwiegend renale oder postrenale Ursachen hat. Das Diagnostikschema für diesen Fall ist geringfügig modifiziert und besonders für Kollegen bedeutsam, die im Rahmen der Notfallversorgung mit einem nierentransplantierten Patienten konfrontiert werden (Abb. 35.**5**).

Im Vordergrund steht die **akute Abstoßung** mit einer Inzidenz von ca. 30–40 % bei Ersttransplantation nicht immunisierter Patienten. Klinisch zeigen sich ein Rückgang der Diurese und ein Anstieg der Retentionswerte. Durch die Ausschüttung von Immunmodulatoren im Rahmen des Abstoßungsgeschehens kommt es zu einer grippeähnlichen Symptomatik (Fieber, Gliederschmerzen, geschwollenes, druckschmerzhaftes Transplantat). Sonographisch oder nuklearmedizinisch läßt sich eine signifikante reduzierte Perfusion nachweisen. Die Diagnose kann zusätzlich durch eine Biopsie gesichert werden. Dies ist meist erforderlich, wenn die primäre Antiabstoßungstherapie versagt und die Immunsuppression zur Beherrschung der Abstoßungskrise weiter gesteigert werden muß. Die Behandlung besteht in der Gabe von hochdosierten Steroiden oder von spezifischen Antikörpern gegen T-Lymphozyten; sie sollte aber auf jeden Fall in einem Transplantationszentrum erfolgen!

Trotz vorsichtiger Therapieführung ist eine **toxische Ciclosporinkonzentration im Blut** nicht immer zu vermeiden. Ciclosporin selbst ist potentiell nephrotoxisch über eine direkte Vasokonstriktion, die Diagnose ist immer eine Ausschlußdiagnose anderer, besonders immunologischer Ursachen! Die Therapie besteht in einer entsprechenden Senkung der Ciclosporindosis, ggf. auch der Umstellung der Immunsuppression auf andere Medikamente; dies sollte jedoch nur in Absprache mit dem Transplantationszentrum erfolgen! Zu beachten ist auch die Vielzahl von Interaktionen des Ciclosporins mit anderen Medikamenten. Dabei kann sich z.B. die Pharmakokinetik im Sinne einer schnelleren oder verlangsamten Metabolisierung oder einer Hemmung der Ausscheidung der Metabolite verändern mit entsprechender Konsequenz für die Blutspiegel und damit das Über-/Unterimmunsuppressions- oder Toxizitätsrisiko.

Obstruktive Nierenfunktionsstörungen in der Frühphase

Die Rate urologischer Komplikationen wird in der Literatur mit bis zu 25 % angegeben (Übersicht in 7), wobei hier aber rezidivierende Harnwegsinfekte mit eingeschlossen werden. Die Rate operationspflichtiger urologischer Komplikationen beträgt ca. 10 %. Wegen der Gefahr der dauerhaften Schädigung der Transplantatniere ist die Operationsindikation bei den obstruktiven Komplikationen eher großzügig zu stellen. Diagnostisch wegweisend ist die **perirenale Raumforderung** infolge Flüssigkeitsansammlung, die ihre Ursache in einer Lymphfistel, einem Urinleck (s.u.) oder einem Hämatom haben kann. Davon zu unterscheiden ist die Dilatation des Nierenbecken-Kelch-Systems. Es ist jedoch zu beachten, daß wegen der Denervierung eine Erweiterung des Transplantatnierenbeckens auf bis zu 1,5 cm normal ist! Wegen der Infektionsgefahr sollten größere Hämatome bei Vorliegen lokaler Verdrängungssymptome operativ revidiert und ausgeräumt werden.

Ureterobstruktion

Ursache für eine Ureterobstruktion ist das Abknicken bei relativer Überlänge oder eine Verlegung des Ureters durch ein Blutkoagel. Klinisch imponiert ein Rückgang der Diurese oder gar ein Sistieren der Ausscheidung. Schmerzen sind wegen der Denervierung der Niere eher selten. Sonographisch ist das Nierenbecken-Kelch-System gestaut auf über 2 cm. Es besteht immer die Indikation zur dringlichen Revision des Transplantates, um sekundäre Schäden an der Niere durch den Harnstau möglichst gering zu halten! Als Erstmaßnahme bei akuter Harnstauung kann eine perkutane Nephrostomie erfolgen, jedoch nur durch die Hand eines in der Punktion von Transplantierten Geübten!

Insuffizienz der Ureterozystoneostomie

Das Leitsymptom ist hier ebenso der Diureseeinbruch, durch den Urin kann aber auch ein peritonealer Reiz im Sinne einer abdominellen Symptomatik entstehen. Klinisch imponiert meist eine entsprechend zunehmende Sekretion aus der Wunddrainage oder – nach deren Entfernung – eine perirenale Raumforderung durch Flüssigkeitsansammlung. Differentialdiagnostisch ist eine Lymphozele auszuschließen. Die Diagnose wird über Punktion und Bestimmung von Kreatinin und Harnstoff gesichert. Eine Insuffizienz der Ureterozystoneostomie ist eine dringliche Indikation zur Revision von Transplantat und Anastomose!

Lmyphozele und ipsilaterales Beinödem

Bei der Präparation der Beckengefäße werden häufig Lymphgefäße verletzt, die entsprechend ligiert werden sollten. Gelegentlich führt dies zu einem variablen ausgeprägten Lymphödem des ipsilateralen Beines, das im Regelfall rasch spontan abklingt. Mit Sicherheit muß eine Thrombose ausgeschlossen werden! Bei 1–15% kommt es zur Insuffizienz der Ligaturen im Operationsgebiet, so daß sich Lymphflüssigkeit in der Fossa iliaca sammelt. Meist stellt sich ein Gleichgewicht zwischen Sekretion und Absorption ein, so daß die Lymphozele asymptomatisch bleibt. Bei größeren Volumina kann sich eine entsprechend große Lymphozele ausbilden, die über lokale Verdrängung ebenfalls das Nierenbecken-Kelch-System oder den Transplantatureter komprimiert und so eine Abflußbehinderung hervorruft. Die Differentialdiagnose gegenüber einem Urinom erfolgt durch eine sonographiegestützte Punktion und den Nachweis des serumäquivalenten Harnstoffs und Kreatinins. Therapeutisch steht zunächst die Entlastung über eine Punktion im Vordergrund. Auf eine Verweildrainage sollte wegen der Infektionsgefahr verzichtet werden. Der spontane Verschluß größerer eröffneter Lymphstränge ist eher selten. Sind mehrere Punktionen erforderlich und ist die Lymphozele nicht regredient, sollte früh-elektiv eine Lymphozelenfensterung durchgeführt werden.

Operative Korrektur: Revision der ableitenden Harnwege

Operationsvorbereitung. Neben der routinemäßigen Operationsvorbereitung muß unbedingt ein Blasendauerkatheter gelegt und eine retrograde Blasenauffüllung vorbereitet sein. Der Patient sollte genau über den geplanten Eingriff aufgeklärt werden, insbesondere daß aufgrund des intraoperativen Befundes ggf. der patienteneigene Ureter zur Anastomosierung verwendet werden könnte.

Operation. Das Verfahren ist für alle ureterbedingten Störungen zunächst gleich. Die Transplantatloge wird eröffnet und die Niere vorsichtig freigelegt. Nach Entnahme mehrerer Abstriche aus dem Wundgebiet erfolgt die Darstellung des Ureters im Verlauf und die Eröffnung der Antirefluxnähte der Blasenmuskulatur: Die Insuffizienz der Anastomose würde jetzt sichtbar werden. In diesem Fall sollte die ganze Anastomose eröffnet werden und bei vitalem Ureter neu angelegt werden (s.o.). Bei Überlänge und/oder Abknicken des Ureters wird er entsprechend gekürzt und dann die Anastomose neu angelegt. In den meisten Zentren ist es üblich, nach operativer Korrektur der Ureteranastomose diese zu schienen. Dazu eignet sich entweder ein kurzer Doppelpigtailkatheter, der nach 10–14 Tagen zystoskopisch entfernt wird, oder ein Zystofix-Minipäd-Katheter, der wie ein Zystofixkatheter perkutan in die Blase eingelegt wird, wobei das pigtailförmige Ende in das Transplantatnierenbecken plaziert und ebenfalls nach 10–14 Tagen gezogen wird. Bei distal avitalem, nekrotischem und/oder zu kurzem Ureter kann dieser zur erneuten Anastomosierung ungeeignet sein, da die Verbindung nicht oder nur unter Spannung möglich wäre. Bei enger topographischer Nähe von Transplantatnierenbecken und Blase kann eine sog. Blasenzipfelplastik versucht werden, die jedoch technisch schwierig ist und später erhebliche Reflux- und Infektionsprobleme bereitet. Günstiger ist die Eigenureter-Transplantatpyelostomie. Der Eigenureter wird hierfür an der Überkreuzungsstelle der A. iliaca communis aufgesucht, angeschlungen und auf die nötige Länge präpariert und abgesetzt. Nach proximal muß er sicher ligiert, besser durchstochen sein! Das Transplantatnierenbecken wird unter Schonung der Nierengefäße auf der dem Nierenparenchym abgewandten Seite präpariert. Die Anastomosierung erfolgt nach Schlitzen des Ureters auf ca. 1 cm Länge E/S durch fortlaufende Naht mit PDS-Faden der Stärke 4–0. Auch hier ist eine Schienung der Anastomose anzuraten.

Der Eingriff wird beendet mit gründlicher Spülung, Einlage einer Wunddrainage und schichtweisem Wundverschluß. Bei negativen Abstrichen ist eine Antibiotikaprophylaxe über 24 Stunden hinaus nicht indiziert.

Operative Korrektur: Lymphozelenfensterung

Operationsvorbereitung. Neben der üblichen Operationsvorbereitung ist das Legen eines Blasenkatheters und die Vorbereitung einer retrograden Blasenauffüllung erforderlich. Eine unmittelbar präoperative Ultraschalluntersuchung durch den Operateur erleichtert ihm intraoperativ das Auffinden der Lymphozele.

Operation. Prinzipiell bieten sich zwei Verfahren an: 1. die offene Lymphozelenfensterung durch eine mediane Laparotomie im Unterbauch und 2. ein laparoskopisches Vorgehen.

Beim ersten Verfahren wird die Lymphozele von abdominell her aufgesucht und das Peritoneum inzidiert auf einer Strecke von mindestens 4 cm. Dabei ist darauf zu achten, daß sich die Nierengefäße wie auch das Transplantatnierenbecken und der Ureter in enger topographischer Nachbarschaft zum zu fensternden Peritoneum befinden können. Die Peritoneallefzen werden umgenäht, so daß eine breite Verbindung zwischen Peritoneum und Lymphozele entsteht, die Lymphflüssigkeit wird dann durch das Peritoneum resorbiert. Die Entnahme von Abstrichen ist obligat.

Alternativ kann ein laparoskopisches Vorgehen gewählt werden. Dieses ist jedoch noch nicht etabliert und nur dem Erfahrenen vorbehalten! Die Trokare können im Nabel und je einer etwas proximal und distal der Mittellinie plaziert werden, der Operationsablauf ist der gleiche wie oben. Vorteil ist die geringere Belastung für den Patienten, nachteilig die etwas schlechtere Übersicht und die verzögerte Möglichkeit auf Komplikationen reagieren zu können.

Sonstige Komplikationen in der Frühphase

Fieber

Fieber nach Transplantation stellt ein bedrohliches und unverzüglich abzuklärendes Ereignis dar. Ursachen, Symptome, Untersuchungsmethoden und Therapie sind als Übersicht in Tab. 35.**10** zusammengestellt.

Wundinfektion

Wegen der drohenden Septikämie unter Immunsuppression sind Wundinfektionen unverzüglich zu behandeln. Beim einfachen subkutanen Wundinfekt reichen die Eröffnung der Hautnaht, die Entlastung eines möglichen Abszesses und die offene chirurgische Wundbehandlung meist aus. Bei tiefen Wundinfekten mit Insuffizienz des Muskel- und Faszienverschlusses ist die Revision der Transplantatloge mit gründlicher Spülung und Nephrektomie unverzichtbar. Mögliche Ursachen (z. B. versehentliches Fassen des Kolons oder Sigmas beim vorherigen Wundverschluß) müssen ausgeschlossen werden. Wenn die Situation nicht vital bedrohlich ist, kann bei noch funktionstüchtiger Transplantatniere ein Erhaltungsversuch indiziert sein. Die gezielte postoperative Antibiotikatherapie nach Antibiogramm ist dabei selbstverständlich.

Peritonitis bei liegendem Peritonealdialysekatheter

Durch die Immunsuppression kann eine latente Peritonitis in ein akutes Stadium übergehen. Aus diesem Grund wird der liegende Peritonealdialysekatheter bei funktionierender Niere rasch, ca. nach 14 Tagen bei stabiler Transplantatfunktion, entfernt. Bei Verdacht auf Infektion des Katheters muß die Entfernung evtl. bei noch nicht optimal funktionierender Niere vorgenommen werden, die evtl. notwendige Dialyse kann dann über einen großvolumigen zentralen Venenkatheter (z. B. nach Shaldon) erfolgen. Unter supportiver Antibiotikatherapie heilt die Peritonitis nach Entfernen des Fremdkörpers meist rasch und folgenlos aus.

Verschluß der arteriovenösen Fistel (Shuntverschluß)

Der Dialysezugang sollte auf jeden Fall beim akuten Verschluß revidiert werden, da aus möglichen postoperativen Störungen eine, wenn auch nur intermittierende Dialysepflichtigkeit resultieren kann. Auf die Rekonstruktion sollte verzichtet werden bei gut funktionierender Niere nach dem ersten Jahr oder bei der Notwendigkeit ausgedehnter Rekonstruktionen bei lokaler Inoperabilität, z. B. der Notwendigkeit zur Prothesen- oder Shuntneuanlage an anderer Stelle. Nach erfolgreicher Transplantation wird ein Shunt nur ausnahmsweise und bei besonderer Indikation (z. B. Stealphänomen der Hand bzw. des Unterarms, infizierter Prothese oder relativer Herzinsuffizienz bei stark erhöhtem Shuntvolumen) verschlossen.

Virusinfektionen

Bei den Virusinfektionen ist besonders die Zytomegalierus-(CMV-)Infektion gefürchtet. Sie kann spontan, als Reaktivierung einer alten ausgestandenen Infektion (das Virus persistiert nach überstandener Infektion im Körper) oder als Folge absoluter oder relativer Überimmunsuppression (Überdosierung von Ciclosporin oder Azathioprin, Abstoßungstherapie) zu jedem Zeitpunkt nach Tansplantation auftreten. Leitsymptome sind Leuko- und/oder Thrombozytopenie, unklare rezidivierende Fieberzustände, Schwäche, unklare abdominelle Beschwerden und Nierenfunktionsstörungen. Über die Wechselwirkung mit den virusbefallenen und damit immunkompetenten Lymphozyten sind die Patienten vermehrt anfällig für bakterielle Infektionen, so daß die immunsuppressive Therapie bei schweren Verläufen häufig aus vitaler Indikation ausgesetzt werden muß. Für die Wiederaufnahme gibt es z. T. keine klaren Kriterien. Die Transplantatniere unterliegt in der Zeit der Rekonvaleszenz vom CMV-Infekt dem erhöhten Risiko einer akuten Abstoßung. Zusätzlich wird dem CMV eine Triggerrolle bei der chronischen Transplantatabstoßung (s. u.) zugeschrieben.

Andere Virusinfektionen sind nicht minder gefährlich, aber leichter zu behandeln. Infektionen durch Herpes-

Tabelle 35.**10** Fieber in den ersten Monaten nach einer Nierentransplantation

Ursache	Symptomatik	Untersuchung	Therapie
Abstoßung	Oligurie, Schwellung des Transplantates, Kreatininanstieg	Ultraschall, Szintigraphie, Tx-Nierenbiopsie	Steroide, T-Zell-Antikörper
Wundinfektion	lokale Inflammation, Ödem, Abszeß	Inspektion, Abstriche	lokal symptomatisch, operativ, Antibiotika
Harnwegsinfektion	Pollakisurie, Brennen	Urinstatus/-kultur	Antibiotika
Pneumonie	Dyspnoe, Husten	Röntgen, Sputum	Antibiotika
Septikämie	Hypotension	Blutkultur	Antibiotika
CMV-Infektion	Leuko-/Thrombopenie, Fieber, Dyspnoe, Lethargie, Anorexie	Serologie, Blutkultur	Gancyclovir, Immunglobulin, leicht: symptomatisch
Peritonitis	akutes Abdomen	Peritonealflüssigkeit, Abstriche	Entfernung des Peritonealdialysekatheters

oder Epstein-Barr-Virus (EBV) können klinisch inapparent, wie eine Grippe, oder begleitet von schweren Allgemeininfektionen, verlaufen. Ihre Bedeutung für die Tumorentstehung an immunsupprimierten Patienten ist noch nicht geklärt.

Komplikationen im Langzeitverlauf

Die Gründe für den Transplantatverlust im Langzeitverlauf sind vielfältig (Tab. 35.**11**). Die wichtigsten Ursachen werden in der Reihenfolge ihrer Häufigkeit besprochen.

Chronische Abstoßung

Unter chronischer Abstoßung wird ein langsam verlaufender, zunehmender Funktionsverlust der transplantierten Niere verstanden, der mit einer Steigerung der Immunsuppression nicht aufzuhalten ist. Histologisch werden interstitielle Fibrose, tubuläre Atrophie und sklerosierte Glomerula beobachtet. Die arteriellen Gefäße zeigen Intimaverdickungen bis zur kompletten Obstruktion. Mehr oder minder rasant verläuft dieser Prozeß in Wochen bis wenigen Jahren und führt zu einer erneuten terminalen Niereninsuffizienz. Die Diagnose wird bei ansteigender Kreatininkonzentration (Abb. 35.**6**) bioptisch gesichert. Als Risikofaktoren gelten mindestens eine bereits stattgefundene akute Abstoßung und/oder eine Infektion mit Zytomegalievirus post transplantationem. Die therapeutischen Möglichkeiten sind äußerst begrenzt, strenggenommen existiert zur Zeit kein geeignetes Behandlungsregime, um eine chronische Abstoßung des Nierentransplantates zu beherrschen. Verschiedene Studien mit neuen Immunsuppressiva konnten keine wesentlichen Erfolge aufzeigen.

Tabelle 35.**11** Ursachen für Transplantatverlust im Langzeitverlauf nach Transplantation (nach Lokalisation in abnehmender Häufigkeit)

Prärenal	Stenose der A. renalis des Transplantates, periphere arterielle Verschlußkrankheit (Beckentyp)
Renal	chronische Abstoßung, medikamentöse Nephrotoxizität (Ciclosporin), Rezidiv der Grundkrankheit, Absetzen der Immunsuppression (meist eigenmächtig durch Patienten), sonstige (De-novo-Glomerulonephritis, Transplantatpyelonephritis usw.)
Postrenal	Transplantatureterstenose, sekundäre Folgen eines vesikoureteralen Refluxes (z. B. insuffiziente Anti-Reflux-Plastik, neurogene Blasenentleerungsstörung, Prostatahypertrophie, neue oder übersehene ältere Urethralstenose usw.)
Sonstige	Tod des Patienten mit funktionierendem Transplantat

Tod mit funktionierendem Transplantat

Ab ca. dem 5. Jahr nach Transplantation übersteigt bei Erwachsenen der Tod mit funktionierendem Transplantat die Verlustrate an chronischen Abstoßungen. Ursächlich hierfür sind hauptsächlich kardiovaskuläre Insulte. Dieser Fakt unterstreicht die Bedeutung der Voruntersuchungen und die Notwendigkeit, Risikopatienten einer entsprechenden Therapie zuzuführen und engmaschige Nachuntersuchungen zu veranlassen.

Nephrotoxizität des Ciclosporins

Das Immunsuppressivum Ciclosporin ist potentiell erheblich nephrotoxisch und sein therapeutisches Fenster sehr eng, selbst in diesem Bereich kann Toxizität auftreten (3, 13). Leitsymptom ist eine langsam steigende Kreatininkonzentration mit Rückgang der Diurese. Die Abgrenzung zur chronischen Abstoßung erfolgt durch Biopsie. Leider kommt es nicht selten nach Reduktion des Ciclosporins zu fortschreitenden Veränderungen im Sinne einer chronischen Abstoßung, so daß diese Prozesse miteinander vermischt sein können.

Rezidiv der Grundkrankheit

Eine Reihe von Grundkrankheiten kann auch im Transplantat rezidivieren. Zu unterscheiden ist hier zwischen der histologischen Diagnose, der klinischen Symptomatik und den Auswirkungen auf das Transplantat (Tab. 35.**12**) (6, 10). Bei Patienten mit Oxalose oder hämolytisch-urämischem Syndrom (HUS) wird von manchen Zentren keine Nierentransplantation mehr vorgenommen oder nur noch eine kombinierte Leber-Nieren-Transplantation (5).

Nierenarterienstenose des Transplantates

Ein seltenes, aber diagnostisch unterschätztes Phänomen ist die Nierenarterienstenose des Transplantates. Ursache können Intimaproliferationen im Bereich der Anastomose oder auch eine lagebedingte Knickstenose sein. Leitsymptome sind eingeschränkte Nierenfunktion und medikamentös schwer einstellbare Hypertonie. Die Diagnose wird über eine Angiographie (von der Leistenbeuge der Gegenseite aus) gesichert. Die Therapie besteht in einer operativen Korrektur, je nach Befund auch als Saphena- oder im Extremfall als Prothesenbypass. In jüngster Zeit erbrachte die interventionelle Dilatation und Stentimplantation gute Ergebnisse bei kurzstreckigen Abgangsstenosen (13).

Tumorentstehung und Tumorinduktion

Ein weiteres sehr ernst zu nehmendes Problem nach Transplantation ist das im Vergleich zur Normalbevölkerung 2fach erhöhte Risiko einer De-novo-Entwicklung von Tumoren (9), am häufigsten wird dieses Phänomen bei Kindern beobachtet (15). Ursächlich dafür ist die Immunsuppression. Das erhöhte Tumorrisiko muß dem Patienten bei der Aufklärung deutlich geschildert werden. Die Vorteile insgesamt für den Patienten nach

Tabelle 35.12 Grundkrankheiten und Rezidive (nach Cameron und Paul)

Typ	Rezidivwahrscheinlichkeit	Risikofaktoren	Bedeutung für Transplantat bzw. Transplantatverlust
Oxalose	meist	großer Oxalatpool	häufig, meist bei alleiniger Nierentransplantation
Fokal segmentale Glomerulonephritis	ca. 20%	Alter < 5 Jahre, rascher Verlauf, diffuse Mesangiumveränderungen	ca. 10%
IgA-Nephropathie	bis 50%	unbekannt	nur ausnahmsweise
Mesangiokapilläre Glomerulonephritis	eher häufig	unbekannt	ca. 10%
Hämolytisch-urämisches Syndrom	ca. 15–30%	Infektionen, Ciclosporin	ca. 10–20%
Insgesamt:	ca. 4–5% mit Transplantatverlust		

Transplantation überwiegen jedoch so eindeutig, daß die Transplantation gerechtfertigt erscheint. Bei Patienten nach Analgetikaabusus (Phenacetin) ist eine signifikant erhöhte Inzidenz von Urothelkarzinomen bekannt. Die engmaschige Kontrolle des immunsupprimierten Patienten ist zur Früherkennung eines möglichen Tumors und zu dessen adäquater Therapie unerläßlich!

Prognose und Langzeitergebnisse

Die Langzeitergebnisse haben sich in den letzten 15 Jahren so weit verbessert, daß die Nierentransplantation für einen geeigneten Empfänger die Methode der Wahl zur Nierenersatztherapie darstellt. Die Indikation hat sich sowohl auf kleine und kleinste Kinder wie auch auf ältere Erwachsene ausgeweitet. Maßgeblich dazu beigetragen haben zahlreiche Faktoren. Die verbesserte Vordiagnostik kann immunologische Risikopatienten nicht nur herausfiltern, sondern ihnen auch ein geeignetes Transplantat zuweisen. Eine effizientere Immunsuppression kann das Risiko für eine Abstoßung verringern, durch eine verbesserte Spezifität aber damit auch das Infektionsrisiko verringern. Die perioperative Therapie ist so weit standardisiert, daß die perioperative Mortalität auf 1–2% gesenkt werden konnte. Wesentliche Einflußgrößen auf das Langzeitüberleben sind nach großen Statistiken die Übereinstimmung der HLA bei Spender und Empfänger, die Art der Immunsuppression (historisch bedingt), die Anzahl der erfolgten Transplantationen (Erst-, Zweittransplantation usw., das Alter zum Zeitpunkt der Transplantation und die Inzidenz akuter Abstoßungen. Je nach Untersuchung und Patientenselektion können 5-Jahres-Funktionsraten von ca. 70% und 10-Jahres-Funktionsraten von > 60 % erreicht werden.

Besonderheiten bei Operationen an transplantierten Patienten

Generell gilt für alle immunsupprimierten Patienten, daß das klinische Beschwerdebild mehr oder minder stark verschleiert sein kann. So können die Steroide z.B. eine abdominelle Symptomatik fast vollständig larvieren. Gleichzeitig wird die Immunantwort auf bestimmte entzündliche Erkrankungen variabel herabgesetzt.

> Eine Leukozytose kann auch bei schwersten septischen Erkrankungen fehlen! Häufig steht die scheinbar dezente Symptomatik in keinem Verhältnis zur Schwere des objektiven Befundes!

Anderseits müssen die Immunsuppressiva weiter gegeben werden, da sich sonst aus einer Immunsuppressionslücke eine akute oder chronische Abstoßung entwickeln könnte. Nur die vitale Gefährdung des Patienten ist eine Indikation, die Immunsuppression zu reduzieren oder sogar ganz abzusetzen. Bei Unmöglichkeit der oralen Gabe muß eine parenterale Verabreichung mit angepaßter Dosierung erfolgen. Hier sollte auf jeden Fall Rücksprache mit dem Transplantationszentrum gehalten werden, um die entsprechenden Maßnahmen abzustimmen.

Bei allen diagnostischen und therapeutischen Maßnahmen einschließlich Operation sind einige Vorsichtsmaßnahmen zu bedenken. Neben der Sicherstellung der regelmäßigen Gabe der Immunsuppressiva ist die exakte Bestimmung der Ciclosporinkonzentration im Blut zur Vermeidung einer Über- oder Unterdosierung erforderlich. Die Entnahme von 2 ml EDTA-Blut sollte durchgeführt werden unmittelbar vor Einnahme der Morgendosis. Die Analyse erfolgt in spezialisierten Labors oder über das Transplantationszentrum. Die Nierenfunktion muß exakt überwacht werden durch eine tägliche Bestimmung von Blutbild, Elektrolyten und Retentionswerten sowie die exakte Bilanzierung von Ein- und Ausfuhr. Im Sammelurin sollte die Berechnung der Kreatininclearance erfolgen, weiterhin das regelmäßige Screening von Urinstatus und -sediment auf Veränderungen im Sinne eines Infektes.

> Bereits kleine Veränderungen in den Untersuchungsergebnissen können hinweisend sein auf schwere Störungen wie Toxizität, Abstoßung oder Infektion!

Intraoperativ sollte immer ein Blasenkatheter liegen, um die Ausscheidung engmaschig kontrollieren zu können. Flüssigkeitsbilanz und Säure-Basen-Haushalt sind bei Defiziten konsequent auszugleichen. Einige Krankheitsbilder haben besondere Bedeutung, so daß sie im folgenden detailliert besprochen werden sollen.

Appendizitis

Die akute Appendizitis kann bei immunsupprimierten Patienten leicht wegen ihrer geringfügigen Symptomatik unterschätzt werden. Bei Verdacht auf Appendizitis ist die Indikation zur Appendektomie eher großzügig zu stellen, da die Folgen einer Perforation mit anschließender Peritonitis schwerwiegend sein können. Operationstechnisch ist beim offenen Vorgehen bei rechtsseitig erfolgter Transplantation die Lage der Niere zu beachten. Diese liegt zwar extraperitoneal, verdrängt aber das Zäkum nach medial. Der operative Zugang kann durchaus über einen Wechselschnitt erfolgen, der dann aber etwas steiler angelegt sein muß. Zu beachten ist zusätzlich die unmittelbare Lage des ebenfalls extraperitoneal gelegenen Transplantatuters. Beim laparoskopischen Vorgehen ergeben sich keine wesentlichen Änderungen gegenüber nichttransplantierten Patienten.

Herniotomie

Das Hauptproblem bei der Herniotomie ist die Lage des Transplantatureters. Dieser kann in unmittelbarer topographischer Nähe zum Leistenband verlaufen. Das Fassen des Ureters mit der Naht, die die dorsale Bruchpforte verschließt, ist eine gefürchtete und nicht seltene Komplikation, die durch eine exakte Präparation und Identifikation der zu vernähenden Schichten weitgehend vermieden werden kann. Ein Aufsuchen und Präparieren des Transplantatureters in seinem Bett ist wegen der Verletzungsgefahr nicht indiziert. Er erhält seine Blutversorgung von der transplantierten Niere her. Übernähungen oder Strikturen können zu Nekrosen von Teilen oder sogar des ganzen Ureters führen!
Sollte dennoch der Transplantatureter verletzt werden, ist das Leitsymptom die Oligo- oder Anurie. Sonographisch imponiert dann ein massiv erweitertes Transplantnierenbecken. Bei frühzeitiger Diagnose kann versucht werden, die einengende Naht in einem Revisionseingriff aufzulösen. Gelingt dies nicht oder wurde die Diagnose zu spät gestellt, sollte zur Vermeidung von Schäden durch die Harnstauung das Nierenbecken zunächst perkutan drainiert werden. Zweizeitig kann dann die Rekonstruktion der ableitenden Harnwege – meist über eine Eigenureter-Transplantatpyelostomie – erfolgen.

Gefäßeingriffe

Gefäßeingriffe proximal der Anastomose der Nierengefäße sind aus zwei Gründen risikoreich. Zum einen ist die Ischämietoleranz der transplantierten Niere deutlich herabgesetzt, da die Kollateralen über die Kapselgefäße nicht mehr existieren. Weiterhin können in die Peripherie gespülte Thromben, Plaque- oder Intimateile mehr oder minder große Anteile der Nierenstrombahn verlegen, so daß auch hier bei fehlender Kollateralisierung ein erheblicher Parenchymverlust droht. Elektiveingriffe in dieser Region sowie die operative Korrektur einer Transplantat-Nierenarterienstenose sollten spezialisierten Zentren vorbehalten bleiben.

> Beim Auftreten von Komplikationen bei transplantierten Patienten ist unverzüglich Rücksprache mit dem Transplantationszentrum zu halten; dies stellt keine Entmündigung des behandelnden Arztes dar, sondern ergibt sich aus der Verantwortung gegenüber diesen Patienten zum Erhalt des transplantierten Organs!

Nierentransplantation nach Lebendspende

Die erste erfolgreiche klinische Nierentransplantation erfolgte 1954 zwischen eineiigen Zwillingen. Zahlenmäßig stellt die Lebendspende, gemessen an allen durchgeführten Transplantationen, nur einen kleinen Teil dar (USA und Holland ca. 10%, Eurotransplant gesamt und Deutschland ca. 4% [1993]).
Viele verschiedene ethische Aspekte sind in der Diskussion. So wird einem gesunden Organismus ein gesundes Organ entnommen, dies ist als Körperverletzung anzusehen. Anderseits kann eine starke Motivation bestehen, einem Verwandten eine Niere zu spenden, um ihm das Weiterleben zu ermöglichen (z. B. Eltern auf Kind: Kinder unter Langzeitdialysetherapie erleiden eine erhebliche Retardierung ihrer geistigen und körperlichen Entwicklung). Eine Organspende zwischen direkten Angehörigen impliziert, daß der Spender einen nicht unwesentlichen physischen Schaden davonträgt und sich geringen, aber klar vorhandenen gesundheitlichen Risiken aussetzt, die von postoperativen Komplikationen bis zum Verlust der Funktion der verbleibenden Niere reichen können. Dafür kann der Angehörige zu vollständiger Gesundheit zurückkehren oder es wird ihm eine normale geistige und körperliche Entwicklung ermöglicht. Der Empfänger erhält ein – bezogen auf Funktion und Ischämiezeit – optimales Transplantat. Die Langzeitergebnisse sind mindestens gleich gut, verglichen mit Transplantaten von hirntoten Spendern. In Deutschland wird nur in wenigen Zentren die Nierentransplantation nach Entnahme einer Niere von einem direkten Verwandten durchgeführt. Die Transplantation zwischen Nichtverwandten ist ethisch noch schwieriger zu beurteilen. Sie wird aber z. B. in den USA, besonders zwischen Ehegatten, recht häufig und mit gutem Erfolg praktiziert (8).
Um das Risiko für den Nierenspender möglichst gering zu halten, ist eine Reihe von Voruntersuchungen notwendig, in der zum einen die Qualität der Nieren überprüft wird und zum anderen Krankheiten, die die Nierenfunktion später beeinträchtigen könnten, ausgeschlossen werden (Tab. 35.**13**). Die Entnahme beim Spender wird über einen Flankenschnitt subkostal extraperitoneal durchgeführt. Nach Darstellung des Nierengefäßstieles werden A. und V. renalis bis an die Aorta bzw. V. cava freipräpariert. Der Urether wird möglichst weit nach distal präpariert und abgesetzt. Erst dann wer-

Tabelle 35.**13** Voruntersuchungen beim potentiellen Spender zur Lebendnierenspende

Blutgruppenserologie, HLA-Typisierung, präformierte HLA-Antikörper

Cross match (wenn positiv, ist die Verwandtennierenspende kontraindiziert)

Röntgen des Thorax, EKG, Lungenfunktion

Blutuntersuchungen: Blutbild, Gerinnung, Elektrolyte, Kreatinin, Harnstoff, Harnsäure, Calcium, Phosphat, Leberwerte, Blutzucker, Blutfette, Virusserologie (Hepatitis, HIV, CMV, EBV)

Urinuntersuchungen: Urinstatus und -sediment, Urinkultur, qualitative und quantitative Proteinurie, Kreatininclearance, Nierenszintigraphie mit seitengetrennter Clearanceberechnung

Übersichtsangiographie (Anatomie der Gefäßversorgung, Ausschluß einer Nierenarterienstenose)

den die Gefäße abgesetzt und die Niere sofort mit der Perfusionslösung gespült, so daß im Normalfall eine warme Ischämiezeit von ca. 15–30 Sekunden entsteht. Die Empfängeroperation wird direkt im Anschluß vorgenommen. Es ergibt sich dann eine kalte Ischämiezeit von nur wenigen Stunden. Die Nachbetreuung ist die gleiche wie vorher beschrieben.

Literatur

1 Allen, R. D. M., J. R. Chapman: Renal Transplantation. Arnold, London 1994
2 Baluch, W. A., D. P. Hickey: Urological complications in 1000 renal transplant recipients [letter]. J. Urol. 154 (1995) 537
3 Brodehl, J., A. Bokenkamp, P. F. Hoyer, G. Offner: Long-term results of cyclosporin A therapy in children. J. Amer. Soc. Nephrol. 2 (1992) 246–254
4 Cairns, H. S., B. Leaker, C. R. Woodhouse, C. J. Rudge, G. H. Neild: Renal transplantation into abnormal lower urinary tract. Lancet 338 (1991) 1376–1379
5 Cameron, J. S.: Recurrent primary disease and de novo nephritis following renal transplantation. Pediat. Nephrol. 5 (1991) 412–421
6 Cameron, J. S.: Recurrent disease in renal allografts. Kidney int. Suppl. 43 (1993) 91–94
7 Conrad, S., A. W. Schneider, D. Gonnermann, A. Ganama, W. Tenschert, H. Huland: Urologische Komplikationen nach Nierentransplantation. Urologe A 33 (1994) 392–400
8 D'Alessandro, A. M., H. W. Sollinger, S. J. Knechtle, M. Kalayoglu, W. A. Kisken, D. T. Uehling, T. D. Moon, E. M. Messing, R. C. Bruskewitz, J. D. Pirsch et al.: Living related and unrelated donors for kidney transplantation. A 28-year experience. Ann. Surg. 222 (1995) 353–362
9 Gaya, S. B., A. J. Rees, R. I. Lechler, G. Williams, P. D. Mason: Malignant disease in patients with long-term renal transplants. Transplantation 59 (1995) 1705–1709
10 Habib, R., M. Broyer: Clinical significance of allograft glomerulopathy. Kidney int. Suppl. 43 (1993) 95–98
11 Irving, H. C., S. H. Kashi: Complications of renal transplantation and the role of interventional radiology. J. clin. Ultrasound 20 (1992) 545–552
12 Jefferson, R. H., J. R. Burns: Urological evaluation of adult renal transplant recipients. J. Urol. 153 (1995) 615–618
13 Newman Sanders, A. P., W. G. Gedroyc, M. A. al Kutoubi, C. Koo, D. Taube: The use of expandable metal stents in transplant renal artery stenosis. Clin. Radiol. 50 (1995) 245–250
14 Paul, L. C.: Chronic renal transplant loss. Kidney int. 47 (1995) 1491–1499
15 Penn, I.: De novo malignancy in pediatric organ transplant recipients. J. pediat. Surg. 29 (1994) 221–226
16 Penn, I.: Primary kidney tumors before and after renal transplantation. Transplantation 59 (1995) 480–485
17 Pichlmayr, R.: Allgemeine und spezielle Operationslehre, Bd. III: Transplantationschirurgie. Springer, Berlin 1981
18 Reinberg, Y., A. Matas, C. Manivel, R. Gonzalez, K. J. Gillingham, J. L. Pryor: Outcome of renal transplantation or dialysis in patients with a history of renal cancer. Cancer 70 (1992) 1564–1567
19 Schafhauser, W., G. Schott, R. Kuhn, H. Ruder, H. H. Neumayer, K. M. Schrott: Nierentransplantation in Patienten bei Anomalien des unteren Harntraktes. Urologe A 33 (1994) 401–414
20 Troppman, C., B. E. Papalois, A. Chiou, E. Benedetti, D. L. Dunn, A. J. Matas, J. S. Najarian, R. W. Gruessner: Incidence, complications, treatment, and outcome of ulcers of the upper gastrointestinal tract after renal transplantation during the cyclosporine era. J. Amer. Coll. Surg. 180 (1995) 433–443

Lebertransplantation

B. Ringe und Th. Lorf

Vorbereitung des Empfängers zur Lebertransplantation

Grundsätzliches zur Transplantationsindikation

Die aktuellen Ergebnisse der Lebertransplantation sind heute so, daß kein Patient an einer Lebererkrankung sterben sollte, ohne daß die Möglichkeit der Lebertransplantation in die therapeutischen Überlegungen mit einbezogen worden sind. In den frühen Tagen der Lebertransplantation wurden Patienten häufig mit terminalen Krankheitszuständen zur Transplantation vorgestellt, in der an Wunderheilung grenzenden Hoffnung, sterbende Patienten wieder in das Leben zurückzuholen. Diese Aufschiebung des Indikationszeitpunktes führte erwartungsgemäß zu einer erheblichen perioperativen Morbidität und Mortalität. Erst als das Zutrauen in die Lebertransplantation unter den behandelnden internistisch-hepatologisch ausgerichteten Ärzten wuchs, wurden Patienten frühzeitiger und in einem angemesseneren Zustand zugewiesen. Dieses verbesserte die Resultate nachhaltig, so daß die Lebertransplantation heute eine Behandlungsmöglichkeit für viele weder konservativ noch chirurgisch therapierbaren Lebererkrankungen darstellt (35.**4**). Das hauptsächliche Ziel der Lebertransplantation ist die Verbesse-

35.4 Indikationen und Kontraindikationen zur Lebertransplantation seitens des Empfängers

Indikationen

Terminale Lebererkrankung (therapierefraktär, Komplikationen).
Nichtresektable Lebertumoren (Ausdehnung, mit Zirrhose).

Kontraindikationen

Systemische Infektionen (AIDS, aktive Sepsis, Hepatitis-B-Virus-DNS positiv).
Extrahepatisches Karzinom (Metastasen).
Fortgeschrittene Nebenerkrankungen.
Hohes biologisches Alter.

rung der Überlebenszeit und der Lebensqualität der Patienten.
Allgemein soll die Lebertransplantation bei zwei Indikationen in Erwägung gezogen werden:
1. Wenn die erwartete Überlebenszeit nach der Transplantation signifikant höher ist als bei einer konventionellen Behandlung der Lebererkrankung und
2. wenn infolge der Lebererkrankung eine nicht tolerierbare Einschränkung der Lebensqualität des Patienten besteht.

> Patienten mit terminalen Lebererkrankungen profitieren am meisten von der Transplantation, wenn sie noch in einem guten Allgemeinzustand sind!

Indikationskategorien und Kontraindikationen

Jede Lebererkrankung hat einen spezifischen Spontanverlauf, der auch mit unterschiedlichen Risiken verbunden ist. Die Beurteilung des aktuellen Zustandes des Patienten, die Leberfunktion, die Beeinträchtigung anderer Organe sowie die Abschätzung allgemeiner Risikofaktoren gestatten die Differenzierung in verschiedene Indikationsgruppen (Tab. 35.14).

Nachdem aufgrund der Schwere der Erkrankung die Berechtigung zur Lebertransplantation gegeben scheint, ist es notwendig, Faktoren zu berücksichtigen, die ernsthaft das Überleben für wenigstens zwei Jahre nach dem Eingriff verhindern würden. Wegen der Größe des operativen Eingriffs und der zu erwartenden längerfristigen Narkose, ist zunächst zu berücksichtigen, ob der Gesamtzustand des Patienten diesen chirurgischen Eingriff gestattet. Weiterhin muß abgewogen werden, ob der Patient motiviert genug ist, mögliche Komplikationen zu ertragen und eine lebenslange Immunsuppression auf sich zu nehmen. Die Kontraindikation (35.4) sind bis auf wenige Ausnahmen nicht eindeutig festgelegt und variieren zum Teil zwischen den einzelnen Transplantationszentren (z. B. hinsichtlich des Patientenalters).

Auswahl der Patienten und Voruntersuchungen

Die Indikation zur Lebertransplantation wird nach Abschluß einer systematischen Voruntersuchung, am günstigsten im Rahmen eines stationären Aufenthaltes gestellt, wobei internistisch-hepatologische und leberchirurgische Aspekte gemeinsam erhoben und diskutiert werden. Im Vorfeld sollte eine intensive frühzeitige Beratung der Patienten anhand des individuellen Krankheitsverlaufes in enger Kooperation mit den betreuenden Hausärzten stehen.

Eine gründliche Untersuchung nach einem standardisierten Schema ist essentiell sowohl zur Indikationsstellung als auch zur Planung der Transplantation. Regelmäßige Zwischenuntersuchungen sind zudem während der Wartezeit durchzuführen, um Änderungen in der Indikationskategorie sowie das Auftreten extrahepatischer Komplikationen erfassen zu können. Neben einer gründlichen körperlichen Untersuchung werden die Patienten auch vom psychologischen Standpunkt auf ihre Eignung überprüft.

Es schließt sich eine ausgiebige Evaluation biochemischer Parameter an, die das Ausmaß der Leberschädi-

Tabelle 35.14 Stadien der Indikation zur Lebertransplantation

Stadium	Klinischer Status (Karnofsky-Index)	Leberfunktion	Extrahepatische Komplikationen	Typisches Beispiel
I = hoch elektiv (geringes Risiko)	gut, stabil, ambulante Betreuung (90–100%)	suffizient	keine, keine Medikation	Zystenleber
II = elektiv	mäßig, stabil, ambulante Betreuung (70–80%)	suffizient bis verschlechternd	keine, effektive Medikation	hepatozelluläres Karzinom in Zirrhose
III = spät (mittleres Risiko)	reduziert, instabil, stationäre Betreuung (50–60%)	verschlechternd	rekurrierend	primär biliäre Zirrhose mit Muskeldystrophie
IV = kompliziert	schlecht, Intensivstation (30–40%)	dekompensiert	präsent, ineffektive Medikation	posthepatische Zirrhose mit Blutung
V = Notfall (hohes Risiko)	kritisch/terminal, Intensivstation (10–20%)	ausgefallen	Koma, ineffektive Medikation	akute Hepatitis

gung und der Beteiligung anderer Organsysteme objektivieren helfen. Das gleiche Ziel haben apparative Zusatzuntersuchungen, die zumindest bei chronischen Lebererkrankungen obligat sind. Eine umfassende Analyse von Infektparametern inklusive Virusserologie und die Bestimmung von Tumormarkern vervollständigen die präoperative Diagnostik.

Nach Abschluß der Voruntersuchungen können sich bestimmte Situationen ergeben, die eine Vorbehandlung zum Teil als Überbrückung der Wartezeit notwendig machen. So kann bei rezidivierenden Ösophagusvarizenblutungen ein transjugulärer intrahepatischer portosystemischer Stent-shunt (TIPSS) (S. 568) plaziert werden und damit die Blutungshäufigkeit reduziert werden. Patienten mit replikativer Hepatitis B sollten, wegen der fast 100%igen Rezidivrate nach der Transplantation, eine Therapie (Famcyclovir, α-Interferon, Levamisol) erhalten. Die unmittelbare Operationsvorbereitung umfaßt die üblichen präoperativen Maßnahmen. Zur Senkung der Inzidenz von gramnegativen Infektionen wird eine selektive Darmdekontamination empfohlen. Perioperativ wird eine Antibiotika- und in vielen Zentren eine systemische Pilzprophylaxe durchgeführt.

Transplantationsindikation bei verschiedenen Erkrankungsgruppen

Lebertransplantationen wurden und werden bei einer Vielzahl verschiedener Lebererkrankungen durchgeführt (Tab. 35.15); sie lassen sich anhand der ursächlich beteiligten Strukturen bzw. den auslösenden Ursachen kategorisieren.

Chronische parenchymatöse Lebererkrankungen

Chronische Hepatitis B

Chronische Hepatitis und Leberzirrhose sind üblicherweise gemeinsam vorhanden. Wegen des komplexen Verlaufes und der hohen Spontanremissionsrate ist der elektive Zeitraum bis zur Lebertransplantation oft

Tabelle 35.15 Einteilung der Lebererkrankungen

Gruppe	Akuter Verlauf	Chronischer Verlauf
Benigne		
Hepatozellulär	Virushepatitis (A, B, C, andere), Herpes simplex, Epstein-Barr, Zytomegalie, Fettleberhepatitis, Intoxikationen (Paracetamol, Halothan, Tuberkulostatika, Knollenblätterpilz [Amanita phalloides], Lösungsmittel), Leberversagen unklarer Genese	posthepatische Zirrhose (B, C, A, andere), Autoimmunhepatitis, kryptogene Zirrhose, postalkoholische Zirrhose
Cholestatisch		primär biliäre Zirrhose, sekundär biliäre Zirrhose, primär sklerosierende Cholangitis, sekundär sklerosierende Cholangitis, extrahepatische biliäre Atresie, intrahepatische biliäre Hypoplasie, Alagille-Syndrom, Caroli-Syndrom, Gallengangpapillomatose, Autoimmuncholangitis, Cholangiodysplasie
Metabolisch	Galaktosämie, Morbus Wilson, neonatale Hämochromatose, Reye-Syndrom	Glykogenose Typ I „von Gierke", Glykogenose Typ IV „Anderson", Fructoseintoleranz, α_1-Antitrypsin-Mangel, Antithrombin-III-Mangel, primäre Hyperoxalurie Typ 1, hereditäre Transthyretin-Amyloidose, Morbus Byler, Crigler-Najiar-Syndrom, Morbus Wilson, idiopathische Hämochromatose, erythrohepatische Protoporphyrie
Sonstige	Budd-Chiari-Syndrom, VOD (veno-occlusive disease), Lebervenenthrombose, Sepsis, postoperatives Leberversagen, posttraumatisches Leberversagen, HELLP-Syndrom, Hypotension/Ischämie, Hitzschlag, Leberdystrophie unklarer Genese	Budd-Chiari-Syndrom, Angiomatose, Hämangiomatose, kavernöses Hämangiom, lokal noduläre Hyperplasie, Adenom, Zystenleber, Echinococcus cysticus, Echinococcus alveolaris
Maligne		
Hepatisch		hepatozelluläres Karzinom, Hepatoblastom, Zystadenokarzinom, cholangiozelluläres Karzinom, Hämangiosarkom
Biliär		Gallengangskarzinom, Gallenblasenkarzinom
Sonstige	Hodgkin-, Non-Hodgkin-Lymphome	
Metastasen	Apudom	kolorektales Karzinom, Apudom, Melanom, Choriokarzinoid, Pankreaskarzinom

schwer zu bestimmen. Die Dringlichkeit kündigt sich durch Abfall der Syntheseleistung (auf 30%), therapierefraktären Aszites, zunehmenden Ikterus und enzephalopathische Komplikationen an. Die Prognose der transplantierten Patienten hängt im wesentlichen von einem eventuell koexistenten Malignom (meist hepatozelluläres Karzinom) und vom Aktivitätszustand der Virusinfektion ab. Patienten, die lediglich einen positiven Anti-HBsAG-Titer haben, zeigen die geringste Inzidenz einer rekurrierenden Hepatitis. Bei positivem Nachweis des Oberflächenantigens (HBsAG) muß zur Rezidivprophylaxe eine lebenslange passive Immunisierung nach der Transplantation erfolgen. Sollte eine replikative Virusinfektion vorliegen (HBsAG und HBeAG positiv oder HBV-DNS positiv), muß als Schutz vor dem postoperativen Wiederauftreten der Hepatitis und einem anschließenden rascheren Organverlust eine Vorbehandlung mit Interferon oder mit neueren Virustatika (z.B. Famcyclovir) durchgeführt werden. Eine gleichzeitig bestehende Hepatitis D verringert die Inzidenz der Rezidive.

Chronische Hepatitis C

Der Zeitpunkt der Indikationsstellung gleicht dem bei Hepatitis B. Der Nachweis von Antikörpern und die histologische Untersuchung von Leberbiopsien sichert die Diagnose. Mit der Polymerase chain reaction (PCR) ist es möglich, aktive Hepatitis-C-Virus-Infektionen zu sichern. Die Gefahr des Rezidivs nach Transplantation soll durch eine Vorbehandlung mit Interferon α bei replikativer Infektion verringert werden. Die Prognose nach Transplantation wird von dem Wiederauftreten der Infektion und von koexistenten Karzinomen bestimmt.

Autoimmunhepatitis

Die chronische Autoimmunhepatitis mündet trotz Steroidtherapie in einer Leberzirrhose, wobei chronische Hepatitis und Leberzirrhose unabhängig voneinander auftreten. Symptome der Zirrhose werden häufig erst im Spätverlauf beobachtet. Die Prognose der Erkrankung hängt von den Komplikationen der Zirrhose wie Infektionen, Enzephalopathie und Ösophagusvarizenblutungen ab. Die Indikationsstellung zur Transplantation wird durch das lange Zeit wenig beeinträchtigte klinische Bild erschwert. Die Prognose nach Transplantation ist gut.

Alkoholtoxische Zirrhose

Der Zeitpunkt der Indikationsstellung zur Lebertransplantation ähnelt dem der posthepatitischen Zirrhosen. Die Indikation selbst wird mitbestimmt durch die Alkoholkarenz, die wegen der Rezidivgefahr wenigstens 6 Monate betragen sollte. Alkoholbedingte Schädigungen anderer Organe, das Vorhandensein von hepatischen Malignomen und die psychische Situation bestimmen die Prognose nach Transplantation.

Medikamenteninduzierte Lebererkrankungen

Die chronisch aktive Hepatitis und Zirrhose können Folge der Einnahme von Methotrexat oder Amiodorone sein. Auch α-Methyldopa sowie Kombinationen von Valproicsäure mit Psychopharmaka können zu chronischen Hepatitiden bzw. Zirrhosen führen. Das hohe chirurgische Risiko dieser Patienten ergibt sich häufig aus der späten Indikationsstellung, wegen fortgeschrittener Muskelatrophie und Beteiligung anderer Organe.

Kryptogene Leberzirrhose

Nur bei wenigen Patienten ist keine Ätiologie der Zirrhose eruierbar. Diese hat im wesentlichen einen Non-B- oder Non-C-Virus-Status und ist gelegentlich auf dem Boden einer nicht mehr nachzuvollziehenden metabolischen Erkrankung entstanden. Der Zeitpunkt der Transplantation ergibt sich vor allem bei deutlich nachlassender Syntheseleistung und dem Auftreten von zirrhoseassoziierten Komplikationen. Die postoperative Prognose ist gut.

Cholestatische Lebererkrankungen

Primäre biliäre Zirrhose

Die primäre biliäre Zirrhose zeichnet sich durch einen über längere Zeit konstanten Verlauf aus. Die Überlebenswahrscheinlichkeit läßt sich anhand einer Formel kalkulieren (2), die allerdings keine Aussage zum geeigneten Zeitpunkt für eine Transplantation erlaubt. Eine abrupte Verschlechterung des Scores zeigt jedoch eine deutliche Änderung der Prognose an, so daß zu diesem Zeitpunkt die Transplantation als Therapiemaßnahme diskutiert werden sollte. Verminderung der Lebersyntheserate auf unter 50%, Ansteigen des Bilirubins auf über 10 mg/dl und Komplikationen von seiten der begleitenden Osteoporose (nicht beherrschbarer Schmerz, Wirbelkörperkompressionsbrüche) indizieren etwa den Zeitpunkt der Transplantation. Klinisch mild verlaufende Rezidive sind beschrieben, haben jedoch kaum Einfluß auf die Prognose, im Gegensatz zu frühpostoperativen Komplikationen durch den oftmals bestehenden stark reduzierten Allgemeinzustand.

Primäre sklerosierende Cholangitis

Für die durch rekurrierende Cholangitiden fortschreitende Gelbsucht und späteres Auftreten einer Leberzirrhose gekennzeichnete progressive Erkrankung existiert keine effektive Behandlung, so daß die meisten Patienten einer Lebertransplantation bedürfen. Eine extra- und intrahepatische Beteiligung der primären sklerosierenden Cholangitis ist der Regelfall, und es besteht eine gehäufte Koinzidenz mit entzündlichen Darmerkrankungen (Colitis ulcerosa, Morbus Crohn). Da Patienten, die im guten Allgemeinzustand transplantiert werden, eine 1-Jahres-Überlebensrate von ca. 95% haben, sollte bei dem natürlichen progressiven Verlauf der Erkrankung frühzeitig, insbesondere ehe ein Karzinom entsteht, die Indikation zur Lebertransplantation gestellt werden. Radikale chirurgische Korrekturen extrahepatischer Gallengangsprobleme sollten vermieden werden, um eine folgende Transplantation nicht zu gefährden. Ob Rezidive der Grunderkrankung auftreten, ist nicht völlig geklärt, unspezifische histologische Veränderungen im Transplantat beeinflussen die Prognose nicht.

Sekundäre biliäre Zirrhose

Eine Indikation zur Transplantation stellt sich bei progressiver Cholestase und Zirrhose. Rezidivierende Infektionen und das Fortschreiten der Erkrankung nach Ausschöpfung aller konservativer Maßnahmen stellen den Zeitpunkt der Indikation zur Transplantation dar. Die Operation selbst gestaltet sich wegen multipler Voroperationen oft schwierig und beeinflußt die perioperative Morbidität und Mortalität.

Stoffwechselkrankheiten

Stoffwechselkrankheiten haben nach Transplantation im allgemeinen eine gute Prognose, da ein Wiederauftreten der Erkrankung kaum beobachtet wird.

Morbus Wilson

Die Eignung zur Transplantation ist für Patienten mit Morbus Wilson gut. Die Transplantation sollte frühzeitig bei Entstehung der Zirrhose in Erwägung gezogen werden, insbesondere wenn eine suffiziente konservative Therapie nach 2–3 Monaten keinen Erfolg zeigt oder ein akutes Leberversagen auftritt (s. u.). Die Prognose ist sehr gut, da die Transplantation zu einer Heilung der Erkrankung führt.

α_1-Antitrypsin-Mangel

α_1-Antitrypsin-Mangel kann im Endstadium zur Leberzirrhose führen, diese tritt etwa bis zum 60. Lebensjahr auf. Da das hepatozelluläre Karzinom eine Komplikation auch dieser Form der Leberzirrhose darstellt und damit die Prognose nach Transplantation negativ beeinflußt, sollte diese frühzeitig in Erwägung gezogen werden. Generell ist auch hier die postoperative Prognose wegen der definitiven Heilung der Erkrankung gut.

Protoporphyrie

Dem Beginn der Erkrankung folgt üblicherweise ein rapider Verlauf, so daß die Transplantation bereits nach Diagnosestellung in Erwägung gezogen werden sollte, insbesondere wegen der guten postoperativen Prognose.

Malignome

Das hepatozelluläre Karzinom (HCC) ist das häufigste primäre Malignom der Leber und findet sich vor allem bei männlichen Patienten mit Zirrhose. Die Leberresektion als Möglichkeit der chirurgischen Therapie dieser Tumoren, ist bei der Zirrhose wegen der Gefahr des postoperativen Leberversagens in der Regel nicht möglich.

Als Alternative kommt die Lebertransplantation in Frage, bei der jedoch in größeren Serien wegen des Wiederauftretens der Tumoren eine schlechte 5-Jahres-Überlebenszeit von etwa 18% dokumentiert wurde. Die hohe Rate an Karzinomrezidiven ist im wesentlichen auf eine schlechte Patientenselektion und auf ein Zirkulieren von HCC-Zellen zum Zeitpunkt der Transplantation zurückzuführen. In den letzten Jahren ist deshalb der Versuch unternommen worden, eine bessere Auswahl geeigneter Empfänger mit HCC zu etablieren, wobei als Kriterien für einen Langzeiterfolg der Transplantation gelten:
– das Vorhandensein eines unilokulären Tumors < 5 cm,
– die Abwesenheit von Gefäßinvasionen und
– das Vorhandensein einer Pseudokapsel.

Bei Beachtung dieser Richtlinien zeigt sich eine 5-Jahres-Überlebenszeit nach Transplantation im Stadium II der TNM-Klassifikation von 65–70% und von lediglich 15–20% im Stadium III und IV (3).
Der Wert von neoadjuvanten Therapiestrategien ist zur Zeit Gegenstand der klinischen Forschung.
Die Prognose des inzidentellen HCC bei Patienten, die wegen einer Zirrhose transplantiert wurden, ist durch die Malignome nur wenig getrübt.
Lebertransplantationen wegen HCC ohne Zirrhose zeigen ebenfalls nur 5-Jahres-Überlebensraten von 17% und sind durch das Auftreten von Rezidiven gekennzeichnet.
Günstigere Ergebnisse wurden bei fibrolamellären Karzinomen beobachtet, hier wurden 5-Jahres-Überlebensraten von 55% gesehen (8).
Bei Hepatoblastomen, einem im frühen Kindesalter vor allem bei Mädchen auftretenden Malignom, kann bei nicht resektablen Fällen die Transplantation diskutiert werden. Tumorfreie 5-Jahres-Überlebenszeiten von nahezu 50% wurden beschrieben (11).
Enttäuschend sind die Ergebnisse bei cholangiozellulären Karzinomen. In größeren Serien wurde bis auf Ausnahmen kein Langzeitüberleben beobachtet. Beeinflußt wird auch die Prognose bei der primären sklerosierenden Cholangitis, bei der cholangiozelluläre Karzinome gehäuft vorkommen, und deren Diagnosestellung oft Schwierigkeiten bereitet. Inzidentell gefundene Malignome haben auch hier eine bessere Prognose als im Vorfeld diagnostizierte Karzinome.
Transplantationen bei Lebermetastasen werden wegen schlechter Ergebnisse heute nicht mehr durchgeführt. Eine Ausnahme stellt die Metastasenleber bei neuroendokrinen Primärtumoren dar, die eine 5-Jahres-Überlebensrate von bis zu 80% aufweisen.

Akutes Leberversagen

Das akute Leberversagen ist definiert als hepatische Dysfunktion mit Enzephalopathie und/oder Koagulopathie innerhalb von 6 Monaten nach dem ersten Auftreten der Lebererkrankung. Eine Unterteilung ist möglich in
– hyperakutes Leberversagen 0–7 Tage,
– akutes Leberversagen 8–28 Tage,
– subakutes Leberversagen 29–72 Tage.

Diese Einteilung (6) hat prognostische Bedeutung, ähnlich wie die Faktoren Alter der Patienten und Ätiologie des akuten Leberversagens, rasch schrumpfende Leber, progressive Enzephalopathie, Abnahme der Gerinnungsfaktoren II und V auf weniger als 50%, Dauer des Ikterus vor Einsetzen der Enzephalopathie > 7 Tage, Prothrombinzeit > 50 Sekunden und Bilirubin > 17 mg/dl. Die Überlebensraten für fulminante A- und B-Hepatitiden ohne Transplantation betragen immerhin 67 bzw. 39% (3), für die Non-A- und Non-B-Hepatitis dagegen jedoch nur 20% (7). Die Prognose für die medikamenteninduzierte (z.B. Halothan) fulminante Hepatitis beträgt sogar nur 12% im spontanen Verlauf (7).

Indikationen zur Transplantation im Kindesalter

Lebertransplantationen bei Kindern sind heute als Therapieverfahren bei akuten und chronischen Leberversagen akzeptiert. Die Transplantation wegen metabolischer Lebererkrankungen und hepatischen Malignomen wird dagegen teilweise noch kontrovers diskutiert.
Chronische Lebererkrankungen sind die Hauptindikationen zur Transplantation, wobei neonatale Lebererkrankungen einschließlich Gallenwegsatresien und bestimmte familiäre cholestatische Syndrome sowie idiopathische Formen der Zirrhose und chronisch aktive Hepatitis die häufigsten Ursachen darstellen. Das akute Leberversagen ist ein relativ seltenes Ereignis im Kindesalter, führt jedoch ohne Transplantation bei über 70% zum Tode (5). Die Symptomatik umfaßt hepatische Enzephalopathie, Gerinnungsstörungen, Hypoglykämie und Gelbsucht. Schwierigkeiten in der Beurteilung dieser klinischen Befunde führen zu einer häufig zu späten Vorstellung der Patienten zur Lebertransplantation. Kinder mit fulminantem Leberversagen aufgrund von Infektionen und Intoxikationen bieten ein oftmals dramatischeres Krankheitsbild als solche mit Leberausfall auf dem Boden einer metabolischen Erkrankung.

Technik der Lebertransplantation

Prinzipielle Aspekte

Die Lebertransplantation ist eine standardisierte Operation, die auf dem Einpflanzen des Spenderorgans an die Stelle der entfernten Leber des Empfängers beruht (orthotope Transplantation); sie läßt sich in drei Teilabschnitte gliedern:
1. Präparation zur Hepatektomie,
2. anhepatische Phase mit Gefäßrekonstruktion,
3. Blutstillung und Gallenwegsrekonstruktion.

Die Operation, insbesondere die Hepatektomie, kann sich vor allem bei Voroperationen an der Leber bzw. den Gallenwegen (z.B. Operation nach Kasai) und bei ausgeprägter portaler Hypertension (s. Kapitel 24, S. 563 ff) als kompliziert und aufwendig gestalten. Wegen der nachteiligen Unterbrechung des Blutrückstroms zum Herzen aus dem Mesenterialvenen- und V.-cava-inferior-Gebiet nach Ausklemmung von Pfortader und unterer Kava kommt beim Erwachsenen in der Regel ein extrakorporaler venovenöser Bypass zwischen V. portae/V. femoralis und V. axillaris zum Einsatz.

Standardoperation s. 35.4

Modifikationen

Partielle Lebertransplantation (reduced size)

Bei diesem Eingriff wird eine Teiltransplantation der Leber vorgenommen, wobei das Spenderorgan entsprechend der Lebersegmente in seiner Größe reduziert wird. Diese Technik eignet sich besonders zur Anpassung der Größe einer Erwachsenenleber an einen kindlichen Empfänger (Tab. 35.**16**).
Bei der Split-Lebertransplantation werden die Segmente V–VIII einem Empfänger, der linke Leberlappen einem zweiten Empfänger eingepflanzt. Die Teilung der Leber erfolgt meist ex situ, wird alternativ aber auch bereits im Spender durchgeführt (9). Eine weitere Modifikation stellt die Lebendspende der Segmente II/III durch ein Elternteil dar (1). Zur Transplantation des linken Leberlappens muß die V. cava des Empfängers erhalten bleiben, da die linke Lebervene terminolateral anastomisiert wird. Dieses als „piggy-back" bezeichnete Verfahren kann auch bei der kompletten Lebertransplantation angewendet werden.

35.4 Standardoperation bei Lebertransplantation

Vorbereitung für den Bypass. Freilegen der linken V. axillaris. Freilegen der linken V. femoralis.
Hepatektomie. Quere Oberbauchlaparotomie mit medianer Erweiterung bis zum Xyphoid. Durchtrennung von: Ligg. teres hepatis, falciforme, coronarium, triangulare sinistrum, Omentum minor. Hiluspräparation: Darstellung und Durchtrennung von A. hepatica propria, Ductus hepaticus (Cholezystektomie), Isolierung der Pfortader. Darstellung und Anschlingen der subhepatischen V. cava. Durchtrennung der Ligg. triangulare dextrum, coronarium dextrum. Darstellung der retrohepatischen V. cava und Isolation der suprahepatischen V. cava. Abklemmen und Durchtrennung der Pfortader (Kanülierung von Vv. femoralis, axillaris und portae). Abklemmen und Durchtrennen der subhepatischen und suprahepatischen V. cava. Hepatektomie. Blutstillung im retrohepatischen Bett.
Implantation. Obere V.-cava-Anastomose. Untere V.-cava-Anastomose. Anastomose der Arterie (an Aorta oder Truncus coeliacus oder A. hepatica). Entfernung der Pfortaderkanüle. Pfortaderanastomose. Reperfusion.
Blutstillung. Überprüfung aller Anastomosen. Gründliche Blutstillung aller aufgetretenen Blutungsquellen (z.B. retroperitoneal, Leberhilus).
Gallenwegsrekonstruktion. Laterolaterale Gallengangsanastomose (fakultativ T-Drainage) oder terminoterminale Anastomose (fakultativ T-Drainage) oder biliodigestive Anastomose (Y-Roux).

Tabelle 35.16 Arten der reduzierten Lebertransplantate

Transplantattyp	Segmente	Gewichtsverhältnis Spender : Empfänger	Beispiel
Rechter Lappen	V, VI, VII, VIII	2 : 1	Erwachsener → Erwachsener, split
Linker Lappen	(I), II, III, IV	4 : 1	Erwachsener → Kind, split
Linker lateraler Lappen	II, III	10 : 1	Erwachsener → Kind, Lebendspende, split

Auxiliäre Transplantationen

Auxiliäre Transplantationen unter Belassung der Empfängerleber werden sowohl orthotop als auch heterotop durchgeführt und können als Transplantation der gesamten oder eines Teils der Leber erfolgen. Die Transplantation wird entweder zur Überbrückung eines Leberversagens oder aber zu definitiven Therapie eines Stoffwechseldefektes der Leber bei sonst normaler Funktion durchgeführt. Indikationen hierfür sind besonders fulminante Leberversagen, Stoffwechselerkrankungen und andere benigne Lebererkrankungen.

Postoperativer Verlauf

Komplikationen

Verschiedene Komplikationen nach Lebertransplantationen können sowohl in der frühen Phase als auch in späterer Zeit (Wochen bis Monate) beobachtet werden (Tab. 35.17). Sie stehen häufig in Wechselbeziehung bzw. bedingen einander.

In der unmittelbaren postoperativen Phase kommen insbesondere den Gefäß- und Gallengangskomplikationen, der initialen Nichtfunktion (INF), der akuten Abstoßung sowie einer Infektion Bedeutung zu. Die Diagnostik der Abstoßung basiert auf der Synopsis von klinischer Symptomatik, Laborkonstellation und apparativen bzw. invasiven Untersuchungen (Abb. 35.7). Hierbei kommt es besonders darauf an, differentialdiagnostisch einen Gefäßverschluß und eine Infektion auszuschließen.

Bei den späten Komplikationen sind vor allem vaskuläre und Gallenwegsveränderungen – häufig als Folge chronischer Abstoßungen – bedeutsam. Wegen der heute noch unzureichenden Beeinflußbarkeit dieser Form der Rejektion ergibt sich dann die Notwendigkeit der Retransplantation. Isolierte Gallenwegsstenosen können zum Teil mittels endoskopisch durchgeführter pneumatischer Ballondilatation behandelt werden, zwingen aber vielfach zur operativen Revision und Anlage einer biliodigestiven Anastomose.

Durch die Verbesserung der Ergebnisse nach Lebertransplantation und der zunehmenden postoperativen Überlebenszeiten wurde deutlich, daß bestimmte Leberer-

Tabelle 35.17 Komplikationen nach Lebertransplantationen

	Hepatisch	Extrahepatisch
Frühphase	Primäre Nichtfunktion, akuter Gefäßverschluß (A. hepatica, V. portae), (hyper-)akute Abstoßung, massive Nekrose, biliäre Komplikationen (Leck, Obstruktion)	kardiopulmonale Störungen, akutes Nierenversagen, neuropsychiatrische Probleme, gastrointestinale Komplikationen (Blutung, Perforation), Infektion (lokal, systemisch)
Spätphase	Rezidiv der Grundkrankheit (Virus, Tumor), Leberdysfunktion (Cholestase), chronische Abstoßung (vaskulär, biliär), Graft-versus-host-disease	Nebenwirkungen der Immunsuppression (Infektion, Nephrotoxizität, Hypertonie, Diabetes mellitus, De-novo-Malignome, hämatologische Störungen, Osteoporose), Nebenwirkungen anderer Medikamente, Patientencompliance

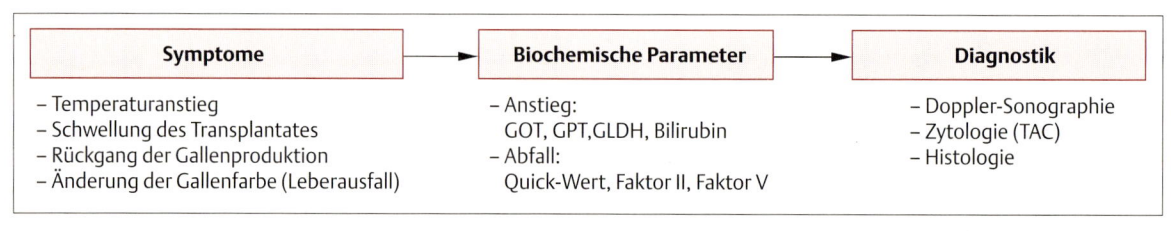

Symptome	→	Biochemische Parameter	→	Diagnostik

– Temperaturanstieg
– Schwellung des Transplantates
– Rückgang der Gallenproduktion
– Änderung der Gallenfarbe (Leberausfall)
		– Anstieg:
		  GOT, GPT, GLDH, Bilirubin
		– Abfall:
		  Quick-Wert, Faktor II, Faktor V
				– Doppler-Sonographie
				– Zytologie (TAC)
				– Histologie

Abb. 35.7 Diagnostik bei Abstoßung der transplantierten Leber.

krankungen im Transplantat rekurrieren. Die Rate der Rezidive und deren Schwere können bei manchen Erkrankungen so sein, daß nach heutigen Erfahrungen eine Transplantation nicht mehr indiziert erscheint. Andere wiederauftretende Erkrankungen dagegen beeinflussen die Patienten nicht oder nur wenig.

Obwohl eine Reihe von Lebererkrankungen im Transplantat häufig rekurrieren (z.B. Virushepatitis), bedeutet dies nicht unbedingt eine Kontraindikation zur Transplantation, da viele Krankheitsverläufe sehr milde sind und das Überleben bzw. die Lebensqualität kaum beeinflussen. Für die Virushepatitis besteht die dringende Notwendigkeit zusätzlicher begleitenden Maßnahmen, verschiedene therapeutische Ansätze sind hierzu momentan in klinischer Erprobung. Auch adjuvante Strategien bei Malignomen werden derzeit in Studien angewendet.

Indikationen zur Retransplantation

Etwa 15% aller Patienten verlieren ihr Transplantat und benötigen eine Retransplantation, die Anzahl ist bei pediatrischen Patienten noch höher zu veranschlagen. Eine rechtzeitige Indikationstellung zur Retransplantation hat vor allem bei Organverlusten in der Frühphase nach Lebertransplantation zu einer erheblichen Verbesserung der Überlebenschance dieser Patienten beigetragen, die etwa bei 50% liegt (10). Chronische Rejektionen und rezidivierende Grundkrankheiten (Zirrhose nach Virushepatitis) sind die wesentlichen Indikationen zur Retransplantation im Langzeitverlauf (➡ 35.5).

Immunsuppression

Die Standardimmunsuppression basiert auf der Kombination von Steroiden und Ciclosporin A. Zusätzlich werden als Induktionstherapie verschiedene Antikörper eingesetzt. In jüngerer Zeit wird Ciclosporin A von einigen Zentren durch Tacrolimus substituiert. Wegen der Nephro- und Neurotoxizität von Ciclosporin und Tacrolimus sind diese Medikamente jedoch nicht immer nach Lebertransplantation geeignet. In diesem Fall kommt bei Reduktion des Ciclosporins auch Azathioprin zum Einsatz. Neuere Medikamente (Cell Cept, Rapamycin) sind derzeit in klinischer Erprobung und können in naher Zukunft die Immunsuppressionsschemata beeinflussen. Wie für andere Organe gilt auch hier, daß die Immunsuppression mit einer Induktion begonnen und dann auf eine Erhaltungstherapie reduziert wird. Bei im Vergleich zur Niere relativ seltenen (ca. 20–40%) akuten Abstoßungen werden zumeist Steroide als Bolus verabreicht. Bei steroidresistenter Rejektion kommen monoklonale Antikörper (z.B. OKT 3) zum Einsatz. Als „Rescue"-Therapie wird die Konversion auf Tacrolimus empfohlen.

Nachbetreuung

Regelmäßige ärztliche Untersuchungen (einschließlich Blutabnahmen) im Transplantationszentrum und engmaschige Kontrollen durch die betreuenden Hausärzte sind Basis für einen erfolgreichen Langzeitverlauf. Sie dienen dem frühestmöglichen Erkennen von Komplikationen, um gegebenenfalls eine rasche Therapie einleiten zu können. Die Intervalle der Nachuntersuchungen sollen in den ersten 6 Monaten nach der Transplantation kurz sein, um die in dieser Phase häufiger auftretenden Komplikationen schnell erfassen zu können. Der zeitliche Abstand zwischen den Untersuchungen vergrößert sich danach bei komplikationslosem Verlauf schrittweise auf etwa vierwöchentlich bzw. halbjährlich nach einem Jahr bei Hausarzt bzw. Transplantationszentrum (Tab. 35.18). Besonderes Augenmerk ist auf die blutspiegeladaptierte Immunsuppression (Ciclosporin, Tacrolimus) und die Möglichkeit der rezidivierenden Grundkrankung zu legen.

Ergebnisse und Ausblick

Die Lebertransplantation hat sich in den letzten Jahren vom Experiment zu einer akzeptierten Behandlungsform terminaler Lebererkrankungen entwickelt. Durchschnittliche 1-Jahres-Überlebensraten von etwa 80–90% und 5-Jahres-Überlebensraten von ca. 70% zeigen den Erfolg der in zunehmendem Maße auch von vielen Hepatologen angenommenen Therapiestrategie. Unterschiede in den Kurz- und Langzeitverläufen werden im wesentlichen durch die Allgemeinsituation der Patienten, die Dauer der Erkrankung, das Alter der Patienten und die Qualität der Spenderorgane bestimmt. Durch rechtzeitige Indikationsstellung bereits in einem Gesamtzustand vor Hinzutreten anderer Organbeteiligungen und die Anwendung nebenwirkungsärmerer Immunsuppressiva sowie adjuvanter Therapien zur Verhinderung von Rezidiven lassen sich die Ergebnisse aber noch weiter verbessern.

➡ **35.5 Indikation zur Retransplantation der Leber**

Indikationen
Primäre Nichtfunktion.
Frühe arterielle Thrombose.
Massive hämorrhagische Nekrose.
Akute, medikamentenrefraktäre Abstoßung.
Chronische Rejektion.
Rezidiv der Grunderkrankung.

Tabelle 35.**18** Ambulante Nachsorge nach Lebertransplantation

Zeit nach Transplantation	Hausarzt	Transplantationszentrum
< 6 Monate	1- bis 2mal/Woche	1- bis 2mal/Monat
> 6 und < 12 Monate	1mal alle 14 Tage	alle 2 Monate
> 12 Monate	1mal alle 2–4 Wochen	alle 3–6 Monate

Solange es keine Ersatztherapie für einen Verlust der Leberfunktion gibt, wird das Interesse an der Lebertransplantation steigen. Dem Mißverhältnis zwischen den zur Verfügung stehenden Spenderorganen und dem Bedarf kann nur unzureichend mittels chirurgischer Techniken (Split-Lebertransplantation) begegnet werden. Ob die Xenotransplantation in den nächsten Jahrzehnten für die Lebertransplantation bedeutungsvoll werden wird, läßt sich heute noch nicht mit Sicherheit beantworten.

Literatur

1 Brölsch, C. E., P. Neuhaus, M. Burdelski, U. Bernsau, R. Pichlmayr: Orthotope Lebertransplantation von Lebersegmenten bei Kleinkindern mit Gallengangsatresien. Langenbecks Arch. Chir. Suppl. Chir. Forum 1 (1984) 105–109
2 Dickson, E. R., P. M. Grambsch, T. R. Flemming, L. D. Fischer, A. Langworthy: Prognosis in primary biliary cirrhosis: model for decision making. Hepatology 10 (1989) 1–7
3 Iwatsuki, S., T. E. Starzl, D. G. Sheahan, I. Yokoyama, A. J. Demetris, S. Todo, A. G. Tzakis, D. H. van Thiel, B. Carr, R. Selby et al: Hepatic resection versus transplantation for hepatocellular carcinoma. Ann. Surg. 214 (1991) 221–229
4 Kelly, D. A.: Fulminant hepatitis and acute liver failure. In Buts, J. P., E. M. Sokal: Management of Digestive and Liver Disorders in Infants and Children. Elsevier, Amsterdam 1993 (pp. 551–568)
5 National Institutes of Health Consensus Development Conference Statement: Liver transplantation. Hepatology (Suppl. 1) 4 (1984) 107–110
6 O'Grady, S., R. Williams: Acute liver failure. Redefining the syndroms. Lancet 342 (1993) 273–275
7 O'Grady, J. G., A. E. Gimson, C. J. O'Brien, A. Pucknell, R. D. Hughes, R. Williams: Controlled trials of charcoal hemoperfusion and prognostic factors in fulminant hepatic failure. Gastroenterology 94 (1988) 1186–1192
8 Penn, I.: Hepatic transplantation of primary and metastatic cancers of the liver. Surgery 110 (1991) 726–735
9 Pichlmayr, R., B. Ringe, G. Gubernatis, J. Hauss, H. Bunzendahl: Transplantation einer Spenderleber auf zwei Empfänger (Split-Transplantation). Eine neue Methode in der Entwicklung der Segment-Leber-Transplantation. Langenbecks Arch. Chir. 373 (1988) 127–130
10 Shaw, B. W., R. D. Gordon, S. Iwatsuki, T. E. Starzl: Retransplantation of the liver. Semin. Liver. Dis. 5 (1985) 394–401
11 Sherloc, S.: Hepatic tumors. In Sherloc, S., J. Dooley: Diseases of the Liver and Biliary System. Blackwell, Oxford 1989 (pp. 584–617)

Pankreastransplantation

U. T. Hopt

Pathophysiologische Grundlagen

Beim Gesunden wird die Konzentration des Blutzuckers innerhalb eines sehr engen Bereiches über einen **sensitiven Rückkopplungsmechanismus** konstant gehalten. Das Fehlen eines solchen Rückkopplungsmechanismus macht verständlich, daß beim diabetischen Patienten durch exogene Insulinapplikation selbst bei Durchführung einer intensivierten Insulintherapie keine Normalisierung des Glucosestoffwechsels erreicht wird. Folge davon sind auf kurze Sicht akute metabolische Entgleisungen, d. h. Hypo- oder Hyperglykämien. Wesentlich gravierender sind jedoch die charakteristischen diabetischen Spätschäden, die auf eine jahrelange unzureichende Kontrolle des Blutzuckerspiegels zurückzuführen sind. Diese betreffen vor allem die Nerven und Gefäße im Bereich der Extremitäten, der Nieren, des Herzens, des Gehirns und der Augen. Die Pankreastransplantation stellt im Moment das einzige Therapieverfahren dar, durch das in einem hohen Prozentsatz der Fälle die physiologische rückkopplungsgesteuerte endogene Insulinsekretion wiederhergestellt werden kann.

Indikation (35.6)

Die Pankreastransplantation kommt für Patienten mit juvenilem Diabetes (**Diabetes mellitus Typ I**) in Betracht (Tab. 35.**19**). Bei diesen Patienten besteht innerhalb der Langerhansschen Inseln ein selektiver, autoim-

35.6 Indikationen zur Pankreastransplantation bei Diabetes mellitus

Indikationen

Diabetes mellitus Typ I
– mit (prä-)terminaler Niereninsuffizienz: simultane Pankreas-Nieren-Transplantation indiziert (bei Ausschluß allgemeiner Kontraindikationen);
– mit gut funktionierendem Nierentransplantat: Pankreas- nach Nierentransplantation indiziert (bei Ausschluß allgemeiner Kontraindikationen);
– mit weitgehend normaler Nierenfunktion: isolierte Pankreastransplantation bei Patienten mit extrem instabilem Diabetes und wiederholten metabolischen Entgleisungen (vitale Bedrohung!) indiziert.

Kontraindikationen

Diabetes mellitus Typ II.
Diabetes mellitus Typ I mit stabiler Diabeteseinstellung und guter Nierenfunktion.

Tabelle 35.19 Klinische Kriterien zur Abklärung der Indikation zur Pankreastransplantation

Klassifikation des Diabetes mellitus
Nierenfunktion
Alter
Infektstatus
Gefäßstatus (KHK)
Diabetische Spätschäden
Compliance

mun bedingter Ausfall der das Insulin produzierenden Betazellen. Im Gegensatz dazu liegt bei Patienten mit Diabetes mellitus Typ II das sogenannte metabolische Syndrom X vor, welches unter anderem durch eine hohe periphere Insulinresistenz bei anfänglich hohen peripheren Insulinkonzentrationen gekennzeichnet ist. Die Indikation zur Pankreastransplantation ist daher bei Typ-II-Diabetikern auch bei Auftreten einer Insulinpflichtigkeit in der Regel nicht gegeben.

> Bei Patienten mit Diabetes mellitus Typ I hängt die Indikation zur Pankreastransplantation ganz wesentlich vom Ausmaß der gleichzeitig bestehenden Nierenschädigung ab!

Typ-I-Diabetiker mit (prä-)terminaler Niereninsuffizienz

Für diese Patienten stellt im Moment trotz der Risiken der notwendigen Langzeitimmunsuppression die Nierentransplantation sicher das beste Nierenersatzverfahren dar. Im Hinblick auf die hohe Erfolgsrate und das begrenzte zusätzliche Risiko durch eine gleichzeitige Pankreastransplantation ist bei dieser Patientengruppe bei Ausschluß allgemeiner Kontraindikationen die Indikation zur **simultanen Pankreas-Nieren-Transplantation** grundsätzlich gegeben. Im Hinblick auf die Progredienz der Spätschäden wird die simultane Transplantation zunehmend früher, d.h. vor Beginn der Dialysepflichtigkeit, also bereits bei einem Serumkreatinin von > 3 mg% erwogen.

Typ-I-Diabetiker mit gut funktionierendem Nierentransplantat

Bei diesen Patienten ist die oben erwähnte Akut- und Langzeitproblematik des Diabetes mellitus weiter vorhanden. Bei gut funktionierendem Nierentransplantat (Serumkreatinin < 2,5 mg%) ist daher die Indikation zur **Pankreas- nach Nierentransplantation** bei Fehlen allgemeiner Kontraindikationen ebenfalls grundsätzlich gegeben. Im Moment ist allerdings die Erfolgsrate bei diesem Patientenkollektiv noch deutlich schlechter als bei Patienten mit simultaner Pankreas-Nieren-Transplantation (s.u.).

Typ-I-Diabetiker mit weitgehend normaler Nierenfunktion

Bei diesen Patienten besteht die Schwierigkeit darin, die durch den Diabetes mellitus eingeschränkte Lebensqualität und das Risiko der möglichen diabetogenen Akut- und Langzeitkomplikationen (s.o.) gegenüber den Risiken der nach einer Transplantation notwendigen Langzeitimmunsuppression abzuwägen. Die Indikation zur **isolierten Pankreastransplantation** wird daher im Moment nur bei Patienten mit extrem instabilem Diabetes und wiederholten schweren metabolischen Entgleisungen generell anerkannt, da solche Patienten nicht nur in ihrer Lebensqualität stark eingeschränkt, sondern oft auch vital bedroht sind. Bei Patienten mit relativ stabiler Diabeteseinstellung und guter Nierenfunktion ist dagegen die Indikation zur isolierten Pankreastransplantation vor allem im Hinblick auf die unzureichenden Langzeitergebnisse (s.u.) zur Zeit noch nicht gegeben.

Spezielle Risikofaktoren und Voruntersuchungen

Aufgrund der **Multimorbidität von Diabetikern** müssen sämtliche Organsysteme (Herz, Lunge, Gastrointestinaltrakt, Urogenitaltrakt, Gefäße, Gehirn, Augen, Zähne, HNO-Bereich, Endokrinium, Knochen) auf mögliche Begleiterkrankungen hin umfassend und gegebenenfalls invasiv untersucht werden. Das Risiko eines perioperativen Myokardinfarkts ist bei nicht entsprechend selektionierten Patienten erheblich. Eine präoperative Koronarangiographie ist daher unabhängig von den subjektiven Beschwerden bei allen Patienten zu fordern.

Aufgrund der bei Diabetikern häufig anzutreffenden schweren peripheren Makro- und Mikroangiopathie weisen viele Patienten einen Zustand nach Apoplex, eine teilweise oder vollständige Erblindung, einen Zustand nach Myokardinfarkt und/oder nach Amputationen unterschiedlichen Ausmaßes auf. Bei solchen Patienten besteht keinesweg per se eine Kontraindikation zur Pankreastransplantation, da das perioperative Risiko häufig durchaus noch vertretbar ist. Zu bedenken ist zudem, daß diese Patienten, was den Zugewinn an subjektiver Lebensqualität betrifft, im Einzelfall von einer erfolgreichen Pankreastransplantation oft besonders profitieren. Im Hinblick auf die Wahl des Operationsverfahrens (s.u.) sollte das Ausmaß einer neurogenen Blasenentleerungsstörung mittels Restharnbestimmung und Blasenmanometrie unbedingt abgeklärt werden. Wichtig ist auch wie bei allen anderen Organtransplantationen der sichere präoperative Ausschluß eines Infektfokus, ein virologischer Status (CMV, EBV, Hepatitis B, C, HIV) sowie die Bestimmung der Blutgruppe. Eine HLA-Typisierung hat im Gegensatz zur isolierten Nierentransplantation für die Organauswahl nur eine untergeordnete Bedeutung.

Eingriffsvorbereitung

Nach Vorliegen eines negativen Cross match erfolgt eine nochmalige klinische Untersuchung zur Feststellung der Operabilität. Für das intraoperative Monitoring und zum Volumenersatz sind ein zentraler Venenkatheter, ein großlumiger peripher venöser Zugang und ein Blasenkatheter ausreichend. Auf eine invasive arterielle Blutdruckmessung wird in der Regel verzichtet, um die peripheren Arterien zu schonen. Bei Vorliegen einer Hyperkaliämie bzw. einer Überwässerung muß der Patient präoperativ dialysiert werden.

Operationsablauf

Spenderoperation

Als Spender kommen kreislaufstabile hirntote Patienten zwischen 10 und 55 Jahren in Frage. Hohe Adrenalin-/Noradrenalindosen zur Kreislaufstützung, schwerwiegende längerdauernde hypotensive Phasen, systemische Infektionen, eine Tumoranamnese, ein Zustand nach akuter oder chronischer Pankreatitis und ein frisches Pankreastrauma stellen Ausschlußkriterien für eine Pankreasspende dar (Tab. 35.**20**). Eine relative Kontraindikation liegt bei extrem dicken Spendern mit stark verfettetem Pankreas vor. Die aktuellen Amylase-, Lipase- und Glucosewerte im Serum lassen keine Aussage zur Verwendbarkeit des Organs zu.

Pankreas und Leber werden in der Regel en bloc entnommen. Bei der anschließenden Trennung von Leber und Pankreas in tabula muß berücksichtigt werden, daß beide Organe eine gemeinsame arterielle und venöse Versorgung haben (Truncus coeliacus, evtl. A. mesenterica superior, V. portae) und daß gerade im Oberbauch eine ganze Anzahl an anatomischen Variationen existiert (Abb. 35.**8**). Am Pankreas muß zumindest die A. lienalis und die A. mesenterica superior verbleiben. Die A. gastroduodenalis kann durchtrennt und die V. portae weitgehend reseziert werden. Bei der Präparation in tabula werden am Pankreas die arteriellen Gefäße und ggf. auch die V. portae durch beim Spender entnommene Gefäßtransplantate oder durch autologe V. saphena magna rekonstruiert. Eine ausgefeilte gefäßchirurgische Technik (Lupenbrille!) ist wegen des relativ hohen frühpostoperativen Thromboserisikos (s. u.) von größter Bedeutung. Zusätzlich zu den Gefäßrekonstruktionen wird in tabula vom Pankreas noch die Milz abgetrennt und das am Pankreas verbleibende Duodenalsegment auf eine Länge von 6–8 cm gekürzt und beidseits blind verschlossen.

Empfängeroperation

Das Pankreas wird im Beckenbereich an die rechte A. iliaca communis und an die rechte V. iliaca externa angeschlossen. Dies führt zu einer systemisch venösen Drainage des Blutes aus dem Transplantat, was für die spätere Stoffwechselsituation von Bedeutung ist (s. u.). Um eine portal-venöse Drainage des Transplantates zu erreichen, kann die V. portae des Transplantates alternativ auch an die V. mesenterica superior oder direkt mit der V. portae des Empfängers anastomosiert werden. Dieses Verfahren wird im Moment aber wegen des höheren postoperativen Risikos (venöse Thrombose im Mesenterialstrombereich) nur in Einzelfällen durchgeführt. Zur Ableitung des exokrinen Pankreassekretes wird in der Regel eine Seit-zu-Seit-Anastomose zwischen dem Duodenalsegment und der Harnblase (**Blasendrainagetechnik**) angelegt (Abb. 35.**9**). Alternativ kann das Duodenalsegment auch mit einer ausgeschalteten Roux-Schlinge

Tabelle 35.**20** Klinische Kriterien im Hinblick auf eine Pankreasspende

Alter	10 – 55 Jahre
Anamnese	keine Pankreaserkrankungen
Kreislauf	keine längerdauernde Hypotonie
Medikamente	kein Adrenalin/Noradrenalin
Gewicht	Body mass Index < 30 kg/m²

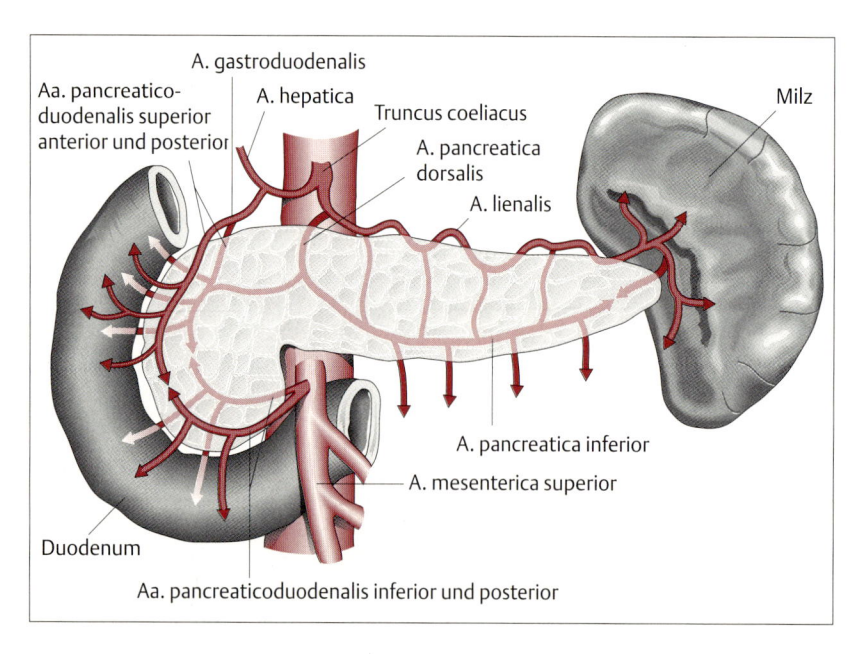

Abb. 35.**8** Arterielle Gefäßversorgung des Pankreas (nach Skandalakis 1979).

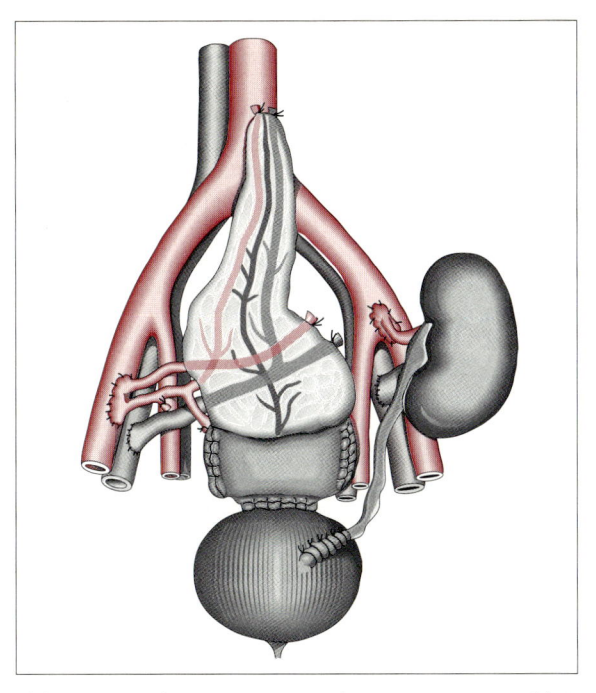

Abb. 35.9 Pankreas-Nieren-Transplantation mit Anschluß des Duodenalsegmentes an die Harnblase (Blasendrainagetechnik).

oder direkt mit dem Dünndarm Seit-zu-Seit oder End-zu-Seit anastomosiert werden (**Dünndarmdrainagetechnik**) (Abb. 35.10). Im Falle einer simultanen Pankreas-Nieren-Transplantation wird die Niere anschließend über denselben Zugang **intraperitoneal** auf der linken Seite implantiert.

Postoperativer Verlauf

Postoperative Überwachung und medikamentöse Therapie

In der ersten postoperativen Phase ist ein engmaschiges Monitoring von Kreislauf und Hydratationszustand zwingend. Die Flüssigkeitszufuhr muß individuell der aktuellen Nierenfunktion (Oligoanurie, Polyurie oder normale Ausscheidung), dem zentralvenösen Druck und der Lungenfunktion angepaßt werden. Hypotone Phasen sind wegen der Gefahr einer Transplantatthrombose (s.u.) unbedingt zu vermeiden.

Neben einer kurzfristigen Antibiotika- sowie einer lokalen und systemischen Pilzprophylaxe ist bei der Pankreastransplantation die **CMV-Prophylaxe** mittels Gancyclovir oder hochdosiertem Acyclovir entscheidend. Aufgrund der erforderlichen hochdosierten Basisimmunsuppression und der häufig notwendigen Abstoßungstherapien (s.u.) ist ohne effektive CMV-Prophylaxe das Risiko einer schweren CMV-Infektion enorm hoch. Entscheidend für die Prognose aller Infektionen ist eine frühzeitige Diagnose. Diese stützt sich neben den klinischen Symptomen vor allem auf die Befunde von routinemäßigen entnommenen Abstrichen und Serumuntersuchungen. Nach einer Pankreastransplantation

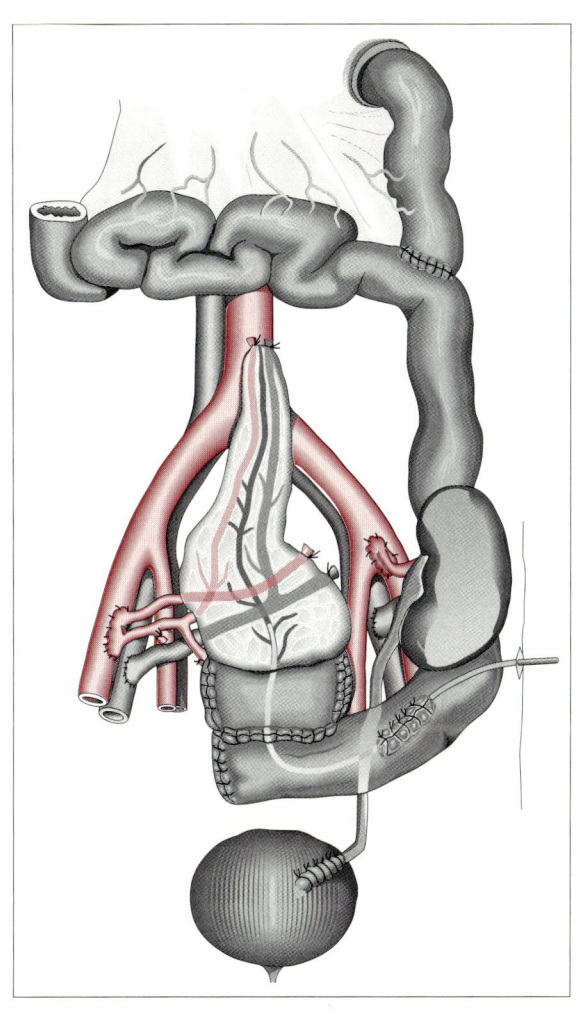

Abb. 35.10 Pankreas-Nieren-Transplantation mit Anschluß des Duodenalsegmentes an eine ausgeschaltete Roux-Schlinge (Dünndarmdrainagetechnik).

kommt es wesentlich häufiger zu **Abstoßungsreaktionen** als z.B. nach einer isolierten Nierentransplantation, bis zu 80% aller Patienten sind davon in den ersten 3 postoperativen Monaten betroffen. Als immunsuppressive Induktionstherapie wird daher von den meisten Zentren eine Quadrupeltherapie verwandt, d.h. zusätzlich zu Cyclosporin A, Azathioprin und (Methyl)Prednisolon wird für 10–14 Tage ein antilymphozytärer Antikörper (ATG, ALG oder OKT3) verabreicht. Als Dauermedikation erhalten die Patienten eine Zweifach- oder Dreifachtherapie, bestehend aus Cyclosporin A, +/-Azathioprin und Methylprednisolon.

Abstoßungsreaktionen im Pankreastransplantat sind durch bildgebende Verfahren (Sonographie, CT, MRT, Doppler) und auch aufgrund von Serumwerten (Leukozyten, Lymphozytensubpopulationen, CRP, pankreasspezifische Amylase, Lipase usw.) nur schwer zu diagnostizieren, da all diese Parameter zu wenig spezifisch und/oder zu wenig sensitiv sind. Die Höhe des Blutzuckers ist für das Monitoring völlig ungeeignet, da bei Auftreten einer Hyperglykämie bereits mehr als 90% der Inseln geschädigt sind und eine Abstoßungstherapie damit fast immer zu spät kommt. Da im Falle einer kombinierten Pankreas-Nieren-Transplantation eine Abstoßungsreaktion fast immer beide Organe gleichzeitig betrifft, kann bei diesen Patienten die Diagnose in der Regel anhand der sich verschlechternden Nierenfunktion bzw. mit Hilfe einer perkutanen Nierenbiopsie relativ sicher gestellt werden. Eine perkutane, transzystische oder offene Pankreasbiopsie wird dagegen nur in Ausnahmefällen durchgeführt. Ein rapider Abfall der Amylasemenge im 24-Stunden-Urin ist bei blasendrainierten Pankreata ein wichtiger Hinweis auf eine akute Abstoßungsreaktion im Pankreastransplantat (Abb. 35.11).

Zur Abstoßungstherapie werden Glucocorticoide als Bolus oder antilymphozytäre Antikörper (ATG, ALG oder OKT3) eingesetzt. Neue immunsuppressive Medikamente wie Tacrolimus und Mycophenolate Mofetil werden in jüngster Zeit bei der Pankreastransplantation sowohl in der Basisimmunsuppression als auch in der Rescue-Therapie eingesetzt. Die ersten Ergebnisse sind sehr vielversprechend. Auch die sogenannte **Neoquadrupel-Induktionstherapie** scheint die Inzidenz an postoperativen Abstoßungsreaktionen deutlich zu verringern. Bei dieser Therapie wird 4–6 Stunden vor Operationsbeginn mit der Immunsuppression begonnen, so daß bereits beim ersten Antigenkontakt während der Reperfusion des Transplantates die Immunsuppression voll wirksam ist.

Pankreasspezifische Komplikationen

Die Inzidenz der postoperativen Komplikationen nach Pankreastransplantation ist in den letzten Jahren dramatisch zurückgegangen. Transplantatverluste durch „technische" Probleme sind sehr selten geworden. Typisch und relativ häufig sind aber immer noch die Komplikationen, die durch die pankreasspezifische exokrine Sekretion ausgelöst werden.

Schädigende Faktoren beim Spender vor der Organentnahme sowie ein massiver Ischämie- und Reperfusionsschaden können im Transplantat eine ödematöse oder gar nekrotisierende **Transplantatpankreatitis** auslösen. Ähnlich wie bei der genuinen akuten nekrotisierenden Pankreatitis kommt es zum lokalen Austritt von aktivierten Pankreasenzymen und zur Ausbildung von peri- und intrapankrenan Nekrosen. Klinisch finden sich die Zeichen eines akuten Abdomens und eine Entgleisung des Glucosestoffwechsels. Laborchemisch ist eine Proteasen-/Antiproteasenimbalance und eine Aktivierung der verschiedenen plasmaständigen Kaskadensysteme (Gerinnung, Komplement, Kinine) nachweisbar. Entscheidend für die Prognose ist ein frühzeitiges und aggressives Vorgehen. Die aktivierten Enzyme können mit Hilfe einer kontinuierlichen geschlossenen Peritoneallavage aus dem Abdomen entfernt werden. Intra- und peripankreane Nekrosen im Bereich des Transplantates müssen, falls nötig, wiederholt chirurgisch entfernt werden (Nekrektomie). Aufgrund der starken immunsuppressiven Therapie ist die Beurteilung des Abdominalbefundes z.T. schwierig. Entscheidend für die Indikation zur Relaparotomie ist nach eigener Erfahrung die Leukozytenzahl in der Drainage- bzw. Lavageflüssigkeit. Bei frühzeitiger und konsequenter Therapie kann die endokrine Funktion der Transplantate praktisch immer erhalten werden.

Im Gegensatz zur Nierentransplantation stellt nach einer Pankreastransplantation die frühe postoperative Transplantatthrombose immer noch eine relativ häufige und vor allem auch schwerwiegende Komplikation dar. Die Inzidenz liegt je nach Zentrum zwischen 1% und 15%. Ursache ist z.T. eine unzureichende operative Technik, hinzu kommt aber noch eine im Rahmen der Transplantatpankreatitis auftretende **Hyperkoagulopathie**. Typischerweise findet sich in den ersten Stunden nach Reperfusion ein massiver Abfall von Antithrombin III und Protein C im Serum. Als Thromboseprophylaxe wird daher von den meisten Zentren Heparin, niedermolekulares Dextran oder Aspirin verabreicht. Zusätzlich sollte eine rechtzeitige und ausreichende Substitution mit Antithrombin III erfolgen.

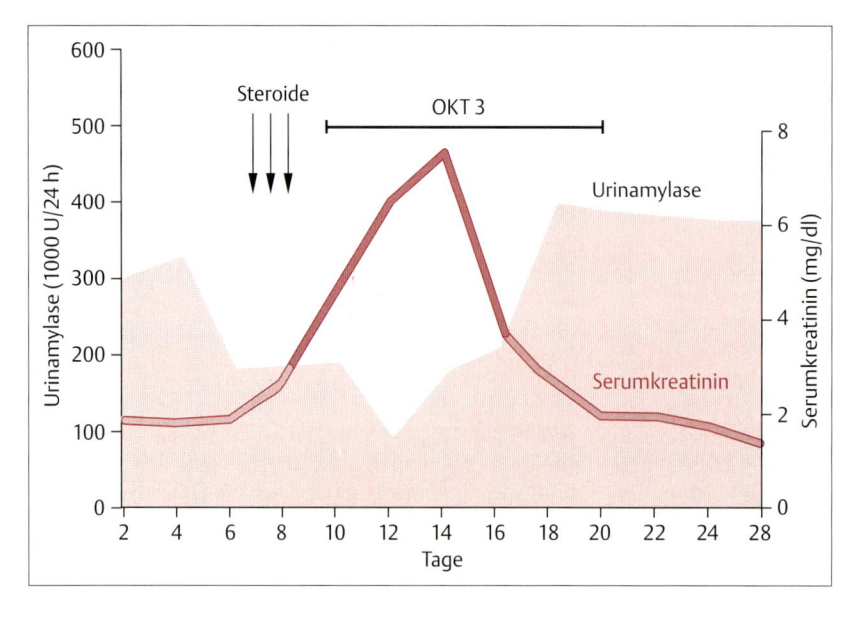

Abb. 35.**11** Verlauf von Serumkreatinin und Urinamylase bei akuter Abstoßung und zunächst erfolgloser (Steroide), später erfolgreicher (OKT3) Abstoßungsbehandlung nach kombinierter Pankreas-Nieren-Transplantation unter Verwendung der Blasendrainagetechnik.

Das Pankreasduodenaltransplantat ist im Gegensatz zum Nierentransplantat meist nicht völlig steril. Im Duodenalsegment finden sich in der Mehrzahl der Fälle Bakterien und zum Teil auch Pilze. Lokale Infektionen sind daher nach Pankreastransplantation wesentlich häufiger als z.B. nach einer isolierten Nierentransplantation. Ausgangspunkt für einen lokalen Infekt sind in der Regel nicht ausreichend drainierte Flüssigkeitsansammlungen um das Transplantat, peripankreane Gewebsnekrosen oder auch lokale Hämatome. Entscheidend ist, daß im Falle einer lokalen Infektion eine Leckage im Bereich des blind verschlossenen Duodenalsegmentes oder der Duodenozystostomie bzw. Duodenojejunostomie ausgeschlossen wird. Lokalisierte Verhalte können interventionell drainiert werden. Bei Zeichen einer lokalen/generalisierten Peritonitis bzw. bei Verdacht auf eine Leckage ist aber immer eine chirurgische Intervention indiziert.

Obwohl die Blasendrainagetechnik erstmals das Management der exokrinen Sekretion nach Pankreastransplantation sicher gemacht hat, ist auch diese Technik mit Problemen behaftet. Da das Pankreassekret, welches mit dem Urin ausgeschieden wird, stark alkalisch ist, resultiert bei praktisch allen Patienten ein hoher Bicarbonatverlust, der ohne gleichzeitige orale Substitution von Bikarbonat (dünndarmlösliche Kapseln!) zu einer mehr oder weniger stark ausgeprägten metabolischen Azidose führt. Der hohe pH-Wert des Urin und die Wirkung der in die Harnblase drainierten aktivierten Pankreasenzyme sind Ursache für die hohe Inzidenz an postoperativen **Harnwegsinfekten**. Obwohl die überwiegende Mehrzahl dieser Infekte klinisch blande ist, treten doch bei etwa 10–15% der Patienten auch noch Jahre nach der Transplantation chronisch rezidivierende Blutungen aus der Blase, Mikroperforationen im Bereich der Urethra oder schmerzhafte Urethritiden auf. Diese Problematik kann akut durch eine temporäre Urinableitung mittels eines suprapubischen Blasenkatheters behoben werden. Auf lange Sicht muß aber bei einem Teil dieser Patienten die Blasendrainage des Transplantates aufgehoben und eine Dünndarmdrainage angelegt werden. Das primäre Anlegen einer Dünndarmdrainage hat sich bis jetzt nicht allgemein durchgesetzt, da die postoperative Komplikationsrate im Moment noch höher und das postoperative Monitoring des Pankreastransplantates stark erschwert ist (s.o.). Bei präoperativem Nachweis einer schweren neurogenen Blasenentleerungsstörung stellt die Dünndarmdrainage aber schon jetzt beim Primäreingriff das Verfahren der Wahl dar.

Prognose

Funktionsrate

Eine Pankreastransplantation gilt nur dann als erfolgreich, wenn eine vollständige **Unabhängigkeit von exogenem Insulin** erreicht wird. Im International Pancreas Transplant Registry liegt die 1-Jahres-Funktionsrate des Pankreas nach simultaner Pankreas-Nieren-Transplantation bei 77%, die der Niere bei 84%. In spezialisierten Zentren werden aber bereits 1-Jahres-Funktionsraten von über 90% erreicht. Transplantatverluste durch chronische Abstoßung sind überraschend gering. Die Überlebensrate von Patienten mit Typ-I-Diabetes und terminaler Niereninsuffizienz scheint auf lange Sicht nach einer simultanen Pankreas-Nieren-Transplantation deutlich besser zu sein als nach einer isolierten Nierentransplantation. Bei Pankreas- nach Nierentransplantation und bei isolierter Pankreastransplantation ist die Erfolgsrate wesentlich schlechter: Die 1-Jahres-Funktionsrate des Pankreas beträgt im Moment etwa 55%. Im Hinblick auf die Wahl des Operationsverfahrens ist es wichtig, daß die 1-Jahres-Funktionsrate von blasendrainierten Pankreata derzeit noch um etwa 15% höher liegt als die von primär dünndarmdrainierten Transplantaten.

Metabolismus, Spätschäden und Lebensqualität

Patienten mit einem funktionsfähigen Pankreastransplantat benötigen kein exogenes Insulin, müssen keine Diät mehr einhalten und weisen ein völlig normales Blutzuckertagesprofil sowie einen normalen HbA1-Wert auf. Fast alle endokrin relevanten Parameter werden normalisiert (Abb. 35.**12**). Aufgrund der systemisch-venösen Drainage des Transplantates und des damit fehlenden „First-pass"-Effektes durch die Leber ist aber im Nüchternzustand – und in geringerem Maße auch nach Nahrungsstimulation – eine mäßige periphere Hyperinsulinämie nachweisbar. Ob diese hinsichtlich der Entwicklung einer Arteriosklerose auf lange Sicht irgendeine Relevanz besitzt, ist noch umstritten.

Es ist zwischenzeitlich klar erwiesen (Diabetes Control and Complications Trial), daß auch beim Menschen eine Normalisierung des Blutzuckerspiegels das Auftreten und Fortschreiten von diabetischen Spätschäden verhindern bzw. verzögern kann. Die Normalisierung des Glucosemetabolismus nach erfolgreicher Pankreastransplantation führt daher bei einem Teil der Patienten sicher zu einem Sistieren oder gar einer Besserung der diabetischen Spätschäden. Es besteht andererseits aber kein Zweifel, daß bei allen diabetischen Spätschäden immer ein „point of no return" existiert, nach dessen Überschreitung auch eine vollständige Normalisierung des Glucosestoffwechsels zu keiner Besserung mehr führt. Patienten mit wenig fortgeschrittenen Spätschäden profitieren daher von einer Pankreastransplantation auf lange Sicht gesehen am meisten.

> Bei praktisch allen Patienten ist etwa ein halbes Jahr nach erfolgreicher Transplantation ein frappierender Zuwachs an Leistungsfähigkeit, subjektivem Wohlbefinden und allgemeiner Lebensqualität feststellbar ist.

Langzeitverlauf

Das Risiko einer akuten Abstoßungsreaktion geht nach 4–6 Monaten stark zurück. Damit kann auf längere Sicht die immunsuppressive Therapie schrittweise reduziert werden. Chronische Abstoßungen spielen im Hinblick auf das Pankreastransplantat nur eine geringe Rolle. Bei simultaner Pankreas-Nieren-Transplantation steht zunächst die Überwachung der Nierenfunktion im Vordergrund. Zur Kontrolle der Funktion des Pankreastrans-

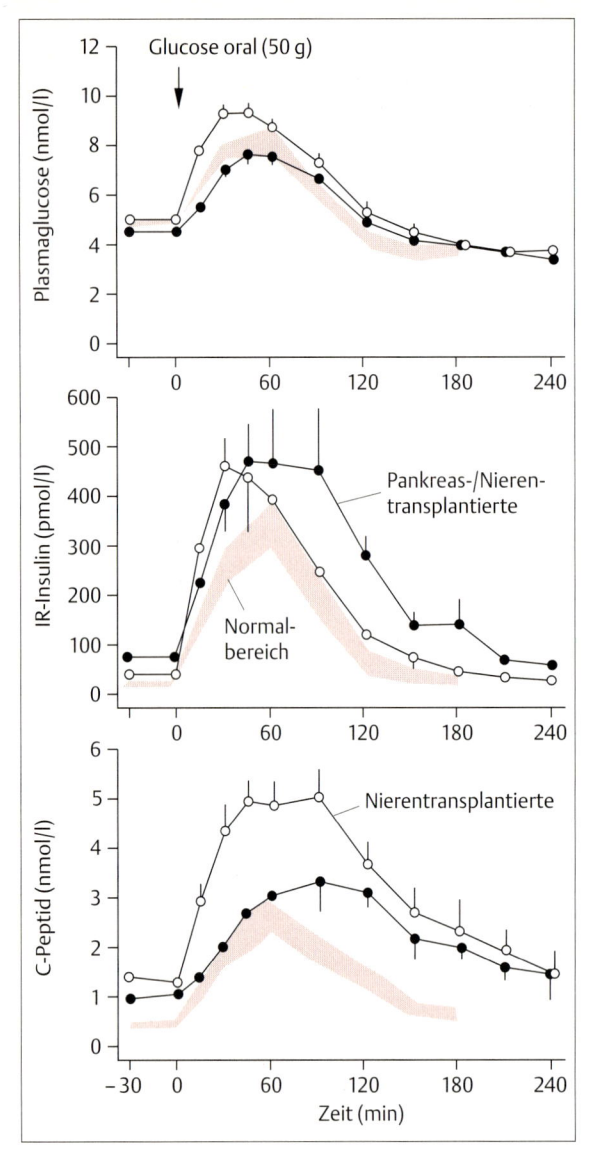

Abb. 35.**12** Blutzuckerprofil sowie Serumspiegel von Insulin und C-Peptid nach oraler Glucosebelastung bei primär nicht diabetischen Patienten mit einem isolierten Nierentransplantat (o–o) und bei Typ-I-Diabetikern nach einer kombinierten Pankreas-Nieren-Transplantation (•–•). Schraffierter Bereich: gesundes Kontrollkollektiv (nach Nauck u. Mitarb. 1991).

Literatur

1 Büsing, M., G. Kövecker, U. T. Hopt, B. Greger, H. D. Becker: Standardisierung der kombinierten Pankreas- und Leberexplantation. Chirurg 65 (1994) 1130–1135
2 Büsing, M., U. T. Hopt, W. Kozuscheck: Pankreastransplantation. Chir. Gastroenterol. 12, Suppl. 1 (1996) 1–128
3 DCCT Research Group: The effect of intensive treatment of diabetes on the development and progression of long term complications in insulin dependent diabetes mellitus. New Engl. J. Med. 329 (1993) 979–986
4 Gaber, A. O., H. Shokouh-Amiri, H. P. Grewal et al: A technique for portal pancreatic transplantation with enteric drainage. Surg. Gynecol. Obstet. 177 (1993) 417–419
5 Hopt, U. T., M. Büsing, H. D. Becker: Akute Pankreatitis-Transplantatpankreatitis. Karger, Basel 1994
6 Sollinger, H. W., R. J. Ploeg, D. E. Eckhoff: Two hundred consecutive simultaneous pancreas-kidney transplants with bladder drainage. Surgery 114 (1993) 736–743
7 Stratta, R. J., R. J. Taylor, J. S. Bynon et al.: Surgical treatment of diabetes mellitus with pancreas transplantation. Ann. Surg. 220 (1994) 809–817
8 Sutherland, D., A. Gruessner, K. Moundry-Munns: International Pancreas Transplant Registry report. Transplant. Proc. 26 (1994) 407–411

plantates genügt die Bestimmung der pankreasspezifischen Amylase im Serum und im Urin sowie des Nüchternblutzuckers und des HbA1-Wertes. Wichtig ist noch die regelmäßige Überprüfung des Standard-Bicarbonats im Blut, um die jeweils notwendige Menge der oralen Bicarbonatsubstitution festlegen zu können. Wegen der relativ hohen Inzidenz an Harnwegsinfekten sollte vor allem bei blasendrainierten Pankreata eine routinemäßige Kontrolle des Urinstatus – ggf. mit bakteriologischer Kultur – erfolgen.

36 Gefäßchirurgie

Th. Bürger

Arterien

Entsprechend ihrer klinischen Symptomatik kann man die akuten von den chronischen Arterienverschlüssen, die Aneurysmen, die Arterienverletzungen und die arteriovenösen Fisteln unterscheiden.

Untersuchungsverfahren

Klinik. Es tritt ein typisches Beschwerdebild bei einer zerebrovaskulären Insuffizienz oder bei einer peripheren arteriellen Verschlußkrankheit (Claudicatio intermittens) auf.

Anamnese und Diagnostik. Die Entwicklung des Krankheitsbildes sowie Begleiterkrankungen und Risikofaktoren sind zu erfragen.
Der klinische Befund ist durch Inspektion der Farbe, Temperatur und Trophik der Haut, durch Erheben des Gefäßstatus und Kontrolle der Sensomotorik zu überprüfen.

> Tastbare Fußpulse schließen eine arteriell bedingte Claudicatio intermittens meist aus!

Klinische Funktionsproben (Faustschlußübungen, Adson- und Gehtest, Lagerungsversuch nach Ratschow usw.) können Hinweise auf das Vorliegen einer arteriellen Verschlußkrankheit geben.
Die apparative Diagnostik sollte zunächst immer nichtinvasiv begonnen werden. Nach ihrer klinischen Wertigkeit kommen zunächst die Doppler- und Duplexsonographie (mit brachiokruralem Index) sowie im Einzelfall auch die Oszillographie zur Anwendung. Ergänzend sind bei speziellen Fragestellungen Phlethysmographie, Rheographie, Thermographie und Isotopenuntersuchungen (Clearance, Szintigraphie, SPECT), CT (Angio-CT) oder MRT (Angio-MRT) usw. einzusetzen.
Eine Angiographie, die heute hauptsächlich durch eine digitale Subtraktionsangiographie (DSA) realisiert wird, ist bis auf wenige Ausnahmen nur bei einer Indikationsstellung zu einem invasiven Therapieverfahren angebracht.

Allgemeine präoperative Vorbereitung und postoperative Nachsorge

Präoperative Vorsorge

Vor Elektiveingriffen sind die Begleiterkrankungen und ihre Therapie zu erfassen. Gegebenenfalls ist eine interdisziplinäre Therapieoptimierung erforderlich. Es muß eine gezielte Diagnostik betrieben werden, um die kardiale, zerebrovaskuläre, pulmonale und renale Situation beurteilen zu können, routinemäßig ist die Sonographie des Abdomens bei aortoiliakalen Rekonstruktionen und bei über 60jährigen Patienten einzusetzen. Die Bereitstellung von (Eigen-)Blutkonserven (6 TE Aneurysmachirurgie, 4 TE aortoiliakale Rekonstruktionen, 2 TE Karotischirurgie und femorodistale Rekonstruktionen) ist zu empfehlen. Eine ausführliche und umfassende Aufklärung ist notwendig, ebenso eine perioperative Antibiotikaprophylaxe, evtl. kommt auch ein Blasenkatheter zum Einsatz.

Postoperative Nachsorge

Nach Übernahme des Patienten werden Motorik und Sensibilität, Pulsstatus sowie Bewußtseinslage kontrolliert, eine Nachblutung muß ausgeschlossen werden. Die meist intraoperativ begonnene Heparinisierung ist nach Kontrolle der Gerinnungsparameter fortzusetzen. Nach 3–5 Tagen erfolgt meist die Umstellung auf eine lebenslange Behandlung mit Thrombozytenaggregationshemmern oder Cumarinderivaten (kniegelenküberschreitende Rekonstruktionen). Bei Kontraindikationen zur oralen Therapie ist eventuell die Gabe eines niedermolekularen Heparins möglich. Ein Verbandswechsel darf nur durch ärztliches Personal ausgeführt werden (cave Protheseninfektion). Das operative Ergebnis ist durch eine Doppler-Duplexsonographie oder Angiographie zu kontrollieren, abschließend ist der Pulsstatus und die freie Gehstrecke zu kontrollieren.
Eine erste ambulante Kontrollvorstellung sollte beim Gefäßchirurgen ca. 4–6 Wochen nach der stationären Entlassung erfolgen, bei erneuten Beschwerden sofort. Die aktive Mitarbeit des Patienten zur Reduktion der Risikofaktoren und zur Realisierung einer Ergotherapie sind erforderlich. Eine Aufklärung über eine Progredienz der Grunderkrankung und über mögliche lokale Schutzmaßnahmen (Fußverletzung = Superinfektion) ist erforderlich.

Akuter Arterienverschluß

Arterielle Embolie

> Die weitaus häufigste Ursache des Auftretens einer akuten inkompletten oder vollständigen Ischämie im Versorgungsgebiet eines Gefäßes ist die arterielle Embolie (70–90%) (21)!

Ätiologie. Die arterielle Embolie entsteht durch das Abstreuen von festen (Thromben, bakteriell durchsetzten Gewebefetzen, Tumorzellen), flüssigen (Fettembolien) oder gasförmigen (Luft) körpereigenen Bestandteilen.

> Der Embolusstreuherd befindet sich überwiegend im linken Herzen (ca. 90%)!

Ursächlich sind hier in 70–85% der Fälle rheumatische Herzerkrankungen (Mitralvitien mit Vorhofflimmern). Wandständige Thromben nach Myokardinfarkt (Herzwandaneurysma) nehmen an Bedeutung zu, seltener dagegen sind Embolien bei ulzerierenden Endokarditiden, aus Aneurysmen der thorakalen und abdominalen Aorta oder als Rarität paradoxe Embolien bei offenem Foramen ovale. In Einzelfällen können auch verschleppte körperfremde Stoffe (Splitter, Geschosse, Kathetermaterialien) embolisieren. Bei ca. 10–20% aller arteriellen Embolien bleibt die Emboliequelle unbekannt (15).
Die plötzliche Verlegung des Lumens durch abgeschwemmte Thromben erfolgt in der Regel an Arterienaufzweigungen oder physiologischen Gefäßengen.

Embolie der Extremitätenarterien

Führt die Embolie der Extremitätenarterien zu einem akuten Ischämiesyndrom, so stellt sie eine ernste Bedrohung der Extremität und möglicherweise des Lebens des Patienten dar. Sie muß als Notfall behandelt werden.
Mehr als die Hälfte aller embolischen Verschlüsse finden sich an den Extremitätenarterien (Abb. 36.1). Hier überwiegt in über zwei Drittel der Fälle ein Verschluß der Becken- und Beinarterien.

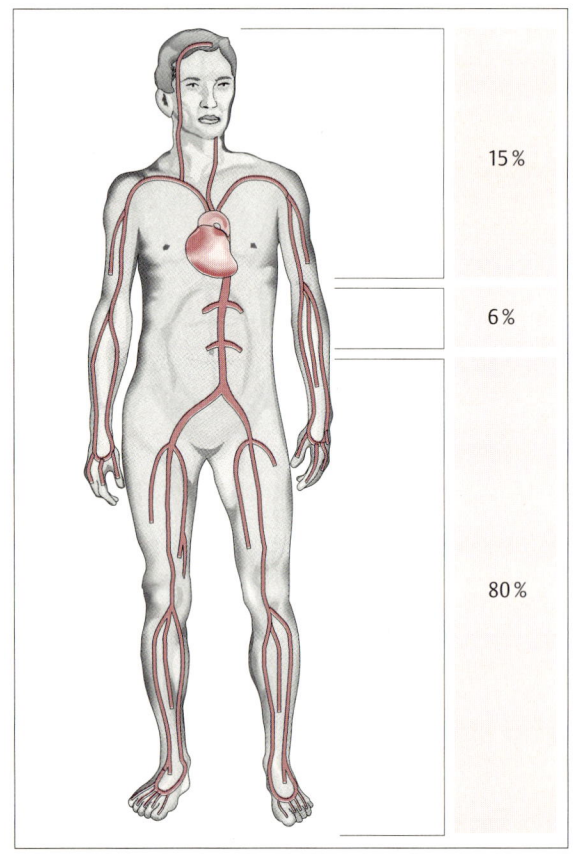

Abb. 36.1 Häufigkeit arterieller Embolien.

Der Verschluß einer Gefäßaufzweigung (z. B. Femoralisgabel) ohne Kollateralisationsmöglichkeit führt zu einem kompletten Ischämiesyndrom.

> Schlagartig setzt ein oft peitschenartiger Schmerz ein, der später in einen ischämischen Dauerschmerz der Extremität übergeht!

Klinik. Die Extremität ist zunächst kalt und blaß (weiße Ischämie). Weitere typische Kennzeichen wurden von Pratt unter dem inzwischen klassischen Begriff der „6 P" zusammengefaßt (Tab. 36.1).
Nach 4–6 Stunden der blassen oder weißen Ischämie folgt durch eine sekundäre Thrombose der Venenstrombahn das Stadium der blauen Ischämie.
Charakteristisch ist jetzt eine bläuliche Marmorierung der Haut, die ödematös und mit Blasenbildung verändert sein kann.
Hinweisend auf eine arterielle Embolie ist außerdem, daß
– der übrige arterielle Status normal ist,
– keine Claudicatio intermittens in der Anamnese vorhanden ist,
– ein potentieller Embolusstreuherd (kardial, vorgeschaltetes Aneurysma) existiert.

Differentialdiagnose. Bei einer akuten arteriellen Thrombose ist die Symptomatik häufig eher subakut infolge schon vorher bestehender stenosierender Gefäßprozesse mit bereits entwickeltem Kollateralkreislauf. Vor allem im fortgeschrittenen Alter des Patienten ist das Unterscheiden zwischen arterieller Embolie und arterieller Thrombose nur aufgrund des klinischen Bildes oft schwierig (Tab. 36.2).

> Differentialdiagnostisch ist vor allem eine akute arterielle Thrombose abzugrenzen!

In die weitere Differentialdiagnostik muß eine Arterienverletzung, eine Wanddissektion der Aorta, eine fulminante Beinvenenthrombose (Phlegmasia caerulea dolens), ein Gefäßspasmus (arterielle Pseudoembolie) oder ein akuter Bandscheibenvorfall einbezogen werden.

> Beim geringsten Zweifel an einer reinen Embolie muß die klinische und nichtinvasive apparative Diagnostik durch eine Angiographie ergänzt werden!

Tabelle 36.1 „6-P"-Zeichen der Embolie der Extremitätenarterien

Pain	= Schmerz
Pulselessness	= Pulsverlust
Paralysis	= Lähmung
Paresthesia	= Gefühlsstörung
Prostration	= Schock
Paleness	= Blässe

Tabelle 36.2 Differentialdiagnose akute arterielle Embolie/Thrombose

Merkmale	Embolie	Thrombose (nicht posttraumatisch)
Beginn	akut	subakut
Initialschmerz	peitschenartig	langsam steigernd
Herd	Herz	Gefäß
Weitere arterielle Verschlußprozesse	selten	fast immer
Entzündliche Reaktionen	fehlen	möglich
Angiographie	typisches Bild mit Kontrastmittelabbruch bei normalem Gefäßsystem	Kollateralen, entzündliche oder degenerative Wandveränderungen

Therapie. Das therapeutische Vorgehen sollte in einer Primärversorgung durch den erstbehandelnden Arzt (Tab. 36.3) und einer nachfolgenden schnellen chirurgischen Intervention bestehen.

Die operative Versorgung besteht in einer direkten oder indirekten Embolektomie. Hierzu wird z. B. die A. femoralis oder die A. brachialis zwischen Gefäßklemmen quer eröffnet und das Thrombenmaterial mit einem Fogarty-Katheter entfernt (Abb. 36.2).

Dieses operative Vorgehen kann auch in Lokalanästhesie durchgeführt werden. Die Revaskularisation der Extremität muß möglichst innerhalb der 6-Stunden-Grenze (Ischämietoleranz) erfolgen.

> Therapieverfahren der ersten Wahl ist die chirurgische Embolektomie!

Eine Thrombolyse mittels Katheterverfahren, ggf. gekoppelt mit einer Aspirationsthrombektomie, kann bei einem inkompletten Ischämiesyndrom indiziert und erfolgreich sein.

Nach einer Rekonstruktion der arteriellen Strombahn ist in jedem Fall ein Screening (Echokardiographie Sonographie des aortoiliakalen Abschnittes) zum Aufdecken einer möglichen Emboliequelle notwendig.

Akuter Mesenterialarterienverschluß

Ätiologie und Pathogenese. Ein akuter Verschluß von Viszeralarterien wird meist durch kardiale Embolien hervorgerufen. Arterielle Thrombosen sind in diesem Gefäßabschnitt seltener. Auch dissezierende Aneurysmen oder Gefäßtraumen können zu einer akuten Obliteration führen. In über 90 % der Fälle ist die A. mesenterica superior betroffen.

Davon abzugrenzen ist ein nichtokklusiver Mesenterialinfarkt als Folge eines Low-cardiac-output-Syndroms

Tabelle 36.3 Primärversorgung einer Extremitätenembolie

Schockbekämpfung
Schmerzlinderung durch i. v. Gabe von Analgetika
Gabe von Heparin (10 000 IE i. v.)
Abgepolsterte Lagerung der Extremität
Sofortige stationäre Einweisung

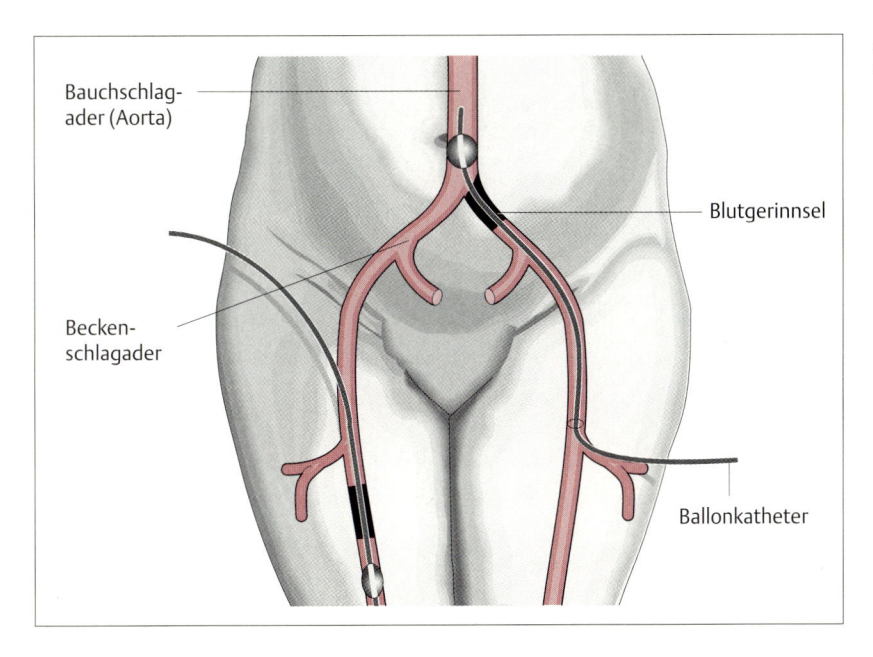

Abb. 36.2 Chirurgische Embolektomie.

bei Kreislaufinsuffizienz unterschiedlichster Genese im Rahmen einer sog. Non-occlusive disease (NOD).

Ein akuter Verschluß im Stromgebiet der A. mesenterica superior (funktionelle Endarterie) führt zu einer Infarzierung des Darmes. Bei einem Verschluß des Hauptstammes kann eine Nekrose des gesamten Dünndarms von der Flexura duodenojejunalis bis zur linken Kolonflexur auftreten. Bereits nach 30 Minuten werden ischämische Schäden an der Darmmukosa beobachtet, die schon nach 2–3 Stunden nicht mehr reversibel sind (9). Wegen der guten Kollateralisation bleibt ein Verschluß der A. mesenterica inferior praktisch immer folgenlos. Auffällig ist bei einem Verschluß der A. mesenterica superior zunächst die Diskrepanz zwischen den schweren Veränderungen im Allgemeinzustand des Patienten und dem relativ blanden Abdominalbefund.

Klinik. Die Symptomatik beginnt in der 1. Phase mit einer akut einsetzenden Übelkeit und Erbrechen sowie Schmerzen in Ober- und Mittelbauch und evtl. einer Abwehrspannung. Später können (blutige) Durchfälle auftreten. Die Röntgenübersichtaufnahmen des Abdomens und die Routinelaborbefunde sind für die Diagnosefindung oft noch nicht ausreichend. In einer 2. Phase kommt es zu einer zunehmenden Verschlechterung des Allgemeinzustandes des Patienten mit dem typischen Bild eines akuten Abdomens. Die 3. Phase ist durch einen paralytischen Ileus mit Darmwandnekrosen und Durchwanderungsperitonitis gekennzeichnet.

Differentialdiagnose. Myokardinfarkt, akute Pankreatitis, Cholezystitis, Ulkusperforation, Appendizitis oder Ureterseinkolik müssen von einem akuten Mesenterialarterienverschluß abgegrenzt werden. Kommt es bei einem Herzkranken oder bei einem Patienten mit einer chronischen Durchblutungsstörung der Viszeralarterien zu einem akuten Abdomen, muß ein Verschluß der A. mesenterica superior ausgeschlossen werden. Ein wichtiger Hinweis ist hier besonders die Arrhythmia absoluta mit rezidivierenden Embolien. In der Frühphase kann ein Anstieg des Serumlactatspiegels (Lactatazidose) hinweisend sein.

> Schon bei dem geringsten Verdacht ist eine intraarterielle abdominale Angiographie zur Abklärung indiziert!

Therapie. Therapeutisch ist die Revaskularisation des Darmes durch eine Embolektomie erfolgreich. Bei partiell ischämisch geschädigten Darmabschnitten sollte zunächst die Revaskularisation und dann die Resektion der verbleibenden gangränösen Darmabschnitte durchgeführt werden. Ohne Erfolg bleiben revaskularisierende Maßnahmen im Stadium einer fortgeschrittenen Darmwandgangrän und Durchwanderungsperitonitis.

> Die einzige erfolgversprechende Behandlung besteht in einer frühzeitigen Operation!

Eine besondere Bedeutung für das weitere Krankheitsgeschehen besitzt neben der Ischämie mit Durchwanderungsperitonitis auch die Reperfusionsphase. Hier kommt es zur Bildung stark zytotoxischer Sauerstoff- und Hydroxylradikale (4).

Bei einer ausgeprägten Dünndarmgangrän und Durchwanderungsperitonitis liegt die Letalität bei über 90%.

Akuter Nierenarterienverschluß

> Häufigste Ursache eines akuten Verschlusses der Nierenarterien ist die arterielle Embolie!

Ätiologie. In der Häufigkeit überwiegen im Gesamtkrankengut embolische Verschlüsse der Segmentarterien, die zu partiellen Niereninfarkten führen. Weitere Ursachen des Akutverschlusses einer Nierenarterie können eine arterielle Thrombose einer bereits stenosierten Nierenarterie oder eine Dissektion (Trauma, Aneurysma, iatrogen) sein.

Klinik. Die klinische Symptomatik ist abhängig vom Querschnitt des verschlossenen Gefäßes. Kleine Infarkte verlaufen klinisch stumm. Größere Infarkte oder die vollständige Infarzierung einer Niere löst kolikartige Schmerzen im Bereich des Nierenlagers und der Flanke aus. Auffällig ist eine Mikro- oder Makrohämaturie. Die Retentionsparameter steigen nur bei ungenügender Kompensation durch die kontralaterale Niere an.

Diagnostik (Tab. 36.4). Neben der Klinik (Schmerzsymptomatik und Hämaturie) sind anamnestische Hinweise für eine Emboliegefährdung oder eine vorbestehende Nierenarterienstenose wichtig.

Wegen der kurzen Ischämietoleranz des Nierenparenchyms erfordert der Verdacht auf Verschluß einer Nierenarterie eine unverzügliche Renovasographie.

Differentialdiagnose. Nephrolithiasis, Ureterstein oder eine Appendizitis sind auszuschließen.

Therapie. Der Erfolg operativer revaskularisierender Maßnahmen ist auch bei diesem Krankheitsbild vom Zeitfaktor abhängig. Die Operation sollte innerhalb von 0,5–3 Stunden durchgeführt werden, um akzeptable Ergebnisse erreichen zu können.

Akute arterielle Thrombose

> Ein akuter thrombotischer Arterienverschluß entwickelt sich in vorgeschädigten und stenosierten Gefäßabschnitten!

Tabelle 36.4 Diagnosetrias des akuten Nierenarterienverschlusses

Flankenschmerz
Hämaturie
Herzrhythmusstörungen

Ätiologie. Hauptursachen sind degenerative (arteriosklerotische), entzündliche, traumatische oder aneurysmatische Wandschädigungen.

Klinik. Die klinische Symptomatik ist bei den vorbestehenden stenosierenden Gefäßprozessen mit einem bereits entwickelten Kollateralkreislauf oft weniger dramatisch als bei der Embolie. Es fehlt häufig der peitschenartige Initialschmerz. Auslösend können eine kardiale Insuffizienz oder schwere Allgemeinerkrankungen mit begleitenden rheologischen Veränderungen sein. Prinzipiell ist eine Lokalisation an allen Extremitätenarterien, an den supraaortalen Ästen, an der Aorta, aber auch an den Viszeral- und Nierenarterien möglich.

> Bei einer arteriellen Thrombose ist prinzipiell eine angiographische Diagnostik erforderlich!

Differentialdiagnose. Die Abgrenzung gegenüber einer akuten arteriellen Embolie s. Tab. 36.2.

Therapie. Die Wahl des Therapieverfahrens hängt vom Ischämiegrad und der Lokalisation der Verschlußprozesse ab. Das therapeutische Vorgehen sollte vom Gefäßchirurgen, Interventionsradiologen und Angiologen gemeinsam beraten werden.
Bei der Indikation zur Operation ist zu bedenken, daß hier zur Revaskularisation nicht selten ausgedehnte Gefäßrekonstruktionen notwendig sind. Die Ergebnisse der operativen Therapie werden wesentlich von der lokalen Operabilität (Ausmaß der Gefäßerkrankung) und den Begleiterkrankungen beeinflußt.

Chronische arterielle Verschlußkrankheiten

Allgemeines

> Über 90% aller obliterierenden Gefäßerkrankungen sind arteriosklerotischer Genese!

Ätiologie und Klinik. Die häufigste Form der chronischen arteriellen Verschlußkrankheiten ist die obliterierende Arteriosklerose (Atheromatose). Eine andere Form, die dilatierende Arteriopathie, kann zu einer Bildung von Aneurysmen führen.
Nur ein weitaus geringerer Prozentsatz der chronischen Arterienverschlüsse wird durch entzündliche oder neurogen ausgelöste Gefäßwandläsionen verursacht.

Klinisch bedeutsam sind:
- Thrombangiitis obliterans (Buerger-Syndrom),
- Kollagenosen (Autoimmunerkrankungen),
- Vaskulitiden (Riesenzellarteriitis = Morbus Takayasu, Arteriitis temporalis = Morbus Horton),
- fibromuskuläre Dysplasie,
- vasomotorische Akroasphyxie (primärer Morbus Raynaud).

Ebenso selten können chronische Verschlüsse durch Kompression (obere Thoraxapertur, Fossa poplitea), durch chronische Traumen (auch Radiatio) oder rezidivierende thromboembolische Schübe hervorgerufen werden. Pathophysiologisch führt eine chronische Einengung des Lumens zu einer stetigen Zunahme des Gefäßwiderstandes. Der prästenotische Druckanstieg induziert eine kompensatorische kollaterale Mehrdurchblutung. Die jenseits der Verschlußprozesse bestehende Druckreserve bestimmt das klinische Bild. Das dopplersonographische Messen des distalen (kruralen) Verschlußdruckes ist notwendig und für die Therapie mitentscheidend.

Einteilung und Therapie. Eine chirurgische Behandlung ist überwiegend bei den arteriosklerotischen Krankheitsbildern indiziert. Obwohl es sich bei der Arteriosklerose um eine Allgemeinerkrankung handelt, sind die Verschlußprozesse häufig auf einzelne Gefäßabschnitte konzentriert. Für alle Durchblutungsstörungen im Bereich der unteren Extremitäten – unabhängig von ihrer Genese – hat sich im deutschsprachigem Raum der Begriff periphere arterielle Verschlußkrankheit durchgesetzt.
Nach Ratschow hat sich eine Einteilung der arteriellen Verschlußkrankheit (AVK) in Abhängigkeit von der Lokalisation bewährt (Tab. 36.5).
Mehr als 80% aller Stenosen und Verschlüsse befinden sich an den Arterien der unteren Körperhälfte. Hier hat sich aufgrund ihrer klinischen Bedeutung die Einteilung der Durchblutungsstörung nach Fontaine durchgesetzt (Tab. 36.6).
Im Stadium III und IV ist die Extremität unmittelbar amputationsbedroht. Ein fester Begriff ist die kritische Extremitätenischämie. Hierbei handelt es sich um persistierende oder wiederkehrende Ruheschmerzen mit oder ohne Nekrosen im Fuß- und Zehenbereich, verbunden mit einem systolischen Fußarteriendruck von ≤ 50 mmHg (Ausnahme Diabetiker). Im Bereich der unteren Extremitäten können maximal 60% aller arteriosklerotischen Gefäßverschlüsse rekonstruiert werden.
Obwohl die Mehrzahl der Patienten zumeist nur wegen einer Schmerzsymptomatik in den Beinen den Arzt kon-

Tabelle 36.5 Einteilung der arteriellen Verschlußkrankheiten (AVK) nach der Lokalisation

Peripherer Typ (vgl. Tab. 36.6)	Unterschenkel- oder Unterarmarterienverschlüsse
Oberschenkeltyp	femoropopliteale Verschlüsse
Beckentyp	aortoiliakale Verschlußprozesse
Schultergürteltyp	Aortenbogensyndrom, Verschlüsse im Karotis- und Vertebralisstromgebiet

Tabelle 36.6 Einteilung der peripheren arteriellen Verschlußkrankheit nach dem Schweregrad (nach Fontaine)

Stadium I	klinisch unauffälliger Patient mit völlig kompensierten Stenosen oder Verschlüssen
Stadium II	Belastungsinsuffizienz (Claudicatio intermittens)
Stadium III	Ruheschmerzen
Stadium IV	manifeste Gewebsischämie (Gangrän)

sultiert, ist im Rahmen der allgemeinen Untersuchung unbedingt nach weiteren Lokalisationen arterieller Verschlußprozesse zu suchen. Die Koinzidenz einer peripheren arteriellen Veschlußkrankheit mit einer klinisch bedeutsamen koronaren Herzkrankheit liegt bei etwa 50% und bei über 10% ist sie mit einer höhergradigen Stenose im Karotisstromgebiet vergesellschaftet.
Zu dem Erheben eines vollständigen Gefäßstatus gehört neben der Palpation und Auskultation auch das Abtasten des Abdomens, um ein eventuell vorhandenes Bauchaortenaneurysma (pulsierender Tumor oberhalb des Nabels) zu diagnostizieren.

Spezielle Lokalisationen

Chronische Verschlußprozesse im Bereich der extrakraniellen Hirngefäße und der Arteria subclavia (supraaortale Verschlußprozesse)

Die Symptome stenosierender und obliterierender Gefäßprozesse im Bereich der zephalen und brachialen Äste des Aortenbogens werden unter dem Begriff des Aortenbogensyndroms zusammengefaßt.
Die Häufigkeit dieser Lokalisation beträgt im Vergleich zu anderen Manifestationen nur etwa 10% (Tab. 36.7).

Ätiologie. Es handelt sich meist um segmentale Veränderungen im Rahmen der Arteriosklerose (90%). Selten sind entzündliche Gefäßerkrankungen, wie die vorwiegend bei jungen Frauen beobachtete Riesenzellarteriitis (Morbus Takayasu), eine fibromuskuläre Dysplasie und kongenitale Anomalien mit Knick- und Schlingenbildungen.

Klinik. Die klinischen Symptome sind von der Anzahl und Lokalisation der Verschlußprozesse sowie ihrer Kollateralisation abhängig. Typisch für eine Insuffizienz im Karotisstromgebiet sind oft flüchtige, sich wiederholende Sprach- oder Sehstörungen (Amaurosis fugax), Sensibilitätsstörungen, Paresen oder Störungen der Bewußtseinslage.
Bilden sich die genannten Symptome innerhalb von Minuten oder Stunden (24 h) wieder völlig zurück, spricht man von einer transitorisch-ischämischen Attacke (TIA). Diese Funktionsstörungen können neben einer durch Gefäßstenosen hervorgerufenen zerebralen Minderperfusion auch durch eine Mikroembolisation (von exulzerierten arteriosklerotischen Plaques in der extrakraniellen Karotisstrombahn, im Aortenbogen oder aus dem Herzen) bedingt sein. Von praktischer Bedeutung ist die klinische Stadieneinteilung der Karotisinsuffizienz (Tab. 36.8).
Leitsymptome einer Durchblutungsinsuffizienz im Vertebralisstromgebiet sind Drehschwindel, Gangunsicherheit, Sehstörungen, Ohrgeräusche und sog. „drop attacks" (Sturz des Patienten durch einen plötzlichen Tonusverlust der Muskulatur).
Isolierte proximale Verschlußprozesse im Bereich der A. subclavia bleiben meist klinisch stumm. Nur selten wird eine brachiale Belastungsischämie (schnelle Ermüdbarkeit) beobachtet. Kommt es zusätzlich zu peripheren Verschlüssen, kann eine kritische Ischämie auftreten. Notwendig ist das Messen des Blutdruckes an beiden Armen. Hierbei kann eine konstante Blutdruckdifferenz von > 30 mmHg hinweisend sein.
Eine über 50%ige Stenose oder ein Verschluß des zentralen Abschnittes der A. subclavia kann zu einem Anzapfphänomen (Subclavian-steal-Phänomen) führen (Abb. 36.3). Die arterielle Versorgung des Armes erfolgt dann überwiegend über eine retrograd durchströmte A. vertebralis. Bei Auftreten von zerebralen wie auch brachialen Symptomen wird das Krankheitsbild als Subclavian-steal-Syndrom bezeichnet.

Diagnostik. Doppler- und Duplexsonographie und eine Angiographie sind einzusetzen. Präoperativ ist ein zerebrales CT oder MRT zum Ausschluß zusätzlicher intrakranieller Veränderungen notwendig.

Therapie. Die Indikation zur operativen Behandlung ist aus 36.1 zu ersehen, wobei im klinischen Stadium II eine absolute Indikation zur Operation besteht!

Tabelle 36.7 Häufigkeitsverteilung der chronischen Verschlußprozesse im Bereich der extrakraniellen Hirngefäße und der A. subclavia

Karotisgabel (A. carotis interna)	50–60%
A. subclavia	15–20%
A. vertebralis	8–12%
A. carotis communis	8–10%
Truncus brachiocephalicus	7–10%

Tabelle 36.8 Klinische Stadieneinteilung der Karotisinsuffizienz

Stadium I	asymptomatische Stenose oder Verschluß
Stadium II	transitorisch-ischämische Attacke (TIA), neurologische Symptome Minuten bis < 24 Stunden
Stadium III	ischämischer Insult, mit Rückbildung der Symptomatik nach > 24 Stunden oder Übergang in einen kompletten Insult
Stadium IV	postapoplektisches permanentes neurologisches Defizit über die 4. Woche hinaus

Arterien 817

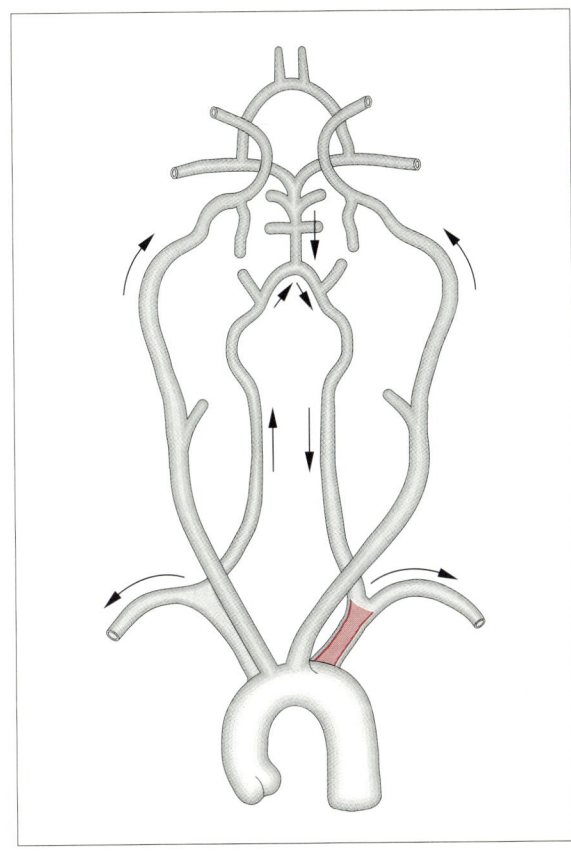

Abb. 36.3 Subclavian-steal-Effekt.

Tabelle 36.9 Operationsverfahren

Bei Verschluß der Karotisgabel
- Eversionsendarteriektomie (Ausstülpplastik)
- Thrombendarteriektomie (evtl. Streifenplastik)

Zu Vertebralisrekonstruktionen
- zentral: lokale Thrombendarteriektomie oder Transposition in die A. carotis
- peripher: karotidovertebraler Bypass (zur Atlasschlinge)

Bei aortenbogennahen Gefäßläsionen
- extrathorakale Bypassverfahren oder Gefäßtranspositionen
- transthorakale anatomische Rekonstruktionen

Die einzelnen Operationsverfahren sind in Tab. 36.9 aufgeführt.

Chronische Verschlußprozesse an den intestinalen Arterien

Ätiologie. Die chronischen intestinalen Gefäßverschlüsse sind fast immer durch eine Arteriosklerose bedingt. Bei jungen Patienten ist an eine entzündliche Genese (Morbus Takayasu) oder an eine fibromuskuläre Dysplasie zu denken. Selten ist eine externe Kompression des Truncus coeliacus oder der A. mesenterica superior durch das Lig. arcuatum und Anteile des Plexus coeliacus.

Klinik. Durch eine sehr gute kompensatorische Kollateralisation der Viszeralarterien untereinander können Stenosen und Verschlußprozesse lange Zeit klinisch unauffällig bleiben. Reicht die Kollateralisation nicht aus, so kommt es zu der typischen Symptomatik (6):
- Angina abdominalis, postprandial oder als Dauerschmerz bei externer Gefäßkompression,
- Gewichtsabnahme.

Diagnostik. Durch Auskultation ist evtl. ein Strömungsgeräusch im linken Ober-/Mittelbauch zu hören. Duplexsonographie und abdominale Aortographie sind einzusetzen.

Operationsindikation s. 36.2.

Therapie. Die Gefäßrekonstruktionen erfolgen überwiegend mittels Bypasstechniken (Abb. 36.4) sowie durch Spalten des Lig. arcuatum bei externer Kompression des Truncus coeliacus.

36.1 Operationsindikation bei Karotisstenose

Absolute Indikation

Stadium IV: hochgradige kontralaterale Stenosen und ipsilaterale Operationen in Abhängigkeit vom Ausmaß des ischämischen Insults.
Stadium III: innerhalb von 6–8 Stunden bei erhaltener Bewußtseinslage.
Stadium I und II: Stenosen > 80 % und ulzerierte und weiche Plaques.

Die operative Behandlung einer Karotisstenose hat sich im Langzeitverlauf als effektivste Maßnahme zur Prophylaxe eines Schlaganfalles erwiesen (2, 10, 12, 13, 22), wobei die Mortalität der Thrombendarteriektomie bei < 1 % und einem permanenten neurologischen Defizit von < 3 % liegt. Grundsätzlich besteht eine Indikation zu einer Operation an den extrakraniellen Hirngefäßen nur bei zerebralen und/oder brachialen Symptomen. Die Indikation zu Rekonstruktionen von Verschlußprozessen der Vertebralarterien ist im Einzelfall gegeben. Voraussetzung sind hier beidseitig bestehende Verschlußprozesse oder eine kontralaterale Hypoplasie. Eine transluminale Angioplastie kann bisher nur bei Verschlußprozessen an der A. subclavia empfohlen werden.

36.2 Operationsindikation bei chronischen Verschlußprozessen an den intestinalen Arterien

Absolute Indikation

Abdominaler Dauerschmerz durch äußere Gefäßkompression des Truncus coeliacus (Dunbar-Syndrom).
Angina abdominalis.
Stenose der A. mesenterica superior über 50 %.

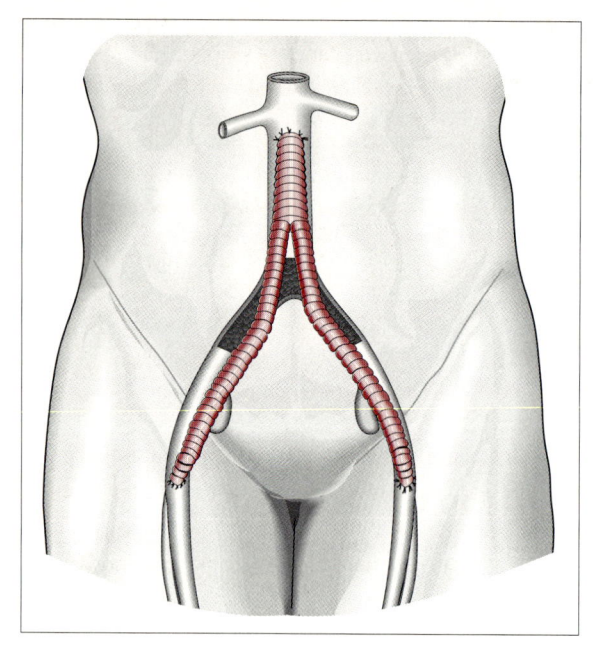

Abb. 36.4 Bypassverfahren (Bifurkationsprothese).

Die operative Behandlung der äußeren Gefäßkompression führt in etwa 50% der Fälle zu einer Beschwerdefreiheit. Bei einer arterosklerotischen Genese dagegen resultieren bei über 90% der Patienten eine Beschwerdefreiheit und Gewichtszunahme.

Nierenarterienstenosen

Stenosierende Prozesse im Bereich der Nierenarterien können nicht nur zur Einschränkung der Nierenfunktion, sondern über den Renin-Angiotensin-Aldosteron-Mechanismus auch eine arterielle Hypertonie auslösen (vasorenaler Hypertonus).
Bei etwa 5% aller Hypertoniker liegt eine renovaskuläre Ursache vor.

Ätiologie. Hauptursachen sind mit ca. 75% eine Arteriosklerose und mit ca. 22% eine fibromuskuläre Dysplasie.

Klinik. Bei den am häufigsten vorkommenden arteriosklerotisch bedingten Stenosen finden sich die Gefäßveränderungen vorwiegend an den zentralen Abschnitten der Haupt- oder Segmentarterien. Für eine fibromuskuläre Dysplasie sind die im Angiogramm nachweisbaren perlschnurartigen Veränderungen der Nierenarterien typisch.
Es treten Symptome eines renovaskulären Hypertonus oder Zeichen einer Niereninsuffizienz auf.

Diagnostik. Stenosen der Nierenarterien werden bei der Abklärung einer Schrumpfniere, einer Hypertonie oder als Begleitbefund bei einer Aortographie diagnostiziert. Neben den nichtinvasiven bildgebenden Verfahren (Duplexsonographie, CT, Sonographie, i.v. Urographie), die in ihrer Sensitivität und Spezifität eingeschränkt sind, sollte in jedem Fall eine abdominale Aortographie bzw. Renovasographie durchgeführt werden. Zur Beurteilung der Nierenfunktion empfiehlt sich eine Nierenperfusions-Serienszintigraphie.

> Die konventionelle oder in intraarterieller DSA-Technik durchgeführte Gefäßdarstellung ist die einzige Methode, die eine endgültige Diagnose zuläßt!

Therapie. In welchen Fällen die Rekonstruktion der Nierenarterien durch gefäßchirurgische Interventionen oder die Anwendung eines Katheterverfahrens (transluminale Angioplastie) vorzuziehen ist, ist aus Tab. 36.10 abzulesen.
Eine absolute Indikation zur Operation ergibt sich bei Nachweis einer gefäßbedingten Nierenfunktionsstörung. Erfolgt die Indikation zur Nierenarterienrekonstruktion allein aufgrund eines bestehenden Hypertonus, so sind die Ergebnisse vom Alter des Patienten und von der Zeitdauer des bestehenden arteriellen Hochdruckes abhängig (sekundäre Arteriosklerose).
Im Kindes- und Jugendalter sollte ein renovaskulärer Hypertonus unbedingt operativ behandelt werden.
Als operative Therapie kommen infrage:
- offene Ausschälplastik (Thrombendarteriektomie, TEA),
- aortorenale Bypassanlage (Venentransplantat, Kunststoffprothese, autogene Arterie),
- Resektion mit End-zu-End-Anastomose,
- Resektion und Reimplantation in die Aorta.

Nach operativer Rekonstruktion der Nierenarterie kann eine Verbesserung der Nierenfunktion in ca. 70% und eine Normotonie in etwa 50% erwartet werden. Die Letalität des operativen Vorgehens liegt unter 5%. Langzeitergebnisse nach Kathetertherapie liegen noch nicht vor (1).

Aortoiliakale Verschlußprozesse (Beckentyp)

Rund ein Drittel der arteriellen Verschlußprozesse der unteren Körperhälfte entfallen auf den aortoiliakalen Abschnitt.

Ätiologie. Es überwiegt die arteriosklerotische Genese in über 90%.

Klinik. In nahezu 70% der Fälle sind mehrere Gefäßabschnitte gleichzeitig betroffen. Von großer praktischer

Tabelle 36.10 Behandlungsmethoden bei hochgradigen Nierenarterienstenosen

Operation	Angioplastie
Ostiumstenosen	fibromuskuläre Dysplasie
Knickbildungen	arteriosklerotische Stenosen im Bereich zentraler Arterien
Gefäßmißbildungen	
Simultaneingriff bei aortalen Rekonstruktionen	
Traumatische Läsionen	

Bedeutung ist die Tatsache, daß in ca. 80% mit nachgeschalteten Verschlüssen in der Gefäßperipherie zu rechnen ist. In Abhängigkeit von Lokalisation und Ausdehnung der Verschlußprozesse und von der Qualität der Kollateralzirkulation können alle Stadien der Durchblutungsinsuffizienz nach Fontaine auftreten. Symmetrische belastungsabhängige Schmerzen in der Gesäß- und Oberschenkelmuskulatur sprechen für einen Aortenverschluß.

Diagnose. Sie läßt sich durch abgeschwächte oder fehlende Leistenpulse meist klinisch stellen. Ein fehlender Puls in der Leiste spricht für einen vorgeschalteten Beckenarterienverschluß, während ein beidseitiger Pulsverlust auch durch einen infrarenalen Aortenverschluß (Leriche-Syndrom) bedingt sein kann.
Die Doppler- und Duplexsonographie hat bei den weiterführenden nichtinvasiven Verfahren wesentlich an Bedeutung zugenommen. Eine intraarterielle Angiographie dient zur Überprüfung der lokalen Operabilität. Sie ist entscheidend für die Planung einer gefäßrekonstruktiven Therapie.

Differentialdiagnose. Das Beschwerdebild kann aber auch durch eine Koxarthrose oder eine Ischialgie bedingt sein!

Therapie. Die Indikation zu einem revaskularisierenden Eingriff ist vom Schweregrad sowie der lokalen und allgemeinen Operabilität (Begleiterkrankungen, Risikofaktoren) abhängig. Im Stadium I nach Fontaine besteht prinzipiell keine Indikation zur Operation. Im Stadium II ist eine Gefäßrekonstruktion bei einer Einschränkung der Gehstrecke verbunden mit einem Verlust an Lebensqualität indiziert. Bei einer kritischen Extremitätenischämie (Stadium III und IV) besteht wegen der Amputationsbedrohung eine absolute Indikation zu einer Operation (36.3).
Die chirurgische Therapie ist durch ein Bypassverfahren oder durch ein Ausschälen des verschlossenen Gefäßes (Thrombendarteriektomie) möglich. Eine Umgehungsoperation (Bypass) wird zur Behandlung langstreckiger und multilokulärer Obliterationen angewendet. Die zentrale Anastomosierung der Kunststoffprothesen (Dacron/PTFE) erfolgt im Gebiet der Bauchaorta infrarenal, sie kann bei einseitigen kurzstreckigen Beckenarterienverschlüssen auch im Abgangsbereich der A. iliaca communis liegen.

36.3 Operationsindikation bei Verschlüssen im aortoiliakalen, femoropoplitealen und infragenualen Bereich

Absolute Indikation
Stadium IV: Gangrän.
Stadium III: Ruheschmerzen.

Relative Indikation
Stadium II: Claudicatio intermittens.

Kontraindikation
Stadium I: klinische Asymptomatik.

Die distale Anastomosierung wird überwiegend im Bereich der Leistenbeuge durchgeführt. Bei zusätzlichen peripheren Verschlüssen (femoropoplitealer Abschnitt) ist eine sog. Triadenoperation (21) mit Rekonstruktion der Beckenachse, Profundaplastik und lumbaler Sympathektomie möglich. Eine Thrombendarteriektomie (Ausschälplastik) kann entweder offen (unter Sicht) mit einem Spateldissektor oder halbgeschlossen als Ringdesobliteration durchgeführt werden. Kurzstreckige Stenosen und Verschlüsse werden durch eine perkutane transluminale Angioplastie behandelt.
Die Einsatzmöglichkeiten der verschiedenen Operationsverfahren sind in Tab. 36.11 aufgeführt.
Das extraanatomische Anlegen eines Bypasses ohne Eröffnung von Körperhöhlen ist bei einem hohen Operationsrisiko indiziert. Dabei können diese Umleitungen als iliko-/femorofemorale Bypasses (Cross-over-Bypass) oder als axillofemorale Umleitungen auch in Lokalanästhesie angelegt werden.
Eine transluminale Angioplastie, ggf. in Kombination mit einer Lysetherapie, hat sich als effektives und risikoarmes Behandlungsverfahren für einseitige Beckenarterienstenosen und kurzstreckige Verschlüsse v. a. wegen der niedrigen Komplikationsrate in diesem Gefäßabschnitt bewährt. Das Ergebnis dieser Katheteroperation kann durch eine zusätzliche Verwendung von vaskulären Endoprothesen (Stents) noch verbessert werden.
Die Ergebnisse nach Gefäßrekonstruktionen im aortoiliakalen Abschnitt sind günstig. So beträgt die Operationsletalität nach Anlegen eines aortofemoralen Bypasses zwischen 2 und 4%. Nach 5 Jahren sind noch etwa 90% dieser Kunststoffprothesen offen.

Tabelle 36.11 Einsatzmöglichkeiten der verschiedenen Operationsverfahren

Therapieverfahren	Hauptindikationen
Bypassverfahren	multiple und langstreckige Verschlußprozesse
Thrombendarteriektomie	kurzstreckige Stenosen und segmentäre Arterienverschlüsse
Cross-over-Bypass	einseitiger Beckenarterienverschluß, hohes OP-Risiko
Axillofemoraler Bypass	bds. Verschlußprozesse, hohes OP-Risiko
Katheterverfahren	Stenosen und kurzstreckige Beckenarterienverschlüsse

Femoropopliteale Verschlußprozesse (Oberschenkeltyp)

Ätiologie. Der femoropopliteale Abschnitt stellt mit etwa 50 % die häufigste Verschlußlokalisation an den unteren Extremitäten dar. Ätiologisch überwiegt auch hier eine arteriosklerotische Ursache. Die Verschlußprozesse treten im Adduktorenkanal segmental oder langstreckig auf. Die Obliterationen der A. femoralis superficialis können auf die drei Poplitealsegmente übergreifen. Ein isolierter Befall der A. poplitea kommt praktisch nur in ca. 5 % der Fälle vor.

Klinik. Isolierte Verschlußprozesse der A. femoralis superficialis sind bei guter Kollateralisation über den Profundakreislauf meist asymptomatisch. Erst bei zusätzlichen Verschlußprozessen im Ein- oder Abstrombereich können die klinischen Stadien III oder IV resultieren. Im Pulsstatus finden sich kräftige Leistenpulse; Popliteal- und Fußpulse fehlen!

Diagnostik. Als nichtinvasives Verfahren kann die Doppler-Sonographie zur Lokalisation des Verschlußprozesses und zur Bestimmung des peripheren arteriellen Verschlußdruckes (brachiokruraler Index) eingesetzt werden. Eine arterielle Angiographie ist vor jeder Gefäßrekonstruktion notwendig.

Differentialdiagnose. Ein Kompressionssyndrom in der Fossa poplitea (junger Patient), ein Poplitealaneurysma, eine Claudicatio venosa, eine zystische Adventitiadegeneration, ein LWS-Syndrom oder eine Gonarthrose sind auszuschließen.

Therapie. Die Indikationsstellung zu einer arteriellen Rekonstruktion im femoropoplitealen Abschnitt ist in den klinischen Stadien II – IV gegeben (36.3). Im Einzelfall ist auch eine konservative Therapie oder eine Behandlung durch ein Katheterverfahren möglich.

In der Regel werden in diesem Abschnitt Prothesenbypasses angelegt. Ihre Offenheitsraten entsprechen hier denen autogener Venentransplantate. Manchmal kommt eine Ausschälplastik (Thrombendarteriektomie) zur Anwendung (Abb. 36.5). Sie wird häufig bei Rekonstruktionen im Profundastromgebiet benutzt. Bewährt hat sich hier eine sog. Erweiterungsplastik mittels Venen- oder Kunststoffstreifen (Patchplastik) (18).

Bei Störungen im Einstromgebiet (aortoiliakale Verschlußprozesse – Zweietagenverschluß) muß primär ein kräftiger arterieller Einstrom (run in) erreicht werden. Bei einer amputationsbedrohten Extremität sollte die Gefäßrekonstruktion alle verschlossenen Gefäßabschnitte einbeziehen (Mehretagenrekonstruktion). Hier kann im Einzelfall auch ein kombiniertes Vorgehen mit intraoperativer Katheterdilatation (Beckenarterie) und Gefäßrekonstruktion (Ober- oder Unterschenkel) möglich sein. Die Offenheitsraten nach 5 Jahren liegen nach Gefäßrekonstruktionen im Oberschenkelbereich bei ca. 60 – 70 %.

Unterschenkelverschlüsse (peripherer Typ)

Etwa 20 % aller Gefäßverschlüsse der unteren Extremitäten treten distal des Kniegelenkes auf.

Ätiologie. Eine besondere Bedeutung hat hier eine diabetische Angiopathie und eine Thrombangiitis obliterans (Buerger-Syndrom) bei jüngeren Patienten.

Klinik. Isolierte Obliterationen einzelner Unterschenkelarterien bleiben durch ihre gute Kollateralisation lange asymptomatisch. Erst bei Verschlußprozessen in allen

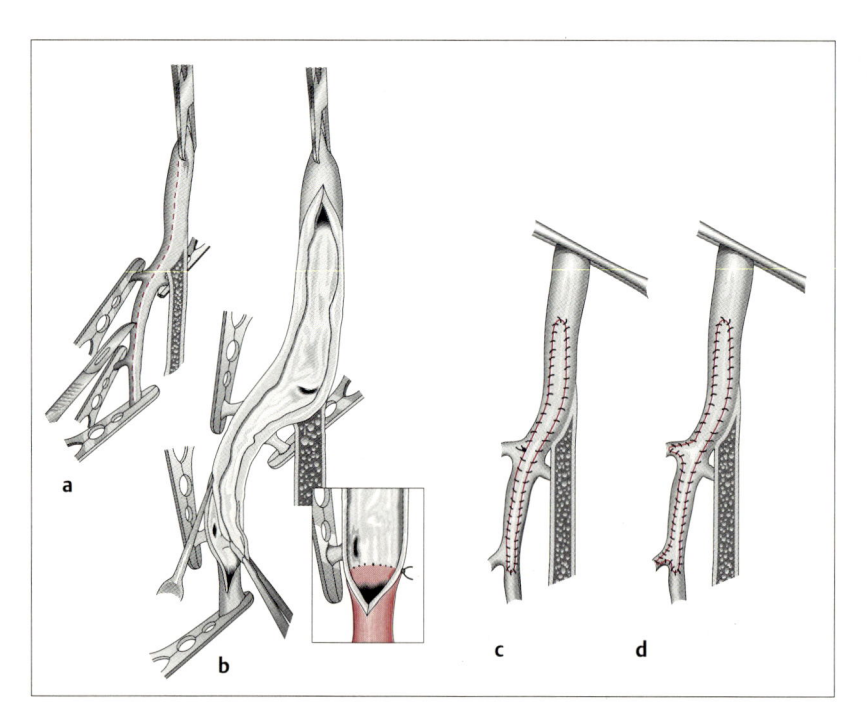

Abb. 36.**5a – d** Profundaplastik nach van Dongen.

drei kruralen Arterien zeigt sich eine klinische Symptomatik. Bedingt durch eine diabetische Neuropathie kann die Symptomatik einer Claudicatio intermittens fehlen, und es dominieren Ruheschmerzen oder eine Gangrän. Pedale Nekrosen bei sonst warmem Fuß und tastbaren Pulsen weisen auf eine diabetische Mikroangiopathie hin. Ruheschmerzen oder trophische Störungen an den Akren mit oft feuchter kühler Haut bei jungen Männern mit einem Nikotinabusus sind typisch für das Krankheitsbild einer Thrombangiitis obliterans. Hier handelt es sich um eine nichtarteriosklerotische, segmentale, entzündliche Gefäßerkrankung im Sinne einer Panangiitis. Befallen sind überwiegend kleine bis mittelkalibrige Arterien und Venen. Die Ätiologie ist noch weitgehend ungeklärt (8).

> Bei einem peripheren Verschlußtyp sind fehlende Fußpulse bei tastbarem Leisten- und Poplitealpuls typisch!

Diagnostik. Auch bei nicht palpablen Pulsen kann durch eine Ultraschall-Doppler-Untersuchung eine arterielle Perfusion nachgewiesen und der brachiokrurale Index bestimmt werden. Bei fehlenden Flußgeräuschen muß ein Verschluß der Arterie angenommen werden. Im klinischen Stadium III und IV ist vor jeder operativen Therapie eine angiographische Darstellung der Unterschenkelarterien und Fußarkaden indiziert.

Differentialdiagnose. Orthopädische Erkrankungen, Neuropathien, arterielle Kompressionssyndrome im Bereich des Kniegelenkes und rezidivierende periphere embolische Schübe müssen abgegrenzt werden.

Operationsindikationen s. 36.3. Eine Indikation zu einer Rekonstruktion der Unterschenkelarterien besteht prinzipiell nur bei einer amputationsbedrohten Extremität. Im Einzelfall ist auch im Stadium II bei deutlich eingeschränkter Gehstrecke ein infragenualer Anschluß an das 3. Poplitealsegment indiziert.

Therapie. Kniegelenksüberschreitende Gefäßrekonstruktionen können bei einem Anschluß an das 3. Poplitealsegment mit Kunststoffprothesen vorgenommen werden. Erfolgt die Rekonstruktion mit Anschluß an eine krurale/pedale Arterie, so sollten autogene Venentransplantate verwendet werden. Sie zeigen im Vergleich mit den alloplastischen Gefäßersatzmaterialien deutlich bessere Offenheitsraten, ein weiterer Vorteil ist die Infektresistenz dieser körpereigenen Materialien (Tab. 36.12). Als autogener Bypass kommt die V. saphena magna in der klassischen „reversed" Technik (Beachten der Flußrichtung durch die Venenklappen) oder „nonreversed" zum Einsatz. Letzteres setzt wie der In-situ-Bypass ein sicheres Zerstören der Venenklappen und eine Ligatur der venösen Zuflüsse voraus. Limitierend ist jedoch oft die mangelnde Verfügbarkeit einer tauglichen autogenen Vene, so daß im klinischen Alltag doch auf alloplastische Materialien (Prothesen) zurückgegriffen werden muß.

Die technischen Grenzen der Operabilität liegen heute im kruropedalen Bereich, wobei die Ergebnisse sämtlicher Rekonstruktionen maßgebend vom peripheren Abstrom (run off) mitbestimmt werden.

Die deutlich schlechteren Offenheitsraten der Kunststoffprothesen resultieren aus dem Lumenunterschied zwischen der relativ weiten Porthese und den kleinlumigen Unterschenkelarterien (Compliance mismatch, myointimale Hyperplasie).

Bei Anastomosierung mit dem 3. Politealsegment liegen die Offenheitsraten nach 5 Jahren bei etwa 60–70%. Bei kruralem Anschluß sind nach 5 Jahren noch maximal 50% der Rekonstruktionen offen.

Aneurysmen

Allgemeines

Ätiologie. Als Folge eines Gefäßwandschadens können umschriebene Erweiterungen an den Arterien auftreten, die als Aneurysmen bezeichnet werden (Abb. 36.6).

> Unabhängig von ihrer Lokalisation oder Genese können alle Aneurysmen rupturieren oder Ausgangspunkt von Thrombosen und Embolien sein!

Ursächlich unterscheidet man:
- konnatale (vor allem im Hirnbasisbereich, Trunci pulmonales, Aorta thoracalis descendens),
- arteriosklerotische (aortoiliakaler und femoropoplitealer Abschnitt, oft multilokulär),
- traumatische (Extremitätenarterien, meist falsche Aneurysmen),
- mykotische (bakterielle Gefäßwandschädigung im Rahmen einer Sepsis oder durch eine lokale Infektion),
- poststenotische (z.B. Karotisgabel, A. subclavia bei Kompressionssyndromen und thorakale Aorta bei typischer Isthmusstenose),
- syphilitische (thorakale Aorta).

Tabelle 36.12 Vergleich der Bypassmaterialien am Unterschenkel

Material	Vorteile	Nachteile
Autologe V. saphena	höhere Offenheitsrate, Infektresistenz, keine zusätzl. Kosten	oft ungeeignet, fehlt für mögliche Koronaroperation
PTFE (Dacron)	immer verfügbar, kürzere OP-Zeit, Vene bleibt für weitere Operationen erhalten	niedrigere Offenheitsrate, infektanfälliger, höhere Kosten

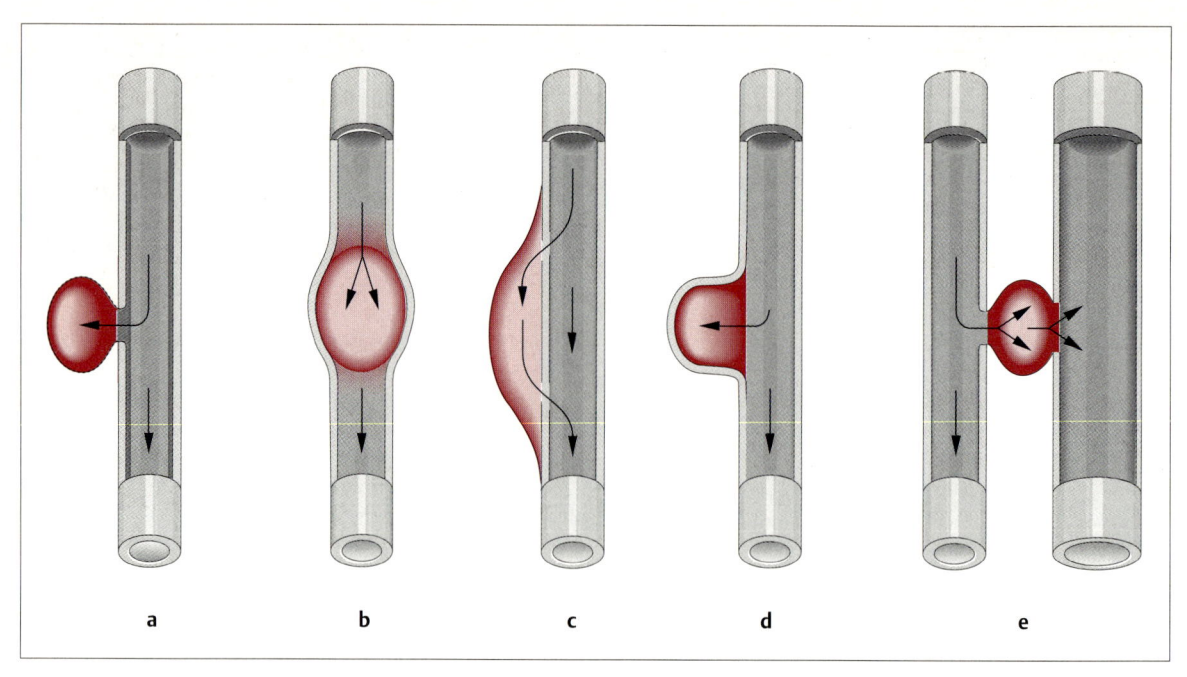

Abb. 36.6 Übersicht der Aneurysmen. **a** Pulsierendes Hämatom (Aneurysma spurium), **b** fusiformes Aneurysma, **c** Aneurysma dissecans, **d** sackförmiges und **e** a. v. Aneurysma.

Morphologisch kann ein echtes Aneurysma (Aneurysma verum) mit Aufdehnung aller Wandschichten von einem falschen (Aneurysma spurium) unterschieden werden. Dieses kann nach einer perforierenden Arterienläsion aus einem durch eine bindegewebige Pseudokapsel abgegrenzten Hämatom (pulsierend!) entstehen.

Eine dissezierendes Aneurysma bildet sich durch einen Einriß der Intima mit nachfolgender Einblutung in die aufgespaltene Gefäßwand (Mediabereich). Ursächlich kommt eine Blutung im Bereich der Vasa vasorum bei Arteriosklerose und Hypertonie, eine isolierte Medianekrose, selten ein Marfan-Syndrom oder eine Lues in Frage. Diese nun entstehenden zwei Gefäßlumina von unterschiedlicher Wandstärke können zu einer lebensbedrohlichen Situation (Verlegung zentraler Arterienabgänge, Ruptur) führen.

Ein arteriovenöses Aneurysma entsteht durch eine chronische pulsatile Wandläsion im Bereich einer arteriovenösen Fistel.

Praxisrelevant ist die klinische Einteilung der Aneurysmen in:
- geschlossene Aneurysmen: asymptomatisch (Zufallsbefund) oder symptomatisch,
- rupturierte Aneurysmen: gedeckt oder frei.

Spezielle Lokalisationen

Thorakale Aneurysmen

Ätiologie. Nur etwa 8% aller Aortenaneurysmen sind in der thorakalen Aorta lokalisiert. Meist liegt ursächlich eine Aortendissektion mit Ausbreitung nach proximal und/oder distal vor. Komplikationen sind die Ruptur sowie die Okklusion der aus der Aorta entspringender Arterien.

Klinik und Akutmaßnahmen.
Typische Symptome der akuten Aortendissektion können der schwerste retrosternale Schmerz mit Atemnot und Schockzustand und entsprechend der fortschreitenden Dissektionsrichtung periphere Organischämien sein. Als Akutmaßnahme hat die medikamentöse Absenkung des arteriellen Druckes zu erfolgen. Operativ besteht grundsätzlich die Möglichkeit der Resektion des dissezierten Segmentes, ggf. mit Ersatz einer insuffizienten Aortenklappe oder in einer Fensterung (Rückleitung) des neu entstandenen Gefäßkanals in das eigentliche Aortenlumen.

Posttraumatische Aneurysmen finden sich typischerweise im Bereich des Arcus aortae unmittelbar distal des Abganges der linken A. subclavia. Echte Aneurysmen im Bereich des Aortenbogens und der deszendierenden thorakalen Aorta sind selten (< 1%). Klinisch dominiert hier ein pektanginöser lang anhaltender Schmerz. Kompressionsbedingt können eine obere Halsveneneinflußstauung, Atemnot oder Schluckstörungen sowie Husten und Heiserkeit (N. laryngeus recurrens) auftreten.

Diagnostik. Röntgen-Thoraxaufnahmen (2 Ebenen), transösophageale Echokardiographie, Angiographie sowie CT oder MRT.

Therapie. Die operative Behandlung der Aneurysmen der Aorta ascendens oder des Aortenbogens ist nur unter Zuhilfenahme einer extrakorporalen Zirkulation möglich und bleibt damit dem Kardiochirurgen vorbehalten. Lokalisieren sich die Aneurysmen im Bereich des distalen Aortenbogens oder der Aorta thoracalis descendens, so können diese Operationen in den gefäßchirurgischen Zentren durchgeführt werden.

Thorakoabdominale Aneurysmen sind überwiegend durch eine akute Wanddissektion bedingt und nur selten arteriosklerotischer Genese. Eine besondere Bedeutung besitzt hier eine mögliche ischämische Schädigung des Rückenmarks. Wegen des zu erwartenden Umfanges dieser Rekonstruktionen und den daraus folgenden Risiken spielt die allgemeine Operabilität des Patienten bei der Indikationsstellung eine wesentliche Rolle.

Bauchaortenaneurysmen

Aneurysmen der Aorta abdominalis kommen bei über 2% der über 60jährigen Patienten vor. Meist handelt es sich um Hypertoniker.

Ätiologie. Eine dilatierende Arteriosklerose ist in mehr als 90% der Fälle die Ursache, wobei sich diese Aneurysmen in über 95% infrarenal lokalisieren.

Klinik. Als typisches Symptom imponiert ein palpabler pulsierender Tumor oberhalb des Nabels; ca. 30–40% der Aneurysmen sind jedoch asymptomatisch und werden zufällig (Sonographie) entdeckt. Kommt es zum Auftreten von Rücken- oder Flankenschmerz, so kann dieser hinweisend auf eine Penetration eines Aneurysmas sein. Bei erhöhten Entzündungsparametern muß auch an ein mykotisches Aneurysma gedacht werden.
Ein akutes Abdomen, verbunden mit Schmerz- und Schocksymptomatik, weist auf eine lebensbedrohliche Aneurysmaruptur hin (Tab. 36.13). Sie erfordert ein sofortiges operatives Eingreifen.
Die Ruptur erfolgt überwiegend gedeckt in den Retroperitonealraum. Selten ist eine Ruptur in die freie Bauchhöhle, in das retroperitoneale Duodenum oder in die V. cava inferior.

Diagnostik. Erste Hinweise auf das Vorliegen eines Aneurysmas kann eine paravertebrale Kalksichel in der Abdomenleeraufnahme liefern. Die Sicherung der Diagnose erfolgt durch bildgebende Verfahren. Hier hat sich vor allem die Sonographie als einfache und zuverlässige Methode erwiesen. Alternativ ist eine abdominale CT oder eine MRT möglich.
Eine präoperative Angiographie ist vor elektiven Eingriffen zur Abklärung begleitender arterieller Verschlußprozesse in den Viszeral-, Nieren- und Beckenarterien notwendig.

Operationsindikation. Sie ist von der klinischen Symptomatik und von der Größe des Aneurysmas abhängig (➔ 36.4), ca. 30% aller Patienten mit einem Aneurysma, dessen Querdurchmesser über 5 cm beträgt, versterben innerhalb von 2 Jahren.

Therapie. Das Aneurysma wird teilreseziert oder ausgeschaltet. Die Kontinuität der Aorta wird durch Implantation einer Kunststoffprothese wiederhergestellt (Abb. 36.7).
Die Ergebnisse der Elektivoperationen sind im Vergleich zum Spontanverlauf günstig, ihre Letalität liegt bei 2–5%. Im Rupturstadium ist mit einer Operationsletalität von etwa 50% zu rechnen.

Tabelle 36.13 Anzeichen einer Aneurysmaruptur

Pulsierender Tumor

Schockzustand

Schmerzen

36.4 Operationsindikation beim Aneurysma

Absolute Indikation

Rupturierte Aneurysmen.
Symptomatische (penetrierende) Aneurysmen.

Relative Indikation

Große Aneurysmen (> 5 cm); Ausnahme: erhebliche Einschränkung der allgemeinen Operabilität oder Lebenserwartung.
Kleine Aneurysmen (< 5 cm), abhängig von der allgemeinen Operabilität und Lebenserwartung.

Durch das Einbringen einer endovaskulären Stentprothese in das Aneurysma kann in Zukunft bei einem Hochrisikopatienten im Einzelfall auf eine abdominale Operation verzichtet werden.

Poplitealaneurysmen

Ätiologie. Das Poplitealaneurysma steht in seiner Häufigkeit nach dem Aortenaneurysma an zweiter Stelle. Ätiologisch überwiegt die Arteriosklerose. In über der Hälfte der Fälle finden sich diese Aneurysmen beidseitig. Eine Kombination mit weiteren vorgeschalteten Aneurysmen (Aorta, Beckenachse oder Femoralarterie) ist möglich.

Klinik. Symptome des Aneurysma sind seine vorwiegend embolischen oder thrombotischen Komplikationen. Die Rupturhäufigkeit ist gering. Ist das Aneurysma größer als 3 cm, kann es palpabel sein.

Diagnostik. Sie erfolgt mittels Sonographie, CT oder MRT. Eine Arteriographie ist vor jeder Gefäßrekonstruktion notwendig.

Differentialdiagnose. Die klinische Symptomatik kann aber auch durch eine Baker-Zyste, ein arterielles Kompressionssyndrom oder eine zystische Adventitiadegeneration hervorgerufen werden.

Operationsindikation s. ➔ 36.5.

Therapie. Das operative Vorgehen besteht in der Ausschaltung des Aneurysmas und dem Wiederherstellen der Strombahn durch ein Venentransplantat oder eine Kunststoffprothese.
Die operativen Ergebnisse der Gefäßrekonstruktionen werden wesentlich von der Qualität der peripheren Ausstrombahn bestimmt. Da bereits oft krurale Gefäße

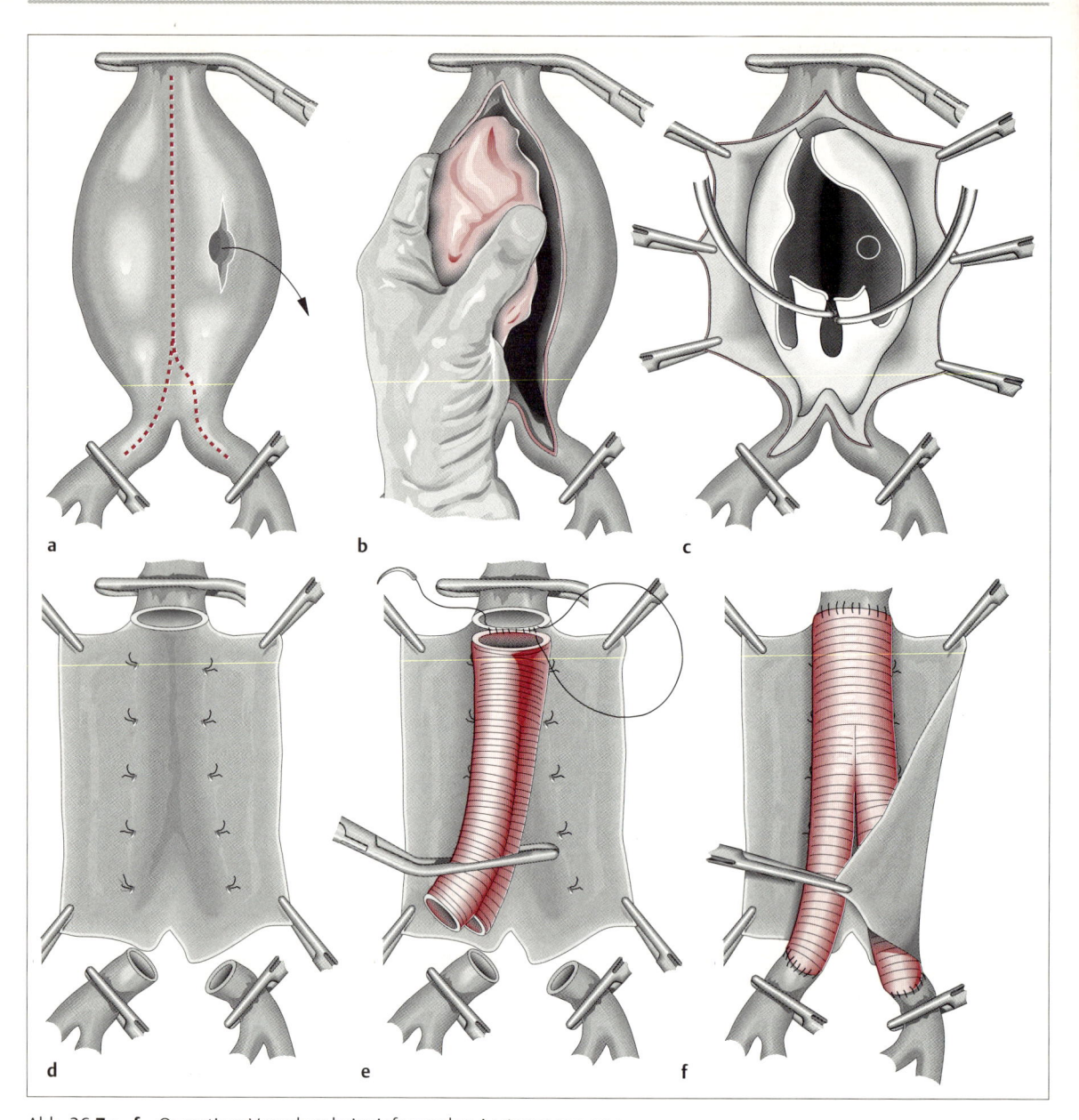

Abb. 36.7 a–f Operatives Vorgehen beim infrarenalen Aortenaneurysma.

durch mehrzeitige Embolisationen aus dem Aneurysma chronisch verschlossen sind, muß trotz Rekonstruktion mit einer hohen Amputationsrate gerechnet werden.

36.5 Operationsindikation bei einem Poplitealaneurysma

Absolute Indikation
Rezidivierende Embolien.
Rupturverdacht.

Relative Indikation
Vollständig thrombosiertes Aneurysma.
Schlechte Ausstrombahn.

Seltene Lokalisationen von Aneurysmen

Arteria carotis

Im Bereich der supraaortalen Äste ist die extrakranielle A. carotis in erster Linie von aneurysmatischen Veränderungen betroffen. Die Inzidenz wird mit 0,5–4% aller peripheren Aneurysmen angegeben.

Ätiologie. Arteriosklerose, Trauma und lokale Infekte können die Ursache sein.

Klinik. Embolisch oder kompressionsbedingte neurologische Ausfälle und eine pulsierende Halsschwellung können ein Hinweis auf aneurysmatische Veränderungen sein.

Differentialdiagnose. Lymphom, Glomustumor (Chemodektom), Abszeß oder Schlingenbildung der A. carotis interna (Coiling) sind abzugrenzen.

Operationsindikation s. 36.6.

Therapie. Resektion des Aneurysmas und Interposition eines Venentransplantats oder einer PTFE-Prothese.

Arteria subclavia

Ätiologie. An den oberen Extremitäten wird ein Aneurysma vor allem im Bereich der A. subclavia beobachtet. Meist tritt es kompressionsbedingt (Halsrippe) als poststenotische Dilatation oder als ein arteriosklerotisches Aneurysma auf.

Klinik. Periphere neurologische Ausfälle sowie brachiale und akrale Ischämien können ein Hinweis sein.

Operationsindikation. s. 36.6.

Therapie. Resektion des Aneurysmas und Interposition eines Venen- oder Protheseninterponats. Bei Kompression gleichzeitige Resektion von Hals- und 1. Rippe.

Viszeral- und Nierenarterien

Aneurysmen der Viszeral- und Nierenarterien sind selten. Ursächlich dominieren die Arteriosklerose und die fibromuskuläre Dysplasie. Am häufigsten findet sich ein Aneurysma der A. lienalis gefolgt von den Nierenarterienaneurysmen und dem Aneurysma der A. hepatica. Sie werden meist nur als Zufallsbefund während einer Duplexsonographie oder Angiographie erfaßt.

Operationsindikation s. 36.6.

Therapie. Resektion des aneurysmatragenden Gefäßsegmentes und Wiederherstellen der Kontinuität durch ein Venentransplantat.

36.6 Operationsindikation seltener Aneurysmen

> **Absolute Indikation**
>
> Aneurysmen der A. carotis.
> Aneurysmen der A. subclavia.
> Aneurysmen der Viszeral- und Nierenarterien (Embolisation, Ruptur).

Arterienverletzungen

Ätiologie. Traumatische Gefäßverletzungen sind im gefäßchirurgischen Krankengut eher selten (< 1 %), sie treten häufig im Rahmen unfallbedingter Begleitverletzungen als Folge direkter oder indirekter Gewalteinwirkung auf. In rund 75 % liegen Kombinationsverletzungen mit simultanen Läsionen von benachbarten Venen, Nerven, Muskeln und Knochen vor. Etwa 0,2–0,3 % aller Unfälle sind mit Gefäßverletzungen vergesellschaftet.
Auch durch die Zunahme der invasiven Katheterdiagnostik und -therapie nimmt die Zahl der iatrogenen Gefäßverletzungen ständig zu. Man unterscheidet die scharfen (Schnitt-, Stich-, Schußverletzungen) von den stumpfen Gefäßtraumen (Kontusionen, Kompressionen und Konstriktionen der Gefäßwand).

Klinik. Durch ein Polytrauma kann eine Verletzung der Aorta oder ihrer zentralen Äste verschleiert sein. Eine spritzende Blutung oder ein massives Hämatom weisen auf eine arterielle Gefäßverletzung hin. Bei Bewußtlosigkeit und im Schockzustand ist eine stumpfe Gefäßverletzung mit peripherer Extremitätenischämie oft schwierig zu diagnostizieren. Bei folgenden Verletzungen ist eine Mitbeteiligung der Gefäße typisch:
- suprakondyläre Humerusfraktur,
- Luxationen und Frakturen im Schultergelenkbereich,
- Überrolltraumen des Beckens,
- Stichverletzungen im Bereich der Leistenbeuge,
- Hüftluxationen,
- suprakondyläre Femurfraktur,
- Kniegelenkluxation.

Diagnostik. Der Pulsstatus ist zu erfassen und zu dokumentieren. Es ist darauf zu achten, ob Zeichen einer peripheren Ischämie bestehen. Die weiterführenden diagnostischen Maßnahmen sind vom Ort der Gefäßverletzung abhängig (Sonographie, Doppler- und Duplexsonographie, CT).
Prinzipiell sollte bei jedem Verdacht auf Vorliegen einer Gefäßläsion eine sofortige Angiographie durchgeführt werden!

Operationsindikation. Sie ergibt sich aus der möglichen vitalen Bedrohung des Patienten oder des betroffenen Organs. Alle zentralen arteriellen Gefäße einschließlich der A. cubitalis und A. poplitea müssen rekonstruiert werden. Im Prinzip sollte jede arterielle Gefäßverletzung operativ behandelt werden.

Therapie. Eine temporäre Blutstillung durch Kompression oder seltener durch Anlegen eines zentralen Tourniquets muß als Primärmaßnahme erfolgen. Bei einem Polytrauma hat nach erreichter temporärer Blutstillung die Diagnostik und Therapie vital bedrohlicher Begleitverletzungen Vorrang. Instabile Frakturen oder Luxationen sollten durch einen Fixateur externe ruhiggestellt werden. Simultane Operationen sind möglich.
Scharfe Gefäßverletzungen können im Einzelfall durch eine direkte Gefäßnaht rekonstruiert werden. Meist ist jedoch bei allen arteriellen Gefäßläsionen (Kontinuitätsunterbrechung > 1 cm) die Rekonstruktion durch ein Gefäßtransplantat (V. saphena magna) notwendig. Begleitende Venenverletzungen sollten prinzipiell mitversorgt werden.
Die operativen Ergebnisse sind von der Ischämiezeit und vom Ausmaß der begleitenden Organverletzung abhängig.

Arteriovenöse Fisteln

Traumatische arteriovenöse Fisteln

Arteriovenöse (a.v.) Fisteln sind pathologische Kurzschlußverbindungen zwischen dem arteriellen und venösen Gefäßsystem.

Ätiologie. In 80% liegt eine traumatische Genese vor. Durch Schnitt-, Schuß- oder Stichverletzungen (invasive Diagnostik) kann es zu einer gemeinsamen Perforation von oberflächlich gelegener Arterie und Begleitvene kommen.

Pathophysiologie. Es entsteht eine Kurzschlußverbindung (Shunt) unter Umgehen des Kapillargebietes. Das Shuntvolumen ist abhängig von der Lage, dem Querschnitt und der Anzahl der a.v. Gefäßverbindungen. Es entstehen die typischen hämodynamischen Veränderungen in beiden Kreislaufsystemen. Der arterielle Volumenverlust in das venöse System mit einer entsprechenden Rechtsherzbelastung kann durch eine Steigerung des Herzzeitvolumens und durch eine periphere Vasokonstriktion kompensiert werden.

Klinik. Tastbares Schwirren über der Fistel mit typischem Auskultationsbefund (Dampflokomotive) ist ein Hinweis. Zusätzlich ist eine arterielle Ischämiesymptomatik peripher der Fistel möglich. Eine Kompression der zuführenden Arterie oder der a.v. Fistel kann zu einer Bradykardie und einem Blutdruckanstieg führen (Nikoladoni-Branham-Zeichen).

Diagnostik. Eine Duplexsonographie oder eine Arteriographie ist zur Klärung einzusetzen.

Operationsindikation s. 36.7.

Therapie. Gefäßrekonstruktion durch Fistelligatur und Wiederherstellen der Kontinuität von Arterie und Vene.

> **36.7 Operationsindikation bei traumatischen arteriovenösen Fisteln**
>
> **Absolute Indikation**
> Arteriovenöse Fisteln im Bereich zentraler Organarterien.
> Arteriovenöse Kommunikationen proximal von Ellenbeuge und Kniekehle.

Je eher die operative Korrektur erfolgt, desto wahrscheinlicher ist, daß sich die eingetretenen kardialen und peripheren Gefäßläsionen wieder zurückbilden.

Angeborene arteriovenöse Fisteln (kongenitale Angiodysplasien)

Etwa 20% der a.v. Fisteln sind angeborene Mißbildungen. Überwiegend sind sie an den Extremitäten lokalisiert. Meist handelt es sich um Kombinationen mit einem arteriellen, venösen, kapillären und lymphatischen Anteil.

Ätiologie. Es handelt sich um eine Störung der normalen embryonalen Entwicklung der Endstrombahn.

Klinik. Knöcherne Wachstumsstörungen der betroffenen Extremität, typisches Schwirren oder teleangiektatische Hautveränderungen mit Temperaturdifferenzen zur Umgebung, mögliche Varizenbildung im Kindesalter weisen auf diese Fisteln hin.

Diagnose. Doppler- und Duplexsonographie, Venenverschlußplethysmographie, Szintigraphie und MRT, v.a. aber Arteriographie und Phlebographie sind zur Abklärung einzusetzen.

Differentialdiagnose. Es ist wichtig, die Hämangiome von den kongenitalen Angiodysplasien zu unterscheiden (Tab. 36.**14**).

Operationsindikation. Die Indikation zu einem invasiven Vorgehen ist bei kongenitalen a.v. Fisteln mit größerem Shuntvolumen gegeben.

Therapie. Es erfolgt eine operative Skelettierung der zu- und abführenden Hauptgefäße, eine Ligatur der a.v. Verbindungen, eine Exstirpation der „Gefäßschwämme" sowie eventuell Katheterembolisationen.
Das Ergebnis ist ungünstig, da eine erhebliche Rezidivquote zu beobachten ist.

Begutachtung

Bei der Beantwortung gutachterlicher Fragestellungen muß die schmerzfreie Funktionsfähigkeit der Extremität und ihre Belastbarkeit eingeschätzt werden. Auch die Schutzfunktion der Haut kann eingeschränkt sein. Durch Traumen, Kälte und Nässe kann eine Verschlimmerung des Leidens eintreten. Die Minderung der Erwerbsfähigkeit (MdE) orientiert sich am klinischen Erscheinungsbild (Tab. 36.**15**).

Tabelle 36.**14** Differentialdiagnose der Angiodysplasien

Typ F. P. Weber	Typ Klippel-Trenaunay	Typ Servelle-Martorell
a. v. Fisteln	keine a. v. Fisteln	keine a. v. Fistel
Riesenwuchs	Riesenwuchs	Minderwuchs
Pseudohämangiome	Naevus flammeus	Riesenhämangiom
	Varikose	Knochendestruktionen

Tabelle 36.15 Minderung der Erwerbsfähigkeit (untere Extremitäten)

Gehleistung über 500 m	
– einseitiger Verschluß	10 %
– beidseitige Verschlüsse	bis 40 %
Gehleistung unter 100 m	
– einseitiger Verschluß	50–70 %
– beidseitige Verschlüsse	50–100 %
Ruheschmerz oder Gangrän	

Gefäßoperierte werden ausschließlich nach der verbleibenden oder wiedererlangten Restfunktion eingeschätzt. Nach Gefäßrekonstruktionen an den Extremitäten sind vermehrte mechanische Belastungen (Heben, Tragen) zu vermeiden. Schwellungszustände nach femorodistalen Rekonstruktionen sind auf Schädigungen der Lymphbahnen zurückzuführen und relativ häufig. Postoperative Störungen der sensiblen Nervenbahnen mit Hypästhesien am Oberschenkel bleiben ohne Einfluß auf die Gesamtfunktion des Beines.

Da die Arteriosklerose eine Allgemeinerkrankung ist, sind andere Manifestationen (koronare und zerebrovaskuläre Durchblutungsstörungen) zu beachten. Die Lebenserwartung ist gegenüber einer gesunden Vergleichsgruppe um ca. 10 Jahre geringer.

Ausblick

Untersuchungen über die Entstehung der Arteriosklerose und der Intimahyperplasie sind Hauptziele der Grundlagenforschung. Klinisch bedeutsame Ergebnisse sind aber derzeit noch nicht zu erwarten.
Die Behandlung der arteriellen Verschlußkrankheit erfolgt zunehmend interdisziplinär zwischen Angiologen, Interventionsradiologen und Gefäßchirurgen. Durch die Bereitstellung leistungsfähiger Röntgengeräte in den Operationssälen und durch das Erlernen der neuen endovaskulären Techniken verfügt der Gefäßchirurg in Zukunft über das gesamte Spektrum der invasiven Therapie.

Venen

Nach klinischen Gesichtspunkten werden die akuten von den chronischen Venenerkrankungen unterschieden.
Für die Therapie und Prognose der Erkrankungen der Venen ist eine klare Trennung zwischen einer Erkrankung des oberflächlichen und des tiefen Venensystems erforderlich.

Untersuchungsverfahren

Anamnese. Als erstes ist die Beschwerdesymptomatik (Spannungs- und Schweregefühl, Schwellungsneigung, Belastungsinsuffizienz) zu erfassen. Handelt es sich um das eigene oder familiäre Auftreten einer Varikose oder Thrombose (bekannte Gerinnungsdefekte?), von Ulzerationen, Lungenembolien oder Venenentzündungen? Bestehen begünstigende Faktoren einer Varikose-/Thromboseentstehung, wie überwiegend sitzende oder stehende Tätigkeiten oder Gravidität/Pilleneinnahme, oder handelt es sich um einen Zustand nach Unfall oder Operation?

Diagnostik. Eine Inspektion ist durchzuführen mit Beurteilung oberflächlicher Venenveränderungen (suprapubische Veränderungen, Stamm- oder Seitenastvarikose, Krossen- oder Perforansinsuffizienz, retikuläre oder Besenreiservarizen, Hautveränderungen bei Thrombophlebitis, Ekzem, Dermatosklerose, Pigmenteinlagerungen oder Ulkus). Es folgt eine Palpation von Varizen oder Druckpunkten (schmerzhaft bei Entzündungen oder Thrombosen) und Faszienlücken. Die Umfangdifferenzen sind zu dokumentieren.
Klassische klinische Tests wie die nach Trendelenburg (Funktionstest der Venenklappen) und nach Perthes (Funktion der tiefen Leitvenen) haben nur eine orientierende Bedeutung. Auch die klinischen Zeichen einer tiefen Beinvenenthrombose (nach Lowenberg, Meyer, Payr, Pratt) sind für eine Frühdiagnostik ungeeignet.
Die Doppler- oder Duplexsonographie ist die wichtigste Vorfelddiagnostik venöser Erkrankungen!

> Bei unklarer Diagnose ist in jedem Fall eine Phlebographie indiziert!

Die Phlebographie wird speziell zur Vorbereitung bei der Varizenoperation und bei einem Ulcus cruris postthromboticum sowie zur Verlaufskontrolle nach Thrombektomie oder Fibrinolyse eingesetzt. Ergänzend können auch weitere nichtinvasive Untersuchungsverfahren wie Lichtreflexionsrheographie, Venenschlußplethysmographie oder eine invasive Phlebodynamometrie zur Anwendung kommen.

Akute Venenerkrankungen

Verletzungen (venöse Blutungen)

Blutungen aus oberflächlichen Venen lassen sich in der Regel durch Anlegen eines Kompressionsverbandes oder durch eine Ligatur bzw. Umstechung stillen. Verletzungen von Hauptvenen zentral der Kniekehle und der Ellenbeuge sollten immer gefäßchirurgisch rekonstruiert werden.

Oberflächliche Venenthrombose

Man unterscheidet die oberflächliche Thrombophlebitis (Thrombophlebitis superficialis) von ihren Sonderformen Varikophlebitis sowie Thrombophlebitis migrans oder saltans.

Ätiologie. Diese Thrombosen werden vorwiegend durch eine Gefäßwandläsion bei lokalen Traumen (auch iatrogen nach Venenkanülierung), durch eine Strömungsverlangsamung oder durch Veränderungen der Blutviskosität bei konsumierenden Allgemeinerkrankungen hervorgerufen.

Eine akute Thrombophlebitis kann sowohl durch eine Venenthrombose ausgelöst werden, als auch infolge einer entzündlichen Wandreizung einen thrombotischen Verschluß induzieren.

Die weitaus häufigste Form (> 90%) ist die Entzündung eines varikösen Venenabschnittes (Varikophlebitis).

Bei einer Thrombophlebitis saltans (migrans) werden sprunghaft wechselnde und rezidivierende entzündliche Veränderungen nichtvariköser Venensegmente beobachtet. Bevorzugt tritt diese Form im Rahmen allergischer Reaktionen, bei schweren Infektionskrankheiten, bei malignen Tumoren oder bei einer Thrombangiitis obliterans auf.

Klinik. Es erscheint ein typisches klinisches Bild mit druckdolentem gerötetem Venenstrang, manchmal auch mit flächenhaften erysipelartigen Hauterscheinungen, subfebrile Temperaturen sind möglich. Selten erfolgt ein Übergreifen auf das tiefe Venensystem, eine Abszedierung oder eine septische Thrombophlebitis mit hämotogener Keimstreuung.

Differentialdiagnose s. Tab. 36.**16**.

Therapie s. Tab. 36.**17**. Ohne operative Therapie ist eine hohe Rezidivquote zu beobachten.

Tiefe Venenthrombose (Phlebothrombose)

Eine Phlebothrombose ist ein inkompletter oder kompletter thrombotischer Verschluß einer tiefen Leitvene der oberen oder unteren Extremitäten, des Beckens, der großen Hohlvenen bzw. der Halsvenen (20).

In über 95% sind Phlebothrombosen distal des Zuflusses der Nierenvenen lokalisiert. Wahrscheinlich durch einen sog. Beckenvenensporn (May und Thurner) bedingt, treten sie an der linken unteren Extremität häufiger auf.

Ätiologie. Die Hauptursachen werden prinzipiell durch die Virchowsche Trias definiert:
- Gefäßwandveränderungen,
- Hyperkoagulabilität,
- Strömungsverlangsamung.

Bei der postoperativen Phlebothrombose wirken mehrere Faktoren der Trias gleichzeitig.

Tabelle 36.**17** Therapiegrundzüge oberflächlicher Venenthrombosen

Anlage eines Kompressionsverbandes

Erhalten der Mobilität

Stichinzisionen bei Varikophlebitis mit Ausmelken der Gerinnsel

Gabe systemischer Antiphlogistika (Diclofenac, Indometazin), von Antibiotika nur bei septischen Krankheitsbildern

Entfernen der oberflächlichen Venen bei rezidivierenden Thrombophlebitiden

Die genaue Ursache einer tiefen Bein-Becken-Venenthrombose bleibt dennoch in 30–40% aller Fälle unbekannt.

Klinik s. Tab. 36.**18**.

Diagnostik. Die klinischen Zeichen und die klassischen klinischen Tests (s.o.) sind nur in einem fortgeschrittenen Stadium der Phlebothrombose positiv.

> Die Diagnose sollte prinzipiell durch eine Phlebographie gesichert werden!

Differentialdiagnose. Es ist eine oberflächliche Thrombophlebitis, ein arterieller Verschluß, ein dekompensiertes postthrombotisches Syndrom, entzündliche Prozesse der Weichteile, Myalgien/Myositis, Kompressionen der Venen durch raumfordernde Prozesse (in Becken oder Kniekehle) bzw. ein Muskelfaserriß abzugrenzen.

Therapie. Das therapeutische Vorgehen sollte in einer Primärversorgung durch den erstbehandelnden Arzt und in einer stationären Behandlung bestehen. Nur in Einzelfällen bei isolierten Unterschenkelvenenthrombosen kann eine ambulante Behandlung erfolgen.

Primärversorgung s. Tab. 36.**19**.

Stationäre Behandlung: „Konservativ" mit einer alleinigen Vollheparinisierung oder „aggressiv" durch eine Operation oder eine medikamentöse Lysetherapie (Abb. 36.**8**).

Zielstellung der Behandlung ist das Vermeiden der möglichen Hauptkomplikationen:
- Lungenembolie (vgl. Kapitel 16, S. 278 u. 283 ff),
- Phlegmasia caerulea dolens (Maximalvariante mit Bedrohung der Extremität),

Tabelle 36.**16** Differentialdiagnose Thrombophlebitis superficialis vs. Phlebothrombose

Thrombophlebitis superficialis	Phlebothrombose
Lokalisierte Entzündungszeichen (Calor, Rubor, Dolor)	Zyanose (vor allem im Stehen)
Nur lokalisiertes Begleitödem	globale Schwellneigung, teigige Schwellung der Extremität
Schmerzhaft entzündlich veränderte oberflächliche Venenstränge	dumpfer Schmerz im gesamten Bein, prätibiale Signalvenen (Pratt), Wadendruckschmerz (Tschmarke)

Tabelle 36.18 Symptomatik bei akuter tiefer Venenthrombose

Schmerzen	spontan im ganzen Bein, auf Druck, beim Husten; muskelkaterartiger Schmerz in der Wade, der bei Tieflagerung zunimmt; Schweregefühl
Venenerweiterungen	Warnvenen über der Tibiakante
Lokale Zyanose	v. a. im Stehen
Schwellung	Umfangsdifferenz, Konsistenzunterschiede
Allgemeinreaktionen	Tachykardie, Fieber, Unruhe

Tabelle 36.19 Primärversorgung einer Phlebothrombose

Gabe von Heparin 10 000 IE i. v.

Anlage eines Kompressionsverbandes beidseits

Ruhigstellung und Hochlagerung beider Beine

Eventuell i. v. Gabe von Analgetika

Sofortige apparative Abklärung des Befundes (meist durch stationäre Einweisung)

– postthrombotisches Syndrom (Insuffizienz der tiefen Leitvenen durch unvollständige Rekanalisation oder Klappendestruktion).

Operationsindikation. Die Indikationsstellung zu einer chirurgischen Thrombektomie bleibt meist auf eine isolierte Beckenvenenthrombose mit kurzer Thrombosedauer (< 6–7 Tage) oder auf eine Phlegmasia coerulea dolens begrenzt.
Traumatische Venenwandläsionen und durch Tumorkompression entstandene Phlebothrombosen stellen eine Kontraindikation zur Operation dar. Besonders zu beachten ist, daß durch eine alleinige PTT-gesteuerte Heparintherapie in über 98 % eine (Re-)Embolie und eine Progression der Thrombose verhindert werden kann (14).

> Die Implantation eines Kavasiebes ist bei einer rezidivierend stattgehabten Lungenembolie und nach einer Lungenembolie während einer Heparintherapie indiziert!

In Einzelfällen kann die Kombination flottierender Thrombus mit einem weiteren Risikofaktor (Entbindung, Notoperation, Kontraindikation zu einer Heparinbehandlung) die Einlage eines (temporären) Kavaschirmes ebenfalls rechtfertigen.
Trotz strenger Indikationsstellung zur Operation kann nur bei ca. 60 % der Patienten eine komplette Restitution des tiefen Venensystems erzielt werden.

Armvenenthrombose

Ätiologie. Ungefähr 2 % aller Extremitätenthrombosen betreffen die Arme. Durch äußeren Druck im Rahmen eines Schultergürtelkompressionssyndroms, als Komplikation zentraler Venenkatheter oder peripherer Infusio-

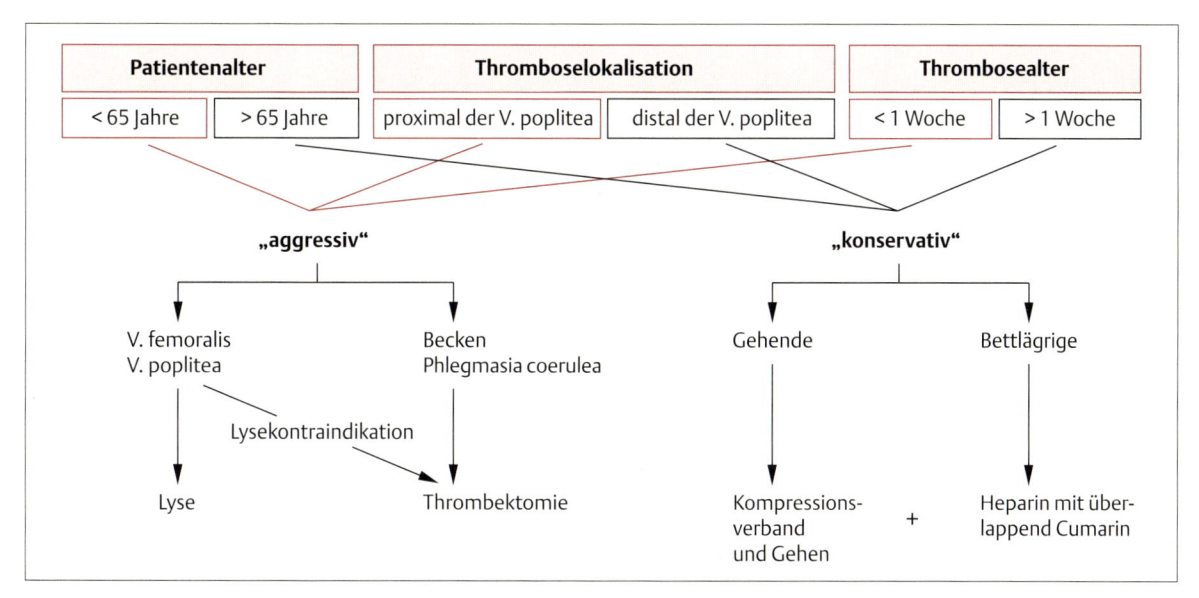

Abb. 36.8 Therapeutisches Vorgehen bei einer Phlebothrombose (nach Partsch).

nen, bei Paraneoplasie oder spontan bei jüngeren Patienten (Effort-Thrombose, Paget von Schroetter-Syndrom) nach forcierter körperlicher Belastung können Armvenenthrombosen auftreten.

Klinik. Die klinische Symptomatik hängt von der Thromboseausdehnung ab.

> Typische Zeichen sind eine akut einsetzende manchmal schmerzhafte Schwellung des Armes mit Hervortreten subkutaner Kollateralvenen am Arm und/oder an der Thoraxwand!

Diagnostik. Doppler- bzw. Duplexsonographie und Phlebographie (bei Verdacht auf ein Kompressionssyndrom – Thoracic-inlet-Syndrom – mit Funktionsaufnahmen) sind zur Abklärung notwendig.

Therapie. Sie erfolgt meist konservativ mit Antikoagulation und Kompressionsbehandlung, da sich am Arm keine schweren postthrombotischen Spätfolgen entwickeln. Eine chirurgische Therapie ist bei einer Phlegmasie oder bei einem Kompressionssyndrom (Resektion der Hals- und 1. Rippe) indiziert.

Chronische Venenerkrankungen

Chronische Erkrankungen sind die primäre und die sekundäre Varikose sowie das postthrombotische Syndrom.

Primäre Varikose

Unter diesem Begriff wird die Varikose der Vv. saphena magna und parva mit ihren Seitenästen, die Varikose der Leit- und Muskelvenen, die Varikose der Perforansvenen sowie die retikuläre und Besenreiservarikose zusammengefaßt.

Epidemiologie und Ätiologie. Im Erwachsenenalter sind rund 55% der weiblichen und ca. 30% der männlichen Bevölkerung betroffen.
Variköse Veränderungen können durch den Verlust muskulärer und elastischer Fasern in der Gefäßwand und durch einen Abbau von Venenklappen entstehen. Als Hauptrisikofaktoren werden familiäre Belastung, Übergewicht und eine Schwangerschaft angesehen.

Klinik. Symptomatisch sind oft sichtbare umschriebene oder streckenförmige Erweiterungen von Venen verschiedenen Kalibers.

Diagnostik. Doppler- oder Duplexsonographie und Phlebographie mit Klassifizierung des Insuffizienztypes (Krosse, Vv. saphena magna und parva, Vv. perforantes) sind einzusetzen.

> Der Nachweis eines offenen tiefen Leitvenensystems ist vor jeder Operation im oberflächlichen Venensystem erforderlich!

Nach Hach wird die Stamminsuffizienz der V. saphena magna in 4 Schweregrade eingeteilt (Abb. 36.9).

Therapie. Es können drei Verfahren zur Anwendung kommen:
- eine konservative Behandlung bei schweren Begleiterkrankungen, hohem Alter und Kontraindikationen oder Ablehnung einer invasiven Behandlung;

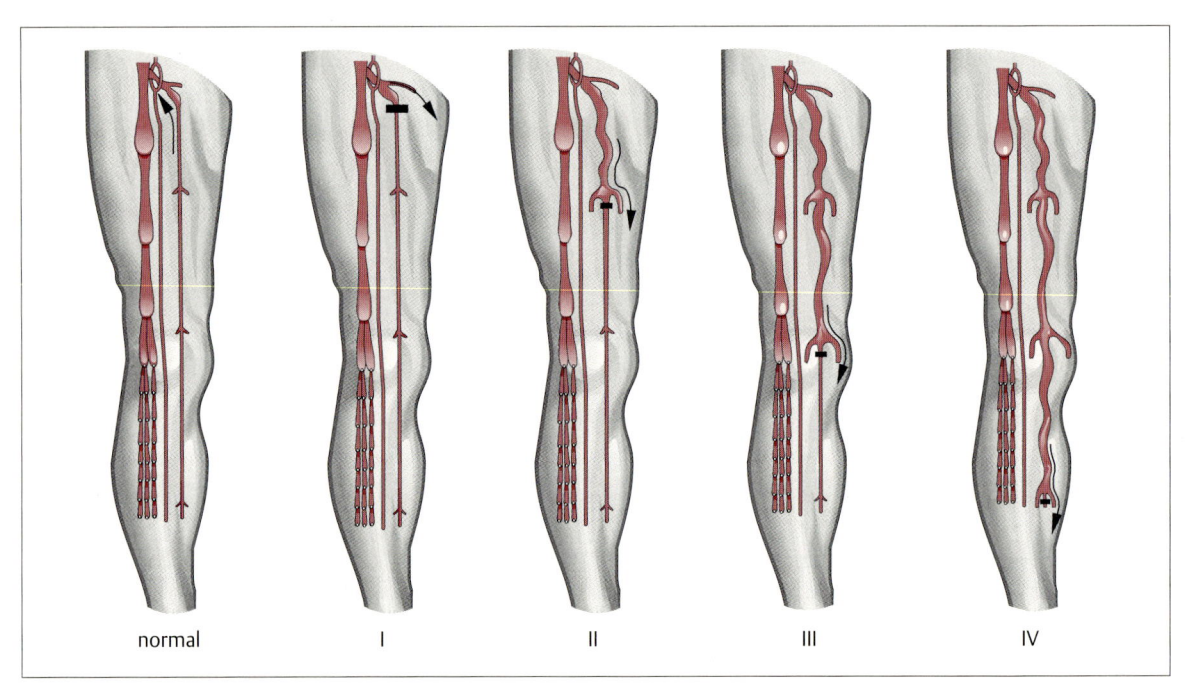

Abb. 36.**9** Einteilung der Stammvarikose der V. saphena magna.

- Sklerosierung bei Besenreisern, retikulären Varizen und Seitenästen;
- chirurgische Maßnahmen bei Stammvarizen, Vv. perforantes und Seitenästen.

Operationstechnik. Stadiengerechtes Operieren mit Erhalt der suffizienten Venenanteile. Dazu präoperatives Markieren der varikös veränderten Venen, der insuffizienten Perforansvenen und des distalen Insuffizienzpunktes bei einer Stammvarikose.
Bei einer typischen Saphena-magna-Insuffizienz erfolgt etwas medial der A. femoralis ein Schrägschnitt direkt in der Leistenfalte mit Durchtrennen des Subkutangewebes. Dann Anzügeln der V. saphena und Präparation nach zentral mit Durchtrennung aller zufließenden Seitenäste nach Ligaturen (Krossektomie) bis zur Einmündung in die V. femoralis. Hier ca. 0,5 cm distal des Zuflusses Anlage einer Ligatur der V. saphena magna. In die angeschlungene V. saphena magna kann jetzt von proximal bis zum distalen Insuffizienzpunkt eine flexible Babcock-Sonde eingeführt werden. Durch kleine Hautinzisionen werden insuffiziente Perforansvenen von distal nach proximal mit epi- oder subfaszialen Ligaturen versorgt und durchtrennt. Auch mögliche varikös veränderte Seitenäste werden von distal nach proximal entfernt (Klemmenexhärese, Häkchentechnik nach Varady). Nach schrittweisem Vorgehen mit Hautnaht Anlage eines sofortigen Kompressionsverbandes zur Vermeidung von Hämatomen.

Nachbehandlung. Kompressionstherapie 6–8 Wochen lang, zunächst mit elastischen Kurzzugbandagen. Dann ist ein Kompressionsstrumpf der Klasse II (oberschenkellang, A–G) zu verwenden.
Die Rezidivquote ist von der Operationstechnik, vom Alter des Patienten und gegebenenfalls von einer erneuten Schwangerschaft abhängig.

Sekundäre Varikose und postthrombotisches Syndrom

Ätiologie. Sekundäre Varizen entstehen als Folge eines geschädigten tiefen Venensystems, meist nach einem thrombotischen Verschluß der tiefen Leitvenen. Dabei kommt es zwar in 80% der Fälle zu einer Rekanalisation, die bleibenden Venenklappen- und Wandschäden führen aber zu einer venösen Abflußstörung mit einer Druckerhöhung im tiefen System (postthrombotisches Syndrom). Es kommt zur Klappeninsuffizienz der Vv. perforantes. Das Blut strömt dann retrograd in das oberflächliche System ein und aus Kollateralvenen, die als Blutabflußwege benötigt werden, entwickeln sich sekundäre Varizen, es tritt das sog. Blow-out-Zeichen auf. Durch begleitende Schädigungen der Lymphbahnen kommen zusätzlich sekundäre Lymphabflußstörungen hinzu.
Seltene Ursachen können angeborene Mißbildungen im tiefen Venensystem (Morbus Klippel-Trenaunay), Abflußbehinderungen im Becken oder traumatische a.v. Fisteln sein.

Klinik. Neben den sekundären Varizen kann die Abflußbehinderung zu Ödemen, zu Stauungsdermatosen und einem Ulcus cruris führen.

Diagnostik. Apparative Untersuchungsmethoden wie Doppler- bzw. Duplexsonographie, Phlebographie oder Phlebodynamometrie sind einzusetzen.

Therapie. Konservativ kann mit Kompressionsverbänden, Stützstrümpfen und entstauenden Massagen behandelt werden. Eine operative Versorgung ist nur im fortgeschrittenen Stadium eines postthrombotischen Syndroms angezeigt (Operation nach Palma, Versorgung von Perforansinsuffizienzen, Abtragen einer Faszienklerose).
Bei postthrombotischen Zustandsbildern (Ulcus cruris) mit insuffizienten Vv. perforantes müssen diese sowie eine mögliche sekundäre Faszienklerose operativ versorgt werden.

Begutachtung

Die gutachterliche Prüfung erfordert eine Stellungnahme zum Grad der Leistungsbeeinträchtigung. Neben der klinischen und dopplersonographischen Untersuchung sind hierzu zusätzliche objektivierende Funktionsuntersuchungen wie eine Phlebodynamometrie oder eine Plethysmographie erforderlich. Für eine Einschätzung von Läsionen im Venensystem ist eine vergleichende beidseitige Phlebographie mit genauer Darstellung des oberflächlichen und tiefen Venensystems erforderlich.
Die Einschätzung der Minderung der Erwerbstätigkeit (MdE) hängt von dem klinischen Bild und dem Ergebnis der Funktionsuntersuchungen ab. Anhaltswerte s. Tab. 36.**20**.
Wegen des meist progredienten Verlaufes der Erkrankungen ist eine Nachbegutachtung in 2–3 Jahren empfehlenswert.

Ausblick

Nur 14% der Erwachsenen sind venengesund. Vor allem die Varikose wird oft im Vergleich zu anderen chronischen Krankheiten bagatellisiert und nur als kosmetisch störend dargestellt. Die häufigste Ursache einer chronisch venösen Insuffizienz ist aber die Stammvarikose. Volkswirtschaftlich gesehen gehören die Venenerkrankungen mit ihren Spätfolgen (Ulcus cruris) zu den teuersten Krankheiten. Ihre Behandlung sollte durch einen Phlebologen erfolgen.

Tabelle 36.**20** Minderung der Erwerbsfähigkeit

Unkomplizierte Varikose	10%
Varikose mit Perforansinsuffizienz und Neigung zur Geschwürsbildung	10–30%
Postthrombotisches Syndrom	10–50%

Lymphödem

Primäres und sekundäres Lymphödem

Analog zum Venensystem existieren ein oberflächliches (Haut, Unterhaut) und ein tiefes (subfasziales) Lymphsystem.

Ein Lymphödem entsteht, wenn die lymphpflichtige Last größer als die Transportkapazität des Lymphgefäßsystems und die sie unterstützende zelluläre Plasmabewältigung ist.

Ätiologie. Es kommen Entwicklungs- und Funktionsstörungen der Lymphgefäße oder eine Überlastung eines normalen Systems in Frage. Ein primäres Lymphödem entsteht durch Aplasie, Hypoplasie oder Lymphangiektasie mit insuffizientem Gefäßklappen (familiäres oder sporadisches Auftreten). Oft ist ein Bagatelltrauma auslösend. Bei einer klinischen Manifestation vor dem 35. Lebensjahr spricht man von einem Lymphoedema praecox, danach von einem Lymphoedema tardum.

Ein sekundäres Lymphödem (häufigste Form) wird durch eine Kompression, Verstopfung oder Unterbrechung der Lymphbahnen erworben. Als Ursachen stehen traumatische, chemische, infektiöse, parasitäre und neoplastische Erkrankungen im Vordergrund.

Klinik. Hautfarbene Schwellung, rezidivierende Erysipele, Konsistenzerhöhung, meist einseitig vorkommend und am distalen Vorfuß beginnend, schwer abhebbare Hautfalte am Ansatz der 2. Zehe (Stemmer-Zeichen).

> Ein akut aufgetretenes Lymphödem kann hinweisend auf eine maligne Erkrankung sein und fordert eine weitere Diagnostik!

Diagnostik. Diagnostisches Verfahren der 1. Wahl ist die Isotopenlymphographie.

Differentialdiagnose s. Tab. 36.21.

Therapie. Jedes Lymphödem ist behandlungsbedürftig. Die Behandlung erfolgt vorwiegend konservativ (Kompressionstherapie, Massage zur verbesserten Lymphdrainage, medikamentöse Ödemprotektiva, Lebensweise). Eine chirurgische Therapie (lymphovenöse Anastomosen, autologe Lymphgefäßtransplantate, Reduktionsoperationen) ist nur in einzelnen Extremfällen indiziert und erfolgreich.

Bei sekundären Lymphödemen steht die Behandlung der Grunderkrankung im Vordergrund.

Tabelle 36.21 Differentialdiagnose des dicken Beines

Phlebödem	Unterscheidung klinisch, meist einseitige Lokalisation Ursache: akute und chronische venöse Insuffizienz
Kardiales Ödem	Unterscheidung klinisch, symmetrische Lokalisation Ursache: Rechtsherzinsuffizienz
Lokales Ödem	Unterscheidung anamnestisch und klinisch, einseitig Ursache: traumatisch, rheumatisch, entzündlich, artefiziell
Lymphödem	Unterscheidung anamnestisch und klinisch, einseitige oder symmetrische Lokalisation Ursache: Kapazitätsstörung des Lymphtransportes
Lipödem	Unterscheidung klinisch, meist schmerzhaft, symmetrisch Ursache: unbekannt
Zyklisch-prämenstruelles und Schwangerschaftsödem	Unterscheidung anamnestisch, symmetrische Lokalisation Ursache: unbekannt, hormonell?
Hypoproteinämisches Ödem	Unterscheidung klinisch, symmetrische Lokalisation Ursache: nephrotisches Syndrom, Leberzirrhose
Myxödem	Unterscheidung klinisch, symmetrische Lokalisation Ursache: Hypothyreose
Medikamentös induzierte Ödeme	Unterscheidung anamnestisch, symmetrische Lokalisation Ursache: Nifedipine, Antirheumatika, Mineralo- und Glucocorticoide, Gestagene u. a.

Hämodialyseshunts

Allgemeines

Arteriovenöse Shunts zur extrakorporalen Hämodialyse stellen für terminal niereninsuffiziente Patienten neben der Peritonealdialyse und der Nierentransplantation oft die einzige Überlebensmöglichkeit dar. Die Indikation zu einem notwendigen operativen Eingriff stellt der Nephrologe. „Conditio sine qua non" der Hämodialyse ist ein sicherer, leicht zugänglicher Gefäßzugang mit einer ausreichenden, möglichst laminaren Blutströmung von mindestens 150–300 ml/min.

Externe Hämodialysefisteln (Quinton-Scribner-Shunt)

Permanente externe Zugänge für die Hämodialyse sind wesentlich für die Behandlung der terminalen Niereninsuffizienz. In eine Arterie und in eine Vene werden spezielle, miteinander konnektierbare Teflonkanülen eingeführt. Als Gefäße sind geeignet:
- am Innenknöchel: A. tibialis posterior + V. saphena magna,
- am Unterarm: A. radialis oder A. ulnaris + V. cephalica oder V. basilica.

Der Quinton-Scribner-Shunt wird heute nur noch selten verwendet aufgrund seiner Komplikationen (akute Blutung, Thrombosen, Infektion, irreversibler Verlust der zu- und abführenden Gefäße) und der vorteilhafteren modernen externen Kathetersysteme:
- Jugularis-Shaldon-Katheter,
- Doppellumenkatheter nach Quinton,
- Einlumenkatheter nach Demers,
- Bicarbonsystem.

Subkutane Hämodialysefisteln

Subkutane a. v. Fisteln sind Schwerpunkt der Dialyseshuntchirurgie. Entweder wird eine Arterie direkt mit einer subkutan verlaufenden Vene oder eine Arterie über ein körpereigenes oder körperfremdes Interponat mit einer gleichfalls subfaszial verlaufenden Vene anastomosiert. Prinzipiell sind durch die anatomische Vielfalt an den oberen Extremitäten alle Variationen von a. v. Anastomosen möglich. Das Ziel, einfaches Punktieren für die Hämodialyse, Komplikationsfreiheit, Shunt- und Gefäßerhalt, schränkt die theoretischen Möglichkeiten auf eine geringere Zahl praktischer Anwendungsmodi ein. Um entsprechend einer Gesamtstrategie (Abb. 36.10) alle po-

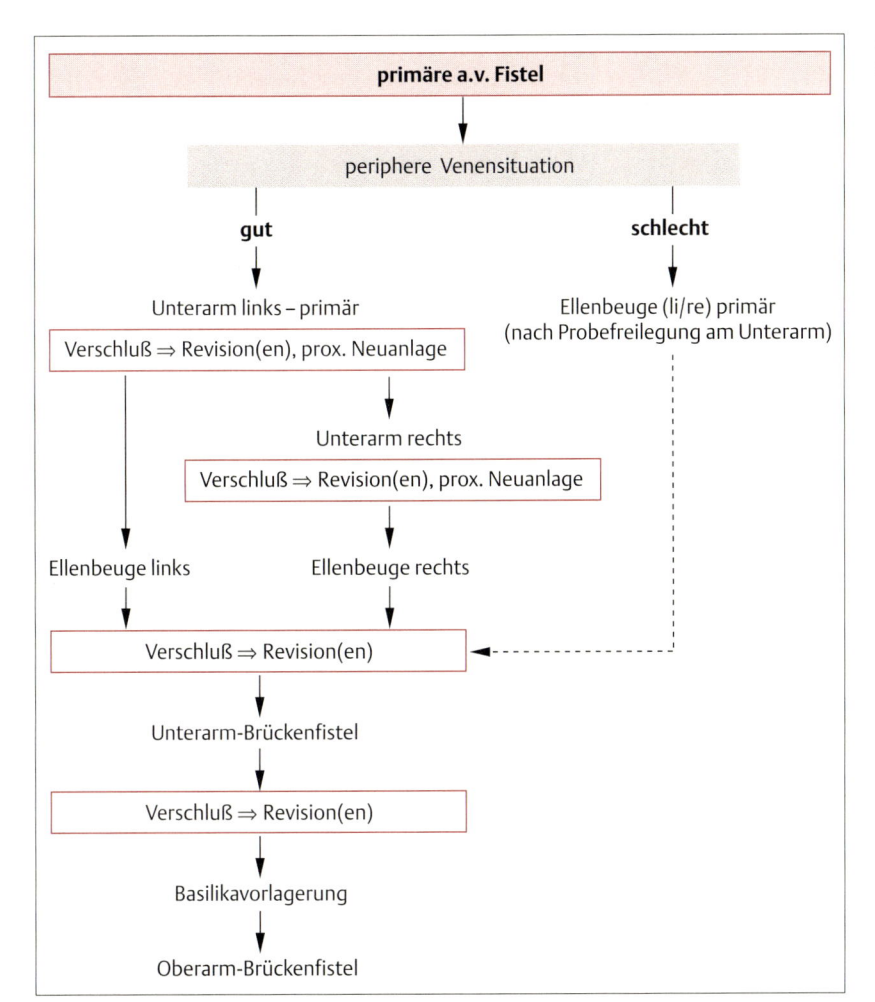

Abb. 36.10 Anlagestrategie der a. v. Fisteln.

tentiellen Shuntanlagemöglichkeiten ausnutzen zu können, muß der Gefäßverbrauch zur Shuntanlage von peripher nach zentral gerichtet sein!

Die Kurzschlußverbindungen unter Umgehung der kapillaren Endstrombahn führen zu morphologischen Veränderungen, vor allem an den arterialisierten Venen. Durch den angestiegenen intraluminären Druck und Fluß entwickelt sich eine Mediahypertrophie mit einer daraus resultierenden erheblichen Wandverdickung. Auch Turbulenzen im Anastomosenbereich und das Verwenden von Gefäßersatzmaterialien (compliance mismatch) können zu einer lokalen Intimahypertrophie mit möglicher Funktionseinbuße führen.

Fisteln mit körpereigenen Gefäßen

Die autologen Dialysefisteln sind die Zugänge der ersten Wahl sämtlicher Dialyseshunts. Ortsständige (orthotope) Fisteln haben im Vergleich zu allen Gefäßersatzmaterialien die längsten Offenheitszeiten und deutlich niedrigere Komplikationsraten.

Priorität genießt die Brescia-Cimino-Fistel (Abb. 36.**11**). Hier erfolgt eine operative Verbindung zwischen der A. radialis und der distalen V. cephalica. Die Brescia-Cimino-Fistel wird nicht mehr als laterolaterale Anastomose, sondern als lateroterminale (Abb. 36.**11**) oder seltener als terminoterminale Anastomose durchgeführt. So wird der gesamte Blutfluß in die später zu punktierende Vene geleitet und gleichzeitig einer venösen Schwellung der Hand vorgebeugt.

Operationstechnik. In Lokalanästhesie kurzer dorsovolarer Hautschnitt radial. Darstellen der distalen V. cephalica in der Subkutis bei Schonung des oberflächlichen Astes des N. radialis. Längseröffnen der Unterarmfaszie und Präparation der im 1. Sehnenfach gelegenen A. radialis. Nach Anzügeln der Arterie und einer 4–5 mm langen Längsarteriotomie erfolgt eine periphere Spülung des arteriellen Hohlhandbogens mit verdünnter Heparinlösung. Distale Ligatur der vorbereiteten Vene und Anastomosierung des zentralen Teils auf die Arteriotomie mit einer Fadenstärke von 6–0 oder 7–0. Bei Bluttrockenheit und typischem Schwirren erfolgt der primäre Subkutan- und Hautverschluß.

Neben der Brescia-Cimino-Fistel kann proximal des Handgelenkes auch ein „Ulnarisshunt" (a.v. Fistel zwischen A. ulnaris und V. basilica) angelegt werden. Das typische Narkoseverfahren in der gesamten Shuntchirurgie ist die Infiltrations- oder Leitungsanästhesie.

Als Nahtmaterial werden nichtresorbierbare oder resorbierbare Fäden der Stärke 6–0 oder 7–0 verwendet. Bei zartkalibrigen lokalen Gefäßverhältnissen hilft oft eine gefühlvolle mechanische (Fogarty-Katheter Gr. 2) oder eine hydromechanische Dilatation (Gefäßdehnung mit Heparin-NaCl-Lösung unter manueller Kompression des Abflusses).

Eine Transposition der V. basilica mit handgelenksnaher Ligatur und nachfolgender Anastomosierung auf die distale A. radialis bietet eine weitere Möglichkeit zur Anlage einer autologen Unterarmfistel. Die operationstechnisch bedingte langstreckige Devaskularisation der freipräparierten Vene wirkt sich nachteilig aus: Häufig stenosiert die verlagerte Vene.

Die zunehmende Zahl von Patienten mit einer Langzeitdialyse und der damit verbundene Verbrauch der Unterarmgefäße bei vorangegangenen Eingriffen fordert häufiger die Anlage von a.v. Fisteln in der Ellenbeuge (Abb. 36.**12**). Ein wesentlicher Vorteil ist in dieser Region die relativ oberflächliche Lage und das ziemlich große Kaliber der A. cubitalis, der proximalen A. radialis und der zu anastomosierenden Venen. Um bei Gelenkbeugen ein Abknicken der Fistelgefäße zu vermeiden, sollte nach Möglichkeit die Anastomose distal des Gelenkspaltes als proximale Unterarmfistel angelegt werden.

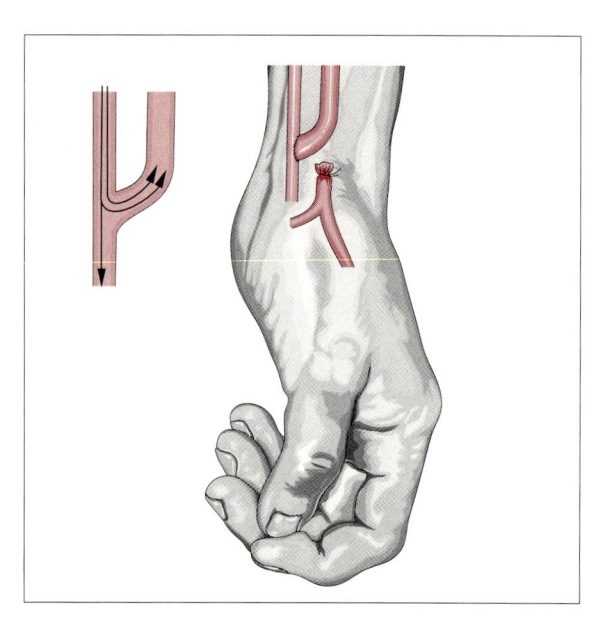

Abb. 36.**11** Brescia-Cimino-Fistel mit lateroterminaler Anastomose.

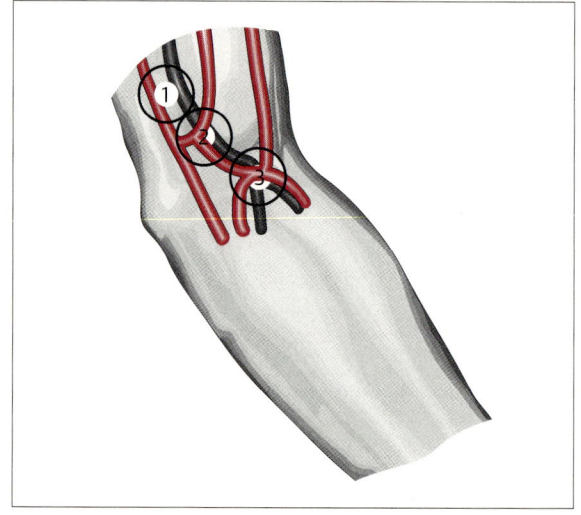

Abb. 36.**12** Möglichkeiten der orthotopen Shuntanlage in der Ellenbeuge.
① A. brachialis mit (vorgelagerter) V. basilica,
② A. cubitalis mit V. cubitalis oder V. cephalica,
③ A. radialis oder A. ulnaris mit V. cubitalis oder V. cephalica.

Zahlreiche Modifikationen, wie z. B. eine lateroterminale Anastomose der proximalen A. radialis oder der A. brachialis mit der V. mediana cubiti oder ein lateroterminaler „Cephalicashunt" haben sich hier bewährt. Nachteile dieser Shuntlokalisation sind häufig sekundär entwickelte, hohe Shuntvolumina mit entsprechender kardialer Belastung und ein mögliches Stealphänomen zuungunsten der Hand.

Am Oberarm ist primär nur die subkutan verlaufende V. cephalica als fisteltragende Vene geeignet. Ihre Anastomosierung erfolgt typischerweise in der Ellenbeuge. Als weiteres autologes Material steht die V. basilica zur Verfügung. Sie wird, um punktabel zu sein, von ihrer subfaszialen Lage befreit und nach Subkutanverlagerung End-zu-Seit auf die A. brachialis anastomosiert. Eine subkutane Transplantation der körpereigenen V. saphena magna auf den Unter- oder Oberarm mit dann möglichen ableitenden Anastomosen auch im tiefen Venensystem hat nur noch in Einzelfällen ihre Berechtigung. Auch Dialyseshunts an den Beinen, entweder als Saphenaschlinge, als Vorverlagerung der A. femoralis superficialis oder mit der V. femoralis superficialis, sind seltenen Indikationen vorbehalten.

Fisteln mit Gefäßersatzmaterialien
(Abb. 36.**13 a–d**)

Viele Patienten mit Langzeitdialyse besitzen keine geeigneten körpereigenen Gefäße zur autologen Shuntanlage mehr. Hauptursache hierfür ist ein Verlust des oberflächlichen Venensystems durch vorangegangene Shuntoperationen. Seltener müssen Alternativmaterialien wegen einer Zerstörung des Venensystems nach zahlreichen Punktionen und Infusionen oder bei ungeeigneter Spenderarterie (Diabetes) angewandt werden. Bevorzugt werden Prothesendurchmesser von 6 mm. Meist werden diese Implantate als Schleife (bogenförmig), seltener gerade (gestreckt) eingesetzt. Unbedingt ist bei der Anlage darauf zu achten, daß die Möglichkeit weiterer eventuell noch nötiger Shuntanlagen nicht eingeschränkt wird. An Materialien werden eingesetzt:
- alloplastisches Prothesenmaterial (PTFE, Dacron),
- homologes Material (konservierte Nabelvenen oder V. saphena),
- Heterografts von Rinder- und Kälberkarotiden (Einzelfälle).

Alle Gefäßersatzmaterialien weisen Vor- und Nachteile auf. Hauptvorteile sind die ständige Verfügbarkeit, die relativ leichte technische Handhabung und Punktierbarkeit. Sie bleiben aber wegen der gravierenden Nachteile (kürzere Funktionsdauer, Infektanfälligkeit) immer nur das Mittel der 2. Wahl in der Dialyseshuntchirurgie.

Postoperative Nachsorge und Pflege

Unmittelbar postoperativ steht die Kontrolle der Funktion der Fistel (Schwirren) und der Durchblutungssituation der Hand im Vordergrund. Vor allem bei Verwendung von Gefäßersatzmaterialien ist ein erhöhtes Infektionsrisiko zu beachten. Die Erstpunktion sollte nicht vor drei Wochen nach Anlage der Fistel erfolgen.

> Die Fistel sollte ausschließlich zur Dialyse genutzt werden, keinesfalls für Routineblutentnahmen oder Injektionen!

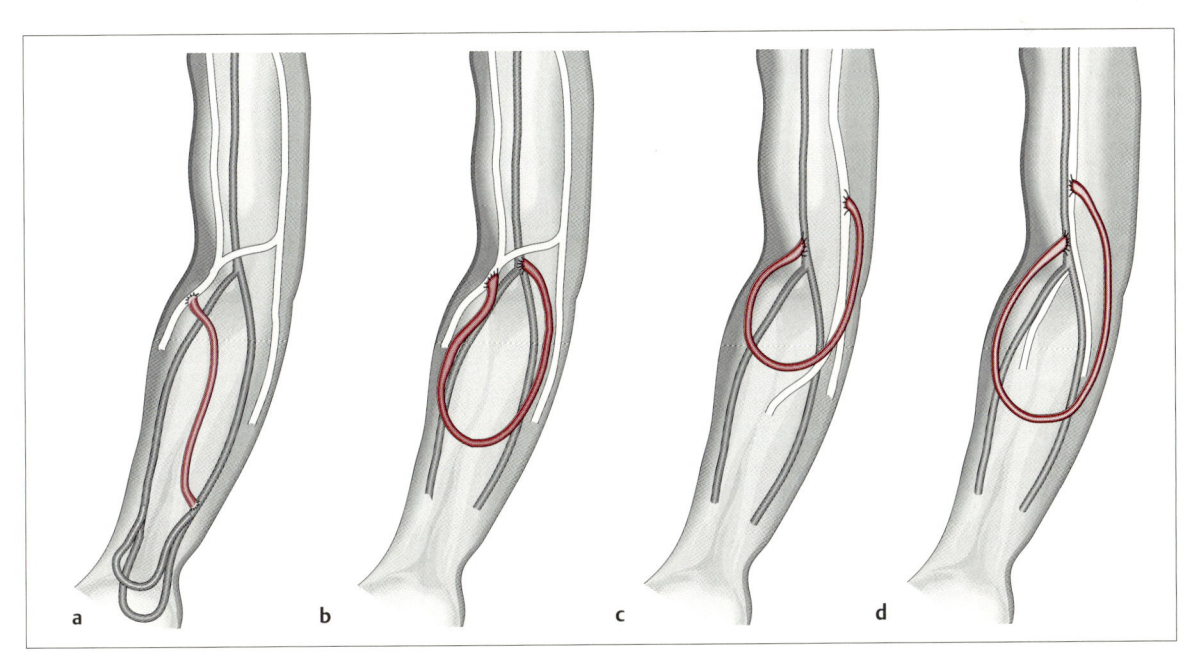

Abb. 36.**13** Anlagevarianten mit Gefäßersatzmaterialien. **a** Gerades Interponat zwischen A. radialis/A. ulnaris und V. basilica/V. cubitalis. **b** Schleife zwischen A. cubitalis und V. cubitalis/V. basilica. **c** Schleife zwischen A. cubitalis und V. cephalica. **d** Schleife zwischen A. cubitalis und tiefer Begleitvene.

Tabelle 36.22 Komplikationen

	Ursache	Therapie
Frühverschluß der Fistel	ungeeignete venöse oder arterielle Gefäßsituation (Diabetiker), operativ-technischer Fehler	alternative Neuanlage, Thrombektomie, Neuanastomosierung
Hämatom	Anastomosenleckage oder Blutung aus nicht ligiertem Seitenast	operative Revision
Diffuse Schwellung	Thrombose/Stenose der V. subclavia	operative Revision bei Stenose oder klinisch massivem Befund
Aneurysma der Fistelvene	laufende ortsständige Dialysepunktionen oder venöse Abflußstenose	bei drohender Ruptur Gefäßrekonstruktion/Beseitigung der Stenose
Hoher Druck in der Fistelvene	venöse Abflußstenose	Beseitigung der Stenose
Spätverschluß	fehlerhafte Punktionstechnik und chronische Obliteration der Fistelgänge	operative Revision
Herzinsuffizienz	zu hohes Shuntvolumen	Shuntdrosselung oder periphere kontralaterale Neuanlage
Distale Ischämie (Steal)	fehlende arterielle Kollateralisation oder operationstechnischer Fehler	operative Revision

Eine Blutdruckmessung (Kompression) am fisteltragenden Arm hat zu unterbleiben!

Komplikationen s. Tab. 36.22.

Literatur

1 Allenberg, J. R., T. Hupp: Endovaskuläre und offene rekonstruktive Chirurgie: Nierenarterienläsion. Chirurg 66 (1995) 101–111
2 Allenberg, J. R., Th. Lehnert: Die asymptomatische Carotisstenose: Besteht eine Indikation zur Operation? Chirurg 64 (1993) 252–258
3 Baker, L. D., J. M. Johnson, D. Goldfarb: Expanded polytetrafluoroethylene (PTFE) subcutaneous arteriovenous conduit: an improved vascular access for chronic hemodialysis. Trans. Amer. Soc. artif. intern. Org. 22 (1976) 382–387
4 Benjamin, E., J. M. Oropello, T. J. Iberti: Acute mesenteric ischemia: pathophysiology, diagnosis, and treatment. Dis.-a-mth (Chic.) 39 (1993) 131–209
5 Brescia, M. J., J. E. Cimino, K. Appel, B. J. Hurwich: Chronic hemodialysis using venipuncture and a surgically created arteriovenous fistula. New Engl. J. Med. 275 (1966) 1089–1092
6 Bürger, K., B. Luther: Chronische Verschlußprozesse der Eingeweideschlagadern. Angina abdominalis, Operationsindikationen. Langenbecks Arch. Chir. Suppl. II (1990) 323–326
7 Corder, A. P., I. Taylor: Acute mesenteric ischemia. Postgrad. med. J. 69 (1993) 1–3
8 Diehm, C., M. Schäfer: Das Buerger-Syndrom (Thrombangiitis obliterans). Springer, Berlin 1993 (S. 53–58)
9 Kieny, R.: Operative Therapie des akuten Mesenterial-Arterienverschlusses. Langenbecks Arch. Chir. Suppl. II (1990) 303–309
10 Mattos, M. A., K. J. Hodgson, G. L. Londrey, L. D. Barkmeier, D. E. Ramsey, M. Garfield, D. S. Sumner: Carotid endarterectomy: operative risks, recurrent stenosis, and long term stroke rates in a modern series. J. cardiovasc. Surg. 33 (1992) 387–400
11 May, J., D. Tiller, J. Johnson, J. Steward, A. G. R. Schell: Saphenous vein arteriovenous fistula in regular dialysis treatment. New Engl. J. Med. 280 (1969) 770–774
12 Moore, W. S., H. J. M. Barnett, H. G. Beebe, E. F. Bernstein, B. J. Brener, T. Brott, L. R. Caplan, A. Day, J. Goldstone, R. W. Hobson, R. F. Kempczinski, D. B. Matchar, M. R. Mayberg, A. N. Nicolaides, J. W. Norris, J. j. Ricotta, J. T. Robertson, R. B. Rutherford, D. Thomas, J. F. Toole, H. H. Trout III, D. O. Wiebers: Guidelines for carotid endarterectomie. Stroke 26 (1995) 188–200
13 National Institute of Neurological Disorders and Stroke, National Institutes of Health, Department of Health and Human Services: Clinical advisory: carotid endarterectomy for patients with asymptomatic internal carotid artery stenosis. Stroke 25, (1994) 2523–2524
14 Niessner, H.: Antikoagulantien und Aggregationshemmer in Prophylaxe und Therapie venöser thromboembolischer Erkrankungen. In Phlebologie-Kurs. Zyma-Venuroton-Service, Wien 1989 (S. 344–358)
15 Nobbe, F., G. Rudowsky: Der akute Arterienverschluß. In Rudowsky, G.: Kompaktwissen Angiologie. Perimed, Balingen 1992
16 Partsch, H.: Kompressionstherapie der tiefen Beinvenenthrombose. In Phlebologie-Kurs. Zyma-Venuroton-Service, Wien 1989 (S. 361)
17 Quinton, W., D. Dillard, B. H. Scribner: Cannulation of blood vessels for prolonged hemodialysis. Trans. Amer. Soc. artif. intern. Org. 6 (1960) 104–113
18 Schwilden, E.-D., R. J. A. M. van Dongen: Eingriffe an der A. profunda femoris. In Kirschnersche allgemeine und spezielle Operationslehre. Heberer, G., R. J. A. M. von Dongen: Gefäßchirurgie. Springer, Berlin 1987 (S. 457–473)
19 Stritecky-Kähler, T.: Chirurgie der Krampfadern. Thieme, Stuttgart 1994 (S. 21)
20 Sulyma, M. G., E. J. Wormer: Zyma Lexikon Angiologie Phlebologie. Medikon, München 1992 (S. 274)
21 Vollmar, J.: Rekonstruktive Chirurgie der Arterien. Thieme, Stuttgart 1996 (S. 71, 179, 229)
22 Zarins, C. K.: Carotid endarterectomy: the gold standard. J. endovasc. Surg 3 (1996) 10–15

37 Thorax

K. Ridwelski und Ch. Huth

Im Rahmen der Versorgung von Patienten mit begleitendem Thoraxtrauma, beim Hämato- oder Pneumothorax nach Anlage eines zentralvenösen Katheters oder beim Zweihöhleneingriff beim Ösophaguskarzinom werden von jedem Chirurgen auch thoraxchirurgische Fähigkeiten und Fertigkeiten verlangt. Voraussetzung sind exakte Kenntnisse der thorakalen Anatomie, Physiologie, Diagnostik, Operationsindikation sowie der operativen Zugangswege und speziellen thoraxchirurgischen Techniken, die im folgenden ausführlicher dargelegt werden. Zur topographischen Orientierung an der Thoraxoberfläche und der Lunge wird auf Tab. 37.1 und 37.2 verwiesen.

Diagnostik thorakaler Erkrankungen

Die nachfolgende Erläuterung zur Diagnostik im Bereich des Brustkorbes beschränkt sich auf chirurgisch relevante pathologische Veränderungen und vernachlässigt Erkrankungen wie z. B. Myokardinfarkt oder Asthma bronchiale, die primär einer internistischen Behandlung bedürfen. Ausführungen zu Veränderungen an Herz, großen Gefäßen und Ösophagus finden sich in den Kapiteln 17, 22, 36 und 38.

Tabelle 37.1 Festlegung senkrechter Linien zur topographischen Orientierung am Thorax

Senkrechte Orientierungslinie	Topographische Definition
Linea mediana anterior	vordere Mittellinie entlang des Sternums
Linea sternalis	verläuft am Seitenrand des Sternums
Linea mamillaris	durch die Brustwarze laufende Senkrechte, sehr variabel!
Linea parasternalis	Linie in der Mitte zwischen Linea sternalis und Linea mamillaris
Linea axillaris	vom höchsten Punkt der Axilla abwärts ziehend
Linea axillaris anterior	Senkrechte durch den Punkt, wo sich der M. pectoralis major bei abduziertem Arm von der Brustwand abhebt
Linea axillaris posterior	Senkrechte durch den Punkt, wo sich der M. latissimus dorsi bei abgespreiztem Arm von der Brustwand abhebt
Linea scapularis	durch die Skapulaspitze verlaufend
Linea mediana posterior	hintere Mittellinie entlang der Dornfortsätze der Wirbelkörper

Tabelle 37.2 Numerierung und Nomenklatur der Segmente der rechten und linken Lunge mit Lappenzuordnung

Rechte Lunge	Linke Lunge
Oberlappen	**Oberlappen**
	Pars superior:
1 – apikales Segment	1 – apikales Segment
2 – posteriores Segment	2 – posteriores Segment
3 – anteriores Segment	3 – anteriores Segment
Mittellappen	Pars lingularis:
4 – laterales Segment	4 – oberes Lingulasegment
5 – mediales Segment	5 – unteres Lingulasegment
Unterlappen	**Unterlappen**
6 – apikales Segment	6 – apikales Segment
7 – mediobasales Segment	
8 – anterobasales Segment	8 – anterobasales Segment
9 – laterobasales Segment	9 – laterobasales Segment
10 – posterobasales Segment	10 – posterobasales Segment

Anamnese, klinische und Laboruntersuchung

Anamnese und körperliche Untersuchung sind die Basis der klinischen Diagnostik. In Verbindung mit laborchemischen Untersuchungen wird eine Verdachtsdiagnose gestellt und eine weiterführende Diagnostik eingeleitet. Erkrankungen des Tracheobronchialbaumes und der Lungen fallen häufig durch Ventilationsstörungen auf. Reizhusten, Auswurf, Hämoptysen und Luftnot sind typische Zeichen. Bei entzündlichen Erkrankungen, Bronchiektasen, Lungenabszeß oder Lungengangrän kann ein fauliger Fötor oder fötider Auswurf neben der Temperaturerhöhung und den allgemeinen Symptomen im Vordergrund stehen, während beim Bronchialkarzinom länger anhaltende Heiserkeit, Schmerzen und eine ungewollte Abnahme des Körpergewichts (> 10% des Normalgewichts) auftreten können, aber bereits ein Spätsymptom darstellen. In diesem Zusammenhang sind unbedingt die familiären Karzinomerkrankungen, die Exposition mit Risikostoffen, z.B. Asbest oder Teer, sowie persönliche Risikofaktoren (Nikotin!) zu erheben. Das retrosternale Druckgefühl bis zu Angina pectoris und Vernichtungsschmerz ist häufig Ausdruck einer ischämischen Herzerkrankung, kann jedoch auch ein Hinweis auf eine mediastinale Raumforderung wie z.B. die retrosternale Struma, das Thymom und das Ösophaguskarzinom sein. Bei der klinischen Untersuchung geben Inspektion, Palpation, Auskultation und Perkussion Hinweise auf einen Pleuraerguß, eine Atelektase, Pneumonie oder eine Herzinsuffizienz. Die Erhebung des Lymphknotenstatus ist bei einem Malignomverdacht von besonderer Wertigkeit.

Die akute respiratorische Insuffizienz (vgl. Kapitel 16, S. 268 ff), verbunden mit Dyspnoe und Zyanose, kann sich u. a. beim Spontan- oder Spannungspneumothorax finden, ist jedoch häufig beim Thoraxtrauma schmerzbedingt vorhanden. Eine chronisch respiratorische Insuffizienz ist aus thoraxchirurgischer Sicht häufig bereits ein Hinweis auf eine funktionelle Inoperabilität und bedarf einer exakten Abklärung.

Spezifische Laborbefunde, die eindeutige Hinweise auf eine bronchopulmonale oder mediastinale Erkrankung bzw. eine Veränderung der Brustwand geben könnten, existieren nicht. Es kann deshalb nur ein standardisiertes Basisprogramm empfohlen werden (10):
- Blutbild mit Thrombozyten- und Leukozytenzahl,
- Blutgruppe,
- arterielle Blutgasanalyse,
- BSG,
- Gerinnung mit Quick-Wert und partielle Thromboplastinzeit,
- Gesamteiweiß, Albumin (Elektrophorese),
- Kreatinin,
- SGOT, SGPT, γ-GT, alkalische Phosphatase, LDH.

Dieses Basisprogramm umfaßt zusätzlich ein EKG und eine Röntgenuntersuchung des Thorax, immer in 2 Ebenen. Bei dringendem Verdacht auf ein malignes Tumorgeschehen können entsprechende Tumormarker bestimmt werden, dazu zählen u. a. CEA und CA 19 – 9. Deren Wert liegt jedoch nicht in der primären Diagnosestellung, sondern in der Beurteilung des Therapieerfolges und der Prognose.

> Thoraxchirurgisch relevante Erkrankungen lassen sich meist durch eine sorgfältige Anamnese und Untersuchung des Patienten erkennen und durch weiteres diagnostisches und therapeutisches Vorgehen einschätzen!

Sputumanalyse

Der **zytologische Nachweis** eines Bronchialkarzinoms soll mit mehrfacher Sputumanalyse bei bis zu 90% aller Erkrankten möglich sein, ist jedoch nur von untergeordneter Bedeutung, da sich eine weiterführende invasive Diagnostik anschließt und Fehleinschätzungen durch Malignome im oberen Gastrointestinaltrakt möglich sind. Prinzipiell ist die bronchioalveoläre Lavage zur Materialgewinnung zu favorisieren. Nur bei allgemein inoperablen Patienten ist die positive Zytologie ausreichend, um eine palliative Strahlen- oder Chemotherapie einzuleiten. Als Screeningmethode für Malignome besitzt die Sputumzytologie bisher keine Bedeutung.

Die **bakteriologische Sputumuntersuchung** auf unspezifische Erreger hat wegen der Kontamination mit der Mundflora ebenfalls nur eine begrenzte Treffsicherheit. Hingegen ist der Nachweis spezifischer Erreger unter dem Gesichtspunkt der wieder zunehmenden Tuberkulose insbesondere bei unklaren apikalen Rundherden stets indiziert.

Bildgebende Diagnostik

Obwohl sich durch die Einführung zahlreicher neuer Verfahren die bildgebende Diagnostik der Thoraxorgane in den letzten Jahren grundlegend geändert hat, ist die Basisuntersuchung weiterhin die konventionelle Röntgenuntersuchung in zwei Ebenen. Der Verdacht eines raumfordernden Prozesses in den pulmonalen Strukturen kann damit erhoben werden, pathologische Veränderungen im Mediastinum werden durch Abweichungen in der mediastinalen Konfiguration auffällig. Die Tatsache, daß bis zu 50% aller pulmonalen und mediastinalen Tumoren als Zufallsbefund registriert werden (12), unterstreicht die Bedeutung dieser Methode. Die Durchleuchtung kann zu einer weiteren Differenzierung dienen, v. a. ist die Zuordnung eines Prozesses zum Mediastinum oder der Lunge möglich. Schrägaufnahmen des Thorax sowie die konventionelle Tomographie haben an Bedeutung verloren, an ihre Stelle sind CT und MRT getreten. Durch i. v. Bolusapplikation von Kontrastmittel kann die CT auch Aussagen zu Gefäßveränderungen liefern. Die wichtigsten Indikationen zur CT des Thorax aus chirurgischer Sicht lassen sich wie folgt zusammenfassen:
- Sicherung und Dichtebestimmung pulmonaler Rundherde,
- Staging peripherer und zentraler Bronchialkarzinome,
- CT-gestützte Punktion von Lungenrundherden und Mediastinaltumoren,
- Lokalisation von Lungenabszessen und Bronchiektasen,
- Ausdehnungsbestimmung beim Lungenemphysem,
- Staging von Pleuratumoren,
- unklare Mediastinalkonfiguration im konventionellen Röntgen des Thorax,
- Lokalisation, Artdiagnostik, Größen- und Ausbreitungsbestimmung mediastinaler Raumforderungen,
- Abklärung hilärer Veränderungen,
- Abklärung von Veränderungen im thorakolumbalen Übergang.

Bei zystischen und lipomatösen Veränderungen zeigt die MRT ihre Überlegenheit. Durch die Wahl einer beliebigen Schichtebene können anatomische Strukturen in operationsrelevanter Ausdehnung dargestellt werden, dies birgt jedoch die Gefahr des Übersehens kleiner Befunde bei zu großem Schichtabstand in sich.

Die transthorakale Sonographie stellt wegen des hohen Luftgehaltes im Thorax keine Bereicherung der Diagnostik dar, die transösophageale Endosonographie liefert dagegen wertvolle Befunde bei Veränderungen des Ösophagus und der thorakalen Aorta.

Die Indikation zur Angiographie beschränkt sich im Bereich des Thorax auf bronchoskopisch nicht abklärbare Blutungen im Bronchialbaum (selektive Darstellung der Bronchialarterien), die Sicherung einer Lungensequestration (Aortographie) und den Nachweis einer arteriovenösen Fistel (Pulmonalisangiographie).

> Die Basisuntersuchung der bildgebenden Diagnostik ist die konventionelle Röntgenuntersuchung des Thorax in zwei Ebenen; die CT dient zur Abklärung unklarer Befunde!

Lungenfunktionsdiagnostik

Die häufigste Ursache der postoperativen Morbidität und Letalität bei allen chirurgischen Eingriffen sind kardiopulmonale Komplikationen. Die präoperative Diagnostik sollte deshalb die präoperative Funktion der Lunge sicher erfassen können. Durch die bekannte Korrelation zwischen Parametern der Lungenfunktion und möglichen postoperativen Komplikationen kann das individuelle Risiko des Patienten eingeschätzt werden. Bei geplanten resezierenden Eingriffen an der Lunge muß der zu erwartende pulmonale Funktionsverlust ebenfalls kalkuliert werden. Die mit den Begriffen „funktionell inoperabel", „erhöhtes Operationsrisiko" und „normale Lungenfunktion = kein erhöhtes Operationsrisiko" charakterisierte Einschätzung bleibt trotzdem relativ grob. Bei erhöhtem Operationsrisiko ist die Einleitung gezielter Maßnahmen (Medikamente, Physiotherapie, Inhalation usw.) zur Minimierung perioperativer Komplikationen notwendig.

> Die präoperative Bestimmung der Lungenfunktion ermöglicht die Einschätzung des individuellen Operationsrisikos für den Patienten!

Da für die Einschätzung der Lungenfunktion vielfältige, teilweise sehr aufwendige und belastende Methoden zur Verfügung stehen, ist die Beschränkung auf ein „sinnvolles Minimalprogramm" notwendig. Zum Basisprogramm gehören die Spirographie, arterielle Blutgasanalyse und Perfusionsszintigraphie, bei Normabweichungen können diese Untersuchungen von der Ganzkörperplethysmographie und Pulmonalarteriendruckmessung ergänzt werden. Basisprogramm der kardialen Funktionseinschätzung bilden EKG, Blutdruck und Echokardiographie.

Spirographie

Die Volumina der Lunge setzen sich aus der direkt meßbaren Vitalkapazität und dem auch nach maximaler Exspiration in der Lunge verbleibenden Residualvolumen zusammen. Die Vitalkapazität (IVC) kann mit der Spirometrie bestimmt werden, ebenso wie der gleichzeitig meßbare Atemstoß (FEV_1). Mit diesen Werten sind grundlegende Einschätzungen der Lungenfunktion wie normal, Restriktion, Obstruktion durch Vergleich mit Nomogrammen, die Geschlecht, Alter und Körpergröße einbeziehen, bereits möglich. Das Residualvolumen kann mit Fremdgasverdünnungsmethoden bestimmt werden. Im geschlossenen System findet dabei Helium Anwendung, während im offenen System Stickstoff durch Atmung von 100%igem Sauerstoff ausgewaschen wird. Fehlermöglichkeiten beider Verfahren liegen in der Tatsache begründet, daß jeweils nur die sicher ventilierten Lungenabschnitte in die Messung eingehen und nicht an der Atmung beteiligte Regionen (z. B. große Bulla beim Lungenemphysem) nicht meßbar sind.

Blutgasanalyse – ASTRUP

Zur präoperativen Lungenfunktionseinschätzung sollte möglichst eine arterielle Blutgasanalyse vorgenommen werden, arterialisiertes Kapillarblut ist reinem arteriellem Blut in den Meßergebnissen vergleichbar. Wichtige Meßgrößen sind pH, P_{CO_2}, P_{O_2}, „Base excess" und Sauerstoffsättigung (Normwerte s. Tab. 37.**3**).

Ganzkörperplethysmographie

Die Ganzkörperplethysmographie ist eine apparative, sehr aufwendige und teure Methode, bei kritischen Befunden ist sie jedoch anzustreben. Durch Analyse von Flußdruck, Flußvolumen und Volumen-Zeit-Kurve ist die Einschätzung und Differenzierung einer Atemwegsobstruktion möglich. Ein weiterer Vorteil der Methode

Tabelle 37.**3** Referenzbereiche für den ASTRUP. Zusätzlich kann durch Messung der peripheren Sauerstoffsättigung mittels Pulsoxymeter der pO_2-Wert geschätzt werden

Erwachsene	Einheit	Blut, arteriell		Blut gemischt-venös	Plasma/Serum
		Männer	Frauen		
pH-Wert		7,37 – 7,45		7,35 – 7,43	–
P_{CO_2}	mmHg kPa	35 – 46 4,7 – 6,1	32 – 43 4,3 – 5,7	37 – 50 4,9 – 6,7	–
P_{O_2}-Altersabhängigkeit	mmHg kPa	71 – 104 9,5 – 13,9		36 – 44 4,8 – 5,9	–
Akt. HCO_3 ($cHCO_3$)	mmol/l	21 – 26		21 – 26	21 – 28
Basenabweichung (BA)	mmol/l	– 2 bis + 3		– 2 bis + 3	–
Standardbicarbonat	mmol/l	21 – 26		21 – 26	–
Ges.-CO_2 (TCO_2)	mmol/l	23 – 28		22 – 29	22 – 29
Sauerstoffsättigung, bzw. $fHbO_2$	%	94 – 98		65 – 80	–
Sauerstoffkonzentration	ml/dl	≈ 20		≈ 15	–
Anionenlücke	mmol/l	–		–	7 – 16

liegt in der minimalen Beeinflußbarkeit der Untersuchungsergebnisse durch den Patienten.

Herzkatheter und Pulmonalarteriendruckmessung

Vor thorakalen Eingriffen ist die Bestimmung der kardialen Drücke und des Pulmonalarteriendruckes zur Erfassung einer latenten, im EKG nicht erkennbaren pulmonalen Hypertonie nur selten notwendig. Bei Patienten jenseits des 50. Lebensjahres und bei kardialen Vorerkrankungen in der Anamnese (z. B. Angina pectoris, arterieller Hypertonus, Myokardinfarkt) wird eine Echokardiographie durchgeführt, da mit dieser nichtinvasiven Ultraschallmethode ein sicheres Verfahren zur Einschätzung der Myokard-und Herzklappensituation sowie zur Beurteilung der kardialen Funktion zur Verfügung steht (12). Die Indikation zum Links-Rechts-Herzkatheter wird erst bei sich ergebenden pathologischen Befunden gestellt.

Szintigraphie

Die Perfusions- und Ventilationsszintigraphie der Lunge sind Verfahren einer qualitativen, räumlichen Messung der Nuklidverteilung in der Lunge. Bei der Perfusionsmessung finden ^{99m}Tc-markierte Eiweißpartikel Verwendung, während für die Ventilationsmessung radioaktives Gas (^{133}Xe, ^{85}Kr) aus einem Spirometer eingeatmet werden muß. Durch Quantifizierung der rechten und linken Lunge und, wenn möglich, oberen und unteren Lungenhälfte können Aussagen zum Funktionsausfall, z. B. bei zentralen Lungentumoren und Pneumokoniosen, getroffen werden. Mit den Ergebnissen der Perfusionsszintigraphie ist nach Loddenkemper (13) die Möglichkeit einer Berechnung der zu erwartenden postoperativen Lungenfunktion bei Lungenresektionen gegeben. Die Hauptindikation der Szintigraphie liegt in der Differentialdiagnostik und Sicherung einer Lungenembolie.

Invasive thoraxchirurgische Diagnostik

Invasive diagnostische Maßnahmen sind stets mit einer zu beachtenden Morbidität und seltener Mortalität verbunden. Die Indikation ist deshalb nach Ausschöpfung aller anderen diagnostischen Maßnahmen sehr streng zu prüfen, eine therapeutische Konsequenz für den Patienten ist absolute Voraussetzung.

Bronchoskopie

Die endoskopische Untersuchung des Tracheobronchialbaumes (Abb. 37.1) stellt die wichtigste invasive Maßnahme in der Diagnostik und Therapie von Lungen- und Atemwegserkrankungen dar (11). Sie wird heute überwiegend in Lokalanästhesie mit dem flexiblen Bronchoskop unter EKG-Überwachung und permanenter Pulsoxymetrie sowie O$_2$-Insufflation durchgeführt. Die starre Bronchoskopie, z. B. zur Entfernung von Fremdkörpern, muß in Allgemeinanästhesie vorgenommen werden. Eine Durchleuchtung zur Lagekontrolle von Endoskop und vorgeschobener Biopsiezange bzw. Bürste soll-

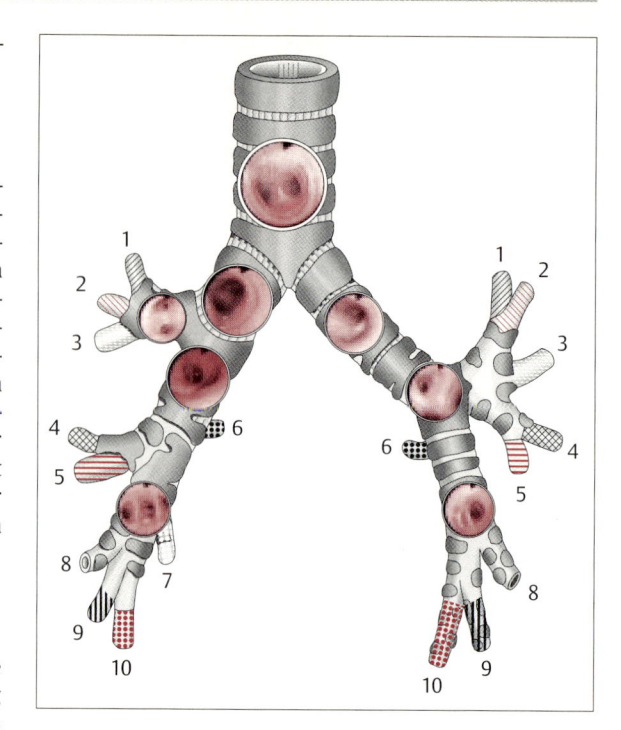

Abb. 37.1 Schematische Darstellung der Aufzweigung des Tracheobronchialbaumes, mit endoskopischer Sicht auf die Aufzweigungen von Trachea und Bronchien (Ziffern 1–10 = Segmentbezeichnungen).

te angestrebt werden und schafft optimale Bedingungen. Die Indikation für diese Untersuchung wird aus diagnostischen und therapeutischen Erwägungen heraus gestellt. Eine diagnostische Bronchoskopie ist zur Abklärung röntgenologisch nachgewiesener pulmonaler Raumforderungen, bei unklaren Verschattungen, zur Differentialdiagnose Atelektase oder Pneumonie, bei Hämoptoe und chronischen Husten zur optischen Verifizierung und zur Materialgewinnung für Mikrobiologie, Zytologie und Histologie angezeigt. Eine eher therapeutische Zielsetzung hat sie bei einer bronchioalveolären Lavage (BAL), einer Bronchialtoilette bei Atelektasen mit Sekretstau, der postoperativen Kontrolle von Anastomosen und Stenosen sowie bei massiver endobronchialer Blutung. Zur Vorbereitung der Untersuchung erhält der Patient 0,5 ml Atropin und eine i. v. Sedierung mit Midazolam, Diazepam o. ä. **Die Bronchoskopie mit dem flexiblen Endoskop** stellt wegen der problemlosen Durchführung in Lokalanästhesie auch unter ambulanten Bedingungen und wegen des Einblicks bis weit in die peripheren Bronchien 4. bis 5. Ordnung die schonendste diagnostische und therapeutische Methode dar. Zur Lokalanästhesie bis zum Larynx wird ein Xylocainspray oder ein Inhalationsgerät mit Xylocain verwendet, Larynx und Tracheobronchialbaum werden mit 0,5%iger Procainlösung anästesiert. Auch der intubierte und beatmete Patient kann intra- und postoperativ mit dem Fiberbronchoskop relativ problemlos untersucht werden. Durch zunehmende technische Verbesserung der Geräte mit deutlich besserer Bildqualität und größeren Arbeitskanälen hat die Fiberbronchoskopie die Untersuchung mit dem starren Gerät, die noch bessere Sichtverhältnisse garantiert, in ihrem Stellenwert deutlich zurückgedrängt. Die Indikation für die **starre Bronchoskopie** wird zur genauen Einschätzung des zentralen Tracheobronchialbaumes, für die tiefen Stufenbiopsien im Zusammenhang mit operativen Eingriffen, bei massiven Blutungen oder Eiterabgang aus Abszeßhöhlen, bei zentral gelegenen Fremdkörpern und bei Kindern gestellt. Nachteile sind die notwendige Narkose, die mangelhafte Reichweite und Manipulierbarkeit sowie die höhere Belastung für den Patienten. Kontraindikationen für die Bronchoskopie mit dem starren Bronchoskop sind Verletzungen der Halswirbelsäule, ein schwerer Morbus Bechterew, eine manifeste Herzinsuffizienz und ein frischer Myokardinfarkt. In akuten Notfallsituationen, wie z. B. einer Fremdkörperaspiration mit Atemnotsyndrom, müssen diese Kontraindikationen jedoch relativiert werden.

Endobronchiale Blutungen, Pneumothorax, Perforationen und ein Broncholaryngospasmus stellen Komplikationen beider Untersuchungsverfahren dar. Zusätzlich muß wegen der kurzfristigen kardiopulmonalen Belastung mit einem Anstieg des systemischen und Pulmonalarteriendruckes, mit Arrhythmien bis zum Kammerflimmern, einer Hyperkapnie und Hypoxämie gerechnet werden.

> Die Bronchoskopie mit dem flexiblen Endoskop stellt die wichtigste invasive Untersuchung des Tracheobronchialbaumes in der Diagnostik und Therapie von Lungen- und Atemwegserkrankungen dar; sie wird in Lokalanästhesie durchgeführt!

Transthorakale Feinnadelpunktion

Die Feinnadelpunktion von Raumforderungen in der Lunge sowie dem Mediastinum kann unter Durchleuchtung oder CT-gestützt vorgenommen werden. Letztere Methode kommt bei einem mediastinalen Tumor oder nicht sicherer Lokalisierung des Tumors unter Durchleuchtung zum Einsatz. Nur der positive Malignitätsnachweis zählt, da durch Fehllage der Punktionsnadel, Punktion des Tumorrandes oder nekrotische Areale ein falsch negatives Resultat keine Seltenheit darstellt. Wegen der hohen Komplikationsrate – bis zu 25 % Pneumothoraxrate nach Lungenpunktion – ist die Indikationsstellung sehr streng. Die Punktion wird bei lokal und funktionell inoperablen Patienten ausgeführt, um – nach Sicherung eines Malignoms – die weitere konservative Therapie einleiten zu können. Die Punktion von Lungentumoren bei operablen Patienten ist sehr umstritten, hier sollte der operative Eingriff sowohl zur Diagnostik als auch zur Therapie primär in Betracht kommen. Mediastinale Raumforderungen mit Kriterien der Inoperabilität sowie der Verdacht auf ein malignes Lymphom stellen ebenfalls eine Punktionsindikation dar. Wegen häufig unzureichender Materialgewinnung für die exakte Differenzierung eines Lymphoms wird die Mediastinoskopie bzw. Mediastinotomie favorisiert. Eine Stunde nach transthorakaler Feinnadelpunktion des Thorax erfolgt eine konventionelle Röntgenkontrolle in Exspiration zum Ausschluß eines Pneumothorax. Bei einem Mantelpneumothorax bis 2 cm Breite kann auf die sofortige Thoraxsaugdrainage verzichtet werden. Nimmt der Pneumothorax bei engmaschigen Röntgenkontrollen jedoch zu bzw. ist er bereits primär sehr ausgedehnt, muß eine Thoraxsaugdrainage angelegt werden.

> Die Feinnadelpunktion von Raumforderungen dient der Klärung der Dignität. Nur der positive Malignitätsnachweis ist diagnostisch verwertbar, negative Befunde stellen keinen Ausschluß einer Malignität dar!

Mediastinoskopie

Durch die Mediastinoskopie gelingt ein Überblick im Bereich des oberen mittleren Mediastinums mit der Möglichkeit einer Probeexzision in der prä- und paratrachealen Region bis hin zur Exstirpation von Lymphknoten im Tracheobronchialwinkel und entlang der Hauptbronchien. Die Endoskopie des vorderen Mediastinums (ventral des Aortenbogens) und des unteren Mediastinums (entlang des Ösophagus) wird nur selten von sehr geübten Operateuren und Endoskopikern genutzt. Ein thorakales CT zur Abgrenzung der mediastinalen Raumforderung und zur Abklärung der Erreichbarkeit mit dem Mediastinoskop ist obligat. Unbestritten ist die Indikation bei primären Erkrankungen des lymphatischen Systems wie Morbus Hodgkin, Non-Hodgkin-Lymphom, Morbus Boeck, Lymphknotentuberkulose und zum Staging eines malignen Thymoms. Bei diesen unklaren Raumforderungen gelingt die richtig positive Diagnosesicherung mit der Mediastinoskopie bei über 90 %. Umstritten ist die Durchführung einer Mediastinoskopie zum Staging des Bronchialkarzinoms (vgl. S. 855 f). Unterschiedliche Auffassungen zur Operabilität eines Bronchialkarzinoms bei Befall der ipsilateralen paratrachealen Lymphknoten (N2) sind hierfür verantwortlich. Wird das Bronchialkarzinom bei positiven N2-Lymphknoten operiert, ist die vorherige Mediastinoskopie überflüssig. Im umgekehrten Fall kann durch Nachweis des N2-Befalls durch Mediastinoskopie die Inoperabilität des Bronchialkarzinoms gesichert werden. Wir selbst führen beim Bronchialkarzinom die Mediastinoskopie nur beim Verdacht eines kleinzelligen Karzinoms sowie bei im CT vergrößerten kontralateralen paratrachealen Lymphknoten (N3) durch.

> Die Mediastinoskopie zur Materialgewinnung im oberen und mittleren Mediastinum stellt eine bewährte Maßnahme bei vergrößerten prä- und paratrachealen Lymphknoten dar. Die Endoskopie des vorderen und des hinteren Mediastinums wird nur selten vorgenommen!

Die Mediastinoskopie erfolgt in Intubationsnarkose in Rückenlage mit überstrecktem Kopf. 1–2 Querfinger über dem Jugulum wird der ca. 2–3 cm quere Hautschnitt gelegt und anschließend bis zur Tracheavorderfläche präpariert. Die Fascia praetrachealis muß immer sorgfältig freigelegt werden, nur so ist eine Präparation in der richtigen Schicht möglich und die Verletzung u. a.

der V. brachiocephalica zu vermeiden. Anschließend kann das Mediastinoskop eingeführt und die weitere stumpfe Präparation entlang der Trachea vorgenommen werden. Dabei sichtbare Lymphknoten werden exstirpiert, was praktisch erst nach Präparation aller Lymphknoten von kaudal beginnend sinnvoll ist, um Sichtbeeinträchtigungen durch unvermeidliche Blutungen auszuschließen. Die häufigste Komplikation bei der Mediastinoskopie ist die Blutung aus dem venösen System oder der Pulmonalarterie, aber auch der Aorta. Bei suspekten Befunden ist deshalb die Probepunktion mit einer Aspirationsnadel zu empfehlen. Ist die Pleura mediastinalis intakt, steht eine Blutung fast immer durch längere Tamponade. Weitere Komplikationen sind die Rekurrensparese, Verletzungen der Trachea, der Bronchien, des Perikards und des linken Herzvorhofes sowie die seltene Ösophagusperforation.

Mediastinotomie

Die parasternale anteriore Mediastinotomie kommt nur bei unmittelbar retrosternal gelegenen Tumoren zur Anwendung, wenn eine vorangegangene Punktion kein eindeutiges Ergebnis erbracht hat. Insbesondere bei unsicherer Differenzierung zwischen malignem Thymom und Lymphom ist dies der Fall; durch die Mediastinotomie kann dann ausreichend Material für spezielle Untersuchungen, z.B. die Immunhistologie, gewonnen werden. Zum Staging, besonders beim linksseitigen Bronchialkarzinom, ist prinzipiell die parasternale Mediastinotomie möglich. Der Stellenwert richtet sich jedoch wieder nach der Einschätzung eines Tumorbefalls der N2-Lymphknoten. Differentialdiagnostisch sollte präoperativ jedoch stets an ein Aortenaneurysma gedacht werden, um damit verbundene intraoperative Komplikationen zu vermeiden.

Thorakoskopie und thorakoskopische Probeexzision

Die Thorakoskopie stellt eines der ältesten minimalinvasiven Operationsverfahren dar und hat mit den technischen Verbesserungen (Videoassistenz) im Rahmen der Ausweitung dieser Verfahren im abdominellen Bereich einen Aufschwung erlebt. Sie ist heute Methode der Wahl zur Abklärung aller Prozesse der Lungenoberfläche und Pleura (15). Durch den Einsatz endoskopischer Klammernaht- und Schneidegeräte (z.B. Multifire Endo GIA 60, Fa. Auto Suture) ist auch die Entnahme von genügend Lungengewebe für die histologische Untersuchung bei Lungensystemerkrankungen unter endoskopischer Sicht möglich geworden, so daß die Bedeutung der offenen Lungenbiopsie drastisch zurückgegangen ist. Ein wesentlicher Nachteil ist jedoch der fehlende Palpationsbefund für tiefer unter der Oberfläche gelegene Prozesse. Weitere Indikationen zur Thorakoskopie bzw. thorakoskopischen Operation sind die Abklärung eines Pleuraergusses, insbesondere im Zusammenhang mit einem extrapulmonalen Tumorleiden oder einem Bronchialkarzinom, der Spontanpneumothorax zur Fibrinklebung bzw. endoskopischen Bullaabtragung und Eingriffe am thorakalen Sympathikus. Die Untersuchung wird stets in Intubationsnarkose mit einem Doppellumentubus in Rücken- oder Seitenlage vorgenommen. Bei der einfachen Thorakoskopie kann man über den 4.–6. ICR in der vorderen Axillarlinie oder bei einer basalen Pleuraschwiele auch im 3. ICR medioklavikular in die Pleurahöhle eingehen. Soll eine thoraskopiegestützte Operation vorgenommen werden, so sind neben dem Trokar für die Kamera 2–3 weitere Trokare zur Einführung der Arbeitsinstrumente notwendig, die meist in Form eines gleichschenkligen Dreiecks plaziert werden, wobei sich die exakte Lage nach dem Operationsgebiet richtet. In geübter Hand werden so periphere Lungenresektionen, Segmentresektionen, Lobektomien, Pleurektomien und Empyemausräumungen möglich. Zeitaufwand, Kosten, Schmerzen und Tumorverschleppung sind strittige Punkte. Die Plazierung einer Thoraxdrainage beendet den Eingriff. An Komplikationen muß mit Blutungen aus Lunge oder Interkostalgefäßen, einer Ösophagus- oder Nervenläsion, einem Pleuraempyem und einer persistierenden Lungenfistel, evtl. mit Hautemphysem gerechnet werden.

> Die Thorakoskopie ist eine invasive Maßnahme zur Abklärung und histologischen Sicherung von Prozessen an der Lungenoberfläche und der Pleura. Durch zusätzliche Plazierung weiterer Trokare können ausgedehnte thorakoskopische Operationen ermöglicht werden!

Offene Lungenbiopsie

Die offene Lungenbiopsie war zur Abklärung diffuser pulmonaler Veränderungen (z.B. Granulomatosen oder interstitielle Erkrankungen) lange Zeit Methode der Wahl, da nur durch diesen operativen Eingriff genügend Material für histologische und mikrobiologische Untersuchungen gewonnen werden konnte. Durch die thorakoskopischen Eingriffe ist ihre Bedeutung jedoch stark rückläufig. Grundsätzlich kann die Biopsie in Intubationsnarkose über jeder betroffenen Lungenregion vorgenommen werden. Bei einer diffusen Lungenerkrankung wird für die Materialentnahme meist der linke Oberlappen genutzt.

Einschätzung der Operabilität

Operative Eingriffe mit Eröffnung des Thorax und Lungenresektionen können rasch zu Störungen im lebenswichtigen kardiopulmonalen System führen. Die realistische Einschätzung der präoperativen Funktion von Herz und Lunge und die damit verbundene Kalkulation des postoperativen Zustandes im Zusammenhang mit dem Operationsrisiko sind für den Patienten von essentieller Bedeutung. Bei der Abwägung von Operationsrisiko und zu erwartendem Nutzen durch den Eingriff für den Patienten müssen Kriterien der allgemeinen, funktionellen und lokalen Operabilität Beachtung finden.

Die Einschätzung der **allgemeinen Operabilität** unterscheidet sich nicht wesentlich von der Beurteilung bei Operationen in anderen Körperregionen. Extrapulmonale Risikofaktoren müssen abgeklärt werden, hierzu zählen u.a. ein Hypertonus, Diabetes mellitus, Adipositas und eine allgemeine Arteriosklerose. Entsprechend der erhobenen Befunde sind zusätzlich zu der pulmonalen Diagnostik weitere Untersuchungen (Belastungs-EKG usw.) notwendig. Auch bei thorakalen Operationen ist das hohe Lebensalter allein keine Kontraindikation für einen operativen Eingriff. In den letzten Jahren konnte mehrfach gezeigt werden, daß die Ergebnisse bei Lungenresektionen jenseits des 65. bzw. 70. Lebensjahres denen bei jüngeren Patientenkollektiven entsprechen, wobei natürlich beachtet werden muß, daß sehr ausgedehnte Eingriffe wie Bilobektomien oder Pneumonektomien bei jüngeren Patienten häufiger vorgenommen werden und die unmittelbar postoperative Letalität mit zunehmendem Lebensalter steigt (17). Die Prognose der Erkrankung sollte immer in einem angemessenen Verhältnis zum Risiko der Operation stehen.

Die **funktionelle Operabilität** bei Thoraxeingriffen muß den Charakter der Operation berücksichtigen (Abb. 37.2). Während bei Lungenresektionen belüfteter und perfundierter Abschnitte wegen eines Bronchialkarzinomes mit einem postoperativen Funktionsverlust zu rechnen ist, können andere Eingriffe – Pleuradekortikation bei einer Pleuraschwarte, Bullektomie bei großbullösem Lungenemphysem und Kavernenresektionen nicht belüfteter und nicht perfundierter Abschnitte – zu einer Besserung der pulmonalen Situation führen. Die zu erwartende postoperative Lungenfunktion bei resezierenden Lungeneingriffen kann nach Loddenkemper (13) relativ sicher bereits präoperativ berechnet werden. Wichtigste Parameter sind der FEV_1 und die Lungenperfusionsszintigraphie (Tab. 37.4).

Zur Frage der **lokalen Operabilität** bei malignen Tumoren im Thorax muß ein intra- und extrathorakales Tumorstaging vorgenommen werden. Entscheidungskriterium ist wiederum der für den Patienten zu erwartende Gewinn durch Heilung oder – bei palliativen Eingriffen – eine Überlebenszeitverlängerung bzw. Besserung der Lebensqualität im Verhältnis zum operativen Risiko. Kriterien der technischen Inoperabilität können zum Beispiel die Infiltration lebensnotwendiger Strukturen (Aorta, V. cava, Trachea, Ösophagus), die Tumorausdehnung und -größe sein. Eine ausgedehnte Metastasierung in entfernte Lymphknotenstationen und andere Organe (Leber, Gehirn, Nebennieren) ist ebenfalls eine Kontraindikation für einen operativen Eingriff.

Tabelle 37.4 Formel zur Berechnung der frühen und späten postoperativen Lungenfunktion (nach Loddenkemper)

Formel 1 (späte postoperative Funktion)

$$FEV_1 \text{ postoperativ} = FEV_1 \text{ präoperativ} \left(1 - \frac{Q\%\,OP}{100}\right)$$

Formel 2 (frühe postoperative Funktion)

FEV_1 früh postoperativ

$$= FEV_1 \text{ präoperativ} - FEV_1 \text{ präoperativ} \frac{Q\%\,OP}{100}$$

$$\frac{FEV_1 \text{ präoperativ}}{100} \cdot \frac{Q\%\,\text{operierte Seite} - Q\%\,OP \cdot k}{}$$

FEV_1 präoperativ = präoperativ gemessener Atemstoß

$\dfrac{Q\%\,OP}{100}$ = Perfusion des Resektats in % der Gesamtlunge

$\dfrac{Q\%\,\text{operierte Seite} - Q\%\,OP}{100}$ = Perfusion des Rests der zu operierenden Seite in % der Gesamtlunge

K = 0,37 (Konstante für die frühe postoperative Phase)

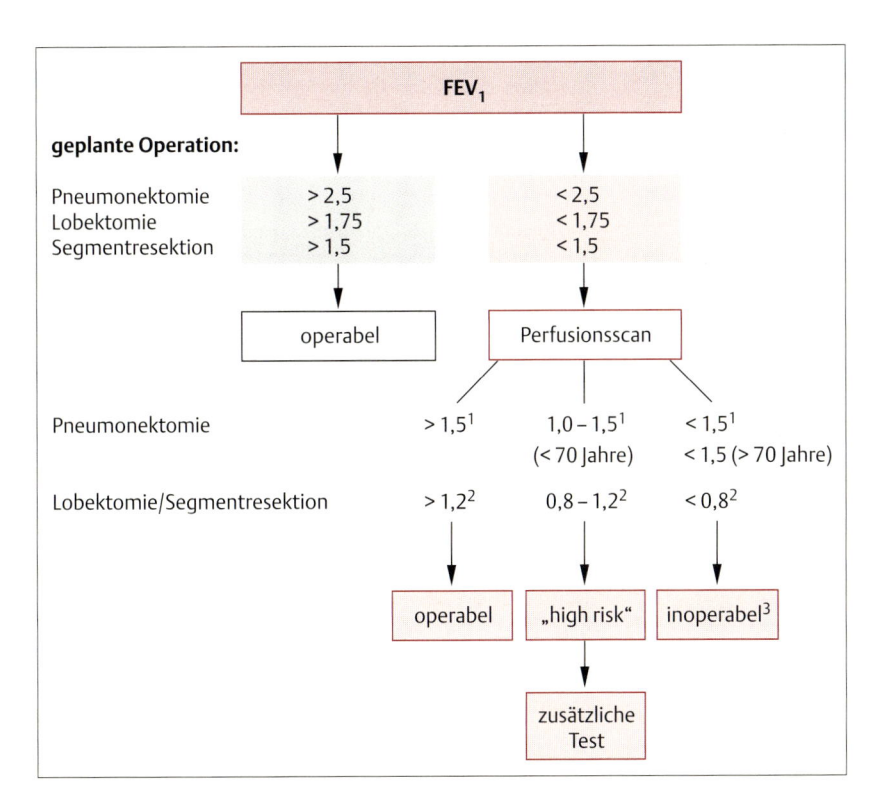

Abb. 37.2 Einschätzung der funktionellen Operabilität bei Lungenresektionen nach Loddenkemper (1983) (nach dem Schema der Dtsch. Ges. für Pneumologie und Tuberkulose)
[1] Bei Benutzung der Formel 1 (späte postoperative Funktion).
[2] Bei Benutzung der Formel 2 (frühe postoperative Funktion).
[3] „Inoperabel" bedeutet, daß die zu erwartende Letalität bei Lob-/Pneumonektomie > 10% beträgt.

	FEV_1	
geplante Operation:		
Pneumonektomie	> 2,5	< 2,5
Lobektomie	> 1,75	< 1,75
Segmentresektion	> 1,5	< 1,5
	operabel	Perfusionsscan
Pneumonektomie	> 1,5[1]	1,0–1,5[1] (< 70 Jahre) / < 1,5 (> 70 Jahre)	< 1,5[1]
Lobektomie/Segmentresektion	> 1,2[2]	0,8–1,2[2]	< 0,8[2]
	operabel	„high risk" → zusätzliche Test	inoperabel[3]

> Jede Thorakotomie kann zu Störungen im kardiopulmonalen System führen. Die Operation darf nur vorgenommen werden, wenn die Voraussetzungen seitens der allgemeinen, funktionellen und lokalen Operabilität gegeben sind!

Operationsvorbereitung und Lagerung

Nach Diagnostik, Sicherung der Operabilität und Festlegung des notwendigen Eingriffs stehen zunächst die Aufklärung und Information des Patienten im Vordergrund (vgl. Kapitel 8). Neben der bei allen Operationen üblichen Aufklärung über Operation und mögliche Komplikationen muß bei Thoraxeingriffen – insbesondere Lungenresektionen – unbedingt auf die zu erwartende Einschränkung der (kardio-)pulmonalen Funktion und die möglichen Konsequenzen der Einschränkung der Arbeitsfähigkeit bis zur Invalidität hingewiesen werden. Nur die rechtzeitige Information über diese mögliche Komplikation kann eine etwaige Enttäuschung über das Ergebnis der Operation und damit einen Bruch des Vertrauensverhältnisses zwischen Arzt und Patient verhindern.

Mittelpunkt der Operationsvorbereitung ist die Verbesserung der pulmonalen Funktion durch Nikotinabstinenz, Medikamente und Physiotherapie mit Atemgymnastik. Die medikamentöse Vorbehandlung umfaßt die Verbesserung der Sekretolyse (Acetylcystein, Bronchiolytika), den Ausgleich von Mangelzuständen (Eiweiß, Elektrolyte, Flüssigkeit) und die Therapie häufig vorliegender obstruktiver Ventilationsstörungen durch die Gabe von β-2-Mimetika, Theophyllin oder/und Steroiden. Die Thromboembolieprophylaxe führen wir mit Heparin 3×5000 IE s.c. durch, wobei am Abend vor der Operation mit 1×5000 IE s.c. begonnen wird. Für den Einsatz von niedermolekularen Heparinen fehlen noch ausreichende Erfahrungen.

Erst am Operationstag wird eine Enthaarung des gesamten Thorax inklusive Axillae und Schulterregion sowie die obere Hälfte des Abdomens vorgenommen. Wegen möglicher Verletzungen der Haut bei einer Rasur und der damit verbundenen Gefahr späterer Wundinfektionen wird die chemische Depilation favorisiert.

Zur perioperativen Antibiotikaprophylaxe bevorzugen wir zu Beginn der Narkose Cephalosporine der 2. Generation. Allerdings darf der Hinweis nicht fehlen, daß für die einzelnen Operationen die Indikationen wie bei der selektiven Darmdekontamination sehr unterschiedlich gesehen werden und einige Zentren eine Prophylaxe ablehnen.

Die Desinfektion des Operationsgebietes und die zur Abdeckung des Patienten verwendeten Materialien unterscheiden sich nicht von Operationen in anderen Körperregionen. Die Abdeckung nehmen wir stets großzügig vor, eine Erweiterung des operativen Zugangsweges und die abschließende Plazierung von Thorax(saug)drainagen bereiten dadurch keine Probleme.

Die richtige Lagerung des Patienten unter Beachtung der anatomischen Verhältnisse ist in der Thoraxchirurgie eine essentielle Voraussetzung für den gewählten Zugangsweg und die eigentliche Operation am Zielorgan.

> Für die Durchführung der Lagerung und iatrogene Schäden trägt stets der Chirurg die Verantwortung!

Die Rückenlage schafft für alle medianen longitudinalen und queren Sternotomien, für eine kollare, transversale anteriore bzw. parasternale anteriore Mediastinotomie und auch abdominothorakale Zugangswege ideale Voraussetzungen, ist jedoch für Eingriffe im dorsalen Mediastinum (Ösophagus, Aorta) und an dorsalen Lungenabschnitten wenig geeignet. Die strenge Seitenlagerung (Abb. 37.**3a – c**) ist bei allen lateralen, posterolateralen und axillären Thorakotomien notwendig und wird auch bei thorakoskopischen Eingriffen eingesetzt. Der dem Operateur zugewandte Rücken des Patienten liegt dabei am Rand des Operationstisches, der im mittleren Thoraxbereich stärker abgewinkelt wird, um die zu operierende Thoraxseite und damit die Interkostalräume zu spreizen. Thorax und Becken müssen durch seitliche Stützen stabilisiert werden. Den oberen Arm lagern wir auf einer zusätzlichen Armstütze, wodurch das Schulterblatt nach kranial verlagert und ein günstiger Zugang zu den oberen Interkostalräumen möglich wird. Eine Fixierung am Narkosebügel ist ebenfalls möglich. Besonderes Augenmerk muß der Operateur in beiden Fällen auf die Vermeidung von Plexusschäden durch Überstreckung im Schultergelenk legen. Die Lagerung und ausreichende Polsterung beider Beine vermeidet auch hier Nervenläsionen (N. peroneus). Mit abgepolsterten Gurten werden Beine und Becken fixiert. So ist problemlos ein seitliches Kippen des Operationstisches bis zu 30° möglich. Bei einer Halbseitenlage liegt der Patient auf dem Rücken, das

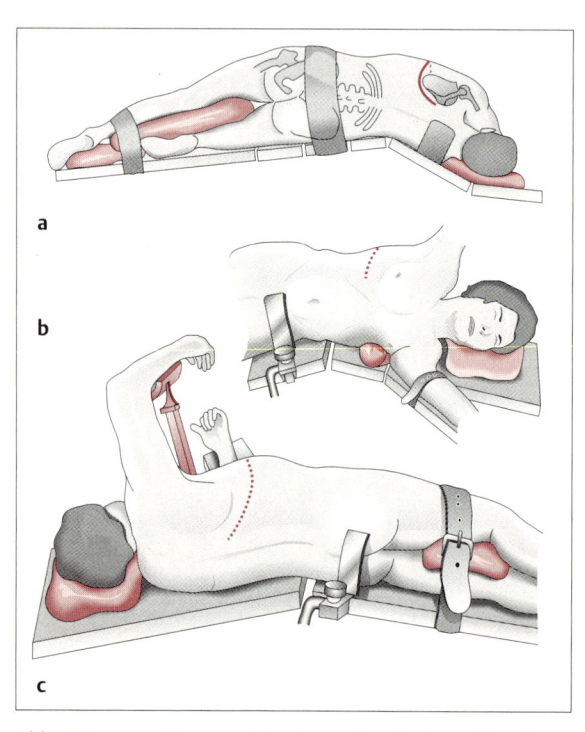

Abb. 37.**3a–c** Strenge Seitenlage. Durch die Abknickung des OP-Tisches werden die Interkostalräume aufgespreizt.

Becken ist mit einem Gurt fixiert. Die zu operierende Thoraxseite wird durch untergelegte Rollen oder einen Sandsack bis zu 30° angehoben. Der zugehörige Arm wird wie bei strenger Seitenlage plaziert, der Tisch im Thoraxbereich ebenfalls geknickt. Diese Lagerung ist für eine anterolaterale Thorakotomie und kombinierte abdominothorakale Operationen günstig, bei letzterer muß der Thorax jedoch noch weiter angehoben werden. Die reine Bauchlage findet nur selten bei weit dorsalen Eingriffen oder Operationen an der Wirbelsäule Anwendung. Zur unbehinderten Respiration während der Operation muß der Bauch frei gelagert werden.

Operative Zugangswege

Die Wahl des Zugangs richtet sich nach der Lokalisation des zu operierenden Organs bzw. des pathologischen Befundes, wobei der Zugang durch das knöcherne Thoraxskelett schwieriger als in der Abdominalregion ist und dadurch Erweiterungen nur schwer möglich sind. Wir unterscheiden mediastinale Zugänge, Zugänge zu den Pleurahöhlen und kombinierte thorakale und thorakoabdominale Operationswege.

> Bei allen thorakalen Operationen ist eine streng individuelle Operationsplanung notwenig, nur ein optimaler Zugang ermöglicht die Übersicht im Operationsgebiet!

Zugänge zu den Pleurahöhlen

Im Zusammenhang mit einem mehr ventralen oder dorsalen Operationsgebiet in der Pleurahöhle wurden 3 Hauptformen der lateralen Thorakotomie entwickelt: die laterale Standardthorakotomie sowie die posterolaterale und anterolaterale Thorakotomie (Abb. 37.**4a – c**).
Die **laterale Standardthorakotomie** garantiert eine optimale intrathorakale Übersicht mit möglicher Erweiterung nach ventral oder dorsal. Sie ist für alle Eingriffe an Lunge und Pleura sowie als Zugang zum Mediastinum geeignet, ist jedoch mit dem Nachteil einer ausgedehnten Muskelzerstörung und der Durchtrennung des N. thoracicus longus verbunden. Die Hautinzision beginnt in der Medioklavikularlinie unterhalb der Mamille, zieht bogenförmig ca. 2 – 3 cm unter der Skapulaspitze nach dorsal, um am Hinterrand der Skapula steil nach kranial geführt zu werden. Nach Durchtrennung des Subkutangewebes bis auf die Muskelfaszie müssen die Fasern von M. latissimus dorsi und anschließend die dorsalen Anteile des M. serratus anterior mit dem Elektromesser durchtrennt werden. Nach Anheben der Skapula können nun die Interkostalräume ausgezählt werden. Die Eröffnung der Pleurahöhle wird am häufigsten zwischen 4. bis 6. Rippe bzw. ICR vorgenommen, dies richtet sich nach dem eigentlichen Operationsgebiet. Bei Eingriffen am Oberlappen wird man den Bereich der 4. Rippe wählen. Soll dagegen das Zwerchfell oder der distale Ösophagus erreichbar sein, wird distal im 6. ICR eingegangen. Zu beachten ist, daß der ICR häufig zu tief gewählt wird, was anschließend operationstechnische Probleme mit sich bringt. Die **posterolaterale Thorakotomie** führen wir

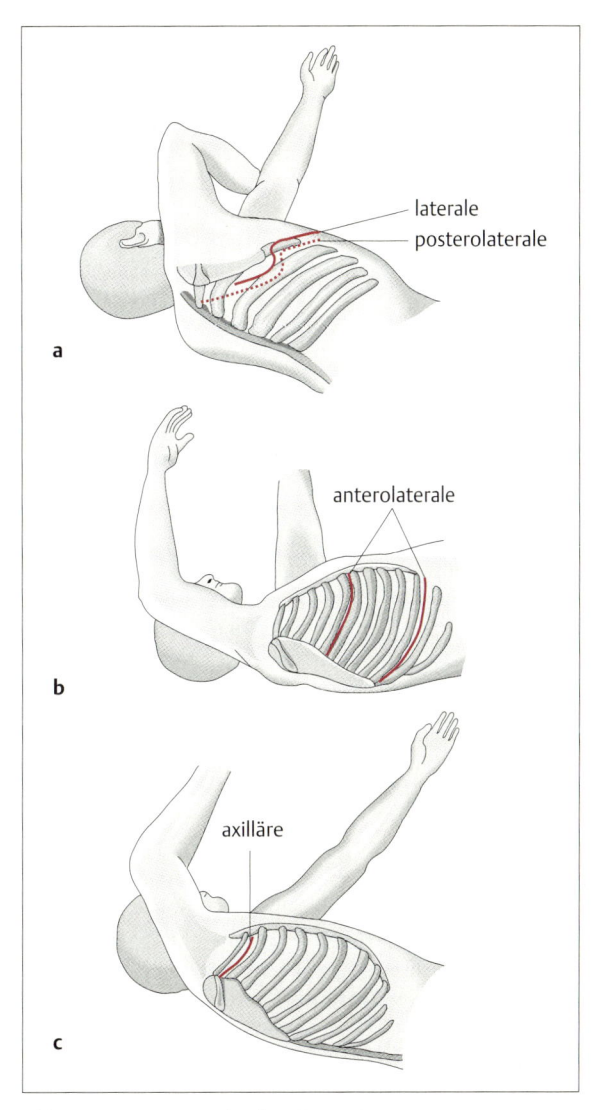

Abb. 37.**4a – c** Laterale Thorakotomien.

am häufigsten durch. Sie erlaubt ebenfalls alle Eingriffe an der Lunge einschließlich der Lymphadenektomie beim Bronchialkarzinom und sichert günstige Operationsverhältnisse im hinteren Mediastinum. Die Schnittführung ähnelt der bei der Standardthorakotomie, sie beginnt jedoch weiter lateral in der vorderen Axillarlinie und wird nach dorsal gezogen. Dadurch können ventral größere Anteile des M. serratus anterior geschont werden (häufig gelingt dies sogar vollständig), jedoch müssen dorsal der M. trapezius und der M. rhomboideus major teilweise durchtrennt werden.
Die Eröffnung der Pleurahöhle erfolgt wie bei der Standardthorakotomie im Bereich der 4.–6. Rippe. Die **anterolaterale Thorakotomie** ist der muskelschonendste Eingriff. Er erlaubt Lungenresektionen und Operationen am vorderen Mediastinum. Die dorsalen Bereiche der Pleurahöhle sind jedoch schwer einsehbar. Die Inzision beginnt unmittelbar parasternal und wird S-förmig geschwungen auf die Skapulaspitze gezogen.
Ein Problem stellen gleichzeitige Eingriffe in beiden Pleurahöhlen, z.B. bei Tumoren mit Infiltration des Me-

diastinums oder der Gegenseite oder beidseitigen Lungenmetastasen, dar. Neben zwei lateralen Thorakotomien mit entsprechender Umlagerung kann eine **bilaterale Thorakotomie mit querer Sternotomie** vorgenommen werden. Neben der gleichzeitigen Operation in beiden Pleurahöhlen sind Eingriffe am Herzen möglich, die Übersicht im oberen vorderen Mediastinum ist jedoch eingeschränkt. Eine weitere, seltener ausgeführte Form der lateralen Thorakotomie stellt die weit proximal in der Axilla vorgenommene **axilläre Thorakotomie** dar. Sie erfolgt im Bett der 3. Rippe, die Schnittführung kann dabei längs entlang des Hinterrandes des M. pectoralis major als auch quer direkt über der Rippe gewählt werden. Über diesen Zugang sind thorakale Sympathektomien, Rippenresektionen einschließlich der Halsrippen und Skalenotomien oder Bullaresektionen beim Pneumothorax möglich.

Kombinierte thorakoabdominale Zugänge

Unter Umständen kann die Erweiterung der Thoraxoperation in Richtung auf das Abdomen – als sogenannter Zweihöhleneingriff – notwendig sein. Neben einer Umlagerung des Patienten bei einer Thorakotomie in strenger Seitenlage und getrennter Laparotomie kann dies über kombinierte Eingriffe erfolgen (Abb. 37.**5**).

Transdiaphragmale Zugänge

Die Eröffnung der Pleurahöhlen oder des Mediastinums kann in seltenen Situationen bei einer Oberbauchlaparotomie bzw. umgekehrt bei einer Thorakotomie die Laparotomie über eine Inzision des Zwerchfells ausgeführt werden. Die Schnittrichtung sollte eine Schädigung des N. phrenicus unter allen Umständen vermeiden und in Längsrichtung der Muskelfasern erfolgen, um postoperative Funktionseinschränkungen des Zwerchfells mit den entsprechenden Folgen für die Respiration zu verhindern.

Chirurgische Techniken

Rippenresektion

Die Resektion einer Rippe kann bei entzündlichen oder tumorösen Prozessen sowie bei der Osteoradionekrose notwendig werden. Im Zusammenhang mit einer lateralen Thorakotomie wird ebenfalls häufig der Zugangsweg über das Rippenperiost gewählt und zur Erweiterung des Schnittes die betreffende Rippe entfernt. Bei malignen Erkrankungen müssen meist mehrere Rippen und das umgebende Weichteilgewebe mitreseziert werden.

Lösungen pleuraler Verwachsungen

Häufig finden sich als Folge abgelaufener entzündlicher Erkrankungen von Lunge oder Pleura und insbesondere nach vorangegangener Thorakotomie Verwachsungen zwischen pulmonaler und parietaler Pleura. Diese mehr oder weniger ausgedehnten Adhäsionen können locker oder fest, strangförmig oder flächenhaft sein und erschweren u. U. ein Lösen der Lunge von der Brustwand sehr. Im Bereich der Pleurakuppel verlaufen in leicht durchtrennbaren strangartigen Verwachsungen oft Blutgefäße, die Ursache einer postoperativen Nachblutung sein können. Lockere Verwachsungen lassen sich leicht stumpf oder scharf mit der Schere lösen. Bei festen, derben Verwachsungsfeldern gelingt das scharfe Lösen nur sehr schwer und ist häufig mit ausgedehnten Parenchymfisteln und zum Teil erheblichem Blutverlust verbunden. In diesem Fall kann ein extrapleurales Vorgehen sinnvoll sein. Es empfiehlt sich, die Pleura am Rande dieser Areale

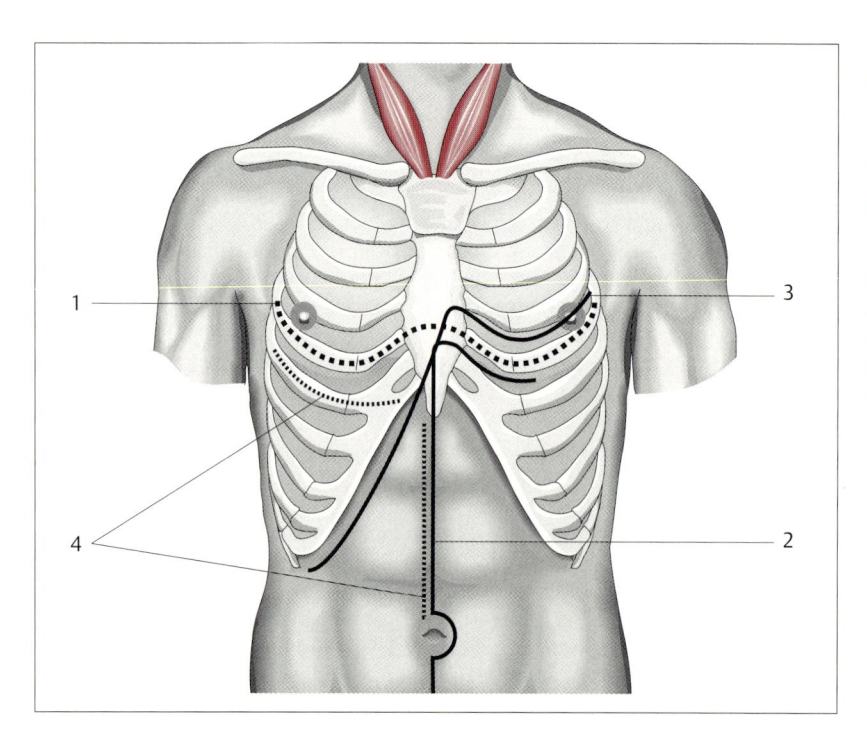

Abb. 37.**5** Beidseitige Thorakotomie über eine quere Sternotomie (1) und kombinierte thorakoabdominale Zugänge (2–4).
2 = anteriore Thorakotomie mit Verlängerung zur medianen Oberbauchlaparotomie, 3 = anteriore Thorakotomie mit Verlängerung zur rechtsseitigen subkostalen Oberbauchlaparotomie,
4 = getrennte anteriore Thorakotomie und mediane Oberbauchlaparotomie ohne Umlagerung des Patienten.

zu inzidieren und anschließend ein extrapleurales Lösen in der Schicht zwischen Fascia endothoracica und Pleura parietalis vorzunehmen. Der sonst oft unvermeidliche Einbruch in das Lungenparenchym mit seinen pathologisch veränderten Anteilen kann damit vermieden werden. Ist es bei der Adhäsiolyse jedoch trotzdem zu ausgedehnten Parenchymdefekten mit Fisteln gekommen, so kann intraoperativ durch Versprühen von Fibrinkleber und postoperativ durch eine verlängerte Thoraxsaugdrainage mit erhöhtem, aber auch vermindertem Unterdruck dieser Situation Rechnung getragen werden.

Präparation und Versorgung der Lungengefäße

Die A. pulmonalis besitzt zwar zentral ein sehr großes Lumen, ist als Gefäß des Niederdrucksystems jedoch ausgesprochen dünnwandig. Ein Einreißen der Arterie kommt nicht selten bei der Präparation, öfter jedoch beim Knoten durch einen weniger geübten Chirurgen vor. Zur Vermeidung größerer Blutverluste bei Verletzungen der A. pulmonalis im Zusammenhang mit deren Versorgung sollte zuvor die Pulmonalarterie ggf. auch intraperikardial angeschlungen werden. Durch Inzision der Pleura mediastinalis und stumpfe Dissektion ist die A. pulmonalis rasch darstellbar. Unbedingt erforderlich ist das scharfe Eröffnen der Gefäßscheide mit der Schere. Nur so kann die Arterie anschließend mit dem Overholt oder Deschamp sicher unterfahren werden. Ein unvollständiges Inzidieren der Gefäßscheide führt in dieser Phase evtl. sonst zum Aufreißen des Gefäßes oder zur Zerstörung umliegender Strukturen. Nach doppelter zentraler Ligatur – eine immer angelegt als Durchstichligatur zur Verhinderung des Abrutschens – und einfacher peripherer Ligatur kann die A. pulmonalis durchtrennt werden. In gleicher Weise wird mit den Vv. pulmonales verfahren. Ist die Präparation eines ausreichenden Gefäßstumpfes nicht möglich, wird eine Gefäßklemme plaziert und nach Durchtrennung des Gefäßes zentral eine fortlaufende Naht mit monofilem, nicht resorbierbarem Nahtmaterial ausgeführt. Alternativ kann der zentrale Gefäßstumpf auch durch ein Klammernahtgerät verschlossen werden. Hierzu müssen Stapler mit dreireihiger Klammernahtreihe Verwendung finden. Mit diesen Geräten ist ein sicherer Verschluß sowohl der Arterie als auch der Pulmonalvene sowie des Herzvorhofes möglich (3).

Bronchusverschluß

Ein sicherer Verschluß des Bronchus ist die Voraussetzung für eine erfolgreiche Lungenchirurgie. Dutzende von verschiedenen Nahttechniken zur Erzielung eines entsprechend sicheren Bronchusstumpfes belegen, daß dieses Problem nicht eindeutig gelöst ist. Erschwerend kommt hinzu, daß die Bronchusstumpfinsuffizienz mit Ausbildung einer bronchopleuralen Fistel, eines Empyems oder einer Mediastinitis trotz gezielter Antibiotikatherapie mit einer hohen Letalität bis über 50% verbunden ist. Um einen sicheren Bronchusstumpf zu erzielen, müssen folgende Voraussetzungen erfüllt sein:
- Bildung eines möglichst kurzen, gut durchbluteten Bronchusstumpfes unter Erhalt des peribronchialen Gewebes,
- sicherer luftdichter Verschluß des Bronchus mit möglichst atraumatischer Nahttechnik,
- Vermeidung der Kontamination der Pleurahöhle mit Bronchialsekret und
- eine intakte Bronchialschleimhaut ohne Tumorinfiltration.

Weitere Einflußfaktoren auf die Bronchusstumpfheilung sind Resektionsausmaß, präoperative Strahlentherapie, postoperative Beatmung, Allgemein- und Ernährungszustand, Infektion der Pleurahöhle sowie Erfahrung des Operateurs. Wird für den Bronchusverschluß die Handnaht gewählt, so wird heute eine Einzelknopfnaht mit PDS der Stärke 3 – 0 bevorzugt. Zusätzlich kann die Nahtreihe mit Fibrinkleber versiegelt oder mit einem gestielten Lappen aus der Pleura parietalis gedeckt werden. Die Einzelknopfnaht wird perikartilaginär als Allschichtnaht oder perikartilaginäre extramuköse Naht gestochen. Durch den Einsatz eines Klammernahtgerätes steht eine sekundenschnelle sichere Methode zum Verschluß des Bronchusstumpfes zur Verfügung (Tab. 37.5). Dabei wird ein zweireihiges Magazin mit großen Klammern verwendet.

Tabelle 37.5 Richtlinien für die Klammernaht in der Lungenchirurgie

Gewebe	Gerät[1]	Magazin[1]	Klammerhöhe geschl. (mm)	Gerät[2]	Magazin[2]	Klammerhöhe geschl. (mm)
Pulmonalarterie	TA 30 – 30/3 V	weiß	1,0	TX 30 W	weiß	1,0
Lungenvene						
Vorhof						
Schmale Parenchymbrücke	TA 30, 55; GIA	blau	1,5	TX 30 B, 60 B	blau	1,5
Parenchymadaptation	TA 30, 55			TX 30 B, 60 B	blau	
Kleiner Bronchus	TA 30			TX 30 B	blau	
Breite Parenchymbrücke	TA 55, 90	grün	2,0	TL 90	blau	2,0
Lappenbronchus	TA 30			TLH 30	gelb	
Hauptbronchus	TA 55			TLH 30	gelb	

[1] Fa. Auto Suture Deutschland,   [2] Fa. Ethicon Endo-Surgery

Lungenparenchymnaht

Die Naht des Lungenparenchyms wird bei atypischen Lungenresektionen, nach Lösung von Verwachsungen, bei Verletzungen sowie bei der Trennung von Lungenlappen notwendig. Kleinere Läsionen können durch eine Matratzen- oder U-Naht versorgt werden. Bei größeren Parenchymläsionen – z. B. einer atypischen Lungenresektion – wird das Parenchym mit einer Klemme gefaßt, durchtrennt und anschließend eine fortlaufende Naht mit resorbierbarem Nahtmaterial der Stärke 3–0 ausgeführt. Als Alternative zu dieser Klemmresektion stehen wiederum Klammernahtgeräte zur Verfügung, mit denen der sichere Parenchymverschluß gelingt (Tab. 37.5) (3), wobei perikardarmierte Klammernähte bei der Emphysemlunge zu empfehlen sind.

Postoperative Intensivtherapie und Komplikationen

Postoperative Intensivtherapie

Nach thoraxchirurgischen Eingriffen und insbesondere nach Lungenresektionen sollte eine postoperative Beatmung entweder vollständig vermieden oder sehr kurz vorgenommen werden. Analgetika werden großzügig, möglichst nach einem vom Patienten beeinflußbaren Schmerzschema appliziert, nur so sind ausreichende Atembewegungen und ein gezieltes Abhusten zu erzielen. Die schnelle Mobilisierung und umfangreiche Physiotherapie einschließlich Atemgymnastik und Inhalation sollen ebenfalls eine Sekretretention – und damit infektiöse pulmonale Komplikationen – verhindern. Gegebenenfalls muß die Bronchialtoilette über eine Minitracheotomie oder mehrfache Bronchoskopie garantiert werden. Die perioperative Antibiotikagabe wird nach Einschätzung durch den Operator postoperativ fortgeführt.

Postoperative Komplikationen

Nach thoraxchirurgischen Eingriffen sind neben chirurgischen auch allgemeine Komplikationen relevant. Zu diesen zählen die akute respiratorische Insuffizienz (vgl. Kapitel 16), die Retentionspneumonie, Herz-Kreislauf-Probleme (Arrhythmie/Herzinfarkt) sowie eine Embolie oder mögliche zerebralneurologische Symptome bzw. Ausfälle. Neben den üblichen chirurgischen Komplikationen (Wundheilungsstörungen, akute gastrointestinale Blutungen bei Streßulkus) müssen spezielle thoraxchirurgische Komplikationen wie Parenchym- und Bronchusfistel, Kompressionssyndrome und intrathorakale Nachblutungen genannt werden.

Die **akute respiratorische Insuffizienz** (vgl. Kapitel 16, S. 268 ff) ist nach thoraxchirurgischen Eingriffen die häufigste allgemeine Komplikation. Neben bereits präoperativ vorbestehenden Erkrankungen der Lunge kommen intraoperative Ursachen (Aspiration der Gegenseite bei Operationen ohne Doppellumentubus oder durch Eröffnung von Empyemen bzw. Lungenabszessen) sowie in der postoperativen Phase die mangelhafte Expektoration durch thorakale Schmerzen sowie gestörte mukoziliare Clearance in Betracht.

Zur Prophylaxe respiratorischer Komplikationen müssen deshalb eine gezielte Schmerztherapie sowie frühzeitige Krankengymnastik eingeleitet werden. Das bronchiale Sekret wird durch blindes nasotracheales Absaugen – oder günstiger durch ein gezieltes bronchoskopisches Absaugen – entfernt. Die Plazierung einer Minitracheotomie kann das blinde Absaugen technisch einfacher und für den Patienten weniger unangenehm gestalten.

Diese Maßnahmen sind in der Lage, eine **Retentionspneumonie** insbesondere durch nosokomiale Erreger zu verhindern. Nosokomiale Lungeninfektionen sind mit einer Letalität von über 20% verbunden. Zu den therapeutischen Richtlinien gehören neben einer gezielten Antibiotikatherapie die möglichst rasche Mobilisierung und enterale Ernährung des Patienten. Zusätzlich kann eine selektive Darmdekontamination sinnvoll sein. Ein **postoperatives Lungenödem** ist insbesondere nach Pneumonektomie nicht selten. Eine kontrollierte Flüssigkeitszufuhr, die postoperativ mittels eines Pulmonaliskatheters (cave Wedge-Position!) an die kardiale Leistungsfähigkeit adaptiert wird, sowie Stützung der kardialen Funktionen mit Katecholaminen und Nitroglycerin und eine eventuelle Reintubation und Beatmung stellen die Grundzüge der Therapie dar. Häufige **tachykarde Herzrhythmusstörungen** werden bei Vorhofflimmern oder -flattern mit einer Digitalisierung bis an den oberen Wirkspiegel unter strenger Elektrolytkontrolle ($K^+\uparrow$) und zusätzlicher Gabe von Isoptin behandelt. Ventrikuläre Extrasystolen sind meist ohne Bedeutung. In der Thoraxchirurgie muß häufiger mit einer massiven **Lungenembolie** gerechnet werden. Insbesondere betrifft dies Patienten mit Lungenresektionen wegen eines Bronchialkarzinoms. Die Therapie entspricht den üblichen Richtlinien.

Häufigste chirurgische Komplikation ist die **postoperative Blutung.** Sie ist im Bereich der Pleurahöhlen relativ schwer einzuschätzen, da selbst bei normalem Verlauf 500–750 ml serohämorrhagisches Exsudat am ersten postoperativen Tag über die liegende Drainage abgesaugt werden können. Zusätzlich ist es möglich, daß sich bei insuffizienter Thoraxsaugdrainage größere Blutmengen in der Pleurahöhle ansammeln. Bei Exsudatmengen über 150 ml/h – klinischen Zeichen einer Schocksituation – sollte rechtzeitig die Indikation zur Rethorakotomie gestellt werden. Dieser Eingriff ist notwendig wegen der vitalen Bedrohung des Patienten und auch im Sinne einer frühzeitigen Hämatomausräumung mit Dekortikation empfehlenswert. Kleinere **Parenchymfisteln** sind unmittelbar postoperativ, insbesondere nach Lösung ausgedehnter Verwachsungen zwischen Lunge und Pleura, keine Seltenheit. Sie verschließen sich fast immer spontan, wenn der Patient nicht beatmet ist. Bei einer Respirationstherapie sollte auf geringe Beatmungsdrücke sowie den Verzicht auf einen PEEP geachtet werden. Die Thoraxsaugdrainage sollte in diesem Fall 10 cmH$_2$O (980,7 Pa) im Sog nicht überschreiten. Bei nicht beatmeten Patienten und persistierender Fistel mit Kollapsneigung der Restlunge kann dagegen der negative Drainagedruck bis auf 60 cmH$_2$O (5884,2 Pa) erhöht werden, ehe eine Entscheidung zur Fistelrevision gefällt wird. Die interpleurale Instillation von Doxycyclin kann durch lokale Reizung die Ausbildung von Adhäsionen und damit den Verschluß von Parenchymfisteln verbessern. Ein Problem der Lungenchirurgie stellt auch die **Bronchusstumpfinsuffizienz** dar. Sie ist sowohl an der starken Fistel als auch an der Aspiration und dem Abhusten von Wundsekret erkennbar. Bei einer frühen Bronchusstumpfinsuffizienz sollte eine rasche Rethorakotomie mit Übernähung der Insuffizienz sowie Drainage derselben vorgenommen werden. Zusätzlich kann eine endoskopische Behandlung mit Fibrinklebung erfolgen. Als temporäre Notfallmaßnahme ist auch die Blockung des insuffizienten Bronchus mittels eines Ballonkatheters möglich. Bei Persistieren der Bronchusfistel stehen verschiedene operative Möglichkeiten zur Verfügung. Hierzu zählen die Omentum-majus- oder eine Muskelplastik. Eine späte Bronchusstumpfinsuffizienz wird in der Regel über die Ausbildung eines **Pleuraempyems** sichtbar. Zu den selteneren chirurgischen Komplikationen gehören **intrathorakale Kompressionssyndrome**, dazu zählen das Mediastinalemphysem, ein postoperativer Pneumothorax, Spannungspneumothorax und eine Herzbeuteltamponade. Die klinische Untersuchung des Patienten (ausgedehntes Hautemphysem) sowie eine Röntgenaufnahme des Thorax bzw. Sonographie des Herzens können die Diagnose sichern. Die Therapie ist immer die suffiziente Drainage.

> Komplikationen nach thoraxchirurgischen Eingriffen können häufig zu lebensbedrohlichen Situationen führen; nur die intensive Überwachung des Patienten mit rascher Erkennung einer Komplikation ermöglicht eine entsprechende Therapie mit Verminderung der Letalität!

Spezielle Erkrankungen

Pleura

Pneumothorax

Das Vorliegen von Luft im Pleuraraum wird als Pneumothorax bezeichnet. Man unterscheidet nach der Entstehung folgende Formen: Spontanpneumothorax, symptomatischer, traumatischer und iatrogener Pneumothorax. Weitere Unterteilungsmerkmale wie offen bzw. geschlossen oder Spannungspneumothorax sind von klinischer Bedeutung. Der häufig bei jungen Männern zwischen dem 20. und 35. Lebensjahr auftretende Spontanpneumothorax entsteht durch Ruptur einer subpleuralen Emphysemblase meist in der Lungenspitze, seltener bei einer Wabenlunge oder Lungenfibrose. Beim symptomatischen Pneumothorax finden sich multiple kleine, subpleurale Blasen, deren Entstehung nicht sicher geklärt ist. Der iatrogene Pneumothorax läßt sich dagegen eindeutig einer invasiven Maßnahme zuordnen, als mögliche Ursachen seien die Pleurapunktion, Lungenbiopsie oder Subklaviapunktion erwähnt.

Abhängig vom Ausmaß des Pneumothorax – schmaler Mantelpneumothorax bis Totalkollaps der Lunge – und der Funktionsreserve des nicht betroffenen Lungenflügels findet sich eine typische Symptomatik mit Dyspnoe. Initial wird oft ein stechender Thoraxschmerz eventuell mit Hustenreiz und Ausstrahlung in die Schulter angegeben. Bei der klinischen Untersuchung imponieren der hypersonore Klopfschall, das auskultatorisch fehlende Atemgeräusch sowie die eingeschränkte Atemexkursion der betroffenen Seite. Die Röntgenaufnahme des Thorax in zwei Ebenen sichert die Diagnose und kann zum Teil bereits mögliche Ursachen aufdecken. Differentialdiagnostisch muß stets an ein großbullöses Lungenemphysem gedacht werden. Die Therapie der Wahl besteht in der Anlage einer geschlossenen Thoraxsaugdrainage nach Bülau mit einem großlumigen Thoraxdrain im 2. ICR (Medioklavikularlinie) oder 4.–5. ICR (mittlere Axillarlinie) und einem in der Regel ausreichenden Sog von 15–20 mmH$_2$O (Prinzip vgl. Kapitel 5 und 17.) Bei über 90% aller Fälle gelingt damit die Heilung. Eine Operationsindikation ergibt sich bei:
- persistierendem Pneumothorax nach korrekter Drainagebehandlung über 10 Tage,
- deutlicher bronchopleuraler Fistel („Durchziehen" der Thoraxsaugdrainage bzw. bei Systemen mit zusätzlichem Wasserschloß quantitativ nachweisbare Fistel),
- Rezidivspontanpneumothorax (Frührezidiv unmittelbar nach Abklemmen der Saugdrainage, 2 Rezidive innerhalb von 12 Monaten) und
- thorakoskopisch nachweisbarem großem Leck.

Als Operationsmethode der Wahl betrachten wir die thorakoskopische Abtragung der rupturierten Emphysemblase mit einem Endo-GIA. Eine zusätzliche chemische Pleurodese muß nicht durchgeführt werden, jedoch wird bei nicht eindeutig lokalisierbarer Fistel eine laterale Thorakotomie zum Auffinden des Lecks und zur gezielten Abtragung bzw. Übernähung desselben notwendig. Ist trotz aller Bemühungen keine Fistel nachweisbar, wird eine partielle oder totale Pleurektomie der Pleura parietalis vorgenommen. Die Ergebnisse nach Fibrinpleurodese sind dagegen nicht überzeugend, das Verfahren stellt keine Standardtherapie dar. Beim iatrogenen Pneumothorax erreicht man mit der Thoraxsaugdrainage eine fast 100%ige Heilung.

> Die Anlage einer Thoraxsaugdrainage beim Pneumothorax stellt häufig eine effektive Therapie dar; operative Revisionen sind nur selten erforderlich!

Pleuraerguß

Die Ansammlung von Flüssigkeit im Pleuraspalt wird als Pleuraerguß bezeichnet. Nach der Beschaffenheit der Flüssigkeit unterscheidet man einen Sero-, Hämato-, Chylo- oder Pyothorax, wobei der Begriff Pleuraerguß im klinischen Alltag mit dem Serothorax gleichgesetzt wird.

Die unspezifischen Symptome des Pleuraergusses sind Dyspnoe, basal abgeschwächtes Atemgeräusch und eine Dämpfung bei der Perkussion. Die Sicherung der Diagnose erfolgt durch Röntgenaufnahme des Thorax und/oder Sonographie. Die Ursachen eines Pleuraergusses sind sehr vielfältig (Tab. 37.6). Die Therapie ist überwiegend internistisch konservativ, der Chirurg wird jedoch bei diagnostischen und therapeutischen Problemen gefordert. Bei der Diagnostik kommen die Punktion mit Untersuchung des gewonnenen Sekrets, die blinde Pleurapunktion (mit spezieller Punktionsnadel nach Abrams, Abb. 37.6), die gezielte thorakoskopische Pleurabiopsie und seltener die diagnostische Thorakotomie in Betracht.

Unter therapeutischen Gesichtspunkten ist der infektiöse und maligne Pleuraerguß chirurgisch relevant. Bei infektiösen Prozessen spielt neben der gezielten antibiotischen Therapie die Pleuradrainage eine Rolle (vgl. Pleuraempyem). Der maligne Pleuraerguß ist stets Ausdruck einer äußerst schlechten Prognose des Patienten, eine systemische Behandlung oder externe Strahlentherapie muß dem ebenso wie eine lokale Therapie Rechnung tragen. Die bei über 90% erfolgreiche Pleurektomie kommt wegen der hohen Morbidität und Mortalität deshalb nur sehr selten zum Einsatz. Von größerer Bedeutung ist die chemische Pleurodese bei raschem Rezidiv des Ergusses nach Punktion. Mögliche Substanzen sind Talkum, Zytostatika und Antibiotika, die nach vollständiger Entlastung des Ergusses durch Punktion oder Drainage in die Pleurahöhle eingebracht werden (16). Mit einer Erfolgsrate von 80% hat sich die Installation von 1 – 2 × 30 mg Mitoxantron bewährt. Als Alternative kann man 0,5 – 2 g Tetracycline einsetzen. Die Fibrinpleurodese ist weniger erfolgreich und kostenintensiver.

Hämatothorax

Der Hämatothorax ist mit Ausnahme postoperativer Komplikationen auf ein Trauma zurückzuführen und wird deshalb im Kapitel 17 behandelt.

Pleuraempyem

Die Ätiologie eines Pleuraempyems ist ausgesprochen vielgestaltig, begünstigende Faktoren erleichtern die Ausbreitung der Infektion im Pleuraraum (Tab. 37.7). Unter pathophysiologischen Gesichtspunkten ist eine Ausbildung per continuitatem, über Lymph- oder Blutbahnen oder direkte Perforation von Abszessen in den Pleuraraum möglich. Bei der mikrobiologischen Aufarbeitung finden sich im Sekret gehäuft Streptokokken, Staphylokokken, Pseudomonaden und Anaerobier, dagegen sind tuberkulöse Empyeme heute seltener. Die Diagnose wird bei bestehendem klinischen Verdacht – Symptome

Tabelle 37.6 Ätiologie des Pleuraergusses

Ursache	Erkrankungsbeispiel
Idiopathisch	?
Kardiovaskulär	Herzinsuffizienz, Perikarditis
Pulmonal	pulmonale Hypertonie, Lungeninfarkt
Infektiös	Tuberkulose, Pneumonie, Pankreatitis, subphrenischer Abszeß
Neoplastisch	Pleuritis carcinomatosa, Pleuramesotheliom
Traumatisch	Sero-, Hämato-, Chylothorax durch Verletzung, Ösophagusperforation
Systemerkrankungen	Rheumatoidarthritis, Lupus erythematodes, Niereninsuffizienz
Hypalbuminämie	nephrotisches Syndrom, Malabsorption, Leberzirrhose mit portaler Hypertension und Aszites

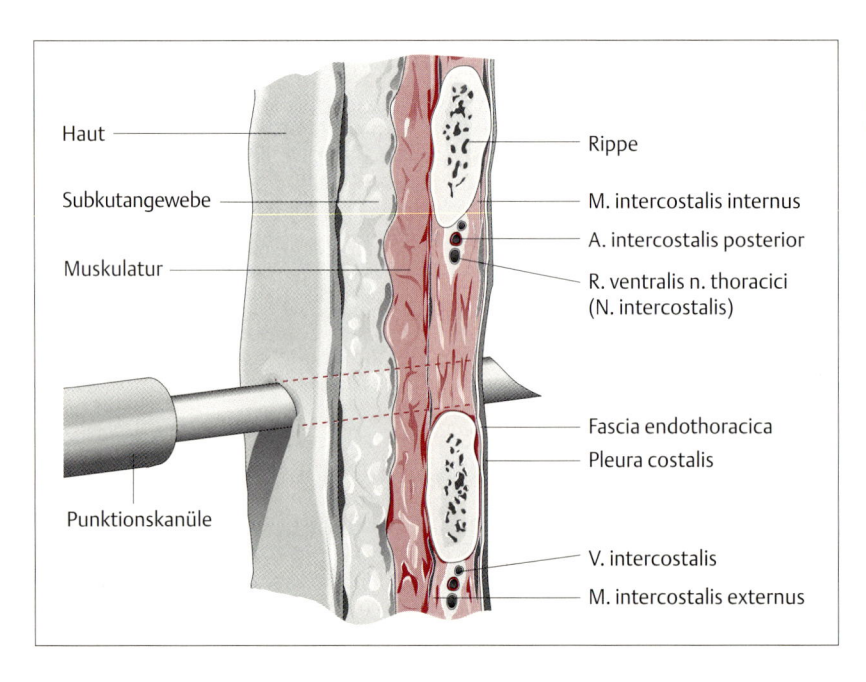

Abb. 37.6 Schematischer Längsschnitt durch einen Zwischenrippenraum im posterolateralen Bereich. Die Kanüle zur Punktion des Pleuraraumes wird am Oberrand der Rippe plaziert.

Tabelle 37.7 Ätiologie und prädisponierende Faktoren des Pleuraempyems

Ursache

Infektion der Lunge: Pneumonie, Tuberkulose, Perforation, Abszeß, Gangrän, Lungeninfarkt, Bronchiektasien

Infektion des Mediastinums: Mediastinitis, z. B. bei Ösophagusperforation

Infektion des Abdomens: subphrenischer/subhepatischer Abszeß, Perforation

Posttraumatisch

Postoperativ

Sepsis

Prädisponierende Faktoren

Diabetes mellitus

Immundefekte

Alkoholabusus

Malignome

---

sind reduzierter Allgemeinzustand mit septischtoxischen Zeichen, Schmerz, Fieber, Leukozytose, CRP-Anstieg sowie ein aufgehobenes Atemgeräusch und eine Dämpfung bei der Perkussion – durch Röntgen des Thorax in zwei Ebenen und durch Punktion gesichert. Bei unklaren Befunden ist auch zur differentialdiagnostischen Abgrenzung eines Lungenabszesses ein CT gerechtfertigt. Das Ziel der Therapie ist die vollständige Entleerung der Pleurahöhle mit frühzeitiger Wiederausdehnung der Lunge. Sie richtet sich nach den 3 Stadien des Pleuraempyems (14):

- Stadium 1 = exsudative Phase: In der Frühphase des Empyems ist der Eiter dünnflüssig, eine Kammerung liegt selten vor. Die Anlage einer geschlossenen Thoraxsaugdrainage, in Kombination mit einer gezielten Antibiotikagabe, stellt die Therapie der Wahl dar.
- Stadium 2 = fibropurulente Phase: Das Sekret dickt zunehmend ein, der abgekapselte Prozeß ist fast immer gekammert. In dieser Phase und bei bronchopleuralen Fisteln ist eine offene Spül-Saug-Drainage indiziert, die über eine Fensterung der Thoraxwand (subperiostale Rippenresektion) im basalen Bereich des Empyems plaziert werden kann.
- Stadium 3 = chronisches Empyem: Bei zu später Diagnostik oder erfolgloser konservativer Therapie bildet sich ein Empyemsack mit einer dicken Pleuraschwarte aus. Nur die operative Beseitigung der Pleuraschwarte (Dekortikation), mit dem Ziel der vollständigen Wiederausdehnung der Lunge und entsprechender Funktionsverbesserung, stellt eine adäquate Therapie dar. Unbehandelt kann das Empyem neben der erwähnten Einschränkung der Lungenfunktion zu weiteren Komplikationen führen. Zu nennen wären hier bronchopleurale Fistel, Pyopneumothorax, Sepsis und metastatische Abszesse.

> Die frühzeitige Sicherung eines Pleuraempyems und die sofortige Einleitung einer Therapie führt meist zur vollständigen Ausheilung; im späten Erkrankungssstadium ist eine Wiederherstellung der Funktion nicht zu erwarten!

Chylothorax

Ein Chylothorax tritt bei Verletzung des Ductus thoracicus durch ein Trauma oder als Komplikation nach einem thoraxchirurgischen Eingriff im Bereich des hinteren Mediastinums oder am Hals (operative Behandlung eines Zenkerschen Divertikels) auf. Er ist sehr selten, das klinische Bild entspricht dem eines Serothorax. Erst das typische milchige Sekret führt zur Verdachtsdiagnose, die durch laborchemische Untersuchung (Fettnachweis, Bestimmung des Triglyceridgehalts) Bestätigung findet. Ein direkter Nachweis der Läsion ist in hohem Maße durch eine Lymphographie möglich. Der konservative Therapieversuch beinhaltet die enterale Nahrungskarenz und die Anlage einer Thoraxsaugdrainage. Bei Sekretmengen von täglich mehr als 1500 ml oder bei Persistieren der Fistel nach 4wöchiger konservativer Therapie ist die Operation indiziert. Bei der Thorakotomie auf der betroffenen Seite wird der Ductus thoracicus mit dem Leck (evtl. nach enteraler Gabe von Sahne oder Fett zur Provokation eines Chylusaustritts) aufgesucht und ligiert. Ist die Fistelsuche erfolglos, wird der Ductus thoracicus direkt über dem Zwerchfell unterbunden. Vorhandene Kollateralen übernehmen dann stets seine Funktion.

Primäre und sekundäre Pleuratumoren

Fibrome, Lipome und Sarkome sind sehr seltene und vom subpleuralen Gewebe ausgehende Tumoren. Häufigster primärer Tumor ist das asbestinduzierte diffuse maligne Pleuramesotheliom. Als zweite Wachstumsform findet man das lokalisierte fibröse Mesotheliom, welches bei über 80% benigne ist. Patienten mit diesem Tumor sind oft beschwerdefrei, die Diagnose wird durch den Tumornachweis bei der Röntgenuntersuchung des Thorax gestellt. Eine operative Therapie selbst großer Tumoren ist unproblematisch und kurativ. Im Gegensatz dazu klagen Patienten mit einem diffusen malignen Pleuramesotheliom über Thoraxschmerzen, Atemnot und Husten. Bei der Röntgenuntersuchung des Thorax findet sich fast immer ein Pleuraerguß, jedoch ist eine Pleuraverdickung (Arkadenphänomen) anfangs nur selten nachweisbar. Dies erklärt auch den langen Zeitraum von einem Jahr zwischen erstem Symptom und richtiger Diagnose. Zur Diagnosesicherung werden zytologische Untersuchungen des Pleuraergusses, eine Pleurabiopsie und Thorakoskopie herangezogen. Wegen der sehr schlechten Prognose des diffusen malignen Pleuramesothelioms – die medianen Überlebenszeiten liegen zwischen 10 und 18 Monaten bei einer 5-Jahres-Überlebensrate deutlich < 10% bei gleichzeitig geringer Metastasierungstendenz – wird die radikale chirurgische Resektion als Therapie der Wahl – eventuell innerhalb eines multimodulen Therapiekonzeptes – favorisiert (1).

Bei sekundärer Pleurametastasierung – z. B. beim Bronchial- oder Mammakarzinom – sind operative Eingriffe nicht indiziert. Die Therapie beschränkt sich auf eine Zytostatikagabe.

Lunge

Angeborene Erkrankungen

Mißbildungen, die bereits in der Neugeborenen- oder Säuglingsperiode zu einer Operationsindikation führen, finden sich in der Literatur über Kinderchirurgie. Die Existenz von Bronchialanomalien, die mit fehlenden bzw. überzähligen Segmenten oder ungewöhnlichen Aufzweigungen des Bronchialbaumes einhergehen und völlig harmlos sind, soll lediglich angedeutet werden.

Lungensequestration

Die Lungensequestration ist eine umschriebene Lungenfehlbildung, die in beiden Unterlappen vorkommen kann. Sie ist gekennzeichnet durch:
- anormale arterielle Versorgung aus der Aorta thoracalis oder abdominalis,
- venösen Abfluß über die Pulmonalvenen und nur selten über die V. azygos oder hemiazygos in den großen Kreislauf und
- häufiges Fehlen eines Anschlusses an das reguläre Bronchialsystem.

Dadurch ist das Gewebe atelektatisch, Pigmenteinschlüsse fehlen. In seltenen Fällen kann jedoch auch eine Verbindung zum normalen Bronchialsystem im Unterlappen existieren. Makroskopisch ist der Sequester dann schwer abgrenzbar. Der sequestrierte Abschnitt ist bei 85% vollständig von normalem Lungengewebe umgeben, was der intralobulären Form entspricht. Beim seltenen extralobulären Erscheinungsbild (15%) existiert ein eigener Pleuraüberzug, und die Fehlbildung ist vom eigentlichen Lungengewebe getrennt.

Bei fehlenden Symptomen wird die Verdachtsdiagnose als Zufallsbefund durch eine basale streifenförmige Verschattung im Röntgenbild des Thorax gestellt. Die Sicherung kann mit einer aortalen und pulmonalen Angiographie erfolgen. Symptomatisch wird die Lungensequestration durch die Infektion im betroffenen Abschnitt, die in jedem Lebensalter auftreten kann. Die relativ unspezifischen Symptome sind rezidivierendes Fieber evtl. mit Pleuritis, Husten und purulentem Auswurf. Therapeutisch ist eine alleinige Antibiotikabehandlung fast immer unzureichend, so daß die Indikation zur Operation besteht (19).

Lungenzysten

Kongenitale Lungenzysten sind mit respiratorischem Epithel ausgekleidete Hohlräume und fast immer solitär vorhanden. Multiple Zysten weisen eher auf eine Mukoviszidose hin. Klinische Symptome können in jedem Lebensalter auftreten und werden durch sekundäre Zystenkomplikationen bestimmt. Hier sind die Größenzunahme der Zyste mit Kompression des gesunden Lungengewebes und Einschränkung der Ventilation bei Kontakt der Zyste mit dem Bronchialbaum (Spannungszyste durch Ventilmechanismus) und die Infektion zu nennen. Zysteneinblutungen treten gehäuft bei einer Infektion mit Gefäßarrosion auf. Röntgenaufnahme des Thorax und thorakales CT tragen zur Sicherung der Diagnose bei. Differentialdiagnostisch müssen partieller Pneumothorax, großbullöses Emphysem und Abszeß abgegrenzt werden. Bei asymptomatischen Zysten erfolgt eine regelmäßige Kontrolle des Befundes. Symptomatische Zysten werden thorakoskopisch oder mittels einer Thorakotomie reseziert, solitäre Zysten kann man selektiv abtragen, nur bei multiplen Zysten ist eine sparsame Resektion von umgebendem Parenchym erforderlich.

Arteriovenöse Fisteln

Ebenfalls häufig im Unterlappen finden sich arteriovenöse Fisteln oder Aneurysmen, die durch eine angeborene abnorme Erweiterung intrapulmonaler Kapillaren mit direkter Verbindung von arterieller und venöser Lungenstrombahn charakterisiert sind. Erworbene Fisteln entstehen nach Schuß- oder Granatsplitterverletzungen (Anamnese!). Das durch die Fistel fließende Blut ist am Gasaustausch nicht beteiligt und führt zu einem Rechts-links-Shunt. Selbst kleinere Fisteln können von mehreren Litern Blut je Minute durchströmt werden, was beim Vollbild der Erkrankung zu Zyanose, Polyzythämie und Trommelschlegelfingern führen kann. Häufiger ist die Symptomatik jedoch nicht so ausgeprägt und umfaßt Schwindelanfälle, Synkopen und Kopfschmerzen. Komplikationen sind Hämoptysen oder stärkere Blutungen bei Läsionen von Gefäßen und Hirnembolien durch Abschwemmen von Thromben aus dem Aneurysma. Bei intrapleuraler Ruptur kann eine lebensbedrohliche Blutung auftreten. Bei der Auskultation imponiert ein Fistelgeräusch (pulssynchrones Schwirren) mit Punctum maximum direkt über dem Aneurysma. Röntgenologisch zeigt sich ein Rundherd, der eine streifige Verbindung zum Hilus besitzt. In der Durchleuchtung fällt die Pulsation auf. Die endgültige Sicherung der Diagnose ist mit Pulmonalisangiographie oder CT mit Kontrastmittel möglich. Nach Diagnosestellung besteht eine absolute Operationsindikation. Die atypische Resektion der arteriovenösen Fistel erfolgt gewebesparend, da im weiteren Verlauf erneute Fisteln auftreten können. Nur bei multiplen Fisteln ist die Resektion des gesamten betroffenen Lungenlappens gerechtfertigt. Bei funktionell inoperablen Patienten kann auch eine Embolisierung erwogen werden.

Entzündliche Erkrankungen

Bronchiektasen

Bronchiektasen sind irreversibel erweiterte Segment- und Subsegmentbronchien bei normal verzweigtem Bronchialsystem. Sie finden sich bevorzugt in beiden Unterlappen, seltener im Mittellappen bzw. der Lingula. Das vielfach beschriebene klinische Bild mit maulvoller Expektoration, septischer Pneumonie und Zyanose findet sich heute kaum noch. Dies wird auf eine effektive Antibiotikatherapie respiratorischer Infekte zurückgeführt, wodurch die Theorie einer kongenitalen Genese stark angezweifelt wird. Gegenwärtig wird eine Bronchitis und Peribronchitis mit nachfolgender Destruktion der Bronchialwand und rezidivierenden Infekten als Hauptursache betrachtet (6). Da die Symptomatik oft nicht sehr ausgeprägt ist, müssen rezidivierende respiratorische Infekte evtl. mit Hämoptysen an die Krankheit denken lassen. Bei der klinischen Untersuchung fallen lediglich basale Rasselgeräusche auf, im Röntgenbild des Thorax können streifige Veränderungen im Bereich der Unterlappen nachgewiesen werden. Die Sicherung der Diagnose ist durch Bronchoskopie und vor allem Bronchographie möglich. Eine operative Therapie ist nach Ausschöpfung der konservativen Therapie nur indiziert, wenn eine Progredienz der Erkrankung nachweisbar ist, Komplikationen auftreten bzw. ein Malignomverdacht besteht. Die Operation umfaßt die Resektion der betroffenen Bronchien mit zugehörigen Segmenten.

Mittellappensyndrom

Entzündlich vergrößerte Lymphknoten in der Hilusregion können zu einer Kompression und der anschließenden narbigen Stenose eines Bronchus führen. Gehäuft tritt dies im Bereich des Mittellappens als entsprechendes Syndrom auf, die rezidivierende Infektion ist das typische Symptom. Das Röntgenbild zeigt eine Atelektase des Mittellappens. Eine Bronchoskopie ist unbedingt erforderlich, um den Verschluß des Bronchus durch Fremdkörper oder einen Tumor auszuschließen. Die Indikation zur Resektion des Mittellappens wird bei rezidivierenden Infekten und ausgeschöpfter konservativer Therapie, einer fixierten Bronchusstenose evtl. mit irreversiblen Bronchiektasen und einem Malignomverdacht gestellt.

Unspezifische bakterielle Entzündung

Pneumonie

Die **akute Pneumonie** ist eine Domäne der konservativen, antibiotischen Therapie. Operative Eingriffe stellen bei Versagen dieser Behandlung eine sehr seltene Alternative dar. Entwickelt sich jedoch durch Karnifizierung eine **chronische Pneumonie**, die pathologisch-anatomisch durch fibrotische Herde mit eitriger Einschmelzung imponieren und klinisch mit Husten, Auswurf und Zeichen einer Entzündung einhergeht sowie im Röntgenbild als Infiltration sichtbar ist, kann nach 8- bis 10wöchiger weiterer konservativer Therapie die Indikation zur Resektion des erkrankten Lungenareals gestellt werden. Differentialdiagnostisch ist stets ein stenosierendes Bronchialkarzinom mit poststenotischer Pneumonie durch Bronchoskopie auszuschließen.

Lungenabszeß

Kommt es zu einer Einschmelzung von Lungengewebe durch pyogene Bakterien oder Entamoeba histolytica, spricht man von einem **Lungenabszeß**. Neben einer Komplikation einer Pneumonie sind folgende Ursachen bekannt:
– bronchogene Infekte bei Stenosen oder Obstruktion,
– hämatogene Keimeinschwemmung und
– sekundäre Infektion bestehender Erkrankungen, z.B. von Lungenzysten.

Klebsiellen und Staphylokokken zählen zu den häufigsten Erregern. Die Symptome sind zunächst unspezifisch: Fieber, schlechter Allgemeinzustand, Husten und Thoraxschmerzen. Durch Perforation des Abszesses in den Bronchialbaum kann es zu massiven putriden Auswurf mit vorübergehender Besserung des klinischen Beschwerdebildes kommen. Dagegen führt die Perforation in die Pleurahöhle zur Verschlechterung des Krankheitszustandes (s. Pleuraempyem, S. 850f). Im Röntgenbild des Thorax ist eine rundliche, unscharfe Verdichtung zu erkennen, bei Anschluß an das Bronchialsystem findet sich eine typische Spiegelbildung. In der Differentialdiagnostik muß an ein eingeschmolzenes Bronchialkarzinom gedacht werden. Die Therapie erfolgt zunächst konservativ mit Antibiotika. Zusätzlich kann die transbronchiale endoskopische Absaugung oder bei verklebten Pleurablättern die transthorakale Drainage zur Abszeßverkleinerung beitragen. Flankiert wird diese Behandlung von einer Lagerungstherapie, der Gabe von Expektoranzien und einer Physiotherapie. Damit gelingt es in hohem Maße, den Abszeß zur Ausheilung zu bringen. Findet sich primär ein sehr großer Abszeß von > 6 cm Durchmesser oder versagt die 6- bis 8wöchige konservative Behandlung, so ist die Operation indiziert, die meist in der Resektion des betroffenen Lappens besteht.

Lungengangrän

Bei der nach Einführung potenter Antibiotika seltenen Lungengangrän handelt es sich um eine Infektion mit anaeroben Erregern. Die Symptome entsprechen denen bei einem Lungenabszeß, jedoch beeindruckt die rasche Progredienz und Schwere des Krankheitsverlaufes. Die Diagnose erfolgt durch Erregernachweis im stark fötiden Auswurf. Da eine konservative Therapie selten erfolgreich ist, besteht die Indikation zur sofortigen Operation.

Spezifische Entzündungen

Lungentuberkulose

Über Jahrzehnte hat die chirurgische Behandlung der Lungentuberkulose die Entwicklung der Thoraxchirurgie wesentlich beeinflußt und den größten Teil thoraxchirurgischer Operationen beherrscht. Heute beschränken sich chirurgische Maßnahmen wegen der Erfolge der tuberkulostatischen Behandlung auf die Beseitigung von Komplikationen oder Restzuständen. Eine operative Therapie kann notwendig werden bei:
– Tuberkulomen (aus tuberkulösen Nekrosemassen bestehender teils verkalkter Rundherd) unabhängig von der Größe,
– (starrwandige) Restkavernen ohne Verkleinerungstendenz,

- kavernösen, käsigen und szirrhösen Herden bei chronischer Infektion,
- zerstörten und funktionslosen Lungenabschnitten (destroyed lung),
- narbigen Bronchusstenosen nach Bronchustuberkulose,
- massiven Hämoptysen oder schweren Blutungen aus erodierten Bronchialarterien.

Therapie der Wahl ist die Resektion, atypisch mit einem ausreichenden Sicherheitsabstand oder die Lob- evtl. sogar Pneumonektomie. Sie ist erst nach ausreichender tuberkulostatischer Vorbehandlung und anzustrebender negativer Sputumzytologie vorzunehmen. Durch das bei der Resektion auftretende Gewebetrauma können im Lungenparenchym liegende latente Herde aktiviert werden, es ist deshalb stets eine Fortsetzung der medikamentösen Therapie für 3–6 Monate indiziert. Die Kollapstherapie spielt heute keine Rolle mehr im Gegensatz zur äußeren geschlossenen oder offenen Kavernostomie, die im Ausnahmefall bei funktionell nicht operablen Patienten in Betracht kommt.

Lungenmykosen

Ubiquitär vorkommende Sproßpilze (Candida albicans) und Fadenpilze (Aspergillus fumigatus) können unter bestimmten Bedingungen – Langzeitbehandlung mit Antibiotika oder Zytostatika, Intensivtherapie, Immunsuppression – pathogen werden und eine Infektion der Lunge auslösen. Die Therapie ist konservativ. Von chirurgischem Interesse ist lediglich bei der Aspergillose die Ausbildung eines Aspergilloms. Darunter versteht man eine in vorbestehenden Lungenhohlräumen (Zysten, Kavernen, Abszeßhöhlen) sich bildende kugelförmige Pilzkolonie. Eine rundliche Verschattung mit umgebender Luftsichel im Röntgenbild des Thorax ist fast beweisend. Die Therapie mit Amphotericin B oder Nystatin bleibt stets erfolglos, so daß eine operative Resektion notwendig ist, da die Größe des Aspergilloms stetig zunimmt und Komplikationen durch Arrosionsblutungen oder Perforation in die Pleurahöhle bekannt sind.

Die Aktinomykose (Strahlenpilzerkrankung) wird durch den fakultativ pathogenen Keim Actinomyces israeli, der eigentlich eine Zwischenstellung zwischen Bakterien und Pilzen einnimmt, in Anwesenheit eines Begleitkeims ausgelöst. Das röntgenologische Erscheinungsbild ist sehr variabel, eine Beschreibung von typischen Zeichen deshalb nicht möglich. Die hochdosierte Penicillin-G-Therapie (10–20 Mio. IE/d für 4–6 Wochen) kann zur vollständigen Ausheilung führen. Die Resektionsbehandlung ist bei nicht resorbierbaren Narben, destruierten Lappen oder einem Empyem notwendig. Teilweise wird die Diagnose Aktinomykose erst als Zufallsbefund bei einer Thorakotomie unter Karzinomverdacht gestellt.

Lungenechinococcus

Zwischen 10 und 30 % aller Echinococcuspatienten (vgl. Kapitel 24, S. 546 ff) erleiden häufig einen solitären und selten einen multiplen Befall der Lunge. Die Infektion erfolgt über den Verdauungstrakt, nur im Ausnahmefall durch Aspiration. Die Hydatide erscheint im Röntgenbild als scharf abgegrenzte, homogene Zyste und stellt oft einen Zufallsbefund dar. Symptome – Schmerzen, Dyspnoe – sind nur bei großer Ausdehnung oder aber durch Perforation in das Bronchialsystem – unklarer wäßriger, blasiger Auswurf – zu erwarten. Bei letzterem Ereignis können metastatische Absiedlungen auftreten. Die operative Resektion der intakten Zyste führt zur Heilung.

Bullöses Emphysem

Konfluierende intrapulmonale Luftblasen von mehr als 1 cm Durchmesser werden als (groß-)bullöses Emphysem bezeichnet. Durch einen Ventilmechanismus bei Stenosen im Bronchialbaum oder einer chronisch obstruktiven Bronchitis kommt es zu einer langsamen Vergrößerung und Verdrängung von normalem Parenchym. Die Perforation mit Ausbildung eines Pneumothorax stellt die häufigste akute Komplikation dar. Im Röntgenbild des Thorax sind die Emphysemblasen als strukturarme oder -lose Areale gut erkennbar. Asymptomatische Patienten werden beobachtet. Bei klinischen Symptomen, insbesondere Kurzatmigkeit bzw. einem rezidivierenden Pneumothorax, kann die operative Resektion durchgeführt werden. Die Indikation wird jedoch sehr zurückhaltend gestellt.

Benigne Lungentumoren

Benigne Lungentumoren sind selten. Am häufigsten kommen Hamartome, seltener Fibrome, Neurofibrome oder Lymphozytome vor. Sie imponieren meist als solitäre, peripher liegende Rundherde. Im Röntgenbild des Thorax oder im CT sind sichere Kriterien für die Dignität nicht vorhanden. Eine Punktion ohne Sicherung eines Malignoms ist ebenfalls nicht beweisend. Wenn der Rundherd in älteren Röntgenaufnahmen dokumentiert und bei der Verlaufskontrolle festzustellen ist, daß es sehr langsam wächst, ist dies ein gewisser Hinweis auf die Dignität. Da die eindeutige Sicherung des tatsächlich benignen Prozesses jedoch kaum möglich ist, sollte die Thorakoskopie oder Thorakotomie mit gewebesparender Resektion des Tumors und intraoperativer Schnellschnittuntersuchung angestrebt werden (2).

Maligne Lungentumoren

Bronchialkarzinom

Das Bronchialkarzinom ist das häufigste Karzinom beim männlichen Geschlecht und nimmt bei Frauen stark zu. Die Inzidenz beträgt in Deutschland ca. 110 pro 100 000 Einwohner und Jahr. Das Altersmaximum liegt zwischen dem 65. und 70. Lebensjahr. Der Zusammenhang zwischen Entstehung eines Bronchialkarzinoms und exogenen Noxen gilt beim Nikotin als bewiesen, während der eindeutige Beweis bei Luftverschmutzung und Arbeitsplatzbelastungen (Chrom, Arsen, Asbest, Chlorkohlenwasserstoffe) noch aussteht. Die histologische Klassifikation der WHO umfaßt 4 Hauptgruppen, deren weitere

Unterteilung und Häufigkeit sich in Tab. 37.8 finden. Zur Beurteilung der Tumorausbreitung wird die Stadieneinteilung der UICC verwendet (Tab. 37.9, 37.10) (8, 9). Wie allgemein üblich werden Tumorgröße, Lymphknotenbefall und Fernmetastasen beurteilt und für die Therapie sowie spätere Prognose des Patienten relevante Stadien definiert. Beim kleinzelligen Bronchialkarzinom wird wegen seiner Besonderheiten (sehr rasche Metastasierung, gute Strahlen- und Chemotherapiesensibilität, Operation ebenfalls möglich) die zusätzliche Einteilung in Limited disease und Extensive disease vorgenommen (Tab. 37.11).

Eine typische klinische Symptomatik existiert beim Bronchialkarzinom nicht. Therapieresistente respiratorische Infekte und unklarer Reizhusten über mehr als 4 Wochen sollten stets sorgsam abgeklärt werden. Hämoptysen und Dyspnoe geben nur etwa die Hälfte der Patienten an. Leistungsknick, Körpergewichtsabnahme und Schwäche sind späte unspezifische Symptome. Lähmungen des N. recurrens oder N. phrenicus, Interkostalneuralgie, obere venöse Einflußstauung, Pancoast-Syndrom (Schulterschmerz mit Ausfällen im Bereich des Plexus brachialis oder Horner-Syndrom) und Schluckstörungen sind Spätsymptome und Indiz für eine Inoperabilität, da die Organgrenzen durch den Tumor überschritten wurden. Die Diagnostik bei Verdacht auf ein Bronchialkarzinom beinhaltet ein Basisprogramm mit Anamnese, klinischer Untersuchung, Laboruntersuchung, Röntgenaufnahme des Thorax in zwei Ebenen, evtl. mit Durchleuchtung und Bronchoskopie. Nach histologischer Sicherung der Diagnose oder bei fortbestehendem dringendem Verdacht wird eine weiterführende Diagnostik mit CT, Lungenfunktionseinschätzung, Mediastinoskopie, Thorakoskopie oder sogar die diagnostische Thorakotomie erforderlich. Zusätzlich muß der Ausschluß von Fernmetastasen erfolgen (Ultraschalluntersuchung des Abdomens, evtl. Skelettszinti-

Tabelle 37.8 Histologische Einteilung des Bronchialkarzinoms mit Häufigkeitsverteilung

Typ	Häufigkeit
Plattenepithelkarzinom – gut differenziert – mäßig differenziert – gering differenziert – Spindelzellkarzinom	45–50%
Kleinzelliges Karzinom – haferzelliges Karzinom – intermediäres Karzinom – kombiniertes haferzelliges Karzinom	ca. 20%
Adenokarzinom – azinäres Karzinom – papilläres Karzinom – bronchioloalveoläres Karzinom – solides Karzinom mit Schleimbildung	15–20%
Großzelliges Karzinom – klarzelliges Karzinom – riesenzelliges Karzinom	bis 10%
Adenosquamatöses Karzinom	<5%

Tabelle 37.9 Klinische TNM-Klassifikation des Bronchialkarzinoms (nach UICC)

T – Primärtumor

TX	Primärtumor kann nicht beurteilt werden, oder Nachweis von malignen Zellen im Sputum oder bei Bronchialspülungen, jedoch Tumor weder radiologisch noch bronchoskopisch sichtbar
T0	Kein Anhalt für Primärtumor
Tis	Carcinoma in situ
T1	Tumor 3 cm oder weniger in größter Ausdehnung, umgeben von Lungengewebe oder viszeraler Pleura, kein bronchoskopischer Nachweis einer Infiltration proximal eines Lappenbronchus (Hauptbronchus frei)
T2	Tumor mit einem der folgenden Kennzeichen hinsichtlich Größe oder Ausbreitung: – Tumor mehr als 3 cm in größter Ausdehnung, – Tumor mit Befall des Hauptbronchus, 2 cm oder weiter distal der Carina, – Tumor infiltriert viszerale Pleura, – assoziierte Atelektase oder obstruktive Entzündung bis zum Hilus, aber nicht der ganzen Lunge
T3	Tumor jeder Größe mit direkter Infiltration einer der folgenden Strukturen: Brustwand (einschließlich Tumoren des Sulcus superior), Zwerchfell, N. phrenicus, mediastinale Pleura, parietales Perikard; oder Tumor im Hauptbronchus weniger als 2 cm distal der Carina, aber Carina selbst nicht befallen, oder Tumor mit Atelektase oder obstruktiver Entzündung der ganzen Lunge
T4	Tumor jeder Größe mit Infiltration einer der folgenden Strukturen: Mediastinum, Herz, große Gefäße, Trachea, Ösophagus, Wirbelkörper, Carina, N. recurrens; oder Tumor mit malignem Pleuraerguß

N – Regionäre Lymphknoten

NX	Regionäre Lymphknoten können nicht beurteilt werden
N0	Keine regionären Lymphknotenmetastasen
N1	Metastasen in ipsilateralen peribronchialen Lymphknoten und/oder in ipsilateralen Hiluslymphknoten (einschließlich einer direkten Ausbreitung des Primärtumors)
N2	Metastasen in ipsilateralen mediastinalen und/oder subkarinalen Lymphknoten
N3	Metastasen in kontralateralen mediastinalen, kontralateralen Hilus-, ipsi- oder kontralateralen Skalenus- oder supraklavikulären Lymphknoten

M – Fernmetastasen

MX	Das Vorliegen von Fernmetastasen kann nicht beurteilt werden
M0	Keine Fernmetastasen außerhalb des ipsilateralen Thorax
M1	Fernmetastasen außerhalb des ipsilateralen Thorax

Tabelle 37.10 Stadieneinteilung nach der UICC 1987 und 1993

Okkultes Karzinom	TX	N0	M0
Stadium 0	Tis	N0	M0
Stadium I	T1	N0	M0
	T2	N0	M0
Stadium II	T1	N1	M0
	T2	N1	M0
Stadium III A	T1	N2	M0
	T2	N2	M0
	T3	N0, N1, N2	M0
Stadium III B	jedes T	N3	M0
	T4	jedes N	M0
Stadium IV	jedes T	jedes N	M1

Tabelle 37.11 Erweiterte therapie- und prognoserelevante Einteilung des kleinzelligen Bronchialkarzinoms in Limited disease und Extensive disease

Limited disease
1. Primärtumor auf einen Hemithorax begrenzt
2. Ipsilaterale hiläre Lymphknoten
3. Ipsilaterale supraklavikuläre Lymphknoten
4. Ipsilaterale und kontralaterale mediastinale Lymphknoten
5. Eventuell vorhandene Atelektase
6. Rekurrens- und/oder Phrenikusparese
7. Kleiner Winkelerguß ohne maligne Zellen

Extensive disease
1. Kontralaterale hiläre Lymphknoten
2. Kontralaterale supraklavikuläre Lymphknoten
3. Thoraxwandinfiltration (auch ipsilateral)
4. Pleuritis carcinomatosa
5. Pleuraerguß (außer kleiner Winkelerguß ohne maligne Zellen)
6. Lymphangiosis carcinomatosa
7. V.-cava-superior- (VCS-) Syndrom
8. Metastase in der kontralateralen Lunge
9. Sonstige Fernmetastasen (Leber, Gehirn, Knochen, sonstige Lymphknoten usw.)

graphie und beim kleinzelligen Karzinom ein zerebrales CT).
Beim nichtkleinzelligen Bronchialkarzinom stellt die operative Resektion die einzige potentiell kurative Therapie dar. Die Operationsindikation sollte deshalb bei allen funktionell operablen Patienten auch unter dem Gesichtspunkt einer Überlebensverlängerung geprüft werden. Kontraindikationen für eine Operation sind:
- kontralaterale Lymphknotenmetastasierung (positiver N3),
- supraklavikuläre Lymphknotenmetastasen (ebenfalls N3),
- maligner Pleuraerguß,
- V.-cava-superior-Syndrom,
- Fernmetastasen.

Eine Operation unter palliativer Zielstellung ist bei Komplikationen angezeigt: Tumorzerfall, Blutung, Tumorinfiltration mit starker Schmerzsymptomatik und Eiterretention. Unter kurativer Zielstellung ist die Lobektomie mit Lymphadenektomie der hilären und mediastinalen Lymphknoten (N1+2) Therapie der Wahl. Bei fortgeschrittenen Karzinomen kann die Pneumonektomie evtl. sogar erweitert mit intraperikardialer Absetzung der Gefäße notwendig werden. Atypische Resektionen stellen wegen der eingeschränkten Radikalität nur bei älteren Patienten und eingeschränkter Lungenfunktion eine Alternative dar. Die Operationsletalität liegt zwischen ca. 2 und 5% bei der Lobektomie und bei fast 10% bei erweiterten Pneumonektomien. Die Langzeitprognose ist neben verschiedenen Faktoren vom Tumorstadium abhängig.

Das kleinzellige Bronchialkarzinom wird nur im Stadium I (T1+2, N0, M0) operiert. Außerdem wird immer eine adjuvante Chemotherapie mit Adriamycin, Cyclophosphamid und Vincristin oder Cisplatin + Vepesid durchgeführt. Der Wert einer zusätzlichen prophylaktischen ZNS-Bestrahlung ist umstritten. Alle höheren Tumorstadien des kleinzelligen Bronchialkarzinoms werden einer primären Chemo- oder Strahlentherapie zugeführt. Die Prognose ist in Abhängigkeit vom Tumorstadium deutlich schlechter als beim epithelialen Bronchialkarzinom. Ein Langzeitüberleben stellt die Ausnahme dar, die meisten Patienten sind nach 1 Jahr verstorben.

> Die operative Resektion eines Bronchialkarzinoms stellt die einzig potentiell kurative Therapie dar!

Sarkom der Lunge

Primäre Sarkome der Lunge sind sehr selten. Die Symptomatik unterscheidet sich nicht von einem epithelialen Bronchialkarzinom. Auch die Diagnostik entspricht der beim Bronchialkarzinom. Obwohl die Prognose deutlich schlechter als bei Karzinomen ist, stellt die operative Resektion unter kurativer Zielstellung die Behandlungsmethode der Wahl dar. Alternative Behandlungsformen – Strahlen- und Chemotherapie – sind von untergeordneter Bedeutung.

Lungenmetastasen

Das Auftreten von Lungenmetastasen galt früher als Endstadium einer malignen Erkrankung, Behandlungskonzepte unter kurativer Zielstellung existierten nicht. Vereinzelt vorgenommene Resektionen solitärer Lungenmetastasen konnten jedoch zeigen, daß ein Behandlungsversuch für ca. ein Drittel der Patienten durch ein 5-Jahres-Überleben gerechtfertigt ist. Differenzierte onkologische Behandlungsstrategien haben in den letzten Jahren dazu geführt, daß die Resektion sowohl solitärer als auch multipler Lungenmetastasen ein fester Bestandteil in der Behandlungsstrategie maligner metastasierter Tumoren geworden ist. Grundprinzip der Operation ist eine möglichst sparsame Resektion von Lungenparenchym (Keilresektion, atypische Resektion, Segmentresektion, nur im Ausnahmefall Lobektomie). Voraussetzungen für die Operation sind gegeben bei:
- vollständiger Entfernung des Primärtumors,

- Ausschluß von Metastasen in anderen Organen (durch Ultraschall, CT, Skelettszintigraphie usw.),
- konstanter Metastasenzahl innerhalb einer 3 monatigen Beobachtungszeit und
- einer funktionellen und lokalen Operabilität.

Ausgedehnte parenchymresezierende Eingriffe, wie eine Pneumonektomie, sind bei Lungenmetastasen nicht indiziert, dagegen werden Metastasen in beiden Lungenflügeln operiert. Der Eingriff kann dann sowohl synchron (Sternotomie oder beidseitige laterale Thorakotomie) oder zweizeitig vorgenommen werden. Die Klinikletalität liegt unter 2%. Für die Prognose der Patienten ist die Histologie des Primärtumors von entscheidender Bedeutung (5, 7). So können bei gonadalen Tumoren des Mannes 5-Jahres-Überlebensraten bis zu 80% erzielt werden. Circa 30% der resezierten Patienten mit Lungenmetastasen nach Nierenzellkarzinom, Sarkomen und Mammakarzinomen überleben ebenfalls 5 Jahre. Ist der Primärtumor im Bereich des Kolons und Rektums lokalisiert, so erreicht diese Rate nur noch 20%, bei malignen Melanomen überlebt nur jeder 10. Patient 5 Jahre. Weitere prognostische Faktoren für das Überleben sind die Radikalität des Eingriffs, die Metastasenzahl, das metastasenfreie Zeitintervall und der Metastasierungstyp bei Karzinomen.

> Bei allen Lungenmetastasen sollte die Indikation zur Operation und Resektion geprüft werden!

Mediastinum

Akute Mediastinitis

Die akute Mediastinitis ist ein schweres, septisches Krankheitsbild und mit einer hohen Letalität verbunden. Ursache ist häufig die Komplikation bei einer endoskopischen Maßnahme oder das Übergreifen einer bakteriellen Entzündung aus einer benachbarten Region (z.B. Senkungsabszeß bei Infektionen im Halsbereich oder eine vorangegangene Operation im Mediastinum). Die spontane Ruptur des Ösophagus (Boerhaave-Syndrom) ist ebenfalls eine seltene Ursache. Äußere Gewalteinwirkung und penetrierende Tumoren können ebenfalls eine Mediastinitis zur Folge haben. Typisch für die akute Mediastinitis ist der plötzliche Krankheitsbeginn mit raschem Verfall des Patienten. Zeichen der Sepsis mit hohem Fieber, Tachykardie, Leukozytose und Dyspnoe sind vorhanden. Eine Rötung oder Schwellung im Bereich der oberen Thoraxapertur oder ein Haut- und Mediastinalemphysem können Hinweise auf die Diagnose geben. Ein Pneumothorax sowie Pleura- und Perikardergüsse sind eher unspezifische Symptome. Retrosternale Schmerzen und Dysphagie sind nicht immer nachweisbar. Die Diagnostik einer akuten Mediastinitis stützt sich deshalb sowohl auf anamnestische Angaben und klinische Zeichen als auch auf radiologische Befunde. Im Röntgenbild des Thorax und in der thorakalen CT können Gasansammlungen im Mediastinum und eine Mediastinalverbreiterung beobachtet werden. Die Therapie umfaßt eine intensivmedizinische Betreuung mit hochdosierter Gabe von Antibiotika. In den meisten Fällen ist eine chirurgische Revision mit Eröffnung des Mediastinums und der Einlage einer Spül-Saug-Drainage notwendig. Ziel des operativen Eingriffes muß es zusätzlich sein, die mögliche Ursache der akuten Mediastinitis in umgebenden Strukturen zu beseitigen. Die akute Mediastinitis hat eine schlechte Prognose. Die Letalität liegt zwischen 30 und 50%.

Mediastinaltumoren

Mehr als 90 verschiedene Mediastinaltumoren wurden bisher beschrieben. Unabhängig von der Lokalisation und dem vielfältigen histologischen Bild gilt eine einzige Therapiestrategie: Mediastinaltumoren sollten operativ entfernt werden. Eine Ausnahme stellen nur Raumforderungen im Zusammenhang mit einem malignen Lymphom dar. Über 50% aller mediastinalen Raumforderungen sind zum Zeitpunkt der Diagnose asymptomatisch und werden als Zufallsbefund bei einer Röntgenaufnahme des Thorax bzw. einer CT gesichert. Treten Symptome auf (Tab. 37.12), so sind durch lokale Verdrän-

Tabelle 37.12 Funktionsstörungen und deren Ursachen bei Mediastinaltumoren

Funktionsstörungen	Ursachen
Obere Einflußstauung: hochgradige Venenstauung und Venenzeichnung mit livider Hautverfärbung im Bereich der oberen Körperhälfte (Stokes-Kragen)	V.-cava-superior-(Teil-)Verschluß
Husten, Stridor	Kompression oder Infiltration des Tracheobronchialsystems
Schluckstörungen	Verdrängung oder Infiltration der Speiseröhre
Horner-Symptomenkomplex (Miosis, Ptosis, Enophthalmus)	Grenzstrangschädigung
Zwerchfellparese	Lähmung des N. phrenicus
Singultus	Tumorinfiltration des Zwerchfells und des N. phrenicus
Heiserkeit	Lähmung des N. recurrens
Magen-Darm-Atonie, Diarrhö	Lähmung des N. vagus
Interkostalneuralgie	Irritation der Nn. intercostales
Herzrhythmusstörungen	Tumorinfiltration des Herzens, Lähmung des N. vagus

gung, Kompression oder Infiltration benachbarter Strukturen ausgelöste Hustenanfälle, Dyspnoe, rezidivierende Infekte, Thoraxwandschmerz und Dysphagie häufig. Seltener sind Funktionseinschränkungen durch Läsion des N. laryngeus recurrens (Heiserkeit), Herzrhythmusstörungen, Singultus oder Schulterschmerz. Bei endokrin aktiven Tumoren können systemische Erscheinungen eine Verdachtsdiagnose herbeiführen, z. B. ein Hyperparathyroidismus bei mediastinalen Nebenschilddrüsenadenomen. Um eine gewisse Nomenklatur zu ermöglichen, werden die Tumoren des Mediastinums häufig nach ihrer Lokalisation geordnet: Tumoren im oberen vorderen Mediastinum, Tumor im mittleren Mediastinum sowie Tumoren im hinteren Mediastinum.

Etwa 30% aller mediastinalen Raumforderungen sind Zysten. Seitens der Genese können dies bronchogene, gastroenterogene, perikardiale und pleurale Zysten sein. Zysten des Ductus thoracicus sind eine Rarität. Die vollständige Exstirpation zur Beseitigung von Symptomen bzw. deren Vermeidung sollte stets angestrebt werden. Weitere mediastinale Tumoren sind mesenchymale (Lymphangiome, Lymphangiomyomatosen, Hämangiome, Lipome), neurogene und maligne Tumoren. Als maligne Mediastinaltumoren müssen Thymuskarzinome, Nebenschilddrüsenkarzinome, teratogene Karzinome und Lymphadenopathien genannt werden. Obwohl die Prognose auch nach Resektion schlecht ist, besteht – außer bei weit fortgeschrittenen Tumoren – immer eine Operationsindikation (18).

Literatur

1 Aisner, J.: Current approach to malignant mesothelioma of the pleura. Chest 107, Suppl. 6 (1995) 3325–3445
2 Arrigoni, M. G., L. B. Woolner, P. E. Bernarz: Benign tumors of the lung, a ten year surgical experience. J. thorac. cardiovasc. Surg. 60 (1970) 589–599
3 Bieselt, R., H. Wolff: Die Anwendung mechanischer Klammernahtgeräte in der Thoraxchirurgie: Indikation, Technik, Ergebnisse. Chirurg 56 (1985) 232–237
4 Capewell, S., M. F. Sudlow: Performance and prognosis in patients with lung cancer. Thorax 45 (1990) 951–956
5 Dienemann, H., St. Piltz, F. W. Schildberg: Chirurgische Aspekte bei Lungenmetastasen. Dtsch. Ärztebl. 50 (1995) 92; A-3555–3561
6 Ferguson, T. B.: Bacterial infections of the lung. In Shields, T. W.: General Thoracic Surgery. Lea & Febiger, Philadelphia 1983 (pp. 563–588)
7 Gellert, K., K. Ridwelski, H. Wolff: Long time results after surgery by lung metastases from different primary tumors – J. Cancer Res. clin. Oncol. 116 (1990) Suppl. 644
8 Hermanek, P., O. Scheibe, B. Spiessl, G. Wagner: TNM-Klassifikation maligner Tumoren, 4. Aufl. Springer, Berlin 1987 (S. 72–78)
9 Hermanek, P., D. E. Henson, R. V. P. Hutter, L. H. Sobin: TNM-Supplement 1993. A commentary on uniform use. UICC. Springer, Berlin 1993 (S. 34–36; 57; 125–127)
10 Kertzendorff, D.: Bösartige Geschwulsterkrankungen einschließlich maligner Systemerkrankungen. In Verband deutscher Rentenversicherungsträger: Leitfaden für die sozialmedizinische Begutachtung in der gesetzlichen Rentenversicherung. Fischer, Stuttgart 1986
11 Lam, S., H. D. Becker: Future diagnostic procedures. – Chest. Surg. Clin. N. Amer. 6 (1996) 363–380
12 Lange, S.: Radiologische Diagnostik der Thoraxerkrankungen. Thieme, Stuttgart 1995
13 Loddenkemper, R.: Funktionelle Operabilität beim Bronchialkarzinom: Prospektive Studie zur Einschätzung des Operationsrisikos und der postoperativen Lungenfunktion. Habil. Berlin 1983
14 Magovern, C. J., V. W. Rusch: Parapneumonic and posttraumatic pleural space infections. Chest. Surg. Clin. N. Amer. 4 (1994) 561–582
15 Mathur, P. N., R. Loddenkemper: Medical thoracoscopy. Role in pleural and lung disease Clin. Chest. Med. 16 (1995) 487–496
16 Pass, H. I.: Treatment of malignant pleural and pericardial effusions. In De Vita, V. T.: Cancer. Principles and Practice of Oncology. Lippincot, Philadelphia 1993 (pp. 2246–2255)
17 Ridwelski, K., K. Gellert, N. Röhl, T. Benhidjeb, H. Wolff: Die operative Behandlung des Bronchialkarzinoms im höheren Lebensalter – Indikation, Ergebnisse, Komplikationen. In Gebhardt, Ch., K. H. Schultheiss, J. Köhler: Probleme und Grenzen der Tumorchirurgie im höheren Lebensalter. de Gruyter, Berlin 1993
18 Treasure, T.: Primary mediastinal tumors. In Hoogstraaten B. et al.: Lung Tumors: Lung, Mediastinum, Pleura and Chest Wall. Springer, Berlin 1988 (pp. 225–232)
19 Vogt-Moykopf, I., B. Rau, D. Branscheid: Surgery for congenital malformations of the lung. Ann. radiol. Paris 36 (1993) 145–160

38 Herz

Ch. Huth

Allgemeines

Sowohl die Häufigkeit als auch die Frühletalität herzchirurgischer Eingriffe wird von der Deutschen Gesellschaft für Thorax-, Herz- und Gefäßchirurgie seit 1978 im Rahmen eines Qualitätssicherungsprogramms aller herzchirurgischen Kliniken der Bundesrepublik Deutschland erfaßt. Die Zahlen der Operationen mit Herz-Lungen-Maschine des Jahres 1995 sind geeignet, einen Überblick über den Anteil einzelner Operationsverfahren und Erkrankungen zu geben und gleichzeitig die heute zu erwartende Frühletalität zu demonstrieren (Tab. 38.1). Die Koronarchirurgie dominiert heute mit knapp 75 % aller Fälle, gefolgt von der Klappenchirurgie mit 15,5 %, der Chirurgie angeborener Herzfehler mit 5,7 % und sonstigen Operationen mit 4,1 %. Die Herztransplantation hat einen Anteil von 0,6 %, ist aber mit einer Letalität von 15 % nur mit der Chirurgie komplexer sonstiger Herzfehler und der Aneurysmachirurgie mit 11,9 % vergleichbar, während die Chirurgie angeborener Herzfehler mit 3,9 %, die Koronarchirurgie mit 3,5 % und die Klappenchirurgie mit 4,5 % Frühletalität ein kalkulierbares Risiko aufweisen (Tab. 38.1).

Diese Zahlen liefern eine weitreichende und detaillierte Information über die Möglichkeiten und Risiken der Herzchirurgie heute, über die auch jeder Patient aufgeklärt werden muß. Der folgende erkrankungsorientierte Abriß von Informationen und Techniken beschränkt sich auf allgemeinchirurgisch notwendige Maßnahmen, weiterführende herzchirurgische Erörterungen würden den Rahmen sprengen. Da kardiovaskuläre Erkrankungen 50 % der Todesursachen darstellen und auch allgemeinchirurgische Indikationen zunehmend das höhere Lebensalter betreffen, sind bei diesen Erkrankungen kardiologische und kardiochirurgische Erwägungen im Rahmen der Differentialdiagnose und der Risikostratefizierung notwendig.

Tabelle 38.1 Häufigkeit und Frühletalität herzchirurgischer Operationen im Jahre 1995 in der Bundesrepublik Deutschland (aus Kalmar, P., E. Irrgang.: Thorac. cardiovasc. Surgn 44 [1996] 161–164)

Operationstyp	Operationen (n)	(Anteil in %)	Frühletalität (n)	(%)
Koronarchirurgie	58 420	74,7	2 019	3,5
ACVB isoliert	51 698	66,1	1 504	2,9
ACVB und LV-Aneurysma	465	0,6	21	4,5
ACVB und AKE	3 465	4,4	232	6,7
ACVB und MKE	909	1,2	95	10,5
ACVB und sonstiges	1 883	2,4	167	8,9
Klappenchirurgie	12 084	15,5	546	4,5
Aortenklappenchirurgie	7 709	9,9	284	3,7
Mitralklappenchirurgie	2 781	3,6	136	4,9
Aorten-Mitralklappen-Chirurgie	868	1,1	61	7,0
Sonstige Klappenchirurgie	726	0,9	65	9,0
Angeborene Herzfehler	4 503	5,7	176	3,9
Sonstige Herzchirurgie	3 177	4,1	377	11,9
Thorakale Aortenchirurgie	1 354	1,7	184	13,7
Herztransplantation	446	0,6	67	15,0
Sonstige	1 377	1,8	126	9,2
Gesamt	78 184	100,0	3 118	4,0

Erkrankungen im einzelnen

Koronare Herzerkrankung

Bei fast jedem zweiten Patienten, der älter als 60 Jahre ist, ist mit der kardialen Manifestation der Arteriosklerose, der koronaren Herzerkrankung, zu rechnen. Aber auch in jüngeren Jahren kann diese Erkrankung auftreten, insbesondere wenn Risikofaktoren wie Nikotinabusus, Adipositas, Hypertonus, Diabetes mellitus, Hyperurikämie, Hypercholesterinämie und familiäre Belastung bei der primären Diagnostik und Befunderhebung darauf hinweisen. Leitsymptom dieser Erkrankung ist die Angina pectoris, ein immer wieder, besonders bei Belastung auftretendes retrosternales Schmerz- und Engegefühl mit Angstzuständen bis hin zur Todesangst. Die Schmerzen können v. a. in den linken Arm ausstrahlen, aber auch in den Oberbauch und in die Halsregion. Neben den differentialdiagnostischen Erwägungen eines akuten Abdomens, eines Schulter-Arm-Syndroms, eines zervikalen Schmerzsyndroms oder eines Thoraxtraumas steht die Beurteilung der tatsächlichen Ischämiegefährdung des Patienten im Vordergrund. Beim asymptomatischen Patienten, auch bei einem Zustand nach einer Koronarbypassoperation, Koronardilatation oder einem Herzinfarkt, ist bei dringlichen und Notfallindikationen für andere chirurgische Interventionen keine Einschränkung zu erwarten. Perioperativ ist jedoch besonders bei größeren Operationen eine längere und intensivere Überwachung mit striktem Flüssigkeitsmanagement, Rhythmusmonitoring und gegebenenfalls Monitoring der kardialen Funktionen über einen Pulmonaliskatheter notwendig. Bei geplanten Eingriffen kann die tatsächliche Ischämiegefährdung zusätzlich durch Belastungsuntersuchungen wie Belastungs-EKG, Streßechokardiographie und Szintigraphie verifiziert werden. Nur wenn diese Untersuchungen pathologische Werte ergeben, ist eine Abklärung durch Linksherzkatheteruntersuchung und Koronarangiographie notwendig. Bei positivem Befund muß dann im Einzelfall eine Entscheidung darüber herbeigeführt werden, welcher Versorgung der Vorrang zu geben ist. Auch wenn allgemein die Behandlung des kardialen Leidens an erster Stelle steht, muß beispielsweise bei ausgedehnten, aber dennoch chirurgisch angehbaren Tumorleiden oder symptomatischen peripheren Gefäßprozessen bei wenig symptomatischer Herzkrankheit dieses Vorgehen überdacht werden.

Chirurgisch bedeutsam ist die Verwendung unterschiedlichster Transplantate für die Bypasschirurgie. Da bis heute kein Fremdmaterial mit befriedigenden langfristigen Offenheitsraten zur Verfügung steht, ist der Herzchirurg auf funktionstüchtiges körpereigenes Bypassmaterial angewiesen. Während die A. thoracica interna in der Regel nur bei herz- und thoraxchirurgischen Eingriffen selbst benutzt oder geschädigt werden kann, gilt dies für alle anderen Transplantate nicht. Die zunehmende Zahl von Reoperationen im Rahmen der Koronarchirurgie stößt immer wieder an die Grenze verfügbaren, befriedigenden Bypassmaterials. Im Sinne einer Graft-Schonung muß deshalb auf strenge Indikationen bei Varizenoperationen hingewiesen werden, bei denen nur wirklich varikös veränderte Teile der V. saphena magna und der V. saphena parva entfernt werden dürfen. Aber auch andere Gefäße, wie die A. radialis und die A. epigastrica inferior sollten bei der Schnittführung berücksichtigt werden. Daß die A. lienalis und die A. gastroepiploica, die auch als Bypassgefäße in der Koronarchirurgie genutzt werden, nur im Rahmen der Milz- und Magenchirurgie gefährdet sind, ist selbstverständlich. Die Verwendung der A. gastroepiploica im Rahmen der Koronarchirurgie bringt das Problem der Graft-Gefährdung mit sich, da ihre Verwendung äußerlich meist nur an einem etwas zum Nabel hin verlängerten Schnitt der medianen Sternotomie erkennbar ist. Deshalb ist bei Laparotomien darauf zu achten, daß nicht das in einem narbigen Strang zur Hinterwand des Herzens führende Gefäß durchtrennt und ein intraoperativer Hinterwandinfarkt ausgelöst wird. Schließlich stellt die Behandlung der Patienten mit koronarer Herzkrankheit mit Thrombozytenaggregationshemmern eine Erhöhung des Blutungsrisikos bei allen chirurgischen Prozeduren dar. Bis auf wenige Ausnahmen (Neuro- und Mikrochirurgie) ist dieses Risiko jedoch durch gezielte und sorgfältige Techniken der Blutstillung von Beginn der Operation an zu beherrschen, so daß von einem generellen Absetzen der Thrombozytenaggregationshemmer präoperativ wegen des damit verbundenen Risikos einer Appositionsthrombose auf arteriosklerotischen Plaques mit konsekutivem Gefäßverschluß und nachfolgendem Infarkt gewarnt werden muß. Erscheint dies unumgänglich, ist auf jeden Fall eine besser steuerbare Antikoagulation mit Heparinen zu empfehlen.

Klappenerkrankungen

Klappenerkrankungen stellen per se keine Kontraindikation zu anderen chirurgischen Interventionen dar. Wesentliche Kriterien für die Beurteilung des Einflusses der Klappenerkrankungen auf das Therapiekonzept der anstehenden chirurgischen Intervention sind das Ausmaß der Herzinsuffizienz, die Notwendigkeit einer Endokarditisprophylaxe und der Antikoagulation und die Beurteilung der Funktion eines Klappenimplantates. Bei dringlichen und Notfallindikationen, wie dem akuten Abdomen, der Peritonitis, einer Blutung, der Primärbehandlung einer Fraktur, ist der Grad der Herzinsuffizienz zunächst unerheblich. Lediglich im perioperativen Management erfordert er größere Aufmerksamkeit und ein ausgedehnteres Monitoring bis hin zum Pulmonaliskatheter, um die Möglichkeiten einer medikamentösen Behandlung der Herzinsuffizienz bereits zu diesem Zeitpunkt voll ausschöpfen zu können. Bei allen planbaren und bedingt dringlichen chirurgischen Interventionen ist zunächst die Rekompensation des Patienten anzustreben und daher im Einzelfall zu entscheiden, ob der herz- oder der sonstige chirurgische Eingriff unter besonderen Vorkehrungen zuerst stattfindet. Für das zweite Verfahren sollte aus infektionsprophylaktischen Gründen für das zu erwartende Klappenimplantat immer plädiert werden, wenn es um die Beseitigung oder Heilung entzündlicher Prozesse geht. Die gleiche Überlegung gilt bei zu erwartenden großen Eingriffen, bei denen die vorherige Implantation einer künstlichen Klappe mit notwendiger Antikoagulation eine deutliche Risikoerhöhung darstellt. In Ausnahmefällen ist auch ein gemeinsames Vorgehen oder eine Operation in unmittelbarer Folge, z. B. beim Milzabszeß bei akuter Aortenklappenendokarditis mit dekompensierter Herzinsuffizienz, zu überlegen. Unabhängig von der Dringlichkeit der Operationsindikation ist bei allen Patienten mit einem bekannten Herzklappenfehler oder einem Klappenimplantat oder bei einem Zustand nach Korrektur einer Herzklappe präoperativ eine Endokarditisprophylaxe einzuleiten und postoperativ fortzusetzen, wenn der chirurgische Eingriff – und sei es nur ein endoskopischer Eingriff – eine Bakteriämie erwarten läßt. Die Prophylaxe ist postoperativ so lange fortzusetzen, bis weitere Bakteriämien, die mit dem Eingriff im Zusammenhang stehen, ausgeschlossen werden können. Bei Patienten mit künstlichen Klappenimplantaten darf die Antikoagulation nicht unterbrochen werden. Zur besseren Steuerung wird die übliche Antikoagulation mit Cumarin auf eine intravenöse Heparinisierung unter Kontrolle der Wirksamkeit mit Verlängerung der Thrombinzeit umgestellt. Nur bei massiven und lebensbedrohlichen Blutungen (Hirnblutungen) kann die Antikoagulation kurzfristig bis zur Beherrschung der Blutung unterbrochen werden. Sowohl im Rahmen der Endokarditisprophylaxe als auch beim perioperativen Management der Antikoagulation ist eine Kontrolle der Funktion des Implantats unabdingbar. Wenn bei biologischen Herzklappen oder nach Korrektur der nativen Herzklappen mit normalen Klappengeräuschen ohne Veränderungen auch perioperativ zu rechnen ist, zeichnen sich die künstlichen Implantate durch ihr typisches metallisches Klicken aus. Durch tägliche Auskultation kann man sich von einer einwandfreien Funktion überzeugen. Unabhängig von allgemeinen Entzündungszeichen führt die Schädigung einer nativen Klappe oder einer Bioprothese durch eine Endokarditis zu einer Veränderung des Auskultationsbefundes, je nach Klappenposition in Form eines Systolikums oder Diastolikums. Bei unzureichender Antikoagulation oder im Rahmen einer Endokarditis bilden sich auch an künstlichen Herzklappen Thromben, die dann das typische metallische Klicken nicht mehr aufweisen. Eine Änderung des Auskultationsbefundes lenkt insbesondere bei gleichzeitiger Verschlechterung der allgemeinen kardialen Leistungsfähigkeit den Verdacht auf eine akute Klappenerkrankung, was eine sofortige kardiologische echokardiographische Verifizierung und gegebenenfalls eine Behandlung bis hin zur Operation oder Reoperation an der Herzklappe erfordert.

Angeborene Herzfehler

Auch angeborene Herzfehler stellen primär keine Kontraindikation für sonstige chirurgische Interventionen dar, was besonders für dringliche und Notfallindikationen – ähnlich wie bei den Klappenerkrankungen – gilt. Bei geplanten Operationen sind für die Risikostratefizierung die Beurteilung der kardiopulmonalen Belastung und die Einschätzung des Hypoxierisikos durch den Herzfehler, die Möglichkeit einer paradoxen Embolie und die Endokarditisprophylaxe mit einzubeziehen. Da jede chirurgische Intervention eine kardiopulmonale Belastung mit sich bringt, ist die Belastbarkeit des individuellen Patienten abzuschätzen. Kann durch primäre Korrektur des Herzfehlers bei vertretbar hohem Risiko das der anstehenden sonstigen chirurgischen Intervention gemindert werden, so ist dieser Weg anzustreben. Während bei Herzfehlern mit ausschließlichem Links-rechts-Shunt die Belastung und die Belastbarkeit des Herzens im Vordergrund stehen, ist bei zyanotischen Herzfehlern (Herzfehler mit Rechts-links-Shunt wie z.B. die Fallotsche Tetralogie) mit einem zusätzlichen Hypoxierisiko für Organe wie Gehirn, Niere und Leber zu rechnen; dieses Risiko kann perioperativ erhöht sein. Das durch die Immobilisierung bei jeder chirurgischen Intervention immanente und durch eine Thromboemboliprophylaxe nicht auszuschaltende Risiko einer Lungenembolie wird bei Herzfehlern mit einer Shuntmöglichkeit auf Vorhof- und Ventrikelseptumebene zusätzlich durch das Risiko einer paradoxen Embolie belastet, weil auch bei einem primären Links-rechts-Shunt kurzfristig streß- oder medikamentenbedingt ein Rechts-links-Shunt auftreten kann, so daß die Embolie alle Organe, vom Gehirn über die Niere bis zu den peripheren Extremitäten treffen kann. Da alle angeborenen Herzfehler auch nach ihrer Korrektur bei Bakteriämien ein erhöhtes Endokarditisrisiko aufweisen, empfiehlt sich, wie bei den Klappenerkrankungen, eine Endokarditisprophylaxe, die präoperativ zu beginnen und perioperativ fortzusetzen ist, wenn bei diesem Eingriff mit einer Bakteriämie gerechnet werden muß.

Thorakale Gefäßerkrankungen

Die chirurgische Behandlung akuter und chronischer Gefäßerkrankungen im Thorax, insbesondere an der thorakalen Aorta, ist eine Domäne der Thorax- und Herzchirurgie, da einigermaßen befriedigende postoperative Ergebnisse nur unter Zuhilfenahme der extrakorporalen Zirkulation auch mit modifizierten Verfahrenstechniken wie des partiellen Linksbypasses und des femorofemoralen Bypasses oder mit einem großlumigen aortoaortalen Shunt (Gott-Shunt) und einem aufwendigen neurologischen Monitoring zu erzielen sind. Aneurysmen und Rupturen der Aorta ascendens und des Aortenbogens sind nur mit extrakorporaler Zirkulation anzugehen. Lediglich bei akuten Rupturen der Aorta descendens stellt die direkte Gefäßnaht oder Protheseninterposition nach Abklemmung der Aorta descendens als Ultima ratio beim Patienten im Schock, der nicht verlegbar ist, eine realistische Chance dar. Dabei wird über eine posterolaterale Thorakotomie links der Thorax eröffnet. Nach Abdrängen der Lunge nach ventral und kaudal wird die Aorta distal des Subklaviaabgangs aufgesucht und nach Eröffnung der Pleura mediastinalis nach stumpfer Präparation und Umfahrung mit einer Overholt- oder Satinski-Klemme angeschlungen und abgeklemmt. In gleicher Weise wird distal der meist durch ein massives Hämatom gekennzeichneten Rupturstelle supradiaphragmal verfahren. Nun wird die entweder bis zu diesem Zeitpunkt durch Kompression abgedichtete oder noch durch Pleura mediastinalis gedeckte Perforationsstelle freigelegt. Je nach lokalem Befund wird die semizirkuläre Ruptur durch direkte Naht mit einem Prolenefaden der Stärke 3–0 in fortlaufender oder in Matratzennahttechnik verschlossen. Zur Sicherung der Naht können Dacronpatches oder Dacronfilzstreifen benutzt werden. Bei einer kompletten Ruptur retrahieren sich in der Regel die beiden Intimazylinder so weit, daß eine direkte Naht schwierig ist. In diesen Fällen empfiehlt es sich, eine lumengleiche Dacron- oder PTFE-Prothese jeweils durch End-zu-End-Naht mit einem Prolenefaden der Stärke 3–0 oder 4–0 in fortlaufender Nahttechnik zu interponieren. Limitierender Faktor dieser Operationstechnik ist prognostisch die hohe Rate der Querschnittslähmungen und peripheren Organprobleme, wenn nicht intraoperativ die aortenbogennahe Abklemmung bereits zu schwer steuerbaren Widerstandsbelastungen des Herzens geführt hat. Wenn immer durchführbar, sollte ein Patient mit einer akuten oder chronischen Gefäßerkrankung der thorakalen Aorta deshalb in ein Zentrum mit der Möglichkeit der extrakorporalen Zirkulation oder partiellen Linksentlastung verlegt werden. Da Erkrankungen der thorakalen Aorta in der Regel mit einer Mediastinalverbreiterung einhergehen, sind bei der Entscheidung zur chirurgischen Intervention differentialdiagnostische Überlegungen (Tab. 38.**2**) zu dieser Verbreiterung einzubeziehen. Vorbestehende, relativ symptomlose Mediastinalverbreiterungen sind bei der Beurteilung dringlicher und notfallmäßiger Operationsindi-

Tabelle 38.2 Differentialdiagnose der Mediastinalverbreiterung

Aufnahmetechnik	Abstand Röntgenröhre – Film zu kurz
Frakturhämatom	Sternumfraktur, Wirbelfraktur, paravertebrale oder parasternale Rippenfraktur
Arterielle Blutung	Aortenruptur (A. ascendens, Bogen, A. descendens), Ab- oder Einriß supraaortischer Äste, der A. thoracica interna oder der Interkostalarterien
Venöse Blutung	Ab- oder Einriß der Vv. cavae superior, inferior, brachiocephalica, subclavia, jungularis interna, azygos, thoracica interna, intercostalis, thyroidea
Iatrogene Verletzung	Punktionen der V. jugularis interna und subclavia und Fehlpunktionen der supraaortischen Äste
Vorerkrankungen	Aortenaneurysma (A. ascendens, Bogen, A. descendens durch Mesaortitis, dilatierende Arteriosklerose oder poststenotische Dilation), Thoraxdeformitäten wie Trichterbrust, Tumoren des Mediastinums

kationen anderer Regionen, wie z. B. des Abdomens, bei einer Peritonitis wenig bedeutsam. Sie müssen bei Tumorsymptomen in das diagnostische Kalkül einbezogen werden und stellen bei Elektiveingriffen wieder das Problem der Risikostrateﬁzierung in den Vordergrund, wobei zu entscheiden ist, welche Erkrankung mit welchem Risiko primär zu versorgen ist.

Transplantationen

Relativ selten wird man in der chirurgischen Praxis Patienten nach thorakaler Organtransplantation, sei es nun eine Herz-, Lungen- oder Herz-Lungen-Transplantation, begegnen. Diese Situation stellt praktisch keine extreme Herausforderung dar. Während bei elektiven Eingriffen vorab Informationen zur individuellen Infektionsprophylaxe und zum Monitoring der weiterhin notwendigen Immunsuppression sowie zur Abwägung der damit verbundenen Risiken eingeholt werden müssen, steht bei dringlichen und notfallmäßigen Operationsindikationen die nun zu behandelnde Erkrankung absolut im Vordergrund. Die Versorgung eines akuten Abdomens mit einer Peritonitis unterschiedlichsten Ausgangspunktes verträgt gerade bei diesen Patienten keinen Aufschub. Die chirurgisch häufig im Vordergrund stehende Infektionssanierung ist oberstes Ziel und damit schon der erste Teil der Infektionsprophylaxe. Unabhängig davon sollte eine rasche Kontaktaufnahme mit dem entsprechenden Transplantationszentrum eine sachgerechte und patientenbezogene Infektionsprophylaxe und Immunsuppression weiterhin gewährleisten.

Herzrhythmusstörungen

Neben der Behandlung bradykarder Herzrhythmusstörungen mit Herzschrittmachern haben sich in der letzten Zeit auch mehrere Verfahren zur Therapie tachykarder Herzrhythmusstörungen in der Klinik etabliert. So können ventrikuläre Tachykardien und das Kammerflimmern durch Implantation eines Defibrillators palliativ behandelt werden. Die Durchtrennung akzessorischer atrioventrikulärer Leitungsbahnen bei supraventrikulären Tachykardien wird heute überwiegend interventionell durch den Kardiologen bewerkstelligt. Monomorphe ventrikuläre Tachykardien werden durch Endokardresektion behandelt und das Vorhofflimmern durch die Maze-Prozedur, die wegen der Notwendigkeit der extrakorporalen Zirkulation jedoch eindeutig der Herzchirurgie zuzuordnen ist.

Schrittmacherimplantationen

Wenn auch die Indikation zur Schrittmacherimplantation (Tab. 38.3) überwiegend durch den behandelnden Kardiologen gestellt und getragen wird, so ist der Chirurg als aktiver Partner, der die Implantation vornimmt, in diese Entscheidung mit eingebunden und sollte über ein Grundwissen über die Indikation zur Implantation eines Schrittmachers verfügen. Gleiches gilt für die Auswahl der Elektroden und des Aggregates. Grundsätzlich unterscheiden wir heute zwischen Einkammer- und Zweikammersystemen. Einkammersysteme erfassen nur die Vorhofsignale und erregen den Vorhof oder sie erfassen nur die Ventrikelsignale und erregen den Ventrikel. Zweikammersysteme sind in der Lage, die Vorhof- und Ventrikelsignale intrakardial aufzunehmen, zu analysieren und entweder den Ventrikel allein oder den Vorhof und den Ventrikel bei fehlendem Eigenimpuls sequentiell zu stimulieren. Unabhängig davon sind moderne Schrittmacher in unterschiedlicher Weise von außen programmierbar und mit Sensoren ausgestattet, die die Herzfrequenz unabhängig von der sich nicht verändernden Basalfrequenz des Herzens belastungsabhängig steigern können, und schließlich sind antitachykarde Stimulationsfunktionen abrufbar. Um diese vielfältigen Funktionen überschaubar machen zu können, hat man sich international auf einen fünfstelligen Code geeinigt, der in der 1. Position den Stimulationsort, in der 2. den Detektionsort, in der 3. den Betriebsort, in der 4. die Programmierbarkeit und in der 5. die Antitachykardiefunktion angibt. Die einzelnen Möglichkeiten und deren Abkürzung sind in Tab. 38.4 aufgeführt. Nach der Auswahl des Schrittmachers ist die Elektrodenauswahl von Bedeutung, die bei der Vielzahl der angebotenen Modelle nur umrissen werden kann. Als praktischer Gesichtspunkt sollte nicht außer acht gelassen werden, daß die besten Ergebnisse mit bekannten und bewährten Geräten erzielt werden können, auch wenn das möglichen Innovationen etwas hinderlich im Wege steht. Für die nur seltene epikardiale Implantationsform stehen ausschließlich

Tabelle 38.3 Absolute Indikationen zur Schrittmacherimplantation: Morgagni-Adams-Stokes-Anfall mit zerebraler und/oder kardialer Insuffizienz bei einer Bradykardie unter 40/min bzw. Asystolie über 2500 ms bei einzelner Ursache (1 – 8), bei einer Bradykardie über 40/min bzw. Asystolie unter 2500 ms in Kombination mehrerer Ursachen (1 – 8), bei bradykarden oder normofrequentem Rhythmus mit kombinierten atrioventrikulären Überleitungsstörungen einzelner Ursache (9a – 10c) und beim trifaszikulären Block (11) auch ohne klinische Symptomatik

1	Sinusbradykardie	langsame, regelmäßige oder unregelmäßige Aufeinanderfolge normalgeformter Vorhof- und Kammerteile
2	SA-Block II. Grades Typ I (Wenckebach)	Kürzerwerden der PP-Abstände bis zu einer längeren Pause, die weniger als 2 PP-Intervalle beträgt, wobei das PQ-Intervall gleichbleibt
3	SA-Block II. Grades Typ II (Mobitz)	intermittierender Ausfall von Vorhöfen und Kammern mit doppeltem oder vielfachem Periodenabstand
4	SA-Block II. Grades oder Sinusarrest	längerfristiger Ausfall von Vorhof- und Kammererregungen
5	AV-Block II. Grades Typ I (Wenckebach)	langsam zunehmende Verlängerung der PQ-Zeit bis zum Ausfall der Kammererregung
6	AV-Block II. Grades Typ II (Mobitz)	regelmäßige Vorhoftätigkeit bei normaler PQ-Überleitung im Wechsel mit regelmäßigem Ausfall der Kammererregung
7	AV-Block III. Grades	regelmäßige Vorhoftätigkeit mit vollständigem Ausfall der Kammerregung, evtl. Kammerersatzrhythmus
8	Vorhofflimmern mit langsamer absoluter Arrhythmie der Kammern	unregelmäßig geformte Flimmerwellen anstelle normaler P-Wellen mit unregelmäßiger, langsamer Folge von Kammerregungen
9	AV-Block I. oder II. Grades kombiniert mit unifaszikulärem Block wie	AV-Block I. Grades mit PQ-Zeit > 0,2 s oder II. Grades (s. Punkt 5 und 6)
9a	linksanteriorer Hemiblock	überdrehter Linkstyp QRS $\geq$ 0,11 s
9b	linksposteriorer Hemiblock	Rechtstyp bis überdrehter Rechtstyp QRS $\geq$ 0,11 s
9c	Rechtsschenkelblock	plumper, oft M-förmig oder mehrfach aufgesplitterter QRS-Komplex in V_1, QRS $\geq$ 0,12, OUP in $V_1 \geq$ 0,03 s
10	AV-Block I. oder II. Grades kombiniert mit bifaszikulären Block wie	(s. Punkt 5, 6 und 9)
10a	linksanteriorer Hemiblock mit Rechtsschenkelblock	überdrehter Linkstyp QRS $\geq$ 0,12 s, M-Form von R in V_1, OUP in $V_1 \geq$ 0,03 s
10b	linksposteriorer Hemiblock mit Rechtsschenkelblock	Rechtstyp bis überdrehter Rechtstyp QRS $\geq$ 0,12 s, M-Form von R in V_1, OUP in $V_1 \geq$ 0,03 s
10c	Linksschenkelblock	Linkstyp bis überdrehter Linkstyp QRS $\geq$ 0,12 s, M-Form von R in V_6, OUP in $V_6 \geq$ 0,045 s
11	Trifaszikulärer Block I. oder II. Grades	Nachweis einer verlängerten HV-Zeit oder eines intermittierenden Ausfalls des V-Signals im His-Bündel-EKG

Schraubelektroden zur Verfügung, die am freigelegten Herzen mit 2½ bis 3 Umdrehungen korkenzieherartig ins Myokard eingedreht werden. Der überwiegende Anteil der Schrittmacher wird jedoch transvenös implantiert. Dafür stehen aktive Elektroden zur Verfügung, die an ihrer Spitze mit einer korkenzieherartigen Schraube versehen sind und die zur Fixation endokardial ins Myokard eingeschraubt werden müssen. Außerdem gibt es

Tabelle 38.4 Übersicht zur Nomenklatur der fünfstelligen Kodierung der Funktionsweise von Schrittmacheraggregaten

Position	Wirkungsprinzip	Interpretation
1	Stimulationsort	A = Vorhof (atrium) V = Kammer (ventricle) D = Vorhof und Kammer sequentiell (double)
2	Detektionsort	A = Vorhof (atrium) V = Kammer (ventricle) D = Vorhof und Kammer sequentiell (double) 0 = kein (0), nur bei externen Geräten
3	Betriebsort	I = Inhibition T = Triggerung D = R-Wellen inhibiert, P-Wellen getriggert auf Ventrikelebene, P-Wellen inhibiert auf Vorhofebene (double) 0 = kein (0), nur bei externen Geräten
4	Programmierbarkeit	P = programmierbar für 1–2 Funktionen M = multiprogrammierbar 0 = nicht programmierbar (0)
5	Antitachykardiefunktion	0 = keine (0) B = Brust S = Scanning E = externe Triggerung

passive Elektroden, die an der Spitze lediglich mit einer Stimulationsfläche und an der Seite mit passiven Verankerungshilfen versehen sind, sich in den Trabekeln des rechten Ventrikels oder des rechten Vorhofs verhaken und sekundär fibrös fixiert werden. Von der Detektions- und Stimulationsart unterscheiden sich beide Elektrodenformen noch durch ihren Aufbau als unipolare Elektrode, bei der nur ein Pol zum Schrittmacher geleitet und der zweite Pol vom Schrittmacher selbst am Implantationsort gebildet wird. Bipolare Elektroden leiten intrakardial von zwei Orten ein Signal zum Schrittmacher, und auch die Stimulation erfolgt direkt nach intrakardial.

Transvenöse endokardiale Schrittmacherimplantationen

Auch wenn es sich bei der Schrittmacherimplantation um einen relativ kleinen chirurgischen Eingriff handelt, der überwiegend in Lokalanästhesie ausgeführt werden kann, sollte er doch in Operationssälen unter hochsterilen aseptischen Bedingungen stattfinden, da die Implantation von Fremdmaterial mit einem nicht unerheblichen Infektionsrisiko verbunden ist. Voraussetzung für die Implantation ist eine apparative Ausstattung zum vernünftigen Monitoring der Vitalfunktionen des Patienten einschließlich der Defibrillation. Für eine korrekte Plazierung der Elektroden ist eine intraoperative Durchleuchtung mit elektronischer Bildverstärkung und Dokumentation notwendig. Nach weiträumiger Abdeckung des Operationsfeldes, was einen Zugang zur V. cephalica, V. subclavia, V. jugularis externa und V. jugularis interna zuläßt, erfolgt in der Regel eine Lokalanästhesie über der Mohrenheimschen Grube. Empfehlenswert ist dann ein Hautschnitt über dem Verlauf der V. cephalica am Unterrand des M. deltoideus über der Mohrenheimschen Grube. Bei adipösen Patienten ist eine Orientierung am Humeruskopf maximal zwei Querfinger kaudal davon hilfreich. Nach Durchtrennung der Subkutis kann die V. cephalica am Unterrand des M. deltoideus dargestellt, nach proximal angeschlungen und nach distal ligiert werden. Diese Schnittführung ermöglicht die Darstellung der Vene auf ganzer Länge ohne maximale Spreizung der Haut. Gleichzeitig ist vom medialen Wundwinkel aus eine horizontale Punktion der V. subclavia relativ problemlos möglich. Wenn die Vene einen ausreichenden Durchmesser hat, wird sie quer eröffnet und die angefeuchtete Elektrode vorgeschoben. Spasmen der Vene können durch Auftropfen von Lokalanästhetikum oder Papaverin vermindert werden. Bei rechtwinkliger Einmündung der V. cephalica in die V. subclavia erleichtert ein kurzes Zurückziehen des Führungsmandrins ein weiteres Vorschieben der Elektrode. Mit dem gleichen Manöver kann auch die Passage zur oberen Hohlvene und zum rechten Vorhof erleichtert werden. Bei Plazierung der Elektrode im rechten Vorhof ist nun der Wechsel auf ein J-Mandrin für eine Positionierung im rechten Herzohr und auf ein gebogenes Mandrin zur Positionierung an der lateralen Vorhofwand erforderlich. Bei Verwendung einer passiven Elektrode muß die stabile Lage durch dosierten Rückzug geprüft werden, während die aktive Elektrode in die Wand eingeschraubt wird, wobei unterschiedliche Schraubmechanismen unterschiedliche Vorgehensweisen erfordern. Beim Einkammerschrittmacher wird die Elektrode sofort bis in den rechten Ventrikel vorgeschoben, wobei zum Passieren der Trikuspidalklappe ein gebogenes Mandrin benutzt wird oder der bereits beschriebene Rückzug mit frei flottierender Spitze der Elektrode zum Einschwemmen oder Anstemmen an der lateralen Vorhofwand benutzt wird. Hierbei gilt es, Fehllagen in der Lebervene, in Zwerchfellvenen, im Sinus coronarius und in der A. pulmonalis sowie Perforationen auszuschließen. Die günstigste Position ist in der rechtsventrikulären Spitze erreicht. Die Stabilität der Elektroden wird wiederum durch dosierten Zug an der passiven Elektrode oder durch Einschrauben der aktiven Elektrode erreicht. Beim Zweikammerschrittmacher wird die zweite Elektrode über eine zweite, mehr zentral angelegte Venotomie der V. cephalica in gleicher Weise positioniert. Bei röntgenologisch akzeptabler und stabiler Lage der Elektroden erfolgt nun die Testung der Elektrode. Die Grenzwerte für die einzelnen Befunde sind in Tab. 38.**5** angegeben. Es handelt sich dabei im einzelnen um die ventrikuläre Reizschwelle, bei der eine Ventrikelaktion ausgelöst werden kann, das intrakardial ableitbare Potential des Ventrikels, die R-Welle, um die atriale Reizschwelle, bei der der Vorhof erregt werden kann, und das über die Elektrode ableitbare atriale Potential, die P-Welle. Die sog. Slew-rate dient als Hilfsmittel zur Beurteilung der P- und R-Potentials, da sie als Spannungsänderung pro Zeiteinheit die Anstiegssteilheit des Signals definiert. Die Impedanzmessung der Elektrode spielt bei Neuimplantationen eine untergeordnete Rolle, kündigt aber auch hier Beschädigungen der Elektrode an. Bei Revisionseingriffen zeigt ein Impedanzanstieg einen Kontaktverlust durch Sondenbruch und eine Impedanzerniedrigung einen Isolationsdefekt an. Bei akzeptablen Meßergebnissen wird die Elektrode dann unter Zuhilfenahme der Fixationshülse an der Venenwand und dem ungebenden Bindegewebe fixiert. Die direkte Einknotung der Elektrode ist wegen der daraus resultierenden Isolationsdefekte zu vermeiden. Nach Bildung einer subkutanen Batterietasche werden die Elektroden mit dem ausgewählten Schrittmacher verbunden und der Schrittmacher in der Batterietasche versenkt, nachdem eine ausführliche Blutungskontrolle stattgefunden hat. Überschüssige Elektrodenschleifen werden zur Vermeiden von Verletzungen bei Revisionseingriffen hinter dem Schrittmacher verstaut. Bei den heute üblichen Schrittmachergrößen ist eine submuskuläre Versenkung nicht notwendig. Sie kann jedoch bei kachektischen Patienten einmal erforderlich werden. Dann wird die Batterietasche in der Mohrenheimschen Grube hinter dem M. pectoralis gebildet. In diesen Fällen kann jedoch bei den heute üblicherweise ummantelten Schrittmachern ein Muskelzucken auftreten, was nur durch eine zusätzliche Silikonhülle bei unipolarer Stimulation behoben werden kann. Den Operationsabschluß bilden Blutstillung, Subkutan- und Hautnaht. Bei zu kleiner V. cephalica oder bei der Unmöglichkeit, die V. cephalica und den Übergang von der V. cephalica zur V. subclavia zu passieren, ist die Punktion der V. subclavia die Methode der Wahl. Dabei wird zunächst vom medialen Winkel der Wunde die V. subclavia subklavikulär am Übergang vom mittleren zum medialen Drittel punktiert. Eine Punktion weiter zentral wäre problematisch, da in dem engen Winkel zwischen erster Rippe und Klavikula sowohl das Punktionsbesteck als auch später die Elektroden nur schwer vorschiebbar sind und mit Isolationsdefekten durch Quetschung der Elektrode zwischen Klavikula und erster Rippe zu rechnen ist. Nach erfolgreicher Punktion wird ein Führungsdraht unter Röntgenkontrolle bis in den rechten Vorhof vorgeschoben. Die Lage des Führungsdrahtes an der rechten Herzkontur bis in Zwerchfellhöhe ist ein gutes Indiz für eine sichere Punktion der Vene und nicht der Arterie. Erst dann sollte unter Röntgenkontrolle das Einführungsbesteck zur Vermeidung größere Perforationen der A. subclavia vorgeschoben werden. Röntgenkontrolle ist auch hier wichtig, da bajonettförmige Verschiebungen des Führungsdrahtes unter der Klavikula Längseinrisse der V. subclavia signalisieren, die vermieden werden sollten. Bei normaler Lage des Einführungsbestecks in der V. cava superior wird bei Einkammerschrittmachern die Elektrode in der bereits beschriebenen Form vorgeschoben, bei Zweikammerschrittmachern über den belassenen Führungsdraht ein zweites Führungsbesteck plaziert und die zweite Elektrode vorgeschoben. Die Plazierung der Elektrodenköpfe im rechten Vorhof und im rechten Ventrikel erfolgt in der bereits beschriebenen Art. Nur in Ausnahmefällen ist die Benutzung der V. jugularis externa oder interna über gesonderte Freilegung durch einen supraklavikulären Hautschnitt mit Durchtrennung der Subkutis notwendig. Die V. jugularis externa wird wie die V. cephalica nach distal unterbunden und nach zentral angeschlungen. Die Elektrode wird in gleicher Weise vorgeschoben. Die V. jugularis interna wird hinter den Musculus sternocleidomastoideus freipräpariert und nach Legen einer Tabaksbeutelnaht inzidiert. Die Elektrode wird nach zentral vorgeschoben. Das Problem der supraklavikulären Zugänge ist die Notwendigkeit des Durchzugs der Elektroden subkutan, aber supraklavikulär zum Batteriebett in der Pektoralisregion. Eine hohe Rate von Drucknekrosen im subkutanen Verlauf über der Klavikula sowie periostale Reizungen machen diesen Zugang nicht empfehlenswert. Bei Thrombosen oder anderen anatomisch vorhersehbaren Problemen auf der rechten

Tabelle 38.**5** Ziele der intraoperativen Elektrodenfunktionstestung

Parameter	Wünschenswert	Akzeptabel	Nicht akzeptabel
Reizschwelle Ventrikel	< 0,5 V	< 1,0 V	> 1,0 V
R-Welle	> 8,0 mV	> 4,0 mV	< 4,0 mV
Reizschwelle Vorhof	< 1,0 V	< 1,5 V	> 1m5 V
P-Welle	> 4,0 mV	> 2,0 mV	< 2,0 mV
Slew-rate	> 0,7 mV/ms	> 0,3 mV/ms	d< 0,3 mV/ms
Impedanz	500 Ω	> 300 Ω – < 800 Ω	< 300 Ω und > 800 Ω

Seite, manchmal auch auf Wunsch des Patienten (Jäger), ist der Wechsel auf die linke Seite möglich. Die Sondenplazierung ist jedoch etwas problematischer, da die Elektroden zusätzlich zur Einmündung der V. cephalica in die V. subclavia sowohl durch den Winkel der Einmündung der V. subclavia in die V. brachiocephalica als auch durch den Winkel der Einmündung der V. brachiocephalica sinistra in die V. cava superior eine weitere Versteifung erfahren und die Manipulierbarkeit der Elektrodenspitze schwieriger wird. Nur in Ausnahmefällen sind Schrittmacherelektroden heute über den transvenösen endokardialen Zugang nicht plazierbar. Dies gilt insbesondere bei Patienten nach Trikuspidalklappenersatz, bei schweren Trikuspidalklappeninsuffizienzen und bei Dysplasien des rechten Ventrikels einschließlich der Ebsteinschen Anomalie, wo die Trikuspidalklappe schwer passierbar oder die Elektrode im Ventrikel nicht sicher zu verankern ist. Hier ist eine zuverlässige Schrittmacherstimulation nur über eine epikardiale Elektrodenplazierung möglich.

Epikardiale Schrittmacherimplantation

Die epikardiale Schrittmacherimplantation stellt heute eine Ausnahmesituation dar. Hierbei ist es notwendig, eine Schraubelektrode an einem geeigneten Punkt des rechten oder linken Ventrikels zu plazieren und mit einem Schrittmacheraggregat zu verbinden. Als Zugangswege stehen die subxyphoidale und subkostale Pericardiotomia inferior und die linkslaterale anteriore Thorakotomie zur Verfügung.

Pericardiotomia inferior

Bei der Pericaradiotomia inferior wird entweder subxyphoidal in der Mittellinie oder subkostal am linken Rippenbogen ein Hautschnitt angelegt, die Subkutis durchtrennt und die Rektusscheide bei subkostalem Zugang eröffnet und beim subxyphoidalen Zugang in der Mittellinie durchtrennt. Um Platz zu gewinnen, ist es möglich, beim subxyphoidalen Zugang das Xyphoid und beim subkostalen Zugang einen Teil des Rippenbogens zu resezieren. Mit dem Ablösen des Zwerchfellansatzes kann das Peritoneum nach dorsal abgedrängt werden, und man stößt aufs Perikard. Das Perikard wird quer eröffnet und mit Fixationsnähten oder Klemmen nach ventral vorgezogen. Bei insgesamt relativ unübersichtlichem Zugang kann hier die rechtsventrikuläre Hinterwand eingesehen werden. Eine Schraubelektrode wird an der rechtsventrikulären Hinterwand eingeschraubt und die Reizschwellenmessung in ähnlicher Weise wie bei endokardialen Elektroden vorgenommen. Es muß auf das primär vorliegende Verletzungspotential hingewiesen werden, was zu erniedrigten Werten bei Reizschwelle und R-Welle führt, die sich in der Regel aber nach 5–10 Minuten bessern. Um ein Rückdrehen der Elektrode durch die Herzaktion zu vermeiden, kann die Elektrode durch eine zusätzliche Naht mit einem Prolenefaden der Stärke 4–0 oder 5–0 fixiert werden. Koronargefäße sind in ihrem Verlauf genauso zu berücksichtigen, wie die relativ dünne rechtsventrikuläre Wand, da Blutungen über diesen Zugang nur unzureichend gestillt werden können. Nach Durchzug der Elektrode kann entweder eine Batterietasche in der Rektusscheide gebildet werden oder bei gleichzeitiger atrialer endokardialer Elektrode ein Durchzug zur Batterietasche in der Mohrenheimschen Grube subkutan erfolgen. Beim Durchzug über diese langen Strecken ist grundsätzlich ein Durchzugsgerät zu benutzen, um eine Schädigung der Elektrode durch den Zug zu vermeiden. Es folgt eine locker adaptierende Naht des Perikards, dann der Rektusscheide, der Subkutis und der Haut. Eine Drainage des Perikards kann vorgenommen werden, ist aber nicht zwingend erforderlich.

Anterolaterale Thorakotomie

Übersichtlicher ist die Freilegung des Herzens über eine anterolaterale Thorakotomie im Bett der VI. oder VII. Rippe. Nach Hautschnitt und Durchtrennung der Subkutis wird der M. serratus inzidiert und der Thorax an der Oberkante der Rippe eröffnet. Die Lunge wird nach dorsal abgedrängt, und das Perikard liegt frei. Es folgt die quere Eröffnung des Perikards und die Auswahl einer geeigneten Position für die Schraubelektrode, wobei sowohl der rechte als auch der linke Ventrikel im Apexbereich erreicht werden kann. Das Einschrauben, die Reizschwellenmessung und die Fixierung der Elektrode erfolgen in oben beschriebener Weise. Beim Einkammerschrittmacher wird über einen zusätzlichen Hautschnitt eine Batterietasche subkutan in der Bauchwand oder in der Rektusscheide gebildet und die Elektrode dorthin durchgezogen, wobei wieder Verletzungen der Elektrode zu vermeiden sind. Bei Zweikammerschrittmachern erfolgt der Durchzug zum endokardial gelegten Vorhofschrittmacher und der Anschluß an das Aggregat. Das Perikard wird locker adaptierend genäht. Die Pleura wird drainiert und der Thorax durch eine Perikostalnaht mit PDS-Kordeln verschlossen. Naht des Muskels, Subkutan- und Hautnaht schließen den Eingriff ab.

Schrittmacherrevisionseingriffe

Am häufigsten wird ein Revisionseingriff notwendig wegen einer Batteriemündung. Dabei wird in Lokalanästhesie möglichst unter Nutzung der alten Narbe das Batteriebett eröffnet, der Schrittmacher entnommen und nach Reizschwellenmessung und Elektrodentestung das neue Aggregat angeschlossen. Eine sorgfältige Präparation unter Vermeidung von Isolationsdefekten an den funktionstüchtigen Elektroden ist natürlich Voraussetzung. Vor Diskonnektion des Schrittmachers ist auf eine ausreichende Eigenfrequenz zu achten und lebensbedrohlichen Situationen ggf. durch präoperatives Legen einer passageren Stimulationselektrode vorzubeugen. Batterienahe Probleme an der Elektrode und am Konnektor sind durch einen Konnektorwechsel mit Sondenverlängerung zu beheben. Ist eine weitere Stimulation über die liegende Elektrode nicht möglich, sollte eine neue Elektrode nach dem bereits beschriebenen Verfahren gelegt und die alte entfernt werden. Zur Sondenentfernung wird die Elektrode bis an ihre Fixationspunkte freigelegt, so daß die Fixationsnähte gelöst werden können. Ist die Sonde durch leichten Zug unter Röntgenkontrolle intrakardial nicht zu mobilisieren, wird sie durchtrennt und über den Führungskanal ein Vascoexcor-Mandrin des passenden Durchmessers eingeführt. Durch Lösen des Bajonettverschlusses an diesem Mandrin werden an der Spitze, also am Elektrodenkopf, am intrakardialen Anteil kleine Haken ausgefahren, so daß nun ein Zug direkt am intrakardial verankerten Elektrodenkopf erfolgen kann. In der Regel kann auf diese Weise der Elektrodenkopf mobilisiert und die Elektrode in toto entfernt werden. Ein Belassen der alten Elektrode mit Isolation des peripheren Teiles ist nur bei sehr alten, multimorbiden Patienten gerechtfertigt, da mehrere Elektroden das Thrombose- und das Infektionsrisiko deutlich erhöhen. Der früher beschriebene Versuch der Ausleitung der Elektroden nach außen und der Entfernung über einen längerfristigen Dauerzug ist zeitaufwendig und wenig erfolgversprechend. Bei allen Infektionsproblemen des Schrittmachersystems ist nur die komplette Entfernung des gesamten Schrittmachersystems langfristig erfolgreich. Dies gilt auch für Perforationen der Schrittmacher nach außen. Eine Verlagerung des Schrittmacheraggregats von subkutan nach subpektoral ist nur bei drohender Perforation mit entsprechenden Hautveränderungen ohne Infektionszeichen gerechtfertigt. Vor jeder Elektrodenentfernung, v. a. bei Infektionszeichen, ist eine echokardiographische Kontrolle, meistens als transösophageale Echokardiographie, zum Ausschluß von Thromben an den Elektroden erforderlich, damit diese bei den beschriebenen Extraktionsmethoden nicht abgestreift werden und zu Lungenembolien führen. Beim Nachweis intravasaler und intrakardialer Thromben an den Elektroden ist eine offene herzchirurgische Extraktion der einzige Weg.

Defibrillatorimplantation

Chirurgisch-technisch unterscheidet sich die Defibrillatorimplantation in der heute üblichen Form mit singulärer transvenöser intrakardialer Elektrode, was bei 95% der Patienten gelingt, nicht von der eines Schrittmachers. Grundsätzlich birgt diese Gleichstellung jedoch ein wesentliches Problem in sich. Die Schrittmacherimplantation ist mit der Testung der Effizienz des Schrittmachers bereits eine therapeutische Maßnahme. Die Testung der Effizienz des Defibrillators setzt jedoch die Induktion eines Kammerflimmerns mit Kreislaufzusammenbruch voraus, bei dem damit gerechnet werden muß, daß der implantierte Defibrillator bzw. die externen Defibrillationsressourcen in der Lage sind, das Kammerflimmern wieder zu beheben und den Patienten zu reanimieren. Aus diesem Grunde ist ein wesentlich aufwendigeres Monitoring mit zentralem Venenkatheter, kontinuierlicher arterieller Druckmessung, Pulsoxymetrie und Mehrkanal-EKG-Schreibung unter Anwesenheit versierter Kardiologen, Anästhesisten und Chirurgen notwendig. Die Implantation der Elektroden erfolgt in oben beschriebener Weise wie bei einem Schrittmacher. Dabei ist jedoch darauf zu achten, daß die etwas rigideren Elektroden schwieriger zu plazieren und Perforationen mit nachfolgender Perikardtamponade häufiger zu erwarten sind als bei Schrittmacherimplantationen. Die Möglichkeit zur transösophagealen Echokardiographie für Diagnostik und Behandlung der Perikardtamponade ist unbedingt erforderlich. Da die Perforation durch lumenstärkere Elektroden größere Löcher hinterläßt, ist die Aussicht auf eine spontane Blutstillung geringer. Die Möglichkeit zur Perikardpunktion oder Pericardiotomia inferior bzw. Thorakotomie muß vorgehalten werden. Neben den bereits beschriebenen Kriterien zur Optimierung der Lage einer Schrittmacherelektrode gehört zur Plazierung einer Defibrillationselektrode die Messung der Defibrillationsschwelle in Joule, die über ein induziertes Kammerflimmern zu erreichen ist. Heute ist in 95% der Fälle über eine singuläre endokardiale Elektrode dieses Ziel erreichbar. Eine Verbesserung kann durch die zusätzliche Implantation eines subkutanen Patches oder die Nutzung der Oberfläche eines subpektoral implantierten Defibrillators, eines sog. Hot-can-Defibrillators erreicht werden. In Ausnahmefällen ist erst durch laterale Thorakotomie und Perikardiotomie mit Plazierung eines weiteren Patches auf der epikardialen Oberfläche eine befriedigende Defibrillation erreichbar. Aus diesem Grunde empfiehlt sich die Implantation des Defibrillators routinemäßig von der linken Seite, um die Mittellinie kreuzende Elektroden zu vermeiden. Obwohl die Größe der Defibrillatoren in der letzten Zeit deutlich abgenommen hat, ist bei der subpektoralen Implantation heute immer noch mit ähnlichen Problemen wie bei Schrittmacherimplantationen vor 20 Jahren zu rechnen, angefangen bei der Migration der Generatoren gemäß der Schwerkraft entlang der Thoraxwand über Sondendislokationen und Drucknekrosen der Haut bis hin zu Schulter-Arm-Syndromen. Überlegenswert bleibt deshalb immer noch die Implantation des Generators in der Bauchwand in der hinteren Rektusscheide. Dabei wird über einen paramedianen Hautschnitt im Oberbauch links die Rektusscheide lateral eröffnet und der M. rectus mobilisiert, wobei von hinten eintretende Gefäße zwischen Ligaturen oder Clips durchtrennt werden. Es folgt die Ablösung der Intersectiones tendineae bis zum Erreichen der notwendigen Größe des Batteriebettes, wobei bei schmaler Rektusscheide eine Erweiterung durch Eröffnung der Rektusscheide nach lateral zwischen beide schräge Bauchmuskeln möglich ist. Von hier aus ist dann mit einem Durchzugsgerät ein Kanal subkutan an der äußeren Thoraxwand entlang bis zur Mohrenheimschen Grube links zu bilden und die Elektrode durchzuziehen. Nach Anschluß an den Generator wird dieser in das Batteriebett eingelegt und das Batteriebett schichtweise verschlossen.

Allgemeine Probleme der Schrittmacher- und Defibrillatorpatienten

Vor jeder weiteren chirurgischen Intervention ist die Abhängigkeit des Patienten von seinem Schrittmacher und Defibrillator zu prüfen, da die Empfindlichkeit beider Gerätetypen durch elektromagnetische Signale erheblich gestört werden kann. Während Schrittmacher heute im wesentlichen durch Abschirmung vor solchen Einflüssen geschützt sind bzw. auf eine automatische Sicherheitsfunktion zurückschalten, gilt dies für Defibrillatoren nicht. Defibrillatoren müssen vor anderen Operationen ausgeschaltet werden und deren Funktion durch externe Defibrillatoren sichergestellt werden. Nur so ist die Funktionstüchtigkeit des Pacemakers oder Defibrillators auch während der Operation gewährleistet. Die Anwendung elektrischer Energie intraoperativ, gleich in welcher Form, kann zu Entladungen des Batteriesystems führen. Deshalb ist am Ende jedes operativen Eingriffs eine Kontrolle auf Störungen des Schrittmachers und Defibrillators notwendig. Die Funktionskontrolle soll insbesondere eine Batterieerschöpfung ausschließen. Unabhängig davon ist bereits präoperativ der genaue Sondenverlauf zu kontrollieren, um bei Implantationen in der Bauchwand Schädigungen der Elektroden bei intraabdominellen Eingriffen zu vermeiden.

Thoraxtrauma (vgl. S. 351 ff)

Offene und geschlossene Thoraxverletzungen stellen ein erhebliches logistisches Problem dar. Häufig behindert jedoch der Versuch der Optimierung der Behandlung durch Suche nach einem Zentrum mit der Möglichkeit zu Operationen mit Herz-Lungen-Maschine eine effektive Primärversorgung. Der Einsatz der Herz-Lungen-Maschine zur Versorgung von Verletzungen des Herzens und der großen Gefäße stellt in der Erfahrung nur einen intellektuellen Vorteil dar. Herz- und Gefäßverletzungen, die nur mit Herz-Lungen-Maschine versorgt werden können, sind in der Praxis primär innerhalb weniger Minuten tödlich oder können, wie Septumdefekte durch Stichverletzungen oder Klappeninsuffizienzen, durch Sehnenfadenabriß sekundär versorgt werden. Primär gefährdende Situationen für den Patienten sind die Perikardtamponade aus diesen Verletzungen bei relativ kleiner äußerer Thoraxverletzung oder die Verblutung des Traumatisierten nach außen. In diesen Fällen sind Primärtransporte auch nur von 20–30 Minuten Dauer für den Patienten tödlich. Als Ultima ratio ist deshalb bei einer lebensbedrohlichen Perikardtamponade oder Blutung aus einer präkordialen Wunde die Primärversorgung durch jeden Chirurgen zur Blutstillung und zur Beseitigung der Perikardtamponade gefordert.

Wesentliche Zeichen der Perikardtamponade sind ein Schock, verbunden mit zunehmender Einflußstauung und Zyanose trotz Volumensubstitution bei entsprechender thorakaler oder präkordialer Verletzung. Gleiches gilt für den Volumenverlust durch eine stark blutende präkordiale Wunde nach außen. Das Leben des Patienten kann nur durch eine sofortige entlastende Punktion der Perikardtamponade oder durch eine definitive Blutstillung gerettet werden. Als Ultima ratio bietet sich hier die mediane Sternotomie auch im Notfallraum unter Reanimationsbedingungen an. Nach Durchtrennung von Haut und Subkutis wird das Sternum median mit einer oszillierenden Säge durchtrennt und das Perikard eröffnet. Die Entlastung der Perikardtamponade führt in der Regel zu einem sprunghaften Anstieg des Blutdrucks mit Abfall des Venendrucks. Die Blutungsquelle kann meist durch Fingertamponade kontrolliert werden und schließlich mit ein bis zwei Nähten versorgt werden. Als Nahtmaterial werden dabei Prolenefäden der Stärke 3–0 mit großer Nadel verwendet, um den tamponierenden Finger zu unterstechen. Um beim Knüpfen der Nähte ein Durchschneiden durch die Ventrikelmuskulatur zu vermeiden, können diese Nähte mit Dacronfilz oder einem Stückchen Perikard armiert werden. Ist eine verletzte Koronararterie die Ursache der Blutung, so wird sie zunächst umstochen. Der daraus resultierende Infarkt muß in Kauf genommen werden, da eine Durchblutung der peripheren Region unter dem Zeichen der Perikardtamponade und eines Blutverlustes nach außen auch nicht erfolgt. Verletzungen in der Nähe der Koronararterien werden durch Unterstechung der Koronararterien mit armierten Nähten versorgt, die die Koronararterie selbst nicht tangieren. So kann eine primäre Blutstillung erfolgen und nach Kreislaufstabilisierung die Operation durch Wundtoilette, Desinfektion und breite antibiotische Abdeckung beendet werden. Natürlich muß dieser Operation eine kardiologische Untersuchung zum Ausschluß intrakardialer Verletzungen folgen. Steht eine oszillierende Säge nicht zur Verfügung, kann das Sternum mit einem Lebsche-Meißel oder einer großen Knochenschere durchtrennt werden. In Ausnahmesituationen ist die Versorgung auch über eine linkslaterale Thorakotomie im Bett der VI. oder VII. Rippe möglich, wobei kein Knochen durchtrennt werden muß. Der Vorteil der medianen Sternotomie liegt jedoch in der großen Übersicht über alle kardialen Verletzungen und die der supraaortischen Äste. Gleichzeitig bietet sie die Möglichkeit, die Perikardtamponade sofort zu entlasten, die Blutungsquelle durch Tamponade zu stillen, sie definitiv zu versorgen und über einen großlumigen Zugang über den rechten Vorhof eine ausreichende Volumensubstitution vorzunehmen (Abb. 38.1).

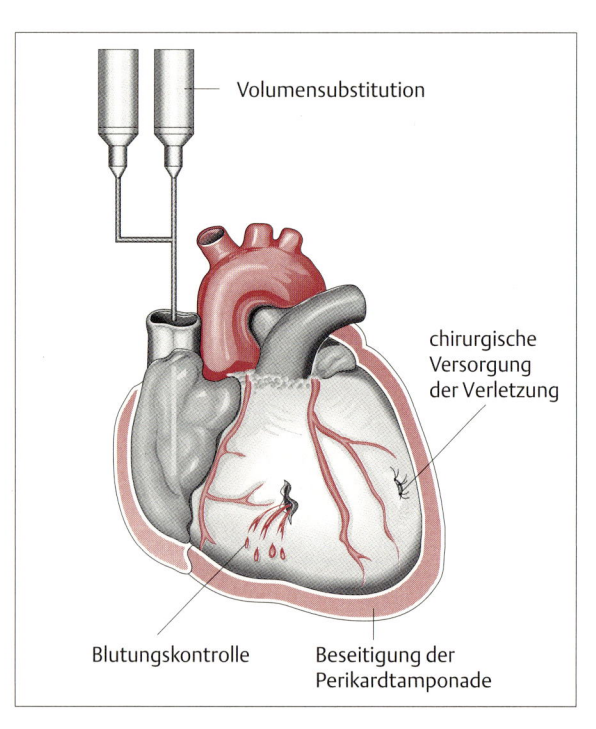

Abb. 38.1 Vorteile der medianen Sternotomie bei der Akutversorgung präkordialer Verletzungen.

Lungenembolie

Die eingangs erwähnte Behandlung der fulminanten Lungenembolie durch eine Pulmonalarterienembolektomie in dem von Trendelenburg beschriebenen Verfahren stellt heute eine extreme Ausnahmesituation dar. Einerseits ist die Zahl der Lungenembolien durch eine konsequente Thromboembolieprophylaxe deutlich zurückgegangen. Andererseits ist die Lysebehandlung heute die primäre Therapie jeder Lungenembolie. Nur in Ausnahmefällen mit absoluter Kontraindikation für eine Lysebehandlung stellt das chirurgische Vorgehen noch eine Alternative dar. Dabei ist zunächst in Abhängigkeit vom Status des Patienten die gezielte Embolektomie der A. pulmonalis unter Zuhilfenahme der Herz-Lungen-Maschine anzustreben. Als Ultima ratio unter Reanimationsbedingungen ist eine Verlegung in ein herzchirurgisches Zentrum jedoch nicht immer möglich. Hier bietet sich weiterhin die Embolektomie der Pulmonalarterie an. In Rückenlagerung erfolgt ein Hautschnitt mit Durchtrennung der Subkutis über dem gesamten Sternum, danach eine mediane Sternotomie. Nach Eröffnung des Perikards vom Diaphragma bis an die obere Umschlagfalte werden die obere und die untere Hohlvene teils stumpf, teils scharf an ihrem perikardialen Übergang angeschlungen und dann abgeklemmt, um den Blutzustrom zum Herzen zu unterbrechen (inflow occlusion). Unter Zuhilfenahme von Autotransfusionseinrichtungen zur Verminderung des Blutverlustes wird die Pulmonalarterie auf 2 – 3 cm Länge längs eröffnet und eine direkte Embolektomie mit Pinzetten, Klemmen, Saugern und Kathetern aus der Pulmonalarterie vorgenommen. Durch Freigabe der Hohlvenendrosseln oder Klemmen wird das rechte Herz entlüftet und die Arteriotomie in der Pulmonalarterie mit einer Satinski-Klemme ausgeklemmt. Das Herz wird reanimiert und der Kreislauf stabilisiert. Limitierendes Merkmal ist hierbei die Ischämietoleranz des Gehirns, die eine Kreislaufunterbrechung von mehr als 3 – 4 Minuten in einem solchen hypoxischen Zustand nicht zuläßt. Es folgt der Verschluß der Pulmonalarterie, die Abnahme der Klemmen, eine Blutungskontrolle mit Einstellen von Perikarddrainagen und der Verschluß des Perikards. Das Sternum wird mit Drahtcerclagen verschlossen, und es folgt ein schichtweiser Wundverschluß. Auch wenn dieses Verfahren in der Beschreibung sehr einfach klingt, ist es, beginnend von der häufig polymorbiden Situation des Patienten über die Dramatik bei der Indikationsstellung, selten erfolgreich, sollte jedoch als Ultima ratio zur Behandlung dieses Krankheitsbildes im Kopf eines jeden Chirurgen verbleiben.

Literatur

1 Berstein, A. D., A. J. Camm, R. D. Fletcher et al.: The NASPE/BPEG generic code for antibradyarrhythmia and adaptive-rate pacing and antitachyarrhythmia devices. PACE 10 (1987) 794 – 799
2 European Coronary Surgery Study Group: Coronary artery bypass surgery in stable angina pectoris: survival at two years. Lancet 1 (1979) 889 – 893
3 Faxon, D. P., T. J. Ryan, K. B. Davis et al.: Prognostic significance of angiographically documented left ventricular aneurysm from the coronary artery surgery study (CASS). Amer J. Cardiol. 50 (1982) 157 – 173
4 Fromer, M., J. Brachmann, M. Block, J. Siebels, E. Hoffmann, J. Almendral, O.-J. Ohm, K. den Dulk, P. Coumel, A. J. Camm, P. Touboul: Efficacy of automatic multimodal device therapy for ventricular tachyarrhythmias as delivered by a new implantable pacing cardioverter-defibrillator. Circulation 86 (1992) 363 – 374
5 Huth, Ch. H.-E. Hoffmeister: Penetrierende Thoraxverletzungen – eine Indikation zur frühzeitigen Thorakotomie. Z. bl. Chir. 112 (1987) 1011 – 1022
6 Kalmár, P., E. Irrgang: Cardiac surgery in Germany during 1995. Thorac. cardiovasc. Surgn 44 (1996) 161 – 164
7 Myerburg, R. J., A. Castellanos: Evolution, evaluation, and efficacy of implantable cardioverterdefibrillator technology. Circulation 86 (1992) 691 – 693
8 Shepard, R. B., A. E. Epstein, G. N. Kay: Application of new pacemaker and defibrillator technology. Advanc. cardiac. Surg. 5 (1994) 181 – 208
9 Tavares, S., J. R. Hankins, A. L. Moulton, S. Attar, S. Ali, S. Lincoln, D. C. Green, A. Sequeira, J. S. McLaughlin: Management of penetrating cardiac injuries: the role of emergency room thoracotomy. Ann. thorac. Surg. 38 (1984) 183 – 187
10 Trinkle, J. K., R. S. Toon, J. L. Franz, K. V. Arom, F. L. Grover: Affairs of the wounded heart: penetrating cardiac wounds. J. Trauma 19 (1979) 467 – 472
11 Washington, B., R. F. Wilson, Z. Steiger, J. S. Bassett: Emergency thoracotomy: a four-year review. Ann. thorac. Surg. 40 (1985) 188 – 191
12 Zakharia, A. T.: Thoracic battle injuries in the Lebanon war: review of the early operative approach in 1 992 patients. Ann. thorac. Surg. 40 (1985) 209 – 213

39 Plastische und Handchirurgie

Plastische Chirurgie

Grundlagen

W. Schneider und H. Fansa

Die Plastische Chirurgie dient der Wiederherstellung von Form und Funktion nach Traumen, Tumoren oder angeborenen Mißbildungen. Im Gegensatz zu anderen Spezialitäten der operativen Fächer ist die Plastische Chirurgie nicht auf ein Organ oder Organsystem beschränkt, sondern versteht sich als Technik. Mit der Standardisierung der operativen Techniken der Mikrochirurgie ist die Vorraussetzung für die Rekonstruktion von Defekten unter Berücksichtigung der Funktion geschaffen worden.

Neben der Handchirurgie gehören die Rekonstruktionen der Haut und Weichteile wie auch von Muskeln und Sehnen, Knochen und Knorpel sowie der peripheren Nerven in die Plastische Chirurgie. Die Replantation abgetrennter Gliedmaßen schließlich beinhaltet die Wiederherstellung all dieser Strukturen. Bei der Behandlung schwerer Verbrennungen kommen zusätzlich intensivmedizinische Verfahren zum Einsatz.

Wunde

Inzisionen sollten den Hautfalten folgen (Abb. 39.1 a) oder parallel dazu verlaufen. Gerade über Gelenke verlaufende Inzisionen verursachen oftmals Kontrakturen und sollten daher vermieden werden. Es ist sinnvoll, den Zugang an einer unauffälligen Stelle zu plazieren, z.B. im Haaransatz, um eine auffällige Narbe im Gesicht zu vermeiden. Hautersatz im Gesicht sollte nur in ganzen ästhetischen Einheiten erfolgen (Abb. 39.1 b).

Ist eine Wunde durch ein Trauma verursacht, so muß diese gründlich gesäubert und durch Ausschneidung in eine atraumatische Wunde umgewandelt werden (Friedreichsche Wundausschneidung).

Eine genaue Adaptation der Wundränder ist essentiell, da Ungenauigkeiten oftmals auffallen, vor allem im Bereich der Lippenränder oder Augenlider. Quer zu den Hautlinien verlaufende Wunden können, wenn keine schwere Weichteilschädigung vorliegt, durch Lappenplastiken in die Hautlinien gelegt werden. Ist dies nicht primär möglich, muß nach Wundheilung eine sekundäre Korrektur angestrebt werden.

Nahttechnik

> Ziel der Hautnaht ist eine genaue Adaptation der Wundränder!

Die Hautnaht sollte atraumatisch und instrumentell erfolgen. Meist ist die Einzelknopfnaht ausreichend. Der Wundrand sollte evertiert werden, um ein Einrollen der Haut zu vermeiden (Abb. 39.2 a – f). Dazu kann ein Unterminieren der Wundränder notwendig werden. Die Naht sollte durch die gesamte Dermis gehen und einen gleich großen Abstand von den Wundrändern aufweisen. Die Feinadaptation erfolgt durch die Plazierung des Knotens. In Bereichen, in denen die Haut sehr verschieblich ist, kann die Matratzennaht ein Einrollen vermeiden

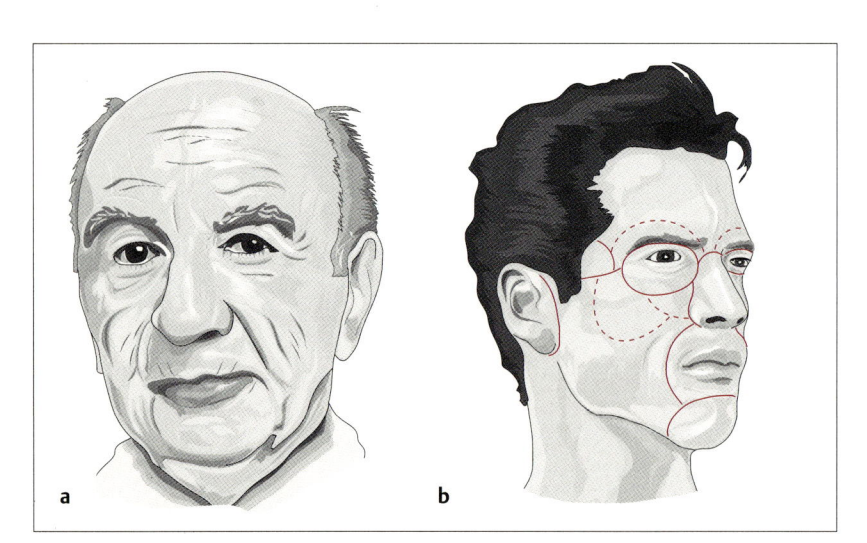

Abb. 39.1 **a** Hautlinien im Gesicht zur Planung der Inzisionen. **b** Die ästhetischen Einheiten des Gesichtes.

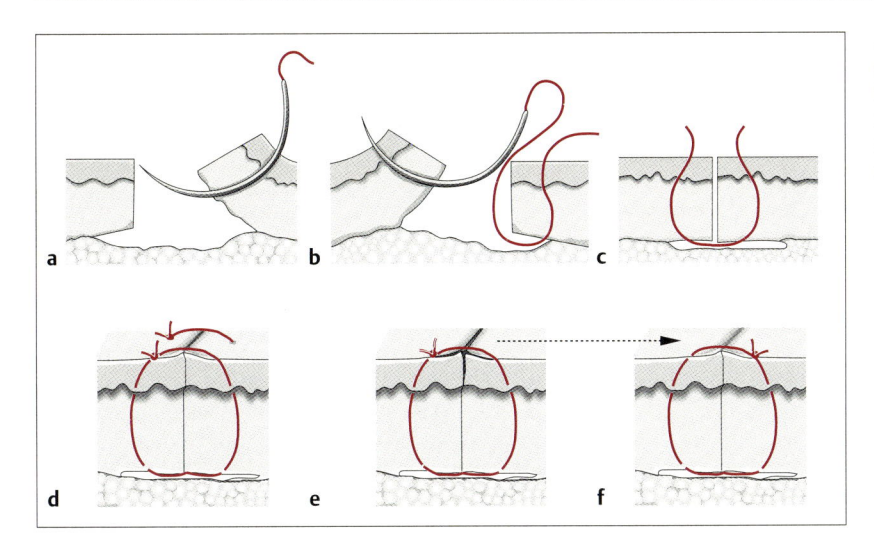

Abb. 39.**2** **a–f** Einzelknopfnaht mit Evertieren der Wundränder. Die Plazierung des Knotens führt zur Feinadaptation, der Knoten sollte stets neben den Wundrändern liegen.

(Abb. 39.**3a**). Die subkutane Naht mit resorbierbarem Nahtmaterial nimmt Spannung auf und vermindert die Bildung von Hohlräumen (Abb. 39.**3b**). Die fortlaufende intrakutane Naht hat den Vorteil, bei langer Liegedauer keine Quernarben zu hinterlassen (Abb. 39.**3c**). Die fortlaufende Naht kann als überwendliche Naht oder als Polsternaht erfolgen, sie findet dort ihren Einsatz, wo die Zeitersparnis im Vordergrund steht. Die Dreiecknaht dient der spannungsfreien Einnaht eines dreieckigen Hautlappens (Abb. 39.**3d**).

Wird eine Narbe oval exzidiert und primär verschlossen, so entsteht an beiden Enden ein Weichteilüberschuß, das sog. „dog ear". Dies sollte primär entfernt werden (Abb. 39.**4a, b**).

Z-Plastik

Bei der Z-Plastik werden zwei ineinandergreifende dreieckige Lappen gegeneinander verschoben. Hierbei kommt es zu einem Längengewinn in der Richtung des gemeinsamen Schenkels des Z. Gleichzeitig ändert sich aber auch die Richtung dieses Schenkels (Abb. 39.**5a–c**). Einsatz findet die Z-Plastik daher bei Kontrakturen oder dann, wenn man den Verlauf einer Narbe in die Hautlinien legen möchte (Abb. 39.**6a–f**).

Anders als der Name ausdrückt, sind bei der Z-Plastik die Schenkel gleich lang. Der optimale Winkel liegt bei 60°, bei kleineren Winkeln nimmt der Längenzuwachs ab. Bei größeren Kontrakturen sollten über die Länge der Kontraktur multiple Z-Plastiken gelegt werden, da die resultierende Verkürzung der Querachse des Z andernfalls zu groß wird (Abb. 39.**7a, b**). Multiple Z-Plastiken können parallel oder gegeneinander verschränkt angeordnet werden.

Defektdeckung

Die Deckung von Defekten erfolgt je nach Ausdehnung und Tiefe durch
- Hauttransplantation,
- regionale Lappen (Haut, ggf. unter Mitnahme von Faszie, Muskel und Knochen),
- freie Gewebetransplantation mit mikrochirurgischem Gefäß- und Nervenanschluß.

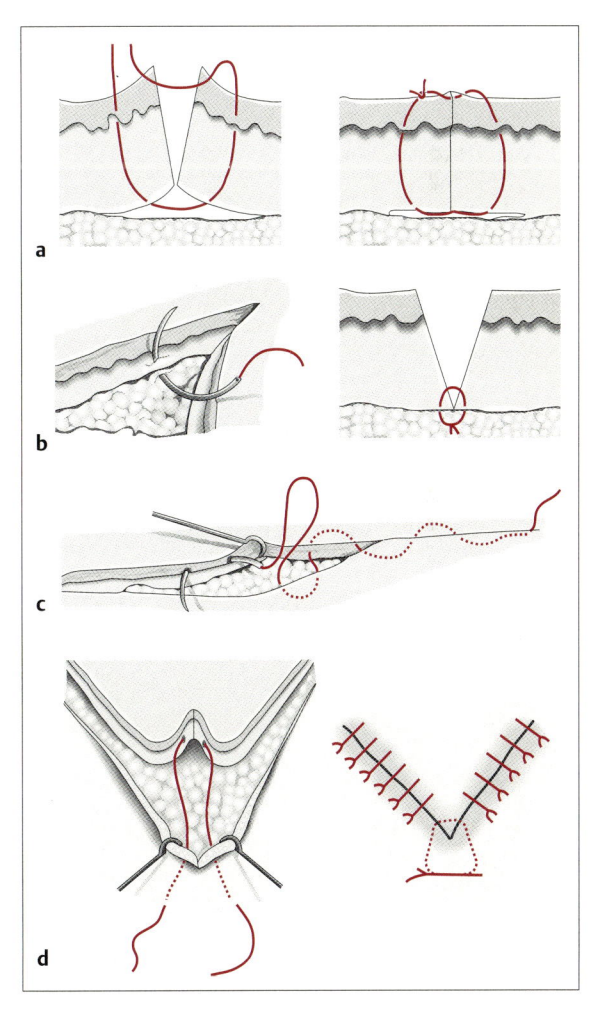

Abb. 39.**3** **a** Matratzennaht, **b** versenkte subkutane Naht mit resorbierbarem Nahtmaterial, **c** fortlaufende intrakutane Naht mit monofilem Nylonfaden, **d** Dreiecknaht zur spannungsfreien Einnaht eines dreieckigen Hautlappens.

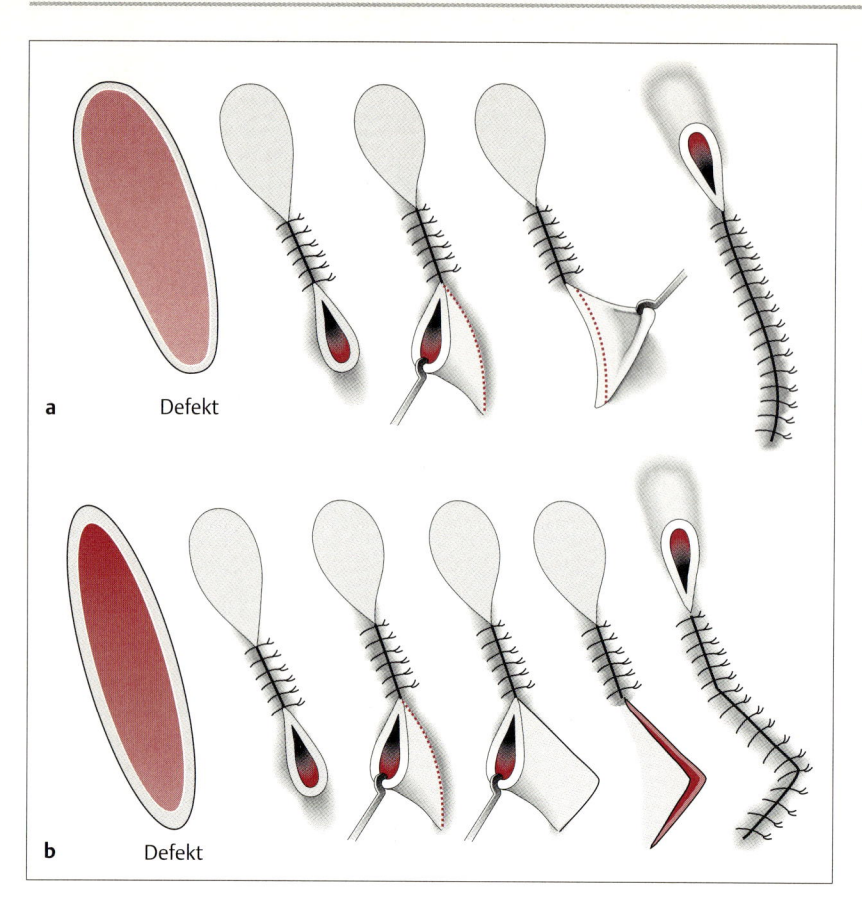

Abb. 39.4 a „Dog-ear"-Korrektur durch Anheben des Hautläppchens mit einem Häkchen. Die überschüssige Haut wird entlang der Basis inzidiert und kann nun, ohne Defekte zu hinterlassen, komplett entfernt werden. **b** Ist zu befürchten, daß die gerade Exzision zu einer Kontraktur führt und die gerade Naht durch Exzisionen von „dog ears" noch verlängert wird, so kann die Korrektur durch die Ausbildung eines Dreiecklappens und Exzision eines rautenförmigen Hautanteils erfolgen.

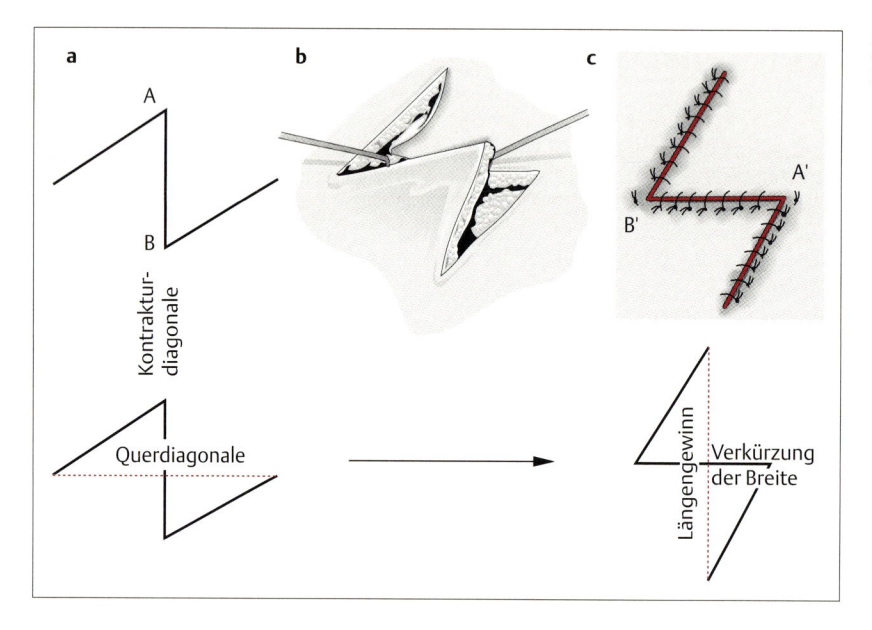

Abb. 39.5 **a–c** Prinzip der Z-Plastik: Längenzunahme bei Verkürzung der Breite.

Hauttransplantation

Die Hauttransplantation bezeichnet die komplette Lösung der Haut vom Entnahmeareal und das Einpflanzen in den Defekt. Vorraussetzung für die Einheilung der Haut ist ein gut durchblutetes Empfängerareal. Zunächst wird das Transplantat durch Diffusion, dann durch neu einsprossende Gefäße ernährt. Man unterscheidet Spalthaut- und Vollhauttransplantate (Abb. 39.8). Das Vollhauttransplantat besteht aus Epidermis und gesamter Dermis, das Spalthauttransplantat beinhaltet die Epidermis und einen unterschiedlich dicken Anteil der Dermis.

Plastische Chirurgie **873**

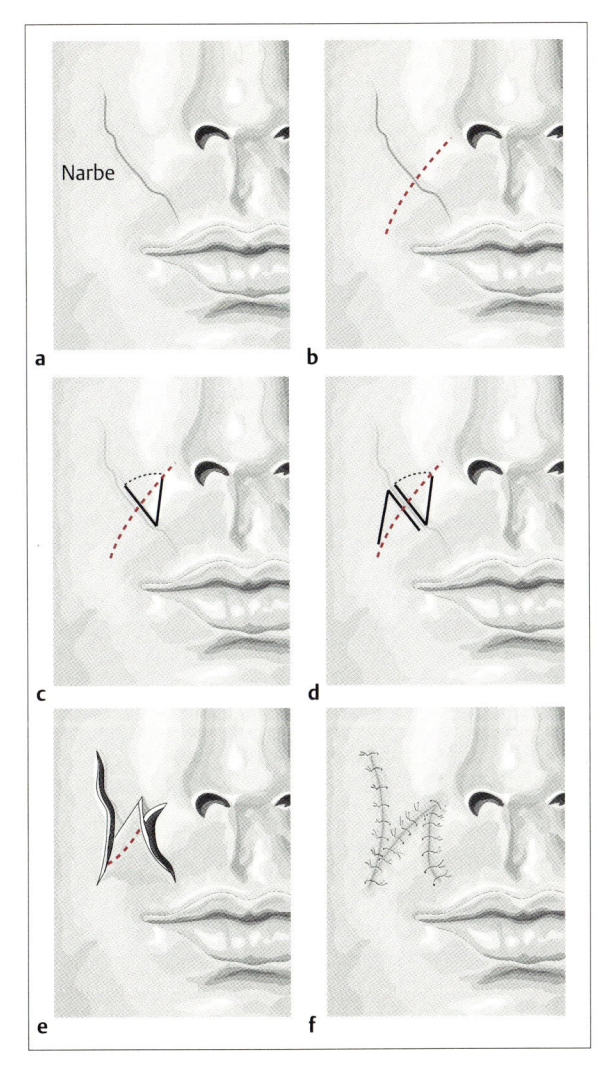

Abb. 39.**6** **a–f** Einsatz der Z-Plastik zur Auflösung einer Narbe in der Nasolabialfalte.

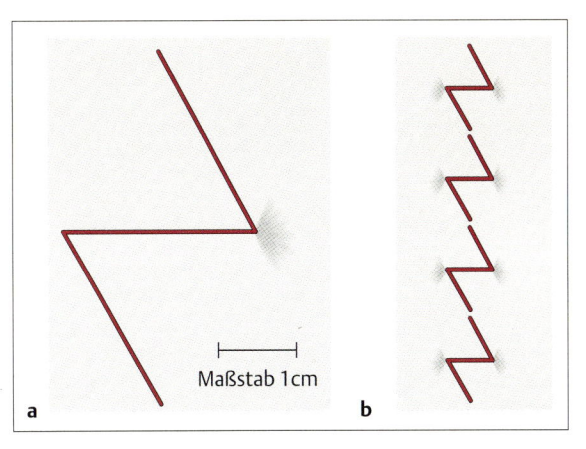

Abb. 39.**7** **a** Eine große Z-Plastik mit Verkürzung der Breite. **b** Gleicher Längengewinn durch eine Folge multipler Z-Plastiken. Die Verkürzung der Breite beträgt 1/4 bei vier aufeinanderfolgenden Z-Plastiken.

Spalthauttransplantation

Die Entnahme des Spalthauttransplantates erfolgt mit dem Dermatom. Nach Bedarf kann die Dicke eingestellt werden. Je dünner die Haut, d. h. je weniger Coriumanteile im Transplantat vorhanden sind, desto höher ist die Schrumpfungsneigung und desto geringer die Widerstandsfähigkeit der Haut. Beide Formen der Transplantate sollten nach dem Einbringen in das Empfängerareal mit einem Überknüpfverband fixiert werden, um ein optimales Einheilen der Haut zu erreichen (Abb. 39.**9 a, b**). Bei Transplantation im Bereich der unteren Extremitäten sollte für 10 Tage Bettruhe eingehalten werden. Der Verband kann je nach Wundverhältnissen bis zu 7 Tagen belassen werden. Das Entnahmeareal sollte mit einer Fettgaze verbunden für 10 Tage ohne Verbandwechsel belassen werden. Bei infizierten oder stark sezernierenden Wunden besteht die Indikation zum Maschentrans-

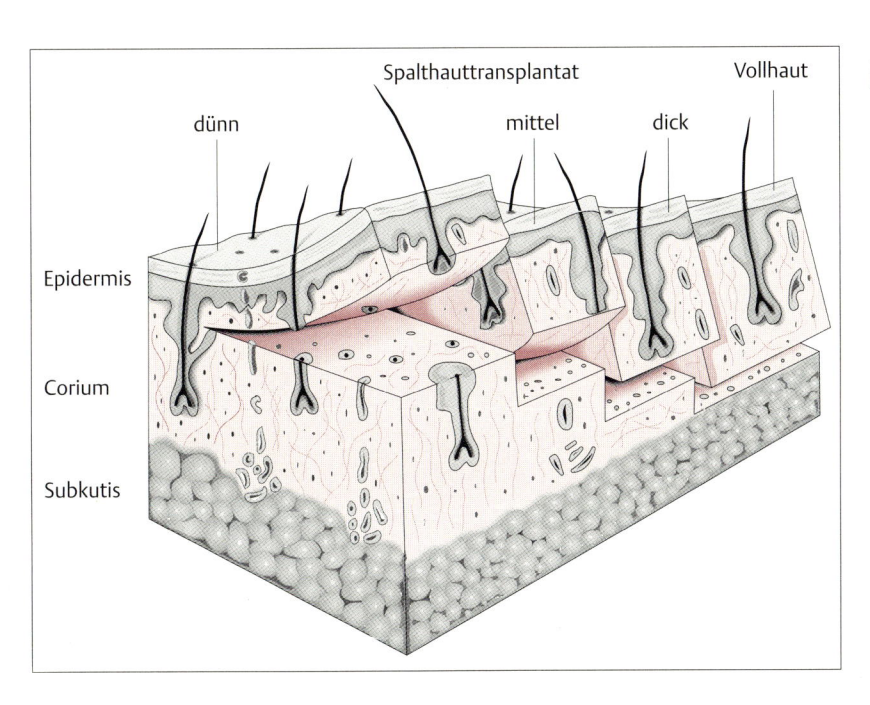

Abb. 39.**8** Mögliche Dicke eines Hauttransplantates.

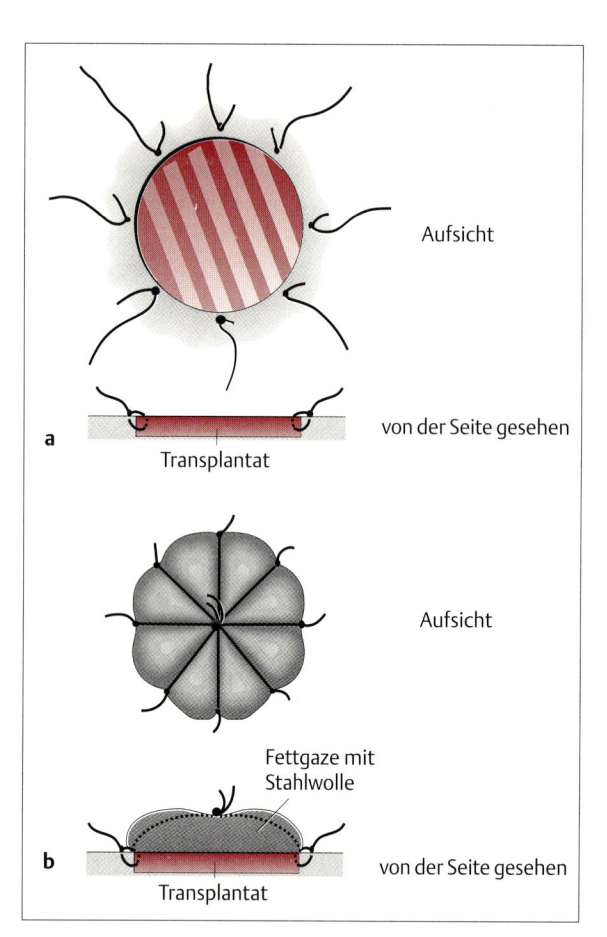

Abb. 39.9 Überknüpfverband. **a** Vorlegen symmetrisch angeordneter Einzelknopfnähte mit Langlassen der Fäden im Empfängerbett. **b** Fixierung des Transplantates mit Fettgaze und Stahlwolle durch Überknüpfen der Fäden.

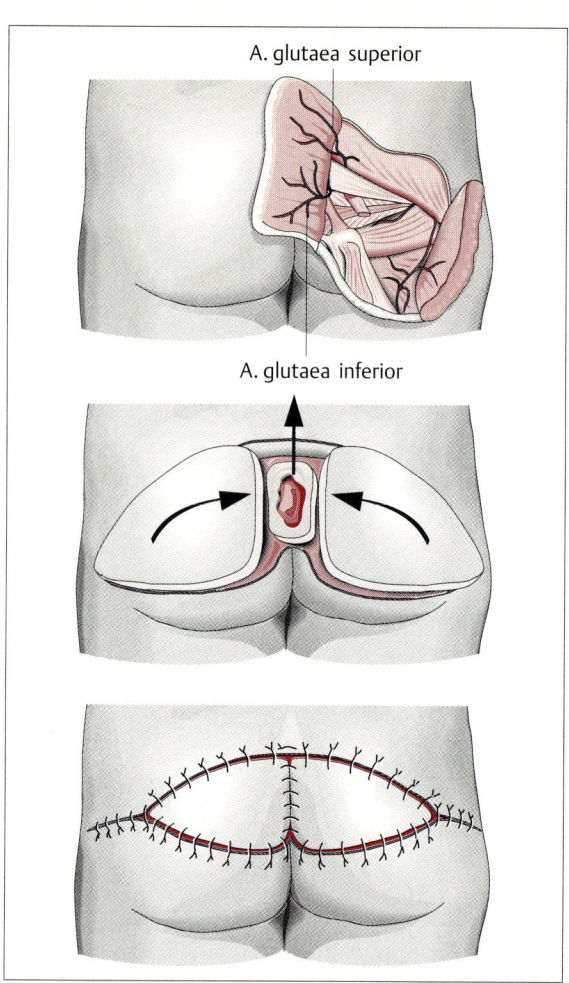

Abb. 39.11 Vertikale Gefäßversorgung des myokutanen M.-glutaeus-maximus-Lappens zur Defektdeckung nach Dekubitus über dem Steißbein.

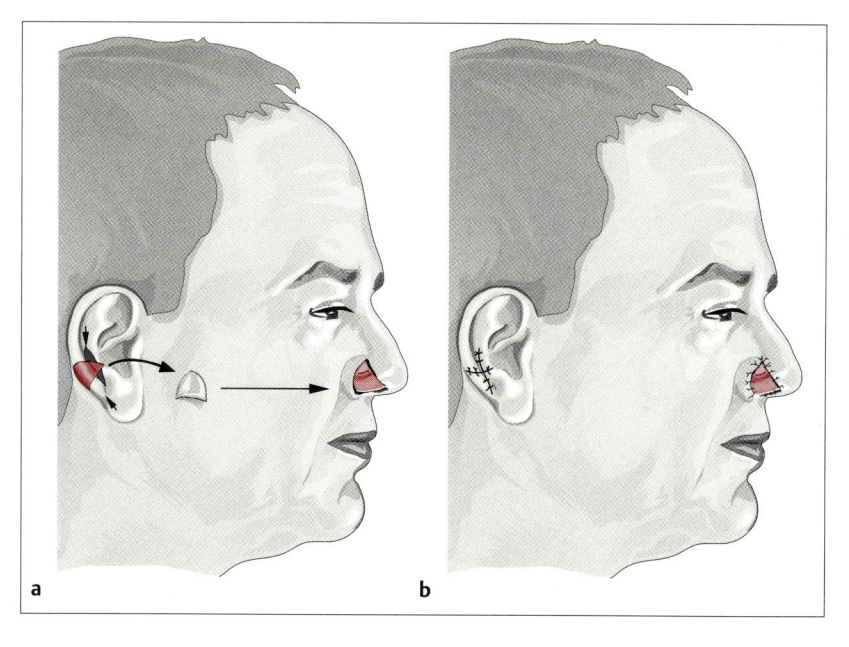

Abb. 39.10 a, b Rekonstruktion eines keilförmigen allschichtigen Defektes im Nasenflügelbereich durch ein dreischichtiges Composite graft (Haut-Knorpel-Haut) von der Ohrmuschel. Das Spenderareal kann primär verschlossen werden.

plantat. Hierbei wird die entnommene Haut in die Form eines Netzes gebracht, das ausreichenden Sekretabfluß gewährleistet und durch Ausbreiten des Transplantates ausgedehnte Defekte decken kann.

Vollhauttransplantation

Um die Vaskularisation eines Vollhauttransplantates zu gewährleisten, muß dieses komplett vom subkutanen Gewebe gereinigt werden. Die Einheilung erfolgt aufgrund der Dicke langsamer als bei der Spalthaut. Die Vollhaut ist jedoch weniger kontrakturanfällig und bietet ein ästhetisch besseres Ergebnis. Daher erfolgt ihr Einsatz vornehmlich im Gesicht und im Gelenkbereich. Da das Spenderareal primär verschlossen wird, ist die Entnahme beschränkt. Spenderbereiche sind die retroaurikulären oder supraklavikulären Regionen für das Gesicht und die Leiste sowie die Innenseite von Oberschenkel und Oberarm für alle anderen Areale. Vollhaut kann mit anderen Gewebeformen (z. B. Knorpel) zusammen als Composite graft transplantiert werden (Abb. 39.**10 a, b**).

Lappenplastiken

Lappenplastiken werden nach verschiedenen Kriterien unterschieden. Ein wichtiges Unterscheidungsmerkmal ist die Gewebeform des Lappens, dies kann entweder ein reiner Haut-Subkutislappen sein, oder ein Lappen, der aus Haut, Subkutis, Faszie und Muskel besteht. Vom Durchblutungsmuster hängt es ab, ob es sich um einen randomisiert durchbluteten oder von einem oder mehreren Gefäßstielen durchbluteten Lappen handelt. Die Durchblutung muß aber nicht nur horizontal, sondern kann auch vertikal, z. B. aus der Muskulatur erfolgen. Beispiele für myokutane Lappen sind der an der A. thoracodorsalis gestielte M.-latissimus-dorsi-Lappen, der zur Defektdeckung im Bereich des Thorax eingesetzt werden kann (vgl. Abb. 21.**13**), und der M.-gluteus-maximus-Lappen, mit dem Defekte nach Dekubitus über dem Steißbein gedeckt werden können (Abb. 39.**11**). Lappen mit mehreren gleichberechtigten Gefäßstielen sind der M.-sartorius- und der M.-tibialis-anterior-Lappen.

Im Gegensatz zu dem einzeitigen Vorgehen bei o. g. Lappen ist bei sog. Fernlappen ein mehrzeitiges Vorgehen notwendig (Abb. 39.**12 a, b**). Hierbei wird das Defekt-

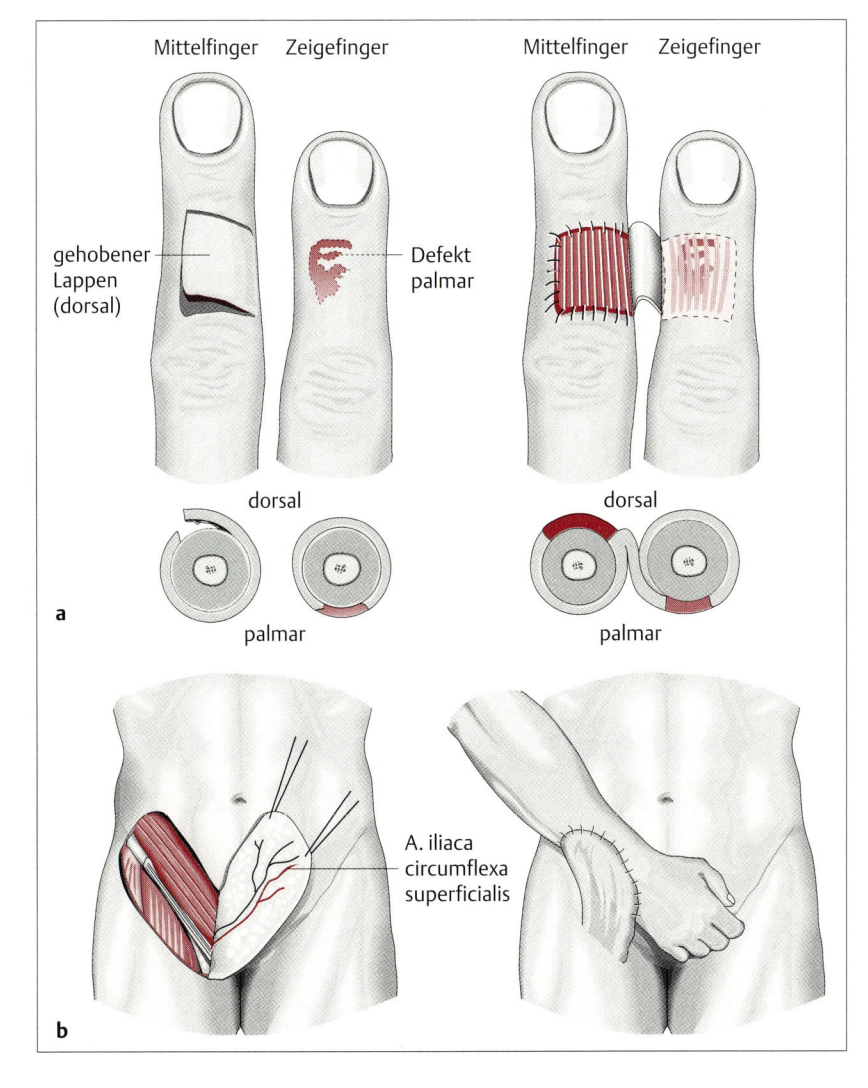

Abb. 39.**12** **a** Cross-finger-Lappen als Fernlappen von der Streckseite des Mittelfingers zur Deckung eines palmaren Defektes am Zeigefinger. Das Spenderareal wird durch ein Hauttransplantat gedeckt. Der Lappenstiel kann nach 3 Wochen durchtrennt werden. **b** Leistenlappen als Beispiel für einen axialen Haut-Subkutis-Lappen (A. iliaca circumflexa superficialis), hier eingesetzt als Fernlappen zur Defektdeckung an der ulnaren Hand.

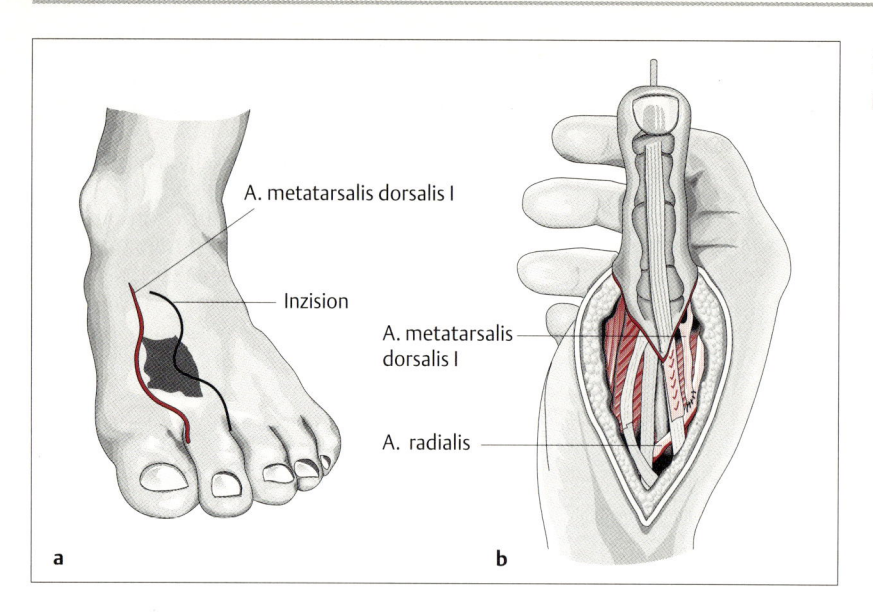

Abb. 39.**13 a, b** Prinzip des Transfers der zweiten Zehe zur Daumenrekonstruktion.

areal mit dem Fernlappen verschlossen. Sobald die Durchblutung nach ca. 3 Wochen aus dem Empfängerareal erfolgt, kann der Stiel durchtrennt werden.

Bei der freien Gewebetransplantation wird ein Lappen an seinem Gefäßstiel abgetrennt und im Empfängerareal mikrochirurgisch sowohl arteriell als auch venös an die Empfängergefäße angeschlossen. Erfolgt der Anschluß eines Nervs bei einem freien Muskellappen, so spricht man von einem freien neurovaskulären Lappen. Ein wesentlicher Vorteil der freien Gewebetransplantation besteht im einzeitigen Vorgehen, das dem Patienten eine lange Immobilisation und Folgeoperationen erspart.

Auch bei freien Lappen können die verschiedenen Gewebeformen unterschieden werden, so z.B. myokutane und fasziokutane Lappen. Die Indikation zur Verwendung der verschiedenen Lappen hängt vom Defektausmaß ab, wobei die eigentliche Defektdeckung und die Wiederherstellung von verlorengegangener Funktion unterschieden werden müssen. Durch die mikrochirurgische Technik ist es möglich geworden, anatomisch zusammenhängende Funktionseinheiten zur Rekonstruktion zu verwenden. Ein Beispiel ist die freie Zehentransplantation, bei dem ein Zeh als Einheit mit allen anatomischen Strukturen die Funktion eines amputierten Daumens in Motorik und Sensibilität übernimmt (Abb. 39.**13**).

Literatur

1 Cormack, G. C., B.G.H. Lamberty: The Arterial Anatomy of Skin Flaps, 2nd ed. Churchill Livingstone, New York 1994
2 Gelbermann, R.H.: Operative Nerve Repair and Reconstruction. Lippincott, Philadelphia 1991
3 Grabb, W. C., J. W. Smith: Plastic Surgery, 4th ed. Little & Brown, Boston 1991
4 Limberg, A.: Planimetrie der Haut. Fischer, Jena 1967
5 Mackinnon, S.E., A.L. Dellon: Surgery of the Peripheral Nerve. Thieme, New York 1988
6 Manktelow, R.T.: Mikrovaskuläre Wiederherstellungschirurgie. Springer, Heidelberg 1991
7 McCarthy, J.G.: Plastic Surgery, Vol. 1 – 8. Saunders, Philadelphia 1990
8 McCraw, J.B., P.G. Arnold: McCraw's and Arnold's Atlas of Muscle and Musculocutaneous Flaps. Hampton, Norfolk Virginia 1986
9 McGregor, I. A.: Fundamental Techniques of Plastic Surgery, 8th ed. Longman, London 1989
10 Mustardé, J.C., I.T. Jackson: Plastic Surgery in Infancy and Childhood. Churchill Livingstone, New York 1988
11 Pitanguy, I.: Aesthetic Plastic Surgery of Head and Body. Springer, Heidelberg 1981
12 Strauch, B.: Atlas of Microvascular Surgery. Thieme, New York 1993
13 Zellweger, G.: Die Behandlung der Verbrennungen. Deutscher Ärzteverlag, Köln 1985

Weichteiltumoren

H. Lippert

Als Weichteile gelten nichtepitheliale extraskelettäre Gewebe. Embryonal entstammen sie dem Mesenchym. Eine Tumorentstehung aus dem Weichteilgewebe ist relativ selten. Es gibt jedoch eine Häufung bei gleichzeitigem Vorliegen einer intestinalen Polyposis beim Morbus Recklinghausen und beim Steward-Treves-Syndrom.

Symptome. Der Tumor imponiert als tastbare Geschwulst. Er kann an der Oberfläche glatt, mit der Umgebung verschieblich, prall elastisch, aber auch hart und unbeweglich erscheinen. Schmerzen und Funktionseinschränkungen sind möglich.

Diagnostik. Alle Weichteiltumoren sind zunächst – bis zur exakten pathohistologischen Klassifikation – als maligne anzusehen. Eine Ausnahme könnten Lipome, Hämangiome und Lymphangiome bilden, die klinisch gut diagnostizierbar sind. Bei den diagnostischen Untersuchungen muß die Größe, die Ausdehnung, die Lage zu benachbarten Strukturen wie Nerven und Gefäßen, die Dignität und eine mögliche Metastasierung festgestellt

werden (4). Hierzu kann eine Sonographie, MRT oder CT (Metastasensuche) dienen. Die sichersten Ergebnisse werden nach unserer Erfahrung mit der MRT erreicht, Tumormarker sind bei Weichteiltumoren sehr unspezifisch.
Für die Operationsplanung, z. B. an Extremitäten, ist die Angiographie erforderlich. Die Zuordnung zu Nerven und Gefäßen ist präoperativ zu erfassen. Zur Diagnosesicherung ist eine Gewebeprobe zu entnehmen. Eine Inzisionsbiopsie ist besser als eine Stanzbiopsie. Die Feinnadelbiopsie ist meist ungeeignet. Eine Biopsie sollte so angelegt sein, daß der biopsierte Bereich bei einer nachfolgenden Resektion mit entfernt wird. Die Biopsie muß eine eindeutige Histologie (Tab. 39.1) und das Grading des Tumors ermöglichen.

Benigne Weichteiltumoren

Zu den benignen Weichteiltumoren gehören vor allem Lipome, die differentialdiagnostisch vom Liposarkom abzugrenzen sind.

Therapie. Die Lipome werden, wenn sie funktionell stören oder Schmerzen auslösen, exzidiert. Da die Lipome meist subkutan liegen und oft eine Pseudokapsel aufweisen, ist ihre Entfernung unproblematisch. Neurofibrome oder benigne Schwannome lassen sich kurativ exzidieren. Es muß jedoch darauf geachtet werden, ob sie eine Beziehung zur Nervenregion aufweisen. Besondere Sorgfalt ist deshalb geboten, um Nervenverletzungen zu vermeiden. Myome und Mesenchymome werden durch eine Exzision behandelt; dies kann an der Pleura, dem Perikard oder dem Peritoneum erfolgen.

Aggressiv wachsende benige Weichteiltumoren sind Desmoidtumoren oder eine Fibromatose. Abdominelle Desmoidtumoren gehen von der muskulären Bauchdecke aus und stehen oft im Zusammenhang mit einer Bauchdeckeninzision. Eine hormonelle Komponente scheint ihr Enstehen zu begünstigen, da dies bei Frauen postpartal häufiger vorkommt. Eine Resektion im gesunden Gewebe ist erforderlich. Außerhalb des Abdomens – an der Schulter und den Extremitäten – führt dieser Tumor zu einer lokalen Destruktion; das macht die einfache Resektion schwierig. Eine zu knappe Entfernung führt zu Rezidiven. Deshalb wird eine Radiatio (60 Gy) und die Behandlung mit Progesteron, Tamoxifen und Indomethazin empfohlen (5).

Andere benigne Tumoren, wie tiefliegende atypische Lipome oder fibröse Histiozytome, führen auch zu Rezidiven, wenn keine ausreichend weite Resektion (im Gesunden!) erfolgt ist.

Tabelle 39.1 Histologische Einteilung der Weichteiltumoren

Gewebetyp	Benigne Tumoren	Maligne Tumoren
Fasergewebe	Fibrom Fibromatose	Fibrosarkom
Fibrohistiozytäres Gewebe	fibröses Histiozytom Xanthom	malignes fibröses Histiozytom
Fettgewebe	Lipom	Liposarkom: gut differenziert, myxoid, rundzellig, pleomorph, entdifferenziert
Glatte Muskulatur	Leiomyom	Leiomyosarkom
Quergestreifte Muskulatur	Rhabdomyom	Rhabdomyosarkom
Blutgefäße	Hämangiom Glomustumor	Angiosarkom maligner Glomustumor Kaposi-Sarkom
Lymphgefäße	Lymphangiom	Lymphangiosarkom
Synovialgewebe	Riesenzelltumor der Sehnenscheiden	maligner Riesenzelltumor der Sehnenscheiden synoviales Sarkom
Mesothel	Mesotheliom	malignes Mesotheliom
Periphere Nerven	Neurom Schwannom Neurofibrom Neurofibromatose	malignes Schwannom
Autonome Ganglien	Paragangliom	malignes Paragangliom
Knorpel und Knochen	Myositis ossificans Chondrom Osteom	Chondrosarkom Osteosarkom

Maligne Weichteiltumoren

Maligne Weichteiltumoren werden als Weichteilsarkome bezeichnet und machen etwa 1% aller malignen Tumoren aus. Tumoren unterhalb der Faszie sind primär malignitätsverdächtig. Maligne Weichteiltumoren sind biologisch und histologisch nicht einheitlich:
- Es kann ein infiltratives Wachstum vorliegen trotz makroskopischer Abkapselung (2).
- Das Ausmaß des histologischen Differenzierungsgrades korreliert nicht immer mit dem biologischen Verhalten.
- Innerhalb desselben Tumors ergeben sich wechselnde histologische Bilder.

Die korrekte Biopsie unter Beachtung der dann möglichen ausgedehnten Entfernung des Tumors ist hier wichtiger als bei anderen Tumoren. Ein erfahrener Pathologe sollte die Beurteilung (Klassifikation und Grading) vornehmen.
Eine Infiltration der regionalen Lymphknoten tritt selten auf, ist jedoch abhängig von der Tumorgröße. Weichteilsarkome des Retroperitoneums z. B. metastasieren in die Lunge und Leber, so daß eine Metastasensuche zur primären Diagnostik gehört.

Primäre Behandlung. Die radikale chirurgische Resektion als primäre Behandlung ist bei 80% erfolgreich. Dies bedeutet, daß ein Sicherheitsabstand von 4 cm zur Seite und 2 cm zur Tiefe einzuhalten ist. Wenn der Tumor in einem Muskel liegt, erfolgt die Resektion des Muskelkompartments vom Ursprung bis zum Ansatz (Kompartmentresektion). Falls notwendig, ist der primäre Ersatz von Gefäßen und Nerven zum Extremitätenerhalt zu erwägen. Dies geht immer mit funktionellen und kosmetischen Störungen einher, so daß der Einsatz der Mikrochirurgie zur Rekonstruktion von Defekten eingeplant werden sollte. Ist die sichere Kompartmentresektion nicht möglich, bleibt die Amputation (an der Extremität) als chirurgische Alternative, wenn ein kurativer und lebensverlängernder Effekt erwartet werden kann.

> Wird bei der Erstoperation inkonsequent vorgegangen, ist die Heilungschance für den Patienten durch dann rasch auftretende Lokalrezidive und Metastasen für immer vergeben!

Zusatztherapie. Die Radiotherapie in Form der Hochdosisbestrahlung (großvolumige Hochvolttherapie, kombinierte Photonen-/Neutronentherapie, interstitielle Radiotherapie) kann die Effektivität der Behandlung steigern. Es bedarf einer individuellen Abstimmung mit dem Strahlentherapeuten.
Bei G2- und T1- bis T2-Tumoren (ab Stadium II) sollte nachbestrahlt werden. Die adjuvante Chemotherapie ist nur innerhalb von Studien empfehlenswert. Eine Ausnahme bildet das Rhabdomyosarkom. Hier wird das CYVADIC(Cyclophosphamid + Vincristin + Adriamycin + Dacarbazin)-Therapieschema empfohlen. Beim Peritonealmesotheliom mit Aszites ist eine Remission durch intraperitoneale Injektion von Thiotepa oder Cisplatin möglich.

Als relativ chemotherapiesensibel gelten weiterhin das maligne Neuroepitheliom, das periphere Neuroblastom und das epitheliode Sarkom (3).
Als Sonderform der zytostatischen Therapie führen wir bei inoperablen Tumoren oder Rezidiv im Extremitätenbereich die regionale hypertherme Perfusionschemotherapie durch (Melphalan, Dacarbacin, Mytomycin C oder Cisplatin).

Behandlung bei lokalem Tumorezidiv oder Fernmetastasen. Die Rezidivquote liegt bei radikal operierten Tumoren bei 30%. Jedes Rezidiv erhöht die Gefahr der Fernmetastasierung.
Die Behandlung ist die gleiche wie die eines Primärtumors: Eine präoperative Maßnahme zur Tumoralteration (Bestrahlung, regionale Chemotherapie) ist zu prüfen.
Fernmetastasen sind in Lunge, Leber, Knochen oder subkutanem Gewebe zu erwarten. Besonders häufig tritt eine Fernmetastasierung bei High-grade-Sarkomen auf (80%).
Die chirurgische Therapie ist in jedem Fall zu erwägen. Eine Chemotherapie mit CYVADIC oder ADM-IFO (Adriamycin + Ifosfamid) ist als Zusatztherapie sinnvoll.

Nachsorge. In den ersten 3 Jahren ist eine klinische Überwachung in kurzen Zeitabständen (3-Monate-Intervall) mit Sonographie und Röntgenuntersuchung des Thorax ratsam. Bei Rezidivverdacht ist die MRT indiziert. Nur die konsequente und kompetente Nachuntersuchung und Therapie sichert, daß die sonst schlechte Prognose mit einer 5-Jahres-Überlebenszeit von unter 20% verbessert wird. Erreichbar ist eine 5-Jahres-Überlebensrate von 75%.

Literatur

1 Berchtold, R., H. Hamelmann, H.-J. Peiper, O. Trentz: Chirurgie, 3. Aufl. Urban & Schwarzenberg, München 1994
2 Bruch, H. P., E. Kern: Maligne Weichteiltumoren. In Herfarth, Ch. P. Schlag: Richtlinien zur operativen Therapie maligner Tumoren. Demeter, Gräfeling 1990
3 Heidemann, E.: Therapieschemata. Urban & Schwarzenberg, München 1992
4 Raetzel, G.: Diagnose und Differentialdiagnose der Weichteilgeschwülste. In Häring, R., H. Zilch: Diagnose und Differentialdiagnose in der Chirurgie. VCH, Weinheim 1990
5 Wood, W.: Soft tissue tumours. In Morris, P. J., R. A. Malt: Oxford Textbook of Surgery. Oxford University Press, Oxford 1994

Handchirurgie

W. Schneider und H. Fansa

Die Hand des Menschen besitzt nicht nur funktionelle Bedeutung als Werkzeug, sondern ist gleichzeitig Kommunikationsorgan. Die mannigfaltigen Funktionen der Hand sind durch die Vielzahl anatomisch essentieller Strukturen auf engstem Raum möglich. Dies erklärt, warum auch kleinere Verletzungen und Schäden das fein balancierte Gefüge der Hand nachhaltig stören können. Die resultierenden Schwierigkeiten bei der Wiederherstellung der Funktion sind Gründe für die Entwicklung und Spezialisierung der Handchirurgie.

Diagnostik

Untersuchungstechnik: Inspektion, Palpation, Durchblutungs-, Funktions- und Sensibilitätsprüfung

Neben der gründlichen Anamnese kommt der **Inspektion** – besonders im Vergleich zur gesunden Hand – eine besondere Funktion zu. Veränderungen des Hautkolorits, Rötungen und Schwellungen sowie Narben geben ebenso Hinweise auf die Funktions- und Gebrauchsfähigkeit der Hand wie fehlende Beschwielung oder Fehlstellung der Knochen und Gelenke. Fehlende Schweißabsonderung, trockene Haut und Atrophie der Fingerkuppen mit Verstreichung der Papillarleisten deuten auf eine (alte) Nervenverletzung hin, die Atrophie der Handmuskeln auf eine motorische Nervenlähmung.
Hauttemperatur und Turgor lassen sich wie die Rekapillarisierung durch die **Palpation** feststellen. Druckschmerz und Schwellungen können lokalisiert und ihrem anatomischen Korrelat zugeordnet werden.
Die **Durchblutung** der Hand wird mit dem Allen-Test überprüft. Hierbei komprimiert der Untersucher mit Zeige- und Mittelfinger beider Hände A. radialis und A. ulnaris am distalen Unterarm des Patienten, der aufgefordert wird, mehrmals eine Faust zu schließen. Nach Öffnen der Finger ist die Hand blaß. Löst der Untersucher nun den Druck an einer Arterie, färbt sich bei erhaltener Durchblutung durch die entsprechende Arterie die Hand rosig.
Bei der **Funktionsprüfung** muß die aktive und passive Beweglichkeit der Gelenke untersucht werden. Bei Verletzungen sollte die Funktion jeder einzelnen Struktur (Gefäße, Nerven, Sehnen, Knochen, Gelenke, Bänder) überprüft werden. Essentiell ist die Untersuchung der einzelnen Greifformen (Spitz-, Schlüssel-, Haken- und Grobgriff), des Faustschlusses, der Streckung der Finger, der Fingerspreizung und der Adduktion sowie der Opponierbarkeit des Daumens. Weiterhin sollte überprüft werden, ob kleinere Gegenstände aufgelesen werden können. Ergänzend können vergleichende Kraftmessungen und Messungen der Umfangmaße von Ober- und Unterarm, Handgelenk und Mittelhand durchgeführt werden.
Die **Sensibilitätsprüfung** erfolgt durch die Spitz-Stumpf-Unterscheidung und den Zwei-Punkte-Diskriminationstest. Hierbei wird der kleinste Abstand zweier Punkte festgestellt, bei dem noch beide als getrennt empfunden werden. Dies kann am einfachsten mit den stumpfen Enden einer umgebogenen Büroklammer erfolgen. Die Normwerte liegen an Daumen- und Zeigefingerkuppe bei 3–6 mm, bei den übrigen Langfingerkuppen bei 4–7 mm. Das Auslösen eines elektrisierenden Schmerzes z. B. durch Klopfen (Hoffmann-Tinel-Zeichen) weist auf eine Nervenläsion oder -regeneration hin. Ergänzende Untersuchungen sind die Elektromyographie und die Messung der Nervenleitgeschwindigkeit.

Röntgendiagnostik

Bei Verletzungen, bei denen der Verdacht auf eine knöcherne Beteiligung oder Fremdkörpereinsprengung besteht, sind Übersichtsaufnahmen in zwei Ebenen notwendig. Je nach Befund sollten Ziel- und Spezialaufnahmen angefertigt werden. Bei Verdacht auf eine Kahnbeinfraktur sind Aufnahmen in vier Ebenen unerläßlich. Gehaltene Aufnahmen dienen der Dokumentation von Bandläsionen.
Konventionelle Schichtuntersuchungen und Computertomographien erlauben eine Abklärung bei Läsionen im Handwurzelbereich oder Zysten und Tumoren. Die MRT erlaubt in erster Linie eine Beurteilung der Weichteile. Angiographien dienen sowohl der Diagnostik von Tumoren und Durchblutung sowie der Planung rekonstruktiver Eingriffe im Handbereich. Die Kinematographie stellt funktionelle Abläufe und deren anatomisches Korrelat und Funktion dar. Die Szintigraphie eignet sich bei Frakturverdacht, der radiologisch nicht nachweisbar ist, zum Ausschluß oder zum Nachweis dieser.

Operationsvoraussetzungen

Die Planung, Vorbereitung und Durchführung von Handoperationen entspricht den üblichen Maßgaben. Neben den bekannten Richtlinien der Aufklärung sollte der Patient auf die oftmals lange Nachbehandlungsdauer mit möglicher physio- und ergotherapeutischer Übungsbehandlung hingewiesen werden, z. B. bei langsamer Regeneration nach Nervenverletzungen oder -transplantationen.

Anästhesie

Für die Schmerzausschaltung bei handchirurgischen Operationen haben sich neben der Intubationsnarkose auch die Lokalanästhesien bewährt. Kleinere und mittlere Eingriffe lassen sich in Infiltrations- oder Leitungsanästhesie ohne Adrenalinzusatz (Oberstsche Leitungsanästhesie, Blockaden im Mittelhand-, Handgelenks- und Fingerbereich) durchführen (Abb. 39.**14a, b**).
Längere Eingriffe sollten in axillärer oder supraklavikulärer Plexusblockade vorgenommen werden. Bei Eingriffen, bei denen Gewebe von anderen Körperregionen transplantiert wird, ist der Allgemeinnarkose der Vorzug zu geben.

Blutleere an den Fingern kann durch eine professionelle Ringmanschette mit Verschraubung oder durch Aufrollen eines Operationshandschuhfingers von distal nach proximal erreicht werden. Diese Form der Blutleere sollte nicht länger als 15 Minuten belassen werden.

> Bei septischen Prozessen ist eine Blutleere mit Auswikkeln des Arms wegen der möglichen Keimverschleppung kontraindiziert, hier muß eine Blutsperre ausreichen!

Instrumentarium und Nahtmaterial

Für Operationen in der Handchirurgie ist feines Instrumentarium unabdingbar. Ein Operationsmikroskop sollte vorhanden sein, zumindest jedoch eine Lupenbrille (3- bis 4fache Vergrößerung). Die Blutstillung sollte zur Vermeidung einer postoperativen Fibrose subtil mittels einer bipolaren elektrischen Pinzette erfolgen. Das Nahtmaterial sollte atraumatisch sein. Für die Hautnaht hat sich ein monofiler Nylonfaden der Stärke 5–0 durchgesetzt. Die Durchflechtungsnaht bei den Sehnen wird mit Fäden der Stärke 3–0 und die epitendinöse Naht mit Fäden der Stärke 6–0 genäht. Für Nervennähte werden Fäden der Stärke 10–0 verwendet. Zur Hautadaptation sind Einzelknopfnähte meist ausreichend.

Schnittführung

Inzisionen, die senkrecht über eine Gelenkbeugefalte laufen, sind bis auf medioradiale oder medioulnare Inzisionen nicht erlaubt, da die Gefahr der Narbenkontraktur mit konsekutiver Funktionseinbuße besteht. Nötigenfalls müssen Z-Plastiken (S. 872) eingefügt werden. Im Bereich der Hohlhand empfehlen sich bogen- oder zickzackförmige Schnitte mit Einbeziehung der Handlinien (Abb. 39.**15 a,b**).

Postoperative Nachbehandlung

Fast immer ist eine postoperative Immobilisation notwendig; dies geschieht durch eine palmare Gipsschiene in Funktionsstellung (Beugung im MP-Gelenk von 40–50°, im PIP-Gelenk von ca. 50° und im DIP-Gelenk von 30–40°, Daumen in Opposition). Das Handgelenk steht 35–40° in Dorsalflexion und in geringer Ulnardeviation. Bei der Intrinsic-plus-Stellung sind die Finger im Grundgelenk um 60° gebeugt, die Mittel- und Endgelenke gestreckt. Hierdurch sind die Kollateralbänder der Gelenke straff gespannt, die Gefahr einer ligamentären Kontraktur wird vermindert (Abb. 39.**16 a, b**).

> Grundsätzlich gilt, die Ruhigstellung nur so lange wie unbedingt nötig zu belassen!

Die operierte Hand sollte immer hochgelagert werden (Herzhöhe), der Patient muß die Hand aktiv über Herzniveau heben. Schlingen oder Tücher zum Tragen des Armes sind kontraindiziert.

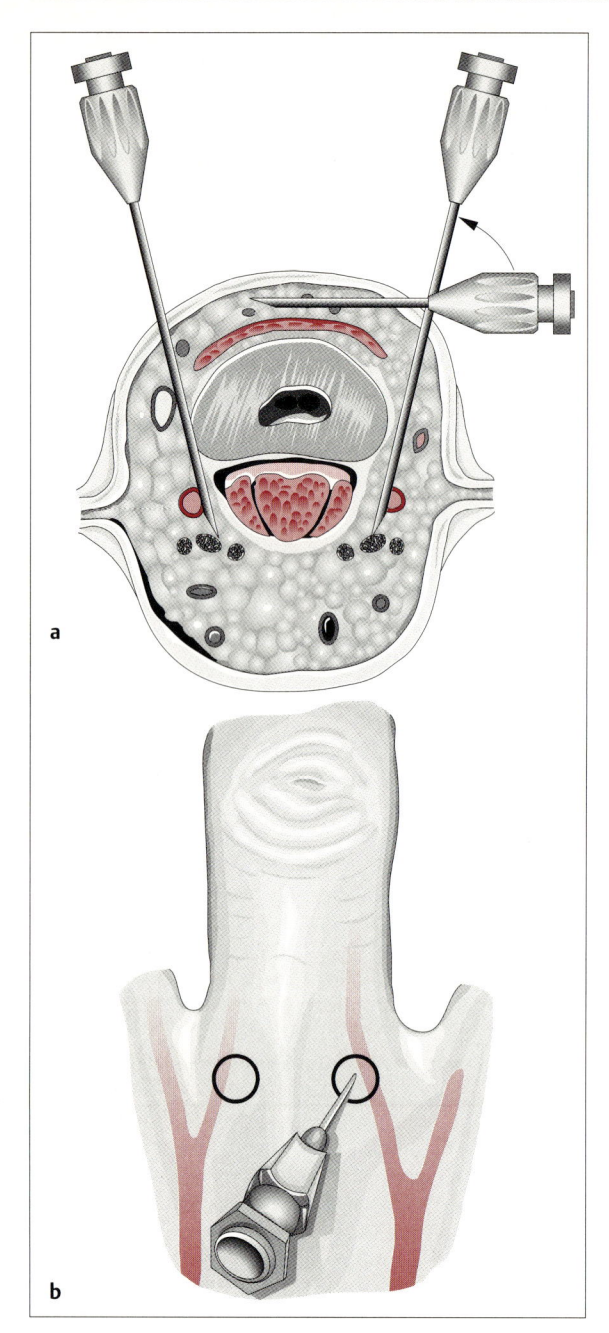

Abb. 39.**14 a** Prinzip der Oberstschen Leitungsanästhesie. **b** Injektionsstellen am Fingergrundglied.

Blutleere

Um eine ausreichende Übersicht über das Operationsfeld zu erhalten, ist eine Blutleere unerläßlich. Hierbei wird der Arm von den Fingerspitzen bis proximal des Ellenbogens mit der Esmarch-Binde ausgewickelt. Die Druckmanschette muß dünn unterpolstert sein, der Druck 300 mmHg nicht überschreiten (ca. 100 mmHg über dem systolischen Blutdruck des Patienten). Die Dauer der Blutleere sollte 2 Stunden nicht überschreiten; sollte eine längere Sperre notwendig sein, ist eine Pause mit Durchblutung von mindestens einer $1/2$ Stunde einzulegen.

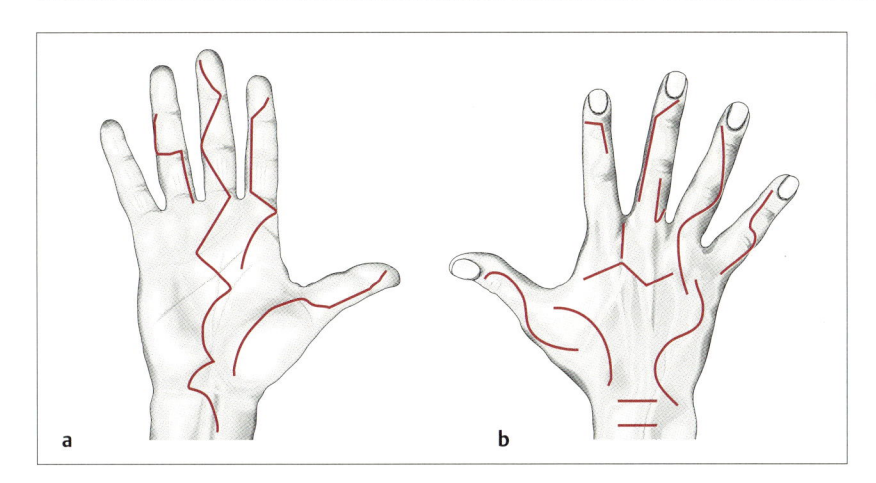

Abb. 39.**15** Korrekte Schnittführung: **a** palmar- und **b** dorsalseitig.

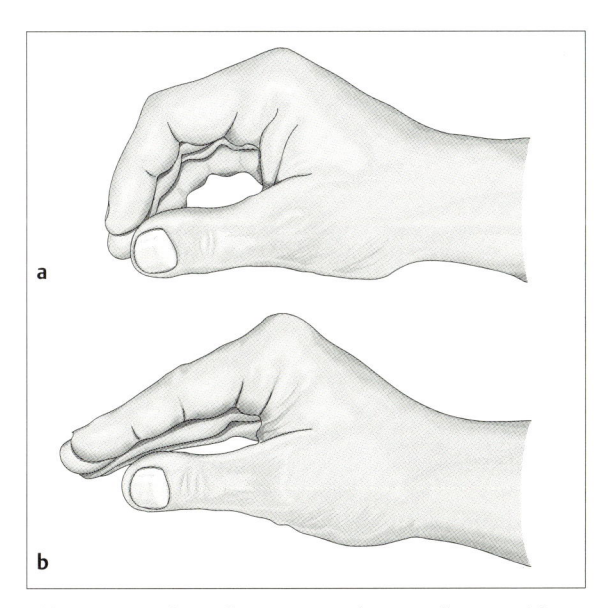

Abb. 39.**16** Ruhigstellung in **a** Funktionsstellung und **b** Intrinsic-plus-Stellung.

Haut- und Weichteilverletzungen

Symptome. Sichtbare Wunde, Schmerz und Blutung; bei subungualem Hämatom pulsierende und klopfende Schmerzen mit lokal begrenzter Blutung unter dem Fingernagel.

Diagnose. Die klinische Untersuchung ergibt die Diagnose; auf Nebenverletzungen (Nerven, Sehnen) ist zu achten. Bei Verdacht auf Fremdkörpereinsprengung muß in 2 Ebenen (Weichteilaufnahme) geröngt werden.

Therapie. Die Ausdehnung der Verletzung bestimmt die Indikation zur chirurgischen Versorgung, die spätestens 6 Stunden nach dem Trauma erfolgt sein muß.
Bei einer Wundversorgung erfolgt nach Débridement (sparsame Friedreichsche Wundausschneidung) die Primärnaht. Bei stark verschmutzten Wunden empfiehlt sich eine Laschen- oder Streifenanlage. Bei Wunden mit hohem Infektionsrisiko (Patient ist Metzger oder bei Bißverletzungen) sollte eine Spülung mit reinigenden und desinfizierenden Lösungen wie PVP-Jod sowie eine Streifeneinlage, postoperative Antibiose und Ruhigstellung erfolgen.
Bei größeren Defektwunden ist oftmals eine Deckung mit Spalt- oder Vollhaut (S. 872 ff) notwendig, wenn ein ausreichender Wundgrund vorhanden ist; bei Defekten mit freiliegenden funktionellen Strukturen stellen die mannigfaltigen Lappenplastiken die Therapie der Wahl dar, wie z.B. bei Fingerkuppenverletzungen die Defektdeckung durch V-Y-Plastik nach Tranquilli-Leale oder Kutler zur Rekonstruktion der Grifffläche (Abb. 39.17 a–c).
Subunguale Hämatome müssen durch einen dreiecksförmigen Schnitt mit dem Skalpell distal der Lunula oder durch Trepanation des Nagels entlastet werden.
Bei großen Weichteilverletzungen mit Beteiligung funktioneller Strukturen kann auch nach temporärer Versorgung eine definitive Versorgung binnen 48 Stunden verzögert (urgence différée) erfolgen.
Je nach Ausdehnung der Wunde einfacher steriler Verband oder zusätzliche Immobilisation mit palmarer Gipsschiene in Funktionsstellung.

Nach Abschluß der Ruhigstellung beginnt die intensive physio- und ergotherapeutische Übungsbehandlung. Diese ist mindestens ebenso wichtig zur Wiedererlangung der Funktionsfähigkeit wie die Operation selbst. Physiotherapeut und Arzt müssen die Therapie gemeinsam erarbeiten. Eine regelmäßige ambulante Nachbetreuung ist selbstverständlich.

Verletzungen der Hand

Die Hand gehört aufgrund ihrer Funktion und ihrer Exponiertheit zu den am häufigsten verletzten Organen des Menschen. Angestrebt wird eine Primärversorgung, bei der alle verletzten Strukturen versorgt werden. Bei Komplex- oder Quetschverletzungen ist dies oft nicht möglich, so daß hier nach Débridement und Primärversorgung eine Sekundärversorgung zur Funktionsrekonstruktion zu erfolgen hat.

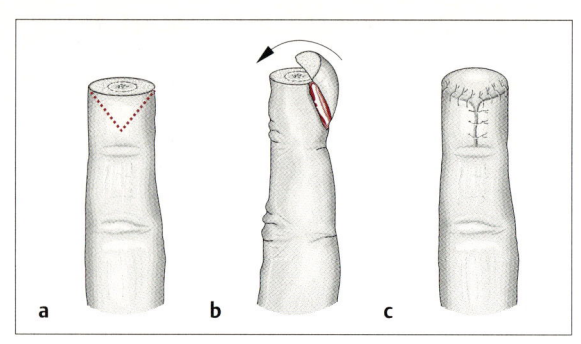

Abb. 39.17 V-Y-Plastik nach Tranquilli-Leale. **a** V-förmiger Hautschnitt. **b** Mobilisation des Hautlappens unter Erhaltung der Nerven und Gefäße. **c** Y-förmiger Hautverschluß. Die Sensibilität bleibt erhalten.

Beugesehnenverletzungen

Noch immer gehört die funktionelle Rekonstruktion von Beugesehnen sowohl primär wie auch sekundär zu den schwierigsten Aufgaben der Handchirurgie. Neben der von einem erfahrenen Handchirurgen durchzuführenden Naht ist eine adäquate Nachbehandlung essentiell.

Symptome. Verlust der aktiven Beugefähigkeit in Abhängigkeit der Höhe der Verletzung (Abb. 39.18a–c).

Diagnose

Eine Durchtrennung des M. flexor pollicis longus führt zur Beugeunfähigkeit im Endgelenk des Daumens (Abb. 39.**18c**).
Bei Durchtrennung der tiefen Beugesehne der Langfinger fällt die aktive Beugung im Endglied aus (Abb. 39.**18b**).
Bei Durchtrennung der oberflächlichen Beugesehne kann der betroffene Finger nicht mehr isoliert im Mittelgelenk gebeugt werden, wenn die übrigen Langfinger in Streckstellung fixiert werden (Abb. 39.**18a**).

Die Beugung in den MP-Gelenken erfolgt auch durch die kurzen Handmuskeln.

> Isolierte Beugesehnenverletzungen werden oft übersehen; um Nervenverletzungen auszuschließen, muß die Sensibilität geprüft werden!

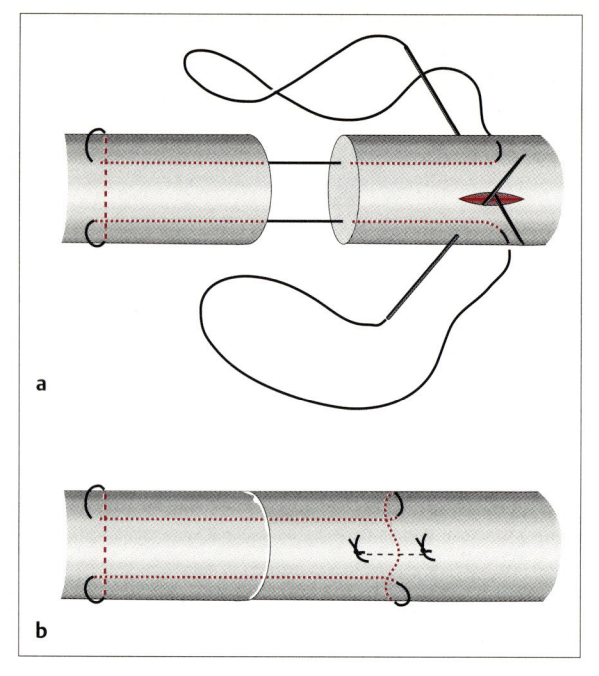

Abb. 39.19 Beugesehnennaht nach Zechner. **a** Durchflechtungsnaht. **b** Epitendinöse, invertierende fortlaufende Naht mit Verschluß der Inzision zur Durchflechtungsnaht.

Therapie. Eine Versorgung hat möglichst primär zu erfolgen. Es sollten beide Beugesehnen genäht werden, um die Blutversorgung zu erhalten. Unter Erhaltung der Ringbänder Naht der Sehne nach Zechner. Eine kräftige Durchflechtungsnaht (monofiler Nylonfaden der Stärke 3–4–0) adaptiert die Sehnenenden, eine zirkuläre, fortlaufend überwendliche Naht mit Faden der Stärke 6–0 glättet die Oberfläche. Keine außenliegenden Knoten sollten das Gleiten der Sehne behindern (Abb. 39.**19a, b**). Im Bereich des Endgliedes Reinserierung durch transossäre Lengemann-Ausziehnaht, ggf. mit Anker.
Die Nachbehandlung erfolgt als Frühmobilisation durch die dynamische Fixierung nach Kleinert. Hierbei wird eine dorsale Unterarmgipsschiene angelegt, die das Handgelenk in Beugung unter Entlastung der Naht ruhigstellt (Beugung im Handgelenk von 30–40°, in den Grundgelenken von 30–40°, Streckung in den PIP- und DIP-Gelenken). Die betroffenen Finger werden durch einen fi-

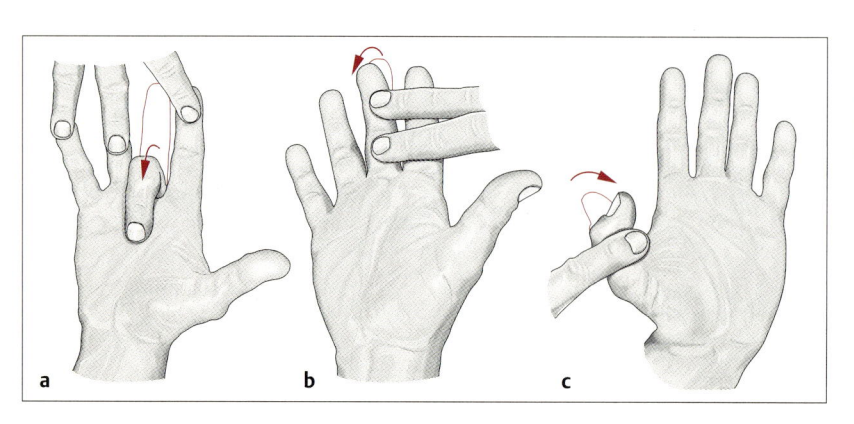

Abb. 39.**18** Überprüfung der Beugesehnen. **a** Flexor digitorum superficialis (FDS), **b** Flexor digitorum profundus (FDP), **c** Flexor pollicis longus (FPL).

xierten Gummizügel ohne Einsatz der eigenen Beugemuskulatur gebeugt. Nur die Streckung erfolgt aktiv, so können die Sehnen in der Sehnenscheide gleiten, ohne daß die Naht belastet wird. Beginn bereits am ersten postoperativen Tag, Dauer 4–6 Wochen, danach intensive aktive Physiotherapie.

Ist eine primäre Versorgung nicht möglich, erfolgt die sekundäre Versorgung nach Abschluß der Wundheilung. Ist dann keine spät-primäre Naht mehr möglich, erfolgt die Rekonstruktion durch Transposition einer oberflächlichen Beugesehne auf den Stumpf einer tiefen Beugesehne oder durch die Einlage eines Siliconplatzhalters mit anschließender Sehnentransplantation, wobei als Spender meist die Sehne des M. palmaris longus verwendet wird.

Komplikationen. Nahtrupturen können eine erneute Operation notwendig machen; narbige Verwachsungen sind durch eine Tenolyse zu beseitigen. Arthrogene Bewegungseinschränkungen können eine Arthrolyse erforderlich machen. Infektionen mit Nekrose der Sehne oder des Transplantates können auftreten.

Strecksehnenverletzungen

Die wesentlichen Anteile des Streckapparates sind die Mittelzügel, die proximal am Mittelglied ansetzen, und die Seitenzügel, die proximal am Endglied ansetzen. Mit den Seitenzügeln vereinigen sich die Sehnenanteile der kurzen Handmuskeln.

Verletzungen im Endgelenksbereich

Symptome. Je nach Ausmaß der Verletzung kann ein ausgeprägter Streckverlust im Endgelenk entweder mit offener Wunde oder als subkutane Ruptur mit typischem Hammerfinger (Mallet-Finger) beobachtet werden (Abb. 39.**20**).

Diagnose. Eine klinische Untersuchung und die Röntgendiagnostik in 2 Ebenen ist zum Ausschluß eines knöchernen Ausrisses erforderlich.

Therapie. Offene Verletzungen werden operativ versorgt. Naht der Sehne und temporäre Kirschner-Draht-Transfixation für 4–6 Wochen, danach intensive Physiotherapie.

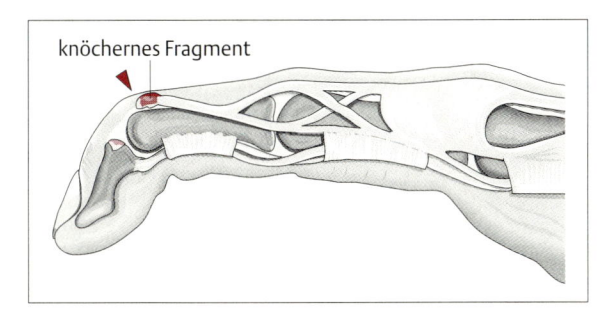

Abb. 39.**20** Knöcherner Strecksehnenabriß über dem Endgelenk (Mallet-Finger).

Subkutane Strecksehnenrupturen werden mit der Stackschen Schiene für 6 Wochen behandelt, dabei auf Hautpflege und Vermeidung passiver Bewegungen achten.
Bei knöchernen Strecksehnenausrissen mit Dislokation des Fragmentes sowie alten Rupturen mit Funktionseinschränkung besteht die Indikation zur Operation. Neben der transartikulären Kirschner-Draht-Ruhigstellung bietet sich die transossäre Ausziehnaht oder die Refixation des ausgesprengten und dislozierten Knochenfragmentes mit der daran verbundenen Strecksehne mittels einer Drahtcerclage an. Anschließend Ruhigstellung des betreffenden Fingers für 4–6 Wochen.

Verletzungen im Mittelgelenksbereich

Symptome. Es besteht eine Streckinsuffizienz im Mittelgelenk. Bei isolierter Ruptur des Mittelzügels gleiten die Seitenzügel nach palmar. Das Grundgliedköpfchen rutscht zwischen den Seitenzügeln nach dorsal. Es resultiert eine Beugestellung im Mittelglied und eine Überstreckung im Endglied: Knopflochdeformität (Boutonnière). Dieses Phänomen zeigt sich erst nach einigen Tagen oder Wochen.

Diagnose. Neben der eindeutigen klinischen Untersuchung sollte die übliche radiologische Diagnostik durchgeführt werden; evtl. Patienten nach einer Woche erneut untersuchen.

Therapie. Eine Operationsindikation besteht bei offenen Verletzungen und knöchernen Ausrissen. Naht der Sehne (Mittel- und ggf. Seitenzügel) und temporäre transartikuläre Kirschner-Draht-Fixierung oder Lengemann-Ausziehnaht. Postoperative Ruhigstellung in Intrinsicplus-Stellung für 4–6 Wochen.
Bei geschlossenen Rupturen ist die konservative Behandlung eine Alternative zur Operation. Ruhigstellung für 5–6 Wochen auf Unterarmgipsschiene mit Beugung des Grundgelenkes (30–40°) und Überstreckung von Mittel- und Endglied. Eventuell Einsatz von Spezialschienen (Deichselschienen, Knopflochschiene) zur Überstreckung des Mittelgelenkes.
Für die operative Versorgung veralteter Rupturen steht eine Vielzahl rekonstruktiver Eingriffe zur Verfügung.

Verletzungen über Grundgelenk und Mittelhand

Symptome. Bei Durchtrennungen über dem Grundgelenk besteht ein Verlust der aktiven Steckfähigkeit im Grundgelenk, die Streckfähigkeit im Mittel- und Endgelenk bleibt erhalten.
Bei Durchtrennungen im Mittelhandbereich (selten vollständig) wird primär kein wesentlicher Funktionsausfall durch die erhaltenen Connexus intertendinei der Strecksehnen beobachtet, der jedoch bei steigender Belastung deutlich zunimmt und bei Rheumatikern oft zum kompletten Funktionsausfall führt.

Diagnose. Neben den eindeutigen Symptomen sollte eine knöcherne bzw. Gelenkbeteiligung ausgeschlossen werden.

Therapie. Es sollte eine sofortige operative Versorgung erfolgen, Matratzennähte reichen meist aus. Ruhigstellung für 4 Wochen.

Verletzungen der Knochen und Gelenke

Verletzungen der Knochen

> Als Richtlinie gilt, daß Frakturen mit Gelenkbeteiligung, dislozierte Frakturen und nicht ausreichend retinierbare Frakturen eine absolute Operationsindikation darstellen; ebenso offene Frakturen mit entsprechendem Weichteilschaden wie auch Pseudarthrosen mit Funktionsbeeinträchtigung!

Bei übungsstabilen Osteosynthesen wird durch die frühzeitige Mobilisierung eine lange Ruhigstellung vermieden. Bei geschlossenen Frakturen besteht durch die Operation die Gefahr der Wundheilungsstörung und -infektion.

Symptome. Schmerzen, Hämatome, Schwellung und Fehlstellung sind Zeichen dieser Verletzung.

Diagnose. Neben dem schmerzhaften Funktionsverlust zeigt die radiologische Diagnostik Art, Lokalisation und Ausmaß der Fraktur. Oftmals werden Spezialaufnahmen benötigt.

Therapie. Eine konservative Therapie ist angezeigt und bringt gute Ergebnisse, wenn es sich um eine stabile Fraktur handelt, die problemlos reponiert und ruhiggestellt werden kann. Dabei gilt, daß Kahnbeinfrakturen für insgesamt 12 Wochen ruhiggestellt werden, 6 Wochen zunächst im Rehbein-Oberarmgips mit Daumeneinschluß, dann weitere 6 Wochen im Unterarmgips. Andere nicht dislozierte Handwurzelknochenbrüche werden für 4–6 Wochen immobilisiert. Die Mittelhandknochen und Finger werden für 4–5 Wochen ruhiggestellt. Danach intensive Physio- und Ergotherapie.
Als Operationsverfahren steht der Kirschner-Draht als Minimalosteosynthese bei Frakturen mit schweren Begleitverletzungen zur Verfügung. Minischrauben, Zuggurtungen und Plattenosteosynthesen (Titaninstrumentarium) sind bei Frakturen der Finger und Mittelhand sinnvoll (Abb. 39.21 a–c). Für die Kahnbeinfraktur steht die Herbert-Schraube als spezielle Form der Osteosynthese zur Verfügung.
Bei ausgedehnten Weichteilverletzungen oder Defektfrakturen kann eine Stabilisierung mit dem Fixateur externe notwendig werden. Die intensive physiotherapeutische Nachbehandlung muß den gleichen Stellenwert genießen wie die Operation.
Kahnbeinpseudarthrosen sollten wegen der Gefahr der Arthrose operiert werden, hierzu stehen mehrere Verfahren u. a. mit Transplantation von kortigospongiösen Knochenspänen (z. B. Matti-Russe-Plastik) oder die Sandwichtechnik mit kortikospongiösem Span und Herbert-Schraube zur Verfügung.

Verletzungen der Gelenke

Indirekte und offene Verletzungen können zu Zerreißungen des Kapsel-Band-Apparates führen, es resultieren Instabilitäten, Subluxationen und Luxationen. Bei weiterbestehender Instabilität nach Reposition oder bei nicht möglicher geschlossener Reposition besteht die Indikation zur Operation. Zerrissene Bänder können primär genäht werden, später treten durch Schrumpfung der Bänder Schwierigkeiten auf. In die Gelenke eingeschlagene Kapsel-Band-Anteile können entfernt und refixiert werden.

Symptome. Schmerzen, schmerzhafte Bewegungseinschränkung, Schwellung, Hämatom, federnder Widerstand, Fehlstellung der Finger sind Zeichen dieser Verletzungen.

Diagnose. Ein schmerzhafter Funktionsverlust erfordert die genaue klinische Untersuchung im Seitenvergleich, wobei das Gelenk bei Seitenbandrupturen zur gesunden Seite klappt. Eventuell ist eine Nachuntersuchung notwendig. Eine radiologische Diagnostik mit ggf. gehaltenen Aufnahmen (in Lokalanästhesie) im Seitenvergleich und Spezialaufnahmen in 4 Ebenen sind erforderlich. Fixierte Subluxationen sprechen für die Interposition von Kapselapparatanteilen (z. B. palmare Platte) in das Gelenk.

Therapie. Frische Läsionen der palmaren Platte oder der Kollateralbänder (z. B. ulnare Seitenbandruptur oder knöcherner Ausriß am Daumen) bedürfen der sofortigen Operation mit Naht des Bandes oder Refixierung des

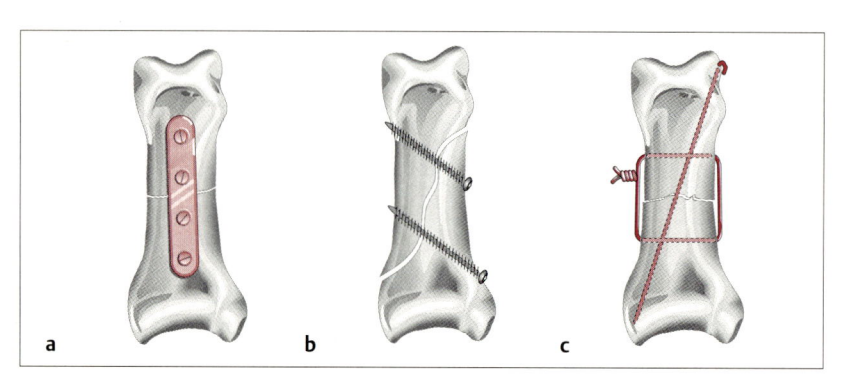

Abb. 39.21 Mögliche Osteosyntheseverfahren am Finger.
a Miniplatte (Titan). b Schraubenosteosynthese. c Kirschner-Draht-Osteosynthese mit Drahtcerclage.

Fragmentes oder der Gelenkkapsel. Anschließend Ruhigstellung für 4 Wochen und danach Physiotherapie. Häufigste Handgelenksluxation ist nach Sturz auf die dorsalflektierte Hand die perilunäre Luxation, bei der die Handwurzel um das Mondbein nach dorsal luxiert. Sie ist deutlich in der streng steitlichen Röntgenaufnahme und in der Konturveränderung des sonst trapezförmigen Mondbeins zum Dreieck in der a.p. Aufnahme zu erkennen. Gelingt die geschlossene Reposition nicht, besteht absolute Operationsindikation, wie auch bei der de-Quervainschen Luxationsfraktur, bei der das Kahnbein bricht und das distale Fragment mit der Handwurzel nach dorsal luxiert.

Verletzungen der Gefäße

Eine Wiederherstellung durchtrennter Arterien und Gefäße ist notwendig, wenn es zur Minderdurchblutung der betreffenden Areale kommt. Diese sollte nur vom spezialisierten Plastischen Chirurgen unter dem Operationsmikroskop durchgeführt werden.

Verletzungen der Nerven

Je nach Höhe der Läsion steht der Ausfall der Sensibilität und/oder der Motorik im Vordergrund. Die sensible Versorgung der Hohlhand, des Daumens, des Zeige- und Mittelfingers und des radialen Anteils des Ringfingers wird in der Regel durch den N. medianus übernommen. Der N. ulnaris versorgt sensibel den ulnaren Anteil des Ringfingers und den Kleinfinger sowie den ulnaren Handbereich dorsal. Der N. radialis innerviert den radialen Handrücken mit der ersten Zwischenfingerfalte (Abb. 39.**22 a, b**).

Der motorische Ausfall des N. medianus in Handgelenkshöhe führt zur Thenaratrophie und zum Verlust der Opponierbarkeit des Daumens. Bei Läsion des motorischen Anteils des N. ulnaris fallen die kurzen Handmuskeln und damit die Spreizung der Finger aus. Der Daumen kann nur noch mit Hilfe der Beuger kraftlos adduziert werden (positives Froment-Zeichen, Abb. 39.**23**). Ferner resultiert die „Krallenhand" mit Beugeschwäche im Grundgelenk des Kleinfingers und Schwäche der Endgelenksstreckung.

Der motorische Ausfall des N. radialis (proximal des Handgelenkes) führt zur Fallhand mit Ausfall sämtlicher Handgelenksstrecker und der Strecker der Fingergrundgelenke. Die Streckung in den Mittel- und Endgliedern durch die kurzen Handmuskeln bleibt erhalten.

Mischinnervationen sind jedoch häufig und können die typischen Lähmungserscheinungen maskieren, wie z. B. die Martin-Gruber-Anastomose zwischen N. medianus und N. ulnaris.

Ist eine spannungsfreie Naht möglich, erfolgt die Versorgung der Nerven primär. Bei mono- und oligofaszikulären Nerven durch epi-/perineurale, bei multifaszikulä-

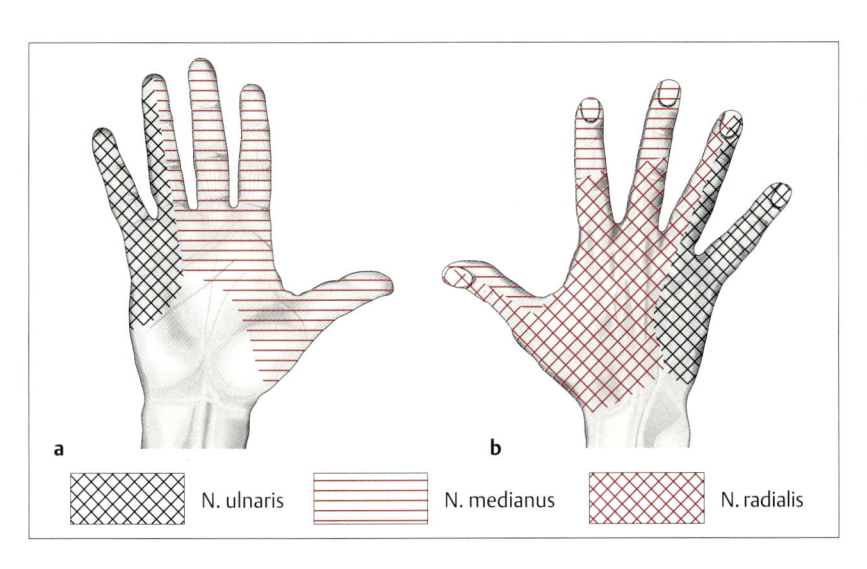

Abb. 39.**22** Sensible Innervationsgebiete des N. medianus (hell), N. ulnaris (schraffiert) und N. radialis (dunkel). **a** Palmar und **b** dorsal.

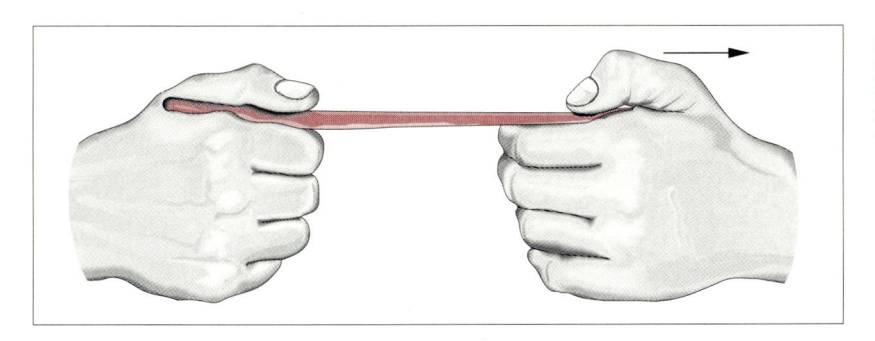

Abb. 39.**23** Froment-Zeichen bei motorischer N.-ulnaris-Parese. Kraftlose Adduktion des Daumens durch Beugung nach Ausfall des M. adductor pollicis.

ren Nerven durch perineurale Naht. Ist eine primäre Nervennaht nicht möglich, sollte eine sekundäre Rekonstruktion (spätestens 3 Monate nach Trauma) durch ein Nerventransplantat erfolgen. Als Transplantate werden der N. suralis oder der N. cutaneus antebrachii medialis verwendet. Bei primärer Naht sollte eine 3wöchige, bei Transplantation eine 10tägige Ruhigstellung durchgeführt werden.

Da Nerven maximal 1 mm pro Tag regenerieren, ist je nach Ausmaß und Lokalisierung der Verletzung mit einer langen Nachbehandlung zu rechnen, oftmals finden sich Zeichen der Reinnervation erst nach 6 Monaten und später. In dieser Zeit müssen regelmäßige ambulante Kontrollen der Regeneration und eine intensive Physio- und Ergotherapie durchgeführt werden.

Das Stellen der Operationsindikation und die Versorgung von Nervenverletzungen sollte in jedem Fall durch den Spezialisten durchgeführt werden.

Ist keine Nervenrekonstruktion möglich, sollte dem Patienten die motorische Ersatzplastik zur funktionellen Rekonstruktion angeboten werden. So ist z.B. bei einer Parese des N. medianus die Opponensplastik durch Umsetzung der oberflächlichen Beugesehne des Ringfingers oder des M. abductor digiti minimi möglich.

Amputationsverletzungen

Durch die Einführung mikrochirurgischer Verfahren hat sich die Versorgung von Amputationsverletzungen deutlich verbessert. Diese Verletzungen können unterteilt werden in komplette (totale) und partielle (subtotale) Amputationen. Für die optimale Versorgung solcher Verletzungen gibt es im deutschsprachigen Raum zahlreiche Replantationszentren und -dienste.

Replantation

Bei der Replantation gilt es, alle Strukturen eines total oder subtotal amputierten Körperteils wiederherzustellen. Eine Revaskularisation bezeichnet die Wiederherstellung der Gefäße an den Extremitäten, die auch ohne Naht eine Vitaminima hätten.

Indikation. Die Indikationen zur Replantation s. 39.1. Weiterhin sollte man aber auch Alter, Beruf, Begleitverletzungen und Erkrankungen des Verletzten berücksichtigen. Die Compliance des Patienten ist essentiell, da neben einem längeren stationären Aufenthalt oftmals Sekundäreingriffe notwendig sind. Funktionseinbußen und Sensibilitätsminderung kommen häufig vor.

Versorgung des Amputats. Die sachgerechte Versorgung des Amputats ist die Voraussetzung für die erfolgreiche Replantation. Das Amputat sollte ohne Manipulation in sterile Kompressen verpackt in eine Plastiktüte gegeben und dicht verschlossen werden; diese soll dann in eine zweite mit Wasser und Eis gefüllte Plastiktüte gelegt werden (Abb. 39.24). Reinigungsversuche und Einlegen des Amputats in Lösungen vermindern die Chance des Gelingens einer Replantation. Die Kühlung bewirkt lediglich eine Verlängerung der Zeitspanne der Anoxämie. Bei sachgerechter Lagerung ist so eine Replantation von Fingern noch nach 4–6 Stunden möglich – die Operationszeit eingerechnet. Die warme Anoxämiezeit sollte bei Mikroreplantationen nicht länger als 4 Stunden dauern. Größere Amputate wie Hände oder Arme müssen nach 4 Stunden replantiert und wieder durchblutet sein. Daher ist eine schnelle Verlegung in eine Spezialklinik notwendig. Vorher jedoch sollte eine sachgerechte Notfallbehandlung durchgeführt werden. Hierbei sollten keine Reinigungsversuche und möglichst keine Unterbindungen am Stumpf durchgeführt werden, ein steriler Kompressionsverband ist meist ausreichend.

Die Überlebensrate der replantierten Körperteile beträgt in den Replantationszentren etwa 85 %; funktionell gute Ergebnisse, d. h. Wiederherstellung der Bewegung und der Sensibilität, lassen sich jedoch nicht bei allen Replantationen erzielen.

Versorgung von Amputationsstümpfen

Wenn aufgrund der Verletzungsmechanismen oder eines fehlenden oder zerstörten Amputates keine Replantation möglich ist, muß eine Stumpfversorgung durch-

> **39.1 Indikation zur Replantation bei Amputationsverletzungen der Hand bzw. des Armes**
>
> **Absolute Indikationen**
> Amputation des Daumens oder mehrerer Langfinger.
> Amputation der Mittelhand oder des Unterarms.
> Alle kindlichen Amputationsverletzungen.
> Isolierte Armamputationen.
>
> **Relative Indikation**
> Amputation einzelner Finger.

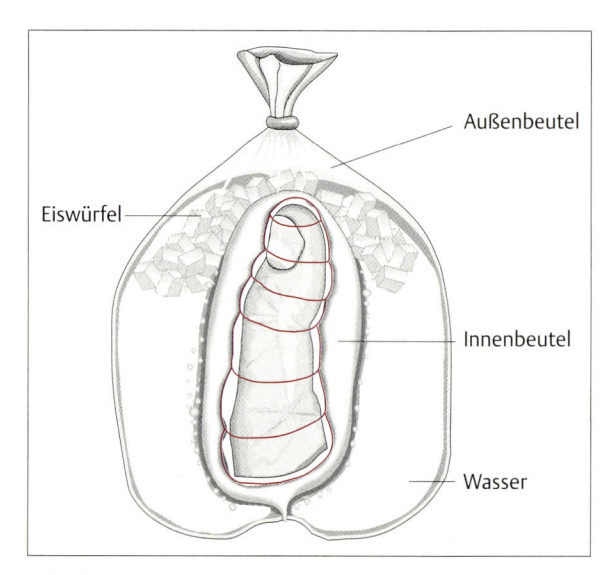

Abb. 39.24 Transport des Amputats im doppelwandigen Replantationsbeutel. Das Amputat sollte in sterile Kompressen gewickelt werden. Die Temperatur des Eiswassers liegt bei ca. +4 °C.

geführt werden. Pirmär sollte soviel Länge erhalten werden wie möglich, daher ist eine plastische Deckung der Nachamputation zumindest an Daumen und Zeigefinger unbedingt vorzuziehen. Der Stumpf sollte ein gutes Weichteilpolster und Sensibilität aufweisen.
Der Patient sollte auf die Möglichkeit sekundär rekonstruktiver Eingriffe durch einen erfahrenen Handchirurgen hingewiesen werden.

Therapie. Glättung der Knochenfläche oder Entfernung von Knorpel bei Amputation im Gelenk. Die Sehnenstümpfe werden maximal nach distal gezogen und abgetrennt. Ein Zusammennähen der Stümpfe der Beuge- und Strecksehnen führt zur Bewegungseinschränkung der Langfinger, da die tiefen Beugesehnen im Karpalkanal zusammenhängen. Zur Vermeidung von Neuromen im Stumpfbereich werden die Nervenstümpfe so weit wie möglich abgesetzt.
Ist der Stumpf ausreichend mit subkutanem Gewebe bedeckt oder liegt der Defekt nicht im Bereich der Grifffläche, reicht oftmals ein Vollhauttransplantat aus. Bei fehlender Weichteildeckung erfolgt der einfachste und günstigste Verschluß des Stumpfes durch einen palmaren Haut-Subkutis-Lappen. Im Bereich der Endglieder kommen die V-Y-Lappen nach Tranquilli-Leale oder Kutler zum Einsatz (Abb. 39.**17**). Größere Defekte müssen durch gestielte Nah- oder Fernlappen (z.B. Cross-finger-Lappen, Abb. 39.**12**) gedeckt werden; hierbei besteht der Nachteil in der fehlenden Sensibilität.
Postoperativ sollte der Stumpf durch zunächst vorsichtiges und später intensiveres Beklopfen oder durch eine Nagelbürste abgehärtet werden. Initiale Schmerzen weichen bald einer verminderten Berührungsempfindlichkeit.
Nachamputationen und Handverschmälerungen sollten ebenso wie die möglichen Rekonstruktionen z.B. durch eine freie mikroneurovaskuläre Zehentransplantation zur Daumenwiederherstellung dem spezialisierten Plastischen Chirurgen übertragen werden (Abb. 39.**13**).

Verbrennungen

Bei Verbrennungen der Hand gelten die gleichen Behandlungskonzepte wie bei anderen Verbrennungen (vgl. Kapitel 17, S. 359 ff), mehr jedoch als bei anderen Körperteilen steht die Erhaltung der Funktion im Vordergrund. Daher gilt bei konservativer Behandlung von erst- und oberflächlich zweitgradigen Verbrennungen der Grundsatz der sofortigen Mobilisation, um die Bewegung der Hand zu erhalten.
Tiefe zweitgradige und drittgradige Verbrennungen bedürfen der operativen Versorgung mit tangentialer bzw. epifaszialer Nekrektomie; dies sollte stationär und durch den plastischen Chirurgen erfolgen, ebenso die Deckung mit Spalthaut.

Infektionen der Hand

Aufgrund der speziellen anatomischen Verhältnisse an der Hand weisen Infektionen und deren therapeutische Maßnahmen Besonderheiten auf. Obgleich hochwirksame Antibiotika zur Verfügung stehen, erfolgt die Behandlung der Handinfektion immer chirurgisch. Um die Funktion der Hand zu bewahren, ist eine rechtzeitige und konsequente chirurgische Intervention bereits bei Verdacht auf eine Infektion notwendig.

> Es gilt der Grundsatz der Exzision des Infektes, d.h. der vollständigen Entfernung des infizierten Gewebes; niemals darf nur eine Inzision erfolgen!

Behandlungsrichtlinien

Frühzeitige, vollständige Exzision des infizierten Gewebes!
Keine lokalen Anästhesieverfahren, sondern Leitungs- oder Allgemeinnarkose!
Blutsperre, niemals Blutleere!
Handchirurgisch korrekte Schnittführung!
Abstrich und Antibiogramm!
Ausreichende Wunddrainage mit Laschen- oder Streifeneinlage, ggf. Spüldrainage in den Sehnenscheiden (für maximal 24 Stunden)!
Systemische antibiotische Behandlung, ggf. lokale antibiotische Maßnahmen!
Postoperative Ruhigstellung, ggf. stationäre Aufnahme!
Tägliche Verbandswechsel mit Streifenwechsel und Handbädern!

> Eine diagnostizierte Infektion der Hand muß sofort, d.h. noch am gleichen Tag operiert werden, da es sonst zu einem Übergreifen der Infektion auf benachbarte Strukturen und damit zu ausgeprägten Funktionseinbußen kommen kann!

Paronychie und Panaritium subunguale

Als Paronychie bezeichnet man eine eitrige Nagelwallinfektion, das Panaritium subunguale ist eine eitrige Infektion des Nagelbettes. Erreger sind meist Staphylokokken, Streptokokken und Escherichia coli.

Symptome. Es bestehen Rötung und Schwellung im Nagelwall-/Nagelbettbereich sowie starke, klopfende Schmerzen. Im Spätstadium kann sich auf Druck Eiter entleeren.

Diagnose. Entzündungszeichen und die Verletzungsanamnese führen zur Diagnose. Pilzinfektionen, Arteriosklerose und Diabetes mellitus können prädisponierend sein und eine chronische Infektion bedingen.

Therapie. Die Operation soll frühzeitig erfolgen in Form einer türflügelartigen Inzision in Verlängerung des Nagelfalzes (Abb. 39.**25**). Beim Panaritium subunguale ist meist nur eine Teilexzision des Nagels notwendig. Die Therapie entspricht o.g. Richtlinien. Bei Therapieresistenz ist an eine Pilzinfektion oder an einen malignen Tumor zu denken.

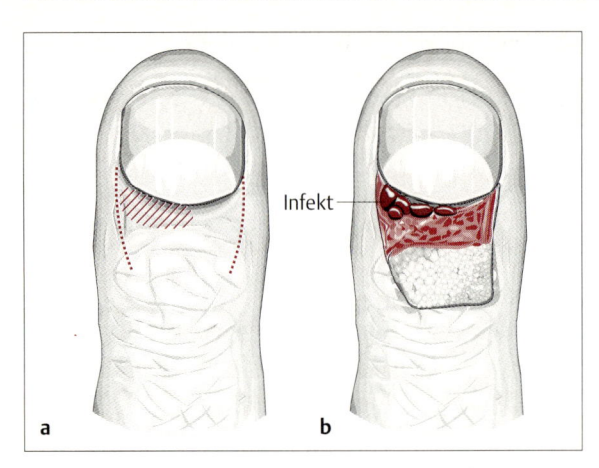

Abb. 39.25 a Hautinzision bei Paronychie zur Infektexzision. b Mobilisierter und aufgeklappter proximaler Nagelwall zur Infektausräumung.

Panaritium

Als Panaritium werden Infektionen der palmaren Fläche der Hand bezeichnet, die meist durch kleine Verletzungen hervorgerufen sind.

Panaritium cutaneum/subcutaneum

Symptome. Beim Panaritium cutaneum hat sich eine intrakutane Eiteransammlung gebildet, beim Panaritium subcutaneum bestehen Rötung, Schwellung, Überwärmung und Druckschmerz. Der Patient kommt oftmals nach durchwachter Nacht aufgrund klopfender Schmerzen und Funktionseinschränkung in die Klinik.

Diagnose. Sie wird gestellt aufgrund der Anamnese und einer klinischen Untersuchung.

Therapie. Beim Panaritium cutaneum genügt die tangentiale Blasenabtragung, ein Fistelgang in die Tiefe muß ausgeschlossen werden (Kragenknopfpanaritium mit Kommunikation zweier Eiterhöhlen). Beim Panaritium subcutaneum folgt die Operation nach den o.g. Richtlinien. Cave: Verletzungen des Gefäß-Nerven-Bündels.

Panaritium ossale/articulare

Ein Panaritium ossale/articulare kann oft nach ungenügend behandeltem Panaritium subcutaneum oder nach offenen Verletzungen und Bißverletzungen auftreten.

Symptome. Schmerzhafte Bewegungseinschränkung, Rötung, Schwellung oder Fistelung sind Zeichen dieser Erkrankung.

Diagnose. Das klinische Bild führt zur Diagnose. Erst nach 1–2 Wochen sind charakteristische Veränderungen im Röntgenbild wie Strukturaufhellung und Osteolysen zu erkennen.

Therapie. Sofortige Operation mit kompletter Sequesterektomie beim Panaritium ossale, ausreichende Drainage. Beim Panaritium articulare ebenfalls sofortige Eröffnung des Gelenkes über dorsale Inzision. Anlage einer Spüldrainage, evt. lokalen Antibiotikaträger (Septopal) einbringen. Bei Bedarf Anlage eines gelenküberschreitenden Minifixateur externe, Ruhigstellung. Eine stationäre Behandlung mit systemischer Antibiose ist erforderlich.

Prognose. Bei diesen Infektionen ist das umgebende Weichteilgewebe oftmals in den Prozeß mit einbezogen. Es resultieren meist deutliche Funktionseinbußen, die Sekundäreingriffe wie Knochentransplantationen oder Arthrodesen nach sich ziehen.

Panaritium tendinosum

Es handelt sich hier um eine Infektion der Sehnen und Sehnenscheiden, die durch Übergreifen anderer Weichteil- oder Knocheninfekte oder als Folge offener Verletzungen entsteht.

Symptome. Es kommt zu einer schmerzhaften Bewegungseinschränkung vor allem bei Beugung, zu pochenden Schmerzen, Schwellung und zu einem Schmerz, der bei Druck auf die proximale Sehnenscheide auszulösen ist.

Diagnose. Anamnese und klinisches Bild führen zur Diagnose. Bei der sog. V-Phlegmone kommt es zur Entzündung der Sehnenscheide des Daumens und Kleinfingers über die durchgehende Sehnenscheide des Kleinfingers in den für die Langfingerbeugesehnen gemeinsamen Sehnenscheidensack.

Therapie. Sofortige Operation. Darstellung der Eintrittsstelle und des Sehnenscheidenendes, Eröffnen der Sehnenscheide proximal im Gesunden und distal am Infekteintritt. Spülung über einen eingelegten Katheter mit Ringer-Lösung und Antibiotikum (Nebacetin) während der Operation. Zweite Spülung am nächsten Morgen, dann Entfernung des Katheters. Es gelten o.g. Behandlungsrichtlinien. Bei Nekrose der Sehne muß diese unter Erhaltung der Ringbänder entfernt werden. Danach Infektsanierung, Übungsbehandlung und zweizeitige Sehnenrekonstruktion.

Hohlhandphlegmone

Die Hohlhandphlegmone kann durch Übergreifen von z.B. Sehnenscheidenphlegmonen oder durch tiefreichende, meist Bagatellverletzungen, wie Holzsplitter, Rosendornen, Katzenbiß usw. entstehen.

Symptome. Starke Schwellung, auch dorsal, Rötung, heftige Schmerzen, allgemeines Krankheitsgefühl mit Fieber, Schüttelfrost, evtl. Lymphangitis im Unterarm und Lymphadenitis der Axilla sind Zeichen dieser Erkrankung. Bei einer V-Phlegmone besteht Druckschmerz am 1. und 5. Finger.

Diagnose. Anamnese und klinisches Bild führen zur Diagnose.

Therapie. Die Behandlung besteht in der sofortigen Exzision der infizierten Strukturen, wie die Behandlungskriterien es verlangen. Immer sollte der Parona-Raum eröffnet werden, d. h. der Bereich zwischen M. pronator quadratus, den Beugesehnen und der Membrana interossea, um ein Übergreifen auf den Unterarm zu verhindern. Ebenso sollte das Retinaculum flexorum und ggf. die distale Unterarmfaszie gespalten werden.

Erkrankungen der Hand

Dupuytren-Kontraktur

Bei dieser Form der Fibromatose der palmaren Aponeurose werden anfangs knotige oder flächenhafte Veränderungen im Hohlhandbindegewebe als Ausdruck einer Störung beim Aufbau der Bindegewebsvorstufen beobachtet. Später finden sich derb knotige, kontrakte Stränge bis in die Finger hinein. Eine genetische Disposition ist bekannt. Vorwiegend erkranken jedoch Männer jenseits des 50. Lebensjahres; als Zusatzfaktoren werden Alkoholabusus, Mikrotraumata oder die antiepileptische Therapie diskutiert. Gleichartige Veränderungen finden sich als Morbus Ledderhose in der Plantaraponeurose oder als Induratio penis plastica in der Tunica albuginea des Penis.

Symptome. Beim typischen Verlauf beginnt die Erkrankung mit knotigen Bindegewebsverdickungen über dem 4. und dann 5. Mittelhandstrahl. Individuell unterschiedlich kommt es innerhalb von Monaten oder Jahren zu strangförmigen Kontrakturen, die zu einem Funktionsverlust des betreffenden Fingers führen. Obgleich es sich hier um eine gutartige Erkrankung handelt, kann es zu fulminanten Verläufen mit kompletter Gebrauchsunfähigkeit der Hand kommen.

Diagnose. Anamnese und klinisches Bild bestimmen die Diagnose. Nach Tubiana werden fünf Stadien eingeteilt (Tab. 39.2).
Fälschlicherweise wird immer wieder von einer Beugesehnenbeteiligung gesprochen.

Therapie. Die Therapie ist symptomatisch. Konservative Behandlungsverfahren erzielen keinen Erfolg. Eine Operationsindikation besteht ab Stadium III, wobei der Beruf des Patienten eine Operation in einem früheren Stadium notwendig machen kann. Es bestehen ernstzunehmende Komplikationsmöglichkeiten wie Nerven-, Gefäßverletzungen oder Wundheilungsstörungen, die einen Sekundäreingriff bedingen. Als Operationsverfahren haben sich heute die radikalen Eingriffe der partiellen und der kompletten Fasziektomie durchgesetzt, deren Rezidivgefahr unter der der Fasziotomie oder der begrenzten Strangexzision liegt. Neben der Vermeidung eines Hohlhandhämatoms durch korrekte Nachbehandlung und postoperative Ruhigstellung für maximal 4 Tage ist die anschließende Physiotherapie essentiell.
Der Patient sollte immer über die mögliche Rezidivgefahr oder über das Fortschreiten der Erkrankung aufgeklärt werden.

Nervenkompressionssyndrome

Einengungen eines Nervs in seinem Verlauf führen zu Funktionsausfällen und bei Persistieren zu irreversiblem Funktionsverlust mit Muskelatrophien.
Im Bereich der Hand bestehen für den N. medianus wie für den N. ulnaris anatomische Engpässe, zum einen der Karpalkanal, der auf drei Seiten von den Handwurzelknochen begrenzt wird. Der Boden wird von Os capitatum, Os trapezoideum und Os lunatum gebildet. Die ulnare Begrenzung ist der Hamulus ossis hamati, die radiale das Os trapezium. Als Dach dieses Kanals, durch den der N. medianus mit den Fingerbeugesehnen zieht, spannt sich quer über das Retinaculum flexorum. Zum anderen kann der N. ulnaris in der Loge de Guyon eingeengt werden; diese liegt oberflächlich und wird radial vom Hamulus ossis hamati und ulnar vom Os pisiforme begrenzt.
Am Unterarm kann es ebenfalls zu Kompressionsneuropathien kommen, die sich auf die Hand auswirken. Der N. medianus beispielsweise kann zwischen den beiden Köpfen des M. pronator teres komprimiert werden, bekannt als Pronator-teres-Syndrom. Die Symptomatik gleicht der des Karpaltunnelsyndroms, wobei die neurophysiologischen Daten meist nicht aussagekräftig sind. Oftmals läßt sich ein Druckschmerz an der Durchtrittsstelle des Nervs auslösen. Kommt es zu einer Kompression des N. interosseus anterior, einem Ast des N. medianus, fällt die Endgliedbeugung von Daumen und Zeigefinger mit kraftlosem Spitzgriff aus.
Im Bereich des Sulcus ulnaris kann es zu einer Kompression des N. ulnaris kommen, dem sog. Sulcus-ulnaris-Syndrom. Hier imponieren motorische und sensible Ausfälle (vgl. distales N.-ulnaris-Syndrom).
Beim Eintritt des R. profundus des N. radialis als N. interosseus posterior in den M. supinator kann es zu Einengungen des Nervs kommen, was als Interosseus-posterior-Syndrom bezeichnet wird. Leitsymptom ist die Schwäche bzw. der Ausfall der Fingerstreckung in den Grundgelenken bei erhaltener Handgelenksstreckung und Sensibilität. Differentialdiagnostisch ist an eine Epicondylitis humeri radialis zu denken.
Als Ursachen aller Kompressionssyndrome kommen degenerative Veränderungen, Systemerkrankungen, Entzündungen, Tumoren, Traumen und anatomische Besonderheiten in Frage.
Karpaltunnelsyndrome werden auch vermehrt nach zytostatischer Therapie bei Malignomen oder an Shuntarmen von Dialysepatienten beobachtet.

Tabelle 39.2 Stadien der Dupuytren-Kontrakturen nach Tubiana

Stadium 0:	keine Kontrakturen
Stadium I:	Kontrakturen von 0–45°
Stadium II:	Kontrakturen von 45–90°
Stadium III:	Kontrakturen von 90–135°
Stadium IV:	Kontrakturen über 135°

Kompressionssyndrome sollten frühzeitig – bevor es zu persistierenden Ausfällen kommt – operativ behandelt werden. Die Diagnose mit genauer Lokalisation der Kompression erfordert eine ausführliche Untersuchung der Patienten, wobei Erkrankungen der HWS oder andere Reizzustände die Diagnose erschweren können. Bei länger bestehenden Kompressionssyndromen lassen die Schmerzen nach, und die motorischen und sensiblen Ausfälle stehen im Vordergrund.

Karpaltunnelsyndrom (CTS)

Symptome. Es treten Parästhesien und Dysästhesien auf, die – dem Versorgungsbereich des N. medianus entsprechend – in die Finger 1–4 ausstrahlen, sowie Schmerzen, die den Patienten vor allem nachts aufwachen lassen (Brachialgia paraesthetica nocturna). Diese Schmerzen können auch in Arm und Schulter ausstrahlen. Im Verlauf kommt es zu starken Schmerzen auch am Tage und zur Atrophie der Thenarmuskulatur mit Einschränkung der Opponierbarkeit des Daumens. Ein Hoffmann-Tinel-Zeichen läßt sich meist über dem Karpaltunnel auslösen. Mit dem Handgelenktest nach Phalen (maximale Handgelenksbeugung durch den Untersucher) lassen sich Dysästhesien auslösen. Diese Symyptome können bei fortgeschrittenem Karpaltunnelsyndrom fehlen.

Diagnose. Neben der klinischen Untersuchung mit Hyposensibilität (2-Punkte-Diskrimination) und Nachtschmerzen sollte eine Elektromyographie und eine Bestimmung der motorischen und sensiblen Nervenleitgeschwindigkeit zur Dokumentation und Bestätigung durchgeführt werden. Bei Verdacht auf ein knöchernes Trauma sollte das Handgelenk in zwei Ebenen geröngt sowie eine axiale Karpaltunnelaufnahme durchgeführt werden.

Therapie. Konservative Behandlungskonzepte sind bei einem verifizierten CTS kontraindiziert. Die operative Therapie sollte die vollständige Spaltung des Retinaculum flexorum umfassen. Die ventrale Epineurotomie oder Epineurektomie (Operationsmikroskop oder Lupenbrille) ist bei sanduhrförmiger Einengung des Nervs indiziert. Der motorische Ast zur Thenarmuskulatur muß geschont und bis zu seinem Eintritt in die Muskulatur dargestellt werden, der bindegewebige Eintrittsring sollte gespalten werden. Eine mögliche Begleitsynovialitis ist zu beseitigen.

Die Nachbehandlung umfaßt eine postoperative Ruhigstellung für 10 Tage mit einer Unterarmgipsschiene in Funktionsstellung, die bis zur distalen Hohlhandbeugefalte reicht. Eine Physiotherapie sollte sich anschließen. Unvollständige Spaltung kann zu einem Rezidiv führen. Alternativ zu der üblichen offenen Dekompression des Nervs werden heute endoskopische Verfahren zur Spaltung des Retinakulums eingesetzt. Wegen der erhöhten Komplikationsrate (Verletzung des Nervs und des motorischen Astes) und der fehlenden Möglichkeit der ventralen Epineurektomie und Synovialektomie wird diese Methode jedoch kontrovers diskutiert. Vorteile liegen in der kleineren Wunde und der kürzeren Immobilisation.

Distales N.-ulnaris-Kompressionssyndrom

Akute und chronische Traumen werden neben Tumoren und ätiologisch nicht zu klärenden Fällen als Ursachen genannt.

Symptome. Die Aufteilung des N. ulnaris in seinen oberflächlichen sensiblen und den tiefen motorischen Ast erfolgt vor oder in der Loge de Guyon; dadurch ergibt sich ein variables Beschwerdebild. Bei (Mit-)Beteiligung des oberflächlichen Astes treten Schmerzen und Parästhesien im 5. und auch 4. Finger auf. Bei fortgeschrittener Kompression des tiefen Astes findet sich eine Atrophie der Handbinnenmuskulatur mit Schwäche des An- und Abspreizens, es imponiert der Ausfall des M. interosseus dorsalis I zwischen Daumen und Zeigefinger. Das positive Froment-Zeichen kommt bei Ausfall des M. adductor pollicis vor (Abb. 39.**23**).

Diagnose. Anamnese und klinische Untersuchung führen zur Diagnose. Elektrophysiologische Untersuchungen sichern die Verdachtsdiagnose und zeigen ein evtl. begleitendes CTS. Bei Verdacht auf traumatische Ätiologie wird das Handgelenk in 2 Ebenen geröngt.

Therapie. Es erfolgt eine operative Dekompression mit Spaltung des bindegewebigen Dachs der Loge de Guyon unter Schonung der A. ulnaris. Ruhigstellung für 10 Tage und anschließende Physiotherapie.

Rheumatische und degenerative Erkrankungen

Chronische Polyarthritis

Die chronische Polyarthritis ist die häufigste entzündliche Gelenkerkrankung der Hand. Es kommt zu ausgedehnten Zerstörungen funktioneller Strukturen. Durch Entzündungen und destruierende Wucherungen der Synovia kommt es zur Zerstörung des Gelenkknorpels, später zur knöchernen Destruktion. Der Kapsel-Band-Apparat fällt ebenfalls der Zerstörung anheim, es kommt zu Subluxationen. Die Synovia infiltriert die Sehnen und führt zur Strukturauflösung, Spontanrupturen sind die Folge. Am Ende steht die komplette Gelenksdestruktion mit den charakteristischen Deformitäten von Schwanenhals- und Knopflochdeformität, am Daumen entsprechend als 90/90-Deformität, sowie der Ulnardeviation mit Luxation in den Grundgelenken.

Diagnose. Die Diagnosestellung mit Differentialdiagnose sowie die konservative Therapie sollten vom Rheumatologen durchgeführt werden. Die radiologische Diagnostik zeigt einen außerordentlich symmetrischen Befall mit Arrosionen der gelenknahen Kortikalis, mit Usuren, Gelenkspaltverschmälerung und subchondraler Osteoporose, Zystenbildung und am Ende komplette Gelenkdestruktion mit Ankylose.

Therapie. Die Indikation zur Operation besteht, wenn medikamentöse und physikalische Maßnahmen die Destruktion nicht mehr aufhalten können. Die Operation hat entweder präventiven oder rekonstruktiven bzw.

funktionsverbessernden Charakter. Als präventiver Eingriff ist die frühe Synovialektomie der Sehnenscheiden und Gelenke mit Kapselraffung und Dekompression zu sehen. Arthroplastiken, Alloarthroplastiken, Arthrodesen, Ersatzoperationen und Umstellungsosteotomien sind funktionell-rekonstrukive Eingriffe, deren Vor- und Nachteile von Fall zu Fall abzuwägen sind. Die operative Therapie kann die konservative Behandlung nicht ersetzen, jedoch unterstützt sie im Sinne der Frühsynovialektomie sowohl die medikamentöse Therapie durch Reduktion der Destruktionen als auch den Funktionsgewinn. Die medikamentöse Behandlung und die Physiotherapie müssen aber weiter fortgesetzt werden.

Arthrosen

Posttraumatische Fehlbelastungen und Poly- und Monarthrosen bekannter und unbekannter Genese führen ebenfalls zu schmerzhaften Gelenksdestruktionen. Häufig findet sich die Arthrose des Daumensattelgelenkes (Rhizarthrose) und der Endgelenke (Heberden-Arthrose). Eine familiäre Häufung ist zu beobachten.

Symptome. Schmerzhafte Gelenkbeschwerden vor allem in Ruhe sind Zeichen dieser Erkrankungen.

Diagnose. Das klinische Bild und radiologische Untersuchungen, die Gelenkspaltverschmälerung, Sklerosierung und Exophyten erkennen lassen, führen zur Diagnose. Später treten Subluxationen auf.

Therapie. Zunächst wird konservativ behandelt mit Antiphlogistika und physikalischen Maßnahmen. Tritt keine Besserung ein, kommen Arthrodesen, künstlicher Gelenkersatz, Weichteilinterposition und Denervationen als operative Verfahren zum Einsatz.

Tendovaginitiden

Reiz- und Entzündungszustände des Sehnengleitgewebes entstehen zumeist dort, wo Sehnen in Scheiden unter fibrösen Bändern oder in Knochenrinnen verlaufen. Das operative Grundprinzip ist die Spaltung des Kanals oder Bandes und, wenn notwendig, die Entfernung synovialen Gewebes.

Tendovaginitis stenosans de Quervain

Symptome. Eine Überbeanspruchung führt zu einem schmerzhaften Reizzustand des Sehnengleitgewebes im 1. Strecksehnenfach über dem Processus styloideus radii vor der Tabatière, wo die Sehnen des M. abductor pollicis longus und M. extensor pollicis brevis durchziehen. Schmerzen verstärken sich beim Zupacken und Halten von Gegenständen.

Diagnose. Der Provokationstest nach Finkelstein – Adduktion des Daumens in die Hohlhand durch den Untersucher und Ulnardeviation im Handgelenk – löst starke Schmerzen aus. Eine Styloiditis radii ist auszuschließen.

Therapie. Konservative Behandlungsmaßnahmen führen zu keinem befriedigenden Ergebnis, daher ist eine frühzeitige Operation mit vollständiger Längsspaltung des Sehnenfachs angezeigt. Postoperativ soll eine Ruhigstellung für maximal einen Tag erfolgen.

> Cave Verletzungen des R. superficialis n. radialis; es ist auf zusätzliche Sehnen des M. abductor pollicis in separaten Sehnenfächern zu achten!

Digitus saltans

Symptome. Infolge einer umschriebenen Verdickung der Sehne oder ihres Gleitgewebes bleibt diese proximal und distal des 1. Ringbandes (A1) hängen. Durch Kraftaufwand überwindet der Patient dieses Hindernis, wobei das charakteristische Bild des schnellenden Fingers beobachtet wird. Dauert dieser Zustand länger an, kommt es zu einer Fixierung des Fingers in Beuge- oder Streckstellung. Schmerzen können fehlen oder sind nicht ausgeprägt. Bei Säuglingen findet sich ein angeborener Digitus saltans vorwiegend am Daumen. Am häufigsten tritt der schnellende Finger jenseits des 50. Lebensjahres auf.

Diagnose. Anamnese und klinische Untersuchung zeigen eindeutig den schnellenden oder springenden Finger bei Beugung und Streckung.

Therapie. Die konservative Behandlung zeigt keine anhaltenden Erfolge, so daß die Indikation zur Operation gegeben ist. Die Durchtrennung des A1-Ringbandes erfolgt in Blutleere in der Hohlhandbeugefalte über dem Köpfchen des Mittelhandknochens. Bei Ringbanddurchtrennung am Daumen radiale Inzision. Vollständige Spaltung des fibrösen Anteils des Ringbandes. Sofortige aktive Bewegung des Fingers.

> Cave Gefäß-Nerven-Verletzungen und unvollständige Spaltung!

Tumoren

Im Bereich der Hand können alle an Extremitäten auftretenden Tumoren entstehen. Es gelten an der Hand die allgemeinen Richtlinien der Tumorchirurgie, wie z.B. das Einhalten des Sicherheitsabstandes. Gutartige Tumoren werden funktionserhaltend operiert, maligne Tumoren unterliegen dem Gesetz der Radikalität, d.h. daß ein Funktionsverlust in Kauf genommen werden muß, wenn Malignität und Tumorausbreitung es erfordern. Die verlorene Funktion kann vereinzelt primär, meist jedoch sekundär durch rekonstruktive Operationsverfahren wiederhergestellt werden.

Ganglion

Das Ganglion ist der häufigste benigne Tumor der Hand. Ätiologisch wird eine degenerative Veränderung des Gelenkkapselgewebes diskutiert.

Symptome. Es handelt sich um einen prallelastischen Tumor im Gelenk-, Sehnen- oder Sehnenscheidenbereich. Häufig liegt er streckseitig und radial oder beugeseitig am Handgelenk sowie als Ringbandganglion über dem Langfingergrundglied. Belastungsabhängige Schmerzen mit Nervenirritationen kommen vor. Oftmals verschwindet der Tumor spontan (Kapselruptur), tritt dann aber nach einigen Wochen wieder auf.

Diagnose. Der Tumor ist tastbar an typischer Stelle und weist einen gallertigen Inhalt auf. Meist besteht eine Kommunikation mit der Gelenkkapsel über einen Stiel.

Therapie. Es erfolgt eine radikale Exzision in Blutleere, ein vorhandener Stiel muß bis zu seiner Wurzel an der Gelenkkapsel verfolgt und rezeziert werden, wobei diese nicht verschlossen und der Tumorstiel nicht ligiert wird. Eine postoperative Ruhigstellung für 10 Tage ist einzuhalten. Häufig treten Rezidive durch mangelnde Radikalität oder aufgrund der Bindegewebsdegeneration auf.

Angeborene Fehlbildungen

Angeborene Fehlbildungen der Hand entstehen durch endogene Faktoren, wie gen- oder chromosomalbedingte Ursachen, und exogene Faktoren wie Virusinfektionen und Medikamente. Je früher in der Embryogenese die Noxe eintritt, desto schwerer sind die Mißbildungen. Die häufigsten Fehlbildungen sind Syndaktylie, Polydaktylie und Polysyndaktylie, Brachydaktylie und Symbrachydaktylie sowie Spalthand und Hypo- bzw. Aplasie des Daumens oder der Finger, die in ulnare oder radiale Defizite eingeteilt werden.

Die Indikationsstellung zur operativen Korrektur und ihrem Zeitpunkt muß in erster Linie die Funktion der Hand berücksichtigen; ästhetische und soziale Aspekte sollten jedoch nicht vergessen werden. Für die meisten Fehlbildungen empfiehlt sich eine Korrektur im 1. Lebensjahr; bei komplexen Mißbildungen sind oftmals mehrere Eingriffe über einen längeren Zeitraum notwendig. Die Operation von angeborenen Fehlbildungen sollte nach einer genetischen Beratung in einem Zentrum durchgeführt werden, das ausreichende Erfahrung in diesem Bereich besitzt.

Literatur

1. Buck-Gramcko, D., R. Hoffmann, R. Neuman: Der handchirurgische Notfall. Hippokrates, Stuttgart 1983
2. Buck-Gramcko, D., R. Hoffmann, R. Neuman: Die handchirurgische Sprechstunde. Hippokrates, Stuttgart 1992
3. Geldmacher, J., F. Köckerling: Sehnenchirurgie. Urban & Schwarzenberg, München 1992
4. Green, D. P.: Operative Hand Surgery, 3rd ed. Churchill Livingstone, New York 1993
5. Lister, G.: Upper Extremity. In Mustardé, J. C., I. T. Jackson : Plastic Surgery in Infancy and Childhood, 3rd ed. Churchill Livingstone, New York 1988
6. Lister, G.: The Hand, Diagnosis and Indications, 3rd ed. Churchill Livingstone, New York 1993
7. McGregor, I. A.: Fundamental Techniques of Plastic Surgery, 8th. ed. Longman, London 1989
8. Mumenthaler, M., H. Schliack: Läsionen peripherer Nerven. Diagnostik und Therapie, 6. Aufl. Thieme, Stuttgart 1993
9. Nigst, H., D. Buck-Gramcko, H. Millesi: Handchirurgie in 2 Bänden. Thieme, Stuttgart 1981 – 1983
10. Nigst, H., E. Scharizer: Untersuchung der Hand. Hippokrates, Stuttgart 1991
11. Partecke, B. D.: Der Weichteilschaden an der Hand - die Rekonstruktion des Hautmantels. Hippokrates, Stuttgart 1987
12. Rudigier, J.: Kurzgefaßte Handchirurgie, 3. Aufl. Hippokrates, Stuttgart 1990
13. Schmidt, H-M., U. Lanz: Chirurgische Anatomie der Hand. Hippokrates, Stuttgart 1992
14. Schmitt, R., U. Lanz: Bildgebende Diagnostik der Hand. Hippokrates, Stuttgart 1996
15. Tubiana, R., Ch. J. McCullough, A. C. Masquelet: Atlas der operativen Zugangswege: Schultergürtel und obere Extremität. Deutscher Ärzteverlag, Köln 1992

40 Urologie

K. Miller

Seit ihrer Verselbständigung aus dem Mutterfach Chirurgie hat sich die Urologie ständig weiterentwickelt. Dies betrifft sowohl den Umfang des Fachgebietes (z.B. Andrologie bzw. Reproduktionsmedizin, Neurourologie, Mikrobiologie usw.) wie auch Operationstechniken (Verwendung von Darmabschnitten zur kontinenten Harnableitung, laparoskopische Operationen) und neue Technologien (z.B. extrakorporale Stoßwellenlithotripsie, Gewebeablation durch fokusierten Ultraschall usw.) Dies hat in den angloamerikanischen Ländern bereits zu einer weiteren Unterspezialisierung geführt, da das gesamte Fachgebiet in voller Breite und Tiefe kaum mehr überschaubar ist. Eine komprimierte Abhandlung der gesamten Urologie erscheint im Rahmen eines chirurgischen Lehrbuches kaum sinnvoll, praxisrelevante Darstellungen wären dabei nicht möglich. Es soll aus diesem Grunde versucht werden, urologische Probleme, die vor, während und nach der Behandlung chirurgischer Krankheitsbilder auftreten können, schwerpunktmäßig darzustellen.

Diagnostik

Anamnese

Bei Patienten, die sich einem elektiven chirurgischen Eingriff unterziehen sollen, ist der Ausschluß wesentlicher Erkrankungen aus anderen Fachgebieten notwendig. Erste Hinweise gibt eine sorgfältige Anamneseerhebung. Urologische Leitsymptome sind das Miktionsverhalten sowie qualitative und quantitative Veränderungen des Urins.

Die subjektive Beurteilung der Miktion unterliegt ausgeprägten interindividuellen Variationen. Es ist deshalb sinnvoll, die Miktionsfrequenz bei Tag und Nacht zu spezifizieren. Die normale Blasenkapazität liegt beim erwachsenen Mann zwischen 350 und 400 ml, bei der Frau bei 400–450 ml. Bei einer mittleren Diurese von 70–100 ml/h wird bei Tag ein Miktionsintervall von 4–6 Stunden erreicht. Bei höheren Miktionsfrequenzen ist zu unterscheiden, ob es sich ursächlich um große Urinvolumina handelt (Polyurie, z.B. bei schlecht eingestelltem Diabetes oder v.a. nachts bei Herzinsuffizienz) oder ob ein inadäquat früher Harndrang (mit entsprechend kleinen Miktionsportionen von < 100 ml, z.B. bei Prostatahyperplasie) zugrunde liegt. Eine nächtliche Blasenentleerung ist nicht die Regel, wird aber von vielen Patienten „aus Gewohnheit" durchgeführt.

Ebenso ist es sinnvoll, den Patienten nach Formen der Inkontinenz zu fragen. Dabei ist vor allem zwischen einer Streßinkontinenz (unwillkürlicher Urinverlust bei intraabdomineller Druckerhöhung *ohne* Harndrang) und einer Drang-(Urge-)Inkontinenz (unwillkürlicher Urinverlust mit imperativem Harndrang) zu unterscheiden. Eine Sonderform stellt die Überlaufinkontinenz (Urinverlust bei permanent gefüllter Harnblase mit Überlaufphänomen) dar.

> Ohne gezieltes Fragen nach Leitsymptomen bleibt die urologische Anamnese unspezifisch, da der Patient von sich aus keine verwertbaren Angaben macht.

Bei der Urinbeschaffenheit sollte insbesondere nach Blut im Urin gefragt werden, da die schmerzlose Makrohämaturie das Leitsymptom für Tumoren im Bereich des Urogenitaltraktes ist.

Körperliche Untersuchung

Die Untersuchung der äußeren Geschlechtsorgane beim Mann gehört ebenso wie die rektal-digitale zu jeder kompletten Aufnahmeuntersuchung. Hoden und Nebenhoden sind durch ihre exponierte Lage im Skrotum der Palpation gut zugänglich. Geringe Größenunterschiede der Hoden sind die Regel. Schmerzlose Indurationen sind immer tumorverdächtig und sollten weiter abgeklärt werden. Bei einer Hydrozele läßt sich, je nach Größe, der Hoden selbst nicht mehr beurteilen, die Diagnose wird heute nicht mehr durch Diaphanoskopie, sondern durch Sonographie gestellt. Immer ist auszuschließen, daß es sich um eine Begleithydrozele, z.B. bei Hodentumor, handelt (Sonographie!). Bei paratestikulären Raumforderungen sind Spermatozelen und Funikulozelen (Hydrocele funiculi spermatici) zu unterscheiden, hier erfolgt die Diagnose ebenfalls durch Sonographie. Die Diagnose einer Varikozele (überwiegend linksseitig) kann in der Regel nur bei stehenden Patienten gestellt werden: im Vergleich zur Gegenseite tastet man erweiterte, prall gefüllte Venen. Bei Kindern ist insbesondere auf die intraskrotale Lage beider Hoden zu achten.

Bei Inspektion und Palpation des Penis können Diagnosen wie Phimose bzw. Paraphimose und – nach Zurückstreifen des Präputiums – Erkrankungen der Glans bzw. des Sulcus coronarius wie Balanitiden und Condylomata acuminata direkt gestellt werden.

Bei der rektal-digitalen Untersuchung wird neben der Beurteilung des analen Sphinktertonus sowie der Rektumschleimhaut auch eine Palpation der Prostata durchgeführt. Hierbei ist sowohl auf die Größe als auch auf die Konsistenz der Prostata zu achten. Eine normale Prostata ist nicht druckschmerzhaft. Schmerzempfindlichkeit weist immer auf einen entzündlichen Prozeß hin. Eine normale Prostata ist von gummiartiger („Daumenballen"-) Konsistenz, palpatorisch läßt sich nicht zwischen einer unveränderten Prostata oder benignen Prostatahyperplasie entscheiden. Verhärtungen oder Knoten sind immer karzinomverdächtig, können jedoch auch durch Prostatasteine oder durch abgelaufene Prostatitiden bedingt sein.

> Ergeben sich bei der körperlichen Untersuchung in den genannten Bereichen pathologische oder unklare Befunde, muß eine weitere urologische Abklärung erfolgen!

Urologische Sonographie

Die Ultraschalluntersuchung ist zum festen Bestandteil des urologischen Untersuchungsablaufes geworden. Ebenso wie für den Urologen zumindest eine orientierende Untersuchung, z. B. der Leber, schon aufgrund der anatomischen Lagebeziehung zur rechten Niere, zum Untersuchungsablauf gehört, sollte für den Chirurgen eine orientierende Beurteilung von Nieren und Harnblase ohne Schwierigkeiten möglich sein. Dabei gilt es vor allem, an den Nieren eine Dilatation des Nierenbeckenkelchsystems als Ausdruck einer Harnstauungsniere zu erkennen (Abb. 40.1). Nierensteine sind als helle Reflexe mit dorsaler Schallauslöschung zu erkennen (Abb. 40.2), ebenso wie man sich nach vorheriger Miktion des Patienten sonographisch von einer kompletten Blasenentleerung überzeugen kann. Bei mäßig gefüllter Blase (70–100 ml) können intravesikale Raumforderungen erkannt werden. Die Größenbestimmung der Prostata durch die transabdominelle Ultraschalluntersuchung ist mit einer erheblichen Fehlerquote behaftet und erfolgt heute genauer durch die transrektale Sonographie.

Insbesondere bei der Beurteilung einer Dilatation des oberen Harntraktes im Ultraschallbild (vgl. Abb. 40.1) kommen eine Reihe von Differentialdiagnosen (z. B. parapelvine Nierenzysten) in Frage. Jeder nicht eindeutige Befund sollte hier eine Abklärung durch einen in der Sonographie der Nieren erfahrenen Untersucher bzw. durch weiterführende radiologische Untersuchungen, wie die Infusionsurographie, nach sich ziehen.

Drainage des oberen Harntraktes

Eine – meist temporäre – Drainage des oberen Harntraktes kann sowohl als prophylaktische Maßnahme (leichtere intraoperative Harnleiteridentifizierung) als auch als therapeutische Maßnahme (postoperative Harnstauungsniere) in Frage kommen. Grundsätzlich stehen zwei Verfahren zur Verfügung: eine innere Harnleiterdrainage (sog. Doppel-J-Katheter), die präoperativ unter zystoskopischer und röntgenologischer Kontrolle (Abb. 40.3) oder intraoperativ, z. B. bei Verletzungen oder nach Durchtrennung des Harnleiters (Abb. 40.4), gelegt werden kann. Ist z. B. wegen einer Harnleiterenge oder eines Harnleiterkinkings eine Schienung des Harnleiters nicht möglich, muß je nach Indikationsstellung eine perkutane Nephrostomie eingelegt werden. Dies geschieht in Lokalanästhesie unter Ultraschall- und Röntgenkontrolle.

Drainage des unteren Harntraktes

Zur Ableitung des Harns aus der Blase kommen steriler Einmalkatheterismus, Dauerkatheterismus oder suprapubische Blasenpunktionsfisteln in Frage. Zu beachten sind die richtige Indikationsstellung (40.1) und die technische Durchführung.

Harnröhrenkatheterismus

In Anbetracht der Tatsache, daß 40 % aller krankenhausbedingten Infektionen Harnwegsinfektionen sind, die wiederum in 70 % durch Katheter induziert werden, ist

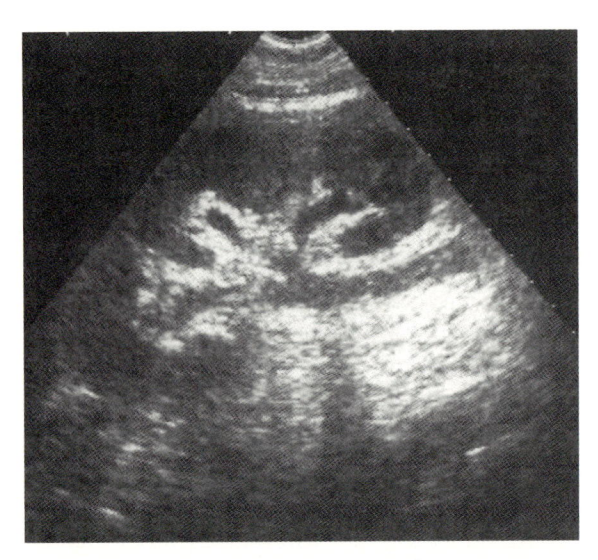

Abb. 40.1 Harnstauungsniere mit Darstellung von Nierenkelchen und -becken im zentralen Reflexband sowie des erweiterten proximalen Harnleiters.

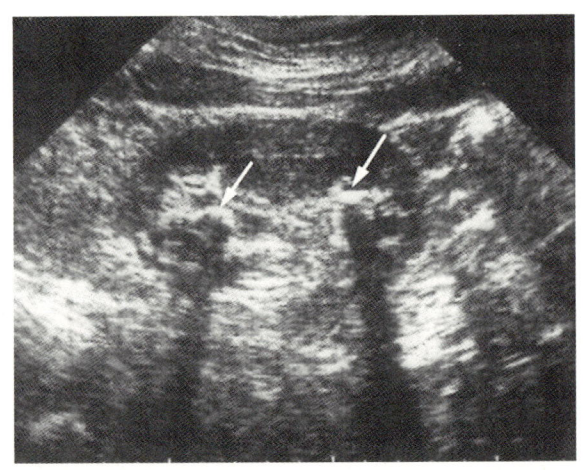

Abb. 40.2 Nierensteine in der oberen und unteren Kelchgruppe (Pfeile).

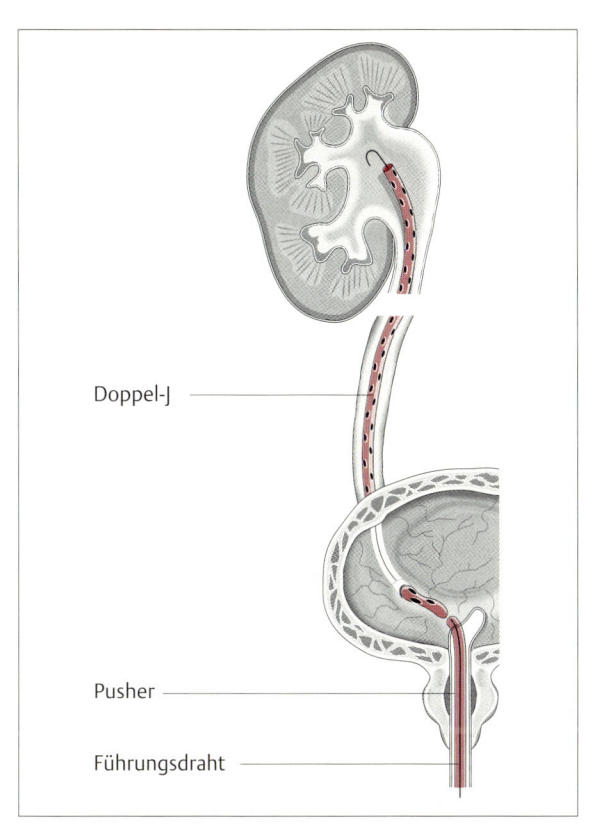

Diagnostik **895**

Abb. 40.3 Einlegen eines Doppel-J-Harnleiterkatheters unter zystoskopischer Führung.

Labels: Doppel-J, Pusher, Führungsdraht

40.1 Indikationen zur Harnblasenkatheterisierung

Harnretention:
- postoperativ,
- neurogen,
- Prostatahypertrophie,
- Harnröhrenstriktur.

Ausscheidungsüberwachung bei größeren Operationen.
Flüssigkeitsbilanzierung bei Intensivtherapiepatienten.
Gewinnung von Urin:
- für bakteriologische Untersuchungen,
- bei Patienten mit Abdominal- und/oder Beckentrauma.

Spül- und Instillationsbehandlung bei Infekten oder Blutungen.
Harninkontinenz.

Technik beim Mann

Katheterisierungssets für den Mann stehen heute in allen Kliniken zur Verfügung. Der Patient liegt auf dem Rücken und hält die Beine geschlossen. Das Bett wird durch eine Unterlage geschützt. Nach Bereitlegen der benötigten Gegenstände (Katheter, Urinbeutel, Haut- und Schleimhautdesinfektionsmittel, sterile Spritze mit Oberflächenanästhetikum, sterile Handschuhe, sterile Nierenschale mit Tupfern und anatomische Pinzette) wird das äußere Genitale desinfiziert und der Penis mit einem sterilen Lochtuch abgedeckt. Mit sterilen Handschuhen wird die Glans penis sowie der Meatus urethrae desinfiziert. Die Desinfektionsmittel benötigen einige Minuten zur Entfaltung ihrer vollen Wirkung. Anschließend wird vorsichtig und langsam (bei bolusartigem Einspritzen

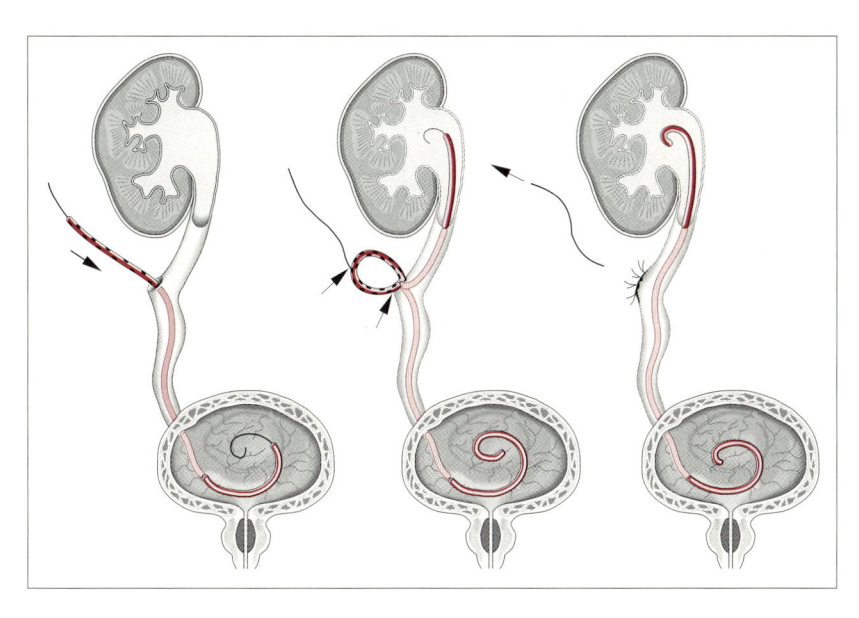

ein steriles Vorgehen wesentlich. Darüber hinaus schafft bereits eine Mikrotraumatisierung der männlichen Harnröhre (Prädilektionsorte sind der Bulbus urethrae sowie der Blasenhals, Abb. 40.**5**) Eintrittspforten für eine systemische Infektion bis hin zur Urosepsis.

Abb. 40.4 Einlegen eines Doppel-J-Harnleiterkatheters intraoperativ bei Eröffnung oder Durchtrennung des Harnleiters.

40 Urologie

Pinzette wird dann der Katheter (meist 16–18 Ch) in den Meatus urethrae eingeführt und unter Streckung des Gliedes wird dann der Katheter langsam nach vorne geschoben. Nach ca. 15 cm ist ein geringer Widerstand im Bereich des Schließmuskels zu überwinden, möglicherweise ein weiterer im Bereich des Blasenhalses. Um der Anatomie der Harnröhre gerecht zu werden (Abb. 40.5) ist bei gebogenen Kathetern (Abb. 40.6) die Katheterspitze immer nach oben zu halten. Läßt sich (z. B. bei hoher Querbarre) der Blasenhals trotz abgebogener Katheterspitze nicht überwinden, ist dies durch rektales Hochdrücken der prostatischen Harnröhre (durch einen Assistenten) oftmals möglich.

> Beim Katheterismus darf niemals Gewalt angewendet werden!

Läßt sich der Katheter nicht vorschieben, ist immer eine weitere Diagnostik, z. B. zum Ausschluß einer Harnröhrenenge, erforderlich.
Ist ein Dauerkatheter verwendet worden, so erfolgt nach dessen Plazierung die Blockung mit ca. 5–10 ml Aqua dest. Danach wird der Katheter zurückgezogen, bis ein federnder Widerstand erreicht ist. Abschließend erfolgt die Reposition des Präputiums, um eine Paraphimose zu vermeiden.

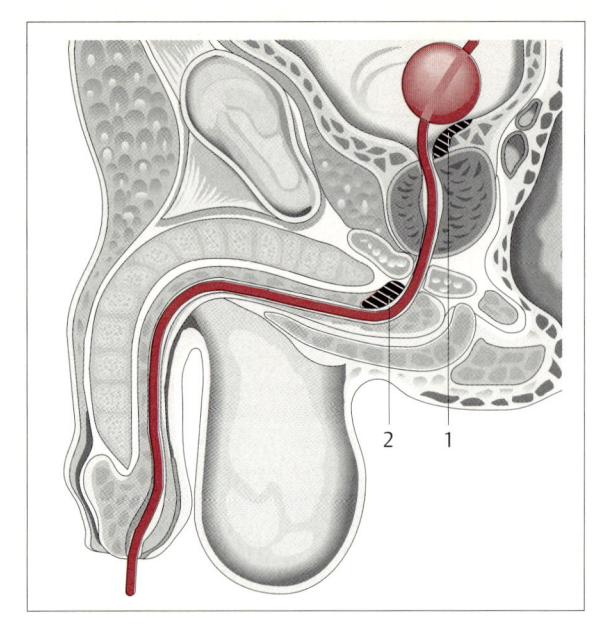

Abb. 40.5 Prädilektionsorte für Verletzungen der männlichen Urethra bei Katheterismus. 1 = Blasenhals, 2 = Bulbus urethrae.

Gefahr der Schleimhautverletzung!) steriles Gleitmittel, das ein Oberflächenanästhetikum enthält, instilliert. Nach Wechseln der Handschuhe oder mit einer sterilen

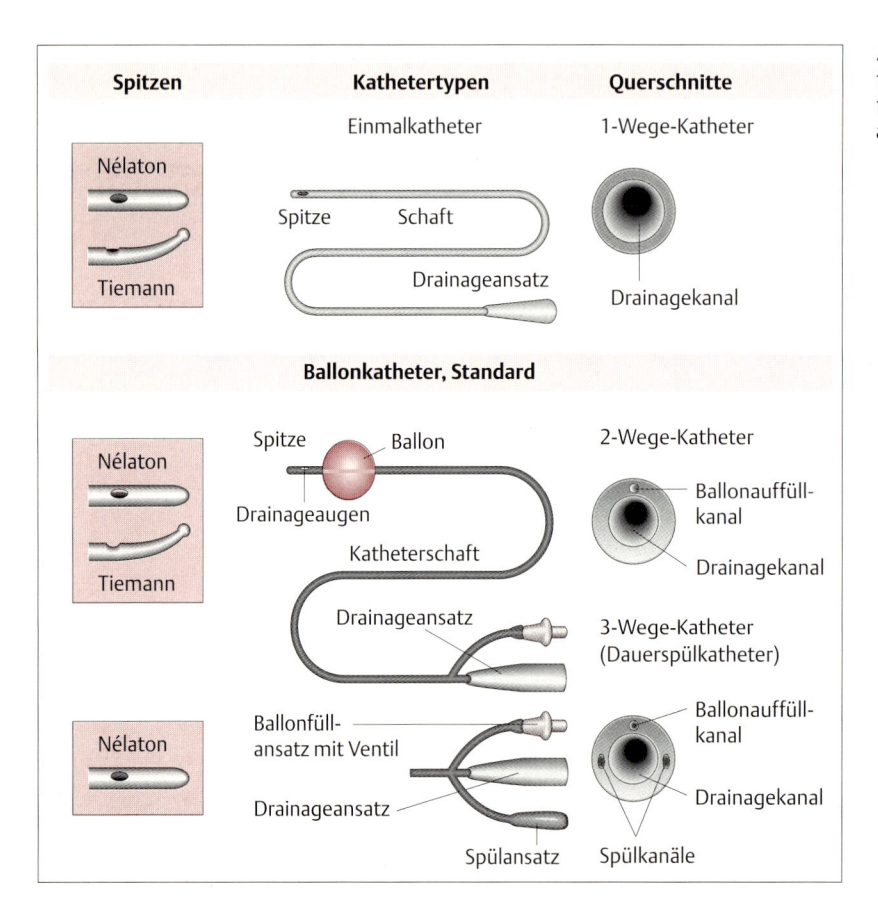

Abb. 40.6 Gebräuchliche Katheterformen. Für den Einmalkatheterismus beim Mann eignet sich am besten die Tiemann-Spitze.

Technik bei der Frau

Die Katheterisierung der Frau erfolgt in Rückenlage mit angezogenen Beinen und nach außen gespreizten Knien. Bei einer Bewußtlosen muß ein Assistent diese Position herbeiführen. Aufgrund der anatomischen Verhältnisse (kurze Harnröhre) ist die Katheterisierung bei der Frau jedoch technisch einfacher. Die Vorbereitung erfolgt grundsätzlich so wie beim Mann. Nach der Desinfektion von Vulva, Labien und Meatus urethrae werden die Labien mit Daumen und Zeigefinger der linken Hand gespreizt und der Katheter in die Harnröhre eingeführt. Zur besseren Orientierung kann ein Tupfer im Vaginaleingang plaziert werden. Schwierigkeiten können entstehen, wenn durch einen engen Introitus vaginae eine visuelle Exposition der Harnröhre nicht möglich ist. In solchen Fällen kann man den Katheter unter Palpationskontrolle am Vaginaldach entlang führen und unter digitaler Kontrolle den Meatus urethrae mit dem Katheter intubieren.

Komplikationen des Dauerkatheters

Katheterinduzierte Infektionen

Während bei den früheren offenen Harndrainagesystemen bereits nach 4 Tagen in 95% der Fälle eine signifikante Bakteriurie nachgewiesen werden konnte, ist bei den heute eingesetzten geschlossenen Systemen erst nach ca. 1 Woche mit Bakteriurieraten von 50% zu rechnen.

> Die Verwendung von geschlossenen Harnableitungssystemen ist heute Standard!

Die Verbindung zwischen Katheter und Urinbeutel darf nur bei zwingender Indikation (z. B. Ausspülen von Blutgerinnseln) geöffnet werden. Intermittierende Blasenspülungen mit Kochsalz oder antibiotikahaltigen Systemen sind ebenso unsinnig wie das intermittierende Abklemmen eines Dauerkatheters als „Blasentraining".

Die Häufigkeit des Wechsels eines Dauerkatheters orientiert sich am Ausmaß der Inkrustation, diese hängt von vielen Variablen ab (Kathetermaterial, Urinzusammensetzung, Urinkonzentration usw.). Wechselintervalle im Abstand von 4–6 Wochen können als Anhaltspunkt gelten. Das Harnableitungssystem sollte spätestens nach 2 Wochen gewechselt werden. Eine generelle antibiotische Prophylaxe ist bei Dauerkatheterträgern nicht indiziert, behandelt werden nur symptomatische Harnwegsinfekte.

Induktion von Harnröhrenstrikturen

Das Auftreten von Harnröhrenstrikturen infolge einer Dauerkatheterbehandlung ist aus anatomischen Gründen nur bei männlichen Patienten zu erwarten. In Abhängigkeit von Durchmesser und Flexibilität des Katheters können avaskuläre Drucknekrosen an den natürlichen Biegungen der Harnröhre auftreten. Wenn immer möglich, sollten dünne und weiche Katheter verwendet werden, durch die auch eine bessere Abflußmöglichkeit für das Harnröhrensekret gewährleistet ist.

Die Ausbildung von Urethritiden (als weitere Ursache für konsekutive Harnröhrenstrikturen) wurde vor allem in den 80er Jahren bei herzchirurgischen Patienten beobachtet (bis zu 16%). Pathophysiologisch wurde eine Freisetzung zelltoxischer Substanzen aus Latexkathetern postuliert, die vor allem bei gleichzeitiger verminderter Blutzirkulation der Urethra mit verzögerter Auswaschung von Toxinen entsprechende Entzündungen begünstigt. Unter Verwendung von Silikonkathetern konnte in den entsprechenden Studien bei Patienten mit Koronarbypass-Operationen die Strikturrate deutlich gesenkt werden.

Suprapubische Blasendrainage

Die Komplikationen der transurethralen Dauerkatheterdrainage haben in den 80er Jahren zu einer zunehmenden Anwendung suprapubischer Blasenkatheter geführt. Neben der Komplikationsarmut hat die suprapubische Drainage den Vorteil, daß sie den Übergang von der instrumentellen Harnableitung zur Spontanmiktion jederzeit ermöglicht, ohne daß der Katheter entfernt werden muß: Er wird einfach abgeklemmt.

Indikationen s. 40.2

Technik

Voraussetzung für eine unproblematische Punktion ist eine Blasenfüllung von mindestens 300 ml. Ist diese nicht spontan gewährleistet, kann im Ausnahmefall eine retrograde Auffüllung der Harnblase mit steriler Kochsalzlösung erfolgen. Wenn immer möglich, auf jeden Fall aber bei technischen Problemen (Voroperationen, Leistenhernie, kleine Blasenkapazität), sollte die Punktion unter sonographischer Lagekontrolle der Blase durchge-

40.2 Indikationen zur suprapubischen Blasendrainage

Indikationen

Neurogene Blasenentleerungsstörungen
Urethralverletzungen und -strikturen, v. a. bei längerfristiger Notwendigkeit einer Urinableitung post operationem, nach Trauma oder bei Intensivtherapiepatienten.

Absolute Kontraindikationen

Hämorrhagische Diathese.
Schrumpfblase.
Blasentumoren.

Relative Kontraindikationen

Gravidität.
Unterbauchtumoren mit Verdrängung der Blase.
Voroperationen im Unterbauch.
Infektiöse Hauterkrankungen im Punktionsbereich.

40.1 Suprapubische Blasendrainage

Nach Rasur, Hautdesinfektion und sterilem Abdecken des Punktionsgebietes Setzen der Lokalanästhesie. Die Punktionsstelle befindet sich in der Medianlinie ca. 2 cm kranial des Oberrandes der Symphyse, der in der Regel gut zu palpieren ist. Die Vorpunktion mit einer dünnen 10–12 cm langen Kanüle erbringt zusätzlich zum Sonographiebefund Informationen hinsichtlich der Punktionsrichtung. Bei der Anlage von suprapubischen Drainagen im Rahmen von Bauchoperationen palpiert die linke Hand des Operateurs die Harnblase, um deren Verletzung auszuschließen. An der gewählten Punktionsstelle wird die Haut auf ca. 0,5 cm Länge mit einem Skalpell inzidiert. Vorschieben der den Katheter enthaltenden Punktionskanüle vorsichtig senkrecht zur Bauchdecke in die Tiefe, bis sich Urin aus dem Katheter entleert. Zu vermeiden sind Abweichungen in der senkrechten Punktionsrichtung (Abb. 40.7) sowohl nach kranial (Gefahr der Verletzung von Bauchorganen) als auch nach kaudal (Gefahr der Prostatapunktion). Liegt der Katheter in der Blase, hält ihn die rechte Hand fest, während die linke die Punktionskanüle zurückzieht. Zum Vermeiden einer Katheterdislokation erfolgt eine Fixierung des Katheters an der Haut mit einer Polypropylenenaht der Stärke 3–0 oder einer im Punktionsset enthaltenen Fixierungshilfe. Ein Katheterwechsel ist etwa alle 2 Monate erforderlich.

führt werden. Die Vorpunktion mit einer dünnen Nadel ergibt zusätzliche Sicherheit hinsichtlich der Stichrichtung.

Komplikationen

Darmverletzungen sind in weniger als 1% der Fälle beschrieben, stärkere Makrohämaturien in 1–4%. Häufiger sind Katheterdislokationen in 4–20%. Ebenso wie beim transurethralen besteht beim suprapubischen Katheter die Gefahr der Keimeinschleppung in die Blase. Routinemäßig werden auch hier geschlossene Drainagesysteme verwendet. In entsprechenden Studien konnte jedoch nachgewiesen werden, daß im Vergleich zum transurethralen Katheter die Bakteriurie später und in geringerem Ausmaß (20% vs. 67%) auftritt.

Differentialtherapie zur Drainage des unteren Harntrakts

Für kurzzeitige Blasenentleerungsstörungen, z.B. im Gefolge einer postoperativen Blasenatonie, ist zunächst der sterile Einmalkatheterismus indiziert. Persistiert das Problem über den Zeitraum von 1–2 Tagen (z.B. im Gefolge von gynäkologischen Operationen bzw. nach Rektumresektion) sollte ein suprapubischer Blasenkatheter eingelegt werden. Damit ist bei abgeklemmtem Katheter im weiteren Verlauf eine kontinuierliche Kontrolle der Spontanmiktion (einschließlich Restharnbestimmung über den Katheter) möglich.

Präoperativ sollte, wenn nicht mit einer Liegedauer von länger als einer Woche zu rechnen ist, ein transurethraler Katheter eingelegt werden. Bei längerer Verweildauer des Katheters (z.B. im Rahmen einer längeren Behandlung auf der Intensivstation) sollte dann auf einen suprapubischen Katheter übergegangen werden. Dieser kann auch bereits intraoperativ eingelegt werden, wenn mit einer längerdauernden Behandlung zu rechnen ist.

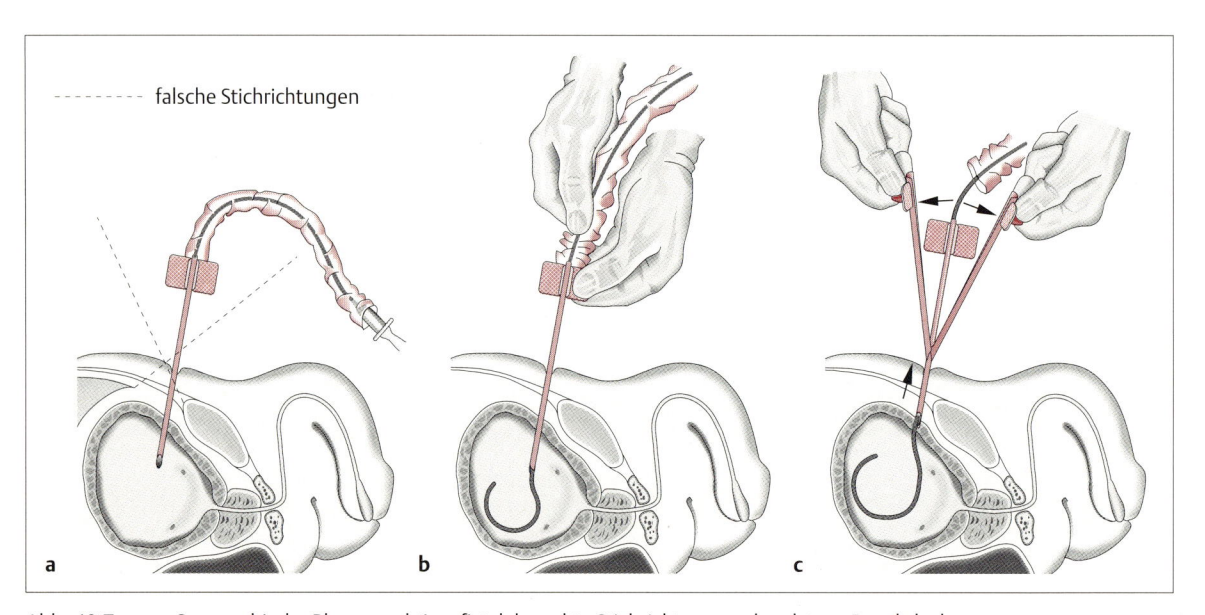

Abb. 40.7 a–c Suprapubische Blasenpunktionsfistel: korrekte Stichrichtung senkrecht zur Bauchdecke.

Operationstechnische Aspekte

Harnleiterchirurgie

Eine Identifikation und Präparation des Harnleiters ist bei allen operativen Maßnahmen im Retroperitoneum und kleinen Becken sinnvoll, um eine Verletzung bzw. Durchtrennung zu vermeiden. Bei normalen anatomischen Gegebenheiten ist dies technisch einfach. Schwierigkeiten können nach Voroperationen und Radiatio auftreten. In dieser Situation ist die präoperative Einlage einer Doppel-J-Harnleiterschiene hilfreich (s. o.).
Bei der Darstellung und Präparation des Harnleiters ist die Gefäßversorgung zu beachten. Diese erfolgt zum einen koaxial in der Serosa des Harnleiters, zum anderen durch von medial einstrahlende Gefäße. Bei der Mobilisation des Harnleiters im Bereich der Gefäßkreuzung und kaudal davon müssen diese Gefäße in der Regel durchtrennt werden. In diesem Fall ist es besonders wichtig, die Serosa des Harnleiters zu erhalten, so daß die Präparation in ausreichendem Abstand vom Organ selber erfolgen sollte. Bei der Mobilisation sollte der Harnleiter so wenig wie möglich mit Pinzetten angefaßt, sondern nach Anschlingen mit einem Gefäßzügel bewegt werden.
Intraoperative Harnleiterverletzungen werden je nach Lage und Ausmaß behandelt. In den distalen 4–5 cm ist bei kompletter Durchtrennung eine Neuimplantation des Harnleiters in die Blase am sichersten. Am weitesten verbreitet ist die antirefluxive Technik nach Politano-Leadbetter (Abb. 40.**8**). Eine zusätzliche Mobilisation und Fixation der Blase am Psoas („Psoas-hitch") vereinfacht den submukösen Durchzug und verringert die Komplikationsrate an der Einmündungsstelle der Blase (z. B. durch Abknicken bei verschiedenen Füllungszuständen). Eine Zieldrainage (z. B. 16–20 Ch. Robinson) an der Implantationsstelle ist zur Früherkennung und Ableitung möglicher Extravasationen sinnvoll.
Bei Verletzungen im mittleren Drittel des Harnleiters ist bei kompletter Durchtrennung eine spatulierte End-zu-End-Anastomose die Technik der Wahl. Die Naht erfolgt allschichtig, einreihig, fortlaufend in zwei semizirkulären Abschnitten oder mit Einzelknopfnähten, z. B. mit PDS der Stärke 5–0 oder Vicryl. In jedem Falle sollte eine Doppel-J-Harnleiterschiene eingelegt werden, die für 3–4 Wochen belassen wird (Abb. 40.**3**), ebenso eine Zieldrainage (s. o.).
Im oberen Abschnitt des Ureters ist nach Durchtrennung eine Neuverbindung mit dem Nierenbecken im Sinne einer Pyeloplastik am sinnvollsten (Abb. 40.**3**). Auch hier erfolgt die Drainage des oberen Harntrakts 3–4 Wochen lang über einen Doppel-J-Katheter (Abb. 40.**3**) sowie die Sicherung durch eine Zieldrainage.
Kommt es nur zu einer akzidentellen Eröffnung des Harnleiters, so kann diese – unabhängig von der Lokalisation – primär verschlossen werden. Voraussetzung für eine „wasserdichte" Heilung sind gut durchblutete Wundränder und eine subtile Nahttechnik analog der Situation bei der End-zu-End-Anastomose. Bei längs eröffnetem Harnleiter sollte die Naht quer erfolgen, um Stenosen zu vermeiden. Auch hier ist in allen Zweifelsfällen (primär dichte Naht?) die Einlage einer Harnleiterschiene sinnvoll und eine retroperitoneale Zieldrainage erforderlich. Kommt es bei insuffizienter Nahtstelle ohne Doppel-J-Schiene zu einem Extravasat, so ist postoperativ eine Schienung erforderlich.

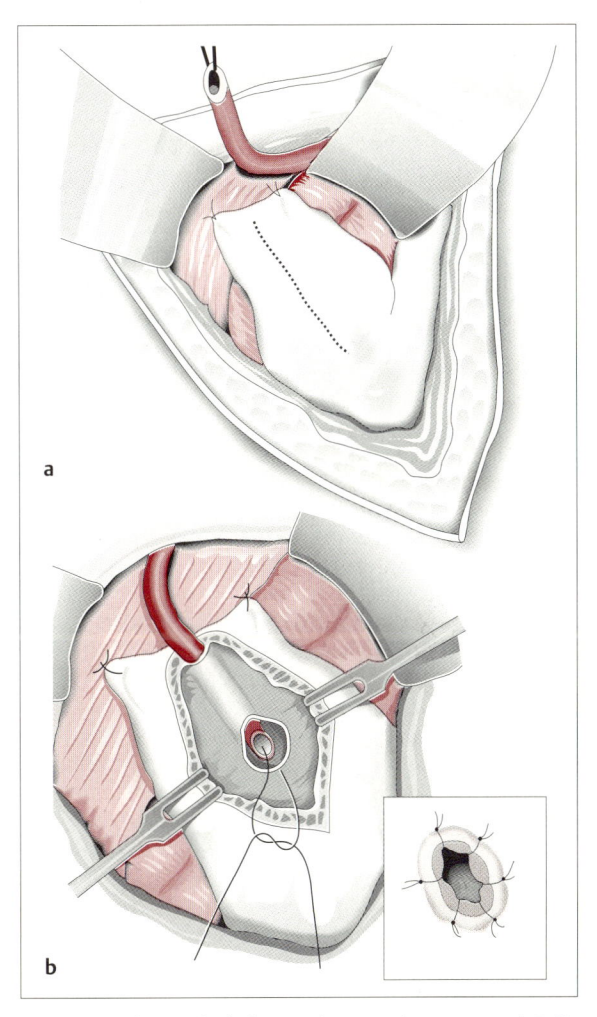

Abb. 40.**8 a, b** Technik der Harnleiterimplantation nach Politano-Leadbetter mit Fixation der Blase am Psoas.

Blasenchirurgie

Eine Mitbeteiligung der Blase ist bei Tumoren im Bereich des kleinen Beckens und des unteren Bauchraumes möglich. Besteht präoperativ durch bildgebende Verfahren der Verdacht, ist eine zystoskopische Abklärung erforderlich.
Bei ausgedehnten, z. B. mesenchymalen Tumoren im kleinen Becken kann es sinnvoll sein, zur besseren Orientierung die Harnblase gezielt zu eröffnen. Dies ist in allen ventralen Anteilen problemlos möglich und erfolgt nach Auffüllen über einen Katheter (Luft oder NaCl) elektrochirurgisch zur besseren Blutstillung.

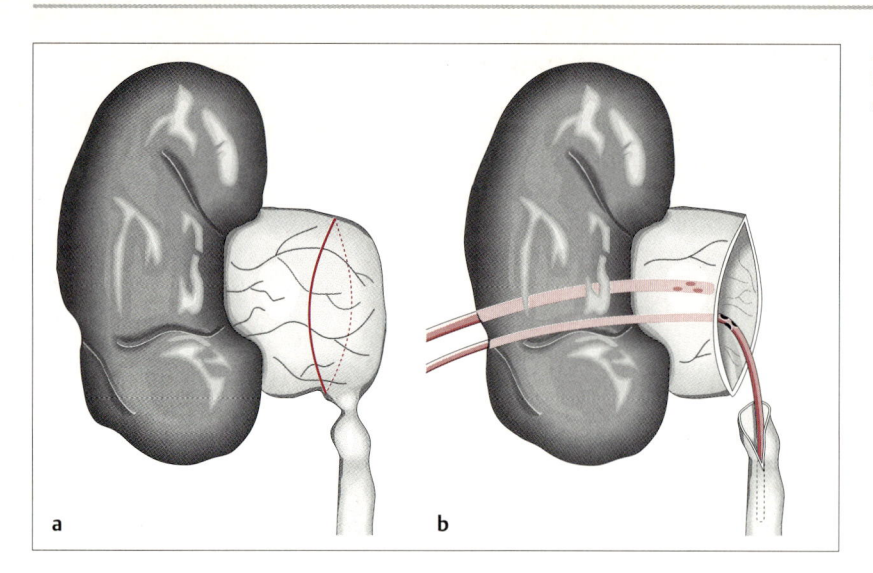

Abb. 40.**9 a, b** Technik der Nierenbeckenplastik nach Anderson-Hynes.

Sind eine ausgedehntere Teilresektion oder eine großzügige Eröffnung erforderlich, so ist die Nervenversorgung der Blase zu beachten. Diese erfolgt aus dem Plexus sacralis des Parasympathikus. In der Harnblasenwand verlaufen die Nervenfasern in den dorsalen Anteilen, so daß hier bei einer ausgedehnten Präparation (Rektumresektion!) postoperativ eine sog. untere neuromotorische Läsion entstehen kann, was dem klinischen Bild einer atonen Blase entspricht.

Ist bei einer Blasenteilresektion die Harnleitermündung betroffen, muß dieser z.B. in der „Psoas-hitch"-Technik reimplantiert werden (vgl. „Harnleiterchirurgie", S. 899). Bei ausgedehntem Tumorbefall des kleinen Beckens, z.B. bei fortgeschrittenem Rektumkarzinom mit Befall der Blase oder bei mesenchymalem Tumor, kann eine komplette Exenteration erforderlich werden. Dies sollte jedoch immer anhand der präoperativen Diagnostik planbar sein. Auch bei ausgedehntem Tumorbefall ist meistens ein Erhalt des externen urethralen Sphinkters und ein kontinenter, orthotoper Harnblasenersatz möglich.

Nach Eröffnung der Harnblase oder nach Blasenteilresektion wird die Blase in zweireihiger Nahttechnik verschlossen, wobei die innere Nahtreihe fortlaufend Mukosa und Muskularis erfaßt (z.B. mit Vicrylfäden der Stärke 2 – 0), während die äußere Naht Muskularis und „Serosa" der Harnblase mit einschließen. Die äußere Naht wird mit gleichem Material fortlaufend oder mit Einzelknöpfen durchgeführt. Postoperativ sollte für ca. 5 – 7 Tage eine Dauerableitung über einen suprapubischen Katheter erfolgen. Dieser wird vor dem Blasenverschluß durch eine gesonderte Inzision eingelegt, die Eintrittsstelle wird mit einer Tabaksbeutelnaht abgedichtet. Wie bei der Harnleiterchirurgie ist eine Zieldrainage sinnvoll, um ein Extravasat frühzeitig zu erkennen.

Urologische Notfälle

Anurie

Bei einer Anurie beträgt die Ausscheidung pro 24 Stunden definitionsgemäß weniger als 100 ml. Oligurie bedeutet eine Ausscheidung von weniger als 500 ml/24 h, wobei diese Begriffbestimmung jeweils die Ausscheidung konzentrierten Urins zur Voraussetzung hat. Auch ein Patient mit einer Ausscheidung von 1000 ml/24 h kann oligurisch sein, wenn das spezifische Gewicht z.B. unter 1010 ist.

Die Anurie kann unterschiedliche Ursachen haben (Tab. 40.1). Da die postrenale Anurie am schnellsten erkannt wird, sollte die urologische Diagnostik als erste erfolgen, wenn nicht offensichtlich andere Ursachen, z.B. beim hypovolämischen Patienten auf der Intensivstation, vorliegen. Die klinische Symptomatik der postrenalen Anurie ist unspezifisch. Flankenschmerzen können auftreten, bei langsam progredienter Obstruktion jedoch auch völlig fehlen.

Richtungsweisend ist die Sonographie des oberen Harntraktes. Bei dilatiertem Nierenbeckenkelchsystem

Tabelle 40.**1**   Ursachen der Anurie

Prärenal
Exsikkose
Hypovolämie
Schock
Hämolyse
Myoglobulinämie (Trauma)

Renal
Nierengefäßverschluß
Entzündliche Nierenparenchymschäden
Toxische Nephropathie
Schwangerschaftstoxikose
Allergische Nephropathie
Analgetikanephropathie

Postrenal
Obstruktion der ableitenden Harnwege

(Abb. 40.1) und leerer Blase ist eine postrenale supravesikale Anurie sehr wahrscheinlich. Die Therapie besteht in einer perkutanen oder inneren Drainage des Harntraktes (vgl. „Drainage des oberen Harntraktes", S. 894). Zu beachten ist, daß nach Entlastung eine erhebliche Polyurie auftreten kann, die evtl. eine Flüssigkeits- und Elektrolytbilanzierung sowie die Zufuhr hoher Flüssigkeitsmengen erforderlich macht.

Harnverhalt

Ursache eines Harnverhaltes ist meistens eine mechanische infravesikale Obstruktion (z. B. benigne Prostatahyperplasie, Harnröhrenstriktur). Ein Harnverhalt kann aber auch postoperativ bei atoner Blase auftreten (vgl. „Blasenchirurgie", S. 899f). Die Diagnose wird nach sonographischer Abklärung gestellt, Palpation und Perkussion der Blase sind vor allem bei adipösen Patienten unzuverlässig. Die Therapie besteht in der Entlastung der Blase durch transurethralen oder suprapubischen Katheterismus (vgl. „Drainage des unteren Harntraktes", S. 894ff). Zu beachten ist, daß es bei schneller Entlastung durch die Verringerung des intraabdominellen Druckes bei entsprechend disponierten Patienten zum Blutdruckabfall kommen kann.

Harnsteinkolik

Die Harnsteinkolik ist bei chirurgischen Patienten im Rahmen der Differentialdiagnose von Interesse. Je nach Lage des Konkrementes (Nierenbecken, oberer, mittlerer oder unterer Harnleiter) projiziert sich der Schmerz in die Flanke, den mittleren Abdominalbereich bzw. den Unterbauch. Pathophysiologisch liegt der Kolik eine durch die akute Obstruktion bedingte Druckerhöhung im Nierenhohlsystem oberhalb des Hindernisses zugrunde.
Das typische klinische Bild ist der motorisch unruhige Patient, der Linderung durch Bewegung sucht. Diese motorische Unruhe ist wesentlich für die Differentialdiagnose zum akuten Abdomen. Die Diagnose erfolgt durch Urinbefund, Sonographie, Nierenleeraufnahme und Urogramm. Über 90 % der Patienten mit Harnsteinkolik haben eine Mikrohämaturie. Die Sonographie zeigt in der Regel eine Dilatation des Nierenbeckenkelchsystems. Auf der Röntgenleeraufnahme lassen sich kalkhaltige Konkremente meist direkt identifizieren. Beweisend ist das Ausscheidungsurogramm, das jedoch in der akuten Kolikphase wegen der Gefahr der Fornixruptur nicht durchgeführt werden sollte.
Zur Therapie der Harnsteinkolik ist Metamizol weiterhin die effektivste primäre Behandlung, alternativ kommt Tramadol in Frage. Zum schnellen Wirkungseintritt sollten die Medikamente i. v. gegeben werden. Bei medikamentös schwer oder nicht beherrschbaren Koliken bringt die Entlastung des oberen Harntraktes durch Doppel-J-Katheter oder perkutane Nephrostomie sofort Beschwerdefreiheit.

Urosepsis

Die Urosepsis ist trotz moderner antibiotischer Therapie weiterhin eine lebensbedrohliche Erkrankung. Ätiologisch liegen gramnegative Enterobakterien zugrunde, wobei die Pathophysiologie der Sepsis durch die Überschwemmung des Kreislaufs mit Endotoxinen ausgelöst wird. Der wesentliche pathogenetische Mechanismus sind neben parenchymatösen Erkrankungen – wie Pyelonephritis, Prostatitis, ggf. mit Abszedierung – vor allem obstruktive Abflußstörungen des oberen Harntraktes (z. B. Harnleiterstein, Uretertumor, extrinsische Obstruktion usw.).

> Die Trias Harnstauungsniere, Leukozytose und Fieber ist eine absolute Notfallindikation zu sofortigen therapeutischen Maßnahmen!

Entscheidend ist die Entlastung des betroffenen Harntraktes, vorzugsweise über eine perkutane Nephrostomie. Eine antibiotische Therapie wird ohne Antibiogramm mit entsprechenden Substanzen eingeleitet (z. B. Cephalosporin + Aminoglykosid). Die antibiotische Therapie alleine ist jedoch niemals ausreichend!
Kommt es nach Entlastung einer infizierten Harnstauungsniere innerhalb von 24 Stunden nicht zu einer ausreichenden Urinproduktion und zu einer Besserung der klinischen Symptomatik, so muß die Nephrektomie der betroffenen Niere erwogen werden.

Akutes Skrotum

Der plötzlich einsetzende Skrotalschmerz unterschiedlicher Ätiologie wird als akutes Skrotum bezeichnet. Bei der klinischen Untersuchung ist der Hoden verdickt, der Nebenhoden oftmals nicht mehr abgrenzbar und das gesamte Skrotum sehr druckschmerzhaft. Bei ausgeprägten Ödemen ist die Fältelung der Skrotalhaut aufgehoben.
Wichtigste Differentialdiagnose ist die Hodentorsion (Tab. 40.2). Die Kombination Fieber, Leukozyturie und Bakteriurie sowie Miktionsbeschwerden weisen auf die Epididymitis hin, sind jedoch nicht beweisend. Die farbkodierte Doppler-Sonographie ist wesentlich, es treten jedoch auch hier falsch negative (Sensitivität 80–94 %) und falsch positive Befunde auf: In der Frühphase nach Torsion ebenso wie nach Ausbildung von Kollateralen

Tabelle 40.2 Differentialdiagnose des akuten Skrotums

Hodentorsion
Epididymitis
Hydatidentorsion
Inkarzerierte Hernie
Orchitis
Akute Hydrozele
Hautirritation
Hodentumor
Hodenruptur

über die Hodenhüllen lassen sich oftmals arterielle Signale ableiten.

> In allen Zweifelsfällen ist bei einem akuten Skrotum die skrotale Hodenfreilegung indiziert!

Die Intervention bei torquiertem Hoden muß innerhalb von 4–6 Stunden erfolgen, da nur dann eine Möglichkeit besteht, das Organ zu erhalten.
Bei Epididymitis ist eine entsprechende antibiotische Therapie indiziert (Antibiotika der 1. Wahl sind Gyrasehemmer).

Paraphimose

Wird bei engem Präputium, z. B. im Rahmen eines perioperativen Katheterismus, die Vorhaut nicht reponiert, kann es zu einer Paraphimose kommen. Das klinische Bild ist typisch (Abb. 40.10), fast immer gelingt es bei manueller Kompression mit einer Kompresse das Präputium wieder über die Glans zu reponieren. Ist dies in Einzelfällen nicht möglich, muß der Schnürring dorsal inzidiert werden (Lokalanästhesie durch Peniswurzelblock!) (Abb. 40.11) und sekundär nach Abklingen der lokalen Symptome eine Zirkumzision angeschlossen werden.

Verletzungen s. Abdominaltrauma, S. 310 ff

Literatur

1 Hautmann, R.: Therapie urologischer Erkrankungen. Enke, Stuttgart 1992
2 Hohenfellner, R.: Ausgewählte urologische Operationen. Thieme, Stuttgart 1994
3 Jocham, D., K. Miller: Praxis der Urologie. Thieme, Stuttgart 1994
4 Thüroff, J.: Urologische Differentialdiagnose. Thieme, Stuttgart 1995
5 Walsh, P. D., A. B. Retik, T. A. Stamey, E. D. Vaughan: Campbell's Urology, 6th ed. Saunders, Philadelphia 1992

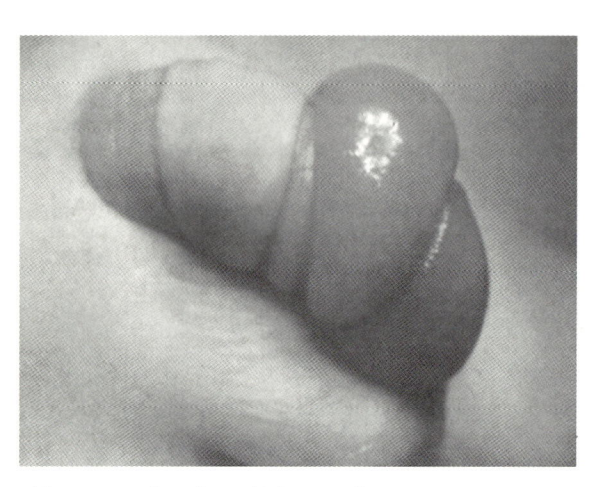

Abb. 40.**10** Klinisches Bild der Paraphimose.

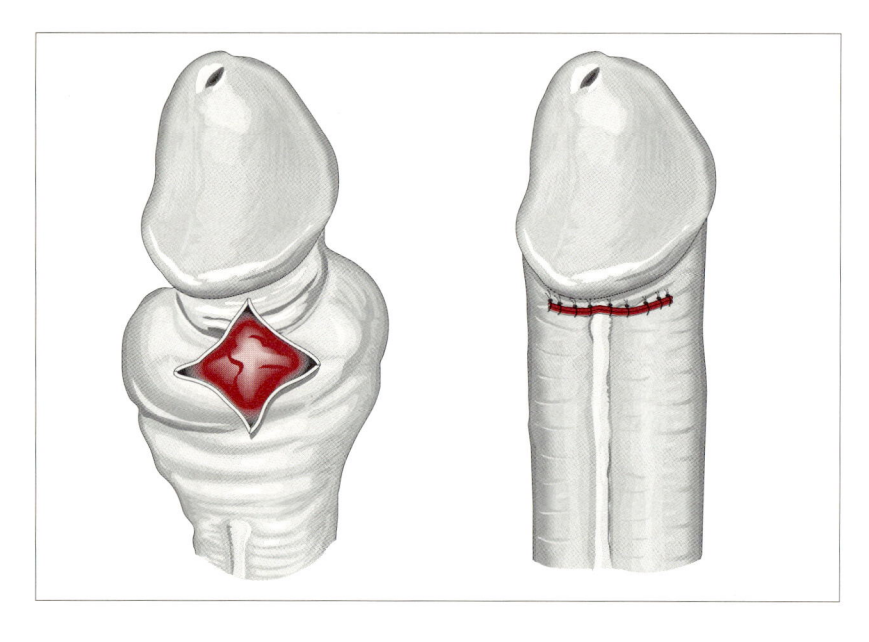

Abb. 40.**11** Paraphimose. **a** Dorsale Längsinzision des Schnürrings und **b** anschließend quere Vernähung des Präputiums.

41 Gynäkologie

R. Wenzl und P. Husslein

Mit den hier beschriebenen gynäkologisch-chirurgischen Problemen werden Ärzte in der Ausbildung zum Facharzt für Chirurgie häufig konfrontiert, z.B. bei der Diagnostik uncharakteristischer Symptome oder im Verlauf chirurgischer Eingriffe. Dieses Kapitel liefert keine vollständige Übersicht über das Spektrum gynäkologischer Erkrankungen und deren Therapien, diese müssen in entsprechenden Lehrbüchern nachgeschlagen werden (18, 20, 25, 27).

Eileiter – Extrauteringravidität

Für den Chirurgen differentialdiagnostisch wichtig ist im wesentlichen nur die Tubargravidität. Abklärung und Therapie der Endometriose, die ebenfalls die Tube betreffen kann, sollen weiter unten beschrieben werden. Weniger häufig in der täglichen Praxis des Allgemeinchirurgen sind Hydrosalpinx, benigne Eileitertumoren und Tubenkarzinom.

Die Extrauteringravidität stellt die häufigste „Erkrankung" innerhalb des ersten Trimenons der Schwangerschaft dar. In den letzten 20 Jahren hat sich die Zahl der Krankenhausaufenthalte aufgrund von Extrauteringraviditäten in den Vereinigten Staaten verdreifacht. Generell liegt die Häufigkeit ihre Auftretens bei mindestens einer auf 200 Schwangerschaften, so daß diese Erkrankung als Differentialdiagnose bei Patientinnen im reproduktiven Alter immer in Betracht zu ziehen ist.

Pathogenese

Das Auftreten einer Extrauteringravidität wird durch einen gestörten Transport der befruchteten Eizelle hervorgerufen. Circa 95% aller ektopen Schwangerschaften treten im Eileiter auf (interstitiell 5%, isthmisch 20%, ampullär 60%, infundibulär 10%). Andere seltene Lokalisationen sind der Gebärmutterhals, das Ovar und die Peritonealhöhle.

Gründe für die zunehmende Häufigkeit können sein:
- Anstieg der Adnexentzündungen.
- Vermehrter Gebrauch von Intrauterinpessaren, die zwar vor intrauterinen Schwangerschaften schützen, jedoch das Auftreten einer Eileiterschwangerschaft nicht beeinflussen.
- Auch die verbesserte Diagnostik hat scheinbar zu einem Anstieg geführt.

Nistet sich eine fertilisierte Eizelle extrauterin ein, kommt es zu einer Invasion des umliegenden Gewebes (z.B. der Tubenschleimhaut) und einer Weitstellung der vorsorgenden Gefäße. Eine nachfolgende Tubenruptur kann eine lebensbedrohliche Blutung hervorrufen.

Symptomatik

Die Symptomatik ist vor allem am Beginn der Erkrankung unspezifisch. Es treten in ca. 70–90% eine sekundäre Amenorrhö, in 50–70% Schmierblutungen und in ca. 90% uncharakteristische Unterbauchschmerzen auf. Bei bereits rupturierter Tube präsentiert sich die Patientin im hypovolämischen Schock (Tachykardie, Hypotonie, Blässe) mit Zeichen eines akuten Abdomens. Durch die deutlich verbesserte Diagnostik konnten die Tubenrupturen drastisch reduziert werden. Die meisten Tubargraviditäten werden heute „stehend", also vor einer Tubenruptur diagnostiziert.

> Bei Patientinnen im reproduktiven Alter mit uncharakteristischen Bauchschmerzen immer an eine Extrauterinschwangerschaft denken!

Diagnostik

Die Diagnostik umfaßt: Anamnese, gynäkologische Untersuchung, Schwangerschaftstest, Ultraschalluntersuchung des kleinen Beckens und diagnostische Laparoskopie.

> Eine frühzeitige, korrekte Diagnose reduziert das Morbiditäts- und Mortalitätsrisiko dramatisch. Sie ermöglicht auch organerhaltende Therapiekonzepte!

Anamnese

Hier ist besonders auf prädisponierende Faktoren zu achten:
- Vorangegangene Adnexitiden (achtfach erhöhtes Risiko)?
- Vorangegangene Extrauterinschwangerschaften?
- Tubensterilisation?
- Tubenchirurgie?
- Intrauterinpessar?
- Infertilität?
- Operativ behandelte Aborte?
- Postkoitale hormonelle Kontrazeption (abnormaler Tubentransport)?

Gynäkologische Untersuchung

Das Punctum maximum des Schmerzes liegt im Bereich des Unterbauches, muß aber nicht auf einer Seite lokalisiert sein. Bei der bimanuellen gynäkologischen Palpationsuntersuchung kann in vielen Fällen ein Portioschiebeschmerz ausgelöst werden. Manchmal tastet man einen dolenten Adnextumor, der aber auch einem Corpus luteum entsprechen kann.

Schwangerschaftstest

Essentieller Bestandteil jeder Abklärung einer Extrauteringravidität ist ein qualitativer Schwangerschaftstest (β-HCG) im Harn (derzeitige Teste bereits bei 50 mU/ml positiv). Bei positivem Ergebnis sollte ein quantitativer Test im Serum (semiquantitativ im Harn) erfolgen, dieser gibt exakte Information über Aktivität und Verlauf der ektopen Schwangerschaft.

> Ein insuffizienter β-HCG-Anstieg zeigt eine gestörte Schwangerschaft, die Lokalisation (intrauterin oder extrauterin) kann dadurch jedoch nicht bestimmt werden!

Ultraschalluntersuchung

Aufgrund der besseren Auflösung und Darstellbarkeit der Organe des kleinen Beckens sollte eine Vaginosonographie erfolgen. Die Zeichen einer ektopen Schwangerschaft umfassen: das Fehlen eines intrauterinen Gestationssacks und ein extrauterines Ringecho mit wallartiger, umgebender Struktur. Manchmal kann ein Gestationssack mit embryonalen Anteilen und positiver Herzaktion extrauterin dargestellt werden. Besonderes Augenmerk ist auf die Unterscheidung zwischen wahrem Gestationssack und Vorliegen eines Pseudogestationssackes (hochaufgebaute Dezidua) intrauterin zu legen (22).

Laparoskopie

Als bestes diagnostisches Verfahren soll die Laparoskopie nicht unerwähnt bleiben. Wegen der Invasivität des Eingriffes steht sie jedoch ganz am Ende diagnostischer Schritte. Während einer diagnostischen Laparoskopie kann die Entscheidung für eine therapeutische Laparoskopie oder Laparotomie getroffen werden.

Differentialdiagnose

Als Erkrankungen kommen in Frage (Tab. 41.1):
- Geplatztes Corpus luteum, β-HCG negativ, Flüssigkeit im Douglas-Raum bei Ultraschalluntersuchung jedoch meistens positiv.
- Akute Adnexitis, β-HCG negativ, Entzündungsparameter positiv.
- Degenerierter Myomknoten, β-HCG negativ, positive Schmerzsymptomatik, im Ultraschall Myomknoten mit inhomogener Struktur nachweisbar.
- Abortus, β-HCG positiv, kein Hinweis auf Extrauterinschwangerschaft im Ultraschall.
- Gestielte Ovarialzyste, β-HCG negativ, akute Schmerzsymptomatik, Ovarialzyste im Ultraschall nachweisbar.
- Appendizitis, β-HCG negativ, positive Entzündungsparameter, spezifische Appendizitisbefunde (vgl. Kapitel 31, S. 692 ff).
- Harnwegsinfekt, β-HCG negativ, positiver Harnbefund (positive Leukozyten, positives Nitrit, Erythrozyten positiv).
- Enteritis, β-HCG negativ, Durchfälle, Stuhlkultur positiv.
- Pankreatitis, β-HCG negativ, spezifische Enzyme im Harn und Serum erhöht.

Therapie

In den letzten Jahren hat sich die Therapie wesentlich gewandelt. War noch vor einiger Zeit die Entfernung des kompletten, betroffenen Eileiters im Rahmen einer Laparotomie der Standard, so dominieren derzeit Eingriffe, die die Funktionstüchtigkeit der Tube erhalten sollen.

Tabelle 41.1 Differentialdiagnose bei Unterbauchschmerzen

Erkrankung	β-HCG	Leukozytose	Blutsenkungsgeschwindigkeit	Nitrit im Harn	Ultraschall	Diarrhö	CA 12–5
Adnexitis	–	+	erhöht	–	normal	–	–
Tuboovarialabzeß	–	+	erhöht	–	auffällig	–	+/–
Appendizitis	–	+	normal/erhöht	–	normal	–/+	–
Enteritis	–	+/–	normal/erhöht	–	normal	+	–
Harnwegsinfekt	–	–	normal	+	normal	–	–
Extrauteringravidität	+	–	normal	–	n/a	–	–
Ovarialtumor	–	–	normal	–	auffällig	–	+/–
Endometriose	–	–	normal	–	n/a	–	–/+
Abortus	+	–	normal	–	auffällig	–	–

n/a: normal bzw. auffällig

Als Qualitätskriterien in der Behandlung gelten derzeit:
- Die Diagnose soll frühzeitig gestellt werden.
- Das Ausmaß und der Schweregrad des therapeutischen Eingriffes sollte möglichst gering gehalten werden.
- Falls von der Patientin erwünscht, sollte die natürliche Reproduktionsfähigkeit erhalten werden.

Indikation, Kontraindikation und Aufklärung

Ein empfohlenes Vorgehen bei Extrauteringravidität beschreibt Abb. 41.**1**. Ein kleiner Anteil an Eileiterschwangerschaften hat die Tendenz zur Selbstheilung durch Resorption, da die Nährstoffversorgung nicht gewährleistet ist. Die geeigneten Fälle zu selektionieren ist schwierig (bei einem β-HCG-Wert von < 250 mU/ml und fallender Tendenz), Geduld und eine sehr hohe Kooperationsfähigkeit der Patientin sind erforderlich, da es sehr lange dauern kann, bis der vollständige Erfolg eintritt (8). Die Patientin muß über die Risiken (Tubenruptur mit akuter operativer Therapie) exakt aufgeklärt werden. Ein schriftliches Einverständnis ist wie bei den operativen Eingriffen unerläßlich.

Da die Behandlungsergebnisse von Laparotomie und Laparoskopie gleichwertig sind, sollte primär eine Therapie per laparoscopiam angestrebt werden (17). Die postoperative Schmerzsymptomatik ist deutlich reduziert, eine Entlassung und Eingliederung in das tägliche Leben

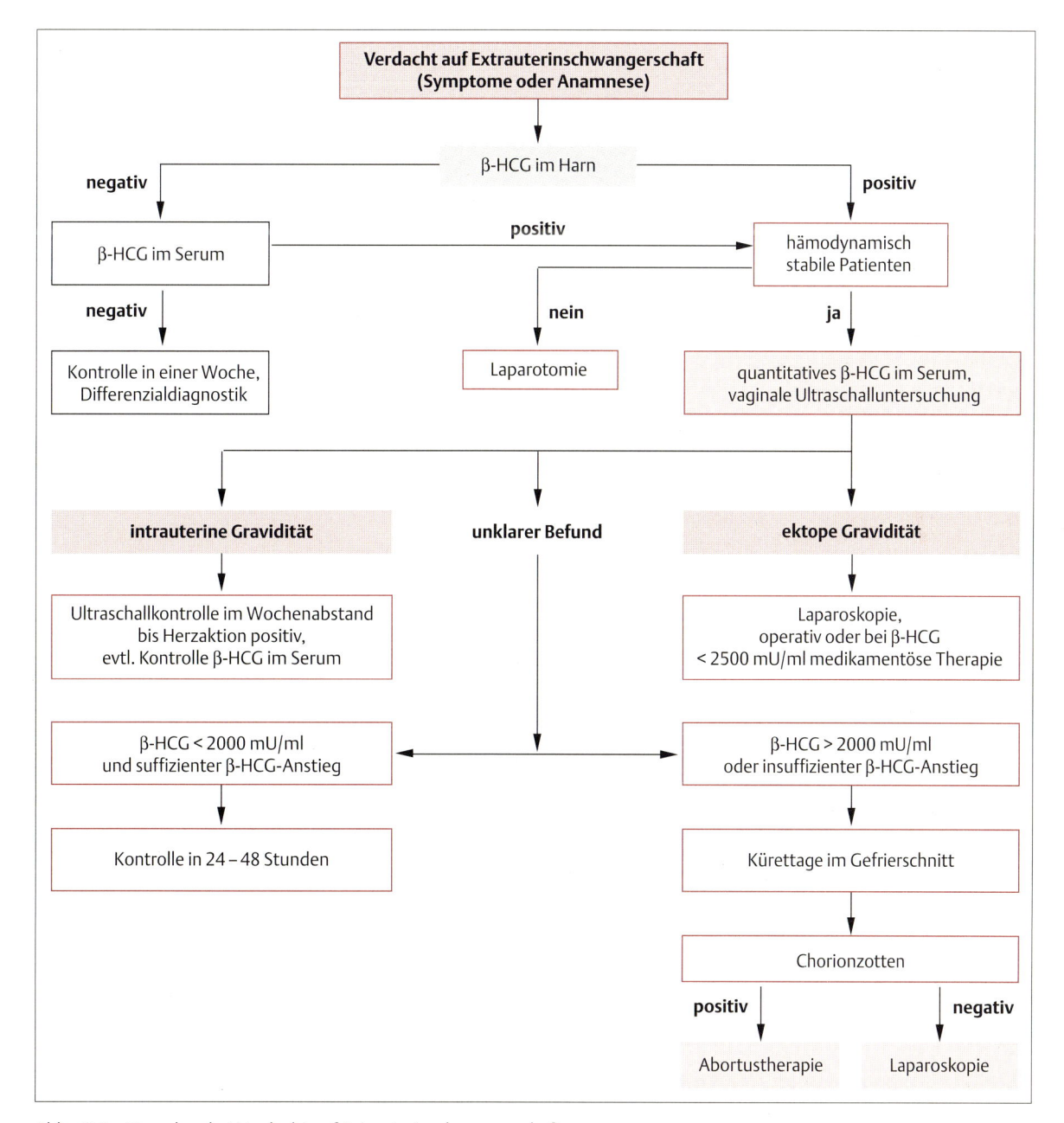

Abb. 41.**1** Vorgehen bei Verdacht auf Extrauterinschwangerschaft.

früher möglich. Bei hämodynamisch instabiler Patientin, schlechtem Überblick (Adhäsionen) oder mangelnder Erfahrung des Operateurs erfolgt per Zugang per laparotomiam.

> Die Art des Eingriffes und das operative Ergebnis dürfen nicht durch die Art des Zuganges bestimmt werden!

Absolute Kontraindikationen gegen die operative Therapie gibt es nicht, die Symptomatik bestimmt, ob der Eingriff akut vorgenommen werden muß. Bei einer hämodynamisch instabilen Patientin soll sich die Aufklärung auf die wesentlichen Punkte beschränken bzw. muß gegebenenfalls entfallen. Ist der Eingriff geplant, so ist mit der Patientin das Vorgehen eingehend zu besprechen. Bei nicht abgeschlossener Familienplanung sollte die Behandlungsstrategie auf den Erhalt des Eileiters abzielen. Bei bereits abgeschlossenem Kinderwunsch, neuerlicher Schwangerschaft in derselben Tube oder deutlich geschädigtem Eileiter ist der Tubenteilresektion oder der kompletten Resektion des Eileiters der Vorzug zu geben, da die Rezidivgefahr hoch ist.

Laparoskopie und Laparotomie

Generell sollte die Invasivität der Therapie möglichst gering sein. Liegen die β-HCG-Werte maximal bis 2500 mU/ml, so kann eine medikamentöse Instillation (Prostaglandin $F_{2\alpha}$, Methotrexat oder hyperosmolare Glucoselösung) (16) während einer Laparoskopie direkt in die Tubargravidität erfolgen. Die Rate der Trophoblastpersistenz (mit der Notwendigkeit von Sekundäreingriffen) liegt bei diesem Eingriff etwas höher als bei einer konservativen operativen Therapie, wohingegen die Rate der funktionstüchtigen Eileiter aber größer ist (13).
Generell muß jede Patientin wie für eine Laparotomie vorbereitet werden. Eine Zusammenfassung der operativen Techniken gibt 41.1 und Abb. 41.2.

Postoperative Maßnahmen und Komplikationen

Die postoperative Betreuung richtet sich nach der Art des Zugangsweges (Laparoskopie oder Laparotomie). Die Mobilisation kann bei laparoskopischer Operation bereits am Tag nach der Operation voll erfolgen. Eine Stuhlinduktion mit Laxanzien oder Parasympathomimetika erfolgt am 2. postoperativen Tag. Die Rehabilitationsphase beträgt bei einem endoskopischen Eingriff ca. eine Woche, bei einer Operation mittels Bauchschnitt ca. 4 Wochen. Eine Thromboseprophylaxe mit Heparin

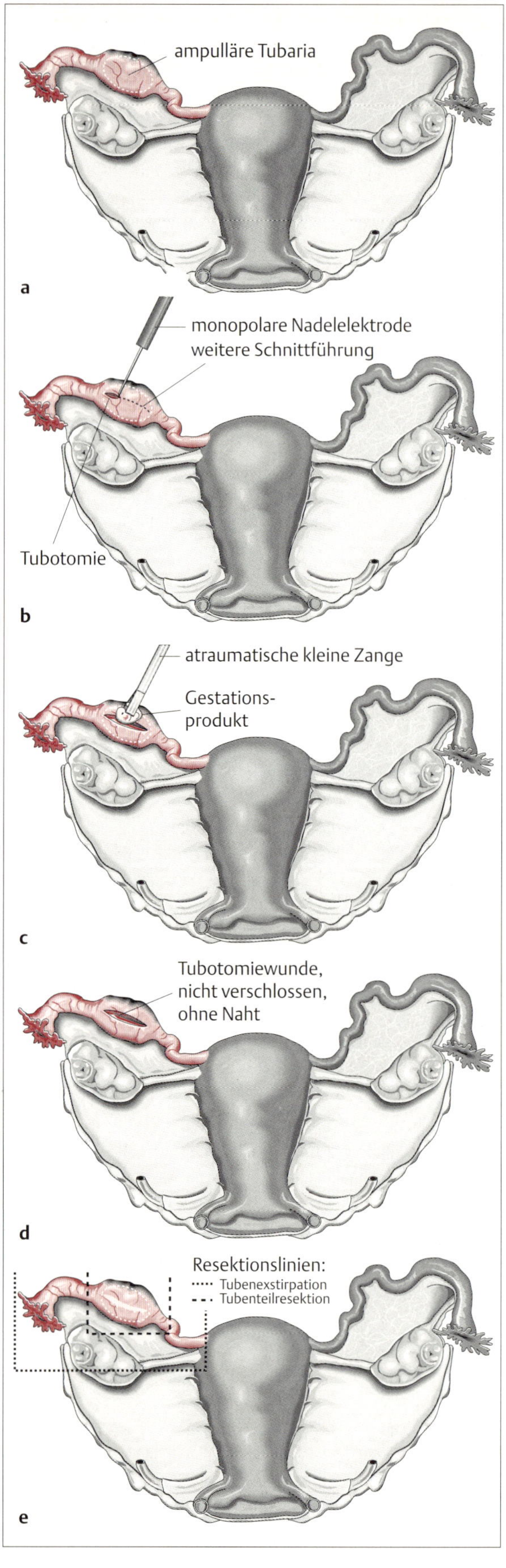

Abb. 41.2 Operative Therapie der Tubargravidität. a Ampulläre Tubargravidität, b longitudinale, antemesenterielle Inzision, c Entfernen des Gestationsproduktes, d die Tubotomie bleibt offen, e Resektionsränder.

41.1 Operative Therapie einer Eileiterschwangerschaft mittels Laparoskopie

Allgemeinnarkose. Nochmalige bimanuelle gynäkologische Untersuchung, Anlegen eines vaginalen Uterusmanipulators. Trendelenburg-Lagerung (ca. 12–25°) zur besseren Darstellbarkeit der Beckenorgane. Setzen der Verres-Nadel, Auffüllen des Abdomens bis 12 mmHg, diagnostischer Rundblick, Sicherung der Diagnose und Inspektion der kontralateralen Seite. Setzen eines 10- und eines 5-mm-Instrumententrokars in der Schamhaargrenze unter Sicht, lateral der epigastrischen Gefäße. Operatives Vorgehen (Abb. 41.2): Fassen der Tube, longitudinale Inzision antemesenteriell mit der monopolaren Nadelelektrode. Entfernung des Gestationsproduktes in toto mittels Zängelchen und Spülung über den 10-mm-Trokar. Bei kompletter Entfernung keine wesentliche Blutung aus dem Wundbett! Koagulation von Inzisionsblutungen. Auf Tubennaht kann verzichtet werden. Spülung des Abdomens mit physiologischer Kochsalzlösung. Einlegen einer intraperitonealen Redon-Drainage. Entfernen der Trokare nach Ablassen des Pneumoperitoneums. Hautadaptationsnähte. Abb. 41.2 e zeigt die Resektionslinien bei Tubenteilresektion bzw. Tubenexstirpation.

ist bis zur Entlassung der Patientin durchzuführen. Bei negativem Rhesusfaktor der Mutter hat eine Rhesusprophylaxe zu erfolgen.

> Eine konservative (organerhaltende) Therapie einer Eileiterschwangerschaft muß bis zu einem negativen β-HCG-Wert nachkontrolliert werden!

Bei exakter Therapie sind unmittelbare Nachblutungen sehr selten. Verbleibt ein Teil des Gestationsproduktes intraabdominell, so besteht die Möglichkeit einer Trophoblastpersistenz mit ansteigenden oder persistierend positiven β-HCG-Werten oder mit Zunahme der Symptomatik, was eine neuerliche Operation erfordern kann. Tubenkonservierende Eingriffe tragen das Risiko eines neuerlichen Auftretens einer Schwangerschaft im ipsilateralen Eileiter (ca. 20%). Die Patientin ist dahingehend präoperativ (!) aufzuklären.

Vorgehen bei seltenen Implantationsstellen

Tritt eine Schwangerschaft in einem Eierstock auf, so ist darauf zu achten, möglichst viel ovarielles Restgewebe zu erhalten. Im übrigen Abdominalbereich kann es nötig sein, betroffene Organe zu resezieren oder zu exstirpieren (Netz- oder Darmresektion, Milzexstirpation).

Ovar – Tumoren

Die Erkrankungen, mit denen Chirurgen im Bereich der Eierstöcke am häufigsten konfrontiert werden, sind Ovarialtumoren und Entzündungen der Adnexe. Adnexitiden sind primär keine Domäne der operativen Therapie und werden medikamentös behandelt. Lediglich Tuboovarialabszesse sollen operativ saniert werden.
Ist man mit einer Raumforderung im Bereich der Eierstöcke konfrontiert, muß immer an das Vorliegen eines malignen Tumors gedacht werden.
Da die operative Therapie der Grundpfeiler der Behandlung des Ovarialkarzinoms ist und eine längere Verzögerung der definitiven operativen Therapie die Heilungschancen für die Patientin verschlechtert (6), wird weiter unten das Vorgehen bei Vorliegen einer Raumforderung im Bereich der Eierstöcke näher beschrieben.

> Da eine geeignete Screeninguntersuchung fehlt und der endgültige Ausschluß eines Malignoms nur histologisch erfolgen kann, ist das Vorgehen der Wahl die operative Entfernung des Ovarialtumors!

Pathogenese

Ovarialtumoren (zystische, semisolide, solide) treten in verschiedenen Formen auf (Tab. 41.2). Die Wahrscheinlichkeit, daß eine Raumforderung im Bereich der Eierstöcke malignen Charakter hat, wird mit ca. 20% angegeben und steigt mit zunehmendem Alter. Sie ist also abhängig vom Patientenkollektiv und zusätzlich von der Definition, ab welchem Durchmesser von einem Tumor zu sprechen ist.
Obwohl die Ursache der Entstehung einer Malignität derzeit ungeklärt ist, existieren verschiedene Risikofaktoren (19):
– Alter,
– Nulliparität,
– Vorliegen eines Endometrium-, Kolon- oder Mammakarzinoms,
– positive Familienanamnese.

Tabelle 41.2 Genese von Ovarialtumoren

Benigne
Follikelzyste
Corpus-luteum-Zyste
Thekaluteinzyste
Endometriom
PCO-Syndrom
Zustand nach Therapie zur Ovulationsinduktion
Tuboovarialabszeß
Gutartige Neoplasien

Borderline
Borderline-Tumoren

Maligne
Ovarialkarzinome
Metastasen einer Malignität anderen Ursprungs

Symptome

Die Symptomatik von Raumforderungen im Bereich der Eierstöcke ist uncharakteristisch. Meist beginnt sie mit Druckgefühl, Spannen oder Schmerzen im Unterbauch. Ein Tuboovarialabszeß ist von starken Schmerzen und Fieber gekennzeichnet. Hat eine Stieldrehung eines Tumors stattgefunden, so kann sich die Patientin mit den Zeichen eines akuten Abdomens präsentieren. Bei fortgeschrittenem Malignom können durch die Erkrankung und den Befall von Nachbarorganen Nierenstau, Ileus, Zunahme des Bauchumfanges, Gewichtsab- oder -zunahme auftreten.

> Da sowohl gutartige Läsionen als auch Malignome sehr lange asymptomatisch bleiben können, werden viele Karzinome erst in fortgeschrittenen Stadien entdeckt!

Tabelle 41.3 Dignitätskriterien von Ovarialtumoren

Eher gutartig	Eher bösartig
Unilokulär	multilokulär
Unilateral	bilateral
Zystisch	solide Anteile oder solider Tumor
Beweglich	fixiert
Regelmäßige Struktur	unregelmäßige Struktur
Kein Aszites	begleitender Aszites
Patientin prämenopausal	Patientin postmenopausal

Diagnostik

Anamnese und körperliche Untersuchung

Am Beginn jeder Diagnostik steht ein eingehendes Gespräch mit besonderer Berücksichtigung der familiären und individuellen Malignomanamnese sowie der Befragung über Verwendung von Hormonpräparaten.
Danach erfolgt eine gynäkologische Routineuntersuchung mit rektaler Palpation.

Ultraschalluntersuchung

Die Vaginosonographie bietet gegenüber dem Abdominalschall den Vorteil, daß der Schallkopf näher an die darzustellenden Strukturen herangebracht, eine höhere Schallfrequenz verwendet werden kann, und daher die Auflösung des Bildes wesentlich besser ist. Bei größeren Raumforderungen empfiehlt sich eine zusätzliche Abdominalschalluntersuchung. Folgende Kriterien der Raumforderung sollen beschrieben werden: Lokularität, Größe, Septen, solide und zystische Anteile und Uni- bzw. Bilateralität.
Eine Farb-Doppler-Untersuchung ermöglicht die Darstellung von Neovaskularisationen. Da Malignitäten durch Gefäßneubildungen (a.-v. Shunts) gekennzeichnet sind, kann mittels einer Farb-Doppler-Untersuchung des Ovarialtumors die Sensitivität und Spezifität für die präoperative Dignitätsbeurteilung erhöht werden (15).

Labor- und weitere Untersuchungen

Das CA-12-5-Antigen, das in ca. 80% aller epithelialen Ovarialkarzinome erhöht ist, kann radioimmunologisch im Serum bestimmt werden. Als Screeningtest alleine ist die Bestimmung jedoch nicht ausreichend sensitiv und spezifisch. Viele gesunde Frauen und Patientinnen mit gutartigen Erkrankungen (Endometriose, Entzündungen) weisen erhöhte Werte auf. Nur ca. jedes zweite Karzinom im Stadium I (FIGO) (9) zeigt ein positives Testergebnis bezüglich dieses Antigens. Dennoch hilft die Kombination von vaginalem Ultraschall und Bestimmung von CA 12-5, die Spezifität und Sensitivität der präoperativen Diagnostik zu erhöhen und damit unnötige operative Eingriffe zu reduzieren.
Größe, Mobilität der Raumforderung sowie die mögliche Einbeziehung von Nachbarorganen bestimmen die zusätzlichen Untersuchungen: i.v. Pyelographie, Irrigo-, Rekto- und Koloskopie, Ultraschalluntersuchung der Leber, CT oder MRT der Organe des Abdomens. Das Ausmaß der präoperativen Untersuchungen soll auf die einzelne Patientin und den vorliegenden Tumor zugeschnitten sein. Tabelle 41.3 gibt Auskunft über Eigenschaften der Raumforderungen, welche eher bei gutartigen oder bösartigen Tumoren gefunden werden können.

Differentialdiagnose

Jegliche Raumforderung im kleinen Becken (Hydrosalpinx, Uterusmyom, Darmtumor usw.) kann prinzipiell als Ovarialtumor imponieren, eine Organzuordnung mittels Ultraschall ist jedoch in den meisten Fällen möglich (Tab. 41.1). Dennoch gelingt es trotz intensiver, präoperativer Untersuchungen (Ultraschall, CT, MRT, ivP, Irrigoskopie, Rektoskopie) nicht, eine 100%ige eindeutige Organzuordnung zu treffen. Die Patientin muß daher präoperativ über alle evtl. notwendigen Eingriffe informiert werden.

Operative Therapie

Aufklärung

Da selbst Ovarialtumoren, die präoperativ nur benigne Kriterien aufweisen, malignen Ursprungs sein können, muß jede Patientin vor dem zu erfolgenden Eingriff genauestens über das Prozedere aufgeklärt werden.

> Da es sich in den seltensten Fällen um Akuteingriffe handelt, sollte das ausführliche Gespräch mindestens 24 Stunden vor dem Eingriff stattfinden, um der Patientin genügend Zeit zum Überlegen zu lassen!

Da die operative Therapie einer Malignität im Bereich der Eierstöcke mit dem Verlust der Reproduktivität (Exstirpation des Uterus und beider Adnexen) einhergeht, muß die Familienplanung der Patientin im Rahmen des Aufklärungsgespräches angesprochen werden. Viele Ovarialkarzinome werden erst in fortgeschrittenen Stadien entdeckt und haben zu diesem Zeitpukt bereits Nachbarorgane befallen. Aus diesem Grund sollten Patientinnen mit Ovarialtumoren auch bezüglich erweiternder Eingriffe (z. B. Darmresektion mit Anlage eines Anus praeter) aufgeklärt werden.

Vorgehen

Abbildung 41.**3** erklärt, welche Ovarialtumoren operativ saniert werden müssen, eine hormonelle Suppression kann mit Ovulationshemmern oder Gestagenpräparaten erfolgen. Das Vorgehen bei Ovarialtumoren s. Abb. 41.**4**.

> Der endgültige Ausschluß einer Malignität kann nur durch komplette Entfernung der Raumforderung mit histologischer Untersuchung erfolgen!

Da die postoperative Schmerzsymptomatik deutlich geringer ist und die Rehabilitation früher einsetzen kann, erfolgte in den letzten Jahren ein deutlicher Anstieg der operativen Laparoskopie (5). Eine der häufigsten Indikationen im Bereich der Gynäkologie sind Raumforderungen im Gebiet der Adnexe (11). Infolge der weiten Verbreitung in den Medien wünschen auch immer mehr Patientinnen dezidiert diese minimal-invasive Art des Zuganges.

Dennoch ist dieser Zugangsweg nicht unumstritten. Neben mangelnder Übersicht bei großen Tumoren und der Schwierigkeit, diese intakt aus dem Abdominalraum zu entfernen, wird der Einsatz der endoskopischen Chirurgie bei Vorliegen eines Malignoms derzeit heftig diskutiert (7). Da selbst genaueste präoperative Untersuchungen eine Malignität nicht völlig ausschließen können, ist jede Raumforderung im Bereich der Eierstöcke als potentiell maligne zu betrachten.

Eine bundesweite Erhebung in Österreich ergab, daß in der endoskopischen Adnexchirurgie nur in 0,4 % mit einem Ovarialkarzinom zu rechnen ist. Dieser geringe Prozentsatz und die Vorteile der Laparoskopie rechtfertigen

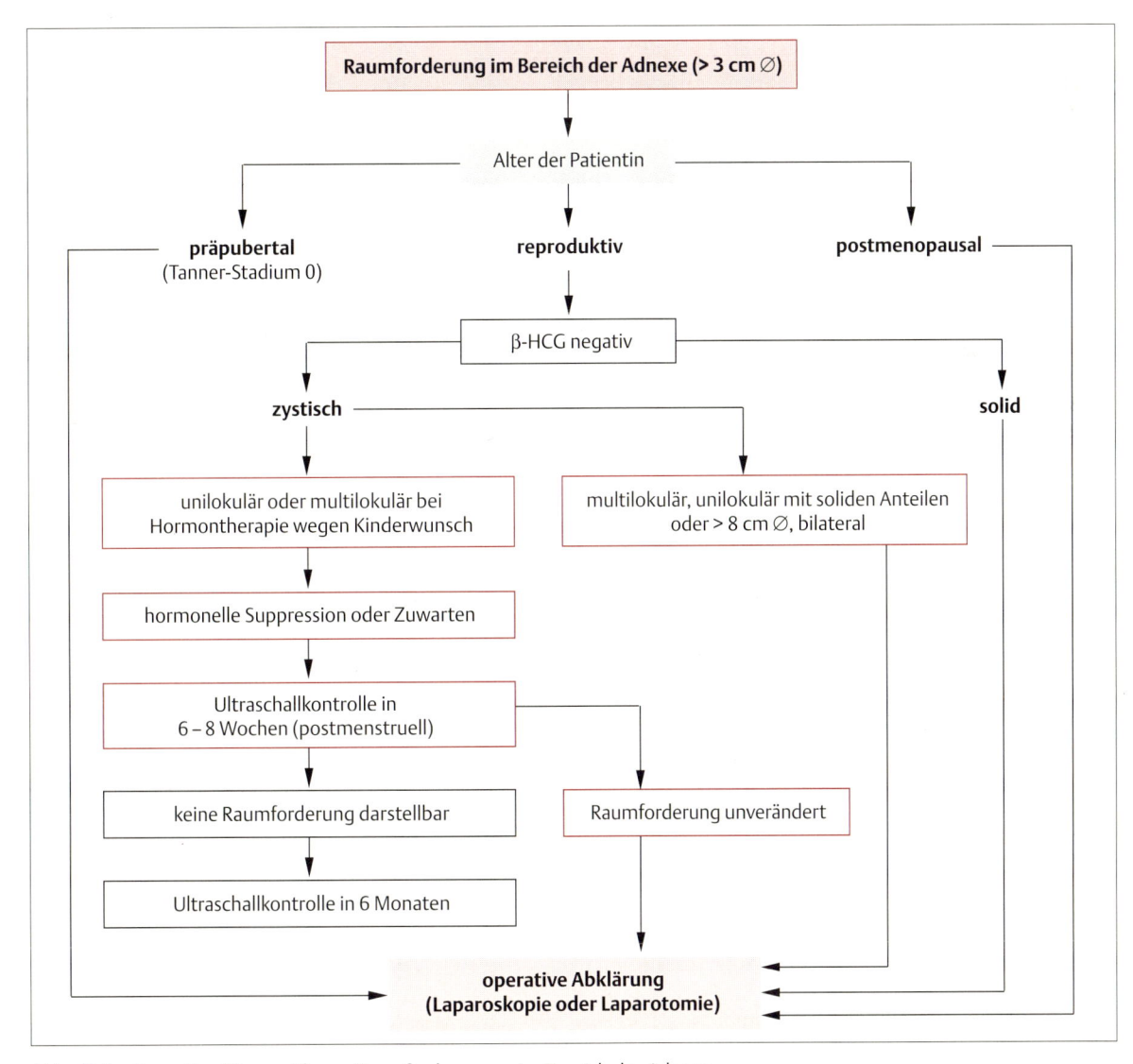

Abb. 41.**3** Operative Diagnostik von Raumforderungen im Bereich der Adnexe.

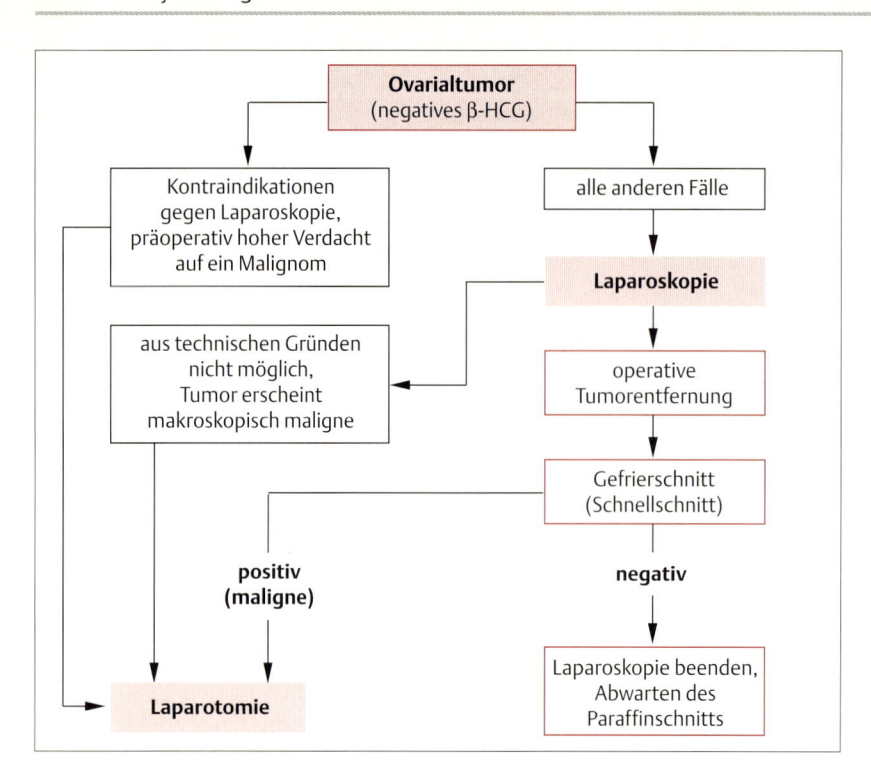

Abb. 41.4 Vorgehen bei Vorliegen eines Ovarialtumors.

es, ovarielle Raumforderungen, die präoperativ keinen Hinweis auf Malignität aufweisen, endoskopisch anzugehen. Abbildung 41.4 erläutert das Vorgehen bei einem Ovarialtumor ungeklärter Dignität.

Intraoperativ ist zur Abklärung der Dignität ein Gefrierschnitt anzufertigen. Ist dieser positiv, so ist die operative Therapie sofort oder so rasch wie möglich von einem onkologisch ausgebildeten Gynäkologen durchzuführen. Eine schriftliche Zustimmung der Patientin mit exakter Dokumentation des Behandlungsauftrages ist unerläßlich. Die Patientin ist explizit auf die Möglichkeit hinzuweisen, daß eine endoskopische Zystenentfernung aus technischen Gründen eventuell nicht durchführbar und eine Laparotomie erforderlich sein könnte.

> Um eine Verzögerung der definitiven operativen Therapie bei Vorliegen eines Malignoms zu verhindern, wird intraoperativ ein Schnellschnitt angefertigt!

Das Ziel der Operation ist die komplette Entfernung der Raumforderung unabhängig von der Art des Zugangsweges. In den meisten Fällen erfolgt die Entfernung des Tumors im Rahmen einer Ovar- bzw. Adnexexstirpation. Lediglich bei prämenopausalen Frauen, deren Tumor makroskopisch benigne imponiert, sollte eine konservative Behandlung versucht werden, um Ovarrestgewebe zu erhalten und eine Semikastration zu verhindern. Vor jeder operativen Manipulation hat aus Sicherheitsgründen eine Aszitesaspiration oder Douglas-Lavage zu erfolgen. Eine Zusammenfassung einer konservativen Zystenoperation per laparoscopiam beschreibt 41.2. Die operativen Schritte sind in Abb. 41.5 enthalten.

Eine Adnexexstirpation sollte bei postmenopausalen Patientinnen oder bei Verdacht auf ein Malignom erfolgen (41.3). Generell liefert der histologische Schnellschnitt noch intraoperativ ein eindeutiges Resultat. Liegt kein Hinweis auf Malignität vor, so kann die Operation beendet werden. Im Falle eines malignen Tumors sollte die operative Sanierung innerhalb desselben Eingriffes oder so rasch wie möglich durchgeführt werden, da sich bei längerer Verzögerung der definitiven Behandlung die Prognose für die Patientin verschlechtert.

41.2 Ovarialzystenausschälung mittels Laparoskopie

Erzeugung eines Pneumoperitoneums. Setzen der Trokare. Diagnostischer Rundblick und Begutachtung beider Adnexen. Es sollte mindestens ein Operationstrokar mit einem Durchmesser von 10 mm verwendet werden, um das Präparat vor der Bauchdecke bergen zu können. Weist die Zyste benignen Charakter auf, kann eine konservative Therapie erfolgen. Douglas-Lavage mit Zytologie. Fassen des betroffenen Ovars und Setzen einer Koagulationsstraße am Zystenpol. Inzision der Tunica albuginea entlang der Koagulation. Schichtweises Trennen des Zystenbalges vom intakten, ovariellen Gewebe, ohne die Zystenwand zu perforieren. Komplettes Ausschälen der Zyste aus dem Ovar. Einbringen der Zyste in einen Laparobag. Herausholen durch den Trokar mit dem größten Durchmesser und vor die Bauchdecke bringen. Versenden des Präparates zur histologischen Schnellschnittuntersuchung. Koagulation von größeren Blutungen und Nahtadaptation der Wundränder, um postoperative Nachblutungen zu verhindern. Inspektion des Abdomens, u.U. Setzen einer Drainage für 24 Stunden. Ablassen des Pneumoperitoneums und Entfernen der Trokare. Hautadaptation. Abwarten des Ergebnisses der Schnellschnittuntersuchung.

41.3 Adnexentfernung

Inspektion beider Adnexen mittels diagnostischer Laparoskopie oder nach Anlegen einer Laparotomie (median oder nach Pfannenstiel). Spalten des Peritoneums lateral und parallel zum Lig. infundibulopelvicum (Ovarialgefäße). Identifikation des Ureters (!) und Ligatur oder Koagulation der Ovarialgefäße. Ligatur oder Koagulation des Lig. ovarii proprium und der Tube uterusnah. Absetzen von der Mesosalpinx mittels Klemme oder Koagulation, Klemmenersatz.

Therapie der stielgedrehten Zyste

Wird eine Stiehldrehung einer Ovarialzyste rechtzeitig vor Schädigung des Gewebes erkannt, so kann man versuchen, das gesunde ovarielle Restgewebe zu erhalten und eine konservative Zystenausschälung vornehmen. Hat durch den Stau des venösen Abflusses bereits eine Infarzierung stattgefunden, ist die Therapie der Wahl eine Ovar- bzw. Adnexexstirpation (41.**3**).

Therapie des Ovarialkarzinoms

Die primäre Therapie des Ovarialkarzinoms ist die Entfernung des Tumors sowie ein exaktes Staging des Ausmaßes der Erkrankung. In den Stadien FIGO I und II (9) sollte eine Entfernung der Gebärmutter mit beiden Adnexen, eine Omentresektion und Appendektomie incl. einer pelvinen (eventuell zusätzlich paraaortalen) Lymphadenektomie erfolgen. In den Stadien III und IV nach FIGO (9) sollte möglichst die gesamte Tumorlast operativ entfernt werden, um eine gute Ausgangssituation für eine sekundäre Behandlung (Chemotherapie) zu ermöglichen.

Nur in ausgesuchten Fällen (junge Patientin mit vorhandenem Kinderwunsch und frühem Stadium der Malignität) kann ein eingeschränktes operatives Vorgehen in Erwägung gezogen werden (ipsilaterale Adnexexstirpation mit ipsilateraler pelviner Lymphadenektomie incl. Biopsien vom kontralateralen Ovar und Peritoneum, Omentektomie und Appendektomie). Sofort nach Abschluß des Kinderwunsches sollte die definitive operative Sanierung erfolgen. Die exakte Darstellung der Therapie des Ovarialkarzinoms würde den Rahmen dieses Beitrages bei weitem sprengen, daher wird auf spezielle Lehrbücher verwiesen (25).

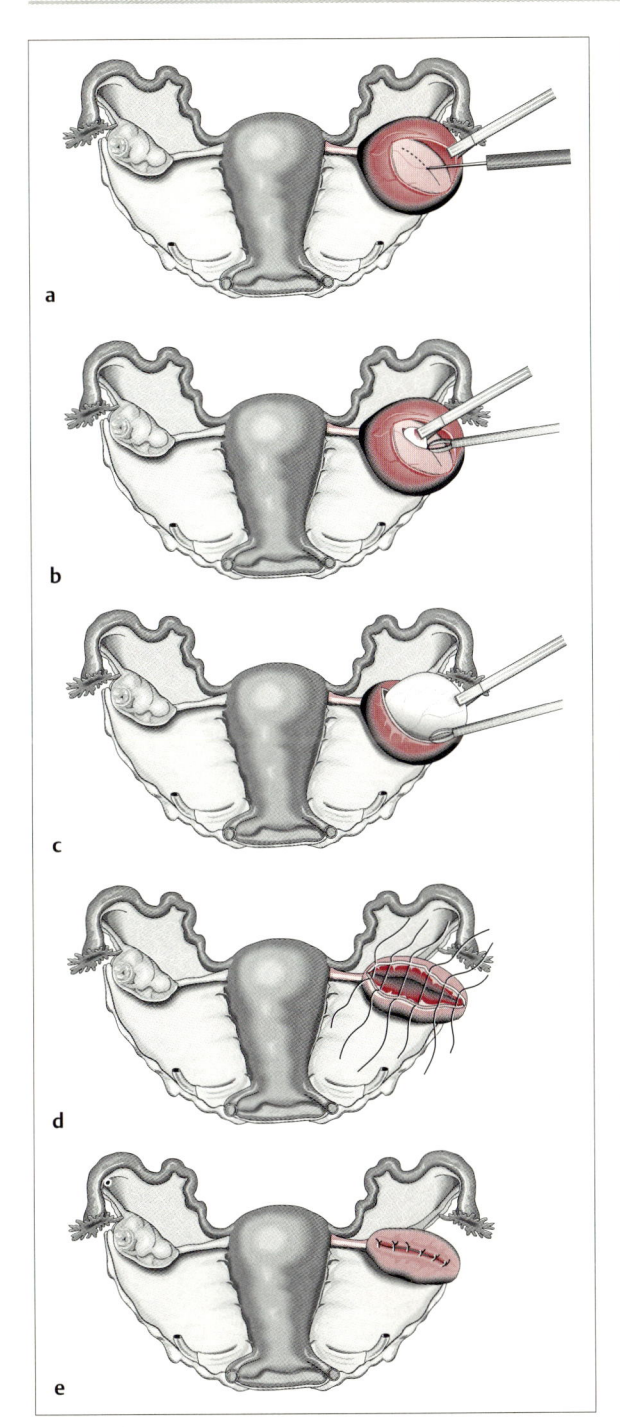

Abb. 41.**5** Ovarialzystenausschälung mittels Laparoskopie. **a** Fassen des Ovars und Setzen einer Koagulationsstraße, **b** Inzision der Tunica albuginea, **c** Ausschälen der Zyste, **d** Wundrandadaptation, **c** Situs nach erfolgreicher Zystenentfernung.

Uterus – Leiomyomatose

Die Gebärmutter kann Sitz verschiedenster Erkrankungen sein. Veränderungen des Gebärmutterhalses und des Endometriums werden in diesem Kapitel nicht beschrieben, weil sie durch exzellente Möglichkeiten des Screenings eindeutig in das Fachgebiet der Gynäkologie eingeordnet werden können.

Tumoren der Gebärmutter sind von differentialdiagnostischem Interesse gegenüber anderen Raumforderungen im Unterbauch, wobei der Uterus myomatosus (Leiomyomatose) dominiert. Raumforderungen im Sinne einer myomatösen Veränderung sind die häufigsten Tumoren im Bereich des kleinen Beckens, ca. 50% aller Frauen weisen in ihrem Leben mindestens einen Myomknoten auf.

Pathogenese

> Da die maligne Entartung eines Myomknotens äußerst selten ist (unter 0,5 %), kann von einer rein gutartigen Erkrankung gesprochen werden!

Die Zellen weisen einen hohen Gehalt an Östrogenrezeptoren auf, so daß die Entstehung und der Verlauf als hormonabhängig angesehen werden. Nach der Menopause (geringe Östrogenspiegel) schrumpfen die meisten Myome deutlich, und die Symptomatik verbessert sich. Die Lokalisation der Myome ist sehr variabel: subserös, submukös, intramural oder gestielt.

Symptome

Der Altersgipfel liegt im reproduktiven Alter. Als hauptsächliche Symptome treten auf: Druckgefühl bzw. Schmerzen im Unterbauch, Kreuzschmerzen, Dysmenorrhö, Blutungstörungen (Meno-, Metrorrhagie), Anämie durch vermehrte und verstärkte Menstruationsblutungen, Kompression von Nachbarorganen (Harnwege) und Infertilität. Oft fehlt jedoch jegliche Symptomatik.
In der Schwangerschaft dominieren folgende Komplikationen: Abort, frühzeitige dysfunktionelle Wehen und vermehrte postpartale Blutungen. Das Ausmaß der Symptomatik wird hauptsächlich von der Größe und der Lage der Veränderungen bestimmt.

Diagnostik

Grundpfeiler der Diagnostik ist die gynäkologische Palpationsuntersuchung, bei der Konsistenz, Größe und Beweglichkeit beurteilt werden können. Die Ultraschalluntersuchung bietet die Möglichkeit, die genaue Größe der einzelnen Myomknoten anzugeben, was im Rahmen von Kontrolluntersuchungen besonders wertvoll ist. Ebenso gelingt in den meisten Fällen eine Abgrenzung gegenüber Raumforderungen im Bereich der Adnexen.
In einzelnen Fällen sind weitere Untersuchungen empfehlenswert:
- Ultraschall der ableitenden Harnwege,
- i.v. Pyelographie,
- CT,
- MRT.

Konnten andere Ursachen ausgeschlossen werden (Extrauterinschwangerschaft, Ovarialtumoren), so sind Kontrolluntersuchungen (incl. Ultraschall) in regelmäßigen Abständen (3–6 Monate) ausreichend.

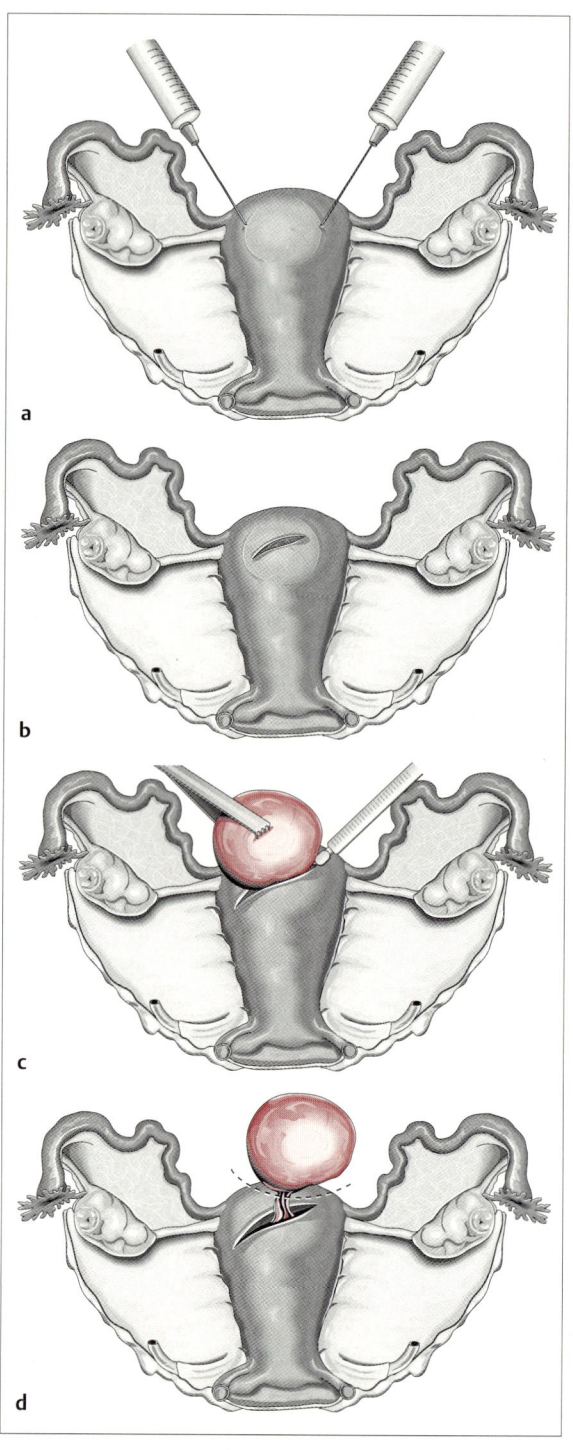

Abb. 41.6 Myomknotenentfernung mittels Laparoskopie. **a** Unterspritzung eines subserösen Myomknotens, **b** Koagulation und Spalten bis auf den Myomknoten, **c** Fassen und Auslösen mittels monopolarer Elektrode, **d** Abtragung des gestielten Myomknotens.

Therapie

Indikation

Ein aktives Vorgehen ist angezeigt bei:
- abnormer vaginaler Blutung,
- raschem Wachstum,
- Wachstum nach der Menopause,
- Infertilität,
- habituellem Abort,
- starken Schmerzen,
- Harnwegsobstruktionen,
- mangelnder Abgrenzung gegenüber einem Ovarialtumor,
- chronischer Anämie.

Vorgehen

Als Therapie stehen medikamentöse, organerhaltende und radikale operative Behandlungsmethoden zur Verfügung. Eine medikamentöse Behandlung kann mit Gestagenen oder Gonadotropion-Releasing-Hormon-(GnRH-)Analoga erfolgen. Eine konservative, gebärmuttererhaltende Operation (Myomektomie) sollte bei Kinderwunsch oder auf ausdrückliches Verlangen der Patientin angestrebt werden (4). Diese Operation ist auch bei Infertilität oder habituellem Abort wegen eines Uterus myomatosus angezeigt (2). Gestielte, subseröse Myomknoten stellen eine ideale Indikation für eine konservative Operation (gebärmuttererhaltend) dar. Die Entfernung von subserösen und gestielten Myomknoten durch Laparoskopie ist in 41.4 beschrieben. Abbildung 41.6 demonstriert die operativen Schritte graphisch.

> Da es sich bei der Leiomyomatose um eine gutartige Erkrankung handelt, bestimmen die individuellen Symptome die Therapie!

41.4 Laparoskopische Myomentfernung

Begutachtung der Operabilität mittels diagnostischer Laparoskopie (Abb. 41.6 und 41.2). Die Größe der Myomknoten bestimmt den Durchmesser eines Operationstrokars (10 oder 15 mm). Einspritzen von Ornipressin (Verdünnung 0,05 IE/ml) um das Myom zur Reduktion des Blutverlustes. Setzen einer Koagulationsstraße im Bereich des Peritoneums und Spalten bis auf den Myomknoten. Fassen des Knotens mittels Faßzange, Herauslösen durch Drehen der Zange und Verwenden von monopolarer Koagulation. Verschluß der Wundfläche mit monofiler Naht nach exakter Blutstillung. Ein gestielter Myomknoten wird am Ansatz des Stiels von der Gebärmutter mittels Hochfrequenzchirurgie oder Ligatur abgesetzt. Zerkleinern des Knotens mittels Schere oder Morcellator, um die Teile durch den größten Trokar aus dem Abdomen entfernen zu können. Spülung und Inspektion des Abdomens. Einlage einer Drainage zur Blutungskontrolle, Entfernen der Trokare, Hautadaptation.

Postoperative Maßnahmen und Komplikationen

Da bei einer konservativen, organerhaltenden Operation aufgrund der guten Blutversorgung sehr leicht Nachblutungen auftreten können, sollte bei jedem Eingriff eine Drainage gelegt werden. Eine dreimonatige Kontrazeption ist angezeigt. Im wesentlichen bestimmt die Art des operativen Zuganges (vaginal, durch Laparoskopie oder Laparotomie) das Ausmaß der postoperativen Maßnahmen sowie die Dauer der Rekonvaleszenz.
Eine konservative Myomoperation beinhaltet das Risiko einer unstillbaren intraoperativen Blutung, so daß in seltenen Fällen eine Uterusexstirpation notwendig ist (präoperative Aufklärung!).

Endometriose

Die Endometriose – gutartige Wucherungen von Gebärmutterschleimhaut und Stroma außerhalb des Uterus – ist im Rahmen der Differentialdiagnose bei Unterbauchschmerzen von großer Bedeutung (26). Es wird vermutet, daß ca. 2–4% der weiblichen Bevölkerung an Endometriose erkranken (24), generell betrifft es Frauen in der fertilen Phase. Aufgrund vieler ungeklärter bzw. kontrovers diskutierter Aspekte stellt diese Erkrankung eine große Herausforderung an den klinisch tätigen Arzt dar.

Pathogenese

Derzeit werden verschiedene Entstehungstheorien diskutiert: Die am weitesten verbreitete wurde von Sampson bereits in den 20er Jahren publiziert (21). Sie geht davon aus, daß lebensfähige Endometriumzellen retrograd durch den Eileiter in den Abdominalraum gelangen und dort wachsen können („retrograde Menstruation").

Diese Theorie kann jedoch wie alle anderen nicht alle Erscheinungsformen dieser Erkrankung erklären. Die weiteren Theorien vermuten als Ursache: Metaplasie von Müllerschem bzw. Wolffschem Gangepithel, immunologische (Autoimmunerkrankung) oder hereditäre Faktoren und eine Kombination.

Am häufigsten werden die ektopen Herde im kleinen Becken (Ovar, Tube, Lig. sacrouterinum, Douglas-Raum) angetroffen, können aber im Bereich des gesamten Körpers gefunden werden (3) (Abb. 41.7). Die Wahrscheinlichkeit nimmt direkt proportional mit der Entfernung vom Uterus ab. Die einzelnen Foci sehen äußerst unterschiedlich aus: Farbe, Struktur und Größe variieren sehr stark. Im Zuge der Erkrankung bildet sich Adhäsionen, die massive Formen annehmen können.

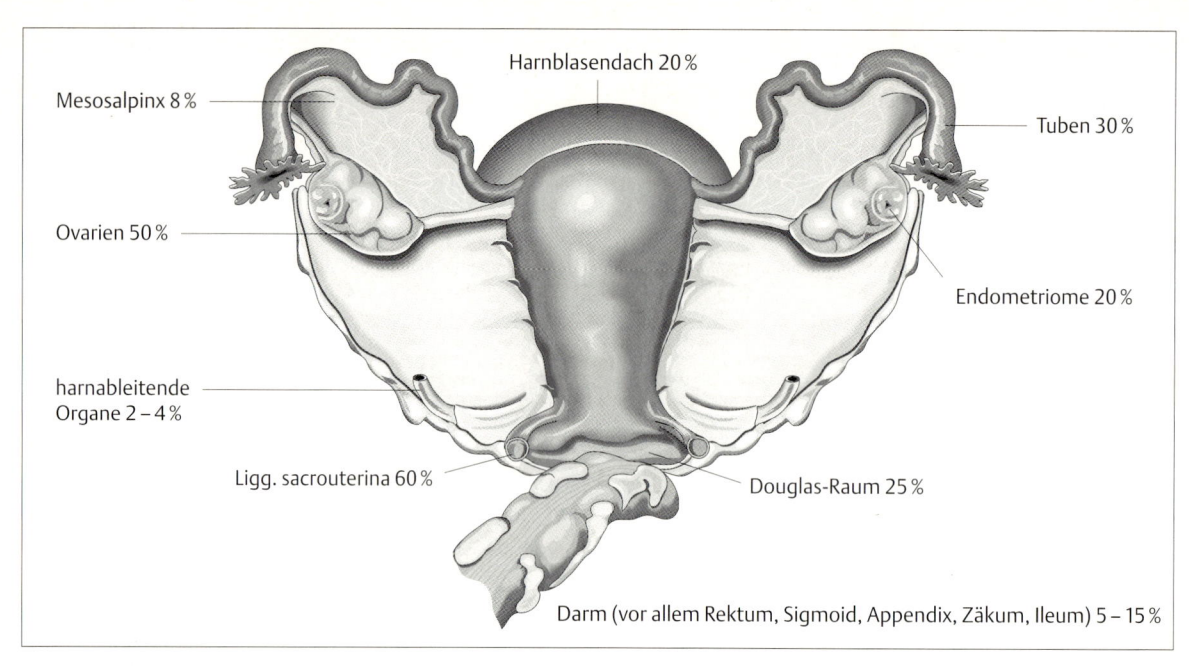

Abb. 41.7 Lokalisationen der Endometriose. Häufig sind multiple Lokalisationen bei der gleichen Patientin. Seltene Lokalisationen sind: Nabel, Episiotomie-, Bauchdeckennarben, Inguinalregion, Lunge, Pleura.

Symptome

Die Symptomatik ist sehr unterschiedlich und uncharakteristisch (Tab. 41.4). Auch völlige Beschwerdefreiheit, selbst bei fortgeschrittenen Stadien, wurde beschrieben. Es existiert kein pathognomonisches Symptom.

> Bei chronischen Schmerzen, die nicht unmittelbar einer anderen Erkrankung zuzuordnen sind, sollte bei Frauen, vor allem im reproduktiven Alter, das Vorliegen einer Endometriose in Erwägung gezogen werden!

Tabelle 41.4 Symptome der Endometriose

Symptom	Häufigkeit in %
Sekundäre Dysmenorrhö	45–50
Dyspareunie	15–30
Unspezifische Beckenschmerzen	30–50
Sterilität	30–50
Suprapubische Schmerzen	20–30
Diffuse Bauchschmerzen	10–20
Menstruations-, Zyklusunregelmäßigkeiten	10–20
Zyklusabhängige Dysurie	2–5
Zyklusabhängige Hämaturie	1
Zyklusabhängige Defäkationsstörung	bis 5
Zyklusabhängige Meläna	bis 1
Darmkrämpfe	bis 5

Da Endometrioseherde nach der Menopause die Tendenz zur Schrumpfung aufweisen, ist es möglich, daß ein Befall von Darm oder Ureter zu einem Ileus bzw. einer Nierenstauung führt. Die Patientin kann daher auch Symptome eines akuten Abdomens zeigen.

Diagnose

Die Abklärung bei Verdacht auf Endometriose hat mit einer genauen Anamneseerhebung (besonderes Augenmerk auf Charakteristik und Zyklusassoziation) und einer gynäkologischen Untersuchung zu beginnen. Bildgebende Verfahren (Ultraschall- und radiologische Untersuchungen) sowie serologische Tests (CA 12–5) können nicht zur Absicherung der Diagnose herangezogen werden. Lediglich größere Endometriome (gutartige Tumoren im Bereich der Eierstöcke mit dunkelbraunem, schokoladeartigem Inhalt) lassen sich sonographisch gut darstellen. Wichtigstes Diagnostikum ist die Laparoskopie mit Biopsie der verdächtigen Areale. Im Rahmen dieses Eingriffes ist auch eine operative Therapie durchführbar. Bei Verdacht auf Befall von Nachbarorganen sollten präoperativ zusätzliche Untersuchungen in Erwägung gezogen werden: i. v. Pyelogramm, Irrigoskopie, Rektoskopie, Kolonoskopie und CT.

> Vom Operateur ist eine genaue Beurteilung des Abdominalraumes zu fordern, da die Herde sehr unterschiedlich imponieren und das Ausmaß der Symptomatik nicht mit dem makroskopischen Aspekt korrelieren muß!

> Eine bioptisch-histologische Verifizierung ist zur Diagnosesicherung der Endometriose unbedingt erforderlich!

Indikation und Klassifikation

Da es sich bei der Endometriose um eine gutartige Erkrankung handelt und maligne Entartung zwar beschrieben wurde, aber äußerst selten ist, besteht auch bei Verdacht keine absolute Indikation zur invasiven Diagnostik und Therapie. Die Symptomatik bestimmt die Notwendigkeit. Lediglich bei Verdacht auf ein Endometriom sollte eine histologische Absicherung durchgeführt werden, um einen malignen Ovarialtumor auszuschließen. Absolute und relative Kontraindikationen richten sich nach der Art des geplanten Eingriffes. Die Patientin muß ausführlich über alle möglichen Behandlungsformen (abwartend, medikamentös, operativ) und deren Nebenwirkungen aufgeklärt werden und ihr Wunsch bei der Wahl des Vorgehens berücksichtigt werden.

Um das Ausmaß der Erkrankung und einen Therapieerfolg bewerten zu können, wurden verschiedene Klassifikationen entwickelt. Die gebräuchlichste ist die Beurteilung nach dem Score der amerikanischen Fertilitätsgesellschaft (rAFS-Score) (1).

Differentialdiagnose

Je nach Schweregrad und Lokalisation kommen die verschiedensten Differentialdiagnosen in Frage:
- Entzündungen und deren Folgezustände im kleinen Becken,
- Leiomyomatose,
- Ovarialtumoren (gutartig),
- Ovarialkarzinom,
- Enteritis,
- Divertikulitis,
- Darmtumoren,
- Ureterstein.

Therapie

Medikamentöse Behandlung

Eine lediglich symptomatische Therapie kann mit nichtsteroidalen Analgetika erfolgen. Die kausale Therapie erfolgt endokrin, operativ oder als Kombination. Da das Weiterbestehen der Erkrankung hormonabhängig ist, beruht die medikamentöse Therapie auf einer „hormonellen Aushungerung" der ektopen Herde. Als mögliche Substanzen kommen in Frage: Östrogen-Gestagen-Kombinationen, Gestagene alleine, Danazol und GnRH-Analoga (23). Aufgrund ihres Erfolges stellt die medikamentöse Therapie eine ausgezeichnete Alternative zur operativen Sanierung dar. Um das operative Trauma bei exzessivem Befall zu reduzieren, bewährt sich in den Stadien III und IV nach rAFS (1) eine vorangehende 3- bis 6monatige „medikamentöse Ovarektomie" mittels GnRH-Analoga. Konservative Behandlungsstrategien (operativ sowie medikamentös) haben eine jährliche Rezidivrate von bis zu 10%.

> Die Therapie der Endometriose muß speziell auf die Symptomatik, das Alter und die Familienplanung der Patientin, auf Nebenwirkungen und Risiko der Behandlung und das Ausmaß der Erkrankung ausgerichtet sein!

Konservativ-operative Behandlung

Wegen der Gleichwertigkeit des Behandlungsergebnisses gegenüber der Laparotomie und der geringeren Belastung für die Patientin sollte primär der operative Zugang per laparoscopiam gewählt werden. Die Strategie zielt auf die komplette Entfernung oder Zerstörung aller Endometrioseherde, das Lösen der Adhäsionen und die Rekonstruktion der betroffenen Organe ab. Neben der Exzision größerer Läsionen können kleinere Bereiche mittels Hochfrequenzchirurgie, Endokoagulation oder Laserlicht (12) zerstört werden. Die Wahl der Energiequelle richtet sich nach Verfügbarkeit und Erfahrung des Operateurs mit den verschiedenen Geräten. Die Behandlungsergebnisse differieren nicht wesentlich. 41.5 und Abb. 41.8 demonstrieren die konservative Therapie einzelner Endometrioseherde. Bei Kinderwunsch der Patientin muß möglichst organerhaltend vorgegangen werden. Für Sterilitätsoperationen wird auf spezielle Lehrbücher verwiesen (27). Liegt ein Endometriom (Schokoladezyste des Ovars) vor, so hat die Therapie operativ zu erfolgen, da medikamentös kein Erfolg zu erzielen ist. In ca. 25% der Fälle betrifft die Endometriose beide Ovarien. Man sollte versuchen, möglich viel gesundes Restgewebe des betroffenen Eierstockes zu erhalten. Rezidive sind dabei zwar häufiger, eine Semikastration kann aber vermieden werden.

> **41.5 Laparoskopische Therapie von Endometrioseherden**
>
> Diagnostische Laparoskopie: Vorgehen wie bei 41.1. Sicherung der Diagnose durch genaueste Beurteilung des Abdominalraumes mit Biopsie zur histologischen Verifizierung der Diagnose. Besonderes Augenmerk auf das innere Genitale legen. Elevation beider Ovarien zur Darstellung der Fossa ovarica. Zahl und Größe der Zusatztrokare richtet sich nach dem geplanten Eingriff. Liegen Adhäsionen vor, werden diese mittels monopolarer Hakenelektrode durchtrennt (Abb. 41.8). Alternativ kann Laser, bipolare oder Endokoagulation verwendet werden. Ist man mit einer tiefen Läsion konfrontiert, empfiehlt sich die scharfe Präparation nach Hochheben mit der atraumatischen Zange. Auf die enge Beziehung zum Ureter muß besonderes Augenmerk gelegt werden, evtl. Ureterpräparation! Peritonealverschluß bei größeren Peritonealdefekten. Kleinere Herde werden durch Koagulation zerstört. Spülung des Abdomens nach Beendigung der operativen Schritte. Ablassen des Pneumoperitoneums, Entfernen der Trokare, Hautadaptation. Auf eine Drainage kann verzichtet werden!

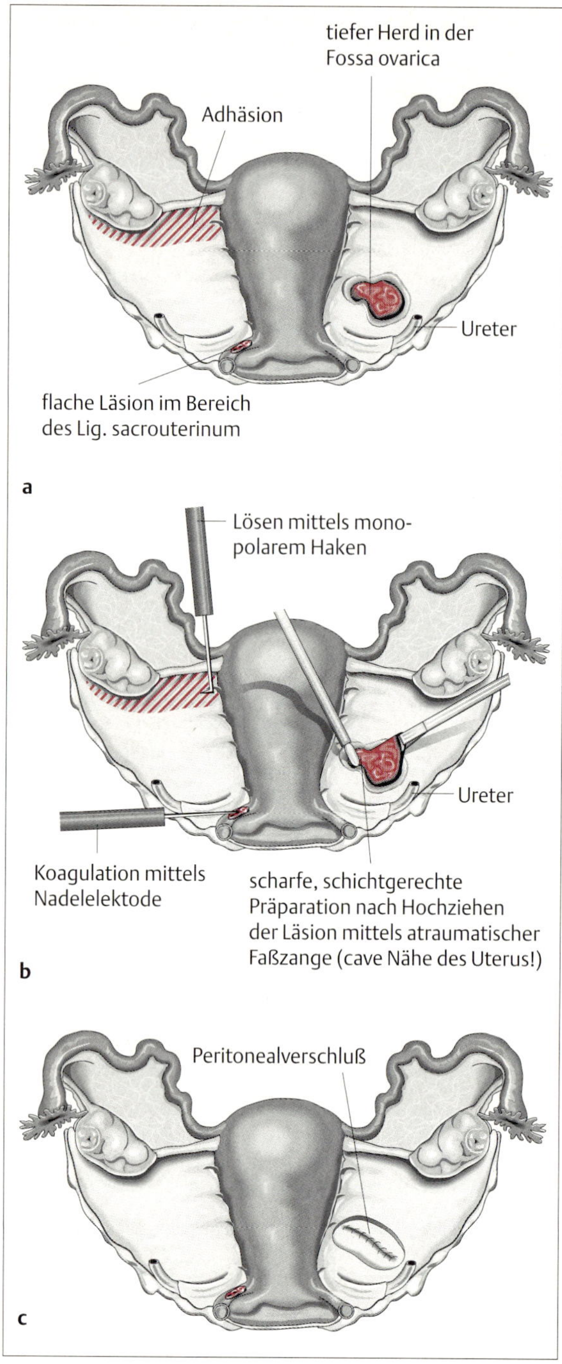

Ein ausgedehnter Befall kann zur Teilresektion (Ovar, Tube, Darm, Netz, Ureter usw.) oder zur Exstirpation (Uterus, Tube, Ovar, Appendix usw.) der Organe zwingen.

Radikal-operative Behandlung

Eine radikale operative Therapie umfaßt die Entfernung beider Eierstöcke, beider Tuben und der Gebärmutter. Ebenso sollten alle weiteren Herde möglichst vollständig entfernt werden. Die Uterusexstirpation entfernt das komplette Endometrium („retrograde Menstruation"), die Exstirpation der Ovarien verhindert die hormonelle Stimulation. Dieser Eingriff soll bei abgeschlossenem Kinderwunsch, exzessivem Befall von Nachbarorganen (Ileus, Ureterstenose mit Nierenstau) und mehrmaligem Rezidiv nach genauer Absprache mit der Patientin in Erwägung gezogen werden. Mit einer hormonellen Substitution sollte bis ca. 3 Monate nach der Operation gewartet werden, dann ist ein Rezidiv seltener.

Die Endometriose hat die Tendenz, in umgebendes Gewebe einzuwachsen und Adhäsionen zu bilden. Die Präparation gestaltet sich aus diesen Gründen und der vermehrten Blutungstendenz oft schwierig. Läsionen von Nachbarorganen (Darm, Ureter, Harnblase, usw.) sind selten. Das Management richtet sich nach der Art der Komplikation.

◀ Abb. 41.8 Endometrioseherde und Adhäsionen. **a** Verschiedene Lokalisationen, **b** operative Therapie der Läsionen, **c** Situs nach Operation mit Peritonealverschluß.

Gynäkologische Notfälle

Akute vaginale Blutung ohne Schwangerschaft

In der Notfallversorgung kann die abnormale Blutung aus dem Genitaltrakt zu einem Problem werden.

Ursachen

Reproduktives Alter:
- Trauma,
- maligner Tumor (zervikal, vaginal),
- funktioneller Ovarialtumor.

Intermenstruell:
- zervikaler Polyp,
- vaginales Trauma,
- vaginale Malignität,
- Zervixkarzinom,
- Endometriumpolyp,
- Uterusmyom.

Postkoital:
- Malignität,
- zervikales Ektropium,
- zervikaler Polyp.

Menorrhagie:
- endometrialer Polyp,
- endometriale Malignität,
- intrauterine Kontrazeption,
- Ovardysfunktion.

Postmenopausal:
- maligne Erkrankung an Zervix oder Endometrium,
- funktioneller Ovarialtumor.

Vorgehen

Die erste Maßnahme in der Notfallambulanz sollte sein, den Blutverlust durch Volumensubstitution auszugleichen. Eine abdominale Sonographie ist angezeigt.
Der Gynäkologe ist dringlich zu konsultieren.

Blutungen bei Schwangerschaft

Bei Schwangeren sind spontaner Abort, ektope Schwangerschaft, illegaler Abort oder Blutungsursachen in der Frühschwangerschaft möglich. Die Blutungen können erheblich sein. Eine intensivmedizinische Therapie ist notwendig.
Dringliche Konsultation des Gynäkologen und Geburtshelfers.

Literatur

1. American Fertility Society: Revised American Fertility Society Classification of Endometriosis 1985. Fertil. Steril. 43 (1985) 351
2. Babaknia, A., J. A. Rock, H. W. Jr. Jones: Pregnancy success following abdominal myomectomy for infertility. Fertil. Steril. 30 (1978) 644
3. Bergqvist, A.: Extragenital endometriosis. Europ. J. Surg. 158 (1992) 7
4. Butram, jr., V. C., R. C. Reiter: Uterine leiomyomata: etiology, symptomatology, and management. Fertil. Steril. 36 (1981) 43
5. Canis, M., G. Mage, A. Wattiez, S. Bassil, J. L. Pouly, H. Manhes, C. Chapron, M. A. Bruhat: Zysten der Adenxe. Gynäkologe 26 (1993) 372
6. Canis, M., G. Mage, J. L. Pouly, A. Wattiez, H. Manhes, M. A. Bruhat: Laparoscopic diagnosis of adnexal cystic masses: a 12-year experience with long-term-follow-up. Obstet. Gynecol. 83 (1994) 707
7. Childers, J. M., E. A. Surwitt: Current status of operative laparoscopy in gynecologic oncology. Oncology 7 (1993) 47
8. Egarter, C., H. Kiss, P. Husslein: Prostaglandin versus expectant management in early tubal pregnancy. Prostagl. Leucotr. 42 (1991) 177
9. FIGO Cancer Committee: Staging anouncement. Gynecol. Oncol. 25 (1986) 383
10. Gitsch, E., A. Palmrich: Gynäkologisch operative Anatomie, 2. Aufl. de Gruyter, Berlin 1992
11. Hulka, L. F., W. H. Parker, M. W. Surrey, J. M. Phillips: Management of ovarian masses. AAGL 1990 Survey. J. reprod. Med. 37 (1992) 599
12. Keckstein, J.: Laparoskopische Lasertherapie der Endometriose. Gynäkologe 26 (1993) 317
13. Kiss, H., C. Egarter, P. Husslein, K. Semm: Retrospektive Vergleichsstudie der Behandlung einer Tubargravidität durch pelviskopische Operation oder Prostaglandin-Injektion. Gebh. Frauenheilk. 52 (1992) 536
14. Kuhn, W., W. Rath: Laparoskopische Hysterektomie. Gynäkologe 26 (1993) 366
15. Kurjak, A., H. Schulman, A. Sosic: Transvaginal ultrasound, color flow, and Doppler waveform of the postmenopausal adnexal mass. Obstet. Gynecol. 80 (1992) 917
16. Lang, P. F., K. Tamussino, W. Hoenigl, G. Ralph: Treatment of unruptured tubal pregnancy by laparoscopic instillation of hyperosmolar glucose solution. Amer. J. Obstet. Gynecol. 166 (1992) 1378
17. Lundorff, P., J. Thorburn, B. Lindblom: Fertility outcome after surgical treatment of ectopic pregnancies evaluated in a randomized trial. Fertil. Steril. 57 (1992) 998
18. Martius, G.: Gynäkologische Operationen, 2. Aufl. Thieme, Stuttgart 1990
19. NIH Consensus Conference: Ovarian cancer: screening, treatment, and follow-up. J. Amer. med. Ass. 273 (1995) 491
20. Reiffenstuhl, G., W. Platzer, P. G. Knappstein: Die vaginalen Operationen, 2. Aufl. Urban & Schwarzenberg, München 1994
21. Sampson, J. A.: Peritoneal endometriosis due to menstrual dissemination of endometrial tissue into the peritoneal cavity. Amer. J. Obstet. Gynecol. 14 (1927) 422
22. Schurz, B., R. Wenzl, W. Eppel, G. Soeregi, E. Reinold: Frühdiagnose der Tubargravidität mit der Vaginosonographie. Gebh. Frauenheilk. 49 (1989) 649
23. Schweppe, K. W., U. Circel: Gn-RH analogues in the treatment of endometriosis. In Floh, E. S., S. S. Ratnam, K. M. Seng: Endometriosis and other Diseases and Infections. Parthenon, Casterton Hall 1987 (p. 27)
24. Strathy, J. H., G. A. Molgaard, C. B. Coulam, L. J. Melton: Endometriosis and infertility: a laparoscopic study of endometriosis among fertile and infertile women. Fertil. Steril. 38 (1982) 667
25. Thompson, J. D., J. A. Rock: Te Linde's: Operative Gynecology, 7th ed. Lippincott, Philadelphia 1994
26. Vital and Health Statistics, Series 13, No. 86. Detailed Diagnosis and Procedures for Patients Discharged from Short Stay Hospital in the United States 1984
27. Wallach, E. E., H. A. Zacur: Reproductive Medicine and Surgery. Mosby, Baltimore 1995

42 Ambulante Chirurgie
W. Klug

Ambulantes Operieren

Definition und Vorbemerkungen

Ambulante Operationen sind diagnostische und therapeutische Eingriffe an Patienten, die in Allgemeinanästhesie oder in Regionalanästhesie in dem Operationsraum eines Vertragsarztes oder in einem Operationssaal im Krankenhaus bei planmäßigem Verlauf ohne Krankenhausaufenthalt über Nacht durchgeführt werden. In der Richtlinie der Bundesärztekammer zur „Qualitätssicherung ambulanter Operationen" heißt es: „Ambulante Operationen sind dadurch gekennzeichnet, daß der ambulant operierte Patient im allgemeinen die Nacht vor und nach dem Eingriff zu Hause verbringt."

Die Existenz des Kataloges „Ambulant durchführbare Operationen" bedeutet nicht, daß die im Katalog aufgelisteten operativen Leistungen nur ambulant erbracht werden dürfen. Medizinische und soziale Gründe rechtfertigen es, die indizierte Operation unter stationären Bedingungen auszuführen. Unzweifelhaft entlasten ambulante Operationsleistungen direkt den stationären Sektor und reduzieren die Ausgaben der Krankenkassen.

Qualitätssicherung

Qualitätsstandards, Qualitätskontrolle und interne sowie externe Qualitätssicherung sind bei der Durchführung von ambulanten Operationen entscheidend. Ab 01. 10. 1994 gilt der dreiseitige Vertrag über die Qualitätssicherung beim ambulanten Operieren entsprechend der in § 14 des Vertrages nach § 115 b SGB V getroffenen Regelung. Im Deutschen Ärzteblatt 38 (1994) sind die Richtlinien der Bundesärztekammer zur Qualitätssicherung ambulanter Operationen und zur Qualitätssicherung endoskopischer Eingriffe und im Deutschen Ärzteblatt 39 (1994) „Neue Regelungen zur Qualitätssicherung arthroskopischer Operationen" veröffentlicht.

Anforderungen an die fachliche Befähigung

Ambulante Operationen und Anästhesien sind nach Facharztstandard zu erbringen. Danach sind diese Eingriffe nur von Fachärzten, unter Assistenz von Fachärzten oder unter deren unmittelbarer Aufsicht und Weisung mit der Möglichkeit des unverzüglichen Eingreifens durchzuführen. Der Facharztstandard setzt ausreichende Kenntnisse, Fähigkeiten und Fertigkeiten in der Notfallmedizin sowie die Beherrschung prä-, peri- und postoperativer Komplikationen im Zusammenhang mit den durchgeführten Operationen und Anästhesien voraus. Die präoperative Diagnostik muß neben der Indikation zur Operation sicherstellen, daß der Patient durch die Operation und Anästhesie keinem erkennbar höheren Risiko als bei einer stationär durchgeführten Behandlung ausgesetzt wird. Dies ist auch in dem zu dokumentierenden Beratungsgespräch mit dem Patienten zu erörtern, wobei insbesondere die Notwendigkeit und Möglichkeiten der Nachbetreuung schriftlich festzuhalten sind. Hierbei sind nicht nur medizinische Daten, sondern auch das regionale Umfeld, in der die Nachsorge gesichert werden muß, zu berücksichtigen (z. B. Fähigkeit und Bereitschaft der Angehörigen zur häuslichen Hilfe, Wohnverhältnisse, Sprachprobleme, Telefon).

Bauliche, apparativ-technische, hygienische und personelle Voraussetzungen

Als bauliche Voraussetzungen müssen vorhanden sein:
- Operationsraum/-räume mit flüssigkeitsdicht verfugtem Fußboden, abwaschbarem dekontaminierbarem Wandbelag von mindestens 2 m Höhe, scheuerdesinfektionsfestem Boden und Wänden, Lichtquellen zur fachgerechten Ausleuchtung des Operationsraumes und des Operationsgebietes mit Sicherung durch Stromausfallüberbrückung auch zur Sicherung des Monitoring lebenswichtiger Funktionen oder durch netzunabhängige Stromquelle mit operationsentsprechender Lichtstärke als Notbeleuchtung, Entlüftungsmöglichkeiten unter Berücksichtigung der eingesetzten Anästhesieverfahren und der hygienischen Anforderungen.
- Personalumkleidebereich mit Waschbecken und zweckentsprechenden Armaturen und Vorrichtung zur Durchführung der Händedesinfektion.
- Umkleidebereich für Patienten.
- Ruheraum bzw. Aufwachraum für Patienten.
- Geräte-, Vorrats- und Sterilisierraum (gegebenenfalls gesondert), Aufbereitungsbereich.
- Entsorgungs- und Putzraum.

An Instrumenten, Geräten, Arzneimitteln, Operationstextilien und Verband- und Verbrauchsmaterial müssen vorhanden sein:
- Instrumentarium zur Reanimation und Geräte zur manuellen Beatmung, Sauerstoffversorgung und Absaugung.
- Geräte zur Infusions- und Schockbehandlung.
- Operationstisch bzw. -stuhl mit fachgerechten Lagerungsmöglichkeiten.
- Fachspezifisches operatives Instrumentarium mit ausreichenden Reserveinstrumenten.

- Gegebenenfalls Anästhesie- bzw. Narkosegerät mit Spezialinstrumentarium (kann auch von Anästhesisten gestellt werden).
- Sterilisator, z. B. Überdruck-Autoklav.
- Notfallmedikamente zu sofortigem Zugriff und zur Anwendung.
- Operationstextilien bzw. entsprechendes Einmalmaterial, in Art und Menge so bemessen, daß ggf. ein Wechsel auch während des Eingriffes erfolgen kann.
- Infusionslösungen, Verband-, Naht- und sonstiges Verbrauchsmaterial.
- Reinigungs- und Desinfektionsmittel, die fachgerecht anzuwenden sind. Außerdem muß ein Hygieneplan vorhanden sein.

Die einschlägigen gesetzlichen Bestimmungen, insbesondere die im Gerätesicherheits-, Arzneimittel- und Medizinprodukterecht, im Eichgesetz und Eichordnung, in der EG-Richtlinie für aktive implantierbare medizinische Geräte, und die für Medizinprodukte festgelegten Anforderungen sind zu beachten.

Die vorgenannten Anforderungen beziehen sich sowohl auf die unmittelbar zum Eingriff und zur Anästhesie notwendigen Instrumente und Gerätschaften als auch auf solche zur Notfallversorgung und Dokumentation, die in ausreichender Anzahl vorhanden sein müssen.

Beim ambulanten Operieren müssen bestimmte personelle Voraussetzungen vorhanden sein, so muß zur Verfügung stehen:
- mindestens ein(e) qualifizierte(r) Mitarbeiter(in) mit abgeschlossener Ausbildung in einem nichtärztlichen Heilberuf oder im Beruf als Arzthelfer(in) als unmittelbare Assistenz, falls keine ärztliche Assistenz erforderlich ist,
- eine Hilfskraft (mindestens in Bereitschaft),
- für Anästhesien ein(e) Mitarbeiter(in) mit entsprechenden Kenntnissen.

Behandlung nach der Operation

Der Operateur/Anästhesist hat durch eine zu dokumentierende Abschlußvisite sicherzustellen, daß der Patient ohne erkennbare Gefahr in die ambulante Behandlung und Betreuung entlassen werden kann. Die Nachbehandlung (Medikation, Rehabilitation usw.) erfolgt in Absprache zwischen dem Operateur/Anästhesisten und dem nachbehandelnden Arzt.

Voraussetzungen zur Durchführung einer ambulanten Operation

Voraussetzungen des Patienten

Es muß der persönliche Wunsch und die freie Willensentscheidung des Patienten vorliegen, bei Kindern und Jugendlichen der Wunsch der Eltern bzw. des Erziehungsberechtigten zu einer ambulanten Operation.
Der Patient muß gewillt und psychisch imstande sein, die Anweisungen des Arztes prä- und postoperativ einzuhalten und er muß klinisch und paraklinisch die Parameter der Gruppe I und II der Klassifikation des präoperativen Risikos der American Society of Anaesthesiology (ASA) (Abb. 7.5) erfüllen.

Der Patient darf zum Zeitpunkt der geplanten Operation keinen Allgemeininfekt und keine lokale Infektion aufweisen.

Voraussetzungen des Patientenumfeldes

Der Hausarzt muß die Mitbetreuung zusichern.
Ein Telefon sollte in der Wohnung oder in unmittelbarer Nähe vorhanden sein.
Die Angehörigen bzw. die Pflegeperson des zu operierenden Patienten müssen die postoperative Betreuung freiwillig übernehmen (30% aller ambulant Operierten benötigen eine ein- bis dreitägige häusliche Pflege).
Die kooperative „Pflegeperson" soll zur Betreuung befähigt sein. Sie muß vom Operateur umfassend informiert und unterrichtet werden.
Die Anwesenheit der Betreuungsperson am Operationstag zum Zeitpunkt des Eintreffens des Operierten in der Wohnung ist notwendig.

Kontraindikationen

Allgemeine Kontraindikationen

Der Patient ist alleinstehend.
Die ambulante Operation wird vom Patienten bzw. von den Eltern oder von den Angehörigen abgelehnt.
Die Wohnverhältnisse sind schlecht mit unzureichenden sanitären Anlagen.
Es gibt keine Kommunikationsmöglichkeiten zum Operateur, zum Hausarzt oder Notarzt.
Der Weg vom Operationszentrum zur Patientenwohnung und umgekehrt beträgt mehr als eine Fahrstunde.

Medizinische Kontraindikationen

Patienten der ASA-Risikogruppen III und IV.
Intrathorakale und intrakranielle Operationen sowie Eingriffe, die eine parenterale Ernährung und/oder eine Immobilisation über 8 Stunden erforderlich machen.
Eingriffe in Allgemeinnarkose mit einer geplanten Operationszeit über 2 Stunden.
Eingriffe, die eine hohe Komplikationsquote und/oder einen intraoperativen Blutverlust über 400 ml aufweisen.
Operationen, die starke bzw. langanhaltende Schmerzen erwarten lassen.
Eingriffe mit großen postoperativen Wundflächen bei programmierter sekundärer Wundheilung (z. B. ausgedehnte perianale Operation).

Forensische Vorbedingungen

Eingriffsaufklärung

Nach der Erhebung der Anamnese und der allgemeinen sowie speziellen Untersuchung ist die detaillierte Aufklärung des zu operierenden Patienten unbedingt notwendig.
Der Operateur muß präoperativ folgende Fakten mit dem Patienten besprechen:
- Welche krankhaften Veränderungen liegen vor,
- welche Behandlungsmöglichkeiten können angewandt werden,

- welche alternative Therapieverfahren sind möglich,
- welche Therapieerfolgsquote ist zu erwarten, welche gravierende Risiken bestehen, welche Komplikationen können auftreten,
- mit welcher Rezidivquote ist zu rechnen?

Sicherheitsaufklärung und Verhaltensinstruktionen

Bei der ausführlichen Aufklärung über die geplante operative Therapie des speziellen Krankheitsbildes sollten folgende Informationen vermittelt werden:
- notwendige Voruntersuchungen
- geplantes Anästhesieverfahren (Vorstellung in der Anästhesiesprechstunde),
- Erläuterung der vorgesehenen Operationsmethode,
- zusätzliche Maßnahmen (z. B. Gipsverband, allgemeine und medikamentöse Thromboembolieprophylaxe),
- persönliche Vorbereitungen zur Operation durch den Patienten,
- Zeitraum des Eß- und Trinkverbotes,
- Ablauf des Operationstages,
- Dauer der postoperativen Überwachung und Betreuung in der Praxis bzw. chirurgischen Abteilung am Operationstag,
- Zeitangabe der ersten postoperativen oralen Flüssigkeits- und Nahrungszufuhr,
- Zeitangabe der postoperativen Geh- und Fahruntauglichkeit,
- Gestaltung und Durchführung des postoperativen Heimtransportes,
- mündliche und schriftliche Erläuterungen der Symptome, die mögliche postoperative Komplikationen (z. B. Blutungen, Harnverhaltung) ankündigen und Hinweise über Maßnahmen, die der Operierte und/oder die Betreuungsperson beim Auftreten von Komplikationen durchführen muß,
- Zeitangabe der Einnahme von Analgetika,
- empfohlene Ernährung an den postoperativen Tagen,
- Zeitpunkt des/der Verbandwechsel, technische Durchführung des angeordneten Verbandwechsels durch den Patienten,
- Termin des Hausbesuches durch den Operateur bzw. den Hausarzt.

Organisatorischer Ablauf

Chirurgische Erstkonsultation

Der Patient stellt sich primär in der Sprechstunde vor oder wird von seinem Hausarzt mit den Voruntersuchungsbefunden überwiesen. Bei der Untersuchung legt der Chirurg/Operateur die erforderliche Behandlungsmethode (konservativ/operativ) fest. Nach Abwägung der Kontraindikationen zur Durchführung einer ambulanten Operation entscheiden Operateur und Patient das weitere Vorgehen, und es erfolgt die Eingriffsaufklärung. Die notwendigen weiteren präoperativen Voruntersuchungen durch den Hausarzt werden festgelegt.
Bei geplanter Allgemein-, Spinal- oder Sakralanästhesie sind folgende Werte zu bestimmen:

- Hämatologie: Hb, Hk, Leukozyten- und Thrombozytenzahl.
- Blutgerinnungswerte: Quick-Wert, PTT, Tz, Blutgruppenbestimmung.
- Klinische Chemie: Blutzucker, ALAT, ASAT, Kreatinin, Kalium, Natrium.

Bei geplanter Operation in Regionalanästhesie oder lokoregionalen Anästhesietechniken sollten Hb, Hk, Leukozyten- und Thrombozytenzahl, Blutzucker und Quick-Wert präoperativ bestimmt werden.
Röntgenaufnahme des Thorax und EKG sind bei Patienten mit kardialen Symptomen und bei allen zu Operierenden über dem 50. Lebensjahr erforderlich. Nach Festlegung der Zweitkonsultation und des vorgesehenen ambulanten Operationstermins wird der Hausarzt über den Patienten informiert.

Zweitkonsultation

Bei einem weiteren Besuch in der Sprechstunde erfolgt die
- Auswertung aller klinischen und paraklinischen Befunde,
- endgültige Entscheidung zur ambulanten Operation,
- erneute Eingriffs- und Sicherheitsaufklärung sowie Verhaltensinstruktionen einschließlich der Dokumentation der erfolgten Aufklärung,
- Besprechung und Aushändigung der speziellen chirurgischen und anästhesiologischen Aufklärungsbögen (Merkblatt zum Aufklärungsgespräch mit dem Arzt, z. B. perimed Complaince Verlag),
- Vorstellung des Patienten in der Anästhesiesprechstunde bei geplanter Allgemein- oder Spinalanästhesie,
- Unterzeichnung der Einwilligungserklärungen: Patient – Chirurg und Patient – Anästhesist,
- Festlegung des konkreten Operationstages und der geplanten Operationszeit.

Operationstag

Der geplante Tag zur Durchführung der elektiven Operation gestaltet sich wie folgt:
- Eintreffen des Patienten etwa 1 Stunde vor dem geplanten Narkosebeginn bzw. des Operationszeitpunktes.
- Aktuelle Untersuchung des Patienten durch den Operateur und bei Allgemein- bzw. Spinalanästhesie durch den Anästhesisten.
- Überprüfung vorgegebener Rahmenbedingungen: Nüchternheit, Infektionsfreiheit, Nachbetreuungssituation.
- Eine medikamentöse primäre Thrombembolieprophylaxe mit niedermolekularem Heparin ist bei allen Patienten mit mittleren und größeren Operationen an den unteren Extremitäten, bei Herniotomie, plastischen Operationen am Körperstamm und bei geplanten Immobilisationen der unteren Extremität durch einen Gipsverband indiziert. Die medikamentöse Thromboembolieprophylaxe sollte postoperativ bis zur vollständigen Mobilisation des Operierten (mindestens 8 Stunden täglich aktive Beinarbeit) bzw. bis

zum 6. Tag nach Entfernung des Beingipses durchgeführt werden.
- Prämedikation, wenn sie durch den Anästhesisten festgelegt ist.
- Operation.
- Postoperative Betreuung im Aufwach- bzw. Nachbetreuungsraum.
- Festlegung der Nachbetreuungszeit in Abhängigkeit von Anästhesieform, Operationsdauer, Operationsverfahren und der evtl. eingetretenen Komplikation.
- Kontrolle des Verbandes vor der Entlassung.
- Nach ärztlicher Kontrolluntersuchung und in Absprache mit dem Anästhesisten wird der Operierte 6–8 Stunden nach dem Eingriff aus der Obhut des Operationszentrums entlassen bzw. bei besonderen Ereignissen in eine chirurgische Klinik eingewiesen.
- Erneute Aufklärung des Patienten über seine Fahruntauglichkeit.
- Aushändigung von Arztbericht, Rezept, evtl. Arbeitsunfähigkeitsbescheinigung, evtl. Transportschein, Merkblatt über postoperatives Verhalten einschließlich der Telefonnummern des Operateurs bzw. seines Vertreters, des Notarztes, der nächstliegenden chirurgischen Klinik und des Krankentransportes, Wiedervorstellungstermin vereinbaren.
- Bei 30% aller ambulant Operierten muß für durchschnittlich zwei Tage eine häusliche Betreuung erfolgen. Eine telefonische Information des Hausarztes über die erfolgte Operation und evtl. spezifische Nachbetreuung ist zu empfehlen.

Postoperative Verantwortung

Der Operateur und der Anästhesist sind für die postoperative Nachbehandlung verantwortlich. Beide müssen dafür sorgen, daß der im Krankenhaus bzw. der in der chirurgischen Praxis ambulant operierte Patient nach Entlassung aus der unmittelbaren postoperativen Betreuung im häuslichen Bereich ärztlich und pflegerisch in qualifizierter Weise versorgt wird. Zusätzlich soll die postoperative Betreuung durch den Hausarzt vereinbart und abgesichert sein.
Aufgrund des Sicherstellungsauftrages der vertragsärztlichen Versorgung muß im Falle unvorhergesehener Komplikationen nach einer ambulanten Operation der Hausarzt, Notarzt oder Rettungsdienstwagen in die Wohnung des Operierten kommen, um den Patienten akut zu versorgen oder ihn ggf. in ein Krankenhaus einzuweisen.

Erster und/oder zweiter postoperativer Tag

Ein Hausbesuch durch den Operateur oder seinen Vertreter sollte nach Herniotomie erfolgen. Der vom Operateur unterrichtete Hausarzt führt einen Hausbesuch nach in Spinal- bzw. Allgemeinanästhesie erfolgter Operation durch. Alle anderen Patienten rufen den Operateur an und berichten über ihr Befinden.

Nachuntersuchung (3.–7. postoperativer Tag)

Diese Untersuchung erfolgt durch den Operateur im Verbandraum und umfaßt
- Allgemeinuntersuchung,
- Verbandwechsel,
- Aufdecken und Behandlung von Komplikationen,
- Unterrichtung über weitere Verhaltensmaßnahmen,
- evtl. erneute schriftliche Mitteilung an den Hausarzt.

Nachuntersuchung (12.–18. postoperativer Tag)

Abschlußuntersuchung durch den Operateur.
Kontrolle des Operationsgebietes.
Kontrolle des Operationsergebnisses.
Festlegung der Arbeitsunfähigkeit und der vollen Belastbarkeit.
Mitteilung über weitere Verhaltensmaßnahmen.
Selbsteinschätzung des Patienten über die erfolgte ambulante Operation.

Vorteile einer ambulanten Operation für den Patienten

Die Diagnostik, Operation und Nachsorge liegen in den Händen des Operateurs.
Die Rekonvaleszenz vollzieht sich in gewohnter Umgebung.
Die Frühmobilisation ergibt sich fast zwangsläufig.
Das Krankheitsgefühl, welches allein durch die Hospitalisierung auftritt, ist deutlich weniger ausgeprägt.
Das Risiko nosokomialer Infekte ist erheblich gesenkt.

Probleme einer ambulanten Operation für den Patienten

Die frühe postoperative Phase nach der Entlassung aus der ambulanten Einrichtung mit ihren latenten Komplikationen wie Erbrechen, Aspiration, Blutung und Harnverhaltung.
Die evtl. eintretende stärkere Schmerzhaftigkeit des Operationsgebietes.
Die Angst des Patienten, im häuslichen Bereich unterversorgt zu sein.

Varizenchirurgie an den unteren Extremitäten

Lokalisierte Seitenastvarizen und isolierte Perforansvenen können in Regionalanästhesie operiert werden, die Operation einer Stammvarikose nach Babcock wird in Allgemein- oder Spinalanästhesie ambulant – falls keine der dargestellten Kontraindikationen bestehen – ausgeführt.
Grenzen des ambulanten Operierens einer Varikosis sind gesetzt bei:
- chronisch-venöser Insuffizienz im Stadium III und IV,
- Sekundäreingriffen im Bereich der V. saphena,
- Operationen einer Stammvarikose an beiden Beinen in einer Sitzung,
- Operationen einer Stammvarikose bei älteren Menschen über dem 70. Lebensjahr.

Mögliche Komplikationen:
- Verletzung von Seitenästen der V. femoralis oder der V. femoralis. Bei insuffizienter Versorgung droht der vollständige Verschluß der V. femoralis oder die Entwicklung einer arteriovenösen Fistel.
- Nachblutung in der Leiste, die eine baldige Revision, möglichst durch einen Gefäßchirurgen in der Klinik, erfordert.
- Subkutane Hämatome in den Weichteilen des Ober- und Unterschenkels, die entlastet werden müssen.
- Lymphfisteln in der Leistenbeuge: Die Absonderung von Lymphflüssigkeit sistiert nach durchschnittlich 3–4 Wochen spontan.
- Hypästhesien im Unterschenkelbereich durch intraoperative Irritation des N. tibialis.
- Postoperative Wundinfektionen.

Lymphknotenexstirpation

Für die ambulante Entfernung eignen sich mobile, abgrenzbare Lymphknotengruppierungen am Hals und Nacken, in der Axilla und der Leistenbeuge. Diagnostische und therapeutische Gesichtspunkte berechtigen die Indikationsstellung. Ein subtiles anatomiegerechtes Präparieren ist notwendig.

Grenzen des ambulanten Operierens im Halsbereich sehen wir bei tiefer Lymphknotenlokalisation besonders im seitlichen Halsdreieck, im infraklavikulären Bereich und bei festsitzenden Lymphknotenpaketen. Patienten, die Lymphknoten mit o. g. Kriterien aufweisen, sollten in Allgemeinnarkose in der Klinik operiert werden.

Mögliche Komplikationen:
- Lymphknotenexstirpation im seitlichen Halsdreieck: iatrogen hervorgerufene Traumatisierung bei N. accessorius, N. phrenicus, Plexus brachialis und R. mandibularis des N. fascialis.
- Lymphknotenexstirpation im vorderen Halsdreieck: Im vorderen Halsdreieck sind der unter dem linken Schlüsselbein verlaufende Ductus thoracicus longus und rechts der Ductus thoracicus dexter und der N. vagus durch insuffizientes Operieren gefährdet.
- Lymphknotenexstirpation in der Axilla: Es müssen N. thoracicus longus und N. thoracodorsalis vor operationsbedingten Verletzungen geschützt werden. Lymphfisteln, die nach 4 bzw. 6 Wochen spontan sistieren.

Herniotomie (Leisten-, Schenkel-, Nabel-, epigastrische Hernie)

Die konventionelle offene Herniotomie bei den o. g. Bruchformen ist als ambulante Operation geeignet, weil
- eine vital bedrohliche Blutung und eine postoperative Atonie mit Meteorismus, Übelkeit und Erbrechen extrem selten sind,
- der Eingriff in Regionalanästhesie erfolgen und dadurch der Operierte in der 6. bis 8. postoperativen Stunde entlassen werden kann,
- keine postoperative Nahrungskarenz und Infusionstherapie erforderlich ist.

Grenzen sind der ambulanten Operation bei Vorliegen einer größeren Rezidiv-, Skrotal- und Narbenhernie sowie bei einer inkarzerierten Hernie gesetzt. Wir operierten ambulant keinen Patienten in einer Sitzung mit einer doppelseitigen Leistenhernie, keinen überängstlichen Menschen und keine Patienten über dem 60. Lebensjahr. Patienten mit thrombembolischen Komplikationen in der Anamnese, hochgradiger Adipositas, Asthma bronchiale und insulinpflichtigem Diabetes mellitus sollten in der Klinik operiert und stationär nachbehandelt werden.

Spezifische Komplikationen aufgrund einer ambulant durchgeführten Herniotomie werden nicht beobachtet. Intraoperativ können Organverletzungen iatrogen bedingt auftreten, diese Patienten müssen stationär nachbeobachtet werden.

Mögliche postoperative Komplikationen:
- akute Harnverhaltung,
- Skrotum- und Penisödem,
- Skrotumhämatom,
- massives Hämatom im Wundbereich unter medikamentöser Thrombembolieprophylaxe mit niedermolekularem Heparin,
- Pneumonie,
- Wundinfektion.

Mammachirurgie

Jede Patientin mit dem klinischen Befund eines Mammakarzinoms sollte primär stationär operiert und behandelt werden.

Für die Durchführung einer ambulanten Operation in Lokalanästhesie (günstiger in Allgemeinanästhesie) eignen sich Patienten mit tastbaren, nicht malignomverdächtigen Mammatumoren, Mammabiopsien bei mammographisch markierten Mikroverkalkungen und der männliche Patient mit einer operationspflichtigen Gynäkomastie. Eine intraoperativ gelegte Redon-Drainage belastet nicht den ambulanten postoperativen Verlauf. In Ausnahmefällen kann bei älteren Frauen mit gutem Allgemeinzustand und dem ausdrücklichen Wunsch zur Durchführung einer ambulanten Operation eine Quadrantenresektion mit Axillarlymphknotenexstirpation bei einem T1 N0 M0-Karzinom ambulant durchgeführt werden.

Grenzen der ambulanten Mammachirurgie: Die operative Behandlung des Mammakarzinoms und die Rekonstruktionsplastiken der weiblichen Brust nach erweiterter Mastektomie (z. B. Latissimus-dorsi-Plastik, Aufbauplastik der mastektomierten Brust und evtl. Reduktionsplastik der nicht operierten Brust in gleicher Sitzung) müssen unter stationären Bedingungen erfolgen.

Die Risiken und Komplikationen bei der ambulanten Mammachirurgie im Rahmen der angeführten Indikationen unterscheiden sich nicht von denen der stationär erfolgten Operationen.

Frühe Komplikationen:
- ausgedehnte, flächenhafte Hämatome im Bereich der Weichteile der Brustwand,
- gekammertes Hämatom im Operationsgebiet der Mamma,
- Serom im Wundgebiet,

- lokale Wundinfektion,
- Nekrose der Brustwarze.

Späte Komplikationen:
- Sensibilitätsstörung im Brustwarzenbereich,
- Verformung der Brust,
- Keloidbildung im Narbenbereich.

Laparoskopische Viszeralchirurgie

Ohne Zweifel bedeutet die minimal-invasive Chirurgie einen weiteren Schritt zum ambulanten Operieren, dessen Ziel die Heilung durch einen chirurgischen Eingriff darstellt, mit möglichst geringer Beeinträchtigung des physischen und psychischen Wohlbefindens des Patienten. Die ambulante Durchführung laparoskopischer Operationen ist umstritten. Postoperative Komplikationen treten auch nach scheinbar völlig unauffälligem Verlauf auf. Blutungen intraabdominelle Hämatome und Gallenwegs- oder Dünndarmverletzungen werden vom Patienten nicht frühzeitig bemerkt bzw. falsch eingeschätzt. Laparoskopische Operationen, wie die Cholezystektomie oder die elektive Appendektomie, sind sicher zukünftig für ausgewählte Patienten unter optimalen Bedingungen auch ambulant durchführbar. Wir halten es zur Zeit noch für erforderlich, alle Patienten nach einer in der Klinik durchgeführten laparoskopischen Cholezystektomie, Appendektomie und Herniotomie postoperativ 48 Stunden stationär zu betreuen und bei komplikationsfreiem Verlauf die Entlassung am 3. postoperativen Tag zu veranlassen.

Proktologische Operationen (vgl. Kapitel 32)

Nach unseren Erfahrungen können Kranke bei folgenden operationspflichtigen proktologischen Erkrankungen nach Beurteilung der Ausschlußkriterien ambulant operiert werden:
- Hämorrhoidalleiden 3. und 4. Grades,
- chronischer Analfissur,
- hypertrophierter Analpapille,
- inter-/intrasphinktären und kaudale transsphinktären Analfisteln,
- hypertrophierten Marisken,
- Sinus pilonidalis,
- benignem peri-/intraanalem Tumor (z. B. Fibrom, Lipom, Atherom),
- Condyloma accuminata.

Allgemeine Grenzen sind dem ambulanten Operieren in der Proktologie gesetzt und eine primäre stationäre Behandlung ist erforderlich bei
- Kranken, die bereits präoperativ wegen starken schmerzhaften Sphinkterspasmen Analgetika einnehmen bzw. injiziert bekommen. Jede Wunde im Analkanal steigert die Schmerzempfindung, die sich nach der Operation durch die schmerzhafte Dauerkrampfneigung der Sphinkteren bis zur Unverträglichkeit summieren kann;
- Patienten, die unbegründet Angst vor der geplanten Operation haben, bzw. bei sehr sensiblen ängstlichen Menschen;
- insulinpflichtigen Diabetikern;
- Patienten, mit einem hohen Thrombemboliersiko;
- Kranken, die mit Corticoiden systemisch behandelt werden;
- Operierten mit großflächigen perianalen Wundflächen, die mehrmals täglich verbunden werden müssen. Der Hausarzt und erst recht die Angehörigen sind bei der Durchführung dieser Verbandwechsel überfordert.

Als mögliche Komplikationen können auftreten:
- Postoperative Blutungen: Frühe Nachblutungen in den ersten 6–8 postoperativen Stunden werden in der Operationsabteilung während der narkosebedingten Nachbetreuungszeit erkannt und behandelt. Späte Nachblutungen können am 2.–8. postoperativen Tag auftreten. Wichtig ist die Aufklärung des Operierten und dessen Angehörigen über die Möglichkeit einer Nachblutung und über die folgerichtigen Verhaltensmaßnahmen.
- Harnverhaltung.
- Stuhlverhaltung.

Bei folgenden proktologischen Erkrankungen empfehlen wir eine stationäre Vorbehandlung und Operationsdurchführung sowie eine postoperative Betreuung über 2–4 Tage:
- Adenome im distalen Rektum mit einer Basisfläche über 6 cm^2, die sich nicht transanal hervorluxieren lassen, sowie alle breitbasigen Adenome im mittleren und oberen Rektum.
  Begründung:
  · absolute Indikation für TEM, evtl. Rektotomie mit Adenomexzision,
  · Operationsdauer häufig mehr als 2 Stunden,
  · parenterale Ernährung.
- Pyodermia fistulans significa mit größeren Pyodermieherden in der Leistenbeuge, über dem Kreuz- und Steißbein, perianal, im Skrotal-, Labien-, Oberschenkel- und/oder Glutäalbereich.
  Begründung:
  · Operationszeit meistens über 2 Stunden,
  · ausgedehnte Wundflächen,
  · Verbandwechsel mehrmals am Tag,
  · großer pflegerischer Aufwand,
  · schmerz- und wundflächenbedingte Immobilisation,
  · Nachblutungsgefahr.
- Supra- und extrasphinktäre Analfistel.
  Begründung:
  · großflächige und tiefe Exzisionswunden,
  · parenterale Ernährung in Abhängigkeit vom operativen Eingriff (selten),
  · stärkerer Wundschmerz,
  · tägliche tiefe Wundgrabenauslegung und Wundflächenspreizungen, die bei einigen Operierten unter Narkose durchgeführt werden sollten,
  · Nachblutungsgefahr,
  · Wundsekretverhaltungen.
- Hohe Rektovaginalfistel.
  Begründung:
  · präoperative orale Darmspülung,
  · postoperative parenterale Ernährung,

- evtl. postoperative Opiumgaben,
- Gefahr einer Nahtdehiszenz.
- Sphinkterrekonstruktion nach Pfählungsverletzung oder Geburtstrauma.

Begründung:
- präoperative orale Darmspülung,
- postoperative parenterale Ernährung,
- perioperative Antibiotikatherapie,
- Gefahr einer Wundinfektion.

Praxisrelevante Infektionen

Furunkel

Definition: umschriebene, akut-eitrige Entzündung des Haarbalges und des perifollikulären Gewebes mit zentraler Einschmelzung.

Erreger: Staphylococcus aureus, selten Streptokokken, Trichophyten, Candidaarten.

Prädilektionsstellen: Nacken, Rücken, Nates, Oberschenkelinnenseite, Gesicht, Kopfhaut, Handgelenk, Taille, Naseneingang, Gehörgang.

Symptome: Aus einem umschriebenen Eiterpustel entwickelt sich ein tiefrotes, hartes, schmerzhaftes Knötchen mit Umgebungsödem. Nach Einschmelzung wird der zentrale Eiterprozeß nach Tagen ausgestoßen; häufig besteht eine regionäre Lymphadenitis.

Gefahren: Ausbreitung in die Umgebung zur Phlegmone namentlich beim Diabetiker, Tumorkranken und Patienten mit reduziertem Allgemeinzustand.

Therapie: Wenn durch Ruhigstellung und feuchtkühle Umschläge nach zwei Tagen die Abgrenzung des Entzündungsherdes und eine zunehmende lokale Ausbreitung oder Lymphangitis eintritt, erfolgt in Regional- oder Allgemeinanästhesie die ovaläre Exzision der zentralen Nekrose parallel der Hautlinien bis zur Hautrötungsgrenze. Danach werden täglich feuchte antiseptische Verbände (z. B. mit Braunovidon-, 0,1%iger Kaliumpermanganat- oder Ethacridinlösung) angelegt.

Gesichtsfurunkel

Gefahr: Sinus-cavernosus-Thrombose, Meningitis, Enzephalitis.

Therapie: Bettruhe, Sprech- und Kauverbot, feucht-kühle Umschläge, kalkulierte Antibiotikatherapie. Bei Fortschreiten der Entzündung stationäre Einweisung.

Karbunkel

Definition: progredienter, konfluierender Furunkel mit epifaszialer Nekrosebildung durch Summation und Konfluieren mehrerer Furunkel.

Erreger: häufig koagulasepositiver Staphylococcus aureus; bei Mischinfektion Staphylo- und Streptokokken.

Prädilektionsstellen: vor allem Nacken- und Rückenbereich.

Symptome: multiple dicht beieinanderstehende kleine Abszesse, stärkere entzündliche Schwellung, starke Schmerzen, Fieber, Krankheitsgefühl.

Therapie: Nach Blutzuckerbestimmung in Allgemeinanästhesie breite Eröffnung und Exzision aller Nekroseherde bis zur Muskelfaszie, Antibiogramm, antiseptische feuchte Verbände (vgl. Furunkel). Diabetiker und ältere Patienten sind nach Möglichkeit stationär zu behandeln.

Schweißdrüsenabszeß

Definition: abgegrenzte, von einer Membran umgebene Eiteransammlung durch Gewebezerfall nach Eindringen pyogener Erreger in die Schweißdrüsen.

Erreger: Staphylokokken, selten Escherichia coli oder Mischflora.

Prädilektionsstelle: Achselhöhle.

Symptome: Neben den klassischen Entzündungszeichen derbe perifokale Infiltrate, begleitende Lymphadenitis, nachweisbare zentrale Fluktuationen.

Therapie: In Allgemeinanästhesie quere ovaläre Exzision der gesamten Abszeßvorderwand, Exkochleation des Abszeßinhaltes, antiseptische feuchte Verbände.
Wenn bei rezidivierenden Achselhöhlen-Schweißdrüsenabszessen die Röntgenbestrahlung der Entzündungen keine Therapieerfolge zeigt, ist eine ovaläre Exzision der befallenen Hautregion bis zum Subkutangewebe ggf. mit sekundärer Spalthautplastik vorzunehmen.

Infiziertes epidermales Retentionsatherom

Definition: sekundäre aszendierende Infektion einer Talgdrüsenretentionszyste.

Erreger: Staphylokokken.

Prädilektionsstellen: behaarter Kopf, Wange, retroaurikulärer Bereich, Nacken, Rücken, Genitalien.

Symptome: entzündlich veränderter bis pflaumengroßer derber, meist nicht verschieblicher Tumor, der die Haut vorwölbt.

Therapie: in Regionalanästhesie Exzision mit programmierter sekundärer Heilung.

Subkutane Phlegmone

Definition: flächenhaft diffuse, eitrige, fortschreitende Entzündung von Kutis und Subkutis ohne Membranbildung.

Erreger: Streptokokken, Staphylokokken, gramnegative Keime.

Prädilektionsstelle: Handrücken, Hohlhand, Unterarm, an allen Körperregionen im Wundbereich nach Verletzungen oder Operationen.

Symptome: Schwellung, Schmerzen, Rötung, Hitze, Ödem der Umgebung, rasch fortschreitende druckschmerzhafte diffuse Weichteilinfiltration, Lymphangitis, Lymphadenitis, Fieber.

Therapie: In Allgemeinanästhesie Inzision so groß wie nötig, Antibiogramm, Ruhigstellung, antiseptische Feuchtbehandlung (vgl. Furunkel), zunächst kalkulierte Antibiotikabehandlung. Nach Eintreffen des Antibiogramms, bei noch bestehender Progredienz, gezielte Antibiotikatherapie. Patienten mit Systemerkrankungen müssen stationär behandelt werden.

Erysipel

Definition: intrakutane Infektion der Lymphspalten und Lymphgefäße.

Erreger: hämolysierende Streptokokken.

Prädilektionsstellen: Gesicht (Nase), Kopfschwarte, Extremitäten, insbesondere Unterschenkel, Rumpf, Genitalien.

Eintrittspforten: banale Hautverletzungen, Mundrhagaden, Ulcus cruris. Inkubationszeit 1–4 Tage.

Symptome: Schüttelfrost mit hohem Fieber und schwerem Krankheitsgefühl, Nausea. Lokal zunächst rötliche, heiße, schmerzhafte Flecken, dann scharf begrenzte, schmerzhafte, druckempfindliche, intensiv glänzende, etwas erhabene Hautrötung mit bogenförmigen oder flammenartig gezackten Ausläufern, Leukozytose. Bei schwerem toxischem Verlauf Blasenbildung (Erysipelas bullosum), Hautblutung (Erysipelas haemorrhagicum) sowie Nekrosenbildung (Erysipelas gangraenosum).

Therapie: konservativ. Gabe von Penicillin G oder V (3–6 Mill. E/d) mindestens über 12 Tage, bei Penicillinallergie Erythromycin. Ruhigstellung, Hochlagerung, feuchte, kühle NaCl-Verbände (0,9%). Tetanusimpfschutz klären! Rezidivgefahr besteht bei Vorliegen eines Lymphödems (postthrombotisch, nach Radiatio, bei Lymphbahnaplasie/-hypoplasie).

Erysipeloid

Definition: umschriebene erysipelartige Hautinfektionserkrankung vorwiegend im Finger- und Handbereich bei Fleischer, Landwirten, Köchen, Arbeitern der Fischindustrie, Hausfrauen, Tierärzten.

Erreger: Erreger des Schweinerotlaufs (Erysipelothrix rhusiopathiae).

Prädilektionsstellen: Finger, Hohlhand, Handrücken, Unterarm.

Symptome: Bei einer Hautläsion durch Verletzung treten 2–7 Tage nach Kontakt mit infizierten Tierteilen (Fisch, Wild, Geflügel, Schwein, Meerestiere) ohne Fieber und Schmerzen blaurote beetartig erhabene Plaques in der Umgebung der Hautverletzungsstelle mit lokalem Juckreiz, Brennen und Spannen auf. Lymphangitis und Lymphadenitis sind selten.

Therapie: konservativ. Verabreichung von Phenoxymethylpenicillin 2–3 Mill. E/d für 10 Tage. Lokale Ruhigstellung, kalte, feuchte Verbände (0,9%ige NaCl-Lösung). Bei Penicillinallergie orale Gabe von Tetracyclin oder Erythromycin. Tetanusimpfschutz klären. Ohne Therapie ist der Verlauf chronisch rezidivierend über Monate.

Lymphangitis acuta

Definition: bakterielle Entzündung der Lymphgefäße nach Mikroverletzungen oder bei pyogenen Infektionen, Bißwunden, Insektenstichverletzungen.

Erreger: Streptokokken, Staphylokokken.

Prädilektionsstellen: Handrücken, Beugeseite des Armes, untere Extremität, Körperstamm, Hinterkopf.

Symptome: Entsprechend dem Verlauf der Lymphbahn entwickeln sich rote, subkutan gelegene, schmerzhafte Streifen im Hautbereich. Temperaturerhöhung auf 38 °C, mäßige Schwellung des betroffenen Gliedes. Die Lymphknoten des entsprechenden Lymphquellsystems schwellen druckdolent an. Selten tritt eine eitrige Lymphangitis mit Einschmelzung und Abszedierung auf.

Therapie: Kausal durch chirurgische Eröffnung und Sanierung des Primärherdes. Ruhigstellung der Extremität, feuchte und kühle Umschläge (0,9%ige NaCl-Lösung/Leitungswasser). Bei Abszedierung Inzision. Antibiotikagabe nur bei Vorliegen einer Systemerkrankung oder/und Immunschwäche. Tetanusimpfschutz klären.

Spezielle Infektionsursachen

Lokale Infektion durch eingedrungene Fremdkörper

Jeder in die Körperoberfläche eingedrungene Fremdkörper muß als bakteriell kontaminiert gewertet werden. Er sollte bei der Erstkonsultation in Regionalanästhesie und an den Extremitäten in pneumatischer Blutleere entfernt werden. Offene Wundbehandlung, Ruhigstellung der verletzten Extremität und Klärung des Tetanusimpfschutzes sind notwendig.

Bißverletzung

Jede Tier- und Menschenbißwunde ist bakteriell infiziert.

Therapie: Desinfektion mit alkoholhaltigem Hautantiseptikum 2mal 60 Sekunden lang. In Regionalanästhesie Wundausschneidung, gründliche Wundreinigung, offene und lokal antiseptische Wundbehandlung, Ruhigstellung auf Schiene, Tetanusimpfschutzkontrolle. Bei Tierbißwunden Vorstellung des Verletzten in der Tollwutimpfstelle, ggf. Durchführung der Tollwutimpfung. Bei Menschenbißwunden HIV-Recherchen durchführen. Bei sauberen Wundverhältnissen kann am 6.–8. Tag eine sekundäre Wundnaht erfolgen.

Kanülenstichverletzungen

Fast jeder Mitarbeiter im medizinischen Bereich ist der Gefahr ausgesetzt, sich durch eine infektiöse Nadel (Kanüle) zu verletzen. Das Risiko, nach einer Stichverletzung durch eine kontaminierte Nadel an Hepatitis B zu erkranken, liegt bei 30%, für Hepatitis C bei ca. 10%. Das Risiko sich mit dem HIV-Virus zu infizieren, liegt bei 0,4%

Therapie: Wunde sofort und ausreichend lange durch Pressen zum Bluten bringen und ein alkoholhaltiges Hautantiseptikum mit viruzider Wirkung 2 Minuten einwirken lassen. In Regionalanästhesie Exzision des Stichkanals und offene Wundbehandlung mit feuchtkühlen Verbänden (Alkohollösung) durchführen. Sofortige Blutabnahme beim Verletzten veranlassen, Impfanamnese (Hepatitis B), Serostatus (HB-, HCV, HIV-Ak) überprüfen und Recherchen über den Patienten durchführen (selten bekannt). Der verletzte Mitarbeiter soll sich am gleichen Tag dem zuständigen Haut- oder Hygienearzt wegen weiterer Maßnahmen (Immun- und Chemoprophylaxe vorstellen. Eine Unfallanzeige ist durchzuführen.

Pyogene Handinfektion, Panaritium, Interdigitalphlegmone s. Kapitel 39, S. 887 ff

Unguis incarnatus

Definition: Ein Zehennagel mit zu breiter Nagelplatte, der seitlich in ein zu schmales Nagelbett einwächst, führt durch mechanischen Druck auf den lateralen Nagelwall zu einem schmerzhaften Ulkus und sekundär zu einem entzündlichen, meist bakteriell kontaminierten Nagelwallgranulom. Die pathologischen Veränderungen werden vom lateralen Matrixhorn unterhalten. Weitere pathogenetische Faktoren sind falsches Abschneiden der distalen Nagelenden, enges Schuhwerk, Hypohidrosis pedum.

Symptome: Stadium I: Rötung, geringe Druckschmerzhaftigkeit des seitlichen Nagelsulkus, geringe Schwellung.
Stadium II: Rötung, Schwellung und Schmerzhaftigkeit nehmen zu, eine eitrige Sekretion tritt ein.
Stadium III: Die seitliche Nagelplatte hat sich tief in den seitlichen Nagelsulkus eingebohrt, äußerste Druckempfindlichkeit, starke entzündliche Schwellung und Rötung sowie hypertrophe eitrige Nagelwallgranulationen.

Therapie: Stadium I: konservative Behandlung. Stumpfes Abheben des seitlichen Nagelwalls, die seitlichen Nagelkanten werden durch Scherenschlag abgerundet. Danach werden z.B. mit Castellani-Farblösung getränkte Wattepolster täglich unter den Nagelwall geschoben.
Stadium II und III: operative Therapie. In Leitungsanästhesie und blutleere segmentale Matrixexzision mit definitiver Entfernung des lateralen Matrixhornes nach streifenförmiger Extraktion der lateralen Nagelplatte, Abtragen der wallartigen Granulationen. Nicht anhaftender, sekretaufnehmender Wundverband.

Relevante aseptische Handerkrankungen s. Kapitel 39, S. 889 ff

Literatur

1 Bohle, Th.: Haftungsfragen des ambulanten Operierens. f&w – Führen und Wirtschaften im Krankenhaus 3 (1993) 280–285
2 Eichhorn, S.: Qualitätssicherung in der Medizin aus Sicht des Krankenhausträgers. Anaesthesiol. Intensivmed. 10 (1992) 294–300
3 Fack-Asmuth, W. G.: Ambulantes Operieren im Krankenhaus – Chancen und Risiken. Krankenhausumschau 3 (1993) 177–183
4 Fritz, K.: Ambulantes Operieren, Möglichkeiten und Grenzen. Arzt und Kr.-Haus 5 (1993) 177–180
5 Hein, D. W.: Die Bedeutung des Gesundheitsstrukturgesetzes und der neuen Weiterbildungsordnung für den niedergelassenen Chirurgen. Mitt. dtsch. Ges. Chirurgie 5 (1993) 224–226
6 Hoffmann, H.: Ambulantes Operieren und GSG. Arzt und Kr.-Haus 8 (1993) 270–271
7 Jansen, C.: Zivilrechtliche Haftung im Krankenhaus. Arzt und Kr.-Haus 4 (1993) 154–160
8 Klug, W.: Das ambulante Operieren in der Proktologie. Ärztebl. Thüringen 12 (1993) 842–843
9 Klug, W.: Grenzen und Risiken bei ambulanten proktologischen Operationen. Akt. Chir. 31 (1996) 22–25
10 Penndorf, K.: Ambulantes Operieren aus Sicht der KBV. MangeMed ambulant operieren 1 (1993) 34–35
11 Qualitätssicherung beim Ambulanten Operieren – dreiseitiger Vertrag. ambulant operieren 4 (1994) 183–186
12 Richtlinie der Bundesärztekammer zur Qualitätssicherung ambulanter Operationen. Dtsch. Ärztebl. 38 (1994) 2509–2510

13 Richtlinie der Bundesärztekammer zur Qualitätssicherung endoskopischer Eingriffe. Dtsch. Ärztebl. 38 (1994) 2511–2512
14 Saeger, H. D., W. Klug: Ambulante Visceralchirurgie – Grenzen und Risiken aus klinischer Sicht. Chirug 66 (1995) 297–302
15 Scheibe, O.: Qualitätsmanagement in de Chirurgie, Standards und Perspektiven. Beil. Mitt. dtsch. Ges. Chirurgie 1 (1995)
16 Schmidt; K. J.: Ambulantes Operieren im Krankenhaus: Leistungsgerechte Vergütung. f&w – Führen und Wirtschaften im Krankenhaus 11 (1994) 22–25
17 Schmitt, W., S. Kiene: Chirurgie der Infektionen. Barth, Leipzig 1991
18 Schriefers, K. H.: Ambulantes Operieren aus Sicht des Krankenhauschirurgen. Arzt und Kr.-Haus 8 (1993) 279–283
19 Sebastian, G., A. Stein: Die segmentale Matrixverschmälerung – Therapie der Wahl eingewachsener Zehennägel. ABS 2 (1995) 76–80
20 Simon, C., W. Stille: Antibiotika-Therapie in Klinik und Praxis. Schattauer, Stuttgart 1989
21 Simmons, R. L., R. J. Howard: Surgical Infections Diseases. Appleton-Century-Crofts, New York 1982
22 Stoeckel-Heilenz, Ch.: Anästhesie beim ambulanten Operieren. MangeMed ambulant operieren 1 (1993) 4–6
23 Ulsenheimer, K.: Rechtspflichten des Operateurs vor und nach ambulanten Operationen. ambulant operieren 4 (1994) 175
24 Vollmer, R. J.: Ambulantes Operieren im Krankenhaus § 115 b SGB V. AOK Verlag, Remagen 1994
25 Weißhauer, W.: Neue Stolpersteine? Ein Überblick der rechtlichen Besonderheiten. MangeMed ambulant operieren 1 (1993) 19–22

Rahmenbedingungen

43 Nosokomiale Infektionen und hygienisches Management

A. Kramer

Begriff, Ätiopathogenese und Prävalenz

> Nosokomiale Infektionen (syn. Hospitalinfektionen, krankenhausassoziierte Infektionen, Krankenhausinfektionen) sind Infektionen, die durch den Aufenthalt im Krankenhaus bzw. in der chirurgischen Praxis erworben werden, d.h. zum Zeitpunkt der Aufnahme bzw. Behandlung noch nicht vorlagen und sich auch nicht in der Inkubation befanden!

Die Diagnose gründet sich auf klinische, radiologische und/oder labordiagnostische Untersuchungsergebnisse, insbesondere Erreger- und/oder Antigen- bzw. Antikörpernachweise, sowie mikroskopische Befunde, wobei letztlich die vom Arzt gestellte Diagnose als ausreichendes Kriterium genügt.

Empfänglichkeit des Wirts, Resistenz, Virulenz, veränderte Immunogenität und Anzahl der Krankheitserreger sowie deren Übertragungsmöglichkeiten bestimmen das Infektionsrisiko, wobei Risikopatienten besonders gefährdet sind (Tab. 43.1).

Das hygienische Management muß folgende Infektionsmöglichkeiten berücksichtigen:

- iatrogene Infektion mit Übertragung durch diagnostische oder therapeutische Eingriffe,
- apparativ bzw. technisch bedingte nosokomiale Infektion mit Übertragung durch apparative Ausstattungen, Geräte oder krankenhaustechnische Ausrüstungen,
- Umgebungsinfektion mit Übertragung aus dem Milieu der Gesundheitseinrichtung (z.B. Legionellen über Warmwassersysteme) oder über Mitarbeiter (Kreuzinfektion),
- endogene oder Selbstinfektion durch Erreger episomatischer Biotope des Patienten selbst,
- durch andere Patienten oder Besucher eingeschleppte Infektionen (überwiegend Erreger von primär nicht-nosokomialen Infektionen, sog. community-acquired infections).

Trotz sorgfältiger krankenhaushygienischer Überwachungsmaßnahmen besteht ein Restrisiko, da der Patient mit seiner Mikroflora ständig präsent ist und eine keimfreie Gesundheitseinrichtung und vollständige Distanzierung des Patienten vor Infektionserregern durch Isolierungstechniken und antiinfektiöses Regime nicht realisierbar sind.

In Deutschland ergaben sich in chirurgischen Abteilungen die in Tab. 43.2 aufgeführten Inzidenzen für nosokomiale Infektionen. Ätiologisch dominieren bakterielle Erreger (Tab. 43.3, 43.4).

Tabelle 43.1 Infektionsgefährdete Risikopatienten

Begleiterkrankungen
Maligne Erkrankungen
Leukopenie
Autoimmunerkrankungen
Offene Verletzungen
„Kontaminierte" und „schmutzige" Wunden, Dekubitus, ausgedehnte Wundflächen und Verbrennungen
AIDS
Krankheit mit langem Krankenhausaufenthalt

Ärztlicher Eingriff
Operation
Tracheostomie
Blasenkatheter
Ventrikeldrainage
Parenterale Ernährung
Endotrachealkatheter
Verweilkatheter
Intravaskuläre Katheter
Apparative Beatmung
Organtransplantation

Tabelle 43.2 Nosokomiale Infektionen in chirurgischen Abteilungen in Deutschland (Gesamtquerschnitt 6,7% mit 15,8 Infektionstagen/Patient) (Deutsche Krankenhausges. 1990)

Chirurgische Abteilung	
Gefäßchirurgie	1%
Allgemeinchirurgie	7,1%
Knochen- und Gelenkchirurgie	10,6%
Abdominalchirurgie	13,5%
Lokalisation und Häufigkeit	
Harnweginfektionen	37,4%
Wundinfektionen	34,1%
Infektionen der unteren Atemwege	15%
Infektionen des Intestinaltrakts	5,8%
Infektionen der oberen Atemwege	3,7%
Fieber	3,6%
Virusinfektionen	2,9%
Venen- und Katheterinfektionen	2,8%
Sepsis	1,7%

Tabelle 43.**3** Häufigkeit bakterieller Erreger bei Intensivtherapiepatienten (n = 1755) nach der europäischen EPIIC-Studie (nach Spencer 1994)

Staphylococcus aureus	30 %*
Pseudomonas aeruginosa	29 %
Enterobacteriaceae	28 %
Sonstige Staphylococcus spp.	19 %
Pilze	17 %
Enterokokken	12 %
Acinetobacter spp.	9 %
Streptococcus spp.	7 %
Haemophilus influenzae	4 %
Pneumokokken	3 %

* davon in Deutschland 37 % MRSA

Tabelle 43.**4** Erregeranteil bei Wundinfektionen in den USA (National Nosocomial Infections Surveillance System) von 1986–1990 (nach Martone u. Mitarb. 1992)

Staphylococcus aureus	17 %
Enterococcus faecalis	13,5 %
Koagulasenegative Staphylokokken	12,5 %
Escherichia coli	10 %
Pseudomonas aeruginosa	8,5 %
Enterobacter spp.	7,5 %
Klebsiella spp.	4,5 %
Proteus spp.	4 %
Candida spp.	3 %
Serratia spp.	2 %

Prophylaxe

In der Klinik trägt der Direktor, in der Praxis der niedergelassene Arzt selbst die Gesamtverantwortung für den Betriebsablauf einschließlich der hygienischen Verhältnisse (bauliche Voraussetzungen, Ausstattung, antiinfektiöses Regime, Disziplin mit eigener Vorbildwirkung!).

Allgemeine Grundsätze

Bereits durch Berücksichtigung einfach zu realisierender Vorsichtsmaßnahmen und Beachtung infektionsbegünstigender Risikofaktoren kann die Inzidenz nosokomialer Infektionen maßgeblich reduziert werden:
– Präoperative Verweildauer ≤ 24 h; bei Verlängerung auf 2–7 Tage steigt v. a. das Pneumonierisiko auf etwa das 2,5fache, bei > 7 Tagen etwa auf das 3,5fache an (Hauptursachen: Florawechsel + Umstellung des Wirtsorganismus).
– Rasur ≤ 1 h vor Eingriff, andernfalls erfolgt ein Anstieg der postoperativen Wundinfektionen auf das 7fache (durch Kolonisierung der Mikroläsionen); am günstigsten wäre der Verzicht auf Rasur oder eine chemische Depilation.
– Möglichst kurze Operationsdauer + perfekte Operationstechnik (atraumatisches Vorgehen, Schutz vor Gewebeaustrocknung); kleine Lücken in der Aseptik können durch die „Kunst" des chirurgischen Vorgehens ausgeglichen werden, umgekehrt jedoch ist es nicht möglich, operationstechnische Fehler durch ein sorgfältiges antiinfektiöses Regime ausgleichen zu wollen.
– Bevorzugung von Eigenblutspende bzw. sorgfältige Indikation für Fremdblutersatz, da dieser immunsuppressiv wirkt, verbunden mit höherem Risiko an Wundheilungsstörungen (diese Beobachtungen werden allerdings dadurch relativiert, daß diese Substitution nur bei größeren Eingriffen mit a priori höherem Komplikationsrisiko notwendig ist).
– Kritisches Chemotherapeutikaregime + Ausschöpfung des Leistungsvermögens der Antiseptik: In bis zu $^2/_3$ der Verordnungen sind diese entbehrlich bzw. schädlich (eine unkritisch eingesetzte Verabreichung systemischer Antiinfektiva begünstigt die Ausbreitung resistenter Erreger und induziert den Erregerwandel mit seinen infektiologischen Folgen).
– Auswahl des Nahtmaterials: Das Infektionsrisiko ist in der septischen Chirurgie bei kurzfristig absorbierbaren geflochtenen Fäden höher als bei mittelfristig absorbierbaren monofilen Nahtmaterialien (17).

Bei der Behandlung sind folgende Grundsätze einzuhalten:
– Benutzung von Handschuhen, ggf. von Gesichtsmaske + Schutzkleidung beim Absaugen. Katheterbenutzung nur für einen Absaugvorgang (auf gar keinen Fall gleichen Katheter in unterschiedliche Zugänge einführen, z. B. oral, tracheal und nasal). Sterile Spülflüssigkeit verwenden, eine tägliche Aufbereitung von Sekretsammelgefäß und Schläuchen ist notwendig.
– Benutzung von Inhalationsgeräten, die mit Dampf sterilisiert werden können, zwischenzeitlich apparative Desinfektion von Mundstück + Schlauch, täglicher Wechsel durch neu aufbereitetes System, Verwendung von Sterilwassersystemen.
– Benutzung einzelverpackter steriler Kornzangen und Pinzetten, keine Aufbewahrung im offenen Standzylinder oder in Desinfektionslösung!
– Einhaltung der Meldepflicht für übertragbare Krankheiten gemäß Bundesseuchengesetz.
– Blutentnahme ausschließlich mit geschlossenem System. Einmalhandschuhe verwenden (Personalschutz), Wechsel oder Desinfektion (solange intakt und keine Viruskontamination infolge mangelhaft erreichbarer Viruszidie) nach jedem Patienten.
– Bei peripherem Verweilkatheter kritische Indikationsstellung; falls kein geeigneter peripherer Zugang, V.-cava-Katheter bevorzugen! Für Verweildauer existiert kein begründetes Limit (umgehende Entfernung bei Schmerz, entzündlichen Veränderungen, unklarem Fieber!). Händedesinfektion, Benutzung von Handschuhen, Hautantiseptik, atraumatische Punktionstechnik (cave Hämatom). Fixierung z. B. mit Heftpflaster. Maximale Liegedauer einer peripheren Verweilkanüle 72 h (günstiger ≤ 48 h). Diskonnektion nur in angeordneten Ausnahmen nach Sprühdesinfektion

und unter Wahrung der Aseptik. Katheter bei Entzündungszeichen sofort entfernen; Infusionssysteme alle 24 h wechseln, bei langdauernder Infusionstherapie wurde durch Einsatz von 96-Stunden-Inline-Bakterienfiltern mit Endotoxinrückhaltevermögen die Phlebitisinzidenz um etwa $^2/_3$ reduziert (5), verbunden mit dem Vorteil gleichzeitiger Partikelelimination aus Infusionslösungen und der Indikatorfunktion für eventuelle Inkompatibilitäten (Filterokklusion); es ist zu beachten, daß Inline-Filter nicht für alle Pharmaka geeignet sind.
- Geschlossene Wunddrainage verwenden; dem Redon-System mit Hochvakuum ist das 50%-Vakuum-System deutlich überlegen (bis um 70% größere Sekretmenge, weniger Nachblutungen und verstopfte Drains, geringere Gewebeschädigung, Steuerung der Saugleistung in Abhängigkeit vom Sekretanfall, vermindertes Infektionsrisiko durch das geschlossene System vom Legen bis zum Ziehen des Drains gewährleistet, uneingeschränkte Patientenmobilität) (12).
- Verbandwechsel in No-touch-Technik (Zureichender und Ausführender) mit unsterilem Einmalhandschuh und sofortiger Entsorgung in Abfallbeutel bei Ruhe im Patientenzimmer (keine Reinigungsarbeiten, kein Umherlaufen von Personal oder Besuchern, geschlossene Fenster und Türen). Danach Händedesinfektion, Öffnen des Sterilgutes auf desinfizierter Arbeitsfläche (Boy). Bei größeren Wunden sterile Handschuhe, Kopfbedeckung, u.U. Mund-Nasen-Schutz, sterile Wundabdeckung, Ablegen der Handschuhe, Händedesinfektion.
- Geschlossene Harnableitung: Die suprapubische Harnableitung ist aus infektiologischen Gründen zu bevorzugen, sofern dem keine Kontraindikationen entgegenstehen. Schlitztuch, Genital- bzw. Hautantiseptik, frischer Schutzkittel, Händedesinfektion, sterile Handschuhe, Anschluß des am Beutel (mit hydrophober bakteriendichter Belüftung) angeschlossenen Katheters; bei jedem Katheterwechsel Wechsel des gesamten Systems! Mindestens 2mal/Tag Genital- und Katheterantiseptik an Einmündung mit Wechsel steriler trockener Kompresse; im Drainagebereich plane, desinfizierbare, bakteriendichte Punktionsstelle zur Urinentnahme.

Distanzierung (Schwarz-Weiß-Trennung)

> Die Trennung in nicht kontaminiert/kontaminiert bzw. nicht infiziert/infiziert wird vorrangig vom persönlichen Verhalten bestimmt. Bauliche Voraussetzungen können die Distanzierung nur unterstützen und bedürfen bei Umbau und Neubau der kritischen Einzelfallprüfung im interdisziplinären Dialog (insbes. Hygieniker, Chirurg, Anästhesiologe, Verwaltungsfachmann)!

Einige Beispiele sollen die Notwendigkeit verdeutlichen, bauliche Forderungen immer wieder zu hinterfragen und diese in Einheit mit hygienischen Grundregeln der Distanzierung zu realisieren.

- Entbehrlich ist z.B. die Trennung in aseptische und septische OP-Einheit. Unter hygienischen Gesichtspunkten kann auf einer der OP-Einheit zugeordneten separaten Ein- und Ausleitung verzichtet und durch Schaffung zusätzlicher Operationssäle auf gleicher Grundfläche im OP eingeleitet und im Aufwachraum die Ausleitung fortgesetzt werden (18).
- Schleusen erfüllen ihren Zweck nur, wenn die Mitarbeiter nicht in OP-Bereichskleidung in der gesamten Klinik anzutreffen sind. Der Aufwachraum sollte mit der OP-Abteilung über einen direkten Zugang verbunden sein. Toiletten sind vor der Personalschleuse vorzusehen, ebenso Räume zur Esseneinnahme mit Ausnahme eines Pausenraums.
- RLT-Anlagen sind unverzichtbar, bedürfen aber der Ergänzung durch geeignete OP-Kittel, Abdeckmaterialien und weitere Maßnahmen zur Herabsetzung der Keimemission im OP.

Vom OP-Team sind folgende Grundregeln einzuhalten:
- Keine operative Tätigkeit bei Infektionskrankheiten bzw. lokalisierten eitrigen Erkrankungen für die Dauer der Infektionsgefährdung. Bei MRSA-Keimträgertum und erfolgloser Sanierung differenzierte Entscheidung über weitere Tätigkeit, ggf. mit Anordnung spezieller Schutzmaßnahmen (z.B. Schutzkleidung mit Kopfhaube und Luftabsaugung). Bei Virushepatitis B des Operateurs mit Virusreplikation sollte ein operativer Eingriff nur bei vorliegendem Impfschutz des Patienten vorgenommen werden; bei HIV-Positivität des Operateurs sollte der Patient sein Einverständnis für den Eingriff geben.
- Bei HBV- bzw. HIV-positivem Patienten und blutreichen Operationen flüssigkeitsdichte OP-Kleidung einschließlich Schutzschild anlegen (Plastikschürze ist unzureichend).
- Hygienische Händedesinfektion vor Anlegen der Bereichskleidung; durch Einfetten der Haut (z.B. Arme, Beine, Gesicht) ist Partikel- und Keimabgabe auf $< ^1/_{10}$ reduzierbar.
- Vollständige Abdeckung von Kopf- und Barthaar einschließlich Stirn.
- Gemäß der Empfehlung der Arbeitsgemeinschaft Osteosynthese und des deutschsprachigen Arbeitskreises für Krankenhaushygiene sollten generell 2 Paar Handschuhe getragen werden, zumindest aber bei Risikoeingriffen.
- Bei besonders hohen Anforderungen an die Aseptik erregerdichte und flüssigkeitsundurchlässige OP-Kleidung anlegen.
- Bei OP-Zeiten > 30 Minuten mehrlagigen Mundschutz verwenden, der im sterilen Bereich nicht abgelegt werden darf (Tab. 43.**5**).
- Sorgfältige Distanzierung des aseptischen vom nicht aseptischen Bereich im OP (cave Vorbeilaufen am sterilen Tisch). Abdeckung nicht unmittelbar genutzter Instrumententische.
- Reduzierung des OP-Teams auf das mögliche Minimum.
- Vermeidung von Unruhe und Turbulenzen im OP, kein Öffnen der OP-Tür, Sprechen auf ein Minimum reduzieren.

Tabelle 43.5 Keimdurchlässigkeit verschiedener Mund-Nasen-Masken (nach Gräf und Kersch 1980)

Mund-Nasen-Schutz	Keimdurchlässigkeit (%)
Mull	26
Einlagig (z. B. Papier, Vlies, Textil)	22
Zweilagig (Vlies, Polyester)	0,8
Mehrlagig (Vlies, Polyester)	0,1 – 0,6

- Sofortiger Wechsel defekter oder kontaminierter OP-Handschuhe (bereits bei geringstem Verdacht!), ebenfalls bei Verdacht auf Kontamination des Instrumentariums.
- Ein präoperatives antiseptisches Bad des Patienten ist ohne Einfluß auf das Infektionsrisiko.

Die bauliche Gliederung innerhalb der Klinik bzw. Praxis muß eine Trennung sog. reiner und unreiner Tätigkeiten möglichst in separaten Räumen ermöglichen (z. B. für Verbandwechsel, Vorbereitung von Spritzen, Infusionen und Blutentnahmen, getrennte Versorgung infektiöser Patienten, Entsorgung, Wiederaufbereitung, Sterilisation).
Das Anlegen von Handschuhen bei Maßnahmen am Patienten wird als unerläßliche Barriere (Tab. 43.6) häufig unterlassen.
Bei Infektionskrankheiten im stationären Bereich, z. B. Salmonellose, Tuberkulose mit fistelndem Verlauf, ist das Patientenzimmer als Isolierzimmer zu deklarieren (7).

Tabelle 43.6 Indikationen für das Tragen von Handschuhen (Beispiele)

Unsterile Handschuhe

Blutentnahme, Injektion

Pflege von Patienten mit schweren Infektionen (Sepsis, Virushepatitis, Diarrhö)

Versorgung von Dekubitalulcera

Pflege inkontinenter Patienten

Manipulationen mit kontaminierten Gegenständen (Sonden, Drains u. a.)

Einführung von Suppositorien

Sterile Handschuhe

Chirurgische Eingriffe

Verbandwechsel bei aseptischen postoperativen Wunden (je nach Ausmaß sterile oder unsterile Handschuhe in Verbindung mit No-touch-Technik)

Tracheobronchialtoilette

Shuntrevision

Anlegen von Venen- und Blasenkathetern

Punktionen und Einlagen von Drainagen (z. B. Bülau-Drainage)

Verbrennungswunden

Sterilisation

Sterilität ist gefordert für:
- Gegenstände zur Durchtrennung von Haut und Schleimhäuten,
- Gegenstände, Stoffe und Zubereitungen, die unter die Haut, die Schleimhäute, in die infektionsempfänglichen Hohlräume oder parenteral eingebracht bzw. mit denen freiliegende Gewebeschichten berührt werden,
- Gegenstände zur Gewinnung, Aufnahme bzw. Übertragung von Bestandteilen des Organismus bei vorgesehener Wiederverwendung,
- Materialien zur Ableitung von Körperflüssigkeiten.

Sterilität bedeutet, daß das Sterilisiergut in sterilhaltender Verpackung sterilisiert wird, die Prozeßparameter eingehalten und dokumentiert werden, die Sterilgutlagerung den Anforderungen (Tab. 43.7) entspricht und bei der Entnahme aus der Sterilgutverpackung die Grundregeln der Distanzierung eingehalten werden.

Sterilgut, dessen Verpackung angebrochen, beschädigt, verstaubt oder feucht ist, ist als unsteril anzusehen!

Die minimale Anforderung an ein Sterilisationsverfahren beinhaltet eine Keimzahlreduktion von $\geq 10^6$ für die dem Verfahren gegenüber hochresistenten humanpathogenen Mikroorganismen (10). Vorbedingung ist eine standardisierte Reinigung und Desinfektion (Verringerung des Bio-burden auf maximal 10^3 Mikroorganismen) in Automaten (Verfahren gemäß BGA-Liste 1994).

Sterilisationsmethode der Wahl sind fraktionierte Vakuum-Dampf-Vakuum-Verfahren!

Die gebräuchlichste Sterilisiertemperatur ist 121 °C (materialschonender + höhere Sicherheit als höhere Temperaturen) bei einer Mindesthaltezeit von 15 Minuten (gemäß neuer DIN-EN 554). Als Sterilgutbehälter sind Filtercontainer aus Aluminium mit großer Austauschfläche (nur im Deckel[!], ermöglicht gleichzeitige Nutzung als Ver- und Entsorgungscontainer) zu bevorzugen. Klarsichtverpackungen aus Papier-Folien-Kombination bzw. Sterilisationspapier kommen in Betracht, sofern Containerabmessungen nicht ausreichen. Baumwolltücher sind als Sterilgutverpackung nicht vertretbar (unsichere Barrierefunktion!). Kunststoff-Schlauchverpackungen sind insofern ungeeignet, als sie für das konkrete Verfahren zunächst auf ihre Eignung überprüft werden müssen.
Heißluftsterilisation ist nicht mehr vertretbar (Sterilisationsunsicherheit). Gassterilisation (Ethylenoxid, Formaldehyd) muß auf temperaturempfindliche Materialien beschränkt bleiben. Die H_2O_2-Plasma-Sterilisation kann erst eingeführt werden, wenn auf der Grundlage validierter Verfahrensprüfungen ein Katalog erstellt ist, in dem konkret die Erzeugnistypen aufgeführt sind, die

Tabelle 43.7 Richtwerte für Lagerfristen von Sterilgut (gemäß DIN 58 953, Teil 8)

Sterilgutverpackung	Verpackungsart	Lagerdauer ungeschützt[1]	Lagerdauer geschützt[2]
Alu-Folie 3fach Metallbehälter Papier Klarsichtsterilisierverpackung	Sterilguteinfachverpackung	24 h	6 Wochen
Klarsichtsterilisierverpackung, Papier	Sterilgutzweifachverpackung	6 Wochen	6 Monate
Kombination Textil innen/Papier außen (≙ Einfachverpackung)		24 h	6 Wochen
Container mit Einwegfilterpapier und Material mit zusätzlicher Textilverpackung innen (Sterilgutinnenumhüllung)		7 d[5]	
Sterilgut in original verschlossener Lagerverpackung		3 Jahre[3,4]	

[1] z. B. auf Regalen
[2] z. B. in Schränken, Schubladen oder Metallcontainern
[3] Vor dem Öffnen der Sterilgutlagerverpackung ist diese ordnungsgemäß vom Staub zu befreien
[4] Die Lagerdauer einer angebrochenen Sterilgutlagerverpackung ändert sich nicht, wenn diese wieder ordnungsgemäß verschlossen wurde
[5] Laut DIN ist eine Lagerdauer von 6 Wochen möglich; da z. Z. überwiegend keine entsprechenden hygienischen Lagermöglichkeiten vorhanden sind, wird aus Sicherheitsgründen diese verkürzte Lagerfrist empfohlen

durch dieses Verfahren sterilisiert werden können, da es beim gegenwärtigen Entwicklungsstand noch nicht universell einsetzbar ist (z. B. Versagen in englumigen, blind endenden Lumina; 8).

> Der Arbeitgeber muß eine Betriebsanweisung für die Sterilisation erstellen, die vom Unterwiesenen durch Unterschrift bestätigt wird. Für die Gassterilisation muß die Befähigung in einem Sachkundelehrgang erworben werden!

Wiederaufbereitung von Einwegmaterialien ist prinzipiell möglich, sofern der Prozeß so validiert ist, daß sich keine mikrobiellen und toxischen Risiken einschließlich Materialbeeinträchtigung ergeben. Die Verantwortung dafür geht komplett auf den Anwender über.

Desinfektion

> Zielsetzung der Desinfektion ist die Unterbrechung von Infektionsketten durch Abtötung vegetativer Mikroorganismen (Keimzahlverminderung ≥ 5 log), wirkstoff- und indikationsabhängig ggf. auch von Viren und Bakteriensporen!

Hygienische Händedesinfektion

> Die Hand ist Hauptüberträger für nosokomiale Infektionen, woraus sich der hohe Stellenwert der hygienischen Händedesinfektion ergibt!

Ihre Indikation ist gegeben:
– Nach tatsächlicher, wahrscheinlicher oder möglicher Kontamination der Hände mit Krankheitserregern (falls Waschen erforderlich, dann nachher).
– Vor invasiven Maßnahmen, vor Kontakt mit Wunden, Schleimhaut oder bei der Pflege abwehrgeschwächter Patienten, vor Betreten keimarmer Bereiche, vor allem vor Durchführung von Arbeiten mit erforderlicher Keimarmut (falls Waschen erforderlich, dann vorher).
– Nach dem Ablegen kontaminierter Schutzhandschuhe.
– Nach dem Verlassen von Patientenzimmern, in denen Patienten mit lokalen oder syptemischen Infektionen behandelt wurden.

Da die Haut durch Seifenwaschung mehr beansprucht wird (höhere Entfettung + Austrocknung) als durch alkoholische Händedesinfektion und die keimzahlvermindernde Wirkung der Seifenwaschung 100- bis 1000fach geringer ist, ist ein Waschen der Hände nur bei Verschmutzung angebracht. Wirkstoff der Wahl für die Händedesinfektion sind Alkohole (bei wäßrig basierten Präparaten ist der Wirkungseintritt langsamer, die Effektivität geringer und das toxische Risiko wirkstoffabhängig höher). Zur Virusinaktivierung ist Ethanol ≥ 80% zu bevorzugen; gegenüber Bakterien sind dagegen n- und iso-Propanol einzeln oder in Kombination wirksamer (14). Bei einer Reihe von Händedesinfektionsmitteln wird vom Hersteller aufgrund des Zusatzes antimikrobieller Wirkstoffe eine remanente Wirkung postuliert. Diese ist weder erwiesen, noch erforderlich und toxikologisch u. U. nicht unbedenklich (z. B. bei Chlorhexidin, quaternären Ammoniumverbindungen, PVP-Iod).

Voraussetzung zur indikationsgerechten Gewährleistung der Händedesinfektion ist die Präsenz von Desinfektionsmittelspendern (Ellenbogen- oder elektronische Bedienung) nicht nur am Waschbecken, sondern z.B. im Griffbereich von Betten, an Untersuchungs- bzw. Arbeitsplätzen sowie in Operationsschleusen und in der Operationseinheit selbst.

Chirurgische Händedesinfektion

Es sind folgende Voraussetzungen und Vorsichtsmaßnahmen einzuhalten:
- Die Fingernägel müssen kurz und rund geschnitten sein; es dürfen keine Nagelbettverletzungen oder entzündlichen Prozesse vorhanden sein.
- Die subungualen Spatien sind mit sterilem Holzstäbchen zu säubern, die Nägel und Nagelfalze sollen mit weicher (!) und (thermisch) desinfizierter Kunststoffbürste und nicht kontaminiertem Handwaschmittel gereinigt werden. Das Bürsten der Hände und Unterarme ist wegen Hautirritation und höherer Keimabgabe zu unterlassen!
- Die Armaturen und Spender dürfen nicht über Handkontakt bedient werden!

Die Durchführung erfolgt in folgenden Teilschritten:
- Die Hände und Unterarme werden bis zum Ellenbogen mit nach oben gerichteten Fingerspitzen maximal 1 Minute mit Seife gewaschen.
- Die Fingerspitzen sind bis zum Ellenbogen gründlich abzuspülen.
- Das Abtrocknen hat sorgfältig mit keimarmem textilem Handtuch (Einmalgebrauch) zu erfolgen.
- Das alkoholische Desinfektionsmittel ist in folgender Reihenfolge aufzutragen und einzureiben:
  1. Hände und Unterarme einschließlich Ellenbogen desinfizieren,
  2. Desinfektion von Händen und Unterarmen,
  3. Desinfektion von Händen einschließlich Handgelenken, dabei Hände über Ellenbogenniveau halten.

Während der Einwirkungszeit (3 bzw. 5 Minuten je nach Listung) müssen Hände und Unterarme vollständig mit Desinfektionslösung benetzt sein, eine Händetrocknung ist mit Rekontaminationsrisiko verbunden und nicht erforderlich; allerdings sollen die Hände lufttrocken sein, um Hautschäden vorzubeugen.
Bei Aufeinanderfolge kurzer Eingriffe (OP + OP-Pause ≤ 60 Minuten) mit geringer Kontaminationswahrscheinlichkeit (intakter Handschuh!) kann die Einwirkungszeit des Desinfektionsmittels auf 2 Minuten ohne vorherige Seifenwaschung herabgesetzt werden (12).
Ferner sind folgende Aspekte von Bedeutung:
- Im Gegensatz zur Ineffektivität der Bürstenanwendung beim Waschprozeß auf die Reduktion der Keimabgabe wird durch Einbürsten eines alkoholischen Desinfektionsmittels in die Nagelfalze eine Wirkungssteigerung erzielt; dies empfiehlt sich bei besonders hoher erforderlicher Keimarmut.
- Bei der Seifenwaschung sollte eine wasserundurchlässige Schürze getragen werden, um ein Durchnässen der OP-Bereichskleidung zu verhindern.
- Durch Tragen des OP-Hemdes in der Hose wird verhindert, daß dieses bei der Händedesinfektion mit dem Unterarm in Kontakt kommt (Rekontaminationsgefahr) bzw. sich am Waschbecken mit Keimen belädt. Zugleich entsteht eine Barriere für abgeschilferte Epithelien und Mikroorganismen.
- Es ist darauf zu achten, daß Ärmel oberhalb des Ellenbogens nicht befeuchtet werden.
- Hautpflege an Händen und Unterarmen ist eine berufliche Pflicht, weil bereits kleinste Risse bzw. Mikrotraumen Erregerreservoire sind und sich eine ungepflegte Haut nicht desinfizieren läßt.
- Wegen der Kontaminationsgefahr empfiehlt es sich, Hautpflegemittel z.B. aus Spendern mit Bakterienfiltern zu entnehmen.

Instrumentendesinfektion

> Die Eintauchdesinfektion ist wegen unsicherer Wirkung (nicht erreichbare Hohlräume), fehlender Standardisierbarkeit und Personalgefährdung durch thermische bzw. chemothermische Verfahren mit sog. Desinfektions-Reinigungs-Automaten abzulösen!

Das Instrumentarium für minimalinvasive Eingriffe muß ohne manuelle Vorreinigung durch automatische Reinigung und Desinfektion im geschlossenen System bei Erfassung aller inneren und äußeren Oberflächen aufbereitbar sein! Dazu müssen die Instrumente zerlegbar oder mit geeigneten Spülkanälen und Schnittstellen ausgestattet sein. Anschließend erfolgt die Sterilisation (vorzugsweise mit Dampf). Einlegen in sporozid wirksame Lösungen ist keine Sterilisation (15) und damit obsolet!

Bettenaufbereitung

> Jeder Patient muß ein frisch bezogenes, desinfiziertes Bett erhalten!

Die Bettenaufbereitung kann zentral, teilzentralisiert (z.B. für eine Station) oder dezentral vorgenommen werden. Sofern keine Desinfektionskammer für Matratzen zur Verfügung steht, bietet sich als Alternative die Benutzung keimdichter desinfizierbarer Überzüge für Matratzen, ggf. auch für Bettdecken und Kissen an, sofern für letztere nicht thermisch desinfizierbare Materialien eingesetzt werden.

Flächendesinfektion

Das polemische Für und Wider ergibt sich aus der Distanz des Erregerreservoirs Fußboden + Flächen zum Patienten. Da die ausschließlich gezielt durchgeführte Fußbodendesinfektion nicht realistisch ist, wird die regelmäßige prophylaktische Fußbodendesinfektion als unentbehrlicher Bestandteil der antiinfektiösen Maßnahmen angesehen (Abb. 43.1).

Anwendungs-bereich	Verkehrsflächen außerhalb von Patientenbereichen	Patientenbereiche ohne infektiöse Erkrankungen	Patientenbereiche mit nicht meldepflichtigen infektiösen Erkrankungen	Patientenbereiche mit meldepflichtigen übertragbaren Infektionskrankeiten	Risikobereiche (z.B. OP-Einheit, ITS, Verpackungszone in Zentralsterilisation)
Wirkstoff-empfehlung	Reinigungsmittel	quaternäre Ammoniumverbindung	Glucoprotamin, Quats, Phenole	Aldehyde, Chloramin T, NaOCL, ggf. Glucoprotamin	Aldehyde, Glucoprotamin
Listen-empfehlung	—	1x/d: 4-h-Wert der DGHM-Liste	1x/d: 1-h-Wert der DGHM-Liste	1x/d: Präparat aus BGA-Liste mit 1-h-Wert* der DGHM-Liste	angepaßtes Desinfektionsregime: 15-min- oder 1-h-Wert der DGHM-Liste

*bei amtsärztlicher Anordnung Desinfektion gemäß BGA-Liste

Abb. 43.1 Konzept zur prophylaktischen Fußbodendesinfektion.

Desinfektionsplan

Die Unfallverhütungsvorschrift Gesundheitsdienst verlangt aufgabenbezogene Desinfektionspläne in jeder Krankenhausabteilung bzw. Praxis mit Festlegung von Zeitpunkt, Vorgehen, Präparat, Hilfsmittel, Ausführenden und Verantwortlichkeit für die Desinfektionsmaßnahme. Diese Pläne sollen im Arbeitsbereich gut sichtbar angebracht sein (z.B. der Plan für die Händedesinfektion in der Nähe des Desinfektionsmittelspenders). In der Realität fehlten derartige Pläne in 50% der überprüften chirurgischen Intensivstationen in den alten Bundesländern und in je 35% in den neuen Bundesländern und Österreich (1)!

Antiseptik

> Bei therapeutischer Anwendung gilt der Grundsatz: Lokale Infektionen sind lokal, systemische Infektionen sind systemisch zu behandeln. Bei prophylaktischer Anwendung gilt die Maxime, daß die lokale Anwendung die Effektivität einer systemischen erreichen oder übertreffen muß!

Der prophylaktische Einsatz lokaler Antiinfektiva (Antiseptika) ist unumstritten und einzuhalten:
- vor jeder Durchtrennung von Haut und Schleimhaut,
- vor diagnostischen oder therapeutischen Eingriffen ohne Durchtrennung des Integuments (z.B. vor transurethraler Katheterisierung),
- zum Schutz vor unerwünschter Kolonisation (traumatogene Wunde, oropharyngeale Antiseptik bei Intubation, Sanierung von MRSA-Keimträgertum, Spülung im OP-Gebiet z.B. vor Implantation von Endoprothesen mit möglichem Verzicht auf perioperative Antibiotikaprophylaxe),
- bei systemisch schlecht erreichbaren Wunden.

Wirkstoffe der Wahl sind für die Haut Alkohole, für genitale Schleimhäute Hexetidin, Octenidin, Polyhexanid und PVP-Iod (Beachtung der Kontraindikationen), und für die Mundhöhle Chlorhexidin (maximale Anwendung 14 Tage), Hexetidin, PVP-Iod und Tosylchloramidnatrium, für Wunden Polyhexanid, bei kurzfristiger Anwendung auch PVP-Iod (ungeeignet für tiefe Defektwunden), für das Auge Polyhexanid und PVP-Iod (1,25–2,5%ig; weitere Details vgl. 9).

Bei Infektionen und Punktionen sind folgende Schwerpunkte zu beachten:
- Die Einwirkungszeit des Hautantiseptikums ist zu beachten (je nach DGHM-Listung 30 Sekunden bzw. 1 Minute, intraartikulär 1 Minute, präoperativ 5 Minuten; bei talgdrüsenreicher Haut, z.B. Stirn, vordere und hintere Schweißrinne ≥ 10 Minuten unter ständigem Feuchthalten der Haut). Bei verschmutzter Haut ist evtl. eine Vorreinigung erforderlich!
- Die Punktionsstelle darf nach Hautantiseptik nicht mehr berührt werden; cave Kontamination von Kanüle und Injektionspräparat!
- Bei intraartikulärer und intralumbaler Applikation muß der Bereich um das Punktionsareal steril abgedeckt werden; störende Behaarung ist vorher zu entfernen!
- Keine Injektion bzw. Punktion bei lokalen Infektionen, Hautschäden bzw. -erkrankungen vornehmen!
- Möglichst die Ampullengröße wählen, die einen sofortigen Verbrauch ermöglicht (bei Durchstichstopfen und nährstoffarmer Lösung Entnahme höchstens innerhalb von 24 Stunden bei Lagerung im Kühlschrank; jeweils nach einer Desinfektion des Durchstichstopfen nach ≥ 30 Sekunden mit neuer Kanüle anstechen!). Vorbereitete Spritzen innerhalb von 20 Minuten verabreichen!
- Desinfiziertes Spritzentablett, sterile Einwegspritze, Kanüle + Tupfer verwenden (bei geringer Infektionsgefährdung, z.B. i.v. Blutentnahme, Sammel-, ansonsten Einzelverpackung). Intravasale Verweilkanülen bzw. -katheter auf steriler Unterlage bereitstellen!

Impfprophylaxe

Aufgrund des Infektionsrisikos in Krankenhäusern und Arztpraxen ist ein Impfschutz für folgende Erkrankungen zu empfehlen: Hepatitis A, Hepatitis B, Diphtherie, Tetanus, Tbk, Poliomyelitis und Virusgrippe (aktuelle Impfstämme), für seronegative gebärfähige Frauen zusätzlich Masern, Mumps und Röteln.

Qualitätssicherung der Hygiene

> Sicherung der Strukturqualität und Überwachung der Verfahrensqualität sind die Basis des hygienischen Managements!

Zur Sicherung der Strukturqualität sind bauliche, personelle und technische Voraussetzungen zu gewährleisten, Hygienemaßnahmen festzulegen und ihre Einhaltung zu überwachen, ebenso sind alle Mitarbeiter zu informieren und ggf. auch zu schulen.

Struktur- und Verfahrensqualität (Tab. 43.8) sind in Verbindung mit einem Patientenmonitoring (Tab. 43.9) zur frühzeitigen Diagnostik klinisch ggf. noch inapparenter Infektionen regelmäßig zu überprüfen; ebenfalls ist die Qualitätssicherung hygienerelevanter Maßnahmen am Patienten zu kontrollieren. Die Erfassung nosokomialer Infektionen nach einheitlichen Kriterien (Abb. 43.2) ist die Grundlage zur Beurteilung der Ergebnisqualität; sie wird ergänzt durch Merkmale wie Liegedauer, Grad der Wiederherstellung bzw. Ausmaß von Komplikationen, Verbrauch von Antibiotika und lokalen Antiinfektiva.

Tabelle 43.8 Schwerpunkte der Überwachung von Struktur- und Verfahrensqualität

Überwachungsbereich	Empfohlener Rhythmus/Jahr
Hygiene der Behandlungspflege (Hygienevisite)	4- bis 12mal
Hygieneordnung (+ Begehung der gesamten Einrichtung)	1mal
Sterilisation	die neue harmonisierte PREN 285 sieht die Messung physikalischer Parameter bei der Aufstellung vor (diese kann ggf. durch Bioindikatoren ergänzt werden); es empfiehlt sich aus Kostengründen, die Prüfung nach Aufstellung mit der Erstvalidierung zu kombinieren (Einzelheiten zur Validierung vgl. DIN EN 554 sowie Empfehlung der Deutschen Gesellschaft für Krankenhaushygiene [DGKH]; für die Validierung und Routineüberwachung der Sterilisation mit feuchter Hitze für Produkte, die im Gesundheitswesen angewendet werden, vgl. Loseblattsammlung der DGKH [im Druck])
– Bioindikatoren	vor Inbetriebnahme (s. o.), nach Reparatur, bei Mängelverdacht, 4mal/Jahr bzw. chargenabhängig kürzer
– Sicherheitsindikatoren	jede Charge
Desinfektion	
– Lösungen, Spender	4mal
– Dosieranlagen	12mal
– Desinfektionsautomaten	4mal
– automatische Steckbecken-, Geschirrspüle	2mal
– Matratzendesinfektionskammer	2mal und nach Reparatur
– Waschverfahren + Frischwäsche	1mal
– Bettgestellwaschanlagen	1mal
– Abfalldesinfektionsanlagen	2mal
RLT-Anlage	vor Inbetriebnahme, nach Reparatur bzw. Wechsel der 3. Filterstufe sowie routinemäßig 1mal/Jahr
Trinkwasser	1mal
Warmwassersysteme, Speicher	2mal
Wasserführende Geräte	2mal
Wasseraufbereitungsanlagen	4mal
Sterilwasserfilter	4mal (ggf. häufiger)
Schwimm-, Therapiebecken	12mal
Arzneizubereitungen (Eigenherstellung)	jede Charge
Lebensmittelrückstellproben	2mal

stationär ☐	ambulant ☐	Patient: _____
Klinik/Abteilung: _____		geb.: _____
Station: _____		Aufnahme-Nr.: _____
Aufnahmetag: _____	Infektion am: _____	Hauptdiagnose: _____

Direkteinweisung   ja/nein
verlegt von (Klinik/Station): _____   dortige Aufenthaltsdauer: _____

hier mit Infektion aufgenommen   ja/nein
Infektionsdiagnose: _____   ICD: _____
Erreger: _____

Operativer Eingriff: _____   ICD: _____
1. Operateur: _____   2. Operateur: _____   OP-Schw. _____
OP-Dauer (Stunden): _____

Art des Eingriffs:	aseptisch ☐	kontaminiert ☐	infiziert ☐
Infektionsprophylaxe	systemisch ☐ Dauer (d) _____		lokal ☐ Dauer (d) _____
	selektive Dekontamination ☐		

Risikofaktoren:	Diabetes ☐	Adipositas ☐	Alkohol ☐
	Immunsuppression ☐	Tumor ☐	Beatmung ☐
	Drainage ☐	Gefäßzugang ☐	Harnblasenkatheter ☐
	Tracheostoma ☐	Ileostoma/Anus praeter ☐	parenterale Ernährung ☐
	andere: _____		

Möglicherweise im Krankenhaus erworbene Infektion   ja/nein
Verdacht/Diagnose auf Infektion: _____

postop. Wundinf. ☐	Harnweginf. ☐	Pneumonie ☐
unterer Resp.trakt ☐	Sepsis ☐	Gastrointestinaltrakt ☐
Knochen-, Gelenkinf. ☐	kardiovask. System ☐	ZNS ☐
Auge ☐	Ohr ☐	Mund-Rachen-Raum, obere Atemwege ☐
Genitaltrakt ☐	Haut-, Weichteilinf. ☐	system. Inf. ☐

sonstige: _____   letaler Ausgang   ja/nein

Erregernachweis ja/nein	atypische Resistenz	Multiresistenz
1 _____	☐	☐
2 _____	☐	☐
3 _____	☐	☐
4 _____	☐	☐
5 _____	☐	☐

antimikrobielle Chemoterapie (Präparat) _____

_____
Unterschrift

Abb. 43.2   Beispiel für einen Erfassungsbogen für nosokomiale Infektionen in operativen Disziplinen.

Tabelle 43.9 Patientenmonitoring zur laufenden Infektionsüberwachung

Indikation	Untersuchungsmaterial	Empfehlung zum Überwachungsrhythmus
Apparativ beatmeter Intensivpatient	Nasen- und Rachenabstrich	bei Aufnahme bzw. postoperativ, ggf. Wiederholung nach 2–3 d (bei epidemiolog. Indikation)
	Trachealabstrich	2- bis 3mal/Woche
Transurethraler Verweilkatheter	Urinkultur	2mal/Woche
Intravasaler Katheter bei > 24 h Liegedauer	Katheterspitze	bei Infektionsverdacht
Ausgedehnte Wunden*	Abstrich	2mal/Woche
Wund-, Bauch-, Thoraxdrainage	Sekret	nach 48 h, danach 1- bis 2mal/Woche
Intrakranieller, lumbaler, periduraler Katheter bei > 48 h Liegedauer	Katheterspitze	bei Infektionsverdacht
Gastroenteritis	Stuhl	als Therapiekontrolle 2- bzw. 3mal/Woche
Selektive Darmdekontamination	Stuhl	1- bis 2mal/Woche
Septikämieverdacht	Blut (re. + li. Arm je 10 ml)	4- bis 6mal innerhalb von 48 h (vor Chemotherapiebeginn oder direkt vor nächster Chemotherapeutikagabe)

* bei Infektionsverdacht sofort

Literatur

1. Benzer, H., P. Brühl, W. Dietzel, U. Hartenauer, V. Hingst, J. Kilian, A. Kramer, F. Lackner. W. Lingnau, G. Pauser, G. Reybrouck, M. Rotter, G. Wewalka: Barrieren gegenüber der hygienischen Händedesinfektion. Hyg. u. Med. 19 (1994) 327–335
2. Bundesgesundheitsamt: Liste der vom Bundesgesundheitsamt geprüften und anerkannten Desinfektionsmittel und -verfahren (12. Ausg.) Bundesgesundheitsblatt 37 (1994) 127–142
3. Desinfektionsmittelkommission der DGHM: Desinfektionsmittel-Liste der DGHM. mhp, Wiesbaden 1995
4. Deutsche Krankenhausgesellschaft: Ermittlung und Analyse von Krankenhausinfektionen. Dtsch. Krankenh. Verlagsges., Düsseldorf 1990
5. Falchuk, K. H., L. Peterson, B. J. McNeil: Microparticulate-induced phlebitis. New Engl. J. Med. 312 (1985) 78–82
6. Gräf, W., D. Kersch: Bakteriologische Bewertung chirurgischer Gesichtsmasken. Zbl. Bakteriol., 1. Abt. Orig. B 171 (1980) 142–157
7. Kramer, A., D. Jacob, P. Hingst: Isolierungsmaßnahmen bei Infektionskrankheiten im Krankenhaus. Hyg. u. Med. 19 (1994) 279–288
8. Kramer, A.: Mitteilung des Vorstandes der DGKH zum aktuellen Erkenntnisstand der Validierung des Sterrad-Plasma-Sterilisationsverfahrens mit den sich ergebenden Schlußfolgerungen für die Praxis. Hyg. u. Med. 20 (1995) 52–53; abschließende Stellungnahme des Vorstandes der DGKH. Zentralsteril. 3 (1995) 414–418
9. Kramer, A., M. Wendt, H.-P. Werner: Möglichkeiten und Perspektiven der klinischen Antiseptik. mhp, Wiesbaden 1995
10. Machmerth, R.: Zur Charakterisierung der Sterilisation und zu Anforderungen an Sterilisationsverfahren. Stellungnahme der Sektion. Sterilisation der Deutschen Gesellschaft für Krankenhaushygiene. Hyg. u. Med. 20 (1995) 267
11. Martone, W. J., W. R. Jarvis, D. H. Culver, R. W. Haley: Incidence and nature of endemic and epidemic nosocomial infections. In Bennett, J. V., P. S. Brachmann: Hospital Infections, 3rd ed., Little & Brown, Boston 1992 (pp 577–596)
12. Rehork, B., H. Rüden: Untersuchungen zur chirurgischen Händedesinfektion. In: Häring, R.: Infektionsverhütung in der Chirurgie. Blackwell Wissenschaft, Berlin 1991 (S. 65–74)
13. Römer, H., P. Kirschner, H.-P. Werner: Sichere Drainage-Voraussetzung der Wundheilung. mhp, Wiesbaden 1987
14. Rotter, M., A. Kramer: Hygienische Händedesinfektion. In Kramer, A., D. Gröschel, P. Heeg, V. Hingst, H. Lippert, M. Rotter, W. Weuffen: Klinische Antiseptik. Springer, Berlin 1993 (S. 83–96)
15. Rudolph, H., H.-P. Werner, U. Heim, H. Reber: Krankenhaushygiene. mhp, Wiesbaden 1992
16. Spencer, R. C.: Epidemiology of infection in ICUs. Intens. Care Med. 20, Suppl. 4 (1994) S 2–6
17. Thiede, A., B. Lühnstedt: Naht und Nahtmaterial in der septischen Chirurgie. In Schmidt, W., S. Kiene: Chirurgie der Infektionen, 3. Aufl. Barth, Leipzig 1990 (S. 55–63)
18. Wendt, M., A. Kramer, D. Holst: Für die Ausleitung der Narkose ist ein spezieller Raum erforderlich – Faktum oder Fiktion? Anästh. Intensivther. Notfallmed. 29 (1994) 424–425

44 Leistungserfassung, Qualitätssicherung, Wirtschaftlichkeit

I. Gastinger und H. Lippert

Entwicklung und gesetzliche Grundlagen

Die EDV-gestützte Dokumentation in der Chirurgie ist ein wesentliches Hilfsmittel für den Leistungsnachweis und die Qualitätssicherung und bildet somit eine Grundlage für praxisrelevante Aussagen zur Wirtschaftlichkeit. Bereits Th. Billroth konnte im vorigen Jahrhundert anhand seiner äußerst selbstkritischen Jahresberichte nachweisen, daß eine gewissenhafte und lückenlose Dokumentation der Behandlungsergebnisse Lerneffekte zeigt. Somit eignen sich Maßnahmen der Leistungserfassung und Qualitätssicherung zur freiwilligen Selbstkontrolle der Chirurgen, die begründet ist in den ethischen Normen ihres Berufsstandes. Diese ethischen Grundlagen werden ergänzt durch explizite Regulationen, d. h. durch gesetzliche und berufspolitische Vorgaben. So verpflichtet die Berufsordnung den Chirurgen zur Teilnahme an Qualitätssicherungsprogrammen der Ärztekammern. Die Weiterbildungsordnung verlangt den Erwerb spezieller Kenntnisse im Bereich der Qualitätssicherung. Große Erfahrungen auf diesem Gebiet wurden in den USA und in Holland gesammelt. Die Professional Activity Study (PAS) organisiert einen Qualitätsvergleich amerikanischer Kliniken und die Professional Standard Review Organisation (PSRO) regelt die Zulassung zum Medicare/Medicaid-System über die Teilnahme an qualitätssichernden Maßnahmen. Seit 1974 besteht in den Niederlanden eine nationale Qualitätssicherungsorganisation (CBO), mit der heute 90% der Kliniken auf freiwilliger Basis zusammenarbeiten. Seit längerem werden international Handlungsanweisungen für die ärztliche Versorgung entwickelt, die als Leitlinien bzw. Standards auch in der Chirurgie zunehmend Bedeutung erlangen. Richtungsweisende Arbeiten zu einem Modell der chirurgischen Qualitätssicherung in der Bundesrepublik Deutschland erfolgten seit 1977 durch Schega, Selbmann und Scheibe (8, 9, 12, 15). In Ostdeutschland wurde in den 80er Jahren ein einheitliches und damit vergleichbares System der Leistungserfassung und Qualitätssicherung erarbeitet und angewendet (1987). Im Zuge der Neugestaltung der Sozialgesetzgebung durch das Gesundheitsreformgesetz (1988) und das Gesundheitsstrukturgesetz (1992) wurde die Verpflichtung zur medizinischen Qualitätssicherung gesetzlich verankert. Das bedeutet die Einbeziehung aller Krankenhäuser in ein Qualitätsmanagement und die Finanzierung dieser Maßnahmen durch die Kostenträger. Während im Bereich der vertragsärztlichen Versorgung die Kassenärztlichen Vereinigungen Verfahren zur Qualitätssicherung vorgeben (§ 135 SGB V), ist den Ärztekammern für die stationäre Versorgung nur eine Beteiligung bei der Vertragsgestaltung zu Qualitätsprüfungen zugestanden (§ 112 SGB V). Die Verträge auf Landesebene zwischen Krankenkassen und Krankenhausgesellschaften nach § 112 dienen der Ausgestaltung des § 137 SGB V, der für alle Krankenhäuser die Beteiligung an Maßnahmen zur Qualitätssicherung vorschreibt. Derartige Maßnahmen „sind auf die Qualität der Behandlung, der Versorgungsabläufe und der Behandlungsergebnisse zu erstrecken. Sie sind so zu gestalten, daß vergleichende Prüfungen ermöglicht werden" (§ 137 SGB V). Zusätzlich soll in den Verträgen geregelt werden, „in welchen Fällen Zweitmeinungen vor erheblichen chirurgischen Eingriffen einzuholen sind."

Auch für das ambulante Operieren sind qualitätssichernde Maßnahmen gesetzlich vorgeschrieben. Gleiches gilt für die laut Bundespflegesatzverordnung (1994) als Fallpauschalen und Sonderentgelte abzurechnenden Leistungen.

> Ethische Normen der Berufsausübung, Berufs- und Weiterbildungsordnungen und die Sozialgesetzgebung schreiben ambulant und stationär tätigen Chirurgen die Beteiligung an Maßnahmen zur Qualitätssicherung verpflichtend vor!

Definitionen

Leistungserfassung

Die Leistungserfassung beinhaltet die Basisdokumentation in Form der computergestützten Operationsstatistik mit Erfassung der Operationsdiagnosen, der Art des Eingriffes und anderer medizinischer sowie administrativer Angaben zum Eingriff (Operations- und Anästhesieteam, Operationszeit, Dringlichkeit). Diese Dokumentation liefert Daten im Sinne einer prospektiven Erhebung, die mittels statistischer Methoden zu repräsentativen Ergebnissen der chirurgischen Leistungserfassung führen. Diese Daten bilden dann die Grundlage für die Budgetverhandlungen mit den Kostenträgern und unterstützen die Abrechnung in Form der Fallpauschalen und Sonderentgelte. So erfaßt die Basisdokumentation vorrangig den quantitativen Anteil der erbrachten Leistung, führt aber in Grenzen bereits auch zu Qualitätsaussagen. Beispielsweise werden Resektionsquoten in der Onkochirurgie ebenso ersichtlich wie der Anteil von Appendixperforationen und die Rate der sog. „unnötigen" Appendektomien. Ein zusätzlicher Nutzen der Leistungserfassung liegt in der Unterstützung des administrativen und medizinischen Managements zentraler Operationsbereiche. Hier liefert sie die Daten für eine sachgerechte Verteilung von Finanzmitteln und Personaleinsatz.

> Die Operationsstatistik ist die Basisdokumentation der chirurgischen Leistungserfassung!

Qualitätssicherung

Qualitätssicherung bedeutet die Wahrung guter oder die Besserung schlechter Qualität; sie kann nur effektiv von jenen gewährleistet werden, die die Leistungen erbringen. Qualitätssicherung ist eine ureigenste chirurgische Daueraufgabe (9). Die Qualität der medizinischen Versorgung umfaßt die Dimensionen Struktur-, Prozeß- und Ergebnisqualität (1).

Unter Strukturqualität werden die eingesetzten Ressourcen verstanden, wie z. B. das Personal einschließlich seiner Qualifikation. Aber auch der technische Ausstattungsgrad, der finanzielle Aufwand und Organisationsabläufe bis hin zur interdisziplinären Zusammenarbeit finden hier Berücksichtigung. Die Prozeßqualität umfaßt alle Aktivitäten, die zwischen ärztlichem, pflegerischem und administrativem Personal einerseits und den Patienten andererseits auftreten.

Die Ergebnisqualität schließlich soll Kriterium dafür sein, in welchem Maße die erbrachte medizinische Leistung hinsichtlich ihres Ergebnisses erfolgreich war. Dabei ist wichtig anzumerken, daß die chirurgische Qualitätssicherung nicht mit der Erfassung postoperativer Komplikationen enden darf. Genauso wichtig ist die Erfassung der Langzeitergebnisse nach einem Eingriff (Tab. 44.1). Voraussetzung ist immer die gesicherte Wissensbasis über das, was gute von schlechter Qualität in bezug auf eine definierte Leistung unterscheidet (12). Das erfordert einen fachinternen Konsens zum optimalen Vorgehen bei der Erkennung und Behandlung chirurgischer Erkrankungen. Nicht außer acht gelassen werden dürfen dabei die Überlegungen zur Wirtschaftlichkeit dieser Versorgung auf gleichbleibend hohem Niveau. Dies wiederum impliziert das Bestreben nach Erarbeitung von Handlungsanweisungen in Form von Standards und Leitlinien durch Konsensuskonferenzen (13).

> Die Orientierung an aktuellen Leitlinien und Empfehlungen der Fachgesellschaften verbessert die Prozeß- und Ergebnisqualität!

Grundlage aber jeder Qualitätskontrolle ist zunächst die Festlegung von Qualitätsindikatoren mit vorgegebenen Referenzbereichen (14). Die Indikatoren ermöglichen es, Teilbereiche der Gesamtqualität einer Messung zugänglich zu machen. So ist beispielsweise die Rate der Wundheilungsstörungen ein wichtiger Qualitätsindikator der operativen Medizin. Allerdings bedarf dieser einer exakten, allgemein akzeptierten Definition, die eine Vergleichbarkeit ermöglicht (Tab. 44.2). Zusätzlich müssen für die einzelnen Qualitätsindikatoren fachintern Referenzbereiche festgelegt werden, die eine schnelle Beurteilung der eigenen Leistung erlauben (z. B. soll die Quote der tiefen Wundinfektionen nach Eingriffen wegen eines kolorektalen Karzinoms heute unter 10% liegen). Referenzbereiche können aber nur eine Orientierungshilfe sein. Hinsichtlich des Zieles der ständigen Qualitätsverbesserung und bei Einführung neuer Operationsmethoden müssen die Referenzbereiche dynamisierbar sein (z. B. Einfluß der laparoskopischen Verfahren auf die Rate der Wundheilungsstörungen). Der nächste Schritt innerhalb eines Qualitätsmanagements ist die problemorientierte Qualitätsverbesserung durch Vergleich der eigenen Ergebnisse mit den vorgegebenen Referenzbereichen. Bei schlechteren Ergebnissen ist die Problemerkennung und -analyse und die Einleitung von Gegenmaßnahmen der nächste Schritt (Qualitätszirkel). Ist ein Problem beseitigt, ist dafür Sorge zu tragen, daß es nicht mehr auftritt (Qualitätssicherung). Im Idealfall führen diese Zyklen zu einer schrittweisen Qualitätsverbesserung und zu einem umfassenden Qualitätsmanagement mit Nutzen der Daten sowohl der internen als auch der gesetzlich verfügten externen Qualitätssicherung (Tab. 44.3).

Der Begriff der internen Qualitätssicherung subsumiert alle Aktivitäten der Mitarbeiter einer Klinik, die der Sicherung und Verbesserung der stationären Krankenhausversorgung dienen. Erleichtert wird diese Aufgabe durch die externe Qualitätssicherung, die relevante Vergleichsdaten aus allen Kliniken zur Verfügung stellt (10). Ziel dieses umfassenden Qualitätsmanagements muß eine Optimierung des gesamten Versorgungsprozesses von der Qualität der Leistungen über die Zufriedenheit aller Beteiligten (Patienten, Angehörige, niedergelassene Ärzte, Mitarbeiter) bis hin zur Kosten-Nutzen-Abwägung chirurgischer Versorgung sein.

Tabelle 44.1 Chirurgische Qualitätssicherung

Tracerdiagnosen (z. B. Appendizitis)
Qualitätsindikatoren (z. B. Perforationsrate)
Referenzbereiche (z. B. Perforationsrate nicht über 10%)
Langzeitergebnisse
Problemorientierte Auswertung
Passive und aktive interkollegiale Beratung

Tabelle 44.2 Definition von Qualitätsindikatoren am Beispiel der Wundheilungsstörung (nach Petermann und Stopinski)

1. Oberflächlich/epifaszial – ohne Erregernachweis
2. Oberflächlich/epifaszial – mit Erregernachweis
3. Tief/subfaszial – ohne Erregernachweis
4. Tief/subfaszial – mit Erregernachweis
5. Komplette Wunddehiszenz

Tabelle 44.3 Teile eines umfassenden Qualitätsmanagements

Qualitätszirkel (interne Qualitätssicherung)
Tracer (externe Qualitätssicherung)
Leitlinien (Konsensuskonferenz)
Profile der Lebensqualität (Langzeitergebnisse)

> Grundlage der chirurgischen Qualitätssicherung ist die Definition von Qualitätsindikatoren mit dynamisierbaren Referenzbereichen für zu kontrollierende chirurgische Erkrankungen!

Praxis der Leistungserfassung und Qualitätssicherung

Klassifikationen

Eine wichtige Voraussetzung für die Vergleichbarkeit von Ergebnissen ist in jedem System der chirurgischen Leistungserfassung und Qualitätssicherung die Anwendung einheitlicher, international akzeptierter Klassifikationen. Durch die Anwendung einheitlicher Klassifikationen wird erst die Erstellung vergleichbarer Erfassungs- und Auswertungsprogramme ermöglicht.

So beruht die durch die Bundespflegesatzverordnung vorgeschriebene Leistungserfassung auf einer Kodierung der Operationsdiagnosen und der operativen Eingriffe nach den WHO-Dokumentationen:
- International Classification of Diseases (ICD),
- International Classification of Procedures (ICPM).

Innerhalb von Erhebungen zur Qualitätssicherung in der Onkochirurgie (z.B. kolorektales Karzinom) sind – auch im Blick auf die angestrebte Erfassung von Spätergebnissen – unabdingbare Voraussetzungen (5):
- pTNM-Klassifikation der WHO,
- Grading,
- Stadieneinteilung der UICC,
- R-Klassifikation.

Ein weiteres Beispiel ist die Verwendung der AO-Klassifikation der Frakturen für Qualitätskontrollen bei der operativen Knochenbruchbehandlung.

> Wichtige Voraussetzungen für die chirurgische Leistungserfassung und Qualitätssicherung sind einheitliche Klassifikationen!

Methodik der Leistungserfassung

Die Basisdokumentation in Form der Operationsstatistik erfaßt den quantitativen Anteil der operativen Tätigkeit (Tab. 44.4). Grundlage der Leistungsstatistik bilden die WHO-Schlüsselsysteme ICD und ICPM. Die Erfassung der medizinischen und administrativen Daten der Operationsstatistik erfolgt entweder mit Belegen oder als beleglose Direkteingabe über eine Bildschirmmaske in den Computer des Operationsbereiches. Anhand dieser Daten sind umfangreiche Auswertungsprogramme realisierbar (3). Besonders hinsichtlich der neuen Abrechnungssysteme in Form von Fallpauschalen und Sonderentgelten kommt dieser Auswertung der Leistungen im Operationssaal große Bedeutung zu. Des weiteren besteht die Möglichkeit der kontinuierlichen Analyse der Auslastung planbarer und notfallbedingter (nicht planbarer) OP-Kapazitäten. Dies unterstützt wiederum die komplizierte Ablauforganisation eines meist interdisziplinär genutzten zentralen Operationsbereiches. Dem gleichen Anliegen dienen Analysen der Start-, Zwischen- und Operationszeiten als Hinweis auf die effektive Auslastung der Operationsgesamtzeit. Weiterhin kann mit Hilfe der Operationsstatistik für jeden Arzt ein Leistungsnachweis geführt werden. Für den Assistenten in der Weiterbildung zum Facharzt kann dies den Ausbildungsnachweis erheblich erleichtern. Die Berücksichtigung der Häufigkeit der operativen Eingriffe und Diagnosen läßt Rückschlüsse auf das Gesamtprofil einer Klinik zu. Dies wiederum ist eine wichtige Grundlage für die Festlegung von Art und Umfang der Berechtigung zur Weiterbildung durch die Landesärztekammern. Schließlich sind bestimmte Tendenzen der aktuellen Behandlungssituation chirurgischer Erkrankungen, z. B. ein Wandel operativer Verfahrensweisen, erkennbar.

Tabelle 44.4 Daten der Operationsstatistik

Stammdaten des Patienten
Operationstag
Operationszeit
Operationsteam
Dringlichkeit der Operation
Operationsdiagnose (ICD)
Operativer Eingriff (ICPM)

> Die Operationsstatistik ist der wichtigste Leistungsnachweis des Chirurgen, es wird allerdings nur der quantitative Anteil der operativen Tätigkeit erfaßt!

Methodik der Qualitätssicherung

Die externe Qualitätskontrolle im Rahmen prospektiver multizentrischer Qualitätssicherungsprogramme basiert auf flächendeckenden Fallanalysen ausgesuchter Tracerdiagnosen mit Auswertung der Ergebnisse durch ein chirurgisches Fachgremium. Die hierbei gewonnenen Daten werden der für das Qualitätsmanagement entscheidenden internen Qualitätssicherung jeder beteiligten Klinik zur Verfügung gestellt.

> Das anhand einer großen Fallzahl erfaßte Datenmaterial der externen Qualitätskontrolle ermöglicht erst Maßnahmen zur internen problemorientierten Qualitätsverbesserung!

Da nicht das Gesamtspektrum der chirurgischen Versorgung unter qualitätssichernden Aspekten analysiert werden kann, werden einzelne Tracerdiagnosen (Beispieldiagnosen) ausgewählt und während eines begrenzten Zeitraumes beobachtet. 3–4 Tracerdiagnosen genügen zur Qualitätsbeurteilung einer Klinik (11). Kriterien für die Auswahl der Diagnosen können z. B. sein:
- ausreichende Häufigkeit in vielen, auch kleineren chirurgischen Einrichtungen,

- die Berücksichtigung verschiedener chirurgischer Teilgebiete (Allgemeinchirurgie, Traumatologie, Gefäßchirurgie),
- die Existenz gesicherten Wissens über Krankheitsverlauf und Therapie.

Bisher erprobte Tracerdiagnosen sind u.a. die Appendizitis (3), das kolorektale Karzinom (5), die Cholezystitis/-lithiasis, die Leistenhernie und die Schenkelhalsfraktur (9, 10, 11). Die standardisierte dezentrale Erfassung der Daten zu den entsprechenden Tracerdiagnosen erfolgt vorwiegend mit Erhebungsbögen. Hier sind in mehreren Prüffeldern EDV-gerecht die von einem chirurgischen Fachgremium exakt definierten Qualitätsindikatoren aufgelistet. Typische Indikatoren für alle Tracer können die Mortalitätsrate oder die Rate der Wundheilungsstörungen sein. Indikatoren bei speziellen Tracern sind z.B. bei der Appendizitis die Perforationsquote oder der Anteil der Appendektomien bei nicht akutem Befund. Bei Qualitätserhebungen zur operativen Therapie kolorektaler Karzinome interessieren Indikatoren, die für eine onkochirurgisch adäquate Resektion relevant sind (Rate der R0-Resektionen, Defizite beim Staging). Qualitätsrelevante Indikatoren der Therapie von Gallensteinen sind unter den Bedingungen der laparoskopischen Cholezystektomie vor allem die Rate der Gangverletzungen im Zusammenhang mit der prä- und intraoperativen Diagnostik.

> Für jede Tracerdiagnose müssen qualitätsrelevante Indikatoren exakt definiert werden!

Das Ausfüllen des Erhebungsbogens erfolgt mit der Anfertigung des Arztbriefes und ist mit einem zusätzlichen Zeitaufwand von 10–15 Minuten für den Arzt verbunden. Inzwischen existieren auch Softwareprogramme, die die Eingabe der qualitätsrelevanten Daten direkt in den PC ermöglichen. Eine gute Datenqualität ist wichtigste Voraussetzung für die problemorientierte externe und interne Qualitätssicherung. Die exakte Erhebung der Daten ist dabei abhängig von der Motivation der Chirurgen und einer durchgehenden Kontrolle, z.B. durch einen für die Qualitätssicherung verantwortlichen Oberarzt. Die vollständige Erfassung aller Patienten für eine Tracerdiagnose kann mit Hilfe der ICD-Basisdokumentation geprüft werden. Mit Einführung des amtlichen Operationskataloges (ICPM) ist dies auch für die Eingriffe möglich.

Nach der dezentralen klinikinternen Dokumentation folgt die Auswertung der anonymisierten Daten zentral, z.B. in den Projektgeschäftsstellen zur Qualitätssicherung der Ärztekammern. Nach Vollständigkeits- und Plausibilitätsprüfungen sowie Fehlereliminierung in Kooperation mit den Dokumentationsbeauftragten werden den Kliniken als Ergebnis der standardisierten Auswertungsprogramme Statistiken zur Verfügung gestellt (11, 14). Dazu gehören die klinikeigene Statistik, die anonymisierte Gesamtstatistik und das Klinikprofil. Letzteres ermöglicht jeder Klinik die eigene Positionsbestimmung im Vergleich zu anderen Abteilungen und vorgegebenen Referenzbereichen. Es wird also für jeden Qualitätsindikator ein Ergebnisprofil mit einem Durchschnitt-, einem Maximal- und einem Minimalwert ermittelt.

Eine große Datenbasis vorausgesetzt, kann der im Ergebnisprofil errechnete Mittelwert mit tolerierbaren Abweichungen als Referenzbereich festgelegt werden. Die Chirurgische Arbeitsgemeinschaft Qualitätssicherung (CAQ) der Deutschen Gesellschaft für Chirurgie gibt jährlich Referenzbereiche, basierend auf den Sammelstatistiken der einzelnen Bundesländer, heraus. Daß bei Festlegung von Referenzbereichen die Ergebnisse repräsentativer klinischer Studien herangezogen werden, ist selbstverständlich.

Festlegung und Pflege der Referenzbereiche sind wichtige Aufgaben chirurgischer Fachgremien wie der CAQ oder der Arbeitsgruppe Chirurgie bei den Ärztekammern. Weitere Aufgaben dieser Fachgremien sind neben der Erarbeitung neuer Tracerdiagnosen mit entsprechenden Indikatoren die passive und aktive Beratung der Kliniken mit entsprechenden Auffälligkeiten im Ergebnisprofil (11). Neben den genannten Statistiken sind in den Auswertungsprogrammen Einzelfallanalysen vorzusehen. Diese können sowohl der klinikinternen Problemanalyse dienen (z.B. Komplexauswertung mehrerer sich wechselseitig beeinflussender Indikatoren bei der Beurteilung von Komplikationen), als auch im Rahmen der Gesamtstatistik nützlich sein (z.B. pathologisch-histologische Untersuchungen kolorektaler Resektate hinsichtlich adäquater Resektionen). Das Ziel dieser statistischen Auswertung ist erreicht, wenn den chirurgischen Abteilungen damit die Problemerkennung in wesentlichen Versorgungsbereichen erleichtert wird. Die folgenden Schritte der problemorientierten Qualitätssicherung, Problemanalyse, Problemlösung sowie die Evaluation können dann ebenfalls von außen durch Beratung des Fachgremiums unterstützt werden (11, 14).

> Aus dem Klinikprofil ist die Ergebnisqualität zum Zeitpunkt der Entlassung aus stationärer Behandlung abzuleiten!

Ausblick

Mit der Leistungserfassung auf der Grundlage der WHO-Klassifikationen (ICP, ICPM) sowie dem Modell der Qualitätssicherung anhand von Tracerdiagnosen, existiert national erstmals ein gesetzlich reguliertes, einheitliches und damit vergleichbares System. Nach bisher vorliegenden Ergebnissen flächendeckender Erhebungen mit großen Fallzahlen ist der Effekt einer Qualitätsverbesserung eindeutig nachweisbar (5, 9, 11).

Dies betrifft beispielsweise die Senkung von Komplikationsraten, die Verkürzung der postoperativen Liegedauer und die Steigerung der Resektionsquoten in der Onkochirurgie, was wiederum die Kosten-Nutzen-Relationen optimiert.

Dieses System der Leistungserfassung und Qualitätssicherung gilt es, zukünftig in Richtung eines umfassenden Qualitätsmanagements (total quality management) weiterzuentwickeln. Hierbei werden Fragen der Erfas-

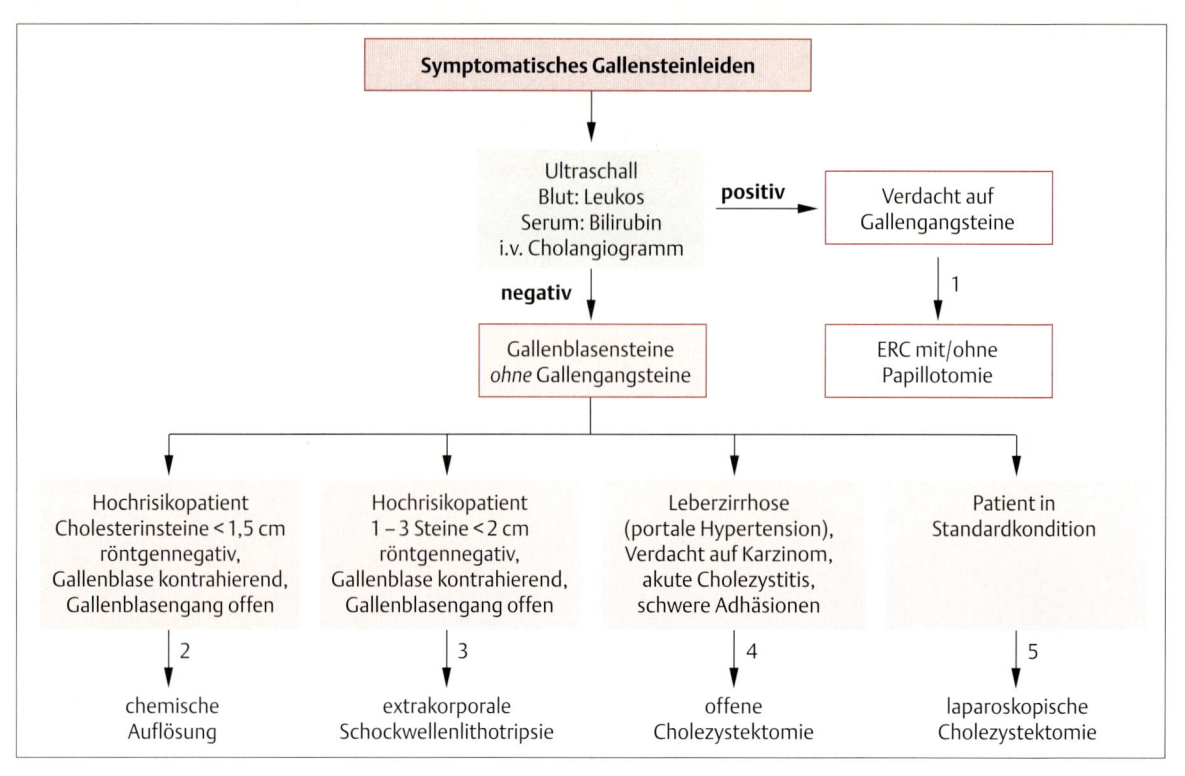

```
                    Symptomatisches Gallensteinleiden
                                │
                                ▼
                         Ultraschall
                         Blut: Leukos        positiv      Verdacht auf
                         Serum: Bilirubin  ─────────▶   Gallengangsteine
                         i.v. Cholangiogramm                │
                                                            │ 1
                         negativ                            ▼
                            │                       ERC mit/ohne
                            ▼                        Papillotomie
                    Gallenblasensteine
                    ohne Gallengangsteine
```

Hochrisikopatient Cholesterinsteine < 1,5 cm röntgennegativ, Gallenblase kontrahierend, Gallenblasengang offen	Hochrisikopatient 1–3 Steine < 2 cm röntgennegativ, Gallenblase kontrahierend, Gallenblasengang offen	Leberzirrhose (portale Hypertension), Verdacht auf Karzinom, akute Cholezystitis, schwere Adhäsionen	Patient in Standardkondition
↓ 2	↓ 3	↓ 4	↓ 5
chemische Auflösung	extrakorporale Schockwellenlithotripsie	offene Cholezystektomie	laparoskopische Cholezystektomie

Abb. 44.1 Beispiel einer Leitlinie als Handlungsanweisung bei symptomatischem Gallensteinleiden (nach Lorenz u. Mitarb.)

sung von Spätergebnissen und die Erarbeitung von Methoden zur Messung der Patientenzufriedenheit (Lebensqualität) diskutiert (Tab. 44.3). Auch die Qualitätssicherung der Krankenhausleistungen bei Fallpauschalen und Sonderentgelten wirft neue Probleme auf. Wichtig erscheint, daß bei dieser Entwicklung die Chirurgen und deren Fachgremien die durch die gesetzliche Regulierung der Qualitätssicherung noch verbliebenen Gestaltungsfreiheiten voll nutzen und die fachkompetente Regie dieser sensiblen Aufgabe nicht aus der Hand geben. Dies betrifft auch die Entwicklung von Leitlinien als konsensusfähige Handlungsanweisungen für den Chirurgen (6, 15). Diese Leitlinien werden nach empirisch-wissenschaftlichen Prinzipien erstellt und ihre Effektivität und Effizienz soll in der Praxis nachgewiesen sein. Leitlinien sind Teil des Qualitätsmanagements und kommen allen beteiligten Interessengruppen zugute. Den Chirurgen dienen sie als Anhaltspunkte für ihr Handeln, bei Patienten führen sie zur Vertrauensbildung und Transparenz ärztlichen Tuns.

Juristen können aus den Leitlinien den aktuellen Kenntnisstand ablesen, und die Kostenträger nutzen sie bei der Kalkulation der Fallpauschalen und Sonderentgelte. Die Formulierung und Validierung von Leitlinien beruht heute auf Konsensusprozessen. Es werden checklistenartig mit definierten Schritten (Wenn-Dann-Bedingungen) Empfehlungen zur Diagnostik, Indikation und Therapie gegeben (Abb. 44.1).

Literatur

1 Donabedian, A.: Evaluating the quality of medical care. Milbank Mem. Fund. Q 44 (1966) 166
2 Gastinger, I., W. Eckhardt: Bericht über eine prospektive Multizenterstudie der Appendizitisbehandlung. Zbl. Chir. 116 (1991) 267
3 Gastinger, I., W. Eckhardt, H. Herwig: Die Operationsstatistik – wichtiger Leistungsnachweis in der Chirurgie. Zbl. Chir. 115 (1990) 1381
4 Herwig, H., H. Wolff, I. Gastinger, H. Lippert: Modell eines einheitlichen Systems von Operationsstatistik und Qualitätssicherung in der Chirurgie. Zbl. Chir. 112 (1987) 409
5 Lippert, H., I. Gastinger: Die chirurgische Qualitätssicherung am Beispiel der operativen Therapie des colorectalen Carcinoms. Chirurg 66 (1995) 344
6 Lorenz, W., H. Sitter, W. Hartel: Entwicklungs- und Evaluierungsinstrumente für Leitlinien – Bedingungen für ihren Einsatz. Mitteilungen der Bundesärztekammer 1996
7 Petermann, Ch., J. Stopinski: Klinikinterne Qualitätssicherung chirurgischer Wunden. In Saeger, H. D.: Qualitätssicherung und Standardisierung der Wundbehandlung. Barth, Heidelberg 1995
8 Schega, W.: Qualitätskontrolle zwischen Utopie und Realität. Situation der Chirurgie. Münch. med. Wschr. 120 (1978) 583
9 Scheibe, O.: Qualitätssicherung in der klinischen Chirurgie. Zbl. Chir. 117 (1992) 7
10 Scheibe, O.: Qualitätssicherung in der Chirurgie – Erfahrungen der klinischen Praxis. Dtsch. Ärztebl. 91 (1994) 930
11 Scheibe, O.: Qualitätsmanagement in der Chirurgie – Standards und Perspektiven. Beilage zu den Mitteilungen der Dtsch. Gesellsch. für Chirurgie, H. 1/1995

12 Selbmann, H. K.: Qualitätssicherung in der Medizin – Ziele und Forschungsbedarf. In Gross, W.: Wege der Gesundheitsforschung. Springer, Berlin 1986
13 Selbmann, H. K.: Entwicklung von Leitlinien in der Medizin – Kunst oder Können? Informationen BDC 35 (1996) 61
14 Selbmann, H. K., M. Geraedts: Qualitätssicherung in der Chirurgie. Akt. Chir. 30 (1995) 59
15 Selbmann, H. K., W. Schega: Das Modell der Qualitätssicherung chirurgischer Arbeit in Nordrhein-Westfalen. Langenbecks Arch. Chir. 361 (1983) 797

45 Dokumentation

H. Röding

Das Schreiben und Führen von „Krankengeschichten" mit allen Anlagen als wesentlicher Teil der Dokumentation von Krankheitsverläufen im stationären Bereich gehört nicht zu den geliebten Tätigkeiten chirurgischer Arbeit. Jenseits juristischer Zwänge einer „Dokumentationspflicht" sollte das vor allem als eine ärztliche Leistung für den sich anvertrauenden Patienten betrachtet werden. Eine so verstandene Dokumentation sollte mindestens folgenden Forderungen gerecht werden:
– Sie soll ein Beleg sein für die Aufnahmeuntersuchung und -diagnose, für die Begründung diagnostischer und therapeutischer Entscheidungen, für den Behandlungsverlauf unter der definierten Therapie und für eine Darstellung des erwünschten und auch des unerwünschten Behandlungsergebnisses.
– Sie sollte die Möglichkeit der lückenlosen Rekonstruktion eines Behandlungsverlaufs für den Fall bieten, daß der gleiche Patient mit gleicher oder einer anderen Erkrankung die gleiche oder eine andere Behandlungsrichtung zu einem späteren Zeitpunkt aufsucht.
– Sie sollte aussagefähig auch für den Fall sein, daß Versicherungsträger, Schlichtungsstellen oder Gerichte bei eingetretenen oder vermuteten Behandlungsfehlern Einsicht in die Dokumentation verlangen, um nicht zuletzt die Begründung für eigenes Handeln oder Unterlassen nach meist längerem Zeitraum noch nachvollziehen zu können.
– Sie sollte geeignet sein, zur Beantwortung wissenschaftlicher Fragestellungen etwa im Rahmen einer klinischen Beobachtungsforschung bei retrospektiven oder retrolektiven Studien beitragen zu können, wenngleich zugegeben werden muß, daß alle später interessierenden Befunde zum Zeitpunkt der Dokumentation nicht bekannt sein müssen.

Unter Verzicht auf Hinweise zur Erfüllung vorgegebener Dokumentationspflichten (gesetzliche Meldepflichten, institutionsinterne Dokumentation zur Leistungserfassung, Abrechnung usw.) und unter Verzicht auf eine Erläuterung eingeführter Dokumentationssysteme werden im folgenden die allgemeinen und die an der eigenen Klinik bewährten Dokumentationsanteile inhaltlich dargestellt.

> Dokumentation bedeutet Auflistung von Daten, Entscheidungswegen, Maßnahmen im Zusammenhang mit der ärztlichen und pflegerischen Tätigkeit. Sie dient der Sicherheit des Patienten, der Kontrolle, Überprüfbarkeit und Kontinuität eines Behandlungsablaufs und ist für die Leistungserfassung und Qualitätssicherung unverzichtbar!

Anamnese

Die Erhebung der Anamnese steht am Anfang jedes geplanten Kontaktes zwischen Arzt und Patient. Sie kann nicht durch Vorlage von schriftlichen Befunden oder Ergebnissen der bildgebenden Diagnostik ersetzt werden. Im Gespräch muß der Patient die Überzeugung gewinnen, daß man mit ihm und nicht über ihn spricht. Er muß das Gefühl verspüren, daß man ihm mit Emotionalität und Empathie entgegentritt und daß man seine Angaben ernst nimmt. Die Erhebung einer Anamnese erfordert Zeit und Geduld. Der Patient muß Gelegenheit erhalten, seine Beschwerden, aber auch seine Sorgen auszudrücken.

Der Arzt ist gut beraten:
– sich von einer Einweisungsdiagnose zunächst nicht leiten zu lassen, sondern nachzufragen, warum überhaupt ein Arzt aufgesucht wurde,
– durch sein Fragen den Patienten nicht von vornherein in eine vorgedachte Richtung zu drängen und sich in die Lage des Patienten, in seine Vorstellungswelt und seine Kenntnisse um Krankheit und Gesundheit zu versetzen und einzufühlen.

Ein solches Vorgehen und Verhalten ist zunächst nicht jedem Arzt gegeben. Es kann kaum gelehrt, muß aber erlernt und im Laufe der Zeit selbstverständlich werden. Dennoch bleiben eine Reihe von Fragen, die vergleichbar einer Checkliste an jeden Patienten gestellt werden müssen.
– frühere stationäre oder ambulante Behandlungen: wann, warum, wo?
– frühere Operationen: wann, warum, wo?
– auffällige Veränderungen des Körpergewichtes: wieviel Kilogramm in welcher Zeit;
– dauernde Einnahme von Medikamenten, insbesondere von Antikoagulanzien, Antidiabetika, Antirheumatika, Antihypertensiva oder Glaukommitteln;
– bekannte Überempfindlichkeiten, insbesondere gegen Röntgenkontrastmittel, Arzneimittel, Jod oder Pflaster;
– auffallende Häufung von Infektionen der Haut oder der Luftwege;
– Verhalten zu Genußmitteln, insbesondere Nikotin und Alkohol.

Zusätzlich sind bei Frauen Fragen zu stellen nach
– der Einnahme von Kontrazeptiva,
– dem Termin der letzten Regel,
– durchgemachten Schwangerschaften,
– Fehlgeburten.

Die Ergebnisse dieses Gesprächs sind beim planmäßig zur Behandlung kommen Patienten schriftlich zu fixieren. Sie beim akut Erkrankten in dieser Ausführlichkeit zu erfragen, ist unärztlich. In dieser besonderen Situation haben sich alle Fragen auf die akuten Erscheinungen zu konzentrieren, wie
- Zeitpunkt erster Symptome,
- Art der ersten Symptome,
- Wandel von Symptomen im Zeitablauf usw.

Der Patient muß die Überzeugung gewinnen, daß man in erster Linie ihm helfen und nicht vorrangig Papier beschreiben will. Die Dokumentation aller Angaben sollte in dieser Situation erst dann erfolgen, wenn erste Maßnahmen zur Linderung akuter Beschwerden ergriffen oder erste Entscheidungen über die Behandlung gefallen sind.

Aufnahmeuntersuchung

Die Ergebnisse der Aufnahmeuntersuchung, des Status praesens sind vollständig zu dokumentieren. Oft werden dafür Checklisten ausgefüllt, auf denen normale oder krankhafte Befunde angekreuzt werden. Da solche Listen nur ein begrenztes Angebot an Alternativfragen aufweisen können, sollte sich der Arzt nicht scheuen, andere oder nicht verzeichnete Symptome handschriftlich hinzuzufügen. Solche Eintragungen erhöhen den Wert und die Beweiskraft der Dokumentation, weil dadurch ausgewiesen wird, daß eine solche Checkliste nicht mechanisch etwa aus dem Gedächtnis heraus ausgefüllt wurde, sondern das Ergebnis einer gründlichen Untersuchung ist.
Die systematische Untersuchung soll den ganzen Körper erfassen, nicht nur die chirurgisch im Vordergrund stehenden Körperabschnitte oder Organe. Die bewährte Reihenfolge jeder klinischen Untersuchung
1. Inspektion,
2. Palpation,
3. Perkussion,
4. Auskultation

sollte strikt eingehalten werden. Dabei sollte besonders beachtet werden:
- Die Palpation muß individuell erlernt werden. Sie darf keine Schmerzen auslösen, weil daraufhin erfolgende unwillkürliche Reaktionen des Patienten eine Aussage verhindern. Die Palpation soll in der Körperregion beginnen, für die keine spontanen Schmerzen angegeben werden.
- Die Befunde von Perkussion und Auskultation sollten mit den Termini dokumentiert werden, die dafür vorgesehen sind (z. B. trockene oder feuchte Rasselgeräusche, Vesikuläratmen oder Bronchialatmen statt asthmatische oder bronchitische Geräusche). Die Verwendung von Krankheitsbezeichnungen wie Bronchitis, Pneumonie usw. als Ergebnis der Auskultation und Perkussion läßt nicht erkennen, welche physikalischen Befunde der jeweilige Untersucher darunter versteht.
- Die Angabe von Größen sollte möglichst in Zentimeter erfolgen. Der beliebte Begriff „Querfinger" ist eine untaugliche Maßangabe, die zudem im Ausland unbekannt ist. Vergleichende Größenangaben (wie apfelgroß, faustgroß, kindskopfgroß u. ä.) sollten möglichst unterbleiben. Sie haben noch am ehesten für die Beschreibung von Formen (birnenförmig, eiförmig u. ä.) eine Bedeutung.
- Die Beschreibung von Bewegungsausmaßen der Gliedmaßen und der Wirbelsäule sollte nach der Neutral-0-Methode in Winkelgraden angegeben werden. Nur für kleine Gelenke kann eine Beurteilung von Funktionseinschränkungen durch Angabe von Bruchteilen einer normalen Beweglichkeit in Betracht kommen.

Die klinische Untersuchung wird jedoch erst dann ihren Erwartungen gerecht werden können, wenn die Beherrschung der Untersuchungstechnik mit einem Wissen um einschlägige klinische Symptome und Syndrome (Symptomenkonstellationen) verbunden ist. Erst dadurch wird es möglich, bei Feststellung eines Symptoms nach anderen damit öfter verbundenen Symptomen zu suchen und Krankheitsbilder herauszuarbeiten.
Am Ende der klinischen Untersuchung muß eine klinische Diagnose stehen. Diese Diagnose wird verifiziert oder falsifiziert durch die Einbeziehung vorhandener oder anzufordernder Untersuchungen und Befunde aus der
- Laboratoriumsmedizin,
- Endoskopie,
- bildgebenden Diagnostik,
- Funktionsdiagnostik.

Steht die Diagnose definitiv fest, muß ihr ein erster begründbarer Therapievorschlag folgen
- für eine operative Behandlung,
- für eine konservative Behandlung,
- für einen Therapieverzicht aus welchen Gründen auch immer.

In den meisten Kliniken wird dieser Therapievorschlag im ärztlichen Kreis diskutiert und hier wird auch eine endgültige Entscheidung getroffen, die dem Patienten angeboten wird. Es hat sich durchaus bewährt, in diesen Entscheidungsprozeß auch erfahrene Mitarbeiter des Pflegedienstes einzubeziehen, die öfter über die individuellen Besonderheiten des einzelnen Patienten besser informiert sind.

Aufklärung (vgl. Kapitel 8, S. 128 ff)

Eine wesentliche Bedeutung kommt der Aufklärung des Patienten vor einem operativen oder invasiven Eingriff zu. Sie muß rechtzeitig (> 24 h) vor dem Eingriff erfolgen, jedoch nicht vor einer endgültigen Diagnose und vor einem abgestimmten Therapievorschlag. Diese Aufklärung findet in einem Gespräch statt, in dem der Arzt alle Überlegungen und Vorschläge verständlich darlegt. Sie muß mindestens umfassen
- die Begründung für das vorgeschlagene Vorgehen, gegebenenfalls mit verständlichen Erläuterungen des technischen Ablaufes;
- die Aufzeigung von Alternativen zum vorgeschlagenen Vorgehen vor dem Hintergrund der Früh- und Spätprognose aller Verfahren;

- die allgemeinen Gefährdungen durch jeden operativen Eingriff wie Blutung, Nachblutung, Wundinfektion, nosokomiale Infektion an Lunge und Nieren, Thrombose, Embolie, Narbenbruch, Narbenkeloid, Platzbauch;
- die der vorgegebenen Operation immanenten spezifischen Komplikationen;
- die Begründung für eine perioperative Thrombembolie- und Antibiotikaprophylaxe, sofern diese vorgesehen ist.

Das durchgeführte Aufklärungsgespräch ist schriftlich zu fixieren und von beiden Gesprächspartnern zu unterschreiben. Häufig werden dafür vorbereitete Aufklärungsbögen verwendet. Um späteren Vorwürfen entgegentreten zu können, ist der Arzt gut beraten, auf dem Aufklärungsdokument
- Tag und Uhrzeit des Gesprächs zu fixieren,
- handschriftliche Anmerkungen in Gegenwart des Patienten anzubringen, aus denen sich die durchgeführte mündliche Aufklärung zweifelsfrei ableiten läßt,
- Art und Umfang intraoperativ notwendig werdender Änderungen des Eingriffes zu fixieren, denen der Patient zustimmt.

Der verantwortliche Stationsarzt hat grundsätzlich mit dem Aufnahmearzt die Erstbefunde zu sichten und die Aufzeichnungen zur Kenntnis zu nehmen!

Verlaufsdokumentation

Die Beschreibung des Verlaufes einer stationären Behandlung muß heute umfangreicher als früher erfolgen und darf nicht mehr als Gedankenstütze des behandelnden Arztes für die unmittelbare Behandlungsphase aufgefaßt werden. Sie muß auch Monate und Jahre später noch die Möglichkeit bieten, daß alle wesentlichen Entscheidungen auch durch Dritte nachvollzogen werden können. So muß die Verlaufsdokumentation Erwägungen und Begründungen erhalten
- für die Anordnung invasiver diagnostischer Verfahren,
- für das gewählte therapeutische Vorgehen,
- dafür, warum bei gegebenen verschiedenen Behandlungsmöglichkeiten oder -verfahren diese nicht eingesetzt wurden,
- dafür, warum an sich indizierte oder gerechtfertigte Maßnahmen nicht ergriffen wurden.

Die Verlaufsdokumentation muß erwartete und unerwartete wesentliche Komplikationen erfassen, gegebenenfalls mit Angabe der Uhrzeit, zu der sich solche Komplikationen einstellten. Die Verlaufsdokumentation sollte darüber Auskunft geben, wann sich der betreuende Arzt bei akuten Erkrankungen mit zunächst unklarer Diagnose am Krankenbett um die Verfolgung der Entwicklung des Krankheitsbildes überzeugt hat und welche Schlußfolgerungen er jeweils aus dem Ergebnis einer erneuten Untersuchung und Beurteilung zog.
Darüber hinaus soll der unmittelbar betreuende Arzt darauf achten, daß
- alle handschriftlichen Eintragungen in leserlicher Form vorgenommen werden,
- die Verwendung von Abkürzungen auf solche beschränkt wird, die allgemein verständlich sind,
- die Ergebnisse konsiliarischer Beratungen vom Konsiliarius schriftlich fixiert werden,
- gleichlaufend mit der ärztlichen Dokumentation auch die Pflegedokumentation erfolgt,
- schriftliche Befunde aus Laboratoriumsmedizin und Funktionsdiagnostik, aus bildgebender und morphologischer Diagnostik und aus der Endoskopie vollständig übergeben werden. Er sollte prüfen, ob die darin enthaltenden Aussagen identisch mit denen sind, die eventuell unmittelbar nach einer durchgeführten Diagnostik telefonisch durchgesagt wurden.

An der eigenen Klinik hat es sich bewährt, am Tag vor geplanten größeren Eingriffen alle bis dahin gewonnenen Erkenntnisse und Entscheidungen in Form einer „vorläufigen Epikrise" zusammenzufassen, an denen sich der Operateur unmittelbar vor der Operation nochmals orientieren kann.

Intraoperative Dokumentation

Um den intraoperativen Ablauf nicht nur aus dem erst nach der Operation zu erstellenden Operationsbericht vollständig erfassen zu können, hat sich eine intraoperative Dokumentation bewährt. Sie umfaßt
- die Namen des Operateurs, der Assistenten, der instrumentierenden und der unsterilen Schwestern/Pfleger,
- die Namen der Anästhesisten und seiner pflegerischen Helfer und Helferinnen,
- die Art der Lagerung des Patienten auf dem Operationstisch,
- die Art der Harnableitung,
- den Anlageort der neutralen Elektrode,
- die Zahl der Bauchtücher und anderer Textilien vor und nach der Operation,
- die Anzahl verwendeter Drainagen,
- die Zeiten für die Einschleusung, für die Übergabe des Patienten an den Anästhesisten oder das Stationspersonal sowie Operationsanfang und Operationsende.

Operationsbericht

Der Operationsbericht ist vom Operateur in möglichst kurzem zeitlichen Abstand zur Operation selbst zu verfassen und zu unterschreiben. Neben den eindeutigen Personalien, dem Tag der Operation und den Namen der Assistenten sollte er mit einer Präambel eingeleitet werden, aus der sich ergibt, unter welcher Diagnose, warum und was operiert worden ist. Diskrepanzen zwischen prä- und postoperativer Diagnose müssen erkennbar sein. Für die Bauchchirurgie muß der Operationsbericht weiterhin enthalten:
- Durch welche Schnittführung wurde die Bauchhöhle eröffnet? Handelt es sich um typische Schnittführungen, sind weitere Erläuterungen in der Regel überflüssig.
- Wie stellte sich die Situation in der Bauchhöhle bei der Inspektion und bei der Palpation dar? War der Überblick in der Bauchhöhle etwa durch Verwachsungen

zunächst beeinträchtigt, so ist deren Beseitigung zu beschreiben.
- Bestand eine Übereinstimmung mit der präoperativen Diagnose oder lag ein anderer, zunächst nicht erwarteter Befund vor?
- Welche Gewebe wurden wie durchtrennt?
- Welche typischen oder atypischen Operationsverfahren wurden durchgeführt?
- Welche Nahttechnik kam zur Anwendung? Es genügt dabei die Angabe, ob ein-, zwei- oder dreireihig genäht wurde, mit welchem Nahtmaterial und ob in fortlaufender oder in Einzelnahttechnik.
- Wurde eine Kontrolle der Bauchhöhle auf allseitige Blutstillung, eine palpatorische Kontrolle auf Durchgängigkeit von Anastomosen und auf einen Verschluß von Gewebslücken durchgeführt?
- Wo wurden wieviele Drainagen eingelegt und wohin ausgeleitet?
- Wie wurde die Bauchhöhle wieder verschlossen? Oder wurde sie bewußt als Laparostomie offengelassen?

Diesen Operationsbericht sollte der Operateur vor der Unterschrift nochmals kritisch durchlesen unter dem Gesichtspunkt, ob ein anderer Operateur – nicht ein Laie – sich den Ablauf der Operation vorstellen könnte. Für ungewöhnliche Eingriffe kann es nützlich sein, die Verständlichkeit des verbalen Berichtes durch Skizzen zu erläutern.

Epikrise

Die Epikrise hat zwei Zwecke zu erfüllen:
- Sie ist der zusammenfassende Bericht über eine in einer Klinik abgeschlossene Behandlung.
- Sie ist die zusammenfassende Information für den einweisenden oder weiterbehandelnden Arzt oder für die weiterbehandelnde Klinik, sofern in dieser eine Behandlung fortgesetzt werden muß.

Dementsprechend muß die Epikrise mindestens enthalten:
- Angaben über die Dauer der Behandlung,
- die Einweisungs- und die Behandlungsdiagnose,
- die Darstellung der durchgeführten Operation in beschreibender und verständlicher Form. Der Name des Inaugurators einer Operationsmethode sollte dem in Klammern nachgestellt werden, z. B. partielle Duodenopankreatektomie (OP nach Whipple),
- wesentliche, während der stationären Behandlung erhobenen Nebenbefunde auch außerhalb des chirurgischen Interesses, sofern sie für die weitere Gesamtbetreuung z. B. durch den Hausarzt von Bedeutung sind,
- Empfehlungen für die Weiterbehandlung der chirurgischen Grunderkrankung, für ambulant durchzuführende Kontrolluntersuchungen oder für einen Termin zu einer erneuten Einweisung, sofern das opportun ist,
- Angaben über die Medikation bei der Entlassung mit Hinweisen darauf, welche Arzneimittel lebenslang (z. B. Schilddrüsenhormone nach einer Strumaresektion) oder für einen bestimmten Zeitraum weiter verordnet werden sollten mit dem Hinweis auf dabei erforderliche Kontrolluntersuchungen (z. B. Calciumspiegel oder Calciumausscheidung im Urin bei Gaben von A.T. 10 bei einer postoperativen parathyreopriven Tetanie).

Zusammenfassung

Mit der sorgfältigen Erhebung der Anamnese, der gründlichen klinischen Untersuchung, der Aufklärung des Patienten, einer lückenlosen Verlaufsbeschreibung, einer intraoperativen „Buchführung", der Abfassung des Operationsberichtes und der Ausfertigung der Epikrise sind die juristisch vorgeschriebenen und dem Patienten nützlichen Dokumentationspflichten erfüllt. Es bleibt nur der Ratschlag, diese Pflichten auch bei hohem Arbeitsanfall auf anderen Gebieten kontinuierlich zu erfüllen. Das Verschieben von Dokumentationspflichten auf den nächsten Tag, das nächste Wochenende, den nächsten Nachtdienst führt regelmäßig zu einem Arbeitsstau, der dann schließlich nur noch unter Inkaufnahme von Lücken und Inkorrektheiten mit allen denkbaren negativen Konsequenzen bewältigt werden kann.

46 Weiterbildungsordnung

K. Hempel

Ausbildung, Weiterbildung und Fortbildung

In der medizinischen Terminologie haben sich die Begriffe „Ausbildung", „Weiterbildung" und „Fortbildung" eingebürgert. Als „Ausbildung" wird das Studium der Medizin bezeichnet einschließlich der Tätigkeit als Arzt im Praktikum (AiP). Unter „Weiterbildung" ist die Zeitspanne zu verstehen, die zum Erwerb der Facharztanerkennung vorgeschrieben ist. Die „Fortbildung" ist das ständige Bemühen des Arztes, mit den Fortschritten der Medizin Schritt zu halten, dieses ist dem Arzt in seiner Berufsordnung als Pflicht auferlegt.

Die Weiterbildung in den einzelnen Gebieten der Medizin regelt die Weiterbildungsordnung; sie beschreibt Inhalt und Umfang des Wissens und der technischen Fähigkeiten, die sich ein Arzt aneignen muß, wenn er das Facharztdiplom erwerben will. Für die operativ tätigen Fächer in der Medizin sind Richtlinien über den Inhalt der Weiterbildung festgelegt worden. In der Umgangssprache werden diese Richtlinien auch als „Operationskatalog" bezeichnet.

In der Bundesrepublik Deutschland ist die Facharztweiterbildung vom Staat den Landesärztekammern übertragen worden; diese sind Körperschaften des öffentlichen Rechts. Die Bundesärztekammer ist die Arbeitsgemeinschaft der Landesärztekammern, sie schlägt dem Deutschen Ärztetag eine Musterweiterbildungsordnung zur Beschlußfassung vor. Über Inhalte und Richtlinien der Weiterbildungsordnung erfolgen vor der Verabschiedung durch den Deutschen Ärztetag eingehende Beratungen mit Vertretern der wissenschaftlichen Gesellschaften und der Berufsverbände der einzelnen Fächer der Medizin. Die Landesärztekammern setzen wiederum nach Beschlüssen in den zuständigen Gremien die Musterweiterbildungsordnung in ihren Bereichen als geltendes Recht um. Die Landesärztekammern sind befugt, Änderungen an der Musterweiterbildungsordnung vorzunehmen. Daher können die einzelnen Weiterbildungsordnungen der Länder voneinander abweichen.

Erst 1924 hielt es der Deutsche Ärztetag in Bremen für nötig, eine Facharztordnung zu verabschieden. Damals kam man mit 14 Fächern, in denen spezielle Kenntnisse erworben werden mußten, aus. 1992 wurde anläßlich des Deutschen Ärztetages in Köln eine neue Musterweiterbildungsordnung verabschiedet. Trotz der Bemühun-

Tabelle 46.1 Weiterbildung

Gebiete und Schwerpunkte

Der Arzt kann sich laut der vom 95. Deutschen Ärztetag verabschiedeten Weiterbildungsordnung in folgenden Gebieten und Schwerpunkten zur Erlangung des Rechts zum Führen einer Facharztbezeichnung oder Schwerpunktbezeichnung weiterbilden:

1. Allgemeinmedizin
2. Anästhesiologie
3. Anatomie
4. Arbeitsmedizin
5. Augenheilkunde
6. Biochemie
7. Chirurgie
   Schwerpunkte:
   Gefäßchirurgie
   Thoraxchirurgie
   Unfallchirurgie
   Viszeralchirurgie
8. Diagnostische Radiologie
   Schwerpunkte:
   Kinderradiologie
   Neuroradiologie
9. Frauenheilkunde und Geburtshilfe
10. Hals-Nasen-Ohren-Heilkunde
11. Haut- und Geschlechtskrankheiten
12. Herzchirurgie
    Schwerpunkte:
    Thoraxchirurgie
13. Humangenetik
14. Hygiene und Umweltmedizin
15. Innere Medizin
    Schwerpunkte:
    Angiologie
    Endokrinologie
    Gastroenterologie
    Hämatologie und Internistische Onkologie
    Kardiologie
    Nephrologie
    Pneumologie
    Rheumatologie
16. Kinderchirurgie
17. Kinderheilkunde
    Schwerpunkte:
    Kinderkardiologie
    Neonatologie
18. Kinder- und Jugendpsychiatrie und -psychotherapie
19. Klinische Pharmakologie
20. Laboratoriumsmedizin
21. Mikrobiologie und Infektionsepidemiologie
22. Mund-Kiefer-Gesichts-Chirurgie
23. Nervenheilkunde
24. Neurochirurgie
25. Neurologie
26. Neuropathologie
27. Nuklearmedizin
28. Öffentliches Gesundheitswesen
29. Orthopädie
    Schwerpunkt:
    Rheumatologie
30. Pathologie
31. Pharmakologie und Toxikologie
32. Phoniatrie und Pädaudiologie
33. Physikalische und Rehabilitative Medizin
34. Physiologie
35. Plastische Chirurgie
36. Psychiatrie und Psychotherapie
37. Psychotherapeutische Medizin
38. Rechtsmedizin
39. Strahlentherapie
40. Transfusionsmedizin
41. Urologie

gen, die Medizin nicht zu „atomisieren", wurden 41 verschiedene Fächer der Medizin aufgeführt. Diese Weiterbildungsordnung ist in den meisten Bundesländern bereits in Kraft getreten (Mai 1997).

Weiterbildungskategorien

Gebiet (Tab. 46.1). Das Gebiet entspricht der Facharztbezeichnung und ist die umfassendste Weiterbildungskategorie. Nach inhaltlich und zeitlich abgeschlossener Weiterbildung und bestandener Prüfung erteilt die zuständige Ärztekammer eine Anerkennung zur Führung der entsprechenden Gebietsbezeichnung.
Im Rahmen der Weiterbildung werden „eingehende Kenntnisse, Erfahrungen und Fertigkeiten" sowie „Kenntnisse über ..." erworben. Die unter „eingehende Kenntnisse, Erfahrungen und Fertigkeiten" genannten Gegenstände der Weiterbildung umschreiben den Umfang der ärztlichen Tätigkeiten, die diesem Gebiet zugehörig sind. Die Details sind in den Richtlinien über den Inhalt der Weiterbildung aufgeführt.
Die unter „Kenntnisse über ..." beschriebenen Weiterbildungsinhalte sind keine typischen ärztlichen Verrichtungen der Berufsausübung auf diesem Gebiet! Sie dienen der Abrundung des fachärztlichen Wissens, auch bezüglich der Beziehungen zu anderen Fächern. Diese Inhalte sind somit kein wesentlicher Gegenstand der Facharztprüfung in der Chirurgie.

Schwerpunkt (früher Teilgebiet) (Tab. 46.1). Der Schwerpunkt entspricht der Schwerpunktbezeichnung; bisher wurde darunter das Segment eines Gebietes verstanden, welches die Gebietsgrenzen nicht erweitert. Nach neuem Verständnis stellt es in seinen wesentlichen Teilen nach wie vor eine Vertiefung der schon im Gebiet erworbenen „eingehenden Kenntnisse, Erfahrungen und Fertigkeiten" dar.
Darüber hinaus sind aber im Teilgebiet auch zusätzliche Weiterbildungsgegenstände verankert, die dem Inhaber dieser Bezeichnung ausschließlich in der Berufsausübung vorbehalten sein sollen. Die Weiterbildungsinhalte der Schwerpunkte werden durch den Terminus „besondere Kenntnisse und Erfahrungen" kenntlich gemacht. Die Inhaber von Schwerpunktbezeichnungen müssen, soweit sie die entsprechende Bezeichnung führen, auch in diesem Schwerpunkt tätig sein. Ein Mindestumfang ist hierfür nicht vorgesehen.

Fakultative Weiterbildung im Gebiet (Tab. 46.2) und Weiterbildung in bestimmten Untersuchungs- und Behandlungsmethoden im Gebiet (Fachkunde). In den Gebieten kann der Arzt über die obligatorischen Inhalte nach Maßgabe der Weiterbildungsordnung hinaus für näher bezeichnete gebietsergänzende Tätigkeiten spezielle Kenntnisse, Erfahrungen und Fähigkeiten erwerben (fakultative Weiterbildung) und darüber eine Bescheinigung erhalten.
Außerdem ist zu erwähnen, daß Herz-, Kinder- und Plastische Chirurgie eigene Gebiete mit eigener Weiterbildungsordnung geworden sind.
Der Vorstand der Bundesärztekammer hat in seiner Sitzung am 21.04.1995 Empfehlungen zur inhaltlichen und zeitlichen Gestaltung der in der Musterweiterbildungsordnung vorgeschriebenen Kurse in der Weiterbildung in Gebieten oder Bereichen gegeben. Für Gebiete, Fachkundenachweise, fakultative Weiterbildung und auch in Schwerpunkten ist die Ableistung von Kursen vorgeschrieben. In welcher Form diese Kurse abgehalten werden sollen, wer sie veranstaltet und wie der Inhalt aussehen soll, darüber geben Empfehlungen Auskunft, näheres würde hier zu weit führen.
Die Weiterbildungsordnung legt Anforderungen an Facharztanwärter fest. In der Vergangenheit wurde jedoch die Qualifikationsanforderung an die Weiterbildung nicht ausreichend berücksichtigt. Diesen Mißstand hat die Bundesärztekammer (Arbeitsgemeinschaft der deutschen Ärztekammern) beseitigt, indem sie Musterrichtlinien über die Befugnis zur Weiterbildung in Gebieten, Fachkunde, fakultativen Weiterbildungen, Schwerpunkten und Bereichen gemäß Weiterbildungsordnung nach den Beschlüssen des 95. Deutschen Ärztetages 1992 in Köln erlassen hat. Die Erteilung der Befugnis zur Weiterbildung hängt sowohl von der fachlichen und menschlichen Qualifikation des Weiterbilders ab wie auch von den Gegebenheiten (Anzahl der operativen Eingriffe und der Weiterbildungsstätte, z.B. Krankenhaus, evtl. OP-Zentrum, Praxis, Betten usw.).

Tabelle 46.2 Weiterbildung

Fakultative Weiterbildungen in Gebieten
Allgemeinmedizin: Klinische Geriatrie
Anästhesie: Spezielle anästhesiologische Intensivtherapie
Chirurgie: Spezielle chirurgische Intensivmedizin

Frauenheilkunde und Geburtshilfe:
  Gynäkologische Endokrinologie und Reproduktionsmedizin
  Spezielle Geburtshilfe und Perinatalmedizin
  Spezielle operative Gynäkologie

Hals-Nasen-Ohren-Heilkunde: Spezielle Hals-Nasen-Ohren-Chirurgie
Herzchirurgie: Spezielle Herzchirurgie, Intensivmedizin

Innere Medizin:
  Klinische Geriatrie
  Spezielle internistische Intensivmedizin

Kinderchirurgie: Spezielle kinderchirurgische Intensivmedizin
Kinderheilkunde: Spezielle pädiatrische Intensivmedizin
Neurochirurgie: Spezielle neurochirurgische Intensivmedizin
Orthopädie: Spezielle orthopädische Chirurgie
Plastische Chirurgie: Spezielle plastisch-chirurgische Intensivmedizin
Urologie: Spezielle urologische Chirurgie

Bereich (früher Zusatzbezeichnung). Die Zusatzbezeichnungen können im Zusammenhang mit mehreren Gebieten geführt werden, entsprechend umfassen sie Weiterbildungsinhalte, Kenntnisse und Erfahrungen, die für mehrere Gebiete nützlich sind. Die Führung einer Zusatzbezeichnung bzw. eines Bereiches hat keine gebietserweiternde Wirkung. Die Zuordnung von Bereichen (auch Zusatzbezeichnung) zu den Gebieten der Weiterbildungsordnung ist in besonderen Richtlinien niedergelegt. Für die Chirurgie kommen z. B. in Frage: Handchirurgie, Sportmedizin, Phlebologie usw..

Weiterbildungsordnung Chirurgie

Definition. Die Chirurgie umfaßt die Erkennung und Behandlung von chirurgischen Erkrankungen, Verletzungen und Fehlbildungen mit den entsprechenden Untersuchungsmöglichkeiten konservativen und operativen Behandlungsverfahren des Gebietes einschließlich der gebietsbezogenen Intensivmedizin, den Nachsorgeverfahren des Gebietes sowie der Rehabilitation in jedem

Tabelle 46.**3** Weiterbildung

Zusatzbezeichnungen

In folgenden Bereichen kann sich der Arzt laut Musterweiterbildungsordnung zur Erlangung des Rechts zum Führen einer Zusatzbezeichnung weiterbilden:

1. Allergologie
2. Balneologie und Medizinische Klimatologie
3. Betriebsmedizin
4. Bluttransfusionswesen
5. Chirotherapie
6. Flugmedizin
7. Handchirurgie
8. Homöopathie
9. Medizinische Genetik
10. Medizinische Informatik
11. Naturheilverfahren
12. Phlebologie
13. Physikalische Therapie
14. Plastische Operationen
15. Psychoanalyse
16. Psychotherapie
17. Rehabilitationswesen
18. Sozialmedizin
19. Sportmedizin
20. Stimm- und Sprachstörungen
21. Tropenmedizin
22. Umweltmedizin

Tabelle 46.**4** Inhalt der Weiterbildung für das Gebiet Chirurgie (OP-Katalog Sachsen-Anhalt)

1. **Erwerb der in der Weiterbildungsordnung aufgeführten Weiterbildungsinhalte**
   Hierzu sind nachfolgende Richtzahlen oder Weiterbildungsinhalte nachzuweisen:
   1.1 Untersuchungsverfahren und Behandlungsverfahren
   - Selbständige Durchführung, Befundung und Dokumentation der Ultraschalldiagnostik durch
     – 400 B-mode-Sonographien des Abdomens und Retroperitoneums,
     – 200-B-mode-Sonographien der Urogenitalorgane (ohne weibliche Genitalorgane).
   - Selbständige Durchführung, Befundung und Dokumentation der Röntgendiagnostik in der Chirurgie auch mit Bildverstärkungssystemen einschließlich des Strahlenschutzes ständig begleitend während der gesamten Weiterbildungszeit bei 300 Patienten am Stütz- und Bewegungssystem, darüber hinaus in der Notfalldiagnostik von Schädel-, Brust- und Bauchhöhle einschließlich der intraoperativen Röntgendiagnostik bei 50 Patienten.
   - Selbständige Führung und Dokumentation von 100 abgeschlossenen Krankengeschichten.
   - Selbständige Indikation und Durchführung von 20 Bluttransfusionen.
   - Selbständige Indikationsstellung und Durchführung von medikamentösen Thromboseprophylaxen bei 50 Patienten.
   - Selbständige Planung und Durchführung multimodaler Therapiekonzepte bei 30 Tumorpatienten in Zusammenarbeit mit Ärzten anderer Gebiete.
   - Selbständige Durchführung von Früherkennungs- und Nachsorgemaßnahmen bei 30 Patienten zur Tumor- und Rezidiverkennung.
   - Selbständige Indikationsstellung und Durchführung der Schmerztherapie bei 30 Patienten.
   - Selbständige Durchführung der Lokal- und Regionalanästhesie bei 50 Patienten.
   - Selbständige Durchführung und Befundung von
     – 50 Proktoskopien,
     – 50 Rektoskopien.
   - Selbständige Durchführung und makroskopische Befundung von 100 Punktionen, ggf. Biopsien mit der Entnahme aus
     – Blase,
     – Pleurahöhle,
     – Bauchhöhle.
   - Selbständige Anwendung einfacher Beatmungstechniken bei 50 Patienten einschließlich der Beatmungsentwöhnung und der Adaptierung maschineller Respiratoren unter Interpretation von Analysen der Blutgase und des Säure-Basen-Haushaltes bei unkomplizierten Krankheitsverläufen.
   - 50 zentralvenöse Katheterisierungen.
   - 20 arterielle Kanülierungen/Punktionen.
   - 40 selbständig erstellte, dokumentierte Therapieregime zur parenteralen und 40 zur enteralen Ernährung.
   - 5 selbständig durchgeführte und dokumentierte Fälle der Diagnostik und Differentialdiagnostik psychosomatischer Krankheitsbilder aus der Chirurgie mit den Schwerpunkten psychogene Symptombildungen – somatopsychische Reaktionen.
   - Methodik und Durchführung des Grundleistungslabors des Gebietes sowie der Bewertung der Befunde, hierzu gehören:
     1. orientierende Untersuchung in einem Körpermaterial durch visuellen Farbvergleich mittels vorgefertigter Reagenzträger oder Reagenzzubereitungen, auch bei apparativer Auswertung oder Verwendung von Mehrfachreagenzträgern;
     2. mikroskopische Untersuchungen des Harnsedimentes;
     3. Bestimmung in einem Körpermaterial mit quantitativer physikalischer oder chemischer Messung oder Zellzählung:
   3.1 Erythrozytenzählung,
   3.2 Leukozytenzählung,
   3.3 Thrombozytenzählung,
   3.4 Hämoglobin,

Tabelle 46.**4** (Fortsetzung)

3.5 Hämatokrit;
4. Untersuchung auf Blut im Stuhl;
5. Bestimmung der Blutkörperchensenkungsgeschwindigkeit.
- Indikationsstellung, Probenentnahme, sachgerechte Probenbehandlung und Einordnung der Befunde in das Krankheitsbild für die der Fachkunde in Laboruntersuchungen des Gebietes zugeordneten Laboratoriumsuntersuchungen (allgemeines Labor des Gebietes).
- Methodik und Durchführung des speziellen Labors des Gebietes sowie der Bewertung der Befunde, hierzu gehören:
  1. Kreuzprobe (Identitätsnachweis im A-B-0-System, serologische Verträglichkeitsuntersuchung),
  2. Qualitativer direkter und indirekter Coombstest.
- 5 ausführlich begründete Gutachten.

2. **Leistungskatalog**
2.1 Selbständig durchgeführte Eingriffe
2.1.1 Kopf und Hals:
- 15 Eingriffe, davon 5 unkomplizierte Schilddrüsenoperationen, z. B. Adenomentfernung, 3 Tracheotomien, 7 weitere Eingriffe im Kopf-Hals-Bereich, z. B. Koniotomien, Lymphknotenexstirpationen, Entfernung von Weichteilgeschwülsten.

2.1.2 Brustwand und Brusthöhle:
- 25 Eingriffe, davon 10 Mammaoperationen, 5 unkomplizierte Thorakotomien, z. B. Enukleation, Zystenabtragung, 10 weitere Eingriffe an Brustwand und Brusthöhle, davon 5 Pleuradrainagen.

2.1.3 Bauchwand und Bauchhöhle:
- 127 Eingriffe, davon
  - 7 Operationen am Magen wie Gastroenteroanastomose, Übernähung, Pyloroplastik, Witzel-Fistel und perkutane endoskopische Gastroenterotomie (PEG),
  - 15 Cholezystektomien unter Einschluß der endoskopischen Cholezystektomie.
  - 5 Operationen am Dünndarm,
  - 10 Operationen am Dick- oder Mastdarm, z. B. Umgehungsanastomosen, Kolotomie, Übernähung, davon 3 Anlagen eines Anus praeter,
  - 10 Operationen an der Leber und an der Milz, z. B. blutstillende Maßnahmen, Biopsien,
  - 20 Appendektomien,
  - 20 Hernienoperationen,
  - 20 weitere Operationen an Bauchwand und Bauchhöhle, z. B. explorative Laparotomie, Bauchwandtumoren, diagnostische Peritoneallavage und Eingriffe am äußeren Genitale.
  - 20 proktologische Operationen, z. B. Hämorrhoiden, perianale Thrombosen, periproktitischer Abszeß.

2.1.4 Stütz- und Bewegungssystem:
- 175 Eingriffe, davon
  - 40 Repositionen an der oberen und unteren Extremität, auch mit Extension und/oder Ruhigstellung im Gips,
  - 10 unkomplizierte operative Osteosynthesen langer Röhrenknochen mit innerer oder äußerer Fixation,
  - 10 unkomplizierte operative Osteosynthesen bei Verletzungen im Gelenkbereich, z. B. Fixierung mit Kirschner-Drähten,
  - 10 Gelenkpunktionen,
  - 20 Operationen bei ausgedehnten Weichteilverletzungen,
  - 10 Operationen an der Hand, z. B. Wundversorgung, Strecksehnennaht, Ganglionexstirpation, Fingeramputation,
  - 5 Operationen in der septischen Knochen- und Gelenkchirurgie,
  - 10 Operationen bei septischen Weichteilprozessen,
  - 10 Operationen bei Weichteilgeschwülsten,
  - 10 Operationen zur Deckung von Haut- und Weichteildefekten,
  - 5 Amputationen großer Gliedmaßenabschnitte,
  - 35 weitere Operationen am Stütz- und Bewegungssystem, z. B. Arthrotomie, Exartikulation, Spongiosaplastik und Exostosenabtragung, Implantatentfernung, Zehenamputation.

2.1.5 Gefäß- und Nervensystem:
- 25 Eingriffe, davon 5 Thrombembolektomien, 10 Varizenoperationen und 10 weitere Operationen am Gefäß- und Nervensystem, z. B. Gefäßnähte, Varizenverödungen, Neurolysen.

2.2 Mitwirkung bei Eingriffen höherer Schwierigkeitsgrade.

Lebensalter (wobei sich „in jedem Lebensalter" auf die gesamte Definition bezieht!).

Weiterbildungszeit. Gefordert werden 5 Jahre an einer zugelassenen Weiterbildungsstätte, davon 6 Monate (!) in der nichtspeziellen chirurgischen intensivmedizinischen Abteilung. Angerechnet werden kann $^1/_2$ Jahr Weiterbildung in wahlweise Anästhesiologie, Anatomie, Herzchirurgie, Kinderchirurgie, Neurochirurgie, Orthopädie, Pathologie, Plastische Chirurgie oder Urologie. 1 Jahr der Weiterbildung kann bei einem niedergelassenen Arzt abgeleistet werden.

Inhalt und Ziel der Weiterbildung. Vermittlung, Erwerb und Nachweis eingehender Kenntnisse, Erfahrungen und Fertigkeiten in der allgemeinen Diagnostik und Differentialdiagnostik chirurgischer Erkrankungen, insbesondere in den instrumentellen Untersuchungsverfahren, der Indikationsstellung zur operativen und konservativen Behandlung der Erkrankungen, Verletzungen und Fehlbildungen des Gebietes, der selbständigen Durchführung der operativen Eingriffe des Gebietes einschließlich der zur Grundversorgung erforderlichen gefäß-, thorax-, unfall- und viszeralchirurgischen Eingriffe. Hierzu gehören in der Chirurgie:
- Eingehende Kenntnisse, Erfahrungen und Fertigkeiten in
  - der Pathophysiologie, Diagnostik und Differentialdiagnostik chirurgischer Erkrankungen;
  - den instrumentellen Untersuchungsverfahren des Gebietes;

- der Indikationsstellung zur operativen und konservativen Behandlung der Erkrankungen, Verletzungen und Fehlbildungen des Gebietes einschließlich der zur Grundversorgung gehörenden gefäß-, thorax-, unfall- und viszeralchirurgischen Erkrankungen, Verletzungen und Fehlbildungen;
- der Durchführung chirurgischer Eingriffe des Gebietes einschließlich der zur Grundversorgung erforderlichen gefäß-, thorax-, unfall- und viszeralchirurgischen Eingriffe; hierzu gehören eine Mindestzahl selbständig durchgeführter operativer Eingriffe an Kopf, Hals und Bauch sowie eine Mindestzahl selbständig durchgeführter operativer Eingriffe bei
  - – den zur Grundversorgung erforderlichen gefäßchirurgischen Eingriffen,
  - – den zur Grundversorgung erforderlichen thoraxchirurgischen Eingriffen,
  - – den zur Grundversorgung erforderlichen unfallchirurgischen Eingriffen,
  - – den zur Grundversorgung erforderlichen viszeralchirurgischen Eingriffen;
- der gebietsbezogenen Röntgendiagnostik des Stütz- und Bewegungssystems und der Notfalldiagnostik der Schädel-, Brust- und Bauchhöhle einschließlich des Strahlenschutzes;
- der Sonographie bei chirurgischen Erkrankungen, Verletzungen und Fehlbildungen;
- der Endoskopie;
- der nichtspeziellen Intensivmedizin des Gebietes;
- den gebietsspezifischen Grundlagen in Ernährungsmedizin;
- den Verfahren der Herz-Lungen-Wiederbelebung und der Schocktherapie;
- der Lokal- und Regionalanästhesie des Gebietes;
- der psychosomatischen Grundversorgung;
- der Methodik und Durchführung des Grundleistungslabors des Gebietes sowie der Bewertung der Befunde;
- der Probenentnahme und sachgerechten Probenbehandlung von Körperflüssigkeiten und Ausscheidungen für das allgemeine Labor des Gebietes sowie der Einordnung der Befunde in das Krankheitsbild;
- der Methodik und Durchführung des speziellen Labors des Gebietes sowie der Bewertung der Befunde;
- der Qualitätssicherung ärztlicher Berufsausübung;
- der Begutachtung.
• Vermittlung und Erwerb von Kenntnissen über
  - die Durchführung von Laboruntersuchungen,
  - die diagnostischen und therapeutischen Verfahren der Herz-, Kinder- und Plastischen Chirurgie.

Als Beispiel für den Nachweis der Weiterbildungsinhalte ist der Operationskatalog Sachsen-Anhalt aufgeführt (Tab. 46.4).

Schwerpunkt „Viszeralchirurgie"

Definition. Die Viszeralchirurgie umfaßt die Prävention, Erkennung, operative Behandlung und Nachbehandlung von Erkrankungen, Verletzungen und Fehlbildungen innerer Organe unter spezieller Berücksichtigung der gastroenterologischen, endokrinen und onkologischen Chriurgie der Organe und Weichteile sowie der Transplantationschirurgie.

Weiterbildungszeit. 3 Jahre sind an einer zugelassenen Weiterbildungsstätte erforderlich. 2 Jahre der Weiterbildung im Schwerpunkt müsen zusätzlich zur Gebietsweiterbildung abgeleistet werden!

Inhalt und Ziel der Weiterbildung. Vermittlung, Erwerb und Nachweis besonderer Kenntnisse und Erfahrungen in Diagnostik, Differentialdiagnostik und Indikationsstellung bei besonderen gastroenterologisch-, endokrinologisch-, onkologisch-chirurgischen Erkrankungen sowie deren operative Therapie einschließlich der Transplantationschirurgie (Tab. 46.5)
Nähere Einzelheiten enthalten die Richtlinien über den Inhalt der Weiterbildung (Operationskatalog!). Facharztanwärtern für das Fach Chirurgie wird empfohlen, bei ihrer zuständigen Ärztekammer die Operationskataloge anzufordern.
Bei Streit hinsichtlich Gebietsübertretungen sowie auch bei honorarpolitischen Fragen im Rahmen der vertragsärztlichen Versorgung wird die Weiterbildungsordnung herangezogen, um eine Gebietszuordnung ärztlicher Tätigkeit zu regeln.

Tabelle 46.5 Erforderliche Kenntnisse im Schwerpunkt „Viszeralchirurgie"

Besondere Kenntnisse und Erfahrung in:

- der Anatomie, Pathologie, Physiologie und Pathophysiologie gastroenterologischer, endokrinologischer und onkogischer Erkrankungen einschließlich der Transplantationschirurgie,
- den besonderen chirurgischen Untersuchungsverfahren zur gastroenterologischen, endokrinologischen, onkologischen und Transplantationschirurgie einschließlich sonographischer und endoskopischer Verfahren,
- der Röntgendiagnostik des Schwerpunktes (ständig begleitend während der Weiterbildung und die regelmäßige Teilnahme an Röntgendemonstrationen),
- den besonderen gastroenterologischen, endokrinologischen, onkologischen Operationsverfahren einschließlich endoskopischer und laparoskopischer, auch minimal-invasiver Operationsverfahren; hierzu gehört eine Mindestzahl selbständig durchgeführter operativer Eingriffe am Gastrointestinaltrakt, dem endokrinen System und bei onkologischen Verfahren sowie die Mitwirkung bei Eingriffen in der Transplantationschirurgie.

Literatur

1 Holzgreve, A., R. Keferstein: Spezialisierungen in der Chirurgie. Deutscher Ärzteverlag, Köln 1993
2 Witte, J.: Die neue Struktur der chirurgischen Weiterbildung in Deutschland. Chirurg BDC (1995) 201–210

Sachverzeichnis

A

Aachener Klassifikation, Leistenhernie 756
AB0-Bed-side-Test 170
AB0-Blutgruppe 168 f
Abdomen, akutes 626
– – AIDS-Patient 81
– – Appendizitis 692 ff
– – bei Endometriose 914
– – Endoskopie 620
– – Hernieninkarzeration 762
– – Ileus 598
– – Kolonsegmentgangrän 723
– – Mesenterialarterienverschluß, akuter 814
– – Milzruptur 641
– – Netztumor-Stieldrehung 628
– – Pankreatitis, akute 650
– – Transplantatpankreatitis 808
– – bretthartes, Ulkusperforation 503, 513
– – offengelassenes 622
– Untersuchung bei Polytrauma 342
Abdomensonographie s. Sonographie, abdominale
Abdomenübersichtsaufnahme 19 ff
– Bauchaortenaneurysma 823
– Befundmuster 20
– Colitis ulcerosa 705
– Divertikeldiagnostik 715
– Ileus 603 ff
– Mesenterialarterienverschluß, akuter 814
– Milzabszeß 639
– bei Peritonitis 620
Abdomenverbrennungswunde, Escharotomie 366
Abdominalorganprolaps, intrathorakaler 329 f
Abdominalorganverletzung, Sonographie 34
Abdominalschmerz s. Bauchschmerz
Abdominaltrauma s. Bauchtrauma
Abdominelle Erkrankung, akute, Untersuchungsverfahren 19
Abendazol 548
Abflußstörung, hepatovenöse 564
Abortus 904
Absaugung, bronchoskopische 230
– koloskopische 607
Abstoßung s. Transplantatabstoßung
Abstrich 88
Abszeß 207, 219
– bei akuter Appendizitis 701
– Erreger 147
– internes Milieu 219
– intraabdomineller 710
– – nach Cholezystektomie 582
– – Synergismus, bakterieller 211
– – Therapie 623
– intraenterischer 35
– kalter 396

– Leistenregion 756
– Materialgewinnung zur mikrobiologischen Diagnostik 8
– pankreatitischer, Antibiotikatherapie 145
– parakolischer 713
– perianaler 683, 746, 749 f
– – Behandlung 743, 750
– – Lokalisation 749 f
– pericholezystischer 585
– postoperativer, Sonographie 35
– retroperitonealer 684
– subkutaner 218, 220
– – Ätiologie 220
– – Therapie 220
– zevikaler 396
Abszeßdrainage 98
– sonographiegestützte 35
Abwehrspannung, abdominale 626
– – Pankreatitis, akute 650
– – posttraumatische 310
Acarbose 247
ACE-Hemmer 241 f, 265
Acetylsalicylsäure 240, 293 f
– Dosierung 294
Achalasie 42 f, 484 f
– amotile 476
– Ballondilatation 485
– – pneumatische 42 f
– hypermotile 476
– hypomotile 476
– manometrische Zeichen 476
– Operationsindikation 485
– Stadieneinteilung 476, 484 f
– Symptomatik 484
Acquired immunodeficiency syndrome s. AIDS
ACTH-Kurztest 261
ACTH-Sekretion, ektope 260, 441
– – Therapie 442
Actinomyces israelii 9
Acylaminopenicilline 150
Addison-Krankheit 261 f
– Risiko, perioperatives 261
Addison-Krise 261 f
– Therapie 262
Adenokarzinom, Appendix 702
– duodenales 538
– im Endobrachyösophagus 534
– Gallenblase 587
– Magen 523
Adenom 719 ff
– aktiv sekretorisches 719
– Behandlung, endoskopische 720
– – operative 720 ff
– Diagnostik 720
– duodenales 538
– Endoskopie 720
– gastrointestinale Manifestationen 722
– Karzinomentwicklungstendenz 719
– Pathogenese 719
– pathologische Anatomie 719

– rektales 923
– Symptome 719
– tubuläres 719
– tubulovillöses 719
– villöses 719
– – Appendix 702
Adenomabtragung, mikrochirurgische, endoskopische, transanale 721
– operative, Nachblutung 721
– – transanale 721
Adenom-Dysplasie-Karzinom-Sequenz 54
Adenomektomie, transsphenoidale 441
Adenomresektion, transabdominelle, offene 721
Adhäsionen bei Endometriose 916
Adhäsionsmoleküle 217, 233 f
– Wundheilung 197
Adipositas, Risiko, perioperatives 269 f
Adnexchirurgie, laparoskopische 909
Adnexexstirpation 910 f
Adnexitis 907
– akute 904
Adrenalektomie 260, 440, 443 f
– beim ACTH-unabhängigen Cushing-Syndrom 441
– bilaterale 261, 443
– – Substitutionstherapie, adrenokortikale 443
– bei Cushing-Krankheit 441
– extraperitoneale 439, 442
– bei Hyperkatecholaminämie 445 f
– Operationstechnik 439
– Patientenaufklärung 439
– radikale 442
– transabdominelle 439
– transperitoneale 442
– unilaterale 443
Adrenalin 443
– Lokalanästhetika 176
Adrenogenitales Syndrom 443
Adrenostase, medikamentöse 441 f
Adult respiratory distress syndrome s. Atemnotsyndrom, akutes, des Erwachsenen
Advancement-Lappen, abdomineller, Mammarekonstruktion 472
Aerobier 8
– gramnegative, Antibiotikatherapie 146
– grampositive, Antibiotikatherapie 146
– physiologische, im Gastrointestinaltrakt 7
Aerobilie 20
Afferent-loop-Syndrom 514 ff
– akutes 516
– chronisches 516 f
– – Therapie 517
AFP s. α-Fetoprotein
Agammaglobulinämie 221
Aganglionose, physiologische 741

Aggressionshemmung bei Peritonitis 625f
β-Agonisten 244
β₂-Agonisten, orale 244
AIDS 75ff
- anale Läsionen 753
- Behandlung, chirurgische, Ziel 79
- Definition, klinische 75f
- ethische Entscheidungen 81
- Infektionsrisiko für den Chirurgen 76f
- Infektionsschutz 77
- Komplikation, gastrointestinale 80
- Krankheitsverlauf 78
- Notfalleingriff 79
- - Komplikation 75
- Operationsindikation 79
- Purpura, thrombozytopenische, idiopathische 637
- serologische Tests 76
- Verhalten nach Kontakt mit infektiösem Material 78
- Vorsichtsmaßnahmen, allgemeine 77
- - spezifische chirurgische 77f
AIDS-Patient, Strategie 78
Airbronchogramm 277
Aktinomykose 854
Akute-Phase-Antwort 233ff
Akutes Abdomen s. Abdomen, akutes
Alarmcytokine 234
Albuminkonzentration im Serum 170
- - Ernährungszustand 301
- - Komplikationsrisiko, postoperatives 125f
Albuminlösung 168
Aldosteronantagonist 242, 260, 440
Aldosteronbestimmung, suprarenalvenöse, seitengetrennte 440
Aldosteronismus, primärer 438ff
- - Nachbehandlung 440
- - Pathogenese 439
- - Persistenz, postoperative 440
- - Therapiestrategie 440
Aldosteronkonzentration im Serum, erhöhte 440
Aldosteronsynthesehemmer 440
Alginate 204, 206
Alkaliämie 253
Alkalinisierung, Lokalanästhetika 176
Alkalose 253
- metabolische 253f
- - Therapie 254
- respiratorische 253, 274
- - Therapie 254
Alkoholabusus, Pankreatitis, akute 649
- - chronische 659f
Allen-Test 112f
Allergische Reaktion, verzögerte 301
Allgöwer-Schockindex 336
Alloplastisches Material, laparoskopische Leistenhernienreparation 760f
- - Narbenhernienoperation 765f
Alopezieprophylaxe bei Zytostatikatherapie 391
Altersappendizitis 701
Alveolargasgleichung 273
Alveolarmakrophagen 217
Alveolarzellkarzinom, Röntgenbefund 15
Alveolitis, Röntgenbefund 15
Ambulantes Operieren 918ff
- - Behandlung, postoperative 919
- - Definition 918
- - Eingriffsaufklärung 919

- - Kontraindikation 919
- - Nachuntersuchung 921
- - Organisation 920f
- - Probleme des Patienten 921
- - Qualitätssicherung 918
- - Sicherheitsaufklärung 920
- - Verantwortung, postoperative 921
- - Voraussetzungen 918f
- - - des Patienten 919
- - - des Patientenumfeldes 919
- - Vorteile 921
Amikacin 157
- Dosierung 157
- Ototoxizität 157
- Pharmakokinetik 157
Amilorid 260
Aminoglykoside 156f, 230
- Dosierung 156f
- Nebenwirkungen 156
- Nephrotoxizität 156f
- Ototoxizität 156f
- Peritonitistherapie 624
- Resistenzentwicklung 156
Aminopenicilline 150
5-Aminosalicylsäure 706
Amöbenabszeß der Leber 545f
- - Differentialdiagnose 546
- - Komplikation 546
- - - pulmonale 546
- - Laborparameter 545
- - Letalität 546
- - Punktionsindikation 546
- - Ruptur 546
- - Therapie 546
Amöbeneiter 546
Amöbeninfestation, Serologie 545f
Amoxicillin 150
- Helicobacter-pylori-Eradikation 505
Amphotericin B 147f, 242
Ampicillin 146, 150f, 242
- Pharmakokinetik 151
Ampicillin-Aminoglykosid-Kombination 156
Ampullektomie 676
Amputation interthoracoscapularis 383
- posttraumatische 358
Amputationsstumpf 886
Amputationsverletzung, Hand 886
Amputatversorgung 886
Amsterdam-Kriterien, kolorektales Karzinom 376
Anaerobier 9, 210
- gramnegative, Antibiotikatherapie 146
- grampositive, Antibiotikatherapie 146
- physiologische, im Gastrointestinaltrakt 7
Analbereich, funktionelle Störung 743
Analdruckmessung 743
Analfissur 744ff
- akute 743, 744
- chronische 744f
- - Therapie, ambulante 923
- Differentialdiagnose 744
- Operation bei AIDS 79
Analfistel 220, 923
- Operation bei AIDS 79
- Therapie, ambulante 923
Analgesie 289ff
- patientenkontrollierte 290, 294f
- - Dosierungsempfehlung 295
- - Sperrzeit 294
- - Standardeinstellung 295

- - Tagesbedarfserrechnung 295
- - Voraussetzungen 294
- Polytrauma 340
- postoperative 142, 289ff
- - Pneumonieprophylaxe 230
Analgetika 664
- antipyretische 293f
- - Nebenwirkungen 293f
- - - dosisunabhängige 294
- hepatotoxische 74
- periphere, Kombination mit Tramadol 292
Analgosedierung vor Koloileoskopie 52
Analkanal 742
Analkarzinom 746, 752
- Behandlung 118
- Radiochemotherapie 752
- TNM-Klassifikation 752
Analpapille 742f
- hypertrophe 743f, 746
- - Therapie, ambulante 923
Analsanierung 745
Analsphinkterrekonstruktion, Darmreinigung 744
Analsphinkterschwäche 751
Analsphinkterspasmus 744
Analsphinktersystem, digitale Dehnung 745
Analsphinkterverletzung 751f
Anämie, autoimmunhämolytische 636
- hämolytische, erworbene 636
- - hereditäre 635
- - kongenitale 634
- Ulkusblutung 512
Anamnese, Dokumentation 946f
Anamneseerhebung, präoperative 137, 139
Anaphylatoxine 210, 233
Anästhesie, Handchirurgie 879f
- Leistenhernienoperation 757
- Patientenaufklärung 141
- perianaler Eingriff 743
- proktologische Untersuchung 743
- respiratorische Effekte 275
- - - Gegenmaßnahmen 276
- rückenmarksnahe 141, 185ff
- - Patientenaufklärung 141
- Shuntchirurgie 834
Anästhetika, hepatotoxische 74
Anastomose s. auch Shunt
- biliodigestive 6, 586, 596
- bei Gallenblasenkarzinom 590
- Indikation nach Lebertransplantation 802
- bei Pankreaskarzinom 674
- ileoanale 709
- portokavale, bei Ösophagusvarizenblutung 569
- pouchanale 739
- splenorenale, distale 569
- - laterale 573
- - laterolaterale 569, 573
Anastomosenenge, anuläre, Inzision 40
- Bougierung 40
Anastomoseninsuffizienz, Karzinomrezidiv, lokoregionäres 736
- nach kolorektaler Resektion 731, 734
- nach Magenoperation 514
- nach Operation bei Colitis ulcerosa 710
- nach Ösophagusersatz 496
- nach Sigmaresektion 718
- Stuhlableitung 740

Sachverzeichnis

Anastomosenstenose, Ballondilatation 41 f
Anastomosenulkus 504
Anderson-Hynes-Nierenbeckenplastik 900
Anergie 7, 125 f
– systemic inflammatory response syndrome 232 f
Aneurysma 821 ff
– arteriosklerotisches, infiziertes, Antibiotikatherapie 147
– arteriovenöses 822
– Ätiologie 821
– Definition 821
– dissecans 822
– fusiformes 822
– inguinales 756
– mykotisches, Antibiotikatherapie 146 f
– Operationsindikation 823
– sackförmiges 822
– spurium 822
Aneurysmachirurgie, Blutkonserven 811
Aneurysmaruptur 821
Angina pectoris 859
– – instabile 239
– – Therapie 240
Angiodysplasie 54, 724
– Endoskopiebefund 724
– kongenitale 826
Angiographie 5, 811 f
– abdominale 19, 814
– bei Extremitätendurchblutungsstörung 812
– Gallengangskarzinom 592
– Gallengangstriktur 595
– intraarterielle, abdominale 814
– Lebertumor 549
– Pankreaskarzinom 671
– Pankreatitis, chronische 662
– Peritonitis 620
– bei portaler Hypertension 565
– Tumordiagnostik 28
Angiopathie, diabetischer Fuß 194
Angiosarkom der Leber 553
Anorektum, Eingriff bei AIDS 79
Antazida, magnesiumhaltige 252
Anthropometrie 300
Antianaerobika 157 f
Antibiotika 145 ff, 149
– hepatotoxische 74
– Indikationsstellung 146
– oral applizierbare, nichtresorbierbare 230
– Pharmakokinetik 148 f
– Toxizität 149
Antibiotikaanwendung, lokale 206
Antibiotikaprophylaxe bei akuter Pankreatitis 653
– nach Nierentransplantation 786
– bei Ösophagusoperation 477
– präoperative 148 f
Antibiotikatherapie 145 ff
– Appendizitis 696
– Dauer 145
– Leberabszeß 543
Anticholinergika 244
Antiemetika bei Zytostatikatherapie 391
Antigen, karzinoembryonales 378 f
– – Karzinom, kolorektales 730
– – Pankreaskarzinom 663, 672
– – Schilddrüsenkarzinom, medulläres 416
– onkofetales 378
– prostataspezifisches 377 f
– tumorassoziiertes 377 f
Antikoagulation bei akutem Ischämiesyndrom 243
– Hämatom, retroperitoneales 770
– bei Herzklappenimplantat 860
– bei instabiler Angina pectoris 240
– bei Lungenembolie 286
Antikörper, mikrosomale, Hashimoto-Thyroiditis 407
– – de-Quervain-Thyroiditis 408
– – Schilddrüsenerkrankung 400
– monoklonale, gegen Endotoxin 625
– – Immunsuppression 777
– – Immuntherapie, passive 387
– – isotopenmarkierte, Tumordetektion, intraoperative 382
– – Tumornachweis 377
– polyklonale, Immunsuppression 777
– gegen Thrombozyten 637
Antikörperbildung bei Heparintherapie 163, 165
Antikörpersynthesemuster, pathologisches 232
Antilymphozytenglobulin 777
Antimetabolite, hepatotoxische 74
– Immunsuppression 776
Antimykotika 147 f
– hepatotoxische 74
Antioxidanzien bei akuter Pankreatitis 654
Antiphlogistika, hepatotoxische 74
Antirefluxplastik 481
Antiseptik 936
– prophylaktische 936
– therapeutische 206, 936
– Verbandwechsel 204
– Wundbehandlung 206
Antiseptika 206
– prophylaktischer Einsatz 936
Antistaphylokokkenpenicilline 150 f
– Pharmakokinetik 151
Antithrombin III 162 f
Antithrombosestrümpfe 162
Anti-Thrombozyten-Antikörper 637
Antithymozytenglobulin 777
α_1-Antitrypsin-Mangel, Lebertransplantation 800
Antrektomie 505
Anurie 288, 900 f
– nach Nierentransplantation 788
– Ursache 900
Anus, Anatomie 741 f
– Inspektion 742
– praeter transversalis 718, 734
– praeternaturalis s. auch Enterostoma
– – Kolonstenosenrekanalisation 55
– – protektiver, Patientenaufklärung, präoperative 731
– – Untersuchung 742
aNV s. Nierenversagen, akutes
AO-Klassifikation der Frakturen 942
Aorta descendens, Naht, direkte 861
– – Protheseninterposition 861
– Farb-Doppler-Sonographie 35 f
Aortenabklemmung, subdiaphragmale 317
Aortenaneurysma 821 ff
– Abdomenübersichtsaufnahme 20
– abdominales s. Bauchaortenaneurysma
– infrarenales 824
– – Aortographie 28
– Operationsindikation 823
– operatives Vorgehen 823 f
– thorakales 822
– thorakoabdominales 823
Aortenaneurysmaruptur, Anzeichen 823
Aortenäste, Farb-Doppler-Sonographie 36
Aortenbogenaneurysma 822
Aortenbogensyndrom 815, 816
Aortendissektion, akute 822
Aortenisthmusruptur 354
Aortenokklusion, supradiaphragmale, temporäre 317, 331
Aortenruptur, thorakale 861
– traumatische 354
– – Prädilektionsstelle 354
Aortenverletzung 331, 825
Aortographie 28
APACHE-II-Score 626, 651
Apherese 168
Appendektomie 696 ff
– bei Appendixkarzinoidtumor 702
– Begutachtung 701
– Drainage 98, 699
– Indikation 696
– Indikationsstellung 32
– Keimspektrum 148
– Komplikation 699 f
– laparoskopische 697 f
– – Nachteile 699
– – Vorteile 698
– nicht rechtzeitig erfolgte 701
– operatives Vorgehen 697
– Patientenaufklärung 696 f
– perioperative Maßnahmen 699
– postoperativer Verlauf 699
– Prognose 700
Appendicitis perforans 694
Appendixadenom, villöses 702
Appendixgangrän 701
Appendixkarzinoidtumor 702
Appendixkarzinom 702
Appendixlage in der Schwangerschaft 701
Appendixlymphom, primär malignes 702
Appendixperforation 692 f
– gedeckte 693
Appendizitis 692 ff
– akute katarrhalische 694
– – mit lokaler Tumorbildung 701
– ältere Menschen 701
– Anamnese 693
– Antibiotikatherapie 696
– Appendektomie s. Appendektomie
– Bakterien, anaerobe 211
– Diagnostik 693 f
– Differentialdiagnose 694 f, 904
– Frühsymptome 693
– granulomatöse 701
– immunsupprimierter Patient 795
– beim Kind 700
– – Differentialdiagnose 700
– Körpertemperatur 694
– Laparoskopie 694
– parasitöse 701
– Pathogenese 692
– primär chronische 701
– Prognose 700
– Schmerzcharakter 693
– Schmerzprovokation 693 f
– Schwangerschaft 82 f, 701
– Sonographie 694
– subakute, Operationsindikation 117

Appendizitis, Symptome 692 f
– Therapie, konservative 696
– – operative 696 ff
– ulzerophlegmonöse 694
– Sonographie 32
– Untersuchung 693
– verschleppte 701
– virale 701
Aprotinin-Infusion 559
APUD-System, Tumor 429, 379
Arachidonsäurestoffwechsel, Aktivierung, Endotoxin-bedingte 210
Archivierungssystem, digitales 10
ARDS s. Atemnotsyndrom, akutes, des Erwachsenen
Argonplasmakoagulation 54
– Milzruptur 319
– Trachealstenosenrekanalisation 66
Armschwellung, akute 830
Armvenenpunktion 107 f
Armvenenthrombose 829 f
Arteria(-ae) axillaris 179
– carotis communis, Verletzung 393
– – Duplexsonographie, präoperative 122
– – interna, Verletzung 393
– cerebri media, Duplexsonographie, transkranielle, präoperative 122
– colica dextra 723
– – media 723
– dorsalis pedis 184
– – Kanülierung 112
– epigastrica inferior, Anastomose mit der Arteria obturatoria 759
– femoralis 183
– – communis 758
– – Kanülierung 112
– – superficialis, Verschlußprozeß 820
– gastrica(-ae) breves 500
– – dextra 500
– – posterior 500
– – sinistra 500, 505, 556
– gastroduodenalis 500, 556
– gastroepiploica 627
– – dextra 500
– – sinistra 500
– hepatica communis 322
– – Farb-Doppler-Sonographie 36
– – media 556
– – propria 556
– – sinistra 556
– – Verletzung 323
– ileocolica 723
– iliaca externa 758
– lienalis 500, 632
– meningea media, Astzerreißung 349
– – – Verlauf der Äste 347
– mesenterica superior 556
– – – Angiographie, selektive 690
– – – Kompression, pseudozystenbedingte 666
– – – Verschluß, akuter 813 f
– pulmonalis, Durchtrennung 847
– – Wandeinreißung 847
– radialis 182
– – Kanülierung 112 f
– – – Komplikation 113
– rectalis superior 723
– subclavia, Verschlußprozeß, chronischer 816
– temporalis superficialis, Arteriae sectio 112

– tibialis 184
Arteria-carotis-Aneurysma 824 f
Arteriae sectio 112
Arteria-femoralis-Embolie, Operationsindikation 117
Arteria-hepatica-Katheter 556
Arteria-hepatica-Ligatur 322 f
Arteria-hepatica-Port 386
Arteria-ileocolica-Arkade 611
Arteria-subclavia-Aneurysma 825
Arteria-subclavia-Stenose 816
Arterielle Verschlußkrankheit s. Verschlußkrankheit, arterielle
Arterieller Zugang 230
– – bei Verbrennung 364
Arterien, Funktionsproben 811
– supraaortale, Duplexsonographie, präoperative 122
Arterienchirurgie, Blutkonserven 811
– Heparinisierung 811
Arterienfehlpunktion 110
Arterienkanüle, Entfernung 113
– Pflege 113
Arterienkanülierung 112 f
– Indikation 112
– Komplikation 113
– Seldinger-Technik 113
Arteriennaht 825
Arterienrekonstruktion, femorodistale, Blutkonserven 811
Arterienstenose 814 f
Arterienverletzung 825
– iatrogene 825
– traumatisch bedingte 825
– zervikale 393
Arterienverschluß 811 ff
– akuter 811 ff
– aortoiliakaler 815
– chronischer, Ätiologie 815
– – extrakranieller 816 f
– – intestinaler 817
– Diagnostik 811
– femoropoplitealer 815
– Nachsorge, postoperative 811
– Operationsvorbereitung 811
– untere Extremität, Minderung der Erwerbsfähigkeit 827
– Vorsorge, präoperative 811
Arterienverschlußprozeß, aortoiliakaler 818 f
– – Operationsindikation 819
– chronischer, intestinaler, Operationsindikation 817
– – femoropoplitealer 820
– – Operationsindikation 819
– infragenualer, Operationsindikation 819
Arteriographie, Phäochromozytomlokalisierung 444
– superselektive, Gastrinomlokalisierung 435
– – Insulinomlokalisierung 431
Arteriosklerose, dilatierende 823
– koronare 240, 859
– obliterierende 195, 815 ff
– Operationsrisiko 122
– periphere 243
Arthrose, Hand 891
Arzneimittel, hepatotoxische 74, 124
Arzt-Patienten-Verhältnis 137
Arzt-Patienten-Vertrag 131
5-ASA (5-Aminosalicylsäure) 706

ASA-Klassifizierung, Operationsrisiko 124, 140
Aseptik, Verbandwechsel 204
ASI s. Immuntherapie, aktive, spezifische
Askariden 9
Aspergillom 854
Aspergillus 9
Aspiration 268
– Pneumonie 230
– postoperative 278
Aspirationsbiopsie, Schilddrüse 402
Aspirationspneumonie 278
Aspirationsrisiko, erhöhtes 271
ASS s. Acetylsalicylsäure
Asthma bronchiale 243 ff
– – Anfallsauslösung, Acetylsalicylsäure-bedingte 293
– – Anfallstherapie 245
– – Diagnostik 244
– – postoperatives 277
– – Risiko, perioperatives 244
– – Stufentherapie 244
A-Streptokokken 8
ASTRUP 839
Aszendosigmoideostomie 732
Aszites 561 f, 628
– blutiger 561
– Diagnostik 24
– Hypertension, portale 564
– Operationsindikation 561
– pankreatogener 666
– Punktion 561
– Sonographie 34
– Ursache 561
Aszitesreinfusion 561 f
– Komplikation 562
Atelektase 268, 273
– Bronchoskopie 65
– Definition 276
– Nachweis 277
– postoperative 275 f
– – Entstehung 275 f
– posttraumatische 351
– Röntgenbefund 15
– Thoraxübersichtsaufnahme 17
– Vorbeugung 277
Atemanaleptika 293
Atemdepression 272
– Buprenorphin-bedingte 293
– opioidbedingte 291 ff
Atemexkursion, seitendifferente, posttraumatische 316
Atemgasdiffusionsstörung 273
Atemmechanik 268
Atemmechanikstörung 272
Atemnotsyndrom, akutes, des Erwachsenen 278 ff, 616
– – – Beatmung, maschinelle 281 f
– – – Diagnose 279
– – – Gasaustausch, extrakorporaler 282
– – – Kriterien 281
– – – Lagerungsmaßnahmen 282
– – – Letalität 283
– – – Optimierung der Sauerstofftransportkapazität 282
– – – Pathophysiologie 279 f
– – – Peritonitis 616
– – – Prognose 283
– – – Röntgenbefund 279 f
– – – Stadieneinteilung 280
– – – Therapie 281 ff

– – – – medikamentöse 282 f
– – – Ursache 279
– – – Verlauf 279
Atemstromstärke, exspiratorische, maximale 271
Atemtherapie 230
Atemübungen, präoperative 271
Atemwege, Infektabwehr 217
– kontrollieren, Polytraumatisierter 337
– obere, Obstruktion 276
– – Verletzung 393 f
Atemwegserkrankung, Nierentransplantation, geplante 781
Atenolol 265
Atlanta-Klassifikation, Pankreatitis, akute 648
Atmungsinsuffizienz, posttraumatische 316
Aubaniac-Vena-subclavia-Punktion 109
Aufklärende Person 130
Aufklärung 116, 128 ff
– Addressat 131
– Anästhesieverfahren 141
– Aufnahmefähigkeit des Patienten 130
– Autotransfusionsmöglichkeiten 167
– Bluttransfusionsrisiken 167
– Dokumentation 131, 947 f
– fremdsprachiger Patient 132
– Grundsätze 128
– Inhalt 129
– praktische Durchführung 130
– Rechtssprechungsgrundsätze 130
– therapeutische 128
– Umfang 129
– vorausschauende 133
– Zeitpunkt 130
Aufklärungsgespräch 116, 129
– Inhaltsdokumentation 131
Aufklärungspflicht, ärztliche 128
Aufnahmeuntersuchung, Dokumentation 947
Aufwachraum 143
Augenzeichen bei Schilddrüsenerkrankung 400
Ausatmungskapazität, postoperative, Berechnung 271
Ausbildung 950
Austastung, digitale, rektale 729, 893
Austauschharz 251
Autodigestion des Pankreas 649, 653
Autoimmunadrenalitis 261
Autoimmungastritis, Karzinomrisiko 522
Autoimmunhepatitis, Lebertransplantation 799
Autoimmunität 678
Autologes Material, Narbenhernienoperation 765
Autotransfusion 167
– intraoperative 142
– bei Leberverletzungstherapie 321
– maschinelle, intraoperative 170
– Patientenaufklärung 167
– postoperative 142
AV-Block 863
– Operationsrisiko 121
Axillarisblockade, Indikation 296
Azathioprin 774 f, 776, 803
Azidämie 253
Azidocillin 150
Azidose 124, 253
– metabolische 253
– – Therapie 253

– respiratorische 253, 274
– – chronisch kompensierte 274
– – Therapie 254

B

Bacillus anthracis 8
Bacillus-subtilis-Protease 206
Bacteriodaceae 9
Bacteroides fragilis 210 f
– – Virulenzfaktoren 210 f
Bacteroidesgruppe, intestinale 9
– orale 9
Bacteroides-Peritonitis 614
Bakterien 207 ff
– anaerobe 9, 146, 210
– – Virulenzfaktoren 210
– enterische, gramnegative 209 f
– kapseltragende 209 f
Bakteriolyse 219, 614
Bakteriurie 230
Ballondilatation 41 ff
– bei Achalasie 485
– Bildwandlerkontrolle 42
– hydrostatische 41 f
– pneumatische 41 f
– nach Verätzung 41
Ballon-Katheter 896
Ballontamponade, Blutung, bronchiale 65
– Ösophagusvarizenblutung 50, 568
Bandscheibenvorfall, akuter, Operationsindikation 117
Barrett-Karzinom 534
Barrett-Ösophagus 480 f
Barrett-Ulkus 480
Basedow-Krankheit 256, 406 f
– Augenzeichen 400
– Diagnostik 406
– Operationsindikation 118, 256, 406
– Operationsziel 407
– Pathogenese 406
– Radiojodtherapie 406
– Therapie, medikamentöse 406
– operative 407
Basedow-Struma, Sonographie 34
Basisdiagnostik 7
Bassini-Reparation nach Leistenhernienoperation 757, 759
– – Nahtmaterial 761
Bauchaortenaneurysma 823
Bauchdeckenspannung 626
– Pankreatitis, akute 650
Bauchdeckenstrukturnähte 93
Bauchdeckenverschluß 622 f
– passagerer 623
– primärer 622
– schwieriger 765
Bauchnarbenhernie 765
Bauchschmerz 3
– AIDS-Patient 80
– Appendizitis 693
– chronischer 3
– Colitis ulcerosa 704
– Differentialdiagnose nach der Schmerzlokalisation 695
– mit Durchfall 3
– Handlungsanleitung 4
– Harnsteinkolik 901
– Ileus 602
– langsam beginnender 4

– Mesenterialarterienverschluß, akuter 814
– Pankreatitis, akute 650
– plötzlicher 4
– postoperativer 3
– schnell zunehmender 4
Bauchtrauma 310 ff
– Computertomographie 312 f, 315
– – Stellenwert 312
– Drainage 98
– Keimspektrum 148
– beim Kind 641
– – Laparotomieindikation 641
– perforierendes 314 f, 357
– – Diagnostik 314 f
– – – bildgebende 315
– – Laparoskopie 315
– Polytrauma 340. 348, 357
– Röntgenuntersuchung 312 f, 315
– – Stellenwert 312
– in der Schwangerschaft 84
– Sonographie 34, 310 ff, 315
– – Initialbefund 312 f
– – Stellenwert 312
– Standardzugang, abdominaler 317
– stumpfes 310 ff, 357
– – akut lebensbedrohliches 310
– – Begleitverletzung 310
– – – Nachweis 313
– – Diagnostik 311, 314
– – – bildgebende 311 ff
– – Endoskopie 314
– – Hohlorganverletzung 327 ff
– – Labordiagnostik 311
– – Laparoskopie 312 f
– – Laparotomie, diagnostische 314
– – Pankreasverletzung 324
– – Peritoneallavage 312
– – Symptome, diskrete 310
– – ohne unmittelbare Lebensbedrohung 310
– Therapiegrundsätze 316 ff
– Thoraxverletzung, begleitende s. Trauma, thorakoabdominales
Bauchwandhernie 622
Bauchwandhernienoperation 764 ff
– Onlaytechnik 766
Baxter-Formel 364
BCG-Instillation, intravesikale 397
Beatmung, maschinelle, bei akutem Atemnotsyndrom des Erwachsenen 281 f
– – Entwöhnung bei interstitieller Lungenerkrankung 245
– – bei Lungenödem 277
– – seitengetrennte 282
– – bei Peritonitis 625
– – Polytraumatisierter 337, 339
Beatmungsbronchoskop, Trachealstenosenrekanalisation 66
Becken, kleines, Exenteration 383
– Untersuchung bei Polytrauma 342
Beckenarterienverletzung, Therapie 331
Beckenarterienverschluß 819
– embolischer 812
Becken-Bein-Venenthrombose 828
– Schwangerschaft 85
Beckenbodeninfiltration bei lokoregionärem Karzinomrezidiv 738
Beckenbodeninsuffizienz 751
Beckengefäß-Ballontamponade 332
Beckengefäßembolisation 332
Beckengefäßreparatur 331

Beckengefäßverletzung 331
Beckenkammbiopsie, Hyperparathyroidismus, sekundärer 428
Beckenvenensporn 828
Beckenverletzung 329
– Hämatom, retroperitoneales 769 f
– Polytrauma 340, 348, 357 f
Begleituntersuchungen, präoperative 140
Begutachtung, Appendektomie 701
– Arterienverschluß der unteren Extremität 827
– Cholezystektomie 583
– Colitis ulcerosa 711
– Gefäßoperierter 827
– Hernienchirurgie 764
– Karzinom, kolorektales 735 f
– nach Leberresektion 560
– nach Magenoperation 540
– Sigmaresektion 718
– Venenerkrankung 831
Behandlung, Dokumentation 131
Behandlungsablehnung 128
Behandlungsfehler 131
Bein, dickes, Differentialdiagnose 832
Beinarterienverschluß, embolischer 812
Beinödem 832
– nach Nierentransplantation 791
Beinvenenthrombose, tiefe, Diagnostik 827
Benzathin-Penicillin G 150
Benzodiazepinantagonisierung 276
Benzodiazepine, Prämedikation 142
Beschwerden, aktuelle 2
– postoperative 290
Besenreiservarizen 830 f
– Sklerosierung 831
Bettenaufbereitung 935
Beugesehnen, Funktionsprüfung 882
– Naht 882
– Rekonstruktion 883
– Verletzung 882 f
– – Sekundärversorgung 883
Bewegungsapparat, Verletzung bei Polytrauma 357
Bezoar 538
Bicarbonatverlust nach Pankreastransplantation 809
Biersche Anästhesie s. Regionalanästhesie, intravenöse
Bifurkationsprothese, endoluminale, Computertomographie 28
Biguanide 247
– Kontraindikation 247
Bildverstärkersystem 11
Bildwandlerkontrolle, Ballondilatation 42
– Endoprothetik 44
Biliäre Erkrankung, Pankreatitis, akute 649
Bilirubinkonzentration im Serum 124
Bilirubinüberproduktion, postoperative 73
Billroth-I-Resektion 505 ff
– Ergebnisse 511
– Rezidivulkus 518
Billroth-II-Resektion 506 ff
– Duodenalstumpfversorgung 506 f
– Ergebnisse 511
– Magen-Darm-Passage-Rekonstruktion 508
– Nissen-Bsteh-Modifikation 508
– Roux-Y-Rekonstruktion 508

– Ulcus pepticum jejuni 518
– Verschluß der zuführenden Schlinge 516
Bilom, postoperatives, Sonographie 35
Biopsie 376 f
Biospiematerial 88
– Erregernachweis 8
Bismuth-Klassifikation, Hepatikusgabelstenose 62
Bismuth-Lazorthes-Einteilung, Gallengangstriktur, iatrogene 595
Bisphosphonate 259
Bißverletzung 191, 926
Blake-Drain 94
Blase s. auch Harnblase
Blasenatonie 900 f
– postoperative 898
Blasenchirurgie 899 f
Blasendrainage, suprapubische 230, 897 f, 901
– – Indikation 334, 897
– – Komplikation 898
– transurethrale 894 ff, 901
Blasenteilresektion 900
Blasenwandnaht 900
Blasenzipfelplastik 791
3-in-1 Block 297 f
– Indikation 296 ff
β-Blocker 240 f, 257, 265
Blumberg-Loslaßschmerz 693
Blut, Basisdiagnostik 7
– HIV-infektiöses, Verhalten nach Kontakt 78
– im Stuhl, Dünndarmtumor, benigner 687 f
– – Magenkarzinom 527
Blutabgang, Adenom 719
– peranaler, Adenom 724
– – Angiodysplasie 724
– – Blutfarbe 725
– – Diagnostik 725
– – Hämorrhoiden 724
– – Rektumkarzinom 729
– – Ursache 724
Blutauflagerung auf dem Stuhl 725
Blutbestandteilkonserve 168 ff
Blutdruck nach Nierentransplantation 786
Blutdruckspitze bei Phäochromozytomoperation 264
Blutentnahme bei liegendem Zentralvenenkatheter 112
Bluterbrechen 5, 511
– posttraumatisches 325
Blutgasanalyse 267, 269, 271, 839
– Blutentnahme 112
– perioperative 122
– postoperative 273
Blutgefäßsystem, Basisdiagnostik 7
Blutgerinnung 195 f
– Dextraneinfluß 173
– Untersuchung 6 f
Blutgerinnungsstörung bei akuter Pankreatitis 655
– cumarininduzierte 123
– Operationsrisiko 123
Blutgruppe 168 f
Blutkomponentenpräparat 167
Blutkomponentensubstitution, Indikation 167
Blutkonserve(n) 168
– Arterienchirurgie 811
Blutleere, Handchirurgie 880

– Regionalanästhesie, intravenöse 177 f
Blutnachweis im Stuhl 729, 731
Blutplasma, Gesamteiweißgehalt 170
Blutstillung, bronchoskopische 65 f
– endoskopische, Kontrolle 48
– – bei peranaler Blutung 725
– – Ulkusblutung 512
– koloskopische 54
– nach koloskopischer Polypektomie 53
– bei Leberresektion 559
– temporäre, bei Arterienverletzung 825
– nach Venenkatheterentfernung 112
Bluttransfusion, Patientenaufklärung 167
– Vorbereitung 167
– Zeuge Jehovas 132, 142
Blutung, anorektale 54
– arterielle 825
– bronchiale, Ballontamponade 65
– – Bronchustamponade 65 f
– bei chronischer Pankreatitis 665
– bei Colitis ulcerosa 707
– bei Crohn-Krankheit 684
– bei Dünndarmtumor 690
– gastrointestinale s. Gastrointestinalblutung
– intestinale, untere 724 f
– – – Diagnostik 725
– – – Therapie 725
– intraabdominale 3
– – Autotransfusion 321
– – Laparotomie, explorative 317
– – Peritoneallavage 313
– – Polytrauma 345 f
– – Sonographie 34
– – traumatisch bedingte 310, 315
– intrakranielle, Polytrauma 346, 349 f
– intraoperative 123
– intrathorakale, Sonographie 34
– – Tamponadeeffekt der Lunge 354
– – Thorakotomieindikation 354
– mediastinale 862
– nach operativer Adenomabtragung 721
– peranale, massive 54
– postoperative 123
– retroperitoneale, bei Leistenhernienoperation 759
– – traumatisch bedingte 310
– bei Strahlenenteritis 685
– nach Thoraxeingriff 848
– vaginale, akute 916 f
– – bei Schwangerschaft 917
– venöse 827
Blutungsaktivität, Forrest-Klassifikation 5, 47, 512
Blutungszeit 123
Blutuntersuchung, Nierenfunktionsstörung 71
– Polytraumatisierter 343
Blutverlust 5
– Flüssigkeitstherapie 174
– intraoperativer 174
– perioperativer, NSAR-Einfluß 294
– postoperativer 174
– Substitutionsindikation 167 f
Blutvolumen 170
Blutzuckerbestimmung 7
Blutzuckerspiegel, Insulinom 430
Boerhave-Syndrom 487 f
Bohrlochtrepanation, Polytrauma 346

Borrmann-Klassifikation, Magenkarzinom 523
Botulinustoxininjektion bei Kardiaachalasie 43
Bougie 44
Bougierung, Ösophagusstenose 40
– nach Verätzung 41
Brachyösophagus 497
Bradykardie nach Lokalanästhetikuminjektion 177
– Operationsrisiko 120 f
Brand, trockener 195
Brandblase 365
Braunsche Fußpunktanastomose 508, 673 f
Brequinar sodium 774, 776
Brescia-Cimino-Fistel 834 f
Bronchialkarzinom 854 ff
– Ausbrechertyp, Computertomographie 18
– – Thoraxübersichtsaufnahme 17
– Einflußstauung, obere 388 f
– Epidemiologie 854
– extensive disease 856
– großzelliges 855
– histologische Einteilung 855
– hormonbildendes 388 f
– kleinzelliges 855 f
– limited disease 856
– Mediastinoskopie 841
– nichtkleinzelliges 389, 856
– Onkogen 372
– Operationsindikation 856
– Spätsymptome 855
– Sputumzytologie 838
– Stadieneinteilung 855 f
– Staging 838, 841
– Therapie, photodynamische 388
– TNM-Klassifikation 855
Bronchialschleimabfluß, Störung, postoperative 275
Bronchialtoilette, präoperative 271
Bronchiektasen 852 f
– Operationsindikation 853
Bronchitis, chronische 244, 270
– – Exazerbation, bakterielle, akute 244
– chronisch-obstruktive 243 ff
– – Diagnostik 244
– – Risiko, perioperatives 244
– – Therapie, medikamentöse 244 f
Bronchodilatation, medikamentenbedingte 276
Bronchopneumonie, Thoraxübersichtsaufnahme 16
Bronchoskop 64 f
– flexibles 64, 840
– starres 64 f, 841
Bronchoskopie 64 ff, 840
– Blutstillung 65 f
– diagnostische 840
– Fibrinklebung 68
– Fremdkörperextraktion 68
– Indikation 64
– Instrumentarium 64
– intraoperative 64
– Intubationshilfe 69
– operativ-endoskopische 64
– bei Ösophagustubusimplantation 43
– postoperative 64
– präoperative 64, 123
– Stenosenrekanalisation 66 f
– therapeutische 840
– Untersuchungsgang 64

– bei Verbrennung 364
Bronchospasmolyse 245
Bronchospasmolytika, präoperative 271
Bronchospasmus 277
Bronchusobstruktion, Acetylsalicylsäure-bedingte 293
Bronchusruptur 354
Bronchusstumpf, sicherer 847
Bronchusstumpffistel, Fibrinklebung, bronchoskopische 68
Bronchusstumpfinsuffizienz 849
Bronchustamponade 65 f
Bronchustuberkulose 854
Bronchusverschluß 847
Brunnersche Drüsen, Adenom 538
Brustdrüsenerkrankung, Diagnostik 27
– gutartige 450
Brustwarzen-Areolen-Komplex, Rekonstruktion 473
B-Streptokokken 8
Budd-Chiari-Syndrom 561, 564
Bülau-Drainage 103 f
Bülau-Punkt 102
Bulbus duodeni, Gefäßversorgung 500
Bulbus-duodeni-Ulkus 504
– penetrierendes 506
Bupivacain 652
– Analgesie, intrapleurale 298
– 3-in-1-Block 298
– Dosierung 176
– Interkostalblockade 298
– Plexus-brachialis-Blockade 297
Buprenorphin 291, 293
– Dosierung 291, 293
Burkitt-Lymphom, Onkogen 372
Buschke-Löwenstein-Tumor 744
Button 47
Bypass bei aortoiliakalem Verschlußprozeß 818 f
– aortorenaler 818
– axillofemoraler 819
– extrathorakaler 817
– femorofemoraler 861
– karotidovertebraler 817
Bypassmaterial, Koronarchirurgie 860
Bypassoperation bei morbider Fettsucht 539

C

CA 12-5 378, 592, 908
CA 15-3 378
CA 19-9 378, 592
– Karzinom, kolorektales 730
– Pankreaskarzinom 663, 672
CA 72-4 378
CA 125 672
CA 242 663, 672
Calcitonin 259, 378 f
Calcitoninspiegel, Schilddrüsenkarzinom 401
– – medulläres 416 f
Calciumantagonisten 240, 265
– bei Achalasie 485
Calciumgabe bei Hyperkaliämie 251
Calciumgluconatlösung 259
Calciumstoffwechsel 422
Calciumstoffwechselstörung 258 f
Calciumsubstitution 259
Canalis sacralis, Punktion 743
Candida 9
Candidainfektion 211

CAPD s. Peritonealdialyse, chronische, ambulante
CAPD-Katheter-Träger, Peritonitis 618
Captopril 265
Caput medusae 564
Carbapeneme 154 f
– Dosierung 155
– Pharmakokinetik 154
– Toxizität 155
Carbimazol 256
Carcinoma in situ, Gallenblasenschleimhaut 589
– – der Mamma 463
Caroli-Syndrom 586
Catgut 92
CC s. Karzinom, cholangiozelluläres
CD4-Zellzahl 75
CEA s. Antigen, karzinoembryonales
Cefaclor 152
– Pharmakokinetik 154
Cefadroxil 152
– Pharmakokinetik 154
Cefalexin 152
– Pharmakokinetik 154
Cefamandol 152
Cefazedon 152
Cefazolin 152
– Pharmakokinetik 153
Cefazolin-Gruppe 152 f
Cefepim 152
Cefixim 152
– Pharmakokinetik 154
Cefmenoxim 152
– Pharmakokinetik 153
Cefmetazol 152
Cefotaxim 152
– Pharmakokinetik 153
Cefotaxim-Gruppe 152 f
Cefotetan 152
Cefotiam 152
Cefoxitin 152
– Pharmakokinetik 153
Cefoxitin-Gruppe 152 f
Cefpirom 152
Cefpodiximproxetil 152
Cefradin, Pharmakokinetik 154
Ceftazidim 152
– Pharmakokinetik 154
Ceftazidim-Gruppe 152, 154
Ceftizoxim 152
– Pharmakokinetik 153
Ceftriaxon 152
– Pharmakokinetik 153
Cefuroxim 152
– Pharmakokinetik 153
Cefuroxim-Axetil 152
– Pharmakokinetik 154
Cefuroxim-Gruppe 152 f
Cephalicashunt 835
Cephalosporin, Peritonitistherapie 624
Cephalosporine 146, 152 ff
– antibakterielles Spektrum 146, 152
– Dosierung 152
– Toxizität 152
Ceruletid 607
Cestoden 215
Charcot-Gallenfieber 586
Charcot-Trias 586
Charrière 97
Chemoattraktive Substanzen 197
Chemokine 234
Chemotaxine 217
Chemotaxis 197, 614 f

962 Sachverzeichnis

Chemotherapie, adjuvante, Kolonkarzinom 735
– – Magenkarzinom 533
– – Rektumkarzinom 735
– intraoperative 385
– intraperitoneale 387
– postoperative 386
– präoperative 385
– – Magenkarzinom 533
– regionale 386 f, 768
– – adjuvante, Pankreaskarzinom 674
– – Infusionsmethode 386 f
– – intraarterielle 386
– – intraportale 386 f
– – intravenöse 386
– – Perfusionsmethode 397
– systemische, Pankreaskarzinom 674
– Weichteiltumor, maligner 878
Child-Pugh-Klassifikation, Leberzirrhose 72
Chimerismus 773
Chirurg, HIV-infizierter, Risiko für den Patienten 77
Chirurgie, heaptobiliäre, Risikofaktoren 552
– milzerhaltende 643 f
– minimal-invasive s. Minimal-invasive Chirurgie
– onkologische, Prinzipien 732
– plastische 870 ff
– – Nahttechnik 870 ff
– Weiterbildungsordnung 952 ff
– – Inhalt 952 f
Chirurgischer Eingriff s. Operation
Chloramphenicol 157 f
– Dosierung 158
– Maximaldosis 157
– Nebenwirkungen 157
– Pharmakokinetik 157
– Toxizität 158
Chlorpromazin 607
Cholangiodrainage, endoskopische, palliative, bei Gallengangskarzinom 593
– bei Gallenblasenkarzinom 588, 590
– perkutane transhepatische 6, 62 f, 553
– – – Gallenblasenkarzinom 588
– – – Gallengangskarzinom 591 ff
– – – palliative 593
Cholangiographie, endoskopische retrograde 62
– – – Gallengangskarzinom 591
– – – Gallengangsstriktur 595
– – – Lebertumor 549
– intraoperative 581 f, 583
– – Indikation 582
– intravenöse 577
– perkutane transhepatische 577
– – – Gallenblasenkarzinom 588
– – – Gallengangskarzinom 592
Cholangiopankreatikographie, endoskopische retrograde 5, 19, 24 f, 57 ff, 577
– – – Gallenblasenkarzinom 588
– – – Gallensteinextraktion 584
– – – Indikation 58
– – – Instrumentarium 58
– – – operativ-endoskopische 58
– – – Pankreaskarzinom 663, 670 f
– – – Pankreatitis, chronische 661
– – – Patientenvorbereitung 58
– – – postoperative 58
– – – posttraumatische 314
– – – präoperative 58
– – – Untersuchungsgang 58 f

Cholangitis 586, 653
– Antibiotikatherapie 145
– aszendierende 594
– primär sklerosierende, Lebertransplantation 799
– rezidivierende, bei biliodigestiver Anastomose 675
Choledochocholedochostomie 596
Choledocholithiasis 5, 583 f
– Algorithmus 585
– Diagnostik 24
– Differentialdiagnose 578
– Operationsindikation 579
– Sphinkterotomie, endoskopische 60 f
– Splitting, therapeutisches 59
Choledochotomie, laparoskopische 584
Choledochusatresie 586
Choledochusdrainage, perkutane transhepatische 62 f
– transpapilläre 61 f
Choledochusplastik 596
Choledochusresektion, distale 592
Choledochusrevision, laparoskopische 584
– offene 584
Choledochusstenteinbringung, endoskopische 671
Choledochusverletzung 323
Choledochuszyste 586
Cholegraphie 19
– endoskopische retrograde 24
– perkutane transhepatische 19
Cholelithiasis, Diagnostik 24
– symptomatische, Handlungsanweisung 944
Cholestase, postoperative 73
Cholesterin, Gallensteinbildung 576
Cholesterinstein 576
Cholezystektomie 561, 579 ff
– bei akuter Cholezystitis 585
– nach akuter Pankreatitis 655
– Begutachtung 583
– Diagnostik, präoperative 577 f
– elektive, Drainage 98
– bei Gallenblasenkarzinom 589
– – intraoperativer Befund 588
– bei Gallenblasenverletzung 327
– Indikation 30, 578 f
– Komplikation, intraoperative 582
– – postoperative 582
– laparoskopische 580 f
– – Fasziennaht 582
– – Indikation 586
– – – eingeschränkte 589
– – Komplikation 580
– – Kontraindikation 582
– – Konversion 580 f
– – Patientenaufklärung 580
– – Schweregradabschätzung, präoperative 582
– – Tumorzellverschleppung 589
– Leberbettdrainage 582
– offene 580
– – bei Choledocholithiasis 584
– – Komplikation 580
– Operationsvorbereitung 580
– Patientenaufklärung 579
– postoperativer Verlauf 583
– Sonographiebefund, postoperativer 30
– Splitting, therapeutisches 59
– Zeitpunkt 580
Cholezystitis, akute 584 f
– – Komplikation 585

– – Laborbefund 585
– – Therapie 585
– chronische 585 f
– Differentialdiagnose 578
– phlegmonöse 582, 584
– postoperative, Sonographie 35
– Sonographie 31
– streßbedingte 584
Cholezystolithiasis 576 ff
– Algorithmus 585
– asymptomatische, Operationsindikation 579
– Ätiologie 576
– Cholezystitis, chronische 585
– mit chronischer Pankreatitis 660
– Diagnostik 577 f
– Differentialdiagnose 578
– Epidemiologie 576
– bei hereditärer Sphärozytose 635
– Karzinomrisiko 579, 587
– im Kindesalter 635
– Laborwerte 577
– Operationsindikation 118, 578
– Pathogenese 576
– Sonographie 30 f, 577
– Splitting, therapeutisches 59
– Symptome 576 f
– bei Thalassaemia major 635
– Therapie 579 ff
– – konservative 579
– – operative 579 ff
Cholezystostomie 579
Chorionkarzinom, Tumormarker 379
Chromogranin A 379
Chylothorax 851
Ciclosporin 774, 776, 803
– Nephrotoxizität 793, 803
Ciclosporinkonzentration, toxische, im Blut 790
Ciprofloxacin 156
Cisaprid 607
Clarithromycin 504 f
Claudicatio intermittens, arteriell bedingte 811
Clavulansäure 155
Clindamycin 158
Clinical staging 730
Clip-Applikation, endoskopische 48 f
Clonidin 266
Clostridien 208 f
Clostridienbegleitpeptidasen 206
Clostridieninfektion 218
– subkutane 221
Clostridienphlegmone 218, 221
Clostridiopeptidase A 206
Clostridium difficile 9
– perfringens 9, 208 f, 223
– septicum 222
– tetani 9, 209, 224
Cloxacillin 150
CMV s. Zytomegalievirus
Colitis ulcerosa 611, 703 ff
– adjuvante Maßnahmen 710
– Anamnese 704 f
– Anastomose, pouchanale 739
– Begutachtung 711
– Cholangitis, primär sklerosierende 799
– chronisch rezidivierende 703
– Diagnostik 704 f
– Differentialdiagnose 705 f, 715
– – zur Crohn-Krankheit 679, 705 f
– Epidemiologie 703

– – fulminante 704
– – Karzinomrisiko 704
– – klinische Untersuchung 705
– – Koloskopie mit Stufenbiopsien 704
– – Komplikation 704, 710
– – – extraintestinale 704
– – Leitsymptome, intestinale 704
– – Minderung der Erwerbsfähigkeit 711
– – Operation, elektive 706
– – – notfallmäßige 706
– – Operationsindikation 706
– – Operationsverfahren 708
– – pathologische Anatomie 703
– – Patientenaufklärung, präoperative 708
– – Prognose 710 f
– – Remissionsphasen 703
– – Rezidivprophylaxe 706
– – Risikofaktoren 703
– – Schwangerschaft 84
– – Symptomatik 704
– – Therapie 706 ff
– – – chirurgische 706 ff
– – – konservative 706
– – – – versagende 707
Colon-ascendens-Karzinom, Operationsverfahren 732
– stenosierendes 734
Colon-descendens-Karzinom, Operationsverfahren 732
Colon-transversum-Karzinom, Operationsverfahren 732
Colon-transversum-Resektion 732 f
Colony stimulating factor 210
Comafusin 124
Combined operation nach Harkins 505
Computertomographie 11
– abdominale 14, 19
– – Crohn-Krankheit 680
– – posttraumatische 312 f, 315, 357
– – – Stellenwert 312
– Bronchialkarzinom 855
– vor Cholezystektomie 578
– Colitis ulcerosa 705
– Echinococcuszyste 547
– Gallenblasenkarzinom 588
– Gallengangskarzinom 592
– Gallengangstriktur 595
– Gastrinomlokalisierung 435
– Gefäßdiagnostik 27 f
– Insulinomlokalisierung 431
– Karzinom, kolorektales 730
– kontrastmittelverstärkte, Nierenuntersuchung, posttraumatische 332
– kranielle, Polytrauma 349
– Leberabszeß 542 f
– Lebermetastasennachweis 379
– Lebertumor 549
– Milzabszeß 639
– Nebennierentumor, hormoninaktiver 447
– Pankreaskarzinom 670
– Pankreatitis, akute 651
– – chronische 659, 661
– Peritonitis 620
– Phäochromozytomlokalisierung 444
– Polytrauma 349, 354
– bei portaler Hypertension 565
– retroperitoneale Fibrose 770
– thorakale, Indikation 838
– – Polytrauma 354
– Tumor, retroperitonealer 768

– Tumordiagnostik 28
Condylomata acuminata 744, 746
– – Operation bei AIDS 80
– – Therapie, ambulante 923
Congelatio bullosa 192
– erythematosa 192
– gangraenosa 192
Conn-Adenom s. Nebennierenrindenadenom, aldosteronproduzierendes
Conn-Syndrom 440
Cooley-Shunt 573
Coombs-Test, Anämie, hämolytische 636
Cor pulmonale 245
Corona mortis 759
Corpus cavernosum recti 742
– luteum, geplatztes 904
Corticosteroide bei akutem Atemnotsyndrom des Erwachsenen 282
– bei Colitis ulcerosa 706
– Immunsuppression 774, 776
Cortisol-Biosynthese-Störung, angeborene 443
Cortisolspiegel, Tag-Nacht-Rhythmus, aufgehobener 441
Cortisolsubstitution, perioperative 262
Corynebacterium diphtheriae 8
– jeikeium 8
Corynebakterien 8
Co-trimoxazol 160
Couinaud-Hepp-Hepatikojejunostomie 596 f
Couinaud-Leberanatomie 555 f
Courvoisier-Zeichen 591, 669
CPAP-Behandlung 246
C-Peptid 430 f
Creatinin-Clearance 124, 288
Creatininkoeffizient 301
Creatininkonzentration im Serum 288
CRF-Stimulationstest 260
Crohn-Krankheit 677 ff
– Analfissur 744 f
– anorektale 683 f
– Appendektomie 698
– Ätiopathogenese 677 f
– Cholangitis, primär sklerosierende 799
– Diagnostik 25, 679 ff
– Differentialdiagnose 715
– zur Colitis ulcerosa 679, 705 f
– duodenale, stenosierende, Ballondilatation 42
– Entzündungsaktivität 679
– Epidemiologie 677
– Ernährungstherapie, parenterale, präoperative 682
– Fistelbildung 682 f
– Fisteldarstellung, radiologische 681
– Laboruntersuchung 679
– Notfalleingriff 684
– – Indikation 684
– Operationsindikation 118, 681
– Operationsvorbereitung 681 f
– Pathogenese 677
– Proktektomieindikation 684
– Resektionsausmaß 678
– Rezidiv 678
– Schwangerschaft 84
– Sulfosalicylprophylaxe, postoperative 678 f
– Therapie 678
– – operative 678, 681 ff
– – – Prinzipien 682
– Therapieüberwachung 679

Cromoglicinsäure 244
Cross match 773
Cross-finger-Lappen 875
Cross-over-Bypass 819
CRP s. Protein, C-reaktives
C-Streptokokken 8
CT s. Computertomographie
Cullen-Zeichen 650
CUP-Syndrom 377
Curling-Ulkus 514
Cushing-Krankheit 441
– Operationsindikation 442
– Therapie 441
– Therapiestrategie 442
Cushing-Syndrom 438
– adrenal bedingtes 441
– hypophysär bedingtes s. Cushing-Krankheit
– Operationsindikation 442
– paraneoplastisches 388 f
– Therapie, medikamentöse 260
– Therapiestrategie 442
Cushing-Ulkus 513
Cyanogene 660
Cystosarcoma phylloides 464
Cytokinausschüttung, traumabedingte 233 f
– – zweite 234
Cytokine 217
– Fieberentstehung 235
– Immuntherapie 397
– Peritonitis 615
Cytokinsynthesemuster, pathologisches 232
Cytotaxin 217
C-Zell-Karzinom s. Schilddrüsenkarzinom, medulläres

D

Dagradi-Klassifikation der Ösophagusvarizen 50
Dalrymple-Zeichen 400
Dammverletzung 329
Darmanastomose 92
Darmatonie 600
Darmdekompression, Gastrostomie, perkutane endoskopische 47
– koloskopische 56 f
Darmdekontamination, selektive 124, 230
Darmdistension 601 f
Darmeinklemmung, Hernieninkarzeration 762
Darmerkrankung, chronisch entzündliche, Cholangitis, primär sklerosierende 799
– – – Kausalitätsbeurteilung 711
– – – Koloileoskopie 52
– – – Schwangerschaft 84
– – – Stenosenrekanalisation, endoskopische 56
Darmflora 217
Darmischämie 814
Darmläsion nach Cholezystektomie 583
Darmlavage, orthograde 138
Darmmotilität 726
Darmmotilitätsstörung, chronische 598
Darmmukosa, Ischämieschäden 813
Darmparalyse, Pankreatitis, akute 650, 657
– postoperative 4

Darmparalyse, vaskulär bedingte 601
Darmpassagehindernis, tumorbedingtes 389
Darmperforation, Crohn-Krankheit 684
- nach koloskopischer Polypektomie 54
- bei Mesenterialwurzelhämatom 329
- bei Strahlenenteritis 685
- tumorbedingte 389
Darmreinigung, proktologischer Eingriff 744
- Tumorresektionsvorbereitung 732
Darmresektion bei Gangrän 814
- bei Ileus 610
- Kurzdarmsyndrom 687
- bei Mesenterialverletzung 329
Darmrevaskularisation 814
Darmschleimhautbarriere, Versagen 601 f
Darmschlingen, stehende 603 f
Darmspülung, perorale 54
- präoperative 73
Darmstenose, entzündliche, akute 608 f
Darmstimulation, luminale 606 f
Darmstrukturverlagerung 20
Darmverletzung, Prognose 329
Darmvorbereitung, Indikation vor Ösophagusoperation 477
Darmwandeinblutung 609
Darmwandgangrän 814
Darmwandhernie, inkarzerierte 599
Darmwandverdickung, Sonographie 32
Dauerkatheterisierung, transurethrale, Harnwegsinfektion 229
- - Komplikation 897
Dauermedikation, Dosierung, präoperative 143
Daumenrekonstruktion 876
Daumensattelgelenkarthrose 891
3-D-Darstellung, computertomographische 11
- kernspintomographische 13
- szintigraphische 12
o,p-DDD 260
Débridement 205 f, 358
- chirurgisches 205
- enzymatisches 206
- bei Gasgangrän 223
- bei polymikrobieller Weichteilinfektion 224
- bei Streptokokkengangrän 222
- Verbrennungswunde 365
Debulking 384
Defäkation 742
Defäkographie 751
Defektdeckung 871
Defibrillatorimplantation 867
Defibrillatorpatient 867 f
Dehydratation bei Lungenödem 282
Dekompressionssonde 56 f
Dekubitus 193
- Defektdeckung 874 f
- Pathogenese 193
- Stadieneinteilung 193
Dekubitusgefährdung, Norton-Skala 194
Delayed-type hypersensitivity testing 125
Deoxyspergualin 774, 776
Dermatitis bullosa, strahlenbedingte 192
- erythematosa, strahlenbedingte 192
- gangraenosa, strahlenbedingte 192
Descending-perineum-Syndrom 751
Desinfektion 934 ff

Desinfektionsplan 936
Desinfektions-Reinigungs-Automat 935
Desmoidtumor 877
- Schwangerschaft 84
Desmosome 197
Desoxyribonuclease 206
Deszendorektostomie 732, 738
Deutsche Stiftung für Organtransplantation 777
Devaskularisation, paraösophagogastrische 570
Dexamethasonkurztest 260
Dexamethasonlangtest 260
Dexamethason-Test 441
Dextran 162, 172 ff
- Tageshöchstdosis 173
Diabetes mellitus 246 ff, 659 f, 663 f
- - Einteilung 246
- - Operationsrisiko 123
- - pankreopriver 675
- - Risiko, perioperatives 247
- - sekundärer 246
- - Spätkomplikationen 246
- - Spätschäden 809
- - Therapie, intraoperative 248
- - - medikamentöse 247 ff
- - - postoperative 248
- - Typ I, instabiler 805
- - Multimorbidität 805
- - Niereninsuffizienz 805
- - Pankreastransplantation 804 f
- - Wunde, chronische 193
Diabetiker, Operationszeitpunkt 143
Diagnoseaufklärung 129, 131
Diagnostik, bildgebende 10 ff
- mikrobiologische 7 ff
- Materialgewinnung 8
- onkologische 28
- radiologische, gezielte 13 f
- Patientenvorbereitung 14
- Planung 13
- Untersuchungsreihenfolge 13 f
- urologische 893 f
Dialyse 124
- Indikation 289
- nach Nierentransplantation 786
- Sekundärfolgen 780
Dialysefistel, autologe 834
- externe 833
- subkutane 833 f
Dialysepatient, Habitus 780
Dialyseshunt in der Ellenbeuge 834
Diaphanoskopie 756
Diaphragma-Training, präoperatives 271
Diarrhö mit Bauchschmerz 3
- blutige, Colitis ulcerosa 704
- Mesenterialarterienverschluß, akuter 814
- Colitis ulcerosa 704
- Kurzdarmsyndrom 686
- nach Magenoperation 514 f
- säurebedingte 433 f
- nach Vagotomie 520
Diathermie-Koagulation, Milzruptur 319
Diathese, hämorrhagische 650
Diazoxid 433
DIC s. Gerinnung, intravasale, disseminierte, Peritonitis
Dickdarmanastomose, Drainage 100
Dickdarmileus 598
- karzinombedingter 734
- mechanischer, Abdomenübersichtsaufnahme 22

- Resektion 610
- Symptome 602
Dickdarmspiegel 20, 22
Dicloxacillin 150
Diffusionskapazität 271
Diffusionsstörung der Atemgase 273, 275
Digitus saltans 891
Dikaliumclorazepat 142
Diltiazem 265
Diphtherie-Tetanus-Impfstoff 203
Diphtherie-Tetanus-Pertussis-Impfung 225
Diskonnektion, gastroösophageale 570
Distanzierung, Prophylaxe nosokomialer Infektionen 932 f
Distigmin 607
Diurese, abnormale 288
- forcierte 259
- bei Hyperkalzämie 425
- medikamentöse 124
- bei Tumorlysesyndrom 388
Diuretika 265
- kaliumsparende 265
- bei Lungenödem 282
- präoperative 241 f
Divertikelblutung, Blutstillung, koloskopische 54
Divertikelinvagination 537
Divertikelkrankheit 713
Divertikulitis 713 ff
- Diagnostik 714 f
- Differentialdiagnose 715
- Schwangerschaft 84
- Therapie, konservative 715 f
- - operative 716 f
Divertikulose 713 ff
- Komplikation 714
- Pathogenese 713
- Symptome 713 f
Dobutamin bei Peritonitis 625
Dog-ear-Korrektur 871 f
Dokumentation 88, 946 ff
- der Aufklärung 131, 947 f
- der Behandlung 131
- EDV-gestützte 940
- intraoperative 948
Dopamin 443
- nach Nierentransplantation 786
- bei Peritonitis 625
Doppelflintenmanöver 44
Doppel-J-Harnleiterkatheter 894 f
Doppellumendrain 94
Doppellumentubus, Blutstillung, bronchiale 65 f
Doppler-Sonographie 27
- abdominelle 565
- Arterienuntersuchung 811
- nach Nierentransplantation 786
- Prüfung des ulno-radialen Kollateralkreislaufs 112
- Ulkusgrund 49
- Venenerkrankung 828, 830 f
- Verschlußkrankheit, arterielle 816 ff
Dormia-Korb 60
Double duct sign 663, 671
Douglas-Peritoneum, Vorwölbung 694
Down-Staging, Magenkarzinom 533
Doxazosin 265
Doxycyclin 159 f
Drain, Größenklassifikation 97
Drainage 93 ff
- abdominale 100 ff

– – Ausleitung 101
– – Komplikation 101 f
– aktive 94
– chirurgische, Leberabszeß 544
– geschlossene 95 f
– halbgeschlossene 94 f
– – aktive 94
– – passive 94
– Infektionsrisiko 228
– nach Leistenhernienoperation 761
– offene 94 f
– passive 94
– perihepatische 544
– perkutane, Leberabszeß 544
– prophylaktische 96
– – Indikation 98, 100
– – Technik 100 ff
– therapeutische 96
– – Indikation 97 ff
– thorakale s. Thoraxdrainage
– Überwachung 267
Drainageblutgewinnung, postoperative 170
Drainageoperation bei trunkulärer Vagotomie 509
Drainagesystem, geschlossenes 230
Drainfixation 101
Drainformen 94
Drainmaterial 96 f
Drainokklusion 94
Drainperforationen 100
Dranginkontinenz 893
Drapanas-Shunt 572
Dreieck, ileolumbales 763
– kostolumbales 763
Dreiecknaht 871
Drogenabhängigkeit, Pentazocin-Wirkung 293
Druck, intragastraler, erhöhter 480
– intrakardialer, Messung 274
– kolloidosmotischer 170
– – Aufrechterhaltung 168
– onkotischer 301
– pulmonalkapillärer, Messung 274
Druckentlastung 193
Druckmeßsonde, intrakranielle 350
Druckmessung, intrakranielle, epidurale 350
– – subdurale 350
– – portale 564 f
Druckschmerz, abdominaler, posttraumatischer 310
Drucksteigerung, intraabdominelle, Leistenhernienentstehung 755
– intrakranielle, posttraumatische 349 f
Druckulkus bei Magensonde 113
DSA s. Subtraktionsangiographie, digitale
D-Streptokokken 8
DTH (delayed-type hypersensitivity testing) 125
Ductus choledochus, Abbruch im ERCP-Bild 663, 671
– – Kompression bei chronischer Pankreatitis 665
– – Sondenplazierung, endoskopisch-transpapilläre 114
– – Verlauf 556
– hepatocholedochus, Durchmesser 30
– – erweiterter 61
– – Sonographie 30
– – Verletzung 327
– lymphaticus dexter, Verletzung 394

– pancreaticus, Abbruch im ERCP-Bild 663, 671
– – Durchmesser 30
– thoracicus, Verletzung 394
Ductus-deferens-Verletzung bei Leistenhernienoperation 759
Ductus-hepaticus-Rekonstruktion nach Hepp-Couinaud 327
Dudenalpolyp 538
Dudenaltumor 537 f
– gutartiger 538
– maligner 538
Dudenalulkus s. Ulcus duodeni
Dumpingsyndrom 515 f
Dünndarm, Röntgenuntersuchung, Crohn-Krankheit 680
– – nach Sellink 680
– Sekretentlastung 114
Dünndarmanastomoseninsuffizienz 688
Dünndarmdivertikel 686
Dünndarmerkrankung, entzündliche 677 ff
Dünndarmfistel 686
Dünndarmileus, Abdomenleeraufnahme 604
– hoher 598
– – Differentialdiagnose 602
– – Symptome 602
– tiefer 598
– – Symptome 602
– tumorbedingter 687 ff
Dünndarmkarzinoid 690 f
Dünndarmkontinuität, Wiederherstellung nach Tumorresektion 688
Dünndarmkontrastdarstellung 25
Dünndarmlymphom 690
Dünndarmnekrose 813
Dünndarmpassage, Verlangsamung bei Frühdumping 515
Dünndarmperforation 328
– Letalität 329
Dünndarmplikatur 611
Dünndarmpouch 531
Dünndarmpouchbildung, ileoanale 708
– – funktionelle Ergebnisse 710 f
Dünndarmresektion 690
– bei Ileus 610
Dünndarmsonde 611
Dünndarmspiegel 20, 604
Dünndarmspiegelung s. Enteroskopie
Dünndarmtumor 687 ff
– benigner 687 f
– – Operationsindikation 688
– blutender 690
– maligner 689 ff
– – Diagnostik 690
– – Kontrastmitteleinlauf 690
– – Prognose 691
– – Symptome 689
– – Therapie 690 f
– – Zweitmalignom 690
– villöser 689
Dünndarmverletzung 327 f
Dünndarmvolvulus 599
Duodenaldivertikel 537, 686
Duodenaldivertikelinvagination 537
Duodenalkarzinom 538
– periampulläres 675
Duodenalkniestenose, Ballondilatation 42
Duodenalkompression, arteriomesenteriale 611
– bei chronischer Pankreatitis 665 f

Duodenalpassage, Wiederherstellung bei Frühdumping 516
– – nach totaler Gastrektomie 531
Duodenalperforation, traumatische 326
Duodenalsekretaspiration, diagnostische 113
Duodenalsonde 113 f
– Dislokation 114
– Lagekontrolle 113
Duodenalstumpfverschluß, schwieriger, Drainage 100
Duodenalstumpfversorgung, Billroth-II-Resektion 506 f
Duodenaltumor, endokriner 538
Duodenalverletzung 325 f
– mit Pankreasverletzung 325
– Prognose 326
Duodenalwandhämatom 325 f
Duodenalwandpalpation, Gastrinomlokalisierung 435 f
Duodenopankreatektomie 672 ff
– kephale 592
– partielle 672 f
– – pyloruserhaltende 673, 675
– Rekonstruktion 672 f
Duodenostomie, endoskopische, perkutane 46
Duodenum, proximales, Gefäßversorgung 500
– – Lymphabfluß 501
– – nervale Versorgung 501
– – venöser Abfluß 500
– – Zugangsweg 501 f
Duodenumdoppelbildung 537
Duplexsonographie 35
– Arterienuntersuchung 811
– Karotischirurgie 35
– Lebertumor 549
– Lungenembolie 286
– Pankreatitis, chronische 662
– präoperative, supraaortale Arterien 122
– ulno-radialer Kollateralkreislauf 112
– Venenerkrankung 827, 830 f
– Verschlußkrankheit, arterielle 816 ff
Duplikatur, duodenale, komplette 537
Dupuytren-Kontraktur 889
– Stadien 889
Durchblutungsstörung, arterielle, periphere, Farb-Doppler-Sonographie 35 f
– mesenterialarterielle 600
Durchflechtungsnaht 882
Durchflußstörung, venöse, intrahepatische 564
Durchleuchtung 11
Durchschuß 191
Durchstichligatur 90
Durchwanderungsperitonitis 814
Durchzugsmanometrie, Ösophagus 475
Dyspepsie, Magenkarzinom 527
Dysphagie 474 f, 480
– Achalasie 484
– nach Fundoplikation 484
– Ösophaguskarzinom 489
– Stadien 40
– nach Vagotomie 519
Dysplasie 719
– fibromuskuläre 816 f
– Nierenarterie 818
– schwere 719
Dysplasie-Karzinom-Sequenz 719, 727, 727
– Endobrachyösophagus 480

Dyspnoe 245
– Lungenembolie 284
– Lungenödem 277
– posttraumatische 316

E

Easy-flow-Drainagerohr 94
Easy-flow-Drainagestreifen 94
EBS s. Eigenblutspende
Echinococcus granulosus 546f
– multilocularis 546f
Echinococcuszyste 546ff
– Alkoholinstillation 548
– Computertomographie 547
– Komplikation 547f
– Letalität 548
– der Milz 639
– Operation 548
– Pathologie 546f
– Punktion 548
– Ruptur 547f
– Serologie 547
– Sonographie 547
Echokardiographie, Lungenembolie 285
– vor thorakalem Eingriff 840
ECMO (extrakorporale Membranoxygenierung) 282
Ecthyma 221
– gangraenosum 221
Efferent-loop-Syndrom 517
Effort-Thrombose 830
EGF 198
Eigenblutspende 170
– präoperative 142
– – Indikation 142
Eigenbluttransfusion 170
Eigenureter-Transplantatpyelostomie 791
Einflußstauung, obere, posttraumatische 316
– – Thyroiditis, chronisch fibrosierende 408
– – tumorbedingte 388
Eingriff, operativer s. Operation
– perianaler, ambulanter 743
– – Anästhesie 743
– – Nachbehandlung 743
– – Vorbehandlung 743
Eingriffsaufklärung 128ff
– ambulantes Operieren 919
– Inhalt 129
– Rechtsgrundlage 128
– Umfang 129
Eingriffserweiterung, intraoperative 133
Einmalkatheter 896
Einmalkatheterisierung, transurethrale, Harnwegsinfektion 229
Eintauchdesinfektion 935
Einwilligung in den Heileingriff 116, 128f
– – Rechtsgrundlage 128
Einzelknopfnaht 871
Einzenaht 91
Eiterbildung 207
Eiweiß s. Protein
Ekchymosen 637, 650
Elektrokardiographie, Lungenembolie 284
– bei Peritonitis 620
Elektrolyte, Ernährung, künstliche 303

Elektronenmikroskopie, Tumorzellen 377
Elementarfunktionen, lebenswichtige, Überwachung 267
Elephantiasis 647
Ellenbeuge, Dialyseshunt 834
Elliptozytose, hereditäre 636
Embolektomie 243
– Extremitätenarterie 813
– bei Lungenembolie 286
– mesenterialarterielle 814
Embolie, arterielle 243, 811f
– – Differenzierung von der Thrombose 812f
– – Häufigkeitsverteilung 812
– – Extremitätenarterie 812f
– – Nierenarterie 814
– – paradoxe 812, 861
– – Viszeralarterie 813f
Emboliequelle 812f
– Screening 813
Embolus, kardialer 812f
Emphysem, pulmonales s. Lungenemphysem
– retroperitoneales 326
Emphysemblase, Röntgenbefund 15
– rupturierte, Abtragung, thorakoskopische 849
– subpleurale, Ruptur 849
Enalapril 265
Endangiitis obliterans 195
Endecapeptide, Immunsuppression 776
Endobrachyösophagus 480f
– Adenokarzinom 534
Endocoil 62
Endokarditis 207
– akute 242
– bakterielle 242f
– – Diagnostik 242
– – prädisponierende Faktoren 242
– – Risiko, perioperatives 242
– bei Bioprothese 861
– floride 242
– infektiöse, Therapie, medikamentöse 242f
– Prophylaxe 243
– subakute 242
Endokarditisprophylaxe 860f
Endometriom 914f
Endometriose 913ff
– Differentialdiagnose 915
– Laparoskopie 914
– Lokalisation 913f
– Operationsindikation 915
– Pathogenese 913
– rAFS-Score 915
– Symptome 914
– Therapie, kurativ-operative 915f
– – laparoskopische 915
– – medikamentöse 915
– – radikal-operative 916
Endoprothetik 43ff
– ösophagoskopische 43ff
– rektoskopische 56
Endoskopie 5, 22, 38ff, 379
– Crohn-Krankheit 679
– Dickdarmpolyp 720
– Duodenaldivertikel 537
– Magenfrühkarzinom 524, 527
– Magenkarzinom 527f
– bei Peritonitis 620
– Ulcus duodeni 504
– Ulkus, peptisches 503

– Ulkusblutung 512
Endosonographie 22, 35, 379
– anorektale, Crohn-Krankheit 681
– vor Cholezystektomie 578
– Karzinom, kolorektales 730
– Magenkarzinom 529
Endothel, Traumaauswirkung 234f
Endotoxin 209f, 233f
– Antikörper, monoklonale 625
– Peritonitis 615f
Endotoxinämie 232
End-zu-End-Anastomose, splenorenale 573
End-zu-Seit-Anastomose, portokavale 572
Energiebedarf 299
Energiestoffwechsel, Überwachung 301
Enolase, neuronspezifische 378
Entamoeba histolytica 545
Entamoebia 9
Enteritis 904
Enterobacter aerogenes 9
– cloacae 9
Enterobakterien 9, 209f
Enterobius 9
Enterokokken 208
Enteroskopie 51
– über ein künstliches Stoma 52
– intraoperative 51
– Pull-Technik 51
– Push-Technik 51
Enterostoma (s. auch Anus praeternaturalis) 739ff
– doppelläufiges 740
– Indikation 739f
– Komplikation 741
– kontinentes 741
– Magnetverschluß 741
– permanentes 739
– Positionsfestlegung 740
– präoperative Vorbereitung 740
– protektives 740
– temporäres 739
Enterostomaretraktion 741
Enterostomastenose 741
Enterostomie, operative 303f
Enterothorax 329
Entstellung, körperliche, Operationsindikation 118
Entzündung, Kriterien 201
– perianale 749f
– posttraumatische 190
Entzündungsreaktion, Circulus vitiosus 237
– lokale, Peritonitis 614f
– systemische 231, 238
– – Endorganschädigung 236f
– – Modulation 654
– – Neutrophilenfunktion 235ff
– – Peritonitis 615
– traumabedingte 233
Enzephalopathie bei portokavalem Shunt 570
– – – Prophylaxe 569
Enzymdefekt, pankreopriver 675
Enzyme, lysosomale 235f
Enzymkaskadenaktivierung, Pankreatitis, akute 650
Enzympräparate 206
Epididymitis 901f
Epiduralanalgesie 293
Epiduralanästhesie 141

Epiduralhämatom s. Hämatom, epidurales
Epikrise 949
Epinephrin 228
Epineurektomie 890
Epineurotomie 890
Epitheldysplasien bei Colitis ulcerosa 704, 708
Erbrechen 4
– Boerhave-Syndrom 487
– Dünndarmileus, hoher 602
– Mesenterialarterienverschluß, akuter 814
– opioidbedingtes 291 ff
– postoperatives 4
– Ursache 4
– zytostatikabedingtes 391
Erbrochenes, Gallebeimengung 602
– Inspektion 4
ERC s. Cholegraphie, endoskopische retrograde
ERCP s. Cholangiopankreatikographie, endoskopische retrograde
Erfrierung 192
– Schweregrade 192
Erhaltungsinfusion 112
Ernährung, enterale, frühpostoperative 600
– künstliche 302 ff
– – Elektrolyte 303
– – enterale 303 f
– – – Duodenalsonde 113
– – – Komplikation 304
– – Fettbedarf 303
– – frühe postoperative 304
– – Glucosebedarf 303
– – Indikation 302
– – Kalorienbedarf 302
– – parenterale 304
– – – Indikation 304
– – – Katheter, zentralvenöser 108
– – – Katheterinfektion 230
– – – Komplikation 304
– – – Laboruntersuchungen 304
– – – totale, bei Duodenalverletzung 326
– – Proteinbedarf 302
– – Spurenelemente 303
– – Vitamine 303
– – vor Ösophagusoperation 477
– postoperative 299 ff
– Tumor, maligner 390
Ernährungsregime 303 ff
Ernährungssonde 45 ff, 303
– nasogastroenterale 303 f
– – Komplikation 303
– nasojejunale, Plazierung 45
– Positionierung, Komplikation 303
Ernährungsstatus 7
Ernährungstherapie 299 ff
– bei Organinsuffizienz 305 ff
Ernährungszustand, Anthropometrie 301
– Beurteilung 300 ff
– Labordiagnostik 300 f
– Verlaufsbeurteilung 301
Erreger im Gastrointestinaltrakt 7
– persistierende, Nierentransplantation, geplante 781
Ersatzmagen 531 f
Erweichungsnekrose 192
Erysipel, Therapie, ambulante 925
Erysipeloid 925

Erysipelothrix 8
Erythem, strahlenbedingtes 192
Erythromycin 159, 607
Erythropoetin 142
Erythrozytenersatz, Indikation 168
Erythrozytenkonzentrat 168 f
– Additivlösung 168
– Buffy-coat-armes 168
– In-vitro-Verträglichkeitsprobe 169
– kompatibles 169
– Leukozytenentfernung 169
– patienteneigenes 142
Erythrozytenkonzentrat-Transfusion, Polytraumatisierter 343
Erythrozytenüberlebenszeit 634
Escharotomie, Verbrennung 365 f
Escherichia coli, Kathetersepsis 231
EST s. Sphinkterotomie, endoskopische
ESWL (extrakorporale Stoßwellenlithotripsie) 61, 579
Etappenlavage 622 f
– mit dorsoventraler Spülung 622 f
Ethanolamin 567
Ethische Entscheidungen, AIDS-Patient 81
Etodocain, Dosierung 176
Etomidat 260
Eurotransplant International Foundation 777, 782
Eversionsendarteriektomie 817
Ewing-Sarkom, genetische Analyse 377
Exenteration 383
– pelvine, totale 738
Exoenzym 219
– Clostridien 208
– Staphylokokken 207 f
– Streptokokken 208 f
Exotoxin, Clostridien 208 f
– Peritonitis 615
– Pseudomonas aeruginosa 209 f
– Staphylokokken 207 f
Exotoxinämie 232
Exsudat, Peritonitis 617 f
Extrasystolen, Operationsrisiko 121
– bei Phäochromozytomoperation 264
Extrauteringravidität 903 ff
– Anamnese 903
– Laparoskopie 904
– postoperative Maßnahmen 904
– Therapie 904 f
– – konservative 905, 907
– – laparoskopische 905 ff
– – Laparotomie 906
– – Qualitätskriterien 905
– Ultraschalluntersuchung 904
– Vorgehen bei Verdacht 905
Extrazellulärraum 170
Extremität, untere, Arterienverschluß, Begutachtung 826 f
– – Ödem 832
– – – Differentialdiagnose 646
– – Varizenchirurgie, ambulante 921 f
Extremitäten, Untersuchung bei Polytrauma 342
Extremitätenarterie, Embolie 812 f
– – Angiographieindikation 812
– – Differenzierung von der Thrombose 812 f
– – Primärversorgung 813
– – Therapie 813
– – Thrombose 815
– – Verschluß, akuter 243

Extremitätendauerschmerz, ischämischer 812
Extremitätenhochlagerung bei Lymphödem 647
Extremitätenischämie 812, 819
Extremitätenschmerz, arterienemboliebedingter 812
– peitschenschlagartiger 812
Extremitätenverletzung, Polytrauma 340, 358
Exzisionsbiopsie 377

F

Fachkunde, Weiterbildung 951
Fadenfistel 761
Fadenligatur 90 f
Fadenstärke 89, 92
Fahrradlenkerverletzung 327
Fallhand 885
Fallot-Tetralogie 861
Famotidin 504
Farb-Doppler-Sonographie 35 ff
– abdominelle 565
– bei akutem Skrotum 901
– Ovarialtumor 908
Fasziendoppelung 765 f
Faszieannaht 92
Fasziitis, nekrotisierende 221 f, 224
– – Wundinfektion, nosokomiale 228
Fasziotomie, Fußverbrennungswunde 366
– Streptokokkengangrän 222
– Unterschenkel-Verbrennungswunde 366
– Verbrennung 365
Fäzestransport, rektaler 742
Fehlbildung, angeborene, Hand 892
Feinnadelpunktion, Pankreatitis, chronische 662
– perkutane, CT-gesteuerte 662
– – ultraschallgesteuerte 662
– Schilddrüse 402
– transthorakale 841
Felodipin 265
Feminisierung, Nebennierentumor 443
Femoralhernie s. Schenkelhernie
Fentanyl, Dosierung 291 f
Fernlappen 875 f
Fetanyl 291 f
α-Fetoprotein 378
– Karzinom, hepatozelluläres 553
Fettabbau, Tumor, maligner 390
Fettbedarf, Ernährung, künstliche 303
Fettembolie 811
Fettsucht, morbide, Mageneingriff 539
FEV_1 271, 839
FGF 198
Fiberendoskopie, flexible, Ösophagusvarizen 566
Fibrinbeläge, Peritonitis 618
Fibrinklebung 92
– bronchoskopische 68
– endoskopische 51
– Milzruptur 319
Fibrinolyse, lokale, Heparin-bedingte 162
Fibrinolyseaktivität, Peritonitis 615
Fibrinolytika, Dosierung 287
Fibroadenom 450
Fibroblasten 196 f, 234
– pathologische 202

Fibromatose 877, 889
Fibronectin in der Galle, Gallengangskarzinom 592
Fibrose, retroperitoneale s. Retroperitoneale Fibrose
Fieber 6
- bei Harnstauungsniere 901
- nach Nierentransplantation 790, 792
- postoperatives 6
Fieberantwort 235
Filariasis 646
Film-Folien-Kombination 10
Filtrationsrate, glomeruläre 288
Fingerendgelenkarthrose 891
Fingerischämie nach Arteria-radialis-Kanülierung 112
Fingerknochen, Osteosynthese 884
Fingerkuppenverletzung 881 f
Fingerverbrennungswunde, Escharotomie 365 f
Finkelstein-Test 891
Finney-Pyloroplastik 509
Fistel, anorektale, extrasphinktäre 681
- arteriovenöse 826
- - angeborene 826
- - pulmonale, angeborene 852
- - traumatisch bedingte 826
- bronchopleurale 849
- Definition 686
- enterogenitale 682
- enterokutane 683
- Drainage 98
- Endoskopie 51
- enterovesikale 682
- externe 686
- interenterische 683
- interne 686
- pankreatikopleurale 666
- pelvirektale 750
- perianale 746, 750 f
- - Endosonographie 681
- - intersphinktäre 750 f
- - intraoperative Darstellung 750
- - transsphinktäre 750 f
- perineale 683
- rektovaginale 683
- retroperitoneale, blind endende 683
- zervikale 396
Fistelbildung, Crohn-spezifische 682 f
- - Operationsindikation 683 f
- Divertikulitis 713
Fisteldarstellung, radiologische 681
Fisteljejunostomie 686
Fistelkarzinom, Crohn-assoziiertes 684
Fistelübernähung 686
Fistuloskopie 51
Flächendesinfektion 935 f
Flankenschatten, verbreiterter 20
Flankenschmerz, akuter 814
- Differentialdiagnose 695
- Harnsteinkolik 901
- Nierenarterienembolie 814
- retroperitoneale Fibrose 770
Flexura duodenalis, Spiegelung 38
Flora, normale 214
Fluchinolone 156
Flucloxacillin 150
- Pharmakokinetik 151
Fluconazol 147 f
Flucytosin 242
Fludrocortison 260
Flumazenil 276
Fluoreszenz-in-situ-Hybridisierung 377

Flußgeschwindigkeit, portale 564
Flüssigkeit, freie, intraabdominale, Polytrauma 343
- - - posttraumatische 357
- - - sonographischer Nachweis 312
Flüssigkeitsansammlung, extrapankreatische 648, 651
- intraabdominale, lokale, postoperative 35
- - Sonographie 34 f
- intrathorakale, Drainage 102
- postoperative, Sonographie 100
Flüssigkeitsbedarf 250
Flüssigkeitsersatz, normovolämischer 168
Flüssigkeitsmanagement nach Nierentransplantation 786
Flüssigkeitsströme, intraperitoneale 98
Flüssigkeitsverlust, Ileus 601 f
- intraoperativer 171
- postoperativer 171
- präoperativer 171
- bei Verbrennung 360
FNH s. Hyperplasie, fokale noduläre, der Leber
Fogarty-Katheter 813
Follikulitis 219
Folsäureantagonisten 160
Fontaine-Einteilung, Verschlußkrankheit, arterielle, periphere 816
Fornixvarizenblutung, Histoacryl-Lipiodol-Injektion 51
Forrest-Klassifikation, Blutungsaktivität 5, 47, 512
Fortbildung 950
Fournier-Gangrän 224
Fox-Zeichen 650
Fraktur, AO-Klassifikation 942
- grob dislozierte 358
- pathologische 390
- Polytrauma 357 f
- Röntgendiagnostik 11
Frakturhämatom, mediastinales 862
FRC (funktionelle Residualkapazität) 275
Fremdantigenbelastung, Polytraumatisierter 337
Fremdblutsparende Maßnahmen 141 f
Fremdkörper, intragastraler 538
- intrarektaler, Röntgenzielaufnahme 26
- penetrierender, Polytrauma 340
Fremdkörperaspiration 276
Fremdkörperembolie 812
Fremdkörperextraktion, bronchoskopische 68
- koloskopische 57
- Magen 39 f
- Ösophagus 39 f
Fremdsprachiger Patient, Aufklärung 132
French 97
Fresh frozen plasma, patienteneigenes 142
Frischplasma, gefrorenes 168, 168 ff, 172
- - Gewinnung 169
- - Indikation 169
Froment-Zeichen 885
Frühdumping 515
- Therapie, chirurgische 515
Früherythem, strahlenbedingtes 192
Frühkomplikation, postoperative 267
Frühmobilisation 162

- Leistenhernienoperation 761
- Schmerzbekämpfung 289
Fuchsbandwurm 546
Fundoplikation 482
- Komplikation, postoperative 484
- laparoskopische 482 f
- Spätfolgen 484
Funduspatch, Erweiterung des distalen Ösophagus 483
Fundusvarizen 564, 566
Fundusvarizenblutung, Blutstillung, mechanische 115
- Histoacryl-Lipiodol-Injektion 51
Funktionsstellung der Hand 881
Furche, interskalenäre 178
Furosemid 265
Furunkel 219
- Therapie, ambulante 924
Fusobacterium nucleatum 9
Fusobakterien 210
Fuß, ischämisch-gangränöser 194
- neuropathisch-ischämischer 194
- neuropathisch-osteoarthrotischer 194
Fußblock 184 f
- Analgesiezone 185
- Blockade der Hautäste 185
- Indikation 296
Fußbodendesinfektion, prophylaktische 935 f
Fußgangrän, diabetische 194
Fußlymphographie 24 f
Fußpuls, fehlender 820 f
- tastbarer 811
Fußverbrennungswunde, Fasziotomie 366

G

Galaktographie 453
Galle, lithogene 576
Galleabflußhindernis 5
- Sonographiebefund 30
Galleableitung, externe, temporäre 114
Galleerbrechen nach Magenresektion 516 f
Galleleak nach Cholezystektomie 582
Gallenblase, gestaute, Pankreaskopfkarzinom 669
- Sonographie 29 f
Gallenblasendyskinesie, Operationsindikation 579
Gallenblasenerkrankung, Schwangerschaft 83
Gallenblaseneröffnung bei Cholezystektomie 582
Gallenblasenhydrops, Sonographie 31
Gallenblasenkarzinom 587 ff
- Chemotherapie 590
- Cholezystolithiasis 579, 587
- Diagnostik 588
- diffus infiltrierendes 587
- Epidemiologie 587
- exophytisches 587
- Frühdiagnose 590
- Gallenwegsdrainage, palliative 590
- intraoperativer Befund 588
- Leberinfiltration 551 f, 588
- Lokalisation 588 f
- Metastasierung, hämatogene 588
- lymphogene 588
- Nachbarorganinfiltration 587 f
- Nachsorge 590

Sachverzeichnis **969**

– Pathologie 587
– Prognose 590
– Resektion, kurative 588
– Resektionsausdehnung 589
– Strahlentherapie 590
– Therapie, endoskopische, palliative 590
– – interventionelle, radiologische, palliative 590
– – operative 588 f
– – palliative 590
– TNM-Klassifikation 587 f
– Tumorzellverschleppung bei laparoskopischer Cholezystektomie 589
– wedge resection 589
Gallenblasenperforation 585
Gallenblasenpolypen, Operationsindikation 578
Gallenblasenruptur 327
Gallenblasenschleimhaut, Carcinoma in situ 589
Gallenblasenstein, Sonographie 30 f
Gallenblasenverletzung 323
Gallenblasenwand, Dicke 30
– Hämatom 327
– verdickte 31, 587
Gallenfieber 586
Gallengang, extrahepatischer, Narbenfibrose 594
Gallengangsadenom, Operationsindikation 552
Gallengangsatresie 586
Gallengangsinfektion 145
– Antibiotikatherapie 145
Gallengangskarzinom 590 ff
– Chemotherapie 593
– Cholangiodrainage, endoskopische, palliative 593
– – perkutane transhepatische 591 f
– – – Indikation 592
– – – palliative 593
– Diagnostik 591 f
– distales 675
– Epidemiologie 590
– Fernmetastasierung 591
– histologische Sicherung 592
– Lokalisation 590
– nichtresektables 593
– Operabilität 592
– Pathologie 590
– Prognose 593
– R0-Resektion 592
– Strahlenbehandlung 593
– Symptomatik 591
– Therapie, endoskopische, palliative 593
– – interventionelle radiologische, palliative 593
– – operative 592
– – palliative 592 f
– TNM-Klassifizierung 590 f
– Tumormarker 592
Gallengangsprothese 61 f
– Obstruktion 62
Gallengangsrekonstruktion 596 f
Gallengangsrestenose 597
Gallengangsrevision, laparoskopische 584
– offene 584
Gallengangsstein 583 f
Gallengangsstenose, maligne 591
Gallengangsstriktur 594 ff
– benigne, Einteilung 595 f

– Diagnostik 595
– iatrogene 595
– – Opertionsindikation 596
– Symptomatik 594
Gallengangsystem, Opiatwirkung 293
Gallenkolik 577
Gallensäuren 576
Gallenstein(e), Darstellbarkeit, sonographische 31
– gehäufte 576
– gemischter 576
– kleine, Pankreatitis, akute 655
– Lithotripsie, mechanische 60
– Stoßwellenlithotripsie, extrakorporale 61
Gallensteinbildung 576
Gallensteineinklemmung, Papilla Vateri 61
Gallensteinextraktion 60
– endoskopische 584, 655
Gallensteinileus 605
Gallenwege, extrahepatische, Sanierung, endoskopische, transpapilläre 60
– intrahepatische 30
– – Dilatation 585
– – gestaute 30
– Naht 92
– Operation bei AIDS 79
– Sonographie 30
Gallenwegsdrainage s. Cholangiodrainage
Gallenwegserkrankung, Schwangerschaft 83
Gallenwegsfehlbildung 586
Gallenwegskarzinom, Lokalisation 589
Gallenwegskolik 61
Gallenwegsoperation, Antibiotikaprophylaxe 149
– Keimspektrum 148
Gallenwegsrekonstruktion, Lebertransplantation 801
Gallenwegsstenose, tumorbedingte 553
Gallenwegsstent, selbstexpandierender 62 f
Gallenwegsszintigraphie 578
Gallenwegsverletzung 327
– bei Cholezystektomie 582
Gallerefluxgastritis, postoperative 514 f, 517
Gammastrahlen 10 f
Ganglien, sympathische 444
Ganglion 891 f
Gangrän 195, 218
– Antibiotikatherapie 147
– synergistische 224
– Wundinfektion, nosokomiale 228
Ganzkörperhyperinflammation 232
Ganzkörperplethysmographie 839
Gasaustausch, Beurteilung 271
– extrakorporaler 282
– metabolischer, Messung 301
Gas-bloat-Syndrom 484
Gasbrand 208 f, 218, 222
– Letalität 224
Gasgangrän 222 f
– operatives Vorgehen 223
Gasödem, mikrobiologische Diagnostik, Materialgewinnung 8
Gastrektomie, Anastomosenenge 40 f
– totale 530 f
– – Komplikation, septische 534
– – Lymphadenektomie 530 f
– – Operationsletalität 534

– – Rekonstruktion 530 f
Gastric-banding-Operation 539
Gastrinom 379, 429, 433 ff
– Diagnostik 434 f
– duodenales 435 f
– Enukleation 436
– Lokalisationsdiagnostik 435
– MEN-I-Syndrom 434, 436
– Metastasierung 434
– Operationsindikation 435
– Operationstechnik 435 f
– pankreatisches 435 f
– Patientenaufklärung, präoperative 435
– Prognose 436
– Relaparotomie 436
– Therapiekonzept 434
– Vorzugslokalisation 433
Gastrinoma-Dreieck 433
Gastrinsekretion, gesteigerte 433 f
Gastritis, akute, hämorrhagische 514
– chronisch-atrophische, Karzinomrisiko 522
– chronische, Ulkusentstehung 503
– hypersekretorische, chronische 522
– hypertrophe 538
– unspezifische, chronische 522
Gastroduodenaler Eingriff, Antibiotikaprophylaxe 149
– – Keimspektrum 148
Gastroduodenostomie 505 ff
– terminolaterale 507
Gastroenterostomie bei Pankreaskarzinom 673 f
– Verschluß der zuführenden Schlinge 516
Gastrografin, Ileusnachweis 606
Gastrografineinlauf 606
Gastrointestinalblutung 5
– Forrest-Stadien 5, 47, 512
– obere 511 f, 724
– –, akute, Endoskopie 47 f
– – – massive 504
– – Magenkarzinom 527
– – massive, Letalität 512
– – Rezidiv, Risikofaktoren 48
– – Ursache 512
– durch Prostaglandinsynthesehemmer 293
– tumorbedingte 389
– untere, akute, Blutstillung 54
Gastrointestinaltrakt, Endosonographie 35
– Funktionsuntersuchungen 7
– Infektabwehr 217
– Komplikation bei AIDS 80
– Notfalloperation bei AIDS 80 f
– oberer, Kolonisation, gramnegative, Prophylaxe 230
– Operationsvorbereitung 138
– Sonographie 32
Gastrojejunostomie 506
– Anastomosenulkus 504
– partielle, retrokolische, isoperistaltische 508
– retrokolische 508
– totale, isoperistaltische 508
Gastroparese, neuropathische 71
Gastropathie, hypertensive 566
– hypertrophe 538
Gastropexie 496 f
Gastroplastik 539
Gastroskop 39

Gastroskopie 23
– vor Cholezystektomie 577
Gastrostomie, operative 303 f
– perkutane endoskopische 45 ff, 304
– – – Direktpunktionstechnik 45 f
– – – Durchzugstechnik 45 f
– – – Sondenentfernung 46
– – – Sondenwechsel 46
Gefäßchirurgie, Antibiotikaprophylaxe 149
– immunsupprimierter Patient 795
– Keimspektrum 148
Gefäßerkrankung, thorakale 861 f
Gefäßersatzmaterial, Hämodialysefistel 835
Gefäßläsion, aortenbogennahe 817
Gefäßligatur bei Milzruptur 320
Gefäßnaht 92, 93
Gefäßneubildung, Tumor 908
Gefäßoperierter, Begutachtung 827
Gefäßprothese, alloplastische 331
– Infektion 146
– intraabdominelle 146
Gefäßpunktion, Seldinger-Technik 107 f, 112
– Technik 107
Gefäßsystem, Diagnostik 27 f
Gefäßverletzung, Hand 885
– der oberen Thoraxapertur 355
– periphere, Polytrauma 358
– retroperitoneale 330 ff
– – Prognose 332
– – Therapie 331 f
– thorakale 354 f
– im vorderen Mediastinum 355
– zervikale 393
Gefrierschnitt 88
Gehtraining 243
Gelatine 172, 174
Gelegenheitswunde, Erstversorgung 202
– Reinigung 228
Gelenkverletzung, Hand 884 f
Gentamicin 242
– Dosierung 157
– Pharmakokinetik 157
– vestibuläre Schädigung 157
Gerinnung, intravasale, disseminierte 210
– – – overwhelming postsplenectomy infection 319
– – – Peritonitis 616
Gerinnungsfaktoren, Halbwertzeit 123
– Untersuchung 123 f
Gerinnungsfaktorensubstitution, Frischplasma, geforenes 170
– bei Leberruptur 321
Gerinnungsfaktormangel 123
Gerinnungsnekrose 192
Gerinnungssystemaktivierung, Peritonitis 615
Gesamteiweißgehalt im Plasma 170
Gesamtkörpernatrium, Aldosteronismus 439
Gesamtkörperprotein, Tumor, maligner 390
Gesamtkörperproteinabbau, postoperativer 300
Gesamtkörperstickstoff 301
Gesamtkörperwasser 170
– Bestimmung 302
Gesamtplasmavolumen, Bestimmung 302
Geschäftsführung ohne Auftrag 132

Geschlechtsorgane, Untersuchung 893 f
Gesichtsfurunkel, Therapie, ambulante 924
Gesichtsverbrennung 363 f
Gewebe, Materialgewinnung zur mikrobiologischen Diagnostik 8
Gewebeoxygenierung 274
Gewebetransfer, Verbrennungsbehandlung 369
Gewebetransplantation, freie, mikrovaskuläre, Verbrennungsbehandlung 369
Gewebsmakrophagenaktivierung, Peritonitis 615
Gewebsnekrose, peripankreatische, nach Pankreastransplantation 809
Gewebsnekroseherde 236
Gewebsödem, posttraumatisches 233
Gewebstrauma, Akute-Phase-Antwort 233 ff
– systemic inflammatory response syndrome 232
Gewichtsverlust, präoperativer 300
– ungewollter 300
GFP s. Frischplasma, gefrorenes
Gianturco-Rösch-Metallgitterstent 44
Glasgow Coma Scale 340
Gleithernie 758, 759
– Definition 754
Glomerulonephritis, fokal segmentale, Rezidiv nach Nierentransplantation 794
– mesangiokapilläre, Rezidiv nach Nierentransplantation 794
Glomus aorticum 444
– caroticum 444
Glottisfraktur 394
Glucocorticoide, Asthmaanfallbehandlung 245
– Dauermedikation 244 f
– inhalative 244
Glucocorticoidsubstitution nach Adrenalektomie 443
– präoperative, bei Nebennierenrindeninsuffizienz 261
Glucocorticoidtherapie, chronische 262
– – Risiko, perioperatives 262
Glucose-6-Phosphatdehydrogenase-Mangel 294
Glucosebedarf, Ernährung, künstliche 303
Glucosemetabolismus nach Pankreastransplantation 809 f
Glucosezufuhr, intraoperative, bei Diabetes mellitus 248
– perioperative, Indikation 171
Glukagonom 429, 437
Glukoneogenese, postoperativ erhöhte 300
Glykolid 92
Glykomer 92
Glykopeptide 158 f
Glykoside 241
– Hypokaliämieeinfluß 251
Goetze-Gütgemann-Hepatikojejunostomie 596 f
Golytely-Lösung 54
Gott-Shunt 861
Grading 374
Graefe-Zeichen 400
Graft versus host disease 773
Granulationsgewebe 199 f
Granulozyten 217
– Aktivierung 217

– Diapedese 217, 234
Granulozytenfunktionseinschränkung 217 f
Granulozyten-koloniestimulierender Faktor 626
Granulozytensticking 615 f
Grey-Turner-Zeichen 650
Griffith-Punkt 723
Großzehentransfer, Daumenrekonstruktion 876
Grundprinzipien, onkologisch-chirurgische 732
γ-GT 124
Guar 516
Gummibandligatur, endoskopische, Ösophagusvarizen 568
– – Rezidivprophylaxe nach Ösophagusvarizenblutung 571
– – Hämorrhoiden 745, 748
Gummibandsaugligatur, Ösophagusvarizen 51
Gummibauch 650
Gurtsyndrom 327
GvHD s. Graft versus host disease
Gynäkologische Operation, Drainage 100
Gynäkomastie, Operation, ambulante 922
Gyrasehemmer 156

H

Haarnestgrübchen s. Sinus pilonidalis
Haemangiosis carcinomatosa 728
Haemocculttest 731
Haemophilus influenzae, Weichteilinfektion beim Kind 220
Haftung, strafrechtliche 135
– zivilrechtliche 135
Halsabszeß 396
– kalter 396
Halsarterienverletzung 393
Halsdreieck, laterales, Lymphknotenexzision 397
Halsfistel, laterale 395
– mediane 395
– tuberkulöse 396
Halsgefäßverletzung 393
Halskarbunkel 395
Halslipom 396
Halslymphknoten 397
Halslymphknotenexzision 397
Halslymphknotenmetastase 396 f
Halslymphknotentuberkulose 396
Halsnervenverletzung 394
Halsphlegmone 396
Halsschwellung 395 ff
– entzündliche 395 f
Halstumor 396 f
– maligner 396
Halsvenen, erweiterte 351
– kollabierte 351
Halsvenenverletzung 393
Halsverbrennungswunde, Escharotomie 366
Halsverletzung 393 f
– Anamnese 393
– Therapie 393
Halswirbelsäule, Untersuchung bei Polytrauma 342
Halswunde, Revision 393
Halszyste, laterale 395

– mediane 395
Hämangioendotheliom, Operationsindikation 552
Hämangiom, kavernöses, der Leber, Operationsindikation 552
Hämatokrit, kritischer 170
– physiologischer 170
Hämatom, epidurales 349 f
– – akutes 349
– – – Polytrauma 346
– intrazerebrales 350
– retroperitoneales 325, 330 f, 332
– – Sonographie 35
– – spontanes 770
– – Sympathikusreizung 600
– – traumatisch bedingtes 769 f
– – Zoneneinteilung 331
– subdurales 350
– subunguales 881
– zervikales 393
Hämatombildung nach Leistenhernienoperation 762
Hämatopneumothorax 330, 354
Hämatothorax 354, 850
– Drainage 102
– Lungenzerreißung 352 f
– Sonographie 35
Hämaturie 814
Hämoblastose 373
Hämoccult-Test 690
Hämodiafiltration, Indikation 289
– kontinuierliche 289
Hämodialyse 289
– Katheter, zentralvenöser 108
– bei Tumorlysesyndrom 388
Hämodialysefistel, Anlagestrategie 833
– autologe 834
– externe 833
– mit Gefäßersatzmaterial 835
– Komplikation 836
– subkutane 833
– Verschluß nach Nierentransplantation 792
Hämodialyseshunt 833 ff
– in der Ellenbeuge 834
Hämodilution, präoperative 142, 170
Hämofiltration, venovenöse, kontinuierliche 124
– – bei Lungenödem 282
Hämoglobinurie 636
Hämolyse 289
– Clostridien 209
– Exazerbation, periodische 635
– Sphärozytose, hereditäre 634 f
– Streptokokken 208
– bei Verbrennung 361
Hämolytisch-urämisches Syndrom, Rezidiv nach Nierentransplantation 793 f
Hämoperikard, Sonographie 35
Hämoptoe, Bronchoskopie 65
Hämorrhagische Diathese, Pankreatitis, akute 650
Hämorrhoidalblutung 724 f, 745
Hämorrhoidalleiden 742, 745
– Therapie, stadiengerechte 745
Hämorrhoidalzone 741
– Untersuchung, endoskopische 743
Hämorrhoidektomie 745, 749
– Dreizipfelmethode 749
Hämorrhoiden 730, 745 f, 748 f
– Diagnose 745
– Gummibandligatur 745, 748

– Schwangerschaft 84
– Sklerosierung 745, 748
– Stadieneinteilung 745, 748
– Therapie 745, 748 f
– – ambulante 923
– – übersehenes Karzinom 735 f
Hämostyptika 228
Hämotherapie 167 ff
– Indikation 167 f
– nach Maß 167
Hand, Amputationsverletzung 886
– degenerative Erkrankung 891
– Fehlbildung, angeborene 892
– Gefäßverletzung 885
– Gelenkverletzung 884 f
– Hautverletzung 881
– Infektion 887 f
– Knochenverletzung 884
– Nervenverletzung 885 f
– rheumatische Erkrankung 889 f
– Ruhigstellung 881
– Verbrennung 887
– Weichteilverletzung 881
Handchirurgie 879 ff
– Anästhesie 879 f
– Blutleere 880
– Instrumentarium 880
– Nachbehandlung 880
– Nahtmaterial 880
– Schnittführung 880 f
Handchirurgischer Eingriff, Drainage 100
Händedesinfektion 228
– chirurgische 935
– hygienische 934
Handschuhe 228
– sterile 933
– unsterile 933
Handverbrennungswunde, Escharotomie 365 ff
Handverletzung 881 ff
– Diagnostik 879
– Röntgendiagnostik 879
H$_2$-Antagonisten s. H$_2$-Rezeptor-Antagonisten
Harkins-Combined-operation 505
Harnableitendes System, Diagnostik, präoperative 71
– – Sonographie 32
Harnableitung, suprapubische, bei Urethraverletzungsverdacht 334
Harnblase s. auch Blase
– atone 900 f
– Nervenversorgung 900
Harnblasenentleerung bei Ileus 603
Harnblasenkapazität 893
Harnblasenkarzinom, BCG-Instillation, intravesikale 397
– Therapie, photodynamische 388
Harnblasenkatheter bei Ileus 606
– Polytraumatisierter 343
Harnblasenkatheterisierung 894 ff
– bei der Frau 897
– Harnwegsinfektion 229
– Indikation 895
– beim Mann 895 f
– bei Urogenitalsystemverletzung 332
Harnblasen-Rektum-Fistel, Netzlappen, gestielter 629
Harnblasenruptur, extraperitoneale 333 f
– intraperitoneale 333
Harnblasenverletzung 333 f, 770

– Sonographie 334
Harndrainagesystem, geschlossenes 230
Harninkontinenz 893
Harnleiterchirurgie 899
Harnleiterimplantation 899
Harnleiterkatheter 894 f
Harnleiterverletzung, intraoperative 899
Harnröhre, männliche, Verletzung bei Katheterismus 895 f
Harnröhrenkatheterismus 894 ff
– bei der Frau 897
– Harnwegsinfektion 229
– beim Mann 895 f
– bei Urogenitalsystemverletzung 332
Harnröhrenruptur, komplette 334
Harnröhrenstriktur 334, 897
Harnröhrenverletzung 332, 334, 334
Harnstauung, Sonographie 32
Harnstauungsniere 901
– infizierte 901
– Sonographie 894
Harnstein, Darstellbarkeit, sonographische 32
Harnsteinkolik 901
Harnstoffkonzentration im Serum 288
Harntrakt, Materialgewinnung zur mikrobiologischen Diagnostik 8
– oberer, Drainage 894, 901
– – Sonographie 900
– unterer, Drainage 894 ff, 901
Harnverhalt 901
– nach Leistenhernienoperation 762
– postoperativer 901
– Symptome 762
Harnwege, ableitende, Komplikation nach Nierentransplantation 790
– – Revision nach Nierentransplantation 791
Harnwegsentzündung 124
Harnwegsinfektion, Differentialdiagnose 904
– nosokomiale 229 f
– – Erreger 229
– – Prophylaxe 229
– – Therapie 230
– nach Pankreastransplantation 809
– postoperative, Antibiotikatherapie 147
Harnwegsobstruktion, infravesikale 901
– supravesikale 901
Harris-Benedict-Gleichung 301 f
Hartmann-Operation 718
– bei Kolonsegmentgangrän 724
– bei Kolonverletzung 328
– bei Rektumverletzung 329
Hartmann-Wiederanschluß 718
Hashimoto-Thyroiditis s. Thyroiditis, lymphomatöse
Hassab-Paquet-Venensperrverfahren, operatives 570
Hauptbronchus, linker, Verdrängung 354
Haut, Infektabwehr 216
Hautemphysem, Boerhave-Syndrom 487
– posttraumatisches 316
– Trachealverletzung 394
Hautlinien, faziale 870
Hautnaht 92, 870 ff
– Entfernung 93
Hautreaktion, verzögerter Typ 125
Hautstützknaht 92
Hauttransplantat, Dicke 873
Hauttransplantatentnahme 367
Hauttransplantation 872 ff

Hauttransplantation, Verbrennungs-
  wundendeckung, definitive 367 ff
– – temporäre 366 f
Hauttumor, Therapie, photodynamische
  388
Hautverletzung, Hand 881
Hautwundenheilung 197
HCC s. Karzinom, hepatozelluläres
β-HCG 378 f
– Extrauteringravidität 904 ff
Heberden-Arthrose 891
Heberdrainage 103
Hefen 211, 214
Heilungsrate, Tumorpatienten 392
Heineke-Mikulicz-Pyloroplastik 509 f
Heißluft-Koagulation, Milzruptur 319
Heißluftsterilisation 933
Helicobacter pylori 503
– – MALT-Lymphom 536
Helicobacter-pylori-Eradikation 504 f
– Quadrupeltherapie 505
– Tripeltherapie 504 f
Helminthen 215
Hemihepatektomie bei Lebervenenver-
  letzung 322
– linksseitige 557
– – Pfortadervariante 556
– rechtsseitige 558
Hemikolektomie bei Kolonverletzung
  328
– links 732
– rechts 734
– – erweiterte 732
– – bei Karzinom 732
– rechtsseitige, bei Appendixkarzinoid-
  tumor 702
Hemipelvektomie, Tumorchirurgie 383
Hemithyroidektomie 404 ff, 409
– Komplikation, operationstypische 421
– Operationsschritte 412 f
Henley-Soupault-Operation 516
Heparin 162 ff
– bei akutem Ischämiesyndrom 243
– – Myokardinfarkt 241
– bei instabiler Angina pectoris 240
– Kontraindikation 164
– Nebenwirkung 163, 165
– niedrigmolekulares 162
– – Thromboseprophylaxe, postopera-
  tive 271
– bei Phlebothrombose 829
Heparin-Antithrombin-III-Komplex 162
Heparinisierung, Arterienchirurgie 811
Hepatektomie 801
– nach Leberverletzung 322
Hepatikojejunostomie 596 f, 673
– bei Ductus-hepatocholedochus-Ver-
  letzung 327
– palliative, bei Cholangiokarzinom 593
Hepatikomesenterikographie vor Gal-
  lengangstenose-Reoperation 595
Hepatikusatresie 586
Hepatikusgabelkarzinom s. Klatskin-
  Tumor
Hepatikusgabelresektion, palliative 592 f
Hepatikusgabelstenose, Klassifikation
  62
Hepatikusgabelverletzung 327
Hepatikusstenose, benigne 585
Hepatitis, akute, Lebertransplantation
  797
– chronisch aktive, medikamentenbe-
  dingte 799

Hepatitis B, chronische, Lebertransplan-
  tation 798 f
– Rezidiv nach Lebertransplantation
  798
Hepatitis C, chronische, Lebertransplan-
  tation 799
Hepatoblastom, Lebertransplantation
  800
Hepatopexie 561
Hepatorenales Syndrom 73
HER-a/neu-Gen 372
Herdsanierung bei Peritonitis 621 f
Herdsymptomatik, neurologische, Polytrauma 348
Hernia obturatoria 754
Hernie 754 ff
– Altersverteilung 755
– axiale 496 f
– Begutachtung 764
– Definition 754
– eingeklemmte, Operationsindikation
  117
– epigastrische 754, 764 f
– extrahiatale 499
– ileozäkale 764
– inkarzerierte 608, 762 f
– – Pseudoreposition 762 f
– – Reposition 762
– innere 754, 764
– – Definition 764
– – echte 764
– irreponible, Definition 754
– paraduodenale 764
– paraösophageale 496 f
– parastomale 741, 767
– – Operationsindikation 767
– parazäkale 764
– posttraumatische 754
– Schwangerschaft 82
– symptomatische 756
– – Definition 754
Hernieninkarzeration 608, 762 f
Hernienoperation, ambulante 762, 922
– Begutachtung 764
– Indikation 756
Hernienrezidiv 762
Herniotomie, ambulante 922
– immunsupprimierter Patient 795
Herter-Krankheit 689
Herz, Basisdiagnostik 7
Herzarryhthmie 239
Herzbeuteltamponade 351, 355 f
– Entlastung 345
– operatives Vorgehen 356
– Polytrauma 343
– nach Thoraxeingriff 849
Herzchirurgie 859
Herzerkrankung, Embolusstreuung 812 f
– koronare s. Koronare Herzerkrankung
– Nierentransplantation, geplante 781
Herzfehler, angeborener 861
– Operationsindikation 118
Herzgeräusch, neu aufgetretenes 242
Herzinsuffizienz 239, 241 f, 860
– akute, posttraumatische 355
– NYHA-Einteilung 121
– Operationsrisiko 121
– Risiko, perioperatives 241
– Therapie, medikamentöse, postopera-
  tive 242
– – – präoperative 241 f
– Ursache 121 f
Herzkatheter 840

Herzklappe, künstliche, Infektion 208
Herzklappenchirurgie 859
Herzklappenerkrankung 860 f
Herzklappenimplantat 860
Herzklappenverletzung 356
Herzkontusion 355
Herz-Kreislauf-Mittel, hepatotoxische
  74
Herz-Lungen-Transplantation 862
Herzmassage, extrathorakale 339 f
Herzoperation, Diabetiker 248
Herzrhythmusstörung 862 ff
– Hypokaliämie 251
– Magnesiummangel 252
– Nierenarterienverschluß, akuter 814
– Operationsrisiko 120 f
Herzruptur 355
Herzschrittmacher 121
– Elektrodenfunktionsprüfung, intra-
  operative 865
– Kodierung 864
– Lage 19
– Revisionseingriff 866 f
Herzschrittmacherimplantation 862 ff
– endokardiale, transvenöse 864 f
– epikardiale 866
– Indikation 863
Herzschrittmacherpatient 867 f
Herztod, plötzlicher 239 f
Herztransplantation 862
Herzverletzung 355 f, 868
– penetrierende 355
– stumpfe 355
HES s. Hydroxyethylstärke
Hiatus oesophagus 474
– – Durchtrennung 496
Hiatusgleithernie, Übersichtsaufnahme
  23
Hiatushernie 480, 496 f
– Operationsindikation 498
– Schwangerschaft 82
Hiatusplastik 496 f
High-grade-Dysplasie 522
v.-Hippel-Lindau-Syndrom, Phäochro-
  mozytom, bilaterales 444
Hirndruckmessung 350
Hirndrucksteigerung, posttraumatische
  349 f
Hirngefäß, extrakranielles, Verschluß-
  prozeß, chronischer 816 f
Hirnkontusion 350
Hirnmetastasenresektion 384
Hirnödem, Polytrauma 349
Hirnschädelfraktur 350
Hirnstammeinklemmungszeichen, Poly-
  trauma 346
Hirntod, Festellungsrichtlinien 775
– Organspender 775
Hirnventrikeldruck, Messung 350
Histamine 233
Histaminfreisetzung, morphinbedingte
  291
Histiozytom, fibröses, malignes, retro-
  peritoneales 768
Histoacryl-Lipiodol-Injektion bei Vari-
  zenblutung 50 f
Histokompatibilitätsantigene 772
Histologie 377
His-Winkel 476
HIT s. Thrombozytopenie, heparinindu-
  zierte
HIV im Serum, quantitative Erfassung 76
HIV-1-RNA-Konzentration im Serum 76

Hivet-Shunt 573
HIV-Infektion 75
– Nachweis 76
– – Aufklärung des Patienten 134
– Verhalten nach Kontakt mit infektiösem Material 78
– Virämie 76
HIV-Serologie 76
HIV-Testung 76 f
– Aufklärung 134
– Einwilligung des Patienten 134
– präoperative, Indikation 77
– Richtlinien 76
HLA-System 772
Hochfrequenz-Diathermie-Nadel, Inzision bei Anastomosenenge 40 f
Hochfrequenzgeräte 88
Hochspannungsverletzung 361
Hodenatrophie nach Leistenhernienoperation 762
Hodendurchblutungsstörung nach Leistenhernienoperation 759
Hodenerkrankung 756
Hodentorsion 901 f
Hodgkin-Krankheit 638 f
– Halslymphknotenbeteiligung 396
– Stagingsystem 638 f
Hohlhandphlegmone 888 f
Hohlorganperforation 618
– Polytrauma 348
Hohlorganruptur, Bauchtrauma, stumpfes 310
Hohlorganverletzung, abdominale 327 ff
– – Diagnose, präoperative 328
– – Prognose 329
Hormonbildung, ektope 388 f
Horner-Syndrom, Halsverletzung 394
Hospital prognostic index 126
Host versus graft disease 773
Houndsfield-Einheiten 11
HPI (hospital prognostic index) 126
H_2-Rezeptor-Antagonisten 230, 433, 436, 4
– Streßulkusprophylaxe 514
– bei Ulcus pepticum jejuni 518
– Verlauf der Ulkuskrankheit 503
Humanalbumin 171 f
β-Human-Choriongonadotropin 378 f
– Extrauteringravidität 904 ff
Hundebandwurm 546
Hungerversuch 430
Husten 243 f, 245
HvGD (host versus graft disease) 773
Hydatide, pulmonale 854
Hydroadenitis suppurativa 220
Hydrochlorothiazid 265
Hydrocortisonacetat bei Colitis ulcerosa 706
– Nebenwirkung 707
Hydrocortisonsubstitution, intraoperative 261
– postoperative 261
Hydrogele 204
Hydrokolloide 204, 206
Hydroxyethylstärke 173 f
– hochmolekulare 173
– Infusion 162
– mittelmolekulare 173
– niedermolekulare 173
5-Hydroxyindolessigsäure, Bestimmung im Urin 379
– im Urin 690
Hydrozele 756

Hygiene, Qualitätssicherung 937
Hypalbuminämie 7
– Komplikationsrisiko, postoperatives 125 f
Hyperaldosteronismus 259 f
– dexamethasonsupprimierbarer 259
– idiopathischer 260
– Risiko, perioperatives 260
Hyperämie, verbrennungsbedingte 361
Hyperamylasämie 651
Hyperazidität 480
Hyperazotämie nach Nierentransplantation 786
Hypergastrinämie 433 f
– Differentialdiagnose 434 f
– primäre 434 f
– sekundäre 434 f
Hyperhydration nach Nierentransplantation 786
Hyperinsulinismus 430 f
– organischer 432
– Therapie, symptomatische 433
Hyperkaliämie 250
– Addison-Krise 262
– akute 251
– Hypoaldosteronismus 260
– medikamentös induzierte 250
– nach Nierentransplantation 786
– Therapie 251
Hyperkalzämie 258 f
– Behandlung, präoperative 425
– Hyperparathyroidismus, primärer 423
– – sekundärer 427
– Operationsrisiko 258
– paraneoplastische 388 f
– Therapie 259
Hyperkalzämiesyndrom 423
Hyperkapnie 254, 268 f, 271
– Definition 269
– Pathophysiologie 272
– permissive 282
Hyperkatabolie, postoperative 300
Hyperkatecholaminämie 443, 444
– Behandlung, medikamentöse, präoperative 446
– Nachbehandlung 447
– Operationsindikation 445
– Therapiestrategie 445
Hyperkoagulopathie nach Pankreastransplantation 808
Hyperkortisolismus 260 f, 441 ff
– ACTH-abhängiger 260
– ACTH-unabhängiger 260
– Laboruntersuchung 441
– Lokalisationsdiagnostik 441
– Nachbehandlung 443
– Operationsindikation 442
– Pathogenese 441
– Prognose 443
– Risiko, perioperatives 260
– Substitutionstherapie, adrenokortikale, perioperative 443
– Therapie 260 f, 441 ff
Hypermagnesiämie 251 f
Hypernatriämie 249 f
– Therapie 250
Hyperparathyroidismus 422 ff
– paraneoplastischer 379
– nach Parathyroidektomie 426
– primärer 258, 423 ff
– – Diagnostik 423 ff
– – – intraoperative 424 f
– – familiärer 423

– – Folgeerkrankungen 423
– – Inzidenz 423
– – Komplikation, postoperative 426 f
– – Laboruntersuchung 423 f
– – Lokalisationsdiagnostik 424
– – Operationsindikation 425
– – Operationstechnik 425 f
– – präoperative Maßnahmen 425
– – Therapie 425
– sekundärer 423, 427 f
– – Beckenkammbiopsie 428
– – Laboruntersuchung 427
– – Operationsindikation 428
– – Röntgendiagnostik 428
– – Stadieneinteilung 427
– – Therapie 428
Hyperphosphatämie 252
Hyperplasie, adrenomedulläre 438, 443 f
– – Operationsindikation 445
– – operative Strategie 446
– fokale noduläre, der Leber 551
– – – – Operationsindikation 552
Hypersplenismus 633 f
– primärer 633
– sekundärer 633
Hypertension, portale 500, 563 ff, 594
– – Diagnostik 564 f
– – Folgen 564
– – Kindesalter 563 f
– – Lebertransplantation 573 f
– – Neugeborenes 563
– – Operationsrisiko 124
– – pathologische Anatomie 565 f
– – Shuntverfahren, operative 572 f
Hyperthyreose 256 f, 404 ff
– faktitielle 256
– jodinduzierte 257, 407
– larvierte 400
– Operationsindikation 256, 405
– Schilddrüsenhormonbestimmung 400
– Ursache 404
Hypertonie, arterielle 264 ff
– – Aldosteronismus 439
– – Definition 264
– – essentielle 264
– – Hyperaldosteronismus 259
– – Operationsrisiko 122
– – paraneoplastische 389
– – Pathogenese 264
– – Phäochromozytom 444
– – Risiko, präoperatives 265
– – sekundäre 264
– – Terapie, medikamentöse 265 f
– – vasorenale 818
Hyperurikämie bei Zytostatikatherapie 388
Hyperventilation 274
– akute 254
– reflektorische 272
Hypervolämie, Hyponatriämie 249
Hypoaldosteronismus, sekundärer 260
Hypoalimentation, postoperative, relative 300
Hypoglycaemia factitia 431
Hypoglykämie, paraneoplastische 389
– reaktive, nach Magenoperation 516
– rezidivierende 430
Hypoglykämika, hepatotoxische 74
Hypokaliämie 250 f
– Aldosteronismus 439 f
– Hyperaldosteronismus 259
– Risiko, perioperatives 260
– Therapie 251, 254

Hypokaliämie, Ursache 251
Hypokalzämie 259, 276
– paraneoplastische 389
– nach Schilddrüsenresektion 414
– Symptome 414
Hypokapnie 272
Hyponatriämie 249f
– paraneoplastische 389
– Therapie 250
Hypoparathyrodismus 259
– nach Parathyroidektomie 426f
– postoperativer, Prophylaxe 422
– nach Schilddrüsenresektion 257, 414, 427
– Therapie 427
Hypophosphatämie 252
Hypophysenadenom, ACTH-produzierendes 260, 441
– Operation, transsphenoidale 441
Hypophysenbestrahlung bei Cushing-Krankheit 441
Hypophysen-Nebennierenrinden-Achse, Suppression, therapiebedingte 262
Hypotension bei Spinalanästhesie 186
Hypothyreose 255
– Hashimoto-Thyroiditis 407
– nach Radiojodtherapie 406
– Riedel-Thyroiditis 408
– Risiko, perioperatives 255
– nach Schilddrüsenresektion 406
Hypotonie, arterielle, Hypoaldosteronismus 260
– nach Phäochromozytomoperation 264
Hypoventilation 268, 272
Hypovolämie, Hyponatriämie 249
Hypoxämie 268f, 271, 272f
– Definition 269
– extrapulmonal bedingte 273
– bei Lungenembolie 284
– Lungenödem 277
– Pathophysiologie 272
– sauerstoffzufuhrresistente 273
Hypoxie, polytraumabedingte 337
– systemic inflammatory response syndrome 232

I

IgA-Nephropathie, Rezidiv nach Nierentransplantation 794
Ikterus 5f
– Gallengangskarzinom 591
– gallensteinbedingter 577
– hepatozellulärer 5
– Pankreaskopfkarzinom 669
– posthepatischer 5
– prähepatischer 5
– schmerzlos auftretender 591
– schmerzloser 5
Ileitis terminalis, Sonographiebefund 694
Ileokolostomie 733
Ileosigmoideostomie 734
Ileostoma 688, 739f
– endständiges 739
– – permanentes 708
– prominentes 740
Ileotransversostomie 732
– Ballondilatation, pneumatische 55
Ileumstenose 680, 683
Ileumstriktur 683

Ileus 598ff
– Absaugung, koloskopische 607
– Anamnese 603
– bei chronischer Sigmadivertikulitis, Operationsverfahren 718
– Crohn-Krankheit 684
– Darmresektion 610
– Dekompression, geschlossene 609
– – offene 609
– Erstmaßnahmen 606
– Flüssigkeitsverlust 601f
– funktioneller 598ff
– – Appendizitis, verschleppte 701
– – entzündungsbedingter 600
– – postoperativer 600
– – posttraumatischer 600
– – Symptome 602f
– – toxisch bedingter 600
– – Ursache 600
– – vaskulär bedingter 603
– Harnblasenentleerung 603
– Hernieninkarzeration 762
– klinischer Befund 603
– Komplikation 610
– Laboruntersuchung 606
– luminale Stimulation 606f
– mechanischer 598f
– – Darmspiegelverteilung 605
– – Kindesalter 599
– – mit Strangulation 598f
– Palliativmaßnahme, operative 610
– paralytischer s. Ileus, funktioneller
– Passagewiederherstellung, operative 609f
– Pathogenese 601f
– postoperativer 300, 514
– – Sonographie 35
– Rezidiv 610
– Röntgendiagnostik 603ff
– Schwangerschaft 83
– Sigmadivertikulitis 713
– Sonographie 606
– Symptome 602
– systemische Auswirkungen 601f
– Therapie 606ff, 625
– – konservative 606ff
– – medikamentöse 606f
– – operative 609
– tumorbedingter 389
– vaskulär verursachter 598, 600f
– Verlauf 610f
Ileuskrankheit 601
Imamura-Technik, Gastrinomlokalisierung 435
IMCU (Intermediate Care Unit) 143
Imipenem 145, 154f
– Pharmakokinetik 154
Immunfunktion, Diagnostik 7
Immunglobulin A, Infektabwehr 217
Immunglobuline, Infektabwehr 218
– Wundheilung 190, 197
Immunglobulingabe bei Peritonitis 625f
Immunglobulinmangel 689
Immunhistochemie 377
Immunhyperthyreopathie 406f
Immunhyperthyreose 406f
– Operationsindikation 406
Immunität, humorale 218
– lokale, Atemwege 217
– zellvermittelte, Suppression 232
– Testung 125
Immunitätslage, Wundheilung 190
Immunstimulation 397

Immunsuppression 773ff
– blutspiegeladaptierte 803
– Ecthyma gangraenosum 221
– Gasbrand, spontaner 222
– Lebertransplantation 803
– Nierentransplantation 786
– Operation 794
– Symptomverschleierung 794
Immunsuppressiva 776f
– Angriffspunkte 774
– bei retroperitonealer Fibrose 771
Immunsystem, intestinales 678
– Verbrennungskrankheit 192
Immuntherapie 397
– aktive 397
– – spezifische 397
– passive 397
Immunthyreopathie 404
– Augenzeichen 400
– Diagnostik 406
– Jodzufuhr-Wirkung 406
– Operationsindikation 406
– Operationsziel 407
– Pathogenese 406
– perioperative Maßnahmen 411
– Radiojodtherapie 406
– Schilddrüsen-Autoantikörper 400
– Therapie 410
– – medikamentöse 406
– – operative 407
– Thyreostatika 410
Impedanzanalyse, bioelektrische 301
Impfmetastase 45
Impfprophylaxe 937
Impotenz nach Rektumeingriff, Begutachtung 735
Inch 97
Indapamid 265
Induktionstherapie 773
Infektabwehr 216ff
– herabgesetzte 218
– mechanische 216f
Infektabwehrstörung, allgemeine 218
– lokale 218
Infektion 145ff, 201, 207ff
– bakterielle, Antibiotikatherapie 145ff
– – intraabdominelle 618
– Hand 887f
– intraabdominelle 614
– intraperitoneale 145
– – Antibiotikatherapie 145
– katheterbedingte 107, 110
– lokale, fremdkörperbedingte 925
– – nach Pankreastransplantation 809
– bei Lymphödem 646f
– Nierentransplantation, geplante 781
– nosokomiale 225ff, 930ff
– – Definition 930
– – Erfassungsbogen 938
– – gefährdete Patienten 930
– – Prophylaxe 931
– – – Distanzierung 931f
– – – Grundsätze 931f
– Polytrauma 337
– Punktion, Antiseptik 936
– synergistische 224
– systemische, Diagnostik, Materialgewinnung 8
– Therapie, ambulante 924ff
– vaskuläre 146f
Infektionsprophylaxe 7
Infektionstherapie 7

Infektionsüberwachung, Patientenmonitoring 939
Infektsanierung, Netzlappen 631
Infiltrationsanästhesie, Handchirurgie 879 f
– perianaler Eingriff 743
Infrarotkontaktkoagulation, Milzruptur 319
Infusion, leberprotektive 124
– zentralvenöse, kontinuierliche 304
Infusionsarm 88
Infusionslösung 171 ff
– hyperosmolare 107
– kaliumreiche 171 f
– kristalloide 171 f
Infusionstherapie nach Leberresektion 559
– bei Peritonitis 624 f
– bei Verbrennung 362 ff
Infusionsthorax 110
Inguinalhernie s. Leistenhernie
Inhalationsflüssigkeit 230
Inhalationstrauma 363
Inkurable Erkrankung, Aufklärungsziel 129
Instrumentarium 88 f
Instrumentendesinfektion 935
Insuffizienz, respiratorische s. Respiratorische Insuffizienz
– venöse s. Veneninsuffizienz
– zerebrovaskuläre 811
– – Operationsrisiko 122
Insulin-Glucose-Infusion 251
Insulinom 379, 429 ff
– Diagnostik 430 f
– Differentialdiagnose 431
– Enukleation 433
– Klinik 430
– Lokalisationsdiagnostik 431
– – präoperative 433
– malignes 430, 433
– – Chemotherapie 433
– – Metastasierung 432 f
– – Palliativoperation 432
– MEN-I-Syndrom 430, 437
– Operationsindikation 432
– Operationstechnik 432 f
– Patientenaufklärung 432
– Sonographie, intraoperative 431 f
– Zweiteingriff 433
Insulintherapie, intraoperative 248
– perioperative 247 f
– Unabhängigkeit nach Pankreastransplantation 809
Insult, ischämischer 816
Integrine 197
Intensivpflegestation 143
Intensivtherapie 267 ff
– Polytrauma 348
– postoperative, Thoraxchirurgie 848
Intensivüberwachung 267
Interferon 190, 210
Interferon-α 217
– Tumortherapie 397
Interkostalblockade 298
– Indikation 296, 298
Interleukin-2, Tumortherapie 397
Interleukine 210, 217, 233 ff, 773
Intermediate Care Unit 143
International Classification of Diseases 942
International Classification of Procedures 942

Interosseus-posterior-Syndrom 889
Interpositionsshunt, koronariokavaler 573
– mesenterikokavaler 572
Interskalenuskatheter-Analgesie, Indikation 296
Intervallcholezystektomie nach akuter Pankreatitis 655
Intervalltherapie, dorsoventrale, offene 623
Intestinalarterien, Verschlußprozeß, chronischer 817
Intestinalnaht, Belastung 93
Intrazellulärraum 170
Intrinsic-plus-Stellung 881
Intubation, einseitige, Blutstillung, bronchiale 65 f
– endotracheale, Pneumonie 230
– Indikation bei respiratorischer Insuffizienz 268
– Polytraumatisierter, bewußtloser 340
– bei Verbrennung 362 f, 363
Intubationshilfe, Bronchoskopie 69
Intubationsnarkose, Schilddrüsenresektion 412
Intubationstubus, Lage 19
Invagination 599
– Therapie, konservative 608
– tumorbedingte 687, 689
Inzidentalom 438, 447 f
– Operationsindikation 447 f
– Therapiestrategie 448
Inzidenz 371
Inzisionsbiopsie 377
Ischämie, emboliebedingte 811
– kältebedingte 192
– systemic inflammatory response syndrome 232
– weiße 812
– Wunde, chronische 193
Ischämiesyndrom, akutes 243
– komplettes 812
Ischämietoleranz 813
Ischämiezeit, kalte 782
– warme 773
Isoflurannarkose, Leberfunktionsstörung, postoperative 73
Isotopennephrogramm, präoperatives 124
Isotopenuntersuchung, Arterienfunktionsdiagnostik 811
Isthmusektomie 409
IVOX (intravenöse Membranoxygenierung) 282

J

Jaboulay-Pyloroplastik 509
5-Jahres-Überlebensrate, Tumorpatienten 392
Jejunalschlinge, abführende, Verlegung 517
Jejunoplikation 531
Jejunostomie, endoskopische, perkutane 46
Jejunumschlingenüberblähung, Abdomenübersichtsaufnahme 21
Job-Syndrom 219
Jodidtherapie 254 f
Jodinationshemmung 256
Jodisationshemmung 256
Jodmangel 403

– Schilddrüsenautonomie 404
Jodmangelstruma 254
– Schilddrüsenhormontherapie 410
Jodtherapie 410
Jodzufuhr, Hyperthyreoseauslösung 407
– Wirkung bei Immunthyreopathie 406

K

Kaliumchlorid 251
Kaliumelimination, extrakorporale 251
Kaliumhaushaltsstörung 250 f
– Risiko, perioperatives 251
Kaliumkonzentration im Serum 250
Kaliumverlust 251
Kaliumverschiebung, extra-intra-zelluläre 251
Kaliumzufuhr, intraoperative, bei Diabetes mellitus 248
Kalorienbedarf, Ernährung, künstliche 303
Kalorienverbrauch 301
Kalorimetrie, indirekte 301 f
Kälteagglutinine 636
Kaltwasserbehandlung bei Verbrennung 362
Kalzitoninom 429
Kalzoni-Test 547
Kandidiasis, invasive 147
– mukokutane 147
– Therapie, antimykotische 147 f
Kanülenstichverletzung 926
Kapillarneubildung, Granulationsgewebe 200
Kapnometrie 267
Karbunkel 219
– Therapie, ambulante 924
– zervikaler 395
Kardia 474
Kardiakarzinom 489, 534 f
Kardiasphinkter, Botulinustoxininjektion 43
Kardiavarizen 564 f
Kardiomyotomie 43
Kardiozirkulatorische Maßnahmen, Polytraumatisierter 338 f
Karnifizierung der Lunge 853
Karnofsky-Index, Lebertransplantation 797
Karotisaneurysma 824 f
Karotischirurgie, Blutkonserven 811
– Duplexsonographie 35
Karotisgabel, Verschlußprozeß, chronischer 816
Karotisgabelverschluß 817
Karotisinsuffizienz 816
– Stadieneinteilung 816
Karotisstenose, Farb-Doppler-Sonographie 35 f
– Operationsindikation 817
Karotisstromgebiet, Verschluß 815
Karotisverletzung 393
Karpaltunnelsyndrom 889 f
Karzinogenese 371 f
Karzinoidtumor 379, 429
– Appendix 702
Karzinom 373
– anorektales, Operation bei AIDS 80
– cholangiozelluläres, Lebertransplantation 800
– – Operationsindikation 553
– Colitis-ulcerosa-assoziiertes 704

Karzinom, hepatozelluläres, Chemotherapie, regionale 386
– – Embolisation, arterielle, selektive 553
– – Lebertransplantation 797, 800
– – Operationsindikation 553
– – Rezidiv im Transplantat 800
– – Tumormarker 379
– kolorektales 727 ff
– – Anamnese 729
– – Begutachtung 735 f
– – Darmvorbereitung, präoperative 732
– – Diagnostik 729 f
– – Epidemiologie 727
– – klinische Untersuchung 729 f
– – Laboruntersuchung 730
– – Lokalisation 727 f
– – Mehrfachbiopsie 730
– – Metastasierung 728
– – Nachsorge 737
– – nichtpolypöses, hereditäres, Amsterdam-Kriterien 376
– – Notfalleingriff 734
– – obstruierendes 729
– – Operationstaktik 732
– – Operationszeitpunkt nach Vorbestrahlung 731
– – Palliativeingriff 735
– – Pathogenese 727
– – Patientenaufklärung, präoperative 731
– – Perforation 734
– – postoperativer Verlauf 734
– – Radiochemotherapie, präoperative 731
– – radioimmunoguided surgery 382
– – Resektion, kurative 732
– – Rezidiv, lokoregionäres 736 ff
– – – Operationskontraindikation 738
– – – Palliativeingriff 738
– – – Radiotherapie, intraoperative 738
– – – Risikofaktoren 736
– – – Symptome 737
– – – Therapie, chirurgische 736 f
– – Spätergebnis, postoperatives 734
– – Stadieneinteilung 728 f
– – – klinische 730
– – Therapie 731 ff
– – – adjuvante 735
– – – lokalisationsabhängige 732 f
– – TNM-Klassifikation 728 f
– – Tumorausbreitung 728
– – Tumormarker 730, 737
– – Tumorperforation, intraoperative 737
– – Vorsorgeuntersuchung 731
– – Zweitkarzinom, synchrones 730
– periampulläres 675 f
Karzinomrisiko bei Polyposis coli 722
Kasai-Operation 586
Kassavawurzel 659
Katabolie, Tumor, maligner 390
Katecholamine 443 f
– bei akutem Nierenversagen 288
– Wirkung 444
Katheter 93
– Größenklassifikation 97
– mehrlumiger, zentralvenöser 108
– venöser, Pflege 112
– zentralvenöser 304

– – Blutentnahme 112
– – Dislokation 110
– – Erhaltungsinfusion 112
– – Komplikation 304
– – – infektiöse, Prophylaxe 304
– – – metabolische 304
– – Plazierung über peripheren Zugang 107 f
– – Polytraumatisierter 343
Katheteranalgesie, interpleurale 298
– – Indikation 296, 298
Katheterembolie 110
Katheterformen 896
Katheterinfektion, intravaskuläre, Inzidenz 230 f
– lokale 231
Katheterisierung, transurethrale s. Harnröhrenkatheterismus
Katheterlage 19
Kathetersepsis 230 f, 304
– Erreger 231
– Letalität 230
Kautschuk-Drain 96
Kavasiebimplantation, Indikation 829
Kehlkopfödem 276
Keimzahlbestimmung, Wundgewebe 201
Keimzelltumor, nichtseminomatöser, Tumormarker 379
Keloid 201
Keratinozyten 196 f
Keratinozytenkultur, Verbrennungsbehandlung 369
Kern-Plasma-Relation, Tumorzellen 373
Kernpolymorphie 373
Kernspintomographie 12 f
– abdominelle 680
– Brustdrüsenuntersuchung 27
– Crohn-Krankheit 680
– Gallengangskarzinom 592
– Gastrinomlokalisierung 435
– Gefäßdiagnostik 27
– Grenzen 13
– Insulinomlokalisierung 431
– Kontraindikation 13
– Lebertumor 549
– Mamma 453
– Nebennierentumor, hormoninaktiver 447
– Phäochromozytomlokalisierung 444
– retroperitoneale Fibrose 770
– Rückenmarkkompression 389
– Sicherheitsaspekte 13
– thorakale 838
– Tumor, retroperitonealer 768
– Tumordiagnostik 28
– Vorteile gegenüber der Computertomographie 13
Ketoconazol 260
KI-67-Index 377
Kinine 233
Kirschner-Draht 884
Klammernaht 93
– Lungenchirurgie 847
Klammerpflaster 229
Klappe, ösophagogastrische 483
Klassifikation 942
Klatskin-Klassifikation, Hepatikusgabelstenose 62
Klatskin-Tumor, Einteilung 591
– Therapie, operative 592
– – – palliative 592
Klebsiella pneumoniae 9

Klippel-Trenaunay-Syndrom 826
Knochenmarkfunktionsstörung bei akuter Pankreatitis 655
Knochenmetastase 390
– osteolytische 390
– vertebrale s. Wirbelmetastase
Knochenresorption, subperiostale 427 f
Knoten, chirurgischer 90
Knotenstruma, euthyreote, Karzinomentstehung 416
Koagulationsnekrose 192
Koagulator, bipolarer 121
Kocher-Schnitt 89
Kochsalzlösung, Flußrate 106
– isotone 171
Kock-Ileostomie 741
Kohlendioxidelimination, extrakorporale 282
Kohlendioxidpartialdruck, alveolärer 274
– arterieller 274
Kohlendioxidproduktion 274
Kokarde, sonographische 32
Kokken, gramnegative 9
– grampositive 207 f
– – aerobe 8
– – anaerobe 9
Kolektomie 707, 708
– notfallmäßige 611
– bei Polyposis coli 722
– subtotale 708 ff, 732, 734, 739
Kolitis, ischämische 723 f
– – Ätiologie 723
– – Differentialdiagnose 724
– – Operationsindikation 724
– – perakute 723
– – Therapie, konservative 724
– – transitorische 723
Kolitis-Karzinom-Latenz 704
Kollagenbildung 196
Kollateralen, portosystemische 564 f
Kollateralkreislauf, ulno-radialer, Prüfung 112 f
Kolliquationsnekrose 192
Kolloide, künstliche 172 f
Kolloidstruma 403
Koloileoskopie 52 ff
– Instrumentarium 52
– Patientenvorbereitung 52
Kolon, Innervation 726
– linkes, atonisches 726
– – Durchblutungsverhältnisse 723
– – Ösophagusersatz 493 f
– – Transplantatverlagerung 494 f
– rechtes, Dilatation 726
– toxisches 684
Kolonanastomose 733
Kolonblutung 724
Kolondarstellung, retrograde 26
Kolondekompression, endoskopische 56 f
Kolondilatation 704
Kolondistension 602
Kolondivertikel 713
Kolonflexur, linke, Karzinom, Operationsverfahren 732
– – – stenosierendes 734
– rechte, Karzinom, Operationsverfahren 732
Kolongangrän, segmentale 723 f
Kolonileus s. Dickdarmileus
Kolonisation 201

Sachverzeichnis

Kolonkarzinom, Anastomosenrezidiv 737
– Chemotherapie, adjuvante 735
– – – Kontraindikation 735
– Entstehungstendenz bei Adenom 719
– Früherkennungsuntersuchung 375
– Nachsorge 737
– Operationsverfahren 732 f
– Rezidiv, lokoregionäres, Beckenbodeninfiltration 738
– – – Therapie, chirurgische 736, 738
Kolonkontrasteinlauf 19
– Colitis ulcerosa 705
– Crohn-Krankheit 680
– Divertikeldiagnostik 715
– Indikation 730
– Karzinom, kolorektales 730
– Polyp 720
Kolonoperation, laparoskopische 721
Kolonperforation 723
– gedeckte 680
– bei Karzinom 734
– Operationsindikation 707
– bei Pseudoobstruktion 726
Kolonpseudoobstruktion s. Pseudoobstruktion des Kolons
Kolonreinigung, Endoskopievorbereitung 720
– Polypektomievorbereitung 720
Kolonresektion 54, 708, 710
– bei Adenom 722
– bei Ileus 610
Kolonschleimhautulzeration 703
Kolonsegmentresektion 708, 710
– bei Adenom 722
Kolonstenose 704, 723
– intraperitoneale, Rekanalisation, endoskopische 55
– postoperative, Rekanalisation bei Anus praeternaturalis 55
Kolonüberblähung, Abdomenübersichtsaufnahme 22
Kolonverletzung 327 f
Kolorektaler Eingriff, Antibiotikaprophylaxe 149
– – Keimspektrum 148
Koloskop 52
Koloskopie 26, 52 ff
– Colitis ulcerosa 705
– Crohn-Krankheit 679
– Darmreinigung 720
– Divertikeldiagnostik 715
– Fremdkörperextraktion 57
– Indikation 52
– Karzinom, kolorektales 730
– komplette 720
– partielle 52
– Perforationsgefahr 720
– Polyp 720
– totale 52
– – Blutungsquellensuche 54
– – bei Tumorverdacht 730
Kolostoma 739 ff
Kolostomie 610
– bei Kolonverletzung 328
Kolotomie 721
– Darmdekompression 609
Koma, hyperosmolares 248
– ketoazidotisches 248
Komaprophylaxe bei portokavaler Shuntoperation 569
Kombinationstrauma, thorakoabdominales 315 ff

– – Therapiegrundsätze 316 ff
Kommission, transfusionsmedizinische 167
Kompartmentsyndrom, Polytrauma 358
Komplementproteine, Spaltprodukte 233
Komplementsystem 218
– Aktivierung, Endotoxin-bedingte 210
– – Peritonitis 615
– – traumabedingte 233
– Infektabwehr 218
Komplementsystemkomponenten, Effektorfunktion 218
Komplikation, postoperative 267
– – Risikobewertung 125 f
– respiratorische, Risikofaktoren 269 f
– – Vorbeugung 270 f
Kompressionsatelektase 275 f
Kompressionsbehandlung bei Lymphödem 647
Kompressionssyndrom, intrathorakales 849
Kondylom 744, 746
Konfluenzstein 586
Koniotomie, notfallmäßige 338
Kontaktlyse, direkte, Gallenstein 579
Kontamination 201, 214
– Verbandwechsel 204
Kontinenzorgan, Anatomie 741 f
Kontrastmittel, jodhaltiges 258
– – Kontraindikation 405
Kontrastmittelbolus-Computertomographie, dynamische, Pankreatitis, akute 651
Kontrastmittelpassage bei Peritonitis 620
Kontrastmitteluntersuchung 14
– nach Sellink 690
– Vorbereitung bei Schiddrüsenautonomie 405
Kontrollkoloskopie nach Polypektomie 54
Kopf, Untersuchung bei Polytrauma 341
Kopfschmerz, postspinaler 186 ff
– – Therapie 187
Kopfverletzung, extrakranielle 349 ff
– – Blutung, unstillbare 350 f
– Polytrauma 349 f
Korkenzieherspeiseröhre 476
Koronarangiographie 860
– Indikation, absolute 239
Koronararteriosklerose 859
– Operationsrisiko 120
Koronarchirurgie 859
– Bypassmaterial 860
Koronare Herzerkrankung 238 f, 859 f
– – Basistherapie, medikamentöse 240
– – Operationsrisiko 120
– – Therapie, medikamentöse, postoperative 240
– – – – präoperative 240
Koronarperfusion, intraoperative 122
Körpereigene Systeme, Aktivierung, inadäquate, polytraumabedingte 337
Körperflüssigkeit, HIV-infektiöse, Verhalten nach Kontakt 78
Körpergewicht 300
Körperregionen, Verletzungsverteilung bei Polytrauma 335
Körpertemperatur, postoperativ erhöhte 6
Kortikotropinom 429
Koxarthrose 756

Kragenschnitt 89
Krallenhand 885
Krämpfe, Magnesiummangel 252
Krankengymnastik 162
Kreatininwertbestimmung 7
Krebshäufigkeit 371
Krebslokalisation 371
Krebsnachsorge 391 f
Kreislaufinsuffizienz, Mesenterialinfarkt, nichtokklusiver 813 f
Kreuzprobe 169
Krise, hyperkalzämische 259
– hypertensive, intraoperative 266
– – Therapie 263, 266
– hypoplastische 635
– parathyreotoxische 425
– thyreotoxische 257, 407
– – Behandlungsprinzipien 414
– – nach Schilddrüsenoperation 414
– – Schweregrade 414
Krönlein-Linienschema 347
Kryptenabszeß 703
Kryptenlinie 741
Kryptitis 749
Kunststoffschiene, Ruhigstellung nach Verbrennung 369
Kupffersche Zellen 217
Kurzdarmsyndrom 686 f
– Ursache 687
Kurzschlüsse, portokavale 564
Kutisplastik, Narbenhernienoperation 766

L

Labordiagnostik 6 ff
– Amöbenabszeß der Leber 545
– Bauchtrauma, stumpfes 311
– Cholezystitis, akute 585
– Cholezystolithiasis 577
– Crohn-Krankheit 679
– Ernährung, parenterale 304
– Ernährungszustand 300 f
– Hyperkortisolismus 441
– Hyperparathyroidismus 423 f, 427
– Ileus 606
– Karzinom, kolorektales 730
– Leberabszeß 542, 545
– Lungenembolie 284
– Nierentransplantation 785
– Pankreatitis 651, 660 f
– Peritonitis 626
– Phäochromozytom 379
– Polytraumatisierter 343
– Schilddrüsenerkrankung 400 f, 403
– thorakale Erkrankung 838
– Tumor, maligner 377 ff
β-Lactam-Antibiotika 149, 152, 154 f, 230
β-Lactamase-Inhibitoren 155
– Pharmakokinetik 155
Lactatbildung, vermehrte 253
Lactatspiegel im Serum 606
Lactulosegabe, orale 124
Lagerung 88
Laktazidose 253
Laminektomie 389
Längsduodenotomie, Gastrinomlokalisierung 435 f
Längssternotomie, mediane 89
Langzeitdialyse, Shuntanlegung 834
Lanz-Punkt 693

Laparoskopie, Endometriosediagnostik 914
– operative, ambulante 923
– bei Peritonitis 621
– posttraumatische 313 ff, 357
– Tumordiagnostik 380
– bei Unterbauchbeschwerden 694
Laparotomie, explorative 118, 317 f
– – bei Darmrupturverdacht 328
– – Harnblaseninspektion 334
– – Pankreasinspektion 324
– – Polytraumatisierter 344
– – posttraumatische 314 f, 316 ff
– – Tumordiagnostik 381
– Indikation beim kindlichen Abdominaltrauma 641
– mediane 89
– paramediane 502
– bei Peritonitis 621
– Verlängerung in den Interkostalraum 502
Lappen, myokutaner 467
– thorakoepigastrischer 472
Lappenbronchusverletzung 354
Lappenplastik 875 f
– Mammarekonstruktion 467, 472
– Verbrennungsbehandlung 369
Lappenwunde 191
Larynxfraktur 393
Larynxverletzung 393 f
Laserablation, Trachealtumor 66 f
Laserkoagulation 54
Laserrekanalisation, Rektumstenose 56
Latex-Drain 96
Laugenverätzung 192
– Ösophagus 488
Laurén-Klassifikation, Magenkarzinom 523
LBP s. Protein, Lipopolysaccharid-bindendes
LCA (leucocyte common antigen) 377
Lebendnierenspende 795 f
– Voruntersuchungen 795 f
Lebensqualitätverbesserung bei malignem Tumor 384
Leber, arterielle Versorgung 556
– Fissur, intersektoriale, linke 555
– Gallenblasenkarzinominfiltration 588
– Grenzflächen, intersegmentale 555 f
– Hauptgrenzspalte 555
– Physiologie 556
– Regeneration nach Resektion 560
– Regeneratknoten 551
– Traumaauswirkung 234 f
– venöser Abfluß 556
– – – behinderter 564
– vergrößerte, druckdolente 541
Leberabszeß 541 ff, 586
– Antibiotikatherapie 145, 543
– Bakteriologie 541 f
– biliär bedingter 541
– Computertomographie 542 f
– Diagnostik 23
– – bildgebende 542
– Drainage 544
– – perkutane 544
– – transperitoneale 544
– Komplikation 545
– Laboruntersuchung 542
– Letalität 545
– Lokalisation 541
– Pathogenese 541
– primärer 541

– Punktion, computertomographisch kontrollierte 542
– – sonographisch kontrollierte 542
– Sonographie 542 f
– Symptome 541 f
– Therapie 543 f
Leberabszesse, multiple 145, 541
Leberangiographie 23
Leberausfall, kompletter 556
Leberbettdrainage nach Cholezystektomie 58 Leberbiopsie, perkutane 550
Leberbisegmentresektion bei Gallenblasenkarzinom 589
Leberblutung 321
Leberdysfunktion, postoperative 559
Lebererkrankung, cholestatische 798 ff
– Einteilung 798
– medikamenteninduzierte 799
– metabolische 798, 800
– Nierentransplantation, geplante 781
– parenchymatöse, chronische 798 f
– Rezidiv im Transplantat 802 f
– terminale 797
– Transplantationsindikation 798 ff
Leberfunktion, Basisdiagnostik 7
– Leberresektion 557
Leberfunktionsstörung, Diagnostik, präoperative 72 f
– Ernährungstherapie 305, 307
– Operationsrisiko 124
– Operationsvorbereitung 72 f
– postoperative 73
– Therapie, perioperative 73
Leberhämangiom, kavernöses, Operationsindikation 552
Leberhämatom 321
– subkapsuläres 321
Leberhiluspräparation 558
Leberinsuffizienz, Ernährung, parenterale, totale 307
Leberlappen 555
Leberläsion, tumorartige 551
Lebermetastasen 553 ff
– Chemotherapie, regionale 386
– Computertomographie 23, 379
– Datendokumentation 554
– Dearterialisierung 560
– Gastrinom 434
– Insulinom, malignes 432 f
– Nachweis 379
– neuroendokriner Tumor 800
– Operation, Indikation 554
– – Kontraindikation 555
– – palliative 385
– Pankreastumor, endokriner, funktionell nicht aktiver 437
– Pathologie 554
– Primärtumor 554
– Resektabilität 379
– Resektion 384, 432 f
– Sonographie 29 f, 379
Lebernaht 322
Lebernekrose, chirurgische 616
Leber-Nieren-Transplantation 793
Leberperfusionsmessung 564
Leberpfortenverletzung 322
Leberresektion 557 ff
– Allgemeinindikation 551 f
– anatomiegerechte 555
– atypische, bei Gallenblasenkarzinom 589
– Begutachtung 560
– Blutstillung 559

– Drainage 560
– Exklusion, vaskuläre, totale 558
– Gefäßpräparation 558
– Hiluspräparation 558
– Inflow-Okklusion 558
– Kontraindikation 552, 555
– Leberfunktion 557
– linksseitige 557
– metabolische Reaktion 560
– Operationstechnik 557 f
– Operationsvorbereitung 555
– Parenchymdurchtrennung 558 f
– Patientenaufklärung 555
– Patientenlagerung 557
– postoperative Phase 559 f
– Radikalität 557
– Schnittführung 557
– Verfahrenswahl 558 f
Lebertransplantation, Indikation 803
Leberruptur 310, 321 f
Lebersegmente 555
Lebersonographie 29 ff
– Indikation 30
– intraoperative 551
Leberstauung 564
Leberszintigraphie, Gallengangrekonstruktionsergebnis 595
Leberteilresektion s. Leberresektion
Lebertransplantat, Karzinomrezidiv 800
– Nichtfunktion, initiale 802 f
Lebertransplantatempfänger, Vorbereitung 796 f
Lebertransplantation 796 ff
– Abstoßungsreaktion, akute 802 f
– – chronische 802 f
– auxilläre 802
– bei Budd-Chiari-Syndrom 561
– Ergebnisse 803
– bei Gallengangatresie 586
– bei Hämangioendotheliom 552
– bei hepatozellulärem Karzinom 553
– Immunsuppression 803
– Indikation 797, 798 ff
– – Kategorien 797
– – im Kindesalter 801
– bei Klatskin-Tumor 592
– Komplikation 802 f
– Kontraindikation 574
– – von seiten des Empfängers 797
– nach Leberverletzung 322
– Nachbetreuung 803
– orthotope 801
– partielle 801 f
– Patientenauswahl 797 f
– bei portaler Hypertension 573 f
– Technik 801 f
– Vorbehandlung 798
– Voruntersuchungen 797 f
Lebertransplantatverlust 803
Lebertrauma, Leberteilresektion 551
Lebertrisegmentresektion bei Gallenblasenkarzinom 589
Lebertumor 549 ff
– Angiographie 549
– benigner 551
– – Operationsindikation 552
– Biopsie, perkutane, sonographisch kontrollierte 549
– Cholangiographie, endoskopische, retrograde 549
– Computertomographie 549
– Diagnostik 23, 549 f
– – bildgebende 549

Sachverzeichnis **979**

– – intraoperative 551
– Differentialdiagnostik 550 f
– Duplexsonographie 549
– Embolisation 552 f
– – arterielle, selektive 560
– – – Kontraindikation 560
– Keilexzision, operative 550
– Kernspintomographie 549
– maligner 551
– – Chemotherapie 561
– – Operationsindikation 553 ff
– – Palliativtherapie 560
– – R0-Resektion 557
– – R1-Resektion 557
– – Satellitenknoten 556
– Sonographie 29 f, 549 f
– – intraoperative 551
– Symptome 549
Lebervenendruck, freier 565
– verschlossener 565
Lebervenenverletzung 322
Leberverfettung, Differentialdiagnose 550 f
Leberverletzung 315, 320 ff
– perforierende 321
– Prognose 324
– Schweregrade 321
– Shunt-Operation 322 f
– Tamponade 322
– Therapie, operative 321 ff
Leberversagen, akutes 72 f
– – Lebertransplantation 800 f
– bei Peritonitis 616
Leberzelladenom, Operationsindikation 552
Leberzirrhose, alkoholtoxische, Lebertransplantation 799
– α1-Antitrypsin-Mangel 800
– Child-Pugh-Klassifikation 72
– Diagnostik, präoperative 72
– Ischämiephasen bei Leberresektion 558
– Karzinom, hepatozelluläres 553
– kryptogene 799
– Lebertumor 551
– Operationsrisiko 124
– posthepatitische, Lebertransplantation 797
– Wilson-Krankheit 800
Leberzyste, Entdeckung, laparoskopische 553
– nichtparasitäre, Operationsindikation 552
– Operationsindikation 553
– Punktion, perkutane 553
– solitäre 553
Leiomyom, intestinales 688
Leiomyomatose 912 f
– Therapie 913
Leiomyosarkom, intestinales 689 f
– Magen 523
– retroperitoneales 768
Leishmanien 9
Leistenhernie 754 ff
– Aachener Klassifikation 756
– Definition 754
– Diagnostik 26
– direkte 755
– indirekte 755, 763
– inkarzerierte 762 f
– beim Kind 763
– Komplikation, postoperative 757
– Nyhus-Klassifikation 755

– Operationsindikation 756
– Pathogenese 755
– Patientenaufklärung, präoperative 756
– perioperative Maßnahmen 761
– postoperativer Verlauf 761 f
– Rezidiv 757, 760, 762
– symptomatische 756
– Therapie 756 ff
– – konservative 756
– – operative s. Leistenhernienoperation
– Untersuchung, apparative 756
– – körperliche 755
Leistenhernieninhalt, entzündlicher 759
Leistenhernienoperation 757 ff
– ambulante 762
– Anästhesie 757
– Blutgefäße 758
– Drainage 761
– Ductus-deferens-Verletzung 759
– Frühmobilisation 761
– Komplikation 761
– Mortalität 762
– Nachsorge 762
– Nahtmaterial 761
– Nervendarstellung 759
– Reparationsmethoden 757 ff
– Thromboseprophylaxe 761
– Wundschmerz 761 f
Leistenhernienreparation, laparoskopische 760 f
– – Indikation 761
– – Komplikation 761
– – Nachbehandlung 761
Leistenhinterwandrekonstruktion 757 ff
– Bassini-Methode 757, 759
– Shouldice-Methode 758 f
Leistenpuls, abgeschwächter 819
– fehlender 819
Leistungserfassung 939
– Klassifikation 942
– Methodik 942 f
Leitungsanästhesie 176 ff
– Handchirurgie 879 f
– Patientenaufklärung 141
Leucocyte common antigen 377
Leukämie, chronische, myeloische, Onkogen 372
Leukostase 236
Leukotriene 210, 233
Leukozytenfunktionseinschränkung 219
Leukozytose bei Harnstauungsniere 901
Lidocain, Dosierung 176
Ligamentum falciforme 555
– gastrohepaticum, Unterblutung 328
– hepatoduodenale, Pringle-Manöver 321 ff
– teres hepatis 555
Linea dentata 741
Linitis plastica 524
Linksappendizitis 713
Linksbypass, partieller 861
Linksherzhypertrophie, Operationsrisiko 122
Linksherzinsuffizienz, hypoxische 244
– postoperative 242
Linksherzkatheter 860
Linksherzversagen, akutes, intraoperatives 122
Links-rechts-Shunt 861
Linton-Nachlas-Sonde 50, 114 f
Linton-Shunt 573

Lipaseaktivität im Serum 651
Lipid A 233
Lipödem 832
Lipom 877
– inguinales 756, 758
– zervikales 396
Liposarkom 877
– retroperitoneales 768
Lithium 257
Litholyse, orale 579
Lithotripsie, mechanische 60
Littré-Richter-Hernie, inkarzerierte 599
Living related donation 773
Lmyphatisches System 645 ff
Lobektomie, Lunge 856
– – Polytraumatisierter 354
– subtotale, Schilddrüse 412, 421
Loge de Guyon 889 f
Lokalanästhesie 176 ff
– Leistenhernienoperation 757
– postoperative 290, 295
– Vorbereitung 177
Lokalanästhetika 176 f, 295 f
– Adrenalinzusatz 176
– Alkalinisierung 176
– Dosierung 176
– Kombination mit Opioiden 297
– Nebenwirkungen 176 f
– – kardiovaskuläre 176 f
– – zerebrale 176
– Toxizität 177
Loop-Ileostomie 707, 709
Lormetazepam 142
L-Ornithin-L-aspartat 124
Losslaßschmerz 693
Lösung, kolloidale, natürliche 171 f
– kristalloide 168, 171 f
Low-cardiac-output-Syndrom 813
Low-dose-Heparin bei Peritonitis 625
Low-risk-Karzinom, rektales 733 f
LRD (living related donation) 773
L-Thyroxin 254 f
– Überdosierung 256
Luft, freie, intrabdominale 20, 328
– – retroperitoneale 325
– – subdiaphragmale 21, 503, 513
Luftanfeuchter 230
Luftcholangiogramm, positives 605
Luftembolie 811
– Prophylaxe bei Venenpunktion 110
Luft-Flüssigkeits-Spiegel in der Milz 639
Luftnot 244
Lugenemphysem, Ausdehnungsbestimmung 838
Lugenresektion, Operabilitätfunktionelle 843
– Operabilitätseinschätzung 842 f
Lugenbiosie, offene 842
Lumbalhernie 763
Lumineszenz 12
Lumpektomie 456
Lundh-Test 662
Lunftembolie, Halsvenenverletzung 393
Lunge, Karnifizierung 853
– Materialgewinnung zur mikrobiologischen Diagnostik 8
Lungen, Tamponadeeffekt 354
Lungenabszeß 853
– Ursache 853
Lungenchirurgie, Klammernaht 847
Lungenechinococcus 854
Lungenembolie 245, 283 ff, 828, 869
– Antikoagulation 286

Lungenembolie, Behandlungsziel 286
- Diagnostik 283 ff
- Duplexsonographie 286
- Echokardiographie 285
- Elektrokardiogramm 284
- Embolektomie 286
- fatale, Risiko 161
- Klinik 283 ff
- Labordiagnostik 284
- nach Thoraxeingriff 848
- Operationsindikation 118
- Pathophysiologie 283 f
- Phlebographie 286
- postoperative 278
- Pulmonalisangiographie 285
- Rechtsherzkatheter 285
- Rezidivprophylaxe 287
- Risikofaktoren 283 f
- Röntgenbefund 285
- Schweregrad 283 f
- Stufendiagnostik 286
- Szintigraphie 285
- Therapie 286 f
- Thrombolyse 286 f
Lungenemphysem, bullöses 854
Lungenemphysemblase, Perforation 854
Lungenerkrankung, angeborene 852
- entzündliche 852 ff
- interstitielle 245
- - Risiko, perioperatives 245
- obstruktive, chronische 269 f
- präexistente 269
Lungenfehlbildung 852
Lungenfibrose 245
- Röntgenbefund 15
Lungenfistel, periphere 68
- - Fibrinklebung, bronchoskopische 68 f
- - Subsegmentblockade 69
Lungenfunktion, Anästhesieeinfluß 271
- Basisdiagnostik 7
- Diagnostik 839
- - postoperative 274
- - präoperative 270 f
- postoperative, frühe 842
- - späte 842
- präoperative 269 f
Lungenfunktionsstörung, Operationsrisiko 122
Lungenfunktionstest 270 f
Lungengangrän 853
Lungengefäße, Präparation 847
- Versorgung 847
Lungenkapazität, aktuelle 271
Lungenkaverne 853
Lungenmetastase(n) 856 f
- Operation, Indikation 857
- - palliative 385
- Resektion 384, 856
Lungenmykose 854
Lungenödem 268
- akutes, postoperatives 242
- Beatmung, maschinelle 277
- Behandlung 277
- Definition 277
- Dehydratation 282
- kardiales 277
- physikalische Maßnahmen 277
- postoperatives 277, 848
- Therapie, medikamentöse 277
Lungenparenchymerkrankung 272
Lungenparenchymnaht 848

Lungenparenchymverletzung, Polytrauma 352
Lungenperfusionsscan, quantitativer 271
Lungenperfusionsszintigraphie 285, 840
- präoperative 123
Lungenpseudozyste, posttraumatische 352
Lungenresektion 856 f
- atypische 856
- bei Lungenzerreißung 352 f
- Operationsvorbereitung 123
- bei Tuberkulose 854
Lungenrundherd 838
Lungensarkom 856
Lungensegmente 837
Lungensequestration 852
Lungenstauung, Röntgenbefund 15
- Thoraxübersichtsaufnahme 16
Lungenszintigraphie 285
Lungenthromboembolie s. Lungenembolie
Lungentotalkollaps 849
Lungentransplantation 862
Lungentuberkulose 853 f
Lungentumor, benigner 854
- maligner 854 ff
Lungenventilationsszintigraphie, präoperative 123
Lungenwasser, extravasales 277
Lungenzerreißung 352
Lungenzyste(n) 854
- angeborene 852
- multiple 852
Lunge-Thorax-Compliance 275
Lyell-Syndrom, Metamizol-bedingtes 294
Lymphadenektomie, ambulante 922
- bei Appendixkarzinoidtumor 702
- axilläre 461, 463
- mediastinoskopische 842
- präskalene 397 f
- Leberresektion, atypische, bei Gallenblasenkarzinom 589
- pelvine 911
Lymphadenitis 220
- inguinale 756
- mesenterialis 700
- - Sonographiebefund 694
- unspezifische, zervikale 396
- Wundinfektion, nosokomiale 227
Lymphangiosarkom 646
Lymphangiosis carcinomatosa 728
- Röntgenbefund 15
- Therapie, photodynamische 388
Lymphangitis 220
- acuta 925
- rezidivierende 645 f
- Wundinfektion, nosokomiale 227
Lymphflüssigkeit 645
Lymphgefäßaplasie 646
Lymphgefäßdilatation, variköse 646
Lymphgefäße 645
Lymphgefäßhypoplasie 646
Lymphgefäßobstruktion 646
Lymphknoten, axilläre 459
- zervikale 397
- zervikomediastinale, Kompartmenteinteilung 420
Lymphknotendissektion, Thyroidektomie, totale 418
Lymphknotenexstirpation s. Lymphadenektomie

Lymphknotenmetastase(n) bei Gallenblasenkarzinom 588
- paraaortale, Lymphographie 24 f
- zervikale 396 f
- - Primärtumor 396
Lymphödem 645 ff, 832
- Differentialdiagnose zum Ödem 646
- Komplikation 646
- kongenitales 646
- nach Nierentransplantation 791
- primäres 646
- nach radikaler Mastektomie 462
- Therapie, chirurgische 647
- - konservative 646 f
Lymphoedema praecox 646
- tarda 646
Lymphographie 24 f, 27, 645
Lymphom, anorektales, Behandlung bei AIDS 80
- Diagnostik 24
- gastrointestinales, Stadieneinteilung 535
- primär malignes, Appendix 702
Lymphonodektomie s. Lymphadenektomie
Lymphozele 790 f
- Fensterung 791
- - laparoskopische 791
Lymphozytenproliferationskapazität, reduzierte 232
Lymphozytentoxizitätsassay, komplementabhängiger 772
Lymphozytenzahl, Ernährungszustand 300
Lymphszintigraphie 645
Lymphzyste, hepatische 564
Lysebehandlung bei Lungenembolie 869

M

Madiastinotomie, anteriore, parasternale 842
Magen 500 ff
- Fremdkörperextraktion 39 f
- Gefäßversorgung 500
- Kolonisation, gramnegative, Vorbeugung 230
- Lymphabfluß 501
- Lymphknotenkompartments 525 ff
- nervale Versorgung 501
- Ösophagusersatz 493 f
- topographische Anatomie 500
- venöser Abfluß 500
- Zugangsweg 501 f
Magenantrum, Drainageoperation bei trunkulärer Vagotomie 509
Magenausgangsstenose, Ballondilatation 42
- ulkusbedingte, Operation 505
Magenblase, intrathorakale 330
Magenbypass 539
Magen-Darm-Passage 19
- Übersichtsaufnahme 23
Magen-Darm-Trakt s. Gastrointestinaltrakt
Mageneingriff, Drainage 100
Magenentleerung, verzögerte, Refluxkrankheit 480
Magenentleerungsstörung, postoperative 514
- nach Vagotomie 519
Magenersatzbildung 531 f

Magenfremdkörper 538
Magenfrühkarzinom 524
– Symptome 527
Magenfunduskarzinom 534
Magenfundusvarizen s. Fundusvarizen
Magenkarzinom 521 ff
– Ausbreitung 522
– Beteiligung umgebender Organe 522
– Borrmann-Klassifikation 523
– Bypass-Operation 534
– Chemotherapie, adjuvante 533
– – präoperative 533
– Diagnostik 23, 527 ff
– – pathohistologische 528
– diffuses 523 f
– Down-Staging 533
– En-bloc-Resektion 530
– Endoskopie 527 f
– Endosonographie 529
– Epidemiologie 521 f
– erhabenes 524
– Fernmetastasen 525
– flaches 524
– intestinaler Typ 523 f
– Klassifikation 523
– – histologische 523 f, 528
– – – postoperative 524 f
– – klinische, prätherapeutische 525
– – makroskopische 523
– Komplikation, postoperative 533 f
– Laurén-Klassifikation 523
– Lymphknotenklassifikation 525
– bei Ménétrier-Krankheit 538
– Metastasierung, lymphogene 522
– Mortalität 521
– Operationsergebnis 531 f
– Operationsvorbereitung 530
– Pathologie 523
– Präkanzerose 522
– proximales 534
– Radiochemotherapie, präoperative 533
– radioimmunoguided surgery 382
– Resektabilität 530
– Risikoerkrankung 522
– R-Klassifikation 528
– Staging, laparoskopisches 529
– Symptomatik 527
– Therapie, adjuvante 533
– – multimodale 533
– – operative 529 ff
– – palliative 534
– – photodynamische 388
– – postoperative 533 f
– TNM-Klassifikation 524 f, 526
– Überlebensrate 532
– Ulkustyp 524
– ulzerierte 504
– – Vorzugslokalisation 504
Magenleiomyosarkom 523
Magenlymphknotenstationen 522 f
Magenlymphom 523, 535 f
– Therapie 536
Magenneubildung, gutartige 520 f
Magenoperation, Anastomoseninsuffizienz 514
– Begutachtung 540
– Blutung, postoperative 514
– Frühkomplikation 514 ff
– Indikation 502 ff
– bei morbider Fettsucht 539
Magen-pH-Wert 434 f
Magenpolyp 521

– adenomatöser 522
Magenprolaps in den Thorax 497 f
Magenresektion 505 ff
Magenresektion, Anastomosenulkus 504
– Folgen 675
– bei Karzinom 530
– palliative 385, 534
– pyloruserhaltende 505 ff
– Rezidivulkus 518
– totale, Verschluß der zuführenden Schlinge 516
$^2/_3$-Magenresektion 480
Magensarkom 523, 536
– Symptomatik 536
Magensäureaspiration 278
Magensäuresekretion, basale 434 f
– erhöhte 433
– maximale 434 f
Magenschleimhautbarriere, Zerstörung 503
Magenschleimhautblutungen, punktförmige 566
Magensekretableitung 113
Magensonde 4, 113
– Pneumonie 230
Magenstumpfkarzinom 518, 535
Magentumor, gutartiger 521
Magenulkus s. Ulcus ventriculi
Magenvarizen 564, 566
Magenverätzung 41
Magenverletzung 325, 327 f
Magenvolvulus 538, 599
Magenzielaufnahme, Doppelkontrasttechnik 23
Magnesiumhaushaltsstörung 251 f
– Risiko, perioperatives 252
Magnesiummangel 251 f
Magnesiumsulfat 252
Magnetfeld 12 f
Magnetresonanzcholangiopankreatikographie, Pankreaskarzinom 671
– Pankreatitis, chronische 661 f
Magnetresonanztomographie s. Kernspintomogrpahie
Major histocompatibility complex 773
Major-Histokompatibilitätsantigene 772
MAK s. Antikörper, mikrosomale
Makroangiopathie bei Diabetes mellitus 805
Makrohämaturie, posttraumatische 332, 334
Makrolide 159
– Immunsuppression 776
Makrophagen 217
Makrophagen-Monozyten-System, Traumaeinfluß 233
Maldigestion, Nachweis 662
Mallet-Finger 883
Mallory-Weiss-Syndrom 487
– Differentialdiagnose 512
Malnutrition, Ernährungstherapie, präoperative, bei Crohn-Krankheit 682
– Gewichtsverlust 300
– tumorbedingte 390
MALT-Lymphom 536
Mammaablatio 459 ff
Mammaaugmentation 467
Mammabiopsie, ambulante 922
Mammachirurgie, ambulante 922
Mammaherd, sternförmiger 454
Mammakarzinom 451 ff, 922
– Ätiologie 451

– Begutachtung 464 f
– Chemotherapie 462
– Diagnostik 452 ff
– – apparative 453 f
– – invasive 454 f
– Differentialdiagnose 454
– Epidemiologie 451
– Frühdiagnose 453
– Früherkennungsuntersuchung 375
– HER-a/neu-Gen-Amplifikation 372
– Hormontherapie, adjuvante 462
– – palliative 462
– inflammatorisches 463
– Klassifikation 454
– körperliche Untersuchung 452
– lokal rezidivierendes, Therapie, photodynamische 388
– des Mannes 464
– Nachbestrahlung 462
– Nachsorge, klinische, Untersuchungsintervalle 463
– nichtinvasives 463
– Onkogen 372
– Operation, brusterhaltende 456 ff
– – – Indikation 457
– – – Kontraindikation 457
– – – Mammographie-Untersuchungsintervalle 463
– – – Nachbehandlung 462
– Operationsindikation 455 f
– Operationsmethoden 456
– Patientinnenaufklärung, präoperative 456
– Prognose, postoperative 462
– Schnellschnittuntersuchung, intraoperative 457
– Schwangerschaft 464
– Symptome 451
– Therapie, adjuvante 386
– – operative 455 ff
– TNM-Klassifikation 454 f
– Topik 454
Mammakernspintomographie 453
Mammaoperation, Drainage 100
Mammapalpation 452
Mammaprothese 472 f
Mammareduktion 467
Mammarekonstruktion 465 ff
– Behandlungsteam 466
– Methoden 467 f
– Operationsplanung 468
– primäre 466
– verzögerte 466
– mit vorhandenem Gewebe 472
– Zeitpunkt 466
Mammarundherd, glatt begrenzter 454
Mammasarkom 464
Mammasonographie 27, 453
Mammastraffung 467
Mammatumor, diffus wachsender 454
– Operationsindikation 456
– Punktion 454 f
– Schnellschnittuntersuchung, intraoperative 457
– Tripeldiagnostik 455
Mammazyste 450
Mammographie 27, 453 f
– Korrelation mit der Morphologie 454
– postoperative, Untersuchungsintervalle 463
Mangelernährung 299
– Ausgleich vor Ösophagusoperation 477

Mangelzustand, postoperativer 300
Mannheimer Peritonitis-Index 618, 626
Manometrie, Ösophagus 475, 480
Mantelpneumothorax 841, 849
Marisken 744, 746
– Therapie, ambulante 923
Martin-Gruber-Anastomose 885
Massenligatur 91
Massivtransfusion 168
Mastektomie, einfache 456, 459 ff
– Mammographie-Untersuchungsintervalle 463
– radikale 456, 459 ff
– – Komplikation 461 f
– – modifizierte 456, 459 ff
– – Nachbehandlung 462
– – Rehabilitationsmaßnahmen 461
– subkutane 456
– supraradikale 456
Mastitis 450
Mastopathie, fibrozystische 450
Mastopathieknoten, Operation 456
Mastzellendegranulation 233
Matratzennaht 871
Mayo-Fasziendoppelung 765 f
McBurney-Punkt 693
Mebendazol 548
Meckel-Divertikel 686
– Suche bei Appendektomie 697 f
Mediastinalemphysem, Boerhave-Syndrom 487
– posttraumatisches 353
– nach Thoraxeingriff 849
Mediastinalflattern 352 f
Mediastinaltumor 857 f
– Funktionsstörung 857
– Lokalisation 858
– maligner 858
– Organbeteiligung 858
Mediastinalverbreiterung 861 f
– posttraumatische 316, 346, 354
Mediastinitis 857
– bei Ösophagusverletzung 357
Mediastinoskopie 841 f
– diagnostische, Tumordiagnostik 380
Mediastinum, verbreitertes, mittelständiges, Polytrauma 346
– vorderes, Gefäßverletzung 355
Mediatoren, Freisetzung bei Lungenembolie 284
– proinflammatorische 233 f
Medikamente s. Arzneimittel
Megakolon, toxisches 611, 704
– – Operationsindikation 707
Mehrpunktmanometrie, Ösophagus 475
Membran, ösophagophrenische 476
Membranoxygenierung, extrakorporale 282
– intravenöse 282
MEN (multiple endokrine Neoplasie) 379
Mendelson-Syndrom 278
Ménétrier-Krankheit 538
– Magenkarzinomrisiko 538
MEN-I-Syndrom, Gastrinom 434, 436
– Hyperparathyroidismus, primärer 423
– Insulinom 430, 437
– Pankreastumor, endokriner 436 f
MEN-II-Syndrom, Nebennierenmarkhyperplasie 446
– Phäochromozytom 438, 444 f
MEN-IIa-Syndrom, Hyperparathyroidismus, primärer 423

– Schilddrüsenkarzinom, medulläres 416
Mepivacain, Dosierung 176
Meropenem 154 f
– Pharmakokinetik 154
Mesenchymom, malignes 553
Mesenterialarterienembolie 600, 813 f
Mesenterialarterienthrombose 601
Mesenterialarterienverletzung 331
Mesenterialarterienverschluß, akuter, embolischer 600, 813 f
– – Differentialdiagnose 814
– – Therapie 814
– – Reperfusionsphase 814
Mesenterialblutung 327, 329
Mesenterialgefäßabriß 310
Mesenterialinfarkt 814
– Diagnose 606
– nichtokklusiver 813
Mesenterialplikatur 611
Mesenterialwurzelhämatom 329
Mesenteriumverletzung 327
Meshgraft-Transplantat, Verbrennungswundendeckung 368
Metabolische Störung, paraneoplastische 388 f
Metallgitterendoprothese 44
Metallstent, membranummantelter 44
– selbstexpandierender 44 f
– – Gallenwegsdrainage 62 f
– – Tracheastenosenrekanalisation 67
Metamizol 292, 294, 901
Metaplasie, intestinale 524
Metastasen bei unbekanntem Primärtumor 377
Metastasenchirurgie 383 f
– palliative 385
Metastasierung 374
– hämatogene 374
– intrakavitäre 374
– lymphogene 374
Meteorismus, Ileus 602
α-Methylparatyrosin 263
Methylprednisolon, Immunsuppression 774, 776
Metoclopramid 607
Metoprolol 265
Metronidazol 158
– bei Amöbenabszeß der Leber 546
– Helicobacter-pylori-Eradikation 504 f
– Peritonitistherapie 624
Mezlocillin 150
– Pharmakokinetik 152
MHC (major histocompatibility complex) 773
MIBG-Szintigraphie, Phäochromozytomlokalisierung 444
Midazolam 142
Mikroangiopathie, diabetische 805, 821
Mikrobiologie 207 ff
Mikrobiologische Diagnostik 7 ff
– Materialgewinnung 8
Mikroembolien der Haut 242
Mikrozirkulationsstörung, Entzündungsreaktion, systemische 236
– bei Peritonitis 616
– zweigipflige 236
Miktionsfrequenz 893
Mikulicz-Drainage 94
Miller-Abbott-Sonde 114, 611
– Entfernung 114
– Funktionsprüfung 114
Milligan-Hämorrhoidektomie 749

Milz 632 ff
– akzessorische 640
– Anatomie 632
– ektopische 640
– Funktionstest 634
– Komplikation, intraoperative 644
– – postoperative 644
– Luft-Flüssigkeits-Spiegel 639
– Physiologie 632
– Tumorbefall 633, 639
– Wrapping 644
Milzabszeß 634, 639
– Drainage, perkutane 639
– Ruptur 639
Milzarealresektion 644
Milzarterienaneurysma 639
Milzbrand 8
Milzbreite 30
Milzdicke 30
Milzembolisation, radiologisch-interventionelle 634
Milzerhaltende Operation 319 f, 641, 643 f
Milzhämatom, subkapsuläres 318
Milzinfarkt 634
Milzkompression 320
Milzpolresektion 320
Milzruptur 310, 318 ff, 641 f
– Fibrinklebung 319, 641
– Gefäßligatur 320
– Koagulation 319
– Naht, adaptierende 643
– Netzeinhüllung 319 f
– Omentumplastik 319 f
– Prognose 320
– Segmentresektion 641
– Therapie, konservative 318
– – operative 318 ff
– – – milzerhaltende 319 f
– zweizeitige 318
Milzsonographie 32, 633
Milztrauma 640 f
– Behandlung 641
– – beim Kind 641
– Chirurgie, milzerhaltende 641
Milzvenenthrombose 564
Milzverletzung 315
Milzzyste 639
– Sonographie 32
Minderung der Erwerbsfähigkeit, Arterienverschluß der unteren Extremität 827
– – Struma 421
– – postthrombotisches Syndrom 831
– – Varikose 831
– – Venenerkrankung 831
Mineralocorticoidsubstitution nach Adrenalektomie 443
Minimal-invasive Chirurgie 89, 923
– – Instrumentendesinfektion 935
– – Thromboseprophylaxe 164
Minocyclin 159 f
MIP-1α 197
MIP-1β 197
Mirizzi-Syndrom 585
Mischhernie 498 f
Mischinfektion 211
– anaerobe-aerobe 218
– Noma 221
– Pyoderma gangraenosum 221
Mischtumor 373
Miserere 713
Mitosekonfiguration, Tumorzellen 373

Mitramycin 259
Mittelbauchschmerz 3
Mitteldruck, pulmonalarterieller, Lungenembolie 285
Mittellappensyndrom 853
Mixed lymphocyte culture 773
Mizoribine 774, 776
MLC (mixed lymphocyte culture) 773
MODS s. Multiorgandysfunktion
Moebius-Zeichen 400
Molekularbiologie 372
Monaldi-Punkt 102
Monitoring, Infektionsüberwachung 939
– intraoperatives 141
– bei Peritonitis 624
Monozyten 217
Monozyten-T-Zell-Interaktion, integrierte, Dissoziation 232
Morbus s. Eigenname
Morphin 291 f
– Dosierung 291
Morphin-6-Glucuronid 291 f
Morrison-Pouch 34
Mortalität 371
MOV s. Multiorganversagen
MR-Spektroskopie, Tumordiagnostik 379
MRT (Magnetresonanztomographie) s. Kernspintomographie
Mucorales 9
Mukormykose, gastrointestinale 214
Mukostase, Bronchoskopie 65
Mukoviszidose 852
Mukozele 702
Multiorgandysfunktion 232, 237
– Pankreatitis, akute 650
– Peritonitis 616
– Prophylaxe 652
Multiorganentnahme 778
Multiorganversagen 210, 232, 236 f
– Ernährungstherapie 305 ff
– bei Peritonitis 616
– Verbrennung 361
Multiple endokrine Neoplasie s. MEN
Mund-Nase-Schutz 932 f
– Keimdurchlässigkeit 933
Mundschleimhautulzeration, zytostatikabedingte 391
Musculus cricopharyngeus 474, 476
– – Durchtrennung 476, 478
– extensor pollicis brevis 183
– flexor carpi radialis 181 f
– – – ulnaris 180 f
– sphincter ani externus 741 f
– – – internus 741 f
Musculus-glutaeus-maximus-Lappen 874 f
– Gefäßversorgung 874
– Mammarekonstruktion 472
Musculus-latissimus-dorsi-Lappen 875
– Mammarekonstruktion 467, 469 f
Musculus-sartorius-Lappen 875
Musculus-tibialis-anterior-Lappen 875
Muskelmasse 301
Muskelrelaxanzien, Antagonisierung 276
– bei Tetanus 225
Muskelschwäche, Hyperkaliämie 251
– Magnesiummangel 252
Muskelspasmen, Tetanus 224 f
Mycophenolat 774, 776
Myelofibrose, idiopathische 638
Mykobakterien 8

Myokardinfarkt 239 ff
– Operationsrisiko 120
– perioperativer 239 f
– Risiko, perioperatives 240
– Therapie, medikamentöse 240 f
– Thrombolyseindikation 240
Myokardischämie 860
Myokardreinfarkt 120
Myokardszintigraphie 860
Myolyse bei Verbrennung 361
Myom 912 f
– Operationsindikation 913
– Therapie, medikamentöse 913
Myomektomie 912 f
Myomknoten, degenerierter 904
Myotomie, abdominelle, Ösophagussphinkter, unterer 486
– laparoskopische, Ösophagussphinkter, unterer 486
– Musculus cricopharyngeus 476, 478
Myxödem 832
Myxödemkoma 255
Myzetom 214

N

Nabelhernie 754, 764 f
– Definition 764
Nachbarorgankompression bei chronischer Pankreatitis 665 f
Nachblutung, Sonographie 35
Nadel 90
– atraumatische 90
– runde 90
– scharfe 90
– traumatische 90
Nadelbiopsie 377
– Pankreaskarzinom 672
Nadel-Faden-Verbindung 90
– atraumatische 90
– traumatische 90
Nadelhalter 91
Nadelstichtest, Verbrennungswunde 362
Naht 91 ff
– epitendinöse 882
– fortlaufende 91, 871
– intrakutane, fortlaufende 871
– subkutane, versenkte 871
Nahtfestigkeit 92
Nahtmaterial 89 f, 92
– Entfernung 93
– Handchirurgie 880
– nichtresorbierbares 89 f, 92
– resorbierbares 89 f, 92
– synthetisches 93
– Shuntchirurgie 834
Nahtmaterialentfernung 205
Nahttechnik 92
– plastische Chirurgie 870 ff
Na-K-ATPase 250
Nalbuphin, Dosierung 291
Naloxon 276, 290, 292
Narbe 190
Narbenbildung, hypertrophe 201 f, 369
Narbenhernie 101, 754, 764 ff
– Kausalfaktoren 766
– operative Therapie 765 f
Narbenhernienoperation, Faszienverschluß 765 f
– Indikation 766 f
– Kutisplastik 766
– Onlaytechnik 766

– Underlaytechnik 766
Narbenkeloid 369
Narbenkontraktur 202
Narkosefähigkeit 140
Narkoseverfahren 141
Narkosevorbereitung 139 ff
Narkotika, leberschädigende 124
Nasenflügeldefekt, keilförmiger 874
Nässegangrän 192
Natamycin 148
Natriumdefizit 250
Natriumhaushaltsstörung 249 f
Natriummorrhuat, Ösophagusvarizensklerosierung, endoskopische 567
Natriumreabsorption, renal-tubuläre, erhöhte 439
Natriumrestriktion bei Lymphödem 647
Natriumverlust 249
Nausea, antizipatorische 391
Nd-YAG-Laser, Trachealstenosenrekanalisation 66
Nebenmilz 640
Nebenniere 438 ff
– Zugangsweg 439
Nebennierenerkrankung, Therapie, medikamentöse, perioperative 443
Nebennierenmarkhyperplasie 444
– hereditäre, Operationsindikation 446
– MEN-II-Syndrom 446
– Operationsindikation 445
– operative Strategie 446
Nebennierenmarktumor, hormonaktiver 438, 443 ff
Nebennierenmetastase, Computertomographie 28
Nebennierenrindenadenom 260
– aldosteronproduzierendes 259, 439 f
– glucocorticoidproduzierendes 441
Nebennierenrindenerkrankung 259 ff
Nebennierenrindenhyperplasie 259, 438, 441
– Aldosteronismus 439
– bilaterale 260
– – asymmetrische 440
– – symmetrische 439 f
– Hyperkotisolismus 441
– makronoduläre 259
Nebennierenrindeninsuffizienz 261 f
– Operationsrisiko 123
– postoperative 261
– primäre 261
– Risiko, perioperatives 261
– sekundäre 261
– Therapie, medikamentöse 261 f
– – präoperative 261
Nebennierenrindenkarzinom 441 f
– Rezidiv 442
– Therapie 441 f
Nebennierenrindentumor, hormonaktiver 438 ff
Nebennierentumor, Feminisierung 443
– hormonaktiver 438 ff
– hormoninaktiver 438, 447 f
– – Opreationsindikation 447
– Virilisierung 443
Nebennierenüberfunktion 438
Nebenschilddrüsen 422 ff
– Anatomie 422
– Darstellung bei Hemithyroidektomie 413
– – intraoperative 422
– 4-Drüsen-Hyperplasie 424 f
– – Operation 426

Nebenschilddrüsen, Funktion 422
- Präparation, anatomiegerechte 424
- vergrößerte, Lokalisationsdiagnostik 424
Nebenschilddrüsenadenom 424 f
- solitäres, Exstirpation 426
- Sonographie 34
Nebenschilddrüseneingriff 425 f, 428
- Drainage 100
Nebenschilddrüsenhyperplasie 424
Nebenschilddrüsen-Implantation 413, 427, 428
Nebenschilddrüsenkarzinom 425
- Operation 426
Nebenschilddrüsentumor, Lokalisationsdiagnostik 424
Nekrolyse, epidermale, toxische, Metamizol-bedingte 294
Nekrose, peripankreatische 650
- - Behandlung 654
- renaltubuläre 636
Nekrosektomie 117, 205
- bei akuter Pankreatitis 657
Nekrotoxine 205
Nelson-Syndrom 441
Nelson-Tumor 441, 443
Nematoden 215
Neoplasie, endokrine, multiple s. MEN
Neospeiseröhre 484
Neostigmin 607
Nephrektomie 769
Nephrolithiasis, Sonographie 32
Nephropathie, diabetische 246, 780
Nephrostomie, perkutane, posttraumatische 332 f
Nephrotoxizität, Aminoglykoside 156 f
- Ciclosporin 793, 803
Nervenkompressionssyndrom 889 f
Nervennaht 394
- Hand 885
Nervenstimulation, elektrische, transkutane 298
Nervensystem, Malignom 373
Nervenverletzung, Hand 885 f
- zervikale 394
Nervus accessorius 108
- - Verlauf 397
- - Verletzung 394
- - - bei Halslymphknotenexzision 397
- cutaneus femoris 183
- femoralis 183
- laryngeus inferior s. Nervus recurrens
- medianus, Innervationsgebiet, sensibles 885
- - Verletzung 885
- obturatorius 183
- phrenicus 496
- - Verletzung 394, 497, 855
- - - iatrogene, Vorbeugung 496
- radialis, Innervationsgebiet, sensibles 885
- - Verletzung 885
- recurrens, Darstellung bei Hemithyroidektomie 413
- - Verletzung 394, 855, 858
- - - beidseitige 414
- - - bei Schilddrüsenresektion 413 f
- ulnaris, Innervationsgebiet, sensibles 885
- - Verletzung 885
Nervus-cutaneus-femoris-Blockade 297

Nervus-femoralis-Blockade 297
Nervus-fibularis-profundus-Blockade 184
Nervus-ischiadicus-Blockade 297
Nervus-medianus-Blockade, periphere 181 f
- - Analgesiezone 182
Nervus-obturatorius-Blockade 297
Nervus-radialis-Blockade, periphere 182 f
- - Analgesiezone 183
Nervus-saphenus-Blockade 184
Nervus-tibialis-Blockade 184
Nervus-ulnaris-Blockade, periphere 180 f
- - Analgesiezone 181
Nervus-ulnaris-Kompressionssyndrom, distales 889 f
Nervus-ulnaris-Parese, motorische 885
Netz s. auch Omentum majus
Netzlappen 629 ff
Netzmanschette 630
Netzresektion 628 ff
Netztorsion 628
Netztransposition 629 ff
Netzverlängerung 629
Neunerregel 359
Neurofibromatose 689
- Weichteiltumor 876
Neurologischer Status, Polytraumatisierter 338
Neurologisches Defizit, postapoplektisches, permanentes 816
Neuropathie, diabetische 194, 246
Neurotensinom 429
Neutralelektrode 88
Neutropenie 221
Neutrophile, Endothelanhaftung 236
Neutrophilenaktivierung 235 f
Neutrophilenaktivierungsfaktor 234
Neutrophilenfunktion, Entzündungsreaktion, systemische 235 ff
Neutrophilenwanderung, diffuse 236
Nichtsteroidale antiinflammatorisch wirkende Substanzen 293 f
- - - Nebenwirkungen 293
Nierenanomalie 900
Nierenarterienaneurysma 825
Nierenarteriendissektion 814
Nierenarteriendysplasie, fibromuskuläre 818
Nierenarterienembolie 814
Nierenarterienstenose 818
- Therapie 818
- im Transplantat 793
Nierenarterienthrombose 814
Nierenarterienverletzung 331
Nierenarterienverschluß, akuter, thrombotischer 814
Nierenautotransplantation 769
Nierenbeckenkelchsystem, dilatiertes 900
- - Sonographie 32
Nierenbeckenplastik 900
Nierenbeckenruptur 332 f
Nierenecho, zentrales 32
Nierenerkrankung, polyzystische, Nierentransplantation, geplante 781
Nierenersatzverfahren 289
Nierenfunktion, Basisdiagnostik 7
- Überwachung 288
Nierenfunktionsstörung 287 ff
- Ätiologie 288

- Diagnostik, präoperative 71 f
- Komplikation, postoperative 71 f
- NSAR-bedingte 293 f
- obstruktive, nach Nierentransplantation 790
- Operationsrisiko 124
- Operationsvorbereitung 71
- parenchymatöse, nach Nierentransplantation 787 ff
Niereninfarkt, partieller 814
- vollständiger 814
Niereninsuffizienz, Aminoglykosid-Dosierung 157
- Carbapenem-Dosierung 155
- Cephalosporin-Dosierung 152
- chronische, Hyperparathyroidismus, sekundärer 423, 427
- Clindamycin-Dosierung 158
- Diagnostik, präoperative 71
- Ernährung, parenterale, totale 307
- Glykopeptid-Dosierung 159
- Hyperkaliämiebehandlung 251
- β-Lactamase-Inhibitor-Dosierung 155
- Penicillin-Dosierung 150
- terminale, Typ-I-Diabetiker 805
Nierenkapselruptur 332 f
Nierenlagerschmerz, akuter 814
Nierenlänge, Seitenvergleich 32
Nieren-Pankreas-Transplantation 805, 807
Nierenparenchym, Ischämietoleranz 814
Nierenparenchymbreite 32
Nierenparenchymverletzung 332
Nierensonographie 32
- posttraumatische 332
Nierenstein, Sonographie 894
Nierentransplantat, Funktionsstörung, initiale 787 ff
- - obstruktive 790
- - parenchymatöse 787 ff
- - sekundäre 789 f
- Ischämietoleranz 795
- Konservierungszeit 782
- Nierenarterienstenose 793
- Rezidiv der Grundkrankheit 793 f
Nierentransplantatbiopsie 786
Nierentransplantatempfänger 780
- Vorbereitung 783
Nierentransplantatentnahme 782 f
Nierentransplantation 772, 780 ff
- Abstoßungsreaktion, akute 785, 787, 790
- - - Symptome 790
- - - Therapie 790
- - chronische 785, 793
- - hyperakute 787
- Antibiotikaprophylaxe, postoperative 786
- Blasenkatheterentfernung 786
- Blutdruckkontrolle, postoperative 786
- Drainagenentfernung 786
- Empfängerauswahl 782
- Empfängeroperation 784 f
- Flüssigkeitsmanagement 786
- HLA-Muster-Übereinstimmung 772
- Immunsuppression 786 f
- - Feineinstellung, ambulante 787
- Indikation 780
- Intensivtherapie, postoperative 785
- Kontraindikation seitens des Empfängers 780
- - seitens des Spenders 783

– Laboruntersuchung, postoperative 785
– Langzeitergebnis 794
– Langzeitverlauf, Komplikation 793
– nach Lebendspende 795 f
– Medikation, postoperative 786
– Nachbehandlung, ambulante 786 f
– Operationsablauf 783 f
– Organisation 782
– postoperativer Verlauf 785
– Prognose 794
– Spendernierenpräparation 784
– Tod bei funktionierendem Transplantat 793
– Tumorrisiko 793
– Untersuchung, apparative, postoperative 786
– Ureteranastomose 785
Nierentransplantatverlust, Ursache 793
Nierentumor, Sonographie 32
Nierenverletzung 332 f, 770
– Schweregrad 332 f
Nierenversagen, akutes 287 ff
– – Ätiologie 288
– – Behandlung, maschinelle 289
– – Differentialdiagnose 288
– – postoperatives 71 f
– – Prophylaxe 289
– bei Pankreatitis, akute 655
– bei Peritonitis 616
Nierenzyste, Sonographie 32
Nifedipin 265, 266
Nifedipin-Perfusor 266
Nikoladoni-Branham-Zeichen 826
Nippel-Areolen-Komplex, Rekonstruktion 473
Nitrate 240
Nitroglycerin-Vasopressin-Kombination 566
Nitroprussid-Natrium 264
NMH s. Heparin, niedrigmolekulares
Nocardia asteroides 8
NOD (non-occlusive disease) 814
Nokardien 8
Noma 221
Non-Hodgkin-Lymphom, gastrointestinales, Stadieneinteilung 535
– – malignes, Halslymphknotenbeteiligung 396
Non-occlusive disease 814
Noradrenalin 443
– bei Peritonitis 625
Normalgewicht 300
Norton-Skala, Dekubitusgefährdung 194
Notfall, gynäkologischer 916 f
– onkologischer 388 ff
– – gastroenterologischer 389
– urologischer 900 ff
Notfalldiagnostik, Thoraxorgane 14
Notfalleingriff 117, 138
– AIDS-Patient 79 ff
– – Komplikation 75
– bei floridor Hyperthyreose 257
– gastrointestinaler, bei AIDS 80 f
– Ösophagusvarizenblutung 569
– Polytrauma 346
– Risiko 124
Notfallendoskopie bei akuter unterer Gastrointestinalblutung 54
– bei oberer Gastrointestinalblutung, Befundbeschreibung 47 f
Notfallkoniotomie 338
Notfallsituation, Thoraxdrainage 103

Notfalltransfusion 170
Notfalltrepanation, Polytrauma 346
Notoperation s. Notfalleingriff
No-touch-isolation-Technik 732
Notshuntoperation bei Ösophagusvarizenblutung 569
Nottingham-Introducer 43
^{59}Np-Szintigraphie 440
– Nebennierentumor, hormoninaktiver 447
NSAR s. Nichtsteroidale antiinflammatorisch wirkende Substanzen
Nüchternheitsgebot 141, 185
Nußknackerösophagus 476
NYHA-Einteilung, Herzinsuffizienz 121
Nyhus-Klassifikation, Inguinalhernien 755
Nyhus-Zugang, Schenkelhernienoperation 760
Nystatin 147 f

O

Oberarm-Dialyseshunt 835
Oberarmmuskelumfang 300
Oberbauchlaparotomie 846
– mediane 502
– quere 502
– schräge 502
– subkostale 846
Oberbauchorganverletzung 322
Oberbauchschmerz 3, 660, 669
– Differentialdiagnose 695
– kolikartiger 695
– linksseitiger 695
– rechtsseitiger 541, 545, 695
– rezidivierende 660
Oberbauchsonographie 5
Oberbauchtransversalschnitt, sonographischer 32
Oberstsche Leitungsanästhesie 879 f
Obstipation, Schwangerschaft 83
Octreotid 433, 566
Ödem, Differentialdiagnose zum Lymphödem 646
– hypoproteinämisches 832
– kardiales 832
– lokales 832
– medikamentös induziertes 832
– subseröses 614
– zyklisch-prämenstruelles 832
Ödemausschwemmung, präoperative 242
Ödembildung bei Humanalbumingabe 171
– bei Verbrennung 360 f
Ofloxacin 156
ÖGD s. Ösophagogastroduodenoskopie
Ogilvie-Syndrom s. Pseudoobstruktion des Kolons
Öhrnadel 90
OKT3 777
Oligurie 288, 900
– nach Nierentransplantation 788
Omegaschlinge 673
Omentopexie 561
Omentresektion 911
Omentum majus (s. auch Netz) 627 f
– Adhäsion 628
– Durchblutungsstörung 628
– Entzündung 628
– Skelettierung 629

– – Torsion 628
– – Tumor 628
Omentumlappen, Tamponade, perihepatische 322
Omentumplastik, Milzruptur 319
Omeprazol 433, 436, 504
On-demand-Analgesie s. Analgesie, patientenkontrollierte
Onkochirurgie, Qualitätssicherung 942
Onkogen 372
Onkogenmutation 372
Onkologie, Diagnostik 28
Onlaytechnik, Narbenhernienoperation 766
Operabilität 116
Operation, ambulante, Thromboseprophylaxe 164
– aseptische 125
– diagnostische 118
– Dokumentation 88
– Dringlichkeit 117, 138 f
– Eignung des Krankenhauses 133
– – der Praxis 133
– elektive 138
– – Untersuchung, präoperative 137 f
– Erprobung neuer Verfahren 134
– geplante 138
– – Antibiotikaprophylaxe 148
– – Myokardischämiegefahr 860
– gynäkologische, Drainage 100
– Indikation 116 ff
– – absolute 117
– – psychische 118
– – relative 117 f
– – soziale 118
– – vitale 117, 133
– Indikationsstellung 116 f, 141
– Kontraindikation 118
– laparoskopische, ambulante 923
– palliative 118
– Planung 143
– proktologische, ambulante 923
– prophylaktische 118
– respiratorische Effekte 275
– Risiko 120 ff
– – Aufklärung 129 f
– – blutgerinnungsbedingtes 123
– – eingriffsbedingtes 121
– – endokrin bedingtes 123
– – individuelles 121, 137
– – kardiovaskulär bedingtes 120 ff
– – Operationsteam-bedingtes 121
– – Scoresystem 125
– Risikoklassifizierung 124
– therapeutische 118
– Zustandsverbesserung des Patienten 140
Operationsbericht 948 f
Operationsfähigkeit 140
Operationsfeld, Desinfektion 228
Operationsstatistik 940, 942
Operationsvorbereitung 137 ff
– Begleituntersuchungen 140
– Checkliste 138
– Lungenfunktion 270 f
– organisatorische 137 f
– physische 137
– psychologische 137
Operationswunde, infizierte 226 f
– Klassifikation 226
– leicht kontaminierte 226 f
– schwer kontaminierte 226 f
– sterile 226

Operationszeitpunkt 117
Operativer Eingriff s. Operation
Operieren, ambulantes s. Ambulantes Operieren
Opiatantagonisierung 276
Opioidagonist 290
– Analgesie, patientenkontrollierte, Dosierungsempfehlung 295
Opioidantagonist 290
Opioide 290 ff
– Eigenschaften 291
– – unerwünschte 291
– Kombination mit Lokalanästhetika 297
– Periduralanästhesie 296 f
Opioidrezeptoren 290
OP-Lösung 171
OPSI s. Overwhelming postsplenectomy infection
Opsonine 190
OP-Team, Prophylaxe nosokomialer Infektionen 932
Oralcephalosporine 152, 154
Orbitopathie, endokrine 400, 411
Organentnahme 778 f, 783
Organfunktion, grenzwertige, Ernährungstherapie 305
– gute, Ernährungstherapie 305 f
Organinsuffizienz, dekompensierte 305
– Ernährungstherapie 305 ff
– kompensierte 305
Organkonservierung 773, 778 f
Organperforation, Drainage 98
Organspende 775
Organspender, Selektionskriterien 775
– Vorbehandlung 777
– Voruntersuchung 778
Organtransplantat, Konservierungszeit 782
Organtransplantation (s. auch Transplantation) 772 ff, 796
– Abstoßungsreaktion s. Transplantatabstoßung
– Basisimmunsuppression 775
– De-novo-Tumor-Risiko 793
– Organisation 777, 783
– Organzuweisung 777
– Spendervorbehandlung 777
Organverletzung, intraabdominale 315
– – Häufigkeit 317
– intrathorakale 315 f
Organversagen, multiples s. Multiorganversagen
Ormond-Krankheit s. Retroperitoneale Fibrose
Orthostasetest 259
Osler-Knötchen 242
Ösophagektomie, Komplikation, postoperative 495 f
Ösophagitis, Stadien 480
– ulzeröse, narbige Abheilung 480
Ösophagogastroduodenoskopie 38 ff
– Ballondilatation 41 ff
– Blutstillung 47 ff
– Bougierung 40 f
– Crohn-Krankheit 679
– Endoprothetik 43 ff, 43 ff
– Ernährungssondenplazierung 45 ff
– Fibrinklebung 51
– Indikation 38 f
– Instrumentarium 38
– Patientenvorbereitung 39

Ösophagogastroskopie bei portaler Hypertension 565
Ösophagographie 27
Ösophagojejunostomie 531
– Anastomosenenge 41
– terminolaterale 531 f
– terminoterminale 532
Ösophagolaryngektomie 491
Ösophagoskopie 22
– nach Sklerosierungstherapie 50
– Varizendruckmessung 565
Ösophagus, abdomineller 474
– distaler, Freilegung 502
– – stenosierter, Erweiterung 483
– Durchzugsmanometrie 475
– Fremdkörperextraktion 39 f
– Funktionsuntersuchung 475
– Magenkarzinominvasion 522
– Manometrie 480
– Mehrpunktmanometrie 475
– morphologische Untersuchung 475
– Nahrungsbolustransport 476
– pH-Metrie 480
– Physiologie 476 f
– Rechtsverlagerung 354
– 24-Stunden-pH-Metrie 475
– thorakaler 474
– tubulärer, Myotomie 479
– zervikaler 474
– – Resektion 492
Ösophagusdissektion, stumpfe 491, 493
Ösophagusdivertikel 477 ff
– Diagnostik 22
– epiphrenisches 477
– – Abtragung 479
– Operationsindikation 478
– parabronchiales 477
– – Abtragung 479
– zervikales 477 f
– – Abtragung 478
Ösophaguserkrankung, Basisdiagnostik 474
– Diagnostik 474 f
– Leitsymptome 474 f
Ösophagusersatz 477, 491, 493 ff
– Kolontransplantat 493 ff
– Kolontransplantatverlagerung 494 f
– Komplikation, postoperative 495 f
– Magenhochzug 493 f
– Ösophagusstumpf-Transplantat-Anastomose 495
– Therapie, postoperative 495
Ösophagusfunktionsstörung, hypertone 476
Ösophaguskarzinom 489 ff
– Diagnose 490
– Diagnostik 22, 475
– Endosonographie 379
– Infiltration, mediastinale 489
– Infiltrationstiefe 489
– Lokalisation 489
– Lymphknotenmetastasen 489
– nichtresezierbares 491
– Operation 490 ff
– – Indikation 490
– – Kontraindikation 490
– – Radikalität 491
– – Verfahrenswahl 491
– Palliativoperation 385
– Radiochemotherapie, präoperative 496
– resektables 491
– Sonographie 475

– Spätprognose 496
– Symptomatik 490
– Therapie, photodynamische 388
– Tubusimplantation 385
– zervikales 491 f
Ösophagusoperation, Antibiotikaprophylaxe 477
– Patientenaufklärung 477
– Vorbereitung 477
Ösophagusperforation 486
– bei Bougierung 40
– Operationsindikation 487
– Therapie 486 f
– verschleppte 487
Ösophagusresektion 491 ff
– Komplikation, postoperative 495 f, 495 f
– Spätprognose 496
– transthorakale 491 f
Ösophagusruptur 486
– spontane 487 f
Ösophagusschleimhautnekrose nach Varizensklerosierung 567
Ösophagusspasmus 476
– diffuser 486
Ösophagussphinkter, oberer 476
– unterer 476
– – hypertensiver 486
– – Insuffizienz 477, 480
– – Myotomie 485 f
– – – abdominelle 485
– – – laparoskopische 486
Ösophagusstenose 45
– Bougierung 40
– nach Varizensklerosierung 567
Ösophagusstumpf-Transplantat-Anastomose 495 f
Ösophagustubus, Bergung 44
– Dislokation 44
– Implantation 43
Ösophagustumor, benigner 488 f
– – Operation 488
– – Operationsindikation 489
– – Röntgenbefund 488
– inoperabler 43
– maligner, Klassifikation, histologische 489
– Pertubation, endoskopische, palliative 43
Ösophagusvarizen 500, 564
– Banding 50
– beteiligte Venen 566
– Dagradi-Klassifikation 50
– Diagnostik 566
– Größe 566
– Gummibandligatur, endoskopische 568
– – – Rezidivblutungsprophylaxe 571
– Injektionstherapie 50 f
– Risiken 51
– Inzidenz 566
– Lebertransplantation 574
– Magenveränderungen 566
– pathologische Anatomie 565 f
– Pfortaderdruck 565
– Primärblutungsprophylaxe 570 f
– red colour sign 566, 570
– Rezidivblutungsprophylaxe 571
– Risikofaktoren 566, 570
– Sklerosierung, endoskopische 50 f, 567 f
– – – elektive 570 f
– – – Kontrollösophagoskopie 50

– – – Rezidivblutungsprophylaxe 571
– Venenembolisation, transhepatische, perkutane 568
– Venensperroperation, prophylaktische 571
Ösophagusvarizenblutung 564 ff
– akute, Anastomose, portokavale 569
– – Gummibandligatur, endoskopische 568
– – Sklerosierungstherapie 567 ff
– – – Komplikation 567 f
– – – Letalität 568
– – Therapie 566 ff
– – – medikamentöse 566
– – Venensperrverfahren, operatives 570
– Ballontamponade 50, 568
– Blutstillung, endoskopische 50 f, 567 ff
– – mechanische 115
– Differentialdiagnose 512
– Embolisation, transhepatische, perkutane 568
– Histoacryl-Lipiodol-Injektion 50
– Rezidivprophylaxe 571
– Risikofaktoren 566, 570
Ösophagusvenen 565 f
– Anastomosen mit der Vena coronaria ventriculi 500
Ösophagusverätzung 486, 488
– Stadien 41
Ösophagusverletzung 356 f, 486 ff
– iatrogene 486
– Polytrauma 356 f
– Prognose 487
Ösophaguswandeinriß 487
Osteopathie, renale 427
Osteosynthese, Fingerknochen 884
Oszillographie, Arterienuntersuchung 811
Ototoxizität, Aminoglykoside 156 f
– Vancomycin 158
Ovarexstirpation bei Endometriose 916
Ovarialgravidität 907
Ovarialkarzinom 907 ff
– Risikofaktoren 907
– Therapie, operative 911
– – – eingeschränkte 911
Ovarialtumor 907 ff
– Aufklärung, präoperative 908
– Differentialdiagnose 908
– Dignitätsabklärung, intraoperative 910
– Dignitätskriterien 908
– Malignitätsausschluß 909
– Operation, blasenlaparoskopische 909 f
– Schnellschnittuntersuchung, intraoperative 910
– Symptome 908
– Therapie, operative 908 f
– Ultraschalluntersuchung 908
– Vorgehen 909 f
Ovarialzyste, Ausschälung, laparoskopische 910 f
– gestielte 904
– stielgedrehte 911
Ovarienverlagerung aus dem Bestrahlungsfeld 381
Overwhelming postsplenectomy infection 318 ff, 642 f
– – – fulminante 319
– – – Häufigkeit 320
– – – Letalität 319
Oxacillin 150, 242

– Pharmakokinetik 151
Oxalose, Rezidiv nach Nierentransplantation 793 f
Oxygenierung 268
Oxygenierungsstörung 271
– Evaluation 273
Oxytetracyclin 160

P

Packing 322, 551
PACS 10
Paget-Krankheit der Mamma 463
Paget-von-Schroetter-Syndrom 830
Palliativer Eingriff 118
Palpationsuntersuchung, gynäkologische 904, 912
– rektale, Appendizitisverdacht 694
Panaritium 887 f
– articulare 888
– cutaneum 888
– ossale 888
– subunguale 887
– tendinosum 888
Pancoast-Tumor, Computertomographie 18
– Thoraxübersichtsaufnahme 17
Pankolitis 704
Pankreas, arterielle Versorgung 806
– Autodigestion 649, 653
Pankreasabszeß 648, 654
– Drainage, perkutane 654
Pankreaschirurgie, Drainage 100
– Komplikation 432
– Patientenaufklärung 432
Pankreasenzyme 649
– Neutralisierung 653 f
– Substitution nach Pankreasresektion 675
– Synthesehemmung 653 f
Pankreasexploration, intraoperative 432
Pankreasfistel, posttraumatische 325
Pankreasfunktionsuntersuchung 662
Pankreasgang, erweiterter 32
– Sonographie 32
Pankreasgangobstruktion 659 f
Pankreasgangstenose, Theapie, endoskopische 62
Pankreasinsuffizienz, exokrine 659 f, 663 f
– – postoperative, Therapie, medikamentöse 675
Pankreas-Isoamylase, erhöhte 651
Pankreaskalzifikation 659, 661
Pankreaskarzinom 5, 663, 668 ff
– Ätiologie 669
– Chemotherapie, regionale, adjuvante 674
– – systemische 674
– Choledochusstent-Einbringung, endoskopische 671
– Diagnostik 32, 670 ff
– Differentialdiagnose 672
– Epidemiologie 669
– Fernmetastasen 674
– Frühdiagnose 669
– inkurables 672
– Klassifikation 668
– Lokalisation 668
– Nachbehandlung 674 f
– Nachsorge, onkologische 675
– Onkogen 372

– postoperative Probleme 675
– Prognose 674
– Punktionsdiagnostik, perkutane 672
– Radiochemotherapie, multimodale 674
– Radiotherapie, perkutane, mit 5-FU 674
– Resektion, kurative 672
– Stadien, pathologische 669
– Symptome 669 f
– Therapie, chirurgische 672 ff
– – multimodale 674
– TNM-Klassifikation 669
– Tumormarker 663, 672
Pankreaskontusion 324
Pankreaskopf, vergrößerter, Nachbarorgankompression 665 f
Pankreaskopfkarzinom, Computertomographie 25
– Leitsymptome 669
– Therapie, chirurgische 672
Pankreaskopftumor, endokriner, funktionell nicht aktiver 437
Pankreaskorpuskarzinom 673
Pankreaslinksresektion 666
– bei Gastrinom 436
– bei Insulinom 433
Pankreasnekrose 648, 654
– Behandlung 654
– fokale 650
– infizierte 657
– Sonographie 31
Pankreas-Nieren-Transplantation 805, 807
Pankreasödem 648, 650
– Sonographie 31
Pankreaspseudozyste 648, 654, 659, 663, 664 f
– Drainage, perkutane 654
– Einblutung 657, 665
– posttraumatische 325
– Punktion 654
– Sonographie 31 f
Pankreasresektion bei chronischer Pankreatitis 664
Pankreasschwanzkarzinom 673
Pankreassekretion, ekbolische, Hemmung 653 f
– hydrelatische, Stimulation 653 f
Pankreassonographie 31 f
Pankreastransplantat, Funktionsrate 809
Pankreastransplantation 772, 804 ff
– Abstoßungsreaktion 807 f
– – Therapie 808
– Blasendrainagetechnik 806 f, 809
– CMV-Prophylaxe 807
– Dünndarmdrainagetechnik 807
– Empfängeroperation 806 f
– Indikation 804 f
– Komplikation, pankreasspezifische 808 f
– Kontraindikation 804
– Langzeitverlauf 809 f
– nach Nierentransplantation 805
– Prognose 809
– Risikofaktoren 805
– Spenderoperation 806
– Transplantatthrombose 808
– Vorbereitung 805
Pankreastumor 667 ff
– benigner 667 f
– endokrin aktiver 379, 429 ff
– endokriner

Pankreastumor, endokriner, benigner 668
– – funktionell nicht aktiver 430, 437
– – – – Chemotherapie, postoperative 437
– – Malignitätskriterien 429
– – MEN-I-Syndrom 436 f
– maligner 668 ff
– – Einteilung 668
– Sonographie 31
– zystischer, benigner 668
Pankreasverletzung 324 f
– Bauchtrauma, stumpfes 310
– mit Duodenalverletzung 325
– Schweregrade 324
Pankreaszyste, Theapie, endoskopische 62
Pankreatektomie, totale, Therapie, postoperative 675
Pankreatikojejunostomie 673
Pankreatikolithiasis, Theapie, endoskopische 62
Pankreatitis 904
– akute 648 ff
– – Abdomenübersichtsaufnahme 21
– – Antibiotikaprophylaxe 653
– – Ätiologie 649
– – Basistherapie, obligate 652
– – Definition 648
– – Diagnostik 651
– – Differentialdiagnose 672
– – Epidemiologie 649
– – Flüssigkeitszufuhr 652
– – bei Gallensteineinklemmung 61
– – Gallenwegssanierung 655
– – idiopathische 649, 655
– – Klassifikation 648
– – Komplikation 653 ff
– – – Behandlung 653 f
– – – lokale 654
– – – systemische 655
– – Laborparameter 651
– – milde 648, 656
– – Nekrosektomie 657
– – Operationsindikation 656 f
– – Pathophysiologie 649 f
– – Schmerzbehandlung 652
– – schwere 648, 656
– – Schweregrad 648
– – – Beurteilung 651
– – Symptomatik 650 f
– – Therapie 652 ff
– – – chirurgische 655 ff
– – – Entscheidungsbaum 656
– – Ursachenausschaltung 655
– – Zusatztherapie 652 f
– Antibiotikatherapie 145
– biliäre 653
– – fulminante 655
– chronische 658 ff
– – Ätiologie 659 f
– – mit Cholelithiasis 660
– – Definition 658
– – Diagnostik 660 ff
– – – bildgebende 6612 f
– – Differentialdiagnose 662 f, 672
– – Epidemiologie 658 f
– – hereditäre 660
– – Klassifikation 658
– – Komplikation 663 ff
– – Laboruntersuchungen 660 f
– – morphologische Befunde 659
– – Nachbarorgankompression 665 f

– – Operationsindikation 666 f
– – Pankreasfunktionsuntersuchung 662
– – Pathophysiologie 660
– – Prognose 667
– – Schmerzbehandlung 663 f
– – Symptomatik 660
– – Therapie, chirurgische 666 f
– Diagnostik 25
– idiopathische 660
– kontusionsbedingte 310
– nekrotisierende, Operationsindikation 117
– – Spülbehandlung 98
– – Superinfektion 145
– postoperative 514
– – Sonographie 35
– Schwangerschaft 83
– Sonographie 31 f
– tropische 659
Pankreatoduodenektomie, kephale 324
Pankreatojejunostomie 325
Pankreatozystogastrostomie 62 f
Pankreolauryltest 662
Panmyelophthise, Chloramphenicol-bedingte 157
Panthenol 607
Papilla Vateri 58 ff
– – Sondierung 59
– – Sphinkterotomie, endoskopische 59 ff
– – Steineinklemmung 61
Papillenkarzinom 675
Papillenstenose 586
Papillom der Brustdrüse 450
Papillotomie, chirurgische 584, 586
– endoskopische 584, 586, 655
Paracetamol 294
Paragangliom 444
– Operationsindikation 445
– operative Strategie 446
Paramedianschnitt 89
Paraneoplastisches Syndrom 388 f
Paraphimose 902
Parasiten 214
Parasympathikus, Einfluß auf die Kolonmotilität 726
Parathormon 422
Parathormonmangel 259
Parathormonspiegel 258
Parathyrinom 429
Parathyroidektomie, subtotale 425 f
– totale 428
Paraumbilikalvenen, erweiterte 565
Parenchymfistel nach Thoraxeingriff 848
Parenchym-Pyelon-Index 32
Parks-Hämorrhoidektomie 749
Paronychie 887 f
Patient controlled analgesia s. Analgesie, patientenkontrollierte
Patientenaufklärung s. Aufklärung
Patientenautonomie 128
Patienteneinwilligung s. Einwilligung
Patiententestament 131
Patientenwille, mutmaßlicher 132
PCA (patient controlled analgesia) s. Analgesie, patientenkontrollierte
PCR (Polymerase-Kettenreaktion) 372
PCWP (pulmonary capillary wedge pressure) 277
PDGF 198
PED s. Duodenostomie, endoskopische, perkutane

PEEP bei akutem Atemnotsyndrom des Erwachsenen 281
PEG s. Gastrostomie, perkutane endoskopische
PEJ (perkutane endoskopische Jejunostomie) 46
Penetration 513
Penicillin(e) 146, 150 ff
– Peritonitistherapie 624
– säurefeste 150
Penicillin G 146, 150 f, 220 f, 225, 242
– Aktivitätsspektrum 150
– Dosierungsbereiche 150
– Pharmakokinetik 151
Penicillin-G-Aminoglykosid-Kombination 156
Penicillin V 150
Penicillinallergie 150 f, 624
Penicillinresistenz 150
Penicillin-β-Lactamase-Inhibitor-Kombination 155
Peniswurzelblock 298
– Indikation 296, 298
Penrose-Drain 94
Pentagastrinstimulation, Magensäuresekretion 435
Pentazocin 291, 293
– Dosierung 291, 293
– Kontraindikation 293
Pentoxyfillin 625
PEP (palliative endoskopische Pertubation) 43
Peptococcus-Arten 9
Peptostreptococcus-Arten 9
Perchlorat 256 f, 405
Perforation 513
Perfusionsdruck, zerebraler, Überwachung 350
Pericardiotomia inferior 866
Periduralanalgesie 295 f
– bei akuter Pankreatitis 652
Periduralanästhesie 187 f, 295 f
– Indikation 187, 296
– Instrumentarium 187
– Katheterplazierung 188
– Kontraindikation 187
– Lokalanästhetika-Opioid-Kombination 297
– Lokalanästhetikumdosierung 188
– lumbale 188
– Nüchternheitsgebot 185
Periduralkatheter, Entfernung 188
– Sympathikolyse 607
Perikardpunktion 345 f, 355
– Indikation 346
Perikardtamponade 868
Perindopril 265
Perioperative Phase 143
Peristaltik, ösophageale 476
Peristaltika 607
Peritonealdialyse 628
– ambulante, chronische, Peritonitis 145, 618
Peritonealdialysekatheter 792
– liegender, Nierentransplantation 782
Peritonealflüssigkeit 613
Peritonealhöhle 613
– Flüssigkeitsströme 98
Peritonealkarzinose 389, 523, 534, 610, 628
Peritoneallavage 97 ff
– diagnostische, posttraumatische 357
– geschlossene, kontinuierliche 622

- posttraumatische 313, 357
- programmierte 622 f
- Technik 313
- bei Transplantatpankreatitis 808
Peritoneum 613
- Histologie 613
Peritonismus 626
Peritonitis 208, 613 ff, 628
- Abwehrverbesserung 625 f
- Aggressionshemmung 625 f
- Antibiotikatherapie 145, 623 f
- Ätiologie 617 f
- Bakterien, anaerobe 211
- Bakteriologie 145, 147
- Beatmung 625
- nach Darmverletzung 328
- Definition 614
- Diagnostik 619 ff
- diffuse 616 ff
- - Operationsindikation 621
- - persistierende 618
- nach Dünndarmtumorresektion 689
- nach Duodenalverletzung 325
- Entzündungsreaktion, lokale 614 f
- - systemische 615
- Erreger 614
- Exsudat 617 f
- - kotig-jauchiges 618
- nach Fahrradlenkerverletzung 327
- Fibrinbeläge 618
- gallige 585, 618
- generalisierte, Peritoneallavage 97 ff
- Gerinnungssystemaktivierung 615
- Gewebsmakrophagenaktivierung 615
- Herdsanierung 621 f
- Ileusbehandlung 625
- Infusionstherapie 624 f
- Initiation 614
- Intensivbehandlung 624 ff
- Intensivpflege 625
- Kindesalter 619
- nach kolorektaler Resektion 734
- Komplementsystemaktivierung 615
- Kontrastmittelpassage 620
- kotige 723, 734
- Laboruntersuchungen 626
- Laparoskopie 621
- Laparotomie 621
- Lebensalter 619
- bei liegendem Peritonealdialysekatheter 792
- lokale 614 f, 617
- - Therapie 623
- Milzabszeßruptur 639
- Monitoring 624
- nach Nierentransplantation 792
- nach Operation bei Colitis ulcerosa 710
- Organtoxizität 616
- bei Pankreatitis 618
- Pathophysiologie 614 ff
- Perforation bei Divertikulitis 713
- postoperative 618
- primäre 618
- Prognose 619, 626
- Röntgenuntersuchung 620
- Schmerzanamnese 626
- sekundäre 614, 618
- Sonographie 620
- Spülbehandlung 622 f
- Therapie, chirurgische 621 ff
- - Differentialindikation 623
- - geschichtliche Entwicklung 616 f

- - medikamentöse 625
- Ulkusperforation 503, 513
- Vektoren 614
- Verlauf 617
Peritonitis-Index 618, 626
Permeabilitätsstörung, kapillare, Peritonitis 616
Perracchia-Venensperrverfahren, operatives 570
Perthes-Test 827
Pertubation, endoskopische, palliative 43
Petechien 242
Pethidin 291 f, 652
- Dosierung 291 f
- Intoxikationssymptome 291
Peutz-Jeghers-Syndrom 719
PEZ (perkutane endoskopische Zäkostomie) 57
PF-4 198
Pfählungsverletzung 191, 751
- abdominopelvine 329
Pfannenstiel-Schnitt 89
Pfortader (s. auch Vena portae) 563
- Aufteilung 556
- Feinnadelpunktion, perkutane 564
Pfortaderäste, intrahepatische 563
Pfortaderdruck 563
Pfortaderdruckmessung 564 f
Pfortaderhochdruck s. Hypertension, portale
Pfortaderkreislauf 563
- Block, intrahepatischer 563 f
- - postsinusoidaler 563 f
- - präsinusoidaler 563 f
- - sinusoidaler 563 f
- - posthepatischer 563 f
- - prähepatischer 563 f
Pfortaderobstruktion, Neugeborenes 563
Pfortaderthrombose 564
- septische, Leberabszeß 541
Pfortaderverletzung 323
p53-Gen 372
Phagozytose 190, 217, 233, 235
- Wundheilung 198 f
Phäochromozytom 263 f, 443 ff
- asymptomatisches 444, 447
- bilaterales 444
- - operative Strategie 446
- Diagnostik 444 f
- extraadrenales 444
- extraadrenales, operative Strategie 446
- v.-Hippel-Lindau-Syndrom 444 f
- Labordiagnostik 379
- Lokalisationsdiagnostik 444
- malignes 263, 444
- MEN-II-Syndrom 438, 444 f
- Nachbehandlung 447
- Operationsindikation 445
- operative Strategie 446
- Risiko, perioperatives 263
- Therapie, medikamentöse 263 f
- - - intraoperative 264
- - - postoperative 264
- - - präoperative 263
Pharyngolaryngektomie 492
Phenolmandelöl 745
Phenoxybenzamin 263, 446
Phenoxypenicilline 150
Phentolamin 263 f
Philadelphia-Chromosom 372
Phlebitis, katheterbedingte 107

Phlebödem 832
Phlebodynamometrie 831
Phlebographie 27, 827 f
- Indikation 35
- bei Lungenembolie 286
Phlebothrombose s. Venenthrombose, tiefe
Phlegmasia coerulea dolens 828
Phlegmone 220 f
- Ätiologie 220
- Erreger 147
- bei feuchter Gangrän 195
- subkutane, Therapie, ambulante 925
- Therapie 220
- Wundinfektion, nosokomiale 227
- zevikale 396
pH-Metrie, Ösophagus 475, 480
Phosphatase, alkalische 124, 378
- - Hyperparathyreoidismus, primärer 424
- - - sekundärer 427
- saure 378
Phosphatbinder 252
Phosphathaushaltsstörung 252
Photosensibilisator 387 f
Phrenikusparese, tumorbedingte 497
pH-Wert, arterieller 274
- extrazellulärer 253
Physikalische Therapie 162
Physiotherapie, postoperative 271
Piece-meal-Technik, Polypektomie, koloskopische 53
Pigmentstein 576
Pilze 9, 211, 214
- physiologische, im Gastrointestinaltrakt 7
Pindolol 265
Piperacillin 150
- Pharmakokinetik 152
Piritramid 291 f
- Dosierung 291 f
Plasma, frisch gefrorenes, Polytraumatisierter 343
- virusinaktiviertes 170
Plasmaersatzmittel, kolloidales 168
Plasmapherese 169, 636
Plasmaproteine 170
Plasmaproteinlösung 172
Plasmin 206
Plastikprothese, Choledochusdrainage 61 f
Plastiktubusimplantation, ösophageale 43
Plastisch-rekonstruktiver Eingriff, Drainage 100
Platelet activating factor 210, 233
Platzbauch 201, 766
Platzwunde 191
Plazentalösung, vorzeitige, Heparintherapie-bedingte 85
Plethysmographie 811
Pleura, Materialgewinnung zur mikrobiologischen Diagnostik 8
Pleuradrainage 351
- Polytrauma 348
Pleuraempyem 850 f
- Ätiologie 850 f
- Prädispositionsfaktoren 851
- Therapie 851
- nach Thoraxeingriff 849
Pleuraerguß 849 f
- Amöbenabszeß der Leber 546
- Diagnose 850

Pleuraerguß, Drainage 102
- infektiöser 850
- Leberabszeß 542
- maligner 850
- nach Ösophagusvarizensklerosierung 568
- postoperativer 276
- – Sonographie 35
- Röntgenbefund 15
- Thoraxübersichtsaufnahme 16 f
Pleurahöhle, Punktion 850
- Zugang 845
Pleuramesotheliom, malignes 851
Pleuratumor 851
- Staging 838
Pleuraverletzung, Polytrauma 352
Pleuraverwachsung, Lösung 846
- – extrapleurale 846 f
Pleurektomie 850
Pleurodese, chemische 850
Plexus brachialis, Ausriß 394
- – Durchtrennung 394
- haemorrhoidalis inferior 745
- myentericus 726
Plexus-brachialis-Blockade 297
- axilläre 179 f
- – Analgesiezone 180
- – bei Stimulation 180
- interskalenäre 178 f
- – Analgesiezone 179
- – Supplementierung 180 ff
Plexus-lumbalis-Blockade 297
- im Inguinalbereich 183 f
- kontinuierliche, Kathetertechnik 183
Pneumocystis carinii 9
Pneumokokken 8
Pneumokokkenimpfstoff, polyvalenter, nach Splenektomie 320, 642
Pneumonektomie 856
- Komplikation, postoperative 848
Pneumonie 853
- bakterielle, postoperative 271
- chronische 853
- nosokomiale 207, 230
- – Therapie 230
- postoperative 278
- – Antibiotikatherapie 147
- – Erreger 230, 278
- – Prophylaxe 123
- Röntgenbefund 15
Pneumothorax 849, 854
- bei bullösem Lungenemphysem 854
- Drainagebehandlung 102, 849
- geschlossener 352 f
- offener 352 f
- – mit Mediastinalflattern 352 f
- Operationsindikation 849
- Polytrauma 345 f, 351 ff
- postoperativer 276
- Röntgenbefund 15
- symptomatischer 849
- bei Thoraxdrainage 105
- nach Thoraxeingriff 849
- Thoraxübersichtsaufnahme 18
Pneumozystographie, Mamma 453
PNI (prognostic nutritional index) 125 f
Polidocanol 50 f, 567
- Kontraindikation 51
Polyarthritis, chronische, Hand 889 f
Polychromasie 373
Polydioxanon 92
Polyethylen-Drain 96
Polyglecapron 92

Polyglykol 92
Polyglykonat 92
Polymerase-Kettenreaktion 372
Polyp, adenomatöser, duodenaler 538
- kurzgestielter 53
- langgestielter 53
- neoplastischer s. Adenom
- sessiler 53
- Untersuchung, histologische 54
Polypektomie, endoskopische 720
- – Perforationsursache 720
- koloskopische 53 f
- – Blutstillung 53
- – Piece-meal-Technik 53
- kurative 54
Polypeptinom, pankreatisches 429, 437
- vasoaktives, intestinales 429
Polyposis, adenomatöse, familiäre, Schwangerschaft 84
- – coli 722
- – adenomatöse, Genveränderung 372
- – Entartungsrisiko 722
- familiäre 538
- – Anastomose, pouchanale 739
- intestinale, Weichteiltumor 876
- juvenile 719
Polytrauma 315, 335 ff
- Abdomenuntersuchung, klinische 342
- Abdominaltrauma 340, 348
- Aktivierung, inadäquate, körpereigener Systeme 337
- Akuttherapie 344
- Analgesie 340
- Aortenverletzung 825
- Atemwege kontrollieren 337
- Atemwegsverlegung 350
- Beatmung 337, 339
- Beckenuntersuchung, klinische 342
- Beckenverletzung 340, 348, 357 f
- Blutung, intraabdominelle 345 f
- – intrakranielle 346, 349 f
- Blutuntersuchung 343
- Computertomographie 347
- – abdominale 357
- – kranielle 346, 349
- – thorakale 354
- Definition 335
- Diagnostik, apparative 343, 347
- – neurotraumatologische 348
- – am Unfallort 337
- Einteilung 335
- Erstversorgung, präklinische 337 ff
- Extremitätenuntersuchung, klinische 342
- Extremitätenverletzung 340, 358
- Flüssigkeit, freie, intraabdominale 343
- Fraktur 357 f
- Fremdkörper, penetrierender 340
- Frühintubation, Indikation 338
- Frühoperation, dringliche, Indikationsstellung 347
- – lebenserhaltende 348
- – organerhaltende 348
- Frühthorakotomie, Indikation 348
- Gefäßverletzung, thorakale 354 f
- Halswirbelsäulen-Untersuchung, klinische 342
- Harnblasenkatheter 343
- Harnblasenverletzung 333
- Herdsymptomatik, neurologische 348
- Herzbeuteltamponade 351, 355 f
- Herzklappenverletzung 356
- Herzverletzung 355 f

- Hirnstammeinklemmungszeichen 346
- Ileus 600
- Infektion 337
- Intensivtherapie 348
- Intervalldiagnostik 348
- Intubation 340
- kardiozirkulatorische Maßnahmen 338 f
- Kopfuntersuchung, klinische 341 f
- Kopfverletzung 349 ff
- Labordiagnostik 343
- Laparoskopie 357
- Laparotomie, explorative, Indikation 344
- Letalität 336
- Lungenparenchymverletzung 352
- Management in der Rettungsstelle 341 ff
- Maximaltherapie, unkontrollierte 344 ff
- neurologischer Status 338
- Notfalltrepanation 346
- Operation, funktionserhaltende 348
- – funktionswiederherstellende 348
- Optimaltherapie, kontrollierte 346 f
- Ösophagusverletzung 356 f
- Pankreasverletzung 324
- Pathophysiologie 336 f
- Peritoneallavage, diagnostische 357
- Pleuraverletzung 352
- Pneumothorax 345 f, 351 ff
- Reanimation 344
- Regelversorgung, organspezifische 336
- Rippenfraktur 352, 357
- Röntgendiagnostik 343, 347
- – thorakale 351 f
- Schädel-Hirn-Trauma 349
- Schock 336 f
- – therapieresistenter 344 f
- Schweregradbeurteilung 337
- Schweregrad-Score 344
- Sofortoperation, lebenserhaltende 344 ff
- Sonographie 343 ff, 347
- – abdominale 357
- Spannungspneumothorax 351 f
- Stabilisierung 346 f
- Stabilisierungsparameter 347
- Standardzugang, abdominaler 317
- Sternotomie, mediane 355
- Sternumfraktur 352, 357
- Stufenplan, diagnostischer 344 ff
- – therapeutischer 344 ff
- Thoraxdrainage, notfallmäßige, Indikation 338, 344
- Thoraxuntersuchung, klinische 342
- Thoraxverletzung 340, 351 ff
- Transport 340
- – von der Rettungsstelle 344
- Transportfähigkeit 347
- Trepanation, explorative 349
- Untersuchung, klinische 341 ff
- – – Dokumentation 342
- Urinuntersuchung 343
- Verletzung, abdominale 357
- – abdominopelvine 329
- – extrakranielle 349 ff
- – intrakranielle 346, 349 f
- – intrathorakale 340, 348, 351 f
- Verteilung auf die Körperregionen 335
- Volumensubstitution 343

- Weichteilverletzung 358
- Wirbelsäulenverletzung 348, 357
- Zugang, peripher-venöser 338
- - zentralvenöser 342 f
Polyurethan-Drain 97
Polyurethanhaltiges Material, Verbrennungswundendeckung 366
Polyvinylchlorid-Drain 96
Popliteaaneurysma 823 f
- Operationsindikation 824
Poplitealpuls, fehlender 820
Porphyrinderivat 387
Port, Chemotherapie 561
Portioschiebeschmerz 694
Portographie, transhepatische, perkutane 568
Porzellangallenblase 585
Postaggressionsstoffwechsel 299 f
- Akutphase 299
Postcholezystektomiesyndrom 579, 583, 586
Postgastrektomiebeschwerden 514 ff
Postinfarktangina 239
Postoperative Phase 143
Postpolypektomiesyndrom 54
Post-shunt-Enzephalopathie 570
- Prophylaxe 569
Postsplenektomiesepsis 642
Postsplenektomiesyndrom 642
Postthrombotisches Syndrom, Minderung der Erwerbsfähigkeit 831
Postvagotomiediarrhö 520
Pouchbildung, ileoanale 708 f
- - funktionelle Ergebnisse 710 f
- - nach Kolektomie bei Polyposis coli 722
Pouchitis 710 f
PP-om s. Polypeptinom
Präalbuminkonzentration im Serum, Ernährungszustand 301
Prämedikation 138, 142 f
Prämedikationsvisite 138, 141
Prävalenz 371
Prazosin 263
Prednisolon, Immunsuppression 774 ff
Prilocain, Dosierung 176
Primär biliäre Zirrhose s. Zirrhose, biliäre, primäre
Primidin-Synthesehemmer, Immunsuppression 777
Pringle-Manöver 321 ff, 556
Probeexzision, thorakoskopische 842
Probepunktion, sonographisch geführte 34
Procainhydrochlorid 652
Procainpenicillin 151
Processus vaginalis, offener 755
Profundaplastik 820
Prognostic nutritional index 125 f
Prokinetika 607
Proktektomie bei Crohn-Krankheit 684
- erweiterte 738
Proktitis 749
Proktodealdrüse 741 f
Proktokolektomie 84
- Patientenaufklärung, präoperative 708
- bei Polyposis coli 722
- restaurative, sphinktererhaltende 710
- Stomaanlegung 740
Proktologische Untersuchung 742 f
- - Anästhesie 743

- - Schutzmaßnahmen gegen HIV-Infektion 753
Proktomukosektomie 704, 708
- bei Polyposis coli 722
Proktorektoskopie 742
- posttraumatische 314
Pronator-teres-Syndrom 889
Properdin 190
Propicillin 150
Propranolol 265
Propylthiouracil 256 f
Prostaglandin E_1 243
Prostaglandin E_2 233
Prostaglandine 210
Prostaglandinsynthesehemmer 293
Prostata, dislozierte 332, 334
Prostatakarzinom, Früherkennungsuntersuchung 375
- Immunhistochemie 377
Prostatakonsistenz 893 f
Protein, C-reaktives 651, 656
- endotoxinneutralisierendes 625
- Lipopolysaccharid-bindendes 233 f
Proteinabbau, postoperativer 300
- Tumor, maligner 390
Proteinbedarf, Ernährung, künstliche 303
Protein-C-Mangel 85
Proteinhaushalt 7
Proteinkonzentration im Serum, Ernährungszustand 301
Proteinmangel, Albuminkonzentration im Serum 301
Protein-S-Mangel 85
Proteoglykanrezeptoren 197
Proteolyse, postoperative 300
Proteus vulgaris 9
Proteusgruppe 9
Protheseninfektion 208
Prothrombinkomplexpräparat 123
Protonenpumpenhemmer 504 f
Protoonkogen 372
Protoporphyrie, Lebertransplantation 800
Protozoen 9, 215
- physiologische, im Gastrointestinaltrakt 7
Pruritus ani 742
PSA (prostataspezifisches Antigen) 377 f
Pseudoaneurysma, traumatisches, infiziertes, Antibiotikatherapie 147
Pseudodivertikel 713
Pseudohyperparathyroidismus, paraneoplastischer 388
Pseudomonaden 9, 209
Pseudomonas aeruginosa 9, 209 f
- - Weichteilinfektion 221
Pseudomonassepsis 221
Pseudoobstruktion des Kolons 56, 605, 607 f, 726
- Operationsindikation 726
Pseudopolypen 679
- entzündliche 703
Pseudoreposition, Hernie 762 f
Pseudotumor, entzündlicher 713
Pseudotumorkapsel 768
Pseudozyste 664 f
- Einblutung 665
- pulmonale, posttraumatische 352
- rupturierte 666
Pseudozystogastrostomie 325
Pseudozystojejunostomie 325
Psoasabszeß, Computertomographie 27

Psoaskontur, unscharfe 20
Psoasschmerz 694
Psychisch Kranker, Aufklärung 132
Psychopharmaka, hepatotoxische 74
PTC s. Cholangiographie, perkutane transhepatische
PTCD s. Cholangiodrainage, perkutane transhepatische
pTNM-Klassifikation 942
Puborektalschlinge 741 f
Puffersystem 253
Pull-Technik 43
- Enteroskopie 51
- Pertubation, endoskopische, palliative 43
Pulmonalarteriendruckmessung 840
Pulmonalarterienembolektomie 869
Pulmonalarterienkatheter 274
Pulmonalisangiographie 285 f
Pulmonary capillary wedge pressure 277
Pulsoximetrie 267, 274
Pulsstatus, posttraumatischer 825
Punktion bei Infektion, Antiseptik 936
- Vene, periphere 106 f
- - Komplikation 110
- - Technik 107
- - zentrale 107 ff
- - Komplikation 110
- - Technik 108 ff
Punktionskanüle, Größenklassifikation 97 f
Punktionsset 110
Punktionstracheostomie, perkutane 69 f
Punktionszytologie, Schilddrüse 402
Pupille, einseitig weite, lichtstarre 349
Purpura, thrombozytopenische, idiopathische 637
- - thrombotische 637 f
Push-Technik 43 f
- Enteroskopie 51
- Pertubation, endoskopische, palliative 43
PVS s. Venensampling, perkutanes
Pylephlebitis 564
Pyloroplastik 480
- bei trunkulärer Vagotomie 509 f
Pylorus, Ballondilatation 41
Pyoderma gangraenosum 221
Pyodermia fistulans significa 746, 923
6-P-Zeichen 812

Q

Quadrantenresektion der Mamma 456
Quadrupeltherapie, Helicobacter-pylori-Eradikation 505
Qualitätsindikatoren, Definition 941
Qualitätsmanagement 941
Qualitätssicherung 941
- ambulantes Operieren 918
- chirurgische 941
- Hygiene 937 ff
- Klassifikation 942
- Methodik 942
de-Quervain-Tendovaginitis 891
de-Quervain-Thyroiditis s. Thyroiditis, granulomatöse
Quetschwunde 191
Quick-Wert 123, 170
Quinton-Scribner-Shunt 833

R

Radikalfänger bei akuter Pankreatitis 654
Radiochemotherapie, adjuvante 735
– Analkarzinom 752
– multimodale 674
– Pankreaskarzinom 674
– präoperative, Magenkarzinom 533
– – Ösophaguskarzinom 496
– Rektumkarzinom 735
Radioimmunoguided surgery 382
Radiojodtherapie 258, 405, 410
– bei Immunthyreopathie 406
– Kontraindikation 410
Radiologische Diagnostik, gezielte 13 f
– – Patientenvorbereitung 14
– – Planung 13
– – Untersuchungsreihenfolge 13 f
Radionuklide, Tumordetektion, intraoperative 382
Radiotherapie, intraoperative, bei lokoregionärem Rezidiv des kolorektalen Karzinoms 738
– Weichteiltumor, maligner 878
Ramipril 265
Ranitidin 504
Rapamycin 774, 776, 803
Rasur 228
Rauchen, Crohn-Krankheit 677
– Risiko, perioperatives 269 f
Raumfoderung, mediastinale, Feinnadelpunktion, transthorakale 841
– pulmonale, Feinnadelpunktion, transthorakale 841
Raumforderung, Adnexbereich 908 f
– – Vorgehen 909 f
– echofreie, Recessus phrenicocostalis 35
– intrahepatische, Sonographie 29 f
– intrathorakale 497
– – Röntgenbefund 15
– mediastinale 838, 857 f
– perirenale, nach Nierentransplantation 790
– thyroidale, Sonographie 33
Reanimation, Polytraumatisierter 344
Recessus phrenicocostalis, Raumforderung, echofreie 35
Rechtsherzbelastung, akute, Lungenembolie 284
– Fistel, arteriovenöse 826
Rechtsherzerkrankung, Leberstauung 564
Rechtsherzinsuffizienz, Therapie, medikamentöse, präoperative 242
Rechtsherzkatheter bei Lungenembolie 285
Rechts-links-Shunt 861
Recklinghausen-Krankheit s. Neurofibromatose
Red colour sign 566, 570
Redon-Drain 94
Reflex, anorektaler 742
Reflux, duodenogastraler 503, 508
– intestinoösophagealer, Verhinderung nach totaler Gastrektomie 531
Refluxbarriere 476
Refluxkrankheit 479 ff
– Definition 479
– Diagnostik 480
– Differentialdiagnose 480
– Hernie, axiale 497

– Operationsindikation 481
– Operationsmethoden 481
– Pathogenese 480
– Patientenaufklärung, präoperative 481
– Rezidiv 483
– Therapie 481 ff
– Ursache 477, 480
Refluxösophagitis, Diagnostik 22
– stenosierende, Bougierungstherapie 40
Regionalanästhesie, intravenöse 177 f
– postoperative 290, 295 ff
– – Indikation 295 f
Regurgitation 474 f
Rehydratation 259
Reinnervation 886
Rejektion 773 f
Rekonstruktion, aortoiliakale, Blutkonserven 811
Rektopexie, Darmreinigung 744
Rektosigmoidaler Übergang 743
Rektosigmoidkarzinom, fatale Pause 376
Rektoskopie 742 f
– Karzinom, kolorektales 730
– Komplikation 743
– Patientenaufklärung 743
– starre 52
Rektovaginalfistel, hohe 923
Rektozele 751
Rektum, oberes, Kalibersprung 751
Rektumexstirpation, abdominoperineale 733, 738
– Netzlappen 629 f
Rektumkarzinom 727
– Chemotherapie, adjuvante 735
– Endosonographie 35, 379
– Exstirpation, abdominoperineale 733, 738
– Exzision, transanale, lokale 733 f
– Früherkennungsuntersuchung 375
– Nachsorge 737
– Operationsverfahren 733
– palpables 742
– Radiochemotherapie, adjuvante 735
– Resektion, kontinenzerhaltende 733
– Rezidiv, lokoregionäres, Therapie, chirurgische 736
– Stenosenrekanalisation, endoskopische 56
– Therapie, adjuvante 386
– übersehenes, bei Hämorrhoidalbehandlung 735 f
Rektumperforation, traumtische 751 f
Rektumprolaps 746, 751
– innerer 751
Rektumresektion, anteriore, tiefe, Patientenaufklärung, präoperative 731
– kontinenzerhaltende 733
Rektum-Scheiden-Fistel, Netzlappen, gestielter 629
Rektumstenose, postoperative, Rekanalisation, endoskopische 54
Rektumtumor, palpabler 729
– Stadieneinteilung, klinische 730
Rektumtumorstenose, Laserrekanalisation 56
– Rekanalisation, endoskopische 56
Rcktumverletzung 327, 329, 751 f
Rektusdiastase 764
Rekurrensparese 413 f
– nach Ösophagusoperation 477, 496
– nach Rezidivstrumaresektion 410

– nach Schilddrüsenresektion 410
– – Begutachtung 420 f
– – Spontanrückbildung 413
Reliavac-Drain 94
Remission, komplette 391
– partielle 391
Reninaktivität im Plasma, supprimierte 440
Reninsekretion, erniedrigte 259
Renovasographie 814
Replantation 886
Resektion, abdominosakrale 738
Reservevolumen, exspiratorisches 275
Residualgallenkonkrement 583
Residualkapazität, funktionelle 275
Respiratorische Insuffizienz 244 f
– – akute 268 ff, 838
– – – nach Thoraxeingriff 848
– – Allgemeinfaktoren 269 f
– – anästhesiologische Faktoren 269 f, 275 f
– – Ätiologie 271 ff
– – Beatmungsindikation 268 f
– – chirurgische Faktoren 269 f
– – chronische 838
– – Definition 268 f
– – hyperkapnische 271 f
– – Intubationsindikation 268
– – kardial bedingte, Diagnostik 274
– – normokapnische 271 ff
– – Pankreatitis, akute 655
– – Pathogenese 271 ff
– – perioperative 268 f
– – postoperative, Anamnese 273
– – – Untersuchung, physikalische 273
– – Risikofaktoren 268 f
– – Untersuchung 269 f
– – Vorbeugung 270 f
Respiratorischer Quotient 273
Retentionsatherom, epidermales, infiziertes, Therapie, ambulante 924
Retentionspneumonie 848
Retinoblastomgen 372
Retinopathie, diabetische 246
Retroperitoneale Fibrose 770 f
– – Diagnostik 26, 770
– – Hauptlokalisation 770
– – medikamentös bedingte 770 f
– – sekundäre 770
– – Therapie 771
– – – medikamentöse 771
Retroperitonealphlegmone 325
Retroperitonealraum, Verletzung 769 f
Rettungsstelle, Ausstattung, personelle 341
– – technische 341
– Management 341 ff
α-Rezeptor-Antagonist 263 f, 263 f
α-Rezeptor-Blockade, Nebenwirkung 446
– bei Phäochromozytomdiagnostik 445
– präoperative, bei Überfunktion des sympathoadrenalenSystems 446
β-Rezeptoren-Blocker 240 f, 257, 265
Rezidivgallenstein nach Cholezystektomie 583
Rezidivhernienoperation 760
– Nahtmaterial 761
Rezidivspontanpneumothorax 849
Rezidivstruma, perioperative Maßnahmen 411
– Resektion 410
Rezidivulkus nach Magenresektion 518
Rhabdomyolyse 289

Rhesusprophylaxe 907
Rh-Immunisierung 169
Rhizarthrose 891
Richter-Littré-Hernie 754
Riedel-Thyroiditis s. Thyroiditis, chronisch fibrosierende
Riesenfaltengastritis 538
Riesenzellarteriitis 816
RIGS (radioimmunoguided surgery) 382
Ringbanddurchtrennung 891
Ringer-Lactat-Lösung 171 f
Rippenbogenrandschnitt 89
Rippenfraktur, Polytrauma 352, 357
Rippenresektion 846
Rippenserienfraktur 352
Risikoaufklärung 129 f
Risikoeinschätzung 140
Risikofaktor, nutritiver 300
Risikoklassifizierung, präoperative 124
Risikopatienten, infektionsgefährdete 930
Rißwunde 191
R-Klassifikation 728
Rolitetracyclin 160
Röntgenanforderungsschein 14
Röntgenaufnahme 10 f
– nach Abdominaltrauma 312 f, 315
– – Stellenwert 312
– nach Thoraxtrauma 316
Röntgendurchleuchtung 11
– bei Koloileoskopie 52
Röntgenfilmkassette 10
Röntgenröhre 10
Röntgenröhrenspannung 10
Rotter-Halsted-Mastektomie s. Mastektomie, radikale
Roux-Y-Prinzip 508
Roux-Y-Schlinge bei Duodenalverletzung 325
– nach Duodenopankreatektomie 673 f
– bei Gallenwegsverletzung 327
– Magenersatzbildung 531 f
– bei Pankreasverletzung 325
Rovsing-Zeichen 693
Roxithromycin 159
R0-Resektion 375
– Lebertumor 557
R1-Resektion 375
– Lebertumor 557
R2-Resektion 375
rtPA, Dosierung 287
– bei Myokardinfarkt 241
Rückenmarkdekompression 389
Rückenmarkkompression, tumorbedingte 389
Rückenschmerzen, Pankreaskarzinom 669
Ruhedruck, ösophagealer, distaler 476 f
Ruheenergiebedarf 299
Ruheumsatzsteigerung, postoperative 300
Rundherd, Mamma 454
– pulmonaler 838
– – Punktion, CT-gestützte 838

S

SA-Block 863
Salazosulfapyridin 706
Sarkoidose, Thyroiditis 408
Sarkom 373, 878
– Mamma 464

– Pseudokapsel 768
– pulmonales 856
– retroperitoneales 768
SASP (Salazosulfapyridin) 706
Sauerstoffdruckdifferenz, alveoloarterielle 273 ff
Sauerstoffpartialdruck, gemischtvenöser 274
Sauerstoffradikale 233, 235 f
Sauerstoffsättigung, periphere, Messung, transkutane 274
Sauerstofftherapie, hyperbare 223 f
Sauerstofftransportindices 274
Sauerstofftransportkapazität, Optimierung 282
Sauerstoffzufuhr 254
– Asthmaanfallbehandlung 245
Saugdrainage 94
– prophylaktische 100
– thorakale 103 f
Saugligatur, Ösophagusvarizen 51
Säure-Basen-Haushalt 253 f
Säure-Basen-Haushalts-Störung 274
Säureclearance 475
Säuresekretionshemmer 433, 436
Säureverätzung 192
– Ösophagus 488
SCC (squamous cell cancer antigen) 378
SCC-RA (squamous cell carcinoma-related antigen) 489
Schädelfraktur 350
Schädel-Hirn-Trauma, Peritoneallavagekatheter 313
– Polytrauma 349
Schädelimpressionsfraktur 350
Schallschatten 31 ff
Schenkelhernie, Definition 754
– inkarzerierte 762 f
Schenkelhernienoperation 759 f
– Zugang, inguinaler 760
– – kruraler 759 f
– – präperitonealer 760
Schichtaufnahmen 11
Schilddrüse, Lobektomie, subtotale, Komplikation, operationstypische 421
– – – Operationsschritte 412
– near total resection 427
– Raumforderung, echoarme 33
– – echofreie 33
– – echoreiche 33
– – Sonographiebefund, Malignitätskriterien 34, 401
– Untersuchung 399 f
Schilddrüsenadenom, autonomes 256, 404 f
– – Operationsindikation 405
– – perioperative Maßnahmen 411
– follikuläres 402
– – Sonographie 33
– – onkozytäres 402
Schilddrüsenadenomresektion 405
Schilddrüsen-Autoantikörper 400, 406
Schilddrüsenautonomie 404 ff
– Diagnostik 405
– disseminierte 404 f
– fokale 404 f
– multifokale 405
– Operationsindikation 405
– perioperative Maßnahmen 411
– Radiojodtherapie 405
– Therapie, operative 405
Schilddrüseneingriff, Drainage 100
Schilddrüsenerkrankung 254 ff

– Anamnese 399
– Augenzeichen 400
– Diagnostik 399 ff
– – apparative 401 f
– – radiologische 402
– Differentialdiagnose 402
– Euthyreose 403 f
– gutartige 399 ff
– – Diagnostik, Algorithmus 409
– – Hormonsubstitution 410
– – Jodtherapie 410
– – Radiojodtherapie 410
– – Therapie 410 ff
– – – Algorithmus 409
– – – konservative 410
– – – operative 410 ff
– – Thyreostatika 410
– Hyperthyreose s. Hyperthyreose
– Labordiagnostik 400 f, 403
Schilddrüsen-Feinnadelpunktion 402
– Tumordiagnostik 416
Schilddrüsengewebe, dystopes 399
Schilddrüsenhormonbildung, ektope 404
Schilddrüsenhormone, Bestimmung 401
Schilddrüsenhormonsubstitution 255
– bei gutartiger Schilddrüsenerkrankung 410
– postoperative 406 f
Schilddrüsenkarzinom 257 f, 408
– Anamnese 415
– anaplastisches 415 f
– – Operationsschritte 420
– Diagnostik 416 f
– differenziertes 415
– follikuläres 415 f
– – Operationsschritte 418 f
– Lymphknotendissektion 418
– medulläres 415 f
– Diagnostik, genetische 416, 420
– familiäres 416
– – Operationsschritte 420
– hereditäres 416
– – Operationsschritte 419 f
– – Tumormarker 416
– onkozytäres 402
– papilläres 415 f
– – Operationsschritte 418 f
– Pathogenese 415
– radioimmunoguided surgery 382
– Risiko, perioperatives 258
– bei Thyroiditis Hashimoto 407
– Sonographie 33
– Strahlentherapie, perkutane 419
– – postoperative 420
– – präoperative 419 f
– Szintigraphie 401
– Tumormarker 379, 401
Schilddrüsenknoten 399 f
– adenomatöser 33
– dominanter 408
– Operationsindikation 409
– Konsistenz 400
– rasch wachsender 415
– solitärer 408 ff
– – Differentialdiagnose 408
– – malignitätsverdächtiger 408
– – Operationsindikation 409
– – Sonographie 33, 401
– – szintigraphisch heißer 12, 401
– – – kalter 12, 401
– – – Malignitätsrisiko 408
– – – perioperative Maßnahmen 411
– – – solitärer 408

Schilddrüsenlappenresektion 410
Schilddrüsenlymphom, malignes 420
Schilddrüsenmetastase 420
Schilddrüsenneoplasie, follikuläre 402
– onkozytäre 402
Schilddrüsenpalpation 399 f
– schmerzhafte 400
Schilddrüsenpunktion, sonographisch gezielte 33
Schilddrüsen-Punktionszytologie, Indikation 404
Schilddrüsenresektion 410 ff
– Behandlung, postoperative 411, 413
– funktionskritische 410
– Indikation 410
– Komplikation 413 f
– Nachblutung 413
– Nebenschilddrüsendarstellung 413
– Nervus-recurrens-Darstellung 413
– Nervus-recurrens-Schädigung 413
– – Begutachtung 420 f
– Operationsschritte 412 f
– Operationsziel 410
– Patientenaufklärung 411 f
– perioperative Maßnahmen 411
– Planung 410 f
– subtotale 404, 406, 407, 409, 410
– – Operationsschritte 418 ff
– Vorbereitung 410 f
Schilddrüsensonographie 27, 32 ff, 400 f, 403
– Indikation 403
– Malignitätszeichen 34, 401
Schilddrüsensuppressionsszintigraphie 405
Schilddrüsenszintigraphie 11 f, 14, 27, 401, 405
– Indikation 401, 401, 403
Schilddrüsentumor, gutartiger 408 ff
– maligner 415 ff
– – Behandlung 415, 418 ff
– – Diagnostik 416 f
– – Klassifikation, histologische 416 f
– – – pathologische 416 f
– – Operationsschritte 418 ff
– – Pathogenese 415
– – Szintigraphiebefund 417
– – Tumormarker 416 f
Schilddrüsenveränderung, sonographische, Malignitätskriterien 34
Schilddrüsenvergrößerung s. Struma
Schilddrüsenvolumen 33, 254
Schilddrüsenvolumetrie 32 f
– sonographische 254
Schilddrüsenzyste, Sonographie 33
Schilddrüsenzytologie 402 f
– Indikation 402 f
Schlafapnoesyndrom 245 f
– Operationsvorbereitung 246
– Risiko, perioperatives 245
Schleifendiuretika 242, 251 f, 265
Schleimabgang, peranaler, Adenom 719
– – Rektumkarzinom 729
Schließmuskelsystem, anales 741 f
Schluckakt 476
Schmerz 2 ff
– abdominaler s. Bauchschmerz
– fortgeleiteter 3
– Lokalisation 3
Schmerzanamnese bei Peritonitis 626

Schmerzen, abdominelle, Differentialdiagnose 695
– chronische, Therapie 663 f
– epigastrische 480, 503
– – Differentialdiagnose 695
– – Magenfrühkarzinom 527
– – Ulkusperforation 513
– retrosternale 474 f
– – Achalasie 484
– – Angina pectoris 859
– – Boerhave-Syndrom 487
– suprapubische, Differentialdiagnose 695
Schmerztherapie 289 ff
– bei chronischen Schmerzen 663 f
– medikamentöse 290 ff
– – bei Verbrennung 363
– nichtmedikamentöse 298
– Pankreatitis, akute 652
– – chronische 663 f
– postoperative 267, 271
– – Periduralanästhesie 188
– – Plexus-brachialis-Blockade, interskalenäre 179
– Tumor, maligner 390 f
Schnellschnitt 88
Schnittführung 89
Schnittwunde 191
Schock, Definition 336
– Endotoxin-bedingter 210
– hämorrhagischer, Bauchtrauma, stumpfes 310
– – Leberblutung 321
– – Milzruptur 318
– kardiogener, bei Lungenembolie 284
– – posttraumatischer 316
– Metamizol-bedingter 294
– Pankreatitis, akute 655
– Polytrauma 336 f
– septischer 208
– – gramnegativer 208
– – hyperdynamer 616
– – Pathogenese 233
– – therapieresistenter, Polytrauma 344 f
– Verbrennung 360 f
Schockindex 336
Schocktherapie bei Verbrennung 362 f
Schonhaltung beim Kind 700
– peritoneale 650
Schrotschußverletzung, abdominale 328
Schultergürtelkompressionssyndrom 829
Schürfwunde 191
Schußwunde 191
Schüttelfrost, postoperativer 292
Schwangerschaft, Appendizitis 82 f
– Bauchtrauma 84
– Becken-Bein-Venenthrombose 85
– Darmerkrankung, entzündliche 84
– Diagnostik, präoperative 82 ff
– Gallenblasenerkrankung 83
– Gallenwegserkrankung 83
– Hämorrhoiden 84
– Hernie 82
– Ileus 83
– Obstipation 83
– Pankreatitis 83
– Polyposis, adenomatöse, familiäre 84
– Trauma 84
– Tumor, maligner 84
– Ulkus 83
– Vaginalblutung, akute 917

Schwangerschaftskomplikation bei Myom 912
Schwangerschaftsödem 832
Schwangerschaftstest 904
Schwartz-Bartter-Syndrom 249 f, 389
Schweißdrüsenabszeß, Therapie, ambulante 924
Schweißdrüsenentzündung 220
Schwellkörper, hämorrhoidale 741
Schwerbrandverletzter, Bettennachweis 363
Schwerkraftdrainage 94
Schwerverletzter, Versorgung in der Rettungsstelle 341 ff
Scoresystem, Operationsrisikoevaluierung 125
Sekretin-Cholecystokinin-Test 662
Sekretintest 435 f
Sekretolyse 245
Sekretolytika 244
Sekundärelektronenvervielfacher 11
1-Sekunden-Ausatmungskapazität 271
Sekundenkapazität, exspiratorische, forcierte, pathologische 123
Selbstbestimmungsaufklärung s. Eingriffsaufklärung
Seldinger-Technik, Arterienkanülierung 113
– der Gefäßpunktion 107 f, 112
Selektine 197
Sellink-Dünndarmkontrastdarstellung 25
Semifundoplikation, Komplikation, postoperative 484
– konventionelle 481 f
– laparoskopische 482 f
SEMS s. Metallstent, selbstexpandierender
Sengstaken-Blakemore-Sonde 114 f
Senkungsabszeß, Fossa iliaca 680
Sentinel loop 21
Separation, krikotracheale 394
Sepsis 210, 232 ff, 238, 653
– bei akuter Pankreatitis 655
– Ernährung, parenterale, totale 308
– bei feuchter Gangrän 195
– katheterassoziierte 208
– katheterinduzierte 110
– – Katheterwechsel 112
– Polytrauma 337
– postoperative 126
– nach Splenektomie 642
– Synergismus, bakterieller 211
– bei Verbrennung 361
– bei Wundinfektion 201
Sepsis-related mortality score 126
Septic-severity-score 626
Serom 100, 200
Serotoninspiegel im Serum, Karzinoid 379
Serratia marcescens 9
Serumelektrolyte 7
Servelle-Martorell-Syndrom 826
Shouldice-Reparation nach Leistenhernienoperation 758 f
– – Nahtmaterial 761
Shunt s. auch Anastomose
– aortoaortaler 861
– arteriovenöser, zur Hämodialyse s. Hämodialyseshunt
– atriokavaler, bei Leberverletzung 322 f
– kavaler, bei Leberverletzung 322 f
– peritoneovenöser 562

- portokavaler 561, 572 f
- - Indikation 569
- - Komaprophylaxe 569
- - Kontraindikation 569
- - Notfalloperation bei Ösophagusvarizenblutung 569
- portosystemischer 572 f
- - Monitoring 564
- - Pfortaderthrombose 564
- splenorenaler 572 f
- - distaler 572 f
- venoarterieller, intrapulmonaler 273
- - - narkosebedingter 275
Shuntchirurgie, Anästhesie 834
- Nahtmaterial 834
Shuntverschluß nach Nierentransplantation 792
Shuntvolumen, Fistel, arteriovenöse 826
Sicherheitsaufklärung, ambulantes Operieren 920
Sicherungsaufklärung 128
Sigmadiskontinuitätsresektion 718
Sigmadivertikulitis, Diagnostik 26, 714 f
- Differentialdiagnose 715
- Differentialtherapie, operative 717
- Operation, elektive 716
- - notfallmäßige 716
- - Verfahrenswahl 716
- Operationsindikation 716
- Patientenaufklärung, präoperative 716
- perforierte, Thoraxübersichtsaufnahme im Stehen 21
- Prognose 718
- Sonographie 32
- stenosierende, Operationsverfahren 718
- Therapie, konservative 715 f
- - operative 716 ff
Sigmadivertikulose, Komplikation 714
Sigmakarzinom, Differentialdiagnose 715
- Operationsverfahren 732
- stenosierendes 734
- - Röntgenzielaufnahme 27
Sigmaperforation bei Divertikulitis 713
Sigmaresektion 716 ff
- Anastomose, primäre 717 f
- Begutachtung 718
- dreizeitige 718, 734
- erweiterte 732
- bei Karzinom 734
- Komplikation 718
- Opertionszeitpunkt 718
- Patientenaufklärung, mangelhafte 718
- perioperative Maßnahmen 718
- zweizeitige 718
Sigmavolvulus 608
Sigmoidoskopie 26
Sigmoidostomie, endständige 740 f
- - Indikation 740
Silicon-Drain 96
Single-shot-Periduralanästhesie, repetitive 296
Singultus 4
Sinus petrosus, Blutentnahme, selektive 260
- pilonidalis 746, 750 f
- - Therapie 751
- - - ambulante 923
Sinusbradykardie 863
Sipple-Syndrom s. MEN-IIa-Syndrom
SIRS s. Systemic inflammatory response syndrome

Skalphypothermie 391
Sklerosierungstherapie, Hämorrhoiden 748, 748
- Ösophagusvarizen s. Ösophagusvarizen, Sklerosierung
- Varizen 831
Skrotalhernie 756
- Definition 754
Skrotum, akutes 901 f
Sludge 31
- biliärer, Pankreatitis, akute 655
Sodbrennen 474 f, 480
Somatostatin bei Ösophagusvarizenblutung 566
Somatostatinom 429, 437
Somatostatinrezeptorszintigraphie, Gastrinomlokalisierung 435
- Insulinomlokalisierung 431
- Pankreastumor, endokriner, funktional inaktiver 437
Sonde 93, 113 ff
- Größenklassifikation 97
- nasobiliäre 61, 114
- nasogastrale, bei Ileus 606
Sondenkost 303 f
- Applikation 304
- Pumpsystem 304
Sondenlage 19
Sondennahrung 113
Sonographie 29 ff
- abdominale
- - Divertikeldiagnostik 29 ff, 715
- - posttraumatische 34, 310 ff, 315, 357, 640
- - Fragestellung 311
- - Stellenwert 312
- - präoperative, bei Arterienverschluß 811
- Appendizitis 694
- Bauchtrauma 34
- Cholezystolithiasis 577
- Colitis ulcerosa 705
- Crohn-Krankheit 681
- Echinococcuszyste 547
- Gallenblase 30 f
- Gallenblasenkarzinom 588
- Gallengangskarzinom 591
- Gallengangstriktur 595
- Gallenwege 30 f
- Gastrinomlokalisierung 435
- Gastrointestinaltrakt 32
- Hals 475
- harnableitendes System 32
- Harnblasenuntersuchung, posttraumatische 334
- Harntrakt, oberer 900 f
- Ileitis terminalis 694
- Ileus 606
- Insulinomlokalisierung 431
- intraoperative 381 f
- - bei Cholezystektomie 583
- - Gastrinom 435 f
- - Insulinomlokalisierung 431 f
- - Leber 551
- Karzinom, kolorektales 730
- Leber s. Lebersonographie
- Leberabszeß 542 f
- Lebermetastasennachweis 379
- Lebertumor 549 f
- Leistenhernie 756
- Lymphadenitis mesenterialis 694
- Mamma 453
- Milz 32, 633

- Milzabszeß 639
- Nebenschilddrüsenlokalisierung 424
- nach Nierentransplantation 786
- Oberbauch 5
- Oberbauchtransversalschnitt 32
- Ovarialtumor 908
- Pankreas 31 f
- Pankreaskarzinom 670
- Pankreatitis, akute 651
- - chronische 661
- Peritonitis 620
- Polytrauma 343 ff, 347, 357
- bei portaler Hypertension 565
- postoperative 35, 100, 274
- Schilddrüse s. Schilddrüsensonographie
- thorakale s. Thoraxsonographie
- Thoraxtrauma 34
- Tumordiagnostik 28
- urologische 894
Spalthauttransplantat 872 ff
- Entnahmestelle 368
- Verbrennungswundendeckung 368
Spannungspneumothorax 849
- Entstehung bei Thoraxdrainage 105
- Polytrauma 345 f, 351 f
- postoperative 276
Spätdumping 516
Spätkomplikation, postoperative 267
Speicherfolie 10
Sphärozytose, hereditäre 634 f
Sphincter choledochus 60
- pancreaticus 60
- papillaris 60
- pori papillaris 60
Sphinkter, analer s. Analsphinkter
Sphinkterotom 59
- Anastomosenengeninzision 55
Sphinkterotomie, endoskopische, Papilla Vateri 59 ff
- partielle, anale 745
- sphinktererhaltende 60
Spieghel-Hernie 754, 763
Spinalanästhesie 141, 185 ff
- ambulanter perianaler Eingriff 743
- Einstichstelle 186
- Indikation 185
- Instrumentarium 185
- Kathetertechnik 186
- Kontraindikation 185
- Lokalanästhetikumdosierung 187
- Nüchternheitsgebot 185
Spiraldrain 94
Spiralstent 62
Spirographie 839
Spirometrie 270 f
- präoperative 122
Spironolacton 260, 440
Splenektomie 634 ff, 642 ff
- Drainage 98
- Folgen 642
- hämatologische Effekte 642
- HIV-positiver Patient 79, 637
- Indikation 634
- laparoskopische 643
- nach Milzverletzung 320
- Operationsvorbereitung 643
- overwhelming postsplenectomy infection 318 ff, 642 f
- Patientenaufklärung 643
- posttraumatische 640
- Technik 643
Splenomegalie 633 ff

Splenomegalie, Hypertension, portale 564
- Purpura, thrombozytopenische, idiopathische 637
- Sonographie 32
Splenoportographie, indirekte 565
Splenosis 642
Split-Lebertransplantation 801 f
Spontanpneumothorax 849
Spülbehandlung, lokale, bei nekrotisierender Pankreatitis 98
- bei Peritonitis 622 f
Spüldrainage, lokale 94
Spülung, dorsoventrale 622 f
Spurenelemente, Ernährung, künstliche 303
Sputumanalyse 838
Sputumuntersuchung, bakteriologische 838
SPV s. Vagotomie, selektiv-proximale
Squamous cell cancer antigen 378
Squamous cell carcinoma-related antigen 489
SRMS (sepsis-related mortality score) 126
SRS s. Somatostatinrezeptorszintigraphie
Stäbchen, gramnegative 9
- sporenbildende, grampositive, aerobe 8
- - - anaerobe 9
- sporenlose, gramnegative 9
- - grampositive, aerobe 8
- - - anaerobe 9
Staging 374
- endosonographisches 379
- laparoskopisches 380
Staginglaparotomie 380 f
- bei Hodgkin-Krankheit 638 f
Stammvarikose 830
Staphylococcus aureus 8, 207 f, 219 f
- - Endokarditis, akute 242
- - Kathetersepsis 231
- - Virulenzfaktoren 207 f
- epidermidis 8, 208
- - Gefäßinfektion 146
- - Kathetersepsis 231
- saprophyticus 8
Staphylokokken 8, 207 f
- koagulasenegative 208
- koagulasepositive 207
Starkstromverletzung 192
Status asthmaticus 244
Stearrhö 660
- Kurzdarmsyndrom 686
Steckschuß 191
Steinextraktion, transpapilläre 60
Steingallenblase, Röntgenbefund 20
Stellwag-Zeichen 400
Stenosenbougierung, ösophagoskopische 40 f
Stenosendilatation, koloskopische 54 ff
- ösophagogastroduodenoskopische 41 ff
Stent, tracheobronchialer 67
Stent-Shunt, portosystemischer, intrahepatischer, transjugulärer 571 f, 798
- - - Technik 572
Sterilgutverpackung 934
Sterilisation 933 f
Sterilität 933
Sternotomie, mediane, Polytraumatisierter 355

- - bei präkordialer Verletzung 868
- quere 846
Sternumfraktur, Polytrauma 352, 357
Steward-Treves-Syndrom, Weichteiltumor 876
Stichwunde 191
Stickstoffausscheidung im Urin 301
Stickstoffbilanz 301
Stickstoffmonoxid-Inhalation bei akutem Atemnotsyndrom des Erwachsenen 282
Stimmbandfunktionsprüfung vor Ösophagusoperation 477
- vor Schilddrüsenresektion 411
Stimmbandmotilitätsstörung nach Schilddrüsenoperation 414
Stoffwechsel, Basisdiagnostik 7
Stomabeutel 740
Stomaposition, präoperative Festlegung 708, 740
Stomarctraktion 741
Stomastenose 741
Stomatitis, zytostatikabedingte 391
Stoßwellenlithotripsie, extrakorporale 61, 579
Strahlanschaden 192
- Schweregrade 192
Strahlen, ionisierende 192
Strahlenbelastung, natürliche 12
- Reduzierungsmöglichkeiten 12
- zivilisatorische 12
Strahlenenteritis 685, 689
Strahlenrisiko 12
Strahlenschutz 12
Strahlentherapie, After-loading-Verfahren 593
- intraoperative 386
- Ovarienverlagerung 381
- präoperative 385
Strahlenulkus 192
Strangulationsileus 599 f
Strecksehnenabriß, knöcherner 883
Strecksehnenruptur, subkutane 883
Strecksehnenverletzung 883
Streptococcus pneumoniae 8
- pyogenes 208, 220
- - Infektion, fulminante 221
- - Wundinfektion, nosokomiale 227
- viridans, Endokarditis, subakute 242
Streptodornase 206
Streptokinase 206, 209
- Dosierung 287
- bei Myokardinfarkt 241
Streptokokken 8, 208
- Virulenzfaktoren 208 f
Streptokokkengangrän 221 f
Streptolysin O 209
Streßechokardiographie 860
Streßinkontinenz 893
Streßulkus 514
- Prophylaxe 514
Streustrahlung 11
Strikturoplastik bei Crohn-Krankheit 682
Strukturqualität, Hygiene 937
Struma, Diagnostik 27
- Differentialdiagnose 402
- diffuse 403
- euthyreote 254, 403 f
- - Diagnostik 403 f
- - Karzinomrisiko 403
- - Operationsindikation 404
- - Pathogenese 403

- - perioperative Maßnahmen 411
- - Prognose 404
- - Therapie, operative 404
- - Minderung der Erwerbsfähigkeit 421
- nodosa 403
- nodulär-hyperplastische 403
- nodulär-regressive 403
- Szintigraphie 401
- uninodosa 400
- Ursache 254
Strumagröße, WHO-Einteilung 399
Strumaprophylaxe nach Schiddrüsenresektion 404
Strumaresektion, Therapie, postoperative 255, 257
Strumigene Substanz 403
Stufenkatheterisierung, kavovenöse 440
Stuhl, Blutauflagerung 5, 725
- Blutnachweis 729, 731
Stuhlkontinenz 741 f
Stuhlverhalt, Ileus 602
24-Stunden-pH-Metrie, Ösophagus 475, 480
Subactam 155
Subclavian-steal-Phänomen 816 f
Subduralhämatom s. Hämatom, subdurales
Subileus 598
- Crohn-Krankheit 684
Subklaviaaneurysma 825
Subklaviakatheter, Lage 19
Subkutangewebe, Naht 92
Substitutionstherapie, adrenokortikale, perioperative 443
Subtraktionsangiographie, digitale 27 f, 811
- - Gefäßverletzung, retroperitoneale 331
Sudeck-Punkt 723
Sugimachi-Manöver 493
Sugiura-Futagawa-Venensperrverfahren, operatives 570
Suizidant 132
Sulcus-ulnaris-Syndrom 889
Sulfamethoxal 160
Sulfonylharnstoffe 247
Sulfosalicylprophylaxe, postoperative, bei Crohn-Krankheit 678
Sump-Drain 94
Superoxiddismutase 210
Supportivtherapie bei Tumor 390 f
Suprarenalvenen, Aldosteronbestimmung, seitengetrennte 440
Suprareninlösungsinjektion, Blutstillung nach koloskopischer Polypektomie 53
- endoskopische 48 f
- koloskopische, bei Divertikelblutung 54
SV s. Vagotomie, selektiv-gastrale
Swan-Ganz-Katheter 274
Sympathikolyse 607
Sympathikotonus, Ileus, posttraumatischer 600
Sympathikus, Einfluß auf die Kolonmotilität 726
Sympathoadrenales System, Überfunktion 443 ff
Sympatholyse bei Spinalanästhesie 186
Symptomanalyse 2
Synergismus, bakterieller 211, 224
Synovialektomie, frühe 891
Systemic inflammatory response syndrome 231 ff, 238

– – – – biologische Ausgangslage des Patienten 232
– – – – Endorganschädigung 236 f
– – – – Ernährung, parenterale, totale 308
– – – – infektiöses 232, 238
– – – – nichtinfektiöses 232
Szintigraphie 11 f, 14
– Indikation 12
– Lunge 840
– Schilddrüse 401, 403
Szintillationszähler 11

T

Tachypnoe, Lungenembolie 284
Tacrolimus 774, 776, 803
TAK s. Thyreoglobulinantikörper
Takayasu-Krankheit 816 f
Talspiegel 773
Targetzellen 635
Taubheit, Vancomycin-bedingte 158
Taylor-Vagotomie 510
Tazobactam 155
T-Drain 94
Technetium-Sequenz-Szintigraphie nach Nierentransplantation 786
Teerstuhl 5
Teilaufklärung 129
Temperaturregulation, zentrale, gestörte 255
Tendovaginitis 891
– stenosans 891
Tenolyse 883
TENS (transkutane elektrische Nervenstimulation) 298
Tetanie, paraneoplastische 389
Tetanolysin 209
Tetanospasmin 209
Tetanus 209, 224 f
– Differentialdiagnose 225
– Grundimmunisierung 225
– Klinik 224 f
– Therapie 225
Tetanushyperimmunglobulin 225
Tetanusprophylaxe 225
– bei Verbrennung 364
– Verletzungsfall 203
Tetracyclin 160
– Helicobacter-pylori-Eradikation 505
Tetracycline 159 f
TGF-β, Wundheilung 197 f
Thalassaemia major 635
– minor 635
Thenaratrophie 885
Theophyllin 244 ff
Therapie, physikalische 162
Thiamazol 256
Thiazide 242, 265
Thionamide 256 f
Thoracic-inlet-Syndrom 830
Thorakale Erkrankung 837 ff
– – Anamnese 837
– – Diagnostik 837 ff
– – – bildgebende 838
– – – invasive 840 ff
– – Laboruntersuchung 838
– – Operabilitätseinschätzung 842 f
Thorakaler Eingriff, Antibiotikaprophylaxe 149
– – Intensivtherapie, postoperative 848
– – Keimspektrum 148

– – Komplikation, postoperative 848 f
– – – respiratorische, Prophylaxe 848
– – Operabilität, allgemeine 842 f
– – – funktionelle 843
– – Operationsvorbereitung 844 f
– – Patientenlagerung 844
– – Zugang 845 f
– – – thorakoabdominaler 846
– – – transdiaphragmaler 846
Thorakoskopie 842
– diagnostische 380
Thorakotomie, anteriore 846
– anterolaterale 502, 845
– – Schrittmacherimplantation 866
– bei Aortenruptur 354
– axilläre 845 f
– bilaterale 846
– bei intrathorakaler Blutung 354
– laterale 845
– Polytrauma 348
– posterolaterale 845
– posttraumatische 316
Thorax, instabiler 352
– Untersuchung bei Polytrauma 342
Thoraxapertur, obere, Gefäßverletzung 355
Thorax-Computertomographie, postoperative, Indikation 19
Thoraxdrain, Entfernung 106
– Fehlplazierung 104 f
Thoraxdrainage 94, 102 ff, 351 f
– bei Bronchusruptur 354
– Indikation 102
– Komplikation 104 ff
– notfallmäßige, Indikation beim Polytraumatisierten 338, 344
– Notfallsituation 103
Thoraxdrainageeinheit 103 f
Thoraxdurchleuchtung 838
Thoraxlinien, senkrechte 837
Thoraxorgane, Diagnostik, postoperative 19
– – präoperative 14 ff
– Notfalldiagnostik 14
Thoraxröntgenaufnahme 15 ff, 838
– Bronchialkarzinom 855
– Lungenembolie 285
– bei Peritonitis 620
– Pleuraerguß 850
– Pleuramesotheliom 851
– Pneumothoraxnachweis 849
– postoperative, Indikation 19
– präoperative, Indikation 14, 19
– bei respiratorischer Insuffizienz 274
Thoraxsaugdrainage 103 f
– Einweg-Einheit 106
– geschlossene 849
– Kontroll-Checkliste 104 f
Thoraxschmerz, Lungenembolie 284
Thoraxsonographie, posttraumatische 316
Thoraxtrauma 351 ff, 868
– mit Bauchverletzung s. Trauma, thorakoabdominales
– Diagnostik 316
– Polytrauma 340, 351 ff
– Sonographie 34
– Therapiegrundsätze 316 ff
Thoraxübersichtsaufnahme 15 ff
Thoraxverbrennungswunde, Escharotomie 366
Thoraxwandlappen, Mammarekonstruktion 467

Thoraxwandresektion, Netzlappen, gestielter 630
Thoraxwandverletzung 352
Thrombangiitis obliterans 821
Thrombektomie 85, 243, 829
– bei Lungenembolie 286
Thrombendarteriektomie 817 ff
Thromboembolie 811
– postoperative 278
– rezidivierende 165
– venöse, Risiko 161
Thrombolyse, Extremitätenarterienembolus 813
– Indikation bei Myokardinfarkt 240
– Kontraindikation 241, 287
– bei Lungenembolie 286 f
Thrombophlebitis 827 f
– migrans 827 f
– saltans 827 f
– septische 828
– superficialis 827 f
Thromboplastinzeit 123, 170
– partielle 123
Thrombose, arterielle 243
– – akute 814 f
– – Differenzierung von der Embolie 812 f
– – nach Nierentransplantation 790
– perianale 745 f
– postoperative 278
– venöse, nach Nierentransplantation 790
– s. Venenthrombose
Thrombosen, multiple, unter Heparintherapie 163, 165
Thromboseprophylaxe 161 ff
– Dauer 163
– Leistenhernienoperation 761
– medikamentöse 162 ff
– risikoadaptierte 163
– perioperative 73
– postoperative 271
Thromboserisiko 161 f
Thrombosierung, mikrovaskuläre 235
Thromboxan A_2 233, 236
Thrombozyten, Autoantikörper 637
Thrombozytenaktivierender Faktor 210, 233
Thrombozytenfunktion 123
Thrombozytenkonzentrat 168 f
– Indikation 168, 169
Thrombozytenüberlebenszeit 634
Thrombozytenzahl 123
– bei Heparin-Thromboseprophylaxe 163, 166
Thrombozytopenie, heparininduzierte 163, 165 f
– – Prophylaxe 166
– – Typ I 163, 165
– – Typ II 163, 165
– Operationsrisiko 123
Thymektomie, zervikale 425 f
Thymoglobulin 777
Thyreoglobulin 378
Thyreoglobulinantikörper 400
– de-Quervain-Thyroiditis 408
– Hashimoto-Thyroiditis 407
Thyreoglobulinspiegel, Schilddrüsenkarzinom 401
Thyreostatika 256 f, 406, 410, 410
– präoperative 411
Thyreotropinrezeptorantikörper 400, 406

Thyroidektomie, Thyreoglobulinspiegel 401
– totale 418 ff
– – Komplikation, operationstypische 421
– – Operationsschritte 418 ff
– – prophylaktische, bei Gendefektträgern für medulläres Schilddrüsenkarzinom 416, 420
Thyroiditis 404, 407 f
– autoimmune 407
– chronisch fibrosierende 408
– – Sonographie 34
– Differentialdiagnose 407
– granulomatöse 408
– – Sonographie 34
– lymphomatöse 407
– – Malignitätsrate 407
– – Sonographie 34
– Operationsindikation 408
– Palpationsbefund 400
– Schilddrüsen-Autoantikörper 400
– Sonographie 34
– spezifische 408
– virale 408
Thyroxin 401
TIA (transitorisch-ischämische Attacke) 816
Ticarcillin 155
TIPSS s. Stent-Shunt, portosystemischer, intrahepatischer, transjugulärer
T-Klassifizierung, endosonographische 35
T-Lymphozyten, Wundheilung 197
TNM-Klassifikation 374 f
– Analkarzinom 752
– Bronchialkarzinom 855
– C-Faktor 374
– Gallenblasenkarzinom 587 f
– Gallengangskarzinom 590 f
– Karzinom, kolorektales 728 f
– Mammakarzinom 454 f
– Pankreaskarzinom 669
– Schilddrüsentumor, maligner 416 f
Tobramycin, Dosierung 157
– Pharmakokinetik 157
Totenstille, intraabdominale 626, 650
Toxic-shock-Syndrom 207 f, 227
α-Toxin 208 f
Toxoplasma gondii 9
Tracheakompression 276
– tumorbedingte 67
Trachealstenose, benigne 66 f
Trachealtumor, endoluminaler 66 f
Trachealverletzung 394
Trachearechtsverlagerung 354
Tracheaverletzung 353
Tracheobronchialbaum 840
Tracheobronchialstenose, Rekanalisation 66 ff
Tracheobronchialsystem, Verletzung 353 f
Tracheobronchoskopie 64
Tracheomalazie 66 f
Tracheoskopie, Punktionstracheostomie, perkutane 69 f
Tracheostomie, Pneumonie 230
– bei Tetanus 225
TRAK (Thyreotropinrezeptorantikörper) 400, 406
Tramadol 291 f
– Analgesie, patientenkontrollierte, Tagesdosis 295
– Dosierung 291, 293
– Kombination mit peripheren Analgetika 292
TRAM-Lappen, Anatomie 470
– Gefäßversorgung 470 f
– gestielter, Mammarekonstruktion 471 f
– Mammarekonstruktion 467, 470 f
– mikrovaskulär transplantierter, Mammarekonstruktion 472
Transaminasenbestimmung, präoperative 124
Transferrinspiegel im Serum 125
– – Ernährungszustand 301
Transfusion, kompatible 169
Transfusionsbeauftragter 167
Transfusionsreaktion 167
– febrile 169
Transitorisch-ischämische Attacke 816
Transplantabilität, aktuelle 782
Transplantat, homostatisches 773
Transplantatabstoßung 773 ff
– akute 774 f
– – Leber 802 f
– – Niere 785, 787, 790
– – Pankreas 807 f
– akzelerierte 774
– chronische 774
– – Leber 802 f
– – Niere 785, 793
– hyperakute 774, 787
Transplantation s. auch Organtransplantation
Transplantationsimmunologie 772 ff
Transplantationsmedizin, Begriffe 772 f
Transplantatmaterial, Wundauflage 204
Transplantatpankreatitis 808
Transplantatthrombose nach Pankreastransplantation 808
Transplantierter Patient, Operation 794
Transrektalschnitt 89, 502
Transureteroureterostomie 333
Transversalschnitt 697
Transverse-rectus-abdominis-myocutaneus-Lappen s. TRAM-Lappen
Transversostomie 740
– doppelläufige, rechtsseitige 610
Transversumresektion bei Colon-transversum-Verletzung 328
Trauma s. auch Verletzung
– abdominales s. Bauchtrauma
– Akute-Phase-Antwort 233 ff
– in der Schwangerschaft 84
– thorakales s. Thoraxtrauma
– thorakoabdominales 315 ff
– – Therapiegrundsätze 316 ff
Treitz-Hernie 764
Trematoden 215
Trendelenburg-Test 827
Trepanation, explorative 349
Trichinella 9
Trigonum omoclaviculare, Lymphknotenexzision 397 f
Trijodthyronin 401
Trilostan 440
Trimethoprim 160
Tripeltherapie, Helicobacter-pylori-Eradikation 504 f
Truncus coeliacus, Farb-Doppler-Sonographie 36
Trypsin 206
Trypsinogenaktivierung, Pankreatitis, akute 650

TSH-Bestimmung 400
TSI (thyroid stimulating immunglobulin) 400
TSST-1-Exotoxin 208
Tubargravidität 903 ff
– ampulläre, Therapie, operative 906
Tubarruptur 905
Tuberkulom 853
Tuberkulose, Halslymphknoten 396
– Nierentransplantation, geplante 781
– Thyroiditis 408
Tuboovarialabszeß 907
Tubusbergung 44
Tubusdislokation 44
Tubusimplantation, ösophageale 43
– – Pull-Technik 43
– – Push-Technik 43 f
Tüchertamponade bei pelvinem retroperitonealem Hämatom 332
– perihepatische 322
Tumor, abdominaler, pulsierender 823
– benigner, perianaler, Therapie, ambulante 923
– Diagnostik 28
– endokriner, Klassifikation 429
– gastrointestinaler, Endosonographie 35
– – Komplikation 389
– Gefäßneubildung 908
– Handbereich 891
– hormonbildender 388 f
– intraspinaler, extraduraler, Rückenmarkkompression 389
– intrathorakaler, Operabilität, lokale 843
– im kleinen Becken, Blasenbeteiligung 899
– maligner 371 ff
– – Anamnese, präoperative 376
– – Ätiologie 371 f
– – Biologie 373 f
– – Biopsie 376 f
– – Charakterisierung, histopathologische 377
– – Chemotherapie, intraoperative 385
– – – postoperative 386
– – – präoperative 385
– – – regionale 386 f
– – Debulking 384
– – Definition 373
– – Detektion, intraoperative 382
– – Diagnoseverschleppung, Ursachen 376
– – Diagnostik 375 ff
– – – bildgebende 379
– – – intraoperative 381 f
– – – präoperative 376 ff
– – Disseminationsphase 373
– – Epidemiologie 371
– – Ernährung 390
– – fatale Pause 376
– – Früherkennungsuntersuchung 375 f
– – gastrointestinaler, Endoskopie 379
– – – Endosonographie 379
– – – Staging 379
– – genetische Analyse 379
– – Grading 374
– – Heilungsrate 392
– – Immunhistochemie 377
– – Induktionsphase 373
– – In-situ-Phase 373
– – 5-Jahres-Überlebensrate 392

– – Klassifikation, histopathologische 373
– – Laboruntersuchungen 377 ff
– – Laparoskopie, diagnostische 380
– – Laparotomie, explorative 381
– – Lebensqualitätverbesserung 384
– – Manifestationsphase 373
– – Mediastinoskopie, diagnostische 380
– – Metastasenchirurgie 383 f
– – Metastasierung s. Metastasierung
– – Nachsorge 391 f
– – no change 391
– – Operationsradikalität 375
– – Operationsvorbereitung 382
– – operativer Eingriff, diagnostischer 380 f
– – Prognose 392
– – Progression 373, 392
– – Remission, komplette 391
– – – partielle 391
– – Rezidivchirurgie 383 f
– – Schmerztherapie 390 f
– – Schwangerschaft 84
– – Second-look-Laparotomie 381
– – Stadieneinteilung 375
– – Staging 374, 379
– – – endosonographisches 379
– – – laparoskopisches 380
– – Strahlentherapie, intraoperative 386
– – – Ovarienverlagerung 381
– – – präoperative 385
– – Supportivtherapie 390 f
– – Therapie 382 ff
– – – adjuvante 386
– – – immunologische 387
– – – intraoperative, tumorspezifische 385 f
– – – multimodale 385 ff
– – – neoadjuvante 385
– – – operative 382 ff
– – – – kurative 383
– – – – palliative 384 f
– – – photodynamische 387 f
– – – postoperative 386
– – – präoperative 385
– – Therapieeffekt, Monitoring 380
– – Therapieerfolgsbeurteilung 391
– – Thorakoskopie, diagnostische 380
– – TNM-Klassifikation 374 f
– – Typing 374
– – Überlebenszeit, mediane 392
– – Ultraschalldiagnostik, intraoperative 381 f
– – Untersuchung, körperliche 376
– – Zellmorphologie 377
– Malignitätsgraduierung 377
– neuroendokriner 379
– duodenaler 537 f
– Lebermetastasen 800
– periampullärer 62
– retroperitonealer 768 f
– – bilaterale Ausbreitung 768
– – Diagnostik 27
– – maligner 768
– – Nachresektion 769
– – Nachsorge 769
– – Operationsindikation 768
– – Organbeteiligung 769
– – Resektion, radikale 768 f
– – – Patientenaufklärung 769
Tumorblutung, Blutstillung 54

– peranale 734
Tumorchirurgie, Autotransfusion, maschinelle 142
Tumorembolisation, arterielle, selektive 552 f, 560
Tumorerkrankung, Nierentransplantation 780
Tumorgenese 373
Tumorgrößenverringerung, präoperative 385
Tumorhypoxie 388
Tumorkachexie 390
Tumorlysesyndrom 388
Tumormarker 7, 377 ff
– Karzinom, kolorektales 730, 737
– Pankreaskarzinom 663, 672
Tumor-Nekrose-Faktor 210, 217, 233 ff, 615
– Antikörper, monoklonale 625
Tumor-Nekrose-Faktor-α 233 ff
Tumorperforation, intraoperative 737
Tumorprogression 373, 392
Tumorresektion 383
Tumorrisiko nach Organtransplantation 793
Tumorstenose, Rekanalisation, koloskopische 56
– – ösophagoskopische 43
– tracheobronchiale, Rekanalisation 66 f
Tumorsuppressorgen 372
Tumorvakzine 397
Tumorzellen, Elektronenmikroskopie 377
– genetische Analyse 377
Tumorzellmassenreduktion 384
Tuohy-Nadel 188
Turnball-Operation 710
TV s. Vagotomie, trunkuläre
Typ-A-Laktazidose 253
Typ-B-Laktazidose 253
Typ-I-Diabetes-mellitus 246
Typ-II-Diabetes-mellitus 246
Typing 374

U

Übelkeit, opioidbedinte 291 ff
– Ursache 4
– zytostatikabedingte 391
Übergewicht, Nierentransplantation, geplante 782
Überknüpfverband 873 f
Überlaufdrainage 94
Überlauferbrechen 602, 626
Überlebenszeit, mediane, Tumorpatienten 392
Ulcus cruris 831
– – arteriosum 195
– – venosum 194 f
– – – Entstehungsmechanismus 195
– Dieulafoy 513
– duodeni 504
– – Diagnostik 22, 503 f
– – Epidemiologie 502 f
– – Perforation 513
– – – Antibiotikatherapie 145
– – rezidivierendes 504
– – Symptomatik 504
– – Therapie, chirurgische 505 ff
– – – – Ergebnisse 511
– – – medikamentöse 504 f
– – Verbrennungspatient 514

– pepticum jejuni 518
– ventriculi 504
– – Diagnostik 22, 503 f
– – Epidemiologie 502 f
– – Häufigkeitsgipfel 504
– – kallöses, Magenzielaufnahme, Doppelkontrasttechnik 23
– – Klassifikation 503
– – Lokalisation 504
– – Operationsindikation 505
– – Pathophysiologie 503
– – Perforation 513
– – Symptomatik 504
– – Therapie, chirurgische 505 ff
– – – – Ergebnisse 511
– – – medikamentöse 504 f
Ulkus, diabetisches 193 f
– – Ätiologie 194
– duodenales s. Ulcus duodeni
– gastrointestinales, Blutung 5
– ischämisches, Bakterien, anaerobe 211
– jejunales 518
– – rezidivierendes 433 f
– peptisches 502 ff
– – Diagnostik 503 f
– – Endoskopie 503
– – Epidemiologie 502 f
– – Helicobacter-pylory-positives, Therapie 504 f
– – Komplikation 502 f, 505, 511 ff
– – Mortalität 502
– – Operation, kombinierte 505
– – – Resektionsverfahren 505
– – – Vagotomieverfahren 505
– – Operationsindikation 505
– – Pathophysiologie 503
– – Rezidiv 505
– – Therapie, chirurgische 505 ff
– – – – Ergebnisse 511
– – – medikamentöse 504 f
– – Schwangerschaft 83
– ventrikuläres s. Ulcus ventriculi
Ulkusanamnese, Nierentransplantation, geplante 781
Ulkusblutung 511 f
– akute, Blutstillung, endoskopische 48 f
– – – Clipverfahren 48 f
– – – Injektionstherapie, endoskopische 48 f
– – massive 504
– – – Letalität 512
– Behandlung 512
– Blutstillung, chirurgische 512
– – endoskopische 512
– Diagnostik 512
– Differentialdiagnose 512
– Forrest-Klassifikation 5, 47, 512
– Letalität 503
– Rezidiv, Risikofaktoren 48
– Rezidivrate 512
Ulkuschirurgie, elektive, Ergebnisse 511
– – Resektionsverfahren 505
– – Vagotomieverfahren 505
Ulkusgrund, Doppler-Sonographie 49
Ulkuskrankheit, Komplikation 502
– Verlauf, H_2-Antagonisten-Einfluß 503
Ulkusperforation 503 f, 512 f
– Behandlung 513
– – nichtoperative 513
– Differentialdiagnose 513
– Nachweis 503, 513
– Netzmanschette 630
– Operation 505

Ulkustherapie, operative, Indikation 50
Ulmer Drain 94
Ulnarisshunt 834
Ultraflexendoprothese 45
Ultraschalldissektor, Leberparenchymdurchtrennung 559
Ultraschalluntersuchung, endoskopische 431
Ulzeration, traumatische, anorektale, Operation bei AIDS 79f
Umbilikalspesis, Pfortaderbeteiligung 563
Umbilikalvene, große, Sonographie 565
Umschlag, feuchter, Wundreinigung 206
Umstechung 91
Underlaytechnik, Narbenhernienoperation 766
Unfallchirurgie, Antibiotikaprophylaxe 149
– Keimspektrum 148
Unguis incarnatus 926
Unterarm-Dialyseshunt 834
Unterbauch-Pseudotumor, entzündlicher, linksseitiger 713
Unterbauchschmerz 3
– rechtsseitiger 693ff
– – Differentialdiagnose 695
Unterbauchschmerzen, Extrauteringravidität 903
– bei der Frau, Differentialdiagnose 904
– Harnsteinkolik 901
Unterschenkel, Arterienbypass, Material 821
– Arterienrekonstruktion 821
– Arterienverschluß 820f
– Ruheschmerz 821
– Verbrennungswunde, Fasziotomie 366
Untersuchung, präoperative 137f
– rektal-digitale 729, 893f
– vaginale, Appendizitisverdacht 694
Urapidil 266
Ureidopenicillin-Aminoglykosid-Kombination 156
Ureidopenicilline 150ff
– Pharmakokinetik 151f
Ureteranastomose nach Nierentransplantation 785
Ureterkompression, retroperitoneale Fibrose 770
Ureterobstruktion nach Nierentransplantation 790
– – Operation 791
Ureterolyse 770
Ureteroureterostomie 333
Ureterozystoneostomie, Insuffizienz 790
– – Operation 791
Ureterreimplantation in die Harnblase 333
Ureterstenose 333
Ureterverlagerung, intgraperitoneale 770
Ureterverletzung 333
Urethrographie, retrograde, posttraumatische 332, 334
Urinanalyse 71
Urinbeschaffenheit 893
Urinstickstoff 301
Urinuntersuchung, Polytraumatisierter 343
Urogenitalsystemverletzung 329, 332ff
Urographie 19
– intravenöse 26f
– – präoperative 124

Urokinase, Dosierung 287
– bei Myokardinfarkt 241
Urologie, Diagnostik 893
– Notfall 900ff
Urosepsis 682, 901
Uterus myomatosus 912
Uterusexstirpation bei Endometriose 916
– bei Ovarialkarzinom 911
Uteruskarzinom, Früherkennungsuntersuchung 375
Uterustumor 912f

V

Vaginalblutung, akute 916f
– – bei Schwangerschaft 917
Vaginosonographie, Ovarialtumor 908
Vagotomie 509ff
– Beschwerden, postoperative 519f
– Ergebnisse 511
– laparoskopische 510f
– selektive 480
– selektiv-gastrale 505, 509f
– selektiv-proximale 509ff
– – bei gastroösophagealer Diskonnektion 570
– trunkuläre, mit Drainageoperation 509
– – Pyloroplastik 509f
– – transthorakale 510f
Vagusstimulation, opioidbedingte 291
Vaillonella parvula 9
Vakuum-Dampf-Sterilisation 933
Vakzinierung gegen Pneumokokken nach Splenektomie 320, 642
Vancomycin 158f, 230
Varikophlebitis 827f
Varikose, Minderung der Erwerbsfähigkeit 831
– primäre 830f
– – Operationstechnik 831
– sekundäre 831
Varizen, gastroösophageale 564f
– ösophageale s. Ösophagusvarizen
Varizenchirurgie, ambulante 921f
– – Komplikation 922
Vaskulitis, mesenteriale, Crohn-Krankheit 678
Vasoaktive Substanzen 243
Vasodilatation, Peritonitis 614f
Vasokonstriktion, Entzündungsreaktion, systemische 234
Vasopressin, Nebenwirkung 566
– bei Ösophagusvarizenblutung 566
Vasopressin-Nitroglycerin-Kombination 566
Vena(-ae) basilica, Transposition 834
– cava inferior 563
– – – Verlegung 564
– cephalica, Punktion 107f
– coronaria ventriculi 500
– – – Anastomosen 500
– femoralis communis 758
– – Punktion 109f
– gastrica(-ae) breves 566
– – posterior 566
– – sinistra 566
– – – Embolisation, selektive 568
– gastroepiploica dextra 500
– – sinistra 500
– iliaca externa 758

– jugularis externa, Punktion 108
– – interna, Punktion 108f
– – – Verletzung 393
– portae s. auch Pfortader
– – Farb-Doppler-Sonographie 36f
– saphena magna, Stammvarikose 830
– – Venae sectio 111
– subclavia, Punktion 109
– – infraklavikuläre 109
– – supraklavikuläre 109
Vena-cava-inferior-Kompression, retroperitoneale Fibrose 770
Vena-cava-inferior-Ligatur 331
Vena-cava-Rekonstruktion 561
Vena-cava-superior-Syndrom 388f
Vena-cava-Verletzung 322, 331
Venae sectio 110f
– – Technik 111
Vena-femoralis-Katheter 110
– Indikation 110
Vena-poplitea-Thrombose, Duplexsonographie 36
Vene(n), periphere, Punktion 106f
– – – Komplikation 110
– retrohepatische, rechts-inferiore 556
– varizenversorgende 566
– – Embolisation, selektive 568
– zentrale, Punktion 107ff
– – – beidseitige 110
– – – Komplikation 110
– – – Röntgenkontrolle 110
Venendruck, zentraler, Messung 107
– nach Nierentransplantation 786
Venenerkrankung 827ff
– akute 827f
– Anamnese 827
– Begutachtung 831
– chronische 830f
– Diagnostik 827
Veneninsuffizienz, chronische, Ödem 646
– – Wunde, chronische 193ff
Veneninterponat bei Gefäßverletzung 331
Venenkatheter, Entfernung 112
– Pflege 112
– Wechsel 112
– zentraler s. Katheter, zentralvenöser
Venenklappen, falsche 564
Venenklappeninsuffizienz 831
Venensampling, perkutanes, Gastrinomlokalisierung 435
– – Insulinomlokalisierung 431
Venensperroperation 570f
Venenthrombose, oberflächliche 827f
– – Therapie 828
– tiefe 828f
– – distale, Risiko 161
– – Farb-Doppler-Sonographie 35f
– – Komplikation 828
– – Operationsindikation 829
– – postoperative 828
– – Primärversorgung 828f
– – proximale, Risiko 161
– – Symptomatik 829
Venenverletzung 827
– zervikale 393
Venöser Zugang 106ff, 230
– – Indikation 106
– – Komplikation 107
– – Polytraumatisierter 338
– – bei Verbrennung 362ff
Ventilation, alveoläre 268, 274

– – Untersuchung 271
Ventilationsstörung 271, 272
– Evaluation 274
– obstruktive, Operationsrisiko 122
– – Spirometrie 122
– restriktive, Operationsrisiko 122
– – Spirometrie 122
Ventilationsszintigraphie 285, 840
Verätzung 192
Verätzungsstenose, ösophageale, Ballondilatation 41
– – Bougierungstherapie 40f
Verband 203
– postoperativer 229
Verbandmaterial 204f
Verbandwechsel 203f
– aseptischer 204
– diagnostischer 203
– Ein-Personen-Technik 204
– endoskopischer 49f
– Kontaminationsgefahr 204
– pflegerischer 204
– therapeutischer 203
– Verbrennungswunde 367, 369
– Zwei-Personen-Technik 204
Verbrennung 192, 359ff
– Ausdehnung 359
– Beatmung 363
– Bettennachweis 363
– Bronchoskopie 364
– Diagnostik 361f
– – lokale 362
– Erstversorgung, klinische 363ff
– – präklinische 362f
– Escharotomie 365f
– Fasziotomie 365
– Flüssigkeitsverlust 360
– Hand 887
– Infusionstherapie 362ff
– – beim Kind 364
– Intubation 363
– – Indikation 362f
– Kühlung 362
– Nachbehandlung 369
– Narbenbildung, hypertrophe 369
– Neunerregel 359
– Ödembildung 360f
– Pathophysiologie 360f
– Ruhigstellung 369
– Schmerztherapie, medikamentöse 363
– – symptomatische 362
– Schock, initialer 360f
– – progredienter 361
– Schocktherapie 362f
– Schweregrad 359f
– – klinische Beurteilung 362
– Sepsis 361
– Tetanusprophylaxe 364
– Volumensubstitutionsmenge 364
– Zugang, arterieller 364
– – periphervenöser 362ff, 364
– – zentralvenöser 363f
Verbrennungskrankheit 192, 361
Verbrennungstiefe 359ff
– Erscheinungsbild 361
Verbrennungswunde, Beurteilung, klinische 362
– Débridement 365
– Deckung, definitive 367
– – temporäre 366
– Nadelstichtest 362
– Verband 369

– Verbandwechsel 367, 369
– Versorgung 365ff
Verbrennungszentrum 363
Verdauungsstörung, tumorbedingte 390
Verdünnungshyponatriämie 249
Verdünnungskoagulopathie 168
Verfahrensqualität, Hygiene 937
Verflüssigungsnekrose 192
Verkalkung, intraabdominelle 20
Verlaufsaufklärung 129
Verlaufsdokumentation 948
Verletzung s. auch Trauma
– abdominopelvine 329
– chemische 192
– Gefäßbeteiligung 825
– intraabdominelle, Sonographie 640
– intrakranielle, Polytrauma 346, 349f
– intrathorakale 315f
– – Polytrauma 340, 348, 351f
– mechanische 191
– präkordiale 868
– im Retroperitonealraum 769f
– schwere 337
– Schweregradbeurteilung 337
– Tetanusprophylaxe 203
– thermische 192
Verletzungsverteilung bei Polytrauma 335
Verschlußikterus 586
– Ätiologie 586
– Gallengangskarzinom 591
– intrahepatisch bedingter 553
– Karzinom, cholangiozelluläres 553
– Operationsvorbereitung 72
– Pankreaskarzinom 671
– steinbedingter 577
Verschlußkrankheit, arterielle 243
– – Beckentyp 815, 818f
– – – Therapie 819
– – chronische 815ff
– – bei Diabetes mellitus 246
– – Lokalisation 815
– – Oberschenkeltyp 815, 820
– – periphere 243, 811, 815, 820f
– – – Nierentransplantation, geplante 782
– – Schweregrad 816
– – Schultergürteltyp 815
– – Stadieneinteilung 243
– – Therapie, medikamentöse, präoperative 243
– – Wunde, chronische 193, 195
– – Zweietagenverschluß 820
Verschuldungsprinzip 135
Vertebralisinsuffizienz 816
– Symptome 816
Vertebralisrekonstruktion 817
Vertebralisstromgebiet, Verschluß 815
Verwachsung, pleurale, Lösung 846
– – – extrapleurale 846f
Verweilkanüle, arterielle, Entfernung 113
– – Pflege 113
Verweilsonde, nasogastrale, Lage 19
Vestibularapparat-Schädigung, Gentamicin-bedingte 157
Vigorous achalasia 476, 486
Virämie bei HIV-Infektion 76
Virchowsche Drüse 397
Virchow-Trias 828
Viridansstreptokokken 208
Virilisierung, Nebennierentumor 443

Virulenzfaktoren, Bacteroides fragilis 210f
– Bakterien, anaerobe 210
– Staphylokokken 207f
– Streptokokken 208f
Virushepatitis, Operationsrisiko 124
– Rezidiv im Lebertransplantat 798f, 803
Virusinfektion nach Nierentransplantation 792
Viszeralarterien, Kollateralisation 817
– Verschlußprozeß, chronischer 817
Viszeralarterienaneurysma 825
Viszeralarterienembolie 813f
Viszeralchirurgie, ambulante 923
– Weiterbildung 954
Vitalfunktionen 335f
– gestörte, Maßnahmen 339
– Überprüfung 336
– Überwachung 267
Vitalkapazität 271
– pathologische 123
Vitamin D3 259
Vitamin K 123
Vitamin-D-Mangel 259
Vitamine, Ernährung, künstliche 303
Vollblutkonserve 168
Vollelektrolytlösung 171f
– bei Verbrennung 363
Vollhauttransplantat 872f
– Entnahmestelle 367
– Verbrennungswundendeckung, definitive 367f
Vollhauttransplantation 875
Volumendefizit, präoperatives 174
Volumenerhaltungsbedarf, intraoperativer 174
– postoperativer 175
Volumenersatz, perioperativer 171ff
Volumenexpansion, Aldosteronismus 439
Volumensubstitution 249f
– bei diabetischem Koma 248
– Polytraumatisierter 343
Volumentherapie, Flußrate 106
– Katheter, zentralvenöser 107f
– bei Leberruptur 321
– Monitoring 174
– perioperative 170ff
Volumenverlust 249
– akuter, Substitutionsindikation 168
Volvulus 599
Vorerkrankung, Diagnostik 71ff
Vorhofflimmern 863
Vormundschaftsgericht 131
Vorpostenfalte 744f
V-Phlegmone 888
V/Q-Quotient-Störung 275, 22.273
V-Y-Plastik 881f

W

Wachstumsfaktoren, lokale, Strumaentstehung 254
– thrombozytäre 198
– Wundbehandlung 205
– Wundheilung 197f
Wadenkompression, pneumatische, rhythmische 162
Wandermilz 640
Wärmeagglutinine 636
Warren-Shunt 569, 572f

Wasser-Elektrolyt-Haushalt 249 ff
Wasserhaushaltsstörung 249 f
Wasserretention 249
Wasserschloß, Thoraxsaugdrainage 104
Wasserstoffperoxid 206
Waterhouse-Friderichsen-Syndrom, overwhelming postsplenectomy infection 319
Water-jet-Dissektor, Leberparenchymdurchtrennung 559
Weber-Syndrom 826
Wechselschnitt 89$
– lateraler, unterer 697
Weibel-Palade-Körperchen 197
Weichgummi-Drain 96
Weichschaum 206
Weichteilemphysem, Clostridienphlegmone 221
Weichteilinfektion 218 ff
– abszedierende 219 f
– Antibiotikatherapie 147
– Bakterien, anaerobe 211
– gangränöse 147, 221 ff
– phlegmonöse 147, 220 f
– polymikrobielle 224
– Synergismus, bakterieller 211
– ulzeröse 221
Weichteilsarkom 878
Weichteiltumor 876 ff
– benigner 877
– – aggressiv wachsender 877
– Diagnostik 876 f
– maligner 877 f
– – Resektion 878
– – Rezidiv, lokales 878
– – Zusatztherapie 878
– Operationsplanung 877
Weichteilverkalkung 427
Weichteilverletzung, Hand 881
– Polytrauma 358
Weiterbildung 950 ff
– fakultative 951
– Schwerpunkte 950 f
– für Zusatzbezeichnungen 952
Weiterbildungsinhalt 953 f
Weiterbildungskategorien 951
Weiterbildungsordnung 950 ff
– Chirurgie 952 ff
– – Inhalt 952 f
Weiterbildungszeit 953 f
Weiterbildungsziel 953 f
Wermer-Syndrom s. MEN-I-Syndrom
Whipple-Duodenopankreatektomie 672 f
– bei Insulinom 433
White-clot-Syndrom 165
Wille, mutmaßlicher, des Patienten 132
Wilson-Krankheit, Lebertransplantation 800
Windverhalt, Ileus 602
Winnie-Plexus-brachialis-Blockade s. Plexus-brachialis-Blockade, interskalenäre
Wirbelmetastase, Rückenmarkkompression 389
Wirbelsäulenverletzung, Polytrauma 348, 357
Wismutsalz, Helicobacter-pylori-Eradikation 505
Wrapping 320
– der Milz 644
Wundantiseptik 206
Wundauflage 204

– aktive 204
– interaktive 204, 206
– passive 204
Wundbehandlung 202 ff
– feuchte 204, 206
Wunddehiszenz 201
– postoperative 766
Wunddokumentation, standardisierte 205
Wunde 190 ff, 870
– Beziehung zum Gesamtorganismus 190
– Blutgerinnung 195 f
– chronische 190, 193 ff
– Definition 190
– Epithelisierung 196 f
– iatrogene 190
– Keimzahlbestimmung 201
– Klassifikation 202
– Materialgewinnung zur mikrobiologischen Diagnostik 8
– primär heilende, Behandlung 205
– sekundär heilende, Behandlung 205
– strahlenbedingte 192
– Totraum 229
– traumatische 190 ff
– Verschluß, primärer 202
Wundgranulation 199 f
– Zellen 196
Wundhämatom 200 f
Wundheilung 190, 195 ff
– epitheliale 198
– Immunitätslage 190
– Modulation durch Wachstumsfaktoren 205
– Phase, exsudative 195 f
– – proliferative 196
– – reperative 197
– – resorptive 196
– – primäre 198
– – sekundäre 198 ff
– Störfaktoren 201
– Zellmigration 196 f
Wundheilungsstörung 7, 200 ff
– eitrige 190
– nach Sigmaresektion 718
Wundinfektion 101, 124 f, 201, 207
– Antibiotikatherapie 147
– nach Appendektomie 699 f, 701
– Bißwunde 191
– Definition 225
– nach kolorektaler Resektion 734
– nach Leistenhernienoperation 762
– nach Nierentransplantation 792
– nosokomiale 225 ff
– – Bakteriologie 227 f
– – Behandlung 229
– – Klinik 227 f
– – Patientenfaktoren 226 f
– – Prophylaxe 229
– – Risiko, operationsabhängiges 227
– – Risikofaktoren 226 f
– – – intraoperative 227 f
– – – perioperative 227
– – – postoperative 228
– oberflächliche 225 f
– – Behandlung 229
– – Symptome 226
– Risikofaktoren, eingriffsabhängige 125
– – patientenabhängige 125
– – personalabhängige 125
– Symptome 762
– tiefe 226

– – Behandlung 229
– – Umweltfaktoren 125
Wundkomplikation 201
Wundkontraktion 197
Wundnaht 229
– primäre 202
– – verzögerte 202
– sekundäre 202
– – verzögerte 202
Wundrandadaptation 202
Wundrandausschneidung 202
Wundrandnekrose 100, 201
Wundreinigung 190, 205 f
– chirurgische 205
– enzymatische 206
– physikalische 206
Wundruptur 201
Wundschmerz 190, 227
– Leistenhernienoperation 761 f
– postoperativer 289 f
Wundserom 461
Wundversorgung 202 f
– definitive 202
– primäre 202
– provisorische 202
Würmer 9

Z

Zäkostoma 726
Zäkostomie 740
– perkutane endoskopische 57
Zäkumkarzinom, Operationsverfahren 732
Zäkumnekrose 726
Zäkumperforation bei Pseudoobstruktion des Kolons 726
Zechner-Beugesehnennaht 882
Zehennagel, eingewachsener 926
Zellmigration, Wundgranulation 196 f
Zellpolymorphie 373
Zellseparator 142, 169
Zellulitis 220, 645 f
– Wundinfektion, nosokomiale 227
Zenker-Divertikel, Endoskopie 41
– Inzision, endoskopische 41
Zentralnervensystem, Traumaauswirkung 234
Zentralvenenkatheter s. Katheter, zentralvenöser
Zentralvenöser Zugang, Polytraumatisierter 342 f
– – bei Verbrennung 363 f
Zerebrovaskuläre Insuffizienz 811
– – Operationsrisiko 122
Zervikalstütze, Polytraumatisierter 357
Zestoden 9
Zeugen Jehovas 132 f, 142
Ziliarepithel 217
Zirkulation, extrakorporale 861
Zirkumzision, Analgesie 298
Zirrhose, biliäre 594
– – primäre, Lebertransplantation 797, 799
– – sekundäre, Lebertransplantation 800
Zöliakusblockade 664
Zollinger-Ellison-Syndrom 433 f, 503
– Diagnose 435
– Differentialdiagnose 434 f
– Operationsindikation 435

- Patientenaufklärung, präoperative 435
Z-Plastik 871 ff
Zuckerkandl-Organ 444
Zuckerkonsum, Crohn-Krankheit 677 f
Zuflußstörung, portovenöse 563
Zugang, arterieller, bei Verbrennung 364
- thorakoabdominaler, kombinierter 846
- transdiaphragmaler 846
- venöser 106 ff
- - Indikation 106
- - Komplikation 107
- - Polytraumatisierter 338
- - bei Verbrennung 362 ff
- zentralvenöser 107 ff
- - Indikation 107 f
- - Polytraumatisierter 342 f
- - bei Verbrennung 363 f
Zusatzbezeichnung, Weiterbildung 952

Zustandsverbesserung des Patienten, präoperative 140
Zwei-Drittel-Elektrolytlösung 171 f
Zweitkarzinom 384
Zwerchfell 496 ff
- Innervation, motorische 496
Zwerchfellage 496
Zwerchfellfunktionsstörung, Diagnostik 496
Zwerchfellhernie 496 ff
- Diagnostik 22
Zwerchfellhochstand, Leberabszeß 542
- posttraumatischer 330
Zwerchfellrelaxation, erworbene 497
Zwerchfellruptur 315, 329 f, 354
- akute 329 f
- - Röntgenzeichen 330
- Polytrauma 351
- Spättyp 330
- Therapie 330

- Vorzugslokalisation 329
Zwischenfall 135
Zymogene 649 f
Zyste, mediastinale 858
Zystenentdeckung, laparoskopische 553
Zystenleber, Lebertransplantation 797
Zystikusstein 585
Zystikusverschluß, steinbedingter 584
Zystoskopie 899
Zytologie 377
Zytomegalie-Virus-Erkrankung, Nierentransplantation, geplante 781
- Prophylaxe bei Pankreastransplantation 807
Zytomegalievirus-Infektion nach Nierentransplantation 792
Zytostatikatherapie, Alopezieprophylaxe 391
- Prophylaxe, antiemetische 391
- Stomatitisprophylaxe 391
- Tumorlysesyndrom 388